CURRENT
Diagnóstico e Tratamento

OTORRINOLARINGOLOGIA
Cirurgia de Cabeça e Pescoço

Tradução:
Ademar Valadares Fonseca
Maria da Graça Figueiró da Silva Toledo
Rita Brossard de Souza Pinto

Revisão técnica desta edição:

Sady Selaimen da Costa (Coordenador)
Médico otorrinolaringologista. Professor associado IV do Departamento de Oftalmologia e Otorrinolaringologia da Faculdade de Medicina da Universidade Federal do Rio Grande do Sul (UFRGS).
Chefe da Divisão de Otologia e Otoneurologia do Sistema de Saúde Mãe de Deus (SSMD).
Pesquisador afiliado da International Hearing Foundation, Mineápolis, EUA.
Vice-presidente da Associação Brasileira de Otorrinolaringologia e Cirurgia Cérvico-facial.

Daniela Preto da Silva
Médica otorrinolaringologista do SSMD e do Hospital de Pronto-socorro (HPS) de Porto Alegre. Mestre em Cirurgia pela UFRGS. Ex-*fellowship* da Fisch International Microsurgery Foundation (FIMF), Suíça.

Inesângela Canali
Médica otorrinolaringologista do SSMD e do Hospital São Lucas da Pontifícia Universidade Católica do Rio Grande do Sul (PUCRS). Mestranda pelo Programa de Pós-graduação em Saúde da Criança e do Adolescente da UFRGS.

Letícia Petersen Schmidt Rosito
Médica otorrinolaringologista do Hospital de Clínicas de Porto Alegre (HCPA) e do SSMD. Mestre em Cirurgia pela UFRGS.

Maurício Noschang Lopes da Silva
Médico otorrinolaringologista do SSMD. Mestre em Cirurgia pela UFRGS.

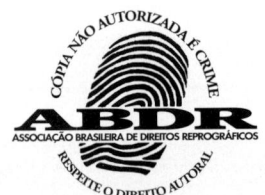

L212c	Lalwani, Anil K.
	CURRENT otorrinolaringologia : cirurgia de cabeça e pescoço : diagnóstico e tratamento / Anil K. Lalwani ; [tradução: Ademar Valadares Fonseca, Maria da Graça Figueiró da Silva Toledo, Rita Brossard de Souza Pinto ; revisão técnica: Sady Selaimen da Costa ... et al]. – 3. ed. – Porto Alegre : AMGH, 2013.
	xx, 1004 p. : il. ; 20 x 25 cm.
	ISBN 978-85-8055-246-1
	1. Medicina. 2. Otorrinolaringologia. 3. Cirurgia – Cabeça. 4. Cirurgia – Pescoço. I. Título.
	CDU 616.21

Catalogação na publicação: Ana Paula M. Magnus – CRB 10/2052

Um livro médico LANGE

CURRENT
Diagnóstico e Tratamento
OTORRINOLARINGOLOGIA
Cirurgia de Cabeça e Pescoço

3ª EDIÇÃO

Anil K. Lalwani, MD
Professor
Department of Otolaryngology, Pediatrics,
and Physiology & Neuroscience
New York University School of Medicine
New York, New York

Mc Graw Hill Education
artmed

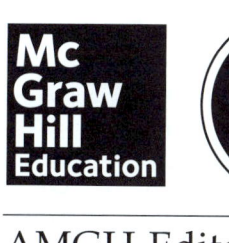

AMGH Editora Ltda.

2013

Obra originalmente publicada sob o título *Current diagnosis & treatment in otolaryngology: head and neck surgery, 3rd Edition*
ISBN 0071624392 / 9780071624398

Original edition copyright ©2012, The McGraw-Hill Companies, Inc., New York, New York 10020.
All rights reserved.

Portuguese language translation copyright ©2013, AMGH Editora Ltda., a Division of Grupo A Educação S.A.
All rights reserved

Gerente editorial: *Letícia Bispo de Lima*

Colaboraram nesta edição

Editor: *Alberto Schwanke*

Assistente editorial: *Mirela Favaretto*

Arte sobre capa original: *VS Digital*

Preparação de originais: *Magda Regina Schwartzhaupt*

Leitura final: *Débora Benke de Bittencourt e Mirela Favaretto*

Editoração eletrônica: *Techbooks*

Nota

A medicina é uma ciência em constante evolução. À medida que novas pesquisas e a experiência clínica ampliam o nosso conhecimento, são necessárias modificações no tratamento e na farmacoterapia. Os autores desta obra consultaram as fontes consideradas confiáveis, num esforço para oferecer informações completas e, geralmente, de acordo com os padrões aceitos à época da publicação. Entretanto, tendo em vista a possibilidade de falha humana ou de alterações nas ciências médicas, os leitores devem confirmar estas informações com outras fontes. Por exemplo, e em particular, os leitores são aconselhados a conferir a bula de qualquer medicamento que pretendam administrar, para se certificar de que a informação contida neste livro está correta e de que não houve alteração na dose recomendada nem nas contraindicações para o seu uso. Essa recomendação é particularmente importante em relação a medicamentos novos ou raramente usados.

Reservados todos os direitos de publicação, em língua portuguesa, à
AMGH EDITORA LTDA., uma parceria entre GRUPO A EDUCAÇÃO S.A. e McGRAW-HILL EDUCATION
Av. Jerônimo de Ornelas, 670 – Santana
90040-340 – Porto Alegre – RS
Fone: (51) 3027-7000   Fax: (51) 3027-7070

É proibida a duplicação ou reprodução deste volume, no todo ou em parte, sob quaisquer formas ou por quaisquer meios (eletrônico, mecânico, gravação, fotocópia, distribuição na Web e outros), sem permissão expressa da Editora.

Unidade São Paulo
Av. Embaixador Macedo Soares, 10.735 – Pavilhão 5 – Cond. Espace Center
Vila Anastácio – 05095-035 – São Paulo – SP
Fone: (11) 3665-1100   Fax: (11) 3667-1333

SAC 0800 703-3444 – www.grupoa.com.br

IMPRESSO NO BRASIL
PRINTED IN BRAZIL

Autores

Aditi H. Mandpe, MD
Assistant Clinical Professor
Otolaryngology-Head and Neck Surgery
University of California-San Francisco
San Francisco, California
Neoplasias dos seios paranasais; Neoplasias do pescoço e dissecção do pescoço

Adriane P. Concus, MD
Participant Physician
The Permanente Medical Group, Inc.
Department of Head and Neck Surgery, Kaiser
South San Francisco
South San Francisco, California
Doenças malignas das glândulas salivares; Lesões laríngeas malignas

Alexander G. Chiu, MD
Associate Professor, Director of Rhinology and Skull Base Surgery Fellowship Program
Department of Otorhinolaryngology
University of Pennsylvania
Philadelphia, Pennsylvania
Sinusite aguda e crônica

Alexander Langerman, MD
Chief Resident, Section of Otolaryngology- Head and Neck Surgery
Department of Surgery
University of Chicago
Chicago, Illinois
Distúrbios benignos e malignos do esôfago

Allen M. Dekelboum, MD
Clinical Professor, Retired
Otolaryngology-Head & Neck Surgery
University of California-San Francisco
California
Instructor Trainer, Emeritus, National Association of Underwater Instructors, Tampa, Florida; Instructor Trainer, Divers Alert Network, Durham, North Carolina.
Medicina do mergulho

Amy K. Hsu, MD
Department of Otorhinolaryngology
Weill Cornell Medical College
New York, New York
Manifestações nasais de doença sistêmica

Andrew H. Murr, MD, FACS
Professor
Department of Otolaryngology/Head and Neck Surgery
University of California-San Francisco
San Francisco, California
Trauma laríngeo

Andrew N. Goldberg, MD, MSCE, FACS
Professor
Otolaryngology-Head and Neck Surgery
University of California-San Francisco
San Francisco, California
Distúrbios do sono; Fraturas do seio frontal

Anil K. Lalwani, MD
Professor
Department of Otolaryngology, Pediatrics, and Physiology & Neuroscience
New York University School of Medicine
New York, New York
Disfunção olfatória; Perda auditiva neurossensorial; Envelhecimento da orelha interna; Distúrbios vestibulares; Schwannoma vestibular (neuroma acústico); Lesões não acústicas do ângulo pontocerebelar; Neurofibromatose tipo 2; Implantes cocleares

Anil R. Shah, MD, FACS
Clinical Instructor
Department of Otolaryngology
University of Chicago
Chicago, Illinois
Laser na cirurgia de cabeça e de pescoço; Revisão de cicatriz; Preenchedores e implantes faciais

Ashutosh Kacker, MD, FACS
Associate Professor
Department of Otorhinolaryngology
Weill Cornell Medical College
New York, New York
Manifestações nasais de doença sistêmica

Betty S. Tsai, MD
Resident
Department of Otolaryngology-Head and Neck Surgery
University of California-San Francisco
San Francisco, California
Displasias ósseas do osso temporal

AUTORES

Bulent Satar, MD
Associate Professor
Department of Otolaryngology-Head and Neck Surgery
Gulhane Military Medical Academy
Ankara
Turkey
Laser na cirurgia de cabeça e de pescoço; Testes vestibulares

Colin L.W. Driscoll, MD
Associate Professor
Department of Otorhinolaryngology Head and Neck Surgery
Mayo Clinic
Rochester, Minnesota
Otoesclerose; Implantes cocleares

Corey S. Maas, MD
Division of Facial Plastics
University of California-San Francisco Otolaryng-HNS
San Francisco, California
Blefaroplastia

Costas S. Bizekis, MD
Assistant Professor of Cardiothoracic Surgery
Division of Thoracic Surgery, Department of Cardiothoracic Surgery
New York University Langone Medical Center
New York, New York
Distúrbios benignos e malignos da traqueia

C. Patrick Hybarger, MD, FACS
Assistant Clinical Professor
Otolaryngology/Head and Neck Surgery
University of California-San Francisco
San Francisco, California
Neoplasias cutâneas malignas

C.Y. Joseph Chang, MD
Clinical Professor
Department of Otorhinolaryngology-Head and Neck Surgery
University of Texas-Houston Medical School
Houston, Texas
Colesteatoma

Daniel G. Deschler, MD, FACS
Associate Professor
Department of Otology and Laryngology
Harvard Medical School, Massachusetts Eye and Ear Infirmary
Boston, Massachusetts
Massas do pescoço; Reconstrução microvascular

David J. Terris, MD, FACS
Professor and Chairman
Department of Otolaryngology
Medical College of Georgia
Augusta, Georgia
Distúrbios da paratireoide

Derrick T. Lin, MD
Assistant Professor, Department of Otology and Laryngology
Harvard Medical School, Massachusetts Eye and Ear Infirmary
Boston, Massachusetts
Massas do pescoço

Douglas D. Leventhal, MD
Clinical Instructor
Department of Facial Plastic & Reconstructive Surgery
New York University
New York, New York
Rinoplastia; Rejuvenescimento facial: ritidectomia, frontoplastia, suspensão do terço médio da face

Edward John Shin, MD, FACS
Associate Professor
Department of Otolaryngology
New York Medical College
Valhalla, New York
Neoplasias do espaço parafaríngeo e infecções do espaço profundo do pescoço

Emmanuel P. Prokopakis, MD, PhD
Attending Otorhinolaryngologist
Department of Otorhinolaryngology
University Hospital of Crete
Heraklio, Crete
Greece
Distúrbios benignos e malignos da traqueia

Errol Lobo, MD, PhD
Professor
Department of Anesthesia and Perioperative Care
University of California-San Francisco
San Francisco, California
Anestesia

Eugene J. Kim, MD
Private Practice in Otolaryngology
Communal Medial Group
Mountain View, California
Blefaroplastia

Fidelia Yuan-Shin Butt, MD
Adjunct Clinical Assistant Professor
Department of Otolaryngology/Head and Neck Surgery
Stanford University
Stanford, California
Doenças benignas das glândulas salivares

Francesca Pellegrini, MD
Anesthesiologist
Department of Anesthesia
University of Ferrara
Ferrara, Italy
Anestesia

AUTORES

George A. Gates, MD
Emeritus Professor
Department of Otolaryngology-Head and Neck Surgery
University of Washington
Seattle, Washington
Perda auditiva ocupacional

Grace A. Lee, MD
The Permanente Medical Group
South San Francisco, California
Distúrbios da glândula tireoide

Greg Goddard, DDS
Department Oral and Maxillofacial Surgery
University of California-San Francisco
Center for Orofacial Pain
San Francisco, California
Distúrbios temporomandibulares

Hanmin Lee, MD
Associate Professor
Department of Surgery
University of California-San Francisco
San Francisco, California
Distúrbios congênitos da traqueia e do esôfago

Heather Melville, MS
Research Assistant
Department Genetics and Genomic Sciences
Mount Sinai Medical Center
New York, New York
Distúrbios benignos e malignos da traqueia

Ivor A. Emanuel, MD, FAAOA
Clinical Assistant Professor,
Department of Otolaryngology
University of California-San Francisco
San Francisco, California
Rinite alérgica e não alérgica

Jacob Johnson, MD
Assistant Clinical Professor
Department of Otolaryngology-Head and Neck Surgery
University of California-San Francisco
San Francisco, California
Schwannoma vestibular (neuroma acústico); Distúrbios vestibulares; Lesões não acústicas do ângulo pontocerebelar

Jaimie DeRosa, MD
Department of Otolaryngology
Geisner Medical Center
Danville, Pennsylvania
Reconstrução mandibular

Jeffrey B. Wise, MD
Private Practice
Facial Plastic & Reconstructive Surgery
Wayne, New Jersey
Otoplastia e microtia; Preenchedores e implantes faciais

Jeffrey D. Suh, MD
Assistant Professor
Division of Head and Neck Surgery
University of California-Los Angeles
School of Medicine
Los Angeles, California
Sinusite aguda e crônica

Jeffrey H. Spiegel, MD, FACS
Associate Professor
Department of Otolaryngology-Head and Neck Surgery
Boston University School of Medicine
Boston, Massachusetts
Trauma nasal; Reconstrução mandibular

Jennifer Henderson Sabes, MS
Research Audiologist
Department of Otolaryngology—Head and Neck Surgery
University of California-San Francisco
San Francisco, California
Testes audiológicos

Jeremy Setton, BA
Medical Student
Department of Radiation Oncology
Memorial Sloan-Kettering Cancer Center
New York, New York
Lesões benignas e malignas da cavidade oral, da orofaringe e da nasofaringe

John K. Niparko, MD
George T. Nager Professor
Department of Otolaryngology-Head & Neck Surgery
The Johns Hopkins University, School of Medicine
Baltimore, Maryland
Anatomia, fisiologia e testes do nervo facial; Distúrbios do nervo facial

John S. Oghalai, MD
Associate Professor
Bobby R. Alford Department of Otolaryngology-Head and Neck Surgery
Baylor College of Medicine
Houston, Texas
Anatomia e fisiologia da orelha; Trauma do osso temporal; Neoplasias do osso temporal e base do crânio

AUTORES

Jonathan Romanyshyn, MD
Yale University School of Medicine
New Haven, Connecticut
Lesões benignas e malignas da cavidade oral, da orofaringe e da nasofaringe

Joseph L. Edmonds Jr, MD
Clinical Assistant Professor
Department of Otolaryngolgogy and Plastic Surgery
Baylor College of Medicine and Weill Cornell Medical College, University of Texas
Houston, Texas
Hemangiomas da infância e malformações vasculares

Judy Lee, MD
Department of Otolaryngology
New York University School of Medicine
New York, New York
Retalhos cutâneos locais e reconstrução facial

Juveria Siddiqui, MA
Department of Otolaryngology
St Bartholomew's & The Royal London Hospitals
London, United Kingdom
Paralisia de prega vocal

Kelly D. Gonzales, MD
Postdoctoral Research Fellow
Department of Surgery
University of California-San Francisco
San Francisco, California
Distúrbios congênitos da traqueia e do esôfago

Kenneth C. Ong, MD
Staff Physician
Department of Diagnostic Imaging
Good Samaritan Hospital of San Jose
San Jose, California
Radiologia

Kenneth C. Y. Yu, MD
Staff
Travis Air Force
Vacaville, California
Manejo da via aérea e traqueotomia

Kevin Burke, MD
Resident in Otolaryngology
Department of Otolaryngology-Head and Neck Surgery
University of California
San Francisco, California
Corpos estranhos

Kevin C. Huoh, MD
Chief Resident
Otolaryngology- Head and Neck Surgery
University of California-San Francisco
San Francisco, California
Reconstrução das vias aéreas

Kevin C. Welch, MD
Assistant Professor
Department of Otolaryngology—Head and Neck Surgery
Loyola University Stritch School of Medicine
Chicago, Illinois
Distúrbios do sono

Kevin D. Brown, MD, PhD
Assistant Professor
Department of Otorhinolaryngology
Weill Cornell Medical College
New York, New York
Doenças da orelha externa; Distúrbios congênitos da orelha média

Kristina W. Rosbe, MD
Associate Professor, Driector of Pediatric Otolaryngology
Department of Otolaryngology-Head & Neck Surgery
University of California-San Francisco
San Francisco, California
Corpos estranhos; Reconstrução das vias aéreas

Krzysztof Izdebski, FK, MA, PhD, CCC-SLP, FASHA
Associate Clinical Professor
Department of Otolaryngology/Head & Neck Surgery, Stanford Voice & Swallowing Center
Stanford University School of Medicine
Stanford, California
Avaliação clínica da voz: o papel e o valor dos estudos da função fonatória

Lawrence R. Lustig, MD
Professor
Department of Otolaryngology-Head & Neck Surgery
University of California-San Francisco
San Francisco, California
Anatomia, fisiologia e testes do nervo facial; Distúrbios do nervo facial

Luc G. T. Morris, MD, MS
Instructor in Surgery
Head and Neck Service, Department of Surgery
Memorial Sloan-Kettering Cancer Center
New York, New York
Lesões da base anterior do crânio

AUTORES

Marc R. Avram, MD
Clinical Associate Professor
Department of Dermatology
Weill Cornell Medical Center
New York, New York
Transplante capilar

Marco G. Patti, MD
Professor and Director Center for Esophageal Disorders
Department of Surgery
University of Chicago Pritzker School of Medicine
Chicago, Illinois
Distúrbios benignos e malignos do esôfago

Maria V. Suurna, MD
Assistant Professor
Department of Otolaryngology
New York University Langone Medical Center
New York, New York
Manejo da doença adenotonsilar; Anomalias nasais congênitas

Mark D. DeLacure, MD
Chief, Division of Head and Neck Surgery and Oncology
Department of Otolaryngology—Head and Neck Surgery
Associate Professor of Plastic Surgery
Institute of Reconstructive Plastic Surgery
Department of Surgery
NYU Clinical Cancer Center
NYU School of Medicine
New York, New York
Lesões laríngeas malignas

Matthew L. Carlson, MD
Senior Resident
Department of Otolaryngology
The Mayo Clinic
Rochester, Minnesota
Otoesclerose

Michael B. Gluth, MD
Assistant Professor
Department of Otolaryngology-Head & Neck Surgery
University of Arkansas for Medical Sciences
Little Rock, Arkansas
Implantes cocleares

Michael C. Singer, MD
Assistant Professor
Department of Otolaryngology-Head & Neck Surgery
State University of New York-Downstate
New York, New York
Distúrbios da paratireoide

Michael D. Zervos, MD
Assistant Professor of Cardiothoracic Surgery
Department of Cardiothoracic Surgery
New York University School of Medicine
New York, New York
Distúrbios benignos e malignos da traqueia

Michael J. Wareing, MBBS, BSc, FRCS(ORL-HNS)
Consultant Otolaryngologist
Department of Otolaryngology
St Bartholomew's & The Royal London Hospitals
London
Lesões laríngeas benignas; Paralisia de prega vocal

Milan R. Amin, MD
Assistant Professor
Department of Otolaryngology
New York University School of Medicine
New York, New York
Trauma laríngeo

Minas Constantinides, MD, FACS
Assistant Professor and Director of Facial Plastic & Reconstructive Surgery
Department of Otolaryngology
New York University Langone Medical Center
New York, New York
Rinoplastia; Otoplastia e microtia

Nancy J. Fischbein, MD
Associate Professor
Department of Radiology,
 Otolaryngology-Head and Neck Surgery,
 Neurology, and Neurological Surgery
Stanford University
Stanford, California
Radiologia

Nancy Lee, MD
Radiation Oncology
Memorial Sloan Kettering Cancer Center
New York, New York
Princípios da oncologia por radiação; Lesões benignas e malignas da cavidade oral, da orofaringe e da nasofaringe

Nathan Monhian, MD, FACS
Attending Surgeon
Department of Otolaryngology
Long Island Jewish Medical Center
New Hyde Park, New York
Revisão de cicatriz

AUTORES

Nicholas J. Sanfilippo, MD
Assistant Professor
Department of Radiation Oncology
NYU School of Medicine
New York, New York
Lesões laríngeas malignas

Nicola Caria, MD
Varian Oncology Systems
San Francisco, California
Lesões benignas e malignas da cavidade oral, da orofaringe e da nasofaringe

Nicolas Gürtler, MD
Privatdozent (Associate Professor)
Department of Otolaryngology
Cantonal Hospital
Aarau
Switzerland
Deficiência auditiva hereditária

Nicole E. Rogers, MD
Private Practice
Metairie, Louisiana
Transplante capilar

Nripendra Dhillon, MBBS, MS
Lecturer in Anatomy
Department of Anatomy
University of California-San Francisco
San Francisco, California
Anatomia

Peter V. Chin-Hong, MD
Assistant Professor of Medicine
University of California-San Francisco
San Francisco, California
Terapia antimicrobiana para a infecção de cabeça e pescoço

Philip D. Yates, MB ChB, FRCS
Consultant Otolaryngologist / Honorary Senior Lecturer
Department of Otolaryngology
Freeman Hospital
Newcastle upon Tyne
United Kingdom
Estridor em crianças

Richard A. Jacobs, MD, PhD
Emeritus Clinical Professor of Medicine
Department of Medicine
University of California-San Francisco
San Francisco, California
Terapia antimicrobiana para a infecção de cabeça e pescoço

Richard A. Smith, DDS
Clinical Professor Emeritus
Department of Oral and Maxillofacial Surgery
University of California-San Francisco
San Francisco, California
Cistos da mandíbula

Richard Millard, MBBS, MA, DLO
Specialist Registrar
Department of Otolaryngology, Head and Neck Surgery
St Bartholomews Hospital
London
Lesões laríngeas benignas; Paralisia de prega vocal

Richard Zoumalan, MD
Department of Otolaryngology-Head & Neck Surgery
University of Washington
Seattle, Washington
Rejuvenescimento facial: ritidectomia, frontoplastia, suspensão do terço médio da face

Ritvik P. Mehta, MD
Director
Department of Otolaryngology
California Facial Nerve Center
La Jolla, California
Reanimação da face paralisada

Robert K. Jackler, MD
Sewall Professor and Chair, Associate Dean
Otolaryngology-Head & Neck Surgery
Stanford University School of Medicine
Stanford, California
Cirurgia neuro-otológica da base do crânio

Robert W. Sweetow, PhD
Professor
Department of Otolaryngology
University of California-San Francisco
San Francisco, California
Testes audiológicos; Reabilitação aural e aparelhos auditivos

Ryan J. Burri, MD
Instructor in Clinical
Department of Radiation Oncology
Columbia University College of Physicians and Surgeons
New York, New York
Princípios da oncologia por radiação

Samuel H. Selesnick, MD, FACS
Professor and Vice-Chairman
Department of Otorhinolaryngology
Weill Cornell Medical College
New York, New York
Doenças da orelha externa; Distúrbios congênitos da orelha média

AUTORES

Sanjay R. Parikh, MD, FACS
Associate Professor
Otolaryngology-Head and Neck Surgery
University of Washington
Seattle, Washington
Otite média

Sarmela Sunder, MD
Sunder Plastic Surgery
Beverly Hills, California
Otoplastia e microtia

Saurabh B. Shah, MD, FAAOA
Chief
Department of Otolaryngology
LDS Hospital
Salt Lake City, Utah
Rinite alérgica e não alérgica

Seema Pai, MD, MPH
Resident
Department of Otorhinolaryngology-Head & Neck Surgery
Albert Einstein College of Medicine/ Montefiore Medical Center
Bronx, New York
Otite média

Seema Yalamanchili, MA
Department of Otolaryngology
St Bartholomew's & The Royal London Hospitals
London, United Kingdom
Lesões laríngeas benignas

Steven D. Pletcher, MD
Assistant Professor, Department of Otolaryngology—Head and Neck Surgery
University of California-San Francisco
San Francisco, California
Fraturas do seio frontal

Steven W. Cheung, MD
Associate Professor
Otolaryngology-Head and Neck Surgery
University of California-San Francisco
San Francisco, California
Dispositivos auditivos implantáveis da orelha média; Dispositivos auditivos implantáveis da orelha média

Theresa N. Tran, MD
Assistant Professor and Attending Physician
Department of Otolaryngology-Head and Neck Surgery
Albert Einstein College of Medicine; Beth Israel Medical Center
New York, New York
Doenças malignas das glândulas salivares; Lesões laríngeas malignas

Troy Cascia, AuD
Clinical Audiologist
Audiology Clinic
University of California
San Francisco Medical Center
San Francisco, California
Reabilitação aural e aparelhos auditivos

Uchechukwu C. Megwalu, MD
Resident
Department of Otolaryngology-Head and Neck Surgery
The New York Eye and Ear Infirmary
New York, New York
Neoplasias do espaço parafaríngeo e infecções do espaço profundo do pescoço

Umesh Masharani, MRCP (UK)
Professor of Clinical Medicine
Department of Medicine
University of California-San Francisco
San Francisco, California
Distúrbios da glândula tireoide

Vasu Divi, MD
Fellow in Head and Neck Oncology, Skull Base, and Microvascular Reconstructive Surgery
Massachusetts Eye and Ear Infirmary
Harvard Medical School
Boston, Massachusetts
Reconstrução microvascular

Victoria Banuchi, MD, MPH
Resident
Department of Otolaryngology
New York Presbyterian Hospital
New York, New York
Doenças da orelha externa

Vito Quatela, MD
Quatela Center for Plastic Surgery
Rochester, New York
Otoplastia e microtia

W. Matthew White, MD
Assistant Professor, Otolaryngology
New York University Langone Medical Center
New York, New York
Rejuvenescimento facial: ritidectomia, frontoplastia, suspensão do terço médio da face; Retalhos cutâneos locais e reconstrução facial

William E. Brownell, PhD
Professor and Jake and Nina Kamin Chair of
 Otorhinolaryngology
Bobby R. Alford Department of Otolaryngology-
 Head & Neck Surgery
Baylor College of Medicine
Houston, Texas
Anatomia e fisiologia da orelha

William Numa, MD
Department of Otolaryngology—Head and Neck Surgery, New
 England Medical Center
Tufts University
Boston, Massachusetts
Trauma nasal

William W. Clark, PhD
Director, Program in Audiology and Communication Sciences
Professor, Department of Otolaryngology
Professor, Program in Audiology and Communication Sciences
 (Joint)
Professor, Department of Education (Joint)
Washington University School of Medicine
St. Louis, Missouri
Perda auditiva ocupacional

William Y. Hoffman, MD, FACS, FAAP
Professor and Chief
Division of Plastic and Reconstructive Surgery
University of California-San Francisco
San Francisco, California
Fissura labiopalatina

Dedicatória

Aos meus pais, Madan e Gulab, por me darem a vida.
Aos meus familiares, Rikhab e Ratan, por acrescentarem à minha vida.
À minha esposa, Renu, que é minha vida. E, aos meus filhos,
Nikita e Sahil, que me mostram como desfrutar a vida.

Este livro é dedicado em especial a todos os extraordinariamente talentosos e generosos professores do Departamento de Otorrinolaringologia/Cirurgia de Cabeça e Pescoço, que fornecem liderança inspiradora e servem como exemplo para a próxima geração. Gostaria de expressar meu grande apreço por meus mentores e suas esposas, pelo incrível impacto em nossas vidas: Roger e Marianna Boles, Robert e Janet Schindler, Robert e Laurie Jackler e Noel e Baukje Cohen.

Por fim, agradeço profundamente George e Lori Hall, Susan e Bernie Mendik, Susan Spencer e Marica e Jan Vilcek, por seu apoio e comprometimento à excelência em Otorrinolaringologia.

Prefácio

Otorrinolaringologia é a especialidade da medicina que lida com o manejo médico e cirúrgico dos distúrbios que afetam a orelha, o nariz, a garganta e o pescoço. O cuidado dos sentidos, incluindo olfato, paladar, equilíbrio e audição, faz parte do seu domínio. Ela interage com outras especialidades médicas e cirúrgicas, incluindo alergia e imunologia, endocrinologia, gastrenterologia, hematologia, neurologia, neurocirurgia, oncologia, oftalmologia, pediatria, cirurgia plástica e reparadora, pneumologia, oncologia por radiação, medicina de reabilitação, reumatologia, cirurgia torácica, entre outras. Além disso, a especialidade abrange o cuidado com jovens e idosos, homens e mulheres, bem como doenças benignas e malignas.

Os sintomas e as doenças que afetam a orelha, o nariz, a garganta e o pescoço são comuns e normalmente levam o paciente a procurar cuidado médico. Esses problemas incluem sinusite, infecções do trato respiratório superior, rouquidão, distúrbio de equilíbrio, perda de audição, disfagia, ronco, tonsilite, infecções na orelha, distúrbios na tireoide, câncer de cabeça e pescoço e cera na orelha. Nesta 3ª edição atualizada de *CURRENT Otorrinolaringologia: cirurgia de cabeça e pescoço – diagnóstico e tratamento*, estas e muitas outras doenças são abordadas de maneira clara e concisa. A obra enfatiza os aspectos práticos do diagnóstico clínico e o manejo do paciente, enquanto fornece uma discussão abrangente da fisiopatologia e das ciências básicas relevantes. Com seu formato organizado por regiões anatômicas, o texto torna simples a localização da informação prática que você precisa sobre diagnóstico, exames, processos de doença e estratégias de tratamento e manejo atualizadas. A obra será de interesse para otorrinolaringologistas, bem como para todas as especialidades médicas e cirúrgicas e disciplinas relacionadas que tratam de pacientes com distúrbios de cabeça e pescoço.

CARACTERÍSTICAS IMPORTANTES

- Discussão abrangente das ciências básicas relevantes à otorrinolaringologia.
- Informação clínica concisa, completa e atualizada.
- Discussão do manejo clínico de distúrbios otorrinolaringológicos.
- Capítulo especial sobre radiologia com mais de 150 imagens.
- Inclusão de doenças comuns e incomuns de cabeça e pescoço.
- Mais de 400 figuras para melhor ilustrar e comunicar os aspectos essenciais.
- Organização por região anatômica para facilitar a rápida identificação do conteúdo relevante.

PÚBLICO-ALVO

Com sua revisão abrangente das ciências básicas e da prática clínica da otorrinolaringologia, esta 3ª edição será imprescindível para estudantes de medicina, residentes, profissionais da área, médicos de diversas especialidades e enfermeiros. Esta obra foi elaborada para suprir as necessidades dos médicos por uma atualização imediata na prática clínica diária.

Anil K. Lalwani, MD

Sumário

SEÇÃO I INTRODUÇÃO 1

1. **Anatomia** 1
   Nripendra Dhillon, MBBS, MS

2. **Terapia antimicrobiana para a infecção de cabeça e pescoço** 40
   Peter V. Chin-Hong, MD
   Richard A. Jacobs, MD, PhD

3. **Radiologia** 51
   Nancy J. Fischbein, MD
   Kenneth C. Ong, MD

4. **Princípios da oncologia por radiação** 175
   Ryan J. Burri, MD
   Nancy Lee, MD

5. **Anestesia** 179
   Errol Lobo, MD, PhD
   Francesca Pellegrini, MD

6. **Laser na cirurgia de cabeça e de pescoço** 197
   Bulent Satar, MD
   Anil R. Shah, MD, FACS

SEÇÃO II FACE 211

7. **Hemangiomas da infância e malformações vasculares** 211
   Joseph L. Edmonds, Jr., MD

8. **Trauma maxilofacial** 222
   Andrew H. Murr, MD, FACS

9. **Neoplasias cutâneas malignas** 233
   C. Patrick Hybarger, MD, FACS

SEÇÃO III NARIZ 251

10. **Disfunção olfatória** 251
    Anil K. Lalwani, MD

11. **Anomalias nasais congênitas** 256
    Maria V. Suurna, MD

12. **Trauma nasal** 263
    Jeffrey H. Spiegel, MD, FACS
    William Numa, MD

13. **Manifestações nasais de doença sistêmica** 271
    Amy K. Hsu, MD
    Ashutosh Kacker, MD, FACS

14. **Rinite alérgica e não alérgica** 280
    Saurabh B. Shah, MD, FAAOA
    Ivor A. Emanuel, MD, FAAOA

SEÇÃO IV SEIOS PARANASAIS 289

15. **Sinusite aguda e crônica** 289
    Jeffrey D. Suh, MD
    Alexander G. Chiu, MD

16. **Fraturas do seio frontal** 300
    Steven D. Pletcher, MD
    Andrew N. Goldberg, MD, MSCE, FACS

17. **Neoplasias dos seios paranasais** 307
    Aditi H. Mandpe, MD

SEÇÃO V GLÂNDULAS SALIVARES 315

18. **Doenças benignas das glândulas salivares** 315
    Fidelia Yuan-Shin Butt, MD

19. **Doenças malignas das glândulas salivares** 331
    Adriane P. Concus, MD
    Theresa N. Tran, MD

SEÇÃO VI CAVIDADE ORAL, OROFARINGE E NASOFARINGE 343

20. **Fissura labiopalatina** 343
    William Y. Hoffman, MD, FACS, FAAP

21. **Manejo da doença adenotonsilar** 360
    Maria V. Suurna, MD

22. **Neoplasias do espaço parafaríngeo e infecções do espaço profundo do pescoço** 367
    Uchechukwu C. Megwalu, MD
    Edward John Shin, MD, FACS

23. **Lesões benignas e malignas da cavidade oral, da orofaringe e da nasofaringe** 375
    Nancy Lee, MD
    Jonathan Romanyshyn, MD,
    Nicola Caria, MD
    Jeremy Setton, BA

24. **Reconstrução mandibular** 385
    Jeffrey H. Spiegel, MD, FACS
    Jaimie DeRosa, MD

25. **Cistos da mandíbula** 392
    Richard A. Smith, DDS

26. **Distúrbios temporomandibulares** 405
    Greg Goddard, DDS

SEÇÃO VII   PESCOÇO   413

27. **Massas do pescoço** 413
    Derrick T. Lin, MD
    Daniel G. Deschler, MD

28. **Neoplasias do pescoço e dissecção do pescoço** 424
    Aditi H. Mandpe, MD

SEÇÃO VIII   LARINGE E HIPOFARINGE   433

29. **Avaliação clínica da voz: o papel e o valor dos estudos da função fonatória** 433
    Krzysztof Izdebski, FK, MA, PhD, CCC-SLP, FASHA

30. **Lesões laríngeas benignas** 447
    Michael J. Wareing, MBBS, BSc, FRCS (ORL-HNS)
    Richard Millard, MBBS, MA, DLO
    Seema Yalamanchili, MA

31. **Lesões laríngeas malignas** 454
    Adriane P. Concus, MD
    Theresa N. Tran, MD
    Nicholas J. Sanfilippo, MD
    Mark D. DeLacure, MD

32. **Paralisia de prega vocal** 473
    Michael J. Wareing, MBBS, BSc, FRCS (ORL-HNS)
    Richard Millard, MBBS, MA, DLO
    Juveria Siddiqui, MA

33. **Estridor em crianças** 479
    Philip D. Yates, MB, ChB, FRCS

34. **Trauma laríngeo** 490
    Andrew H. Murr, MD, FACS
    Milan R. Amin, MD

SEÇÃO IX   TRAQUEIA E ESÔFAGO   499

35. **Distúrbios congênitos da traqueia e do esôfago** 499
    Kelly D. Gonzales, MD
    Hanmin Lee, MD

36. **Distúrbios benignos e malignos do esôfago** 504
    Alexander Langerman, MD
    Marco G. Patti, MD

37. **Distúrbios benignos e malignos da traqueia** 521
    Michael D. Zervos, MD
    Heather Melville, MS
    Emmanuel P. Prokopakis, MD, PhD
    Costas Bizekis, MD

38. **Manejo da via aérea e traqueotomia** 534
    Kenneth C. Y. Yu, MD

39. **Corpos estranhos** 541
    Kristina W. Rosbe, MD
    Kevin Burke, MD

40. **Reconstrução das vias aéreas** 546
    Kristina W. Rosbe, MD
    Kevin C. Huoh, MD

41. **Distúrbios do sono** 554
    Kevin C. Welch, MD
    Andrew N. Goldberg, MD, MSCE, FACS

SEÇÃO X   TIREOIDE E PARATIREOIDE   569

42. **Distúrbios da glândula tireoide** 569
    Grace A. Lee, MD
    Umesh Masharani, MRCP (UK)

43. **Distúrbios da paratireoide** 590
    Michael C. Singer, MD
    David J. Terris, FACS

SEÇÃO XI OTOLOGIA 597

44. Anatomia e fisiologia da orelha 597
John S. Oghalai, MD
William E. Brownell, PhD

45. Testes audiológicos 615
Robert W. Sweetow, PhD
Jennifer Henderson Sabes, MS

46. Testes vestibulares 624
Bulent Satar, MD

SEÇÃO XII ORELHA EXTERNA E MÉDIA 643

47. Doenças da orelha externa 643
Kevin D. Brown, MD, PhD
Victoria Banuchi, MD
Samuel H. Selesnick, MD, FACS

48. Distúrbios congênitos da orelha média 659
Kevin D. Brown, MD, PhD
Samuel H. Selesnick, MD, FACS

49. Otite média 672
Seema Pai, MD, MPH
Sanjay R. Parikh, MD, FACS

50. Colesteatoma 680
C.Y. Joseph Chang, MD

51. Otoesclerose 687
Colin L. W. Driscoll, MD
Matthew L. Carlson, MD

SEÇÃO XIII ORELHA INTERNA 697

52. Perda auditiva neurossensorial 697
Anil K. Lalwani, MD

53. Envelhecimento da orelha interna 703
Anil K. Lalwani, MD

54. Deficiência auditiva hereditária 711
Nicolas Gürtler, MD

55. Reabilitação aural e aparelhos auditivos 719
Robert W. Sweetow, PhD
Troy Cascia, AuD

56. Distúrbios vestibulares 727
Jacob Johnson, MD
Anil K. Lalwani, MD

57. Medicina do mergulho 737
Allen M. Dekelboum, MD

58. Perda auditiva ocupacional 745
George A. Gates, MD
William W. Clark, PhD

59. Trauma do osso temporal 758
John S. Oghalai, MD

SEÇÃO XIV BASE DO CRÂNIO 767

60. Lesões da base anterior do crânio 767
Luc G. T. Morris, MD, MS

61. Schwannoma vestibular (neuroma acústico) 779
Jacob Johnson, MD
Anil K. Lalwani, MD

62. Lesões não acústicas do ângulo pontocerebelar 788
Jacob Johnson, MD
Anil K. Lalwani, MD

63. Neurofibromatose tipo 2 796
Anil K. Lalwani, MD

64. Displasias ósseas do osso temporal 801
Betty S. Tsai, MD
Steven W. Cheung, MD

65. Neoplasias do osso temporal e base do crânio 806
John S. Oghalai, MD

66. Cirurgia neuro-otológica da base do crânio 824
Robert K. Jackler, MD

SEÇÃO XV ORELHA MÉDIA E IMPLANTES 839

67. Dispositivos auditivos implantáveis da orelha média 839
Betty S. Tsai, MD
Steven W. Cheung, MD

68. Implantes cocleares 844
Michael B. Gluth, MD
Colin L.W Driscoll, MD
Anil K. Lalwani, MD

SEÇÃO XVI NERVO FACIAL 855

69. Anatomia, fisiologia e testes do nervo facial 855
Lawrence R. Lustig, MD
John K. Niparko, MD

70. Distúrbios do nervo facial 870
Lawrence R. Lustig, MD
John K. Niparko, MD

SEÇÃO XVII CIRURGIA PLÁSTICA E RECONSTRUTIVA 893

71. Reanimação da face paralisada 893
Ritvik P. Mehta, MD

72. Revisão de cicatriz 900
Nathan Monhian, MD, FACS
Anil R. Shah, MD, FACS

73. Rejuvenescimento facial: ritidectomia, frontoplastia, suspensão do terço médio da face 906
Richard Zoumalan, MD
Douglas Leventhal, MD
W. Matthew White, MD

74. Blefaroplastia 916
Eugene J. Kim, MD
Corey S. Maas, MD

75. Rinoplastia 922
Douglas D. Leventhal, MD
Minas Constantinides, MD, FACS

76. Transplante capilar 933
Marc R. Avram, MD
Nicole E. Rogers, MD

77. Retalhos cutâneos locais e reconstrução facial 939
Judy Lee, MD
W. Matthew White, MD

78. Reconstrução microvascular 944
Vasu Divi, MD
Daniel G. Deschler, MD, FACS

79. Otoplastia e microtia 954
Jeffrey B. Wise, MD
Sarmela Sunder, MD
Vito Quatela, MD
Minas Constantinides, MD, FACS

80. Preenchedores e implantes faciais 969
Anil R. Shah, MD, FACS
Jeffrey B. Wise, MD
Minas Constantinides, MD, FACS

Índice 973

Seção I Introdução

Anatomia

Nripendra Dhillon, MBBS, MS

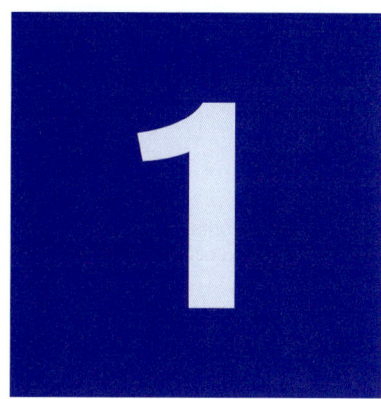

A anatomia da cabeça e do pescoço é rica em complexidade, pois é repleta de órgãos motores e sensoriais, nervos cranianos, estruturas arteriais e venosas importantes em um espaço tridimensional compacto. Este capítulo fornece uma visão geral, ampla e concisa, para familiarizar o aprendiz, bem como detalhada o suficiente para servir como referência ao médico mais experiente.

▼ FACE

▶ Músculos

Os músculos da expressão facial desenvolvem-se a partir do segundo arco branquial e se situam sob a pele do escalpo, da face e do pescoço (Figura 1-1).

A. Músculo occipitofrontal

O músculo occipitofrontal, que se situa no escalpo, estende-se desde a linha nucal superior na parte posterior até a pele das sobrancelhas na região frontal. Ele permite o movimento do escalpo contra o perióstio do crânio e também serve para elevar as sobrancelhas.

B. Músculo orbicular do olho

O músculo orbicular do olho situa-se nas pálpebras e também circunda os olhos. Ele ajuda a fechar o olho no delicado movimento de piscar, ou em movimentos mais vigorosos, como desviar os olhos. Esses movimentos ajudam a extrair as lágrimas e movê-las pelo saco conjuntival para manter a córnea úmida.

C. Músculo orbicular da boca

O músculo orbicular da boca circunda a abertura da boca e ajuda a unir os lábios para manter a boca fechada.

D. Músculo bucinador

O músculo bucinador surge da rafe pterigomandibular no dorso e vai em direção frontal, na região malar, para unir-se ao músculo orbicular da boca nos lábios. Ele ajuda a comprimir a região malar contra os dentes e, dessa forma, retira alimento do vestíbulo da boca durante a mastigação. Além disso, ele é usado ao tocar instrumentos musicais e ao realizar outras ações que necessitem da expressão de ar controlada da boca.

E. Músculo platisma

O músculo platisma estende-se desde a pele sobre a mandíbula à fáscia superficial do pescoço até a pele da parte superior do tórax, ajudando a contrair essa pele, e também a deprimir os ângulos da boca. Embora se situe principalmente no pescoço, ele é agrupado com os músculos da expressão facial.

▶ Artérias

O suprimento sanguíneo da face ocorre por meio dos ramos da artéria facial (Figura 1-2). Após surgir da artéria carótida externa no pescoço, a artéria facial passa profundamente na glândula submandibular e atravessa a mandíbula anteriormente à inserção do músculo masseter. Ela faz um caminho tortuoso pela face e segue até o ângulo medial do olho, onde anastomosa-se com os ramos da artéria oftálmica. Ela fornece ramos labiais aos lábios, dos quais a artéria labial superior entra nas narinas para suprir o vestíbulo do nariz.

As artérias occcipital, auricular posterior e temporal superficial fornecem sangue para o escalpo. Elas também surgem da artéria carótida externa. A artéria temporal superficial fornece um ramo, a artéria facial transversa, que corre pela face paralela ao canal parotídeo.

▶ Veias

As veias temporais superficiais e maxilares unem-se dentro da substância da glândula parótida para formar a veia retromandibular (Figura 1-3). A veia facial liga-se à divisão anterior da veia retromandibular para drenar na veia jugular interna. Detalhes adicionais sobre o padrão de drenagem venosa do escalpo e da face são fornecidos na discussão das veias do pescoço. A veia facial comunica-se com o plexo venoso pterigoide e com as veias

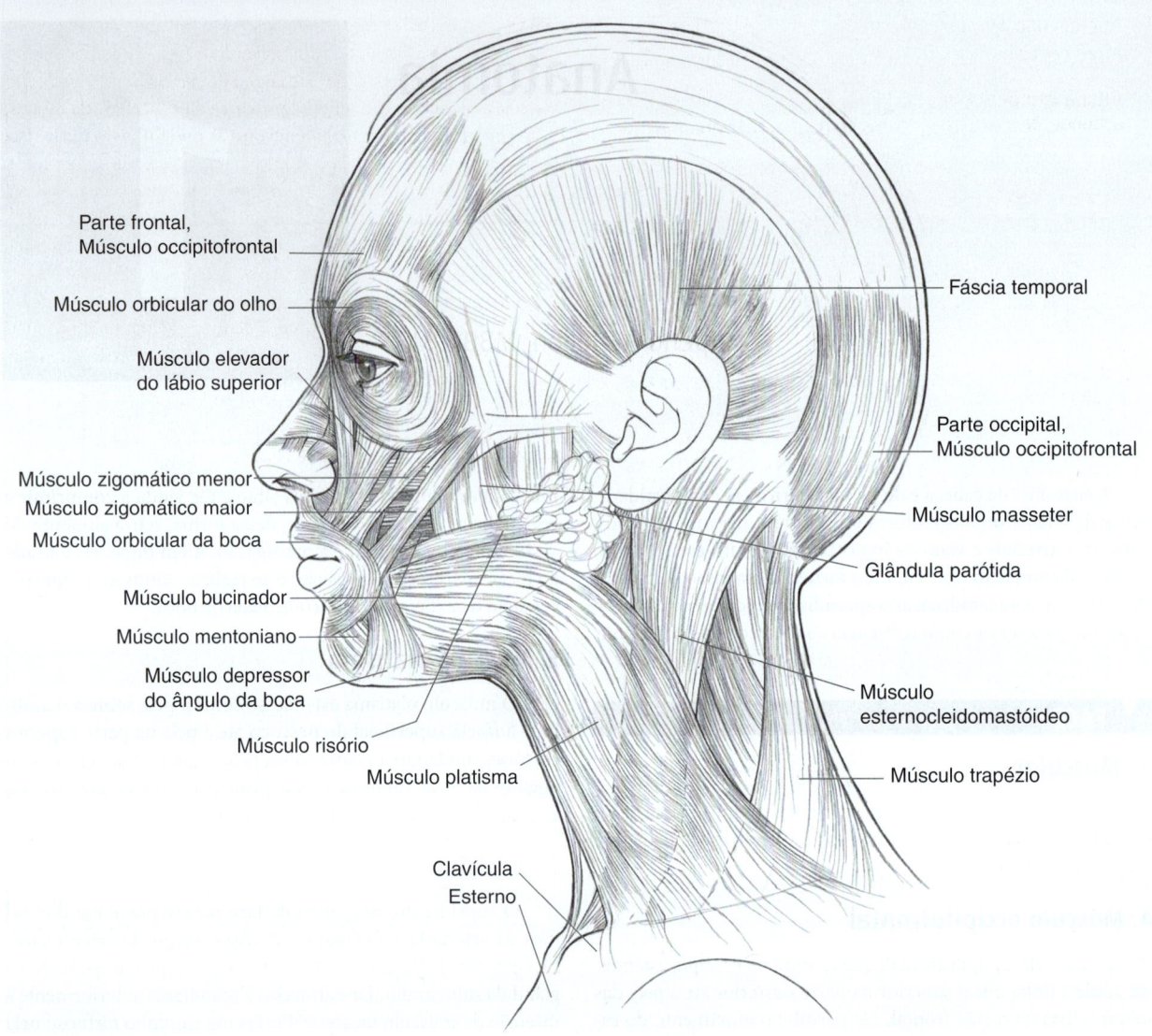

▲ **Figura 1-1** Músculos da face.

da órbita. Cada uma delas tem conexões com o seio cavernoso, permitindo, assim, que as infecções se disseminem da face para o crânio.

▶ Inervação

A. Inervação sensorial

A inervação sensorial da face ocorre por meio dos ramos terminais do nervo trigêmeo (V) (Figura 1-4). Duas linhas imaginárias que separam as pálpebras e os lábios ajudam a demarcar aproximadamente a distribuição sensorial das três divisões do nervo trigêmeo.

Além da pele da face, os ramos do nervo trigêmeo (V) também são responsáveis por transportar a sensação das estruturas mais profundas da cabeça, incluindo o olho, os seios paranasais, o nariz e a boca. Os detalhes dessa distribuição são discutidos com a órbita e as fossas pterigopalatina e infratemporal.

1. Divisão oftálmica do nervo trigêmeo – A divisão oftálmica do nervo trigêmeo (V1) transporta fibras que conduzem a sensação da pálpebra superior, da pele da testa e da pele do nariz. Seus ramos cutâneos, de lateral até medial, são os nervos lacrimal, supraorbital, supratroclear e nasal.

2. Divisão maxilar do nervo trigêmeo – A divisão maxilar do nervo trigêmeo (V2) transporta fibras que conduzem a sensação da pálpebra inferior, do lábio superior e da face até a proeminência zigomática da região malar. Seus ramos cutâneos são os nervos infraorbitário, zigomaticofacial e zigomaticotemporal.

ANATOMIA CAPÍTULO 1

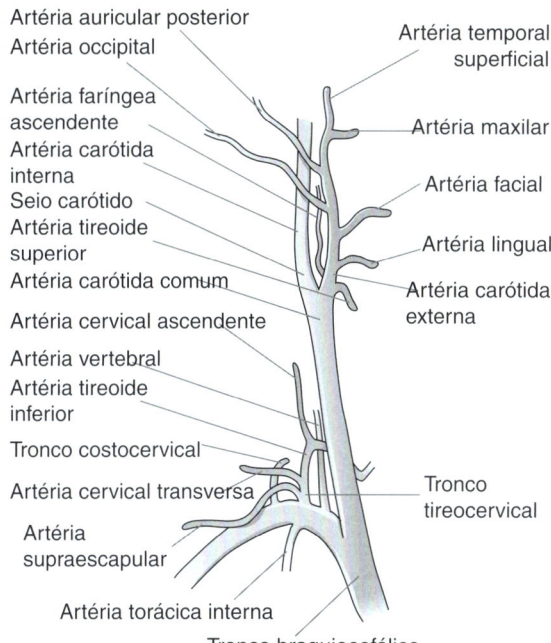

▲ **Figura 1-2** Artérias do pescoço e da face. (Reproduzida, com permissão, de White JS. USMLS Road Map: Gross Anatomy, 2nd edition, McGraw-Hill, 2003.)

3. Divisão mandibular do nervo trigêmeo – A divisão mandibular do nervo trigêmeo (V3) transporta fibras que conduzem a sensação do lábio inferior, da parte inferior da face, da aurícula e do escalpo anterior e superiormente à aurícula. Seus ramos cutâneos são os nervos mentoniano, bucal e auriculotemporal.

B. Inervação motora

Os músculos da expressão facial são inervados por ramos do nervo facial (VII). Após emergir do forame estilomastoide, o nervo facial situa-se dentro da substância da glândula parótida. Aqui, ele solta seus cinco ramos terminais: (1) O ramo temporal corre até o escalpo para inervar os músculos occipitofrontal e orbicular. (2) O ramo zigomático corre pela região malar para inervar o músculo orbicular do olho. (3) O ramo bucal viaja com o canal parotídeo e inerva os músculos bucinador e orbicular da boca e também os músculos que agem sobre o nariz e o lábio superior. (4) O ramo mandibular inerva o músculo orbicular da boca e outros músculos que agem sobre o lábio inferior. (5) O ramo cervical desce até o pescoço e inerva o músculo platisma.

▼ NARIZ E SEIOS PARANASAIS

A CAVIDADE NASAL

O limite superior do nariz é a placa cribriforme do osso etmoidal, e o inferior é o palato duro. O nariz estende-se para trás até as coanas, que permitem que ele se comunique com a nasofaringe. O septo nasal é formado pela placa perpendicular dos ossos etmoidal e vômer. A parede lateral do nariz tem três projeções ósseas, as conchas, que aumentam a área da superfície da mucosa nasal e ajudam a criar turbulência no ar que flui pelo nariz. Isso permite que o nariz se umidifique e limpe o ar inalado e também troque o ar para a temperatura corporal. Os espaços entre as conchas e a parede lateral do nariz são chamados de meatos. O meato médio, em geral, tem uma saliência na sua parede nasal lateral, a bolha etmoidal, que é criada pela presença de células aéreas etmoidais. Essa saliência é limitada inferiormente por um sulco, o hiato semilunar. A membrana mucosa da cavidade nasal é principalmente o epitélio colunar ciliado e é especializada pelo olfato no teto do nariz e na superfície superior da concha superior.

OS SEIOS PARANASAIS

Vários ossos que circundam o nariz são cavidades, e os espaços dentro deles, os seios paranasais, são denominados pelos ossos do crânio nos quais eles se situam. Eles são alinhados por uma membrana mucosa que é contínua com a mucosa nasal por meio de aberturas com as quais os seios paranasais se comunicam com o nariz. A presença dos seios paranasais diminui o peso do crânio e fornece câmaras ressonantes para a voz. As suas secreções são carregadas para o nariz pela ação ciliar.

O seio frontal drena para a parte anterior do hiato semilunar por meio do infundíbulo. O seio maxilar também drena para o hiato semilunar, assim como os seios etmoidais anterior e médio. O seio etmoidal posterior drena para o meato superior. O seio esfenoide drena para o espaço acima da concha superior chamado de recesso esfenoetmoidal. A extremidade inferior do canal nasolacrimal abre-se no meato inferior, permitindo que as lágrimas do saco conjuntival sejam levadas para o nariz. O seio maxilar situa-se entre a órbita superiormente e a boca inferiormente. As raízes dos dentes molares e pré-molares superiores projetam-se para dentro do seio maxilar, muitas vezes separadas do conteúdo dos seios paranasais apenas pela membrana mucosa que alinha a cavidade do seio paranasal.

▶ Inervação sensorial

Os nervos olfatórios (I) passam pela placa cribriforme do osso etmoidal dentro do bulbo olfatório que fica na fossa craniana anterior, transportando as sensações de cheiro da mucosa olfatória no teto do nariz (Figura 1-5). As fibras sensoriais gerais para o nariz são fornecidas pelas divisões oftálmica (V1) e maxilar (V2) do nervo trigêmeo. Especificamente, a inervação sensorial da mucosa que reveste a parte anterior da cavidade nasal, bem como a que circunda a mucosa olfatória no teto do nariz, é feita pelos ramos etmoidais da divisão oftálmica do nervo trigêmeo. A sensação da parede lateral do nariz é transportada pelos ramos nasais laterais da divisão maxilar do nervo trigêmeo. A sensação do septo nasal é transportada pelo ramo nasopalatino da divisão maxilar do nervo trigêmeo.

A inervação sensorial do revestimento do seio frontal é feita pelo ramo supraorbitário da divisão oftálmica do nervo trigêmeo

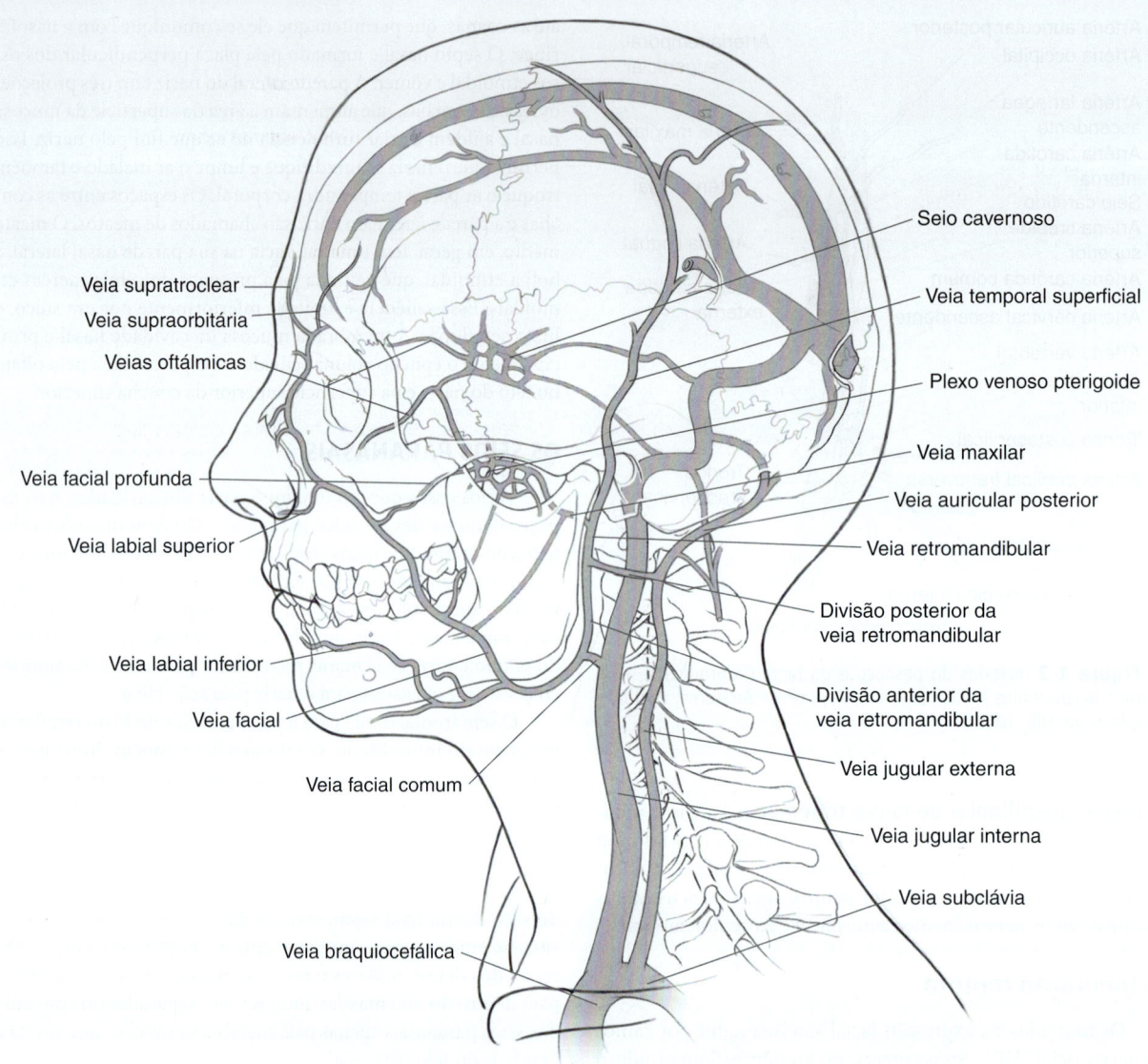

▲ **Figura 1-3** Veias da face.

(V1). A inervação sensorial dos seios esfenoide e etmoidal é realizada pelos ramos etmoidais da divisão oftálmica do nervo trigêmeo. A inervação sensorial do seio maxilar ocorre pelo ramo infraorbitário da divisão maxilar do nervo trigêmeo (V2).

▶ **Artérias**

O rico suporte sanguíneo da cavidade nasal ocorre principalmente a partir do ramo esfenopalatino da artéria maxilar que entra no nariz pela fossa pterigopalatina (Figura 1-6). O ramo labial superior da artéria facial supre o vestíbulo do nariz. Além disso, o ramo oftálmico da artéria carótida interna supre o teto do nariz. Todos esses vasos anastomosam-se uns com os outros.

▼ **GLÂNDULAS SALIVARES**

GLÂNDULA PARÓTIDA

A glândula parótida é presa dentro do espaço entre a mandíbula, anteriormente, e o osso temporal, superior e posteriormente. Ela situa-se anteriormente ao meato auditivo externo. Estende-se profundamente na parede da faringe e é fechada dentro de uma bainha formada pela fáscia profunda do pescoço, que é presa ao arco zigomático acima. O canal parotídeo avança sobre o músculo masseter e pode ser palpado anteriormente ao músculo apertado, cerca de 1,2 cm abaixo do arco zigomático. Ele passa dentro da cavidade oral pinçando o

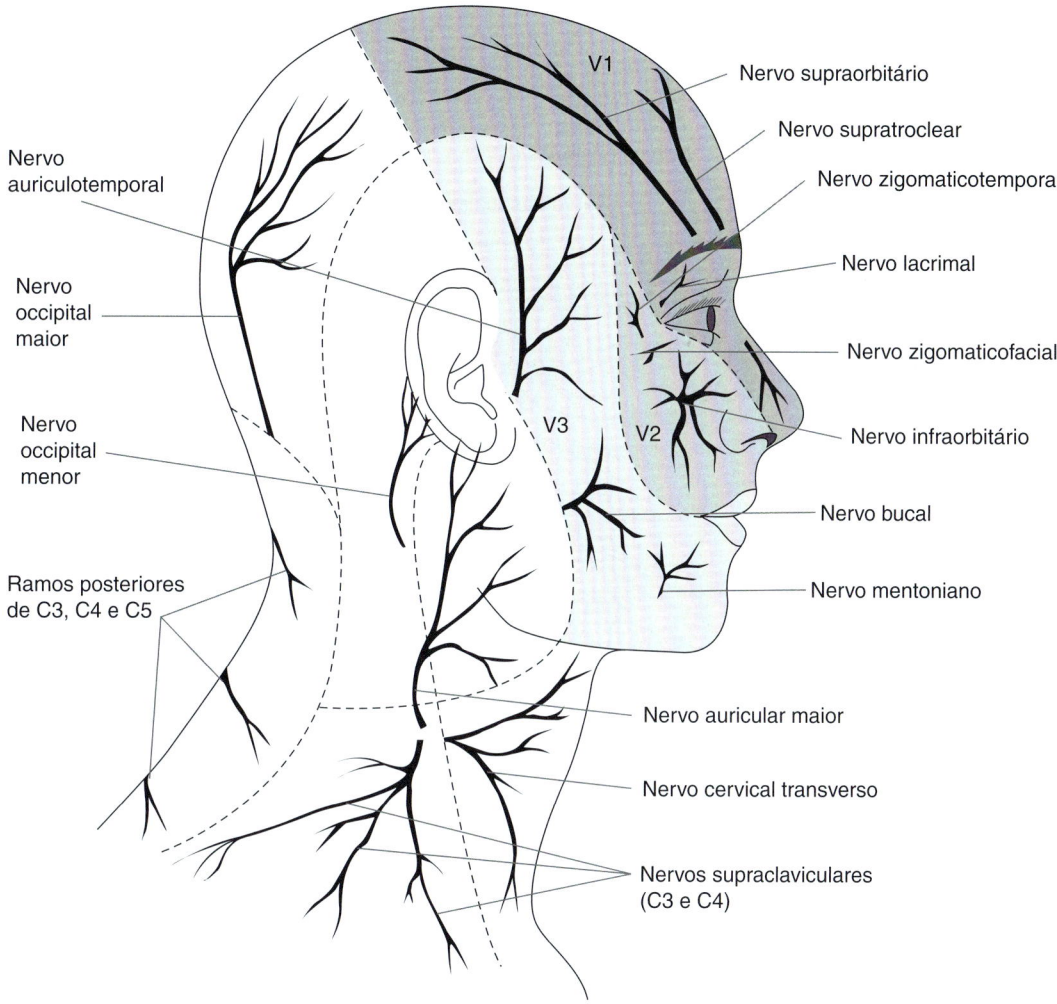

▲ **Figura 1-4** Inervação sensorial da cabeça.

músculo bucinador e se abre na mucosa bucal em oposição ao segundo dente molar superior.

Várias estruturas importantes situam-se dentro da cápsula da glândula parótida (Figura 1-7). O nervo facial (VII) entra na glândula após emergir do forame estilomastoide e desprende seus ramos terminais dentro da substância da glândula. A artéria carótida externa sobe até o pescoço, dentro da glândula, e desprende seus dois ramos terminais – as artérias maxilar e temporal superficial – dentro da glândula. As veias temporal superficial e maxilar correm juntas na substância da glândula para formar a veia retromandibular, que se divide nas porções anterior e posterior à medida que emerge da glândula.

GLÂNDULA SUBMANDIBULAR

A glândula submandibular situa-se no triângulo digástrico do pescoço, inferior ao músculo milo-hióideo. Como a glândula parótida, ela é fechada dentro de uma bainha formada pela fáscia profunda do pescoço que é presa à mandíbula acima. Uma parte da glândula estende-se ao redor da borda posterior, livre, do músculo milo-hióideo para situar-se superior ao músculo no soalho da boca. O canal submandibular surge dessa porção profunda da glândula e se estende para a frente, ao lado da língua, para abrir-se na base do frênulo da língua sobre a carúncula submandibular.

GLÂNDULA SUBLINGUAL

A glândula sublingual situa-se inferior à língua no soalho da boca. Ela cria uma prega de membrana mucosa, a prega sublingual, que se situa ao longo da base da língua, superior ao músculo milo-hióideo. A glândula tem múltiplos canais que se abrem ao longo da prega sublingual.

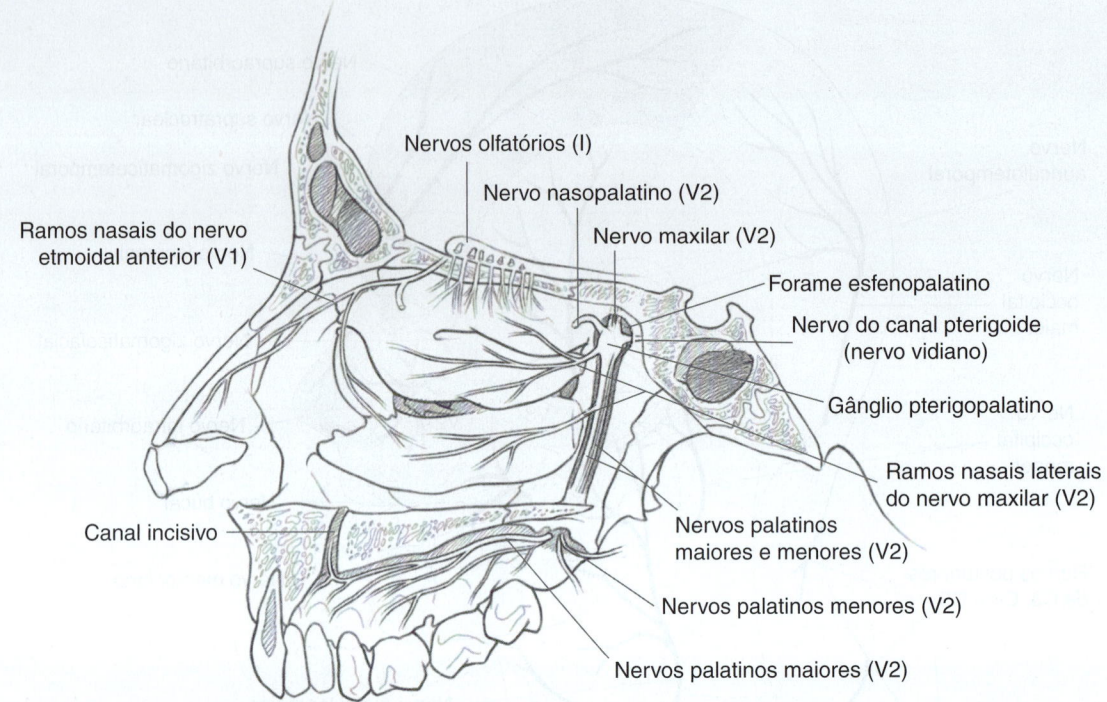

▲ **Figura 1-5** Nervos da cavidade nasal.

Inervação

A. Inervação secretomotora

Embora o nervo facial (VII) seja responsável por quase toda a inervação secretomotora parassimpática da cabeça, é interessante observar que a única glândula para a qual ele não fornece inervação secretomotora é exatamente a glândula na qual ele está situado. A inervação secretomotora da glândula parótida ocorre por fibras carregadas sobre o nervo glossofaríngeo (IX). As fibras parassimpáticas pré-ganglionares originam-se no núcleo salivar inferior e se unem no nervo glossofaríngeo (Figura 1-8). Elas correm por meio do nervo petroso superficial menor e do forame oval para fazer sinapse no gânglio ótico. As fibras pós-ganglionares agora se juntam ao ramo auriculotemporal da divisão mandibular do nervo trigêmeo até alcançar a glândula parótida.

A inervação secretomotora das glândulas submandibular e sublingual é feita por fibras carregadas sobre o nervo facial (VII). As fibras parassimpáticas pré-ganglionares originam-se no núcleo salivar superior e unem-se ao nervo facial (Figura 1-9). Elas correm pelo nervo corda do tímpano e da fissura petrotimpânica para se juntar ao ramo lingual da divisão mandibular do nervo trigêmeo (V3), na fossa infratemporal, e fazem sinapse no gânglio submandibular. As fibras pós-ganglionares que correm para a glândula submandibular em geral alcançam a glândula diretamente a partir desse gânglio. As fibras pós-ganglionares que correm para a glândula sublingual alcançam a glândula nos ramos do nervo lingual.

B. Inervação simpática

A inervação simpática para as glândulas salivares controla a viscosidade das secreções glandulares. Os neurônios pré-ganglionares originam-se na medula espinal torácica e sobem pelo tronco simpático para fazer sinapse no gânglio cervical superior no pescoço. A partir daí, as fibras simpáticas pós-ganglionares viajam como plexos na artéria carótida externa e em suas ramificações até alcançar as glândulas salivares.

CAVIDADE ORAL

A boca é limitada pelo palato, superiormente, o músculo milo-hióideo, inferiormente, os músculos bucinadores, na região malar, de cada lado, e os arcos palatoglossais, posteriormente. Além da própria cavidade oral, a boca inclui o vestíbulo, que é o espaço entre a região malar e os dentes.

PALATO

O palato duro é formado pelo processo palatal do maxilar e o processo horizontal do osso palatino, que são cobertos por uma membrana mucosa. O véu palatino é formado por contribuições de vários músculos.

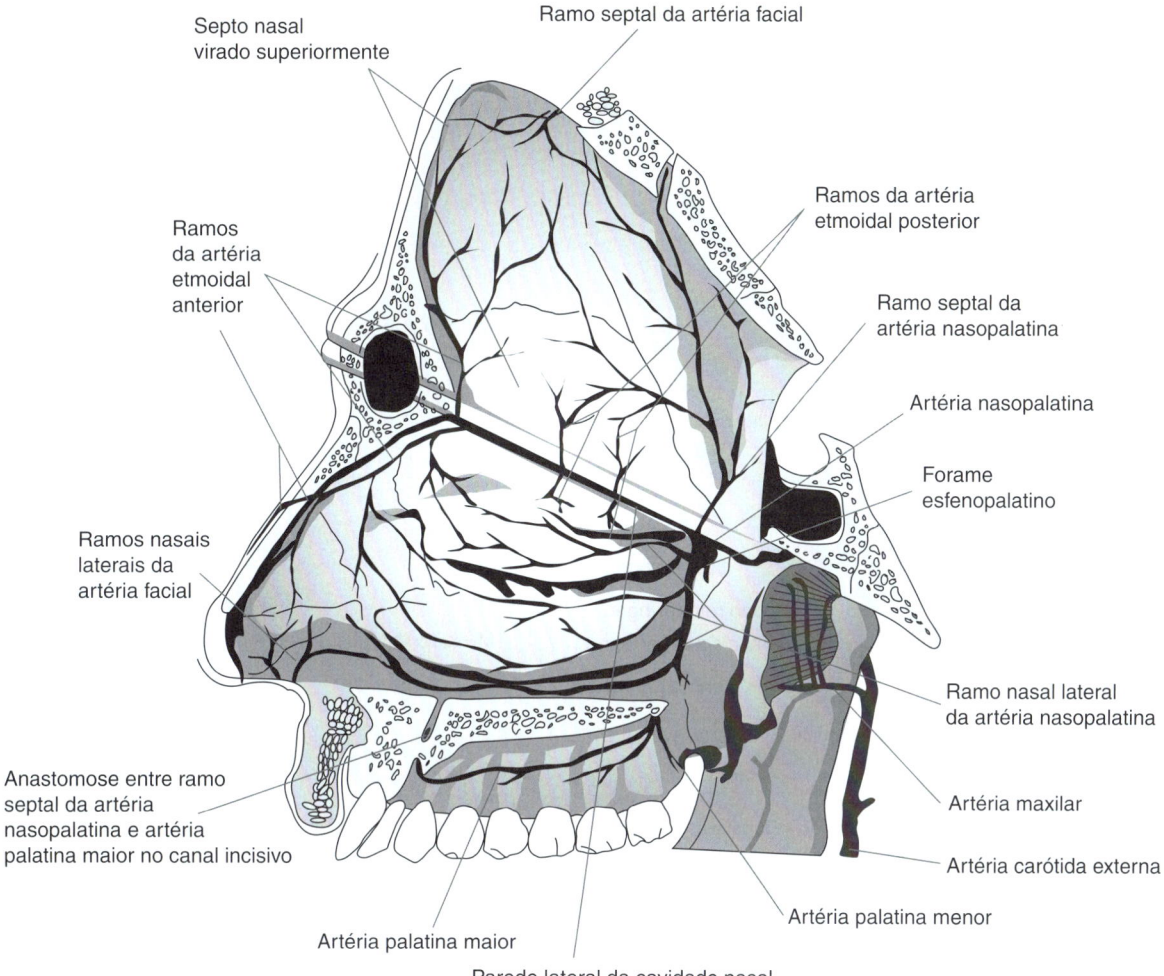

▲ **Figura 1-6** Artérias da cavidade nasal.

▶ Músculos do véu palatino

A. Músculo tensor do véu palatino

O tensor do véu palatino surge da fossa escafoide do osso esfenoide e desce na parede lateral do nariz, estreitando até um tendão que gira medialmente ao redor do hâmulo pterigoide. Então ele espalha-se para tornar-se a aponeurose palatina e se prende ao músculo do lado oposto. Juntos, os dois músculos tensionam o véu palatino para que outros músculos atuem sobre ele.

B. Músculo elevador do véu palatino

O elevador do véu palatino surge da parte petrosa do osso temporal próximo da base do processo estiloide e a partir da cartilagem da tuba auditiva. Ele passa entre as fibras inferiores do músculo constritor faríngeo superior e as fibras mais altas do músculo constritor faríngeo médio, inserindo-se na superfície superior da aponeurose palatina. Ele ajuda a elevar o véu palatino e, juntamente com os músculos palatofaríngeo e constritor faríngeo superior, fecha o nariz a partir da orofaringe durante a deglutição.

C. Músculo palatoglosso

O músculo palatoglosso surge da superfície inferior da aponeurose palatina e desce, anterior à tonsila palatina, até inserir-se ao lado da língua. Ele puxa a parte posterior da língua para cima e aproxima o véu palatino à língua, fechando a boca a partir da faringe.

D. Músculo palatofaríngeo

O músculo palatofaríngeo também surge da superfície inferior da aponeurose palatina e desce, posterior à tonsila palatina, até unir-se à camada de músculo longitudinal da faringe. Ele ajuda a puxar a parede faríngea para cima durante a deglutição,

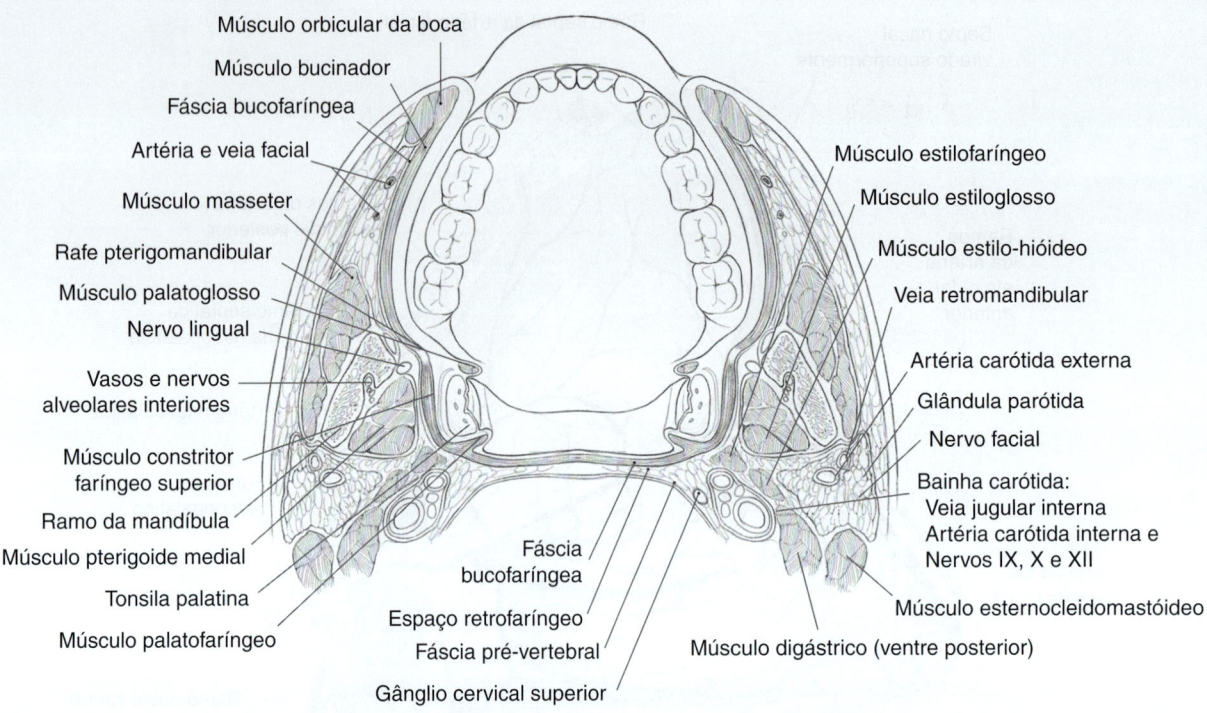

▲ **Figura 1-7** Relações da glândula parótida. (Secção transversal em C2.)

e juntamente com os músculos elevador do véu palatino e constritor faríngeo superior, fecha o nariz a partir da orofaringe.

E. Músculo da úvula

O músculo da úvula é um pequeno músculo que ajuda a elevar a úvula.

▶ **Artérias**

O suprimento sanguíneo do palato realiza-se a partir dos ramos palatinos ascendentes da artéria facial, bem como do ramo palatino da artéria maxilar, e as duas artérias descem até o palato a partir da fossa pterigopalatina passando pelo canal palatino.

LÍNGUA

Os dois terços anteriores da língua se desenvolvem separadamente a partir do terço posterior e as duas partes se juntam no sulco terminal. A superfície dos dois terços anteriores da língua é coberta por papilas filiformes, fungiformes e valadas. O terço posterior da língua contém coleções de tecido linfoide, as tonsilas linguais.

▶ **Músculos**

A massa da língua é formada por músculos intrínsecos que são direcionados longitudinal, vertical e transversalmente; os músculos intrínsecos ajudam a mudar a forma da língua. Vários músculos extrínsecos ajudam a mover a língua (Figura 1-10).

A. Músculo genioglosso

O genioglosso surge do tubérculo mentoniano na superfície interna anterior da mandíbula e segue para cima e para trás na língua. Ele age protraindo e deprimindo a língua.

B. Músculo hioglosso

O hioglosso surge do osso hioide e sobe até inserir-se ao lado da parte posterior da língua. Ele age deprimindo e retraindo a parte posterior da língua.

C. Músculo estiloglosso

O estiloglosso surge do processo estiloide e vai inferior e anteriormente por meio do músculo constritor faríngeo médio até inserir-se ao lado da língua. Ele eleva e retrai a língua.

D. Músculo palatoglosso

O músculo palatoglosso (descrito) age na língua, mas é considerado um músculo do palato.

▶ **Artérias**

O suprimento sanguíneo da língua realiza-se a partir do ramo lingual da artéria carótida externa. A artéria lingual alcança a língua passando posteriormente à borda posterior do músculo hioglosso e girando anteriormente na substância da língua, cor-

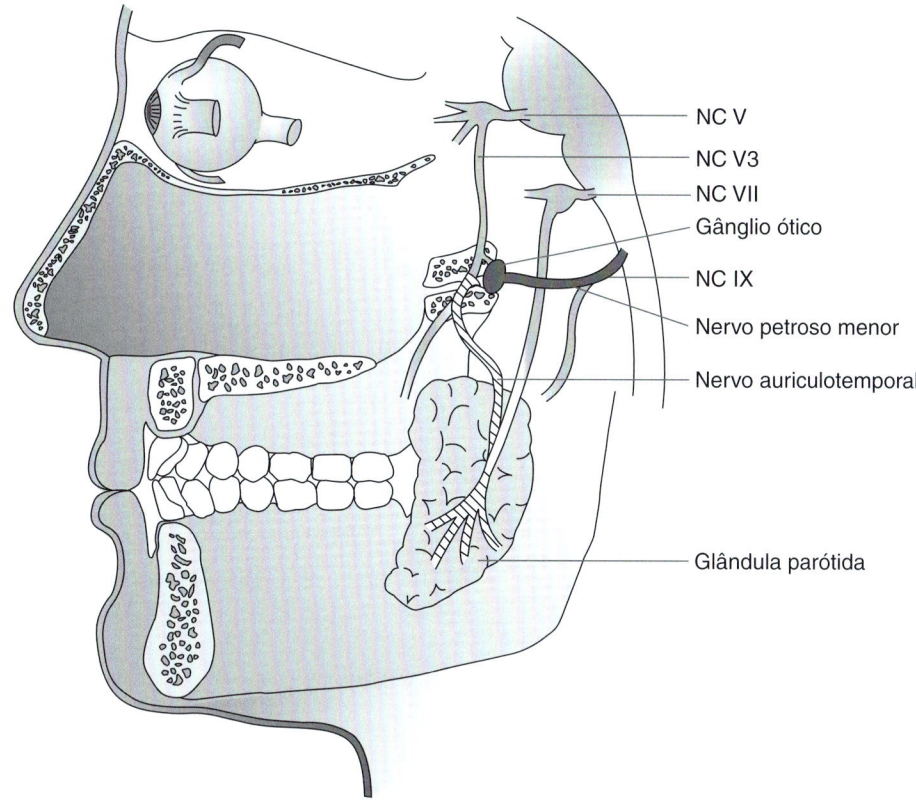

▲ **Figura 1-8** Esquema da inervação da glândula parótida pelo nervo glossofaríngeo (IX). **Preto sólido**: Nervos parassimpáticos pré-ganglionares deixam o tronco cerebral com o nervo glossofaríngeo e correm pelo nervo petroso superficial menor até o gânglio ótico. **Segmento traçado**: nervos parassimpáticos pós-ganglionares viajam com o ramo auriculotemporal da divisão mandibular do nervo trigêmeo (V3) e depois o nervo facial (VII) para alcançar a glândula parótida.

rendo, assim, medialmente ao hioglosso. Em contraste, todos os outros nervos e vasos da língua avançam lateralmente ao hioglosso antes de entrar na língua.

SOALHO DA BOCA

O soalho da boca é formado pelo músculo milo-hióideo, sobre o qual se situam os músculos genio-hióideos (Figura 1-11). O músculo digástrico situa-se imediatamente abaixo do músculo milo-hióideo. Tanto o músculo genio-hióideo quanto o músculo digástrico são discutidos com os músculos supra-hióideos do pescoço. O milo-hióideo surge da linha de mesmo nome na superfície interna da mandíbula e se insere anteriormente ao osso hioide. Ele é o principal suporte das estruturas na boca. Ele ajuda a elevar o osso hioide durante os movimentos de deglutição e da fala. Além disso, com os músculos infra-hióideos segurando o osso hioide no local, os músculos milo-hióideo e digástrico ajudam a deprimir a mandíbula e abrir a boca.

A parte profunda da glândula submandibular e o canal que emerge dela se situam superior ao músculo milo-hióideo. A glândula sublingual também se situa acima do milo-hióideo. O nervo hipoglosso (XII) entra na boca a partir do pescoço, passando lateralmente ao músculo hioglosso e superiormente à borda posterior livre do músculo milo-hióideo. Ele continua na boca, inferior ao canal submandibular, e entra na substância da língua a seu lado. O ramo lingual da divisão mandibular do nervo trigêmeo (V3) entra na boca a partir da fossa infratemporal, passando medialmente ao terceiro molar inferior. Inicialmente, ele fica superior e lateral ao canal submandibular e depois move-se em forma de espiral sob o canal à medida que se situa superior e medial a este, onde ele deixa seus ramos terminais até a língua e o soalho da boca. O nervo glossofaríngeo (IX) passa a partir da faringe até a boca, situa-se lateral ao leito da tonsila palatina e vai para o terço posterior da língua.

▶ Inervação

A. Inervação sensorial

A sensação do palato é transportada pelos ramos da divisão maxilar do nervo trigêmeo (Figura 1-12). A partir da parte anterior do palato duro, logo atrás dos incisivos, a sensação é transportada pelo ramo incisivo do nervo nasopalatino. A partir do restante do palato duro e da mucosa que cobre o aspecto pala-

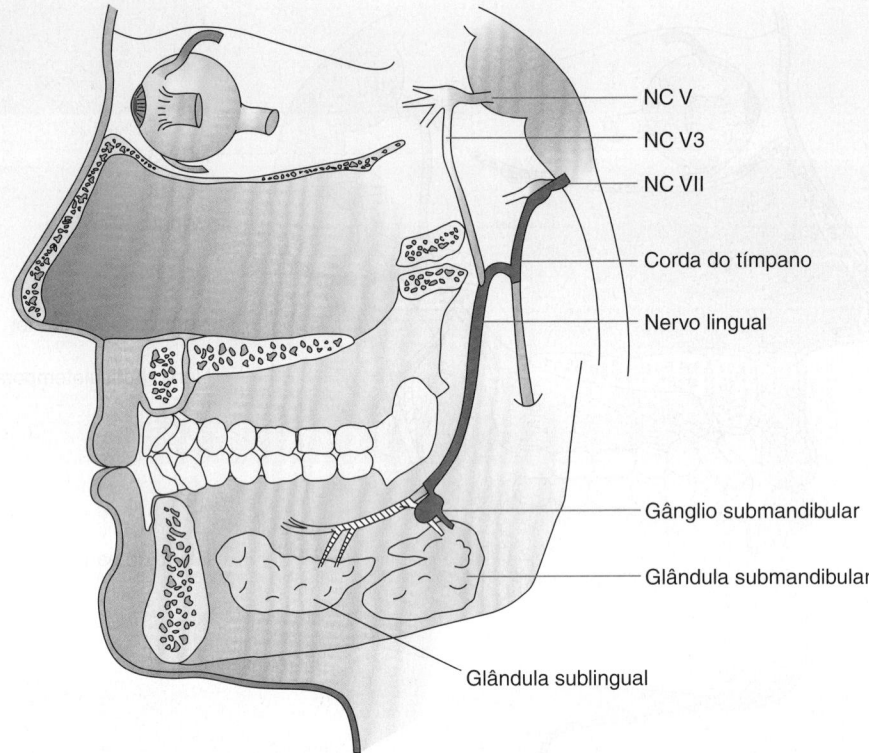

▲ **Figura 1-9** Esquema de inervação das glândulas submandibular e sublingual pelo nervo facial (VII). **Preto sólido**: Nervos parassimpáticos pré-ganglionares deixam o tronco cerebral com o nervo facial e correm via corda do tímpano e os ramos linguais da divisão mandibular do nervo trigêmeo (V3) até o gânglio submandibular. **Segmento traçado**: Nervos parassimpáticos pós-ganglionares viajam diretamente para a glândula submandibular ou voltam para o nervo lingual até a glândula sublingual.

tal das margens alveolares superiores, a sensação é transportada pelo nervo palatino maior. A partir do véu palatino, a sensação é transportada pelo nervo palatino menor.

A sensação da língua é transportada pelos nervos envolvidos no desenvolvimento da língua. Existem fibras sensoriais gerais que transportam sensações de toque, de pressão e de temperatura. Além disso, existem fibras sensoriais especiais que transportam a sensação do paladar.

A sensação geral a partir dos dois terços da língua é transportada pelo ramo lingual da divisão mandibular do nervo trigêmeo (V3). A sensação geral a partir do terço posterior da língua é transportada pelo nervo glossofaríngeo (IX). A sensação de paladar a partir dos dois terços anteriores da língua é transportada pelo ramo da corda do tímpano do nervo facial (VII). A sensação de paladar a partir do terço posterior da língua é transportada pelo nervo glossofaríngeo (IX).

A sensação a partir do soalho da boca e da mucosa que reveste o aspecto lingual das margens alveolares inferiores é transportada pelo ramo lingual da divisão mandibular do nervo trigêmeo (V3). A sensação a partir da mucosa bucal e da mucosa que reveste o aspecto bucal das margens alveolares superiores e inferiores é transportada pelo ramo bucal da divisão mandibular do nervo trigêmeo (V3). A sensação a partir da mucosa que reveste a parte anterior do vestíbulo, dentro do lábio superior, e a mucosa adjacente que reveste o aspecto labial das margens alveolares superiores é transportada pelo ramo infraorbitário da divisão maxilar do nervo trigêmeo (V2). A sensação a partir da mucosa que reveste a parte anterior do vestíbulo, dentro do lábio inferior, e a mucosa adjacente que reveste o aspecto labial das margens alveolares inferiores é carregada pelo ramo mentoniano do ramo alveolar inferior da divisão mandibular do nervo trigêmeo (V3).

B. Inervação motora

Todos os músculos do palato são inervados pelos ramos do nervo vago (X), exceto o tensor do véu palatino, que é inervado pela divisão mandibular do nervo trigêmeo (V3). Todos os músculos da língua, extrínsecos e intrínsecos, são inervados pelo nervo hipoglosso (XII), exceto o músculo palatoglosso, que é considerado um músculo do palato e é portanto inervado pelo nervo vago (X). O músculo milo-hióideo e o ventre anterior do músculo digástrico até o músculo milo-hióideo são inervados por um ramo da divisão mandibular do nervo trigêmeo (V3). O ventre posterior do digástrico e o músculo estilo-hióideo são inervados pelo nervo facial (VII). O músculo gênio-hióideo é inervado por

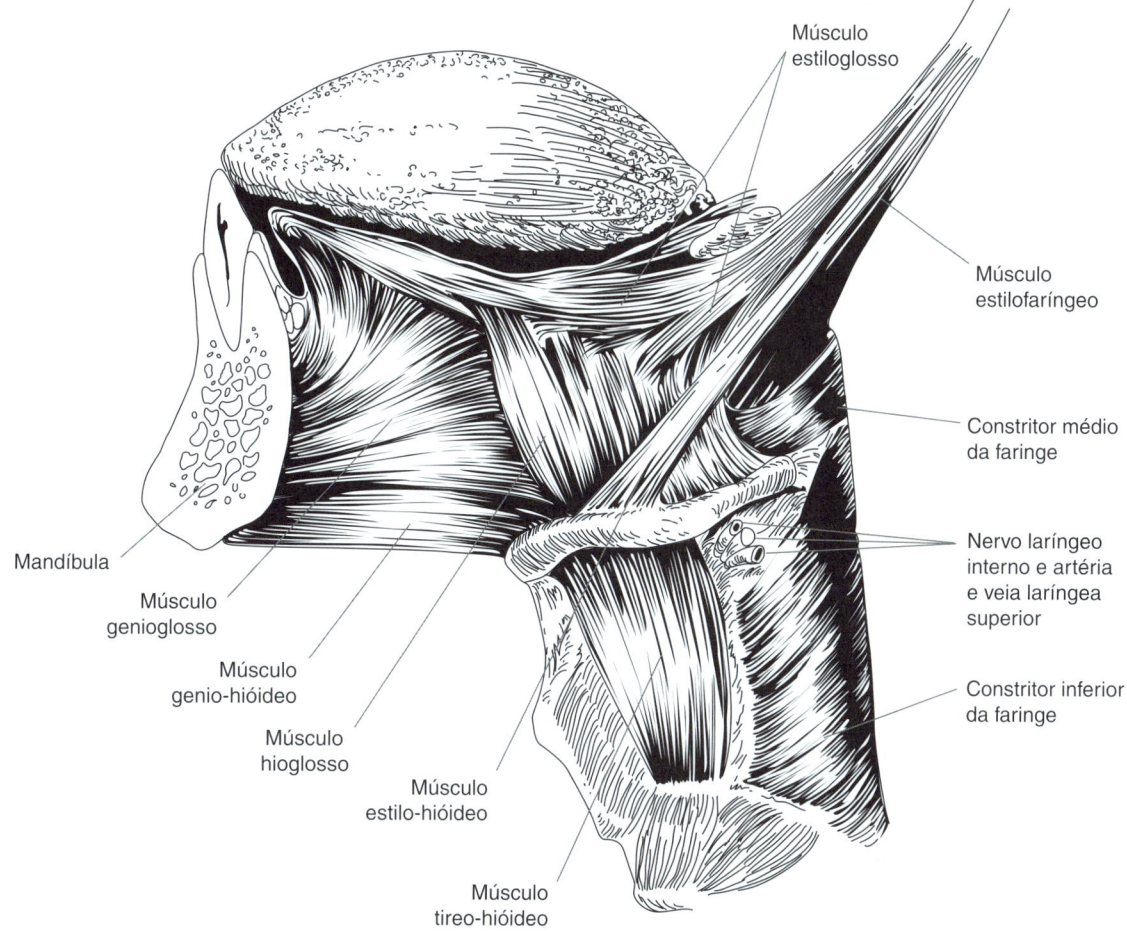

▲ **Figura 1-10** Músculos da língua e da faringe. (Reproduzida, com permissão, de Lindner HH. Clinical Anatomy, McGraw-Hill, 1989.)

fibras da medula espinal cervical (C1), que são levadas até ele pelo nervo hipoglosso (XII).

▼ FARINGE

A faringe é um tubo muscular que não apenas se situa posterior às cavidades nasal, oral e laríngea, como também se comunica com elas (Figura 1-13). Ela situa-se anteriormente à fáscia pré-vertebral do pescoço e é contínua com o esôfago no nível da cartilagem cricoide. Da parte interna, ela é feita de mucosa, fáscia faringobasilar, músculos faríngeos e fáscia bucofaríngea.

A mucosa é revestida por epitélio colunar ciliado na área posterior à cavidade nasal e por epitélio escamoso estratificado nas áreas restantes. A fáscia faringobasilar, uma camada fibrosa, é presa acima do tubérculo faríngeo na base do crânio. Os músculos da faringe consistem nas fibras circulares dos músculos constritores que circundam as fibras dos músculos estilofaríngeo, salpingofaríngeo e palatofaríngeo que correm longitudinalmente.

A fáscia bucofaríngea é uma camada de tecido conectivo frouxo que separa a faringe da fáscia pré-vertebral e permite o movimento livre da faringe contra as estruturas vertebrais. Essa camada é contínua ao redor da borda inferior da mandíbula com a camada de tecido conectivo frouxo que separa o músculo bucinador da pele que o sobrepõe.

▶ Músculos

A camada muscular da faringe é composta de camadas longitudinais internas e circulares externas (Figura 1-14). Os músculos que correm longitudinalmente ajudam a encurtar a altura da faringe. Como a fáscia faringobasilar é presa ao crânio, esse encurtamento resulta em uma elevação da faringe e da laringe durante a deglutição. Os músculos salpingofaríngeo, estilofaríngeo e palatofaríngeo contribuem para essa camada.

Os músculos que correm de forma circular ajudam a contrair a faringe, e suas contrações sequenciais impulsionam o alimento para baixo no esôfago. O músculo constritor superior da faringe surge da rafe pterigomandibular, o músculo constritor

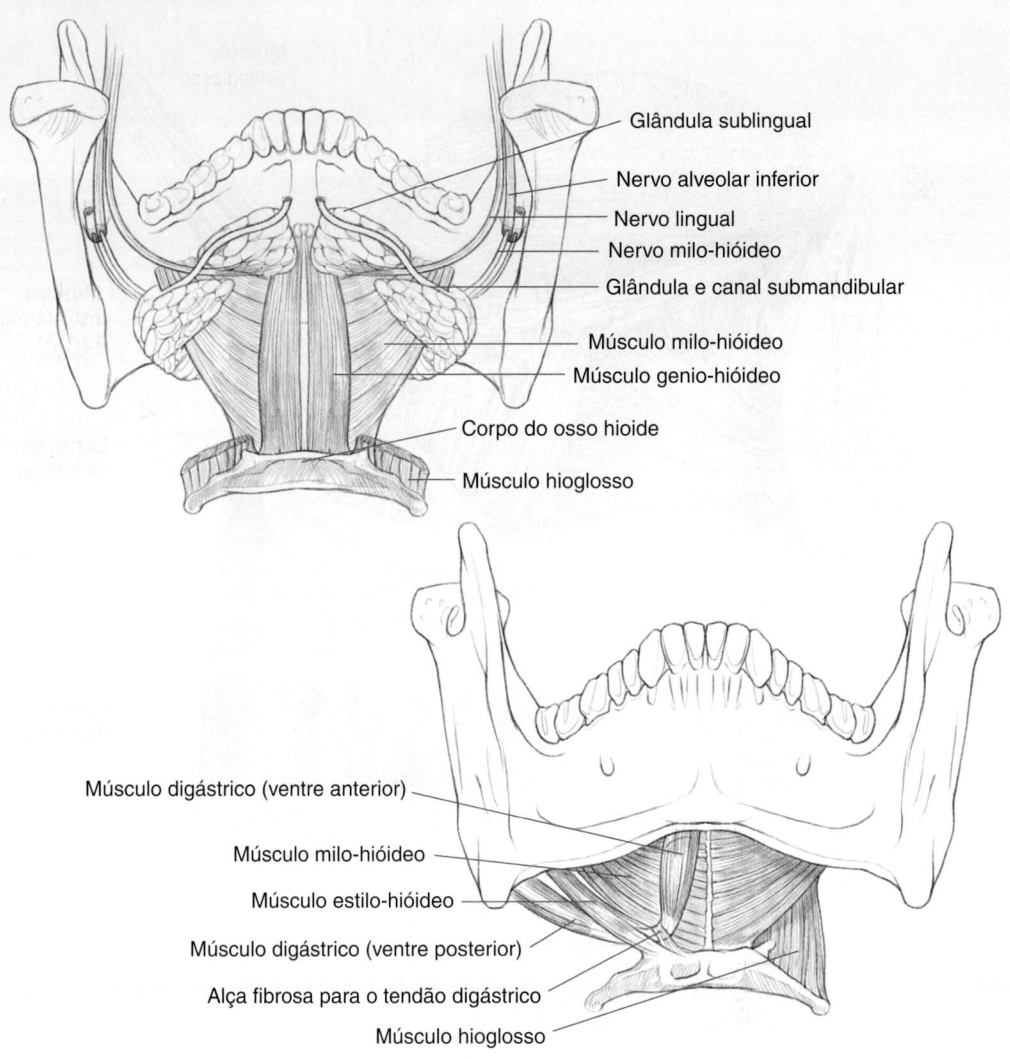

▲ **Figura 1-11** Soalho da boca.

médio da faringe surge do osso hioide e o músculo constritor inferior da faringe surge das cartilagens tireoide e cricoide. A partir dessas origens anteriores estreitas, as fibras dos músculos constritores espalham-se à medida que elas retornam ao redor da faringe e se inserem aos músculos correspondentes do lado oposto na rafe faríngea na linha média. A rafe faríngea é presa ao longo de seu comprimento à fáscia faringobasilar e é, dessa forma, ancorada ao tubérculo faríngeo na base do crânio. A orientação das fibras do músculo constritor é de tal forma que as fibras de um músculo são sobrepostas no lado externo pelas fibras superiores do próximo músculo inferior, produzindo um arranjo de "funil dentro de um funil" que direciona o alimento para baixo de maneira apropriada.

As inserções anteriores estreitas dos músculos constritores, comparadas com sua inserção posterior ampla, criam hiatos na camada de músculo circular que circunda a faringe. As estruturas de fora podem passar por dentro da faringe por meio desses hiatos.

O hiato entre a base do crânio e as fibras superiores do músculo constritor inferior superior permite que a tuba auditiva e o músculo elevador do véu palatino entrem na nasofaringe.

O hiato entre as fibras inferiores do músculo constritor superior da faringe e as fibras superiores do músculo constritor médio da faringe permite que o músculo estilofaríngeo e o nervo glossofaríngeo (IX) entrem na orofaringe.

O hiato entre as fibras inferiores do músculo constritor médio da faringe e as fibras superiores do músculo constritor inferior da faringe permite que tanto o ramo laríngeo interno do nervo vago (X) quanto o ramo laríngeo superior da artéria tireóidea superior entrem na laringofaringe e na laringe.

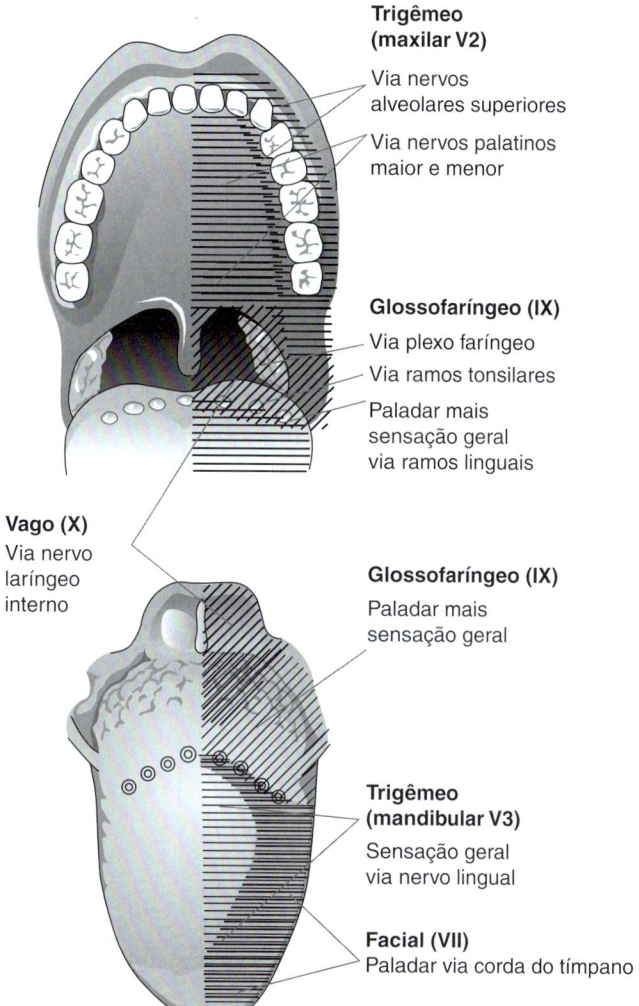

▲ **Figura 1-12** Inervação sensorial da cavidade oral.

O hiato entre as fibras inferiores do músculo constritor inferior da faringe e as fibras superiores do músculo circular do esôfago permite que tanto o ramo laríngeo recorrente do nervo vago (X) quanto o ramo laríngeo inferior da artéria tireóidea inferior entrem na laringe.

▶ Inervação

A inervação da faringe é feita por um grupo de nervos cujos ramos formam uma rede de neurônios, o plexo faríngeo, que se situa na parede da faringe. O nervo glossofaríngeo (IX), o nervo vago (X), a divisão maxilar do nervo trigêmeo (V2) e as fibras pós-ganglionares do tronco simpático contribuem para a formação do plexo faríngeo.

A. Inervação sensorial

A inervação sensorial da parte superior da nasofaringe é transportada por ramos da divisão maxilar do nervo trigêmeo (V2). A inervação sensorial da parte inferior da nasofaringe, a orofaringe, e da laringofaringe é transportada pelo nervo glossofaríngeo (IX). O ramo laríngeo interno do nervo vago (X) transporta a sensação a partir dos recessos piriformes da laringofaringe.

B. Inervação motora

A inervação motora de todos os músculos da faringe, circular e longitudinal, exceto o estilofaríngeo, é feita pelo ramo faríngeo do nervo vago (X), que transporta as fibras motoras que se originaram no componente craniano do nervo acessório (XI). O músculo estilofaríngeo é inervado pelo nervo glossofaríngeo (IX).

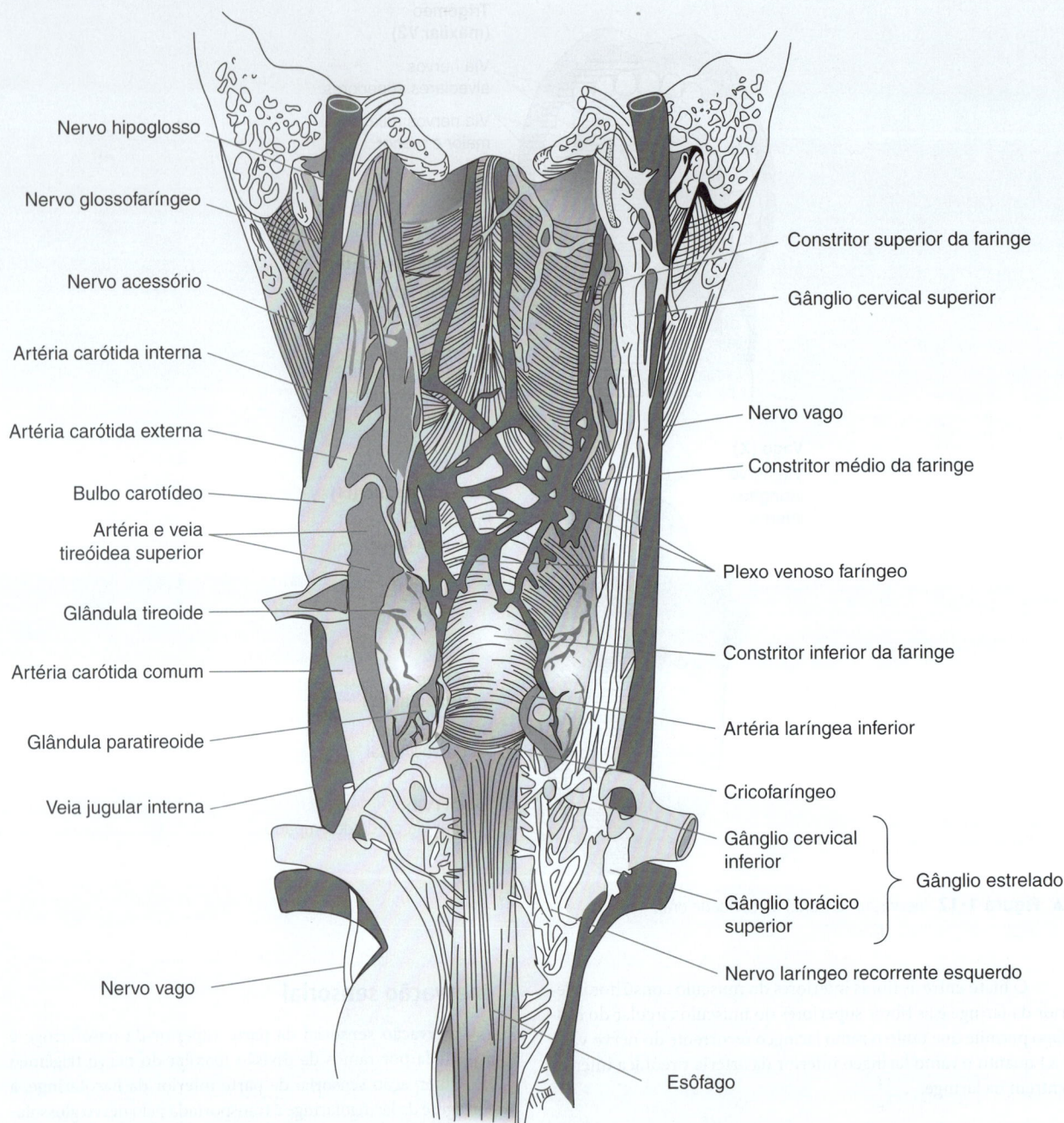

▲ **Figura 1-13** Exterior da faringe. (Reproduzida, com permissão, de Lindner HH. Clinical Anatomy, McGraw-Hill, 1989.)

NASOFARINGE

A nasofaringe estende-se da base do crânio até o nível do véu palatino (Figuras 1-15 e 1-16). Ela é contínua com a cavidade nasal por meio das coanas. Na sua parede lateral, a cartilagem da tuba auditiva cria uma saliência, o toro tubário, abaixo do qual está a abertura da tuba. Superior e posteriormente a saliência há uma depressão chamada de recesso faríngeo. Uma coleção de tecido linfoide, a tonsila faríngea, fica na parede posterior e no teto da nasofaringe. O tecido linfoide adicional, a tonsila tubária, é encontrado ao redor da abertura da tuba auditiva. Uma prega de membrana mucosa criada pelo músculo salpingofaríngeo estende-se para baixo a partir do toro tubário. A nasofaringe é contínua com a orofaringe inferior.

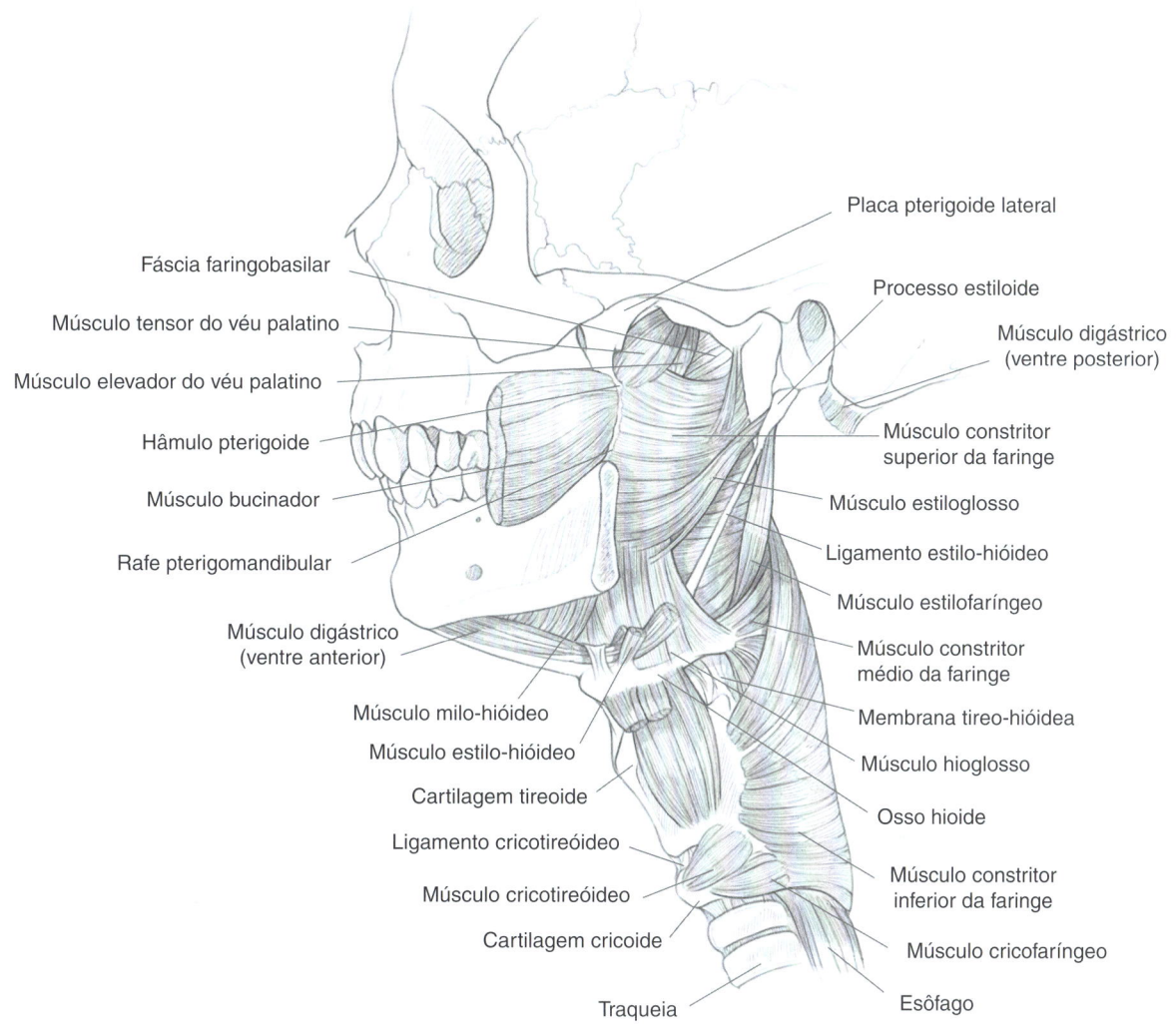

▲ **Figura 1-14** Visão lateral da faringe.

OROFARINGE

A orofaringe estende-se do véu palatino até a epiglote (Figuras 1-15 e 1-16). Ela é contínua com a boca por meio do istmo orofaríngeo formado pelos músculos palatoglossos em cada lado. A parede anterior da orofaringe é formada pelo terço posterior da língua. A membrana mucosa da língua é contínua sobre a epiglote e cria três pregas glossoepiglóticas – uma na linha média e duas situadas lateralmente. O espaço de cada lado da prega glossoepiglótica mediana é a valécula.

A parede lateral da orofaringe tem duas pregas de membrana mucosa, a palatoglossal e a palatofaríngea, criadas pelos músculos de mesmo nome, que são descritos com os músculos do palato. Uma coleção encapsulada de tecido linfoide, a tonsila palatina, situa-se no recesso triangular entre essas duas pregas. O suprimento sanguíneo da tonsila palatina é feito por um ramo da artéria facial. O tecido linfoide adicional, a tonsila lingual, é localizado sob a membrana mucosa do terço posterior da língua. Juntos, os tecidos tonsilares da nasofaringe e da orofaringe formam um anel de tecido linfoide – o anel de Waldeyer – que circunda as entradas na faringe a partir do nariz e da boca. A orofaringe é contínua com a laringofaringe, inferior.

LARINGOFARINGE

A laringofaringe estende-se da epiglote até a cartilagem cricoide (Figuras 1-15 e 1-16). Ela é contínua com a laringe por meio do ádito da laringe que é formado pela epiglote e pelas pregas ariepiglóticas. De cada lado dessas pregas e medial à cartilagem tireoide estão dois espaços piramidais, os recessos piriformes da laringofaringe, pelo qual o alimento deglutido passa para o esôfago. Os recessos piriformes estão relacionados ao

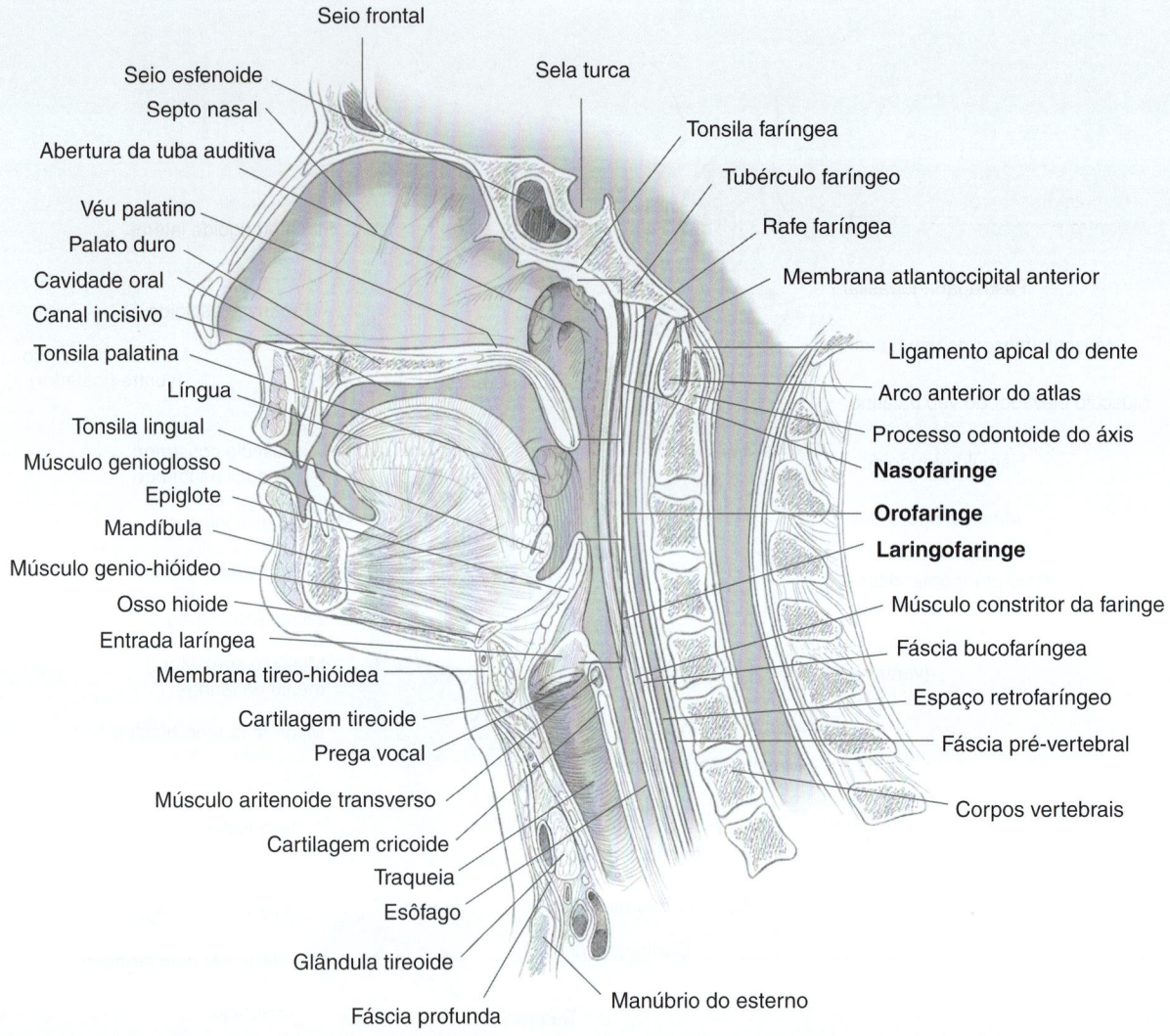

▲ **Figura 1-15** Secção mediana da faringe.

músculo cricotireóideo lateralmente, e ao músculo cricoaritenoide, lateral medialmente. A laringofaringe é contínua com o esôfago, inferior.

PESCOÇO

Triângulos do pescoço

Limitado pela mandíbula superiormente e pela clavícula inferiormente, o pescoço é subdividido pelo músculo esternocleidomastóideo em uma região triangular anterior e posterior, sendo que cada uma delas é dividida ainda em triângulos menores pelos músculos omo-hióideo e digástrico (Figura 1-17). As marcas de superfície desses músculos ajudam a definir visivelmente as bordas dos triângulos do pescoço.

A. Triângulo posterior

O triângulo posterior é limitado pelo músculo esternocleidomastóideo na parte frontal, o músculo trapézio posteriormente e a clavícula inferiormente. Ele é dividido pelo músculo omo-hióideo em um triângulo occipital e em um triângulo supraclavicular.

1. Triângulo occipital – O triângulo occipital tem um soalho muscular formado de cima para baixo pelos músculos semiespinal da cabeça, esplênio da cabeça, elevador da escápula e escaleno médio. Após emergir de trás do músculo esternocleidomastóideo, o nervo acessório espinal (XI) corre pelo soalho muscular do triângulo posterior para passar profundamente no músculo trapézio. Além disso, os nervos cutâneos do pescoço, discutidos adiante, correm por meio da fáscia profunda do pescoço que cobre o triângulo posterior.

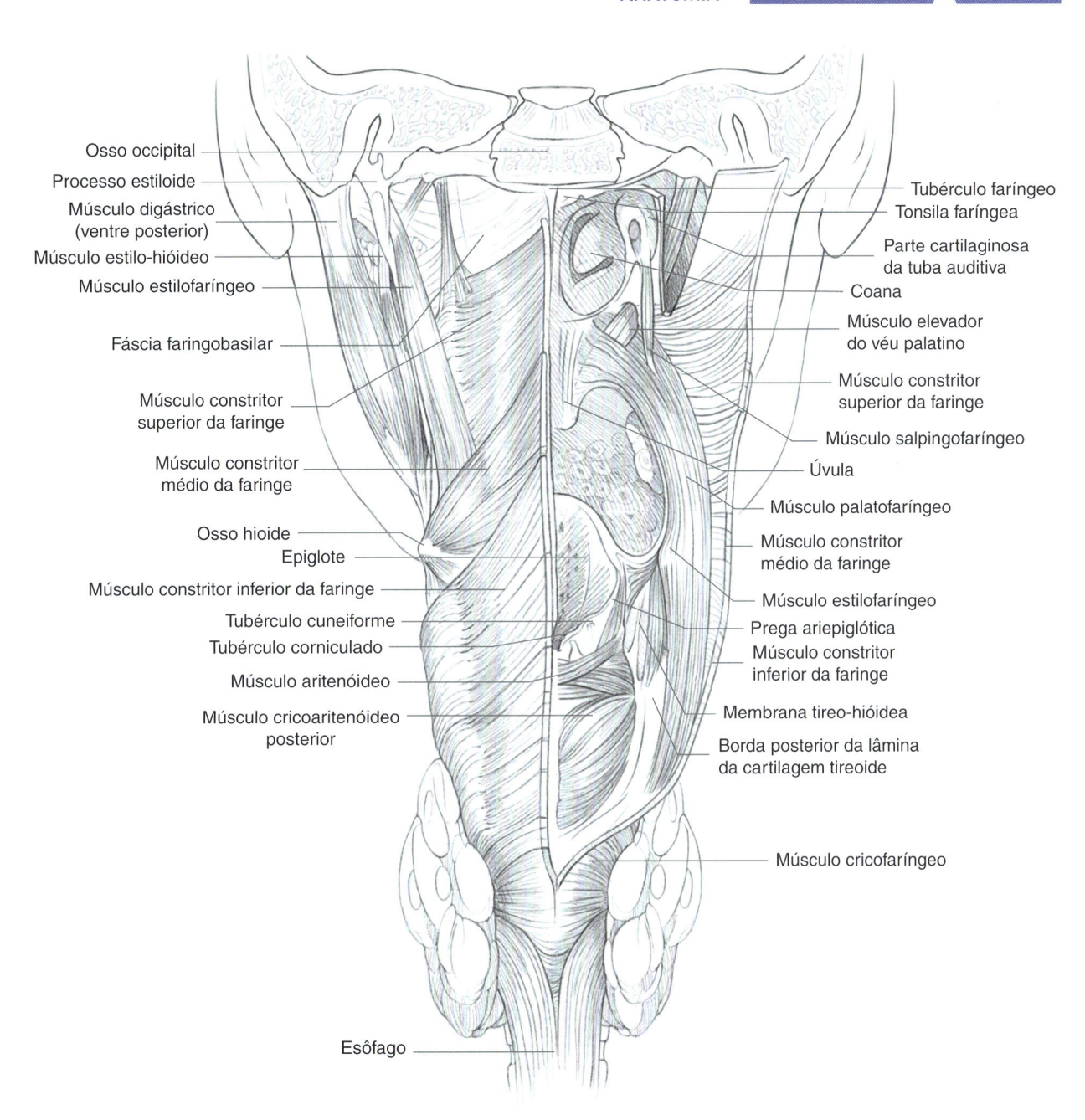

▲ **Figura 1-16** Visão posterior da faringe.

2. Triângulo supraclavicular – O triângulo supraclavicular situa-se superior ao meio da clavícula. Ele contém a porção terminal da artéria subclávia, raízes, troncos e divisões do plexo braquial, ramos do tronco tireocervical e afluências cutâneas da veia jugular externa. A cúpula da cavidade pleural estende-se superior ao nível da clavícula e é encontrada profundamente nos conteúdos do triângulo supraclavicular.

B. Triângulo anterior

O triângulo anterior é limitado pelo músculo esternocleidomastóideo na parte posterior, a linha média do pescoço na anterior e a mandíbula superiormente. Ele é subdividido em triângulos submentoniano, digástrico, carotídeo e muscular.

1. Triângulo submentoniano – O triângulo submentoniano é limitado pelo ventre anterior do músculo digástrico, a linha mé-

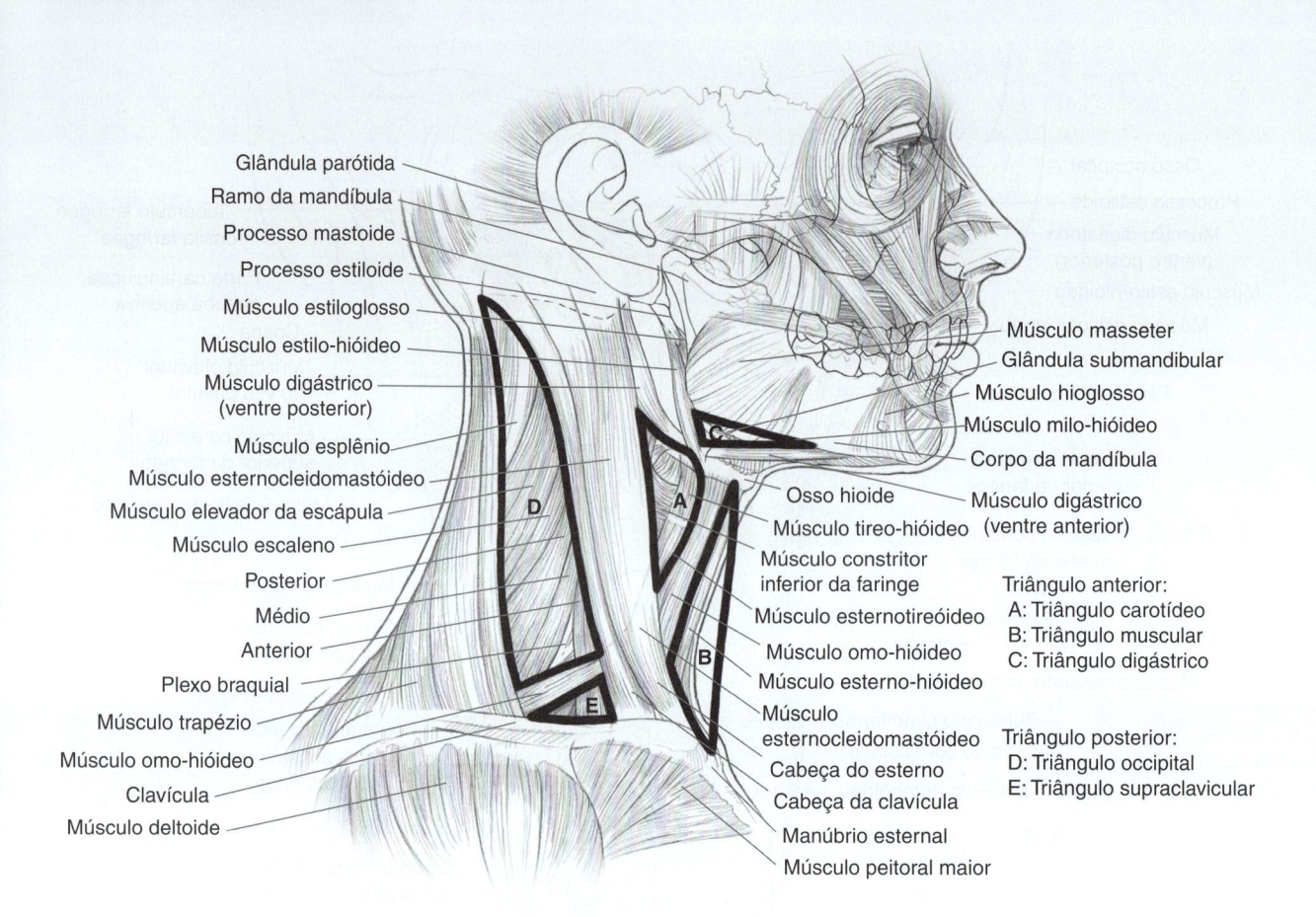

▲ **Figura 1-17** Músculos e triângulos do pescoço.

dia do pescoço e o osso hioide. O músculo milo-hióideo forma seu soalho.

2. Triângulo digástrico – O triângulo digástrico é limitado pela mandíbula superiormente e pelos dois ventres do músculo digástrico. Além disso, o músculo estilo-hióideo situa-se com o ventre posterior do músculo digástrico. Os músculos milo-hióideo e hioglosso formam o soalho do triângulo. A glândula salivar submandibular é um aspecto proeminente dessa área, que também é chamada de triângulo submandibular. O nervo hipoglosso (XII) corre junto com o músculo estilo-hióideo e o ventre posterior do músculo digástrico, entre o músculo hioglosso e a glândula submandibular, no seu curso dentro da língua. Os vasos faciais correm por meio do triângulo, com a artéria facial passando profundamente à glândula submandibular enquanto a veia facial passa superficialmente a ela.

3. Triângulo carotídeo – O triângulo carotídeo é limitado pelo músculo esternocleidomastóideo posteriormente, o ventre posterior do músculo digástrico superiormente e o músculo omo-hióideo inferiormente. Seu soalho é formado pelos músculos constritores da faringe. Ele contém as estruturas da bainha carotidea – isto é, a artéria carótida comum à medida que ela se divide em seus ramos carotídeos externos e internos, a veia jugular interna e seus afluentes, e o nervo vago (X) com seus ramos.

4. Triângulo muscular – O triângulo muscular é limitado pelo músculo omo-hióideo na parte superior, pelo músculo esternocleidomastóideo na inferior e pela linha média do pescoço anteriormente. Ele contém os músculos infra-hióideos, no seu soalho. Na região profunda desses músculos estão as glândulas tireoide e paratireoide, a laringe, que leva até a traqueia e o esôfago. O osso hioide forma a inserção superior para os músculos infra-hióideos, e a cartilagem tireoide proeminente e a cartilagem cricoide também estão nessa região.

▶ **Músculos**

A. Músculos esternocleidomastóideos

Os músculos esternocleidomastóideos agem juntos para flexionar a coluna cervical enquanto estendem a cabeça na articulação atlantoccipital. Agindo de forma independente, cada músculo gira a cabeça com a face para cima e para o lado contralateral. Em razão de sua inserção no esterno, os esternocleidomastóideos também servem como músculos acessórios da respiração.

B. Músculos trapézios

Os músculos trapézios possuem fibras que correm em várias direções. As fibras superiores descem da base do crânio até a extremidade lateral da clavícula e ajudam a elevar o ombro. As fibras médias passam lateralmente a partir da coluna cervical até o processo do acrômio da escápula e ajudam a retrair o ombro. As fibras inferiores sobem desde a coluna torácica até a espinha da escápula e ajudam a rodar lateralmente a escápula, fazendo com que a fossa glenoide gire para cima. Essa ação auxilia o músculo serrátil anterior na rotação da escápula quando o braço é abduzido acima da cabeça.

C. Músculos escalenos

Os músculos escalenos inserem-se na coluna cervical e descem até se inserirem na primeira costela. Eles estão dentro da camada pré-vertebral da fáscia profunda e ajudam a inclinar lateralmente a coluna cervical. As raízes do plexo braquial e da artéria subclávia passam entre os músculos escalenos anterior e médio no seu curso até a axila. Em contrapartida, a veia subclávia passa anteriormente ao músculo escaleno anterior, pois ela deixa o pescoço para passar posteriormente à clavícula e alcançar a axila. Além disso, o nervo frênico situa-se imediatamente anterior ao músculo escaleno anterior à medida que ele desce no pescoço até o tórax.

D. Músculos infra-hióideos

Os músculos infra-hióideos – omo-hióideo, esterno-hióideo, esternotireóideo e tireo-hióideo – são denominados por suas inserções. Juntos, eles deprimem o osso hioide e a cartilagem tireoideo durante os movimentos de deglutição e da fala.

E. Músculos supra-hióideos

Os músculos supra-hióideos – milo-hióideo, estilo-hióideo, genio-hióideo e digástrico – agem juntos para elevar o osso hioide durante os movimentos de deglutição ou da fala. Além disso, com os músculos infra-hióideos mantendo o osso hioide no lugar, os músculos supra-hióideos ajudam a deprimir a mandíbula e abrir a boca.

▶ Artérias

O arco da aorta tem três ramos: (1) a artéria braquiocefálica, (2) a artéria carótida comum esquerda e (3) a artéria subclávia esquerda. A artéria braquiocefálica ramifica-se nas artérias subclávia direita e carótida comum direita.

A. Artéria subclávia

A artéria subclávia sai da artéria vertebral, da artéria torácica interna, do tronco tireocervical e do tronco costocervical (ver Figura 1-2).

1. Artéria vertebral – A artéria vertebral sobe pelos forames transversos das seis vértebras cervicais superiores. Ela entra no canal vertebral, passa pelo forame magno e vai até o suprimento sanguíneo para o metencéfalo, o mesencéfalo e o lobo occipital do cérebro anterior.

2. Artéria torácica interna – A artéria torácica interna deixa a raiz do pescoço e passa dentro do tórax, onde ela leva sangue para a parede torácica anterior e eventualmente para a parte superior da parede abdominal anterior por meio de seu ramo epigástrico superior.

3. Tronco tireocervical – O tronco tireocervical sai dos seguintes ramos: (1) a artéria tireóidea inferior, que leva sangue para a glândula tireoide; (2) a artéria cervical transversa, que passa para trás pelo pescoço para levar sangue aos músculos trapézio e romboide; e (3) a artéria supraescapular, que corre lateralmente pelo pescoço em direção à incisura supraescapular e participa da anastomose elaborada dos vasos que circundam a escápula. A artéria tireóidea inferior tem um ramo, a artéria laríngea inferior, que entra na laringe passando entre as fibras inferiores do músculo constritor inferior da faringe e as fibras superiores do músculo circular do esôfago. A artéria tireóidea inferior anastomosa-se com a artéria tireóidea superior, um ramo da artéria carótida externa.

4. Tronco costocervical – O tronco costocervical sai dos ramos que levam sangue aos dois primeiros espaços intercostais e aos músculos paravertebrais do pescoço.

B. Artéria carótida comum

A artéria carótida comum corre para cima para dentro do pescoço e termina no nível da cartilagem tireoide dividindo-se nas artérias carótidas interna e externa. Ela não tem ramificações.

1. Artéria carótida interna – A artéria carótida interna também não tem ramificações no pescoço. Seu trajeto é até a base do crânio, onde ela entra no canal carótido e passa pela parte petrosa do osso temporal e o seio cavernoso antes de virar agudamente para cima e para trás no sifão carótido para atravessar a dura-máter. Ela leva sangue para os lobos frontal, parietal e temporal do cérebro anterior. Seu ramo principal para a cabeça é a artéria oftálmica, que fornece sangue para a órbita e para a parte superior da cavidade nasal.

2. Artéria carótida externa – A artéria carótida externa é a fonte principal de suprimento sanguíneo para a cabeça e para o pescoço (ver Figura 1-2). No pescoço, ela tem várias ramificações.

A. ARTÉRIA TIREÓIDEA SUPERIOR – A artéria tireóidea superior desce para suprir sangue para a parte superior da glândula tireoide. Ela tem um ramo, a artéria laríngea superior, que atravessa a membrana tireóidea para passar dentro da laringe. A artéria tireóidea superior anastomosa-se com a artéria tireóidea inferior, um ramo do tronco tireocervical da artéria subclávia.

B. ARTÉRIA FARÍNGEA ASCENDENTE – A artéria faríngea ascendente fornece sangue para a faringe.

C. ARTÉRIA AURICULAR POSTERIOR – A artéria auricular posterior corre superiormente, posterior à aurícula e fornece sangue ao escalpo.

D. ARTÉRIA OCCIPITAL – A artéria occipital vai para cima e para trás para fornecer sangue ao escalpo na parte posterior da cabeça.

E. ARTÉRIA FACIAL – A artéria facial vai para cima e para a frente, profundamente na glândula salivar submandibular. Ela então atravessa a mandíbula, onde suas pulsações podem ser palpadas anteriormente ao músculo masseter, para levar sangue para a face.

F. ARTÉRIA LINGUAL – A artéria lingual corre superior e anteriormente, atrás da borda posterior do músculo hioglosso e dentro da substância da língua, para a qual ela fornece sangue.

G. RAMOS TERMINAIS – A artéria carótida externa sobe, então, para dentro da substância da glândula parótida, onde ela deixa dois ramos terminais.

(1) Artéria temporal superficial – A artéria temporal superficial atravessa o arco zigomático anterior à aurícula, onde suas pulsações podem ser palpadas. Ela então segue para fornecer sangue ao escalpo.

(2) Artéria maxilar – A artéria maxilar passa medialmente na fossa infratemporal e é responsável pelo suporte sanguíneo para as estruturas profundas da face e do nariz.

▶ Veias

A drenagem venosa da cabeça e do pescoço é melhor compreendida ao compará-la com a distribuição arterial descrita. Existem muitas variações no padrão de drenagem venosa, mas cada uma das artérias tem uma veia que corresponde a ela (ver Figura 1-3).

A. Veia retromandibular

As veias que correspondem aos dois ramos terminais da artéria carótida externa as veias temporal superficial e maxilar vão juntas para dentro da substância da glândula parótida para formar a veia retromandibular. No ângulo da mandíbula, a veia retromandibular divide-se em uma porção anterior e uma porção posterior.

B. Veia jugular externa

As duas veias que correspondem às artérias que passam para trás a partir da artéria carótida externa, as veias auricular posterior e occipital, encontram-se na divisão posterior da veia retromandibular e se tornam a veia jugular externa. Além disso, as veias supraescapular e cervical transversa drenam para a veia jugular externa.

C. Veia jugular interna

As duas veias que correspondem às artérias que passam para a frente a partir da artéria carótida externa, as veias facial e lingual, encontram-se na divisão anterior da veia retromandibular e drenam para a veia jugular interna. A veia jugular interna drena sangue das áreas para as quais a artéria carótida interna fornece sangue. Além disso, as veias tireóideas superior e média drenam para a veia jugular interna.

D. Veias tireóideas inferiores

As veias tireóideas inferiores situam-se anteriores à traqueia e drenam sangue a partir do istmo da glândula tireoide para dentro da veia braquiocefálica esquerda à medida que ela se situa posterior ao manúbrio do esterno.

E. Veia braquiocefálica

A veia jugular externa drena para a veia subclávia, que encontra a veia jugular interna na raiz do pescoço para tornar-se a veia braquiocefálica. As duas veias braquiocefálicas correm juntas para formar a veia cava superior.

▶ Linfáticos

Os linfonodos superficiais da cabeça e do pescoço são denominados por sua localização regional (Figura 1-18). Os linfonodos occipitais, retroauriculares e parótidos drenam linfa do escalpo, da aurícula e da orelha média. Os linfonodos submandibulares recebem linfa da face, dos seios paranasais, da boca e da língua. Os linfonodos retrofaríngeos, embora não localizados superficialmente, recebem linfa das estruturas mais profundas da cabeça, incluindo as partes superiores da faringe. Todos esses linfonodos regionais drenam seus eferentes linfáticos para dentro dos linfonodos cervicais profundos, que se situam ao longo da veia jugular interna. Dois desses linfonodos profundos são comumente referidos como os linfonodos jugulodigástrico e jugulomo-hióideo. Eles ficam em locais nos quais a veia jugular é atravessada pelos músculos digástrico e omo-hióideo, respectivamente. O linfonodo jugulodigástrico está envolvido na drenagem linfática da tonsila palatina; o linfonodo jugulomo-hióideo está envolvido primariamente na drenagem linfática da língua. Os linfonodos cervicais profundos drenam sua linfa para o canal torácico ou para o canal linfático direito. O canal torácico esvazia-se na junção da veia jugular interna esquerda e na veia subclávia esquerda. O canal linfático direito drena em uma localização similar no lado direito da raiz do pescoço.

▶ Inervação

A. Inervação sensorial

A inervação cutânea da pele anterior do pescoço é feita pelos ramos ventrais dos nervos espinais cervicais que formam o plexo cervical (C2-4), ao passo que a pele posterior do pescoço é iner-

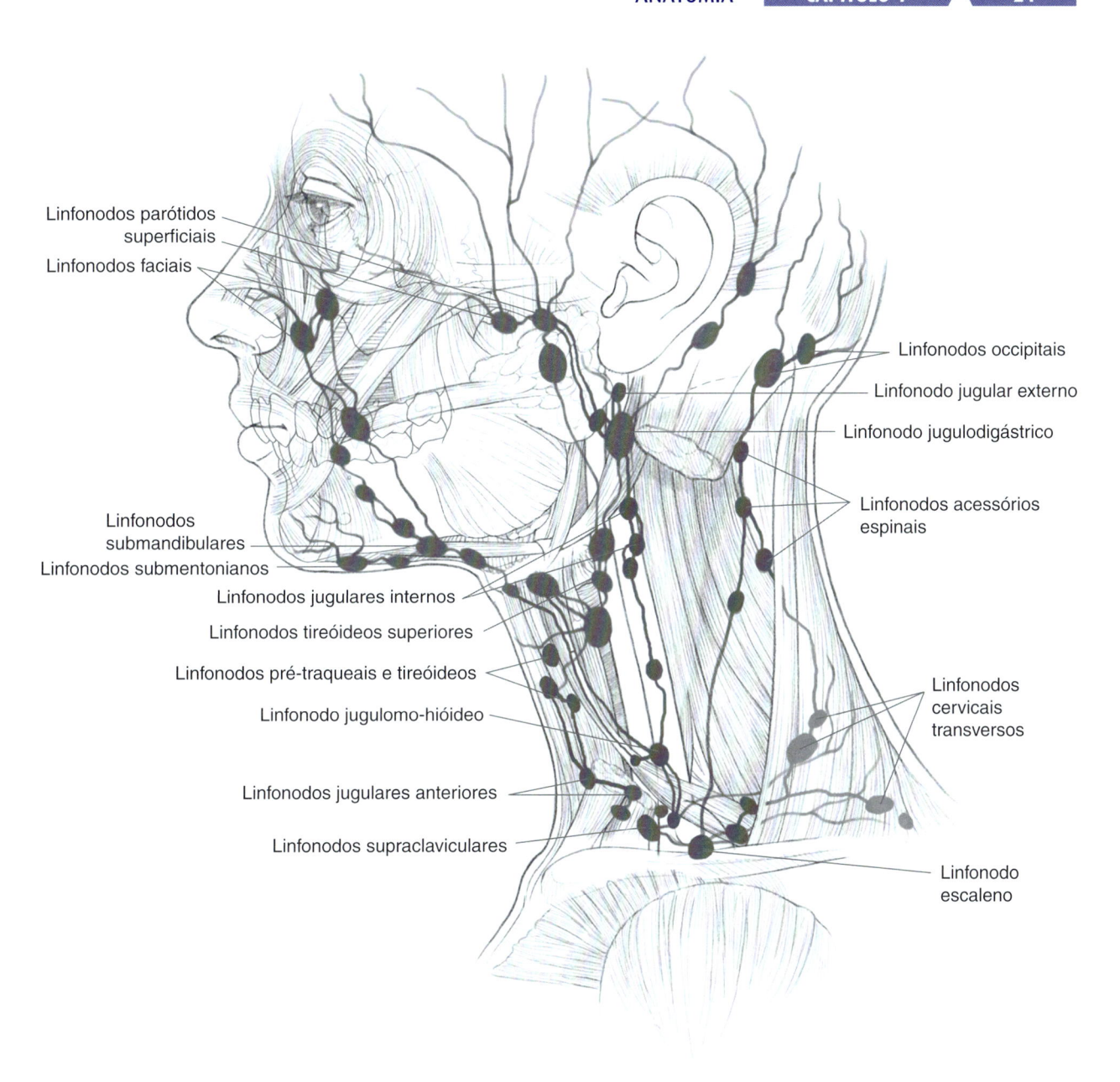

Figura 1-18 Linfáticos da cabeça e do pescoço.

vada pelos ramos dorsais dos nervos espinais cervicais (C2-5) (ver Figura 1-4). Os ramos cutâneos do plexo cervical emergem de trás do músculo esternocleidomastóideo, em um ponto aproximadamente na metade entre suas inserções no esterno e o processo mastoide. Eles são denominados pelas áreas da pele a partir das quais eles transportam sensação.

1. Nervo cervical transverso – O nervo cervical transverso gira em direção frontal e corre pelo pescoço, com suas ramificações transportando sensação a partir do pescoço anterior.

2. Nervos supraclaviculares – Os nervos supraclaviculares correm inferiormente na direção da clavícula e transportam sensação a partir da pele da parte inferior do pescoço, estendendo-se desde a clavícula anteriormente até a espinha da escápula, posteriormente.

3. Nervo auricular maior – O nervo auricular maior corre superiormente na direção da aurícula, com seus ramos transportando sensação a partir da pele da região superior do pescoço, a pele que sobrepõe a glândula parótida e a própria aurícula.

4. Nervo occipital menor – O nervo occipital menor corre superiormente para transportar sensação a partir da pele do escalpo que fica posterior à aurícula.

B. Inervação motora

Os músculos infra-hióideos são inervados pelos ramos da alça cervical, que é formada pelo nervo cervical descendente e pelo nervo hipoglosso descendente. O nervo cervical descendente (C2 e 3) surge do plexo cervical. O nervo hipoglosso descendente contém fibras a partir do primeiro nervo cervical espinal, algumas das quais inicialmente se encontraram no nervo hipoglosso (XII) antes de emergirem daquele nervo para formarem a alça cervical (Figura 1-19). Outras fibras do primeiro nervo espinal cervical continuam no nervo hipoglosso e depois bifurcam-se para suprir o músculo tireo-hióideo.

Dos músculos supra-hióideos, o músculo milo-hióideo e o ventre anterior do músculo digástrico até o músculo milo-hióideo são inervados por um ramo do nervo alveolar inferior a partir da divisão mandibular do nervo trigêmeo (V3). O músculo estilo-hióideo e o ventre posterior do músculo digástrico são inervados pelo nervo facial (VII). O músculo genio-hióideo é inervado por fibras C1 carregadas pelo nervo hipoglosso (XII).

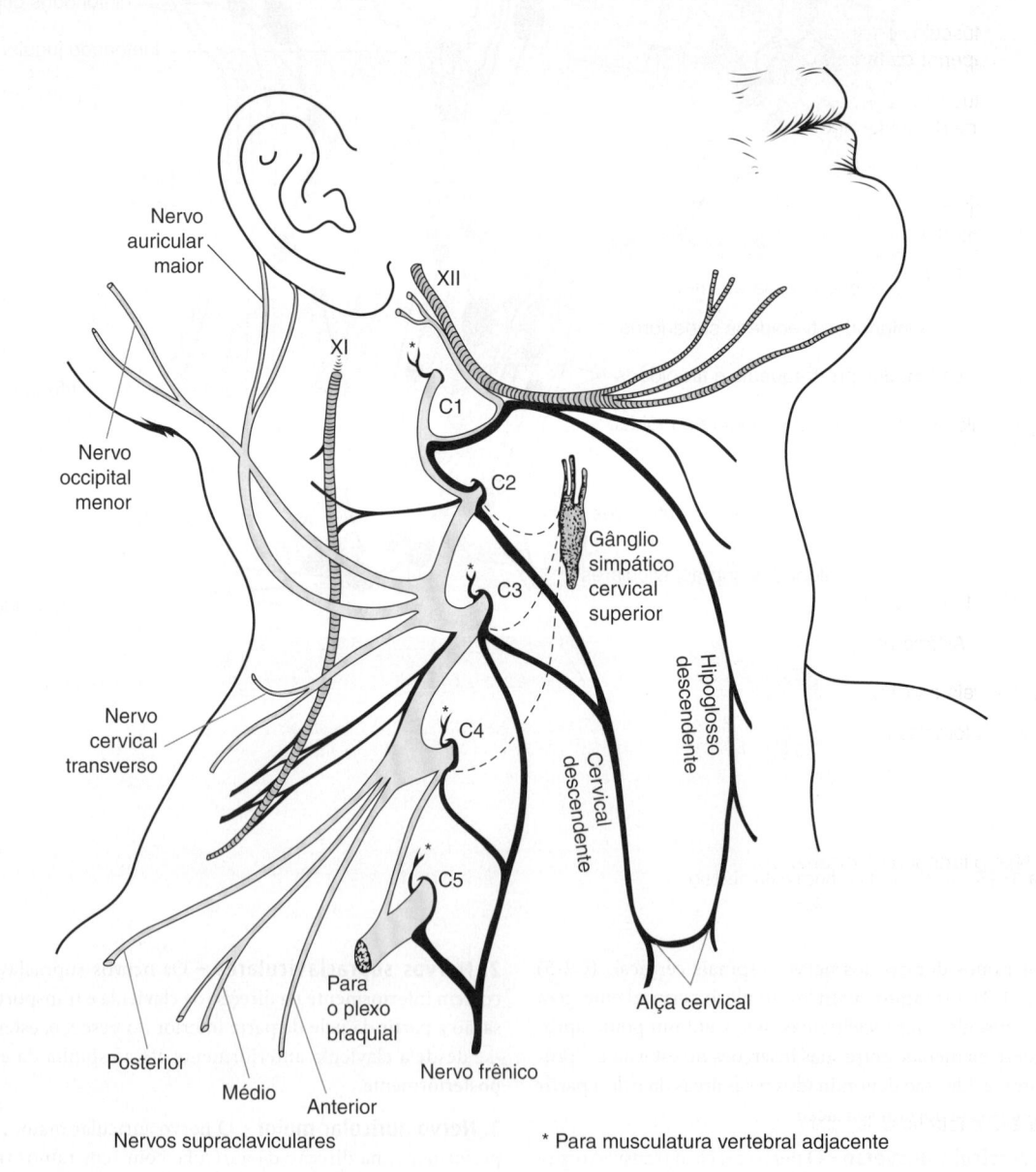

▲ **Figura 1-19** Plexo cervical. Inervação motora e sensorial do pescoço. (Reproduzida, com permissão, de Lindner HH. Clinical Anatomy, McGraw-Hill, 1989.)

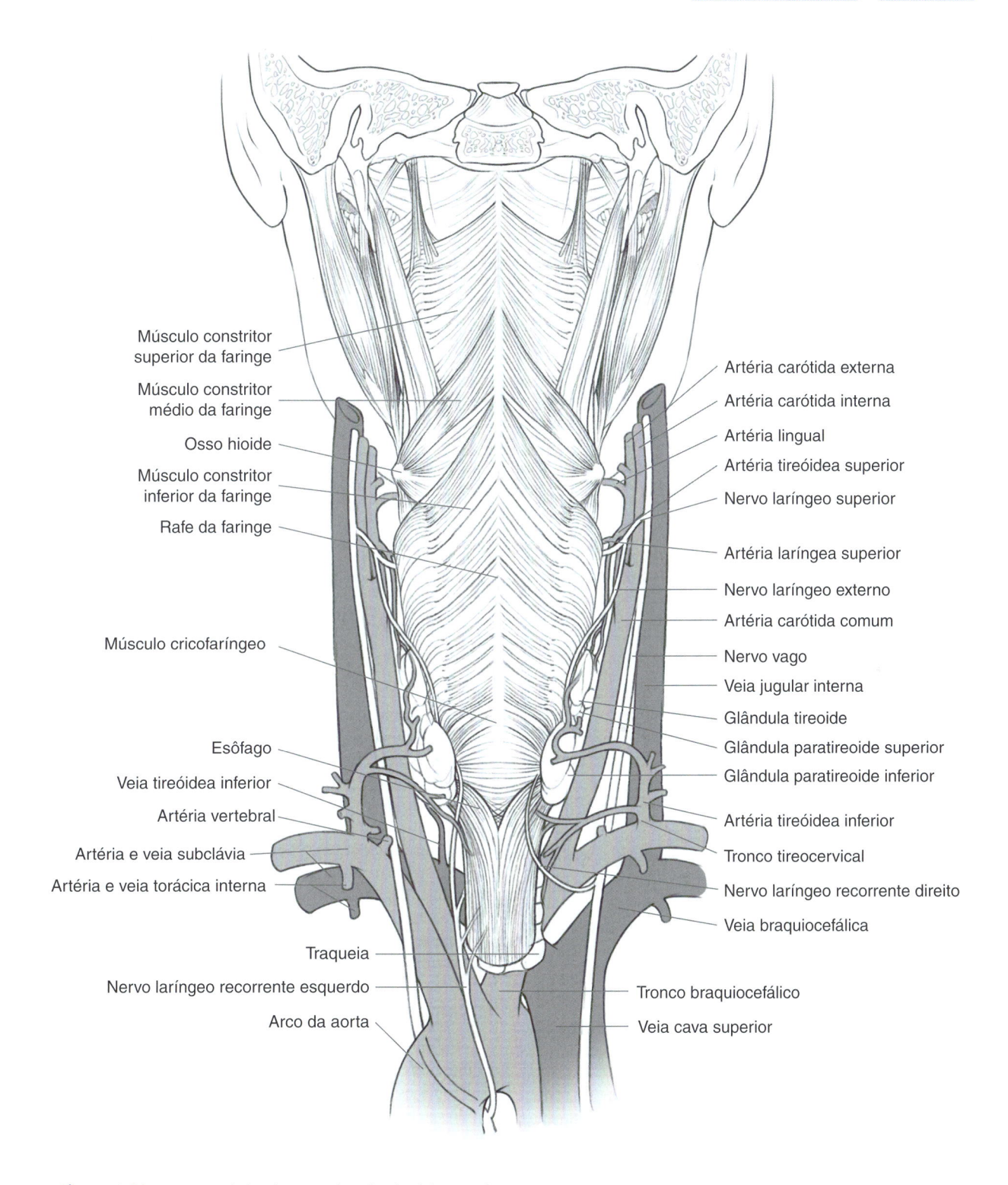

▲ **Figura 1-20** Estruturas da bainha carótida e da glândula tireoide.

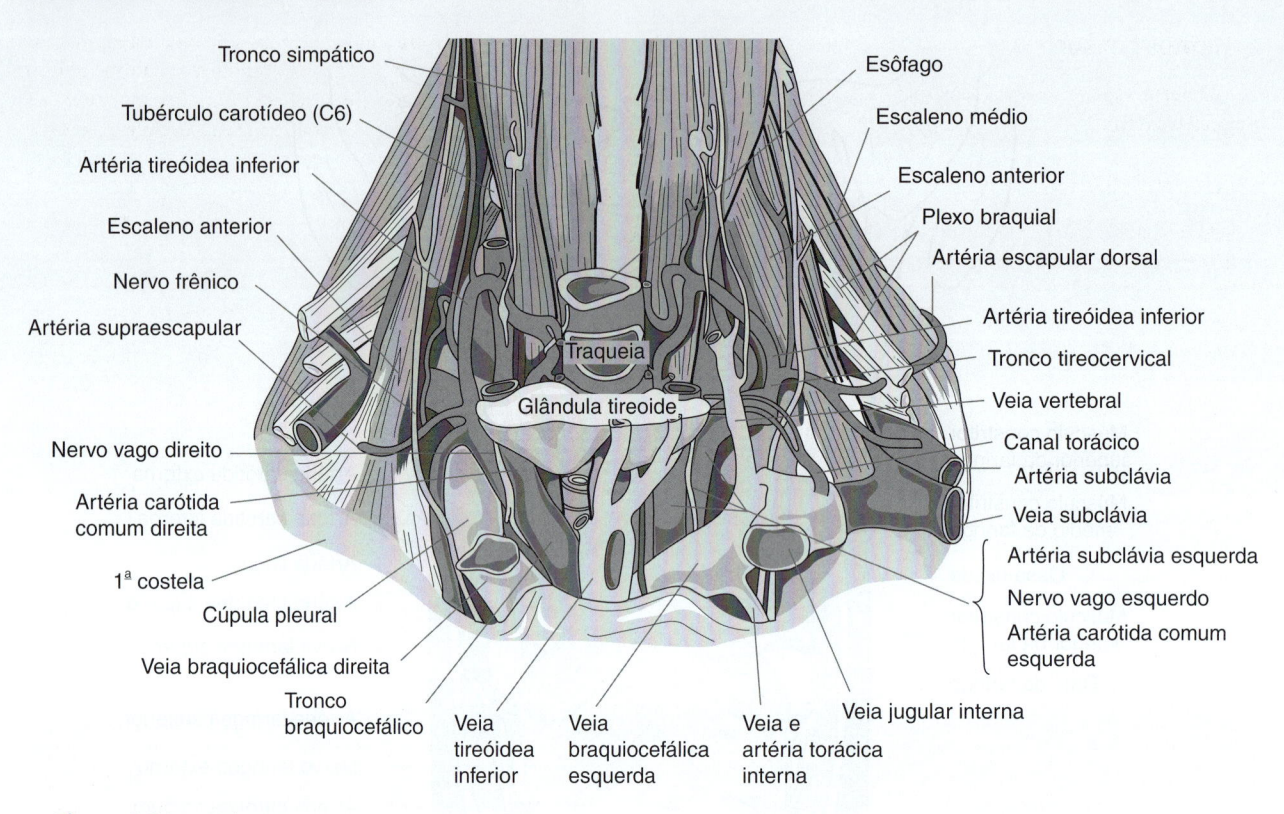

Figura 1-21 Raiz do pescoço.

A musculatura pré-vertebral e os músculos escalenos recebem inervação motora dos ramos diretos do plexo cervical. Os músculos esternocleidomastóideos e os trapézios são inervados pelo nervo acessório espinal (XI).

▶ Nervo vago

O nervo vago (X) viaja na bainha carótida com a veia jugular interna e a artéria carótida (Figuras 1-20 e 1-21). No pescoço, ele tem ramificações para a laringe, a faringe e o coração. Os ramos laríngeos e faríngeos do nervo vago transportam fibras motoras que se originam no componente craniano do nervo acessório (XI).

A. Nervo laríngeo superior

O nervo laríngeo superior deixa duas ramificações, os nervos laríngeos externo e interno. O nervo laríngeo externo fornece inervação motora ao músculo cricotireóideo. O nervo laríngeo interno atravessa a membrana tireo-hióidea para entrar na laringe. Ele transporta sensação a partir da parte da laringe que fica acima das pregas vocais e também confere sensibilidade do recesso piriforme da laringofaringe.

B. Nervo laríngeo (inferior) recorrente

O nervo laríngeo (inferior) recorrente fornece inervação motora para todos os músculos da laringe, com exceção do músculo cricotireóideo, conforme descrito previamente. Além disso, ele transporta sensação da parte da laringe que fica inferior às pregas vocais e da parte superior da traqueia. Ele corre superiormente no pescoço no sulco entre a traqueia e o esôfago. Como resultado do desenvolvimento diferente dos arcos aórticos nos lados direito e esquerdo do corpo, o nervo laríngeo recorrente direito passa anteriormente à artéria subclávia direita e vira superior e posteriormente ao redor desse vaso para correr na direção da laringe. Em contraste, o nervo laríngeo recorrente esquerdo passa dentro do tórax e fica anterior ao arco da aorta antes de virar superior e posteriormente ao redor da aorta, atrás do ligamento arterial, até alcançar a laringe.

C. Ramos faríngeos

Os ramos faríngeos fornecem inervação motora para todos os músculos da faringe, exceto para o músculo estilofaríngeo, e para todos os músculos do palato, com exceção do músculo tensor do véu palatino.

D. Ramos torácicos

Os ramos cardíacos descem para o mediastino e fornecem inervação parassimpática para o coração. Os ramos adicionais surgem no tórax para fornecer inervação parassimpática aos pulmões.

E. Ramos sensoriais

O nervo vago tem ramos sensoriais que servem às meninges e à orelha externa.

▶ Nervo frênico

O nervo frênico surge dos ramos ventrais dos nervos espinais cervicais C3-5 e corre inferiormente na fáscia pré-vertebral, anterior ao músculo escaleno anterior, dentro do tórax entre a artéria e a veia subclávia. Ele fornece inervação motora para o diafragma. Além disso, ele transporta sensação da pleura mediastinal e parietal diafragmática, do pericárdio e do peritônio parietal sob o diafragma.

▶ Tronco simpático

O tronco simpático no pescoço é uma continuação vertical da parte torácica do tronco e alcança a base do crânio, ficando medial à bainha carotídea na fáscia pré-vertebral. Diferentemente da parte torácica do tronco, que tem um gânglio simpático associado a cada nervo espinal, a parte cervical do tronco tem apenas três gânglios. O gânglio cervical inferior fica perto da primeira costela e é com frequência unido ao primeiro gânglio torácico para formar o gânglio estrelado. O gânglio cervical médio fica no nível da cartilagem cricoide. O gânglio cervical superior fica na base do crânio, logo abaixo da abertura inferior do canal carotídeo. Os gânglios simpáticos cervicais recebem *input* pré-ganglionar das fibras que se originam na medula espinal torácica superior e sobem no tronco simpático até alcançarem o pescoço. O fluxo pós-ganglionar desses gânglios passa para os nervos espinais cervicais, o plexo cardíaco, a glândula tireoide, o plexo faríngeo e os neurônios que formam os plexos ao redor das artérias carótidas interna e externa, visto que esses vasos correm até a cabeça.

▶ Planos fasciais

A fáscia profunda do pescoço é espessada em várias camadas bem-definidas que são de significância clínica (Figura 1-22).

A. Fáscia profunda

A fáscia profunda circunda o pescoço, presa inferiormente pelo esterno e pela clavícula e superiormente pela borda inferior da mandíbula, pelo arco zigomático, pelo processo mastoide e pela linha nucal superior do osso occipital. A fáscia divide-se para envolver os músculos esternocleidomastóideo e trapézio e as glândulas salivares submandibular e parótida.

B. Fáscia pré-vertebral

A fáscia pré-vertebral circunda os músculos pré-vertebrais e pós-vertebrais e é presa ao ligamento nucal no dorso. Ela é presa à base do crânio superiormente e estende-se para baixo

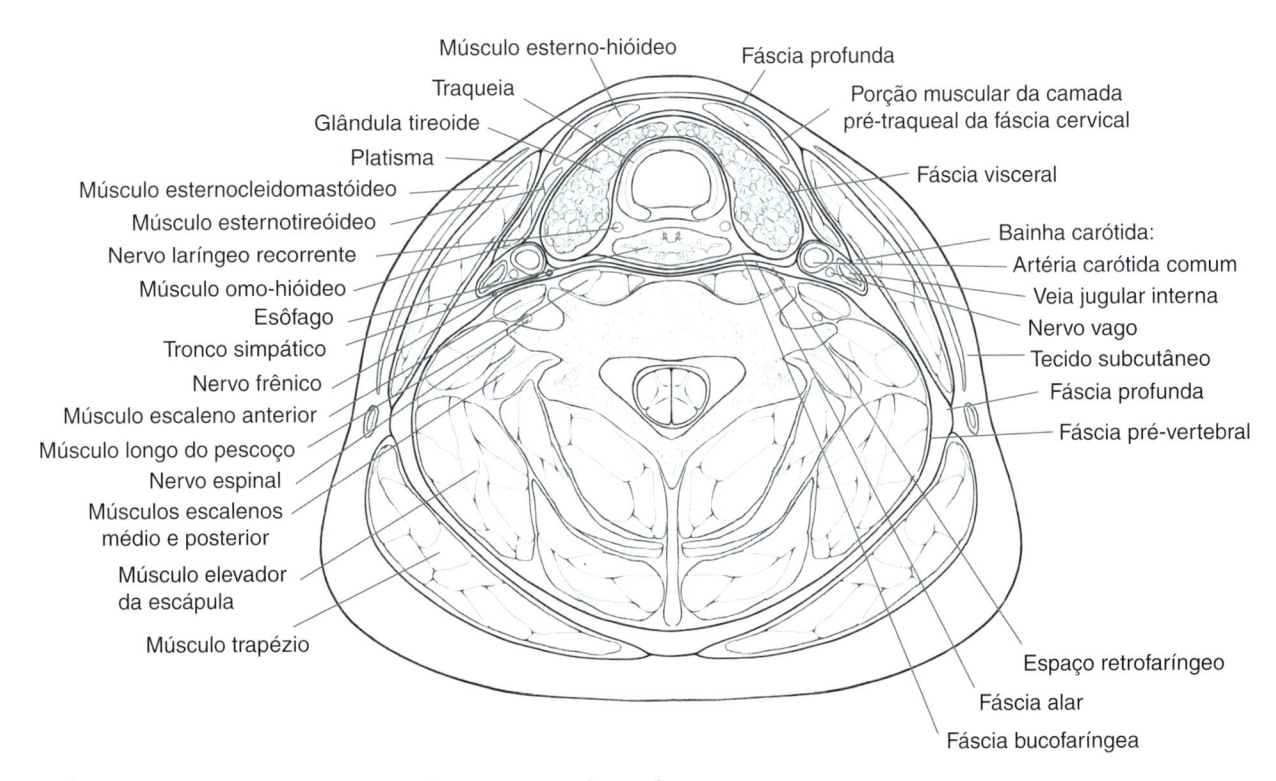

▲ **Figura 1-22** Planos fasciais do pescoço. (Secção transversal em C7.)

no mediastino. Há um espaço potencial, o espaço retrofaríngeo, entre essa camada fascial e a faringe e o esôfago, permitindo o movimento livre dessas estruturas contra a coluna vertebral. Contudo, esse arranjo também fornece um espaço comunicante que se estende da base do crânio para baixo no mediastino, permitindo que as infecções se movam facilmente em qualquer direção.

C. Bainha carótida

A bainha carótida circunda as artérias carótidas, a veia jugular interna, o nervo vago (X) e os linfonodos cervicais profundos.

D. Fáscia visceral

A fáscia visceral circunda as glândulas tireoide e paratireoide e os músculos infra-hióideos. Ela se estende desde sua inserção na cartilagem tireoide superiormente até o pericárdio inferiormente e se une com a bainha carótida e a fáscia profunda.

LARINGE

A laringe estende-se da epiglote e das pregas ariepiglóticas até a cartilagem cricoide (Figura 1-23). Ela se comunica com a laringofaringe superiormente – por meio do ádito da laringe – e com a traqueia inferiormente. Suas paredes laterais têm duas coberturas de membrana mucosa: as pregas vestibulares superiormente e as pregas vocais inferiormente. O espaço entre as duas pregas vestibulares é chamado de rima vestibular, e o espaço entre as duas pregas vocais é chamado de rima glótica. A parte da laringe que se estende do ádito até a rima vestibular é chamada de vestíbulo da laringe, e a parte que fica entre a rima vestibular e a rima glótica, é chamada de ventrículo da laringe. O ventrículo tem uma extensão lateral, o sáculo, entre a prega vestibular e a cartilagem tireoide. A membrana mucosa da laringe é primariamente epitélio colunar ciliado. A laringe é composta de cartilagens e ligamentos que são essenciais para o seu papel na fonação.

▶ Cartilagens

A. Cartilagem tireoide

A cartilagem tireoide (pomo-de-Adão) forma a saliência da laringe, mas é deficiente posteriormente. Ela se articula com a cartilagem cricoide inferior, que é estreita frontalmente, porém mais alta no dorso.

B. Cartilagens aritenoides

Articulando-se com a lâmina posterior da cartilagem cricoide e situando-se diretamente posterior à cartilagem tireoide estão as cartilagens aritenoides pareadas. Essas cartilagens possuem processos musculares lateralmente estendidos que permitem a

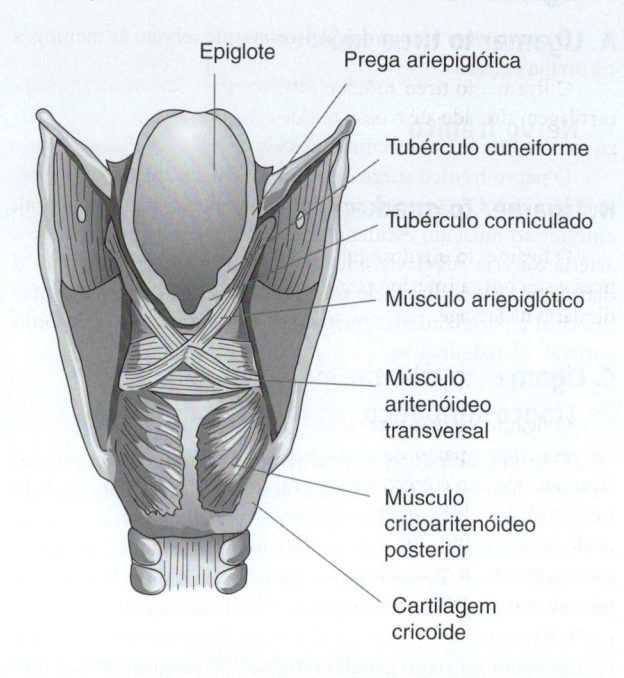

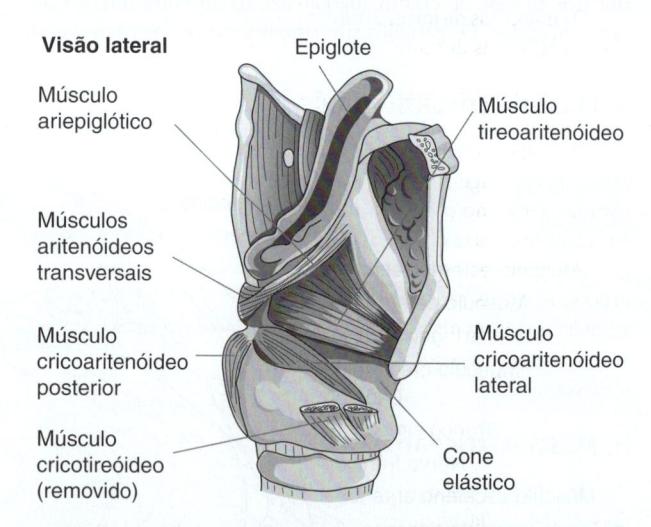

▲ **Figura 1-23** Músculos e cartilagens da laringe.

inserção de vários músculos de vocalização, e processos vocais anteriormente estendidos que permitem a inserção dos ligamentos vocais.

C. Cartilagens corniculada e cuneiforme

A epiglote forma o teto da laringe. As pregas ariepiglóticas possuem dois pares de cartilagens adicionais, a corniculada e a cuneiforme, que fornecem suporte às pregas.

▶ Ligamentos

A. Ligamento tireo-hióideo

O ligamento tireo-hióideo estende-se da borda superior da cartilagem tireoide até o osso hioide superior, ancorando a laringe ao osso hioide e a seus músculos asssociados.

B. Ligamento quadrangular

O ligamento quadrangular fica dentro das pregas ariepiglóticas e sua borda inferior estende-se para dentro das pregas vestibulares da laringe.

C. Ligamento cricotireóideo

O ligamento cricotireóideo (ligamento triangular) estende-se para cima a partir da borda superior da cartilagem cricoide. Contudo, ele não é preso à borda inferior da cartilagem tireoide. Em vez disso, ele sobe medial à cartilagem tireoide e é comprimido sagitalmente, com suas bordas superiores formando os ligamentos vocais que se inserem na parte interna da cartilagem tireoide anterior e nos processos vocais da cartilagem aritenoide posterior.

▶ Músculos

Os músculos da laringe mudam as relações espaciais das cartilagens laríngeas durante a fala e a deglutição.

A. Músculo cricoaritenóideo posterior

O músculo cricoaritenóideo posterior surge do aspecto posterior da cartilagem cricoide e corre para cima e lateralmente para inserir-se no processo muscular da cartilagem aritenoide. Sua contração puxa o processo muscular para trás e gira a cartilagem aritenoide ao redor de um eixo vertical, de modo que os dois processos vocais são abduzidos e o tamanho da rima glótica é aumentado. Além disso, as duas cartilagens aritenoides são aproximadas, uma ação que é similar àquela do músculo aritenóideo transversal.

B. Músculo cricoaritenóideo lateral

O músculo cricoaritenóideo lateral surge a partir da frente do arco da cartilagem cricoide e corre superior e posteriormente para inserir-se no processo muscular da cartilagem aritenoide. Sua contração puxa os processos musculares para a parte frontal e gira a cartilagem aritenoide ao redor de um eixo vertical, em uma direção oposta ao movimento criado pela contração do músculo cricoaritenóideo posterior, de forma que os processos vocais são aduzidos e a rima glótica é fechada. A contração adicional do músculo cricoaritenóideo lateral a partir dessa posição aduzida dos ligamentos vocais, junto com um relaxamento do músculo aritenóideo transverso, afasta as duas cartilagens aritenoides uma da outra, posicionando as pregas vocais para sussurrar, com ligamentos vocais aproximados, mas uma rima glótica posterior aberta.

C. Músculo aritenóideo transversal

O músculo aritenóideo transversal estende-se entre os corpos das duas cartilagens aritenoides, aproximando-as por sua contração.

D. Músculo tireoaritenóideo

O músculo tireoaritenóideo tem fibras que correm paralelas com os ligamentos vocais, inserindo-se na superfície profunda da cartilagem tireoide anterior e no processo muscular da cartilagem aritenoide posterior. Sua contração aproxima as cartilagens aritenoide e tireoide, diminui o comprimento e a tensão dos ligamentos vocais e baixa o tom da voz. Uma parte do músculo tireoaritenóideo que fica adjacente ao ligamento vocal é chamada de músculo vocal. Como suas fibras se inserem nos ligamentos vocais, esse músculo pode fornecer controle fino da tensão nos ligamentos vocais, permitindo alterações rápidas no tom da voz. Quando o músculo vocal se contrai sozinho, sem uma contração simultânea do músculo tireoaritenóideo, ele pode puxar os ligamentos vocais, aumentar a tensão sobre eles e elevar o tom da voz.

E. Músculo cricotireóideo

O músculo cricotireóideo surge da frente e do lado da cartilagem cricoide e corre para cima e para trás até inserir-se na borda inferior da parte posterior da cartilagem tireoide. Sua contração produz um movimento oscilante nas articulações entre as cartilagens tireoide e cricoide, de modo que a parte frontal do cricoide é puxada para cima e a cartilagem cricoide é inclinada para trás. Isso move as cartilagens aritenoides para longe da cartilagem tireoide e aumenta a tensão nos ligamentos vocais, elevando o tom da voz.

F. Músculo ariepiglótico

O músculo ariepiglótico surge do processo muscular da cartilagem aritenoide e se estende para dentro da epiglote na prega ariepiglótica oposta. Sua contração diminui o tamanho do ádito laríngeo e, combinada com uma elevação da laringe pelos músculos supra-hióideos e pelos músculos longitudinais da faringe, bem como o impulso da língua sobre a epiglote que vem de cima, previne que o alimento entre na laringe.

▶ Inervação e suporte sanguíneo

O nervo vago (X) fornece inervação sensorial e motora para a laringe. Esses detalhes são discutidos no tópico sobre o nervo vago no pescoço. Em resumo, a sensação do vestíbulo e do ventrículo da laringe, superiormente às pregas vocais, é transportada pelo ramo laríngeo interno do nervo vago, e a sensação a partir da parte de baixo das pregas vocais é transportada pelo ramo laríngeo recorrente do nervo vago. A inervação motora de todos os músculos da laringe é feita pelo ramo laríngeo recorrente do nervo vago, exceto o músculo cricotireóideo, que é inervado pelo ramo laríngeo externo do nervo vago.

O ramo laríngeo superior da artéria tireóidea superior, um ramo da artéria carótida externa, fornece sangue para a metade superior da laringe. O ramo laríngeo inferior da artéria tireóidea inferior, um ramo do tronco tireocervical a partir da artéria subclávia, fornece sangue para a metade inferior da laringe.

ÓRBITA

A órbita fica entre o osso frontal com a fossa craniana anterior superiormente e o maxilar e o seio maxilar inferiormente. O osso esfenoide fica atrás e separa a órbita da fossa craniana média. Os ossos zigomático e esfenoidal ficam laterais à órbita, e os ossos etmoidais e esfenoide ficam mediais a ela. A órbita comunica-se com a fossa infratemporal pela extremidade lateral da fissura orbitária inferior e com a fossa pterigopalatina pela extremidade medial dessa fissura. Além disso, a órbita comunica-se com a fossa craniana média por meio da fissura orbitária superior e do canal óptico, e com o nariz por meio do canal nasolacrimal. As estruturas na órbita recebem seu suprimento sanguíneo a partir do ramo oftálmico da artéria carótida interna. As veias correspondentes formam o plexo venoso oftálmico, que se comunica anteriormente com a veia facial, posteriormente com o seio cavernoso por meio da fissura orbitária superior e inferiormente com o plexo venoso pterigoide por meio da fissura orbitária inferior. A órbita contém o olho circundado por gordura orbitária, pela glândula lacrimal, que fica superior lateral ao olho, pelos músculos que ajudam a mover o olho e pelos nervos e vasos relacionados com essas estruturas.

▶ Músculos

Todos os músculos da órbita, com exceção do oblíquo inferior, surgem do osso esfenoide na abertura do canal óptico posterior ao olho ou próximo a ela (Figura 1-24). Eles passam para a frente para inserirem-se na esclera do olho, exceto o músculo elevador da pálpebra superior, que se insere na pálpebra superior. O oblíquo inferior surge da parte anterior e medial do soalho da órbita.

A. Músculo elevador da pálpebra superior

O elevador da pálpebra superior passa sobre o olho e insere-se na placa társica da pálpebra superior. Ele ajuda a elevar a pálpebra e a manter o olho aberto. Uma parte desse músculo é composta de fibras de músculo liso que adquirem inervação simpática.

B. Músculo reto superior

O músculo reto superior passa sobre o olho e ajuda a virar o olho para cima. Ele é assistido na sua ação pelo músculo oblíquo inferior.

C. Músculo reto inferior

O músculo reto inferior passa inferiormente ao olho e ajuda a virar o olho para baixo. Ele é assistido na sua ação pelo músculo oblíquo superior.

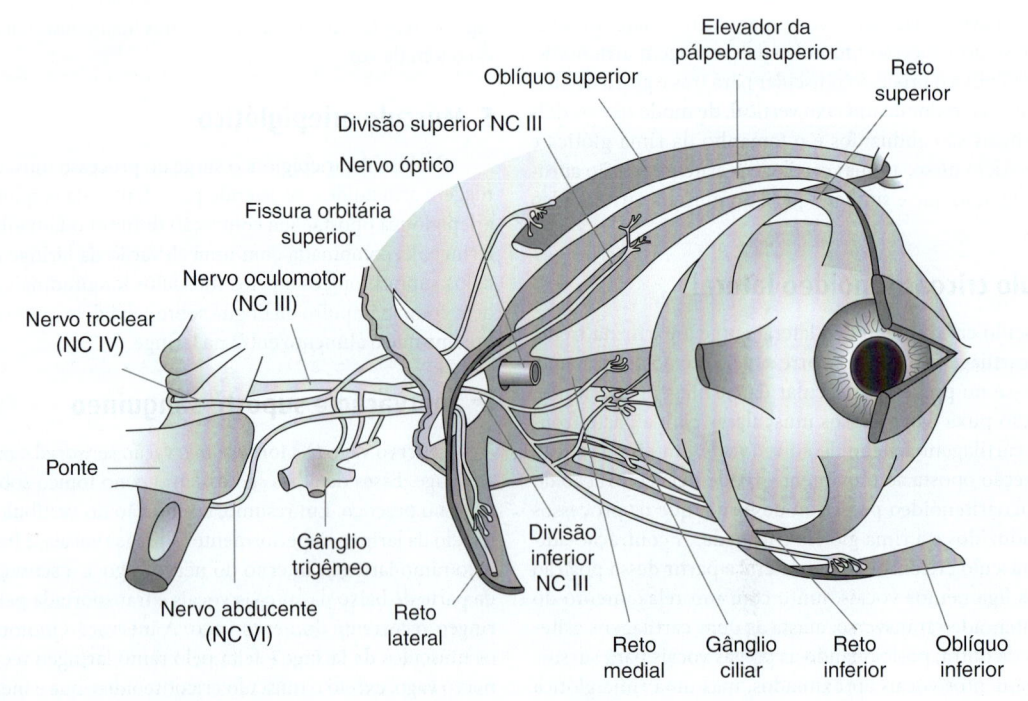

▲ **Figura 1-24** Músculos e nervos da órbita.

D. Músculo reto medial

O músculo reto medial passa medial ao olho e ajuda a virar o olho medialmente.

E. Músculo reto lateral

O músculo reto lateral passa lateral ao olho e ajuda a virar o olho lateralmente.

F. Músculo oblíquo superior

O músculo oblíquo superior passa primeiro ao redor de uma polia fibrosa, a tróclea, que fica acima e medial à parte frontal do olho. Ele então vira para trás, para baixo e lateralmente para inserir-se na esclera. Sua contração coloca o olho em uma posição de olhar fixo para baixo e lateral. Além disso, o músculo oblíquo superior, produz torção do olho ao redor de um eixo anteroposterior, de modo que a parte superior do olho vira medialmente.

G. Músculo oblíquo inferior

O músculo oblíquo inferior passa para cima, para trás e lateralmente desde sua origem para inserir-se na esclera. Sua contração coloca o olho em uma posição de olhar fixo lateral e para cima. Além disso, ele produz torção do olho ao redor de um eixo ântero-posterior, de forma que a parte superior do olho é virada lateralmente.

▶ **Teste muscular**

Durante o exame clínico, os músculos retos são testados solicitando-se ao paciente que acompanhe com os olhos nas direções das ações esperadas de cada músculo. O músculo oblíquo superior é testado por sua capacidade de virar o olho para baixo, mas o olho primeiro vira medialmente, de modo que o músculo reto inferior é incapaz de participar desse movimento para baixo. De forma similar, o músculo oblíquo inferior é testado solicitando-se ao paciente que primeiro vire o olho medialmente e depois para cima. Com o olho na direção de olhar fixo medial, os músculos retos superior e inferior são incapazes de auxiliar os oblíquos, como eles fariam normalmente. Nessa situação, os músculos oblíquos superior e inferior são os únicos músculos que são favoravelmente localizados para virar o olho para baixo ou para cima, respectivamente, e são, dessa forma, isolados e individualmente testados.

▶ **Inervação**

A órbita é o local onde a divisão oftálmica do nervo trigêmeo (VI) divide-se nos seus ramos terminais após deixar a fossa craniana média pela fissura orbitária superior (Figura 1-25). A órbita também contém ramos da divisão maxilar do nervo trigêmeo (V2) e dos nervos que fornecem inervação parassimpática à glândula lacrimal.

A. Inervação sensorial

1. Nervo lacrimal – O nervo lacrimal passa superior e lateral ao olho e transporta sensação da parte lateral da pálpebra superior.

2. Nervo frontal – O nervo frontal passa sobre o olho e se divide nos nervos supratrocleares e supraorbitários. O nervo supratroclear sai da órbita acima da tróclea e transporta sensação a partir da pele da testa. O nervo supraorbitário sai da órbita por meio da incisura supraorbitária (forame) e transporta sensação a partir da pele da testa que fica lateral à área servida pelo nervo supratroclear. O nervo supraorbitário também transporta sensação a partir dos seios frontais.

3. Nervo nasociliar – O nervo nasociliar passa superior e medial ao olho antes de deixar os ramos para o nariz e para o olho. O componente nasal é formado pelos nervos etmoidal e nasal que transportam sensação a partir do teto da cavidade nasal, a pele da ponte do nariz para baixo na sua ponta, e os seios esfenoides e etmoidais. O componente ciliar é formado pelos nervos ciliares longo e curto que transportam sensação a partir do olho e da córnea.

B. Inervação motora

A órbita também contém nervos que entram nela por meio da fissura orbitária superior e inervam os músculos do olho.

1. Nervo oculomotor – O nervo oculomotor (III) inerva o elevador da pálpebra superior; os músculos retos superior, inferior e medial; e os músculos oblíquos inferiores.

2. Nervo troclear – O nervo troclear (IV) inerva o músculo oblíquo superior.

3. Nervo abducente – O nervo abducente (VI) inerva o músculo reto lateral.

C. Nervo óptico

O nervo óptico (II) entra na órbita pelo canal óptico e é circundado pelas meninges, que se fundem com a esclera. Como resultado desse arranjo, o líquido cerebrospinal no espaço subaracnoide pode se estender para a parte posterior da esclera ao longo do nervo óptico. A retina nasal, que tem um campo de visão temporal, transmite sua informação visual por meio das fibras do nervo óptico que cruzam no quiasma óptico até o trato óptico do lado oposto. A retina temporal, que tem um campo de visão nasal, transmite sua informação visual por meio das fibras do nervo óptico que permanecem no trato óptico ipsilateral. Assim, o trato óptico esquerdo contém fibras da retina temporal do olho esquerdo e da retina nasal do olho direito; ele é responsável por transportar a informação visual de objetos que ficam do lado direito do corpo. De forma semelhante, o trato óptico direito contém fibras da retina temporal do olho direito e da retina nasal do olho esquerdo; ele é responsável por transportar a informação visual de objetos que ficam no lado esquerdo do corpo.

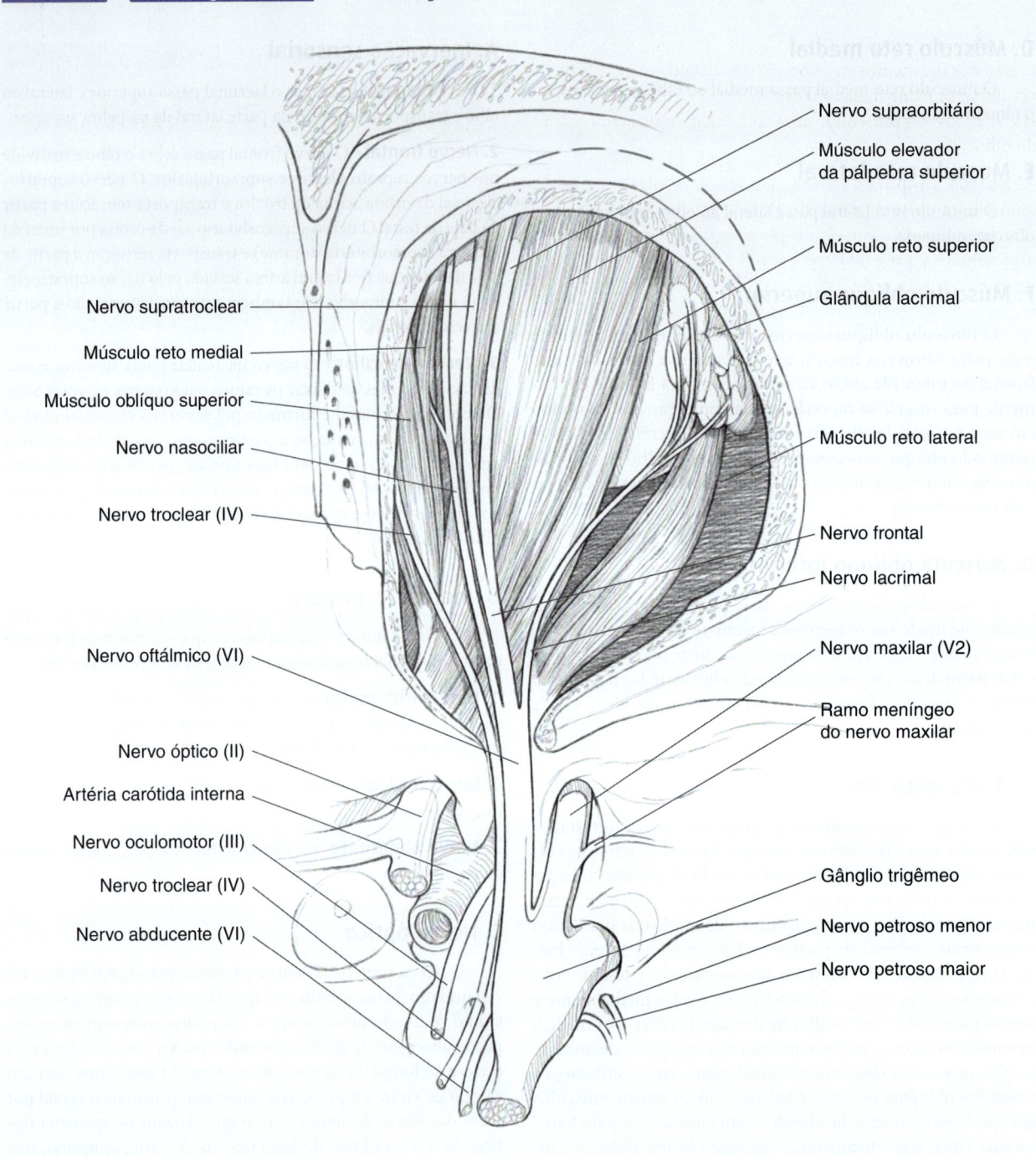

▲ **Figura 1-25** Ramos do nervo oftálmico (V1).

D. Nervos autônomos

1. Nervos parassimpáticos – O músculo ciliar e o músculo esfíncter da pupila do olho recebem inervação parassimpática do nervo oculomotor (III). As fibras pré-ganglionares surgem no núcleo de Edinger-Westphal do nervo oculomotor no mesencéfalo, percorrem esse nervo e alcançam o gânglio ciliar na órbita na qual eles fazem sinapse. A partir do gânglio ciliar, as fibras pós-ganglionares percorrem os ramos ciliares curtos da divisão oftálmica do nervo trigêmeo (VI) e alcançam o olho e seus músculos intrínsecos. A contração do músculo esfíncter da pupila diminui o tamanho da abertura da pupila, diminuindo a quantidade de luz que entra no olho, enquanto, ao mesmo tempo, aumenta a profundidade de campo por meio do qual o olho permanece focado. A contração do músculo ciliar alivia a tensão nos ligamentos suspensores do cristalino, permite que o cristalino se torne mais convexo e aumenta sua potência. Juntas, as ações dos músculos intrínsecos ajudam na acomodação do olho.

2. Nervos simpáticos – O músculo dilatador da pupila do olho e uma parte do músculo elevador da pálpebra superior recebem inervação simpática. Os neurônios pré-ganglionares originam-se na medula espinal torácica e sobem no tronco simpático para fazerem sinapse no gânglio cervical superior no pescoço. Os neurônios pós-ganglionares deixam o gânglio cervical superior para subir como um plexo ao redor da artéria carótida interna e depois ao redor de seu ramo oftálmico para alcançar a órbita. Na órbita, os neurônios simpáticos viajam nos ramos ciliares da divisão oftálmica do nervo trigêmeo (V1) para alcançar o olho e seu músculo dilatador da pupila, enquanto os neurônios simpáticos para o músculo elevador da pálpebra superior alcançam-no nas ramificações adicionais da artéria oftálmica. A contração do músculo dilatador da pupila aumenta o tamanho da abertura pupilar, aumentando a quantidade de luz que entra no olho. A contração do elevador da pálpebra superior eleva a pálpebra superior; entretanto, a perda de sua inervação simpática ou pelo nervo oculomotor produz ptose.

FOSSA PTERIGOPALATINA

A fossa pterigopalatina é um pequeno espaço que se situa diretamente anterior às placas pterigoides do osso esfenoide e posterior ao maxilar. Seu soalho é formado pela extremidade superior do canal palatino, seu teto pela metade medial da fissura orbitária inferior, sua parede lateral pela fissura pterigomaxilar e sua parede medial pelo forame esfenopalatino e pela placa perpendicular do osso palatino. Pelo canal palatino, que se abre no palato duro, a fossa pterigopalatina comunica-se com a cavidade oral abaixo; por meio da fissura orbitária inferior, que se abre posteriormente ao soalho da órbita, a fossa pterigopalatina comunica-se com a cavidade orbitária superior; pela fissura pterigopalatina, a fossa pterigopalatina comunica-se com a fossa infratemporal que fica lateral a ela; e por meio do forame esfenopalatino, que se abre perto do teto da parte posterior do nariz, a fossa pterigopalatina comunica-se com a cavidade nasal que fica medial a ela. O seio maxilar situa-se anterior à fossa pterigopalatina, ao passo que o forame redondo e o canal pterigoide, se dirigem para dentro dela vindo de trás.

A artéria maxilar entra na fossa pterigopalatina após ramificar-se a partir da artéria carótida externa na substância da glândula parótida e que passa pela fossa infratemporal e da fissura pterigomaxilar. A fossa pterigopalatina é o local no qual a divisão maxilar do nervo trigêmeo (V2) se divide nos seus ra-

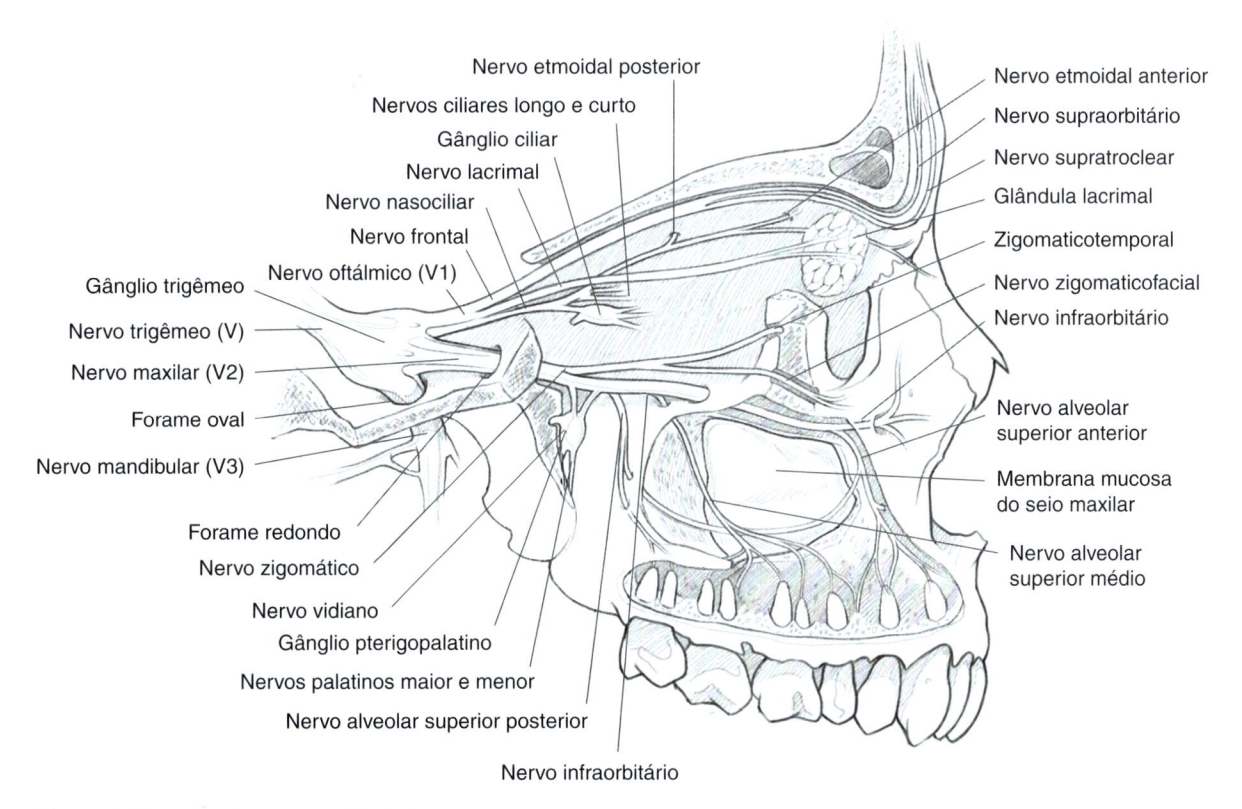

▲ **Figura 1-26** Ramos do nervo maxilar (V2).

mos terminais após ele deixar a fossa craniana média por meio do forame redondo (Figura 1-26). Os ramos da artéria maxilar equiparam-se essencialmente aos ramos da divisão maxilar do nervo trigêmeo que se originam na fossa pterigopalatina e viajam para fora dela.

▶ Ramos do nervo maxilar

Os ramos do nervo maxilar são todos denominados pela área a partir da qual eles transportam sensação.

A. Nervo palatino maior

O nervo palatino maior corre inferiormente por meio do canal palatino e, ao alcançar o palato, vira anteriormente para transportar sensação a partir da maior parte do palato duro com exceção de uma pequena área atrás dos dentes incisivos superiores. Quando está no canal palatino, ele envia ramos que penetram pela parede medial óssea do canal, formada pela placa perpendicular do osso palatino, e transporta sensação a partir da parede lateral do nariz. Estes são os nervos nasais laterais.

B. Nervo palatino menor

O nervo palatino menor também corre para baixo por meio do canal palatino, mas ao alcançar o palato, ele vira para trás para transportar sensação a partir do véu palatino.

C. Nervo infraorbitário

O nervo infraorbitário corre superiormente por meio da fissura orbitária inferior e ao alcançar o soalho orbitário, ele vira anteriormente e corre em um canal ósseo no soalho da órbita para emergir na face pelo forame infraorbitário. Enquanto corre anteriormente no soalho da órbita, o nervo infraorbitário situa-se no teto do seio maxilar e fornece ramificações que transportam sensação a partir das raízes dos dentes pré-molares superiores, o nervo alveolar superior médio, e das raízes dos caninos e incisivos superiores, o nervo alveolar superior anterior. Uma vez que ele alcança a face, o nervo infraorbitário transporta sensação a partir de uma área de pele que se estende desde a pálpebra inferior até o lábio superior.

D. Nervo zigomático

O nervo zigomático corre para cima por meio da fissura orbitária inferior e até a parede lateral da órbita. Ele então ramifica-se nos nervos zigomaticofacial e zigomaticotemporal, que penetram pelo osso zigomático, virando anteriormente na pele da face e posteriormente na têmpora, respectivamente, de onde eles transportam sensação.

E. Nervo alveolar superior posterior

O nervo alveolar superior posterior corre lateralmente pela fissura pterigomaxilar e, ao alcançar a fossa infratemporal, penetra na parte posterior do maxilar e transporta sensação das raízes dos molares superiores.

F. Nervo nasopalatino

O nervo nasopalatino corre medialmente pelo forame esfenopalatino e depois sobre o teto do nariz para alcançar o septo nasal. Aqui, ele vira anterior e inferiormente e viaja ao longo do septo para alcançar o canal incisivo, emergindo atrás dos incisivos superiores. Ele transporta sensação do septo nasal e da parte anterior do palato duro em uma área posterior aos incisivos superiores.

▶ Nervos autônomos

O canal pterigoide permite que o canal carótido posterior se comunique com a fossa pterigopalatina parte frontal. Ele passa para a frente no soalho do seio esfenoide e transmite o nervo do canal pterigoide (nervo vidiano), que tem componentes simpáticos e parassimpáticos.

A. Nervo petroso profundo

O componente simpático do nervo do canal pterigoide é o nervo petroso profundo, que é composto de neurônios simpáticos pós-ganglionares. Os neurônios pré-ganglionares originam-se na medula espinal torácica e sobem no tronco simpático para fazer sinapse no gânglio cervical superior no pescoço. Os neurônios pós-ganglionares deixam o gânglio cervical superior para ascenderem como um plexo ao redor da artéria carótida interna. Alguns desses neurônios simpáticos pós-ganglionares ramificam-se para fora do plexo parótido, no canal parótido, e formam o nervo petroso profundo, que entra no canal pterigoide até alcançar a fossa pterigopalatina. Então, esses neurônios simpáticos unem ramificações da artéria maxilar e viajam nas suas paredes. Como estes são neurônios pós-ganglionares que alcançam a fossa pterigopalatina, eles não fazem sinapse no gânglio pterigopalatino.

B. Nervo petroso superficial maior

O componente parassimpático do nervo do canal pterigoide é o nervo petroso superficial maior, que é composto de neurônios parassimpáticos pré-ganglionares. Eles se originam no núcleo lacrimal do nervo facial (VII) e correm dentro da parte petrosa do osso temporal antes de emergirem na sua superfície superior como o nervo petroso superficial maior, que então vira inferiormente no canal carótido e anteriormente no canal pterigoide até alcançar a fossa pterigopalatina (Figura 1-27). Lá, os neurônios parassimpáticos pré-ganglionares fazem sinapse no gânglio pterigopalatino. Então, os neurônios parassimpáticos pós-ganglionares unem as ramificações da divisão maxilar do nervo trigêmeo (V2) e alcançam as glândulas secretoras da mucosa nos seios paranasais, o palato e o nariz, para os quais eles são secretomotores. Alguns neurônios parassimpáticos pós-ganglionares viajam

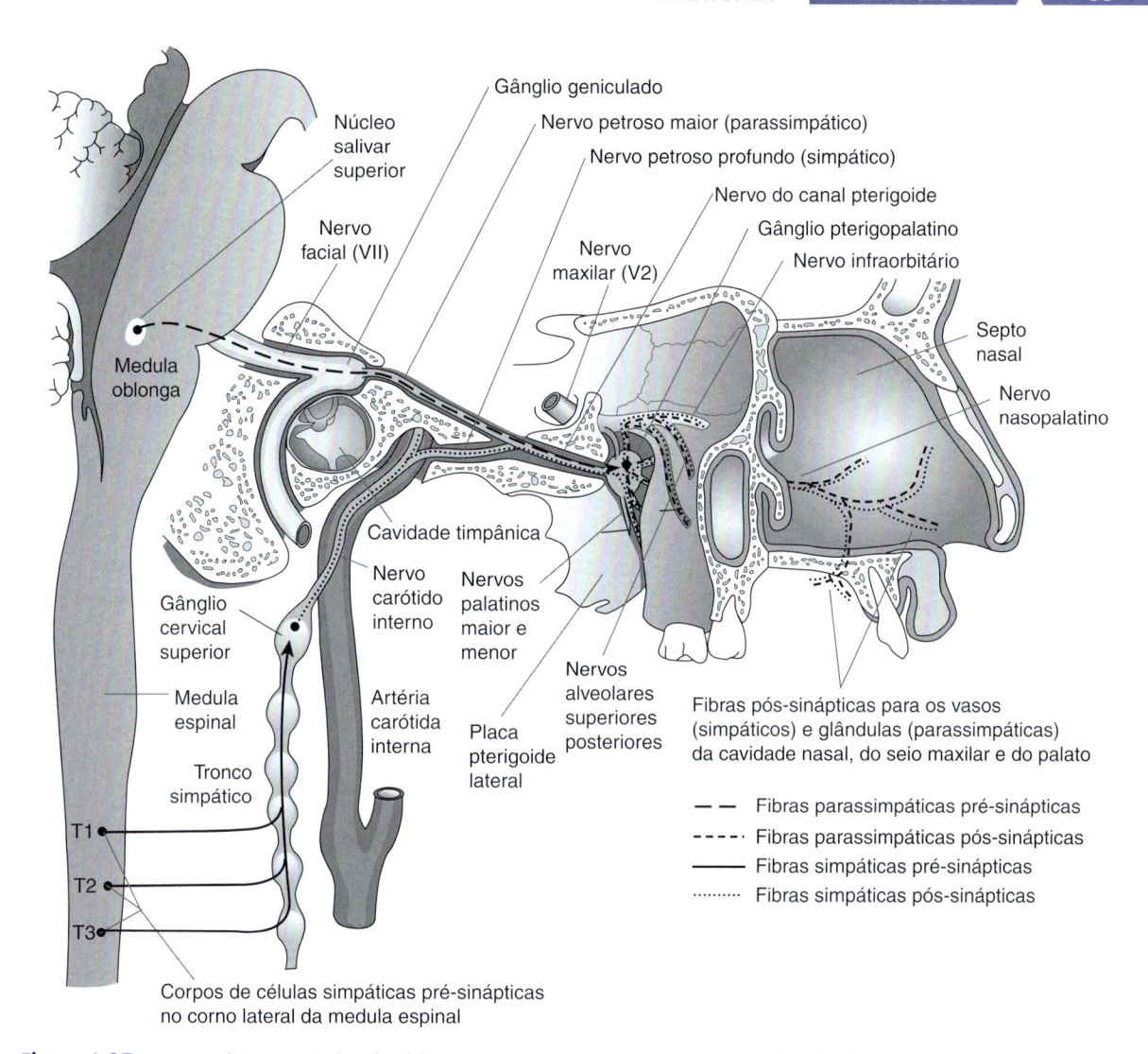

▲ Figura 1-27 Esquema da inervação das glândulas no nariz, na boca e na órbita pelo nervo facial (VII).

no ramo zigomático da divisão maxilar do nervo trigêmeo (V2) à medida que ele corre até a parede lateral da órbita. Quando o nervo zigomático deixa a órbita penetrando por meio do osso zigomático, os neurônios parassimpáticos pós-ganglionares deixam o nervo zigomático, continuam até a parede lateral da órbita e unem o ramo lacrimal da divisão oftálmica do nervo trigêmeo para alcançarem a glândula lacrimal, para a qual eles são secretomotores.

▼ FOSSA INFRATEMPORAL

A fossa infratemporal situa-se entre a mandíbula lateralmente e a placa pterigoide lateral do osso esfenoide medialmente. O maxilar localiza-se anteriormente, e a parte petrosa do osso temporal, posteriormente. Ela é limitada acima pela base do crânio e estende-se para baixo até o nível do ângulo da mandíbula. Ela se comunica com a fossa temporal superiormente e com a fossa pterigopalatina medial a ela. O seio maxilar fica anterior à, e a articulação temporomandibular, posterior. A artéria maxilar deixa vários ramos aqui, antes de passar para dentro da fossa pterigopalatina. A fossa infratemporal é o local onde a divisão mandibular do nervo trigêmeo (V3) divide-se nos seus ramos terminais após deixar a fossa craniana média por meio do forame oval (Figura 1-28).

▶ Músculos

Os músculos da fossa infratemporal são responsáveis pelos movimentos de mastigação (Figura 1-29).

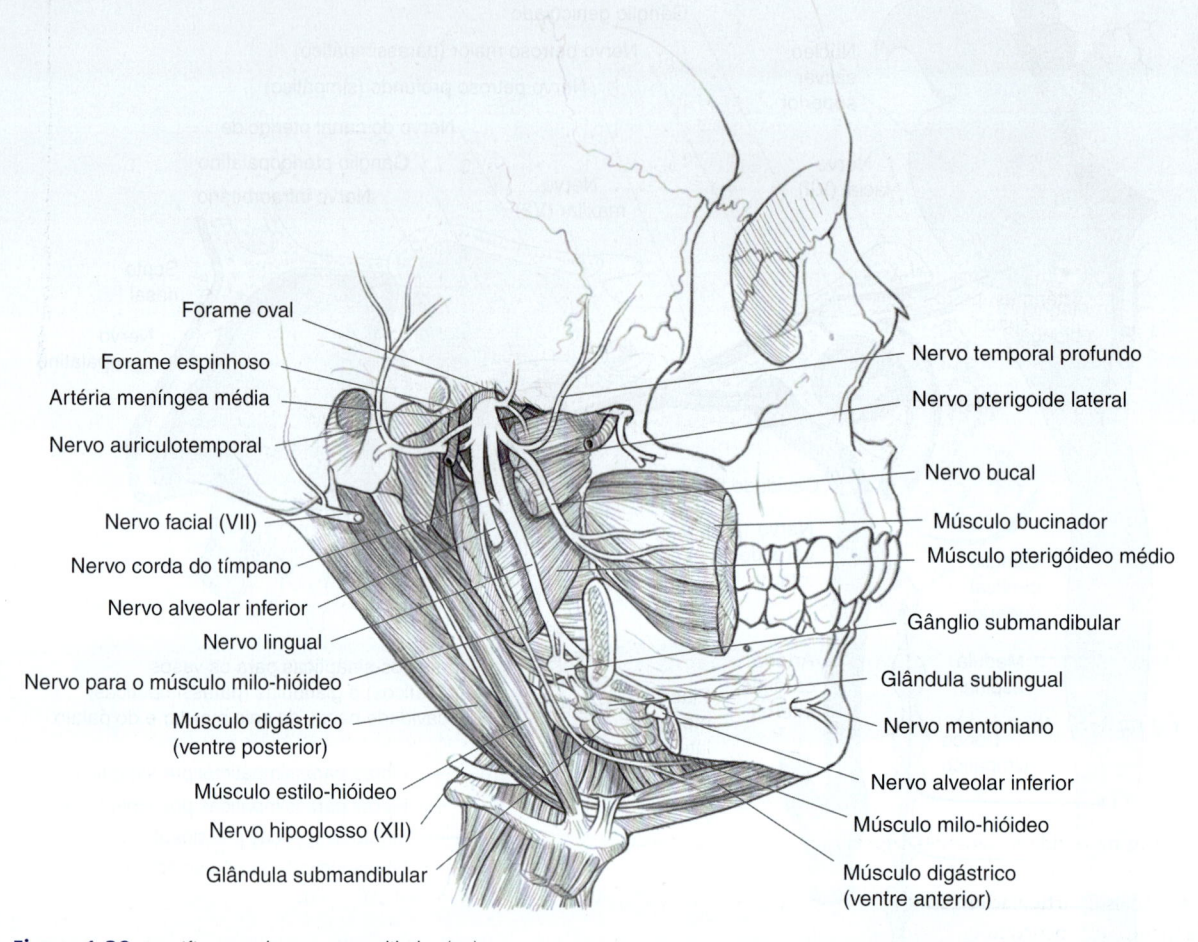

▲ **Figura 1-28** Ramificações do nervo mandibular (V3).

A. Músculo temporal

O músculo temporal surge do osso temporal e passa medial ao arco zigomático para inserir-se no processo coronoide da mandíbula. Suas fibras anteriores elevam a mandíbula, e suas fibras posteriores a retraem.

B. Músculo masseter

O músculo masseter surge da borda inferior do arco zigomático e insere-se no aspecto lateral do ângulo da mandíbula. Sua contração eleva a mandíbula.

C. Músculo pterigóideo lateral

O músculo pterigóideo lateral surge do aspecto lateral da placa pterigoide lateral e do osso esfenoide acima, inserindo-se no colo da mandíbula e no disco articular da articulação temporomandibular. Sua contração protrai a mandíbula junto com o disco articular.

D. Músculo pterigóideo medial

O músculo pterigóideo medial surge do aspecto medial da placa pterigoide lateral e insere-se no aspecto medial do ângulo da mandíbula. Sua contração, como o músculo masseter, eleva a mandíbula.

▶ Articulação temporomandibular

A articulação temporomandibular fica entre a cabeça da mandíbula e uma fossa no osso temporal. A cápsula da articulação é inserida no colo da mandíbula inferiormente e nas margens da fossa mandibular superiormente. A articulação é fortalecida no seu lado medial pelo ligamento esfenomandibular, no seu lado lateral pelo ligamento temporomandibular, e na parte posterior, pelo ligamento estilomandibular.

A articulação contém um disco articular intracapsular, fibrocartilaginoso que divide a articulação em cavidades sinoviais superiores e inferiores. Os movimentos translacionais da articulação, produzidos pela protração e retração da mandíbula,

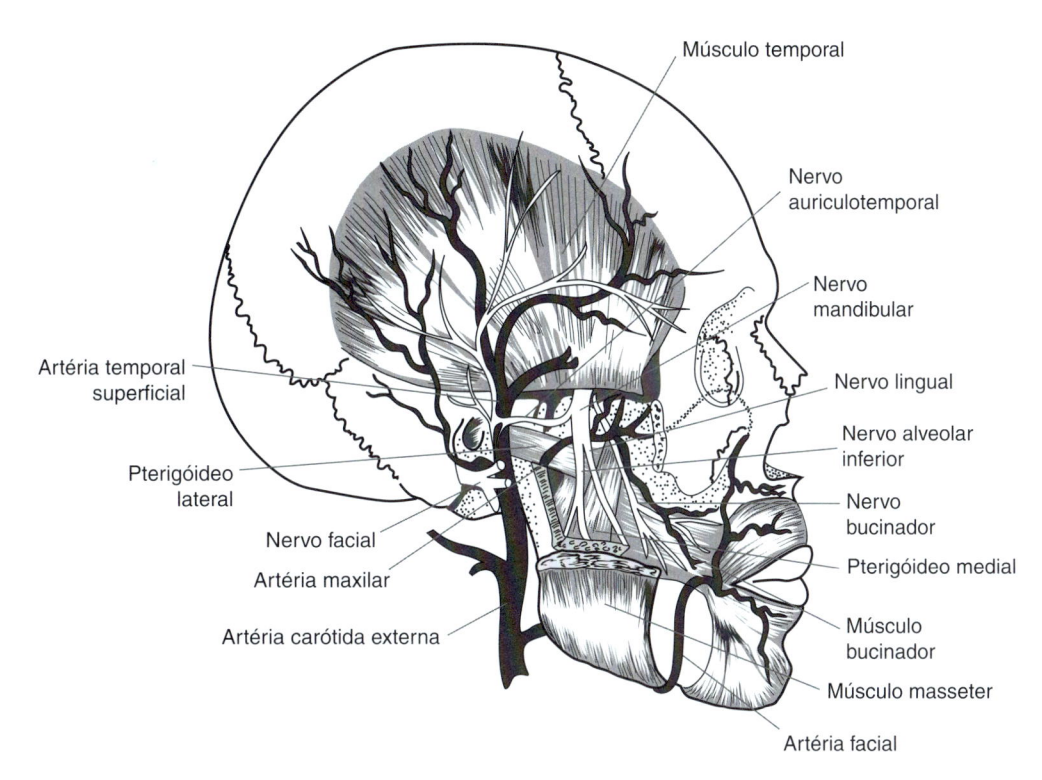

▲ **Figura 1-29** Músculos da mastigação e a fossa infratemporal. (Reproduzida, com permissão, de Lindner HH. Clinical Anatomy, McGraw-Hill, 1989.)

ocorrem na cavidade articular superior, de modo que o disco articular se move com a cabeça da mandíbula. Os movimentos rotacionais da articulação, produzidos pela elevação e depressão da mandíbula, ocorrem na cavidade articular inferior, para que a cabeça mandibular gire enquanto o disco articular permanece estacionário.

A protração da mandíbula é produzida principalmente pelo músculo pterigóideo lateral, assistido pelos músculos pterigóideo medial e masseter, ao passo que a retração é produzida pelas fibras posteriores do músculo temporal. A elevação da mandíbula (cerrando os dentes) é produzida pelas fibras anteriores dos músculos temporal, masseter e pterigóideo medial. A depressão da mandíbula (abertura da boca) é produzida pelos músculos supra-hióideos – isto é, genio-hióideo, milo-hióideo e músculos digástricos com os músculos infra-hióideos servindo para manter o osso hioide no lugar. À medida que a boca abre muito, a cabeça da mandíbula deve ser protraída para fora da fossa mandibular; esse movimento é realizado pelo músculo pterigóideo lateral. Fechar a boca a partir dessa posição requer uma retração inicial da mandíbula, de forma que a cabeça da mandíbula e o disco articular sejam recolocados na fossa mandibular pelas fibras posteriores do músculo temporal. Movimentos da mandíbula de um lado para o outro são produzidos por contrações dos músculos pterigóideos medial e lateral de um lado, unidos pelas fibras posteriores do músculo temporal do outro lado, alternando com o conjunto de músculos opostos.

▶ Ramificações do nervo mandibular

Diferentemente das divisões oftálmica (V1) e maxilar (V2) do nervo trigêmeo, que têm papéis puramente sensoriais, a divisão mandibular do nervo trigêmeo (V3) tem funções sensoriais e motoras. Suas ramificações motoras suprem todos os músculos da mastigação e também o músculo tensor do véu palatino, o músculo tensor do tímpano, o músculo milo-hióideo e o ventre anterior do músculo digástrico. Esses são todos os músculos que se desenvolvem a partir do primeiro arco branquial. A divisão mandibular do nervo trigêmeo alcança a fossa infratemporal por meio do forame oval e deixa ramos que transportam sentido a partir das áreas para as quais eles são denominados.

A. Nervo bucal

O nervo bucal, que corre dentro da região malar, penetra no músculo bucinador, mas não o inerva. Esse nervo transporta sentido a partir da pele sobre a região malar e dentro da membrana mucosa.

B. Nervo lingual

O nervo lingual corre para dentro da língua e transporta sensação geral a partir dos dois terços anteriores da língua. O ramo da corda timpânica do nervo facial (VII) alcança a fossa infratemporal passando pela fissura petrotimpânica e une-se ao nervo lingual. Ele contém fibras parassimpáticas pré-ganglionares a partir do núcleo salivar superior que são secretomotoras para as glândulas salivares submandibular e sublingual. Ele também contém fibras que transportam a sensação do paladar a partir dos dois terços anteriores da língua. Detalhes adicionais da corda timpânica e do nervo lingual são descritos nas seções sobre as glândulas salivares e a boca.

C. Nervo alveolar inferior

O nervo alveolar inferior corre dentro do canal mandibular e transporta sensação a partir das raízes dos dentes inferiores. Ele emerge na face pelo forame mentoniano com o nervo mentoniano e transporta sensação a partir do lábio inferior e da pele do queixo. Antes de entrar na mandíbula, o nervo alveolar inferior deixa o ramo motor, o nervo para o músculo milo-hióideo, que inerva o milo-hióideo e o ventre anterior dos músculos digástricos.

D. Nervo auriculotemporal

O nervo auriculotemporal corre posterior, profundamente à articulação temporomandibular, e ascende no escalpo, anterior e superiormente à aurícula, para transportar sensação daquela área. Na fossa infratemporal, o nervo auriculotemporal é separado pelo ramo meníngeo médio da artéria maxilar. As fibras parassimpáticas pré-ganglionares para o trajeto secretomotor até a glândula parótida originam-se no núcleo salivar inferior, viajam no ramo petroso superficial menor do nervo glossofaríngeo e fazem sinapse no gânglio ótico. As fibras pós-ganglionares a partir do gânglio ótico, que ficam logo abaixo do forame oval, unem o nervo auriculotemporal para alcançarem a glândula parótida. Detalhes adicionais são descritos na seção sobre glândulas salivares.

▶ Artéria maxilar

A artéria maxilar, um ramo da artéria carótida externa, corre dentro da fossa infratemporal e passa pela fissura pterigomaxilar para alcançar a fossa pterigopalatina. Ela pode passar superficial ou profundamente ao músculo pterigóideo lateral e fornece sangue, por meio de vários ramos, para as estruturas que ficam na fossa infratemporal.

Um ramo, a artéria alveolar inferior, entra no canal mandibular com o nervo correspondente. Um outro ramo, a artéria meníngea média, divide o nervo auriculotemporal e passa pelo forame espinhoso até entrar na fossa craniana média. As artérias temporais profundas correm até o músculo temporal, ficando entre o músculo e o crânio.

▶ Plexo venoso pterigoide

As veias que correspondem aos ramos da artéria maxilar formam um plexo na fossa infratemporal, que é contínua com o plexo de veias na fossa pterigopalatina, e é coletivamente chamada de plexo venoso pterigoide. O plexo venoso pterigoide comunica-se com o plexo venoso oftálmico pela fissura orbitária inferior e com o seio cavernoso pelos forames oval e redondo. As interconexões desses plexos venosos entre eles e com a veia facial são descritas na seção sobre a face.

NERVOS CRANIANOS

Os nervos cranianos são representados na Figura 1-30.

NERVO OLFATÓRIO

O nervo olfatório (I) transporta fibras que conduzem a sensação do olfato. Ele é unicamente um nervo sensorial. Suas fibras passam por entre a placa cribriforme do osso etmoidal dentro do bulbo olfatório que fica na fossa craniana anterior, transportando as sensações de olfato a partir da mucosa olfatória no teto do nariz. A partir do bulbo olfatório, os tratos olfatórios passam posteriormente ao cérebro.

NERVO ÓPTICO

O nervo óptico (II), que também é apenas um nervo sensorial, transporta informação visual a partir do olho. Suas fibras originam-se das células ganglionares da retina e deixam a cavidade orbitária pelo canal óptico. As fibras da retina nasal cruzam-se no quiasma óptico, que fica superior à glândula hipofisária. O trato óptico passa para trás a partir do quiasma e ao redor do mesencéfalo para alcançar o corpo geniculado lateral, a partir do qual muitas fibras passam para o córtex visual.

NERVO OCULOMOTOR

O nervo oculomotor (III) inerva músculos que movem o olho. Ele é exclusivamente um nervo motor. Além disso, ele tem um papel parassimpático, conforme descrito adiante. Suas fibras originam-se no mesencéfalo e passam medialmente aos pedúnculos cerebrais, por meio da cisterna interpeduncular e entre os ramos cerebral posterior e cerebelar superior da artéria basilar. Ele então passa pela parede lateral do seio cavernoso e entra na órbita por meio da fissura orbitária superior, onde ele inerva os músculos elevador da pálpebra superior, oblíquo inferior e os músculos retos superior, medial e inferior.

NERVO TROCLEAR

O nervo troclear (IV) inerva um músculo, o oblíquo superior, que move o olho. Ele é exclusivamente um nervo motor. Ele é o único nervo craniano que surge do aspecto posterior do cérebro e tem um trajeto intracraniano longo. Ele corre anterior ao redor dos pedúnculos cerebrais, ficando medial ao tentório do cerebelo. Ele então passa pela parede lateral do seio cavernoso e entra na órbita por meio da fissura orbitária superior, onde ele inerva o músculo oblíquo superior.

NERVO TRIGÊMEO

O nervo trigêmeo (V) é o principal nervo sensorial para a face e estruturas mais profundas. Ele é um nervo sensorial e motor. Ele inerva todos os músculos da mastigação e outros músculos que derivam do primeiro arco branquial, incluindo o músculo tensor do tímpano. Além disso, ele permite que as fibras parassimpáticas pós-ganglionares corram dentro de seus ramos para alcançarem seus órgãos-alvo na cabeça. Suas fibras surgem da superfície anterolateral da ponte e correm para a frente por meio da fossa craniana posterior até o gânglio trigêmeo, que fica no ápice da parte petrosa do osso temporal em uma cavidade dural. É aqui que os corpos celulares dos neurônios sensoriais de primeira ordem de todos os ramos sensoriais do nervo trigêmeo estão localizados. As três divisões do nervo trigêmeo separam-se no gânglio trigêmeo.

▶ Divisões do nervo trigêmeo

A. Nervo oftálmico

A divisão oftálmica do nervo trigêmeo (V1) continua anterior na parede lateral do seio cavernoso e passa pela fissura orbitária superior até entrar na órbita.

B. Nervo maxilar

A divisão maxilar do nervo trigêmeo (V2) também continua anterior a partir do gânglio e deixa a fossa craniana média por meio do forame redondo até entrar na fossa pterigopalatina.

C. Nervo mandibular

A divisão mandibular do nervo trigêmeo (V3) continua para baixo e deixa a fossa craniana média por meio do forame oval até entrar na fossa infratemporal. Além das fibras sensoriais, as fibras motoras do nervo trigêmeo deixam a ponte e, no gânglio trigêmeo, unem a divisão mandibular para correrem para fora do forame oval e alcançarem a fossa infratemporal.

NERVO ABDUCENTE

O nervo abducente (VI) inerva um músculo que move o olho. Ele é exclusivamente um nervo motor. Suas fibras originam-se logo acima das pirâmides medulares, têm um trajeto intracraniano longo e passam dentro do seio cavernoso. Ele corre por entre o meio do seio com a artéria carótida interna, à qual ele é aproximado. O nervo abducente entra na órbita pela fissura orbitária superior, onde ele inerva o músculo reto lateral.

NERVO FACIAL

O nervo facial (VII) inerva os músculos da expressão facial e todos os outros músculos que são derivados do segundo arco branquial. Ele conduz a sensação do paladar a partir da parte frontal da língua. Ele é um nervo sensorial e motor. Além disso, ele tem um papel parassimpático, conforme descrito a seguir. Suas fibras originam-se na junção pontomedular, deixam a fossa craniana posterior por meio do meato acústico interno e entram no canal facial na parte petrosa do osso temporal. Ele tem uma raiz motora e uma outra parte, o nervo intermediário, que é responsável por transportar a sensação do paladar e pela inervação parassimpática para as glândulas da cabeça.

▶ Raiz motora do nervo facial

A raiz motora corre pelo canal facial e inerva o músculo estapédio. Após, a raiz motora vira para baixo para emergir do forame estilomastóideo. Aqui, ele deixa ramos para o ventre posterior dos músculos digástricos e estilo-hióideo, cujas inserções posteriores são adjacentes ao forame estilomastóideo. A partir daí, a raiz motora situa-se na substância da glândula parótida e deixa os ramos até os músculos da expressão facial.

▶ Nervo intermediário

A parte intermediária do nervo facial deixa duas ramificações.

A. Corda do tímpano

A corda do tímpano corre lateralmente pela parte petrosa do osso temporal, entra na orelha média e corre anteriormente na superfície interna do tímpano. Ele deixa a orelha média virando para baixo por meio da fissura petrotimpânica e alcança a fossa infratemporal. Ele desempenha um papel no transporte da sensação do paladar a partir dos dois terços anteriores da língua. Além disso, ele é secretomotor para as glândulas salivares submandibular e sublingual. O gânglio sensorial para o nervo facial (VII) é o gânglio geniculado, que fica na parte petrosa do osso temporal.

B. Nervo petroso superficial maior

O nervo petroso superficial maior, após correr lateralmente no canal facial, vira medialmente na parte petrosa do osso temporal e emerge na sua superfície superior. Depois ele vira inferior no canal carótido e anterior no canal pterigoide para alcançar a fossa pterigopalatina. Ele é secretomotor para as glândulas mucosas dos seios e também para a glândula lacrimal.

NERVO VESTIBULOCOCLEAR

O nervo vestibulococlear (VIII) transporta informação sensorial do vestíbulo e da cóclea. Ele é exclusivamente um nervo sensorial. As fibras vestibulares surgem do gânglio vestibular, e as fibras cocleares surgem do gânglio espiral, na parte petrosa do osso temporal. As fibras vestibulares transportam informação sensorial sobre a posição e a rotação angular da cabeça, ambas necessárias para manter o equilíbrio. As fibras cocleares transportam os estímulos da audição. As fibras sensoriais emergem do meato acústico interno e alcançam o cérebro na junção pontomedular.

NERVO GLOSSOFARÍNGEO

O nervo glossofaríngeo (IX) transporta fibras que conduzem a sensação da faringe e da língua. Ele também inerva um músculo da faringe que se desenvolve a partir do terceiro arco

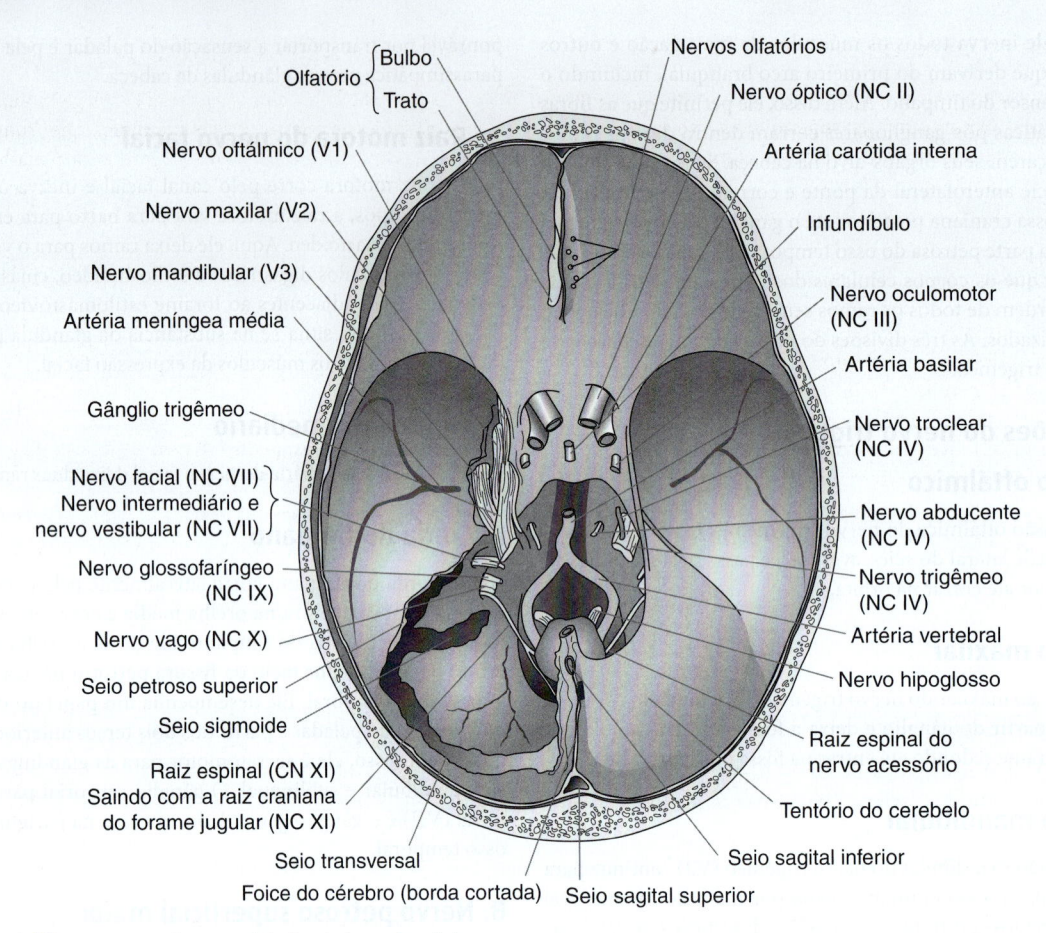

Figura 1-30 Nervos cranianos no interior da base do crânio.

branquial. Ele é um nervo sensorial e motor. Além disso, ele tem um papel parassimpático, conforme descrito adiante. Suas fibras surgem da medula e deixam a fossa craniana posterior por meio do forame jugular. Posterior à faringe, ele situa-se com o músculo estilofaríngeo, que ele inerva. Na faringe, o nervo glossofaríngeo contribui para o plexo faríngeo, transportando a sensação da maior parte da faringe e do terço posterior da língua. Além disso, à medida que ele emerge do forame jugular, o nervo glossofaríngeo deixa um ramo que entra na parte petrosa do osso temporal e alcança a cavidade timpânica para formar o plexo timpânico que transporta fibras que conduzem a sensação da orelha média. Essas fibras, então, emergem na superfície da parte petrosa do osso temporal na fossa craniana média como o nervo petroso superficial menor que sai do crânio pelo forame oval e é secretomotor para a glândula parótida. Os gânglios sensoriais para o nervo glossofaríngeo ficam logo abaixo do forame jugular.

NERVO VAGO

O nervo vago (X) inerva os músculos do palato, a faringe e a laringe, com algumas exceções. Ele transporta as fibras que conduzem a sensação da laringe. Ele é um nervo sensorial e motor. Além disso, tem um papel parassimpático, conforme descrito adiante. Suas fibras surgem da medula, são unidas pela raiz craniana do nervo acessório e deixam a fossa craniana posterior pelo forame jugular. Assim, os ramos laríngeos e faríngeos do nervo vago transportam fibras motoras que se originaram no componente craniano do nervo acessório (XI).

▶ **Inervação**

A. Inervação motora

1. Palato – Todos os músculos do palato, exceto o tensor do véu palatino, são inervados pelo nervo vago (X). O tensor do véu palatino é inervado pela divisão mandibular do nervo trigêmeo (V3).

2. Faringe – Todos os músculos da faringe, exceto o estilofaríngeo, são inervados pelo nervo vago (X). O músculo estilofaríngeo é inervado pelo nervo glossofaríngeo (IX).

3. Laringe – Todos os músculos da laringe, exceto o músculo cricotireóideo, são inervados pelo ramo laríngeo recorrente do nervo vago (X). O músculo cricotireóideo é inervado pelo ramo laríngeo externo do nervo vago.

B. Inervação sensorial

Os gânglios sensoriais do nervo vago ficam logo abaixo do forame jugular. O ramo laríngeo superior do nervo vago transporta a sensação da parte superior da laringe, acima das pregas vocais, ao passo que o ramo laríngeo recorrente do nervo vago transporta fibras que conduzem a sensação da parte inferior da laringe.

NERVO ACESSÓRIO

O nervo acessório (XI) inerva dois músculos no pescoço e é exclusivamente um nervo motor. Ele tem uma raiz craniana e uma raiz espinal. As fibras da raiz craniana surgem da medula. As fibras da raiz espinal originam-se dos segmentos da medula espinal superior (C1-5) e ascendem para o crânio para juntarem-se à raiz craniana. As duas raízes separam-se quase que imediatamente. As fibras da raiz craniana unem o nervo vago (X) na fossa craniana posterior, saem pelo forame jugular e são distribuídas nos ramos motores do nervo vago para a faringe, a laringe e o palato. As fibras da raiz espinal alcançam o pescoço passando pelo forame jugular e inervam os músculos esternocleidomastóideo e trapézio.

NERVO HIPOGLOSSO

O nervo hipoglosso (XII) inerva os músculos da língua e é exclusivamente um nervo motor. Suas fibras surgem da medula, deixam a fossa craniana posterior por meio do canal hipoglosso e seguem para inervar os músculos extrínsecos e intrínsecos da língua.

INERVAÇÃO AUTÔNOMA

A. Inervação simpática

A inervação simpática da cabeça e do pescoço ocorre a partir do feixe simpático torácico. Os neurônios pré-ganglionares originam-se na medula espinal torácica e ascendem no tronco simpático para fazerem sinapse nos gânglios cervicais médios e superiores no pescoço. A partir daí, as fibras simpáticas pós-ganglionares correm como plexos nos ramos das artérias carótidas interna e externa para alcançarem as estruturas-alvo na cabeça e no pescoço.

B. Inervação parassimpática

Os nervos oculomotor (III), facial (VII), glossofaríngeo (IX) e vago (X) são os quatro nervos cranianos que transportam o fluxo parassimpático a partir do cérebro para a maior parte do corpo. A inervação parassimpática dos órgãos pélvicos e do trato gastrintestinal inferior é pelo fluxo parassimpático sacral (S2-4).

1. Gânglio ciliar – As fibras parassimpáticas pré-ganglionares a partir do núcleo de Edinger-Westphal correm no nervo oculomotor (III) e fazem sinapse no gânglio ciliar (ver Figura 1-24). As fibras pós-ganglionares do gânglio ciliar unem-se aos ramos ciliares curtos da divisão oftálmica do nervo trigêmeo (V1) para alcançarem o músculo ciliar e o músculo esfíncter da pupila do olho.

2. Gânglio pterigopalatino – As fibras parassimpáticas pré-ganglionares do núcleo lacrimal correm no ramo petroso superficial maior do nervo facial (VII) e fazem sinapse no gânglio pterigopalatino (ver Figura 1-27). As fibras pós-ganglionares do gânglio pterigopalatino unem-se aos ramos da divisão maxilar do nervo trigêmeo (V2) para alcançarem a glândula lacrimal e as glândulas secretoras da mucosa do nariz e da boca.

3. Gânglio submandibular – As fibras parassimpáticas pré-ganglionares do núcleo salivar superior correm no ramo da corda do tímpano do nervo facial (VII) e fazem sinapse no gânglio submandibular (ver Figura 1-9). As fibras pós-ganglionares do gânglio submandibular unem-se ao ramo lingual da divisão mandibular do nervo trigêmeo (V3) para alcançarem as glândulas salivares submandibular e sublingual.

4. Gânglio ótico – As fibras parassimpáticas pré-ganglionares do núcleo salivar inferior correm no ramo petroso superficial menor do nervo glossofaríngeo (IX) e fazem sinapse no gânglio ótico (ver Figura 1-8). As fibras pós-ganglionares do gânglio ótico unem-se ao ramo auriculotemporal da divisão maxilar do nervo trigêmeo (V3) para alcançarem a glândula salivar parótida.

5. Gânglios viscerais – O nervo vago (X) é o único nervo craniano que deixa a cabeça e o pescoço. Ele transporta fibras parassimpáticas pré-ganglionares ao restante do corpo, com exceção dos órgãos pélvicos e dos órgãos associados ao intestino posterior. Essas fibras fazem sinapse nos gânglios nas paredes do órgão que está sendo inervado, de onde as fibras pós-ganglionares curtas cumprem seu papel secretomotor.

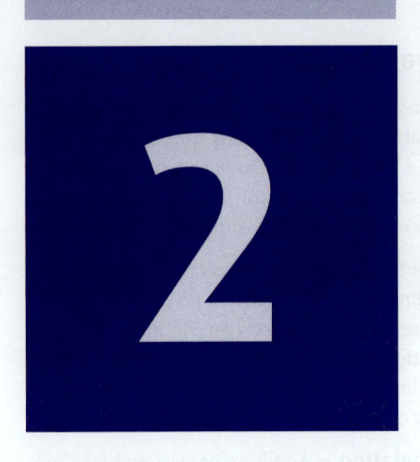

2 Terapia antimicrobiana para a infecção de cabeça e pescoço

Peter V. Chin-Hong, MD
Richard A. Jacobs, MD, PhD

Um resumo da terapia antimicrobiana empírica para condições comuns encontradas na otorrinolaringologia pode ser encontrado no Quadro 2-1. Em geral, quando dados culturais e de suscetibilidade são finalizados, é importante usar o agente mais restrito possível. Isso não somente será eficaz em termos de custos em muitos casos, como também diminuirá a pressão de seleção para o desenvolvimento de resistência antimicrobiana.

▼ AGENTES ANTIBACTERIANOS

PENICILINAS

As penicilinas são um grande grupo de antibióticos β-lactâmicos. Todas partilham um núcleo comum (ácido 6-aminopenicilânico) que contém um anel de β-lactam, que é a metade biologicamente ativa. O fármaco trabalha unindo as proteínas ligadoras de penicilina na parede celular bacteriana, que inibe a síntese de peptideoglicano. Elas também ativam as enzimas autolíticas na parede celular, resultando em lise e morte celular.

1. Penicilinas naturais

Esta classe inclui penicilina G parenteral (p. ex., cristalina aquosa, procaína e penicilina G benzatina) e formulações orais (p. ex., penicilina V).

▶ Efeitos adversos

O efeito colateral mais comum dos agentes na família das penicilinas é a hipersensibilidade, com anafilaxia ocorrendo em 0,05% dos casos.

▶ Utilizações clínicas

Estes fármacos são mais ativos contra os microrganismos gram-positivos, mas a resistência está aumentando. As penicilinas naturais ainda são amplamente usadas para estreptococos, tal como na faringite estreptocócica; contudo, 30 a 35% dos pneumococos possuem resistência de nível intermediário ou alto à penicilina. Elas também são usadas para meningococos, *Treponema pallidum* e outras espiroquetas e actinomicetos.

2. Aminopenicilinas

Este grupo de espectro extenso inclui ampicilina, que é administrada de modo intravenoso, e amoxicilina (apenas fórmula oral nos EUA). Esses agentes são suscetíveis à destruição por β-lactamases produzidas por estafilococos e outras bactérias.

▶ Efeitos adversos

Um *rash* maculopapular pode ocorrer em 65 a 100% dos pacientes com mononucleose infecciosa que recebem prescrição de amoxicilina. Esse sintoma não é uma verdadeira alergia à penicilina.

▶ Utilizações clínicas

Além de ter o mesmo espectro de atividade contra os microrganismos gram-positivos que as penicilinas naturais, as aminopenicilinas também exercem alguma atividade contra os bastonetes gram-negativos. Devido à sua farmacocinética, a amoxicilina é ativa contra cepas de pneumococo com resistência intermediária à penicilina, mas não contra cepas com resistência de alto nível; ela é, portanto, um fármaco de primeira linha para o tratamento de sinusite e otite.

3. Penicilinas resistentes à penicilinase

Esta classe inclui meticilina, dicloxacilina e nafcilina. Elas são relativamente resistentes às β-lactamases produzidas pelos estafilococos.

▶ Efeitos adversos

A nafcilina em altas doses pode estar associada com uma leucopenia modesta, particularmente se administrada durante várias semanas.

TERAPIA ANTIMICROBIANA PARA A INFECÇÃO DE CABEÇA E PESCOÇO — CAPÍTULO 2

Quadro 2-1 Exemplos de terapia antimicrobiana inicial para condições selecionadas na infecção de cabeça e pescoço

Diagnóstico clínico suspeito	Provável diagnóstico etiológico	Tratamento de escolha	Comentários
Infecções da orelha			
Otite externa	Bastonetes gram-negativos (*Pseudomonas*, Enterobacteriáceas, *Proteus*) ou fungos (*Aspergillus*)	Gotas óticas contendo uma mistura de aminoglicosídeos e corticosteroides, como o sulfato de neomicina e hidrocortisona.	Nos casos refratários, particularmente se houver celulite do tecido periauricular adjacente, as fluoroquinolonas orais, como o ciprofloxacino, 500 mg duas vezes ao dia, podem ser usadas devido à sua atividade antipseudomonas. Contudo, há uma resistência crescente sendo registrada. A infecção aguda pode ser devida ao *Staphylococcus aureus*; dicloxacilina, 500 mg quatro vezes ao dia pode ser usada.
Otite externa maligna	Pseudomonas aeruginosa	Antibióticos com atividade antipseudomonas (como o ciprofloxacino) por um período de tempo prolongado até que haja evidência radiográfica de melhora.	O debridamento cirúrgico pode ser necessário se a terapia clínica não tiver êxito. Pode também ser necessário eliminar a osteomielite por meio de exame de TC ou RM, uma vez que a osteomielite requer tratamento prolongado por 4 a 6 semanas.
Otite média aguda	*Streptococcus pneumoniae*, *Haemophillus influenzae*, *Moraxella catarrhalis* e vírus (RSV, rinovírus)	A amoxicilina é o primeiro fármaco de escolha em 45 mg/kg/dia em duas ou três doses divididas. Se houver suspeita de resistência ao fármaco, uma dose mais alta de amoxicilina ou amoxicilina/clavulanato (90 mg/kg/dia) pode ser usada. A prevenção da otite média aguda pode ser tratada com doses orais de sulfisoxazol 50 mg/kg ou amoxicilina 20 mg/kg na hora de dormir. Se esta estratégia falhar, a inserção de tubos de ventilação pode ser necessária.	O tratamento é uma combinação de antibióticos e descongestionantes nasais. Sem tratamento, pode haver uma resolução espontânea da doença (menos provável com *S. pneumoniae*).
Mastoidite	*S. pneumoniae*, *Streptococcus pyogenes*, *H. influenzae* e *P. aeruginosa*	Miringotomia para cultura e drenagem e ceftriaxona, 1 g IV a cada 24 horas.	Os antibióticos podem ser modificados com base nos resultados da cultura.
Infecções do nariz e dos seios paranasais			
Rinite (gripe comum)	Pode ser causada por uma variedade de vírus, incluindo vários tipos sorológicos de rinovírus e adenovírus	Tranquilizar o paciente e terapia de suporte, como descongestionantes (pseudoefedrina 30 a 60 mg a cada 4 a 6 horas). *Sprays* nasais, como oximetazolina ou fenilefrina, podem ser imediatamente efetivos, mas só devem ser usados por poucos dias por vez, visto que pode ocorrer congestão de rebote.	A infecção secundária (bacteriana) pode ocorrer e se apresentar como uma sinusite aguda.
Sinusite aguda	*S. pneumoniae*, *H. influenzae*, *M. catarrhalis*, estreptococo do grupo A, anaeróbios, vírus e *S. aureus*	A amoxicilina ou amoxicilina/clavulanato 500 mg VO três vezes por dia é uma escolha primária razoável. Se houver suspeita de *S. pneumoniae* resistente ao fármaco, uma fluoroquinolona oral como o levofloxacino pode ser usada.	Como dois terços dos pacientes não tratados melhorarão sintomaticamente dentro de duas semanas, o tratamento com antibióticos é geralmente reservado para aqueles que têm dor maxilar ou facial (ou ambas) e secreção mucopurulenta nasal após sete dias de descongestionantes e analgésicos. Nos casos de falha clínica, a amostra endoscópica ou a punção do seio maxilar pode produzir uma amostra para avaliação microbiológica e a seleção apropriada de antibióticos.

(continua)

Quadro 2-1 Exemplos de terapia antimicrobiana inicial para condições selecionadas na infecção de cabeça e pescoço (*continuação*)

Diagnóstico clínico suspeito	Provável diagnóstico etiológico	Tratamento de escolha	Comentários
Sinusite em um hospedeiro imunocomprometido	Vários mofos, incluindo *Aspergillus* e *Mucormycoses*	Debridamento cirúrgico amplo e anfotericina B. A anfotericina lipossomal, as equinocandinas e os novos azóis de espectro amplo podem ser alternativas em pacientes apropriados.	Estes mofos são altamente angioinvasivos e a rápida disseminação e morte são prováveis de ocorrer se eles não forem reconhecidos de maneira apropriada.

Infecções da cavidade oral e da faringe

Diagnóstico clínico suspeito	Provável diagnóstico etiológico	Tratamento de escolha	Comentários
Candidíase (afta)	*Candida albicans* (em geral)	Fluconazol (100 mg VO diariamente por 7 a 14 dias) ou uma solução oral de itraconazol (200 mg VO uma vez por dia).	Pacientes com Aids podem ter doença resistente ao fluconazol e podem ser tratados com doses mais altas de fluconazol ou solução de itraconazol ou com anfotericina B administrada de modo intravenoso.
Gengivite ulcerativa necrosante (boca de trincheira, infecção de Vincent)	Geralmente coinfecção com espiroquetas e bacilos fusiformes	Penicilina, 250 mg três vezes ao dia VO, com bochechos de peróxido.	Clindamicina para pacientes com alergia à penicilina.
Estomatite aftosa (aftas, úlceras aftosas)	Desconhecida, embora haja suspeita do herpes-vírus humano 6	Principalmente sem tratamento. As opções incluem esteroides tópicos (p. ex., Kenalog em Orabase), outros componentes, como enxaguatórios bucais contendo aminoglicosídeo e glicose oxidase, ou uma terapia curta de esteroides sistêmicos.	Hospedeiros imunocomprometidos, como pacientes HIV-positivos, podem ter doença mais grave.
Estomatite herpética	Reativação do vírus herpes simples 1 ou 2	Aciclovir oral 400 mg três vezes ao dia, famciclovir 125 mg três vezes ao dia por cinco dias ou valaciclovir 500 mg duas vezes ao dia por cinco dias pode diminuir o tempo de cura se iniciado em 48 horas a partir do início dos sintomas. Para a doença recorrente, a supressão com aciclovir 400 mg duas vezes ao dia, famciclovir 250 mg duas vezes ao dia ou valaciclovir 1 g diária é efetiva.	A maioria dos adultos não requer intervenção, hospedeiros imunocomprometidos, como os pacientes HIV-positivos, podem ter doença mais grave e resistente ao aciclovir e devem ser examinados.
Faringite	Estreptococos dos grupos A, C e G (β-hemolítico), vírus (mononucleose infecciosa relacionada ao EBV), *Neisseria gonorrhoeae*, *Mycoplasma pneumoniae*, herpes-vírus humano 6, *Corynebacterium diphtheriae*, *Arcanobacterium haemolyticum* e *Chlamydia trachomatis*	Penicilina V (500 mg oralmente duas vezes ao dia por 10 dias), uma dose única de penicilina benzatina via intramuscular (1 a 2 milhões de unidades) ou claritromicina, 500 mg VO duas vezes ao dia por 10 dias. Se for diagnosticado gonococo, ele pode ser tratado com ceftriaxona, 125 mg, dose única via intramuscular, cefixima, 400 mg oralmente em dose única, ou cefpodoxima, 400 mg VO em dose única. Todos os pacientes com gonorreia também devem ser tratados para a possibilidade de *Chlamydia trachomatis* genital concomitante com azitromicina, 1 g VO dose única, ou doxiciclina, 100 mg VO duas vezes ao dia por sete dias.	Um dos principais objetivos no manejo é diagnosticar e tratar a infecção estreptocócica do grupo A e diminuir o risco de febre reumática.

TERAPIA ANTIMICROBIANA PARA A INFECÇÃO DE CABEÇA E PESCOÇO — CAPÍTULO 2

Epiglotite	H. influenzae, estreptococo do grupo A, S. pneumoniae e S. aureus	Ceftriaxona (50 mg/kg diariamente para crianças) ou cefuroxima. Esteroides adjuntos, às vezes, são administrados, mas não provaram nenhum benefício. A traqueostomia de urgência em crianças ou intubação nos adultos pode ser necessária.	
Infecção do espaço parafaríngeo (incluindo angina de Ludwig)	Muitas vezes polimicrobianas e incluem espécies de estreptococo, anaeróbios e Eikenella corrodens	Clindamicina, 600 a 900 mg IV a cada 8 horas, ou uma combinação de penicilina e metronidazol.	A drenagem externa às vezes é necessária.
Flebite séptica da veia jugular (doença de Lemiérre)	F. necrophorum	Clindamicina, ou uma combinação de penicilina e metronidazol.	A drenagem cirúrgica do espaço faríngeo lateral e a ligação da veia jugular interna também podem ser realizadas.
Laringite	Viral (mais de 90% dos casos)	Antibióticos não são geralmente indicados.	
Sialadenite	S. aureus	Antibióticos intravenosos antiestafilocócicos, como a nafcilina, 2 g a cada quatro horas.	
Linfadenite cervical aguda	Bartonella henselae (doença da arranhadura do gato), estreptococo do grupo A, S. aureus, anaeróbios, M. tuberculosis (escrófula), Mycobacterium avium, toxoplasmose e tularemia	Depende do diagnóstico específico após a aspiração com agulha fina ter sido executada.	

▶ Utilizações clínicas

Esses agentes são usados como fármacos antiestafilocócicos porque são menos ativos que as penicilinas naturais contra outros microrganismos gram-positivos. Eles ainda são adequados nas infecções estreptocócicas.

4. Penicilinas antipseudomonas

Esta classe inclui as carboxipenicilinas, como a ticarcilina, e as ureidopenicilinas, como a piperacilina.

▶ Utilizações clínicas

Estes agentes são primariamente usados por sua atividade contra muitas cepas de *Pseudomonas*. Eles também têm melhor cobertura enterocócica comparados à penicilina, com a piperacilina tendo uma atividade melhor que a ticarcilina.

5. Penicilinas combinadas com inibidores da β-lactamase

A adição de inibidores da β-lactamase às aminopenicilinas e penicilinas antipseudomonas pode prevenir a inativação por β-lactamases bacterianas. Esses agentes desativam as β-lactamases produzidas por *S. aureus, H. influenzae, Moraxella catarrhalis* e *Bacteroides fragilis*, estendendo a atividade do fármaco para incluir estes microrganismos. O augmentin (amoxicilina e ácido clavulânico) é administrado por via oral. Unasyn (ampicilina e sulbactam), Zosyn (piperacilina e tazobactam) e Timentin (ticarcilina e ácido clavulânico) são administrados por via intravenosa.

▶ Efeitos adversos

O augmentin está associado com alguma intolerância gastrintestinal, particularmente diarreia, que diminui se administrado duas vezes ao dia.

▶ Utilizações clínicas

O augmentin é usado clinicamente para o tratamento de casos refratários de sinusite e otite média que não responderam aos agentes mais baratos e podem ser devido a anaeróbios ou a *S. aureus*. Unasyn, Zosyn e Timentin são usados como agentes de espectro amplo gerais, com Zosyn tendo a atividade de espectro mais amplo. Eles não são ativos contra o *S. aureus* resistente à meticilina e a organismos atípicos, como clamídia e micoplasma. O Unasyn não tem atividade contra *Pseudomonas*.

6. Outros fármacos β-lactâmicos

Outros fármacos β-lactâmicos incluem monobactams (aztreonam) e carbapenems (imipenem, meropenem, doripenem e ertapenem). Os monobactams têm atividade limitada a microrganismos gram-negativos, incluindo *Pseudomonas*. Os carbapenems têm um espectro mais amplo. O imipenem é um antibiótico de amplo espectro e cobre a maioria dos microrganismos gram-negativos, microrganismos gram-positivos e anaeróbios, com exceção de *Stenotrophomonas maltophilia, Enterococcus faecium* e da maioria dos *S. aureus* e *Staphylococcus epidermidis* resistentes à meticilina. O meropenem e o doripenem possuem um espectro similar de atividade. O ertapenem tem um espectro mais limitado, sem cobertura contra *Pseudomonas, Acinetobacter* ou *Enterococcus faecalis*.

▶ Efeitos adversos

Apesar da similaridade estrutural do aztreonam à penicilina, a atividade transversal é limitada e o fármaco pode ser administrado àqueles pacientes com uma história de alergia à penicilina, incluindo reações mediadas por IgE. Os pacientes alérgicos à penicilina podem ser alérgicos ao imipenem e ao meropenem. O imipenem está associado a convulsões, particularmente se usado em doses mais altas em pacientes idosos com diminuição da função renal, doença cerebrovascular ou distúrbios convulsivos. O meropenem tem menos probabilidade de causar convulsões e está associado com menos náusea e vômito que o imipenem.

▶ Utilizações clínicas

O aztreonam é útil para o tratamento de infecções por pseudomonas confirmadas em pacientes com alergias à penicilina e à cefalosporina. O imipenem e o meropenem não devem ser rotineiramente usados como tratamento de primeira linha, a menos que se trate de organismos resistentes a vários fármacos conhecidos que são sensíveis a estes agentes. Contudo, em um paciente apropriado que foi hospitalizado durante um longo período de tempo e que pode ter infecção com organismos resistentes a múltiplos fármacos, o imipenem ou o meropenem podem ser usados enquanto se espera os resultados das hemoculturas.

CEFALOSPORINAS

1. Cefalosporinas de primeira geração

Em geral, estes agentes têm uma boa atividade contra organismos gram-positivos aeróbios (estreptococo do grupo A, *S. aureus* sensível à meticilina e estreptococo viridans) e alguns organismos gram-negativos adquiridos na comunidade (*Proteus mirabilis, E. coli* e as espécies *Klebsiella*). Os agentes nessa classe incluem a cefalexina oralmente administrada e a cefazolina parenteral.

▶ Efeitos adversos

Em geral, as cefalosporinas são seguras. Contudo, os pacientes com uma história de alergia à penicilina mediada por IgE (p. ex., anafilaxia) não devem receber cefalosporina. Pacientes com uma história de desenvolvimento de *rash* maculopapular em resposta às penicilinas têm um risco de 5 a 10% de *rash* similar com as cefalosporinas.

▶ Utilizações clínicas

As cefalosporinas orais de primeira geração são comumente usadas para o tratamento de infecções estafilocócicas menores, como na celulite. As cefalosporinas intravenosas de primeira geração são os fármacos de escolha para a profilaxia cirúrgica na cirurgia de cabeça e pescoço se a mucosa oral ou faríngea estiver envolvida, como na ressecção de tumor laríngeo.

2. Cefalosporinas de segunda geração

Este é um grupo heterogêneo que inclui cefuroxima, cefoxitina e cefotetana. Em geral, eles fornecem uma cobertura levemente mais gram-negativa do que as cefalosporinas de primeira geração, incluindo atividade contra *Proteus* indol-positivo, *Klebsiella, M. catarrhalis* e as espécies *Neisseria*. Elas têm uma atividade levemente menos gram-positiva que as cefalosporinas de primeira geração. A cefoxitina e a cefotetana também têm atividade contra muitas cepas de *Bacteroides*.

▶ Utilizações clínicas

Em pacientes com alergia branda à ampicilina ou à amoxicilina, a cefuroxima é um agente alternativo para o tratamento da sinusite e da otite porque ela possui atividade contra as cepas produtoras de β-lactamase como *H. influenzae* e *M. catarrhalis*. Devido à atividade anaeróbia adicional, cefoxitina e cefotetana podem ser opções para infecções mistas de cabeça e pescoço.

3. Cefalosporinas de terceira geração

Exemplos destes agentes incluem cefixima oralmente administrada, cefpodoxima e ceftazidima administrada via intravenosa ou intramuscular, ceftriaxona e cefotaxima. Em geral, esses agentes são menos ativos contra organismos gram-positivos, incluindo *S. aureus,* mas a maioria dos estreptococos é inibida. Destas, a ceftriaxona possui a cobertura pneumocócica mais confiável. Todas elas têm cobertura gram-negativa expandida. A ceftazidima possui boa atividade contra *Pseudomonas aeruginosa*. A ceftriaxona é o agente de primeira linha para gonorreia. A cefixima e a cefpodoxima são alternativas orais para gonorreia.

▶ Efeitos adversos

A ceftriaxona está associada com a lama da vesícula biliar dependente da dose (que pode ser vista pela imagem de ultrassonografia) e pseudocolelitíase. Tais problemas podem ser encontrados particularmente em pacientes que não estão se alimentando e que recebem nutrição parenteral total.

▶ Utilizações clínicas

Devido à sua penetração no líquido cerebrospinal, as cefalosporinas de terceira geração são amplamente usadas para tratar meningite. A ceftriaxona pode ser usada para tratar a meningite causada por pneumococos suscetíveis, meningococos, *H. influenzae* e bastonetes gram-negativos entéricos. Ela também pode ser usada para meningite causada por espécies de *Pseudomonas*. A ceftriaxona, a cefpodoxima e a cefixima são usadas para tratamento da gonorreia, incluindo doença da faringe.

4. Cefalosporinas de quarta geração

A cefepima é atualmente a única cefalosporina de quarta geração disponível. Ela possui atividade contra espécies de *Enterobacter, Citrobacter* e *Pseudomonas* e atividade similar à ceftriaxona contra os organismos gram-positivos.

▶ Utilizações clínicas

A cefepima é geralmente usada contra organismos gram-negativos resistentes a outras cefalosporinas, como *Enterobacter* e *Citrobacter*. Ela também é usada empiricamente em pacientes com neutropenia febril.

5. Cefalosporinas de quinta geração

O ceftaroline é uma nova cefalosporina de quinta geração. Ele possui atividade contra organismos gram-positivos, incluindo *S. aureus* resistente à meticilina, e organismos gram-negativos, com a notável exceção de *P. aeruginosa*.

▶ Utilizações clínicas

Com base nos estudos clínicos, o ceftaroline pode ser usado como agente alternativo para o tratamento das infecções cutâneas e do tecido mole, ou a pneumonia comumente adquirida onde houver suspeita de *S. aureus* resistente à meticilina.

QUINOLONAS

Esta classe possui um amplo espectro de atividade e toxicidade geralmente baixa. As quinolonas incluem agentes recém-fluorados, como ciprofloxacino, levofloxacino, gemifloxacino e moxifloxacino. Os fármacos inibem a síntese de DNA bacteriano bloqueando a ação da enzima DNA girase. Em geral, as quinolonas têm atividade gram-positiva, especialmente levofloxacino, gemifloxacino e moxifloxacino, e boa atividade gram-negativa, com ciprofloxacino e levofloxacino, fornecendo a melhor atividade contra *P. aeruginosa*, embora a resistência venha aumentando. Somente o moxifloxacino possui atividade anaeróbia moderada (p. ex., *B. fragilis* e anaeróbios orais). Em contraste com o ciprofloxacino e o levofloxacino, o moxifloxacino possui uma atividade insuficiente contra *P. aeruginosa*.

▶ Efeitos adversos

Os efeitos colaterais mais comumente relatados são náusea, vômito e diarreia. O prolongamento do intervalo QT foi observado nas fluoroquinolonas como uma classe. Tendinite e ruptura de tendão foram registradas, particularmente em pacientes que tomam glicocorticoides ou que sofrem de insuficiência hepática ou renal concomitante. Há também um possível efeito colateral sobre a cartilagem articular, que foi observado somente em estudos com animais. O gemifloxacino está associado com *rash* nas mulheres com menos de 40 anos de idade que usam o fármaco há mais de sete anos.

▶ Utilizações clínicas

Devido a seu amplo espectro, as quinolonas não devem ser comumente usadas como agentes de primeira linha em infecções relativamente menores, como sinusite, otite e faringite, quando existem alternativas mais econômicas com espectros mais restritos disponíveis. Devido à crescente predominância da *Neisseria gonorrhoeae* resistente à fluoroquinolona nos EUA e em algumas áreas do mundo, as quinolonas não estão mais sendo recomendadas para tratamento da gonorreia, incluindo faringite gonocócica nos EUA. O ciprofloxacino foi usado para o tratamento de infecções do tecido mole complicadas e osteomielite causada por organismos gram-negativos. O ciprofloxacino, administrado como 500 a 750 mg duas vezes ao dia por no mínimo seis semanas, é usado para tratamento da otite externa maligna. O ciprofloxacino também foi usado para erradicar meningococos da nasofaringe dos portadores. Devido à sua atividade superior contra *Pneumococcus*, algumas das quinolonas mais recentes, como o levofloxacino, podem ser usadas quando houver suspeita de *Streptococcus pneumoniae* resistente aos fármacos em casos de sinusite. Contudo, as quinolonas não são confiáveis no tratamento do *S. aureus* resistente à meticilina ou a infecções enterocócicas.

SULFONAMIDAS E FÁRMACOS ANTIFOLATO

As sulfonamidas são análogos estruturais do ácido *p*-aminobenzoico (PABA) e competem com PABA para bloquear sua conversão para o ácido di-hidrofólico. Quase todas as bactérias, com exceção dos enterococos, que usam PABA para sintetizar folatos e pirimidinas são inibidas por estes agentes. As células mamárias usam folato exógeno e não são afetadas. Fármacos antifolato, como a trimetoprima, bloqueiam a conversão do ácido di-hidrofólico para ácido tetra-hidrofólico pela inibição da enzima di-hidrofolato redutase. De modo geral, esses agentes são usados em combinação, como trimetoprima-sulfametoxazol para tratar uma variedade de infecções bacterianas e parasitárias.

▶ Efeitos adversos

Em altas doses, alguns dos fármacos antifolato também inibem a di-hidrofolato redutase mamária (pirimetamina e trimetrexato), de modo que esses fármacos são coadministrados com ácido folínico (leucovorina) para prevenir a supressão da medula óssea. Os efeitos colaterais às sulfonamidas, geralmente *rashes* brandos ou distúrbios gastrintestinais, ocorrem em 10 a 15% dos pacientes sem Aids. Em pacientes com Aids, esses efeitos colaterais são sentidos em até 50% dos pacientes e incluem *rash*, febre, neutropenia e trombocitopenia, sendo que todos podem ser graves o suficiente para interromper o tratamento.

▶ Utilizações clínicas

As sulfonamidas são os fármacos de escolha para infecções causadas por *Nocardia*. O trimetoprima-sulfametoxazol é muitas vezes usado para tratamento de sinusite e otite agudas, embora o *Pneumococcus* resistente limite seu uso.

ERITROMICINAS (MACROLÍDEOS)

Esta classe inclui eritromicina, azitromicina e claritromicina. Eles inibem a síntese de proteína das bactérias pela união às subunidades ribossômicas 50S. Dados *in vitro* demonstrando um efeito sobre a produção de citocinas sugerem também um efeito anti-inflamatório.

▶ Efeitos adversos

Podem ocorrer náusea, vômito e diarreia, particularmente com a eritromicina, o que pode causar peristaltismo descoordenado. A azitromicina e a claritromicina causam sintomas mais brandos. Ototoxicidade reversível pode ocorrer após altas doses desses agentes, especialmente com insuficiência hepática e renal concomitantes. Os macrolídeos (especialmente eritromicina e claritromicina) inibem o citocromo P450 e podem aumentar significativamente os níveis de anticoagulantes orais, digoxina, ciclosporina e teofilina com o uso concomitante. Os níveis devem ser monitorados e, as doses, apropriadamente ajustadas.

▶ Utilizações clínicas

Os macrolídeos são os fármacos de escolha para tratar infecções causadas por *Legionella*, *Mycoplasma* e *Chlamydia*. A azitromicina e a claritromicina são aprovadas para tratamento da faringite estreptocócica, mas algumas áreas registram altas taxas (20%) de resistência e alternativas mais econômicas estão disponíveis. A azitromicina e a claritromicina são muitas vezes usadas para tratar sinusite, embora a amoxicilina e a doxiciclina sejam igualmente eficazes e mais baratas.

CETOLÍDEOS

Cetolídeos como a telitromicina são derivados dos macrolídeos, mas têm atividade contra *S. pneumoniae* resistente ao macrolídeo e resistente à penicilina. Eles inibem a síntese de proteína bacteriana pela união de dois locais no ribossomo bacteriano 50S. Eles não têm atividade gram-negativa significativa.

▶ Efeitos adversos

Os sintomas gastrintestinais superiores são o efeito mais comum associado ao fármaco. Outros efeitos potenciais incluem visão borrada, resultante da alteração reversível na acomodação (observada em particular nas mulheres jovens). Exacerbações fatais de miastenia grave foram registradas. Tem havido vários relatos de toxicidade hepática grave, incluindo morte ou necessidade de transplante de fígado. A telitromicina é um potente inibidor do citocromo P450 e pode aumentar significativamente os níveis de vários fármacos, como a varfarina e as benzodiazepinas. As estatinas devem ser temporariamente interrompidas enquanto os pacientes tomam telitromicina.

▶ Utilizações clínicas

A telitromicina é uma alternativa às quinolonas para a pneumonia adquirida na comunidade na qual há suspeita de *S. pneumoniae* resistente. Contudo, os pacientes devem ser cuidadosamente monitorados para toxicidade hepática. A telitromicina não é mais recomendada para tratamento da sinusite bacteriana aguda ou bronquite, dado o risco de hepatotoxicidade grave.

TETRACICLINAS

A doxiciclina e outros fármacos nesta classe inibem a síntese de proteína. O seu espectro de atividade é similar ao dos macrolídeos.

▶ Efeitos adversos

Os efeitos colaterais gastrintestinais são normais. Os fármacos nesta classe podem ser ligar ao cálcio nos ossos e nos dentes em crescimento, causando descoloração e inibição do crescimento.

▶ Utilizações clínicas

Similar aos macrolídeos, as tetraciclinas podem ser usadas para tratar infecções causadas por *Legionella, Mycoplasma* e *Chlamydia*.

GLICILCICLINAS

Tigeciclina, um derivado da minociclina, é a primeira dessa nova classe de antibióticos. O espectro da atividade inclui organismos gram-positivos resistentes (p. ex., *S. aureus* resistente à meticilina, *S. pneumoniae* resistente à penicilina e enterococos resistentes à vancomicina), bem como vários anaeróbios e organismos gram-negativos, mas não *P. aeruginosa*.

▶ Efeitos adversos

Náusea e vômito são os efeitos mais comumente registrados relacionados às glicilciclinas. Como as tetraciclinas, a tigeciclina também pode causar fotossensibilidade e pseudotumor cerebral. Seu uso é contraindicado em crianças e gestantes.

▶ Utilizações clínicas

Estes agentes constituem outra opção de administração intravenosa contra infecções cutâneas e de tecido mole complicadas com organismos gram-positivos resistentes.

AMINOGLICOSÍDEOS

Este grupo inclui gentamicina e tobramicina. Eles inibem a síntese de proteína nas bactérias unindo-se à subunidade de ribossomo 30S.

▶ Efeitos adversos

Todos os aminoglicosídeos podem causar ototoxicidade e nefrotoxicidade. A ototoxicidade pode ser irreversível e é cumulativa. Ela pode manifestar-se como lesão coclear (p. ex., perda auditiva) e lesão vestibular (p. ex., vertigem e ataxia). A nefrotoxicidade é mais comum e é frequentemente reversível.

▶ Utilizações clínicas

Estes agentes são geralmente usados em infecções graves causadas por bactérias gram-negativas. Seu uso é limitado pela toxicidade.

CLINDAMICINA

A clindamicina age inibindo o início da síntese da cadeia de peptídeos nas bactérias. Ela assemelha-se aos macrolídeos em seu espectro e estrutura.

▶ Efeitos adversos

Estes fármacos estão mais frequentemente implicados em causar colite por *Clostridium difficile*.

▶ Utilizações clínicas

A clindamicina é um dos fármacos de primeira linha para o tratamento das infecções do espaço parafaríngeo (incluindo angina de Ludwig), bem como a flebite séptica da veia jugular (p. ex., doença de Lemierre). Ela é recomendada como uma alternativa para a amoxicilina como profilaxia contra endocardite após os procedimentos orais. A clindamicina tem boa atividade aeróbia, mas a resistência foi registrada em até 25% dos isolados de *B. fragilis*, limitando, assim, seu uso em infecções anaeróbias graves devido a esses organismos. Devido à evidência existente sugerindo que a clindamicina reduz a produção de toxina em vários organismos, ela é frequentemente usada de forma concomitante com a penicilina no tratamento da síndrome do choque tóxico estreptocócica do grupo A. A clindamicina também pode ser usada no tratamento de abscessos cerebrais, embora não seja efetiva no tratamento da meningite.

METRONIDAZOL

O metronidazol é um fármaco antiprotozoário que possui excelente atividade anaeróbia, em particular contra os organismos gram-negativos anaeróbios.

▶ Efeitos adversos

O álcool deve ser evitado durante o efeito do antibiótico e até 48 horas após para prevenir a reação tipo dissulfiramo. O metronidazol também pode diminuir o metabolismo da varfarina e aumentar o tempo de protrombina, necessitando de um monitoramento cuidadoso durante o uso concomitante.

Utilizações clínicas

Este agente pode ser usado no tratamento de abscessos cerebrais, infecções do espaço parafaríngeo (incluindo angina de Ludwig), bem como flebite séptica da veia jugular (doença de Lemierre) em combinação com penicilina ou uma cefalosporina de terceira geração. Ele é mais previsível que a clindamicina e que as cefalosporinas de segunda geração no tratamento de infecções por *B. fragilis*.

GLICOPEPTÍDEOS

1. Vancomicina

A atividade da vancomicina é limitada a organismos gram-positivos e é usada como agente bactericida para a maioria desses organismos, incluindo estafilococos e estreptococos. As cepas enterocócicas resistentes à vancomicina se tornaram um grave problema.

Efeitos adversos

Raramente esse agente é ototóxico quando administrado com aminoglicosídeos. Há também uma nefrotoxicidade potencial quando coadministrado com aminoglicosídeos. A rápida infusão de vancomicina pode resultar em hiperemia difusa ("síndrome do homem vermelho").

Utilizações clínicas

A vancomicina é o fármaco de escolha para o tratamento de *S. aureus* e *S. epiderdimdis* resistentes à meticilina. As infecções estafilocócicas, enterocócicas graves e outras infecções gram-positivas em pacientes alérgicos à penicilina também podem ser tratadas com vancomicina.

2. Telavancina

Como a vancomicina, o espectro da atividade é limitado aos micróbios gram-positivos. A telavancina inibe a síntese da parede celular e rompe a permeabilidade da membrana. Considerando-se a meia-vida longa de até 9 horas, a dosagem diária única é possível.

Efeitos adversos

Os efeitos colaterais mais comuns em estudos são os gastrintestinais, incluindo paladar metálico, náusea e vômito. Os sintomas no sistema nervoso central, como insônia e cefaleias, também são relatados.

Utilizações clínicas

A telavancina tem aprovação da U.S. Food and Drug Adminstration (FDA) para seu uso no tratamento de infecções cutâneas e de tecido mole complicadas. Ela pode ser considerada uma alternativa à vancomicina para infecções cutâneas e de tecido mole por *S. aureus* resistente à meticilina, mas há uma experiência clinica menor comparada com outros fármacos. O papel preciso para este agente em outras infecções por *S. aureus* resistente à meticilina, como endocardite, bacteremia e pneumonia, ainda precisa ser definido.

ESTREPTOGRAMINAS

Estes agentes são estruturalmente similares aos macrolídeos. Eles trabalham unindo-se aos ribossomos bacterianos e incluem Synercid (uma combinação de quinupristina e dalfopristina). O Synercid tem um espectro de atividade primariamente contra organismos gram-positivos, incluindo *E. faecium* (mas não *E. faecalis*) e *S. aureus* resistente à meticilina.

Efeitos adversos

A flebite ocorre com a administração periférica. Assim recomenda-se uma linha central. Os efeitos colaterais mais comuns são mialgias e artralgias.

Utilizações clínicas

As estreptograminas são usadas raramente e apenas em casos de infecções secundárias ao *E. faecium* resistente à vancomicina.

OXAZOLIDINONAS

A linezolida é o primeiro agente dessa classe de antibióticos. Ela é ativa contra infecções gram-positivas aeróbias, incluindo *E. faecium*, *E. faecalis* e *S. aureus* e *S. epidermidis* resistentes à meticilina.

Efeitos adversos

A náusea, o vômito e a diarreia são os efeitos colaterais mais comuns. A trombocitopenia reversível, a neutropenia e a anemia podem ocorrer se o tratamento for prolongado. Se mais de duas semanas de tratamento forem planejadas, os hemogramas devem ser monitorados.

Utilizações clínicas

Estes agentes são usados em casos de infecções graves secundárias ao *E. faecium* e *E. faecalis* resistentes à meticilina e em pacientes com infecções por *S. aureus* resistente à meticilina que são intolerantes à vancomicina.

DAPTOMICINA

Este lipopeptídeo bactericida trabalha inserindo-se na membrana celular bacteriana, causando despolarização, efluxo de potássio e morte celular. O seu espectro de atividade é similar ao da linezolida, visando a organismos gram-positivos resistentes (p. ex., *S. aureus* resistente à meticilina e enterococos resistentes à vancomicina). Está disponível apenas como agente parenteral.

▶ Efeitos adversos

O principal efeito potencial relacionado ao fármaco é a miopatia reversível, dependente da dose, que é vista mais de sete dias após o início do tratamento.

▶ Utilizações clínicas

A daptomicina é usada em infecções cutâneas e de tecido mole complicadas, com suspeita ou conhecimento de organismos gram-positivos resistentes.

▼ AGENTES ANTIFÚNGICOS

ANFOTERICINA B

A anfotericina B possui um amplo espectro de atividade contra muitos fungos que podem causar doença sistêmica, como *Aspergillus*, *Histoplasmosis*, *Coccidioides* e *Candida*. Notáveis exceções são *Pseudallescheria boydii* e *Fusarium*. Os produtos de anfotericina B com base nos lipídeos, como o complexo de lipídeo de anfotericina B, dispersão coloidal de anfotericina B e anfotericina B lipossômica, têm menos nefrotoxicidade que a anfotericina.

▶ Efeitos adversos

A anfotericina B produz, muitas vezes, febre, tremores, vômito e cefaleias. A pré-medicação com acetaminofeno e difenidramina pode ajudar, e a adição de 25 mg de hidrocortisona à infusão pode diminuir a incidência de rigores. Nefrotoxicidade e distúrbios eletrolíticos são efeitos colaterais comuns, e o monitoramento rigoroso é essencial.

▶ Utilizações clínicas

Em pacientes imunocomprometidos, este agente é usado como tratamento inicial para doença sinusal ou outra doença invasiva causada por *Aspergillus*, zigomicetos e outros moldes. A anfotericina é às vezes usada no tratamento da afta resistente.

TRIAZÓIS

Estes fármacos inibem a síntese de ergosterol, resultando em inibição da atividade da enzima associada à membrana e ao crescimento e reprodução da parede celular. O fluconazol pode ser efetivo no tratamento das infecções devido à *Candida* (em particular, a *albicans*), *Cryptococcus* e *Blastomyces*. O itraconazol possui um espectro similar ao fluconazol, mas também pode ser usado para tratar a doença invasiva causada pelo *Aspergillus*. Não há atividade contra *Fusarium* e Zigomicetos. Azóis de uma geração mais recente, como o voriconazol, têm um espectro de atividade mais amplo, incluindo *Aspergillus* e *Fusarium*, mas não os zigomicetos. O posaconazol possui um espectro de atividade similar ao voriconazol, mas também pode ser usado para tratar zigomicetos.

▶ Efeitos adversos

Os triazóis geralmente são bem tolerados. O itroconazol e o voriconazol possuem várias interações com fármacos. O itroconazol pode aumentar os níveis de ciclosporina, digoxina e varfarina com o uso concomitante, necessitando de um ajuste da dose dessas medicações. O voriconazol é um potente inibidor das isoenzimas de citocromo P450, precisando também de um ajuste na dose e no monitoramento da ciclosporina e varfarina, bem como o tacrolimo. O sirolimo é contraindicado. Os efeitos colaterais mais comuns associados ao voriconazol foram distúrbios visuais reversíveis e toxicidade hepática.

▶ Utilizações clínicas

Itraconazol, voriconazol e posaconazol podem ser usados no tratamento da doença do seio maxilar causada por *Aspergillus*. O voriconazol também pode ser usado na doença causada por *Fusarium*. O fluconazol geralmente é o tratamento de primeira linha da afta. O itraconazol e o voriconazol também possuem atividade contra a *Candida*, incluindo algumas das espécies não *albicans*. O posaconazol é uma anfotericina alternativa para o tratamento de zigomicetos.

CANDINAS

Estes fármacos agem inibindo a síntese da parede fúngica. Caspofungina, micafungina e anidulafungina são agentes liberados pela FDA nesta classe. Eles são ativos contra a *Candida*, incluindo espécies não *albicans* e *Aspergillus*. Eles não são ativos contra outros moldes.

▶ Efeitos adversos

As candinas são fármacos excepcionalmente bem tolerados e estão associados a algumas poucas interações de fármacos significativos.

▶ Utilizações clínicas

Estes fármacos são recomendados para pacientes intolerantes ou refratários ao tratamento da doença por *Aspergillus* com anfotericina ou itraconazol.

▼ AGENTES ANTIVIRAIS

ACICLOVIR, FAMCICLOVIR E VALACICLOVIR

Nas células infectadas com herpes-vírus, esses fármacos são seletivamente ativos contra a polimerase de DNA viral, inibindo a proliferação viral. Eles são úteis para infecções causadas por herpes simples e infecções por herpes-zóster – varicela. O famciclovir é seletivamente ativo contra o herpes de polimerase de DNA e inibe a proliferação viral. Ele é um pró-medicamento do penciclovir. As cepas de herpes-vírus e varicela-zóster resistentes ao aciclovir também são resistentes ao famciclovir. O valacyclovir é o pró-medicamento do aciclovir e tem aumentado a biodisponibilidade oral, permitindo uma dosagem menos frequente.

▶ Efeitos adversos

Estes fármacos são relativamente não tóxicos.

▶ Utilizações clínicas

Os agentes antivirais são usados para tratamento e profilaxia de lesões orais mucocutâneas causadas por herpes simples. O aciclovir oral é significativamente mais efetivo que a pomada tópica atualmente disponível, de aciclovir a 5%. O creme de penciclovir a 1% é efetivo, mas deve ser aplicado a cada duas horas para fazer efeito.

Radiologia

3

Nancy J. Fischbein, MD
Kenneth C. Ong, MD

TÉCNICAS DE IMAGEM DIAGNÓSTICA

A imagem diagnóstica é um componente essencial da avaliação de muitos problemas otorrinolaringológicos. A tomografia computadorizada (TC) e a imagem por ressonância magnética (RM) são as modalidades de imagem mais comumente usadas, com tomografia com emissão de pósitrons (PET) desempenhando um papel cada vez maior.

TOMOGRAFIA COMPUTADORIZADA

O exame de TC usa radiação ionizada para gerar imagens transversais com base nas diferenças da atenuação de raio X de vários tecidos. Os *scanners* modernos são, em geral, helicoidais, significando que a rotação da fonte de raio X e a translação do paciente ocorrem simultaneamente. Isso resulta na aquisição de um "volume" de dados que é dividido e reconstruído em fatias individuais. A varredura helicoidal é significativamente mais rápida do que a tradicional aquisição fatia por fatia, diminuindo, desse modo, os artefatos relacionados ao movimento (p. ex., respiração, deglutição e movimento amplo do paciente). A rápida aquisição de dados também permite que se obtenha uma quantidade maior de fatias mais finas, o que facilita o diagnóstico, devido à diminuição do efeito médio de volume parcial, e permite melhor qualidade das reconstruções multiplanares. O avanço mais recente na imagem de TC foi a introdução de *scanners* de "fatias múltiplas". Os *scanners* de fatia múltipla têm um número variável (geralmente 8 a 64, embora *scanners* com 320 estejam agora disponíveis) de arcos paralelos de detectores que são capazes de adquirir simultaneamente volumes de dados. A velocidade aumentada que resulta da amostra de fatias múltiplas pode ser trocada pela resolução longitudinal melhorada, por um volume de cobertura maior ou por uma razão sinal-ruído melhorada.

O exame de TC de cabeça e pescoço é idealmente executado com secções finas, geralmente iguais ou inferiores a 3 mm, no plano axial; com *scanners* de fatias múltiplas, fatias de 0,625 ou 1,25 mm são geralmente adquiridas e então combinadas para facilitar a visualização nas fatias levemente mais espessas de 2,5 a 3 mm. A imagem coronal direta ou as reformas coronais são úteis em muitas situações, notavelmente na imagem dos seios paranasais e na base do crânio, e as reformas sagitais também podem ser úteis. Devido às crescentes preocupações com a radiação médica, as reformas coronais são geralmente preferidas a uma segunda aquisição, se as imagens axiais também forem adquiridas. O exame de TC do pescoço é geralmente executado após injeção de material de contraste iodado, porque a opacificação dos vasos ajuda a separá-los de outras estruturas, como os linfonodos, e também ajuda a delinear e caracterizar a patologia. Se a anatomia óssea é o foco do exame de imagem, como a imagem dos seios paranasais ou ossos temporais, então o material de contraste intravenoso não é requerido. Se um paciente tem alergia a contraste ou insuficiência renal, a administração de contraste deve ser evitada; a pré-medicação com esteroides e anti-histamínicos pode ser útil se um paciente possui uma história clínica de reação ao contraste, mas a administração de contraste é necessária.

IMAGEM POR RESSONÂNCIA MAGNÉTICA

A RM explora as diferenças nas características de relaxamento e densidade de *spin* de prótons em diferentes ambientes de tecido para produzir uma imagem que é extraordinariamente sensível ao contraste do tecido mole. Dependendo dos parâmetros selecionados e do uso de contraste, as características dos tecidos variam. Pelo menos dois diferentes tipos de sequências em dois planos são geralmente necessários para caracterizar as lesões de cabeça e pescoço. A espessura da fatia não deve ser maior que 5 mm. Um agente de contraste com base de gadolínio é geralmente usado para melhorar a detecção da patologia e melhorar a caracterização do tecido, bem como para ajudar na geração de um diagnóstico diferencial. Em algumas circunstâncias, secções mais finas cobrindo uma área anatômica menor podem ser necessárias para um diagnóstico mais preciso.

Na cabeça e no pescoço, as seguintes sequências de imagens são, em geral, obtidas: (1) imagens sagital, axial e coronal ponderadas em T2; (2) imagens ponderadas em T2 *spin-eco* rápidas axiais com saturação de gordura e (3) imagens ponderadas em T1 pós-gadolínio axial e coronal com saturação de gordura.

Planos adicionais podem ser úteis em algumas circunstâncias, como as imagens ponderadas em T2 *spin-eco* rápidas coronais com saturação de gordura para a avaliação da patologia do seio paranasal e da patologia da base anterior do crânio. As sequências adicionais, como a angiografia por ressonância magnética (ARM), podem ser úteis em determinadas circunstâncias (p. ex., paragangliomas e fístulas durais), mas não são necessárias para a avaliação da maioria dos processos de cabeça e pescoço. A venografia por RM pode ser útil na avaliação de pacientes com zumbido pulsátil e na avaliação da permeabilidade do seio sigmoide em pacientes com distúrbios inflamatórios ou neoplásicos adjacentes. Sequências como Fiesta (*fast imaging employing steady-state acquisition*) ou CISS (*constructive interference in the steady state*) permitem a imagem de secção fina, pesadamente ponderada em T2 que é particularmente útil na avaliação das cisternas basais e das estruturas da orelha interna preenchidas com líquido e geralmente será incluída nos protocolos de imagem do osso temporal. As modalidades avançadas no uso difundido no cérebro (p. ex., espectroscopia por RM, difusão na imagem ponderada, RM funcional) não encontraram, em sua maioria, um lugar na imagem rotineira de cabeça e pescoço, com exceção da difusão na imagem ponderada, que é particularmente útil na avaliação da base do cérebro e do osso temporal para cistos epidermoides e colesteatomas.

Em uma imagem ponderada em T1, a gordura é clara e o líquido (p. ex., líquido cerebrospinal [LCS]) é relativamente escuro. O músculo e a maioria das patologias são de sinal de intensidade intermediária. A grande quantidade de gordura na cabeça e no pescoço fornece contraste de tecido intrínseco, o que torna a imagem ponderada em T1 muito sensível aos processos infiltrativos que obliteram os planos de tecido ou que substituem a gordura da medula (Figura 3-1). Algumas lesões hemorrágicas ou proteicas causam encurtamento do tempo de relaxamento em T1 e parecem claras em uma imagem ponderada em T1. Em uma imagem ponderada em T2, o líquido é extremamente claro e a maioria das patologias é relativamente clara, ao passo que o músculo normal é bem escuro. A técnica *spin-eco* rápida é muito útil na limitação dos artefatos relacionados ao movimento e à suscetibilidade magnética comparada com a imagem ponderada em T2 *spin-eco* convencional. Como a gordura permanece clara em uma imagem *spin-eco* rápida, contudo, a saturação de gordura deve idealmente ser aplicada quando se obtém uma imagem de cabeça e de pescoço ou da base craniana. Na cavidade nasal

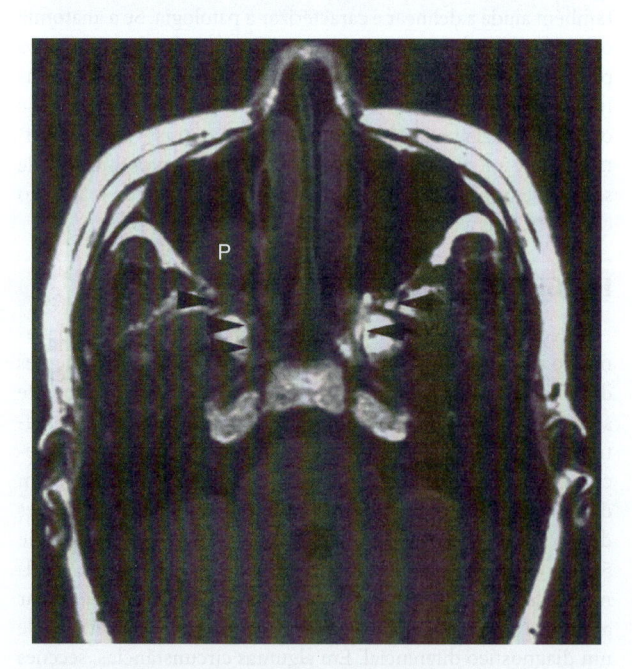

▲ **Figura 3-1** Imagem axial ponderada em T1. Observe o sinal de alta intensidade da gordura subcutânea e da medula da base cerebral central. A neoplasia infiltrativa substitui a gordura normal na fossa pterigopalatina, no canal vidiano e nas porções do corpo esfenoide (pontas de seta pretas). A fossa pterigopalatina esquerda normal (FPP) e o canal vidiano (CV) são indicados. Um pólipo (P) do seio maxilar é incidentalmente observado.

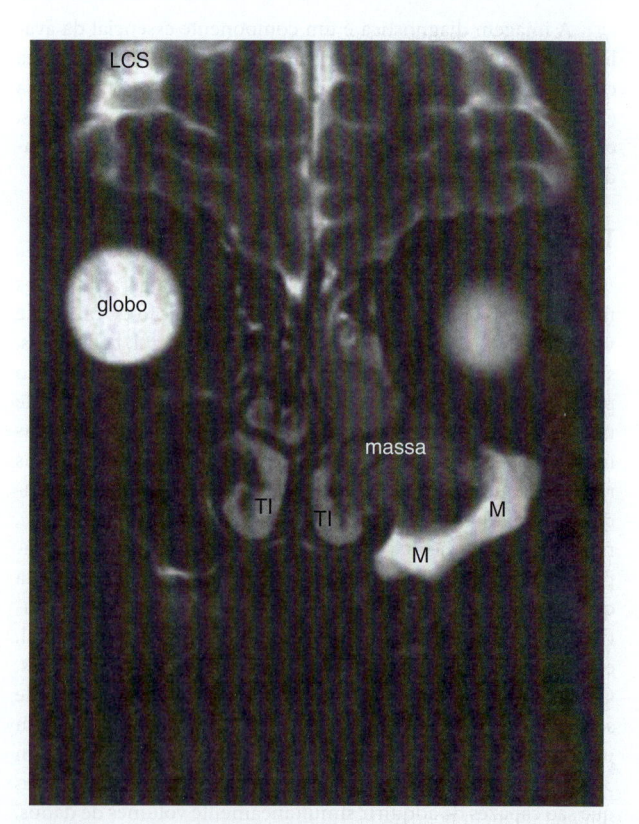

▲ **Figura 3-2** Imagem coronal ponderada em T2 *spin-eco* rápida com saturação de gordura (SG). Observe a alta intensidade de sinal do humor vítreo do globo ocular, a alta intensidade de sinal do LCS e a falta de sinal da gordura subcutânea. Neste paciente com carcinoma de célula escamosa, o tumor de intensidade de sinal intermediária (massa) se posiciona em contraste com a intensidade de sinal muito alta da mucosa edematosa e secreções retidas (M) no seio maxilar esquerdo e a intensidade de sinal moderadamente alta nos cornetos inferiores (TI).

e nos seios paranasais, as imagens ponderadas em T2 são particularmente úteis na distinção das massas neoplásicas de pólipos, mucosa espessada e secreções retidas (Figura 3-2). O gadolínio é muito útil para demonstrar a patologia e a montagem de um diagnóstico diferencial com base nas características de intensificação de uma lesão. Em um paciente com câncer de cabeça e pescoço, a imagem pós-gadolínio é muito útil na avaliação da invasão do seio cavernoso, da infiltração meníngea e da disseminação perineural do tumor (Figura 3-3). A saturação de gordura deve idealmente ser aplicada na imagem ponderada em T1 pós-gadolínio; de outro lado, o contraste entre uma lesão aumentada e o sinal de alta intensidade da gordura adjacente pode ser reduzido em comparação com a imagem pré-gadolínio. Como os *scanners* de campo baixo muitas vezes não têm capacidade de saturação de gordura, a imagem de campo alto (1,5 T ou mais alta) é geralmente preferível para a avaliação da cabeça e do pescoço e da base craniana. Se um paciente for gravemente claustrofóbico, então a sedação pode ser necessária para executar o exame em um sistema de campo alto.

Deve-se lembrar que a RM requer mais tempo e mais cooperação do paciente que a TC e, portanto, ela não é necessariamente adequada para pacientes gravemente doentes ou não cooperativos. Além disso, existem certas contraindicações absolutas à RM, incluindo clipes ferromagnéticos de aneurisma intracraniano, marca-passos cardíacos e muitos implantes cocleares. Portanto, os pacientes devem ser cuidadosamente examinados para estas e outras contraindicações antes de se submeterem à RM. Observe também que a administração de gadolínio deve ser evitada sempre que possível em pacientes com insuficiência renal devido a preocupações sobre fibrose sistêmica nefrogênica (FSN), uma síndrome progressiva que envolve fibrose da pele, articulações, olhos e órgãos internos e que esteve associada com a exposição ao gadolínio no ambiente de disfunção renal.

TOMOGRAFIA COM EMISSÃO DE PÓSITRONS

A PET fornece uma visão funcional dos tecidos, em vez de simplesmente representar a anatomia. Na cabeça e no pescoço, ela é usada primariamente para avaliação e diagnóstico oncológico e é executada com ^{18}F-fluorodesoxiglicose (FDG). O FDG é administrado nos tecidos em proporção à taxa glicolítica, que geralmente é aumentada nos processos neoplásicos. A captação assimétrica focal sugere um tumor, mas é não específica, uma vez que o FDG também é concentrado em áreas de inflamação. O exame FDG-PET é particularmente útil nas seguintes situações: (1) na procura por uma lesão primária desconhecida em um paciente que se apresenta com doença metastática no pescoço (Figura 3-4A), (2) na avaliação da doença residual ou recorrente após a terapia primária e (3) na procura por lesões primárias sincrônicas ou metacrônicas ou metástases distantes. O exame FDG-PET também pode ser útil para estadiamento do pescoço, mas pode haver um número significativo de estudos falso-negativos em pacientes com pescoços clinicamente N0, porque pequenos depósitos de tumor (< 5 mm) não são geralmente detectáveis em um exame FDG-PET. Esses pequenos depósitos de tumor são encontrados se for realizada uma dissecção do pescoço. O exame FDG-PET também pode ser usado para avaliar a resposta a uma terapia de preservação do órgão: se um exame PET de intervalo curto demonstrar uma diminuição acentuada na atividade metabólica, então o paciente continuará sendo tratado com um esquema de preservação do órgão. Se a atividade metabólica do tumor não estiver diminuindo como o esperado, então o paciente pode ser examinado para uma ressecção cirúrgica em um período mais precoce. Atualmente, a maioria dos exames FDG-PET é feita em *scanners* dedicados de FDG-PET: isso permite a fusão da informação metabólica e anatômica, de modo que a precisa localização anatômica das regiões de captação de FDG possa ser atingida (Figura 3-4B e 3-4C). Os *scanners* PET-RM estão atualmente sendo desenvolvidos, mas ainda não estão disponíveis para o uso clínico fora de alguns poucos centros de pesquisa selecionados.

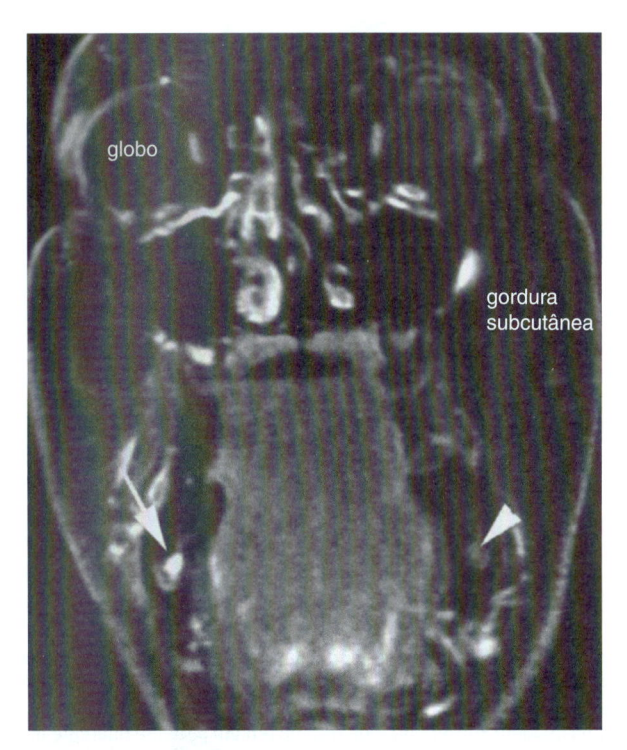

▲ **Figura 3-3** Imagem coronal ponderada em T1, pós-gadolínio, com saturação de gordura. Observe que o humor vítreo está escuro como na imagem ponderada em T1, mas as gorduras subcutânea e orbitária também estão escuras devido à supressão de gordura. A alta intensidade de sinal da mucosa nasal, bem como a intensificação dos vasos e músculos extraoculares, indica que o gadolínio foi administrado. Neste paciente com uma história de carcinoma de célula escamosa do sulco gengivobucal e nova dormência do queixo, observa-se o aumento anormal e intensificação de V3 no canal alveolar inferior (seta branca), consistente com disseminação perineural do tumor. O canal normal contralateral também é indicado (ponta de seta branca).

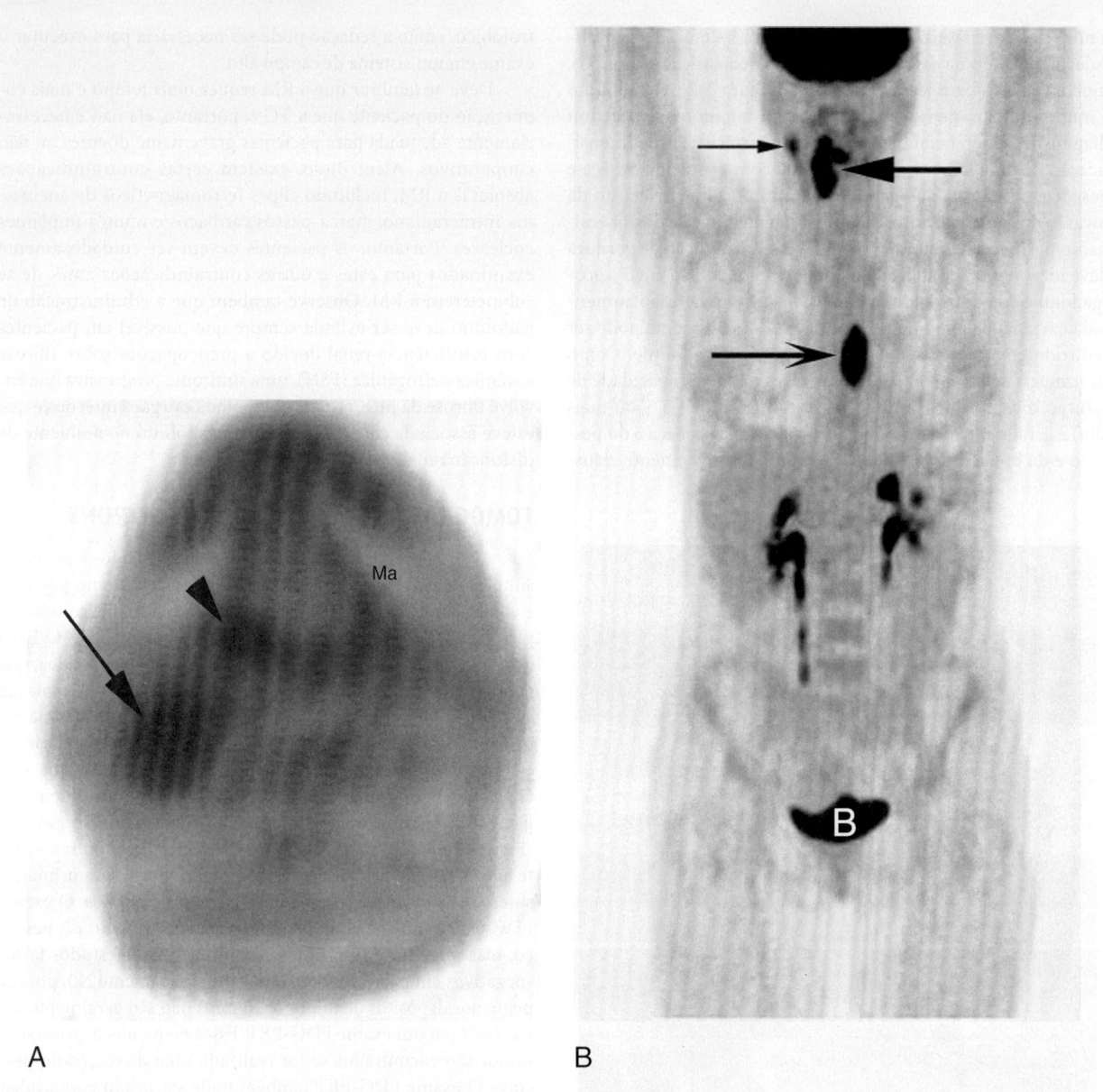

▲ **Figura 3-4** (**A**) Imagem FDG-PET axial em um paciente que se apresenta com adenopatia cervical metastática e sem local primário visível no exame clínico ou na RM. Um grande foco de atividade (seta preta) está relacionado à linfadenopatia de nível II conhecida e há suspeita de um foco menor de atividade (ponta de seta escura) para um local primário na base direita da língua. Isso foi confirmado pela panendoscopia e pela biópsia. A mandíbula fotopênica (Ma) é indicada para orientação. (**B**) Uma imagem FDG-PET de todo o corpo em um paciente diferente que se apresentou para estadiamento de um grande tumor orofaríngeo no lado direito (seta preta reta grande) demonstra linfadenopatia metastática do pescoço direito (seta preta reta pequena), bem como foco intenso de atividade no mediastino (seta preta côncava grande). A atividade esperada é observada nos sistemas de coleta renal, ureteres e bexiga, B. (*continua*)

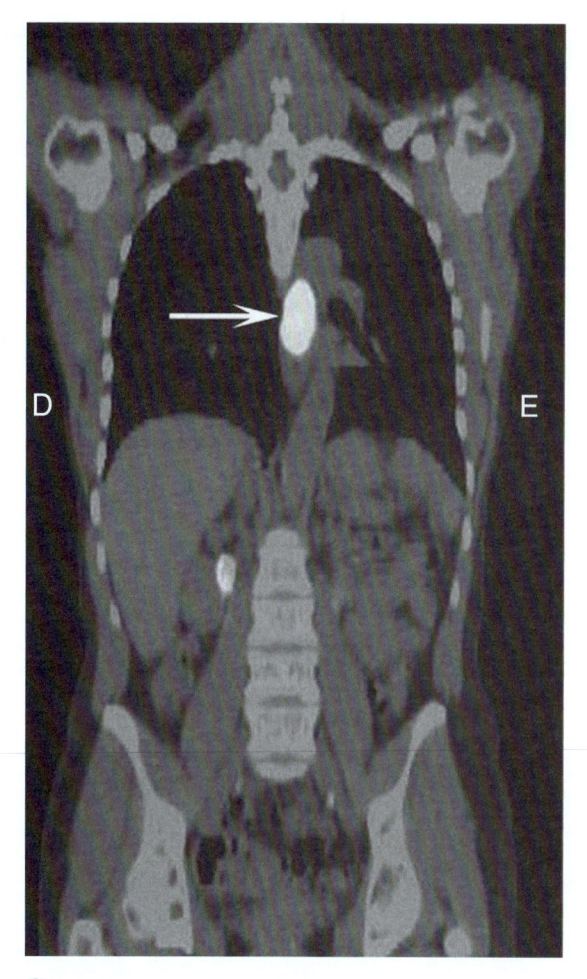

▲ **Figura 3-4** (*continuação*) (**C**) Uma imagem de fusão FDG-PET coronal no mesmo paciente, como na parte B, localiza a massa ávida FDG (seta branca côncava) no mediastino e especificamente no esôfago. Na endoscopia, este paciente foi considerado como tendo segundo tumor primário assintomático envolvendo o esôfago mesotorácico. D, direita; E, esquerda.

Agarwal V, Branstetter BF 4th, Johnson JT. Indications for PET/CT in the head and neck. *Otolaryngol Clin North Am* 2008;41L:23–49 [PMID: 18261525]. (The authors review the literature on the use of PET/CT in head and neck cancers and provide an evidence-based approach to the use of PET/CT for staging, treatment planning, monitoring of treatment response, and surveillance of treated patients with squamous cell carcinoma.)

Al-Ibraheem A, Buck A, Krause BJ, Scheidhauer K, Schwaiger M. Clinical applications of FDG PET and PET/CT in head and neck cancer. *J Oncol* 2009;2009:208725 [Epub ahead of print] [PMID: 19707528]. (This comprehensive review discusses the different roles that FDG PET and PET/CT can play in the diagnosis and management planning of head and neck cancer.)

Blodgett TM, Fukui MB, Snyderman CH et al. Combined PET-CT in the head and neck: Part 1. Physiologic, altered physiologic, and artifactual FDG uptake. *Radiographics* 2005;25(4):897 [PMID: 16009814]. (Combined PET-computed tomography (CT) is a unique imaging modality that permits anatomic and functional imaging on a single scanner with nearly perfect coregistration. Physiologic and artifactual uptake is reviewed.)

Fukui MB, Blodgett TM, Snyderman CH et al. Combined PET-CT in the head and neck: Part 2. Diagnostic uses and pitfalls of oncologic imaging. *Radiographics* 2005;25:913 [PMID: 16009815]. (Combined PET-CT helps prevent the misinterpretation of FDG PET findings in patients with head and neck cancer. Superior localization of FDG uptake with this technique can improve diagnostic accuracy and help avoid interpretative pitfalls.)

Hendrick RE. The AAPM/RSNA physics tutorial for residents. Basic physics of MR imaging: an introduction. *Radiographics* 1994;14(4):829 [PMID: 7938771]. (An introduction to the basic physics of MRI.)

Kanal E, Barkovich AJ, Bell C et al. ACR guidance document for safe MR practices: 2007. *AJR Am J Roentgenol* 2007;188:1447–1474 [PMID: 17515363]. (A comprehensive and current update on MRI safety considerations.)

Mahesh M. The AAPM/RSNA physics tutorial for residents: search for isotropic resolution in CT from conventional through multiple-row detector. *Radiographics* 2002;22:949 [PMID: 12110725]. (An overview of the physics of CT scanning, with an emphasis on current technology.)

Plewes DB. The AAPM/RSNA physics tutorial for residents. Contrast mechanisms in spin-echo MR imaging. *Radiographics* 1994;14(6):1389 [PMID: 7855348]. (An introduction to the basic MR imaging sequences.)

Saloner D. The AAPM/RSNA physics tutorial for residents. An introduction to MR angiography. *Radiographics* 1995;15(2):453 [PMID: 7761648]. (A discussion of the basic principles and applications of MRA.)

IMAGEM DA CABEÇA E DO PESCOÇO

ANATOMIA ESPACIAL DA CABEÇA E DO PESCOÇO

Os espaços supra-hioides da cabeça e pescoço são definidos pelas três camadas da fáscia cervical profunda: as camadas superficial, média e profunda. Os espaços assim definidos incluem o espaço mucoso faríngeo (que inclui a nasofaringe, a orofaringe e a hipofaringe), o espaço parafaríngeo, o espaço mastigatório, o espaço parotídeo, o espaço carotídeo, o espaço retrofaríngeo e o espaço perivertebral. O colo infra-hióideo foi tradicionalmente definido de modo clínico por uma série de triângulos cirúrgicos, mas também pode ser descrito como uma série de espaços definidos pela fáscia, o que facilita a compreensão e a interpretação das modalidades de imagem transversais, como a TC e a RM.

Os espaços do colo infra-hióideo também são definidos por três camadas da fáscia cervical profunda e incluem o espaço superficial (externo à camada superficial da fáscia cervical profunda), o espaço visceral (incluindo a glândula tireoide, a laringe e o esôfago), o espaço carotídeo, o espaço retrofaríngeo e o espaço perivertebral. A cavidade nasal, os seios paranasais, a base craniana e o osso temporal são considerados sub-regiões únicas da cabeça.

DOENÇA DA MUCOSA DA CABEÇA E DO PESCOÇO

Para a doença da mucosa da cabeça e do pescoço, dos quais o carcinoma de célula escamosa (CCE) é de longe a lesão dominante, as tradicionais subdivisões são a nasofaringe, a orofaringe, a cavidade oral, a laringe e a hipofaringe. O espaço mucoso faríngeo inclui a nasofaringe, a orofaringe e a hipofaringe.

NASOFARINGE

▶ Anatomia

A nasofaringe é delimitada anteriormente pela cavidade nasal posterior na coana posterior; de modo posterossuperior pelo clivo inferior, coluna cervical superior e músculos pré-vertebrais; e inferiormente por uma linha horizontal desenhada

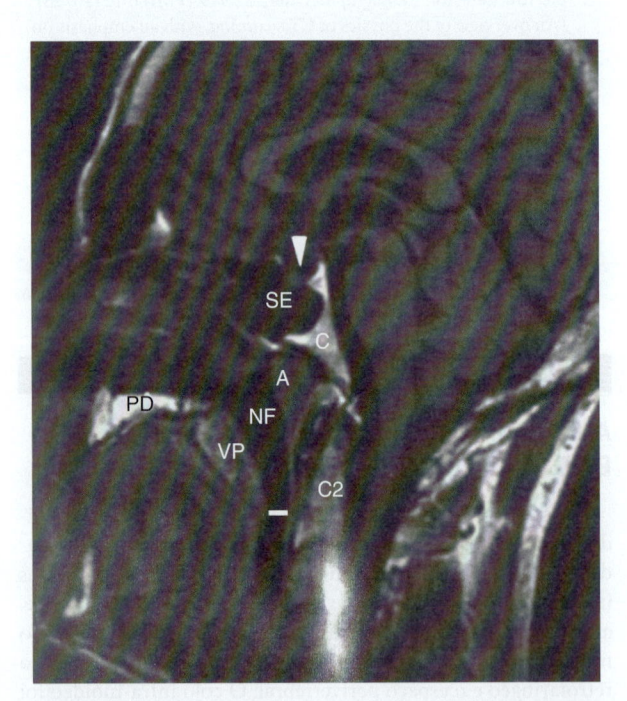

▲ **Figura 3-5** Imagem sagital ponderada em T1 na linha média indica a anatomia óssea e do tecido mole relacionada com a nasofaringe (NF), com a margem inferior aproximada da nasofaringe indicada pela linha branca horizontal. Estão indicados: adenoides (A), clivo (C), corpo vertebral C2 (C2), seio esfenoide (SE), véu palatino (VP), palato duro (PD) e glândula hipofisária na sela turca (ponta de seta branca).

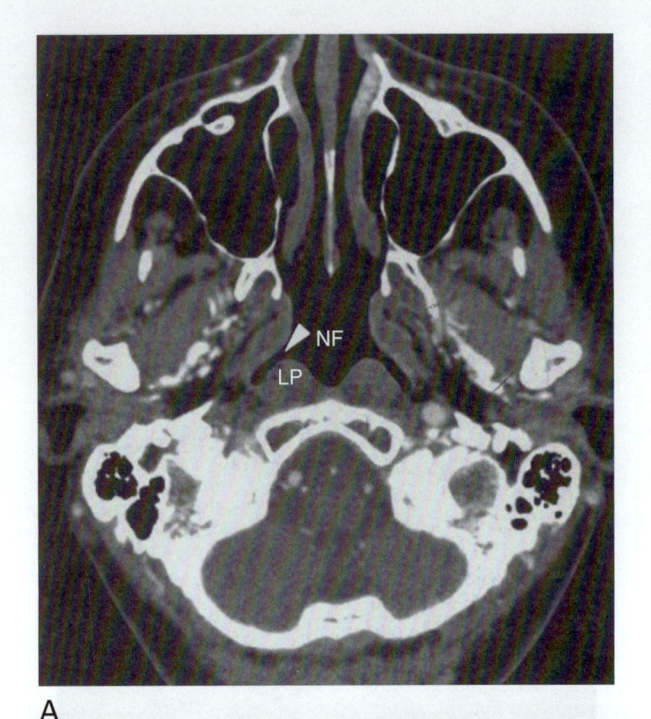

▲ **Figura 3-6** (**A**) Imagem de TC axial demonstra a via aérea da nasofaringe (NF) e o recesso faríngeo lateral (ponta de seta branca), bem como o músculo longo do pescoço (LP). (**B**) Imagem axial ponderada em T1 da nasofaringe (NF) demonstra o recesso faríngeo lateral (ponta de seta branca), o óstio tubário (T) e a abertura da tuba auditiva (seta branca).

Quadro 3-1 Lesões de massa comuns da nasofaringe

Benigna	Maligna
Hipertrofia adenoidal	Carcinoma nasofaríngeo
Cisto pós-inflamatório de retenção	Linfoma de não Hodgkin
Cisto de Thornwaldt	Tumor maligno da glândula salivar menor
Tumor benigno da glândula salivar menor	Rabdomiossarcoma (em uma criança)

junto aos palatos duro e véu palatino (Figura 3-5). A parede lateral da nasofaringe é composta do óstio tubário, do orifício da tuba auditiva e do recesso faríngeo lateral, também conhecido como fossa de Rosenmüller (Figura 3-6). Além da mucosa escamosa, os conteúdos da nasofaringe incluem tecido linfoide (adenoides), glândulas salivares menores, fáscia faringobasilar e músculos constritores da faringe. A fáscia faringobasilar representa a aponeurose do músculo constritor superior e o insere à base do crânio. Um hiato na margem superior da fáscia faringobasilar é conhecido como seio de Morgagni. A tuba auditiva distal e o músculo elevador do palato normalmente passam por este hiato, que também serve como uma rota potencial de disseminação para o carcinoma nasofaríngeo acessar a base do crânio.

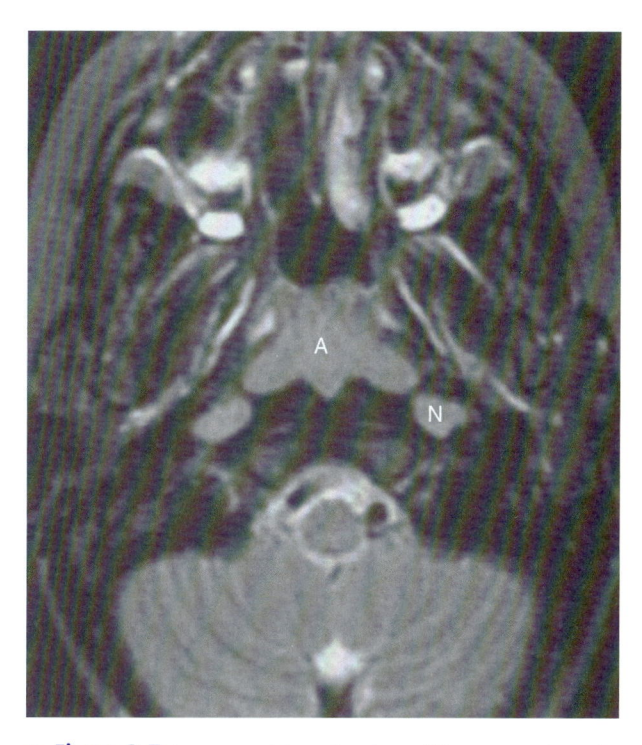

▲ **Figura 3-7** Imagem axial ponderada em T2 em uma criança jovem demonstra hipertrofia simétrica proeminente das adenoides (A) e linfonodos retrofaríngeos proeminentes (N). Este grau de aumento adenoidal é comum em crianças jovens e em adolescentes.

▶ **Patologia**

As lesões que podem ser encontradas nos exames de imagem na nasofaringe são listadas no Quadro 3-1. A hipertrofia adenoidal (Figura 3-7) é comumente vista em crianças, adultos jovens e pacientes que têm teste positivo para o vírus da imunodeficiência humana (HIV), embora no último grupo, o linfoma deve ser considerado no diagnóstico diferencial. O carcinoma da nasofaringe é a lesão maligna mais comum da nasofaringe, e o espectro dos achados de imagem que podem ser encontrados com o carcinoma nasofaríngeo é ilustrado na Figura 3-8. Aspectos importantes a se considerar na avaliação da imagem de um paciente com carcinoma nasofaríngeo incluem a presença de extensão para o espaço parafaríngeo e fossa pterigopalatina, a presença de invasão na base do crânio e a presença de extensão para os nervos cranianos ou para o seio cavernoso.

▶ **Pontos-chave da imagem**

- Os recessos faríngeos laterais podem ser assimétricos devido à coaptação da mucosa, em vez de uma lesão de massa verdadeira. Essa "pseudomassa" pode ser diagnosticada quando o médico ou radiologista identifica as superfícies da mucosa "que se beijam", em vez de uma lesão de massa verdadeira (Figura 3-9).
- A nasofaringe deve ser cuidadosamente examinada para uma lesão de massa que obstrui o orifício da tuba auditiva em qualquer paciente adulto com líquido na orelha média unilateral ou mastóideo (Figura 3-10).
- O tecido mole nasofaríngeo assimétrico ou anormalmente proeminente que é visto no exame de imagem deve indicar uma avaliação clínica para neoplasia, especialmente linfoma (em particular no cenário de HIV) ou carcinoma nasofaríngeo (em particular se o paciente for descendente do sul da China) (Figura 3-11).
- Pacientes com carcinoma nasofaríngeo devem se submeter à RM, em vez do exame de TC, para um estadiamento mais completo. Em pacientes com carcinoma nasofaríngeo, a base do crânio deve ser cuidadosamente avaliada nas imagens ponderadas em T1 para evidência de invasão, com atenção particular ao clivo em uma imagem sagital ponderada em T1. Após o gadolínio, os seios cavernosos e os nervos cranianos (notavelmente V2 e V3) devem ser avaliados para envolvimento tumoral.

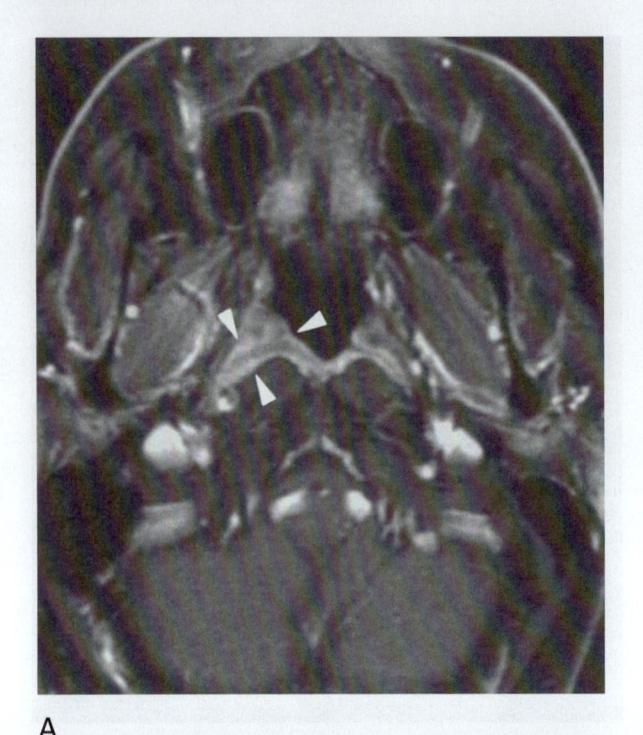

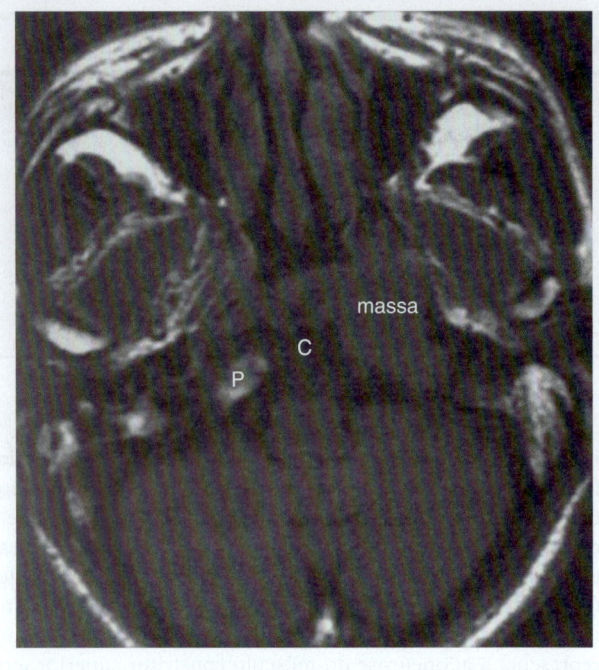

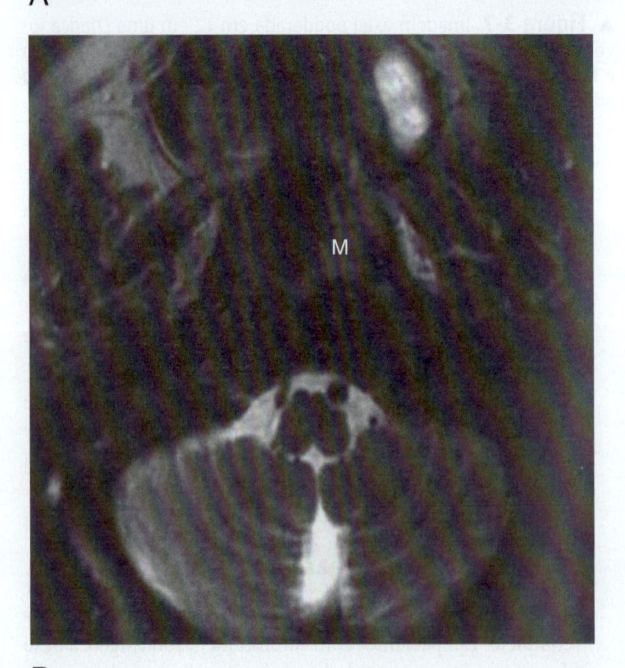

▲ **Figura 3-8** O espectro dos achados de imagem no carcinoma nasofaríngeo (CNF). (**A**) Imagem axial ponderada em T1 pós-gadolínio com saturação de gordura demonstra uma lesão de massa pequena (pontas de seta brancas) preenchendo a fossa direita de Rosenmüller e realçada contra os tecidos moles adjacentes pela "linha branca" da mucosa adjacente intensificada e plexo venoso da mucosa. Este paciente se apresentou com uma massa no pescoço (não mostrada) que revelou carcinoma insatisfatoriamente diferenciado na biópsia com aspiração por agulha fina (PAAF). (**B**) Imagem axial ponderada em T2 *spin-eco* rápida com saturação de gordura em uma mulher chinesa de 45 anos com queixa de plenitude auricular esquerda demonstra uma massa (M) centralizada na fossa esquerda de Rosenmüller com extensão anterior e medialmente. (**C**) Imagem axial ponderada em T1 em um homem chinês mais velho com cefaleia, dor no ouvido e diplopia demonstra uma grande massa centralizada na fossa esquerda de Rosenmüller, com obliteração dos planos de gordura adjacentes, erosão do osso petroso esquerdo (compare o osso petroso normal e a medula adiposa mostrada à direita, P) e reposição da medula de alta intensidade de sinal normal dentro do clivo, C. (*continua*)

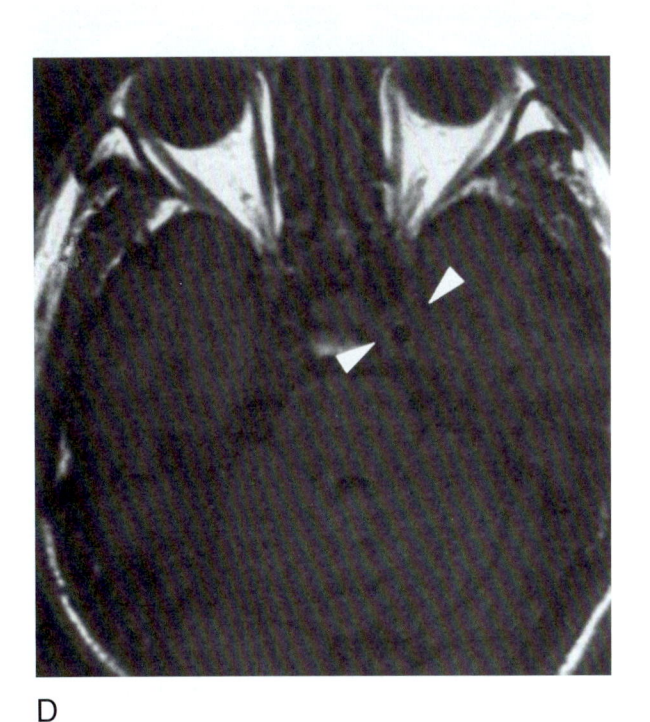

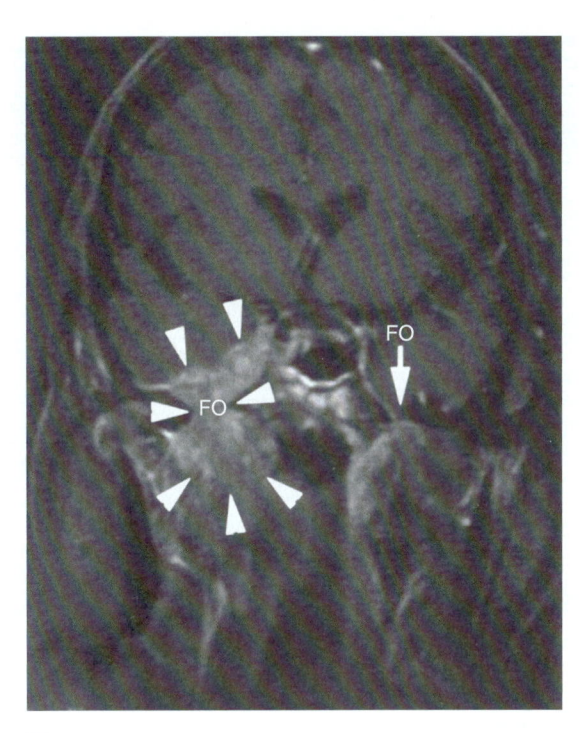

▲ **Figura 3-8** (*continuação*) (**D**) Uma imagem mais superior no mesmo paciente mostrado na parte C demonstra assimetria dos seios cavernosos com aumento do tecido mole à esquerda (pontas de setas), bem como um leve estreitamento do segmento cavernoso encravado da artéria carótida interna, consistente com a extensão do tumor para dentro do seio cavernoso. (**E**) Imagem coronal ponderada em T1 pós-gadolínio com saturação de gordura em outro paciente chinês com carcinoma nasofaríngeo e dormência facial direita em uma distribuição V3 demonstra extensão direta e perineural do tumor por meio de um forame oval (FO) direito acentuadamente aumentado na fossa craniana média (pontas de setas). A aparência normal do forame oval é demonstrada à esquerda (seta branca).

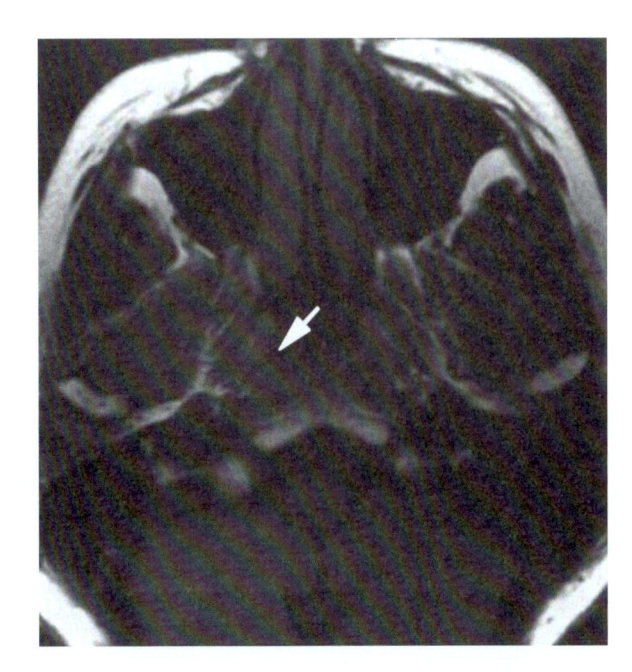

▲ **Figura 3-9** Imagem axial ponderada em T1 demonstra uma fossa de Rosenmüller direita normal (seta branca). A fossa esquerda é vista com dificuldade, mas nenhuma lesão de massa está presente e a visualização imperfeita é devido à coaptação das superfícies da mucosa e a uma falta de ar na fossa para fornecer contraste.

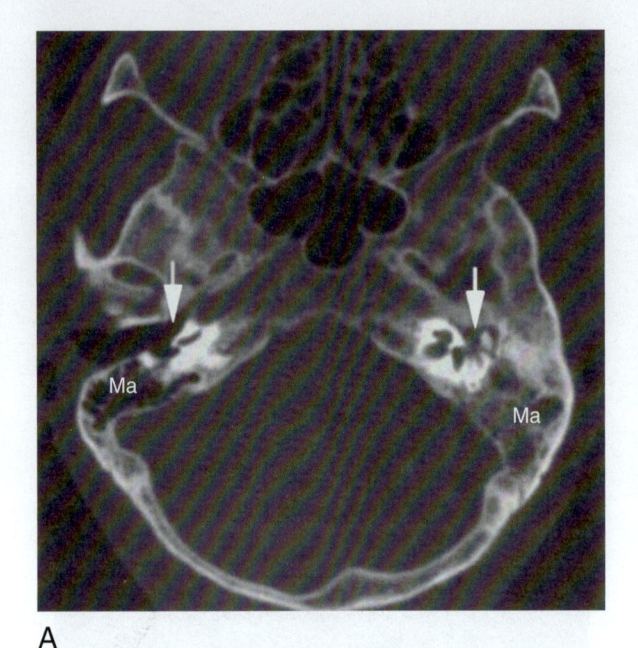

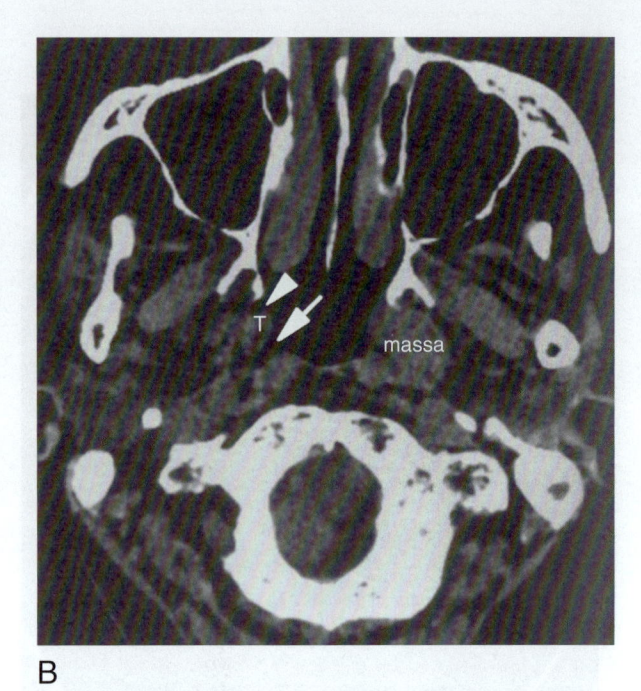

▲ **Figura 3-10** (**A**) Imagem de TC axial vista em janela óssea em uma mulher idosa que apresenta otite serosa unilateral demonstra densidade de líquido ou de tecido mole na orelha média esquerda e mastoide. As células aéreas mastóideas direitas são bem pneumatizadas. As células aéreas mastóideas são indicadas por um "Ma" e as cavidades da orelha média pelas setas brancas. (**B**) Uma imagem axial de TC sem constraste mais inferior vista em uma janela de tecido mole demonstra uma massa nasofaríngea submucosa esquerda que está obliterando os marcos anatômicos normais. A fossa direita de Rosenmüller (seta), óstio tubário (T) e orifício da tuba auditiva (ponta de seta) são mostrados para comparação. Uma biópsia da lesão foi sugestiva de amiloidose.

- A necrose por radiação dos lobos temporais pode ocorrer após radioterapia de alta dosagem para carcinoma nasofaríngeo, assim como osteonecrose da base craniana e neurite craniana. Estes podem imitar a recorrência tumoral nos exames de imagem (Figura 3-12).
- Um paciente com carcinoma nasofaríngeo pode se apresentar com linfadenopatia cervical maciça, ainda que seja uma lesão primária relativamente pequena. A nasofaringe deve ser cuidadosamente examinada em um paciente que se apresenta com linfadenopatia cervical não infecciosa, em particular quando ele é descendente do sul da China.

OROFARINGE

▶ Anatomia

A orofaringe (Figura 3-13) é limitada anteriormente pela papila circunvalada da língua, o véu palatino e os pilares tonsilares anteriores, posteriormente pelos músculos constritores superior e médio e superiormente pelo véu palatino. Inferiormente, ela é separada da laringe pela epiglote e pela prega glossoepiglótica, e da hipofaringe, pelas pregas faringoepiglóticas. Além da mucosa escamosa, os conteúdos da orofaringe incluem tonsilas palatina e lingual, glândulas salivares menores e músculos constritores faríngeos.

▶ Patologia

As lesões que podem ser encontradas nos exames de imagem da orofaringe são listadas no Quadro 3-2. Entidades comumente encontradas incluem hipertrofia tonsilar e processos inflamatórios tonsilares, especialmente abscesso peritonsilar. Em um paciente com doença inflamatória, é importante procurar por fatores de predisposição subjacentes, como um corpo estranho insuspeito, e procurar também potenciais complicações clinicamente ocultas, como a tromboflebite séptica da veia jugular (Figura 3-14). O CCE da tonsila palatina ou da base da língua pode se apresentar como uma lesão de massa exofítica saliente ou uma lesão de massa de infiltração ou pode ter componentes de infiltração e exofíticos (Figura 3-15). Em alguns casos, a lesão primária pode ser bem sutil (Figura 3-16). As margens da lesão são muitas vezes mal definidas e pode haver infiltração dos planos de gordura normais adjacentes. Geralmente, o CCE é intermediário em intensidade de sinal nas imagens ponderadas em T1 e T2 e mostra intensificação moderadamente intensa pós-gadolínio. Em um paciente com CCE orofaríngeo conhecido, os linfonodos de nível II devem ser cuidadosamente examinados para evidência de envolvimento metastático. A imagem dos linfonodos é discutida em mais detalhes em uma seção posterior.

RADIOLOGIA　**CAPÍTULO 3**　　**61**

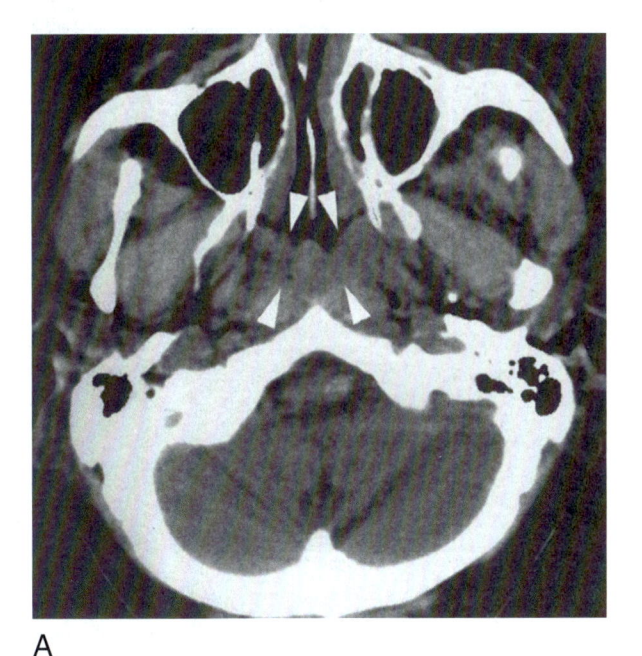

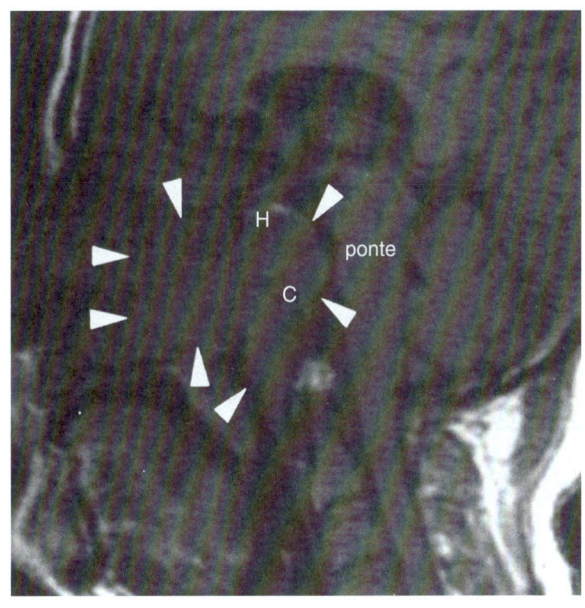

▲ **Figura 3-11** (**A**) Imagem de TC axial sem contraste vista em janela de tecido mole de um homem idoso de descendência do sul da China demonstra plenitude anormal dos tecidos moles da nasofaringe para a idade do paciente (pontas de seta). Isto foi observado, mas o paciente foi perdido no acompanhamento. (**B**) Imagem ponderada em T1 sagital obtida 4 anos mais tarde quando o paciente se queixou de congestão nasal, epistaxe e dor profunda demonstra reposição do clivo (C) e seio esfenoide por uma grande massa de tecido mole (pontas de setas) que se estende anteriormente no seio etmoidal e cavidade nasal. A ponte é deslocada posteriormente por um grande componente extradural da massa e a glândula hipofisária (H) é elevada. Uma biópsia foi consistente com carcinoma da nasofaringe.

▶ **Pontos-chave da imagem**

- A hiperplasia linfoide das tonsilas palatina ou lingual, especialmente se for assimétrica, pode imitar um processo agressivo como o CCE, mas não serão identificados quaisquer componentes invasivos ou infiltrativos (Figura 3-17).
- Em um paciente com uma tonsilectomia unilateral, a tonsila contralateral remanescente pode parecer representando uma lesão de massa, mas é uma pseudomassa (Figura 3-18).
- A imagem de TC é geralmente a modalidade de escolha para a avaliação dos processos infecciosos e inflamatórios devido à sua sensibilidade à calcificação, corpos estranhos e gás dentro dos tecidos moles; ela também é rápida e amplamente disponível. No ambiente do abscesso peritonsilar, o exame de TC pode mostrar extensão do processo além dos limites do músculo constritor faríngeo nos espaços profundos adjacentes.
- O tecido da tireoide lingual é visto como uma massa de tecido mole arredondada em linha média no nível do forame cego. A lesão é intrinsecamente densa em um exame de TC sem constraste devido ao seu conteúdo de iodo e aumenta intensamente após o contraste (Figura 3-19). Em um paciente com tecido de tireoide lingual, o pescoço inferior deve ser cuidadosamente inspecionado para avaliar se há presença de glândula tireoide na localização normal.
- Uma massa bem circunscrita do véu palatino representa mais comumente um adenoma pleomórfico, embora um neoplasia maligno da glândula salivar menor de baixo grau possa ter uma aparência idêntica na imagem (Figura 3-20).
- A tonsila palatina e a base da língua são locais comuns para lesões primárias "desconhecidas" em pacientes que se apresentam com linfadenopatia cervical metastática, mas sem nenhuma lesão óbvia em local primário no exame cuidadoso de cabeça e pescoço. Em alguns desses casos, o exame de TC ou RM pode demonstrar um local primário. O exame de FDG-PET/TC também mostrou desempenhar um papel na procura pelo primário desconhecido.
- A possibilidade de disseminação perineural do tumor deve ser avaliada. O CCE tonsilar pode invadir o espaço mastigatório e acessar V3, e o CCE da base da língua pode acessar os nervos cranianos (NC) IX e XII (os nervos glossofaríngeo e hipoglosso, respectivamente), bem como o nervo lingual. Os tumores do palato podem acessar os nervos palatinos e a fossa pterigopalatina, dos quais eles podem se disseminar de modo intracraniano via canal vidiano e forame redondo.

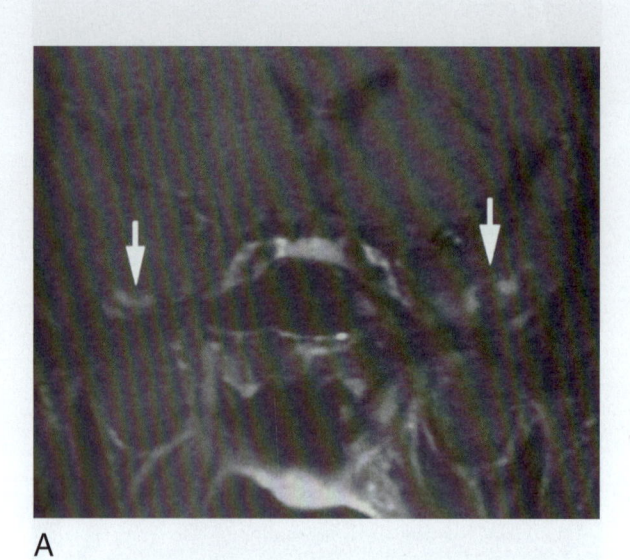

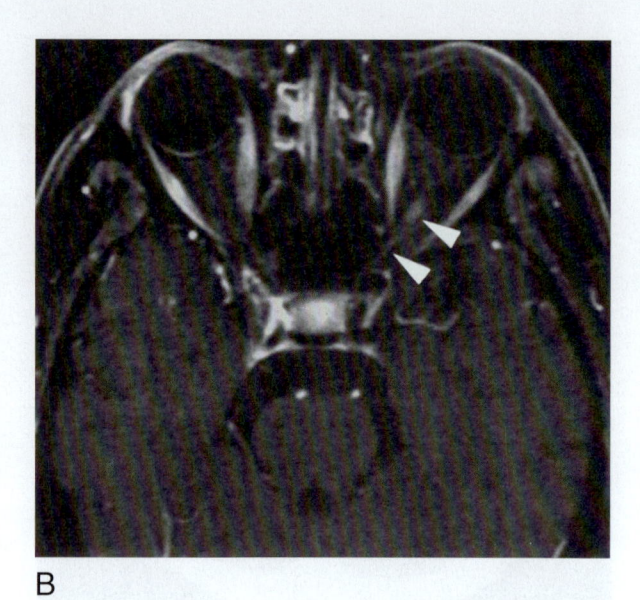

▲ **Figura 3-12** (**A**) Imagem coronal ponderada em T1 pós-gadolínio com saturação de gordura demonstra intensificação irregular (setas brancas) nos lobos temporais inferiores bilateralmente em um paciente com uma história de radioterapia de alta dose para carcinoma nasofaríngeo. Esta é uma localização e aparência típicas de radionecrose. (**B**) Uma imagem axial ponderada em T1 pós-gadolínio com saturação de gordura no mesmo paciente demonstra intensificação do nervo ótico esquerdo (pontas de seta). O paciente se queixou de visão diminuída no olho esquerdo, que é consistente com a neurite ótica induzida por radiação. O paciente foi acompanhado e não teve evidência de carcinoma recorrente.

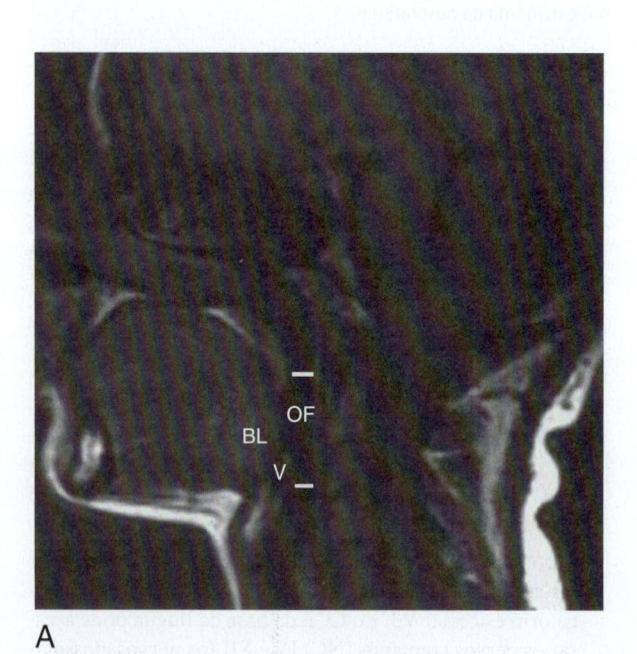

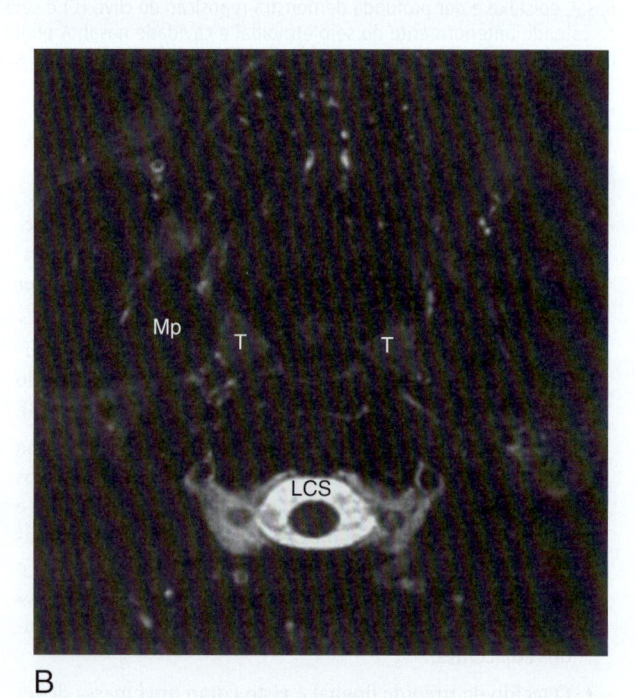

▲ **Figura 3-13** (**A**) Imagem sagital ponderada em T1 demonstra os limites superior e inferior da orofaringe (OF), a região do trato aerodigestivo superior que pode ser vista posteriormente pela boca aberta. Indicados são valécula (V) e a base da língua (BL). (**B**) Imagem ponderada em T2 *spin-eco* rápida axial com saturação de gordura demonstra as tonsilas palatinas normais (T), que, como outro tecido linfoide, são intermediárias em intensidade de sinal (observe o músculo mais escuro [Mp, músculo pterigoide medial] e o LCS mais claro) na imagem ponderada em T2.

Quadro 3-2 Lesões da orofaringe que podem ser encontradas na imagem

Benigna	Maligna
Hipertrofia tonsilar lingual ou das palatinas	Carcinoma de célula escamosa
Abscessos tonsilar ou peritonsilar	Linfoma de não Hodgkin
Tireoide lingual	Tumor maligno da glândula salivar menor
Cisto pós-inflamatório de retenção	Rabdomiossarcoma (criança)
Calcificação distrófica ("tonsilólito")	
Tumor benigno da glândula salivar menor	

CAVIDADE ORAL

Anatomia

A cavidade oral (Figura 3-21) é limitada superiormente pelo palato duro, pela crista alveolar superior e pelos dentes maxilares, lateralmente pela região malar, posteriormente pela papila circunvalada e pilares tonsilares anteriores (que os separam da orofaringe) e inferiormente pelo músculo milo-hióideo, crista alveolar inferior e os dentes mandibulares. A área da mucosa da cavidade oral inclui a língua oral e as superfícies cobertas por mucosa, que são prontamente acessíveis ao exame clínico. A mucosa oral possui superfícies bucal, gengival, lingual, sublingual e palatina. Além do epitélio escamoso ubíquo, as glândulas salivares menores estão localizadas por toda a cavidade oral.

Os dois outros espaços maiores também são considerados em qualquer discussão da cavidade oral: os espaços sublingual e submandibular (Figura 3-22). Esses espaços são separados um do outro pelo músculo milo-hióideo que define o soalho muscular da boca. O espaço sublingual não é um espaço definido por fáscia verdadeira; ao contrário, ele está localizado na língua entre o músculo milo-hióideo de modo inferolateral e o complexo genioglosso-genio-hióideo de modo medial. Ele comunica-se livremente com o espaço submandibular ao redor de sua borda posterior e os seus importantes conteúdos incluem as glândulas e os canais sublinguais, o canal submandibular (de Wharton), a artéria e a veia lingual, o nervo lingual e o NC IX e XII. O espaço submandibular está localizado inferolateral ao músculo milo-hióideo e superior ao osso hioide. Ele é parcialmente definido pela camada superficial da fáscia cervical profunda, porém comunica-se livremente com o espaço sublingual ao redor da borda traseira do músculo milo-hióideo e também com o espaço parafaríngeo. Importantes conteúdos do espaço submandibular incluem a glândula submandibular, os linfonodos de nível I, a veia e artéria facial e NC XII.

Patologia

A cavidade oral está prontamente acessível para a visualização e a palpação direta, mas exames de imagem podem ser extremamente úteis na avaliação da extensão profunda dos processos e orientação do manejo cirúrgico. Na área da mucosa e na própria língua oral, as patologias mais comuns encontradas são CCE (Figura 3-23) e extensão das infecções odontogênicas. Lesões benignas ou malignas na glândula salivar menor também podem ser vistas, assim como lesões congênitas, como malformações venolinfáticas (Figura 3-24) e dermoides e epidermoides. No ambiente da lesão ou em uma lesão do NC XII, a mudança de desnervação pode ser vista na região lateral da língua ipsilateral, o que pode imitar uma lesão de massa para o observador menos atento.

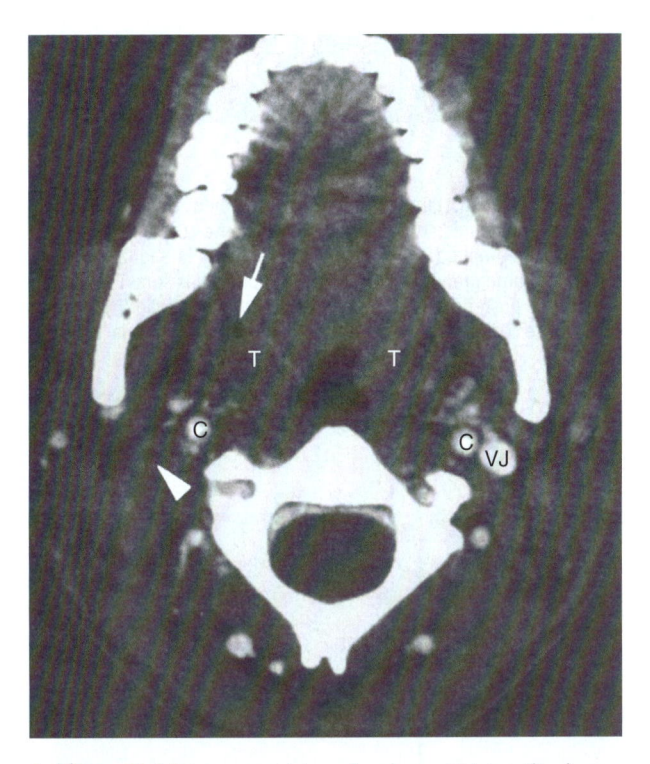

▲ **Figura 3-14** Imagem axial ponderada em T1 intensificada com contraste em uma garota de 16 anos que teve faringite durante uma semana, bem como uma recente incisão e drenagem de um abscesso peritonsilar direito demonstra proeminência de ambas as tonsilas (T) palatinas, a direita mais que a esquerda. Um ponto de ar (seta branca) está relacionado com a recente incisão e drenagem. Além disso, o tecido mole anormal é visto ao redor da veia jugular interna direita e a própria veia (ponta de seta) está com trombose. As artérias carótidas normais (C) e veia jugular (VJ) interna esquerda estão indicadas. O exame de TC torácico da paciente (não mostrado) demonstra múltiplos nódulos pulmonares, alguns dos quais foram cavitários, consistente com as embolias pulmonares sépticas em uma paciente com síndrome de Lemierre.

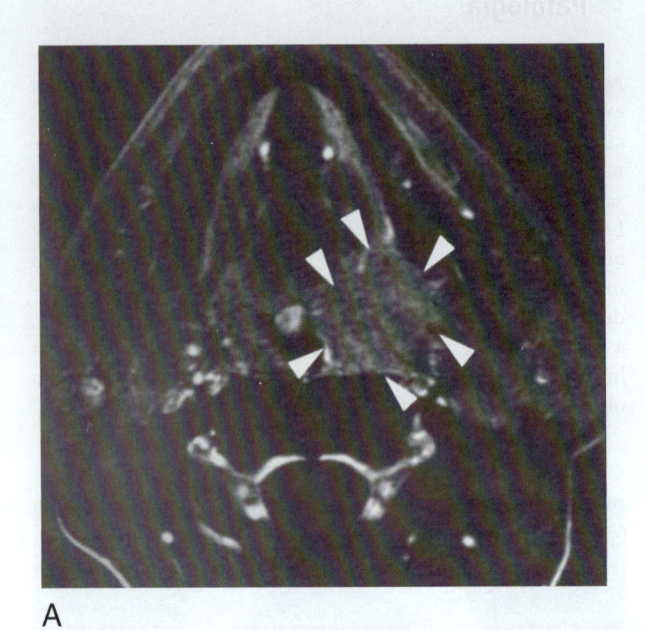

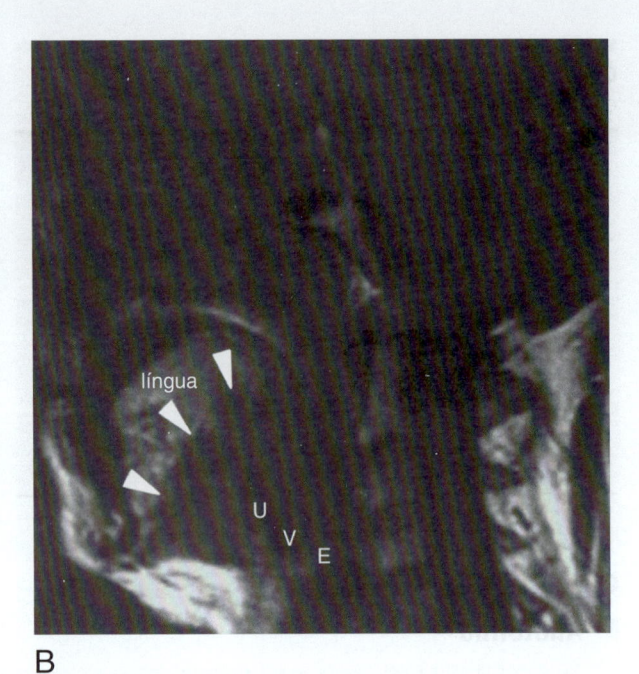

▲ **Figura 3-15** (**A**) Imagem axial ponderada em T1 pós-gadolínio com saturação de gordura demonstra uma massa saliente na fossa tonsilar esquerda (pontas de setas brancas), consistente com o carcinoma de célula escamosa. Há efeito de massa na base esquerda da língua, mas sem invasão ampla. (**B**) Imagem ponderada em T1 sagital em um paciente diferente com carcinoma de célula escamosa da base da língua demonstra uma grande lesão de massa (pontas das setas) que é profundamente infiltrativa na língua, bem como é exofítica na valécula (V) e deslocando posteriormente a epiglote (E). Uma ulceração (U) profunda está presente. Observe que a língua oral mostra alta intensidade de sinal consistente com infiltração gordurosa extensa. Isto está relacionado com a mudança de desnervação secundária à invasão neoplásica do NC XII.

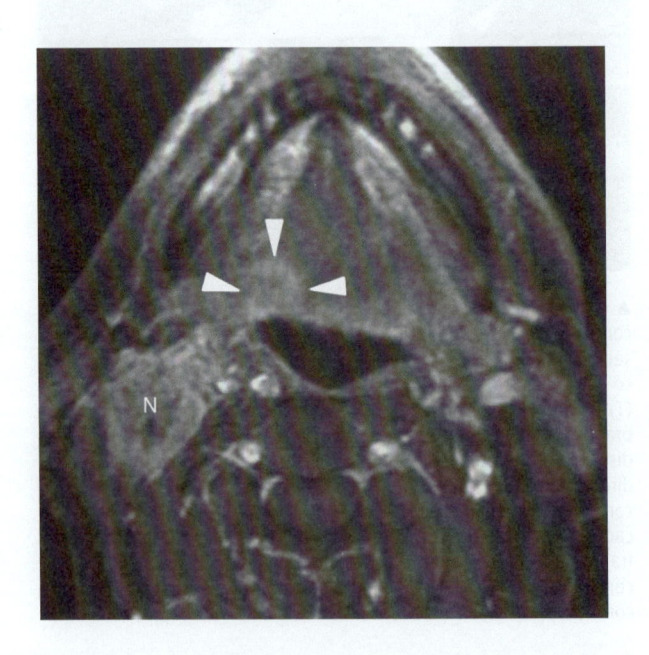

▲ **Figura 3-16** Imagem axial ponderada em T1 pós-gadolínio com saturação de gordura em um homem idoso apresentando-se com adenopatia cervical metastática do carcinoma de células escamosas e sem local primário nítido no exame clínico demonstra um grande nódulo metastático (N), bem como uma lesão sutil, infiltrativa na base direita da língua (pontas de setas) consistente com o carcinoma de células escamosas da base da língua.

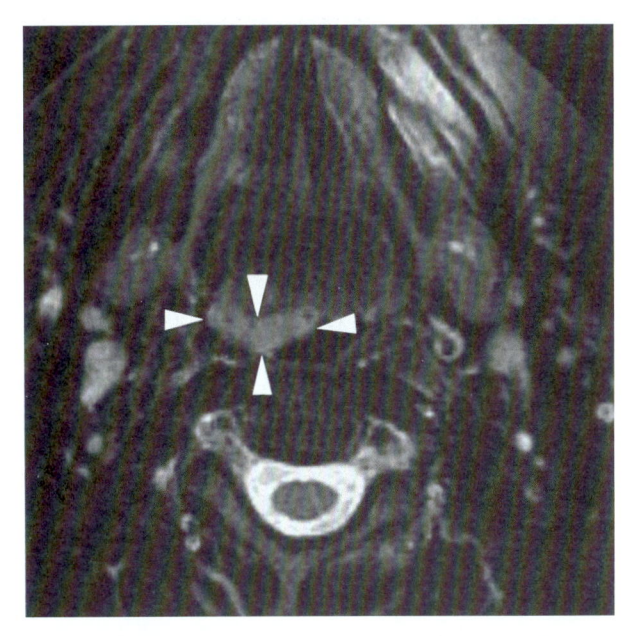

▲ **Figura 3-17** Imagem axial ponderada em T2 *spin-eco* rápida com saturação de gordura em uma mulher idosa com queixa de inflamação na garganta demonstra tecido mole assimétrico na base direita da língua (pontas de setas), que pode ser sugestivo de linfoma ou carcinoma de células escamosas, embora nenhum componente invasivo seja identificado. A ressecção operatória para uma biópsia definitiva produziu apenas tecido tonsilar lingual normal.

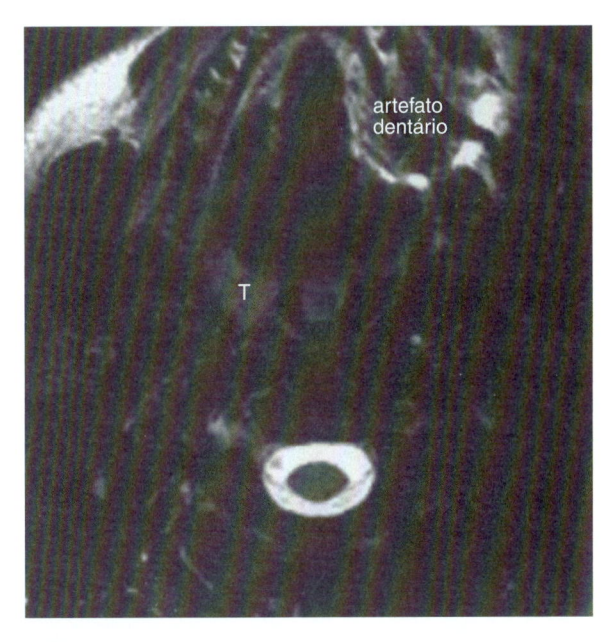

▲ **Figura 3-18** Imagem axial ponderada em T2 *spin-eco* rápida com saturação de gordura em um paciente que sofreu uma tonsilectomia esquerda prévia demonstra assimetria orofaríngea acentuada devido à presença de tecido tonsilar normal à direita (T) e sem tecido à esquerda. A inomogeneidade junto do aspecto anterior esquerdo da imagem está relacionada com uma aplicação dentária não removível ferromagnética.

Dentro do espaço sublingual, as lesões que podem ser encontradas nos exames de imagem são mais frequentemente massas de etiologia neoplásica congênita, inflamatória ou maligna. Assim como no espaço da mucosa, as malformações venolinfáticas e dermoides e epidermoides podem ocorrer. Um canal submandibular dilatado devido à estenose, cálculo ou obstrução neoplásica pode ser visto (Figura 3-25), assim como uma rânula (Figura 3-26). As mudanças devido à celulite (angina de Ludwig) e formação de abscessos francos também podem estar presentes. Por fim, o CCE que se estende da superfície da mucosa da cavidade oral (Figura 3-27) ou devido à extensão anterior profunda da base da língua pode ser encontrado. Uma lista similar de considerações diagnósticas pode ser aplicada no espaço submandibular, com alguns importantes acréscimos: notavelmente, um segundo cisto de palato branquial (ver Massas do Pescoço Cístico posteriormente neste capítulo) e linfadenopatia, que pode ser reativa, inflamatória ou neoplásica, com linfoma nodal e CCE metastático sendo responsáveis pela maioria dos casos de linfadenopatia submandibular neoplásica. As lesões neoplásicas da própria glândula submandibular representam mais comumente o adenoma pleomórfico, mas nos exames de imagem isolados, estes com frequência são indistinguíveis dos carcinomas. As patologias mais comuns da cavidade oral e espaços associados estão resumidas no Quadro 3-3.

▶ **Pontos-chave da imagem**

- Como grande parte da cavidade oral está prontamente disponível à inspeção e à palpação, os exames de imagem devem focar os aspectos específicos: extensão submucosa e profunda dos processos neoplásicos e inflamatórios, envolvimento ósseo e disseminação perineural da doença (Figura 3-28).

- Os linfonodos de nível I e II devem ser cuidadosamente avaliados bilateralmente em pacientes com carcinoma da cavidade oral, uma vez que a disseminação nodal bilateral é comum.

- A área da mucosa da cavidade oral, em particular a mucosa bucal, pode ser melhor avaliada nos exames de imagem se o paciente for solicitado a "encher as bochechas" durante a TC ou exame de RM para separar a mucosa bucal dos dentes e das gengivas subjacentes (Figura 3-29).

- A RM é geralmente o exame escolhido para avaliar neoplasias da cavidade oral porque ela é menos sensível ao artefato dentário do que o exame de TC e fornece um contraste superior do tecido mole para a maioria dos processos (Figura 3-30).

- A RM é menos sensível à calcificação do que o exame de TC; portanto, a imagem por TC é a opção de exame para a ava-

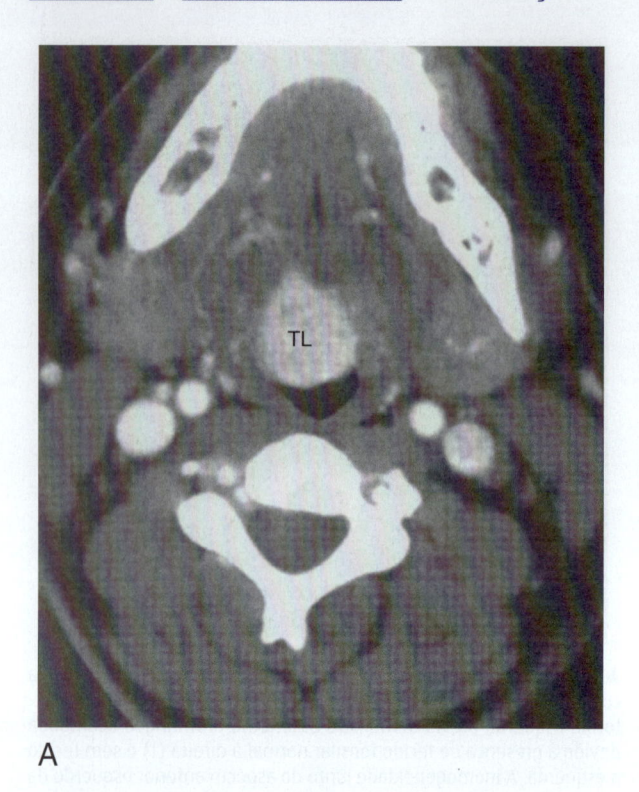

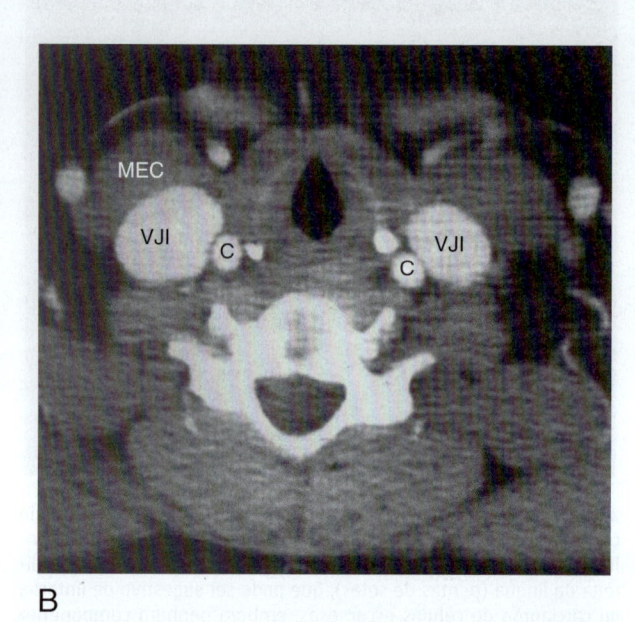

▲ **Figura 3-19** (**A**) A TC axial intensificada com contraste demonstra uma massa de tecido mole densamente aumentada na linha média da base da língua, consistente com a tireoide lingual (TL). (**B**) Uma imagem mais inferior pela região inferior do pescoço não mostra tecido de tireoide normal. Estão indicadas a artéria carótida comum (C), a veia jugular interna (VJI) e o músculo esternocleidomastóideo (MEC).

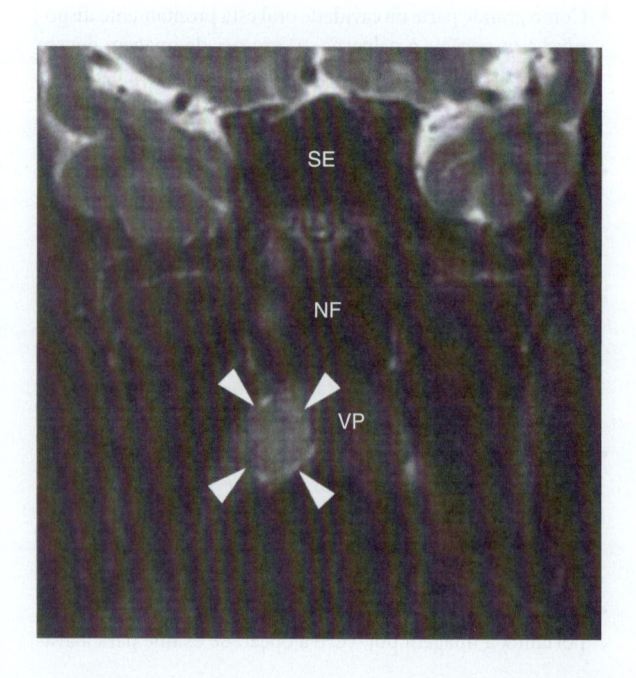

▲ **Figura 3-20** Imagem coronal ponderada em T2 *spin-eco* rápida com saturação de gordura em um homem de 50 anos com HIV demonstra uma massa razoavelmente bem circunscrita (pontas de setas) surgindo do véu palatino (VP) esquerdo. Um adenoma pleomórfico foi esperado, mas na ressecção, essa massa foi considerada como um adenocarcinoma de grau baixo. O seio esfenoide (SE) e a nasofaringe (NF) são indicados.

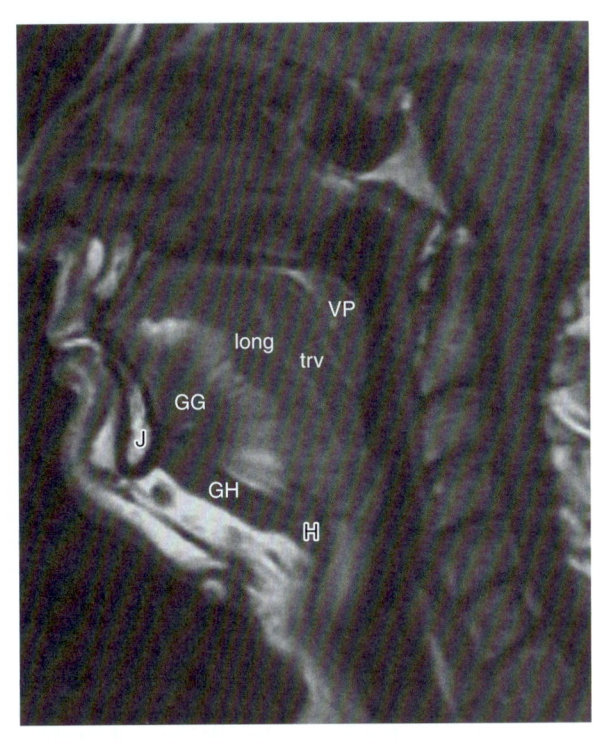

▲ **Figura 3-21** Imagem sagital ponderada em T1 demonstra a anatomia normal da cavidade oral. O joelho (J) da mandíbula e o osso hioide (H) são indicados, junto com a musculatura da língua extrínseca (genioglosso [GG] e gênio-hióideo [GH]) e musculatura da língua intrínseca (fibras musculares longitudinais e transversais). O véu palatino (VP) também é mostrado.

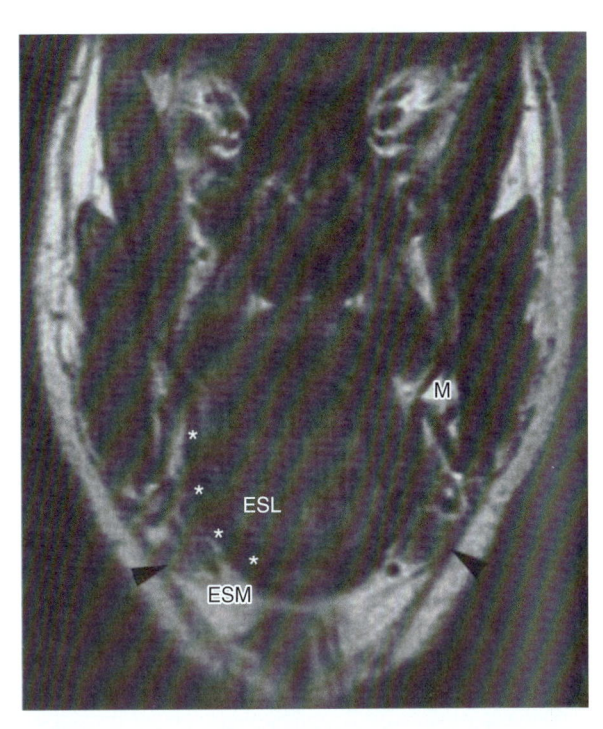

▲ **Figura 3-22** Imagem coronal ponderada em T1 demonstra a mandíbula (M) e o músculo milo-hióideo (*). O milo-hióideo define dois espaços, o espaço sublingual (ESL) posteriormente e o espaço submandibular (ESM) inferiormente. As glândulas submandibulares são indicadas (pontas de setas pretas).

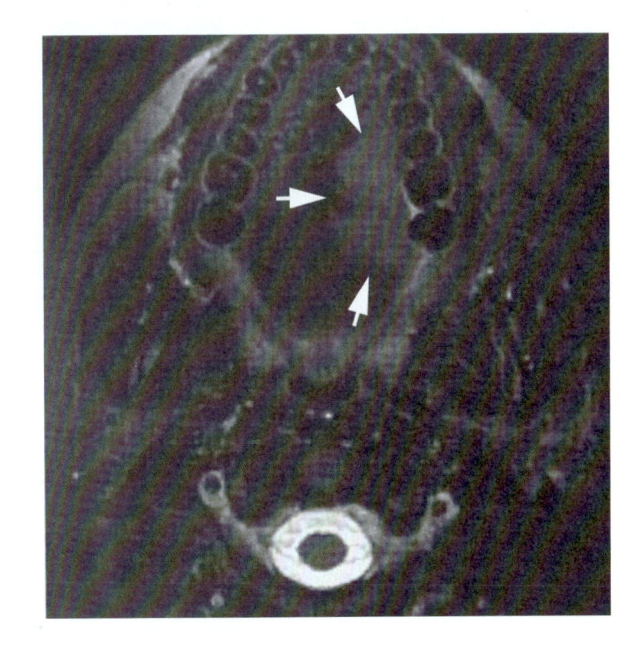

▲ **Figura 3-23** Imagem axial ponderada em T1 *spin-eco* rápida com saturação de gordura em uma mulher de 34 anos com câncer de língua demonstra uma lesão no lado esquerdo irregularmente margeada (setas) que está profundamente infiltrada na musculatura da língua.

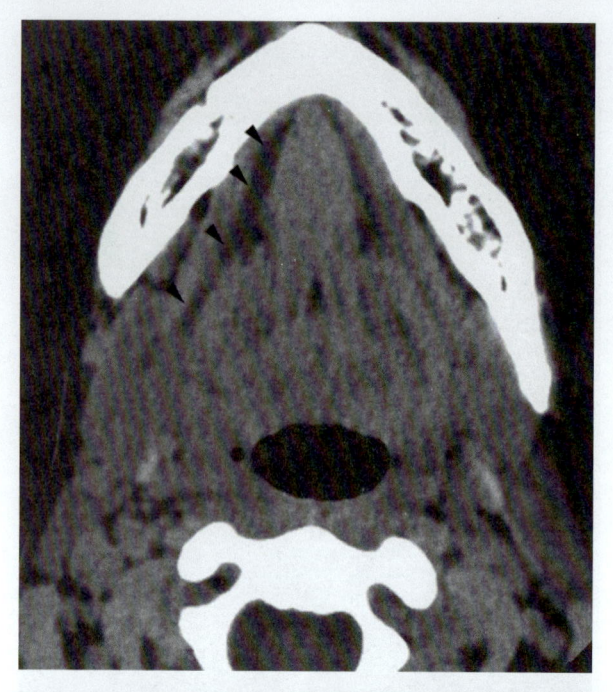

▲ **Figura 3-25** Exame de TC axial sem contraste pelo soalho da boca demonstra uma dilatação simétrica do canal submandibular (pontas de setas pretas) em um paciente que teve remoção anterior de cálculos e teve estenose pós-inflamatória do colédoco distal.

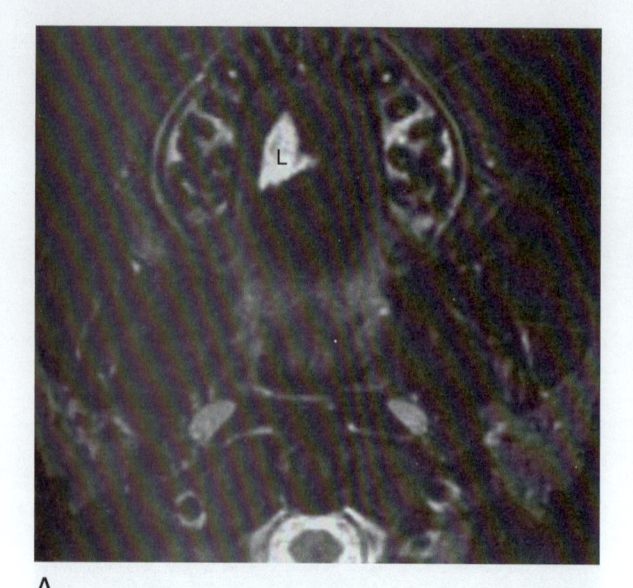

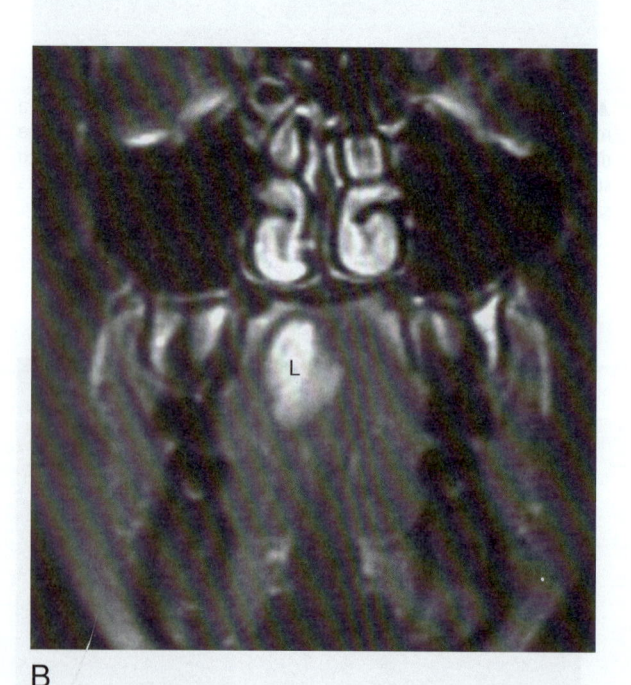

▲ **Figura 3-24** (**A**) Imagem axial ponderada em T2 *spin-eco* rápida com saturação de gordura em uma mulher jovem com plenitude na região lateral direita da língua e uma leve descoloração azulada no exame clínico demonstra uma lesão (L) de massa hiperintensa, multilobulada, bem circunscrita. (**B**) Imagem coronal ponderada em T1, pós-gadolínio com saturação de gordura demonstra intensificação intensa e homogênea. A aparência é consistente com uma malformação venosa.

liação da doença de cálculo, bem como para a maioria dos processos infecciosos e inflamatórios (Figura 3-31).

- Em alguns casos, a celulite e as mudanças fleimonosas podem ser difíceis de distinguir de um abscesso. Um abscesso possui uma borda de intensificação bem definida e um centro preenchido com pus não intensificado. Ele exerce um efeito de massa sobre os tecidos locais, em vez de infiltrar-se junto e obscurecer os planos fasciais.

- Uma região lateral da língua desnervada devido à paralisia do NC XII pode imitar uma lesão de massa nas fases aguda e subaguda da desnervação, quando a língua pode ser clara em uma imagem ponderada em T2 e mostra melhora pós-gadolínio (Figura 3-32). As mudanças de desnervação respeitam perfeitamente a linha média, diferentemente da maioria das lesões de massa. Além disso, o septo lingual desvia na direção da "lesão", ao invés de desviar para longe dela, e a língua cai de volta para a orofaringe devido à atrofia e à perda de tônus muscular.

- Uma massa pedunculada da cauda da parótida (Figura 3-33) pode se apresentar clinicamente como uma massa no espaço submandibular posterior.

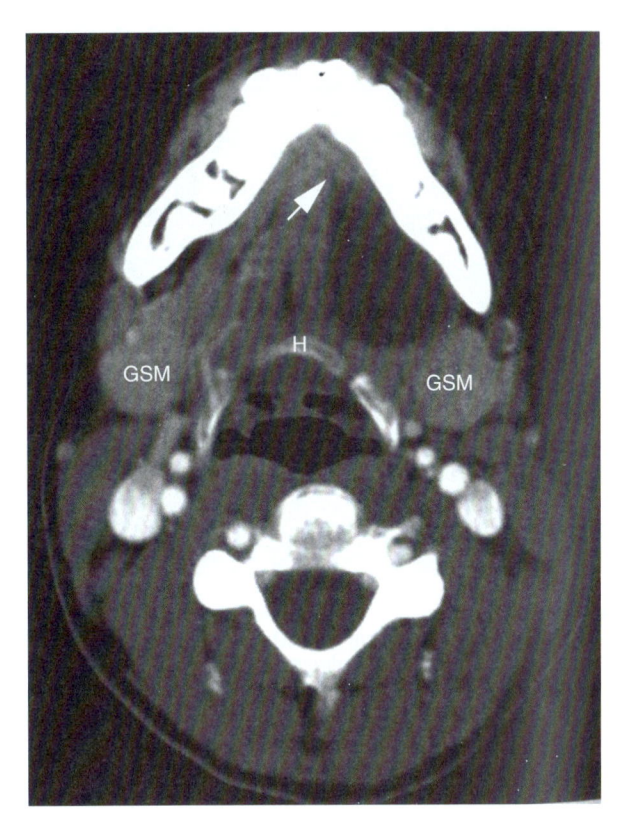

▲ **Figura 3-26** Exame de TC axial intensificado com contraste pelo soalho da boca em um paciente com edema indolor do espaço sublingual esquerdo demonstra uma massa de densidade de líquido bem circunscrita com uma extensão estreita (seta branca) para o aspecto anterior do espaço sublingual. Uma rânula simples foi confirmada cirurgicamente. As glândulas submandibulares (GSM) e o osso hioide (H) são indicados.

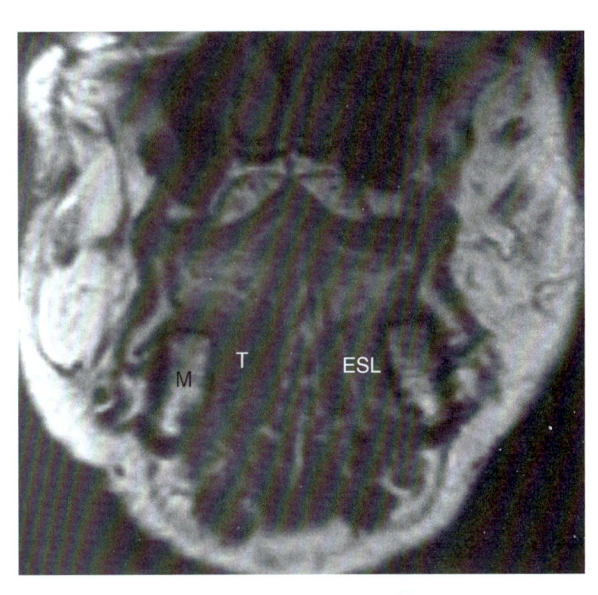

▲ **Figura 3-27** Imagem coronal ponderada em T1 em um homem idoso com carcinoma de célula escamosa do soalho anterior da boca demonstra infiltração do tumor (T) no espaço sublingual direito; o espaço sublingual esquerdo (ESL) gorduroso normal é mostrado para comparação. A mandíbula (M) também é indicada. Observe como é útil uma imagem ponderada em T2 pré-gadolínio para demonstrar a reposição da gordura normal pelo tecido mole infiltrativo.

Quadro 3-3 Lesões da cavidade oral, incluindo a área da mucosa, o espaço sublingual e o espaço submandibular

Congênita/de desenvolvimento	Infecciosa/inflamatória	Neoplásica	
		Benigna	*Maligna*
Hemangioma	Celulite ou angina de Ludwig	Adenoma pleomórfico	Carcinoma de célula escamosa
Malformação venolinfática	Abscesso	Outras lesões benignas de origem salivar menor	Neoplasia maligna de origem salivar menor
Dermoide ou epidermoide	Canal submandibular dilatado (de Wharton)	Lipoma	Metástases nodais do CCE (espaço SM)
Segundo cisto da fissura branquial	Rânula, simples ou encaixada		Envolvimento nodal por linfoma (espaço SM)

CCE, carcinoma de célula escamosa; SM, submandibular.

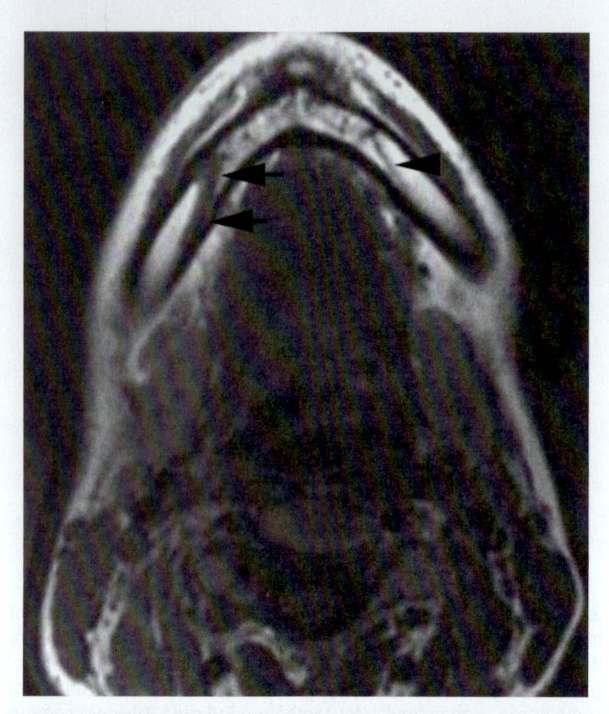

▲ **Figura 3-28** Imagem axial ponderada em T1 em uma mulher de 45 anos com história clínica de carcinoma de célula escamosa do sulco gengivobucal direito e uma nova dormência no queixo demonstra tecido mole anormal no canal alveolar inferior direito (setas) comparado com o esquerdo (ponta da seta), consistente com a disseminação perineural da doença. Isto foi confirmado no momento da mandibulectomia.

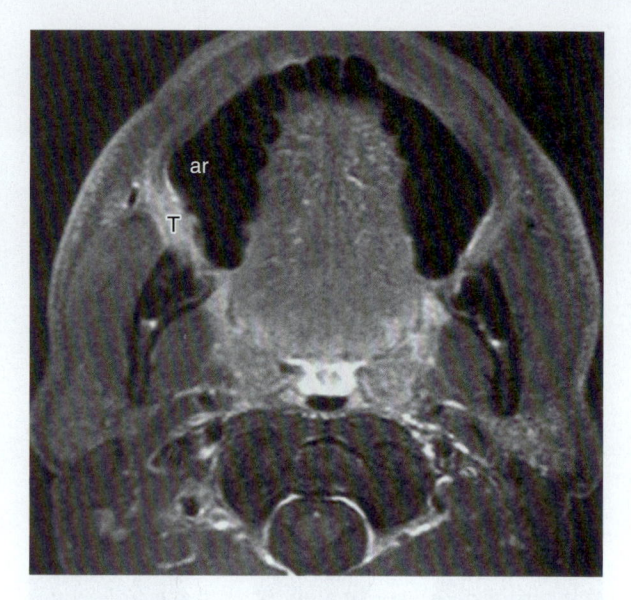

▲ **Figura 3-29** Imagem axial ponderada em T1 pós-gadolínio com saturação de gordura em um paciente com carcinoma de célula escamosa da mucosa bucal direita obtida durante uma manobra de "encher as bochechas". Essa manobra coloca ar entre os dentes e o tumor, tornando a extensão do tumor (T) de definição mais fácil.

HIPOFARINGE

▶ Anatomia

A hipofaringe representa a continuação inferior do espaço da mucosa da faringe, distinta da orofaringe superior e da laringe de modo anteroinferior. Três sublocais principais da hipofaringe são reconhecidos: o seio piriforme, a área pós-cricoide e a parede faríngea posterior. Os seios piriformes são espaços bilateralmente simétricos margeados de modo anteromedial pelas pregas ariepiglóticas, lateralmente pela porção alar da cartilagem tireoide posterior, e posteriormente pelo aspecto mais lateral da parede hipofaríngea posterior. Os seios piriformes têm formato de pirâmides invertidas, de modo que a ponta do seio, também conhecida como ápice piriforme, situa-se no nível da prega vocal verdadeira. A área pós-cricoide forma a parede anterior da faringe inferior no nível da junção faringoesofágica, estendendo-se a partir do nível da cartilagem aritenoide superior à borda inferior da cartilagem cricoide inferiormente. Esta área é de difícil delineamento nos exames de imagem, porque as superfícies da mucosa são geralmente coaptadas. O segmento hipofaríngeo da parede faríngea posterior se estende do fundo da valécula acima para a cavidade do esôfago abaixo. A hipofaringe contém apenas mucosa escamosa, glândulas salivares menores e músculos constritores inferiores.

▶ Patologia

A patologia dominante da hipofaringe é CCE. Outras lesões incluem cistos de retenção, tumores benignos e malignos de origem salivar menor e linfoma extranodal. O seio piriforme é o sublocal mais comumente envolvido com CCE e estas lesões são geralmente avançadas na apresentação e têm alta incidência de metástases nodais (Figura 3-35).

▶ Pontos-chave da imagem

- As paredes do seio piriforme são frequentemente coaptadas durante os exames de imagem. Certas manobras, como a de Valsalva ou manobra do "trompete", podem ajudar a dilatar o seio piriforme e melhorar a avaliação da imagem.

- O seio piriforme é um local onde uma lesão primária pequena pode não estar prontamente aparente em um paciente que se apresenta com linfadenopatia cervical metastática e sem evidência de lesão primária ("primária desconhecida"). Ele deve, portanto, ser cuidadosamente avaliado nos exames de imagem executados em pacientes com linfadenopatia cervical metastática de lesão primária desconhecida.

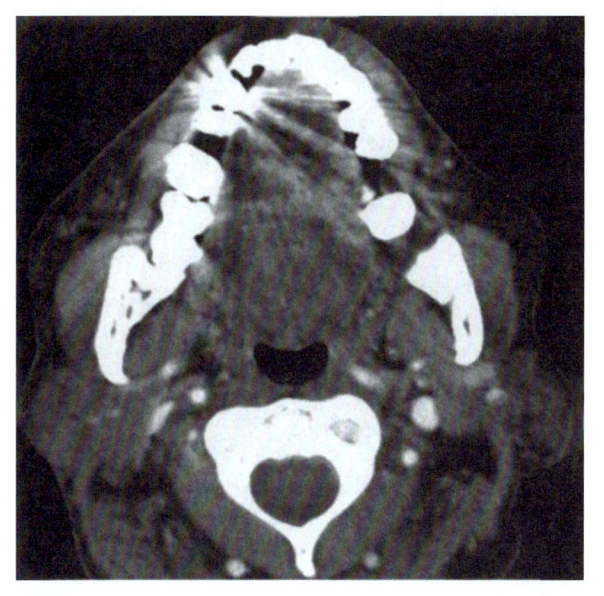

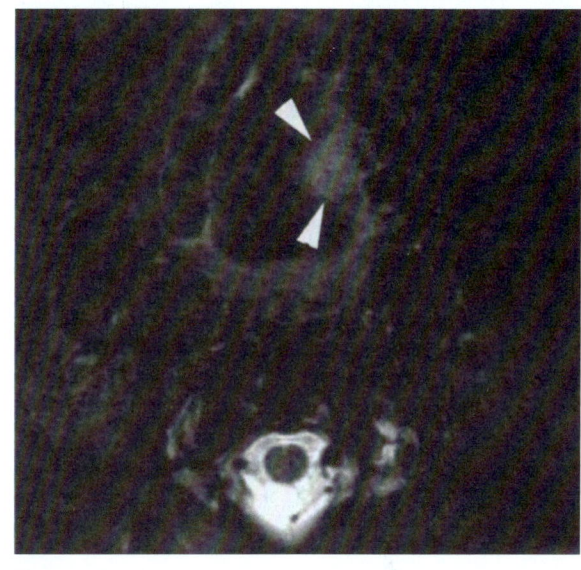

▲ **Figura 3-30** (**A**) Imagem axial ponderada em T1 intensificada com contraste em um homem idoso com um carcinoma de célula escamosa lateral esquerdo da língua. A lesão é de difícil demonstração devido ao artefato de estria extenso no trabalho dentário do paciente, bem como ao contraste relativamente pobre entre a lesão e a musculatura da língua. (**B**) O tumor (pontas de setas) é bem visualizado na imagem axial ponderada em T2 *spin-eco* rápida com saturação de gordura.

- Uma lesão no ápice do piriforme aproxima a margem superior da cartilagem cricoide e pode desgastar a cartilagem mesmo quando relativamente pequena. A erosão cricoide também pode ser secundária a um tumor primário da região pós-cricoide (Figura 3-36).
- As lesões simétricas da parede faríngea posterior podem ser sutis e de difícil detecção nos exames de imagem. Uma imagem sagital ponderada em T1 pode ser muito útil nesses casos.
- As lesões da hipofaringe têm uma propensão a se disseminar para os linfonodos retrofaríngeos, de modo que esses linfonodos devem ser cuidadosamente avaliados em pacientes com cânceres hipofaríngeos (Figura 3-37).

LARINGE

▶ Anatomia

Os tecidos moles da laringe (i.e., a mucosa, a submucosa e o músculo) são cobertos e inseridos em uma estrutura de suporte de cartilagem, que confere à laringe o seu formato. A endolaringe é dividida em três sublocais: a supraglote, a glote e a subglote (Figura 3-38). A supraglote se estende da ponta da epiglote superior ao nível dos ventrículos laríngeos inferiores e inclui a epiglote, o espaço pré-epiglótico, as pregas ariepiglóticas, as pregas vocais falsas, o espaço paraglótico e as cartilagens aritenoides.

O espaço pré-epiglótico é um espaço preenchido com gordura limitado anteriormente pelo osso hioide e posteriormente pela epiglote e dividido pelo ligamento hioepiglótico. O espaço pré-epiglótico comunica-se lateralmente com o espaço paraglótico, que é um espaço bilateral, preenchido com gordura profundamente às pregas vocais verdadeiras e falsas. A glote inclui as pregas vocais verdadeiras, bem como as comissuras anterior e posterior, e a subglote se estende da face inferior das pregas vocais verdadeiras superiormente à superfície inferior da cartilagem cricoide inferior. A membrana fibroelástica conhecida como cone elástico define a margem lateral da subglote e se estende da cartilagem cricoide inferior para a margem medial das pregas vocais verdadeiras superiores.

As cartilagens laríngeas incluem as cartilagens tireoide, cricoide e aritenoide. A cartilagem tireoide é composta de duas lâminas anteriores que se encontram na linha média anterior. Posteriormente, as lâminas alongam e formam os cornos superior e inferior; os cornos superiores fornecem inserção ao ligamento tireo-hióideo, e os cornos inferiores articulam-se medialmente com a cartilagem cricoide e a articulação cricotireóidea. A cartilagem cricoide é um anel completo que possui um arco estreito anteriormente e uma ampla lâmina posterior. As cartilagens aritenoides piramidais, pareadas, situam-se no topo da lâmina cricoide posterior e fornecem inserção para as margens posteriores das pregas vocais no nível dos processos vocais. As cartilagens laríngeas calcificam progressivamente e, por fim, ossificam-se com

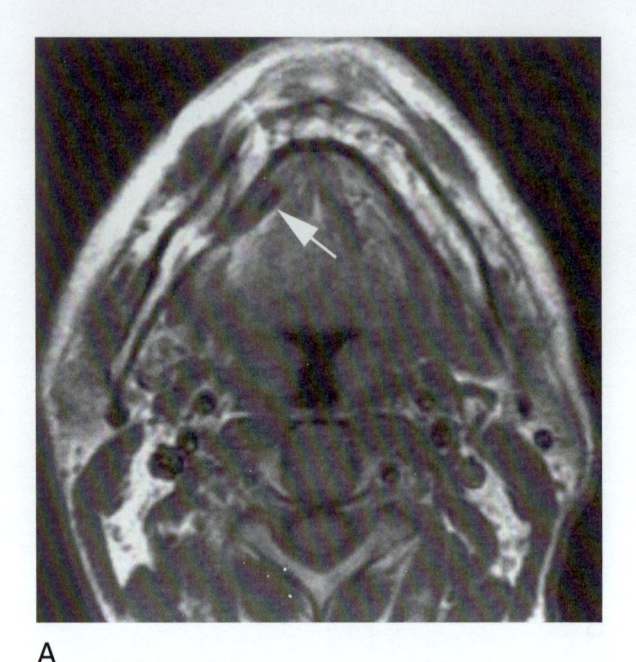

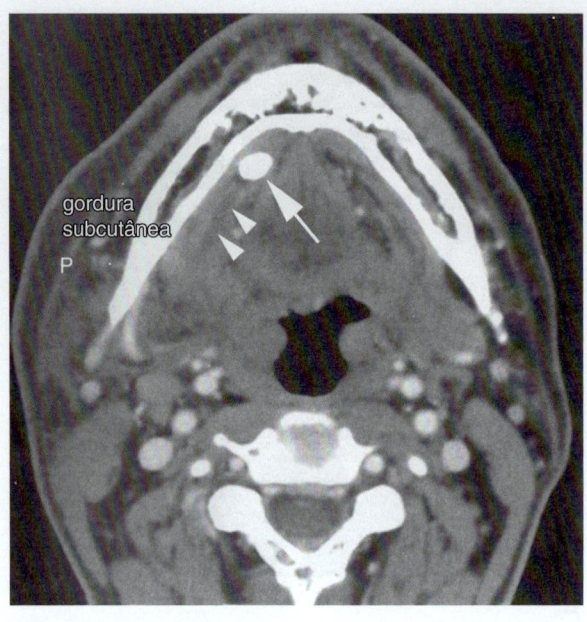

▲ **Figura 3-31** (**A**) Imagem axial ponderada em T1 em um homem jovem com queixa de plenitude e leve sensibilidade na região submandibular direita. Uma estrutura de intensidade de sinal baixa ovoide no soalho anterior direito da boca (seta branca) foi negligenciada. O paciente provavelmente deve ter sido encaminhado a um exame de TC, ao invés de uma RM, visto que a maior probabilidade era de doença inflamatória, em vez de neoplasia. (**B**) Exame de TC axial intensificado com contraste obtido quatro semanas depois, quando o paciente se apresentou com febre e dor acentuada e edema da região submandibular. Um cálculo (seta) obstruindo o canal submandibular direito (pontas de setas) é visto, bem como mudanças inflamatórias no espaço sublingual com obliteração dos planos gordurosos. O platisma (P) está espessado e a infiltração da gordura subcutânea é consistente com celulite. Mais inferiormente, um grande abscesso envolvendo a glândula submandibular foi visto (não mostrado).

a idade; nas crianças e nos adultos jovens, elas são de densidade do tecido mole no exame de TC.

▶ Patologia

As lesões que podem ser encontradas nos exames de imagem da laringe são listadas no Quadro 3-4. O CCE é a patologia mais comum da laringe que requer uma avaliação de imagem. As lesões pequenas podem não requerer avaliação de imagem e de fato podem não ser visíveis nos exames de imagem, mas o exame de TC ou RM é útil no estadiamento das lesões maiores. O envolvimento dos espaços pré-epiglóticos e paraglóticos é bem avaliado nos exames de TC e RM, como na extensão subglótica (Figura 3-39). O envolvimento das cartilagens laríngeas, notavelmente a cartilagem tireoide, pode não ser clinicamente apreciado, mas pode ser identificado nos exames de imagem e possui implicações significativas para a terapia. A RM é mais sensível que o exame de TC à infiltração neoplásica das cartilagens laríngeas, embora nenhuma técnica seja inteiramente confiável para detectar a invasão sutil e ambas as técnicas podem levar à interpretação excessiva das mudanças reativas como infiltração neoplásica. O exame de TC ou RM também é útil no estadiamento do pescoço, e os dois podem detectar a linfadenopatia patológica que pode ser perdida pela palpação clínica.

As lesões primárias nas cartilagens laríngeas são classicamente de natureza condroide – por exemplo, condroma e condrossarcoma. Essas lesões são centralizadas na cartilagem, geralmente na cartilagem cricoide, e parecem como massas submucosas na inspeção direta. Em geral, uma matriz calcificada está presente nos exames de TC e essas lesões geralmente são bem claras na RM ponderada em T2. As cartilagens laríngeas ossificadas também podem estar envolvidas com os processos malignos sistêmicos, como linfoma, leucemia, mieloma múltiplo e metástases disseminadas de maneira hematogênica de qualquer local primário.

O trauma para a laringe em geral é avaliado clínica e endoscopicamente, mas a imagem pode ser útil quando houver suspeita de fratura das cartilagens laríngeas ou de lesão do tecido profundo. O traumatismo abrupto na parte anterior do pescoço comprime a laringe contra a coluna cervical. A cartilagem tireoide fratura com mais frequência junto de sua margem anterior (Figura 3-40), e o anel cricoide, como qualquer anel completo, tende a fraturar-se em dois ou mais locais.

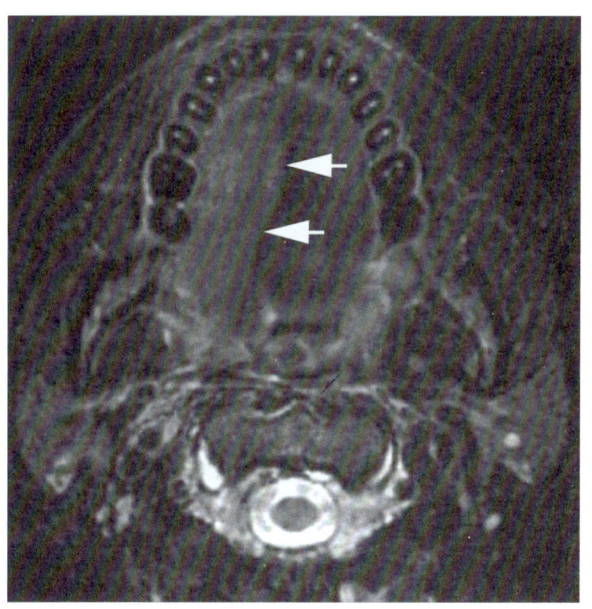

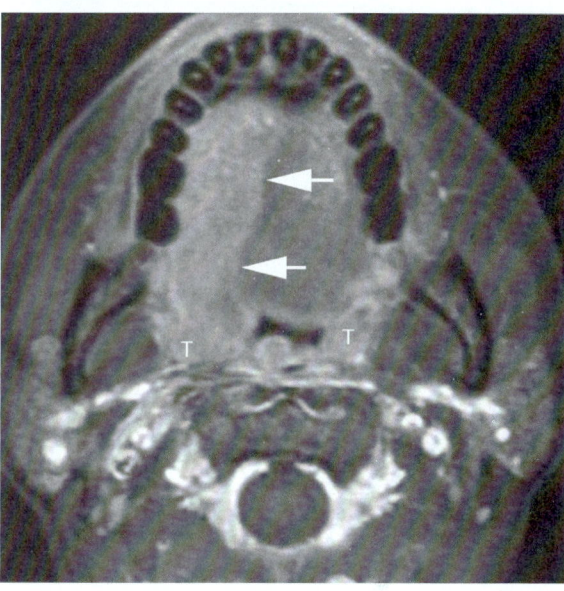

▲ **Figura 3-32** (**A**) Imagem axial ponderada em T2 *spin-eco* rápida com saturação de gordura em uma mulher com uma paralisia do NC XII direito devido à infiltração neoplásica da base craniana no nível do canal hipoglosso (não mostrado) demonstra hiperintensidade agudamente margeada da região lateral da língua (setas) consistente com a mudança de desnervação aguda ou subaguda. Observe que o septo lingual desvia em direção ao lado da "lesão" enquanto se espera que uma massa pressione o septo lingual para fora. (**B**) Imagem axial ponderada em T1 pós-gadolínio com saturação de gordura demonstra a intensificação da região lateral direita da língua, bem como ptose da região lateral direita da língua na orofaringe, com compressão da tonsila direita ipsilateral (T) comparada com a esquerda. Estes achados são típicos de mudança de desnervação devido à lesão do NC XII.

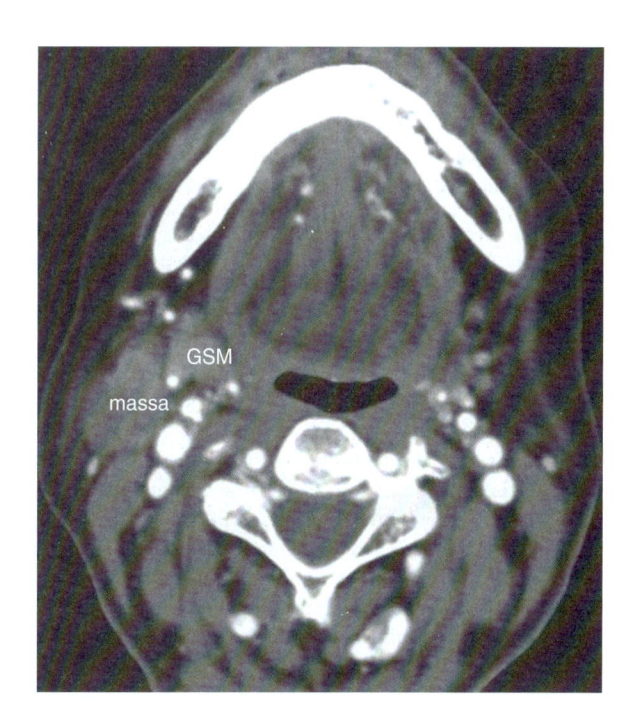

▲ **Figura 3-33** Exame de TC axial com pós-contraste em um paciente considerado portador de uma massa que surge a partir da glândula submandibular (GSM) demonstra uma massa bem circunscrita que surge a partir da cauda parótida, imediatamente adjacente à glândula submandibular. A aspiração com agulha fina foi consistente com o adenoma pleomórfico.

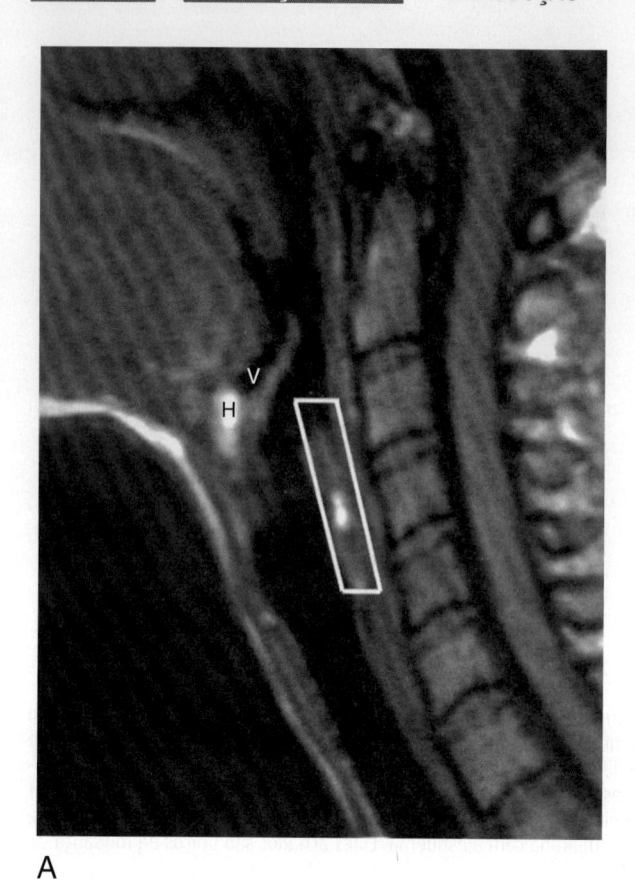

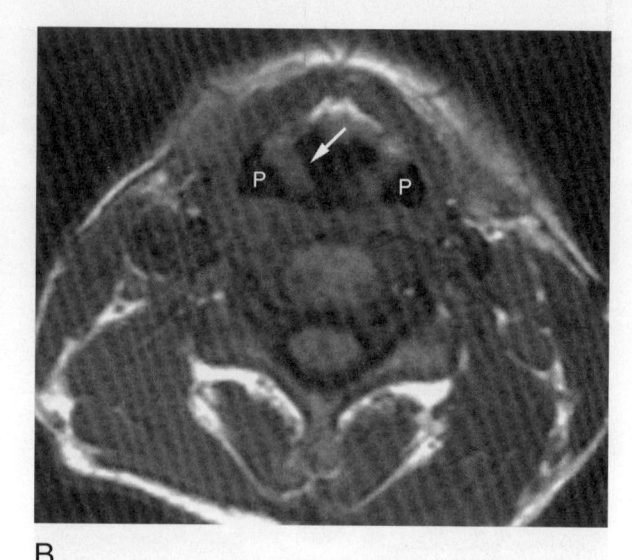

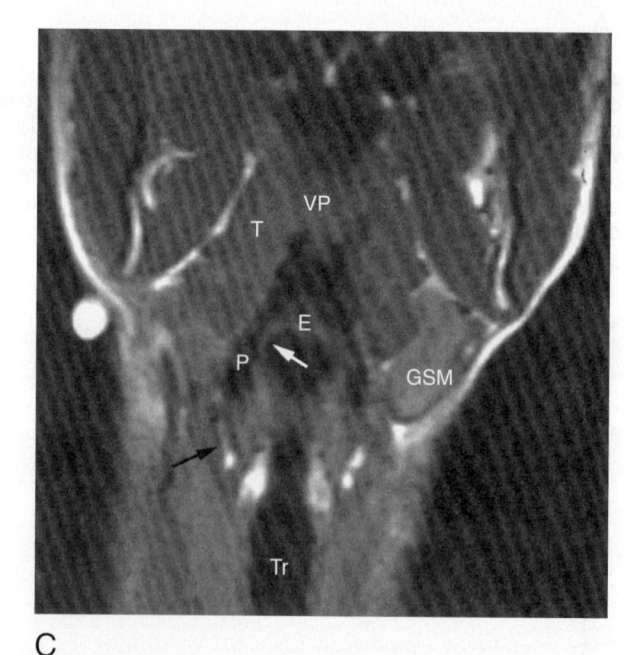

▲ **Figura 3-34** (**A**) Imagem sagital ponderada em T1 demonstra a hipofaringe (linhas brancas) se estendendo do nível do osso hioide (H) e valécula (V) superiormente para o cricofaríngeo inferiormente, com a extensão inferior aproximada pela margem inferior da cartilagem cricoide. (**B**) Imagem axial ponderada em T1 demonstra os seios piriformes (P) e a prega ariepiglótica direita (seta). (**C**) Imagem coronal ponderada em T1 demonstra seio do piriforme (P), epiglote (E), prega ariepiglótica (seta branca), cartilagem tireoide (seta preta), tonsila (T), traqueia (Tr), véu palatino (VP) e glândula submandibular (GSM).

A laringocele resulta da obstrução funcional (p. ex., pressões intraglóticas aumentadas) ou da obstrução anatômica verdadeira (p. ex., estenose pós-traumática ou pós-inflamatória ou neoplasia) do ventrículo laríngeo ou sáculo mais distal. A laringocele pode ser preenchida com ar, líquido ou pus e pode ser interna ou externa. A laringocele interna é identificada no espaço paraglótico e pode ser acompanhada no nível do ventrículo laríngeo. A laringocele externa possui um componente interno, que pode estar completamente colapsado e um componente externo, que penetrou na membrana tireoide e muitas vezes se apresenta como uma massa no pescoço anterolateral (Figura 3-41).

A rouquidão é uma indicação relativamente comum para a imagem da laringe. Na ausência de uma lesão de massa, a atenção deve voltar-se para o curso do nervo vago (NC X). Quando a rouquidão está presente junto com outros sintomas de disfunção do nervo craniano inferior, então a RM é a opção de exame para

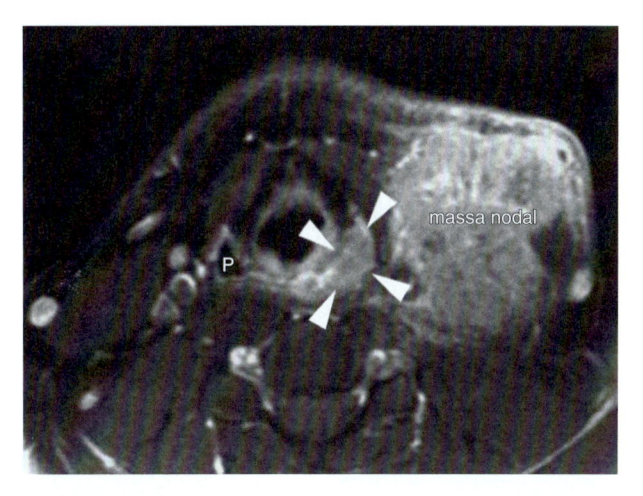

▲ **Figura 3-35** Imagem axial ponderada em T1 pós-gadolínio com saturação de gordura em um paciente que se apresenta com uma massa na parte esquerda do pescoço (massa nodal) mostra uma lesão primária relativamente pequena no seio piriforme esquerdo (pontas de setas). O seio piriforme (P) direito normal é indicado. A aspiração com agulha fina da massa nodal confirmou o carcinoma de célula escamosa.

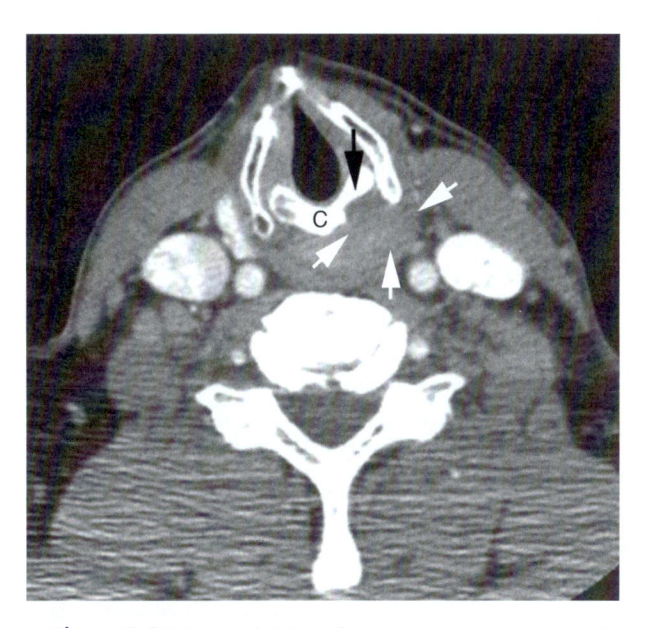

▲ **Figura 3-36** Exame de TC axial pós-contraste em um paciente com nova rouquidão e dor de garganta demonstra erosão focal (seta preta) da cartilagem cricoide posterolateral (C) por uma massa que surge a partir da hipofaringe pós-cricoide (setas brancas). Essa lesão pode provavelmente ser melhor delineada a partir dos tecidos moles adjacentes em uma RM. A biópsia demonstrou carcinoma de célula escamosa.

avaliar uma lesão da base craniana ou bainha da carótida (Figura 3-42). Quando a rouquidão é o único sintoma, a imagem da TC é preferível, da base craniana para a janela aortopulmonar, para avaliar qualquer anormalidade anatômica ou lesão de massa que possa afetar o nervo laríngeo recorrente junto de seu curso (Figura 3-43). As pregas vocais verdadeiras normais são simetricamente abduzidas durante a respiração tranquila, ao passo que a manobra de Valsalva aduz as pregas vocais a uma posição em linha média, oposta. No cenário da paralisia das pregas vocais, o cordão paralisado em geral é fixado em uma posição paramediana, a prega ariepiglótica ipsilateral desvia medialmente, o seio piriforme ipsilateral é dilatado e o ventrículo laríngeo muitas vezes é aberto (Figura 3-44). A atrofia da desnervação da musculatura da laringe também pode ser identificada.

▶ **Pontos-chave da imagem**

- A imagem por TC é a opção de exame para a doença não maligna da laringe (p. ex., trauma ou laringocele); a RM avalia com mais sensibilidade a invasão da cartilagem e delineia com maior precisão a disseminação transglótica do tumor. Contudo, a RM da laringe é muitas vezes comprometida pelo movimento do paciente; portanto, o exame de TC intensificado por contraste, de secção fina, pode fornecer uma melhor representação da extensão da doença na maioria dos pacientes.

- Os sublocais da hipofaringe são muitas vezes confundidos com aqueles da laringe. É importante fazer a distinção entre eles, uma vez que os CCE nestas áreas se comportam de modo diferente.

- Os espaços paraglótico e pré-epiglótico são compartimentos preenchidos com gordura que não são separados um do outro pela fáscia. Assim, o tumor pode facilmente alastrar-se de um espaço para outro.

- Os exames de imagem da laringe em um paciente com carcinoma laríngeo devem sempre ser avaliados para envolvimento dos espaços pré-epiglótico e paraglótico, bem como para a situação das cartilagens laríngeas, porque estas áreas não podem ser cirurgicamente estadiadas, com exceção da doença em estágio avançado.

- A nova rouquidão em um paciente com uma história clínica de câncer de cabeça e pescoço deve propiciar uma avaliação cuidadosa do curso do NC X (o nervo vago), de modo a procurar pela recorrência tumoral e disseminação junto da bainha da carótida e na base craniana.

- Em geral, é melhor realizar exame de imagem da laringe na respiração tranquila, durante a qual as pregas vocais verdadeiras estão em seu estado relaxado, abduzido. Se indicado, o exame pode ser repetido durante uma manobra, como a de Valsalva, para avaliar a paralisia ou fixação mecânica.

- A espessura do tecido mole na comissura anterior pode ser de até 2 mm em pacientes sem doença.

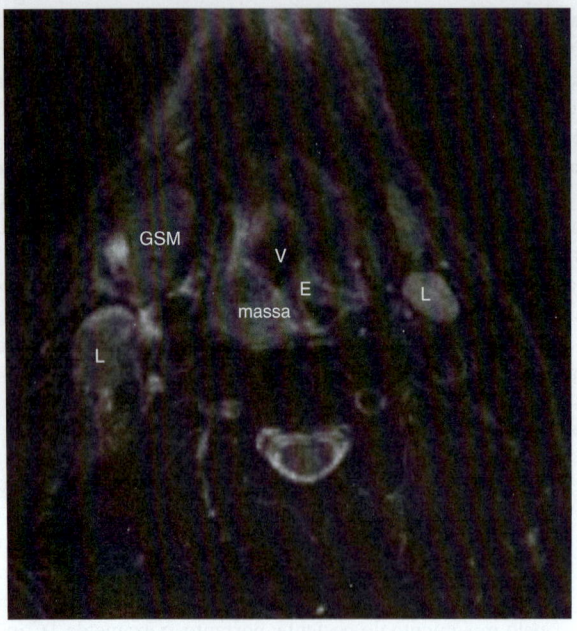

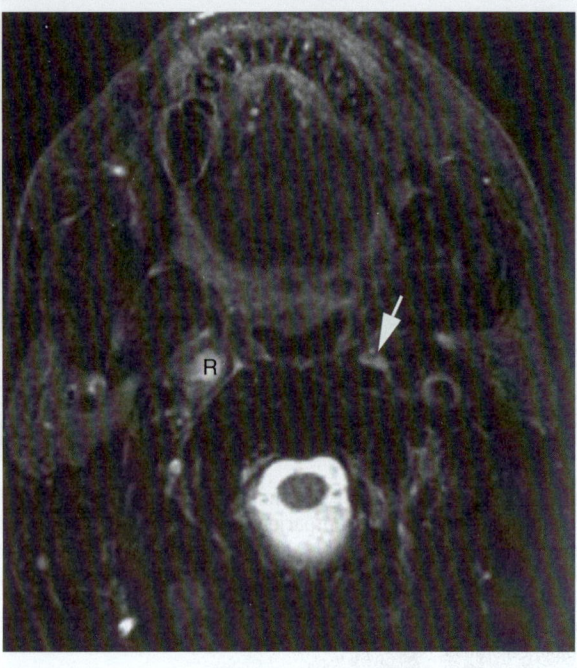

▲ **Figura 3-37** (**A**) Imagem axial ponderada em T2 *spin-eco* rápida com saturação de gordura demonstra uma massa hipofaríngea associada à linfadenopatia bilateral (L). A biópsia da massa demonstrou carcinoma de célula escamosa da parede faríngea posterolateral. E, epiglote; GSM, glândula submandibular; V, valécula. (**B**) Uma imagem mais superior demonstra aumento e heterogeneidade do linfonodo retrofaríngeo patológico ipsilateral (R). Um linfonodo retrofaríngeo normal contralateral (seta branca) é visto para comparação.

- A superfície da mucosa da subglote é tão proximamente aplicada à cartilagem cricoide que ela em geral não é apreciada no lado da via aérea da laringe subglótica. O tecido mole visível neste nível deve sugerir a possível presença de uma extensão tumoral.
- Um tumor da submucosa da laringe representa mais comumente um condrossarcoma ou lesão metastática.
- Na presença de uma laringocele, a laringe deve ser cuidadosamente avaliada de modo clínico e radiográfico para a presença de uma neoplasia. Até mesmo grandes tumores podem inicialmente se apresentar como uma massa no pescoço secundária à laringocele, em vez de queixas atribuíveis à laringe (Figura 3-45).
- No ambiente do trauma na parte anterior do pescoço, em particular o traumatismo abrupto grave, a imagem de TC é útil para avaliar fraturas das cartilagens laríngeas. Como ela é um anel completo, a cartilagem cricoide tende a fraturar-se em dois ou mais locais.

Becker M. Larynx and hypopharynx. *Radiol Clin North Am* 1998;36:891 [PMID: 9747193]. (Classic review of the imaging anatomy and pathology of the larynx and hypopharynx.)

Becker M, Zbaren P, Casselman JW, Kohler R, Dulguerov P, Becker CD. Neoplastic invasion of laryngeal cartilage: reassessment of criteria for diagnosis at MR imaging. *Radiology* 2008;249:410–412 [PMID: 18936314]. (A discussion of MR imaging criteria for the diagnosis of cartilage involvement by laryngeal tumors)

Beil CM, Keberle M. Oral and oropharyngeal tumors. *Eur J Radiol* 2008;66:448–459 [PMID: 18457933]. (A detailed discussion of squamous cell carcinoma affecting these regions, but also includes non-neoplastic and pediatric lesions.)

Goh J, Lim K. Imaging of nasopharyngeal carcinoma. *Ann Acad Med Singapore* 2009;38:809–816 [PMID: 19816641]. (This MR-focused review presents the imaging features of nasopharyngeal carcinoma that are pertinent to staging and treatment planning.)

Dillon WP, Mills CM, Kjos B, DeGroot J, Brant-Zawadzki M. Magnetic resonance imaging of the nasopharynx. *Radiology* 1984;152:731 [PMID: 6463254]. (A classic introduction to the imaging anatomy of the nasopharynx.)

Laine FJ, Smoker WR. Oral cavity: anatomy and pathology. *Semin Ultrasound CT MR* 1995;16:527 [PMID: 8747416]. (The normal anatomy of the oral cavity is discussed, as is the anatomy and pathology of the sublingual and submandibular spaces.)

Pameijer FA, Mukherji SK, Balm AJ, van der Laan BF. Imaging of squamous cell carcinoma of the hypopharynx. *Semin Ultrasound CT MR* 1998;19:476 [PMID: 9861665]. (Review of imaging anatomy and pitfalls related to squamous cell carcinoma of the hypopharynx.)

Weissman JL, Carrau RL. "Puffed-cheek" CT improves evaluation of the oral cavity. *Am J Neuroradiol* 2001;22:741 [PMID: 11290490]. (Coaptation of mucosal surfaces can limit the assessment of oral cavity lesions, especially those of buccal origin. "Puffed-cheek" CT scans provide a clearer and more detailed evaluation of mucosal surfaces of the oral cavity than do conventional scans.)

Yates CB, Phillips CD. Oral cavity and oropharynx. *Curr Probl Diagn Radiol* 2001;30:38 [PMID: 11300548]. (An overview of the imaging anatomy and typical pathology of these areas.)

LINFONODOS

Os linfonodos cervicais devem sempre ser cuidadosamente avaliados no cenário do câncer de cabeça e pescoço, pois eles também podem estar envolvidos por processos infecciosos, inflamatórios e granulomatosos, bem como por neoplasias malignas sistêmicas (p. ex., linfoma ou metástases de locais primários que não a cabeça e o pescoço). Antes de abordar a aparência normal dos linfonodos cervicais nos exames de imagem e o diagnóstico diferencial das anormalidades nodais, a terminologia apropriada para os linfonodos cervicais é revisada aqui. Durante a última década ou mais, a terminologia clínica evoluiu de anatomicamente baseada para uma classificação mais simples com base nos níveis. Essa classificação foi traduzida em uma classificação baseada na imagem, que é resumida no Quadro 3-5 e na Figura 3-46.

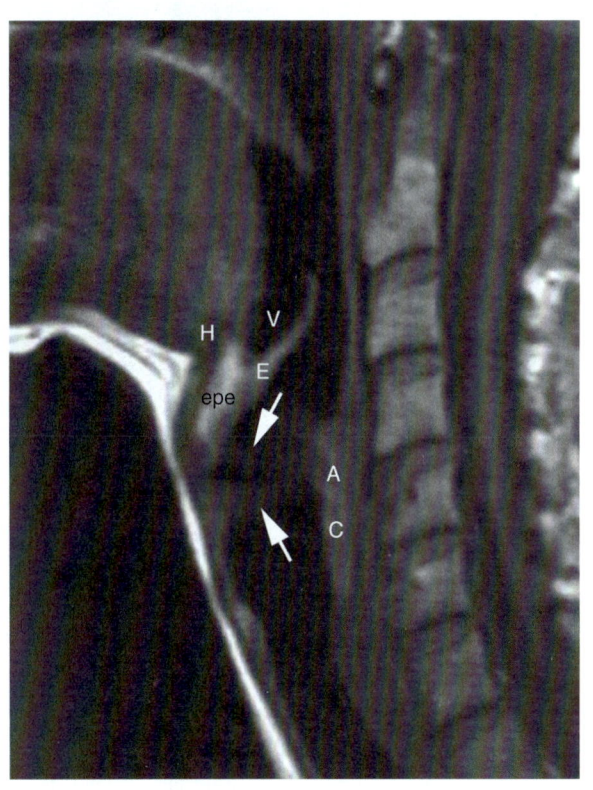

Alguns grupos nodais não são incluídos neste esquema de classificação, notavelmente os linfonodos retrofaríngeos, os linfonodos da parótida, os linfonodos pré e retroauricular, os linfonodos fasciais e os linfonodos suboccipitais. Esses linfonodos ainda são referidos por seus nomes anatômicos. Embora esses nódulos possam certamente estar envolvidos pelos processos neoplásicos e não neoplásicos, eles não representam os locais mais comuns de disseminação linfática para o CCE do trato aerodigestivo superior e não são incluídos no esquema de classificação de nível.

Nos exames de TC sem contraste, os linfonodos normais são massas do tecido mole homogêneas, ovoides com um diâmetro de eixo curto de 5 a 10 mm (Figura 3-47). Um hilo gorduroso pode ser reconhecível como uma área excêntrica de baixa densidade. Os linfonodos patológicos podem estar

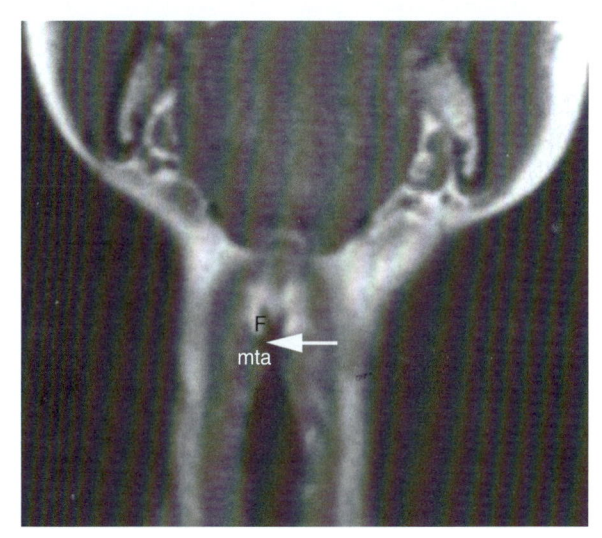

▲ **Figura 3-38** (**A**) Imagem sagital ponderada em T1 levemente oblíqua demonstra os ligamentos vocais (setas brancas) alongando-se desde o processo vocal da cartilagem aritenoide (A) até a cartilagem tireoide anterior. Indicam-se também a cartilagem cricoide (C), a epiglote (E), o espaço pré-epiglótico (epe), a valécula (V) e o osso hioide (H). (**B**) Imagem coronal ponderada em T1 demonstra o músculo tireoaritenóideo (mta) no nível da prega vocal verdadeira, o ventrículo laríngeo (seta) e o espaço paraglótico gorduroso no nível da prega vocal falsa (F). (*continua*)

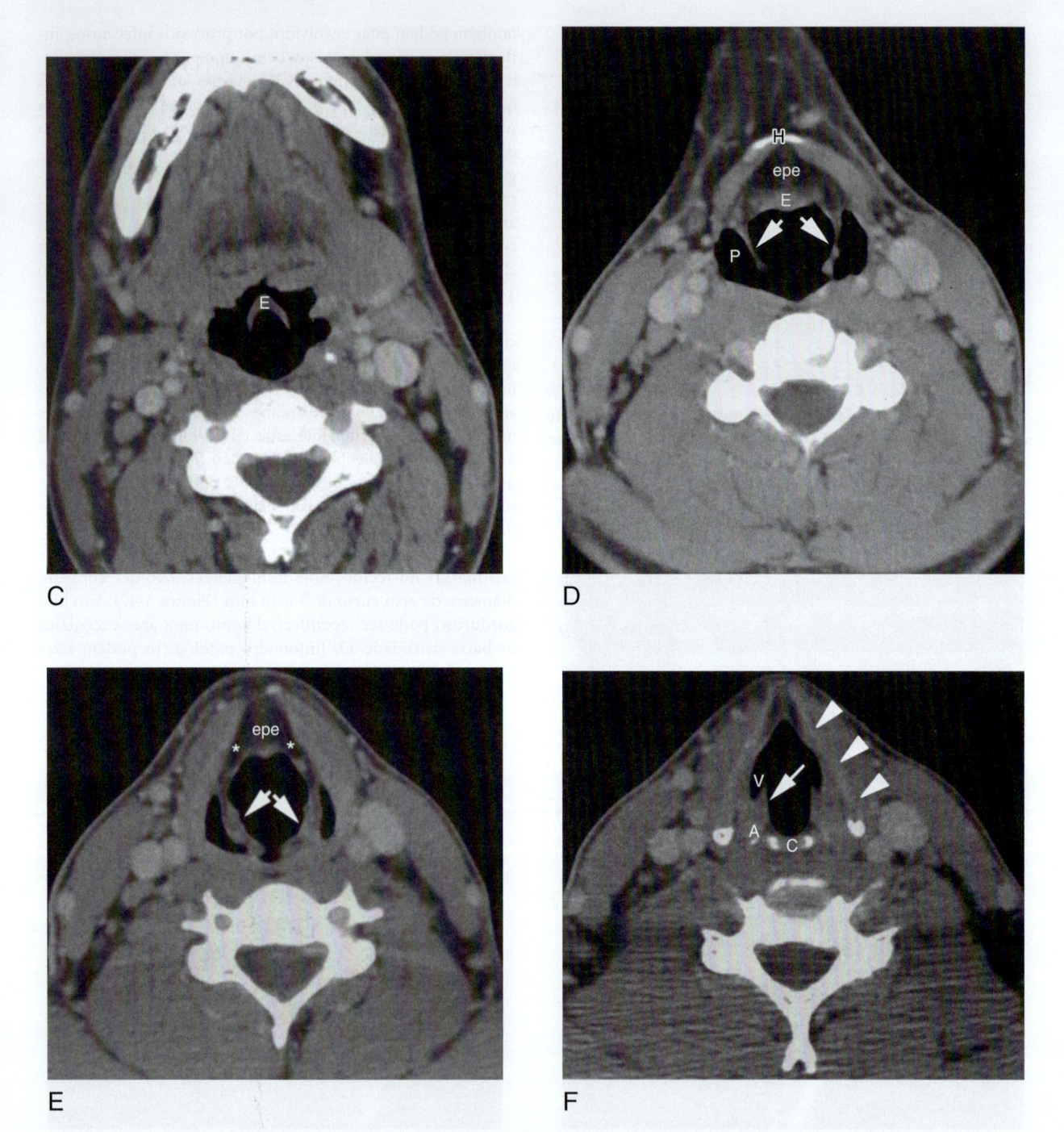

▲ **Figura 3-38** (*continuação*) (**C**) Exame de TC axial por meio da supraglote mostra a margem livre da epiglote (E). (**D**) Um exame levemente mais baixo por meio da supraglote demonstra a porção fixa da epiglote (E), espaço pré-epiglótico (epe), pregas ariepiglóticas (setas brancas), osso hioide (H) e seios piriformes (P). (**E**) Um exame levemente mais baixo mostra o espaço pré-epiglótico anterior (epe) fundindo-se imperceptivelmente com os espaços paraglóticos laterais (*). As pregas ariepiglóticas são indicadas (setas brancas). (**F**) Exame de TC axial no nível glótico mostra a prega vocal verdadeira (seta branca) e o ventrículo laríngeo (V). Neste paciente jovem, a cartilagem aritenoide (A), a cartilagem cricoide (C) e a cartilagem tireoide (pontas de setas brancas) estão amplamente não ossificadas e, portanto, observadas com dificuldade.

Quadro 3-4 Lesões comuns da laringe que podem ser encontradas na imagem

Congênita/de desenvolvimento	Traumática	Funcional	Neoplásica	
			Da mucosa	*Cartilaginosa*
Hemangioma	Hematoma	Laringocele	Carcinoma de célula escamosa	Condroma
Malformação venolinfática	Fratura da cartilagem laríngea			Condrossarcoma
				Doença metastática

aumentados e focal ou difusamente hipodensos se houver formação de cisto ou necrose. A linfadenopatia necrótica pode ser vista com CCE, linfoma tratado e outros processos neoplásicos, mas ela também pode ser observada com a infecção micobacteriana, a doença da arranhadura do gato ou outros processos infecciosos (Figura 3-48).

A linfadenopatia supurativa também leva à hipodensidade central. Em algumas circunstâncias, um linfonodo pode parecer hiperdenso antes da administração de contraste, geralmente devido à calcificação parcial ou completa (p. ex., doença granulomatosa antiga, calcificação tumoral metastática ou nódulos metastáticos irradiados). Após a administração de contraste, linfonodos normais mostram intensificação homogênea moderada. As áreas de formação de cisto ou necrose parecem hipodensas e são mais facilmente apreciadas do que no exame sem contraste. Em alguns casos, um foco de tumor pode parecer hiperdenso ao tecido nodal normal após a administração de contraste. Isso é mais comumente visto com metástases vasculares da tireoide ou carcinoma de célula renal, mas também pode ser visto com processos inflamatórios. Se a disseminação extracapsular do tumor ocorreu, então o nódulo terá uma borda mal definida e uma margem irregular com estruturas de tecido mole circundantes.

Na RM, os linfonodos normais são intermediários em intensidade de sinal nas imagens ponderadas em T1 e hiperintensos ao músculo nas imagens ponderadas em T2 e então mostram intensificação pós-gadolínio homogênea branda ou moderada (Figura 3-49). A gordura pode ser identificada no hilo nodal. Se um linfonodo mostrar alta intensidade de sinal em uma imagem ponderada em T1 antes da administração de gadolínio, então o câncer de tireoide metastático e o melanoma metastático devem ser considerados. Um nódulo com aparência cística pode ser devido à infecção ou ao tumor e será de baixa intensidade de sinal nas imagens ponderadas em T1 e de alta intensidade de sinal nas imagens ponderadas em T2 e mostrará intensificação periférica branda pós-gadolínio. As neoplasias que em geral resultam em metástases nodais císticas são CCE e carcinoma da tireoide, mas muitos cânceres primários podem causar doença nodal de aparência cística. Uma armadilha potencial é que uma metástase cística simples pode ser confundida com um processo benigno, como um cisto de fenda branquial.

A necrose nodal devido ao câncer metastático geralmente leva a uma parede intensificada espessa, irregular e sem intensificação central. Em um paciente com câncer de cabeça e pescoço conhecido, a presença de linfadenopatia necrótica é considerada representativa de doença metastática. Em alguns casos de CCE metastático, as áreas de intensidade de sinal anormalmente baixo representando agrupamentos de ceratina são observadas nas imagens ponderadas em T2.

A avaliação dos linfonodos cervicais para o envolvimento metastático em pacientes com câncer de cabeça e pescoço é um importante papel para a TC e a RM. Como um nódulo não necrótico, aparentemente homogêneo, pode ainda conter focos de tumor, critérios de tamanho foram desenvolvidos para predizer a probabilidade de envolvimento nodal metastático. Esses critérios representam uma troca entre sensibilidade e especificidade, contudo, e dependendo de qual ponto de corte é escolhido para o diâmetro axial mínimo, podem haver quantidades significativas de nódulos falso-positivos ou falso-negativos. O ponto de corte mais amplamente aceito para registro da linfadenopatia metastática é um diâmetro de eixo curto ≥ 10 mm, mas isto produz um valor preditivo positivo de apenas aproximadamente 50% e um valor preditivo negativo de cerca de 80%. O desenvolvimento de métodos metabólicos e funcionais, como a FDG-PET e a linfografia RM intensificada com óxido de ferro, promete melhorar o estadiamento do linfonodo, mas essas técnicas possuem limitações significativas quanto à sua sensibilidade aos pequenos focos de tumor, e a última técnica não é amplamente aplicada no presente. A RM ponderada por difusão também tem recebido aceitação como um método para detectar o envolvimento de linfonodos metastáticos.

Adams S, Baum RP, Stuckensen T, Bitter K, Hor G. Prospective comparison of 18F-FDG PET with conventional imaging modalities (CT, MRI, US) in lymph node staging of head and neck cancer. *Eur J Nucl Med* 1998;25:1255 [PMID: 9724374]. (1284 lymph nodes in 60 patients were assessed. FDG PET correctly identified lymph node metastases with a sensitivity of 90% and a specificity of 94%, whereas CT and MRI visualized histologically proven lymph node metastases with a sensitivity of 82% [specificity of 85%] and 80% [specificity of 79%], respectively.)

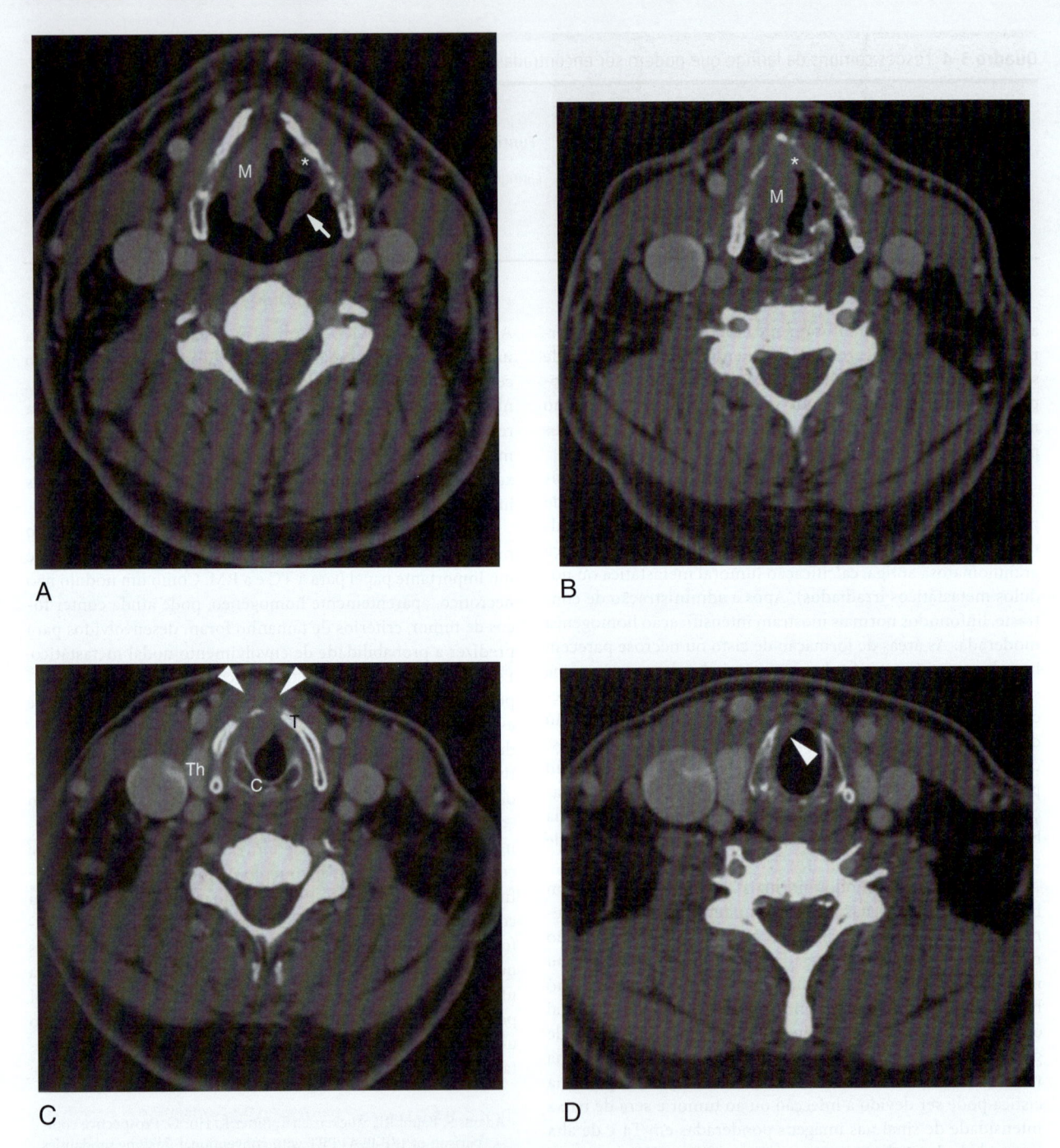

▲ **Figura 3-39** Imagens axiais de TC intensificadas com contraste seriais em um homem idoso com carcinoma de célula escamosa transglótico com erosão da cartilagem. (**A**) A imagem por meio da supraglote demonstra uma massa (M) envolvendo o espaço paraglótico direito e a prega ariepiglótica. O espaço paraglótico esquerdo gorduroso normal (*) e a prega ariepiglótica (seta branca) estão indicados. (**B**) No nível glótico, a prega vocal verdadeira direita está totalmente aumentada pela massa (M) e o tecido mole da comissura anterior (*) está totalmente espessado. A prega vocal verdadeira esquerda está irregular, também uma consequência da infiltração tumoral. (**C**) No nível da face inferior das pregas vocais, a lesão desgastou o aspecto ventral da cartilagem tireoide (T; pontas das setas indicam massa) e se estendeu anteriormente para invadir os músculos pré-tireoidianos. (**D**) No nível subglótico, o tecido mole assimétrico é visto anteriormente (ponta da seta), consistente com a extensão tumoral subglótica. Observe que no nível subglótico, a coluna de ar deve parecer estando imediatamente adjacente à cartilagem cricoide sem tecido mole interveniente significativo. Th, tireóide; C, cartilagem crióide.

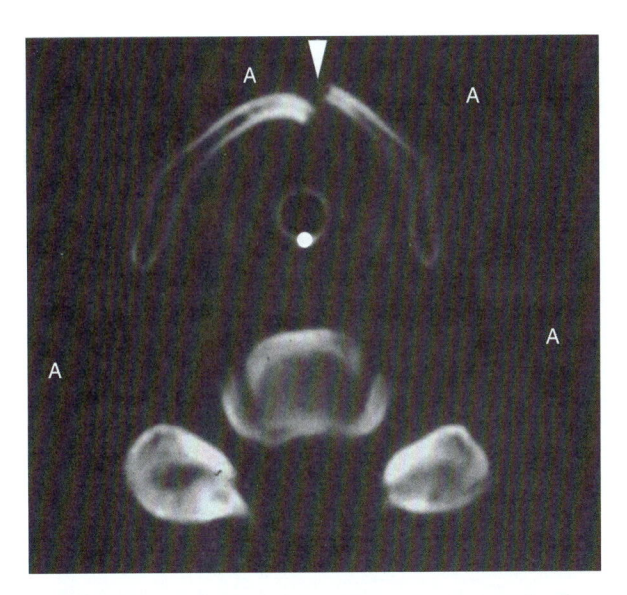

▲ **Figura 3-40** Exame de TC axial sem contraste visualizado em janela óssea obtido em um homem jovem que recebeu um chute no pescoço demonstra uma fratura vertical da cartilagem tireoide anterior (ponta de seta). Um tubo endotraqueal está no local e há um rastro de ar extenso (A) ao longo dos planos fasciais. Uma imagem mais inferior (não mostrada) demonstrou fraturas bilaterais por meio do anel cricoide posterior.

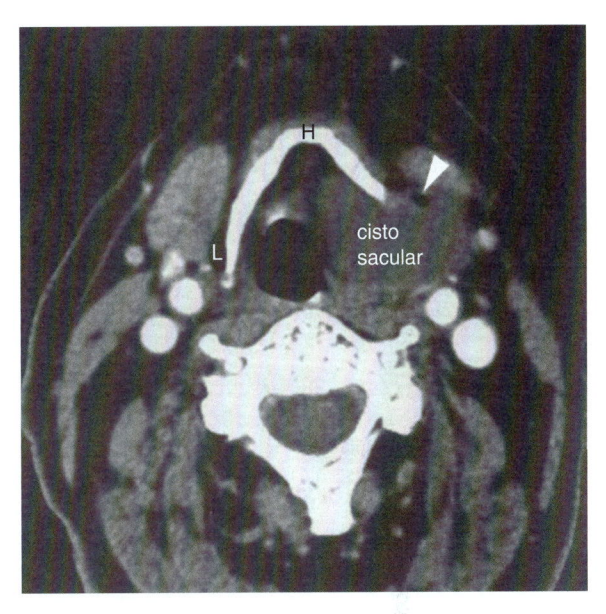

▲ **Figura 3-41** Exame de TC axial intensificado com contraste por meio da laringe supraglótica demonstra um cisto de laringocele preenchido com líquido (sacular) sobressaindo-se pela membrana tireoide e demonstrando componentes internos e externos. Um pequeno foco de ar no cisto (ponta de seta) está relacionado com uma recente aspiração. O osso hioide (H) foi remodelado. Uma pequena laringocele (L) externa preenchida com ar é vista no lado contralateral.

Bellin MF, Beigelman C, Precetti-Morel S. Iron oxide-enhanced MRI lymphography: initial experience. *Eur J Radiol* 2000;34:257 [PMID: 10927166]. (Ultrasmall superparamagnetic iron oxide particles (USPIO) are novel contrast agents specifically developed for MRI lymphography. Early clinical experience suggests that USPIO-enhanced MRI lymphography improves the sensitivity and specificity for the detection of nodal metastases and suggests that micrometastases could be detected in normal-sized nodes.)

Curtin HD, Ishwaran H, Mancuso AA, Dalley RW, Caudry DJ, McNeil BJ. Comparison of CT and MR imaging in staging of neck metastases. *Radiology* 1998;207:123 [PMID: 9530307]. (With the use of a 1-cm size or an internal abnormality to indicate a positive node, CT scanning had a negative predictive value of 84% and a positive predictive value of 50%, and MRI had a negative predictive value of 79% and a positive predictive value of 52%. Overall, CT scanning performed slightly better than MRI for all interpretative criteria, but a high negative predictive value was achieved only when a low-size criterion was used and was therefore associated with a relatively low positive predictive value.)

Emonts P, Bourgeois P, Lemort M, Flamen P. Functional imaging in head and neck cancers. *Curr Opin Oncol* 2009;21:212–217 [PMID: 19370804]. (This review discusses SPECT, PET, and MR-based techniques in head and neck cancer and, specifically, nodal staging. Diffusion-weighted imaging and perfusion MR are also discussed.)

Sakai O, Curtin HD, Romo LV, Som PM. Lymph node pathology. Benign proliferative, lymphoma, and metastatic disease. *Radiol Clin North Am* 2000;38:979 [PMID: 11054964]. (CT and MR imaging characteristics of both malignant and nonmalignant nodal diseases are reviewed and the differential diagnosis of nodal pathologies based on specific imaging findings is -discussed.)

Som PM, Curtin HD, Mancuso AA. Imaging-based nodal classification for evaluation of neck metastatic adenopathy. *AJR Am J Roentgenol* 2000;174:837 [PMID: 10701636]. (Discusses the application of cross-sectional imaging to accurate and reproducible terminology for lymph node localization.)

Som PM, Curtin HD, Mancuso AA. An imaging-based classification for the cervical nodes designed as an adjunct to recent clinically based nodal classifications. *Arch Otolaryngol Head Neck Surg* 1999;125:388 [PMID: 10208676]. (A discussion of the imaging correlates to nodal levels.)

DOENÇA NÃO MUCOSAL DA CABEÇA E DO PESCOÇO

ABORDAGEM ESPACIAL SUPRA-HIÓIDEA E INFRA-HIÓIDEA PARA CABEÇA E PESCOÇO

A terminologia usada para descrever as tradicionais subdivisões faríngeas de cabeça e pescoço é melhor adequada à avaliação e ao estadiamento do CCE. Como as massas não escamosas tendem a se disseminar dentro dos espaços definidos pela fáscia, a cabeça e o pescoço também podem ser vistos como uma série de espaços profundos, uma abordagem que facilita uma análise da imagem transversal da cabeça e do pescoço. Para simplificar a discussão, a cabeça e o pescoço extracranianos são divididos em compartimen-

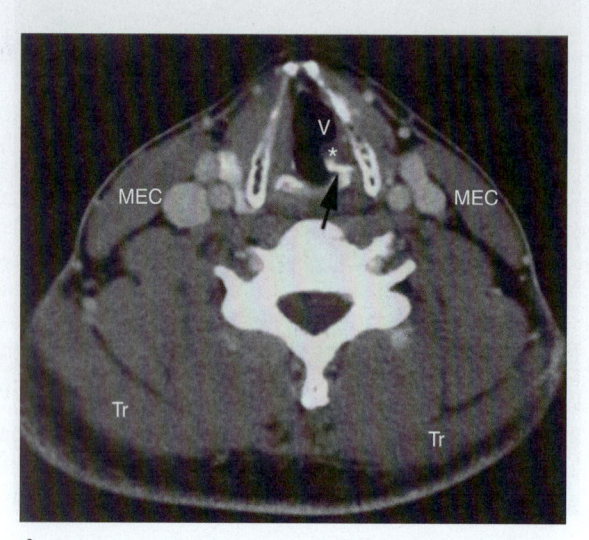

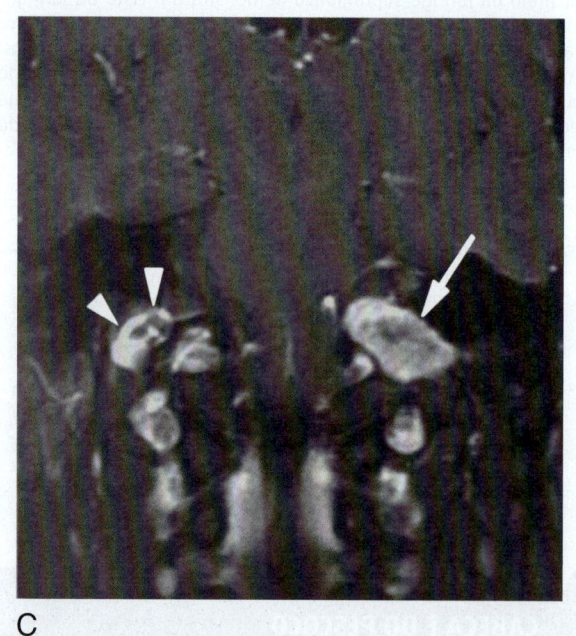

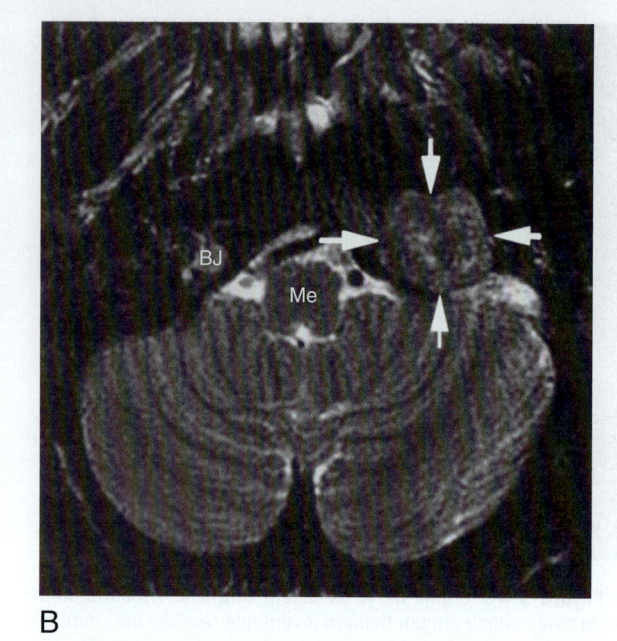

▲ **Figura 3-42** (A) Exame de TC axial intensificado com contraste no pescoço em um homem jovem com rouquidão e paralisia da prega vocal esquerda no exame. A aritenoide (seta preta) está girada medialmente, a prega vocal verdadeira esquerda e o músculo tireoaritenóideo (*) mostram atrofia gordurosa comparada com o lado contralateral e o ventrículo (V) laríngeo esquerdo está dilatado, sendo que todos são aspectos de imagem de paralisia das pregas vocais. Além disso, os músculos esternocleidomastóideo (MEC) e trapézio (Tr) esquerdo têm saliências diminuídas em comparação com o direito, sugerindo igualmente disfunção no NC XI, embora isto não tenha sido notado no exame clínico. O paciente foi então encaminhado à RM para avaliar uma lesão na base craniana. (B) Uma imagem axial ponderada em T2 spin-eco rápida com saturação de gordura demonstra uma massa de tecido mole bem circunscrita (setas brancas) no nível do forame jugular esquerdo. O bulbo jugular direito (BJ) e a medula (Me) são indicados. (C) Em uma imagem ponderada em T1 pós-gadolínio com saturação de gordura, a lesão (seta branca) demonstra intensificação levemente heterogênea, mas em sua maioria intensa. O diagnóstico é um schwannoma do nervo craniano inferior. O bulbo jugular intensificado contralateral (pontas de setas brancas) também é indicado. Observe que o bulbo jugular normal é uma "pseudomassa" que pode ser confundida com uma patologia significativa.

tos supra-hióideo e infra-hióideo, porque as inserções fasciais ao osso hioide clivam funcionalmente esta região em dois segmentos.

1. Cabeça e pescoço supra-hióideos

Os espaços supra-hióideos da cabeça e do pescoço são definidos por três camadas da fáscia cervical profunda: superficial (profunda), média (bucofaríngea) e profunda (pré-vertebral). Os espaços definidos por estas três camadas fasciais são mostrados diagramaticamente na Figura 3-50.

▶ Espaço da mucosa da faringe

O espaço da mucosa da faringe tem margens fasciais completas e não é completamente circunscrito pelas três camadas da fáscia cervical profunda. Este espaço é limitado pela camada média da fáscia cervical profunda junto de sua margem posterolateral, ao passo que em sua porção luminal ou das vias aéreas, ele não tem limite fascial. Os componentes mais importantes do espaço da mucosa da faringe são a mucosa escamosa, o tecido linfoide do anel de Waldeyer, as glândulas salivares menores e os

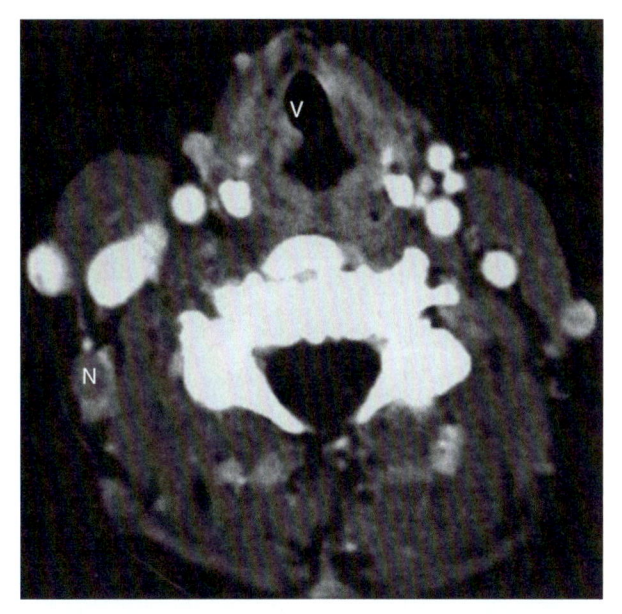

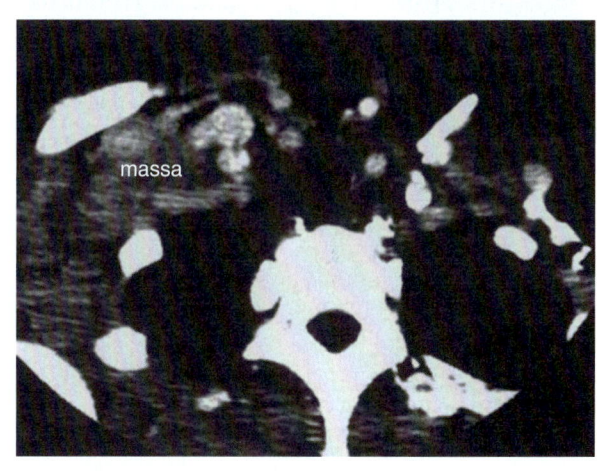

▲ **Figura 3-43** (**A**) Exame de TC axial intensificado por contraste do pescoço em uma mulher de meia-idade com câncer de mama e nova rouquidão demonstra um ventrículo (V) laríngeo direito aberto e assimetria da prega vocal consistente com a paralisia da prega direita. Não se observa nenhuma massa laríngea. Contudo, um nódulo (N) metastático é incidentalmente observado. (**B**) Uma imagem por meio da fossa supraclavicular demonstra uma massa nodal metastática que está impedindo o curso do nervo laríngeo recorrente direito.

músculos constritores faríngeos. A patologia dominante neste espaço é CCE, e o espaço da mucosa da faringe, dividido em suas tradicionais subdivisões de nasofaringe, orofaringe e hipofaringe, foi previamente revisado.

▶ Espaço parafaríngeo

O espaço parafaríngeo (EPF) é um espaço central preenchido com gordura da face profunda que é frequentemente deslocado pelas massas dos espaços circundantes (Figura 3-51). A avaliação do centro de uma massa facial profunda relativa ao EPF e a observação da direção na qual esta massa desloca a gordura deste espaço indicam o espaço de origem de uma massa de cabeça e pescoço e ajuda a montar o diagnóstico diferencial. O EPF é definido medialmente pela camada média da fáscia cervical profunda e limita o espaço da mucosa da faringe. Lateralmente, ele é definido pela camada superficial da fáscia cervical profunda e faz fronteira com o espaço mastigatório e o espaço parotídeo. Posteriormente, o EPF é definido pela parte anterior da bainha da carótida e é limitado pelo espaço carotídeo. De modo superoinferior, ele corre a partir da base do crânio para o osso hioide. Em sua extensão inferior, este espaço não é separado pela fáscia do espaço submandibular; assim, um processo em um espaço pode se estender para o outro.

O EPF contém apenas gordura, artérias, veias e nervos; portanto, poucas lesões são primárias neste espaço. As lesões primárias do espaço parafaríngeo incluem lipomas, tumores de restos salivares menores e cistos de fenda branquial segundos atípicos (Figura 3-52). A maioria das lesões que parecem ser primárias ao EPF na verdade se originam de espaços adjacentes e comprimem o EPF. Portanto, a gordura deve ser identificada ao redor da circunferência de uma lesão antes de ser rotulada como primária ao EPF, embora a gordura periférica possa ser difícil de identificar se uma lesão primária ao EPF for grande. Os processos agressivos que não são restringidos pelos limites fasciais também podem envolver o EPF pela disseminação direta, notavelmente o CCE, outras neoplasias agressivas (p. ex. sarcomas, neoplasias malignas das glândulas salivares e linfomas; Figura 3-53) e fleimão ou abscesso.

▶ Espaço parotídeo

O espaço parotídeo é definido pela separação da camada superficial da fáscia cervical profunda. Ele limita o espaço mastigatório anteriormente, o EPF de modo anteromedial, o espaço carotídeo de modo posteromedial, o osso temporal posterior e superiormente e a gordura subcutânea lateralmente (ver Figura 3-51). Os seus conteúdos incluem a glândula parótida, o nervo facial, os vasos sanguíneos e os linfonodos intraparotídeos. Embora o nervo facial intraparotídeo não possa ser diretamente identificado nos exames de imagem transversal, ele é conhecido como se situando adjacente à veia retromandibular, e esta estrutura serve como ponto de divisão irregular entre os lobos superficial e profundo da glândula. Quando uma mas-

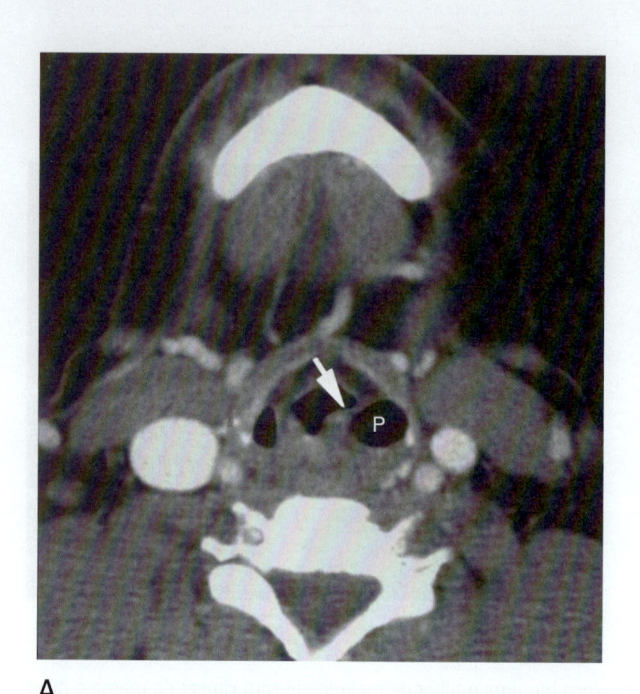

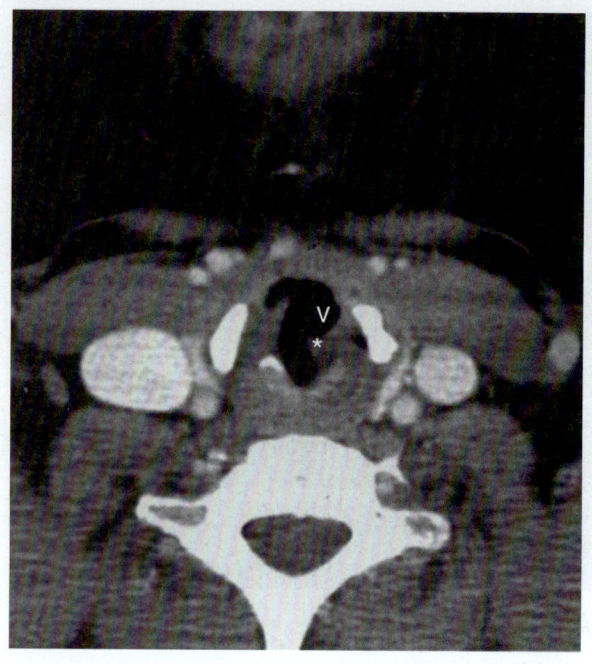

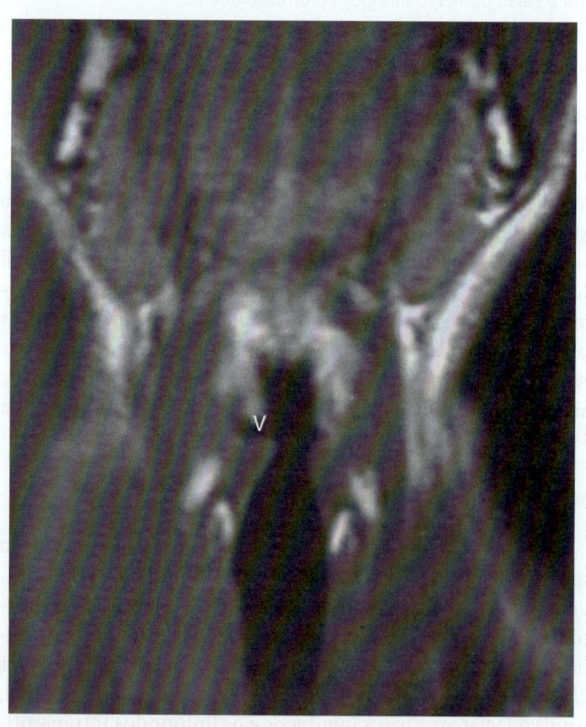

▲ **Figura 3-44** (**A**) Exame de TC axial intensificado por contraste em um paciente com paralisia da prega vocal verdadeira esquerda demonstra dilatação do seio piriforme (P) ipsilateral e desvio medial da prega ariepiglótica (seta). (**B**) Uma imagem mais inferior demonstra aumento assimétrico do ventrículo (V) laríngeo ipsilateral e mudança de desnervação com atrofia gordurosa do músculo tireoaritenóideo (*). (**C**) Imagem coronal ponderada em T1 em um paciente diferente com paralisia da prega vocal direita demonstra dilatação do ventrículo (V) laríngeo direito comparado com o esquerdo.

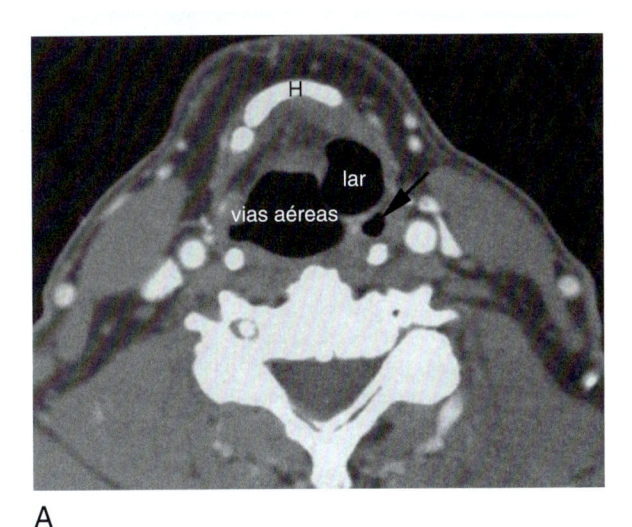

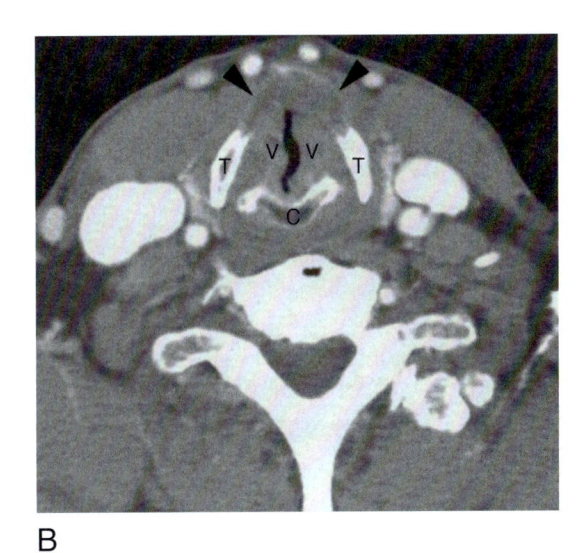

▲ **Figura 3-45** (**A**) Exame de TC axial intensificado por contraste pela laringe supraglótica demonstra uma estrutura preenchida com ar à esquerda consistente com uma laringocele (lar) interna. O seio piriforme esquerdo (seta preta) está deslocado posteriormente. (**B**) Uma imagem mais inferior demonstra infiltração neoplásica de ambas as pregas vocais (V), que estão irregularmente espessadas, bem como erosão neoplásica (pontas de setas pretas) da cartilagem tireoide (T) anterior. C, cartilagem cricoide; H, osso hioide.

sa envolve os lobos superficial e profundo, a distância entre a mandíbula e o processo estiloide geralmente é ampliada, em especial se a massa crescer de forma lenta. O canal da parótida sai do aspecto anterior do espaço parotídeo, atravessa o espaço mastigatório sobre o músculo masseter e então perfura o músculo bucinador para entrar na cavidade oral no nível do segundo molar maxilar.

Um diagnóstico diferencial das massas do espaço parotídeo é apresentado no Quadro 3-6, e a aparência da imagem de algumas das patologias mais comuns é discutida em mais detalhes a seguir. Deve-se também observar que a presença de lesões múltiplas do espaço parotídeo, unilaterais ou bilaterais, sugere um diagnóstico diferencial mais limitado, que inclui linfadenopatia reativa ou metastática e adenoma pleomórfico recorrente.

A. Hemangiomas parotídeos

O hemangioma parotídeo é uma massa proliferativa vascular da infância que pode crescer a um tamanho grande e substituir toda a glândula parótida antes de lentamente tornar-se involutiva. A aparência na imagem clássica é de uma massa holoparotídea multilobulada que aumenta a glândula parótida, é isointensa ao músculo na imagem ponderada em T1, é clara em uma imagem ponderada em T2 e aumenta intensa e homogeneamente pós-gadolínio (Figura 3-54). Ela geralmente contém hipervascularizações proeminentes, e a artéria carótida externa e suas ramificações são muitas vezes aumentadas.

B. Primeiros cistos de fenda branquial

As anormalidades do primeiro aparato branquial são responsáveis por menos de 10% das anomalias do complexo branquial e incluem cistos e fístulas. Em geral, uma massa cística é vista dentro ou adjacente à glândula parótida (Figura 3-55), com um traço levando ao canal auditivo externo visível em alguns casos. A parede cística pode ser espessada, se houver infecção anterior, e os tecidos moles adjacentes podem mostrar mudança inflamatória se houver infecção ativa.

C. Cistos e lesões linfoepiteliais

As lesões linfoepiteliais benignas são mais comumente vistas em associação ao HIV, mas elas também ocorrem em distúrbios do tecido conectivo, notavelmente à síndrome de Sjögren. No cenário do HIV, há uma hipertrofia associada típica do tecido linfoide do anel de Waldeyer (Figura 3-56) e também linfadenopatia cervical reativa. As lesões podem ser puramente císticas ou possuir elementos císticos e sólidos, e são, em geral, bilaterais.

D. Parotidite e litíase salivar

Aumento glandular, edema e aumento na intensificação são vistos no cenário da parotidite aguda, muitas vezes com mudanças inflamatórias na gordura adjacente (Figura 3-57). Se o processo avançar para a formação de abscessos, uma massa de intensificação em anel pode estar presente. Um cálculo pode ser identificado junto ao canal da parótida ou dentro da glândula,

Quadro 3-5 Resumo da classificação nodal com base na imagem

Nível e subclassificação	Limites	Terminologia prévia
I	Superior ao osso hioide, inferior ao músculo milo-hióideo, anterior à linha transversal desenhada por meio da borda posterior da GSM.	Linfonodos submentonianos e submandibulares
IA	Entre as margens mediais dos ventres anteriores dos músculos digástricos.	Linfonodos submentonianos
IB	Posterior e lateral à borda medial do ventre anterior do músculo digástrico, anterior à borda posterior da GSM.	Linfonodos submandibulares
II	Da base do crânio à parte inferior do corpo do osso hioide, anterior à borda posterior do MSC e posterior à borda posterior da GSM[1].	Jugular interna superior e nódulos acessórios espinais
IIA	Situam-se anterior, lateral ou medial à VJI, ou situam-se posterior à VJI e são inseparáveis dela.	Linfonodos jugulares internos superiores
IIB	Situam-se posterior à VJI e têm um plano gorduroso separando os linfonodos e a veia.	Linfonodos acessórios espinais superiores
III	Entre a parte inferior do corpo do osso hioide e a margem inferior do arco cricoide; anterior à borda posterior do MSC e lateral à margem medial da ACC ou ACI.	Linfonodos mesojugulares
IV	Entre a margem inferior do arco da cartilagem cricoide e o nível da clavícula; anterior e medial a uma linha oblíqua traçada entre a borda posterior do MSC e a borda posterolateral do músculo escaleno anterior; lateral à margem medial da ACC.	Linfonodos jugulares baixos
V	A partir da base do crânio na borda posterior da inserção do MSC à clavícula; anterior à borda anterior do músculo trapézio e posterior à borda posterior do MSC (base do crânio ao fundo do cricoide), ou posterior e lateral a uma linha oblíqua por meio da borda posterior do MSC e a borda posterolateral do músculo escaleno anterior (fundo do cricoide à clavícula)	Cervical posterior
VA	Da base do crânio superiormente para a margem inferior da cartilagem cricoide inferiormente.	Cervical posterior superior
VB	Da margem inferior da cartilagem cricoide ao nível da clavícula.	Cervical posterior inferior
VI	Inferior ao corpo hióideo, superior ao topo do manúbrio e entre as margens mediais da ACI ou ACC.	Linfonodos viscerais
VII	Caudal ao topo do manúbrio no mediastino superior, entre as margens mediais das artérias carótidas comuns esquerda e direita e superior à veia do inominado.	Mediastinal superior

GSM, glândula submandibular; VJI, veia jugular interna; ACC, artéria carótida comum; ACI, artéria carótida interna.
[1]Um linfonodo localizado dentro de 2 cm da base do crânio e medial às artérias carótidas internas é classificado como linfonodo retrofaríngeo. Um linfonodo localizado dentro de 2 cm da base do crânio, mas anterior, lateral ou posterior à ACI é classificado como linfonodo de nível II. Mais de 2 cm abaixo da base do crânio, os linfonodos de nível II podem situar-se em qualquer posição relativa à veia jugular interna.
Dados de Som PM, Curtin HD, Mancuso AA. Imaging-based nodal classification for evaluation of neck metastatic adenopathy. *ARJ Am J Roentgenol* 2000;174:837.

melhor detectado nas imagens de TC sem contraste de secção fina (1-3 mm). O sistema glandular intra ou extraparotídeo pode estar dilatado.

E. Adenomas pleomórficos

Em geral, o adenoma pleomórfico se apresenta como uma massa de tecido mole bem circunscrita redonda ou oval. Ele pode ter áreas de baixa densidade na TC e é geralmente de intensidade de sinal alta na RM ponderada em T2 causada por áreas de matriz mucoide ou degeneração cística (Figura 3-58). A intensificação por contraste é geralmente intensa e homogênea. Em geral, a homogeneidade aumenta com o passar do tempo quando as imagens de TC pós-contraste iniciais ou retardadas são comparadas.

F. Tumor de Warthin

Um tumor de Warthin geralmente é multilobulado, bem circunscrito e heterogêneo devido à sua natureza sólida e cística mista (Figura 3-59). As áreas de hemorragia também podem ser vistas e as lesões bilaterais não são incomuns.

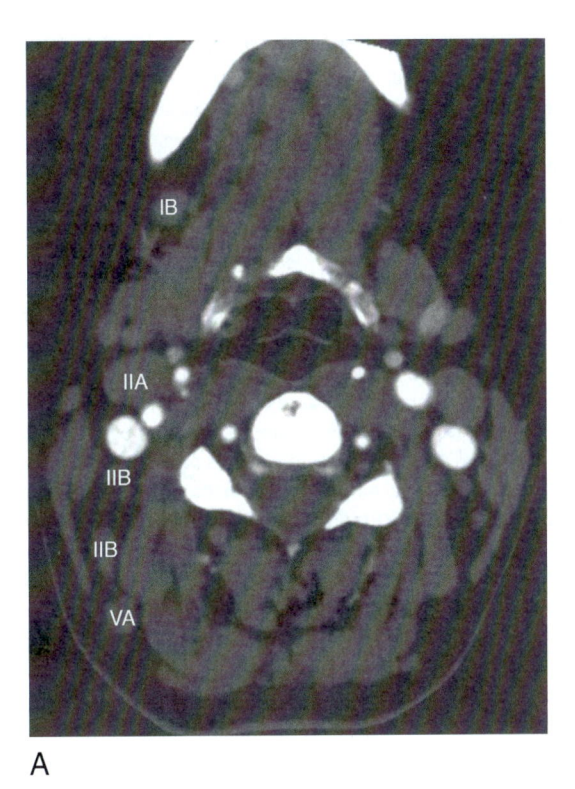

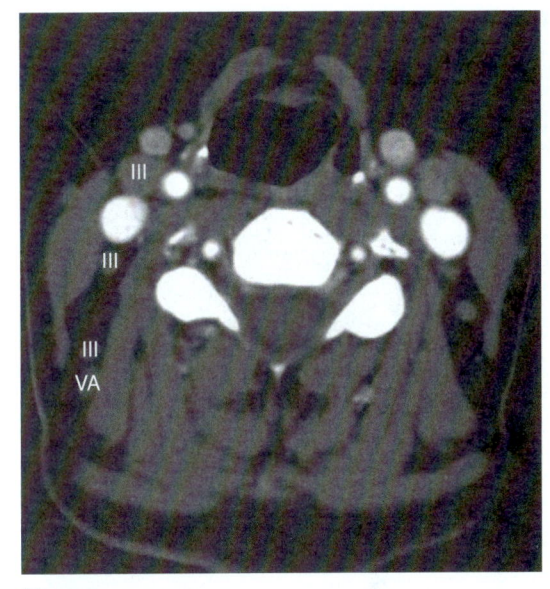

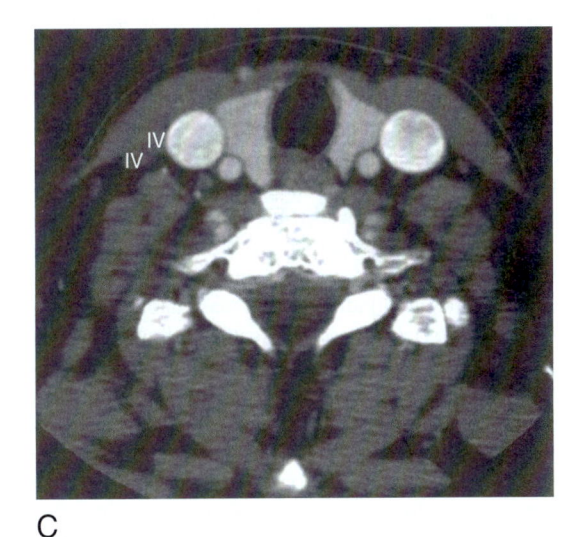

▲ **Figura 3-46** (**A**, **B**, e **C**) Exames de TC axiais intensificados por contraste seriais pelo pescoço demonstram o sistema de classificação nodal resumido no Quadro 3-5 com base na imagem. Os linfonodos em cada um dos cinco níveis comumente envolvidos pelo câncer de cabeça e pescoço são rotulados.

G. Tumor parotídeo maligno

Um tumor parotídeo maligno de baixo grau pode parecer bem circunscrito e homogêneo e, com base nos critérios de imagem, pode ser difícil distingui-lo de uma lesão benigna, como o adenoma pleomórfico. Os tumores malignos, contudo, tendem a ser um pouco mais baixos em intensidade de sinal nas imagens ponderadas em T2 do que as lesões benignas. Lesões de grau mais alto muitas vezes não possuem margens definidas (Figura 3-60) e invadem as estruturas adjacentes, como o osso temporal, a gordura adjacente e os músculos da mastigação. Eles também podem demonstrar disseminação perineural proximalmente junto ao nervo facial (Figura 3-61). Observe que uma imagem ponderada em T1 pré-gadolínio pode ser a melhor sequência na qual se identifica uma massa parotídea, uma vez que o parênquima glandular contrasta bem com a intensidade de sinal intermediária da maioria das neoplasias parotídeas (Figura 3-62).

▶ Espaço mastigatório

O espaço mastigatório é definido por uma separação da camada superficial da fáscia cervical profunda. A sua extensão craniana do forame oval e possivelmente a reposição do LCS no cavo de Meckel* pelo tecido mole anormal. Além disso, a mudança de desnervação nos músculos da mastigação pode ser vista. Nas fases aguda e subaguda da desnervação, os músculos em geral demonstram intensidade de sinal alta nas imagens ponderadas em T2 e intensificação nas imagens pós-gadolínio, e na fase mais crônica, ocorre atrofia gordurosa (Figura 3-65). Várias "pseudomassas" do espaço mastigatório também devem ser consideradas. A hipertrofia benigna do masseter pode ser unilateral ou bilateral e geralmente é vista em pacientes com bruxismo. O tecido parotídeo acessório também pode ser unilateral ou bilateral, é visto sobrepondo o músculo masseter e é isodenso ou isointenso a uma glândula parótida normal em todas as sequências de imagens. A atrofia de desnervação devido à lesão no V3 ou a patologia podem fazer os músculos não atróficos contralaterais parecerem uma massa.

O espaço bucal não é um compartimento definido por fáscia verdadeira. Ele está localizado imediatamente anterior ao espaço mastigatório e muitas vezes está envolvido pela extensão dos processos neoplásicos ou inflamatórios do espaço mastigatório. Os conteúdos importantes incluem o coxim gorduroso bucal, o músculo bucinador, a porção distal do canal da parótida e a artéria e

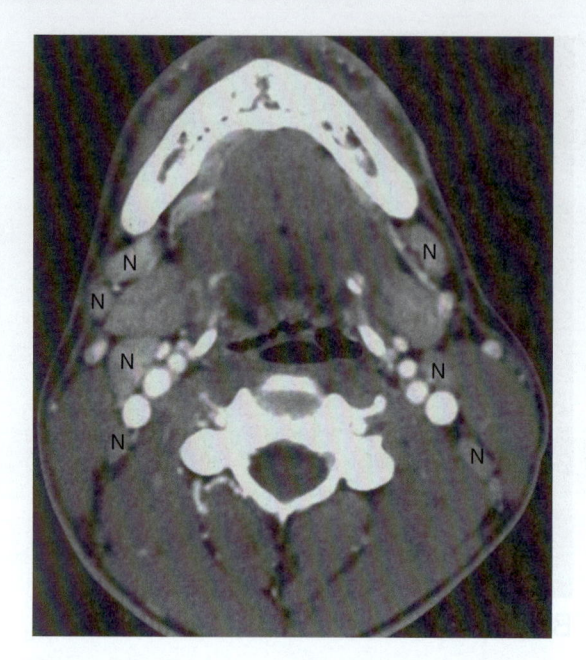

▲ **Figura 3-47** Exame de TC axial intensificado por contraste do pescoço em um homem jovem normal demonstra múltiplos linfonodos (N) de tamanho normal, intensificando-se homogeneamente nos níveis I e II.

---

* N. de R.T. Também conhecido como cavidade trigeminal.

coronal é a partir da superfície inferior da mandíbula para a base do crânio medialmente e a convexidade calvária lateralmente. De modo superomedial, a fáscia se insere na base do crânio medial ao forame oval; de modo superolateral, ela insere-se no arco zigomático e então continua superiormente sobre a superfície do músculo temporal, definindo o espaço mastigatório suprazigomático (Figura 3-63). O espaço mastigatório é limitado medialmente pelo espaço parafaríngeo, posteriormente pelo espaço parotídeo e lateralmente pelos tecidos subcutâneos. Anteriormente, ele é limítrofe do espaço bucal. O espaço bucal não tem limitação fascial verdadeira e se localiza próximo ao espaço mastigatório. Assim, esses dois espaços estão, com frequência, envolvidos juntos por processos infecciosos ou neoplásicos. Conteúdos principais do espaço mastigatório incluem o ramo e o corpo posterior da mandíbula, os músculos da mastigação (p. ex., músculos masseter, temporal, pterigoide medial e pterigoide lateral), os ramos motor e sensorial da terceira divisão do nervo trigêmeo e a veia e artéria alveolar inferior.

As lesões no espaço mastigatório (Quadro 3-7) são mais comumente infecciosas (geralmente de origem odontogênica) ou neoplásicas. Em todos os casos de envolvimento neoplásico do espaço mastigatório, o V3 deve ser cuidadosamente avaliado para evidência de disseminação perineural do tumor. A disseminação perineural, quando radiologicamente visível, pode causar o aumento do V3 e do forame oval (Figura 3-64), o realce assimétrico do V3 (que pode se estender de volta junto do tronco principal do V3 para a ponte), a obliteração da gordura na abertura extra-

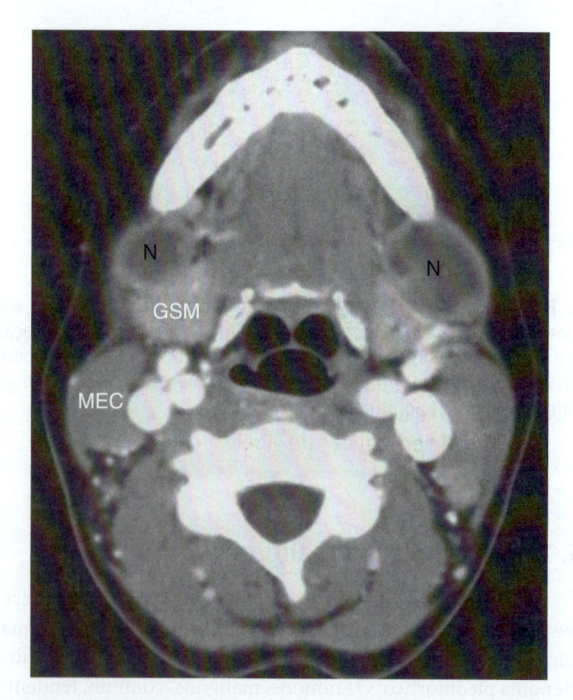

▲ **Figura 3-48** Exame de TC axial intensificado por contraste do pescoço em uma mulher jovem com imunossupressão mostra linfonodos (N) grandes, centralmente necróticos anteriores às glândulas submandibulares (GSM) anteriormente. A aspiração com agulha e a cultura foram consistentes com doença da arranhadura do gato. MEC, músculo esternocleidomastóideo.

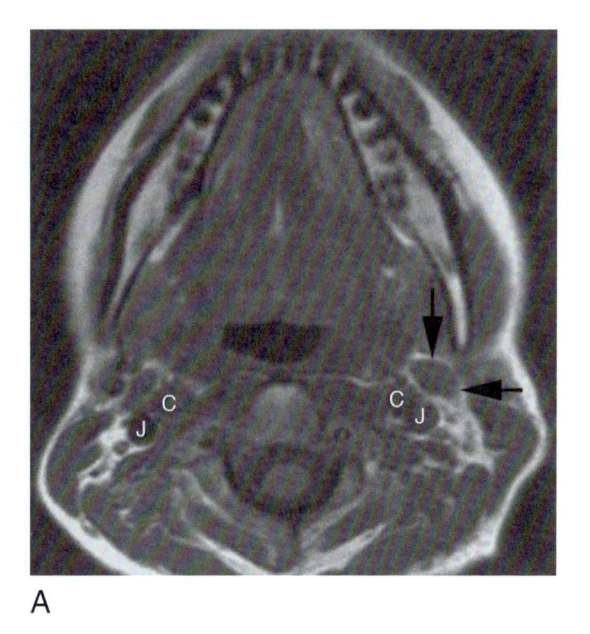

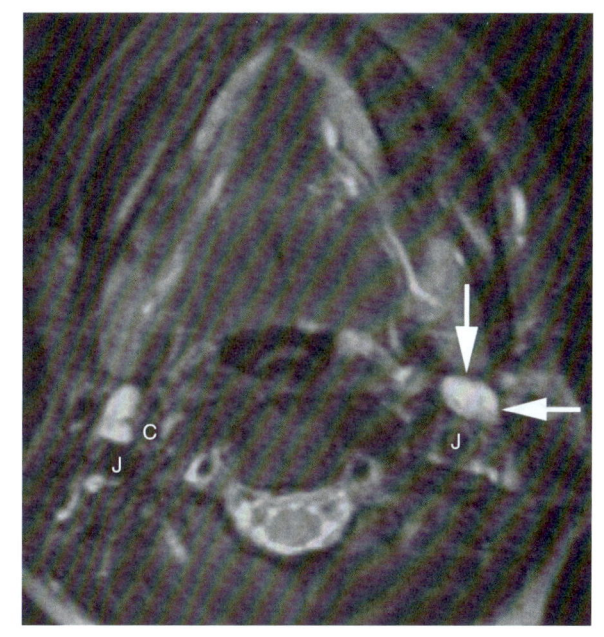

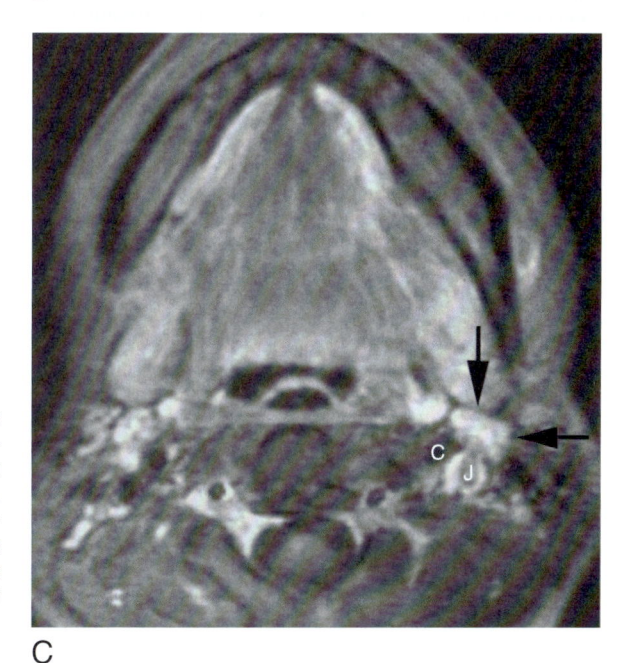

▲ **Figura 3-49** (**A**) Imagem axial ponderada em T1 pelo pescoço de uma mulher jovem demonstra um linfonodo de nível IIA esquerdo, normal (setas pretas), que tem uma intensidade de sinal similar ao músculo. A artéria carótida (C) e a veia jugular (J) são indicadas. (**B**) Em uma imagem axial ponderada em T2 *spin-eco* rápida com saturação de gordura, o linfonodo é homogêneo e relativamente alto em intensidade de sinal. (**C**) Pós-gadolínio, há um aumento leve e homogêneo no linfonodo nesta imagem levemente degradada por movimento.

veia facial. Malformações venosas da cabeça e do pescoço não envolvem excepcionalmente o espaço bucal (Figura 3-66).

A. Infecção odontogênica

Os pacientes com uma infecção odontogênica geralmente têm uma história de dentição pobre ou manipulação dentária recente. O exame de TC pode mostrar mudanças relacionadas à doença periodontal, à osteomielite mandibular visível e a mudanças nos tecidos moles adjacentes com celulite, fleimão e/ou formação de abscesso (Figura 3-67). O exame de TC é mais sensível do que a RM aos cálculos, corpos estranhos e formação de gases.

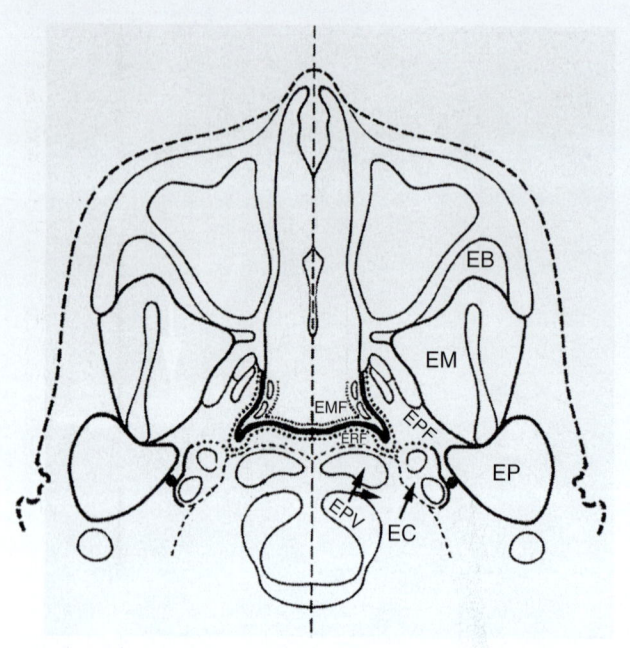

▲ **Figura 3-50** Representação diagramática dos espaços definidos pela fáscia do pescoço supra-hióideo no nível da nasofaringe. A linha traçada representa a camada profunda da fáscia cervical profunda, também conhecida como fáscia pré-vertebral. A linha pontilhada representa a camada média da fáscia cervical profunda, e a linha escura representa a camada superficial da fáscia superficial profunda, também conhecida como fáscia profunda. A linha sólida pesada realçando o espaço da mucosa da faringe representa a fáscia faringobasilar, que insere o músculo constritor à base do crânio. EMF, espaço da mucosa da faringe; EPF, espaço parafaríngeo; EM, espaço mastigatório; EP, espaço parotídeo; EC, espaço carotídeo; ERF, espaço retrofaríngeo; EPV, espaço periverbral; EB, espaço bucal. (Observe que o espaço bucal não representa um espaço definido pela fáscia verdadeira, mas é muitas vezes considerado um espaço distinto para propósitos de localização anatômica e diagnóstico diferencial.) (Modificada e reproduzida, com permissão, de Harnsberger HR. CT and MRI of masses of the deep face. *Curr Probl Diagn Radiol* 1987;16:141.)

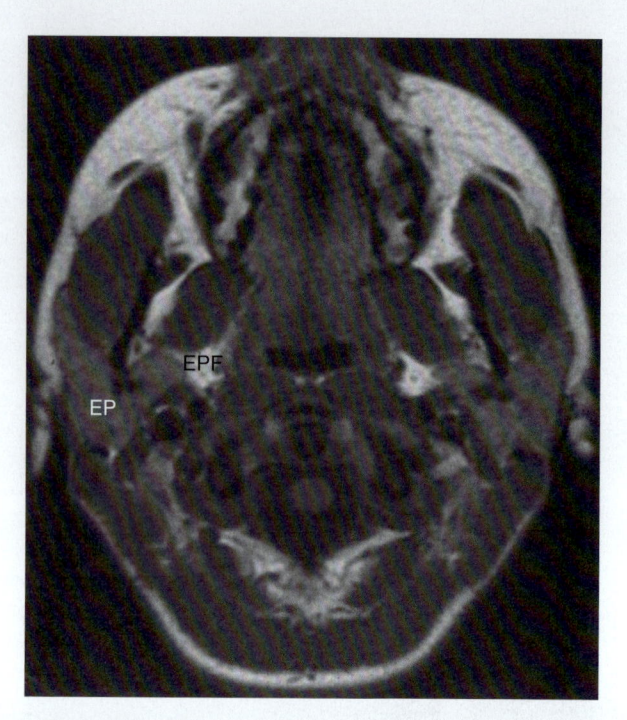

▲ **Figura 3-51** Imagem axial ponderada em T1 demonstra gordura de intensidade de sinal alta no espaço parafaríngeo (EPF) centralmente localizada. O espaço parotídeo (EP) também é indicado.

B. Rabdomiossarcoma

Uma lesão de massa sólida que surge no espaço mastigatório de uma criança é considerada um rabdomiossarcoma até que se prove o contrário. Estas lesões podem parecer muito bem circunscritas, embora sejam agressivas. Elas geralmente são isointensas ao músculo nas imagens ponderadas em T1 e intermediárias em intensidade de sinal nas imagens ponderadas em T2, como é típico de tumores de células pequenas, redondas, azuis devido à sua razão nuclear-citoplasmática alta. Pós-gadolínio, elas se intensificam de forma homogênea ou heterogênea se houver áreas de necrose (Figura 3-68). Pode haver destruição concomitante da mandíbula e ocorrer disseminação para a base do crânio e para o compartimento intracraniano.

▶ Espaço carotídeo

Todas as três camadas da fáscia cervical profunda contribuem para o limite fascial do espaço carotídeo, conhecida como bainha da carótida. O espaço carotídeo se estende da base do crânio para o arco aórtico e, portanto, cobre os pescoços supra e infra-hióideo. No nível da base do crânio, o espaço carotídeo comunica-se diretamente com o canal carotídeo e o forame jugular. O espaço carotídeo supra-hióideo relaciona-se lateralmente com o espaço parotídeo, anteriormente com o espaço parafaríngeo e medialmente com o espaço retrofaríngeo. Posteriormente, ele limita os corpos vertebrais da coluna cervical.

Os conteúdos do espaço carotídeo incluem a artéria carótida (comum ou interna, dependendo do nível), a veia jugular interna, o plexo simpático e os nervos cranianos (Figura 3-69). O espaço carotídeo superior (nasofaríngeo) contém NC IX (o nervo glossofaríngeo), X (o nervo vago), XI (o nervo acessório) e XII (o nervo hipoglosso). Somente o NC X atravessa o espaço carotídeo infra-hióideo e orofaríngeo, uma vez que os outros nervos cranianos inferiores já deixaram o espaço carotídeo. O NC X está, em geral, localizado posteriormente entre a artéria carótida e a veia jugular interna, e o plexo simpático corre junto do aspecto medial do espaço carotídeo. Os linfonodos também estão presentes no espaço carotídeo, com os linfonodos do espaço carotídeo mais altos constituindo os linfonodos jugulodigástricos – ou,

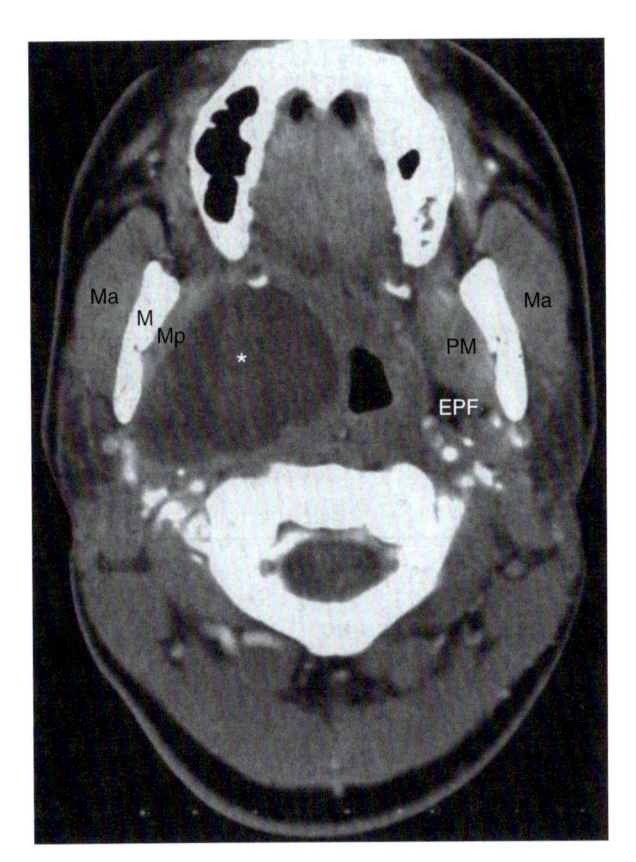

▲ **Figura 3-52** Exame de TC axial intensificado por contraste demonstra uma lesão cística bem circunscrita (*) centralizada no espaço parafaríngeo, desviando das vias aéreas e medialmente do espaço da mucosa da faringe e lateralmente deslocando os músculos da mastigação. O espaço parafaríngeo esquerdo normal é indicado. A patologia foi mais consistente com um cisto de fenda branquial. Ma, masseter; M, mandíbula; PM, pterigoide medial; EPF, espaço parafaríngeo.

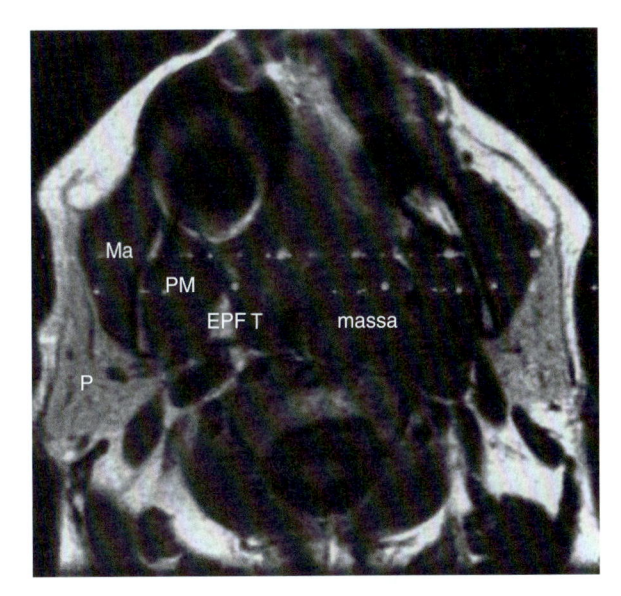

▲ **Figura 3-53** Imagem axial ponderada em T1 em um paciente com linfoma demonstra uma massa orofaríngea esquerda com extensão lateral para obliterar a gordura parafaríngea. A tonsila (T) direita normal e o espaço parafaríngeo (EPF) direito são mostrados para comparação. Os músculos masseter (Ma), pterigoide medial (PM) e a glândula parótida (P) são indicados.

mais corretamente, os linfonodos de nível IIA superior. As lesões mais comuns do espaço carotídeo são vasculares ou neoplásicas. As "pseudomassas" são, em geral, vasculares em origem e se relacionam à assimetria ou à tortuosidade da artéria carótida ou à assimetria das veias jugulares. As lesões comuns do espaço carotídeo são indicadas no Quadro 3-8.

A. Paragangliomas

Os paragangliomas surgem das células neuroendócrinas do sistema nervoso autônomo. Na cabeça e no pescoço, os subtipos incluem o tumor ósseo carotídeo, o glômus vago (surgindo do gânglio nodoso do nervo vago) o glômus jugular (surgindo do gânglio jugular) e o glômus timpânico (surgindo em associação com o nervo de Jacobsen junto do promontório coclear). Estas lesões podem se apresentar como uma massa palpável no pescoço ou com neuropatia craniana inferior, tinido pulsátil ou ambos. Nos exames de TC, essas lesões intensificam-se pós-contraste. O glômus jugular costuma causar erosão irregular do osso adjacente. Na RM, os paragangliomas mostram hipervascularização macroscópica quando são superiores a 2 cm e também mostram intensa proeminência. O tumor do corpo carotídeo estica classicamente as artérias carótidas interna e externa (Figura 3-70), enquanto o glômus vago demonstra anteriormente a artéria carótida interna (Figura 3-71). A ARM e a angiografia com cateter demonstram uma massa hipervascular, com o suprimento vascular comum sendo a artéria faríngea ascendente.

B. Schwannomas

Os schwannomas dos nervos cranianos inferiores podem ser assintomáticos e se apresentam como uma massa de pescoço ou achado incidental em um exame de imagem obtido para outro propósito, ou pode se apresentar com neuropatia craniana inferior. Na imagem, estas lesões são geralmente redondas ou ovoides e bem circunscritas (Figura 3-72). As estruturas ósseas adjacentes podem ser suavemente remodeladas, mas não mostram mudanças de infiltração ou de permeabilidade. Os schwannomas podem ser homogêneos ou heterogêneos devido à formação cística e à hemorragia. Eles são comumente intensificados de modo moderado e homogêneo. Raramente, hipervascularizações podem ser observadas em schwannomas "hipervasculares", tornando-os de difícil distinção dos paragangliomas.

Quadro 3-6 Lesões do espaço parotídeo

Congênita/de desenvolvimento	Inflamatória/infecciosa	Neoplásica	
		Benigna	*Maligna*
Hemangioma	Parotidite ou abscesso da parótida	Adenoma pleomórfico	Carcinoma mucoepidermoide
Malformação venolinfática	Linfadenopatia reativa	Tumor de Warthin	Carcinoma cístico adenoide
Primeiro cisto de fenda branquial	Cistos ou lesões linfoepiteliais	Lipoma	Carcinoma de célula acinar
		Schwannoma do nervo facial	Carcinoma ex-pleomórfico adenoma
		Oncocitoma	Carcinoma do canal salivar
			Carcinoma de célula escamosa
			Linfoma de não Hodgkin extranodal ou nodal
			Metástases nodais

C. Carcinoma de célula escamosa

O CCE pode acessar o espaço carotídeo via invasão direta do local primário ou via metástases nodais. Um CCE primário do trato aerodigestivo superior pode ser profundamente infiltrativo no momento do primeiro diagnóstico, estendendo-se para envolver a artéria carótida e, desse modo, deixando o tumor sem possibilidade de ressecção sem o sacrifício da carótida. Mais comumente, a doença recorrente no local primário pode infiltrar-se nos tecidos moles adjacentes e estender-se de volta para o espaço carotídeo. As metástases nos linfonodos junto da veia jugular (níveis II, III e IV) são comuns com os CCE da mucosa e, se houver extensão extracapsular, então o tumor metastático pode se estender por toda a base do crânio junto da bainha da carótida (Figura 3-73). Um novo episódio de rouquidão ou dificuldade com a articulação pode ser vista se o NC X ou XII for afetado pelo tumor metastático no espaço carotídeo e estes sintomas devem levantar suspeita para a recorrência da doença em um paciente previamente tratado para CCE.

D. Lesões da cadeia simpática

O segmento cervical do tronco simpático se estende da base do cérebro até a primeira costela, onde ele se torna contínuo com o segmento torácico. A cadeia simpática cervical situa-se posteromedial às artérias interna e comum e está encravada na fáscia profunda entre a bainha da carótida e a fáscia pré-vertebral. Os tumores neuroblásticos são a terceira causa mais comum de neoplasia no início da infância e lesões que se originam da cadeia simpática cervical são responsáveis por 2 a 5% das lesões neuroblásticas. Existem três subgrupos histológicos – neuroblastoma, ganglioneuroblastoma e ganglioneuroma –, com o neuroblastoma sendo a forma menos diferenciada e mais maligna. Um aspecto clínico diagnóstico útil pode ser a presença da síndrome de Horner (Figura 3-74).

▶ Espaço retrofaríngeo

O espaço retrofaríngeo é um espaço potencial entre as camadas médias e profundas da fáscia cervical profunda que se estende da base do crânio até o nível T4 (Figura 3-75). Anatomicamente, um deslize de fáscia cervical profunda separa o espaço retrofaríngeo de um espaço mais potencial posterior conhecido como "espaço perigoso", que se estende mais caudalmente no mediastino e fornece um canal a este espaço para processos de doença, notavelmente infecção. Para propósitos práticos, contudo, os espaços retrofaríngeo e "perigoso" são indistinguíveis nos exames de imagem do pescoço e são incluídos quando o espaço retrofaríngeo é discutido. O espaço retrofaríngeo é limitado anteriormente pelo espaço da mucosa da faringe, lateralmente pelos espaços carotídeo e perigoso e posteriormente pelo espaço pré-vertebral. Os únicos conteúdos notáveis do espaço retrofaríngeo são gordura e linfonodos; portanto, o espaço retrofaríngeo é geralmente afetado pela disseminação direta do tumor ou de infecção, ou pela disseminação do tumor ou de infecção para os linfonodos retrofaríngeos. A extensão do tumor além dos limites de um linfonodo retrofaríngeo pode causar invasão da base craniana e disfunção do nervo craniano inferior, ao passo que a extensão ou infecção além da cápsula nodal pode levar à formação de abscesso retrofaríngeo.

Os linfonodos retrofaríngeos laterais estão presentes no nível da nasofaringe e orofaringe superior e são bem observados na RM mesmo quando não doentes (Figura 3-76). Os linfonodos retrofaríngeos mediais estão presentes a partir da nasofaringe para a hipofaringe, mas os linfonodos retrofaríngeos não são geralmente encontrados inferiormente ao nível do osso hioide. Os linfonodos retrofaríngeos são normalmente bem proeminentes nas crianças e diminuem gradualmente de tamanho. Nos adultos, os linfonodos retrofaríngeos normais têm geralmente menos de 6 mm de dimensão do eixo curto.

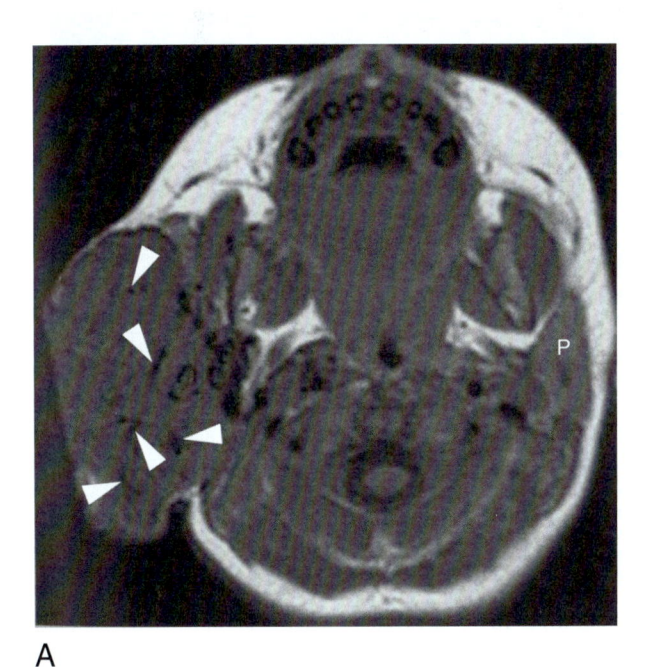

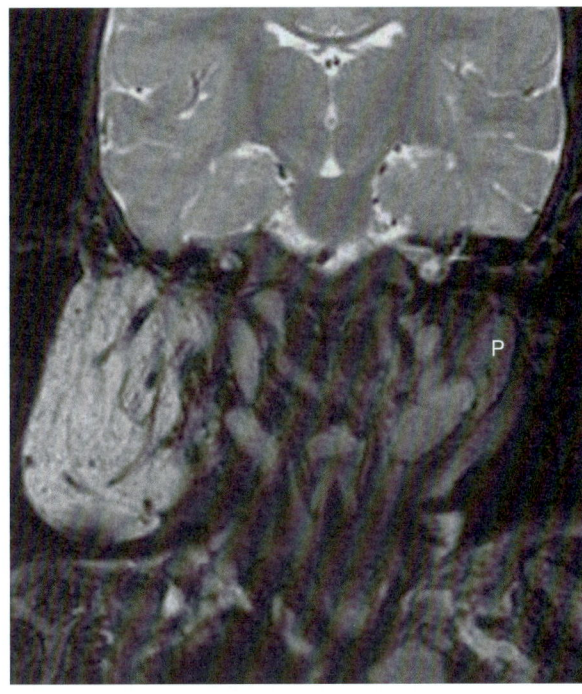

▲ **Figura 3-54** (**A**) Imagem axial ponderada em T1 em uma menina de 13 meses de idade com uma massa na região da parótida e descoloração de pele sobreposta demonstra uma massa grande, lobulada, bem circunscrita centrada na glândula parótida. Hipointensidades serpiginosas internas (pontas das setas) são consistentes com os vasos. A glândula parótida (P) contralateral é mostrada para comparação; observe que a glândula parótida em um bebê e uma criança jovem não é tão gordurosa como no adulto e portanto não é clara na imagem ponderada em T1. (**B**) A massa é alta em intensidade de sinal na imagem ponderada em T2. Novamente, observe os vasos proeminentes dentro da lesão. Pós-gadolínio (não mostrado), a lesão demonstra intensificação intensa e homogênea. Estes aspectos da imagem são diagnósticos de hemangioma parotídeo.

A. Infecção piogênica

Os linfonodos retrofaríngeos estão comumente envolvidos com infecção no caso de faringite nas crianças e infecções na coluna nos adultos. Com a infecção, os linfonodos inicialmente aumentam e podem por fim supurar. À medida que a infecção avança, a gordura retrofaríngea se torna edematosa devido à celulite retrofaríngea e, se a cápsula nodal romper, então há desenvolvimento de abscesso retrofaríngeo (Figura 3-77). Um exame de TC deve ser feito se houver preocupação por um abscesso retrofaríngeo, uma vez que esses pacientes geralmente requerem drenagem cirúrgica e antibióticos intravenosos. Em alguns casos, o espaço retrofaríngeo pode simplesmente ser preenchido com líquido não infectado (edema retrofaríngeo) devido à obstrução linfática ou venosa jugular, radioterapia prévia ou processos inflamatórios não infecciosos. Portanto, é importante distinguir edema retrofaríngeo de infecção retrofaríngea (Figura 3-78), uma vez que isso influencia o manejo do paciente.

B. Neoplasias

Metástases dos linfonodos retrofaríngeos são mais comumente vistas com carcinoma nasofaríngeo e com CCE da parede orofaríngea posterior e hipofaringe. O linfoma de não Hodgkin do anel de Waldeyer também leva comumente ao aumento neoplásico dos linfonodos retrofaríngeos. O espaço retrofaríngeo também pode estar envolvido com extensão direta de um tumor primário do espaço da mucosa da faringe, o espaço carotídeo ou a coluna vertebral e o espaço perivertebral.

▶ Espaço perivertebral

O espaço ao redor da coluna espinal geralmente tem sido referido como espaço pré-vertebral, mas surgiu um argumento defendendo o termo mais abrangente, espaço perivertebral. Dentro do espaço perivertebral, cercado e definido pela camada profunda da fáscia cervical profunda, duas regiões podem ser reconhecidas: as porções pré-vertebral e paraespinal do espaço periver-

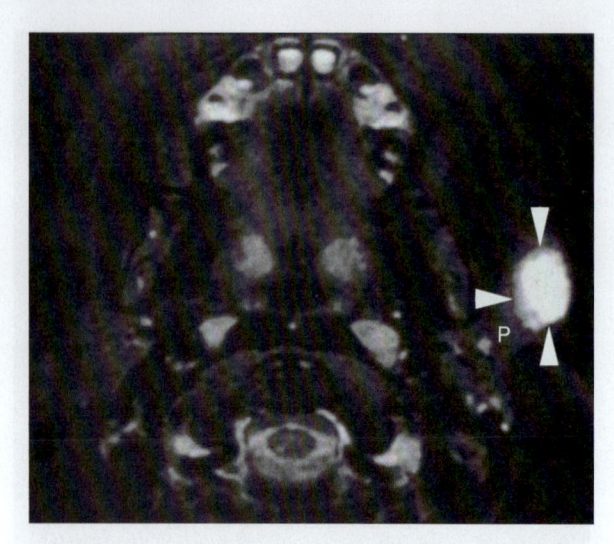

▲ **Figura 3-55** Uma menina de 3 anos de idade com uma massa na região parotídea esquerda e leve drenagem do canal de sua orelha externa. A imagem axial ponderada em T2 *spin-eco* rápida com saturação de gordura demonstra uma massa bem circunscrita, de intensidade de sinal muito alta (pontas de setas) na glândula parótida (P) esquerda. Outras imagens (não mostradas) confirmaram a natureza cística da lesão, e um primeiro cisto de fenda branquial foi encontrado na cirurgia.

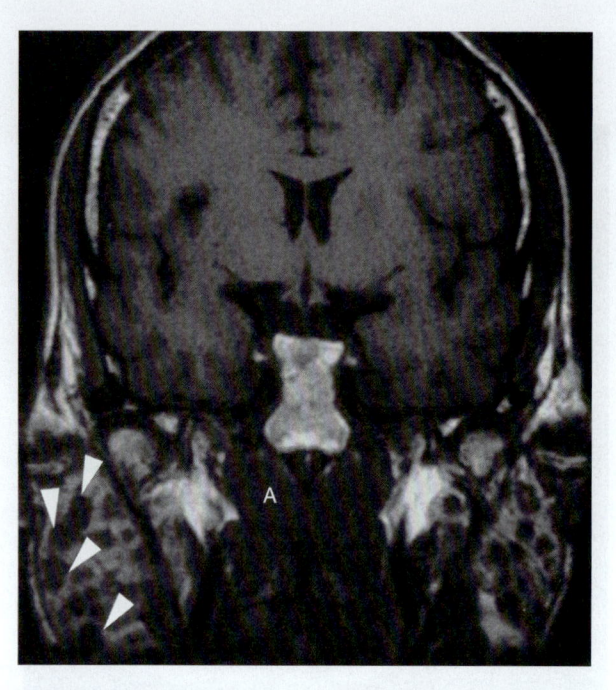

▲ **Figura 3-56** Imagem coronal ponderada em T1 em um paciente HIV-positivo com aumento da glândula parótida bilateral demonstra pequenos cistos múltiplos (pontas das setas) em ambas as glândulas parótidas, bem como hipertrofia adenoidal (A). Os achados são consistentes com cistos linfoepiteliais múltiplos.

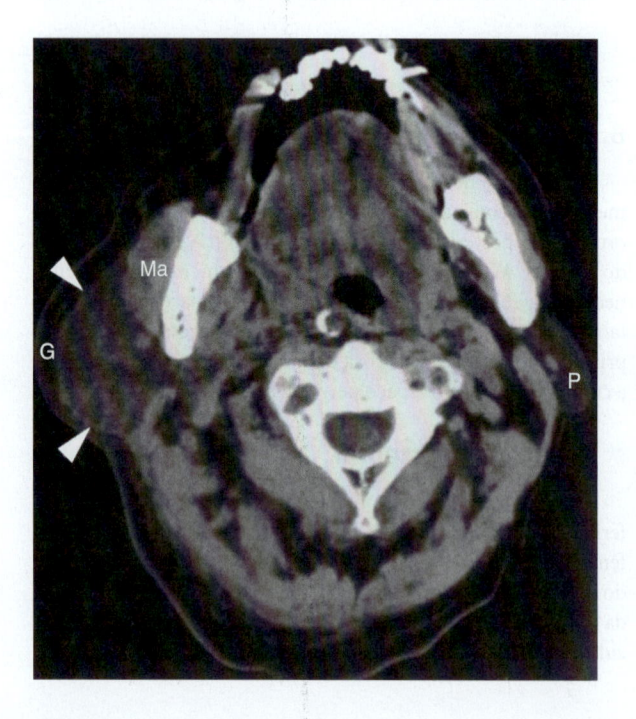

▲ **Figura 3-57** Exame de TC intensificado por contraste do pescoço em um paciente com parotidite aguda clínica demonstra aumento acentuado e intensificação irregular da glândula parótida esquerda quando comparado com a direita (P, glândulas parótidas); há também um aumento do músculo masseter ipsilateral quando comparado com o músculo masseter contralateral (Ma, músculo masseter) devido à miosite inflamatória. A infiltração da gordura (G) subcutânea sobreposta à esquerda é devido à celulite associada (setas brancas finas mostram gordura subcutânea do fato); há também filamentos e infiltração de gordura no espaço parafaríngeo esquerdo quando comparado com o direito (setas brancas grandes indicam espaços parafaríngeos). Não foram identificados cálculos, não havia presença de abscesso. O paciente respondeu ao tratamento com antibióticos intravenosos.

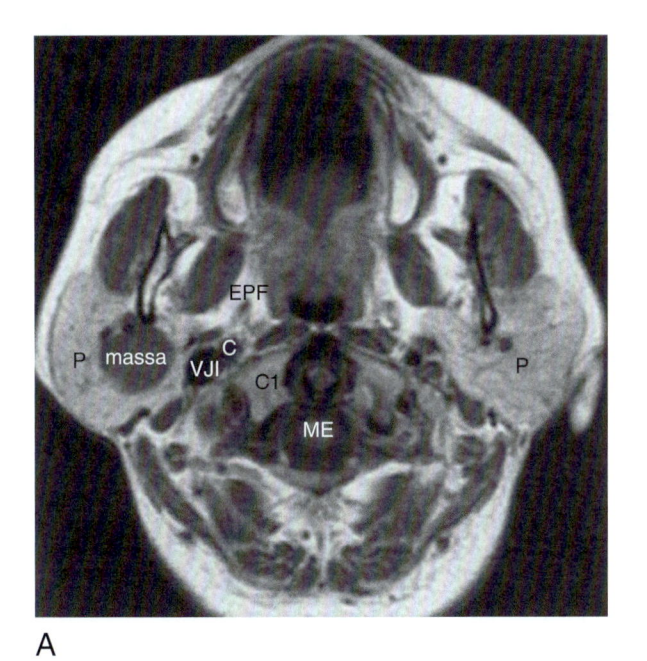

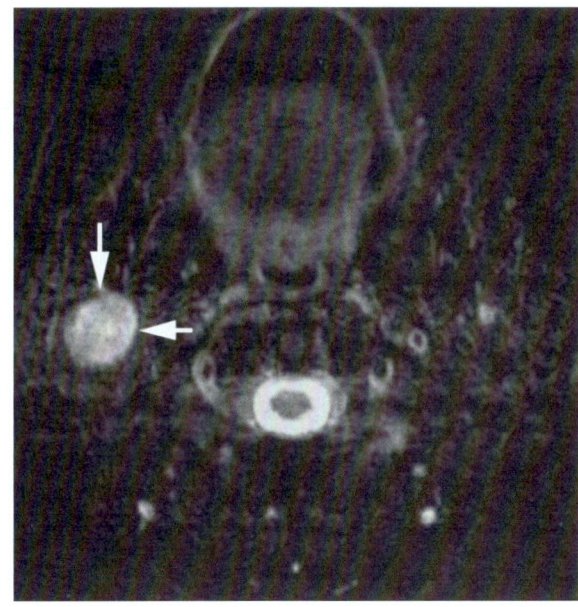

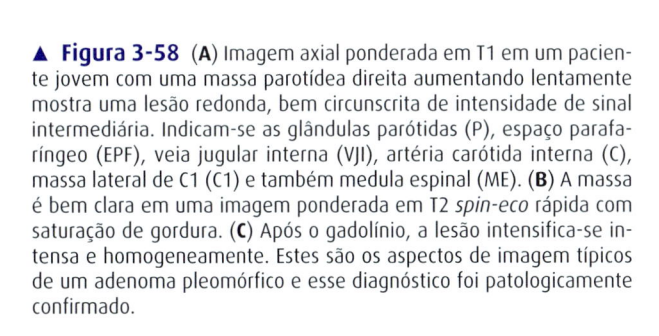

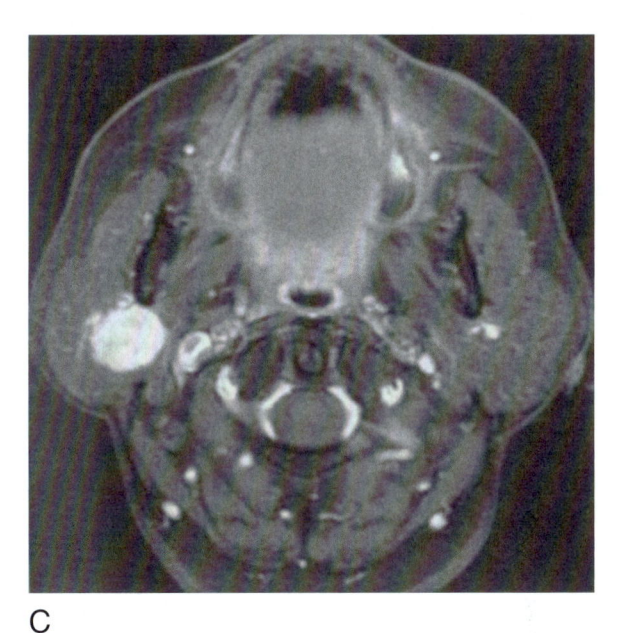

▲ **Figura 3-58** (**A**) Imagem axial ponderada em T1 em um paciente jovem com uma massa parotídea direita aumentando lentamente mostra uma lesão redonda, bem circunscrita de intensidade de sinal intermediária. Indicam-se as glândulas parótidas (P), espaço parafaríngeo (EPF), veia jugular interna (VJI), artéria carótida interna (C), massa lateral de C1 (C1) e também medula espinal (ME). (**B**) A massa é bem clara em uma imagem ponderada em T2 *spin-eco* rápida com saturação de gordura. (**C**) Após o gadolínio, a lesão intensifica-se intensa e homogeneamente. Estes são os aspectos de imagem típicos de um adenoma pleomórfico e esse diagnóstico foi patologicamente confirmado.

tebral. A porção pré-vertebral é definida pela camada profunda da fáscia cervical profunda, uma vez que ela arqueia a partir de um processo transverso para outro processo transverso na parte frontal do corpo vertebral, abrangendo os músculos pré-vertebrais, bem como a artéria vertebral, a veia vertebral e o corpo vertebral. A porção paraespinal é definida pela camada profunda da fáscia cervical profunda, estendendo-se de volta em cada lado a partir do processo transverso para o ligamento nucal na linha média; ela inclui, portanto, somente os músculos paraespinais, os elementos posteriores da vértebra e a gordura. A porção pré--vertebral do espaço perivertebral é limitada anteriormente pelos espaços retrofaríngeo e "perigoso", e de modo anterolateral, pelo

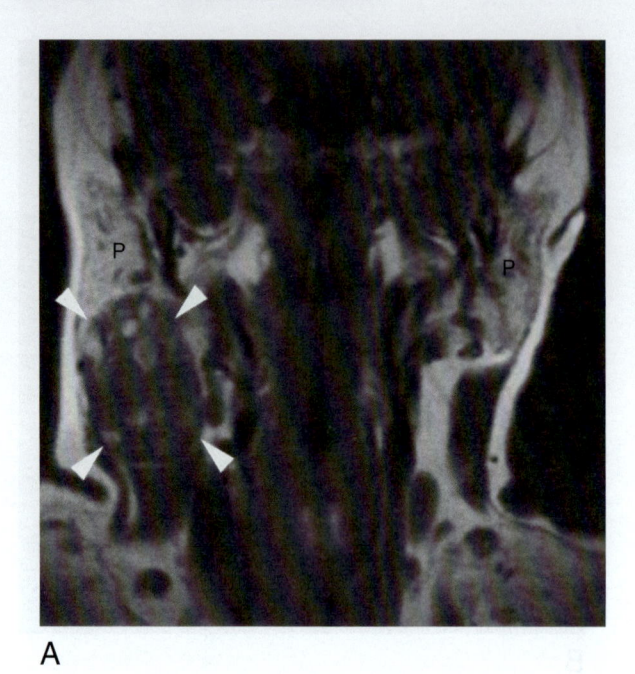

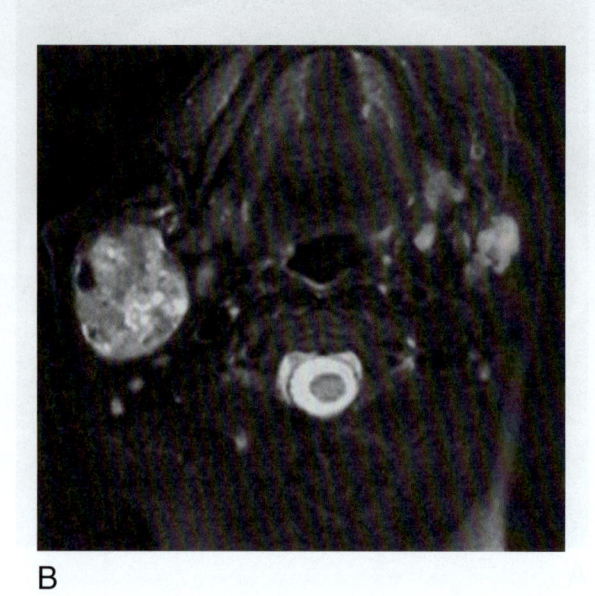

▲ **Figura 3-59** (**A**) Imagem coronal ponderada em T1 em uma mulher de 55 anos de idade com uma massa (pontas de setas) surgindo do aspecto inferior da glândula parótida direita (P). A lesão é bem circunscrita, mas um tanto heterogênea, com áreas internas de intensidade de sinal alta representando áreas de hemorragia ou cistos proteicos. (**B**) A lesão é hiperintensa na imagem axial ponderada em T2 *spin-eco* rápida com saturação de gordura, mas também um tanto heterogênea. A heterogeneidade da lesão e as áreas de encurtamento em T1 intrínsecas são sugestivas de um tumor de Warthin, que foi patologicamente confirmado.

espaço carotídeo. Uma massa na porção pré-vertebral do espaço perivertebral desloca anteriormente o espaço retrofaríngeo; se a lesão for primária ao corpo vertebral, ela também desloca anteriormente os músculos pré-vertebrais, confirmando sua localização na porção pré-vertebral do espaço perivertebral.

O espaço perivertebral é mais comumente envolvido nos processos infecciosos que se originam dos corpos vertebrais e dos discos intervertebrais (Figura 3-79) e neoplasia da coluna espinal – mais comumente doença metastática, mas também tumores de ossos primários e processos hematológicos, como leucemia e mieloma (Figura 3-80). Como a camada profunda da fáscia cervical profunda é muito dura e resiste à violação por tumor ou infecção, é incomum para os processos dos espaços retrofaríngeos estenderem-se para dentro do espaço perivertebral e vice-versa.

▶ O espaço cervical posterior

O espaço cervical posterior possui margens fasciais complexas e é definido pelas camadas superficial e profunda da fáscia cervical profunda. Ele se estende da base craniana para a clavícula, abrangendo o pescoço supra e infra-hióideo, mas tendo um segmento supra-hióideo relativamente pequeno. Ele limita anteriormente o espaço carotídeo, medialmente o espaço perivertebral e lateralmente o músculo esternocleidomastóideo e a gordura subcutânea. Os seus conteúdos supra-hióideos incluem gordura, NC XI e linfonodos nos níveis II e V. A patologia no espaço cervical posterior é mais comumente nodal (Figura 3-81).

> Babbel RW, Harnsberger HR. The parapharyngeal space: the key to unlocking the suprahyoid neck. *Semin Ultrasound CT MR* 1990;11:444 [PMID: 2275807]. (Reviews important anatomic relationships of this centrally located space.)
>
> Chong VF, Fan YF. Pictorial review: radiology of the carotid space. *Clin Radiol* 1996;51:762 [PMID: 8937318]. (Illustrates the imaging features of carotid space lesions.)
>
> Davis WL, Harnsberger HR, Smoker WR, Watanabe AS. Retropharyngeal space: evaluation of normal anatomy and diseases with CT and MR imaging. *Radiology* 1990;174:59 [PMID: 2294573]. (The review addresses the spectrum of lesions of the retropharyngeal space, the imaging features that mark a lesion as originating in this space, and whether there is a difference between the radiologic pattern of the suprahyoid and infrahyoid portions of the neck.)
>
> Davis WL, Harnsberger HR. CT and MRI of the normal and diseased perivertebral space. *Neuroradiology* 1995;37:388 [PMID: 7477840]. (A retrospective analysis of patients with lesions in the perivertebral space to identify the imaging features that mark a lesion as originating in the perivertebral space and to define the spectrum of pathology that occurs in this space.)

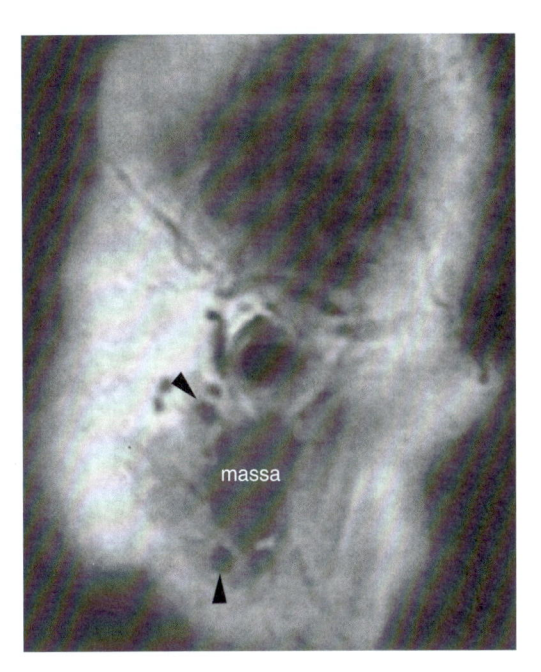

▲ **Figura 3-60** Imagem sagital ponderada em T1 em um paciente com carcinoma mucoepidermoide da parótida. A massa tem uma margem irregular, espiculada. Além disso, dois linfonodos parotídeos (pontas de setas pretas) são vistos, o que é sugestivo de metástases locais.

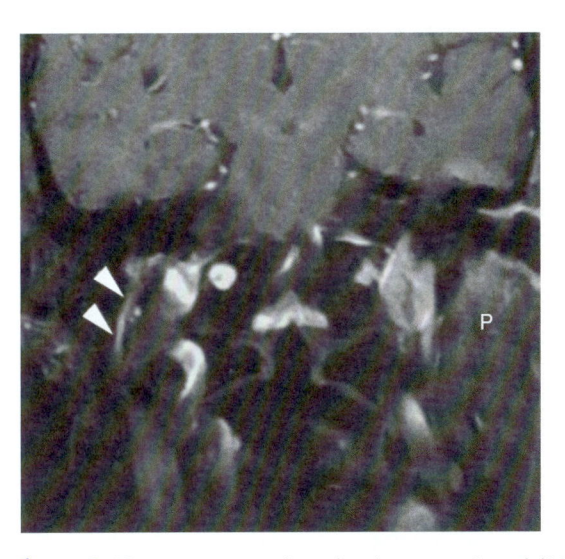

▲ **Figura 3-61** Imagem coronal ponderada em T1 pós-gadolínio com saturação de gordura em um homem idoso que se submeteu a uma parotidectomia direita prévia para carcinoma ex-adenoma pleomórfico demonstra espessamento anormal e realce intenso do segmento mastoide descendente do nervo facial direito (pontas de setas), consistente com disseminação perineural da doença. A glândula parótida esquerda normal (P) é indicada. O paciente teve uma paralisia facial direita progressiva.

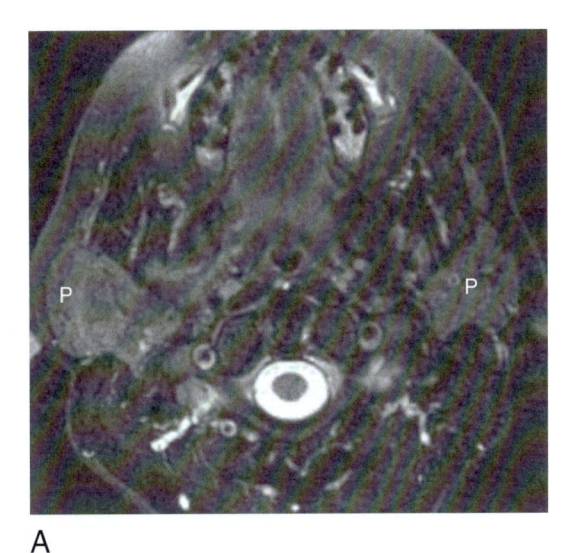

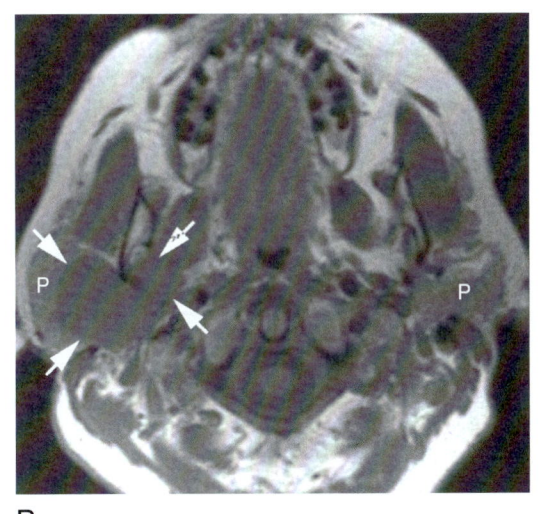

▲ **Figura 3-62** (**A**) Imagem axial ponderada em T2 *spin-eco* rápida com saturação de gordura em uma mulher de 60 anos que teve plenitude notada em sua região parotídea direita. As glândulas parótidas (P) são indicadas, mas a grande massa parotídea direita é de difícil detecção nesta sequência. (**B**) Imagem axial ponderada em T1 demonstra uma grande massa parotídea (setas), que é de fácil identificação em contraste com o parênquima glandular gorduroso. A intensidade de sinal baixa na imagem ponderada em T2 sugere uma histologia maligna, e o carcinoma de célula escamosa da glândula parótida foi patologicamente confirmado.

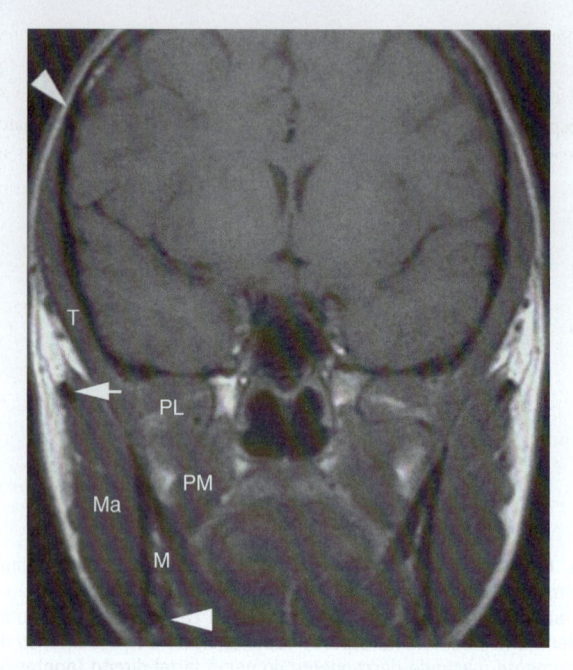

▲ **Figura 3-63** O espaço mastigatório demonstrado na imagem coronal ponderada em T1. O espaço se estende da borda inferior da mandíbula inferiormente (pontas de setas brancas inferiores) para a inserção superior do músculo temporal superiormente (ponta de seta branca superior); o zigoma (seta branca) representa a margem inferior do espaço mastigatório suprazigomático. A mandíbula (M) é indicada, como também os músculos da mastigação: (T) temporal, masseter (Ma), pterigoide medial (PM) e pterigoide lateral (PL).

Moukheiber AK, Nicollas R, Roman S, Coze C, Triglia JM. Primary pediatric neuroblastic tumors of the neck. *Int J Pediatr Otorhinolaryngol* 2001;60:155 [PMID: 11518594]. (Reviews clinical, imaging, and management issues related to pediatric cervical neuroblastic tumors.)

Mukherji SK, Castillo M. A simplified approach to the spaces of the suprahyoid neck. *Radiol Clin North Am* 1998;36:761 [PMID: 9747188]. (This article presents a simplified approach to the various spaces of the suprahyoid neck and their anatomic components. Each space is discussed separately and is accompanied by a table that lists a differential diagnosis based primarily on the normal anatomic contents of the space.)

Pollei SR, Harnsberger HR. The radiologic evaluation of the parotid space. *Semin Ultrasound CT MR* 1990;11:486 [PMID: 2275810]. (Reviews the radiologic anatomy and appearance of pathology of the parotid space.)

Tart RP, Kotzur IM, Mancuso AA, Glantz MS, Mukherji SK. CT and MR imaging of the buccal space and buccal space masses. *Radiographics* 1995;15:531 [PMID: 7624561]. (Reviews the imaging anatomy and pathology of the buccal space.)

Tryhus MR, Smoker WR, Harnsberger HR. The normal and diseased masticator space. *Semin Ultrasound CT MR* 1990;11:476 [PMID: 2275809]. (Reviews the radiologic anatomy and pathology of the masticator space.)

2. Pescoço infra-hióideo

Assim como no pescoço supra-hióideo, o pescoço infra-hióideo é clivado em uma série de espaços por três camadas da fáscia cervical profunda. Esses espaços são ilustrados na Figura 3-82. Existem cinco espaços maiores do pescoço infra-hióideo, quatro dos quais também atravessam o pescoço supra-hióideo e seus segmentos supra-hióideos já foram discutidos: o espaço carotídeo, o espaço retrofaríngeo, o espaço perivertebral e o espaço cervical posterior. Somente o espaço visceral é único ao pescoço infra-hióideo.

▶ Espaço visceral

O espaço visceral se estende do osso hioide para o mediastino e sua circunferência é definida pela camada média da fáscia cervical profunda. Este espaço complexo contém as glândulas tireoide e paratireoide, a laringe e a traqueia, a hipofaringe e o

Quadro 3-7 Lesões do espaço mastigatório

Congênita/de desenvolvimento	Inflamatória/infecciosa	Neoplásica	
		Benigna	*Maligna*
Hemangioma	Infecção odontogênica: – Abscesso – Celulite	Tumor benigno do músculo ou osso	Osteossarcoma
Malformação venolinfática	Miosite	Tumor da bainha do nervo	Rabdomiossarcoma
Hipertrofia do masseter			Linfoma de não Hodgkin
			Extensão profunda do carcinoma de célula escamosa da mucosa
			Doença metastática

RADIOLOGIA · CAPÍTULO 3

deo também contém linfonodos. Portanto, quase não existem processos que sejam primários ao espaço retrofaríngeo infra-hióideo, com exceção, ocasionalmente, do lipoma. A patologia no espaço retrofaríngeo, seja inflamatória, infecciosa ou neoplásica, acessa este espaço pela extensão direta dos espaços adjacentes sobre os limites fasciais ou pela extensão inferior de um processo centrado no espaço retrofaríngeo supra-hióideo.

▶ Espaço perivertebral infra-hióideo

O espaço perivertebral infra-hióideo também ocorre como duas áreas distintas, as porções pré-vertebral e paraespinal do espaço perivertebral, que são cercadas pela camada profunda da fáscia cervical profunda. No pescoço infra-hióideo, além dos músculos pré-vertebrais e dos vasos cerebrais, a porção pré-vertebral do espaço perivertebral contém o nervo frênico, os músculos escalenos e as raízes do plexo braquial. Na verdade, as raízes do plexo braquial perfuram a camada profunda da fáscia cervical profunda a caminho do espaço cervical posterior.

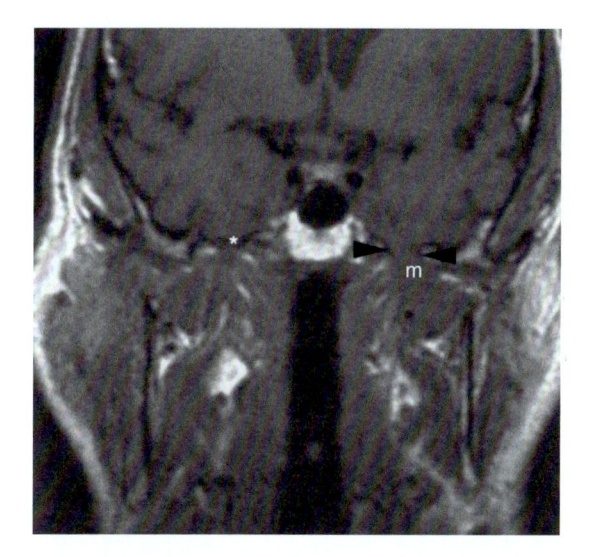

▲ **Figura 3-64** Imagem coronal ponderada em T1 em um paciente com uma história de carcinoma envolvendo o espaço mastigatório esquerdo, e a nova dormência facial inferior demonstra aumento acentuado do forame oval à esquerda (pontas de setas) e um aumento como uma massa de V3 (m) devido à disseminação perineural do tumor. O forame oval direito normal (*) é mostrado para comparação.

Babbel RW, Smoker WR, Harnsberger HR. The visceral space: the unique infrahyoid space. *Semin Ultrasound CT MR* 1991;12:204 [PMID: 1892686]. (Reviews the anatomy and pathology of the visceral space.)

esôfago, os nervos laríngeos recorrentes e os linfonodos viscerais (nível VI).

▶ Espaço carotídeo infra-hióideo

O espaço carotídeo infra-hióideo inclui a artéria carótida comum, a veia jugular interna, o nervo vago e a cadeia simpática. Os linfonodos de nível III e IV estão intimamente associados ao espaço carotídeo infra-hióideo, embora eles não se situem dentro dos limites fasciais desse espaço. O espaço carotídeo infra-hióideo justapõe de modo anteromedial o espaço visceral, de modo posteromedial o espaço perivertebral e de modo posterolateral o espaço cervical.

▶ Espaço cervical posterior infra-hióideo

Assim como no pescoço supra-hióideo, o espaço posterior infra-hióideo possui limites fasciais complexos derivados das camadas superficial e profunda da fáscia cervical profunda, bem como o aspecto posterior da bainha da carótida. Ele contém primariamente gordura e linfonodos, mas os troncos do plexo braquial também atravessam o espaço cervical posterior. Este espaço está mais comumente envolvido com patologia nodal.

▶ Espaço retrofaríngeo infra-hióideo

A única diferença significativa entre o espaço retrofaríngeo supra e infra-hióideo é que o espaço retrofaríngeo infra-hióideo contém apenas gordura, e o espaço retrofaríngeo supra-hiói-

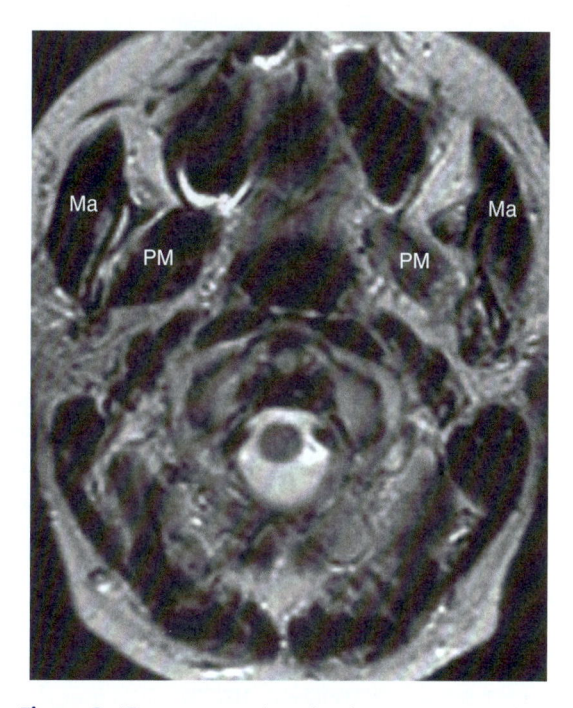

▲ **Figura 3-65** Imagem axial ponderada em T2 *spin-eco* (sem saturação de gordura) em um paciente com disseminação perineural do lado esquerdo do carcinoma de célula escamosa junto ao V3 demonstra assimetria acentuada dos músculos masseter (Ma) e pterigoide medial (PM), consistente com atrofia de desnervação de longa duração à esquerda.

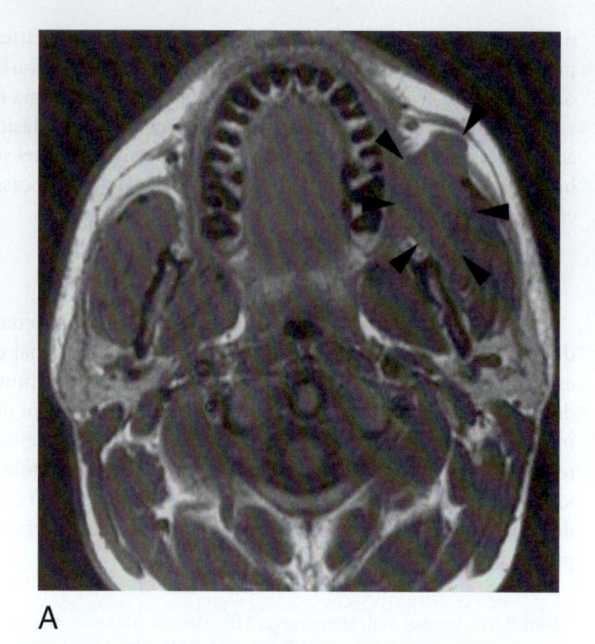

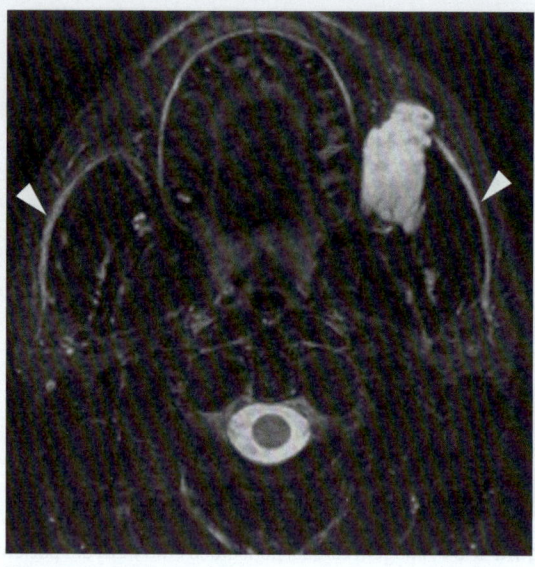

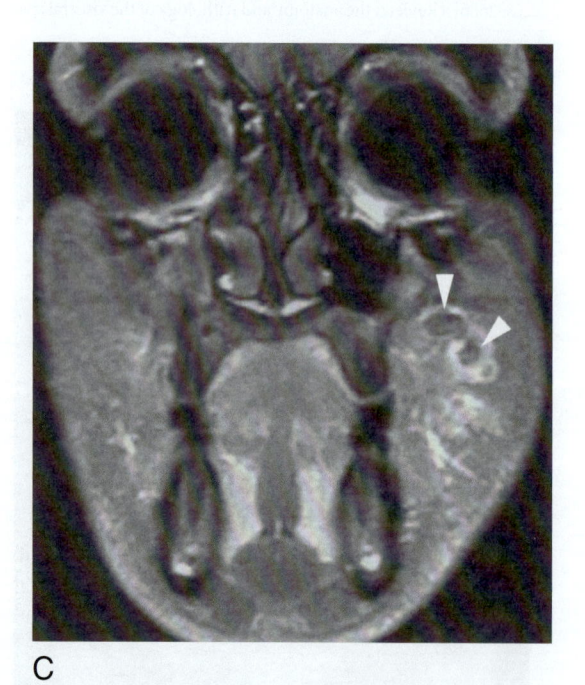

▲ **Figura 3-66** (**A**) Imagem axial ponderada em T1 em um homem jovem com uma massa mole, aumentando lentamente da região bucal esquerda, demonstra uma massa de intensidade de tecido mole bem circunscrita, levemente lobulada (pontas de setas pretas). (**B**) Imagem axial ponderada em T2 *spin-eco* rápida com saturação de gordura demonstra a lesão sendo bem clara. Demonstram-se também, bilateralmente, o canal parotídeo (pontas de setas), sobre a superfície dos músculos masseter em direção ao espaço bucal. (**C**) Imagem coronal ponderada em T1 pós-gadolínio com saturação de gordura por meio do aspecto mais anterior da lesão demonstra duas massas arredondadas, de intensidade de sinal baixa (pontas de setas) dentro das quais estava uma lesão, por outro lado, homogênea e intensamente realçada. Estes são consistentes com flebólitos, confirmando o diagnóstico de uma malformação venosa.

Fruin ME, Smoker WR, Harnsberger HR. The carotid space of the infrahyoid neck. *Semin Ultrasound CT MR* 1991;12:224 [PMID: 1892687]. (Reviews the anatomy and pathology of the infrahyoid carotid space.)

Shah RR, Lewin JS. Imaging of the infrahyoid neck. *Neuroimaging Clin N Am* 1998;8:219 [PMID: 9449762]. (Reviews the complex anatomy and pathology of the infrahyoid neck with updated imaging techniques.)

Smoker WR. Normal anatomy of the infrahyoid neck: an overview. *Semin Ultrasound CT MR* 1991;12:192 [PMID: 1892685]. (Reviews the complex anatomy and pathology of the infrahyoid neck.)

3. Massas transespaciais

Algumas patologias classicamente envolvem espaços múltiplos e podem ser consideradas dentro de um grupo único de

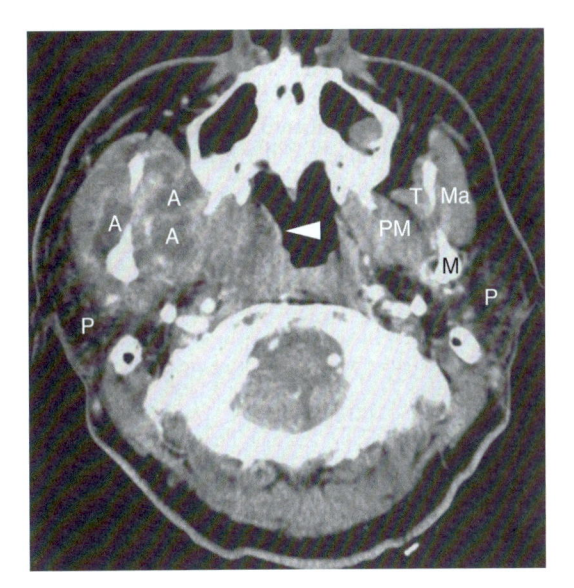

▲ **Figura 3-67** Exame de TC axial intensificado por contraste do pescoço em um paciente com dentição defeituosa, febre, dor e edema facial. A formação de abscesso extenso (A) é vista no espaço mastigatório direito. O espaço mastigatório esquerdo normal (M, mandíbula; PM, pterigoide medial; Ma, masseter; T, temporal) é mostrado para comparação. A parede faríngea direita é arqueada medialmente, a gordura parafaríngea direita é obliterada e a glândula parótida (P) direita é deslocada posteriormente.

processos multiespaciais ou "transespaciais". De modo geral, estas são lesões de estruturas que normalmente passam de um espaço para outro, como os vasos sanguíneos, linfáticos e nervos. Embora infecções agressivas ou processos neoplásicos possam também atravessar os limites espaciais, eles o fazem em razão de sua natureza destrutiva e não como consequência do tecido de origem. As entidades que comumente se apresentam como processos transespaciais incluem hemangiomas capilares, malformações vasculares (venosa ou arteriovenosa), malformações linfáticas e neurofibromas plexiformes. A última é comumente vista em pacientes com neurofibromatose tipo I.

As lesões vasculares do tecido mole de cabeça e pescoço situam-se em duas categoriais: hemangiomas e malformações vasculares. O termo hemangioma deve ser limitado a lesões vasculares da infância, que crescem rapidamente no início da infância e então sofrem reposição de gordura e involução na adolescência. As malformações vasculares resultam da morfogênese de vaso linfático ou sanguíneo anormal e são classificadas pelo tipo predominante de vaso envolvido (i.e., malformações capilares, venosas, linfáticas ou arteriovenosas).

Em geral, os hemangiomas possuem intensidade de sinal intermediária nas imagens ponderadas em T1 e são claros nas imagens ponderadas em T2 e intensificam com intensidade pós--gadolínio (ver Figura 3-54, hemangioma parotídeo). A hipervascularização pode ser vista dentro de lesões maiores, e artérias supridoras podem ser aumentadas. À medida que os hemangiomas involuem, eles podem mostrar um sinal cada vez mais alto

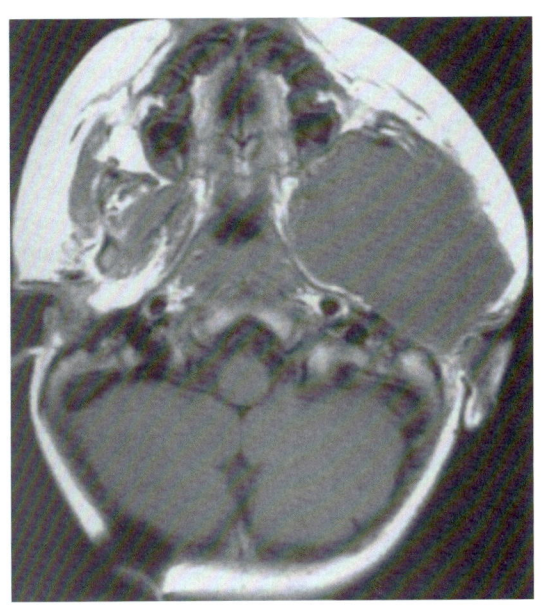

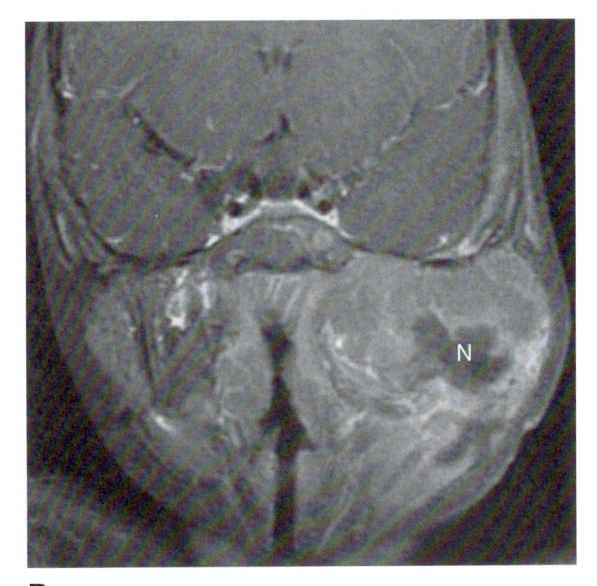

▲ **Figura 3-68** (**A**) Imagem axial ponderada em T1 demonstra uma massa grande, homogênea, que é isointensa ao músculo e centrada no espaço mastigatório esquerdo. A mandíbula foi grandemente destruída. (**B**) Pós-gadolínio, uma imagem coronal ponderada em T1 com saturação de gordura demonstra uma área sem intensificação central irregular, consistente com necrose (N). A lesão limita e desgasta o soalho da fossa craniana média esquerda, mas não é vista nenhuma extensão intracraniana ampla. Um rabdomiossarcoma foi confirmado patologicamente.

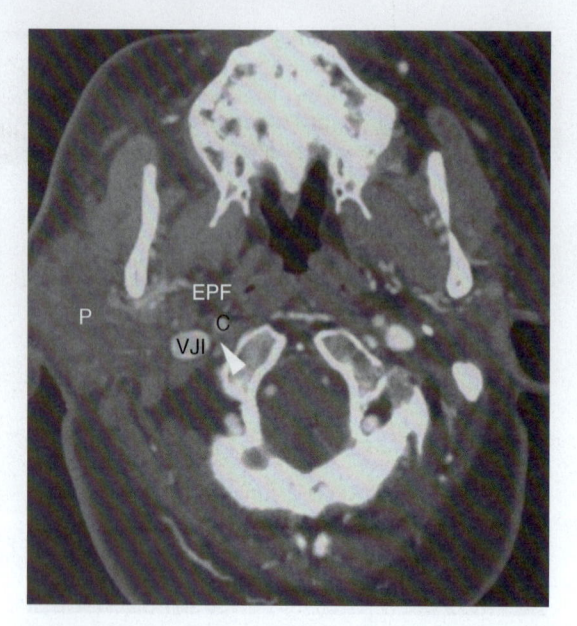

▲ **Figura 3-69** Exame de TC intensificado por contraste do pescoço demonstra os conteúdos do espaço carotídeo: veia jugular interna (VJI), artéria carótida (C) e nervos cranianos (ponta da seta). Observe que os nervos cranianos não podem ser individualmente resolvidos e parecem como uma densidade de tecido mole focal posterior e levemente lateral à artéria carótida. Indicam-se também os espaços parotídeos (P) limítrofes e parafaríngeos (EPF).

ser multilobuladas e conter lagos venosos e também calcificações redondas (flebólitos). (Ver Figura 3-66, malformação venosa do espaço bucal.). As malformações venosas não são lesões de alto grau e não demonstram aumento dos vasos supridores ou das veias de drenagem ou hipervascularizações internas. As malformações linfáticas são discutidas posteriormente neste capítulo em Massas císticas do pescoço. As malformações arteriovenosas têm hipervascularizações serpiginosas e uma falta de massa dominante (Figura 3-83).

> Baker LL, Dillon WP, Hieshima GB, Dowd CF, Frieden IJ. Hemangiomas and vascular malformations of the head and neck: MRI characterization. *Am J Neuroradiol* 1993;14:307 [PMID: 8456703]. (Characterizes the MRI appearance of a common hemangioma of infancy as well as the low- and high-flow vascular malformations of the head and neck.)
>
> Hartemink DA, Chiu YE, Drolet BA, Kerschner JE. PHACES syndrome: a review. *Int J Pediatr Otorhinolaryngol* 2009;73:181–187 [PMID: 19101041]. (The spectrum of PHACES is reviewed.)
>
> Mulliken JB, Glowacki J. Hemangiomas and vascular malformations in infants and children: a classification based on endothelial characteristics. *Plast Reconstr Surg* 1982;69:412 [PMID: 7063565]. (A classic paper that clarifies the categorization of hemangiomas versus vascular malformations. This analysis provides a useful classification of vascular lesions of infancy and childhood and serves as a guide for the diagnosis, management, and further research.)
>
> Vogelzang P, Harnsberger HR, Smoker WR. Multispatial and trans-spatial diseases of the extracranial head and neck. *Semin Ultrasound CT MR* 1991;12:274 [PMID: 1892690]. (Reviews the imaging and differential diagnosis of multispatial processes of the head and neck.)

nas imagens ponderadas em T1 devido à reposição de gordura. Em pacientes com hemangiomas faciais grandes, segmentares, do tipo placa, a síndrome Phaces deve ser considerada. Phaces é um acrônimo cunhado para descrever uma síndrome neurocutânea que abrange os seguintes aspectos: malformações cerebrais da fossa **p**osterior, grandes **h**emangiomas faciais, anomalias cerebrovasculares **a**rteriais, anomalias **c**ardíacas e coarctação da aorta, anomalias oculares (**e**ye) e defeitos de desenvolvimento ventral (defeitos do esterno [**s**ternal] ou rafe **s**upraumbilical). As crianças em risco devem passar por cuidadosas avaliações oftalmológicas, cardíacas e neurológicas. As malformações venosas têm características de sinal similares aos hemangiomas, mas elas podem

4. Tireoide e paratireoide

▶ Tireoide

A glândula tireoide consiste em lobos direito e esquerdo conectados sobre a linha média por um istmo estreito. Um lobo piramidal está frequentemente presente, projetando-se para cima a partir do istmo e em alguns casos conectando-se ao osso hióideo via banda fibrosa ou muscular. A tireoide é um órgão altamente vascular, suprido principalmente pelas artérias tireóideas supe-

Quadro 3-8 Lesões do espaço carotídeo

		Neoplásica	
Vascular	Inflamatória/infecciosa	*Benigna*	*Maligna*
Trombose da veia jugular interna	Abscesso	Paraganglioma	Neuroblastoma
Trombose da artéria carótida		Schwannoma	Linfoma de não Hodgkin
Aneurisma ou pseudoaneurisma da artéria carótida		Meningioma (da fossa posterior via forame jugular)	Extensão direta do carcinoma de célula escamosa da mucosa
			Metástases nodais

RADIOLOGIA   CAPÍTULO 3   103

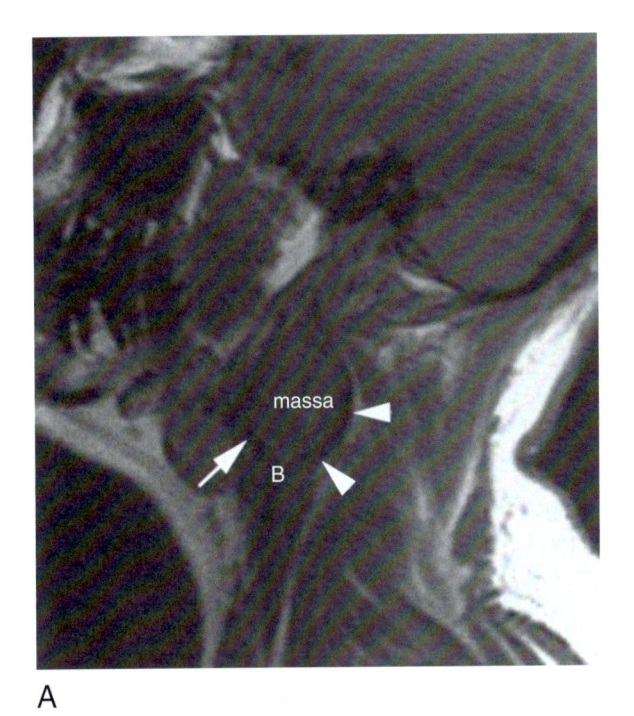

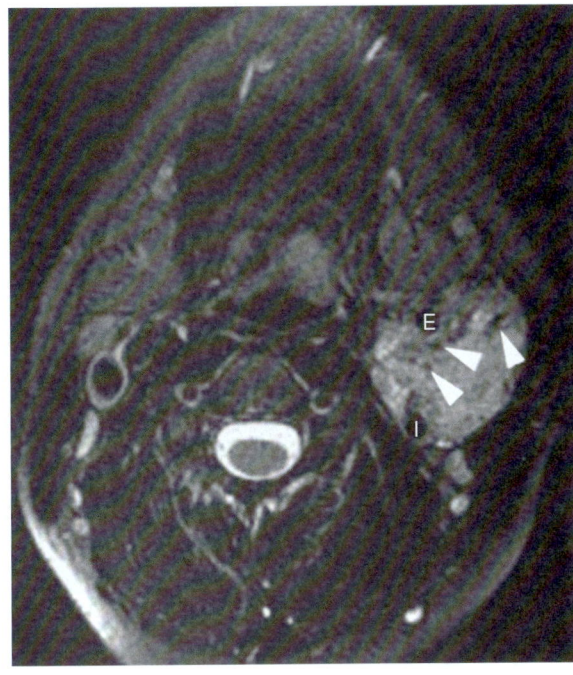

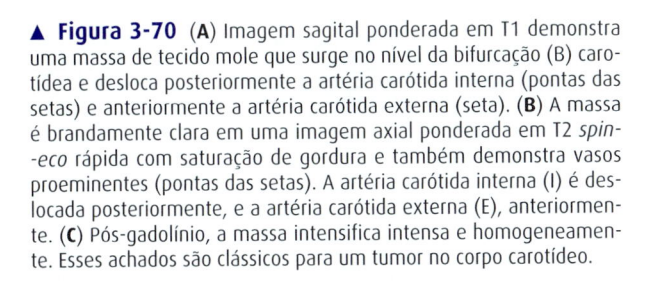

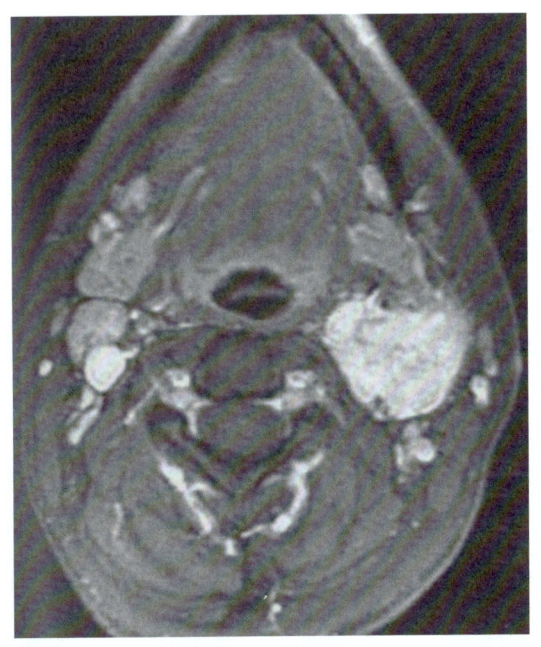

▲ **Figura 3-70** (**A**) Imagem sagital ponderada em T1 demonstra uma massa de tecido mole que surge no nível da bifurcação (B) carotídea e desloca posteriormente a artéria carótida interna (pontas das setas) e anteriormente a artéria carótida externa (seta). (**B**) A massa é brandamente clara em uma imagem axial ponderada em T2 *spin-eco* rápida com saturação de gordura e também demonstra vasos proeminentes (pontas das setas). A artéria carótida interna (I) é deslocada posteriormente, e a artéria carótida externa (E), anteriormente. (**C**) Pós-gadolínio, a massa intensifica intensa e homogeneamente. Esses achados são clássicos para um tumor no corpo carotídeo.

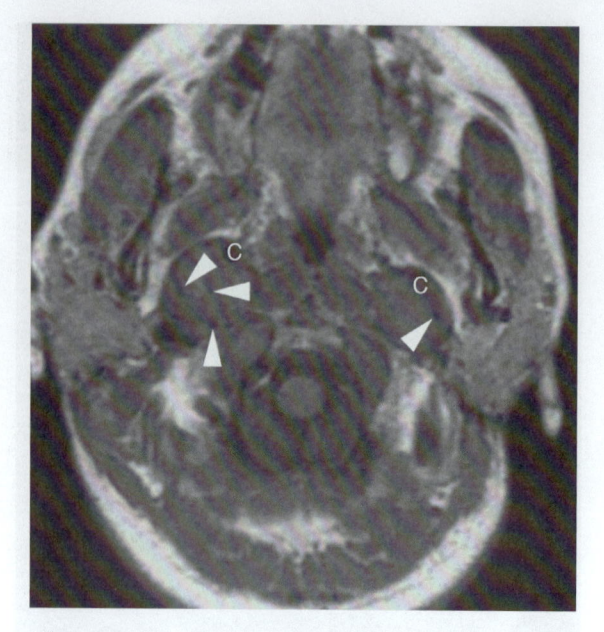

▲ **Figura 3-71** Imagem axial ponderada em T1 em um paciente com tumor do glômus vago bilateral demonstra massas de tecido mole bem circunscritas, redondas deslocando anteriormente as artérias carótidas (C) internas. As hipervascularizações proeminentes (pontas de setas) são vistas dentro de ambas as lesões.

rior e inferior, a primeira sendo uma ramificação da artéria carótida externa e a última uma ramificação do tronco tireocervical. Devido à sua alta concentração de iodo, a glândula tireoide é intrinsecamente densa em um exame de TC sem contraste (Figura 3-84). Após a administração de material de contraste com iodo ou gadolínio, a glândula tireoide normal realça homogeneamente (Figura 3-85).

Lesões da tireoide incidentais, não específicas, como os cistos e os adenomas, são comumente vistas em exames de imagem transversais. A avaliação primária de uma massa da tireoide é feita geralmente com ultrassonografia e exame de medicina nuclear, com exame de TC ou RM reservado para avaliar a extensão de um processo e avaliar o resto do pescoço. Se houver preocupação sobre um possível carcinoma da tireoide, então a avaliação por imagem transversal deve ser feita com um exame de TC sem contraste, ou, de modo ideal, RM intensificada por gadolínio. Como a glândula tireoide concentra iodo, o bolo de material de contraste com iodo que é administrado durante um exame de TC do pescoço pode levar muitos meses para limpar a partir do sistema do paciente e atrasar a radioiodoterapia por até 6 meses.

A. Lesões benignas da tireoide

As lesões benignas da tireoide incluem gota, cistos coloides e adenoma. A gota aparece no exame de TC ou RM como um aumento difuso ou multinodular da glândula, muitas vezes com áreas de densidade heterogênea no exame de TC e inten-

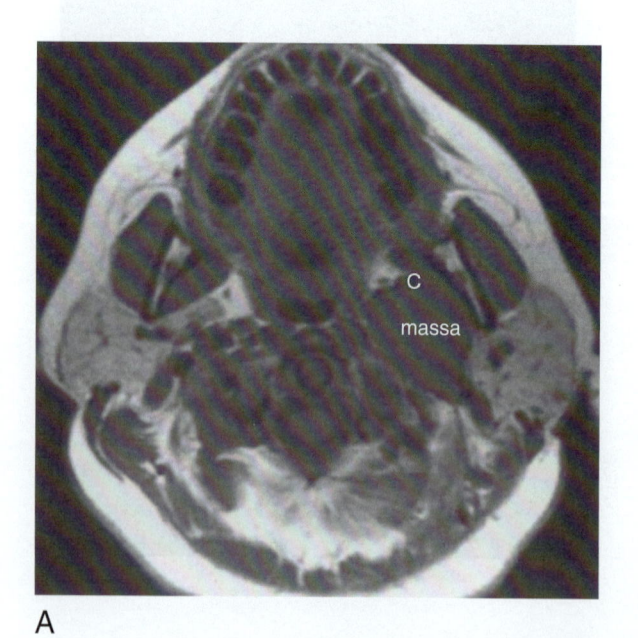

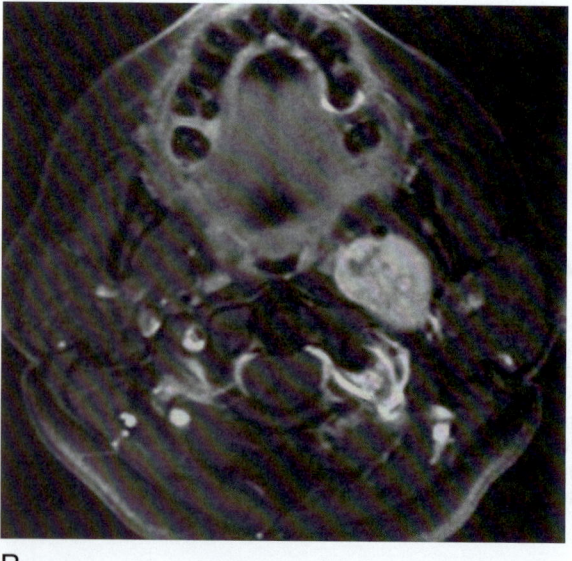

▲ **Figura 3-72** (**A**) Imagem axial ponderada em T1 demonstra uma massa bem circunscrita, homogênea, que surge a partir do espaço carotídeo esquerdo, deslocando anteriormente a artéria carótida (C) interna. Nenhum vaso é visto dentro da lesão. (**B**) Pós-gadolínio, a lesão intensifica intensamente. Algumas pequenas áreas sem intensificação representam mais provavelmente pequenas áreas de degeneração cística, uma vez que a hipervascularização deve ser observada na imagem ponderada em T1. O diagnóstico de schwannoma foi favorecido e patologicamente confirmado.

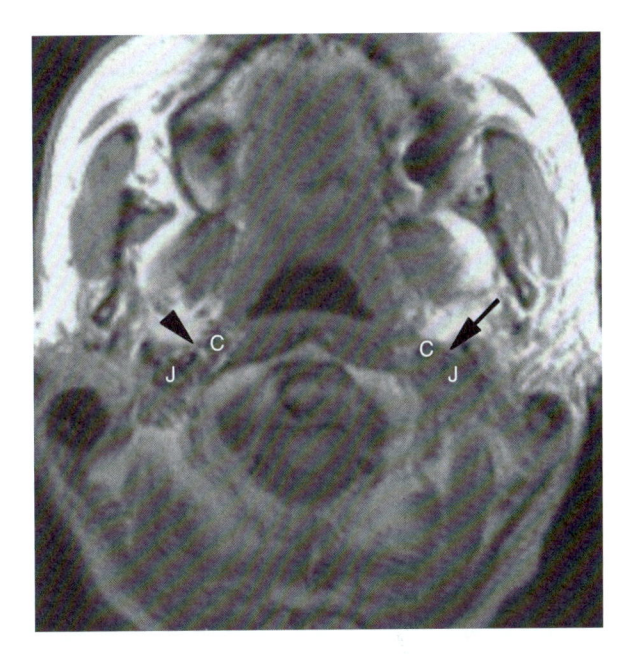

▲ **Figura 3-73** Imagem axial ponderada em T1 em um paciente com CCE recorrente e nova neuropatia demonstra tecido mole anormal (seta preta) infiltrando o espaço carotídeo esquerdo entre a artéria carótida (C) interna e uma veia jugular (J) com trombose. A gordura normal entre os vasos (ponta de seta) é demonstrada no lado contralateral. A aspiração com agulha fina confirmou o CCE na bainha da carótida.

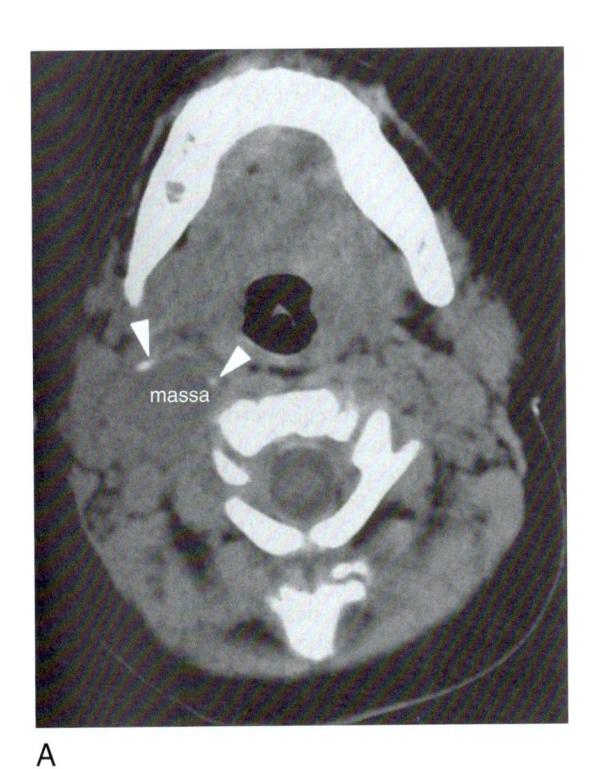

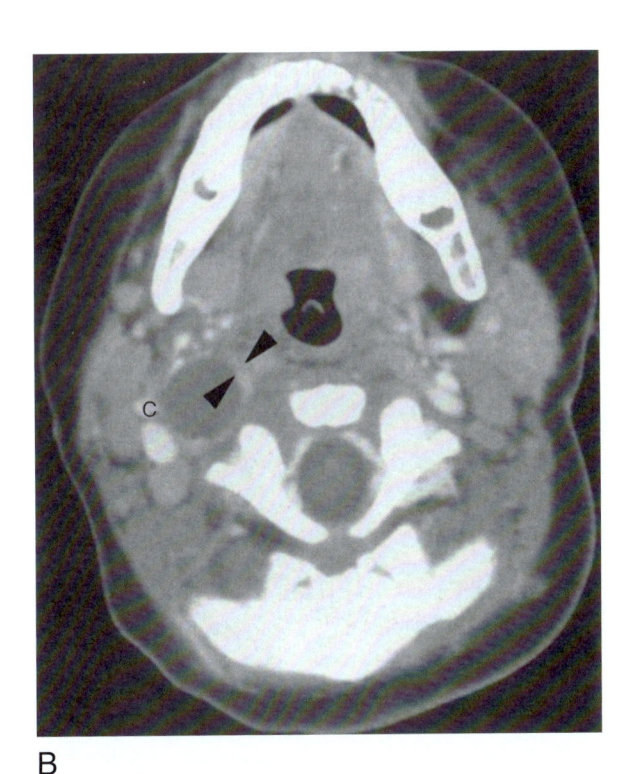

▲ **Figura 3-74** (**A**) Um exame de TC sem contraste do pescoço em uma menina de 9 meses de idade com uma massa no pescoço e síndrome de Horner demonstra uma lesão de densidade relativamente baixa com alguma calcificação periférica (pontas de setas). (**B**) Pós-contraste, a massa é vista estando localizada medial à artéria carótida (C) interna no espaço carotídeo direito. A massa parece ter densidade baixa e possivelmente cística, mas com alguma espessura irregular em sua parede (pontas de setas pretas). A aspiração com agulha fina confirmou neuroblastoma.

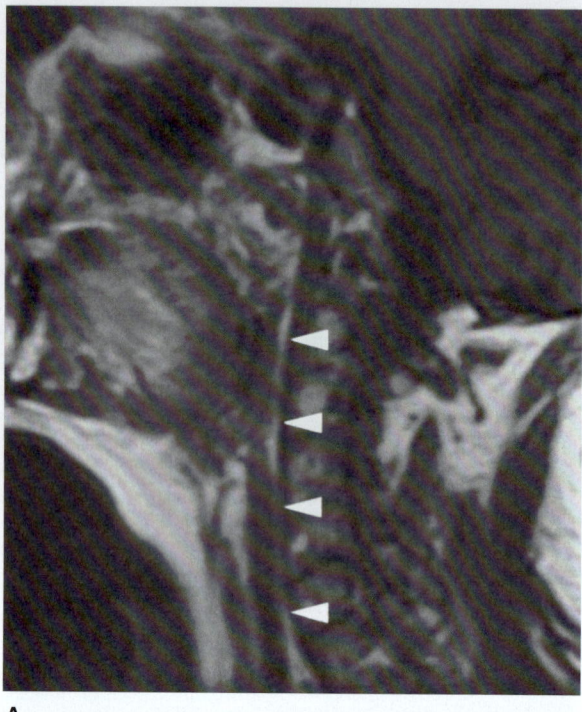

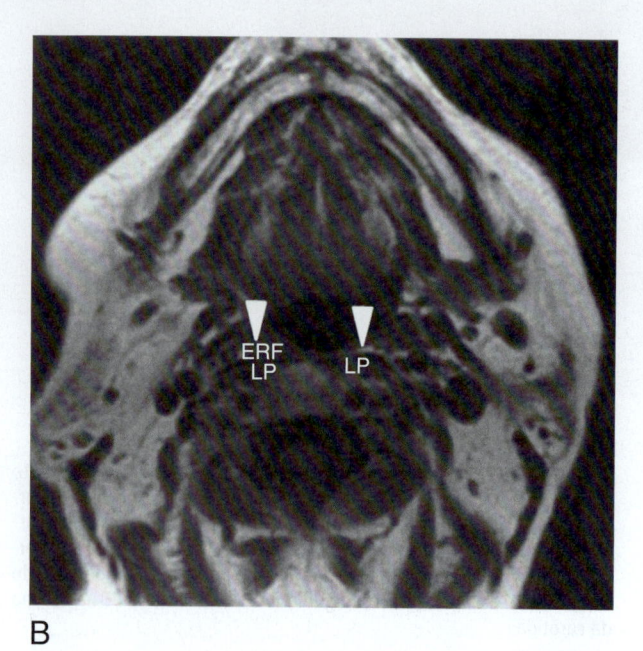

▲ **Figura 3-75** (**A**) Imagem sagital ponderada em T1 demonstra uma faixa hiperintensa de gordura retrofaríngea nesta imagem levemente fora da linha média. (**B**) Imagem axial ponderada em T1 demonstra gordura no espaço retrofaríngeo (ERF, pontas de setas), que se situa anterior aos músculos pré-vertebrais (longo do pescoço [LP]).

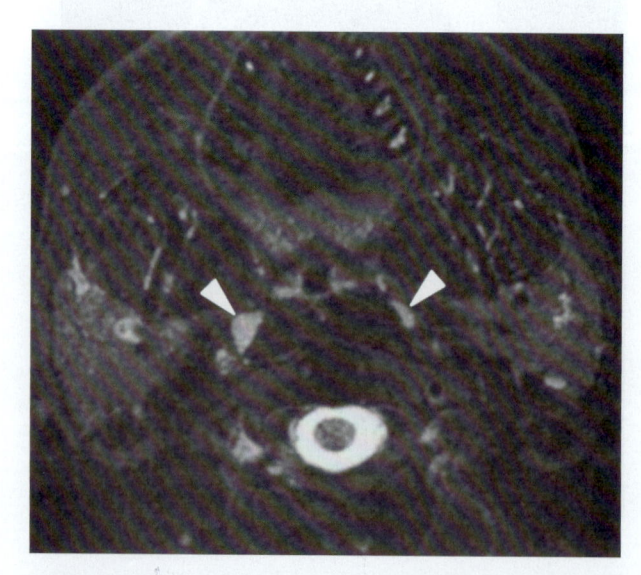

▲ **Figura 3-76** Linfonodos retrofaríngeos normais laterais, não aumentados (pontas de setas), são bem visualizados nesta imagem axial ponderada em T2 *spin-eco* rápida com saturação de gordura.

sidade na RM. O aumento acentuado da glândula pode resultar no deslocamento e na compressão de estruturas vitais, como a traqueia (Figura 3-86). Um cisto coloide é uma lesão cística bem circunscrita que pode aparecer clara em uma imagem ponderada em T1 pré-gadolínio devido ao elevado conteúdo de proteína ou conteúdos hemorrágicos. Um adenoma da tireoide é uma massa geralmente bem circunscrita que pode ter áreas de calcificação, hemorragia ou degeneração cística dentro dela; os adenomas são indistinguíveis dos carcinomas da tireoide de baixo grau na base na imagem isolada.

B. Carcinoma da tireoide

O carcinoma da tireoide possui uma quantidade de subtipos patológicos que geralmente não são distinguíveis uns dos outros nos exames de imagem (Figura 3-87). Os carcinomas menos agressivos geralmente se apresentam como massas bem circunscritas, ao passo que lesões mais agressivas, como carcinomas anaplásicos, são altamente invasivas e destrutivas dos tecidos adjacentes. De destaque, as metástases nodais do carcinoma da tireoide podem parecer císticas e o câncer de tireoide metastático deve ser incluído no diagnóstico diferencial de uma massa cística

RADIOLOGIA CAPÍTULO 3 107

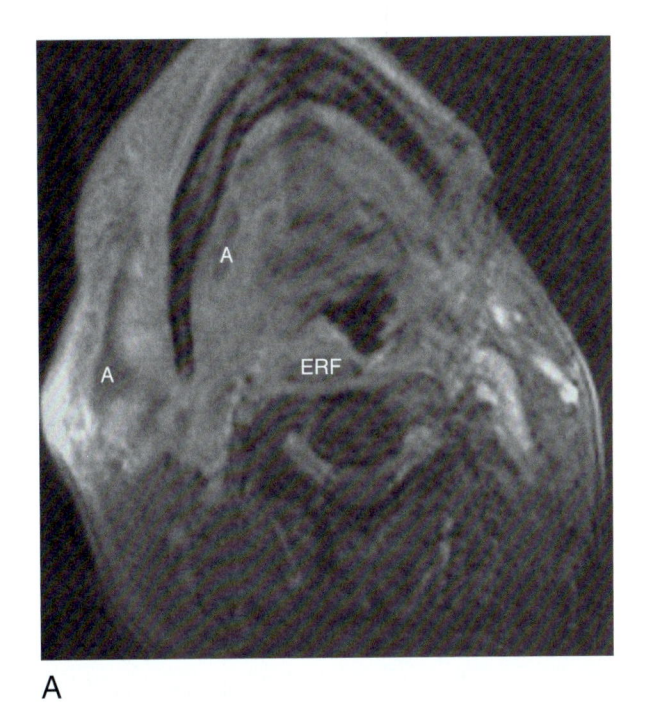

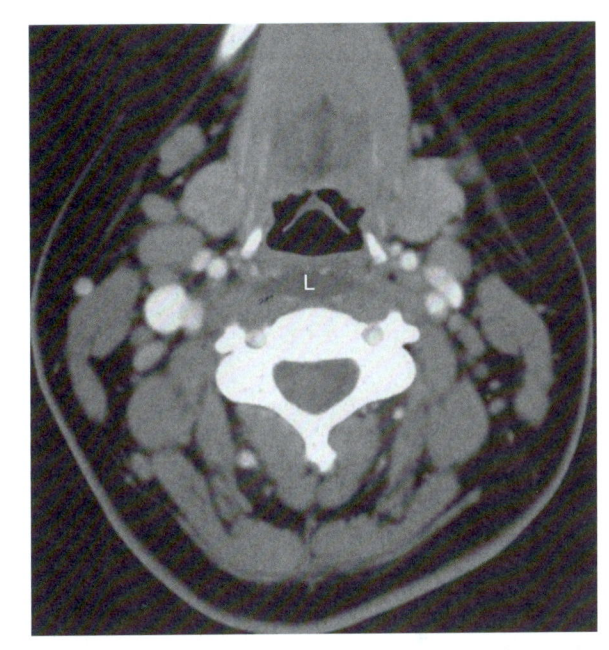

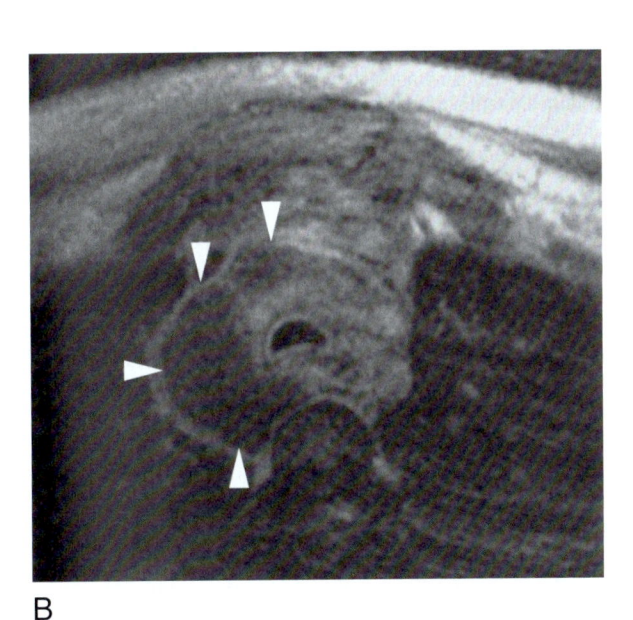

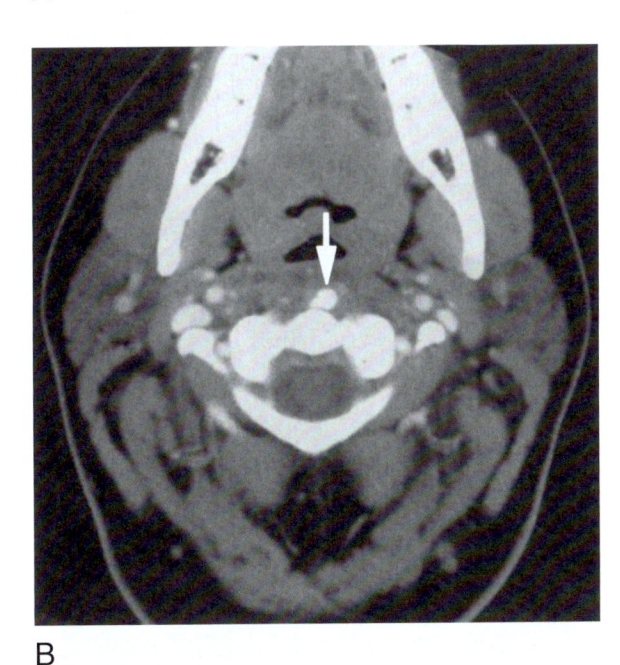

▲ **Figura 3-77** (**A**) Imagem axial ponderada em T1 pós-gadolínio com saturação de gordura em um homem jovem com diabetes e infecção extensa do pescoço mostra intensificação anormal por todo o espaço mastigatório direito, cavidade oral e espaço parafaríngeo. Áreas focais de formação de abscesso estão presentes (A), inclusive no espaço retrofaríngeo (ERF). (**B**) Imagem pós-gadolínio no mediastino superior demonstra a extensão inferior do processo e um grande abscesso mediastinal (pontas de setas).

▲ **Figura 3-78** (**A**) Exame de TC axial intensificado por contraste do pescoço em um paciente jovem com cinco dias de torcicolo, odinofagia, uma febre de baixo grau e uma contagem de leucócitos levemente elevada demonstra um acúmulo de líquido (L) no espaço retrofaríngeo. Alguns vasos intensificados por contraste deslocados são vistos ao redor do acúmulo, mas a intensificação periférica que pode ser esperada com um abscesso retrofaríngeo não está presente. (**B**) Imagem axial em um nível mais craniano demonstra uma calcificação irregular anterior ao corpo vertebral C2, consistente com tendinite de calcificação do músculo longo do pescoço. O acúmulo de líquido visto na parte A representa uma efusão retrofaríngea associada.

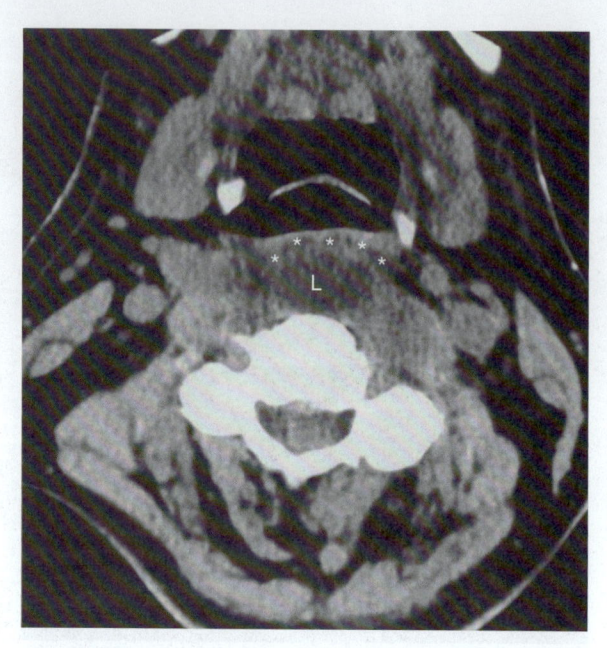

▲ **Figura 3-79** Exame de TC axial sem contraste do pescoço em um paciente com discite vertebral cervical conhecida e osteomielite demonstra um acúmulo de líquido (L) pré-vertebral deslocando anteriormente a faixa de gordura retrofaríngea (*). Um abscesso pré-vertebral foi drenado de modo transcervical.

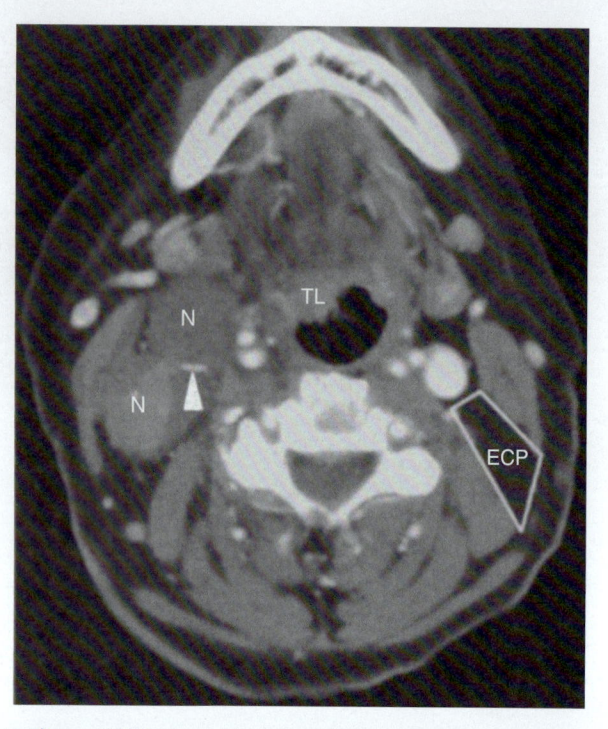

▲ **Figura 3-81** Exame de TC axial intensificado por contraste do pescoço em um paciente com linfoma e linfonodos (N) cervicais múltiplos aumentados no pescoço direito. A tonsila lingual (TL) direita é também um tanto proeminente. A veia jugular direita (ponta de seta) é gravemente comprimida. O espaço cervical posterior (ECP) preenchido com gordura normal é realçado à esquerda.

do pescoço. Como essas metástases nodais podem ser hemorrágicas devido à natureza altamente vascular do câncer da tireoide ou altamente proteicas devido ao seu conteúdo de tireoglobulina, elas podem mostrar uma intensidade de sinal alta em uma imagem ponderada em T1 pré-gadolínio (Figura 3-88). Esta aparência é altamente sugestiva de câncer metastático da tireoide.

▶ Paratireoide

As glândulas paratireoides são corpos ovoides que medem aproximadamente 6 mm de comprimento e que estão intimamente relacionadas com a borda posterior da glândula tireoide e se situam dentro de sua cápsula fascial. Geralmente, existem duas glândulas paratireoides superiores e duas inferiores, mas em alguns casos, uma glândula paratireoide pode ser encontrada distante caudal à glândula, em associação com as veias tireoides inferiores ou mesmo no mediastino superior. A patologia paratireoide é mais comumente avaliada com ultrassonografia e com exame de medicina nuclear (sestamibi). As glândulas normais não são geralmente identificadas em um exame de TC ou RM e são identificadas somente quando patologicamente aumentadas, em geral pelo adenoma da paratireoide. Uma glândula paratireoide patologicamente aumentada pode parecer muito similar a um linfonodo em um exame de TC, mas na RM o adenoma da para-

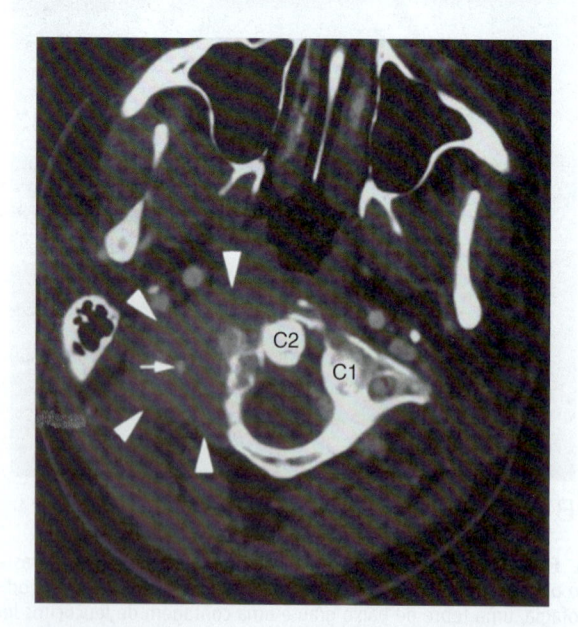

▲ **Figura 3-80** Exame de TC axial intensificado por contraste do pescoço demonstra uma grande massa de tecido mole (pontas de setas) surgindo da massa lateral direita do corpo vertebral C1 e destruindo-a. A massa engloba a artéria vertebral direita (seta branca pequena) e desloca o músculo pré-vertebral direito e a gordura retrofaríngea anteriormente. A patologia demonstrou um plasmacitoma.

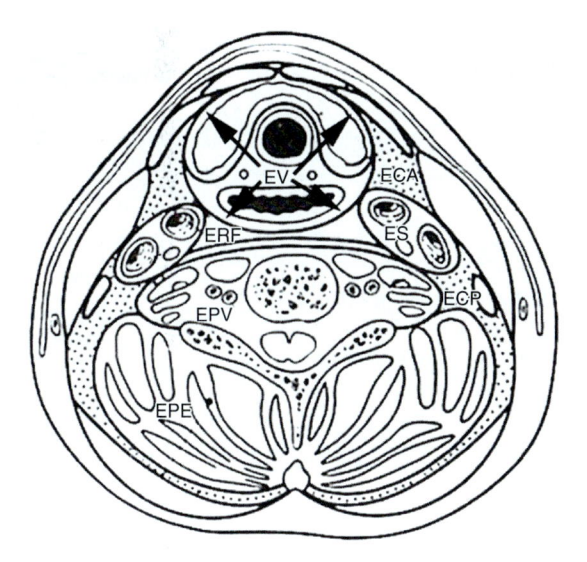

▲ **Figura 3-82** Espaços maiores do pescoço infra-hióideo. Espaço visceral (EV; setas pretas), espaço retrofaríngeo (ERF), espaço perivertebral com compartimentos pré-vertebrais (EPV) e paraespinais (EPE) e espaço cervical posterior (ECP). Também estão indicados os dois espaços menores, o espaço cervical anterior preenchido com gordura (ECA) e o espaço superficial (ES) preenchido com gordura. (Modificada e emprestada, com permissão, de Smoker WR, Harnsberger HR. Differential diagnosis of head and neck lesions based on their space of origin. 2. The infrahyoid portion of the neck. AJR Am J Roentgenol 1991;157:155.)

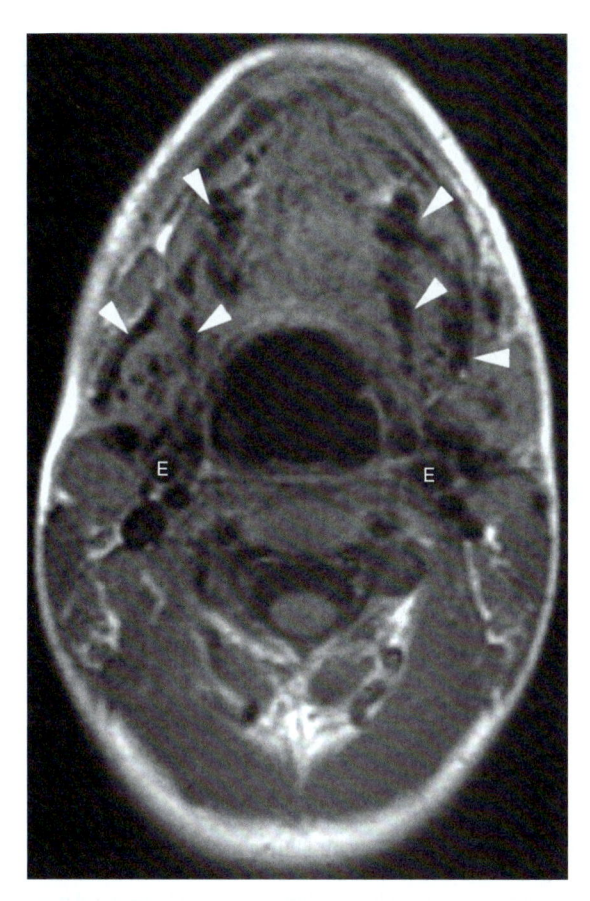

▲ **Figura 3-83** Imagem axial ponderada em T1 em uma menina de 6 anos de idade com malformação vascular submentoniana demonstra aumento acentuado das artérias carótidas externas (E) bilateralmente, bem como hipervascularizações grandes múltiplas (pontas de setas) bilateralmente por todos os espaços submadibulares e sublinguais. Não foi vista nenhuma massa de tecido mole associada, e a angiografia (não mostrada) confirmou malformação arteriovenosa extensa.

tireoide é geralmente alto em sinal nas imagens ponderadas em T2, que é uma característica útil.

> Loevner LA. Imaging of the thyroid gland. *Semin Ultrasound CT MR* 1996;17:539 [PMID: 9023867]. (The embryology, anatomy, and physiology of the thyroid are discussed; congenital, autoimmune, inflammatory, metabolic, and neoplastic diseases are reviewed; and the diagnostic utility of various radiologic imaging modalities is addressed.)
>
> Loevner LA. Imaging of the parathyroid glands. *Semin Ultrasound CT MR* 1996;17:563 [PMID: 9023868]. (The embryology, anatomy, and physiology of the parathyroid glands are reviewed. The diagnostic utility of radiologic imaging is discussed, particularly as it pertains to the evaluation of primary hyperparathyroidism.)
>
> Yousem DM, Huang T, Loevner LA, Langlotz CP. Clinical and economic impact of incidental thyroid lesions found with CT and MR. *Am J Neuroradiol* 1997;18:1423 [PMID: 9296181]. (Incidental thyroid lesions are frequently present and often overlooked on cross-sectional images of the neck in patients being examined for other reasons. The cost of pursuing a workup of these lesions and their high prevalence in the population raise questions regarding appropriate management strategies.)

5. Massas císticas do pescoço

A identificação de uma massa no pescoço como cística apresenta um diagnóstico diferencial limitado e muitas vezes permite considerações diferenciais limitadas a uma lista de uma ou várias entidades quando os aspectos clínicos, de TC e/ou RM específicos são considerados. Uma lista das massas císticas do pescoço mais comuns é apresentada no Quadro 3-9. Para ser considerada neste diferencial, uma massa deve ser de densidade ou intensidade líquida e com carência de intensificação. A massa deve ter uma borda fina, regular, embora a infecção prévia possa levar ao espessamento da parede e à presença de intensificação. É importante observar que a hemorragia dentro de um cisto ou um aumento no conteúdo de proteína dentro de um cisto pode afetar sua densidade ou intensidade. Algumas lesões que não são verdadeiramente císticas podem imitar uma massa cística de pescoço devido a uma não intensificação central – notavelmente, uma veia jugular com trombose, um aneurisma ou pseudoaneurisma com trombose ou uma massa necrótica com um centro não intensificado.

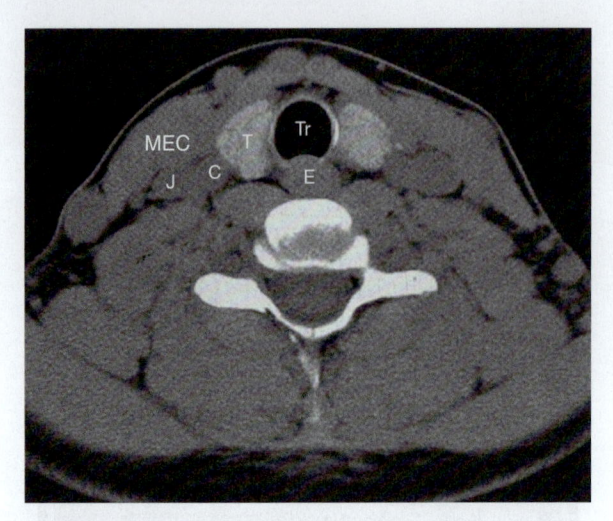

▲ **Figura 3-84** Exame de TC axial sem contraste do pescoço demonstra a densidade alta intrínseca da glândula tireoide (T). São mostrados também esôfago (E), traqueia (Tr) e artéria carótida comum (C), veia jugular interna (J) e músculo esternocleidomastóideo (MEC).

▶ Patologia

A. Cistos de fenda branquial

O segundo aparato branquial responde por mais de 90% de todas as anomalias de fenda branquial. No exame de TC ou RM, uma massa cística unilocular é vista deslocando de modo anteromedial a glândula submandibular e, de modo posterolateral, o músculo esternocleidomastóideo (Figura 3-89). Em alguns casos, um ponto de "ruptura" entre as artérias carótidas interna e externa será identificado e, muito raramente, um traço levando à fossa tonsilar também será identificado. Um trato sinusal ou fístula que se estende inferiormente no pescoço para drenar logo superior à clavícula também pode ser identificado (Figura 3-90). Se tiver ocorrido infecção no passado, a parede cística pode mostrar espessamento e intensificação. Se a infecção for ativa, podem haver também mudanças inflamatórias nos tecidos moles adjacentes.

B. Cistos do canal tireoglosso

Durante a embriogênese, os primórdios da tireoide descem do nível do forame cego na base da língua à sua posição normal no pescoço infra-hióideo. Os elementos da tireoide podem permanecer em qualquer nível junto de sua trajetória (o canal tireoglosso) e originar cistos, fístulas ou nódulos sólidos de tecido da tireoide. Os cistos do canal tireoglosso geralmente estão localizados no osso hioide ou logo inferiores a eles. Nesse caso, uma massa cística de linha média ou paramediana que está encravada nos músculos em tiras é visualizada (Figura 3-91). Em geral, não há intensificação associada, a menos que tenha ocorrido uma infecção prévia ou ativa. Em alguns casos, o carcinoma pode surgir dentro de um cisto do canal tireoglosso; indica-

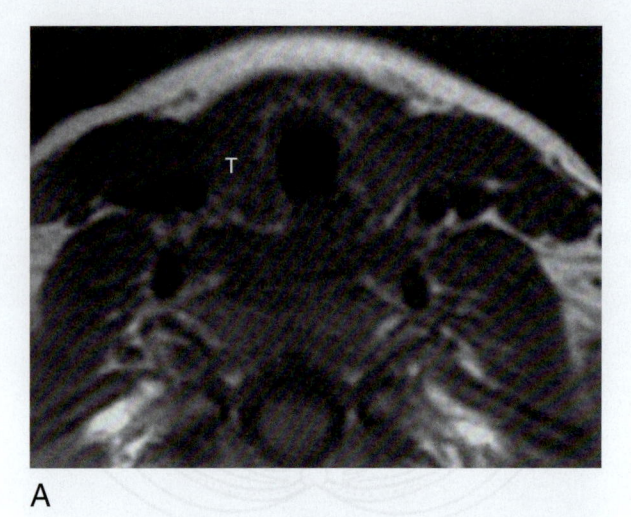

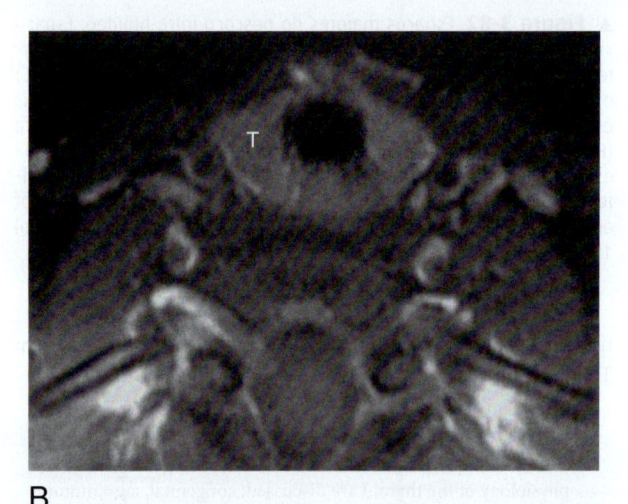

▲ **Figura 3-85** Imagem axial ponderada em T1 do pescoço antes (**A**) e depois (**B**) da administração de gadolínio demonstra intensificação homogênea da glândula tireoide (T) após a administração de contraste.

ções para isto incluem a presença de calcificação e componentes de massa sólida.

C. Malformações linfáticas

As malformações linfáticas, também conhecidas como higromas císticos ou linfangiomas, resultam do mau desenvolvimento dos vasos linfáticos e da falha desses vasos anormais de se comunicarem com os canais de drenagem linfática normais. Isso leva a uma massa preenchida com líquido que é caracteristicamente multilobulada e multiloculada. A malformação linfática pode envolver espaços múltiplos, porém mais comumente

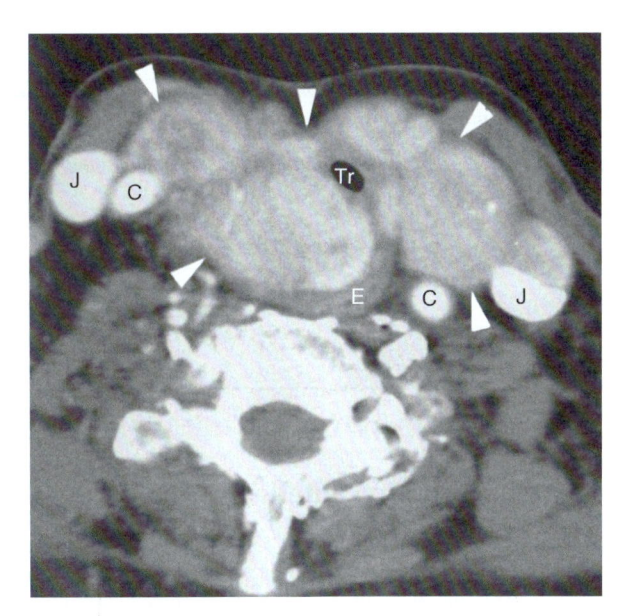

▲ **Figura 3-86** Exame de TC axial intensificado por contraste do pescoço em uma mulher idosa com uma massa no pescoço que aumenta gradualmente demonstra aumento maciço de uma glândula tireoide que aumenta heterogeneamente (pontas das setas). Contudo, há manutenção de uma margem regular, e nenhuma evidência de qualquer invasão de estruturas adjacentes. Não são identificados quaisquer linfonodos anormais. As estruturas adjacentes são deslocadas e comprimidas por esta grande massa, notavelmente, traqueia (Tr), esôfago (E) e vasos da carótida (C) e jugulares (J). A patologia cirúrgica confirmou gota difusa.

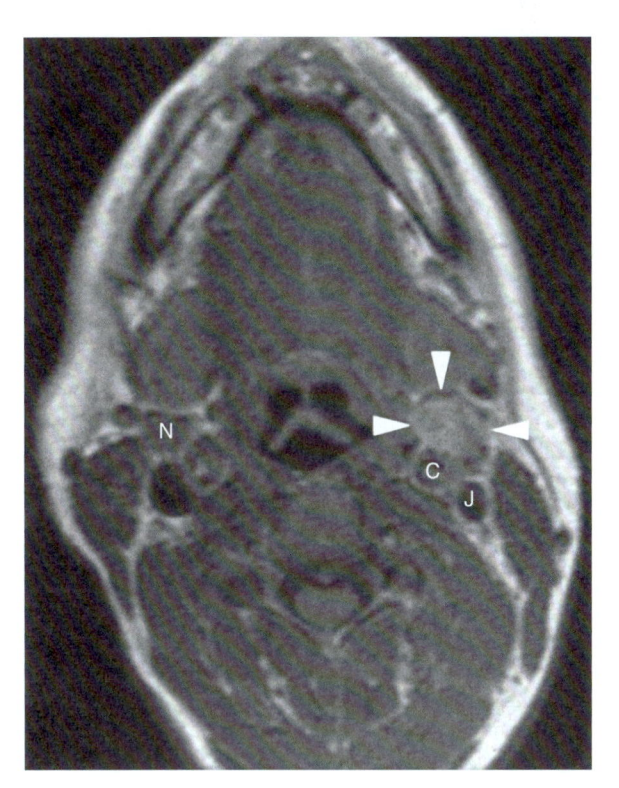

▲ **Figura 3-88** Imagem ponderada em T1 axial em uma paciente jovem que se apresentou com um linfonodo de nível IIA esquerdo aumentado (pontas de setas) demonstra que o linfonodo é intrinsecamente brilhante. Compare um linfonodo (N) de intensidade de sinal intermediária normal à direita. A aspiração com agulha fina confirmou o carcinoma papilífero metastático da tireoide. São mostradas também a artéria carótida (C) e a veia jugular (J).

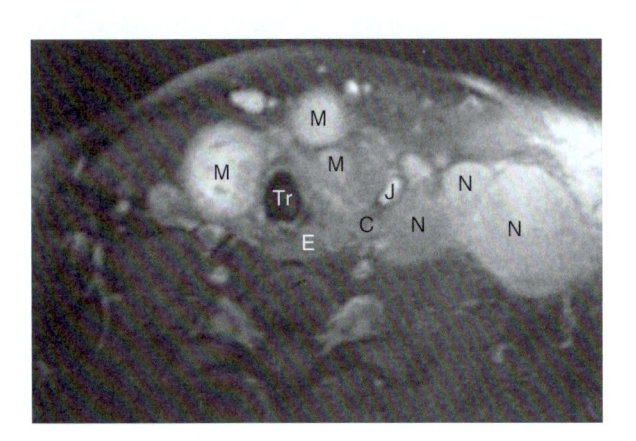

▲ **Figura 3-87** Imagem axial ponderada em T1 pós-gadolínio com saturação de gordura demonstra massas (M) intensificadas lobuladas múltiplas na glândula tireoide e massas nodais (N) múltiplas laterais à artéria carótida (C) e veia jugular (J). Não é observada nenhuma invasão da traqueia (Tr) ou esôfago (E). A aspiração com agulha fina confirmou o carcinoma papilífero da tireoide com metástases nodais múltiplas.

envolve o espaço cervical posterior. Estas lesões são comumente de baixa densidade nos exames de TC, mas são muitas vezes heterogêneas em intensidade de sinal nas sequências de RM ponderadas em T1 e T2 devido ao seu variável conteúdo de proteína e sua propensão à hemorragia. Os níveis de líquido-líquido devido à hemorragia são característicos das malformações linfáticas (Figura 3-92). As malformações linfáticas não realçam após o contraste, embora septos fibrosos que separam espaços líquidos possam normalmente intensificar e a lesão pode demonstrar intensificação periférica se tiver ocorrido infecção.

D. Lesões epidermoides e dermoides

As lesões dermoides e epidermoides resultam do sequestro de tecido ectodérmico. Na cabeça e no pescoço, elas ocorrem mais comumente no soalho da boca (Figura 3-93). Eles são alinhados pelo epitélio escamoso, mas o dermoide também contém apêndices cutâneos (p. ex., glândulas sebáceas e folículos capilares) dentro de sua parede. Estas lesões geralmente estão em linha média, uniloculares e crescem de forma lenta. Ambas con-

Quadro 3-9 Lesões císticas do pescoço

Congênitas/de desenvolvimento	Infecciosas/ inflamatórias	Neoplásica		Variadas
		Benigna	*Maligna*	
Cisto de fenda branquial	Rânula	Schwannoma cístico	Metástases nodais císticas	Cisto sacular
Cisto do canal hipoglosso	Linfadenopatia necrótica		Carcinoma cístico da tireoide	
Malformação linfática	Abscesso			
Epidermoide ou dermoide				
Cisto no intestino anterior				

têm material caseoso devido à queratina descamada, no entanto o dermoide também pode conter material gorduroso. Em geral, os epidermoides são de baixa densidade nos exames de TC, de intensidade de sinal baixa nas imagens ponderadas em T1 e intensidade de sinal alta nas imagens ponderadas em T2 – em razão disso, sua aparência "tipo líquida". A borda da lesão pode intensificar após o contraste. Os dermoides são similares em aparência, exceto que seus conteúdos gordurosos podem resultar em uma densidade muito baixa nos exames de TC e em um sinal alto na RM ponderada em T1.

E. Cistos no intestino anterior

Os cistos no intestino anterior são defeitos congênitos incomuns do desenvolvimento das vias aéreas e do intestino que podem ocorrer em qualquer local da boca ao ânus. Eles são relativamente raros no pescoço, mas podem se apresentar com uma massa no pescoço ou, se grandes, com obstrução das vias aéreas

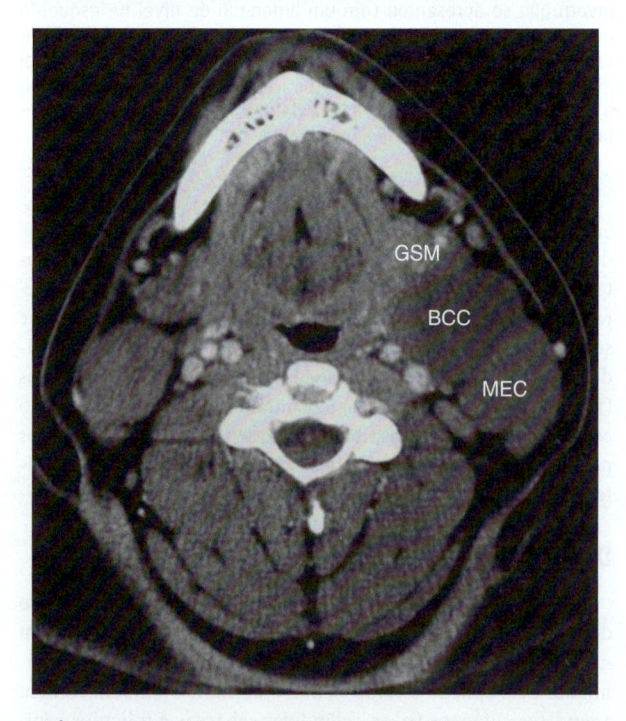

▲ **Figura 3-89** Exame de TC axial intensificado por contraste do pescoço demonstra uma massa cística unilocular bem circunscrita (BCC) entre a glândula submandibular (GSM) e o músculo esternocleidomastóideo (MEC), anterolateral ao espaço carotídeo. Esta aparência é característica de um segundo cisto de fenda branquial.

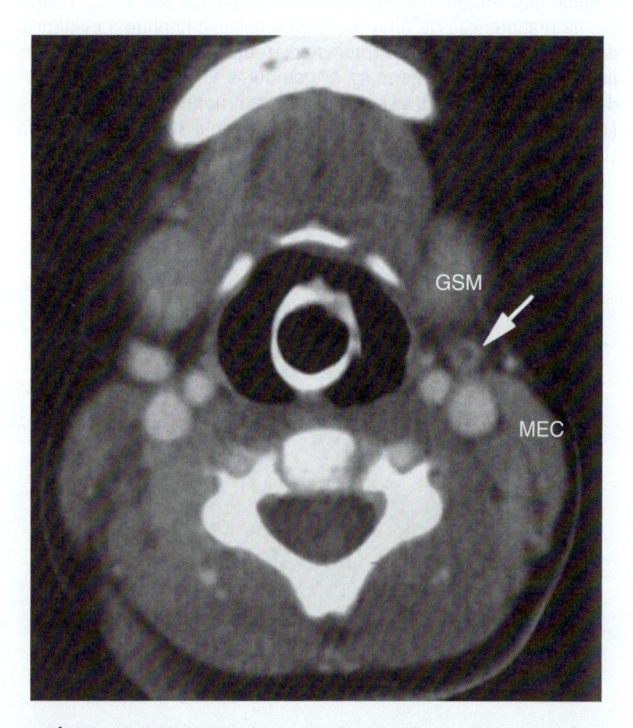

▲ **Figura 3-90** Exame de TC axial intensificado por contraste de uma menina de 14 meses de idade com vermelhidão recorrente e edema da parte esquerda de pescoço, bem como uma fossa de drenagem logo superior à clavícula esquerda. Uma estrutura tubular perifericamente intensificada (seta) pode ser acompanhada a partir da parte superior do pescoço até o nível da clavícula, representando um segundo trato sinusal de aparato branquial. Observe sua localização entre a glândula submandibular (GSM) e o músculo esternocleidomastóideo (MEC).

ou compressão de outras estruturas vitais. A imagem é não específica (Figura 3-94), embora às vezes haja alto sinal dentro do líquido do cisto em uma imagem ponderada em T1 devido a um elevado conteúdo proteico. Estas lesões tendem a estar localizadas na parte inferior do pescoço e podem se estender para o mediastino superior.

F. Rânulas

A rânula simples é uma retenção mucosa que está confinada ao soalho da boca e é presumivelmente causada pela obstrução de uma glândula sublingual. Em alguns casos, há uma ruptura da cápsula ou pseudocápsula e extensão para o pescoço e a lesão é então referida como uma rânula mergulhante. A extensão para o pescoço pode ocorrer junto ao lobo profundo da glândula submandibular, entre os músculos milo-hióideo e hioglosso ou via deiscência congênita no próprio músculo milo-hióideo. Uma rânula simples aparece como um cisto unilocular no soalho da boca nos exames de TC (ver Figura 3-26) e na RM e pode ser de difícil distinção na imagem de um epidermoide ou linfangioma. Uma rânula mergulhante geralmente mostra uma "cauda" apontando para o espaço sublingual, o que é bem sugestivo do diagnóstico.

G. Laringoceles

Uma laringocele se desenvolve quando o ventrículo laríngeo ou seu apêndice fica funcional ou anatomicamente obstruído. A massa que se desenvolve pode ser preenchida com ar, líquido ou

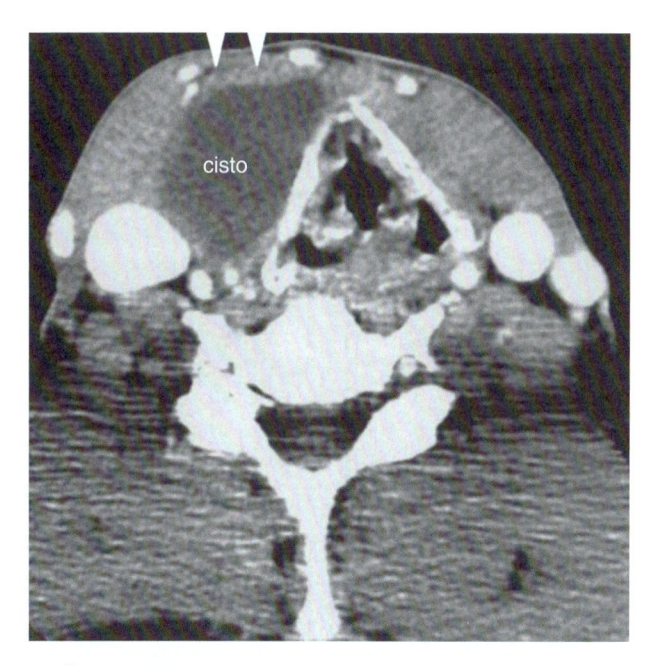

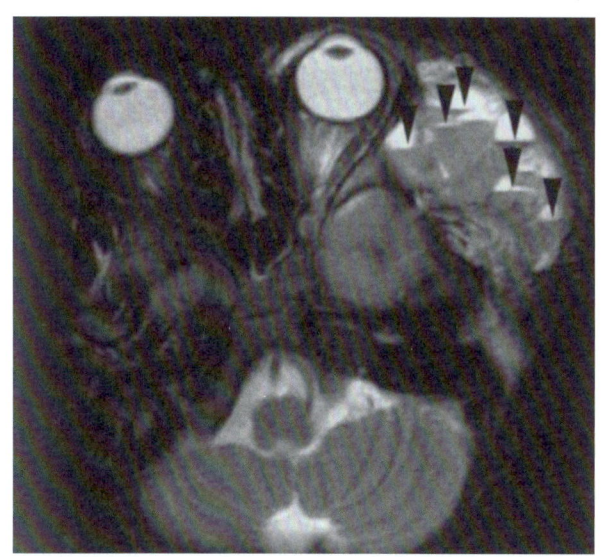

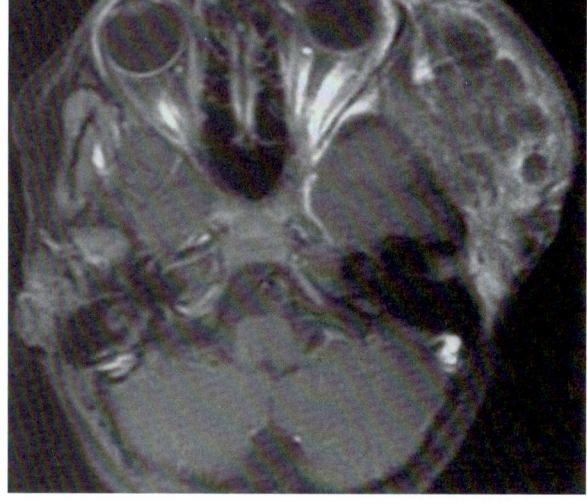

▲ **Figura 3-91** Exame de TC axial intensificado por contraste de um homem jovem com edema na parte anterior direita do pescoço demonstra uma massa cística bem circunscrita adjacente à lâmina tireoide direita, encravada nos músculos em tiras, que estão deslocados ao redor da periferia da lesão (pontas de setas). A excisão cirúrgica confirmou um canal de cisto tireoglosso.

▲ **Figura 3-92** (**A**) Imagem axial ponderada em T2 *spin-eco* rápida com saturação de gordura demonstra uma lesão lobulada da parte esquerda da face com evidência de uma hemorragia interna prévia e níveis de líquido-líquido múltiplos (pontas das setas) em seus espaços císticos múltiplos. Há uma aparência típica para um linfangioma. (**B**) Pós-gadolínio, há uma intensificação linear dos septos fibrosos limitando alguns destes espaços císticos, que está muitas vezes presente nos linfangiomas. Há probabilidade de ocorrer alguma intensificação mal definida mais posterior e lateralmente relacionada à inflamação, uma vez que este paciente teve uma infecção anterior da lesão, bem como uma hemorragia prévia nela.

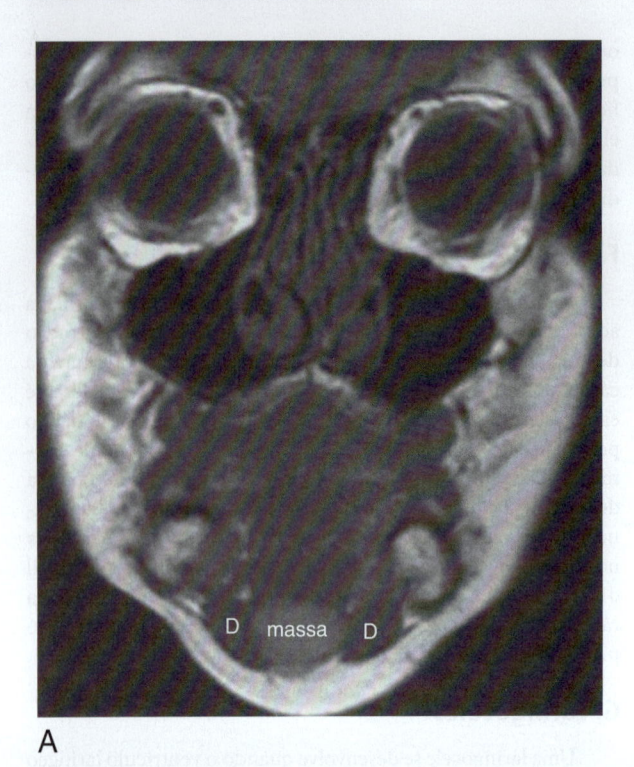

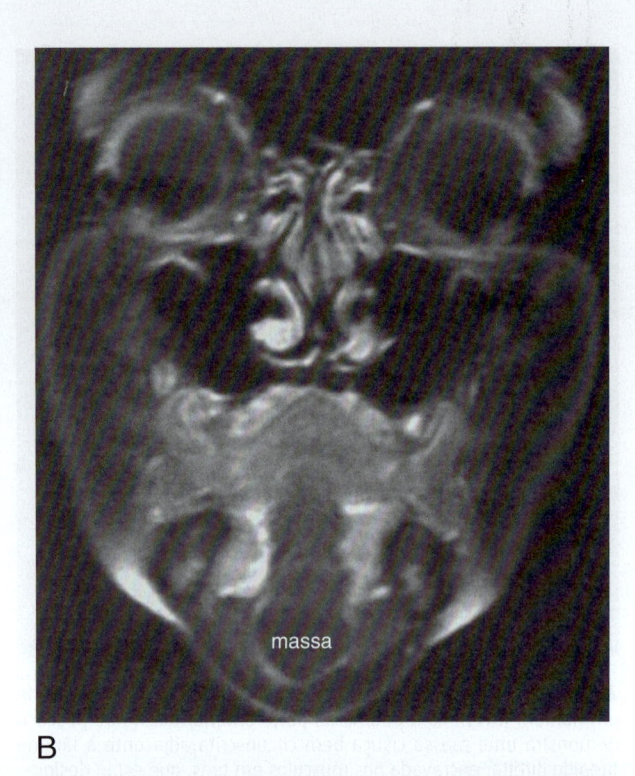

▲ **Figura 3-93** (**A**) Imagem coronal ponderada em T1 em uma mulher de 55 anos com uma massa submentoniana demonstra uma massa bem circunscrita, arredondada, localizada em linha média entre os ventres anteriores dos músculos digástricos (D). A lesão é um tanto clara na imagem ponderada em T1, sugerindo conteúdo gorduroso, proteico ou hemorrágico. (**B**) Em uma imagem coronal ponderada em T1 pós-gadolínio com saturação de gordura, a lesão é vista diminuindo em intensidade de sinal. Não se espera que o material hemorrágico ou proteico perca sinal na imagem com saturação de gordura, mas o material gorduroso perde. Isto sugere o diagnóstico de cisto dermoide, que foi cirurgicamente confirmado.

pus. A laringocele interna está confinada ao espaço paralaríngeo, e a laringocele externa penetra a membrana tireo-hióidea e pode se apresentar como uma massa no pescoço. As características da imagem dependem dos conteúdos da laringocele (ver Figuras 3-41 e 3-45). Em todos os casos, a laringe deve ser clinicamente inspecionada de perto e nos exames de imagem para avaliar uma lesão obstrutiva causadora.

> Cohen SR, Thompson JW, Brennan LP. Foregut cysts presenting as neck masses. A report on three children. *Ann Otol Rhinol Laryngol* 1985;94:433 [PMID: 4051397]. (Three patients are presented in detail, and the histopathology and differential diagnosis are discussed. Surgical extirpation of the cyst should be curative.)
>
> Davison MJ, Morton RP, McIvor NP. Plunging ranula: clinical observations. *Head Neck* 1998;20:63 [PMID: 9464954]. (Reviews the etiology, clinical presentation, imaging, and surgical management of plunging ranulas.)
>
> Glastonbury CM, Davidson HC, Haller JR, Harnsberger HR. The CT and MR imaging features of carcinoma arising in thyroglossal duct remnants. *Am J Neuroradiol* 2000;21(4):770 [PMID: 10782794]. (The presence of a solid nodule or invasive features in association with a thyroglossal duct lesion visible on CT scans or MRI raises the question of thyroglossal duct carcinoma. Calcification is also associated with carcinoma.)
>
> Koeller KK, Alamo L, Adair CF, Smirniotopoulos JG. Congenital cystic masses of the neck: radiologic-pathologic correlation. *Radiographics* 1999;19:121 [PMID: 9925396]. (Reviews the clinical and radiologic features of cervical congenital cystic masses.)

6. O pescoço pediátrico

A avaliação do pescoço pediátrico origina um diagnóstico diferencial, que é pesadamente ponderado em direção aos processos congênitos de desenvolvimento e infecciosos-inflamatórios, mas também inclui uma lista limitada de considerações neoplásicas ou tipo neoplasia. Um diagnóstico diferencial das massas do pescoço pediátricas mais comum é apresentado no Quadro 3-10. O trabalho de imagem apropriado das massas do pescoço depende da categoria da doença. Processos infecciosos-inflamatórios são comumente avaliados com exame de TC, com RM reservado para avaliar complicações como a extensão epidural espinal ou intracraniana. Os processos congênitos e neoplásicos são mais completamente avaliados com RM, o que também pode fornecer mais especificidade sobre um diagnóstico particular. Contudo, um exame de TC de boa qualidade, de secção fina, intensificado por contraste também pode ser adequado para muitas destas lesões. Em geral, uma criança com menos de 5 anos requer cuidado de anestesia monitorado ou anestesia geral para

RADIOLOGIA   CAPÍTULO 3   115

A   B

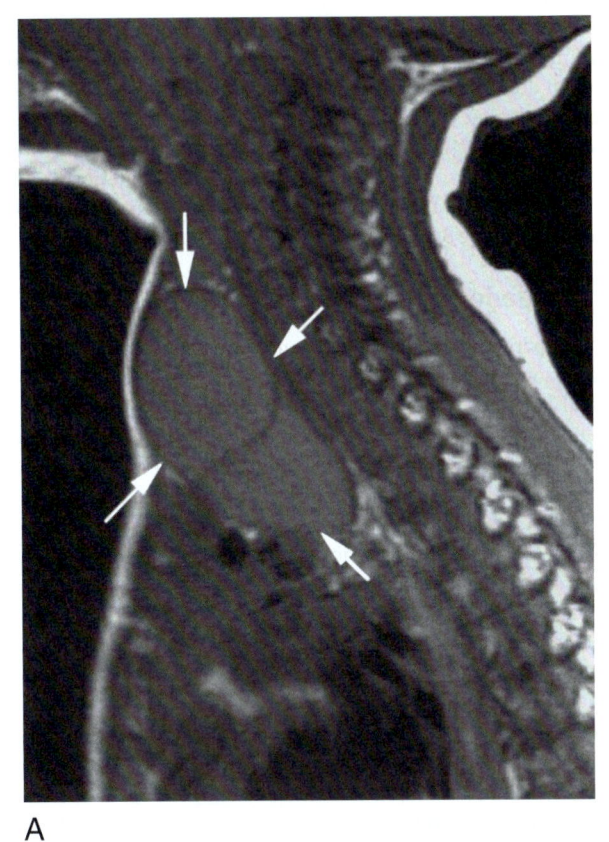

▲ **Figura 3-94** (**A**) Imagem sagital ponderada em T1 do pescoço de um bebê de 22 meses de idade com uma massa no pescoço de crescimento gradual demonstra uma massa bilobada bem circunscrita que é levemente clara na imagem ponderada em T1 e se estende inferiormente no mediastino superior. (**B**) Imagem axial ponderada em T2 *spin-eco* rápida com saturação de gordura mostra que a massa está extremamente clara e tem uma leve septação interna irregular (seta preta). Ela desloca a traqueia (Tr) e o esôfago (E) para a direita. A hiperintensidade branda na imagem ponderada em T1 é provavelmente devida ao elevado conteúdo de proteína do líquido do cisto. Na imagem pós-gadolínio (não mostrada), houve uma intensificação branda da septação interna, mas não houve outra intensificação. Um cisto no intestino anterior foi diagnosticado na cirurgia.

Quadro 3-10 Diagnóstico diferencial limitado para massas do pescoço pediátricas mais comuns

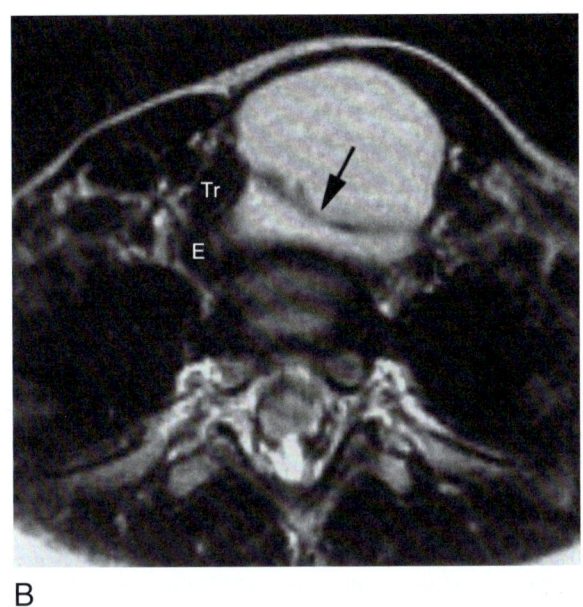

Congênita/de desenvolvimento	Infecciosa/inflamatória	Neoplásica	
		Benigna ou tipo neoplasia	*Maligna*
Malformação linfática	Linfadenopatia supurativa	Fibromatose cervical	Neuroblastoma
Malformação venosa	Abscesso	Neurofibroma	Rabdomiossarcoma
Cisto de fenda branquial		Hemangioma	Linfoma
Cisto do canal tireoglosso			
Epidermoide ou dermoide			

o exame de TC ou RM para obter um estudo de alta qualidade. Acima dos 5 anos de idade, muitos exames de TC podem ser feitos sem sedação, mas a maioria das crianças de até pelo menos 8 ou 10 anos, não é capaz de cooperar com um exame de RM mais demorado sem sedação.

▶ Fibromatose cervical

Este distúrbio benigno se apresenta como torcicolo ou como uma massa palpável no pescoço dos neonatos e dos bebês jovens. Devido a sua associação com o parto traumático, ela é relacionada ao trauma muscular perinatal, com uma resposta fibroinflamatória dentro do músculo esternocleidomastóideo. Os aspectos da imagem são não específicos, mas característicos. Na ultrassonografia, a massa é fusiforme, expandindo o ventre do músculo esternocleidomastóideo, e pontiaguda nas extremidades; ela é não calcificada e variada em sua ecogenicidade. Na RM, a massa é similarmente fusiforme e orientada ao longo do curso do músculo esternocleidomastóideo. Ela é intermediária em intensidade de sinal nas imagens ponderadas em T1 e heterogênea nas imagens ponderadas em T2 e demonstra intensificação pós-gadolínio (Figura 3-95). Os tecidos moles adjacentes são normais e não há linfadenopatia associada. Sua aparência é característica, mas o diagnóstico diferencial clínico e de imagem da fibromatose cervical inclui rabdomiossarcoma.

> Jaber MR, Goldsmith AJ. Sternocleidomastoid tumor of infancy: two cases of an interesting entity. *Int J Pediatr Otorhinolaryngol* 1999;47:269 [PMID: 10321783]. (Reviews the diagnostic modalities and treatment options for this entity.)
>
> Koch BL. Imaging extracranial masses of the pediatric head and neck. *Neuroimaging Clin N Am* 2000;10:193 [PMID: 10658162]. (A thorough review that emphasizes the imaging characteristics of lesions by location: the orbit, the sinonasal cavity, the nasopharynx, the face and jaw, and the neck.)

SEIOS PARANASAIS E CAVIDADE NASAL

▶ Seios paranasais

Os seios paranasais e a cavidade nasal são bem adequados à avaliação pela imagem de TC coronal (≤ 3 mm) de secção fina, que nitidamente delineia a delicada anatomia óssea desta região (Figura 3-96). Os seios maxilares pareados situam-se nos dois lados da cavidade nasal, com a órbita superiormente, o alvéolo maxilar inferiormente e a fossa pterigopalatina posteriormente. A drenagem é via óstio maxilar para o infundíbulo. O seio etmoidal é uma série de células aéreas, geralmente divididas em células anterior, média e posterior, que estão intimamente relacionadas de forma lateral com a órbita e superior com a fossa craniana anterior. O teto do etmoidal, também conhecido como fóvea etmoidal, forma parte do soalho da fossa craniana anterior e situa-se lateral e superior à placa cribriforme (o teto da cavidade nasal). A drenagem das células aéreas etmoidais anterior e média é dentro do meato médio, e as células aéreas etmoidais posteriores drenam via recesso esfenoetmoidal. Os seios frontais limitam inferiormente a órbita e posteriormente a fossa craniana anterior. Eles drenam via "canal" nasofrontal para o recesso frontal do meato médio. Os seios esfenoides surgem a partir do corpo do osso esfenoide e estão intimamente associados com as estruturas da base craniana central: a sela turca superiormente, os seios cavernosos lateralmente e a nasofaringe inferiormente. A drenagem é via recesso esfenoetmoidal para dentro do meato superior (Figura 3-97).

▶ Unidade ostiomeatal da cavidade nasal

A parede nasal lateral é anatomicamente complexa. Os cornetos superior, médio e inferior se projetam a partir da parede nasal lateral e cada um cobre o seu respectivo meato (Figura 3-98). O corneto inferior surge a partir da junção do processo uncinado e a parede medial do seio maxilar e o meato inferior situa-se medial a ele. O óstio do canal nasolacrimal abre-se dentro do meato inferior. O corneto médio possui inserções mais complexas, com uma inserção superior à placa cribriforme, uma inserção lateral à lâmina papirácea e uma inserção posterior à crista etmoidal do osso palatino. Os seios maxilares, as células aéreas etmoidais anterior e média e os seios frontais drenam para dentro do meato médio. O corneto superior insere-se superiormente à base craniana (muitas vezes, fundindo-se com a inserção do corneto médio), lateralmente com a lâmina papirácea e posteriormente com a porção inferior da parede anterior do seio esfenoide. O meato superior recebe drenagem das células aéreas etmoidais posteriores.

A unidade ostiomeatal inclui o óstio maxilar e as estruturas do meato médio e define a região na qual os seios etmoidais maxilares e etmoidais frontais, anterior e médio drenam. Quando a unidade ostiomeatal está doente, há um padrão característico de doença obstrutiva do seio, com envolvimento das áreas mencionadas.

Importantes componentes da unidade ostiomeatal que são bem visualizados nos exames de TC coronais incluem o infundíbulo, o processo uncinado e a bolha etmoidal (Figura 3-99). O infundíbulo é um canal definido lateralmente pela parede orbitária, medialmente pelo processo uncinado e superiormente pela bolha etmoidal; ele se insere de modo superomedial com o hiato semilunar e funciona como canal para secreções dos seios maxilar e etmoidal. O processo uncinado é um processo fino, em formato de gancho que forma a parede medial do infundíbulo. A bolha etmoidal recebe drenagem das células aéreas etmoidais médias.

▶ Variações anatômicas

A concha bolhosa ou corneto médio com aeração é comumente visto nos exames de TC dos seios paranasais (Figura 3-100). Geralmente um achado incidental, uma grande concha bolhosa pode invadir o infundíbulo ou se torna primariamente doente com a inflamação da mucosa, pólipos ou formação de mucocele (Figura 3-101). O corneto médio pode estar paradoxalmente curvado e o processo uncinado pode desviar medial

RADIOLOGIA   CAPÍTULO 3   117

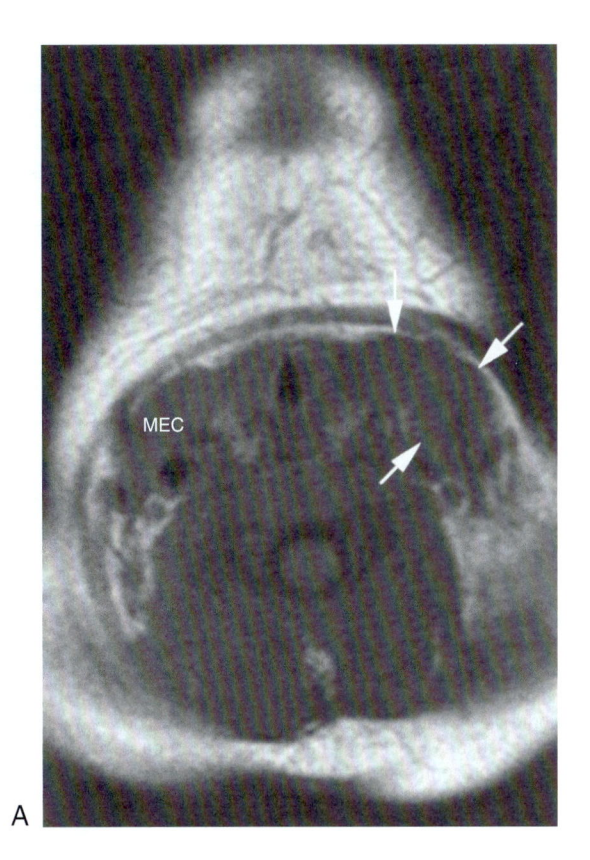

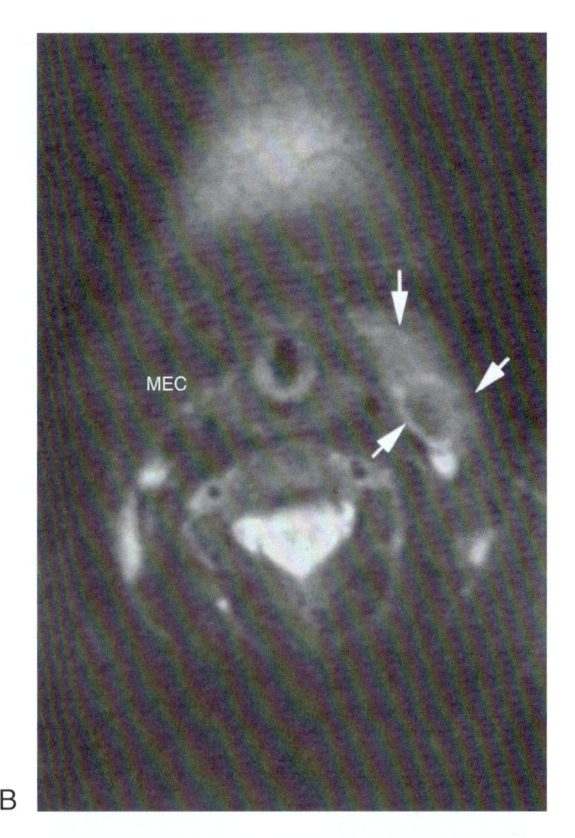

▲ **Figura 3-95** (**A**) Imagem axial ponderada em T1 em um bebê de 2 semanas de vida com torcicolo e uma massa na parte esquerda do pescoço (setas) demonstra tecido mole proeminente na localização esperada do músculo esternocleidomastóideo. O músculo esternocleidomastóideo (MEC) direito é mostrado para comparação. (**B**) Na imagem axial ponderada em T2 *spin-eco* rápida com saturação de gordura, o músculo normal é escuro, e a massa no lado esquerdo (setas) possui áreas de sinal alto e baixo mistas. (**C**) Imagem axial ponderada em T1 pós-gadolínio com saturação de gordura demonstra a intensificação difusa da massa, cuja localização e morfologia assemelham-se àquela do músculo esternocleidomastóideo em cada imagem. Estes aspectos da imagem são consistentes com fibromatose cervical, embora o rabdomiossarcoma deva ser considerado no diagnóstico diferencial.

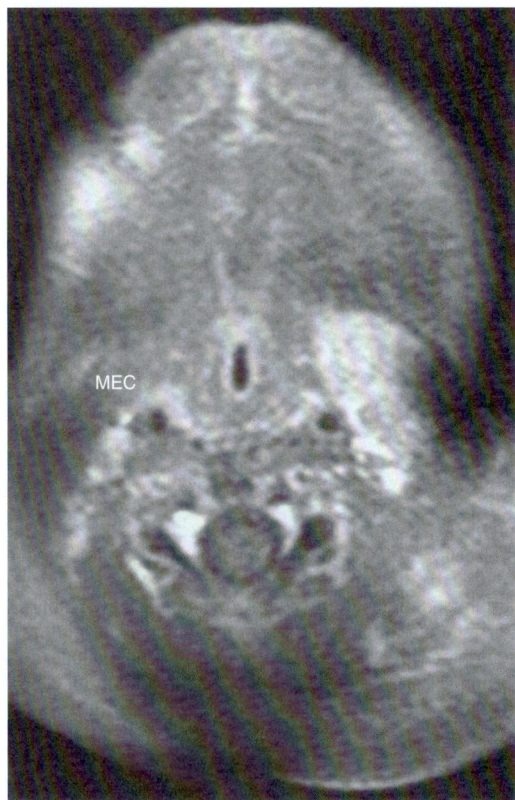

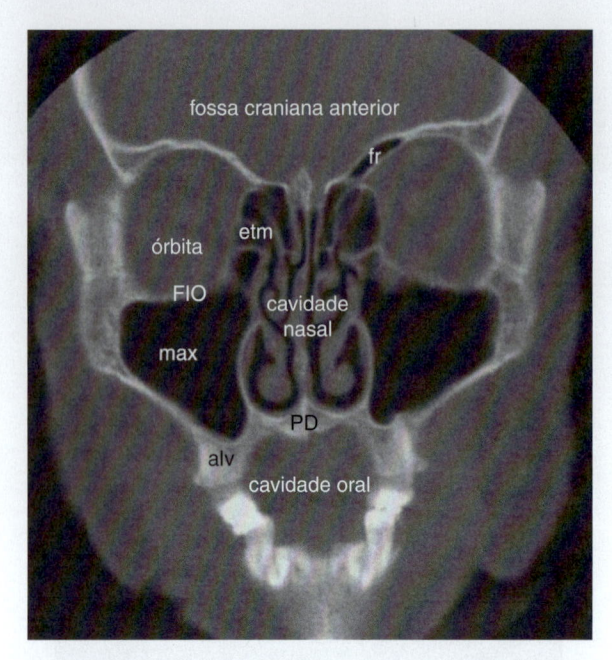

▲ **Figura 3-96** Exame de TC coronal por meio dos seios paranasais visto em janela óssea demonstra as relações anatômicas dos seios paranasais anteriores. Indicam-se os seios maxilares (max) etmoidais (etm) e frontais (fr), bem como o alvéolo maxilar (alv), palato duro (PD) e forame infraorbitário (FIO) que transmite o nervo infraorbitário, uma ramificação de V2.

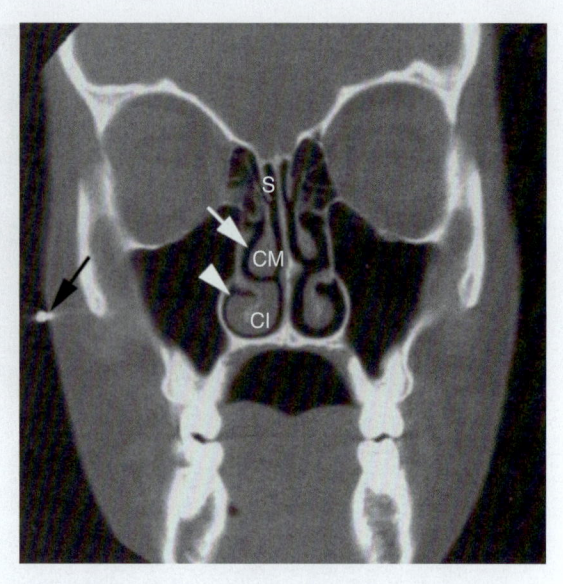

▲ **Figura 3-98** Exame de TC coronal através dos seios paranasais, visto em janela óssea, demonstra os cornetos inferior (CI), médio (CM) e superior (S) projetando-se a partir da parede nasal lateral. Indicam-se também o meato médio (seta branca) e o meato inferior (ponta de seta branca). A seta preta aponta para uma esfera metálica que foi afixada à pele da "bochecha" direita do paciente, de modo que não há confusão de direito e esquerdo, um problema não incomum com exames de TC dos seios paranasais.

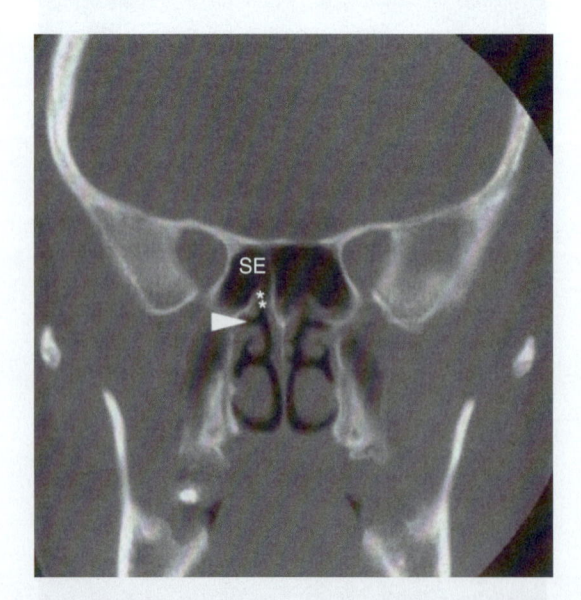

▲ **Figura 3-97** Exame de TC coronal através dos seios esfenoides (SE) visto em uma janela óssea demonstra o recesso esfenoetmoidal (*) e o meato superior (ponta de seta).

ou lateralmente ou sofrer aeração. As variações nas células aéreas etmoidais também são comuns, notavelmente a presença de células aéreas etmoidais infraorbitárias (supostamente chamadas de células de Haller, Figura 3-102) e células de *agger nasi*, que são extensões das células aéreas etmoidais anteriores no osso lacrimal.

▶ **Relações anatômicas**

A cavidade nasal está intimamente relacionada com a fossa pterigopalatina e estas relações anatômicas são bem delineadas nos exames de imagem transversais. Como a fossa pterigopalatina possui conexões com os espaços intracranianos e faciais profundos múltiplos (Figura 3-103), infecção e neoplasia que se originam nas cavidades nasossinusais não raramente se estendem via esta trajetória. A cavidade nasal se une à fossa pterigopalatina via forame esfenopalatino, que é encontrado na parede nasal posterolateral alta. Medialmente, portanto, a fossa pterigopalatina conecta-se à cavidade nasal via forame esfenopalatino. A fossa pterigopalatina é limitada anteriormente pela parede posterior do seio maxilar; de modo anteroposterior. Contudo, a fossa pterigopalatina insere-se à órbita via fissura orbitária inferior. A fossa pterigopalatina comunica-se lateralmente com o espaço mastigatório via fissura pterigomaxilar. Posteriormente, existem duas importantes conexões com a base craniana e a abóbada craniana: a fossa pterigopalatina conecta-se de modo posteroinferior à região do forame lácero e canal carotídeo via canal vidiano, e

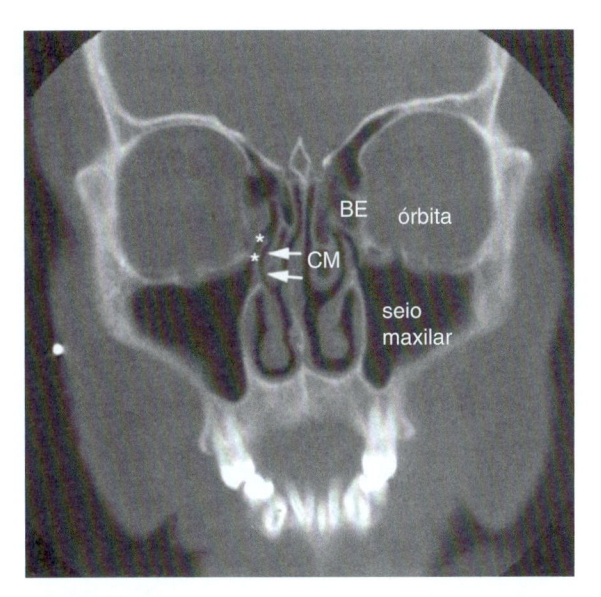

▲ **Figura 3-99** Exame de TC coronal por meio dos seios paranasais visto em uma janela óssea demonstra a anatomia da unidade ostiomeatal. Indicados na parte esquerda do paciente estão o processo uncinado (U), a bolha etmoidal (BE) e o corneto médio (CM; observe que ele está parcialmente aerado, consistente com a concha bolhosa). No lado direito do paciente, o infundíbulo (*) e o meato médio (setas) estão indicados.

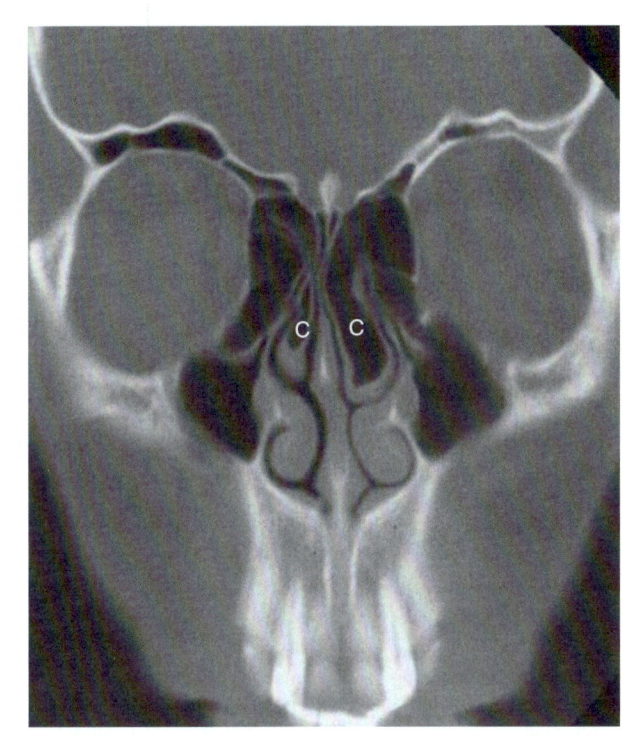

▲ **Figura 3-100** Exame de TC coronal por meio dos seios paranasais visto em janela óssea demonstra bilateralmente aeração dos cornetos médios, consistente com a concha bolhosa bilateral (C).

de modo posterossuperior, ela conecta-se ao seio cavernoso e à fossa craniana média via forame redondo. A fossa pterigopalatina conecta-se inferiormente ao palato e à cavidade oral via forame palatino.

▶ **Patologia**

Os seios paranasais e a cavidade nasal podem ser afetados por uma ampla variedade de processos patológicos, incluindo processos de desenvolvimento congênitos, doença da mucosa inflamatória e neoplasias.

A. Distúrbios congênitos e de desenvolvimento

A embriologia das regiões nasossinusais é complexa, e o mau desenvolvimento pode levar a gliomas nasais, dermoides, tratos sinusais e cefaloceles. É crucial que uma cefalocele seja reconhecida antes que um procedimento cirúrgico seja executado, para evitar a penetração inesperada no sistema nervoso central. Nesta circunstância, os exames de TC e RM muitas vezes desempenham papéis complementares. Os exames de TC mostram o defeito na base craniana e podem sugerir a possibilidade de cefalocele, mas a RM ajuda a avaliar com exatidão quais tecidos sofreram herniação pelo defeito na base craniana (Figura 3-104). As anomalias congênitas da cavidade nasal, como atresia coanal (Figura 3-105) e estenose da abertura piriforme (Figura 3-106), são bem avaliadas com exame de TC, que deve ser feito com secções bem finas (1 a 2 mm). No cenário de uma atresia coanal, os ossos temporais, que em geral são incluídos no mesmo exame, devem ser cuidadosamente avaliados para anomalias que podem ajudar a sustentar um diagnóstico de síndrome de Charge (**c**oloboma ocular, defeitos **c**ardíacos [**h**eart], coanas **d**egeneradas [**a**tretic], crescimento ou desenvolvimento **r**etardado, hipoplasia **g**enital e anormalidades na **o**relha [**ear**]). As deformações dos ossículos ou aplasia dos canais semicirculares, bem como outras anomalias da orelha interna e do osso temporal são muitas vezes vistas no ambiente da Charge.

B. Doença inflamatória

O espessamento regular ou lobulado da mucosa dos seios paranasais é comumente visto nos exames de imagem do cérebro, cabeça e pescoço. Os níveis de líquido-ar podem ser devido a uma sinusite bacteriana aguda, mas eles são comumente vistos no cenário de obstrução dos seios paranasais, como de um tubo nasogástrico ou endotraqueal, notavelmente no ambiente da UTI (Figura 3-107). Com a sinusite crônica, há muitas vezes um espessamento das paredes ósseas do seio paranasal, bem como um espessamento da mucosa (supostamente chamado espessamento ou reação "mucoperiosteal"). O padrão da doença inflamatória dos seios paranasais fornece lúmen no nível do bloqueio das rotas normais da drenagem mucociliar, e a unidade ostiomeatal e

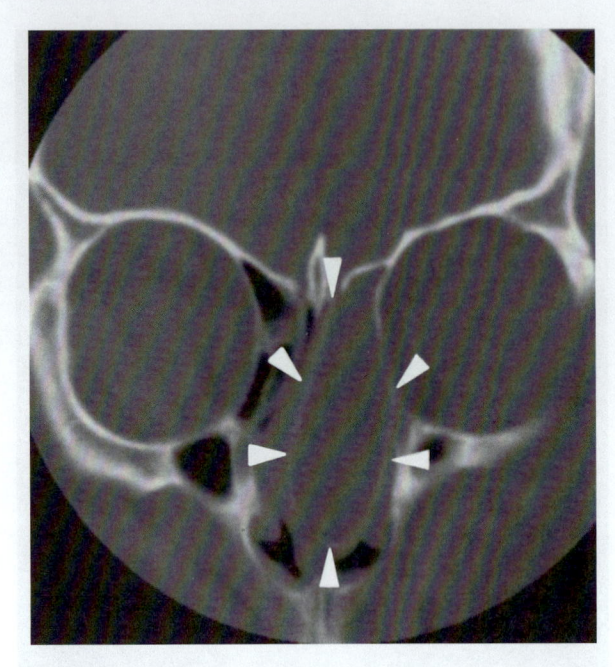

▲ **Figura 3-101** Exame de TC coronal por meio dos seios paranasais observados em uma janela óssea em um paciente com obstrução nasal esquerda demonstra uma massa ovoide, bem circunscrita, com uma concha periférica fina de osso (pontas de setas). Observe a inserção superior à placa cribriforme e a inserção superolateral à parede orbitária lateral. A cirurgia confirmou uma mucocele surgindo em um corneto médio aerado.

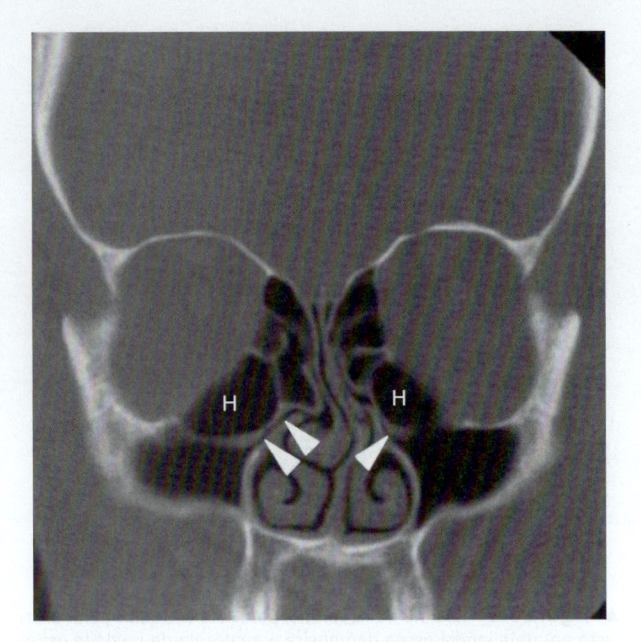

▲ **Figura 3-102** Exame de TC coronal por meio dos seios paranasais observado em janela óssea em um paciente com grandes células de Haller (H) bilaterais. Os infundíbulos (pontas de setas) são indicados.

o recesso esfenoetmoidal devem ser avaliados em todos os exames de TC dos seios paranasais. Se a unidade ostiomeatal estiver obstruída, então as mudanças inflamatórias no seio maxilar ipsilateral, nas células aéreas etmoidais anterior e média e no seio frontal, bem como opacificação do meato médio são esperadas (Figura 3-108). Quando a obstrução está no nível do recesso esfenoetmoidal, mudanças inflamatórias no seio esfenoide ipsilateral e, em um grau menor, nas células aéreas etmoidais posteriores são esperadas.

C. Cistos de retenção da mucosa e pólipos

Os cistos de retenção da mucosa e pólipos são bem comuns e muitas vezes indistinguíveis nos exames de imagem, aparecendo como massas lobuladas de intensidade baixa a intermediária nos exames de TC. Na RM, eles são intermediários em sinal nas imagens ponderadas em T1 e claros nas imagens ponderadas em T2, e mostram uma intensificação variável que geralmente é periférica (Figura 3-109) se presente em todos.

D. Mucoceles

Uma mucocele resulta da obstrução de um óstio do seio paranasal, levando ao acúmulo de secreções proteicas e à expansão gradual suave do seio paranasal (Figura 3-110). Os conteúdos da mucocele muitas vezes se tornam cada vez mais dedicados e têm um conteúdo de proteína aumentado com o tempo; portanto, eles podem mostrar uma densidade aumentada no exame de TC e variados graus de hiperintensidade nas sequências de RM ponderadas em T1 e hipointensidade na RM ponderada em T2 (Figura 3-111). Se os conteúdos do seio paranasal mostram hipointensidade acentuada nas imagens ponderadas em T2, a infecção fúngica deve ser considerada no ambiente clínico apropriado. A intensificação fina, linear, pode ser vista ao redor da margem do seio expandido sob circunstâncias normais, porém se houver intensificação acentuada, deve-se, então, considerar uma mucopiocele.

E. Polipose nasossinusal

A polipose nasossinusal se refere à presença de pólipos múltiplos nos seios e cavidades nasais, muitas vezes com espessamento da mucosa concomitante e formação de mucocele. Nos exames de imagem, as anormalidades de tecido mole extensas e erosão óssea, e remodelamento que muitas vezes acompanham a polipose nasossinusal podem imitar um processo neoplásico agressivo (Figura 3-112). Estes pacientes, muitas vezes, também são colonizados por formas fúngicas e podem ter sinusite fúngica alérgica (ver a seguir). A natureza difusa do processo e a falta de qualquer massa destrutiva local ou dominante sugerem polipose e não um tumor maligno. Outras lesões não neoplásicas que podem levar à destruição significativa do osso nasossinusal e a anormalidades nos tecidos moles incluem granulomatose de

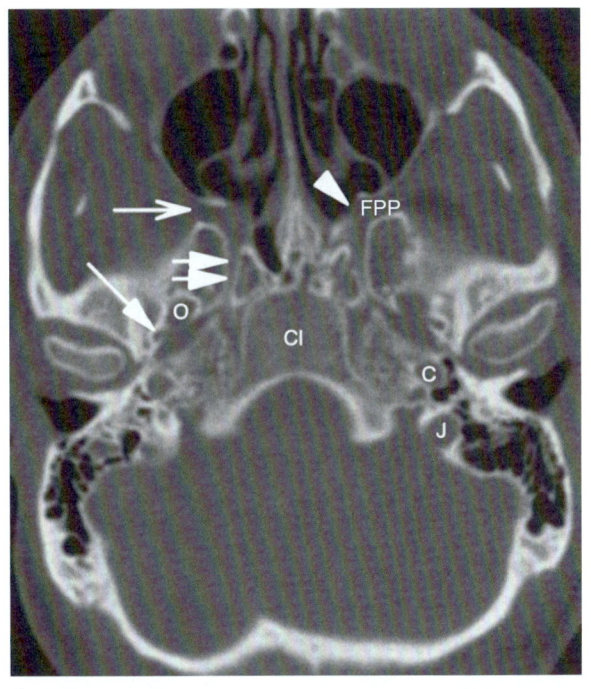

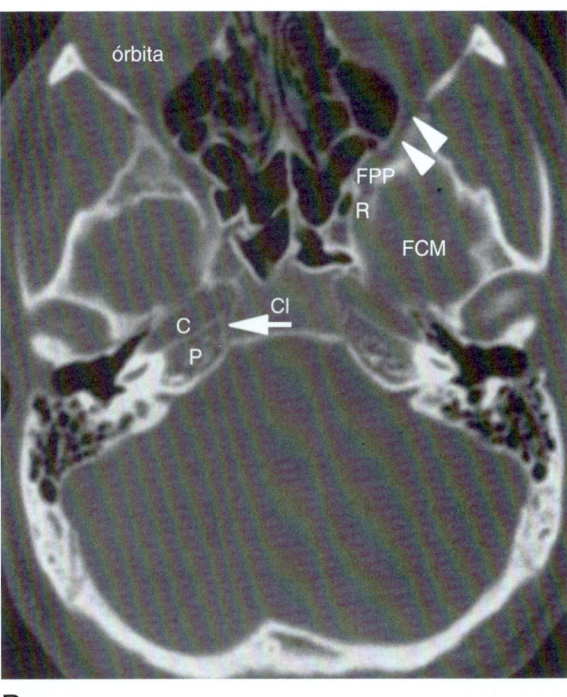

▲ **Figura 3-103** Exames de TC axiais de secção fina por meio da base craniana vistos na medula óssea ilustram a anatomia da base craniana e as interconexões da fossa pterigopalatina. (**A**) Indicados estão a fossa pterigopalatina (FPP), o forame esfenopalatino (ponta de seta branca), a fissura pterigomaxilar (seta branca côncava), o canal vidiano (setas brancas pequenas duplas), o forame oval (O), o forame espinhoso (seta branca simples longa), o clivo (Cl), o canal carotídeo (C) e o forame jugular (J). (**B**) Em um nível levemente mais superior, o forame redondo (R) é visto conectando a fossa craniana média (FCM) à fossa pterigopalatina no nível da fissura orbitária inferior (ponta das setas). Indicam-se o osso petroso (P) e a fissura petroclival (seta branca).

Wegener (Figura 3-113) e infecções fúngicas invasivas, como aspergilo e mucormicose.

F. Complicações da sinusite

Os exames de imagem podem ser solicitados para avaliar as complicações da sinusite. Estas podem ser locais, como a celulite orbitária, o abscesso orbitário ou a osteomielite da parede do seio, ou eles podem envolver extensão intracraniana. As complicações intracranianas incluem abscesso epidural, empiema subdural, meningite, abscesso cerebral (Figura 3-114) e trombose do seio cavernoso. Na maioria dos casos, as complicações intracranianas são mais completamente avaliadas com RM do que com exame de TC.

G. Sinusite fúngica

A sinusite fúngica pode ser classificada em invasiva e não invasiva, com as formas invasivas geralmente afetando os hospedeiros comprometidos imunes, e as formas não invasivas afetando os hospedeiros competentes imunes ou os comprometidos imunes. As espécies de *Aspergillus* são mais comumente isoladas, mas muitas espécies fúngicas foram implicadas. As formas invasivas incluem sinusite fúngica aguda ou fulminante, sinusite fúngica invasiva granulomatosa e sinusite fúngica invasiva crônica. A sinusite fúngica aguda é caracterizada pela destruição extensa do tecido e da necrose (Figura 3-115). A intensificação do tecido pode ser escassa ou ausente devido à natureza angioinvasiva da infecção. A doença invasiva crônica também é caracterizada pela destruição do tecido, mas o curso é bem mais indolente do que o da forma aguda (Figura 3-116). A síndrome do ápice orbitário devido à extensão intraorbitária dos seios etmoidais é uma associação comum da doença invasiva crônica. Formas não invasivas de sinusite fúngica incluem micetoma e sinusite fúngica alérgica. O micetoma geralmente é visto como uma lesão de massa no seio maxilar, muitas vezes em associação com um espessamento crônico da mucosa e pólipos, e a massa é, de modo geral, densa ou mesmo amplamente calcificada em um exame de TC sem contraste. Os micetomas também podem ocorrer na cavidade nasal (Figura 3-117A). A sinusite fúngica alérgica envolve seios múltiplos, mostra espessamento da mucosa extenso (muitas vezes com opacificação completa), expansão e remodelamento dos seios paranasais, e também demonstra

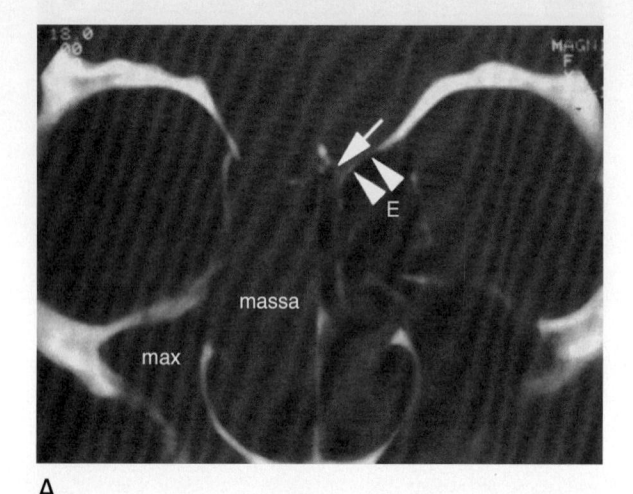

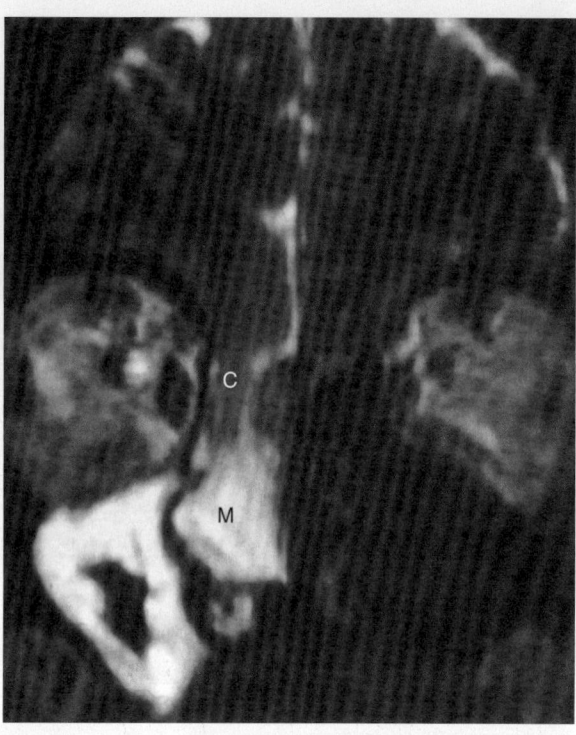

▲ **Figura 3-104** (**A**) Exame de TC coronal por meio dos seios paranasais visualizado em janela óssea em uma mulher de 30 anos com obstrução nasal direita crônica demonstra uma grande massa de tecido mole na cavidade nasal direita. A opacificação do seio maxilar direito (max) é presumivelmente devido à obstrução de saída com o acúmulo de secreções mucoides. Observe que o teto etmoidal ósseo direito está basicamente ausente. A placa cribriforme esquerda (seta) e o teto etmoidal (pontas de seta) são mostrados para comparação. Não se tem certeza a partir do exame de TC se a massa se originou na cavidade nasal e se estendeu para cima ou se a massa se originou de modo intracraniano e se estendeu para baixo. A RM é indicada para avaliação posterior antes de qualquer biópsia. (**B**) Imagem coronal ponderada em T2 *spin-eco* rápida com saturação de gordura demonstra herniação inferior do tecido cerebral (C) e saco de meningocele (M) preenchido com LCS por meio de defeito da base craniana. A meningoencefalocele previamente não reconhecida deste paciente foi subsequentemente reparada.

atenuação intrassinusiana na TC; sua aparência na imagem é característica (Figura 3-117B).

H. Neoplasias

As neoplasias benignas e malignas podem ocorrer na cavidade nasal e nos seios paranasais. As lesões benignas tendem a alargar lentamente e, portanto, remodelam o osso, em vez de destruí-lo. Os processos malignos são mais prováveis de mostrar erosão e destruição ósseas francas, bem como infiltração dos tecidos adjacentes, evidência de disseminação perineural, ou evidência de metástases regionais. Na RM, uma sequência ponderada em T2 é particularmente útil na separação de um tumor de intensidade de sinal intermediária do sinal alto da mucosa edematosa ou secreções mucoides; esta sequência muitas vezes caracteriza a extensão total da doença dentro da cavidade nasal e dos seios paranasais. A RM também é bem útil para avaliar com precisão a extensão orbitária ou intracraniana das lesões nasossinusais agressivas, bem como a disseminação perineural da doença.

1. Papiloma invertido – Papilomas invertidos são os tumores benignos mais comuns do nariz e dos seios paranasais e em geral surgem na parede lateral da cavidade nasal e do meato médio. O exame de TC costuma mostrar uma massa que se estende a partir do meato médio para o seio maxilar adjacente por meio de um óstio maxilar ampliado (Figura 3-118). As áreas de calcificação podem ser vistas dentro da massa e a superfície da lesão é geralmente lobulada. A aparência é não específica na RM, mas um papiloma invertido geralmente é intermediário em intensidade de sinal nas imagens ponderadas em T1 e T2 e realça homogeneamente no pós-gadolínio. Um padrão enrolado "cerebriforme" ou "giriforme" nas imagens ponderada em T1 intensificada por gadolínio ou ponderada em T2 pode sugerir um papiloma invertido. A RM também é útil em mostrar a extensão total da doença, especialmente na base craniana, uma vez que o

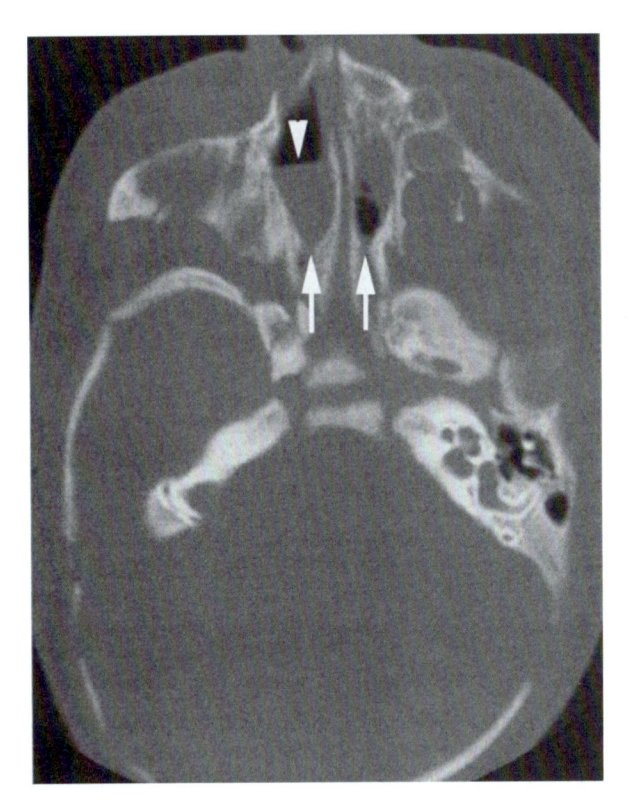

▲ Figura 3-105 Exame de TC axial através da cavidade nasal visto em janela óssea em um neonato com dificuldade de alimentação e obstrução nasal demonstra estenose óssea grave (setas) e bilateralmente atresia membranosa presumida da coana posterior. Um nível de líquido-ar (ponto da seta) é visto na cavidade nasal direita. O osso temporal visualizado está normal.

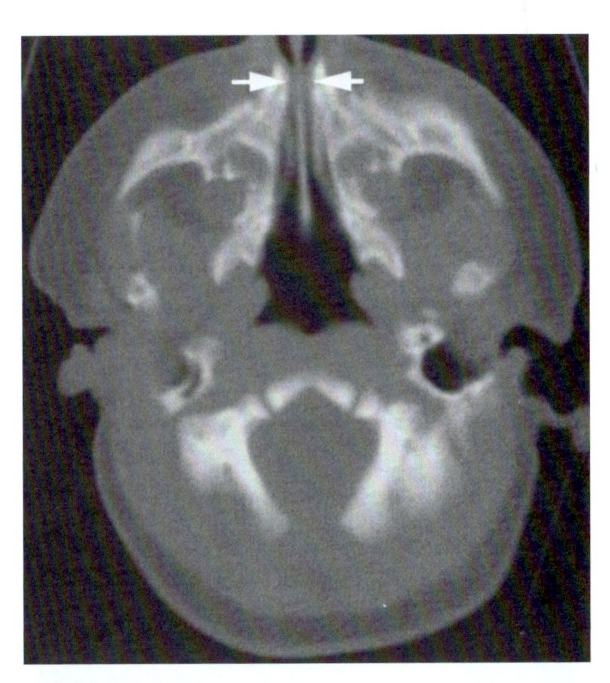

▲ Figura 3-106 Exame de TC axial através da cavidade nasal fotografado em janela óssea em um menino de 4 anos de idade com dismorfismo e dificuldade respiratória demonstra estreitamento cônico das cavidades nasais bilateralmente (setas brancas) consistente com estenose da abertura piriforme. Uma imagem mais inferior (não mostrada) demonstrou um megaincisivo centralmente localizado, que é frequentemente visto em conjunção com a estenose da abertura piriforme. Esta constelação de achados estava associada com holoprosencefalia, que não estava presente neste caso.

tumor pode ser mais nitidamente delineado a partir do espessamento da mucosa adjacente e das secreções inflamatórias na RM do que no exame de TC.

2. Angiofibroma juvenil – Estes tumores benignos geralmente surgem na parede posterolateral da cavidade nasal, no nível do forame esfenopalatino e tende a se estender cedo para a fossa pterigopalatina. Os angiofibromas juvenis (previamente conhecidos como angiofibromas nasais juvenis) são muitas vezes grandes no momento da apresentação e podem se estender para dentro da nasofaringe, para os seios esfenoide e etmoidal e para a fossa craniana média. Nos exames de TC, este tumor é multilobulado e realça intensamente após a injeção de contraste. Ele tende a mostrar remodelação óssea, em vez de destruição agressiva, mas o tumor pode invadir diretamente o osso. Na RM, hipervascularizações proeminentes são características destas lesões, o que também pode ser um pouco heterogênea devido à formação de cisto e áreas de hemorragia (Figura 3-119). Na angiografia com cateter, estas lesões são altamente vasculares, e a embolia pré-operatória é uma importante intervenção para minimizar a perda sanguínea operatória, o aumento da probabilidade de ressecção total e para reduzir as complicações cirúrgicas.

3. Carcinoma de célula escamosa – O CCE da cavidade sinusal surge com mais frequência no seio maxilar e tende a se apresentar quando já está bem adiantado, visto que os sintomas iniciais são muitas vezes atribuídos à doença do seio inflamatório. O exame de TC e a RM mostram uma massa unilateral com destruição óssea agressiva e margens irregulares com tecido mole adjacente (Figura 3-120). Se a doença se rompeu pela parede traseira do seio maxilar na fossa pterigopalatina, então a extensão orbitária e intracraniana deve ser cuidadosamente investigada. Da mesma forma que as neoplasias da cavidade sinusal, as imagens ponderadas em T2 são particularmente úteis para a distinção do tumor da mucosa inflamada.

4. Estesioneuroblastoma – Os estesioneuroblastomas surgem a partir do epitélio olfatório, que está localizado na abóbada nasal alta (recesso olfatório) e septo nasal superior. Este local de origem está intimamente associado com a placa cribriforme, e os estesioneuroblastomas têm alta incidência de extensão intracraniana (Figura 3-121). Embora este local de origem seja altamente

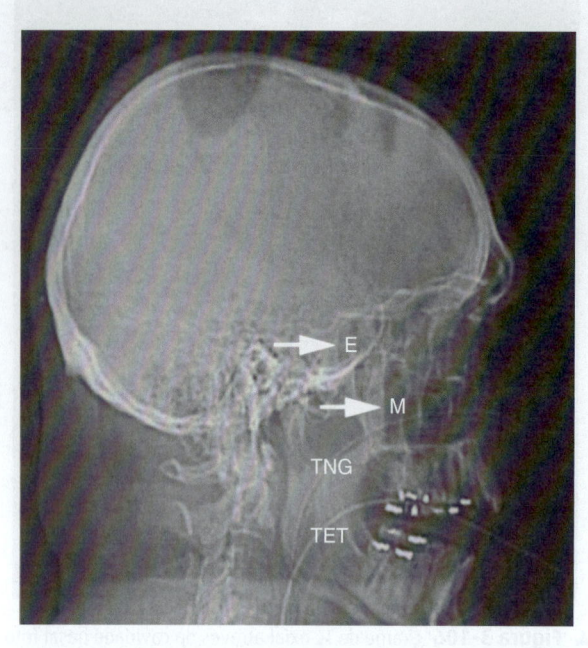

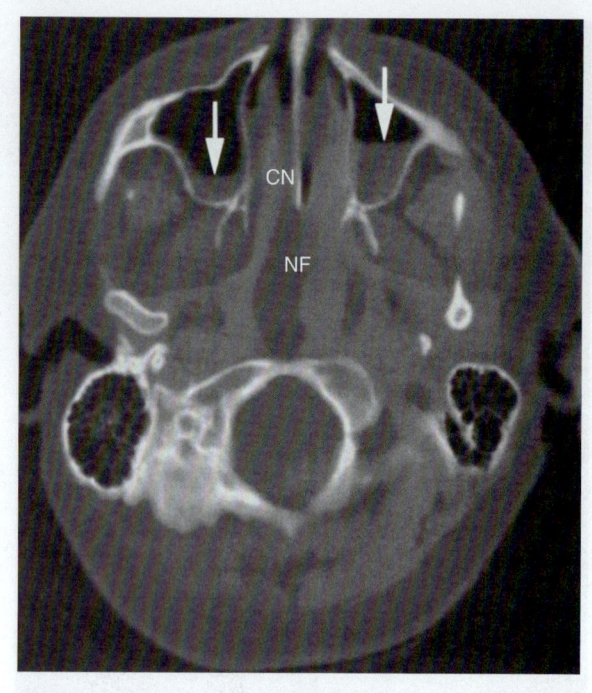

▲ **Figura 3-107** (**A**) Radiografia digital com uso de *Scout* lateral de um paciente na UTI com um tubo endotraqueal (TET) e um tubo nasogástrico (TNG) sugere níveis de líquido-ar (setas) nos seios esfenoide (E) e maxilar (M). (**B**) Exame de TC axial através dos seios paranasais fotografada em janela óssea demonstra níveis de líquido-ar dos seios maxilares bilaterais (setas), bem como tecidos moles, líquido ou opacificação da cavidade nasal (CN) e via aérea nasofaríngea (NF).

sugestivo de estesioneuroblastoma, a aparência na imagem é não específica e o diagnóstico deve ser histologicamente confirmado. Os cistos periféricos junto da margem intracraniana de uma massa sinusal foram observados, contudo, como altamente sugestivos de estesioneuroblastoma. Como há incidência significativa de metástases no pescoço mesmo no momento da apresentação, ele deve ser rastreado nestes pacientes para avaliar uma linfadenopatia cervical com metástase.

5. Melanoma de mucosa – O melanoma maligno surgindo a partir da mucosa da cavidade nasal e dos seios paranasais é raro, mas deve ser considerado em um paciente idoso que se apresenta com obstrução nasal unilateral, em particular com uma história de epistaxe. Os achados da imagem podem ser não específicos, mas se a lesão contém melanina ou se houve uma hemorragia prévia dentro da lesão, então ela pode parecer focal ou difusamente clara na imagem ponderada em T1 (Figura 3-122). Os melanomas da mucosa são variáveis em intensidade de sinal nas imagens ponderadas em T2 e mostram intensificação no pós-gadolínio; estes dois aspectos são não específicos. A avaliação metastática destes pacientes é particularmente importante, uma vez que o linfonodo e as metástases distantes são comuns mesmo na apresentação inicial. A disseminação perineural da doença também é comum.

6. Linfoma de não Hodgkin – O linfoma de não Hodgkin primário da cavidade nasossinusal possui uma aparência variável e não específica, mas deve ser considerado alto entre as possibilidades diferenciais quando o tecido mole anormal envolve a cavidade nasal, os seios paranasais, ou ambos é difuso e infiltrativo, muitas vezes envolvendo localizações múltiplas, em vez de se apresentar como uma lesão de massa dominante (Figura 3-123). A infiltração da gordura adjacente (i.e., pré-malar, retroantral dentro da fossa pterigopalatina) é comum, como é um padrão de permeação, em vez de amplamente destrutivo de envolvimento ósseo. Os linfomas são geralmente de intensidade de sinal baixa à intermediária nas imagens ponderadas em T2 devido à razão nuclear com citoplasmática alta. Contudo, isto é um achado não específico, porque muitos tumores dos seios paranasais são intermediários em intensidade de sinal nas imagens ponderadas em T2. Quando um linfoma simplesmente se apresenta como uma lesão de massa, ele não pode ser confiavelmente distinguido de muitas outras patologias nasossinusais sem amostra de tecido. Os linfomas de origem na célula T predominam na cavidade nasal, e aqueles de origem na célula B predominam nos seios paranasais. O linfoma de célula T exterminadora natural (EN) nasal deve ser especificamente considerado quando há envolvimento difuso da cavidade nasal, muitas vezes acompanhado por necrose e destruição em linha média. Lembre-se que o diagnóstico diferencial

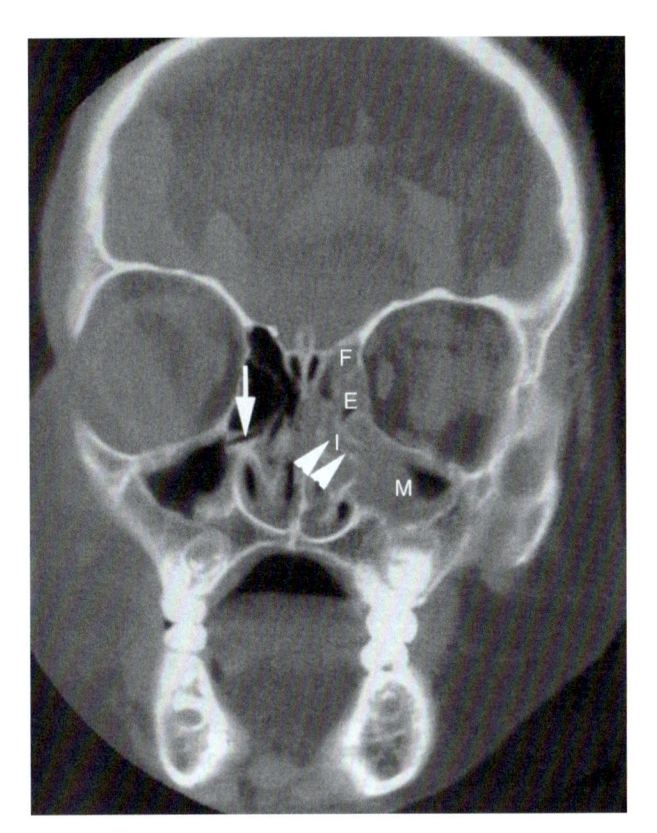

▲ **Figura 3-108** Exame de TC coronal por meio da cavidade nasal e dos seios paranasais fotografada em janela óssea em um menino jovem com sinusite crônica demonstra mucosa espessada no infundíbulo (I, pontas de setas) e meato médio, com espessamento da mucosa nos seios maxilares (M), etmoidais (E) e frontais (F). Isto é consistente com o padrão de unidade ostiomeatal da doença. O infundíbulo normal contralateral (seta) é indicado logo abaixo da bolha etmoidal.

da destruição mesofacial inclui granulomatose de Wegener, sarcoidose, abuso de cocaína e infecção (p. ex., sífilis, tuberculose, lepra e fungo), bem como linfoma de célula EN/T.

Bayram M, Sirikci A, Bayazit YA. Important anatomic variations of the sinonasal anatomy in light of endoscopic surgery: a pictorial review. *Eur Radiol* 2001;11:1991 [PMID: 11702133]. (A review of imaging anatomy and anatomic variations with emphasis on the course of the anterior ethmoidal artery, the roof of the ethmoid, the lamina papyracea, the uncinate process, the optic nerve and the internal carotid artery.)

Branstetter BF IV4th, Weissman JL. Role of MR and CT in the paranasal sinuses. *Otolaryngol Clin North Am* 2005;38: 1279–1299 [PMID: 16326185]. (Discusses the roles of CT and MR in imaging of paranasal sinus disorders, including fibro-osseous lesions, neoplasms, and perineural spread of disease.)

Eggesbo HB. Radiological imaging of inflammatory lesions in the nasal cavity and paranasal sinuses. *Eur Radiol* 2006;16: 872–888 [PMID: 16391905]. (Reviews paranasal sinus development, pneumatization variants, and patterns of inflammatory paranasal sinus disease.)

Fatterpekar G, Mukherji S, Arbealez A, Maheshwari S, Castillo M. Fungal diseases of the paranasal sinuses. *Semin Ultrasound CT MR* 1999;20:391 [PMID: 10634589]. (Reviews the various types of fungal sinusitis with emphasis on the CT and MR imaging features.)

King AD, Lei KI, Ahuja AT, Lam WW, Metreweli C. MR imaging of nasal T-cell/natural killer cell lymphoma. *AJR Am J Roentgenol* 2000;174:209 [PMID: 10628480]. (Shows that nasal T-cell/natural killer cell lymphoma frequently exhibits diffuse invasion of the nasal cavity with necrosis, midline destruction, and extension into the nasopharynx.)

Nakamura K, Uehara S, Omagari J et al. Primary non-Hodgkin lymphoma of the sinonasal cavities: correlation of CT evaluation with clinical outcome. *Radiology* 1997;204:431 [PMID: 9240531]. (Primary B-cell lymphoma of the maxillary sinus tended to have a good prognosis in contrast to T-cell lymphomas originating from midline structures. The primary site determined at imaging appears to be correlated with the histologic phenotype and clinical outcome.)

Ojirii H, Ujita M, Tada S, Fukuda K. Potentially distinctive features of sinonasal inverted papilloma on MR imaging. *AJR Am J Roentgenol* 2000;175:465 [PMID: 10915695]. (Suggests that a sinonasal mass with a convoluted cerebriform pattern on T2- or enhanced T1-weighted images most likely represents inverted papilloma.)

Savy L, Lloyd G, Lund VJ, Howard D. Optimum imaging for inverted papilloma. *J Laryngol Otol* 2000;114:891 [PMID: 11144847]. (Reviews CT and MR imaging characteristics of inverted papilloma and how to distinguish them from other benign or aggressive sinonasal masses.)

Som PM, Lidov M, Brandwein M, Catalano P, Biller HF. Sinonasal esthesioneuroblastoma with intracranial extension: marginal tumor cysts as a diagnostic MR finding. *Am J Neuroradiol* 1994;15(7):1259 [PMID: 7976934]. (Most sinonasal masses have nonspecific imaging characteristics. The presence of cysts seen on MRI along the intracranial margin of a sinonasal mass strongly suggests esthesioneuroblastoma.)

Vanzieleghem BD, Lemmerling MM, Vermeersch HF et al. Imaging studies in the diagnostic workup of neonatal nasal obstruction. *J Comput Assist Tomogr* 2001;25:540 [PMID: 11473183]. (This review emphasizes the need for performing imaging studies in the diagnostic workup of neonates born with nasal obstruction and reviews causes of neonatal nasal obstruction.)

Yousem DM, Li C, Montone KT et al. Primary malignant melanoma of the sinonasal cavity: MR imaging evaluation. *Radiographics* 1996;16:1101 [PMID: 8888393]. (The signal intensity of sinonasal melanoma varies according to the histopathologic components of the tumor, with a high signal intensity within the lesion on T1-weighted images suggesting the presence of melanin.)

126 ▲ **SEÇÃO I** INTRODUÇÃO

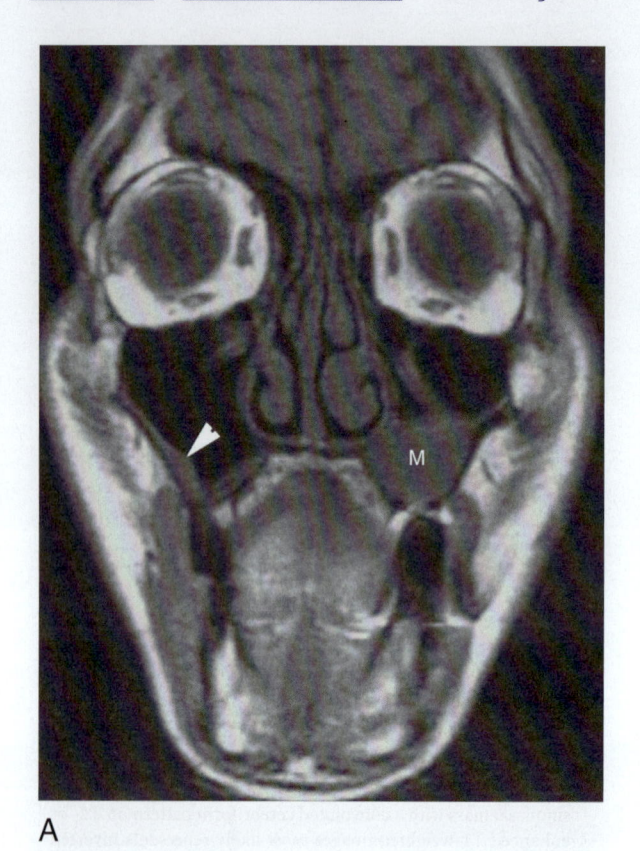

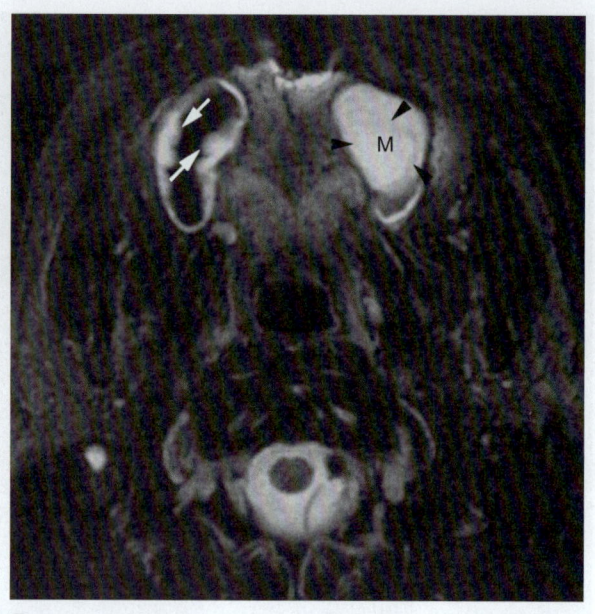

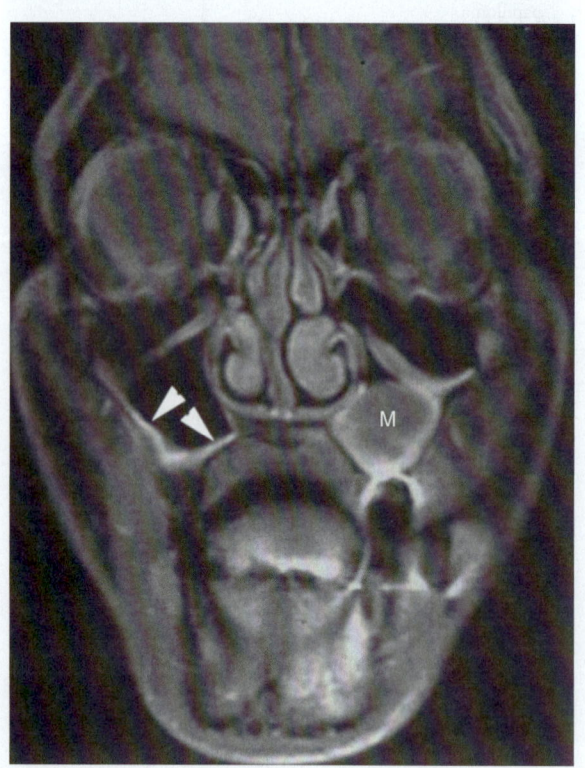

▲ **Figura 3-109** (**A**) Imagem coronal ponderada em T1 dos seios paranasais demonstra uma massa (M) de tecido mole lobulada no aspecto inferior do seio maxilar esquerdo, bem como um espessamento leve da mucosa no seio maxilar direito (ponta de seta). (**B**) Imagem ponderada em T2 *spin-eco* rápida com saturação de gordura demonstra uma massa bem clara (M) com uma borda levemente mais escura (pontas de setas pretas) e material hiperintenso circundante representando a mucosa espessada, as secreções mucoides ou ambas. O espessamento leve da mucosa lobulada contralateral também é visto (setas brancas). (**C**) Pós-gadolínio, uma imagem coronal ponderada em T1 com saturação de gordura mostra que a massa (M) não intensifica, embora haja intensificação da mucosa adjacente, como também é visto contralateralmente (pontas de setas brancas). Esta massa é típica de um pólipo ou cisto de retenção da mucosa.

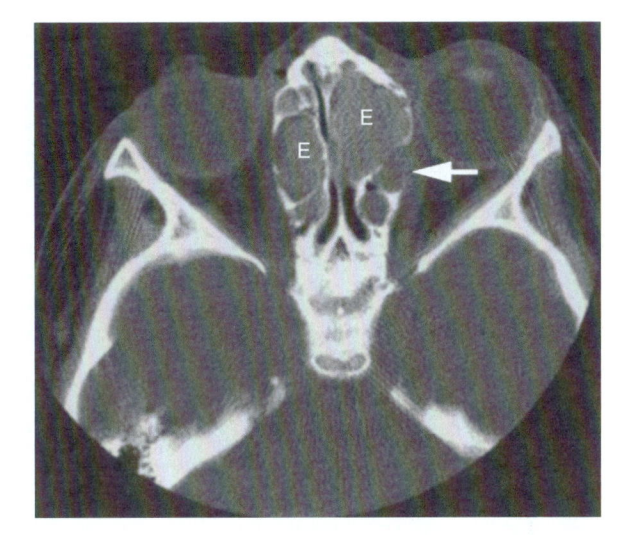

▲ **Figura 3-110** Exame de TC sem contraste axial (janela intermediária) dos seios paranasais em uma menina de 2 anos de idade com fibrose cística demonstra a expansão das células aéreas etmoidais (E) múltiplas e a ausência da margem óssea de uma das células aéreas (seta). O material dentro das células aéreas é moderadamente hiperdenso, consistente com o espessamento e o conteúdo de proteína aumentado. Os achados são consistentes com mucoceles etmoidais múltiplas.

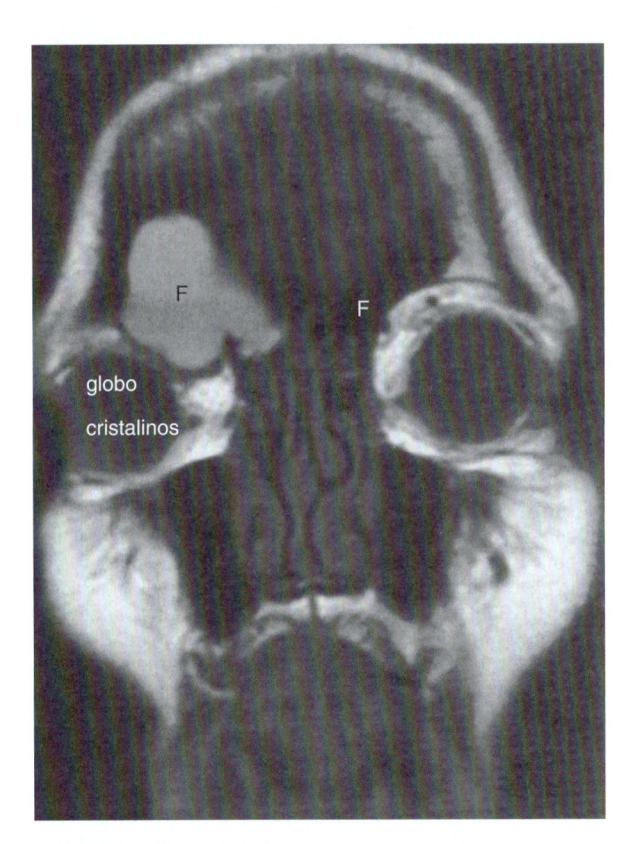

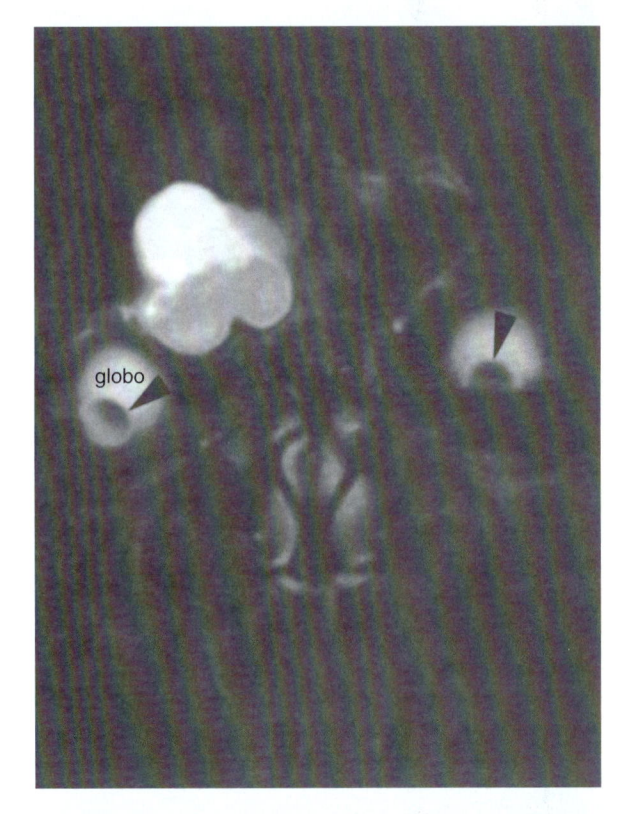

▲ **Figura 3-111** (**A**) Imagem coronal ponderada em T1 em uma mulher idosa com proptose gradualmente progressiva e visão dupla demonstra expansão regular do seio frontal direito (F preto), que invade a órbita e desloca o globo direito de modo inferolateral. O seio frontal direito é preenchido com material hiperintenso consistente com as secreções proteicas, dessecadas. O seio frontal esquerdo aerado normal (F branco) é mostrado para comparação. (**B**) Na imagem ponderada em T2 *spin-eco* rápida coronal com saturação de gordura, os conteúdos do seio frontal têm intensidade de sinal variável devido às diferenças no conteúdo real de proteína. Os achados são típicos de uma mucocele do seio frontal. Os globos e os cristalinos são observados como estando assimetricamente posicionados devido ao efeito de massa do seio expandido (pontas das setas).

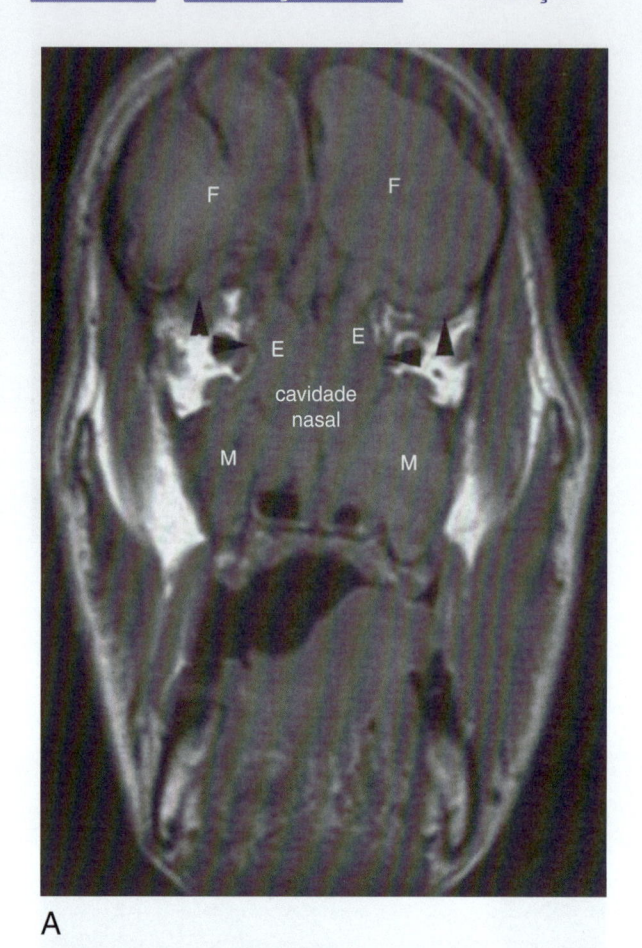

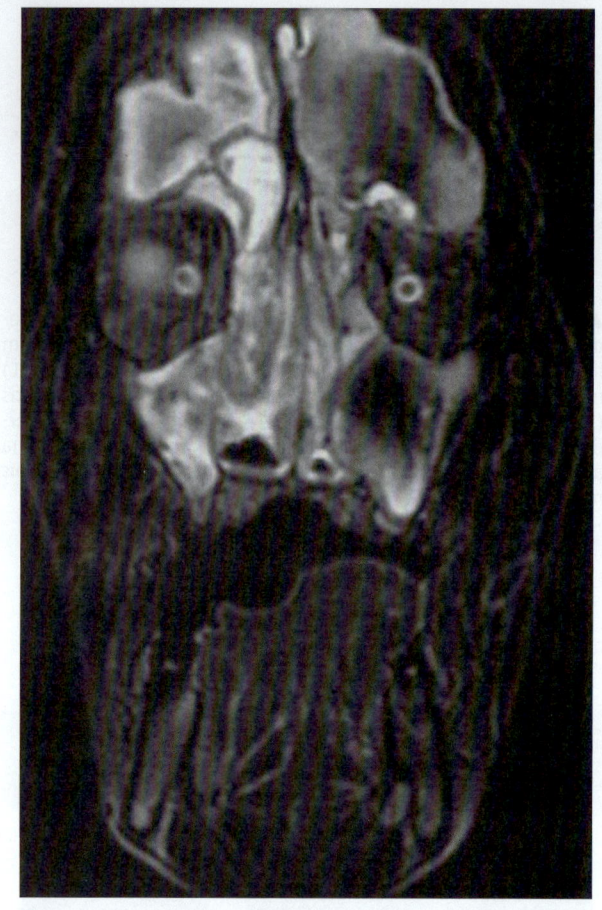

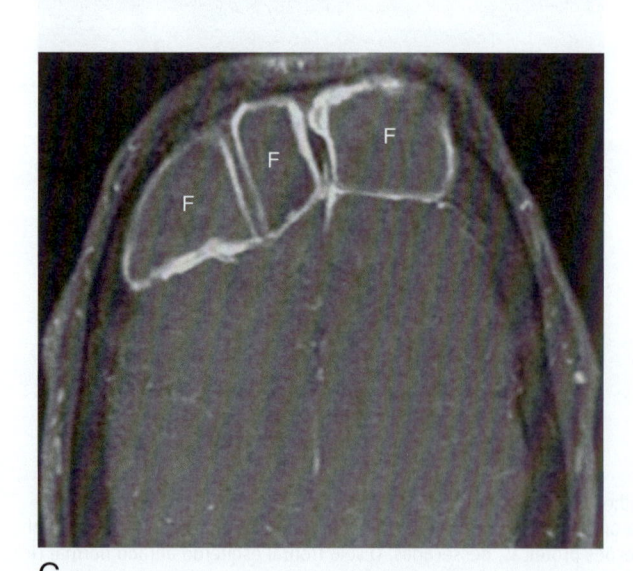

▲ **Figura 3-112** Um portador de necessidades especiais de 55 anos com congestão crônica dos seios da face. (**A**) Imagem ponderada em T1 coronal demonstra tecido mole anormal difuso preenchendo a cavidade nasal e seios paranasais (F, frontal; E, etmoidal; M, maxilar). O material dentro dos seios paranasais é de intensidade de sinal mista devido ao variável conteúdo de proteína. Observe a remodelagem dos tetos orbitais e paredes orbitais mediais (pontas das setas pretas) devido à formação de mucocele e expansão dos seios paranasais. (**B**) Em uma imagem ponderada em T2 *spin-eco* rápida coronal com saturação de gordura, a intensidade de sinal heterogênea da mucosa espessada e secreções proteicas pode ser bem apreciada. (**C**) Imagem ponderada em T1 axial, pós-gadolínio, com saturação de gordura demonstra intensificação ao redor da periferia dos seios frontais (F) acentuadamente expandidos, mas sem intensificação do material mucoide centralmente localizado. Estes achados são típicos de polipose nasossinusal grave e formação de mucocele.

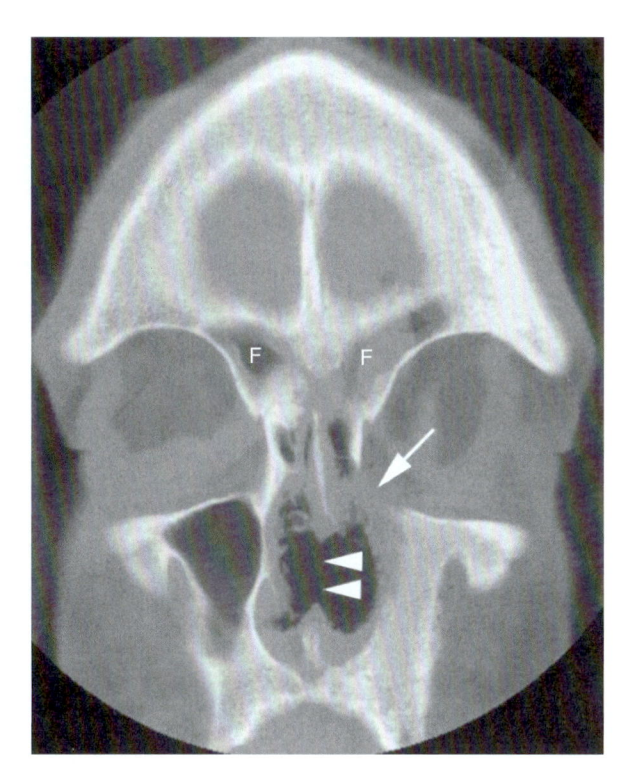

▲ **Figura 3-113** Exames de TC coronais dos seios paranasais vistos na janela óssea em um paciente com granulomatose de Wegener conhecida demonstra a perda de septo membranoso (pontas das setas), bem como destruição focal de uma porção da parede orbitária medial (seta). O espessamento da mucosa e o espessamento ósseo reativo são vistos nos seios frontais (F).

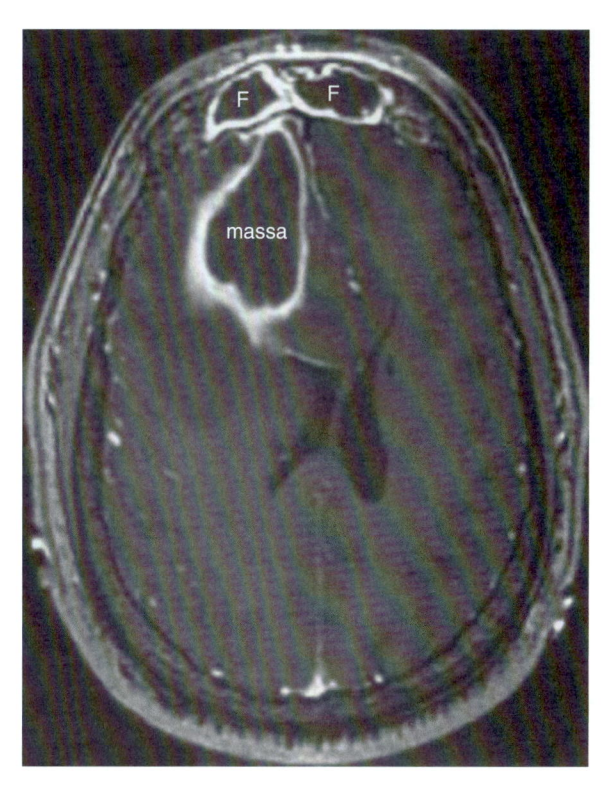

▲ **Figura 3-114** Imagem ponderada em T1 pós-gadolínio axial do cérebro em um paciente com cefaleia e letargia com suspeita de tumor cerebral. As imagens características da massa no lobo frontal eram mais consistentes com um abscesso cerebral e a doença do seio frontal (F) bilateral grave foi observada. Na sala de operação, pus foi encontrado na massa cerebral e nos seios frontais. O paciente ficou bem após a drenagem e o tratamento com antibióticos.

BASE CRANIANA

A base craniana separa a cabeça e o pescoço extracranianos dos conteúdos extracranianos. Estruturas neurovasculares importantes múltiplas atravessam a base craniana, e o conhecimento da anatomia complexa da base craniana é essencial para avaliar e caracterizar com precisão esta região. Quando o exame de TC da base craniana é executado, devem ser usados os planos axial e coronal, com seções não mais grossas do que 3 mm. O exame de TC da base craniana é útil no planejamento das abordagens cirúrgicas, avaliando várias lesões infecciosas, inflamatórias e congênitas, avaliando e caracterizando processos intrínsecos ao osso e estreitando o diagnóstico diferencial (i.e., a lesão está calcificada ou não? A lesão remodela ou destrói o osso?). A RM também deve ser feita em planos múltiplos, com saturação de gordura nas imagens ponderadas em T2 *spin-eco* rápidas e imagens ponderadas em T1 pós-gadolínio, como na cabeça e no pescoço extracranianos. A RM fornece informação adicional sobre a extensão da lesão, sua caracterização e o envolvimento pela doença das estruturas cerebrais, meníngeas ou neurovasculares.

A base craniana pode ser considerada em três seções maiores: anterior, central e posterolateral. As principais aberturas da base craniana que fornecem comunicação entre o compartimento intracraniano e a cabeça extracraniana e pescoço são revistas no Quadro 3-11, que lista cada forame ou canal e seus conteúdos relevantes. Essas aberturas e forames podem ser demonstrados no exame de TC e na RM (ver Figuras 3-103 e 3-124).

▶ Base anterior do crânio

A base anterior do crânio compõe o soalho da fossa craniana anterior e inclui a placa orbitária do osso frontal, o teto do osso etmoidal e a placa cribriforme. A partir de uma perspectiva otorrinolaringológica, a base anterior do crânio é mais comumente envolvida pela extensão superior das neoplasias da cavidade nasal e dos seios etmoidais (ver Figura 3-121), processos ósseos intrínsecos (como a displasia fibrosa, Figura 3-125) e trauma. Devido à fragilidade da placa cribriforme, ela corre alto risco de ruptura traumática do trauma acidental ou cirurgia do seio en-

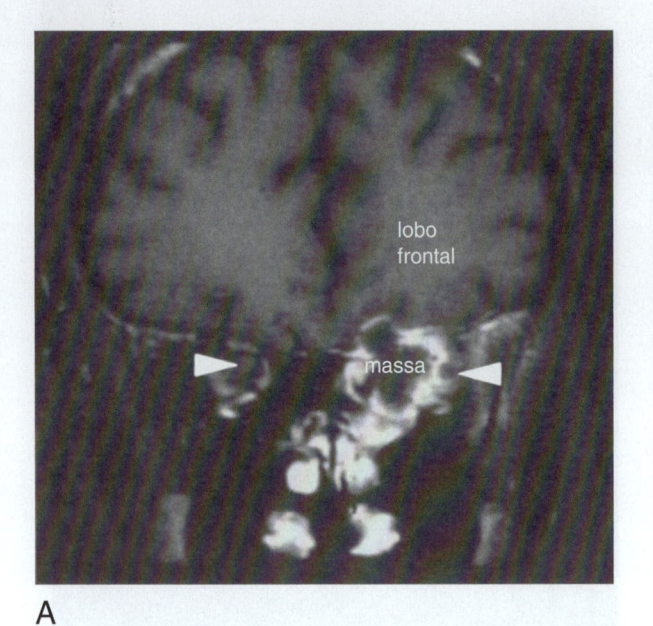

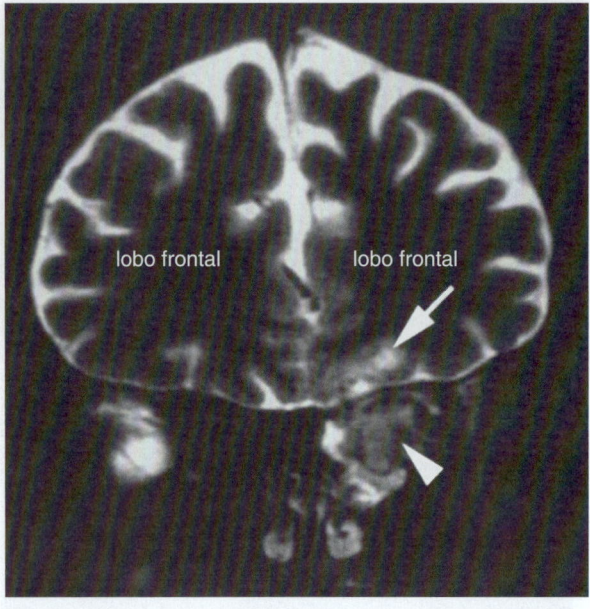

▲ **Figura 3-115** (**A**) Imagem ponderada em T1 pós-gadolínio coronal com saturação de gordura em um paciente com Aids, declinando a visão no olho esquerdo e uma massa supraorbitária dolorida. Uma lesão mal margeada, de intensificação periférica com necrose central é vista envolvendo a órbita esquerda e se estendendo superiormente para dentro da fossa craniana anterior. Os nervos ópticos são indicados (pontas das setas), com o nervo esquerdo significativamente deslocado lateralmente pela massa. (**B**) Uma imagem ponderada em T2 *spin-eco* rápida coronal com saturação de gordura demonstra uma intensidade de sinal relativamente baixa no centro necrótico da lesão de massa (ponta da seta). Embora isto possa representar material proteico ou hemorrágico, uma intensidade de sinal baixa também é sugestiva de um processo fúngico, uma vez que muitos fungos concentram íons paramagnéticos que encurtam os tempos de relaxamento de T2. Edema focal (seta) está presente no lobo frontal esquerdo. A aspergilose invasiva foi confirmada no momento da cirurgia e o paciente veio a óbito dois dias depois.

doscópica funcional e esta área deve ser cuidadosamente avaliada em pacientes com suspeita de ter rinorreia LCS (Figura 3-126).

▶ Base central do crânio

A base central do crânio é formada pelos ossos esfenoide e occipital. O osso esfenoide é anatomicamente complexo e possui cinco partes distintas. A base do osso esfenoide inclui o seio esfenoide, a sela turca, o dorso e o tubérculo selar e os processos clinoides posteriores; em combinação com a parte basilar do osso occipital, a base do osso esfenoide também forma o clivo. As asas maiores pareadas do esfenoide formam grande parte do soalho e da parede anterior da fossa craniana média, e as asas pareadas menores originam os processos clinoides anteriores e contribuem para a formação da fissura orbitária. O processo pterigoide do osso esfenoide origina as placas pterigoides. O plano esfenoidal é um plano gorduroso que se estende posteriormente a partir do tubérculo selar para a borda posterior da placa cribriforme anteriormente. O osso occipital possui três segmentos principais. A parte basilar do osso occipital está centralmente localizada e se funde com a base do osso esfenoide para formar o clivo; a sincondrose entre estas duas estruturas é facilmente visível no início da infância (Figura 3-127), mas, em geral, torna-se completamente fundida por volta dos 25 anos.

Os côndilos occipitais estão lateralmente localizados e a porção escamosa está posteriormente localizada e forma a maior parte do soalho da fossa posterior.

A base central do crânio pode estar envolvida por várias categorias de processos de doenças: (1) aqueles que se estendem para cima e centralmente a partir dos espaços profundos da cabeça e do pescoço extracranianos, (2) aqueles que se estendem inferiormente a partir do compartimento intracraniano e (3) aqueles que são intrínsecos aos tecidos da base central do crânio. Os espaços faciais profundos que limitam a base central do crânio incluem as porções parafaríngea, mastigatória e pré-vertebral do espaço perivertebral. Os processos de doença primários a estes espaços, notavelmente distúrbios neoplásicos e infecciosos, podem acessar e envolver por baixo a base central do crânio. Os processos intracranianos que podem se estender inferiormente para envolver a base central do crânio estão além do alcance deste capítulo.

A. Lesões que envolvem inferiormente a base central do crânio

1. Extensão direta – A infecção da face profunda ou neoplasia pode envolver a base central do crânio pela extensão direta, caso no qual um processo ou massa centrada em um espaço da cabeça

RADIOLOGIA   CAPÍTULO 3   131

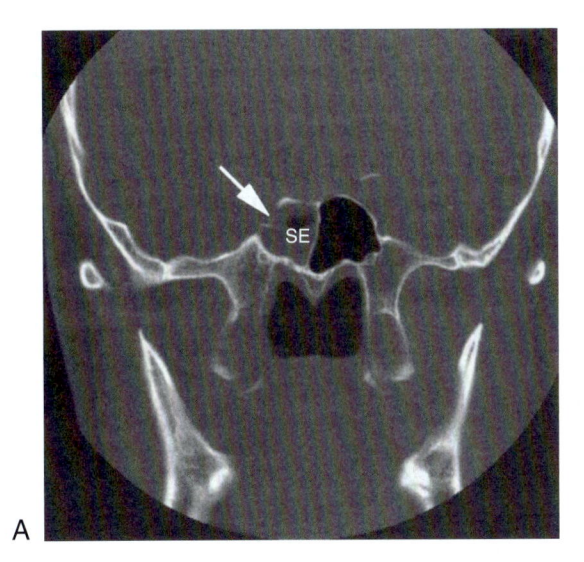

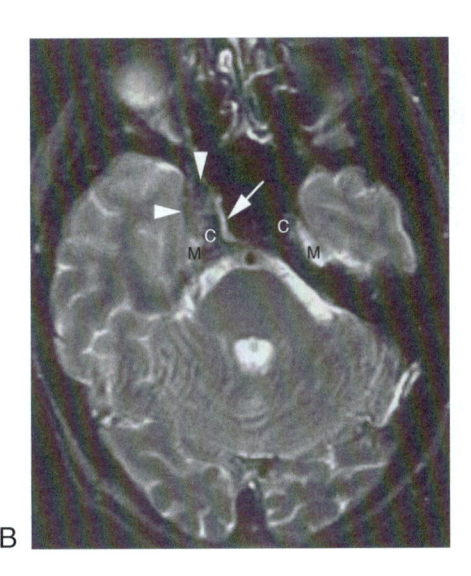

▲ **Figura 3-116** (**A**) Exame de TC coronal dos seios paranasais visto na janela óssea de um paciente HIV-positivo com sintomas crônicos dos seios demonstra espessamento da mucosa no seio esfenoide (SE) direito. Também encontra-se presente uma área focal de destruição óssea (seta) junto da parede do seio esfenoide lateral, que não foi prospectivamente observada. (**B**) Imagem ponderada em T2 axial realizada três meses mais tarde quando o paciente se apresentou com nova diplopia e a paralisia do nervo craniano direito VI no exame demonstra uma massa expansível com intensidade de sinal relativamente baixa (pontas de setas brancas) envolvendo o aspecto anterior do seio cavernoso direito. A doença da mucosa do seio esfenoide é mínima (seta branca) e melhorou a partir do exame anterior. Indicam-se as artérias carótidas interna cavernosa (C) e o cavo de Meckel (M). A esfenoidotomia endoscópica e a biópsia confirmaram um diagnóstico de aspergilose invasiva, que se comportou clinicamente de maneira indolor, crônica.

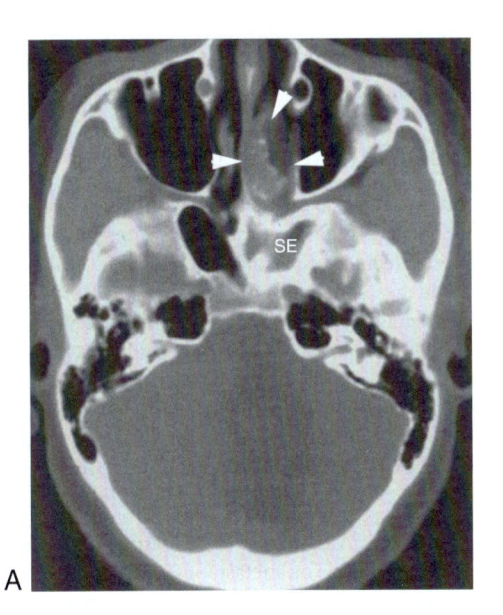

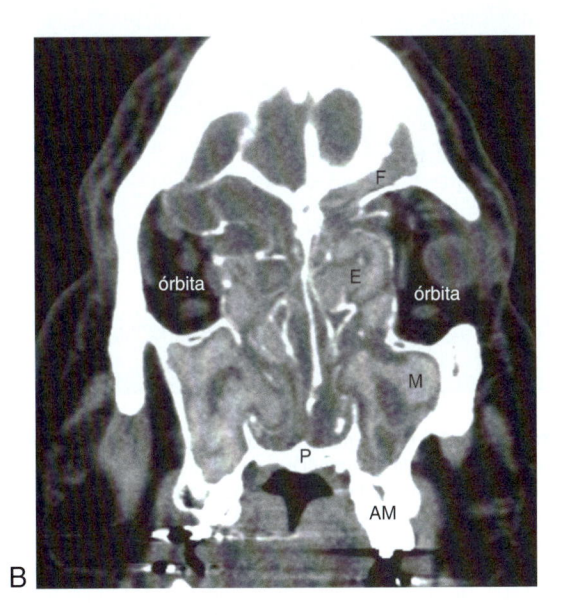

▲ **Figura 3-117** (**A**) Exame de TC sem contraste axial da região nasossinusal visto na janela óssea demonstra uma massa expansível da cavidade nasal esquerda (pontas das setas) com calcificação densa, central. O seio esfenoide (SE) esquerdo é cronicamente obstruído e demonstra espessamento mucoperiosteal. As considerações diferenciais incluíram micetoma e lesões fibro-ósseas da cavidade nasal. Um micetoma foi confirmado no momento da cirurgia. (**B**) Exame de TC sem contraste coronal da região nasossinusal visto nos tecidos moles em outro paciente que se apresentou com obstrução nasal crônica, dor e pressão facial e subsequente perda de visão no lado esquerdo. Os seios maxilar (M), etmoidal (E) e frontal (F) são preenchidos com material denso, mais do tipo líquido, e os seios etmoidal e frontal direito estão, em particular, acentuadamente expandidos. Há remodelagem bilateral da lâmina papirácea e invasão das células aéreas etmoidais expandidas para as órbitas bilateralmente. Não se observa nenhuma erosão óssea agressiva, e o palato (P) duro e o alvéolo maxilar (AM) estão intactos. Na cirurgia, houve fragmentos fúngicos extensos em todas as cavidades dos seios paranasais, consistente com a sinusite fúngica alérgica.

e pescoço supra-hióideos se estende para envolver a base central do crânio pelo crescimento contíguo. Isso geralmente causa a remodelagem ou a destruição franca do osso, infiltração na medula e, possivelmente, extensão intracraniana ampla, se a base craniana estiver rompida (Figura 3-128).

2. Disseminação perineural da doença – A disseminação perineural da doença implica extensão tumoral para áreas não contíguas junto dos nervos. Na cabeça e no pescoço, isto envolve mais comumente ramificações no NC V e VII (os nervos trigêmeo e facial, respectivamente). Embora muitos tumores malignos possam se espalhar de maneira perineural, as lesões comuns de cabeça e de pescoço envolvidas na disseminação perineural da doença incluem CCE de origem cutânea e mucosa, carcinoma cístico adenoide, linfoma, melanoma, carcinoma de célula basal e carcinoma mucoepidermoide.

A disseminação perineural do tumor pode resultar em sintomas clínicos (p. ex., dor, disestesia e hipoestesia), mas pode ser assintomática mesmo quando demonstrável nos exames de imagem. Os achados radiológicos na disseminação perineural do tumor incluem alargamento do nervo e do forame (Figura 3-129), destruição dos forames, obliteração dos planos gordurosos adjacentes ao nervo, intensificação nervosa anormal (Figura 3-130), convexidade da parede lateral do seio cavernoso, reposição do LCS no cavo de Meckel pelo tecido mole (Figura 3-131) e mudanças de desnervação nos músculos inervados pelo nervo afetado (Figura 3-132). A disseminação perineural pode ocorrer nas direções anterógrada e retrógrada – por exemplo, tumor que se alastrou de volta junto a V3 pode atingir o gânglio de Gasser e então se alastrou de maneira anterógrada junto de V1, V2 ou ambos, bem como o segmento cisternal do nervo trigêmeo para a ponte.

B. Lesões intrínsecas à base central do crânio

A base central do crânio é primariamente composta de cartilagem e osso e, portanto, está sujeita a processos de doença envolvendo estes tecidos, especialmente neoplasia e infecção. Certas anormalidades congênitas de desenvovimento da base central do crânio também podem ser clinicamente relevantes, primariamente a partir do aspecto de reconhecer lesões tipo "não toque", como a displasia fibrosa. Além disso, estruturas de tecido mole e vasculares adjacentes podem originar lesões (p. ex., aneurismas, meningiomas e tumores da bainha do nervo) que estão intimamente associadas com a base central do crânio e precisam ser consideradas no diagnóstico diferencial de massas nesta área.

1. Neoplasias – A base central do crânio pode estar envolvida com lesões primárias ou metastáticas. Entre as lesões primárias mais comuns estão cordomas, condrossarcomas, plasmacitomas e linfomas, bem como processos infiltrativos de medula difusos, como a leucemia. A RM é geralmente bem mais sensível do que o exame de TC na detecção dessas lesões, porque as imagens ponderadas em T1 são bem sensíveis aos processos de reposição de medula e se tornam anormais bem mais cedo do que o exame de

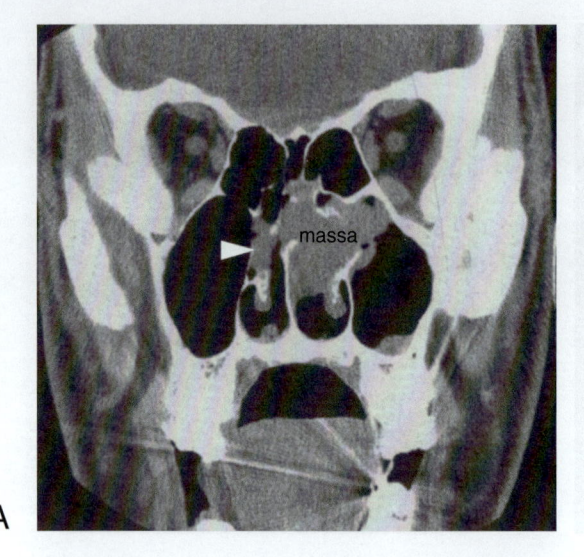

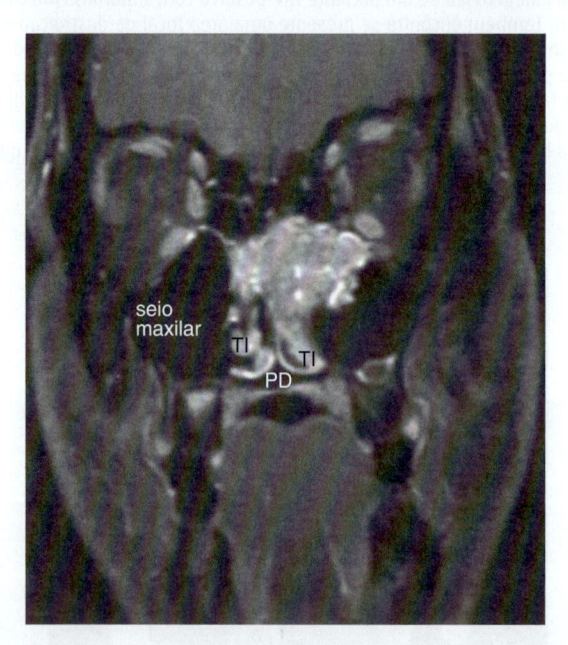

▲ **Figura 3-118** (**A**) Exame de TC sem contraste coronal dos seios paranasais visto na janela intermediária de um homem de 50 anos de idade com obstrução nasal esquerda. Uma massa visível no exame clínico aparece como uma lesão lobulada, benigna centrada na parede nasal lateral, mas se estendendo pelo óstio maxilar esquerdo e também pelo septo nasal para dentro da cavidade nasal direita (ponta da seta). (**B**) Na RM, uma imagem ponderada em T1 coronal pós-gadolínio com saturação de gordura demonstra uma intensificação moderadamente intensa, mas um tanto heterogênea desta lesão transeptal multilobulada. A massa é separada do corneto inferior direito (TI), mas envolve o corneto inferior esquerdo. A massa tem uma aparência de superfície um tanto "cerebriforme" e convoluta. Um papiloma invertido foi confirmado na cirurgia. PD, palato duro.

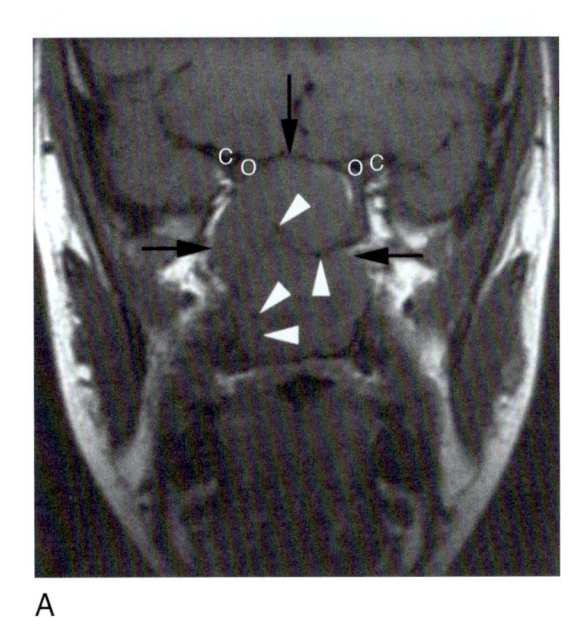

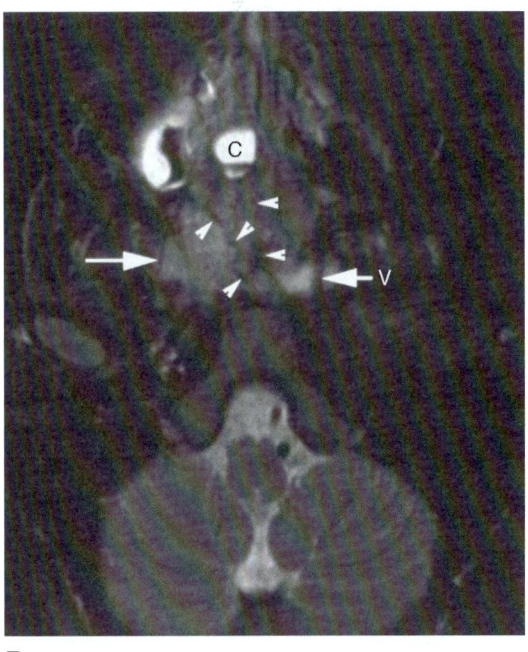

▲ **Figura 3-119** (**A**) Imagem ponderada em T1 coronal em um adolescente com epistaxe e obstrução nasal demonstra uma grande massa de tecido mole (seta preta) preenchendo a cavidade nasal posterior e a nasofaringe e se estendendo para cima nos seios esfenoides em proximidade aos nervos ópticos (O) nos canais ópticos, medial aos processos clinoides (C) anteriores. Hipervascularizações macroscópicas (pontas de setas) são vistas dentro da massa. (**B**) Imagem ponderada em T2 *spin-eco* rápida axial com saturação de gordura mostra que o tumor é em sua maioria intermediário em intensidade de sinal, mas possui uma área focal de degeneração cística (C). O tumor invadiu a base direita do crânio (seta branca), com a base do crânio contralateral e o canal vidiano (V) para comparação. As hipervascularizações são novamente vistas dentro da lesão (pontas de setas brancas pequenas). Foram executadas a angiografia e a embolização, seguidas pela resecção; a patologia confirmou angiofibroma juvenil.

TC, o que requer destruição óssea ampla antes que a lesão possa ser apreciada. Embora a medula do clivo seja relativamente hipointensa em crianças muito jovens (menos de 3 anos de idade), a medula se torna progressivamente mais gordurosa em crianças entre 3 e 10 anos e é homogeneamente gordurosa por volta da adolescência. Portanto, as lesões do clivo são muitas vezes mais bem apreciadas na imagem ponderada em T1 sagital. O clivo adulto normal e, em contraste, a infiltração da medula do clivo são demonstrados na Figura 3-133.

A. Cordomas – Os cordomas surgem de sobras notocórdicas dentro do clivo e estão, em geral, centrados em linha média. Os cordomas da base central do crânio são responsáveis por 35% destas lesões, que são localmente agressivas e muitas vezes limitam ou engolem estruturas vitais no momento do diagnóstico, tornando a ressecção cirúrgica difícil ou impossível. Eles também metastatizam-se em cerca de 40% dos casos, mais comumente no osso, no fígado e nos linfonodos. No exame de TC, uma massa destrutiva é vista que pode conter fragmentos de osso destruído. Na RM, as lesões podem ser intermediárias em sinal nas imagens ponderadas em T1 e acentuadamente hiperintensas nas imagens ponderadas em T2 (Figura 3-134), embora a presença de fragmentos ósseos ou hemorragia possa alterar as características do sinal. Pós-gadolínio, a intensificação varia de branda e heterogênea à intensa e homogênea.

B. Condrossarcomas – Como a base do crânio é derivada da cartilagem, os condrossarcomas não raramente têm sua origem aqui; 75% de todos os condrossarcomas cranianos estão localizados na base do crânio. Estes tumores cartilaginosos malignos de crescimento lento se disseminam geralmente pela invasão local e podem causar destruição extensa da base do crânio. Os condrossarcomas da base do crânio estão mais comumente centrados na fissura petro-occipital e sua localização fora da linha média é uma característica útil na distinção deles dos cordomas. O exame de TC mostra uma massa destrutiva que pode ter calcificação de matriz. A RM mostra uma massa que é intermediária nas imagens ponderadas em T1 e hiperintensa nas imagens ponderadas em T2, com realce intenso pós-gadolínio (Figura 3-135). Se há uma calcificação de matriz significativa, então pode haver áreas de sinal heterogeneamente baixo nas imagens ponderadas em T2 e a intensificação também será intensa.

▲ **Figura 3-120** (**A**) Imagem ponderada em T1 axial em uma mulher de 55 anos de idade com dor facial esquerda e pressão demonstra uma massa de tecido mole (pontas de setas brancas) centrada no seio maxilar esquerdo e se estendendo posteriormente pela parede traseira do seio na gordura retroantral (setas pretas) e fossa pterigopalatina. A gordura retroantral normal (GRA) e a fossa pterigopalatina (FPP) são indicadas no lado direito do paciente. Além disso, há esclerose do corpo e placa pterigoide (P) relacionadas à infiltração tumoral. Anteriormente, dentro do seio maxilar esquerdo, o material de intensidade de sinal mista é consistente com o material proteico espessado devido à obstrução do seio. (**B**) Pós-gadolínio, uma imagem ponderada em T1 axial com saturação de gordura demonstra intensificação da lesão e sua extensão posterior para dentro da gordura e do osso adjacentes. Mais anteriormente no seio maxilar, o material proteico espessado (******) não intensifica. O carcinoma de célula escamosa invasivo foi cirurgicamente confirmado.

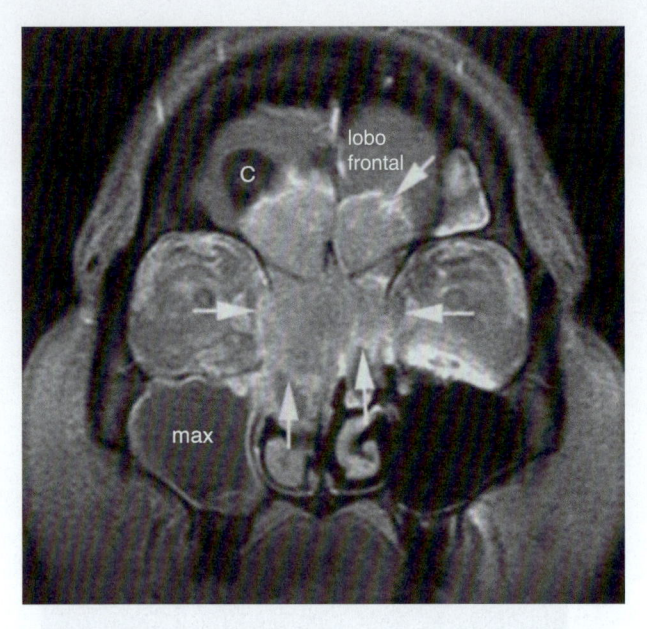

▲ **Figura 3-121** Imagem ponderada em T1 coronal pós-gadolínio com saturação de gordura em uma mulher de 45 anos com anosmia e obstrução nasal demonstra uma massa de tecido mole intensamente realçada (setas brancas) que está centrada na abóbada nasal superior, envolve bilateralmente a cavidade nasal e se estende para ambas as órbitas e se estende de modo intracraniano para invadir o cérebro. Um cisto intracraniano periférico (C) é observado, bem como as secreções obstruídas no seio maxilar direito (max). Um estesioneuroblastoma com envolvimento orbitário intracraniano e oribtário extenso foi confirmado na cirurgia.

C. Doença Metastática – As metástases hematogênicas à base do crânio são mais comuns do que as neoplasias primárias e se originam com mais frequência do pulmão, mamas, próstata e rim. O exame de TC mostra destruição óssea lítica se o processo estiver avançado o suficiente, mas pode parecer normal desde cedo. A RM é bem mais sensível à reposição da medula gordurosa pelo tumor. A maioria das metástases é intermediária em sinal nas imagens ponderadas em T1 e T2 e mostra intensificação pós-contraste.

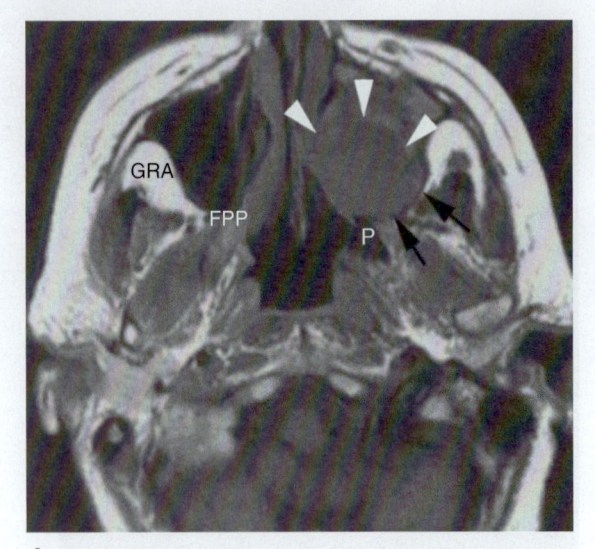

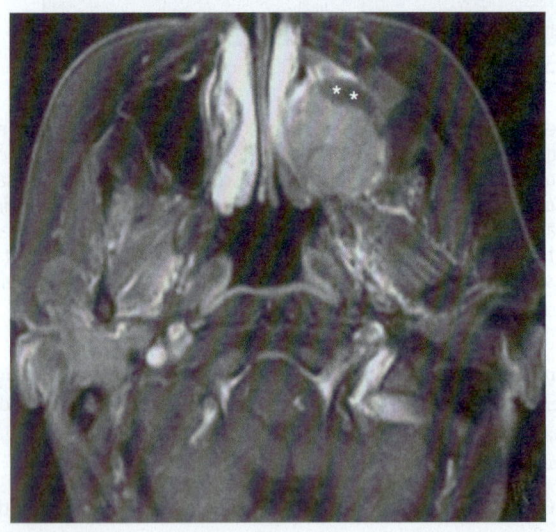

2. Infecção – A osteomielite da base do crânio envolve mais comumente o osso temporal, mas também pode envolver a base central do crânio. Ela pode resultar da extensão direta da doença inflamatória do seio esfenoide ou etmoidal, trauma iatrogênico ou acidental ou disseminação hematogênica. A infecção também pode alastrar-se centralmente a partir de um foco de osso temporal mais lateral. Os pacientes diabéticos e de outra forma imunocomprometidos correm risco maior para osteomielite da base do crânio, o que pode ser um diagnóstico difícil e sutil de se obter nos exames de imagem. A avaliação cuidadosa das imagens ponderadas em T1 pré-gadolínio para a perda de sinal de medula gordurosa normal, e a infiltração sutil dos planos gordurosos adjacentes à base do crânio é particularmente

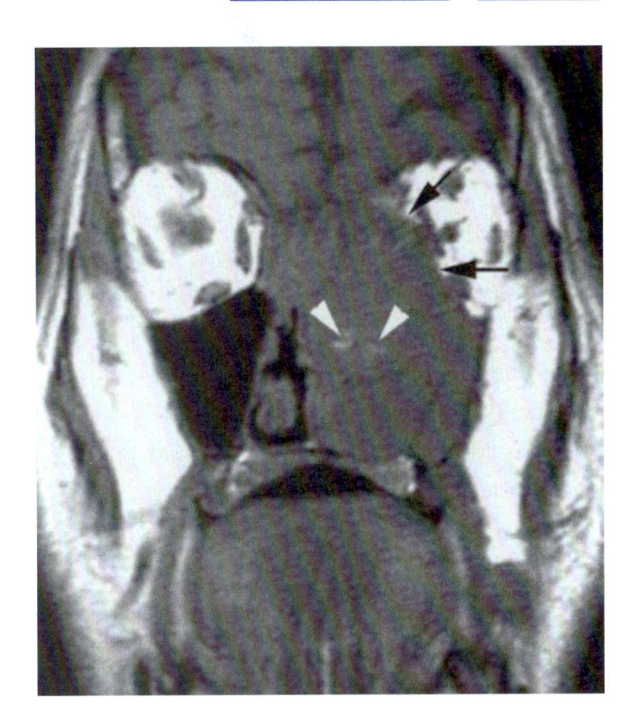

▲ **Figura 3-122** Imagem ponderada em T1 coronal em um homem idoso que se apresenta com epistaxe e obstrução nasal esquerda demonstra uma grande massa de tecido mole preenchendo a cavidade nasal esquerda, invadindo a órbita esquerda (setas pretas) e se estendendo pela base do crânio para a fossa craniana anterior. As áreas focais de intensidade de sinal alta (pontas das setas) são observadas, consistente com hemorragia ou melanina. O melanoma da mucosa foi confirmado pela biópsia.

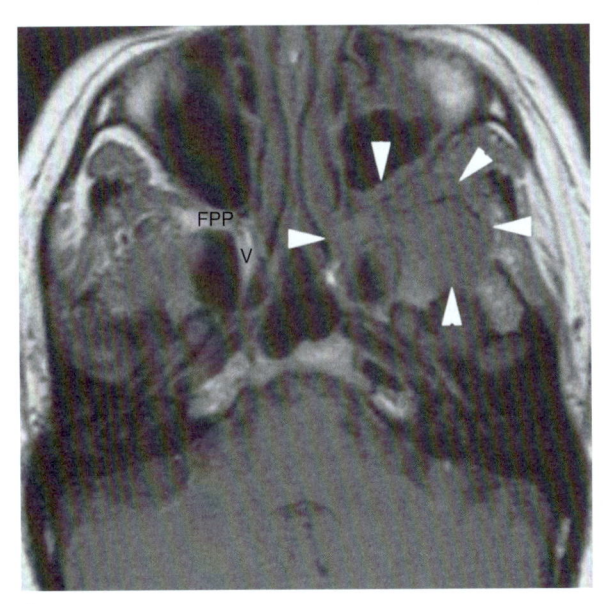

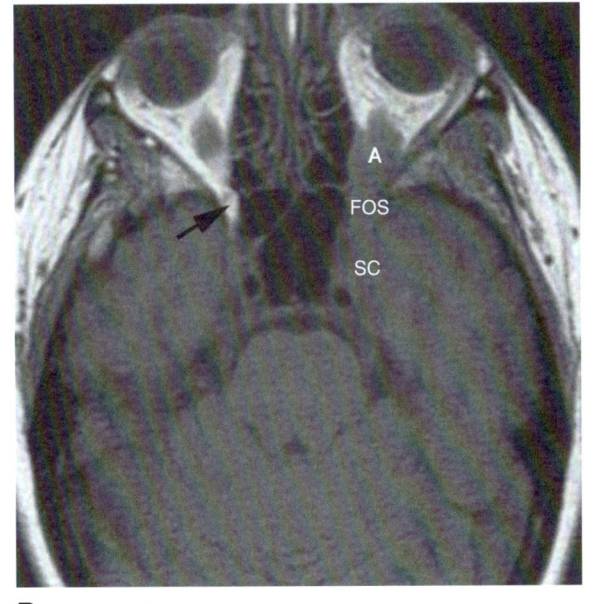

▲ **Figura 3-123** (**A**) Imagem ponderada em T1 axial em uma mulher de 50 anos de idade com dormência na distribuição V2 esquerda demonstra tecido mole anormal (pontas das setas) infiltrando a mucosa posterior do seio maxilar, a gordura da fossa pterigopalatina e o músculo e a gordura do espaço mastigatório nasofaríngeo logo inferior à base do crânio. A fossa pterigopalatina (FPP) direita normal e o canal vidiano (V) são mostrados para comparação. (**B**) Uma imagem ponderada em T1 axial mais cefalada mostra tecido mole anormal infiltrando-se no ápice orbitário (A), na fissura orbitária superior (FOS) e no seio cavernoso (SC). A fissura orbitária superior direita normal é mostrada para comparação (seta preta). A biópsia da parede posterior do seio maxilar via abordagem de Caldwell-Luc confirmou o diagnóstico de linfoma de célula B.

Quadro 3-11 Principais aberturas da base do crânio

Abertura	Conteúdos
Placa cribriforme	Nervos olfatórios
Canal óptico	Complexo da bainha do nervo óptico
	Artéria oftálmica
Fissura orbitária superior	NC, III, IV, VI e V1 (nervo oftálmico)
	Veia oftálmica superior
Forame oval	V3 (nervo mandibular)
Forame redondo	V2 (nervo maxilar)
Forame espinhoso	Artéria meníngea média
Canal vidiano	Artéria vidiana
	Nervo vidiano
Canal carotídeo	Artéria carótida interna
	Plexo simpático
Forame jugular, parte nervosa	NC IX e seio petroso inferior
Forame jugular, parte vascular	Veia jugular interna
	NC X e XI
Forame estilomastóideo	NC VII
Canal hipoglosso	NC XII

útil (Figura 3-136). A RM é a opção de exame se este diagnóstico estiver sendo considerado.

3. Lesões vasculares – Um aneurisma grande, um gigante, geralmente do segmento cavernoso da artéria carótida interna, pode se apresentar com cefaleia, neuropatia craniana ou ambas e pode causar remodelagem considerável do osso esfenoide, imitando, desse modo, um processo neoplásico. É importante que tal lesão seja adequadamente diagnosticada, em vez de realizar a biópsia, que pode ser fatal. No exame de TC, a lesão parece remodelar suavemente o osso e pode ter uma borda perifericamente calcificada. Na RM, as camadas do trombo lamelado são vistas se o aneurisma estiver parcialmente com trombose e o artefato de fase relacionado ao fluxo pulsátil pode ser observado (Figura 3-137). Além disso, o ARM pode demonstrar diretamente o fluxo dentro do aneurisma.

4. Distúrbios congênitos e de desenvolvimento – Uma cefalocele refere-se a uma protrusão dos conteúdos intracranianos por um defeito no crânio; ele pode conter somente meninges e LCS (meningocele), ou conter também tecido cerebral (encefalocele). As cefaloceles basais são responsáveis por aproximadamente 10% de todas as cefaloceles e podem se apresentar como uma massa visível no exame (ver Figura 3-104), ou ser detectadas incidentalmente em um exame de TC ou RM. Os pacientes também podem se apresentar com meningite ou outras queixas. É importante evitar a violação não intencional dessas lesões, uma vez que elas podem levar à meningite, ao vazamento de LCS e outras complicações (Figura 3-138).

5. Outros distúrbios – Uma série de condições que afetam a base do crânio podem apresentar um quadro potencialmente confuso nos exames de imagem.

A. Displasia Fibrosa – A displasia fibrosa comumente envolve a base do crânio e pode ser focal, multifocal ou difusa. A displasia fibrosa causa expansão óssea e, nos exames de TC, uma aparência clássica de "vidro fosco" de esclerose enevoada; áreas focais líticas ou císticas também podem ocorrer. Na RM, o marco também é expansão óssea. O sinal é geralmente intermediário nas imagens ponderadas em T1 e de intermediário a escuro nas imagens ponderadas em T2, com intensificação proeminente pós-gadolínio. As características do sinal variam com a extensão do componente fibroso e a presença de áreas císticas. Este diagnóstico é muitas vezes mais difícil de se fazer na RM do que em um exame de TC e é uma armadilha potencial da imagem da base do crânio porque esta condição de "não toque" benigna pode ser diagnosticada de forma incorreta como neoplasia da base do crânio. Se a RM apresenta um quadro confuso, então o exame de TC pode ser extremamente útil para confirmar o diagnóstico de displasia fibrosa (Figura 3-139).

B. Doença de Paget – A doença de Paget é vista em pacientes idosos e aparece como espessamento ósseo e esclerose nos exames de TC; na RM, o osso é expandido e muitas vezes bem heterogêneo em intensidade de sinal. Embora isso potencialmente imite a displasia fibrosa, é geralmente difuso, ao invés de focal.

C. Osteorradionecrose – Osteorradionecrose da base do crânio pode ser vista em pacientes que receberam radioterapia de alta dose prévia para câncer de cabeça e pescoço (notavelmente a nasofaringe) ou para patologia selar ou parasselar. Isso aparece como um processo lítico e esclerótico misto nos exames de TC e possui intensidade de sinal de medula heterogênea na RM. A diferenciação da osteomielite crônica pode ser difícil e a infecção pode complicar a osteorradionecrose.

Borges A. Imaging of the central skull base. *Neuroimaging Clin N Am* 2009;19:441–468 [PMID: 19733317]. (This first part of a two-part review focuses on a systematic approach to imaging the central skull base that takes into account the major tissue constituents of the central skull base.)

Borges A. Imaging of the central skull base. *Neuroimaging Clin N Am* 2009;19:669–696 [PMID: 19959012]. (This second part of a two-part review continues a review of the anatomy and pathology of the central skull base.)

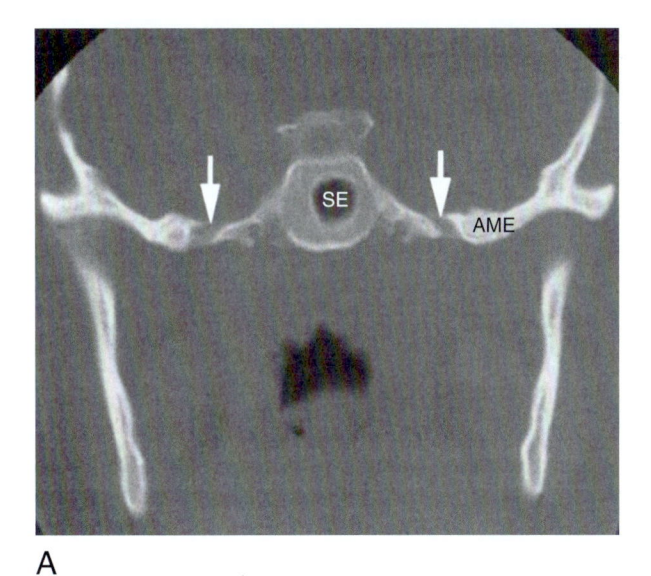

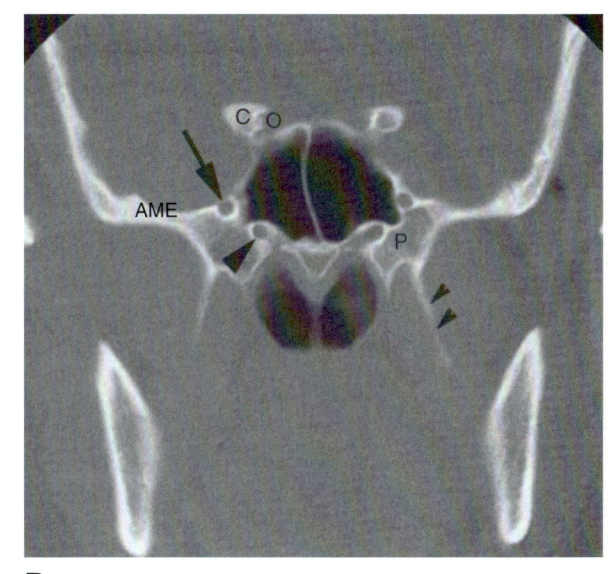

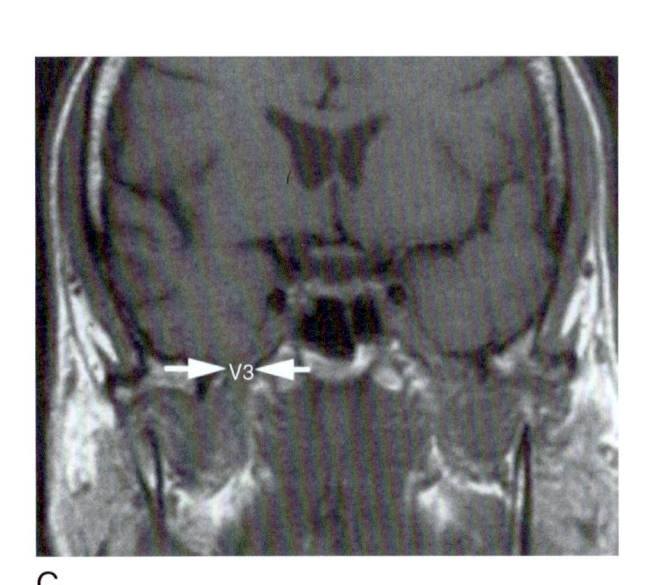

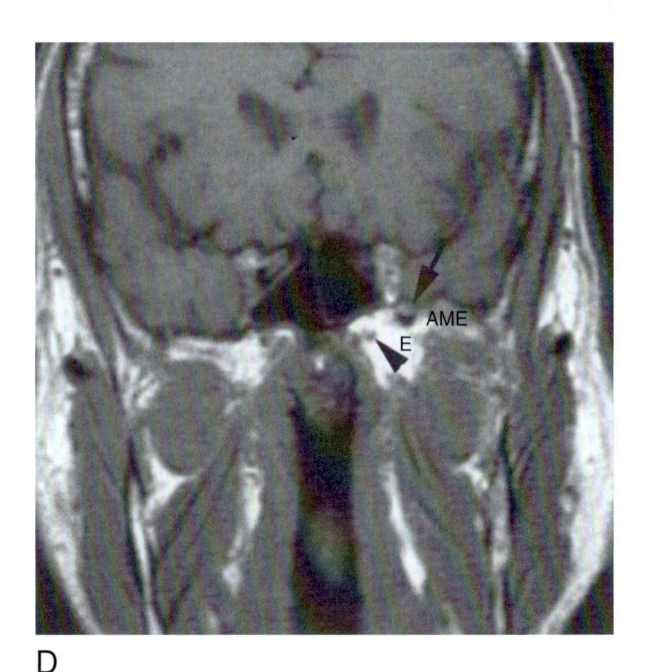

▲ **Figura 3-124** (**A**) Exame de TC coronal da base do crânio visto na janela óssea demonstra bilateralmente o forame oval (setas brancas) e o seio esfenoide (SE) e a asa maior do osso esfenoide (AME). (**B**) Uma imagem mais anterior demonstra forame redondo (seta preta) e o canal vidiano (ponta de seta preta), bem como o processo clinoide anterior (C) e o canal óptico (O). Veem-se também a asa maior do esfenoide (AME), o processo pterigoide (P) e a placa pterigoide lateral (pontas de seta duplas pequenas). (**C**) Uma imagem ponderada em T1 coronal demonstra a anatomia do tecido mole correspondente, com V3 visto passando por meio do forame oval (setas). (**D**) Uma imagem mais anterior demonstra o forame redondo (seta preta) e o canal vidiano (ponta de seta preta). A medula gordurosa no processo pterigoide esquerdo no osso esfenoide (E) e a asa maior do esfenoide é indicada.

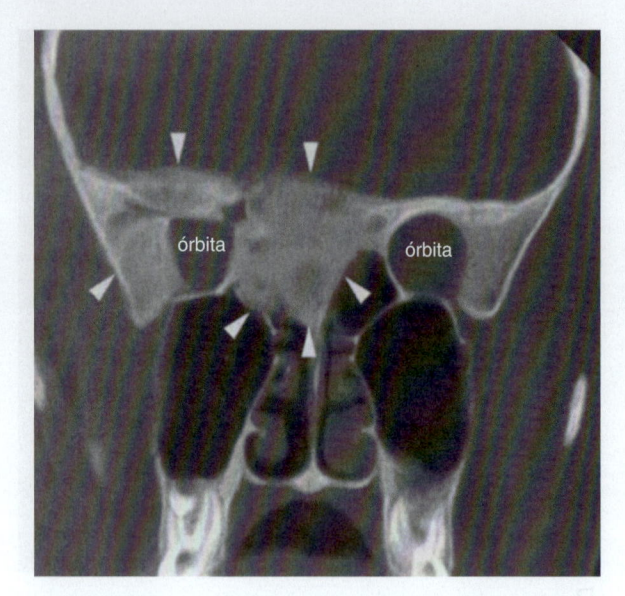

▲ **Figura 3-125** Exame de TC coronal da base do crânio vista na medula óssea demonstra uma expansão de aparência benigna da base do crânio central e anterior direita e parede orbitária lateral direita (pontas de setas), que também tem uma textura de "vidro fosco". Esta aparência é diagnóstica de displasia fibrosa. Observe que a órbita direita é menor do que a esquerda por causa da invasão sobre a órbita pelo osso expandido.

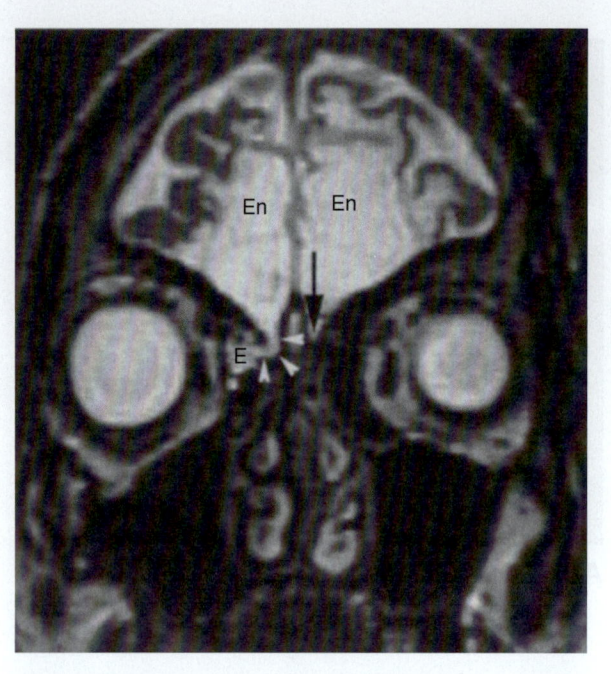

▲ **Figura 3-126** Imagem ponderada em T2 *spin-eco* rápida de secção fina coronal (1,5 mm) em um homem jovem com disfunção cognitiva pós-traumática, anosmia e um vazamento de LCS no lado direito. A encefalomalácia bifrontal (En) é vista. A placa cribriforme esquerda normal é demonstrada (seta preta). À direita, a placa cribriforme é rompida e o material de intensidade de sinal alta consistente com LCS é visto trilhando da fossa craniana anterior para o seio etmoidal (pontas de seta levando ao E). Na cirurgia, um defeito focal na placa cribriforme direita foi confirmado e reparado.

Borges A. Skull base tumors part I: imaging technique, anatomy and anterior skull base tumors. *Eur J Radiol* 2008;66:338–347 [PMID: 18462901]. (This review focuses on advances in imaging techniques for the skull base as well as the imaging appearance of tumors of the anterior skull base.)

Borges A. Skull base tumors part II: central skull base tumors and intrinsic tumors of the bony skull base. *Eur J Radiol* 2008;66:348–362 [PMID: 18472241]. (This review covers the imaging appearance of the gamut of pathologies seen in the central skull base.)

Caldemeyer KS, Mathews VP, Righi PD, Smith RR. Imaging features and clinical significance of perineural spread or extension of head and neck tumors. *Radiographics* 1998;18:97 [PMID: 9460111]. (Reviews the normal cranial nerve anatomy and the radiologic appearance and assessment of perineural tumor extension.)

Ginsberg LE. Neoplastic diseases affecting the central skull base: CT and MR imaging. *AJR Am J Roentgenol* 1992;159:581 [PMID: 1503031]. (Reviews some of the more commonly encountered tumors that can affect the skull base and describes their CT and MR imaging appearance.)

▶ Base posterolateral do crânio

A base posterolateral do crânio pode ser comparada ao osso temporal. As técnicas de imagem devem ser especialmente desenvolvidas para melhor avaliar as pequenas estruturas do osso temporal. Além disso, uma série de processos de doença são únicos ao osso temporal ou mais comumente encontrados no osso temporal, e estes serão revistos.

A. Exame de TC

A TC é a modalidade de imagem dominante para representar a anatomia óssea do osso temporal. A imagem por TC do osso temporal é geralmente executada nos planos axial e coronal com uma espessura de fatia de 1 mm ou menos. De maneira ideal, as fontes de imagens são reprogramadas para um pequeno campo de visão de amostragem de 10 cm individualmente para os lados direito e esquerdo. Para a representação da anatomia óssea, o contraste intravenoso não é necessário. A anatomia normal do osso temporal representada nos exames de TC é demonstrada na Figura 3-140.

B. RM

A RM é útil para representar os tecidos moles e compartimentos líquidos do osso temporal. Para a suspeita de patologias neoplásicas e inflamatórias, a administração intravenosa de

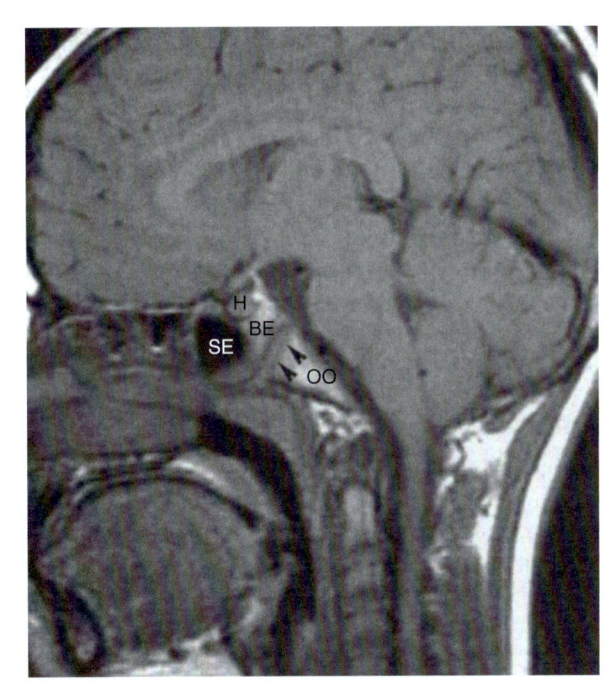

▲ **Figura 3-127** Imagem ponderada em T1 sagital em uma menina normal de 8 anos demonstra sincondrose esfeno-occipital (pontas de setas pretas pequenas) entre a base do esfenoide (BE) e a parte basilar do osso occipital (OO). São mostrados o seio esfenoide (SE) e a glândula hipofisária (H) na sela turca.

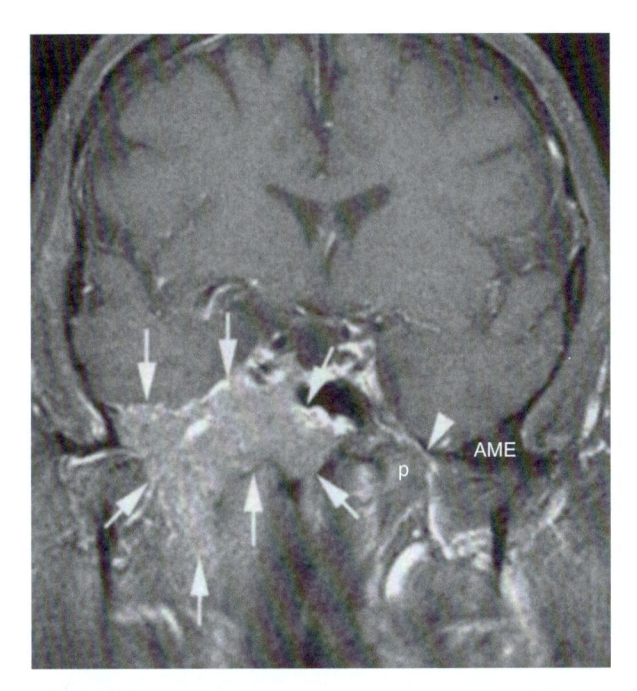

▲ **Figura 3-128** Imagem ponderada em T1 pós-gadolínio coronal com saturação de gordura em um paciente com dor na base do crânio profunda assentada e disfunção V3 direita demonstra uma grande massa de tecido mole (setas) destruindo a asa maior direita do esfenoide. Isto foi diagnosticado como carcinoma nasofaríngeo que tinha crescido primariamente de modo superolateral para destruir a base do crânio e invadir a fossa craniana média (observe a elevação do lobo temporal direito). Mostram-se para comparação estão a asa maior do esfenoide (AME) o processo pterigoide (P) e V3 (ponta da seta).

gadolínio é importante para identificar áreas de intensificação anormal. As seguintes sequências são rotineiramente usadas no exame do osso temporal:

- Imagem ponderada em T1 axial
- Imagem Fiesta axial (imagem rápida empregando aquisição de estado estável) ou CISS (interferência construtiva no estado estável)
- Imagem ponderada de difusão
- Imagem ponderada em T1 axial pré-gadolínio
- Imagem ponderada em T1 axial pós-gadolínio com saturação de gordura
- Imagem ponderada em T1 coronal pós-gadolínio com saturação de gordura

Para melhor representar uma anatomia detalhada do osso temporal, um campo de visão de 17 por 17 cm com espessura de fatia de 2 mm com um salto de 0 mm e tamanho de matriz de 256 por 192 para imagens ponderadas em T1, de pré e pós-gadolínio é usado. Para a imagem ponderada em T2, fatias de submilímetro são adquiridas com uma sequência Fiesta ou CISS. Uma sequência de imagem ponderada em T1 pré-gadolínio é útil para identificar áreas de gordura (como lipoma), hemorragia ou elevado conteúdo de proteína dentro da orelha interna, como pode ser visto com um processo como a labirintite. A saturação de gordura é extremamente importante para as sequências de pós-gadolínio, de modo a identificar a intensificação que pode, por outro lado, ser obscurecida pela medula gordurosa no osso petroso. Em muitos centros, a imagem ponderada de difusão é agora adicionada ao protocolo de imagem de RM do osso temporal para avaliar colesteatomas do osso temporal e cistos epidermoides do ângulo pontocerebelar (APC). De modo geral, estas lesões demonstram difusão reduzida de moléculas de água, que é vista como intensidade de sinal alta localizada na imagem ponderada de difusão.

Fitzek C, Mewes T, Fitzek S et al. Diffusion-weighted MRI of cholesteatomas of the petrous bone. *J Magn Reson Imaging* 2002;15:636 [PMID: 12112513]. (Discusses the utility of DWI for evaluating cholesteatomas of the temporal bone.)

Gunlock MG, Gentry LR. Anatomy of the temporal bone. *Neuroimaging Clin N Am* 1998;8(1):195 [PMID: 9449760]. (Description of normal temporal bone anatomy.)

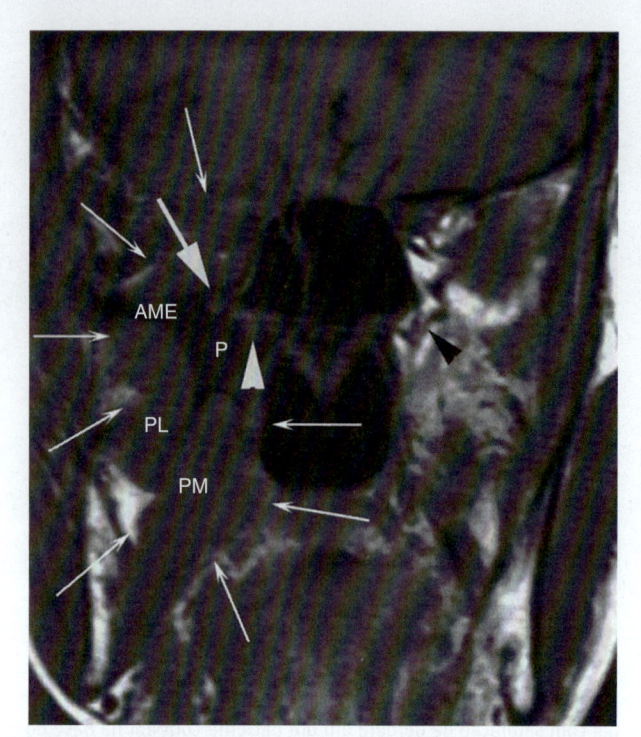

▲ **Figura 3-129** Imagem ponderada em T1 coronal levemente oblíqua em um paciente com adenocarcinoma do palato e disseminação perineural extensa da doença. Os planos gordurosos normais da base do crânio e fossa infratemporal foram obliterados à direita pelo tumor infiltrativo. A extensão da infiltração do tumor à direita é indicada pelas setas brancas côncavas finas. O processo pterigoide direito (P) e a asa maior do esfenoide (AME) são baixos em intensidade de sinal devido à infiltração tumoral, em vez de mostrar o sinal alto esperado da medula gordurosa; os músculos pterigoide lateral e medial (PM, PL) também estão infiltrados. O forame redondo (seta branca) e o canal vidiano (ponta de seta branca) estão alargados à direita devido à disseminação perineural da doença. O canal vidiano esquerdo normal é indicado (ponta de seta preta).

Nayak S. Segmental anatomy of the temporal bone. *Semin Ultrasound CT MR* 2001;22(3):184 [PMID: 11451096]. (Description of normal temporal bone anatomy.)

Stone JA, Chakeres DW, Schmalbrock P. High-resolution MR imaging of the auditory pathway. *Magn Reson Imaging Clin N Am* 1998;6(1):195 [PMID: 9449749]. (The current techniques in high-resolution MRI of the temporal bone are presented, followed by a review of normal anatomy.)

DOENÇAS DO OSSO TEMPORAL

O osso temporal tem cinco componentes anatômicos: porções escamosa, mastoide, petrosa, timpânica e estiloide. Ele pode ser subdividido dentro de três compartimentos principais clinicamente relevantes: o canal auditivo externo, a cavidade da orelha média e a orelha interna.

1. Canal auditivo externo

▶ Anatomia

O canal auditivo externo se estende a partir do nível da asa para a membrana timpânica. Ele possui segmentos cartilaginosos e ósseos.

▶ Patologia

As anormalidades que podem ser encontradas nos exames de imagem do canal auditivo externo são listadas no Quadro 3-12.

A. Atresia e estenose

A atresia (Figura 3-141) e a estenose do canal auditivo externo são secundárias à falha da canalização das células epiteliais durante a formação do canal. As atresias do canal auditivo externo podem ser ósseas, membranosas ou mistas. Quando a estenose do canal auditivo externo ou atresia é encontrada, as deformidades associadas da asa e ossículos muitas vezes estão presentes. Além disso, o nervo facial muitas vezes possui um curso anormal, estando mais anteriormente localizado do que o normal e saindo para a fossa glenoide, ao invés de mais medialmente para dentro do forame estilomastoide.

B. Exostoses

As exostoses (Figura 3-142) podem se formar dentro do canal auditivo externo. Isso é comumente conhecido como "orelha de surfista", porque a condição parece ser induzida pela exposição crônica à água fria. Esta condição é geralmente bilateral e a exostose possui uma base ampla contra o osso adjacente. O osteoma do canal auditivo externo possui uma aparência similar a uma exostose, mas geralmente é unilateral e pedunculado.

Davis TC, Thedinger BA, Greene GM. Osteomas of the internal auditory canal: a report of two cases. *Am J Otol* 2000;21(6):852 [PMID: 11078075]. (Surgical intervention may be warranted to remove an osteoma of the internal auditory canal if symptoms are present.)

Swartz JD, Faerber EN. Congenital malformations of the external and middle ear: high-resolution CT findings of surgical import. *AJR Am J Roentgenol* 1985;144(3):501 [PMID: 3871559]. (Description of surgically important findings in congenital malformations of the external and middle ear.)

2. Orelha média

▶ Anatomia

A orelha média é separada do canal auditivo externo pela membrana timpânica (ver Figura 3-140). No plano coronal, a membrana timpânica se estende do *scutum* para o ânulo do tím-

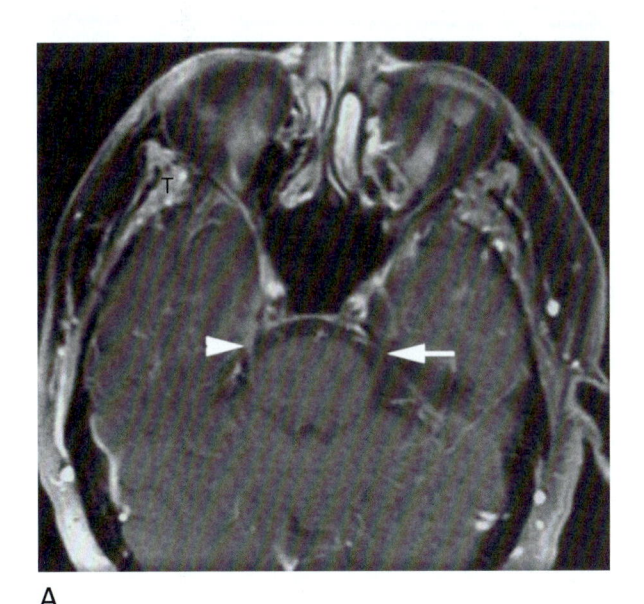

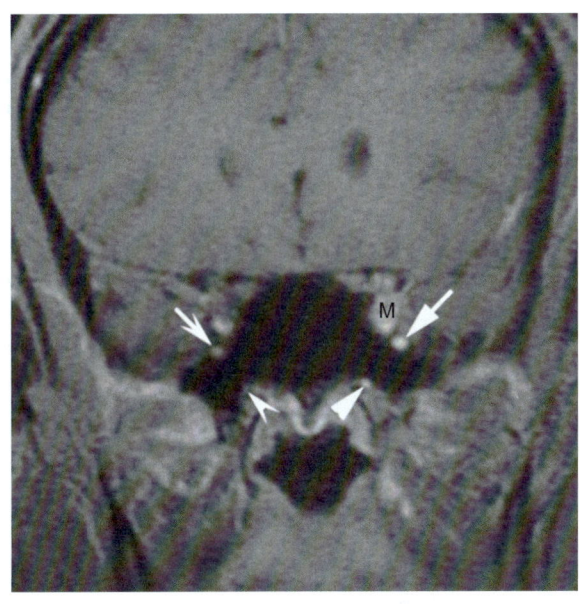

▲ **Figura 3-130** (**A**) Imagem ponderada em T1 pós-gadolínio axial com saturação de gordura demonstra intensificação assimétrica do segmento da cisterna do nervo trigêmeo direito (ponta de seta) comparado ao nervo trigêmeo esquerdo normal (seta) em um paciente com disseminação perineural conhecida do carcinoma. A intensificação assimétrica do músculo temporal direito (T) é uma consequência da mudança de desnervação aguda. (**B**) Imagem ponderada em T1 pós-gadolínio coronal com saturação de gordura em outro paciente com disseminação perineural do tumor demonstra intensificação e alargamento assimétricos de V2 esquerdo (seta branca reta) comparado ao direito (seta branca côncava) e intensificação e alargamento assimétricos do nervo vidiano esquerdo (ponta de seta reta) comparada ao direito (ponta de seta côncava). Mostra-se também uma massa de tecido mole (M) na fissura orbitária esquerda.

pano. A cavidade da orelha média contém três ossículos: martelo, bigorna e estribo. O som é mecanicamente transmitido da membrana timpânica para o martelo, para a bigorna e para o estribo e, por fim, para a cóclea via janela oval. A janela oval e a janela redonda fornecem acesso a partir da cavidade da orelha média para as suas estruturas.

A orelha média pode ser posteriormente dividida em três compartimentos: epitímpano, mesotímpano e hipotímpano. No plano coronal, estes compartimentos são definidos por traçados de extensões imaginárias das bordas superior e inferior do canal externo ósseo sobre a cavidade da orelha média. Essas duas linhas dividem efetivamente a cavidade da orelha média em três compartimentos. O compartimento mais cefalado é o epitímpano, o compartimento médio é o mesotímpano e o compartimento mais caudado é o hipotímpano.

A. Epitímpano

O epitímpano é limitado superiormente pelo tégmen do tímpano. O tégmen do tímpano relativamente fino separa a cavidade da orelha média da fossa craniana média. Dentro do epitímpano está a cabeça do martelo e o corpo e o processo curto da bigorna. O espaço de Prussek é o espaço entre a parede lateral do epitímpano e o colo do martelo. O espaço de Prussek é o local mais comum do colesteatoma da parte flácida adquirido.

B. Mesotímpano

O mesotímpano contém o manúbrio do martelo, do processo longo da bigorna, e o estribo. Dois músculos estão localizados no mesotímpano. Os músculos estapédio e tensor do tímpano servem para modular a transmissão do som. O tendão do tensor do tímpano se insere no manúbrio do martelo. O músculo estapédio está localizado na eminência piramidal e o tendão do estapédio se insere sobre a cabeça do estribo. Um importante local anatômico é o seio do tímpano, um ponto cego clínico no qual o colesteatoma pode se esconder.

C. Hipotímpano

O hipotímpano é o menor compartimento da orelha média e não contém porções dos ossículos.

▶ Patologia

As anormalidades que podem ser encontradas nos exames de imagem da orelha média são citadas no Quadro 3-13.

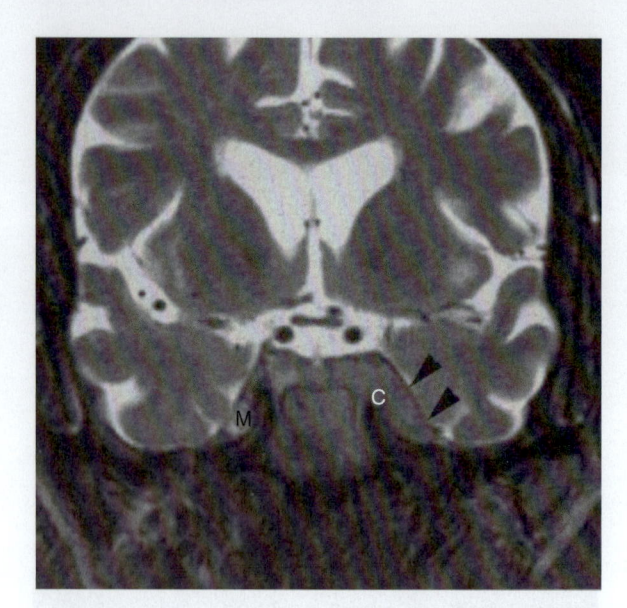

▲ **Figura 3-131** Imagem ponderada em T2 *spin-eco* rápida coronal com saturação de gordura em um paciente com disseminação perineural de carcinoma de célula escamosa demonstra intensidade de líquido normal no cavo de Meckel direita (M), mas a reposição do líquido normal pelo tecido mole anormal (pontas de setas pretas) à esquerda. O tecido mole anormal também invadiu o seio cavernoso esquerdo e circundou o segmento cavernoso da artéria carótida (C) interna.

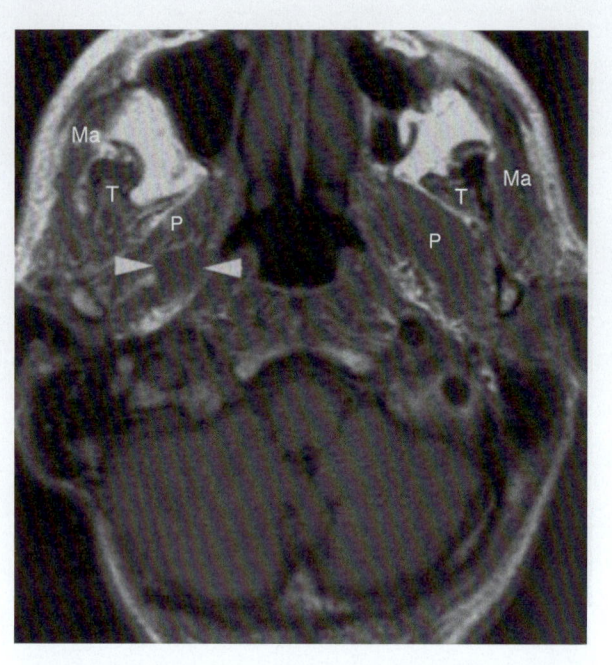

▲ **Figura 3-132** Imagem ponderada em T1 axial em um paciente com disseminação perineural de carcinoma de célula escamosa junto do V3 direito, que está maciçamente alargado (pontas de setas). A atrofia de desnervação (infiltração gordurosa, saliente diminuída) é vista nos músculos direitos da mastigação comparados aos esquerdos. Indicam-se os músculos pterigoide lateral (P), masseter (Ma) e temporal (T).

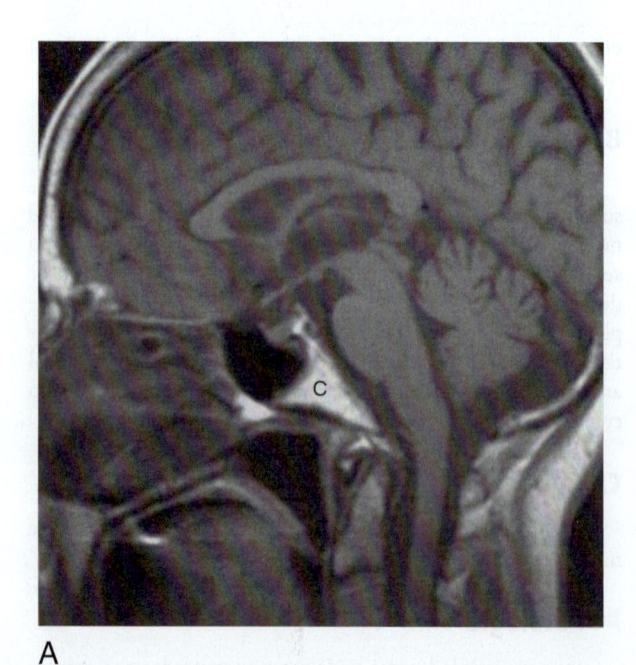

▲ **Figura 3-133** (**A**) Imagem ponderada em T1 sagital demonstra o clivo (C) adulto homogeneamente adulto. (**B**) Imagem ponderada em T1 sagital em outro paciente demonstra hipointensidade anormal dos espaços da medula do clivo e dos corpos vertebrais C1 e C2 neste paciente com leucemia mielogênica crônica.

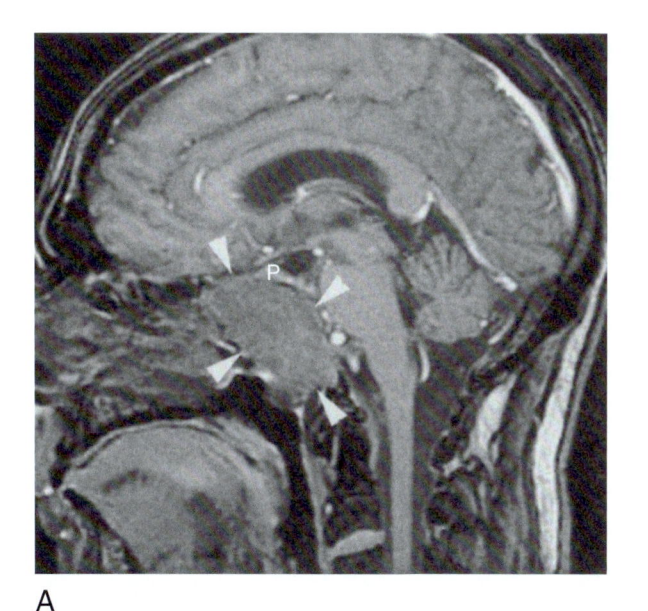

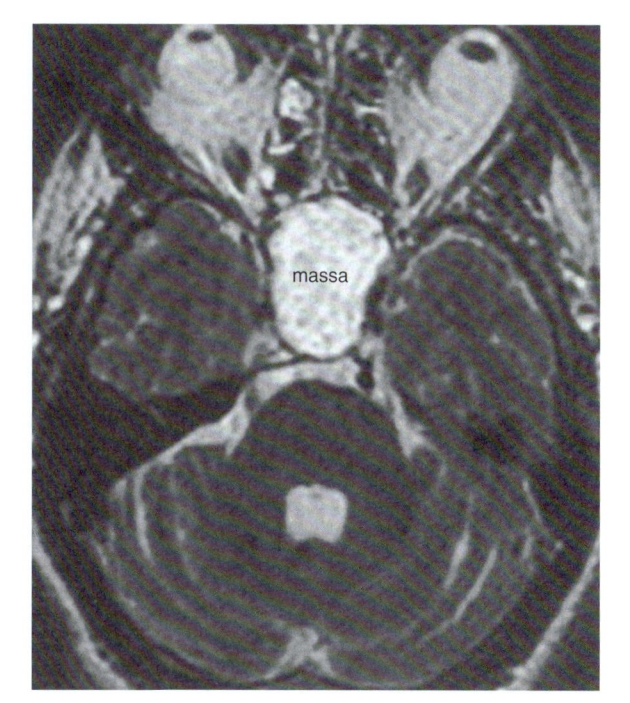

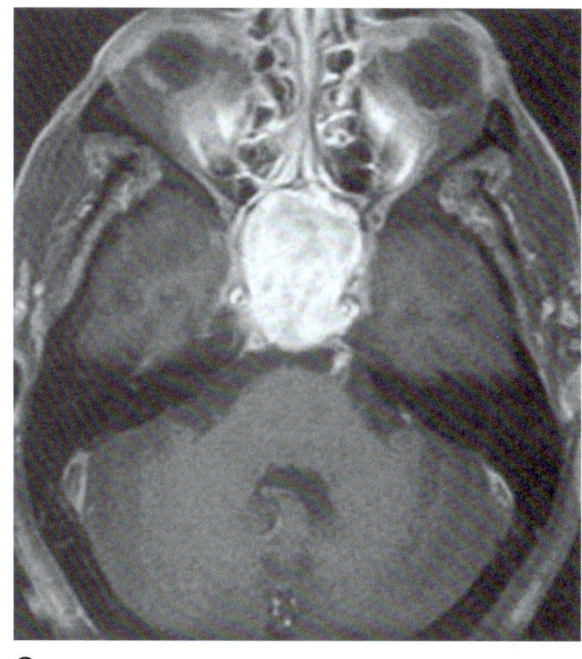

▲ **Figura 3-134** (**A**) Imagem de gradiente eco ponderada em T1 sagital adquirida como parte de um exame de navegação cirúrgico demonstra uma massa de tecido mole de intensidade de sinal intermediária (pontas de seta) obliterando o seio esfenoide e o clivo e elevando a glândula hipofisária (H). (**B**) Na imagem ponderada em T2 *spin-eco* rápida, a massa é alta em intensidade de sinal. (**C**) Pós-gadolínio, a imagem ponderada em T1 com saturação de gordura demonstra realce intenso e homogêneo. A patologia confirmou o diagnóstico de cordoma.

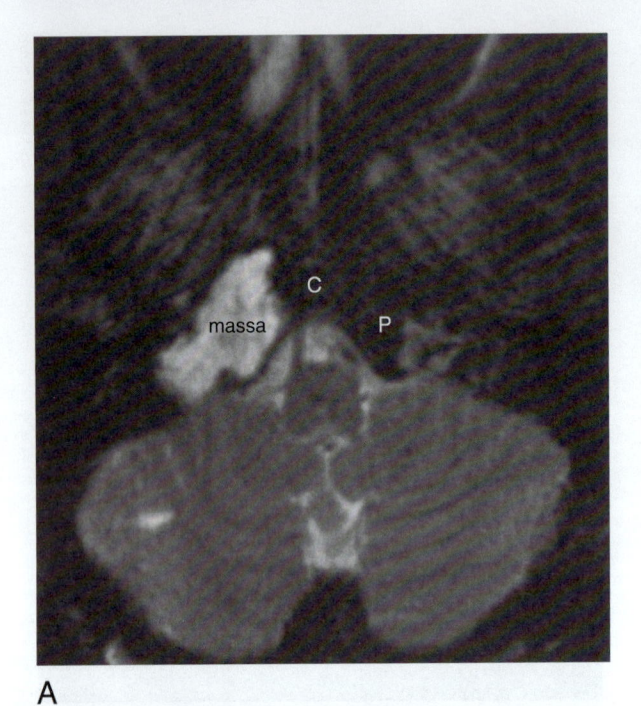

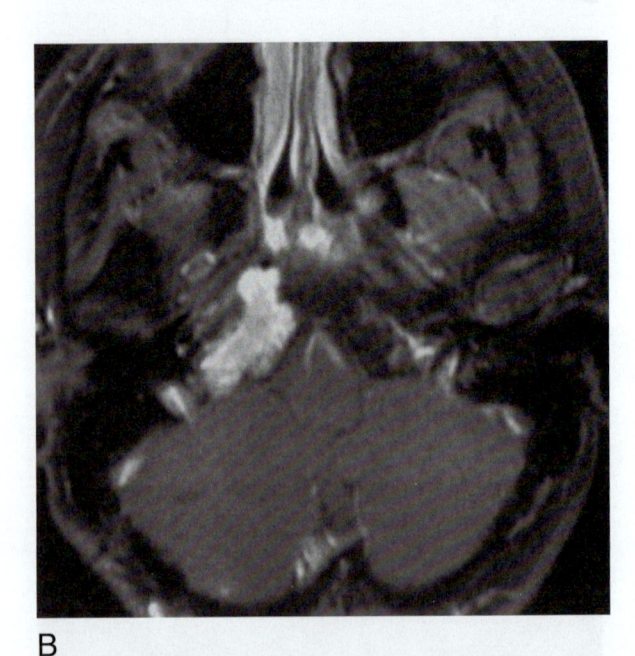

▲ **Figura 3-135** (**A**) Imagem ponderada em T2 *spin-eco* rápida axial com saturação de gordura em uma mulher jovem com uma paralisia no sexto nervo demonstra uma lesão de intensidade de sinal alta, multilobulada envolvendo o clivo lateral direito (C) e o osso petroso. O osso petroso (P) esquerdo é identificado. (**B**) Pós-gadolínio, a imagem ponderada em T1 com saturação de gordura demonstra realce intenso e homogêneo da lesão. A imagem e a patologia foram consistentes com condrossarcoma.

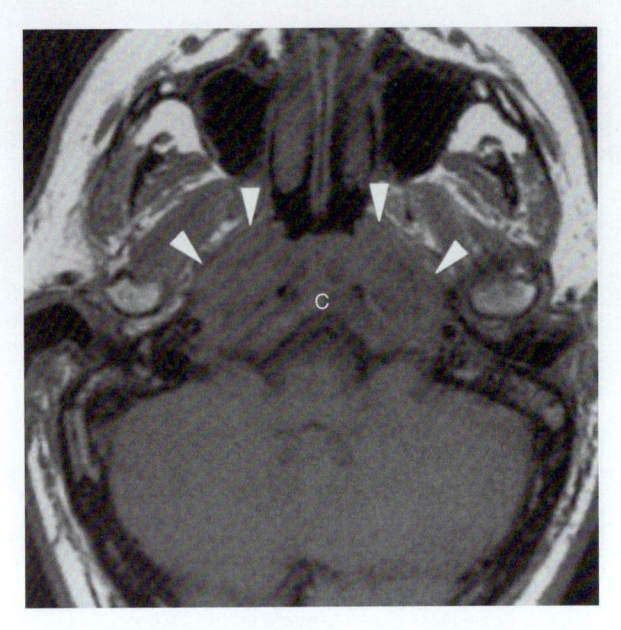

▲ **Figura 3-136** Imagem ponderada em T1 axial em um homem diabético de 56 anos de idade com cefaleia, febre de baixo grau e neuropatia craniana inferior demonstra hipointensidade anormal da medula clival (C). Além disso, os tecidos moles anteriores à base central do crânio (pontas de setas) estão anormalmente repletos e os planos de gordura normais estão obliterados, apoiando um processo inflamatório ou neoplásico infiltrativo. Por fim, a osteomielite da base do crânio foi confirmada pela amostra de tecido.

A. Anormalidades vasculares congênitas

As anormalidades vasculares congênitas da orelha média são lesões importantes para serem excluídas antes de considerar uma biópsia ou cirurgia por uma massa retrotimpânica. Uma artéria carótida interna aberrante (Figura 3-143) e uma artéria estapédica são raras; elas podem ser vistas juntas ou separadamente. As teorias do desenvolvimento de uma artéria carótida interna aberrante incluem a presença de uma artéria estapédica persistente que "fixa" ou "puxa" a artéria carótida interna lateralmente na orelha média. Uma segunda teoria é que a agenesia do segmento da artéria carótida interna resulta no redirecionamento do fluxo sanguíneo para as artérias timpânica inferior e hióideias. Estas artérias, em geral, têm um fluxo sanguíneo menor, mas, nesta situação, elas dilatam e fornecem uma trajetória alternativa pela cavidade da orelha média para desviar o segmento ausente da artéria carótida interna.

B. Colesteatomas

Os colesteatomas surgem a partir de restos ectópicos de tecido epitelial. A presença de erosão óssea na imagem é uma forte evidência que suporta o diagnóstico de colesteatoma. Um colesteatoma pode estar presente, contudo, sem qualquer evidência de erosão óssea na imagem. Nesses casos, é muito difícil, na TC, dis-

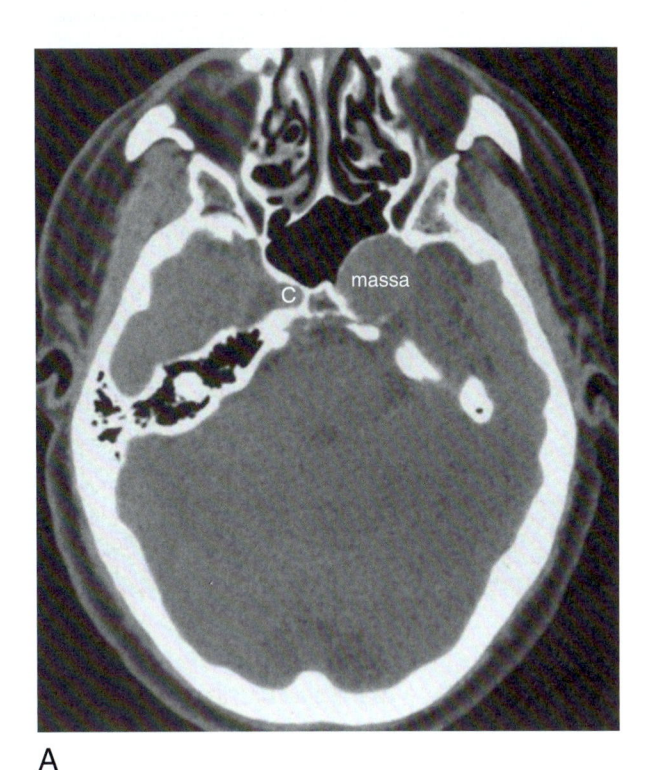

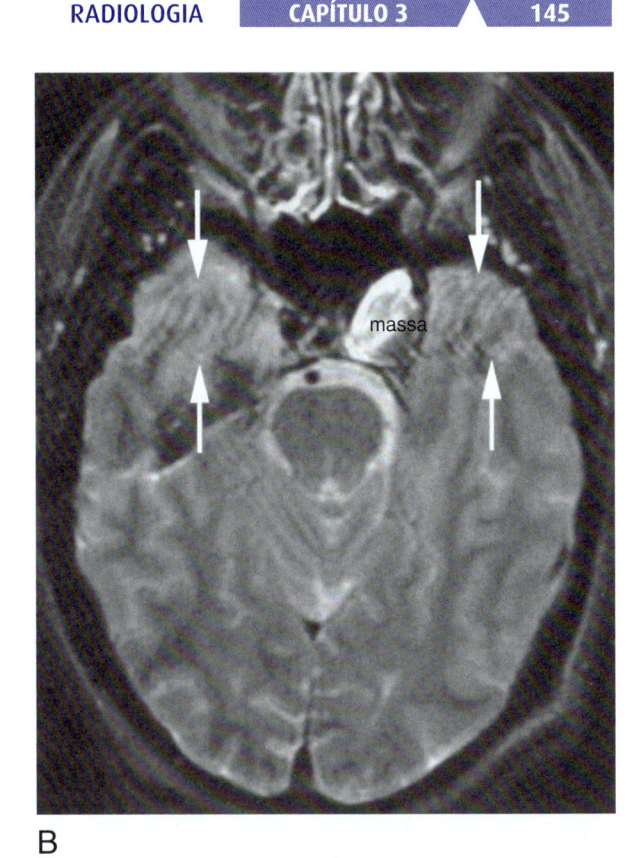

▲ **Figura 3-137** (**A**) Exame de TC sem contraste axial da base do crânio visto na janela óssea em um homem jovem com cefaleia demonstra uma massa redonda com calcificação periférica fraca que remodelou o osso da base do crânio. A massa está centrada no canal carotídeo esquerdo. O canal carotídeo contralateral (C) é demonstrado. (**B**) Imagem ponderada em T1 axial no mesmo paciente demonstra intensidade de sinal heterogênea dentro da massa esquerda, consistente com o trombo lamelado. O artefato de fase (setas brancas) confirma a natureza vascular da lesão e um grande aneurisma da artéria carótida cavernosa foi confirmado com a angiografia.

tinguir colesteatoma de mudanças no tecido mole que são vistas com a otite média crônica. Os colesteatomas podem ser divididos em variedades congênitas e adquiridas (Figura 3-144). Um colesteatoma congênito é considerado na imagem quando há lesão globular dentro da orelha média com erosão óssea adjacente, mas sem evidência ou história de processos infecciosos ou inflamatórios, ou trauma. Os colesteatomas adquiridos ocorrem quando o tecido epitelial ganha entrada na cavidade da orelha média via infecção ou trauma que viola a membrana timpânica. A presença de uma massa globular com erosões adjacentes é típica. Existem dois tipos de colesteatomas adquiridos. O tipo mais comum é o colesteatoma da parte flácida, por meio do qual o colesteatoma surge a partir da parte flácida da membrana timpânica e se estende para o espaço de Prussek. A erosão do *scutum* é um dos sinais desta entidade. Um colesteatoma da *pars tensa* surge em uma bolsa de retração posterossuperior da membrana timpânica e muitas vezes envolve o seio do tímpano. Na IRM, um colesteatoma tem intensidade de sinal intermediária nas imagens ponderadas em T1, intensidade de sinal alta nas imagens ponderadas em T2, e nas imagens pós-gadolínio, não há intensificação ou há uma borda fina de intensificação representando o tecido de granulação adjacente. As imagens ponderadas de difusão podem ser muito úteis à medida que elas mostram difusão reduzida (intensidade de sinal alta) no colesteatoma. Em contraste, um granuloma de colesterol da orelha média possui sinal alto nas sequências ponderadas em T1 que não diminui com a saturação de gordura e não há difusão reduzida.

C. Histiocitose de células de Langerhans

A histiocitose das células de Langerhans é uma doença de crianças e adultos jovens. Ela se apresenta mais comumente como lesões líticas solitárias ou múltiplas do osso. O osso temporal é uma localização comum para estas lesões, que aparecem como massas de tecido mole intensificadas bilaterais ou unilaterais não específicas na RM e lesões erosivas na TC.

D. Infecção

A infecção da cavidade da orelha média ocorre frequentemente em conjunção com infecção das células aéreas mastoides,

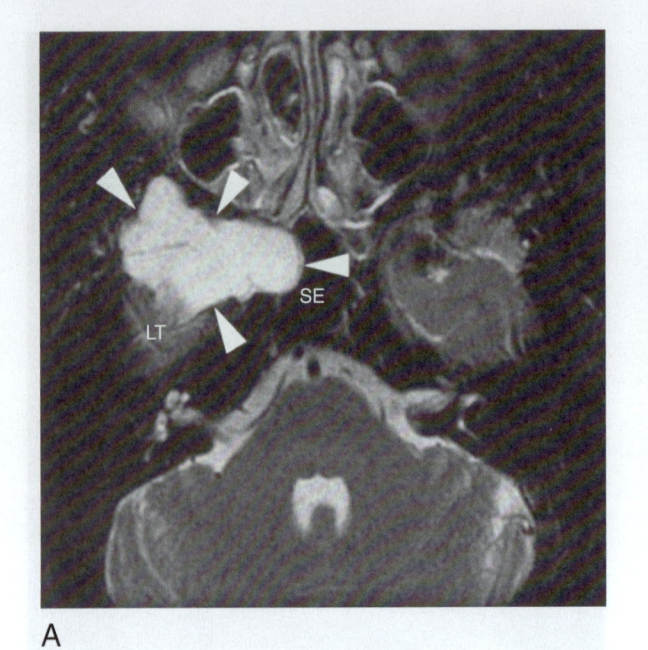

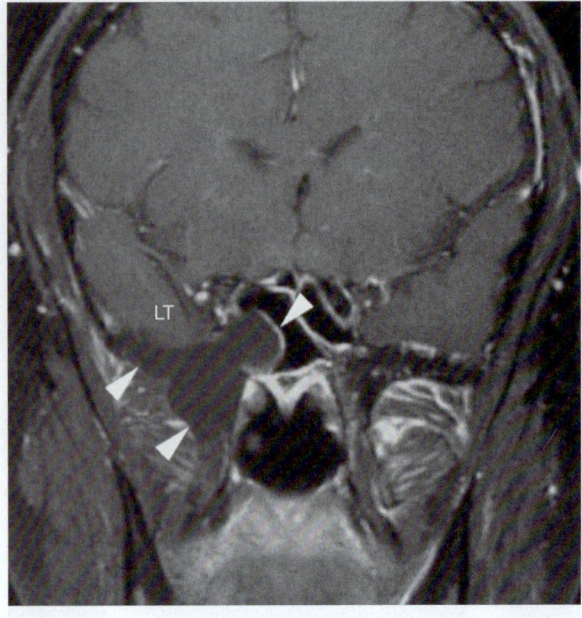

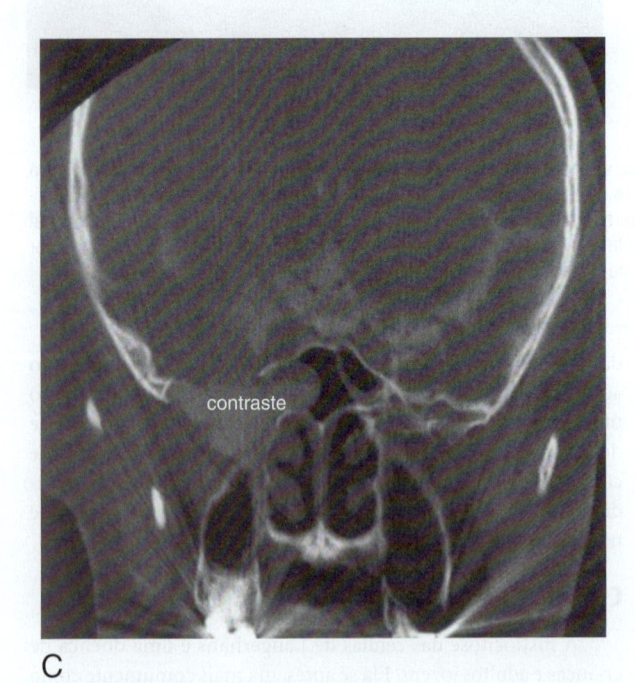

▲ **Figura 3-138** Um homem de 22 anos de idade se submeteu à RM para avaliação de cefaleia e foi encaminhado para tratamento de uma "massa" da base do crânio que foi descoberta. **(A)** Imagem ponderada em T2 *spin-eco* rápida com saturação de gordura demonstra uma massa bem circunscrita, surpreendentemente hiperintensa (pontas de setas) envolvendo a base direita do crânio e invadindo o seio esfenoide (SE). Ela está localizada imediatamente adjacente ao lobo temporal (LT). **(B)** Na imagem ponderada em T1 pós-gadolínio coronal com saturação de gordura, a lesão está centrada logo inferior ao lobo temporal no nível da asa maior do esfenoide e é isointensa ao LCS. O diagnóstico de meningocele esfenoide lateral foi questionado e a biópsia planejada foi cancelada. **(C)** O paciente se submeteu à cisternografia de TC. O preenchimento completo da "lesão" da base do crânio com contraste confirmou o diagnóstico de meningocele esfenoide lateral. Observe a ausência de grande parte da asa maior do esfenoide à direita, presumivelmente secundária à deficiência congênita e o afinamento e remodelagem com o passar do tempo devido a pulsações do LCS.

uma vez que estes dois compartimentos estão conectados via vários canais, o maior sendo o adito ao antro. Estes espaços são vulneráveis à infecção com bactérias do trato respiratório superior via tubas auditivas. A mastoidite coalescente (Figura 3-145) é diagnosticada quando há erosão dos septos ósseos das células aéreas mastoides e um abscesso se desenvolve no osso mastóideo. As complicações que precisam ser reconhecidas incluem absces-so subperiosteal, trombose dos seios venosos durais adjacentes (Figura 3-146) e extensão intracraniana.

E. Neoplasias

O tumor benigno mais comum da orelha média é um paraganglioma. Se um paragnaglioma é localizado na orelha média

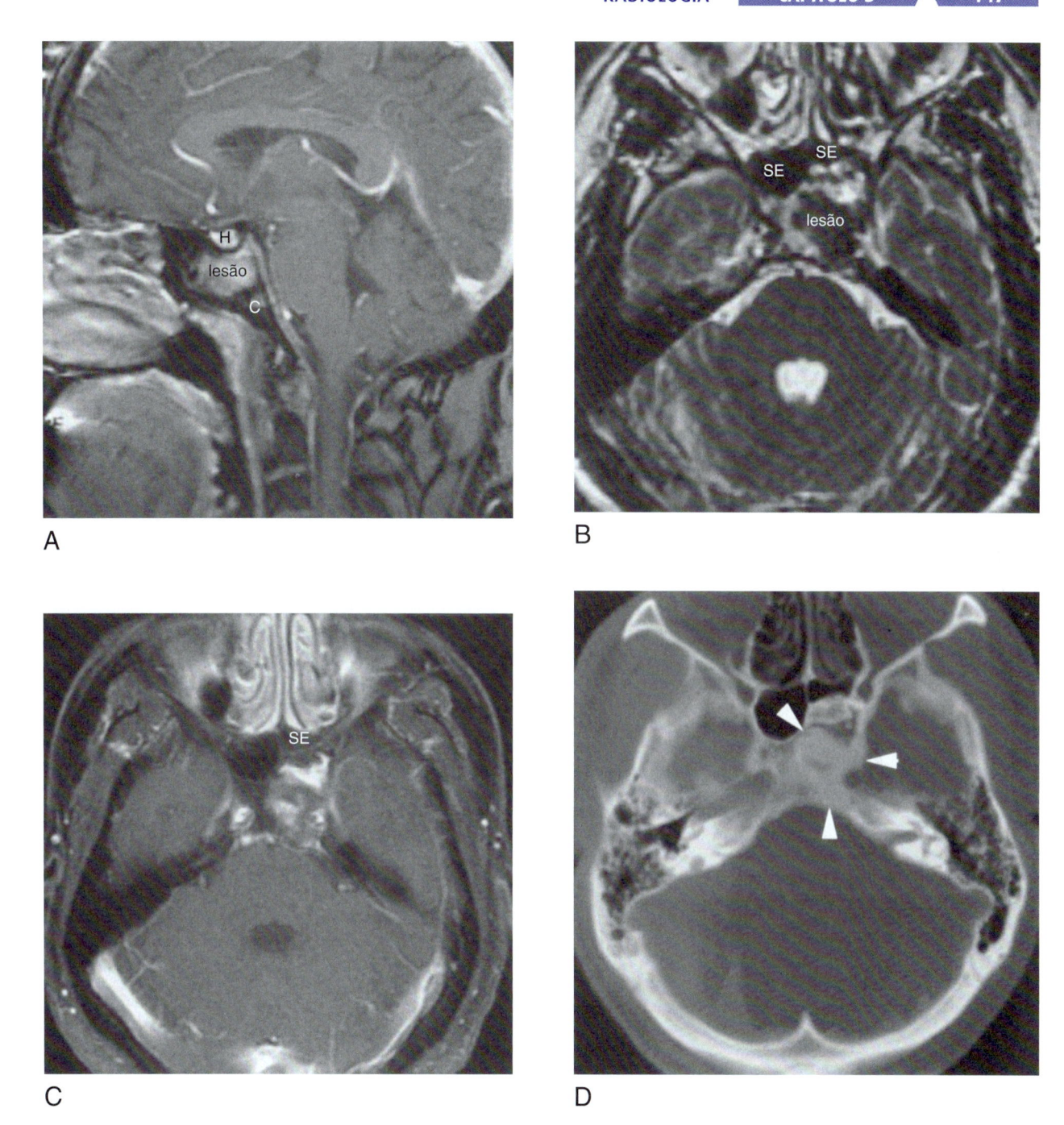

▲ **Figura 3-139** (**A**) Imagem de gradiente eco ponderada em T1 pós-gadolínio sagital da base do crânio adquirida como parte de um protocolo de navegação cirúrgica pré-operatório em um paciente encaminhado para uma biópsia de uma massa da base do crânio. Indicam-se o clivo normal (C, que aparece escuro na imagem de gradiente eco), a glândula hipofisária (H) e a lesão intensificada. (**B**) Imagem ponderada em T2 *spin-eco* rápida axial mostra que a lesão é bem baixa em intensidade de sinal e o seio esfenoide esquerdo (SE) parece pequeno comparado com o direito. Um componente mais anterior da lesão no lado esquerdo é heterogeneamente hiperintenso. (**C**) Na imagem ponderada em T1 pós-gadolínio axial com saturação de gordura, está evidente que o clivo esquerdo está expandido, o seio esfenoide (SE) esquerdo é pequeno e a lesão óssea demonstra realce heterogêneo, mas bem intenso. Quaisquer aspectos destrutivos ou agressivos são observados. O diagnóstico de displasia fibrosa foi questionado e um exame de TC foi recomendado. (**D**) Exame de TC axial da base do crânio visto na janela óssea demonstra expansão do osso esfenoide esquerdo e áreas de opacidade de vidro fosco, consistente com um diagnóstico de displasia fibrosa. A biópsia desnecessária foi cancelada.

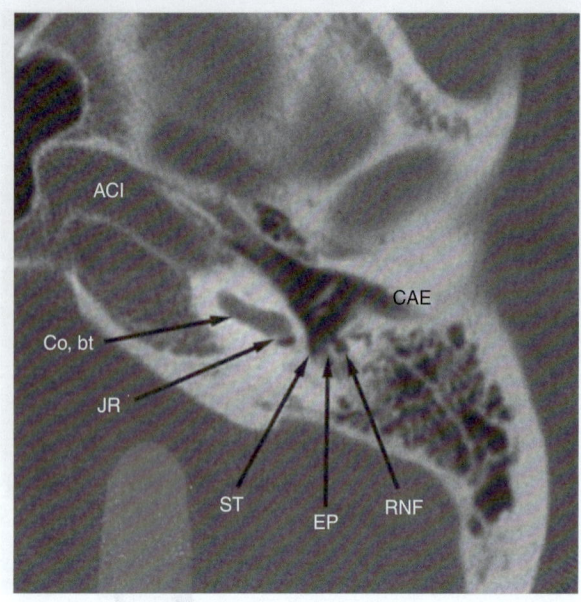

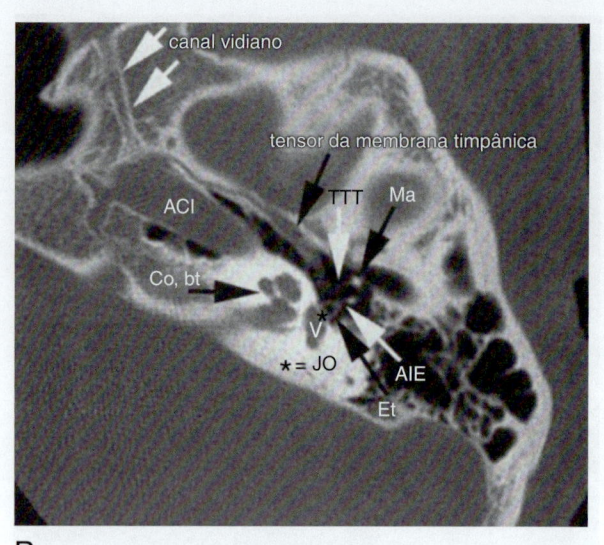

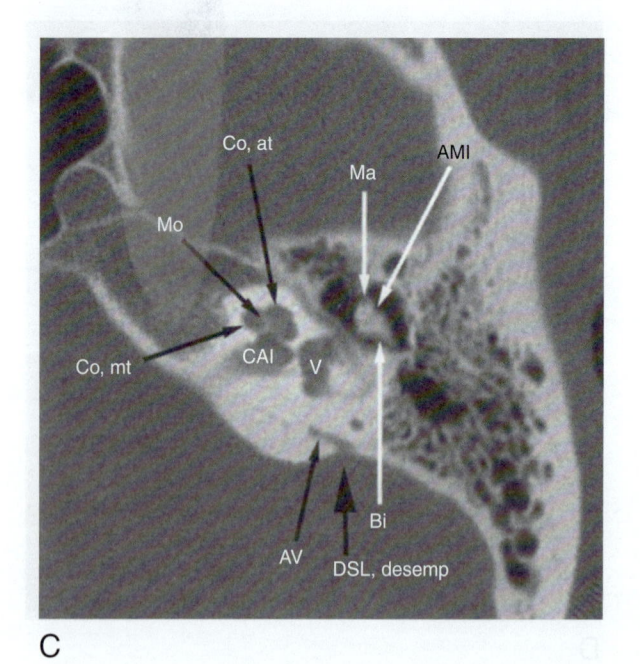

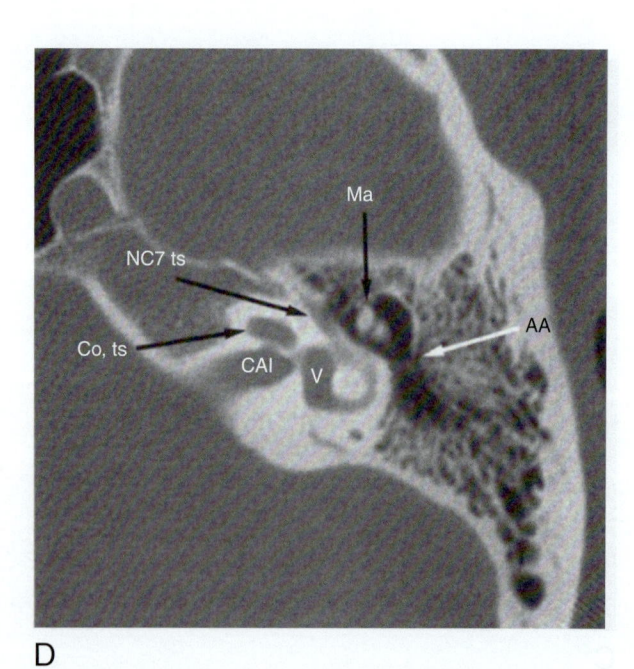

▲ **Figura 3-140** Exame de TC normal do osso temporal, fotografado na janela óssea. Imagens axiais (**A**) até (**G**) são de inferiores a superiores. As legendas para as partes (**H**) até (**K**) aparecem na página 150. (*continua*)

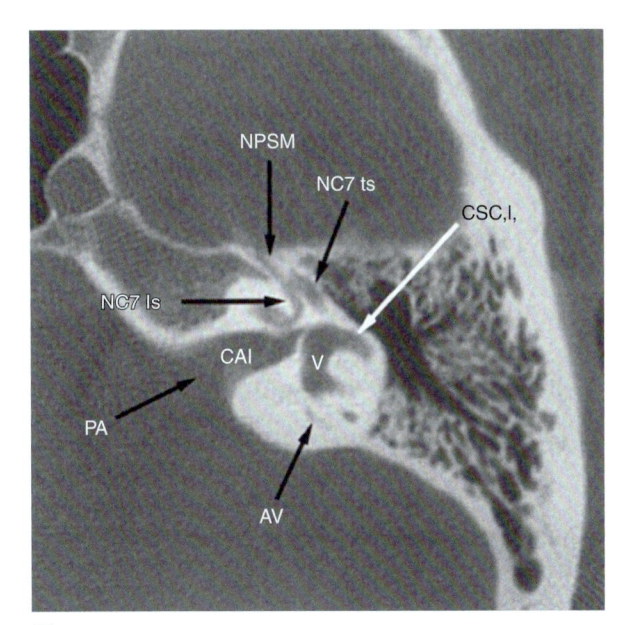

▲ **Figura 3-140** (*continuação*) Exame de TC do osso temporal normal, fotografado na janela óssea. Imagens axiais (**A**) até (**G**) são de inferiores a superiores. (*continua*)

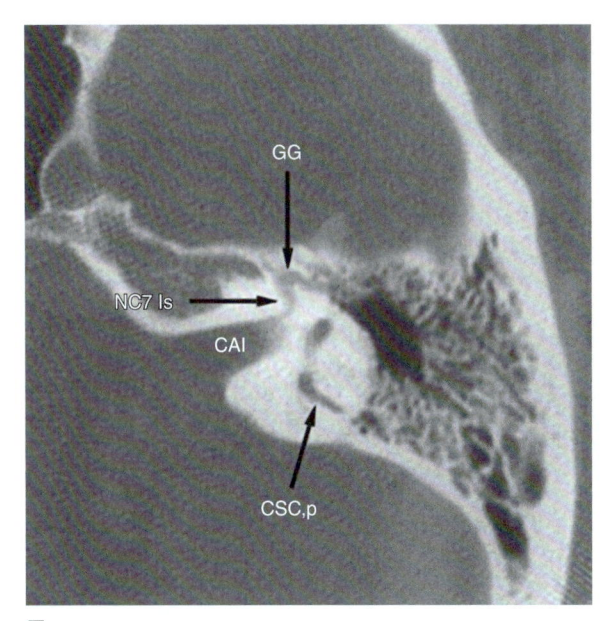

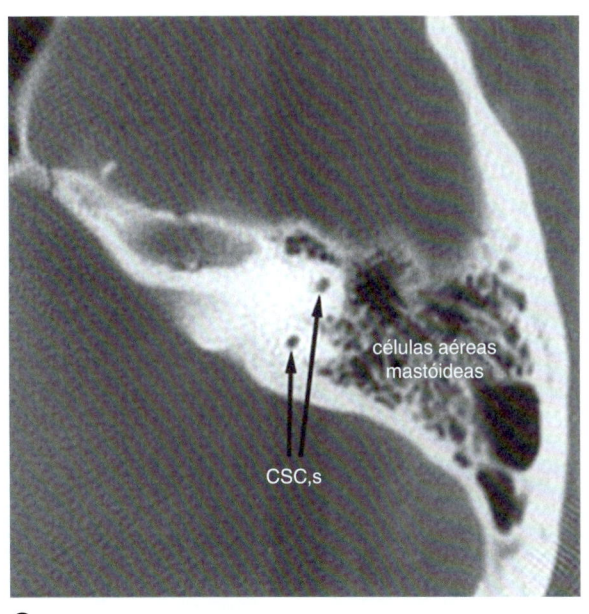

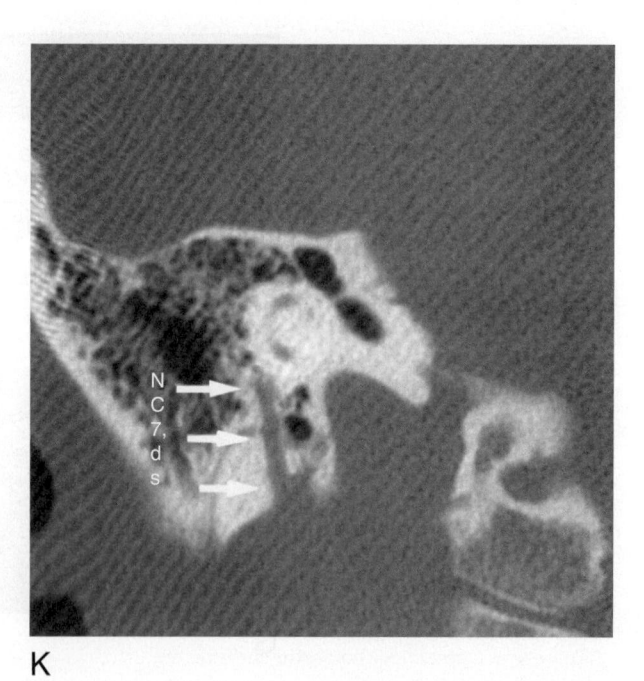

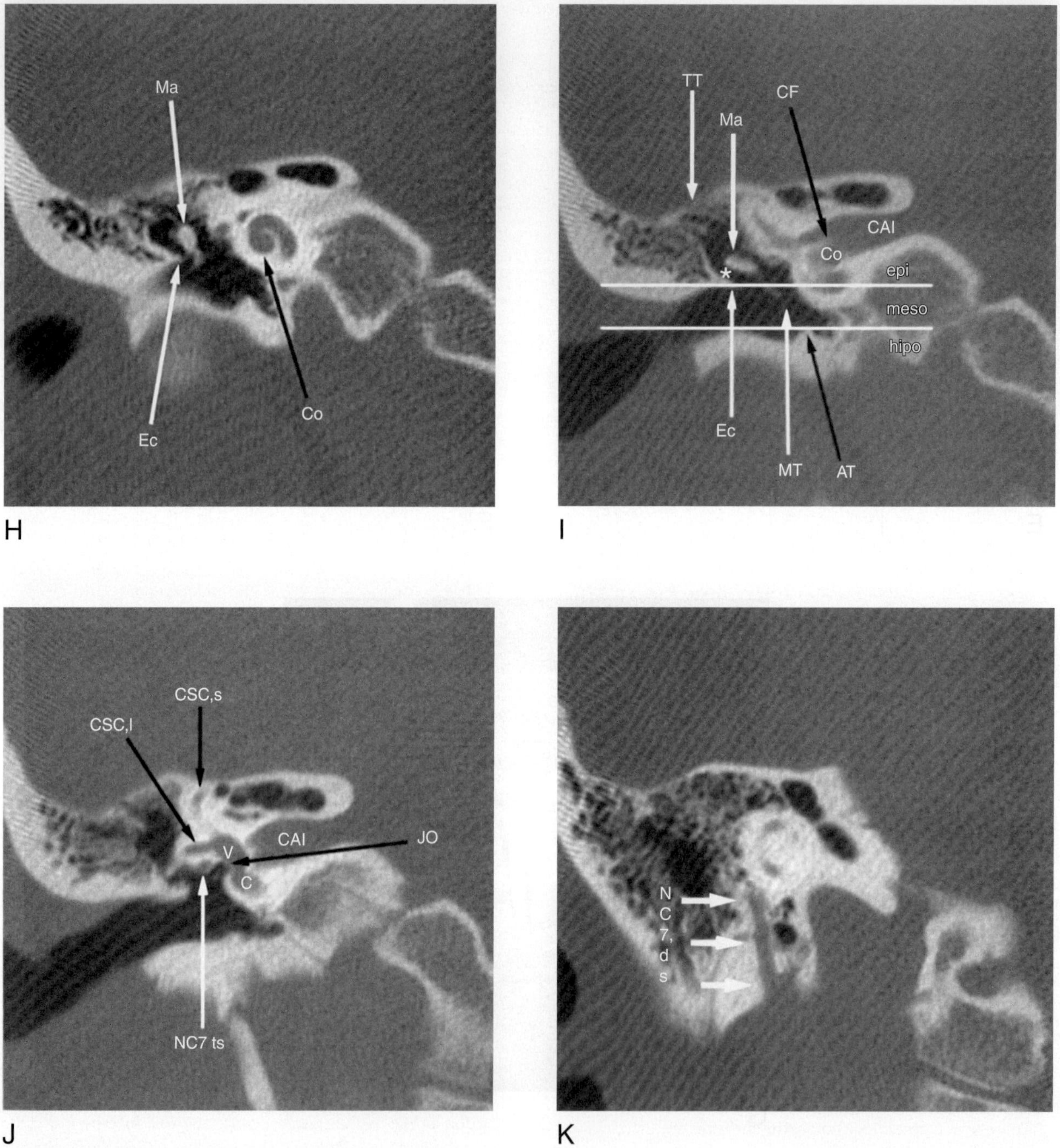

▲ **Figura 3-140** (*continuação*) Exame de TC do osso temporal normal, fotografado na janela óssea. As imagens coronais (**H**) até (**K**) são anteriores a posteriores. Abreviações: AA, adito ao antro; CF, crista falciforme; NC7 ds, NC VII, segmento mastoide descendente; NC7 ls, NC VII, segmento labiríntico; NC7 s, NC VII segmento timpânico; Co, cóclea; Co,at, cóclea, giro apical; Co,bt, cóclea, giro da base; Co,mt; cóclea, giro médio; CAE, canal auditivo externo; DSL, desempenho, depressão do saco endolinfático; epi, epitímpano; RNF, recesso do nervo facial; GG, gânglio geniculado; NPSM, nervo petroso superficial maior; hipo, hipotímpano; CAI, canal auditivo interno; ACI, artéria carótida interna; Bi, bigorna; AIE, articulação incudoestapedial; Ma, martelo; meso, mesotímpano; Mo, modíolo; AMI, articulação maleo-incudal; JO, janela oval; EP, eminência piramidal; PA, poro acústico; *, espaço de Prussak; JR, janela redonda; Ec, *scutum*; CSC,l, canal semicircular lateral; CSC,p canal semicircular, posterior; CSC,s, canal semicircular, superior; Et, estribo; ST, seio do tímpano; AT, ânulo do tímpano; MT, membrana timpânica; TT, tégmen do tímpano; TTT, tendão tensor do tímpano; V, vestíbulo; AV, aqueduto vestibular.

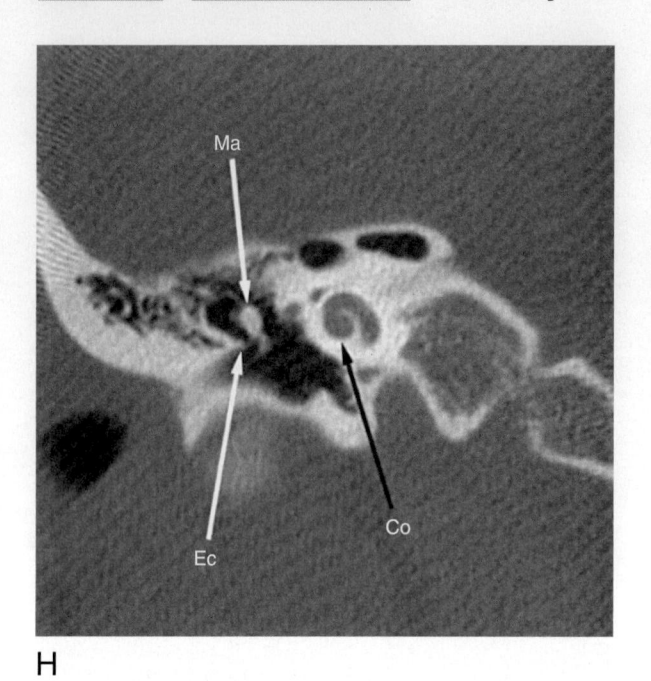

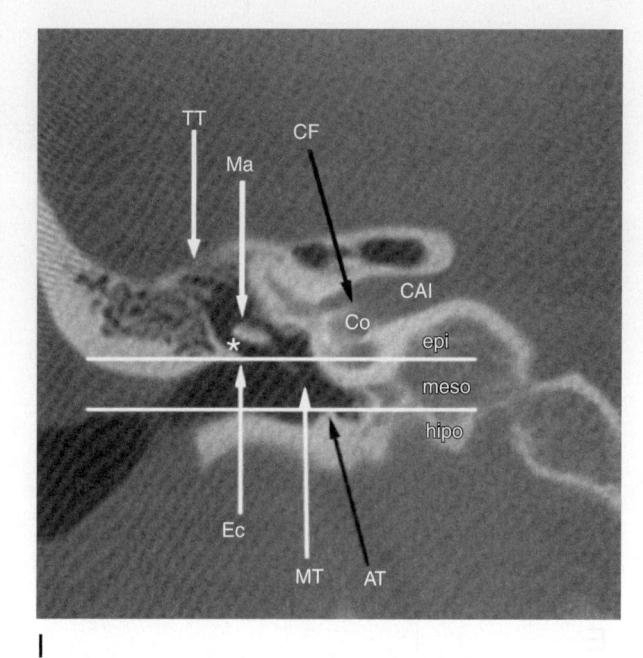

Quadro 3-12 Anormalidades do canal auditivo externo

Displasia aural congênita	Inflamatórias/reativas	Neoplásicas	
		Benigna	*Maligna*
Atresia	Otite externa crônica (orelha de nadador)	Osteoma	Carcinoma de célula basal
Estenose	Exostoses (orelha de surfista)	Tumor de origem na glândula ceruminosa	Carcinoma de célula escamosa
	Otite externa maligna (otite externa necrosante)		Melanoma
	Ceratose obliterante		Metástase
	Colesteatoma		Tumor de origem na glândula ceruminosa

sobrepondo o promontório, ele é chamado de glômus timpânico. Com frequência, há um componente da lesão próximo do bulbo da jugular. A lesão combinada é conhecida como um glômus jugulotimpânico (Figura 3-147). Um schwannoma do nervo facial também pode estar presente como uma massa da orelha média.

Os tumores malignos da cavidade da orelha média não são comuns. As metástases nos ossos ou na dura podem desgastar-se dentro da orelha média e se apresentar como massa da orelha média.

F. Anormalidades da cadeia ossicular

A cadeia ossicular consiste no martelo, na bigorna e no estribo. As anormalidades nesta cadeia causam a perda auditiva condutiva. As anormalidades adquiridas são em geral devidas à inflamação ou trauma. Estes processos podem levar à fusão ossicular, à fratura, ao deslocamento (Figura 3-148) e à erosão. A prótese ossicular pode ser usada para reconstruir alguma parte ou toda a cadeia ossicular (Figura 3-149).

G. Comunicações anormais

Uma comunicação anormal entre a cavidade da orelha média e a fossa craniana média pode ocorrer a partir de inflamação, de infecção, de trauma, de neoplasia ou complicações pós-operatórias. O afinamento de desenvolvimento ou adquirido do tégmen do tímpano (como no cenário da hipertensão intracraniana benigna, ou pseudotumor cerebral) pode também resultar em comunicação anormal dos compartimentos da orelha com a fossa craniana média. O cérebro, as meninges ou ambos podem sofrer herniação pelo defeito dentro da orelha média/cavidade mastoide, canal auditivo externo ou ambos (Figura 3-150).

Jackson CG, Pappas DG Jr, Manolidis S et al. Brain herniation into the middle ear and mastoid: concepts in diagnosis and surgical management. *Am J Otol* 1997;18(2):198 [PMID: 9093677]. (Prompt and effective surgical repair is successful and integral to preventing complications in cases of temporal bone encephaloceles.)

Lo WW, Solti-Bohman LG, McElveen JT Jr. Aberrant carotid artery: radiologic diagnosis with emphasis on high-resolution computed tomography. *Radiographics* 1985;5(6):985 [PMID: 3880011]. (Classic text describing the imaging of aberrant internal carotid arteries.)

Maroldi R, Farina D, Palvarini L et al. Computed tomography and magnetic resonance imaging of pathologic conditions of the middle ear. *Eur J Radiol* 2001;40(2):78 [PMID: 11704355]. (Description of middle ear pathologies as seen on CT scanning and MRI.)

Soderberg KC, Dornhoffer JL. Congenital cholesteatoma of the middle ear: occurrence of an "open" lesion. *Am J Otol* 1998;19(1):37 [PMID: 9455945]. (Investigation of the occurrence of an "open" form of congenital cholesteatoma.)

Swartz JD. Imaging diagnosis of middle ear lesions. *Curr Probl Diagn Radiol* 2002;31(1):4 [PMID: 11859313]. (A review and description of middle ear lesions.)

Veillon F, Riehm S, Emaschescu B et al. Imaging of the windows of the temporal bone. *Semin Ultrasound CT MR* 2001;22(3):271 [PMID: 11451100]. (Detailed description of anatomy and pathology involving the round window.)

3. Orelha interna

▶ Anatomia

A orelha interna contém estruturas para audição e equilíbrio (ver Figura 3-140). As porções cisternais do NC VII e VIII saem da ponte próximas ao nível dos pedúnculos cerebelares médios. Os nervos entram no canal auditivo interno por meio do poro acústico. O canal auditivo interno, na transversal, pode ser dividido em quatro quadrantes, cada um dos quais contém um nervo. A crista falciforme divide os dois quadrantes superiores dos dois quadrantes inferiores e a "barra de Bill" divide o quadrante anterossuperior do quadrante posterossuperior. No quadrante anteroposterior está o nervo facial, que não pode ser visualizado no canal auditivo interno nos exames de TC, mas pode ser bem visualizado na RM ponderada em T2 secção fina. Inferior a ele, no quadrante anteroinferior, está o nervo coclear.

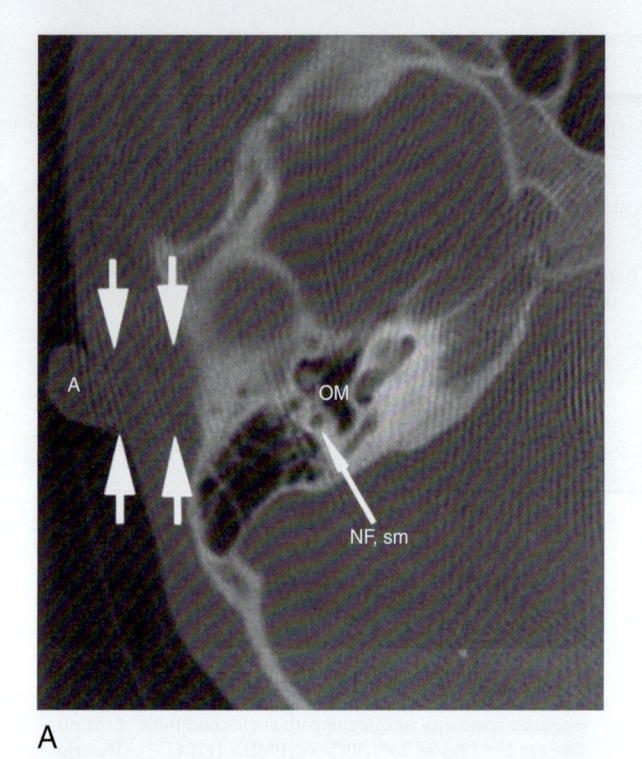

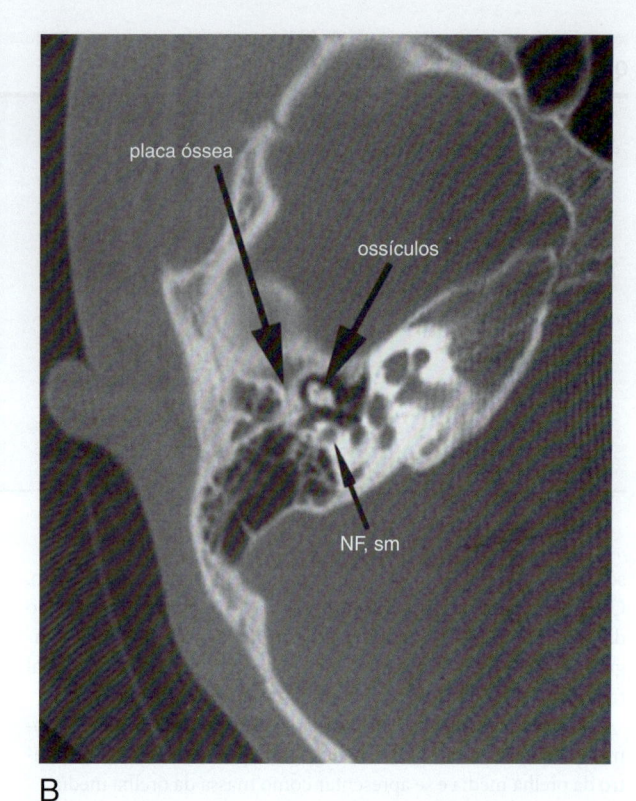

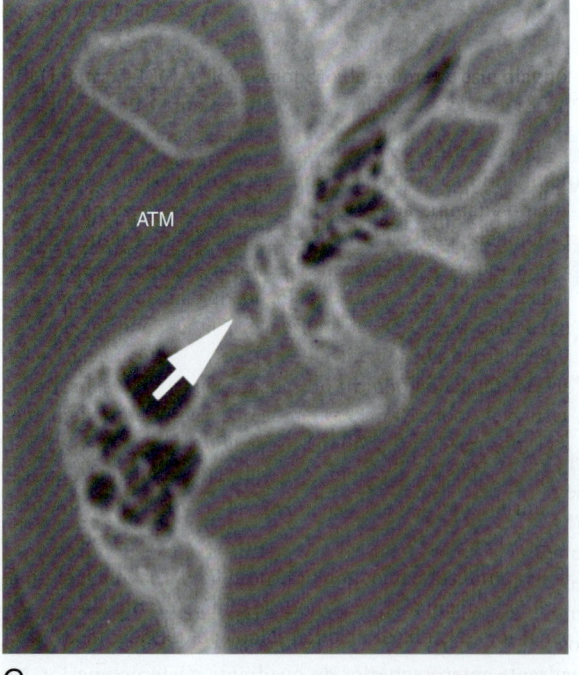

▲ **Figura 3-141** Atresia do canal auditivo externo. (**A**) Exame de TC axial visto na janela óssea demonstra uma asa malformada (A) e ausência do canal auditivo externo (setas brancas indicam a posição esperada do CAE). A orelha média (OM) e o segmento mastóideo descendente do nervo facial (NF, sm) são indicados. (**B**) Uma imagem mais superior no mesmo paciente demonstra uma pequena fissura na orelha média, uma placa de atresia óssea e ossículos de aparência displásica. A orelha interna está normal. (**C**) Em um nível mais inferior, o nervo facial (seta) sai para o aspecto posterior da articulação temporomandibular (ATM), mais anterior a lateral que o normal.

No quadrante posterossuperior, está a divisão superior do nervo vestibular. No quadrante posteroinferior, está a divisão inferior do nervo vestibular. Os nervos vestibulares são posteriores aos nervos facial e coclear. O mnemônico *seven up, coke down** lembra de colocar o NC VII (o nervo facial) superior ao nervo coclear. Os nervos nos quadrantes posteriores são de fácil disposição, uma vez que um possui as divisões superior e inferior do nervo vestibular. As imagens ponderadas em T2 sagital e axial e alta resolução que demonstram esta anatomia são mostradas na Figura 3-151.

Em qualquer discussão da anatomia da orelha inferior, compreender a compartimentação da endolinfa e da perilinfa é valioso. As estruturas que são visualizadas nos exames de TC representam a concha óssea das estruturas da orelha interna. Uma membrana interna alinha as paredes ósseas e forma a "concha mole" de canais que essencialmente emparelha as estruturas ósseas. A endolinfa é o líquido que preenche a concha membranosa. A perilinfa é o líquido que preenche o espaço entre a concha mole membranosa interna e a concha óssea externa. A janela oval e a janela redonda são aberturas no espaço perilinfático.

O nervo coclear surge a partir do gânglio espiral, que reside no modíolo ósseo da cóclea. Nos exames de imagem, é importante inspecionar a cóclea por 2 ¼ para 2 ½ giros. Na imagem axial, o giro da base, o giro médio e o giro apical da cóclea podem ser identificados. Dentro da cóclea, a rampa do vestíbulo começa na janela oval, forma uma espiral para atingir o helicotrema no ápice da cóclea e então espirala de volta como rampa do tímpano. A rampa do tímpano termina como janela redonda. A rampa

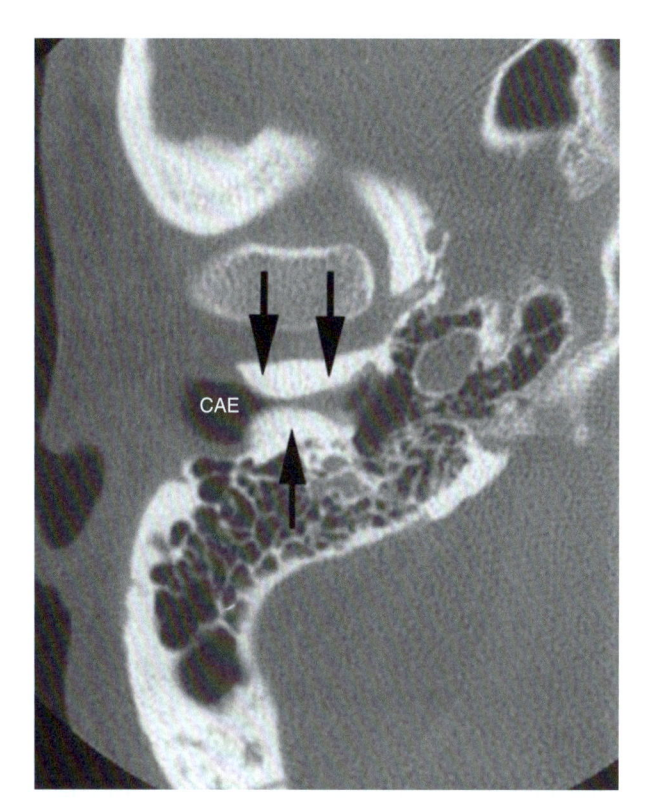

▲ **Figura 3-142** Exostose ("orelha de surfista"). Exame de TC axial visto na janela óssea demonstra um estreitamento acentuado do canal auditivo externo pelos crescimentos ósseos excessivos (setas pretas) representando a exostose. O tecido mole anormal é secundário ao cerume impactado. O lado oposto (não mostrado) foi idêntico. CAE, canal auditivo externo.

* N. de T. Mnemônico usado para lembrar a posição relativa dos nervos dentro do canal auditivo interno. O sétimo nervo sobe (*seven up*) e o nervo coclear desce (*coke down*).

Quadro 3-13 Anormalidades da orelha média

Anormalidades vasculares congênitas	Massas congênitas	Anormalidades inflamatórias	Anormalidades infecciosas	Massas neoplásicas		Anormalidades ossiculares
				Benignas	*Malignas*	
Artéria carótida interna aberrante	Colesteatoma congênito	Colesteatoma adquirido – Parte flácida – Parte tensa	Otite média	Paraganglioma	Carcinoma de célula escamosa	Fixação ossicular
Artéria estapédica persistente		Granuloma de colesterol		Hemangioma	Adenocarcinoma	Erosão ossicular
Bulbo da jugular deiscente		Histiocitose de célula de Langerhans (granuloma eosinofílico)		Meningioma	Carcinoma cístico adenoide	Deslocamento ossicular
		Timpanoesclerose		Tumores ósseos	Metástases	Deformidade ossicular
						Prótese ossicular

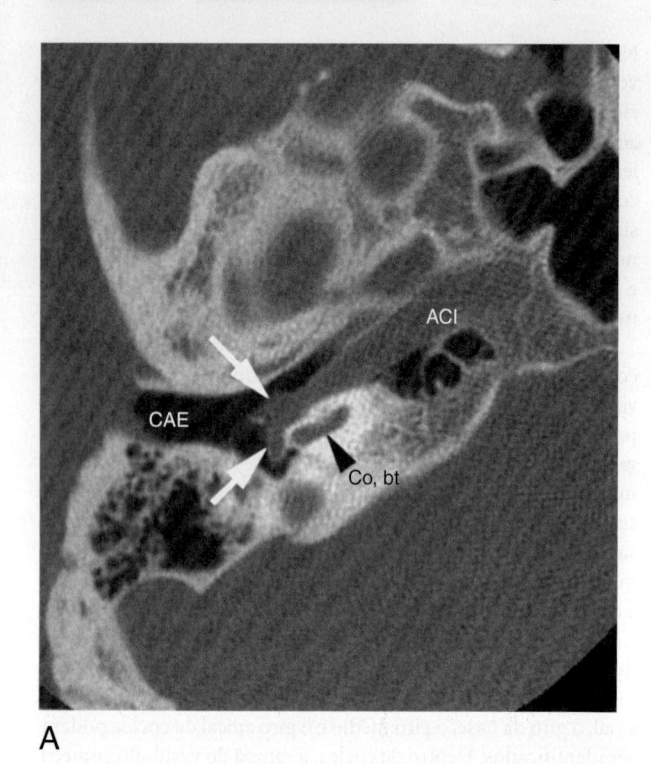

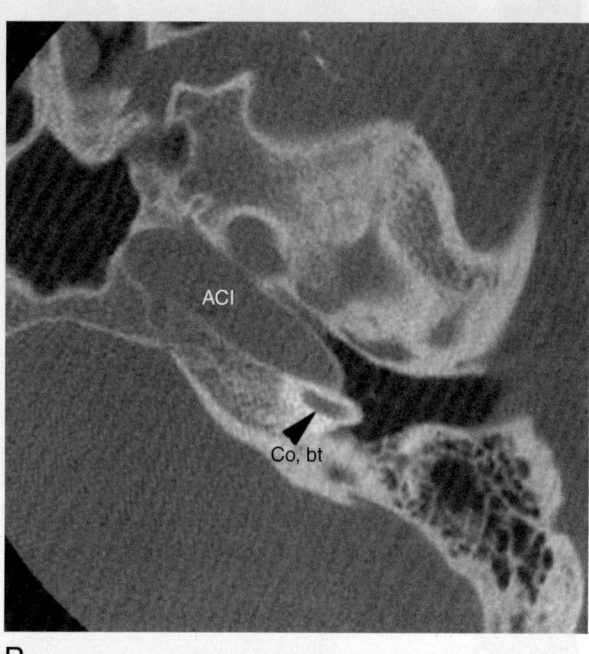

▲ **Figura 3-143** Artéria carótida interna (ACI) aberrante em um paciente que se apresenta com zumbido pulsátil direito e uma massa retro-timpânica vascular. (**A**) Exame de TC axial visto na janela óssea demonstra a ACI aberrante cursando pela cavidade da orelha média (setas brancas) e sobrepondo o promontório coclear. O giro da base da cóclea é indicado (seta preta). O curso desta artéria carótida é mais posterolateral do que normal. (**B**) A ACI contralateral no mesmo paciente mostra o curso normal do segmento horizontal da ACI e uma cobertura óssea normal sobre o canal da carótida. CAE, canal auditivo externo; Co, bt, cóclea, giro da base.

do vestíbulo e a rampa do tímpano contêm perilinfa. O ducto da cóclea espirala entre a rampa do vestíbulo e a rampa do tímpano para o helicotrema. O canal da cóclea é parte do labirinto membranoso e contém endolinfa. A diferenciação da rampa do vestíbulo, canal da cóclea e rampa do tímpano não é possível nos exames de rotina de TC e RM, mas é possível em alguma extensão (pelo menos a rampa do tímpano e a rampa do vestíbulo) com RM de alta resolução.

As divisões superior e inferior do nervo vestibular penetram no vestíbulo ósseo e fazem sinapse no gânglio vestibular. O vestíbulo ósseo contém utrículo e sáculo. O utrículo e o sáculo contêm uma estrutura sensível ao movimento chamada *maculam* que ajuda a determinar a posição da cabeça e fornece informação sobre aceleração e desaceleração. As fibras nervosas do utrículo e do sáculo originam-se do gânglio vestibular.

Existem três canais semicirculares em formato de ferradura: os canais semicirculares lateral, superior e posterior, que estão em ângulos retos um com o outro. Os canais semicirculares posterior e superior partilham uma perna comum. Portanto, existem cinco (em vez de seis) conexões com o utrículo. Cada canal contém um canal semicircular, que é parte do labirinto membranoso, circundado pela perilinfa. Cada canal semicircular possui uma ampola que contém cristas sensíveis aos movimentos da cabeça. As fibras nervosas correm a partir das ampolas para o gânglio vestibular. O canal semicircular superior normalmente se salienta para dentro da fossa craniana média. Esta pequena protrusão óssea é chamada de eminência arqueada. Em alguns casos, uma deiscência da cobertura óssea do canal semicircular superior pode estar presente, uma condição que esteve associada com vertigem induzida por pressão e/ou som. Há normalmente só uma fina cobertura óssea sobre o aspecto lateral do canal semicircular lateral e isto pode potencialmente ser um local de conexão fistulosa entre as estruturas da orelha média e orelha interna, geralmente no cenário da infecção ou do colesteatoma.

O nervo facial possui um curso complexo por meio da orelha interna. Após deixar o canal auditivo interno, ela se curva de forma anteromedial por uma curta distância ao gânglio geniculado. Este primeiro segmento do nervo facial é chamado de segmento labiríntico e ele viaja no canal de Falópio ósseo. A partir do gânglio geniculado, o nervo petroso superficial maior continua para frente na direção anteromedial. A partir do gânglio geniculado, o nervo facial inverte o curso e pega um curso reto de modo poste-

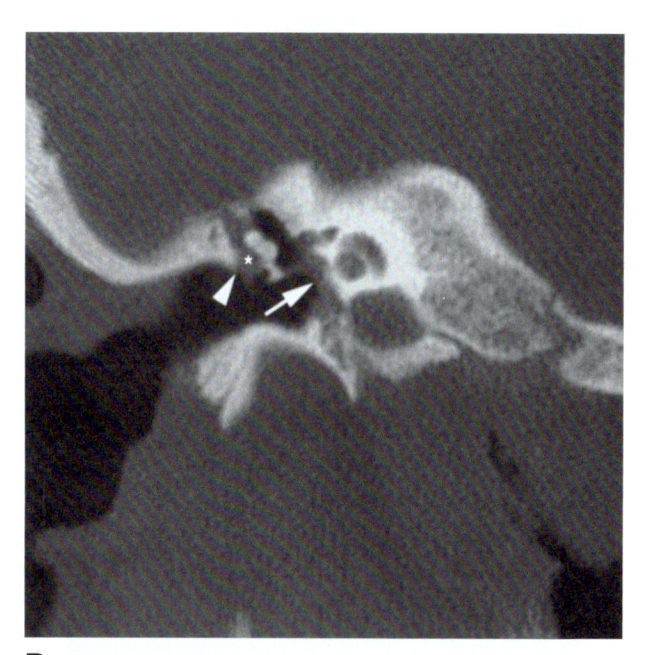

▲ **Figura 3-144** Colesteatomas congênitos e adquiridos. (**A**) Exame de TC coronal (janela intermediária) demonstra atresia óssea do canal auditivo externo (CAE) direito. Medial à placa atrésica está uma massa de tecido mole arredondada (seta branca) que causou alguma remodelagem óssea. Na cirurgia, um colesteatoma congênito foi confirmado. OM, orelha média. (**B**) Exame de TC coronal visualizado em janela óssea em um adulto com doença inflamatória de longa duração da orelha média direita e do mastoide demonstra retração da membrana timpânica direita (seta branca) e tecido mole anormal na orelha média. O tecido mole preenche o espaço de Prussak direito (*), deslocando os ossículos medialmente e há erosão do *scutum* (ponta da seta). O colesteatoma foi confirmado na cirurgia.

rolateral, sob o canal semicircular lateral, até atingir o joelho posterior. Este segundo segmento é chamado de segmento horizontal ou timpânico. A partir do joelho posterior, o nervo facial realiza um giro de quase 90º e se posiciona diretamente para baixo, logo posterolateral ao recesso do nervo facial. Isso é conhecido como segmento mastóideo vertical ou descendente do nervo facial. O nervo estapédio ramifica-se do segmento mastóideo alto do nervo facial e inerva o músculo estapédio. A corda do tímpano ramifica-se do aspecto inferior do segmento vertical do nervo facial e penetra na cavidade da orelha média, onde ele então atravessa entre o manúbrio do martelo e o processo longo da bigorna. A corda do tímpano inerva a língua (para o paladar) e as glândulas submandibular e sublingual. O segmento vertical sai do forame estilomastóideo, localizado entre o processo estiloide e a ponta mastoide. Então, o nervo penetra a substância da glândula parótida, onde ele se ramificou (geralmente cinco) em ramificações maiores (temporal, zigomática, bocal, mandibular marginal, cervical).

O aqueduto coclear é um canal ósseo que conecta a cóclea ao espaço subaracnóideo intracraniano. Esse aqueduto aparece como uma versão "mini" do canal auditivo interno, porque é orientado em paralelo ao canal auditivo interno, porém localizado mais caudalmente. O aqueduto coclear, que está basicamente em comunicação com a rampa vestibular, a rampa do tímpano e os canais semicirculares, contém perilinfa. A função do aqueduto coclear não é bem compreendida, mas é uma rota potencial para a meningite se propagar para a orelha interna.

O aqueduto vestibular é uma outra conexão óssea entre o espaço subaracnoide cerebral e a orelha interna. Esse canal ósseo é localizado no nível do canal semicircular lateral e é orientado quase perpendicularmente ao canal auditivo interno. Ele se estende da face petrosa posterior no nível da depressão para o saco endolinfático até o vestíbulo. O aqueduto vestibular contém o canal endolinfático que, como o nome sugere, contém endolinfa. O limite superior do tamanho normal do aqueduto vestibular é aproximadamente 1,5 mm de diâmetro no ponto médio entre o pilar comum e a abertura óssea do aqueduto vestibular.

▶ Patologia

As anormalidades que podem ser encontradas nos exames de imagem da orelha interna são citadas no Quadro 3-14. O estreitamento do canal auditivo interno (Figura 3-152) no cenário da perda auditiva neurossensorial congênita tem sido associado à deficiência ou à ausência de nervo coclear. Uma RM de alta resolução sagital oblíqua pode visualizar o nervo coclear dentro do canal auditivo interno para avaliar diretamente sua presença e seu calibre.

A. Anormalidades congênitas

As anormalidades congênitas do labirinto ósseo representam um espectro de anormalidades ósseas que, imagina-se, são causadas por parada de desenvolvimento em pontos de tempo

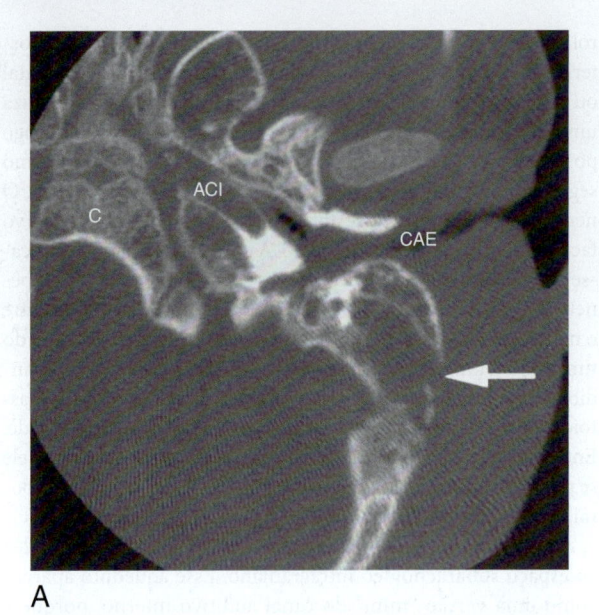

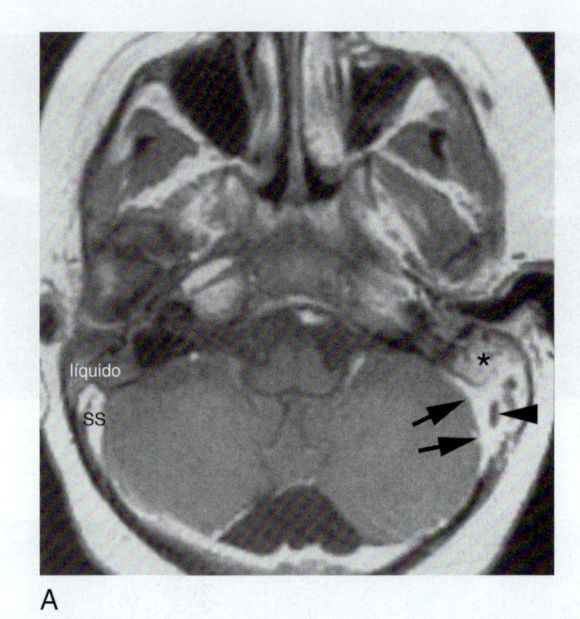

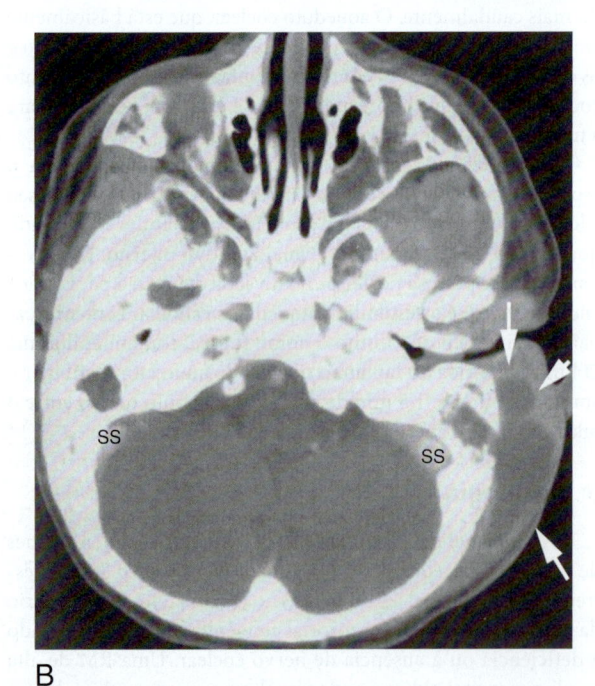

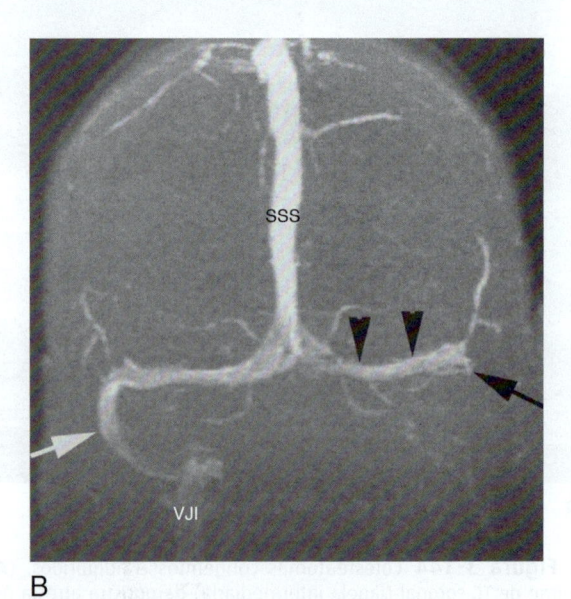

▲ **Figura 3-145** Mastoidite coalescente. (**A**) TC axial vista em janela óssea demonstra estreitamento de tecido mole do canal auditivo externo, tecido mole anormal na cavidade da orelha média e opacificação de células aéreas mastóideas. A erosão de múltiplos septos mastoides é consistente com mastoidite coalescente. Um defeito focal está presente (seta branca) no córtex mastoide lateral e observa-se edema de tecido mole sobreposto acentuado. C, clivo; ACI, artéria carótida interna; CAE, canal auditivo externo. (**B**) TC pós-contraste no mesmo paciente demonstra um grande abscesso (setas brancas) envolvendo o mastoide e se estendendo lateralmente nos tecidos moles adjacentes. Os seios sigmoides (SS) são permeáveis bilateralmente.

▲ **Figura 3-146** Mastoidite e trombose do seio sigmoide. (**A**) Sequência ponderada em T1 axial pós-gadolínio mostra intensificação nas células aéreas mastóideas esquerdas (*) com extensão intracraniana adjacente e realce da dura-máter no nível do seio sigmoide (setas). Líquido mastoide não específico e um seio sigmoide (SS) normal são indicados no lado direito. Uma área focal de não intensificação (ponta da seta) é sugestiva de uma trombose parcial ou completa do seio sigmoide. (**B**) Venograma por RM do mesmo paciente mostra uma falta de intensificação relacionada ao fluxo do seio sigmoide esquerdo e da veia jugular interna, confirmando trombose do seio sigmoide. A seta preta indica a junção do seio transverso permeável (ponta das setas pretas) com trombose no seio sigmoide. Observe o seio sigmoide direito normal e permeável (seta branca). O seio sagital superior (SSS) permeável e a veia jugular interna (VJI) direita também são indicados.

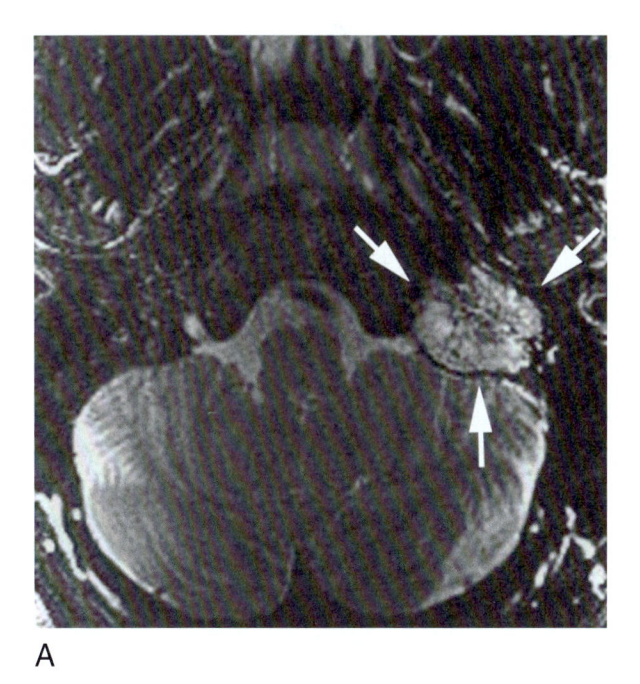

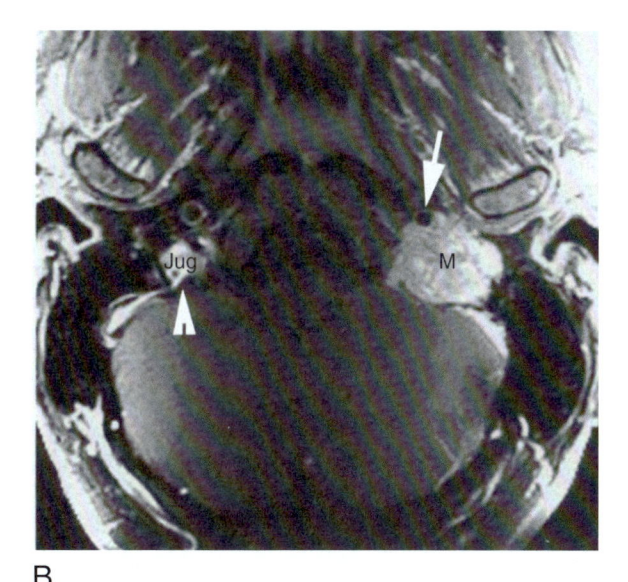

Figura 3-147 Paraganglioma. (**A**) Imagem ponderada em T2 axial mostra uma massa de tecido mole centralizada no forame jugular (setas brancas) com uma aparência de "sal e pimenta". A "pimenta" representa pequenas hipervascularizações nesse tumor vascular. (**B**) Imagem ponderada em T1 pós-gadolínio axial no mesmo paciente mostra a intensificação intensa dessa lesão de massa (M) altamente vascular. A estreita relação com a ACI esquerda deslocada anteriormente (seta branca) é demonstrada. O bulbo jugular direito normal (ponta da seta branca) é mostrado para comparação. (**C**) TC axial visualizada em janela óssea no mesmo paciente demonstra uma lesão lobulada (seta branca) que corroeu o osso do ápice petroso adjacente, o mastoide e o canal auditivo externo e se estendeu para o hipotímpano (ponta das setas brancas). Isso é consistente com um tipo de glômus jugulotimpânico de paraganglioma. FO, forame oval; ACI, artéria carótida interna; CAE, canal auditivo externo.

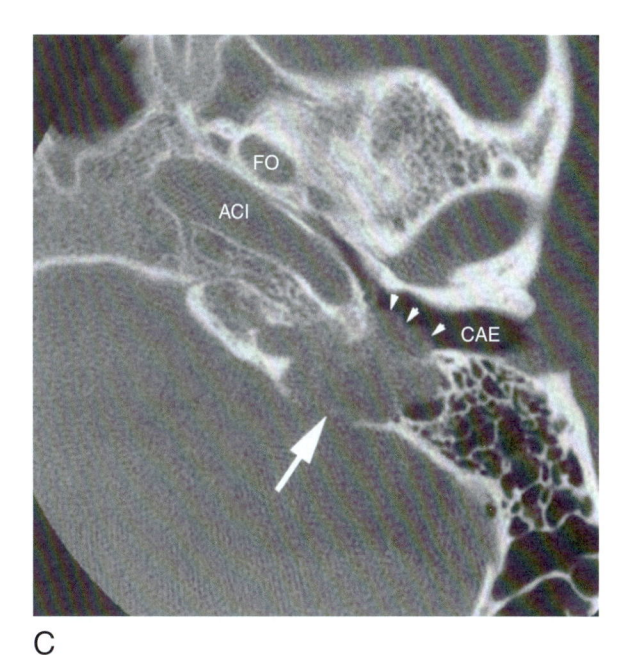

específicos. Como o desenvolvimento da orelha interna é separado do desenvolvimento das orelhas externa e média, as malformações congênitas da orelha interna em geral não são associadas com malformações das orelhas externa e média. Essa separação não é absoluta, contudo, e as malformações da orelha interna podem ocorrer com malformações das orelhas externa e média (e vice-versa). A deformidade de Michel é a aplasia completa do labirinto. No exame de imagem, há ausência total das estruturas da orelha interna normal. Na malformação de Mondini, ou divisão incompleta da cóclea, há apenas uma volta e meia da cóclea devido à confluência das voltas média e apical. A volta basal é normal. A cavidade comum é vista quando a cóclea, o vestíbulo e os canais semicirculares parecem fundir-se em uma grande cavidade (Figura 3-153). Na displasia e aplasia do canal semicircular,

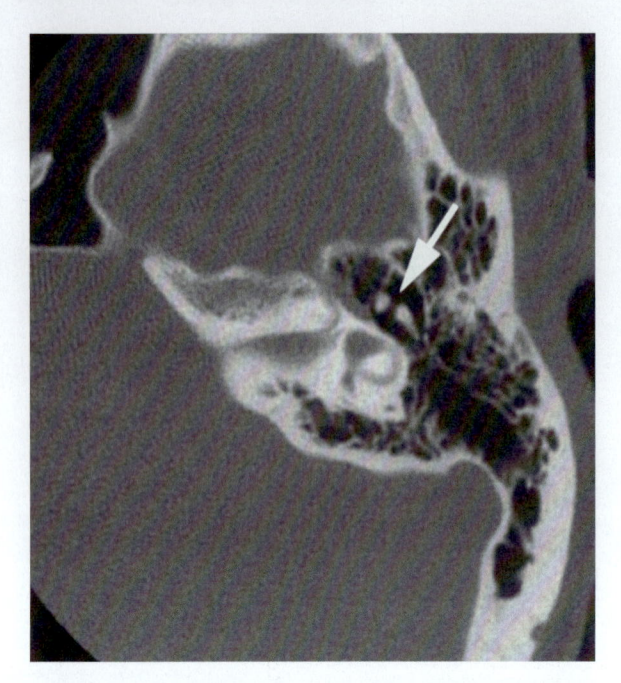

▲ **Figura 3-148** Deslocamento ossicular. A cabeça do martelo é deslocada do processo curto da bigorna. A aparência de "casquinha de sorvete" normal é rompida e o "sorvete" caiu da "casquinha". A seta branca indica a articulação maleoincudal rompida, aumentada.

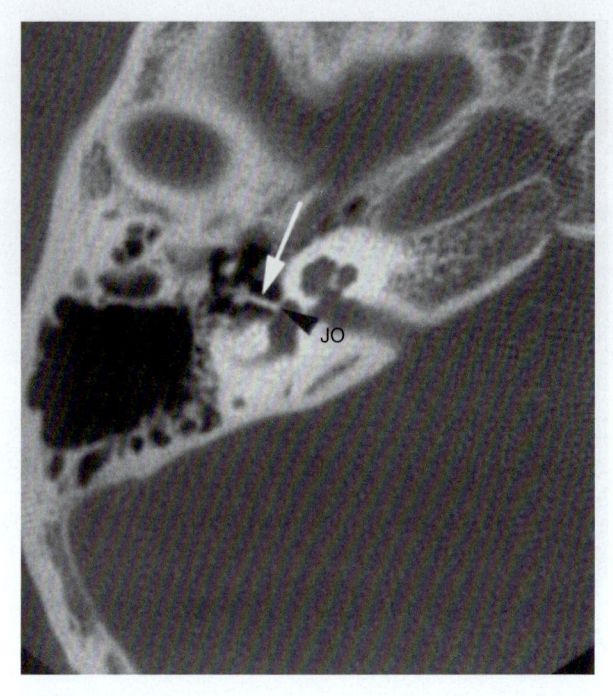

▲ **Figura 3-149** TC axial visualizada em janela óssea demonstra uma prótese de reconstrução ossicular parcial (seta) estendendo-se da janela oval (JO) (ponta da seta) para a face inferior da bigorna.

um ou mais canais podem ser anormais. Como o canal semicircular lateral se desenvolve após os outros dois canais já terem se desenvolvido, o desenvolvimento anormal pode afetar o canal semicircular lateral em isolamento após os outros dois canais semicirculares já terem se desenvolvido normalmente, ao passo que uma anormalidade de desenvolvimento mais precoce que afeta os canais semicirculares posteriores ou superiores em geral também afeta o canal semicircular lateral subsequentemente em desenvolvimento. A síndrome do aqueduto vestibular aumentado (Figura 3-154) é a anormalidade de imagem mais comum na perda auditiva neurossensorial que se apresenta no primeiro ano de vida ou na infância. No ponto médio entre a abertura do aqueduto até o espaço subaracnóideo e o pilar comum, o aqueduto vestibular não deve medir mais de 1,5 mm. Comparar o diâmetro com a profundidade do canal semicircular lateral também pode ser útil, porque normalmente eles são equivalentes, ou o aqueduto vestibular é menor. Às vezes, o aqueduto vestibular ósseo aparece normal em um exame de TC, mas uma RM mostra um saco endolinfático aumentado. O aqueduto vestibular grande é muitas vezes associado com anormalidades cocleares, notavelmente uma deficiência do modíolo.

B. Otosclerose

A otosclerose é dividida em dois tipos: fenestral e retrofenestral.

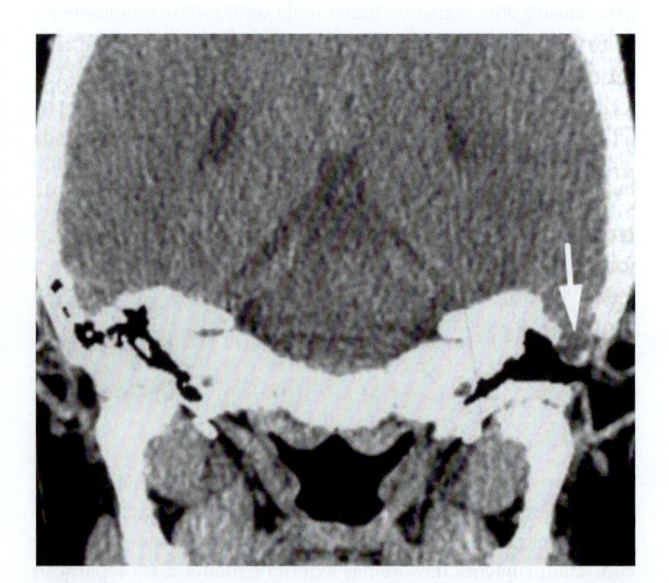

▲ **Figura 3-150** TC coronal visualizada em janela óssea em um paciente que se submeteu a uma mastoidectomia prévia demonstra a herniação inferior de tecido cerebral e meninges (seta branca) por meio de um defeito cirúrgico no canal auditivo externo.

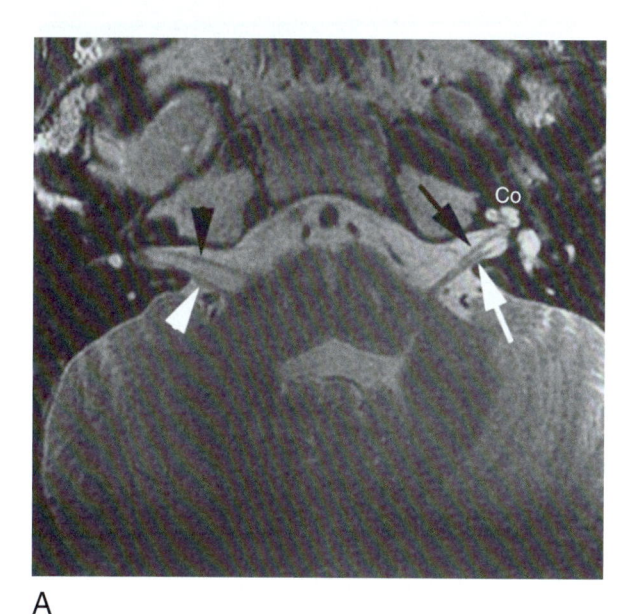

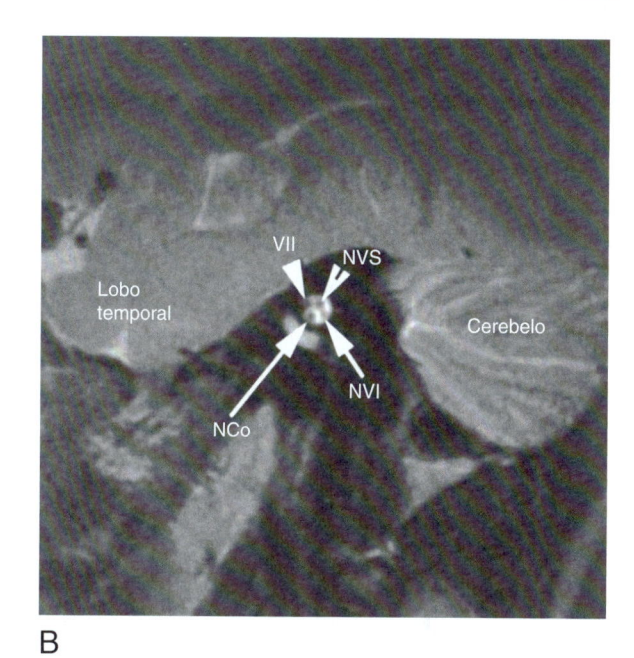

▲ **Figura 3-151** (**A**) Imagem ponderada em T2 axial mostra os quatro nervos do canal auditivo interno. Nessa imagem assimetricamente posicionada, o canal auditivo interno (CAI) direito está em um nível levemente mais alto que o esquerdo. Portanto, os dois nervos que entram no CAI direito são o nervo facial (ponta da seta preta) e a divisão superior do nervo vestibular (ponta da seta branca). No CAI esquerdo, o nervo mais anterior que entra na cóclea (Co) é o nervo coclear (seta preta) e o nervo posterior é a divisão inferior do nervo vestibular (seta branca). (**B**) Imagem ponderada em T2 sagital por meio do CAI mostra os quatro nervos em secção transversal. O nervo anterior e superior é o nervo facial (VII, ponta da seta). O nervo anterior e inferior é o nervo coclear (NCo, seta longa). O nervo posterior e superior é a divisão superior do nervo vestibular (NVS, ponta da seta chanfrada). O nervo posterior e inferior é a divisão inferior do nervo vestibular (NVI, seta curta). (Imagem contribuída por Dra. Christine Glastonbury, University of California, San Francisco.)

1. Otosclerose fenestral – A otosclerose fenestral (Figura 3-155) é a forma mais comum e envolve a janela oval e a platina do estribo. O achado de imagem mais comum é uma sutil rarefação óssea na parede anterior da janela oval. Essa rarefação deve-se à substituição de osso normal por osso esponjoso hipodenso. A anormalidade óssea estende-se até a platina do estribo. Eventualmente, mudanças escleróticas se desenvolvem e fixam o estribo à janela oval. Essa condição apresenta-se com uma perda auditiva condutiva.

2. Otosclerose retrofenestral – A otosclerose retrofenestral (Figura 3-156) também é conhecida como otosclerose coclear e apresenta-se como uma perda auditiva neurossensorial ou mista. No exame de TC, um anel de lucência ao redor da cóclea é característico dessa doença. Na RM, um osso anormal mostra intensidade de sinal alta nas imagens ponderadas em T2 e intensificação pós-gadolínio.

C. Schwannomas

Os scwannomas podem ocorrer no labirinto, bem como no local mais comum do canal auditivo interno e no ângulo cerebelopontino. Eles podem surgir no vestíbulo ou na cóclea (ramos de NC VIII, Figura 3-157) ou ao longo do curso do nervo facial (NC VII, Figura 3-158). Os schwannomas de nervo facial tendem a ocorrer no gânglio geniculado, mas podem ocorrer em qualquer lugar ao longo do curso do nervo facial. Às vezes eles podem aumentar significativamente e se estender anterior e superiormente para dentro da fossa craniana média, apresentando-se com convulsões ou outros sintomas devido à compressão cerebral.

D. "Hemangiomas" de osso temporal

Os hemangiomas de osso temporal são malformações venosas do osso temporal que tendem a ocorrer ao longo do curso do osso temporal do nervo facial e também no nível do canal auditivo interno. Alguns estão associados a espículas ósseas e foram chamados de hemangiomas ossificantes. Nos exames de TC, o aumento focal do canal do nervo facial e a presença de calcificação irregular ou de ossificação sugere essa lesão. Na RM, essas lesões em geral são claras nas imagens ponderadas em T2 e realçam intensamente pós-gadolínio (Figura 3-159).

E. Tumores do saco endolinfático

Os tumores do saco endolinfático (Figura 3-160) são neoplasias papilares localmente agressivas que surgem a partir do canal endolinfático, do saco endolinfático ou de ambos e corroem agressivamente e remodelam o osso ao longo da face petrosa

Quadro 3-14 Anormalidades da orelha interna

Congênitas	
Canal auditivo interno	Estreito (Figura 3-152)
Labirinto ósseo	Michel (aplasia labiríntica)
	Mondini (divisão incompleta da cóclea)
	Cavidade comum (Figura 3-153)
	Aplasia/hipoplasia coclear
	Displasia/aplasia do canal semicircular
	Síndrome do aqueduto vestibular grande (Figura 3-154)
Labirinto membranoso	Scheibe
	Alexander
Otodistrofias	Otosclerose/otospongiose Fenestral (Figura 3-155) Retrofenestral (Figura 3-156)
	De Paget
	Displasia fibrosa
	Osteopetrose
	Osteogênese imperfeita
Massas	Schwannoma intralabiríntico (Figura 3-157)
	Schwannoma do nervo facial (Figura 3-158)
	Hemangioma (Figura 3-159)
	Tumores do canal endolinfático (Figura 3-160)
	Metástases/com disseminação perineural do tumor (Figura 3-161)
Inflamação	Labirintite e labirintite ossificante (Figura 3-162)
	Labirintite pós-radiação (Figura 3-163)
Trauma	Fratura/pneumolabirinto (Figura 3-164)

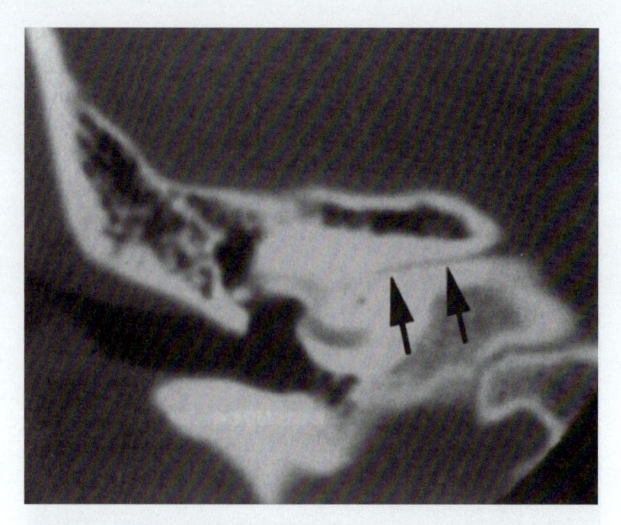

▲ **Figura 3-152** Estreitamento do canal auditivo interno (CAI). Exame de TC coronal visualizado em janela óssea em uma garota jovem com perda auditiva neurossensorial congênita demonstra estreitamento acentuado do canal auditivo interno. Nesses casos (se RM for realizada), muitas vezes, apenas o nervo facial corre pelo CAI e os nervos vestibular e coclear estão ausentes.

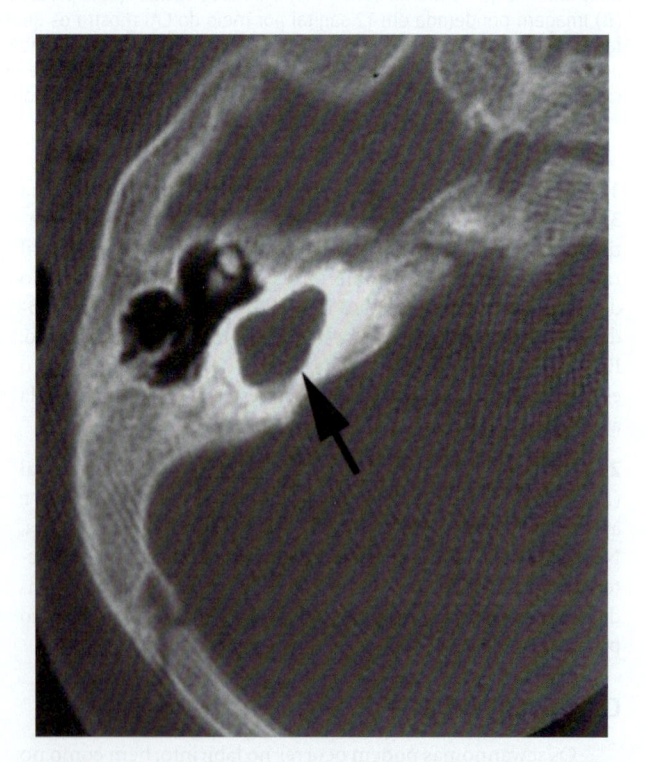

▲ **Figura 3-153** Cavidade comum. TC axial visualizada em janela óssea demonstra que a cóclea, o vestíbulo e os canais semicirculares aparecem "fundidos" em uma cavidade comum, em vez de terem se desenvolvido em estruturas distintas.

posterior e da cápsula ótica. Eles podem causar anormalidades de sinal dentro das estruturas da orelha interna secundários à fistulização e hemorragia. Essas lesões são heterogêneas na RM e mostram hipervascularizações proeminentes e intensificação acentuada. Uma incidência aumentada dessas lesões é vista na síndrome de von Hippel-Lindau.

F. Disseminação perineural

É importante identificar disseminação perineural a partir de um tumor parótido maligno que se estende para trás ao longo do nervo facial (Figura 3-161). Em geral, esses pacientes apresentam-se com uma massa parótida, porém, em alguns casos, apenas

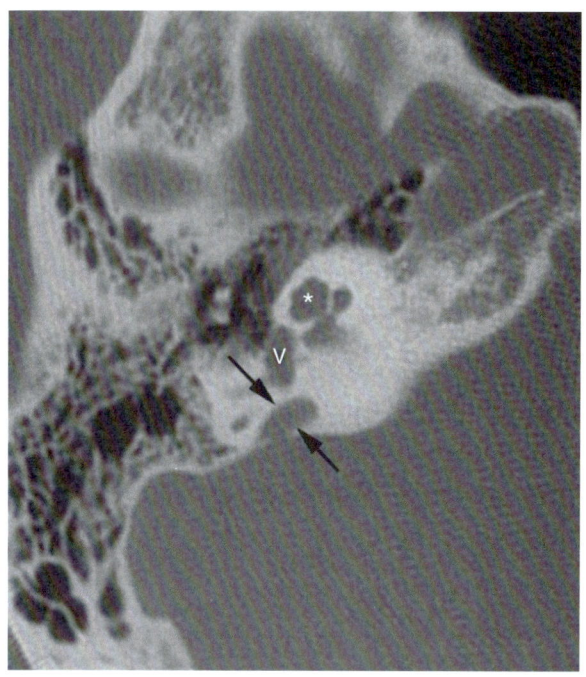

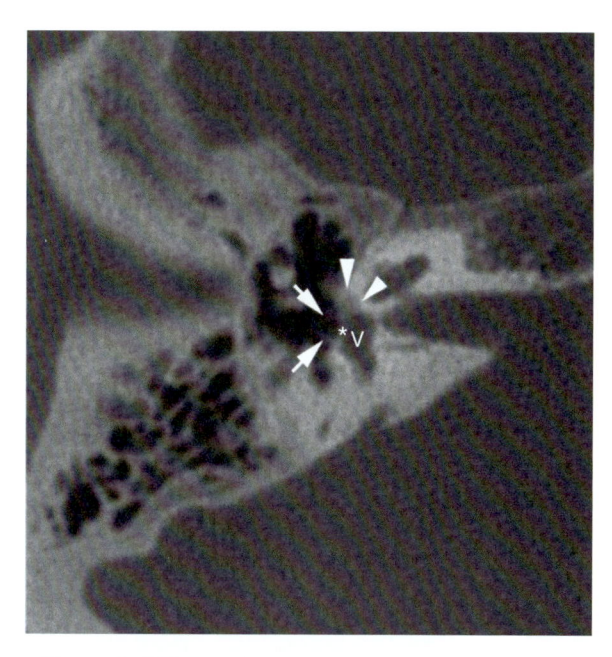

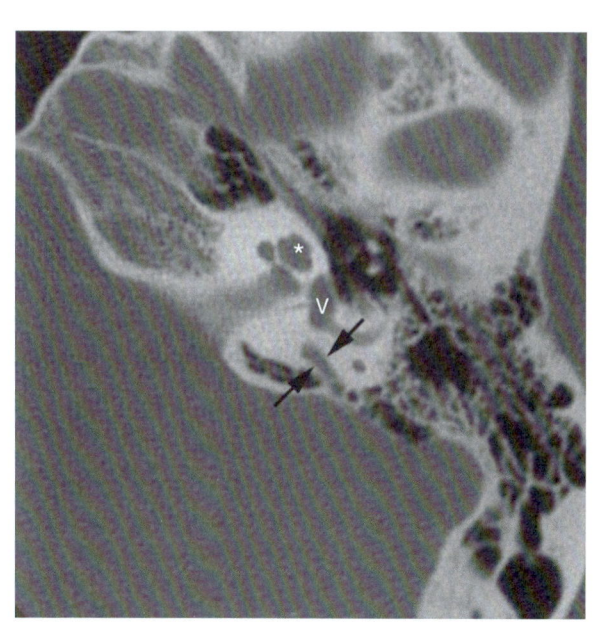

▲ **Figura 3-155** Otosclerose fenestral. TC axial visualizada em janela óssea demonstra a rarefação focal do osso (ponta das setas brancas) lateral à cóclea e anterior ao vestíbulo. A janela oval é indicada (*), assim como os ramos do estribo (setas brancas).

▲ **Figura 3-154** Síndrome do aqueduto vestibular aumentado em um homem de 40 anos de idade com perda auditiva neurossensorial bilateral. (**A**) TC axial visualizada na janela óssea do osso temporal direito demonstra aumento do aqueduto vestibular (setas pretas), bem como deficiência do modíolo coclear (*). (**B**) O osso temporal esquerdo mostra alterações similares, mas com aumento menos grave do aqueduto vestibular. O vestíbulo (V) também é indicado.

uma paralisia facial nova ou progressiva ou mesmo uma massa na orelha média ou interna podem ser observadas inicialmente.

G. Inflamação e infecção

Processos inflamatórios e infecciosos da orelha interna podem ser classificados por origem e etiologia: timpanogênico, meningogênico, hematogênico, autoimune ou pós-traumático. Na labirintite timpanogênica, os processos inflamatórios da orelha média podem se disseminar por extensão direta dentro da orelha interna, em geral por janelas ovais ou redondas. A infecção também pode se disseminar por meio de uma fístula, mais comumente envolvendo o canal semicircular lateral. A labirintite timpanogênica geralmente é unilateral. A labirintite meningogênica é geralmente bilateral, com microrganismos e células inflamatórias entrando na orelha interna via canal auditivo interno ou aqueduto coclear. Os patógenos clássicos que causam labirintite hematogênica são caxumba e sarampo e geralmente é bilateral. A labirintite aguda pode ser identificada na RM quando ela causa uma alteração na intensidade de sinal do líquido da orelha interna, intensificação das estruturas da orelha interna ou ambas. A labirintite pode levar a uma intensidade aumentada nas imagens ponderadas em T1 dentro do labirinto membranoso a partir de conteúdo proteico elevado ou de hemorragia secundária à inflamação. Pós-gadolínio, há em geral realce de contraste intenso dentro do labirinto, que pode persistir durante semanas ou até meses. As imagens ponderadas em T1 pré-gadolínio são especialmente úteis para determinar se a

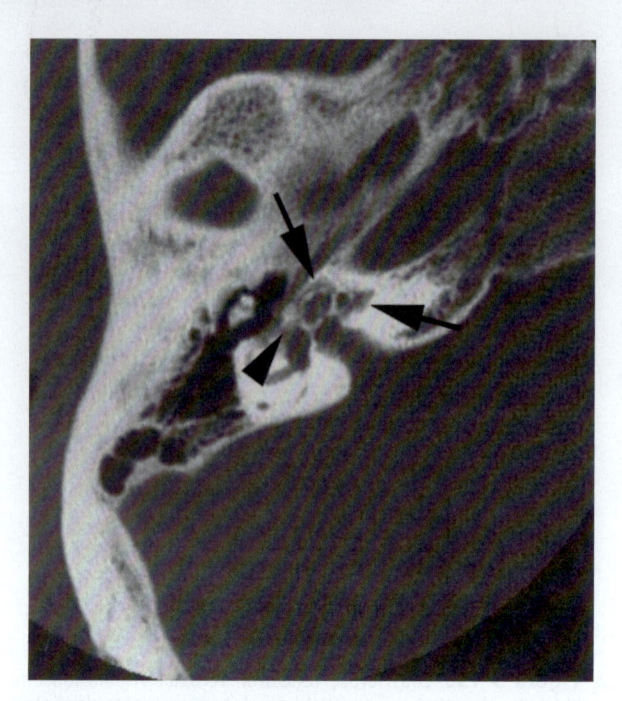

▲ **Figura 3-156** Otosclerose retrofenestral. TC axial visualizada em janela óssea demonstra osso rarefeito (setas pretas) circundando a cóclea. Observe que a anormalidade também envolve o osso adjacente à janela oval (ponta de seta preta).

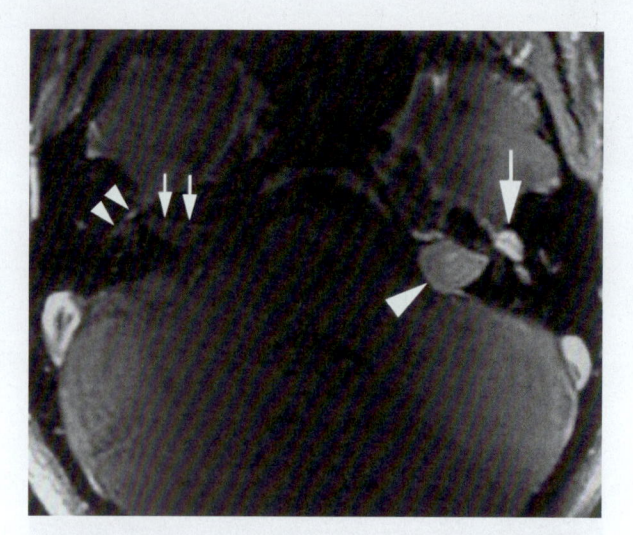

▲ **Figura 3-158** Schwannoma de nervo facial. Imagem ponderada em T1 pós-gadolínio axial com saturação de gordura mostra uma massa intensificada no canal auditivo interno (CAI; ponta de seta branca) e também ao longo da porção horizontal (segmento timpânico) de NC VII (seta branca). O CAI direito normal (setas pequenas duplas) e o segmento timpânico direito normal do nervo facial (ponta das setas pequenas duplas) são indicados para comparação.

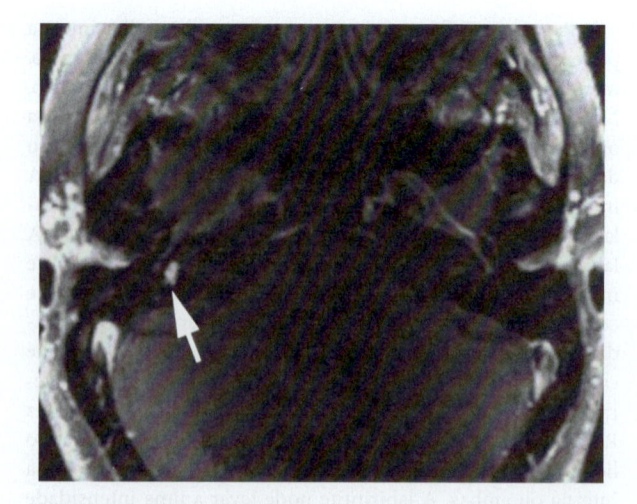

▲ **Figura 3-157** Schwannoma do vestíbulo em um homem jovem com uma perda auditiva neurossensorial aguda do lado direito. Imagem ponderada em T1 pós-gadolínio com saturação de gordura mostra uma intensificação tipo massa no vestíbulo (seta) com extensão para os canais semicirculares. As considerações iniciais incluíram schwannoma intralabiríntico versus labirintite. Durante meses de acompanhamento, a lesão progrediu de modo gradual e um schwannoma intralabiríntico foi, no fim, confirmado cirurgicamente.

hiperintensidade vista nas imagens ponderadas em T1 pós-gadolínio no labirinto membranoso é devido à hemorragia e não intensificação verdadeiramente anormal devido a uma massa intralabiríntica. Se não for vista nenhuma anormalidade em uma imagem ponderada em T1 pré-gadolínio e intensificação regularmente focal pós-gadolínio for evidente, então é sensato obter um exame de acompanhamento para certificar-se de que o paciente não tem um schwannoma intralabiríntico que está presente de forma aguda. Pós-labirintite, a esclerose do labirinto ósseo pode eventualmente ocorrer. Esta situação é chamada de labirintite ossificante (Figura 3-162). A labirintite também pode ser causada por radioterapia (Figura 3-163) e outros problemas não infecciosos.

H. Curso anômalo do nervo facial

Ocasionalmente, o nervo facial pode ter um curso anômalo por meio da orelha interna. Isso é visto com mais frequência junto com atresia do canal auditivo externo (ver Figura 3-141), mas pode ocorrer esporadicamente ou em associação com malformações sindrômicas. O conhecimento do curso do nervo facial é importante para o planejamento pré-operatório.

I. Fraturas do osso petroso

As fraturas do osso petroso podem atravessar e lesionar as estruturas da orelha interna, bem como romper a cadeia ossicular. Em uma situação de trauma, o achado de líquido nas células aéreas mastóideas em um exame de TC da cabeça sugere que uma fratura de osso temporal pode estar presente, assim como

RADIOLOGIA   CAPÍTULO 3   163

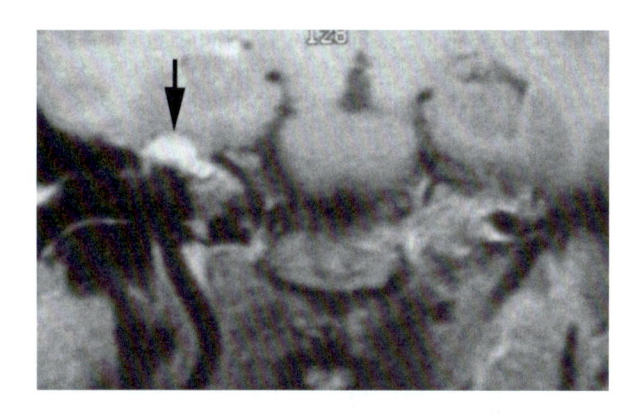

▲ **Figura 3-159** Hemangioma em uma mulher de 40 anos de idade com espasmo hemifacial do lado direito. Imagem ponderada em T1 coronal pós-gadolínio demonstra uma massa de realce intenso (seta) no nível do gânglio geniculado que se estende para dentro da fossa craniana média. A dura-máter adjacente está intacta e não há envolvimento cerebral. O diagnóstico de hemangioma foi confirmado na cirurgia.

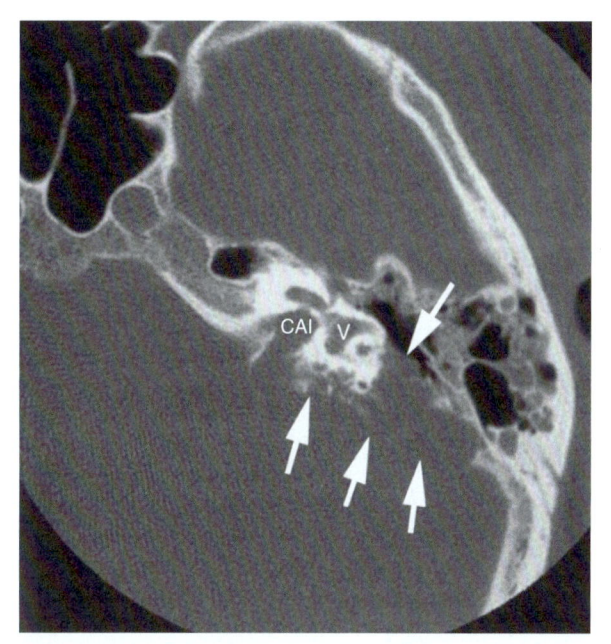

▲ **Figura 3-160** Tumor de saco endolinfático. (**A**) TC axial visualizada em janela óssea demonstra uma lesão destrutiva (setas) centralizada ao longo do osso petroso posterior, corroendo o osso denso da cápsula ótica e estendendo-se para a orelha média e o mastoide. CAI, canal auditivo interno; V, vestíbulo. (**B**) Imagem ponderada em T2 axial no mesmo paciente mostra uma lesão muito heterogênea, porém predominantemente hiperintensa (setas). Algumas das áreas lineares e arredondadas de ausência de sinal representam vasos aumentados, e outras áreas representam fragmentos ósseos. O líquido está presente mais lateralmente nas células aéreas mastóideas. (**C**) Imagem com saturação de gordura ponderada em T1 axial mostra uma lesão heterogênea, lobulada no osso temporal (setas) com áreas de sinal alto intrínseco devido a material hemorrágico e proteináceo. Observe que essa é uma imagem pré-gadolínio. A falta de supressão de sinal com saturação de gordura confirma que as áreas de alta intensidade de sinal não representam gordura. Pós-gadolínio (não mostrado), foi observada intensificação no centro da lesão.

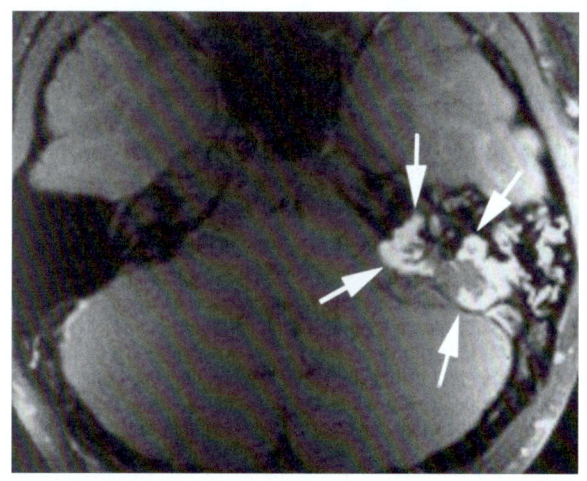

164 SEÇÃO I INTRODUÇÃO

pneumocéfalo próximo às células aéreas mastóideas. Um exame de TC dedicado do osso temporal deve ser obtido, para avaliar de forma mais sensível, um paciente de trauma por fratura de osso temporal. Em alguns casos, pode ser visto pneumolabirinto franco (Figura 3-164).

Casselman JW, Offeciers EF, De Foer B, Govaerts P, Kuhweide R, Somers T. CT and MR imaging of congenital abnormalities of the inner ear and internal auditory canal. *Eur J Radiol* 2001;40(2):94 [PMID: 11704356]. (A description of imaging of inner ear and internal auditory canal abnormalities.)

Glastonbury CM, Davidson HC, Harnsberger HR, Butler J, Kertesz TR, Shelton C. Imaging findings of cochlear nerve deficiency. *AJNR Am J Neuroradiol* 2002;23(4):635 [PMID: 11950658]. (Exquisite imaging of anatomy and cochlear deficiency in the internal auditory canal.)

Inanli S, Tutkun A, Ozturk O, Ahyskaly R. Endolymphatic sac tumor: a case report. *Auris Nasus Larynx* 2001;28(3):245 [PMID: 11489369]. (Presentation of a 50-year-old man with endolymphatic sac tumor with a left-sided sensorineural-hearing loss.)

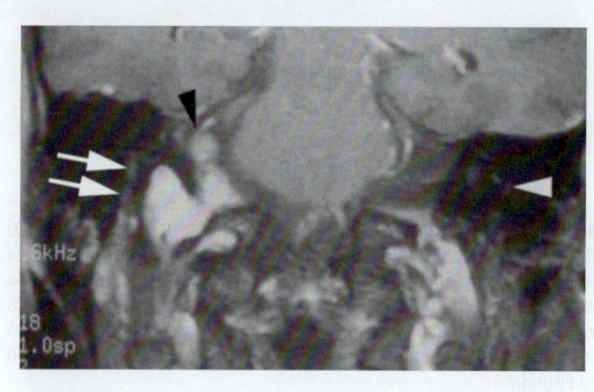

▲ **Figura 3-161** Disseminação perineural de adenocarcinoma parótido. Imagem ponderada em T1 coronal pós-gadolínio com saturação de gordura demonstra espessamento assimétrico e intensificação estendendo-se centralmente ao longo do segmento mastoide descendente do nervo facial direito (setas brancas). O nervo facial descendente esquerdo normal dificilmente é visto (ponta de seta branca). O tumor dissemina-se por todo trajeto de volta até o nível do ângulo pontocerebelar (ponta de seta preta).

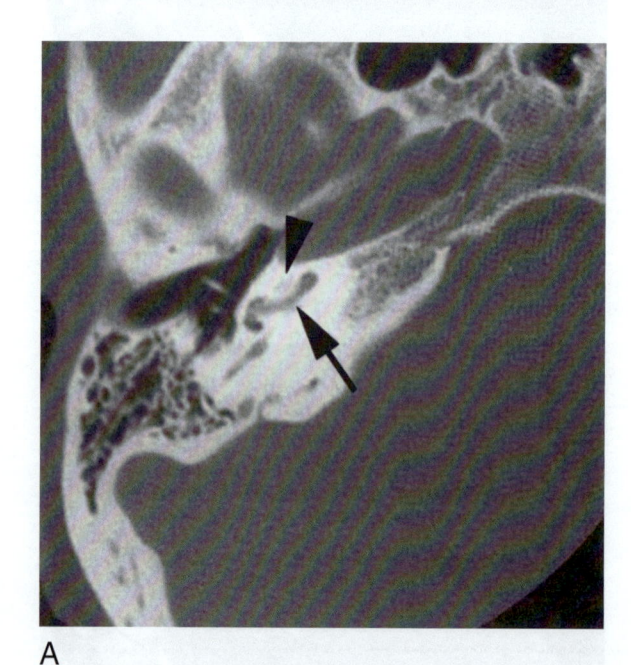

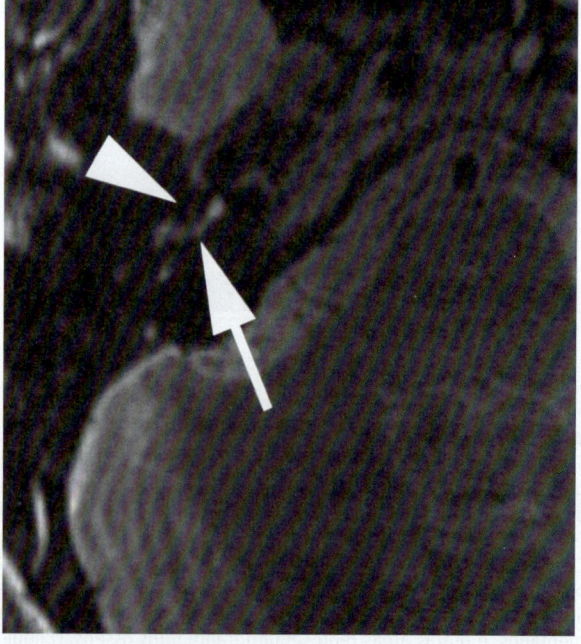

▲ **Figura 3-162** Labirintite ossificante. (**A**) TC axial visualizada em janela óssea demonstra ossificação e portanto visualização fraca das voltas média e apical da cóclea (ponta de seta), bem como estreitamento e esclerose sutil da volta da base da cóclea (seta). (**B**) Imagem ponderada em T2 axial no mesmo paciente mostra ausência de sinal de líquido esperado nas voltas média e apical da cóclea (posição esperada indicada por ponta de seta), consistente com ossificação. A volta da base é estreitada, mas ainda tem algum sinal de líquido dentro dela (seta). A informação sobre a permeabilidade dos espaços de líquido que é obtida na RM pode ser útil para determinar se um paciente é candidato para implantação coclear.

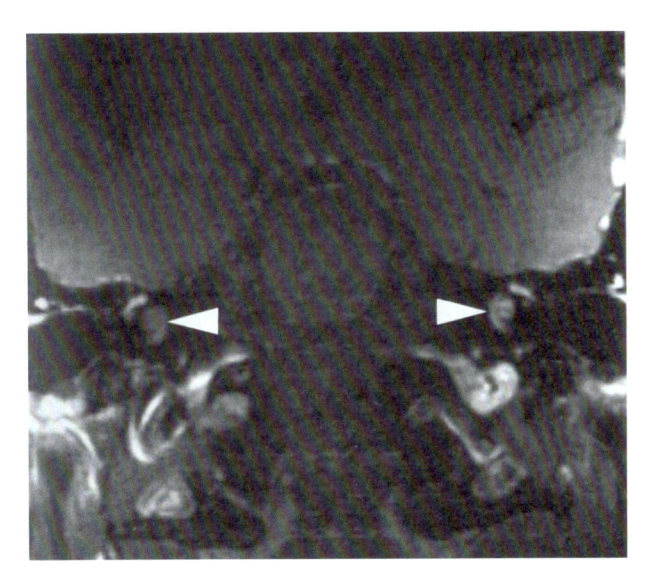

▲ **Figura 3-163** Labirintite induzida por radiação. Um paciente com perda auditiva bilateral que recebeu radioterapia 10 anos antes após a ressecção de um meduloblastoma na fossa posterior. Imagem ponderada em T1 pós-gadolínio com saturação de gordura mostra leve intensificação na cóclea direita (ponta de seta chanfrada) e realce na cóclea esquerda (ponta de seta).

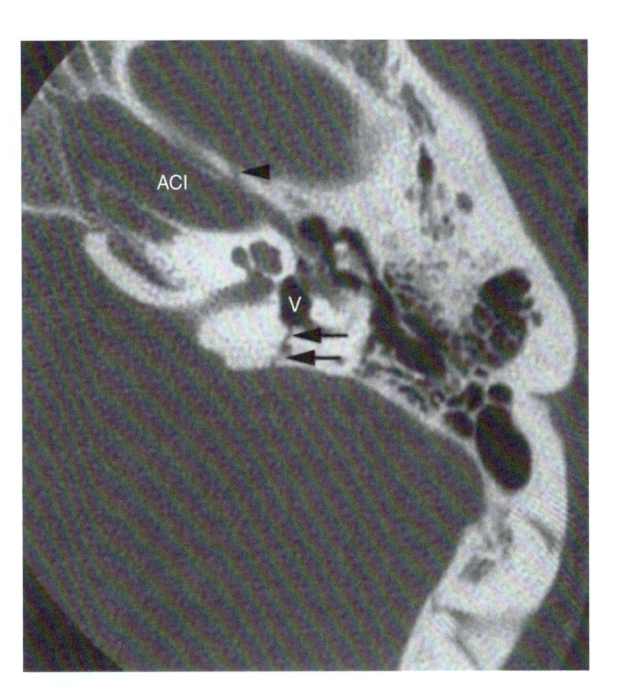

▲ **Figura 3-164** Fratura. TC axial visualizada em janela óssea demonstra uma fratura transversa (setas pretas) atravessando o vestíbulo e causando pneumolabirinto. A fratura também atravessou o canal carotideo (ponta de seta preta) e esse achado deve levantar uma suspeita clínica de lesão vascular. ACI, artéria carótida interna; V, vestíbulo.

Lemmerling M, Vanzieleghem B, Dhooge I, Van Cauwenberge P, Kunnen M. CT and MRI of the semicircular canals in the normal and diseased temporal bone. *Eur Radiol* 2001;11(7): 1210 [PMID: 11471615]. (A description of the normal and abnormal imaging of the semicircular canals.)

Naidich TP, Mann SS, Som PM. Imaging of the osseous, membranous, and perilymphatic labyrinths. *Neuroimaging Clin N Am* 2000;10(1):23 [PMID: 10658153]. (This article provides a detailed review of the neonatal anatomy and development of these structures, knowledge of which derives in great part from advances in CT scanning and sophisticated MR imaging.)

Swartz JD. Temporal bone trauma. *Semin Ultrasound CT MR* 2001;22(3):219 [PMID: 11451097]. (Temporal bone trauma is subdivided into fractures and pseudofractures, fistulous communication, hearing loss, and facial nerve involvement.)

ÂNGULO PONTOCEREBELAR E CANAL AUDITIVO INTERNO

▶ Anatomia

O ângulo pontocerebelar (APC) é a região onde a ponte e o cerebelo se encontram e formam um ângulo obtuso; o espaço subaracnóideo adjacente é chamado de cisterna pontocerebelar. As lesões no APC são geralmente centralizadas próximo ao nível do pedúnculo cerebelar médio.

▶ Patologia

Algumas das anormalidades mais comuns que podem ser encontradas nos exames de imagem do APC são citadas no Quadro 3-15 e várias dessas condições são ilustradas nas Figuras 3-165 até 3-169. As características de imagem de quatro dos tumores de APC mais comuns são resumidas no Quadro 3-16.

A. Schwannomas vestibulares

Os schwannomas vestibulares (Figura 3-167) também são conhecidos como neuromas acústicos ou schwannomas do oitavo nervo. Essas lesões apresentam-se geralmente com perda auditiva neurossensorial assimétrica, mas também podem apre-

Quadro 3-15 Anormalidades selecionadas do ângulo pontocerebelar e do canal auditivo interno

Schwannoma
Meningioma
Cisto aracnoide
Epidermoide
Alça vascular
Lipoma
Siderose superficial

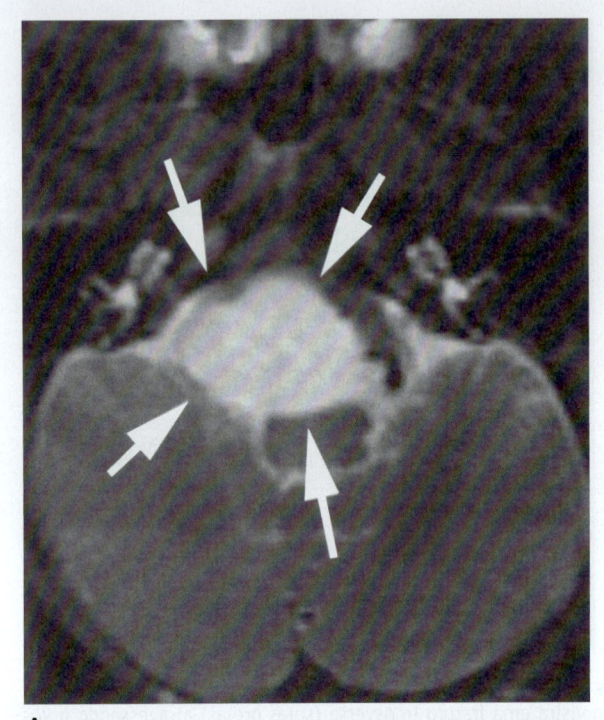

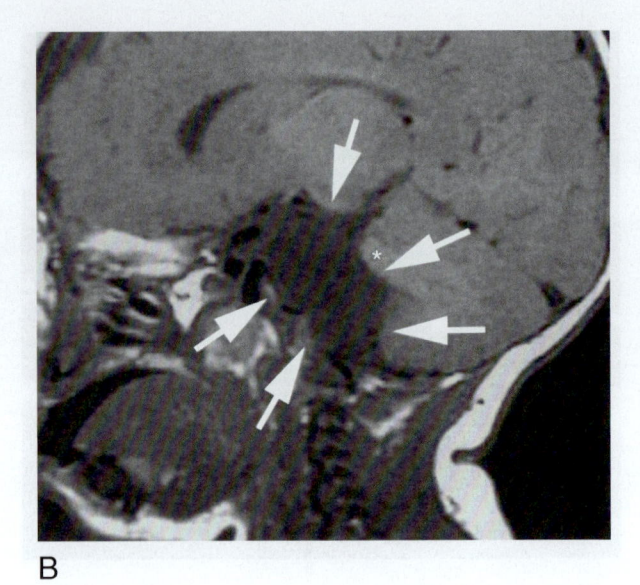

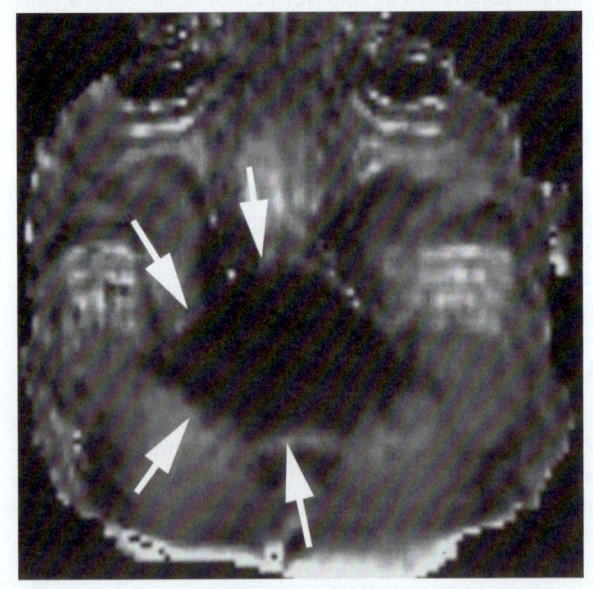

▲ **Figura 3-165** Cisto aracnoide. (**A**) Imagem ponderada em T2 axial mostra uma lesão extra-axial hiperintensa (setas) que causam um efeito de massa na medula e no cerebelo. Observe que a intensidade de sinal é a mesma do LCS. (**B**) Imagem ponderada em T1 sagital mostra a massa extra-axial (setas) que causa um efeito de massa no cerebelo, particularmente, o pedúnculo cerebelar médio (*). Novamente, a intensidade de sinal é a mesma do LCS. Após administração de gadolínio (não mostrada), não houve intensificação da lesão. (**C**) Imagem axial ponderada por difusão mostra uma intensidade de sinal baixa consistente com difusão aumentada na lesão (setas). A imagem ponderada por difusão é muito útil para separar lesões puramente císticas de massas sólidas. Nesse caso, as características de imagem nas sequências de RM convencional e a imagem ponderada por difusão assemelharam-se ao LCS exatamente, confirmando o diagnóstico de um cisto aracnoide.

sentar-se com zumbido ou ser observadas incidentalmente nos exames obtidos para outros propósitos; se grandes, eles podem se apresentar com sintomas de hidrocefalia ou compressão de estruturas intracranianas. Essas lesões aparecem como massas bem-circunscritas, redondas ou ovoides que são relativamente escuras nas imagens ponderadas em T2 comparadas com a alta intensidade de sinal do LCS adjacente. Em geral, elas realçam de forma intensa e homogênea, exceto em áreas de formação de cisto ou hemorragia. Essas lesões podem ser pequenas e completamente confinadas ao canal auditivo interno, mas à medida que crescem, tendem a aumentar o canal auditivo interno e expandir medialmente para dentro da cisterna do APC. Lesões

RADIOLOGIA   CAPÍTULO 3   167

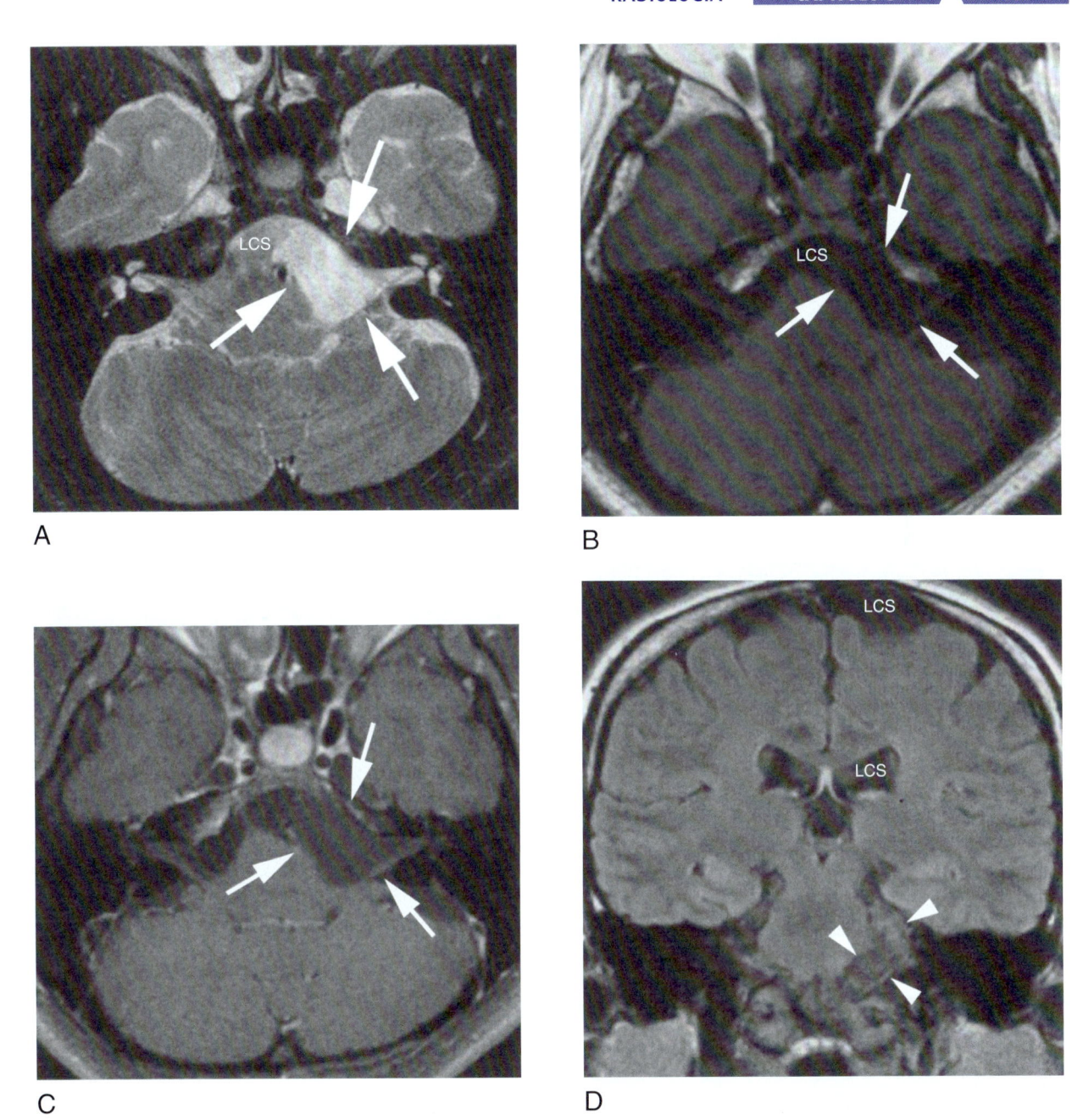

▲ **Figura 3-166** Epidermoide. (**A**) Imagem ponderada em T2 axial mostra uma massa hiperintensa extra-axial (setas) no ângulo cerebelopontino esquerdo que desloca o complexo do sétimo e oitavo nervos cranianos esquerdo posteriormente e comprime levemente o tronco cerebral. Observe o sinal levemente mais escuro no LCS à direita da lesão. Isso deve-se ao artefato de pulsação do LCS que causa uma perda de sinal no LCS que flui normalmente. (**B**) Imagem ponderada em T1 axial mostra a lesão (setas) como sendo de baixa intensidade de sinal, embora na verdade ela seja levemente hiperintensa ao LCS nessa imagem ponderada em T1. (**C**) Imagem ponderada em T1 axial pós-gadolínio com saturação de gordura não mostra intensificação dessa lesão (setas). Nesse ponto, ainda não é possível distinguir entre um cisto aracnoide e um epidermoide, visto que um cisto aracnoide que tem conteúdo proteico levemente aumentado comparado com LCS normal pode ser levemente mais claro que o LCS em uma imagem ponderada em T1. (**D**) Uma imagem FLAIR (recuperação de inversão atenuada por líquido) mostra uma intensidade de sinal aumentada na lesão (pontas de seta) comparada com LCS no espaço subaracnóideo e nos ventrículos, agora fortemente sugerindo o diagnóstico de epidermoide. A sequência FLAIR é uma imagem pesadamente ponderada em T2 com o sinal do LCS suprimido. (*continua*)

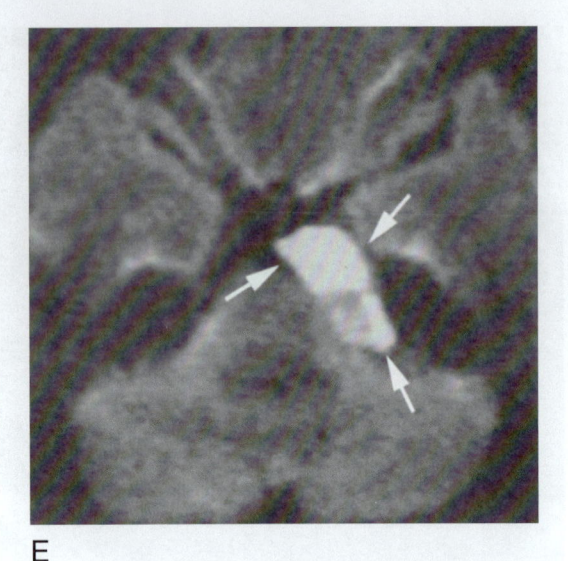

▲ **Figura 3-166** (*continuação*) (**E**) Imagem axial ponderada por difusão mostra uma intensidade de sinal acentuadamente aumentada da lesão, consistente com difusão reduzida. O sinal é muito diferente do LCS (que é escuro nas imagens ponderadas por difusão) e a imagem ponderada por difusão é muito útil para distinguir um cisto aracnoide (Figura 3-165) de um epidermoide.

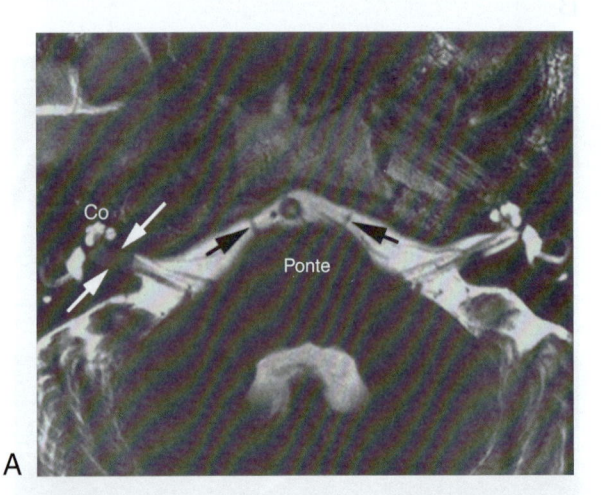

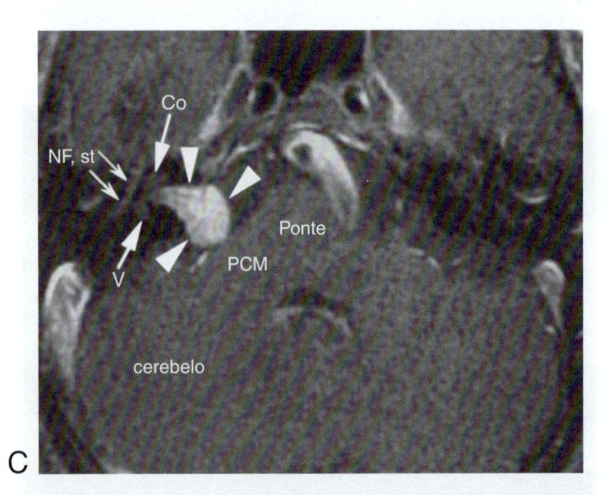

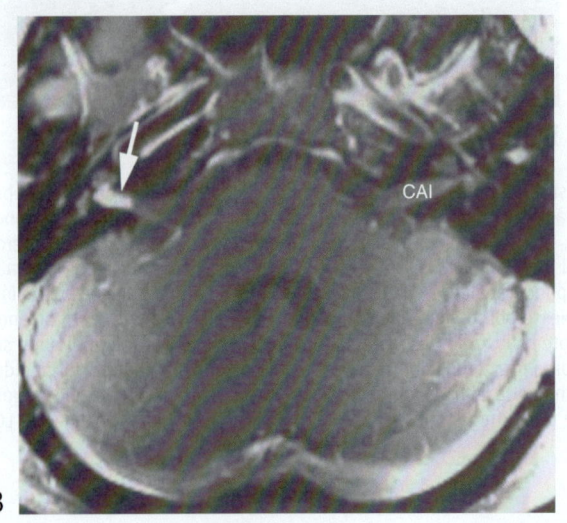

▲ **Figura 3-167** Schwannoma vestibular. (**A**) Imagem pesadamente ponderada em T2 de secção fina axial mostra um schwannoma vestibular intracanalicular direito (setas brancas) em contraste total para o sinal alto de LCS normal. A lesão estende-se até o fundo do canal auditivo interno (CAI). Observe a extensão sutil da lesão dentro da cóclea. Também estão indicados nessa imagem de alta resolução, de secção fina, os sextos nervos cranianos bilaterais (setas pretas). (**B**) Uma imagem ponderada em T1 pós-gadolínio axial com saturação de gordura no mesmo paciente demonstra intensificação homogênea e intensa da lesão intracanalicular (seta branca), bem como a extensão sutil dentro da cóclea. (**C**) Imagem ponderada em T1 pós-gadolínio axial com saturação de gordura em um paciente diferente mostra a clássica aparência de "casquinha de sorvete" ou de "cogumelo" de um schwannoma vestibular que tem componentes do CAI e do ângulo pontocerebelar. Indicam-se a ponte, o cerebelo e o pedúnculo cerebelar médio (PCM), bem como a cóclea (Co), o vestíbulo (V) e o segmento timpânico do nervo facial (NF, st; setas brancas). NF, st, nervo facial, segmento timpânico.

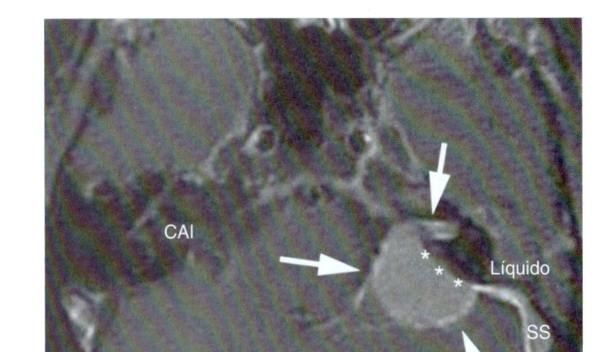

▲ **Figura 3-168** Meningioma. Imagem ponderada em T1 pós-gadolínio axial com saturação de gordura mostra uma massa (setas) no ângulo pontocerebelar esquerdo de intensificação homogênea que tem uma base dural ampla (***) contra a parte posterior do osso petroso. A intensificação dural estende-se para dentro de um canal auditivo interno não dilatado e também posteriormente sobre o seio sigmoide (SS) e o osso occipital. O líquido está presente nas células aéreas mastóideas esquerdas, provavelmente não relacionado à presença do tumor.

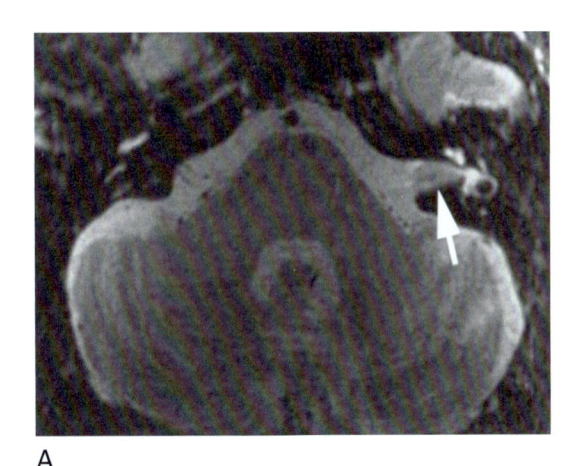

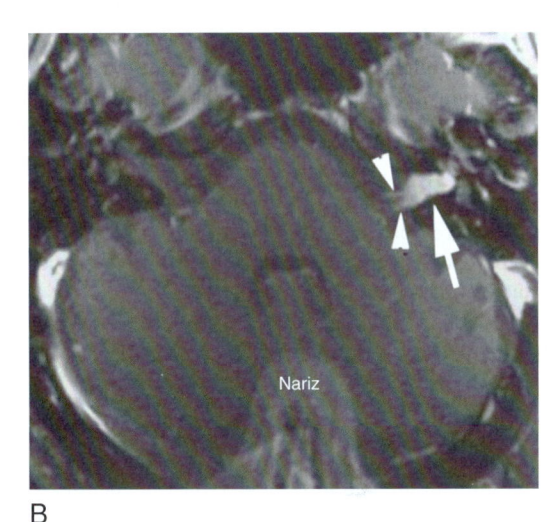

▲ **Figura 3-169** Pseudotumor inflamatório. (**A**) Imagem ponderada em T2 axial mostra uma massa (seta) no canal auditivo interno (CAI) aparente que tem uma intensidade de sinal intermediária. Isso pode ser um schwannoma vestibular nesse paciente com perda auditiva neurossensorial. (**B**) Imagem ponderada em T1 pós-gadolínio axial mostra realce da lesão (seta). Observe, contudo, que a intensificação linear se estende mais proximalmente ao longo dos segmentos cisternais dos nervos coclear e vestibular (pontas de seta). Isso indica que pode ser uma lesão inflamatória ou infiltrativa (tal como sarcoide ou linfoma), e não um schwannoma vestibular típico. Observe também o nariz "enrolando-se" para dentro da fossa posterior; esse é um artefato de RM comum relacionado à seleção do campo de visão. (**C**) Após vários meses de esteroides, uma imagem ponderada em T1 pós-gadolínio axial de acompanhamento mostra intensificação diminuída (seta) no CAI e a falta de intensificação mais proximal. A imagem ponderada em T2 (não mostrada) parecia essencialmente normal. O diagnóstico nesse casos foi considerado como se fosse uma neurite inflamatória de etiologia incerta.

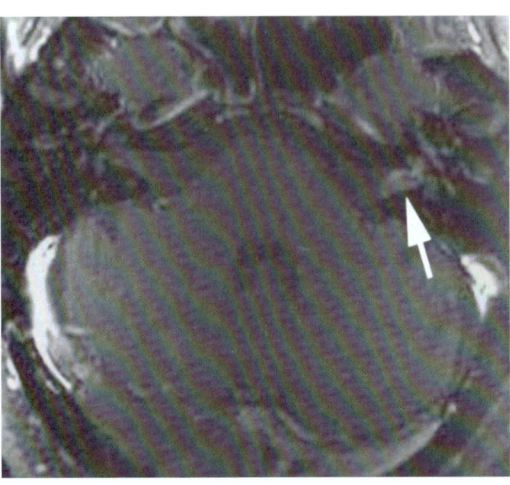

Quadro 3-16 Características de imagens de tumores do ângulo pontocerebelar ("SAME")

"SAME"	Características gerais	Exame de TC	RM, imagem ponderada em T1	RM, imagem ponderada em T2	RM, FLAIR	RM, DWI	RM, Gadolínio
Schwannoma	Geralmente expande o CAI; pode ser cístico; raras vezes calcifica	Densidade intermediária na janela ST; CAI amplo na janela óssea	Intermediário (cistos podem ser baixos, hemorragia alta)	Intermediário (cistos altos, hemorragia variável)	Intermediário (cistos baixos)	Sem redução	Intensificação ávida, homogênea (a menos que cisto ou hemorragia esteja presente)
Cisto **a**racnoide	Acompanha o LCS em todas as sequências	Densidade de líquido	Baixo	Alto	Baixo	Difusão aumentada, sinal diminuído	Sem intensificação
Meningioma	Procurar base dural ampla; pode calcificar	Densidade intermediária, ± hiperostose adjacente	Intermediário	Intermediário (baixo se houver calcificação)	Intermediário	Leve ou nenhuma redução	Homogênea, ávida (a menos que calcificação esteja presente)
Epidermoide	Usar FLAIR e DWI para diferenciar de cisto aracnoide	Densidade baixa	Baixo	Alto	Intermediário	Difusão reduzida, sinal aumentado	Sem intensificação

DWI, imagem ponderada por difusão; FLAIR, recuperação de inversão atenuada por líquido; CAI, canal auditivo interno; LCS, líquido cerebrospinal.

grandes podem comprimir o tronco cerebral e resultar em hidrocefalia obstrutiva, na qual o paciente pode apresentar cefaleia ou ataxia da marcha.

B. Schwannomas do nervo facial

Os schwannomas do nervo facial também podem ocorrer no APC, mas são bem menos comuns que aqueles que surgem a partir do oitavo nervo. Pode ser útil saber pré-operatoriamente se um suposto schwannoma surge do nervo facial. Identificar a intensificação anormal que se estende ao longo do segmento labiríntico do nervo facial, ou mesmo mais distalmente ao longo dos segmentos mastoides timpânicos ou descendentes, pode ser uma pista útil na RM.

Bonneville F, Sarrazin JL, Marsot-Dupuch K et al. Unusual lesions of the cerebellopontine angle: a segmental approach. *Radiographics* 2001;21(2):419 [PMID: 11259705]. (Using CT and MRI to distinguish among the many cerebellopontine angle lesions.)

Curtin HD, Hirsch WL Jr. Imaging of acoustic neuromas. *Otolaryngol Clin North Am* 1992;25(3):553 [PMID: 1625865]. (A negative high-quality, high-resolution, contrast-enhanced MRI is excellent evidence that a patient does not have an acoustic neuroma.)

Heier LA, Communale JP Jr, Lavyne MH. Sensorineural hearing loss and cerebellopontine angle lesions. Not always an acoustic neuroma—a pictorial essay. *Clin Imaging* 1997;21(3):213 [PMID: 9156313]. (There are many etiologies of sensorineural hearing loss other than acoustic neuroma, with characteristic imaging features.)

Lalwani AK. Meningiomas, epidermoids, and other nonacoustic tumors of the cerebellopontine angle. *Otolaryngol Clin North Am* 1992;25(3):707 [PMID: 1625871]. (The preoperative differentiation among cerebellopontine angle lesions based on the clinical history, physical examination, and audiovestibular testing is difficult. CT scanning and gadolinium-enhanced MRI reveal the characteristic appearance of these tumors and make an accurate diagnosis possible.)

Tsuruda JS, Chew WM, Moseley ME, Norman D. Diffusion-weighted MR imaging of the brain: value of differentiating between extra-axial cysts and epidermoid tumors. *AJNR Am J Neuroradiol* 1990;11(5):925 [PMID: 2120997]. (Diffusion-weighted MRI can be useful in distinguishing between arachnoid cysts and epidermoid tumors.)

ÁPICE PETROSO

Patologia

Algumas das anormalidades mais comuns que podem ser encontradas nos exames de imagem do ápice petroso são citadas no Quadro 3-17 e mostradas nas Figuras 3-170 à 3-172. As características de imagem de lesões e pseudolesões selecionadas do ápice petroso são revisadas no Quadro 3-18. Observe que é muito importante distinguir lesões "não toque", como líquido simples em um ápice aerado ou uma meningocele simples, a partir de lesões que podem precisar de intervenção cirúrgica, como granulomas do colesterol, colesteatomas ou neoplasias.

Quadro 3-17 Anormalidades do ápice petroso

Líquido no ápice aerado
Mucocele
Granuloma do colesterol
Cisto aracnoide ou meningocele
Colesteatoma, congênito ou adquirido
Condrossarcoma
Metástase

Curtin HD, Som PM. The petrous apex. *Otolaryngol Clin North Am* 1995;28(3):473–496 [PMID: 7675465]. (Description and distinguishing features of petrous apex lesions.)

Moore KR, Fischbein NJ, Harnsberger HR et al. Petrous apex cephaloceles. *AJNR Am J Neuroradiol* 2001;22(10):1867 [PMID: 11733318]. (Presents the clinical and imaging features of petrous apex cephaloceles.)

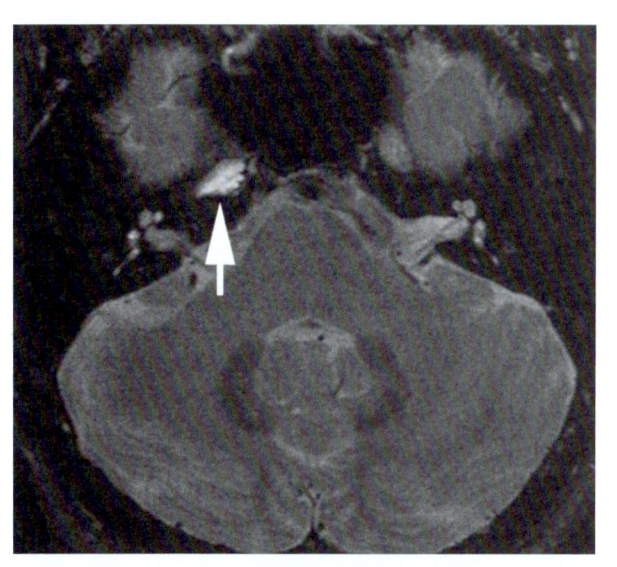

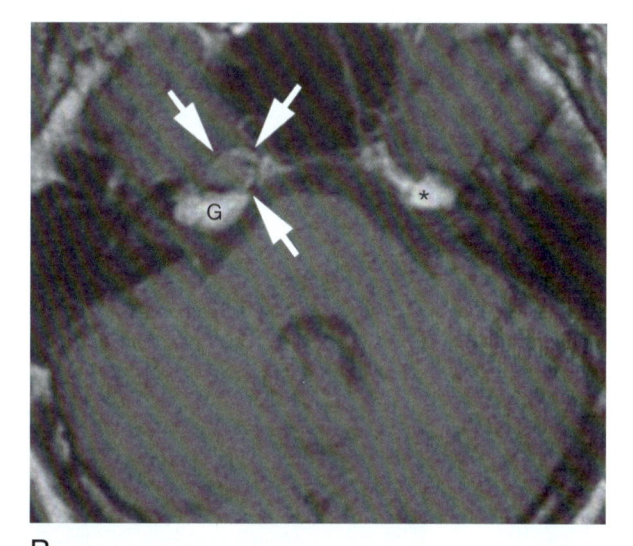

▲ **Figura 3-170** Líquido no ápice petroso aerado. (**A**) Imagem axial ponderada em T2 de *spin-eco* rápida com saturação de gordura mostra material hiperintenso (seta) no ápice petroso, com preservação de septos apicais e expansão não apical. (**B**) Imagem ponderada em T1 axial mostra essa "lesão" (setas) com intensidade de sinal intermediário, consistente com líquido levemente proteináceo. A intensidade de sinal alta posterior à lesão representa gordura (G) na medula apical normal. A gordura também está presente no ápice petroso esquerdo (*). Pós-gadolínio (não mostrado), não houve intensificação dessa lesão. Nesse ponto, o diferencial inclui líquido em uma célula aérea petrosa, mucocele e epidermoide, com mucocele e epidermoide parecendo improváveis devido à preservação aparente dos septos apicais e uma falta de expansão. Em alguns casos, um exame de TC pode ajudar a diferenciar entre essas possibilidades e um exame de acompanhamento também pode ser útil. (**C**) Exame de TC axial visualizado em janela óssea demonstra uma célula aérea no ápice petroso não expandida, mas opaca (setas). O exame de TC é útil para mostrar que não há destruição óssea, que sugeriria uma epidermoide ou um colesteatoma, ou expansão, que sugeriria mucocele ou granuloma de colesterol. A imagem de acompanhamento de seis meses mostrou resolução nesse líquido.

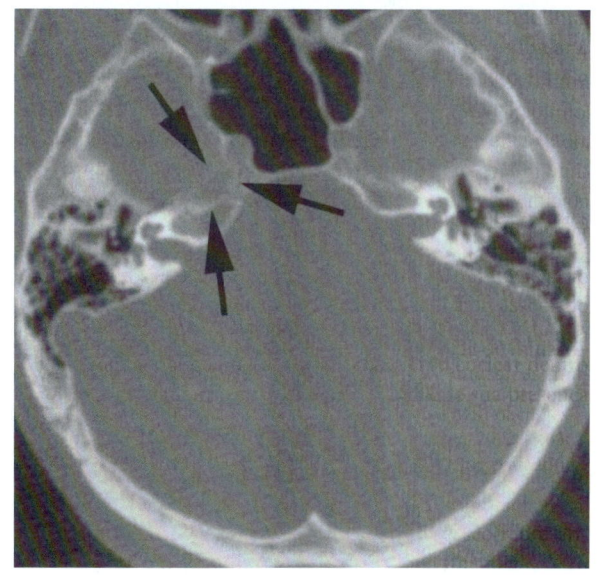

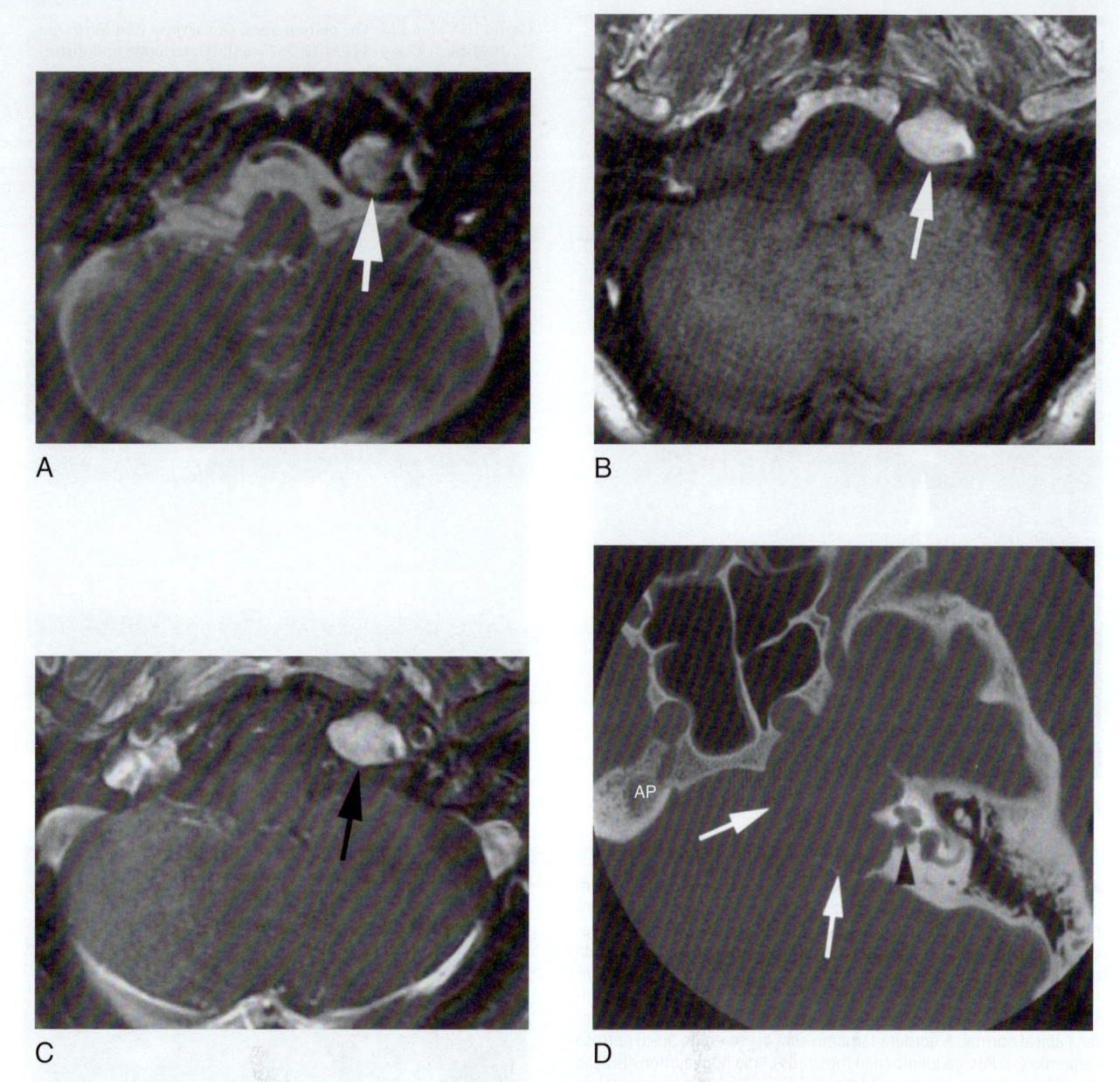

▲ **Figura 3-171** Granuloma do colesterol. (**A**) Imagem ponderada em T2 axial mostra uma lesão hiperintensa expansível (seta) no aspecto inferior do ápice petroso. (**B**) Imagem ponderada em T1 axial mostra a lesão (seta) como sendo intrinsecamente hiperintensa. Isso pode representar fragmentos hemorrágicos, material proteináceo ou gordura. (**C**) Imagem ponderada em T1 pós-gadolínio axial com saturação de gordura mostra que a lesão (seta) permanece hiperintensa e é, portanto, de natureza não gordurosa. (**D**) Exame de TC axial visualizado em janela óssea em um paciente diferente com um grande granuloma do colesterol no ápice petroso esquerdo demonstra uma lesão expansível (setas) que corroeu e remodelou o ápice petroso esquerdo, bem como partes do clivo adjacente e da cápsula ótica. O canal auditivo interno (ponta de seta preta) foi parcialmente corroído. Observe o ápice petroso (AP) direito normal para comparação.

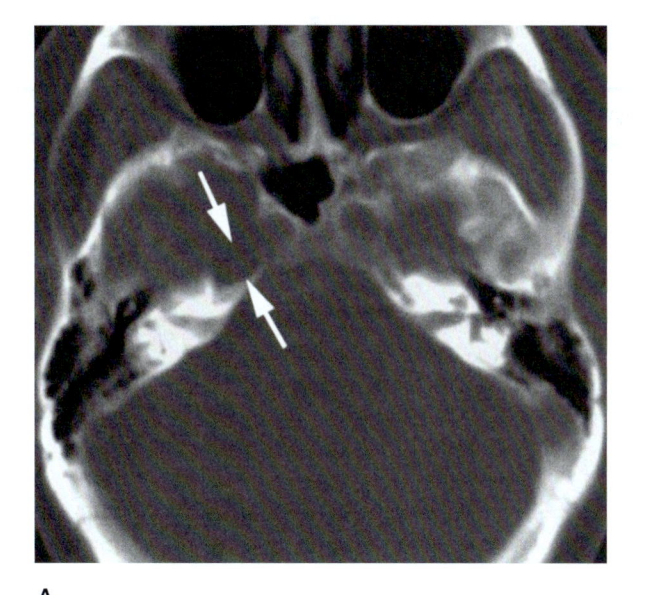

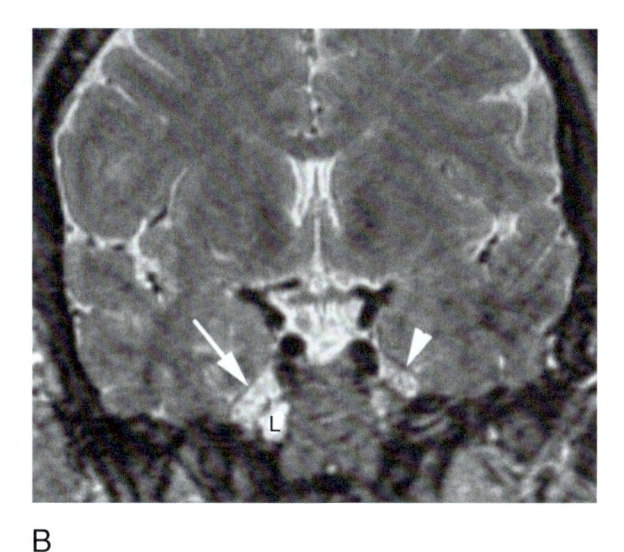

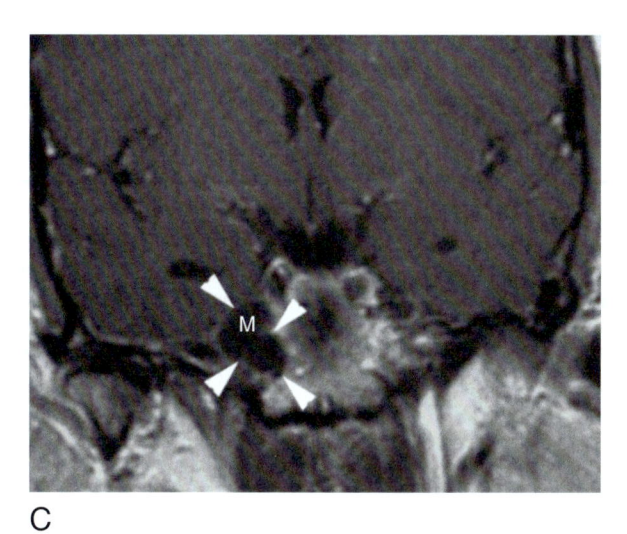

Figura 3-172 Uma mulher jovem se submeteu a um exame de TC com uma queixa de cefaleia e uma lesão na base do crânio foi incidentalmente observada. (**A**) Exame de TC axial visualizado em janela óssea demonstra uma lesão no ápice petroso direito (setas) que foi levemente corroída e remodelou o osso adjacente. Essa aparência sugere uma lesão benigna, mas é não específica. (**B**) Uma imagem ponderada em T2 *spin-eco* rápida coronal de secção fina demonstra que a lesão é cheia de líquido (L) e parece se comunicar com um cavo de Meckel levemente aumentado (seta). O cavo de Meckel esquerdo normal (ponta de seta) é mostrado para comparação. (**C**) Imagem ponderada em T1 pós-gadolínio coronal demonstra a lesão cheia de líquido (pontas de setas) claramente em comunicação com o cavo de Meckel (M). As características de imagem são consistentes com uma meningocele que remodelou o ápice petroso. Essa é uma lesão "não toque". Cisternografia por TC confirmaria a comunicação livre entre essa "lesão" e o espaço subaracnóideo, mas não é necessária. Em alguns casos, essas lesões podem resultar em um vazamento de LCS, com meningite complicante ou hipotensão intracraniana e nessa situação pode requerer confirmação com cisternografia por TC e intervenção cirúrgica.

Quadro 3-18 Características de imagem de lesões e pseudolesões selecionadas no ápice petroso

Lesão ou pseudolesão	Exame de TC	RM, imagem ponderada em T1	RM, imagem ponderada em T2	RM, imagem ponderada em T1 com gadolínio
Medula normal	Osso não aerado normal; diagnóstico	Alta devido à gordura da medula normal	Baixa na imagem saturada por gordura	Sem intensificação; baixa se usada saturação de gordura
Célula aérea cheia de líquido	Sem destruição Sem expansão	Intensidade intermediária à baixa	Alta	Sem intensificação
Mucocele (pode imitar granuloma por colesterol)	Expansível Sem destruição óssea	Variável, geralmente baixa, a menos que proteinácea	Alta	Sem intensificação
Apicite petrosa aguda	Níveis de ar-líquido nas células aéreas sem destruição óssea	Baixa	Alta	Pode ser leve, periférica
Apicite petrosa aguda com osteomielite (síndrome de Gradenigo)	Células aéreas opacas com quebra óssea; não expansível	Baixa	Alta	Pode mostrar intensificação da margem ou intensificação de meninges adjacentes
Granuloma por colesterol	Expansível	Alta (saturação de gordura não reduz o sinal)	Variável, mas classicamente alta	Sem intensificação
Colesteatoma	Erosão óssea, remodelagem	Intensidade intermediária à baixa	Alta	Sem intensificação
Condrossarcoma	Procurar erosões ósseas e matriz mineralizada	Intensidade intermediária à baixa	Alta ± alguma heterogeneidade se matriz calcificada	Intensificação ávida

Moore KR, Harnsberger HR, Shelton C, Davidson HC. "Leave me alone" lesions of the petrous apex. *AJNR Am J Neuroradiol* 1998;19(4):733 [PMID: 9576664]. (Asymmetric fatty marrow in the petrous apex and petrous air-cell effusions have characteristic MRI and CT scanning features that facilitate their correct diagnosis.)

Muckle RP, De la Cruz A, Lo WM. Petrous apex lesions. *Am J Otol* 1998;19(2):219 [PMID: 9520060]. (The clinical features, diagnostic evaluation, imaging, and treatment outcomes of patients with petrous apex lesions are reviewed.)

Princípios da oncologia por radiação

4

Ryan J. Burri, MD
Nancy Lee, MD

INTRODUÇÃO

A oncologia por radiação é a disciplina da medicina que envolve o uso de radiação ionizada para tratar neoplasias malignas. O oncologista radiologista procura liberar uma dose precisa de radiação ionizada a um volume de tumor definido enquanto minimiza o dano para as estruturas adjacentes normais. Devido à natureza multidisciplinar cada vez maior da oncologia, uma compreensão da radioterapia é crucial para o cirurgião envolvido no tratamento de modalidade combinada do paciente com câncer de cabeça e pescoço.

▶ Radioterapia de feixe externo (Teleterapia)

A radiação ionizada terapêutica pode ser dividida em duas categorias: radiação eletromagnética de alta frequência (raios X e raios γ) e radiação particulada (elétrons, nêutrons, prótons). A quantidade de radiação absorvida por unidade de massa de tecido é conhecida como a dose absorvida. A unidade de dose mais comumente absorvida é o Gray (Gy), que é equivalente a 1 joule de energia absorvida por quilograma de tecido. Um Gy é também igual a 100 cGy, ou 100 rads (a unidade previamente usada de dose absorvida).

Na cabeça e no pescoço, a radioterapia primária é mais frequentemente liberada via acelerador linear com fótons de 6 megavolts (MV). A localização anatômica e a profundidade desejada da penetração são os principais critérios usados na escolha de qual tipo e energia de feixe externo deve ser empregado. Formas menos comumente empregadas de radioterapia de feixe externo (RTFE) incluem feixes de elétron de 6 a 20 MeV, raios γ ^{60}Co e raios X superficiais (40 = 100 Kv) ou ortovoltagem (250 kV).

As últimas décadas testemunharam grandes avanços nos esquemas de liberação de tratamento por feixe externo. Tradicionalmente, a radioterapia foi muitas vezes empregada com um campo simples usando raios X superficialmente penetrantes. O desenvolvimento de máquinas capazes de uma liberação de radiação mais profunda (i.e., aceleradores lineares) permitiu que os tumores centralmente localizados fossem tratados com portais de radiação opostos em paralelo. Durante os primeiros anos da década de 1990, com avanços na computação e tecnologia de imagem, foi introduzida a radioterapia conformal 3D. Isso permitiu disposições de feixes não coplanares que se moldam ao alvo em três dimensões. O desenvolvimento mais recente de radioterapia de intensidade modulada (RTIM) permitiu que a intensidade de cada feixe flutuasse de maneiras complexas pelo campo. Isso melhorou a capacidade de o oncologista radiologista cobrir volumes tumorais de formatos irregulares, facilitando um grau mais alto de conformalidade da dose e minimização do dano aos tecidos normais adjacentes, com mais importância às glândulas parótidas e à medula espinal. Recentemente, a radioterapia orientada por imagem (RTOI) surgiu como uma maneira de garantir a localização diária precisa do tumor durante a administração de planos de tratamento de RTIM.

▶ Braquiterapia

A braquiterapia é uma forma de radioterapia na qual uma fonte radioativa é colocada dentro da área que requer tratamento ou adjacente a ela. Radioisótopos selecionados contidos dentro de instrumentos especializados liberam radiação para o tumor ou para o leito do tumor a uma curta distância. O tratamento pode envolver a implantação permanente da fonte de radiação, ou uma colocação temporária após a qual a fonte é retirada. O tratamento por braquiterapia pode ser administrado via implantes intersticiais (p. ex., base da língua, pescoço ou leito do tumor), aplicadores intracavitários (p. ex., câncer nasofaríngeo recorrente) ou moldes (p. ex., pele, palato duro). Os tratamentos também são definidos pela taxa de dose e podem ser divididos em técnicas de taxa de dose baixa/média (TDB), taxa de dose alta (TDA) e taxa de dose pulsada (TDP).

A vantagem da braquiterapia é a curta distância entre a fonte de radiação e o volume-alvo desejado. A dose de radiação diminui com o quadrado inverso da distância da fonte, e a exposição de tecidos normais à radiação é, portanto, reduzida. A braquiterapia é frequentemente combinada com a RTFE. Isso permite que as áreas em risco de doenças subclínicas sejam irradiadas com feixes externos a uma dose suficiente para esterilizar metástases microscópicas, ao passo que a braquiterapia é reservada como um reforço para o tumor amplo ou para o leito tumoral de alto risco.

RADIOBIOLOGIA

A radiação ionizante deposita energia em uma frequência constante, uma vez que ela viaja pela matéria. Essa frequência é definida como transferência de energia linear (TEL). Os raios X e raios γ são considerados TEL baixa ou radiação esparsamente ionizante e depositam sua energia menos densamente por unidade de comprimento de tecido. Nêutrons energéticos, prótons e partículas pesadamente carregadas são radiações de TEL alta (densamente ionizantes). Doses iguais de radiação de TEL diferente produzem respostas biológicas distintas. A efetividade biológica relativa (EBR) é uma medida da capacidade de radiação com TEL diferente para produzir o mesmo efeito biológico sob as mesmas condições. A radiação com EBR mais alta causa maior dano biológico para uma exposição à radiação equivalente. Por exemplo, se 800 cGy de raios X de 250 kV e 200 cGy de nêutrons resultam na mesma fração de sobrevivência das células sob as mesmas condições, a EBR dos nêutrons seria 4.

A fração de células que sobrevivem a uma determinada dose de radiação depende de muitos fatores, incluindo: tipo de radiação (TEL alta *vs.* TEL baixa), tamanho da dose, tipo celular, oxigenação e fase de ciclo celular. Algumas células, e por extensão, alguns tumores são mais sensíveis à radiação do que outras. A fração de células capazes de sobreviver a uma dose de TEL baixa de 200 cGy varia entre 20 e 80%, dependendo da histologia.

A presença de oxigênio molecular no ambiente tecidual também influencia o efeito biológico da radiação ionizante. As células em um ambiente de oxigênio a 100% são aproximadamente três vezes mais radiossensíveis do que as células completamente anóxicas. As células malignas em um centro relativamente hipóxico de um tumor saliente tendem, portanto, a ser relativamente resistentes à radioterapia. Todavia, como as células melhor oxigenadas são preferencialmente exterminadas e removidas, as células relativamente hipóxicas são levadas em proximidade aos vasos sanguíneos e reoxigenadas.

Em geral, as células nas fases M e G_2 são as mais radiossensíveis, e aquelas na fase S tardia são as mais resistentes. Antes da irradiação, as células malignas estão presentes em todas as fases do ciclo celular. Após a exposição à radiação, muitas células são presas na fase G_2 tardia, sincronizando, desse modo, as células em uma fase mais radiossensível.

▶ **Fracionamento**

O fracionamento se refere à divisão da dose total em várias frações separadas. A maioria dos tecidos normais é mais bem equipada para reparar o dano genético do que as células malignas. Como resultado, o fracionamento geralmente permite uma reserva preferencial de tecido normal. O esquema de fracionamento convencional que foi colocado de maneira empírica é 180 a 200 cGy por fração, uma fração por dia, 5 dias por semana, a uma dose total de 6.500 a 7.000 cGy. Com base em várias décadas de pesquisa laboratorial e clínica, é claro que agora o esquema de fracionamento convencional pode não ser a melhor abordagem para todas as malignidades, especialmente para muitas na região da cabeça e do pescoço.

Os tecidos podem ser amplamente divididos em tecidos de resposta precoce e tardia. Os tecidos de resposta precoce tendem a se proliferar rapidamente (pele, membranas da mucosa, a maioria das células malignas) e pouco equipados para reparar a lesão subletal. Estes tecidos que respondem agudamente são menos poupados pelo fracionamento da dose e, em vez disso, mais afetados pela duração total do tratamento. Tecidos de resposta tardia, de proliferação lenta (medula espinal, cérebro, músculo, osso), são poupados mais do que os tecidos de resposta precoce pelo fracionamento da dose e menos afetados pela duração do tratamento.

O efeito da duração do tratamento é, em grande parte, devido ao aspecto do repovoamento. Quando os CCEs da cabeça e do pescoço são irradiados, por exemplo, os clonogenes radiorresistentes podem se submeter a um rápido surto de repovoamento aproximadamente 3 a 5 semanas após o início do tratamento. Esquemas de *fracionamento acelerado*, que reduzem a duração do tratamento, foram desenvolvidos para ajudar a prevenir que a proliferação desse tumor contribua para o aumento nas taxas de falha local.

REQUISITOS DE PRÉ-TRATAMENTO

A avaliação pormenorizada pré-tratamento é requerida em todos os pacientes que se submetem à radioterapia. Cuidado dentário, nutricional e oftalmológico é crucial para ajudar na prevenção do desenvolvimento de complicações, especialmente em pacientes que recebem tratamento de modalidade combinada.

▶ **Avaliação do paciente e prevenção das complicações**

A. Cuidado dentário

A avaliação e o tratamento de patologia dentária preexistente é crucial para prevenir que problemas brandos da cavidade oral se transformem em complicações graves. O cuidado dentário pré-tratamento deve incluir exames radiológicos, profilaxia com fluoreto, extração de dentes cariados sem recuperação e tratamento de outra patologia oral preexistente antes da radioterapia. Os pacientes com preenchimentos dentários significativos devem receber uma proteção bucal customizada para evitar mucosite adjacente por uma dispersão da radiação. Se o paciente for receber radioterapia pós-operatória, as extrações dentárias podem ser executadas no mesmo dia do procedimento cirúrgico definitivo, de modo a prevenir a necessidade de anestesia adicional e para evitar um possível atraso no início da radioterapia adjuvante.

B. Suporte nutricional

A orientação nutricional adequada é crucial para ajudar os pacientes a manterem seu peso durante e após o tratamento. Os pacientes devem consultar um endocrinologista antes do início do tratamento para avaliar o estado nutricional. A orientação alimentar pode resultar na prescrição de suplementos alimentares e, em pacientes selecionados, na colocação de um tubo de gastrostomia endoscópico percutâneo. A orientação e o suporte nutricional devem continuar durante todo o tratamento, de forma que problemas como perda de peso, odinofagia, disfagia e trismo possam ser tratados.

C. Oftalmológico/outros

Um exame oftalmológico basal é indicado em pacientes cujos portais de radiação incluem uma porção da órbita. Tais pacientes incluem aqueles com tumores da nasofaringe, cavidade nasal e seios paranasais. Os pacientes que recebem radioterapia para o pescoço correm alto risco de desenvolver hipotireoidismo e devem ter a função da tireoide monitorada de modo basal e pós-tratamento.

SELEÇÃO DO TRATAMENTO

▶ Radioterapia pós-operatória

Em pacientes com câncer de cabeça e pescoço, a radioterapia pós-operatória (RTPO) geralmente é reservada para pacientes cujo risco de recorrência regional-local é de 20% ou mais. Fatores prognósticos de risco patológico fraco incluem margens próximas ou positivas de ressecção, extensão extracapsular da doença nodal, extensão perineural, envolvimento de dois ou mais linfonodos, invasão do espaço linfovascular e envolvimento de linfonodos em níveis 4 ou 5 a partir de carcinoma que surge na cavidade oral ou na orofaringe.

A dose favorável de RTPO usando fracionamento convencional consiste em frações de 180 a 200 cGy, cinco dias por semana, para uma dose total de 6.000 a 6.600 cGy, para o volume de alto risco, e 5.000 a 5.400 cGy, para irradiação nodal eletiva.

Em geral, a RTPO deve ser iniciada dentro de seis semanas de cirurgia, de modo a maximizar os benefícios sobre o controle local-regional. O tempo de tratamento total desde o procedimento cirúrgico até a conclusão da radioterapia se mostrou um preditor significativo do controle local-regional.

Dois ensaios controlados randomizados conduzidos em paralelo nos EUA e na Europa demonstraram que a adição de quimioterapia simultânea à RTPO melhora significativamente o controle local-regional comparada com a RTPO isolada. Essa melhora ocorre à custa de um aumento significativo na toxicidade aguda de alto grau e da diminuição na complacência do paciente ao protocolo de tratamento. O condicionamento do paciente e a disponibilidade do cuidado de apoio devem, portanto, ser cuidadosamente avaliados antes de iniciar quimiorradioterapia pós-operatória. Em geral, a quimiorradioterapia simultânea pós-operatória deve ser oferecida para tratar os pacientes com margens de ressecção positivas e/ou extensões extranodais.

▶ Radioterapia definitiva

A eficácia da radioterapia como tratamento definitivo foi bem estabelecida para malignidades em muitos locais da cabeça e do pescoço. Embora o controle e a cura da doença devam ser de extrema importância na seleção da modalidade de tratamento, o desfecho funcional e o impacto sobre a qualidade de vida devem ser considerados. Os paradigmas de tratamento se deslocaram para a preservação do órgão com o objetivo de preservar a fala e a deglutição, quando possível.

O tratamento de modalidade simples é geralmente suficiente para as lesões iniciais, ao passo que o tratamento multimodal é requerido para a doença de estágio avançado. Uma metanálise de estudos envolvendo pacientes com câncer da cabeça e do pescoço mostrou um benefício da sobrevida global absoluto de 6,5% em cinco anos associado ao uso de quimiorradioterapia simultânea definitiva quando comparado com a radioterapia isolada. Nos pacientes selecionados, o uso aumentado de quimiorradioterapia definitiva permitiu a preservação do órgão sem comprometimento dos desfechos de tratamento. Informações adicionais sobre a radioterapia definitiva são discutidas em cada capítulo respectivo.

▶ Radioterapia pré-operatória

A análise racional por trás do uso da radiação pré-operatória é que as células tumorais se encontram em seu estado máximo de oxigenação e são, portanto, mais sensíveis à radiação. O esquema mais comumente usado envolve administração de frações de 180 a 200 cGy, cinco dias por semana, a uma dose total de 5.000 cGy.

Um ensaio randomizado (RTOG 73-03) comparando radioterapia pré-operatória *versus* pós-operatória para o CCE avançado operável de cabeça e pescoço encontrou controle local-regional em favor da radioterapia pós-operatória, sem diferenças nas taxas de complicação entre as duas abordagens.

Atualmente, a radioterapia pré-operatória é administrada apenas em casos selecionados. As indicações incluem tumores ressecáveis *borderline*, nos quais as estruturas vitais estão em risco, ou pacientes com estado nutricional insatisfatório que requerem várias semanas de suporte nutricional antes da cirurgia.

SEQUELAS DE RADIOTERAPIA

▶ Sequelas agudas

O manejo adequado das toxicidades relacionadas ao tratamento agudo é fundamental para reduzir o desconforto e evitar a interrupção na radioterapia. Tecidos de resposta precoce à radiação incluem a pele, as membranas da mucosa e as glândulas salivares.

Na pele, a radiação ionizante afeta primariamente a camada proliferativa basal. Em níveis mais baixos de exposição, o resultado é eritema e hiperpigmentação. A descamação seca, com xerose e hiperceratose, é observada à medida que a dose acumulada aumenta. Em doses mais altas, a camada basal não é mais capaz de repovoar, resultando em descamação úmida e ulceração. Pequenas áreas de descamação úmida precisam de limpeza para prevenir infecção secundária, com as áreas maiores requerendo curativos de hidrogel e cuidado minucioso da ferida.

Como a pele, as membranas da mucosa consistem em células de proliferação rápida que mostram toxicidade aguda dependente da dose. A mucosa bucal, o véu palatino, os pilares tonsilares e as paredes faríngeas são especialmente propensos a desenvolver mucosite aguda. Com o aumento da dose de radiação, as áreas de mucosite tornam-se muitas vezes confluentes. Em doses acima de 7.000 cGy, pode ocorrer necrose de tecido mole ou laríngea. O tratamento da mucosite aguda é principalmente sintomático e inclui manejo da dor e irrigação oral com bicarbonato de sódio/solução salina.

As glândulas salivares são relativamente radiossensíveis, com o limiar médio da dose de radiação causando xerostomia irreversível considerada cerca de 2.000 a 2.500 cGy. A xerostomia muitas vezes requer adaptação significativa no estilo de vida e nos hábitos alimentares e pode prejudicar significativamente a qualidade de vida. A disponibilidade da RTIM proporcionou a oportunidade para poupar a parótida em pacientes selecionados.

▶ Sequelas tardias

Os mecanismos fisiológicos subjacentes às toxicidades tardias na maioria dos tecidos ainda precisam ser completamente elucidados. Todavia, uma combinação de fibrose, dano endotelial vascular e atrofia muscular são tidos como estando presentes em muitas ocasiões.

A disfagia crônica é um aspecto bastante encontrado, especialmente em pacientes tratados com quimiorradioterapia de alta dose. Estreitamentos orais, faríngeos e/ou esofágicos podem se desenvolver, requerendo dilatação. A avaliação clínica da deglutição com deglutição de bário modificado e/ou fluoroscopia por vídeo pode ajudar a identificar pacientes em risco de aspiração silenciosa.

O trismo ocorre secundário à fibrose dos músculos da mastigação e, em alguns casos mal sucedidos, devido à recorrência/persistência do tumor. O tratamento inclui exercícios regulares diários para a mandíbula e fisioterapia.

A xerostomia crônica é uma complicação tardia frequente do tratamento por radioterapia. A redução na produção salivar predispõe os pacientes ao desenvolvimento de cáries, e uma excelente higiene oral é necessária para prevenir a deterioração dentária. Os pacientes requerem a profilaxia com fluoreto de rotina e avaliação dentária frequente. Além disso, os pacientes que recebem radioterapia correm risco de desenvolvimento de osteorradionecrose e qualquer dor mandibular ou dentária deve propiciar o exame minucioso, incluindo a avaliação radiológica.

Ang KK et al. Randomized trial addressing risk features and time factors of surgery plus radiotherapy in advanced head-and-neck cancer. Int J Radiat Oncol Biol Phys. 2001;51:571–578.

Bernier J et al. Postoperative irradiation with or without concomitant chemotherapy for locally advanced head and neck cancer. N Engl J Med. 2004;350:1945–1952.

Cooper JS et al. Postoperative concurrent radiotherapy and chemotherapy for high-risk squamous-cell carcinoma of the head and neck. N Engl J Med. 2004;350:1937–1944.

Fu KK et al. A radiation therapy oncology group (RTOG) phase III randomized study to compare hyperfractionation and two variants of accelerated fractionation to standard fractionation radiotherapy for head and neck squamous cell carcinomas: first report of RTOG 9003. Int J Radiat Oncol Biol Phys. 2000;48:7–16.

Pignon JP et al. Meta-analysis of chemotherapy in head and neck cancer (MACH-NC): an update on 93 randomised trials and 17,346 patients. Radiother Oncol. 2009; 92:4–14.

Anestesia

5

Errol Lobo, MD, PhD
Francesca Pellegrini, MD

INTRODUÇÃO

A cirurgia de cabeça e pescoço requer uma relação de cooperação entre o cirurgião e o anestesiologista. Isto se aplica em especial nos procedimentos cirúrgicos envolvendo as vias aéreas. Na maioria das situações, existe um vínculo comum entre otorrinolaringologista e anestesiologista. Nas situações críticas, nas quais o comprometimento das vias aéreas é previsto, são o anestesiologista e o otorrinolaringologista que melhor avaliam para a gravidade da situação. Neste capítulo, será discutida brevemente a farmacologia de alguns dos fármacos mais comumente usados na anestesia. A maior parte desses fármacos é usada por anestesistas em condições supervisionadas, mas também podem ser usados em procedimentos que requerem sedação consciente. Por isso, é de grande importância para o médico ou para a enfermeira envolvidos na sedação consciente ter conhecimento do uso e das limitações dos fármacos usados nesse tipo de sedação.

Isto é acompanhado por uma visão geral do equipamento de anestesia que diz respeito às necessidades do otorrinolaringologista. Com frequência, a cirurgia de cabeça e pescoço envolverá o uso de equipamento especial para a intubação endotraqueal. O otorrinolaringologista deve ter conhecimento do equipamento disponível para condições favoráveis de operação. Esta seção é acompanhada por uma revisão das vias aéreas difíceis e os métodos sugeridos para controle dessas vias aéreas. Na seção final, é apresentado um resumo da avaliação pré-cirúrgica para pacientes com doenças cardiovasculares e pulmonares coexistentes, e considerações anestésicas para alguns procedimentos comuns de cabeça e pescoço são apresentadas. Estes procedimentos são abordados em mais detalhes em outras partes deste texto.

FARMACOLOGIA DE ALGUNS FÁRMACOS ANESTÉSICOS COMUMENTE USADOS

ANALGÉSICOS, SEDATIVOS E HIPNÓTICOS

OPIOIDES

Os opioides fazem a mediação da analgesia por meio de uma interação complexa dos receptores opioides no sistema nervoso central (SNC) supraspinal. Eles produzem analgesia confiável, bem como fornecem alguma sedação e euforia. Não há dano significativo da contratilidade do miocárdio, mas o tônus vascular simpaticamente mediado é reduzido. A ventilação é diminuída devido à elevação do limiar de dióxido de carbono para a respiração. Os opioides administrados em doses recomendadas não produzem inconsciência com segurança. Eles podem, contudo, causar diminuição da motilidade intestinal, espasmo biliar, náusea e prurido. Uma breve revisão da farmacologia de alguns dos opioides mais comuns é apresentada a seguir.

1. Morfina

A morfina é relativamente hidrofílica, possuindo, dessa forma, um início mais lento com um efeito clínico mais prolongado. Apenas uma pequena quantidade de morfina administrada tem acesso ao SNC, mas ela acumula-se rapidamente nos rins, no fígado e nos músculos esqueléticos. A vasodilatação da veia profunda pode ser induzida devido aos efeitos da liberação de histamínico e da redução do tônus do sistema nervoso simpático.

2. Fentanil

Um opioide sintético – o fentanil – possui efeitos similares, mas é mais solúvel em lipídeo e possui um início mais rápido e duração de ação mais curta. Isto reflete uma entrada mais rápida no SNC e uma pronta redistribuição. As doses elevadas podem causar saturação progressiva nos tecidos adiposos. Quando isso ocorre, a concentração de plasma não diminui imediatamente. Assim, efeitos farmacodinâmicos, incluindo depressão ventilatória, podem ser prolongados.

3. Remifentanil

O remifentanil foi recentemente introduzido e possui um início e deslocamento muito mais rápido que o fentanil. Com uma dose inicial, a anestesia pode ser obtida em 30 a 60 segundos, e o deslocamento do fármaco pode ocorrer em 5 a 10 minutos após a interrupção de uma infusão. Como o remifentanil é metabolizado no sangue e no músculo esquelético, ele pode ser administrado como uma dose única ou em infusão. Devido à potência deste opioide e visto que pode ocorrer rigidez da parede torácica, esse fármaco deve ser administrado por um anestesiologista.

4. Meperidina

A meperidina possui um décimo da potência da morfina e uma duração de ação mais curta. Em doses mais baixas, ela diminuiu o tremor associado ao reaquecimento após a cirurgia e após a administração de anfotericina. Vários metabólitos são excretados pelo rim e podem acumular-se na presença de doença renal. O principal metabólito, – normeperidina – é um pró-convulsivante e pode causar convulsões em pacientes com comprometimento renal.

Os opioides podem ser administrados por vias intravenosa (IV) ou intramuscular (IM) intermitentes. Os picos e vales do nível de plasma podem provocar variações na analgesia desejada ou efeitos colaterais excessivos. Infusões contínuas ou **analgesia controlada pelo paciente** com doses menores, mais frequentes, se mostraram efetivas causando uma melhor analgesia, com menos efeitos colaterais e menos uso total de fármacos. O fentanil e a morfina também podem ser administrados por uma via **intratecal ou epidural**. Isso permite a colocação de opioides nas adjacências dos receptores na medula espinal. Um crescente corpo de informação sustenta o uso destas vias em pacientes de alto risco para fornecer uma analgesia superior, menor sedação e menos diminuição na função pulmonar.

A tolerância desenvolvida pela indução de enzimas microssomais hepáticas pode ocorrer durante o curso de dias a semanas. Os efeitos dos narcóticos podem ser revertidos com uma variedade de antagonistas (i.e., naloxona). A reversão aguda pode ser acompanhada por agitação, hipertensão pulmonar e sistêmica e edema pulmonar.

BENZODIAZEPINAS

As benzodiazepinas produzem ansiólise e sedação pela facilitação das ações inibitórias do ácido gama-aminobutírico (GABA) na condução nervosa no córtex cerebral. Elas podem ser usadas para produzir sedação e amnésia, facilitar a cooperação com o cuidado, atenuar a síndrome de abstinência alcoólica, tratar convulsões e aliviar o espasmo muscular.

As benzodiazepinas não possuem propriedades analgésicas. Elas podem causar diminuições passageiras na pressão arterial, devido à diminuição no nível de catecolaminas e resistência vascular sistêmica, mas com pouco efeito sobre a contratilidade. A depressão respiratória é geralmente bem tolerada nas doses clínicas, mas pode ser acentuada nos idosos e naqueles com doença pulmonar obstrutiva crônica (DPOC). A titulação a um estado de cooperação, orientado e tranquilo (nível 2 na escala de Ramsey) é o efeito desejado. Pacientes com uma história de uso abusivo de álcool ou de tranquilizantes podem requerer uma quantidade consideravelmente maior de fármaco para atingir esta resposta. O diazepam, o midazolam e o lorazepam são três das benzodiazepinas mais comumente usadas.

1. Diazepam

O diazepam possui uma longa duração clínica devido à meia-vida longa de vários metabólitos ativos. Ele não é solúvel em água, e a suspensão parenteral do propileno glicol é irritante quando aplicada por via intravenosa ou intramuscular. Como o diazepam requer trajetórias não conjugadas microssomais para degradação e eliminação, ele não deve ser usado para pacientes com hepatite aguda.

2. Midazolam

O midazolam é a benzodiazepina mais comumente usada na unidade de tratamento intensivo (UTI). Ele é solúvel em água, com curta duração clínica e poucos metabólitos ativos. O midazolam oferece um início mais rápido e um maior grau de amnésia, o que o torna uma boa escolha para breves procedimentos, como a endoscopia gastroduodenal (EGD) e a broncoscopia.

3. Lorazepam

O lorazepam é outra benzodiazepina de longa ação usada com frequência. Não há dor na injeção e não há metabólitos ativos. Este agente se tornou uma opção popular para pacientes com doença hepática, porque seu metabolismo não depende de enzimas microssomais.

A tolerância às benzodiazepinas se desenvolve com o uso prolongado de opiáceos e álcool. A retirada pode resultar em resposta autônoma simpática profunda. A reposição dos níveis plasmáticos de benzodiazepina e controle autônomo transitório seriam indicados para o controle dos sintomas de abstinência.

A reversão da sedação induzida por benzodiazepina foi registrada com fisostigmina e aminofilina. **Flumazenil** – um antagonista do receptor de benzodiazepina específico – fornece reversão consistente da sedação em 2 minutos da administração IV. A duração da reversão é curta; assim, a nova sedação é uma possibilidade nos casos de *overdose* de benzodiazepina. O flumazenil também foi registrado para reverter de modo transitório a sonolência da encefalopatia hepática. A terapia com este agente deve ser gradual, para evitar sintomas de excitação. Convulsões foram registradas em pacientes propensos à convulsão e dependentes de benzodiazepina.

ALFA$_2$-AGONISTA

O α$_2$-agonista Dexmedetomidina é uma classe de fármacos sedativos que foi aprovada pela U.S. Food and Drug Adminstration (FDA) para uso como sedativo e analgésico na sala de operação e na UTI. O Dexmedetomidina possui ações farmacológicas similares à clonidina, com exceção de que sua afinidade com o α$_2$-receptor é 8 vezes maior, tornando o Dexmedetomidina 5 a 10 vezes mais potente que a clonidina. Recentemente, o uso de Dexmedetomidina para o manejo da sedação e analgesia no ambiente pré-operatório aumentou de forma significativa. O Dexmedetomidina também possui várias propriedades que podem adicionar benefícios pós-operatórios a pacientes que têm uma tolerância ao opioide, ou que são sensíveis à depressão respiratória induzida por opioide. Nos voluntários que respiram espontaneamente, o Dexmedetomidina IV causou sedação acentuada com apenas moderadas reduções na ventilação em repouso em doses mais altas. Os cirurgiões de cabeça e pescoço considerarão este fármaco útil para casos de sedação consciente, para estudos de aumento do sono e para intubações por fibra óptica e colocação de traqueostomia.

O fármaco causa alguma instabilidade cardiovascular, embora isto possa ser evitado quando o fármaco é titulado com cuidado. Todavia, deve-se considerar que o Dexmedetomidina causa reduções moderadas na pressão arterial e na frequência cardíaca.

FÁRMACOS DE INDUÇÃO DE ANESTESIA

1. Barbitúricos

No passado, um agente principal no manejo da sedação – os barbitúricos – parece ter saído de cena, principalmente devido à disponibilidade de alternativas mais tituláveis. Eles têm numerosos locais de ação, porém mais provavelmente promovem os efeitos inibitórios de GABA na função neuronal. Eles não têm nenhum efeito analgésico e causam depressão respiratória, cardíaca e do SNC relacionada à dose. Agentes de curta duração, como **metoexital** e **tiopental**, são úteis para produzir inconsciência para procedimentos muito curtos, como cardioversões e intubações. Ambos os agentes também podem ser usados para procedimentos de curta duração, como exame da orofaringe em um paciente não cooperativo. Como com a maioria dos fármacos de indução anestésica, os pacientes devem ser adequadamente monitorados (frequência cardíaca, pressão arterial, eletrocardiograma [ECG] e oximetria de pulso) e deve ser administrado oxigênio suplementar. O equipamento de intubação endotraqueal de emergência deve estar prontamente disponível junto com as medicações de emergência. As doses devem ser criteriosas devido ao aumento na probabilidade de depressão respiratória e hemodinâmica, em especial em pacientes idosos.

Agentes de ação média (**pentobarbital** IV/VO) e de ação longa (**fenobarbital** VO) foram usados para agitação violenta refratária a outros agentes, estado epiléptico e a indução de coma por barbitúrico para tratar o aumento na pressão intracraniana.

2. Propofol

O propofol é um agente anestésico IV de ação extremamente curta. A inconsciência pode ser induzida em menos de 30 segundos seguida pelo despertar em 4 a 8 minutos. Ele possui uma potente atividade hipnótica sedativa, mas diferente de outros agentes, o despertar é acentuadamente rápido até mesmo de sedação profunda com mínimos efeitos sedativos residuais e boas qualidades antieméticas. O metabolismo hepático é rápido, mas a rápida redistribuição também desempenha um papel no despertar precoce. Ele não tem metabólitos ativos farmacológicos. O propofol diminui a pressão arterial sistêmica como um resultado da depressão do miocárdio e da vasodilatação. Quando usado em doses baixas (10 a 50 μg/kg/min) como uma infusão contínua para a sedação, estes efeitos são mínimos. Ele não possui efeitos analgésicos, mas mostrou diminuir as necessidades narcóticas.

Uma das desvantagens é que o propofol é apenas levemente solúvel na água. Ele deve ser formulado em emulsão de água/óleo de soja, lecitina do ovo e glicerol. Isso é similar ao Intralipid a 10%. Assim, este agente é contraindicado em pacientes com potencial para respostas alérgicas aos componentes de emulsão. A dor é frequente na injeção. Com frequência, ela atenuada pelo pré-tratamento da veia com um bolo de 20 a 40 mg de lidocaína antes da infusão. Agentes químicos sanguíneos devem ser avaliados, porque o uso prolongado pode resultar em hipertrigliceridemia.

O propofol deve ser tratado com o mesmo grau de cuidado que as soluções de nutrição parenterais. Registros múltiplos de contaminação bacteriana devido a manipulações do meio de emulsão demonstram que ele sustenta o rápido crescimento bacteriano. Formulações recentes de propofol têm incluído agentes bacteriostáticos, como EDTA ou sulfetos, que tornaram este aspecto uma preocupação clínica menor. Todavia, as orientações clínicas ainda limitam o manuseio de frascos abertos para menos de 24 horas e, quando usado como infusão, defendem mudanças de linha em intervalos regulares (geralmente 12 horas).

No momento, um primo solúvel do propofol comercializado como Aquavan (fospropofol disodium) está aguardando aprovação da FDA. O fármaco é descrito como tendo propriedades similares ao propofol sem a dor sentida durante a injeção. O fármaco tem sido usado para a sedação consciente para colonoscopias com sucesso em vários estudos de fase III. O Aquavan tem a função de depressão respiratória do propofol.

3. Cetamina

A cetamina é um derivado da fenciclidina (similar ao LSD) que produz um estado de rápida sonolência, dissociativo, que pode ser explorado como um sedativo. Pacientes agitados podem receber injeção IM (3 a 5 mg/kg) ou titulação de bolos IV de 10 mg, de modo a produzir um estado de catalepsia no qual o olho permanece aberto com um lento olhar fixo de nistagmo. A amnésia está presente e a analgesia é intensa. Vantagens adicionais incluem manutenção dos reflexos das vias aéreas, estimulação cardiovascular e relaxamento brônquico. As desvantagens incluem aumento nas secreções das vias aéreas, aumentos transitórios na pressão intracraniana e uma associação com ilusões auditivas e visuais desagradáveis. A adição de benzodiazepinas pode atenuar estes efeitos sensoriais adversos. Exemplos de utilidade clínica incluem sedação consciente para trocas de curativos de feridas por queimaduras e facilitação da intubação endotraqueal no paciente hipotenso.

ANESTÉSICOS INALADOS

Na sala de operação, a anestesia geral é comumente mantida com anestésicos inalados. Estes agentes também fornecem alguma analgesia, amnésia e relaxamento muscular. Nos casos pediátricos em que não há acesso IV, a anestesia pode ser induzida pela inalação. Todos os anestésicos inalados, com exceção do óxido nitroso, são broncodilatadores e podem ser úteis em pacientes com vias aéreas reativas. A maioria dos agentes inalados reduzirá a pressão arterial devido à depressão cardíaca direta (p. ex., halotano) ou por vasodilatação (p. ex., isoflurano, sevoflurano ou desflurano). A rapidez da indução da anestesia, bem como a emergência da anestesia baseia-se nas características de solubilidade em lipídeo do anestésico inalado. Em razão disso, quanto mais insolúvel for o agente anestésico, mais rápida será a indução da anestesia. Além disso, os agentes com alta solubilidade em lipídeo prolongam a emergência da anestesia.

1. Óxido nitroso

O óxido nitroso produz anestesia geral por meio da interação com as membranas celulares do SNC. Ele é o único anestésico inalado não orgânico em uso clínico. Embora ele seja não volátil, ele suporta combustão e deve-se ter cuidado no caso de fogo nas vias aéreas. A captação e a eliminação do óxido nitroso são relativamente rápidas comparadas a outros anestésicos inalados, primariamente como resultado de seu baixo coeficiente de divisão sangue-gás. A eliminação do óxido nitroso é via exalação. Ele produz analgesia, amnésia (com uma concentração maior do que 60%), leve depressão do miocárdio e leve estimulação do sistema nervoso simpático. Ele não afeta significativamente a frequência cardíaca ou a pressão arterial. O óxido nitroso é um leve depressivo respiratório, embora menos do que os anestésicos voláteis.

2. Isoflurano

Até recentemente, o isoflurano era o anestésico inalado mais comumente usado nos EUA. O isoflurano é observado por sua mínima depressão cardíaca. Como outro volátil, o isoflurano causa depressão respiratória com uma queda na ventilação minuto. A resposta ventilatória à hipoxia e à hipercapnia é diminuída. Outra característica em comum com outros anestésicos voláteis é a capacidade do isoflurano de causar broncodilatação. Esse efeito ocorre apesar de sua capacidade de causar irritação das vias aéreas.

O isoflurano aumenta o fluxo sanguíneo muscular esquelético, diminui a resistência vascular sistêmica e diminui a pressão arterial. Altas concentrações de isoflurano podem aumentar o fluxo sanguíneo cerebral (FSC) e a pressão intracraniana. Estes efeitos são efetivamente reduzidos pela hiperventilação. Em concentrações ainda mais altas, o isoflurano reduz as necessidades de oxigênio metabólico cerebral e fornece proteção cerebral. O isoflurano diminui o fluxo sanguíneo renal, a taxa de filtração glomerular e o débito urinário.

3. Desflurano

A estrutura do desflurano é muito similar ao isoflurano, com exceção da substituição de um átomo de flúor por um átomo de cloro. Isso torna o desflurano altamente insolúvel. Sua baixa solubilidade no sangue e nos tecidos corporais causa um *wash-in* e *wash-out* muito rápidos dos anestésicos. Os tempos de vigília são aproximadamente a metade daqueles observados após a administração de isoflurano. O desflurano tem efeitos cardiovasculares e cerebrais similares aos do isoflurano.

4. Sevoflurano

O sevoflurano começou a substituir o halotano como agente anestésico inalado primário usado na indução de anestesia onde uma indução IV não pode ser feita. Ele é usado principalmente na pediatria onde o acesso IV não está disponível e a indução deve ser obtida por outros meios. A não pungência e o rápido aumento na concentração anestésica alveolar o tornam uma excelente escolha para a indução de anestesia por inalação suave e rápida. A solubilidade do sevoflurano no sangue é levemente maior que a do desflurano. O sevoflurano diminui moderadamente a contratilidade do miocárdio. A resistência vascular sistêmica e a pressão arterial diminuem levemente menos do que com o isoflurano ou desflurano. Igual ao isoflurano e o desflurano, o sevoflurano causa leves aumentos no FSC e na pressão intracraniana na normocarbia. O sevoflurano é registrado como tendo potencial para nefrotoxicidade; em virtude disso, deve ser usado com um fluxo de gás de mais de 2 litros.

5. Halotano

O halotano é um alcano halogenado que é primariamente usado para indução de anestesia em pacientes onde uma indução IV não é possível. O odor não pungente e de aroma adocicado do halotano o torna especialmente adequado para este propósito. O halotano causa uma redução na depressão da dose na pressão arterial por meio da depressão do miocárdio. Ele também causa depressão respiratória. O halotano tem sido associado com hepatite induzida por fármaco conhecida como hepatite por halotano. Esta condição é extremamente rara (1 em 35.000) e tem uma incidência aumentada em pacientes expostos a múltiplos anestésicos de halotano dentro de curtos intervalos, em mulheres de meia-idade obesas e em pacientes com uma predisposição genética à hepatite por halotano.

ANTIEMÉTICOS

1. Droperidol

O droperidol possui maiores efeitos sedativos e antieméticos, mas também pode produzir depressão respiratória. Se administrado isolado, pode acontecer disforia; em doses clínicas, ele é usado em combinação com um narcótico ou benzodiazepina

Quadro 5-1 Farmacocinética dos bloqueadores neuromusculares mais comumente usados. Apenas o Vecurônio é usado como uma infusão

Farmacologia clínica dos agentes de bloqueio neuromuscular				
Agente	Dose de intubação (mg/kg)	Tempo até o início (min)	Tempo até a recuperação (min)	Taxa de infusão (μg/kg/min)
Vecurônio	0,1	2-3	25-30	1-2
Cisatracúrio	0,2	1-2	50-60	NA
Pancurônio	0,1	5	80-100	NA
Rocurônio	1,2	1-2	40-150	NA

para sedação. Mais recentemente, a FDA desaconselhou o uso de droperidol em um ambiente sem monitoração.

2. Ondansetron e Dolasetron

O ondansetron e o dolasetron são antagonistas seletivos dos receptores da serotonina 5-HT_3 com pouco ou nenhum efeito sobre os receptores da dopamina. Diferente do droperidol, eles não causam sedação, sinais extrapiramidais ou alteração da motilidade GI e do tônus do esfincter esofágico inferior. Os receptores 5-HT_3 são encontrados na zona de desencadeamento quimiorreceptora da área postrema, no núcleo do trato solitário e também junto ao trato gastrintestinal. O efeito colateral mais comum registrado é a cefaleia. O dolasetron pode prolongar o intervalo QT.

3. Antieméticos mais recentes

Nos anos recentes, duas novas medicações foram aprovadas para o tratamento de náusea e vômitos. Palonosetron, um antagonista de 5-HT_3, mostrou-se efetivo no retardo da êmese e se mostrou superior aos outros antagonistas de 5-HT_3, ondansetron e dolasetron. Na maioria dos estudos, contudo, a eficácia tem sido melhor quando o antagonista de 5-HT_3 é administrado com 20 mg de Dexametasona. Outro novo antiemético é **aprepitant**, um antagonista do receptor NK1. O fundamento científico do **aprepitant** se baseia em seu antagonismo da substância P, um pró-emético, que exerce seu efeito biológico (êmese) por meio da união ao receptor de NK1 **tachykinin neurokinin**. O **aprepitant** antagoniza esta união. Os efeitos antieméticos do **aprepitant** têm somado eficácia quando administrados com Dexametasona.

BLOQUEADORES NEUROMUSCULARES

Os agentes bloqueadores neuromusculares são usados, na maioria dos casos, para a intubação endotraqueal e na sala de operação quando o movimento do paciente é prejudicial para o procedimento cirúrgico. O efeito colateral mais proeminente da administração de bloqueadores neuromusculares é que eles causam paralisia dos músculos da respiração. Consequentemente, a ventilação do paciente está nas mãos do anestesiologista e pode ser obtida com uma máscara ou com um tubo endotraqueal preso.

A maioria dos relaxantes musculares induz paralisia pelo bloqueio dos receptores de acetilcolina na junção neuromuscular do músculo esquelético. Eles não têm propriedades sedativas ou analgésicas intrínsecas e devem ser usados junto com outras medicações. Na melhor das hipóteses, estes agentes devem ser usados em conjunto com agente ansiolítico. A sedação inadequada e a hipnose durante o uso de bloqueadores neuromusculares pode produzir lembranças desagradáveis por parte dos pacientes com efeitos colaterais de longo prazo. Os bloqueadores neuromusculares podem ser classificados como bloqueadores neuromusculares despolarizantes, como a succinilcolina, que se une ao receptor de acetilcolina e produz uma despolarização "persistente" da junção neuromuscular. O relaxamento muscular é obtido porque a propagação das ações potenciais é prevenida pela área de inexcitabilidade que ocorre ao redor dos receptores de acetilcolina. O segundo tipo de bloqueadores neuromusculares é chamado de bloqueadores neuromusculares não despolarizantes, que se unem diretamente ao receptor de acetilcolina e previnem a união da acetilcolina. Todos os fármacos descritos pertencem ao grupo de bloqueador neuromuscular não despolarizante (Quadro 5-1).

Vecurônio é um relaxante popular devido à sua curta duração clínica (30 a 60 minutos) e à falta de efeitos colaterais hemodinâmicos. Ele pode ser administrado como um bolo ou infusão contínua. Ele é metabolizado pelo fígado e excretado pelos rins.

Cisatracúrio sofre degradação no plasma em temperatura e pH fisiológicos por eliminação de Hofmann independente do órgão. O metabolismo e a eliminação parecem ser independentes da insuficiência renal ou hepática. Ele não afeta a frequência cardíaca ou a pressão arterial, nem produz efeitos autônomos.

Pancurônio possui uma duração de ação mais longa (60 a 90 minutos) e é primariamente eliminado pelos mecanismos renais. O principal fator limitante ao seu uso é a taquicardia, especialmente após a administração de bolo, resultando de um efeito vagolítico.

Rocurônio tem um início de ação similar, mas levemente mais longo que o da succinilcolina, tornando-o adequado para induções de sequência rápida, mas à custa de uma duração de ação muito mais longa. Essa duração intermediária de ação é comparável ao Vecurônio. Ele não se submete a nenhum metabolismo e é principalmente eliminado pelo fígado e levemente pelos rins. Assim, sua duração de ação é modestamente prolongada por insuficiência hepática grave e gravidez.

OUTROS FÁRMACOS ÚTEIS PARA O OTORRINOLARINGOLOGISTA

AINEs – KETOROLAC

O **Ketorolac** é um potente analgésico não esteroidal parenteral recentemente liberado sem efeitos colaterais relacionados ao opioide, como a depressão respiratória. As doses IM de 60 mg são registradas como equivalentes a 10 mg de morfina por até 3 horas. A dose clínica é a cada 8 horas e ele parece ser mais efetivo em situações em que o edema contribui para a dor (i.e., cirurgia dentária, ginecológica e ortopédica). Há impacto mínimo sobre a ventilação, a hemodinâmica e a motilidade intestinal. As desvantagens incluem um efeito de analgesia limitado além das doses recomendadas e prejuízo na função plaquetária. A ruptura da mucosa gastrintestinal substancial pode ocorrer com o uso em períodos de até sete dias.

ANTICOLINÉRGICOS

Os agentes anticolinérgicos são às vezes usados para produzir sedação e amnésia. Eles também têm efeito antissialogogo e previnem a bradicardia reflexa. A **atropina** e a **escopolamina** são aminas terciárias que atravessam a barreira de lipídeos protegendo o SNC. A escopolamina tem 10 vezes a potência da atropina em termos de sedação e amnésia centralmente induzida. Como a escopolamina produz taquicardia como seu principal efeito colateral hemodinâmico, ela é uma escolha popular como anestésico de urgência para o paciente hemodinamicamente instável ou hipovolêmico (i.e., vítima de trauma).

Os efeitos colaterais indesejáveis incluem delírio tóxico (conhecido como síndrome colinérgica central), taquicardia, relaxamento do tônus do esfíncter esofágico inferior (com potencial associado para regurgitação), midríase e elevação potencial da temperatura via supressão da função da glândula sudorípara.

EQUIPAMENTO DE ANESTESIA

O equipamento básico para o manejo das vias aéreas usado pelo anestesiologista deve ser familiar ao otorrinolaringologista. Isso inclui lâminas de laringoscópio, tubos endotraqueais e circuitos de respiração.

LÂMINAS DE LARINGOSCÓPIO

Em geral, as lâminas de laringoscópio podem ser classificadas como retas ou curvadas. Com o posicionamento apropriado da cabeça, ambos os tipos de lâminas fornecem uma trajetória direta às pregas vocais para a intubação traqueal. Existem vários modelos de lâminas de laringoscópio e estes são mostrados na Figura 5-1. Algumas lâminas como a lâmina Bainton podem ser usadas em si-

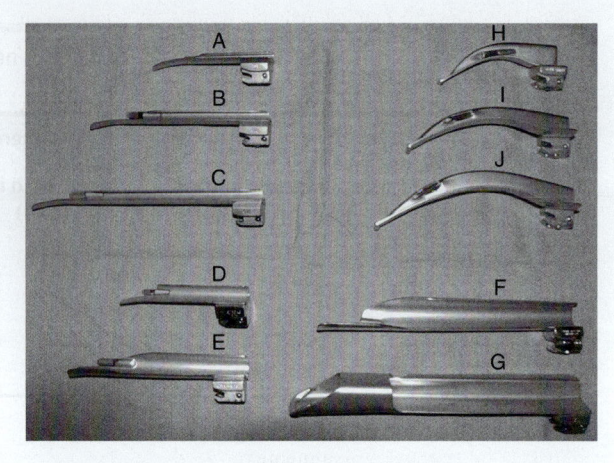

▲ **Figura 5-1** Lâminas de laringoscópio usadas por anestesiologistas. As lâminas são geralmente classificadas como retas, como as lâminas Miller (A-C), as lâminas Wisconsin (D-F), e a lâmina Bainton (G), ou curvadas, como as lâminas Macintosh (H-J). A lâmina Bainton foi especialmente projetada para situações nas quais o tecido edematoso ou redundante obstrui uma visão das pregas.

tuações especiais, nas quais o tecido redundante ou edema nas vias aéreas estão presentes e as pregas vocais não são facilmente visíveis.

TUBOS ENDOTRAQUEAIS

Os otorrinolaringologistas muitas vezes requerem tubos endotraqueais especializados dependendo do procedimento executado (Figura 5-2). O tubo endotraqueal padrão é composto de cloreto de polivinil e é descartável. Os tubos endotraqueais também podem ser feitos de material de silicone. Tubos de borracha recicláveis também estão disponíveis. Esses tubos devem ser limpos e receber autoclave antes de nova utilização. Os tubos endotraqueais vêm em vários tamanhos e podem ser com balonete ou sem balonete.

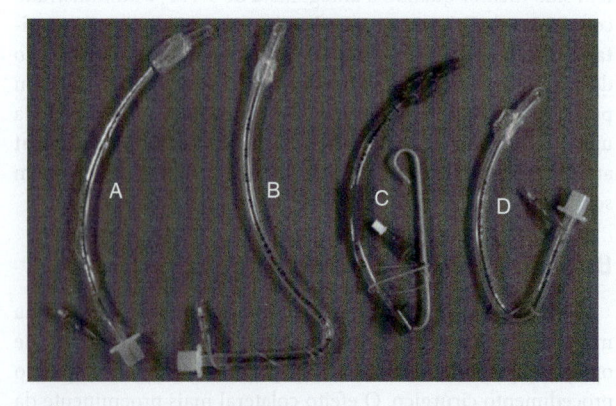

▲ **Figura 5-2** Tubos traqueais usados em procedimentos ENT. Inclusos estão um tubo endotraqueal com balonete (A), um tubo RAE nasal e um tubo RAE oral (B e D), usados para tonsilectomias e procedimentos na cavidade oral, um tubo em armadura (C). Tubos em armadura são comumente usados em laringectomias.

Os tubos endotraqueais sem balonete são usados em neonatos, em bebês e em crianças de até 12 anos. Uma sugestão de tamanho de tubo em crianças é mostrada no Quadro 5-2. A extremidade traqueal é geralmente chanfrada e pode conter um olho de Murphy. Os manguitos do tubo endotraqueal podem ser de uma variedade de alto volume ou de baixo volume. Ambos os tipos de manguito podem causar necrose traqueal com a intubação de longa duração. Os tubos endotraqueais possuem graduações geralmente em centímetros que permitem ao médico ter a medida da posição correta do tubo e prevenir a migração endobrônquica ou extubação. Deve-se observar que para procedimentos comuns da laringe, o uso de um tubo endotraqueal de pequeno diâmetro permite uma melhor exposição. O tamanho recomendado é 5,0 mm ID para mulheres e 5,5 mm ID para homens.

Para uma variedade de procedimentos de cabeça e pescoço, tubos endotraqueais especialmente projetados podem ser requeridos. O otorrinolaringologista deve estar familiarizado com esses tubos. Tais tubos são projetados para fornecer a exposição ideal para o cirurgião trabalhar nas cavidades oral e nasal. O seu *design* anatômico previne a torção dos tubos durante a cirurgia.

Três dos tubos endotraqueais mais comumente usados para procedimentos de cabeça e pescoço são os tubos traqueais RAE, os tubos traqueais em armadura e os tubos traqueais resistentes a *laser*. Os tubos RAE, denominados com as iniciais dos inventores do tubo (Ring, Adair e Elwyn), têm uma forma pré-formatada para encaixar a boca ou o nariz. Os tubos estão disponíveis em uma variedade de tamanhos pediátricos ou adultos e podem ser com balonete ou sem balonete. Os tubos RAE nasais são comumente usados na cirurgia da cavidade oral, uma vez que eles não bloqueiam o campo cirúrgico. Tubos RAE orais são comumente usados para cirurgias da cavidade oral, particularmente aquelas que envolvem as tonsilas. Um problema dos tubos RAE é que sua forma pode levá-los a causar intubação endobrônquica, particularmente em pacientes com pescoços curtos.

Os tubos traqueais em armadura são comumente usados na cirurgia da cabeça e do pescoço. A vantagem primária do uso desses tubos é que eles podem aguentar o movimento constante da cabeça sem torção. Tubos traqueais resistentes a *laser* são usados na cirurgia a *laser*, como no tratamento dos papilomas das pregas vocais. Os tubos endotraqueais regulares podem ser convertidos em tubos resistentes a *laser* envolvendo as extremidades com folhas de alumínio.

VIAS AÉREAS DIFÍCEIS

Uma alta porcentagem de casos envolvendo a cabeça e o pescoço abrange pacientes com "vias aéreas difíceis". Um paciente com vias aéreas difíceis é aquele que impõe um desafio para a ventilação manual e para a colocação de um tubo endotraqueal. Pacientes com vias aéreas difíceis devem ser identificados antes da cirurgia, mais especificamente antes da indução da anestesia geral, em particular com o uso de bloqueio neuromuscular. A avaliação pré-operatória pelo otorrinolaringologista por visão direta das vias aéreas ou por outras ferramentas diagnósticas, como o exame de TC e uma RM, pode fornecer uma valiosa informação ao anestesiologista, particularmente se as vias aéreas difíceis estiverem envolvidas.

IDENTIFICAÇÃO DE PACIENTES COM VIAS AÉREAS POTENCIALMENTE DIFÍCEIS DE TRATAR

Com a melhora no arquivamento de registros e nas comunicações entre paciente e médico, a história do paciente deve fornecer uma importante informação com respeito às vias aéreas do paciente e potenciais problemas para prender as vias aéreas na sala de operação. O conhecimento da história prévia de dificuldade na intubação, cirurgia prévia de cabeça e pescoço, imobilidade das vértebras cervicais e radioterapia para as vias aéreas devem ser aspectos de alerta básicos para potenciais vias aéreas difíceis. Outros aspectos de alerta devem incluir disfagia, trauma na cabeça e pescoço e rouquidão ou estridor (ver Quadro 5-3).

EXAME FÍSICO DAS VIAS AÉREAS
EXAME DA CABEÇA E DO PESCOÇO

Na maioria dos casos envolvendo cirurgia de cabeça e pescoço, uma avaliação pré-operatória detalhada das vias aéreas pode ser executada pelo otorrinolaringologista. Isso é extremamente útil na determinação de quais pacientes serão desafiados para a intubação traqueal. O exame pré-operatório deve, desse modo, incluir:

- Visão frontal detalhada e de perfil para avaliar o tamanho e a mobilidade mandibulares.
- Exame e avaliação do processo mentoniano-alveolar e mentoniano-osso hioide ou distância mentoniana-cartilagem tireoide.
- Avaliação da rotação do pescoço e mobilidade de flexão-extensão.

Quadro 5-2 Tamanhos de tubos endotraqueais recomendados para pediatria. Uma fenda ao redor do tubo é preferida a um tubo de encaixe confortável na população pediátrica

Idade	Peso (kg)	Tamanho (ID em mm)	Comprimento (cm)
Recém-nascido (neonato)	2-4	2,5-3,5	10-12
1-6 meses	4-6	4,0-4,5	12-14
6-12 meses	6-10	4,5-5,0	14-16
1-3 anos	10-15	5,0-5,5	16-18
4-6 anos	15-20	5,5-6,5	18-20
7-10 anos	25-35	6,5-7,0	20-22
10-14 anos	40-50	7,0-7,5 (com balonete)	22-24

Quadro 5-3 Aspectos de alerta básicos que podem ajudar na identificação de vias aéreas difíceis

Aspectos de "alerta" básicos
Dificuldade anterior com intubação endotraqueal
Imobilidade cervical (amplitude de movimento do pescoço limitada ou ausente)
Circunferência do pescoço maior do que 50 cm e obesidade mórbida
Rouquidão ou estridor
Trauma
Radioterapia
Cirurgia prévia da cabeça e/ou do pescoço
Dispneia ou dispneia no esforço
Disfagia
Respiração curta

Quadro 5-4 Exame da boca pode fornecer importante informação sobre potenciais vias aéreas difíceis

Exame da cavidade intraoral
Procurar por dentes frouxos, ausentes ou extremamente grandes
Grau de sobremordida ou oclusão protrusiva
Tamanho da língua
Visibilidade e tamanho das estruturas fauciais
Permeabilidade e tamanho das narinas, ou desvio do septo nasal

- Exame do pescoço para evidência de massas, desvio traqueal, tamanho da cartilagem traqueal e cricoide e plasticidade do tecido.

Em pacientes classificados como obesos mórbidos, uma circunferência de pescoço maior do que 50 cm pode ser usada como preditor de um aumento na dificuldade de intubação endotraqueal.

O reconhecimento de certos padrões de respiração e fonação também pode fornecer pistas importantes sobre a permeabilidade das vias aéreas e dificuldade potencial com intubação endotraqueal.

Além disso, um exame intraoral deve ser executado como parte da avaliação pré-operatória. Isto deve incluir avaliação do tamanho da língua, oclusão protrusiva e grau de sobremordida (ver Quadro 5-4). O reconhecimento de vias aéreas potencialmente difíceis pode ser feito pelo exame da cavidade oral e a avaliação das estruturas que podem ser vistas com a boca bem aberta. A classificação destas visões, mostrada na Figura 5-3, é chamada de classificação de Mallampati. Na base da figura são mostradas visões laringoscópicas graduadas.

A American Society of Anesthesiologists forneceu orientações graduais para lidar com pacientes que se apresentam com intubação problemática da traqueia (Figura 5-4).

INTUBAÇÕES EM VIGÍLIA

▶ Preparação do paciente

Em pacientes com vias aéreas difíceis antecipadas ou pacientes que não são capazes de cooperar em abrir suas bocas ou têm problemas de coluna cervical, uma intubação em vigília muitas vezes é necessária. Isto pode ser feito anestesiando-se a orofaringe com um anestésico local. O uso de lidocaína a 2% borrifada na boca e na garganta pode causar a perda do reflexo faríngeo e permite a laringoscopia em vigília (ver adiante). Em outras situações, a intubação traqueal por via oral ou nasal deve ser feita em vigília usando um escopo de fibra ótica. Nesta última situação, a facilitação da intubação com fibra ótica pode **requerer bloqueio de nervos específicos**.

- Na boca, a sensação no aspecto anterior da língua é inervada pelo *nervo lingual*. Em contraste, o terço posterior da língua e a orofaringe são inervados pelas *ramificações faríngeas* do *nervo glossofaríngeo* e pelo *nervo vago*. Esses nervos podem ser facilmente anestesiados borrifando-se a cavidade oral com anestésico local e pedindo ao paciente que faça um gargarejo e uma deglutição da medicação borrifada. De maneira alternativa, estes nervos são facilmente bloqueados pela injeção bilateral de 2 mL de anestésico local na base do arco do palatoglosso com uma agulha espinal de calibre 25. O aspecto inferior da laringe ao nível das pregas vocais é inervado pelo *nervo laríngeo superior*, um ramo do *nervo vago*. Esse nervo pode ser bloqueado pela colocação de gaze embebida com anestésico nos seios piriformes. Além disso, esse nervo pode ser bloqueado externamente pela localização do osso hioide e pela injeção de 3 mL de lidocaína a 2% 1 cm abaixo de cada corno maior, onde a ramificação interna dos nervos laríngeos superiores penetra na membrana tireo-hióidea.

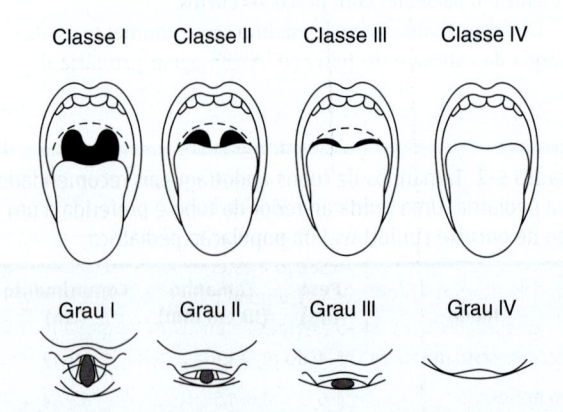

▲ **Figura 5-3** Correlação entre visões obtidas antes da laringoscopia a olho nu e visões com laringoscopia. Em cerca de 80% da visão oral de Classe 1, uma visão laringoscópica de Grau 1 é observada. Para a Classe II de Mallampati, apenas as pregas vocais superiores podem ser visualizadas em cerca de 50% dos casos. As Classes III e IV merecem atenção especial à medida que a intubação da traqueia nestes pacientes pode ser difícil e merecer uma intubação em vigília. O grau de vigilância também deve ser aumentado em pacientes nas Classes III e IV, uma vez que a ventilação manual pode ser desafiadora.

A.

INTUBAÇÃO ACORDADA

- Vias aéreas abordadas por intubação não cirúrgica
  - Bem-sucedida*
    - Caso cancelado
  - FALHA
    - Considerar a disponibilidade de outras opções (a)
- Vias aéreas presas por acesso cirúrgico*
  - Vias aéreas cirúrgicas

TRAJETÓRIA DE NÃO EMERGÊNCIA
Paciente anestesiado, intubação malsucedida, MÁSCARA DE VENTILAÇÃO ADEQUADA

- Abordagens alternativas à intubação (b)
  - Bem-sucedida*
    - Vias aéreas cirúrgicas*
  - Falha após múltiplas tentativas
    - Cirúrgica sob máscara para anestesia
    - Paciente acordado (c)

SE A MÁSCARA DE VENTILAÇÃO SE TORNAR INADEQUADA

B.

TENTATIVAS DE INTUBAÇÃO APÓS A INDUÇÃO DE ANESTESIA GERAL

- Intubação inicial Tentativas bem-sucedidas*
- Intubação inicial Tentativas malsucedidas

A PARTIR DAQUI CONSIDERAR REPETIDAMENTE A CONVENIÊNCIA DE:
1. Retornar à ventilação espontânea
2. Acordar o paciente
3. Pedir ajuda

TRAJETÓRIA DE EMERGÊNCIA
Paciente anestesiado, intubação malsucedida, MÁSCARA DE VENTILAÇÃO INADEQUADA

- Pedir ajuda
  - Mais uma tentativa de intubação
    - Bem-sucedida*
    - FALHA → Vias aéreas cirúrgicas de emergência
  - Ventilação das vias aéreas não cirúrgicas de emergência (d)
    - FALHA → Vias aéreas cirúrgicas de emergência
    - Bem-sucedida* → Vias aéreas definitivas (e)

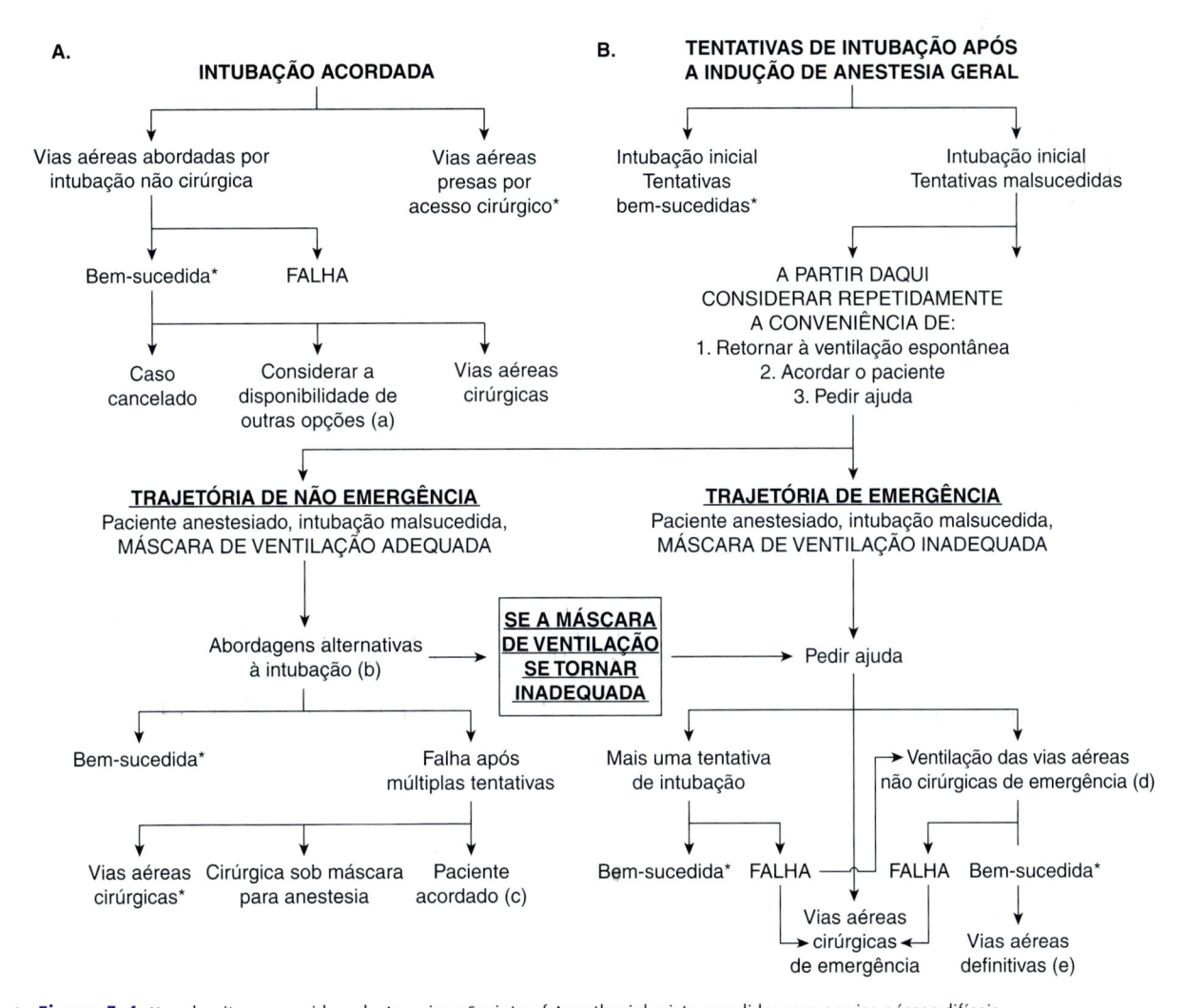

▲ **Figura 5-4** Um algoritmo sugerido pela American Society of Anesthesiologists para lidar com as vias aéreas difíceis.

- O *nervo laríngeo recorrente* inerva a mucosa abaixo das pregas. Este nervo pode ser bloqueado pela injeção transtraqueal de anestésico local. Um bloqueio transtraqueal é executado identificando e penetrando a membrana cricotireóidea enquanto o pescoço é estendido. Após a confirmação de uma posição intratraqueal por aspiração de ar, 4 mL de lidocaína a 4% são injetados dentro da traqueia no final da expiração. Uma inalação profunda e tosse imediatamente após a injeção distribuem o anestésico por toda a traqueia.

O uso de anestésico local para bloquear os nervos pode facilitar a intubação em vigília da traqueia pela depressão do reflexo de tosse protetor e o reflexo de deglutição. Deve-se ter precaução especial com aqueles pacientes em alto risco de aspiração. Em alguns pacientes, o uso de anestesia pode ser limitado às passagens nasais com uma intubação nasal cega sendo usada ou uma intubação nasal de fibra ótica. O uso de anestésicos locais nas narinas permitirá que os pacientes em alto risco de aspiração protejam suas vias aéreas.

OUTRAS FERRAMENTAS ÚTEIS PARA O PACIENTE COM VIAS AÉREAS DIFÍCEIS

Em casos nos quais vias aéreas difíceis não foram antecipadas e os pacientes já podem ser medicados com fármacos de indução anestésica e bloqueadores neuromusculares e não podem ser acordados, a via aérea do paciente e a ventilação são essenciais. Se a ventilação manual com a máscara for adequada, então esta é uma situação menos ameaçadora à vida e o paciente pode ser ventilado até acordar e pode ser intubado por uma técnica alternativa. Em casos nos quais há dificuldades com a ventilação manual, mesmo com o uso de vias aéreas orais ou nasais, então a intervenção agressiva incluindo vias aéreas cirúrgicas pode tornar-se imperativa. A introdução de uma máscara laríngea (LMA) e uma LMA de procura rápida somou-se às opções disponíveis quando os métodos convencionais de intubação traqueal com um laringoscópio são malsucedidos e o comprometimento respiratório é iminente. A LMA foi projetada em 1981 e é um comprometimento entre a máscara de face e o tubo traqueal. Ela é extensamente usada no mundo todo e foi incluída no algoritmo da Sociedade Americana de Anestesiologistas para as vias aéreas difíceis. Ela não requer visualização direta das pregas. O único problema deste dispositivo é que ele não previne a aspiração. Em virtude disso, em pacientes com alto risco de aspiração, um pequeno tubo endotraqueal pode ser colocado sob orientação de fibra ótica. Mais recentemente duas novas máscaras laríngeas foram introduzidas: a LMA de procura rápida e a LMA ProSeal. A LMA de procura rápida pode ser usada como uma LMA regular. Sua principal vantagem é que ela permite a colocação de tubos endotraqueais sem laringoscopia direta (ver Figura 5-5). A LMA ProSeal é muito similar à LMA, mas com um lúmen extra para sucção de conteúdos estomacais e intestinais. Deve-se enfatizar

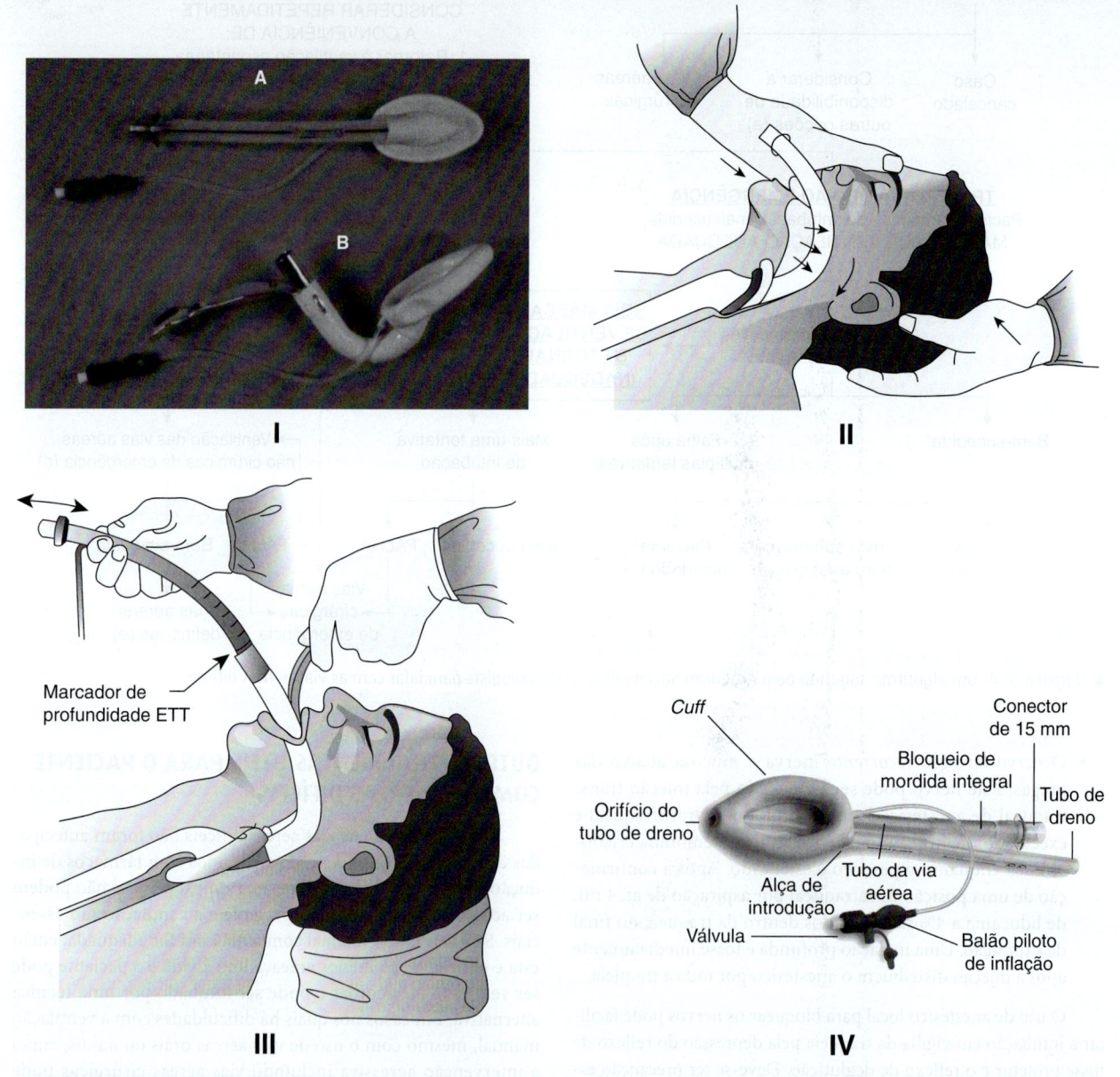

▲ **Figura 5-5** Na parte **I** da figura, a máscara laríngea (LMA) (A) e a LMA *fast-track* (B) são mostradas. A LMA é comumente usada para procedimentos curtos em pacientes que correm risco de aspiração (**II**). Ela pode ser usada para situações de emergência para ventilação quando um laringoscópio não está disponível ou quando as pregas vocais não são visualizadas. Em situações nas quais o paciente pode ter risco de aspiração, um pequeno tubo traqueal pode ser colocado por uma LMA com confirmação por broncoscopia de fibra ótica. A LMA *fast-track* (**III**) foi projetada especificamente para colocação de um tubo endotraqueal em situações de emergência. A LMA ProSeal (**IV**) consiste em um lúmen especial que permite aspirar os conteúdos estomacais.

que todos os três tipos de LMA não protegem contra a aspiração de conteúdos gastrintestinais se o paciente vomitar.

O Combitube® esofágico-traqueal é outro dispositivo que pode ser usado em situações de emergência. O Combitube® é um híbrido do tubo endotraqueal tradicional e da velha via aérea com obturador esofágico. Este dispositivo pode prevenir a aspiração devido à presença de um *cuff* traqueal (ver Figura 5-6).

▶ GlideScope

O GlideScope® (Saturn Biomedical Systems Inc., Burnaby, British Columbia, Canadá) é um novo laringoscópio por vídeo que pode ser uma alternativa útil no escopo de fibra ótica convencional para colocação de um tubo endotraqueal na traqueia quando há uma via aérea difícil. O GlideScope possui uma câmera digital de alta resolução incorporada na lâmina, que demonstra uma visão das pregas vocais em um monitor. A lâmina é confeccionada após a lâmina Macintosh com uma curvatura de 60° para combinar o alinhamento anatômico. A lâmina é composta de material plástico mole e possui uma espessura de 18 mm. A lâmina também possui um mecanismo antiembaçamento embutido. O GlideScope pode ser usado com tratamento mínimo da orofaringe com anestésico local e é útil não apenas para a intubação endotraqueal, mas também como uma ferramenta diagnóstica. Atualmente, existem vários outros laringoscópios por vídeo no mercado que melhoram a capacidade de lidar com a via aérea difícil.

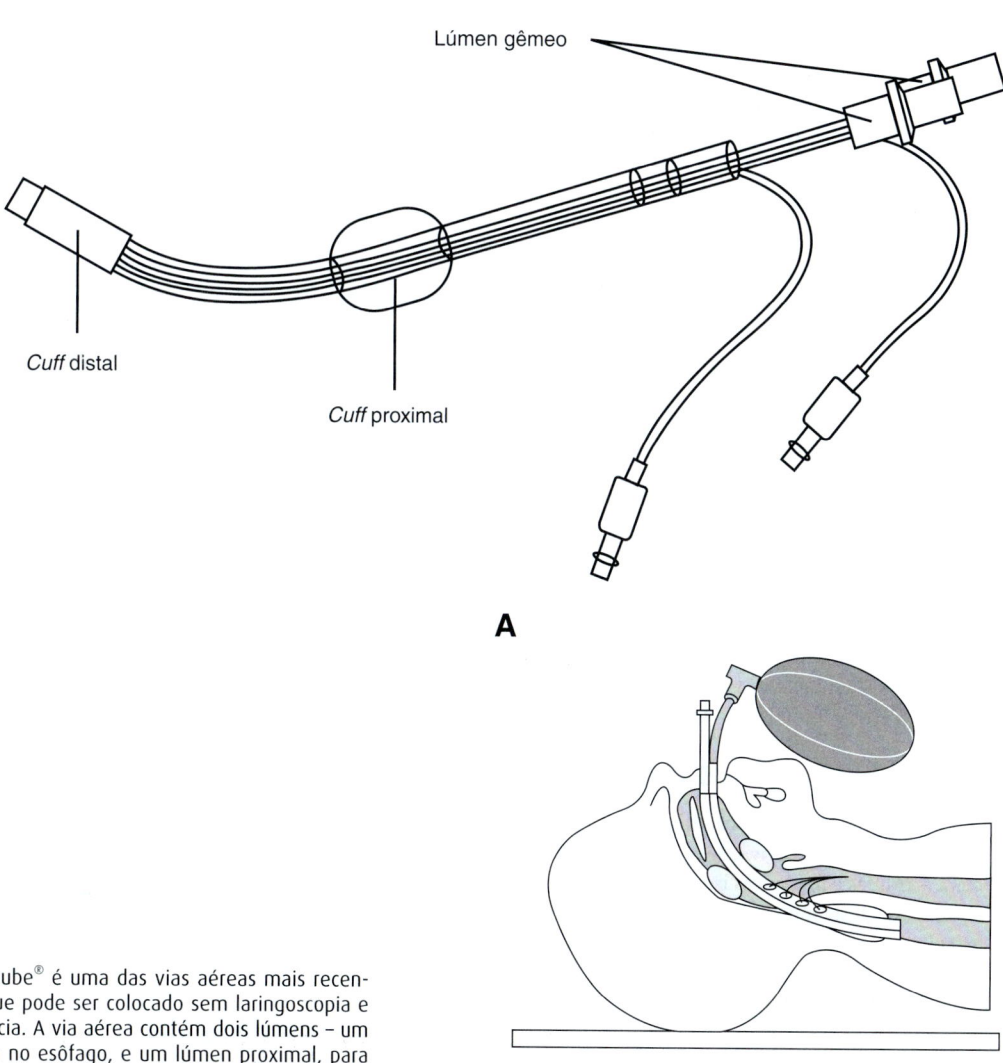

▲ **Figura 5-6** O Combitube® é uma das vias aéreas mais recentemente desenvolvidas que pode ser colocado sem laringoscopia e em situações de emergência. A via aérea contém dois lúmens – um lúmen distal, que se situa no esôfago, e um lúmen proximal, para ventilação. Existem dois infláveis, um no esôfago e um na orofaringe (**A**). A colocação do Combitube® é ilustrada em (**B**).

PREPARAÇÃO DO PACIENTE PARA ANESTESIA E CIRURGIA

Os pacientes com cirurgia marcada têm uma avaliação pré-operatória pelo cirurgião e pelo anestesiologista, especialmente se a anestesia geral for administrada. Estes pacientes devem receber avaliação laboratorial basal, que deve incluir um hemograma completo. Em pacientes com doença coexistente, uma avaliação de outra função é necessária. Os pacientes com mais de 50 anos também devem fazer um ECG, bem como pacientes com doença cardíaca. Uma avaliação pré-operatória da função pulmonar em pacientes com doença pulmonar também é indicada. Esses testes podem determinar os requisitos de cuidado pós-operatório e avaliar se o tratamento pré-operatório pode reduzir os riscos perioperatórios. Nesta seção, é apresentada uma revisão dos testes funcionais atuais para as funções cardíaca e pulmonar. Enquanto em uma alta porcentagem de casos um consultor cardíaco ou pulmonar estará envolvido com a avaliação dos pacientes, é importante que o otorrinolaringologista entenda alguns dos testes funcionais que serão solicitados.

Avaliação do paciente com doença cardíaca

Os pacientes com mais de 50 anos e os pacientes com doença cardíaca devem fazer um ECG antes da cirurgia. O ECG pré-operatório pode fornecer informações importantes sobre o estado cardíaco e sobre a circulação coronária do paciente. Pacientes com ondas Q anormais observadas no ECG sugerem um infarto do miocárdio prévio. Estes pacientes podem estar em risco aumentado de um evento cardíaco perioperatório e necessitar de uma avaliação pré-operatória adicional. Cerca de 30% dos infartos são silenciosos e apenas detectados no ECG de rotina, mais notavelmente em pacientes com diabetes ou hipertensão. Além do ECG, a obtenção da história clínica pode fornecer importante informação sobre a condição cardíaca do paciente. Avaliar a condição funcional do paciente conhecendo a sua tolerância ao exercício pode determinar a necessidade de uma avaliação cardíaca. A informação proveniente do teste cardiovascular pode permitir a otimização das medicações pré-operatórias, proporcionar informação sobre monitorização perioperatória, ou determinar a necessidade de revascularização coronária. Existem inúmeros testes para a avaliação da condição funcional (Quadro 5-5). Estes testes incluem os seguintes:

A. ECG ambulatorial de 24 horas

O ECG requer a colocação de um monitor *Holter*, que registra um ECG de 12 derivações contínuo por 24 horas. Ele detectará arritmias e mudanças isquêmicas durante um período de 24 horas. Este teste muitas vezes irá requerer um teste adicional, particularmente se forem observadas mudanças isquêmicas.

B. Teste de esforço

Essencialmente, em um teste de esforço com ECG em que o paciente é solicitado a exercitar-se com o ECG, a frequência cardíaca e a pressão arterial são monitoradas. A presença de sinais ECG de isquemia do miocárdio e/ou queixas do paciente de dor no peito ou dispneia e sinais clínicos de disfunção ventricular esquerda são considerados positivos. Ainda mais importante é uma diminuição na pressão arterial em resposta ao exercício. Isso pode estar associado à disfunção ventricular global. Uma síncope durante o teste também significa diminuição no débito cardíaco. Um teste de esforço com ECG positivo deve alertar o anestesiologista de que o paciente corre risco de isquemia, dentro de uma ampla variação de frequências cardíacas, o que pode ocorrer durante a cirurgia. Estes pacientes podem requerer avaliação adicional e otimização do manejo médico.

C. Teste de esforço com tálio

A sensibilidade e a especificidade do teste de esforço não invasivo podem ser aumentadas pelas técnicas de imagem nucleares. O tálio-201 (Tl-201) é um componente radioativo que imita a captação de potássio pelas células miocárdicas viáveis. A sensibilidade da imagem Tl-201 ao exercício depende da técnica de imagem. A imagem Tl-201 visual qualitativa tem uma sensibilidade média de 84% e uma especificidade de 87% para a detecção de doença arterial coronariana (DAC), embora esses números sejam melhorados com o aprimoramento das técnicas de imagem. O inconveniente é que os pacientes precisam permanecer imóveis no exame de imagem para evitar o artefato. Os defeitos do tálio são registrados como normais, fixos e/ou reversíveis. Outras medidas de importância, particularmente durante a imagem de esforço com Tl-201, são o tamanho do defeito, a captação pulmonar e o tamanho da cavidade ventricular esquerda. Uma grande captação pulmonar de isótopo esteve associada à isquemia do miocárdio que produz disfunção ventricular esquerda que pode resultar em edema pulmonar. A presença de uma cavidade ventricular esquerda distendida na imagem pós-esforço imediata é outro marcador da DAC grave, presumivelmente como resultado de isquemia do miocárdio.

D. Imagem com tálio em pacientes que não podem se exercitar

O uso de agentes farmacológicos para induzir o esforço cardíaco em pacientes que não podem se exercitar também pode detectar DAC. Estes agentes podem ser divididos em duas categorias: aqueles que resultam em vasodilatação da artéria coronária, como o dipiridamol e a adenosina, e aqueles que aumentam a demanda de oxigênio no miocárdio, como a dobutamina e o isoproterenol. Os vasodilatadores da artéria coronária são úteis para definir o miocárdio em risco causando fluxos diferenciais nas artérias coronárias normais comparadas com aquelas com estenose. O uso de dobutamina é um método alternativo de aumento da demanda do oxigênio no miocárdio sem exercício. O objetivo é aumentar a frequência cardíaca e a pressão arterial.

E. Ecocardiografia

O uso de ecocardiografia para a avaliação cardíaca pré-operatória tem aumentado nos últimos anos. A função ventricular

Quadro 5-5 Sensibilidade e especificidade do teste não invasivo

Teste	Sensibilidade (%)	Especificidade (%)	Custo ($)
ECG ambulatorial (24 horas)	70	85	280
ECG de esforço	65	80	450
Ecocardiografia de esforço	80	85	600
Tálio (planar)	90	80	1.200
Tálio (SPECT)	90	90	1.200
Tálio dipiridamol	90	90	1.200
Cateterização cardíaca	95	95	2.500

Adaptado de Fleisher LA, Hulyalkar A. Cardiovascular testing for the 1990s. In Lake CL, Barash PG, Sperry, RJ (editors): *Advances in Anesthesia*, Vol. 11, St. Louis, Mosby-Year Book, 1994.

esquerda, as pressões vasculares pulmonares e a competência valvular podem ser avaliadas. Na maioria dos casos, uma abordagem transtorácica foi usada. A ecocardiografia transesofágica pode fornecer uma melhor medida das anormalidades valvulares e da função ventricular esquerda. A ecocardiografia também pode ser feita com exercício, e em pacientes incapazes de se exercitar, a dobutamina tem sido usada para imitar os efeitos do estresse do exercício.

F. Angiografia coronariana

A angiografia coronariana tem sido chamada de padrão-ouro para definir a anatomia coronariana. Além disso, a angiografia também pode avaliar a função valvular e os índices hemodinâmicos, incluindo pressão ventricular e gradientes por meio das válvulas. Na maioria dos casos, a angiografia é executada após um teste de esforço positivo para determinar se a revascularização coronária melhorará a função cardíaca e reduzirá a morbidade cardíaca perioperatória após a cirurgia não cardíaca. Uma diferença principal entre os testes de esforço descritos e a angiografia coronariana é que esta proporciona ao clínico a informação anatômica, não funcional. Ela também é um teste caro com potenciais complicações.

G. Paciente com *stents* com eluição de fármaco

Nos últimos anos, as intervenções vasculares percutâneas têm substituído os procedimentos cirúrgicos abertos (enxerto de desvio da artéria coronária [EDAC]) em uma série de situações. Uma dessas situações é a colocação percutânea de *stents* com eluição de fármacos (DES, do inglês *drug-eluting stents*) para a revascularização coronariana em pacientes com DAC. Os DES, diferente de seus pares, os *stents* de metal não recobertos (BMS, do inglês *bare metal stents*), são revestidos com agentes químicos de liberação lenta que previnem a formação de trombo com a ajuda de fármacos antiplaquetários como o clopidogrel. À medida que aumenta a quantidade de pacientes com DES que se apresentam para a cirurgia de cabeça e pescoço, é imperativo que os cirurgiões e anestesiologistas estejam cientes das orientações para interromper a medicação antiplaquetária. A atual recomendação para os pacientes com DES é que a cirurgia eletiva seja adiada se a duração entre a colocação do *stent* e a cirurgia não cardíaca for menor que 6 meses. Para procedimentos semiemergenciais, o ácido acetilsalicílico e o clopidogrel devem ser continuados durante a cirurgia, a menos que explicitamente contraindicados devido à natureza da cirurgia. Se o risco de sangramento for alto, então a modificação das medicações antiplaquetárias deve ser considerada caso a caso.

H. Pacientes com marca-passos e desfibriladores cardioversores autocuáticos implantáveis

Com os avanços na tecnologia do marca-passo, a colocação de marca-passos em pacientes com defeitos de condução cardíaca e arritmias tem crescido acentuadamente. Em virtude disso, algum conhecimento básico dos marca-passos deve ser aprendido. Além dos pacientes com marca-passos, alguns pacientes que se apresentam para cirurgia podem ter desfibriladores cardioversores automáticos implantáveis (DCAI). Os dois grupos de pacientes se beneficiam de uma cuidadosa avaliação pré-operatória e interrogação de dispositivo por um cardiologista especializado em eletrofisiologia. É importante saber o tipo de dispositivo; no caso do marca-passo, a configuração deve ser conhecida e depois também a reação do dispositivo à "inibição" colocando um imã sobre o dispositivo implantado. A maioria dos problemas encontrados com marca-passos e dispositivos DCAI deve-se ao eletrocautério. Várias medidas podem ser tomadas para evitar potenciais efeitos colaterais. Estas incluem o uso de cautério bipolar. Se o cautério bipolar for necessário, então o tapete antiestático deve ser colocado longe do marca-passo e próximo do local operatório. Recomenda-se que o eletrocautério não seja usado a uma distância menor que 15 cm do marca-passo ou do dispositivo DCAI; se isto for inevitável, então o uso do cautério em sequências curtas e pausas longas reduzirá os efeitos adversos. O marca-passo pode ser programado em um modo não sincrônico por um imã ou programador. O imã colocará o marca-passo em um modo de segurança. A nova programação do dispositivo deve ser instituída após a cirurgia.

I. Pacientes com *stents* com eluição de fármaco

Nos últimos anos, a intervenção coronariana percutânea pela colocação de *stents* coronários sobrepôs o EDAC para a revascularização devido à DAC. Isto é primariamente devido à introdução do DES. No passado, os pacientes com DAC de múltiplos vasos que precisavam de revascularização se submetiam à cirurgia EDAC, em vez de colocação de *stent* devido às preocupações quanto à reestenose com BMS. Todavia, pacientes com DES merecem consideração especial se forem programados para cirurgia. Devido ao risco de formação de trombo durante o período de reendotelização do *stent*, os fármacos antiplaquetários são administrados principalmente nos primeiros seis meses para prevenir a formação de trombo. O ácido acetilsalicílico e o clopidogrel são os fármacos mais comumente usados. Na maioria dos pacientes com DES, os fármacos antiplaquetários devem ser usados nos primeiros seis meses, e a interrupção dessas medicações coloca os pacientes em risco de formação de trombo nos *stents*. Consequentemente, em pacientes com um DES, é crucial uma consulta cardiológica pré-operatória. A **cirurgia eletiva deve ser adiada se a duração entre a colocação de DES e a cirurgia não cardíaca for menor que seis meses**. Para os procedimentos semiemergenciais, o ácido acetilsalicílico e o clopidogrel devem ser mantidos durante a cirurgia, a menos que explicitamente contraindicados devido à natureza da cirurgia. Se o risco de sangramento for alto, então a modificação das medicações antiplaquetárias deve ser considerada caso a caso.

J. Avaliação pulmonar pré-operatória

Os pacientes com cirurgia de cabeça e pescoço marcada podem se apresentar com doenças pulmonares coexistentes. Para pacientes com cirurgia eletiva programada para doença pulmonar aguda, a cirurgia pode ser adiada até a doença pulmonar ser resolvida. As complicações pulmonares pós-operatórias incluem atelectasia, pneumonia, insuficiência respiratória e exacerbação da doença pulmonar crônica. Pacientes com doença pulmonar crônica podem precisar de uma avaliação pulmonar pré-operatória que inclua gasometria sanguínea arterial, raio X e testes de função pulmonar. A presença de doença pulmonar pode aumentar a morbidade e a mortalidade perioperatórias. Os testes pré-operatórios de função pulmonar medem a gravidade da doença pulmonar, a eficácia da terapia com broncodilatadores para melhorar a função pulmonar e podem prever a necessidade do paciente de ventilação mecânica pós-operatória. Em geral, a doença do sistema pulmonar pode ser classificada como obstrutiva ou restritiva.

1. Doenças pulmonares obstrutivas – A doença pulmonar obstrutiva inclui asma, enfisema, bronquite crônica, bronquiectasia e bronquiolite. Esses distúrbios são caracterizados por um aumento na resistência do fluxo de ar expiratório que resulta em um aumento no trabalho de respiração. O achado mais típico observado nos testes de função pulmonar é que tanto o volume expiratório forçado em 1 segundo (FEV1) como a razão FEV1/FVC (capacidade vital forçada) são menores que 70% dos valores previstos. A resistência do fluxo de ar expiratório resulta em aprisionamento de ar. Além disso, o volume residual (VR) e a capacidade pulmonar total (CPT) estão aumentados. A sibilância é um achado clínico comum e representa fluxo de ar turbulento. Na doença obstrutiva moderada, a sibilância pode estar ausente, mas pode ser evocada pela exalação prolongada.

2. Doenças pulmonares restritivas – As doenças pulmonares restritivas podem ser distúrbios intrínsecos agudos ou crônicos que incluem edema pulmonar, ARDS, pneumonia infecciosa ou doenças pulmonares intersticiais. A doença pulmonar restritiva também pode representar distúrbios extrínsecos envolvendo a pleura, a parede torácica, o diafragma ou a função neuromuscular.

O marco deste grupo de distúrbios é a complacência pulmonar diminuída que aumenta o trabalho de respiração devido a um padrão de respiração superficial rápido característico. Os volumes pulmonares são geralmente reduzidos, bem como o FEV1 e a FVC. Há uma razão FEV1/FVC normal. As taxas de fluxo expiratório são inalteradas.

▶ Manejo de pacientes com anticoagulação crônica

Como observado, alguns pacientes que se apresentam para cirurgia eletiva muitas vezes requerem anticoagulação crônica para condições como tromboembolia venosa, implantes de valva mecânica ou fibrilação atrial crônica. O manejo destes pacientes requer cuidadosa consideração. Medicações comuns usadas incluem antagonistas da vitamina K, como Coumadin, e agentes antiplaquetários, como ácido acetilsalicílico e o clopidogrel. Para os pacientes que se submetem à cirurgia maior ou a um procedimento invasivo, se a intenção for eliminar qualquer efeito da terapia antitrombótica, ela deve ser interrompida em um período antes do procedimento. O coumadin (varfarina) deve ser interrompido aproximadamente cinco dias se a relação internacional normalizada (INR) do paciente for mantida entre 2 e 3, com o objetivo de trazer a INR para 1,5 antes da cirurgia. Se a INR persistir entre 1,8 ou mais alta, então a escolha de administrar uma pequena dose (1 mg, subcutaneamente) de vitamina K é uma opção para antagonismo de anticoagulação. Se a INR for mantida em mais de 3,0, então o coumadin deve ser interrompido 10 dias antes da cirurgia. Em pacientes nos quais há preocupação com a formação de trombo se o antagonista da vitamina K for interrompido, então a "terapia-ponte" com heparina de baixo peso molecular administrada via subcutânea, ou heparina não fracionada administrada via intravenosa, pode ser usada como terapia-ponte.

Em pacientes que recebem um fármaco antiplaquetário, clopidogrel, a medicação deve ser interrompida de 7 a 10 dias antes da cirurgia. Nos pacientes que recebem fármacos antiplaquetários isolados, a anticoagulação de ponte em geral não é administrada.

CONSIDERAÇÕES ESPECIAIS PARA O ANESTESIOLOGISTA E PARA O OTORRINOLARINGOLOGISTA NAS CIRURGIAS COMUNS DE CABEÇA E PESCOÇO

As cirurgias de orelha, nariz e garganta muitas vezes requerem considerações anestésicas e equipamentos especiais. Estas preocupações são importantes para o cirurgião e para o anestesiologista. Nesta seção, as preocupações que merecem atenção são brevemente descritas. Uma descrição mais detalhada dos procedimentos pode ser encontrada em outra parte do texto.

CIRURGIA DA CAVIDADE ORAL E VIAS AÉREAS

1. Tonsilectomia e adenoidectomia

▶ **Considerações pré-operatórias**

- A maioria dos pacientes é geralmente jovem e saudável.
- Alguns podem se apresentar com sintomas de apneia obstrutiva do sono (AOS). Pacientes com AOS com frequência

são obesos, com vias aéreas potencialmente difíceis. Eles podem apresentar um pescoço curto, espesso, línguas grandes e tecido faríngeo redundante, portanto, podem requerer uma intubação traqueal em vigília. A pré-medicação sedativa pode ser evitada em crianças com AOS, obstrução intermitente ou tonsilas muito grandes.

- Os pacientes podem se apresentar com infecções do trato respiratório superior (IRS). A cirurgia para estes pacientes deve ser adiada até a resolução da IRS (geralmente 7 a 14 dias). Estes pacientes podem desenvolver laringoespasmo com a manipulação das vias aéreas. Essa é uma complicação indesejável com potencial para morbidade significativa e até mesmo mortalidade.

▶ **Considerações intraoperatórias**

- A intubação traqueal em alguns pacientes pode ser significativamente difícil; por isso, a presença de um otorrinolaringologista pode ser útil no momento da intubação.
- O uso de um tubo RAE oral para intubação traqueal pode otimizar a visualização do campo cirúrgico.
- Em crianças mais jovens nas quais um tubo traqueal sem balonete é usado, de modo a evitar a inalação de sangue da área da faringe, a área supraglótica pode ser tamponada com um tubo de gaze de petróleo desde que um vazamento adequado ao redor do tubo endotraqueal seja obtido.
- Os pacientes devem ser extubados acordados quando os reflexos protetores das vias aéreas retornarem. Nos pacientes com doença das vias aéreas reativas, incluindo asma, a extubação profunda dos pacientes pode ser indicada para prevenir a reatividade das vias aéreas, incluindo broncoespasmo e laringoespasmo.
- O uso de MLA para tonsilectomias tem aumentado nos últimos anos. Com uma equipe bem treinada, a adenotonsilectomia em crianças pode ser executada com segurança em um ambiente de consultório com LMA e uma curta estada pós-operatória.

▶ **Complicações pós-operatórias**

- Retenção de compressas na garganta.
- Edema pulmonar. A obstrução aguda das vias aéreas, como um laringoespasmo, pode causar edema pulmonar. Isso ocorre quando o paciente respira contra uma glote fechada, criando uma pressão intratorácica negativa. Essa pressão é transmitida para o tecido intersticial, aumentando o gradiente de pressão hidrostática e aumentando o líquido fora da circulação pulmonar para dentro dos alvéolos.
- Hemorragia da tonsila que sangra. Muitas vezes, as novas intubações podem ser difíceis. Deve-se tomar cuidado para não sedar em excesso o paciente que pode aspirar grandes quantidades de sangue. Se o sangramento não for controlado, então os pacientes devem retornar à sala de operação para exploração e hemóstase cirúrgica.

- Nos últimos anos, o desempenho das tonsilectomias em pacientes morbidamente obesos passou por muita pesquisa devido às complicações respiratórias pós-operatórias provenientes do uso de opioide para analgesia. Está claro que pacientes morbidamente obesos e pacientes com AOS merecem consideração especial e podem não ser os candidatos ideais para a cirurgia do mesmo dia.

2. Cirurgia a *laser* da vias aéreas

A cirurgia a *laser* para lesões das vias aéreas fornece precisão na procura de lesões, sangramento mínimo e edema, bem como preservação das estruturas circundantes e rápida cicatrização. O *laser* com dióxido de carbono possui aplicações particulares no tratamento dos papilomas da prega vocal ou laríngeos e redes laríngeas, ressecção do tecido subglótico redundante e coagulação de hemangiomas.

▶ **Considerações pré-operatórias**

O equipamento apropriado deve incluir um tubo endotraqueal resistente a *laser*, e outros tubos endotraqueais para situações de emergência devem estar disponíveis. A anestesia durante a cirurgia a *laser* pode ser administrada com ou sem um tubo endotraqueal. Todos os tubos de PVC padrões são inflamáveis e podem acender e vaporizar quando entram em contato com o feixe do *laser*. Alguns cirurgiões podem preferir usar um laringoscópio Dedo ou Marshall e ventilação intermitente com um ventilador Sanders. O ventilador Sanders é um ventilador a jato que distribui oxigênio sob 50 psi diretamente por uma abertura no laringoscópio.

▶ **Considerações intraoperatórias**

- Os olhos do paciente devem ser protegidos, fechando-os bem, seguidos pela aplicação de compressas de gaze umedecidas e um protetor de metal, de modo a prevenir a penetração do *laser* aos olhos. Todos os profissionais na sala de operação devem usar óculos especiais de proteção.
- O fogo nas vias aéreas é um risco com a cirurgia a *laser* e um plano de ação é necessário. Em alguns centros, o balão traqueal é preenchido com azul de metileno; em virtude disso, a ruptura do balão é uma indicação precoce de perigo. O oxigênio e o óxido nitroso sustentam a combustão e consequentemente uma mistura de 30% de oxigênio e nitrogênio pode ser usada. Se o fogo ocorrer, a ventilação deve ser interrompida, o oxigênio desligado e o tubo removido. Se a chama persistir, o campo deve ser alagado com uma solução salina normal. O exame direto da faringe e da laringe avaliará a extensão da queimadura.
- Se um laringoscópio Dedo ou Marshall for usado, então a manutenção da anestesia pode ser executada com um anestésico IV para prevenir a sedação do cirurgião.
- O paciente deve ser novamente intubado com um tubo endotraqueal normal após o broncoscópio ser removido.

- O uso de ventilador a jato Sanders está associado ao risco de pneumotórax e pneumomediastino devido à ruptura das *blebs* (espaços aéreos recobertos por pleuras viscerais) alveolares ou um brônquio.

▶ Considerações pós-operatórias

- Na ocorrência de fogo nas vias aéreas, o paciente deve ser monitorado por pelo menos 24 horas. Esteroides e antibióticos devem ser considerados para queimaduras graves.
- Se os problemas respiratórios forem encontrados, então os pacientes devem ser observados em um cenário de cuidado intensivo.

EPIGLOTITE

A epiglotite aguda é uma das doenças das vias aéreas superiores mais temidas em crianças e em adultos. É uma doença infecciosa causada pela *Haemophilus influenzae* tipo B (HIB). Ela pode avançar rapidamente de garganta dolorida para obstrução das vias aéreas à insuficiência respiratória e morte se o diagnóstico e o tratamento apropriados forem adiados. Os pacientes têm geralmente entre 2 e 7 anos de idade, embora a epiglotite tenha sido registrada em crianças mais jovens e em adultos. Os sinais e sintomas característicos de epiglotite aguda incluem:

- início súbito de febre, disfagia, salivação, voz grossa abafada e preferência por posições sentadas com a cabeça estendida e inclinação à frente;
- retrações, respiração trabalhada e cianose, que pode ser observada em casos nos quais a obstrução respiratória está presente.

▶ Considerações pré-operatórias

- Não tentar a visualização direta da epiglote no paciente não anestesiado. Isso pode levar ao comprometimento das vias aéreas e à morte.
- Não tentar extrair sangue em excesso, pois isso agitará o paciente. Mantenha-o calmo. O resultante diferencial da pressão negativa dentro e da pressão atmosférica fora das vias aéreas extratorácicas resulta em leve estreitamento durante a inspiração normal. Durante a inspiração, o diferencial de pressão é exagerado no paciente com obstrução das vias aéreas. Este colapso dinâmico das vias aéreas pode **ameaçar à vida no paciente não dócil e agitado**.

▶ Considerações intraoperatórias

- Se o paciente for uma criança, então um dos pais pode ficar na sala de operação para manter o paciente calmo.
- Um carro de emergência para vias aéreas e um *kit* de traqueostomia deve estar disponível e aberto.
- Induzir a anestesia com halotano ou sevoflurano mantém a ventilação espontânea. **Prender as vias aéreas**.

▶ Considerações pós-operatórias

- O cuidado pós-operatório deve ser na UTI, para a observação contínua e confirmação radiográfica da colocação do tubo.
- A extubação traqueal é geralmente tentada de 48 a 72 horas. Quando um vazamento significativo ao redor do tubo endotraqueal estiver presente e a inspeção visual da laringe pela broncoscopia de fibra ótica flexível confirmar a redução no edema da epiglote e dos tecidos circundantes.

CIRURGIA DA GLÂNDULA PARÓTIDA

A cirurgia da glândula parótida geralmente é executada para tumores, mas também pode ser realizada para os distúrbios infecciosos. Algumas doenças da glândula parótida estiveram associadas ao uso de álcool; consequentemente, estes pacientes podem exibir os sinais e os sintomas de doenças relacionados ao álcool. As cirurgias são executadas sob anestesia geral e, na maioria dos casos, o nervo facial precisará ser preservado, e em virtude disso a monitoração do nervo é necessária. Quando uma parotidectomia é executada, o nervo facial pode ser sacrificado e reconstruído com um enxerto proveniente do grande nervo auricular contralateral.

▶ Considerações especiais

- Relaxantes musculares devem ser evitados se o monitoramento do nervo é usado.
- A intubação nasal pode ser necessária se a mandíbula tiver de ser deslocada.

CIRURGIA NASAL

Uma porcentagem significativa da cirurgia nasal é executada para propósitos estéticos, embora uma grande porcentagem seja executada para a restauração funcional das vias aéreas. A restauração funcional geralmente é feita para desvios congênitos ou pós-traumáticos do septo. A cirurgia nasal é no consultório e executada com anestesia local e sedação IV. Os pacientes com pólipos nasais e asma muitas vezes têm hipersensibilidade ao ácido acetilsalicílico, o que pode precipitar o broncoespasmo.

▶ Considerações intraoperatórias e pós-operatórias

- A consideração mais importante é atingir a vasoconstrição profunda nas narinas para controlar o sangramento. Isso pode ser atingido com compressas de cocaína, anestésicos locais e infiltração com adrenalina.
- Uma vez que estes fármacos têm profundo efeito sobre o sistema cardiovascular, uma avaliação cuidadosa do sistema cardiovascular é essencial, especialmente para pacientes mais velhos ou pacientes com doença cardíaca conhecida. Um vasoconstritor também pode precipitar disritmias.

- Um grau moderado de hipotensão controlada combinado com a elevação da cabeça diminui o sangramento no local cirúrgico.
- O sangue pode entrar passivamente no estômago. A colocação da compressa orofaríngea ou sucção no estômago na conclusão da cirurgia pode atenuar a ânsia de vômito e o vômito pós-operatório.

CIRURGIA DA ORELHA

A orelha e suas estruturas associadas são órgãos-alvo para muitas condições patológicas. Talvez a mais comum seja a colocação de tubos de miringotomia. Estão em evidência também a colocação de implantes cocleares e as timpanoplastias. As cirurgias geralmente requerem anestesia geral e, em alguns casos, baseiam-se na neuromonitoração. Quando a monitoração do nervo é necessária, os relaxantes musculares não devem ser usados. Há náusea na maioria dos casos de cirurgia da orelha, e o pré-tratamento adequado com antieméticos e o uso de anestésicos como propofol e sevoflurano reduziram a incidência de náusea e vômito.

MIRINGOTOMIA E INSERÇÃO DO TUBO

▶ Considerações especiais

- A pré-medicação não é recomendada, porque a maioria dos fármacos sedativos se prolongará bem adiante da duração do procedimento cirúrgico.
- A anestesia pode ser efetivamente executada com a inalação de um potente fármaco, oxigênio e N_2O administrado por uma máscara.
- Fazer o pré-tratamento para náusea e vômito.

CIRURGIA DA ORELHA MÉDIA E MASTOIDE

A timpanoplastia e a mastoidectomia são dois dos procedimentos mais comuns na orelha média e nas estruturas adjacentes.

▶ Considerações especiais

- Um tubo RAE oral ou nasal pode ser útil em evitar a intrusão dentro do campo cirúrgico.
- Embora não totalmente contraindicado, o N_2O deve ser interrompido pelo menos 30 minutos antes da colocação do enxerto da membrana timpânica para evitar o deslocamento relacionado à pressão.
- A extubação deve ser suave para evitar o esforço, que pode retirar o enxerto de membrana timpânica ou romper outros reparos.

▶ Considerações pós-operatórias

A náusea e o vômito são os problemas pós-operatórios mais comuns. Isso pode ser reduzido por:

- Relaxar o estômago após a indução de anestesia geral, esvaziando o estômago de gases e líquido;
- Limitar o uso de opioides;
- Usar antieméticos.

CIRURGIA DO PESCOÇO

A dissecção do pescoço pode ser completa, modificada ou funcional. O músculo primário envolvido é o músculo esternocleidomastóideo, o nervo primário é o nervo craniano XI e as estruturas vasculares primárias são as veias jugulares interna e externa e a artéria carótida. Muitas vezes, uma dissecção do pescoço é executada para remover um tumor e pode também envolver uma glossectomia parcial ou total. Os pacientes que se apresentam com tais tumores podem ter uma história de uso de tabaco e doença pulmonar, necessitando de uma avaliação pulmonar pré-operatória. Em uma alta porcentagem de casos, a dissecção pode ser bilateral e uma traqueostomia pode ser executada para manter as vias aéreas patentes.

▶ Considerações especiais

- Estes pacientes podem ser um desafio à intubação se tiverem uma história de tratamento por radiação da laringe e da faringe ou se tiverem uma massa significativa na cavidade oral.
- Se o monitoramento nervoso for usado, então os relaxantes musculares devem ser evitados.
- A dissecção ao redor do bulbo da carótida pode precipitar a bradicardia, que pode ser tratada com uma injeção de anestésico local dentro do bulbo ou com atropina IV ou glicopirrolato.
- O edema laríngeo pode ser um problema significativo se não forem colocados drenos.

▶ Considerações pós-operatórias

- Os nervos lesionados incluem o nervo facial, resultando em um envelhecimento facial. Além disso, a lesão recorrente no nervo laríngeo pode causar disfunção das pregas vocais. Se a lesão for bilateral, pode levar a problemas nas vias aéreas. Visto que o nervo frênico também atravessa o campo operatório, pode ocorrer a paralisia do hemidiafragma. Se a lesão for bilateral, esta respiração será prejudicada.
- Com uma baixa dissecção do pescoço, pode ocorrer um pneumotórax.
- A tosse ou a agitação excessivas podem resultar em formação de hematoma e comprometimento das vias aéreas.

Al-Shaikh B, Stacey S. *Essential of Anaesthetic Equipment*, 3rd ed. Churchill Livingstone, 2007.

Barasch PG, Cullen BF, Stoelting RK. *Clinical Anesthesia*, 6th ed. Lippincott, Williams & Wilkins, 2009.

Dalal AR, D'Souza S, Shulman MS. Brief review: coronary drug-eluting stents and anesthesia. *Can J Anaesth* 2006 Dec;53(12):1230–1243.

Douketis JD, Berger PB, Dunn AS, Jaffer AK, Spyropoulos AC, Becker RC, Ansell J; American College of Chest Physicians. The perioperative management of antithrombotic therapy: American College of Chest Physicians Evidence-Based Clinical Practice Guidelines (8th Edition). *Chest* 2008 Jun;133(6 Suppl):299S–339S.

Edward Morgan G, Jr, Mikhail MS, Murray MJ. *Clinical Anesthesiology*, 4th ed. Lange. McGraw-Hill, 2005.

Gravningsbråten R, Nicklasson B, Raeder J. Safety of laryngeal mask airway and short-stay practice in office-based adenotonsillectomy. *Acta Anaesthesiol Scand* 2009 Feb;53(2):218–222.

Hagberg CA, Benumof J. *Benumof's Airway Management*, 2nd ed. Elsevier, 2007.

Jaffe RA, Samuels SI. *Anesthesiologist's Manual of Surgical Procedures*, 4th ed. Lippincott, Williams & Wilkins, 2009.

Miller RD. *Anesthesia*, 6th ed. Churchill Livingstone, 2005.

Rastogi S, Goel S, Tempe DK, Virmani S. Anaesthetic management of patients with cardiac pacemakers and defibrillators for noncardiac surgery. *Ann Card Anaesth* 2005 Jan;8(1):21–32.

Laser na cirurgia de cabeça e de pescoço

6

Bulent Satar, MD
Anil R. Shah, MD, FACS

DEFINIÇÕES

A palavra *laser* é um acrônimo para amplificação de luz por emissão estimulada de radiação. Um *laser* é um aparelho que produz um feixe intenso por luz amplificada.

▶ Radiação

A radiação produzida por *lasers* cirúrgicos está no espectro eletromagnético com um comprimento de onda que varia de 200 a 400 nm (radiação próxima da UV), 400 a 700 nm (radiação visível), 700 a 1.000 nm (radiação próxima da infravermelha). A característica física mais proeminente da radiação é seu comprimento de onda, que determina sua visibilidade. Os três tipos mais comumente usados de *lasers* cirúrgicos são (1) o *laser* de argônio, que está dentro da porção visível do espectro eletromagnético; (2) o *laser* neodímio:ítrio-alumínio-garnet (Nd:YAG); e (3) o *laser* de dióxido de carbono (CO_2).

▶ Amplificação

A emissão estimulada é a principal fonte de energia a *laser*. Porém, a energia de emissão estimulada precisa ser amplificada para produzir um feixe intenso. Quando a bomba de *laser* ativa o meio ativo, este começa a ter mais átomos em um estado excitado. Como os átomos no estado excitado liberam fótons, isso induz a emissão dos fótons a partir de outros átomos por meio de uma reação em cadeia.

▶ Luz

Um dos aspectos distintos da luz é sua energia altamente concentrada por área de unidade. Os feixes que formam a luz sincronicamente ocorrem em paralelo uns com os outros, o que torna possível para o *laser* percorrer uma determinada distância sem divergência. Ela é monocromática. O comprimento de onda da luz é um dos fatores que determinam as características físicas do *laser* e sua interação com o tecido.

▶ Emissão estimulada

O modelo atual de emisssão estimulada é descrito pela física quântica, que define diferentes níveis de energia de elétrons enquanto giram ao redor do núcleo em diferentes níveis de órbita. Nesse modelo, um elétron estável em um estado normal faz uma transição para um nível de energia mais alto, porém instável, absorvendo um fóton (absorção). Por fim, esse elétron instável com alta energia, pode retornar para o nível estável original de forma espontânea (emissão espontânea). Alternadamente, essa emissão pode ser induzida por uma interação forçada entre um fóton e o elétron instável para liberar um novo fóton (emissão estimulada), que é a base da energia a *laser*.

COMPONENTES DO *LASER*

Um *laser* primariamente consiste em três componentes principais: (1) um meio ativo; (2) um mecanismo de estimulação (excitação), que é a fonte de potência ou uma bomba de *laser* e (3) uma câmara óptica (mecanismo de *feedback*) (Figura 6-1). O meio ativo é o componente em que a radiação a *laser* é gerada. A função do meio ativo é fornecer uma fonte de átomos estimulados, moléculas e íons. Ela pode ser em estado sólido, gasoso ou líquido. Diferentes tipos de *lasers* são denominados de acordo com o que é usado como um meio ativo. Os *lasers* com um estado sólido de meio ativo são o Nd:YAG, o de rubi e os *lasers* de diodo. Os *lasers* que usam um meio ativo gasoso são os *lasers* CO_2, de argônio e de hélio-neon. O *laser* de hélio-neon é usado como um feixe de pontaria em *lasers* com um feixe invisível (como no *laser* de CO_2), a fim de criar um feixe visível. Um *laser* com um meio ativo líquido utiliza corante orgânico.

O estado de ativação do meio do *laser* é operado pelo modo de operação do aparelho de *laser*. Três modos operacionais estão disponíveis atualmente. No **modo contínuo**, o meio ativo é mantido em um modo estimulado, que fornece energia constante e estável. No **modo pulsado**, o meio ativo é intermitentemente ativado por um tempo muito curto, que permite que o tecido esfrie

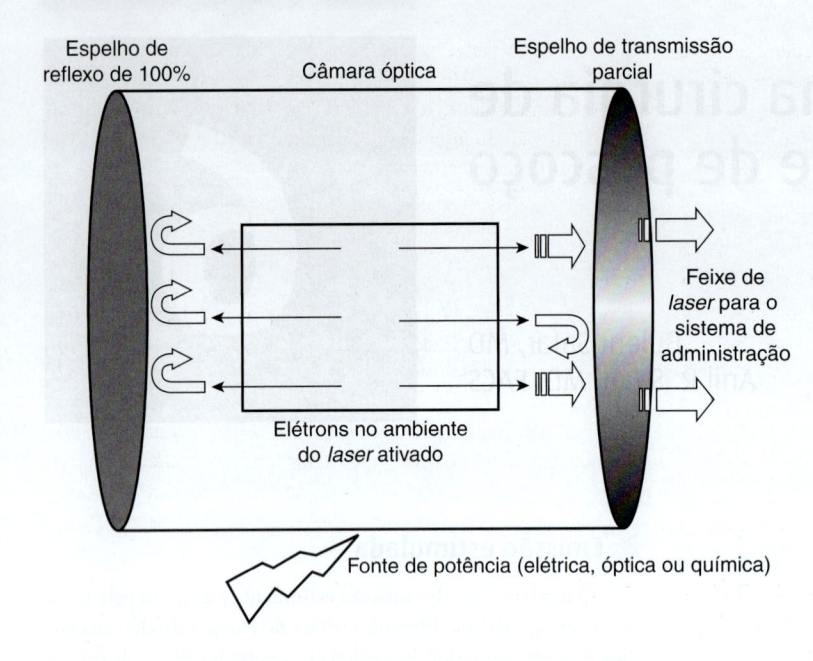

Figura 6-1 Um modelo simplificado dos componentes de *laser* primários.

entre os pulsos, diminuindo, assim, os danos térmicos. Contudo, uma quantidade máxima de energia instantânea muito mais alta é administrada com pulsos, comparada à do modo contínuo, no qual a saída de potência média é maior. No **modo Q-switched**, são produzidos pulsos muito curtos do *laser* de uma maneira controlada. O segundo componente do *laser* é a fonte de potência que é usada para ativar o meio. A câmara óptica é usada para direcionar a saída, bem como para fornecer *feedback* por amplificação e colimação. A câmara óptica contém o meio ativo.

Apesar desses componentes maiores do *laser*, ele deve conter um sistema de resfriamento, um sistema de administração, uma unidade de controle e um controle remoto. Os sistemas de administração são importantes na seleção de um *laser*. Eles podem ser um braço articulado (para o *laser* de CO_2), as fibras ópticas (para *lasers* próximos de infravermelho e visíveis), ou uma conexão entre o *laser* e o microscópio de operação (para o *laser* de CO_2).

LASERS COMUMENTE USADOS

▶ Laser de CO_2

O comprimento de onda do *laser* de CO_2 é 10.600 nm, que não é visível. Sua potência está entre 0,1 e 100 W. Um sistema de resfriamento é requerido para acoplar ao sistema principal por causa da alta energia de calor produzida pelo *laser*. Além disso, o feixe de *laser* de hélio-neon é usado como um feixe de pontaria para torná-lo visível. Seu sistema de administração pode ser uma peça manual na extremidade de um braço articulado, que consiste em espelhos refletores, uma guia de onda ou um micromanipulador, para ser acoplado a um microscópio de operação. Sua energia é absorvida pelo tecido dentro de uma profundidade de 0,2 mm. Qualquer tecido com um alto conteúdo de água absorve seletivamente o *laser* de CO_2. Para uma incisão, um ponto pequeno com uma alta densidade de potência é preferido. Novos sistemas a *laser* de CO_2 têm um tamanho de ponto de até 160 μm. Se o objetivo for vaporização, uma baixa densidade de potência é aplicada com um tamanho maior do ponto do *laser*. Isso também cria uma energia de calor que coagula sangue e vasos linfáticos. Contudo, sua capacidade de hemostasia é limitada aos vasos menores que 0,5 mm. No *resurfacing* cutâneo, o *laser* de CO_2 remove 20 a 60 μm de tecido e até 150 μm de dano térmico residual por passagem. O *laser* de CO_2 é usado para excisão de lesões laríngeas e *resurfacing* cutâneo profundo para rítides e cicatrização de acne.

▶ Laser de argônio

O *laser* de argônio é, em geral, usado para a coagulação de hemangiomas. Seu feixe emite uma luz azul-esverdeada, visível na amplitude do espectro eletromagnético (458 a 515 nm) e tem uma profundidade de penetração de 1 mm. Devido ao seu comprimento de onda, ele é quase completamente absorvido por hemoglobina, melanina e mioglobina.

▶ Laser Nd:YAG

O *laser* Nd:YAG é um *laser* em estado sólido que libera um feixe de 1.060 nm (próximo de infravermelho), requerendo, dessa forma, um feixe de pontaria. A profundidade de penetração é de 3 a 5 mm por causa de sua baixa absorção por água e pigmentos de tecido. Essa baixa absorção também causa dispersão e reflexão. Portanto, seu uso para coagulação requer potência alta, tornando possível a coagulação térmica de vasos e de hemangiomas. Seu sistema de administração é um condutor de fibra óptica, que fornece um efeito hemostático no contato. Contudo, ele pode ser usado para ablação em um modo sem contato. O *laser* Nd:YAG é usado para lesões traqueobrônquicas, principalmente por suas excelentes qualidades hemostáticas; para *resurfacing* cutâneo não ablativo e para remoção de pelos em populações de pacientes étnicos.

▶ *Laser* KTP-532

O *laser* KTP-532 (*potassium titanyl phosphate*) age passando um *laser* Nd:YAG por um cristal de KTP, resultando na emissão de metade de seu comprimento de onda (532 nm), que se torna visível. O sistema de administração é um condutor de fibra óptica (para efeitos de vaporização e de coagulação) ou uma ponta de quartzo de contato (para corte). Como esse *laser* é primariamente absorvido por oxiemoglobina, ele é principalmente usado no tratamento de lesões vasculares (incluindo lesões cutâneas superficiais e telangiectasias) e a redução cirúrgica de tecido turbinado.

▶ *Laser* de érbio: YAG

O *laser* de érbio:YAG emite 29 a 40 W, que são altamente absorvidos por água (12 a 18 vezes de maneira mais eficiente que o *laser* de CO_2). Ele tem a vantagem de realizar ablação tecidual precisa, 5 a 20 μm *per pass*, uma zona pequena de dano térmico residual comparado ao *laser* de CO_2. O *laser* érbio:YAG tem a desvantagem de possuir qualidades hemostáticas insatisfatórias e estiramento de colágeno limitado comparado ao *laser* de CO_2. Ele é principalmente usado para *resurfacing* cutâneo superficial para rugas finas, manchas escuras e cicatrizes de acne.

INTERAÇÃO *LASER*-TECIDO

Os efeitos do *laser* sobre o tecido concentram-se em uma das seguintes interações: absorção, dispersão, transmissão ou reflexão (Figura 6-2). O tipo de interação entre um feixe de *laser* e qualquer tecido é determinado pelo comprimento de onda do feixe de *laser*, pelo modo de operação do *laser*, pela quantidade de energia aplicada e pelas características teciduais. A interação do *laser* sobre o tecido pode ser resumida com a afirmação geral de que "quanto menor o comprimento de onda, maior o efeito sobre o tecido". O Quadro 6-1 mostra *lasers* com seus espectros eletromagnéticos e suas profundidades de penetração. Os *lasers* cujos comprimentos de onda estiverem dentro de 0,1 a 0,8 μm (UV e região visível do espectro) causam absorção de água mínima, mas absorção considerável de hemoglobina-melanina. Os *lasers* com um comprimento de onda superior a 3 μm absorvem água.

Os *lasers* visíveis penetram no tecido em cerca de 1 mm. Contudo, o *laser* Nd:YAG entra no tecido em 4 mm e absorve uma mínima quantidade de água. Em contraste, a profundidade de penetração do *laser* de CO_2 é de apenas 30 μm, o que o torna excelente como uma ferramenta de corte.

As mudanças no tecido exposto ao *laser* relacionam-se com a temperatura criada pelo *laser*. Nas temperaturas acima de 50°C, a atividade enzimática diminui. A desnaturação proteica ocorre em temperaturas acima de 60°C, o ponto no qual as mudanças físicas são vistas. Contudo, o tecido ainda pode se recuperar com o processo de cicatrização. Acima de 80°C, o colágeno degrada-se; 100°C é a temperatura na qual a água evapora, que resulta na expansão do vapor e, por fim, na ablação do tecido. Embora forneça hemostasia perfeita, uma incisão a *laser* causa um retardo na cicatrização da ferida. O dano térmico colateral, embora inevitável, pode ser minimizado usando *lasers* infravermelhos. Os *lasers* podem ser usados para incisão, vaporização, ou coagulação. Os feixes de *laser* podem ser focalizados para tamanho de ponto inferior a 1 mm de diâmetro ou desfocalizados. Um feixe focalizado é usado para cortar, e um feixe desfocalizado é usado para ablação e coagulação.

REGRAS DE SEGURANÇA DO *LASER*

Atualmente, existem duas leis federais principais quanto ao uso seguro de *lasers* nos EUA. A American National Standard for Safe Use of Lasers (ANSI Z 136.1) regula a indústria do *laser*, e a Safe Use of Lasers in Health Care Facilities (ANSI Z 136.3) regula a instalação, a operação e a manutenção dos *lasers* nas unidades de saúde. Há um outro padrão, Safe Use of Lasers in Educational Institutions, que regula o uso seguro durante atividades educacionais (ANSI Z 136.5).

Os *lasers* podem prejudicar não apenas o paciente, mas também o cirurgião e outros profissionais da sala de operação. Os perigos do sistema a *laser* podem ser relacionados diretamente ao efeito do feixe sobre o tecido, tal como a retina, as córneas ou a pele, ou a condições secundárias, como fogo, eletrocução, detritos tóxicos e radiação por chumbo.

▶ Perigos do feixe

Uma preocupação primária do uso de *laser* inseguro é a lesão ocular. Ela pode ocorrer como um resultado da exposição direta a um feixe de *laser* ou a um feixe refletido. A melhor

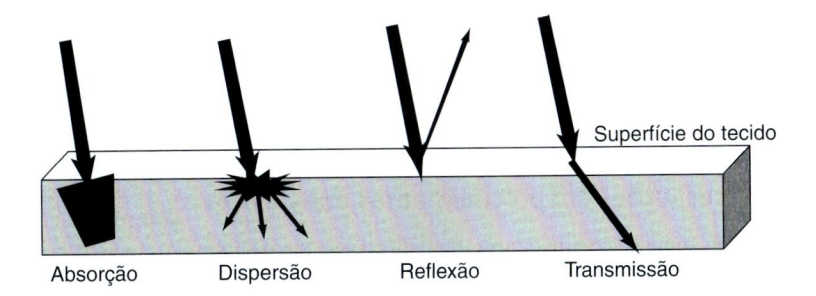

▲ **Figura 6-2** Tipos de interação *laser*-tecido.

Quadro 6-1 *Lasers* atualmente usados com seu espectro eletromagnético e profundidade de penetração

Espectro eletromagnético	Tipo de *laser*	Comprimento de onda	Profundidade de penetração
Lasers visíveis	Argônio	514 nm	0,8 mm
	KTP-532	532 nm	0,9 mm
	Holofote – corante vibrante	577 nm	0,9 mm
Lasers próximos do infravermelho	Nd:YAG	1.060 nm	4,0 mm
Lasers infravermelhos	Ho:YAG	2.100 nm	0,4 mm
	Er:YAG	2.940 nm	3,0 µm
	CO_2	10.600 nm	30,0 µm

proteção é que todos os profissionais usem óculos de segurança para *laser* aprovados. Se possível, o paciente também precisa usar a mesma proteção. Se isso interferir com o campo cirúrgico ou com o procedimento, compressas oculares de algodão estéril umedecido, toalhas umedecidas ou protetores oculares metálicos são necessários para cobrir as pálpebras. Todas as janelas da sala de cirurgia devem ser cobertas com um material opaco no comprimento de onda do *laser* utilizado. Deve ser colocado um aviso aprovado pela agência de vigilância sanitária na entrada de todas as salas de cirurgia, com óculos protetores para aquelas pessoas que entrarem na sala.

▶ Perigos do chumbo

Os perigos do chumbo relacionam-se à radiação por chumbo e ao seu conteúdo. A radiação por chumbo ocorre quando o feixe de *laser* entra em contato com a pluma de fumaça, que é um subproduto do uso do feixe de *laser*. A pluma de fumaça resulta do efeito do calor do feixe de *laser*. Alguma energia pode deslocar-se no comprimento de onda, resultando em emissão secundária e muitas vezes na porção visível do espectro. Essa emissão secundária pode causar cegueira temporária. Evacuação de fumaça contínua ou frequente é a única solução. A pluma contendo perigo biológico relaciona-se ao efeito tóxico direto da pluma. Além da eliminação de fumaça do *laser*, uma máscara cirúrgica pode minimizar esse risco.

▶ Perigos do fogo

Os sistemas de *laser* podem causar queimaduras nas vias aéreas a partir de fogo em um tubo endotraqueal quando o feixe do *laser* atinge um tubo endotraqueal, que é feito de PVC. Portanto, os tubos envolvidos com fita refletora ou feitos de metais refletores são preferidos. Do mesmo modo, roupas cirúrgicas feitas de material à prova de chamas são aconselhadas. O campo cirúrgico imediato deve ser coberto com toalhas embebidas em solução salina.

▶ Precauções em procedimentos anestésicos

Essas precauções para procedimentos anestésicos são importantes quando a operação é realizada na laringe ou na traqueia. Um sistema ventilatório fechado que possui um tubo endotraqueal de manguito pequeno é preferido, a menos que o tubo obstrua a visão cirúrgica. Esse tipo de sistema reduz a possibilidade de um vazamento de gás anestésico para dentro do campo cirúrgico, onde o feixe de *laser* está presente. O manguito pode ser preenchido com azul de metileno. A ventilação com alta concentração de O_2 e óxido nitroso deve ser evitada. A ventilação por jato muitas vezes é necessária para lesões glóticas e subglóticas.

American National Standards Institute. For the safe use of lasers. ANSI Z 136.1;2000. (Provides guidance for the safe use of lasers and laser systems.)

American National Standards Institute. For the safe use of lasers in health care facilities. ANSI Z 136.3;1996. (Provides guidance for the safe use of lasers and laser systems in health care facilities.)

American National Standards Institute. For the safe use of lasers in educational institutions. ANSI Z 136.5;2000. (Describes control measures for institutions ranging from elementary schools through colleges and universities.)

Reinisch L. Laser physics and tissue interactions. *Otolaryngol Clin North Am* 1996;29:893 [PMID: 8890123]. (Describes the laser, laser beam, and delivery systems, as well as laser-tissue interactions after briefly reviewing the history of the laser.)

WEB SITES

Laser Institute of America. www.laserinstitute.org. (Trabalha na alimentação dos *lasers*, aplicações dos *laser*s e segurança dos *lasers* em todo o mundo, oferecendo informação técnica.)

LASER EM OTOLOGIA-NEUROTOLOGIA

▶ Canal auditivo

Lesões no canal auditivo que são tratáveis com *lasers* incluem infecções crônicas, tumores, atresia, tecido cicatricial e membranas. Infecções cutâneas crônicas do canal auditivo requerem intervenção cirúrgica, se o tratamento médico falhar. Se a remoção total da pele do canal for necessária, o *laser* de argônio ou KTP-532 com potência baixa é usado para uma soldagem por ponto das bordas ou dos cantos do enxerto de pele, que as mantêm em posição. Se não for preciso remover toda a pele, áreas úmidas da pele do canal podem ser cauterizadas sob anestesia local com o *laser* de argônio ou KTP-532. Qualquer um destes *lasers* é ajustado em 1,5 a 2,0 W com um tamanho de ponto de 1 mm.

Pólipos ou outros tecidos moles suspeitos no canal auditivo podem ser biopsiados com os mesmos sistemas de *laser*. Atualmente, não há benefício em usar *laser* no carcinoma de pele do canal. Tecido fibroso subcutâneo na atresia do canal auditivo adquirida ou estenose pode ser dissecado e vaporizado com boa hemostasia. Isso ajuda a manter a pele do canal auditivo intacta. Na timpanoplastia transcanal, a incisão da pele do canal auditivo pode ser feita com o *laser* sem comprometer a visibilidade.

▶ Membrana timpânica

A fenestração da membrana timpânica pode ser realizada com um *laser* (miringotomia assistida por *laser*) sob anestesia local como uma alternativa para a miringotomia a frio sob anestesia geral. Um *laser* de CO_2 é ajustado em 3 a 18 W com um pulso único de 100 ms por meio de um otoscópio portátil ou objetiva do microscópio de 200 mm. Um tamanho de ponto de 2,0 a 2,6 mm é preferido. O *laser* de diodo também foi considerado eficaz nessa aplicação. A abertura de miringotomia feita por qualquer *laser* pode ser usada para exame endoscópico da orelha média. Os pacientes com um único ataque de otite média com efusão podem ser candidatos para miringotomia assistida por *laser*, em vez de colocação de tubo de ventilação. Contudo, uma curta duração (média de 15 dias) de permeabilidade de miringotomia e recorrência deve ser considerada para casos crônicos.

Uma opção de tratamento minimamente invasivo chamada "miringoplastia por contração a *laser*" foi descrita para atelectasia da membrana timpânica. Nessa técnica, o *laser* de CO_2 ajustado em 0,1 a 1 W com um tamanho do ponto de 0,2 mm é aplicado ao perímetro da atelectasia. Foi relatado que o *laser* causa uma compressão da membrana timpânica, a qual reduz ou elimina a atelectasia.

A reparação de uma perfuração da membrana timpânica com um *laser* por soldagem por ponto ainda está longe de uma prática clínica de rotina. Todavia, em perfurações recorrentes que não respondem à timpanoplastia, soldar a fáscia temporal na pele do canal anterior pode ser eficaz.

▶ Orelha média

Os *lasers* KTP-532, de argônio e de CO_2 são úteis na cirurgia da orelha média. O *laser* de CO_2 tem um tamanho de ponto pequeno (0,1 a 0,2 mm), que fornece manuseio seguro e de precisão.

Existe controvérsia quanto a qual sistema a *laser* é favorável; cada um tem vantagens e desvantagens. Os *lasers* visíveis asseguram a pontaria precisa da luz do *laser*. Um aparelho portátil facilita a manipulação. A luz desses *lasers* pode atravessar o ambiente líquido adjacente. O tamanho do ponto e a potência podem variar mudando-se a distância entre o tecido e o condutor. As desvantagens desses *lasers* incluem o fato de que sua absorvência depende do pigmento, que necessita de trabalho cuidadoso em ossos brancos e tendões devido à possibilidade de dano na orelha interna. Portanto, na estapedectomia de revisão, os *lasers* visíveis não devem ser usados. Em contraste, não há risco de dano na orelha interna ao usar o *laser* de CO_2, devido à sua profundidade de penetração. Contudo, com o *laser* de CO_2, os feixes de pontaria e de tratamento precisam ser alinhados de forma acurada. A falta de penetração pelo líquido pode enfraquecer o feixe se o líquido estiver sobreposto ao tecido-alvo. Os *lasers* visíveis têm melhor precisão óptica, porém menos características teciduais ideais, e o *laser* de CO_2 tem melhores características teciduais, mas menos precisão óptica ideal.

Recentemente, o *laser* Er:YAG foi considerado seguro nos procedimentos da orelha média, devido à sua alta taxa de absorção por água, penetração fraca pelo osso ótico e transmissão fraca por meio da perilinfa. Em geral, as aplicações a *laser* na cirurgia da orelha média têm complicações. Podem ocorrer lesão no nervo facial, vertigem grave, queimadura na corda do tímpano e perda auditiva.

Os tumores glômicos timpânicos pequenos podem ser vaporizados com boa hemostasia. *Lasers* visíveis são vantajosos nessa aplicação. Embora não sejam comumente usados, tecido de granulação na cavidade mastoide pode ser removido com o *laser* de argônio em 4 a 6 W no modo contínuo.

A estapedectomia a *laser* foi introduzida pela primeira vez em 1979. Desde então, ela tem obtido crescente aceitação. Embora haja estudos que mostrem não haver diferença no ganho auditivo entre a estapedectomia clássica e a *laser*, a estapedectomia a *laser* parece ter vantagem sobre a estapedectomia clássica. A estapedectomia a *laser* elimina o trauma mecânico à orelha interna, bem como minimiza as habilidades manuais finas como pré-requisito. Ela fornece precisão à cirurgia. A vertigem pós-operatória também diminui. Seus benefícios tornam-se mais óbvios na cirurgia de revisão e na otosclerose obliterativa. A estapedectomia a *laser* pode ser realizada sob anestesia local ou geral. O *laser* é usado primeiramente no tendão do estribo e depois o ramo posterior do estribo é vaporizado. O último deve ser feito o mais próximo possível da platina do estribo. Utiliza-se um padrão em forma de roseta de manchas com uma série de disparos a *laser* ou uma abertura de 0,6 mm com um único disparo no centro da platina do estribo. Após cada disparo, o resíduo é seco. Se uma série de disparos for usada, as luzes do feixe de *laser* devem ter intervalos de alguns segundos. Os ajustes recomendados do *laser* são como segue: (1) o tamanho da mancha é 0,15 mm para o *laser* de CO_2 e 0,20 mm para os *lasers* KTP-532 e de argônio; (2) a potência é 1,5 W para o *laser* de CO_2 e 1,6 W para os *lasers* KTP-532 e de argônio e (3) a duração do pulso é 0,1 segundo para cada um. Com a estapedectomia a *laser*, o fechamento do hiato ar-osso dentro de 10 dB é obtido em 90 a 95% dos casos. Não é mencionada superioridade de um sistema de *laser* sobre o outro.

Para casos com otosclerose confinada apenas à *fistula ante fenestram*, uma nova técnica foi descrita, estapedectomia a *laser* sem prótese (STAMP). A técnica simplesmente inclui primeiro a vaporização do ramo anterior e depois a do terço anterior da platina do estribo com um condutor portátil de *laser* de argônio. O uso de uma prótese não é necessário. Se a otosclerose for limitada apenas à *fistula ante fenestram*, isso deve livrar o restante do estribo. Neste caso, a abertura de estapedectomia é fechada com tecido adiposo. A técnica pode ser convertida em estapedectomia clássica a *laser* em casos apropriados. Com essa nova técnica, foi afirmado que a audição de alta frequência (6 a 8 kHz) foi melhor preservada em comparação à estapedectomia a *laser*-padrão e também durou tanto quanto a estapedectomia a *laser*-padrão. A baixa incidência de refixação também foi notável.

Na cirurgia crônica da orelha, o martelo fixo pode ser liberado do ático com um *laser*. Tecido cicatricial, colesteatomas e aderências próximas do nervo facial ou do estribo podem ser vaporizadas e removidas. Essa é uma das aplicações mais úteis do *laser* em otologia. A mucosa ou o tecido de granulação doente no osso mastoide podem ser removidos vaporizando-se com um *laser* desfocalizado. Um estudo recente mostrou que o uso ancilar de *laser* KTP melhorou significativamente a taxa de erradicação de colesteatoma conforme evidenciado na cirurgia da parede do canal intacto estadiado.

A disfunção crônica não tratável da tuba auditiva é a nova área de interesse no uso do *laser*. Para essa condição, a cirurgia assistida por *laser* transnasal endoscópico (tuboplastia auditiva a *laser*) foi recentemente descrita com resultados promissores. Nessa técnica, a mucosa e os tecidos moles adjacentes da parede posterior (lâmina cartilaginosa medial) da tuba auditiva são vaporizadas por meio de sua borda livre utilizando um *laser* de diodo com ponta de contato de 980 nm (potência de 7 W, modo contínuo-pulsado com 0,2 s *on* e 0,08 s *off*), ou um guia de onda de *laser* de CO_2 (potência de 12 W no modo superpulso e pulso de 0,05 s).

Uma área interessante na qual o *laser* é incluído é a vibrometria *laser* Doppler, que produz atenção crescente na otologia diagnóstica. O sistema consiste em um *laser* de hélio-neon e em um prisma de pontaria controlado por *joystick*, ambos montados em um microscópio; espéculo auricular com montagem de acoplador de som com cobertura de vidro não reflexivo na parte posterior; gerador de som e microfone sonda. Detalhes sobre o funcionamento do sistema estão além do objetivo deste capítulo. O parâmetro resultante é a velocidade do umbo, que foi considerada uma ferramenta útil em pacientes com tímpano intacto para diferenciar causas de perda auditiva condutiva.

▶ Orelha interna

Até recentemente, experiências na orelha interna têm sido limitadas aos *lasers* de CO_2 e de argônio, que foram usados para o tratamento de vertigem posicional paroxística benigna (VPPB). Apesar dos resultados promissores, ainda é necessária experiência clínica adicional para provar a superioridade do uso do *laser* para as modalidades de tratamento atuais. Recentemente, foi realizado um estudo com animais para investigar se houve alguma diferença nos limiares auditivos após cocleostomia realizada com *laser* de CO_2, *laser* Er:YAG ou microperfurador. Resultados comparativos mostraram que o método mais seguro foi a cocleostomia com microperfurador. Algum grau de perda auditiva, mais do que com o microperfurador e menos que com o *laser* Er:YAG, resultou da aplicação a *laser* de CO_2. Assim, o *laser* Er:YAG foi considerado como tendo um potencial maior para causar danos.

Até mesmo a oclusão clássica do canal posterior é reservada para pacientes que não respondem a manobras de reposicionamento ou de liberação. A oclusão com um *laser* ainda não parece uma alternativa para essas modalidades de tratamento na prática de rotina.

O *laser* de argônio é um dos sistemas a *laser* usados em pacientes com VPPB com o objetivo de dividir o canal semicircular posterior. No procedimento, após uma mastoidectomia e forragem azul do canal semicircular posterior, o *laser* de argônio em 4 a 12 W e com uma duração de pulso de 0,1 a 0,5 é aplicado 1 a 3 vezes para criar um orifício no canal. O aparelho manual é mantido 1 mm distante do canal. Após a aplicação, o orifício criado é coberto com a fáscia temporal. Acredita-se que essa aplicação feche o canal semicircular membranoso, o que pode prevenir o movimento cupular que resulta da gravidade. O *laser* de CO_2 também é aplicado diretamente no espaço endolinfático após remover o osso do canal semicircular posterior; a abertura é, então, fechada com cera óssea.

A labirintectomia parcial e a ablação labiríntica, com preservação da audição, foram experimentadas, com resultados promissores, em um grupo muito pequeno de pacientes. Os *lasers* de argônio e de CO_2 foram usados para unir as extremidades abertas dos canais semicirculares ou remover a mácula. Contudo, esse procedimento ainda não é uma alternativa para a labirintectomia.

O zumbido é um outro aspecto de interesse na investigação da eficácia do tratamento com *laser* de baixa potência. Apesar dos resultados inconsistentes registrados, um recente estudo duplo-cego, controlado por placebo, mostrou que o *laser* a 60 mW não foi eficaz para aliviar o zumbido em pacientes com doença de Menière, presbiacusia e perda auditiva repentina.

▶ Neurotologia

Os sistemas a *laser* não são comumente usados para tumores na fossa posterior. A principal preocupação é a possível lesão térmica das estruturas adjacentes (o nervo facial e o cerebelo) e a transferência do calor via líquido cerebrospinal (LCS). Contudo, quando tomar medidas necessárias para proteger essas estruturas (i.e., cobri-las com algodão embebido em solução salina), o *laser* pode ser usado com segurança para hemostasia na superfície do tumor e sua redução. O *laser* KTP-532 (3-15 W) ou de CO_2 (5 W) com um tamanho do ponto de 1 mm no modo contínuo pode ser uma alternativa ao aspirador cirúrgico ultrassônico para reduzir tumores. Até mesmo cirurgiões experientes preferem coagulação bipolar aplicada acuradamente para hemostasia próximo de estruturas neurais críticas.

Os *lasers* de argônio e Nd:YAG têm alguma promessa para o tratamento de tumores vasculares. Em uma secção de nervo vestibular, o *laser* KTP-532 em 3 W ou o *laser* de CO_2 em 1 W é uma opção para o uso do bisturi.

Anthony PF. Laser applications in inner ear surgery. *Otolaryngol Clin North Am* 1996;29:1031 [PMID: 8890133]. (Reviews previous laser techniques in the inner ear and particularly addresses the use of CO_2 and argon lasers in paroxysmal vertigo and labyrinth surgery.)

Antonelli PJ, Gianoli GJ et al. Early post-laser stapedotomy hearing thresholds. *Am J Otol* 1998;19:443 [PMID: 9661752]. (Compares hearing results with CO_2 and KTP lasers in patients who have undergone laser stapedotomy.)

Brodsky L, Cook S, Deutsch E et al. Optimizing effectiveness of laser tympanic membrane fenestration in chronic otitis media with effusion: clinical and technical considerations. *Int J Pediatr Otorhinolaryngol* 2001;58:59 [PMID: 11249981]. (Addresses the issues of patient selection, disease factors, and technical factors of lasers.)

Buchman CA, Fucci MJ, Roberson JB Jr et al. Comparison of argon and CO_2 laser stapedotomy in primary otosclerosis surgery. *Am J Otolaryngol* 2000;21:227 [PMID: 10937907]. (Compares hearing results obtained with argon and CO_2 laser stapedotomy.)

Hamilton JW. Efficacy of the KTP laser in the treatment of middle ear cholesteatoma. *Otol Neurotol* 2005;26:135 [PMID: 16232250]. (Presents results of ancillary use of KTP laser in cholesteatoma surgery.)

Huber A, Linder T, Fisch U. Is the Er:YAG laser damaging to inner ear function? *Otol Neurotol* 2001;22:311 [PMID: 11347632]. (Investigates effect of Er:YAG laser on air and bone conduction thresholds.)

Kakehata S, Futai K, Sasaki A et al. Endoscopic transtympanic tympanoplasty in the treatment of conductive hearing loss: early results. *Otol Neurotol* 2006;27:14 [PMID: 16371841]. (Describes laser-assisted myringotomy and endoscopic transtympanic tympanoplasty through the myringotomy fenestration.)

Kiefer J, Tillein J, Ye Q. Application of carbon dioxide and erbium:yttrium-aluminum-garnet lasers in inner ear surgery: an experimental study. *Otol Neurotol* 2004;25:400 [PMID: 15129125]. (Compares hearing thresholds in guinea pigs in which cochleostomy was performed either with CO_2 laser, Er:YAG laser, or microdrill.)

Kujawski OB, Poe DS. Laser eustachian tuboplasty. *Otol Neurotol* 2004;25:1 [PMID: 14724483]. (Describes a novel method to manage chronic eustachian tube dysfunction and presents its results in 56 patients with middle ear atelectasis and effusion.)

Nakashima T, Ueda H, Misawa H et al. Transmeatal low-power laser irradiation for tinnitus. *Otol Neurotol* 2002;23:296 [PMID: 11981384]. (Presents no beneficial effect obtained from low-power laser use in tinnitus.)

Nissen AJ, Sikand A, Welsh JE, Curto FS. Use of the KTP-532 laser in acoustic neuroma surgery. *Laryngoscope* 1997;107:118 [PMID: 9001275]. (This study reports favorable facial nerve outcome following acoustic neuroma surgery using the KTP-532 laser in a large-case population.)

Ostrowski VB, Bojrab DI. Minimally invasive laser contraction myringoplasty for tympanic membrane atelectasis. *Otolaryngol Head Neck Surg* 2003;128:711 [PMID: 12748566]. (Describes a novel technique of CO_2 laser to manage tympanic membrane atelectasis.)

Prokopakis EP, Lachanas VA, Christodoulou PN et al. Implications of laser assisted tympanostomy in adults. *Otol Neurotol* 2005;26:361 [PMID: 15891634]. (Presents outcome of patients with OME and AOM undergoing laser assisted tympanostomy with no ventilation tube placement.)

Rhoton AL Jr. Operative techniques and instrumentation for neurosurgery. *Neurosurg* 2003;53:907 [PMID: 14519224]. (Describes laser microsurgery in posterior fossa lesions as well as other special instrumentation.)

Rosowski J, Mehta RP, Merchant SN. Diagnostic utility of laser-Doppler vibrometry in conductive hearing loss with normal tympanic membrane. *Otol Neurotol* 2003;24:165 [PMID: 12621328]. (Evaluates efficacy of laser-Doppler vibrometry in differential diagnosis of conductive hearing loss.)

Saeed SR, Jackler RK. Lasers in surgery for chronic ear disease. *Otolaryngol Clin North Am* 1996;29:245 [PMID: 8860923]. (Summarizes laser types and reviews their usage in the middle ear for chronic otitis media.)

Sedwick JD, Loudon CL, Shelton C. Stapedectomy vs stapedotomy: do you really need a laser? *Arch Otolaryngol Head Neck Surg* 1997;123:177 [PMID: 9046285]. (Comparison of air-bone gap closure and the incidence of sensorineural hearing loss with regard to the use of the drill and KTP and argon lasers to make small fenestra.)

Silverstein H, Hoffmann KK, Thompson JH et al. Hearing outcome of laser stapedotomy minus prosthesis (STAMP) versus conventional laser stapedotomy. *Otol Neurotol* 2004;25:106 [PMID: 15021768]. (Compares hearing results in STAMP technique and laser stapedotomy, and concludes better high-frequency hearing preservation in STAMP technique.)

Vernick DM. Laser applications in ossicular surgery. *Otolaryngol Clin North Am* 1996;29:931 [PMID: 8890125]. (Reviews laser types and gives their optimal settings in middle ear surgery.)

Wiet RJ, Kubek DC, Lemberg P, Byskosh AT. A meta-analysis review of revision stapes surgery with argon laser: effectiveness and safety. *Am J Otol* 1997;18:166 [PMID: 9093671]. (Presents a meta-analysis of hearing results in revision stapes cases which have undergone either non-laser or argon laser surgeries.)

Zanetti D, Piccioni M, Nassif N et al. Diode laser myringotomy for chronic otitis media with effusion in adults. *Otol Neurotol* 2005;26:12 [PMID: 15699714]. (Analyzes the closure time of diode laser-assisted myringotomy and recurrence rate of OME.)

LASER NA CABEÇA E NO PESCOÇO

▶ Seios paranasais e nariz

A introdução do *laser* na cirurgia nasal resultou de uma necessidade de boa hemostasia em um campo operatório estreito. Ao usar os *lasers* Nd:YAG, KTP-532 e de argônio, as estruturas adjacentes (p. ex., o músculo reto medial, a fossa craniana anterior e o nervo óptico) possuem um grande risco de dano térmico. Portanto, a versatilidade dos *lasers* de CO_2 e Ho:YAG nessa circunstância tem recebido muito reconhecimento.

A redução da hipertrofia do corneto e a ressecção de pólipos, papilomas e sinéquias podem ser realizadas com o *laser* de CO_2. O médico deve ter cuidado para não expor o osso corneto secundário ao dano térmico, que causa cicatrização, dor prolongada e formação de crosta persistente. Na ressecção do corneto, a sua parte anterior deve ser sempre preservada. O *laser* de CO_2 pode ser usado no modo superpulso para fornecer vaporização gradual. Por meio de um guia de onda óptica, o feixe de *laser* pode ser direcionado no aspecto posterior do corneto. Durante o procedimento, a coluna de *laser* deve ser vigilantemente retirada. Embora o *laser* de CO_2 forneça boa hemostasia e menos dano colateral térmico na ressecção das lesões mencionadas, a falta de flexibilidade no seu sistema de administração constitui um problema grave. O *laser* Ho:YAG tem características de interação tecidual similares às do *laser* de CO_2. Ele é usado no modo de pulso. Como ele pode ser transferido por um sistema de fibra óptica, ele é mais vantajoso que o *laser* de CO_2. A ressecção em cunha do corneto inferior usando feixes de contato e intersticiais consecutivos a partir de um *laser* Nd:YAG também é eficiente.

O *laser* Holmium:YAG tem sido usado para corrigir cartilagem do septo nasal sem elevação do retalho mucopericondrial. Sob anestesia local, usando um espéculo modificado, o septo desviado foi corrigido e então o *laser* foi aplicado via fibra óptica por meio da mucosa. Telangiectasia hemorrágica hereditária pode ocorrer com terapia a *laser* Nd:YAG para reduzir a frequência de epistaxe. Todavia, deve ser observado que, embora os sistemas de *laser* ofereçam algumas vantagens, eles não substituíram as abordagens cirúrgicas clássicas.

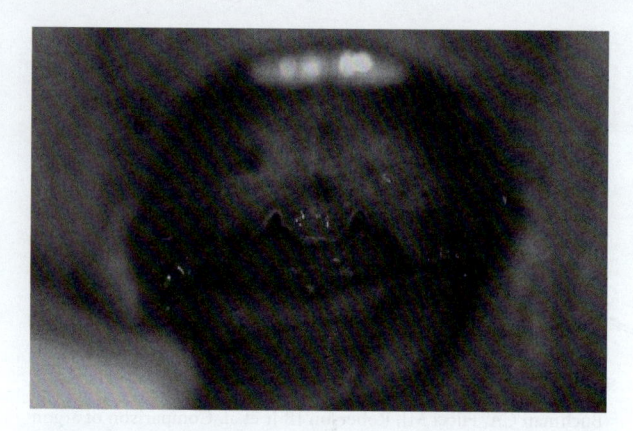

▲ **Figura 6-3** Uvulopalatoplastia assistida por *laser* após a aplicação de *laser* de CO_2. (Foto cedida por Andrew N. Goldberg, MD, University of California, San Francisco, Department of Otolaryngology–Head & Neck Surgery.)

> Katz S, Schmelzer B, Vidts G. Treatment of the obstructive nose by CO_2 laser reduction of the inferior turbinates: technique and results. *Am J Rhinol* 2000;14:51 [PMID: 10711333]. (Presents techniques of the CO_2 laser for inferior turbinate reduction and comparative rhinomanometry results.)
>
> Kuhnel TS, Wagner BH, Schurr CP, Strutz J. Clinical strategy in hereditary hemorrhagic telangiectasia. *Am J Rhinol* 2005;19:508 [PMID: 16270607]. (Investigates efficacy of Nd:YAG laser treatment in patients with hereditary hemorrhagic telangiectasia in terms of frequency of nasal bleeding.)
>
> Ovchinnikov Y, Sobol E, Svistushkin V et al. Laser septochondrocorrection. *Arch Facial Plast Surg* 2002;4:180 [PMID: 12167077]. (Presents results of nasal septal cartilage reshaping using holmium:YAG laser in 110 patients.)
>
> Rathfoot CJ, Duncavage J, Shapshay SM. Laser use in the paranasal sinuses. *Otolaryngol Clin North Am* 1996;29:943 [PMID: 8890126]. (Reviews laser use and its advantages and disadvantages in paranasal sinus surgery.)
>
> Vagnetti A, Gobbi A, Algieri GM et al. Wedge turbinectomy: a new combined photocoagulation Nd:YAG laser technique. *Laryngoscope* 2000;110:1034 [PMID: 10852526]. (Describes a new method in inferior turbinate reduction using two consecutive applications of interstitial and contact Nd:YAG laser beams.)

▶ Cavidade oral e orofaringe

A. Uvulopalatoplastia assistida por *laser*

O tratamento de ronco e apneia do sono é um dos campos nos quais o *laser* obteve grande popularidade. O *laser* de CO_2 tem se mostrado um instrumento de tratamento eficaz para ronco e apneia do sono quando a obstrução ocorre no nível do véu palatino. Embora não tenha sido encontrada nenhuma diferença no índice de ronco pós-operatório entre uvulopalatoplastia assistida por *laser* (LAUP) e uvulopalatofaringoplastia, a LAUP ajuda a evitar a maioria das morbidades pós-operatórias e também fornece um bom benefício hemostático durante a cirurgia. Porém, foi relatado que os resultados a longo prazo do índice de ronco e de distúrbio respiratório não foram tão satisfatórios quanto os resultados a curto prazo e tendiam a se deteriorar com o tempo, o que foi explicado com o estreitamento velofaríngeo e a fibrose palatal causada pelo *laser*.

A LAUP pode ser realizada sob anestesia tópica-local ou geral, mesmo em um consultório. A operação também pode ser estadiada. O *laser* de CO_2 é o mais comumente usado por otorrinolaringologistas para essa operação. Como o diâmetro dos vasos encontrados durante o procedimento é menor que 0,5 mm, o *laser* de CO_2 é efetivo para hemostasia. Basicamente, em uma LAUP, o tecido mole redundante é cortado ou removido. Em uma aplicação típica de *laser* de CO_2, o sistema é ajustado para uma potência de 15 a 20 W. Um batente (proteção) é usado para proteger a faringe da dispersão do feixe. O sistema é usado no modo focalizado para excisão e no modo desfocalizado para vaporização. Incisões bilaterais nos dois lados da base da úvula são feitas com aparelho manual. A úvula é encurtada para 15 mm, cortando-se o tecido mole redundante e preservando sua forma curvada. A ferida então cicatriza dentro de 3 a 4 semanas. A Figura 6-3 mostra uma visão pós-operatória imediatamente após a LAUP.

B. Tonsilotomia a *laser*

A tonsilotomia a *laser* é reservada para pacientes que são incapazes de tolerar anestesia geral ou não querem se submeter à tonsilectomia clássica. A técnica requer ablação de criptas tonsilares e redução ampla de tecido tonsilar, o que pode ser estadiado muitas vezes até o nível do músculo palatoglosso ser atingido. O *laser* de CO_2 é ajustado em 15 a 20 W no modo contínuo e aplicado preferivelmente com um aparelho manual.

C. Tonsilectomia a *laser*

A tonsilectomia a *laser* não é indicada por causa do custo do *laser*, a menos que um distúrbio de coagulação seja diagnosticado. O *laser* KTP-532 é considerado o instrumento de escolha para a tonsilectomia, porque ele fornece corte adequado com boa hemostasia e pouco dano térmico. Sua fibra óptica é mantida muito perto do tecido tonsilar. A primeira incisão é feita de maneira curvilínea ao longo do pilar anterior a partir do polo superior até o polo inferior para definir o plano de dissecção. Medial e inferiormente, a tonsila retraída é então dissecada a partir do polo superior até o polo inferior.

D. Tonsilectomia lingual

A excisão da tonsila lingual de maneira clássica é um pouco incômoda devido ao sangramento excessivo, ao edema pós-operatório e à dor. O uso de um *laser* oferece ressecção com mínimo edema, menos sangramento, melhor visibilidade durante a cirurgia e menos dor no pós-operatório. A necessidade de uma traqueostomia é, portanto, menos provável. O *laser* de CO_2, KTP-532 ou Nd:YAG pode ser usado junto com um laringoscópio rígido. A operação pode ser estadiada.

E. Lesões benignas

A excisão ou ablação com *laser* de CO_2 de hiperplasias gengivais, granulomas piogênicos e papilomas é possível com uma taxa de resposta excelente, boa hemostasia e baixa morbidade. Para lesões especialmente vasculares, a fotocoagulação com um *laser* Nd:YAG é preferida. Ele é ajustado em 32 a 48 W com uma duração de pulso de 0,3 segundos. Um tamanho do ponto de 2 mm é usado com uma separação de 2 mm entre os pontos.

A mucosite oral associada à quimioterapia ou à radioterapia pode ser prevenida com o uso de *laser* de baixo nível. Poucos mecanismos são a causa básica do efeito de cicatrização do *laser*. O *laser* de nível baixo tem demonstrado aumento na produção de energia nas mitocôndrias. Ele também facilita a conversão de fibroblastos em miofibroblastos a partir da qual os fatores de crescimento dos fibroblastos são liberados e estes desempenham um papel no reparo epitelial. O último efeito é o de reduzir a formação de radicais livres de oxigênio que são estomatotóxicos. A forma mais estudada de tratamento com *laser* de baixo nível tem sido o *laser* de hélio-neon. O *laser* de CO_2 é uma alternativa. Estudos têm usado o *laser* de baixo nível de forma profilática (antes da radioterapia ou da quimioterapia), ou após o aparecimento de lesões mucosas durante o curso da radioterapia ou da quimioterapia. Uma revisão recente mostrou que mesmo que não haja evidência suficiente para recomendar o uso do *laser*, o seu potencial benefício está aumentando.

F. Lesões pré-malignas

O *laser* de CO_2 é muitas vezes usado para lesões pré-malignas, incluindo leucoplasia e eritroplasia. Como essas lesões são confinadas ao epitélio, apenas a camada superficial da mucosa é removida, deixando margens de 2 a 3 mm de mucosa normal. A ferida é deixada para granular e será coberta por uma nova camada de mucosa. Essas lesões também podem ser removidas. Para ablação, um *laser* desfocalizado em 10 a 20 W com um pulso de 100 ms é usado.

G. Lesões malignas

A literatura oncológica relacionada aos procedimentos de cabeça e pescoço está encorajando o uso do *laser*. Comparado com os métodos tradicionais, as vantagens obtidas com os sistemas a *laser* são visibilidade melhorada, hemostasia, diminuição de edema e de dor no pós-operatório, e melhores resultados funcionais, incluindo funções da fala e da deglutição. Ele permite que o cirurgião proteja o suporte muscular da língua e o soalho da boca. Porém, nenhum benefício oncológico inerente resulta do uso do *laser*. A ressecção transoral com *laser* de CO_2 é recomendada para tumores T1 e T2 superficiais, considerando a dificuldade em definir a profundidade de excisão com *laser*. Em geral, admite-se que tumores profundamente infiltrativos, tumores maiores de 4 cm e tumores envolvendo o maxilar ou a mandíbula não são adequados para ressecção a *laser*. A excisão transoral com *laser* de CO_2 de carcinomas da cavidade oral pode ser realizada com o aparelho manual ou com um micromanipulador acoplado ao microscópio de operação. Os tecidos microscopicamente anormais podem ser detectados usando-se azul de toluidina a 1%. As margens de tecidos normais geralmente medem 1 a 2 cm além do tecido microscopicamente anormal.

A ressecção inicia delineando-se as margens com o *laser* de CO_2 em 6 W e uma duração de pulso de 100 ms. A incisão então é feita em 10 W no modo contínuo. O defeito é deixado para cicatrização secundária ou é suturado. As taxas de controle locais de doença T1 e T2 tratada com ressecção transoral com *laser* de CO_2 é de 80 a 100% em um acompanhamento de 2 a 5 anos. A taxa de sobrevida livre de doença é de 83 a 88% em um acompanhamento de 5 anos.

Burkey BB, Garrett G. Use of the laser in the oral cavity. *Otolaryngol Clin North Am* 1996;29:949 [PMID: 8890127]. (Addresses the indications, techniques, results, and complications of laser use in the oral cavity.)

Finkelstein Y, Stein G, Ophir D et al. Laser-assisted uvulopalatoplasty for the management of obstructive sleep apnea: myths and facts. *Arch Otolaryngol Head Neck Surg* 2002;128:429 [PMID: 11926920]. (Presents medium- and long-term subjective and objective results of LAUP.)

Genot MT, Klastersky J. Low-level laser for prevention and therapy of oral mucositis induced by chemotherapy or radiotherapy. *Curr Opin Oncol* 2005;17:236 [PMID: 15818167]. (Presents literature review on low-level laser use for prevention of oral mucositis.)

Kaluskar SK, Kaul GH. Long-term results of KTP/532 laser uvulopalatopharyngoplasty. *Rev Laryngol Otol Rhinol* 2000;121:59 [PMID: 10865488]. (Presents satisfactory results of KTP-laser uvulopalatopharyngoplasty in 84% of the patients who were evaluated in the 4th year after surgery.)

Linder A, Markstrom A, Hultcrantz E. Using the carbon dioxide laser for tonsillotomy in children. *Int J Pediatr Otorhinolaryngol* 1999;50:31 [PMID: 10596884]. (Demonstrates the method using the CO_2 laser in tonsillotomy and its results.)

Osman EZ, Osborne JE, Hill PD et al. Uvulopalatopharyngoplasty versus laser assisted uvulopalatoplasty for the treatment of snoring: an objective randomised clinical trial. *Clin Otolaryngol* 2000;25:305 [PMID: 10971538]. (Investigates if there was any difference in the snore index following LAUP and UPPP.)

Rathfoot CJ, Coleman JA. Laser utilization in the oral pharynx. *Otolaryngol Clin North Am* 1996;29:963 [PMID: 8890128]. (Laser use in the oropharynx is reviewed in a detailed manner from tonsillectomy to malignant disorders.)

Saito T, Honda N, Saito H. Advantage and disadvantage of KTP-532 laser tonsillectomy compared with conventional method. *Auris Nasus Larynx* 1999;26:447 [PMID: 10530741]. (Compares pain, intraoperative blood loss, and healing time following conventional and KTP laser tonsillectomy.)

White JM, Chaudhry SI, Kudler JJ et al. Nd:YAG and CO_2 laser therapy of oral mucosal lesions. *J Clin Laser Med Surg* 1998;16:299 [PMID: 10204434]. (Describes the use of the contact Nd:YAG and CO_2 lasers in a variety of benign oral lesions.)

▶ Laringe

A cirurgia a *laser* no trato respiratório requer equipamento adicional e precauções de segurança. Instrumentos microlaríngeos têm um revestimento preto para prevenir o reflexo ou a má direção do feixe de *laser*. Um microlaringoscópio com canais de evacuação de fumaça é usado. As plataformas que agem como uma escora foram desenvolvidas para absorver a energia do *laser* e prevenir a propagação do feixe de *laser* para baixo na direção da traqueia. Além disso, protetores de pregas são usados para proteger a outra prega vocal.

Os sistemas de administração de vários *lasers* são considerações importantes na escolha do tipo de *laser* para a cirurgia laríngea. O *laser* de CO_2 pode ser usado por meio de um laringoscópio rígido. O tamanho do ponto do *laser* de CO_2 tem sido reduzido para 160 μm em novos sistemas quando ele é usado a uma distância de 400 mm. Isso oferece melhor precisão e previne danos colaterais. Os *lasers* de argônio, KTP-532 e Nd:YAG podem ser transmitidos pelo laringoscópio para o tecido via cabo de fibra óptica. Eles não são preferidos para lesões glóticas não vasculares por causa da absorção excessiva de energia pelo tecido adjacente; contudo, bons resultados são relatados em lesões glóticas com o *laser* Nd:YAG de contato.

A. Paralisia bilateral das pregas vocais

O tratamento atual para paralisia bilateral das pregas vocais concentra-se em procedimentos de aumento estático das vias aéreas na glote posterior. Esses procedimentos incluem cordotomia posterior, aritenoidectomia medial e aritenoidectomia total. O *laser* fornece melhor hemostasia comparado aos métodos clássicos.

Em uma cordotomia posterior, o *laser* pode ser usado para cortar a prega vocal anterior ao processo vocal. Então, o processo vocal anterior é removido ou vaporizado unilateral ou bilateralmente. Em uma aritenoidectomia medial, o processo vocal e a porção medial do corpo aritenoide são vaporizados, preservando o corpo aritenoide lateral e a prega ariepiglótica. Uma aritenoidectomia total também pode ser realizada com os *lasers* de CO_2, KTP-532 e Nd:YAG.

B. Lesões benignas

O uso de *laser* para a excisão de nódulos, pólipos e cistos não é vantajoso sobre as técnicas microcirúrgicas quanto à preservação da camada mucosa não envolvida e da lâmina própria. Contudo, a precisão cirúrgica do *laser* tem aumentado em novos sistemas adicionando-se um manipulador *microspot*. Para essas lesões, o *laser* é ajustado até 4 W de potência no modo focalizado. O menor tamanho do ponto possível deve ser usado. É necessária uma excisão cuidadosa da lesão com a mucosa envolvida. Para lesões na submucosa, especialmente cistos e grande pólipo séssil, pode ser feita uma incisão na mucosa com o *laser*. A mucosa é então elevada, e a lesão é removida de maneira padrão. Contudo, o custo adicional do *laser* deve ser considerado nesses casos.

Para lesões vasculares, o *laser* é muito superior às intervenções microcirúrgicas quanto à precisão cirúrgica e à hemostasia. O *laser* de CO_2 é preferido para lesões vasculares pequenas, como vasos sanguíneos dilatados sintomáticos e feixes de capilares angiomatosos. Durante a cirurgia a *laser* para essas lesões e após atingir exposição endoscópica, o *laser* desfocalizado com um tamanho do ponto de 300 a 400 μm e em 1 a 2 W é usado com um pulso único de 0,1 s para coagular o suporte sanguíneo. Isso reduz o tamanho da lesão capilar. A lesão capilar principal é então cortada com um *laser* focalizado no mesmo nível de potência. Lesões vasculares grandes são tratadas com o *laser* Nd:YAG como paliativo. Sob exposição endoscópica, um cabo de *laser* de fibra óptica é introduzido e fixado. Então, a lesão é coagulada com o *laser* em um modo sem contato (poucos milímetros longe da lesão) em 20 W e em um pulso de 0,5 s. A aplicação pode ser estadiada, a fim de observar a resposta da lesão e do tecido adjacente.

O tecido de granulação ao redor da cartilagem aritenoide, que surge de defeitos da mucosa causados por refluxo gástrico ou trauma mecânico sustentado, pode ser cortado com o *laser* de CO_2 quando a cirurgia for indicada. O *laser* de CO_2 também pode ser usado para tratar o tecido de granulação traqueal superior.

A papilomatose respiratória recorrente pode ser removida com o *laser* de CO_2, mesmo que não forneça melhor taxa de recorrência que a cirurgia microlaríngea. Como a erradicação do vírus não é possível, a área de expressão ativa deve ser tratada. Se possível, uma margem de mucosa normal de 1 mm pode ser incluída. Essa intervenção deve ser realizada o mais raramente possível para evitar formação de cicatriz. O *laser* permite uma excisão precisa e sem sangramento com menos cicatriz comparado a outras opções cirúrgicas. O *laser* de CO_2 pode ser usado para a excisão de doença volumosa ou vaporização superficial. Para excisão, um *laser* focalizado é ajustado em 4 W com pulso de 0,1 s e um intervalo de pulso de 0,5 s. O mesmo ajuste pode ser usado em um modo desfocalizado para vaporização superficial. As recorrências são tratadas da mesma maneira. Um estudo comparativo mostrou que a excisão por microdebridador consumiu menos tempo comparada ao *laser* de CO_2.

Estenose laríngea pode ser tratada com um *laser* com o objetivo de cortar ou de coagular. Contudo, sua única vantagem sobre os métodos de tratamento-padrão (i.e., incisão com bisturi e eletrocoagulação) é a boa hemostasia. Para prevenir reforma, uma rede membranosa anterior ou glótica espessa pode ser cortada com um *laser* de CO_2 antes de interpor o retalho de tecido, quilha ou colocação de *stent*. Em uma rede glótica posterior, um *laser* de CO_2 é usado para cortar a mucosa aritenoide (*microtrapdoor flap*) e vaporizar o tecido cicatricial submucoso entre as aritenoides. A estenose subglótica inferior a 1 cm no comprimento vertical também pode ser tratada com um *laser* para fazer incisões radiais antes da dilatação broncoscópica.

C. Lesões malignas

O *laser* de CO_2 oferece precisão cirúrgica, sangramento mínimo, menos trauma cirúrgico e rápida cura no manejo endoscópico do carcinoma *in situ* e do carcinoma glótico precoce. Para o carcinoma *in situ*, a taxa de controle local e a qualidade de vida obtidas no uso do *laser* de CO_2 estão próximas do que é atingido com radioterapia e melhores que na excisão da prega vocal. Além disso, melhor preservação laríngea final é obtida com o *laser* de CO_2 comparado à radioterapia. Isso também é verdadeiro quando a cordectomia com *laser* de CO_2 é comparada com a cirurgia aberta. Em uma aplicação típica, a doença da mucosa é cortada com o *laser* de CO_2 no modo superpulso em um tamanho do ponto de 0,5 a 0,8 mm. A potência de saída é ajustada para 2 a 3 W. Se for encontrada invasão em um exame histopatológico, o ligamento vocal adjacente também deve ser cortado (cordectomia subligamentosa), deixando uma margem de tecido normal de 1 a 2 mm. Os estudos sobre a eficácia do uso de *laser* endoscópico para doença mais agressiva e tumores que invadem a comissura anterior não são conclusivos.

A excisão transoral do carcinoma supraglótico e de carcinomas do seio piriforme selecionados pode ser facilitada com um *laser* no contexto da preservação do órgão. O pescoço é tratado de maneira estadiada. Essas técnicas oferecem menos morbidade pós-operatória, incluindo a não realização de traqueostomia e função de deglutição melhorada.

Brown DH. The versatile contact Nd:YAG laser in head and neck surgery: an in vivo and clinical analysis. *Laryngoscope* 2000;110:854 [PMID: 10807364]. (Demonstrates comparable tissue and healing effects of the CO_2 and Nd:YAG lasers in rats and presents favorable results obtained with the use of Nd:YAG laser for laryngotracheal lesions and oraloropharyngeal carcinoma.)

Courey MS, Ossoff RH. Laser applications in adult laryngeal surgery. *Otolaryngol Clin North Am* 1996;29:973 [PMID: 8890129]. (Reviews safety measures and laser choice, and its use in vocal cord paralysis and benign and malignant lesions.)

Damm M, Sittel C, Streppel M et al. Transoral CO_2 laser for surgical management of glottic carcinoma in situ. *Laryngoscope* 2000;10:1215 [PMID: 10892699]. (Investigates the effectiveness of the CO_2 laser in glottic carcinoma in situ.)

Dedo HH, Yu KC. CO_2 laser treatment in 244 patients with respiratory papillomas. *Laryngoscope* 2001;111:1639 [PMID: 11568620]. (Presents results of frequent excision of respiratory papillomas using the CO_2 laser.)

Eckel HE, Thumfart W, Jungehulsing M et al. Transoral laser surgery for early glottic carcinoma. *Eur Arch Otorhinolaryngol* 2000;257:221 [PMID: 10867839]. (Includes analyses of rates of local control, regional control, organ preservation, and survival in patients with carcinoma in situ and T1 and T2 laryngeal lesions.)

El-Bitar MA, Zalzal GH. Powered instrumentation in the treatment of recurrent respiratory papillomatosis: an alternative to the carbon dioxide laser. *Arch Otolaryngol Head Neck Surg* 2002;128:425 [PMID: 11926919]. (Compares the advantages of microdebrider with CO_2 laser in juvenile laryngeal papillomatosis.)

Gluth MB, Shinners PA, Kasperbauer JL. Subglottic stenosis associated with Wegener's granulomatosis. *Laryngoscope* 2003;113:1304 [PMID: 12897550]. (Evaluates the outcomes of subglottic stenosis in 27 patients with Wegener's granulomatosis with emphasis on CO_2 laser and other treatment modalities.)

Maurizi M, Almadori G, Plaudetti G et al. Laser carbon dioxide cordectomy versus open surgery in the treatment of glottic carcinoma: our results. *Otolaryngol Head Neck Surg* 2005;132:857 [PMID: 15944555]. (Analyzes oncologic results in patients with glottic cancers treated by either laser CO_2 or open surgery.)

Rudert HH, Hoft S. Transoral carbon dioxide laser resection of supraglottic carcinoma. *Ann Otol Rhinol Laryngol* 1999;108:819 [PMID: 10527270]. (Describes the use of the CO_2 laser in supraglottic malignant disorders with the intents of cure and palliation, and gives outcome results comparable to the conventional surgery.)

Steiner W, Ambrosch P, Hess CF et al. Organ preservation by transoral laser microsurgery in piriform sinus carcinoma. *Otolaryngol Head Neck Surg* 2001;124:58 [PMID: 11228455] (Presents the operative technique of transoral excision of piriform sinus carcinoma and its oncologic results with approaches to the neck.)

▶ Sistema traqueobrônquico

O uso de *laser* no sistema traqueobrônquico é limitado aos *lasers* de CO_2 e Nd:YAG. De fato, o uso do *laser* de CO_2 na broncoscopia permanece restrito pelo braço articulado. Uma outra limitação do *laser* de CO_2 é sua capacidade hemostática. Em contraste, uma vantagem do *laser* Nd:YAG é a capacidade de usá-lo com broncoscópios rígidos e flexíveis. Além disso, melhor hemostasia, mesmo para lesões mais profundas, é obtida com o *laser* Nd:YAG.

As características do *laser* de CO_2 limitam seu uso a lesões superficiais, incluindo papilomatose respiratória recorrente envolvendo o local da traqueostomia e a traqueia, estenose subglótica e traqueal e hemangiomas capilares. O uso do *laser* de CO_2 nessas lesões é similar àquele descrito previamente para aplicações laríngeas. Para lesões volumosas, o *laser* Nd:YAG é preferido por seus efeitos de vaporização e de coagulação. Em uma aplicação típica, o *laser* Nd:YAG é ajustado em menos de 30 W e a exposição deve ser mantida em menos de 90 segundos. O uso do *laser* com níveis mais altos que estes pode causar necrose e perfuração da parede traqueobrônquica.

A citorredução de distúrbios malignos que bloqueiam o sistema traqueobrônquico pode ser realizada com *laser* de CO_2 ou Nd:YAG de forma paliativa. O tratamento fotodinâmico é útil apenas para pacientes com pequenas lesões de CCE e carcinoma *in situ* que podem ser alcançados com um broncoscópio de fibra óptica flexível.

▶ Esôfago

O *laser* de CO_2 foi introduzido ao manejo endoscópico do divertículo de Zenker. A abordagem tem sido chamada de "diverticulotomia assistida por *laser* de CO_2" e é preferida em casos primários. Com essa abordagem, um endoscópio especialmente desenhado com lábios duplos é introduzido no lúmen esofágico. No nível do divertículo, enquanto o lábio anterior do endoscópio é direcionado para o lúmen do esôfago, o lábio posterior permanece na base do divertículo, deixando, assim, a parede comum e o músculo cricofaríngeo entre os dois lábios do endoscópio. Depois, por meio de um microscópio de operação com lente de 400 mm e micromanipulador de *laser* de CO_2, a parede comum é cortada transversalmente com um *laser* de CO_2 ajustado em 5 a 10 W no modo contínuo. Recomenda-se que a transecção continue para baixo até a parte mais distal da parede comum. Esse procedimento também corta transversalmente o músculo cricofaríngeo hipertônico, que contribui para a patogênese do divertículo. Assim, a transecção da parede comum e a liberação do músculo previnem a retenção de alimento. Durante o procedimento, deve-se ter cuidado para não violar a fáscia que envolve o divertículo. Comparada com a técnica aberta, esta técnica reduz o tempo de operação. Porém, deve-se estar ciente da maior possibilidade de cirurgia repetida nessa abordagem.

Chang CW, Burkey BB, Netterville JL et al. Carbon dioxide laser endoscopic diverticulotomy versus open diverticulectomy for Zenker's diverticulum. *Laryngoscope* 2004;114;519 [PMID: 15091228]. (Describes CO_2 laser use in the management of Zenker's diverticulum and compares the results with those of open technique.)

Cholewa D, Waldschmidt J. Laser treatment of hemangiomas of the larynx and trachea. *Laser Surg Med* 1998;23:221 [PMID: 9829433]. (Describes Nd:YAG laser technique and its results in laryngeal and tracheal hemangiomas.)

Rebeiz EE, Shapshay SM, Ingrams DR. Laser applications in the tracheobronchial tree. *Otolaryngol Clin North Am* 1996;29:987 [PMID: 8890130]. (Reviews use of the CO_2, Nd:YAG, and KTP lasers in tracheobronchial tree as well as photodynamic therapy.)

Savary JF, Monier PF, Fontolliet C et al. Photodynamic therapy for early squamous cell carcinoma of the esophagus, bronchi, and mouth with m-tetra (hydroxyphenyl) chlorin. *Arch Otolaryngol Head Neck Surg* 1997;123:162 [PMID: 9046283]. (Describes the methodology of the photodynamic therapy using m-tetra (hydroxyphenyl) chlorin in carcinoma in situ and microinvasive carcinoma of the upper aerodigestive tract.)

Sipila J, Scheinin H, Grenman R. Laser bronchoscopy in palliative treatment of malignant obstructing endobronchial tumors. *ORL J Otorhinolaryngol Relat Spec* 1998;60:42 [PMID: 9519381]. (Describes use of the CO_2 and Nd:YAG lasers with the intent of palliation in malignant endobronchial tumors as well as their fatal complications.)

LASER NA CIRURGIA DE PELE FACIAL

A dermatologia é um dos campos nos quais os *lasers* são mais comumente usados. As lesões cutâneas apresentam um espectro amplo, desde lesões vasculares até distúrbios malignos. O uso do *laser* na dermatologia oferece precisão cirúrgica, hemostasia melhorada, boa preservação da lesão para diagnóstico histopatológico, facilitação de cuidado de ferida pós-operatória e menos cicatriz. A seleção de *laser* particular é baseada na natureza histológica da lesão, no local da lesão e nas características do *laser*. Em dermatologia, o resultado estético é tão importante quanto a cura. Os pacientes precisam ser bem informados sobre os possíveis obstáculos da aplicação, como hipo ou hiperpigmentação temporária ou permanente, cicatrização disforme e potencial taxa de sucesso.

▶ *Resurfacing* de pele ablativo

As indicações para *resurfacing* a *laser* incluem cicatrizes, rinofima, quilite actínica, CCE superficial e rugas. Para um melhor resultado, a profundidade do dano térmico deve ser inferior a 100 μm. Em uma aplicação de *laser* de CO_2 típica, a duração de pulso e a densidade de potência são ajustadas para menos de 10 ms e 5 J/cm^2, respectivamente. Com cicatrização hipertrófica, a cicatriz é removida com pulsos sem sobreposição e intermitentes ao longo da lesão. Após a aplicação, a hiperpigmentação que dura até alguns meses é esperada e em geral é reversível. Nos casos de lesão térmica profunda, a hipopigmentação pode ocorrer e é permanente. Por causa do risco significativo de discromias cutâneas pós-tratamento, o tratamento com *laser* de CO_2 deve ser limitado a pacientes com pele mais clara. Uma vantagem principal do *resurfacing* a *laser* sobre as técnicas de dermoabrasão clássicas é menos formação de crosta. O *laser* Er:YAG pode ser usado para rejuvenescimento superficial de rugas finas e fotodano. O *laser* Er:YAG oferece menos mudanças drásticas que o *laser* de CO_2, com menos risco de sequelas significativas. As variações mais novas de *lasers* são baseadas no princípio do *resurfacing* fracionado. O *resurfacing* fracionado age criando colunas de calor em miniatura deixando a pele adjacente sem danos e inalterada, limitando o tempo parado e os efeitos colaterais. Tanto o *laser* Er:YAG como o de CO_2 podem ser encontrados em variantes fracionadas. As complicações relatadas após *resurfacing* a *laser* são infecções precoces e tardias por um espectro amplo de agentes, bem como erupção, eritema prolongado, acne, formação de tubérculos, dermatite de contato, formação de cicatriz hipertrófica, cicatrização retardada, anormalidades pigmentares, reações inflamatórias e reação granulomatosa incomum.

Resurfacing não ablativo de pele

O *resurfacing* não ablativo é o uso de um *laser* para induzir remodelagem dérmica sem remoção das camadas superficiais da epiderme e da derme. Atualmente, os estudos têm mostrado melhora mínima na qualidade e no tom da pele, e na formação de rugas com uma variedade de *lasers* Nd:YAG.

Rinofima

Na rinofima, os sistemas de *laser* de argônio e de CO_2 são opções para incisões de corte em série e criocirurgia, sob anestesia local. Os tratamentos com *laser* têm resultados superiores com melhor hemostasia. Como o *laser* de argônio é absorvido por hemoglobina, a forma hipervascular da doença responde melhor ao *laser* de argônio. O *laser* de argônio é ajustado em 1,0 a 2,5 W de potência com um tamanho do ponto de 2 mm e um pulso de 0,5 s. É necessário um total de 150 pulsos para tratar todo o nariz. As sessões de tratamento devem ter pelo menos 2 meses de intervalo. Leva 10 dias para cicatrizar após a aplicação.

Quilite actínica

Na quilite actínica, os sistemas de *laser* de CO_2 com uma duração de pulso menor que o tempo de relaxamento térmico da epiderme e da derme fornecem melhor resultado. Um novo sistema típico de CO_2 para essa lesão superficial é ajustado em 250 mJ e 3 W de potência em 12 Hz. Os sistemas de *laser* de CO_2 convencionais com um modo contínuo causam dano térmico, porque requerem tempo de cicatrização maior e podem causar mais cicatrizes.

Lesões cutâneas vasculares

As colorações em vinho do porto são as lesões vasculares mais comuns. Os sistemas a *laser* são absolutamente vantajosos no tratamento dessas lesões. O objetivo é destruir os vasos sanguíneos adjacentes seletivamente sem formação de cicatriz. Para a pele clara, o *laser* holofote de corante estimulado é absorvido por hemácias com mínima absorção na pele, que causa apenas dano térmico mínimo à epiderme. Sua duração de pulso é ajustada em 450 μs. O *laser* KTP é outra alternativa. Ele causa menos púrpura que o *laser* de holofote de corante estimulado. As Figuras 6-4A e B mostram visões pré e pós-operatórias, respectivamente, do paciente com colorações em vinho do porto. O paciente se submeteu a três sessões de tratamento com *laser* KTP. Para a pele escura, a trombose dos vasos é difícil de obter sem danificar a pele devido à alta absorção de melanina. Portanto, *lasers* infravermelhos são preferidos. Ele não deve ser usado em pacientes de pele escura ou com distúrbios convulsivos, ou em pacientes que recebem terapia anticoagulante ou fotossensibilizante. Contudo, a púrpura inevitavelmente se desenvolve e dura 10 a 14 dias.

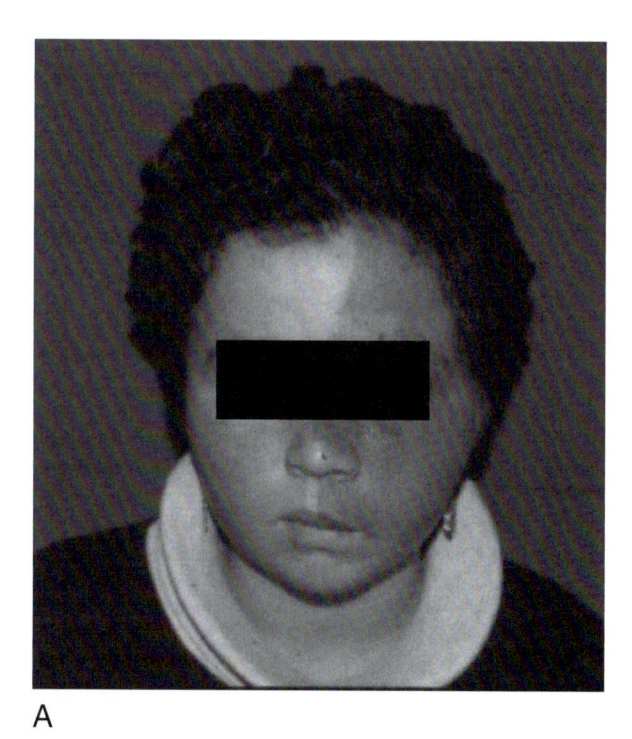

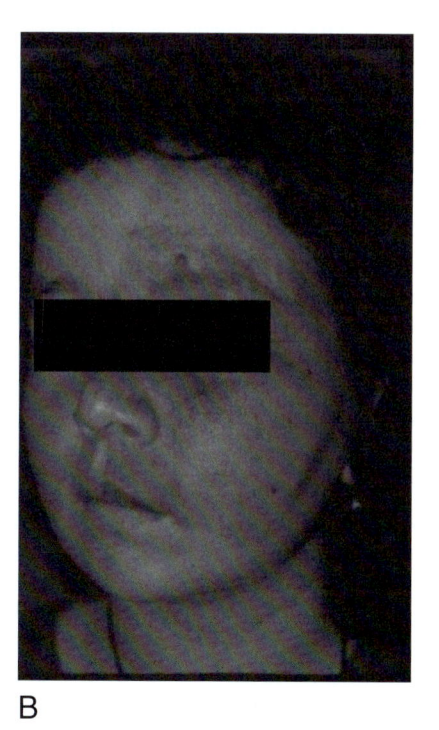

▲ **Figura 6-4** (**A**) Coloração em vinho do Porto no lado esquerdo da face. (**B**) Imagem pós-operatória da regressão da lesão após três sessões de tratamento a *laser* KTP. (Fotos cortesia de Mustafa Sengezer, MD, Gulhane Military Medical Academy, Ankara, Department of Plastic and Reconstructive Surgery.)

Hipopigmentação temporária ou permanente, hiperpigmentação transitória e formação de cicatriz também podem ocorrer.

No hemangioma e na telangiectasia, holofote de corante estimulado é essencial para tratar o componente superficial durante a fase proliferativa e a fase de involução da lesão. Os *lasers* Nd:YAG, de argônio e KTP-532 são outras opções. Telangiectasias superficiais e capilares em aranha podem ser tratadas efetivamente com o *laser* KTP-532 ou com uma fonte de luz pulsada intensa.

▶ Lesões benignas

Ainda existe controvérsia sobre se o *laser* de CO_2 é superior à excisão com bisturi no tratamento de queloides. Porém, as vantagens do *laser* de CO_2 ao bisturi incluem superioridade hemostática e precisão quando usado no modo focalizado. Em uma aplicação típica, um aparelho manual de ponto de 1 mm é ajustado. O *laser* é ajustado em 10 W no modo contínuo. O excesso de tecido é cortado com o *laser*, assim como com o bisturi. Os fragmentos devem ser retirados quando necessário; caso contrário, a ferida resultante seria quase duas vezes maior que a lesão original. O médico deve evitar o uso de suturas. Contudo, até que ocorra reepitelização, a ferida deve ser observada de forma rigorosa.

Máculas café com leite e lentículas são as lesões benignas mais comuns. Com essas lesões, resultados esteticamente melhores são obtidos com sistemas a *laser* comparados com excisão com bisturi. *Lasers* de comprimento de onda mais curto são preferidos devido ao conteúdo de pigmento das lesões. Sistemas de *laser Q-switched* (p. ex., o *laser* corante pulsado de 504 nm, ou os *lasers* de rubi ou Nd:YAG) são ideais para atingir células pigmentadas. O *laser* de CO_2 é uma outra opção, apesar de seu comprimento de onda muito longo. Quanto à formação de cicatriz e ao tempo de cicatrização, os sistemas de *laser* de CO_2 com curta duração de pulso (pulsos de 200 ms em 250 Hz e 80 W de potência) fornecem melhores resultados comparados aos sistemas de CO_2 contínuo convencionais.

As verrugas faciais e a acne rosácea também são tratadas com sucesso com o *laser* holofote de corante estimulado.

▶ Lesões malignas

O carcinoma de células basais, o CCE e o melanoma são as três lesões malignas mais comuns encontradas. O uso de *laser* é uma opção entre a excisão com bisturi, excisão micrográfica de Mohs e radioterapia. O *laser* de CO_2 é ideal, especialmente para lesões pequenas a moderadas. Ele também é vantajoso para uso em pacientes com problemas de coagulação. Além disso, o *laser* de CO_2 é bom para preservar as margens. A margem de excisão recomendada é 4 a 7 mm para carcinoma de células basais, 3 a 4 mm para CCE e 1 a 3 cm para melanoma.

REMOÇÃO CAPILAR ASSISTIDA POR *LASER*

Os *lasers* na remoção capilar induzem o dano seletivo aos folículos capilares enquanto evitam o cromófobo de melanina corrente. A redução capilar temporária é uma demora no crescimento capilar, durando, em geral, 1 a 3 meses. A redução capilar permanente reduz o número de pelos terminais após determinado tratamento, em geral durando 6 meses. A perda capilar total é a redução de vários pelos em crescimento a zero. Os *lasers* inicialmente produzem perda capilar completa, porém temporária. Eventualmente, o *laser* cria perda capilar parcial, porém permanente (uma redução permanente no número total de pelos terminais). Em pacientes de pele clara, o *laser de rubi de 694 nm* e o *laser Alexandrite 755 nm* são usados. Em pacientes com pele mais escura, o *laser* de diodo de 800 nm, o *laser* Nd:YAG de 1064 nm (pulso longo e Q-switched) e luzes pulsadas intensas são favorecidos devido a menor competição com melanina.

Alora MB, Anderson RR. Recent developments in cutaneous lasers. Lasers Surg Med 2000;26:108 [PMID: 10685084]. (Describes developments in skin cooling between laser applications, laser use in vascular and pigmented lesions, laser resurfacing, and hair removal.)

Alster TS, Lupton JR. Prevention and treatment of side effects and complications of cutaneous laser resurfacing. Plast Reconstr Surg 2002;109:308 [PMID: 11786830]. (Describes potential side effects of laser resurfacing and management.)

Dijkema SJ, van der Lei B. Long-term results of upper lips treated for rhytides with carbon dioxide laser. Plast Recontr Surg 2005;115:1731 [PMID: 15861082]. (Presents an evaluation of long-term outcome of CO2 laser use in upper lips for rhytides.)

Doctoroff A, Oberlender SA, Purcell SM. Full-face carbon dioxide laser resurfacing in the management of a patient with the nevoid basal cell carcinoma syndrome. Dermatol Surg 2003;29:1236 [PMID: 14725671]. (Presents laser use in a particular case with multiple basal cell carcinoma on the face.)

Lonne-Rahm S, Nordlind K, Edstrom DW et al. Laser treatment of rosacea. Arch Dermatol 2004;140:1345 [PMID: 15545543]. (Presents CO2 results of flashlamp pulsed dye laser use in 32 patients with rosacea.)

Rendon-Pellerano MI, Lentini J, Eaglstein WE et al. Laser resurfacing: usual and unusual complications. Dermatol Surg 1999;25:360 [PMID: 10469072]. (Presents early and late complications in seven cases of patients who have undergone laser skin resurfacing.)

Ries WR, Speyer MT. Cutaneous applications of lasers. Otolaryngol Clin North Am 1996;29:915 [PMID: 8890124]. (Describes particular laser selection and laser use in a wide spectrum of dermatologic lesions from keloid and pigmented lesions to malignant lesions.)

Sasaki GH, Travis HM, Tucker B. Fractional CO2 laser resurfacing of photoaged facial and non-facial skin: histologic and clinical results and side effects. J Cosmet Laser Ther 2009;11(4):190–201.

Vargas H, Hove CR, Dupree ML et al. The treatment of facial verrucae with the pulsed dye laser. Laryngoscope 2002;112:1573 [PMID: 12352665]. (Describes pulsed dye laser use in facial verrucae.)

Waner M. Recent developments in lasers and the treatment of birthmarks. Arch Dis Child 2003;88:372 [PMID: 12716698]. (Presents advances in management of port wine stains, hemangiomas, and other pigmented lesions.)

Seção II   Face

Hemangiomas da infância e malformações vasculares

7

Joseph L. Edmonds, Jr., MD

Os hemangiomas são neoplasias verdadeiras com proliferação de células endoteliais patológicas; malformações vasculares são distinguidas por sua ausência distinta.

HEMANGIOMA DA INFÂNCIA

FUNDAMENTOS DO DIAGNÓSTICO

- Ausência no nascimento ou história de pequena marca premonitória no nascimento.
- Rápido crescimento neonatal da lesão.
- Lesões cutâneas desenvolvendo uma típica aparência de "morango" ou uma coloração azul (aparência de uma "contusão profunda").
- A imagem por ressonância magnética (RM) é uma ferramenta quando o diagnóstico é incerto ou quando o exame em série não é possível.
- Há suspeita de envolvimento visceral se houver mais de três lesões cutâneas.
- O estridor progressivo no grupo de idade apropriado (2 a 9 meses) é suspeito para hemangioma das vias aéreas.

Considerações gerais

Os hemangiomas são os tumores mais comuns da infância. Eles são mais comuns em mulheres do que em homens (3:1), nas populações brancas e em bebês prematuros. A maioria destas neoplasias localiza-se na cabeça e no pescoço. Além disso, a maioria das lesões é simples; contudo, cerca de 20% dos pacientes têm lesões múltiplas. Os hemangiomas exibem um período de rápido crescimento pós-natal. A duração do período proliferativo é variável, mas geralmente é confinada ao primeiro ano de vida. O período proliferativo raramente se estende até 18 meses. A fase de involução também é bastante variável, ocorrendo em um período de 2 a 9 anos. Após a involução completa, a pele normal é restaurada em cerca de 50% dos pacientes. Em outros pacientes, a pele pode mostrar evidência de telangiectasia, placas hipoelásticas amareladas, flacidez da pele ou placas fibrogordurosas e cicatrização se a lesão sofrer ulceração.

Os hemangiomas podem ser classificados como superficiais (Figura 7-1), profundos (Figura 7-2) ou combinados. O termo *hemangioma superficial* substitui os termos mais antigos *hemangioma capilar* e *hemangioma "morango"* e se refere aos hemangiomas localizados na derme papilar. O hemangioma profundo, muitas vezes levemente azul na cor, origina-se da derme reticular ou do espaço subcutâneo e, no passado, foi denominado *hemangioma cavernoso*. O hemangioma combinado possui elementos de ambos os hemangiomas, o superficial e o profundo.

Patogênese

Os hemangiomas proliferativos mostraram expressar altos níveis de indolamina 2,3-dioxigenase (IDO), fatores de crescimento de fibroblasto básicos (β-fgf), antígeno nuclear de proliferação celular, colagenase tipo IV, uroquinase e, mais recentemente, fator 2 de crescimento tipo insulina. Os hemangiomas involutivos foram caracterizados pela exibição do inibidor de tecido da metaloproteinase 1 (TIMP1), trombospondina, interferon-α e níveis diminuídos de outros fatores vistos no hemangioma proliferativo.

Além disso, foi recentemente mostrado que as células endoteliais são de origem clonal, e o defeito que leva ao crescimento tumoral e à expressão alterada de fatores de crescimento é intrínseco à célula endotelial. Estas células endoteliais clonais se mostraram tendo características similares às células endoteliais placentárias, o que pode sugerir que os hemangiomas são de origem placentária. Existe um índice mais alto de hemangioma em crianças cujas mães se submeteram à amostra de vilo coriônico, colocando ênfase adicional às teorias de origem placentária.

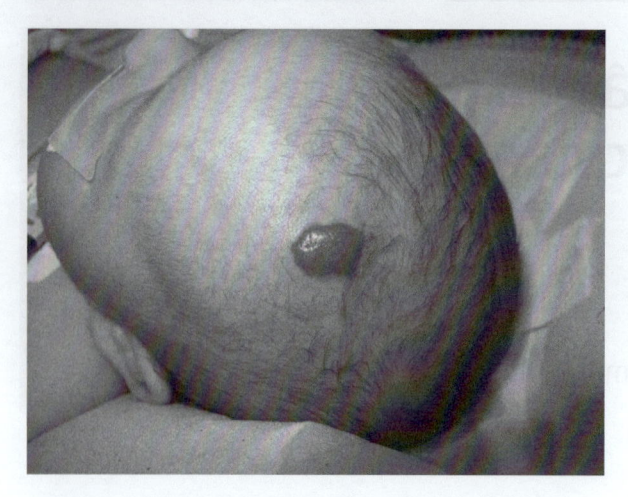

▲ **Figura 7-1** Um típico hemangioma superficial da infância.

▶ Achados clínicos

Mais comumente, o diagnóstico é determinado pela história clínica e pelo exame físico. Em geral, a história clínica revelará que mais de 50% dos hemangiomas são vistos no nascimento como uma marca cutânea proeminente. Essa marca pode se manifestar como uma placa esbranquiçada, um nevo anêmico, uma telangiectasia fraca ou uma mancha azul. A rápida proliferação desta lesão inicial é altamente sugestiva de um hemangioma. Um hemangioma superficial assumirá a típica aparência de "morango", tornando o diagnóstico óbvio. No caso de um tumor subcutâneo, intramuscular ou visceral, o diagnóstico pode ser incerto. Nesses casos, várias modalidades radiológicas podem ser extremamente úteis. A RM é a mais informativa das modalidades disponíveis.

Quando um bebê com idade entre 2 e 9 meses se apresenta com estridor progressivo ou sintomas persistentes iguais à crupe, deve-se considerar a possibilidade de um hemangioma subglótico. Esta neoplasia é tida como mais comum em crianças com um hemangioma cutâneo em uma distribuição facial ou do tipo "barba". O diagnóstico de um hemangioma subglótico deve ser feito com uma laringoscopia direta e uma broncoscopia.

Deve-se dar atenção especial às crianças com três ou mais hemangiomas. Nessas crianças, ultrassonografias abdominais devem ser obtidas para avaliar hemangiomas viscerais e, mais especialmente, hemangiomas hepáticos. Se o rastreamento com ultrassonografia for positivo, uma RM de todo o corpo é indicada para detectar outros hemangiomas internos.

Outra situação diagnóstica especial surge quando uma criança se apresenta com hemangiomas faciais extensos, algumas vezes referidos como hemangiomas segmentares. O termo hemangioma segmentar se relaciona com a distribuição aproximada que pode corresponder aos padrões de inervação sensorial. O acrônimo Phace pode ajudar o médico a lembrar dos achados observados nestas crianças, que incluem o seguinte:

Malformações da fossa **p**osterior

Hemangiomas

Anomalias **a**rteriais

Coarctação da aorta e defeitos cardíacos

Anormalidades no olho (**e**ye)

▶ Diagnóstico diferencial

Os **hemangiomas congênitos** são tumores vasculares raros que se desenvolvem totalmente no nascimento e deste modo se distinguem do hemangioma mais típico da infância. Existem dois tipos de hemangioma congênito. Um não involui – o hemangioma congênito não involutivo (HCNI) –, e o outro involui rapidamente – o hemangioma congênito de involução rápida (HCIR). Estes tumores também são patologicamente distinguíveis do hemangioma da infância, visto que são negativos para a proteína transportadora de glicose 1 (GLUT-1).

Uma **malformação vascular** é outra alternativa diagnóstica típica a se considerar quando se tenta diagnosticar um hemangioma potencial. A história natural do hemangioma (ausente no nascimento com crescimento rápido nos primeiros meses de vida) geralmente é evidência adequada para sustentar um diagnóstico confiável.

Um **granuloma piogênico**, que não é uma malformação vascular nem um hemangioma, é muitas vezes confundido com um hemangioma. Um granuloma piogênico com frequência é o resultado de um trauma menor. A lesão é geralmente séssil, e à medida que cresce se torna pediculada, muitas vezes com sangramento expressivo. O tratamento é a excisão cirúrgica.

O **hemangioendotelioma kaposiforme** (KHE) é um tumor vascular raro com próxima associação à síndrome de Kasselbach-Merritt. A diferenciação do hemangioma da infância é geralmente baseada no reconhecimento do comportamento agressivo, como a compressão e a invasão do tecido circundante. Estes são grandes tumores vasculares anormais, e o reconhecimento e o tratamento precoces podem preservar a vida.

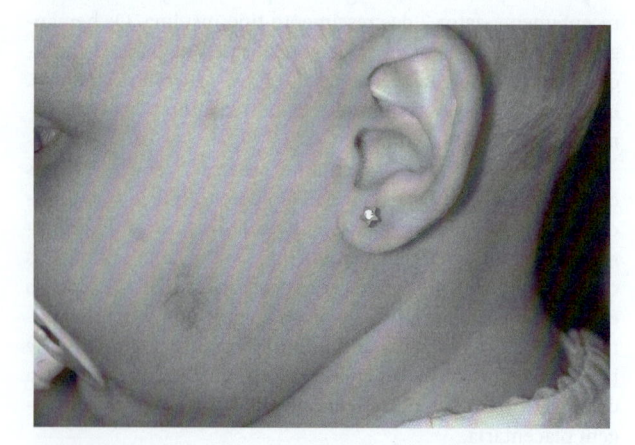

▲ **Figura 7-2** Um hemangioma profundo demonstrando a típica descoloração azulada na pele, similar a uma contusão.

Angiomas em tufo (**angioblastoma de Nakagawa**) são placas eritematosas benignas que crescem lentamente durante vários anos. Com frequência, eles irão se estabilizar após o período de crescimento lento. Uma amostra patológica é geralmente diagnóstica.

A imagem por ressonância magnética com contraste é a mais útil de todas as avaliações radiológicas dos hemangiomas. A RM pode diferenciar um hemangioma de uma malformação vascular. Uma discussão da suspeita clínica com o radiologista pode ajudar a determinar a necessidade de angiografia por ressonância magnética concomitante, que é especialmente útil na localização de vasos alimentadores de malformações arteriovenosas de alto fluxo.

O método final de diferenciação de todas as possibilidades diagnósticas é com um estudo histológico do tecido. Deve ser feita uma biópsia sempre que houver uma possibilidade de a lesão em questão ser um **tumor maligno**. Contudo, uma biópsia raramente se torna necessária, uma vez que, em geral, existem variadas informações epidemiológicas, clínicas e radiológicas que podem facilitar um diagnóstico confiável.

▶ Complicações

Embora raras, as complicações do hemangioma ditam uma necessidade de tratamento. Essas complicações incluem:

1. Ulceração (mais comum no períneo e na área dos lábios/perioral).
2. Obstrução das vias aéreas.
3. Perda visual. A obstrução do eixo visual por uma semana no primeiro ano de vida pode causar ambliopia permanente.
4. Obstrução do canal auditivo externo.
5. Sangramento. O sangramento é, em geral, de baixo fluxo e portanto pode ser tratado simplesmente com pressão.
6. Insuficiência cardíaca. O manejo dessa complicação é feito com terapia médica (geralmente por um cardiologista) e com tentativas de controlar o crescimento do hemangioma. Os esteroides devem ser a terapia médica inicial, com vincristina e outras quimioterapias usadas para falhas dos esteroides. A terapia cirúrgica combinada com embolização seria uma segunda opção de terapia se o tratamento médico não fosse efetivo e o problema se tornasse um risco à vida.

▶ Tratamento

A decisão de intervir e tentar tratar o paciente sem uma complicação ativa ou inevitável deve ser ponderada contra o fato de que a maioria dos hemangiomas se resolverá por completo ou com mínimas sequelas a longo prazo. Para hemangiomas com complicações ativas ou inevitáveis, existem múltiplas opções de tratamento. O tratamento mais apropriado dependerá da localização e da natureza da complicação iminente, bem como da condição médica e social específica da criança. Por exemplo, se o acompanhamento não for possível, o manejo cirúrgico definitivo precoce pode ser mais fortemente considerado.

A. Esteroides

Os esteroides são a primeira linha usual de tratamento. As doses iniciais típicas são 2 a 5 mg/kg/dia de prednisolona ou prednisona. Os esteroides são melhor administrados em uma dose única pela manhã. Esta terapia inicial geralmente é usada por 4 a 12 semanas. Esta dose é então diminuída durante os meses seguintes de acordo com a tolerância do paciente. O crescimento de rebote pode requerer um segundo curso de terapia. A dose em dias alternados ou períodos de repouso de várias semanas podem diminuir os efeitos colaterais problemáticos, como aparência semelhante à síndrome de Cushing, retardo de crescimento, diminuição do apetite e suscetibilidade à infecção. A monitoração da glicose no sangue e da tensão arterial é recomendada. A supressão suprarrenal pode ser um resultado da terapia. O uso concomitante de um inibidor da bomba de próton também é sugerido.

As injeções de esteroides intralesionais podem ser usadas como terapia inicial, especialmente para lesões orbitárias ou periorbitárias, tumores da ponta nasal e tumores globulares dos lábios, das orelhas, região malar e hemangiomas da parótida. Uma razão de 1:1 de esteroides de ação prolongada (p. ex., triancinolona, 40 mg/mL) e esteroides de ação curta (p. ex., betametasona, 6 mg/mL) produz os melhores resultados. Três injeções de triancinolona, em doses de 3 a 5 mg/kg por procedimento espaçado de 4 a 6 semanas de intervalo, é o curso sugerido. As injeções de corticosteroides de ação prolongada em uma suspensão nos tecidos periorbitários podem resultar em cegueira. É necessário tomar muito cuidado nesta área, especialmente na pálpebra superior. Uma técnica de injeção de baixa pressão diminui o risco de embolização. Quando efetiva, a terapia por injeção geralmente causa uma redução acentuada no tamanho da lesão em uma semana. Em geral, a terapia com esteroides (sistêmica ou intralesional) pode ser extremamente efetiva em um terço dos pacientes, parcialmente efetiva em outro terço e ineficaz para o terço final dos pacientes.

B. Propanolol

Um novo tratamento que está obtendo rápida aceitação é o tratamento dos hemangiomas com propanolol. Este tratamento parece efetivo e seguro. Geralmente, os bebês são tratados em uma dose de 1 mg/kg/dose. A medicação é administrada duas vezes ao dia. Antes de iniciar a terapia, as crianças são rastreadas para defeitos cardíacos com um ecocardiograma. A medicação é em geral prescrita para 1 ano. Esta terapia, embora nova, é agora amplamente usada e está sob estudo em muitas instituições. O mecanismo de ação é desconhecido.

C. Interferon

O alfa-2a-interferon é um agente comparativamente novo para o tratamento de hemangiomas. Embora seja efetivo na maioria dos casos, ele geralmente é considerado um fármaco de segunda linha devido ao custo, à rota de administração e aos potenciais efeitos colaterais. O tratamento em geral é reservado para hemangioma pulmonar, hemangioma ameaçador à vida e hemangioma neonatal difuso. Os efeitos colaterais transitórios incluem febre, enzimas hepáticas elevadas e neutropenia. A diplegia espástica e outras complicações neurológicas permanentes associadas ao uso do alfa-2a-interferon resultaram na aplicação cautelosa desta terapia. A dose típica é 3 milhões de unidades/m^2 injetadas diariamente de modo subcutâneo. A terapia geralmente é administrada durante 6 a 12 meses.

D. Vincristina

A vincristina está obtendo popularidade como outro tratamento eficaz para hemangiomas complicados ou refratários. Existem relativamente poucos efeitos colaterais na comparação com o interferon. A terapia deve ser coordenada por alguém experiente no uso da medicação. Um problema da terapia é a necessidade de acesso venoso central por até 12 semanas.

E. *Laser*

A terapia a *laser* para hemangiomas está se tornando amplamente praticada para combater lesões da mucosa e lesões cutâneas com ou sem ulceração. Nos EUA, a redução de volume a *laser* das lesões da mucosa é o típico tratamento de lesões de obstrução com os hemangiomas subglóticos. O objetivo é reduzir o tamanho da lesão para permitir vias aéreas adequadas. A recorrência é antecipada, e o tratamento é repetido até o hemangioma parar de proliferar e sofrer involução. Várias terapias a *laser* são empregadas, mas todas partilham o problema de causar ulceração da mucosa nas vias aéreas.

A ulceração é uma indicação controversa para a terapia a *laser* cutânea. A luz amarela emitida pelos pulsos de *laser* de corante é seletivamente absorvida pela hemoglobina e pela melanina. Em um hemangioma ulcerado, a luz do *laser* não precisa passar pela pele e a melanina dentro da pele para atingir o hemangioma; portanto, os riscos de cicatrização devido à absorção pela melanina são considerados diminuídos. Recentes avanços no *laser* de corante pulsado incluem comprimentos de onda mais longos, durações de pulsos mais longas e o extremamente importante resfriamento dinâmico dos tecidos da superfície. Estes avanços permitiram tratamentos de energia mais alta, penetração mais profunda, menores complicações e melhores respostas globais. Estes avanços têm aumentado a confiança no uso do *laser* de corante pulsado para o tratamento de lesões cutâneas não ulceradas selecionadas. Os *lasers* KTP e Nd:YAG foram empregados para a terapia intralesional pelo uso de fibras não revestidas para liberar altas energias para os componentes profundos das lesões. O uso destas tecnologias de *laser*, embora esteja obtendo a aceitação e o reconhecimento de sua utilidade, não é padronizado e está limitado pela experiência do profissional.

F. Excisão

É um lugar comum considerar a excisão em uma lesão que involuiu por completo, quando o resíduo causa um problema funcional ou estético. O tecido fibrogorduroso frouxo é recontornado para uma melhor estética.

A excisão cirúrgica inicial de uma lesão que se prolifera de modo ativo é apropriada em uma área (p. ex., glabela, pálpebra, vias aéreas, parede nasal) que certamente causará complicações ou prejuízo na função. A excisão também pode evitar a necessidade de terapia sistêmica prolongada e preservar a criança e a família de uma provável dificuldade psicossocial.

Alguns cirurgiões também defendem a intervenção cirúrgica das lesões que pararam de proliferar, em vez de esperar por uma fase de involução prolongada. Os médicos que defendem esta remoção precoce o fazem com a esperança de diminuir o estresse psicossocial. Essa técnica também tem a vantagem da expansão natural da pele e do tecido mole circundante, que ocorre na fase de proliferação.

Independentemente do momento, os procedimentos são em geral executados por meio de técnicas de rotina. Uma consideração de planejamento pré-operatório especial deve ser feita na operação de lesões de proliferação ativa ou recentemente quiescentes para minimizar a perda sanguínea, como a embolização. Além das técnicas padrões, a excisão circular com fechamento de ponto em bolsa, com remoção lenticular subsequente da cicatriz, tem sido defendida. Esta técnica pode levar a uma menor cicatrização final.

G. Tratamento da ulceração

O cuidado local com a ferida, que consiste em antibióticos tópicos e orais, esteroides tópicos, cremes de barreira e curativos de feridas, é a base do tratamento. O tratamento para minimizar a proliferação contínua do hemangioma permanece necessário. O manejo da dor também é extremamente importante, não podendo ser ignorado enquanto o foco fica na ulceração. Os registros do uso do fator de crescimento derivado de plaqueta recombinante tópico (Regranex) são novos e promissores.

Boye E, Yu Y, Paranya G, Mulliken JB, Olsen BR, Bischoff J. Clonality and altered behavior of endothelial cells from hemangiomas. *J Clin Invest* 2001;107:165 [PMID: 11254674]. (A recent development in the understanding of the pathogenesis of hemangiomas.)

Buckmiller LM. Propranolol treatment for infantile hemangiomas. *Curr Opin Otolaryngol Head Neck Surg* 2009;17:458 [PMID 19858718]. (A summary article about the new use of propranolol for hemangiomas.)

Chang CJ, Kelly KM, Nelson JS. Cryogen spray cooling and pulsed dye laser treatment of cutaneous hemangiomas. *Ann Plast Surg* 2001;46:577 [PMID: 11405354]. (A description of current laser techniques and the efficacy of this treatment).

Lawley LP, Siegfried E, Todd JL. Propranolol treatment for hemangioma of infancy: risks and recommendations. *Pediatr Dermatol* 2009;26:610–614 [PMID: 19840322]. (A treatment protocol for the use of propranolol with a discussion of risks.)

Marchuk DA. Pathogenesis of hemangioma. *J Clin Invest* 2001; 107:665 [PMID: 11254664]. (A review article discussing the latest theories on pathogenesis.)

Metry DW. The many faces of PHACE Syndrome. *J Pediatr* 2001;139:117 [PMID: 11445804].

Metz BJ, Rubenstein MC, Levy ML, Metry DW. Response of ulcerated perineal hemangioma of infancy to becaplermin gel, a recombinant human platelet-derived growth factor. *Arch Dermatol* 2004;140:867–870 [PMID: 15262700].

Mulliken JB, Enjolras O. Congenital hemangiomas and infantile hemangioma: missing links. *J Am Acad Dermatol* 2004;50:875. [PMID: 15153887]. (A recent paper describing the new entities, RICH and NICH.)

Mulliken JB, Fishman SJ, Burrows PE. Vascular anomalies. *Curr Probl Surg* 2000;57:517 [PMID: 10955029]. (An extensive review of current management strategies of vascular anomalies.)

Mulliken JB, Glowarki J. Hemangiomas and vascular malformations in infants and children: a classification based on endothelial characteristics. *Plast Reconst Surg* 1982;69:412 [PMID: 706356]. (A classic article describing the basis for a modern understanding of these tumors and malformations.)

North PE, Waner M, Mizerarki A, et al. A unique microvascular phenotype shared by juvenile hemangiomas and human placenta. *Arch Dermatol* 2001;137:559 [PMID: 11346333]. (New research that may shed light on the origin of these tumors.)

Ritter MR, Dorrell MI, Edmonds J, Friedlander SF, Friedlander M. Insulin-like growth factor 2 and potential regulators of hemangioma growth and involution identified by large-scale expression analysis. *Proc Natl Acad Sci* 2002;99:7455.

MALFORMAÇÕES VASCULARES

MALFORMAÇÕES CAPILARES

FUNDAMENTOS DO DIAGNÓSTICO

▶ Presença no nascimento.
▶ Distribuição permanece constante, embora a cor possa escurecer.
▶ A pele subjacente não é afetada na infância, mas pode mudar na idade adulta com o desenvolvimento de uma superfície cutânea nodular e vasos dérmicos ectásicos.
▶ Malformações capilares devem ser diferenciadas das manchas maculares comuns da infância que desaparecem (nevo *flammeus neonatorum*), que são referidas como marca do bico da cegonha, beijo do anjo ou mancha do salmão.
▶ As lesões seguem mais ou menos as distribuições nervosas sensoriais cutâneas.

▶ Considerações gerais

As malformações capilares são as mais comuns das malformações vasculares e ocorrem em 0,3% dos recém-nascidos. Estas lesões também são conhecidas como *nevo flâmeo* ou *manchas de vinho do porto*. A RM com contraste é a mais útil de todas as modalidades radiológicas para avaliações das malformações vasculares, embora geralmente desnecessária para a maioria das lesões.

▶ Patogênese

O controle neuronal simpático não adequado dos capilares pode causar dilatação crônica dos capilares dérmicos e seu desenvolvimento em vasos ectásicos. A observação clínica fornece evidências de que estas lesões seguem distribuições nervosas sensoriais cutâneas. Enquanto um modo de herança autossômica dominante com penetração variável foi sugerido, este achado não é observado na maioria das situações clínicas.

▶ Achados clínicos

Embora geralmente não associada com outras anormalidades, a malformação capilar pode apontar para outros problemas. Quando as malformações capilares estão associadas com outras malformações vasculares, estas situações combinadas são reconhecidas como síndromes. Uma malformação vascular capilar facial na distribuição oftálmica do nervo trigêmeo (NC V) pode indicar que o paciente tem **síndrome de Sturge-Weber**. Esta síndrome é uma condição congênita, que consiste na malformação vascular cutânea com uma malformação similar das meninges subjacentes e do córtex. As crianças com síndrome de Sturge-Weber correm risco aumentado de desenvolver convulsões e glaucoma, bem como crescimentos excessivos ósseos e do tecido mole na parte média da face. As crianças com malformação capilar localizada na divisão V_1 (a primeira divisão do nervo trigêmeo) devem realizar um exame de RM do cérebro e exames oftalmológicos de rastreamento.

Uma malformação capilar que recobre uma malformação venosa profunda ou linfática (uma malformação vascular mista) da extremidade é referida como **síndrome de Klippel-Trenaunay**. A pele sobreposta é muitas vezes envolvida com ulceração e infecção. O osso subjacente cresceu em excesso, adicionando hipertrofia ao membro e muitas vezes necessitando de intervenção cirúrgica.

Uma malformação capilar que recobre uma malformação arteriovenosa de alto fluxo profunda é referida como **síndrome de Parkes-Weber**.

As malformações capilares lombossacras podem indicar que as anormalidades da medula espinal existem e também deverão ser investigadas.

▶ Diagnóstico diferencial

A típica malformação capilar deve ser diferenciada das corriqueiras **manchas maculares da infância** que desaparecem (p. ex., "marca do bico da cegonha"). Essas lesões, em contraste com a malformação capilar verdadeira, desaparecerão com 1 ano de idade e geralmente são vistas na região nucal, na pálpebra, na glabela ou nos lábios. A localização é a melhor pista para ajudar na diferenciação.

▶ Complicações

As complicações primárias das malformações capilares são mudanças cutâneas e sangramento. Se não tratadas, um percentual significativo de pacientes manifestará uma mudança na aparência da superfície da pele. A pele pode se tornar nodular, e os vasos dérmicos cada vez mais dilatados e ectásicos podem sangrar espontaneamente.

▶ Tratamento

O tratamento de escolha para uma malformação capilar é a fotocoagulação a *laser*. A melhora estética e a prevenção das complicações na idade adulta são possíveis com terapias a *laser*. Essas terapias requerem, muitas vezes, múltiplos tratamentos e são mais eficazes quando iniciadas precocemente. O *laser* de corante pulsado é registrado como tendo uma taxa de resposta de 50 a 70%. Essas taxas variam de resolução completa a parcial. Em um paciente adulto não previamente tratado com progressão da lesão para uma aparência nodular e sangramento significativo, o enxerto de pele pode ser necessário.

> Breugem CC, van der Horst CMAM, Hennekam RCM. Progress toward understanding vascular malformations. *Plast Reconstr Surg* 2001;107:1509 [PMID: 11335828]. (A detailed review of the current understanding of the pathogenesis of these birth defects.)
>
> Enjolras O, Mulliken JB. The current management of vascular birthmarks. *Pediatr Dermatol* 1993;10:311 [PMID: 8302734]. (A review of current treatments of vascular birthmarks.)

MALFORMAÇÕES VENOSAS

FUNDAMENTOS DO DIAGNÓSTICO

- ▶ Geralmente presente no nascimento, mas não detectado.
- ▶ À medida que se tornam aparentes, as malformações venosas adquirem cor púrpura-azulada, elevadas e facilmente compressíveis.
- ▶ Aumentam quando dependentes ou ao esforço/choro.
- ▶ Dilatam gradualmente, conferindo a aparência de uma lesão crescente.

▶ Patogênese

Algumas malformações venosas ocorrem em famílias e são herdadas de maneira autossômica dominante. Esta ocorrência tem sido mapeada para o cromossomo 9q. A **síndrome do *blue rubber bleb nevus*** (malformações venosas cutâneas associadas ao sangramento gastrintestinal) podem ser geneticamente similares.

▶ Achados clínicos

As **malformações venosas craniofaciais** causam sintomas dependentes da localização. Elas são quase sempre um problema estético, e a trombose com frequência torna estas lesões dolorosas, prejudicando as atividades básicas (Figura 7-3). O exame de RM é a melhor modalidade para avaliar a complexidade tridimensional de uma malformação venosa craniofacial. Alguns pacientes também terão envolvimento intracraniano; portanto, o estudo inicial deve sempre incluir uma RM do cérebro. Estudos de coagulação também devem ser feitos, à medida que estes pacientes têm, muitas vezes, coagulopatia intravascular disseminada de baixo grau. Contudo, esta condição não requer, de modo geral, terapia.

▶ Diagnóstico diferencial

Uma malformação venosa pode ser confundida com um hemangioma "profundo", embora uma RM deva facilmente fazer a diferenciação entre os dois. Várias síndromes também são incluídas no diagnóstico diferencial das malformações venosas: (1) síndrome do *blue rubber bleb nevus*. Os pacientes afetados têm múltiplas malformações venosas cutâneas e às vezes também têm sangramento gastrintestinal problemático proveniente das lesões intestinais. (2) Síndrome de Maffucci. Essa síndrome de malformações venosas múltiplas associada a encondromas começa na adolescência. As lesões esqueléticas muitas vezes degeneram para tumores malignos.

Os glomangiomas também podem ser diagnosticados como malformações venosas. O tipo solitário de glomangioma é mais comum e é caracterizado por cinco sintomas clássicos: (1) dor grave que é aparentemente fora da proporção da lesão; (2) sensibilidade localizada; (3) sensibilidade ao frio; (4) capacidade de localizar dor em um local identificado (sinal do Amor); e (5) sintomas doloridos erradicados por um torniquete próximo (sinal de Hildreth).

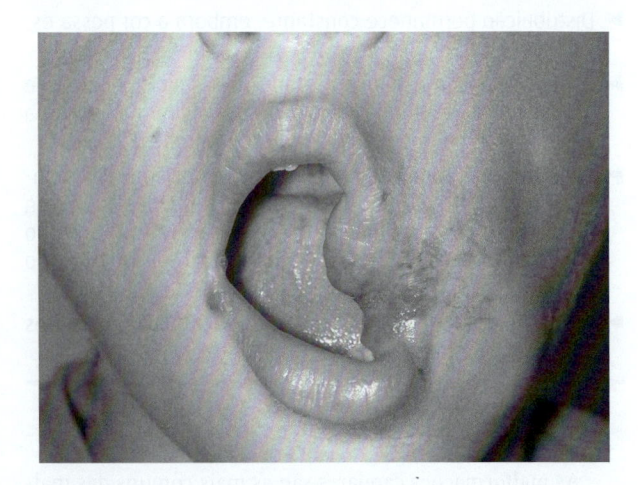

▲ **Figura 7-3** Típica malformação venosa da cavidade oral.

▶ Complicações

O rápido crescimento é geralmente secundário à hemorragia e à formação de hematoma. Isso pode ser o resultado de trauma mínimo.

Estes pacientes podem ter uma coagulopatia de consumo crônica. Geralmente indicam-se uma avaliação dos parâmetros da coagulação e uma contagem de plaquetas.

▶ Tratamento

A. Compressão

Se um paciente com uma malformação venosa das extremidades é capaz de usar uma meia de compressão, ele pode evitar a morbidade de longo prazo do alargamento crônico. Esta abordagem é uma terapia primária para lesões das extremidades, especialmente lesões simples (p. ex., veias varicosas benignas) e lesões de uma natureza combinada (p. ex., síndrome de Klippel-Trenaunay).

B. Escleroterapia

A escleroterapia é a base do tratamento para lesões craniofaciais e para as lesões extensas da extremidade. Esclerosantes são efetivos para estas lesões, porque o esclerosante permanecerá na lesão ou pode ser feito para ficar na lesão com compressão da trajetória de fluxo externo. Esclerosantes com base de álcool são o tipo mais comumente usado de agente esclerosante. O esclerosante, em qualquer formulação, pretende causar dano endotelial extenso, incluindo coagulação, e induzir eventual obliteração vascular. As complicações da escleroterapia podem ocorrer, principalmente necrose cutânea. A bleomicina pode ser usada, em vez do álcool, para as malformações venosas quando o edema ou a necrose forem uma preocupação.

C. Terapia a *laser*

O tratamento a *laser* com Nd:YAG pode ser usado em casos selecionados. O objetivo da terapia a *laser* é causar lesão endotelial suficiente para levar à coagulação e à resolução parcial. O uso de *laser* percutâneo evita o dano à pele, assim ele pode ser mais benéfico no vermelhão do lábio. O componente da mucosa das lesões também pode ser efetivamente tratado com *laser* Nd:YAG. Isto é melhor executado de uma maneira sem contato usando o *laser* a 4 a 6 W. Qualquer sangramento encontrado durante o trabalho a *laser* pode geralmente ser manejado com pressão.

D. Medidas cirúrgicas

A terapia cirúrgica destas lesões geralmente é reservada para ressecção de áreas previamente esclerosadas para a melhora estética ou para lesões que respondam mal à terapia esclerosante. A terapia cirúrgica também pode ser necessária para má oclusão dentária ou para outros problemas secundários após esclerosante primário ou manejo a *laser*.

Berenguer B, Burrows PE, Zurakowski D, Mulliken JB. Sclerotherapy of craniofacial venous malformations: complications and results. *Plast Reconstr Surg* 1999;104:111 [PMID: 10597669]. (A review of a large study with detailed descriptions of techniques.)

Breugem CC, van der Horst CMAM, Hennekam RCM. Progress toward understanding vascular malformations. *Plast Reconstr Surg* 2001;107:1509 [PMID: 11335828]. (A detailed review of the current understanding of the pathogenesis of these birth defects.)

Clymer MA, Fortune DS, Reinisch L, Toriumi DM, Werkhaven JA, Ries WR. Interstitial Nd:YAG photocoagulation for vascular malformations and hemangiomas in childhood. *Arch Otolaryngol Head Neck Surg* 1998;124:431 [PMID: 9559692] (A description of the laser technique.)

MALFORMAÇÕES ARTERIOVENOSAS

FUNDAMENTOS DO DIAGNÓSTICO

- ▶ Comumente observadas no nascimento e confundidas com um hemangioma ou uma malformação capilar.
- ▶ Eventualmente o calor local e a pulsação levam ao diagnóstico.
- ▶ Não é compressível com facilidade.
- ▶ Mudanças cutâneas sobrepostas geralmente precedem insuficiência cardíaca.

▶ Considerações gerais

As malformações arteriovenosas, excluindo lesões intracranianas, são incomuns e são encontradas com mais frequência na cabeça e no pescoço. Essas malformações são, às vezes, chamadas de lesões de "fluxo-rápido". O trauma ou o início da puberdade podem precipitar um crescimento da malformação.

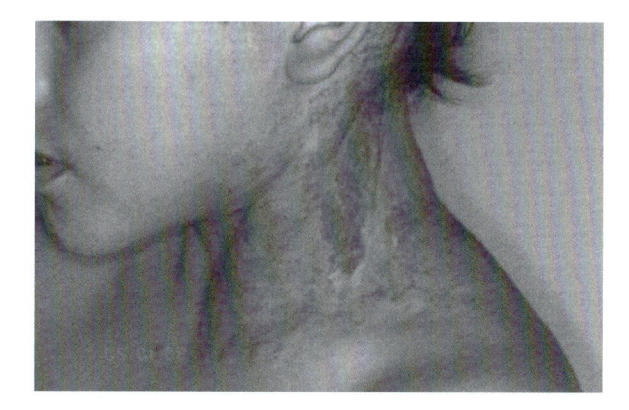

▲ **Figura 7-4** Uma grande malformação arteriovenosa que avançou para estágio IV de Schobinger. As mudanças cutâneas são óbvias, que estão presentes nos estágios III e IV.

Uma malformação arteriovenosa é uma lesão difusa com uma miríade de componentes microscópicos e macroscópicos (Figura 7-4). Em contraste, uma fístula arteriovenosa é um desvio menor, mais localizado, de uma grande artéria para veias vizinhas. Apesar de suas diferentes manifestações, as fístulas arteriovenosas estão incluídas no amplo agrupamento de malformações arteriovenosas.

► Achados clínicos

As lesões são classificadas em quatro categorias (Quadro 7-1). A suspeita clínica é de fácil confirmação com ultrassonografia ou Doppler colorido. A RM ou a ARM é a melhor modalidade para visualizar a extensão da lesão. A arteriografia é muitas vezes reservada para a fase de tratamento final.

► Diagnóstico diferencial

As malformações arteriovenosas são comumente observadas no nascimento, mas são confundidas com hemangiomas ou com malformações capilares. A ultrassonografia pode diferenciar estas lesões.

► Complicações

A insuficiência cardíaca congestiva pode necessitar de embolização urgente. A ecocardiografia deve ser usada para avaliar pacientes em estágio III e pelo menos uma vez anualmente a partir deste momento para avanço ao estágio IV.

► Tratamento

Ligar um grande vaso alimentador é sempre contraindicado. Este procedimento desloca o fluxo sanguíneo para os vasos colaterais e serve apenas para acelerar o crescimento da malformação.

A excisão cirúrgica completa é a única maneira de garantir um tratamento permanente e de sucesso. Com o diagnóstico inicial, a excisão cirúrgica de uma malformação de estágio I é possível. As lesões precoces têm maior chance de excisão cirúrgica completa e bem-sucedida. Contudo, devido ao diagnóstico tardio do risco de excisão de grandes lesões, os pacientes são muitas vezes acompanhados até os sintomas ditarem a intervenção. A embolização arterial super-seletiva usando material permanente pode ser usada de modo paliativo para aliviar a dor ou outros sintomas, ou como parte de um plano de tratamento combinado com intenção de eliminar por completo a lesão. Esses tratamentos combinados geralmente consistem em embolização serial, seguida por ressecção cirúrgica, que é mais comumente usada, ou embolização seguida por escleroterapia. Se a pele sobreposta estiver normal, ela pode ser salva; contudo, isso muitas vezes não é o caso. O acompanhamento de longo prazo é essencial, uma vez que tais lesões tendem a recorrer mesmo quando tratadas por um médico experiente.

> Breugem CC, van der Horst CMAM, Hennekam RCM. Progress toward understanding vascular malformations. *Plast Reconstr Surg* 2001;107:1509 [PMID: 11335828]. (A detailed review of the current understanding of the pathogenesis of these birth defects.)
>
> Kohout MP, Hansen M, Pribaz JJ, Mullkien JB. Arteriovenous malformations of the head and neck: natural history and management. *Plast Reconstr Surg* 1998;102:643 [PMID: 9727427]. (A description of the treatment outcome of 81 patients.)

MALFORMAÇÕES LINFÁTICAS

FUNDAMENTOS DO DIAGNÓSTICO

► Incorretamente conhecidas como higroma cístico ou linfangioma.
► Geralmente consideradas microcísticas ou macrocísticas com base no tamanho dos espaços linfáticos dentro da malformação.
► As lesões macrocísticas são moles, compressíveis e transiluminadas.
► A doença microcística está quase sempre presente no nascimento e está associada a distorção do tecido mole cervicofacial e, por fim, aos ossos maxilofaciais.

► Considerações gerais

O termo comumente usado *linfangioma* implica proliferação celular, o que é incorreto. A estrutura do tecido destas lesões, como todas as malformações vasculares, demonstra componente não proliferativo. Nos termos mais simples, as malformações linfáticas e todas as malformações vasculares são defeitos de nascimento.

Das malformações linfáticas, 50 a 60% são reconhecidas no nascimento; 90% são reconhecidas por volta do segundo ano de vida. Oitenta por cento de todas as malformações linfáticas estão localizadas na cabeça e no pescoço. Não há predileção por gênero. Uma malformação linfática tende a progredir lentamente, crescendo com a criança. Em alguns casos, fica aparente que a malformação linfática aumenta rapidamente de tamanho. Nestes casos, é provável que a lesão tenha tido uma hemorragia interna ou tenha se tornado infectada. Existem alguns relatos de regressão espontânea, embora eles estejam longe de serem

Quadro 7-1 Sistema de classificação clínico de Schobinger para malformações arteriovenosas

Estágio	Descrição	Característica
I	Quiescente	Descoloração da pele
II	Expansão	Pulsação
III	Destruição	Alteração cutânea sobreposta
IV	Descompensação	Insuficiência cardíaca

típicos. Se a regressão ocorrer, o acompanhamento de longo prazo é aconselhado, uma vez que pode haver recorrência da malformação linfática. A incidência de malformações linfáticas é desconhecida.

▶ Patogênese

As malformações linfáticas surgem a partir de sequestrações do sistema linfático em desenvolvimento.

▶ Achados clínicos

Uma RM com contraste é a melhor e mais típica maneira de avaliar pacientes com uma malformação linfática presumida. Uma malformação linfática é hiperintensa em uma imagem ponderada em T2 e possui somente um leve aumento na intensidade na imagem ponderada em T1. Uma malformação linfática não intensifica nas imagens por contraste com gadolínio. Com base na aparência radiográfica do tamanho dos espaços linfáticos localizados dentro da lesão, as malformações linfáticas são amplamente categorizadas como macrocísticas ou microcísticas. Uma categorização adicional pode ser feita com base na localização da lesão (Quadro 7-2). Esse tipo de sistema de estadiamento oferece alguma informação prognóstica importante: em geral, à medida que o estágio aumenta, o prognóstico para cura diminui. Também é geralmente verdadeiro que o envolvimento facial e orofaríngeo está associado a um prognóstico insatisfatório.

O sistema de classificação da malformação linfática é prognosticamente útil, ao passo que o sistema de estadiamento não simplifica as complexidades clínicas de lidar com crianças que possuem malformações linfáticas. Uma classificação mais prática designa estas malformações como **localizadas** e macrocísticas (Figura 7-5), ou **difusas** e interdigitadas (Figura 7-6). Os objetivos terapêuticos e os tratamentos apropriados para os dois grupos são drasticamente diferentes.

O aumento no uso da ultrassonografia pré-natal tem levado ao diagnóstico de pacientes com malformações linfáticas *in utero*, que tem levado a alguns dilemas de tratamento em estágios muito precoces da vida. Nem todos os diagnósticos por ultrassonografia fetal de higroma cístico equivalem à condição pós-natal de malformação linfática. Edemas nucais posteriores são muitas vezes referidos como higromas císticos na ultrassonografia. Este achado está associado a anormalidades cromossômicas e ao aumento nas taxas de morte fetal. Esses edemas nucais posteriores não estão necessariamente associados à malformação linfática.

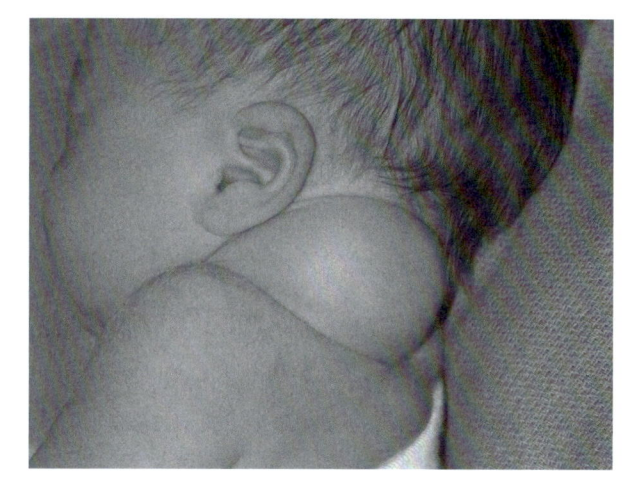

▲ **Figura 7-5** Uma malformação linfática macrocística localizada.

Os edemas nas partes anterior e lateral do pescoço identificados na ultrassonografia fetal, que continuam persistentes no ultrassonografia repetida, provavelmente representam malformações linfáticas congênitas e são, às vezes, maciços (ver Figura 7-6). Esta distinção é bem conhecida do radiologista experiente; contudo, a terminologia pode levar à confusão. Quando crianças com malformações linfáticas congênitas maciças nascem, elas geralmente se submetem a um "procedimento de saída" no qual as vias aéreas são estabilizadas por intubação, broncoscopia ou traqueostomia. Estes neonatos não devem se submeter à dissecção neonatal maciça, a menos que os sintomas ditem a necessidade. Estes procedimentos têm mais probabilidade de resultar em complicações cirúrgicas e requerem, pelo menos, uma equipe

Quadro 7-2 Classificação de De Serres das malformações linfáticas

Estágio	Localização
I	Infra-hióidea unilateral
II	Supra-hióidea unilateral
III	Supra-hióidea e infra-hióidea unilateral
IV	Supra-hióidea bilateral
V	Supra-hióidea e infra-hóidea bilateral

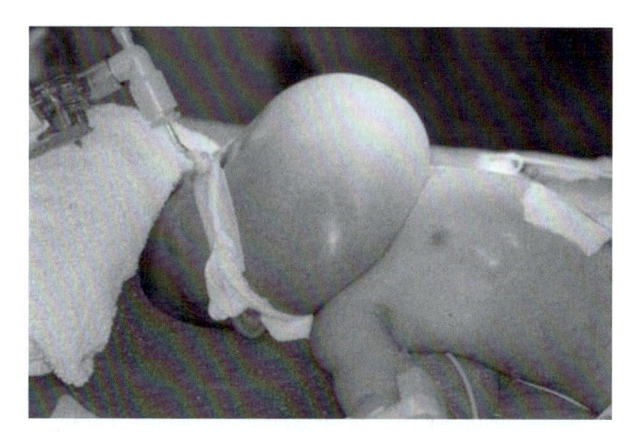

▲ **Figura 7-6** Um exemplo de interdigitação congênita e malformação linfática difusa.

cirúrgica competente para executar esse procedimento de forma mais completa possível.

▶ **Diagnóstico diferencial**

Quando estas lesões de tornam infectadas ou auto-hemorrágicas, seu rápido aumento pode ser mal diagnosticado como cisto branquial infectado ou linfadenite aguda. Uma rânula mergulhante ou um cisto branquial pode ser confundido com uma malformação linfática. A aspiração e o exame do líquido cístico devem diferenciar estas lesões.

▶ **Complicações**

A doença cervicofacial microcística difusa muitas vezes resulta em hipertrofia mandibulomaxilar, que deve-se à invasão direta do osso e ao crescimento da malformação linfática dentro do osso. Após a criança ter crescido, esta hipertrofia pode ser manejada com osteotomia mandibular e, se necessário, osteotomias Le Fort.

Vias aéreas seguras são essenciais em pacientes com doença cervicofacial microcística difusa. Muitas vezes é necessário executar uma traqueostomia para evitar problemas respiratórios agudos.

Uma malformação linfática aumenta de volume com frequência com o início de uma infecção viral geral ou uma infecção bacteriana remota. Este edema se resolve, em geral, com a resolução da infecção. Ocasionalmente, a própria malformação irá se tornar infectada, o que geralmente requer antibióticos IV.

▶ **Tratamento**

Tratamentos múltiplos foram empregados para o manejo das lesões, o que indica que nenhum foi completamente efetivo. É útil considerar o tratamento dos grupos localizado e difuso separadamente.

A. Malformações localizadas

O tratamento das malformações localizadas se baseia essencialmente na esclerose ou na cirurgia, com exceção de algumas localizações especializadas. A cirurgia e a esclerose são muito eficazes para lesões localizadas; a escolha entre estas duas modalidades depende da experiência do cirurgião e das características da situação do paciente.

1. Esclerose – Vários agentes foram usados em uma tentativa de esclerosar estas lesões, incluindo água fervente, tetraciclina, ciclofosfamida, tetradecil sulfato de sódio, bleomicina, doxiciclina, álcool e OK-432. O OK-432 é a medicação desenvolvida no Japão com uso difundido no mundo todo. Nos EUA, a medicação está sob investigação da FDA. A medicação, uma cultura de estreptococo tratada e exterminada com penicilina, incita uma resposta imune (reação de hipersensibilidade retardada) na localização da malformação linfática. De modo geral, a lesão aumenta de tamanho e subsequentemente se resolve, embora possa ser necessário injetar a medicação várias vezes para algumas lesões.

2. Resurfacing com laser – Outras lesões localizadas podem se apresentar dentro da língua. A língua pode estar envolvida com pequenas vesículas que sangram e se tornam infectadas. Um antigo termo usado para descrever esse tipo de lesão é "linfangioma circunscrito". Essas lesões podem ser tratadas por meio de *resurfacing* com *laser* de CO_2.

3. Cirurgia de redução da língua – A língua também pode se tornar maciçamente aumentada devido à malformação linfática (Figura 7-7). As crianças com essa condição requerem cirurgia de redução da língua.

4. Cirurgia a *laser* de CO_2 – O envolvimento glótico é melhor manejado com *laser* de CO_2 para abrir lesões e reduzir a obstrução nas vias aéreas. Um cateter de traqueostomia deve sempre estar no local para este tipo de cirurgia das vias aéreas.

B. Malformações difusas

O manejo dos casos difusos é muito mais complexo e pode ser um esforço para toda a vida. Por isto, as decisões de manejo iniciais não devem aumentar a morbidade da doença causando lesão no nervo craniano. Os primeiros objetivos do manejo da doença cervicofacial difusa são permitir vias aéreas e alimentação adequadas, que muitas vezes irá requerer uma traqueostomia e possivelmente uma gastrostomia. O manejo cirúrgico é a base do tratamento para estas lesões. Se a ressecção completa não for possível, pode ser útil tratar diferentes áreas anatômicas como problemas individuais. O músculo milo-hióideo é um limite típico usado para dividir estas lesões maciças em várias "zonas". Também é aconselhável, se possível, abordar os componentes divididos da malformação total do *top down*. Por exemplo, o médico deve tentar lidar com a língua antes do soalho da boca e então abordar o pescoço; esta abordagem prevenirá o edema superior da zona não tratada. Além disso, as crianças com doença cervicofacial difusa também irão frequentemente requerer reconstrução maxilomandibular devido ao crescimento excessivo dos ossos faciais.

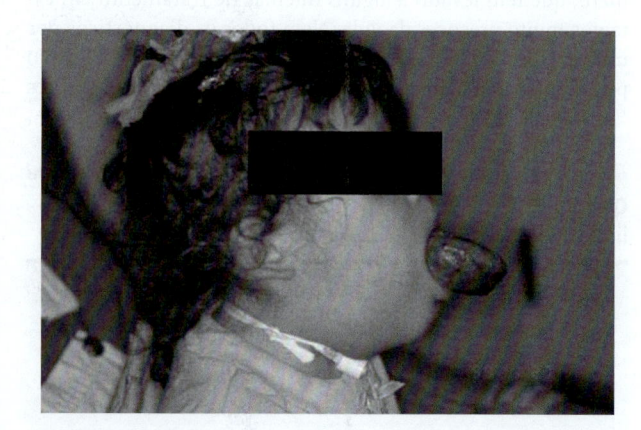

▲ **Figura 7-7** Uma malformação linfática difusa, microcística, interdigitada, com envolvimento do pescoço, da mandíbula, do soalho da boca e infiltração quase total da língua.

É aconselhável, no cuidado de crianças com doença difusa, envolver um psiquiatra infantil. É provável que estas crianças tenham morbidade de longo prazo, e é essencial que haja uma maneira de lidar com as implicações psicossociais.

Berenguer B, Burrows PE, Zurakowski D, Mulliken JB. Sclerotherapy of craniofacial venous malformations: complications and results. *Plast Reconstr Surg* 1999;104:111 [PMID: 10597669]. (A review of a large study with detailed descriptions of techniques.)

Breugem CC, van der Horst CMAM, Hennekam RCM. Progress toward understanding vascular malformations. *Plast Reconstr Surg* 2001;107:1509 [PMID: 11335828]. (A detailed review of the current understanding of the pathogenesis of these birth defects.)

de Serres LM, Sie KCY, Richardson MA. Lymphatic malformation of the head and neck. *Arch Otolaryngol Head Neck Surg* 1995;121:577 [PMID: 7727093]. (An outline of a novel staging system.)

Fisher R, Partington A, Dykes E. Cystic hygroma: comparison between prenatal and postnatal diagnosis. *J Pediatr Surg* 1996;31:473 [PMID: 8801294]. (A discussion of prenatal diagnosis and its implications.)

Greinwald JH, Burke DK, Sato Y. Treatment of lymphangiomas in children: an update of Picibanil (OK-432) sclerotherapy. *Otolaryngol Head Neck Surg* 1999;121:381 [PMID: 10504592]. (An update on the American drug trial.)

Marler JJ, Fishman SJ, Upton J et al. Prenatal diagnosis of vascular anomalies. *J Pediatr Surg* 2002;37:318 [PMID: 11877641]. (A discussion of prenatal diagnosis and its implications.)

Orford J, Baker A, Thonell S, King P, Murphy J. Bleomycin therapy for cystic hygroma. *J Pediatr Surg* 1995;30:1282 [PMID: 8523225]. (A description of clinical experience with a novel treatment.)

Padwa BL, Hayward PG, Ferraro NF, Mulliken JB. Cervicofacial lymphatic malformation: clinical course, surgical intervention, and pathogenesis of skeletal hypertrophy. *Plast Reconstr Surg* 1995;95:951 [PMID: 7732142]. (A convincing explanation for skeletal hypertrophy in patients with diffuse lymphatic malformation of the cervicofacial area.)

Wong GB, Mulliken JB, Benacerraf BR. Prenatal sonographic diagnosis of major craniofacial anomalies. *Plast Reconstr Surg* 2001;108:1316 [PMID: 11604640]. (A discussion of prenatal diagnosis and its implications.)

8

Trauma maxilofacial

Andrew H. Murr, MD, FACS

Pacientes com trauma maxilofacial são vistos todos os dias nas salas de emergências em todos os EUA. A causa do trauma pode ser muito variável, desde acidentes industriais e de veículos motores até trauma interpessoal envolvendo punhos ou armas. É comum o trauma estar relacionado ao abuso de substâncias ou ao comportamento que pode derivar do abuso de substâncias. Às vezes, o trauma está relacionado a atividades esportivas ou simplesmente a ocorrências acidentais ou relacionadas ao trabalho. Os princípios do manejo são direcionados para estabilizar uma condição médica do paciente e fornecer uma reconstrução segura para maximizar a reabilitação funcional e estética.

O ABC DO TRAUMA

Pode ser desconcertante quando um paciente é levado à sala de emergência com trauma craniofacial grave. Os pacientes podem estar cobertos de sangue e ter uma anatomia distorcida que pode divergir a atenção dos princípios iniciais do Advanced Trauma Life Support (ATLS). Nestas circunstâncias, é criticamente importante seguir os princípios básicos da estabilização do trauma inicial, também conhecidos como ABC* do trauma:

Manejo e avaliação das vias aéreas

Respiração (*breathing*)

Circulação

O tamponamento do sangramento e a liberação da espinha-C também são fatores críticos quando o paciente se apresenta na sala de emergência. No período de manejo inicial, mesmo as ocorrências de trauma craniofacial grave podem ser examinadas após casos de trauma abdominal, torácico e – às vezes – nos membros. Um exame neurológico e depuração são frequentemente desejáveis nas lesões graves de alta velocidade. Quando há suspeita de lesão ocular, um exame feito por um oftalmologista pode ser indispensável. Os pacientes na extremidade mais grave do espectro da lesão muitas vezes requerem controle das vias aéreas via intubação orotraqueal ou, em determinados casos, via cricotireoidotomia ou traqueotomia.

A maioria das tentativas de reparar o trauma maxilofacial é considerada após o paciente ser estabilizado. Quase todo o reparo de trauma esquelético é orientado pela informação fornecida pelos exames de TC de corte fino. Exames de corte fino levam mais tempo e requerem uma estabilidade da condição médica maior do que o rastreamento inicial fornecido pelos exames de TC da cabeça e do cérebro, que são com frequência obtidos para eliminar a suspeita de lesão neurológica durante o período agudo de avaliação inicial. Em contraste, as lesões no tecido mole são muitas vezes reparadas tão logo seja praticamente possível. As lesões de baixa velocidade, como as fraturas nasais e da mandíbula, não requerem com frequência a mesma abordagem de equipe altamente consultora e colaboradora, especialmente se não forem encontradas novas lesões ou não houver suspeita. Com as lesões isoladas, que tendem a ser muito menores que as lesões de múltiplos sistemas, o tratamento pode ser melhor direcionado; ele pode prosseguir em um ritmo compatível e concentrado na lesão direta.

> ACS Committee on Trauma. *ATLS for Doctors: Student Course Manual [with DVD]*, 8th ed. American College of Surgeons, Chicago, Illinois, 2009. (This is the best resource for individuals interested in the basics of ATLS training and initial trauma management.)

TRAUMA NO TECIDO MOLE

FUNDAMENTOS DO DIAGNÓSTICO

▶ Obter hemostasia.
▶ Profilaxia para tétano.
▶ Irrigar/limpar a ferida.
▶ Fechamento meticuloso em camadas.

---

* N. de R. T. A partir das diretrizes de ressuscitação de 2010 do ILCOR, a sequência de intervenções passou a ser CAB, em vez de ABC.

TRATAMENTO

▶ Manejo da perda sanguínea

Embora o ABC do trauma tenha precedência sobre a maioria dos aspectos associados com trauma maxilofacial, às vezes, as lesões do tecido mole da face ou do escalpo podem somar-se consideravelmente à perda sanguínea. Uma lesão temporal pode lacerar a artéria temporal superficial, ou uma laceração do escalpo pode contribuir para a perda de muitas unidades de sangue. Sob estas circunstâncias, é desejável estancar imediatamente o sangramento. Pinçamento discreto de um vaso arterial em uma laceração pode ser necessária se o médico for incapaz de obter o controle adequado da perda sanguínea aplicando pressão simples. As lesões no escalpo geralmente respondem ao fechamento com algumas suturas com pontos simples e duplos, colocação de grampos para aproximar a ferida ou um curativo de pressão. Este manejo de perda sanguínea fornece tempo para prosseguir com a avaliação do restante do trauma e para estabilizar o paciente.

▶ Medidas de tratamento profilático

A. Antibióticos

As lacerações do escalpo, da face e do pescoço devem ser fechadas tão logo o paciente esteja estável. Em casos nos quais a perda tecidual é mínima, que é a circunstância mais comum, o fechamento primário é utilizado. O fechamento primário é a aproximação cutânea borda a borda direta usando suturas finas com aproximação de sutura precisa das camadas de tecido mais profundas. Proteger profilaticamente o paciente com imunoglobulina tetânica e toxoide tetânico deve ser considerado. Nas feridas contaminadas, que são extremamente comuns, a administração de antibióticos profiláticos também deve ser considerada.

B. Anestesia

É importante administrar a anestesia adequada para o fechamento da ferida, se este for feito sob sedação local. Em geral, lidocaína a 1% injetável com adrenalina combinada 1:100.000 é adequada para obter anestesia para o fechamento. Esta preparação pode ser injetada com uma agulha de calibre 27, fina, e uma seringa do tipo controle. A dose tóxica de lidocaína com adrenalina é 7 mg/kg e deve ser observada. Durante o procedimento, é muitas vezes possível manter o paciente confortável com uma pequena quantidade de sedação se não existir nenhuma contraindicação. Algumas vezes, o creme EMLA tópico (lidocaína a 2,5% e prilocaína a 2,5%) pode ser usado se for difícil injetar no paciente (p. ex., uma criança) um agente anestésico local.

▶ Irrigação da ferida

Uma vez que a anestesia faz efeito, a ferida deve ser irrigada para ajudar a prevenir uma futura infecção. Contudo, a irrigação só pode ser feita efetivamente se o paciente estiver confortável. Solução salina pode ser usada para irrigar a ferida com uma seringa de 60 mL. Se houver suspeita de vidro, cascalho ou de outro material estranho dentro da ferida, pode-se usar o dedo para explorá-la e remover o material estranho. Às vezes, a pele está tão gravemente friccionada que a área a ser anestesiada é muito ampla para se administrar lidocaína com segurança ao paciente sem causar toxicidade. Nestes casos, é melhor prosseguir para a sala de operação, de modo que a anestesia geral possa ser administrada e a ferida possa ser manipulada sem o risco de anestesia local excessiva (Figura 8-1). Em algumas feridas contaminadas por piche, como ocorre com frequência em acidentes de motocicletas ou outras lesões de estradas, administrar anestesia geral é a melhor opção recomendada para a manipulação da ferida e que é confortável para o paciente. Quando a ferida estiver completamente limpa, iodo-povidona, comumente conhecido como Betadine, pode ser usado para criar um ambiente estéril para o seu fechamento. Quaisquer pequenas áreas de sangramento podem ser manuseadas com um cautério elétrico descartável, cautério bipolar, ou pelo uso de grampos individuais e linhas de sutura.

▶ Fechamento da ferida

O fechamento da ferida facial deve curar pela cicatrização de primeira intenção (primária), sempre que possível. As lacerações devem ser fechadas com sutura direta para aproximar as bordas da pele. Este fechamento pode ser melhorado com a corrosão discreta dos retalhos de pele, se necessário, para produzir um fechamento livre de tensão. Os elementos principais para obter bons resultados com o fechamento da ferida são (1) ter uma ferida limpa e estéril, (2) respeitar os limites anatômicos, (3) evitar tensão na linha de sutura e (4) ter uma técnica cirúrgica não traumática. A ferida deve ser fechada em camadas, na seguinte ordem: (1) músculo, (2) tecido subcutâneo, (3) tecido subcuticular e (4) pele superficial. As categutes cromadas são úteis para o fechamento da pele. Embora a poliglactina (p. ex., Vicryl) e o ácido poliglicólico (p. ex., Dexon) também possam ser usados para pontos profundos, eles às vezes podem se tornar infectados devido à absorção lenta, que pode levar a sua eventual migração para fora da ferida. Outras suturas de monofilamentos dissolvíveis também podem ser usadas para o fechamento profundo. Nas áreas nas quais é difícil remover os pontos, como em volta da pálpebra, as categutes 6-0 de absorção rápida ou suturas cromadas leves 6-0 podem ser usadas. Estas suturas têm a vantagem de deixar poucos traços de sua colocação e de dissolver sem requerer remoção. Esses tipos de pontos também podem ser úteis em crianças para prevenir a necessidade de uma futura remoção dos pontos, ou quando o acompanhamento do paciente é duvidoso. Ao cuidar de pacientes com barba cerrada ou pelos faciais escuros, é melhor usar uma cor de sutura cutânea que não a preta para facilitar a futura remoção. A *blue proline suture* funciona bem nestas circunstâncias.

Se a cobertura da ferida for difícil devido à perda cutânea, retalhos de transposição podem ser usados para criar o fechamento. Contudo, estes retalhos raramente são necessários. Se eles forem requeridos, muitas vezes é melhor realizar o fechamento na sala de operação, visto que os conjuntos de instrumentos e o

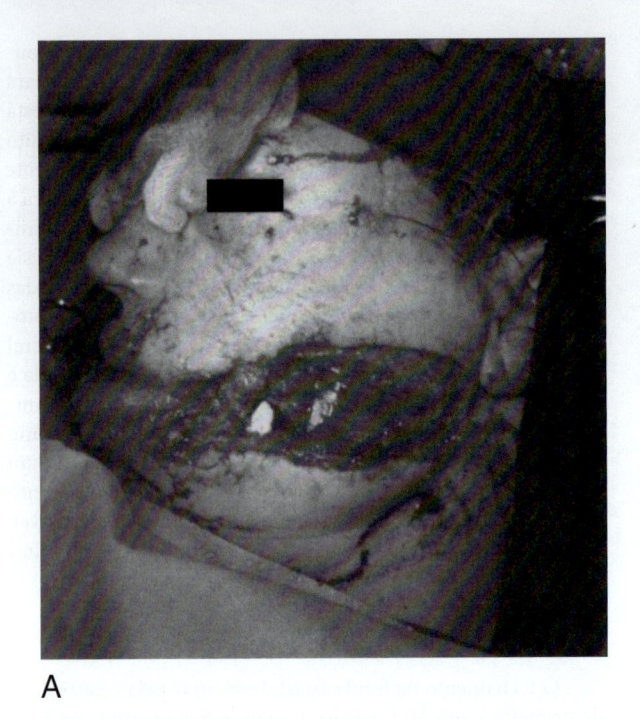

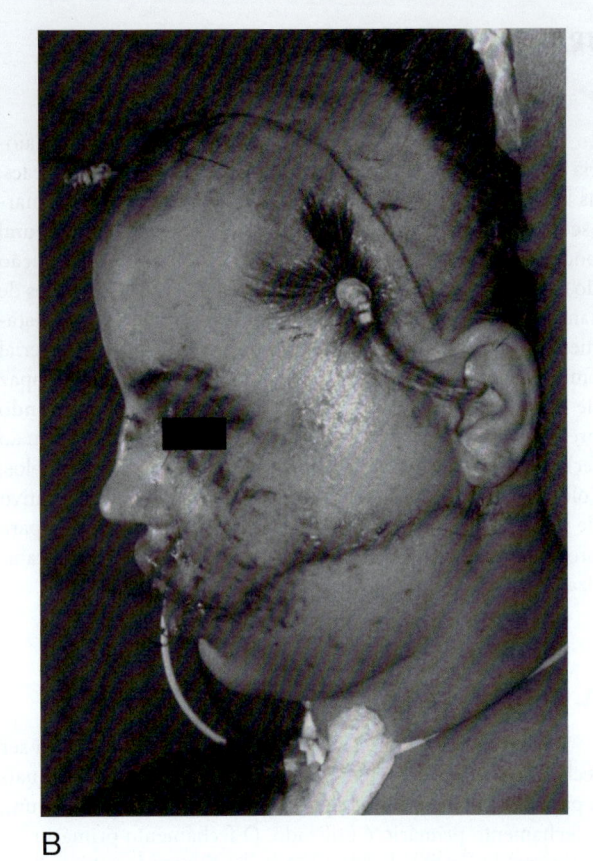

▲ **Figura 8-1** Uma laceração grave pode às vezes requerer anestesia geral para identificar adequadamente os cortes dos nervos e fornecer uma condição estável para o fechamento operatório. **(A)** Laceração da região malar com corte do nervo facial. **(B)** Fechamento meticuloso da ferida executado na sala de operação.

auxílio da enfermagem se tornam mais cruciais. O risco de usar retalhos de transposição é que a ferida está geralmente contaminada; utilizar esses retalhos pode aumentar o risco de perda tecidual se a ferida ficar infectada. Nestes casos, as feridas podem cicatrizar pela cicatrização de segunda intenção (secundária) por meio do processo de granulação e de contratura com um plano subsequente, se necessário, para revisão da ferida.

Uma circunstância especial do trauma envolve **lesões por mordidas**, que podem ser de origem animal, de insetos ou humanas. Deixar que a lesão por mordida cicatrize pela cicatrização primária deve ser cuidadosamente considerado, porque a ferida provavelmente estará contaminada. Embora possa ocorrer infecção, o fechamento primário ainda é recomendado para estas feridas após a irrigação completa e com a administração concomitante de antibióticos. A cobertura de antibióticos deve ser direcionada a um espectro polimicrobiano, incluindo estreptococos α-hemolíticos, *Staphylococcus aureus* e anaeróbios, como *Bacteroides*. Os antibióticos estáveis β-lactamase, como fármacos combinados de amoxicilina e ácido clavulânico, são boas medicações para a profilaxia destes tipos de lesões. É provável que o resultado não seja pior se for feita uma tentativa de fechamento, mesmo se a ferida se tornar infectada, em comparação a deixar a ferida aberta para a cicatrização secundária.

Akhtar N, Smith MJ, McKirdy S, Page RE. Surgical delay in the management of dog bite injuries in children, does it increase the risk of infection? *J Plast Reconstr Aesthet Surg* 2006;59(1):80–85 [PubMed PMID: 16482793] (This article shows no difference in infection rate between closing wounds within 12 hours of injury and closing wounds after 12 hours from the time of injury. However, all patients received prophylactic antibiotics.)

Kaye AE, Belz JM, Kirschner RE. Pediatric dog bite injuries: a 5-year review of the experience at the Children's Hospital of Philadelphia. *Plast Reconstr Surg* 2009 Aug;124(2):551–558 [PubMed PMID: 19644273]. (This article summarizes the epidemiology of 500 dog bites in a major children's hospital referral center.)

Lackmann GM, Draf W, Isselstein G, Tollner U. Surgical treatment of facial dog-bite injuries in children. *J Craniomaxillofacial Surg* 1992;20:81 [PMID: 1569219]. (a good review of wound principles in bite injuries.)

Maas C, ed. *Wound Management and Suturing Manual.* American Academy of Facial Plastic & Reconstructive Surgery, Alexandria, VA, 2001. (An excellent overview of wound closure technique.)

MANEJO DE QUEIMADURAS DA CABEÇA E DO PESCOÇO

Durante o manejo agudo dos pacientes com queimaduras faciais, os princípios fundamentais do trauma devem ser seguidos. Uma atenção especial deve ser direcionada à avaliação das vias aéreas, porque sua obstrução pode se desenvolver com rapidez após a lesão por inalação. O início retardado da obstrução dentro de 24 a 48 horas pode ocorrer proveniente do edema progressivo. Fatores de risco específicos para o comprometimento das vias aéreas incluem história de lesão por queimaduras dentro de um espaço confinado, evidência de fuligem na cavidade oral, produção de esputo carbonáceo e queimaduras faciais ou corporais concomitantes. A evidência laboratorial, incluindo gases sanguíneos arteriais e níveis de carboxiemoglobina, pode sugerir dano potencial às vias aéreas. Se houver tempo, exames de nasolaringoscopia de fibra óptica flexível em série permitem o diagnóstico do edema orofaríngeo, das pregas vocais e das falsas pregas vocais (ou pregas vestibulares). No manejo de pacientes com queimaduras, deve haver um baixo limiar para a intubação precoce.

As queimaduras são amplamente classificadas de acordo com a profundidade da penetração. As queimaduras de primeiro grau envolvem apenas a epiderme (p. ex., queimadura de sol) e os achados clínicos incluem eritema. As queimaduras de segundo grau ou de espessura parcial envolvem a epiderme e uma porção da derme. Estas queimaduras são extremamente dolorosas e se apresentam com bolhas e superfícies abertas, com exsudação da pele. As queimaduras de terceiro grau ou de espessura total representam o envolvimento de todas as camadas da pele, incluindo extremidades nervosas, vasos sanguíneos e apêndices cutâneos. Como tal, elas são caracterizadas como insensíveis, edemaciadas e de cor branca ou cinza. A extensão da lesão por queimadura é estimada pela "regra dos nove", na qual a região da cabeça e do pescoço representa aproximadamente 9% da área da superfície corporal total.

O manejo com internação hospitalar do paciente é universalmente requerido para queimaduras de segundo ou de terceiro graus da face. Os objetivos de tratamento iniciais envolvem a prevenção da infecção via curativos esterilizados, excisão da queimadura e, se possível, fechamento da ferida. Para atenuar a contratura e a formação de cicatriz, a cobertura temporária da ferida pode ser executada com enxertos de cadáveres, enxertos de suínos e uma variedade de substitutos de pele sintéticos. A cobertura permanente da ferida é obtida por enxertos de pele de espessura dividida, retalhos locais ou transferência de tecido livre microvascular. A microstomia comumente resulta das queimaduras faciais periorais ou das queimaduras térmicas que ocorrem quando crianças pequenas mastigam fios elétricos. As talas orais estão disponíveis para prevenção da microstomia, mas a eficácia destes dispositivos é controversa. A contratura da pálpebra, ou ectrópio, ocorre quando as pálpebras são reviradas dos globos após a lesão por queimadura. A consulta oftalmológica inicial é recomendada. Para prevenir o dano à córnea, o restabelecimento precoce da posição da pálpebra é imperativo.

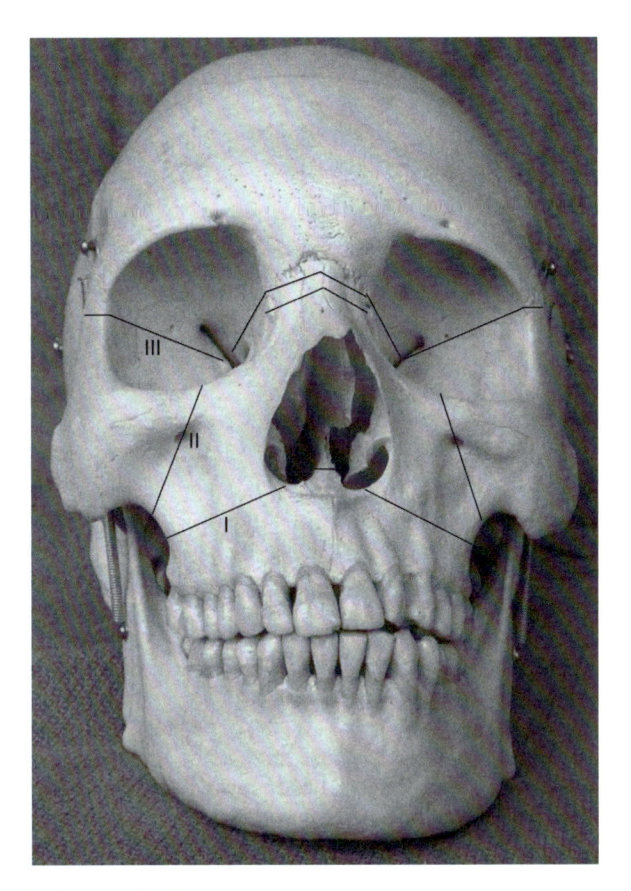

▲ **Figura 8-2** Visão anterior das fraturas do terço médio da face de Le Fort.

Bouchard CS, Morno K, Perkins J, McDonnell JF, Dicken R. Ocular complications of thermal injury: a 3-year retrospective. *J Trauma-Inj Infect Crit Care* 2001;50:79 [PMID: 11231674].

Madnani DD, Steele NP, De Vries E. Factors that predict the need for intubation in patients with smoke inhalation injury. *Ear Nose Throat J* 2006;85:278 [PMID: 16696366].

Yowler CJ, Fratianne RB. Current status of burn resuscitation. *Clin Plast Surg* 2000;27:1 [PMID: 10665352].

TRAUMA ESQUELÉTICO

As forças do impacto traumático têm um efeito bastante previsível sobre o esqueleto facial: a maior parte da força é direcionada por meio do sistema de suporte. O suporte consiste em apoios verticais e horizontais. Os suportes horizontais são (1) os arcos zigomáticos, (2) as bordas supraorbitária e infraorbitária e (3) a glabela ou raiz nasal (Figura 8-2). Os suportes verticais consistem em (1) suportes frontozigomáticos; (2) suporte maxilar da placa pterigoide; (3) parede do seio maxilar posterolateral, que é conhecida como suporte zigomático-maxilar, e (4) suporte maxilar frontoetmoidal (Figura 8-3). O reparo bem-sucedido das fraturas

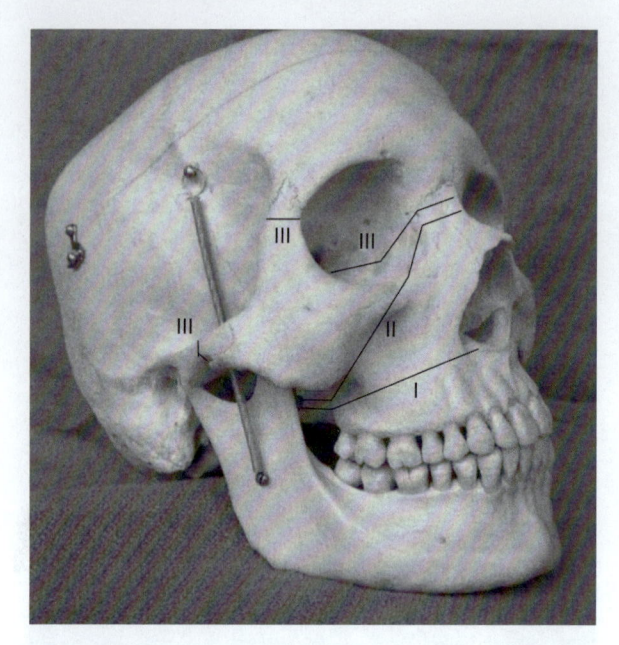

Figura 8-3 Visão lateral das fraturas do terço médio da face de Le Fort.

esqueléticas do terço médio da face requer o entendimento do impacto das forças sobre os suportes esqueléticos; ele também requer um reconhecimento dos padrões de fraqueza comuns a este sistema de suporte. Em geral, o terço médio da face cria uma dentição maxilar vertical e a altura do palato. Nos casos de necessidade de procedimentos de reparo, essa relação precisa ser mantida para maximizar a função.

FRATURAS ORBITÁRIAS

FUNDAMENTOS DO DIAGNÓSTICO

- Exame oftalmológico é crucialmente importante.
- Exame de TC de corte fino é necessário para planejar o tratamento.

As fraturas orbitárias podem ocorrer como parte do trauma facial maciço, em conjunto com as fraturas de Le Fort ou como fraturas isoladas. As fraturas do soalho orbitário, conhecidas como **fraturas blow-out**, são comumente encontradas como fraturas isoladas. O mecanismo de lesão para estas fraturas em geral provém de um trauma orbitário direto anterior, como o de um soco ou de uma bolada durante uma atividade esportiva. A órbita é composta de suportes conectados por ossos muito finos, que incluem maxilar, esfenoide, lacrimal, frontal, zigomático, etmoidal e ossos palatinos. O soalho orbitário também é o teto do seio maxilar e possui uma fraqueza natural onde a segunda divisão do nervo trigêmeo o atravessa; o osso nesta área é muito fino. A pressão anterior súbita sobre os conteúdos orbitários pode causar uma fratura no soalho orbitário, o que resulta em gordura periorbitária pendendo no seio maxilar. Em alguns casos, a borda orbitária inferior pode estar envolvida no nível do forame intraorbitário, o que também pode resultar em dormência na distribuição V2 (i.e., a segunda divisão do nervo trigêmeo).

Nem todas as fraturas do soalho orbitário requerem exploração e reparo. As fraturas orbitárias precisam de intervenção cirúrgica sob as seguintes circunstâncias: (1) elas causam compressão dos músculos extraoculares, resultando em limitação do olhar fixo ou diplopia; (2) o paciente possui pendência dos conteúdos orbitários, causando enoftalmia e subsequente diplopia; ou (3) exames de imagem revelam um volume orbitário relativo extremamente aumentado (maior do que 5 a 10% do aumento relativo quando comparado ao lado não lesionado) devido à perda do soalho orbitário e da pendência dos conteúdos para dentro do seio maxilar. Neste último cenário, o paciente corre risco de enoftalmia tardia, e o reparo deve ser mais facilmente executado dentro de algumas semanas da lesão, em vez de meses depois, quando a cicatrização tornará o procedimento mais difícil. É altamente recomendado obter-se um exame oftalmológico basal da acuidade visual e amplitude de movimento para todos os pacientes com fraturas orbitárias, especialmente antes de prosseguir com o reparo operatório. Um exame de TC axial e coronal de corte fino das órbitas é essencial para o planejamento operatório. O tempo ideal para o reparo é muitas vezes 7 a 14 dias após a lesão. Grande parte do edema do trauma terá diminuído e a técnica de reparo será mais fácil de calibrar com precisão. A técnica operatória envolve uma incisão subciliar ou transconjuntival, visto que ambas dão acesso ao periósteo orbitário. Os conteúdos orbitários são então elevados para fora da linha da fratura e apoiados com uma placa de titânio, cartilagem, osso, placa absorvível ou outro material. Muitos materiais de implantes orbitários permanentes têm uma longa história de uso, incluindo Medpore (i.e., polietileno poroso), silicone e outros materiais. Todos têm a possibilidade da extrusão tardia. O titânio possui a vantagem de poder ser fixado ao osso por parafusos, o que diminui a chance de migração tardia. O titânio também é biocompatível. Os implantes de combinação que consistem em polietileno poroso envolto em uma estrutura de titânio estão disponíveis. Eles têm a vantagem de serem maleáveis e impenetráveis no tecido mole que cresce por meio da variação de titânio. A cartilagem da concha ou do nariz é autóloga e é, portanto, um bom material para suporte dos reparos orbitários desse tipo. Após o reparo ser concluído, um teste de ducção forçada da motilidade extraocular deve ser feito para garantir que qualquer compressão dos músculos extraoculares seja aliviada.

> Dal Canto AJ, Linberg JV. Comparison of orbital fracture repair performed within 14 days versus 15 to 29 days after trauma. *Ophthal Plast Reconstr Surg* 2008 Nov–Dec;24(6):437–443. [PubMed PMID: 19033838]. (The question of timing of the orbital floor repair is controversial—this paper compares the early and late group up to 29 days and finds no significant difference in success.)

Manolidis S, Weeks BH, Kirby M, Scarlett M, Hollier L. Classification and surgical management of orbital fractures: experience with 111 orbital reconstructions. *J Craniofac Surg* 2002;(6):726 [PMID: 12457084]. (An excellent review of methods of orbital fracture repair.)

Manson PN. The orbit after Converse: seeing what is not there. *J Craniofac Surg* 2004 May;15(3):363–367. [PubMed PMID: 15111791]. (Well worth the read, this lecture summarizes the history of orbital surgery from the time of Converse to contemporary practice.)

Ridgway EB, Chen C, Colakoglu S, Gautam S, Lee BT. The incidence of lower eyelid malposition after facial fracture repair: a retrospective study and meta-analysis comparing subtarsal, subciliary, and transconjunctival incisions. *Plast Reconstr Surg* 2009 Nov;124(5):1578–1586 [PubMed PMID: 20009844]. (A single institution experience with 3 different surgical approaches combined with a literature meta-analysis.)

FRATURAS DO COMPLEXO NASOETMOIDAL

FUNDAMENTOS DO DIAGNÓSTICO

▶ A condição do tendão cantal medial é crucial no processo de tomada de decisão.
▶ O exame de TC é fundamental no diagnóstico e no planejamento.

O complexo nasoetmoidal envolve um suporte horizontal e vertical. O suporte horizontal é a raiz nasal, e o suporte vertical é o pilar maxilar frontonasal. As fraturas do complexo nasoetmoidal geralmente requerem alta velocidade e uma força mais poderosa a ser produzida em comparação com as fraturas nasais isoladas ou com as fraturas do soalho orbitário. Os achados físicos principais são, com frequência, edema orbitário e equimose com telecanto traumático (aumento da distância intercantal), o que confere a impressão de aumento dos olhos. Devido à proximidade do osso etmoidal com a base craniana, o trauma na base craniana e o vazamento de LCS devem ser suspeitos em pacientes que sustentam fraturas do complexo nasoetmoidal; a consulta com um neurocirurgião, portanto, é aconselhável.

Como as células etmoidais anteriores têm um impacto sobre a drenagem do seio frontal, os pacientes com fraturas graves do complexo nasoetmoidal podem requerer acompanhamento para garantir que a drenagem do seio frontal seja fisiologicamente funcional. Se não for, pode ocorrer uma mucocele do seio frontal ou frontoetmoide tardia, com o potencial para envolvimento ocular ou cerebral. A chave para reparar as fraturas do complexo nasoetmoidal é o restabelecimento da altura vertical na linha média da raiz nasal. O restabelecimento da altura vertical em linha média previne a deformidade tardia e restaura o tendão cantal medial para uma posição anatomicamente funcional. É importante ter em mente que a distância intercantal normal é de 30 a 35 mm.

A abordagem cirúrgica para o reparo da fratura do complexo nasoetmoidal é muitas vezes executada por meio de um retalho da testa bicoronal, que fornece uma excelente exposição da raiz nasal para permitir a redução da fratura. Técnicas alternativas incluem uma incisão de desluvamento facial ou uma incisão de etmoidectomia externa bilateral com uma conexão via glabela; este último procedimento é conhecido como a abordagem de "céu aberto". Pequenas placas do terço médio da face em várias configurações podem ser usadas para repor meticulosamente os ossos etmoidais e nasais despedaçados em suas posições anatômicas. Os enxertos ósseos podem ser requeridos se a fratura possuir um alto grau de cominuição. Ocasionalmente, os tendões cantais mediais devem ser recuperados e reaproximados com um fio de aço inoxidável de calibre fino, em placas de titânio ou em orifícios perfurados no osso lacrimal. A diplopia tardia pode ocorrer se as inserções orbitárias mediais não forem recolocadas de modo ideal.

Cultrara A, Turk JB, Har-El G. Midfacial degloving approach for repair of naso-orbital-ethmoid and midfacial fractures. *Arch Facial Plast Surg* 2004;6(2):133 [PMID: 15023802]. (An excellent discussion of a useful surgical approach to facial trauma.)

Potter JK, Muzaffar AR, Ellis E et al. Aesthetic management of the nasal component of naso-orbital ethmoid fractures. *Plast Reconstr Surg* 2006;117(1):10e–18e [PMID: 16404240]. (A definitive and well-organized article that emphasizes treatment principles.)

Sargent La, Rogers GF. Nasoethmoid complex fractures: diagnosis and management. *J Craniomaxillofacial Trauma* 1999;5(1):19 [PMID: 11951221]. (A good review of NEC fractures.)

FRATURAS DO COMPLEXO ZIGOMÁTICO

O complexo zigomático – também conhecido como complexo trimalar – é um osso facial comumente lesionado no trauma por alta velocidade. O trauma lateral muitas vezes produz uma fratura de arco zigomático isolada; contudo, a força mais grave pode lesionar todo o complexo zigomático. Embora comumente conhecido como uma fratura "tripé", este nome é um termo errôneo: uma fratura do complexo zigomático constitui quatro fraturas discretas. Os componentes da fratura são (1) o arco zigomático, (2) a borda orbitária, (3) o suporte frontozigomático e (4) o suporte zigomático-maxilar. Os pacientes muitas vezes se apresentam com equimose infraorbitária e ocasionalmente com parestesia na distribuição V2. Há uma perda de proeminência na região malar, com assimetria na inspeção. A assimetria pode ser mais visível quando a cabeça do paciente está inclinada para trás e vista por baixo do queixo. A consulta oftalmológica deve ser estimulada para um paciente com uma fratura do complexo zigomático, porque o reparo envolve manipulação das paredes orbitárias inferior e lateral, o que pode afetar a visão. Ocasionalmente, as raízes dos dentes também podem estar envolvidas na fratura; portanto, uma inspeção da dentição é recomendada como parte da história presente e do exame físico.

O reparo das fraturas zigomáticas é muitas vezes executado em uma base eletiva. Fraturas de arco isoladas podem ser elevadas via a clássica abordagem de Gillies. A técnica de Gillies envolve três passos: (1) criar uma incisão atrás da linha capilar temporal, (2) identificar a fáscia temporal e (3) colocar um elevador atrás da fáscia para abordar o arco a partir do seu aspecto

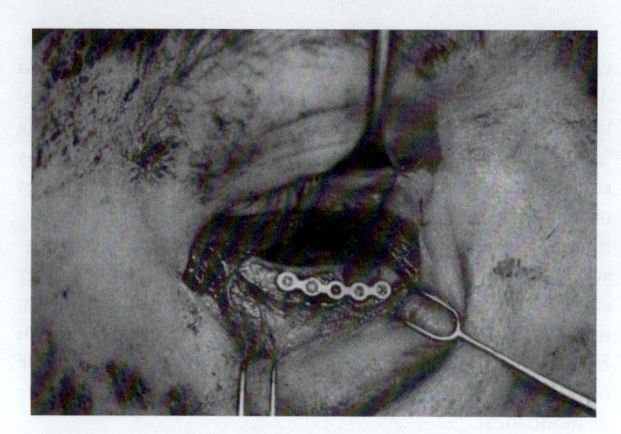

▲ **Figura 8-4** Uma reconstrução do terço médio da face colocada sobre a borda orbitária via abordagem subciliar.

FRATURAS MAXILARES

FUNDAMENTOS DO DIAGNÓSTICO

▶ A mobilidade do terço médio da face e do palato pode ser definida no exame físico.
▶ A oclusão deve ser corrigida.
▶ A imagem por TC é necessária para o planejamento.

As fraturas maxilares do terço médio da face geralmente são o resultado de lesões por alta velocidade (p. ex., acidentes com veículos motores ou trauma interpessoal grave e com risco de vida). Os objetivos cirúrgicos primários no reparo das fraturas maxilares incluem a restauração do contorno normal do esqueleto facial e a restauração da oclusão dentária normal.

As fraturas maxilares foram classificadas por René Le Fort. Ele submeteu cadáveres a vários tipos de trauma e descobriu determinados padrões de lesão resultantes. Le Fort dividiu estas fraturas do terço médio da face em três tipos discretos: Le Fort I, Le Fort II e Le Fort III. (As Figuras 8-2 e 8-3 mostram as características das fraturas de Le Fort.)

1. Fraturas de Le Fort I

As fraturas de Le Fort I separam o palato do terço médio da face e, por definição, envolvem bilateralmente as placas pterigoides. Este tipo de fratura resulta em um palato móvel, mas um terço médio da face superior estável. Os pacientes se apresentam com má oclusão e deformidade de mordida aberta anterior. A deformidade ocorre porque a tração dos músculos da mastigação força o palato a deslizar para trás, empurrando para trás os dentes maxilares. O comprometimento das vias aéreas pode ocorrer se a retrusão do palato for grave. A estratégia operatória no reparo das fraturas de Le Fort I é reduzir a fratura pelo alinhamento da dentição em uma configuração o mais normal possível.

A oclusão fisiológica normal é referida como **oclusão de Classe I**. Ela ocorre quando a cúspide mesiovestibular do primeiro molar maxilar se interdigita com o sulco mesiovestibular do primeiro molar mandibular. A **oclusão de Classe II** ocorre quando a mandíbula está relativamente retrognática ou retraída. A **oclusão de Classe III** ocorre quando a mandíbula está relativamente prognática ou projetada. O objetivo-chave no reparo de qualquer fratura envolvendo a dentição é reduzir a fratura para a oclusão pré-mórbida. Este objetivo é melhor executado com a oclusão de Classe I. O acesso cirúrgico para o reparo de uma fratura de Le Fort I com frequência é obtido via incisões no sulco bucal gengival maxilar bilateral. Essas incisões expõem a parede maxilar anterior, bem como os suportes maxilares lateral e anterior. A fixação intermaxilar usando parafusos esqueléticos ou barras arciformes com fios é usada para tracionar as fraturas para uma oclusão ideal. Ocasionalmente, um fórceps de redução pode ser necessário para trazer o palato de volta a uma oclu-

profundo. Ao deslizar o elevador no plano profundo à fáscia, a lesão no ramo frontal do nervo facial é evitada. O arco pode então ser alavancado em uma posição anatômica mais normal. Uma abordagem alternativa, chamada de abordagem de Keen, é colocar um elevador via incisão no sulco bucal gengival transoral abaixo do arco; o elevador então passa pelo espaço bucal, ocorrendo a elevação do arco. As fraturas do complexo zigomático também podem ser abordadas com a mesma incisão no sulco bucal transgengival, que pode dar um acesso tão alto quanto a borda orbitária. Uma placa de titânio do terço médio da face, de quatro orifícios, é suficiente para contrabalançar as forças musculares, a fim de reduzir e fixar a fratura. Contudo, geralmente é desejável expor pelo menos dois dos quatro suportes, de modo a permitir uma redução acurada destas fraturas. Uma pequena incisão no supercílio lateral ou na prega da pálpebra superior pode ser necessária para acessar o suporte frontozigomático e o suporte esfenozigomático. De maneira alternativa, uma incisão transconjuntival ou subciliar ou subtarsal pode ser necessária para acessar a borda infraorbitária (Figura 8-4). Em raros casos, uma abordagem bicoronal ou unicoronal pode ser usada para obter acesso direto ao arco zigomático (1) se a fratura for muito grave, (2) em casos de fraturas zigomáticas-orbitárias graves ou (3) em casos de fraturas do complexo zigomático bilateral. Os principais objetivos na operação destas fraturas são restaurar a simetria na face e prevenir complicações orbitárias tardias, como a enoftalmia.

Manson PN, Clark N, Robertson B et al. Subunit principles in midface fractures: the importance of sagittal buttresses, soft-tissue reductions, and sequencing treatment of segmental fractures. *Plast Reconstr Surg* 1999;103:1287 [PMID: 10088523]. (A definitive and well-organized review article that emphasizes treatment principles.)

Rinehart GC, Marsh JL, Hemmer KM, Bresina S. Internal fixation of malar fractures: an experimental biophysical study. *Plast Reconstr Surg* 1989;84(1):21 [PMID: 2734399]. (A good study of the forces needed to stabilize ZMC fractures.)

são funcional. Uma vez que a fratura é reduzida e estabilizada, miniplacas de titânio, que têm perfil baixo, mas grande força, são aparafusadas diretamente ao maxilar para criar estabilidade permanente e, de modo ideal, restaurar a altura do terço médio da face e a oclusão funcional. O suprimento sanguíneo ao maxilar é muito rico, e complicações como osteomielite ou sequestro raramente acontecem. Mesmo pequenos fragmentos de osso muitas vezes sobrevivem se bem fixados com o sistema de miniplacas. Se a fratura for muito grave, de modo que nenhum osso sólido possa ser usado para fornecer uma fixação estável, enxertos ósseos parciais da calvária ou enxertos da crista ilíaca podem ser colocados na posição para fornecer um reparo estável. Contudo, se a fratura estiver minimamente deslocada, às vezes a fixação intermaxilar isolada por 4 a 6 semanas permitirá uma excelente recuperação.

2. Fraturas de Le Fort II

As fraturas de Le Fort II envolvem as placas pterigoides, os suportes maxilares frontonasais e, com frequência, a base craniana via osso etmoidal. Esta fratura, portanto, tem uma aparência piramidal e resulta em mobilidade do palato e da região superior do terço médio da face. Devido à grande quantidade de força requerida para causar fraturas de Le Fort II, os pacientes que têm este tipo de fratura muitas vezes também têm outras lesões, incluindo problemas ortopédicos e neurocirúrgicos (Figura 8-5). A base craniana pode estar envolvida e, desse modo, a intubação nasotraqueal deve ser evitada no cenário agudo, pois um tubo nasal pode potencialmente ser forçado por meio da fratura e para dentro da cavidade intracraniana. O vazamento de LCS é comum neste tipo de fratura do terço médio da face. A estabilização médica inicial com frequência é executada na unidade de cuidado intensivo. A imagem computadorizada de corte fino, geralmente exame de TC (possivelmente com reconstrução tridimensional), é desejável à medida que permite um planejamento operatório adequado, uma vez que a condição do paciente tenha estabilizado (Figura 8-6). A estabilização do paciente muitas vezes requer vários dias de convalescença.

A abordagem operatória às fraturas de Le Fort II requer alinhamento da dentição na oclusão de Classe I, usando barras e fios arciformes ou parafusos para reduzir a fratura. Esta abordagem é conhecida como fixação intermaxilar. Seguindo a fixação intermaxilar, o suporte maxilar precisa estar cirurgicamente exposto para permitir a fixação da miniplaca. Podem ser usadas várias estratégias para executar a exposição, incluindo incisões de sulco bucal gengival bilateral junto com incisões projetadas para abordar as fraturas do complexo nasoetmoidal. A incisão de desluvamento do terço médio da face, que usa uma exposição intranasal tipo rinoplastia, combinada com as incisões do sulco bucal gengival, muitas vezes fornece excelente acesso para permitir a colocação das miniplacas de titânio nesse tipo de fratura.

3. Fraturas de Le Fort III

As fraturas de Le Fort III envolvem os mesmos tipos de força das fraturas de Le Fort II; contudo, as fraturas de Le Fort III resultam de um *grau* de força maior do que as fraturas de Le Fort II. Uma abordagem da equipe de consultores é melhor para estes pacientes gravemente lesionados. Além da lesão na placa pterigoide e no suporte maxilar frontonasal (como é encontrado com as fraturas de Le Fort II), as fraturas de Le Fort III envolvem o suporte frontozigomático. Estas fraturas, portanto, resultam em deslocamentos craniofaciais completos. Além disso, as lesões neurocirúrgicas associadas com frequência são observadas com as fraturas de Le Fort III.

Os aspectos pré-operatórios associados às fraturas de Le Fort III são similares aos observados nos casos de Le Fort II.

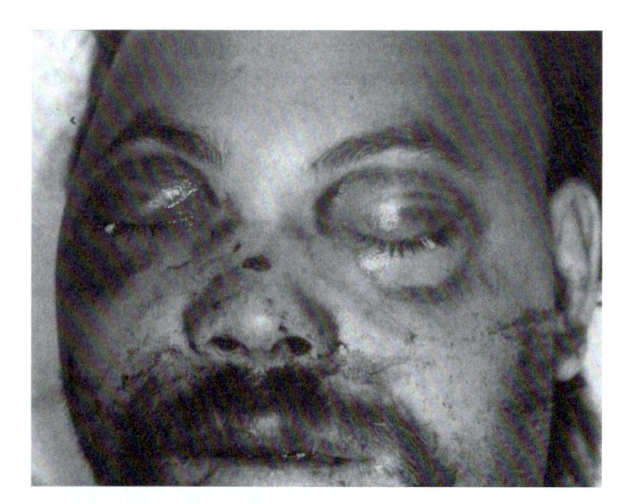

▲ **Figura 8-5** Um paciente com "olhos de panda" e uma fratura no terço médio da face. A avaliação neurocirúrgica é importante.

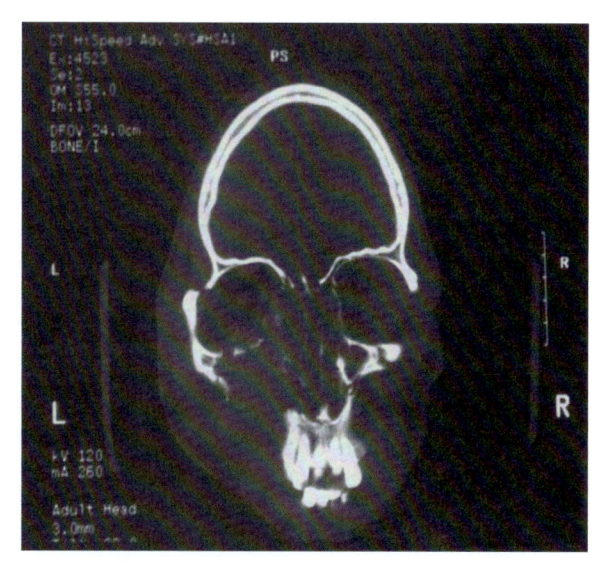

▲ **Figura 8-6** Um exame de TC de uma fratura do terço médio da face é essencial para o planejamento operatório.

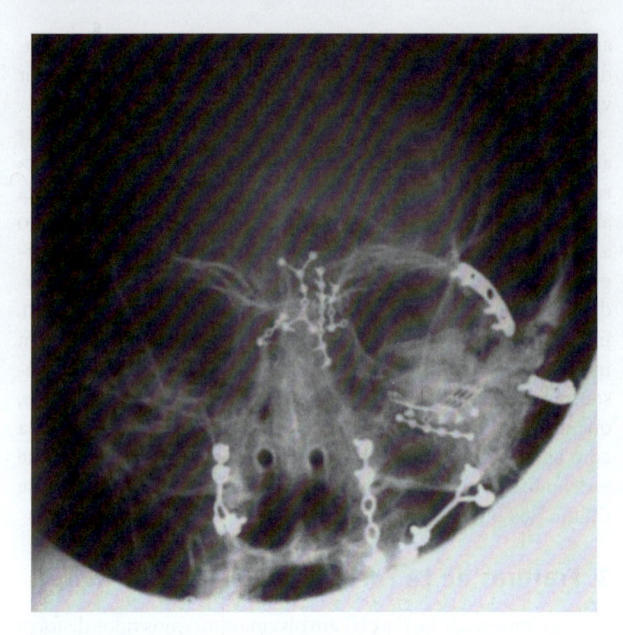

Figura 8-7 Um raio X de filme simples pós-operatório mostra as localizações das placas que estabilizaram a fratura do terço médio da face.

Após a fixação intermaxilar, uma abordagem bicoronal é usada para facilitar o reparo do suporte frontozigomático e do arco zigomático. Essa abordagem permite um excelente acesso aos sistemas de suporte lateral e medial, de modo a restaurar a altura vertical adequada da oclusão e fornecer fixação estável. Uma abordagem de desluvamento do terço médio da face é muitas vezes combinada com a abordagem bicoronal, para permitir o acesso ao maxilar inferior para a colocação de placa. Não é incomum recomendar a traqueotomia eletiva para estes pacientes no período pós-operatório. Tal abordagem é recomendada por várias razões: (1) a intubação nasotraqueal geralmente não é segura para um paciente com esse grau de lesão devido ao risco de lesão na base craniana frontal; (2) o paciente deve ser colocado em fixação intermaxilar; (3) devido aos aspectos neurocirúrgicos relacionados, o paciente, em geral, possui uma necessidade razoavelmente prolongada de atenção em uma unidade de cuidado intensivo e (4) a redução desse tipo de fratura grave também causa edema temporário, porém significativo, nas vias aéreas. Novamente, uma abordagem em equipe para o tratamento de pacientes com esse tipo de lesão grave aumenta o prognóstico de uma recuperação favorável.

Mithani SK, St-Hilaire H, Brooke BS, Smith IM, Bluebond-Langner R, Rodriguez ED. Predictable patterns of intracranial and cervical spine injury in craniomaxillofacial trauma: analysis of 4786 patients. *Plast Reconstr Surg* 2009 Apr;123(4):1293–1301 [PubMed PMID: 19337097]. (An extensive review of the epidemiology of fractures, which includes midface fractures and associated injuries)

Manson PN, Clark N, Robertson B et al. Subunit principles in midface fractures: the importance of sagittal buttresses, soft-tissue reductions, and sequencing treatment of segmental fractures. *Plast Reconstr Surg*. 1999;103(4):1287 [PMID: 10088523]. (A definitive and well-organized review article that emphasizes treatment principles.)

FRATURAS DA MANDÍBULA

FUNDAMENTOS DO DIAGNÓSTICO

▶ Uma radiografia panorâmica ou preferencialmente uma imagem por TC é melhor para o diagnóstico.
▶ A fixação intermaxilar é um princípio-chave para restabelecer a oclusão pré-mórbida.
▶ Muitas técnicas de fixação estão disponíveis para estabilizar permanentemente a fratura; algumas técnicas de fixação interna podem permitir o retorno imediato à função.

As fraturas da mandíbula podem fazer parte de traumas de alta velocidade e de baixa velocidade. Muitas fraturas podem ocorrer como resultado de atividades esportivas, quedas, acidentes com veículos motores e trauma interpessoal. Em departamentos de emergência lotados na área central das cidades, as fraturas da mandíbula são vistas quase diariamente. Os pacientes muitas vezes se apresentam agudamente e podem estar intoxicados por álcool ou por substâncias ilícitas. Os pacientes muitas vezes se apresentam na manhã após a lesão, quando eles não estão mais intoxicados e percebem que existe um problema devido à dor e à má oclusão.

Os pacientes com fraturas na mandíbula sentem muitas vezes dor na mastigação; este sintoma geralmente resulta na sua procura por atendimento médico. Outros sintomas incluem má oclusão e dormência da terceira divisão do nervo trigêmeo. O exame inicial deve observar qualquer deficiência do nervo sensorial e lesão dentária associada, como um dente quebrado ou ausente. A mobilidade de um segmento mandibular é um achado diagnóstico físico importante na confirmação de uma fratura da mandíbula. Contudo, esta mobilidade pode variar com a localização da fratura. As fraturas podem ocorrer na mandíbula anterior (sínfese e parassínfese), junto com o corpo da mandíbula, no ângulo da mandíbula ou no ramo ou regiões condilares (Figura 8-8). Muitas fraturas da sínfise, do corpo mandibular e do ângulo da mandíbula são fraturas abertas que irão revelar mobilidade na palpação. Contudo, as fraturas condilares são extremamente comuns; em geral elas não são abertas à cavidade oral e podem somente se apresentar como má oclusão com alguma dor.

Os filmes de raio X simples são extremamente úteis na determinação da presença e do tipo de fratura da mandíbula. Para ajudar a delinear a extensão das fraturas, um exame em série da mandíbula geralmente consiste em várias visões diferentes: (1) uma visão de Towne para examinar os côndilos, (2) uma visão de

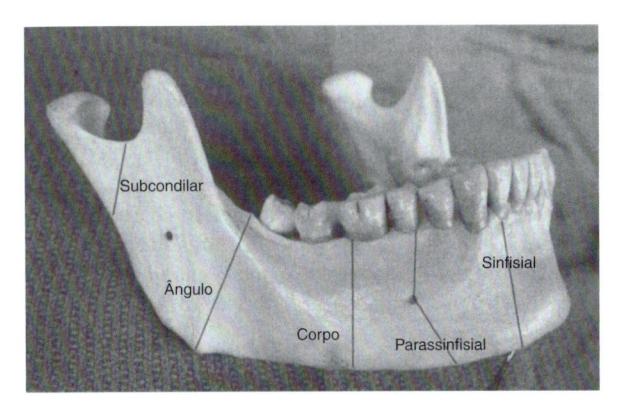

Figura 8-8 Regiões de subunidade da mandíbula.

vértice-submentoniana, (3) uma visão posteroanterior e (4) visões oblíquas laterais esquerda e direita. Com frequência, a fratura é bilateral; portanto, a presença de uma fratura na parte direita do corpo deve alertar o médico para a procura cuidadosa de uma fratura no lado oposto. Raios X simples de visão Panorex ajudam a delinear o côndilo e as regiões do ângulo e, se disponíveis, são excelentes estudos (Figura 8-9).

As fraturas da mandíbula podem ser deslocadas e destracionadas pela tração dos músculos da mastigação. Quando isto ocorre, é chamado de **fratura desfavorável**. Em contraste, algumas fraturas se formam de tal modo que os músculos da mastigação tendem a ajudar a manter a fratura bem alinhada; este tipo de fratura é chamado de **fratura favorável**. As fraturas nos adolescentes estão muitas vezes em excelente alinhamento, porque o osso é mais flexível. Essas fraturas são referidas como **fraturas em galho verde** e podem requerer menos tempo de imobilização para consolidarem.

Uma série de abordagens permite a cicatrização ideal de uma fratura da mandíbula; contudo, o primeiro passo no reparo da fratura é a avaliação da oclusão dentária. O maior princípio no tratamento de uma fratura da mandíbula é colocar o paciente em fixação intermaxilar; este posicionamento aproxima a oclusão pré-mórbida. Na prática, isto muitas vezes significa que o cirurgião tentará reduzir a fratura para produzir uma oclusão de Classe I. Colocar um paciente em fixação intermaxilar requer uma avaliação da dentição existente e uma inspeção da maneira como os dentes se interdigitam. Às vezes, facetas desgastadas sobre os dentes podem ajudar a orientar a restauração de uma boa oclusão funcional. A AO/ASIF – (Arbeitsgemeinschaft Für Osteosynthese-fragen, a Associação para o Estudo de Fixação Interna), um grupo de estudo que cruza uma série de linhas de especialidade – desenvolveu e continua a refinar as técnicas de fixação. Eles também estabeleceram orientações para a fixação rígida fechada e aberta.

As abordagens de **imobilização fechada** baseiam-se em barras arciformes e fixação intermaxilar ou na fixação esquelética com parafusos de titânio. A imobilização por um período de 4 a 6 semanas é necessária para permitir a consolidação óssea secundária. Para fraturas do côndilo, um período de imobilização menor geralmente é preferido para evitar a ancilose articular pós-fratura. A fixação intermaxilar (FIM), é executada quando os pacientes têm suas mandíbulas fechadas em oclusão centrada sem a capacidade de abrir suas bocas por um período prolongado de tempo. Os pacientes devem fazer uma dieta líquida durante este período; muitos pacientes perdem peso. Se o paciente ficar nauseado e vomitar enquanto suas mandíbulas estão fechadas, há um risco de aspiração com pneumonia subsequente; no pior caso, o comprometimento das vias aéreas é possível. Embora esta técnica seja a abordagem menos cirurgicamente invasiva, as desvantagens são que ela (1) requer uma grande quantidade de cooperação do paciente, (2) requer acompanhamento próximo e intenso do paciente e (3) pode levar a problemas funcionais na articulação temporomandibular devido ao prolongado período com falta de uso. Em pacientes com problemas de abuso de substâncias, a falta de cooperação pós-operatória pode levar à má união, não união e osteomielite, todos aspectos com efeitos devastadores. As vantagens da imobilização extensa são que (1) a fixação intermaxilar fechada minimiza o risco aos nervos mandibular e facial; (2) ela permite alguma flexibilidade em atingir a oclusão pré-mórbida exata, minimizando, assim, a chance de má oclusão iatrogênica e (3) ela torna a deiscência da ferida extremamente improvável.

A vantagem das técnicas de **fixação rígida aberta** é que as fraturas são estabilizadas com placas de titânio e parafusos, permitindo essencialmente a mastigação funcional logo após a cirurgia. Estes sistemas de colocação de placas também permitem a consolidação óssea primária devido à compressão dos segmentos da fratura óssea, em contraste com a consolidação óssea secundária, que ocorre por meio da formação de calo que acontece com outras técnicas de aproximação. As técnicas de colocação de placas rígidas abertas também permitem a função pós-operatória imediata, que pode ajudar a prevenir a fixação da articulação temporomandibular iatrogênica causada por períodos prolongados de imobilização (Figura 8-10). Todavia, as técnicas de colocação de placas aplicadas na mandíbula são altamente sensíveis à técnica; a má oclusão pós-operatória iatrogênica e lesão no nervo mandibular, mentoniano ou facial e nos dentes são complicações conhecidas da técnica. A necessidade de cooperação pós-opera-

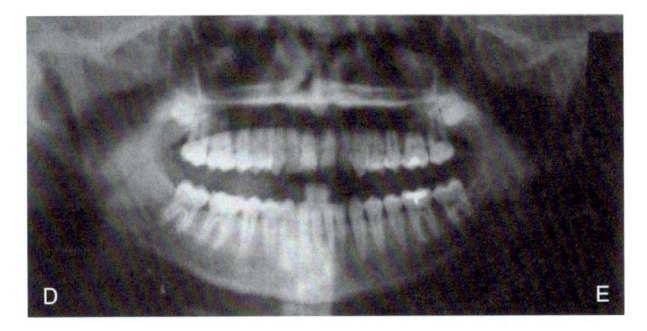

Figura 8-9 Um raio X de filme simples Panorex pode ser útil na identificação das fraturas da mandíbula. D, direita; E, esquerda.

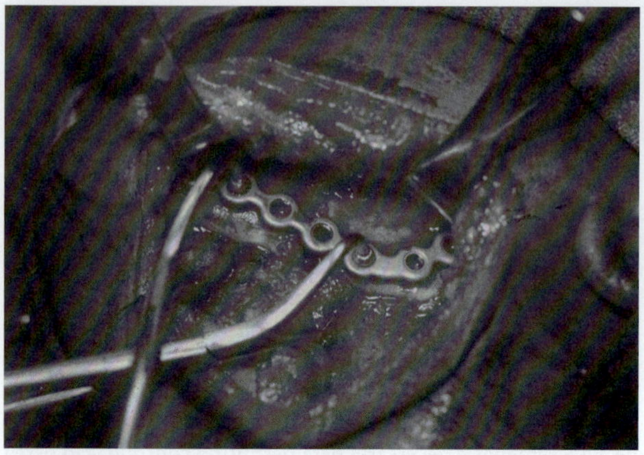

Figura 8-10 Uma placa de reconstrução colocada via incisão externa em uma fratura de ângulo.

e soluções orais antimicrobianas tópicas, como a clorexidina. A extrusão da placa é muito infrequente, porém a infecção local com o afrouxamento dos parafusos e placas pode precisar ser tratada com debridamento local e colocação de um sistema de placa de reconstrução mais pesado. As falhas no reparo da ferida são mais frequentes devido à escolha de um sistema de fixação inadequado ou um dente quebrado ou retido do que a rejeição do dispositivo de titânio. Se necessário, um sistema de fixação externo transcutâneo (conhecido como aparelho Joe Hall Morris) pode ser útil, embora a necessidade de utilizar este tipo de fixação interna seja rara.

Biller JA, Pletcher SD, Goldberg AN, Murr AH. Complications and the time to repair of mandible fractures. *Laryngoscope* 2005;115(5):769 [PMID: 15867637]. (Analyzes the causes of complications as it relates to the timing of repair of mandible fractures, and it relates the incidence to several types of patient factors.)

Kaplan BA, Hoard MA, Park S et al. Immediate mobilization following fixation of mandible fractures: a prospective, randomized study. *Laryngoscope* 2001;111:1520 [PMID: 11572207]. (An excellent prospective study looking at the issues surrounding alternative plating techniques for fractures.)

Murr AH. Mandibular angle fractures and noncompression plating techniques. *Arch Otolaryngol Head Neck Surg* 2005;131(2):166 [PMID: 15723951] [PubMed indexed for MEDLINE]. (Good summary of philosophies of managing various types of mandible fractures using several types of fixation approaches.)

Seemann R, Schicho K, Wutzl A, Koinig G, Poeschl WP, Krennmair G, Ewers R, Klug C. Complication rates in the operative treatment of mandibular angle fractures: a 10-year retrospective. *J Oral Maxillofac Surg* 2010 Mar;68(3):647-650 [PubMed PMID: 20171484]. (Controversy exists with regard to using one or two monocortical miniplates on mandible angle fractures. This study shows no difference in the complication rates.)

tória por parte do paciente, contudo, é minimizada com a aplicação adequada dos princípios da AO.

As abordagens cirúrgicas às fraturas mandibulares podem se basear em incisões transorais ou externas. As decisões devem ser tomadas a respeito de se usar ou não as placas de reconstrução compressivas ou não compressivas, dependendo do tipo de fratura. As técnicas de parafusos transcorticais e de miniplacas (técnica de Champy) também podem desempenhar um papel na fixação interna das fraturas da mandíbula. O reparo destas fraturas é uma técnica sensível, e requer aplicação seletiva do paciente. Além disso, as fraturas condilares bilaterais podem ser aproximadas com técnicas endoscópicas minimamente invasivas.

No pós-operatório, pacientes com fraturas na mandíbula são geralmente mantidos em uma cobertura de antibióticos orais

Neoplasias cutâneas malignas

9

C. Patrick Hybarger, MD, FACS

As neoplasias cutâneas malignas abrangem um grande espectro de tumores que podem surgir de qualquer um dos componentes celulares na pele ou em suas estruturas adjacentes. Este capítulo distingue os tumores pediátricos daqueles que afetam predominantemente os adultos; ele distingue ainda o câncer de pele não melanoma de melanoma.

NEOPLASIAS PEDIÁTRICAS

Muitas lesões estão presentes no nascimento ou logo após o nascimento. Algumas têm o potencial de transformação maligna posteriormente na vida; outras lesões podem ser confundidas por um crescimento maligno.

NEOPLASIAS BENIGNAS

CISTOS DERMOIDES

Os cistos dermoides podem ser vistos no nascimento como tumores lisos, císticos, que podem ter componentes sólidos e císticos. Os cistos geralmente estão inseridos no periósteo, alinhados com a epiderme queratinizante e contêm cabelo e gordura, além de resíduos queratinosos. O exame clínico mostra com mais frequência tumores localizados nas áreas nasal ou periocular lateral. Devido à fixação do tumor ao periósteo subjacente, este pode ficar imóvel quando apalpado. O tratamento é a excisão simples, que pode ser adiada até mais tarde na infância.

PILOMATRIXOMA

O pilomatrixoma é geralmente um tumor subcutâneo benigno que se origina da matriz capilar e pode mostrar calcificação. O exame clínico mostra os tumores como massas subcutâneas profundas endurecidas, de crescimento lento, que se desenvolvem no início da infância. Raramente, variantes malignas invasivas com metástases foram relatadas. O tratamento é a excisão simples.

NEVOS SEBÁCEOS

Os nevos sebáceos são observados no nascimento como placas lineares, elevadas e de coloração bronzeada para amarelada no escalpo, na face ou no pescoço. Os nevos podem ter vários centímetros de tamanho ou serem muito maiores. A regressão dos nevos é comum até a puberdade, quando o seu crescimento acelera e as lesões se tornam multinodulares e mais escuras. Siringocistoadenomas papilíferos benignos, bem como vários tipos de neoplasias malignas, incluindo carcinoma de célula basal, carcinoma de célula escamosa (CCE) e tumores anexiais, podem surgir na idade adulta. Para fornecer uma estética ideal e minimizar o risco desses crescimentos malignos, os pacientes devem ser tratados na pré-adolescência com excisão simples dos nevos.

NEUROFIBROMA

O neurofibroma pode aparecer isoladamente ou ser múltiplo na **doença de von Recklinghausen**, ou NF-1 (i.e., neurofibromatose com doença de von Recklinghausen) e se apresentar como nódulos macios da cor da pele compostos de células nervosas, mastócitos e núcleos de formato oval a fusiforme em uma matriz de colágeno ondulada. Os nódulos neurofibromatosos são geralmente não encapsulados e podem infiltrar gordura. Manchas café com leite estão associadas a lesões neurofibromatosas múltiplas e são geralmente excisadas por razões estéticas ou funcionais. O neurofibrossarcoma raramente pode se desenvolver nos pacientes com esta síndrome.

MIOFIBROMATOSE INFANTIL

Na miofibromatose infantil, nódulos firmes, fibrosos simples ou múltiplos compostos de fibroblastos e células de músculos lisos estão presentes no nascimento e no início da infância. Os nódulos são palpáveis, firmes e cutâneos ou subcutâneos. As lesões líticas do crânio podem ocorrer em até um terço das crianças, e linfonodos viscerais estão associados com a forma multicêntrica. Os linfonodos viscerais podem ser confundidos com um crescimento maligno; a forma visceral de miofibromatose infantil é frequentemente fatal. As lesões que ocorrem na forma superficial, não visceral em geral se resolvem. As lesões que comprometem a função devem ser tratadas com biópsia ou excisão.

NEVOS MELANOCÍTICOS CONGÊNITOS

Os nevos melanocíticos congênitos podem ser observados no nascimento ou vários meses mais tarde como lesões marrons planas ou elevadas, com ou sem cabelo e geralmente com áreas de pigmento mais profundo preto ou azul. O risco estimado de desenvolver lesões melanocíticas durante a vida é aproximadamente proporcional ao tamanho do nevo e pode ser de até 8%. Devido ao risco aumentado previsível, a excisão cirúrgica de espessura total inicial para os nevos grandes é defendida onde for tecnicamente possível.

NEVOS ADQUIRIDOS (TÍPICOS) BENIGNOS

Os nevos adquiridos (típicos) benignos começam precocemente na infância e em geral são menores que 5 mm. Eles podem ser planos ou elevados, possuem bordas simétricas, lisas e bem-definidas e têm pigmentação uniforme, que pode variar desde a cor da pele a marrom. A evidência sustenta um risco maior de melanoma cutâneo durante a vida em pacientes que têm mais de 50 nevos benignos.

> Wyatt AJ, Hansen RC. Pediatric skin tumors. *Pediatr Clin North Am* 2000;47:937 [PMID: 10943267]. (Comprehensive review of common childhood cutaneous malignant neoplasms and lesions that mimic malignant growths.)

NEOPLASIAS MALIGNAS

Nas crianças, os tumores cutâneos malignos podem se desenvolver esporadicamente ou ocorrer nas síndromes precursoras com anormalidades associadas em outros sistemas de órgãos. As síndromes precursoras mais comuns para tumores cutâneos malignos em crianças são síndrome de célula basal nevoide e xeroderma pigmentoso.

NEVOS ATÍPICOS (SÍNDROME DO NEVO DISPLÁSICO)

Nevos atípicos (síndrome do nevo displásico) podem ser familiares ou ocorrer esporadicamente. Estes nevos em geral são planos, mas podem ter um centro elevado; eles podem ser escuros ou pigmentados em uma distribuição variegada. Os nevos aumentam em número com o passar dos anos e mostram aspectos histológicos, como a atipia melanocítica e a hiperplasia.

Os pacientes com nevos atípicos têm um risco aumentado de formas familiares ou não familiares de melanoma cutâneo; este risco está relacionado a uma grande quantidade de nevos e com uma história familiar de melanoma cutâneo. Indivíduos sem uma história familiar de melanoma têm um risco aumentado de 184 vezes para a forma familiar de melanoma, ao passo que indivíduos com uma história familiar de melanoma têm um risco aumentado de 500 vezes da doença. O risco estimado para a forma esporádica de melanoma está relacionado com a quantidade de nevos displásicos: um aumento de 12 vezes no risco é estimado para indivíduos que têm mais de 10 nevos displásicos.

SÍNDROME DO CARCINOMA BASOCELULAR NEVOIDE

Entre os pacientes com a síndrome do carcinoma basocelular nevoide, a inativação do gene supressor do tumor PTC *patched* foi encontrada nas formas familiares autossômica e dominante. Áreas múltiplas do carcinoma basocelular nevoide podem se desenvolver antes que o paciente atinja 20 anos de idade. Clinicamente, além de ter muitos nevos basocelulares, os pacientes podem apresentar proeminência frontal, cistos mandibulares, depressões palmares, foice do cérebro calcificada e uma ou mais anormalidades esqueléticas. O tratamento para áreas pequenas, bem-definidas de carcinoma basocelular é a excisão simples. O tratamento é a excisão micrográfica de Mohs para as lesões recorrentes ou mal definidas, ou lesões localizadas nas áreas anatômicas em alto risco de doença maligna.

SÍNDROME DO XERODERMA PIGMENTOSO

A síndrome do xeroderma pigmentoso é herdada como um traço autossômico recessivo no qual os defeitos são descobertos durante o reparo do dano ao DNA induzido pelo sol. Sete genes estão implicados no xeroderma pigmentoso, que se manifesta em uma variedade de fenótipos, dependendo dos padrões específicos de mutação. O carcinoma basocelular, o CCE e o melanoma cutâneo podem se desenvolver em grandes quantidades (precedido pelo xeroderma pigmentoso) em uma idade precoce em uma distribuição anatômica similar a casos esporádicos em adultos. Clinicamente, as crianças afetadas pelo xeroderma pigmentoso (1) têm um início de sardas extensas precocemente na infância, (2) são extremamente fotossensíveis e (3) têm um aumento estimado de 200 vezes no carcinoma basocelular, CCE e melanoma cutâneo. Estas condições nas crianças ocorrem mais comumente na face, na cabeça e no pescoço. O CCE ocorre com uma notável frequência na ponta da língua. O tratamento do xeroderma pigmentoso é evitar totalmente o sol, uma estratégia que é necessária para reduzir o número de novos tumores.

MELANOMA CUTÂNEO MALIGNO

O melanoma cutâneo maligno é raro na infância, mas é mais comum entre crianças que têm uma história familiar de melanoma, nevo congênito grande, nevos displásicos grandes ou em grande quantidade, síndrome de xeroderma pigmentoso ou uma história de imunossupressão. Além disso, a evidência convincente indica que a incidência de melanoma cutâneo é mais alta entre crianças que têm mais de 50 nevos melanocíticos benignos. Os aspectos essenciais do diagnóstico clínico são geralmente os mesmos para crianças e para adultos. As áreas de mudança de pigmentação, dor ou ulceração em nevos congênitos grandes podem indicar mudança maligna.

O tratamento global está em paralelo com as orientações para adultos e se baseia na espessura do tumor, na presença ou na ausência de ulceração tumoral e no estado nodal. Contudo, o prognóstico para melanoma cutâneo nas crianças pode ser pior do que nos adultos, porque um número desproporcional de casos de melanoma cutâneo nodular em crianças está associado a uma rápida fase de crescimento vertical do tumor.

O **melanoma in situ** é excisado com margens de 7 mm ou com margens de congelação micrográficas de Mohs para minimizar o tamanho do defeito cirúrgico. Não é necessária avaliação adicional.

Os tumores primários de **estágio I** inferiores a 2 mm sem evidência histológica de ulceração podem ser excisados com margens de 1 cm. Se a ulceração estiver presente, margens de 2 cm devem ser usadas e um raio X torácico deve ser realizado.

As lesões de **estágio II** são excisadas com margens de 2 cm onde possível; para lesões de alto risco, deve-se considerar a TC do pescoço, bem como a biópsia de linfonodo sentinela ou dissecação do pescoço. Estudos recentes têm mostrado benefícios do uso de interferon-α-2b de alta dose em pacientes com alto risco.

As neoplasias primárias de **estágio III** também podem ser excisados com margens de 2 cm até a fáscia, com exame de TC executado e os linfáticos regionais tratados de forma cirúrgica. O tratamento pós-operatório deve incluir radiação, bem como interferon de alta dosagem.

O melanoma de **estágio IV** carrega um prognóstico extremamente ruim, mas uma tentativa deve ser feita para controlar a doença local e regional quando possível, bem como a definição da extensão e a localização da doença sistêmica, de modo a criar estratégias de tratamento individuais.

A sobrevida global no melanoma infantil está relacionada ao estágio na apresentação e geralmente está em paralelo com a dos adultos: a taxa de sobrevida de 5 anos na doença de estágio I é cerca de 95%, caindo para 65% no estágio II e 45% na doença de estágio III. Não existem essencialmente sobreviventes entre os pacientes que se apresentam com doença sistêmica.

RABDOMIOSSARCOMA SUBCUTÂNEO

O rabdomiossarcoma subcutâneo é um sarcoma mal diferenciado; o diagnóstico pode requerer coloração imuno-histoquímica. Em geral, clinicamente o tumor se apresenta de forma isolada como um nódulo subcutâneo firme, avermelhado ou marrom, semifixo, não compressível, que se torna aumentado e pode deformar as estruturas locais. Estes tumores são mais comuns nas mulheres em idade média de 2 a 3 anos. Atualmente, a excisão cirúrgica é recomendada quando é tecnicamente possível. Como alternativa, radiação e quimioterapia com vários fármacos são recomendadas.

> Jen M, Murphy M, Grant-Kels JM. Childhood melanoma. *Clin Dermatol* 2009 Nov–Dec;27(6):529–536. [PMID: 19880040]. (General review of risk factors, diagnosis and treatment algorithms for pediatric melanomas.)

NEOPLASIAS ADULTAS

Muitas lesões benignas da infância (p. ex., nevos e malformações vasculares) persistem na idade adulta e podem sofrer mudanças ou ser difíceis de distinguir dos tumores mais comumente vistos nos adultos.

NEOPLASIAS BENIGNAS

A ceratose seborreica e a condrodermatite helicoide são os tumores benignos mais comumente confundidos com tumores cutâneos malignos. Além disso, muitas variedades de tumores cutâneos benignos (p. ex., dermatofibroma e tumores anexiais benignos) podem ser difíceis de distinguir do câncer de pele não melanoma, a menos que seja feita uma biópsia.

CERATOSE SEBORREICA

A ceratose seborreica é um tumor de origem desconhecida que é único nos adultos. Histologicamente, ele pode existir em uma variedade de formas, sendo que todas mostram hiperceratose, papilomatose e acantose. Quando o tumor estiver cronicamente irritado, espirais de células escamosas podem estar presentes com áreas de pérolas de cornos de queratinas e deve ser distinguido histologicamente do CCE. Clinicamente, as lesões podem ser planas, elevadas, lisas ou com verrugas e, com frequência, parecem ser "passadas" sobre a pele (Figura 9-1). Sua cor pode variar de bronzeada à preta, e as lesões contendo um pigmento podem imitar o melanoma cutâneo. As lesões não têm potencial maligno. O tratamento pode ser indicado devido a razões estéticas, e as lesões podem ser congeladas com nitrogênio líquido ou removidas por meio de biópsia por barbeação.

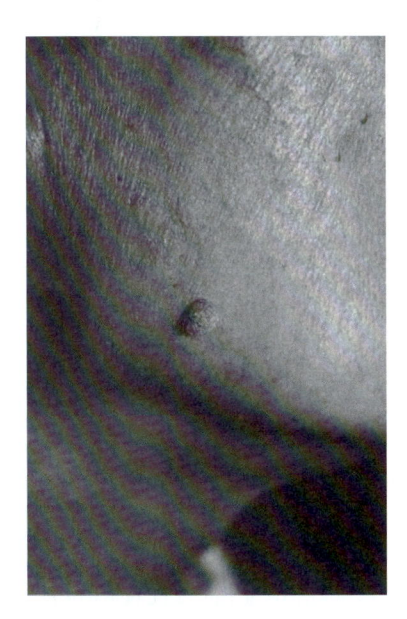

▲ **Figura 9-1** Uma lesão de ceratose seborreica. (Foto de John Maddox, MD.)

CONDRODERMATITE NODULAR HELICOIDE

Em geral a condrodermatite nodular helicoide se manifesta como uma úlcera preenchida com sujeira dérmica necrótica, bem como granulações adjacentes com mudanças degenerativas na cartilagem. A calcificação distrófica também pode estar presente. As lesões podem ser clinicamente observadas na hélice auricular como nódulos que podem ser muito dolorosos e ser confundidos com o CCE. O tratamento é terapia por esteroide intralesional ou excisão simples.

Hajdarbegovic E, van der Leest RJ, Munte K, Thio HB, Neumann HA. Neoplasms of the facial skin. *Clin Plast Surg* 2009 Jul;36(3):319–334. Review. [PMID: 19505605] [PubMed – indexed for MEDLINE]. (Excellent overall review of spectrum of treatment strategies for various facial neoplasms.)

NEOPLASIAS MALIGNAS

As lesões cutâneas malignas nos adultos são comumente classificadas como câncer de pele não melanoma ou melanoma cutâneo. Muitas lesões têm aspectos clínicos distintos que fornecem pistas para o diagnóstico; existe uma considerável sobreposição, contudo, e a biópsia é quase sempre necessária para planejar o tratamento. Em alguma extensão, a técnica de biópsia é ditada pela tentativa de diagnóstico clínico: a **biópsia por barbeação** é um tratamento adequado para nódulos exofíticos tidos como câncer de pele não melanoma, ao passo que a **biópsia por punção** é necessária para lesões planas. A biópsia de excisão com uma margem de 2 mm é preferida para lesões pigmentadas que apresentam um alto risco de melanoma cutâneo. Biópsias por punção profunda na gordura subcutânea nas porções mais profundas ou mais escuras da lesão também podem ser feitas em lesões selecionadas. Embora não exista nenhuma evidência que mostre um efeito adverso da biópsia, a biópsia por barbeação no melanoma cutâneo é desestimulada quando há suspeita de melanoma. Além disso, a excisão ampla, local, pode produzir cicatrização que interfere com a drenagem linfática quando a biópsia de linfonodo sentinela é posteriormente executada. Uma quantidade adequada de tecido deve ser obtida para processamento com colorações especiais no caso de um diagnóstico histológico exato ser difícil, como é frequentemente o caso com o câncer de pele não melanoma raro ou mal diferenciado. As fotografias da lesão ou o defeito da biópsia podem ser valiosos para identificar a localização exata da lesão original quando a cirurgia definitiva é feita em uma data posterior.

CÂNCER DE PELE NÃO MELANOMA

▶ Considerações gerais

O câncer de pele não melanoma pode ser dividido nas categorias comum e raro. O carcinoma basocelular, o câncer de pele mais comum, constitui cerca de 75% dos casos de câncer de pele não melanoma; o CCE é responsável por cerca de 20% dos casos. Os 5% restantes dos casos de câncer de pele não melanoma raros incluem cânceres fibro-histiocíticos e anexiais. O carcinoma basocelular, o CCE e alguns raros tipos de cânceres de pele não melanoma ocorrem com mais frequência em áreas expostas ao sol e em indivíduos de pele clara com olhos e cabelos claros. Eles estão associados a mutações de DNA não reparadas induzidas por radiação UV-A e UV-B. A incidência do carcinoma basocelular e do CCE tem aumentado constantemente durante as últimas décadas, e o câncer de pele não melanoma é agora um problema de saúde clinicamente significativo e uma fonte de morbidade. Estas condições são mais comuns em pacientes expostos à radiação ionizante. O carcinoma basocelular e o CCE também ocorrem com mais frequência em pacientes com HIV, em pacientes com distúrbios de proliferação linfática, em particular leucemia linfocítica crônica, e em pacientes que recebem terapia com fármacos imunossupressores de longa duração após o transplante de órgãos.

▶ Diagnóstico diferencial

Os tipos raros de cânceres de pele não melanoma incluem tumores fibro-histiocíticos, cânceres anexiais e sarcoma cutâneo raro. As colorações histoquímicas especiais são frequentemente necessárias para distinguir as variedades de câncer de pele não melanoma, especialmente tumores anexiais.

▶ Tratamento

O tratamento do câncer de pele não melanoma é determinado por muitos fatores, incluindo o subtipo histológico preciso, o tamanho do tumor, as características de crescimento e a localização anatômica. O tratamento também é determinado pelo tratamento prévio recebido, pelos problemas médicos atuais e pelas expectativas do paciente. As opções de tratamento para o câncer de pele não melanoma podem ser categorizadas como não cirúrgicas e cirúrgicas.

A. Medidas não cirúrgicas

As estratégias não cirúrgicas incluem quimioterapia tópica ou injeção (p. ex., com 5-fluorouracil [5-FU], uma preparação de 5% de imiquimode ou interferon), crioterapia usando nitrogênio líquido, terapia fotodinâmica (TFD) e radioterapia.

1. Terapia com fármaco tópico – O iniquimode, 5% tópico, é agora amplamente usado por dermatologistas como tratamento primário para ceratose actínica, carcinoma basocelular superficial e CCE *in situ* (doença de Bowen). Ele também pode ser usado para carcinomas basocelulares nodulares finos selecionados, porém não é indicado para o carcinoma basocelular esclerosante ou de infiltração.

2. Crioterapia – A crioterapia geralmente é feita por dermatologistas ou por médicos de cuidado primário. Os resultados deste procedimento estão relacionados à habilidade e à experiência do médico. A técnica é especialmente útil para o tratamento de ceratoses actínicas, lesões nodulares pequenas ou superficiais do carcinoma basocelular e CCE *in situ*. O tratamento é relativamente barato e rápido, mas pode ser doloroso e deixar cicatrizes densas, hipopigmentadas, que podem ocultar tumores persistentes, profundos e multifocais.

3. Terapia fotodinâmica – A TFD com ácido 5-aminolevulínico ou metilaminolevulinato ativado por uma fonte de luz única é usado para tratar as ceratoses actínicas, doença de Bowen e os carcinomas basocelulares (tipos superficiais e nodulares). A TFD pode ser altamente efetiva, e a estética é em geral superior às terapias-padrão existentes.

4. Radioterapia – A radioterapia é primariamente usada em pacientes com mais de 60 anos ou que não são candidatos adequados para a cirurgia. A radioterapia também é usada de modo pós-operatório para tumores agressivos ou onde se observa a disseminação perineural. Como esta terapia é cara e requer frequentes visitas subsequentes, ela muitas vezes não é uma opção para pacientes idosos com um sistema de suporte limitado. As taxas de controle para carcinoma basocelular e de célula escamosa geralmente são registradas, sendo maiores que 90%, e a incidência de recidiva pós-terapia cresce com o aumento do tamanho tumoral. O uso recente do feixe de elétron e de técnicas mais sofisticadas usadas para modelar os campos de tratamento têm melhorado as taxas de cura e reduzido o número de complicações. Os resultados estéticos de longo prazo podem ser insatisfatórios, e as complicações de necrose tecidual, condrite e osteorradionecrose podem ocorrer. Devido ao risco de crescimento maligno induzido por radiação que pode ocorrer posteriormente, a radiação não é recomendada como modalidade de tratamento primária para pacientes com menos de 50 anos de idade.

B. Medidas cirúrgicas

As técnicas cirúrgicas para o tratamento do câncer de pele não melanoma incluem curetagem e dessecação, excisão local simples ou ampla e cirurgia micrográfica de Mohs.

1. Curetagem e dessecação – Os dermatologistas executam a curetagem e a dessecação com mais frequência para áreas pequenas, bem definidas, previamente não tratadas de carcinoma basocelular; este procedimento também é usado para alguns CCEs. As vantagens desta técnica são o seu baixo custo e rapidez de tratamento. A sua taxa de recorrência de 5 anos varia de 10 a 20%. As desvantagens da técnica são resultados estéticos insatisfatórios, com cicatrização hipertrófica, bem como recorrência de tumor multifocal nas cicatrizes.

2. Excisão simples – A excisão simples com margens de 5 mm é o tratamento apropriado para a maioria dos carcinomas basocelulares bem-definidos, primários. Ela também é recomendada para o CCE de baixo risco em localizações anatômicas nas quais a excisão adequada com fechamento primário pode ser atingida com um bom resultado estético. As taxas de recorrência de 5 anos de cerca de 10% podem ser esperadas. A excisão simples não é indicada para tumores que recorrem após a radiação ou tratamento cirúrgico ou para tumores de alto risco (p. ex., carcinoma basocelular esclerosante ou CCE mal diferenciado). Ela também não é indicada para câncer de pele não melanoma raro (p. ex., câncer fibro-histiocítico ou anexial).

3. Excisão local ampla – A excisão local ampla geralmente conota margens de 2 a 5 cm e é primariamente indicada para (1) CCE bem diferenciado; (2) carcinoma basocelular bem definido, amplo, nodular-ulcerativo e (3) sarcomas, como o angiossarcoma e o histiocitoma fibroso maligno.

4. Cirurgia micrográfica de Mohs – A cirurgia micrográfica de Mohs é uma técnica na qual margens cirúrgicas precisas são obtidas por meio do uso de secções por congelamento horizontal invertido em conjunto com o mapeamento do tumor. A saliência do tumor é excisada ou raspada, e o perímetro circundante é excisado ao redor e profundamente ao defeito do tumor. O disco de tecido resultante é então separado em quadrantes individuais e ligado para orientação, produzindo um mapa do tumor que é codificado com cores para representar as bordas com tinta. Histotecnólogos especialmente treinados na técnica montam as secções, que são invertidas e congeladas de –30ºC a –50ºC. As secções congeladas são obtidas, mostrando a base em continuidade com a epiderme. As lâminas são coradas e microscopicamente examinadas e as localizações tumorais são graficamente observadas no mapa. As margens adicionais são então criadas da mesma maneira, mas somente nas áreas positivas para um tumor. Este processo é repetido até que todas as margens sejam negativas para uma neoplasia. O processo pode ser intensificado usando colorações seletivas rápidas. Alguns centros realizam secções horizontais fixadas com formalina (1) nas margens finais que são mostradas como negativas pelo congelamento, (2) onde a histologia tumoral é sutil e (3) onde a recorrência tumoral poderia ser catastrófica. Estes centros convertem bloqueios de tecido selecionados obtidos como margens congeladas em lâminas fixadas com parafina-formalina usando as mesmas técnicas de corte de tecido invertidas e o mapeamento tumoral para garantir margens verdadeiras negativas finais nos casos difíceis.

Uma vantagem da cirurgia micrográfica de Mohs é o seu potencial de atingir as mais altas taxas de controle registradas para o câncer de pele não melanoma enquanto conserva ao máximo o tecido adjacente normal. O controle de margem cirúrgico preciso usado na cirurgia micrográfica de Mohs tem substituído em grande parte a excisão local ampla para a maior parte do câncer de pele não melanoma; o uso de um tamanho de margem arbitrário com excisão local ampla não beneficia o resultado para a maioria dos cânceres de pele. As taxas de cura globais usando cirurgia micrográfica de Mohs são de 99% para o carcinoma basocelular primário, 96% para o carcinoma basocelular recorrente e 98% para o CCE primário. A cirurgia micrográfica de Mohs é o tratamento de escolha para o carcinoma basocelular esclerosante ou recorrente, CCE grande ou mal diferenciado e a maioria dos casos de câncer fibro-histiocítico ou anexial. As desvantagens desta técnica são seu alto custo, falta de disponibilidade e longo tempo de procedimento.

Braathen LR, Szeimies RM, Basset-Seguin N, Bissonnette R, Foley P, Pariser D, Roelandts R, Wennberg AM, Morton CA; International Society for Photodynamic Therapy in Dermatology. Guidelines on the use of photodynamic therapy for nonmelanoma skin cancer: an international consensus. International Society for Photodynamic Therapy in Dermatology, 2005. *J Am Acad Dermatol* 2007 Jan;56(1):125–143. [PMID 17190630]. (Literature review and up to date recommendations on use of topical photodynamic therapy for selected NMSC.)

Cumberland L, Dana A, Liegeois N. Mohs micrographic surgery for the management of nonmelanoma skin cancers. *Facial Plast Surg Clin North Am* 2009 Aug;17(3):325–335. Review. [PMID:19698914] [PubMed—indexed for MEDLINE]. (Recent concise review of indications, advantages and limitations of Mohs Micrographic Surgery for nonmelanoma skin cancers.)

Lee DA, Miller SJ. Nonmelanoma skin cancer. *Facial Plast Surg Clin North Am* 2009 Aug;17(3):309–324. Review [PMID: 19698913] [PubMed—indexed for MEDLINE]. (Comprehensive review of evaluation and management of NMSC based on most recent guidelines from National Comprehensive Cancer Network.)

Love WE, Bernhard JD, Bordeaux JS. Topical imiquimod or fluorouracil therapy for basal and squamous cell carcinoma: a systematic review. *Arch Dermatol* 2009 Dec;145(12):1431–1438. [PMID 20026854]. (Evidence based literature review on use of topical imiquimod and fluorouracil for superficial basal cell carcinoma and in-situ squamous cell carcinomas of the skin.)

Mendenhall WM, Amdur RJ, Hinerman RW, Cognetta AB, Mendenhall NP. Radiotherapy for cutaneous squamous and basal cell carcinomas of the head and neck. *Laryngoscope* 2009 Oct;119(10):1994–1999. Review [PMID: 19688856] [PubMed—indexed for MEDLINE]. Related articles. (Review of the literature and discussion on both primary and postoperative treatment of selected skin cancers of the head and neck.)

Tillman DK Jr, Carroll MT. Topical imiquimod therapy for basal and squamous cell carcinomas: a clinical experience. *Cutis* 2007 Mar;79(3):241–248 [PMID 17674590] [PubMed—indexed for MEDLINE]. (Review of treatment of selected patients with common NMSC using topical imiquimod instead of surgery.)

Wang Y, Wells W, Waldron J. Indications and outcomes of radiation therapy for skin cancer of the head and neck. *Clin Plast Surg* 2009 Jul;36(3):335–344. Review. [PMID: 19505606] [PubMed—indexed for MEDLINE]. Related articles. (Review of indications for radiotherapy in head and neck skin cancers with selected case examples.)

CARCINOMA BASOCELULAR

O carcinoma basocelular é o câncer mais comum visto nos adultos. Historicamente, o carcinoma basocelular tem sido considerado mais comum em pessoas com mais de 60 anos, mas a incidência aumentada em pacientes mais jovens tem sido observada e pode estar relacionada com uma diminuição na camada de ozônio, bem como com o uso de bronzeamento artificial. O carcinoma basocelular ocorre predominantemente na pele com pelos, e a maioria dos tumores surge na face, na cabeça e no pescoço. Não são conhecidas lesões precursoras. Além da radiação UV, um aumento na incidência de carcinoma basocelular tem sido observada em pacientes expostos a arsênico ou a inseticidas e em locais de vacinação prévia e cicatrizes de queimadura. Locais múltiplos de carcinoma basocelular podem se desenvolver em idade precoce em pacientes com síndrome do nevo basocelular, xeroderma pigmentoso, síndromes de Rombo e Bazex e nevos sebáceos.

Se não tratado ou recorrente, o carcinoma basocelular pode produzir destruição local clinicamente significativa e morbidade estética e funcional. O comportamento metastático, contudo, embora raro (sua taxa de ocorrência é de menor que 0,025%), ocorre com mais frequência em pacientes com câncer que é negligenciado durante muitos anos, que têm tumores grandes ou recorrentes, que são imunossuprimidos ou nos quais os tumores foram previamente irradiados. As metástases geralmente afetam o osso ou o pulmão. Os carcinomas basocelulares localmente avançados, não ressecados ou com metástase foram recentemente considerados respondendo a uma pequena molécula nova (GDC 0449) que inibe a assinalação sustentada na trajetória *Hedgehog* sônica, essencial para o crescimento dos carcinomas basocelulares.

O carcinoma basocelular surge dos queratinócitos da epiderme e das estruturas anexas e pode se estender como ninhos superficiais, pregas ou filamentos cercados pela membrana ou estroma de base. Esses tumores, em geral, crescem lentamente, disseminam-se por extensão local direta e transportam o componente do estroma com eles. Alguns tumores são altamente neurotrópicos e disseminados via nervos superficiais, um fenômeno que pode resultar em área de "saltos" locais com margens falso-negativas. Áreas anatômicas particularmente perigosas são "planos de fusão embrionária" como aqueles encontrados no sulco nasofacial, no canto medial e nas áreas pré e retro auricular: nessas áreas, uma neoplasia pode proliferar profundamente antes de se tornar clinicamente aparente.

Minimizar a exposição ao sol do meio-dia é a maneira mais importante e efetiva para reduzir o risco de desenvolver carcinoma basocelular durante a vida. Esta prática pode incluir o uso de roupas opacas e chapéus (em particular, material de náilon e microfibra), bem como óculos de sol próprios para bloquear a radiação UV-A e UV-B. Embora a eficácia dos protetores solares na prevenção da queimadura seja documentada, grandes estudos recentes parecem sugerir que o uso de um protetor solar está associado a uma redução de novos casos de CCE, mas não de carcinoma basocelular. Não foi mostrado nenhum benefício com o uso de betacaroteno oral ou tópico ou retinoides sistêmicos. O tratamento para o carcinoma basocelular pequeno, bem-definido, é a excisão simples; para lesões que são recorrentes, mal definidas ou localizadas em áreas anatômicas de alto risco, o tratamento é a excisão micrográfica de Mohs. O carcinoma basocelular é dividido com mais conveniência em quatro categorias básicas com base na aparência clínica, no comportamento tumoral e nas diferenças histológicas entre os subtipos:

1. Carcinoma basocelular superficial
2. Carcinoma basocelular ulcerativo, nodular
3. Carcinoma basocelular esclerosante ou morfeia
4. Carcinoma basocelular basoescamoso (ceratótico ou metatípico)

Estas categorias sobrepõem-se consideravelmente e alguns tumores possuem aspectos de mais de um subtipo.

1. Carcinoma basocelular superficial

Histologicamente, no carcinoma superficial multicêntrico basal, as células basaloides se proliferam para baixo na junção da epiderme e da derme. Esse aspecto também pode ser encontrado na pele adjacente clinicamente normal. Clinicamente, esta condição muitas vezes se apresenta como placas escamosas, eritematosas que podem ser pruríticas, com sangue e parecer quase psoriáticas ou eczematoides. Tais placas podem ser difíceis de distinguir da doença de Bowen clinicamente e as bordas podem ser bem-definidas ou indistintas.

O tratamento prévio com crioterapia, agentes tópicos, curetagem e dessecação e outros métodos pode conferir a este campo mudança multifocal e descontínua, levando a altas taxas de recorrência com a remoção cirúrgica. O carcinoma basocelular superficial é de crescimento muito lento e não é agressivo, mas pode afetar grandes áreas da pele. Devido a esta característica, casos selecionados podem inicialmente ser tratados com um agente tópico, como o fluorouracil 5% ou imiquimode 5%. Embora a maioria destas lesões possa ser curada por meio desses esquemas, muitos pacientes não toleram a dor e a descamação associada ao tratamento tópico. O acompanhamento cuidadoso e uma nova biópsia são indicados se uma resposta clínica completa não for obtida. Embora efetiva, a crioterapia pode erraticamente destruir lesões e produzir cicatrizes densas com um tumor escondido. A terapia fotodinâmica tem se mostrado efetiva; a maior série foi registrada na Europa. Curetagem e dessecação, radiação ou cirurgia micrográfica de Mohs são usadas quando os esquemas tópicos falham ou em áreas em que os esquemas conservadores não são tolerados (p. ex., pálpebras ou lábios).

2. Carcinoma basocelular ulcerativo, nodular

Histologicamente, os tumores do carcinoma basocelular ulcerativo, nodular, mostram massas sólidas de células basais malignas com citoplasma limitado e cercamento periférico dos núcleos, proliferando com um estroma de tecido conectivo associado. Existe uma variedade de subtipos histológicos dentro desta categoria, e neoplasias negligenciadas podem ter filamentos micronodulares ou aspectos esclerosantes na periferia da lesão.

Clinicamente, os tumores são em geral nódulos discretos, indolores, bem definidos que podem estar centralmente ulcerados com uma borda periférica, cerosa, telangiectásica. As neoplasias nodulares pequenas de carcinoma basocelular devem ser distinguidas de erupções acneiformes e de lesões cutâneas benignas comuns, como nevos, ou lesões cutâneas granulomatosas. Lesões ulcerativas, nodulares, de carcinoma basocelular possuem um baixo risco, a menos que persistam por um longo tempo ou estejam localizadas em áreas anatômicas de alto risco. Se não tratadas ou recorrentes, estas lesões podem se tornar muito grandes e clinicamente mais agressivas, impondo consideráveis desafios para a remoção adequada do tumor e reconstrução.

O tratamento para as lesões é ditado pela idade do paciente e pelas expectativas estéticas, por problemas médicos associados, pela localização anatômica e pelo tamanho do neoplasia e se a lesão é primária ou recorreu após tratamento anterior. A curetagem e dessecação podem ser apropriadas para carcinoma basocelular pequeno, mas a recorrência é comum e as cicatrizes geralmente são hipopigmentadas e conspícuas. A excisão simples com margens de 5 mm é o tratamento apropriado para lesões com menos de 1 cm localizadas em áreas anatômicas de baixo risco (i.e., onde o fechamento cirúrgico é possível sem o uso de retalho ou enxerto). A cirurgia micrográfica de Mohs é ideal para otimizar a conservação do tecido normal enquanto atinge as mais altas taxas de controle tumoral. Ela é a técnica de escolha para neoplasias que recorrem após o tratamento prévio ou onde a reconstrução com retalho ou enxerto de pele é antecipada. A radioterapia para estes tumores é efetiva, mas as taxas de recorrência com essa terapia são mais altas do que com a cirurgia micrográfica de Mohs. Os resultados estéticos podem ser ruins com o tempo e podem ocorrer tumores subsequentes induzidos por radiação.

3. Carcinoma basocelular esclerosante

No carcinoma basocelular esclerosante, ou morfeia, o exame histológico pode mostrar filamentos tumorais finos, filamentosos, que se estendem em todas as direções. Esses filamentos são responsáveis por altas taxas de recorrência tumoral. Clinicamente, as lesões se apresentam como placas branco-amareladas, telangiectásicas, endurecidas e com margens mal definidas. O estroma denso associado com a neoplasia confere a ele uma aparência esclerótica e com o passar do tempo pode sofrer ulceração. Embora muitos pacientes tenham as lesões por longos períodos, alguns tumores têm um padrão de crescimento mais agressivo e um tecido adjacente aparentemente normal de ampla infiltração, resultando em grandes defeitos cirúrgicos e em considerável morbidade.

Em geral, o carcinoma basocelular com aspectos esclerosantes deve ser tratado com cirurgia micrográfica de Mohs. A radiação pode ser apropriada para pacientes que não são candidatos adequados para a cirurgia; contudo, as taxas de recorrência são mais altas com este modo de tratamento e produzem resultados esteticamente ruins. Para minimizar o risco de recorrência tumoral, o que pode ser catastrófico em locais como o canto medial, a cirurgia micrográfica de Mohs seguida por radiação é o tratamento necessário para neoplasias mostrando disseminação perineural.

4. Carcinoma basocelular basoescamoso

O carcinoma basocelular ceratótico (basoescamoso ou metatípico) representa um carcinoma basocelular verdadeiro e é caracterizado por diferenciação escamosa e ceratinização. Clinicamente, esses tumores podem ser localmente agressivos e podem, às vezes, sofrer metástase, em particular, se forem grandes ou recorrentes. Os tumores podem parecer similares ao carcinoma basocelular nodular e ser confundidos clinicamente com o CCE, com lesões fibro-histiocíticas ou com tumores anexiais. O tratamento para esta forma de carcinoma basocelular é a cirurgia micrográfica de Mohs ou ampla excisão local. A radioterapia é efetiva, porém produz taxas de recorrência mais altas do que para a cirurgia micrográfica de Mohs.

Rubin AI, Chen EH, Ratner D. Basal cell carcinoma. *N Engl J Med* 2005;353:2262 [PMID: 16306523]. (Concise overall review of diagnosis and treatment of basal cell carcinoma.)

Von Hoff DD, LoRusso PM, Rudin CM, Reddy JC, Yauch RL, Tibes R, Weiss GJ, Borad MJ, Hann CL, Brahmer JR, Mackey HM, Lum BL, Darbonne WC, Marsters JC Jr, de Sauvage FJ, Low JA. Inhibition of the hedgehog pathway in advanced basal-cell carcinoma. *N Engl J Med* 2009 Sep 17;361(12):1164–1172, Epub 2009 Sep 2, [PMID: 19726763] [PubMed—indexed for MEDLINE]. Related articles. (Recent review of encouraging Phase I Clinical trial results using orally active small molecule GDC-0449 for patients with locally advanced or metastatic basal cell carcinoma.)

CARCINOMA DE CÉLULA ESCAMOSA

As lesões do carcinoma de célula escamosa (CCE) – o segundo câncer de pele mais comum – têm uma epidemiologia e uma distribuição anatômica similares às do carcinoma basal. Os pacientes com CCE podem apresentar nódulos ceratóticos, placas granulares ou nódulos ulcerativos, que podem ou não ser dolorosos. As condições de predisposição comuns para o CCE da face, da cabeça e do pescoço são cicatrizes por queimadura de radiação prévia, ou tratos do seio da face de longa duração, uma história de psoralenos e fototerapia UV-A e imunossupressão. O risco de recorrência local, metástase ou ambas é aumentado por múltiplos fatores e por cada um dos seguintes aspectos:

O tamanho e a profundidade da invasão: tumores com uma profundidade de 6 mm ou mais ou um diâmetro de 2 cm ou mais.

A localização do lábio (especialmente próximo à comissura), orelha e septo nasal.

O grau de diferenciação; o risco de recorrência local e doença metastática em geral é inversamente proporcional ao grau de diferenciação.

A rapidez de crescimento (exceto para pacientes com tumores ceratoacantomatosos), em que uma história de rápido crescimento entre os diagnósticos e o tempo do tratamento é um sinal prognóstico insatisfatório.

A recorrência após tratamentos anteriores; uma recorrência subsequente está associada a um alto risco de recorrência local e de doença metastática.

Disseminação perineural, que carrega um prognóstico particularmente ruim e pode ser sugerido por prurido intenso, dor, hipoestesia ou (raramente) paralisia.

Imunossupressão em pacientes com CCE, como um resultado da doença crônica (p. ex., leucemia linfocítica crônica) ou fármacos (p. ex., ciclosporina, azatioprina). Essa imunossupressão está associada a um aumento no número de lesões com o tempo de exposição, e muitas lesões podem se desenvolver em sincronia a um alto risco cumulativo de metástases e a um prognóstico muito ruim. A maioria destes pacientes pode se apresentar com papilomavírus humano.

O CCE pode ser precedido por lesões precursoras, como a ceratose actínica (mais comumente) ou doença de Bowen (i.e., CCE *in situ*). Um exame histológico das ceratoses actínicas mostra neoplasias superficiais consistindo em proliferação epidérmica definida de ceratinócitos anormais. Em um número estimado por ano de 1% de pacientes afetados, as ceratoses actínicas podem evoluir para CCE. Clinicamente, as lesões são pequenas, escamosas, brancas, vermelhas ou ocasionalmente crostas ceratóticas pigmentadas com uma base friável. O tratamento consiste em crioterapia com nitrogênio líquido, curetagem e dessecação, 5-FU tópico ou excisão simples.

1. Carcinoma de célula escamosa *in situ* (doença de Bowen)

A doença de Bowen (i.e., CCE intraepidérmico ou CCE *in situ*) aparece histologicamente como células escamosas com acantose e núcleos grandes, hipercromáticos, que se proliferam radialmente junto da epiderme. A ceratinização celular individual pode estar presente, e a membrana basal é preservada. A doença de Bowen geralmente ocorre em áreas expostas ao sol; sua ocorrência em áreas não expostas à luz solar esteve ligada à exposição ao arsênico. Se deixada sem tratamento, uma pequena porcentagem (talvez, 5%) de lesões se desenvolverão em CCE invasivo.

Em geral, as lesões se apresentam como placas superficiais eritematosas com bordas irregulares, variavelmente definidas e podem ser confundidas com o carcinoma basocelular superficial, psoríase ou eczema. O endurecimento pode indicar um CCE invasivo.

Se os resultados da biópsia não mostrarem invasão e se a lesão ocorrer em uma área adequada, o tratamento tópico pode ser inicialmente administrado. Uma preparação de 0,025% de gel de tretinoína em conjunto com 5% de 5-FU é usada por 4 a 6 semanas. A aplicação diária de creme de imiquimode, 5%, por 16 semanas, mostrou-se recentemente como um esquema seguro e muito efetivo para o tratamento da doença de Bowen.

Os excelentes resultados a curto prazo também foram registrados com terapia fotodinâmica e *laser*. A cirurgia micrográfica de Mohs é recomendada para o tratamento de lesões localizadas em áreas anatômicas como as pálpebras, os lábios e outras áreas nas quais os agentes tópicos não são adequados ou quando o tratamento conservador não funciona.

Patel GK, Goodwin R, Chawla M, Laidler P, Price PE, Finlay AY, Motley RJ. Imiquimod 5% cream monotherapy for cutaneous squamous cell carcinoma in situ (Bowen's disease): a randomized, double-blind, placebo-controlled trial. *J Am Acad Dermatol* 2006;54(6):1025 [PMID: 16713457]. (Controlled trial demonstrating that patients with cutaneous squamous cell carcinoma in situ receiving topical and allowed 5% cream as monotherapy experienced a high degree of clinical benefit compared with placebo.)

2. Ceratoacantoma

O CCE pode ser classificado como tumores bem-diferenciados ou pobremente diferenciados que variam quanto aos seus aspectos histológicos e ao seu comportamento clínico. Além dos tumores nestas categorias, contudo, o ceratoacantoma deve ser mencionado devido às suas similaridades clínicas e histológicas ao CCE. Alguns patologistas o consideram um CCE de baixo grau.

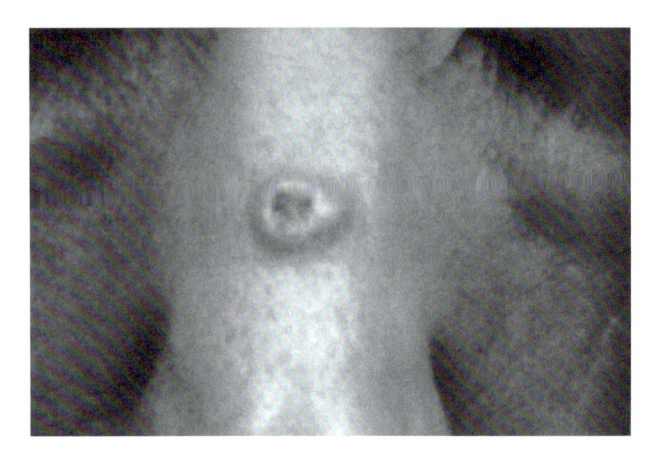

▲ **Figura 9-2** Uma lesão de ceratoacantoma mostra a cratera central preenchida com um tampão de ceratina. (Foto de Jeffrey Schneider, MD.)

Uma biópsia das neoplasias ceratoacantomatosas mostra aspectos histológicos que podem ser indistinguíveis daqueles do CCE, com exceção da ausência de antígeno de membrana epitelial. Para excluir um diagnóstico de CCE invasivo, o espécime da biópsia deve incluir a junção tumoral e o tecido normal adjacente. Uma secção transversal do tumor mostra um núcleo ceratinoso central, um lábio epidérmico e ceratinócitos vítreos com numerosas mitoses na fase proliferativa e poucas mitoses na fase de resolução.

O ceratoacantoma geralmente é considerado uma lesão benigna, mas é caracterizado pelo crescimento explosivo na fase proliferativa, que dura de 2 a 4 semanas e está associado a uma cratera central preenchida com um tampão de ceratina (Figura 9-2). Os tumores podem crescer a um tamanho grande e então maturar durante semanas a meses; eles geralmente se resolvem se deixados sem tratamento. Testes especiais para distinguir ceratoacantoma do CCE invasivo incluem coloração de citoceratina e antígeno de membrana epitelial. Os tumores considerados clinicamente um ceratoacantoma óbvio ou que são confirmados pela biópsia frequentemente respondem à administração intralesional de 5-FU ou metotrexato. As lesões maiores ou aquelas que não respondem aos agentes intralesionais devem ser excisadas, e a radioterapia pode ser usada em pacientes que não são candidatos aptos à cirurgia.

3. Carcinoma de célula escamosa bem diferenciado

No CCE bem diferenciado, o exame microscópico mostra células escamosas grandes, malignas, que se proliferam inferiormente, a partir da epiderme, como ninhos ou cordões. As pontes intercelulares são observadas e as pérolas de ceratina são vistas com frequência; a inflamação peritumoral também pode estar presente. Estas colorações tumorais são positivas para citoceratinas. A inativação do gene supressor tumoral *TP 53* parece estar envolvida nas ceratoses actínicas e no CCE. As lesões primárias com bordas bem-definidas são mais bem tratadas por excisão simples e fechamento primário. Os tumores recorrentes ou aqueles que ocorrem em pacientes imunossuprimidos devem ser removidos usando controle de margem de congelamento, preferivelmente com cirurgia micrográfica de Mohs. A radioterapia também é efetiva.

4. Carcinoma de célula escamosa mal diferenciado

No CCE, a extensão da diferenciação celular é diretamente proporcional à quantidade de ceratina e pontes intercelulares: Quanto menor a diferenciação, menos ceratina e pontes intercelulares estão presentes. Nos tumores anaplásicos, não existem ceratina ou pontes intercelulares, e as células individuais são acentuadamente atípicas com mitoses aumentadas. As colorações imunoistoquímicas ou microscopia por elétron podem ser necessárias para distinguir o CCE mal diferenciado do melanoma, fibroxantoma ou outras neoplasias mal diferenciadas. O CCE desdiferenciado pode aparecer como placas granulares, nódulos de crescimento rápido ou áreas de ulceração. As metástases distantes ocorrem, mas geralmente são precedidas por doença nodal; às vezes, os tumores que se originam no pulmão se apresentam como metástases cutâneas. Os pacientes devem ser cuidadosamente examinados para adenopatia regional e ter um raio X torácico. Outros testes, incluindo exames de imagem para detectar nódulos ocultos, podem ser indicados, em especial em pacientes imunocomprometidos.

No CCE mal diferenciado, o tratamento dos tumores primários é cirúrgico; de modo ideal, o controle de margem de congelamento deve ser usado (como na cirurgia micrográfica de Mohs) ou pelo menos margens de 1 cm. Se possível os defeitos devem ser fechados sem retalho. Os tumores que recorrem após a cirurgia ou após a radiação devem ser excisados com cirurgia micrográfica de Mohs. A radioterapia pós-operatória no leito tumoral e nos linfonodos regionais é indicada para tumores com mais de 2 cm, para a invasão perineural ou para tumores que ocorrem em pacientes imunocomprometidos. A dissecção do pescoço é indicada para a adenopatia detectada clinicamente ou por imagem; a biópsia do linfonodo sentinela se mostrou possível, mas permanece sob investigação.

CÂNCER DE PELE NÃO MELANOMA RARO

O câncer de pele não melanoma raro inclui três tipos de tumores fibro-histiocíticos: (1) fibroxantoma atípico, (2) dermatofibrossarcoma protuberante e (3) histiocitoma fibroso maligno. O câncer de pele não melanoma raro também inclui cânceres anexiais.

1. Fibroxantoma atípico

O fibroxantoma atípico é um tumor relativamente comum tido como representante de uma forma superficial de uma lesão maligna de baixo grau. O exame histológico do tumor mostra neoplasias celulares de fuso densamente celular na junção dermoepidérmica, células pleomórficas, histiocíticas, células gigantes com núcleos bizarros e células fusiformes fibroblásticas. Por definição, estes tumores não se estendem para o músculo subjacente ou para a fáscia. A partir de uma perspectiva histológica, o diagnóstico diferencial inclui carcinoma de célula fusiforme, histiocitoma fibroso maligno e melanoma. Corantes especiais são frequentemente necessários para confirmar o diagnóstico.

O fibroxantoma atípico geralmente aparece como placas planas com pigmento variando de amarelo para avermelhado e marrom em áreas de pele danificada pelo sol; o tumor pode crescer rapidamente. Os tumores classificados como fibroxantoma atípico podem recorrer localmente se a excisão for inadequada e raramente sofrer metástase. As lesões que invadem o músculo e a fáscia devem ser consideradas histiocitoma fibroso maligno. O tratamento para o fibroxantoma atípico é a excisão, usando de maneira ideal a cirurgia micrográfica de Mohs para minimizar a recorrência local.

2. Dermatofibrossarcoma protuberante

O dermatofibrossarcoma protuberante é um tumor de crescimento lento, fibroso, que se origina na derme, é localmente invasivo e às vezes sofre metástase. O exame histológico mostra células fusiformes comprimidas com infiltração difusa na derme e gordura subcutânea, bem como (raramente) nas estruturas mais profundas. A expressão do antígeno CD34 é positiva e a expressão de s100 é negativa. Em pacientes mais jovens, o dermatofibrossarcoma protuberante geralmente se apresenta como uma placa levantada que pode parecer similar a um queloide em alguns pacientes (Figura 9-3). Uma avaliação de estadiamento inicial, incluindo um raio X torácico e possivelmente um exame de TC, é indicada porque estes tumores ocasionalmente sofrem metástase.

Embora a excisão local ampla tenha sido há bastante tempo defendida como um tratamento para o dermatofibrossarcoma protuberante, a recorrência local da doença ainda ocorre, mesmo quando margens de 3 cm são usadas. A evidência aumentada na literatura médica mostra que a excisão usando cirurgia micrográfica de Mohs junto com cortes de parafina fornece as mais altas taxas de controle local; nesta técnica, a ferida é fechada somente após os cortes congelados e de parafina não mostrarem tumor. A dissecção nodal profilática não é indicada para o tratamento do dermatofibrossarcoma protuberante, porque os tumores não se disseminam para os linfonodos locais. A radioterapia não deve ser adicionada no pós-operatório no qual a recorrência local seria catastrófica, mas esta terapia geralmente não é usada como modalidade de tratamento primário. Os pacientes devem ser observados em intervalos frequentes para a detecção inicial da recorrência tumoral local. A terapia por imatinib neoadjuvante recentemente se obteve êxito na melhora dos resultados quando usada para o dermatofibrossarcoma protuberante localmente avançado ou recorrente.

3. Histiocitoma fibroso maligno

O histiocitoma fibroso maligno é predominantemente um tumor de adultos e raramente ocorre na cabeça e no pescoço. O

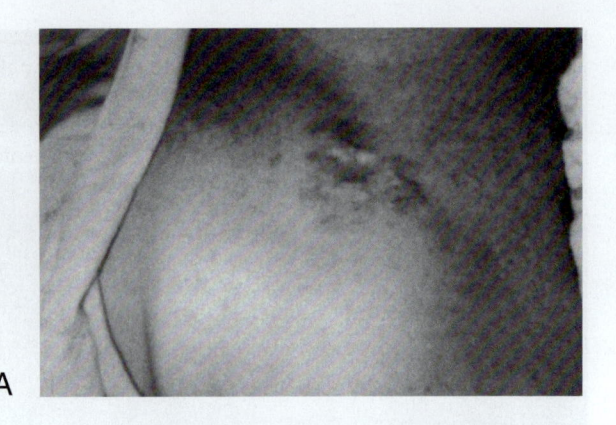

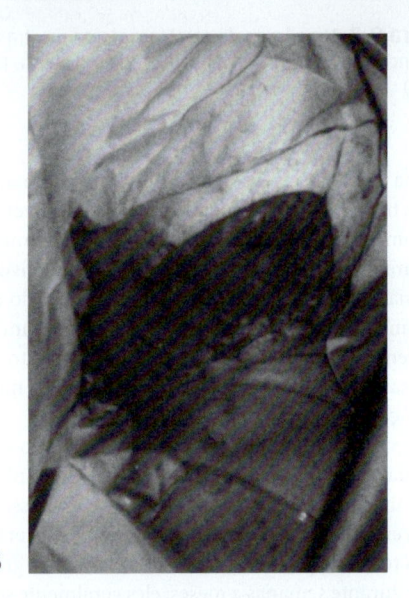

▲ **Figura 9-3** (**A**) Uma lesão pré-operatória de dermatofibrossarcoma protuberante e (**B**) um defeito pós-operatório.

termo define um espectro de tumores celulares que podem se assemelhar ao fibroxantoma atípico ou ao dermatofibrossarcoma protuberante (quando bem diferenciado ou superficial) ou pode parecer como um fibrossarcoma mal diferenciado, profundamente invasivo. A neoplasia é considerada sendo de origem fibroblástica e parece ser mais comum em áreas previamente irradiadas. Existem vários subtipos gerais, incluindo formas entrelaçadas pleomórficas, mixoides, células gigantes, inflamatórias e angiomatoide; um tumor simples pode conter áreas separadas com aspectos de cada subtipo.

Clinicamente, os tumores podem parecer como placas elevadas ou nódulos e bordas cirúrgicas podem ser mal definidas devido à natureza infiltrativa difusa do tumor. Os tumores de crescimento rápido podem se apresentar com hemorragia e necrose. O prognóstico para lesões da cabeça e do pescoço está geralmente relacionado com a profundidade da invasão, com o grau do tumor e com o tamanho do tumor no diagnóstico. Os tumores que invadem o músculo ou a fáscia têm altas taxas de recorrência local e metástases, ao passo que os tumores superficiais confinados à subcútis têm um prognóstico favorável. O diagnóstico diferencial inclui outros tumores fibro-histiocíticos e sarcomas, doença de Hodgkin e carcinoma pleomórfico. A distinção entre estas condições e o histiocitoma fibroso maligno pode requerer coloração imuno-histoquímica.

Os pacientes devem se submeter ao estadiamento inicial, incluindo exames de TC do tórax, cabeça e pescoço, bem como uma avaliação de um oncologista. A excisão ampla com margens de 3 a 5 cm incluindo fáscia é geralmente recomendada. A cirurgia micrográfica de Mohs com congelamento e parafina pode ser valiosa para tumores de cabeça e pescoço atingirem taxas de controle local (ou mais alta) comparáveis e possivelmente defeito de tamanho menor; não existem as comparações dos resultados de longo prazo devido à raridade da neoplasia. As metástases linfonodais são incomuns; assim, a dissecção do pescoço não é indicada. A radiação pós-operatória pode reduzir a probabilidade de recorrência local.

4. Tumores anexiais

Tumores anexiais – crescimentos malignos cutâneos provenientes das estruturas anexiais – são o tipo mais raro de câncer de pele e vários tipos são altamente malignos. Somente os tumores mais comuns neste grupo, a saber, cistos triquilêmicos proliferantes, carcinoma anexo microcístico, carcinoma da célula de Merkel e carcinoma sebáceo, são revisados aqui.

▶ Classificação

A. Cistos triquilêmicos proliferantes

Os cistos ou tumores triquilêmicos proliferantes são geralmente compostos de lóbulos proliferantes de epitélio escamoso com sujeira ceratinosa central e são agudamente separados do tecido circundante normal. Ocorrem variantes malignas e são geralmente caracterizadas pelo crescimento rápido súbito, bem como por uma invasão, ou erosão das estruturas subjacentes. Metástases regionais, bem como distantes, com transformação para CCE invasivo, foram registradas. Alguns patologistas consideram todos os cistos triquilêmicos proliferantes como CCE de baixo grau. Os tumores geralmente ocorrem isolados no escalpo em mulheres mais velhas como nódulos ou cistos subcutâneos e com frequência são confundidos com um cisto sebáceo ou cisto de inclusão. A transformação maligna pode ser precedida por crescimento rápido, necrose e ulceração. O tratamento é a excisão simples; as variantes malignas são tratadas como o CCE.

B. Carcinoma anexial microcístico

O carcinoma anexial microcístico (também chamado de carcinoma do ducto sudoríparo esclerosado) possui aspectos microscópicos que consistem em ceratinócitos basaloides, cistos de chifre e folículos capilares abortivos do estroma desmoplásico.

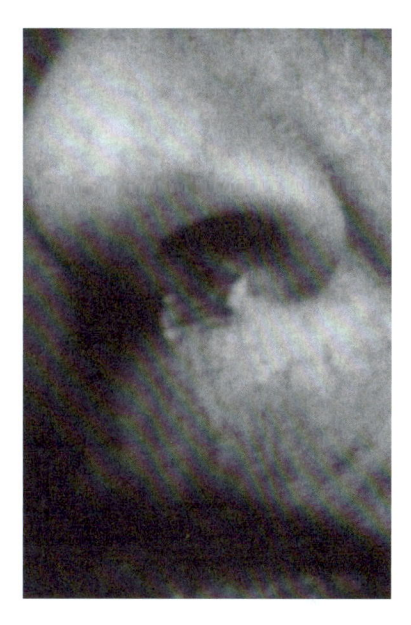

▲ **Figura 9-4** Uma lesão tamponada do carcinoma anexial microcístico.

A invasão perineural ocorre com frequência; estes tumores crescem agressivamente com infiltração extensa além das margens clínicas aparentes, e as taxas de recorrência local são altas. Não ocorre disseminação nodal, e as metástases distais não foram registradas. Clinicamente, o carcinoma anexial microcístico em geral se apresenta como uma pápula endurecida na região do terço médio da face (Figura 9-4) e pode ser confundido com tricoepitelioma ou carcinoma basocelular. Uma biópsia profunda pode ser necessária para fazer o diagnóstico.

O tratamento é a excisão cirúrgica, e a cirurgia micrográfica de Mohs aparentemente fornece um controle local ideal devido à capacidade de empregar os filamentos tumorais imprevisíveis nas margens (Figura 9-5). O papel da radioterapia para o carcinoma anexial microcístico permanece obscuro.

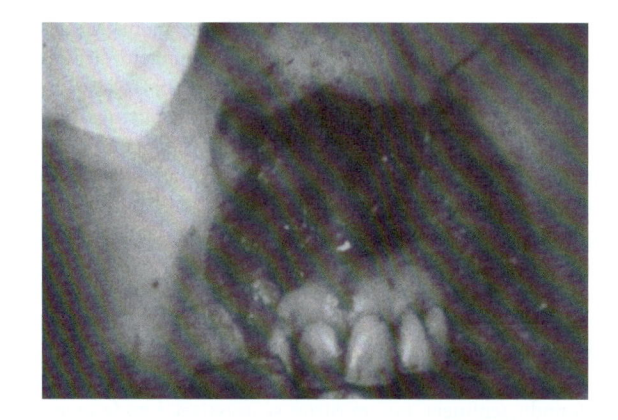

▲ **Figura 9-5** Aparência intraoperatória do defeito de Mohs.

C. Carcinoma da célula de Merkel

O carcinoma da célula de Merkel é um câncer de pele raro, muito agressivo, que provavelmente tem origem neuroendócrina. O exame histológico mostra células de tamanho pequeno a médio com citoplasma escasso que se origina na camada basal. Estas células se proliferam como cordões e contêm grânulos neuroendócrinos. Colorações especiais ou microscopia por elétron podem ser necessárias para distinguir o carcinoma da célula de Merkel do linfoma de célula pequena ou câncer de célula em grão de aveia com metástase. Grandes tumores consistindo em pequenas células com numerosas mitoses (10 por campo de alta potência) têm o prognóstico mais negativo. A radiação ultravioleta esteve implicada como causadora do carcinoma da célula de Merkel, que ocorre com mais frequência em pacientes que receberam tratamento com UV-A psoraleno. *O carcinoma da célula de Merkel recentemente esteve associado à infecção por papilomavírus humano (MCPyV).*

Clinicamente, o carcinoma da célula de Merkel se apresenta como um nódulo indolor, brando, na cabeça e no pescoço de indivíduos idosos; em geral ele é de cor rosa à púrpura, mas pode parecer cístico. As metástases linfonodais podem ser encontradas em até 15% dos pacientes na apresentação inicial e subsequentemente se desenvolver em mais de 50% dos casos. As metástases distantes ocorrem frequentemente em pacientes com doença nodal e podem se desenvolver rapidamente. A mortalidade global permanece em cerca de 50%, e os pacientes mais afetados morrem em três anos após o diagnóstico inicial. Portanto, o exame diagnóstico inicial deve incluir não apenas testes sanguíneos e exames de TC do tórax e do pescoço, mas também devem incluir tomografia por emissão de pósitrons (PET), o que pode fazer com que alguns tumores sejam novamente classificados em um estágio mais alto devido à detecção inicial da doença metastática. Quando o estadiamento é novamente classificado, as estratégias de tratamento devem ser alteradas desta maneira.

O tratamento do carcinoma da célula de Merkel deve ser planejado junto com um oncologista e geralmente consiste em uma excisão cirúrgica inicial seguida por radiação no local primário e nos linfonodos. Embora as margens de excisão de 2 cm sejam geralmente recomendadas, a relação entre margens cirúrgicas e resultado bem-sucedido é de difícil avaliação. Estudos disponíveis sugerem que, assim como a excisão do melanoma, a excisão do carcinoma da célula de Merkel, usando margens cirúrgicas maiores, necessariamente não aumentam o controle local da doença ou o resultado do tratamento. A cirurgia micrográfica de Mohs pode, portanto, ser uma escolha razoável para minimizar o tamanho do defeito (especialmente na face); estudos têm mostrado taxas de recorrência local comparáveis àquelas obtidas usando excisão local ampla. Embora os tumores da célula de Merkel sejam altamente radiossensíveis, a cirurgia seguida por radiação provavelmente atinge o controle regional com mais êxito do que a radiação ou a cirurgia isolada. Contudo, este resultado comparativo não foi refletido nas taxas de sobrevida globais.

Outras modalidades de tratamento incluem tecnologia de linfonodo sentinela, que mostrou-se acessível e pode identificar corretamente a base nodal em risco de metástase. Embora a biópsia do linfonodo sentinela em pescoços sem sinais clínicos de doença possa ajudar no estadiamento da doença e limitar a frequência de dissecção desnecessária do pescoço, a relação entre a biópsia do linfonodo sentinela e um resultado bem-sucedido é desconhecida. Por fim, a quimioterapia é efetiva como paliativo para a doença metastática, mas o papel da quimioterapia adjuvante ainda precisa ser definido.

> Gupta SG, Wang LC, Penas PF, Gellenthin M, Lee SJ, Nghiem P. Sentinel lymph node biopsy for evaluation and treatment of patients with Merkel cell carcinoma: the Dana-Farber experience and meta analysis of the literature. *Arch Dermatol* 2006;142(6):685 [PMID: 16785370]. (Sentinel lymph node biopsy detects Merkel cell carcinoma spread in one third of patients whose tumors would have otherwise been clinically and radiologically understaged and who may not have received treatment to the involved node bed.)

D. Carcinoma sebáceo

O carcinoma sebáceo, o quarto câncer de pele mais comum, é mais comum em pacientes com síndrome de Muir-Torre e em áreas anatômicas que foram previamente irradiadas. O exame histológico dos nódulos tumorais mostra lóbulos de tamanho variável de células sebáceas que contêm glóbulos de lipídeo. O carcinoma sebáceo deve ser distinguido do carcinoma basocelular com diferenciação sebácea. Os pacientes com carcinoma sebáceo apresentam tumores como nódulos na cabeça e no pescoço; a maioria dos tumores ocorre nas pálpebras. Os sintomas de irritação ocular são comuns e podem ser confundidos com blefarite ou calázia. As taxas de mortalidade aumentam com o tamanho tumoral. Cerca de 50% dos pacientes afetados com tumores maiores que 1 cm morrem; as metástases distantes ocorrem nas vísceras e no osso e a invasão orbitária pode ser mais comum nos tumores com aspectos pagetoides. A recorrência local e as metástases linfonodais são comuns. O exame diagnóstico inicial deve incluir um exame oftalmológico; RM das órbitas e do pescoço deve ser usada para descartar doença metastática oculta em tumores maiores que 6 cm.

O tratamento para o carcinoma sebáceo é a excisão cirúrgica; a cirurgia micrográfica de Mohs usando secções congeladas seguida de secções de parafina pode favorecer o controle local e a conservação do tecido. O papel da radioterapia como tratamento primário para o carcinoma sebáceo é menos claro, mas a melhora da tecnologia pode tornar este tratamento uma opção quando a excisão é contraindicada ou recusada.

> Alam M, Ratner D. Cutaneous squamous cell carcinoma. *N Engl J Med* 2001;344:975 [PMID: 11274625]. (A review of the incidence, etiology, and treatment of cutaneous squamous cell carcinoma.)
>
> Ang GC, Roenigk RK, Otley CC, Kim Phillips P, Weaver AL. More than 2 decades of treating atypical fibroxanthoma at mayo clinic: what have we learned from 91 patients? *Dermatol Surg* 2009 May;35(5):765–772, Epub 2008 Mar 23, [PMID: 19389106] [PubMed—indexed for MEDLINE]. Related articles. (Mayo Clinic retrospective review of large number of patients with AFX supports Mohs micrographic surgery as most effective modality to prevent tumor recurrences.)

Ballo MT, Zagars GK, Pollack A. The role of radiation therapy in the management of dermatofibrosarcoma protuberans. *Int J Radiat Oncol Biol Phys* 1998;40:823 [PMID: 9531366]. (Combined resection and postoperative radiation therapy should be considered for high-risk tumors.)

Chiller K, Passaro D, Schueller M, Singer M, McCalmont T, Grekin RC. Microcystic adnexal carcinoma: forty-eight cases, their treatment, and their outcome. *Arch Dermatol* 2000;136:1355 [PMID: 11074698]. (Average surgical defect size four times the clinical estimate; Mohs micrographic surgery rated superior due to the unpredictability of surgical margins.)

Clark JR, Veness MJ, Gilbert R, O'Brien CJ, Gullane PJ. Merkel cell carcinoma of the head and neck: is adjuvant radiotherapy necessary? *Head Neck* 2007 Mar;29(3):249–257 [PMID: 17163472]. (Retrospective analysis of 110 patients from 3 tertiary care centers in Canada supports combined surgery and radiotherapy to improve both locoregional control and disease free survival.)

Han A, Chen EH, Niedt G, Sherman W, Ratner D. Neoadjuvant imatinib therapy for dermatofibrosarcoma protuberans. *Arch Dermatol* 2009 Jul;145(7):792–796. [PMID: 19620561] [PubMed—indexed for MEDLINE]. Related articles. (Novel approach using neoadjuvant imatinib therapy for locally advanced or recurrent DFSP reduced tumor size at Mohs micrographic surgical excision with excellent long term tumor control.)

Jambusaria-Pahlajani A, Miller CJ, Quon H, Smith N, Klein RQ, Schmults CD. Surgical monotherapy versus surgery plus adjuvant radiotherapy in high-risk cutaneous squamous cell carcinoma: a systematic review of outcomes. *Dermatol Surg* 2009 Apr;35(4):574–585, Review [PMID: 19415791] [PubMed—indexed for MEDLINE].

(Reviews reported outcomes of surgery alone vs. surgery and radiation, and concludes current data are insufficient to identify high risk features in which radiation may be beneficial . The extent of perineural invasion appears to be important prognostic variable.)

Leibovitch I, Huilgol SC, Selva D, Lun K, Richards S, Paver R. Microcystic adnexal carcinoma: treatment with Mohs micrographic surgery. *J Am Acad Dermatol* 2005 Feb;52(2):295–300, Review [PMID: 15692477] [PubMed—indexed for MEDLINE]. (Review of all patients in Australia with MAC treated with MMS between 1993 and 2002 confirms low recurrence rate at 5 years.)

Meguerditchian AN, Wang J, Lema B, Kraybill WG, Zeitouni NC, Kane JM 3rd. Wide excision or Mohs micrographic surgery for the treatment of primary dermatofibrosarcoma protuberans. *Am J Clin Oncol* 2010 June; 33(3):300–303 [PMID: 19858696] [PubMed—as supplied by publisher]. (Multi institutional review comparing outcomes of WLE vs Mohs micrographic margins showed better long term tumor control for Mohs but longer operating times.)

Nyquist GG, Mumm C, Grau R, Crowson AN, Shurman DL, Benedetto P, Allen P, Lovelace K, Smith DW, Frieden I, Hybarger CP, Richard G. Malignant proliferating pilar tumors arising in KID syndrome: a report of two patients. *Am J Med Genet A* 2007 Apr 1;143(7):734–741 [PMID: 17330861]. (Genetic analysis of proliferating pilar tumors in two unrelated patients supports malignant transformation from proliferating pilar cysts.)

Spencer JM, Nossa R, Tse DT, Sequeira M. Sebaceous carcinoma of the eyelid treated with Mohs micrographic surgery. *J Am Acad Dermatol* 2001;44:1004 [PMID: 11369914]. (Mohs micrographic surgery results are superior to historic series of standard excision.)

Tom WD, Hybarger CP, Rasgon BM. Dermatofibrosarcoma protuberans of the head and neck: treatment with Mohs surgery using inverted horizontal paraffin sections. *Laryngoscope* 2003;113:1289 [PMID: 12897547]. (Improved outcome using addition of rush paraffin conversion of all negative frozensections before final reconstruction.)

Yu JB, Blitzblau RC, Patel SC, Decker RH, Wilson LD. Surveillance, epidemiology, and end results (SEER) database analysis of microcystic adnexal carcinoma (sclerosing sweat duct carcinoma) of the skin. *Am J Clin Oncol* 2010 Apr; 33(2):125–127 [PMID: 19675445] [PubMed—as supplied by publisher].

Zhan FQ, Packianathan VS, Zeitouni NC. Merkel cell carcinoma: a review of current advances. *J Natl Compr Canc Netw* 2009 Mar;7(3):333–339, Review, [PMID: 19401065] [PubMed—indexed for MEDLINE]. (Roswell Park Cancer Institute reviews recent advances in diagnosis, discoveries suggesting possible viral pathogenesis, and updates in multidisciplinary treatment algorithm.)

MELANOMA CUTÂNEO

▶ Considerações gerais

O melanoma maligno da pele é a terceira lesão maligna mais comum; cerca de 25% destas lesões ocorrem na cabeça e no pescoço. A incidência de melanoma cutâneo continua crescendo de maneira exponencial e atualmente aumenta a uma taxa de cerca de 5% ao ano. A taxa de mortalidade global por 100.000 pessoas continua aumentando, mas as taxas de sobrevida entre pacientes com tumores de classificação menor aumentaram, e as taxas de cura globais para melanoma excederam 90%. Um aumento na incidência e uma diminuição na mortalidade podem estar relacionados a uma maior consciência sobre o melanoma cutâneo e sua detecção e tratamento iniciais. Embora a maioria dos casos da doença seja esporádica, alguns mostram padrões familiares e podem estar associados com a síndrome do nevo displásico, que carrega um risco 100 vezes maior de desenvolvimento de melanoma cutâneo durante a vida.

Outras lesões precursoras associadas a um risco aumentado de melanoma cutâneo incluem nevos congênitos grandes e a presença de mais de 50 nevos benignos adquiridos. Existe uma forte correlação com a exposição prévia intensa ao sol. Programas ativos para prevenção e detecção inicial podem diminuir a incidência. O papel dos protetores solares na prevenção do melanoma permanece desconhecido. O melanoma da cabeça e do pescoço pode ser separado em três categorias gerais: (1) melanoma *in situ* (i.e., melanoma lentiginoso maligno); (2) melanoma de disseminação superficial e (3) melanoma nodular. Os tumores primários também são classificados usando a nomenclatura do American Joint Committee on Cancer (AJCC).

A. Melanoma *in situ*

O melanoma *in situ* é caracterizado pela proliferação de melanócitos neoplásicos atípicos na junção dermoepidérmica junto das estruturas anexiais. Um padrão de crescimento radial caracteristicamente prolongado está presente e pode durar décadas.

Por ano, aproximadamente, 0,10 a 0,25% destas lesões tornam-se melanomas invasivos. Estas lesões ocorrem na região malar, no nariz ou na têmpora em pacientes idosos. As lesões iniciais podem ser clinicamente indistinguíveis do lentigo solar. O imiquimode tópico mostrou a erradicação bem-sucedida de uma significativa porcentagem de lesões *in situ* e pode ter uma utilidade superior em pacientes idosos que não são bons candidatos à cirurgia.

B. Melanoma de disseminação superficial

O melanoma de disseminação superficial, a forma mais comum, pode evoluir durante um período de vários anos a partir de uma lesão preexistente, como um nevo, em indivíduos de meia-idade. A lesão é caracterizada histologicamente por uma fase de crescimento predominantemente radial com eventual proliferação de células malignas para a derme, bem como um crescimento progressivo que pode apresentar nódulos ou ulcerações, o que mostra o início da fase de crescimento vertical.

C. Melanoma nodular

O melanoma nodular ocorre mais comumente em crianças e representa cerca de 15% dos melanomas na idade adulta. Ele é caracterizado por invasão precoce e uma fase de crescimento vertical. As neoplasias podem ser pretas ou multicoloridas e são ocasionalmente não melanóticas. Esses tumores não mostram fase de crescimento radial e são, por definição, invasivos no momento da apresentação.

Nas lesões com suspeita de serem melanomas nodulares, deve-se fazer biópsia por punção de 3 mm de profundidade com uma margem de 2 mm. A biópsia por barbeação não deve ser realizada, porque a mensuração exata da profundidade tumoral não será possível e a informação valiosa de estadiamento não será acurada. Uma busca cuidadosa por ulceração, endurecimento do tecido circundante, lesões satélites ou em trânsito e adenopatia regional deve fazer parte do exame inicial. Os melanomas nodulares podem se tornar muito grandes e apresentam desafios cirúrgicos significativos, tanto em termos de atingir cirurgicamente um controle local quanto na reconstrução dos defeitos após a remoção.

▶ Diagnóstico

O diagnóstico clínico inicial do melanoma cutâneo requer um alto índice de suspeita com base na história familiar, nos fatores de risco e no exame físico, que deve incluir um exame para lesões satélites, a presença de ulceração e linfonodos regionais. Para distinguir as lesões benignas, pigmentadas das lesões de alto risco, a abordagem **A-B-C-D-E** para o diagnóstico clínico é útil. Esta abordagem consiste na observação de cinco critérios:

Lesões **a**ssimétricas

As **b**ordas são irregulares

A **c**or pode variar com sombras múltiplas de marrom a vermelho-escuro

Diâmetro superior a 6 mm

Lesões que **e**voluem, que mostraram crescimento ou mudança

▶ Critérios de estadiamento

A revisão do estadiamento anterior e os dados de sobrevida (Quadro 9-1 e Figura 9-6) sugerem que, além da espessura do tumor, a presença de ulceração de melanoma, metástases passageiras ou lesões satélite e quantidade de nódulos (identificado como positivos pelo exame clínico ou patológico) possui um forte valor preditivo prognóstico independente. O sistema de estadiamento do AJCC de 2001 incorporou várias mudanças relevantes à cirurgia de cabeça e pescoço. Estas mudanças se relacionam com a espessura do melanoma e a ulceração (mas não com o nível da invasão) que é usado em todas as categorias, com exceção da T1. Essencialmente, esta estratégia muda a classificação dos tumores com base em sua espessura em milímetros nos estágios II a IV ao número inteiro, com o subestágio com base na presença ou na ausência de ulceração. O sistema atual para a classificação de tumores primários e nódulos é mostrado no Quadro 9-2.

A quantidade de linfonodos metastáticos e o delineamento dos nódulos clinicamente ocultos ou microscópicos são usados na categoria "N" do sistema de classificação. As macrometástases são definidas como nódulos detectáveis de modo clínico, radiológico ou patológico ou como extensões extracapsulares nodais amplas. As micrometástases são detectadas com biópsia de linfonodo sentinela ou dissecção eletiva de nódulo.

Como resultado destas mudanças, o estadiamento global mudou (Quadro 9-3). Como resultado dos novos critérios de estadiamento, alguns pacientes qualificam-se para estratégias de tratamento atualizadas. A sétima edição mais recente das diretrizes do AJCC a ser publicada no início de 2010 também incorporará a taxa mitótica (definida como maior do que uma mitose por milímetro quadrado como um fator prognóstico adicional).

Todos os pacientes com doença de estágios I, II e III são estadiados de forma ascendente (ou estadiados para cima) quando o melanoma primário está ulcerado.

As metástases satélite ao redor do local do melanoma primário e as metástases transitórias são fundidas em uma única entidade de estadiamento agrupada na doença de estágio III.

Uma nova convenção define estadiamento clínico e patológico para incorporar a informação de estadiamento obtida do mapeamento de linfonodo intraoperatório e da biópsia de linfonodo sentinela.

Os locais de metástases distantes e a presença de um nível de desidrogenase láctica sérica (LDH) são incorporados na categoria "M".

O papel da avaliação inicial após o diagnóstico inicial está relacionado ao estágio presumido da doença. Ele tem sido questionado em lesões que medem menos que 1,0 mm, porque este exame pode produzir uma alta taxa de resultados falso-positivos e promover estudos adicionais desnecessários. Os pacientes que têm melanoma *in situ* ou doença de **estágio I** sem ulceração ou

NEOPLASIAS CUTÂNEAS MALIGNAS — CAPÍTULO 9

Quadro 9-1 Taxas de sobrevida para pacientes com melanoma, agrupados por TNM e categorias de estadiamento e de acordo com o ano do diagnóstico

Estágio patológico	TNM	Espessura (mm)	Ulceração	Nº + linfonodos	Tamanho do linfonodos	Metástases distantes	Nº de pacientes	Sobrevida ± DP 1 ano	2 anos	5 ano	10 anos
IA	T1a	1	Não	0	–	–	4.510	99,7 ± 0,1	99,0 ± 0,2	95,3 ± 0,4	87,9 ± 1,0
IB	T1b	1	Sim ou nível IV, V	0	–	–	1.380	99,8 ± 0,1	98,7 ± 0,3	90,9 ± 1,0	83,1 ± 1,5
	T2a	1,01-2,0	Não	0	–	–	3.285	99,5 ± 0,1	97,3 ± 0,3	89,0 ± 0,7	79,2 ± 1,1
IIA	T2b	1,01-2,0	Sim	0	–	–	958	98,2 ± 0,5	92,9 ± 0,9	77,4 ± 1,7	64,4 ± 2,2
	T3a	2,01-4,0	Não	0	–	–	1.717	98,7 ± 0,3	94,3 ± 0,6	78,7 ± 1,2	63,8 ± 1,7
IIB	T3b	2,01-4,0	Sim	0	–	–	1.523	95,1 ± 0,6	84,8 ± 1,0	63,0 ± 1,5	50,8 ± 1,7
	T4a	> 4,0	Não	0	–	–	563	94,8 ± 1,0	88,6 ± 1,5	67,4 ± 2,4	53,9 ± 3,3
IIC	T4b	> 4,0	Sim	0	–	–	978	89,9 ± 1,0	70,7 ± 1,6	45,1 ± 1,9	32,3 ± 2,1
IIIA	N1a	Qualquer uma	Não	1	Micro	–	252	95,9 ± 1,3	88,0 ± 2,3	69,5 ± 3,7	63,0 ± 4,4
	N2a	Qualquer uma	Não	2-3	Micro	–	130	93,0 ± 2,4	82,7 ± 3,8	63,3 ± 5,6	56,9 ± 6,8
IIIB	N1a	Qualquer uma	Sim	1	Micro	–	217	93,3 ± 1,8	75,0 ± 3,2	52,8 ± 4,1	37,8 ± 4,8
	N2a	Qualquer uma	Sim	2-3	Micro	–	111	92,0 ± 2,7	81,0 ± 4,1	49,6 ± 5,7	35,9 ± 7,2
	N1b	Qualquer uma	Não	1	Macro	–	122	88,5 ± 2,9	78,5 ± 3,7	59,0 ± 4,3	47,7 ± 5,8
	N2b	Qualquer uma	Não	2-3	Macro	–	93	76,8 ± 4,4	65,6 ± 5,0	46,3 ± 5,5	39,2 ± 5,8
IIIC	N1b	Qualquer uma	Sim	1	Macro	–	98	77,9 ± 4,3	54,2 ± 5,2	29,0 ± 5,1	24,4 ± 5,3
	N2b	Qualquer uma	Sim	2-3	Macro	–	109	74,3 ± 4,3	44,1 ± 4,9	24,0 ± 4,4	15,0 ± 3,9
	N3	Qualquer uma	Qualquer uma	4	Micro/macro	–	396	71,0 ± 2,4	49,8 ± 2,7	26,7 ± 2,5	18,4 ± 2,5
IV	M1a	Qualquer uma	Qualquer uma	Qualquer um	Qualquer um	Pele, SQ	179	59,3 ± 3,7	36,7 ± 3,6	18,8 ± 3,5	15,7 ± 2,9
	M1b	Qualquer uma	Qualquer uma	Qualquer um	Qualquer um	Pulmão	186	57,0 ± 3,7	23,1 ± 3,2	6,7 ± 2,0	2,5 ± 1,5
	M1c	Qualquer uma	Qualquer uma	Qualquer um	Qualquer um	Outro visceral	793	40,6 ± 1,8	23,6 ± 1,5	9,5 ± 1,1	6,0 ± 0,9
Total							17.600				

Reproduzido, com permissão, do autor e do editor de Balch CM et al: Final version of the American Joint Committee on Cancer staging system for cutaneous melanoma. *J Clin Oncol* 2001; 19:3635
TNM, tumor, linfonodo, metástase.

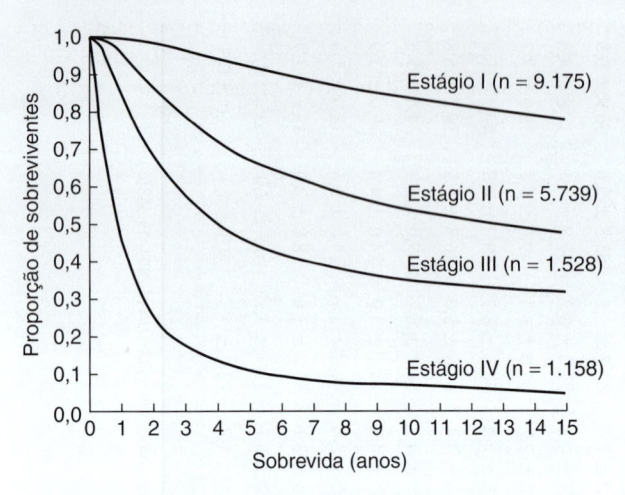

▲ **Figura 9-6** Um gráfico das curvas de sobrevida de 15 anos comparando o melanoma localizado (Estágios I e II), metástases regionais (Estágio III) e metástases distantes (Estágio IV). (Reproduzida, com permissão, de Balch Cm, Buzaid AC, Soong SJ et al: Final version of the American Joint Committee on Cancer staging system for cutaneous melanoma. *J Clin Oncol* 2001: 19:3635.)

Quadro 9-2 Sistema de classificação para a descrição de tumores e linfonodos primários

Classificação de tumor primário atual		
T0	Sem tumor primário localizado	
T1s	Melanoma *in situ*	
T1a	1,0 mm ou menos	Sem ulceração e nível de Clark II/III
T1b		Com ulceração ou nível de Clark IV/V
T2a	1,01-2,0 mm	Sem ulceração
T2b		Com ulceração
T3a	2,01-4,0 mm	Sem ulceração
T3b		Com ulceração
T4a	4,0 mm ou mais	Sem ulceração
T4b		Com ulceração
Classificação nodal		
N1a		1 linfonodo com micrometástase
N1b		1 linfonodo com macrometástase
N2a		2 a 3 linfonodos com micrometástase
N2b		2 a 3 linfonodos com macrometástase
N2c		Transitório/satélite sem linfonodos metastáticos
N3		4 ou mais linfonodos, linfonodos opacos ou satélites com nódulos

Adaptado e reproduzido, com permissão, do autor e editor de: Balch CM et al: Final version of the American Joint Committee on Cancer staging system for cutaneous melanoma. *J Clin Oncol* 2001: 19:3635.

sintomas não precisam de exame adicional. Pacientes que têm melanoma de **estágio I** ou **II** com ulceração ou lesões de **estágio III** podem se beneficiar da adição do exame de TC do pescoço, da biópsia de linfonodo sentinela ou de ambos os procedimentos. Os seguintes testes são indicados para as **lesões T4**: (1) imagem por TC incluindo o tórax, o abdome e a pelve; (2) RM do cérebro e (3) teste do nível de LDH antes da biópsia do linfonodo sentinela. Quando confirmado por testes repetidos, um achado de um nível de LDH elevado pode ter um valor preditivo independente para um prognóstico insatisfatório. A adição do exame PET pode fornecer uma informação prognóstica adicional e fazer o estadiamento de lesões de risco intermediário ser revisado de forma ascendente, mudando, assim, as estratégias de tratamento em pacientes de alto risco (estudos atuais são limitados aos centros de pesquisa).

▶ Tratamento

A. Medidas cirúrgicas

O tratamento do melanoma de cabeça e pescoço se baseia no estadiamento inicial e geralmente consiste em excisão cirúrgica da lesão primária; as margens cirúrgicas são determinadas com base no estágio T. O papel do tamanho da margem cirúrgica é particularmente importante para a cabeça e para o pescoço, onde a conservação das estruturas normais e da função é alta prioridade, particularmente se o efeito das margens maiores não for manifestado no resultado. É importante observar que se a excisão local ampla for planejada, ela deve ser feita, de forma ideal, em conjunto com a biópsia de linfonodo sentinela; contudo, ela não deve ser feita antes deste procedimento devido ao potencial para a distribuição linfática alterada de agentes injetados (o papel e a técnica das dissecções sentinela, eletiva e terapêutica do pescoço é discutido no Capítulo 28, Neoplasias do pescoço e dissecção do pescoço).

As margens cirúrgicas geralmente aceitas são baseadas no estágio de tumor primário. O **melanoma *in situ*** pode ser excisado usando uma luz de Wood com uma margem de 5 mm de pele clinicamente normal dentro da gordura subcutânea. A cirurgia micrográfica de Mohs pode ser benéfica para a excisão do melanoma *in situ* em determinadas localizações onde a conservação do tecido é de grande preocupação (p. ex., a pálpebra ou o nariz).

Os melanomas de **estágio I** com profundidade de até 2 mm sem ulceração podem ser excisados com uma margem de 1 cm; o melanoma de estágio I com ulceração deve ter margens de 2 cm e deve-se considerar quanto ao uso da biópsia de linfonodo sentinela.

As lesões de **estágio II** e **III** devem ter margens de 2 cm e devem incluir, se possível, gordura subcutânea para a fáscia. A

Quadro 9-3 Agrupamentos de estágio para o melanoma cutâneo

	Estadiamento clínico	Estadiamento patológico
0	Tis N0 M0	Tis N0 M0
IA	T-1A N0 M0	T-1A N0 M0
IB	T-1B N0 M0	T-1B N0 M0
	T-2A N0 M0	T-2A N0 M0
IIA	T-2B N0 M0	T-2B N0 M0
	T-3A N0 M0	T-3A N0 M0
IIB	T-3B N0 M0	T-3B N0 M0
	T-4A N0 M0	T-4A N0 M0
IIC	T-4B N0 M0	T-4B N0 M0
IIIA		T1-4A N1A M0
		T1-4A N2A M0
IIIB		T1-4B N1A M0
		T1-4B N2A M0
		T1-4A N1B M0
		T1-4A N2B M0
		T1-4A/B N2C M0
IIIC		T1-4B N1B M0
		T1-4B N2B M0
		Qualquer T N3 M0
IV	Qualquer T Qualquer N Qualquer M1	Qualquer T Qualquer N Qualquer M1

Adaptado e reproduzido, com permissão, do autor e editor de: Balch CM et al: Final version of the American Joint Committee on Cancer staging system for cutaneous melanoma. *J Clin Oncol* 2001: 19:3635.

biópsia de linfonodo sentinela ou a dissecção eletiva de nódulo, bem como a radioterapia pós-operatória, outro tratamento adjuvante, ou uma combinação destas terapias, deve ser considerado.

B. Medidas não cirúrgicas

1. Radioterapia – A radioterapia pode ser usada para tratar lentigo maligno ou doença *in situ* quando a cirurgia não é possível. A radioterapia também se mostrou efetiva na diminuição da recorrência regional de modo pós-operatório em pacientes com disseminação extracapsular ou doença nodal saliente. Alguns centros atualmente recomendam a radioterapia para a doença de estágio II se os nódulos não forem cirurgicamente tratados. Como forma alternativa, estes centros recomendam radioterapia pós-operatória para o uso na doença positiva para nódulo ou recorrente.

2. Terapias adjuvantes – O interferon-α pode ser oferecido a pacientes com melanomas maiores que 1,5 mm de espessura e com lesões de estágio II e III à medida que o tratamento pode estender a sobrevida livre de recidiva, no entanto, ainda não há benefício de sobrevida de longo prazo comprovado.

Balch CM, Gershenwald JE, Soong SJ, Thompson JF, Atkins MB, Byrd DR, Buzaid AC, Cochran AJ, Coit DG, Ding S, Eggermont AM, Flaherty KT, Gimotty PA, Kirkwood JM, McMasters KM, Mihm MC Jr, Morton DL, Ross MI, Sober AJ, Sondak VK. Final version of 2009 AJCC melanoma staging and classification. *J Clin Oncol* 2009 Dec 20;27(36):6199–6206 [PMID: 19917835] [PubMed—in process]. (The staging system for cutaneous melanoma is revised for the 7th edition of AJCC Cancer Staging Manual on the basis of data from an expanded Melanoma Staging Database. New definitions include the following: (1) in patients with localized melanoma, tumor thickness, mitotic rate (histologically defined as mitoses/mm^2), and ulceration were the most dominant prognostic factors. (2) Mitotic rate replaces level of invasion as a primary criterion for defining T1b melanomas. (3) Among the 3307 patients with regional metastases, components that defined the N category were the number of metastatic nodes, tumor burden, and ulceration of the primary melanoma. (4) For staging purposes, all patients with microscopic nodal metastases, regardless of extent of tumor burden, are classified as stage III. Micrometastases detected by immunohistochemistry are specifically included.)

Balch CM, Soong SJ, Smith T, Ross MI et al. Long-term results of a prospective surgical trial comparing 2 cm versus 4 cm excision margins for 740 patients with 1–4 mm melanomas. *Ann Surg Oncol* 2001;8:101 [PMID: 11258773]. (Concludes that ulceration of the primary melanoma is the most significant prognostic factor for local recurrence; local recurrence has a high prognostic value for morbidity.)

Bene NI, Healy C, Coldiron BM. Mohs micrographic surgery is accurate 95.1% of the time for melanoma in situ: a prospective study of 167 cases. *Dermatol Surg* 2008 May;34(5):660–664 [PMID: 18261099]. (Single institution review of MMS comparing frozen sections with subsequent rush paraffin sections vs standard excision for melanoma in situ with median follow up of 48 months.)

Cooper JS, Chang WS, Oratz R, Shapiro RL, Roset DF. Elective radiation therapy for high-risk malignant melanomas. *Cancer J* 2001;7:498 [PMID: 11769862]. (Concludes that radiation therapy helps to control residual disease after surgery for melanoma but that better therapies for distant metastases must be sought.)

Coldiron BM, Dinehart S, Rogers HW. Sentinel lymph node biopsy and completion lymph node dissection for malignant melanoma are not standard of care. *Clin Dermatol* 2009 Jul–Aug;27(4):350–354 [PMID: 19539161] [PubMed—indexed for MEDLINE]. Related articles. (Authors review growing body of evidence questioning role of sentinel node biopsy and immediate lymphadenectomy in management of malignant melanomas.)

Duncan LM. The classification of cutaneous melanoma. *Hematol Oncol Clin North Am* 2009 Jun;23(3):501–513, ix. Review, [PMID: 19464599] [PubMed—indexed for MEDLINE]. Related articles. (Review of historical evolution of classification schemes and prognostic factors for cutaneous melanoma.)

Eggermont AM, Testori A, Marsden J, Hersey P, Quirt I, Petrella T, Gogas H, MacKie RM, Hauschild A. Utility of adjuvant systemic therapy in melanoma. *Ann Oncol* 2009 Aug;20 Suppl 6:vi30–vi34, Review, [PMID: 19617295] [PubMed—indexed for MEDLINE]. (Interferon has shown an effect on relapse-free survival, but no clear significant effect on overall survival. To date chemotherapy, immunostimulants, and vaccines have been used with minimal success.)

Fecher LA, Flaherty KT. Where are we with adjuvant therapy of stage III and IV melanoma in 2009? *J Natl Compr Canc Netw* 2009 Mar;7(3):295–304, Review, [PMID: 19401062] [PubMed—indexed]. (Review of studies on adjuvant therapies including interferon for Stage III and IV melanoma.)

Garbe C, Peris K, Hauschild A, Saiag P, Middleton M, Spatz A, Grob JJ, Malvehy J, Newton-Bishop J, Stratigos A, Pehamberger H, Eggermont A. Diagnosis and treatment of melanoma: European consensus-based interdisciplinary guideline. *Eur J Cancer* 2010 Jan; 46(2):270–283 [PMID: 19959353] [PubMed—as supplied by publisher]. (Staging is based on AJCC system. Sentinel lymph node biopsy is routinely offered as a staging procedure in patients with tumors >1-mm thickness, although there is as yet no resultant survival benefit. Interferon-alpha treatment can be offered to patients with more than 1.5 mm thickness and Stage II to III melanoma as it may increase relapse-free survival but lack of clear survival benefit and toxicity limit its use in practice.)

Krug B, Crott R, Lonneux M, Baurain JF, Pirson AS, Vander Borght. Role of PET in the initial staging of cutaneous malignant melanoma: systematic review. *Radiology* 2008 Dec;249(3):836–844, Review, [PMID: 19011184] [PubMed—indexed for MEDLINE]. (Review of 28 studies and 2905 patients meeting inclusion criteria concludes that PET CT scan may be useful for the initial staging of melanoma.)

Morton DL, Thompson JF, Mozillo N et al. MSLT Group. Sentinel node—biopsy or nodal observation in melanoma. *N Engl J Med* 2006;355(13):1307 [PMID: 17005948]. (The staging of immediate thickness 1.2 to 3.5 mm primary melanomas according to the results of sentinel node biopsy provides important prognostic information and identifies patients with nodal metastases. Although immediate lymphadenectomy is currently offered to those patients with nodal metastases detected by sentinel node biopsy, there is as yet no evidence of resultant survival benefit.)

Morton DL, Thompson JF, Cochran AJ, Mozzillo N, Elashoff R, Essner R, Nieweg OE, Roses DF, Hoekstra HJ, Karakousis CP, Reintgen DS, Coventry BJ, Glass EC, Wang HJ; MSLT Group. Sentinel-node biopsy or nodal observation in melanoma. *N Engl J Med* 2006 Sep 28;355(13):1307–1317 [PMID: 17005948] [PubMed—indexed for MEDLINE]. (Review of 1269 pts with intermediate thickness melanomas comparing WLE and observation to WLE and sentinel node biopsy (SLNB) and immediate lymphadenectomy for proven micrometastases. Five-year melanoma specific survival rates were similar in both groups.)

Ray CM, Kluk M, Grin CM, Grant-Kels JM. Successful treatment of malignant melanoma in situ with topical 5% imiquimod cream. *Int J Dermatol* 2005 May;44(5):428–434 [PMID: 15869545] [PubMed—indexed for MEDLINE 30]. (Small preliminary study showing that topical imiquimod can be used successfully for the treatment of malignant melanoma in situ on the face in selected patients.)

Reske SN, Kotzerke J. FDG-PET for clinical use. Results of the 3rd German Interdisciplinary Consensus Conference, "Onko-PET III," 21 July and 19 September 2000. *Eur J Nucl Med* 2001;28:1707 [PMID: 11702115]. (A comprehensive review of the use of fluorine-18--fluoro-2-deoxy-D-glucose position emission tomography in the diagnosis and treatment of malignant tumors.)

Tanis PJ, Nieweg OE, van den Brekel MW, Balm AJ. Dilemma of clinically node-negative head and neck melanoma: outcome of "watch and wait" policy, elective lymph node dissection, and sentinel node biopsy—a systematic review. *Head Neck* 2008 Mar;30(3):380–389, Review [PMID: 18213724] [PubMed—indexed for MEDLINE]. (Systematic review of several RCT suggest there is no conclusive survival advantage of either elective node dissection or sentinel node biopsy in pts with clinically node negative head and neck melanoma of intermediate thickness.)

Disfunção olfatória

Seção III Nariz

10

Anil K. Lalwani, MD

PERDA OLFATÓRIA

FUNDAMENTOS DO DIAGNÓSTICO

▶ História de perda olfatória, muitas vezes se manifestando como uma perda do sentido gustativo.
▶ Avaliação sensorial com testes quantitativos indicando perda olfatória.

▶ Considerações gerais

O sentido do olfato determina o sabor e a palatabilidade da comida e da bebida. Junto com o sistema trigêmeo, ele serve como um monitor dos agentes químicos inalados, incluindo substâncias perigosas, como gás natural e fumaça, e odores comuns à vida diária. A perda de olfato ou a diminuição da capacidade de cheirar afeta aproximadamente 1% das pessoas com menos de 60 anos e mais da metade da população acima desta idade.

As anormalidades do olfato incluem o seguinte: (1) **anosmia** (ausência do sentido do olfato); (2) **hiposmia** (diminuição da sensibilidade olfatória); (3) **disosmia** (sentido de olfato distorcido); (4) **fantosmia** (percepção de um odorante quando não há nenhum presente) e (5) **agnosia** (incapacidade de classificar, contrastar ou identificar verbalmente sensações de odor, mesmo que a capacidade de distinção entre os odorantes possa estar normal).

Os distúrbios do sentido do olfato são causados por condições que interferem no acesso do odorante ao neuroepitélio olfatório (perda de transporte), lesão na região receptora (perda sensorial) ou dano das trajetórias olfatórias centrais (perda neural). O Quadro 10-1 resume as causas mais comuns da disfunção olfatória.

▶ Classificação

A. Perda olfatória de transporte

A perda olfatória de transporte pode resultar das seguintes condições: uma membrana da mucosa nasal edemaciada nas infecções respiratórias superiores virais agudas, rinite e sinusite bacterianas, rinite alérgica e mudanças estruturais na cavidade nasal (p. ex., desvios do septo nasal, pólipos e neoplasias). Também é provável que as anormalidades da secreção de muco, nas quais os cílios olfatórios são imersos, possam resultar em perda de sensibilidade olfatória.

B. Perda olfatória sensorial

A perda olfatória sensorial resulta do dano ao neuroepitélio olfatório por qualquer uma das seguintes causas: infecções virais, neoplasias, inalação de agentes químicos tóxicos, fármacos que afetam o *turnover* celular e radioterapia para a cabeça.

C. Perda olfatória neural

A perda olfatória neural pode ocorrer de diversas maneiras: trauma na cabeça, com ou sem fratura da base da fossa craniana anterior ou área da placa cribriforme, mal de Parkinson, mal de Alzheimer, psicose de Korsakoff, deficiência de vitamina B_{12}, neoplasias da fossa craniana anterior, procedimentos neurocirúrgicos, administração de agentes neurotóxicos (p. ex., etanol, anfetaminas, cocaína tópica, aminoglicosídeos, tetraciclina, fumaça de cigarro) e por alguns distúrbios congênitos, como a síndrome de Kallmann. Outros distúrbios endócrinos podem afetar a percepção do olfato, incluindo síndrome de Cushing, hipotireoidismo e diabetes melito.

▶ Patogênese

Aspectos moleculares do olfato estão agora sendo compreendidos. Nos mamíferos, existem provavelmente 300 a 1.000

Quadro 10-1 Causas da disfunção olfatória

Perdas olfatórias de transporte
Rinite alérgica
Rinite e sinusite bacterianas
Anormalidade congênita (encefalocele)
Neoplasias nasais
Pólipos nasais
Desvio do septo nasal
Cirurgia nasal
Infecções virais

Perdas olfatórias sensoriais
Fármacos
Neoplasias
Radioterapia
Exposição a agente químico tóxico
Infecções virais

Perdas olfatórias neurais
Aids
Alcoolismo
Mal de Alzheimer
Toxinas químicas
Fumaça de cigarro
Diabetes melito
Depressão
Drogas
Coreia de Huntington
Hipotireoidismo
Síndrome de Kallmann
Psicose de Korsakoff
Má nutrição
Neoplasia
Neurocirurgia
Mal de Parkinson
Trauma
Deficiência de vitamina B_{12}
Deficiência de zinco

genes receptores olfatórios que pertencem a 20 diferentes famílias localizadas em vários cromossomos agrupados. Os genes receptores estão presentes em mais de 25 localizações diferentes de cromossomos humanos. As proteínas receptoras olfatórias são receptores acoplados de proteína G caracterizados pela presença de sete domínios de transmembrana α-helicoidal. Cada neurônio olfatório expressa apenas um, ou na melhor das hipóteses, alguns genes receptores, fornecendo a base molecular da distinção do odor. O sistema olfatório é assim caracterizado por três importantes aspectos: (1) a grande família de genes receptores exibe uma diversidade considerável, permitindo a resposta a uma variedade de odores, (2) as proteínas receptoras exibem uma especificidade extraordinária, permitindo a discriminação do odor e (3) associações de odor são bem mantidas na memória muito tempo após o incidente que formou a associação ter sido esquecido.

▶ Etiologia

Muitos pacientes sentem a disfunção olfatória devido a uma ou mais das seguintes causas: doença obstrutiva dos seios da face e nasal, infecção respiratória pós-superior, trauma craniano e causas congênitas. Envelhecimento, exposição a toxinas e causas idiopáticas também são responsáveis pela perda do olfato.

A. Obstrução nasal e infecção respiratória superior

O ar flui por meio do corneto medial e anterior para a porção inferior do corneto médio para atingir a fenda olfatória. A obstrução nasal nesta área ou acima dela causada por edema da mucosa grave, tumores, pólipos nasais ou deformidades ósseas pode resultar em hiposmia ou anosmia. Além disso, os pacientes muitas vezes relatam uma perda do sentido olfatório durante uma infecção respiratória superior; geralmente esta perda é devida à obstrução das vias aéreas secundária ao edema da mucosa. A capacidade olfatória deve melhorar ou retornar junto com o alívio da obstrução.

B. Trauma craniano

Aproximadamente 5 a 10% dos pacientes adultos com trauma na cabeça relatam perda olfatória como estando no alcance anósmico. O grau de perda olfatória geralmente está associado a dois aspectos: a gravidade do trauma e o local do trauma craniano. A anosmia total tem mais probabilidade de ocorrer com traumas occipitais; contudo, pancadas frontais causam com mais frequência a perda olfatória.

C. Anosmia congênita

Talvez o tipo mais conhecido de anosmia congênita seja a **síndrome de Kallmann**, um distúrbio ligado ao X. Causada pela mutação no gene KAL, a síndrome de Kallmann é caracterizada por hipogonadismo hipogonadotrópico, que ocorre quando os neurônios receptores olfatórios e os neurônios que sintetizam o hormônio liberador de gonadotropina não conseguem migrar a partir do placoide olfatório.

D. Envelhecimento

O envelhecimento e as doenças relacionadas à demência podem resultar em perda olfatória. A sensibilidade olfatória tende a cair agudamente na sexta e na sétima década da vida. Anatomicamente, os elementos celulares associados ao olfato diminuem com a idade, assim como o volume do bulbo olfatório (encontrado na base do córtex frontal). O mal de Alzheimer e o mal de Parkinson podem estar associados à disfunção olfatória. Nesses pacientes, o mecanismo mais provável é o dano ao bulbo olfatório ou ao córtex olfatório central, que resulta em perda da detecção olfatória e da capacidade de reconhecimento.

E. Toxinas e outros fatores

A perda olfatória proveniente das toxinas pode ocorrer durante um período de dias ou anos. A exposição à formalina é um exemplo de toxicidade que se acumula durante um período de anos. Muitos agentes que causam perda olfatória são gases ou aerossóis que penetram no nariz com a corrente de ar respiratória.

Os pacientes com depressão e esquizofrenia podem ter perdas olfatórias como parte de suas doenças. Embora os pacientes deprimidos tenham alguma capacidade gustatória alterada, a capacidade de identificar odorantes é geralmente normal; quando não é, as queixas olfatórias se originam com mais frequência de um problema no sistema nervoso central. Pode ser que os mesmos agentes químicos que causam os sintomas de depressão afetem as conexões neurais entre o sistema límbico e o hipotálamo.

▶ Achados clínicos

A. Sinais e sintomas

O conhecimento do início e do desenvolvimento de um distúrbio olfatório pode ser de grande importância na determinação de um diagnóstico etiológico. Raramente a anosmia unilateral é uma queixa; ela pode ser reconhecida somente pelo teste de olfato separado em cada cavidade nasal. A anosmia bilateral, por outro lado, desperta a atenção dos médicos em relação aos pacientes. Os pacientes anósmicos geralmente se queixam de perda do sentido do paladar, mesmo que seus limiares de paladar possam estar dentro dos limites normais. Atualmente, eles se queixam de uma perda de detecção do sabor, que é principalmente uma função olfatória.

B. Achados físicos

O exame físico deve incluir um exame completo das orelhas, do trato respiratório superior, da cabeça e do pescoço. A patologia de cada área da cabeça e do pescoço pode resultar em distúrbio olfatório. A presença de otite média serosa sugere a presença de uma massa nasofaríngea ou de inflamação. É fundamental um exame nasal cuidadoso para massa nasal, coágulos, pólipos e inflamação da membrana nasal. Quando disponível, a rinoscopia anterior deve ser suplementada com exame endoscópico da cavidade nasal e da nasofaringe. A presença de telecanto no exame ocular pode sugerir uma massa no seio da face ou uma inflamação. As massas nasofaríngeas que se salientam para dentro da cavidade oral ou a drenagem purulenta dentro da orofaringe podem ser vistas durante o exame oral. O pescoço deve ser palpado para massas ou aumento da tireoide. Um exame neurológico que enfatiza os nervos cranianos e as funções cerebelar e sensorimotora é essencial. O humor geral do paciente deve ser avaliado e sinais de depressão devem ser observados.

C. Achados laboratoriais

Foram desenvolvidas técnicas de biópsia do neuroepitélio olfatório. Contudo, devido à degeneração disseminada do neuroepitélio olfatório e a intercalação do epitélio respiratório na área olfatória dos adultos sem disfunção olfatória aparente, o material de biópsia deve ser cuidadosamente interpretado.

D. Imagem

Um exame de TC ou RM da cabeça é requerido para descartar neoplasias da fossa craniana anterior, fraturas sem suspeita da fossa craniana anterior, sinusite paranasal e neoplasias da cavidade nasal e dos seios paranasais. Observa-se melhor as anormalidades ósseas com TC, ao passo que a RM é útil na avaliação de bulbos olfatórios, ventrículos e outros tecidos moles do cérebro. A TC coronal é ideal para avaliar a placa cribriforme, a fossa craniana anterior e a anatomia e doença dos seios da face.

E. Avaliação sensorial

A avaliação sensorial da função olfatória é necessária para (1) corroborar a queixa do paciente, (2) avaliar a eficácia do tratamento e (3) determinar o grau de dano permanente.

1. Passo 1: Determinar as sensações qualitativas – O primeiro passo na avaliação sensorial é determinar o grau no qual as sensações qualitativas estão presentes. Estão disponíveis vários métodos para a avaliação olfatória.

A. Teste de odor de Stix – O teste de odor de Stix usa uma caneta mágica do tipo marca-texto comercialmente disponível que produz odor. Ela é mantida a aproximadamente 7 a 15 cm do nariz do paciente para verificar a percepção ampla do odorante.

B. Teste de álcool de 30 centímetros – Outro teste que avalia a percepção ampla de um odorante, o teste de álcool de 30 cm, usa um frasco de álcool isopropil aberto mantido a aproximadamente 30 cm do nariz do paciente.

C. Cartão de Arranhar e cheirar – Um cartão de arranhar e cheirar que contenha três odores para testar o olfato amplo está comercialmente disponível.

D. Teste de Identificação de olfato da University of Pennsylvania (UPSIT) – Um teste bem superior às outras avaliações é o teste de identificação de olfato da University of Pennsylvania (UPSIT). Ele é altamente recomendado para a avaliação de um paciente com distúrbios de olfato. O teste utiliza 40 itens de escolha forçada que salienta odores microencapsulados do tipo arranhar e cheirar. Por exemplo, um dos itens coloca "Este odor se assemelha mais com (a) chocolate, (b) banana, (c) cebola ou (d) aroma de frutas". O paciente é instruído a responder a uma das alternativas. O teste é altamente confiável (confiabilidade teste-reteste de curto prazo r = 0,95) e é sensível às diferenças de sexo e idade. Ele é uma determinação quantitativa acurada do grau relativo de déficit olfatório. Os indivíduos com perda total da função olfatória têm um escore de 7 a 19 em 40. O escore médio para anosmia total é levemente mais alto do que aquele esperado com base da escolha isolada devido à inclusão de alguns odorantes que agem por estímulo ao trigêmeo.

2. Passo 2: Determinar o limiar de detecção – Após o médico determinar o grau no qual as sensações qualitativas estão presentes, o segundo passo na avaliação sensorial é estabelecer um limiar de detecção para o álcool feniletílico odorante. Este limiar é estabelecido usando um estímulo graduado. A sensibilidade para cada lado do nariz é determinada com um limiar de detecção para o carbinol feniletílico metileno. A resistência nasal também pode ser medida com rinomanometria anterior para cada narina.

▶ Diagnóstico diferencial

Atualmente, não existem métodos psicofísicos para diferenciar perda olfatória sensorial da neural. Felizmente, a história da perda olfatória fornece importantes pistas para a causa. As principais causas dos distúrbios olfatórios são trauma da cabeça e infecções virais. O trauma na cabeça é a causa mais comum de anosmia em crianças e em adultos jovens, e as infecções virais são as causas mais comuns de anosmia nos adultos mais velhos.

A. Infecção viral

As infecções virais destroem o neuroepitélio olfatório: ele é substituído pelo epitélio respiratório. O vírus da *parainfluenza* tipo 3 aparece como especialmente nocivo ao olfato humano. A infecção pelo vírus da imunodeficiência humana (HIV) está associada a uma distorção subjetiva do paladar e do odor que pode se tornar mais grave à medida que a doença avança. Além disso, a perda de paladar e odor pode desempenhar um importante papel no desenvolvimento e no avanço do desgaste associado ao HIV.

B. Trauma craniano

O trauma craniano é seguido por um dano unilateral ou bilateral de olfato em até 15% dos casos; a anosmia é mais comum do que a hiposmia. O distúrbio olfatório é mais comum quando associado à perda de consciência, lesões na cabeça mais graves (graus II-V) e fratura no crânio. As lesões e fraturas frontais rompem a placa cribriforme e os axônios olfatórios que a perfuram. Muitas vezes, uma rinorreia do líquido cerebrospinal associada resulta de um rompimento da dura-máter que está sobre a placa cribriforme e sobre os seios paranasais. A anosmia também pode acompanhar o estouro do occipúcio. Uma vez que ocorre desenvolvimento da anosmia traumática, ela geralmente é permanente; estima-se que apenas 10% dos pacientes melhoram ou se recuperam. A perversão do sentido do olfato pode ocorrer como uma fase no processo de recuperação. A terapia com sulfato de zinco pode intensificar a melhora no olfato após o trauma.

C. Anosmia congênita

As anosmias congênitas são raras, porém importantes. A síndrome de Kallmann é um defeito de migração neuronal para o qual o gene ligado ao X (KAL) foi clonado. Ela é caracterizada por anosmia congênita e hipogonadismo hipogonadotrópico. A anosmia pode ocorrer em pessoas com albinismo. As células receptoras estão presentes, mas são hipoplásicas, carecem de cílios e não se projetam acima das células de suporte circundantes.

D. Meningioma, adenoma e aneurisma

O meningioma da região frontal inferior é a causa neoplásica mais comum de anosmia; raramente, a anosmia pode ocorrer com glioma do lobo frontal. Ocasionalmente, adenomas da hipófise, craniofaringiomas, meningiomas suprasselares e aneurismas da parte anterior do círculo de Willis se estendem para a frente e danificam as estruturas olfatórias. Estes tumores e hamartomas também podem induzir convulsões com alucinações olfatórias, indicando envolvimento do gancho do lobo temporal.

A disosmia – uma distorção subjetiva da percepção olfatória – pode ocorrer com doença intranasal que prejudica parcialmente o olfato ou pode representar uma fase na recuperação proveniente de uma anosmia neurogênica. A maioria dos distúrbios de disosmia consiste em odores desagradáveis ou fétidos e eles podem estar acompanhados por distorções do paladar. A disosmia está associada à depressão.

▶ Tratamento

A. Perda olfatória de transporte

A terapia para pacientes com perdas olfatórias de transporte devido à rinite alérgica, rinite bacteriana e sinusite, pólipos, neoplasias e anormalidades estruturais das cavidades nasais pode ser empreendida racionalmente e com uma alta probabilidade de melhora. Os seguintes tratamentos são frequentemente efetivos na restauração do sentido do olfato: (1) manejo da alergia; (2) terapia por antibióticos; (3) terapia por glicocorticoides tópicos e sistêmicos e (4) operações para pólipos nasais, desvio do septo nasal e sinusite hiperplásica crônica.

B. Perda olfatória neurossensorial

Não há tratamento com eficácia comprovada para as perdas olfatórias neurossensoriais. Felizmente, a recuperação espontânea ocorre com frequência. Alguns médicos defendem zinco e terapia com vitaminas. A deficiência profunda de zinco indubitavelmente pode resultar em perda e em distorção do sentido do olfato, mas não é um problema clínico, exceto em áreas geográficas muito limitadas. A terapia com vitaminas tem sido predominantemente na forma de vitamina A. A degeneração epitelial associada à deficiência de vitamina A pode causar anosmia, mas a deficiência de vitamina A não é um problema clínico comum nas sociedades ocidentais. A exposição à fumaça do cigarro e a outros agentes químicos tóxicos disseminados pelo ar pode causar metaplasia do epitélio olfatório. A recuperação espontânea pode ocorrer se a lesão for interrompida. Portanto, o aconselhamento ao paciente é útil nesses casos.

C. Perda olfatória relacionada ao envelhecimento (presbiosmia)

Como mencionado, mais da metade das pessoas com mais de 60 anos sofrem de distúrbio olfatório. Não existe nenhum tratamento efetivo para a presbiosmia, mas é importante discutir o problema com pacientes idosos. Pode ser reconfortante para os pacientes quando um médico reconhece e discute que distúrbios olfatórios são comuns. Além disso, os benefícios diretos podem ser obtidos pela identificação precoce do problema; a incidência de acidentes relacionados ao gás natural é desproporcionalmente alto nos idosos, em parte devido à perda gradual do olfato. O mercaptan, o odor pungente no gás natural, é um estimulante olfatório e não um estimulante trigêmeo. Muitos pacientes mais velhos com disfunção olfatória experimentam uma diminuição na sensação de paladar e acham necessário temperar em excesso a comida. O método mais comum é pelo aumento da quantidade de sal em sua alimentação. O aconselhamento cuidadoso pode ajudar estes pacientes a desenvolver estratégias saudáveis para lidar com a sensação diminuída de olfato.

▶ Prognóstico

Em grande parte, o resultado do distúrbio olfatório é dependente de sua causa. A disfunção olfatória devido a uma obstrução causada por pólipos, neoplasias, edema da mucosa ou desvio do septo é reversível. Quando a obstrução é liberada, a capacidade olfatória deve retornar. Muitos pacientes que perdem seu sentido de olfato durante uma infecção do trato respiratório superior recuperam por completo a capacidade olfatória; contudo, um pequeno número de pacientes nunca se recupera após os outros sintomas da infecção do trato respiratório superior se resolverem. Por razões não conhecidas, estes pacientes são, em sua maioria, mulheres na quarta, quinta e sexta décadas de vida. O prognóstico para recuperação é geralmente insatisfatório. A capacidade de identificação olfatória e os limiares declinam progressivamente com a idade. O trauma na cabeça na região frontal ocasiona com mais frequência perda olfatória, embora a anosmia total seja cinco vezes mais provável com o estouro occipital. A recuperação da função olfatória após lesão craniana traumática é de apenas 10%, e a qualidade da capacidade olfatória após a recuperação é geralmente pobre. A exposição as toxinas como a fumaça do cigarro pode causar metaplasia do epitélio olfatório. A recuperação pode ocorrer por meio da remoção do agente causador.

Doty RL. The olfactory system and its disorders. *Semin Neurol* 2009;29(1):74–81 [PMID: 19214935]. (An overview of the anatomy, physiology, testing and disorders of the olfactory system.)

Lane AP, Turner J, May L, Reed R. A genetic model of chronic rhinosinusitis-associated olfactory inflammation reveals reversible functional impairment and dramatic neuroepithelial reorganization. *J Neurosci* 2010;30(6):2324–1329 [PMID: 20147558]. (In this mouse model of rhinosinusitis, the investigators showed that direct effect of inflammation on the olfactory epithelium structure and function are important mechanisms of olfactory dysfunction.)

Zou Z, Buck LB. Combinatorial effects of odorant mixes in olfactory cortex. *Science* 2006;311(5766):1477 [PMID: 16527983]. (Cortical neurons that respond to combination of two odorants do not respond to a single odorant, thus explaining why odorant mixtures lead to novel precepts in humans.)

Agradecimentos a Derek D. Mafong por sua contribuição para este capítulo nas edições anteriores deste livro.

11 Anomalias nasais congênitas

Maria V. Suurna, MD

EMBRIOLOGIA NASAL

O desenvolvimento nasal ocorre durante a 4ª até a 10ª semanas da gestação. As células da crista neural migratórias ocupam a proeminência frontonasal, uma das cinco proeminências faciais, e formam os placoides nasais e olfatórios. Esses placoides aparecem como espessamentos convexos no ectoderma de superfície da proeminência frontonasal. Uma depressão central aprofunda-se nos placoides para formar a depressão nasal primitiva. A proliferação mesenquimatosa durante a quinta semana ao redor dos placoides nasais permite que as proeminências nasais lateral e medial em formato de ferradura se desenvolvam e se unam para formar as narinas. As depressões nasais crescem em direção à cavidade oral e se desenvolvem nas fossas nasais iniciais. A membrana nasobucal separa as cavidades nasais da cavidade oral. Essa membrana subsequentemente desaparece, permitindo a comunicação das cavidades nasais com a cavidade oral, formando as coanas nasais posteriores primitivas. O processo nasomedial origina a parte do septo nasal e o ramo medial da cartilagem alar lateral inferior. O processo nasolateral se desenvolve na parede externa do nariz, nos ossos nasais, na cartilagem lateral superior, nas asas e no ramo lateral da cartilagem lateral inferior. O ápice e o dorso do nariz se desenvolvem a partir do processo frontonasal (Figura 11-1).

A classificação proposta das deformidades nasais congênitas as divide em quatro categorias. As deformidades Tipo I representam hipoplasia e atrofia, as Tipo II são hiperplasia e duplicações, Tipo III são fendas, e as Tipo IV consistem em neoplasias e anomalias vasculares.

> Neskey D, Eloy JA, Casiano RR. Nasal, septal, and turbinate anatomy and embryology. *Otolaryngol Clin North Am* 2009 Apr;42(2):193–205 [PMID: 19328886]. (The article describes development and anatomy of nasal structures.)
>
> Szeremeta W, Parikh TD, Widelitz JS. Congenital nasal malformations. *Otolaryngol Clin North Am* 2007 Feb;40(1):97–112 [PMID: 17346563]. (The article discusses embryology and development of congenital nasal abnormalities.)

> Losee JE, Kirschner RE, Whitaker LA et al. Congenital nasal anomalies: a classification scheme. *Plast Reconstr Surg* 2004 Feb;113(2):676–689 [PMID: 14758236]. (The article proposes a classification of congenital nasal deformities.)

ARRINIA

A arrinia é uma ausência congênita rara do nariz. Os achados incluem ausência de ossos nasais, placa cribriforme e septo nasal. Em casos de arrinia total, o sistema olfatório também está ausente. A arrinia pode estar associada a outras anomalias craniofaciais e a defeitos de linha média.

A provável anormalidade embriológica resultante na arrinia é considerada como uma falha dos placoides nasais de invaginar durante a quinta semana do desenvolvimento fetal. A maioria dos casos registrados é esporádica, embora casos de aberração genética tenham sido descritos.

Um exame de TC ou RM é realizado para planejar a cirurgia, sendo que, muitas vezes, revela anormalidades associadas. O exame radiológico mostra ossos nasais pequenos ou ausentes e massas ósseas obstruindo a cavidade nasal.

Todos os casos requerem manejo das vias aéreas no período neonatal. A cirurgia de reconstrução geralmente é retardada até os 4 a 6 anos de idade. A cirurgia é executada em estágios múltiplos, usando técnicas como retalhos da testa, enxertos de costelas e expansão tecidual.

> Tessier P, Ciminello FS, Wolfe SA. The Arrhinias. *Scand J Plast Reconstr Surg Hand Surg* 2009;43(4):177–196 [PMID: 19401938]. (Anatomy, clinical signs, ant treatment of 51 cases of arrhinias are discussed in the article.)

HEMINARIZ

A agenesia na narina unilateral é uma malformação rara frequentemente associada a outras anomalias faciais, incluindo probóscida lateral, anormalidades do sistema lacrimal e malformações dos ossos faciais. A etiologia do heminariz é obscura, e nos

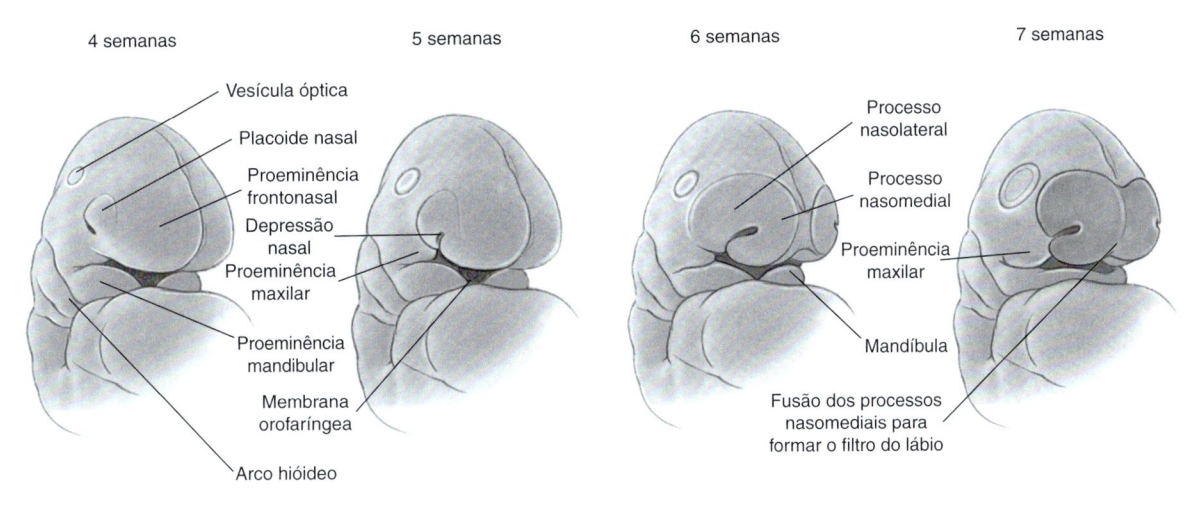

Figura 11-1 Diagrama do desenvolvimento embriológico do nariz.

casos registrados, essa malformação ocorreu esporadicamente. A ausência de um placoide nasal leva à anormalidade heminasal. O exame radiográfico pode revelar ausência unilateral da placa cribriforme. A reconstrução cirúrgica geralmente é executada por volta dos 4 a 6 anos de vida e envolve um procedimento complexo de múltiplos estágios.

> da Silva Freitas R, Alonso N, de Freitas Azzolini T et al. The surgical repair of half-nose. *J Plast Reconstr Aesthet Surg* 2010 Jan;63(1):15–21 [PMID: 19046661]. (The article presents experience of individualized techniques for half-nose reconstruction and literature review.)

ESTENOSE DA ABERTURA PIRIFORME NASAL

FUNDAMENTOS DO DIAGNÓSTICO

- Apresenta-se com dificuldade respiratória devido à obstrução nasal no nascimento ou logo após.
- Exame revela obstrução óssea no vestíbulo nasal.
- Exame de TC é geralmente realizado para confirmar o diagnóstico.

A estenose da abertura piriforme nasal congênita é uma causa rara de obstrução das vias aéreas em recém-nascidos e foi descrita pela primeira vez em 1989. Um crescimento ósseo excessivo do maxilar medial leva a um estreitamento da entrada nasal. Como os neonatos respiram obrigatoriamente pelo nariz, os sinais e sintomas presentes incluem sofrimento respiratório, cianose cíclica ou apneia, que é aliviada com o choro, dificuldades de alimentação e, nos casos graves, obstrução total das vias aéreas ameaçadora à vida. Dependendo da gravidade da estenose, os sintomas podem ocorrer no nascimento ou logo depois. O exame do nariz revela uma obstrução óssea no vestíbulo e uma incapacidade de passar o cateter ou o endoscópio pelo nariz. A estenose da abertura piriforme pode ser encontrada isolada ou junto com outras malformações, incluindo fenda palatina submucosa, ausência de glândula hipofisária anterior, seios maxilares hipoplásicos, hipotelorismo e nariz plano. Cerca de 60% da estenose da abertura nasal está associada a um incisivo maxilar central simples. Estes pacientes devem ser melhor avaliados para holoprosencefalia.

Um exame de TC por meio do terço médio da face geralmente é realizado para confirmar o diagnóstico e delinear a anomalia. Na imagem por TC, a estenose da abertura piriforme nasal é diagnosticada quando o diâmetro transverso de cada abertura é menor que 3 mm ou a largura da abertura combinada é menor que 8 mm. Além disso, a RM ou TC cerebral permite a avaliação das anormalidades associadas do mesencéfalo ou da hipófise.

O manejo da estenose da abertura piriforme congênita depende da gravidade dos sintomas. O objetivo primário é estabelecer vias aéreas seguras. Nos casos leves, a obstrução nasal pode ser manejada de modo conservador com descongestionantes nasais tópicos, corticosteroides, sucção ou umidificação. Os sintomas podem se resolver com o crescimento da criança. Nos casos graves, um mamilo de McGovern ou vias aéreas orais podem ser usados. Se o bebê não conseguir responder ao tratamento médico, perder peso, apresentar cianose cíclica ou desenvolver hipertensão pulmonar a partir da obstrução, o reparo cirúrgico é recomendado. As abordagens transnasal e sublabial para o reparo da estenose da abertura piriforme foram descritas, a sublabial sendo o método preferido.

> Brown OE, Myer CM III, Manning SC. Congenital nasal pyriform aperture stenosis. *Laryngoscope* 1989;99(1):86–91 [PMID: 2909825]. (This is the first article describing congenital nasal pyriform aperture stenosis.)

Tate JR, Sykes J. Congenital nasal pyriform aperture stenosis. *Otolaryngol Clin North Am* 2009 Jun;42(3):521–525 [PMID: 19486746]. (The article reviews the embryology, diagnosis and management of congenital nasal pyriform aperture stenosis.)

ATRESIA DE COANAS

FUNDAMENTOS DO DIAGNÓSTICO

▶ Os casos bilaterais se apresentam no nascimento com sofrimento respiratório.
▶ Os casos unilaterais podem se apresentar mais tarde na vida com obstrução nasal unilateral ou secreção nasal.
▶ O exame de TC confirma o diagnóstico.

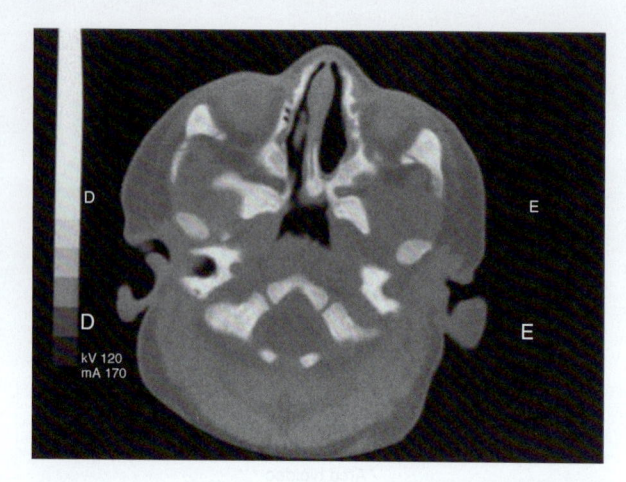

▲ **Figura 11-2** Exame de TC demonstrando atresia coanal esquerda.

A atresia de coanas é uma obstrução congênita das aberturas nasais posteriores. Esta anormalidade ocorre em um de cada 5.000 a 7.000 nascidos vivos e afeta duas vezes mais mulheres do que homens. Ela pode ocorrer uni ou bilateralmente, com a atresia unilateral sendo mais comum. A atresia de coanas foi descrita como óssea, membranosa ou membranosa-óssea mista, com as atresias membranosa-óssea mistas sendo as mais comuns e ocorrendo em 70% dos casos. A possível etiologia da atresia de coanas inclui persistência da membrana bucofaríngea a partir do estômago, falha na perfuração da membrana nasobucal, persistência ou localização anormal do mesoderma formando aderências na região nasocoanal e má direção da migração da célula da crista neural.

A atresia de coanas está associada a outras anomalias em metade dos casos. A associação mais comumente descrita é com a CHARGE (**c**oloboma ocular, malformações cardíacas [**h**eart], **a**tresia de coanas, **r**etardo no crescimento ou desenvolvimento, anormalidades **g**enitais ou urinárias, malformações da orelha ou surdez [**e**ar]). As taxas aumentadas de atresia de coanas têm sido associadas a anormalidades no metabolismo da vitamina A e ao uso pré-natal de tionamidas (p. ex., metimizol ou carmibizol).

Os neonatos respiram obrigatoriamente pelo nariz durante os primeiros 3 a 5 meses de vida; portanto, a atresia de coanas que leva à obstrução nasal pode se apresentar como sofrimento respiratório e requer intervenção de emergência. Os bebês com atresia bilateral de coanas se apresentam com uma cianose cíclica que melhora com o choro e piora com a alimentação. A atresia unilateral de coanas ocorre com mais frequência na coana direita e pode se apresentar posteriormente na vida com obstrução nasal unilateral e secreção nasal persistente. O diagnóstico inicial geralmente ocorre na incapacidade do examinador de passar um pequeno cateter ou um endoscópio flexível por meio da coana.

O diagnóstico é confirmado por meio de um exame de TC dos seios paranasais e da base do crânio. A imagem radiográfica permite um exame de toda a cavidade nasal, ajuda a caracterizar a natureza e a gravidade da deformidade anatômica e também diferencia outras causas de obstrução nasal. No exame de TC, a atresia de coanas é diagnosticada se o orifício coanal posterior medir menos de 0,34 cm unilateralmente ou se o vômer posterior medir mais que 0,55 cm (Figura 11-2).

O tratamento inicial, em particular da atresia bilateral de coanas, é o estabelecimento das vias aéreas seguras. Vias aéreas orais, mamilo de McGovern ou intubação podem ser usados como medidas temporárias. Quando o paciente estiver estável para a anestesia geral, a correção cirúrgica definitiva da atresia pode ser executada.

Foram descritas várias técnicas de reparo cirúrgico. A abordagem transnasal envolve a passagem de dilatadores sob visualização direta com um endoscópio de 120° ou espelho para compor uma abertura na placa atrésica. Esta técnica é rápida e envolve menor perda sanguínea. A abordagem transpalatal é reservada com mais frequência para pacientes mais velhos com atresia unilateral. Embora haja uma melhor visualização e taxas de sucesso mais altas, o crescimento do palato pode ser rompido, o que frequentemente leva a deformidades do palato e de mordida cruzada. A técnica endoscópica é de execução mais difícil no nariz do neonato. Um endoscópio é usado para visualizar a placa com atresia. A placa é perfurada sob visão direta por meio do nariz ou usando dilatadores. Então, alarga-se a abertura pela remoção da parte posterior do septo com mordida traseira com cortador, microdebridador ou broca revestida.

Para prevenir a reestenose, *stents* são colocados nas coanas abertas e deixados no local por 2 a 6 semanas. A aplicação de mitomicina C tem sido usada para reduzir a reestenose pós-operatória. Contudo, devido às preocupações de longo prazo com a aplicação de uma medicação potencialmente oncogênica, o uso rotineiro não é recomendado.

As taxas de sucesso para o reparo cirúrgico da atresia das coanas variam de 55 a 85%. Os resultados falham quando as coanas se tornam obliteradas por tecido de granulação ou de cicatrização. As recorrências podem ocorrer entre dois meses e seis anos e muitas vezes requerem correção cirúrgica adicional ou dilatações. Recentemente, a dilatação com balão repetida foi usada com sucesso para tratar a atresia de coanas recorrente.

Ramsden JD, Campisi P, Forte V. Choanal atresia and choanal stenosis. *Otolaryngol Clin North Am* 2009 Apr;42(2):339–352 [PMID: 19328897]. (Review of surgical approaches to management of choanal atresia and choanal stenosis.)

POLIRRINIA

A polirrinia ou duplicação nasal verdadeira é a presença de dois narizes externos. Uma teoria embriológica para descrever esta malformação envolve o desenvolvimento de dois pares de placoides nasais, que então sofrem o desenvolvimento habitual. Frequentemente, a atresia coanal bilateral também está presente. As fendas craniofaciais da linha média podem resultar em anomalias se apresentando como duplicações nasais ou nariz bífido. A atresia é corrigida primeiro, seguida pela excisão das porções mediais de cada nariz externo para melhora estética.

NARINAS SUPERNUMERÁRIAS

Uma narina supernumerária é uma abertura extra lateral, medial ou superior à narina normal. Ela pode ser unilateral ou bilateral; pode-se abrir em uma cavidade comum partilhada com a narina normal ou ter a sua própria cavidade de extremidade cega. As narinas supernumerárias têm sido associadas à atresia coanal e a anormalidades da abertura piriforme. Embriologicamente, esta estrutura pode resultar de uma anormalidade localizada do processo nasal lateral, no qual uma fissura aparece acidentalmente durante a proliferação mesenquimatosa. Uma narina supernumerária pode ser excisada como uma cunha, fechando primariamente o tecido nasal normal.

Williams A, Pizzuto M, Brodsky L, Perry R. Supernumerary nostril: a rare congenital deformity. *Int J Pediatr Otorhinolaryngol* 1998 Jul 10;44(2):161–167 [PMID: 9725533]. (The article discusses cases of nasal duplication anomalies and provides literature review.)

PROBÓSCIDE LATERAL

A probóscide lateral é descrita como um apêndice nasal retangular, tubular, rudimentar, que tem 1 a 3 cm de comprimento e 1cm de largura. A lesão está localizada junto da linha de fusão embriônica entre o processo maxilar anterior e o processo frontonasal e muitas vezes está conectada ao canto medial; contudo, a localização da inserção pode ser variável. Um trato central está alinhado com o epitélio colunar estratificado e geralmente termina de forma cega.

Ela é muitas vezes associada a anormalidades do olho ipsilateral. O heminariz ipsilateral e a face são, com frequência, anômalos. Recomenda-se exame de imagem para identificar a anatomia nasal óssea e dos seios paranasais, e possíveis anormalidades intracranianas antes do reparo cirúrgico. A técnica cirúrgica para a reconstrução da probóscide se baseia nas características anatômicas da probóscide e deve ser empregada quando o paciente pode se submeter, com segurança, à cirurgia.

Acarturk S, Kivanc K, Atilla E, Sekucoglu T. Proboscis lateralis: evaluation of the anomaly and a review of two cases. *Plast Reconstr Surg* 2006;117:140e–146e [PMID: 16772901]. (The article presents two cases of surgical management of proboscis lateralis and reviews the etiology, diagnosis, and management of the malformation.)

FENDAS

As fendas geralmente resultam em deficiências de tecidos duros e moles e estão associadas a outras anomalias craniofaciais. Tessier propôs uma classificação de fendas facial, craniofacial e laterofacial. As fendas faciais que envolvem o nariz são Tessier 0, 1, 2 e 3. A fenda de Tessier 0 é a fenda craniofacial mais comum, ela passa pelo terço médio da face central e pode se apresentar como ampliação, duplicação ou agenesia/hipoplasia das estruturas da linha média.

Ortiz Monasterio F, Fuente del Campo A, Dimopulos A. Nasal clefts. *Ann Plast Surg* 1987 May;18(5):377–397 [PMID: 3592518]. (The article discusses clinical features and treatment of nasal clefts.)

Tessier P. Anatomical classification facial, cranio-facial and latero-facial clefts. *J Maxillofac Surg* 1976 Jun;4(2):69–92 [PMID: 820824]. (The article proposes classification of facial, cranio-facial and latero-facial clefts and discusses associated malformations.)

DERMOIDE NASAL

FUNDAMENTOS DO DIAGNÓSTICO

▶ Geralmente presente como uma massa nasal de crescimento lento ou defeito cutâneo na linha média, muitas vezes com cabelo saindo do local.
▶ Os dermoides não comprimem ou sofrem transiluminação.
▶ A RM é útil para diagnosticar extensão intracraniana.

Os cistos dermoides nasais são encontrados na linha média do nariz como massas, tratos dos seios ou como uma combinação dos dois. Eles são derivados do ectoderma e do mesoderma, são alinhados pelo epitélio escamoso estratificado ceratinizado e podem conter folículos capilares, glândulas sudoríparas e glândulas sebáceas. Postula-se que o dermoide se desenvolve como um resultado da falha da dura-máter em se separar da pele nasal durante o desenvolvimento. O trato dermoide ou seio podem se formar em qualquer lugar junto do nariz desde a glabela até a ponta nasal ou columela, com o local mais comum sendo o terço inferior da ponte nasal. Até 45% dos cistos dermoides nasais têm uma conexão intracraniana (Figura 11-3A).

Os dermoides nasais geralmente são diagnosticados dentro dos primeiros três anos de vida. Os pacientes podem se apresentar com uma secreção intermitente de material sebáceo proveniente de um defeito cutâneo ou de uma inflamação. O cabelo que sai é patognomônico (Figura 11-4). Os dermoides nasais são massas firmes, de crescimento lento, não compressíveis e não so-

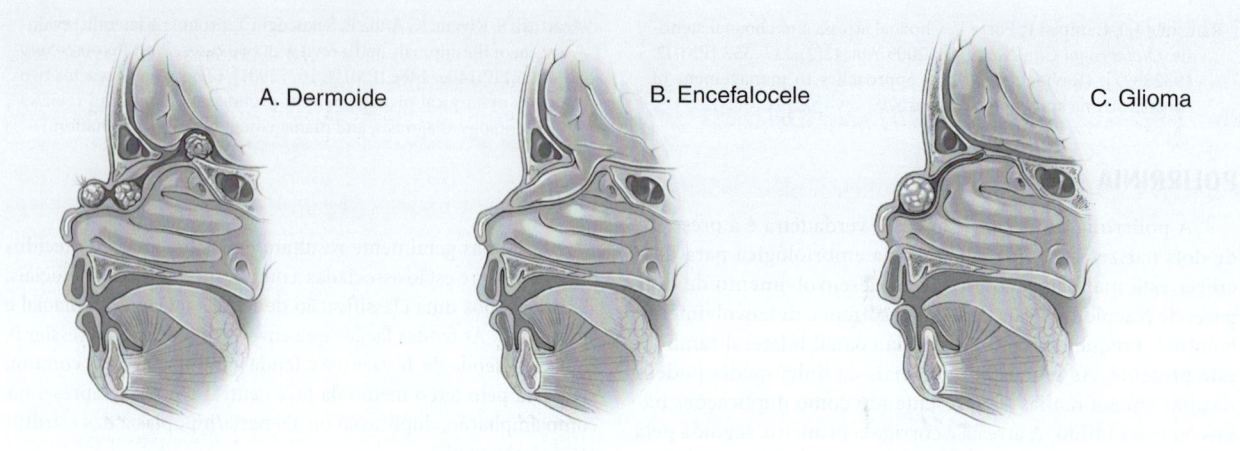

▲ **Figura 11-3** (**A**) Dermoide nasal. O trato dermoide pode se apresentar em qualquer local junto do dorso nasal e se estende de maneira intracraniana. (**B**) Encefalocele nasal. Os conteúdos intracranianos saem do forame cego em direção ao dorso nasal. (**C**) O glioma nasal se apresenta como uma massa sobre o dorso nasal sem extensão intracraniana direta.

frem transiluminação. Eles não aumentam com o choro ou com manobras de Valsalva e apresentam um teste de Furstenberg negativo por não se expandirem com a compressão das veias jugulares ipsilaterais.

A imagem de rastreamento por TC é útil para visualizar defeitos ósseos da base craniana. Os achados de crista de galo anterior bífida e forame cego aumentado sugerem envolvimento intracraniano do dermoide. Com a imagem por TC, os resultados falso-negativos e falso-positivos sobre o envolvimento intracraniano não são incomuns. Em geral, a RM é mais sensível e específica do que a TC. Portanto, é a preferida para visualizar tecidos moles e diagnosticar a extensão intracraniana. Os cistos dermoides nasais aparecem isointensos nas imagens ponderadas em T1 e hiperintensos nas imagens ponderadas em T2.

Os cistos dermoides nasais não tratados podem levar à inflamação local ou à formação de abscesso. Com a presença de uma conexão intracraniana, eles podem resultar em vazamento do líquido cerebrospinal (LCS), meningite, trombose do seio cavernoso ou celulite periorbitária. A expansão gradual dos cistos dermoides nasais pode deformar os ossos nasais ou as cartilagens.

Os cistos dermoides nasais e os seios da face, em geral, devem ser cirurgicamente removidos para evitar complicações. Qualquer intervenção cirúrgica dos cistos dermoides nasais deve ser precedida por avaliação completa, incluindo RM para avaliar a extensão intracraniana. Se a extensão intracraniana estiver presente, uma avaliação neurocirúrgica é requerida e a craniotomia geralmente é executada como parte do procedimento. A porção nasal do dermoide pode ser removida usando qualquer uma das várias incisões, incluindo vertical em linha média, transversa, rinotomia lateral ou parte média da testa. A abordagem de rinoplastia externa permite uma boa exposição cirúrgica e resultado estético superior. Os enxertos cartilaginosos algumas vezes são necessários para o aumento dorsal quando as estruturas nasais normais foram alteradas pela massa. Mais recentemente, as abordagens endoscópicas intranasais foram usadas para ressecar os cistos dermoides nasais, incluindo sua remoção da dura-máter.

As taxas de recorrência para os cistos dermoides nasais são de 50 a 100%, quando os elementos dérmicos não são completamente removidos. Contudo, quando estes elementos são completamente removidos, o prognóstico é melhor, embora a cicatrização facial, deformidade do nariz em sela ou outras anormalidades da estrutura nasal possam persistir.

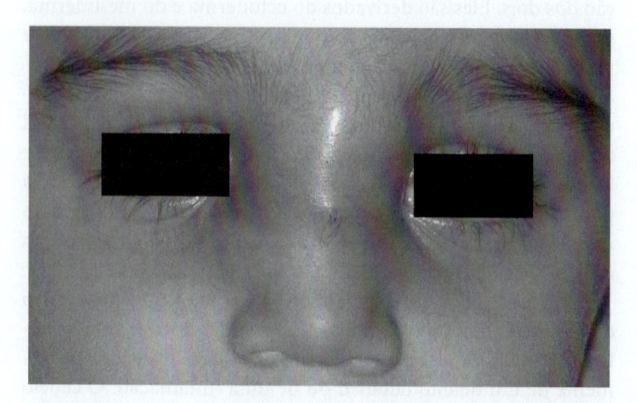

▲ **Figura 11-4** Dermoide nasal infectado com um tufo de cabelo saindo pelo defeito cutâneo.

> Bloom D, Carvalho DS, Dory C, Brewster DF, Wickersham JK, Kearns DB. Imaging and surgical approach of nasal dermoids. *Int J Pediatr Otorhinolaryngol* 2002;62(2):111 [PMID: 11788143]. (MRI was determined to be the most accurate and cost-effective approach for imaging nasal dermoids, while the external rhinoplasty approach is recommended as the preferred surgical technique.)
>
> Zapata S, Kearns DB. Nasal dermoids. *Curr Opin Otolaryngol Head Neck Surg* 2006 Dec;14(6):406–411 [PMID: 17099348]. (Imaging is essential for diagnosis of dermoids and for surgical planning.)

ENCEFALOCE NASAL

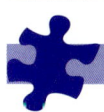

FUNDAMENTOS DO DIAGNÓSTICO

▶ Geralmente se apresenta no nascimento como uma massa nasal em linha média, obstrução nasal ou vazamento de LCS.
▶ As encefaloceles são compressíveis, transiluminadas e aumentam com o choro.
▶ A RM é preferida para avaliação.

As encefaloceles nasais ocorrem como resultado da herniação dos tecidos intracranianos por meio do defeito da base do crânio (Figura 11-3B). O tecido herniado pode conter meninges (meningocele), meninges e cérebro (meningoencefaloceles) ou meninges, cérebro e parte do sistema ventricular (meningoencefalocistocele). Elas estão sempre associadas a um defeito craniano na linha média, e a patogênese é tida como resultante da falha na separação do ectoderma de superfície do neuroectoderma no fechamento do tubo neural.

A localização mais comum para a encefalocele é occipital (75%) seguida por frontal (25%). As encefaloceles frontais são divididas em sincipital (60%) e basal (40%). As encefaloceles sincipitais aparecem como massas nasais externas e, com base em sua localização, são classificadas como nasofrontal, nasoetmoidal e naso-orbitária.

As encefaloceles nasais geralmente se apresentam no nascimento como massas azuladas, moles, pulsantes e compressíveis próximo à glabela. Os pacientes podem ter hipertelorismo ou deslocamento dos ossos nasais ou do septo (Figura 11-5). Ocasionalmente, essas lesões se apresentam com rinorreia de LCS ou meningite. As encefaloceles sofrem transiluminação, aumentam com o choro e com as manobras de Valsalva e têm um teste de Furstenberg positivo, observação de expansão de massas com compressão das veias jugulares.

A imagem é importante na avaliação da suspeita de encefalocele e de anomalias intracranianas associadas. A RM é a modalidade de imagem preferida. Ela delineia uma continuidade de espaço de LCS e pode claramente diferenciar encefaloceles nasais de gliomas nasais. Nos exames de RM, as encefaloceles geralmente aparecem hiperintensas nas imagens ponderadas em T2 e de intensidade variável nas imagens ponderadas em T1. A imagem por TC é mais útil para a visualização dos defeitos ósseos da base do crânio.

As encefaloceles nasais, não tratadas, têm o risco de vazamento de LCS, bem como as infecções associadas, que incluem meningite e abscessos intracranianos. Além disso, as encefaloceles nasais podem aumentar de tamanho com o passar do tempo, levando à deformidade facial progressiva.

O tratamento das encefaloceles é a ressecção cirúrgica, com uma abordagem multidisciplinar. O procedimento cirúrgico envolve o fechamento dos defeitos da base do crânio e da dura-máter por meio da craniotomia, seguida por remoção do componente extracraniano e reconstrução dos defeitos ósseos externos.

GLIOMA NASAL

FUNDAMENTOS DO DIAGNÓSTICO

▶ Geralmente se apresenta no nascimento.
▶ Os gliomas são não compressíveis e não sofrem transiluminação.
▶ A RM é preferida para avaliação.

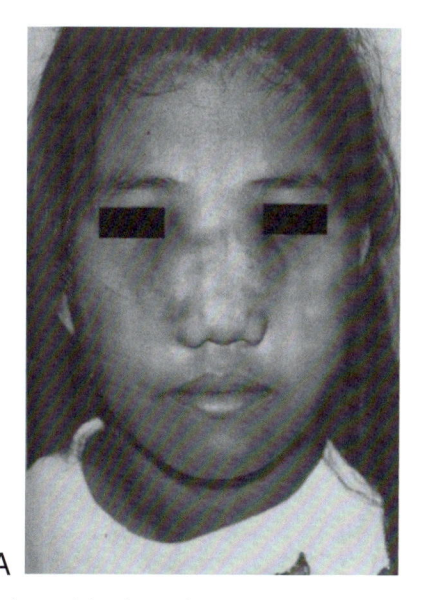

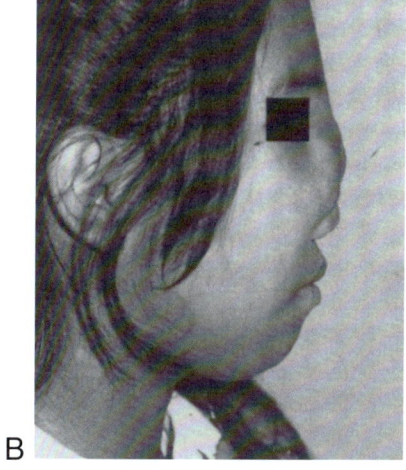

▲ Figura 11-5 (A e B). Encefalocele nasal.

Os gliomas nasais são similares à encefalocele, mas com a conexão intracraniana obliterada (Figura 11-3C). Os gliomas nasais são tidos como tendo uma origem embriológica similar àquela da encefalocele nasal. Cerca de 15 a 20% dos gliomas nasais têm uma conexão do pedículo fibroso com o espaço intracraniano.

Os gliomas nasais são geralmente diagnosticados no nascimento ou no início da infância. Eles raramente têm anormalidades ósseas ou intracranianas associadas e possuem um baixo risco de meningite e vazamento do LCS. Dos gliomas nasais, 60% são extranasais, 30% intranasais e 10% ambos. Os gliomas extranasais são mais comumente encontrados junto do dorso nasal e são massas firmes, não compressíveis com um teste de Furstenberg negativo e não sofrem transiluminação. Estas massas são com frequência púrpuras ou cinzas e podem ter telangiectasias de superfície, o que explica um frequente diagnóstico errôneo de hemangiomas nasais. Os gliomas intranasais podem se apresentar como uma massa pálida na cavidade nasal causando congestão nasal e obstrução.

A RM é o método de escolha para a avaliação das massas dorsais nasais e ajuda a distinguir gliomas nasais dos hemangiomas e dos encefaloceles. Os gliomas nasais parecem hipo ou isointensos nas imagens ponderadas em T1 e hiperintensos nas imagens ponderadas em T2.

O manejo do glioma nasal consiste em excisão cirúrgica. Dependendo de seu tamanho, os gliomas externos podem ser excisados por uma abordagem de rinoplastia externa, incisão nasal em linha média ou abordagem bicoronal. Os gliomas intranasais podem ser excisados com técnicas endoscópicas.

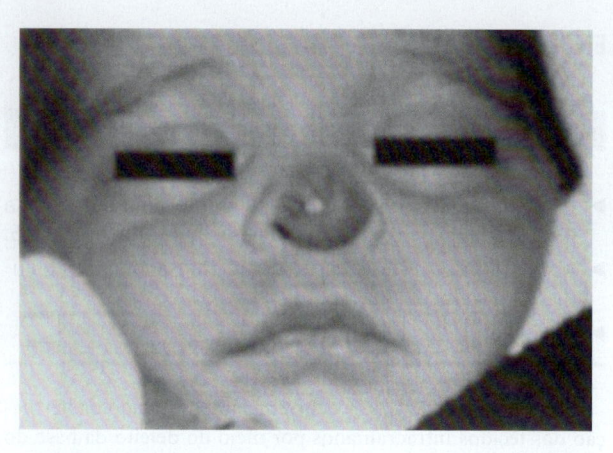

▲ **Figura 11-6** Hemangioma nasal.

O hemangioma é o tumor benigno mais comum nas crianças. Estas lesões normalmente não estão presentes no nascimento e aparecem dentro dos primeiros meses de vida. Elas sofrem uma fase de proliferação dos 3 aos 9 meses de idade, seguida por uma fase de involução tranquila e variável após o primeiro ano de vida.

Os hemangiomas podem afetar qualquer parte da cabeça ou do pescoço, incluindo o nariz (Figura 11-6). Os hemangiomas faciais maiores que 4 cm podem ter malformações do sistema nervoso central associadas. A RM é a modalidade de imagem mais apropriada para a avaliação.

A maioria dos hemangiomas regride de forma espontânea. Em comparação com outros locais, os hemangiomas nasais podem ter uma taxa mais baixa de involução. Se os hemangiomas não obstruírem a visão, prejudicarem as vias aéreas ou distorcerem os aspectos faciais, eles podem então ser observados. As lesões que não regridem e que podem levar à obstrução das vias aéreas, à distorção facial, ao sangramento ou à trombocitopenia requerem uma intervenção mais agressiva.

Os corticosteroides têm sido a primeira linha de tratamento. Interferon-α, vincristina e excisão cirúrgica são outras modalidades que foram usadas no tratamento dos hemangiomas. Recentemente, foram publicados registros mostrando uma melhora significativa dos hemangiomas, incluindo hemangioma nasal, com propanolol.

Hedlund G. Congenital frontonasal masses: developmental anatomy, malformations, and MR imaging. *Pediatr Radiol* 2006 Jul;36(7):647–662 [PMID: 16532348]. (The article discusses developmental anatomy and imaging for characterization of midline pediatric frontonasal masses.)

Rahbar R, Resto VA, Robson CD, Perez-Atayde AR, Goumnerova LC, McGill TJ, Healy GB. Nasal glioma and encephalocele: diagnosis and management. *Laryngoscope* 2003 Dec;113(12):2069–2077. (The article reviews the etiology, evaluation and surgical management of nasal glioma and encephalocele.)

HEMANGIOMAS

FUNDAMENTOS DO DIAGNÓSTICO

▶ Geralmente não está presente no nascimento, aparece dentro dos primeiros meses de vida.
▶ A RM é mais apropriada para avaliação.

Leaute-Labreze C, Dumas de la Roque E, Thambo JB et al. Propranolol for severe hemangiomas of infancy. *N Engl J Med* 2008;358:2649–2651 [PMID: 18550886]. (The article reports 11 cases of improvement of infantile capillary hemangiomas with propranolol treatment.)

Agradecimentos a Christina J. Laane, MD, por sua contribuição com este capítulo nas edições anteriores deste livro.

Trauma nasal

Jeffrey H. Spiegel, MD, FACS
William Numa, MD

FUNDAMENTOS DO DIAGNÓSTICO

▶ História de trauma recente no terço médio da face; devem-se avaliar mecanismo de lesão, presença de epistaxe ou rinorreia, história de lesão prévia e nova ocorrência da obstrução ou deformidade das vias aéreas.
▶ No exame, observar qualquer laceração da mucosa, ruptura septal ou hematoma septal.
▶ Dependendo da gravidade da lesão, deve-se descartar lesão simultânea nos olhos, no sistema lacrimal, nos seios paranasais, nos dentes e na cavidade oral.

▶ Considerações gerais

A fratura nasal como um resultado de trauma no terço médio da face é considerada a mais comum das fraturas de cabeça e pescoço. Frequentemente, como resultado de altercação física, o trauma nasal muitas vezes não é ameaçador à vida; contudo, um dano funcional e estético significativo pode resultar se essas lesões não forem diagnosticadas com precisão e tratadas de modo adequado.

A incidência de fratura nasal é alta em adultos e em crianças. Das lesões maxilofaciais, as fraturas dos ossos nasais são responsáveis por 39 a 45% dos casos registrados em adultos e por até 45% das lesões em crianças. Nos adultos, as mais altas taxas de incidência são encontradas entre homens, com uma predominância de 2:1 sobre os casos registrados em mulheres. Nos homens, a fratura nasal está, com mais frequência, associada ao trauma intencional e nitidamente mais comum entre o grupo de idade de 15 a 25 anos. Em geral, nas mulheres, o trauma nasal é o resultado de uma lesão de acidente pessoal, o resultado de quedas e é mais observado em pacientes com mais de 60 anos de idade.

Nas crianças, não há uma probabilidade de predileção de gênero para a lesão, embora os casos sejam mais registrados nos meninos. Além disso, mais casos de trauma nasal nas crianças são o resultado de lesão acidental relacionada a esportes e a brincadeiras, em vez do confronto físico. É importante observar, contudo, que 30 a 50% de todas as vítimas pediátricas de abuso se apresentam com lesão maxilofacial, uma preocupação que não pode ser desprezada, particularmente quando se avalia a possibilidade de fratura ocultada pela presença de edema facial.

▶ Patogênese

Dada a posição central e proeminente dos ossos nasais e a significativa falta de suporte esquelético para sua posição, o nariz é particularmente vulnerável à fratura como resultado da lesão maxilofacial. Os registros indicam que a quantidade de força requerida para criar uma fratura da estrutura nasal é pequena, possivelmente até 11 kg de pressão. Superiormente, a estrutura dos ossos nasais engrossa com suporte da coluna nasal subjacente do osso frontal, em uma área mais resistente à lesão do que o segmento distal, fino do nariz, que não é sustentado e é com muito mais frequência a localização de uma fratura.

O trauma na cartilagem nasal, de um golpe frontal direto ou inferior, ou de uma lesão lateral indireta, resulta em deslocamento, ou avulsão, em vez de uma fratura verdadeira. A elasticidade física e as inserções flexíveis da cartilagem nasal permitem a absorção significativa e a dissipação de energia, prevenindo, assim, a lesão considerável a partir de uma quantidade maior de força do que a estrutura óssea pode tolerar. O septo nasal, contudo, é menos capaz de evitar a lesão em razão de suas junções osteocondrais rígidas, que incluem a placa perpendicular do osso etmoidal e o vômer, anteriormente, e sua associação relativamente fraca com a crista maxilar. Como tal, uma incidência maior de fratura verdadeira pode ser encontrada com o septo cartilaginoso como o resultado do trauma ao terço médio da face, em geral com uma orientação vertical, caudalmente, e horizontal, posteriormente.

Nas crianças, os ossos nasais conservam sua elasticidade com estabilidade resultante do desenvolvimento e da pneumatização imatura. Estes fatores, combinados com ossos nasais infantis proporcionalmente menores e estruturas cartilaginosas maiores em proporção, produzem uma tendência maior para a ocorrência da lesão cartilaginosa. Contudo, na maioria dos casos de trauma nasal, as fraturas na cartilagem nasal sem deslocamento significativo e, devido à flexibilidade inerente ao nariz da criança, muitas vezes retornam à sua posição anatômica.

▶ Classificação

A classificação das lesões nasais pode ser dividida em dois grupos: aquelas criadas por impacto lateral ou oblíquo e aquelas criadas por impacto frontal.

A. Lesões laterais

A lesão lateral, a variedade mais comum devido à ausência de suporte estrutural em ambos os lados da pirâmide nasal, pode ser dividida em três planos, com a extensão do envolvimento dependente da força de impacto. A lesão no primeiro plano resulta somente em fratura do osso nasal ipsilateral, sendo a ocorrência mais comum, que geralmente resulta em uma depressão visível da superfície óssea a dois terços do caminho para sua inclinação. Com uma força maior, a lesão no segundo plano também pode envolver o osso nasal contralateral e o septo. No terceiro plano, seria fornecida uma força suficiente para fraturar o processo frontal do maxilar e osso lacrimal, possivelmente resultando em fragmentação, um deslocamento total da arquitetura nasal, ou mesmo lesão ao aparato lacrimal.

Com as lesões laterais, as fraturas do septo nasal se estendem posteriormente na placa perpendicular do osso etmoidal, mas sem extensão para a placa cribriforme.

B. Lesões frontais

As lesões frontais geralmente requerem uma quantidade maior de força e também estão divididas em três planos. O primeiro plano é limitado à ponta nasal e não se estende além de uma linha anatômica que separa a parte inferior dos ossos nasais da espinha nasal. Com a maior parte do impacto sendo absorvida pela cartilagem nasal, a lesão geralmente envolve avulsão das cartilagens laterais superiores. O deslocamento posterior das cartilagens septal e alar também é possível, mas menos provável. A lesão no segundo plano inclui a espinha nasal, bem como o dorso nasal e o septo nasal. As lesões neste plano produzem um achatamento e um alargamento dos ossos nasais com desvio do septo, segmentação predominante, rompimento da mucosa e fratura da espinha nasal. A lesão no plano 3 requer força de impacto substancial e pode envolver fraturas da órbita ou se estender para estruturas dentro da abóbada craniana. Os ossos nasais são muitas vezes cominuídos e associados a fraturas do processo frontal dos ossos maxilares, lacrimais e etmoidais e ocasionalmente à placa cribriforme. A fratura e o deslocamento do septo nasal são graves, com colapso do plano dorsal e encaixe dos fragmentos septais.

O septo nasal pode estar envolvido em cerca de 20% de todas as fraturas traumáticas do nariz. Um impacto substancialmente maior, contudo, seja frontal, lateral ou oblíquo, produz, de forma consistente, uma fratura tipo C do septo posterior à espinha nasal e se estende posterior e superiormente para a placa perpendicular. Ela então muda de direção anteriormente, terminando antes e abaixo da placa cribriforme, junto do aspecto posterossuperior dos ossos nasais. Este achado pode ser demonstrado no exame físico pela observação do deslocamento do septo caudal para um lado e desvio do septo posterior para o outro.

▶ Anatomia

A. Pirâmide nasal

A estrutura da pirâmide nasal se projeta anteriormente a partir do terço médio da face, inserida ao esqueleto facial superiormente em sua base. A partir do ápice ou ponta nasal, a columela se projeta de modo inferoposterior em direção ao centro do lábio superior, adjacente nos dois lados para as narinas. Na borda das narinas estão as asas do nariz superior e lateralmente, e o soalho do nariz, inferiormente. No aspecto posterior da base do nariz está a abertura piriforme, limitada superiormente e lateralmente pelos processos frontais dos ossos maxilares e nasais. A porção inferior do nariz cartilaginoso, por outro lado considerada a base do nariz, inclui o lóbulo, que consiste nas cartilagens laterais inferiores, a ponta, as asas e a columela. Na linha média, o aspecto posterior do ramo medial das cartilagens laterais inferiores se articula com o septo membranoso caudal. Anteriormente, os ramos mediais são encapsulados dentro da columela. O ramo lateral das cartilagens laterais inferiores se projeta superiormente e sobrepõe o aspecto inferior das cartilagens laterais superiores na linha média. Lateralmente, esses ramos se inserem com folga na abertura piriforme. A porção superior do nariz cartilaginoso inclui as duas cartilagens laterais e a cartilagem quadrilateral do septo, sendo que todas são envolvidas por uma bainha pericondral comum. Lateralmente, os aspectos superiores das cartilagens laterais superiores também são folgadamente inseridos à abertura piriforme.

B. Abóbada nasal

Superior à base nasal está a abóbada nasal do nariz, que é limitada pelos processos frontais do maxilar, dos ossos nasais e o processo alveolar. Por meio da linha média dessa abóbada, corre inferiormente a espinha nasal anterior e superiormente a placa perpendicular do osso etmoidal. No aspecto superior, onde os ossos nasais encontram o osso frontal, está o násio, que é a porção na linha média da sutura nasofrontal. No aspecto inferior, onde os ossos nasais encontram as cartilagens nasais, está o rínion, que também está na linha média. O septo nasal inclui, de modo anteroinferior, a cartilagem quadrilateral, e a espinha nasal, anterior, e de modo posterosuperior, a placa perpendicular do osso etmoidal, a crista esfenoide, o vômer e a crista maxilar. No teto do nariz, dentro da cavidade nasal, está a placa cribriforme, e no aspecto posterior desse teto está a coana, pela qual as cavidades nasais e a nasofaringe se comunicam. No soalho da cavidade nasal, estão o processo palatino do maxilar e o processo horizontal do osso palatino, com as placas pterigoides mediais localizadas lateralmente em ambos os lados.

C. Cornetos nasais

Os cornetos nasais são encontrados no aspecto medial das cavidades nasais. O corneto inferior se situa superiormente ao meato inferior e é o maior dos três. Inferior ao corneto, dentro do meato inferior, está a abertura do canal nasolacrimal ipsilateral. O meato médio se situa entre os cornetos inferior e médio e aceita drenagem do seio frontal, do seio maxilar e das células aéreas etmoidais anteriores. O corneto superior se situa acima do meato superior, que drena as células aéreas etmoidais superiores. Posterossuperior a esta estrutura se situa um recesso esfenoetmoide nos dois lados do aspecto anterior do seio esfenoide.

D. Suprimento sanguíneo externo

O suprimento sanguíneo externo do nariz inclui contribuições indiretas das artérias carótidas externa e interna. A partir da artéria carótida externa, as ramificações do suprimento arterial facial suprem os aspectos inferiores do nariz e incluem as artérias nasais labial superior e lateral. Essas ramificações juntam-se com a artéria nasal dorsal, um ponto terminal para a artéria oftálmica a partir da artéria carótida interna. O suprimento sanguíneo interno da pirâmide nasal e a porção superior da cavidade nasal também incluem uma contribuição indireta das artérias carótida interna por meio das ramificações etmoidais anterior e posterior da artéria oftálmica. A artéria maxilar que sai da artéria carótida externa fornece a maior parte do suprimento sanguíneo para a cavidade nasal pela artéria esfenopalatina. No aspecto posterior do corneto médio, a artéria esfenopalatina se divide em artérias septal e nasal posterolateral, as ramificações septais das quais se comunica anteriormente com as artérias etmoidais anteriores – uma importante anastomose entre os sistemas arteriais externo e interno.

E. Drenagem venosa

A drenagem venosa do nariz segue o suprimento arterial acompanhante, com as veias faciais esvaziando-se nas veias jugulares externa e interna. Na cavidade nasal, a drenagem venosa dos ossos etmoidais entra na órbita, comunicando-se, desse modo, via veias oftálmicas com o seio cavernoso e o sistema venoso dural. Posteriormente, a drenagem venosa da cavidade nasal segue as veias esfenopalatinas na fossa pterigopalatina e no plexo, comunicando-se também com o sistema venoso dural. Esta drenagem venosa posterossuperior do nariz é, portanto, um veículo potencial para as infecções extracranianas se espalharem intracranianamente.

F. Suprimento nervoso

O suprimento nervoso do nariz inclui uma inervação eferente somática geral proveniente das ramificações bucais do nervo facial. A inervação aferente somática geral é suprida pelas duas primeiras ramificações do nervo trigêmeo. A partir da ramificação oftálmica surgem os nervos etmoidais anterior e posterior e o nervo infratroclear. A partir da ramificação maxilar surgem os nervos nasais posterolateral e posterosinferior, o nervo nasopalatino e o nervo infraorbitário, que se une ao nervo infratroclear e à ramificação nasal externa do nervo etmoidal anterior para inervar a pele. A inervação simpática da mucosa nasal deriva das fibras pós-ganglionicas do nervo maxilar via nervo do canal pterigoide, o qual se origina via nervo petroso profundo a partir do gânglio simpático cervical superior. A inervação parassimpática no nariz inclui distribuição zigomaticotemporal para a glândula lacrimal, via nervo maxilar e o nervo do canal pterigoide. A inervação sensorial especial via nervo olfatório perfura a placa cribriforme no teto da cavidade nasal a partir do aspecto inferior dos bulbos olfatórios para inervar o aspecto superior do septo nasal e corneto superior. Um nervo terminal também perfura a placa cribriforme para inervar o septo cartilaginoso anteriormente a partir de um gânglio terminal localizado medialmente aos bulbos olfatórios.

▶ Achados clínicos

A. História

O mecanismo de lesão na fratura nasal geralmente envolve alguma variedade de traumas cegos no terço médio da face. Contudo, a informação sobre a direção, a força e a localização exata do impacto é valiosa para determinar a provável extensão da lesão. Devido à natureza grave do edema associada ao trauma ao terço médio da face, uma avaliação da extensão da lesão pode ser prejudicada se existir um atraso significativo entre o momento da lesão e o momento do exame. O tratamento inicial é importante porque a maior parte das fraturas do septo nasal pode ser tratada por redução fechada dentro de poucas horas. Assim, se o momento da lesão é um obstáculo para uma inspeção apropriada, o reparo deve ser retardado de 3 a 11 dias, dependendo do tempo requerido para a inflamação ceder. Se tiver passado tempo suficiente para a lesão inicial curar, o manejo requerido para o reparo da fratura pode ser extenso.

B. Sinais e sintomas

A história adicional sobre os achados associada ao trauma nasal também pode ser de máxima importância na determinação da extensão da lesão. Na maioria dos casos, uma história de epistaxe é observada, cuja gravidade depende da extensão da laceração da mucosa sustentada no momento da lesão. A rinorreia também pode ser observada e, dependendo da precisão da descrição do paciente de sua secreção nasal, pode indicar trauma de modo intracraniano (p. ex., rinorreia do LCS). A deformidade do nariz e a obstrução das vias áreas pode ser grave, mas uma história de lesão, incluindo fratura, obstrução ou cirurgia de reconstrução, pode interferir na determinação do grau de deformidade sustentada agudamente. Se o mecanismo da lesão for grave, uma revisão regional dos sistemas pode ser requerida, incluindo uma história de disfunção oculomotora ou visual, anosmia independentemente da lesão na mucosa e deficiências sensoriais dentárias ou faciais muitas vezes associadas ao envolvimento maxilar.

C. Exame físico

Com o paciente sentado e confortável, o nariz deve ser visualizado externamente de todos os ângulos, com quaisquer variações incomuns no contorno, no tamanho, nos ângulos, nas lacerações cutâneas e hematomas observados. A presença e a gravidade da epistaxe e, se aplicável, a rinorreia de LCS também devem ser observadas. Um exame interno apropriado do nariz requer descongestionamento nasal com fenilefrina, 0,25% ou cloridrato de oximetazolina administrado como um *spray* ou com colocação cuidadosa de gaze de algodão. Se desejado, lidocaína, 4,0%, pode ser usada, que tem a vantagem de fornecer anestesia, além da vasoconstrição local. Após esse preparo, a palpação do esqueleto nasal e das cartilagens pode revelar variações anormais na posição e na estabilidade, bem como a presença de crepitação ou ponto de sensibilidade. Usando um espéculo nasal, cada cavidade nasal deve ser avaliada via visualização direta ou, se necessário, com a ajuda da endoscopia. O septo nasal deve ser examinado para a presença de deformidade, deslocamento, edema, laceração e hematoma (Figura 12-1).

Durante o exame, uma base nasal ou ponta nasal plana ou extraordinariamente ampla, junto com deflexões da ponta nasal anormais, sugerem lesão ou deformidade prévia. A lesão que se estende para a órbita pode incluir perda do ângulo da glabela e presença de telecanto. A rinorreia do LCS indica extensão para a placa cribriforme, seios frontais ou complexo nasoetmoidal. O envolvimento maxilar medial inclui depressão da parede maxilar e uma deformidade do septo nasal em forma de C, com ou sem depressão simultânea do processo frontal do maxilar ou órbita inferior. A estabilidade deste processo pode ser avaliada posteriormente com exame bimanual usando uma pinça de Kelly internamente e o dedo externamente.

A mobilidade incomum das cartilagens nasais é consistente com a avulsão, um achado muitas vezes associado com a laceração da mucosa. A lesão aguda do septo nasal é mais bem diferenciada a partir da lesão anterior pela presença de sensibilidade ao movimento com a palpação bimanual. A dor localizada na espinha nasal anterior, com ou sem deslocamento, também é indicativa de lesão aguda e deve ser avaliada pela palpação sublabial. Um hematoma septal, se presente, em geral envolve apenas o septo cartilaginoso. Ele é associado à ampliação do septo e à descoloração persistente e deve ser drenado posteriormente com a aspiração direta ou com a incisão da mucosa.

D. Exames de imagem

Embora ainda controverso, na maioria dos casos, o uso de exames de imagem no diagnóstico do trauma nasal é desnecessário. Com as radiografias, os estudos têm demonstrado sensibilidade e especificidade insatisfatórias no diagnóstico das fraturas

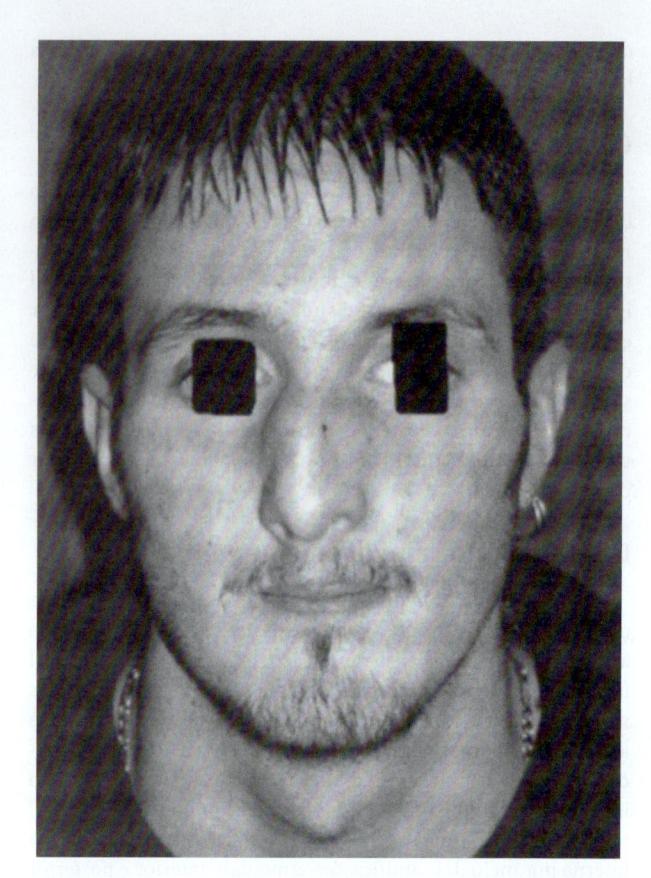

▲ **Figura 12-1** Um jovem, sete dias após ser atingido no nariz durante uma briga. Observe a nítida deformidade e o desvio.

nasais; portanto, mesmo em pacientes nos quais as anormalidades não foram demonstradas, o manejo não foi afetado. Além disso, diferenciação de fratura anterior da lesão aguda no caso de deslocamento mínimo é improvável. Assim, uma vez que a avaliação e a intervenção da lesão nasal aguda são determinadas pela apresentação clínica, a obtenção de radiografias não é recomendada, exceto quando a documentação legal é necessária, como no caso de suspeita de abuso, ou na suspeita de presença de fraturas adicionais ao terço médio da face, como na lesão mais invasiva. Com o trauma grave que inclui envolvimento da órbita, dos ossos etmoidais ou da placa cribriforme, as secções coronais com TC devem ser obtidas.

▶ **Diagnóstico diferencial**

Embora as fraturas nasais simples permaneçam as mais comuns de todas as fraturas faciais, elas devem ser distinguidas das fraturas maxilofaciais e nasoetmoidais mais graves. Como mencionado, as fraturas nasoetmoidais incluem extensão para o complexo nasoetmoidal muitas vezes resultando em rompimentos durais e rinorreia do LCS. As fraturas do zigoma geralmente envolvem uma deformidade em forma de V com três quebras separadas, duas ocorrendo ao longo de cada extremidade e uma no meio do arco. No exame físico, o trismo do músculo temporal pode ser evocado, dependendo do grau de impacto ósseo. Uma fratura trípode ou zigomaticomaxilar pode ser encontrada com força que foi direcionada para a região malar; ela geralmente envolve uma ou mais das articulações entre o zigoma, o osso frontal e o maxilar, com extensão por meio do soalho orbitário. No exame físico, a parestesia pode ser encontrada junto à distribuição do nervo infraorbitário ipsilateral. Com a força direcionada para o maxilar inferior, as fraturas alveolares podem ser encontradas junto do aspecto superior da margem dentária, muitas vezes associadas à dentição afrouxada e equimose gengival ou hemorragia.

Na eliminação das fraturas adicionais do terço médio da face que são observadas com o trauma nasal, a **classificação de Le Fort** denota três padrões clássicos de lesão associados com a lesão cega ao terço médio da face. A lesão **Tipo I** envolve a separação do processo maxilar do próprio maxilar, com extensão para os seios maxilares. Isto resulta da força direcionada horizontalmente sobre o terço médio da face abaixo do nível da órbita. A lesão **Tipo II** ocorre em associação com a fratura dos ossos nasais se estendendo pelo osso lacrimal em direção à junção zigomaticomaxilar e por meio dela. Além disso, a fratura se estende posteriormente logo abaixo do zigoma e junto da borda superior das placas pterigoides. A parestesia infraorbitária e os hematomas subcutâneos bilaterais são muitas vezes encontrados no exame. A lesão **Tipo III** também está associada com fratura nasal, mas corre posteriormente pelos ossos etmoidais e lateralmente pelas órbitas abaixo do forame óptico e por meio da sutura pterigomaxilar na fossa esfenopalatina. Isto resulta em disfunção craniofacial e na aparência de uma deformidade facial longa, achatada.

Nas crianças, as fraturas adicionais da face associadas à trauma nasal significativo não são incomuns. Devido à falta de projeção nasal significativa e à flexibilidade cartilaginosa inerente do esqueleto nasal pediátrico, o trauma no terço médio da face é distribuído de forma mais regular para o maxilar. Isto fornece um risco significativo de fratura maxilofacial e do terço médio da face, bem como o edema facial extenso, que, com frequência, obscurece o diagnóstico. Tais lesões têm sido associadas a distúrbios no crescimento normal e no desenvolvimento da estrutura facial – bem como a ossificação prematura da sutura do septo do vômer – e assim requerem uma abordagem conservadora ao diagnóstico e ao manejo.

▶ Complicações

A. Deformidade estética

As deformidades físicas externas que resultam do trauma nasal incluem criação de protuberância, desvio lateral do dorso e da ponta, base nasal alargada e depressão e afunilamento da ponta nasal. As deformidades septais complexas (e obstrutivas) também podem resultar, incluindo surgimento de esporões ósseos, alterações complexas na simetria nasal e deflexões angulares do próprio septo. Internamente, as sinéquias podem se desenvolver onde as lacerações da mucosa são encontradas, em particular entre o septo e os cornetos adjacentes. A maioria das deformidades requer septorrinoplastia de reconstrução para a restauração da função e aparência estética. Nos casos de deformidade pediátrica, um atraso na revisão é muitas vezes requerido para permitir o crescimento e o desenvolvimento facial normal. Com tecido cicatricial obstrutivo e sinéquias, a divisão simples e a separação com gazes embebidas com antibiótico são geralmente efetivas para permitir a nova epitelização.

B. Epistaxe e vazamento de LCS

O edema inicial e a epistaxe do trauma nasal geralmente se resolvem sem intervenção; contudo, a epistaxe persistente requer tamponamento com compressa nasal ou, raramente, a identificação e coagulação, ou ligação do vaso que está sangrando. Com o vazamento do LCS, a lesão é significativamente mais grave e pode requerer consulta a um neurocirurgião. A terapia geralmente inclui observação próxima e pode envolver enxerto ósseo ou colocação de um dreno na coluna lombar.

C. Hematoma septal e deformidade do nariz em sela

O hematoma septal resulta do sangramento, muitas vezes bilateral, dentro do plano subpericondral do septo. Se deixado sem tratamento, pode ocorrer fibrose da cartilagem septal, seguida por necrose e perfuração dentro de 3 a 4 dias. A perda de suporte estrutural leva ao colapso septal, que resulta em uma deformidade de nariz em sela característica do dorso nasal e retração da columela. Muitas vezes, suspeita-se de hematoma devido ao edema septal excessivo e a sensibilidade localizada grave no exame. O tratamento é urgente e inclui uma incisão horizontal feita na base septal para fornecer a drenagem mucopericondral. O reacúmulo é prevenido com a aplicação de talas plásticas ou compressa intranasal. A profilaxia com antibióticos também é requerida. A deformidade de nariz em sela pode requerer uma reconstrução extensa, a fim de restaurar a estrutura e a forma do nariz. Preferimos o enxerto ósseo calvário separado para a reconstrução desta deformidade, embora a cartilagem da costela e outros materiais tenham sido usados com sucesso.

D. Obstrução das vias aéreas

A fibrose do septo nasal, como ocorre com o hematoma septal, pode-se tornar organizada, criando espessamento cartilaginoso e resultando em obstrução parcial das vias aéreas. A obstrução também pode ocorrer no vestíbulo nasal a partir de uma perda traumática de epitélio ou a má união de uma fratura nasal. O tratamento da reorganização do septo nasal pode ser executado com ressecção da submucosa, embora alguns casos requeiram turbinectomia parcial. A lesão no tecido mole e a contratura que ocorrem no vestíbulo nasal podem requerer excisão da cicatriz resultante e reconstrução com enxertos compostos ou autólogos. A má união é tratada com osteotomia simples.

▶ Tratamento

A. Momento do reparo

Em 1 a 3 horas do momento da lesão antes do edema significativo ter se desenvolvido, a redução fechada simples da fratura nasal é possível com um paciente cooperativo e com achados clínicos não complicados. Contudo, os pacientes raramente apresentam isto cedo e muitas vezes requerem uma nova avaliação em 3 a 7 dias para permitir que o edema facial extenso se resolva. Nos adultos, a redução fechada pode ser executada em 5 a 11 dias após a lesão antes que o esqueleto nasal fraturado se torne aderente e de difícil manipulação, com a redução ocorrendo em 2 a 3 semanas. Nas crianças, a consolidação é mais rápida, com aderência e redução ocorrendo em aproximadamente metade do tempo. Assim, devido a um significativo problema terapêutico, a necessidade de osteotomia e reconstrução óssea se torna mais provável, que é uma preocupação particular para a população pediátrica. Contudo, independentemente da idade do paciente, o trauma nasal grave que resulta em lesão mais significativa, como o hematoma septal, fraturas abertas ou fraturas associadas do terço médio da face e do crânio requer uma atenção cirúrgica imediata.

B. Anestesia

Ao escolher um método de anestesia para o uso no reparo da fratura nasal, a gravidade da lesão e a preferência do paciente devem ser consideradas. A anestesia geral é necessária para o trauma significativo que requer intervenção operatória. Com o trauma nasal simples, anestesia local, com ou sem sedação, é geralmente preferida. A anestesia local é mais segura e considerada como efetiva em fornecer uma redução adequada da fratura quando comparada com a anestesia geral. Contudo, com o trauma nasal nas crianças, a anestesia geral oferece mais controle do que geralmente é fornecido por um menor de idade não cooperativo. Em ambos os casos, o médico deve decidir qual método pode fornecer o conforto ideal necessário para reduzir a fratura nasal. Em um paciente adequadamente preparado e com um cirurgião experiente, a anestesia local usando somente compressas nasais de algodão embebido tópico é adequada para a redução fechada confortável e a estabilização da maioria das fraturas nasais em todos os grupos de idade. É necessário lembrar que o algodão embebido na solução anestésica deve ser colocado superiormente entre os ossos nasais e o septo, em vez de junto do septo inferior ou junto dos cornetos inferiores, uma vez que isto comumente é feito para outras intervenções intranasais.

C. Redução fechada

A redução fechada é segura e fácil de executar. Os resultados estéticos e funcionais razoáveis são atingidos com a redução fechada, evitando a necessidade, quando aplicável, de sujeitar o paciente a riscos, procedimentos e custos desnecessários. O tratamento deve ser feito para o melhor resultado possível a longo prazo, devido à técnica minimamente invasiva disponível. Contudo, a taxa de insucesso dos procedimentos de redução fechada pode requerer redução aberta secundária ou reconstrução retardada, uma inevitabilidade que muitos defensores da redução aberta primária lutam para evitar.

De modo ideal, a apresentação de uma lesão adequada para a redução fechada inclui lesão no primeiro plano como fratura da ponta nasal ou fratura deprimida do osso nasal em um lado. Para prosseguir, a anestesia local deve ser fornecida junto com as distribuições dos nervos infraorbitário e supratroclear e na base do septo nasal anterior. Se necessário, os bloqueios nervosos são atingidos usando lidocaína, 1 a 2%, com adrenalina. Uma vez que o nariz tenha sido anestesiado, um elevador de Bóies, a parte posterior de um cabo de uma faca de metal, ou mesmo as pontas cegas de tesouras de Mayo retas, pode ser inserido sob os fragmentos nasais deprimidos para dentro de aproximadamente 1 cm do ângulo nasofrontal. A elevação é executada exercendo-se uma força na direção oposta à direção da fratura. A pressão é então aplicada externamente com uma mão livre em qualquer segmento que seja deslocado lateralmente. Se a manipulação da fratura for difícil devido à impactação ou travamento dos fragmentos, a pinça de Walsham pode ser usada para manipular diretamente os ossos nasais e facilitar a redução. Ocasionalmente, a manipulação com as mãos livres dos fragmentos mais móveis pode ser necessária para atingir o reposicionamento adequado. É comum precisar girar o fragmento deprimido primeiro medialmente, então superior e lateralmente, para desalojá-lo. Em muitos casos, um "clique" satisfatório é sentido à medida que o osso se reposiciona no local adequado.

A redução fechada adequada na pirâmide nasal permite muitas vezes a redução espontânea em um septo deslocado ou fraturado. Se este não for o caso, a pinça de Asch pode ser usada para gentilmente elevar o dorso nasal e permitir a recolocação do septo em sua posição anatômica. No caso de uma redução difícil, um elevador pericondral pode ser requerido para expor um segmento predominante de cartilagem para ressecção.

O suporte estrutural após uma redução bem-sucedida pode ser fornecido usando gazes de algodão embebidas em um antibiótico intranasal apropriado. É preferível, contudo, não deixar material não absorvível no local; portanto, recomendam-se pequenos pedaços de oxicelulose cirúrgica (p. ex., Surgicell), se necessário. Talas de *Silastic* também podem ser desejáveis para estabilizar o septo. Externamente, *Steristrips* ou outra fita de proteção deve cobrir o dorso nasal antes de aplicar uma tala de imobilização ou termoplástica maleável que foi contornada ao formato da redução nasal (Figura 12-2). Após aproximadamente 3 a 5 dias, a compressa interna pode ser removida, seguida pela remoção da tala externa por volta do dia 7 ao 10 se a estabilidade for concluída.

D. Redução aberta

A redução das fraturas abertas usando técnicas abertas geralmente é reservada para casos nos quais uma redução fechada anterior falhou ou ocorreu uma má união. Outros casos nos quais a redução aberta primária pode ser apropriada incluem fraturas de terceiro plano, fraturas envolvendo a órbita ou o maxilar e fra-

Manifestações nasais de doença sistêmica

13

Amy K. Hsu, MD
Ashutosh Kacker, MD, FACS

GRANULOMATOSE E DOENÇAS AUTOIMUNES

▶ Considerações gerais

As doenças granulomatosas e autoimunes são caracterizadas por um processo inflamatório crônico sistêmico e uma predileção por sistemas de órgãos particulares. Às vezes, os pacientes podem apresentar sintomas nasais de coloração vermelho-brilhante, como crosta grave, inflamação e deformidade de nariz em sela, que faz surgir a suspeita no início da avaliação. Contudo, as manifestações nasossinusais são, com frequência, não específicas, incluindo obstrução nasal, rinorreia e sinusite recorrente. O profissional deve, portanto, incluir estas doenças no diagnóstico diferencial de sintomas nasossinusais crônicos e avaliar manifestações sistêmicas na história e no exame físico.

Embora a obtenção de biópsias de lesões suspeitas seja crucial para o estabelecimento do diagnóstico, as amostras muitas vezes demonstram inflamação crônica não específica e necrose. Testes adjuntos úteis incluem marcadores inflamatórios (velocidade de hemossedimentação e proteína C-reativa), hemograma completo, várias sorologias autoimunes, raio X torácico, exame quantitativo de urina e culturas para bactérias e fungos.

Os objetivos de manejo das manifestações nasossinusais dessas doenças são fornecer alívio sintomático da obstrução nasal e da crosta e reduzir a incidência e a gravidade da sinusite secundária de obstrução ostial pela redução do edema da mucosa e pela facilitação da liberação mucociliar. Os pacientes também podem requerer a terapia sistêmica simultânea.

GRANULOMATOSE DE WEGENER

FUNDAMENTOS DO DIAGNÓSTICO

▶ Formação de crosta nasal grave com mucosa subjacente friável, perfuração septal e deformidade de nariz em sela.
▶ Anticorpo anticitoplasma de neutrófilo (C-ANCA), raio X torácico e exame quantitativo de urina.
▶ Biópsia nasal de lesões suspeitas; possível biópsia renal.

▶ Considerações gerais

A granulomatose de Wegener é um processo vasculítico e autoimune idiopático que, em geral, envolve os tratos respiratórios superior e inferior. Ela ocorre em todas as faixas etárias e afeta predominantemente as populações brancas. O espectro da apresentação da doença varia de formas localizadas a disseminadas, mas a maioria dos pacientes tem manifestações otorrinolaringológicas. Classicamente, a granulomatose de Wegener envolve uma tríade de granulomas necrosantes das vias aéreas superior e inferior, glomerulonefrite e vasculite disseminada. Os sintomas do trato respiratório superior podem ocorrer em até 90% dos pacientes, e os sintomas nasossinusais podem ser a única manifestação sistêmica em 30%. O paciente previamente não diagnosticado pode se apresentar com um padrão de sinusite crônica ou recorrente, tratado de forma clínica e muitas vezes cirurgicamente, com melhora clínica variável.

▶ Achados clínicos

A. Sinais e sintomas

A forma mais limitada, localizada, da granulomatose de Wegener em geral se apresenta com uma história de várias semanas de sintomas de infecção no trato respiratório superior que não respondem ao tratamento médico padrão, com a presença de drenagem nasal serossanguínea e dor característica sobre o dorso. O exame nasal é notável para crosta nasal bilateral significativa com mucosa friável subjacente, particularmente sobre os cornetos nasais, com possível extensão para a nasofaringe. As perfurações septais podem ser encontradas com a doença progressiva e podem levar à deformidade de nariz em sela devido à perda de suporte cartilaginoso e uma concavidade dorsal resultante. Outros locais da cabeça e do pescoço potencialmente envolvidos são (1) a órbita, com obstrução do canal nasolacrimal, pseudotumor orbitário, episclerite ou ceratite ulcerativa periférica; (2) a orelha, incluindo otite média serosa com ou sem mastoidite, e possível perda auditiva neurossensorial e (3) a laringe e a traqueia, com estenose subglótica e estenose traqueal. As ulcerações da cavidade oral, hiperplasia gengival e sialadenite são manifestações raras da granulomatose de Wegener. Os sintomas sistêmicos podem incluir fraqueza, suores noturnos e artralgias migratórias. A doença sistêmica mais avançada se manifesta como patologia pulmonar e renal significativa, embora a maioria dos pacientes tenha envolvimento renal, mesmo que seja subclínico.

Os critérios de classificação para a granulomatose de Wegener são os seguintes: (1) úlceras orais e secreção nasal serossanguínea e purulenta; (2) raio X torácico anormal (que pode incluir nódulos, cavidades ou infiltrados fixos); (3) exame quantitativo de urina anormal sugerindo envolvimento renal e (4) inflamação granulomatosa evidente na biópsia.

B. Achados laboratoriais

Embora a especificidade dos anticorpos anticitoplasma de neutrófilos (c-ANCA) para a granulomatose de Wegener seja de até 98%, a sensibilidade varia com a atividade da doença e é de 90% em pacientes com doença sistêmica ativa, 60% em pacientes com doença localizada e 30% para pacientes na fase de remissão. Geralmente, uma c-ANCA positiva na imunofluorescência é acompanhada por uma PR3-ANCA de confirmação (proteinase 3) no ensaio imunoenzimático. Na maioria dos pacientes, os títulos de c-ANCA estão em paralelo com a atividade da doença e um aumento do título pode induzir o relapso. Uma biópsia positiva caracterizada por granulomas necrosantes, células gigantes multinucleadas e histiócitos paliçados é altamente sugestiva do diagnóstico (Figura 13-1).

▶ Tratamento

Os objetivos do tratamento são induzir a remissão da doença ativa, manter a remissão e controlar os efeitos adversos da doença. O objetivo inicial do tratamento é a indução da remissão com ciclofosfamida (2 mg/kg/dia) e glicocorticoides de alta dose (prednisona, 0,5 a 1 mg/kg/dia). O metotrexato pode ser usado, em vez da ciclofosfamida, nas formas mais limitadas da doença. Após um mês de tratamento, os esteroides podem ser lentamente introduzidos durante vários meses. A ciclofosfamida deve prosseguir por 6 a 12 meses até os sintomas desaparecerem e então trocada por um imunossupressor menos tóxico, como o metotrexato ou a azatioprina. As terapias de investigação incluem antagonistas do fator de necrose tumoral (etanercept), inibidores da célula T (lefunomida) e terapia com anticorpos monoclonais (rituximab). Trimetoprima/sulfametoxazol pode ter um papel para a forma limitada da granulomatose de Wegener, para a profilaxia da pneumonia por *pneumocystis* em uso de imunossupressores ou para prevenir a recidiva.

As manifestações nasossinusais podem ser manejadas clinicamente com esteroides sistêmicos de baixa dose, esteroides nasais tópicos, irrigações de solução salina e antibióticos antiestafilocócicos quando há suspeita de infecção bacteriana excessiva. O papel da intervenção cirúrgica é limitado e pode incluir o reparo da deformidade de nariz em sela durante o período de remissão, prótese septal e cirurgia sinusal endoscópica conservadora.

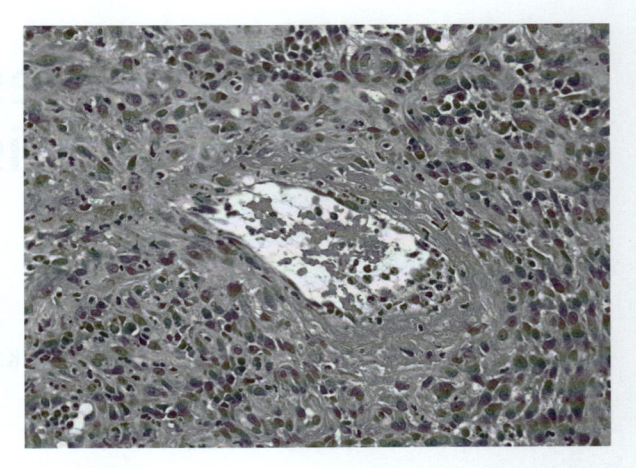

▲ **Figura 13-1** Vasculite ativa com necrose fibrinoide e célula inflamatória aguda infiltrada na parede do vaso na granulomatose de Wegener. (High power, H&E stain. Contribuição do Dr. Adam Gersten, Weill Medical College of Cornell University. Department of Pathology and Laboratory Medicine.)

Erickson VR, Hwang PH. Wegener's granulomatosis: current trends in diagnosis and management. *Curr Opin Otolaryngol Head Neck Surg* 2007;15(3):170–176 [PMID: 17483685]. (Update in diagnostic and treatment modalities of Wegener's, including investigational immunotherapies.)

Fuchs HA, Tanner SB. Granulomatous disorders of the nose and paranasal sinuses. *Curr Opin Otolaryngol Head Neck Surg*. 2009;17(1):23–27 [PMID: 19225301]. (Review of granulomatous findings in sinonasal disease and their relationships to systemic disease.)

Gubbels SP, Barkhuizen A, Hwang PH. Head and neck manifestations of Wegener's granulomatosis. *Otolaryngol Clin North Am* 2003;36(4):685 [PMID: 14567060]. (Review of the otolaryngologic effects of the disease.)

Hellmich B, Lamprecht P, Gross WL. Advances in the therapy of Wegener's granulomatosis. *Curr Opin Rheumatol* 2006;18(1):25–32 [PMID: 16344616]. (Contemporary discussion of pharmacotherapeutic options and future directions of treatment.)

Lynch JP, White E, Tazelaar H, Langford CA. Wegener's granulomatosis: evolving concepts in treatment. *Semin Respir Crit Care Med* 2004;25(5):491–521 [PMID: 16088495]. (Comprehensive overview of disease and treatment recommendations.)

Seo P, Stone JH. The antineutrophil cytoplasmic antibody-associated vasculitides. *Am J Med* 2004;117(1):39–50 [PMID: 15210387]. (The clinical and pathologic hallmarks of these diseases.)

SARCOIDOSE

FUNDAMENTOS DO DIAGNÓSTICO

▶ Raio X torácico (adenopatia hilar bilateral).
▶ Niveis da enzima conversora da angiotensina (ECA) positivos em 60% dos pacientes com doença ativa.
▶ Nível de cálcio sérico elevado em 15% dos pacientes.
▶ Biópsia de lesões da mucosa suspeitas, glândula salivar menor labial ou linfonodos transbronquiais.

▶ Considerações gerais

A incidência de sarcoidose sistêmica é aproximadamente 16,5/100.000 nos homens e 19/100.000 nas mulheres. Cerca de 1 a 4% dos pacientes com sarcoidose têm manifestações nasossinusais. A doença é mais comum nas mulheres e nas populações afro-americanas e latinas, com um pico da incidência entre as idades de 20 a 40 anos e um segundo pico em mulheres com mais de 50 anos.

A sarcoidose é uma doença granulomatosa crônica com manifestações predominantemente pulmonares, embora quase qualquer sistema de órgãos possa ficar envolvido. Manifestações clássicas da cabeça e do pescoço incluem xerostomia e aumento da glândula salivar, xeroftalmia e lesões laríngeas supraglóticas causando rouquidão. Outras manifestações incluem lúpus pérnio (sarcoide cutâneo), neurossarcoidose e febre uveoparótida (doença de Heerfordt), que é a associação de uveíte, parotite e paralisia do nervo facial com sarcoidose.

▶ Patogênese

A etiologia da sarcoidose é desconhecida. A histopatologia revela granulomas não caseosos sem necrose ou vasculite (Figuras 13-2A e 13-2B).

▶ Achados clínicos

Os sintomas clínicos associados à sarcoidose nasossinusal são geralmente não específicos e incluem obstrução nasal, crosta crônica, anosmia, epistaxe, drenagem pós-nasal, cefaleia e infecções sinusais recorrentes. Em pacientes com sintomas nasossinusais e doença pulmonar coexistente, a sarcoidose deve estar no diagnóstico diferencial. Os achados intranasais clássicos incluem mucosa hipertrofiada e nódulos granulomatosos na submucosa. Outros aspectos intranasais sugestivos de sarcoidose incluem obstrução nasal grave e formação de crosta com mucosa friável, pólipos nasais, sinéquias turbinoseptais, perfuração septal e deformidade nasal externa, como o nariz em sela. Uma história minuciosa e um exame da cabeça e do pescoço podem revelar outras manifestações. A biópsia intranasal direcionada pode ser necessária para estabelecer definitivamente o diagnóstico. Estudos laboratoriais positivos, incluindo niveis de ECA e de cálcio elevados e raio X torácico, mostrando adenopatia hilar bilateral, são altamente sugestivos.

▶ Tratamento

Dependendo da gravidade da doença nasossinusal, os pacientes podem ser tratados com esteroides tópicos, injeções de

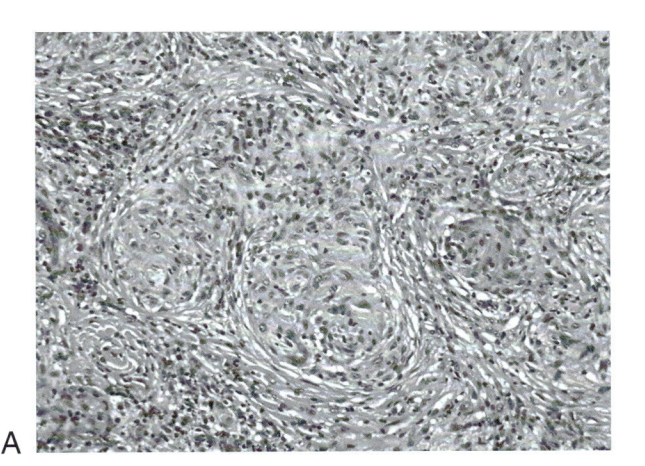

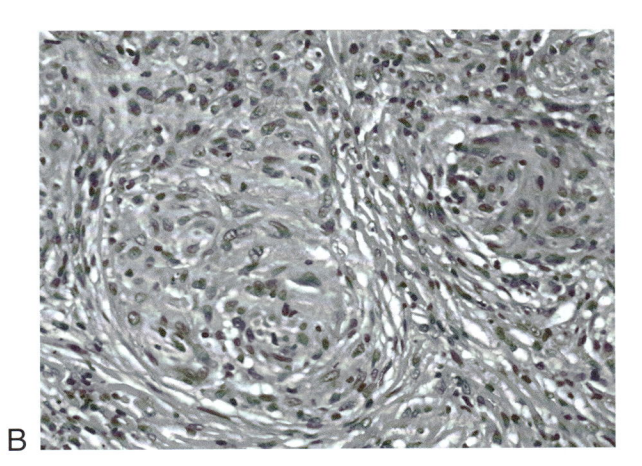

▲ **Figura 13-2** Coloração hematoxilina-eosina de potência baixa (**A**) e potência alta (**B**) demonstrando sarcoidose com inflamação granulomatosa não necrosante confluente com histiócitos epitelioides. (Imagens por Dr. Syed A. Hoda, Weill Medical College of Cornell University, Department of Pathology and Laboratory Medicine, Anatomic Pathology Division.)

esteroides intralesionais ou esteroides sistêmicos. A irrigação nasal pode permitir o debridamento mecânico de crosta e de muco espesso. A intervenção cirúrgica deve ser evitada sempre que possível, mas pode ser necessária para casos refratários de obstrução nasal e sinusite crônica. Para a sarcoidose sistêmica, corticoides orais são a base da terapia. Os esquemas de tratamento também podem incluir agentes citotóxicos (metotrexato, azatioprina, ciclofosfamida, clorambucil), fármacos antimaláricos (cloroquina e hidrocloroquina), talidomida e inibidores α-TNF (infliximab, adalimumab, etanercept). Em geral, a terapia deve ser projetada para minimizar o uso de esteroides de longo prazo se a doença sistêmica do paciente estiver bem controlada.

Kay DJ, Har-El G. The role of endoscopic sinus surgery in chronic sinonasal sarcoidosis. *Am J Rhinol* 2001;15(4):249–254 [PMID: 11554657]. (Discussion of the risks and benefits of endoscopic sinus surgery in sarcoidosis patients.)

Mrówka-Kata K, Kata D, Lange D, et al. Sarcoidosis and its otolaryngological implications. *Eur Arch Otorhinolaryngol* 2010;267(10):1507–1514 [PMID: 20617327]. (Review of otolaryngologic manifestations of sarcoidosis, including differential diagnosis, management, and prognosis.)

Panselinas E, Halstead L, Schlosser RJ, Judson MA. Clinical manifestations, radiographic findings, treatment options, and outcome in sarcoidosis patients with upper respiratory tract involvement. *South Med J* 2010;103(9):870–875 [PMID: 20689481]. (Review of upper respiratory tract manifestations of sarcoidosis and management.)

Schwartzbauer HR, Tami TA. Ear, nose, and throat manifestations of sarcoidosis. *Otolaryngol Clin North Am* 2003;36(4):673–684 [PMID: 14567059]. (Head and neck manifestations of sarcoidosis.)

Tami TA. Sinonasal sarcoidosis: diagnosis and management. *Semin Respir Crit Care Med* 2002;23(6):549–554 [PMID: 16088650]. (Discussion of important and often subtle clinical findings and medical and surgical management.)

SÍNDROME DE CHURG-STRAUSS

FUNDAMENTOS DO DIAGNÓSTICO

► Critérios com base nas definições da American College of Rheumatology em 1990:
  (1) Asma.
  (2) Eosinofilia sanguínea periférica superior a 10%.
  (3) Neuropatia.
  (4) Infiltrados pulmonares migratórios.
  (5) Anormalidades do seio paranasal.
  (6) Eosinófilos teciduais.
► A presença de quatro dos seis achados resulta em sensibilidade diagnóstica de 85% com uma especificidade de 99%.

Considerações gerais

A síndrome de Churg-Strauss é uma vasculite granulomatosa rara envolvendo vasos de tamanho pequeno a médio e é caracterizada por asma, hipereosinofilia e granulomas eosinofílicos extravasculares. A causa da doença é desconhecida, mas os fatores envolvidos incluem vacinações, dessensibilização e várias medicações, como antagonistas do receptor de leucotrieno. Cerca de 50% dos pacientes têm ANCA positivo, que geralmente é perinuclear (p-ANCA) na imunofluorescência com especificidade de mieloperoxidase (MPO-ANCA) no imunoensaio enzimático.

Achados clínicos

Os sinais e sintomas da síndrome de Churg-Strauss geralmente ocorrem em três fases, e os intervalos de transição mais curtos para estágios progressivos estão associados à doença mais grave:

1. O **estágio prodrômico** pode durar por anos e é caracterizado por asma de início na idade adulta e rinite alérgica com polipose nasal (70%) e sinusite recorrente. A perfuração septal é rara.
2. O segundo estágio consiste em **eosinofilia sanguínea e tecidual periférica**, primariamente nos pulmões (síndrome de Löffer) e no sistema gastrintestinal.
3. O terceiro estágio consiste no desenvolvimento de **vasculite sistêmica**, que pode envolver o sistema nervoso periférico, integumento, coração, sistema gastrintestinal e rins, embora a disfunção renal geralmente não seja tão grave como na granulomatose de Wegener.

Tratamento

A administração de corticosteroides (prednisona, 1 mg/kg/dia) geralmente resulta em rápida regressão dos sintomas. Embora uma diminuição de esteroides possa ser iniciada após aproximadamente 1 mês, o tratamento com corticosteroides de baixa dosagem de longo prazo é muitas vezes necessário devido à asma persistente. A ciclofosfamida é indicada para a terapia de primeira linha, quando os indicadores prognósticos insatisfatórios estão presentes, ou como um tratamento de segunda linha com falha da terapia por corticosteroides.

Bacciu A, Buzio C, Giordano D, et al. Nasal polyposis in Churg-Strauss syndrome. *Laryngoscope* 2008;118(2):325–329 [PMID: 17989571]. (Discussion of nasal polyposis in Churg-Strauss and review of the disease and potential treatment modalities.)

Guillevin L, Pagnoux C, Mouthon L. Churg-Strauss syndrome. *Semin Respir Crit Care Med* 2004;25(5):535–545 [PMID: 16088497]. (Comprehensive discussion of disease and its treatment.)

Ishiyama A, Canalis RF. Otologic manifestations of Churg-Strauss syndrome. *Laryngoscope* 2001;111(9):1619–1624 [PMID: 11568616]. (Review of Churg-Strauss signs and symptoms.)

DOENÇAS NEOPLÁSICAS

LINFOMA DE CÉLULA T

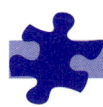

> **FUNDAMENTOS DO DIAGNÓSTICO**

- Obstrução nasal e epistaxe.
- Rapidamente progressivo com destruição local agressiva.
- Pode ter sintomas sistêmicos, como febre, tremores, suores noturnos e perda de peso.
- Biópsia tecidual com imunofenotipagem e estudos do vírus Epstein-Barr para diagnóstico.
- Múltiplas amostras de biópsia requeridas devido ao tecido friável com grandes áreas de necrose secundária.

▶ Considerações gerais

O linfoma de célula T/exterminadora natural nasal extranodal (NK), previamente descrito como granuloma de linha média letal ou reticulose polimórfica, é raro nos EUA e na Europa, mas é comum na Ásia Oriental e na América Central. Na China, ele é o segundo tipo mais comum de linfoma não Hodgkin extranodal. A razão de pacientes do sexo masculino para o feminino que se apresentam com linfoma de célula T é aproximadamente três para um, com uma idade média da apresentação na quinta década. Em geral, os pacientes com linfoma de célula T tendem a ser mais jovens do que os pacientes com linfomas convencionais. Estes tumores tendem a resistir aos esquemas de não Hodgkin tradicionais, resultando em desfechos insatisfatórios.

▶ Patogênese

Histologicamente, o linfoma de célula T/NK extranodal nasal é caracterizado por infiltrados celulares mistos com invasão linfoide angiocêntrica e oclusão dos vasos sanguíneos, resultando em necrose isquêmica de tecidos normais e neoplásicos (Figura 13-3A e 13-3B).

O linfoma de célula T/NK extranodal possui uma forte associação com EBV irrespectiva da origem étnica, sugerindo fortemente que o vírus desempenha um papel patogênico. As células do linfoma expressam caracteristicamente CD2, CD45RO, CD7, CD43, CD3 epsilon e o marcador de célula NK CD56, que geralmente não está presente na mucosa inflamatória. Contudo, outros antígenos de célula T, como CD3 e CD5, são muitas vezes ausentes. As células de linfoma também expressam moléculas citotóxicas, incluindo perforina e TIA-1.

▶ Achados clínicos

Um alto índice de suspeita é requerido para o diagnóstico inicial de linfoma de célula T/NK à medida que os pacientes em geral se apresentam no início com obstrução nasal e epistaxe. Os pacientes também podem ter edema facial ou da órbita, garganta irritada ou rouquidão, dependendo da extensão do envolvimen-

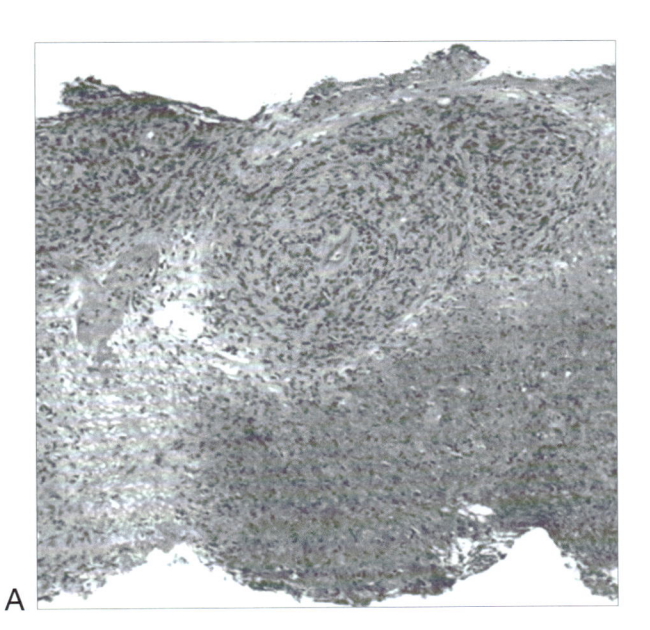

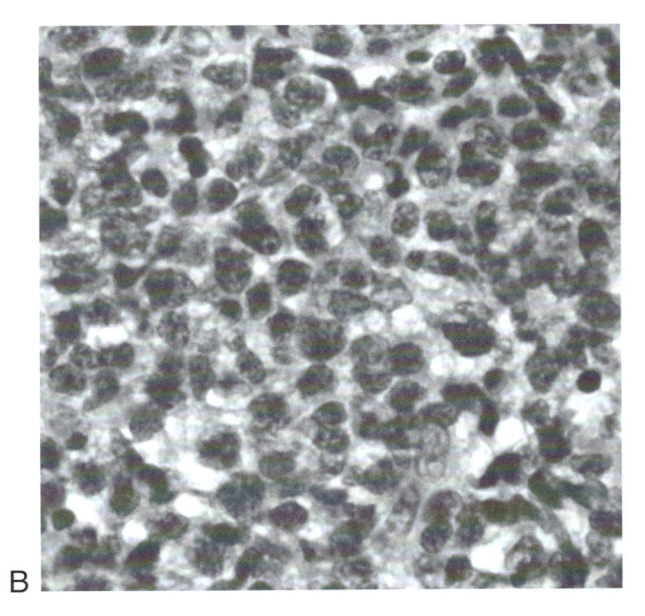

▲ **Figura 13-3** (**A**) Coloração hematoxilina-eosina de baixa potência mostrando linfoma de célula T/NK extranodal com invasão angiocêntrica e necrose. (**B**) Coloração hematoxilina-eosina de alta potência mostrando linfoma de célula T/NK extranodal com celulas de linfoma pleomórficas demonstrando núcleos irregulares e cromatina vesicular. (Imagens por Dr. Wayne Tam, Weill Medical College of Cornell University, Department of Pathology and Laboratory Medicine, Hematopathology Division.)

Quadro 13-1 Condições que podem se apresentar clinicamente como lesões destrutivas nasais na linha média

Abuso de cocaína
Trauma
Doenças infecciosas
  Bacteriana: brucelose, sífilis, rinoscleroma, lepra, actinomicose, tuberculose
  Fúngica: histoplasmose, cândida, mucomicose, blastomicose, rinosporidiose, coccidiomicose
  Parasítica: leishmaníase, miase
Doenças inflamatórias
  Sarcoidose
  Granulomatose de Wegener
  Lúpus sistêmico
  Poliarterite nodosa
  Angiite por hipersensibilidade
  Doença destrutiva idiopática de linha média
Doenças neoplásicas
  Carcinoma de célula escamosa
  Carcinoma basocelular
  Estesioneuroblastoma
  Carcinoma cístico adenoide
  Linfoma nasossinusal

Reimpresso, com permissão, de Rodrigo JP, Suarez C, Rinaldo A, et al. Idiopathic midline destructive disease: fact or fiction. *Oral Oncol* 2005;41(4): 340-348.

Harabuchi Y, Takahara M, Kishibe K, et al. Nasal natural killer (NK)/T-cell lymphoma: clinical, histological, virological, and genetic features. *Int J Clin Oncol* 2009;14(3):181–190 [PMID: 19593607]. (Review of disease characteristics and case series of patients undergoing proposed chemoradiation protocol.)

Liang R. Advances in the management and monitoring of extranodal NK/T-cell lymphoma, nasal type. *Br J Haematol* 2009;147(1):13–21 [PMID: 19604234]. (Update on management and clinical and radiologic surveillance of extranodal NK/T-cell lymphoma.)

Liang R. Diagnosis and management of primary nasal lymphoma of T-cell or NK-cell origin. *Clin Lymphoma* 2000;1(1):33–37 [PMID: 11707809]. (Diagnosis and histopathologic findings of nasal T-cell lymphoma.)

Rodrigo JP, Suarez C, Rinaldo A, et al. Idiopathic midline destructive disease: fact or fiction. *Oral Oncol* 2005;41(4):340348 [PMID: 15792605]. (Evaluation of the patient with a midline destructive process.)

Rodriguez J, Romaguera JE, Manning J, et al. Nasal T-cell and NK-cell lymphomas: a clinicopathologic study of 13 cases. *Leuk Lymphoma* 2000;39(1–2):139–144 [PMID: 10975392]. (Therapeutic outcomes of nasal T-cell lymphoma management.)

DOENÇAS INFECCIOSAS

RINOSCLEROMA

FUNDAMENTOS DO DIAGNÓSTICO

▶ Alta taxa de suspeita em indivíduos provenientes de regiões endêmicas.
▶ Polipose nasal extensa aderente ao septo nasal, com mínimo envolvimento dos seios da face.
▶ Culturas com *Klebsiella pneumoniae rhinoscleromatis* (geralmente flora nasal anormal).
▶ Bordas não intensificadas, bem definidas nos exames de TC; osso e cartilagem raramente estão envolvidos.
▶ Diagnóstico por biópsias de áreas ativamente envolvidas (septo ou corneto inferior).

▶ Considerações gerais

O rinoscleroma é uma doença granulomatosa rara, progressiva, crônica do trato respiratório superior causada por *Klebsiella rhinoscleromatis*. A doença nasal se apresenta em três estágios típicos: (1) **catarral (atrófica)**, com rinite não específica; (2) **proliferativa (granulomatosa)**, caracterizada por reação granulomatosa e pela presença de células de Mikulicz e (3) **cicatricial (esclerótica)**, na qual a fibrose da mucosa é observada. O aumento na incidência de rinoscleroma nos Estados Unidos pode ser devido ao aumento no número de imigrantes de regiões endêmicas como Europa Oriental e Central, América Central e América do Sul, África Oriental e Índia. O rinoscle-

to tumoral. Os sintomas sistêmicos de febre ou perda de peso também estão presentes em alguns casos. Os achados clínicos incluem ulceração e tecido granulomatoso necrótico com uma superfície friável. O exame muitas vezes demonstra perfuração septal e eventual destruição palatal pode ocorrer.

O tumor é muito invasivo localmente e envolve muitas vezes tecidos circundantes, incluindo seios paranasais, órbita e pele, resultando em um processo destrutivo extenso na linha média. A orofaringe, a hipofaringe e a laringe também podem estar envolvidas. Se disseminado, o tumor pode ser encontrado no trato gastrintestinal ou em órgãos genitais. O abuso de cocaína pode se apresentar de maneira similar como um processo destrutivo expressivo nasal na linha média e seu uso deve ser determinado na história do paciente. O Quadro 13-1 lista o diagnóstico diferencial completo das lesões destrutivas nasais na linha média.

▶ Tratamento

Se não tratadas, as complicações podem variar de destruição tecidual local até a morte. Na maioria dos casos, uma combinação de quimioterapia e radioterapia parece ser mais efetiva do que a modalidade isolada. A radioterapia isolada pode ser suficiente na doença nasal localizada. Contudo, existe uma taxa de 50% de recidiva, apesar da alta eficácia inicial com a radiação. O manejo cirúrgico é limitado à reconstrução dos defeitos dos tecidos ósseos e moles após o tratamento, particularmente em casos de destruição do palato duro ou do soalho orbitário.

ma pode ser encontrado em todos os grupos de idade, mas afeta com mais frequência adolescentes e adultos jovens. Higiene insatisfatória, condições de vida com superpopulação e nutrição inadequada contribuem para a sua disseminação via transmissão pelo ar.

▶ Patogênese

A cronicidade dessa doença é tida como o resultado da capacidade das bactérias de evadir as defesas do organismo durante o estágio de proliferação. Durante a fase de catarro, o organismo ganha acesso à camada subepitelial via ulcerações que permitem a colonização profunda. As bactérias se alastram então para outras áreas por meio do subepitélio e sofrem fagocitose pelos histiócitos, formando as células de Mikulicz. O organismo continua se multiplicando de forma intracelular até que as células de Mikulicz rompam e liberem bactérias viáveis de modo intersticial. Este ciclo continua e por fim leva à formação de granuloma clinicamente evidente e à hiperplasia pseudoepiteliomatosa.

▶ Achados clínicos

O rinoscleroma se manifesta primariamente no nariz, mas pode afetar qualquer parte do trato respiratório superior, incluindo a tuba auditiva, o antro maxilar, a cavidade oral, a laringe, a órbita, a traqueia e os brônquios. Na doença avançada, a obstrução nasal (94%), a deformidade nasal (32%), a epistaxe (11%) e a formação de crosta (94%) são os principais sintomas. O envolvimento da laringe pode se apresentar como rouquidão com achados associados de hiperemia interaritenoide, exsudatos e edema das pregas vocais. Em geral, a fibrose laríngea tardia envolve a glote e a subglote, com estridor e potencial obstrução subsequente das vias aéreas.

▶ Tratamento

Uma combinação do debridamento cirúrgico conservador e a cobertura antibiótica de longo prazo é a base da terapia para o rinoscleroma. A tetraciclina se mostrou efetiva e barata para os pacientes, a menos que contraindicada. As fluoroquinolonas podem ser usadas como uma alternativa, dada sua excelente atividade gram-negativa, eficácia celular e baixa toxicidade. O organismo é muitas vezes de difícil erradicação, e a recidiva pode ocorrer mesmo com a terapia agressiva devido à capacidade do organismo de permanecer dormente em sua forma de espora.

> Ammar ME, Rosen A. Rhinoscleroma mimicking nasal polyposis. *Ann Otol Rhinol Laryngol* 2001;110(3):290–292 [PMID: 11269777]. (Clinical findings and management of rhinos-cleroma.)
>
> Canalis RF, Zamboni L. An interpretation of the structural changes responsible for the chronicity of rhinoscleroma. *Laryngoscope* 2001;111(6):1020–1026 [PMID: 11404614]. (Review of the pathophysiology of rhinoscleroma.)
>
> de Pontual L, Ovetchkine P, Rodriguez D, et al. Rhinoscleroma: a French national retrospective study of epidemiological and clinical features. *Clin Infect Dis* 2008;47(11):1396–1402 [PMID: 18947330]. (Review of the clinical course of a series of patients with rhinoscleroma.)

RINOSPORIDIOSE

FUNDAMENTOS DO DIAGNÓSTICO

- ▶ Alta taxa de suspeita nos indivíduos de regiões endêmicas.
- ▶ Obstrução nasal e epistaxe, envolvimento ocular frequente.
- ▶ Massa nasal vascular friável, polipoide com aparência de "morango", vermelha.
- ▶ Histopatologia mostrando esporângio de parede espessa preenchido com endosporos, hiperplasia pseudoepiteliomatosa.

▶ Considerações gerais

A rinosporidiose é uma doença inflamatória granulomatosa crônica causada por *Rhinosporidium seebri*. Ela é endêmica na Índia e no Sri Lanka e foi registrada esporadicamente em várias outras localizações, incluindo América do Sul e África. O organismo é encontrado na água parada e suja e é tido como alastrado pela água contaminada e pela inoculação de esporos no epitélio traumatizado.

A doença segue um curso indolente e envolve, em geral, o nariz e a nasofaringe (70 a 85%) e o olho, particularmente a conjuntiva e o saco lacrimal (15%), mas ela também pode envolver outros locais, incluindo pele, seios paranasais, palato, tonsila, laringe, árvore traqueobrônquica, glândula parótida e genitália. A rara forma disseminada é fatal e envolve pele, ossos e cérebro.

▶ Patogênese

O *Rhinosporidium seebri* é de difícil isolamento nas culturas e alguns aspectos de sua epidemiologia e ciclo de vida permanecem controversos. Após um período de crescimento, o esporo inicial começa uma série de divisões mitóticas. Com cada divisão, o número de núcleos e esporos aumenta e a parede do esporo fica mais espessa. O esporângio maduro libera seus conteúdos, liberando copiosos esporos nas secreções nasais. A coloração hematoxilina-eosina revela hiperplasia pseudoepiteliomatosa, esporângios fúngicos de parede espessa contendo numerosos endosporos e estroma fibroso com células inflamatórias crônicas. O organismo está presente em todos os estágios de desenvolvimento.

▶ Achados clínicos

Os pacientes geralmente se apresentam com sintomas de obstrução nasal progressiva, epistaxe crônica e rinorreia aquosa, que se torna purulenta durante a infecção. O exame clínico revela uma massa nasal friável, polipoide com uma superfície vermelha que sangra com facilidade devido à sua vascularidade subjacente. A massa cresce lentamente e é indolor. A superfície das lesões contém manchas amareladas do tamanho de alfinete salientando-se por meio do epitélio atenuado que representa os esporângios maduros e confere à massa a clássica aparência de "morango".

▶ Tratamento

O tratamento é a excisão cirúrgica com cauterização da base. Antifúngicos, esteroides, dapsona e radioterapia foram usados com eficácia limitada.

Capoor MR, Khanna G, Rajni, et al. Rhinosporidiosis in Delhi, north India: case series from a non-endemic area and mini-review. *Mycopathologia.* 2009;168(2):89–94 [PMID: 19347603]. (Clinical course of patients with rhinosporidiosis in a non-endemic area and brief review of disease forms.)

van der Coer JM, Marres HA, Wielinga EW, Wong-Alcalá LS. Rhinosporidiosis in Europe. *J Laryngol Otol* 1992;106(5): 440–443 [PMID: 1613374]. (Review of epidemiologic features of rhinosporidiosis and summary of reported cases in Europe.)

Loh KS, Chong SM, Pang YT, Soh K. Rhinosporidiosis: differential diagnosis of a large nasal mass. *Otolaryngol Head Neck Surg* 2001;124(1):121–122 [PMID: 11228469]. (Case presentation and review of clinical features of rhinosporidiosis.)

VÍRUS DA IMUNODEFICIÊNCIA HUMANA (HIV)

FUNDAMENTOS DO DIAGNÓSTICO

- ▶ A sorologia do HIV é diagnóstica.
- ▶ As contagens de célula CD4 e títulos virais são indicativos; contagens de CD4 mais baixas e títulos virais mais altos se correlacionam à imunodeficiência sintomática.
- ▶ Patógenos oportunistas podem ser observados com CD4 inferior a 50 células/mm^3. Tratar empiricamente para *Pseudomonas aeruginosa* em pacientes com HIV com sinusite quando CD4 inferior a 200 células/mm^3.
- ▶ As culturas endoscópicas devem ser usadas para orientar a cobertura antibiótica.
- ▶ Fazer biópsia das massas nasais e de lesões cutâneas suspeitas para descartar neoplasias malignas.

▶ Considerações gerais

A rinossinusite pode afetar até 68% dos pacientes infectados com o vírus da imunodeficiência humana (HIV), com uma incidência e gravidade que se correlacionam com o estágio da infecção por HIV. À medida que a função imune se deteriora, a incidênia de infecções oportunistas aumenta, especialmente com contagens de CD4 abaixo de 50/células/mm^3.

▶ Patogênese

A infecção por HIV resulta em uma depressão gradual da imunidade humoral e celular, primariamente devido à depleção de linfócitos T auxiliares. O resultado é uma suscetibilidade aumentada à infecção. Em relação à doença nasossinusal, os pacientes infectados por HIV foram considerados como tendo aumento no tempo de transporte mucociliar, resultando em estasia e secreções nasais espessas, firmes, que aumentam o risco de infecção nasossinusal. Alguns estudos têm sugerido que a ativação da célula B policlonal com aumento na produção de imunoglobulina pode resultar em atopia aumentada nos pacientes HIV-positivos e consequentemente em uma incidência mais alta de sintomas alérgicos. Contudo, a relação entre infecção por HIV e atopia aumentada é obscura neste momento.

▶ Achados clínicos

A apresentação típica de rinossinusite nestes pacientes não é diferente daquela nos pacientes soronegativos; os achados comuns consistem em febre, dor ou pressão facial, cefaleia, gotejamento pós-nasal, secreção nasal purulenta, edema periorbitário e congestão nasal. À medida que a infecção por HIV avança, a resposta inflamatória é reduzida, resultando em menos edema da mucosa e rinorreia. A microbiologia é geralmente a mesma que a dos pacientes soronegativos quando a contagem de CD4 é superior a 50 células/mm^3, com *Streptococcus pneumoniae, Haemophilus influenzae* e *Moraxella catarrhalis* sendo comum para a infecção aguda, e *Staphylococcus aureus, Pseudomonas aeruginosa* e anaeróbios sendo comuns para a infecção crônica. Quando a contagem de CD4 cai abaixo de 50 células/mm^3, o risco de infecção por bactérias oportunistas, fungos, protozoários e organismos virais aumenta. Embora as complicações extrassinusais da sinusite não sejam conhecidas por ter uma incidência maior nestes pacientes, uma alta taxa de suspeita é requerida com a imunodeficiência progressiva. Estes pacientes também correm risco de sinusite fúngica invasiva ameaçadora à vida, particularmente se a contagem de neutrófilos absoluta é menor que 600/mm^3. As lesões cutâneas, como sarcoma de Kaposi, ulcerações herpéticas e dermatite como a seborreia, são processos cutâneos comuns que afetam o nariz e a pele facial circundante. Essas lesões podem anunciar o avanço da infecção por HIV assintomática para Aids. A hipertrofia linfoide nasofaríngea afeta de 56 a 88% dos pacientes precocemente no curso da doença, causando obstrução nasal e otite média serosa, podendo indicar biópsia para descartar linfoma.

▶ Tratamento

O nível de imunodeficiência deve orientar a terapia por antibóticos inicial, e as culturas endoscopicamente obtidas devem ser executadas para moldar posteriormente a terapia. Quando a contagem de CD4 for maior que 200 células/mm^3, a terapia deve incluir cobertura para *Streptococcus, Staphylococcus* e *Haemophilus influenzae*. As opções de primeira linha incluem amoxicilina, amoxicilina/clavulanato, cefuroxima, trimetoprima/sulfametoxazol ou um macrolídeo. Com a resposta incompleta à terapia inicial por antibióticos, o desenvolvimento da cronicidade, ou uma contagem de CD4 abaixo de 200 células/mm^3, a cobertura deve se expandir para incluir *Pseudomonas aeruguinosa* e anaeróbios. A clindamicina e o metronidazol podem melhorar a resposta nestes casos. A terapia por antibióticos deve prosseguir por um período mínimo de três semanas, junto com descongestionantes sistêmicos, mucolíticos e irrigação com solução salina nasal. Na doença crônica, os esteroides tópicos nasais podem reduzir a inflamação e a rinorreia. O tratamento profilático com trimetoprima/sulfametoxazol mostrou diminuir o risco de sinusite e otite média. Quando as medidas médicas falham ou no caso de complicações extrassinusais, a cirugia sinusal endoscópica funcional se mostrou segura e efetiva. Uma contagem de CD4 baixa não é uma contraindicação para o manejo cirúrgico.

De Vincentiis GC, Sitzia E, Bottero S, Giuzio L, Simonetti A, Rossi P. Otolaryngologic manifestations of pediatric immunodeficiency. *Int J Pediatr Otorhinolaryngol* 2009;73 Suppl 1:S42–S48 [PMID: 20114155]. (Review of head and neck manifestations of immunodeficiency, including HIV, in the pediatric population.)

Friedman M, Landberg R, Tanyeri H, et al. Endoscopic sinus surgery in patients infected with HIV. *Laryngoscope* 2000;110(10 Pt 1):1613–1616 [PMID: 11037812]. (Indications and outcomes of functional endonasal sinus surgery in patients with HIV.)

Gurney TA, Murr AH. Otolaryngologic manifestations of human immunodeficiency virus infection. *Otolaryngol Clin North Am* 2003;36(4):607–624 [PMID: 14567056]. (Comprehensive review of the head and neck manifestations of HIV.)

Prasad HK, Bhojwani KM, Shenoy V, Prasad SC. HIV manifestations in otolaryngology. *Am J Otolaryngol* 2006;27(3):179–185 [PMID: 16647982]. (Description of otolaryngologic findings in a large series of patients with HIV.)

Shah AR, Hairston JA, Tami TA. Sinusitis in HIV: microbiology and therapy. *Curr Infect Dis Rep*. 2005;7(3):165–169 [PMID: 15847717]. (Review of findings and medical and surgical treatment recommendations.)

Agradecimentos a Ashish R. Shah, MD, John M. Ryzenman, MD e Thomas A. Tami, MD, por suas contribuições para este capítulo nas edições anteriores deste livro.

14 Rinite alérgica e não alérgica

Saurabh B. Shah, MD, FAAOA
Ivor A. Emanuel, MD, FAAOA

A rinite é definida como a condição inflamatória que afeta a mucosa nasal. Os sintomas de rinite incluem obstrução nasal, hiperirritabilidade e hipersecreção. A rinite pode ser causada por uma variedade de diferentes condições alérgicas e não alérgicas (Quadro 14-1). Sua incidência parece ter aumentado desde a revolução industrial. Estima-se que um em cada cinco norte-americanos é afligido por rinite.

A rinite alérgica é uma das condições crônicas mais comuns nos EUA. Dos cerca de 50 milhões de indivíduos norte-americanos que têm rinite, muitos não têm uma causa alérgica para ela. Os sintomas de rinite não alérgica incluem obstrução nasal, hipersecreção e irritabilidade, sendo que nenhum deles é devido à alergia.

ANATOMIA E FISIOLOGIA

O fluxo de ar pelo nariz é mais eficiente na troca de gases e requer menos energia que a respiração pela boca. O nariz serve como um canal inicial para dentro das vias aéreas. Como tal, ele possui importantes funções de aquecimento, umidificação e limpeza do ar que se respira. O ciclo nasal consiste em modulação simpática e parassimpática simultânea em direções opostas em lados opostos do nariz. O ciclo nasal pode alterar o fluxo de ar em uma narina em até 80% enquanto mantém o fluxo de ar total.

De anterior a posterior, os diferentes elementos estruturais do nariz agem juntos para atingir estas funções. O vestíbulo nasal é alinhado por vibrissas que filtram grandes particulados à medida que estes entram no nariz. O vestíbulo então se comunica com a região da valva nasal, onde a mucosa nasal se torna um epitélio colunar ciliado, pseudoestratificado. Este tipo de epitélio permeia toda a cavidade nasossinusal; sua importância é subestimada quando se consideram condições como a síndrome de Kartagener, na qual os cílios imóveis levam à formação de crosta crônica proveniente da estasia da mucosa. Sob a mucosa situam-se células estromais, células inflamatórias, nervos, vasos sanguíneos e glândulas seromucosas. Cada um destes elementos pode desempenhar um papel na inflamação nasal.

O nariz é dividido em câmaras esquerda e direita por um septo compreendido de cartilagem e osso. Lateralmente, três projeções ósseas – cornetos superior, médio e inferior – se projetam para a cavidade nasal. Esses ossos cornetos estão alinhados pela mucosa, aumentando, por meio disso, a área da superfície nasal e cobrindo os importantes óstios do seio. O canal nasolacrimal drena para o meato inferior. Os seios maxilar, frontais e etmoidais anteriores drenam para o meato médio; os seios etmoidais posteriores drenam para o meato superior. Por fim, os óstios do seio esfenoide são superiores à coana e drenam medialmente para o corneto superior. A inflamação nestes locais críticos de drenagem pode levar à epífora ou à doença sinusal.

A vascularidade nasal inclui as artérias carótidas interna e externa, que alimentam o nariz. As artérias etmoidais anterior e posterior são ramos terminais da artéria oftálmica, um ramo da artéria carótida interna. A artéria carótida externa supre a artéria esfenopalatina. A drenagem venosa do nariz é primariamente por meio dos plexos pterigoide e oftálmico.

As características do muco nasal são muito significativas. O muco nasal e sinusal existe, em geral, em duas camadas na superfície epitelial. A camada mais profunda é mais fina e menos viscosa que a camada externa e permite, portanto, que os cílios batam com menos resistência. A camada externa prende particulados inalados e possui uma densidade maior de mediadores inflamatórios e leucócitos para a proteção contra agentes infecciosos e substâncias estranhas.

RINITE NÃO ALÉRGICA

A rinite não alérgica se apresenta geralmente com rinorreia clara e obstrução nasal. Espirro e olhos com prurido e aquosos não se apresentam com a rinite não alérgica. Há uma incidência crescente de rinite não alérgica com o avanço da idade. Os pacientes com rinite não alérgica devem sempre ser questionados sobre o uso de *sprays* nasais comprados sem receita médica, trauma prévio, trabalho com agentes químicos ou exposição a eles e uso prévio de fármacos intranasais. Epistaxe, dor e sintomas unilaterais podem ser precursores de uma neoplasia, devendo ser observados.

Quadro 14-1 Tipos de rinite

Rinite alérgica	Rinite infecciosa	Rinite não alérgica, não infecciosa	Variadas
• Sazonal • Perene	• Viral • Rinossinusite bacteriana	Síndromes eosinofílicas • Rinite não alérgica com eosinofilia (NARES) • Pólipos nasais Síndromes não eosinofílicas • Rinite vasomotora • Rinite medicamentosa • Rinite ocupacional • Rinite da gravidez • Hipotireoidismo • Medicação (p. ex., pílulas anticoncepcionais)	• Rinite granulomatosa • Rinite atrófica • Rinite gustatória

RINITE VIRAL

A rinite viral é muito comum e muitas vezes está associada a outras manifestações de doença viral, que pode incluir cefaleia, mal-estar, dores corporais e tosse. A drenagem nasal na rinite viral é muitas vezes clara ou branca e pode ser acompanhada por congestão nasal e espirro.

RINITE OCUPACIONAL

Uma série de diferentes agentes poluidores internos e ao ar livre pode afetar o nariz. Esses agentes incluem poeira, ozônio, dióxido de enxofre, fumaça do cigarro, *sprays* de jardim e amônia. Os agentes irritantes podem ser encontrados em uma variedade de ambientes de trabalho. Geralmente, eles causam secura nasal, fluxo de ar reduzido, rinorreia e espirrro. Movimentos ciliares diminuídos dentro do nariz foram observados na exposição crônica à fumaça do cigarro e na exposição a partículas de madeira. O controle ambiental é crucial nestes pacientes. A limitação da exposição por meio da remoção do agente causador, distância do agente, melhora da ventilação e uso de máscaras de respiração de particulado protetoras são úteis.

RINITE VASOMOTORA

Os pacientes com rinite vasomotora se apresentam com sintomas de obstrução nasal e drenagem nasal clara. Os sintomas são muitas vezes associados a mudanças na temperatura, na alimentação, na exposição a odores e agentes químicos ou uso de álcool. Alguns médicos sugerem que a regulação autônoma anormal da função nasal leva à rinite vasomotora.

RINITE EOSINOFÍLICA NÃO ALÉRGICA

A rinite eosinofilia não alérgica (NARES) é uma síndrome recentemente descrita na qual os pacientes se apresentam com obstrução e congestão nasal; estes pacientes sentem, com frequência, exacerbações mais graves, incluindo o desenvolvimento de sinusite e polipose. Eles também demonstram eosinofilia acentuada nos esfregaços nasais (superior a 25%), mas não são alérgicos a qualquer alérgeno inalado pelo teste cutâneo ou teste *in vitro*. A causa de NARES permanece desconhecida.

RINITE MEDICAMENTOSA

Os pacientes com rinite medicamentosa muitas vezes se apresentam com obstrução nasal que piorou com o passar dos anos. Eles usam *sprays* nasais vasoconstritores comprados sem receita médica. Muitas vezes, esses pacientes precisam aumentar as doses desses *sprays* à medida que a taquifilaxia ocorre. Seu uso por períodos prolongados de tempo causa rinite de rebote, na qual o paciente sente a obstrução grave à medida que o efeito dos agentes tópicos diminui.

RINITE DURANTE A GRAVIDEZ

Outra apresentação comum de rinite não alérgica é a rinite associada à gravidez. A concentração sistêmica de estrogênio aumenta durante toda a gestação. Este aumento no estrogênio leva a um aumento no ácido hialurônico no tecido nasal, que pode resultar em aumento do edema e da congestão nasal. Além disso, há um aumento nas glândulas da mucosa e uma diminuição nos cílios nasais durante a gravidez, sendo que ambos aumentam a congestão nasal diminuindo a liberação de muco. A rinite é geralmente mais grave durante o segundo e terceiro trimestres de gravidez.

VASCULITIDES, DOENÇAS AUTOIMUNES E GRANULOMATOSAS

O exame físico de um paciente com rinite deve incluir um exame minucioso da cabeça e do pescoço. Externamente, o nariz é avaliado para evidência de trauma prévio ou em sela, que pode ser indicador de deficiência septal. Internamente, a posição e o formato septal nasal são examinados. Sinais de inflamação crônica, vasculite e perfuração septal podem ser indicativos de uma variedade de problemas sistêmicos, variando de granulomatose de Wegener ao abuso de cocaína. O tamanho e o formato dos cornetos também são importantes de se observar, assim como é o formato de qualquer rinorreia. Além disso, o médico deve examinar o paciente para pólipos nasais ou outras massas ou para tumores intranasais.

Um exame mais aprofundado da cavidade nasal pode ser realizado – após a aplicação de anestesia tópica local – com o uso de um endoscópio nasal rígido ou flexível. Um endoscópio nasal rígido de 4,0 mm pode ser usado para adultos, e um endoscópio nasal de 2,7 mm, para crianças. Isto permite visualizar o meato médio, do recesso esfenoetmoidal e das regiões da nasofaringe não observadas com a rinoscopia anterior. Além disso, a citologia nasal pode ser útil para determinar os tipos celulares e a presença de motilidade ciliar.

> Sanico A, Togias A. Noninfectious, nonallergic rhinitis (NINAR): considerations on possible mechanisms. *Am J Rhinol* 1998;12:65 [PMID: 9513662].
>
> Settipane RA, Lieberman P. Update on nonallergic rhinitis. *Ann Allergy Asthma Immunol* 2001;86:494 [PMID: 11379801]. (Detailed review of the various causes of nonallergic rhinitis.)

▶ Tratamento da rinite não alérgica

A. Medidas não cirúrgicas

1. Evitar irritantes – O tratamento da rinite não alérgica inclui evitar agentes irritantes, como agentes químicos, perfumes, fumaça de cigarros e outros fumos. Além disso, para pacientes com exposição no local de trabalho, uma máscara pode ser útil na limitação dos irritantes.

2. Irrigação com solução salina – A irrigação com solução salina é um importante tratamento adjunto para ajudar a evitar a estasia intranasal e reduzir a crosta. O uso de solução salina não apenas aumenta a eficácia das medicações tópicas intranasais, mas também melhora a função ciliar.

3. Esteroides tópicos – Esteroides intranasais tópicos trabalham na mucosa nasal para reduzir a quimiotaxia de eosinófilo e neutrófilo; eles também reduzem a inflamação, suprimem as reações relacionadas à mastócitos e diminuem o edema intracelular. Embora primariamente usado para a rinite alérgica, alguns pacientes não alérgicos respondem aos esteroides intranasais tópicos.

4. Agentes adrenérgicos – Outros tratamentos para a rinite não alérgica incluem os agentes adrenérgicos. Existem duas principais famílias de fármacos adrenérgicos: (1) fenilaminas (p. ex., efedrina, pseudoefedrina, fenilefrina e fenilpropanolamina) e (2) imidazolinas (p. ex., xilometazolina, oximetazolina e nafazolina). As fenilaminas são agentes orais, ao passo que as imidazolinas são agentes tópicos. O papel primário das fenilaminas é diminuir os vasos de capacitância da mucosa agonizando os receptores α-adrenérgicos; isto leva a um efeito descongestionante. As fenilaminas podem causar efeitos adversos relacionados à dose, como agitação, irritabilidade, taquicardia, hipertensão e retenção urinária. Eles são contraindicados em pacientes com hipertensão, doença da artéria coronária grave e em pacientes em uso de inibidores da monoaminoxidase. As imidazolinas tópicas diminuem o fluxo sanguíneo nasal afetando os receptores de $α_1$ e $α_2$-adrenérgicos. A potente vasoconstrição pode causar congestão de rebote na retirada do fármaco (rinite medicamentosa) se usado por mais de cinco dias. Em virtude disso, os pacientes devem ser aconselhados quando usarem estes *sprays* por períodos de tempo prolongados (rinite medicamentosa).

5. Agentes adicionais – Agentes anticolinérgicos, como brometo de ipratrópio, podem ser usados topicamente para bloquear o *input* parassimpático e, desse modo, diminuir a rinorreia. O brometo de ipratrópio está disponível em uma fórmula de 0,03% para a rinite não infecciosa e em uma concentração de 0,06% para a rinite viral. Agentes anticolinérgicos podem ser usados em combinação com esteroides intranasais. Eles devem ser evitados em pacientes com glaucoma de ângulo estreito, hipertrofia prostática ou obstrução do colo da bexiga.

As terapias mais recentes que foram tentadas para a rinite vasomotora incluem o uso de *sprays* anti-histamínicos intranasais. *Sprays* de azelastina (p. ex., Astepro, 0,15%) e olopatadina (p. ex., Patanase) são anti-histamínicos intranasais novos de administração diária única que podem aliviar a rinite vasomotora.

Alguns *sprays* comprados sem receita médica, como a cromolina sódica, são seguros para serem usados repetidamente. Esses *sprays* intranasais agem para estabilizar as membranas dos mastócitos. Eles devem ser administrados antes da desgranulação do mastócito, de modo a serem efetivos e terem meia-vida relativamente curta. Por isso, sua administração deve ser frequente. Alguns médicos estão usando inibidores de leucotrieno como tratamentos adjuvantes no tratamento da rinite não alérgica. Contudo, mais estudos sobre a eficácia desses agentes na rinite não alérgica são autorizados.

B. Medidas cirúrgicas

1. Procedimentos septais – O tratamento cirúrgico para a rinite não alérgica é focado na correção das anormalidades estruturais, o que pode contribuir para os sintomas do paciente. O desvio septal é um defeito comum que pode contribuir para a obstrução nasal. A septoplastia ou reconstrução nasosseptal é usada para corrigir anormalidades cartilaginosas ou ósseas do septo. As perfurações septais podem incluir a colocação de botões septais, fechamentos de perfurações com retalho avançado e, mais recentemente, transferências de tecidos livres para grandes perfurações.

2. Cirurgia do corneto – A cirurgia do corneto inferior também é comumente usada para contrabalançar a rinite não alérgica. O tipo e a extensão da cirurgia no corneto inferior continua sendo uma fonte de debate. Existem várias técnicas para a cirurgia do corneto e incluem fratura lateral, cauterização, ablação por radiofrequência (ARF), ressecção da submucosa, redução da submucosa via microdebridador e ressecção do corneto parcial ou completa. Em geral, a tendência atual é preservar a maior quantidade possível de mucosa para permitir que a função fisiológica normal continue.

> Tomooka LT, Murphy C, Davidson TM. Clinical study and literature review of nasal irrigation. *Laryngoscope* 2000;110:1189 [PMID: 10892694].

RINITE ALÉRGICA

FUNDAMENTOS DO DIAGNÓSTICO

- Pode ser sazonal, perene ou ambos.
- Caracterizada por espirro, prurido, rinorreia e congestão.
- Pode estar associada a outras condições crônicas, incluindo asma, otite média com efusão (OME), rinossinusite e polipose nasal.
- Sintomas típicos de espirro, rinorreia e congestão nasal podem estar associados a etiologias virais, bacterianas, alérgicas e não alérgicas.
- Podem ter múltiplos desencadeadores, inalados e ingeridos.

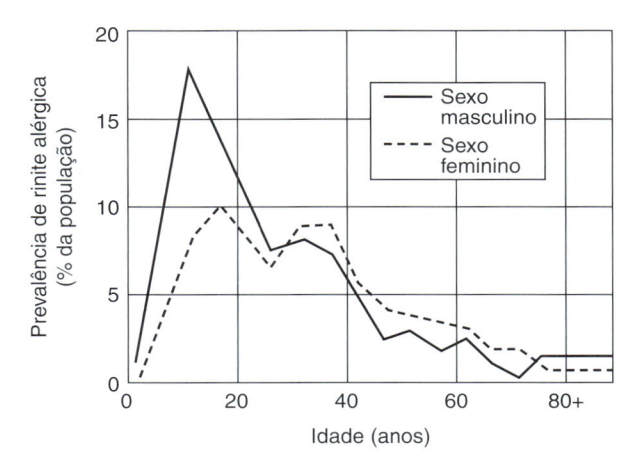

▲ **Figura 14-1** Prevalência de rinite alérgica por grupo de idade.

Considerações gerais

A alergia é uma manifestação clínica de uma resposta imune adversa após o contato repetido com substâncias geralmente inofensivas, como pólens, fungos do ar, poeiras de animais, ácaros, alimentos e insetos com ferroada. A rinite alérgica é uma inflamação das membranas da mucosa nasal causada por uma reação mediada por IgE a um ou mais alérgenos. A sua predominância pode variar consideravelmente entre os grupos etários e os locais.

A rinite alérgica é uma das doenças alérgicas mais comuns nos EUA, afetando entre 20 e 25% da população (aproximadamente 40 milhões de pessoas). Ela pode ter seu início em qualquer idade, mas a incidência de início é maior na adolescência, diminuindo com o avanço da idade. O seu pico de prevalência é durante a terceira e quarta décadas de vida (Figura 14-1).

Os custos econômicos da rinite alérgica, diretos e indiretos, são consideráveis. A maior porção dos custos diretos é o gasto com medicações prescritas e não prescritas (aproximadamente 4 bilhões de dólares anualmente). Os maiores custos indiretos são os da própria alergia e também dos efeitos colaterais negativos da medicação contra a alergia (primariamente, anti-histamínicos comprados sem receita médica).

Embora a rinite alérgica não ameace a vida, seus efeitos sintomáticos são consideráveis, resultando em uma qualidade de vida significativamente diminuída para muitos que sofrem da doença. Vários estudos sobre qualidade de vida têm mostrado que em quase toda as áreas da vida diária, incluindo funcionalidade social e física, níveis de energia e fadiga e falta de sono e saúde mental, os pacientes com rinite alérgica têm uma perda significativa da qualidade de vida quando comparados aos indivíduos não alérgicos. Os pacientes com rinite alérgica se mostraram com uma qualidade de vida mais baixa do que muitos asmáticos. Além disso, a rinite alérgica pode contribuir para distúrbios do sono, fadiga e – de particular importância com crianças – problemas de aprendizado.

Patogênese

A resposta alérgica é mediada por uma reação de hipersensibilidade do tipo I. Essa resposta envolve o excesso da produção de anticorpos IgE e é chamada de reação atópica. Além da rinite alérgica, a maioria dos casos de asma e dermatite atópica é considerada como tendo uma causa atópica.

Em pacientes com uma disposição atópica (um traço genético), uma reação alérgica começa com sensibilização a um alérgeno específico (na rinite alérgica, estes são geralmente transmitidos pelo ar), o que induz à produção de anticorpos IgE. Isto ocorre por meio de uma cascata de célula T, célula B e célula plasmática. Na exposição subsequente, o antígeno específico se insere em dois anticorpos IgE específicos conectados à superfície dos mastócitos, que são prevalentes na submucosa dos tratos respiratório e gastrintestinal, a subconjuntiva do olho e a camada subcutânea da pele. Consequentemente, esta reação mediada por IgE causa desgranulação dos mastócitos, que então provoca uma resposta inflamatória com a liberação de mediadores como histamínico, leucotrienos, citocinas, prostaglandinas e fator ativador de plaquetas. Isto é referido como **fase inicial** ou **reação humeral** e ocorre dentro de 10 a 15 minutos de exposição ao alérgeno. A liberação de histamínico causa os sintomas de espirro, rinorreia, prurido, permeabilidade vascular, vasodilatação e secreção glandular.

A liberação de citocinas e leucotrienos causa subsequentemente um fluxo interno das células inflamatórias (principalmente eosinófilos) para a área afetada (quimiotaxia). Esta resposta inflamatória é chamada de **reação de fase tardia** ou **celular**, que pode começar de 4 a 6 horas após a sensibilização inicial e prolongar e intensificar a cascata alérgica por até 48 horas. Tal resposta é a principal causa dos sintomas de congestão nasal e gotejamento pós-nasal na rinite alérgica.

Além disso, estes mediadores produzem uma hiper-reação aos alérgenos específicos e aos irritantes não específicos, como a fumaça do tabaco e os fumos químicos, referidos como o **efeito de carga**.

Causas

O desenvolvimento da atopia pode ser influenciado pelos seguintes fatores: (1) suscetibilidade genética (i.e., história familiar); (2) fatores ambientais (p. ex., poeira e exposição ao mofo); (3) exposição a alérgenos (p. ex., pólens, poeira de animais e alimentos); (4) exposição passiva à fumaça do tabaco (especialmente no início da infância) e (5) partículas de exaustão de diesel (em áreas urbanas), entre outros.

Na fase lactente e na infância, os alérgenos dos alimentos, como leite, ovos, soja, trigo, ácaros, e alergias inaladas, como descamação do pelo de animais de estimação, são as principais causas de rinite alérgica e as comorbidades da dermatite atópica, otite média com efusão e asma. Nas crianças mais velhas e nos adolescentes, os alérgenos do pólen se tornam mais um efeito causador.

Classificação

A. Rinite alérgica sazonal

Os sintomas de rinite alérgica sazonal ocorrem ou aumentam durante certas temporadas, dependendo geralmente da polinização das plantas as quais o paciente é alérgico. As árvores polinizam na primavera, florescem no final da primavera e no verão e perdem as folhas no outono. Além disso, os mofos podem causar sintomas no outono.

Os sintomas característicos das alergias sazonais incluem espirro, rinorreia aquosa, coceira do nariz, olhos, orelhas e garganta, olhos vermelhos e marejados e congestão nasal. Os sintomas são geralmente piores pela manhã e agravados por condições secas, ventosas, quando uma concentração mais alta de pólen é distribuída sobre uma área mais ampla.

B. Rinite alérgica perene

Os sintomas da rinite alérgica perene são geralmente constantes, com pouca variação sazonal, embora possam variar em intensidade. Os sintomas característicos são predominantemente congestão nasal e bloqueio, e gotejamento pós-nasal. A rinorreia e o espirro são menos comuns. Os sintomas oculares são menos comuns, com exceção das alergias por animais. O pólen sazonal pode causar a exacerbação de qualquer um destes sintomas.

As alergias comuns que causam a rinite alérgica perene são inalantes ao ar livre, predominantemente ácaros, pelo de animais, esporos de fungos e baratas (nos centros das cidades). Certos alérgenos ocupacionais também podem causar rinite alérgica perene. Estes não são geralmente constantes, porque dependem da exposição no local de trabalho.

Os alérgenos alimentares também podem contribuir para a rinite alérgica perene. Além disso, as alergias alimentares são muitas vezes associadas a outros sintomas, incluindo problemas gastrintestinais, urticária, angioedema e mesmo anafilaxia após ingerir a comida.

As infecções e irritantes não específicos podem influenciar a rinite alérgica perene. Nas crianças com alergias, pode haver uma incidência mais elevada de infecções do trato respiratório, que, por sua vez, tendem a agravar a rinite alérgica e levar ao desenvolvimento de complicações, especialmente rinossinusite e otite média com efusão. Outros irritantes, como fumaça de tabaco, fumos químicos ou poluentes do ar, também podem agravar os sintomas.

C. Outras classificações

Recentemente, outras classificações de rinite alérgica foram introduzidas. Uma destas está relacionada com a incidência temporal e com a qualidade de vida. Os sintomas são classificados como (1) sendo intermitentes (duração inferior a 4 dias/semana ou inferior a 4 semanas) ou persistentes (duração superior a 4 dias/semanas ou superior a 4 semanas) e (2) pela intensidade dos sintomas com mudanças mínimas ou moderadas a graves na qualidade de vida. Em outro sistema de classificação, os sintomas se baseiam de acordo com o tipo de sintoma (p. ex., pacientes que têm espirros e um nariz que "corre", ou aqueles que estão congestionados) sem uma relação temporal.

Achados clínicos

A. História do paciente

O diagnóstico de rinite alérgica deve determinar se o paciente é atópico e, se for, qual o alérgeno causador. Para determinar isto, deve ser feita uma avaliação clínica básica, que deve consistir em uma história do paciente, do exame físico e de testes confirmatórios.

Uma história cuidadosa fornece importantes pistas para o diagnóstico. Os fatores genéticos determinam a probabilidade de um indivíduo se tornar sensível e produzir anticorpos IgE (i.e., ser atópico). Uma história familiar de alergias, eczema ou asma aumenta esta possibilidade. Crianças com pais que têm alergias mostraram ter uma chance de 50% de se tornarem alérgicas. Se apenas um dos pais ou irmão tem alergias, este índice é mais baixo, porém ainda significativo.

Uma história minuciosa da alergia deve determinar se os padrões de sintomas são sazonais ou perenes. Os sintomas podem incluir secreção nasal clara e aquosa, congestão nasal, gotejamento pós-nasal e coceira no nariz, na garganta e nos olhos. Os sintomas persistentes são presumidos como devido à exposição ao alérgeno de ambiente fechado. Os sintomas sazonais ou sintomas que são reproduzíveis a partir de um fator incitador, como a exposição ao gato, têm mais probabilidade de serem alérgicos. Se o uso de medicação, especialmente anti-histamínicos (com prescrição e sem prescrição) ou corticosteroides intranasais, melhorar os sintomas, a alergia é provável. Este não é o caso com descongestionantes intranasais ou orais, que afetam os sintomas alérgicos e não alérgicos. Uma história de reação anafilática após a ingestão de um alimento em particular ou depois de ser picado por um inseto geralmente indica um paciente atópico.

Os pacientes devem ser questionados sobre o início, a duração, o tipo, a progressão e a gravidade de seus sintomas. Uma relação com as estações é importante, com os sintomas sazonais geralmente indicando alergia ao pólen ou possivelmente uma alergia ao mofo, mas as temperaturas ambientes podem obscurecer estas distinções sazonais. Os sintomas perenes geralmente significam uma alergia aos ácaros, ao mofo ou aos animais. Um aumento nos sintomas à noite geralmente sugere uma alergia a ácaros ou à queda de pelos de animais de estimação.

Sintomas oculares, faríngeos e sistêmicos, incluindo rinossinusite recorrente, infecções na orelha, asma, fogachos, sintomas gastrintestinais e *rash* cutâneo e urticária são importantes fatos a serem determinados na tomada da história.

O paciente deve sempre ser questionado sobre o impacto dos sintomas sobre a qualidade de sua vida, porque o diagnóstico correto e, por fim, o alívio sintomático proveniente do tratamento apropriado desempenhará um grande papel no impacto funcional sobre a vida do paciente.

B. Exame físico

Um exame físico deve incluir a inspeção das orelhas, da garganta e das passagens nasais (incluindo depois a liberação com um descongestionante tópico). Os achados típicos no nariz em pacientes com rinite alérgica sazonal incluem cornetos azulados, pálidos, úmidos; mucosa com edema, úmida e congestão nasal com obstrução nasal. Com as alergias perenes, a congestão nasal é o sinal predominante, mas o exame nasal pode parecer normal. Anormalidades anatômicas, como um septo nasal desviado, concha bolhosa e pólipos nasais, podem estar presentes. Deve-se determinar se estas anormalidades são a principal causa ou meramente fatores contribuintes para os sintomas do paciente. Se houver suspeita de pólipos nasais, um exame nasal endoscópico também é indicado. Outros possíveis achados físicos incluem conjuntivite, eczema e, possivelmente, sibilância asmática.

Nas crianças, "brilhantes" asmáticos (círculos escuros sob os olhos), trejeito facial, respiração pela boca e a "saudação pelo nariz" (esfregação constante da ponta do nariz com a mão) são achados físicos comuns. Além disso, nesta faixa etária, uma otite média concomitante com efusão também é uma possibilidade.

C. Testes especiais

1. Teste de alergia – O teste de alergia é executado para estabelecer a evidência objetiva da doença atópica. Ele também pode determinar os alérgenos causadores responsáveis, que pode então levar a recomendações terapêuticas específicas. Dois principais tipos de teste estão disponíveis para identificar e quantificar a sensibilidade ao alérgeno: teste cutâneo e ensaios serosos *in vitro*.

2. Teste cutâneo – O teste cutâneo pode ser epicutâneo, intradérmico ou uma combinação de ambos.

A. Skin Prick test – O *skin prick test* é o teste epicutâneo usado mais comumente. Em geral, ele é rápido, específico, seguro e custo-efetivo. Com novos sistemas de testes múltiplos disponíveis, ele é um procedimento de consultório de simples execução e também permite uniformidade no procedimento do teste. Quando um resultado de teste é equivocado, ele é com frequência acompanhado por um teste intradérmico.

B. Teste intradérmico – O teste intradérmico, usando diluições em série 1:5 quantitativas, é o método de teste cutâneo usado pela maioria dos alergistas otorrinolaringologistas. Este tipo de teste, chamado de **teste de diluição intradérmico** (TDI) e anteriormente conhecido como título de ponto final em série (TPS), é um excelente quantificador da sensibilidade ao alérgeno e, como tal, é benéfico no preparo do tratamento por imunoterapia subcutânea segura. Hoje, como o TDI é demorado e caro, a maioria dos otorrinolaringologistas usa o multiteste *skin prick* sozinho, ou como um teste de rastreamento antes de executar o TDI, isto é, o Teste Quantitativo Modificado (TQM).

3. Teste *in vitro* – O teste de IgE sérico específico do alérgeno é um método fácil e preciso para determinar a presença de alergia atópica e, com uma tecnologia *in vitro* mais recente disponível, o teste *in vitro* é pelo menos equivalente em eficácia ao teste cutâneo. As amostras *in vitro* são seguras, específicas, custo-efetivas e reproduzíveis e não requerem que o paciente não esteja usando anti-histamínicos e outras medicações que possam interferir no teste cutâneo. Elas também são fáceis e rápidas e, portanto, são preferíveis, especialmente em crianças e em pacientes ansiosos.

Embora a amostra *in vitro* original – o teste RAST (teste radioalergossorvente) – não seja mais executada, o seu nome ainda é usado hoje para uma descrição geral do teste sanguíneo específico de IgE. As novas amostras não são apenas verdadeiramente quantitativas, mas também são mais rápidas, mais confiáveis e mais eficientes do que os testes anteriores. O ImmunoCap é um excelente exemplo desta tecnologia mais recente. Contudo, nem todos os ensaios *in vitro* disponíveis hoje são iguais, e seus resultados são muitas vezes não intercambiáveis. A não utilização de um ensaio confiável pode afetar o diagnóstico de atopia e, portanto, a prescrição da terapia apropriada (Figura 14-2).

O teste *in vitro* pode ser custo-efetivo se uma bateria de rastreamento com inalantes apropriadamente escolhida de 10 a 12 alérgenos consistindo nos pólens, mofos, ácaros e animais mais prevalentes no ambiente local for usada. Nas crianças, alimentos alérgicos comuns são substituídos ou adicionados. Não é necessário nenhum teste adicional se essa bateria for negativa. Se a bateria de rastreamento for positiva e nenhuma imunoterapia for considerada, o teste de alergia adicional pode ser executado.

Um novo teste de rastreamento *in vitro* em ponta de dedo fornece resultados semiquantitativos para 10 alérgenos inalantes comuns em 20 minutos. Devido à sua facilidade de uso, requerendo somente algumas gotas de sangue, este ensaio deve ser de grande benefício para bebês e crianças com suspeita de alergias inalantes.

▶ Diagnóstico diferencial

Os diagnósticos diferenciais da rinite alérgica incluem os seguintes: (1) rinite infecciosa (aguda ou crônica); (2) rinite não alérgica perene (p. ex., rinite vasomotora); (3) poluentes e irritantes; (4) rinite hormonal (p. ex., gravidez ou hipotireoidismo); (5) rinite tópica induzida por medicação (rinite medicamentosa); (6) deformidade anatômica (p. ex., um septo desviado, pólipos nasais ou uma concha bolhosa) e (7) tumores ou corpos estranhos.

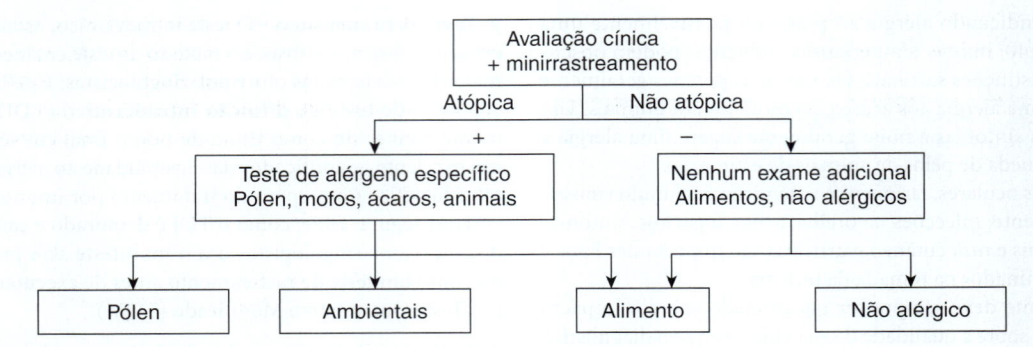

Figura 14-2 Processo do teste *in vitro*.

▶ Tratamento

O manejo apropriado dessas doenças respiratórias comuns difere substancialmente, em particular quando a alergia é um componente contribuinte. O tratamento da rinite alérgica deve considerar os sintomas principais, sua gravidade, a qualidade de vida do paciente, o custo da terapia, bem como os alérgenos envolvidos, de modo a individualizar as opções de tratamento do paciente. Além disso, no tratamento das alergias nasais, deve-se considerar o desejo do paciente para um rápido alívio duradouro dos sintomas sem efeitos colaterais e o alívio de quaisquer sintomas idiossincráticos particulares, como a rinorreia persistente.

Em geral, três opções estão disponíveis para o manejo da rinite alérgica: (1) evitar e controlar o ambiente, (2) farmacoterapia e (3) imunoterapia.

A. Controles ambientais

Mesmo se os controles ambientais não forem completos, a redução da carga alérgica pode diminuir significativamente os sintomas. Os métodos para minimizar a exposição ao pólen são para evitar as atividades ao ar livre durante as estações com pólen relevante (p. ex., aparar a grama e jardinagem), manter as janelas de casa e do carro fechadas e usar o ar condicionado quando possível. Para controlar os ácaros, mofo e queda de pelos de animais de estimação, as seguintes práticas devem usadas: (1) reduzir a umidade em casa inferior a 50%; (2) lavar as roupas de cama em água quente; (3) remover carpetes e animais de estimação das áreas da casa usadas com mais frequência, especialmente dormitórios; (4) guardar travesseiros, colchões com protetores hipoalérgicos (para a proteção contra ácaros) e (5) em ambientes inóspitos e urbanos, eliminar baratas (Quadro 14-2). Para alérgenos transmitidos pelo ar (p. ex., poeira de animais), purificadores de ar podem ser usados.

B. Medidas farmacoterapêuticas

Ao selecionar um tratamento farmacológico para a rinite alérgica, deve-se considerar a condição subjacente do paciente, a provável fisiopatologia, os sintomas dominantes, a idade e a condição do paciente, a coexistência de distúrbios nas vias aéreas relacionadas, a preferência do paciente e a sua história de obediência. Além disso, antes de iniciar qualquer farmacoterapia, o uso e a resposta do paciente ao tratamento prévio devem ser considerados (Quadro 14-3).

1. Anti-histamínicos – Os anti-histamínicos são frequentemente usados como uma terapia de primeira linha; muitos estão disponíveis sem prescrição médica. Eles bloqueiam os locais receptores de H_1 e previnem as reações induzidas por histamínico, incluindo inibição da permeabilidade vascular aumentada, contração do músculo liso, aumento na produção de muco e prurido. Os anti-histamínicos também inibem a resposta de "pápula e eritema" da pele e, portanto, afetam o teste cutâneo, a menos que retirados alguns dias antes do teste. Elas não afetam o teste *in vitro*. Os anti-histamínicos são efetivos na reação de fase inicial e, portanto, reduzem o ronco, a rinorreia e o prurido. Eles têm pouco efeito sobre a congestão nasal – um fenômeno de fase tardia.

Sem prescrição, os anti-histamínicos de primeira geração podem causar sedação e prejudicar o desempenho e estão associados a um risco mais alto de acidentes automobilísticos e relacionados ao trabalho, diminuição no desempenho e na produtividade do trabalho e prejuízo do desempenho de aprendizado e acadêmico. Estes efeitos colaterais podem ser significativamente

Quadro 14-2 Controle ambiental de aeroalérgenos em ambiente fechado

Alérgeno	Controle ambiental
Ácaros domésticos	• Guardar colchões e travesseiros com protetores oclusivos • Lavar toda a roupa de cama em água superior 54°C semanalmente • Desumidificar (inferior 50% do nível) • Remover reservatórios (especialmente carpete)
Animais de estimação	• Remover o animal de estimação de casa ou pelo menos do dormitório do paciente • Remover reservatórios (carpete, móveis acolchoados), se acessível • Lavar os animais com frequência

Quadro 14-3 Agentes farmacológicos no manejo da rinite alérgica

Classe	Mecanismo de ação
Anti-histamínicos	Antagoniza os efeitos mediados pelo receptor de H_1 da histamínico
Descongestionantes	Age predominantemente sobre os receptores α-adrenérgicos da mucosa do trato respiratório
Corticosteroides intranasais e orais	Exerce uma ampla gama de efeitos sobre os múltiplos tipos celulares e mediadores
Estabilizadores de mastócitos	Inibe a liberação de mediadores de mastócitos
Agentes anticolinérgicos	Antagoniza a ação de acetilcolina nos receptores muscarínicos
Modificadores de leucotrieno	Antagoniza a ação dos receptores de leucotrieno ou inibe a 5-lipoxigenase e a formação de leucotrienos

exacerbados por álcool, sedativos, antidepressivos e hipnóticos. Muitos têm efeitos anticolinérgicos e causam boca seca. Estes incluem difenidramina (p. ex., Benadryl), hidroxizina (p. ex., Atarax), clorfeniramina e bromofeniramina. Os dois últimos são encontrados na maioria dos remédios para gripe vendidos sem receita médica.

Os anti-histamínicos de segunda geração possuem uma atividade anti-histamínica comparável àquela dos anti-histamínicos de primeira geração, mas possuem um melhor perfil de segurança com pouca sedação, se houver, uma vez que eles têm pouca afinidade para os receptores de H_1 centrais. Eles não têm atividade anticolinérgica e são bem absorvidos, com um rápido início de ação e alívio dos sintomas geralmente dentro de uma hora. Os anti-histamínicos de segunda geração são em geral dosados uma vez ao dia e raramente estão associados à tolerância ao fármaco com o uso prolongado. Aqueles disponíveis na forma oral nos EUA são fexofenadina, loratadina, desloratadina, cetirizina e levocetirizina.

Mais recentes, uma vez ao dia, os anti-histamínicos intranasais de segunda geração, azelastina e olopatadina estão agora disponíveis. Esses anti-histamínicos intranasais também tendem a diminuir a congestão nasal mais do que os anti-histamínicos orais.

2. Corticosteroides intranasais – Os corticosteroides intranasais podem ser a medicação mais efetiva para o controle global dos sintomas da rinite alérgica. Eles aliviam o espirro, o prurido e a rinorreia e também a congestão nasal. O efeito máximo pode levar de 1 a 2 semanas após o início do seu uso. A sua efetividade depende do uso regular e de vias aéreas nasais adequadas para a aplicação. Eles trabalham sobre a reação de fase tardia e previnem, portanto, um significativo fluxo interno de células inflamatórias. As formulações mais recentes (mencionadas a seguir) possuem absorção sistêmica mínima sem efeitos colaterais sistêmicos e foram aprovadas para o uso em crianças. Eles não possuem efeitos colaterais sistêmicos em relação à supressão do eixo HPA e não afetam o crescimento de ossos longos nas crianças. Nos adultos jovens e nas crianças, eles são considerados os fármacos de escolha no tratamento da rinite alérgica. Efeitos colaterais locais, como secura e epistaxe, podem ser reduzidos pela instrução cuidadosa ao paciente sobre seu uso, isto é, administrar o *spray* longe do septo nasal em uma posição de cabeça para baixo e também o uso regular, concomitante, de solução salina intranasal. Os corticosteroides intranasais comumente disponíveis nos EUA incluem triamcinolona (p. ex., Nasacort), budesonida, propionato de fluticasona, mometasona, furoato de fluticasona e ciclesonida.

Estas preparações de esteroides mais recentes possuem metabolismo de primeira passagem extenso no fígado e, portanto, uma biodisponibilidade muito baixa. Assim, os efeitos colaterais sistêmicos vistos com a administração oral de esteroides raramente são encontrados com os esteroides nasais mais recentes.

3. Corticosteroides sistêmicos – Os corticosteroides sistêmicos podem ser necessários para os sintomas graves, intratáveis. Eles podem ser administrados por injeção intramuscular ou oralmente. Com a última, uma dose diminuída é geralmente administrada durante 3 a 7 dias. Os corticosteroides sistêmicos agem sobre a inflamação e reduzem significativamente todos os sintomas de rinite alérgica. O uso repetido destes agentes pode causar sérios efeitos colaterais, como a supressão do eixo HPA, bem como outros efeitos colaterais comuns do uso do esteroide.

4. Descongestionantes – Os descongestionantes agem sobre os receptores α-adrenérgicos da mucosa nasal, produzindo vasoconstrição, reduzindo a congestão no corneto. Eles melhoram a permeabilidade nasal, mas não aliviam a rinorreia, o prurido e o espirro. Estas preparações são encontradas em sua maioria em remédios para gripe vendidos sem receita médica e devem ser usados com cuidado em pacientes com problemas cardíacos e hipertensão. Os descongestionantes intranasais (p. ex., oximetazolina) podem causar congestão nasal de rebote e dependência se usados por mais de 3 a 4 dias (rinite medicamentosa).

5. Anticolinérgicos intranasais – Estes agentes tendem a controlar apenas a rinorreia e não têm outros efeitos sobre os sintomas da alergia. Um dos anticolinérgicos intranasais mais comumente usados é o brometo de ipratrópio (p. ex., Atrovent). Tais agentes podem ser combinados com outras medicações alérgicas para controlar a rinorreia na rinite alérgica perene.

6. Cromoglicato intranasal – A cromoglicato intranasal deve ser usada antes do início dos sintomas para ser efetiva. Esta medicação deve ser usada durante toda a exposição; ela é considerada segura. A dosagem recomendada é a de quatro vezes ao dia.

7. Inibidores de leucotrieno – Montelukast "Singulair" é uma medicação mais recente para o tratamento da rinite alérgica. Até agora, os estudos clínicos têm mostrado sua eficácia como maior do que o placebo, porém menos efetiva do que os anti-histamínicos e esteroides intranasais no tratamento da rinite alérgica (Quadro 14-4).

Quadro 14-4 Farmacoterapias para a rinite alérgica

Agente	Inflamação	Congestão	Rinorreia	Espirro	Prurido nasal	Sintomas oculares
Anti-histamínicos						
1ª geração	–	–	+	+	+	+
2ª geração	±	–	+	+	+	+
Anti-histamínicos tópicos	±	±	+	+	+	±
Descongestionantes	–	+	–	–	–	–
Esteroides intranasais	+	+	+	+	±	±
Esteroides orais	+	+	+	+	±	+
Cromolina intranasal	±	±	±	±	±	±

C. Imunoterapia

A imunoterapia tenta aumentar o nível do limiar da aparência dos sintomas após a exposição ao aeroalérgeno. O mecanismo exato de como a imunoterapia funciona está sendo investigado. Acredita-se que a produção aumentada dos chamados anticorpos "de bloqueio", bem como a regulação da cascata imune que causa reações alérgicas transpiram, ambas, via imunoterapia.

As indicações para a imunoterapia incluem farmacoterapia a longo prazo por períodos prolongados de tempo, a inadequação ou intolerância da terapia com fármaco e sensibilidades significativas ao alérgeno. Antes de começar a imunoterapia, o médico deve primeiro confirmar o diagnóstico atópico pelo teste do IgE específico do alérgeno (ou alérgenos) ofensivo.

Atualmente, a maior parte da imunoterapia administrada nos EUA é por injeção subcutânea (ITSC), com um aumento gradual na dose do antígeno administrado até a ocorrência de um leve sintoma sistêmico ou de uma grande reação local no local da ITSC (dose ideal da terapia). A ITSC, enquanto é efetiva, requer a administração por um profissional da área médica experiente e é contraindicada em certas populações de pacientes. Estes fatores, bem como custo e conveniência, têm propiciado o desenvolvimento de outros métodos para a administração da imunoterapia.

A imunoterapia sublingual (ITSL) é um método novo, seguro, eficaz e mais conveniente para a administração da imunoterapia. A ITSL ainda não é amplamente usada nos EUA, ao passo que na Europa há um significativo corpo da literatura trabalhando sobre sua eficácia e segurança. Em alguns países europeus, por exemplo a Itália, a ITSL é o método de escolha para a administração da imunoterapia.

A ITSL, ao mesmo tempo que possui a maioria dos benefícios da ITSC tende a ser segura e de fácil administração domiciliar pelos próprios pacientes e, portanto, é provavelmente mais custo-efetiva. A ITSL parece também ser segura para muitos pacientes aos quais a ITSC é contraindicada, por exemplo, crianças jovens, asmáticos e aqueles que correm risco de anafilaxia.

A ITSL permite que antígenos específicos colocados sob a língua induzam a tolerância imune. Não há teste adequado disponível para indicar ao paciente por quanto tempo a imunoterapia, tanto ITSC quanto ITSL, deve prosseguir. Portanto, uma resposta clínica com uma redução nos sintomas dita a duração do tratamento específico. Um tempo mínimo de 2 a 3 anos geralmente é dado para evitar uma rápida recorrência dos sintomas na rinite alérgica descomplicada.

> Novak N, Haberstok J, Bieber T, Allam JP. The immune privilege of oral mucosa. *Trends in Molecular Medicine* 2007;14(5):191–198.
>
> Nouri-Aria, KT, Wachholz PA, Francis JN, Jacobson MR et al. Grass pollen immunotherapy induces mucosal and peripheral IL-10 responses and blocking IgG activity. *J Immunol* 2004;172:3252–3259.
>
> Emanuel IA, Parker M, Traub O. Undertreatment of allergy: exploring the utility of sublingual immunotherapy. *Otolaryngol Head Neck Surg.* 2009;140(5):615–621.

D. Outras considerações de tratamento

O primeiro aspecto do tratamento de pacientes que não responderam bem às medidas terapêuticas, incluindo imunoterapia, é determinar em qual grau a complacência terapêutica ocorreu. Os próximos passos são ajustar as dosagens dos fármacos, tentar um ou dois outros agentes e considerar a terapia de combinação. Além disso, o médico deve determinar se a exposição à alergia aumentou, bem como revisar as medidas de controle ambiental. Por fim, pode ser necessário reconsiderar o diagnóstico e reavaliar o paciente.

> Baraniuk JN. Pathogenesis of allergic rhinitis. *J Allergy Clin Immunol* 1997;99:S763 [PMID: 9042069].
>
> Bousquet J, Vignola AM, Campbell AM, Michel FB. Pathophysiology of allergic rhinitis. *Int Arch Allergy Immun* 1996;110:207 [PMID: 8688666].
>
> Jarvis D, Burney P. ABC of allergies: the epidemiology of allergic disease. *BMJ* 1998;316:607 [PMID: 9518918].
>
> Poon AW, Goodman CS, Rubin RJ. In vitro and skin test testing for allergy: comparable clinical utility and costs. *Am J Manag Care* 1998;4(7):969 [PMID: 10181996].

Seção IV   Seios paranasais

Sinusite aguda e crônica

15

Jeffrey D. Suh, MD
Alexander G. Chiu, MD

FUNDAMENTOS DO DIAGNÓSTICO

▶ A vasta maioria dos casos de rinossinusite aguda é de eventos virais autolimitados.
▶ A rinossinusite crônica é uma doença inflamatória cujas causas são muitas vezes multifatoriais.
▶ Na rinossinusite crônica, endoscopia nasal e/ou TC podem ser necessárias para fazer o diagnóstico, se os sintomas não estiverem bem correlacionados aos achados.

Considerações gerais

A rinossinusite é uma das condições médicas mais comumente diagnosticadas nos EUA, afetando cerca de 16% da população adulta anualmente. Os custos do cuidado de saúde diretos são significativos, estimados em mais de 5,8 bilhões de dólares ao ano. De acordo com os dados recentes de 2007 do National Health Interview Survey, a rinossinusite continua sendo um dos 10 diagnósticos principais de visitas aos consultórios médicos nos EUA. De todos os antibióticos prescritos em 2002, 9% das prescrições pediátricas e 18% das prescrições adultas foram feitas para um diagnóstico de sinusite aguda.

Anand VK. Epidemiology and economic impact of rhinosinusitis. *Ann Otol Rhinol Laryngol* 2004;193(Suppl):S3–S5. (This article sheds light on the enormous direct and indirect costs associated with sinusitis.)

Glikilich RE, Metson R. The health impact of chronic sinusitis in patients seeking otolaryngologic care. *Otolaryngol Head Neck Surg* 1995;113:104–109. (The authors demonstrate the significant national health impact of chronic sinusitis.)

Rinossinusite: classificação e diagnóstico

A rinossinusite é amplamente definida como inflamação sintomática dos seios paranasais e da cavidade nasal. O termo rinossinusite é usado porque a sinusite é quase sempre acompanhada por inflamação da mucosa nasal contígua. Houve várias repetições da definição que é descrita nesta seção. A Rhinosinusitis Task Force, em 1997, classificou a rinossinusite com base na duração dos sintomas e na história. Uma história sugestiva de rinossinusite inclui dois ou mais fatores principais, ou um fator principal e dois menores (Quadro 15-1). Em 2003, uma outra força-tarefa que incluiu a American Academy of Otolaryngology – Head and Neck Surgery (AAO-HNS) propôs diretrizes revisadas que requeriam achados no exame físico para o diagnóstico de rinossinusite aguda (RSC). Os achados na endoscopia nasal ou na rinoscopia anterior devem incluir um ou mais dos seguintes aspectos: drenagem purulenta, pólipos, alterações polipoides na mucosa e edema ou eritema do meato médio. Essas diretrizes também sugerem que os exames de TC podem ser úteis para confirmar o diagnóstico de pacientes sintomáticos com achados duvidosos no exame físico. Em 2004, um painel multidisciplinar classificou também a RSC como *RSC com pólipos nasais*, *RSC sem pólipos nasais* e *rinossinusite fúngica alérgica* (SFA), para orientar melhor a pesquisa clínica e o cuidado do paciente.

- *Rinossinusite aguda:* 4 semanas ou menos.
- *Rinossinusite subaguda:* Duração de 4 a 12 semanas.
- *RSC:* 12 semanas ou mais.
- *Rinossinusite aguda recorrente:* Mais de quatro ou mais episódios de rinossinusite aguda por ano, com cada episódio durando 7 a 10 dias ou mais, com resolução dos sintomas entre os episódios.
- *Exacerbações agudas da RSC* são uma piora súbita da RSC com um retorno à linha de base após o tratamento.

Mais recentemente, em 2007, novas orientações de prática clínica foram desenvolvidas para melhorar e atualizar o diagnóstico da rinossinusite; a RSC é agora definida como 12 semanas ou mais de dois dos seguintes sintomas:

- Drenagem mucopurulenta (anterior, posterior ou ambas).
- Obstrução nasal (congestão).

SEÇÃO IV — SEIOS PARANASAIS

Quadro 15-1 Fatores principais e menores no diagnóstico de rinossinusite (Força Tarefa de 1997)

Fatores principais
- Dor ou pressão facial
- Congestão facial ou plenitude
- Obstrução nasal ou bloqueio
- Secreção nasal, purulência ou drenagem pós-nasal descolorida
- Hiposmia ou anosmia
- Purulência na cavidade nasal
- Febre (somente na rinossinusite aguda)

Fatores
- Cefaleia
- Febre (na sinusite aguda)
- Halitose
- Fadiga
- Dor dentária
- Tosse
- Dor, pressão ou plenitude na orelha

Adaptado de Lanza DC et al. Adult rhinosinusitis defined. *Otolaryngol Head and Neck Surg* 1997; 117:51.

- Dor em pressão na face.
- Diminuição do sentido do olfato.

E inflamação como observada por um ou mais dos seguintes:

- Secreção mucopurulenta ou edema no meato médio ou na região etmoidal.
- Pólipos na cavidade nasal ou no meato médio. Imagem radiográfica mostrando inflamação dos seios paranasais.

Lanza DC, Kennedy DW. Adult rhinosinusitis defined. *Otolaryngol Head Neck Surg* 1997 Sep;117(3 Pt 2):S1–S7. (In 1997, Drs. Lanza and Kennedy proposed a major and minor classification system to define chronic sinusitis by symptoms.)

Benninger MS, Ferguson BJ, Hadley JA. Adult chronic rhinosinusitis: definitions, diagnosis, epidemiology, and pathophysiology. *Otolaryngol Head Neck Surg* 2003 Sep;129(3 Suppl):S1–32. (This task force summarized the impact of CRS and proposed an updated definition in 2003.)

Meltzer EO, Hamilos DL, Hadley JA. Rhinosinusitis: establishing definitions for clinical research and patient care. *Otolaryngol Head Neck Surg*. 2004 Dec;131(6 Suppl):S1–62. (Five national societies reached a consensus on definitions and strategies for clinical research to improve the diagnosis and future research in rhinosinusitis.)

Rosenfeld RM, Andes D, Bhattacharyya N et al. Clinical practice guideline on adult sinusitis. *Otolaryngol Head Neck Surg*. 2007 Sep;137(3):365–377. (The most recent guidelines illustrating the current recommendations on the diagnosis and treatment of rhinosinusitis.)

▶ Fisiologia básica da cavidade nasal e dos seios paranasais

A cavidade nasal serve para aquecer e umidificar o ar inalado. Existe uma variedade de teorias sobre a função dos seios paranasais. As funções propostas incluem (1) agir como câmaras de ressonância para a voz, (2) fornecer proteção para o cérebro e para a órbita contra o trauma, (3) hidratar e umidificar o ar ambiente e (4) aliviar o peso do esqueleto facial.

A mucosa nasossinusal é revestida por epitélio colunar ciliado pseudoestratificado. Este epitélio respiratório é composto por um número variável de células ciliadas (cerca de 75%), células calciformes secretoras de muco (cerca de 20%) e células basais (cerca de 5%). Existem aproximadamente 50 a 200 cílios na superfície apical das células epiteliais que batem coordenadamente. Sob condições normais, todo o cobertor de muco do nariz ou seio é liberado em 10 minutos. A frequência de batimento ciliar pode variar em resposta aos estímulos químicos, térmicos, mecânicos e hormonais. Além disso, as mudanças no pH têm um impacto profundo sobre a frequência de batimento ciliar. O impedimento de liberação mucociliar pode resultar em estase do muco, que, sob condições apropriadas, pode sustentar crescimento e infecção bacteriana.

O muco secretado pelas células caliciformes é composto primariamente de água, glicoproteínas, imunoglobulinas, leucócitos, sais e neurotransmissores. O muco consiste em duas camadas: a fase *gel* superficial e a fase *sol* interna. Os patógenos borrifados e as partículas maiores que 0,5 a 1 μm são presos na camada *gel* do muco e transportados posteriormente para a nasofaringe e orofaringe para serem engolidos. Dentro dos seios paranasais, o cobertor de muco é transportado na direção dos óstios naturais do seio, apesar da presença de óstios acessórios. O muco também desempenha um papel crucial no olfato. Os olfactantes transmitidos pelo ar devem dissolver-se na mucosa nasal sobreposta ao epitélio olfatório antes que a resposta olfatória seja iniciada. As antrostomias cirúrgicas que não incluem o osteo verdadeiro do seio maxilar podem resultar na recirculação de muco e ser uma fonte de sintomas pós-operatórios persistentes.

Antunes MB, Gudis DA, Cohen NA. Epithelium, cilia, and mucus: their importance in chronic rhinosinusitis. *Immunol Allergy Clin North Am*. 2009 Nov;29(4):631–643. (An excellent review article on sinus physiology.)

▶ Patogênese e aspectos clínicos

A. Rinossinusite aguda

A rinossinusite aguda em contraste com a RSC com frequência é causada por um agente infeccioso. A rinossinusite aguda é definida como até quatro semanas de drenagem nasal purulenta acompanhada por obstrução nasal, dor facial, pressão facial ou plenitude. O médico deve então distinguir entre *rinossinusite viral* (RSV) e *rinossinusite bacteriana aguda* (RSBA). Esta distinção é feita com base no padrão de doença e na duração.

- Rinossinusite viral
  - Os sintomas da rinossinusite aguda estão presentes em menos de 10 dias.
  - Os sintomas não estão piorando.
- Rinossinusite bacteriana aguda
  - Sinais ou sintomas de rinossinusite aguda estão presentes 10 dias, ou mais, além do início dos sintomas respiratórios superiores.
  - Sinais ou sintomas de rinossinusite aguda pioram dentro de 10 dias após uma melhora inicial.

Na maioria dos casos, a sinusite bacteriana é precedida por uma infecção respiratória superior viral. Outras condições comuns que podem predispor um paciente à sinusite aguda são a fumaça de cigarro, fatores anatômicos, como deformidades do septo nasal, concha bolhosa e alergias. Mais de 200 viroses diferentes são conhecidas como causadoras dos sintomas da gripe comum. Os vírus mais frequentemente detectados incluem rinovírus, vírus sincicial respiratório, vírus da *influenza* e vírus da *parainfluenza*. Aproximadamente, 2% dos RSV avançam para rinossinusite bacteriana nos adultos.

Três sintomas cardinais foram considerados como tendo alta sensibilidade e especificidade para a RSBA. Estes incluem rinorreia purulenta, pressão/dor facial e obstrução nasal. Os sintomas secundários que sustentam o diagnóstico incluem anosmia, febre, plenitude aural, tosse e cefaleia. Outro achado sugestivo de RSBA é se os pacientes pioram após a melhora inicial dos sintomas. Os organismos mais comuns responsáveis pela RSBA incluem *Streptococcus pneumoniae*, *Haemophilus influenzae* e *Moraxella catarrhalis*.

> Benninger MS, Ferguson BJ, Hadley JA. Adult chronic rhinosinusitis: definitions, diagnosis, epidemiology, and pathophysiology. *Otolaryngol Head Neck Surg* 2003 Sep;129(3 Suppl):S1–32. (This task force summarized the impact of CRS and proposed an updated definition in 2003.)
>
> Rosenfeld RM, Andes D, Bhattacharyya N et al. Clinical practice guideline on adult sinusitis. *Otolaryngol Head Neck Surg* 2007 Sep;137 (3):365–377. (The most recent guidelines illustrating the current recommendations on the diagnosis and treatment of rhinosinusitis.)

B. Rinossinusite crônica

A RSC é definida como uma condição inflamatória da cavidade nasal e dos seios paranasais que dura mais de 12 semanas. A fisiopatologia da RSC ainda não é completamente entendida, mas acredita-se que seja multifatorial, resultando de interações entre a anatomia do hospedeiro, a genética e o ambiente. Uma maneira simplificada de abordar a RSC é ilustrada no Quadro 15-2. Imagina-se que a RSC resulta primeiro da inflamação da mucosa, causando edema e obstrução no óstio sinusal. Isto pode levar à estase do muco, que pode levar, então, à superinfecção bacteriana. Os sinais e sintomas de RSC muitas vezes variam em gravidade e prevalência. A obstrução nasal (81 a 95%) é o sintoma mais comum, seguida pela plenitude-pressão-congestão facial (70 a 85%), secreção nasal sem coloração (51 a 83%) e hiposmia (61 a 69%). Febres altas geralmente estão ausentes, embora a fadiga e as mialgias sejam comuns (ver Quadro 15-1).

Diferentemente da rinossinusite aguda, que em geral é causada por um agente infeccioso, não há um fator causador que seja

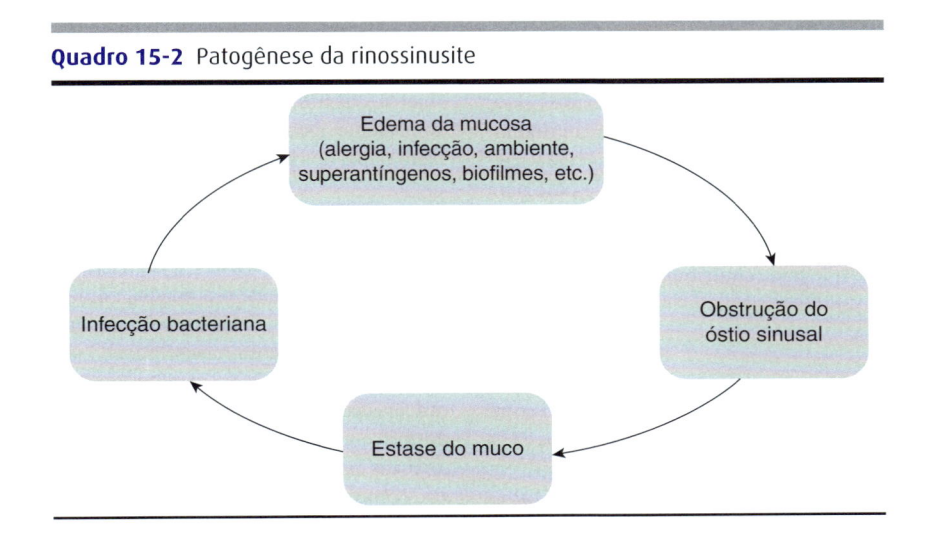

Quadro 15-2 Patogênese da rinossinusite

Edema da mucosa (alergia, infecção, ambiente, superantígenos, biofilmes, etc.) → Obstrução do óstio sinusal → Estase do muco → Infecção bacteriana → (retorna a Edema da mucosa)

responsável pela RSC. Há evidência de numerosos fatores que contribuem para a RSC, incluindo:

- Biofilmes
- Osteíte
- Alergia
- Superantígenos do *Staphylococcus aureus*
- Fungos
- Fatores de hospedeiro gerais
- Infecciosos

1. Biofilmes

Há uma crescente evidência de que os biofilmes bacterianos possam desempenhar um papel em determinados casos de sinusite crônica recalcitrante que não respondem às terapias cirúrgicas e médicas tradicionais. Os biofilmes são agregados tridimensionais de bactérias encapsulados em uma matriz extracelular protetora. Eles são iniciados quando as bactérias planctônicas de flutuação livre se ancoram a várias superfícies biológicas ou inertes. Os formadores de biofilme mais comuns na RSC são *Pseudomonas aeruginosa*, *S. aureus* e *Haemophilus influenzae*. As bactérias nos biofilmes são mais resistentes às defesas do organismo, como a fagocitose do sistema imune, e podem ser até mil vezes mais resistentes ao tratamento por antibióticos. Os biofilmes possuem um efeito adverso nos desfechos pós-operatórios de pacientes com RSC. Os pacientes com biofilmes bacterianos mostram escores de endoscopia piores e aumento na inflamação da mucosa.

2. Osteíte

As mudanças no osso têm sido observadas clínica e radiograficamente na RSC. A presença de inflamação e remodelagem dentro do osso dos seios paranasais tem sido demonstrada em estudos com animais e seres humanos. Histologicamente, há remodelagem óssea, infiltração inflamatória e esclerose óssea, provavelmente devido a um aumento nos mediadores inflamatórios locais. Estudos sugerem que a inflamação associada com RSC pode se alastrar pelo sistema de Havers dentro do osso para envolver outros seios. Apesar do tratamento agressivo da mucosa dos seios paranasais sobreposta, a inflamação crônica pode persistir no osso subjacente, o que pode contribuir para alguns casos de RSC recalcitrante.

3. Alergia

Existem dados epidemiológicos que sustentam um elo entre a alergia e a RSC. Aproximadamente, 20% da população dos EUA têm alergia. A rinite alérgica é uma doença mediada por IgE, em que a exposição a um antígeno inalado provoca mudanças inflamatórias na mucosa nasal. A alergia é tida como causadora de uma proporção de RSC e todos os casos de sinusite fúngica alérgica (por definição). Há predominância aumentada de alergia entre pacientes que têm RSC, e quando presente, ela pode aumentar a gravidade da RSC. Nestes pacientes, o tratamento das alergias pode melhorar a aparência da mucosa. Além disso, o mecanismo preciso que a rinite alérgica pode predispor as pessoas à RSC permanece obscuro.

4. Superantígenos bacterianos

Uma evidência recente tem sugerido que as exotoxinas secretadas pelo *S. aureus* colonizante desempenha um papel na fisiopatologia de um subconjunto de pacientes com RSC com polipose nasal. Os superantígenos têm a capacidade de ativar até 30% da população de células T, desviando o processamento de antígeno normal dentro das células que apresentam antígenos. Nessa teoria, os superantígenos resultam em ativação imune, liberação de citocina e inflamação. Essa teoria sugere que os superantígenos podem desempenhar um importante papel na formação de pólipos ou na manutenção de pacientes com RSC com pólipos nasais.

5. Fungos

Durante os últimos 10 anos, tem havido um significativo aumento no interesse pelo papel dos fungos na RSC e o uso potencial de medicações antifúngicas para tratá-la. O trabalho da clínica Mayo tem demonstrado hifas de fungos em 96% de pacientes com RSC. Fungos selecionados, como *Alternaria* e *Candida*, mostraram-se com regulação ascendente de IL-5 e IL-13 em alguns indivíduos, que são importantes quimiocinas envolvidas na resposta eosinofílica. Essa teoria sugere que, em um hospedeiro suscetível, uma resposta imune que inclua a proliferação ou o recrutamento de eosinófilos é preparada, o que resulta na expressão clínica da RSC. Contudo, outros têm discutido o papel do fungo na RSC. Um recente estudo controlado randomizado multicêntrico europeu demonstrou que a anfotericina B não teve nenhum efeito benéfico significativo para pacientes com RSC com e sem pólipos nasais. Outro estudo descobriu que o *spray* de anfotericina B nasal foi ineficaz no tratamento dos marcadores objetivos de inflamação dos seios paranasais e piorou os sintomas do paciente. Estudos adicionais são necessários para esclarecer o exato papel dos fungos na patogênese da RSC.

6. Fatores de hospedeiro gerais

Os fatores genéticos e a deficiência imune podem aumentar significativamente o potencial para pacientes desenvolverem RSC. Esses fatores de hospedeiro gerais podem levar à inflamação difusa da mucosa nasossinusal. Essa inflamação pode causar obstrução no óstio dos seios paranasais, o que pode desencadear uma cascata de liberação mucociliar prejudicada, estase do muco e crescimento excessivo bacteriano subsequente. As doenças sistêmicas incluem doenças autoimunes/granulomatosas, como granulomatose de Wegener, tríade da sensibilidade à ácido acetilsalicílico (Tríade de Samter), fibrose cística, imunodeficiência e discinesia ciliar primária. Os pacientes com essas condições correm alto risco de falha no manejo médico convencional e cirúrgico para RSC.

7. Infeccioso

Infecções bacterianas, virais e fúngicas podem ser fontes de inflamação nasossinusal na RSC. As bactérias podem desempenhar papéis diretos e indiretos na fisiopatologia da RSC, como visto com o biofilme e as teorias de superantígeno. Os organismos mais comuns isolados em pacientes com RSC incluem *S. aureus,* estafilococos coagulase-negativos, anaeróbios e *Pseudomonas aeruginosa.*

C. Rinossinusite fúngica

Muitos gêneros diferentes de fungos foram documentados causando doença sinusal, incluindo *Aspergillus, Bipolaris, Rhizopus* e *Alternaria.* A sinusite fúngica pode variar de um processo relativamente benigno a uma doença aguda fatal, dependendo do hospedeiro e de uma variedade de fatores, incluindo diabetes, imunossupressão e alergia.

1. Bola fúngica – Uma bola fúngica é o desenvolvimento de um conglomerado não invasivo de hifas de fungos dentro de uma massa. Esta condição surge devido à implantação de fungo em um seio normal. Os pacientes são geralmente imunocompetentes, sem outros fatores de risco. O seio maxilar é mais comumente envolvido, seguido pelos seios esfenoide e etmoidal. O tratamento é a excisão cirúrgica simples da bola fúngica com aeração do seio afetado. A terapia antifúngica é geralmente desnecessária após a cirurgia.

2. Rinossinusite fúngica alérgica (SFA) – A sinusite fúngica alérgica é um subtipo de RSC caracterizado pela presença de mucina alérgica, que é um muco espessado com eosinófilos e hifas fúngicas. Os critérios diagnósticos amplamente aceitos para SFA foram descritos por Bent e Kuhn, em 1994. Os cinco critérios são hipersensibilidade ao fungo tipo I, pólipos nasais, achados de exame de TC característicos (Figura 15-1), mucina eosinofílica sem invasão fúngica para o tecido do seio e corantes fúngicos positivos. De modo geral, o tecido polipoide é visto anterior a uma massa que consiste em mucina, elementos fúngicos, cristais de Charcot-Leyden e eosinófilos. A expansão do seio e a remodelagem óssea são aspectos marcantes desse processo. Os achados típicos do exame de TC incluem áreas heterogêneas de intensidade de sinal dentro dos seios afetados. As áreas de intensidade de sinal aumentada devem-se ao acúmulo de metais pesados, como ferro, manganês e cálcio, dentro da mucina alérgica espessada. Os exames de RM também podem ajudar no diagnóstico. O tratamento é primariamente cirúrgico, com esteroides tópicos e sistêmicos pós-operatórios. Imunoterapia, esteroides sistêmicos e manejo pós-operatório feito por um especialista em alergias podem ser necessários para reduzir a recorrência.

3. Sinusite fúngica invasiva – A sinusite fúngica invasiva é uma doença vista quase que exclusivamente em indivíduos imunocomprometidos. Essa condição é caracterizada pelo rápido desenvolvimento da infecção fúngica invasiva progressiva. Os patógenos fúngicos típicos são *Aspergillus, Mucor* e *Rhizopus.* Gillespie e O'Malley revisaram 25 pacientes com sinusite fúngica invasiva e observaram sua apresentação. Aproximadamente dois terços se apresentaram com febre ou dor periorbitária facial, e até a metade se apresentou com congestão nasal e cefaleia. Neste estudo, 88% dos pacientes apresentaram com dois ou mais destes achados, e apenas um pouco mais de um quarto tinha queixas visuais ou oftalmoplegia. Diagnóstico e tratamento rápidos são essenciais para limitar a progressão da doença. Em um pequeno estudo, a biópsia do corneto médio teve uma sensibilidade de 75% e uma especificidade de 100% no diagnóstico da sinusite fúngica invasiva. O exame patológico do fragmento palatino ou intranasal necrosado preto demonstra trombose arterial e venosa devido à invasão fúngica direta. O tratamento consiste em (1) debridamento de todas as estruturas envolvidas, (2) terapia antifúngica intravenosa agressiva e (3) normalização do estado imunocomprometido subjacente (em geral, neutropenia ou diabetes não controlada).

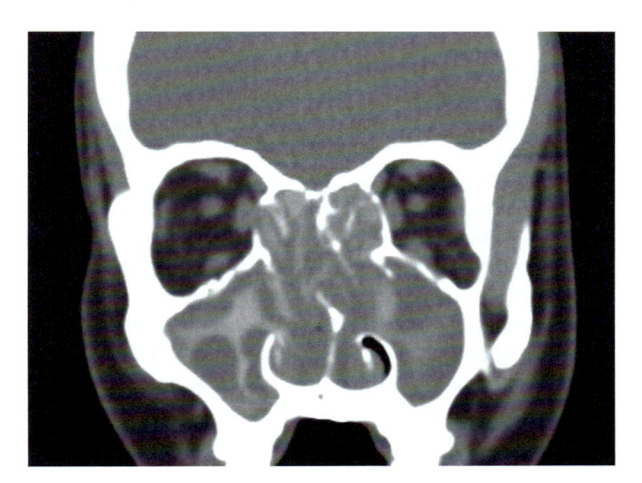

▲ **Figura 15-1** Exame de TC coronal: Sinusite fúngica alérgica. Observe as características de sinal heterogêneo nos seios maxilares.

Benninger MS, Ferguson BJ, Hadley JA. Adult chronic rhinosinusitis: definitions, diagnosis, epidemiology, and pathophysiology. *Otolaryngol Head Neck Surg.* 2003 Sep;129(3 Suppl):S1–32. (This task force summarized the impact of CRS and proposed an updated definition in 2003.)

Meltzer EO, Hamilos DL, Hadley JA. Rhinosinusitis: establishing definitions for clinical research and patient care. *Otolaryngol Head Neck Surg.* 2004 Dec;131(6 Suppl):S1–62. (Five national societies reached a consensus on definitions and strategies for clinical research to improve the diagnosis and future research in rhinosinusitis.)

Rosenfeld RM, Andes D, Bhattacharyya N et al. Clinical practice guideline on adult sinusitis. *Otolaryngol Head Neck Surg.* 2007 Sep;137(3):365–377. (The most recent guidelines illustrating the current recommendations on the diagnosis and treatment of rhinosinusitis.)

Chiu AG. Osteitis in chronic rhinosinusitis. *Otolaryngol Clin North Am.* 2005 Dec;38(6):1237–1242. (The author describes the possible association between bone infection and inflammation with chronic sinusitis.)

Krouse JH. Allergy and chronic rhinosinusitis. *Otolaryngol Clin North Am* 2005 Dec;38(6):1257–1266. (A nice review on the possible role of allergy in chronic sinusitis.)

Seiberling KA, Grammer L, Kern RC. Chronic rhinosinusitis and superantigens. *Otolaryngol Clin North Am* 2005 Dec;38(6):1215–1236. (This group describes the possible association between bacterial superantigens and CRS.)

Chakrabarti A, Denning DW, Fergusuon BJ et al. Fungal rhinosinusitis: a categorization and definitional schema addressing current controversies. *Laryngoscope* 2009 Sep;119(9):1809–1818. (This article reviews the recent literature on fungal sinusitis.)

Weschta M, Rimek D, Formanek M et al. Topical antifungal treatment of chronic rhinosinusitis with nasal polyps: a randomized, double – blind clinical trial. *J Allergy Clin Immunol* 2004 Jun;113(6):1122–1128. (These authors showed that nasal amphotericin B was not effective in treating CRS.)

Ebbens FA, Georgalas C, Luiten S et al. The effect of topical amphotericin B on inflammatory markers in patients with chronic rhinosinusitis: a multicenter randomized controlled study. *Layngoscope* 2009 Feb;119(2):401–408. (This article demonstrated no appreciate benefit on objective markers of CRS with nasal amphotericin B.)

Gillespie MB, O'Malley BW. An algorithmic approach to the diagnosis and management of invasive fungal rhinosinusitis in the immunocompromised patient. *Otolaryngol Clin North Am* 2000;33:323–334. (Review of the diagnosis and management of invasive fungal sinusitis.)

▶ Sistemas de estadiamento

Muitos sistemas de estadiamento foram usados para estratificar pacientes com RSC de acordo com os níveis de doença objetivos. Dois sistemas de estadiamento comumente usados encontrados na literatura serão descritos brevemente nesta seção.

A. Estadiamento de Lund-Mackay

O sistema de estadiamento de Lund-Mackay é amplamente usado na avaliação radiológica da RSC. O sistema de escore se baseia nos achados do exame de TC, que são obtidos após um ensaio adequado de tratamento médico. Cada grupo de seios é então designado com uma classificação numérica: 0 = sem anormalidade, 1 = opacificação parcial e 2 = opacificação total. Os grupos de seios incluem os seios maxilar, frontal, esfenoidal, etmoidal anterior e etmoidal posterior. O complexo ostiomeatal é classificado somente como 0 (não obstruído) ou 2 (obstruído). Assim, um escore total de 0 a 24 é possível, e cada lado pode ser considerado separadamente (0 a 12).

B. Escores endoscópicos de Lund-Kennedy

Neste sistema de estadiamento, as aparências endoscópicas do nariz também são quantificadas para a presença de pólipos (0 = nenhum, 1 = confinado ao meato médio, 2 = além do meato médio), secreção (0 = nenhuma, 1 = clara e fina, 2 = espessa e purulenta) e edema, cicatrização ou aderências e crosta (para cada: 0 = ausente, 1 = leve, 2 = grave).

Lund VJ, Kennedy DW. Staging for rhinosinusitis. *Otolaryngol Head Neck Surg* 1997 Sep;117(3 Pt 2):S35–S40.

▶ Modalidades diagnósticas

A. Exame físico

Um exame completo da cabeça e do pescoço com rinoscopia anterior é essencial em todos os pacientes com suspeita de rinossinusite. Os achados de mucopurulência, edema, deflexão septal e pólipos devem ser observados. O meato médio é muitas vezes bem visualizado após descongestão apropriada.

B. Avaliação endoscópica

A endoscopia rígida ou endoscopia de fibra óptica flexível são úteis para melhor avaliar a cavidade nasal, os seios e a nasofaringe. Os achados que devem ser observados no exame são desvios de septo, edema dos cornetos e presença de muco, pus, pólipos ou eritema. Duas áreas cruciais para examinar são o complexo ostiomeatal lateral ao corneto médio e o recesso esfenoetmoidal. As culturas endoscopicamente orientadas devem ser obtidas de qualquer purulência na cavidade nasal ou nos seios paranasais e enviadas para culturas aeróbias, anaeróbias, fúngicas e de bacilos ácidorresistentes.

C. Exames de imagem

O exame de TC é atualmente o método de escolha para aquisição de imagem dos seios da face. Como uma infecção respiratória viral superior pode causar anormalidades na TC que são indistinguíveis da rinosinusite, a imagem na RSBA possui utilidade limitada, exceto quando há suspeita de complicações. Por outro lado, os sintomas de RSC não se correlacionam bem com estes achados. Portanto, a TC e/ou endoscopia nasal é necessária para formar o diagnóstico. Além de fornecer uma excelente visualização do espessamento da mucosa, de níveis de líquido aéreo e estruturas ósseas, os exames coronais fornecem uma visualização ideal do complexo osteomeatal e são convenientemente orientados para o cirurgião quanto ao planejamento cirúrgico. As visões sagitais podem ajudar a delinear a anatomia do seio frontal e confirmar a presença de células de Onodi (Figura 15-2).

Quando comparada com os exames de TC, a RM dos seios fornece uma melhor resolução de contraste de tecidos moles e caracterização tecidual. A RM oferece melhor diferenciação entre secreções obstruídas benignas de tumor, podendo ser uma modalidade útil com suspeita de extensão orbitária ou intracraniana. Por estas razões, o exame de RM deve ser o método de imagem de escolha na avaliação de massas de tecido mole, doenças inflamatórias complicadas dos seios e extensão intracraniana ou intraorbitária de patologia dos seios.

Historicamente, as radiografias comuns foram usadas para avaliar os seios paranasais. A avaliação do seio paranasal convencional incluiu as seguintes visões: Caldwell (para visualizar os seios frontal e etmoidal), Waters (para os seios maxilares), visões

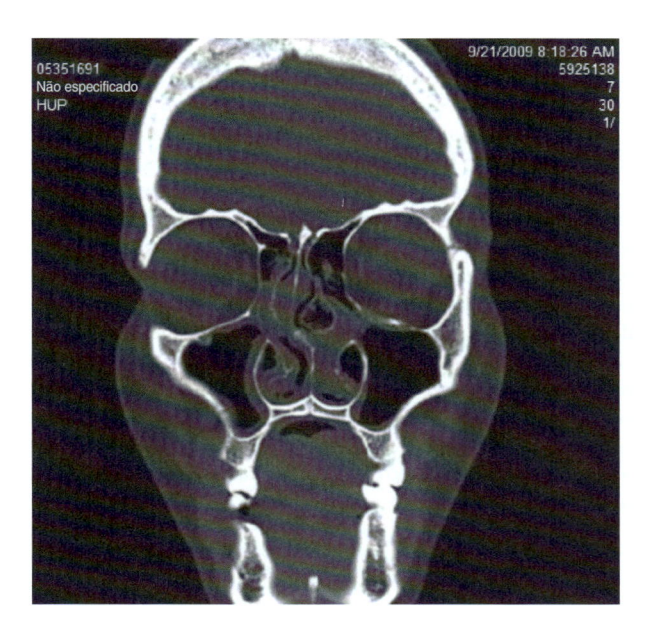

▲ **Figura 15-2** Exame de TC coronal em um paciente com rinossinusite crônica e rinite alérgica. Observe a concha bolhosa esquerda.

de vértice lateral (para as paredes anterior e superior dos seios frontal, maxilar e esfenoide) e submentoniano (para os seios etmoidal e esfenoide).

D. Testes laboratoriais

Os testes laboratoriais e os estudos imunes podem ser úteis para pacientes que não conseguem melhorar com os tratamentos médicos e cirúrgicos convencionais. Uma variedade de condições, como granulomatose de Wegener, síndrome de Churg-Strauss e sarcoidose, podem ser causas de sinusite recorrente. A crosta nasal pode ocorrer secundária à secura da mucosa na síndrome de Sjogren. Alguns testes laboratoriais comuns para estas condições incluem anticorpo anticitoplasma de neutrófilo padrão citoplasmático e perinuclear (c-ANCA e p-ANCA), velocidade de hemossedimentação, proteína C-reativa, fator reumatoide e anticorpo antinuclear. Testes para HIV e níveis de IgG também devem ser considerados em pacientes refratários.

▶ Diagnóstico diferencial

Os diagnósticos diferenciais de sinusite aguda e crônica são muitos e incluem o seguinte: resfriado comum, dor na articulação temporomandibular (ATM), cefaleia (incluindo enxaqueca), dor no trigêmeo e neoplasias dos seios. As causas alérgicas e odontogênicas dos sintomas também devem ser excluídas. Os sintomas de pressão facial e dor, secreção nasal purulenta, congestão nasal, hiposmia, dor de dente e resposta insatisfatória aos descongestionantes nasais pode ajudar a diferenciar essas entidades.

As neoplasias dos seios são relativamente incomuns, mas são cruciais para exclusão. Uma história de obstrução nasal unilateral e epistaxe justifica um exame adicional, incluindo exame de TC e endoscopia nasal. As mudanças na visão e déficits de nervos cranianos, em particular na distribuição do nervo infraorbitário, também devem levantar suspeitas. A dormência do palato ou olhos ressecados também podem ser provenientes de lesões na fossa pterigoide (ver Capítulo 17, Neoplasias dos Seios Paranasais).

▶ Tratamento da rinossinusite crônica

O manejo médico da RSC pode ser simplificado em três grupos: antimicrobiano, anti-inflamatório e mecânico. É útil dividir os tratamentos de cada grupo e combiná-los, quando apropriado, em um plano de tratamento pormenorizado. Além disso, é importante nesse momento considerar os efeitos colaterais de cada terapia e ponderá-los com a gravidade dos sintomas do paciente e outras condições médicas. Em geral, o manejo médico da RSC deve incluir 3 a 4 semanas de antibióticos direcionados à cultura (ou de amplo espectro), *spray* de esteroide nasal e irrigação com solução salina nasal. Deve-se levar em consideração o curso diminuído de esteroides orais, a menos que contraindicado.

> Benninger MS, Ferguson BJ, Hadley JA. Adult chronic rhinosinusitis: definitions, diagnosis, epidemiology, and pathophysiology. *Otolaryngol Head Neck Surg* 2003 Sep;129(3 Suppl):S1–32.
>
> Lund VJ. Maximal medical therapy for chronic rhinosinusitis. *Otolaryngol Clin North Am* 2005 Dec;38(6):1301–1310. (Well-written review of the current medical treatments of chronic sinusitis.)

A. Antibióticos

As medicações antimicrobianas são melhor administradas para pacientes com RSC após as culturas terem sido feitas. Após a correção antibiótica ter sido escolhida, existem várias maneiras de administrá-la, incluindo oral, intravenosa ou tópica. Os antibióticos orais são a base do tratamento no manejo da RSC para limpar a infecção e tratar exacerbações de RSC. Em contraste com a terapia por antibióticos para a sinusite aguda, os antibióticos devem ser usados pelo menos por 3 a 4 semanas. De modo ideal, a terapia por antibióticos deve ser direcionada à cultura, em particular após a falha do uso prévio de antibióticos.

Os antibióticos tópicos têm a vantagem teórica de altos níveis locais de fármaco com mínima absorção sistêmica, custos mais baixos e morbidade diminuída quando comparados com os antibióticos IV. Um estudo conduzido por Vaughn e Carvalho mostrou que após um curso de três semanas de antibióticos por nebulização direcionados à cultura, os pacientes demonstraram melhoras na secreção nasal posterior e na dor/pressão facial. Esses pacientes também tiveram um período livre de infecções mais longo e exames endoscópicos melhorados. Não houve efeitos colaterais maiores ao tratamento, e os efeitos colaterais menores eram geralmente benignos e autolimitantes.

A terapia antifúngica para RSC ainda é controversa neste momento. Recentes ensaios duplos-cegos, controlados por placebo, não mostraram melhora substancial na RSC com base nos critérios objetivos e subjetivos após o tratamento com anfotericina B. Todavia, alguns pacientes com RSC tratados com antifúngicos orais se beneficiaram.

> Vaughan WC, Carvalho G. Use of nebulized antibiotics for acute infections in chronic sinusitis. *Otolaryngol Head Neck Surg* 2002 Dec;127(6):558–568.
>
> Rosenfeld RM, Andes D, Bhattacharyya N et al. Clinical practice guideline on adult sinusitis. *Otolaryngol Head Neck Surg* 2007 Sep;137(3):365–377.
>
> Weschta M, Rimek D, Formanek M et al. Topical antifungal treatment of chronic rhinosinusitis with nasal polyps: a randomized, double-blind clinical trial. *J Allergy Clin Immunol* 2004 Jun;113(6):1122–1128.
>
> Ebbens FA, Georgalas C, Luiten S et al. The effect of topical amphotericin B on inflammatory markers in patients with chronic rhinosinusitis: a multicenter randomized controlled study. *Laryngoscope* 2009 Feb;119(2):401–408.

B. *Sprays* nasais com esteroides e esteroides orais

A inflamação da mucosa e a polipose, que podem causar obstrução do óstio dos seios, são cruciais na patogênese da maioria dos casos de RSC. Os *sprays* com esteroides nasais tratam diretamente desse problema ao reduzirem a inflamação da mucosa e o local de pólipos, limitando, deste modo, a recorrência pós-operatória. Efeitos colaterais comuns com esteroides nasais incluem irritação nasal, sangramento da mucosa e formação de crosta. Efeitos colaterais sistêmicos são incomuns e, portanto, os esteroides nasais são muitas vezes prescritos para a manutenção da terapia naqueles com RSC. Para uma melhor penetração no seio frontal, um conta-gotas pode ser usado para instilar a solução de *spray* com esteroide nasal padrão. Em casa, a colocação de gotas pode ser feita pelo próprio paciente ajoelhado e então colocando a testa no chão (posição de Moffit), ou com a cabeça pendendo para fora da cama (posição de Mygind).

Os esteroides sistêmicos são altamente efetivos na redução da inflamação da mucosa e da saliência de pólipos nasais na RSC. Os esteroides orais diminuem a migração de leucócitos, a produção de mediadores inflamatórios, a produção de anticorpos, a liberação de histamínico e o edema por meio de uma variedade de mecanismos. Contudo, uma discussão detalhada com os pacientes sobre os riscos da administração de esteroides sistêmicos é obrigatória. Um esquema diminuído pode ser dado durante surtos de RSC grave e no período pós-operatório, mas o seu uso deve ser limitado e cuidadosamente monitorado.

C. Irrigação nasal e outros tratamentos mecânicos

A irrigação de solução salina nasal é um importante componente no tratamento da RSC. A lavagem frequente previne o acúmulo de crostas nasais e promove a depuração mucociliar. A solução salina hipertônica pode aumentar a taxa de depuração em determinados casos. A irrigação nasal é bem tolerada pelos pacientes, sem qualquer evidência de efeitos colaterais nocivos significativos. Um trabalho feito pelo autor principal demonstrou a eficácia de irrigações nasais de xampu infantil a 1% para pacientes com RSC recalcitrante à cirurgia e irrigações de solução salina isotônica. Os pacientes com RSC foram tratados com irrigação nos seios duas vezes ao dia com xampu infantil a 1%, o que levou a uma melhora nos escores de SNOT-22 para quase 50% dos pacientes que permaneceram sintomáticos, apesar do manejo cirúrgico e médico convencional. As maiores melhoras foram na redução das secreções nasais espessadas e na drenagem pós-nasal. A irrigação nasal com xampu infantil se provou uma terapia adjuvante barata, bem tolerada às terapias médicas convencionais para pacientes sintomáticos após cirurgia endoscópica funcional dos seios (FESS).

> Rosenfeld RM, Andes D, Bhattacharyya N et al. Clinical practice guideline on adult sinusitis. *Otolaryngol Head Neck Surg* 2007 Sep;137(3):365–377.
>
> Chiu AG, Palmer JN, Woodworth BA et al. Baby shampoo nasal irrigations for the symptomatic post-functional endoscopic sinus surgery patient. *Am J Rhinol* 2008 Jan–Feb;22(1):34–37. (Novel research illustrating the use of diluted baby shampoo irrigation for patients with thick mucus and chronic sinusitis.)

D. Descongestionantes e antagonistas de leucotrieno e outras terapias

Os descongestionantes sistêmicos e os agentes mucolíticos, como a guaifenesina, podem fornecer algum alívio sintomático. Devido aos efeitos colaterais favoráveis destes agentes, eles são muitas vezes adicionados ao esquema terapêutico. Os antagonistas de receptores de leucotrieno (montelukast, zafirlukast) e antibióticos macrolídeos, que possuem efeitos anti-inflamatórios, também podem ser terapêuticos úteis.

A budesonida é usada para o tratamento de manutenção da asma e como terapia profilática em crianças com 12 meses a 8 anos de idade. Enquanto seu uso para a RSC não é aprovado pela FDA, o uso de budesonida para pacientes com pólipos nasais ou com edema significativo na mucosa vem ganhando popularidade nos EUA. Um recente estudo para pacientes com sinusite crônica descobriu que o uso de budesonida, 0,25 mg uma vez ao dia durante 30 dias, melhorou os escores de SNOT-20 sem supressão do eixo hipotálamo-hipófise-suprarrenal. A budesonida pode ser usada na irrigação nasal ou ser aplicada diretamente.

O cloridrato de oximetazolina e outros *sprays* descongestionantes nasais causam vasoconstrição intensa da mucosa nasal. O edema de rebote (rinite medicamentosa) pode incitar um ciclo vicioso, causando obstrução nasal completa e doença sinusal subsequente. O *spray* de oximetazolina pode ser usado por períodos muito curtos de tempo (menos de três dias) para o alívio sintomático geralmente na RSBA ou exacerbações agudas de RSC.

> Sachanandani NS, Piccirillo JF, Kramper MA et al. The effect of nasally administered budesonide respules on adrenal cortex function in patients with chronic rhinosinusitis. *Arch Otolaryngol Head Neck Surg* 2009 Mar;135(3):303–307. (Describes the use of topical budesonide respules for CRS.)

E. Manejo da alergia

Para pacientes com doença alérgica documentada, o manejo da alergia em andamento é benéfico. Evitar o ambiente causador, usar esteroides nasais tópicos e tratar com imunoterapia podem prevenir as exacerbações da rinite alérgica. A imunoterapia é mais efetiva para pólen, ácaros, fungos e alergias de pelos de animais. Tradicionalmente, os tratamentos são administrados por uma rota subcutânea, no entanto, mais recentemente, uma imunoterapia sublingual vem ganhando popularidade especialmente na Europa. Há também um papel potencialmente benéfico na dessensibilização de ácido acetilsalicílico para aqueles pacientes com doença respiratória exacerbada por ácido acetilsalicílico e na tríade de Samter.

> Krouse JH. Allergy and chronic rhinosinusitis. *Otolaryngol Clin North Am* 2005 Dec;38(6):1257–1266.

F. Cirurgia sinusal

A terapia médica máxima para RSC geralmente é definida como 4 a 6 semanas de antibióticos de amplo espectro ou direcionados para cultura, esteroides nasais, irrigação nasal, manejo da alergia e um breve curso de esteroides orais. A terapia cirúrgica pode ser necessária se o paciente permanecer sintomático e houver evidência de doença da mucosa persistente ou obstrução dos seios no exame de TC ou na avaliação endoscópica. Os pacientes com nítidas anormalidades anatômicas, grandes pólipos nasossinusais ou sinusite fúngica alérgica podem ser melhores candidatos para a terapia cirúrgica primária.

Os pacientes devem ser fortemente estimulados a parar de fumar antes de considerar a cirurgia sinusal. O uso atual de tabaco está associado com piores desfechos após a cirurgia sinusal endoscópica quando comparados com os não fumantes. Um trabalho feito por Senior e colaboradores demonstrou que os fumantes ativos têm taxas mais altas de recidiva da doença após a cirurgia dos seios, requerendo mais cirurgia de revisão do que os não fumantes. Neste estudo, 100% dos pacientes com doença grave necessitaram de uma operação de revisão para os sintomas persistentes.

> Senior BA, Kennedy DW, Tanabodee J. Long-term results of functional endoscopic sinus surgery. *Laryngoscope* 1998 Feb;108(2):151–157. (Excellent paper describing the long-term benefits of FESS.)

1. Cirurgia endoscópica funcional dos seios paranasais

A. INDICAÇÕES – Kennedy inventou o termo "cirurgia endoscópica funcional dos seios paranasais" (FESS) para enfatizar que a cirurgia deve ter por objetivo a restauração da função normal do seio e da ventilação sem remoção excessiva do tecido doente potencialmente reversível. A cirurgia endoscópica funcional dos seios se baseia em várias observações principais: (1) antrostomias amplamente permeáveis em posições não anatômicas podem falhar na drenagem dos seios devido à direção do fluxo mucociliar; (2) a unidade ostiomeatal é anatomicamente contraída e (3) o desgaste da mucosa dos seios leva à cura retardada e à perda da função ciliar normal. Assim, uma técnica endoscópica conservadora foi desenvolvida. As chaves para a técnica são o uso de instrumentos "de corte" que preservem a mucosa nasossinusal e a excelente visualização tornada possível com endoscópios modernos. Os pólipos da mucosa podem ser cuidadosamente debridados, os óstios naturais aumentados e os seios etmoidais descobertos, abrindo-os para a cavidade nasal. A melhora nos sintomas com a FESS pode ser esperada em mais de 90% dos pacientes.

B. RELAÇÃO COM OUTROS TRATAMENTOS – A cirurgia sinusal deve ser considerada como somente uma parte do plano de tratamento. Quaisquer condições médicas subjacentes, como diabetes melito, imunodeficiência, tabagismo e doença atópica, também devem ser tratadas se o sucesso no tratamento for desejado. Os pacientes irão requerer cuidado pós-operatório minucioso, incluindo debridamentos e terapia de manutenção médica de longo prazo.

C. COMPLICAÇÕES – As complicações da terapia cirúrgica estão relacionadas com a proximidade anatômica dos seios paranasais com o cérebro e as órbitas. Um conhecimento íntimo da anatomia individual do paciente é crucial para reduzir as complicações. A morbidade grave é rara e inclui vazamento de líquido cerebrospinal (LCS), lesão orbitária e hemorragia intracraniana. A lesão na parede medial da órbita pode causar o prolapso de gordura orbitária na cavidade nasal. Uma violação da parede orbitária, com hemorragia subsequente e hematoma orbitário, pode causar compressão do nervo óptico e cegueira. O dano à região da placa cribriforme pode levar ao vazamento de LCS, herniação dos conteúdos cranianos, meningite ou sangramento intracraniano. Em uma grande metanálise de pacientes que se submeteram a FESS, os autores encontraram a maior taxa de complicação sendo de 0,85%, com vazamento de LCS sendo a complicação mais comum. As complicações menores ocorreram em 6,9% dos pacientes, com penetração orbitária e aderências do corneto médio sendo as mais comuns.

> Kennedy DW, Zinreich SJ, Rosenbaum AE, Johns ME. Functional endoscopic sinus surgery: theory and diagnostic evaluation. *Arch Otolaryngol* 1985;111:576–582. (Landmark paper describing the theory of endoscopic sinus surgery.)
>
> May M, Levine HL, Mester SJ et al. Complications of endoscopic sinus surgery: analysis of 2108 patients – incidence and prevention. *Laryngoscope* 1994 Sep;104(9):1080–1083. (These authors compared their experience with FESS to 11 other series to look at the complications of sinus surgery.)

▶ Complicações da rinossinusite

A. Infecção orbitária

Chandler dividiu a progressão das infecções orbitárias nasossinusais em cinco estágios (Quadro 15-3). O primeiro estágio

> **Quadro 15-3** Potenciais complicações orbitárias da sinusite
>
> **Edema periorbitário**
> Nenhuma limitação de movimentos extraoculares e a visão é normal
> A infecção é anterior ao septo orbitário
>
> **Celulite orbitária**
> Infecção do tecido mole posterior ao septo orbitário
>
> **Abscesso subperiosteal**
> Coleção de pus debaixo do periósteo da lâmina papirácea
> O globo é geralmente deslocado na direção inferolateral
>
> **Abscesso orbitário**
> Coleção de pus na órbita
> Associado com limitação dos movimentos extraoculares, exoftalmia e alterações visuais
>
> **Trombose do seio cavernoso**
> Trombose séptica dos seios cavernosos
> Febre, oftalmoplegia, ptose, proptose, quemose, cegueira, meningite

é *edema periorbirtário*, que se apresenta com celulite das pálpebras sem perda visual ou oftalmoplegia. O segundo estágio descreve a infecção que se estende pelo septo orbitário e é classificada como *celulite orbitária*. Estes pacientes se apresentam com dor, proptose e quemose. Com a celulite orbitária, pode haver algum grau de oftalmoplegia relacionado ao edema dos músculos extraoculares e uma leve diminuição na acuidade visual relacionada ao edema na córnea. O terceiro estágio envolve a formação de um *abscesso subperiosteal*. O quarto estágio é a formação de um *abscesso orbitário*. Proptose grave, quemose, oftalmoplegia e perda visual estão geralmente presentes. O quinto estágio resulta de tromboflebite retrógrada das veias oftálmicas sem valvas que pode levar à *trombose do seio cavernoso*.

O edema periorbitário pode geralmente ser tratado em um cenário ambulatorial com antibióticos orais e acompanhamento intensivo na ausência de comorbidades médicas, como o diabetes não controlado. A celulite orbitária geralmente responde aos antibióticos intravenosos, e os abscessos subperiosteais e orbitários requerem drenagem operatória do abscesso com cirurgia sinusal simultânea. A trombose do seio cavernoso pode ser fatal. Mesmo na era pós-antibióticos, a taxa de mortalidade da trombose do seio cavernoso é de 30%. O tratamento por antibióticos intravenosos deve ser empregado imediatamente e, se indicado, os seios envolvidos devem ser cirurgicamente drenados. O papel da anticoagulação para prevenir a formação posterior de trombo e a terapia por esteroides sistêmicos são controversos. A incidência de todas as complicações orbitárias é mais alta na população pediátrica do que nos adultos.

B. Complicações intracranianas

Na era dos antibióticos, as complicações intracranianas da sinusite se tornaram menos comuns, todavia, continuam ocorrendo e estão associadas à morbidade e à mortalidade significativas. A meningite geralmente ocorre por extensão ou infecção dos seios etmoidal ou esfenoide. No exame, os pacientes com esta complicação podem ter o sensório diminuído ou ficarem limitados. Os sinais típicos de meningite, como os sinais de Kernig e de Brudzinski, podem estar presentes. Se houver suspeita de meningite secundária à infecção do seio, um exame de TC de alta resolução do cérebro com contraste e exame de TC do seio deve ser obtido. Um exame de TC do cérebro é crucial para descartar efeito de massa e para delinear quaisquer outras complicações intracranianas. A punção lombar é diagnóstica e fornece material para a cultura. O tratamento para a meningite envolve antibióticos intravenosos e drenagem cirúrgica dos seios. Os organismos anaeróbios são registrados como os patógenos mais comuns nas complicações intracranianas supurativas da sinusite, mas as infecções aeróbias e mistas também são comuns.

Um abscesso epidural é uma coleção de material purulento entre o osso do crânio e a dura-máter, geralmente em relação à sinusite frontal. A disseminação adicional da infecção, por extensão direta ou por sedimentação hematogênica, pode levar ao empiema subdural e ao abscesso cerebral (Figura 15-3). A drenagem dos abscessos e dos seios ofensivos é imperiosa, e os antibióticos de longa duração são muitas vezes necessários. Independentemente do tratamento, a morbidade é alta, em particular com o envolvimento subdural, e pode resultar em sequelas neurológicas de longa duração.

C. Tumor de Pott

O tumor de Pott é uma osteomielite do osso frontal com o desenvolvimento de um abscesso subperiosteal se manifestando

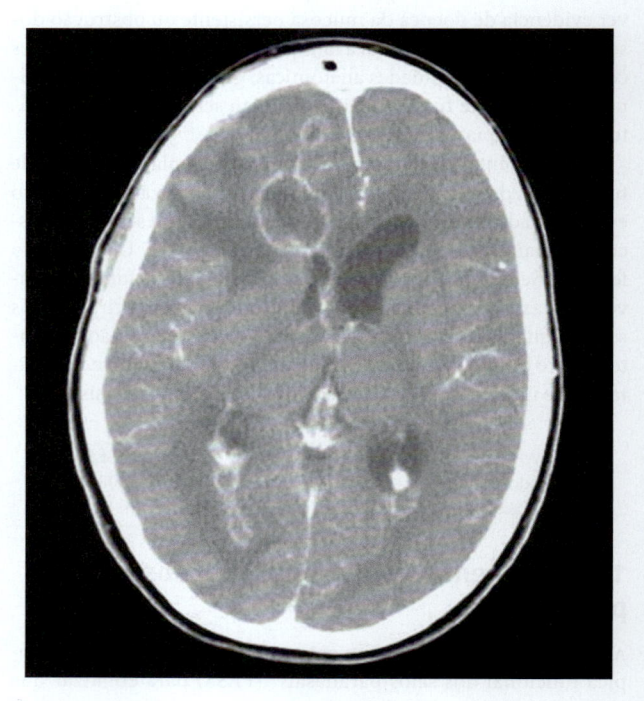

▲ **Figura 15-3** Exame de TC axial demonstrando abscesso intracraniano.

como um edema amolecido da testa e escalpo. Ele geralmente ocorre como uma complicação da sinusite frontal. O tratamento é a drenagem cirúrgica imediata e o início com antibióticos de amplo espectro.

> May M, Levine HL, Mester SJ et al. Complications of endoscopic sinus surgery: analysis of 2108 patients —incidence and prevention. *Laryngoscope* 1994 Sep;104(9):1080–1083.
>
> Chandler JR, Langenbrunner DJ, Stevens ER. The pathogenesis of orbital complications in acute sinusitis. *Laryngoscope* 1970;80:1414. (This important paper describes the possible orbital complications associated with sinusitis and outlines a staging system.)
>
> Gallagher RM, Gross CW, Phillips CD. Suppurative intracranial complications of sinusitis. *Laryngoscope* 1998 Nov;108(11 Pt 1):1635–1642. (Describes the authors experience with 22 cases of intracranial complications of sinusitis.)
>
> Ebright JR, Pace MT, Niazi AF. Septic thrombosis of the cavernous sinuses. Arch Intern Med. 2001 Dec 10—24;161(22):2671–2676. (This article describes a rare complication of sinusitis and its management.)

Agradecimentos a Ashish R. Shah, MD, Frank N. Salamone, MD e Thomas A. Tami, MD, por suas contribuições para este capítulo nas edições anteriores deste livro.

16 Fraturas do seio frontal

Steven D. Pletcher, MD
Andrew N. Goldberg, MD, MSCE, FACS

FUNDAMENTOS DO DIAGNÓSTICO

- História de trauma na cabeça.
- Fratura aberta visível ou fratura nos exames de TC ou raio X simples.

Considerações gerais

O seio frontal começa como uma consequência do crescimento externo da câmara nasal *in utero*, mas não invade a porção vertical do osso frontal até o quarto ano de vida. O seio adquire configuração adulta por volta dos 15 anos e geralmente atinge o tamanho adulto por volta dos 20 anos. Uma estrutura variável, os seios frontais, são em geral assimétricos e podem ser unilaterais (10%) ou ausentes (5%).

A parede anterior do seio frontal completamente desenvolvido é um arco ósseo espesso que pode suportar entre 360 e 1.000 kg de força. A força requerida para fraturar esta robusta estrutura muitas vezes leva a lesões múltiplas; portanto, é crucial uma avaliação completa do trauma de todos os pacientes com fratura do seio frontal. Como em todos os pacientes de traumas, as vias aéreas, o sistema circulatório e os outros sistemas de órgãos devem ser avaliados na chegada. Todos os pacientes requerem exame oftalmológico e neurológico, bem como exame radiográfico e clínico da coluna cervical. A lesão intracraniana (40 a 50%) e outras fraturas faciais (75 a 95%) estão entre as lesões mais comumente associadas em pacientes com fraturas do seio frontal.

Patogênese

Os acidentes automobilísticos são o mecanismo de lesão mais comum para pacientes com fraturas do seio frontal, sendo responsáveis por 60 a 70% de todas as fraturas do seio frontal. A agressão em geral requer o uso de um objeto rombo para fraturar o seio frontal; socos de punho cerrado raramente geram força suficiente. Outros mecanismos de lesão incluem acidentes industriais, acidentes recreacionais e feridas por tiros de arma de fogo.

Jovens do sexo masculino entre 30 e 40 anos têm mais risco de fratura do seio frontal. Em um estudo, 30% dos pacientes com fraturas do seio frontal tinham níveis de álcool no sangue acima do permitido ou exames toxicológicos de urina positivos.

A parede anterior do seio frontal é significativamente mais espessa do que a parede posterior. As lesões que fornecem força suficiente para fraturar a parede anterior do seio frontal muitas vezes têm força suficiente para fraturar também a parede posterior.

Prevenção

O uso de cintos de segurança e *airbags* para passageiros e motoristas pode diminuir a incidência de trauma grave na cabeça e fraturas do seio frontal. Os pacientes em acidentes automobilísticos, nos quais os *airbags* são empregados, têm uma diminuição significativa no número de fraturas faciais. As estimativas são que apenas 15% dos pacientes jovens com fraturas do seio frontal resultantes de acidentes automobilísticos usavam cinto de segurança; menos de 10% dos pacientes com fraturas do seio frontal proveniente de acidentes com motocicletas usavam capacete. O uso de capacetes com motocicletas ou com bicicletas em eventos esportivos apropriados e em situações industriais também pode proteger os seios frontais.

> Murphy RX Jr, Chernofsky MA. The influence of airbag and restraining devices on the patterns of facial trauma in motor vehicle collisions. *Plast Reconstr Surg* 2000;105(2):516 [PMID: 10697154]. (The use of restraining devices and airbags decreases the incidence of facial fractures and lacerations.)
>
> Wright DL, Hoffman HT, Hoyt DB. Frontal sinus fractures in the pediatric population. *Laryngoscope* 1992;102(11):1215 [PMID: 1405980]. (Discussion of the similar severity and treatment of frontal sinus fractures in adult and pediatric patients.)

Achados clínicos

A. Sinais e sintomas

A maioria dos pacientes perde a consciência com a força requerida para sustentar uma fratura do seio frontal; as estimativas são de que 25% dos pacientes permanecem conscientes durante toda a lesão, 50% readquirem a consciência dentro das primeiras 4 horas após a lesão e os 25% restantes desenvolvem inconsciência prolongada.

Os pacientes que estão conscientes no momento da avaliação registram geralmente dor frontal. As lacerações na testa ocorrem em cerca de 80% das fraturas do seio frontal. Outros sinais menos comuns do exame físico incluem o seguinte: dormência frontal, crepitação palpável, vazamento de líquido cerebrospinal (LCS), osso exposto, cérebro exposto e anormalidades oculares, incluindo diplopia, oftalmoplegia e diminuição da acuidade visual. Entre 5 a 10% dos pacientes não têm achados físicos significativos no exame.

As lesões associadas são a regra com as fraturas do seio frontal. Outras fraturas faciais ocorrem em até 95% dos pacientes; os ossos da órbita e os seios paranasais são os mais comumente envolvidos. As lesões intracranianas são vistas em aproximadamente 50% dos pacientes; nesses tipos de lesões, as contusões frontais são as mais comuns.

B. Exames de imagem

1. Exames de TC – O exame de TC é o exame de imagem de escolha para avaliar as fraturas do seio frontal. Os médicos que cuidam da patologia intracraniana após um trauma da cabeça solicitam exames de TC da cabeça e, com frequência, descobrem fraturas.

Ao se avaliar a extensão da lesão e determinar o plano operatório para as fraturas do seio frontal, exames de TC faciais axiais e coronais de corte fino são preferíveis aos exames de TC da cabeça de corte mais espesso de 5 a 10 mm. Atualmente, exames de TC axial de corte fino com reconstrução coronal e sagital são, em geral, usados para a avaliação das fraturas do seio frontal. A espessura de corte de 0,625 mm é ideal, embora uma espessura de até 2 mm seja adequada. As visões coronais diretas são menos suscetíveis à reconstrução axial e sagital, sendo muitas vezes contraindicadas a pacientes com fratura do seio frontal relacionada a uma possível lesão da coluna cervical e aspectos relacionados a outras lesões associadas. Janelas de tecido mole devem ser usadas para avaliar as lesões intracranianas e orbitárias, que são vistas com frequência em pacientes com trauma do seio frontal. Muitos pacientes com lesões associadas não toleram imagens coronais diretas. As Figuras 16-1 e 16-2 são imagens axiais de um paciente com fratura do seio frontal de tábua anterior deprimida e lesão do recesso frontonasal, respectivamente.

2. Raios X – O papel do raio X simples na avaliação das fraturas do seio frontal é limitado. Em pacientes com fraturas não operatórias e líquido nos seios frontais, as visões de Caldwell em série podem ser usadas para monitorar a resolução do líquido e assegurar permeabilidade do recesso frontonasal.

Wallis A, Donald PJ. Frontal sinus fractures: a review of 72 cases. *Laryngoscope* 1988;98:593 [PMID: 3374232]. (Review of the etiology, presenting symptoms, treatments, and complications of 72 cases.)

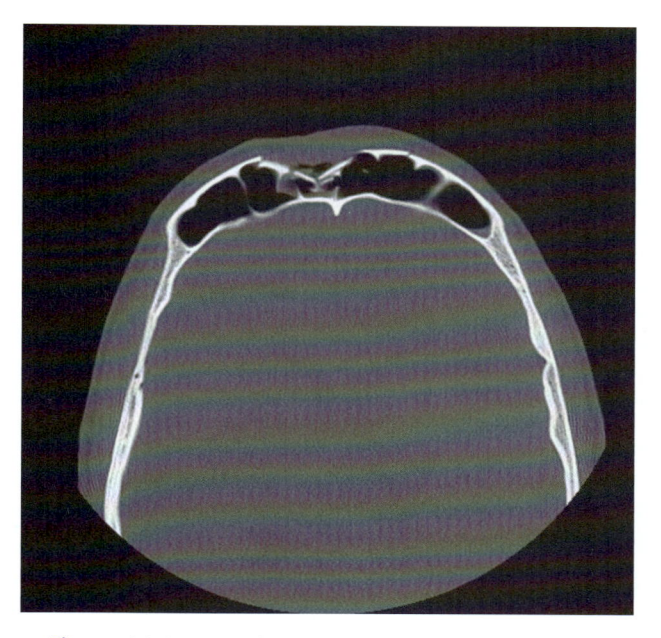

▲ **Figura 16-1** Exame de TC axial com uma fratura deslocada da tábua anterior do seio frontal. Observe o seio aerado bilateralmente. (Foto cortesia de Andrew N. Goldberg, MD.)

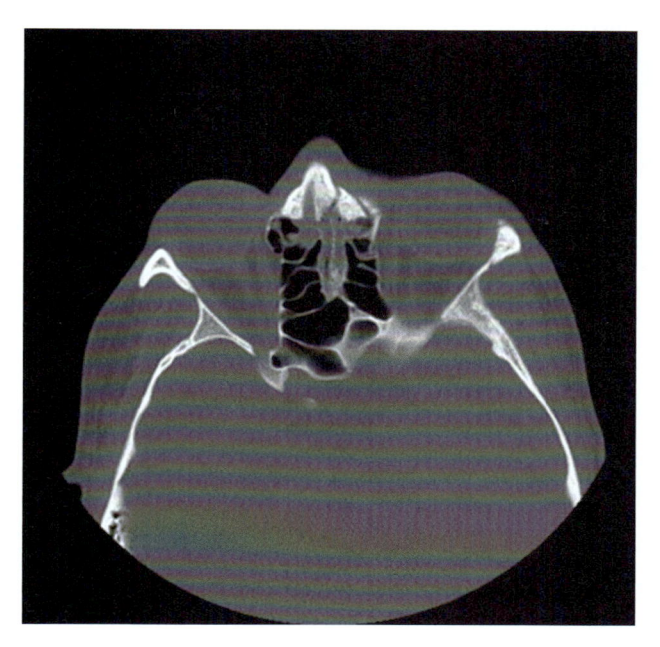

▲ **Figura 16-2** Exame de TC axial de um paciente com fratura deslocada da tábua anterior e obstrução do recesso frontonasal. (Foto cortesia de Andrew N. Goldberg, MD.)

Diagnóstico diferencial

As fraturas do seio frontal devem ser distinguidas de contusões simples na testa e lacerações. As fraturas do osso frontal sem o envolvimento dos seios frontais podem ser confundidas com fraturas dos seios frontais. Os exames de TC distinguem com facilidade entre estas possibilidades.

Determinar a extensão de uma fratura é mais difícil que determinar se há fratura do seio frontal. O envolvimento da tábua posterior do seio frontal e do recesso frontonasal é crucial na determinação do tratamento da fratura. As fraturas da tábua anterior são muitas vezes facilmente identificáveis nos exames de TC axial; contudo, devido à natureza fina da tábua posterior, as fraturas de tábua posterior não deslocadas podem ser menos óbvias. Uma alta taxa de suspeita de fraturas da tábua posterior é necessária em todos os pacientes. O pneumocéfalo no exame de TC pode fornecer uma pista de que a tábua posterior foi violada, mas o pneumocéfalo também pode surgir de fraturas dos ossos etmoidais ou de outras regiões aeradas do crânio.

Em pacientes com fraturas do seio frontal, o recesso frontonasal é a área mais difícil de se avaliar. Ao se avaliar uma fratura do seio frontal, é importante avaliar a futura função do recesso frontonasal. No julgamento do cirurgião, se houver probabilidade de rompimento da drenagem do seio frontal, então a obliteração ou cranialização (i.e., remoção da tábua posterior e da mucosa do seio frontal) do seio frontal deve ser fortemente considerada. Os exames de imagem em série podem ser considerados em pacientes selecionados nos quais o acompanhamento confiável é provável. Certos padrões de fraturas podem ser úteis na predição do dano no recesso frontonasal. Nas fraturas da parede anterior isoladas, o envolvimento do recesso frontonasal é raro. Os pacientes com fraturas da parede anterior e da borda supraorbitária associada ou com fraturas do complexo nasoetmoidal têm lesão do recesso frontonasal associada em 70 a 90% dos casos. As fraturas da parede anterior e posterior combinadas também estão comumente associadas à lesão no recesso frontonasal.

Complicações

Existem várias complicações das fraturas do seio frontal. As complicações mais graves incluem mucocele, dor persistente grave e complicações intracranianas infecciosas. Tais complicações são incomuns, com uma taxa registrada de 6% para meningite e formação de mucocele e 1% para dor grave e abscesso cerebral.

As complicações menores são relativamente comuns. As infecções nas feridas, os vazamentos de LCS, a dormência sobre a área da testa e deformidade leve são, cada uma, encontradas em aproximadamente 10 a 20% dos pacientes. Sinusite crônica, dor crônica leve e diplopia (i.e., visão dupla) são significativamente menos comuns.

As complicações bem conhecidas das fraturas do seio frontal incluem (1) mucoceles e mucopioceles; (2) complicações intracranianas, como meningite, abscesso cerebral e vazamento de LCS, e (3) outras complicações, como infecção crônica e osteomielite. De todas estas complicações, em particular as mucoceles podem não se manifestar até anos ou décadas após a lesão original. Com a avaliação da extensão da lesão e o tratamento apropriado, as complicações das fraturas do seio frontal podem ser limitadas.

A. Mucoceles e mucopioceles

As mucoceles e mucopioceles são complicações bem conhecidas que, em geral, aparecem anos após a lesão original. Devido à sua gravidade, estas complicações geralmente demandam intervenção cirúrgica.

As mucoceles são lesões localmente destrutivas que ocorrem quando a mucosa presa ou segregada secreta muco em um espaço confinado, causando expansão progressiva. A mucosa do seio frontal é distinta, histológica e patologicamente, do epitélio respiratório ciliado pseudoestratificado normal. A mucosa do seio frontal tende a ter um epitélio mais achatado, mais cuboide, com maior propensão para a formação de mucocele. As condições que tendem a resultar em formação de mucocele incluem obstrução do recesso frontonasal e compressão da mucosa, ambas comumente associadas a fraturas do seio frontal.

Os **forames de Breschet** são canais de drenagem venosa localizados na parede posterior do seio frontal. Esses forames são significativos não apenas porque fornecem uma rota para propagação da infecção intracraniana, mas também porque eles agem como locais de invaginação da mucosa na parede posterior do seio. A falha em remover completamente a mucosa em um seio obliterado predispõe ao desenvolvimento de mucoceles. As mucoceles tendem a seguir um curso insidioso com significativa destruição óssea e potencial erosão no espaço intracraniano, intraorbitário ou subcutâneo.

As secreções presas, estáticas, dentro das mucoceles podem se tornar infectadas, resultando em uma mucopiocele. As mucopioceles tendem a seguir um curso mais agressivo do que as mucoceles. Massas expansíveis, infecciosas, as mucopioceles carregam riscos significativos de complicações infecciosas intraorbitárias; elas também podem erodir diretamente no espaço intracraniano.

B. Complicações intracranianas

A meningite e o abscesso cerebral podem ocorrer como sequelas precoces ou tardias das fraturas do seio frontal. As fraturas do seio frontal são muitas vezes feridas compostas, sujas no momento da lesão, com pontas de vidro ou sujeira em seu interior. Esta contaminação inicial combinada com a associação frequente de fraturas da tábua posterior e mesmo rompimentos durais fornece uma rota direta para a entrada de bactérias no espaço intracraniano, que resulta em meningite, abscesso cerebral ou ambos. As infecções intracranianas tardias em geral estão associadas a mucopioceles.

Os vazamentos de LCS traumáticos são outra forma de complicações. Observou-se que eles fecham espontaneamente em 80 a 95% dos casos; contudo, esses dados podem ser distorcidos por uma alta porcentagem de fraturas no osso temporal. Estima-se que em pacientes com um vazamento de LCS traumático presente por mais de 24 horas, aproximadamente 53%

se resolveram espontaneamente em uma média de cinco dias. Aqueles vazamentos que passam despercebidos ou não são adequadamente tratados podem resultar em infecções intracranianas retardadas.

C. Outras complicações

A infecção crônica e a osteomielite podem ocorrer após a fratura do seio frontal. Isto pode resultar no desenvolvimento de uma fístula frontocutânea e em drenagem crônica bem como a extrusão de componentes usados durante o reparo do seio frontal. A dor crônica no seio frontal e a sensação de plenitude do seio frontal podem estar presentes após fratura e obliteração. A dor grave ou incessante pode ser um sinal do desenvolvimento de mucocele ou de complicação infecciosa, devendo ser avaliada detalhadamente. Deformidades estéticas na testa podem surgir após a redução inadequada das fraturas da tábua anterior ou da perda de osso na tábua anterior. Mucoceles, mucopioceles, osteomielites ou extrusão dos componentes também podem resultar em deformidades estéticas.

> Friedman JA, Ebersold MJ, Quast LM. Post-traumatic cerebrospinal fluid leakage. *World J of Surg* 2001;25(8):1062 [PMID: 11571972]. (Forty-seven percent of patients with post-traumatic CSF leaks of 24-hour duration required surgical intervention.)
>
> Goldberg AN, Oroszlan G, Anderson TD. Complications of frontal sinusitis and their management. *Otolaryngol Clin North Am* 2001;34(1):211 [PMID: 11344074] (A review of frontal sinusitis complications and their management.)

▶ Tratamento

O tratamento das fraturas do seio frontal depende da extensão da fratura. As fraturas do recesso frontonasal e da tábua posterior do seio frontal muitas vezes requerem intervenção operatória. Fraturas deslocadas requerem geralmente redução aberta. Os objetivos primários do tratamento nas fraturas do seio frontal incluem a prevenção de complicações e a restauração do contorno normal da testa.

A. Medidas cirúrgicas

Os desenvolvimentos cirúrgicos dentro das últimas décadas têm reduzido as deformidades estéticas acentuadas e uma alta incidência de complicações a longo prazo. As modernas técnicas de avaliação e tratamento permitem uma melhor triagem de pacientes com fraturas do seio frontal para intervenção cirúrgica ou observação. O exame de TC de corte fino, bem como a endoscopia no consultório e intraoperatória têm permitido que os cirurgiões melhorem a seleção do paciente para a cirurgia ablativa. No passado, os procedimentos ablativos de um retalho osteoplásico frontal e o procedimento de cranialização eram os dois procedimentos primários usados para reparar as fraturas complexas do seio frontal. As fraturas no passado consideradas requerentes destas intervenções, em particular as fraturas da tábua posterior, foram recentemente mostradas em uma série de casos e em modelos com animais como responsivas ao tratamento mais conservador. A escolha do momento ideal para operar e qual procedimento empregar depende da extensão da fratura e da avaliação funcional do recesso frontonasal.

Além dos métodos melhorados de seleção de pacientes, avanços mais recentes em instrumentação e técnica também permitiram que métodos menos invasivos, incluindo endoscopia, fossem usados para reparar e/ou camuflar fraturas. As técnicas endoscópicas são executadas por meio de pequenas incisões por trás da linha capilar similares à abordagem usada para uma frontoplastia endoscópica.

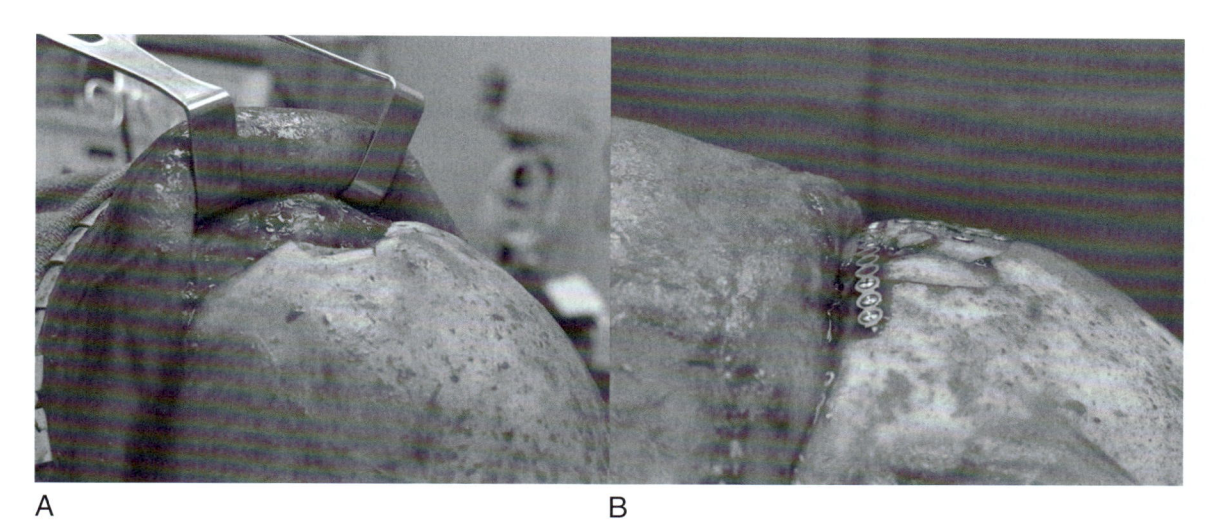

▲ **Figura 16-3** (**A**) Fotografia intraoperatória demonstrando fraturas deslocadas. A incisão coronal foi usada com retalho de pele refletida visível à esquerda. (Cortesia de Andrew N. Goldberg, MD.) (**B**) Fotografia intraoperatória demonstrando uma redução da fratura e colocação de placa. A incisão coronal foi usada com retalho de pele refletido visível à esquerda. (Foto cortesia de Andrew N. Goldberg, MD.)

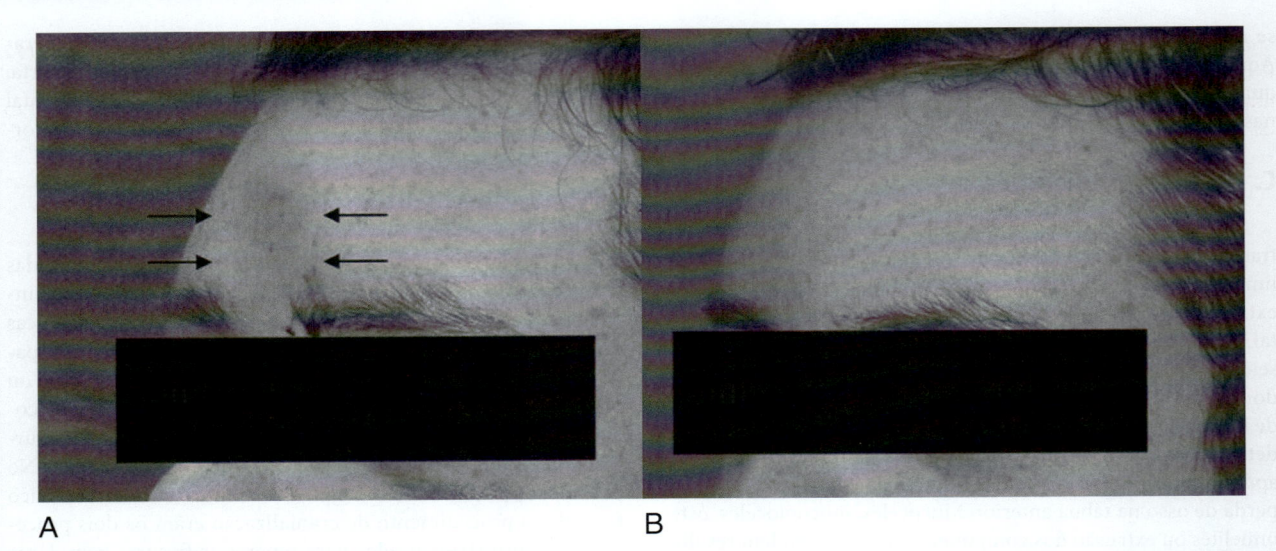

▲ **Figura 16-4** (**A**) Fotografia pré-operatória demonstrando depressão da testa (setas). (Foto cortesia de Andrew N. Goldberg, MD.) (**B**) Fotografia pós-operatória demonstrando restauração do contorno da testa dois meses após a cirurgia. (Foto cortesia de Andrew N. Goldberg.)

1. Redução aberta e fixação interna – Este método expõe o osso fraturado e substitui os fragmentos o mais próximo possível da configuração original. Em geral, a fixação é realizada com uma combinação de placas e parafusos contornados aos fragmentos ósseos. As abordagens incluem principalmente abordagens diretas por meio de lacerações, incisão no meio da testa e abordagem coronal (Figuras 16-3 e 16-4).

2. Retalho osteoplásico – O conceito de remoção do seio frontal como uma unidade funcional foi introduzido em 1958 por Goodale e Montgomery com o retalho osteoplástico. Este retalho ou abertura em dobradiça do seio frontal é criado por meio de uma incisão no meio da testa ou coronal e obliteração do seio; essa abordagem também pode ser usada por meio de uma laceração existente na testa. O procedimento, que permanece uma das principais maneiras de tratar fraturas do seio frontal atualmente, envolve erguer um retalho subperiosteal a partir de uma incisão coronal ou na metade da testa para a parte inferior até a borda superior do seio frontal. A tábua anterior do seio frontal é então aberta em suas margens superior e lateral, criando um retalho ósseo pediculado inferiormente. Toda a mucosa é então desgastada do seio e todas as paredes ósseas do seio são perfuradas com uma broca para garantir a remoção completa da mucosa. A mucosa do recesso frontonasal é desgastada ou transformada em óstio, e o óstio é obliterado usando um tampão de músculo ou de fáscia. O seio é então obliterado, usando mais comumente um enxerto livre de gordura. Por fim, a parede anterior do seio frontal e o retalho coronal ou da metade da testa são recolocados.

3. Procedimento de cranialização – No procedimento de cranialização, a parede posterior do seio frontal é removida, e a dura frontal pode repousar contra a tábua anterior do seio frontal. Esse procedimento também envolve o desgaste completo da mucosa, perfurando quaisquer resquícios de mucosa da parede sinusal anterior restante e colocando um tampão no recesso frontonasal.

4. Reparo endoscópico – Com o uso das técnicas endoscópicas, as incisões podem ser menores e a morbidade proveniente da dissecação extensa minimizada. Neste ponto, as técnicas endoscópicas são usadas para reparar e/ou camuflar fraturas do seio frontal envolvendo somente a tábua anterior, embora o desenvolvimento da técnica esteja em andamento. Pequenas incisões por trás da linha capilar são usadas para reduzir e fixar fraturas e camuflar os defeitos do contorno por enxertos do tipo *onlay* e outras técnicas para a melhora estética. A redução transnasal endoscópica da fratura do seio frontal de tábua anterior também foi registrada. O endoscópio pode ser muito útil no exame do recesso frontonasal e de outras áreas durante a cirurgia.

5. Enxertos cirúrgicos – Tem ocorrido um significativo debate sobre qual material é melhor para a obliteração do seio frontal. Uma opção é remover toda a mucosa, tamponar o recesso frontonasal e permitir o crescimento interno de tecido fibroso sem obliteração. Outras opções envolvem o uso de vários enxertos.

A. ENXERTOS DE GORDURA AUTÓLOGA – Os enxertos livres de gordura foram estudados e usados mais extensamente. Porém, a gordura autóloga fornece um material obliterativo seguro com poucas complicações infecciosas. Com o passar do tempo, a gordura tende a ser reabsorvida e substituída por material fibroso. Os exames de RM em série em pacientes com seios frontais obliterados por gordura mostram a meia-vida média do tecido adiposo obliterado sendo de 15,4 meses. Além disso, a incidência de seroma nas colheitas de gordura é de aproximadamente 5%.

B. OUTROS ENXERTOS DE TECIDO AUTÓLOGO – Outros tecidos autólogos para a obliteração incluem osso esponjoso, músculo e retalhos pericranianos. Em geral, os enxertos autólogos envolvem alguma morbidade no local doador, como dor, infecção, ou a formação de sarcomas, hematomas, ou ambos. Os retalhos pericranianos com uma base inferior ou lateral oferecem uma opção de tecido vivo para obliteração e recriação da tábua anterior com morbidade mínima no local doador.

C. Enxertos de materiais sintéticos – Uma situação difícil na qual os materiais sintéticos podem desempenhar um papel é nas fraturas com uma perda ou uma cominuição grave da tábua anterior. Nesses cenários, enxertos ósseos (ilíaca, costela ou calvarial dividido) ou **metil metacrilato** foram usados para recriar a tábua anterior. A **rede de titânio** oferece uma alternativa sintética para as fraturas gravemente cominutivas, mas seu uso é limitado em casos com perda significativa de osso da tábua anterior. A **hidroxiapatita de cálcio** é outro material sintético que foi usado para obliterar o seio e recriar a tábua anterior, mas a experiência é limitada. A nova operação em pacientes obliterados com hidroxiapatita e com algum outro material sintético é desafiadora.

B. Medidas relacionadas à localização

1. Fraturas da tábua anterior e lesões do recesso frontonasal –
Para tratar adequadamente as fraturas da parede anterior, vários aspectos principais precisam ser resolvidos. O primeiro é o grau de deslocamento da fratura; esta questão pode ser facilmente respondida com uma combinação de exame físico e exame de TC. Se uma fratura deslocada estiver presente, a exploração da fratura com redução aberta e fixação interna é requerida (Figura 16-1).

O segundo aspecto principal no tratamento das fraturas da parede anterior é se há uma lesão significativa no recesso frontonasal. A Figura 16-2 representa um exame de TC em um paciente que tem uma lesão no recesso frontonasal. O recesso frontonasal é mais difícil de se avaliar com precisão em um exame de TC, porque a capacidade funcional do trajeto de drenagem do seio frontal não é claramente elucidada na TC. Uma taxa de 70 a 90% de lesão no recesso frontonasal foi registrada para pacientes que têm fraturas associadas do soalho do seio frontal, do complexo nasoetmoidal ou da borda supraorbitária. É, portanto, razoável avaliar cirurgicamente o recesso frontonasal nestes pacientes.

O manejo tradicional de fraturas envolvendo o recesso frontonasal é exploração operatória e obliteração ou cranialização, se a lesão no recesso frontonasal for observada de modo intraoperatório. Contudo, alguns estudos sugerem que as fraturas com envolvimento do recesso frontonasal nem sempre requerem obliteração ou cranialização. Alguns médicos têm tratado esses pacientes de forma expectante, acompanhando essa abordagem com exames de TC em série. Os pacientes que não conseguem reaerar seus seios foram tratados com procedimentos endoscópicos para o seio frontal; em ensaios limitados, resultados favoráveis foram obtidos. A tendência no manejo moderno destas fraturas em pacientes para os quais o acompanhamento é acessível é na direção de um manejo mais expectante da lesão do recesso frontonasal e exame de TC de acompanhamento para avaliar a permeabilidade funcional.

Para as lesões unilaterais do recesso frontonasal em que o canal contralateral demonstrou estar funcionando, alguns médicos defendem o **procedimento de Lothrop**: remoção do septo intersinusal e uso de retalhos de mucosa para permitir a drenagem por meio do seio frontal contralateral. Este procedimento pode ser feito endoscopicamente.

2. Fraturas da tábua posterior –
As fraturas da tábua posterior podem requerer intervenção cirúrgica. Esta é uma área em que as recomendações de tratamento estão em evolução secundárias aos métodos melhorados de imagem e melhora da compreensão do papel do recesso frontonasal na formação de mucocele.

Em geral, as fraturas da tábua posterior são suspeitas para o rompimento da dura-máter e vazamento de LCS. Os rompimentos da dura-máter com vazamento de LCS persistente devem ser tratados por um neurocirurgião. Na ausência de vazamento de LCS persistente, alguns médicos defendem o uso de exame de TC em série e acompanhamento rigoroso das fraturas da tábua posterior minimamente deslocadas ou não deslocadas. O tratamento das fraturas da tábua posterior deslocada é controverso e pode requerer obliteração ou cranialização com base no julgamento do cirurgião. Essas fraturas têm uma alta incidência de lesão no recesso frontonasal e, deixadas sem tratamento, têm um risco teórico de formação de mucocele. A tendência moderna, contudo, é para o manejo expectante e exame de TC em série em pacientes confiáveis que têm lesões da tábua posterior com boa aeração dos seios.

As fraturas da tábua posterior cominutivas e deslocadas são mais bem tratadas com cranialização. Lesões "em todos os aspectos" envolvem lesão significativa na pele, na tábua anterior, na tábua posterior e na dura-máter. Estas lesões podem muitas vezes ser diagnosticadas visualizando o cérebro por meio da ferida e são mais bem manejadas com cranialização, se osso suficiente permanecer para recriar a tábua anterior. Em casos de perda óssea grave da tábua anterior e posterior, a ablação pode ser a única alternativa viável.

Lakhani RS, Shibuya TY, Mathog RH, Marks SC, Burgio DL, Yoo GH. Titanium mesh repair of the severely comminuted frontal sinus fracture. *Arch Otolaryngol Head Neck Surg* 2001;127(6):665 [PMID: 11405865]. (Favorable results using titanium mesh for repair of comminuted frontal sinus fractures is discussed.)

Maturo SC, Weitzel EK, Cowhart J, Brennan J. Isolated posterior table frontal sinus fractures do not form mucoceles in a goat model. *Otolaryngol Head Neck Surg* 2008 Nov;139(5):688–694 [PMID: 18984265]. (A goat model was used to demonstrate that mucocele formation in posterior table frontal sinus fractures was dependent on frontonasal recess obstruction and not extent of injury.)

Pariscar A, Har-El G. Frontal sinus obliteration with the pericranial flap. *Otolaryngol Head Neck Surg* 2001;124(3):304 [PMID:11240996]. (Favorable results using pericranial flap for frontal sinus obliteration is discussed.)

Petruzzelli GJ, Stankiewicz JA. Frontal sinus obliteration with hydroxyapatite cement. *Laryngoscope* 2002;112(1):32 [PMID: 11802035]. (Favorable results using hydroxyapatite cement to obliterate the frontal sinus and recreate the anterior wall of the frontal sinus is discussed, although the authors of this chapter do not recommend this method.)

Rontal ML. State of the art in craniomaxillofacial trauma: frontal sinus. *Curr Opin Otolaryngol Head Neck Surg* 2008 Aug;16(4):381–386 [PMID: 18626259]. (Description of the paradigm shift in management of frontal sinus fractures integrating modern techniques of examination and treatment.)

Smith T. Endoscopic management of the frontal recess in frontal sinus fractures: a shift in the paradigm? *Laryngoscope* 2002;(112):784 [PMID: 12150607]. (A limited series of expectant management of frontal outflow tract injuries with endoscopic surgery for failed ventilation yields good results.)

Strong EB, Kellman RM. Endoscopic repair of anterior table frontal sinus fractures. *Facial Plast Surg Clin North Am* 2006;14(1);25.

Weber R. Osteoplastic frontal sinus surgery with fat obliteration: technique and long-term results using MRI in 82 operations. *Laryngoscope* 2000;(110):1037 [PMID: 10852527]. (An osteoplastic flap with fat obliteration is highly effective.)

▶ Considerações pediátricas

As fraturas do seio frontal na população pediátrica estão mais comumente associadas a fraturas orbitárias e à lesão intracraniana maior, como hemorragia intraparenquimatosa e vazamento de LCS. Os pacientes com lesão intracraniana tendem a ser mais jovens do que aqueles sem lesão intracraniana. A placa cribriforme está envolvida em um grau maior, como o local do vazamento de LCS nos adultos, e a craniotomia é comumente necessária para o reparo do vazamento de LCS.

Whatley WS, Allison DW, Chandra RK, Thompson JW, Boop FA. Frontal sinus fractures in children. *Laryngoscope* 2005;115(10):1741.

▶ Prognóstico

A. Prognóstico a curto prazo

O prognóstico imediato para pacientes com fraturas do seio frontal é em sua maior parte dependente da presença e da gravidade das lesões associadas, em particular das lesões intracranianas. Os pacientes com fraturas do seio frontal "em todos os aspectos" têm uma taxa de mortalidade de curto prazo de aproximadamente 50% no cenário ou no transporte. Outros 25% morrem no período pós-operatório inicial.

B. Prognóstico a longo prazo

O prognóstico a longo prazo para pacientes com fraturas do seio frontal tem sido de difícil avaliação. Com a significativa possibilidade de complicações tardias, o acompanhamento de longo prazo é requerido para avaliar adequadamente o prognóstico para pacientes com fraturas do seio frontal. Estes pacientes, contudo, tendem a ser não cooperativos, tornando o acompanhamento de longo prazo problemático. Devido a esse dilema, a prevalência de complicações de longo prazo é provavelmente subestimada na literatura.

Neoplasias dos seios paranasais

17

Aditi H. Mandpe, MD

FUNDAMENTOS DO DIAGNÓSTICO

▶ Sinais e sintomas imitam doença nasossinusal benigna.
▶ Tumores malignos, em geral, presentes em estágio avançado de doença.
▶ Marcadores imuno-histoquímicos são muitas vezes requeridos para o diagnóstico definitivo de tumores.

▶ Considerações gerais

As neoplasias dos seios paranasais, benignas e malignas, são relativamente raras na cabeça e no pescoço. As neoplasias malignas dos seios paranasais são responsáveis por aproximadamente 3,0% dos cânceres de cabeça e pescoço e 0,5% de todos os tumores malignos. Em geral, esses tumores são identificados e tratados em estágios avançados, visto que seus sintomas imitam condições inflamatórias benignas. A neoplasia maligna mais comum dos seios nasais e paranasais é o CCE. Esse tumor surge mais comumente do antro maxilar e secundariamente do seio etmoidal. O tratamento inclui ressecção cirúrgica, radioterapia e, raramente, quimioterapia. Os tumores benignos apresentam-se de maneira similar e geralmente necessitam de ressecção cirúrgica e acompanhamento pós-operatório intenso. Como os endoscópios nasais são usados clinicamente com frequência crescente, tanto os tumores benignos quanto os malignos serão idealmente identificados de forma precoce na progressão da doença.

▶ Achados clínicos

A. Sinais e sintomas

Os sintomas mais comuns presentes em pacientes com neoplasias dos seios paranasais são obstrução, rinorreia e congestão dos seios, que são similares aos de pacientes com doenças nasossinusais benignas. Contudo, à medida que as massas crescem, as neoplasias dos seios paranasais causam dor facial e epistaxe. Além disso, sintomas orbitários, como diplopia, proptose, perda visual e epífora, podem ocorrer com invasão neoplásica ou expansão dentro da órbita. A entrada pela base do crânio na fossa craniana anterior pode causar sintomas de cefaleia, neuropatias cranianas e sintomas ocasionais do lobo frontal (como alterações de personalidade). Os tumores também podem invadir o maxilar e apresentar-se como uma massa de palato duro.

B. Exame físico

O exame físico de um paciente com suspeita de ter uma neoplasia paranasal deve incluir um exame completo da cabeça e do pescoço, que inclui endoscopia nasal diagnóstica. Os tumores pequenos crescem silenciosamente sem sintomas; então, sintomas nasais persistentes devem ser avaliados com endoscopia nasal.

1. Seios nasais e paranasais – O exame do nariz e da cavidade dos seios paranasais pode revelar uma massa nasal com pólipos adjacentes ou mucosa polipoide. O septo pode ser acentuadamente desviado para o lado contralateral devido à expansão da neoplasia, às vezes com erosão do tumor na cavidade nasal contralateral. Uma avaliação endoscópica é superior para avaliar a mucosa, identificar massas e drenagem.

2. Cavidade oral – Os dentes e o palato duro precisam ser examinados rigorosamente para determinar se ocorreu invasão no maxilar. Uma borda alveolar expandida ou dentição maxilar frouxa indica invasão óssea inicial do maxilar e, uma massa no palato duro, indica invasão clara no maxilar.

3. Face e órbita – Edema facial e espessamento da pele da região malar e do nariz é uma indicação de que a neoplasia invadiu os tecidos moles por meio das paredes ósseas anteriores. A proptose é vista com expansão pela lâmina papirácea comprimindo a doença benigna periorbitária, como a mucocele, e na doença maligna devido à invasão intraorbitária. A diplopia é comumente vista com proptose, e a perda visual é um sinal de envolvimento orbitário progressivo; contudo, a perda visual também pode ser um sinal de envolvimento do ápice orbitário com compressão do nervo óptico.

4. Nervos cranianos – O envolvimento do nervo craniano (NC) é comum em neoplasias malignas avançadas dos seios paranasais. O nervo olfatório, NC I, é envolvido em estesioneuroblastomas. Outros NCs envolvidos são nervo óptico (NC II), nervo oculomotor (NC III), nervo troclear (NC IV), nervo abducente (NC VI) e ramos supraorbitário e maxilar do nervo trigêmeo (NC V1 e NC V2).

5. Outros achados físicos – Outros achados que podem ser identificados pelo exame físico são otite média serosa, devido ao envolvimento da tuba auditiva, e massas no pescoço, devido à propagação neoplásica metastática nos linfonodos regionais. Os linfonodos mais comumente envolvidos são os jugulodigástricos superiores.

C. Exames de imagem

A imagem é crucial para identificar a extensão de doenças benignas e malignas. Um exame de TC pode delinear bem a massa e ser suficiente para doenças ósseas e benignas. Ela é excelente para determinar invasão óssea, mas limitada para distinguir entre mucosa edematosa e envolvimento tumoral, bem como identificar a extensão intracraniana dos tumores. A RM com imagens ponderadas em T1 e T2 com intensificação de gadolínio é superior para determinar o verdadeiro envolvimento da fossa craniana anterior, da base do crânio e da órbita (Figura 17-1). A RM também é superior para delinear os tecidos moles, podendo distinguir um tumor de secreções obstruídas nos seios e complementando a informação da arquitetura óssea obtida da TC. Os dois exames são muitas vezes necessários para assegurar planejamento cirúrgico apropriado.

Quadro 17-1 Diagnóstico diferencial de massas nos seios nasais e paranasais

Massas benignas	Massas malignas
Cementoma	Adenocarcinoma
Condroma	Carcinoma cístico adenoide
Hemangioma	Hemangiopericitoma
Papiloma invertido	Linfoma
Angiofibroma juvenil	Melanoma mucoso maligno
Meningioma	Estesioneuroblastoma olfatório
Neurofibroma	Sarcoma
Fibroma ossificante	Carcinoma indiferenciado nasossinusal
Osteoma	Carcinoma de célula escamosa
Schwannoma	Teratoma ou teratocarcinoma

D. Testes especiais

Uma biópsia da massa é crucial para diagnosticar um tumor maligno e para determinar seu tratamento. Se a massa for facilmente visualizada no consultório, então uma biópsia deve ser obtida da própria lesão e não apenas do tecido adjacente. As considerações para essa biópsia incluem a certeza de que a lesão não é vascular ou não contém LCS. Essas lesões são muitas vezes moles, císticas e se expandem com uma manobra de Valsalva. Uma biópsia com agulha dessas lesões pode ser considerada caso o diagnóstico ainda seja incerto.

▶ **Diagnóstico diferencial**

O diagnóstico diferencial de uma massa nos seios paranasais é extenso (Quadro 17-1). A lesão benigna mais comum dos seios paranasais é o papiloma invertido. A neoplasia maligna mais comum dos seios paranasais é o CCE. Tumores adicionais que são vistos com frequência são adenocarcinoma, carcinoma adenoide cístico, estesioneuroblastoma olfatório, melanoma mucoso maligno e carcinoma indiferenciado nasossinusal.

▼ **NEOPLASIAS BENIGNAS**

PAPILOMAS INVERTIDOS

▶ **Considerações gerais**

Um papiloma invertido, também chamado de papiloma schneideriano a partir do nome da mucosa da qual ele surge, é comumente localizado na parede nasal lateral; raramente é

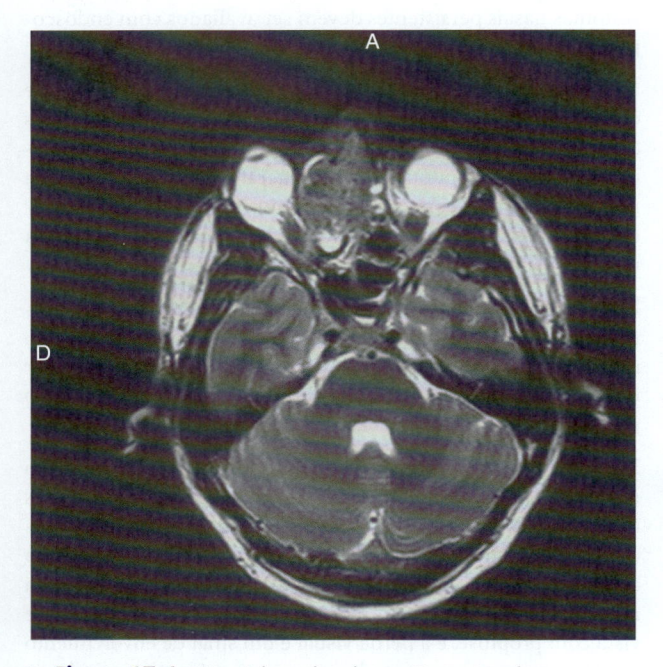

▲ **Figura 17-1** RM axial ponderada em T2 mostrando uma massa no seio etmoidal direito. A, anterior; D, direita.

encontrado no septo. A incidência desse tumor é entre 0,5 e 7,0% de todos os tumores nasais. A etiologia desse tumor é incerta; porém, há uma associação com papiloma vírus humano (HPV), mas não com alergia ou com pólipos nasais. Em geral, os papilomas invertidos envolvem o meato médio e pelo menos uma cavidade sinusal; os seios mais comuns envolvidos são os seios maxilares e etmoidais, seguidos pelos seios esfenoides e frontais.

Os papilomas invertidos geralmente são unilaterais, mas foram relatados como bilaterais em até 13% dos casos. Esses tumores podem se estender pelo septo na cavidade nasal contralateral. Tumores multifocais foram documentados em cerca de 4% dos casos. Seja por multicentricidade ou por excisão incompleta, essas neoplasias possuem uma alta taxa de recorrência com qualquer procedimento, até 75%. Os pacientes também possuem um risco de 5 a 15% de desenvolver CCE dentro do papiloma invertido.

▶ Achados clínicos

Os pacientes diagnosticados com papilomas invertidos se queixam de obstrução nasal, rinorreia e epistaxe unilateral. Outros sintomas incluem pressão facial, cefaleia e anosmia. No exame macroscópico, não existem características claras para distinguir entre um papiloma invertido e um pólipo inflamatório, embora um papiloma invertido possa ser mais firme e menos translucente que um pólipo. No exame histopatológico, a característica que distingue papilomas invertidos é a proliferação de epitélio com inversões tipo dedo dentro do epitélio subjacente.

▶ Estadiamento

Vários sistemas de estadiamento foram desenvolvidos, que variam de tumores localizados unicamente na cavidade nasal até tumores que se estendem para a fossa craniana anterior ou a órbita. Foi proposto um novo sistema que fornece informação prognóstica definida por recorrência.

▶ Tratamento

O tratamento consiste em excisão total do tumor. A abordagem tradicional tem sido uma rinotomia lateral ou abordagem de desluvamento mesofacial para uma maxilectomia para remoção total do tumor. Às vezes, é requerida uma exploração do seio frontal osteoplásico por propagação da doença no seio frontal. Para assegurar uma ressecção mais completa, um microscópio pode ser usado para melhorar a visualização da mucosa. Atualmente, a maioria prosseguiria com uma abordagem endoscópica. Os procedimentos variam desde uma ressecção transnasal até a técnica endoscópica modificada de Lothrop, devendo ser realizada por um cirurgião experiente. A vantagem de uma abordagem endoscópica é a melhora da visualização da mucosa doente que requer ressecção. Os tumores mais receptivos à ressecção endoscópica são aquelas neoplasias com doença limitada ao meato inferior ou médio ou ao corneto médio.

Um aspecto importante no manejo de pacientes com essas neoplasias é que todas as amostras retiradas devem ser rigorosamente examinadas com secções múltiplas para descartar CCE invasivo. As abordagens endoscópicas tendem a usar microdebridadores para facilitar a ressecção. Nesses casos, os fragmentos de tecido debridados são coletados em um recipiente para avaliação histológica, para assegurar que nenhum foco microscópico de CCE seja identificado.

▶ Prognóstico

As taxas de recidiva para as abordagens aberta e endoscópica são comparáveis e têm variado de no mínimo 8 a 10% até o máximo de 49 a 75% em diferentes estudos.

> Lawson W, Patel ZM. The evolution of management for inverted papilloma: an analysis of 200 cases. *Otolaryngol Head Neck Surg* 2009;140:330 [PMID: 19248937]. (The majority of cases can be performed endoscopically though combined approaches are necessary based on the extent of the tumor.)
>
> Yoon BN, Batra PS, Citardi MJ, Roh HJ. Frontal sinus inverted papilloma: surgical strategy based on the site of attachment. *Am J Rhinol Allergy* 2009;23:337 [PMID: 19490812]. (Tumors attached at multiple sites often require open approaches but single site attachments can typically be approached endoscopically.)
>
> Cannady SB, Batra PS, Sautter NB, Roh HJ, Citardi MJ. New staging system for sinonasal inverted papilloma in the endoscopic era. *Laryngoscope* 2007;117:1283 [PMID: 17632914]. (New staging system that divides patients based on anatomic sites and recurrence rates.)

ANGIOFIBROMAS JUVENIS

▶ Achados clínicos

Estes tumores ocorrem primariamente em meninos jovens e são altamente vasculares. Os sintomas primários são obstrução nasal e epistaxe. Os angiofibromas juvenis se originam na cavidade nasal posterior, mas no momento da apresentação eles já cresceram de modo a preencher a nasofaringe, estendendo-se muitas vezes para a fossa pterigopalatina e fossa infratemporal. A taxa de crescimento tumoral é lenta.

▶ Tratamento

O tratamento consiste em ressecção cirúrgica e algumas vezes radioterapia para a doença persistente, apesar da hipótese de que, com o tempo, ocorre a regressão destes tumores. Para minimizar a perda sanguínea, angiograma pré-operatório com embolização e anestesia hipotensiva intraoperatória são recomendados. As abordagens cirúrgicas consistem em rinotomia lateral e abordagem de maxilectomia medial; o prognóstico é excelente em pacientes que se submetem a esses métodos de tratamento.

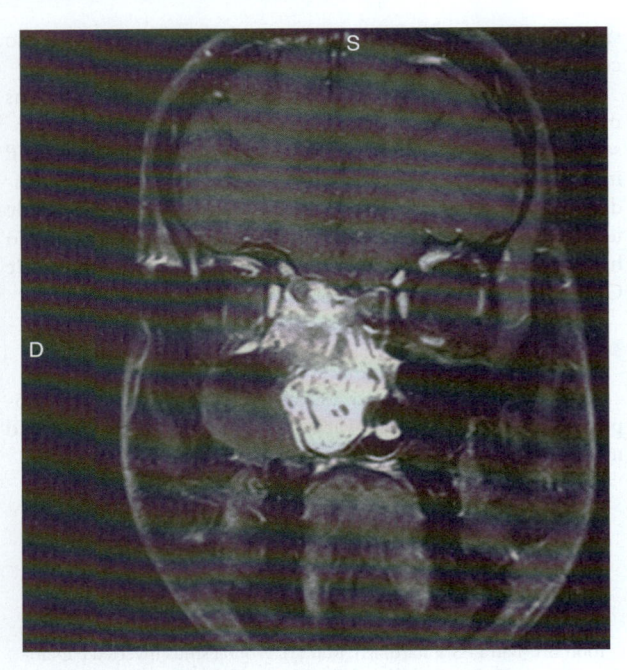

▲ **Figura 17-2** Exame de RM ponderado em T1 coronal mostrando uma massa no seio etmoidal direito. D, direita; S, superior.

NEOPLASIAS MALIGNAS

CARCINOMA DE CÉLULA ESCAMOSA

▶ **Considerações gerais**

O carcinoma de célula escamosa (CCE) é a neoplasia maligna mais comum dos seios paranasais, sendo responsável por 60 a 80% dos tumores dos seios paranasais. A etiologia e a epidemiologia desse tumor não são muito bem entendidas, embora indivíduos que trabalhem com níquel tenham um risco acentuadamente aumentado de desenvolver esses tumores.

▶ **Achados clínicos**

O CCE surge de uma localização silenciosa e cresce de forma insidiosa com pouco a nenhum sintoma. No momento do diagnóstico, esses tumores são muito grandes e, portanto, indicam um prognóstico muito ruim. Somente quando essas neoplasias invadem estruturas adjacentes, causando sintomas de envolvimento oral, ocular ou facial, os pacientes são acuradamente diagnosticados e tratados (Figura 17-2). Os sintomas incluem dor nos dentes maxilares, erosão do palato, diplopia, proptose e parestesias na região malar. Estes tumores surgem mais comumente no antro maxilar e são responsáveis por até 80% de todos os CCEs dos seios paranasais. O seio etmoidal é o segundo local de origem mais comum. Os CCEs primários dos seios frontal e esfenoide são raros.

▶ **Estadiamento**

O sistema de estadiamento revisado para carcinoma do seio maxilar, criado pelo American Joint Committee on Cancer (AJCC), é clinicamente mais relevante e melhor para distinguir resultados de sobrevida entre doenças de T2 a T3 e T2 a T4 que seu sistema de estadiamento prévio. O estágio N designa envolvimento de linfonodo regional e é idêntico ao estadiamento do pescoço em outros cânceres de cabeça e pescoço. O sistema de estadiamento para cânceres do seio etmoidal é mostrado no Quadro 17-2.

▶ **Tratamento e prognóstico**

Para quase todos os pacientes, o tratamento é a ressecção cirúrgica seguida por radioterapia. O tratamento com essa combi-

Quadro 17-2 Critérios de estadiamento dos tumores malignos primários dos seios maxilar e etmoidal

Estágio	Seios maxilares	Seios etmoidais
T_X	O tumor primário não pode ser avaliado	
T_0	Sem evidência de tumor primário	
T_{IS}	Carcinoma *in situ*	
T_1	Tumor confinado à mucosa do antro sem destruição óssea	Tumor confinado aos seios etmoidais sem destruição óssea
T_2	Tumor causando destruição óssea (com exceção da parede posterior dos seios maxilares), incluindo extensão para o palato duro ou meato médio	Tumor se estende para a cavidade nasal
T_3	Tumor invade qualquer um dos seguintes: osso da parede posterior dos seios maxilares, tecido subcutâneo, pele da região malar, soalho da parede medial da órbita, fossa infratemporal, placas pterigoides, seios etmoidais	Tumor se estende para a órbita anterior ou para os seios maxilares
T_4	Tumor invade os conteúdos orbitários além do soalho ou parede medial, incluindo qualquer um dos seguintes: o ápice orbitário, a placa cribriforme, a base do crânio, a nasofaringe, os seios esfenoidais, frontais	Tumor com extensão intracraniana; extensão orbitária, incluindo o ápice ou o esfenoide, o nariz externo frontal ou a pele do nariz externo

nação de modalidades tem mostrado resultados muito melhores comparado com a radioterapia isolada. A taxa de sobrevida em cinco anos para pacientes com CCE do seio maxilar que são tratados com cirurgia e radioterapia combinadas é de 46 a 68% *versus* 9 a 19% para aqueles pacientes tratados com radioterapia isolada. Os procedimentos cirúrgicos em geral iniciam com uma maxilectomia e podem incluir exenteração orbitária, dissecção da fossa infratemporal e ressecção craniofacial. A radioterapia pós-operatória é administrada até pelo menos 65 Gy ser administrado. A radioterapia modulada por intensidade (RTMI) permite uma administração de dose ainda maior enquanto poupa estruturas cruciais como o nervo e o quiasma ópticos, a gândula hipofisária e o cérebro. A adição de quimioterapia pode melhorar o controle locorregional e a sobrevida específica da doença em cinco anos.

Devido à raridade de CCE etmoidal, todos os tumores tendem a ser agrupados, apesar das diferentes características histológicas. Pacientes com tumores etmoidais não se sentem melhores que os pacientes com tumores do seio maxilar; o controle local e as taxas de sobrevida específicas da doença em cinco anos para ambos são similares.

> Mendenhall WM, Amdur RJ, Morris CG et al. Carcinoma of the nasal cavity and paranasal sinuses. *Laryngoscope* 2008;119:899. [PMID: 19358246]. (Combined modality therapy with surgery and postoperative radiation therapy is better than radiation therapy alone in local control rates and disease fee survival rates.)
>
> Hoppe BS, Woldern ST, Zelefsky MJ et al. Postoperative -intensity--modulated radiation therapy for cancers of the paranasal sinuses, nasal cavity, and lacrimal glands: technique, early outcomes, and toxicity. *Head Neck* 2008;30:925 [PMID: 18302261]. (IMRT minimizes the dose delivered to the optic structures while still delivering excellent target volume coverage.)
>
> Chen AM, Daly ME, Bucci MK et al. Carcinomas of the paranasal sinuses and nasal cavity treated with radiotherapy at a single institution over five decades: are we making improvement? *Int J Radiat Oncol Biol Phys* 2007;69:141 [PMID: 17459609]. (There was no significant improvement in survival outcomes over these 5 decades but there was a decrease in treatment complications over this time period.)

ADENOCARCINOMAS E CARCINOMAS ADENOIDES CÍSTICOS

▶ Considerações gerais

Os adenocarcinomas surgem da superfície epitelial da mucosa nasossinusal e ocorrem com mais frequência que os carcinomas adenoides císticos, que surgem das glândulas salivares menores. Juntos, eles representam as neoplasias malignas mais comuns das glândulas mucosas dos seios paranasais. Os carcinomas adenoides císticos tendem a surgir do antro maxilar e podem se infiltrar para o tecido circundante. Eles demonstram disseminação perineural para as ramificações maxilares e mandibulares do nervo trigêmeo (NC V), com extensão para os forames oval e redondo. Os carcinomas adenoides císticos possuem uma baixa incidência de metástases regionais, mas uma incidência maior de metástases distantes.

▶ Achados físicos

Os adenocarcinomas surgem geralmente dos seios etmoidais. Não houve correlação com o tabagismo no desenvolvimento de adenocarcinomas, ao passo que tem ocorrido uma associação documentada com indivíduos que trabalham com madeira e couro. Vários tipos histológicos são observados com variabilidade na produção de mucina e diferenciação celular. Eles são similares aos carcinomas adenoides císticos em seu comportamento de crescimento.

▶ Tratamento

O tratamento para esses dois tumores consiste em uma terapia multimodal nos estágios avançados da doença. Para os tumores do seio maxilar, o tratamento geralmente consiste em uma maxilectomia. Uma ressecção craniofacial anterior é muitas vezes o tratamento recomendado para tumores etmoidais avançados. A radioterapia pós-operatória é frequentemente empregada no tratamento de pacientes com todos esses tumores.

> Choussy O, Ferron C, Vedrine PO et al. Adenocacinoma of Ethmoid: a GETTEC retrospective multicenter study of 418 cases. *Laryngoscope* 2008;118:437 [PMID: 18176354]. (Surgery with postoperative radiation continues to be the preferred treatment and local recurrence accounts for poor survival.)
>
> Lupinetti AD, Roberts DB, Williams MD et al. Sinonasal adenoid cystic carcinoma: the M.D. Anderson Cancer Center experience. *Cancer* 2007;110:2726 [PMID: 17960615]. (Currently, results are best with combined modality treatment of surgery with postoperative radiation therapy.)

ESTESIONEUROBLASTOMAS OLFATÓRIOS

▶ Considerações gerais

O estesioneuroblastoma olfatório surge a partir do epitélio olfatório superior ao corneto médio. Essas neoplasias são responsáveis por apenas 1 a 5% de todos os tumores malignos dos seios paranasais. Os estesioneuroblastomas olfatórios são inicialmente unilaterais e podem crescer para os seios adjacentes e para a cavidade nasal contralateral; eles podem se alastrar para a órbita e para o cérebro.

▶ Classificação

O sistema de estadiamento TNM foi criado para estes tumores; um sistema de agrupamento clínico foi desenvolvido e não possui valor prognóstico. Esse sistema designa os seguintes grupos: (1) Grupo A consiste em pacientes com tumores limitados à cavidade nasal; (2) Grupo B inclui pacientes cujos tumores estão localizados na cavidade nasal e nos seios paranasais; e (3) pacientes no Grupo C possuem tumores que se estendem além da cavidade nasal e dos seios paranasais. A metástase para o pescoço é vista em aproximadamente 10 a 20% dos casos nos três grupos.

Achados clínicos

Histologicamente, os estesioneuroblastomas olfatórios podem parecer similares aos neuroblastomas periféricos e a outros tumores malignos. Dois aspectos muitas vezes observados na microscopia são rosetas e processos neurofibrilares. A coloração imuno-histoquímica da amostra, enquanto mostra uma incrível variabilidade, é um passo importante e muitas vezes necessário na tomada do diagnóstico preciso. Histologicamente, os estesioneuroblastomas olfatórios não aparecem na coloração para ceratina e antígeno de membrana epitelial. As imunorreações positivas mais comuns são enolase específica de neurônio, S-100, proteína associada ao microtúbulo, isótipo β-tubulina da Classe III, neurofilamento e sinaptofisina.

Tratamento e prognóstico

Os pacientes com estesioneuroblastomas são mais bem tratados com terapia de modalidade combinada, mesmo se os tumores forem designados como neoplasias do Grupo A ou B de Kadish. A sobrevida em cinco anos livre da doença para a terapia de modalidade simples para pacientes nos Grupos A e B de Kadish é de 55% comparada a 61% para pacientes no Grupo C de Kadish. A taxa de controle tumoral local da terapia combinada é de 87 *versus* 51% para a radiação isolada e 0% para a cirurgia isolada. A ressecção cirúrgica pode envolver ressecção local ou ressecção craniofacial com doses de radiação de 60 a 65 Gy pós-operatoriamente.

MELANOMAS MALIGNOS DA MUCOSA

Considerações gerais

Os melanomas da mucosa do trato respiratório ocorrem na cavidade nasal e nos seios paranasais. Eles são extremamente raros, com apenas 0,5 a 1,5% de todo os melanomas ocorrendo na cavidade nasossinusal. Essas neoplasias se originam de melanócitos dentro da submucosa e da mucosa dos seios paranasais. Eles estão localizados com mais frequência no septo anterior, seguido pelos cornetos médio e inferior. Os seios maxilares são as cavidades sinusais mais comumente envolvidas.

Achados clínicos

A epistaxe parece ser o sintoma mais frequente, e a obstrução nasal também é comum. No exame, a massa parece ser fresca e polipoide. Os tumores na cavidade nasal tendem a ser menores no momento do diagnóstico do que os tumores que surgem dentro dos seios. As metástases linfonodais ocorrem em 10 a 20% dos casos.

Estadiamento

Não existe sistema de estadiamento TNM para melanomas da mucosa. Contudo, um sistema de estadiamento prático foi desenvolvido: (1) o estágio I designa doença localizada, (2) o estágio II indica metástase regional e (3) o estágio III significa metástase distante. Os fatores que influenciam os desfechos clínicos incluem o estágio clínico, uma espessura de lesão superior a 5 mm, a presença de invasão vascular e o desenvolvimento de metástase distante.

Tratamento e prognóstico

O tratamento consiste em excisão cirúrgica seguida por radioterapia pós-operatória. Como resultado dessa abordagem de tratamento combinada, uma taxa de sobrevida específica da doença de cinco anos para melanomas mucosos nasossinusais é de aproximadamente 47%.

Dauer EH, Lewis JE, Rohlinger AL, Weaver AL, Olsen KD. Sinonasal melanoma: a clinicopathologic review of 61 cases. *Otolaryngol Head Neck Surg* 2008;138:347 [PMID: 18312883]. (Mucosal melanomas continue to be aggressive tumors that are treated with surgery and postoperative radiation therapy, though better systemic treatments are needed.)

Bachar G, Loh KS, O'Sullivan B et al. Mucosal melanomas of the head and neck: experience of the Princess Margaret Hospital. *Head Neck* 2008;30:1325 [PMID: 18704964]. (These tumors have high local, regional and distant metastasis rates with poor prognosis.)

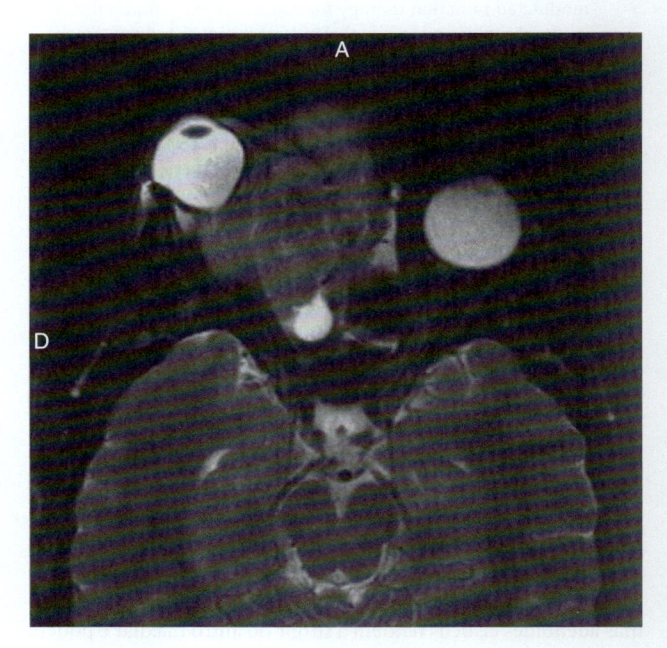

▲ **Figura 17-3** Exame de RM ponderado em T2 axial de um paciente com carcinoma nasossinusal indiferenciado do seio etmoidal direito. Esse tumor se estende para a órbita com proptose acentuada. A, anterior; D, direita.

CARCINOMAS INDIFERENCIADOS NASOSSINUSAIS

Os carcinomas não diferenciados nasossinusais são tumores altamente agressivos dos seios paranasais e muitas vezes parecem ser histologicamente similares aos estesioneuroblastomas olfatórios. Como os papilomas invertidos, os carcinomas indiferenciados nasossinusais parecem surgir de uma mucosa de Schneider. Eles crescem rapidamente, com invasão local extensa para os seios, para a órbita e para o cérebro (Figura 17-3). Histologicamente, eles parecem ter coloração para ceratina e antígeno de membrana epitelial e não parecem ter uma associação com o vírus Epstein-Barr (EBV), o que pode distinguir estes tumores do carcinoma nasofaríngeo indiferenciado. A ressecção cirúrgica com radioterapia pós-operatória é a base da terapia. Mesmo com esta abordagem combinada, o prognóstico é muito ruim.

Seção V   Glândulas salivares

Doenças benignas das glândulas salivares

18

Fidelia Yuan-Shin Butt, MD

▶ Considerações gerais

As glândulas salivares consistem em duas glândulas parótidas, duas glândulas submandibulares, duas glândulas sublinguais principais e um grande número de glândulas salivares menores. Combinadas, as glândulas salivares produzem secreções serosas, mucosas ou ambas. A saliva serosa da glândula parótida e as secreções predominantemente mucosas das glândulas submandibulares, sublinguais e salivares menores fornecem enzimas digestivas, funções bacteriostáticas, lubrificação e atividades higiênicas. As secreções das glândulas parótidas e submandibulares são primariamente estimuladas pelo sistema nervoso autônomo.

As glândulas salivares consistem em múltiplas unidades secretoras que incluem um ácino na extremidade proximal e uma unidade ductal distal. A unidade ductal combina uma gama sequencial de elementos ductais se estendendo para fora do ácino: o ducto intercalado, o ducto estriado e o ducto excretório. As células mioepiteliais circundam o ácino e se estendem para o ducto intercalado. Essas células mioepiteliais contraem-se, para que as células glandulares possam expelir suas secreções. Os distúrbios benignos das glândulas salivares envolvem anormalidades de produção de saliva e secreção.

A **saliva** é produzida pelas células acinares agrupadas e contém eletrólitos, enzimas (p. ex., ptialina e maltase), carboidratos, proteínas, sais inorgânicos e até alguns fatores antimicrobianos. Aproximadamente, 500 a 1.500 mL de saliva é produzida diariamente pelas células acinares e transportada por meio dos elementos ductais em uma taxa média de 1 mL por minuto. A saliva humana geralmente é alcalina.

▶ Classificação

As doenças benignas das glândulas salivares maiores e menores muitas vezes podem ser classificadas como não neoplásicas e neoplásicas. A maior parte das doenças benignas clinicamente significativas envolve primariamente as glândulas parótidas e submandibulares e com menor frequência as glândulas sublinguais principais pareadas e as glândulas salivares menores amplamente distribuídas.

A. Glândula parótida

A glândula parótida é a maior das glândulas salivares maiores pareadas, com um peso médio de 25 g. Cada glândula está localizada lateral ao músculo masseter, anteriormente, e se estende posteriormente sobre o músculo esternocleidomastóideo atrás do ângulo da mandíbula. A derme situa-se lateralmente à glândula, e o espaço parafaríngeo lateral situa-se medialmente. Cada glândula encapsulada é artificialmente dividida em um lobo superficial e em um lobo profundo pelas ramificações do sétimo nervo craniano. O ducto da parótida, ou **ducto de Stensen**, corre anteriormente a partir da glândula parótida sobre o músculo masseter e perfura o músculo bucinador para entrar pela mucosa bucal, geralmente oposto ao segundo molar maxilar. O ducto de Stensen pode ser encontrado aproximadamente 1,5 cm abaixo do zigoma.

A glândula parótida possui duas camadas de drenagem de linfonodos. A camada superficial situa-se por baixo da cápsula, e a camada mais profunda situa-se dentro do parênquima parotídeo.

B. Glândula submandibular

As glândulas submandibulares pareadas são as segundas maiores glândulas salivares no corpo, pesando cada uma aproximadamente 10 a 15 g. Cada glândula submandibular é dividida em lobos superficial e profundo pela borda posterior do músculo milo-hióideo e ocupa o triângulo submandibular. O ducto submandibular, também conhecido como **ducto de Wharton**, passa anteriormente acima do músculo milo-hióideo e termina no soalho anterior da boca. O ducto submandibular é inelástico e, quando obstruído, causa dor.

C. Glândulas sublinguais

As glândulas sublinguais principais são pareadas e localizadas na submucosa, superficiais ao músculo milo-hióideo. Cada glândula é limitada lateralmente pelo córtex interno da mandíbula e medialmente pelo músculo estiloglosso; as glândulas pareadas se encontram na linha média. As glândulas sublinguais possuem ductos sublinguais pequenos ou "menores" múltiplos, referidos como **ductos de Rivinus**, que se abrem diretamente dentro da cavidade oral. Alguns desses ductos se unem para formar os **ductos de Bartholin** maiores. Esses ductos maiores também podem se unir aos ductos submandibulares.

O nervo lingual desce lateralmente para a extremidade anterior da glândula sublingual e passa ao longo da sua borda inferior. Anteriormente, o nervo lingual e o ducto submandibular passam em paralelo até o nervo lingual ascender para a língua.

D. Glândulas salivares menores

Os palatos duro e mole contêm a maior concentração de glândulas salivares menores; contudo, essas glândulas também estão localizadas na cavidade oral, nos lábios, na língua e na orofaringe. As glândulas salivares menores podem ser identificadas em grupos, como as **glândulas de Blandin-Nuhn** linguais anteriores.

DOENÇAS NÃO NEOPLÁSICAS

Uma lista de doenças não neoplásicas pode ser encontrada no Quadro 18-1.

DOENÇAS INFLAMATÓRIAS INFECCIOSAS

As infecções podem ocorrer em uma glândula salivar normal ou resultar de anormalidades prolongadas da função salivar. As infecções podem ser agudas, subagudas ou crônicas. Os agentes etiológicos primários incluem viroses e bactérias. Contudo, as infecções podem resultar secundariamente de trauma, radiação ou obstrução do ducto, como é o caso da sialadenite aguda.

DOENÇA INFLAMATÓRIA VIRAL AGUDA

FUNDAMENTOS DO DIAGNÓSTICO

▶ Edema bilateral, agudo, das glândulas parótidas acompanhado por dor, eritema, sensibilidade, mal-estar, febre e, ocasionalmente, trismo.
▶ O pico da incidência em crianças jovens é entre 4 e 6 anos.
▶ O período de incubação é de 14 a 21 dias.
▶ A doença é contagiosa.
▶ O diagnóstico pode ser confirmado com teste sorológico.

▶ Considerações gerais

A caxumba (paramixovírus) é o distúrbio viral mais comum causando parotidite (i.e., inflamação da glândula parótida). O pico da incidência ocorre em crianças com idade entre 4 e 6 anos. O período de incubação é de 14 a 21 dias e a doença é contagiosa durante este tempo.

Quadro 18-1 Doenças não neoplásicas das glândulas salivares

Doença infecciosa
Vírus da caxumba
Vírus Coxsackie
Vírus da *influenza*
Ecovírus
Vírus da imunodeficiência humana
Bactérias
Infecções granulomatosas

Doença inflamatória, não infecciosa
Sialolitíase
Sialadenite crônica
Síndrome de Sjögren
Lesão linfoepitelial benigna
Doença de Kimura
Sialometaplasia necrosante
Hiperplasia adenomatoide
Sarcoidose

Doença não inflamatória
Sialadenose
Cistos da fenda branquial
Cistos dermoides
Cistos congênitos
Mucoceles

▶ Achados clínicos

Na inflamação viral aguda da glândula parótida, o edema bilateral pode ser acompanhado por dor, eritema, sensibilidade, mal-estar, febre e ocasionalmente trismo se existir uma inflamação extensa da musculatura pterigoide adjacente. Após uma história e um exame físico minuciosos, a verificação de anticorpos para caxumba S, caxumba V e antígenos de hemaglutinação pode confirmar o diagnóstico.

▶ Diagnóstico diferencial

O diagnóstico diferencial da parotidite viral inclui o vírus Coxsackie A, o citomegalovírus, o vírus da *influenza* A e o ecovírus. Uma triagem sorológica para testar esses vírus pode verificar o diagnóstico.

▶ Complicações

As complicações da parotidite viral podem envolver outros órgãos. As raras sequelas incluem meningite, encefalite, perda de audição, orquite, pancreatite e nefrite.

▶ Tratamento e prognóstico

O curso da doença da parotidite viral é autolimitado, e o tratamento é primariamente sintomático. A administração da vacina contra caxumba provavelmente diminuiu a incidência de caxumba. As infecções virais em indivíduos imunocompetentes muitas vezes se resolvem com um excelente prognóstico.

> Barskey AE, Glasser JW, LeBaron CW. Mumps resurgences in the United States: A historical perspective on unexpected elements. Vaccine 2009 Oct 19;27(44):6186–6195 [PMID: 19815120].

SIALADENITE SUPURATIVA AGUDA

FUNDAMENTOS DO DIAGNÓSTICO

- ► Edema doloroso agudo das glândulas salivares com febre.
- ► Pode ocorrer em pacientes no período pós-operatório e em pacientes idosos com condições médicas crônicas.
- ► Os fatores de risco incluem desidratação, trauma, imunossupressão e fraqueza.
- ► A pele que está sobre a parótida pode ser quente, sensível e edematosa.
- ► A sialadenite supurativa aguda não tratada pode levar a um abscesso.
- ► Deve-se fazer cultura da saliva proveniente da glândula afetada.

► Considerações gerais

Além dos vírus, as bactérias podem causar sintomas de edema doloroso agudo das glândulas salivares, especialmente da glândula parótida. A sialadenite supurativa aguda é responsável por 0,03% das admissões hospitalares e pode ocorrer em até 30 a 40% dos pacientes no período pós-operatório.

► Patogênese

Uma patogênese subjacente começa com a estase do fluxo salivar nos pacientes; estreitamento, ou obstrução dos ductos que seguem. A estase diminui a capacidade da saliva de contribuir para a higiene oral e promover a atividade antimicrobiana.

► Prevenção

Os fatores que predispõem à sialadenite supurativa aguda incluem desidratação, imunossupressão, trauma e enfraquecimento. Portanto, uma incidência mais alta desta infecção é encontrada em pacientes no período pós-operatório em idosos, bem como em pacientes que se submeteram à quimioterapia ou à radiação.

► Achados clínicos

Além de edema agudo da parótida na parotidite, pode haver eritema da pele, dor, sensibilidade, trismo, secreção ductal purulenta, induração, febres acompanhantes ou qualquer combinação destes sinais e sintomas. As bactérias comuns com cultura da saliva purulenta incluem *Staphylococcus aureus*, *Streptococcus pneumoniae*, *Escherichia coli* e *Haemopjilus influenzae*. Outros organismos obtidos de pacientes hospitalizados, cronicamente doentes, são *Klebsiella*, *Enterobacter*, *Pseudomonas* e *Candida*.

► Complicações

Se deixada sem tratamento, a sialadenite pode avançar para um abscesso – uma complicação potencialmente fatal em pacientes gravemente debilitados. A palpação clínica da glândula parótida pode revelar uma induração significativa e uma consistência plástica da glândula. Uma ultrassonografia ou uma TC da glândula parótida pode ajudar na localização de uma área de loculação.

► Tratamento

O principal tratamento da sialadenite supurativa aguda inclui reidratação, antibióticos intravenosos com cobertura gram-positiva penicilinase-resistente, compressas quentes, massagem, sialogogos, melhora da higiene oral ou uma combinação destas terapias. Se não houver melhora clínica dentro de 48 horas de terapia não cirúrgica, pode-se então presumir a ocorrência de um abscesso. Incisão e drenagem usando uma incisão de parotidectomia podem ser feitas. Deve-se sempre tomar cuidado para evitar lesão no nervo facial. Um método alternativo pode ser usar TC ou imagem orientada por ultrassonografia para executar uma aspiração de um abscesso com agulha fina.

► Prognóstico

A maioria dos pacientes com sialadenite supurativa aguda responde à terapia médica. Contudo, as taxas de mortalidade podem ser mais altas em pacientes com condições médicas gravemente debilitantes ou complicadas. No caso de uma sialadenite submandibular, a falha da melhora autoriza a consideração de outra patologia: obstrução do ducto, abscesso, cálculos salivares ou tumores. Os abscessos submandibulares podem imitar a angina de Ludwig, uma infecção grave que envolve o soalho da boca e os espaços submentoniano e submandibular. Se não tratada, a angina de Ludwig pode causar obstrução das vias aéreas.

> Fattahi TT, Lyu PE, Van Sickels JE. Management of acute suppurative parotitis. J Oral Maxillofac Surg 2002;60(4):446 [PMID: 111928106].
>
> Brook, I. Acute Bacterial Suppurative Parotitis: Microbiology and Management. J Craniofac Surg 2003 Jan;14(1):37–40 [PMID: 12544218].
>
> Mandel L. Differentiating acute suppurative parotitis from acute exacerbation of a chronic parotitis: case reports. J Oral Maxillofac Surg 2008 Sept;66(9):1964–1968 [PMID: 18718411].

INFECÇÃO POR HIV

FUNDAMENTOS DO DIAGNÓSTICO

▶ Glândulas parótidas aumentadas bilaterais, sem dor.
▶ Xerostomia.
▶ Fatores de risco conhecidos para HIV.
▶ Linfadenopatia cervical associada pode estar relacionada.
▶ Presença de amilase no líquido cístico ajuda a confirmar o diagnóstico.

▶ Considerações gerais

Os cistos linfoepiteliais associados ao vírus da imunodeficiência humana (HIV) ocorrem quase que exclusivamente na glândula parótida; contudo, registros causais citam algumas ocorrências desses cistos nas glândulas submandibulares como um achado incomum. Uma possível explicação para a presença predominante desses cistos dentro da glândula parótida é que essa glândula, diferentemente da glândula submandibular, possui linfonodos intraglandulares.

▶ Achados clínicos

A. Sinais e sintomas

A infecção por HIV deve ser considerada em um indivíduo jovem com edema parotídeo simétrico bilateral, especialmente se o edema parotídeo parecer multicístico. Este achado pode ser o sintoma presente inicial de infecção por HIV para alguns pacientes.

B. Avaliação diagnóstica

Um exame de TC ou de ultrassonografia pode revelar massas císticas múltiplas bilaterais na glândula parótida. O teste sorológico para anticorpos HIV confirma o diagnóstico. A biópsia com aspiração por agulha fina (PAAF) desses cistos pode revelar amilase no líquido, que também leva ao diagnóstico (ver Figura 18-1).

▶ Tratamento

A observação ou a drenagem em série de cistos sintomáticos é o tratamento recomendado. Uma recente modalidade de tratamento inclui escleroterapia dos cistos. Raramente a parotidectomia é indicada; contudo, quando é realizada, a histopatologia muitas vezes mostra lesões linfoepiteliais múltiplas e hiperplasia folicular de coloração vermelha com lise do folículo. De maneira similar, os cistos envolvendo a glândula submandibular podem requerer excisão da glândula.

▶ Prognóstico

Os cistos parotídeos encontrados em pacientes infectados por HIV estão muitas vezes associados ao achado histológico de lesões linfoepiteliais benignas. Existe pouca transformação maligna.

Gupta N, Gupta R, Rajwanshi A, et al. Multinucleated giant cells in HIV-associated benign lymphoepithelial cyst-like lesions of the parotid gland on FNAC. *Diagn Cytopathol* 2009 Mar;37(3):203–204 [PMID: 19170173].

Berg EE, Moore, C. Office-based sclerotherapy for benign parotid lymphoepithelial cysts in the HIV-positive patient. *Laryngoscope* 2009 May;119(5):868–870 [PMID: 19358192].

SIALADENITE GRANULOMATOSA CRÔNICA

FUNDAMENTOS DO DIAGNÓSTICO

▶ Edema da glândula salivar unilateral ou bilateral crônico.
▶ Dor mínima.
▶ Biópsia por aspiração com agulha fina da glândula pode auxiliar o diagnóstico.
▶ Os fatores de risco, como exposição à tuberculose, exposição a animais, trauma e envolvimento de sistemas de múltiplos órgãos, devem ser considerados.
▶ Uveíte, paralisia facial e aumento da parótida são sugestivos de sarcoidose.

▶ Achados clínicos

Distúrbios granulomatosos podem se apresentar com edema agudo da glândula salivar ou edema glandular unilateral crônico. A massa glandular geralmente não é acompanhada por dor significativa. A tuberculose primária deve ser considerada se houver fatores de risco para exposição.

▶ Diagnóstico diferencial

O diagnóstico de sialadenite tuberculosa pode ser feito com coloração acidorresistente para organismos, cultura da saliva e colocação de um teste cutâneo derivado de proteína purificada. Uma PAAF das glândulas ajuda a obter material para o diagnóstico. O tratamento da sialadenite tuberculosa primária inclui medicações antituberculosas com vários fármacos.

O diagnóstico diferencial de sialadenite granulomatosa inclui doença da arranhadura do gato, sarcoidose, actinomicose, granulomatose de Wegener e sífilis.

A. Doença da arranhadura do gato

A doença da arranhadura do gato não envolve diretamente a glândula parótida; em vez disso, ela afeta os linfonodos periparotídeos e intraparotídeos. Na glândula submandibular, ela pode se apresentar como uma massa submandibular aguda sem causar obstrução do ducto, o que sugere o envolvimento dos linfonodos adjacentes. O organismo ofensivo é um bastonete gram-negativo, *Bartonella henselae*, e o diagnóstico pode ser feito com o uso de testes de anticorpos fluorescentes indiretos com elevação dos títulos de IgG ou com técnica de coloração de Warthin-Starry procurando por bacilos gram-negativos. A doença da arranhadura do gato é geralmente autolimitada, e o tratamento é de suporte enquanto as lesões de massa lentamente se resolvem.

B. Sarcoidose

A sarcoidose é não infecciosa e envolve a glândula parótida em menos de 10% dos casos. Ela é um diagnóstico de exclusão e é confirmada pelos achados histológicos de granulomas não caseados. A sarcoidose pode ocorrer como parte de uma síndrome conhecida como febre uveoparotídea, ou **síndrome de Heerfordt**. Esta síndrome é caracterizada pelo aumento da parótida, paralisia facial e uveíte. O envolvimento das glândulas parótida e lacrimal leva à xerostomia e xeroftalmia. A doença muitas vezes afeta adultos na faixa dos 20 e 30 anos, com a resolução espontânea ocorrendo nos meses a anos subsequentes.

C. Actinomicose

A actinomicose é facilmente diagnosticada com colorações histológicas especiais que demonstram grânulos de enxofre. A actinomicose deve ser suspeitada se um paciente tiver edema parotídeo indolor com uma história de infecção dentária recente ou trauma. O trismo pode se desenvolver com progressão da infecção. A penicilina é o fármaco de escolha para o tratamento da actinomicose.

D. Granulomatose de Wegener

A granulomatose de Wegener pode se apresentar como uma massa unilateral aguda na glândula, muitas vezes com dor. Este diagnóstico, caracterizado histologicamente por inflamação necrosante e vasculite, é confirmado com o teste sorológico para o anticorpo anticitoplasma de neutrófilos (c-ANCA) e exame histológico.

O tratamento da doença de Wegener depende do envolvimento de outros órgãos; a granulomatose de Wegener pode ser uma doença rapidamente fatal se deixada sem tratamento e envolver outros órgãos principais. O tratamento inicial consiste em várias semanas de esteroides com a adição de ciclofosfamida ou de outros agentes imunossupressores. Um subtipo mais indolor de Wegener, visto com frequência na região da cabeça e do pescoço, pode ser controlado com terapia imunossupressora. O prognóstico é excelente para muitas das doenças granulomatosas.

Frantz MC, Frank H, vonWeyhern C, et al. Unspecific parotitis can be the first indication of a developing Wegener's granulomatosis. *Eur Arch Otorhniolaryngol* 2008 Jan;265(1):131–134 [PMID: 17653747].

Saha AK, Rachapalli S, Steer S et al. Bilateral parotid gland involvement in Wegener granulomatosis. *Ann Rheum Dis* 2009 Jul; \68(7):1233–1234 [PMID: 19525411].

DOENÇAS INFLAMATÓRIAS NÃO INFECCIOSAS

SIALOLITÍASE

FUNDAMENTOS DO DIAGNÓSTICO

- ► Edema agudo, doloroso da glândula salivar principal, especialmente da glândula submandibular, que pode ser recorrente.
- ► Agravamento dos sintomas com a alimentação; o edema pode ceder após aproximadamente 1 hora.
- ► História de gota ou xerostomia.
- ► Um cálculo no soalho da boca pode ser apalpado; o tratamento depende da localização do cálculo.
- ► O cálculo pode ser extraído de modo intraoral, ou se for distal, então a glândula submandibular pode ser indicada.
- ► As complicações incluem sialadenite supurativa aguda, ectasia ductal e estreitamento.

► Considerações gerais

Aproximadamente 80 a 90% dos cálculos salivares ocorrem na glândula submandibular, e apenas 10 a 20% são registrados na glândula parótida. Uma porcentagem bem pequena de cálculos salivares é encontrada nas glândulas salivares sublingual e menor. A sialolitíase é uma causa comum de doença da glândula salivar e pode ocorrer em qualquer idade, com uma incidência maior em homens. Os fatores de risco para obstrução por cálculo salivar incluem doenças longas com desidratação. Existem também associações com gota, diabetes e hipertensão.

► Patogênese

A saliva normal contém hidroxiapatita em abundância, o componente primário nos cálculos salivares. Os agregados de sujeira mineralizada no ducto podem formar um ninho, promovendo formação de cálculos, estase salivar e obstrução. A glândula submandibular é mais suscetível à formação de cálculos do que a glândula parótida devido ao curso mais longo do seu ducto, mucina salivar e conteúdo alcalino mais elevados e concentrações mais altas de cálcio e fosfato.

Os cálculos submandibulares consistem primariamente em fosfato de cálcio e hidroxiapatita; devido ao alto conteúdo de cálcio desses cálculos, a maioria é radiopaca e visualizada nos raios

X. Os cálculos da parótida tem menor probabilidade de serem radiopacos. Aproximadamente 75% do tempo, um cálculo simples é encontrado na glândula. Se a obstrução não for aliviada, ocorrem inflamação local, fibrose e atrofia acinar.

▶ Achados clínicos

A. Sinais e sintomas

O edema e a dor recorrentes na glândula submandibular exacerbados com a alimentação é a apresentação comum de cálculos salivares. A obstrução prolongada pode levar à infecção aguda com aumento da dor e eritema da glândula. Os pacientes também podem registrar uma história de xerostomia e ocasionalmente corpos estranhos ásperos, tipo areia em sua cavidade oral. Um exame físico é essencial à medida que os cálculos muitas vezes são apalpados nos dois terços anteriores do ducto submandibular. Além disso, uma induração do soalho da boca é com frequência observada. Os cálculos localizados dentro do corpo da glândula não são apalpados com facilidade.

B. Imagem

Os raios X com incidências laterais e amplas podem revelar um cálculo radiopaco, mas estas visões nem sempre são confiáveis. As visões intraorais podem ser mais úteis. A sialografia é o método de imagem mais preciso para detectar cálculos. A sialografia pode ser combinada com exame de TC ou RM, especialmente porque os exames de TC são sensíveis aos sais de cálcio. A ultrassonografia não se mostrou útil.

C. Endoscopia

Os avanços recentes na endoscopia têm permitido que o exame endoscópico do ducto submandibular detecte cálculos.

▶ Complicações

A obstrução persistente por sialolitíase leva à estenase salivar. Tal condição também predispõe a glândula a infecções agudas recorrentes e até mesmo formação de abcessos.

▶ Tratamento

A. Extração intraoral

O tratamento se baseia na localização do cálculo salivar. Se o cálculo for apalpado ou visualizado na porção anterior do ducto submandibular e não passar espontaneamente, ele pode ser extraído de modo intraoral. As papilas ductais podem ser dilatadas de modo serial com facilidade usando sondas lacrimais graduadas; então, o cálculo é expresso. Se o cálculo for muito grande, pode-se tentar um procedimento intraoral mais extenso sob anestesia geral ou local. O ducto é canulado, e uma incisão sobre o cálculo é criada para permitir a extração. Nenhum fechamento da incisão é feito e deve-se ter atenção cuidadosa para o nervo lingual adjacente.

B. Excisão cirúrgica

Os cálculos maiores encravados no hilo ou no corpo da glândula submandibular causando sintomas podem requerer excisão cirúrgica da glândula. De maneira similar, um cálculo sintomático encravado no corpo da glândula parótida necessitará de uma parotidectomia.

C. Técnicas endoscópicas

As recentes técnicas endoscópicas permitem um exame endoscópico intraoral do ducto e extração dos cálculos salivares. A sialoendoscopia sozinha ou combinada com a sialolitectomia aberta foi realizada com morbidade mínima e possui a vantagem de evitar uma incisão cervical transversal.

D. Outras medidas

Outros métodos para a remoção dos cálculos incluem extração por cesto de arame sob orientação radiológica, litotripsia com *laser* de corante pulsado e litotripsia extracorpórea.

▶ Prognóstico

A taxa de recorrência dos cálculos é de aproximadamente 20%. Se os fatores de risco forem corrigidos, isto pode diminuir essa taxa.

Su Y, Liao GQ, Zheng GS, et al. Sialoendoscopically assisted open sialolithectomy for removal of large submandibular hilar calculi. *J Oral Maxillofac Surg* 2010 Jan;68(1):68-73 [PMID: 20006157].

Walvekar R, Bomeli R, Carrau RL, et al. Combined approach technique for the management of large salivary stones. *Laryngoscope* 2009 Jun;119(6):1125-1129 [PMID: 19358166].

SIALADENITE CRÔNICA

▶ Considerações gerais

A sialadenite crônica resulta de uma diminuição na produção de saliva ou de alterações no fluxo salivar, levando à estase salivar. Pode haver ou não obstrução associada. Este processo inflamatório lento, progressivo é geralmente encontrado nos adultos, mas ele também pode afetar as crianças.

▶ Patogênese

Um fluxo diminuído ou uma estase compromete as funções salivares, criando um ambiente de risco para infecção. A sialadenite crônica pode ser causada por uma infecção retrógrada da flora oral normal e por uma inflamação crônica proveniente de infecções agudas repetidas. Nesta última, a inflamação crônica causa mudanças no epitélio ductal; isto comumente leva ao aumento de mucina nas secreções, fluxo diminuído e formação de tampões mucosos.

Histologicamente, o epitélio ductal na sialadenite crônica pode demonstrar célula mucosa, metaplasia escamosa ou oncocítica. Podem ocorrer dilatação ductal e atrofia das células acinares. A inflamação prolongada pode levar à fibrose e à infiltração com linfócitos. Se a causa for uma obstrução óssea, os cálculos podem ser vistos dentro dos ductos.

▶ Prevenção

Uma variedade de condições pode causar sialadenite não obstrutiva crônica; estas condições incluem infecções agudas repetidas, trauma, radiação e condições imunocomprometidas. As mudanças histológicas provenientes da radiação provavelmente são permanentes. Alguns pacientes podem desenvolver edema da glândula salivar, xerostomia e alterações no paladar após receberem contraste de iodo intravenoso. Foi considerado que o fumo predispõe um indivíduo à sialadenite crônica, porque ele reduz a atividade antimicrobiana das secreções salivares. Outra condição conhecida descritivamente como sialadenite esclerosante crônica, ou tumor de Kuttner, pode ser indistinguível da neoplasia até que um exame patológico seja feito.

▶ Achados clínicos

Os presentes sintomas consistem em edema doloroso intermitente crônico da glândula salivar, especialmente ao se alimentar. Muitas vezes, o edema é bilateral e pode ou não estar associado com uma infecção aguda.

Uma história e um exame físico detalhados podem extrair os fatores de risco e direcionar a procura por causas tratáveis, como um cálculo salivar. Um exame de TC ou RM pode ajudar a excluir um tumor maligno, especialmente se houver uma massa fibrosa associada na glândula parótida. A sialografia e a PAAF não foram consistentemente diagnósticas; contudo, as sialografias podem ser úteis em encontrar obstruções, atrofia acinar e dilatações irregulares dos ductos.

▶ Diagnóstico diferencial

O diagnóstico diferencial inclui doenças granulomatosas, sarcoidose, lesão linfoepitelial benigna, pseudotumores inflamatórios, síndrome de Sjögren e síndrome de Mikulicz.

▶ Complicações

Como um processo reativo ao trauma ou à doença, a sialadenite não obstrutiva crônica pode avançar para uma formação de massa fibrosa ou de um pseudotumor inflamatório. Outras complicações da doença incluem dor e dano permanente à unidade acinar e ao epitélio ductal. As mudanças progressivas comprometem ainda mais a função das unidades acinares, que clinicamente se manifestam como glândulas salientes, irregulares e nodulares.

▶ Tratamento

O tratamento conservador e a excisão cirúrgica da glândula são os métodos de tratamento mais bem-sucedidos para a sialadenite não obstrutiva crônica. Se nenhuma causa tratável for identificada, os pacientes são estimulados a melhorar a higiene oral com aumento da hidratação, massagem da glândula afetada, nutrição adequada e uso de sialogogos. Os antibióticos são administrados em exacerbações agudas.

A parotidectomia superficial é o tratamento cirúrgico comum dos sintomas persistentes na glândula parótida. Os tratamentos alternativos incluem fibrose iatrogênica da glândula com violeta de metila a 1% e radioterapia de baixa dosagem. Os procedimentos como ligação do ducto parotídeo e neurectomia timpânica, usados para cessar a secreção, também são terapêuticos.

▶ Prognóstico

O prognóstico depende do tratamento de uma causa subjacente identificável; poucas recorrências foram registradas após estes tratamentos.

Grewal RK, Larson SM, Pentlow CE, et al. Salivary gland side effects commonly develop several weeks after initial radioactive iodine ablation. *J Nucl Med* 2009 Oct;50(10):1605–1610 [PMID: 19759114].

Geyer JT, Ferry JA, Harris NL et al. Chronic sclerosing sialadenitis (Kuttner tumor) is an IgG4-associated disease. *Am J Surg Pathol* 2010 Feb;34(2):202–210 [PMID: 20061932].

SÍNDROME DE SJÖGREN

FUNDAMENTOS DO DIAGNÓSTICO

▶ Edema da glândula salivar com secura da boca e dos olhos, levando à dor e à sensibilidade oral e ocular.
▶ Muitas vezes associada com outra doença do tecido conectivo.
▶ Mais comumente observada em mulheres na pós-menopausa.
▶ A detecção de autoanticorpos SS-A e SS-B e outros, junto com biópsia da glândula salivar menor, pode confirmar o diagnóstico.
▶ Doença lentamente progressiva.
▶ Alto risco de desenvolvimento de linfoma maligno na síndrome de Sjögren primária.

▶ Considerações gerais

A síndrome de Sjögren é um distúrbio autoimune classicamente caracterizado por aumento parotídeo, xerostomia e ceratoconjuntivite seca. Ela também pode estar associada a uma doença do tecido conectivo, como artrite reumatoide ou lúpus eritematoso sistêmico. A síndrome de Sjögren ocorre em cerca de 90% em mulheres, geralmente por volta dos 60 anos de idade. Ela é o segundo distúrbio do tecido conectivo mais comum; apenas a artrite reumatoide ocorre com mais frequência.

▶ Achados clínicos

A. Sinais e sintomas

Os pacientes muitas vezes se apresentam com aumento bilateral, não sensível, da glândula salivar. O edema da parótida pode ocorrer intermitentemente ou permanecer constante. Outros sintomas incluem olho seco, boca seca, paladar alterado, pele seca, mialgia, secura vaginal, vasculite e artrite.

B. Achados laboratoriais

Os testes laboratoriais úteis que mostram a presença de autoanticorpos SS-A ou SS-B, fator reumatoide ou anticorpos antinucleares podem auxiliar no diagnóstico. O exame microscópico de uma biópsia de glândula salivar menor, como aquele do lábio, pode confirmar a doença de Sjögren. De acordo com critérios histológicos, um escore de foco de mais de 1 foco/4 mm^2 é diagnóstico. Os achados histopatológicos característicos incluem infiltrado linfocítico nas unidades acinares e nas ilhas epimioepiteliais circundadas por estroma linfoide.

▶ Diagnóstico diferencial

Os diagnósticos diferenciais incluem lesão linfoepitelial benigna, também conhecida como síndrome de Mikulicz, e sialadenite não obstrutiva crônica.

▶ Complicações

As complicações da síndrome de Sjögren resultam da progressão crônica da doença. A deterioração da função salivar pode levar os pacientes a terem dificuldades para falar, deglutir e mastigar. Além disso, pode ocorrer deterioração dentária aumentada com perda de dentes e desconforto da mucosa oral. Mais importante ainda, há uma incidência aproximada de 10% de linfoma em pacientes com síndrome de Sjögren primária.

▶ Tratamento

O tratamento é sintomático e de apoio. Esteroides e colírios de esteroides tópicos podem ser indicados para sintomas graves. A parotidectomia superficial pode ser requerida para infecções parotídeas recorrentes graves.

▶ Prognóstico

O prognóstico para aqueles afetados com a síndrome de Sjögren é geralmente favorável. Contudo, há um aumento na incidência do linfoma maligno ou do carcinoma linfoepitelial em pacientes com esta síndrome. Portanto, a observação cuidadosa com estudos diagnósticos apropriados é recomendada.

LESÕES LINFOEPITELIAIS BENIGNAS

FUNDAMENTOS DO DIAGNÓSTICO

- ▶ Edema firme unilateral ou cístico da glândula parótida com envolvimento bilateral em aproximadamente 20% dos casos.
- ▶ A glândula parótida é envolvida com mais frequência, mas a glândula submandibular também pode estar envolvida.
- ▶ Observadas com mais frequência em populações infectadas por HIV.
- ▶ A aspiração com agulha fina ajuda no diagnóstico, mostrando atrofia acinar com infiltração linfocítica difusa e focos de ilhas epimiopiteliais.
- ▶ A doença pode avançar para a reposição total ou quase total do tecido acinar na glândula.
- ▶ Probabilidade mais elevada de progressão para linfoma de célula B de baixo grau do tecido linfoide associado à mucosa (MALT).

▶ Considerações gerais

As lesões linfoepiteliais também são conhecidas como **tumor de Godwin**, **síndrome de Mikulicz** ou parotidite pontilhada. A lesão linfoepitelial benigna tem maior incidência em mulheres, especialmente entre 50 e 60 anos de vida. Ela também está associada à doença multicística em pacientes infectados por HIV.

▶ Patogênese

Uma lesão linfoepitelial é um processo inflamatório caracterizado por infiltração linfocítica ao redor dos ductos da glândula salivar e do parênquima (Figura 18-1). Com o aumento da infiltração linfocítica, o resultado pode ser a atrofia acinar progressiva e também a reposição dos ácinos. Na progressão adicional, os epitélios ductais proliferam-se e causam obstrução ductal.

▶ Achados clínicos

Os pacientes muitas vezes se apresentam com edema cístico ou firme unilateral recorrente da glândula parótida com ou sem dor. O envolvimento bilateral ocorre em 20% dos casos. A PAAF da massa parotídea é útil. A sialografia raramente é indicada, a menos que haja suspeita de cálculo.

Esta condição muitas vezes afeta a glândula parótida e raramente afeta a glândula submandibular; quando afeta a glândula submandibular, ela se apresenta como uma massa indolor. Pode haver uma linfadenopatia reativa associada. O diagnóstico é mais bem realizado nos achados histopatológicos de atrofia acinar com infiltração linfocítica difusa, com ou sem a presença de ilhas epimioepitelial. Há uma associação com a síndrome de Sjögren.

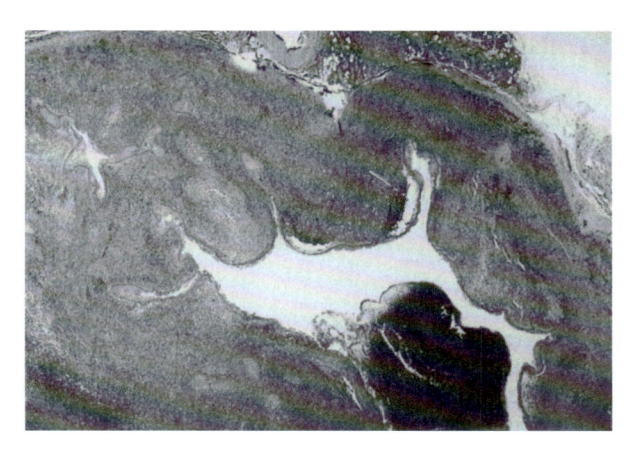

▲ **Figura 18-1** Cisto linfoepitelial benigno. (Imagem cedida por Christina Kong, MD, Stanford University School of Medicine, Stanford, CA.)

Complicações

Podem ocorrer casos de progressão para a doença neoplásica, incluindo carcinoma linfoepitelial, linfoma de célula B de baixo grau de pseudolinfoma MALT e linfoma de não Hodgkin. Há também uma associação com sarcoma de Kaposi em pacientes infectados por HIV.

Tratamento e prognóstico

O tratamento da lesão linfoepitelial é sintomático, a não ser que o aumento parotídeo seja grave o suficiente para autorizar uma parotidectomia superficial. A excisão submandibular completa é um tratamento adequado do cisto linfoepitelial benigno raro. Raramente, há transformação maligna; contudo, a observação cuidadosa é autorizada mesmo após a excisão completa da glândula.

Wu L, Cheng J, Maruyama S, et al. Lymphoepithelial cyst of the parotid gland: its possible histopathogenesis based on clinicopathologic analysis of 64 cases. *Hum Pathol* 2009 May;40(5):683–692 [PMID: 19157503].

DOENÇA DE KIMURA

FUNDAMENTOS DO DIAGNÓSTICO

- Massa de crescimento lento e indolor na glândula salivar principal, principalmente em asiáticos.
- Comumente vista por volta dos 20 e 30 anos de idade; 80% dos pacientes são homens.
- Aumento da glândula acompanhado por linfadenopatia.
- Testes sorológicos muitas vezes demonstram eosinofilia periférica e níveis de IgE elevados.
- Pode ocorrer recorrência após a excisão cirúrgica da glândula.

Considerações gerais

A doença de Kimura é uma doença inflamatória crônica rara, benigna, imitando um tumor em regiões da cabeça e do pescoço. Ela ocorre predominantemente em homens asiáticos jovens em torno dos 20 e 30 anos de idade. Cerca de 80% dos pacientes são do sexo masculino.

Achados clínicos

Quando a doença de Kimura ocorre nas regiões da cabeça e do pescoço, as glândulas salivares principais geralmente estão envolvidas. Nas glândulas parótida e submandibular, esta doença se apresenta como edemas indolores, de crescimento lento, superficiais, muitas vezes acompanhados por linfadenopatia regional. A formação de folículos linfoides e a agregação de eosinófilos nos tecidos afetados são encontradas no exame histológico.

Achados laboratoriais

Os testes sorológicos demonstram eosinofilia periférica e níveis de IgE elevados.

Diagnóstico diferencial

Os diagnósticos diferenciais da doença de Kimura incluem os seguintes: (1) hiperplasia angiolinfoide com eosinofilia, (2) linfadenopatia reativa, (3) tumor parotídeo, (4) manifestações extranodais da doença de Rosai-Dorfman e (5) lesão linfoepitelial benigna. A hiperplasia angiolinfoide com eosinofilia difere da doença de Kimura na falta de linfadenopatia e eosinofilia diminuída. A **doença de Rosai-Dorfman** é uma condição benigna idiopática caracterizada por proliferação histiocítica e linfadenopatia maciça, incluindo envolvimento dos linfonodos intraparotídeos.

Tratamento

O tratamento de escolha quando a doença de Kimura é encontrada na glândula parótida é parotidectomia com a observação continuada para a recorrência potencial. A doença de Kimura da glândula submandibular geralmente é tratada com excisão da glândula e linfonodos adjacentes. A recorrência pode ocorrer após a excisão cirúrgica da glândula. Como a doença de Kimura muitas vezes afeta outros locais, a terapia sistêmica com esteroides e radiação também pode se mostrar benéfica.

SIALOMETAPLASIA NECROSANTE

A sialometaplasia necrosante é um processo inflamatório benigno, autolimitado, que envolve principalmente as glândulas salivares menores. Ela tem incidência no sexo masculino e ocorre em uma faixa etária mais elevada. Ela se apresenta como ulceração ou edema indolor, de surgimento espontâneo, geralmente sobre o palato duro, mas pode ocorrer onde houver tecidos de glândulas salivares. As lesões geralmente são unilaterais e podem se apresentar com sensações de ardência e dormência. A causa é desconhecida, mas existem associações com trauma e radioterapia. A patogênese é tida como isquêmica.

O diagnóstico de sialometaplasia necrosante é confirmado na biópsia. A histologia mostra a hiperplasia pseudoepiteliomatosa característica e metaplasia escamosa. Deve-se tomar cuidado para não confundir o diagnóstico com CCE ou carcinoma mucoepidermoide; a principal complicação é o diagnóstico errôneo. As lesões na sialometaplasia necrosante são autocuráveis, geralmente por intenção secundária, e as recorrências são raras.

HIPERPLASIA ADENOMATOIDE

A hiperplasia adenomatoide é um raro edema das glândulas salivares menores que ocorre mais comumente no palato. Trauma local, irritação ambiental e inflamação crônica são as causas propostas desta condição. Os pacientes se apresentam com edemas indolores que ficam presentes por um período de tempo indeterminado. A mucosa sobreposta geralmente parece normal. A hiperplasia adenomatoide deve ser distinguida de tumores de glândulas salivares menores. Os diagnósticos diferenciais incluem tumores benignos e malignos.

O exame histológico revela hipertrofia glandular e infiltrados inflamatórios, mas nenhuma mudança na arquitetura geral da glândula e nenhuma evidência de neoplasia ou atipia. A excisão completa é o tratamento de escolha. Devido à incidência mais alta de tumores malignos dentro do palato duro, a chave é distinguir tumores malignos de hiperplasia adenomatoide benigna.

Shimoyama T, Wakabayashi M. Adenomatoid hyperplasia of the palate mimicking clinically as a salivary gland tumor. *J Oral Sci* 2001;43(2):135 [PMID: 11515598].

DOENÇAS NÃO INFLAMATÓRIAS

SIALADENOSE

▶ FUNDAMENTOS DO DIAGNÓSTICO

- ▶ Bilateral, ocasionalmente unilateral, aumento difuso das glândulas salivares, em particular das glândulas parótidas.
- ▶ A dor pode ou não estar associada.
- ▶ A condição geralmente começa entre os 20 e 60 anos e pode persistir por mais de 20 anos.
- ▶ Na metade dos casos, existem fatores sistêmicos subjacentes associados, incluindo distúrbios endócrinos, má nutrição e uso de drogas.
- ▶ A biópsia da glândula afetada mostra aumento acinar.
- ▶ A causa é a neuropatia autônoma periférica das glândulas salivares; os tratamentos presentes não são inteiramente satisfatórios, visto que eles não tratam dessa causa subjacente.
- ▶ A cirurgia deve ser reservada se a deformidade estética da glândula for inaceitável.

▶ Considerações gerais

A sialadenose, ou sialose, é uma condição não inflamatória rara que causa aumento bilateral, difuso e indolor das glândulas salivares. Esta condição pode também causar mudanças degenerativas à inervação autônoma das glândulas. A glândula parótida é a mais afetada, seguida pela glândula submandibular.

▶ Prevenção

Embora a etiologia não seja clara, várias condições médicas e metabólicas estão associadas à sialadenose. Estas incluem obesidade, cirrose alcoólica, diabetes, hiperlipidemia, hipotireoidismo, anemia, gravidez, má nutrição, menopausa e até mesmo determinadas medicações (p. ex., clozapina).

▶ Achados clínicos

São necessários exame físico e triagem minuciosos. A PAAF complementada com o exame de TC pode estabelecer o diagnóstico. Os achados histopatológicos mostram aumento acinar.

▶ Tratamento e prognóstico

O tratamento da sialadenose é direcionado para as condições subjacentes. A parotidectomia é considerada se o aumento da parótida for esteticamente inaceitável. A ressecção cirúrgica da glândula submandibular afetada é o tratamento de escolha; mas, a menos que a correção do distúrbio subjacente seja tratada, pode haver aumento persistente de quaisquer glândulas residuais. O prognóstico é, portanto, dependente do tratamento das condições subjacentes.

CISTOS PAROTÍDEOS

▶ FUNDAMENTOS DO DIAGNÓSTICO

- ▶ Edemas flutuantes das glândulas salivares.
- ▶ Cistos da glândula parótida podem ser adquiridos ou congênitos.
- ▶ Os cistos congênitos podem ser cistos do arco branquial tipo I ou tipo II.
- ▶ Os cistos adquiridos podem ocorrer secundários ao trauma, sialolitíase, estreitamento ductal ou lesões linfoepiteliais benignas.
- ▶ O HIV deve ser considerado no diagnóstico diferencial.

Os cistos verdadeiros da glândula parótida são responsáveis por 2 a 5% das lesões da parótida.

Classificação

A. Cistos parotídeos congênitos

1. Anomalias da fenda branquial – Os cistos congênitos podem resultar de anomalias da fenda branquial; essas anomalias são subdivididas em cistos tipo I e tipo II.

A. Cistos tipo I – Os cistos tipo I são uma anomalia de duplicação do canal auditivo externo ectodérmico. O cisto pode estar localizado anteroinferior ao lóbulo da orelha.

B. Cistos tipo II – Os cistos tipo II consistem em elementos ectodérmicos e mesodérmicos e podem se abrir anteriormente ao músculo esternocleidomastóideo ou ao canal auditivo externo.

As duas anomalias da fenda branquial tipo I e tipo II podem ter tratos sinusais, que estão intimamente relacionados ao nervo facial. Portanto, a excisão desses cistos parotídeos congênitos requer uma abordagem de parotidectomia e preservação do nervo facial.

2. Cistos dermoides – Um segundo tipo de cisto congênito que ocorre na glândula parótida é um cisto dermoide. Esse cisto resulta da epiderme embriônica presa e se apresenta como uma massa arredondada. Ele contém epitélio escamoso queratinizado, glândulas sudoríparas e outros apêndices cutâneos associados. A excisão para prevenir as infecções recorrentes, com atenção para o nervo facial, é o tratamento mais bem-sucedido.

B. Cistos parotídeos adquiridos

Os cistos adquiridos da glândula parótida podem resultar de outros distúrbios parotídeos, como tumores, trauma, sialadenite crônica, sialolitíase e lesão por radiação. Os cistos relacionados à infecção por HIV foram discutidos neste capítulo.

FÍSTULAS SALIVARES CONGÊNITAS DA GLÂNDULA SUBMANDIBULAR

As fístulas salivares congênitas e os tratos sinusais são extremamente raros. Elas surgem do tecido da glândula salivar anormal ou da formação de glândula anormal durante o final da sexta semana de gestação. Essas fístulas e tratos sinusais podem formar aberturas cutâneas na pele submandibular com secreção. Um fistulograma ou RM pode ajudar no diagnóstico. A excisão cirúrgica completa é o tratamento recomendado.

> Inohara H, Akahani S, Yamamoto Y, et al. The role of fine-needle aspiration cytology and magnetic resonance imaging in the management of parotid mass lesions. *Acta Otolaryngol* 2008 Oct; 128(10):1152–1158 [PMID: 18607904].
>
> Zhang S, Bao R, Abreo F. Fine needle aspiration of salivary glands: 5-year experience from a single academic center. *Acta Cytol* 2009 Jul–Aug;53(4):375–382 [PMID: 19697720].

MUCOCELES

FUNDAMENTOS DO DIAGNÓSTICO

► Lesões císticas, indolores, comumente observadas no lábio, na cavidade oral e muitas vezes com extravasamento mucoso.
► A lesão cística no soalho da boca pode ser localizada ou se estender para o pescoço, apresentando-se como uma massa no pescoço.
► A apresentação pode ser precedida por trauma menor ao tecido mole ou à mucosa oral.

Considerações gerais

As mucoceles representam dilatações dos ductos da glândula salivar menor devido a secreções mucosas acumuladas e, com mais frequência, a extravasamentos mucosos para o tecido conectivo. As mucoceles são razoavelmente comuns e com frequência são vistas no lábio (60 a 70%), na mucosa bucal, no soalho da boca e no palato. Quando uma mucocele aparece no soalho da boca, ela é definida como **rânula** (relacionada ao termo latino para sapo). Ela também é conhecida como **cisto de retenção mucoso**.

Patogênese

As mucoceles surgem a partir de um trauma ou de uma ruptura dos ductos da glândula salivar menor com extravasamento de muco para o tecido circundante. As glândulas sublinguais e glândulas salivares menores são mais suscetíveis ao desenvolvimento de mucoceles devido às secreções de muco contínuas nessas glândulas, e as glândulas parótida e submandibular secretam sobre estimulação. A causa das rânulas não é muito clara.

Achados clínicos

Os cistos de retenção de muco geralmente se apresentam como cistos da submucosa pálidos, lisos, de matiz azulada. Eles são indolores e podem aumentar de forma lenta.

As rânulas, envolvendo os ductos sublingual ou submandibular, apresentam-se como massas redondas flutuantes no soalho da boca. Elas geralmente são unilaterais e podem afetar qualquer grupo de idade, sem preferência de gênero. Uma **rânula simples** é um cisto verdadeiro com um revestimento epitelial que ocorre de modo intraoral com elevação do soalho da boca. Uma **rânula mergulhante** se estende abaixo do músculo milo-hióideo, além do espaço sublingual e envolve o espaço submandibular. Ela pode se estender inferiormente se apresentando como uma massa do pescoço submandibular ou cervical, indolor. Diferentemente de uma rânula simples, uma rânula mergulhante não tem um revestimento epitelial e, portanto, é classificada como um pseudocisto.

Um exame físico geralmente é adequado para o diagnóstico, mas um exame de TC pode fornecer excelentes visões da extensão do cisto.

▶ Complicações

As mucoceles e rânulas causam poucas complicações. Contudo, as infecções podem ocorrer.

▶ Diagnóstico diferencial

Os diagnósticos diferenciais incluem higroma cístico, linfangioma, cisto do ducto tireoglosso e cisto dermoide. Um importante diagnóstico diferencial para um cisto de retenção mucoso é o carcinoma mucoepidermoide maligno.

▶ Tratamento e prognóstico

Uma excisão intraoral cirúrgica completa de um cisto de retenção mucoso é curativa, com algumas recorrências no local. O tratamento de uma rânula simples consiste em excisão simples do cisto e possível remoção da glândula associada ou marsupialização da parede do cisto. As recorrências são possíveis com este último procedimento. No caso das rânulas mergulhantes, o tratamento requer excisão de modo intraoral ou combinada, com uma incisão cervical e extirpação da glândula associada. A recorrência pode ocorrer com excisão inadequada.

Nico MM, Park JH, Lourenco SV. Mucocele in pediatric patients: analysis of 36 children. *Pediatr Dermatol* 2008 May–Jun; 25(3):308–311 [PMID: 18577033].

XEROSTOMIA

A xerostomia é definida como boca seca. Além do desconforto proveniente da boca seca, os pacientes com xerostomia também podem sentir alteração na sensação do paladar, disfagia e complicações relacionadas à deterioração dentária. Os distúrbios do fluxo salivar na glândula parótida podem causar esta condição. Além disso, muitas condições sistêmicas podem resultar em boca seca: síndrome de Sjögren, estresse, diabetes, infecção crônica e irradiação. A xerostomia também resulta como um efeito colateral de uma variedade de medicações.

O tratamento da xerostomia visa às condições subjacentes; o tratamento sintomático inclui aumento na ingestão de líquidos, sialogogos, enxaguatórios e saliva artificial. Além disso, atualmente existem medicações prescritas para minimizar a xerostomia em pacientes que se submetem à radiação.

Cho MA, Ko JY, Kim YK et al. Salivary flow rate and clinical characteristics of patients with xerostomia according to its aetiology. *J Oral Rehabil* [Epub 2010 Mar; 37(3):185–193]. [PMID: 20002531].

PTIALISMO

O ptialismo se refere à hiperprodução de saliva. Ele está associado com uma série de condições médicas, incluindo inflamação, paralisia cerebral e gravidez. Os medicamentos também podem produzir ptialismo como efeito colateral.

Se as medicações com antiumectantes não forem efetivas, o tratamento cirúrgico é indicado. Outras opções de tratamento incluem neurectomia seletiva do nervo da corda do tímpano, excisão da glândula salivar e ligação e transposição do ducto afetado.

DOENÇAS NEOPLÁSICAS BENIGNAS

FUNDAMENTOS DO DIAGNÓSTICO

▶ Cerca de 64 a 80% dos tumores salivares ocorrem na glândula parótida, 7 a 15% ocorrem na glândula submandibular e menos de 1% ocorre nas glândulas sublinguais.
▶ Cerca de 54 a 80% de todos os tumores são benignos.
▶ O pico da incidência de tumores salivares ocorre entre 60 e 70 anos de idade.
▶ Massa solitária indolor, de crescimento lento, na glândula salivar.
▶ Os tumores do lobo parotídeo profundo podem se apresentar como edema assimétrico, indolor, do véu palatino.
▶ A citologia por aspiração com agulha fina e exame de imagem ajudam no diagnóstico.
▶ A excisão cirúrgica completa muitas vezes é curativa.

▶ Considerações gerais

Aproximadamente, 80% dos tumores da glândula salivar ocorrem na glândula parótida. Desses tumores, cerca de 75 a 80% são benignos. Não há correlação consistente entre a taxa de crescimento do tumor e se o tumor é benigno ou maligno. A maioria dos tumores benignos da glândula parótida é tumor epitelial.

Em geral, apenas 15% das doenças da glândula submandibular são neoplásicas. Comparados aos tumores parotídeos, aproximadamente 50 a 60% dos tumores submandibulares são benignos.

Os tumores da glândula salivar menor são responsáveis por aproximadamente 15% de todos os tumores da glândula salivar. Estima-se que somente 35% dos tumores da glândula salivar menor sejam benignos, com adenoma pleomórfico sendo a neoplasia mais comum, seguido pelo adenoma basocelular.

▶ Achados clínicos

A maioria dos tumores parotídeos benignos se apresenta como massas indolores, de crescimento lento, muitas vezes da extremidade da glândula parótida. Os tumores das outras glândulas salivares se apresentam da mesma forma como massas indolores. A PAAF dos tumores salivares, embora não tão sensível ou específica como nos outros tumores (p. ex., tireoide), é extremamente útil na diferenciação entre os processos malignos e benignos. A taxa de precisão é de cerca de 85% para determinar se um tumor parotídeo é benigno ou maligno. Essa taxa é mais alta quando se determina se uma lesão se origina ou não do tecido parotídeo. Os exames de TC e RM podem ajudar na identificação de tumores do lobo profundo se forem clinicamente indicados.

▶ Diagnóstico diferencial

Os diagnósticos diferenciais de tumores benignos da glândula salivar não incluem apenas cada um, mas também alertam o médico quanto aos seus opostos malignos. Várias outras entidades neoplásicas benignas envolvendo as glândulas salivares devem ser consideradas: adenomas ductais papilares, adenomas sebáceos, schwannomas antigos, tumores epiteliais congênitos, hemangiomas cavernosos e tecidos extraglandulares ectópicos. A PAAF é mais útil para determinar se uma massa assintomática na região da glândula parótida ou do espaço submandibular é ou não de origem glandular. As opções de tratamento podem ser determinadas com base nesses achados iniciais.

▶ Complicações

As complicações de adenomas pleomórficos são raras e incluem transformação maligna em um carcinoma ex-adenoma pleomórfico. Há uma rara transformação maligna do tumor de Warthin, dos adenomas monomórficos e dos tumores salivares benignos para ser descrita. Pouco se sabe sobre a incidência da transformação maligna dos tumores encontrados na glândula submandibular.

A excisão completa garante um excelente prognóstico; contudo, a recorrência ocorre se houver margens positivas. Com a excisão repetida das recorrências, o risco ao nervo facial aumenta. Os tumores recorrentes são muitas vezes multinodulares. A recorrência pode ser atribuída a margens inadequadas ou, no caso do tumor de Warthin, à sua multicentricidade.

▶ Tratamento

A excisão cirúrgica completa com as margens não envolvidas é o tratamento recomendado dos tumores benignos das glândulas salivares. Geralmente, uma parotidectomia superficial com preservação do nervo facial é adequada, a menos que haja envolvimento do lobo profundo. O tumor do espaço parafaríngeo requer ressecção por meio de uma forma de abordagem transcervical. A enucleação isolada é inadequada para tumores da glândula parótida; uma excisão submandibular completa, com preservação dos nervos mandibular, lingual e hipoglosso marginais, é o tratamento de escolha. A radiação não é indicada no tratamento dos tumores salivares benignos.

▶ Prognóstico

Com a remoção completa do tumor e a excisão da glândula afetada, o prognóstico é excelente. Transformação maligna e recorrências são raras.

ADENOMAS PLEOMÓRFICOS

Os adenomas pleomórficos, ou **tumores mistos benignos**, são as neoplasias mais comuns das glândulas salivares (Figura 18-2). Eles representam aproximadamente 60 a 70% de todos os tumores parotídeos e 90% dos tumores benignos submandibulares. Estas neoplasias afetam mais mulheres do que homens e comumente são observados dos 30 aos 60 anos de idade. Quando há envolvimento do lobo parotídeo profundo, um adenoma pleomórfico pode se apresentar como um tumor do espaço parafaríngeo com edema do véu palatino. Ele se apresenta como um edema isolado ou como massa na glândula submandibular com pouca dor associada. Não existem fatores etiológicos conhecidos.

Histologicamente, os adenomas pleomórficos surgem a partir das porções distais dos ductos salivares, incluindo os ductos intercalados e ácinos. A mistura de elementos epiteliais, mioepiteliais e de estromas é representada pelo nome – tumor misto benigno. Qualquer um destes componentes individuais pode predominar na histologia, mas todos os três devem estar presentes para confirmar o diagnóstico. As colorações de imuno-histoquímica específicas para células mioepiteliais e células epiteliais podem ajudar a distinguir o adenoma pleomórfico.

O diagnóstico diferencial para adenomas pleomórficos deve incluir neoplasias malignas: carcinoma adenoide cístico, adenocarcinoma de baixo grau polimorfo, neoplasias anexiais profundamente assentadas e neoplasias mesenquimatosos. As raras complicações de adenoma pleomórfico incluem transformação em um tumor conhecido como carcinoma ex-adenoma pleomórfico, ou, de modo alternativo, tumores mistos "benignos" com metástases. A palavra "benigno" descreve unicamen-

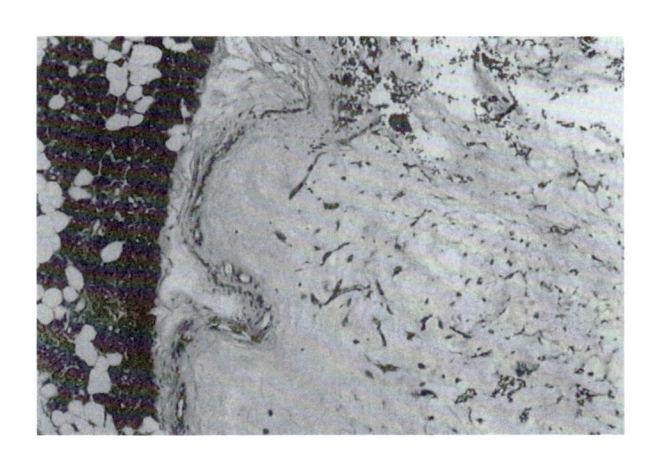

▲ **Figura 18-2** Adenoma pleomórfico. (Imagem de Christina Kong, MD, Stanford University School of Medicine, Stanford, CA.)

te a histologia, mas não o comportamento patológico desta rara entidade.

Embora a radiação não seja indicada para o tratamento dos tumores salivares benignos, ela tem sido ocasionalmente usada para controlar adenomas pleomórficos recorrentes. A excisão cirúrgica completa do tumor com margens não envolvidas é o tratamento recomendado. Por exemplo, uma parotidectomia superficial com margens claras é o tratamento de um adenoma pleomórfico localizado no lobo superficial da glândula parótida. O prognóstico para adenomas pleomórficos é excelente, com uma taxa de não recorrência de 95%.

Lingam RK, Daghir A, Nigar E, et al. Pleomorphic adenoma (benign mixed tumour) of the salivary glands: its diverse clinical, radiological, and histopathological presentation. *Br J Oral Maxillofac Surg* 2009 Nov. 17 [Epub 2011 Jan; 49(1):14–20]. [PMID: 19926180].

TUMOR DE WARTHIN

O tumor de Warthin também é conhecido como **cistadenoma papilar linfomatoso** e é encontrado quase que exclusivamente na glândula parótida (Figura 18-3). Ele é histologicamente caracterizado por estruturas papilares compostas de camadas duplas de células eosinofílicas granulares ou oncócitos, mudanças císticas e infiltração de linfócito maduro. Ele surge do epitélio ductal ectópico. Ele representa aproximadamente 5% dos tumores da glândula salivar e aproximadamente 12% dos tumores benignos da glândula parótida. Este tumor é mais comumente observado nos homens dos 50 aos 70 anos de vida e há um risco associado aos fumantes.

Há aproximadamente 5,0 a 7,5% de bilateralidade e 14% de multicentricidade no tumor de Warthin. O exame de TC pode demonstrar uma massa bem definida no segmento posteroinferior do lobo superficial da parótida. Se a radiossialografia for executada, um aumento na atividade é visto relacionado à presença de oncócitos e seu conteúdo de mitocôndrias aumentado.

O diagnóstico do tumor de Warthin é facilmente realizado com base nos achados histológicos, com rara confusão com outros tumores. O tratamento requer excisão completa da porção afetada da glândula com margens não envolvidas.

ADENOMAS MONOMÓRFICOS

Estes tumores de crescimento lento representam menos de 5% de todos os tumores da glândula salivar (Figura 18-4). Os adenomas monomórficos diferem dos adenomas pleomórficos, já que eles consistem em apenas um tipo de célula morfológica. Os adenomas monomórficos são subclassificados dentro de um grupo de neoplasias epiteliais e mioepiteliais que incluem adenomas basocelulares, adenomas canaliculares, oncocitomas ou adenomas oxifílicos e mioepiteliomas.

1. Adenomas basocelulares

Os adenomas basocelulares são responsáveis por 2% de todas as neoplasias das glândulas salivares epiteliais. Os tipos histológicos incluem tubular, trabecular, cilindroma e sólido; este último é a variante mais comum. Os adenomas basocelulares ocorrem da mesma forma entre homens e mulheres e geralmente entre os 40 e 90 anos de idade. A glândula parótida é o local mais comumente envolvido.

Um carcinoma basocelular deve ser diferenciado do carcinoma adenoide cístico, adenocarcinoma basocelular e ameloblastoma.

2. Adenomas canaliculares

O adenoma canalicular é uma neoplasia benigna que afeta as glândulas salivares menores. Este tumor costumava ser um subtipo do adenoma basocelular; contudo, agora ele é reconhecido como uma entidade separada com base nas características histológicas. Ele também deve ser diferenciado do adenocarcinoma. O adenoma canalicular tende a ser multifocal e muitas vezes

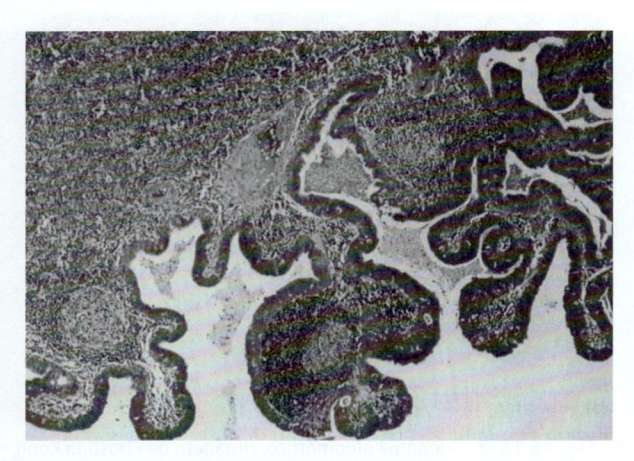

▲ **Figura 18-3** Tumor de Warthin. (Imagem de Christina Kong, MD, Stanford University School of Medicine, Stanford, CA.)

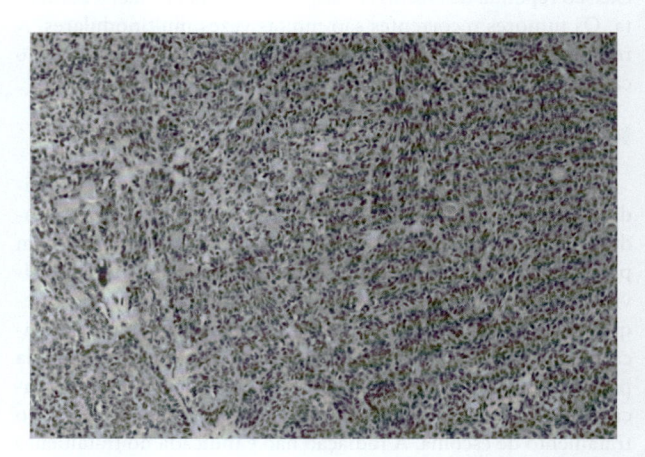

▲ **Figura 18-4** Adenoma monomórfico. (Imagem de Christina Kong, MD, Stanford University School of Medicine, Stanford, CA.)

ocorre na mucosa do lábio superior, especialmente nos idosos. A excisão intraoral completa é curativa, embora a multifocalidade da doença possa predispor à recorrência se todos os focos não forem tratados.

3. Oncocitomas

Estes tumores benignos são compostos por grandes células epiteliais em forma de poliedro, conhecidas como oncócitos, reunidas com citoplasma eosinofílico granular e mitocôndrias. A citoarquitetura destes tumores é melhor visualizada com microscopia por elétron.

Os oncocitomas são responsáveis por menos de 1% de todas as neoplasias da glândula salivar. Não há incidência de gênero e eles ocorrem dos 60 aos 80 anos de vida. Há um debate sobre a patogênese destes tumores e se eles são neoplasias verdadeiras; os oncocitomas podem resultar de um processo hiperplásico, um processo metaplásico ou de ambos.

A glândula parótida é o local mais comum para um oncocitoma, seguida pela glândula submandibular. Nesses locais, esse tumor se apresenta como uma massa indolor, de crescimento lento, que, com frequência, é sólida e ocasionalmente cística. O edema da glândula parótida pode ser difuso com aproximadamente 7% de bilateridade. Os tumores múltiplos também foram registrados. Devido ao alto conteúdo mitocondrial das células, a radiossialografia pode demonstrar alta captação de tecnécio-99m.

O oncocitoma é facilmente distinguido do tumor de Warthin e do adenoma pleomórfico. Contudo, ele também deve ser considerado separadamente do carcinoma mucoepidermoide, do adenocarcinoma de célula acinar, do carcinoma adenoide cístico, do carcinoma de célula clara e do carcinoma de célula renal metastático ou da tireoide. A excisão cirúrgica com margens não envolvidas é o tratamento recomendado; os oncocitomas são radiorresistentes.

4. Mioepiteliomas

Este subtipo de adenomas monomórficos é responsável por menos de 1% de todas as neoplasias da glândula salivar. Ele consiste quase exclusivamente em células mioepiteliais. Não há incidência de gênero, e os mioepiteliomas são comumente observados dos 30 aos 60 anos de vida. O tumor ocorre na glândula parótida em 40% dos casos.

Histologicamente, os mioepiteliomas são bem encapsulados. Existem tipos de células fusiformes e plasmacitoides. Os diagnósticos diferenciais incluem tumor misto, schwannoma, leiomioma, plasmacitoma, carcinoma da célula fusiforme e histiocitoma fibroso.

TUMORES DAS CÉLULAS GRANULARES

O tumor da célula granular é benigno com potencial maligno e está mais comumente associado às glândulas salivares menores. Este tumor tende a ocorrer na cavidade oral e é bem circunscrito, móvel e indolor. A PAAF pode demonstrar um processo neoplásico. Um exame histopatológico mostra células poligonais com abundante citoplasma granular eosinofílico e núcleos levemente pleomórficos que possuem formato redondo a oval. Devido ao seu potencial maligno, uma combinação de excisão local ampla e observação intensa é o tratamento mais efetivo.

> Hughes JH, Volk EE, Seethala RR, LiVolsi VA, Baloch ZW. Relative accuracy of fine-needle aspiration and frozen section in the diagnosis of lesions of the parotid gland. *Head Neck* 2005;27(3):217 [PMID: 15672359].
>
> Wilbur DC. Pitfalls in salivary gland fine-needle aspiration cytology. *Arch Pathol Lab Med* 2005;129(1):26 [PMID: 15628905].
>
> Reddy V, Thangarajah T, Castellanos-Arango F, et al. Conservative management of Warthin tumour. *J Otolaryngol Head Neck Surg* 2008 Oct;37(50):744–749 [PMID: 19128687].
>
> Zhou CX, Gao Y. Oncocytoma of the salivary glands: a clinicopathologic and immunohistochemical study. *Oral Oncol* 2009 Dec;45(12):e232—e238 [PMID: 19796983].

TUMORES DO ESPAÇO PARAFARÍNGEO

Os tumores do espaço parafaríngeo compreendem 0,5% de todas as neoplasias da cabeça e do pescoço. A maioria dos tumores encontrados no espaço parafaríngeo é benigna. Entre 40 e 50% destes tumores se originam das glândulas salivares. Destes, 80% são adenomas pleomórficos que surgem do lobo profundo da glândula parótida. Uma discussão mais detalhada é apresentada no capítulo sobre neoplasias do espaço parafaríngeo.

> Mendelsohn AH, Bhuta S, Calcaterra TC, et al. Parapharyngeal space pleomorphic adenoma: A 30-year review. *Laryngoscope* 2009 Nov;119(11):2170–2174 [PMID: 19824044].

HEMANGIOMAS

▶ Considerações gerais

Embora não sejam de origem glandular, os hemangiomas são significativos no diagnóstico diferencial de uma massa parotídea, especialmente nas crianças. Esses tumores benignos têm origem na célula endotelial e representam menos de 5% de todos os tumores da glândula salivar. Nas crianças, o hemangioma capilar é o tumor da glândula salivar mais comum, sendo responsável por mais de 90% dos tumores da glândula parótida em crianças com menos de 1 ano de idade. Ele afeta mais mulheres que homens e ocorre quase que exclusivamente na glândula parótida.

▶ Achados clínicos

Um hemangioma geralmente se apresenta no nascimento como uma massa unilateral, indolor. Ele possui um crescimento rápido, proliferativo, que muitas vezes causa deformidade estética. A PAAF geralmente não é necessária. O exame de TC, de RM ou ambos podem demonstrar a vascularidade da lesão. O diagnóstico diferencial inclui outros distúrbios proliferativos vasculares, como o linfangioma e o hemangioma cavernoso.

▶ **Tratamento**

Existe a possibilidade de regressão espontânea e, portanto, a excisão cirúrgica pode ser retardada. Contudo, se houver comprometimento estético ou funcional significativo, a excisão completa via parotidectomia com preservação do nervo facial pode ser indicada. Uma advertência nas crianças é a localização mais superficial do nervo facial do que aquela observada nos adultos, que é importante a se considerar durante a identificação intraoperatória do nervo. A transformação maligna não foi descrita.

Greene A, Rogers G, Mulliken J. Management of parotid hemangioma in 100 children. *Plast Reconstr Surg* 2004 Jan;113(1): 53–60 [PMID: 14707622].

Mehta D, Willging JP. Pediatric salivary gland lesions. *Sem Pediatr Surg* 2006 May;15(2):76–84 [PMID:16616310].

Doenças malignas das glândulas salivares

Adriane P. Concus, MD
Theresa N. Tran, MD

▶ Considerações gerais

As neoplasias da glândula salivar representam 3 a 4% das malignidades da cabeça e do pescoço e menos de 0,5% de todos os cânceres diagnosticados anualmente nos EUA, com uma incidência de apenas 1 a 2 por 1.000 indivíduos. Diferentemente dos cânceres de cabeça e pescoço mucosos mais comuns, que, em geral, são atribuídos ao consumo excessivo de tabaco e álcool, os fatores carcinogênicos específicos para os crescimentos das glândulas salivares malignas não foram claramente identificados. Infecções virais, radiação, exposição ambiental e fatores genéticos são as causas prováveis. Os tumores malignos da glândula salivar são classificados pela OMS como carcinomas, tumores não epiteliais e tumores não classificados (Quadro 19-1).

Apenas 20 a 25% das neoplasias da glândula parótida, aproximadamente 45 a 50% das neoplasias da glândula submandibular e mais de 70% das neoplasias da glândula salivar menor e sublingual são malignas. Contudo, como 75 a 80% das neoplasias da glândula salivar estão localizadas na glândula parótida, esta glândula é ainda a glândula salivar mais comum a ser afetada com uma neoplasia maligna. Uma razão de 40:10:1 é citada para tumores malignos das glândulas parótida, submandibular e sublingual, respectivamente.

O Quadro 19-2 mostra os tipos histológicos de doença maligna de glândula salivar em ordem de frequência. O local da doença também é importante para a predição da histologia. O carcinoma mucoepidermoide é mais comum na glândula parótida. Aproximadamente, metade das neoplasias da glândula submandibular malignas são carcinomas adenoides císticos. As neoplasias malignas da glândula salivar menor são, muitas vezes, carcinomas adenoides císticos e adenocarcinomas. Os prognósticos variam de acordo com o tipo histológico, o estágio e o local primário.

▶ Anatomia

A glândula salivar é representada na Figura 19-1. O ácino está localizado na extremidade distal de uma unidade salivar. Ele consiste em células formadoras de saliva piramidais dispostas ao redor de um lúmen central, com células mioepiteliais interpostas entre o lado basal destas células e a membrana basal. As células acinares podem ser serosas, mucinosas ou seromucinosas, o que explica as diferentes composições químicas da saliva de cada glândula.

As células serosas predominam nas glândulas parótidas. As glândulas submandibulares têm populações mistas de células acinares serosas e mucinosas. As glândulas sublinguais possuem populações mistas de células mucinosas e seromucinosas. As glândulas salivares menores possuem, em sua maioria, células seromucinosas. O ácino esvazia-se em um ducto intercalado, composto de células cuboides similarmente alinhadas pelas células mioepiteliais entre a porção basal e a lâmina basal. Os ductos intercalados esvaziam-se em ductos estriados compostos de células colunares com estriamentos finos. Por último, os ductos estriados esvaziam-se em ductos de excreção, que são compostos de duas camadas de células epiteliais variando em forma desde cuboide até escamosa. As células de reserva não diferenciadas associadas aos ductos intercalados se diferenciam em células acinares, células de ductos intercalados, células de ductos estriados e células mioepiteliais. As células de reserva associadas aos ductos de excreção dão origem às células escamosas e colunares do ducto excretor.

Histologicamente, as glândulas salivares são dispostas em lóbulos separados por septos de tecido conectivo e encaixadas em uma cápsula de tecido conectivo. Os ductos da unidade salivar convergem de uma maneira semelhante a uma árvore em um ducto de drenagem central. Os lóbulos da glândula salivar são compostos de ácinos, ductos intercalados e pequenos ductos estriados. Os ductos estriados maiores e os ductos excretores estão localizados dentro dos septos do tecido conectivo.

As principais glândulas salivares são as glândulas parótida, submandibular e sublingual pareadas. Além disso, 600 a 1.000 glândulas salivares menores são distribuídas por todo o restante do trato aerodigestivo superior.

A glândula parótida está localizada anteroinferior à orelha, sobrepondo o ramo mandibular e o músculo masseter, estendendo-se medialmente entre o ramo mandibular e o osso temporal

Quadro 19-1 Classificação da OMS das neoplasias malignas da glândula salivar

Carcinomas
Carcinoma mucoepidermoide
Carcinoma cístico adenoide
Carcinoma de célula acinar
Tumor misto maligno
Carcinoma em adenoma pleomórfico
Carcinossarcoma
Adenocarcinoma de baixo grau polimorfo (adenocarcinoma do ducto terminal)
Carcinoma epitelial-mioepitelial
Carcinoma do ducto salivar
Carcinoma basocelular
Adenocarcinoma mucinoso
Cistadenocarcinoma papilar
Adenocarcinoma, não especificado de outro modo (NEOM)
Carcinoma de célula clara
Carcinoma sebáceo e linfadenocarcinoma
Carcinoma oncocítico
Mioepitelioma maligno (carcinoma mioepitelial)
Carcinoma de célula escamosa
Carcinoma adenoescamoso
Carcinoma linfoepitelial
Carcinoma de célula pequena
Carcinoma indiferenciado
Outros carcinomas
Outros tumores
Sarcoma
Linfomas malignos
Tumores secundários
Melanoma
Carcinoma de célula escamosa
Carcinoma de célula renal
Carcinoma da tireoide
Tumores não classificados

Dados de Seifert G, Sobin LH: Histological typing of salivary gland tumours. In: *World Health Organization International Histological Classification of Tumours*, 2nd ed. New York: Springer-Verlag, 1991.

Quadro 19-2 Frequência de neoplasia maligna da glândula salivar por tipo histológico

Tipo histológico	Frequência de ocorrência (%)
Carcinoma mucoepidermoide	34
Carcinoma cístico adenoide	22
Adenocarcinoma	18
Tumor misto maligno	13
Carcinoma de célula acinar	7
Carcinoma de célula escamosa	4
Outro	< 3

Dados de Spiro RH. Salivary neoplasms: overview of a 35-year experience with 2.807 pacients. *Head Neck Surg* 1986;8: 177.

As glândulas submandibulares estão localizadas no triângulo submandibular junto aos linfonodos e às ramificações da artéria e da veia faciais. Os nervos lingual, hipoglosso e mandibular marginal estão intimamente associados à glândula submandibular. Assim como os distúrbios malignos do nervo facial e da glândula parótida, estes nervos podem ser invadidos pelo câncer, resultando em paresia, paralisia ou dormência, bem como em extensão intracraniana do tumor. Esses nervos também possuem risco de lesão no momento da cirurgia. Os linfáticos da glândula submandibular drenam para as cadeias de linfonodos jugular profunda e submandibular.

As glândulas sublinguais estão localizadas profundamente no soalho anterior da mucosa bucal, adjacentes às glândulas submandibulares. Os linfáticos da glândula sublingual também drenam para a cadeia de linfonodos jugular e submandibular.

A maioria das glândulas salivares menores está localizada na cavidade oral e na orofaringe, mas as glândulas salivares menores estão distribuídas por todo o trato aerodigestivo superior. A drenagem linfática das glândulas salivares menores é de acordo com a drenagem linfática da localização anatômica.

▶ Patogênese

A **teoria da célula reserva** (atualmente favorecida) da neoplasia da glândula salivar afirma que as neoplasias surgem das células reservas (ou tronco) do sistema do ducto salivar. O tipo de neoplasia depende do estágio de diferenciação da célula reserva no momento em que ocorre a transformação neoplásica; ela também depende do tipo de célula reserva. As células reservas do ducto intercalado originam o carcinoma de célula acinar e cístico adenoide. As células reservas do ducto excretor originam o carcinoma mucoepidermoide, de célula escamosa e ducto salivar.

A **teoria multicelular** da neoplasia da glândula salivar afirma que as neoplasias salivares surgem das células diferenciadas junto da unidade da glândula salivar. Por exemplo, o CCE sur-

para ocupar o espaço parafaríngeo. O nervo facial corre pela substância da glândula parótida, dividindo a glândula em lobos superficial e profundo, embora esta distinção seja uma conveniência da dissecção cirúrgica e não reflita um plano de fusão embriológica ou camada fascial separada. O envolvimento maligno do nervo facial pode resultar em fraqueza ou paralisia facial e fornecer uma via para a extensão intracraniana do tumor. Além disso, o nervo facial tem risco de lesão durante a cirurgia da parótida. A drenagem linfática da glândula parótida funciona para os linfonodos intraparotídeo e periparotídeo e local e regionalmente para as cadeias jugulares profunda e submandibular de linfonodos (níveis I e II).

DOENÇAS MALIGNAS DAS GLÂNDULAS SALIVARES

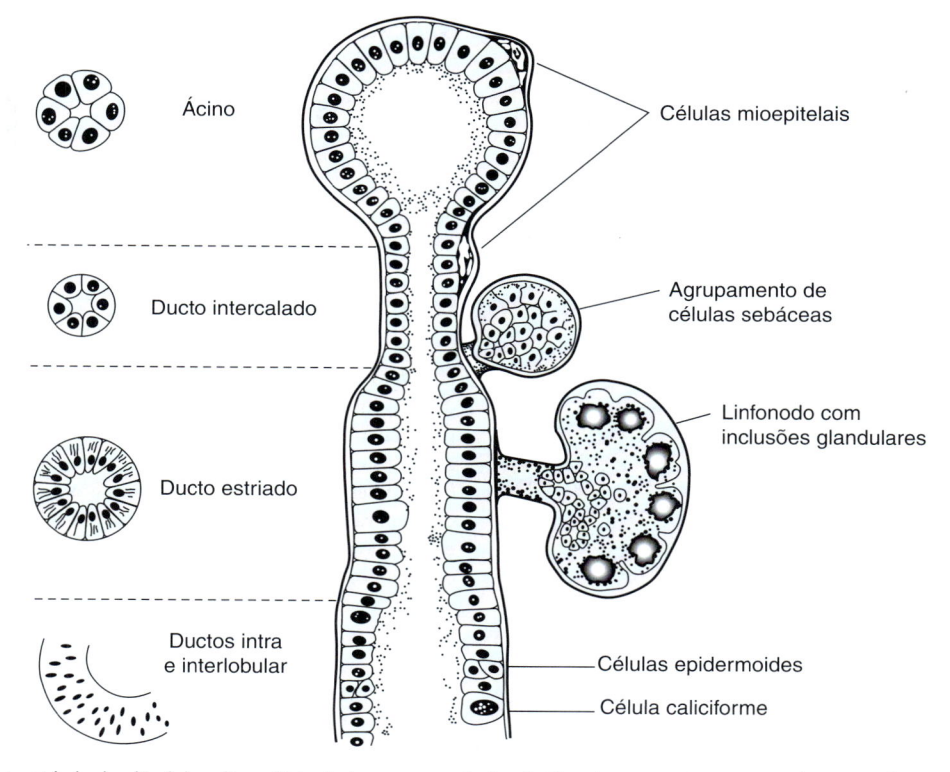

▲ Figura 19-1 A unidade da glândula salivar. (Adaptada, com permissão, de Thawley SE, Panje WR, Batsakis JG, Lindberg RD. *Comprehensive Management of Head and Neck Tumors.* Philadelphia: WB Saunders, 1999.)

ge do epitélio do ducto excretor, e o carcinoma de célula acinar surge das células acinares.

Batsakis JG, Regezi JA, Luna MA et al. Histogenesis of salivary gland neoplasms: a postulate with prognostic implications. *J Laryngol Otol* 1989;103:939 [PMID: 2685148]. (Classic article proposing the Reserve (Stem) Cell Theory of salivary gland histogenesis.)

Saku T, Hayashi Y, Takahara O et al. Salivary gland tumors among atomic bomb survivors, 1950–1987. *Cancer* 1997;79(8):1465 [PMID: 9118025]. (A look at Hiroshima and Nagasaki atomic bomb survivors and salivary gland neoplasms, -supporting a role for ionizing radiation in salivary gland tumorigenesis.)

▶ Estadiamento

O Quadro 19-3 lista o sistema de Estadiamento TNM (tumor, linfonodo, metástase), de 2010, do American Joint Committee on Cancer (AJCC) usado para distúrbios malignos das glândulas salivares principais. As doenças malignas das glândulas salivares menores são estadiadas de acordo com o sistema de estadiamento para o local primário (cavidade oral, faringe, laringe, cavidade nasal e seios paranasais). Os tumores T4 são divididos em tumores pouco avançados (T4a) e muito avançados (T4b) e, consequentemente, o Estágio IV é dividido em IVA, IVB e IVC (metástases distantes presentes).

American Joint Committee on Cancer. Greene FL, Page DL, Fleming ID, Fritz AG, Balch CM, Haller DG, eds. *AJCC Cancer Staging Manual*, 6th ed. New York: Springer-Verlag, 2002. (The definitive reference for the currently used American Joint Committee on Cancer staging system.)

▶ Achados clínicos

A. Sinais e sintomas

Os pacientes com doença maligna das glândulas salivares devem se apresentar com mais frequência com uma massa incidentalmente observada. Dor, paralisia do nervo facial (embora os nervos lingual e hipoglosso possam ser afetados pelos tumores submandibular e sublingual) e adenopatia cervical notificam a doença localmente avançada e um mau prognóstico. Na glândula parótida, o lobo superficial se refere ao tecido parotídeo lateral ao nervo facial e abrange cerca de dois terços do parênquima da glândula; o lobo profundo se refere ao que é medial, embora não haja plano fascial embriológico entre estas duas localizações. Os tumores da glândula parótida que envolvem o lobo profundo podem ter extensão do espaço parafaríngeo e se apresentar como uma massa orofaríngea sintomática ou assintomática (usual) sem anormalidade externa palpável. No triângulo submandibular, pode ser difícil distin-

Quadro 19-3 Estadiamento T (tumor), N (linfonodo), M (metástases) para neoplasias malignas da glândula salivar maior (parótida, submandibular, sublingual), revisão de 2010

Estágio	T	N	M
I	T_1	N_0	M_0
II	T_2	N_0	M_0
III	T_3	N_0	M_0
	T_{1-3}	N_1	M_0
IVA	T_{1-3}	N_2	M_0
	T_{4a}	N_{0-2}	M_0
IVB	T_{4b}	Qualquer N	M_0
	Qualquer T	N_3	M_0
IVC	Qualquer T	Qualquer N	M_1
T_X	O tumor primário não pode ser avaliado		
T_0	Sem evidência de tumor primário		
T_1	Tumor ≤ 2 cm, sem extensão extraparenquimatosa		
T_2	Tumor > 2 cm, ≤ 4 cm, sem extensão extraparenquimatosa		
T_3	Tumor > 4 cm, ou extensão extraparenquimatosa (ou ambos)		
T_{4a}	Tumor invade a pele, a mandíbula, o canal auditivo, o nervo facial ou qualquer uma destas estruturas		
T_{4b}	Tumor invade a base do crânio ou placas pterigoides, a artéria carótida		
N_X	Linfonodo regional não pode ser avaliado		
N_0	Sem metástases do linfonodo cervical		
N_1	Linfonodo ipsilateral simples < 3 cm		
N_{2a}	Metástases de linfonodo ipsilateral simples > 3 cm ≤ 6 cm		
N_{2b}	Metástases de linfonodo ipsilateral múltiplas, cada uma ≤ 6 cm		
N_{2c}	Metástases de linfonodo bilateral ou contralateral, cada uma ≤ 6 cm		
N_3	Metástases de linfonodo simples ou múltiplas > 6 cm		
M_X	Metástase distante não pode ser avaliada		
M_0	Sem metástase distante		
M_1	Metástase distante presente		

guir entre uma massa na própria glândula submandibular e um linfonodo submandibular aumentado. A doença maligna das glândulas salivares menores é muitas vezes submucosa e pode estar localizada em qualquer lugar por todo o trato aerodigestivo superior.

B. Achados laboratoriais

A biópsia por aspiração com agulha fina (PAAF) da glândula salivar maior e de massas do pescoço é facilmente executada no consultório. Para as neoplasias malignas da glândula salivar, a PAAF é 80 a 90% sensível. Como a recomendação normal é para a remoção cirúrgica de uma glândula salivar com qualquer neoplasia, o custo-benefício de se executar uma PAAF de rotina para neoplasias salivares é uma matéria de debate atual.

C. Exames de imagem

A TC e a RM são modalidades efetivas para a imagem do tamanho e da extensão local e regional dos crescimentos malignos da glândula salivar, bem como para realçar linfonodos cervicais potencialmente malignos. A TC e a RM fornecem uma informação mais detalhada e são, portanto, preferidas a ultrassonografia, que também é útil para identificar massas da glândula salivar, bem como para fazer a distinção entre massas sólidas e císticas. O PET é útil na avaliação da doença metastática ou de local primário desconhecido. Outra imagem de medicina nuclear que foi usada para as glândulas salivares inclui exame por radioisótopo tecnécio, embora isso seja mais útil para tumores de Warthin benignos.

> Batsakis JG, Sneige N, El-Naggar AK. Fine-needle aspiration of salivary glands: its utility and tissue effects. *Ann Otol Rhinol Laryngol* 1992;101:185 [PMID: 1739267]. (A look at the use of FNA biopsy in salivary gland neoplasms.)

▶ Tipos histológicos

A classificação de neoplasias malignas da glândula salivar e a incidência relativa por tipo histológico foi listada nos Quadros 19-1 e 19-2. Os distúrbios malignos da glândula salivar são posteriormente divididos em histologia de baixo grau, grau intermediário e alto grau com base no comportamento clínico e no prognóstico (Quadro 19-4). A seguir, as descrições dos tipos histológicos mais comuns.

A. Carcinoma mucoepidermoide

O carcinoma mucoepidermoide é o tipo mais comum de distúrbio maligno da glândula salivar. Dos carcinomas epidermoides, 80 a 90% ocorrem na glândula parótida. Sua predominância é mais alta na quinta década de vida, com uma preponderância no sexo feminino de até 4:1. Histologicamente, os carcinomas mucoepidermoides são caracterizados por uma população mista de células: células produtoras de mucina, células epiteliais e células intermediárias (Figura 19-2). As células intermediárias são tidas como progenitoras dos outros dois tipos de células. Não estão presentes células epiteliais.

Os carcinomas mucoepidermoides são classificados como de grau baixo, intermediário e alto com base no comportamento clínico e na diferenciação tumoral. A agressividade clínica, a invasão local e as metástases para os linfonodos são todas maiores, e o prognóstico é pior para tumores de alto grau. Histologicamente, os carcinomas mucoepidermoides de baixo grau são bem

Quadro 19-4 Classificação de grau das neoplasias malignas da glândula salivar

Baixo grau
Carcinoma mucoepidermoide de baixo grau
Adenocarcinoma de baixo grau
Carcinoma de célula escamosa de baixo grau
Carcinoma de célula acinar
Adenocarcinoma de baixo grau polimorfo
Carcinoma de célula basal

Grau intermediário
Carcinoma mucoepidermoide de grau intermediário
Adenocarcinoma de grau intermediário
Carcinoma de célula escamosa de grau intermediário
Carcinoma cístico adenoide
Carcinoma epitelial-mioepitelial
Carcinoma oncocítico
Carcinoma mioepitelial
Carcinoma em adenoma pleomórfico
Carcinoma do ducto salivar

Alto grau
Carcinoma mucoepidermoide de alto grau
Adenocarcinoma de alto grau
Carcinoma de célula escamosa de alto grau
Carcinossarcoma
Carcinoma indiferenciado

Dados de Therklidsen MH, Christensen M, Andersen LJ et al. Salivary gland carcinomas prognostic factors. *Acta Oncol* 1998;37: 701.

circunscritos, com margens alargadas e áreas císticas dilatadas contendo material mucinoso. As estruturas císticas são alinhadas por células produtoras de mucina, intermediárias ou epidermoides. À medida que o grau sobe, os tumores se tornam mais infiltrativos e insatisfatoriamente circunscritos. As formações císticas vistas nos tumores de baixo grau são perdidas. Ninhos de tumor se tornam mais sólidos e irregulares com dominação de células intermediárias ou epidermoides. Os carcinomas mucoepidermoides de alto grau são caracterizados pela invasão de estruturas normais adjacentes, mitoses atípicas, invasão perineural e metástases de linfonodos. O carcinoma mucoepidermoide de alto grau é distinguido do carcinoma de célula escamosa pela presença de mucina intracelular.

A taxa de sobrevida de cinco anos para carcinomas mucoepidermoides de baixo grau é de 70%, ao passo que para os de alto grau é de apenas 47%. A taxa de 15 anos de sobrevida livre de doença é de aproximadamente 50% para o carcinoma mucoepidermoide de baixo grau e 25% para os tumores de graus intermediário e alto.

B. Carcinoma adenoide cístico

Dez por cento das neoplasias da glândula salivar são carcinoma adenoide cístico. Mais de dois terços deles surgem das glândulas salivares menores. O carcinoma adenoide cístico é o tipo mais comum de distúrbio maligno a surgir nas glândulas submandibular, sublingual e salivar menor. Ele ocorre com igual frequência em homens e mulheres e se apresenta, na maioria das vezes, como uma massa assintomática.

Em geral, o carcinoma adenoide cístico é encapsulado parcialmente ou não, e se infiltra no tecido normal circundante. Há um epitélio basaloide agrupado em ninhos em um estroma de hialina. O subtipo histológico mais comum (44%) é o tipo cribriforme, caracterizado por um padrão de "queijo suíço" de áreas vacuoladas (Figura 19-3A). O prognóstico para o subtipo cribriforme é intermediário. O subtipo tubular (35%) tem o melhor prognóstico e é caracterizado por pregas e ninhos de células malignas (Figura 19-3B). O subtipo sólido (21%) tem o pior prognóstico e é caracterizado por sólidas bainhas de células malignas adenoides (Figura 19-3C).

Os carcinomas adenoides císticos são únicos entre os tumores da glândula salivar devido ao seu curso clínico indolor e protraído. A disseminação perineural, incluindo "lesões que pulam" ou áreas descontínuas de disseminação junto a um nervo, ocorre em até 80% dos casos. Por essa razão, a radiação adjuvante, que inclui um curso anatômico dos nervos nomeados regionais, é muitas vezes recomendada. A disseminação linfática é incomum e, consequentemente, a dissecção do pescoço ou radiação de campo amplo aos linfáticos regionais raramente são recomendadas. As metástases distantes podem ocorrer até 20 anos após o diagnóstico inicial; a sobrevida específica da doença continua decaindo por mais de 20 anos após o tratamento inicial. Os fatores prognósticos para o carcinoma adenoide cístico incluem o local de origem, o estadiamento TNM, a disseminação local, o estado, a metástase distante e a recorrência. A taxa de sobrevida entre pacientes com carcinomas adenoides císticos que surgem da glândula parótida é mais alta do que aquela para pacientes com tumores similares que surgem a partir das glândulas salivares menores.

C. Carcinoma de célula acinar

O carcinoma de célula acinar representa 15% das neoplasias malignas da glândula parótida. Oitenta a noventa por cento ocorrem na glândula parótida, e o restante ocorre na glândula submandibular. O carcinoma de célula acinar ocorre com mais frequência na quinta década de vida e mais em mulheres do que homens.

Em geral, os carcinomas de célula acinar são envolvidos em uma cápsula fibrosa. Histologicamente, existem dois tipos celulares: (1) células acinares serosas (explicando a predileção pela glândula parótida) e (2) células com citoplasma claro (Figura 19-4). Existem quatro padrões histológicos: sólido, microcístico, papilar e folicular.

Os carcinomas de célula acinar são malignidades de baixo grau. A taxa de sobrevida global em 5, 10 e 15 anos é 78, 63 e 44%, respectivamente.

D. Tumores mistos malignos

Os tumores mistos malignos representam 3 a 12% dos distúrbios malignos da glândula salivar. Eles surgem nos tumores mistos benignos (adenomas pleomórficos). Microscopicamente, pode ha-

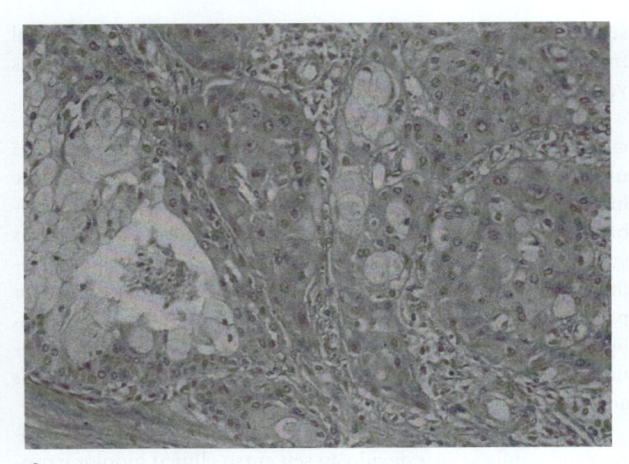

▲ **Figura 19-2** Carcinoma mucoepidermoide. (**A**) Baixo grau, (**B**) grau intermediário e (**C**) alto grau. (Reimpressa, com permissão, de Wenig BM. *Atlas of Head and Neck Pathology*. Philadelphia: WB Saunders, 1993.)

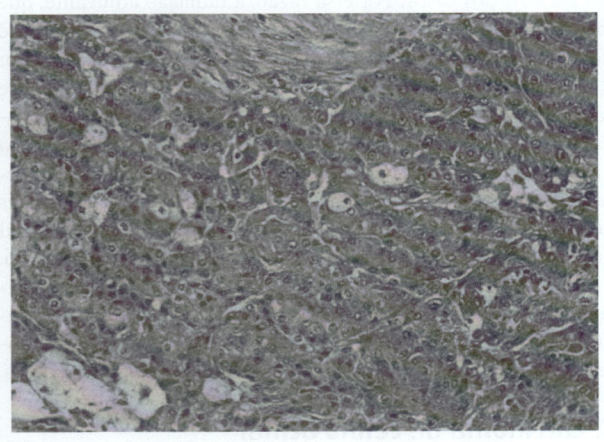

ver um pequeno crescimento maligno dentro de um tumor misto benigno, ou o tumor benigno pode ser essencialmente substituído pela lesão maligna com crescimento infiltrativo destrutivo.

O carcinoma ex-adenoma pleomórfico é a variante do tumor misto maligno mais comum (Figura 19-5A); 75% ocorrem na glândula parótida. Histologicamente, há uma mistura de células epiteliais e mesenquimatosas, mas o aspecto distinto é que o componente maligno é puramente epitelial. A parte maligna pode ter aspectos de um adenocarcinoma, um CCE, um carcinoma indiferenciado ou alguma outra forma de distúrbio epitelial maligno. Os carcinomas ex-adenomas pleomórficos são nodulares ou císticos com encapsulação mínima. Diferentemente dos adenomas pleomórficos, eles em geral possuem áreas de necrose e hemorragia.

Um tumor misto maligno verdadeiro, também chamado de carcinossarcoma, é extremamente raro (Figura 19-5B). Ele possui elementos malignos epiteliais e mesenquimatosos no local primário e nas metástases linfonodais.

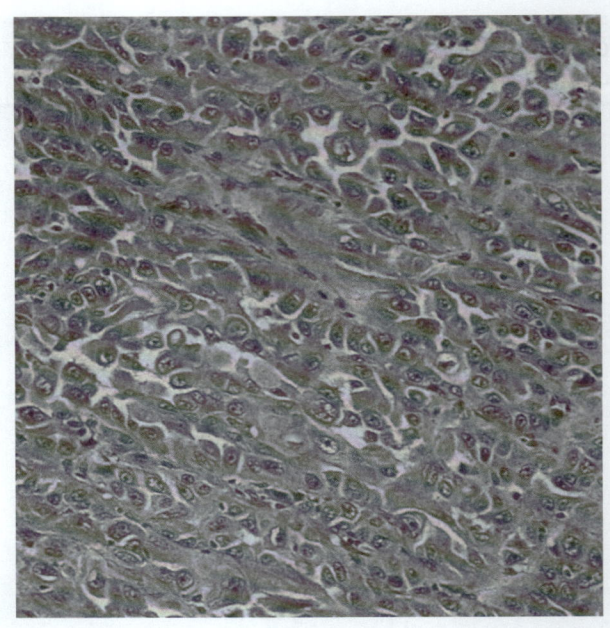

Os tumores mistos malignos são classificados como de alto grau. Se tratados antes de se tornarem invasivos, o prognóstico é bom. Contudo, a invasão e as metástases locorregionais e distantes são comuns. A cirurgia com radiação adjuvante é o tratamento preferido. Todavia, a taxa de sobrevida de cinco anos é inferior a 10%.

E. Adenocarcinoma

Os adenocarcinomas das glândulas salivares maiores se originam dos ductos excretores ou estriados. Na sua forma mais diferenciada, a citoarquitetura glandular é mantida. O padrão de crescimento pode ser sólido ou cístico, papilar ou não papilar, com ou sem produção de mucina e pode variar de baixo grau a alto grau na histologia e no curso clínico. Com refinamentos novos na coloração especial e nos sistemas de classificação, muitos distúrbios malignos categorizados como adenocarcinomas têm definido suas próprias categorias, incluindo adenocarcinoma de

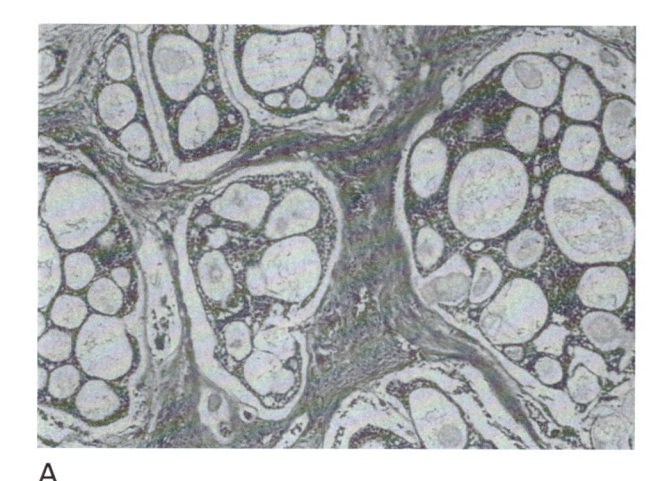

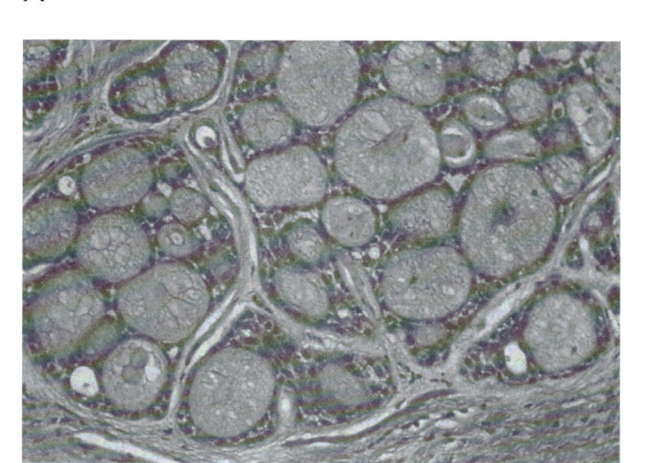

DOENÇAS MALIGNAS DAS GLÂNDULAS SALIVARES CAPÍTULO 19 337

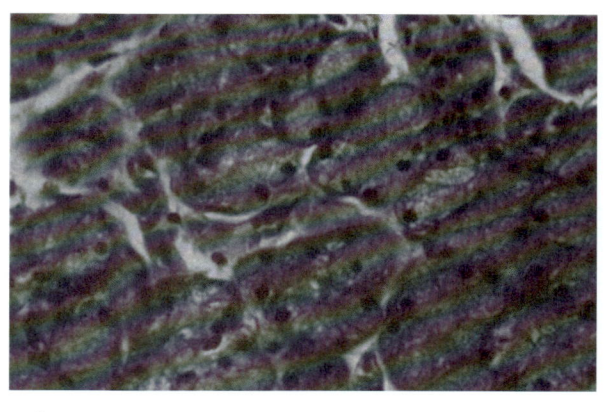

▲ **Figura 19-4** Carcinoma de célula acinar. (Reimpressa, com permissão, de Wenig BM. *Atlas of Head and Neck Pathology*. Philadelphia: WB Saunders, 1993.)

baixo grau polimorfo, carcinoma epitelial-mioepitelial e carcinoma do ducto salivar. Os adenocarcinomas das glândulas salivares que não se encaixam em uma das classificações mais específicas são chamados de *adenocarcinoma NEOM* (não especificado de outro modo). Clinicamente, os indicadores prognósticos insatisfatórios para adenocarcinomas incluem estágio avançado, padrão de crescimento infiltrativo e conteúdo de DNA anormal.

F. Adenocarcinoma de baixo grau polimorfo

O adenocarcinoma de baixo grau polimorfo também é chamado de carcinoma do ducto terminal ou carcinoma lobular e é o segundo distúrbio maligno mais comum das glândulas salivares menores. Cinquenta por cento dos adenocarcinomas de baixo grau polimorfos ocorrem no palato. As mulheres são afetadas com mais frequência que os homens, em geral na sexta década de vida.

O adenocarcinoma de baixo grau polimorfo se apresenta muitas vezes como uma massa submucosa, indolor. Há uniformidade citológica de células ductais luminais ou mioepiteliais dentro de um tumor, mas diversidade histológica das células entre os tumores (Figura 19-6). Os padrões de crescimento incluem tubular, papilar, glandular e sólido. Apesar da invasão perineural e do crescimento infiltrativo, o curso clínico costuma ser indolor, com menos de 10% tendo metástases de linfonodo.

G. Carcinoma de célula epitelial-mioepitelial

O carcinoma de célula epitelial-mioepitelial representa menos de 1% das neoplasias da glândula salivar. A maioria ocorre na glândula parótida. Histologicamente, existem células mioepiteliais malignas, com uma porção menor (menos de 5%) de componente ductal (Figura 19-7). Padrões cribriformes, tubulares ou sólidos podem ser formados. Estes tumores podem surgir *de novo*, a partir de um mioepitelioma preexistente ou como um componente carcinomatoso de um carcinoma ex-adenoma pleomórfico. Dos pacientes, 40% apresentam recorrência local, 20% sofrem metástases cervicais e 40% morrem em função da doença.

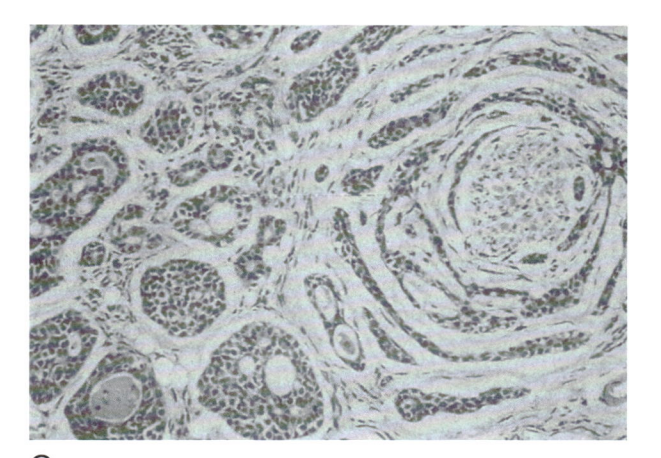

▲ **Figura 19-3** Carcinoma adenoide cístico. (**A**) Padrão cribriforme, (**B**) padrão de crescimento cribriforme e tubular e (**C**) subtipo sólido. (Reimpressa, com permissão, de Wenig BM. *Atlas of Head and Neck Pathology*. Philadelphia: WB Saunders, 1993.)

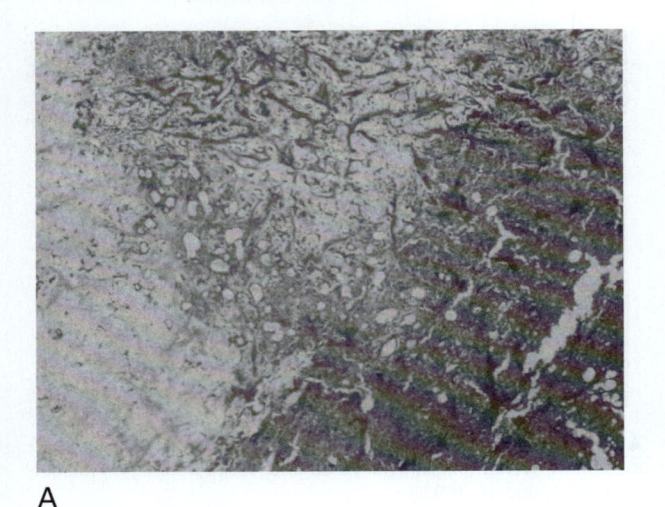

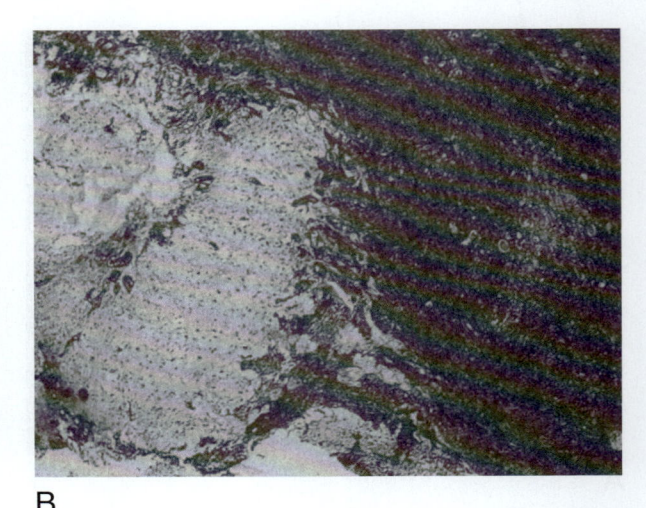

▲ **Figura 19-5** Tumores mistos malignos. (**A**) Carcinoma ex-adenoma pleomórfico e (**B**) carcinossarcoma. (Reimpressa, com permissão, de Wenig BM. *Atlas of Head and Neck Pathology*. Philadelphia: WB Saunders, 1993.)

H. Adenocarcinoma do ducto salivar

O adenocarcinoma do ducto salivar é nomeado por sua semelhança histológica com o carcinoma intraductal das mamas (Figura 19-8). Diferentemente do carcinoma intraductal das mamas, esta doença ocorre nos homens três vezes mais frequentemente que nas mulheres. Esse distúrbio maligno surge a partir das células de reserva do ducto excretor e é um processo de doença maligna de alto grau com um prognóstico pessimista. Dos pacientes, 35% têm recorrência local; 62% desenvolvem metástases distantes; 77% morrem da doença, com uma média de sobrevida de 3 anos.

I. Carcinoma de célula clara

Os carcinomas de célula clara surgem nas glândulas salivares menores geralmente na cavidade oral. De modo histopatológico, trabéculas, cordões e ninhos de células claras monomórficas são observados. Eles são ricos em glicogênio, mas negativos para mucina. Este é um tumor de baixo grau.

J. Carcinoma de célula escamosa

O CCE da glândula salivar é raro (Figura 19-9). Existe um debate sobre a existência ou não do CCE primário verdadeiro das glândulas salivares. O carcinoma mucoepidermoide de alto grau deve ser excluído. A distinção é feita com coloração de imuno-histoquímica especial para mucina, que é positiva no carcinoma mucoepidermoide, mas não no CCE. As metástases para a glândula parótida ou a extensão direta do CCE proveniente da pele sobreposta também devem ser consideradas. A maioria dos CCE das glândulas salivares se apresenta em estágio avançado, e mais de 50% do tempo possuem metástases linfonodais no diagnóstico.

K. Linfoma

O linfoma da glândula salivar surge dos linfonodos intraglandulares ou do tecido linfoide extranodal dentro das glândulas salivares. Os pacientes, em geral, estão por volta dos 60 ou 70 anos de idade. Noventa por cento dos linfomas ocorrem na glândula parótida. Cinco por cento dos linfomas extranodais afetam as glândulas salivares. A maior parte dos linfomas da glândula salivar é de linhagem de célula B. No diagnóstico de linfoma de uma glândula salivar, uma avaliação corporal total para outros locais envolvidos é executada, bem como um novo diagnóstico de linfoma em qualquer outro local do corpo.

Há uma associação entre doença de Sjögren e linfoma da glândula salivar, com o risco de desenvolver esse linfoma sendo 44 vezes mais alto em pacientes com a doença de Sjögren do que na população geral. O prognóstico para um linfoma associado com doença de Sjögren é pior do que o linfoma de glândula salivar não associado a esta doença.

Alguns linfomas de glândula salivar são imuno-histoquimicamente indistinguíveis dos linfomas de baixo grau do tecido linfoide associado à mucosa (MALT) e portanto, são, chamados de linfomas MALT da glândula salivar. Como os linfomas MALT do trato gastrintestinal, o linfoma MALT da glândula salivar é uma doença indolor, e os pacientes afetados têm uma longa sobrevida.

L. Metástases para as glândulas salivares

Menos de 10% dos distúrbios malignos da glândula salivar são metástases provenientes de outros locais. A maioria são metástases linfáticas para a glândula parótida proveniente de cânceres de pele da face, da orelha ou do escalpo. Estes são igualmente divididos entre CCE e melanoma; a probabilidade de metástase

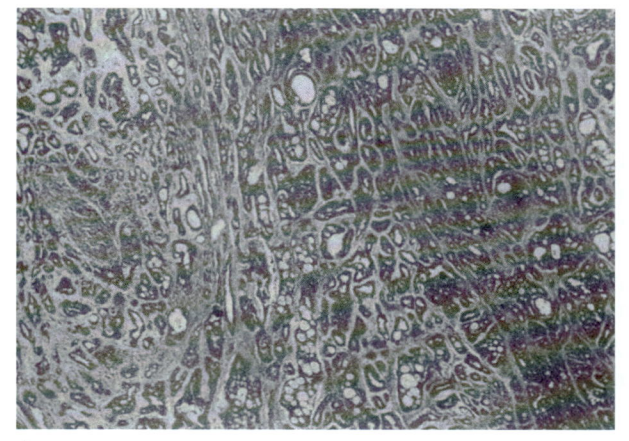

DOENÇAS MALIGNAS DAS GLÂNDULAS SALIVARES

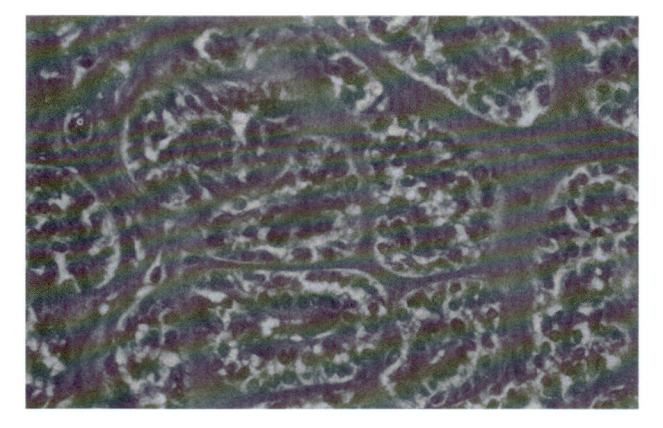

▲ **Figura 19-7** Carcinoma epitelial-mioepitelial. (Reimpressa, com permissão, de Wenig BM. *Atlas of Head and Neck Pathology*. Philadelphia: WB Saunders, 1993.)

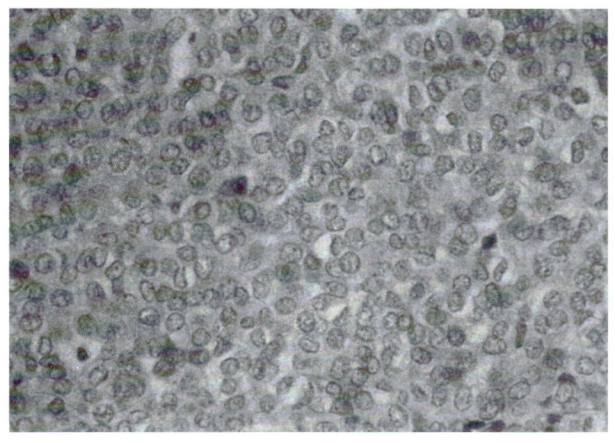

▲ **Figura 19-6** Adenocarcinoma de baixo grau polimorfo. **(A)** Baixa potência e **(B)** alta potência. (Reimpressa, com permissão, de Wenig BM. *Atlas of Head and Neck Pathology*. Philadelphia: WB Saunders, 1993.)

depende do estágio/profundidade da lesão primária. As metástases hematogênicas para as glândulas salivares são raras, mas foram registradas em cânceres de pulmão, de rins, de mamas e da tireoide. A extensão contígua dos distúrbios malignos cutâneos, bem como aquelas de sarcomas que surgem dos tecidos moles faciais são outro mecanismo para o envolvimento maligno secundário das glândulas salivares.

M. Neoplasias malignas da glândula salivar em crianças

O carcinoma mucoepidermoide é a neoplasia maligna da glândula salivar mais comum em crianças, seguido pelo carcinoma de célula acinar. Oitenta por cento dos distúrbios malignos de glândula salivar em crianças ocorrem na glândula parótida.

> Khafif A et al. Adenoid cystic carcinoma of the salivary glands: a 20-year review with long-term follow-up. *Ear Nose Throat J* 2005;84(10):662,664 [PMID: 16382750]. (Review of an institution's experience and analysis of prognostic indicators in patients with adenoid cystic carcinoma.)
>
> McHugh, JB et al. Update on selected salivary gland neoplasms. *Arch of Pathol Lab Med* 2009;133(11):1763–1774 [PMID: 19886710]. (Overview and update on four common salivary gland malignancies with focus on diagnostic features.)

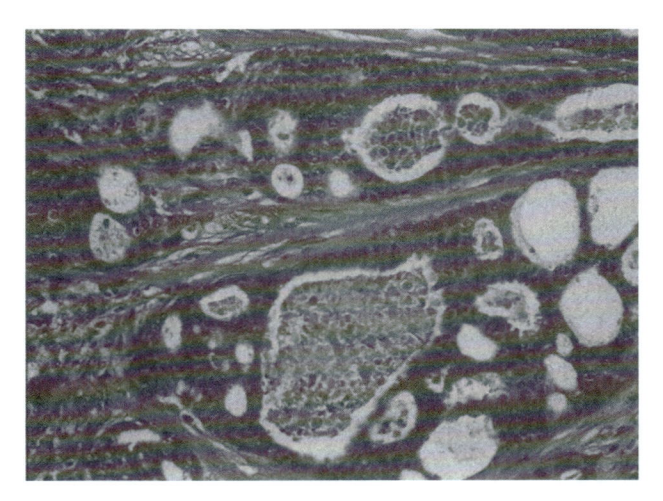

▲ **Figura 19-8** Carcinoma do ducto salivar. (Reimpressa, com permissão, de Wenig BM. *Atlas of Head and Neck Pathology*. Philadelphia: WB Saunders, 1993.)

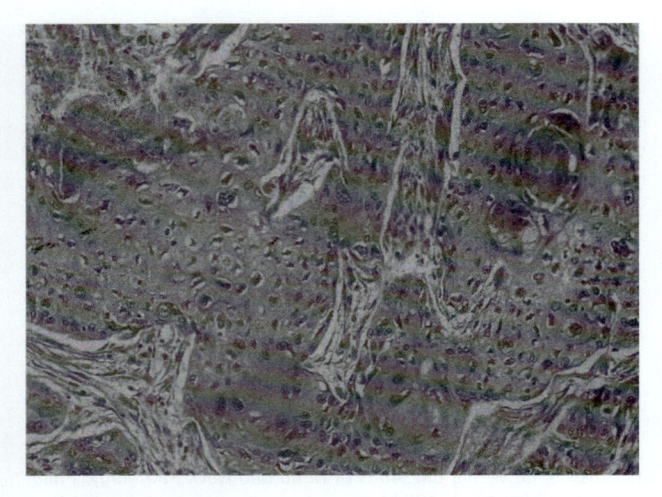

▲ **Figura 19-9** Carcinoma de célula escamosa. (Reimpressa, com permissão, de Wenig BM. *Atlas of Head and Neck Pathology*. Philadelphia: WB Saunders, 1993.)

Seifert G, Sobin LH. Histological typing of salivary gland tumours. In: *The World Health Organization Histological Classification of Tumours.* 2nd ed. New York: Springer-Verlag, 1991. (The WHO classification of salivary gland neoplasms.)

Westra WH. The surgical pathology of salivary gland neoplasms. *Otolaryngol Clin North Am* 1999;32(5):919 [PMID: 10477796]. (Review of the cellular and morphologic features of the most common salivary gland neoplasms.)

▶ **Tratamento**

A. Medidas cirúrgicas

A cirurgia com a remoção completa do tumor, incluindo uma porção de tecido histologicamente normal para as margens adequadas, é a base do tratamento para as malignidades da glândula salivar maior e menor.

1. Cirurgia para as neoplasias malignas da glândula salivar maior – Para os tumores malignos da glândula parótida, uma parotidectomia total (ou uma parotidectomia estendida se o tumor se estender para estruturas circundantes) é recomendada. O nervo facial é sacrificado se estiver diretamente envolvido com o tumor (i.e., revestido pelo tumor, incapaz de ser dissecado do tumor, parético ou pré-operatoriamente paralisado). Em pacientes cujo nervo facial está intacto, mas as margens de ressecção estão próximas do nervo, a radiação adjuvante pós-operatória deve ser considerada, porque ela mostrou melhorar significativamente o controle local. A abordagem cirúrgica típica ocorre por meio de uma incisão de Blair ou de uma incisão de Blair modificada. Para os distúrbios malignos da glândula parótida com extensão para o espaço parafaríngeo, a cirurgia deve incluir dissecção do espaço parafaríngeo (ou fossa intratemporal), requerendo algumas vezes uma abordagem supramandibular ou mesmo uma mandibulotomia-mandibulectomia. Uma ressecção do osso temporal lateral pode ser requerida igualmente se o canal auditivo estiver envolvido.

Para a doença maligna das glândulas submandibular e sublingual, a dissecção do pescoço supraomo-hióideo formal é preferida, em vez de uma excisão glandular simples. Igual ao nervo facial na parotidectomia, os nervos linguais, hipoglossos e mandibulares marginais são preservados, a menos que haja evidência pré-operatória ou intraoperatoriamente de seu envolvimento direto pelo tumor.

2. Cirurgia para neoplasias malignas da glândula salivar menor – Para crescimentos malignos das glândulas salivares menores, a excisão local ampla é recomendada. Esta abordagem pode ser extensa, incluindo até uma ressecção na base do crânio, dependendo da localização, do tamanho e da extensão do tumor. Os tumores envolvendo o seio maxilar e a cavidade nasal podem requerer maxilectomia parcial ou total. Se o etmoidal estiver envolvido com extensão extrassinusal, a ressecção craniofacial, a exenteração orbitária ou ambas podem ser requeridas para tumores mais extensos. Uma abordagem transoral ou transoral-transcervical combinada é usada para neoplasias malignas das glândulas salivares menores que afetam a cavidade oral e a orofaringe. Uma laringectomia parcial ou total ou até mesmo uma ressecção traqueal é requerida para tumores das glândulas salivares menores envolvendo a laringe ou a traqueia.

3. Dissecção do pescoço – A dissecção do pescoço é o tratamento recomendado para tumores malignos das glândulas salivares (1) com adenopatia cervical clinicamente aparente (14% dos casos), (2) para tumores maiores que 4 cm (nos quais o risco de metástases ocultas é superior a 20%) ou (3) para histologia de alto grau (na qual o risco de metástases ocultas é superior a 40%) (Quadro 19-5). A dissecção eletiva do pescoço para o carcinoma adenoide cístico geralmente não é recomendada, porque o risco de metástase linfonodal oculta é baixo.

Quadro 19-5 Incidência do envolvimento de linfonodo oculto para neoplasias malignas das glândulas salivares

Neoplasia de glândulas salivares	Incidência (%)
Carcinoma de célula escamosa	40
Adenocarcinoma	18
Carcinoma mucoepidermoide	14
Carcinoma de célula acinar	4
Carcinoma cístico adenoide	4
Tumor < 4 cm	4
Tumor > 4 cm	> 20

B. Medidas não cirúrgicas

1. Radioterapia – As radioterapias convencional e com feixe de nêutrons foram defendidas como tratamentos de modalidade simples para neoplasias malignas da glândula salivar T1 e T2. Esta abordagem é controversa, mas pode ser considerada se houver reais contraindicações para a cirurgia.

A radiação adjuvante ao leito de ressecção do tumor melhora o controle local para (1) tumores T3 e T4; (2) tumores de histologia de alto grau (ver Quadro 19-4); (3) invasão perilinfática ou linfonodos positivos; (4) envolvimento facial ou outro envolvimento perineural; (5) uma margem cirúrgica próxima ou positiva; (6) invasão de osso, cartilagem ou músculo; ou (7) doença recorrente. A radioterapia-padrão usada é a técnica de fóton e elétron mista unilateral. A radiação pós-operatória para o pescoço é recomendada, como o anterior, para locais primários de glândulas salivares maiores e determinados menores quando existem linfonodos no pescoço positivos. A radiação é uma alternativa aceitável para um pescoço linfonodo-negativo (i.e., N0) com características agressivas (ver indicações para dissecção do pescoço). Para tumores de glândulas salivares menores, a radiação eletiva do pescoço N0 é defendida somente para tumores primários da língua, do soalho da boca, da faringe e da laringe. A radiação convencional se mostrou como tendo taxas de controle local proibitivamente insatisfatórias para a doença inoperável.

A radiação com feixe de nêutrons se mostrou mais efetiva do que a radiação convencional contra os distúrbios malignos das glândulas salivares; ela resulta em grau mais alto de destruição tumoral com menos efeitos tóxicos aos tecidos normais circundantes. Em particular, os protocolos de radiação com feixe de nêutrons foram mais bem-sucedidos do que a radiação convencional no tratamento do carcinoma adenoide cístico. A terapia com feixe de nêutrons pode atingir um excelente controle locorregional, mais alto do que feixe misto e fótons nas neoplasias salivares avançadas, recorrentes, bem como incompletamente ressecados. Ela também é o tratamento preferencial para a doença inoperável. A terapia com nêutron rápida não está amplamente disponível.

2. Quimioterapia – O papel da quimioterapia no tratamento dos distúrbios malignos de glândulas salivares é limitado ao cenário paliativo, como na doença de estágio avançado ou metastática que não responde aos tratamentos locais, incluindo cirurgia e/ou radiação. As respostas parciais ou completas foram atingidas em até 50% dos pacientes, que, em geral, duram de 5 a 8 meses e podem incluir um controle significativo da dor. A maioria destes pacientes tem carcinoma adenoide cístico, carcinoma mucoepidermoide ou adenocarcinoma de grau alto. Atualmente, o paclitaxel é o agente usado com mais frequência. Embora a quimioterapia isolada não melhore as taxas de sobrevida, a integração da radiação e da quimioterapia aumentou o controle local e representa uma melhora no manejo das malignidades de glândulas salivares.

3. Terapia-alvo molecular – Recentes estudos sugerem novos agentes moleculares como alternativas potenciais aos atuais agentes quimioterápicos no tratamento das malignidades das glândulas salivares. Eles podem ser preferidos à quimioterapia devido a menores efeitos colaterais e potencialmente uma maior eficácia. Os agentes novos que visam a receptores específicos, como o receptor do fator de crescimento epidérmico (EGFR) e Her-2/neu, têm mostrado resultados promissores em suas futuras adições aos esquemas de tratamento para cânceres das glândulas salivares.

C. Tratamento de recorrência e de doença metastática

Os tumores malignos recorrentes das glândulas salivares são tratados com as mesmas orientações da doença primária. A radiação com feixe de nêutron pode, em casos selecionados, ser usada quando a radiação com feixe externo prévia já foi administrada. Em pacientes com doença metastática, uma política de "esperar e observar" é defendida, e o tratamento sistêmico é atualmente reservado para pacientes com doença sintomática ou progressiva. O papel dos agentes-alvo moleculares nesses tumores permanece sob investigação.

D. Complicações do tratamento

As complicações do tratamento dos tumores das glândulas salivares incluem as complicações da cirurgia e da radioterapia.

1. Complicações relacionadas à cirurgia – Paralisia do nervo facial (ou outro nervo), hematoma, fístula salivar ou sialocele, síndrome de Frey e deformidade estética estão entre as complicações cirúrgicas.

2. Complicações relacionadas à radioterapia – As complicações da radiação incluem mucosite aguda, trismo e fibrose, osteorradionecrose e dano na visão. Uma vez que a maioria dos protocolos de radiação para neoplasias das glândulas salivares envolve tratamento unilateral, a xerostomia ocorre com menor frequência do que no tratamento de outros tumores do trato aerodigestivo.

Cortesina G, Airoldi M, Palonta F. Current role of chemotherapy in exclusive and integrated treatment of malignant tumours of salivary glands. *Acta Otorhinolaryngol Ital* 2005;25(3):179 [PMID: 16450774]. (A look at the role of chemotherapy in the treatment of salivary gland malignancies.)

Douglas JG et al. Treatment of salivary gland neoplasms with fast neutron radiotherapy. *Arch Otolaryngol Head Neck Surg* 2003;129(9):944 [PMID: 12975266]. (The University of Washington experience with and their evaluation of the efficacy of neutron-beam radiotherapy for adenoid cystic carcinoma.)

Huber PE et al. Radiotherapy for advanced adenoid cystic carcinoma: neutrons, photons or mixed beam? *Radiother Oncol* 2001;59(2):161 [PMID: 11325445]. (Comparison of the different radiotherapeutic treatments of advanced adenoid cystic carcinomas.)

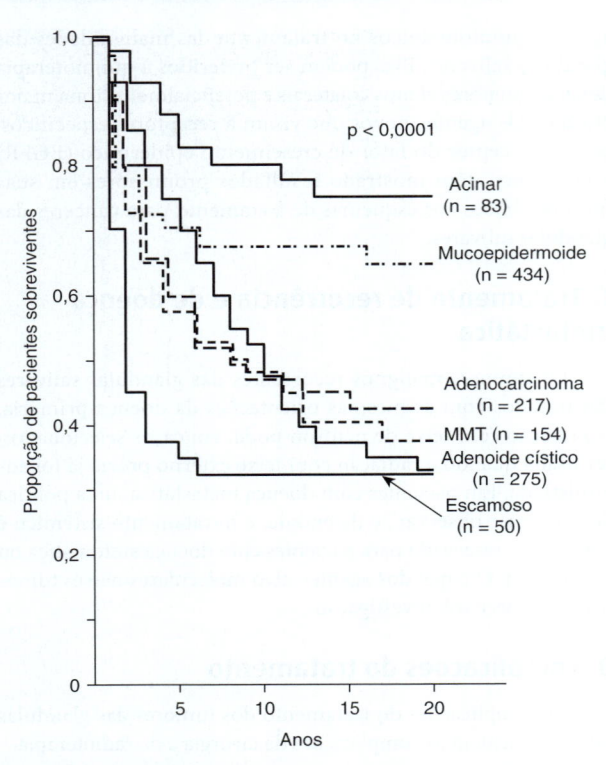

▲ **Figura 19-10** Curva de sobrevida de Kaplan-Meier para distúrbios malignos das glândulas salivares, subdivididos por tipo histológico. (Adaptada, com permissão, de Spiro RH. Salivary neoplasms: overview of a 35-year experience with 2.807 patients. *Head and Neck Surgery* 1986;8: 177.)

Spiro JD, Spiro RH. Cancer of the parotid gland: role of 7th nerve preservation. *World J Surg* 2003;27(7):863 [PMID: 14509520]. (A look at the management of the facial nerve in surgeries for parotid malignancies.)

Spiro RH. Management of malignant tumors of the salivary glands. *Oncol* 1998;12(5):671 [PMID: 9597678]. (Review of treatment guidelines for malignant neoplasms of the salivary glands.)

Vattemi, E et al. Systemic therapies for recurrent and/or metastatic salivary gland cancers. *Expert Rev Anticancer Ther* 2008;8(3):393 [PMID: 18366287]. (Review of systemic treatment for recurrent and metastatic salivary gland cancers.)

▶ **Prognóstico**

Os indicadores de um prognóstico insatisfatório para tumores malignos das glândulas salivares incluem dor, envolvimento do nervo facial ou de outros, histologia de alto grau, invasão da pele e de outros tecidos circundantes, presença de metástases cervicais ou distantes e de doença recorrente. Para tumores das glândulas salivares maiores, as metástases distantes ocorrem, em sua maior parte, no carcinoma adenoide cístico e no carcinoma indiferenciado. Os pulmões, o fígado, o osso e o cérebro são os locais mais comuns. A sobrevida varia muito com o tipo histológico e com o estágio inicial. Por exemplo, tumores mistos malignos com metástases distantes prognosticam uma sobrevida do paciente muito insatisfatória, e a sobrevida de mais de 10 anos foi registrada para o carcinoma adenoide cístico com metástases distantes. Por esta razão, o tratamento do tumor adenoide cístico primário e seus locais metastáticos é indicado. A Figura 19-10 mostra as curvas de sobrevida – subdivididas por tipos histológicos – para os tumores das glândulas salivares maiores e menores.

Laurie SA, Licitra L. Systemic therapy in the palliative management of advanced salivary gland cancers. *J Clin Oncol* 2006;24 (17):2673 [PMID: 16763282]. (Review of the role of chemotherapy in advanced salivary gland malignancy of different histologies.)

Mehra R., Cohen, RB. New agents in the treatment for malignancies of the salivary and thyroid glands. *Hematol Oncol Clin North Am* 2008;22(6):1279 [PMID: 19010274]. (A look at the new drugs under investigation for salivary and thyroid malignancies and a review of epidemiology and pathogenesis of salivary gland and thyroid cancers.)

Prott FJ, Micke O, Haverkamp U et al. Results of fast neutron therapy of adenoid cystic carcinoma of the salivary glands. *Anticancer Res* 2000;20(5C):3743 [PMID: 11268448]. (The University of Munster experience with neutron-beam radiotherapy and adenoid cystic carcinoma.)

Carinci F, Farina A, Pelucchi S et al. Parotid gland carcinoma: 1987 and 1997 UICC T classifications compared for prognostic accuracy at 5 years. *Eur Arch Otorhinolaryngol* 2001;258(3):150 [PMID: 11374257]. (The 1997 T-staging found to be of greater prognostic value than the earlier 1987 T-staging system for malignant parotid lesions.)

Regis de Brito Santos I, Kowalski LP, Cavalcante de Araujo V et al. Multivariate analysis of risk factors for neck metastases in surgically treated parotid carcinomas. *Arch Otolaryngol Head Neck Surg* 2001;127(1):56 [PMID: 11177015]. (Identified risk factors for neck metastasis in parotid carcinoma include histologic type and T stage.)

Agradecimentos a Mark D. DeLacure, M.D. por sua contribuição para este capítulo nas edições anteriores deste livro.

Seção VI Cavidade oral, orofaringe e nasofaringe

Fissura labiopalatina

20

William Y. Hoffman, MD, FACS, FAAP

Em uma grande série, a distribuição das fissuras é de cerca de 50% para fissuras labiopalatinas, 30%, apenas fissura do palato, e 20%, apenas lábio leporino. A fissura labial ocorre com mais frequência no lado esquerdo; a distribuição de fissura esquerda para direita para fissura palatina bilateral é de aproximadamente 6:3:1. As fissuras do lado direito estão mais comumente associadas a síndromes. Há uma incidência levemente mais alta nos homens.

A ultrassonografia moderna pode identificar lábio leporino pela ausência de fibras musculares que cruzam o lábio. Esforços específicos devem ser feitos para obter uma incidência frontal para realizar o diagnóstico pré-natal. Novos ultrassons têm precisão aumentada. Embora a cirurgia fetal para fissuras ainda não seja possível em humanos, o diagnóstico pré-natal torna possível aconselhar mais cedo os pais e prepará-los para o cuidado que a criança precisará (Figura 20-1).

EMBRIOLOGIA

É importante lembrar a embriologia da fissura; o palato primário inclui o lábio e o pré-maxila, e o palato secundário se estende do forame incisivo para trás. O lábio e o alvéolo são formados pela fusão do processo frontonasal e dos processos maxilares laterais; essa fusão é reforçada pela migração do tecido mesenquimatoso derivado de neuroectoderma (Figura 20-2). A estabilização do neuroectoderma por folato durante o primeiro trimestre de gravidez mostrou reduzir a incidência de fissura, bem como de outros defeitos da crista neural, como a mielomeningocele.

ANATOMIA

Uma compreensão dos distúrbios anatômicos é crucial para o reparo apropriado. No lábio leporino, o músculo orbicular da boca é interrompido, e os resquícios do músculo adjacente à fissura fluem em direção à porção superior da fissura, medialmente na base da columela e lateralmente na base alar. As fissuras incompletas têm quantidades variáveis de músculo intacto sobre a porção superior do lábio. Nas fissuras completas bilaterais, não há músculo na porção central (o prolábio).

Normalmente, o músculo elevador do palato forma um *sling*, que eleva o véu palatino e exclui a nasofaringe da orofaringe durante a fala e a deglutição. Na fenda palatina, o músculo elevador é orientado longitudinalmente, paralelo com a margem palatina. A orientação anormal do músculo é observada na fenda palatina da submucosa quando a mucosa está intacta (Figura 20-3). As técnicas mais recentes de reparo da fenda palatina incorporam a reorientação do músculo elevador como parte do reparo, o que contribui para a melhora nos resultados da fala observados atualmente.

O músculo tensor do palato também está anormalmente orientado, mais longitudinalmente do que o normal; isto resulta em abertura inadequada da tuba auditiva em crianças com fenda palatina. Isto também explica a alta incidência de otite média serosa observada nessas crianças. Quase todas as crianças com fissuras requerem miringotomia e colocação de tubo de ventilação no desenvolvimento precoce. À medida que elas crescem, a tuba auditiva desenvolve um suporte cartilaginoso mais forte e a necessidade de tubos de ventilação geralmente é ultrapassada.

CLASSIFICAÇÃO

As fissuras geralmente são classificadas como completas ou incompletas. Um **lábio leporino completo** implica uma separação do lábio que se estende do parapeito nasal e dos alvéolos para o véu palatino. O **lábio leporino incompleto** pode se apresentar como uma fissura de largura variável com uma borda intacta da pele abaixo do parapeito nasal, conhecida como faixa de Simonart. Na outra extremidade do espectro está a **forma frustra** ou **microforma de lábio leporino**, que pode ser tão pequeno quanto um pequeno entalhe no vermelhão (Figura 20-4).

As fissuras também podem ser **unilaterais** ou **bilaterais**. Assim como as fissuras unilaterais, as fissuras bilaterais podem ser completas ou incompletas, e estas variantes podem ser diferentes nos dois lados. Em uma fissura bilateral completa, a porção central do alvéolo, a pré-maxila, está inserido somente no septo nasal, e o lábio central ou prolábio está inserido somente na pré-maxila e na columela. Estes casos apresentam um problema

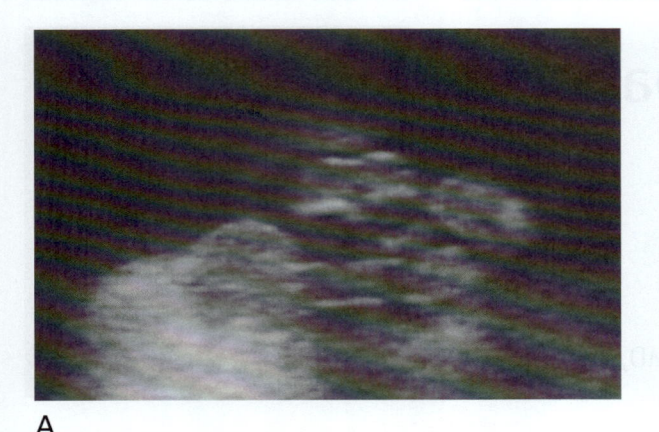

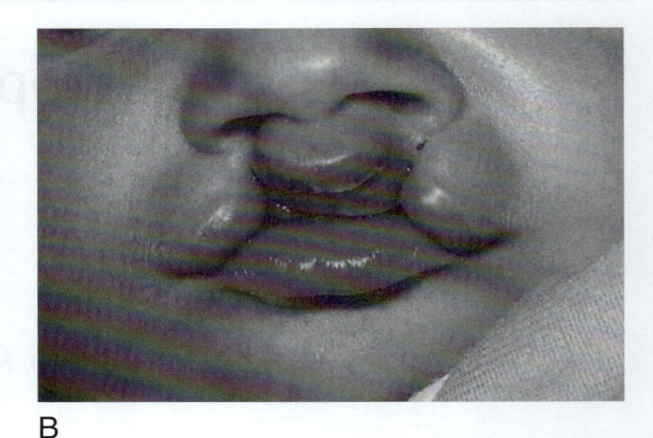

▲ **Figura 20-1** (**A**) Ultrassonografia de uma criança com fissura bilateral, incompleta à esquerda. (**B**) Foto da mesma criança no pós-natal antes do reparo labial.

particular, porque a pré-maxila migra anteriormente e pode ser praticamente horizontal em orientação. A pré-maxila pode ser trazida para uma relação mais próxima com os segmentos laterais, de modo a atingir um reparo do lábio leporino bilateral (Figura 20-5).

A **fenda palatina completa** ocorre em associação ao lábio leporino completo, e a **fenda palatina incompleta** se refere somente à fissura do palato secundário. Assim como o lábio, a apresentação das fissuras incompletas tem uma grande quantidade de variabilidade, desde uma fissura ampla do palato, estendendo-se completamente em direção ao forame incisivo, até uma fissura estreita da porção posterior do véu palatino. A **fenda palatina da submucosa** representa uma entidade específica com separação dos músculos elevadores do palato, porém com a mucosa intacta.

SÍNDROMES

Literalmente, centenas de síndromes congênitas incluem a fissura como uma manifestação de uma anormalidade genética. Juntas, elas compõem menos de 20% de todas as fissuras; aquelas não associadas a uma síndrome geralmente são referidas como fissuras "isoladas".

1. Síndrome velocardiofacial

A síndrome velocardiofacial, ou **síndrome de Shprintzen**, está associada com uma deleção no loco 22q. Este é o mesmo loco envolvido na síndrome de DiGeorge e pode haver uma sobreposição com esta síndrome de disfunção da célula B. Assim como o nome implica, as crianças afetadas possuem fissuras (geralmente apenas do palato), anomalias cardíacas e aparên-

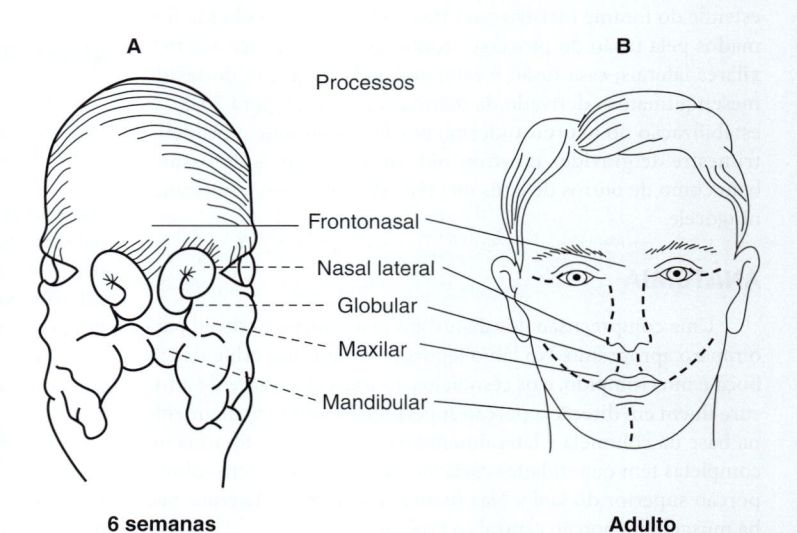

▲ **Figura 20-2** Diagrama de um embrião de 6 semanas. O processo frontonasal dará origem ao lábio central e a pré-maxila; o processo nasal lateral irá se desenvolver nas asas do nariz; e os processos maxilares irão produzir os segmentos do lábio lateral e maxilar.

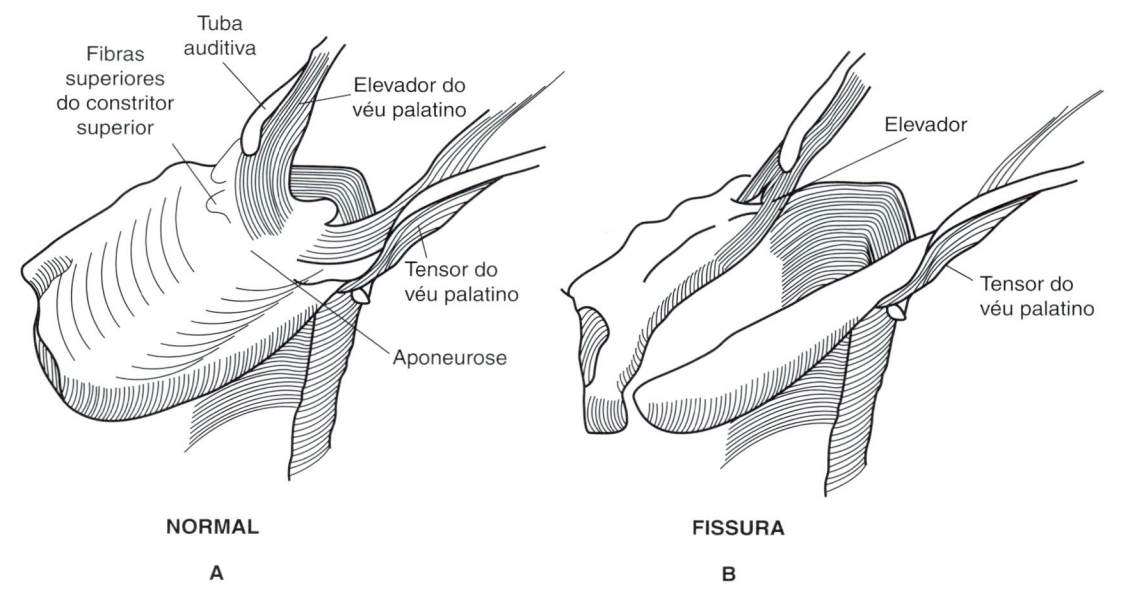

Figura 20-3 Anatomia da fenda palatina. (**A**) Anatomia normal; observe o *sling* formado pelos dois lados do músculo elevador do palato. (**B**) Fenda palatina; o músculo elevador é orientado longitudinalmente, um pouco paralelo à margem da fenda.

cia facial característica. Pode haver insuficiência velofaríngea na ausência de qualquer fissura. As crianças com síndrome velocardiofacial possuem um atraso no desenvolvimento, que pode contribuir com problemas na fala. É possível testar a deleção genética com a **hibridização *in situ* por fluorescência** (i.e., teste FISH).

2. Síndrome de Van der Woude

A síndrome de Van der Woude é uma associação de fissura com tratos sinusais do lábio inferior, conhecido como **depressões labiais**. Esta síndrome é notável por herança autossômica dominante e por penetrância variável; mesmo dentro de uma única família, as crianças afetadas podem ter apresentações diferentes (Figura 20-6).

3. Síndrome de Stickler

A síndrome de Stickler é uma associação entre fissuras e anormalidades oculares, incluindo miopia razoavelmente grave apresentada em uma idade precoce, bem como anormalidades da retina. Geralmente, recomenda-se a ida a um oftalmologista

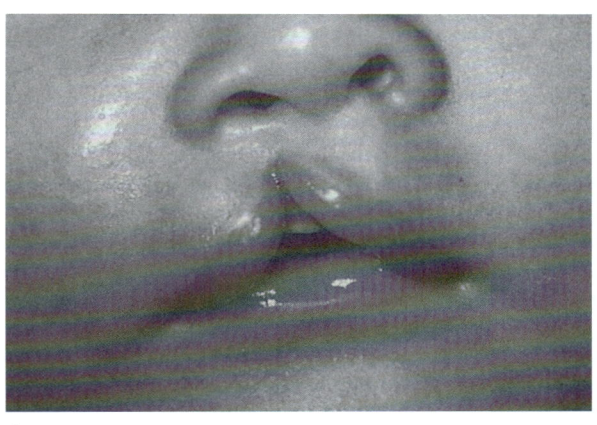

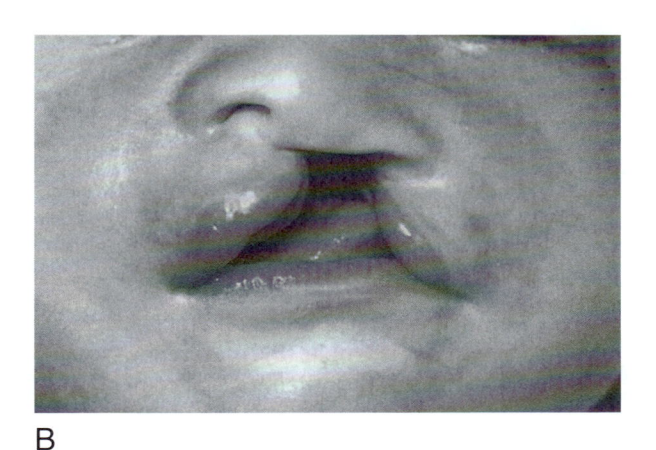

Figura 20-4 Exemplos de lábio leporino unilateral. (**A**) Fenda incompleta. (**B**) Lábio leporino unilateral completo.

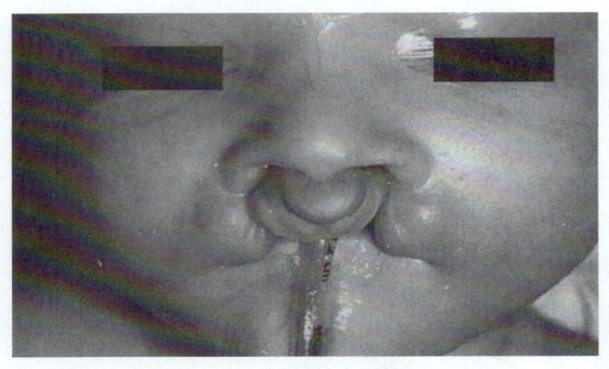

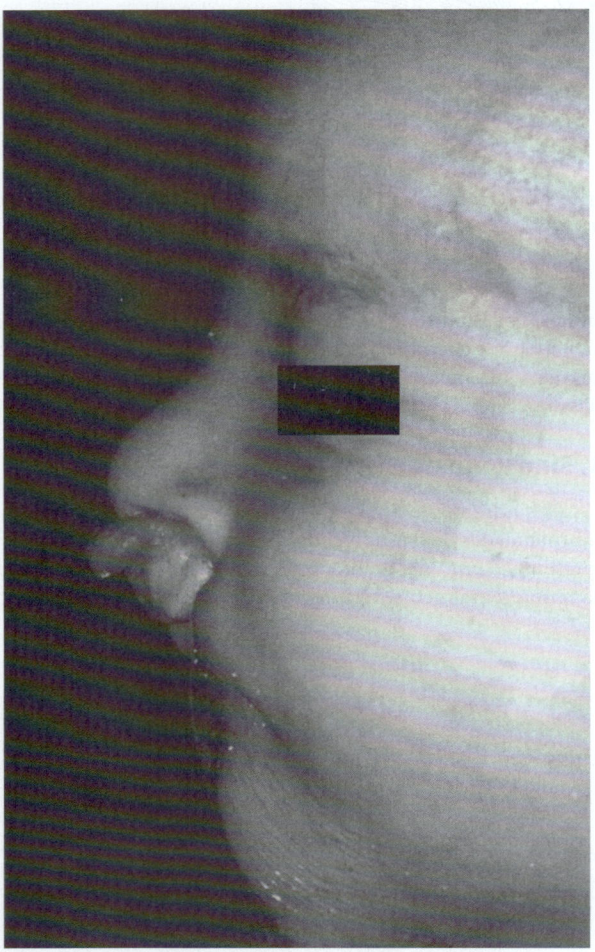

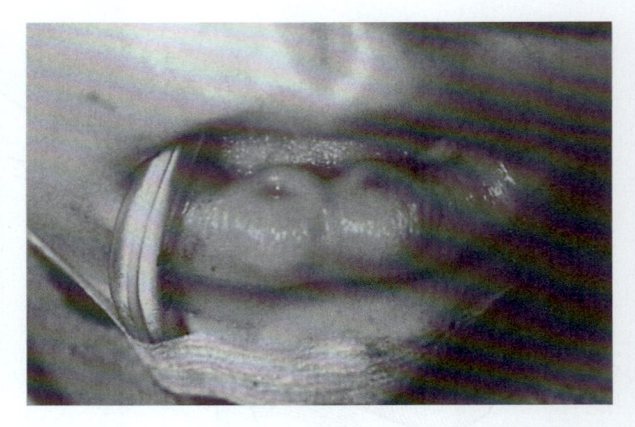

▲ **Figura 20-6** Síndrome de Van der Woude. A criança tem apenas uma fenda palatina, mas a expressão é variável e pode incluir lábio leporino e fenda palatina completos também. As depressões labiais (tratos sinusais das glândulas salivares menores) neste paciente são particularmente proeminentes.

pediátrico para crianças com fissuras, a fim de confirmar ou descartar o diagnóstico no primeiro ano de vida.

SEQUÊNCIA DE PIERRE ROBIN

A síndrome de Pierre Robin é caracterizada por uma tríade de retrognatia, retrodeslocamento da língua e insuficiência respiratória. A maioria das crianças com esta síndrome também tem fissuras do palato secundário, que são caracteristicamente fissuras em forma de U muito amplas. As dificuldades de respiração vistas na sequência de Pierre Robin surgem do posicionamento posterior da língua e da obstrução faríngea posterior e superior (Figura 20-7).

Na maioria dos casos, a obstrução respiratória é vista imediatamente no período neonatal. Virar o bebê para a posição prona pode mover a língua para a frente e aliviar a obstrução. A colocação de uma sonda de alimentação nasogástrica permite uma melhor nutrição e também quebra o selo da língua contra a parede faríngea posterior. Vários tipos de vias aéreas orais foram usadas como medidas de temporização para manter a língua para baixo e para a frente. Com o passar do tempo, a mandíbula cresce para a frente na maioria dos casos e o problema melhora.

Se as medidas conservadoras falham no período neonatal, a intervenção cirúrgica é indicada. O objetivo da cirurgia é evitar a traqueostomia infantil, que permanece a última solução nestes casos. Em todos os casos, a **broncoscopia** deve ser feita para descartar laringomalácia ou traqueomalácia, que ordenaria uma traqueotomia. A **plicatura língua-lábio**, ou **glossopexia**, é um procedimento simples que requer uma incisão da língua logo abaixo da ponta e no vermelhão úmido do lábio inferior. As duas incisões na mucosa são fechadas junto com uma sutura de retenção que é presa sobre dois botões sobre a língua e na parte inferior do queixo. Essa técnica tem sido bem-sucedida para evitar a traqueotomia em cerca de 80% dos casos em várias séries grandes.

▲ **Figura 20-5** Lábio leporino bilateral completo. (**A**) Incidência anteroposterior. A porção central, o prolábio é de tamanho razoavelmente bom neste exemplo. (**B**) Incidência lateral. Observe a columela pequena e o deslocamento anterior do prolábio e pré-maxila devido à interrupção do músculo orbicular da boca.

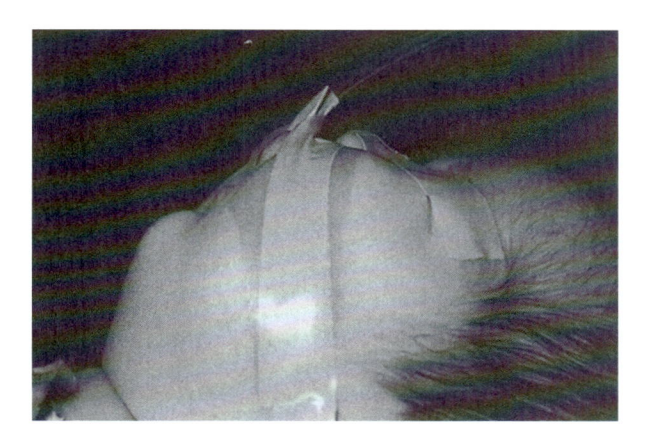

Figura 20-7 Sequência de Pierre Robin. Observe o queixo extremamente retraído nesta criança, que está sendo preparada para a glossopexia cirúrgica.

Recentemente, a **distração mandibular** foi usada em bebês para alongar o ramo da mandíbula e trazer a língua para a frente. Esta é a técnica preferida para o tratamento da SPR em vários centros nos EUA e em outros locais. As vantagens pretendidas são alta taxa de sucesso, eliminação de DRGE e capacidade de reparar o palato em uma idade precoce sem problemas para as vias aéreas. Os efeitos de longo prazo sobre o crescimento mandibular não são conhecidos até este momento.

FENDA PALATINA SUBMUCOSA

A fenda palatina submucosa representa um subconjunto especial de fendas que permanecem confusas no diagnóstico e no tratamento. O diagnóstico é feito por meio dos achados da clássica tríade de úvula bífida, do afinamento central do véu palatino e do entalhe palpável na borda posterior do palato duro (normalmente a localização da espinha nasal posterior). Anatomicamente, há a mesma separação do músculo elevador do palato que é vista em fendas abertas.

Em grandes estudos prospectivos, a maioria dos pacientes com fenda palatina submucosa não tem problemas de fala (i.e., perda de ar nasal). Contudo, não é incomum ver pacientes com fala nasal que têm fenda submucosa não reconhecida. Os pacientes com fendas submucosas devem ser observados à medida que a fala se desenvolve; se ocorrer a perda de ar nasal, a intervenção cirúrgica deve ser considerada. A **zetaplastia dupla invertida de Furlow** é um excelente método para o reparo nestes casos (ver seção Tratamento).

▶ Tratamento

O cuidado de crianças com fissura labiopalatina requer um minucioso plano de tratamento desde o diagnóstico inicial até a conclusão da reconstrução na adolescência. Uma criança com fissura labiopalatina completa requer várias operações à medida que se desenvolve. Em geral, o objetivo do tratamento é ter o menor número possível de operações com o melhor desfecho possível. Naturalmente, existe uma variedade de abordagens, sendo que qualquer uma delas pode produzir o mesmo resultado final. É difícil uma comparação dos desfechos devido às diferenças de tratamento, bem como o fato de que a experiência e a capacidade individual do cirurgião também podem influenciar o desfecho.

É importante enfatizar a abordagem da equipe ao cuidado da fissura, que se desenvolveu gradualmente nos últimos 50 anos. Embora cirurgiões, fonoaudiólogos e ortodontistas, entre outros, possam oferecer tratamento específico, uma equipe especialista em fissuras oferece a melhor possibilidade de coordenação do cuidado entre vários especialistas. Esta abordagem pode minimizar o número e a duração de várias intervenções, bem como garantir que elas sejam feitas em momentos favoráveis. A American Cleft Palate-Craniofacial Association desenvolveu um resumo dos padrões para o cuidado de equipe de pacientes com fissuras.

A. Considerações pré-operatórias

Antes de qualquer cirurgia, é importante que o paciente tenha uma avaliação multidisciplinar completa, incluindo exames genéticos e pediátricos, que podem levar a outros estudos para diagnosticar ou eliminar síndromes específicas.

A ingestão oral pode estar comprometida em crianças com fenda palatina devido à sua incapacidade de sugar efetivamente. É importante instruir os pais para o uso de uma mamadeira para a fissura. Existe uma variedade de tipos, todos eles requerem menos esforço do que uma mamadeira normal; mesmo um bico de corte cruzado em uma mamadeira comum pode funcionar nesses casos. A maioria das mamadeiras requer alguma compressão para suplementar o fluxo. A ingestão oral adequada é avaliada pelo ganho de peso.

A manipulação pré-operatória dos segmentos alveolares na fissura labiopalatina completa é muitas vezes usada para reduzir a amplitude de uma fissura, facilitando o fechamento cirúrgico livre de tensão. Os aparelhos ortodônticos, como placas de modelagem, podem ser usados, mas requerem modificação frequente (semanal) das placas para continuar movendo os segmentos. Quando as extensões da placa de modelagem são usadas para alongar a asa nasal, isto é chamado de modelagem nasoalveolar (MNA). Isso é um trabalho intenso para o ortodontista, mas pode fornecer um posicionamento mais preciso dos segmentos. O uso de fita sobre a fenda é muito mais simples e ainda é muito eficaz, mas menos previsível. Este processo é mais importante nas fendas bilaterais completas, nas quais o controle da pré-maxila é essencial para atingir qualquer tipo de reparo. Uma vez que o lábio é reparado, o músculo orbicular intacto da boca se mantém e continua moldando a posição das prateleiras alveolares.

A aderência labial é um procedimento no qual os segmentos da fissura são cirurgicamente unidos via pequenos retalhos, criando essencialmente um lábio leporino incompleto. Uma aderência labial bem-sucedida molda o segmento alveolar. Uma operação secundária é executada após um intervalo para converter a aderência em um reparo formal do lábio. Embora interessante, este procedimento cria um tecido cicatricial no lábio, que pode impedir o seu reparo final.

B. Cirurgia do lábio leporino

1. Momento do reparo labial – A clássica "regra dos dez" ainda é uma orientação razoável para o reparo do lábio: 10 semanas de idade, peso de 4,5 kg e hemoglobina de 10 foram considerados pré-requisitos para o reparo labial. Isto se baseia, em parte, na segurança anestésica, que é provavelmente melhor com o aumento da idade. O momento do reparo labial deve ser individualizado para o paciente. Um bebê prematuro pode se beneficiar de um reparo posterior devido à crescente incidência de apneia após a anestesia geral nos primeiros 3 meses ou mais após a idade gestacional. De maneira similar, se a manipulação pré-cirúrgica do alvéolo ou da pré-maxila é requerida, isto deve ser completado antes do reparo labial ser realizado. Um lábio leporino incompleto tem menos urgência porque os segmentos alveolares são mantidos no lugar pela faixa de Simonart intacta.

2. Objetivos do reparo labial – A essência do reparo labial é criar um arco de Cupido simétrico e uma plenitude labial, sem perder o contorno normal do lábio e do filtro. Para criar comprimento no lado da fissura, deve ser inserido no segmento medial algum tecido do elemento labial lateral. A quebra da cicatriz também reduz a contração da cicatriz, o que pode criar brevidade secundária do reparo. Isto foi comumente observado com o reparo da fissura em linha reta original.

Os esforços iniciais para romper a cicatriz e recrutar o tecido lateral foram chamados de reparos quadrilaterais, com um fechamento em degraus que tinha a desvantagem de descartar uma significativa quantidade de tecido. O reparo labial triangular colocou essencialmente uma zetaplastia modificada acima da borda do vermelhão. Outros reparos têm uma zetaplastia na porção central do lábio. O reparo de avanço e rotação moveu a zetaplastia para a área abaixo do parapeito nasal.

Muitos ajustes finos contribuem para o reparo ideal do lábio leporino. A simetria do nariz, incluindo a ponta, bem como a base alar e o parapeito nasal, é crucial para a aparência final. A plenitude da mucosa deve ser igual nos dois lados. O alinhamento da junção do vermelhão úmido e seco (a chamada "linha vermelha") pode ser uma diferença sutil, porém importante, entre um bom reparo e um reparo adequado.

3. Reparo do lábio leporino de avanço e rotação – O reparo do lábio leporino do tipo avanço e rotação, também referido como **reparo de Millard**, é provavelmente o reparo mais comumente executado hoje em dia. Quase nenhum tecido é descartado; o elemento labial medial é girado para baixo, mesmo com um corte traseiro, se necessário, e o elemento labial lateral é avançado para o defeito sob o parapeito nasal. Os retalhos da mucosa são usados para alinhar o nariz e o vestíbulo do lábio (Figura 20-8).

É importante entender que o reparo do tipo avanço e rotação recruta comprimento para o retalho de avanço lateral seguindo à borda do vermelhão. Aumentar a quantidade de rotação (e deixar um defeito secundário maior) cria comprimento na parte

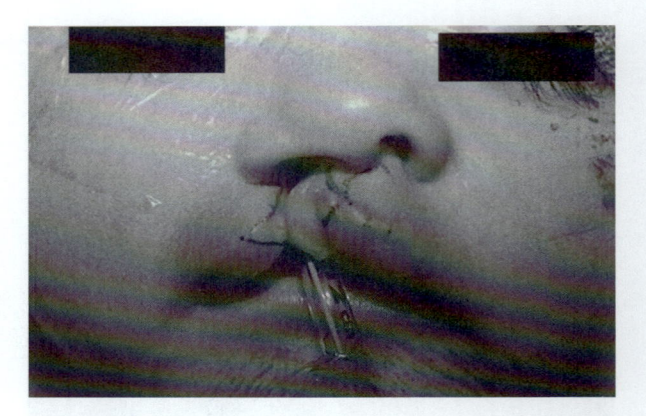

▲ **Figura 20-8** Reparo do tipo avanço e rotação (Millard) para o lábio leporino unilateral. O ponto alto do arco de Cupido no segmento central é levado para baixo pela rotação; o defeito secundário sob o nariz é preenchido pelo retalho de avanço lateral.

medial do reparo; este comprimento não pode ser duplicado no segmento lateral, a menos que a incisão seja realizada ao longo da borda do vermelhão. Isto é conhecido como uma técnica de "corte pelo caminho", porque as modificações podem ser feitas durante a operação para se obter uma melhor simetria.

O reparo de Millard possui a vantagem de criar uma boa projeção labial ("fazer beiço") criando tensão sob o parapeito nasal, em vez de junto à borda do vermelhão. O problema mais comum é que o lábio possa ficar um pouco curto após a cicatrização estar completa. A colocação de uma pequena zetaplastia (1,0 a 1,5 mm) pode melhorar este problema. A revisão, se necessário, é muito mais fácil do que a revisão após um reparo triangular devido à natureza linear da porção inferior do reparo.

4. Reparo triangular do lábio leporino – O reparo tipo avanço e rotação é com certeza o mais frequentemente usado nos Estados Unidos; o reparo triangular do lábio compõe a maioria. O reparo triangular do lábio também pode ser referido como **reparo do lábio leporino de Tennison-Randall**.

O reparo triangular do lábio leporino evoluiu dos reparos quadrilaterais iniciais; eles tinham em comum um fechamento em ziguezague, que quebra as forças de contratura da cicatriz. No reparo triangular, uma incisão quase horizontal é feita na metade inferior do segmento da fissura medial, e uma peça triangular é confeccionada no retalho lateral para se encaixar ao defeito resultante. Esse fechamento é essencialmente uma zetaplastia modificada colocada relativamente baixa sobre o lábio. De algumas maneiras, a pequena zetaplastia discutida com o reparo de Millard é um reparo triangular modificado anexado à técnica do tipo avanço e rotação (Figura 20-9).

Em todas as zetaplastias, o comprimento é emprestado à custa da largura. A colocação de um triângulo baixo no lábio resulta em um excelente comprimento labial, mas tem a desvantagem de criar um reparo plano quando visto de lado. Em contrapartida, o reparo do tipo avanço e rotação coloca a parte mais apertada do fechamento embaixo do parapeito nasal, onde o lábio é normal-

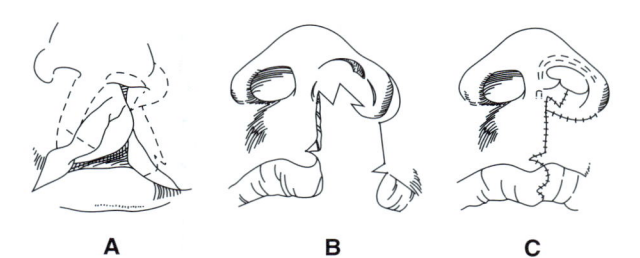

▲ **Figura 20-9** Reparo triangular do lábio leporino. (**A**) Marcações para o reparo triangular; as áreas sombreadas serão descartadas. (**B**) Aparência durante o reparo triangular. (**C**) Reparo completo.

mente mais plano e cria uma boca mais natural, mas à custa de uma maior dificuldade em se obter o comprimento adequado.

5. Reparo bilateral do lábio leporino – Vários fatores contribuem para a maior complexidade do reparo bilateral do lábio leporino.

A. Pré-maxila – Na fissura labiopalatina bilateral completa, a pré-maxila é geralmente muito protuberante e deve ser pré-operatoriamente controlada para atingir um reparo adequado. A ressecção da pré-maxila foi praticada previamente, mas este procedimento resulta em grave retrusão maxilar e em uma reconstrução extremamente complexa, que pode ser executada somente com prótese. O método mais simples, a **bandagem**, pode ser efetivo, mas requer uma grande participação dos pais. Como observado, o **molde alveolar**, com placas ortodônticas, também é usado em uma série de centros. Esta técnica geralmente fornece um melhor alinhamento dos três segmentos do maxilar antes da intervenção cirúrgica. A protrusão grave pode ser abordada no momento da cirurgia com uma **osteotomia de vômer** para permitir que a pré-maxila seja recuada cirurgicamente, mas isto deve ser feito somente como última alternativa, pois está associado a uma hipoplasia do maxilar.

B. Deformidade nasal – O segundo maior desafio no reparo bilateral da fissura é a deformidade nasal. A columela é extremamente curta, e a ponta nasal é plana, com alargamento da base alar bilateral. O molde alveolar pode ser combinado com o **molde nasal** adicionando pequenos dentes anteriormente que são, aos poucos, alongados durante várias semanas; isto pode alongar a columela de modo satisfatório. **Stents nasais** pós-operatórios também podem ser úteis após o reparo labial.

Ainda existe uma discussão sobre o manejo da pequena columela. Tradicionalmente, o tecido tem sido obtido do lábio como retalhos "em garfo" ou asas nasais como **retalhos de avanço V-Y**. Mais recentemente, a atenção tem se voltado para a obtenção de comprimento do próprio nariz, visto que uma parte da perda de comprimento é devida à separação das cartilagens da ponta nasal. Assim, as incisões V-Y na margem alar ou as incisões verticais sobre a ponta foram propostas. Como observado, a manipulação ortodôntica pré-operatória dos segmentos pode ser combinada com o molde nasal para alongar a columela, o que previne quaisquer cicatrizes adicionais.

C. Manutenção do suprimento sanguíneo – O terceiro problema na fissura bilateral completa é a manutenção do suprimento sanguíneo ao segmento cutâneo central, o prolábio, bem como a pré-maxila óssea. O procedimento de alongamento mais extenso feito em uma fissura unilateral não pode ser aplicado em ambos os lados de uma fissura bilateral simultaneamente sem colocar em risco este suprimento sanguíneo, que pode surgir apenas do septo nasal. Assim, o reparo da fissura bilateral muitas vezes é planejado em estágios para prevenir qualquer possível perda de tecido.

D. Deformidades simétricas – As deformidades simétricas são melhor abordadas com um reparo simétrico. É essencial obter um fechamento completo do músculo orbicular da boca no momento do reparo labial, trazendo os dois segmentos de cada lado juntos sobre o médio. O músculo intacto contribui muito para o crescimento tardio do lábio; assim, o comprimento do lábio é menos crucial (Figura 20-10).

C. Reparo nasal da fissura primária

A deformidade nasal na fissura unilateral é multifatorial. Há a própria fissura, que em uma situação unilateral completa se estende pelo parapeito nasal e pelo soalho do nariz. Isto cria um alargamento da base alar, que é exagerada pela diminuição no suporte ósseo na abertura piriforme no lado da fissura. O septo nasal geralmente é desviado para o lado da fissura, forçando mais a pirâmide nasal em direção ao lado da fissura. Há uma projeção diminuída da cúpula da cartilagem alar no lado da fissura, como uma deformidade primária ou secundária à superior. O resultado final é uma aparência nasal que pode ser o estigma primário da deformidade da fissura após um reparo bem executado do lábio leporino.

Anteriormente, qualquer procedimento executado em uma deformidade de fissura nasal precocemente na vida poderia resultar em uma cicatrização irreparável e na perda de crescimento potencial do nariz. Hoje, existe evidência abundante de que a correção precoce de uma deformidade de fissura nasal no momento do reparo do lábio leporino pode produzir uma melhora duradoura que cresce proporcionalmente com a criança.

O denominador comum na correção precoce da fissura nasal é minar a pele da ponta nasal sobre toda a cartilagem alar no lado da fissura sobre a cúpula do lado sem fissura, estendendo a dissecção até o dorso inferior do nariz. Isso é feito inteiramente por meio das incisões existentes para o reparo labial, na base da columela e na base alar. Não são requeridas incisões intranasais. As suturas suspensoras são então colocadas para elevar a cúpula nasal e para ancorar o ramo lateral da cartilagem alar no lado da fissura em uma posição avançada; estas são presas sobre reforços percutâneos. **Técnicas de suturas internas** também foram descritas. As suturas geralmente são removidas após poucos dias. Este procedimento pode resultar em excelente simetria do nariz em casos mais simples e em melhora aceitável nos casos mais graves (Figura 20-11).

Mais recentemente, **extensões de modelagem nasal** foram adicionadas às placas de modelagem alveolar para melhorar o

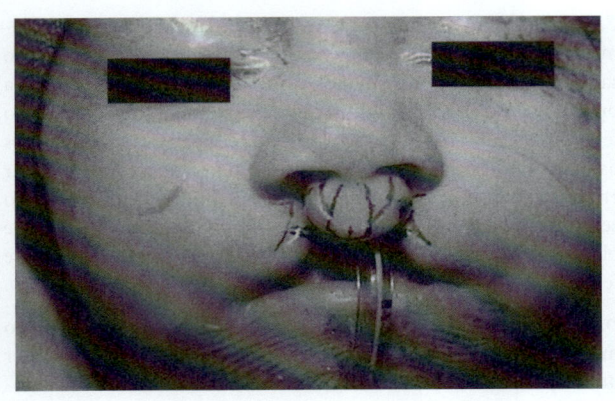

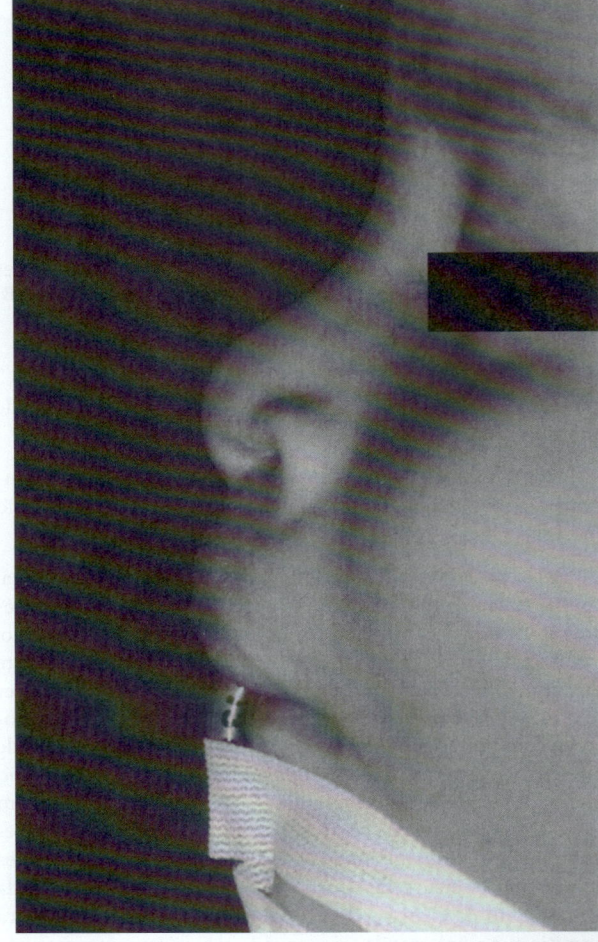

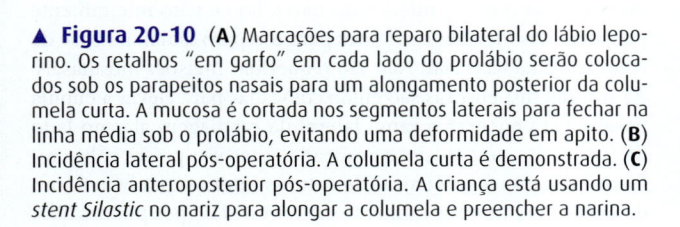

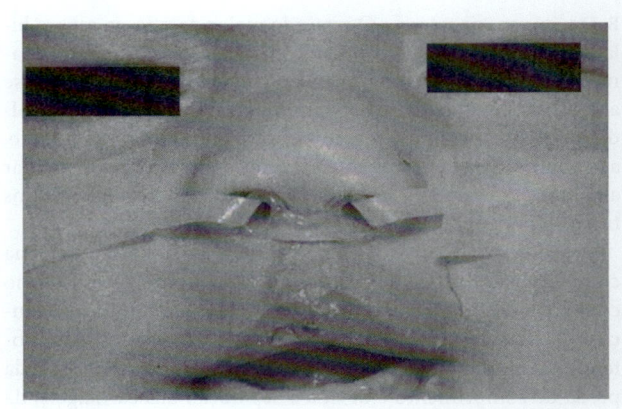

▲ **Figura 20-10** (**A**) Marcações para reparo bilateral do lábio leporino. Os retalhos "em garfo" em cada lado do prolábio serão colocados sob os parapeitos nasais para um alongamento posterior da columela curta. A mucosa é cortada nos segmentos laterais para fechar na linha média sob o prolábio, evitando uma deformidade em apito. (**B**) Incidência lateral pós-operatória. A columela curta é demonstrada. (**C**) Incidência anteroposterior pós-operatória. A criança está usando um *stent Silastic* no nariz para alongar a columela e preencher a narina.

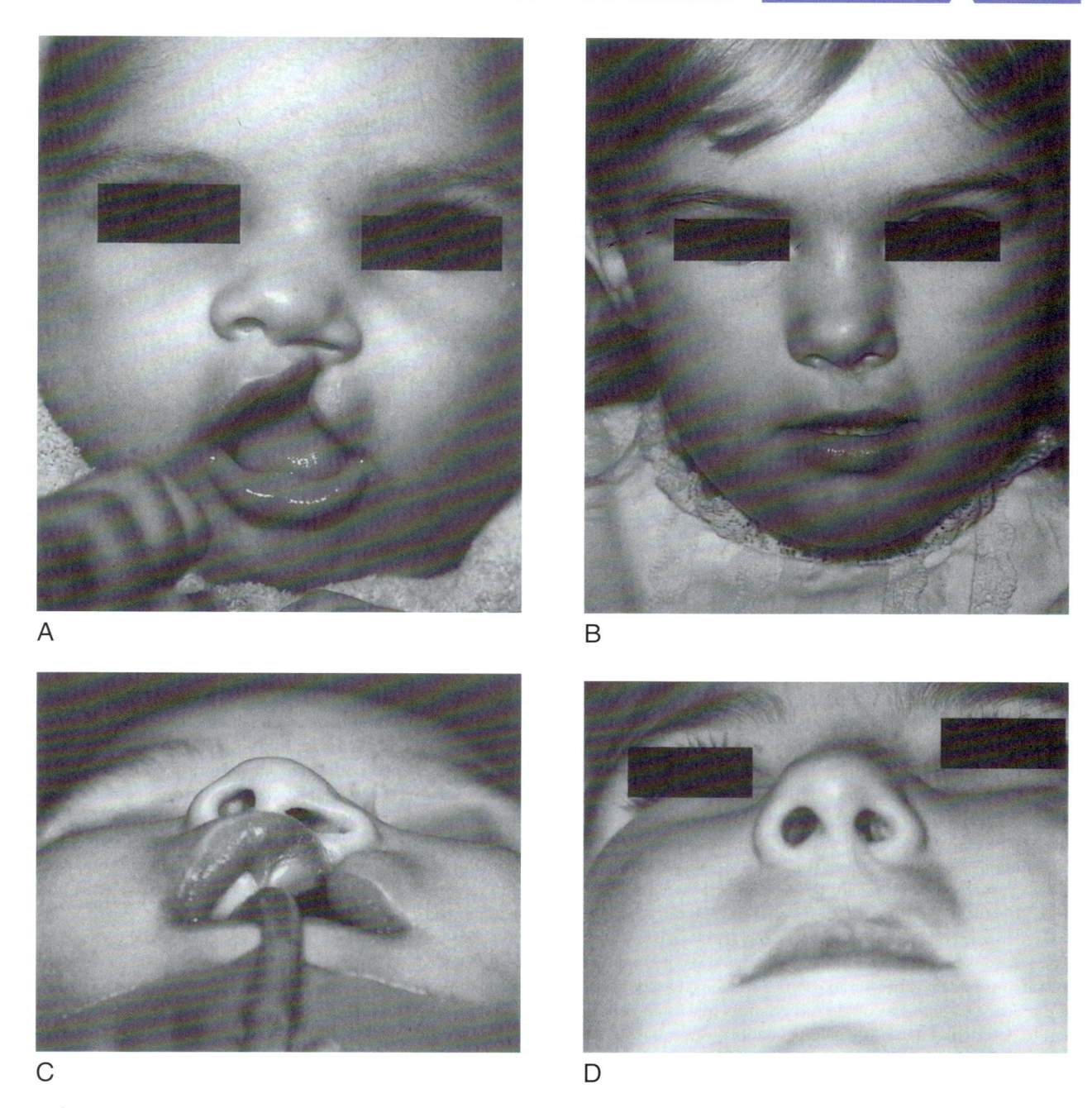

FISSURA LABIOPALATINA CAPÍTULO 20 351

▲ **Figura 20-11** Correção nasal primária. (**A**) e (**B**) Incidências anteroposteriores antes e depois da cirurgia, respectivamente. (**C**) e (**D**) Incidências antes e depois do reparo labial, respectivamente, com correção nasal primária (uma operação aos 3 meses de idade).

contorno nasal antes do reparo labial. Outros cirurgiões preferem usar *stents* nasais pós-operatórios, disponíveis comercialmente em *Silastic* (i.e., silicone polimérico), que pode ser gradualmente aumentado em tamanho e usado para ajudar a moldar o nariz durante várias semanas após a cirurgia para o reparo labial.

D. Cirurgia da fenda palatina

O reparo da fenda palatina está primariamente relacionado à fala. Embora existam aspectos óbvios de higiene envolvidos com a regurgitação nasal de alimentos e líquidos, a maioria dos bebês com fendas palatinas é capaz de ganhar peso apropriadamente e

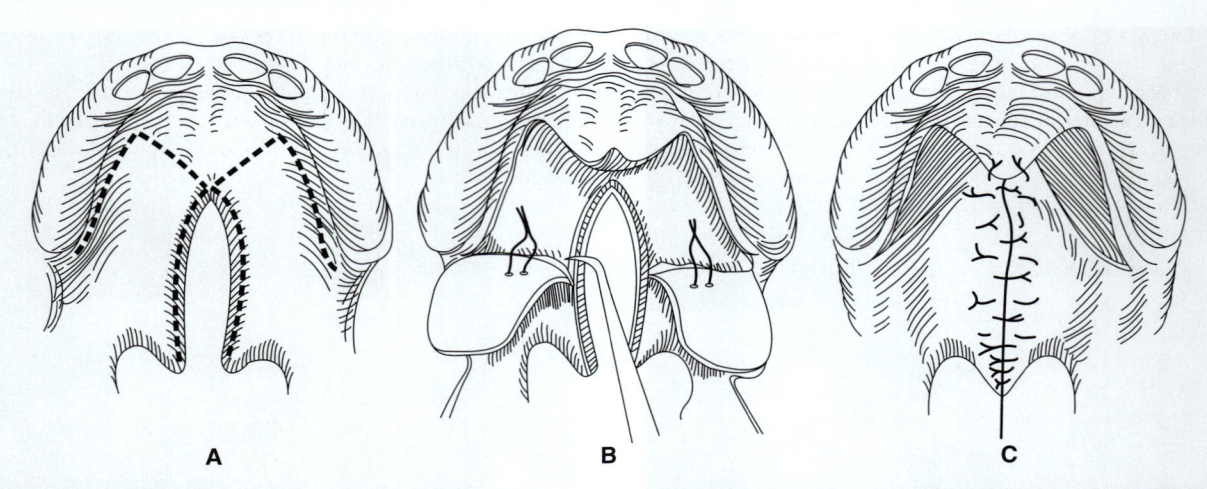

Figura 20-12 Reparo palatino com *pushback* v-y. (**A**) Marcações para as incisões. (**B**) Retalhos mucoperiosteais são desenvolvidos a partir da superfície oral com base nos vasos palatinos maiores (mostrado) e na superfície nasal. (**C**) Reparo concluído. Observe as áreas expostas na superfície anterior do palato.

mesmo prosseguir para o alimento sólido no mesmo momento que as crianças sem fendas palatinas. A fala inteligível, contudo, requer não somente um palato intacto, mas também um palato com função normal.

1. Momento do reparo palatino – Novamente, a principal preocupação é a fala. A tendência no momento do reparo palatino tem sido em direção ao reparo precoce e existem dados que apoiam o reparo palatino com menos de um ano de vida. Uma diminuição nas articulações compensatórias (hábitos que são desenvolvidos para imitar um som que não pode ser produzido por causa da fenda) e uma diminuição na necessidade de cirurgia secundária para fala foram demonstradas com reparos mais precoces, mesmo quando comparados aos reparos "posteriores" dos 12 aos 18 meses de idade.

É crucial pensar no reparo palatino em relação ao desenvolvimento da fala e da linguagem da criança. A fissura não afeta o desenvolvimento da fala, mas, ao contrário, a capacidade de produzir sons específicos. Em particular, os sons que requerem pressão intraoral positiva serão os mais afetados. O reparo palatino precoce é então executado nas crianças que estão demonstrando desenvolvimento normal nas habilidades motoras, bem como na fala (babar é a norma por volta dos 7 aos 9 meses de vida). Em contraste, nas crianças com síndromes que estão associadas ao retardo no desenvolvimento, o desenvolvimento da fala poderá ser retardado, bem como o reparo palatino será um pouco mais seguro em um estágio posterior, até mesmo com 18 a 24 meses de idade.

2. Técnicas de reparo palatino – É útil conceitualizar os diferentes tipos de reparo palatino separando as técnicas usadas para o fechamento do palato duro daquelas usadas para o véu palatino. No palato duro e no véu palatino, o objetivo é o reparo da mucosa nasal e oral, e, no véu palatino, o reparo funcional do músculo elevador é um componente igualmente importante do reparo. Historicamente, os primeiros reparos palatinos eram do véu palatino apenas em pacientes com fendas do palato secundário. Posteriormente, a introdução de retalhos mucoperiosteais se tornou a base da maioria das técnicas para o palato duro.

A. Reparo de Von Langenbeck – Os reparos palatinos de dois estágios foram originalmente descritos como uma maneira de tratamento das fissuras amplas; o reparo do véu palatino era feito no mesmo momento que o reparo labial, com o palato duro reparado mais tarde após a largura palatina ter diminuído. De um modo, isto é análogo à aderência labial; o cirurgião está comprometido com uma segunda operação e se defronta com uma cicatriz adicional no momento do segundo procedimento. O uso de um reparo palatino de dois estágios se mostrou consistentemente produzindo resultados de fala insatisfatórios quando comparado com a maioria das técnicas de estágio simples, no entanto ainda é usado por alguns cirurgiões.

Nesta técnica, incisões relaxantes são feitas em cada lado, um pouco atrás da borda alveolar. O palato duro é fechado com retalhos mucoperiosteais bipediculados (o suprimento sanguíneo primário vem dos vasos palatinos maiores). É necessário, em todos esses reparos, desenvolver retalhos correspondentes no lado nasal. No lado sem fissura, um retalho mucoperiosteal superiormente com base sobre o vômer é elevado para permitir o fechamento da mucosa nasal. As áreas abertas provenientes das incisões relaxantes são deixadas para cicatrização por intenção secundária, o que geralmente leva cerca de duas semanas.

B. Pushback v-y – No *pushback v-y*, também chamado de **reparo de Veau-Wardill-Kilner**, áreas abertas são deixadas anteriormente para tentar melhorar o comprimento do véu palatino. Uma vez que toda a borda anterior do retalho é elevada, é imperativo preservar os vasos palatinos maiores para suprimento sanguíneo. A incisão nasal é feita atrás da borda posterior do palato duro (Figura 20-12).

Embora o reparo *pushback* seja excelente para a melhora do comprimento e possa ser usado para um grande efeito em combinação com um retalho faríngeo, nas fissuras completas, há uma área anterior substancial, que depende somente do fechamento nasal. Não é surpreendente que este reparo possua uma incidência mais alta de fístulas anteriores, que pode contribuir para problemas na fala e são difíceis de reparar secundariamente.

C. Palatoplastia de dois retalhos – Esta técnica usa retalhos bilaterais mais extensos, que se baseiam nos vasos palatinos, e fornece uma maior segurança no fechamento anterior e uma diminuição na incidência de fístulas. Basicamente, este procedimento estende a técnica de von Langenbeck trazendo as incisões relaxantes atrás da borda alveolar para a frente da margem da fissura (Figura 20-13).

D. Zetaplastia dupla invertida – O uso de procedimentos de zetaplastia invertida no lado oral e nasal do véu palatino produz comprimento aumentado, mas também realinha o músculo elevador do palato de uma maneira sobreposta. O tendão do tensor pode ser dividido para liberar um pouco da tensão sobre o reparo. Esta pode ser uma técnica difícil de se usar em fissuras mais amplas, mas é uma excelente escolha em fissuras mais estreitas e fissuras submucosas (Figura 20-14).

E. Reparo do músculo elevador – O reparo rotineiro do músculo elevador do palato apenas recentemente se tornou uma técnica amplamente aceita no reparo palatino. A dissecção do músculo da mucosa oral e nasal pode ser difícil, especialmente no lado nasal, e alguns médicos propuseram até mesmo o uso de microscópio para o procedimento.

Uma abordagem mais agressiva para o músculo elevador é atingida pela divisão do tendão do tensor do palato à medida que ele se curva atrás do hâmulo, de modo que a porção conjunta do músculo elevador seja liberada. O músculo pode então ser colocado bem posteriormente e mesmo sobreposto para fornecer tensão adicional ao fechamento. Excelentes desfechos de fala foram registrados com esta técnica.

E. Insuficiência velofaríngea

Mesmo com a melhor técnica cirúrgica, alguns pacientes têm escape de ar nasal com a fala após o reparo da fenda palatina. Isto pode ser devido à cicatrização ou ao encurtamento do véu palatino, ao movimento inadequado do músculo elevador (que pode ser devido a fatores neurológicos preexistentes ou à lesão cirúrgica) ou à formação de fístula com perda de ar pelo orifício e não por meio da faringe posterior. Isto é chamado de insuficiência velofaríngea (IVF).

1. Avaliação pré-operatória – A avaliação cuidadosa da fala feita por um patologista da fala, geralmente um membro da equipe de fenda palatina, é a base da avaliação da IVF. Os métodos diagnósticos incluem cefalogramas laterais, manometria nasal, fluoroscopia por vídeo ou avaliação direta por nasoendoscopia. A oclusão temporária de uma fístula por um pedaço de folha ou um estroma adesivo em um paciente cooperativo pode ajudar a diferenciar problemas com o véu palatino daqueles cau-

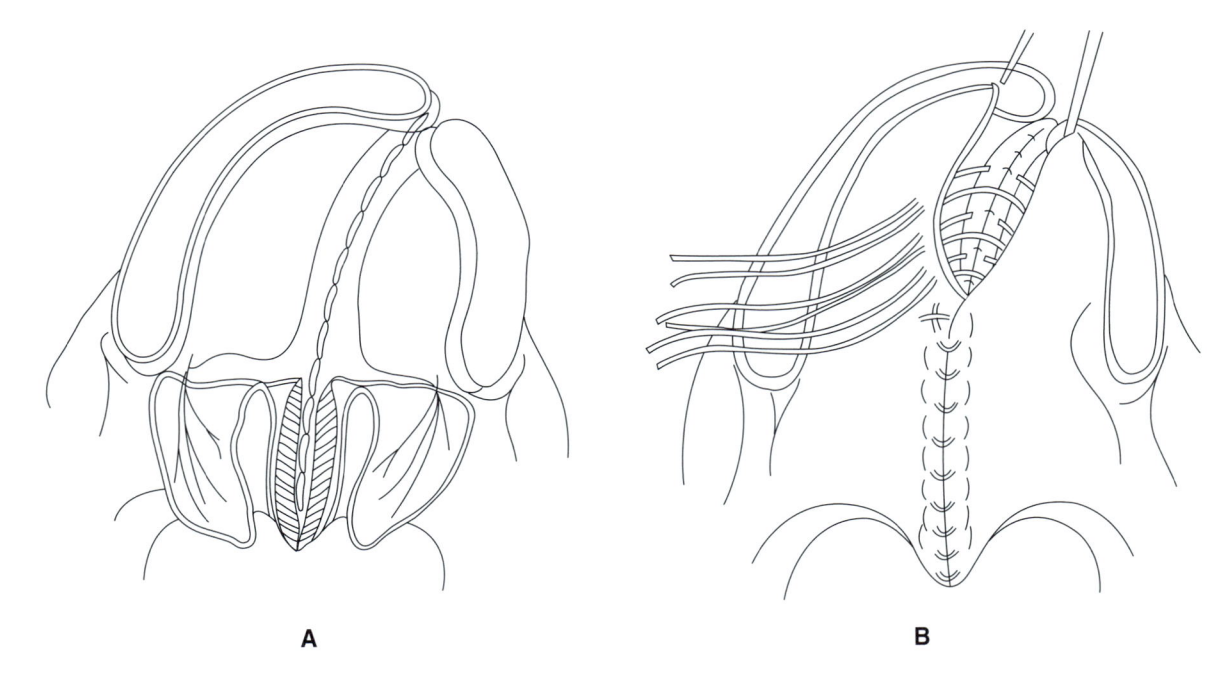

▲ **Figura 20-13** Palatoplastia de dois retalhos. (**A**) Retalhos mucoperiosteais erguidos com os vasos palatinos maiores intactos. (**B**) Fechamento concluído anteriormente até a margem alveolar posterior.

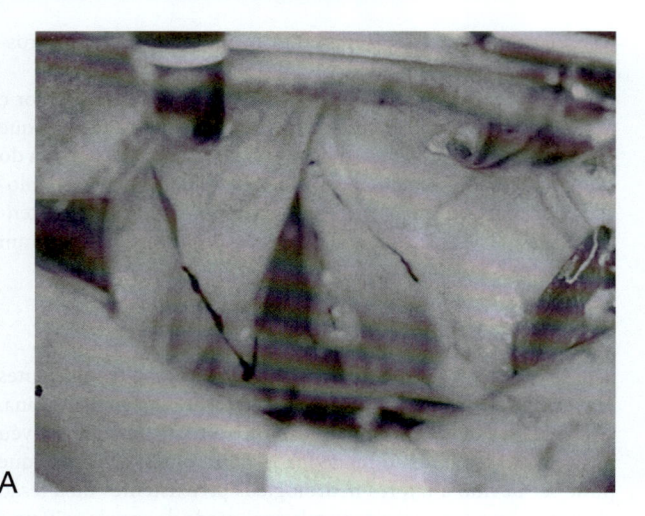

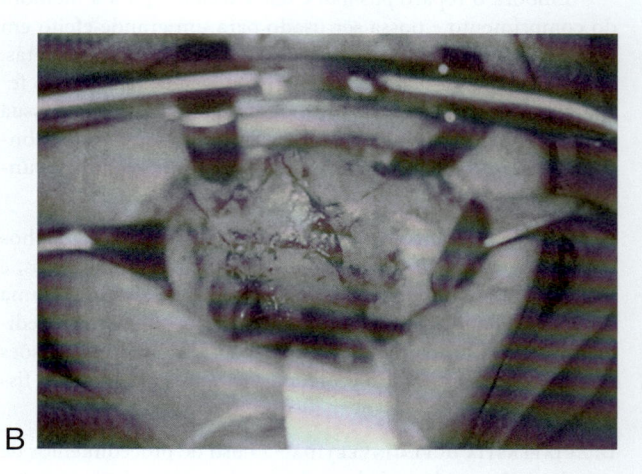

▲ **Figura 20-14** Zetaplastia dupla invertida de Furlow. (**A**) Marcação para a zetaplastia. (**B**) Retalhos transpostos. Observe que o padrão nasal (não observado) é o padrão invertido.

sados por uma fístula. É importante diferenciar IVF global de uma IVF "específica de fonema", que ocorre apenas com determinados sons, geralmente sibilantes. O último pode ser tratado apenas com terapia para fala, e o primeiro geralmente requer intervenção cirúrgica.

2. Medidas cirúrgicas – A cirurgia para IVF pode ser amplamente dividida em procedimentos que alongam um palato funcional e naqueles que obstruem parcialmente a área de fechamento na faringe posterior. Os procedimentos de alongamento incluem o *pushback v-y* ou a zetaplastia de Furlow, ambos descritos. Os procedimentos posteriores incluem o retalho faríngeo e a faringoplastia.

A. RETALHO FARÍNGEO – O retalho faríngeo consiste em mucosa e em tecido muscular obtidos a partir da parede faríngea posterior, geralmente com uma base superior próxima do tecido adenoide (Figura 20-15). O retalho pode ser colocado em um defeito na mucosa nasal quando combinado com um procedimento *pushback*, ou suturado no véu palatino com uma variedade de técnicas. Todos estes métodos deixam o retalho obstruindo parcialmente a nasofaringe com o ar indo por meio das "portas" em ambos os lados. Se as portas forem muito grandes, a IVF persistirá; se elas forem muito pequenas, podem ocorrer obstrução nasal e fala hiponasal. Em muitas séries grandes, a taxa de sucesso no tratamento da IVF é de 80 a 90%. Uma taxa significativa de apneia do sono, de até 30 a 40%, foi registrada com retalhos faríngeos.

B. FARINGOPLASTIA DO ESFINCTER – A faringoplastia do esfincter usa retalhos feitos a partir dos pilares tonsilares posteriores, incluindo o músculo palatofaríngeo, para criar um retalho teoricamente inervado. Esses dois retalhos são suturados em uma área exposta criada na parede faríngea posterior abaixo dos adenoides, criando uma porta central de tamanho diminuído e uma área maior de proeminência para contato com o véu. As taxas de sucesso foram registradas em aproximadamente 90%, mas com uma taxa menor de apneia do sono (Figura 20-16).

3. Medidas não cirúrgicas – As abordagens não cirúrgicas para IVF podem ser consideradas quando os pacientes não são bons candidatos à cirurgia devido à sua saúde geral ou por causa de condições específicas no palato, como cicatrização. As modalidades de tratamento não cirúrgicas incluem dispositivos ortodônticos para cobrir quaisquer fístulas abertas anteriormente ou uma **prótese de obturador faríngeo** (também

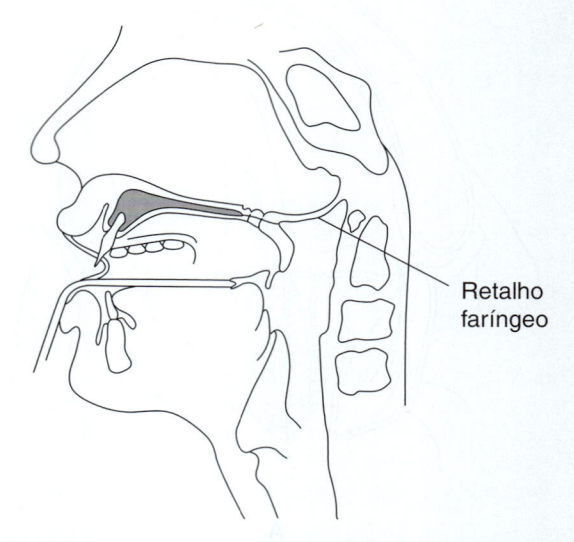

▲ **Figura 20-15** Retalho faríngeo. O retalho é erguido da parede faríngea posterior e inserido no véu palatino. As portas são deixadas em ambos os lados do retalho para o fluxo de ar.

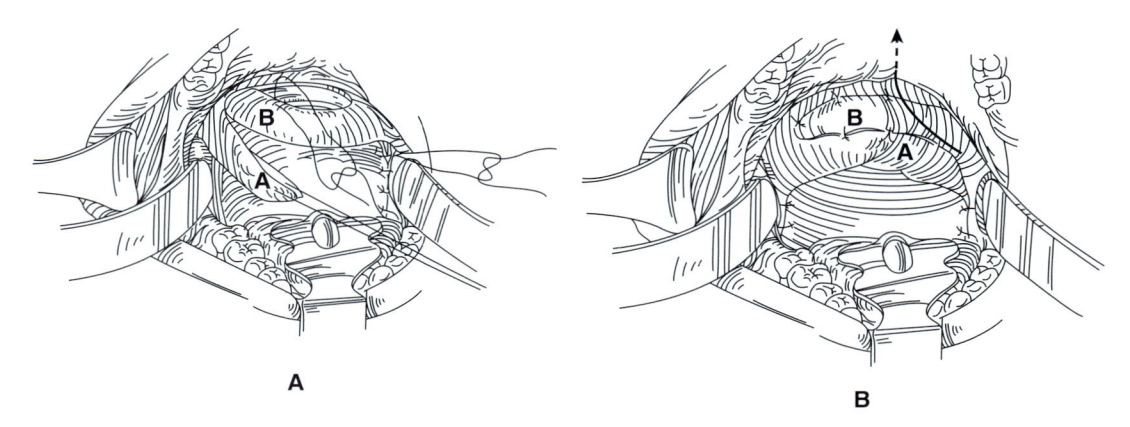

▲ **Figura 20-16** Faringoplastia do esfíncter. **(A)** Retalhos miomucosos são elevados a partir de cada pilar tonsilar posterior e uma incisão transversa feita unindo os dois. **(B)** Os retalhos sobrepostos são suturados um no outro e na parede faríngea posterior, criando uma porta estreita central para o fluxo de ar.

conhecida como um **dispositivo de levantamento palatino**), que é um dispositivo protético com uma grande extensão posterior para elevar, superior e posteriormente, o véu palatino. Em um palato que não é reparado, um obturador faríngeo pode fornecer um ponto para contato das paredes faríngeas posterior e lateral para promover fechamento durante a fala (Figura 20-17).

F. Procedimentos cirúrgicos secundários

À medida que a criança com uma fissura cresce, procedimentos adicionais são requeridos. No mínimo, após o reparo labiopalatino, o enxerto ósseo da fissura alveolar e, posteriormente, septorrinoplastia, em geral combinada com qualquer reparo labial residual, são executados. É importante reiterar o papel que a equipe de profissionais pode desempenhar neste processo; realizando visitas pelo menos anuais, a equipe pode monitorar o progresso da criança e recomendar as intervenções apropriadas no momento favorável.

1. Revisão labial – O objetivo final do reparo do lábio leporino é evitar cirurgia secundária, uma vez que cada revisão de uma cicatriz de lábio leporino cria um novo tecido cicatricial e, imperativamente, remove pelo menos uma pequena quantidade de tecido normal adjacente. A revisão do reparo da fissura é uma necessidade comum, contudo; os problemas mais comuns são mal alinhamento do rolo branco ou junção da mucosa seca e úmida, comprimento inadequado do lábio no lado reparado e plenitude desigual do lábio entre os dois lados. A última é mais fácil de corrigir, porque a nova cicatriz pode ser colocada fora de vista completamente dentro do vermelhão úmido. Existem muitas técnicas para corrigir o comprimento do reparo labial, a mais comum sendo a nova rotação de um reparo de rotação avançado (Figura 20-18).

O momento da revisão é muitas vezes coordenado com a idade escolar, uma vez que o ingresso em uma nova escola pode ser traumático para a criança jovem. A correção de problemas óbvios é melhor antes do jardim da infância. Um problema menor que não causa nenhuma preocupação psicológica pode muitas vezes ser tratado em conjunto com outros procedimentos, como enxerto ósseo ou rinoplastia.

Os reparos do lábio leporino bilateral são estadiados com frequência, e o alongamento da columela é melhor executado dos 4 aos 5 anos de idade antes de iniciar a escola. Em algumas fissuras bilaterais com cicatrização grave, um **retalho transoral** (também conhecido como **retalho de Abbe**) pode ser necessário; isto reduz simultaneamente o lábio inferior enquanto adiciona volume e comprimento à porção central do lábio superior (Figura 20-19).

2. Enxerto ósseo – O enxerto ósseo da fissura alveolar é geralmente executado durante a dentição mista, antes da erupção da cúspide permanente. O procedimento geralmente segue a expansão maxilar ortodôntica, se ela for requerida; é importante coordenar este procedimento com os esforços do ortodontista que está realizando o tratamento. O enxerto ósseo tem várias funções: (1) estabilização do maxilar, (2) suporte para as raízes dos dentes adjacentes, (3) fechamento de qualquer fístula anterior residual e (4) suporte para a base alar no lado da fissura. Como observado, o incisivo lateral geralmente está ausente; o enxerto ósseo sustentará um implante dentário para reposição do incisivo ausente e ajudará no suporte para outros dispositivos protéticos, como uma ponte fixa.

O enxerto ósseo é colocado entre as margens ósseas dos dois (ou três) segmentos alveolares após a elevação dos retalhos mucoperiosteais para fechar o soalho nasal e o palato anterior; a abertura anterior é então fechada avançando um retalho gengivoperiosteal proveniente do segmento lateral. Embora o osso craniano e a costela tenham sido defendidos como locais doadores, o osso esponjoso da crista ilíaca permanece o "padrão-ouro" para esta aplicação.

O enxerto ósseo inicial também foi proposto, com colocação de um pequeno enxerto de costela no espaço alveolar no momen-

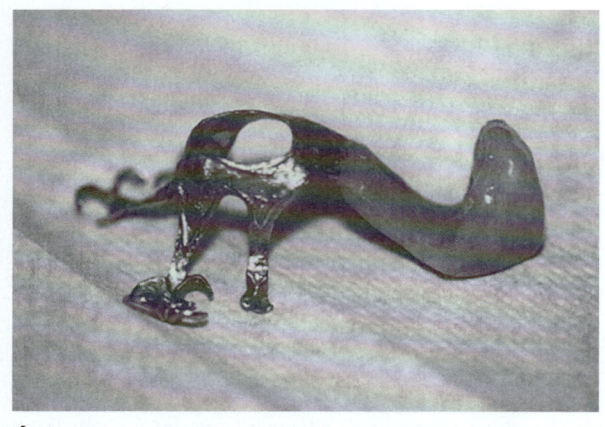

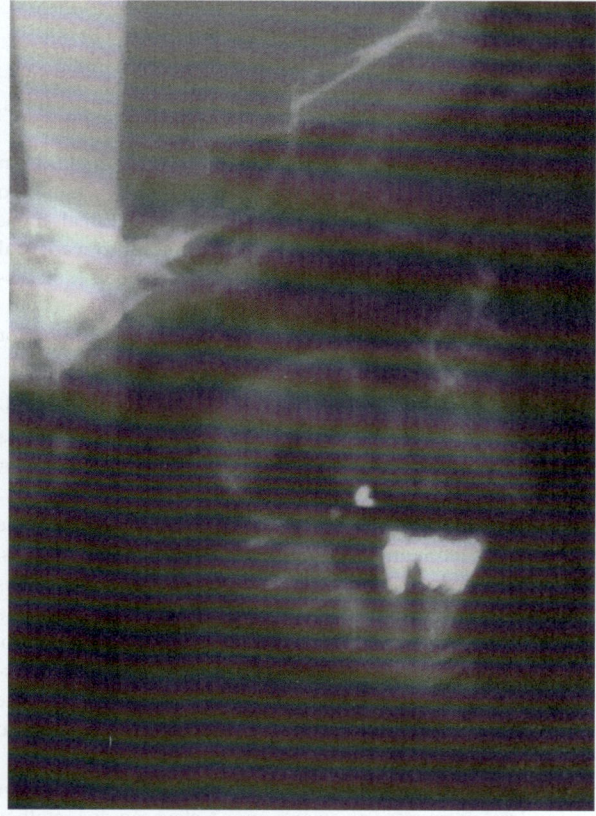

▲ **Figura 20-17** (**A**) Prótese do bulbo da fala. A grande projeção no lado direito da foto é gradualmente composta para elevar o véu palatino. (**B**) Cefalograma lateral sem a prótese. (**C**) Cefalograma lateral com prótese. A redução no espaço aéreo faríngeo posterior pode ser observada claramente.

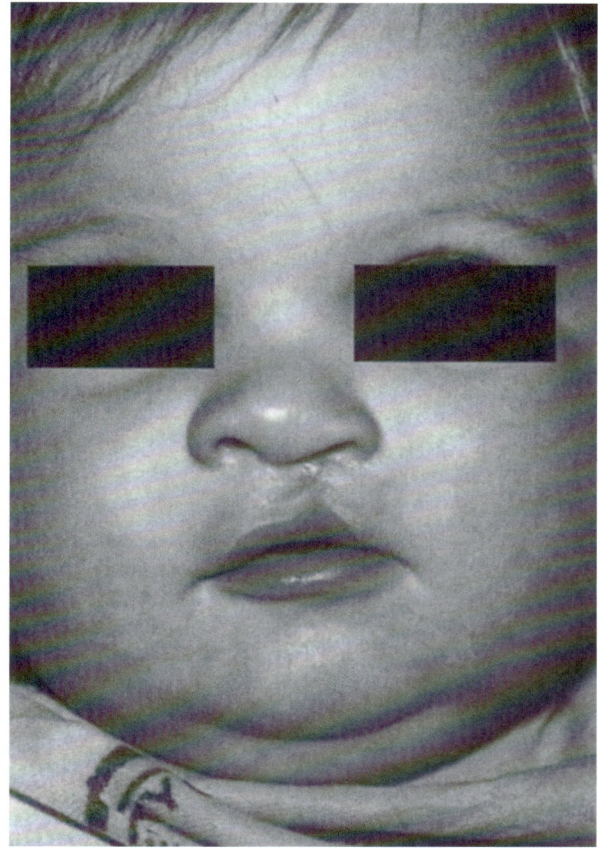

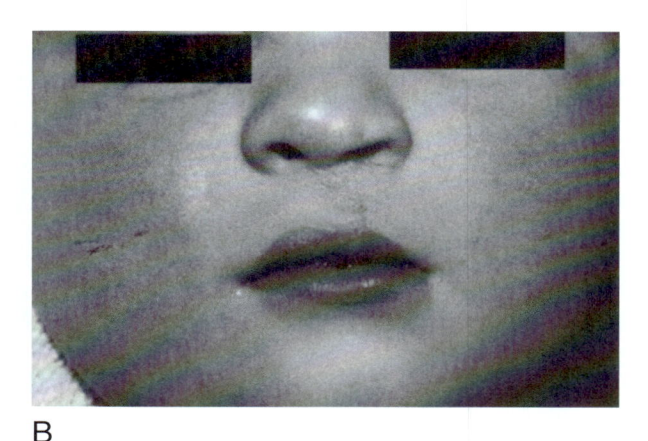

▲ **Figura 20-18** Revisão do reparo do lábio leporino unilateral. (**A**) Uma criança de 1 ano de idade vários meses após o reparo labial complicado por separação parcial. (**B**) Um ano após a revisão, com uma nova execução completa do reparo tipo avanço e rotação.

to do reparo labial. Isto geralmente tem sido associado a taxas aumentadas de hipoplasia maxilar, embora possam existir significativas variações técnicas que têm um efeito sobre os resultados de longo prazo.

Como discutido, alguns centros estão realizando a **gengivoperiosteoplastia** – o fechamento do hiato alveolar no momento do reparo labial primário. Isto pode ser executado somente após o posicionamento alveolar cuidadoso com uma placa de modelagem. Os resultados iniciais são promissores neste estágio, mas é muito cedo para avaliar os aspectos de crescimento ortodôntico e maxilar do desenvolvimento dentofacial nestas crianças.

3. Rinoplastia – As fissuras unilateral e bilateral requerem rinoplastia – geralmente no início da adolescência. Se a cirurgia ortognática for requerida (ver a seção seguinte), a rinoplastia é feita subsequentemente. Todos os esforços devem ser feitos no momento do reparo labial para minimizar a deformidade nasal, mas isto não tem efeito sobre o desvio septal grave para o lado da fissura que é observado na maioria dos pacientes com uma fissura unilateral.

O septo é corrigido com **septoplastia** ou ressecção submucosa do septo. Esta última é útil, visto que a cartilagem removida pode ser usada para reconstruir a extremidade nasal e fornecer material de enxerto para um suporte columelar e para a extremidade nasal.

As técnicas de rinoplastia aberta são favorecidas para a reconstrução da fissura nasal uma vez que elas fornecem uma maior exposição para a correção precisa. Nas fissuras unilaterais, a cartilagem deficiente no lado da fissura pode ser girada em uma posição simétrica, às vezes aumentada com um enxerto da extremidade. Nas fissuras bilaterais, as duas cartilagens alares devem ser suturadas juntas para a obtenção de melhor estreitamento e projeção da extremidade (Figura 20-20).

4. Cirurgia ortognática – Aproximadamente, 10 a 15% dos pacientes com fissuras requerem **cirurgia ortognática**, geralmente

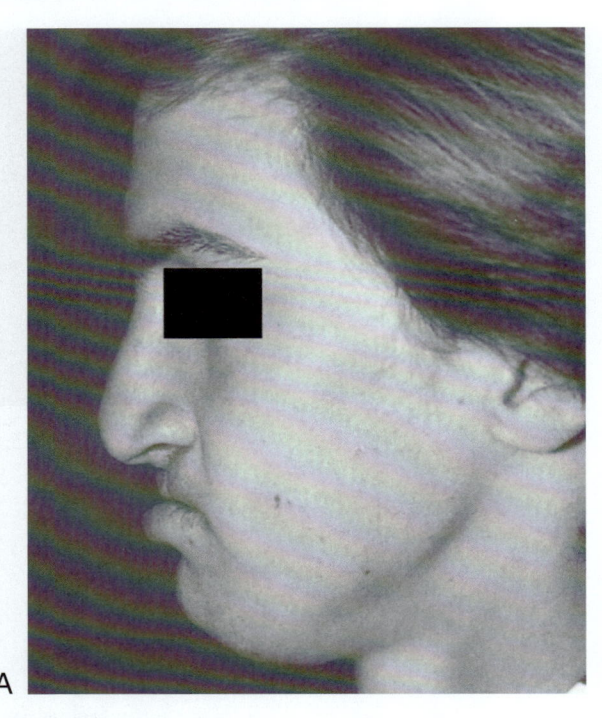

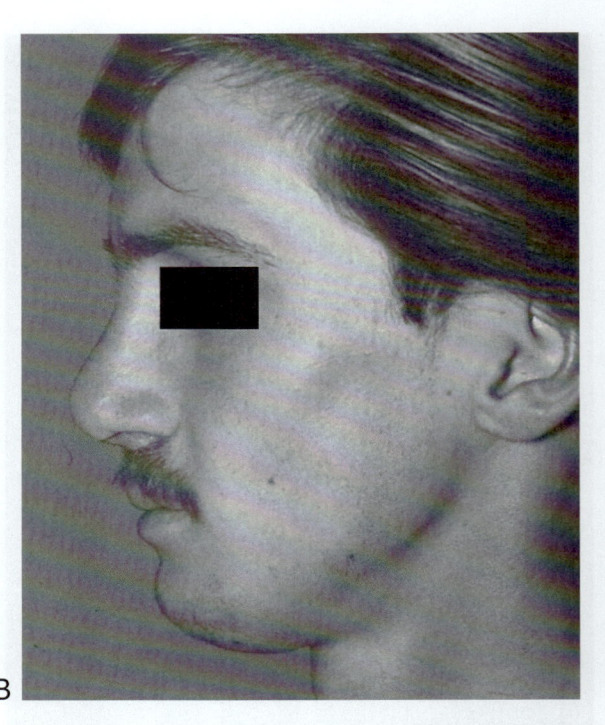

▲ **Figura 20-19** Uma reconstrução de lábio leporino. O lábio superior foi reconstruído com um retalho de Abbe (transoral) e uma septorrinoplastia completa foi concluída. (**A**) Incidência lateral antes da cirurgia. (**B**) Incidência lateral após duas operações. Observe que a transferência de tecido do lábio inferior para o superior restaurou o equilíbrio normal entre os dois.

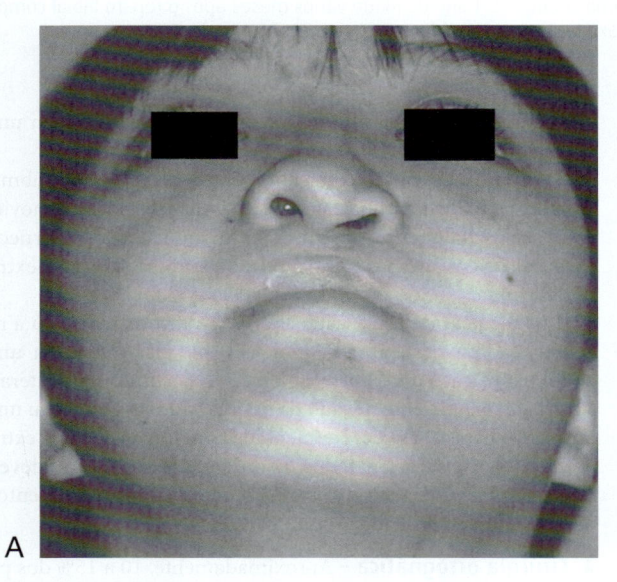

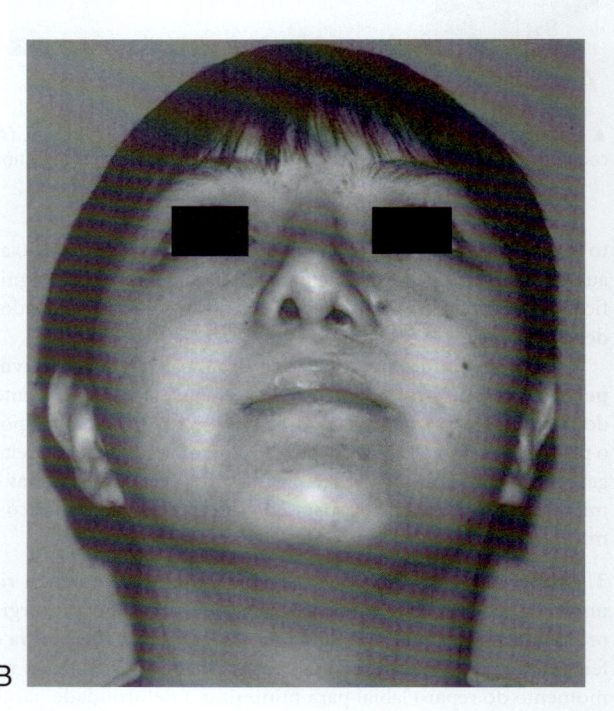

▲ **Figura 20-20** Reconstrução nasal tardia. (**A**) Incidência pré-operatória. Observe a depressão grave da cartilagem alar no lado da fissura (esquerdo), dorso nasal inadequado. (**B**) Incidência pós-operatória após o enxerto com cartilagem da costela para o dorso e suporte columelar para sustentar a extremidade nasal.

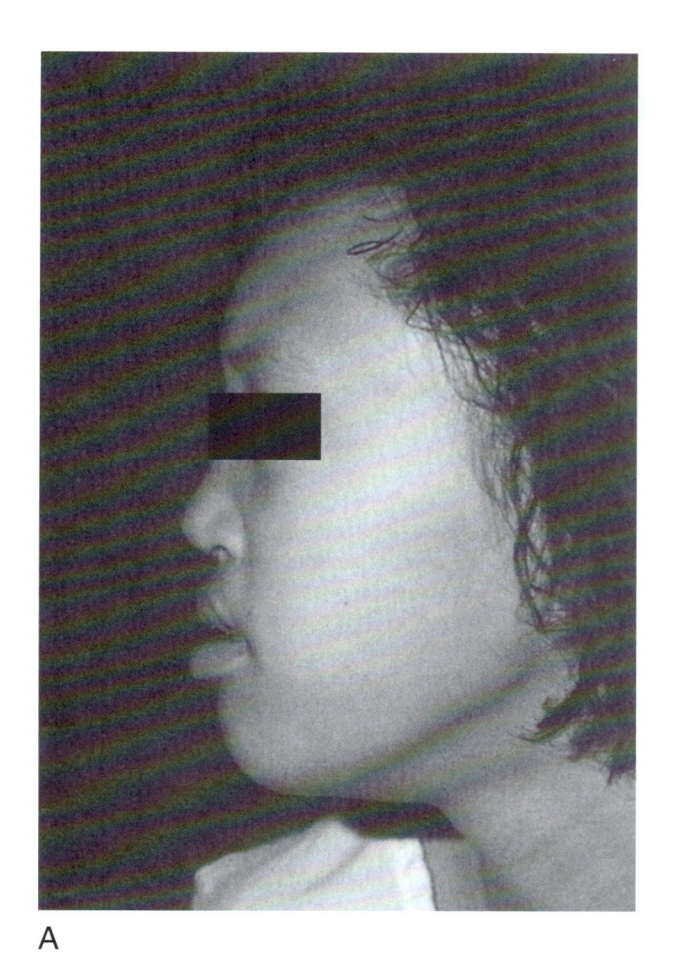

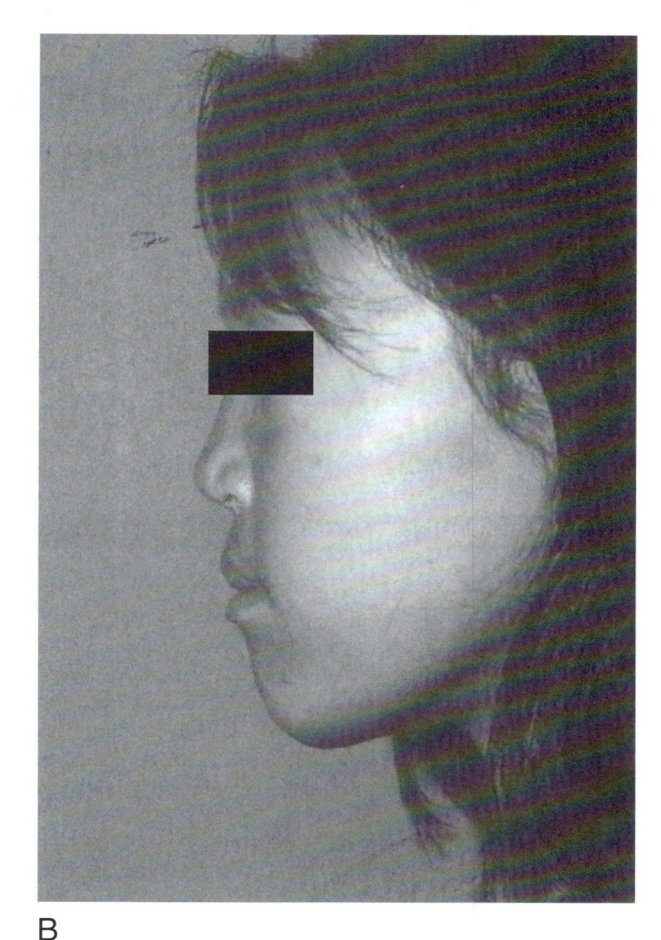

Figura 20-21 Avanço maxilar de Le Fort I. (**A**) Visão do perfil antes do avanço. Esta paciente tinha fenda palatina. (**B**) Visão do perfil após o procedimento maxilar de Le Fort I com fixação rígida.

avanço maxilar. A decisão sobre a cirurgia mandibular afeta a abordagem ortodôntica, bem como o momento certo do enxerto ósseo (isto pode ser feito no momento da cirurgia maxilar em alguns casos, em vez de um procedimento separado). Uma grande discrepância maxilo-mandibular pode requerer o recuo simultâneo da mandíbula. Geralmente, estes procedimentos são feitos próximos da maturidade esquelética, uma vez que a mandíbula é um dos últimos ossos a cessar o crescimento – nos primeiros anos da adolescência para as meninas, mais tarde para os meninos. É importante monitorar a fala do paciente após o avanço maxilar, porque o palato pode projetar-se à frente o suficiente para produzir escape de ar nasal onde nenhum escape estava presente (Figura 20-21).

American Cleft Palate Association. Parameters for evaluation and treatment of patients with cleft lip/palate or other craniofacial anomalies. *Cleft Palate Craniofac J* 1993;30:S1 [PMID: 8457579]. (Consensus paper from the American Cleft Palate Association that summarizes their recommendations for team care of patients with cleft lip and palate.)

Millard R. *Cleft Craft: The Evolution of Its Surgery.* Boston, MA: Little, Brown, 1976. (Classic text on cleft repairs. Even if dated, it is encyclopedic in scope, covering both history and technical aspects of cleft lip and palate surgery.)

Losee JE, Kirschner RE, editors. *Comprehensive Cleft Care.* New York: McGraw-Hill Medical, 2009. (This new text is extensive, well illustrated and affordable with chapters by most of the leaders in the field.)

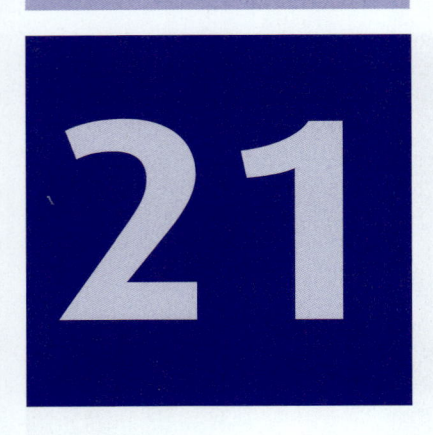

21 Manejo da doença adenotonsilar

Maria V. Suurna, MD

ANATOMIA E FISIOLOGIA

O **anel de Waldeyer** descreve uma estrutura circular de tecido linfoide localizada na nasofaringe e na orofaringe. Ele é formado por duas tonsilas palatinas, tonsilas faríngeas ou adenoides, tonsilas tubárias ou de Gelach circundando a abertura da tuba auditiva e das tonsilas linguais. O tecido linfoide do anel tonsilar de Waldeyer contém linfócitos de célula B, linfócitos de célula T e algumas células plasmáticas maduras. Este tecido é primariamente envolvido em imunidade secretora e regula a produção de imunoglobulina.

As células estão organizadas em folículos linfoides similares aos linfonodos, mas têm canais cobertos por endotélio especializado que facilitam a captação de antígeno diretamente para o tecido. A independência deste sistema a partir de drenagem linfática é uma vantagem única para a aquisição de antígeno. A localização do anel tonsilar de Waldeyer e seu *design* permitem a exposição direta das células imunologicamente ativas para antígenos estranhos que entram no trato aerodigestivo superior, o que maximiza a memória imune. Estes tecidos são mais ativos a partir das idades de 4 a 10 anos e tendem a sofrer involução após a puberdade. Após sua involução, a função imune secretora desses tecidos permanece, mas em um nível inferior.

As **tonsilas palatinas** são o maior componente do anel de Waldeyer e são encontradas nas paredes laterais da orofaringe. As tonsilas estão localizadas dentro de uma fossa tonsilar formada por três músculos faríngeos. O músculo palatoglosso forma o pilar tonsilar anterior, o músculo palatofaríngeo forma o pilar tonsilar posterior e a base da fossa tonsilar é formada pelos constritores da faringe, primariamente o constritor superior. A cápsula fibrosa de uma tonsila é inserida à fáscia dos músculos faríngeos. O espaço potencial entre a tonsila e os músculos faríngeos é um local comum de abscesso peritonsilar.

O nervo glossofaríngeo situa-se profundamente no constritor faríngeo superior e fornece sensação para a tonsila por meio da ramificação tonsilar. A ramificação timpânica do nervo glossofaríngeo é responsável por uma otalgia referida que está comumente presente com inflamação tonsilar ou após cirurgia tonsilar. As ramificações descendentes do nervo palatino menor são outro suprimento sensorial para a tonsila. O suprimento sanguíneo arterial se baseia primariamente no polo inferior, e o ramo tonsilar da artéria lingual dorsal, o ramo ascendente da artéria palatina e o ramo tonsilar da artéria facial entram neste local. O polo superior recebe seu suprimento sanguíneo da artéria faríngea ascendente e da artéria palatina menor. A drenagem venosa ocorre por meio de um plexo peritonsilar venoso que drena para as veias lingual e faríngea e se alimenta na veia jugular interna. A drenagem linfática é geralmente para o linfonodo tonsilar atrás do ângulo da mandíbula ou para outros linfonodos jugulodigástricos.

O tecido linfoide tonsilar forma criptas profundas que estão alinhadas ao epitélio escamoso processador de antígeno estratificado. Essas criptas maximizam a exposição de tecido para os antígenos de superfície. Elas também podem abrigar sujeira e bactérias e se tornarem uma fonte para infecção, halitose e tonsilólitos.

As **adenoides** ou tonsilas faríngeas e as tonsilas linguais não são tão bem definidas ou especializadas quanto as tonsilas palatinas. Estas estruturas consistem em tecido linfoide coberto por um epitélio colunar ciliado, pseudoestratificado, especializado, que forma as pregas de superfície redundante para maximizar a área superficial do tecido. As adenoides estão localizadas sobre a superfície da parede superior e posterior da nasofaringe e têm crescimento maior nos primeiros anos de vida.

Devido ao espaço confinado, a hipertrofia adenoide pode ser uma causa de obstrução das vias aéreas superiores nas crianças jovens. Por volta dos 5 anos de idade, as adenoides começam a regredir e, com o crescimento da base do crânio, a hipertrofia adenoide raramente é um problema depois disso. O suprimento sanguíneo para as adenoides inclui numerosas ramificações do palato e da faringe. A drenagem venosa é para o plexo faríngeo, e os linfáticos drenam para os linfonodos retrofaríngeos e faringomaxilares.

INFECÇÕES

A orofaringe e o anel tonsilar de Waldeyer normalmente são colonizados por muitas espécies de bactérias aeróbias e anaeróbias, incluindo estafilococo, estreptococos não hemolíticos, lactobacilos, bacteroides e actinomicose. Estes organismos e outras bactérias patogênicas, vírus, fungos e parasitas podem causar infecções de tecido tonsilar e adenoide. As culturas orofaríngeas obtidas durante a infecção nem sempre são úteis na distinção do patógeno ofensivo, já que muitas vezes elas produzem organismos múltiplos, refletindo a flora normal da mucosa oral.

FARINGOTONSILITE AGUDA

A faringotonsilite aguda pode ser causada por infecção viral ou bacteriana, a etiologia viral sendo a mais comum. É muitas vezes difícil fazer a distinção entre as duas causas com base no exame clínico. Os pacientes se apresentam com febre, mal-estar, odinofagia e linfadenite. No exame físico, podem estar presentes aumento tonsilar, eritema e exsudato.

▶ Infecções virais

Aproximadamente, metade dos casos de faringotonsilite aguda tem uma etiologia viral. Os pacientes comumente se apresentam com queixas de dor na garganta e disfagia. No exame, muitas vezes há febre, linfadenopatia cervical sensível, inflamação das tonsilas e eritema com possível exsudação. Os patógenos virais comuns incluem adenovírus, rinovírus, reovírus, vírus sincicial respiratório (RSV), *influenza* e vírus da *parainfluenza*. O tratamento para a maioria das infecções virais é geralmente de apoio. Em alguns casos, os pacientes desenvolvem uma superinfecção bacteriana das tonsilas que resulta em sintomas mais graves. Estes pacientes se beneficiam dos antibióticos sistêmicos.

As infecções tonsilares com o vírus Coxsackie resultam em herpangina, que se apresenta como vesículas ulcerativas sobre as tonsilas, a faringe posterior e o palato. A doença comumente ocorre nas crianças com menos de 16 anos. Tais pacientes se apresentam com sintomas generalizados de cefaleia, febre alta, anorexia e odinofagia.

O **vírus Epstein-Barr** (EBV) pertence à família dos herpes-vírus e causa faringite aguda como parte da mononucleose infecciosa. Em nações desenvolvidas e em regiões de condição socioeconômica alta, a infecção primária pelo EBV ocorre durante a segunda e a terceira décadas de vida. Este não é o caso nos países em desenvolvimento onde mais crianças jovens são afetadas pela doença. O EBV é transmitido oralmente e se manifesta com febre, mal-estar generalizado, linfadenopatia, hepatosplenomegalia e faringite. As tonsilas ficam gravemente aumentadas, às vezes ao ponto de comprometer as vias aéreas, e são cobertas com um exsudato branco acinzentado extenso. Quando o vírus é adquirido em uma idade menor, os sintomas geralmente são menos graves.

O EBV preferencialmente infecta e transforma os linfócitos B humanos. O período de incubação é de cerca de 2 a 6 semanas, durante o qual o EBV induz uma proliferação de células B infectadas. Isto é seguido por uma resposta imune celular, caracterizada pelo aparecimento de linfócitos T citotóxicos "atípicos" no sangue. Nos pacientes imunossuprimidos com imunodeficiência herdada ou adquirida, como a Aids, o distúrbio linfoproliferativo ligado ao X e a imunossupressão pós-transplante – resposta de linfócito T é limitada –, e a proliferação descontrolada de células B pode resultar em hiperplasia dos tecidos linfoides. O EBV também está associado com linfomas de Hodgkin e não Hodgkin, linfoma de Burkitt, carcinoma nasofaríngeo e outros distúrbios linfoproliferativos.

O diagnóstico de mononucleose infecciosa aguda geralmente pode ser feito na observação clínica de linfocitose absoluta, linfócitos atípicos no esfregaço periférico, anticorpos heterófilos e anticorpos específicos do EBV. Aumento na ingestão de líquidos, repouso e analgésicos compreendem o tratamento primário. No caso de obstrução progressiva das vias aéreas devido ao edema tonsilar obstrutivo, um pequeno curso de esteroides sistêmicos também pode ajudar. Raramente, vias aéreas nasofaríngeas, uma intubação nasotraqueal, uma tonsilectomia ou uma traqueotomia podem ser requeridas para assegurar as vias aéreas.

Uma síndrome retroviral aguda é uma manifestação de infecção primária com o vírus da imunodeficiência humana (HIV). Após um período de incubação de 1 a 5 semanas, desenvolvem-se sintomas que incluem febre, faringite não exsudativa, linfadenopatia e sintomas sistêmicos, como artralgia, mialgia e letargia.

▶ Infecções bacterianas

1. Faringotonsilite estreptocócica aguda

O **estreptococo β-hemolítico do grupo A** (GABHS) é a causa mais comum de faringotonsilite bacteriana aguda em crianças. A "infecção estreptocócica" é uma doença extremamente comum entre adolescentes e crianças, com uma incidência que atinge o pico durante os meses de inverno e de primavera e tende a ser incomum nas crianças com menos de 3 anos de idade. A transmissão geralmente ocorre pela difusão de gotículas, e o período de incubação é de cerca de 2 a 5 dias. Os sintomas geralmente incluem febre, dor de garganta, linfadenopatia cervical, disfagia e odinofagia. Em geral, o exame físico revela eritema tonsilar e faríngeo com exsudação purulenta.

A cultura da garganta com uma placa de ágar-sangue (BAP) é o método-padrão para estabelecimento do diagnóstico de faringite causada por estreptococo do grupo A em crianças. Os testes rápidos de detecção de antígeno (TDAR) com base no consultório também estão disponíveis. Estes testes têm excelente especificidade; contudo, sua sensibilidade é menor quando comparada ao BAP, sendo recomendados para confirmar resultados de TDAR negativos com cultura BAP. Os testes definitivos para determinar a infecção por GABHS ocorrem por meio da medição dos títulos séricos de antiestreptolisina O (ASO). Determinados indivíduos, "portadores", têm culturas de garganta positivas e permanecem assintomáticos.

O diagnóstico inicial de faringite por GABHS e o tratamento antimicrobiano apropriado é o padrão de cuidado para, primariamente, prevenir a febre reumática. Embora uma série de fármacos tenha sido promissora no tratamento de GABHS, um curso de 10 dias com penicilina V permanece o esquema de tratamento de escolha. A amoxicilina é comumente substituída por penicilina. A penicilina G benzatina intramuscular administrada como uma dose também é um tratamento efetivo e pode ser usada quando a adesão ao esquema oral é uma preocupação. As cefalosporinas de primeira geração, os macrolídeos e a clindamicina são alternativas para o tratamento de pacientes com alergia à penicilina.

Complicações da infecção por GABHS – A maioria das faringotonsilites por GABHS é benigna e autolimitada; contudo, existe o potencial para complicações supurativas e não supurativas. A ênfase sobre o rápido diagnóstico e o uso difundido de antibióticos tem diminuído acentuadamente a incidência de complicações não supurativas. Em contraste, as complicações supurativas da tonsilite bacteriana aguda ainda são comumente encontradas.

A. Complicações não supurativas – A febre escarlatina ocorre secundária à produção de endotoxina pelas bactérias durante o episódio de faringotonsilite estreptocócica aguda. A apresentação clínica inclui *rash* eritematoso, febre, linfadenopatia, disfagia e tonsilas eritematosas e faringe coberta com filme membranoso amarelo. A língua pode se tornar vermelha, com descamação das papilas, muitas vezes descrita como "língua morango".

A **febre reumática** aguda geralmente ocorre de 1 a 4 semanas após a faringotonsilite causada por GABHS. A infecção estreptocócica resulta em produção de anticorpos de reação cruzada ao músculo cardíaco, levando à endocardite, à miocardite ou pericardite subsequente. Uma vez que ocorre o dano ao tecido cardíaco, pouco pode ser feito para reverter o processo.

A **glomerulonefrite** pós-estreptocócica geralmente ocorre como uma síndrome nefrítica aguda cerca de 1 a 2 semanas após uma infecção faringotonsilar ou uma infecção cutânea com GABHS. O mecanismo patogênico da doença envolve lesão ao glomérulo pela deposição dos complexos imunes, bem como dos anticorpos circulantes.

Foi descrita uma entidade clínica conhecida como distúrbio neuropsiquiátrico autoimune pediátrico associado à infecção estreptocócica do grupo A (**PANDAS**). A PANDAS está associada ao início abrupto de exacerbações graves de comportamentos do tipo obsessivo-compulsivo ou tiques em crianças após infecção por GABHS. A fisiopatologia desta condição é tida como similar à coreia de Sydenham, na qual anticorpos antineuronais entram em reação cruzada com regiões nos gânglios basais, produzindo distúrbios comportamentais e motores.

B. Complicações supurativas – As complicações supurativas da faringotonsilite bacteriana incluem abscesso peritonsilar, abscesso parafaríngeo, abscesso retrofaríngeo e linfadenite ou abscesso cervical. O **abscesso peritonsilar** se forma como resultado da disseminação da infecção do polo superior da tonsila para o espaço potencial entre o leito do músculo faríngeo e a cápsula tonsilar. O abscesso geralmente ocorre de modo unilateral, e os pacientes se apresentam com dor grave, odinofagia e disfagia. O trismo está muitas vezes presente secundário à inflamação da musculatura pterigoide. No exame, há edema unilateral da placa com a tonsila medialmente deslocada e a úvula deslocada para o lado oposto. A aspiração por agulha e a incisão e drenagem geralmente são executadas para tratar o abscesso. Em pacientes com tonsilite e abscesso peritonsilar recorrentes, com frequência se recomenda uma tonsilectomia. A maioria dos cirurgiões prefere operar após a infecção aguda ter se resolvido; contudo, uma "tonsilectomia de Quincy", que é uma tonsilectomia em um paciente infectado de forma aguda, é ocasionalmente executada.

A infecção proveniente da tonsila ou de um abscesso peritonsilar pode se disseminar pelo músculo constritor superior para um espaço potencial entre o músculo constritor superior e a fáscia cervical profunda, formando um **abscesso do espaço parafaríngeo**. O abscesso leva ao deslocamento medial da tonsila e da parede faríngea. Os pacientes muitas vezes se apresentam com trismo e uma diminuição na amplitude de movimento do pescoço secundária à inflamação dos músculos paraspinal e pterigoide adjacente. Se não for tratado, o abscesso pode se disseminar para a bainha da carótida e para o mediastino.

Um **abscesso retrofaríngeo** pode resultar da disseminação do abscesso peritonsilar ou da infecção dos linfonodos no espaço retrofaríngeo. Ele é mais comum em crianças, e os sintomas geralmente incluem febre, disfagia, fala abafada, respiração ruidosa, rigidez no pescoço e linfadenopatia cervical.

A faringotonsilite pode levar ao aumento e à infecção dos linfonodos de drenagem correspondentes. Os pacientes podem se apresentar com linfonodos aumentados, quentes, eritematosos, sensíveis, que então podem avançar para supuração e formação de abscesso.

2. Faringite estreptocócica não do Grupo A

Os **estreptococos dos grupos C e G** comumente colonizam o trato respiratório superior e têm sido responsáveis pelos surtos de faringite transmitidos por alimentos e por água. Os sintomas podem ser similares à faringite estreptocócica do grupo A, mas geralmente são menos graves. Os estreptococos não do grupo A nunca se mostraram causadores de febre reumática aguda.

Hoje, a **difteria** faríngea é extremamente rara devido ao uso difundido da imunização infantil. A infecção é causada pelo *Corynebacterium diphtheriae* e ocorre primariamente em indivíduos não imunizados. Além dos sintomas normais de faringite aguda, essa doença é caracterizada por uma pseudomembrana firmemente aderente acinzentada que cobre as tonsilas e pode se estender para as narinas, úvula, véu palatino e faringe. A doença pode se alastrar para a laringe e árvore traqueobrônquica comprometendo potencialmente as vias aéreas. A remoção da pseudomembrana revela sangramento da superfície subjacente. As exotoxinas produzidas pelo *C. diphtheriae* podem produzir toxicidade cardíaca e neurotoxicidade. O diagnóstico é confirmado pela cultura da pseudomembrana no meio de seleção de telúrio ou de Loeffler. O tratamento deve ser imediatamente iniciado com a administração de antitoxina para difteria e penicilina ou eritromicina, mesmo antes da confirmação com a cultura.

Os pacientes com exposição a doenças sexualmente transmissíveis podem desenvolver infecções tonsilares com *Neisseria gonorrhoeae* ou *Treponema pallidum*. As infecções gonocócicas podem se apresentar como uma faringite exsudativa. A sífilis oral primária se manifesta como um cancro indolor nos lábios, mucosa bucal ou orofaringe. Os pacientes com sífilis secundária podem se apresentar com hipertrofia tonsilar bilateral e úlceras tonsilares e orofaríngeas dolorosas.

O papel das bactérias anaeróbias na tonsilite deve ser considerado. As bactérias anaeróbias predominam nos abscessos tonsilar e retrofaríngeo. Também há evidência de sinergia entre anaeróbios e GABHS em casos de faringotonsilite.

▶ Infecções fúngicas

A **candidíase** orofaríngea é causada por crescimento excessivo de *Candida albicans* e muitas vezes se apresenta em pacientes com uma história de imunossupressão, radiação ou alteração na microflora seguida por uso de antibiótico de amplo espectro de longa duração. No exame, existem placas do tipo queijo *cottage* sobre a mucosa faríngea, que sangram se removidas com um depressor de língua. O diagnóstico clínico pode ser confirmado com coloração de hidróxido de potássio revelando hifas fúngicas. A terapia inicial geralmente consiste em higiene oral e tratamento tópico. Alguns dos agentes disponíveis incluem preparações de nistatina oral, anfotericina lozenge e clotrimazol.

TONSILITE AGUDA RECORRENTE

Muitos pacientes apresentam episódios de tonsilite aguda com recuperação completa entre os episódios. As tonsilas, devido à sua localização e numerosas criptas e fendas, abrigam bactérias. A terapia médica agressiva para a tonsilite aguda pode não prevenir as infecções adicionais. Os otorrinolaringologistas e os profissionais de cuidado primário têm debatido o papel da cirurgia para estes pacientes durante muitos anos. Hoje, a maioria dos cirurgiões concorda que uma tonsilectomia é indicada em pacientes com tonsilite aguda recorrente envolvendo seis a sete episódios de tonsilite aguda em 1 ano, cinco episódios por ano durante 2 anos consecutivos ou três episódios por ano durante 3 anos consecutivos.

TONSILITE CRÔNICA

A tonsilite crônica é diagnosticada quando uma dor de garganta está presente por no mínimo três meses e está associada com inflamação tonsilar, halitose e adenopatia cervical sensível persistente. Pode ser pouco notada no exame clínico, mas este pode revelar criptas tonsilares diminuídas e uma cápsula tonsilar lisa.

Os antibióticos efetivos contra anaeróbios e organismos produtores de β-lactamase, como clindamicina ou clavulanato de amoxicilina, podem ser usados para tratamento. Em pacientes com tonsilite crônica que não respondem à terapia antimicrobiana apropriada que resulta em gosto ruim persistente, halitose ou tonsilite recorrente associada com estado do portador de GABHS, a tonsilectomia deve ser indicada.

Os **tonsilólitos** são biofilmes microbianos que se formam dentro das criptas tonsilares e estão associados à halitose e à tonsilite críptica crônica. Os pacientes podem se apresentar com uma sensação de corpo estranho na garganta e massas brancas duras, expressivas em suas tonsilas. A tonsilectomia completa ou intracapsular é a opção de tratamento para a tonsilite críptica crônica nos adultos.

▼ HIPERTROFIA ADENOTONSILAR CRÔNICA

O tecido tonsilar e adenoide possui vários compartimentos imunes especializados responsáveis pela resposta imune humoral e celular, como epitélio da cripta, folículos linfoides e regiões extrafoliculares. As tonsilas e as adenoides são os primeiros órgãos linfoides no corpo a encontrar patógenos ingeridos e inalados.

A hipertrofia do tecido linfoide ocorre em resposta à colonização com flora normal, exposição a microrganismos patogênicos e reação aos fatores ambientais. O tecido linfoide do anel de Waldeyer é muito pequeno nos bebês e aumenta significativamente de tamanho no momento em que a criança completa 4 anos de idade em associação com a atividade imune.

Obstrução nasal, rinorreia e voz hiponasal são os sintomas comuns presentes na hipertrofia adenoide. O aumento tonsilar pode causar ronco, disfagia e uma voz hipernasal ou abafada. A hipertrofia adenotonsilar crônica está mais comumente associada com a respiração descoordenada no sono nas crianças, com sintomas que variam de obstrução das vias aéreas superiores até síndrome da apneia obstrutiva do sono (SAOS). A obstrução das vias aéreas superiores pode se manifestar como ronco alto, respiração crônica pela boca e enurese.

Uma história de episódios de apneia testemunhados, hipersonolência ou hiperatividade, acordar com frequência no meio da noite, desempenho escolar insatisfatório e falha geral no desenvolvimento são manifestações comuns da apneia obstrutiva do sono. Com o passar do tempo, casos mais graves de SAOS podem levar à hipertensão pulmonar, cor pulmonale e hipoventilação alveolar resultando em retenção crônica de CO_2, que pode ser de lenta resolução mesmo após o alívio da obstrução com adenotonsilectomia.

O diagnóstico de hipertrofia adenotonsilar se baseia na história clínica e no exame físico. A endoscopia nasal é útil no diagnóstico de hipertrofia adenoide, infecções adenoides e insuficiência velofaríngea (IVF), bem como para eliminar outras causas de obstrução nasal. A radiografia do tecido mole da parte lateral do pescoço pode ser útil na avaliação das adenoides hipertróficas. Devido às dificuldades na execução de estudos do sono em crianças pequenas, o uso de polissonografia para documentar a apneia obstrutiva do sono nestes pacientes permanece controverso. Esse teste é geralmente reservado para pacientes sem uma história clara de obstrução das vias aéreas ou para pacientes com anomalias craniofaciais e distúrbios neurológicos.

▼ NEOPLASIAS TONSILARES

A hipertrofia tonsilar assimétrica é um achado físico que deve estimular o médico a incluir neoplasias no diagnóstico diferencial. A probabilidade de um processo maligno aumenta quando a assimetria tonsilar está associada com rápido aumento, sintomas constitucionais, aparência tonsilar atípica, linfadenopatia cervical ipsilateral e uma história de crescimentos malignos prévios.

O aumento tonsilar unilateral nas crianças assintomáticas raramente é de etiologia neoplásica. A maioria das crianças com assimetria tonsilar aparente tem exposição assimétrica das tonsilas pelos pilares tonsilares ou assimetria benigna das tonsilas. Contudo, o linfoma tonsilar deve ser considerado quando o aumento tonsilar unilateral está presente em uma criança imunocomprometida ou quando a tonsilite assimétrica aguda não responde à terapia médica.

Quando este achado é acompanhado por uma história ou um curso clínico suspeito, uma tonsilectomia deve ser feita para biópsia. O linfoma e o CCE são as neoplasias tonsilares primárias mais comuns, mas outros tumores malignos também podem se apresentar. Muitas neoplasias malignas primárias, como melanoma e carcinomas de célula renal, pulmonar, de mama, gástrico e de colo, foram registradas como tendo metástases na tonsila.

Os tumores benignos da tonsila são raros e incluem lipomas, fibromas e schwannomas. Os tumores do espaço parafaríngeo são importantes para se considerar como diagnósticos, uma vez que eles podem se apresentar com sinais e sintomas que imitam uma hipertrofia tonsilar assimétrica ou um abscesso tonsilar.

DISTÚRBIO LINFOPROLIFERATIVO PÓS-TRANSPLANTE

O distúrbio linfoproliferativo pós-transplante é um distúrbio fatal na população com imunossupressão. Ele resulta da proliferação descontrolada de célula B secundária à infecção por EBV em pacientes transplantados nos quais a atividade de célula T citotóxica é suprimida para prevenir a rejeição do órgão. A hipertrofia adenotonsilar muitas vezes é a apresentação inicial nos casos pediátricos. O processo pode avançar para envolver sistemas de órgãos múltiplos. Os fatores de risco incluem transplante de órgãos em uma idade precoce, predisposição genética, tipo de órgão transplantado, tipo e intensidade da imunossupressão e estado de EBV. A adenotonsilectomia fornece tecido para diagnóstico histopatológico e alivia a obstrução das vias aéreas superiores. O tratamento muitas vezes inclui redução da imunossupressão, terapia adjuvante com aciclovir ou gangciclovir para prevenir a replicação de DNA EBV e interferon-α.

INDICAÇÃO PARA TONSILECTOMIA E ADENOIDECTOMIA

A adenotonsilectomia é uma das operações mais comuns executadas em crianças. A tonsilite estreptocócica recorrente tradicionalmente tem sido a razão mais comum para o procedimento. Contudo, a tendência para tratamento cirúrgico mudou nas últimas décadas para a obstrução das vias aéreas superiores, sendo a indicação mais comum para tonsilectomia e adenoidectomia nas crianças. Tem ocorrido um crescente reconhecimento do impacto da respiração forçada como um resultado do distúrbio da apneia do sono sobre o desenvolvimento das crianças.

A hipertrofia adenotonsilar é a causa mais frequente de respiração perturbada pela apneia do sono e a adenotonsilectomia se mostrou efetiva na melhora dos sintomas associados e na qualidade de vida; assim, ela é considerada a terapia principal nos casos pediátricos. Contudo, a eficácia da adenotonsilectomia diminui significativamente em pacientes obesos, crianças com morbidades múltiplas e pacientes com apneia do sono pré-operatória grave.

A polissonografia é considerada o padrão-ouro para a avaliação e o diagnóstico do distúrbio da apneia obstrutiva do sono. Devido ao alto custo, ao acesso limitado, à dificuldade de executar o estudo na população pediátrica e ao atraso associado no tratamento, a polissonografia raramente é usada de modo pré-operatório em crianças saudáveis. Uma história de ronco com ou sem apneia observada, inquietação, sonolência durante o dia, mudanças comportamentais e desempenho cognitivo insatisfatório e hipertrofia adenotonsilar no exame clínico são critérios usados para recomendar a adenotonsilectomia. A polissonografia é recomendada para crianças com menos de 3 anos de idade com comorbidades médicas, obesidade mórbida, síndromes craniofaciais, distúrbios neuromusculares e quando os achados do exame físico não se correlacionam com o grau de obstrução das vias aéreas.

As indicações atuais para tonsilectomia são referidas no Quadro 21-1. Em todos os casos, os benefícios potenciais da tonsilectomia devem ser ponderados contra a morbidade significativa do procedimento e as potenciais complicações pós-ope-

---

Quadro 21-1 Indicações cirúrgicas para tonsilectomia e adenoidectomia

Doença infecciosa
- Tonsilite recorrente, aguda, com mais de 6 a 7 episódios em 1 ano, 5 episódios durante 2 anos ou 3 episódios por ano durante 3 anos
- Tonsilite recorrente, aguda, com convulsões febris recorrentes ou doença valvular cardíaca
- Tonsilite crônica, que não responde à terapia médica ou a medidas locais
- Abscesso peritonsilar com história de infecções tonsilares

Doença obstrutiva
- Ronco com respiração crônica pela boca
- Apneia obstrutiva do sono ou distúrbios do sono
- Hipertrofia adenotonsilar com disfagia ou anomalias da fala
- Hipertrofia adenotonsilar com crescimento craniofacial ou anormalidades oclusivas
- Mononucleose com hipertrofia tonsilar obstrutiva, que não responde a esteroides

Outras
- Crescimento assimétrico ou suspeita de lesão tonsilar para neoplasia (sem adenoidectomia)

Quadro 21-2 Indicações cirúrgicas para a adenoidectomia isolada

Doença infecciosa
Hipertrofia adenoide com disfunção da tuba auditiva e infecção persistente na orelha ou efusão na orelha média
Hipertrofia adenoide associada com sinusite aguda, que não responde à terapia médica

Hipertrofia adenoide obstrutiva
Ronco com respiração crônica pela boca
Apneia obstrutiva do sono ou distúrbios do sono
Crescimento craniofacial ou anormalidades oclusivas

Outras
Massa adenoide ou lesão ou aumento assimétrico

---

ratórias. As adenoides muitas vezes estão envolvidas no processo primário afetando as tonsilas, e devem ser incluídas em qualquer discussão de manejo da doença tonsilar. Como a adenoidectomia possui uma morbidade adicional mínima quando comparada com a tonsilectomia, ela é muitas vezes executada simultaneamente com a cirurgia tonsilar se o cirurgião perceber que ela beneficiará o paciente. As indicações para a adenoidectomia sem tonsilectomia são listadas no Quadro 21-2.

▶ Técnicas cirúrgicas de tonsilectomia e adenoidectomia

A tonsilectomia tradicional resulta na remoção total das tonsilas. O procedimento envolve uma incisão da mucosa adjacente à tonsila junto do pilar anterior, identificação da cápsula tonsilar e da dissecção subcapsular da tonsila livre do leito muscular subjacente. Os vasos sanguíneos que se estendem do leito muscular para a cápsula tonsilar, particularmente nos polos superior e inferior, são cuidadosamente cauterizados ou ligados.

As técnicas cirúrgicas com dissecção a frio utilizando o bisturi, guilhotina ou rede foram em grande parte substituídas por técnicas utilizando cautério para atingir uma melhor hemostasia e reduzir a perda sanguínea intraoperatória. O eletrocautério introduz o aumento do dano térmico aos tecidos circundantes que resulta em mais dor pós-operatória e odinofagia, que produz diminuição na ingestão oral e um aumento no risco de desidratação.

As técnicas de tonsilectomia mais novas foram introduzidas há alguns anos com o objetivo de diminuir a morbidade, o sangramento e a dor, bem como o tempo operatório do procedimento. A técnica de tonsilectomia intracapsular envolve redução das tonsilas enquanto preserva a cápsula tonsilar com uma borda fina de tecido, diminuindo, assim, a ruptura de músculo subjacente, nervos e vasos sanguíneos. Vários estudos têm mostrado que os pacientes que se submetem à tonsilectomia intracapsular com microdebridador ou *coblator* tiveram significativamente menos dor pós-operatória e um retorno mais precoce à alimentação e à atividades regulares quando comparados a pacientes com a remoção total da tonsila pela técnica de eletrocautério. Devido a estas vantagens, ela vem ganhando popularidade no tratamento de pacientes com respiração desordenada no sono secundária à hipertrofia adenotonsilar. Existem ainda questões sobre as complicações de longo prazo incluindo novo crescimento tonsilar e desenvolvimento de tonsilite recorrente para a qual o paciente pode precisar se submeter a uma cirurgia adicional.

Uma variedade de modalidades cirúrgicas está disponível para a adenoidectomia. A adenoidectomia tradicional foi executada usando adenótomo ou cureta adenoide para excisar agudamente o tecido adenoide. Mais recentemente, as técnicas permitindo a remoção mais controlada do tecido adenoide utilizando microdebridador, eletrocautério de sucção e *coblator* foram usadas. A morbidade deste procedimento é razoavelmente baixa, com dor mínima e uma baixa incidência de sangramento pós-operatório, halitose ou dor no pescoço.

COMPLICAÇÕES DA TONSILECTOMIA E DA ADENOIDECTOMIA

A adenotonsilectomia e seu curso pós-operatório têm um potencial para morbidade e complicações significativas. As complicações intraoperatórias relacionadas à anestesia geral são baixas. Deve-se tomar cuidado para a sucção das secreções orofaríngeas e com o sangue para reduzir o risco de laringoespasmo e aspiração após a extubação. Com o uso de eletrocautério, o fogo nas vias aéreas é um risco potencial e pode ser evitado pela redução da concentração de oxigênio do gás inspirado e pela minimização do vazamento de ar ao redor do tubo endotraqueal. Lesão dentária, luxação da articulação temporomandibular, extubação acidental e queimaduras por cautério são outras potenciais complicações intraoperatórias.

O sangramento pós-operatório é a complicação mais comum da adenotonsilectomia. Ele ocorre em cerca de 5% dos casos. Ele pode ocorrer como um evento primário dentro de 24 horas da cirurgia ou mais comumente como um evento secundário, em geral entre os dias pós-operatórios 5 e 10 como um resultado da separação prematura da escara. A artéria carótida interna situa-se dentro de 5 a 30 mm da fossa tonsilar lateral e pode ser lesionada como um resultado do cautério profundo, da sutura ou da dissecção.

No período pós-operatório imediato, o paciente pode sentir náusea, vômito e dor orofaríngea, que pode levar à desidratação. A obstrução das vias aéreas pode se desenvolver secundária ao edema. O edema pulmonar pós-obstrutivo pode se desenvolver após o alívio de uma obstrução duradoura, compensada, das vias aéreas, ou após o esforço de inspiração contra a obstrução causada por laringoespasmo. A insuficiência velofaríngea pode ocorrer após a adenoidectomia em pacientes com uma fenda palatina ou uma fenda de submucosa não diagnosticada. A subluxação atlantoaxial, ou síndrome de Grisel, pode ocorrer como um resultado da lassidão ligamentar secundária ao processo inflamatório após a adenoidectomia. Cerca de 15% dos pacientes com síndrome de Down têm instabilidade atlantoaxial assintomática e podem desenvolver subluxação atlantoaxial de modo pós-operatório. A estenose nasofaríngea e a orofaríngea são complicações de longo prazo, embora incomuns, resultando da remoção excessiva de tecido, aproximação de superfícies mucosas cruentas, durante o processo de cicatrização e contratura, e maturação da cicatriz.

Choby BA. Diagnosis and treatment of streptococcal pharyngitis. *Am Fam Physician* 2009 Mar 1;79(5):383–390.

Brietzke SE, Gallagher D. The effectiveness of tonsillectomy and adenoidectomy in the treatment of pediatric obstructive sleep apnea/hypopnea syndrome: a meta-analysis. *Otolaryngol Head Neck Surg* 2006 Jun;134(6):979–984.

Brook I, Shah K. Bacteriology of adenoids and tonsils in children with recurrent adenotonsillitis. *Ann Otol Rhinol Laryngol* 2001;110(9):844.

Costa DJ, Mitchell R. Adenotonsillectomy for obstructive sleep apnea in obese children: a meta-analysis. *Otolaryngol Head Neck Surg.* 2009 Apr;140(4):455–460.

Darrow DH, Siemens C. Indications for tonsillectomy and adenoidectomy. *Laryngoscope* 2002 Aug;112(8 Pt 2 Suppl 100):6–10.

Discolo CM, Darrow DH, Koltai PJ. Infectious indications for tonsillectomy. *Pediatr Clin North Am* 2003 Apr;50(2):445–458.

Erickson BK, Larson DR, St Sauver JL et al. Changes in incidence and indications of tonsillectomy and adenotonsillectomy, 1970–2005. *Otolaryngol Head Neck Surg* 2009 Jun;140(6):894–901.

Friedman M, Wilson M, Lin HC, Chang HW. Updated systematic review of tonsillectomy and adenoidectomy for treatment of pediatric obstructive sleep apnea/hypopnea syndrome. *Otolaryngol Head Neck Surg* 2009 Jun;140(6):800–808.

Friedman M, Wilson MN, Friedman J, Joseph NJ, Lin HC, Chang HW. Intracapsular coblation tonsillectomy and adenoidectomy for the treatment of pediatric obstructive sleep apnea/hypopnea syndrome. *Otolaryngol Head Neck Surg* 2009 Mar;140(3):358–362.

Harley EH. Asymmetric tonsil size in children. *Arch Otolaryngol Head Neck Surg* 2002;128(7):767.

Huang RY, Shapiro NL. Adenotonsillar enlargement in pediatric patients following solid organ transplantation. *Arch Otolaryngol Head Neck Surg* 2000;126(2):159.

Johnson LB, Elluru RG, Myer CM 3rd. Complications of adenotonsillectomy. *Laryngoscope* 2002 Aug;112(8 Pt 2 Suppl 100): 35–36.

Krisha P, Lee D. Post-tonsillectomy bleeding: a meta-analysis, *Laryngoscope* 2001;111:1358.

Mitchell RB, Pereira KD, Friedman NR. Sleep-disordered breathing in children: survey of current practice. *Laryngoscope* 2006 Jun; 116(6):956–958.

Nave H, Gebert A, Pabst R. Morphology and immunology of the human palatine tonsil. *Anat Embryol* 2001;204:367.

Orvidas LJ, Slattery MJ. Pediatric autoimmune neuropsychiatric disorders and streptococcal infections: role of otolaryngologist. *Laryngoscope* 2001;111(9):1515.

Paradise JL, Bluestone CD, Bachman RZ et al. Efficacy of tonsillectomy for recurrent throat infection in severely affected children: results of parallel randomized and nonrandomized clinical trials. *N Engl J Med* 1984;310:674.

Stoodley P, Debeer D, Longwell M et al. Tonsillolith: not just a stone but a living biofilm. *Otolaryngol Head Neck Surg* 2009 Sep; 141(3):316–321.

Sturm-O'Brien AK, Hicks MJ, Giannoni CM et al. Tonsillectomy in post-transplant lymphoproliferative disease in children. *Laryngoscope* 2010 Mar;120(3):608–611.

Syms MJ, Birkmire-Peters DP, Holtel MR. Incidence of carcinoma in incidental tonsil asymmetry. *Laryngoscope* 2000;110(11):1807.

Wilson YL, Merer DM, Moscatello AL. Comparison of three common tonsillectomy techniques: a prospective randomized, double-blinded clinical study. *Laryngoscope* 2009 Jan; 119(1):162–170.

Agradecimentos a Yelizaveta Shnayder, MD, Kelvin C. Lee, MD e Joseph M. Bernstein, MD, por suas contribuições para este capítulo nas edições anteriores deste livro.

Neoplasias do espaço parafaríngeo e infecções do espaço profundo do pescoço

22

Uchechukwu C. Megwalu, MD
Edward John Shin, MD, FACS

INFECÇÕES DO ESPAÇO PROFUNDO DO PESCOÇO

ANATOMIA DOS PLANOS E ESPAÇOS FASCIAIS DO PESCOÇO

Os compartimentos espaciais dentro do pescoço são definidos por planos fasciais. Uma compreensão dessa anatomia complexa ajuda o médico a diagnosticar a causa de uma infecção e suas prováveis vias de propagação. Os compartimentos espaciais comumente afetados são os espaços retrofaríngeo, parafaríngeo e submandibular.

A fáscia do pescoço compreende as camadas superficial e profunda. A camada profunda da fáscia cervical é dividida em três camadas: superficial, média e profunda. A porção superficial da fáscia cervical profunda envolve os músculos esternocleidomastóideo e trapézio. Ela estende-se superiormente até o osso hioide, onde circunda a glândula submandibular e a mandíbula. Inferiormente, ela se insere na clavícula, e, medialmente, ela forma o soalho do espaço submandibular à medida que cobre os músculos do soalho da boca. A camada média da fáscia cervical profunda, também conhecida como a fáscia visceral ou pré-traqueal, circunda os músculos infra-hióideos, a tireoide, a laringe, a traqueia e o esôfago. Abaixo do hioide, essa camada continua inferiormente para se fundir ao pericárdio. Acima do hioide, essa camada continua na parede faríngea posterior como a fáscia bucofaríngea. Entre as camadas média e profunda da fáscia cervical profunda está o espaço retrofaríngeo.

A camada profunda da fáscia cervical, também conhecida como a fáscia pré-vertebral, circunda o músculo pré-vertebral. Anteriormente, a camada profunda da fáscia cervical divide-se para formar uma camada alar fina e uma camada pré-vertebral mais espessa. Entre essas duas camadas está o *danger space*, estendendo-se da base do crânio até o diafragma.

O espaço submandibular é demarcado de quatro maneiras: (1) anteriormente pela mandíbula, (2) superiormente pela mucosa do soalho da boca, (3) inferiormente pela camada superficial da fáscia cervical profunda e (4) posteriormente pelo espaço parafaríngeo. O músculo milo-hióideo divide-se ainda, nesse espaço, no espaço submaxilar (abaixo do músculo milo-hióideo) e no espaço sublingual (acima do músculo milo-hióideo).

FUNDAMENTOS DO DIAGNÓSTICO

- Dor de garganta, disfagia, odinofagia e dor no pescoço.
- Febre, trismo e massa no pescoço.
- Exame de TC com contraste, aumento do anel, erosão da parede do abscesso ou qualquer combinação desses achados.

► Considerações gerais

A faringite e as infecções dentárias são as causas mais comuns de infecções do espaço profundo do pescoço. Contudo, em uma grande proporção de pacientes, a etiologia é desconhecida. Outras etiologias incluem infecções da glândula salivar, trauma, uso de fármaco intravenoso e malignidade.

As infecções do espaço profundo da cabeça e do pescoço tendem a acompanhar os planos fasciais do pescoço. Existe controvérsia quanto às escolhas de tratamento antimicrobiano empírico, modalidades de imagem e tratamento médico *versus* cirúrgico. O manejo bem-sucedido dessas infecções potencialmente fatais depende de uma compreensão da anatomia dos planos e dos espaços fasciais cervicais, da bacteriologia e das complicações potenciais que podem surgir.

► Achados clínicos

A. Sinais e sintomas

Os sinais e sintomas mais comuns são massa dolorosa/sensível no pescoço e febre. Os pacientes também podem se apresentar com leucocitose, bem como com sinais e sintomas que afetam o trato aerodigestivo, incluindo odinofagia, disfagia, trismo e dispneia. No exame físico, um abscesso no espaço parafaríngeo empurra medialmente para a tonsila e a parede faríngea lateral. Alternadamente, edema da parede posterior pode ser observado com um abscesso do espaço retrofaríngeo.

B. Achados laboratoriais

Os testes laboratoriais devem incluir um hemograma completo, uma medida de eletrólitos com creatinina e culturas de sangue. A leucocitose é comum, e uma contagem de hematócrito elevada pode sugerir desidratação. A função renal deve ser verificada antes da administração de contraste intravenoso durante o exame de TC. As culturas de sangue devem ser coletadas e enviadas antes de administrar a primeira dose de antibióticos, especialmente se a imagem for sugestiva de celulite, em vez de abscesso.

C. Imagem

Embora a história e o exame físico geralmente sejam suficientes para sugerir abscessos profundos no pescoço, uma variedade de exames de imagem pode ser útil para confirmar a suspeita clínica e delinear a extensão da infecção. No passado, radiografias simples laterais ajudavam a diagnosticar abscesso retrofaríngeo; contudo, exames de TC com contraste intravenoso se tornaram a base do diagnóstico. As características do aumento do anel ao redor de um centro hipodenso têm produzido uma sensibilidade de 87 a 95% e uma especificidade de 60 a 92% em séries maiores. Além disso, uma borda de aumento irregular ao redor de uma região hipodensa em um exame de TC está associada à uma especificidade aumentada (94%) para purulência no momento da cirurgia. Contudo, visto que é um achado tardio associado à ruptura do linfonodo ou da parede do abscesso, sua sensibilidade é de apenas 60%.

A ultrassonografia pode ser um meio mais efetivo de distinguir abscesso de celulite. Contudo, os exames de TC fornecem informação adicional sobre a extensão da infecção, sua relação com os grandes vasos e, no caso de infecções do espaço pré-vertebral e retrofaríngeo, os exames de TC podem descartar extensão mediastinal. Essa combinação de informações é importante para determinar a abordagem cirúrgica mais segura para garantir uma drenagem completa.

Embora a imagem por RM forneça melhor detalhe dos tecidos moles, ela não tem sido usada de forma extensa na avaliação de abscessos profundos do pescoço. Muitas vezes, o médico é limitado por sua disponibilidade, mas ela tem benefício evidente em pacientes com disfunção renal ou com alergias a contraste.

> Lazor JB, Cunningham MJ, Eavey RD, Weber AL. Comparison of computed tomography and surgical findings in deep neck infections. *Otolaryngol Head Neck Surg* 1994;111(6):746 [PMID: 7991254]. (Assesses the accuracy of CT scans in patients manifesting signs and symptoms of deep neck infection. The false-positive rate was 13.2% and the false-negative rate was 10.5%.)

> Rustom IK, Sandoe JAT, Makura ZGG. Paediatric neck abscesses: microbiology and management. *J Laryngol Otol* 2008;122: 480–484 [PMID: 17559713]. (Evaluates the presenting symptoms, microbiology and treatment of pediatric patients with neck abscesses)

> Wetmore RF, Mahboubi S, Soyupak SK. Computed tomography in the evaluation of pediatric neck infections. *Otolaryngol Head Surg* 1998;119:624 [PMID: 9852537]. (Evaluates the efficacy of CT scans in superficial and deep neck infections; there is a 92% correlation between surgical and CT scan findings for deep neck infection.)

▶ Diagnóstico diferencial

O diagnóstico diferencial de um paciente com febre, dor de garganta e massa no pescoço inclui um amplo espectro de distúrbios. Os diagnósticos incluem faringite com linfadenopatia, linfadenopatia supurativa, cisto de fenda branquial infectado e abscesso profundo no pescoço. Um exame de TC com contraste pode ajudar a distinguir essas várias entidades. Os pacientes que se apresentam sem febre ou sensibilidade, mas com evidência de linfonodos centralmente hipodensos, devem alertar o médico para considerar outras entidades menos comuns, como infecção micobacteriana, malignidade tireóidea metastática não diagnosticada e CCE.

▶ Tratamento

As vias aéreas devem ser examinadas na avaliação inicial. Se comprometidas, devem-se fazer planos para uma traqueotomia local imediata ou uma intubação por fibra óptica. Embora a aspiração com agulha fina (PAAF) e antibióticos intravenosos tenham demonstrado eficácia para abscessos superficiais do pescoço, o tratamento de abscessos profundos do pescoço é geralmente incisão e drenagem. Os pacientes com achados radiográficos duvidosos (lesões baixas ou heterogêneas sem aumento do anel) podem inicialmente ser tratados com antibióticos isolados. O Quadro 22-1 lista os organismos comuns das infecções da região profunda do pescoço. Devido à incidência aumentada de resistência à penicilina, os antibióticos devem cobrir bactérias gram-positivas e anaeróbias. Se não houver melhora clínica nos antibióticos intravenosos dentro de 48 a 72 horas, um exame de TC repetido pode documentar a evolução para abscesso, ditando, portanto, a necessidade de intervenção cirúrgica.

Quadro 22-1 Organismos comuns nas infecções da região profunda do pescoço

Estafilococo	43-74%
Estreptococo	13-50%
Anaeróbios	7-17%
Hemófilos	4-11%

A abordagem cirúrgica realizada depende da causa e do envolvimento anatômico da infecção. Por exemplo, na retrofaringe, os linfonodos geralmente involuem com a idade. Assim, em geral, um abscesso no espaço retrofaríngeo de um adulto resulta de trauma ou de propagação secundária de infecção a partir de um espaço separadamente infectado. Essa infecção geralmente é livre para correr verticalmente ao longo dos planos fasciais. Em contraste, muitos abscessos pediátricos resultam de adenite supurativa. Como esses abscessos pediátricos costumam se originar em um linfonodo, em geral eles estão contidos em uma película inflamatória. Muitos otorrinolaringologistas pediátricos defendem a drenagem transoral para um paciente com uma infecção de um abscesso no espaço retrofaríngeo medial aos grandes vasos quando ele representa um processo confinado sem evidência de propagação ao longo dos planos fasciais. Os abscessos com extensão lateral aos grandes vasos podem requerer abordagens transcervical ou combinadas para drenagem adequada; essas abordagens também podem ser necessárias para tratar abscessos profundos no pescoço em pacientes adultos.

Boscolo-Rizzo P, Marchiori C, Zanetti F, Vaglia A, Da Mosto MC. Conservative management of deep neck abscesses in adults: the importance of CECT findings. *Otolaryngol Head Neck Surg* 2006;135(6):894–899 [PMID: 17141080]. (Evaluates the efficacy of antibiotic therapy without surgical management for deep neck space infections.)

Daramola OO, Flanagan CE, Maisel RH, Odland RM. Diagnosis and treatment of deep neck space abscesses. *Otolaryngol Head Neck Surg* 2009;141(1):123–130 [PMID: 19559971]. (Review of 106 cases of deep neck space infection with emphasis on etiology, treatment, and comorbidities associated with deep neck space infection.)

Gidley PW, Ghorayeb BY, Stiernberg CM. Contemporary management of deep neck space infections. *Otolaryngol Head Neck Surg* 1997;116(1):16 [PMID: 9018251]. (Evaluation and treatment of infections of cervical neck spaces with a discussion of complications of deep neck space infections.)

Kirse DJ, Roberson DW. Surgical management of retropharyngeal space infections in children. *Laryngoscope*. 2001;111(8):1413 [PMID: 11568578]. (Management of 73 retropharyngeal space tumors discussing the approach to and clinical significance of scalloping on a CT scan with contrast.)

▶ Complicações

Com antibióticos, a incidência de complicações de infecções do espaço profundo do pescoço tem diminuído muito. Meningite e trombose do seio cavernoso foram registradas como complicações raras dessas infecções.

A. Tromboflebite da veia jugular interna

A complicação vascular mais comum é a síndrome de Lemierre (tromboflebite da veia jugular interna). Sepse e êmbolos sépticos muitas vezes ocorrem e afetam os pulmões, o sistema musculoesquelético e, ocasionalmente, o fígado. O tratamento em geral consiste em antibióticos resistentes a β-lactamase com boa cobertura anaeróbia. O papel da anticoagulação é controverso. O organismo agressor mais comum é *Fusobacterium necrophorum*. A intervenção cirúrgica é indicada quando não há melhora após 48 a 72 horas de antibióticos intravenosos.

B. Mediastinite

A mediastinite pode ocorrer de uma infecção que se dissemina ao longo dos espaços retrofaríngeo, *danger space* ou pré-vertebral. Os pacientes podem ter dor torácica aumentada; uma radiografia ou uma TC do tórax podem mostrar um mediastino ampliado. A drenagem adequada pode requerer toracotomia.

C. Ruptura da artéria carótida

A ruptura da artéria carótida deve ser suspeitada com hemorragias pequenas recorrentes, hematoma dos tecidos circundantes, curso clínico protraído e choque. A imagem radiográfica, que permite um diagnóstico acurado mais precoce e intervenção apropriada, tem tornado isso uma sequela rara.

William A, Nagy M, Wingate J, Bailey L, Wax M et al. Lemierre syndrome: a complication of acute pharyngitis. *Int J Pediatr Otorhinolaryngol* 1998;45(1):51 [PMID: 9804020]. (Case presentation and review of clinical presentation, diagnosis, and management.)

ANATOMIA DO ESPAÇO PARAFARÍNGEO

O espaço parafaríngeo forma uma pirâmide invertida com sua base no crânio e seu ápice no corno maior do osso hioide. As margens fasciais do espaço parafaríngeo são complexas, compreendendo diferentes camadas da fáscia cervical profunda. À medida que ela se curva ao redor da região lateral do espaço mucoso parafaríngeo, a camada média da fáscia cervical profunda forma a margem fascial medial. A margem fascial lateral é formada pelo deslizamento medial da camada superficial da fáscia cervical profunda, visto que ela se curva ao redor da borda profunda do mastigador e dos espaços parótidos. Posteriormente, a fáscia do espaço parafaríngeo é feita da parte anterior da bainha da carótida, formada pela fusão de todas as três camadas da fáscia cervical profunda.

Estendendo-se a partir da placa pterigoide medial até o processo estiloide, o tensor do véu palatino e sua fáscia dividem o espaço parafaríngeo em espaços pré e pós-estiloide. O compartimento pós-estiloide contém nervos cranianos IX a XII: o nervo glossofaríngeo (NC IX), o nervo vago (NC X), o nervo acessório ou espinal (NC XI) e o nervo hipoglosso (NC XII), bem como a artéria carótida, a veia jugular, a cadeia simpática cervical e os corpos do glômus. O compartimento pré-estiloide, limitado anteriormente pelo músculo pterigoide medial e pela mandíbula, contém gordura, glândulas salivares menores ou ectópicas, a artéria maxilar interna e os ramos de V3 (i.e., o ramo mandibular do nervo trigêmeo). Compreender esses compartimentos e espaços fasciais facilita a interpretação precisa de imagens e diagnóstico pré-operatório.

NEOPLASIAS DO ESPAÇO PARAFARÍNGEO

FUNDAMENTOS DO DIAGNÓSTICO

▶ Massa no pescoço, ronco, possível apneia do sono e disfagia leve.
▶ Deslocamento medial da parede orofaríngea sem eritema.
▶ Massa pré-estiloide ou pós-estiloide conforme determinado por exame de TC ou RM.
▶ Achados citológicos diagnósticos de tumor benigno ou maligno.

Quadro 22-2 Sintomas de neoplasias do espaço parafaríngeo

Massa no pescoço	46%
Dor	20%
Disfagia	13%
Massa faríngea	9%
Rouquidão	7%
Sensação de corpo estranho	6%
Massa parótida	4%
Otalgia	4%
Trismo	2%

Dados de Carrau RI. Et al. Management of tumors arising in the parapharyngeal space. *Laryngoscope* 1990;100:583.

▶ Considerações gerais

Um amplo espectro de neoplasias benignas e malignas pode ser encontrado no espaço parafaríngeo. Essas massas incluem neoplasias primárias, massas que se estendem de regiões adjacentes e de tumores metastáticos. Os exames de imagem modernos têm avançado na compreensão dessa área anatômica complexa, auxiliando no diagnóstico e no manejo de tumores dentro do espaço parafaríngeo. Várias séries grandes de estudos retrospectivos e de uma única instituição contribuíram para o manejo racional desses tumores.

▶ Achados clínicos

A. Sinais e sintomas

Os tumores do espaço parafaríngeo podem se apresentar com vários sintomas; os mais comuns são massa no pescoço, dor e disfagia (Quadro 22-2). O efeito de massa pode resultar em sintomas de pressão, caracterizados por disfagia, disartria e obstrução das vias aéreas que pode se manifestar como apneia do sono ou ronco. O trismo sugere infiltração para os músculos pterigóideos ou uma obstrução mecânica do processo coronoide. Os sintomas otológicos se relacionam mais comumente à disfunção da tuba auditiva, resultando de compressão da porção cartilaginosa da tuba auditiva por um tumor. Tinido pulsátil, perda auditiva e otalgia também foram observados.

A necessidade de uma avaliação completa da cabeça e do pescoço não pode ser superenfatizada. Um número surpreendente de tumores benignos assintomáticos é detectado em um exame clínico de rotina ou em um exame de imagem realizado para sintomas não relacionados. O deslocamento da parede medial da orofaringe e da tonsila é geralmente o primeiro sinal de uma lesão no espaço parafaríngeo. Alternadamente, a massa pode ser encontrada posterior ou inferior ao ângulo da mandíbula, como seria visto com uma massa no pescoço ou na glândula parótida. Uma avaliação cervical e intraoral bimanual cuidadosa permite que o médico formule uma impressão da extensão do tumor.

Como os nervos cranianos IX a XII passam pelo compartimento pós-estiloide, cada nervo pode ser afetado. O tumor pode surgir de um nervo ou pode causar compressão das estruturas neurais adjacentes. Os pacientes com schwannoma ou paraganglioma do nervo vago podem apresentar paralisia de prega vocal. Os tumores da base do crânio e do forame jugular podem produzir neuropatia do nervo glossofaríngeo (NC IX), do nervo vago (NC X) ou do nervo acessório (NC XI), apresentando-se como (1) uma redução ou ausência do reflexo do vômito, (2) paralisia de prega vocal e (3) fraqueza do trapézio com queda do ombro, respectivamente.

B. Achados laboratoriais

Se os exames de imagem sugerirem um paraganglioma, exame de urina para ácido vanil mandélico (VMA), metanefrina e normetanefrina devem ser realizados. É importante perguntar especificamente sobre uma história de hipertensão, episódios hipertensivos, rubor facial ou taquiarritmia.

C. Exames de imagem

A imagem por RM ou TC permite a localização do tumor dentro de um dos compartimentos fasciais, contando com a relação da neoplasia com os planos de gordura circundantes e com as estruturas como o processo estiloide ou os forames da base do crânio (Quadro 22-3). O triângulo gorduroso do espaço parafaríngeo é facilmente identificado nos exames de TC axiais de rotina e na RM. Apenas quando uma massa é muito grande, a gordura do espaço parafaríngeo é completamente obscurecida. Os tumores no espaço parafaríngeo pós-estiloide, presumidos como lesões da bainha do nervo ou paragangliomas, deslocam a gordura parafaríngea anterior e lateralmente. Os tumores do espaço pré-estiloide são mais comumente neoplasias de glândulas salivares. A preservação do plano de gordura entre a massa e o lobo profundo da glândula parótida sugere fortemente uma neoplasia com uma origem extraparótida, ao passo que a perda de uma linha de gordura entre a massa e a glândula parótida sugere

NEOPLASIAS DO ESPAÇO PARAFARÍNGEO E INFECÇÕES DO ESPAÇO... CAPÍTULO 22 371

Quadro 22-3 Características de imagem de massas pré-estiloides *versus* pós-estiloides

Espaço pré-estiloide
Massa intraparotídea
Planos de gordura entre o tumor e a glândula parótida perdidos
Gordura parafaríngea deslocada anterior e lateralmente
Artéria carótida deslocada posteriormente
Massa extraparotídea
Planos de gordura entre o tumor e a glândula preservada
Gordura parafaríngea deslocada anterior e lateralmente
Artéria carótida deslocada posteriormente

Espaço pós-estiloide
Schwannoma
Planos de gordura entre o tumor e a glândula parótida preservados
Gordura parafaríngea deslocada anterior e lateralmente
Artéria carótida deslocada anteriormente e/ou medialmente[a]
Aumento suave do forame da base do crânio envolvido
Paraganglioma
Planos de gordura entre o tumor e a glândula parótida preservados
Gordura parafaríngea deslocada anterior e lateralmente
Artéria carótida deslocada anterior e medialmente[b]
Aumento desigual, irregular do forame da base do crânio envolvido

[a]Schwannomas da cadeia simpática podem deslocar a artéria carótida posterior e anteriormente.
[b]Paragangliomas do corpo carotídeo em geral deslocam as artérias carótidas interna e externa.

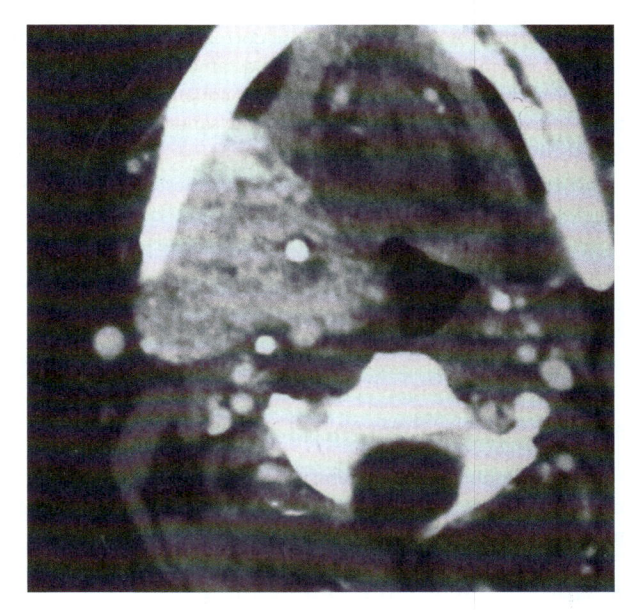

▲ **Figura 22-2** Malformação venosa do espaço parafaríngeo. (Fotografia contribuída por Dr. Mark Urken.)

um tumor que surge do lobo profundo da glândula parótida (Figuras 22-1 e 22-2). Os tumores que se originam do lobo profundo da glândula parótida ocasionalmente podem passar por meio do túnel estilomandibular e ter uma aparência de haltere.

A visualização radiográfica do deslocamento da artéria carótida está altamente correlacionada com agrupamentos de tumores. Os tumores da glândula salivar tendem a deslocar a artéria carótida em uma direção posterior, ao passo que neuromas e tumores do glômus distorcem o compartimento da bainha da carótida em uma direção anterior. As vantagens dos exames de TC incluem custo mais baixo, evidência de invasão óssea e demonstração de calcificação dentro dos tumores. Em contraste, a RM fornece melhor visualização de tecidos moles das estruturas neurais e vasculares. Analisando as características de sinal inerentes em combinação com a distorção do plano de gordura circundante e o deslocamento da artéria carótida interna na RM, as massas parafaríngeas mais comuns podem ser distinguidas.

A angiografia deve ser considerada se o exame de TC inicial ou RM sugerir um tumor vascular ou se houver suspeita de envolvimento da artéria carótida. Os vasos sanguíneos precisos que suprem o tumor podem ser determinados e ocluídos antes da cirurgia. Um estudo de oclusão da carótida pode ser necessário para determinar se um paciente pode tolerar a perda da artéria carótida.

D. Biópsia por aspiração com agulha fina

A PAAF pode contribuir para a avaliação pré-operatória de tumores do espaço parafaríngeo. A aspiração pode ser realizada de forma transcutânea com tumores que são palpáveis no pescoço ou de forma transoral com tumores que deslocam a parede faríngea significativamente. Uma PAAF guiada por TC pode ser apropriada em massas parafaríngeas profundamente localizadas. A PAAF pode ser especialmente útil quando achados clínicos e radiográficos sugerem uma neoplasia maligna, proporcionando ao cirurgião uma oportunidade de aconselhar melhor o paciente e sua família no período pré-operatório.

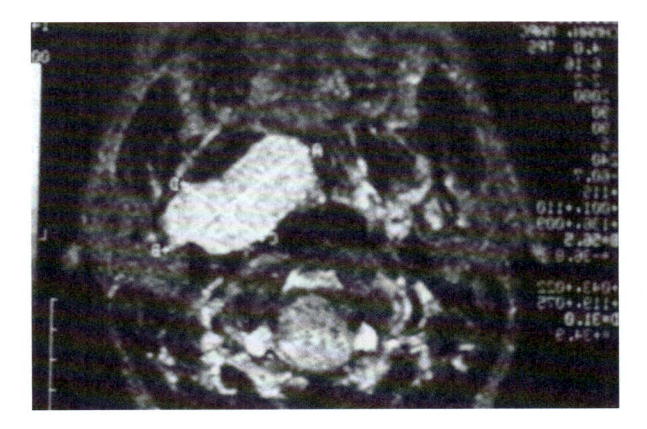

▲ **Figura 22-1** RM de adenoma pleomórfico. Observe a continuidade do tumor com glândula parótida profunda. (Fotografia contribuída por Dr. Mark Urken.)

Resultados de PAAF que não se correlacionam com outros achados clínicos sugerem que um erro de amostra pode ter ocorrido. Além disso, a PAAF é melhor evitada quando há suspeita de um paraganglioma devido ao potencial de sangramento.

> Cramer H, Lampe H, Downing P. Intraoral and transoral fine--needle aspiration. *Acta Cytol* 1995;39:340 [PMID: 7543234]. (Eight out of nine parapharyngeal space masses correctly diagnosed with FNA, with one third representing a malignant growth.)
>
> Stambuk HE, Patel SG. Imaging of the parapharyngeal space. *Otolaryngol Clin North Am* 2008;41(1):77–101 [PMID: 18261527]. (Excellent review of the spatial anatomy and imaging characteristics of parapharyngeal space tumors.)

▶ Diagnóstico diferencial

Os tumores do espaço parafaríngeo incluem neoplasias primárias, tumores com extensão direta das regiões adjacentes e tumores metastáticos (Quadros 22-4 e 22-5).

A. Neoplasias da glândula salivar

As neoplasias da glândula salivar são responsáveis pela maioria dos tumores do espaço parafaríngeo. O adenoma pleomórfico é a neoplasia de glândula salivar mais comum que surge no espaço parafaríngeo. Ele pode surgir de qualquer porção da glândula parótida ou de tecido salivar extraparótido. Outros tumores benignos da glândula salivar foram registrados no espaço parafaríngeo, incluindo tumores de Warthin, oncocitomas e lesões linfoepiteliais benignas. Esses tumores são comumente encontrados no compartimento pré-estiloide. Raramente, carcinomas mucoepidermoides, tumores malignos mistos, carcinomas adenoides císticos ou adenocarcinomas podem ser encontrados.

Quadro 22-4 Neoplasias benignas do espaço parafaríngeo

Glândula salivar
 Doença linfoepitelial benigna
 Adenoma monomórfico
 Oncocitoma
 Adenoma pleomórfico
 Tumor de Warthin

Neurogênico
 Ganglioneuroma
 Neurilemoma
 Neurofibroma
 Paraganglioma

Diversos
 Malformação arteriovenosa
 Cisto de fenda branquial
 Lipoma
 Meningioma

Dados de Olsen KD. Tumors and surgery of the parapharyngeal space. *Laryngoscope* 1994;104(63):1.

Quadro 22-5 Neoplasias malignas do espaço parafaríngeo

Glândula salivar
 Carcinoma de célula acinar
 Adenocarcinoma
 Carcinoma cístico adenoide
 Carcinoma mucoepidermoide

Neurogênico
 Paraganglioma maligno
 Neurofibrossarcoma

Diversos
 Condrossarcoma
 Fibrossarcoma
 Lipossarcoma
 Linfoma
 Doença metastática

Dados de Olsen KD. Tumors and surgery of the parapharyngeal space. *Laryngoscope* 1994;104(63):1.

B. Neoplasias neurogênicas

1. Schwannomas – Schwannomas benignos ou neurilemomas são as neoplasias neurogênicas mais comuns do espaço parafaríngeo. Os tumores costumam se apresentar como massas de crescimento lento no pescoço que surgem de qualquer nervo com uma bainha de célula de Schwann, incluindo os nervos cranianos V3, IX, X, XI e XII; o tronco nervoso simpático e os nervos cervicais superiores. Os déficits neurológicos nem sempre se correlacionam com o nervo a partir do qual a neoplasia surge e muitos pacientes são assintomáticos. O tratamento dos schwannomas é enucleação ou remoção do tumor com preservação do nervo envolvido. Contudo, o tamanho grande de muitos desses tumores muitas vezes impede a preservação do nervo (Figura 22-3).

2. Paragangliomas – Quimiodectomas ou paragangliomas da cabeça e do pescoço são raros e compreendem 0,6% dos tumores de cabeça e pescoço. Em geral, eles têm crescimento lento e são 2 a 3 vezes mais comuns em mulheres que em homens. Os paragangliomas que envolvem o espaço parafaríngeo originam-se dos corpos vagal ou carotídeo. Os paragânglios se desenvolvem a partir de tecido neurectodérmico e funcionam como parte do sistema nervoso autônomo que monitora mudanças nos níveis de pH, oxigênio e dióxido de carbono. Cerca de 10% dos pacientes têm uma história familiar desses tumores, representando uma forma familial herdada. As neoplasias multicêntricas ocorrem em 10 a 20% de casos esporádicos e em até 80% de casos familiares. Assim, esses pacientes devem se submeter à triagem pré-operatória de rotina para catecolaminas urinárias, bem como cintilografia abdominal e da carótida para descartar tumores não reconhecidos clinicamente. Além disso, um exame metastático é indicado quando o exame de imagem ou clínico fornecer lesões suspeitas; o plano terapêutico deve abordar possíveis metástases.

Todavia, menos de 10% dos paragangliomas são malignos. Cerca de 6% dos tumores do corpo carotídeo e 16 a 17% dos pa-

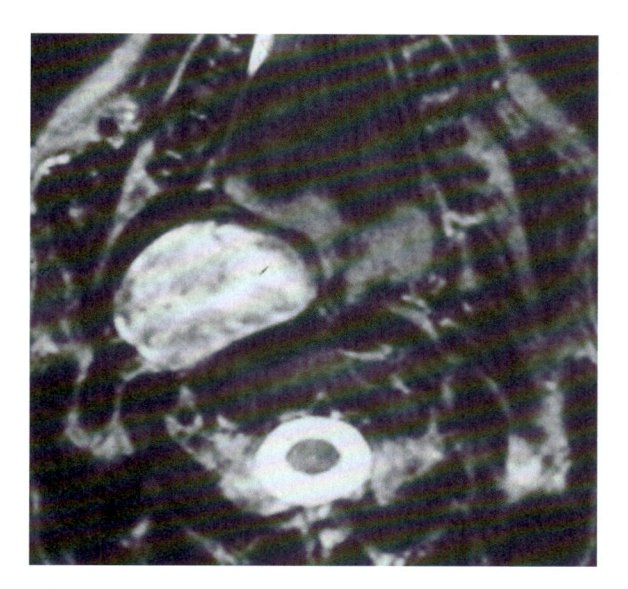

▲ **Figura 22-3** Schwannoma da cadeia simpática cervical. (Fotografia cedida pelo Dr. Mark Urken.)

ragangliomas vagais podem ser malignos. Geralmente é aceito que um paraganglioma é maligno apenas quando a metástase ao tecido neuroendócrino é demonstrada. Mais comumente, os paragangliomas se propagam regionalmente para os linfonodos cervicais ou à distância para o pulmão, para o fígado ou para a pele.

O sintoma presente mais comum de um paraganglioma vagal é uma massa no pescoço, muitas vezes associada à rouquidão. Os sintomas presentes mais comuns de um paraganglioma carotídeo é uma massa localizada na bifurcação carotídea que é horizontalmente móvel, mas verticalmente imóvel.

A remoção cirúrgica dos paragangliomas é o tratamento de escolha. Angiografia com embolização pré-operatória minimiza o sangramento, bem como a lesão para os nervos cranianos adjacentes. O momento certo da intervenção cirúrgica é controverso. O paciente e o cirurgião devem considerar que esses tumores muitas vezes são benignos e de crescimento lento. A ressecção cirúrgica pode converter um paciente assintomático em um paciente com danos significativos de fala e deglutição. A observação pode ser indicada, a menos que haja uma suspeita aumentada de malignidade. Por exemplo, em casos de paresia vagal, a intervenção cirúrgica pode ser retardada até o nervo vago estar completamente não funcional. Os pacientes se sentem melhores quando têm tempo para se adaptarem a uma perda lentamente progressiva, em vez de uma paralisia iatrogênica aguda.

A radioterapia é uma outra opção terapêutica. Para evitar paralisias bilaterais debilitantes aos nervos cranianos X e XII em tumores multicêntricos (p. ex., paragangliomas vagais ou carotídeos bilaterais), deve ser dada cuidadosa atenção para qual tumor deve ser ressecado inicialmente e se a radioterapia deve ser usada no manejo de um desses tumores. A radioterapia pode prevenir crescimento adicional em muitos pacientes, contudo, pode ocorrer progressão tardia do tumor. A radiação não reduz o volume do paraganglioma pela destruição de tecido; ao invés disso, ela induz fibrose e diminui a vasculatura fina do tumor. Além disso, para os pacientes que não são bons candidatos (com base nas comorbidades, no tamanho do tumor, na recorrência do tumor ou em qualquer combinação desses fatores) pode-se eleger a radioterapia para controle local ou alívio sintomático.

> Hamza A, Fagan JJ, Weissman JL, Myers EN. Neurilemomas of the parapharyngeal space. *Arch Otolaryngol* 1997;123:622 [PMID: 9193224]. (Reviews the surgical management of neurilemomas of the parapharyngeal space in 26 patients.)
>
> Lee JH, Barich F, Karnell LH et al. National cancer database report on malignant paragangliomas of the head and neck. *Cancer* 2002;94:730 [PMID: 11857306]. (A review of 59 cases of patients with malignant paraganglioma, including their symptoms. Presents a treatment algorithm.)
>
> Pensak ML, Gluckman JL, Shumrick KA. Parapharyngeal space tumors: an algorithm for evaluation and management. *Laryngoscope* 1994;104:1170 [PMID: 8072368]. (A review of 123 patients, including their symptoms. Presents a treatment algorithm.)
>
> Zhi K, Ren W, Zhou H, Wen Y, Zhang Y. Management of parapharyngeal-space tumors. *J Oral Maxillofac Surg* 2009;67(6):1239–1244 [PMID: 19446210]. (A review of 162 patients, including their presentation, tumor classification, and treatment.)

▶ Tratamento cirúrgico

A cirurgia é a base do tratamento. A biópsia intraoral e a excisão geralmente são contraindicadas para todos os tumores.

A. Abordagem transcervical

A abordagem transcervical é usada para retirar neoplasias do espaço pós-estiloide. Após elevação do retalho e identificação do ramo mandibular, obtém-se acesso direto ao espaço pós-estiloide sem dissecar o triângulo submandibular. Essa abordagem tem a vantagem distinta de cosmese excelente.

B. Abordagem transcervical-submandibular

O espaço parafaríngeo pré-estiloide pode ser satisfatoriamente abordado por esse método. Uma incisão transversa é feita na prega cutânea maior mais superior e depois a porção superior do retalho cutâneo cervical é elevada. O ramo mandibular do nervo facial deve ser identificado e preservado. A retração do ventre posterior do músculo digástrico permite a divisão e a ligação da artéria facial, permitindo que a glândula submandibular seja retraída anteriormente. A glândula submandibular pode ser removida, e o tendão do digástrico, dividido, caso seja requerida exposição adicional.

C. Abordagem transparótida-submandibular

A excisão dos tumores que surgem do lobo profundo da glândula parótida e se estendem para dentro do espaço parafaríngeo requer uma abordagem transparótida-submandibular, incluindo dissecção do nervo facial. Uma parotidectomia superficial é realizada e depois o lobo profundo da glândula parótida é dissecado livre do nervo facial. O ramo mandibular do nervo facial deve ser identificado e preservado. A retração do ventre posterior do músculo digástrico permite a divisão e a ligação da artéria facial, permitindo que a glândula submandibular seja retraída anteriormente. A lise do ligamento estilomandibular aumenta a exposição; a neoplasia é então mobilizada a partir da incisão de uma maneira tridimensional.

D. Abordagem transmandibular

A abordagem de transmandibulotomia lateral, comumente chamada de abordagem transmandibular, é melhor utilizada para uma neoplasia parafaríngea maligna que se estende até o espaço parafaríngeo. Essa abordagem fornece exposição e controle de vasos para tumores vasculares que se estendem até a base do crânio.

E. Outras abordagens

A dissecção da fossa infratemporal e as abordagens craniofaciais são reservadas para tumores malignos, tumores que envolvem a base do crânio ou tumores com extensão intracraniana.

Kanzaki S, Nameki H. Standardised method of selecting surgical approaches to benign parapharyngeal space tumours, based on pre-operative images. *J Laryngol Otol* 2008;122(6):628–634 [PMID: 17655777]. (Reviews imaging characteristics and surgical treatment of 22 patients with parapharyngeal space tumors, outlines a standardized method of selecting surgical approaches base on location of tumor.)

Malone JP, Agrawal A, Schuller DE. Safety and efficacy of transcervical resection of parapharyngeal space neoplasms. *Ann Otol Rhinol Laryngol* 2001;110:1093 [PMID: 11768696]. (33 patients undergoing the transcervical approach for parapharyngeal space neoplasms with excellent local control.)

▶ Complicações

Os paragangliomas são responsáveis pela maior parte da morbidade cirúrgica (Quadro 22-6). Há uma incidência significativa de déficits permanentes quando essas neoplasias são operadas. Um plano de reabilitação deve ser projetado com o paciente e com os membros da família que ajudarão no suporte do paciente. A reabilitação da fala e da deglutição é facilitada se o paciente entender (1) a função dos nervos cranianos IX, X e XII e (2) os déficits que resultam da perda funcional de cada nervo. A reabilitação de um paraganglioma vagal pode consistir inicialmente em aumento por injeção da prega vocal com subsequente laringoplastia por medialização. A insuficiência velofaríngea persistente pode requerer palatoplastia.

Os neurilemomas benignos, tumores de tecidos moles e neoplasias de glândulas salivares costumam ser associados a menos morbidade e à recorrência rara comparados com paragangliomas.

Quadro 22-6 Complicações da cirurgia do espaço parafaríngeo

Hematoma
Seroma
Obstrução das vias aéreas
Infecção
Recorrência do tumor
Dor da primeira mordida
Síndrome de Frey
Vazamento de líquido cerebrospinal
Meningite
    Lesão de nervo (auricular maior, facial, glossofaríngeo, vago, acessório espinal, hipoglosso, cervical ou simpático)
Lesão de vaso (acidente vascular encefálico, hemorragia ou morte)

Dados de Olsen KD. Tumors and surgery of the parapharyngeal space. *Laryngoscope* 1994; 104(63):1.

Olsen KD. Tumors and surgery of the parapharyngeal space. *Laryngoscope* 1994;104(63):1 [PMID: 8189998]. (An excellent review of the anatomy, presentation, and treatment of tumors affecting the parapharyngeal space.)

Agradecimentos a Demetrio J. Aguila III, MD, por sua contribuição para este capítulo nas edições anteriores deste livro.

Lesões benignas e malignas da cavidade oral, da orofaringe e da nasofaringe

Nancy Lee, MD
Jonathan Romanyshyn, MD,
Nicola Caria, MD
Jeremy Setton, BA

LESÕES BENIGNAS E MALIGNAS DA CAVIDADE ORAL E DA OROFARINGE

FUNDAMENTOS DO DIAGNÓSTICO

▶ Úlcera não cicatrizada, lesão dolorosa ou sanguinolenta.
▶ Saliência na cavidade oral ou na orofaringe.
▶ Massa no pescoço.
▶ Disfagia, disfonia ou otalgia.
▶ Perda de peso.
▶ Massa no exame de imagem em local primário ou no pescoço.
▶ Biópsia positiva da lesão.

▶ Considerações gerais

A cavidade oral é limitada anteriormente pela borda do vermelhão do lábio, superiormente pela junção dos palatos duro e mole, lateralmente pelos pilares tonsilares e inferiormente pelas papilas circunvaladas da língua. O câncer da cavidade oral é classificado por sublocal: lábio, língua oral (dois terços anteriores), mucosa bucal, soalho da boca, palato duro, gengiva superior e inferior (cristas alveolares) e triângulo retromolar. Há uma incidência anual estimada de 23.110 novos cânceres da cavidade oral nos EUA com cerca de 5.370 mortes por ano. Os homens são afetados 2 a 4 vezes mais que as mulheres para todos os grupos raciais e étnicos. A incidência de câncer na cavidade oral aumenta com a idade, com a idade média no diagnóstico de 62 anos, embora haja uma tendência de incidência crescente de câncer de língua entre pessoas jovens.

O uso de tabaco (mascar e fumar), de álcool e mascar noz de bétel são causas bem-estabelecidas de câncer da cavidade oral e seus efeitos carcinogênicos são muitas vezes sinergísticos. Outros fatores etiológicos incluem higiene oral insatisfatória e imunossupressão. A maioria (90%) dos casos de câncer labial está relacionada à exposição solar crônica.

A orofaringe é posterior à cavidade oral e é limitada pelo véu palatino superiormente e pelo hioide inferiormente. Os sublocais orofaríngeos incluem a base da língua (terço posterior), a tonsila palatina, o véu palatino e a parede faríngea posterior. Essas lesões são muitas vezes silenciosas em estágios precoces e, consequentemente, muitas vezes se apresentam em estágio avançado. O câncer da orofaringe ocorre em cerca de 7.570 pacientes nos EUA a cada ano, resultando em aproximadamente 1.340 mortes. Os homens são afetados 3 a 5 vezes mais que as mulheres. O câncer orofaríngeo é muitas vezes relacionado ao uso de tabaco e do álcool, embora 30 a 50% dos casos possam estar relacionados ao papilomavírus humano (especialmente HPV-16), em particular no câncer de tonsila.

▶ Estadiamento

O estadiamento para o câncer da cavidade oral e do lábio é determinado de acordo com o sistema de estadiamento TNM (tumor, linfonodo, metástase) do American Joint Committee on Cancer (AJCC) de 2010 (Quadro 23-1). O estadiamento do AJCC para câncer orofaríngeo é mostrado no Quadro 23-2.

▶ Patogênese

A cavidade oral e a orofaringe são alinhadas por epitélio escamoso. Portanto, o câncer mais comum que surge dessas regiões é o CCE. As histologias não CCE são responsáveis por menos de 10% das lesões malignas da cavidade oral. As glândulas salivares menores encontradas em toda a cavidade oral e na orofaringe podem ocasionar adenocarcinoma, carcinoma adenoide cístico, carcinoma mucoepidermoide e carcinoma de baixo grau polimorfo. Linfoma é o segundo tumor mais comum da fossa tonsilar. Outros tumores malignos incluem sarcoma e melanoma da mucosa.

Os cânceres da cavidade oral muitas vezes são precedidos por lesões pré-cancerosas. Leucoplasia e eritroplasia são áreas brancas e vermelhas, respectivamente, que são anormais, porém

Quadro 23-1 Estadiamento do AJCC de 2010: lábio e cavidade oral

Tumor primário (T)	
T_x:	Tumor primário não pode ser avaliado
T_0:	Sem evidência de tumor primário
T_{is}:	Carcinoma *in situ*
T_1:	Tumor ≤ 2 cm na maior dimensão
T_2:	Tumor > 2 cm, mas não > 4 cm, na maior dimensão
T_3:	Tumor > 4 cm na maior dimensão
T_{4a}:	Doença local moderadamente avançada: • (Lábio) Tumor invade por meio do osso cortical, nervo alveolar inferior, soalho da boca ou pele da face (i.e., queixo ou nariz)[a] • (Cavidade oral) Tumor invade apenas estruturas adjacentes (p. ex., pelo osso cortical [mandíbula ou maxilar], no músculo profundo [extrínseco] da língua [genioglosso, hioglosso, palatoglosso e estiloglosso], seio maxilar ou pele da face)
T_{4b}:	Doença local muito avançada O tumor envolve o espaço mastigador, as placas pterigóideas ou a base do crânio e/ou envolve a artéria carótida interna.

Linfonodos regionais (N)	
N_x:	Linfonodos regionais não podem ser avaliados
N_0:	Sem metástase de linfonodo regional
N_1:	Metástase em um único linfonodo ipsilateral ≤ 3 cm na maior dimensão
N_2:	Metástase em um único linfonodo ipsilateral > 3 cm, porém não > 6 cm, na maior dimensão; ou em múltiplos linfonodos ipsilaterais, nenhum > 6 cm na maior dimensão; ou em linfonodos bilaterais ou contralaterais, nenhum > 6 cm na maior dimensão
N_{2a}:	Metástase em um único linfonodo ipsilateral > 3 cm, porém não > 6 cm na maior dimensão
N_{2b}:	Metástase em múltiplos linfonodos ipsilaterais, nenhum > 6 cm na maior dimensão
N_{2c}:	Metástase em linfonodos bilaterais ou contralaterais, nenhum > 6 cm na maior dimensão
N_3:	Metástase em um linfonodo > 6 cm na maior dimensão

Metástase distante (M)	
M_0:	Sem metástase distante
M_1:	Metástase distante

Agrupamento de estágio:			
0:	T_{is}	N_0	M_0
I:	T_1	N_0	M_0
II:	T_2	N_0	M_0
III:	T_3	N_0	M_0
	T_1	N_1	M_0
	T_2	N_1	M_0
	T_3	N_1	M_0
IVA:	T_{4a}	N_0	M_0
	T_{4a}	N_1	M_0
	T_1	N_2	M_0
	T_2	N_2	M_0
	T_3	N_2	M_0
	T_{4a}	N_2	M_0
IVB:	Qualquer T	N_3	M_0
	T_{4b}	Qualquer N	M_0
IVC:	Qualquer T	Qualquer N	M_1

[a]Erosão superficial isolada de osso/alvéolo dentário por gengival primário não é suficiente para classificar como T4.

não necessariamente neoplásicas. Essas lesões podem ser inteiramente benignas, pré-cancerosas ou francamente invasivas, embora isso só possa ser determinado após biópsia com avaliação histológica. As lesões pré-cancerosas variam de displasia até carcinoma *in situ* e descrevem células de aparência normal que não invadiram os tecidos epiteliais adjacentes normais. A displasia é classificada como leve, moderada ou grave de acordo com sua tendência em progredir para câncer. A displasia, em formas leves, pode regredir se o agente carcinogênico for removido. A leucoplasia geralmente é uma condição benigna que é improvável de progredir para câncer (5%). A eritroplasia tem mais probabilidade de ser maligna no momento da biópsia inicial (51%).

A incidência do envolvimento de linfonodo a partir de cânceres da cavidade oral relaciona-se à profundidade de invasão, ao local, ao tamanho e ao grau histológico do tumor primário. Os tumores de espessura maior que 1,5 a 2 mm têm mais proba-

LESÕES BENIGNAS E MALIGNAS DA CAVIDADE ORAL, DA OROFARINGE... CAPÍTULO 23

Quadro 23-2 Estadiamento do AJCC de 2010: orofaringe

Tumor primário (T)

T_x:	Tumor primário não pode ser avaliado
T_0:	Sem evidência de tumor primário
T_{is}:	Carcinoma *in situ*
T_1:	Tumor ≤ 2 cm na maior dimensão
T_2:	Tumor > 2 cm, mas não > 4 cm, na maior dimensão
T_3:	Tumor > 4 cm na maior dimensão
T_{4a}:	Doença local moderadamente avançada:
	O tumor invade a laringe, o músculo extrínseco da língua, o pterigoide medial, o palato duro ou a mandíbula[a]
T_{4b}:	Doença local muito avançada:
	O tumor invade o músculo pterigóideo lateral, as placas pterigóideas, a nasofaringe lateral ou a base do crânio ou envolve a artéria carótida

Linfonodos regionais (N)

N_x:	Linfonodos regionais não podem ser avaliados
N_0:	Sem metástase de linfonodo regional
N_1:	Metástase em um único linfonodo ipsilateral ≤ 3 cm na maior dimensão
N_2:	Metástase em um único linfonodo ipsilateral > 3 cm, porém não > 6 cm, na maior dimensão; ou em múltiplos linfonodos ipsilaterais, nenhum > 6 cm na maior dimensão; ou em linfonodos bilaterais ou contralaterais, nenhum > 6 cm na maior dimensão
N_{2a}:	Metástase em um único linfonodo ipsilateral > 3 cm, porém não > 6 cm na maior dimensão
N_{2b}:	Metástase em múltiplos linfonodos ipsilaterais, nenhum > 6 cm na maior dimensão
N_{2c}:	Metástase em linfonodos bilaterais ou contralaterais, nenhum > 6 cm na maior dimensão
N_3:	Metástase em um linfonodo > 6 cm na maior dimensão

Metástase distante (M)

M_0:	Sem metástase distante
M_1:	Metástase distante

Agrupamento de estágio:

0:	T_{is}	N_0	M_0
I:	T_1	N_0	M_0
II:	T_2	N_0	M_0
III:	T_3	N_0	M_0
	T_1	N_1	M_0
	T_2	N_1	M_0
	T_3	N_1	M_0
IVA:	T_{4a}	N_0	M_0
	T_{4b}	N_1	M_0
	T_1	N_2	M_0
	T_2	N_2	M_0
	T_3	N_2	M_0
	T_{4a}	N_2	M_0
IVB:	T_{4b}	Qualquer N	M_0
	Qualquer T	N_3	M_0
IVC:	Qualquer T	Qualquer N	M_1

[a]Extensão mucosa para a superfície lingual da epiglote a partir de tumores primários da base da língua e da valécula não constituem invasão da laringe.

bilidade de se apresentarem com metástases nodais. Os cânceres da língua oral e do soalho da boca possuem uma incidência mais alta de metástases nodais que os cânceres do lábio, do palato duro e da mucosa bucal. Os cânceres do lábio envolvem mais comumente o lábio inferior e raramente avançam para disseminação linfática (menos que 10%). No caso de disseminação nodal por câncer de lábio, em geral os linfonodos envolvidos são os submentonianos e os submandibulares (nível I). Os cânceres da porção lateral da língua, do soalho da boca e bucais drenam para a bacia nodal submandibular ipsilateral bem como para os linfonodos jugulodigástricos superiores (nível II) e médios (nível III). Os tumores da linha média podem drenar bilateralmente.

Os tumores orofaríngeos são muitas vezes associados a metástases nodais no momento do diagnóstico. Os linfáticos extensos nessa região drenam primariamente para a bacia jugulodigástrica (níveis II a IV). É importante observar, contudo, que os linfonodos retrofaríngeos e parafaríngeos também possuem risco de cânceres orofaríngeos.

Pulmão, fígado e osso são locais metastáticos comuns para CCE da cavidade oral e da orofaringe.

▶ Prevenção

O uso de tabaco, especialmente quando combinado com grande ingestão de álcool, que tem um efeito multiplicador, é responsável por 80% dos cânceres da cavidade oral e da orofaringe nos EUA. Cessar o uso de produtos de tabaco e diminuir a ingestão de álcool pode reduzir muito o risco de câncer oral e melhorar os desfechos do tratamento. O câncer do lábio pode ser evitado limitando a exposição solar por meio do uso de filtro solar ou um chapéu de aba larga. Os fumantes de cachimbo são particularmente propensos ao câncer do lábio inferior e parar de fumar cachimbo reduz esse risco significativamente. Há evidência de que a isotretinoína, um retinoide sintético, pode ajudar a prevenir a progressão maligna da leucoplasia.

▶ Achados clínicos

A. Sinais e sintomas

As lesões benignas e malignas da cavidade oral e da orofaringe apresentam-se sob uma ampla variedade de formas. Embora a cavidade oral seja um local visual e palpavelmente acessível, os sintomas associados a lesões malignas são muitas vezes vagos ou indolores. Eles se apresentam mais comumente com úlcera não cicatrizada, sangramento, dor ou próteses mal-adaptadas. Lesões localmente avançadas podem se apresentar com disartria, disfagia, massa no pescoço e/ou otalgia referida devido ao envolvimento dos nervos cranianos.

As lesões malignas da orofaringe são muitas vezes assintomáticas até alcançarem um estágio localmente avançado. As queixas mais frequentes na apresentação incluem desconforto vago, irritação e/ou massa no pescoço, embora os sintomas presentes variem por sublocal. Por exemplo, a base da língua tem poucas fibras de dor e, como consequência, muitas vezes os pacientes se apresentam com uma massa assintomática no pescoço. Outros sintomas possíveis incluem sensação de corpo estranho na garganta, otalgia referida, disfagia e/ou disartria. As lesões tonsilares comumente se apresentam com dor, odinofagia, disfagia, trismo e/ou otalgia referida ipsilateral.

B. Achados laboratoriais

Uma avaliação laboratorial padrão deve incluir um hemograma completo e o perfil de química do sangue, incluindo testes de função hepática e renal. O teste de HPV de amostras de biópsia pode ser considerado em pacientes com tumores orofaríngeos, especialmente em pacientes com lesões tonsilares sem história de tabagismo.

C. Exames de imagem

TC, RM ou ambos os tipos de imagem da cabeça e do pescoço devem ser realizados para avaliar a lesão primária e as metástases de linfonodos. Uma RM é preferida para a avaliação de envolvimento de tecido mole ou da base do crânio; uma TC é melhor para avaliar o envolvimento do osso cortical. Um raio X do tórax deve ser realizado para descartar metástases. A PET, especialmente quando combinada com TC (PET-TC), é cada vez mais usada para avaliar a extensão da invasão de tumor primário, avaliar metástases regionais e distantes e detectar segundos tumores primários sincrônicos.

D. Testes e exames especiais

Todas as lesões devem primeiro ser avaliadas por uma história completa e por exame de cabeça e pescoço, seguido por endoscopia de fibra óptica flexível conforme necessário. Os testes adicionais que podem ser realizados incluem (1) exame sob anestesia, incluindo palpação, laringoscopia direta e biópsia; (2) mapeamento do tumor com corante azul de toluidina e ácido acético, (3) uma avaliação dentária pré-radiação e exame audiológico e (4) radiografia panorâmica da mandíbula para descartar invasão mandibular.

▶ Diagnóstico diferencial

Quando avaliar um paciente com quaisquer dos sintomas citados, o diagnóstico diferencial para uma lesão maligna também deve incluir infecção viral ou bacteriana, trauma, leucoplasia ou eritroplasia, granuloma eosinofílico, fibroma, tumor de célula gigante, granuloma piogênico, papiloma e xantoma verruciforme.

▶ Tratamento

CCE da cavidade oral são primariamente tratados cirurgicamente, e da orofaringe são primariamente tratados com radioterapia (RT) definitiva. Em geral, as lesões de estágio inicial são tratadas por cirurgia ou por RT isolada, ao passo que a doença localmente avançada necessita de uma abordagem multimodal: cirurgia e radioterapia pós-operatória (RTPO) ± quimioterapia na cavidade oral e RT definitiva com quimioterapia concomitante na orofaringe.

A cirurgia permanece o tratamento primário para cânceres da cavidade oral devido à natureza cirurgicamente acessível da cavidade oral, bem como dos desfechos funcionais satisfatórios que podem ser atingidos. Além disso, o tratamento dos cânceres da cavidade oral com radiação definitiva torna-se desafiador pela mobilidade das estruturas dentro da cavidade oral, das estruturas maxilodentárias circundantes que interferem com a radiação ionizante. Os tumores da cavidade oral também têm uma tendência para a histologia bem-diferenciada que os torna relativamente radiorresistentes.

Para lesões em estágio inicial, a cirurgia pode ser realizada por uma abordagem transoral e primariamente fechada ou com um enxerto de pele de espessura parcial com excelente desfecho funcional. As lesões mais extensas necessitam de uma abordagem cirúrgica maior, muitas vezes via mandibulotomia e requerendo retalho regional ou cobertura de transferência de tecido livre, embora técnicas minimamente invasivas (*laser* transoral e robótica transoral) estejam sendo cada vez mais usadas. Para lesões localmente avançadas consideradas não ressecáveis, a quimiorradioterapia definitiva é o tratamento de escolha.

LESÕES BENIGNAS E MALIGNAS DA CAVIDADE ORAL, DA OROFARINGE... CAPÍTULO 23

A RTPO é recomendada para pacientes ressecados com um alto risco de recorrência locorregional. Alto risco é definido por margens fechadas/positivas ou por extensão de linfonodo extracapsular. Os fatores adicionais envolvidos na estratificação de risco incluem estágio T avançado, invasão perineural ou linfovascular, envolvimento nodal de nível IV e múltiplos linfonodos positivos. No cenário pós-operatório, uma dose de 6.000 a 6.300 cGy é administrada ao leito do tumor e a áreas de envolvimento nodal sem doença macroscópica remanescente. As áreas em alto risco de recorrência, especialmente aquelas com margens micro ou macroscopicamente positivas, podem ser elevadas para 6.600 a 7.000 cGy. As regiões em risco de micrometástases, mas sem evidência patológica ou radiológica de envolvimento, incluindo a parte inferior do pescoço e a fossa supraclavicular, são tratadas com uma dose profilática de 5.000 a 5.400 cGy. Uma análise agrupada de dois estudos randomizados mostrou que a adição de cisplatina concomitante à RTPO melhora o controle locorregional e a sobrevida livre de doença em pacientes com margens positivas e extensão nodal extracapsular; um desses estudos também mostrou uma melhora na sobrevida global.

A RT primária é o tratamento preferido para muitos cânceres de célula escamosa da orofaringe. Em lesões de estágio inicial, a RT e a cirurgia podem fornecer altos índices de controle local, mas a RT está associada a melhores desfechos funcionais. A doença localmente avançada é muitas vezes tratada com RT definitiva e quimioterapia concomitante. Vários estudos randomizados, bem como uma metanálise recente forneceram evidência de que a adição de quimioterapia baseada em platina concomitante à RT definitiva oferece uma vantagem de sobrevida em doença localmente avançada.

A radiação tem sido tradicionalmente administrada na cabeça e no pescoço por meio de radioterapia com feixe externo convencional (RTFE), braquiterapia (a implantação de fontes radioativas temporárias dentro do tumor; Figura 23-1) ou uma combinação dessas duas modalidades. As modalidades de feixe externo concomitantes envolvem administração de dose tridimensional usando radioterapia 3D conformal (3DCRT) ou radioterapia modulada por intensidade (RTMI). A RTMI é uma técnica sofisticada que modula a intensidade da dose de radiação administrada dentro de cada campo, permitindo cobertura favorável de regiões tumorais enquanto poupa o tecido normal circundante (Figura 23-2). Consequentemente, quando comparada a técnicas de RT prévias, a RTMI mostrou reduzir a incidência e a gravidade de toxicidades tardias (i.e., xerostomia), além de permitir controle locorregional melhorado em muitos casos.

A RT definitiva envolve doses mais altas que o tratamento pós-operatório devido à presença de doença macroscópica. Em razão de sua capacidade de minimizar a toxicidade ao tecido normal circundante, a RTMI permitiu a administração de doses mais altas para volumes-alvo que era possível com técnicas de RT prévias. As áreas de doença ampla ou macroscópica conhecida requerem doses de 7.000 cGy. As áreas nodais em alto risco recebem 6.000 a 6.600 cGy e aquelas em baixo risco recebem 5.000 a 5.400 cGy.

A. Lábio

A cirurgia é a modalidade preferida para o tratamento primário do lábio. Os pequenos tumores podem ser tratados com excisão primária com excelentes resultados funcionais e estéticos. A excisão primária também é preferida para lesões T3 ou T4, muitas vezes requerendo um retalho reconstrutivo a partir do lábio oposto não envolvido (p. ex., técnica de Abbe-Estlander) para manter a cosmese e a função. A RTPO +/– quimioterapia é indicada em pacientes ressecados com características de alto risco.

Para lesões em T1 ou T2, a incidência de metástase de linfonodo é menos de 10%. Devido à baixa incidência de metástase regional, os linfonodos regionais em geral não são tratados para cânceres de estágio inicial do lábio. Doença localmente avançada e lesões de alto grau indicam dissecção do pescoço +/– RTPO/quimioterapia.

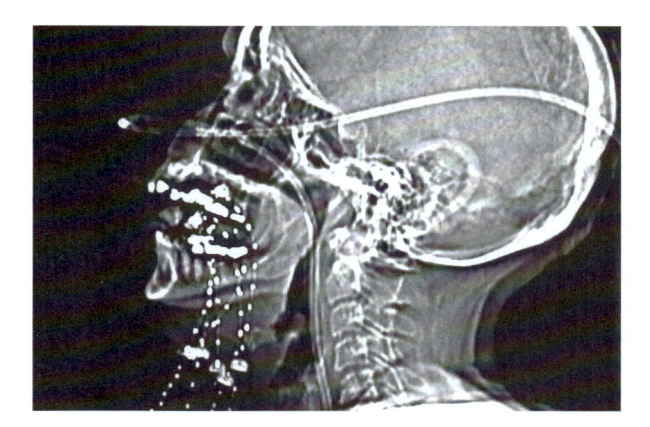

▲ **Figura 23-1** Vídeo de simulação de implante por braquiterapia para câncer de língua oral.

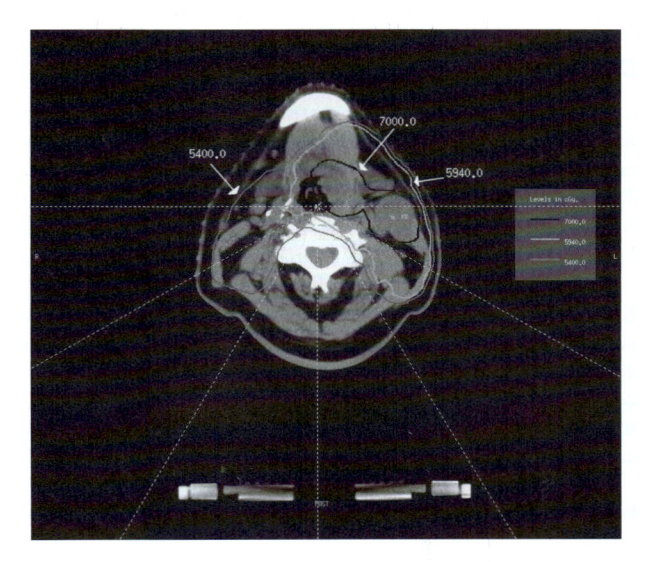

▲ **Figura 23-2** Uma distribuição de dose de RTMI para um tumor da base da língua T2N2. As linhas pontilhadas representam os campos de tratamento.

B. Língua oral

Para tumores T1 e T2 iniciais que são considerados cirurgicamente ressecáveis sem morbidade funcional significativa, a glossectomia parcial transoral é o tratamento de escolha para o manejo da lesão primária. A doença T3 e T4 avançada com invasão muscular profunda muitas vezes é associada com metástases de linfonodo e, em geral, é tratada com glossectomia total transmandibular ou transcervical. Dependendo da extensão da doença, a dissecção ipsilateral ou bilateral do pescoço é indicada no momento da ressecção primária. RTPO +/– quimioterapia é indicada em pacientes com características de alto risco.

A RT definitiva para lesões da língua oral é reservada para pacientes com tumores não ressecáveis ou com outras contraindicações para cirurgia.

C. Soalho da boca

Os tumores T1 ou T2 pequenos são altamente curáveis, com a ressecção transoral sendo a modalidade preferida. As lesões T3 ou T4 infiltrativas maiores são mais bem tratadas por cirurgia radical – muitas vezes, uma ressecção composta incorporando a língua, a musculatura extrínseca e o osso mandibular.

Metástase precoce para os linfonodos regionais é comum para carcinomas do soalho da boca. A dissecção nodal seletiva é indicada para lesões T1 ou T2 com espessura superior a 4 mm. A dissecção ipsilateral abrangente do pescoço é indicada para lesões avançadas, e as dissecções bilaterais do pescoço são indicadas para lesões que abordam a linha média.

Como com outros locais da cabeça e do pescoço, RTPO +/– quimioterapia é indicada para características de alto risco.

A RT primária (RTFE +/– braquiterapia) é reservada para pacientes com tumores não ressecáveis ou com outras contraindicações à cirurgia. As lesões próximas à mandíbula não devem ser tratadas com braquiterapia devido ao risco de osteonecrose.

D. Mucosa bucal

As lesões menores podem ser tratadas com excisão transoral isolada com bom controle local, e as lesões maiores podem precisar de uma abordagem com retalho da região malar. As lesões T3 e T4 com invasão muscular profunda geralmente são tratadas com cirurgia radical, envolvendo ressecção da pele da região malar externa ou osso do maxilar, ou mandíbula adjacente.

Para lesões pequenas com linfonodos clinicamente negativos, o pescoço pode ser observado, embora uma dissecção supramiloióidea eletiva no pescoço (níveis I a III) seja muitas vezes recomendada. A dissecção de pescoço ipsilateral +/– contralateral é indicada na doença T3 e T4. Para a região primária e o pescoço, RTPO +/– quimioterapia é indicada para características de alto risco.

A RT primária é reservada para lesões T2 selecionadas, bem como aquelas que abordam a comissura para maximizar o resultado estético e funcional. Nesses casos, a radiação pode ser administrada via feixe externo ou braquiterapia, dependendo da situação clínica.

E. Borda alveolar e triângulo retromolar

Assim como com outras lesões menores da cavidade oral, as lesões T1 com invasão cortical mínima podem ser tratadas com excisão transoral primária. Embora as lesões sem invasão periosteal possam ser ressecadas subperiostealmente com preservação da mandíbula, a mandibulectomia marginal é indicada para tumores que invadem o periósteo e o envolvimento ósseo necessita de mandibulectomia segmentar.

Dependendo da presença de envolvimento nodal, é indicada ressecção supraomo-hióidea ou abrangente do pescoço.

A RTPO +/– quimioterapia é indicada para características de alto risco.

F. Palato duro

Pequenas lesões sem envolvimento periosteal podem ser excisadas por excisão local ampla transoral, ao passo que o envolvimento periosteal ou ósseo requer uma maxilectomia infraestrutural seguida por reabilitação protética. Lesões avançadas requerem cirurgia radical com palatectomia total.

O tratamento eletivo do pescoço muitas vezes é omitido devido à baixa taxa de metástases nodais na doença em estágio inicial. Se a doença primária se estender além do palato duro, é indicada uma dissecção supraomo-hióidea do pescoço.

A RTPO +/– quimioterapia é indicada para características de alto risco.

G. Base da língua

A RT definitiva, com ou sem quimioterapia, é o tratamento de escolha para muitos tumores da base da língua. Embora o controle locorregional comparável possa ser atingido com cirurgia, a RT está associada com melhores desfechos funcionais.

A doença em estágio inicial é geralmente tratada com RT definitiva, que consiste em RTFE isolada (preferivelmente RTMI), ou RTFE, mais um reforço de braquiterapia. Na técnica tardia, uma dose inferior de RTFE é seguida por um reforço de braquiterapia para o tumor primário e uma dissecção do pescoço geralmente é realizada. As duas técnicas comprovaram registros com taxas de controle local se aproximando de 90% e em alguns casos excedendo essa taxa.

A quimiorradioterapia é o tratamento de escolha para doença localmente avançada. Muitas séries, retrospectivas e prospectivas, mostraram excelente controle locorregional com toxicidade aguda e tardia aceitável em pacientes tratados com RTMI ou 3DCRT mais quimioterapia simultânea.

H. Tonsila, véu palatino e parede faríngea

Como na base da língua, a RT definitiva com ou sem quimioterapia é o tratamento de escolha para tumores da tonsila e do véu palatino.

A doença em estágio inicial pode ser tratada com RT definitiva isolada. Os tumores em estágio inicial lateralizados da tonsila podem ser tratados com campos de radiação ipsilateral para minimizar a irradiação para o lado contralateral. Pacientes selecionados com lesões pequenas, bem-localizadas, podem ser tratados com cirurgia de preservação de função e dissecção eletiva do pescoço.

A radiação definitiva com quimioterapia simultânea é o tratamento favorável para lesões localmente avançadas. Muitos estudos têm mostrado taxas de controle locorregional maiores de 90% para pacientes tratados com RTMI. Além disso, a conformalidade de dose melhorada proporcionada pela RTMI tem resultado em efeitos adversos tardios reduzidos.

As lesões tonsilares muitas vezes são associadas a infecção por HPV. Os pacientes com tumores tonsilares positivos para HPV mostraram ter resultados de tratamento superiores.

▶ Complicações

A. Complicações cirúrgicas

As complicações cirúrgicas incluem infecção, hemorragia, perda de peso, edema facial, dificuldade com a fala, fonação e deglutição, e perda da capacidade da fala e da deglutição. A taxa de complicações cirúrgicas, incluindo formação de fístula e ruptura de incisão, aumenta no tecido irradiado.

B. Complicações relacionadas à radiação

As complicações de radiação são divididas em toxicidades agudas e crônicas. As toxicidades agudas incluem fadiga, perda de peso, mucosite, disgeusia, odinofagia, descamação da pele e edema laríngeo. As toxicidades crônicas incluem disfagia, xerostomia, trismo, hipotireoidismo, perda auditiva e fibrose/atrofia de pele e de tecidos moles. Raras, mas graves, as complicações tardias da radiação incluem osteorradionecrose e ruptura da artéria carótida. Com o advento da RTMI, a taxa de xerostomia tem diminuído significativamente, resultando em melhora da qualidade de vida do paciente.

▶ Prognóstico

A revisão de Surveillance, Epidemiology and End Results (SEER) Cancer Statistics para os anos de 1999 até 2005 registra sobrevida relativa de cinco anos de câncer da orofaringe e da cavidade oral de 62,5%. As taxas de sobrevida e de controle local variam por sublocal individual e são inversamente relacionadas ao grau de envolvimento nodal, ao tamanho do tumor e à presença de metástases distantes. Há considerável evidência de que a sobrevida é mais alta em pacientes com tumores orofaríngeos positivos para HPV. Registros recentes de câncer orofaríngeo tratados com RTMI e quimioterapia simultânea observaram taxas de controle locorregional de três anos, variando de 87 a 93%. As taxas de controle locorregional para câncer da cavidade oral são mais baixas; registros recentes de pacientes tratados com cirurgia e RTMI pós-operatória observaram taxas de controle locorregional de dois anos, variando de 78 a 82%.

Bernier J, Cooper JS, Pajak TF et al. Defining risk levels in locally advanced head and neck cancers: a comparative analysis of concurrent postoperative radiation plus chemotherapy trials of the EORTC (#22931) and RTOG (# 9501). *Head and Neck* 2005;27:843 [PMID: 16161069].

de Arruda FF, Puri D, Zhung J et al. Intensity-modulated radiation therapy for the treatment of oropharyngeal carcinoma: the Memorial Sloan-Kettering Cancer Center experience. *Int J Radiat Oncol Biol Phys* 2006;64:363 [PMID: 15925451].

Denis F, Garaud P, Bardet E et al. Final results of the 94–01 French Head and Neck Oncology and Radiotherapy Group randomized trial comparing radiotherapy alone with concomitant radiochemotherapy in advanced-stage oropharynx carcinoma. *J Clin Oncol* 2004;22:69 [PMID: 14657228].

Eisbruch A, Harris J, Gardner AS et al. Multi-institutional trial of accelerated hypofractionated intensity-modulated radiation therapy for early-stage oropharyngeal cancer (RTOG 00-22). *Int J Radiat Oncol Biol Phys* 2009 [Article in Press] [PMID: 19540060].

Pignon JP, le Maître A, Maillard E, Bourhis J; MACH-NC Collaborative Group. Meta-analysis of chemotherapy in head and neck cancer (MACH-NC): an update on 93 randomized trials and 17,346 patients. *Radiother Oncol* 2009;92:4 [PMID: 19540060].

WEBSITES

The Cancer Group Institute (Informação epidemiológica sobre cânceres da cavidade oral e da orofaringe): http://www.cancergroup.com

The National Cancer Institute (tratamento e prevenção de cânceres da cavidade oral e da orofaringe): http://www.cancer.gov

(Surveillance Epidemiology and End Results – banco de dados de estatística de câncer nos EUA): http://seer.cancer.gov/

Web MD Corporation (uma revisão de câncer labial e da cavidade oral, apresentando sintomas, estadiamento e tratamento): http://www.webmd.lycos.com

The American Cancer Society (visão geral de lesões benignas e malignas da cavidade oral e da orofaringe): http://www.cancer.org

LESÕES BENIGNAS E MALIGNAS DA NASOFARINGE

FUNDAMENTOS DO DIAGNÓSTICO

▶ Biópsia positiva.
▶ Massa na TC ou RM.
▶ Massa no pescoço.
▶ Epistaxe ou secreção nasal.
▶ Otite média refratária.
▶ Dor de ouvido ou perda auditiva.

▶ Considerações gerais

A nasofaringe é um tubo muscular grosseiramente cuboide localizado atrás do nariz na parte superior da faringe. As bordas da nasofaringe incluem a cavidade nasal posterior anteriormente, o esfenoide, superiormente, a primeira e a segunda vértebras, posteriormente, e o véu palatino, inferiormente. As paredes laterais incluem a tuba auditiva, o toro tubário e a fossa de Rosenmüller. O local de origem mais comum para o carcinoma nasofaríngeo é a fossa de Rosenmüller.

Os linfáticos da nasofaringe correm em uma direção anteroposterior para a base do crânio, onde os nervos cranianos IX (o nervo glossofaríngeo) e XII (o nervo hipoglosso) se situam. Outros trajetos linfáticos incluem drenagem profunda para os linfonodos cervical posterior e jugulodigástrico. A linfadenopatia é muito comum – cerca de 80% – na apresentação. Metástases distantes, mais frequentemente para o osso, correlacionam-se fortemente com o envolvimento de linfonodo (p. ex., pacientes N0 têm uma incidência de 17% de metástases, ao passo que pacientes N3 têm uma incidência de 73%).

Os subtipos histológicos incluem CCE queratinizante, carcinomas não queratinizantes e carcinomas basaloides. Os carcinomas não queratinizantes são divididos ainda em subtipos indiferenciados e diferenciados, e os CCEs queratinizantes são divididos em subtipos bem diferenciados, moderadamente diferenciados e mal diferenciados. Os tumores indiferenciados não queratinizantes são os subtipos mais comuns em áreas endêmicas e são considerados como tendo o melhor prognóstico devido à sua alta sensibilidade à quimioterapia e à radioterapia. Tipos raros de câncer da nasofaringe incluem linfoma, sarcoma, carcinoma adenoide cístico, plasmacitoma, melanoma e rabdomiossarcoma.

A cada ano, há aproximadamente 2.200 novos casos de carcinoma nasofaríngeo nos EUA. Há predominância em homens, com uma razão homem-mulher de 2,5:1,0, e é prevalente em indivíduos do sul da China.

▶ Estadiamento

O estadiamento para câncer nasofaríngeo é diferente daquele da cavidade oral e da orofaringe (Quadro 23-2).

▶ Patogênese

Há uma sugestão de uma predisposição genética, visto que americanos de origem chinesa da primeira geração preservam uma incidência mais alta que os americanos brancos. Associações genéticas com carcinoma nasofaríngeo incluem HLA-BW46 e HLA-B17. Outras causas incluem infecção viral com o vírus Epstein-Barr (EBV); fatores dietéticos, incluindo peixe salgado e fatores ambientais, como inalação de serragem e de fumaça. Do mesmo modo que em outros cânceres de cabeça e pescoço, o tabagismo está associado com uma incidência mais alta, particularmente em homens brancos (Quadro 23-3).

▶ Prevenção

Parar de fumar e modificar a dieta para reduzir a ingestão de peixe salgado são fatores que podem ser modificados para reduzir o risco de carcinoma nasofaríngeo.

▶ Achados clínicos

A. Sinais e sintomas

O sintoma presente mais comum é a linfadenopatia cervical. Outros sintomas incluem epistaxe, otite média serosa, dano auditivo, obstrução nasal, paralisia de nervos cranianos (NC VI, o nervo abducente, é o mais comumente envolvido), *síndrome retroesfenoidal de Jacod* (i.e., dificuldade com expressão facial, bem como problemas com movimento da mandíbula e dos olhos), *síndrome retroparotidiana de Villaret* (i.e., problemas de deglutição e com movimentos da língua e do pescoço) e otalgia referida.

B. Achados laboratoriais

Os exames laboratoriais devem incluir hemograma completo e químicas do sangue, incluindo testes de função hepática e renal. Os títulos de EBV são elevados em pacientes com tumores nasofaríngeos não queratinizantes maldiferenciados ou indiferenciados e devem ser verificados no caso de um tumor primário desconhecido da cabeça e do pescoço.

C. Exames de imagem

Os exames de imagem comuns incluem TC com janelas ósseas para descartar envolvimento de osso cortical e RM da cabeça e do pescoço. A menos que contraindicada, uma RM deve ser obtida. Um raio X de tórax deve ser obtido para descartar doença metastática e um FDG-PET *scan* é recomendado para avaliar metástases regionais e distantes.

D. Testes e exames especiais

Os testes e os exames adicionais devem incluir uma avaliação dentária pré-tratamento e exame endoscópico com fibra óptica. Na ausência de um FDG/PET *scan*, uma cintilografia óssea pode ser considerada para detecção de metástases distantes.

▶ Diagnóstico diferencial

O diagnóstico diferencial para carcinoma nasofaríngeo inclui infecção, cisto de Tornwaldt (um cisto nasofaríngeo, geralmente na linha média, que pode causar secreção), metástase maligna de um outro local primário e linfoma.

▶ Tratamento

Em razão da dificuldade em obter margens cirúrgicas adequadas, o tratamento primário para carcinoma nasofaríngeo é com radioterapia definitiva, mesmo nas lesões em estágio

Quadro 23-3 Estadiamento do AJCC de 2010: nasofaringe

Tumor primário (T)

T_x:	O tumor primário não pode ser avaliado
T_0:	Sem evidência de tumor primário
T_{is}:	Carcinoma *in situ*
T_1:	Tumor confinado à nasofaringe, ou se estende à orofaringe e/ou cavidade nasal sem extensão parafaríngea[a]
T_2:	Tumor com extensão parafaríngea[a]
T_3:	Tumor envolve estruturas ósseas da base do crânio e/ou seios paranasais
T_4:	Tumor com extensão intracraniana e/ou envolvimento de nervos cranianos, hipofaringe, órbita, ou com extensão para a fossa infratemporal/espaço do mastigador

Linfonodos regionais (N)

Nasofaringe	Linfonodos regionais não podem ser avaliados
N_x:	Sem metástase de linfonodo regional
N_0:	Metástase unilateral no(s) linfonodo(s) ≤ 6 cm na maior dimensão, acima da fossa supraclavicular e/ou linfonodos retrofaríngeos unilaterais ou bilaterais, ≤ 6 na maior dimensão[b]
N_1:	Metástase bilateral no(s) linfonodo(s), ≤ 6 cm na maior dimensão, acima da fossa supraclavicular[b]
N_2:	Metástase no(s) linfonodo(s)[b] > 6 cm e/ou extensão para a fossa supraclavicular
N_3:	> 6 cm na maior dimensão
N_{3a}:	Extensão para a fossa supraclavicular[c]
N_{3b}:	Metástase em um linfonodo > 6 cm na maior dimensão

Metástase distante (M)

M_0:	Sem metástase distante
M_1:	Metástase distante

Agrupamento de estágio: nasofaringe

0:	T_{is}	N_0	M_0
I:	T_1	N_0	M_0
II:	T_1	N_1	M_0
	T_2	N_0	M_0
	T_2	N_1	M_0
III:	T_1	N_2	M_0
	T_2	N_2	M_0
	T_3	N_0	M_0
	T_3	N_1	M_0
	T_3	N_2	M_0
IVA:	T_4	N_0	M_0
	T_4	N_1	M_0
	T_4	N_2	M_0
IVB:	Qualquer T	N_3	M_0
IVC:	Qualquer T	Qualquer N	M_1

[a]Extensão parafaríngea denota infiltração posterolateral do tumor.
[b]Linfonodos na linha média são considerados linfonodos ipsilaterais.
[c]Zona ou fossa supraclavicular é definida pelos três pontos: (1) a margem superior da extremidade esternal da clavícula, (2) a margem superior da extremidade lateral da clavícula e (3) o ponto onde o pescoço encontra o ombro, incluindo as porções caudais de IV e VB.

inicial. Os campos de radioterapia incluem linfonodos supraclaviculares e de pescoço bilaterais, bem como linfonodos retrofaríngeos, devido à alta propensão para metástases nodais. Doses profiláticas de 5.000 cGy são administradas para regiões nodais em risco com um reforço de 2.000 a 3.000 cGy para o tumor primário e as regiões nodais envolvidas. Várias técnicas têm sido usadas para administrar o reforço, incluindo braquiterapia, 3DCRT e RTMI. A RTMI oferece vantagens sobre outras modalidades de tratamento, visto que ela permite administração precisa de altas doses de radiação com reserva relativa de tecidos essenciais, como as glândulas parótidas, o aparelho óptico e o tronco cerebral. Vários estudos randomizados demonstraram uma melhora na taxa de xerostomia para pacientes que se submeteram à RTMI *versus* radioterapia convencional.

As lesões avançadas são tratadas preferencialmente com RTMI, porque reforços de braquiterapia não são adequados nessas lesões maiores. Estudos randomizados recentes (RTOG 0225) têm mostrado consistentemente uma vantagem no tratamento de lesões T3 e T4 com radiação e quimioterapia simultâneas.

O tratamento para recorrência nasofaríngea com radiação tem mostrado algum sucesso (controle local e sobrevida de 40%) em pacientes que receberam mais de 6.000 cGy ao local de recorrência.

▶ Complicações da radioterapia

As complicações da radioterapia para carcinoma nasofaríngeo incluem xerostomia, embora isso tenha diminuído drasticamente desde a introdução de RTMI, otite externa crônica, otite média, perda auditiva, problemas dentários, disfunção da hipófise, trismo e necrose de tecido mole ou de osso.

▶ Prognóstico

Com RTMI e quimioterapia concomitante, as taxas de controle locorregional de três anos de 85 a 100% foram atingidas, com prognóstico dependente do estágio na apresentação. As taxas de sobrevida globais de três anos são mais baixas, 80 a 95%, enfatizando a propensão para essas lesões sofrerem metástase. O tratamento para carcinoma nasofaríngeo recorrente com doses de radiação superiores a 6.000 cGy fornece uma taxa de sobrevida global e de controle local de cinco anos de 40%.

Al-Sarraf M, Le Blanc M, Giri PG et al. Chemoradiotherapy versus radiotherapy in patients with advanced nasopharyngeal cancer: phase III randomized intergroup study 0099. *J Clin Oncol* 1998;16(4):1310 [PMID: 9552031]. (Chemotherapy with radiation gives improved results over radiation alone for patients with stages III and IV nasopharyngeal carcinoma.)

Baujat B, Audry H, Bourhis J et al. Chemotherapy in locally advanced nasopharyngeal carcinoma: an individual patient data meta--analysis of eight randomized trials and 1753 patients. *Int J Radiat Oncol Biol Phys* 2006;64:47–56.

Lee N, Xia P, Quivey JM et al. Intensity-modulated radiotherapy in the treatment of nasopharyngeal carcinoma: an update of the UCSF experience. *Int J Radiat Oncol Biol Phys* 2002;53(1):12 [PMID: 12007936].

Lee N, Harris J, Garden AS et al. Intensity-modulated radiation therapy with or without chemotherapy for nasopharyngeal carcinoma: Radiation Therapy Oncology Group Phase II Trial 0225. *J Clin Oncol* 2009;27:3684–3690.

Nutting C, A'Hern R, MS Rogers et al. On behalf of the PARSPORT Trial Management Group. First results of a phase III multicenter randomized controlled trial of intensity modulated (IMRT) versus conventional radiotherapy (RT) in head and neck cancer (PARSPORT: ISRCTN48243537; CRUK/03/005). *J Clin Oncol* 2009;27:18s (abs)

WEBSITES

The Cancer Group Institute (resumo de informações sobre câncer nasofaríngeo): http://www.cancergroup.com

National Cancer Institute (descrição do tratamento para câncer nasofaríngeo): http://www.cancer.gov

Agradecimentos a Mark D. DeLacure, MD, por sua contribuição para este capítulo nas edições anteriores deste livro.

Reconstrução mandibular

Jeffrey H. Spiegel, MD, FACS
Jaimie DeRosa, MD

24

FUNDAMENTOS DO DIAGNÓSTICO

A reconstrução mandibular pode ser indicada para o seguinte:

▶ Defeito segmentar da mandíbula após ablação do tumor.
▶ Osteomielite crônica da mandíbula ou fratura da mandíbula não consolidada cominuída.
▶ Malformação adquirida ou congênita da mandíbula.

▶ Considerações gerais

Entre os avanços mais excitantes na cirurgia moderna está a capacidade melhorada de reconstruir os defeitos cirúrgicos e as áreas de perda tecidual. A reconstrução de uma área implica recriar não apenas a forma e a aparência dos tecidos perdidos ou lesionados, mas também a função. Isto é, de modo ideal, a região reconstruída deve parecer, mover-se, sentir e perceber precisamente da mesma maneira que os tecidos originais faziam quando estavam em boa saúde.

É na cabeça e no pescoço que a necessidade de precisão na reconstrução funcional e estética se torna mais evidente. Em geral, é o rosto da pessoa que a identifica dos outros, e o rosto é a interface pela qual a pessoa detecta as sensações e as emoções dos outros e manifesta suas próprias emoções.

▶ Patogênese

Vários processos de doença podem resultar em lesão significativa para a mandíbula. O trauma grave (p. ex., uma ferida por arma de fogo) pode resultar em uma fratura não consolidada cominuída ou em perda tecidual. De maneira similar, um processo neoplásico (mais comumente o CCE) pode invadir a mandíbula. Lamentavelmente, a condição atual da medicina é tal que a remoção cirúrgica de alguns processos de doenças (p. ex., determinadas condições malignas) ainda proporciona a melhor oportunidade de cura desses distúrbios por outro lado fatalmente progressivos. Assim, a capacidade de reconstruir a mandíbula possui significância.

Esteticamente, a mandíbula fornece a forma para o terço inferior da face, define o limite entre a face e o pescoço e posiciona o mento e o lábio inferior (com a dentição mandibular). Funcionalmente, a mandíbula suporta as forças de mastigação e a dentição mandibular. A mandíbula ajuda no suporte da língua na posição e na função – um fato facilmente lembrado quando se reconhece o papel significativo que a mandíbula pequena com uma língua grande pode desempenhar na criação do distúrbio obstrutivo do sono. As forças da mordida na mastigação podem ser significativas, com uma média de 726 N, e forças máximas nas superfícies oclusais molares, de 4.346 N. Assim, a mandíbula deve ser forte e rígida.

▶ Tratamento

Para escolher um método de reconstrução apropriado, os seguintes fatores devem ser considerados na reconstrução da mandíbula: (1) comprimento e a localização do defeito mandibular, (2) perda de tecido mole associado, (3) saúde e bem-estar gerais do paciente, (4) prognóstico potencial do paciente, (5) potenciais locais doadores, (6) reparo primário *versus* retardado e (7) saúde dentária do paciente e potencial para reabilitação dentária.

A. Opções de reconstrução

A forma mais fácil de reconstrução mandibular é a não reconstrução. Isto é, quando se defrontar com um defeito segmentar, simplesmente feche os tecidos moles circundantes sobre o defeito, deixando um ou dois segmentos mandibulares de "oscilação livre". Isso deixa o paciente com um déficit estético e funcional significativo, embora para um pequeno defeito lateral em um paciente desdentado, o déficit estético e funcional possa ser menor que o esperado. Certamente, contudo, para uma pessoa que perde um grande segmento da mandíbula ou o segmento anterior da mandíbula, isto deixa uma deformidade significativa onde o lábio inferior e o mento estão em retru-

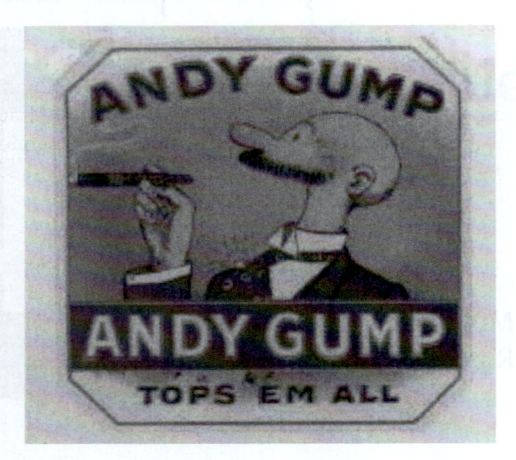

▲ **Figura 24-1** Um rótulo do cigarro Andy Gump. Observe como o rosto do desenho parece terminar no lábio superior (ausência da mandíbula). Ironicamente, o personagem está fumando um cigarro.

são extrema, uma situação conhecida como a "deformidade de Andy Gump" (Figura 24-1).

B. Fechamento de tecidos moles

Os fechamentos mais precoces de tecidos moles usavam tecidos locais, retalhos da região malar ou língua, ou retalhos pediculados do pescoço, do escalpo, da testa ou da região deltopeitoral, muitos dos quais requeriam uma reconstrução estadiada. Contudo, sem qualquer suporte estrutural rígido, nem a forma, nem a função da mandíbula era confiavelmente reconstruída com estes métodos. Às vezes, tentava-se colocar fragmentos ósseos pediculados sobre os retalhos locais, embora tivessem confiabilidade menor que a desejada, em particular em virtude da radiação antes ou após a cirurgia.

C. Implantes aloplásticos

O advento dos implantes aloplásticos ajudou a corrigir uma parte dos problemas que o fechamento do tecido mole sozinho não tratava. Estes incluem implantes de aço, titânio e outra liga (p. ex., Vitallium) que são confeccionados em uma barra ou bandeja, que pode então ser adaptada à forma do segmento mandibular ausente. Com o passar do tempo, o titânio se tornou o metal mais comum para modelar implantes, uma vez que ele tem força, biocompatibilidade e rigidez, mas ainda pode ser contornado usando instrumentos de manuseio manual. Todos os implantes aloplásticos podem, por fim, sofrer fadiga do metal e fraturar devido ao estresse repetitivo colocado sobre o material por meio da mastigação. Infelizmente, materiais fortes o suficiente para resistir às forças sem o risco de fratura são extremamente fortes para serem contornados na sala de operação pelo cirurgião.

A reposição mandibular com implantes aloplásticos pode fornecer uma reconstrução mandibular rápida, efetiva, sem um defeito no local de doador secundário. Contudo, além do risco de fratura da placa, pode haver um risco significativo para extrusão da placa e exposição com infecção subsequente (Figura 24-2). A experiência tem demonstrado que uma placa de reconstrução mandibular, particularmente se "embrulhada" ou por outro lado isolada com um retalho de pedículo muscular (p. ex., um retalho do peitoral maior), é uma opção de reconstrução adequada para os defeitos mandibulares laterais. Embora a transferência de tecido livre microvascular forneça algumas melhoras e benefícios, para um defeito lateral, uma barra mandibular é uma reconstrução contemporânea aceitável. Contudo, para defeitos que envolvem a mandíbula anterior, bem como a sínfise e regiões parasinfisiais, a reconstrução mandibular com uma barra metálica tem um risco significativamente mais alto de complicações do que a reconstrução com osso revascularizado. Isto pode ser devido ao arco aumentado de rotação por meio do qual a barra passa na mandíbula anterior, o que causa força excessiva no tecido mole sobreposto, levando por fim à exposição da barra. Além disso,

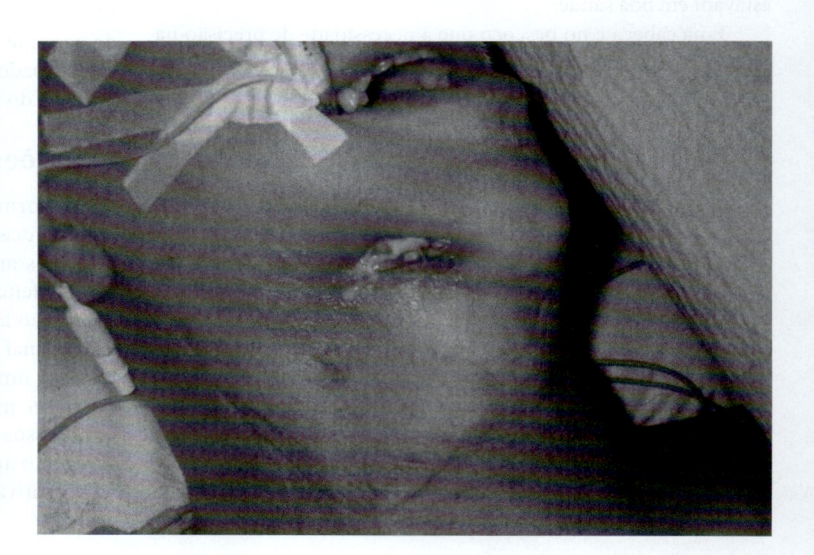

▲ **Figura 24-2** Paciente após mandibulectomia parcial com implante aloplástico (titânio) salientando-se 1 ano após a cirurgia. Observe o tecido de granulação e a drenagem purulenta.

infelizmente, em muitos casos, as barras metálicas sem enxerto ósseo subjacente parecem ter uma chance aumentada de se tornar expostas após tratamentos com radiação. Isto pode criar um desafio de cicatrização de incisão muito complicado, requerendo, em geral, a remoção do implante.

D. Bandejas aloplásticas

As bandejas aloplásticas preenchidas com lascas de osso foram usadas e em alguns casos foram bem-sucedidas, embora alguns médicos tenham observado que 50% ou mais de seus pacientes terminam com um resultado insatisfatório do uso deste método. Em outras ocasiões, os enxertos ósseos podem ser usados na forma de lascas de osso esponjoso sem uma bandeja. Além disso, os enxertos ósseos irradiados são usados. Contudo, em todos esses casos, o osso enxertado serve como uma armação para os osteoblastos criarem um osso novo e no campo inevitavelmente infectado encontrado no momento da ablação, novo crescimento ósseo é imprevisível e não confiável. Além disso, os campos irradiados criam um impedimento adicional para a boa consolidação óssea.

E. Osso vascularizado

Se os substitutos ósseos (p. ex., barras metálicas) e os enxertos de ossos livres (na forma de lascas ou de enxertos irradiados) não são confiáveis, a tentativa seguinte seria osso vascularizado. Uma variedade de retalhos de osso livre e pediculados tem sido utilizada.

1. Enxertos de osso pediculado – Inicialmente, os enxertos de osso pediculado foram usados. Os médicos tentaram girar a clavícula sobre o músculo esternocleidomastóideo, o músculo trapézio ou mesmo sobre o retalho deltopeitoral. Infelizmente, apenas um sucesso misto foi obtido, porque o suprimento sanguíneo para o osso em cada uma destas situações era não confiável e raro. Resultados um pouco melhores foram obtidos com o músculo peitoral maior com a quinta costela, mas novamente, apenas resultados não confiáveis foram atingidos. Os enxertos de costela também foram pediculados fora do músculo grande dorsal, mas não são uma grande escolha porque, em geral, esse retalho fornece uma quantidade desnecessariamente grande de músculo e tecido mole, com uma quantidade geralmente inadequada de osso para fornecer uma boa reconstrução. Resultados melhores foram obtidos pela transferência da espinha da escápula no músculo trapézio. Este retalho fornece aproximadamente 10 cm de osso, e contanto que os vasos cervicais transversos não sejam lesionados durante qualquer parte do procedimento ablativo, o retalho tem boa confiabilidade.

2. Osteotomias – Em vários momentos, uma série de osteotomias deslizantes foi projetada para o uso na mandíbula remanescente para permitir que o osso seja avançado para preencher os hiatos. Embora interessante, a natureza do defeito mandibular e a radiação subsequente podem tornar estas osteotomias não confiáveis.

F. Transferência de tecido livre

Até agora, os melhores resultados foram atingidos pela transferência de tecido livre. Essa técnica fornece osso vascularizado e tecido mole e não tem restrição sobre o alcance ou o comprimento do pedículo.

As técnicas de transferência de tecido livre não eram amplamente conhecidas até alguns anos atrás, mas atualmente a maioria dos departamentos de centros médicos acadêmicos de otorrinolaringologia tem pelo menos um cirurgião treinado em métodos microvasculares. Infelizmente, a transferência microvascular permanece um procedimento relativamente longo e complexo e embora certamente valioso para defeitos grandes, é mais difícil decidir o que fazer com defeitos pequenos. Muitas vezes, a cirurgia extensa requerida para um "retalho livre" parece ser demasiada quando se defronta com um defeito anterior pequeno; contudo, ainda, nenhuma alternativa melhor encontra-se disponível. Vários retalhos foram tentados, e os quatro retalhos livres ósseos mais comumente usados são: (1) o antebraço radial, (2) a escápula, (3) a crista ilíaca e (4) a fíbula. Cada um difere na quantidade e na natureza do tecido mole e dos componentes ósseos. Todos estes retalhos, com exceção do retalho da escápula, estão suficientemente distantes da cabeça e do pescoço para permitir que uma segunda equipe de cirurgiões colha simultaneamente (convenientemente) o retalho enquanto a ablação é executada.

1. Retalhos do antebraço radial – O retalho do antebraço radial permite a transferência de uma grande quantidade de fáscia fina flexível e de pele proveniente da superfície ventral do antebraço. O suprimento arterial ocorre por meio da artéria radial; portanto, um teste de Allen deve ser cuidadosamente executado antes de colher este retalho para se certificar que a mão tem um suprimento vascular adequado a partir da artéria ulnar isolada. A drenagem venosa ocorre por meio da veia acompanhante da artéria radial ou por meio da veia cefálica. Aproximadamente 10 cm de osso pode ser retirado. Embora o osso seja osso cortical forte, ele não é espesso porque apenas um terço da área transversal do osso radial pode ser obtido sem aumentar muito o risco de fraturas por estresse do antebraço. Afilar as bordas do enxerto de uma maneira de "popa de barco" reduz ainda mais o risco de fraturas pós-operatórias, como ocorre também com a imobilização prolongada do braço em uma tala (três semanas ou mais). Todavia, visto que apenas uma pequena quantidade de osso é obtida, este retalho é útil apenas para determinados defeitos mandibulares e provavelmente é mais adequado para a reconstrução na qual uma grande quantidade de tecido mole é requerida com apenas um pequeno defeito mandibular segmentar.

2. Retalhos escapulares – O retalho escapular está entre os retalhos livres mais versáteis, uma vez que uma grande quantidade de tecido mole está disponível com o osso. Infelizmente, a necessidade geral de mudar a posição do paciente durante a cirurgia supina para lateral de modo a coletar o retalho torna este retalho menos desejável de se coletar do que sua utilidade possa sugerir.

A escápula lateral fornece 12 cm de osso que pode sustentar um implante integrado ósseo para a reabilitação dentária (diferentemente do osso do retalho do antebraço radial). O sistema escapular circunflexo fornece o suprimento sanguíneo para o retalho e, com a dissecção, o osso e as grandes ilhas cutâneas podem ser retiradas da artéria subescapular. Duas veias acompanhantes

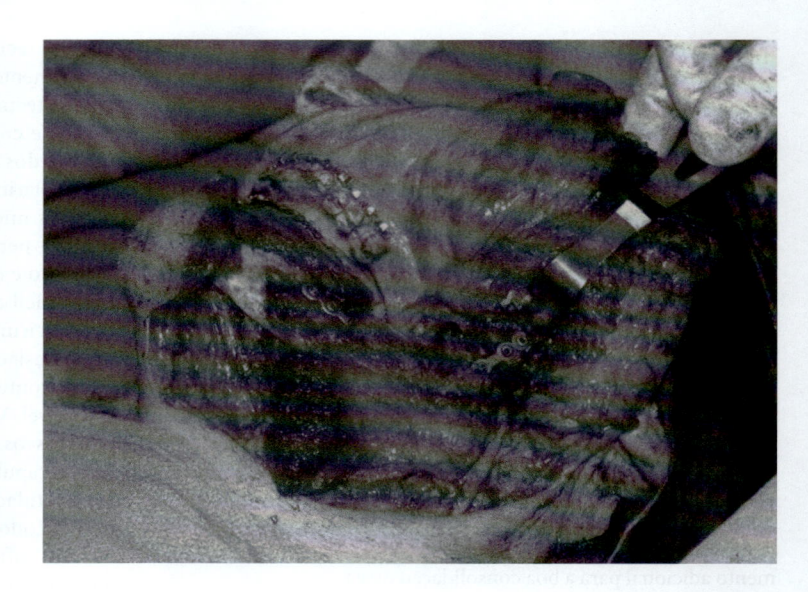

▲ **Figura 24-3** Inserção de retalho ósseo da crista ilíaca no ângulo mandibular esquerdo. Observe como o osso pode ser contornado sem osteotomias devido ao grande estoque ósseo disponível na crista ilíaca.

(veias que correm juntas em aproximação com a artéria) acompanham esta artéria para a drenagem venosa. Em geral, o sistema escapular dos retalhos pode ser a mais versátil de todas as opções de reconstrução, fornecendo uma boa quantidade de osso e os componentes de tecido mole mais independentemente móveis do que qualquer um dos retalhos de compostos ósseos.

3. Retalhos da crista ilíaca – Com base na artéria e na veia ilíaca circunflexa profunda, o retalho da crista ilíaca mostrou-se extremamente útil para a reconstrução mandibular. Devido à grande variedade na qual o osso pode ser colhido e contornado, três quartos ou mais da mandíbula podem ser reconstruídos com este retalho (Figura 24-3) Além disso, a curvatura natural do osso da crista ilíaca pode ser usada para ajudar a aproximar a forma natural da mandíbula. O osso é espesso e pode ser mais do que composto para a espessura da mandíbula (Figura 24-4). Um retalho de pele relativamente espesso e não flexível pode ser colhido com a crista ilíaca, embora muitas vezes seja útil usar uma sonda de Doppler para identificar inicialmente os vasos perfurantes da pele.

A versatilidade deste retalho foi grandemente aumentada quando se observou que o músculo oblíquo interno está confiavelmente vascularizado por uma ramificação ascendente da artéria ilíaca circunflexa profunda. Isso fornece um retalho muscular flexível, fino, que pode ser usado para reconstruir um defeito de tecido mole. Por exemplo, com um defeito de "ponta a ponta" da mandíbula lateral e da região malar, três efeitos são atingidos: (1) o osso da crista ilíaca pode substituir o osso man-

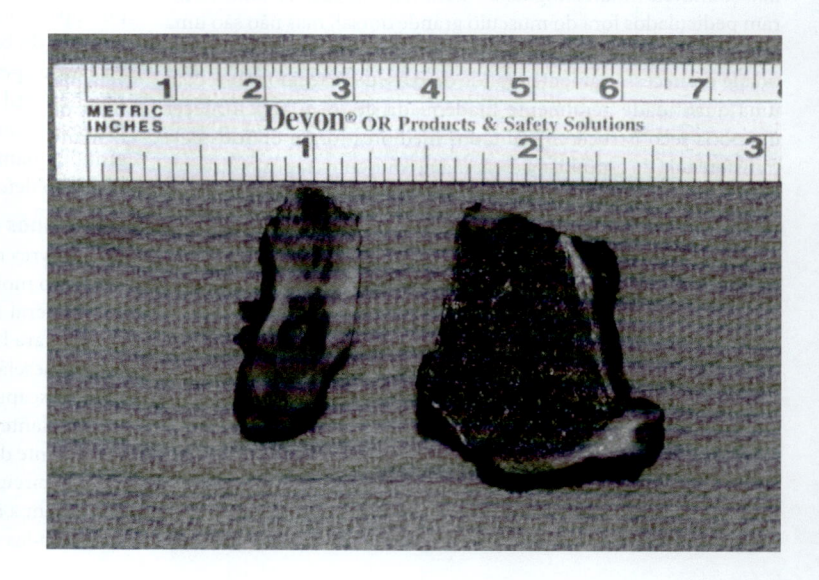

▲ **Figura 24-4** Comparação de secções transversais de uma mandíbula (**esquerda**) e uma crista ilíaca (**direita**). Observe que o osso da crista ilíaca é mais do que espesso, suficiente para recriar a mandíbula e aceitar implantes para a reconstrução dentária.

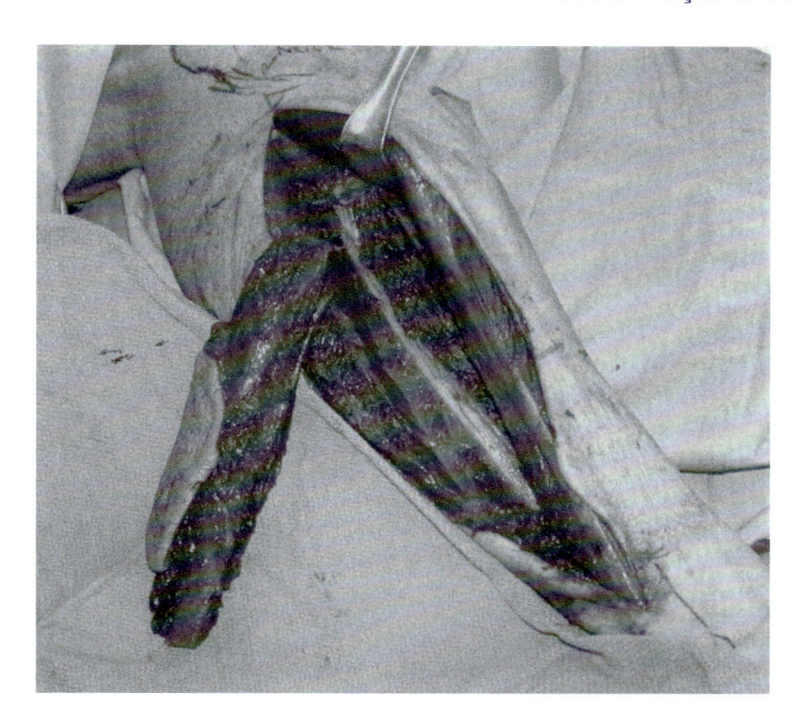

Figura 24-5 Coleta da fíbula direita. O osso e a pele foram isolados nos vasos fibulares direitos.

dibular, (2) o retalho cutâneo pode substituir a pele da região malar externa e (3) o músculo oblíquo interno pode ser usado para reconstruir o defeito da superfície da mucosa e então deixado para a mucosa crescer sobre ele ou para ser coberto com um enxerto cutâneo. A remoção do músculo oblíquo interno necessita de extremo cuidado no fechamento para prevenir uma hérnia abdominal.

Outro excelente uso para o retalho da crista ilíaca é para a reconstrução de uma glossectomia quase total com mandibulectomia. Nesta situação, o osso da crista ilíaca pode ser posicionado transversalmente de modo que o osso forme o soalho da boca. Isto então eleva o retalho cutâneo de tecido mole do retalho da crista ilíaca para uma boa posição de modo a ajudar com a deglutição, uma vez que ele é confeccionado de uma maneira de "nova-língua".

4. Retalhos fibulares – Provavelmente, os retalhos de tecido livre mais comumente usados para a reconstrução mandibular. O retalho fibular tem inúmeras vantagens. Um segmento extremamente longo de osso está disponível (aproximadamente 25 cm), uma vez que toda a fíbula pode ser colhida com exceção de 8 cm, que devem ser preservados nas extremidades proximal e distal para a estabilidade articular (Figura 24-5). Além disso, um retalho cutâneo confiável é obtido e o tecido mole vascular adicional está disponível à medida que o músculo flexor longo do hálux pode ser colhido com o retalho (Figura 24-6).

O retalho fibular se baseia na artéria e nas veias fibulares. A imagem vascular pré-operatória é útil para proteger a vascularidade do pé porque a doença vascular e as irregularidades anatômicas podem eliminar os três vasos normais que suprem sangue para a perna. Angiogramas foram uma vez rotineiramente solicitados, embora a imagem por ressonância magnética possa ser modificada no protocolo para fornecer imagem adequada da anatomia vascular. Além disso, se desejado, este retalho pode ter nova inervação sensorial por meio do ramo cutâneo lateral do nervo periosteal. O suprimento sanguíneo ao osso é por meio do periósteo; portanto, contanto que a maior parte do periósteo não esteja rompida, várias osteotomias podem ser feitas no osso da fíbula colhido para permitir um bom contorno confeccionado do osso na recriação da mandíbula (Figura 24-7).

G. Osteogênese de distração

A osteogênese de distração é uma nova técnica que tem algum valor na reconstrução mandibular. Nesta técnica, um dispositivo é inserido à mandíbula e um fino pedaço da extremidade do segmento mandibular é cortado livre do restante da mandíbula. O fino segmento é lentamente avançado pelo uso de uma "chave" inserida ao dispositivo. À medida que ela é avançada, o espaço entre o segmento em avanço e a saliência da mandíbula é preenchido com um novo osso. Uma vez que tenha sido feita uma quantidade suficiente de novo osso, as extremidades livres são "enrugadas" e então os segmentos restantes da mandíbula recebem placa, assim como para a fratura mandibular. Embora seja excitante no conceito, esta técnica não permite a reconstrução primária porque o processo de distração leva tempo. Além disso, pelo menos um procedimento adicional é requerido. Até aqui, a técnica tem sido usada primariamente em casos de insuficiência mandibular congênita.

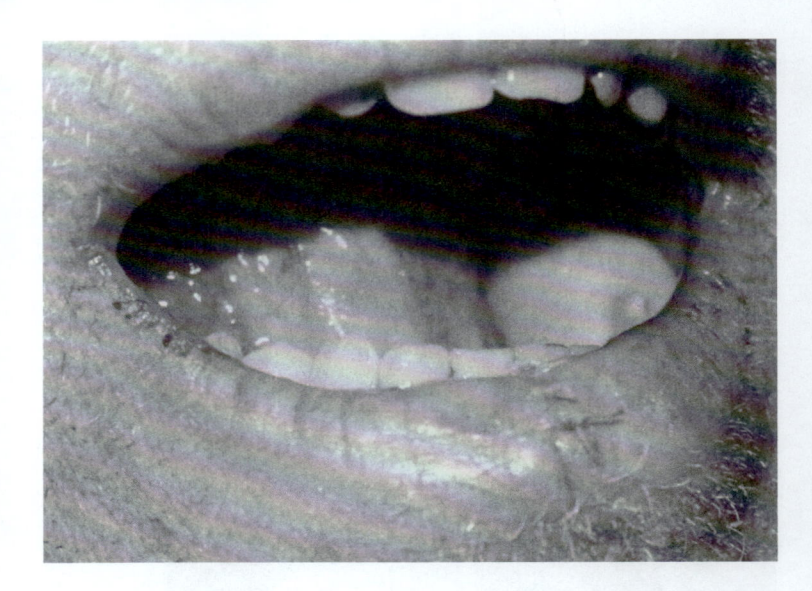

▲ **Figura 24-6** Fotografia pós-operatória de uma pele viável proveniente do retalho da fíbula reconstruindo a mucosa da "crista alveolar" esquerda sobre o osso da fíbula.

H. Geração de osso

De atual interesse é a possibilidade de criação de um novo osso por meio do uso de fatores de crescimento e misturas de hidroxiapatita. A natureza da expressão das várias proteínas morfogênicas ósseas está se tornando cada vez mais compreendida e logo ela provavelmente ligará um hiato ósseo com um pó igual a um osso que é misturado com fatores de crescimento ósseo, resultando em um osso novo, forte dentro de um período previsível. Certamente, a capacidade de gerar osso está bem mais próxima do que a capacidade de gerar uma boa cobertura de tecido mole; portanto, o uso de retalho microvascular ósseo pode ser limitado.

▶ Complicações

As complicações mais comuns da reconstrução mandibular incluem falha do retalho, fístulas, morbidade do local doador e extrusão de materiais aloplásticos. Um suprimento vascular comprometido pode levar a um retalho isquêmico e à necessidade de revascularizar com urgência ou debridar o tecido. Além disso, pequenas áreas de deiscência podem levar à fístula salivar, com os riscos vasculares associados. Nervos sensoriais e motores para a mão e pé estão em risco durante a coleta de retalhos, o que pode levar à morbidade do local doador; anormalidades na marcha podem ser o resultado. Finalmente, os materiais aloplásticos podem se salientar, mesmo quando colocados em um retalho ósseo revascularizado.

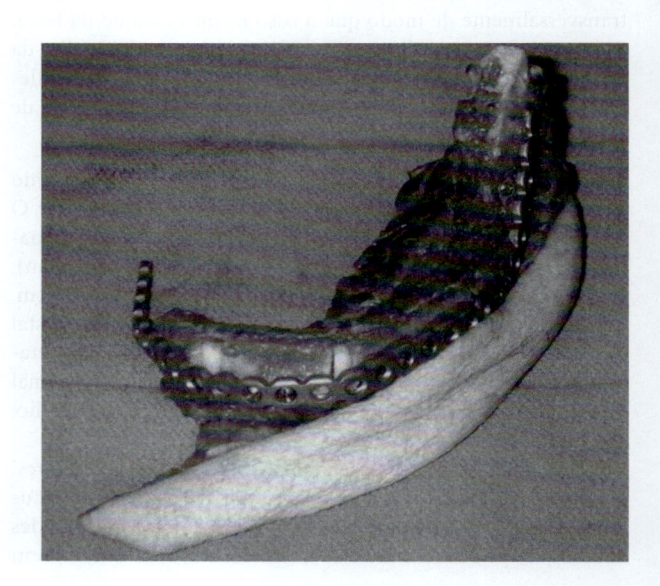

▲ **Figura 24-7** Retalho fibular contornado para reconstruir os segmentos ausentes da mandíbula. Este tecido irá, então, ser inserido e anastomoses microvasculares serão executadas para recriar um suprimento vascular.

Mandpe AH, Singer MI, Kaplan MJ, Greene D. Alloplastic and microvascular restoration of the mandible: a comparison study. *Laryngoscope* 1998;108(2):224 [PMID: 9473072]. (Reviews indications for microvascular repair and when there are true -benefits over a reconstruction bar.)

Urken ML, Buchbinder D, Costantino PD et al. Oromandibular reconstruction using microvascular composite flaps: report of 210 cases. *Arch Otolaryngol Head Neck Surg* 1998;124(1):46 [PMID: 9440780]. (Leaders and innovators in microvascular reconstruction review their results.)

Verdaguer J, Soler F, Fernandez-Alba J, Concejo J, Acero J. Sliding osteotomies in mandibular reconstruction. *Plast Reconstr Surg* 2001;107(5)1107 [PMID: 11373549]. (A description of alternatives to microvascular reconstruction or reconstruction bars.)

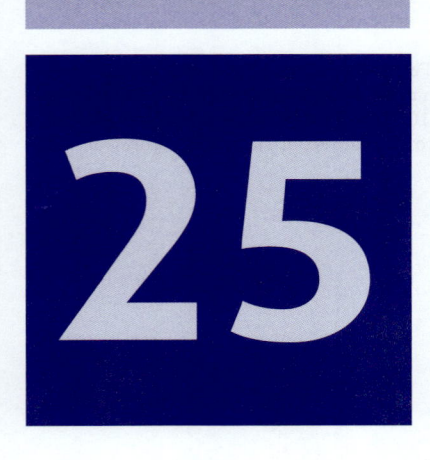

25 Cistos da mandíbula

Richard A. Smith, DDS

Os cistos do maxilar e da mandíbula são ocorrências comuns. Os cistos ósseos ocorrem com mais frequência nos ossos da mandíbula que em qualquer outro osso devido à presença de epitélio a partir de elementos odontogênicos (p. ex., dentes) e resíduos epiteliais não odontogênicos de estruturas embriônicas.

Um cisto é definido como uma cavidade patológica alinhada epitelial que pode conter líquido ou um material semissólido. Um grupo de lesões císticas destituídas de um alinhamento epitelial é classificado como pseudocistos. Um cisto mandibular, em geral, é localizado profundamente dentro do osso da mandíbula, mas pode ocorrer em uma superfície óssea, produzindo uma craterização.

FUNDAMENTOS DO DIAGNÓSTICO

- Lesões bem-definidas, total ou predominantemente radioluscentes, às vezes expansíveis.
- Geralmente de crescimento lento e benignas.
- Inicialmente assintomática, a menos que de longa duração, com aumento significativo ou infecção secundária.
- Em geral inicialmente descoberta nos raios X de rotina.
- Requer exame histopatológico para diagnóstico.

Considerações gerais

Os cistos da mandíbula compreendem um grupo de lesões que são variáveis na sua incidência, etiologia, localização, comportamento clínico e tratamento. O cisto mandibular mais comum é o cisto radicular, que é odontogênico e de natureza inflamatória. O cisto de desenvolvimento odontogênico é o segundo cisto mais comum da mandíbula. Cistos não odontogênicos, pseudocistos e cistos ganglônicos da articulação temporomandibular (ATM) são menos comuns. Os cistos ocorrem na mandíbula e no maxilar: cistos radiculares inflamatórios ocorrem ao redor das raízes de dentes não vitais; cistos dentígeros de desenvolvimento odontogênico e ceratocistos ocorrem nas regiões comuns de dentes impactados e inclusos; cistos de desenvolvimento não odontogênicos são encontrados em regiões de resíduos embriônicos epiteliais; os pseudocistos geralmente se apresentam em regiões específicas do local e os cistos gangliônicos se desenvolvem na ATM. Cada tipo de cisto de mandíbula em geral tem um padrão de comportamento específico, variando desde defeitos osteolíticos pequenos de 5 a 6 mm até envolvimento maciço da mandíbula e de estruturas contíguas.

Classificação de cistos da mandíbula

A classificação dos cistos da mandíbula inclui (1) cistos odontogênicos, (2) cistos não odontogênicos e (3) pseudocistos. O cisto gangliônico, que se apresenta na ATM, foi adicionado a essa classificação convencional para totalidade; é importante que os médicos tratem a patologia da região da cabeça e do pescoço.

Patogênese

A patogênese dos cistos da mandíbula varia de acordo com o tipo de cisto específico. Os cistos inflamatórios surgem de seu revestimento epitelial a partir da proliferação de epitélio odontogênico dentro do ligamento periodontal; os cistos de desenvolvimento dentígero resultam da proliferação de epitélio do esmalte reduzido. A Figura 25-1 ilustra o desenvolvimento de cistos dentígeros e radiculares. As lesões císticas também podem resultar de defeitos do osso cortical ou de trauma, representar lesões reativas ou ter uma patogênese desconhecida. Tem sido mostrado que há um gradiente de pressão osmótica que produz acúmulo de líquido dentro do lúmen do cisto e gera pressão, criando a expansão do cisto.

Prevenção

Pode ser possível prevenir a formação de cisto odontogênico de mandíbula pelo tratamento imediato de dentes não vitais e da remoção de dentes impactados ou inclusos. As estratégias devem incluir prevenir a progressão de cistos da mandíbula para lesões grandes, destrutivas, que requerem manejo agressivo. A preven-

CISTOS DA MANDÍBULA

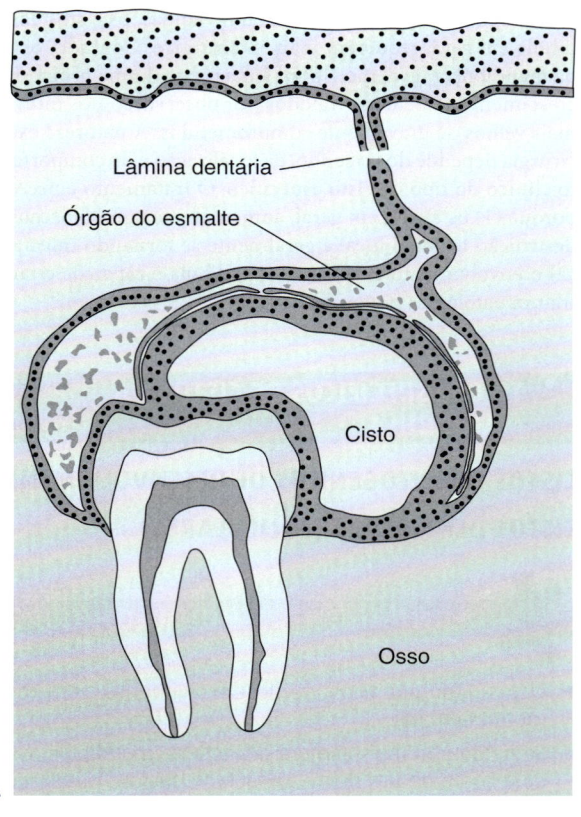

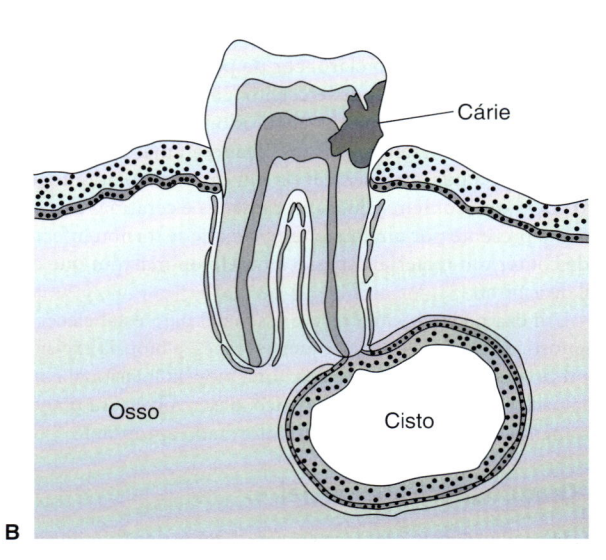

▲ **Figura 25-1** (**A**) Desenvolvimento do cisto dentígero ao redor da coroa de um dente incluso. (**B**) Desenvolvimento de um cisto radicular ao redor do ápice da raiz de um dente não vital.

ção é auxiliada por exames orais e dentários regulares e de rotina com exames de imagem apropriados.

▶ Achados clínicos

A. Sinais e sintomas

O paciente com um cisto pequeno geralmente é assintomático. Sintomas como dor e tumefação ocorrem quando o cisto se torna secundariamente infectado. O paciente pode relatar um gosto desagradável ou até mesmo pútrido se houver secreção do cisto para dentro da boca por meio de um trato sinusal. Os dentes contíguos a todos os cistos, exceto os cistos radiculares, possuem polpas vitais, a menos que exista doença coincidental desses dentes. A vitalidade do dente pode ser avaliada com teste elétrico pulpar ou gelo. Dentes irrompidos contíguos a um cisto grande podem manter sua vitalidade, apesar da perda de uma quantidade significativa de osso alveolar de sustentação. Os cistos benignos da mandíbula raramente produzem afrouxamento de dentes adjacentes, a menos que o cisto se torne muito grande. Os cistos grandes podem deslocar as raízes dos dentes que podem estar evidentes clinicamente em um raio X ou ambos. A ausência clínica de um ou mais dentes, como visto nos raios X dentários de rotina, pode sugerir a presença de um cisto dentígero em desenvolvimento.

Cistos extensos no maxilar anterior podem se estender sob o soalho nasal, criando distorção de narina. Um cisto maxilar infectado pode envolver o seio maxilar, produzindo sinusite maxilar. Cistos mandibulares grandes podem envolver o canal mandibular e seus conteúdos, o feixe neurovascular alveolar inferior. O canal mandibular e seus conteúdos podem sofrer deflexão inferiormente sem produzir um déficit neurossensorial. Contudo, se uma infecção aguda se desenvolver com acúmulo de pus, pode ser observada uma diminuição na sensibilidade do lábio inferior.

B. Exames de imagem

A aparência radiográfica típica de um cisto de mandíbula é a de um cisto bem-definido, redondo a oval, radioluscente, multilocular ou unilocular, que é circunscrito por uma periferia densa de osso reativo. Em geral, raios X periapicais e panorâmicos são suficientes para adquirir imagem de lesões císticas de tamanho pequeno a médio; mas os exames de TC, incluindo o de feixe cônico, são indicados para lesões grandes, expansíveis. Estruturas anatômicas como o forame mentoniano, o forame incisivo e o seio maxilar podem ser interpretadas de maneira errônea como lesões císticas patológicas.

C. Testes especiais

A aspiração por agulha de um cisto de mandíbula suspeito pode revelar uma informação diagnóstica valiosa. A aspiração de sangue da lesão pode indicar a presença de uma lesão vascular ou de um cisto ósseo aneurismático. Se a aspiração de uma lesão sólida (p. ex., um tumor) é realizada, nenhum líquido pode ser aspirado, e a retirada do êmbolo da seringa é difícil. A aspiração de um líquido claro, cor de palha, contendo cristais de colesterol (conhecido por seu efeito "cintilante" característico na luz) é consistente com um cisto odontogênico benigno. A aspiração de um material esbranquiçado a amarelo-claro, que é semelhante a pus, em geral revela um ceratocisto odontogênico (CCO), que contém células descamadas e ceratina. Um cisto que está presente por um longo tempo e que se tornou infectado pode conter um material espesso amarelo ou marrom que é difícil de aspirar.

Um exame histopatológico é essencial para estabelecer um diagnóstico definitivo. Para pequenas lesões, a biópsia excisional é apropriada; para grandes lesões, uma biópsia incisional é indicada para estabelecer um diagnóstico, desenvolver um plano de tratamento e obter consentimento informado apropriado.

▶ Diagnóstico diferencial

Uma abordagem regular para um diagnóstico diferencial de uma lesão de mandíbula pode ser realizada agrupando-se possíveis lesões em seis categorias principais: (1) cistos, (2) tumores odontogênicos, (3) tumores não odontogênicos benignos, (4) lesões inflamatórias da mandíbula, (5) neoplasias malignas não odontogênicos da mandíbula e (6) doenças metabólicas e genéticas da mandíbula. Uma avaliação da aparência radiográfica, idade do paciente e localização da lesão permite que o médico estabeleça um diagnóstico diferencial razoável que deve ser confirmado por exame histopatológico. Um diagnóstico histopatológico definitivo pode descartar lesões mais graves (p. ex., ameloblastoma cístico).

▶ Complicações

As complicações relacionadas à destruição causada por um cisto de mandíbula e o tratamento cirúrgico requerido incluem perda de dentes e de osso, infecção, recorrência de cisto, déficits neurossensoriais, seios orais ou faciais, fístulas orais, antrais ou nasais ou uma combinação dessas três complicações, e fratura patológica da mandíbula. O carcinoma que surge em um cisto odontogênico é uma ocorrência rara e requer tratamento agressivo.

▶ Tratamento

Como estruturas contíguas – incluindo dentes deslocados, raízes reabsorvidas, osso alveolar, seio maxilar e canal mandibular – podem estar envolvidas ou invadidas, os cistos da mandíbula em geral requerem manejo cirúrgico. Contudo, os cistos da mandíbula que demonstram lenta ou nenhuma progressão de crescimento podem ser tratados por observação nos indivíduos mais velhos ou gravemente comprometidos. A natureza exata da cirurgia depende do tamanho, da localização e do comportamento clínico do tipo de cisto específico. O tratamento é necessário porque (1) os cistos, em geral, aumentam de tamanho, causando destruição tecidual local e geralmente se tornando infectados e (2) o envolvimento extenso da mandíbula é capaz de criar uma fratura patológica potencial.

▼ TIPOS ESPECÍFICOS DE CISTOS DA MANDÍBULA

CISTOS ODONTOGÊNICOS DE DESENVOLVIMENTO

CISTOS DENTÍGEROS (FOLICULARES)

FUNDAMENTOS DO DIAGNÓSTICO

▶ Cistos odontogênicos, de desenvolvimento, com revestimento epitelial.
▶ Segundo tipo mais comum de cisto de mandíbula associado à coroa de um dente impactado, incluso ou em desenvolvimento.
▶ Lesão bem-definida, radioluscente, às vezes expansível.
▶ Em geral, de crescimento lento e benigno.
▶ Inicialmente assintomático, a menos que de longa duração, com aumento significativo ou infecção secundária.
▶ Descoberto em raios X dentários de rotina.
▶ Requer exame histopatológico para diagnóstico.

▶ Considerações gerais

Cerca de 15 a 18% dos cistos da mandíbula são dentígeros, circundam a coroa e se inserem na junção amelocementária de dentes inclusos. Os molares do terço inferior e os caninos superiores são os dentes mais comumente envolvidos.

▶ Patogênese

Os cistos dentígeros originam seu epitélio da proliferação do epitélio do esmalte reduzido após o esmalte do dente estar formado. O cisto se desenvolve subsequentemente ao acúmulo de líquido entre os resíduos do órgão do esmalte e da coroa do dente contíguo. A expansão desse cisto intraósseo está associada com um aumento na osmolalidade do líquido do cisto secundária à migração de células inflamatórias dentro do lúmen do cisto. A proliferação epitelial também pode ocorrer de forma simultânea.

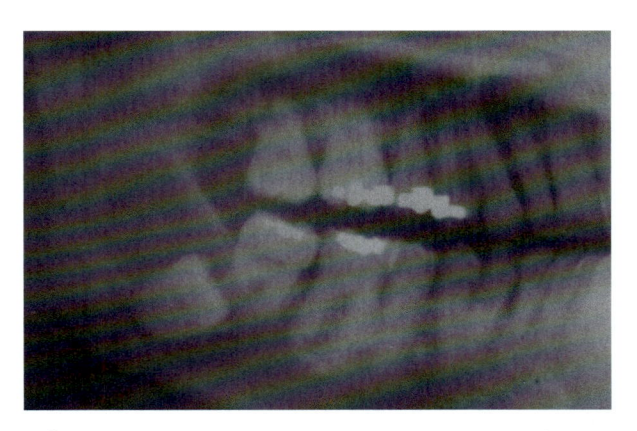

Figura 25-2 Raio X panorâmico mostrando um cisto dentígero que aparece como uma radiolucência bem-definida ao redor da coroa de um terceiro molar mandibular incluso.

▶ Prevenção

Os exames orais e dentários regulares com imagem apropriada podem identificar lesões císticas de mandíbula em desenvolvimento antes que qualquer destruição óssea significativa possa ocorrer. A remoção de dentes impactados, quando indicada, serve como uma medida preventiva.

▶ Achados clínicos

A. Sinais e sintomas

Os cistos dentígeros pequenos raramente produzem sintomas clínicos. Os cistos maiores podem produzir uma expansão óssea, que cria uma tumefação intraoral, uma tumefação extraoral, ou ambas. Eles também podem resultar em assimetria facial ou tornar-se secundariamente infectados, resultando em dor.

B. Exames de imagem

A aparência radiográfica mais comum de um cisto dentígero é a de uma massa bem-delineada, redonda a oval, que está associada com um dente incluso, que pode ser deslocado. A Figura 25-2 demonstra um cisto dentígero típico conforme observado em um raio X panorâmico. Os raios X panorâmicos e periapicais podem ilustrar a extensão do cisto e as estruturas anatômicas contíguas. Com lesões grandes, o exame de TC é útil para avaliar o grau de perfuração por expansão e o envolvimento de estruturas adjacentes.

C. Testes especiais

A aspiração por agulha com possível biópsia do lúmen de uma lesão cística suspeita pode fornecer informação diagnóstica comprobatória e descartar uma lesão vascular. Se não houve expansão significativa do cisto, com diminuição do córtex ósseo, não será possível penetrar o osso usando uma técnica de agulha e seringa. Nesses casos, se a aspiração for desejada, uma pequena incisão na mucosa, seguida por perfuração de um pequeno orifício por meio do córtex bucal, permite aspiração por agulha. A aspiração de um líquido amarelo claro é característico de um cisto dentígero. O exame histopatológico revela um revestimento de cisto não ceratinizado, fino. Mudanças inflamatórias podem produzir hiperplasia epitelial. Hemorragia mural pode resultar em fendas do colesterol, células gigantes e hemossiderina na parede do cisto. Corpos de hialina (p. ex., corpos de Rushton ou de hialina) podem estar presentes no epitélio.

▶ Diagnóstico diferencial

O diagnóstico diferencial deve incluir CCOs, ameloblastomas, ameloblastomas císticos, fibromas ameloblásticos e tumores não odontogênicos.

▶ Complicações

As complicações relacionadas ao dano criado por um cisto mandibular em expansão incluem destruição óssea, infecção, seios orais ou faciais, enfraquecimento da mandíbula, deslocamento dos dentes, reabsorção de raízes dos dentes adjacentes, invasão no soalho do seio maxilar e deflexão do canal alveolar inferior. A transformação do revestimento epitelial de um cisto dentígero dentro de um ameloblastoma também é possível. Displasia ou transformação carcinomatosa do revestimento epitelial é possível, porém rara. As complicações relacionadas ao manejo cirúrgico de cistos incluem desvitalização de dentes adjacentes, infecção pós-operatória, déficits neurossensoriais, fístulas orais e antrais, fratura da mandíbula e recorrência do cisto.

▶ Tratamento

O tratamento de escolha consiste em enucleação do cisto e em remoção do dente associado. A exposição cirúrgica é observada na Figura 25-3. O retalho cirúrgico pode ser repo-

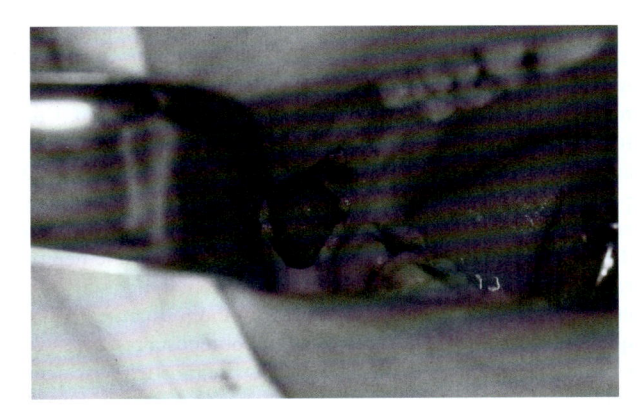

Figura 25-3 Exposição cirúrgica de um cisto dentígero em preparação para enucleação, na região do terceiro molar mandibular.

sicionado e suturado com fechamento primário. Mesmo grandes, as cavidades ósseas podem regenerar novo osso durante o período de vários meses. Se o tecido se rompe, a cavidade pode ser tamponada com uma gaze de 0,6 cm e gradualmente avançando durante 7 a 10 dias, seguido por irrigações frequentes de solução salina para permitir cicatrização por segunda intenção. Para defeitos cirúrgicos extremamente grandes, enxerto ósseo primário com lascas esponjosas autógenas podem acelerar o processo de cicatrização. A marsupialização do cisto pode ser considerada.

▶ Prognóstico

O prognóstico após o tratamento do cisto é excelente, com a expectativa de que o defeito cirúrgico cicatrizará. A taxa de recorrência para o cisto é muito baixa.

Rosenstein T, Pogrel MA, Smith RA, Regezi JA. Cystic ameloblastoma: behavior and treatment of 21 cases. *J Oral Maxillofacial Surg* 2001;59:1311 [PMID: 11688034]. (Cystic ameloblastomas have unexpected capacity for bony destruction and recurrence.)

Shimoyama T, Ide F, Horie N et al. Primary intraosseous carcinoma associated with impacted third molar of the mandible: review of the literature and report of a new case. *J Oral Sci* 2001;43(4):287 [PMID: 11848197]. (A primary intraosseous carcinoma occurred in a dentigerous cyst associated with an impacted third molar—mean patient age 73 years.)

CISTOS DE ERUPÇÃO

FUNDAMENTOS DO DIAGNÓSTICO

▶ Uma variante do cisto dentígero.
▶ Presentes como uma tumefação azulada na crista da borda alveolar no local de um dente em erupção.

Um cisto de erupção ocorre mais comumente nas regiões molares das mandíbulas em crianças com menos de 10 anos de idade. Esse cisto resulta de hemorragia ou de acúmulo de líquido no espaço entre a coroa e o epitélio do esmalte reduzido. Uma tumefação em forma de cúpula – às vezes dolorosa, muitas vezes azulada – da gengiva oprime um dente em erupção. Um raio X periapical ou panorâmico confirma a presença de um dente em erupção. A apresentação clínica é patognomônica para um cisto de erupção. Pode haver trauma para o cisto, produzindo hemorragia, que resulta em descoloração e dor. A maioria dos cistos de erupção rompe-se espontaneamente e nenhum tratamento é requerido. Contudo, a excisão da mucosa sobreposta produz alívio e facilita a erupção do dente adjacente. O prognóstico é excelente e não deve haver nenhum efeito prejudicial ao dente em erupção associado.

Bodner L, Goldstein J, Sarnat H. Eruption cysts: a clinical report of 24 new cases. *J Clin Pediatr Dent* 2004;28(2):183 [PMID: 14969381]. (The eruption cyst occurs within the mucosa overlying a tooth that is about to erupt, has a raised, bluish appearance on the alveolar ridge, and should be managed conservatively.)

Ricci HA, Parisotto TM, Giro EM, de Souza Costa CA, Hebling J. Eruption cysts in the neonate. *J Clin Pediatr Dent* 2008;32(3):243 [PMID: 18524277]. (Clinical surveillance should be pursued since these lesions most often spontaneously resolve.)

CERATOCISTOS ODONTOGÊNICOS

FUNDAMENTOS DO DIAGNÓSTICO

▶ Um cisto odontogênico de desenvolvimento que ocorre nas áreas de sustentação do dente nas mandíbulas ou posterior ao terceiro molar mandibular.
▶ Tem um revestimento epitelial paraceratinizado.
▶ Pode ser um componente de síndrome do nevo basocelular (i.e., síndrome de Gorlin-Goltz).
▶ Tem um comportamento clínico agressivo com uma alta taxa de recorrência após o tratamento.

▶ Considerações gerais

Cerca de 3 a 10% dos cistos odontogênicos são ceratocistos e podem ocorrer em qualquer idade; contudo, 60% dos pacientes estão entre 10 e 40 anos de idade. Os CCOs podem ser parte da síndrome de Gorlin-Goltz, que inclui CCOs múltiplos (Figura 25-4), carcinomas basocelulares múltiplos, anomalias cutâneas, anomalias esqueléticas e calcificações cranianas. Essa síndrome é um distúrbio genético com herança autossômica dominante (i.e.,

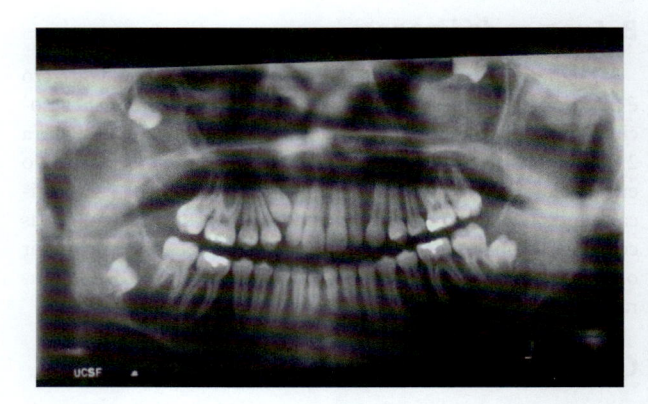

▲ **Figura 25-4** Um raio X panorâmico de ceratocistos odontogênicos em todos os quatro quadrantes do maxilar e da mandíbula, causando deslocamento dos terceiros molares em desenvolvimento, em um paciente com síndrome do carcinoma basocelular nevoide.

com mutação do gene supressor do tumor "PATCHED"), alta penetração e expressão variável. O CCO por muito tempo tem sido considerado um cisto odontogênico de desenvolvimento e, até 2005, foi classificado dessa forma pela Organização Mundial da Saúde (OMS). A visão atual é que o CCO pode de fato ser uma neoplasia com base no seu comportamento e crescimento e é referido como um tumor odontogênico ceratocístico. Diferentemente dos cistos odontogênicos, o CCO não cresce e não se expande de maneira centrípeta, porém mostra crescimento mural com proliferação.

> Hyub H-K, Hong S-D, Kim J-W. Recurrent keratocystic odontogenic tumor in the mandible: a case report and literature review. *Oral Surg Oral Med Oral Path Oral Radiol Endod* 2009;108(2):e7 [PMID:19615649]. (The term keratocystic odontogenic tumor, rather than odontogenic keratocyst, is used because the former better reflects the potential for local, destructive behavior.)

▶ **Patogênese**

O epitélio surge de restos de células da lâmina dentária. Contudo, foi sugerido que o cisto se origina da extensão dos componentes das células basais do epitélio oral sobreposto. Também foi sugerido que o crescimento de um ceratocisto pode estar relacionado à atividade epitelial ou à ação enzimática na parede do cisto fibroso.

▶ **Prevenção**

Os exames dentários e orais regulares com imagem apropriada podem ajudar a identificar lesões císticas precocemente no seu curso e prevenir o desenvolvimento de lesões grandes, destrutivas.

▶ **Achados clínicos**

A. Sinais e sintomas

A mandíbula está envolvida em 60 a 80% de CCOs, com uma tendência para envolver a mandíbula posterior e o ramo ascendente. Esses cistos possuem um comportamento clínico localmente agressivo. CCOs pequenos geralmente são assintomáticos e são identificados durante exame dentário e de imagem de rotina. CCOs maiores podem produzir dor, drenagem, tumefação de infecção secundária e assimetrias por expansão óssea. Os dentes adjacentes são vitais, mas podem ser deslocados.

As características associadas à síndrome de Gorlin-Goltz incluem: (1) CCOs das mandíbulas, (2) carcinomas basocelulares múltiplos, (3) uma circunferência occipitofrontal aumentada, (4) hipertelorismo ocular leve, (5) cistos epidérmicos, (6) depressões palmares ou plantares, (7) cistos ovarianos calcificados, (8) foice do cérebro calcificada, (9) anormalidades das costelas, (10) espinha bífida, (11) quarto metacarpo curto, (12) anomalias vertebrais e (13) peito escavado.

B. Exames de imagem

Os raios X panorâmicos e os exames de TC para lesões grandes, expansíveis, revelam uma lesão multilocular, localmente destrutiva, que pode deslocar os dentes, reabsorver as raízes dos dentes, desviar o canal mandibular inferiormente e deslocar o soalho do seio maxilar superiormente.

C. Testes especiais

A aspiração de um CCO produz um material esbranquiçado ou amarelo claro, inspissado, tipo queijo, que pode parecer similar a exsudatos purulentos, mas são massas contendo líquido de células ceratinizadas descamadas. A combinação de biópsia por aspiração com agulha fina (PAAF) com teste imunoistoquímico para citoceratina-10 em amostras de células epiteliais mostrou ser acurada para distinguir CCOs de cistos não odontogênicos.

O exame histopatológico do cisto revela um revestimento epitelial com uma aparência ondulada ou "enrugada" e uma espessura de 6 a 10 camadas de células. O epitélio demonstra paliçada basal e um revestimento fino, retrátil, paraceratinizado. Qualquer protuberância da camada basal pode produzir "cistos-filhos" que podem estar relacionados à alta taxa de recorrência. Um nível de proteína superior a 4 mg/100 mL é altamente sugestivo de um ceratocisto.

▶ **Diagnóstico diferencial**

O diagnóstico diferencial deve incluir cistos dentígeros, ameloblastomas, ameloblastomas císticos, fibromas ameloblásticos e neoplasias não odontogênicas.

▶ **Complicações**

As complicações são relacionadas ao comportamento clínico agressivo do ceratocisto, que resulta em destruição óssea. Elas também estão relacionadas a uma alta taxa de recorrência, que pode ser devido à parede do cisto fina, friável, que é difícil de enuclear intacta do osso. O CCE tem sido registrado em CCOs maxilares.

▶ **Tratamento**

A enucleação (Figura 25-5) ou a descompressão e marsupialização são os tratamentos de escolha.

> Pogrel MA. Treatment of keratocysts: the case for decompression and marsupialization. *J Oral Maxillofac Surg* 2005;63:1667 [PMID: 16243185]. (Decompression can be performed by making a small opening in the cyst and maintaining its patency with some type of drain.)

Os cistos pequenos (aproximadamente 1 cm) podem ser tratados com enucleação, curetagem e ostectomia periférica. Para

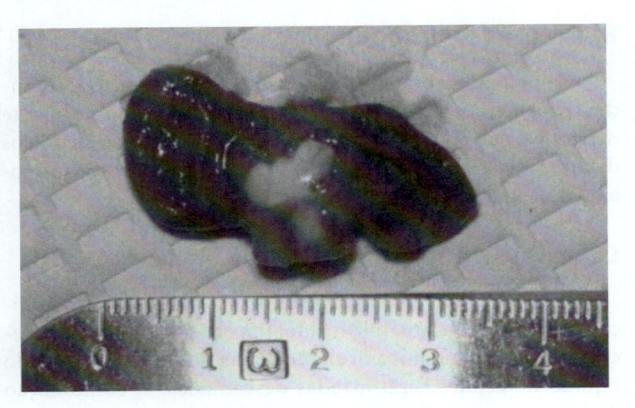

▲ **Figura 25-5** Amostra de um ceratocisto odontogênico, enucleado, e um dente incluso associado em um paciente com síndrome de carcinoma basocelular nevoide.

cistos maiores, enucleação seguida por crioterapia com nitrogênio líquido pode reduzir as taxas de recorrência. Houve registros do uso efetivo da "solução de Carnoy" para eliminar cistos satélites; estes cistos são eliminados pelo uso de uma lavagem química que causa fixação do tecido. O potencial para os ceratocistos envolverem o tecido mole sobreposto por perfuração cortical pode necessitar de uma dissecção supraperiosteal e excisão da mucosa sobreposta.

▶ **Prognóstico**

O acompanhamento de longo prazo é essencial por causa da alta taxa de recorrência. Muitas recorrências tornam-se evidentes dentro de cinco anos do tratamento inicial.

Diaz-Fernandez JM, Infante-Cossio P, Belmonte-Caro R, Ruiz-Laza L, Garcia-Perla-Garcia A, Gutierrez-Perez JL. Basal cell nevus syndrome. Presentation of six cases and literature review. *Med Oral Patol Oral Cir Buccal* 2005;1;10(Suppl 1):E57 [PMID: 15800468]. (Basal cell nevus syndrome may be associated with aggressive basal cell carcinomas and malignant neoplasias, for which early diagnosis and treatment are essential.)

Makowski GJ. Squamous cell carcinoma in a maxillary odontogenic keratocyst. *J Oral Maxillofac Surg* 2001;59(1):76 [PMID: 11152194]. (Description of a case of a malignant growth that developed in an odontogenic keratocyst.)

Myoung H, Hong SP, Hong SD et al. Odontogenic keratocyst: review of 256 cases for recurrence and clinicopathologic parameters. *Oral Surg Oral Med Oral Pathol Oral Radiol Endod* 2001;91(3):328 [PMID: 11458242]. (Report of a large series of case reviewing the age at diagnosis, gender of the patient, cyst location, radiographic findings, histopathologic findings, and recurrence rates.)

Schmidt BL. The use of enucleation and liquid nitrogen cryotherapy in the management of odontogenic keratocysts. *J Oral Maxillofac Surg* 2001:59(7):720 [PMID: 11429726]. (The combination of enucleation and liquid nitrogen therapy may offer patients improved treatment in the management of odontogenic keratocysts.)

Stoelinga PJ. Long-term follow-up on keratocysts treated according to a defined protocol. *Int J Oral Maxillofac Surg* 2001;30(1):14 [PMID: 11289615]. (Brief discussion of the etiology and pathogenesis of odontogenic keratocysts and a treatment protocol for effective management.)

Stoll C, Stollenwerk C, Riediger D, Mittermayer C, Alfer J. Cytokeratin expression patterns for distinction of odontogenic keratocysts from dentigerous and radicular cysts. *J Oral Pathol Med* 2005;34(9):558 [PMID: 16138895]. (Immunochemical detection of cytokeratin 17 and 19 seems to be a valuable additional parameter differentiating odontogenic keratocysts from other odontogenic cysts.)

CISTOS GENGIVAIS (ALVEOLARES) DE RECÉM-NASCIDOS

FUNDAMENTOS DO DIAGNÓSTICO

▶ Cisto superficial, preenchido com ceratina, encontrado na mucosa alveolar de bebês.
▶ Presente no nascimento.

Os cistos gengivais são razoavelmente comuns em recém-nascidos, mas raramente são identificados, porque eles têm uma tendência de se romper e desaparecer. Os cistos de inclusão similares, como pérolas de Epstein e nódulos de Bohn, são encontrados nos palatos de recém-nascidos. Esses cistos se formam de resíduos da lâmina dentária. Eles são assintomáticos, pequenos (geralmente 1 a 2 mm de diâmetro), pápulas esbranquiçadas sobre a mucosa do processo alveolar dos neonatos. A aparência dessas lesões é patognomônica. Nenhum tratamento é requerido, visto que essas lesões regridem de forma espontânea como resultado de ruptura do cisto. O prognóstico é excelente e em geral não há recorrência.

CISTOS PERIODONTAIS LATERAIS E VARIANTE, O CISTO ODONTOGÊNICO BOTRIOIDE

FUNDAMENTOS DO DIAGNÓSTICO

▶ Um raro tipo de cisto de desenvolvimento odontogênico.
▶ Ocorre lateral à raiz de um dente, mais comumente na região pré-molar da mandíbula (uma localização comum de dentes supernumerários).

Os cistos periodontais laterais são incomuns e em geral são descobertos nos raios X dentários de rotina. A origem desse cisto pode estar relacionada a resíduos epiteliais na membrana periodontal. Essas lesões são geralmente assintomáticas, com possível expansão da placa bucal de osso. Os dentes adjacentes são geralmente vitais e pode haver evidência de divergência de raiz causada por expansão do cisto. Os cistos periodontais laterais são caracterizados por uma radioluscência arredondada a ovoide que está entre as raízes dos dentes ou lateral a elas. Esses cistos são revestidos por epitélio não ceratinizado e, a menos que secundariamente infectados, não possuem um componente inflamatório. O diagnóstico diferencial inclui CCOs e cistos radiculares laterais. As complicações incluem destruição óssea local, divergência de raízes de dentes adjacentes e recorrência. A enucleação do cisto é o tratamento de escolha. O prognóstico é muito bom, embora seja possível a recorrência do cisto. Uma variante mais agressiva do cisto periodontal lateral é o cisto odontogênico botrioide.

Ucok O, Yaman Z, Gunhan O, Ucok C, Dogan N, Baykul T. Botryoid odontogenic cyst: report of a case with extensive epithelial proliferation. *Int J Oral Maxillofac Surg* 2005;34(6):693 [PMID: 16053898]. (Botryoid odontogenic cyst is considered a rare multilocular variant of the lateral periodontal cyst, can be aggressive, and can extend beyond the typical inter-radicular location.)

CISTOS ODONTOGÊNICOS CALCIFICANTES (CISTOS DE GORLIN)

FUNDAMENTOS DO DIAGNÓSTICO

▶ Um cisto odontogênico, de desenvolvimento, raro, com comportamento ocasionalmente agressivo.
▶ Ocorre com igual frequência no maxilar e na mandíbula; muitos casos são relatados nas regiões dos dentes incisivos ou dos caninos.

A idade média de início relatada é 33 anos, com muitos casos se apresentando na segunda e terceira décadas. O epitélio origina-se de fontes odontogênicas dentro da mandíbula ou da gengiva. Essa lesão é considerada por alguns médicos como uma neoplasia, ao invés de um cisto. Ele em geral é indolor e ocorre nas áreas de sustentação do dente nas mandíbulas, mas pode ser periférico ao osso em cerca de 25% dos casos. As lesões que são extraósseas aparecem como massas gengivais pedunculadas ou sésseis localizadas. Em geral, o cisto odontogênico calcificante aparece como uma radioluscência unilocular ou multilocular e bem definida. Radiopacidades podem aparecer na lesão como calcificações irregulares ou como estruturas tipo dentes em cerca de 50% dos casos. O aspecto histopatológico distinto dessa lesão é a ceratinização de "célula fantasma" do revestimento epitelial. A ceratina pode sofrer calcificação distrófica. Um diagnóstico diferencial deve incluir tumores odontogênicos adenomatoides, odontomas císticos, tumores odontogênicos epiteliais calcificantes e fibro-odontomas ameloblásticos. As complicações incluem destruição óssea local e o potencial para perda de dentes contíguos em casos agressivos. O cisto deve ser removido por enucleação. O prognóstico é bom e apenas alguns casos de recorrências foram registrados.

CISTOS ODONTOGÊNICOS GLANDULARES

FUNDAMENTOS DO DIAGNÓSTICO

▶ Essa lesão de desenvolvimento odontogênica recentemente descrita é incomum.
▶ Ocorre nas áreas de sustentação do dente nas mandíbulas.

Essa lesão pode ocorrer em qualquer local da mandíbula em adultos, mas é mais comum nas regiões anteriores. Muitos casos de cistos odontogênicos glandulares relatados foram na mandíbula adulta e eles podem ser localmente agressivos. Esse cisto, em geral, apresenta-se como uma radioluscência multilocular da mandíbula. Os cistos odontogênicos glandulares são revestidos por um epitélio não ceratinizado, com áreas localizadas de muco e células claras em um padrão pseudoglandular. O diagnóstico diferencial deve incluir CCOs. Pode ocorrer destruição óssea local a partir do crescimento dessa lesão. O manejo cirúrgico deve basear-se na extensão e na agressividade da lesão. O prognóstico é bom com base em relativamente poucos casos relatados, mas o potencial para recorrência existe.

Krishnamurthy A, Sherlin HJ, Ramalingam K, Natesan A, Premkumar P, Ramani P, Chandrasekar T. Glandular odontogenic cyst: report of a case and review of the literature. *Head Neck Pathol* 2009;3(2):153 [PMID: 19644539]. (The increased recurrence rates can be due to its intrinsic biologic behavior, multilocularity of the cyst, and incomplete removal of the lining following conservative treatment.)

CISTOS INFLAMATÓRIOS ODONTOGÊNICOS
CISTOS RADICULARES (CISTOS PERIAPICAIS)

FUNDAMENTOS DO DIAGNÓSTICO

▶ O tipo mais comum de cisto da mandíbula.
▶ Associado com um dente não vital subsequente à cárie dentária que entra na polpa do dente, trauma ou desvitalização cirúrgica.
▶ Em geral, apresenta-se como uma lesão radioluscente ao redor do ápice da raiz de um dente.

▶ ### Considerações gerais

O cisto inflamatório odontogênico representa 65 a 70% de todos os cistos de mandíbula, podendo ocorrer ao redor do ápice de qualquer dente. Se um dente associado a um cisto radicular é extraído e o cisto não é removido, ele pode permanecer e continuar se expandindo, produzindo um cisto residual.

▶ Patogênese

O cisto radicular é o resultado de inflamação na polpa dentária que progride para a área apical por meio do forame apical do dente ou por meio de um canal de raiz lateral. O epitélio surge do resto epitelial de Malassez. Esse cisto se desenvolve dentro de um granuloma periapical no ápice do dente.

▶ Prevenção

A prevenção de formação de cisto radicular pode ser realizada por exame dentário regular e imagem para identificar dentes não vitais. Uma vez que esses dentes não vitais forem identificados, eles são tratados com endodôndica (p. ex., tratamento de canal da raiz) ou extração para prevenir potencial desenvolvimento de cisto.

▶ Achados clínicos

A. Sinais e sintomas

Cistos radiculares pequenos em geral não se tornam agudamente infectados, são muitas vezes assintomáticos e podem ser identificados nos raios X dentários de rotina. Cistos maiores podem produzir expansão do osso, deslocamento de raízes dentárias e crepitação na palpação da placa alveolar expandida. A descoloração de dentes não vitais e uma resposta negativa do dente afetado ao teste elétrico da polpa ou ao gelo são os sinais presentes. Além disso, cistos radiculares infectados são dolorosos, o dente envolvido é sensível à percussão e pode haver tumefação dos tecidos moles sobrepostos e linfadenopatia.

B. Exames de imagem

Os raios X dentários (periapical, oclusal e panorâmico) mostram um cisto ao redor da extremidade da raiz (mais comumente, os dentes anteriores maxilares) que pode se estender além dos limites do dente envolvido (Figura 25-6).

C. Exames especiais

O exame histopatológico revela uma lesão cística com um revestimento epitelial não ceratinizado. Resíduos de fragmentos celulares e líquido contendo proteínas predominantemente derivadas do plasma são geralmente encontrados dentro do lúmen do cisto.

▶ Diagnóstico diferencial

O diagnóstico diferencial deve incluir granulomas periapicais, cicatrizes periapicais (i.e., defeito de cicatrização fibrosa), estágio inicial de displasia cimental periapical, lesões de células gigantes, neoplasias ósseas, cistos ósseos traumáticos e doença metastática.

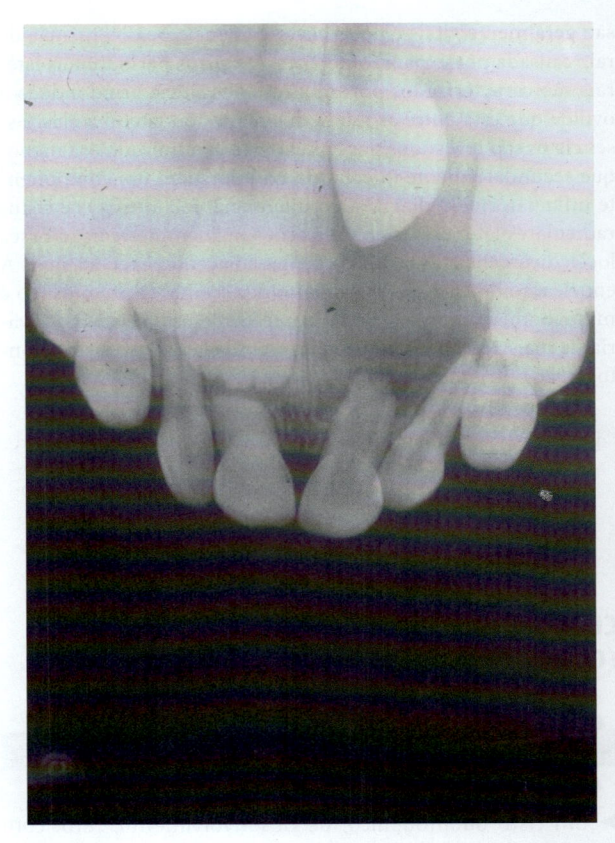

▲ **Figura 25-6** Raio X oclusal demonstrando um cisto radicular associado a um incisivo central maxilar decíduo não vital, causando deslocamento do dente incisivo central permanente sucedâneo.

▶ Complicações

As complicações incluem a perda de osso alveolar de sustentação e a perda de dentes.

▶ Tratamento e prognóstico

O tratamento de cistos radiculares envolve terapia endodôntica para cistos pequenos (i.e., menores que 5 mm), terapia endodôntica mais cirurgia periapical e enucleação de cisto para lesões grandes, ou, se o dente não for restaurável, extração do dente combinada com enucleação do cisto. O prognóstico é excelente após o tratamento apropriado e recorrências são raras, a menos que o cisto seja deixado no local.

Caliskan MK. Prognosis of large cyst-like periapical lesions following nonsurgical root canal treatment: a clinical review. *Int Endod J* 2004;37(6):408 [PMID: 15186249]. (Root canal treatment using calcium hydroxide as an antibacterial dressing in healing large, cyst-like periapical lesions.)

CISTOS NÃO ODONTOGÊNICOS

CISTOS NASOLABIAIS (CISTOS NASOALVEOLARES)

FUNDAMENTOS DO DIAGNÓSTICO

► Cisto de desenvolvimento não odontogênico raro.
► Ocorre como uma tumefação unilateral (incidência de 10% de ocorrência bilateral) do lábio superior lateral à linha média, superficial ao maxilar.

O cisto nasolabial é observado com mais frequência em adultos da 4ª a 6ª décadas de vida com uma proporção mulher para homem de 3:1. Acredita-se que o epitélio é derivado dos resíduos do ducto nasolacrimal. Aparece uma tumefação no aspecto lateral do lábio superior e, em geral, é indolor, a menos que secundariamente infectado. A tumefação pode elevar a mucosa do vestíbulo nasal e causar obliteração da prega nasolabial. Ele pode causar obstrução nasal ou interferir com a aleta de uma dentadura superior. Não há sinais radiográficos, exceto por uma possível craterização da superfície labial subjacente do maxilar. O cisto nasolabial é revestido por epitélio colunar pseudoestratificado, que muitas vezes demonstra cílios e células caliciformes. O diagnóstico diferencial deve incluir cistos de desenvolvimento odontogênicos, neoplasias de glândulas salivares, cistos de inclusão e cistos sebáceos. A infecção secundária é um fator de complicação potencial. A excisão cirúrgica transoral é o tratamento de escolha, conforme observado na Figura 25-7, mas a marsupialização endoscópica transnasal também foi relatada. O prognóstico é excelente e a recorrência é rara.

Chao WC, Huang CC, Chang PH, Chen YL, Chen CW, Lee TJ. Management of nasolabial cysts by transnasal endoscopic marsupialization. *Arch Otolaryngol Head Neck Surg* 2009;135(9):932 [PMID: 19770428]. (Transnasal endoscopic marsupialization is an effective treatment for nasolabial cysts, is less costly, and has fewer complications than sublabial excision.)

CISTOS NASOPALATINOS (CISTOS DO CANAL INCISIVO)

FUNDAMENTOS DO DIAGNÓSTICO

► Cisto de desenvolvimento, não odontogênico, relativamente comum.
► Ocorre na linha média palatal atrás dos incisivos centrais maxilares na região do canal incisivo.

Os cistos nasopalatinos ocorrem em 2 a 5% dos cistos de mandíbula. Esse cisto origina seu epitélio dos resíduos embriônicos do ducto nasopalatino. A lesão geralmente é assintomática, a menos que secundariamente infectada. Os incisivos centrais maxilares são vitais. Pode haver expansão óssea palatal ou tumefação da mucosa palatal. O paciente pode se queixar de um gosto salgado, que resulta da drenagem. Este cisto apresenta-se como uma massa bem-definida em formato oval, ou de coração, que é criada pela espinha nasal anterior; ele ocorre entre os incisivos centrais maxilares e apical a eles. As radiografias periapical e

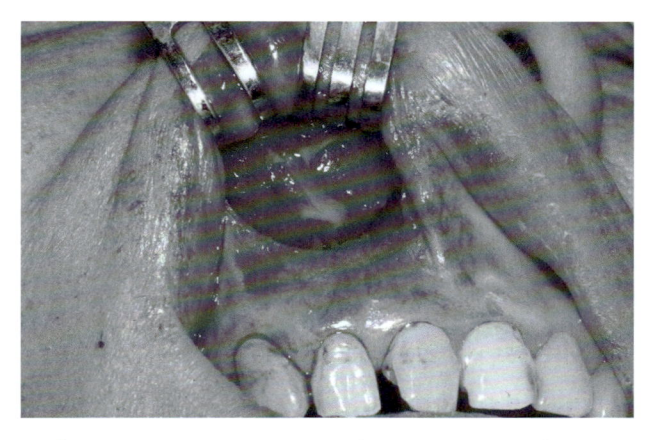

▲ **Figura 25-7** Exposição cirúrgica de um cisto nasolabial infectado em preparação para enucleação.

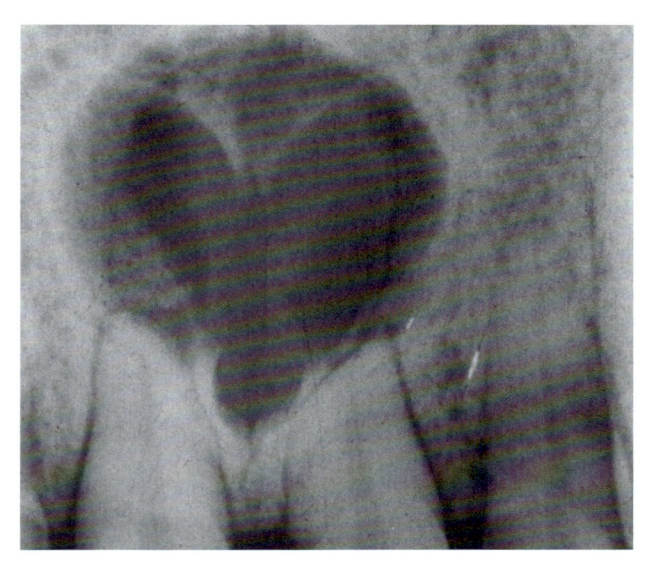

▲ **Figura 25-8** Raio X oclusal de um cisto nasopalatino na linha média contígua aos incisivos centrais maxilares com reabsorção de raiz apical.

oclusal demonstram a lesão muito claramente (Figura 25-8). Às vezes, é difícil determinar se a massa é um forame incisivo grande ou se ela representa um cisto nasopalatino. Se a área afetada for assintomática, se o cisto for menor que 7 mm e se houver uma dúvida da existência de patologia, é razoável acompanhar o paciente clínica e radiograficamente. O revestimento epitelial varia desde apresentação escamosa estratificada até uma pseudoestratificada e ciliada. Um diagnóstico diferencial deve incluir cistos periapicais, granulomas e ceratocistos. As complicações incluem a perda de suporte ósseo para os dentes incisivos adjacentes, divergência de raiz, reabsorção de raiz, bem como déficit neurossensorial da mucosa palatal anterior após excisão do cisto. A enucleação cirúrgica via retalho palatal é o tratamento de escolha. O prognóstico é excelente e a recorrência é rara.

Elliott KA, Franzese CB, Pitman KT. Diagnosis and surgical management of nasopalatine cysts. *Laryngoscope* 2004;114(8):1336 [PMID: 15280704]. (Nasopalatine duct cysts are the most common cystic lesion of nonodontogenic origin of the maxilla with enucleation as the preferred treatment and low recurrence rates.)

PSEUDOCISTOS
CISTOS ÓSSEOS ANEURISMAIS

FUNDAMENTOS DO DIAGNÓSTICO

▶ Lesão mandibular intraóssea rara caracterizada por espaços cheios de sangue associados a um tecido fibroblástico contendo células gigantes multinucleadas e osteoide e osso trançado.
▶ Aparece com mais frequência na mandíbula que no maxilar.

Em geral, observa-se essa lesão em pacientes com menos de 30 anos de idade. Cistos ósseos aneurismais são considerados reativos, em vez de lesões neoplásicas ou císticas. A patogênese é desconhecida, mas acredita-se que ocorre uma malformação vascular, produzindo uma alteração de forças hemodinâmicas que criam o cisto. Lesões menores podem ser assintomáticas e são identificadas em raios X de rotina; lesões maiores ocasionalmente apresentam-se como tumefações dolorosas, não pulsáteis sobre a mandíbula. Uma massa multilocular da mandíbula com expansão cortical é característica. O exame histopatológico revela um estroma de tecido conectivo fibroso contendo números variáveis de células multinucleadas em relação aos espaços sanguíneos sinusoidais. O diagnóstico diferencial deve incluir ameloblastomas, cistos odontogênicos de desenvolvimento, granulomas de células gigantes centrais e lesões vasculares centrais. As complicações incluem um processo osteolítico destrutivo da mandíbula envolvida. A excisão completa é o tratamento de escolha. O prognóstico geralmente é bom, desde que a lesão seja completamente removida. Os procedimentos de curetagem produzem altas taxas de recorrência.

Sanchez AP, Diaz-Lopez EO, Rojas SK et al. Aneurysmal bone cyst of the maxilla. *J Craniofac Surg* 2004;15(6):1029 [PMID: 15547399]. (An aneurysmal bone cyst is a nonneoplastic, uncommon solitary bone lesion recognized by distinct radiographic and histopathologic characteristics that can reach a considerable size and is treated by surgical excision.)

Roychoudhury A, Rustagi A, Bhatt K, Bhutia O, Seith A. Aneurysmal bone cyst of the mandible: report of 3 cases. *J Oral Maxillofac Surg* 2009;67(9)1996 [PMID:19686939]. (Extensive and recurrent lesions may require resection and reconstruction to limit blood loss and have a more predictable cure.)

CISTOS ÓSSEOS TRAUMÁTICOS

FUNDAMENTOS DO DIAGNÓSTICO

▶ Uma cavidade de osso vazia ou possivelmente cheia de líquido que aparece como erosão das raízes dos dentes vitais.
▶ Em vez de um revestimento epitelial, há um componente de tecido fibroso ou de granulação, ou revestimento não identificável.
▶ Geralmente identificado no exame radiográfico dentário de rotina.

▶ Considerações gerais

Um cisto ósseo traumático é geralmente observado durante a segunda década de vida e é visto no corpo e na sínfise mandibulares. É uma lesão relativamente incomum que pode ocorrer no úmero e em outros ossos longos. Esse cisto às vezes é referido como um cisto hemorrágico, simples, solitário.

▶ Patogênese

A patogênese dessa lesão é desconhecida; teorias sugerem que essa patologia resulta de um episódio traumático que faz um hematoma se formar dentro do osso intramedular. Em vez de formar um coágulo de sangue, ele se rompe, produzindo osteólise e uma cavidade óssea vazia.

▶ Prevenção

Não há medidas preventivas conhecidas. Recomenda-se consultas regulares ao dentista com exames de imagem apropriados.

▶ Achados clínicos

A. Sinais e sintomas

O cisto ósseo traumático em geral é assintomático e raramente apresenta dor ou expansão óssea. Embora a lesão seja ao redor dos ápices das raízes, a vitalidade do dente é mantida.

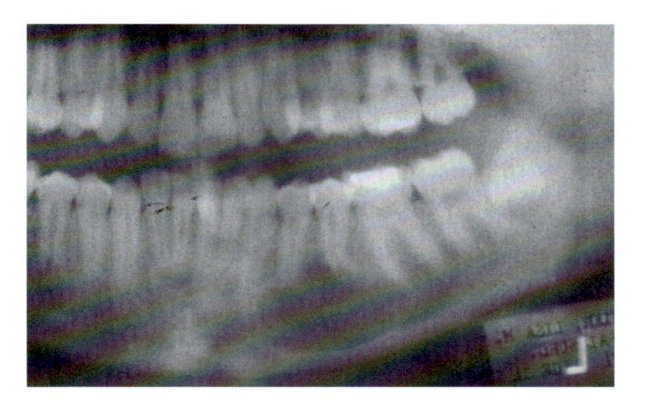

Figura 25-9 Raio X panorâmico de um cisto ósseo traumático mandibular no corpo mandibular esquerdo. A radioluscência mostra uma fileira em curvas das raízes dos pré-molares vitais e do primeiro molar.

Os cistos ósseos traumáticos que ocorrem junto com displasia óssea florida foram relatados. A percussão dos dentes contíguos a esse cisto pode produzir um som de percussão fraco comparado com o som no nível mais alto que é ouvido quando é feita a percussão nos dentes não envolvidos com uma cavidade óssea oca.

B. Exames de imagem

Radiograficamente, o cisto ósseo traumático aparece como uma lesão bem-definida ao redor das raízes de dentes contíguos, em geral na mandíbula (Figura 25-9). As raízes dos dentes adjacentes podem ser deslocadas.

C. Exames especiais

Em geral, o exame histopatológico de amostras cirúrgicas revela fragmentos de tecido fibroso ou de granulação e fragmentos ósseos.

▶ Diagnóstico diferencial

O diagnóstico diferencial inclui CCOs, granulomas de células gigantes centrais ou tumores odontogênicos.

▶ Complicações

As complicações incluem a destruição óssea local e o deslocamento das raízes dos dentes.

▶ Tratamento

A exploração cirúrgica é a modalidade de tratamento mais comumente usada para descartar a existência de outras lesões mais agressivas e importantes. A aspiração ou a curetagem cirúrgica da cavidade muitas vezes induz hemorragia, com cicatrização subsequente da cavidade óssea.

▶ Prognóstico

Os cistos ósseos traumáticos podem curar espontaneamente com intervenção cirúrgica, porém com exploração cirúrgica, a cura pode ser acelerada, com preenchimento ósseo esperado em 6 a 12 meses. O prognóstico é excelente e a recorrência tradicionalmente não é esperada, mas tem sido relatada.

> Khoud BN, Orset E, Lebeau J, Brix M. Solitary bone cysts of the jaws. *Rev Stomatol Chir Maxillofac* 2009;110(4):221 [PMID: 19660773]. (There may be up to a 26% recurrence rate, requiring radiographic follow-up.)

CISTOS ÓSSEOS ESTÁTICOS

FUNDAMENTOS DO DIAGNÓSTICO

▶ Um defeito anatômico mandibular que tem a aparência de um cisto no raio X.
▶ Pode ocorrer no incisivo ou nas regiões cuspídeas ou pré-molares do aspecto lingual da mandíbula.
▶ Em geral, um fenômeno unilateral, mas pode ocorrer bilateralmente.

Um cisto ósseo estático é um defeito anatômico na mandíbula (Figura 25-10). Estes cistos também são conhecidos como cistos ósseos de Stafne, depressões da glândula salivar lingual, cistos ósseos latentes e defeitos mandibulares corticais linguais. Acredita-se que seja de natureza de desenvolvimento, mas não aparece no nascimento e não é visto em crianças. Muitos casos são vistos em adultos de meia-idade ou em idosos. Cerca de 80 a 90% desses defeitos são vistos em homens. Eles são estáveis em tamanho (i.e., estáticos) e ocorrem em 0,3% dos raios X panorâmicos. Essa condição é assintomática e não palpável e é descoberta durante exame radiográfico de rotina. Um cisto ósseo estático

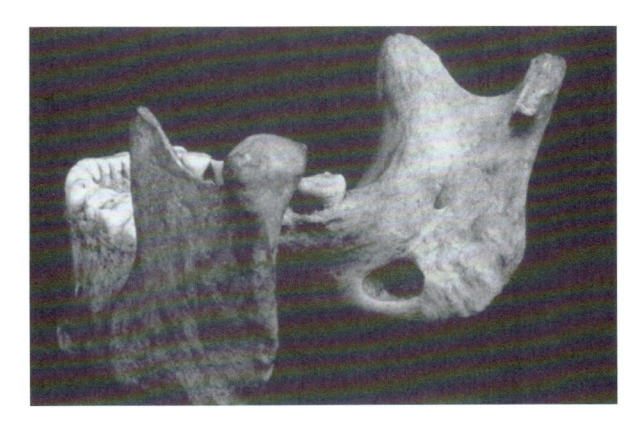

Figura 25-10 Mandíbula cadavérica com um cisto ósseo estático.

aparece como uma massa bem-circunscrita, redonda a oval, que está localizada próximo do ângulo da mandíbula e abaixo do nível do canal mandibular, sem envolvimento das raízes dos dentes.

A exploração cirúrgica não é indicada, mas esses defeitos contêm glândula salivar ou tecido adiposo do soalho da boca. Os achados radiográficos e clínicos são patognomônicos para essa condição. Houve um relato de uma neoplasia de glândula salivar que se desenvolve na depressão da glândula salivar mandibular lingual. Um cisto ósseo estático não requer biópsia ou excisão, a menos que uma massa possa ser identificada ou representada por imagem ou existam achados clínicos. O prognóstico é excelente e nenhum tratamento é requerido.

Katz J, Chaushu G, Rotstein I. Stafne's bone cavity in the anterior mandible: a possible diagnostic challenge. *J Endod* 2001;27(4):304 [PMID: 11485274]. (Most Stafne bone cavities occur in the angle of the mandible in the area between the mandibular first molar and the mandibular angle, but some may appear in the anterior mandible, which may be more difficult to diagnose.)

CISTOS GANGLIÔNICOS

Os gânglios são lesões císticas que se desenvolvem perto das articulações, incluindo a ATM. Essas lesões císticas não são classicamente descritas em discussões de lesões císticas da mandíbula, mas devido à sua apresentação, elas podem ser confundidas com tumores parotídeos.

Existem dois tipos de cistos gangliônicos: (1) aqueles com paredes que consistem em tecido conectivo fibroso e (2) aqueles com paredes que são revestidas por células sinoviais. Os gânglios devem ser considerados durante a avaliação de tumefações pré-auriculares. A remoção cirúrgica com exame histopatológico do tecido excisado é o tratamento de escolha para cistos da mandíbula em muitos casos.

Kim SG, Cho BO, Lee YC et al. Ganglion cyst in the temporomandibular joint. *J Oral Pathol Med* 2003;32(5):310 [PMID: 12694356]. (The ganglion cyst of the temporomandibular joint should be considered in the differential diagnosis of preauricular masses.)

Distúrbios temporomandibulares

26

Greg Goddard, DDS

▶ Considerações gerais

Os distúrbios temporomandibulares (DTM) são um conjunto de distúrbios musculoesqueléticos que afetam a articulação temporomandibular (ATM), os músculos da mastigação ou ambos. Os DTM compreendem muitos diagnósticos diversos, com sinais e sintomas similares, que afetam o sistema mastigatório, que podem ser agudos, recorrentes ou crônicos. Raramente os DTM são fatais, mas podem impactar fortemente a qualidade de vida de um indivíduo. Estudos mostram que cerca de 3 a 7% da população precisa de tratamento.

Os DTM ocorrem desproporcionalmente nas mulheres em idade fértil em uma razão de 4:1 a 6:1, e o papel dos estrogênios parece mostrar uma associação. A predominância cai acentuadamente para homens e mulheres com mais de 55 anos.

> Al-Jundi MA, John MT, Setz JM, Szentpétery A, Kuss O. Meta-analysis of treatment need for temporomandibular disorders in adult nonpatients. *J Orofac Pain* 2008 Spring;22(2):97–107 [PMID: 18548838] [PubMed—indexed for MEDLINE]. (A meta-analysis of nonpatient studies to determine the prevalence of treatment need for temporomandibular disorders in adult populations is about 15%.)
>
> Wang J, Chao Y, Wan Q, Zhu Z. The possible role of estrogen in the incidence of temporomandibular disorders. *Med Hypotheses* 2008 Oct;71(4):564–567 [Epub Jul 1, 2008] [PMID: 18597950] [PubMed—indexed for MEDLINE]. (The overwhelming majority of patients treated for temporomandibular disorders are women and the available literature is examined to evaluate the role of estrogens in TMD.)

▶ Etiologia

A causa de DTM é variável e incerta e é considerada multifatorial na maioria dos casos. Fatores genéticos foram recentemente implicados. Muitos fatores não são fatores causais comprovados, mas estão associados com DTM. Fatores de predisposição aumentam o risco de DTM. Os fatores de predisposição são trauma, direto (p. ex., golpes na mandíbula) e indireto (p. ex., lesões por chicote), e estresse. O microtrauma é causado pelo ato de cerrar ou ranger os dentes. O estresse pode ser um fator predisponente devido à interrupção do sono restaurador e ao aumento de bruxismo noturno. Trauma e estresse também são fatores de precipitação.

Os fatores perpetuadores que sustentam um DTM são estresse, habilidades de enfrentamento insatisfatórias, hábitos nocivos, como cerrar e ranger os dentes, e má postura. O sono não restaurador também pode ser um fator importante na perpetuação da dor crônica na mandíbula.

> Diatchenko L, Slade GD, Nackley AG, Bhalang K, Sigurdsson A, Belfer I, Goldman D, Xu K, Shabalina SA, Shagin D, Max MB, Makarov SS, Maixner W. Genetic basis for individual variations in pain perception and the development of a chronic pain condition. *Hum Mol Genet* 2005 Jan 1;14(1):135–143 (Epub 2004 Nov 10) [PMID: 15537663] [PubMed—indexed for MEDLINE]. (Genetic variants (haplotypes) are strongly associated ($P = 0.0004$) with variation in the sensitivity to experimental pain and risk of developing myogenous temporomandibular joint disorder (TMD).

▶ Causas controversas

A. Bruxismo

O bruxismo, ou ranger os dentes durante o sono, é considerado um fator de predisposição, precipitação e perpetuação. O bruxismo pode envolver ativação excessiva dos músculos mastigatórios e carga excessiva das ATMs, o que pode ser um fator na recuperação de alguns pacientes, ao passo que em outros o bruxismo não parece ser um fator. Nos estudos, o bruxismo não foi claramente demonstrado como uma causa de DTM. Alguns indivíduos que rangem gravemente os dentes não têm nenhum sinal ou sintoma de DTM.

Origens dentárias e oclusais não são geralmente aceitas, e a evidência científica não sustenta sua relação causal. As interferências oclusais experimentais foram colocadas sem nenhuma evidência de sintomas de DTM. Não há evidência de uma incidência mais alta de DTM com qualquer tipo de má oclusão, e proporções significativas da população têm discrepâncias oclusais sem qualquer dor de DTM.

> Pergamalian A, Rudy TE, Zaki HS, Greco CM. The association between wear facets, bruxism, and severity of facial pain in patients with temporomandibular disorders. *J Prosthet Dent* 2003;90(2):194 [PMID: 12886214]. (The amount of bruxism activity was not associated with more severe muscle pain.)

B. Chicote

O chicote tem sido considerado um fator de precipitação no desenvolvimento de DTM. Há pouca evidência de que uma lesão sem contato possa causar dano à ATM. Contudo, muitos pacientes se queixam de dor muscular e articular após uma lesão por chicote. A dor pode ser referida a partir da tensão no músculo esternocleidomastóideo, que muitas vezes refere dor para a orelha, ou ela pode ser devido a lesões a outros músculos e ligamentos cervicais.

C. Deslocamento de disco

O deslocamento de disco tem sido considerado uma condição patológica, mas muitos estudos mostraram que de 30 a 50% das populações têm discos reduzidos. A maioria destes indivíduos não tem história de dor ou disfunção na ATM. O deslocamento de disco pode ser uma variação biológica normal. Articulações ruidosas não são necessariamente dolorosas ou patológicas. Estudos relatando o acompanhamento de longo prazo de pacientes com deslocamento de disco mostram que a maioria está assintomática 30 anos depois (Figura 26-1).

▶ Achados clínicos

A. Sinais e sintomas

As queixas mais comuns de DTM são dor de intensidade moderada na mandíbula, na face e na cabeça. Abertura limitada, imobilidade ou paralisia e travamento da mandíbula são queixas funcionais comuns. Os pacientes muitas vezes têm queixas de ruídos articulares, como estalido, estouro e rangido quando a mandíbula é aberta ou fechada. Os pacientes também observaram queixas de cefaleia global e dor no pescoço e ombro que não estão relacionadas com a função da mandíbula. Alguns pacientes se apresentam com queixas inexplicáveis de tinido, plenitude auricular, perda auditiva e tontura. Queixas de desgaste dentário anormal, sensibilidade dentária e dentes desencontrados são muitas vezes expressas.

B. Exames de imagem

A RM revela tecido ósseo duro, bem como anormalidades de tecido mole. Exames de TC são úteis para mostrar mudanças degenerativas dos tecidos duros. A imagem deve ser reservada para pacientes cuja dor anormal, disfunção ou ambas, não respondem aos tratamentos conservadores de curto prazo, como os fármacos anti-inflamatórios não esteroides (AINEs) e fisioterapia. A imagem também é indicada em pacientes que têm uma súbita mudança na mordida ou na assimetria da mandíbula.

▶ Diagnóstico diferencial

Os distúrbios temporomandibulares são divididos em articulares e musculares. O diagnóstico em grande parte baseia-se no sistema específico que é afetado. Contudo, muitos pacientes têm disturbios musculares e articulares.

▶ Tratamento

O manejo dos DTMs se baseia na eliminação da dor e na restauração da função e das atividades normais da vida diária. Cada diagnóstico específico possui seu próprio conjunto de objetivos de manejo com base no tratamento de problemas que afetam este paciente. A maioria dos planos de manejo usa tratamentos conservadores, não invasivos; em menos de 5% dos casos, a cirurgia é usada.

Os elementos principais de qualquer plano de manejo conservador são autocuidado, medicação e fisioterapia. A acupuntura muitas vezes é útil, bem como o *biofeedback* e a terapia com *splint* ortótico.

> List T, Axelsson S. Management of TMD: evidence from systematic reviews and meta-analyses. *J Oral Rehabil* 2010 Apr 20 [PMID: 20438615] (There is some evidence that the following can be effective in alleviating TMD pain: occlusal appliances, acupuncture, behavioral therapy, jaw exercises, postural training, and some pharmacological treatments.)

A. Autocuidado

Os pacientes com DTM podem ser mais bem tratados por profissionais do cuidado com a saúde que educam pacientes sobre seu problema e os envolvem em seu próprio tratamento. O autocuidado é uma parte essencial do tratamento do paciente. Ele deve ser projetado para satisfazer os objetivos de tratamento de cada paciente. O autocuidado deve ser minuciosamente explicado aos pacientes em uma linguagem simples e deve ser reforçado a cada visita. Este autocuidado resulta em uma melhor complacência e compreensão do paciente e em melhores resultados. A seguir, 20 dicas de autocuidado que foram efetivas para ajudar os pacientes a tratar de seu DTM:

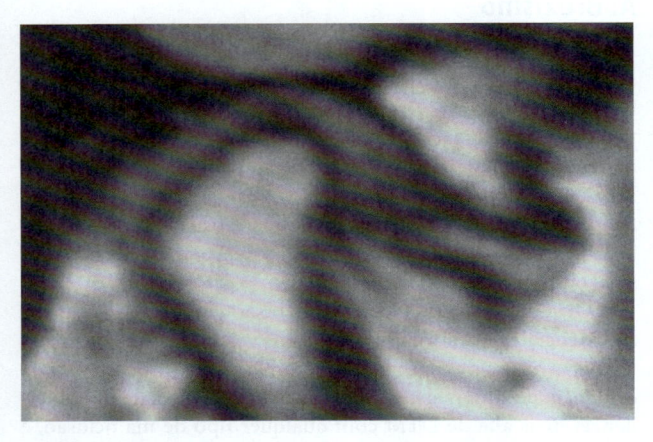

▲ **Figura 26-1** RM mostrando disco deslocado anterior que não reduz na abertura.

O repouso dos músculos e das articulações favorece a cura.

Alimentos moles permitem que os músculos e as articulações se curem.

Não mascar chicletes alivia a fadiga muscular e a dor articular.

Relaxe seus músculos faciais: "Lábios relaxados, dentes separados".

Não cerrar os dentes; isto irrita articulações e músculos.

Bocejar contra pressão previne o travamento aberto e a dor na mandíbula.

Calor úmido por 20 minutos promove cura e relaxamento.

O gelo é para dor grave e novas lesões (menos de 72 horas).

Calor e gelo – 5 segundos de calor, 5 segundos de gelo – para alívio da dor.

Boa postura; evite a posição com a cabeça para a frente.

Posição ao dormir: deitar de lado, com um bom suporte de travesseiro.

Exercício para a mandíbula: abrir e fechar contra a pressão do dedo.

Exercício: 20 a 30 minutos pelo menos três vezes por semana.

Massagem de acupressão entre polegar e dedo indicador.

Medicações sem receita médica: ibuprofeno ou ácido acetilsalicílico.

Ioga e meditação para a redução do estresse.

Massagem favorece a cura e o relaxamento.

Um protetor bucal atlético pode proporcionar alívio temporário.

Evitar consultas dentárias longas.

Não apoie o telefone; isto **agrava** o pescoço e a mandíbula.

B. Medicação

As medicações mais comuns para DTM são (1) AINEs, (2) relaxantes musculares, como ciclobenzaprina, e (3) doses baixas (10 a 50 mg) de antidepressivos tricíclicos, como amitriptilina, desipramina ou nortriptilina. Em pacientes com sinovite da ATM que têm uma resposta insatisfatória ao AINE, um curso de um esteroide oral, como metilprednisolona (p. ex., dose de Depo Medrol), por seis dias, pode ser efetivo. Quando a dor crônica é moderada a grave e não responde a outros tratamentos, analgésicos opioides são muitas vezes benéficos. Os opioides de ação curta, como hidrocodona, devem ser evitados em favor da codeína ou oxicodona, de ação mais longa. Os opioides novos, como o tramadol, mostraram-se promissores.

> Cascos-Romero J, Vázquez-Delgado E, Vázquez-Rodríguez E, Gay-Escoda C. The use of tricyclic antidepressants in the treatment of temporomandibular joint disorders: systematic review of the literature of the last 20 years. *Med Oral Patol Oral Cir Bucal* 2009 Jan 1;14(1):E3–E7 [PMID: 19114953] [PubMed—indexed for MEDLINE]. (Recommendation is given in favor of the use of tricyclic antidepressants for the treatment of temporomandibular disorders.)

C. Fisioterapia

A fisioterapia tem se mostrado útil para muitos pacientes com dor e disfunção DTM. Calor e gelo têm efeitos benéficos na redução da dor em alguns pacientes. Exercícios para a mandíbula podem ser prescritos para aumentar a mobilidade, diminuir a hipermobilidade, fortalecimento e coordenação muscular e melhorar a resistência muscular. A massagem pode ser útil porque ela promove o aumento do fluxo sanguíneo por meio do tecido, além de induzir o relaxamento muscular. A avaliação da postura do paciente é importante, e os pacientes devem ser ensinados sobre a postura adequada. Uma posição de cabeça para a frente pode exacerbar a dor no pescoço e uma postura de mandíbula tensa pode aumentar a dor na mandíbula e no músculo.

> Mulet M, Decker KL, Look JO, Lenton PA, Schiffman EL. A randomized clinical trial assessing the efficacy of adding 6 × 6 exercises to self-care for the treatment of masticatory myofascial pain. *J Orofac Pain* 2007 Fall;21(4):318–328 [PMID: 18018993] [PubMed—indexed for MEDLINE]. (Jaw pain and neck pain improved significantly ($P < 0.01$) in both self-care and the exercise groups.)
>
> Ismail F, Demling A, Hessling K, Fink M, Stiesch-Scholz M. Short-term efficacy of physical therapy compared to splint therapy in treatment of arthrogenous TMD. *J Oral Rehabil* 2007 Nov;34(11):807–813 [PMID: 17919246] [PubMed—indexed for MEDLINE]. (Physical therapy seems to have a positive effect on treatment outcome of patients with TMD.)

D. Ultrassonografia

A ultrassonografia pode fornecer calor profundo e relaxante aos músculos e articulações, ajudando a aliviar a dor e a restaurar a função. A estimulação nervosa elétrica transcutânea (TENS) pode ser útil no controle da dor. A manipulação articular pode ajudar a melhorar a mobilidade articular em casos de deslocamento de disco da ATM sem redução.

E. Acupuntura

A acupuntura tem sido usada para o tratamento dos DTMs, bem como para outras dores musculoesqueléticas. O National Institutes of Health (NIH), em sua publicação consensual sobre acupuntura em 1997, afirmou que a acupuntura mostra resultados promissores para a dor dentária pós-operatória e, em outras situações (tal como a dor miofascial), pode ser útil como um tratamento adjunto ou um tratamento alternativo aceitável. Vários estudos de acupuntura e dor crônica encontraram resultados positivos em 41% deles e concluíram que há evidência limitada de que a acupuntura é mais efetiva do que ausência de tratamento para dor crônica.

> Cho SH, Whang WW. Acupuncture for temporomandibular-disorders: a systematic review. *J Orofac Pain* 2010 Spring;24(2):152–162. (There is moderate evidence that acupuncture is an effective intervention to reduce symptoms associated with TMD.)

F. Injeção de anestesia local

A injeção de pontos-gatilho nos músculos dolorosos com um anestésico local tem sido usada há mais de 40 anos e ainda é um tratamento popular. Estudos têm mostrado que a agulha a seco funciona igualmente bem, e a diferença entre a agulha a seco e a acupuntura é mínima a nenhuma.

G. Terapia de placa

As placas (ortótica) são dispositivos removíveis, geralmente compostos por plástico acrílico, que se encaixam sobre os dentes da mandíbula ou do maxilar. As placas são o tratamento prescrito com mais frequência para o DTM; mais de 3 milhões de placas são feitas a cada ano.

Apesar do uso extenso de placas orais no tratamento de DTM e bruxismo, seus mecanismos de ação permanecem controversos. As placas orais devem ser usadas como um adjunto para o manejo da dor, ao invés de ser usada como tratamento definitivo.

O tratamento com placas intraorais mostrou ter níveis variados de eficácia para o tratamento de DTM e bruxismo. As placas reduzem o papel dos fatores oclusais, reduzem a carga sobre as articulações e têm um forte efeito de placebo. As placas podem reduzir o dano ao dente em pacientes que rangem os dentes e podem aumentar a percepção desses hábitos orais nocivos. Nem todos os pacientes obtêm alívio, e alguns sentem uma piora dos sintomas com as talas. Existem possíveis complicações para o uso de placas, como mudanças irreversíveis na oclusão que irão precisar de ortodônticos ou cirurgia para correção. Portanto, as placas devem ser usadas por um período curto a moderado de tempo e ser regularmente monitoradas. O uso noturno é típico e o uso em tempo integral é contraindicado.

> Klasser GD, Greene CS (2009). Oral appliances in the management of temporomandibular disorders [Electronic version]. *Oral Surg Oral Med Oral Pathol Oral Radiol Endo* Feb;107 (2):212–223. http://www.ncbi.nlm.nih.gov/pubmed/19138639. (Splints or oral appliances may be an effective treatment modality for some TMDs.)

H. Artrocentese

A artrocentese é a inserção de uma ou mais agulhas dentro do espaço articular superior e irrigação com solução salina, com ou sem corticosteroides. Ela tem sido considerada efetiva em casos de sinovite e abertura limitada devido ao disco deslocado anterior sem redução.

I. Artroscopia

A artroscopia é a inserção de uma cânula com fibras ópticas que permite a visualização do espaço articular. Outra cânula é então inserida com microferramentas que permitem o debridamento, a remoção de aderências e biópsias.

J. Cirurgia

A cirurgia é reservada para aqueles poucos pacientes (menos de 5%) que não respondem ao tratamento conservador e nos quais um defeito estrutural identificável pode ser corrigido por meio da cirurgia. Estes pacientes devem se submeter à reabilitação não cirúrgica completa, e a cirurgia só deve ser considerada após todos os fatores contribuintes terem sido tratados e controlados. Muitos dos sintomas de dor provêm de componentes musculares do DTM; portanto, esses diagnósticos musculares devem ser tratados e controlados. A falha em tratar tais aspectos resultará igualmente em tratamento cirúrgico malsucedido. A fisioterapia pré e pós-operatória é importante para o resultado bem-sucedido de qualquer cirurgia. As técnicas cirúrgicas menos invasivas parecem ser tão eficazes quanto os procedimentos articulares abertos mais invasivos. Por isso, a artrocentese e a artroscopia devem ser consideradas como o primeiro passo.

DISTÚRBIOS ARTICULARES

A ATM é uma articulação sinovial pareada que é capaz de movimentos de deslizamento e de dobradiça. Ela articula o côndilo mandibular e a porção escamosa do osso temporal, com o disco articular de tecido conectivo fibroso denso interposto entre os dois ossos. Diferentemente da maioria das articulações sinoviais, a ATM é revestida com tecido conectivo fibroso denso (Figura 26-2).

SINOVITE DA ATM

Este distúrbio é uma inflamação do revestimento sinovial da ATM; ele é caracterizado por dor localizada que é aumentada pelo funcionamento e carga da articulação. Às vezes, os pacientes se queixam sobre os dentes posteriores não se encontrarem no mesmo lado, presumivelmente devido à tumefação na articulação.

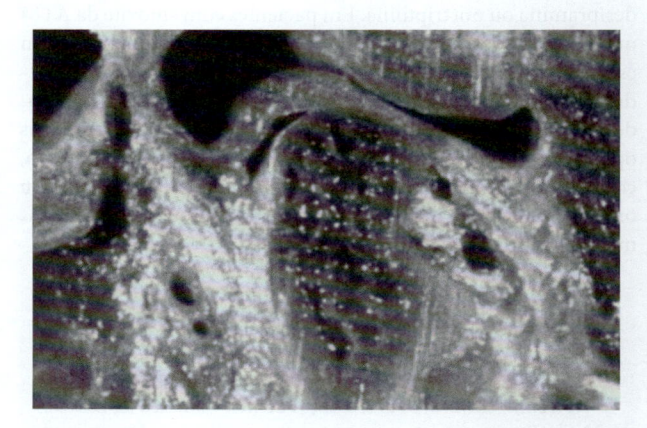

▲ **Figura 26-2** Secção sagital por meio da articulação temporomandibular mostrando boa relação de côndilo e disco.

Quadro 26-1 Indicações de tratamento para distúrbios articulares

Distúrbio articular	Autocuidado	AINEs	Fisioterapia	Placa	Acupuntura	Artrocentese	Cirurgia
Sinovite da ATM	X	X	X	X	X	X	
Deslocamento de disco com redução	X	X	X	X	X	X	
Disco agudo sem redução	X	X	X	X	X	X	
Deslocamento crônico de disco sem redução	X	X	X	X	X	X	
Osteoartrite	X	X	X	X	X	X	
Poliartrítide	X	X	X	X	X	X	
Luxação condilar	X	X	X				
Ancilose fibrosa			X			X	X
Ancilose óssea			X			X	X
Fratura condilar			X				X
Neoplasia			X				X

Os pacientes muitas vezes se apresentam com uma história de dor na região pré-auricular, que é agravada pela mastigação ou outro movimento mandibular. A dor na palpação sobre o polo lateral do côndilo é evidente. A dor é evocada sobre carga da ATM, ou sobre distração ou compressão. A amplitude de movimento é muitas vezes limitada (inferior a 35 mm). Não são encontradas mudanças radiográficas; contudo, a evidência de efusão articular é observada na RM. As indicações de tratamento podem ser encontradas no Quadro 26-1.

DISTÚRBIOS DE DESLOCAMENTO DE DISCO

DESLOCAMENTO DE DISCO COM REDUÇÃO

O deslocamento de disco com redução é caracterizado por um estalido na articulação da mandíbula; um estalido audível ou palpável é ouvido ou sentido na abertura da mandíbula e em movimentos laterais da mandíbula. Esta condição é muitas vezes indolor e não requer tratamento. Até 50% das pessoas mostraram ter discos deslocados, e a maioria não tem qualquer dor ou disfunção. Quando a dor acompanha o estalido, ela é em sua maioria o resultado de inflamação na articulação devido ao côndilo pressionando os tecidos retrodiscais, sinovite ou capsulite. O estalido sintomático, no qual há dor no estalido e dor na carga, precisa ser tratado. A RM mostra a posição anterior do disco em uma posição fechada e em uma posição normal na abertura. Os raios X podem mostrar um espaço articular diminuído, mas isto não é diagnóstico de um disco deslocado.

DESLOCAMENTO AGUDO DE DISCO

O deslocamento agudo de disco sem redução (travamento fechado) é caracterizado por uma limitação acentuada na abertura (menor que 35 mm). Ele também é distinguido por uma deflexão da mandíbula para o lado afetado na abertura. Ele ocorre com um início súbito e pode ser indolor ou doloroso. Nenhum estalido é sentido ou ouvido, embora o paciente, em geral, possua uma história de estalido em algum momento. O disco geralmente é anterior ao côndilo e bloqueia a translação do côndilo, impedindo a abertura normal e levando a mandíbula a desviar para o lado afetado. A RM mostra o disco anterior ao côndilo na posição fechada e ele permanece anterior na abertura. As radiografias podem mostrar um espaço articular diminuído que pode ser uma indicação de um disco deslocado.

DESLOCAMENTO CRÔNICO DE DISCO

O deslocamento crônico de disco sem redução (travamento fechado) é uma condição duradoura caracterizada por uma abertura levemente limitada (menor que 40 mm) que geralmente melhora após o surto inicial. O paciente não tem estalido, não sente nem ouve estalido, embora geralmente ele tenha uma história de estalido prévio na articulação. A dor em geral não é uma queixa, e os pacientes podem, ou não, apresentar dor. A mandíbula desvia para o lado afetado na abertura. O disco é anterior ao côndilo e é empurrado mais anterior na abertura ou é dobrado sobre ele mesmo. A RM mostra o disco bem anterior, muitas vezes dobrado sobre ele mesmo e empurrado mais à frente na abertura.

OSTEOARTRITE

A osteoartrite é uma condição artrítica não inflamatória caracterizada por deterioração e abrasão dos tecidos articulares. Ela é acompanhada por remodelagem do osso subcondral subjacente. A dor articular está presente com a função, e muitas vezes crepitação é ouvida sobre a articulação afetada. A rigidez articular, muitas vezes pior ao acordar ou no início de uma refeição, pode ser um problema e o paciente pode ter uma amplitude de movimento limitada. A evidência radiográfica de degeneração dos côndilos pode ser observada. A sinovite muitas vezes ocorre e é responsável pela dor, quando presente. O prognóstico de longo prazo é bom porque a osteoartrite tende a ser autolimitante à medida que a articulação se remodela.

POLIARTRÍTIDE

Distúrbios poliartríticos sistêmicos podem afetar a ATM, bem como a outras articulações no corpo. Várias doenças sistêmicas, como artrite reumatoide, artrite reumatoide juvenil, espondilite anquilosante, artrite psoriática, artrite infecciosa, síndrome de Reiter, gota e doença de Lyme, podem envolver a ATM. Um achado comum é dor na palpação sobre a ATM. A dor é geralmente evocada com função e o paciente pode sentir uma amplitude de movimento limitada. A crepitação pode ser ouvida sobre a articulação afetada e a degeneração dos côndilos pode ser observada ao raio X.

LUXAÇÃO CONDILAR

A luxação condilar é caracterizada pelo paciente que é incapaz de fechar a boca. A boca do paciente está completamente aberta na apresentação e geralmente ele está em grande aflição, com dor e ansiedade. Essa condição ocorre após o bocejo, após comer uma maçã ou outro alimento que requeira ampla abertura, ou com a abertura prolongada, como durante uma visita ao dentista. O côndilo permanece posicionado anterior à eminência. Pode haver dor articular no momento da luxação e por até vários dias após. Há geralmente uma história de luxação autorreduzida.

O côndilo pode ser reduzido pela pressão manual da mandíbula para baixo e para trás dentro da fossa. Esta redução pode ser muitas vezes feita no consultório com mãos enluvadas, com os polegares para fora dos dentes do paciente, na borda lateral da mandíbula e distraindo a mandíbula em uma direção descendente, colocando os côndilos de volta na fossa. Se os músculos tiverem entrado em espasmo, pode ser necessário administrar um relaxante muscular, como diazepam; nos casos mais graves, o paciente pode precisar ser colocado sob anestesia geral antes que um relaxamento muscular suficiente possa ser empregado para reduzir os côndilos. A dor pós-operatória é manejada com AINEs, e a fisioterapia é indicada. O autocuidado pode ajudar na prevenção de recorrências.

ANCILOSE FIBROSA

A ancilose fibrosa é restrita ao movimento mandibular com desvio para o lado afetado na abertura. Esta condição resulta de aderências fibrosas que inserem o côndilo ao disco e o disco à fossa articular. Ela pode ser causada por sangramento na articulação, mas o mecanismo exato não é conhecido. Uma história de trauma à ATM geralmente existe. Há uma abertura acentuadamente limitada, em geral inferior a 20 mm, mas a condição não é dolorosa. A mandíbula desvia para o lado afetado na abertura e há movimento lateral acentuadamente limitado da mandíbula para o lado contralateral. As radiografias mostram uma ausência de translação condilar, mas elas mostram um espaço articular.

ANCILOSE ÓSSEA

A ancilose óssea é a união dos ossos do côndilo mandibular com a fossa temporal por proliferação de células ósseas, o que resulta na imobilidade completa da articulação. Ela geralmente é secundária ao trauma e provavelmente devido ao sangramento na articulação. Uma história de trauma na ATM geralmente ocorre. Há uma abertura acentuadamente limitada, em geral inferior a 10 mm, embora, em geral, a condição não seja dolorosa. A mandíbula desvia para o lado afetado na abertura e há um movimento lateral acentuadamente limitado na mandíbula no lado contralateral. O exame de TC ou RM mostra uma conexão entre superfícies articuladas ósseas; os raios X mostram uma ausência de translação condilar e proliferação óssea no espaço articular.

FRATURA CONDILAR

As fraturas podem ocorrer em qualquer um dos componentes ósseos da ATM; contudo, a fratura do côndilo mandibular é a mais comum. Ela muitas vezes é causada por um trauma direto à mandíbula, geralmente por um golpe no queixo. Essa condição é marcada por uma abertura limitada (menor que 25 mm), edema sobre a articulação afetada e dor com função. Há muitas vezes sangramento na articulação e sequelas podem incluir aderências, ancilose e degeneração articular. A mandíbula desvia para o lado afetado e a fratura é evidente em um raio X.

As fraturas condilares são tratadas com imobilização, uma dieta com alimentos pastosos e fisioterapia para readquirir a amplitude de movimento. A cirurgia articular aberta é requerida para reduzir a fratura somente em casos raros.

NEOPLASIA

As neoplasias da ATM podem ser benignas, malignas ou metastáticas. Dos tumores de mama malignos, 1% metastatiza na mandíbula.

NEOPLASIAS BENIGNAS

As neoplasias benignas da ATM incluem osteomas, osteoblastomas, condromas, tumores benignos das células gigantes, fibromas ossificantes, displasias fibrosas, mixomas e condromatose sinovial.

NEOPLASIAS MALIGNAS

As neoplasias malignas da ATM são raras e incluem condrossarcomas, fibrossarcomas e sarcomas sinoviais.

NEOPLASIAS METASTÁTICAS

As neoplasias metastáticas da ATM são mais comuns do que os tumores primários; 1% das neoplasias malignas tem metástase nas mandíbulas. Os CCEs da região maxilofacial e os tumores nasofaríngeos são os tumores que mais comumente se estendem para a ATM. As neoplasias da glândula parótida, como os carcinomas adenocísticos e os carcinomas mucoepidermoides, foram registradas envolvendo a ATM. Estas neoplasias muitas vezes se apresentam com edema e dor. A dor é evocada na palpação e com a função. Pode haver uma mordida aberta no lado afetado onde os dentes posteriores não se encontram. A imagem mostra uma lesão.

NEOPLASIAS DOS MÚSCULOS MASTIGATÓRIOS

As neoplasias dos músculos mastigatórios são muito raras. Elas podem ser malignas ou benignas, estão associadas com edema e podem ou não se apresentar com dor, embora ela geralmente acompanhe o edema. Há um achado positivo de tumor com a imagem; a imagem e a biópsia ajudam a confirmar o diagnóstico.

DISTÚRBIOS MUSCULARES

Os músculos da mastigação são os músculos masseter, o temporal, o pterigoide medial e o pterigoide lateral. Além das neoplasias, que raramente são observadas, distúrbios musculares mais comuns podem resultar em dor, vermelhidão, edema, cãibra e contratura. As indicações de tratamento podem ser encontradas no Quadro 26-2.

DOR MIOFASCIAL

A dor miofascial é caracterizada por uma dor muscular contínua, regional, geralmente de intensidade branda a moderada. A dor é agravada pela função mandibular quando os músculos da mastigação estão envolvidos. A dor na ATM pode resultar em músculo mastigatório dolorido devido à imobilização reflexa destes músculos. Muitas vezes, existem áreas sensíveis localizadas (i.e., pontos-gatilho) no músculo ou no tendão. Quando o músculo é palpado, os pontos-gatilho que evocam a dor muitas vezes referem a dor para áreas distantes. Essa dor referida muitas vezes é sentida como cefaleia, e a dor miofascial tem sido associada a cefaleias do tipo tensional; ela também está associada a sintomas auditivos, tinido, vertigem e dor nos dentes. Os pacientes também podem se apresentar com uma sensação de rigidez ou de tensão muscular e uma sensação de que seus dentes não estão bem alinhados. A inativação dos pontos-gatilho com uma injeção anestésica local, acupuntura ou um *spray* congelante e alongamento muscular muitas vezes alivia a área maior de dor referida. Atualmente, considera-se que a patogênese é devida a mudanças no sistema nervoso central, que são responsáveis por hiperalgesia dos músculos.

MIOSITE

A miosite é caracterizada por dor moderada à grave, vermelhidão e edema associado à lesão tecidual. Essa condição pode resultar de trauma direto ou infecção, muitas vezes secundária à cirurgia oral ou a uma injeção intramuscular. A dor é geralmente contínua em uma área muscular localizada após lesão ou infecção e a sensibilidade difusa está presente sobre toda a musculatura. A dor aumenta com o movimento e é comum uma limitação de abertura moderada à grave devido à dor e ao edema. Uma amplitude de movimento mandibular limitada muitas vezes está presente. Níveis séricos elevados indicativos de inflamação, infecção, ou ambos, podem estar presentes.

MIOESPASMO (TRISMO)

Mioespasmo, ou cãibra muscular, é caracterizado por uma contração muscular involuntária contínua com dor grave. O paciente sente um início agudo de dor em repouso, bem como com o movimento. O mioespasmo não é um achado comum em DTM; quando ocorre, em geral melhora dentro de algumas horas.

CONTRATURA

A contratura muscular é o encurtamento indolor de um músculo, geralmente secundário a um período de amplitude de movimento limitada. Ela é caracterizada por uma firmeza

Quadro 26-2 Indicações de tratamento para distúrbios musculares

Distúrbio muscular	Autocuidado	AINEs	Fisioterapia	Medicação relaxante muscular	Placa	Acupuntura	Cirurgia
Dor miofascial	X	X	X	X	X	X	
Miosite	X	X	X	X	X	X	
Mioespasmo	X	X	X	X	X	X	
Contratura muscular	X		X		X	X	
Neoplasia			X				X
Fibromialgia	X		X	X		X	

Dados de Scrivani S, Keith D, Kaban L. Temporomandibular disorders, review article. *New Eng J Med* 2008 Dec; 359:2693-705. (Artigo de revisão sobre etiologia, avaliação, diagnóstico e tratamento de distúrbios temporomandibulares sugere que o manejo dos distúrbios temporomandibulares consiste em uma combinação de autocuidado, aconselhamento, fisioterapia, terapia com aparelho mandibular, medicina física, medicina comportamental e cirurgia.)

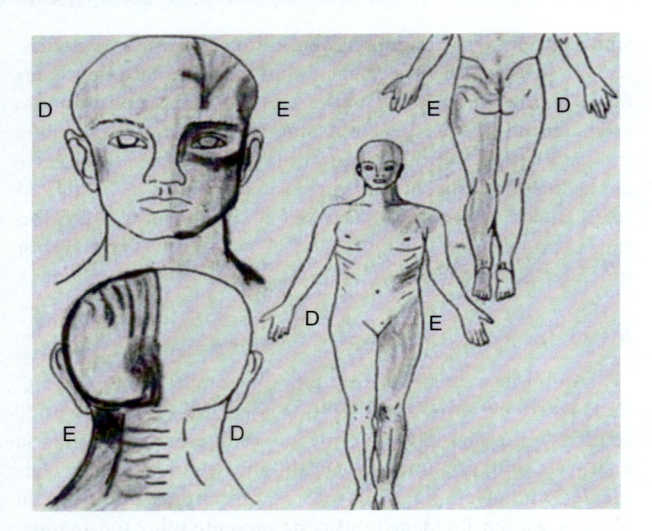

Figura 26-3 Diagrama de dor típica por um paciente com fibromialgia. D, direita; E, esquerda.

inflexível no alongamento passivo e está associada com dor mínima ou com ausência de dor, a menos que o músculo seja forçado a alongar. A contratura muscular pode ocorrer após a sutura da mandíbula após fratura, após cirurgia na mandíbula, após uma infecção prolongada ou com um disco deslocado anterior sem redução que limita totalmente a amplitude de movimento por um longo período de tempo. O músculo passa por mudanças fibróticas e se torna rígido.

FIBROMIALGIA

A fibromialgia é uma dor muscular generalizada em todo o corpo, que afeta em sua maioria mulheres entre 25 e 50 anos de idade. Ela é muitas vezes acompanhada por fadiga, síndrome do intestino irritável, rigidez muscular e dificuldades para dormir. O diagnóstico se baseia na presença de dor à palpação em 11 de 18 locais pré-definidos e dor em três dos quatro quadrantes do corpo.

Como os problemas com os músculos mastigatórios e cervicais costumam ser dolorosos, a fibromialgia é muitas vezes erroneamente diagnosticada como dor miofascial. Estudos têm mostrado que até 20% dos pacientes com DTM são realmente pacientes com fibromialgia (Figura 26-3).

Clauw DJ. Pharmacotherapy for patients with fibromyalgia. *J Clin Psychiatry* 2008;69(Suppl 2):25–29 [PMID: 18537460] [PubMed—indexed for MEDLINE]. (Fibromyalgia needs an integrated treatment approach that includes pharmacotherapy and at least one, but preferably more, of the most effective nonmedicinal treatment options available (eg, education, aerobic exercise, and cognitive-behavioral therapy).

Seção VII   Pescoço

Massas do pescoço

27

Derrick T. Lin, MD
Daniel G. Deschler, MD

ANATOMIA

O conhecimento da anatomia do pescoço é essencial para o diagnóstico e o tratamento dos processos de doença na região. No pescoço, estão inseridos vários triângulos, definidos anatomicamente (Figura 27-1). A familiaridade com estas áreas específicas ajuda na geração de um diagnóstico diferencial das massas do pescoço pela localização anatômica exata.

O músculo esternocleidomastóideo divide o pescoço em dois compartimentos principais, anterior e lateral.

PESCOÇO ANTERIOR

Os seguintes pontos anatômicos definem o compartimento anterior do pescoço: (1) superiormente, a borda inferior da mandíbula, (2) lateralmente, a borda anterior do músculo esternocleidomastóideo, (3) inferiormente, a clavícula e (4) medialmente, a linha média vertical da sínfise mentoniana até a incisura supraesternal. As estruturas que compõem o pescoço anterior incluem a laringe, a traqueia, o esôfago, as glândulas tireoide e paratireoide, a bainha carotídea e os músculos supraióideos e infraióideos.

As regiões triangulares também definem anatomicamente o pescoço anterior.

O **triângulo submandibular** é uma região que está no pescoço anterior limitada pela margem inferior da mandíbula e os músculos digástrico, estilo-hióideo e milo-hióideo. Esta região contém a glândula submandibular e o ramo mandibular marginal do nervo facial. O **triângulo submentoniano** define uma região limitada pelo osso hioide, os ventres anteriores pareados dos músculos digástricos e o músculo milo-hióideo. O ventre superior do músculo omo-hióideo no pescoço anterior divide também o pescoço anterior em um **triângulo carotídeo superior** e em um **triângulo muscular inferior**.

PESCOÇO LATERAL

O pescoço lateral, também referido como o **triângulo posterior**, é definido pelos aspectos posteriores do músculo esternocleidomastóideo medialmente, pelo músculo trapézio lateralmente e pelo terço médio da clavícula inferiormente. O pescoço lateral contém tecido portador de linfonodo, o nervo acessório espinal e o plexo cervical. O ventre inferior do músculo omo-hióideo define também um **triângulo subclávio inferior** no pescoço lateral que contém o plexo braquial e os vasos subclávios.

DIAGNÓSTICO

O diagnóstico diferencial em um paciente que se apresenta com uma massa no pescoço é amplo e extenso. Portanto, uma história clínica e um exame físico minuciosos compõem o primeiro passo crucial na avaliação de uma massa do pescoço. A informação reunida a partir de uma história e um exame físico detalhados isolada muitas vezes estreita o diagnóstico diferencial a um nível mais considerável de ser tratado. (Figura 27-2).

HISTÓRIA DO PACIENTE

O elemento mais importante na avaliação de uma massa do pescoço é a idade do paciente. A maioria das massas do pescoço pediátricas é inflamatória ou congênita e se resolve espontaneamente ou após a terapia médica adequada. Em contrapartida, uma massa do pescoço em um adulto com mais de 40 anos deve ser considerada de origem neoplásica, a menos que se prove o contrário. A probabilidade de uma massa benigna no pescoço nesse grupo de idade é baixa, particularmente no cenário do uso de tabaco ou álcool.

A duração, o padrão de crescimento e a ausência ou presença de dor são todos aspectos cruciais da história clínica. Uma revisão de sistemas específica da região, como mudança na voz, rouquidão, dificuldade na deglutição e dor de ouvido, são importantes sintomas que devem ser observados, além de queixas generalizadas, como febre, suores noturnos e perda de peso. As questões relacionadas à história social do paciente, como consumo de álcool e drogas, tabagismo e viagem recente, também devem ser incluídas.

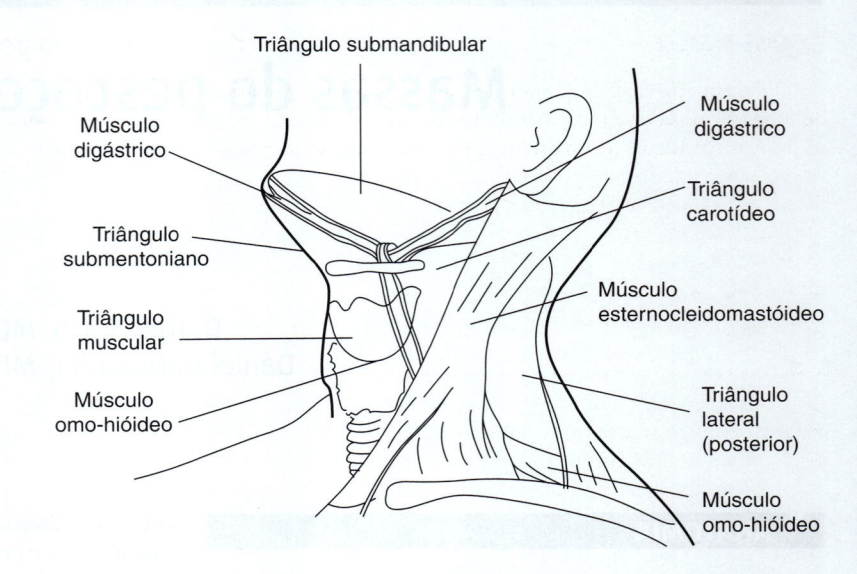

▲ **Figura 27-1** Compartimentos anatômicos do pescoço.

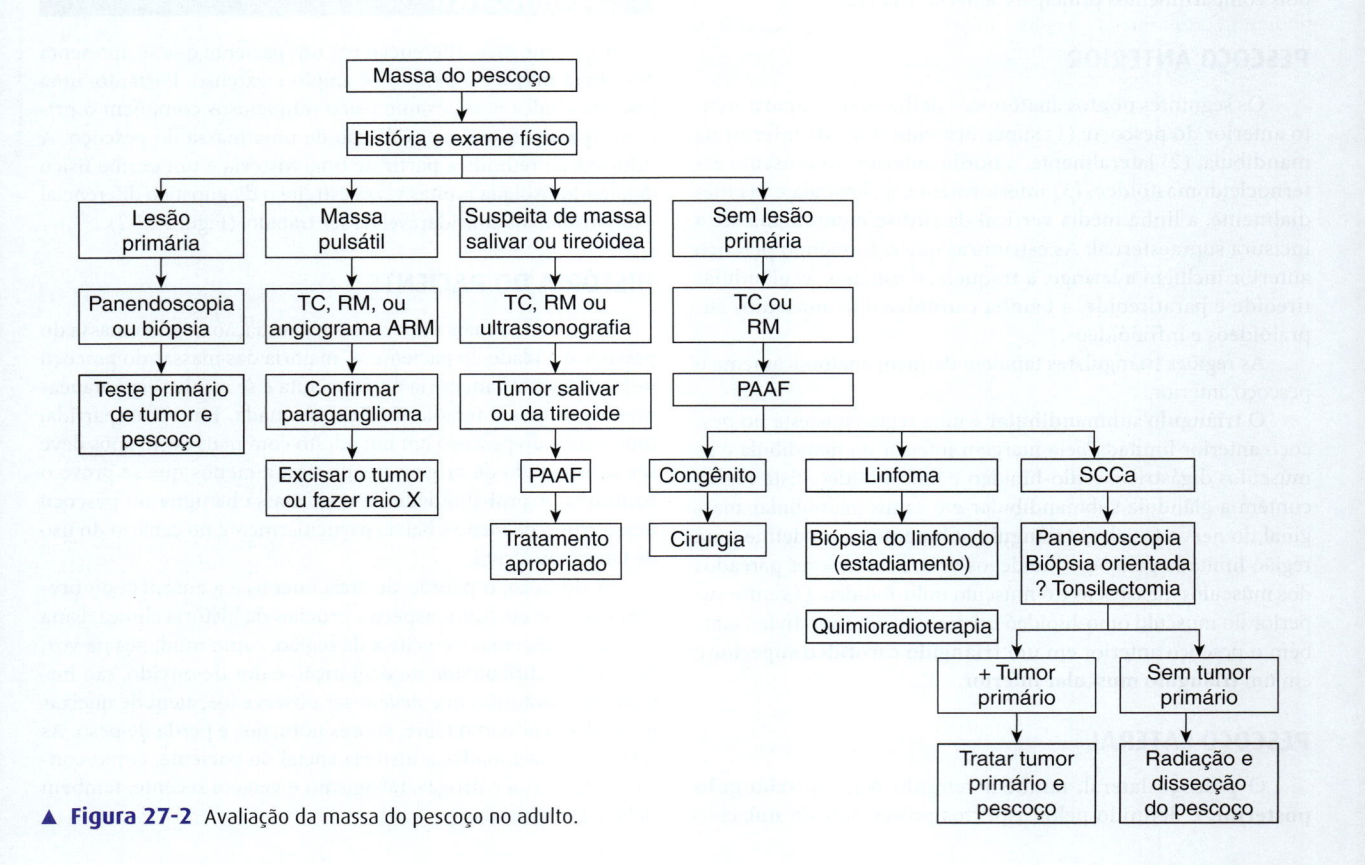

▲ **Figura 27-2** Avaliação da massa do pescoço no adulto.

EXAME FÍSICO

O exame físico deve incluir uma investigação sistemática de todas as áreas da mucosa e submucosa da cabeça e do pescoço. A mobilidade, a consistência e a sensibilidade da massa devem ser cuidadosamente avaliadas. A localização da massa do pescoço é particularmente importante nas massas congênitas e de desenvolvimento, porque essas massas costumam aparecer em localizações consistentes. Por exemplo, uma massa no pescoço lateral em uma criança sugere um cisto branquial ou laringocele, e uma massa na linha média do pescoço é mais sugestiva de um cisto do ducto tireoglosso. A localização também pode ser útil na avaliação de pacientes adultos. Uma massa do pescoço localizada na região supraclavicular de um adulto mais velho deve focar a atenção do médico para metástase a partir de uma lesão primária localizada em um local que não o trato aerodigestivo superior (p. ex., uma fonte gastrintestinal ou pulmonar). Um linfonodo do triângulo posterior isolado em um asiático adulto deve levantar suspeita de carcinoma nasofaríngeo.

TESTES E ESTUDOS

▶ Exames de imagem

Os exames de imagem fornecem informação útil no diagnóstico da etiologia de uma massa do pescoço. A TC e a RM podem (1) diferenciar massas sólidas, císticas e vasculares; (2) localizar uma massa em relação às estruturas vitais do pescoço e (3) identificar uma potencial fonte na cabeça e no pescoço para a massa do pescoço. A ultrassonografia pode ser útil na distinção de massas sólidas de císticas, especialmente no ambiente de suspeita de uma lesão na tireoide. Os raios X torácicos podem ser úteis se houver um alto índice de suspeita de doenças granulomatosas, como sarcoidose ou tuberculose. Uma radiografia torácica também é capaz de detectar uma metástase de um câncer de cabeça e pescoço, ou uma neoplasia maligna primária dentro dos pulmões. A PET, que detecta o aumento na atividade metabólica, atualmente é muitas vezes utilizada na detecção e na observação do câncer de cabeça e pescoço.

▶ Teste sorológico

O teste sorológico pode ser usado na procura por doenças sistêmicas. Por exemplo, os anticorpos antinucleares podem ser positivos na síndrome de Sjogren, que pode se apresentar com aumento da parótida e linfadenopatia. O teste sorológico também é importante no diagnóstico de muitas doenças infecciosas que podem se apresentar como uma massa no pescoço, incluindo tuberculose, micobactérias atípicas, mononucleose, toxoplasmose e doença da arranhadura do gato. Os pacientes com linfoma também podem ter anormalidades no teste sorológico.

▶ Biópsia por aspiração com agulha fina

A biópsia por aspiração com agulha fina (PAAF) tornou-se uma etapa crucial na avaliação de massas do pescoço. O momento certo da biópsia PAAF em relação aos exames de imagem é discutível. Os defensores da obtenção de exames de imagem antes da biópsia PAAF acreditam que a PAAF distorce a arquitetura da massa, tornando, assim, a imagem mais difícil de interpretar. O procedimento para uma PAAF abrange o uso de uma agulha de calibre 23 ou 25 na obtenção de aspirações múltiplas da massa do pescoço. As biópsias PAAF podem diferenciar uma massa cística de uma massa inflamatória e tecido maligno de tecido benigno. É importante saber que a PAAF pode diferenciar linfoma de carcinoma – uma distinção que é crucial para direcionar exame e tratamento adicionais. Com os recentes avanços na biologia molecular, a PCA pode ser conduzida nas amostras de PAAF para identificar processos de doenças como o vírus Epstein-Barr (EBV), que orientarão o médico quanto ao diagnóstico de carcinoma nasofaríngeo primário. Quando há suspeita de CCE, os aspirados da PAAF de uma massa do pescoço também podem ser analisados para o papilomavírus humano (HPV), que tem sido implicado no CCE orofaríngeo. Pacientes que são positivos para o HPV tendem a ser mais jovens, não fumantes e não bebem álcool. O tumor primário pode geralmente ser encontrado na tonsila ou na região da base da língua. Esses pacientes também têm um prognóstico muito melhor do que aqueles que são HPV-negativos.

Alvi A, Johnson JT. The neck mass: a challenging differential diagnosis. *Postgrad Med* 1995;97(5):87 [PMID: 8780950]. (Outlines the workup of neck masses.)

Amedee RG, Dhurandhar NR. Fine-needle aspiration biopsy. *Laryngoscope* 2001;111(9):1551 [PMID: 11568593]. (Fine-needle aspiration biopsy has a high overall diagnostic accuracy of 95% for all head and neck masses, 95% for benign lesions, and 87% for malignant ones.)

Brown RL, Azizkhan RG. Pediatric head and neck lesions. *Pediatr Clin North Am* 1998;45(4):889 [PMID: 9728193]. (Outlines the workup and differential diagnosis of pediatric neck masses.)

Chang DB, Yang PC, Luh KT et al. Ultrasonic evaluation of cervical lymphadenopathy. *J Formos Med Assoc* 1990;89(4):548 [PMID: 1976745]. (Study of 75 patients with cervical lymphadenopathy who underwent real-time ultrasonographic study of the neck. The study concluded that ultrasonography is a valuable tool to evaluate cervical adenopathy and to clarify the histopathologic features of the affected lymph node with the aid of aspiration cytology.)

Enepekides DJ. Management of congenital anomalies of the neck. *Facial Plast Surg Clin North Am* 2001;9(1):131 [PMID: 11465000]. (Outlines a standardized and complete approach to the evaluation of congenital neck masses.)

Gritzmann N, Hollerweger A, Macheiner P, Rettenbacher T. Sonography of soft tissue masses of the neck. *J Clin Ultrasound* 2002;30(6):356 [PMID: 12116098]. (Review of the uses of ultrasound in the management of neck masses.)

McGuirt WF, Greven K, Williams D et al. PET scanning in head and neck oncology: a review. *Head Neck* 1998;20(3):208 [PMID: 9570626]. (Review of the uses of positron emission tomography in the diagnosis and treatment of head and neck cancer.)

Nguyen C, Shenouda G, Black MJ, Vuong T, Donath D, Yassa M. Metastatic squamous cell carcinoma to cervical lymph nodes from unknown primary mucosal sites. *Head Neck* 1994;16(1):58 [PMID: 8125789]. (Outlines the workup for metastatic neck masses.)

Otto RA, Bowes AK. Neck masses: benign or malignant? Sorting out the causes by age group. *Postgrad Med* 1990;88(1):199 [PMID: 2367255]. (Discusses the fact that the differential diagnosis of cervical masses varies with the age of the patient.)

Wetmore RF, Mahboubi S, Soyupak SK. Computed tomography in the evaluation of pediatric neck infections. *Otolaryngol Head Neck Surg* 1998;119(6):624 [PMID: 9852537]. (Study of 66 pediatric patients with neck infections. CT scanning was not particularly helpful in superficial neck infections with regard to the decision to perform surgical drainage; however, it did localize and demonstrate the extent of infection. In deep neck infections, they found a 92% correlation between CT evidence of an abscess and the surgical confirmation of one.)

Weymuller EA Jr. Evaluation of neck masses. *J Fam Pract* 1980;11(7):1099 [PMID: 7452169]. (Provides an algorithm for the diagnosis of neck masses.)

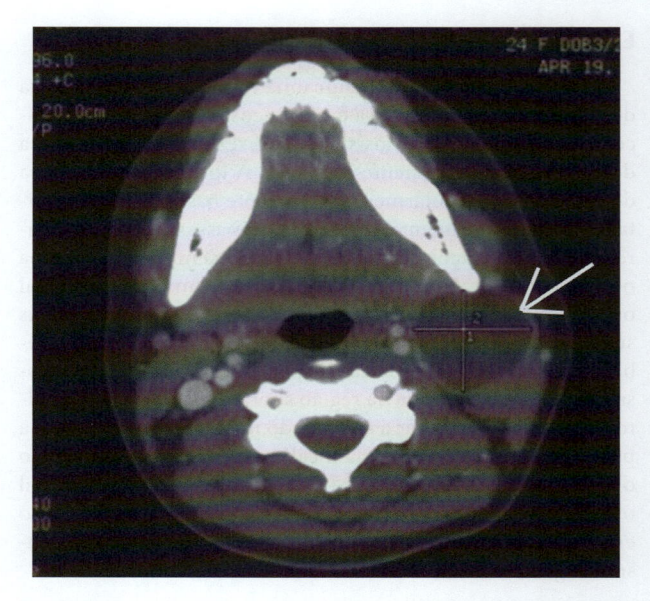

▲ **Figura 27-3** Exame de TC axial de cisto de fenda branquial (seta).

MASSAS CONGÊNITAS DO PESCOÇO

CISTOS DE FENDA BRANQUIAL

Os cistos de fenda branquial surgem a partir da falha dos ductos faringobranquiais em obliterar durante o desenvolvimento fetal. Eles se apresentam com mais frequência no final da infância ou no início da idade adulta, quando os cistos se tornam infectados – geralmente após uma infecção do trato respiratório superior. Um cisto de fenda branquial aparece como uma massa sensível, inflamatória, localizada na borda anterior do músculo esternocleidomastóideo (Figura 27-3).

▶ **Classificação**

Os cistos branquiais se situam em três categoriais: primeira, segunda e terceira anomalias de fendas branquiais.

A. Primeiras anomalias de fendas branquiais

As primeiras anomalias de fendas branquiais compõem menos de 1% de todas as anomalias branquiogênicas e geralmente aparecem na face ou próximo da aurícula. Existem dois tipos de primeiras anomalias branquiais, Tipo I e Tipo II.

1. Tipo I – Os primeiros cistos de fendas branquiais Tipo I são duplicações de anomalias do canal externo e são compostos de tecido derivado de modo ectodérmico. Eles podem passar para a glândula parótida e próximo ao nervo facial.

2. Tipo II – As anomalias Tipo II compreendem tecidos derivados de modo ectodérmico e mesodérmico. Estas lesões se apresentam em geral abaixo do ângulo da mandíbula, passam pela glândula parótida em proximidade com o nervo facial e terminam inferiores ao canal auditivo externo ou dentro do canal na junção cartilaginosa óssea.

B. Segundas anomalias de fendas branquiais

As segundas anomalias de fendas branquiais são as mais comuns dos três tipos. Elas se apresentam como massas discretas, redondas, abaixo do ângulo da mandíbula e na borda anterior do músculo esternocleidomastóideo. O trato potencial de um seio associado passa profundamente às estruturas do segundo arco (p. ex., a artéria carótida externa e os músculos estilo-hióideo e digástrico) e superficial aos derivados do terceiro arco (p. ex., a artéria carótida interna), abrindo-se na fossa tonsilar.

C. Terceiras anomalias de fendas branquiais

Os terceiros cistos de fendas branquiais se apresentam anteriores ao músculo esternocleidomastóideo e mais baixos no pescoço do que as primeiras ou segundas anomalias branquiais. Os terceiros cistos de fendas branquiais são profundos aos derivados do terceiro arco (p. ex., o nervo glossofaríngeo e a artéria carótida interna) e superficiais aos derivados do quarto arco (p. ex., o nervo vago). Essas anomalias terminam na faringe na membrana tireo-hióidea ou nos seios piriformes.

▶ **Tratamento**

O manejo das anomalias branquiais é o controle inicial da infecção seguido por excisão cirúrgica do cisto e do trato. Como regra geral, os procedimentos de incisão e de drenagem devem

LARINGOCELES

Uma laringocele é definida como uma dilatação anormal ou herniação do sáculo da laringe. A infecção secundária de uma laringocele é chamada de **laringopiocele**. As laringoceles podem ser classificadas em três tipos: interna, externa e combinada. Uma laringocele é definida como interna se a dilatação se situa dentro dos limites da cartilagem tireoide. Se a laringocele se estende além da cartilagem tireoide e se salienta por meio da membrana tireo-hióidea, produzindo uma massa de pescoço lateral, ela é considerada externa.

Os pacientes com laringoceles se apresentam com rouquidão, tosse, dispneia, disfagia, uma sensação de corpo estranho ou qualquer combinação destes sintomas. A laringoscopia pode revelar uma leve dilatação no nível da prega falsa, envolvendo a prega falsa e a prega ariepiglótica. Um exame de TC é útil na confirmação do diagnóstico e no delineamento da extensão da lesão. Se forem sintomáticas, o manejo das laringoceles consiste em (1) descompressão laringoscópica para pequenas lesões, (2) excisão cirúrgica por meio de uma abordagem externa para lesões maiores ou endoscopia a *laser*. Se uma abordagem externa é feita, deve-se tomar cuidado para evitar a lesão ao nervo laríngeo superior.

RÂNULAS MERGULHANTES

As rânulas mergulhantes são mucoceles ou cistos de retenção do soalho da boca que geralmente se apresentam como massas de crescimento lento, indolores, submentonianas. Elas surgem a partir da glândula sublingual e são definidas como mergulhantes quando se estendem pelo músculo milo-hióideo para dentro do pescoço. O tratamento para as rânulas mergulhantes inclui excisão da massa em continuidade com a glândula sublingual.

LINFANGIOMAS

Os linfangiomas são malformações congênitas dos canais linfáticos. Eles surgem devido à falha dos espaços linfáticos de se conectarem com o sistema linfático restante. A massa é geralmente mole, pastosa, lisa, não sensível e compressível. Essas massas podem ser caracteristicamente transiluminadas. O exame de TC e RM são importantes estudos para delinear a extensão da doença e definir quaisquer anormalidades potenciais associadas (p. ex., hemangiomas).

A excisão cirúrgica é a base da terapia. Devido à natureza infiltrativa dessas lesões, a ressecção cirúrgica completa pode ser impossível sem danificar as estruturas vitais. Em tais casos, a redução de volume da massa é apropriada e realiza os objetivos de melhora da aparência estética e alívio sintomático enquanto preserva as estruturas anatômicas normais cruciais.

HEMANGIOMAS

Os hemangiomas são malformações de tecido vascular. Eles podem ser classificados como capilares, cavernosos ou juvenis. Es-

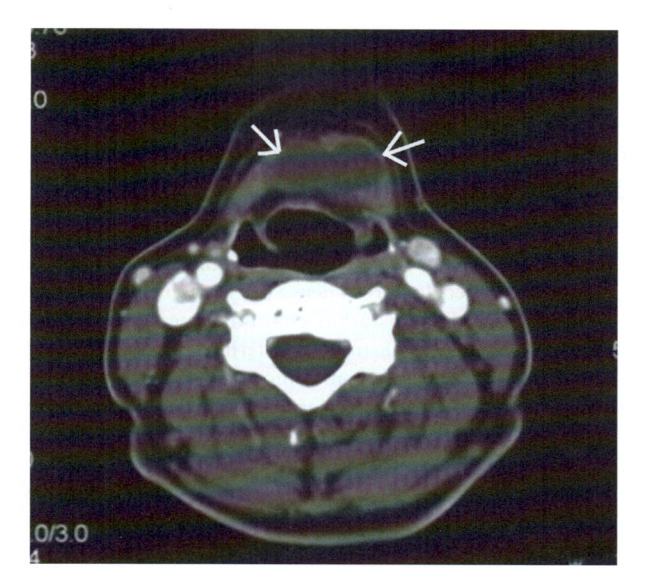

▲ **Figura 27-4** Exame de TC axial do cisto do ducto tireoglosso (área entre as setas).

ser evitados; contudo, eles podem ser necessários para o tratamento de abscesso agudo antes da excisão definitiva. A aspiração por agulha e a descompressão podem ser benéficas na prevenção de incisão e drenagem, que aumenta a dificuldade de excisão definitiva.

CISTOS DO DUCTO TIREOGLOSSO

Os cistos do ducto tireoglosso se apresentam como massas de linha média do pescoço anterior (Figura 27-4). Assim como os cistos branquiais, eles podem ser assintomáticos e aparecem somente quando se tornam infectados no cenário de uma infecção do trato respiratório superior. Os cistos do ducto tireoglosso compõem aproximadamente um terço de todas as massas congênitas do pescoço. A sua localização às vezes pode variar, com alguns cistos se apresentando mais lateralmente (i.e., superior ao hióideo) ou tão baixo quanto o nível da glândula tireoide. Os cistos do ducto tireoglosso que ocorrem fora da linha média podem ser difíceis de diferenciar dos cistos de fendas branquiais. Um sinal patognomônico no exame físico é o movimento vertical da massa com deglutição e protrusão da língua, demonstrando a relação íntima com o osso hioide.

A **operação de Sistrunk** é o método-padrão para excisão do cisto do ducto tireoglosso. O cisto é excisado com um manguito de tecido, incluindo a porção central do osso hioide. Durante a ressecção do osso hioide, deve-se tomar cuidado para não lesionar os nervos hipoglossos; realizar os cortes do osso hioide mediais ao corno menor ajuda na preservação destes nervos. Uma vez que os carcinomas da tireoide podem se apresentar em uma pequena porcentagem dos cistos do ducto tireoglosso, todos os cistos e tratos tireoglossos devem se submeter a um cuidadoso exame histológico.

tas lesões geralmente se apresentam nos primeiros meses de vida, crescem rapidamente durante o primeiro ano e então começam a involuir lentamente dos 18 aos 24 meses de vida. Em 90% dos casos, a involução ocorre sem a necessidade de qualquer terapia.

Os hemangiomas se apresentam como uma massa mole vermelha ou azulada que é compressível e aumenta de tamanho com o esforço ou choro. Às vezes, ruídos podem ser auscultados sobre a lesão. Exames de TC, RM ou ambos, são valiosas ferramentas na tomada do diagnóstico dessa lesão vascular enquanto se define a sua extensão completa.

Como a maioria dos hemangiomas involui espontaneamente, tais lesões podem ser manejadas de forma conservadora apenas com observação. Deve-se considerar a presença dessas lesões em outras regiões não prontamente reconhecidas, como a subglote, o trato gastrintestinal e a coluna. A intervenção é indicada se a lesão estiver causando qualquer um dos seguintes sintomas: comprometimento das vias aéreas, ulceração cutânea, disfagia, trombocitopenia ou insuficiência cardíaca. Os corticosteroides sistêmicos ou a excisão cirúrgica a *laser* podem ser indicados em tais casos.

TERATOMAS

Os teratomas da cabeça e do pescoço compõem aproximadamente 3,5% de todos os teratomas. A sua origem é das células pluripotentes e, por definição, eles contêm elementos de todas as três camadas germinativas. Os teratomas geralmente se apresentam como massas de pescoço firmes e são mais comumente observados no nascimento ou durante o primeiro ano de vida. Há uma incidência associada de 20% de poli-hidrâmnio materno. Quando grandes o suficiente, os teratomas podem causar comprometimento respiratório devido à compressão traqueal ou disfagia secundária à compressão do esôfago e rompimento da deglutição. Além de parecerem heterogêneos, as calcificações podem ser visualizadas nos exames de TC ou RM dos teratomas. O método de tratamento mais bem-sucedido é a excisão cirúrgica.

CISTOS DERMOIDES

Os cistos dermoides surgem do epitélio que esteve preso no tecido mais profundo durante a embriogênese ou por implantação traumática. Eles contêm uma variedade de tecidos de todas as três camadas germinativas e em sua maioria se formam junto às linhas de fusão embriológica. Em geral, eles se apresentam como massas do pescoço móveis, não sensíveis, de linha média, na região submentoniana. A excisão cirúrgica é a base do tratamento.

CISTOS TÍMICOS

A terceira bolsa branquial origina o timo durante a sexta semana de vida fetal, alonga na faringe e então desce para o mediastino. Os cistos tímicos surgem onde há implantação desse tecido tímico junto dessa descida. Esses cistos se apresentam como massas de crescimento lento, assintomáticas, que podem ser dolorosas se infectadas. Em raras ocasiões, elas crescem rapidamente e causam dispneia ou disfagia. O exame de TC e a RM são úteis no diagnóstico diferencial. Um diagnóstico definitivo é feito histologicamente por meio da presença de corpúsculos de Hassall. Os cistos tímicos são tratados por meio de excisão cirúrgica.

TUMORES ESTERNOCLEIDOMASTÓIDEOS DA INFÂNCIA

Os tumores esternocleidomastóideos da infância se apresentam como massas do pescoço que são histologicamente caracterizadas por tecido fibroso denso e pela ausência de músculo estriado normal. Esse distúrbio está intimamente relacionado ao torcicolo congênito. Os tumores esternocleidomastóideos da infância em geral se apresentam como massas firmes, indolores, discretas, dentro do músculo esternocleidomastóideo; eles crescem lentamente de tamanho por 2 a 3 meses e então regridem por 4 a 8 meses. Dos casos, 8% se resolvem espontaneamente e não precisam de qualquer intervenção extra, apenas a fisioterapia para prevenir o torcicolo restritivo. A ressecção cirúrgica é reservada para casos persistentes.

Ang AH, Pang KP, Tan LK. Complete branchial fistula: case report and review of the literature. *Ann Otol Rhinol Laryngol* 2001;110(11):1077 [PMID: 11713922]. (Discusses the diagnosis and management of branchial cleft cysts.)

Brown RL, Azizkhan RG. Pediatric head and neck lesions. *Pediatr Clin North Am* 1998;45(4):889 [PMID: 9728193]. (Outlines the workup and differential diagnosis of pediatric neck masses.)

Cassano L, Lombardo P, Marchese-Ragona R, Pastore A, Marchese Ragona R. Laryngopyocele: three new clinical cases and review of the literature. *Eur Arch Otorhinolaryngol* 2000;257 (9):507 [PMID: 11131379]. (Discusses the diagnosis and treatment of laryngoceles.)

De Caluwe D, Ahmed M, Puri P. Cervical thymic cysts. *Pediatr Surg Int* 2002;18(5–6):477 [Epub 2002 Aug 23] [PMID: 12415385]. (Retrospective review of two cases of cervical thymic cysts and review of the literature.)

Enepekides DJ. Management of congenital anomalies of the neck. *Facial Plast Surg Clin North Am* 2001;9(1):131 [PMID:11465000]. (Outlines a standardized and complete approach to the evaluation of congenital neck masses.)

Forte V, Triglia JM, Zalzal G. Hemangioma. *Head Neck* 1998; 20(1):69 [PMID: 9464955]. (Reviews the diagnosis and management of hemangiomas.)

Hamoir M, Bernheim N, Vander Poorten V et al. Initial assessment of a neck mass in children. *B-ENT* 2005;Suppl 1:126 [PMID: 16363273]. (Review of the management of neck masses in children.)

Ichimura K, Ohta Y, Tayama N. Surgical management of the plunging ranula: a review of seven cases. *J Laryngol Otol* 1996; 110(6):554 [PMID: 8763376]. (Reviews the surgical management of plunging ranulas.)

Kennedy TL, Whitaker M, Pellitteri P, Wood WE. Cystic hygroma and lymphangioma: a rational approach to management. *Laryngoscope* 2001;111:1929 [PMID: 11801972]. (Retrospective review of 74 patients with cystic hygroma, outlining a rational approach to the management of cystic hygroma based on the authors' experiences, the natural history of the disease, and the results of surgical treatment.)

Koch BL. Cystic malformations of the neck in children. *Pediatr Radiol* 2005;35(5):463 [PMID: 15785931]. (Review of the diagnosis and management of cystic neck masses in children.)

Maddalozzo J, Venkatesan TK, Gupta P. Complications associated with the Sistrunk procedure. *Laryngoscope* 2001;111(1):119 [PMID: 11192879]. (Reviews the potential complications of the Sistrunk procedure.)

Newman JG, Namdar I, Ward RF. Case report of an anterior neck thymic cyst. *Otolaryngol Head Neck Surg* 2001;125(6):656 [PMID: 11743473]. (Case report of an anterior neck thymic cyst with discussion of the diagnosis and management.)

Paczona R, Jori J, Czigner J. Pharyngeal localizations of branchial cysts. *Eur Arch Otorhinolaryngol* 1998;255(7):379 [PMID:9783138]. (Reviews the location and development of branchial cysts.)

Sistrunk WE. Technique of removal of cysts and sinuses of the thyroglossal duct. *Surg Gynecol Obstet* 1928;46:109. (The original paper that discusses the Sistrunk procedure.)

Wetmore RF, Mahboubi S, Soyupak SK. Computed tomography in the evaluation of pediatric neck infections. *Otolaryngol Head Neck Surg* 1998;119(6):624 [PMID: 9852537]. (Discusses the value of CT scanning in pediatric neck infections.)

MASSAS INFLAMATÓRIAS DO PESCOÇO

DISTÚRBIOS INFLAMATÓRIOS INFECCIOSOS

LINFADENOPATIA VIRAL REATIVA

A linfadenopatia viral reativa é a causa mais comum de adenopatia cervical em crianças. Essas massas de pescoço estão geralmente associadas a sintomas de uma infecção no trato respiratório superior subjacente. Os agentes virais mais comuns incluem adenovírus, rinovírus e enterovírus. Esses linfonodos reativos tendem a regredir em 1 a 2 semanas.

O manejo da linfadenopatia viral reativa é geralmente a observação; contudo, uma massa de pescoço maior do que 1 cm deve ser considerada anormal e indica uma investigação adicional se permanecer por mais de 4 a 6 semanas ou aumentar de tamanho. Se persistir a suspeita de adenopatia, as biópsias podem ser obtidas para procurar por outras causas, como processos fúngicos, granulomatosos ou neoplásicos.

EBV ou mononucleose também podem estar presentes com a linfadenopatia, embora ela seja geralmente acompanhada pelo aumento de outros tecidos linfoides como as adenoides ou as tonsilas. Os pacientes com EBV também têm sintomas acompanhantes de febre e faringite. A adenopatia associada à mononucleose pode durar até 4 a 6 semanas. O tratamento é limitado ao manejo de suporte.

DISTÚRBIOS INFLAMATÓRIOS ASSOCIADOS AO HIV

1. Adenopatia cervical

A adenopatia cervical está presente em 12 a 45% dos pacientes com vírus da imunodeficiência humana (HIV). A hiperplasia folicular idiopática é a causa mais comum de adenopatia nestes pacientes, embora outras etiologias infecciosas ou neoplásicas devam ser descartadas, incluindo *Mycobacterium tuberculosis*, *Pneumocystis carinii*, linfoma e sarcoma de Kaposi. O tratamento da adenopatia cervical no cenário da doença por HIV requer tratamento da infecção por HIV subjacente, o que vai além do alcance deste capítulo.

2. Linfadenopatia generalizada persistente

A linfadenopatia generalizada persistente é uma linfadenopatia sem uma causa infecciosa ou neoplásica identificável; ela é comumente observada em pacientes com infecção por HIV. O pescoço é o local mais comum de linfadenopatia generalizada persistente. Uma vez feito o diagnóstico, o tratamento da linfadenopatia generalizada persistente secundária à infecção por HIV requer tratamento da doença por HIV subjacente.

LINFADENOPATIA BACTERIANA

1. Linfadenopatia supurativa

A linfadenopatia supurativa é mais frequentemente causada pelo *Staphylococcus aureus* e o *Streptococcus-B* do grupo A. Essas massas do pescoço geralmente se desenvolvem na região submandibular ou jugulodigástrica e muitas vezes são acompanhadas por irritação na garganta, lesões cutâneas e sintomas de infecção no trato respiratório superior. A terapia empírica com antibióticos contra organismos anaeróbios e gram-positivos é recomendada como a primeira linha de manejo. Se isto não funcionar, a PAAF ou incisão e drenagem podem ser recomendadas.

2. Toxoplasmose

A toxoplasmose é causada pelo *Toxoplasma gondii* e é contraída por meio do consumo de carne crua ou pela ingestão de oócitos excretados nas fezes dos gatos. Os pacientes se apresentam com febre, mal-estar, irritação na garganta e mialgias. O diagnóstico é feito pelo teste sorológico. O manejo médico ocorre por meio de sulfonamidas ou pirimetamina.

3. Tularemia

A tularemia é causada pelo organismo *Francisella tularensis* e é transmitida por coelhos, carrapatos ou água contaminada. Os pacientes se apresentam com tonsilite e adenopatia dolorosa com sintomas sistêmicos de febre, tremores, cefaleia e fadiga. O teste sorológico e a cultura confirmam o diagnóstico. A estreptomicina é o antibiótico de escolha.

4. Brucelose

A brucelose é causada por uma espécie de bacilos gram-negativos, *Brucella*. Ela é mais comumente transmitida para as crianças pela ingestão de leite não pasteurizado. Os pacientes podem se apresentar com linfadenopatia corporal total, febre, fadiga e mal-estar. A sorologia e a cultura são as bases do diagnóstico, e o tratamento é com trimetoprima-sulfametoxazol ou tetraciclina.

DOENÇAS GRANULOMATOSAS

Os diagnósticos diferenciais para a adenopatia granulomatosa do pescoço incluem doença da arranhadura do gato, actinomicose, micobactérias atípicas, tuberculose, tuberculose atípica e sarcoidose.

1. Doença da arranhadura do gato

A doença da arranhadura do gato é causada pela bactéria *Rochalimaea henselae*. Uma história de contato com gatos pode ser evocada em 90% dos casos. Esta doença é mais comumente vista em pacientes com menos de 20 anos. Eles se apresentam com linfadenopatia sensível, febre e mal-estar. A linfadenopatia geralmente é de localização pré-auricular e submandibular. O diagnóstico é feito por teste sorológico com anticorpos fluorescentes indiretos. Histologicamente, o bacilo da arranhadura do gato pode muitas vezes ser demonstrado pela coloração de Warthin-Starry. A doença da arranhadura do gato geralmente é benigna e autolimitada.

2. Actinomicose

A actinomicose é um bacilo gram-positivo. Estudos têm registrado que 50 a 96% dos casos de actinomicose afetam as regiões da cabeça e do pescoço. Os pacientes se apresentam com uma massa de pescoço flutuante, indolor, nas regiões submandibular ou digástrica superior. O diagnóstico é feito por suspeita clínica e por biópsia; ele é confirmado histologicamente pela presença de granulomas com grânulos de enxofre. A penicilina é o tratamento de escolha.

3. Micobactérias atípicas

As micobactérias atípicas em geral se apresentam na população pediátrica como uma massa do pescoço unilateral localizada no triângulo anterior do pescoço ou da região da parótida. Estes pacientes têm pele vigorosa, induração e dor. O diagnóstico é feito pela cultura e por teste cutâneo. A excisão cirúrgica oferece tratamento definitivo, embora a incisão e a curetagem junto com terapia por antibiótico constituam uma estratégia alternativa de manejo.

4. Tuberculose

A tuberculose é observada com mais frequência em adultos do que em crianças. O organismo causador é o *M. tuberculosis*. A linfadenopatia presente tende a ser mais difusa e bilateral em contraste com as micobactérias atípicas. Os testes tuberculínicos são fortemente positivos. A tuberculose cervical também é conhecida como **escrófula** e responde bem às medicações antituberculosas.

5. Sarcoidose

A sarcoidose se apresenta mais comumente na segunda década de vida com aumento de linfonodo, fadiga e perda de peso. A radiografia torácica mostra adenopatia hilar. Um nível elevado na enzima conversora de angiotensina (ECA) é observado em 60 a 90% dos pacientes com sarcoidose. O diagnóstico é histologicamente confirmado pela presença de granulomas não caseosos nas amostras das biópsias. Os corticosteroides podem ser usados, dependendo da gravidade da doença.

INFECÇÕES FÚNGICAS

Os pacientes imunocomprometidos são particularmente suscetíveis às infecções fúngicas. Os organismos mais comuns incluem *Candida, Histoplasma* e *Aspergillus*. A sorologia e as culturas fúngicas são imperiosas para o diagnóstico. A terapia antifúngica agressiva, sistêmica, com agentes como a anfotericina B, é o tratamento de escolha.

Alvi A, Johnson JT. The neck mass: a challenging differential diagnosis. *Postgrad Med* 1995;97(5):87 [PMID: 8780950]. (Outlines the workup of neck masses.)

Barzan L, Tavio M, Tirelli U, Comoretto R. Head and neck manifestations during HIV infection. *J Laryngol Otol* 1993;107(2):133 [PMID: 8496646]. (Reviewed 210 HIV-positive patients. Overall, 84% of the observed patients had head and neck manifestations.)

Emery MT, Newburg JA, Waters RC. Evaluation of the neck mass. *J S C Med Assoc* 1998;94(12):548 [PMID: 9885480]. (Outlines the diagnosis and treatment of neck masses.)

Hazra R, Robson CD, Perez-Atayde AR, Husson RN. Lymphadenitis due to nontuberculous mycobacteria in children: presentation and response to therapy. *Clin Infect Dis* 1999;28(1):123 [PMID: 10028082]. (Discusses the treatment of nontuberculous mycobacteria.)

DISTÚRBIOS INFLAMATÓRIOS NÃO INFECCIOSOS

DOENÇA DE ROSAI-DORFMAN (HISTIOCITOSE SINUSAL)

A doença de Rosai-Dorfman costuma se apresentar nas crianças com linfadenopatia cervical não sensível maciça, febre e nódulos cutâneos. Ela é caracterizada por linfadenopatia benigna, autolimitada. A biópsia mostra seios classicamente dilatados, células plasmáticas e proliferação de histiócitos.

DOENÇA DE KAWASAKI

A doença de Kawasaki é uma vasculite multissistêmica aguda em crianças. Os pacientes se apresentam com uma série de sintomas: linfadenopatia cervical não purulenta, aguda; eritema, edema e descamação das mãos e dos pés; exantema polimórfico; injeção conjuntival e eritema dos lábios e da cavidade oral. O diagnóstico é feito pelo julgamento clínico. A identificação precoce e o tratamento com ácido acetilsalicílico e globulina-γ são imperiosos para evitar complicações cardíacas graves.

DOENÇA DE CASTLEMAN

A doença de Castleman é uma doença linfoepitelial rara, benigna, com o potencial para o desenvolvimento do sarcoma de Kaposi e de linfoma. Essa doença afeta igualmente ambos os sexos e pode ocorrer em qualquer idade com seu pico de incidência dos 20 aos 40 anos. Essa doença ocorre mais comumente nos linfonodos torácicos (70%), seguida pela pelve, abdome, retroperitônio, músculo esquelético e cabeça e pescoço. O diagnóstico é feito por biópsia do tecido com subclassificação histológica para a **variante hialino-vascular** e a **variante das células plasmáticas**. Dos casos, 90% são da variante hialino-vascular, que em geral se apresenta como uma massa assintomática. Em contrapartida, dos pacientes que se apresentam com a variante das células plasmáticas, 50% têm sintomas associados de febre, fadiga, artralgia, anemia, hipogamaglobulinemia e trombocitose. Além disso, diferentemente da variante hialino-vascular, a variante das células plasmáticas muitas vezes se apresenta com doença multicêntrica.

O tratamento desse distúrbio não está relacionado ao subtipo histológico. A doença de Castleman isolada é manejada por ressecção cirúrgica com um excelente prognóstico. Os sintomas constitucionais se resolvem após a ressecção cirúrgica da doença isolada. A doença multicêntrica é tratada com quimioterapia e possui um prognóstico mais reservado.

Ahsan SF, Madgy DN, Poulik J. Otolaryngologic manifestations of Rosai-Dorfman disease. *Int J Pediatr Otorhinolaryngol* 2001;59(3):221 [PMID: 11397505]. (Discusses the diagnosis and treatment of Rosai–Dorfman disease.)

Gedalia A. Kawasaki disease: an update. *Curr Rheumatol Rep* 2002;4(1):25 [PMID: 11798979]. (Discusses the diagnosis and management of Kawasaki disease.)

Kumar BN, Jones TJ, Skinner DW. Castleman disease: an unusual cause of a neck mass. *ORL J Otorhinolaryngol Relat Spec* 1997;59(6):339 [PMID: 9364552]. (Reviews the management of Castleman disease.)

Patel U, Forte V, Taylor G, Sirkin W. Castleman disease as a rare cause of a neck mass in a child. *J Otolaryngol* 1998;27(3):171 [PMID: 9664249]. (A case presentation and review of Castleman disease in the neck.)

Saraf S, Singh RK. Kawasaki disease. *Indian J Pediatr* 2001;68(10):987 [PMID: 11758140]. (A review of the diagnosis and management of Kawasaki disease.)

DISTÚRBIOS NEOPLÁSICOS

CARCINOMAS DE CÉLULAS ESCAMOSAS METASTÁTICOS

Uma massa de pescoço recentemente descoberta em um paciente adulto deve ser considerada maligna até que se prove o contrário. Essas massas metastáticas malignas tendem a se apresentar como lesões assintomáticas que progridem lentamente e são firmes na palpação. Os sintomas associados muitas vezes estão relacionados com o local primário da massa maligna e incluem odinofagia, disfagia, disfonia, otalgia e perda de peso. A lesão metastática mais comum para o pescoço é o CCE.

O diagnóstico de CCE metastático para o pescoço pode ser feito precisamente pela PAAF. A PAAF é preferida à biópsia excisional de um linfonodo cervical metastático. Alguns estudos registram que as metástases distantes e as recorrências regionais tardias são mais frequentemente encontradas nos pacientes que tiveram um pré-tratamento de biópsias excisionais do que naqueles pacientes com o mesmo estágio da doença que não o tiveram. O grupo de pré-tratamento da biópsia excisional também teve uma incidência mais elevada de complicações nas incisões locais.

Quando o diagnóstico de CCE metastática é feito em uma massa do pescoço, o médico deve conduzir um exame minucioso dos seguintes locais: todas as superfícies mucosas da cabeça e do pescoço, a glândula tireoide, as glândulas salivares e a pele da cabeça e do pescoço. Os estudos têm registrado que 50 a 67% dos pacientes com CCE metastático terão o local de seu tumor primário identificado no exame no consultório.

Os exames de imagem, como os exames de TC e RM, podem ser úteis na procura pelo tumor primário (Figura 27-5). Se os exames inicial e de imagem falham, um exame endoscópico direto sob anestesia geral deve ser realizado. Se a endoscopia não fornecer evidência de uma lesão primária, então deve-se fazer biópsia dos locais mais prováveis de conter um tumor oculto. Conhecer a localização do linfonodo ajuda na orientação do cirurgião para as áreas suspeitas. Linfonodos aumentados altos no pescoço ou no triângulo posterior sugerem uma lesão nasofaríngea, e linfonodos jugulodigástricos aumentados apontam para uma lesão nas tonsilas, na base da língua ou na laringe supraglótica. Quando os linfonodos aumentados se encontram na área supraclavicular, o trato digestório, a árvore traqueobrônquica, as mamas, o trato geniturinário e a glândula tireoide devem ser considerados como locais de lesões. Os locais mais comuns de uma lesão primária

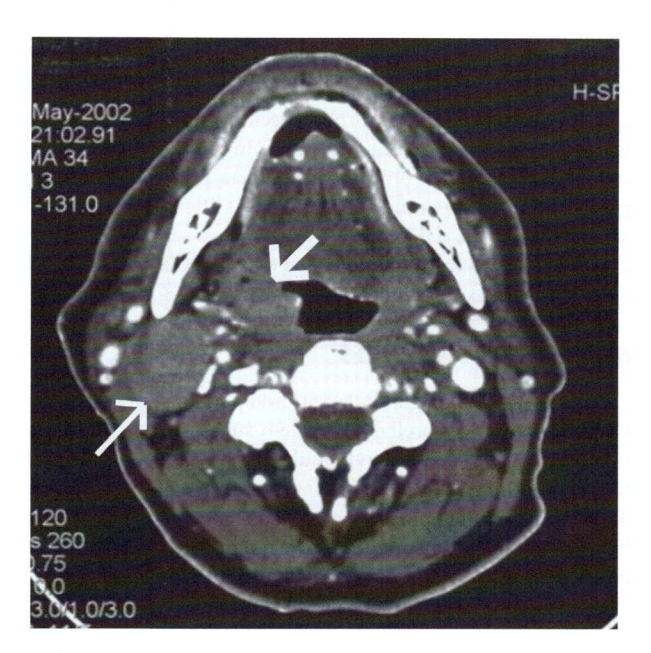

▲ **Figura 27-5** Exame de TC axial de metástase do pescoço (seta fina) do CCE tonsilar (seta larga).

oculta são a nasofaringe, as tonsilas e a base da língua. Alguns médicos defendem biópsias destas regiões em pacientes com exames endoscópicos diretos negativos.

As massas císticas do pescoço no adulto requerem atenção especial. Embora as lesões congênitas benignas listadas possam estar presentes no adulto, deve-se considerar as variantes císticas da doença metastática. O CCE, metastático das lesões primárias tonsilares, muitas vezes se apresenta como uma massa cística na região jugulodigástrica. A PAAF pode ser diagnóstica. As massas císticas na parte inferior do pescoço, pescoço central e cadeias de linfonodos mesojugulares devem levantar suspeita de câncer da tireoide papilífero metastático. A PAAF é muitas vezes não diagnóstica, mas o líquido removido possui uma coloração marrom-escuro indicativa de câncer metastático da tireoide papilífero. A ultrassonografia da tireoide deve ser incluído na avaliação.

MASSAS DA TIREOIDE

Um tumor de tireoide primário manifesta-se no compartimento anterior do pescoço. Uma massa da tireoide em um paciente com rouquidão e uma história de irradiação no pescoço deve ser considerada maligna. Ultrassonografia, exames da tireoide e testes da função tireoidiana devem ser considerados quando admitida a possibilidade de uma lesão da tireoide. A PAAF fornece a informação mais diagnóstica na avaliação de uma massa da tireoide. O tratamento se baseia nos achados histológicos.

LINFOMAS

Os linfomas podem ocorrer em todas as faixas etárias, mas são mais comuns em crianças e em adultos jovens. Entre as crianças com a doença de Hodgkin, até 80% terão pelo menos uma massa no pescoço. Uma suspeita de linfoma deve surgir quando um paciente jovem se apresenta com febre, tremores e linfadenopatia difusa. Os resultados de uma PAAF podem sugerir linfoma, mas esta biópsia pode não fornecer tecido suficiente para a classificação. Portanto, em um paciente com uma PAAF altamente sugestiva de linfoma, uma biópsia aberta pode ser necessária para se obter tecido suficiente para a classificação histopatológica. Uma vez que o diagnóstico é feito, deve ser conduzido um trabalho de estadiamento que inclua exame de TC da cabeça, do pescoço, do tórax e do abdome.

NEOPLASIAS SALIVARES

As neoplasias da glândula parótida podem se apresentar na frente ou abaixo da orelha, ou podem surgir em um ângulo da mandíbula. Os tumores da glândula submandibular são encontrados no triângulo submandibular. A maioria das lesões parotídeas é considerada benigna. Os tumores da glândula submandibular, em contraste, embora consistindo em espectro similar de patologia que as neoplasias parotídeas, possuem uma incidência aumentada de patologia maligna comparada com as lesões parotídeas. As lesões salivares benignas em geral se apresentam como massas assintomáticas. Sintomas como dor, envolvimento de nervos cranianos, rápido crescimento ou envolvimento da pele sobreposta são altamente sugestivos de crescimentos malignos. Os testes diagnósticos incluem exame de TC, RM, exames nucleares e sialografia. A PAAF é o teste diagnóstico de escolha.

PARAGANGLIOMAS

Os paragangliomas são neoplasias que surgem a partir dos paragânglios extra-adrenais. Os tumores do corpo carotídeo e os tumores do glômus são paragangliomas que se apresentam como massas do pescoço na região jugulodigástrica superior em proximidade com a bifurcação carotídea. Eles são pulsáteis e ruídos podem ser geralmente ouvidos na ausculta. Eles são móveis de um lado para o outro, mas não de cima para baixo. Histologicamente, eles consistem em grupos de células epitelioides (Zellballen) separadas por um estroma fibroso, altamente vascular.

Dos pacientes com paragangliomas, 10% têm uma história familiar positiva. Dos pacientes, 10 a 20% se apresentam com paragangliomas múltiplos; 5 a 10% de todos os paragangliomas são malignos. No passado, o padrão ouro do diagnóstico foi a angiografia, mas ela foi suplantada pela angiografia por ressonância magnética (ARM). Os tumores do corpo carotídeo demonstram um alargamento das artérias carótidas interna e externa ou sinais de "lira" na angiografia e na ARM. O tratamento é a excisão cirúrgica. A radioterapia pode cessar o crescimento e é reservada para pacientes idosos, pacientes com tumores extensos que têm um alto risco de dano ao nervo craniano durante a ressecção, ou pacientes com paragangliomas múltiplos. A embolização pré-operatória pode ajudar na ressecção cirúrgica.

LIPOMAS

Os lipomas ocorrem com mais frequência em pacientes com mais de 35 anos de idade. Eles são massas moles mal definidas que podem ocorrer em vários locais do pescoço. Os lipomas são assintomáticos e podem ser diagnosticados nos exame de TC como tendo densidade de gordura-ar ou por sua aparência clara na RM ponderada em T1. O tratamento é a excisão cirúrgica se for sintomático. O lipossarcoma pode ter aparência na imagem similar, mas demonstra um curso mais progressivo e localmente infiltrativo. A biópsia pode ser considerada nestes casos.

TUMOR FIBROSO SOLITÁRIO

Os tumores fibrosos solitários são raras neoplasias de célula fusiforme de origem mesenquimatosa. A maioria dos tumores fibrosos solitários está localizada no tórax. Uma estimativa de 5 a 20% dos tumores fibrosos solitários torácicos foi registrada como maligna, mas os tumores extratorácicos malignos são raros. Na cabeça e no pescoço, a cavidade oral é o local mais comum, mas houve relatos de casos envolvendo todos os locais da cabeça e do pescoço. Eles se apresentam muitas vezes como massas de crescimento lento assintomáticas. O tratamento é por ressecção local. Os fatores que predispõem à recorrência local em tumores fibrosos solitários que não são de cabeça e pescoço são diâmetro maior que 10 cm, a presença de uma malignidade e margens cirúrgicas microscopicamente positivas.

Coleman SC, Smith JC, Burkey BB, Day TA, Page RN, Netterville JL. Long-standing lateral neck mass as the initial manifestation of well-differentiated thyroid carcinoma. *Laryngoscope* 2000;110:204 [PMID: 10680917]. (Reports a case of a thyroid cancer presenting as a lateral neck mass.)

Dailey SH, Sataloff RT. Lymphoma: an update on evolving trends in staging and management. *Ear Nose Throat J* 2001;80(3):164 [PMID: 11269220]. (Reviews the current management of lymphoma of the head and neck.)

Fakhry C, Gillison ML. Clinical implications of human papillomavirus in head and neck cancers. *J Clin Oncol* 2006;24:2606.

Ganly I, Patel SG, Stambuk HE et al. Solitary fibrous tumors of the head and neck: a clinicopathologic and radiologic review. *Arch Otolaryngol Head Neck Surg* 2006;132(5):517 [PMID:16702568]. (Review of 12 patients with head and neck solitary fibrous tumors.)

Gluckman JL, Robbins KT, Fried MP. Cervical metastatic squamous carcinoma of unknown or occult primary source. *Head Neck* 1990;12(5):440 [PMID: 2211107]. (Discusses the diagnosis and treatment of unknown primary head and neck squamous cell carcinoma.)

Hamoir M, Bernheim N, Vander Poorten V et al. Initial assessment of a neck mass in children. *B-ENT* 2005;Suppl 1:126 [PMID: 16363273]. (Review of the management of neck masses in children.)

Koch BL. Cystic malformations of the neck in children. *Pediatr Radiol* 2005;35(5):463 [PMID: 15785931]. (Review of the diagnosis and management of cystic neck masses in children.)

Mendenhall WM, Mancuso AA, Amdur RJ, Stringer SP, Villaret DB, Cassisi NJ Squamous cell carcinoma metastatic to the neck from an unknown head and neck primary site. *Am J Otolaryngol* 2001;22(4):261 [PMID: 11464323]. (Discusses the diagnosis and treatment of unknown primary head and neck squamous cell carcinoma.)

Pellitteri PK, Rinaldo A, Myssiorek D et al. Paragangliomas of the head and neck. *Oral Oncol* 2004;40(6):563 [PMID:15063383]. (Review of the diagnosis and management of paragangliomas.)

Psyrri A, Gouveris P, Vermorken JB. Human papillomavirus-related head and neck tumors: clinical and research implication. *Curr Opin Oncol* 2009;21:201.

Randall DA, Johnstone PA, Foss RD, Martin PJ. Tonsillectomy in diagnosis of the unknown primary tumor of the head and neck. *Otolaryngol Head Neck Surg* 2000;122(1):52 [PMID:10629482]. (Reviews the role of tonsillectomy in unknown primary head and neck squamous cell carcinoma.)

Ridge BA, Brewster DC, Darling RC, Cambria RP, LaMuraglia GM, Abbott WM. Familial carotid body tumors: incidence and implications. *Ann Vasc Surg* 1993;7(2):190 [PMID:8518138]. (Case report and discussion of a patient with bilateral carotid body tumors and a strong family history of such tumors.)

Talmi YP, Hoffman HT, Horowitz Z et al. Patterns of metastases to the upper jugular lymph nodes (the "submuscular recess"). *Head Neck* 1998;20(8):682 [PMID: 9790288]. (Discusses patterns of metastasis to the upper jugular lymph nodes and specifically addresses the issue of whether dissection of the submuscular recess is necessary in elective neck dissections.)

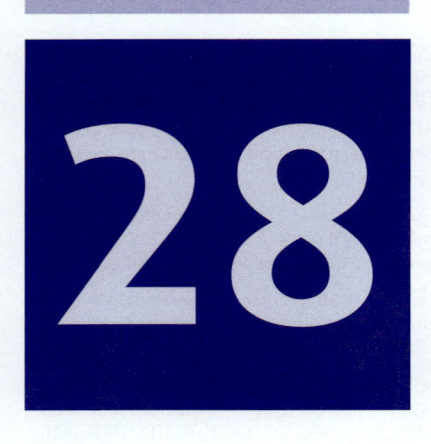

28 Neoplasias do pescoço e dissecção do pescoço

Aditi H. Mandpe, MD

NEOPLASIAS DO PESCOÇO

FUNDAMENTOS DO DIAGNÓSTICO

- As neoplasias primárias do tecido mole na cabeça e no pescoço são raras.
- Os tumores benignos mais comuns são paragangliomas e tumores das células nervosas.
- A neoplasia maligna mais comum é o carcinoma de células escamosas (CCE) metastático proveniente do trato aerodigestivo superior.
- A avaliação de um CCE metastático sem um local primário facilmente identificável é extensa, e o tratamento é controverso.
- As dissecções do pescoço são executadas para tratar neoplasias metastáticas e determinar a presença de metástase oculta.

▶ Considerações gerais

As neoplasias do pescoço incluem não apenas CCE metastático, mas também uma série de outros tumores primários do pescoço. O CCE metastático surge a partir do trato aerodigestivo superior e está presente nos linfonodos e no pescoço; outros tumores primários surgem a partir do tecido mole no pescoço, como gordura, tecido fibroso, músculo, vasos sanguíneos, vasos linfáticos, nervos e paragânglios (Quadro 28-1). Estes tumores primários são razoavelmente incomuns, muitas vezes tornando-se um difícil diagnóstico patológico. A avaliação de todas as massas do pescoço consiste na obtenção de uma história clínica completa e da execução de um exame físico.

▶ Achados clínicos

A. Sinais e sintomas

O sintoma presente de uma neoplasia do pescoço é uma massa do pescoço aumentada indolor que pode crescer de modo extremamente lento ou muito rapidamente. No exame físico, há muitas vezes uma massa bem circunscrita no pescoço. A localização da massa às vezes sugere sua causa.

B. Exames de imagem

A imagem com TC ou RM é crucial para estas lesões, especialmente se esses estudos forem executados antes que uma biópsia seja obtida. Um estudo pré-operatório pode avaliar com mais precisão o tamanho e a extensão da lesão sem fatores de confusão como sangramento e edema. Uma RM é muitas vezes o exame de escolha, porque ela permite uma maior diferenciação de tecido mole. Um exame de PET na avaliação de pacientes com doença metastática pode identificar massas tumorais adicionais. Estudos adicionais, como angiografia e, recentemente, ARM, adicionam uma valiosa informação ao diagnóstico de lesões vasculares (p. ex., tumores do corpo da carótida e malformações vasculares).

C. Testes especiais

1. Biópsia por aspiração com agulha fina (PAAF) – Uma amostra de tecido é crucial para o diagnóstico de neoplasias do pescoço e pode ser obtida via biópsia por aspiração com agulha fina (PAAF). O CCE metastático possui uma excelente especificidade e sensibilidade para a PAAF. Estudos adicionais, como estudos de fluxo, técnicas de imuno-histoquímica, ou microscopia por elétron, podem ser requeridos para um diagnóstico preciso dessas amostras.

NEOPLASIAS DO PESCOÇO E DISSECÇÃO DO PESCOÇO

Quadro 28-1 Diagnóstico diferencial de neoplasias benignas e malignas do pescoço

Benignas	Malignas
Vascular – hemangioma, linfangioma	Linfoma
Paraganglioma – glômus vagal, tumor do corpo carotídeo	Sarcomas sinoviais
Neural – Schwannoma, neurofibroma	Tumor maligno na bainha do nervo periférico
Fibromatose	Fibrossarcoma
Lipoma	Lipossarcoma
Rabdomioma	Rabdomiossarcoma

2. Biópsia aberta – As biópsias abertas consistem em biópsias incisionais e excisionais. Uma pequena lesão superficial ou qualquer lesão menor do que 3 cm deve se submeter a uma **biópsia excisional** com tecido circundante normal suficiente para margens adequadas, nítidas. Uma **biópsia incisional** só deve ser empregada se a massa for maior que 3 cm. Se houver suspeita de CCE metastático, uma biópsia aberta não deve ser considerada a menos que todas as outras vias tenham sido esgotadas e com pelo menos duas PAAF inconclusivas.

3. Outros testes – Após a execução de uma PAAF ou de uma biópsia aberta, a amostra então se submete à avaliação com microscopia óptica. As técnicas de imuno-histoquímica podem ter coloração para citoqueratina, antígeno comum leucocitário, S-100 e mioglobina para diferenciar sarcomas, melanomas e carcinomas epiteliais. A microscopia por elétron é utilizada para ajudar no diagnóstico em pacientes nos quais a microscopia óptica e as técnicas de imuno-histoquímica provaram ser ineficazes.

NEOPLASIAS BENIGNAS

As massas benignas mais comuns no pescoço são linfonodos inflamatórios e massas de origens nas glândulas salivar e tireoide. Os tumores do tecido mole verdadeiros no pescoço são relativamente incomuns.

PARAGANGLIOMAS

Os paragangliomas surgem a partir dos paragânglios, ilhas de células derivadas de células da crista neural, associados a artérias e a nervos cranianos localizados no corpo carotídeo, corpo vagal, ao longo dos nervos laríngeos e na região jugulotimpânica. Os tumores derivados destas regiões são tumores do corpo carotídeo, paragangliomas intravagais e glômus timpânico e glômus jugular. Enquanto as células de paragânglios são capazes de produzir catecolaminas, a incidência de paragangliomas da cabeça e ao pescoço produtores de catecolamina é extremamente rara.

1. Tumores do corpo carotídeo

Os tumores do corpo carotídeo são os paragangliomas de cabeça e pescoço mais comuns. O corpo carotídeo é encontrado na bifurcação da artéria carótida comum e responde às mudanças no pH arterial, no oxigênio e no dióxido de carbono.

▶ **Achados clínicos**

A. Sinais e sintomas

Os sintomas estão presentes somente com tumores grandes e incluem pressão, disfagia, tosse e rouquidão. No exame, a massa é palpada na borda anterior do músculo esternocleidomastóideo. Em geral, ela é móvel lateralmente, mas não verticalmente.

B. Achados laboratoriais

O diagnóstico requer uma alta taxa de suspeita, uma vez que a localização é similar à de muitas outras massas (p. ex., cistos branquiais e linfonodos aumentados). A PAAF dessas lesões muitas vezes produz apenas sangue; contudo, se as células forem obtidas, a PAAF pode oferecer um diagnóstico definitivo.

C. Exames de imagem

O angiograma na Figura 28-1 mostra os achados típicos de uma bifurcação oblíqua da artéria carótida com um rubor vascular. Uma RM muitas vezes é útil na identificação de outros paragangliomas à medida que lesões sincrônicas e metacrônicas ocorrem em 25 a 48% dos casos. Os paragangliomas familiares ocorrem em 7 a 9% dos casos.

▶ **Tratamento**

A. Medidas cirúrgicas

O tratamento destas lesões é predominantemente cirúrgico. A embolização pré-operatória é útil para minimizar a perda sanguínea de modo a permitir uma dissecção mais limpa. A excisão cirúrgica requer as seguintes medidas: (1) identificação da artéria carótida proximal e distal e (2) identificação e preservação dos nervos acessórios, vago, hipoglosso e espinal. Os pacientes com tumores grandes ou recorrentes muitas vezes necessitam de reconstrução vascular, o que deve ser planejado de modo pré-operatório.

B. Radioterapia

A radioterapia não é o modo primário de terapia, mas tem sido usada como método único de tratamento em alguns casos, como de pacientes idosos que não são bons candidatos à cirurgia. Em pacientes com tumores vagais e do corpo carotídeo, a radioterapia isolada mostrou fornecer uma taxa de controle local de até 96%. As taxas de controle com a cirurgia isolada variam de 88 a 100%. As decisões de tratamento se baseiam nos riscos e complicações cirúrgicas; portanto, pequenos tumores devem

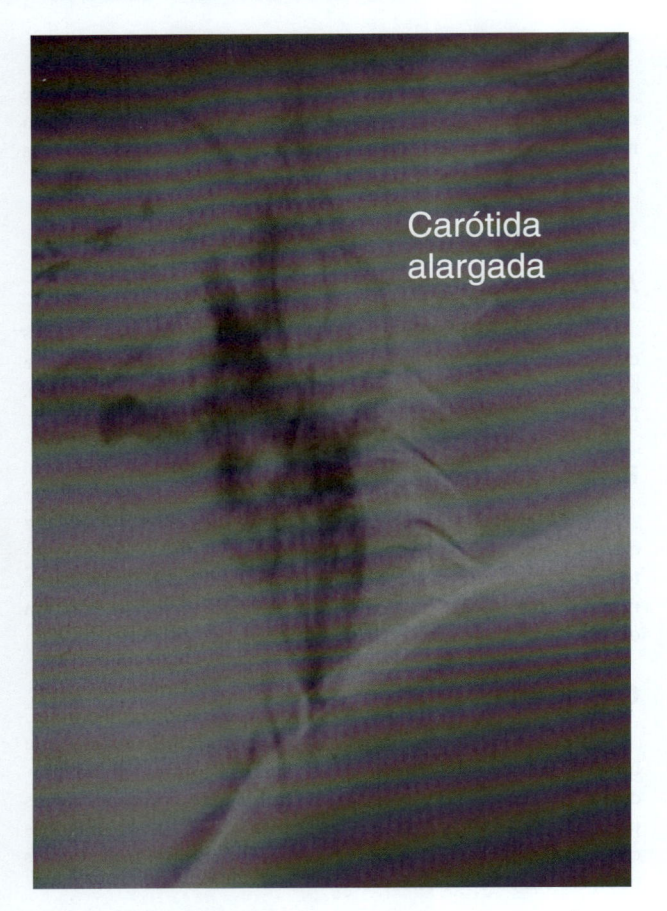

Figura 28-1 Angiograma de um paciente com um tumor do corpo carotídeo mostrando o alargamento clássico da bifurcação carotídea.

Karaman E. Isildak H, Yilmaz M et al. Management of paragangliomas in otolaryngology practice: review of a 7-year experience. *J Craniofac Surg* 2009;20:1294 [PMID: 19625854]. (The primary treatment remains surgical excision with preoperative embolization in selective cases.)

geralmente ser tratados de modo cirúrgico, com a radioterapia reservada para tumores grandes.

2. Paragangliomas intravagais

Os paragangliomas intravagais costumam ocorrer em associação com um dos gânglios vagais, mais comumente o gânglio nodoso. Os paragangliomas intravagais são responsáveis por aproximadamente 3% de todos os paragangliomas de cabeça e pescoço. Os sintomas podem incluir rouquidão, disfagia, aspiração, fraqueza da língua e síndrome de Horner. A imagem angiográfica mostra uma massa localizada acima da bifurcação carotídea, com deslocamento lateral e medial das artérias carótida externa e interna. A PAAF tem sido útil no diagnóstico destes tumores.

O tratamento envolve ressecção cirúrgica, com radioterapia reservada para pacientes com alto risco cirúrgico, ressecção incompleta, doença recorrente e tumores bilaterais. A maioria dos paragangliomas intravagais pode ser ressecada via abordagem cervical. Se houver uma extensão intracraniana, uma abordagem de fossa média ou posterior pode ser necessária.

TUMORES DE CÉLULAS NERVOSAS PERIFÉRICAS

Os tumores provenientes dos nervos periféricos em geral surgem de células de Schwann na bainha nervosa. Dos muitos nomes usados para descrever estes tumores, dois em particular – schwannomas e neurofibromas – têm diferenças clínicas significativas que justificam o debate. Como um grupo, os tumores neurogênicos ocorrem mais comumente nas regiões da cabeça e do pescoço. Eles às vezes são assintomáticos e se apresentam como massas da porção lateral do pescoço.

1. Schwannomas

Os schwannomas nervosos periféricos, mais apropriadamente chamados de neurilemomas, são tumores solitários, bem encapsulados. Histologicamente, esses tumores têm tecidos Antoni A e Antoni B característicos. O tecido **Antoni A** consiste em núcleos em paliçada ao redor do citoplasma central, e o tecido **Antoni B** é composto de matriz edematosa frouxa. Esses tumores podem surgir dos nervos cranianos, nervos motores periféricos e sensoriais e da cadeia simpática. Às vezes, eles podem se apresentar com uma tonsila deslocada ou uma parede faríngea lateral quando a massa está localizada no espaço parafaríngeo.

2. Neurofibromas

Os neurofibromas diferem dos neurilemomas, visto que não são encapsulados. Os nervos nos neurofibromas tendem a atravessar os tumores e são integrais a eles. Enquanto os neurofibromas solitários são muito raros, os neurofibromas múltiplos são comuns especialmente em pacientes com **doença de von Recklinghausen**. A doença de von Recklinghausen é uma doença dominante autossômica com achados clínicos de manchas de café com leite e neurofibromas.

O tratamento dos neurilemomas e dos neurofibromas consiste em ressecção cirúrgica simples. A função do nervo afetado pode ser preservada com os neurilemomas, a menos que as neoplasias estejam intimamente envolvidas com alguns nervos cranianos. Tais tumores raramente recorrem, e a transformação maligna é extremamente rara.

LIPOMAS

Os lipomas são as neoplasias benignas de tecido mole mais comuns. Eles surgem a partir do tecido subcutâneo e se apresentam como massas indolores, lisas, encapsuladas e redondas. De todos os lipomas, 15 a 20% ocorrem na cabeça e no pescoço. Muitas dessas neoplasias são lesões solitárias e eles são facilmente tratados com excisão. As recorrências são muito raras.

NEOPLASIAS MALIGNAS

A neoplasia maligna mais comum no pescoço é uma metástase cervical de um tumor primário no trato aerodigestivo superior. Na maioria dos casos, quando uma metástase de linfonodo no pescoço é identificada, o tumor primário também pode ser identificado e o tratamento prossegue de acordo com os princípios ditados pelo estágio da doença primária. Em menos de 10% dos casos, o local primário não é localizado e uma avaliação adicional é requerida. As neoplasias malignas das glândulas salivares, tireoide e paratireoide também podem se apresentar como massas cervicais malignas ou com metástases aos linfonodos cervicais (ver os seguintes capítulos para informação sobre estas neoplasias: Capítulo 17, Doenças Malignas das Glândulas Salivares; Capítulo 41, Distúrbios Malignos da Tireoide; e Capítulo 42, Distúrbios da Paratireoide). Outras neoplasias malignas primárias comuns da cabeça e do pescoço são linfomas. Raramente os sarcomas são vistos na cabeça e no pescoço.

CARCINOMA DE CÉLULA ESCAMOSA PRIMÁRIO DESCONHECIDO

▶ Achados clínicos

A. Sinais e sintomas

Um problema comum com o CCE primário desconhecido é a determinação do local do tumor primário quando um linfonodo metastático conhecido foi identificado. A incidência de um tumor primário desconhecido fica entre 2 e 8% de todos os pacientes com CCE da cabeça e do pescoço. O exame do paciente mostra uma massa no pescoço sem massas ou anormalidades no trato aerodigestivo superior. Muitas vezes, o diagnóstico de CCE é feito com uma PAAF.

B. Exames de imagem

1. Tomografia com emissão de pósitron (PET) – O PET *scan* com uma combinação do exame de TC é agora preferido sobre a RM como modalidade de imagem inicial. Ele mostra atividade glicolítica aumentada das células tumorais identificando um potencial local de tumor. Os PET *scans* podem identificar pequenos tumores, em geral na base da língua e na tonsila, que de outro modo poderiam ter escapado à detecção. Os exames de combinação PET/TC foram usados para acompanhar os pacientes após o tratamento para a avaliação da recorrência.

2. RM – Se uma melhor imagem é requerida para uma intervenção terapêutica, como um planejamento cirúrgico, uma RM pode ser vantajosa, uma vez que ela permite uma melhor distinção do tecido mole (Figura 28-2).

C. Testes diagnósticos

Todos os pacientes com tumores primários desconhecidos devem se submeter a uma procura minuciosa pelo local primário, de modo que (1) o tratamento específico do local possa ser executado; (2) a área possa ser monitorada de perto para recorrências e (3) o tratamento da morbidade, especialmente com radioterapia, seja acentuadamente reduzido.

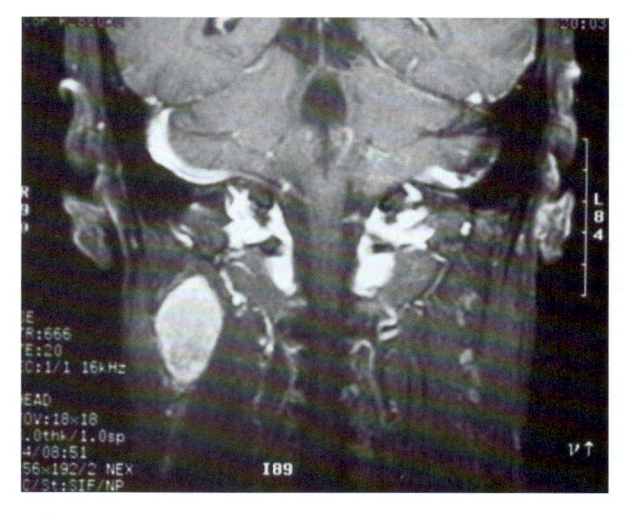

▲ **Figura 28-2** RM ponderada em T1 coronal mostrando uma metástase cervical proveniente de um local primário desconhecido.

O passo seguinte na procura do local é a laringoscopia direta com biópsia, esofagoscopia, broncoscopia e tonsilectomia. Se os estudos sugerirem um local primário que pode ser confirmado na laringoscopia direta, uma biópsia direcionada é muitas vezes suficiente para o diagnóstico. É mais provável que nenhuma anormalidade seja observada e que biópsias cegas sejam obtidas. Os locais típicos que abrigam um câncer primário são a nasofaringe, a tonsila palatina, a base da língua e os seios piriformes. A mucosa pode sofrer biópsia com facilidade a partir da nasofaringe, da base da língua e dos seios piriformes. Uma tonsilectomia deve ser executada, ao invés de apenas uma biópsia, visto que 18 a 26% dos pacientes podem abrigar um tumor primário na tonsila.

▶ Estadiamento

O estadiamento dos tumores do pescoço se baseia no sistema criado pelo American Joint Committee on Câncer. Este sistema considera o número e o tamanho dos linfonodos no pescoço; uma parte deste sistema de estadiamento é mostrada no Quadro 28-2.

▶ Tratamento

O tratamento de pacientes com um tumor primário desconhecido tem sido controverso. Enquanto a necessidade de tratar o pescoço é incontestável, a ordem de cirurgia e radioterapia é debatida, bem como a extensão da cirurgia necessária. Alguns médicos defendem a radioterapia primária com cirurgia subsequente, e outros promovem a dissecção primária do pescoço com radioterapia pós-operatória. A vantagem da radioterapia primá-

Quadro 28-2 Estadiamento de metástases dos linfonodos regionais

N_x	Os linfonodos regionais não podem ser avaliados.
N_0	Não existem linfonodos regionais.
N_1	Linfonodo ipsilateral simples, < 3 cm.
N_{2a}	Linfonodo ipsilateral simples, 3 a 6 cm.
N_{2b}	Linfonodos ipsilaterais múltiplos, nenhum > 6 cm.
N_{2c}	Linfonodos contralaterais ou bilaterais múltiplos, nenhum > 6 cm.
N_3	Linfonodo > 6 cm.

Dados de American Joint Commitee of Cancer, 1997.

ria é que os locais tumorais potenciais podem ser tratados e a massa no pescoço pode diminuir de tamanho de modo a facilitar, ou, em alguns casos evitar, a dissecção do pescoço. A vantagem da cirurgia primária é que uma dose total mais baixa de radiação pode ser administrada ao pescoço para prevenir algumas complicações da radioterapia.

A necessidade de tratar todos os locais primários potenciais também é debatida. A radioterapia de campo amplo para abranger todos os locais mucosos potenciais carrega uma morbidade significativa, embora a radioterapia de intensidade modulada (RTIM) reduza a toxicidade às estruturas vitais, como as glândulas parótidas, o nervo óptico e a coluna espinal. Os proponentes deste tratamento sustentam que a radioterapia de campo amplo diminui o risco de uma futura emergência tumoral. As taxas de emergência de tumores primários são estimadas como de 3 a 8% por ano em pacientes com locais primários tratados com radiação, comparado com 32 a 44% nos pacientes que não foram submetidos a esta modalidade de tratamento.

As complicações do tratamento por radiação podem ser graves e incluem xerostomia, mucosite e disfagia persistente. Para tumores grandes, sem possibilidade de ressecção, um paliativo é a opção.

Cianchetti M, Mancuso AA, Amdur RJ et al. Diagnostic evaluation of squamous cell carcinoma metastatic to cervical lymph nodes from an unknown head and neck primary site. *Laryngoscope* 2009;119:2348 [PMID: 19718744]. (Diagnosis should still continue to include a complete examination, imaging with PET/CT and panendoscopy with biopsy.)

Waltonen JD, Ozer E, Hall NC, Schuller DE, Agrawal A. Metastatic carcinoma of the neck of unknown primary origin: evolution and efficacy of the modern workup. *Arch Otolaryngol Head Neck Surg* 2009;135:1024 [PMID: 19841343]. (A complete examination, imaging with PET/CT and biopsies with tonsillectomy is best for identifying an occult primary.)

Miller FR, Karnad AB, Eng T et al. Management of the unknown primary carcinoma: long-term follow-up on a negative PET scan and negative panendoscopy. *Head Neck* 2008;30:28 [PMID: 17657782]. (The risk of identifying a primary tumor after treatment in a patient with a negative PET and negative panendoscopy is less than 6%.)

Frank SJ, Rosenthal DI, Petsuksiri J et al. Intensity-modulated radiotherapy for cervical node squamous cell carcinoma metastases from unknown head-and-neck primary site: M.D. Anderson Cancer Center outcomes and patterns of failure. *Int J Radiat Oncol Biol Phys* 2010;Epub [PMID: 20207504]. (IMRT delivers excellent outcomes in treating the tumor with few severe late complications.)

Chen AM, Li BQ, Farwell DG et al. Improved dosimetric and clinical outcomes with intensity-modulated radiotherapy for head-and-neck cancer of unknown primary origin. *Int J Radiat Oncol Biol Phys* 2010:Epub [PMID: 20421143]. (IMRT is better at reducing treatment related late complications such as xerostomia.)

▼ DISSECÇÃO DO PESCOÇO

▶ Considerações gerais

Uma dissecção do pescoço é uma remoção sistêmica de linfonodos no pescoço. Ela serve para erradicar o câncer dos linfonodos cervicais e pode ajudar a determinar a necessidade de terapia adicional quando nenhum linfonodo é clinicamente identificado. As indicações para uma dissecção do pescoço no ambiente sem linfonodos clinicamente palpáveis são baseadas na propensão de metástase do local primário e no tamanho do tumor primário.

▶ Classificação das zonas do pescoço

A avaliação do padrão de drenagem dos locais de tumor primário no trato aerodigestivo superior tem levado ao entendimento e à identificação dos grupos nodais em risco de metástase cervical. O pescoço está dividido em seis grupos chamados de zonas (Figura 28-3).

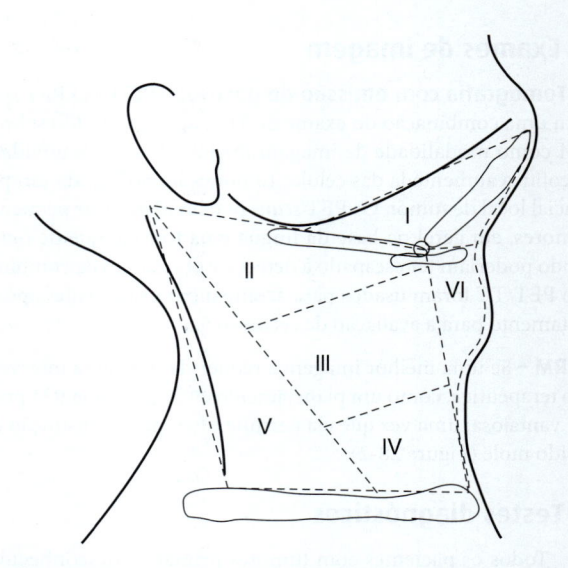

▲ **Figura 28-3** Zonas do pescoço usadas na classificação da localização de uma metástase cervical.

A. Zona I: Os triângulos submandibular e submentoniano

A zona I consiste no triângulo submandibular e no triângulo submentoniano. O triângulo submandibular é limitado superiormente pela mandíbula, de modo posteroinferior pelo ventre posterior do músculo digástrico e de modo anteroinferior, pelo ventre anterior do músculo digástrico. O triângulo submentoniano é a região entre os ventres anteriores bilaterais do músculo digástrico e o osso hioide.

B. Zona II: A região jugular superior

A zona II é conhecida como a região jugular superior. Os seus limites são (1) superiormente, a base craniana, (2) inferiormente, a bifurcação carotídea, (3) lateralmente, a borda posterior do músculo esternocleidomastóideo e (4) medialmente, a borda lateral dos músculos esterno-hióideo e estilo-hióideo. O tecido que se encontra dentro destes limites inclui a porção superior da veia jugular interna e o nervo acessório espinal. Uma subseção da Zona II, o **triângulo submuscular**, inclui o aspecto mais superior desta zona e se situa lateralmente ao nervo acessório espinal na base craniana.

C. Zona III: A região jugular média

A zona III é a região jugular média. Ela é limitada (1) superiormente pela bifurcação carotídea, (2) inferiormente pela junção do músculo omo-hióideo e pela veia jugular interna, (3) lateralmente pela borda posterior do esternocleidomastóideo e (4) medialmente pela borda lateral do músculo estilo-hióideo.

D. Zona IV: A região jugular inferior

A zona IV é a região jugular inferior e se estende do omo-hióideo superiormente para a clavícula inferiormente; ela também se estende para a borda posterior do músculo esternocleidomastóideo lateralmente e a borda lateral do músculo estilo-hióideo medialmente.

E. Zona V: O triângulo posterior

A zona V é o triângulo posterior e inclui todos os linfonodos entre a borda posterior do músculo esternocleidomastóideo medialmente e a borda anterior do músculo trapézio lateralmente; ele se estende para a clavícula inferiormente. Este triângulo cerca o curso do nervo acessório espinal. A região supraclavicular é parte da zona V.

F. Zona VI: O compartimento anterior

A zona VI é o compartimento anterior e inclui linfonodos em linha média. As bordas desta região são o osso hioide superiormente, a incisura supraesternal inferiormente e as bainhas da carótida lateralmente. Esta região geralmente é apenas dissecada em conjunto com a laringectomia e a tireoidectomia.

▶ Tratamento

A atual classificação das dissecções do pescoço inclui dissecção radical do pescoço, dissecção radical modificada do pescoço, dissecção seletiva do pescoço e dissecção radical estendida do pescoço.

A. Dissecção radical do pescoço

A dissecção radical do pescoço é definida como uma remoção em bloco de todos os grupos nodais entre a mandíbula e a clavícula; a remoção inclui o músculo esternocleidomastóideo, a veia jugular interna e o nervo acessório espinal inclusos das Zonas I à V. Desde que esta dissecção foi classificada pela primeira vez, muitas modificações foram propostas, especialmente no estadiamento das dissecções do pescoço quando nenhum linfonodo palpável estava presente (Figura 28-4).

B. Dissecção radical modificada do pescoço

Uma dissecção radical modificada do pescoço envolve a preservação de pelo menos uma destas três estruturas – o músculo esternocleidomastóideo, a veia jugular interna ou o nervo acessório espinal – enquanto ainda disseca as Zonas I à IV. As indicações para uma dissecção radical modificada do pescoço incluem tratamento definitivo do pescoço na presença de doença metastática. Visto que o nervo acessório espinal raramente está diretamente envolvido com a doença, ele tende a ser preservado para diminuir a dor associada à disfunção no ombro. Na ocasião, todas as três estruturas podem ser preservadas se não estiverem diretamente envolvidas com os linfonodos patológicos.

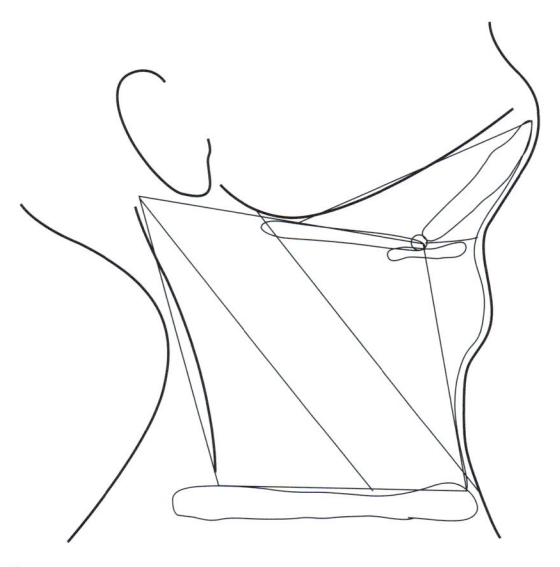

▲ **Figura 28-4** Margens cirúrgicas de uma dissecção radical do pescoço.

C. Dissecção seletiva do pescoço

Uma dissecção seletiva do pescoço envolve a preservação de uma ou mais zonas que em geral são removidas em uma dissecção radical do pescoço. Este procedimento é executado quando o tratamento da lesão primária é cirúrgico e o risco de metástase oculta aos linfonodos cervicais é maior do que 20%.

1. Dissecção do pescoço supraomo-hióideo – Uma dissecção do pescoço supraomo-hióideo envolve as zonas I à III e é geralmente executada em conjunto com os tumores da cavidade oral e a doença de pescoço N0 (Figura 28-5; ver também Quadro 28-2). O seu papel mais comum é na dissecção do pescoço contralateral em alto risco de metástase cervical de modo a evitar a radioterapia pós-operatória.

2. Dissecção do compartimento lateral do pescoço – Uma dissecção do compartimento lateral inclui as zonas II à IV (Figura 28-6); ela é usada em conjunto com a ressecção cirúrgica de tumores da laringe, da hipofaringe e da faringe. Quando as dissecções do compartimento lateral são necessárias, elas geralmente são executadas de modo bilateral, uma vez que as lesões estão razoavelmente em linha média.

3. Dissecção posterolateral do pescoço – As dissecções posterolaterais do pescoço incluem as zonas II à V e incluem linfonodos nas regiões retroauricular e suboccipital (Figura 28-7). Essas dissecções muitas vezes são executadas quando os tumores malignos cutâneos sofrem metástase para o pescoço.

4. Dissecção do compartimento anterior do pescoço – A dissecção do compartimento anterior do pescoço inclui a zona VI e é usada para tumores encontrados na laringe, na hipofaringe, na subglote, no esôfago cervical e na tireoide. Ela inclui a remoção do lobo da tireoide e necessita da identificação e da preservação das glândulas paratireóideas, com reimplante quando necessário.

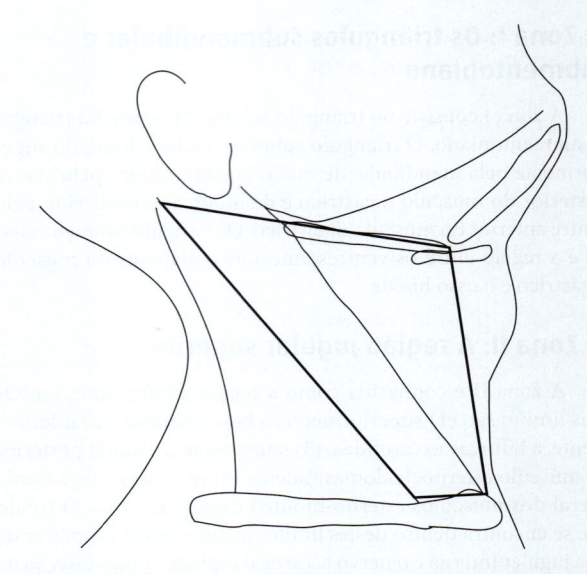

▲ **Figura 28-6** Margens cirúrgicas de uma dissecção de compartimento lateral do pescoço.

D. Dissecção radical estendida do pescoço

As dissecções estendidas do pescoço envolvem a remoção adicional de grupos de músculo, nervos, vasos e linfonodos como ditado pela doença primária e pela presença de metástase. Os pacientes com doença extensa o suficiente para autorizar a conside-

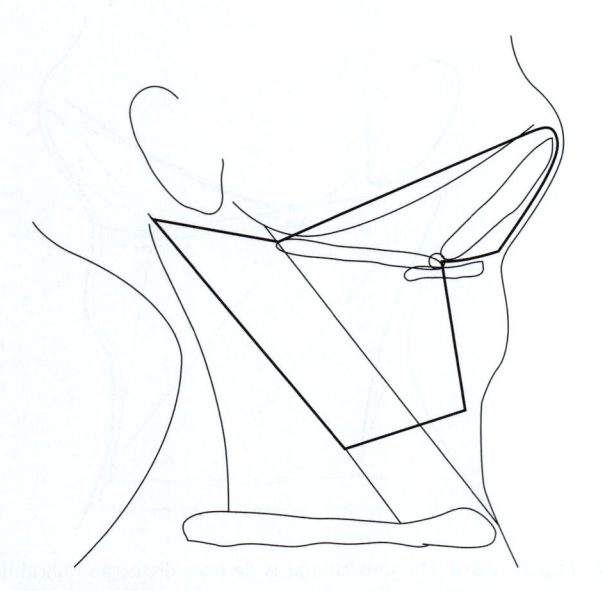

▲ **Figura 28-5** Margens cirúrgicas de uma dissecção do pescoço supraomo-hióideo.

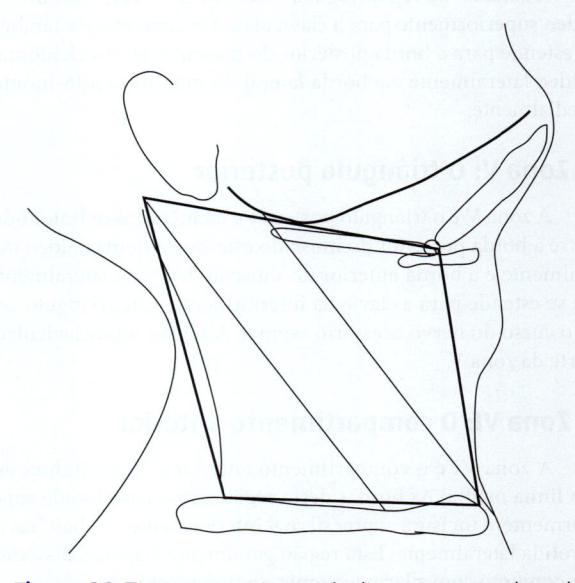

▲ **Figura 28-7** Margens cirúrgicas de dissecção posterolateral do pescoço.

ração de uma ressecção da carótida devem ser avaliados de modo pré-operatório para a reconstrução da carótida.

▶ Complicações

As complicações associadas às dissecções do pescoço podem ocorrer de modo intraoperatório, devido à técnica insatisfatória, ou de modo pós-operatório, devido à desnutrição, ao alcoolismo e a condições médicas subjacentes, como o diabetes.

A. Complicações intraoperatórias

As complicações cirúrgicas geralmente surgem da lesão aos nervos presentes no campo. O ramo mandibular do nervo facial pode ser lesionado em uma dissecção submandibular, assim como os nervos lingual e hipoglosso. A lesão ao nervo vago é incomum, mas pode provocar a paralisia das pregas vocais, uma sensação diminuída de hemifaringe e disfagia com risco de aspiração. A dissecção no pescoço, abaixo da camada profunda da fáscia cervical profunda, pode causar lesão inadvertida ao nervo frênico, que se torna sintomática somente em pacientes com doença pulmonar significativa.

B. Complicações pós-operatórias

1. Hematomas – Um hematoma é uma complicação pós-operatória comum. A evacuação imediata de um hematoma esfolando os drenos (se pequenos) ou por exploração é necessária para prevenir as infecções da incisão e proteger os retalhos cutâneos.

2. Infecções da incisão – A incidência de infecções da incisão nas dissecções do pescoço sem cirurgia faríngea concomitante e com o uso de antibióticos perioperatórios é de 2 a 5%, mas aumenta quando executada em conjunto com a cirurgia faríngea ou laríngea. O uso de antibióticos perioperatórios neste último grupo também diminuiu a incidência de infecções da incisão.

3. Fístulas quilosas – Uma complicação relativamente incomum é uma fístula quilosa; ela ocorre devido à lesão no ducto torácico. Mesmo com a técnica cirúrgica meticulosa, a incidência de um vazamento quiloso fica entre 1 e 2%. Este vazamento muitas vezes se torna evidente após a retomada da alimentação enteral. A secreção do dreno tende a aumentar e é de qualidade leitosa. O manejo inicial inclui curativos de pressão e a adoção pelo paciente de uma dieta ácida gordurosa de cadeia média. A maioria dos vazamentos se resolve com essa terapia conservadora. Contudo, se a drenagem persistir, for superior a 600 cc/dia, ou for notada imediatamente no pós-operatório, a exploração cirúrgica com ligação do coto pode ser necessária.

4. Ruptura e exposição da artéria carótida – A complicação mais temida após a cirurgia do pescoço é a exposição da artéria carótida com ruptura da carótida. As técnicas cirúrgicas melhoraram, e o uso de retalho musculocutâneo livre e pediculado tem minimizado este risco. Contudo, fatores do paciente, como radioterapia pré-operatória, condição alimentar pobre, infecção e diabetes, continuam sendo fatores de risco. Se a artéria carótida tiver de ser exposta e ocorrer sangramento sentinela, é aconselhável ligar eletivamente a artéria carótida proximal e distal à ruptura. A artéria carótida pode algumas vezes ser manejada com embolização por radiologistas de intervenção neurológica altamente experientes.

Ozer E, Karapinar U, Ryoo C, Agrawal A, Schuller DE. When to address level I lymph nodes in neck dissections? *Otolaryngol Head Neck Surg* 2010;142:355 [PMID: 20172380]. (Level I sparing neck dissection can be safe for selective primary tumors located in the oropharynx, larynx, and hypopharynx.)

Seção VIII   Laringe e hipofaringe

Avaliação clínica da voz: o papel e o valor dos estudos da função fonatória

29

Krzysztof Izdebski, FK, MA, PhD, CCC-SLP, FASHA

O objetivo de uma avaliação clínica da voz é fornecer ao laringologista responsável a informação fisiopatológica clinicamente relevante específica do paciente sobre o processo de produção de voz real usado pelo paciente disfônico, a natureza do som disfônico gerado por um paciente e as condições fisiológicas responsáveis pela produção de som. O registro gerado deve ser claro e explicativo o suficiente para ajudar o laringologista responsável no planejamento do diagnóstico diferencial e do tratamento. Além disso, a informação gerada deve ser capaz de predizer os desfechos do tratamento, bem como ser eficaz o suficiente para informar ao médico de quaisquer complicações possíveis para a voz que podem resultar do tratamento proposto ou planejado – seja médico, cirúrgico, terapêutico ou uma combinação de todos. A avaliação clínica da voz não é um procedimento rápido. Pode levar até 1 hora para se conduzir estudos de função fonatória (EFF) em um paciente não complicado, ao passo que pode levar muito mais tempo para avaliar um paciente que é um profissional da voz.

O exame clínico compreende uma bateria de EEF composta de, pelo menos, duas partes primárias: (1) uma porção acústica, que examina a natureza do som gerado (Current Procedural Terminology [CPT] 92520 e 92506); e (2) uma porção visual, que examina a glote e a área circundante, incluindo a subglote, por meio de uma abordagem transoral ou transnasal. A visualização da subglote é de grande valor clínico quando são examinados pacientes com papiloma, trauma e/ou estenose subglótica. O exame deve resultar em uma descrição clinicamente relevante dos parâmetros que especificam e regulam os padrões vibratórios das pregas vocais e/ou dos outros elementos do trato vocal que são causadores de disfonia. Essa porção do exame é codificada como 31579 usando o código CPT. (*Observação:* Ao examinar um paciente alaríngeo, ou quando utilizar outros procedimentos ou testes, códigos CPT adicionais se aplicam.)

ESTUDOS DE FUNÇÃO FONATÓRIA

Os estudos de função fonatória (EFF) são considerados um padrão de cuidado moderno da voz, porque fornecem informação, além de impressões clínicas subjetivas; eles também fornecem descrições objetivas de processos fonatórios normais e patológicos. Esses processos incluem: (1) fornecer um mapeamento das características acústicas da voz; (2) correlacionar a voz com achados fisiológicos; (3) fornecer orientações para o desenvolvimento de planos de tratamento eficazes; (4) predizer os progressos e os desfechos dos planos de tratamento; (5) fornecer mapeamentos de lesões pré-operatórias e pós-operatórias; e (6) fornecer documentação para objetivos médico-legais. Os EEF são reproduzíveis e permitem um contraste de resultados individuais para um banco de dados específico para a idade e o gênero do paciente. A informação que esses estudos fornecem também permite uma franca discussão com o paciente e a sua educação, incluindo discussão dos riscos e de alternativas associadas a vários tratamentos.

A porção acústica (92520 com os vários modificadores usados) registra e analisa a voz do paciente. Essa porção é de valor máximo, especificamente quando uma intervenção cirúrgica é planejada e quando o paciente utiliza a voz como uma ferramenta de trabalho. Não ter um registro da voz de um paciente como parte do registro é simplesmente injustificável e deve ser tratado como um erro grave da parte do laringologista. Ter um registro de voz é uma obrigação, mesmo que um litígio não esteja pendente. *Não ignore* essa parte do exame. Registros acústicos – se possível, registros em vídeo – devem incluir conteúdo (vocal-texto) relevante para as necessidades de trabalho e as condições de trabalho do paciente.

A porção fisiológica (31579) visualiza, via exame estroboscópico (fonoscopia), a mecânica da fonação e também mapeia a localização, a extensão e os efeitos das lesões fonatórias (quando presentes) e sua contribuição à disfonia. Manter em mente que uma má combinação pode estar presente entre os dados visuais e acústicos, isto é, uma grande lesão, mas uma voz relativamente boa, ou uma pequena lesão, ou nenhuma lesão, e uma voz fraca, que nem todas as lesões glóticas requerem um procedimento cirúrgico imediato, e que não ter um achado orgânico indica diagnóstico de uma disfonia funcional, ou, até pior, um achado de simulação. Portanto, na prática clínica atual, é necessário ter à disposição uma documentação abrangente do mecanismo fonatório. A documentação que mostra objetivamente a localização da lesão ou o mecanismo de disfonia é uma necessidade quando ocorre disputa pós-operatória. Quando operar um paciente, deve-se ter o mapeamento estroboscópico pré-operatório e registros de voz. Uma vez que a visualização é conduzida, as videografias relevantes devem ser levadas à sala de operação (SO), colocadas nos registros da SO. Cabe a eles comparar a documentação visual pré-operatória com observação de laringoscopia direta na SO, com o objetivo de validar achados pré-operatórios com achados operatórios.

Além destes dois componentes primários, testes especiais também podem fazer parte da bateria de EFF. Estes incluem *feedback* auditivo retardado, testes de sobrecarga vocal, bloqueios de nervos, testes de compressão manual e eletromiografial (EMG).

Além dos objetivos discutidos, a informação fornecida pelo EFF é crucial para fornecer documentação pré e pós-cirúrgica, mapear lesões acústicas e visuais e combinar a presença ou ausência de lesões para a qualidade de voz produzida. Os EFFs também são cruciais em documentar acompanhamento e quando se considera a revisão de tratamento na educação do paciente; além disso, eles são um dever nos processos médico-legais.

Izdebski K, Manace ED, Skiljo-Haris J. The challenge of determining work-related voice/speech disabilities in California. In: Dejonkere PH, ed. *Occupational Voice—Care and Cure*. The Hague: Kugler Publishing, 2001:149–154.

Izdebski K, Ross JC, Klein JC. Transoral rigid laryngovideostroboscopy (phonoscopy). *Semin Speech Lang* 1990;1:16.

Leonnard R, Izdebski K. Laryngeal imaging with stroboscopy: its value in therapeutic assessment. In Pais Clemente M, ed. *Voice Update*, International Congress Series 1997, The Hague, Netherlands: Elsevier, 1997.

PRODUÇÃO DE VOZ

A voz é um produto acústico que resulta das vibrações semicíclicas das duas pregas vocais (i.e., pregas vocais) que estão localizadas na laringe, comumente referida como a *caixa de voz*. Portanto, voz anormal é uma consequência da fisiopatologia fonatória subjacente, refletindo as condições físicas das pregas vocais e o restante do trato vocal, compreendendo as estruturas subglóticas e supraglóticas.

A vibração das pregas vocais depende da idade e do gênero e é controlada por propriedades mioelásticas e forças aerodinâmicas; a vibração é gerada quando o ar expelido sob pressão a partir dos pulmões passa entre as pregas vocais e ajusta as pregas em um movimento oscilatório.

As propriedades mioelásticas consistem nos músculos laríngeos intrínsecos pareados (MLI), que são responsáveis pelas características de tamanho, forma, comprimento, massa, rigidez e tensão das pregas vocais. Os MLI incluem os músculos tireoaritenoide, os pares de músculos cricoaritenoides laterais, os músculos cricoaritenoides posteriores e o músculo interaritenoide, que consiste em porções transversas e oblíquas. Os músculos intrínsecos pareados são inervados pelos nervos laríngeos recorrentes (NLRs) e todos os músculos, com exceção dos músculos cricoaritenoides posteriores (o único abdutor das pregas vocais), são responsáveis pela adução das pregas vocais e pela aproximação das pregas vocais necessárias para que ocorra vocalização. A musculatura cricotireoide bilateral é responsável pela inclinação descendente da cartilagem tireoide que alonga as pregas vocais. Esses músculos são responsáveis principalmente pela elevação do tom de voz. As propriedades mioelásticas não musculares incluem membranas (mucosa), ligamentos, elementos glandulares, suporte sanguíneo e nervos, sendo que todos estão localizados dentro do alojamento cartilaginoso articulante, o qual compreende a as cartilagens tireóidea, cricóidea e as duas aritenóideas.

A voz normal é produzida pelas oscilações de geração de ondas vibratórias da porção membranosa das pregas vocais (a mucosa), que escorrega/desliza de forma ondulante (fase bloqueada) sobre o músculo subjacente. Quando a mucosa, o espaço submucoso, os músculos, os elementos vasculares, as cartilagens ou a compressão da glote são afetados, incluindo as estruturas subglóticas e supraglóticas, os resultados de qualidade de voz patológica e a voz podem não ser um produto apenas das pregas vocais verdadeiras, mas podem ser produzidos de maneiras alternativas, incluindo, por exemplo, vibração de prega(s) vocal(ais) falsa(s) ou vibração supraglótica contra a epiglote, etc. Portanto, EEFs devem ser capazes de revelar fonação alterada e de descrever o mecanismo glótico e o não glótico que gera, confunde ou coproduz o som do paciente. Por quê? Porque "fixar" o gerador fonatório alternativo pode causar mais perda da voz. Isso é especialmente crucial quando se tenta reabilitar a voz no paciente com trauma laríngeo rombo ou penetrante. Essa descrição também é de extrema importância no diagnóstico diferencial de disfonia em pacientes nos quais nenhuma patologia de prega vocal visível é observada, mas nos quais um débito disfônico está presente.

Toda a caixa de voz se situa sobre a traqueia e é suspensa acima do osso hioide, que se comunica com a base da língua. Quando essa conexão é afetada por tensão lingual menor ou posicionamento inadequado da laringe vertical, o resultado pode incluir produção de voz alterada.

Além da articulação intrínseca realizada nas articulações cricoaritenoide e cricotireoide (i.e., tipo sinovial), toda a laringe está sujeita a movimentos verticais produzidos pela ação da musculatura laríngea extrínseca pareada. Esses movimentos laríngeos verticais são cruciais na fonação (cantar), na deglutição, na respiração e no bocejo e na articulação da fala. Quando esse movimento vertical é afetado, a produção de voz pode ser gravemente comprometida mesmo que a glote pareça "normal" em um exame de orelha, nariz e garganta (ONG) de rotina.

Izdebski K. Effects of laryngeal and airway trauma on phonation. Paper presented at XVIII Annual Pacific Voice Conference, PVSF/UCLA. Phonotrauma: Causes and Treatments, Feb 26–27, 2010.

Shipp T, Izdebski K. Vocal frequency and vertical larynx positioning by singers and non-singers. *J Acoust Soc Am* 1975;58:1104.

Titze I. *Principles of Voice Production*. Englewood Cliffs, NJ: Prentice Hall, 1994.

CONTROLE MOTOR E SENSORIAL

Tanto a fonação voluntária como a involuntária ocorrem após os sinais eferentes gerados no córtex motor prosseguem via núcleos do tronco cerebral e os ramos esquerdo e direito do nervo vago (NC X) alcançarem as duas pregas vocais. Os sinais terminam nas placas terminais motoras dos MLI via NLRs esquerdo e direito, resultando em contrações da prega vocal. Todo o processo eferente pode ser realizado dentro de 90 ms e requer coordenação de todo o trato vocal e da musculatura laríngea respiratória via neurônios motores do sistema nervoso central. A coordenação desses movimentos é atingida por uma rede neural complexa com acesso aos grupos de neurônios motores fonatórios que recebem *input* proprioceptivo dos vários receptores associados a esses três sistemas e por controle de vocalização voluntária, ao invés de vocalização involuntária envolvendo regiões cerebrais diferentes.

O NLR é um nervo misto que contém uma média de 1.200 axônios mielinizados e milhares de axônios não mielinizados, incluindo alguns órgãos endoneurais especializados.

O NLR esquerdo é mais longo que o nervo direito, mas devido à composição axônica diferencial de ambos os nervos, os impulsos eferentes chegam nas duas pregas vocais quase ao mesmo tempo, fazendo com que a vibração da prega vocal seja semiperiódica. Esse tipo de vibração torna o som da voz "humano".

O nervo vago também se ramifica nos nervos laríngeos superiores (NLSs) esquerdo e direito, que fazem a mediação dos sinais aferentes a partir da laringe através de seus ramos internos. Os ramos externos dos NLSs são os ramos motores que inervam os músculos cricotireóideos pareados, que funcionam como os elevadores primários do tom de voz. Essa ramificação específica do nervo vago explica por que lesões de NLS e recorrentes combinadas (p. ex., paralisia) são raras. A ação da musculatura cricotireóidea também é responsável pelo movimento das pregas vocais visto na paralisia das pregas vocais devido ao envolvimento do NLR. Quando algum movimento da prega vocal é observado no lado paralisado, ele deve ser interpretado com cautela como um sinal de recuperação, mas preferivelmente como movimento secundário aos impulsos mediados pelo NLS ipsilateral. Quando o NLS está fora além do NLR, a glote posterior não se aproximará, um hiato posterior mais amplo estará presente e os aritenoides não se tocarão na fonação. Observar e documentar essas condições durante EFFs clínicos são de extrema importância para planejar o tratamento.

Devido à inervação contralateral e ipsilateral do trato corticobulbar, uma lesão do trato corticobulbar unilateral não causará paralisia de prega vocal unilateral.

> Carlsoo B, Domeij S, Hellstrom S, Dedo HH, Izdebski K. An endoneural microglômus of the recurrent laryngeal nerve. *Acta Otolaryngol Suppl* 1982;386:184.
>
> Dedo HH, Townsend JJ, Izdebski K. Current evidence for the organic etiology of spastic dysphonia. *Otolaryngology* 1978;86:87 [PMID: 225708]. (Histologic examination of segments of the recurrent laryngeal nerve removed from patients with adductor spasmodic dysphoria revealed myelin abnormalities in 30% of the nerves examined, while neurologic examination indicated brainstem or basal ganglia disturbances.)

> Jurgens U. Neural pathways underlying vocal control. *Neurosa BiobehavRev* 2002;26(2):235.

PREGAS VOCAIS

Em relação à fonação, as pregas vocais são subdivididas em componentes musculares (o chamado "corpo") e componentes não musculares (a chamada "cobertura"). O corpo das pregas vocais é formado pelos dois músculos tireoaritenoides, que contêm fibras rápidas (adutoras) e lentas (p. ex., fonatórias) que determinam o comprimento, o contorno e o formato do fechamento glótico das pregas vocais e regulam a tensão da cobertura que desliza sobre o corpo das pregas vocais para criar a onda vibratória mucosa. A onda vibratória mucosa não pode ser observada com visualização simples, mas sob iluminação estroboscópica ou filme super-rápido, em que ela é vista ondular, prosseguindo da superfície inferior (i.e., lábio inferior) para a superfície superior (i.e., lábio superior) das pregas vocais (Figura 29-1).

A área entre os lábios superior e inferior ajusta-se como mudança de tom de voz e de ruído; portanto, quando uma lesão fonatória está localizada dentro desse espaço, sua localização e tamanho determinam a área de disfunção de tom e de ruído. Normalmente, sintomas mais graves são causados por lesões pequenas, porém localizadas anteriormente, ao invés de por lesões maiores localizadas na direção do lábio superior ou nas superfícies fonatórias superiores. Normalmente, uma lesão da comissura anterior localizada ± 3 mm acima do lábio inferior afeta profundamente a voz, ao passo que mesmo uma rede grande localizada inferiormente (menos de 3 mm abaixo do lábio inferior) não a afeta. Isso é crucial para o tratamento e para o diagnóstico. Para assegurar essa observação, EFFs são necessários.

A cobertura é subdividida nas camadas externa e interna e na lâmina própria e consiste em três camadas: superficial (o espaço de Reinke), intermediária e profunda. O ligamento vocal é a borda livre do cone elástico, que pertence às camadas profunda e intermediária da lâmina própria. A obliteração do espaço de Reinke retarda ou previne a onda vibratória mucosa, resultando em disfonia de gravidade variada. Contudo, se uma prega vocal é rígida, porém reta (não vibratória), e a outra vibra e se aproxima bem contra a prega vocal não vibratória, a voz pode ser notavelmente boa, apesar da insuficiência de uma prega. Portanto, é importante, às vezes, não "reparar" a prega vocal rígida, mas deixá-la sozinha ou até mesmo torná-la mais rígida para melhorar a qualidade de voz total. Muitas lesões mucosas fonatórias benignas são normalmente encontradas dentro da camada superficial. Se a lesão está localizada na superfície superior da prega vocal longe da borda vibratória, a voz pode não ser afetada, mesmo se a lesão for grande. Esses achados são cruciais para determinar a extensão das intervenções cirúrgicas. Em outras palavras, é muitas vezes a localização, e não o tamanho da lesão, que determina seu valor para a qualidade de voz.

Do ponto de vista clínico, as pregas vocais também são subdivididas nas porções vibratória (membranosa) e não vibratória (cartilaginosa). Em repouso, elas esboçam um espaço em forma

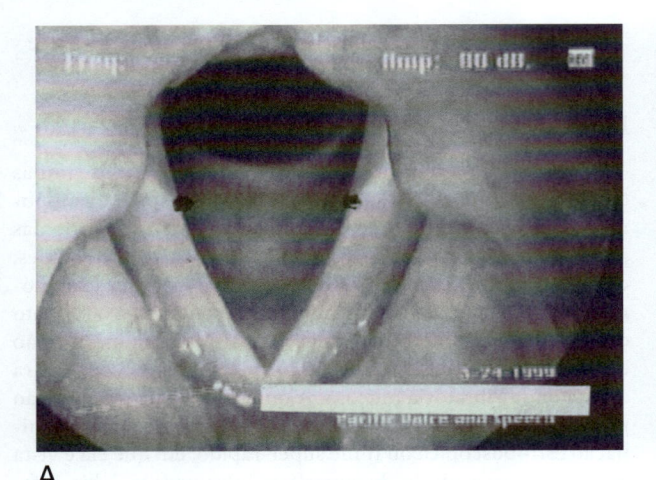

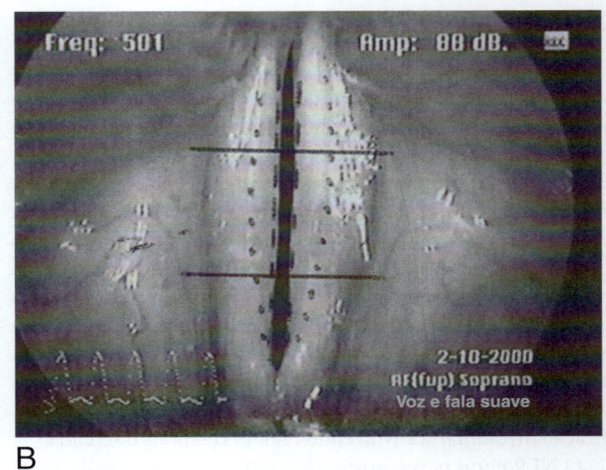

▲ **Figura 29-1** (**A**) As pregas vocais em repouso, formando um espaço em forma de V (a glote), divididas nas porções vibratória (membranosa) e não vibratória (cartilaginosa). (**B**) As pregas vocais durante a aproximação fonatória. As pregas vocais são divididas nos terços anterior, médio e posterior. Em relação à fonação, as pregas vocais são divididas nos lábios vibratórios superiores (*linha pontilhada*) e nos lábios vibratórios inferiores (*linhas tracejadas*).

de V chamado de glote (ver Figura 29-1). A parte frontal desse V forma a comissura glótica anterior, e a parte posterior do V forma a comissura glótica posterior. A extremidade posterior de cada prega vocal (o músculo tireoaritenóideo) insere-se no processo muscular de cada uma das cartilagens aritenoides. A largura máxima da comissura posterior ocorre durante inspiração ou tosse e mede aproximadamente 9 a 12 mm ou três vezes a largura mais posterior da porção muscular da prega vocal em repouso.

Após a puberdade, o comprimento das porções vibratórias das pregas vocais em repouso é de aproximadamente 13 mm para mulheres e 16 mm para homens. Quando as pregas vocais se aproximam para fonação, toda a glote é fechada no homem, ao passo que uma fissura posterior pequena está muitas vezes presente na mulher, dando à qualidade de voz feminina um tom levemente mais suave e leve. As formas específicas do fechamento fonatório glótico permitem variações nas qualidades de voz normais.

Além disso, as pregas vocais são clinicamente subdivididas em terços anterior, médio e posterior, com lesões nodulares geralmente localizadas na junção do terço anterior e opostas uma da outra, caso bilaterais. Uma localização assimétrica de lesões mucosas é encontrada em disfonias orgânicas do tipo mistas.

Dworkin JP, Meleca RJ. *Vocal Pathologies: Diagnosis, Treatment and Case Studies*. San Diego: Singular Publishing Group, 1997.

Hirano M. Structure and vibratory behavior of the vocal folds. In: Sawashima T, Cooper F, eds. *Dynamic Aspects of Speech Production*. Tokyo: Tokyo University Press, 1977:3.

Schonharl E. *Die Stroboskopie in der Praktischen Laryngologie*. Stuttgart: Thieme, 1960.

PROCESSO VIBRATÓRIO

Os dois músculos tireoaritenóideos, junto com os outros MLI e os músculos laríngeos extrínsecos, controlam a elasticidade e a rigidez relativas das pregas vocais. Eles também determinam a forma da onda vibratória mucosa, que consequentemente determina o nível, a sonoridade e o tom da voz. A amplitude da onda vibratória mucosa é maior nos níveis inferiores, ao passo que a amplitude reduzida da onda vibratória mucosa predomina em níveis mais altos ou em qualquer nível de voz quando a cobertura é rígida.

A duração e o formato do ciclo de onda vibratória mucosa formam fases específicas de abertura e fechamento que determinam modos vibratórios ou qualidades de voz específicos (p. ex., crepitante, normal, com pressão excessiva, soprosa ou falsete). O intervalo de tempo entre os ciclos é chamado de **período fundamental** (F_0), ao passo que, em termos perceptuais, ele é chamado de período de *pitch*.

PROPRIEDADES AERODINÂMICAS DA FONAÇÃO

As propriedades aerodinâmicas da fonação incluem a pressão de ar subglótica (P_s), o fluxo de ar (FA), a pressão supraglótica (P^s), a pressão intraoral (P_{io}) e a resistência glótica, sendo que todas são responsáveis pelo efeito de Bernoulli, que separa as pregas vocais aproximadas durante a fonação.

Para gerar som, P_s deve alcançar pelo menos 5 cm de H_2O, mas P_s pode exceder 50 cm de H_2O na fonação alta ou com pressão excessiva (i.e., patológica). Normalmente, uma voz de conversação normal é produzida entre 6 e 10 cm de H_2O P_s em cerca de 65 a 70 dB, ao passo que uma voz alta pode alcançar 85 a 95 dB.

O fluxo de ar médio na fonação normal varia de 89 a 141 mL/s e aumenta à medida que o período fundamental e a sonoridade são elevados. A resistência glótica não pode ser mensurada diretamente, mas estima-se que varia de 20 a 150 dina/s/cm^3 dependendo do tom de voz e da intensidade do som.

> Izdebski K. Overpressure and breathiness in spastic dysphonia. An acoustic (LTAS) and perceptual study. *Acta Otolaryngol Scand* 1984;97:122 [PMID: 6720314]. (Pre- and postrecurrent laryngeal nerve section speech segments spoken by adductor spasmodic dysphoria patients were analyzed by long-time-average-spectrum (LTAS) analysis and perceptually for breathiness and overpressure. Breathy phonation corresponded to a steep fall in the LTAS, whereas overpressured phonation produced higher spectral levels and a less steep fall. Correlation with perceptual assessment of weak and strangled voice was shown to be valid.)
>
> Shipp T, Izdebski K, Schutte H. Subglottic air pressure in adductor spasmodic dysphonia. *Folia Phoniatrica* 1985;43:114 [PMID: 3220337]. (Article explaining the physiologic reasons and the techniques of subglottic pressure measurements and their application in examining pathologic voices.)

RESSONAÇÃO

Quando a voz (F_0) ressoa dentro de todo o trato vocal (i.e., a laringe, a traqueia, a faringe e as cavidades oral e nasal) e quando o trato vocal se articula, a fala, o canto ou outras formas de comunicação são formadas. Devido à configuração específica do trato vocal, nas vozes de cantores de ópera, regiões de som específicas são amplificadas; essas áreas são chamadas de formantes (F1-F5) e sua combinação determina a característica de cada vogal. Os cantores de ópera formam formatos exclusivos de trato vocal para permitir canto eficiente e não prejudicial, mostrando um agrupamento de picos espectrais poderosos (os chamados formantes do cantor) em cerca de 3 kHz. Esse agrupamento resulta em um impulso acústico que ajuda um cantor a competir com o som de uma orquestra. A produção de formantes do cantor é possível quando toda a laringe é abaixada no pescoço, mas não quando a laringe sobe à medida que o tom se eleva. Outras características acústicas são enfatizadas em diferentes estilos de canto. Como o rastreamento inadequado da laringe pode ser potencialmente prejudicial à voz, um exame da posição da laringe vertical (VLP) é indicado na avaliação de problemas vocais de indivíduos que utilizam sua voz profissionalmente. A ornamentação na voz pode resultar de configurações específicas do trato vocal e de eventos acústicos específicos bloqueados pelo tempo, com a frequência se aproximando de 5 a 6 Hz para vibrato ou tremor vocal. É interessante observar que oscilações vocais tipo tremor que tenham frequência similar podem estar presentes na dissimulação.

> Shipp, T, Izdebski K. Letter: Vocal frequency and vertical larynx positioning by singers and nonsingers. *J Acoust Soc Am* 1975;58(5):1104 [PMID 11945621]. (This article explains the reasons singers and nonsingers adjust their vocal tracts to produce acoustically advantageous effects.)
>
> Shipp T, Izdebski K. Current evidence for the existence of laryngeal macrotremor and microtremor. *J Forensic Sci* 1981;26:501 [PMID: 7252466]. (The existence of laryngeal microtremors was tested using vocal vibrato in normal singers and in vocal tremor.)
>
> Stone RE Jr, Cleveland T, Sundberg J. Formant frequencies in country singers' speech and singing. *J Voice* 1999;13:161 [PMID: 10442747]. (The study describes acoustic differences in voice quality in the same singer when the singer speaks and sings.)

CONDIÇÕES LARINGOLÓGICAS

Uma variedade de condições laringológicas pode causar problemas de voz. Algumas dessas condições demonstram uma patologia orgânica visível em um exame de ONG de rotina inicial, seja com um espelho ou com fibra óptica. Outras condições não causam problemas. Portanto, é extremamente importante não descartar a queixa de um paciente de "rouquidão", especificamente na ausência de uma patologia visível. Qualquer condição de voz, mas especificamente quando a rouquidão está presente e a laringe parece normal, requer que EFFs sejam realizados o mais cedo possível. Demoras para chegar a um diagnóstico podem resultar em complicações médicas (incluindo potenciais consequências legais), bem como atrasos no tratamento e uma perda potencial de renda para o paciente. Infelizmente, as preocupações de muitos pacientes com disfonia, especialmente pacientes que utilizam suas vozes profissionalmente, são muitas vezes desprezadas. Esses pacientes podem ser acusados de cantar "errado" ou de treinamento insatisfatório, porque nenhuma patologia visível foi observada no exame médico inicial ou no exame de rotina de orelha, nariz e garganta, bem como os encaminhamentos para avaliações de voz detalhadas nem sempre são iniciados.

As condições específicas que podem afetar a produção de voz são numerosas e incluem o seguinte: (1) anomalias congênitas que podem causar disfonia mudando o formato e a forma da onda vibratória mucosa; (2) lesões benignas das pregas vocais que afetam a onda vibratória mucosa, resultando em perda de ar, ruído, rigidez da prega vocal e restrições de tom de voz; (3) lesões pré-malignas e malignas que restringem ou eliminam a onda vibratória mucosa; (4) distúrbios infecciosos e inflamatórios da laringe, que podem causar uma variedade de mudanças vibratórias e de aproximação, dependendo da gravidade e da extensão da doença; (50 distúrbios de voz adquiridos; (6) distúrbios neurológicos que podem afetar todos os aspectos dos processos fonatórios; (7) trauma cego ou penetrante (incluindo dano químico ou térmico) para a laringe que causa lesão (p. ex., fraturas, luxações ou esmagamentos) ao alojamento laríngeo e aos suprimentos neurais ou vasculares; (8) agentes farmacológicos que possuem efeitos adversos (p. ex., fármacos anti-histamínicos e virilizantes) ou efeitos positivos (p. ex., agentes hidratantes, inaladores para asma, corticosteroides e broncodilatadores); (9) disfonia iatrogênica causada por (a) uma intervenção clínica em um paciente não disfônico (p. ex., paralisia de prega vocal que resulta de uma lesão não intencional para o NLR), (b) o tratamento planejado (p. ex., uma superinjeção de Polytef® [i.e., Teflon] durante tentativas de corrigir disfonia paralítica soprosa ou irradiação), ou (c) uma mudança para a natureza subjacente da disfonia primária como uma função de tratamento (p. ex., desnervação da prega vocal para combater espasticidade vocal, injeções de toxina botulínica e estimulação vagal); (10) disfonia funcional (p. ex., voz pré-puberal persistente em um homem pós-puberal, afonia eletiva, disfonia ventricular e disfonia por inalação); (11) euforia de gênero; (12) causas emocionais e (13) causas ambientais e ocupacionais.

A doença do refluxo gastresofágico (DRGE) foi recentemente ligada a uma variedade de distúrbios de voz. Contudo, essa associação é controversa, e a correlação de causa e efeito está longe de ser estabelecida inequivocamente. Alguns médicos, contudo, acreditam que a DRGE é a causa primária de muitos problemas de voz, ao passo que outros minimizam seu papel na formação de disfonia. Quando a DRGE é percebida como a causa de distúrbios de voz, ela é citada como causadora de mudanças que variam de alterações da mucosa da prega vocal até mudanças de tecido supraglótico mais gerais. A DRGE pode causar uma disfonia crônica ou intermitente que é caracterizada por fadiga vocal, falhas na voz, tosse, síndrome do globo e, ocasionalmente, disfagia.

> Flower RM, Izdebski K. *Common Speech Disorders in Otolaryngologic Practice*. Rochester, Minnesota: American Academy of Otolaryngology Press, 1979.
>
> Izdebski K, ed. *Emotions in the Human Voice*. Volumes 1–3. San Diego: Plural Publishing, 2009.
>
> Izdebski K, Dedo HH, Wenokur R, Johnson J. Voice and vocal cord findings in asthma inhaler (Advair) users. Western Section: Triological Society. San Diego, California. February 3, 2006.
>
> Koufman JA. Gastroesophageal reflux and voice disorders. In: Rubin JS, Sataloff RT, Korovin GS, Gould WJ, eds. *Diagnosis and Treatment of Voice Disorders*. New York: Ikagu-Shoin, 1995:161.
>
> Rubin JS, Sataloff RT, Korovin GS, Gould WJ. *Diagnosis and Treatment of Voice Disorders*. New York: Ikagu-Shoin, 1995.
>
> Ylitalo R, Lindestad PA, Ramel S. Symptoms, laryngeal findings, and 24-hour pH monitoring in patients with suspected gastroesophageal-pharyngeal reflux. *Laryngoscope* 2001;111(10):1735. [PMID: 11801936]. (Discussion of controversies of GERD on voice and its role in formation of various dysphonias.)

ACÚSTICA

Uma avaliação de voz acústica fornece informação sobre a natureza do som gerado e deve incluir registros de voz físicos (analógico, digital ou vídeo) e uma análise acústica objetiva; ela também deve incluir uma análise psicoacústica subjetiva, uma análise psicométrica, uma análise fonométrica ou todas as anteriores. As análises psicoacústicas e psicométricas requerem uma orelha treinada e experiência de longo prazo, não diferente do que é necessário para avaliar ruídos auscultatórios. Contudo, os problemas com essas análises resultam do potencial para terminologia indefinida e uma interpretação não uniforme. Uma descrição subjetiva de um tipo de disfonia usou mais de 350 termos clínicos diferentes. Portanto, usar escalas numéricas de classificação perceptiva é preferido ao se avaliar subjetivamente os problemas de voz. Tentativas de usar análise acústica objetiva para detectar as correlações de qualidade de voz com a patologia subjacente continuam, mas as soluções estão longes de serem alcançadas.

> Godino-Llorente JI, Gomez-Vilda P, Blanco-Velasco M. Dimensionality reduction of a pathological voice quality assessment system based on Gaussian mixture models and short-term cepstral parameters. *IEEE Trans Biomed Eng* 2006;53(10):1943 [PMID: 17019858]. (Paper demonstrates promising acoustic technique in detecting voice pathologies.)
>
> Izdebski K. Spastic dysphonia. In: Darby J, ed. *Speech Evaluation in Medicine and Psychiatry*, Vol. II: *Medicine*. New York: Grune & Stratton, 1981.
>
> Izdebski K, Shipp T, Dedo HH. Predicting postoperative voice characteristics of spastic dysphonia patients. *Otolaryngol Head Neck Surg* 1979;87:428. [PMID 503503] (Describes techniques of predicting surgical voice outcomes of selected dysphonic patients based on presurgical phonatory function studies.)

AVALIAÇÃO SUBJETIVA

A avaliação subjetiva muitas vezes usa uma mistura de termos perceptivos e musicais para descrever a qualidade de voz do paciente, o tom, a sonoridade, a duração e a frequência de fonação, prosódia, registro, tessitura e características respiratórias.

▶ Achados de avaliação comuns

A seguir, uma revisão de termos muitas vezes usados para descrever clinicamente as várias qualidades disfônicas. Esses descritores semânticos podem ser muito acurados, mas quando a voz é anormal, o termo *rouquidão* é uma palavra genérica usada por muitos médicos (e pessoas leigas) quando se referem ou descrevem muitos tipos de disfonia. A rouquidão é muitas vezes usada como um termo desprezível e leva a uma impressão ou diagnóstico errados. Ele é especialmente usado de forma errônea quando alguém está tentando definir uma qualidade de voz dissonante ou áspera, visto que isso é normalmente associado à rigidez de prega vocal e possivelmente câncer.

Voz **soprosa** ou **suave** é usada para descrever uma voz que é gerada por fechamento glótico incompleto (p. ex., na paralisia de prega vocal unilateral, arqueamento da prega vocal, distúrbios neurológicos, lesões benignas da mucosa e distúrbios psicogênicos de voz).

Uma voz **presa**, **estrangulada** ou **forçada** representa uma glote superfechada e é encontrada em distonias e paralisias pseudobulbares, incluindo distúrbios psicogênicos.

Uma **voz diplofônica** ou **multifônica** está presente quando o padrão vibratório entre as pregas vocais ou dentro de uma única prega vocal é desigual. Essa condição pode ser causada por uma variedade de lesões benignas e malignas da mucosa, complicações neurológicas, fraturas laríngeas ou problemas psicossomáticos.

Uma **voz molhada**, **de gargarejo**, também chamada de **hidrofonia**, descreve a fonação que é produzida por muco excessivo dentro do espaço glótico.

Uma **voz dissonante** pode descrever uma vibração de prega vocal verdadeira que é misturada com uma vibração ventricular. Isso pode estar presente quando lesões mucosas são encontradas entre os lábios fonatórios inferior e superior e quando a onda mucosa é parcialmente eliminada.

Uma **qualidade de voz áspera**, **dissonante** e **rígida**, com um tempo de fonação máximo curto, deve ser usada para se referir a vozes que são produzidas com "cobertura" adinâmica. Isso pode ser encontrado no carcinoma invasivo ou na superinjeção de Teflon, ou quando a mucosa é impedida de vibração por lesões que pressionam a prega vocal de cima para baixo.

Uma **voz estridente**, **metálica**, com início abrupto, pode estar associada à disfonia por tensão muscular, uma lesão fonatória benigna e disfonia hiperfuncional.

Tom súbito ou **intervalos de intensidade do som** na ausência de lesões mucosas fonatórias claramente visíveis podem ser um indicador de problemas funcionais, disfonia pós-puberal ou virilização da mulher.

Uma **variação de tom superior limitado**, com fonação soprosa suave, sem lesões mucosas e rotação da laringe posterior, pode indicar envolvimento do NLS.

Tom rápido (em cerca de 5 à 6 Hz) e oscilações de intensidade refletem o tremor vocal, ao passo que as oscilações dependentes do tom ou paradas vocais refletem distúrbios de movimento específicos, e, na disfonia por tensão muscular ou disfonia funcional (psicossomática), as oscilações podem ser randômicas.

Odinofonia descreve uma sensação, ao invés de qualidade de voz, e está associada a dor ou a desconforto durante a fala ou a vocalização.

Afonia total, ou falta de voz na ausência de uma tosse fonatória, pode indicar separação grave da glote causada por origens orgânicas e funcionais ou após laringectomia total. Ancilose das cartilagens aritenoides pode ser suspeitada, mas quando uma tosse fonatória está presente, afonia total deve levantar suspeita de uma disfonia de conversão psicossomática.

Estridor deve ser reservado para descrever produção vocal incontrolável ("vocalização") durante a inalação, quando a glote não está abduzindo. Respiração ofegante tipo asma acontece apenas na exalação quando as pregas vocais estão abertas. Quando os pacientes do sexo feminino inalam medicações para asma, a mucosa da prega vocal pode ser afetada, podendo ocorrer disfonia grave. Normalmente, interromper o uso do medicamento é suficiente para reverter a condição.

Não importa como a voz soa, o som da voz patológica pode evocar emoções negativas que são incongruentes com as emoções pretendidas pelo paciente. Essa incongruência pode ser muito frustrante e fazer com que um paciente reaja como se a condição tivesse uma causa funcional, quando claramente não é. A compreensão desses fatores pelo médico contribui consideravelmente para intensificar a conduta com os pacientes.

ANÁLISE ACÚSTICA

A análise acústica fornece uma descrição objetiva e quantitativa do som gerado de uma maneira confiável e não invasiva. O objetivo é sequenciar características fonatórias, demonstrar déficits fonatórios e correlacionar achados aos dados visuais (i.e., fisiológicos). Bloquear problemas técnicos menores, com instrumentação dedicada ou com uma abordagem computadorizada, pode ser usada para uma análise acústica rápida, confiável e reproduzível. A análise acústica fornece informação sobre a duração do som, a sonoridade, o tom e o contexto espectral, incluindo mudanças de tom estáticas e dinâmicas da voz durante a fala.

> Izdebski K. Pathologic voice evokes wrong emotions. In: Izdebski K, ed. *Emotions in the Human Voice*. Vol 2., Chapter 8, Plural Publishing, San Diego. (Describes confusion in perception of intended emotional prosody produced by patients with various vocal pathologies.)
>
> Shipp T, Izdebski K. Current evidence for the existence of laryngeal macrotremor and microtremor. *J Forensic Sci* 1981;26:501 [PMID 7252466]. (Analyzes the existence of laryngeal microtremors detected during deception versus the macrotremors found in the voice of singers and also found in vibrato and subjects with pathologic vocal tremor, using electromyographic and acoustic signals from laryngeal muscles.)
>
> Wheeler KM, Collins SP, Sapienza CM. The relationship between VHI scores and specific acoustic measures of mildly disordered voice production. *J Voice* 2006;20(2):308 [PMID: 16126368]. (Elucidates the relation between the Voice Handicap Index and laboratory measurements and shows that these two methods give independent information and essentially correlate poorly.)
>
> Yan Y, Izdebski K, Damrose E, Bless D. Quantitative analysis of diplophonic vocal fold vibratory pattern from high-speed digital imaging of the glottis. In: Manfredi C (ed.): *Sixth International Workshop (MAVEBA) Models and Analysis of Vocal Emissions for Biomedical Applications*. Firenze, Italy, 2009;145–148.

AVALIAÇÃO DE TOM

O tom expresso em intervalos musicais é uma medida perceptiva e portanto subjetiva. Contudo, em termos acústicos objetivos, o tom refere-se à frequência fundamental da voz ou à frequência fundamental da fala, sendo que as duas são registradas em ciclos vocais por segundo ou hertz (Hz). Desvios na frequência fundamental são expressos por medidas de instabilidade, ou um fator de perturbação de tom. A instabilidade é definida como um valor de frequência fundamental que é obtido ao subtrair a duração do período de tom da duração do período imediatamente precedente. Como o tom muda com o passar do tempo, coeficientes de correlação seriais podem ser usados para representar mais acuradamente essas mudanças. O padrão de tom está relacionado ao perfil de intensidade, como mostrado na Figura 29-2.

A frequência fundamental depende de idade e de gênero. O nível médio de frequência fundamental para uma criança é de cerca de 250 Hz de 200 Hz para uma mulher adulta, e para um homem adulto é de aproximadamente 120 Hz. A variação de fre-

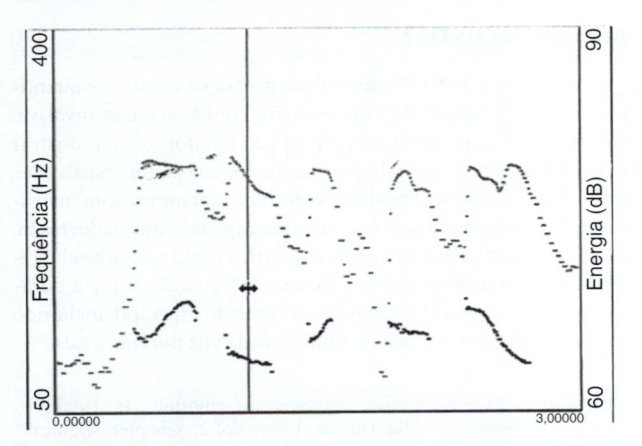

▲ **Figura 29-2** Padrão de entonação de uma sentença falada por um falante masculino mostrando contornos de tom (traçado inferior) e de intensidade (traçado superior). (Reproduzida, com permissão, de KayPENTAX, Lincoln Park, NJ.)

quência fundamental máxima para ambos os gêneros é de 36 a 1.760 Hz, ou aproximadamente a distância D1 a A6 em um piano. O treinamento vocal pode desenvolver a voz de um indivíduo para ser um instrumento perfeito; uma amplitude vocal extrema pode variar mais de quatro oitavas (p. ex., de E3, que é aproximadamente 164 Hz, até F6, que é aproximadamente 1.760 Hz).

A frequência fundamental de fala dos homens normalmente cai com o término da sentença falada sem constituir uma condição patológica. Em contraste, a frequência fundamental das mulheres muitas vezes é elevada no final de uma sentença falada. Essa distinção é importante quando se examina pacientes com reespecificação de gênero, pacientes em uso de medicações psicotrópicas ou aqueles com uma história de uso de fármacos virilizantes. A frequência fundamental de fala das mulheres cai durante a vida, ao passo que essa frequência se torna elevada em populações geriátricas masculinas.

Ao avaliar pacientes que cantam profissionalmente, seu registro vocal deve ser incluído na avaliação. Usar uma anotação de escala musical é o método preferido de comunicar os achados clínicos para esses pacientes.

Baken RJ. *Clinical Measurements of Speech and Voice*. San Diego: College Hill Press, 1997.

Izdebski K, Ross JC, Klein JC. Rigid transoral laryngovideostroboscopy (phonoscopy). *Semin Speech Lang* 1990;1:16.

AVALIAÇÃO DE SONORIDADE

A sonoridade representa intensidade acústica que é mensurada em decibéis e é dependente da pressão de ar subglótica e do fluxo de ar que sai da glote. Obter a intensidade fonatória absoluta é difícil; portanto, ela é normalmente registrada em decibéis relativos, em vez de absolutos. Além disso, como a intensidade acústica é afetada pela frequência fundamental, a sonoridade normal é maior em variações de frequência média e mais baixa nos níveis baixos e altos de frequência fundamental. Como com a frequência fundamental, médias, medianas, desvios-padrão, coeficientes de variação e fatores de perturbação de sonoridade (conhecido como "reverberação") são usados para descrever variação e dispersão de intensidade acústica. O nível de sonoridade típico de fala é de aproximadamente 65 a 75 dB. Valores abaixo ou acima dessa medida são considerados patológicos.

FONETOGRAMA

Para fazer uma representação mais regular do tom e da sonoridade, foi desenvolvido um perfil da frequência fundamental, mensurado em decibéis e chamado de fonetograma. O fonetograma, que é um perfil de variação de voz, representa os mínimos e os máximos da sonoridade vocal em níveis selecionados de frequência fundamental dentro da variação de frequência total de um locutor (Figura 29-3). Clinicamente, um fonetograma é um reflexo das capacidades vocais, em vez de medida da função glótica. Os perfis de intensidade vocal são usados para avaliar paralisia de prega vocal, arqueamento de prega vocal, presbifonia, odinofonia, distúrbios funcionais e pacientes que usam suas vozes profissionalmente.

ANÁLISE ESPECTRAL

▶ Espectrografia

A espectrografia (Figura 29-4) fornece uma representação tridimensional do som: tempo, intensidade e frequência. A espectrografia de filtro estreito mostra a estrutura harmônica (parciais) do som, a partir da qual os valores de frequência fundamental podem ser derivados. A espectrografia de filtro amplo mostra ressonância do trato vocal, representada pelos formantes (i.e., F1-F5).

A espectrografia fornece informação sobre (1) ruído; (2) falhas fonatórias; (3) descontinuidade vocal; (4) diplofonia; (5) o

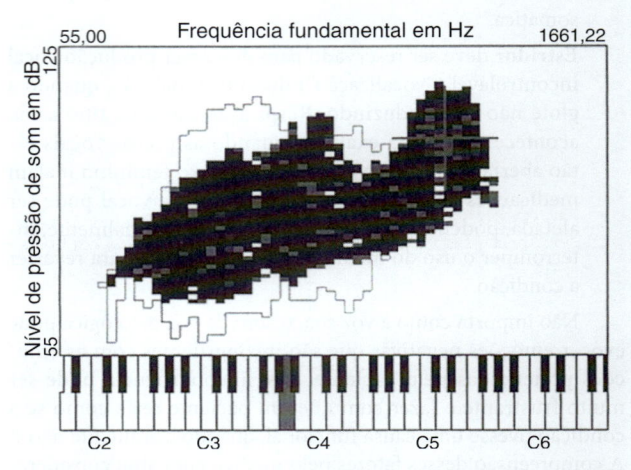

▲ **Figura 29-3** Um fonetograma (um perfil de variação de voz). Uma linha fina fora do "mapa" corresponde às mensurações prévias. (Reproduzida, com permissão, de KayPENTAX, Lincoln Park, NJ.)

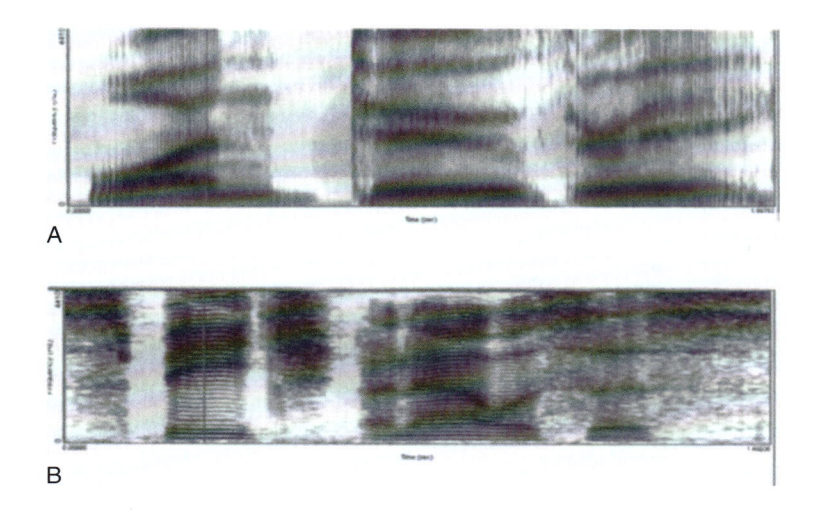

▲ **Figura 29-4** Um espectrógrafo de som. (**A**) Representação de ressonância do trato vocal, chamada de formantes (F1-F5); as transições são mostradas aqui como barras semi-horizontais grossas, escuras. (**B**) Um espectrógrafo de filtro estreito mostrando a estrutura harmônica (parciais) do som, mostrada aqui como linhas horizontais estreitas. Os valores de frequência fundamental podem ser derivados da posição da décima harmônica. As porções escuras frisadas do espectrógrafo representam o ruído presente em consoantes mudas. (Reproduzida, com permissão, de KayPENTAX, Lincoln Park, NJ.)

tamanho e a velocidade das flutuações na frequência fundamental; (6) o tamanho e a velocidade das flutuações de amplitude; (7) a sonoridade de harmonia; (8) o nível de ruído relativo; (9) uma análise de elevação e queda de tons, bem como a eficiência da voz durante o tempo; e (10) transferência de ar glótico. Essas características são cruciais quando se analisa a rigidez das pregas vocais, a irregularidade vibratória devido às lesões que são benignas, mucosais, iatrogênicas (p. ex., com o uso de Teflon ou tireoplastia), ou que causam vibração adinâmica. Essas características também são significativas quando se avaliam pacientes que utilizam suas vozes profissionalmente, possuem disfonias neurológicas ou funcionais, têm carcinoma ou apresentam problemas de estridor, ruído, respiração ofegante ou vias aéreas obstruídas (p. ex., ronco).

▶ Espectro médio de longo prazo

A técnica de espectro médio de longo prazo é usada para delinear graficamente níveis de espectro de fala comprimidos durante o tempo. Essa técnica relaciona os parâmetros acústicos às observações perceptivas e tem sido usada com sucesso para descrever várias disfonias.

> Izdebski K. Overpressure and breathiness in spastic dysphonia: an acoustic and perceptual study. *Acta Otolaryngol* 1984;97:373 [PMID: 6720314]. (Pre- and post-recurrent laryngeal nerve section speech segments spoken by adductor spasmodic dysphoria patients were analyzed by long-time-average-spectrum (LTAS) analysis and perceptually for breathiness and overpressure. Breathy phonation corresponded to a steep fall in the LTAS, whereas overpressured phonation produced higher spectral levels and a less steep fall. Correlation with perceptual assessment of weak and strangled voice was shown to be valid.)

▶ Análise multifatorial de sinais acústicos

Os engenheiros de processamento de sinal junto com médicos estão trabalhando muito para fornecer algoritmos favoráveis aos usuários para representar em formas visuais a análise acurada de sinais acústicos anormais com o passar do tempo. Embora os humanos possam processar esses sinais intuitivamente na forma de uma imagem de qualidade de voz, seu processamento de sinais por meios objetivos reproduzíveis é muitas vezes mais um grande desafio. Porém, há progresso. Alguns desses métodos incluem filtragem inversa, análise de série de tempo, medidas de confusão ou mais recentemente a tentativa de aplicar a lógica *fuzzy*. Uma das plataformas analíticas mais promissoras para fazer sentido com sinais de longo termo aperiódicos (rouquidão) é baseada em gráficos de Nyquist.

> Y. Yan, X. Chen and D. Bless. Automatic Tracing of the Vocal-fold Motion from High-speed Laryngeal Image Sequence. *IEEE Trans. On Biomedical Engineering.* vol 53(7):1394–1400, July 2006.

▶ Perfil de voz multidimensional

O perfil de voz multidimensional mostra, em uma forma gráfica, múltiplos parâmetros vocais, todos em um único momento (Figura 29-5). O uso do perfil de voz multidimensional é vantajoso na comparação de resultados pré-tratamento e pós-tratamento. Ele também fornece uma descrição global de disfonia, porque, sozinhos, parâmetros acústicos simples são insuficientes para delinear a complexidade das patologias fonatórias. O perfil de voz multidimensional pode comparar dados clínicos individuais com um banco de dados incorporado ajustado à idade e ao gênero. Portanto, esse perfil é muito útil para analisar mudanças com o passar do tempo.

▶ Análise de frequência

Análises de frequência baseadas instrumentalmente são usadas para definir a frequência e a extensão de variações acústicas específicas (i.e., tremor vocal, interrupções vocais, ou vibrato). A análise de frequência é usada no diagnóstico diferencial de distúrbios de movimento vocal e na avaliação

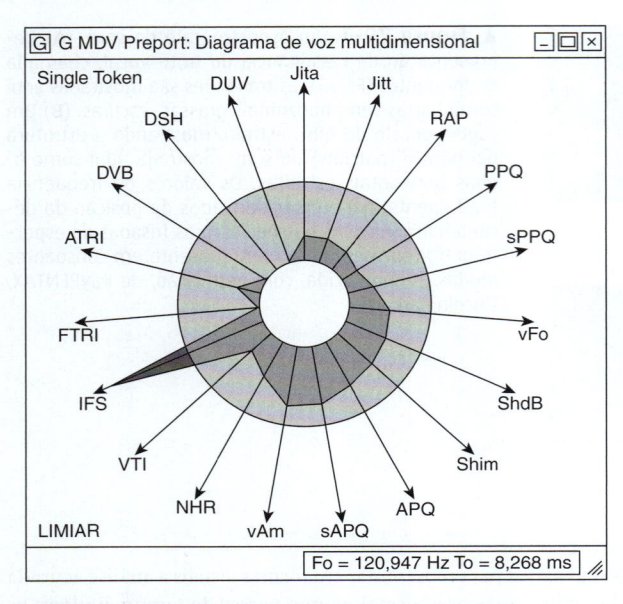

Figura 29-5 Perfil de voz multidimensional. Uma voz suave, soprosa é mostrada por IFS grave (índice de fonação suave). (Reproduzida, com permissão, de KayPENTAX, Lincoln Park, NJ.)

de problemas vocais de cantores. As frequências vocais patológicas são entre 5 e 6 Hz, uma frequência similar à frequência vibrato.

> Dejonckere PH, Hirano M, Sundberg J. *Vibrato*. San Diego: Singular Publishing Group, 1995.
>
> Shipp T, Izdebski K. Current evidence for the existence of laryngeal macrotremor and microtremor. *J Forensic Sci* 1981;26: 501 [PMID: 7252466]. (The existence of laryngeal microtremors was tested using vocal vibrato in normal singers and in vocal tremor.)

▶ Área de contato da prega vocal

Uma voz normal é produzida quando a aproximação glótica é normal durante a fonação sustentada. A porcentagem de perda de área de contato da prega vocal pode ser derivada de medidas acústicas. Quando uma voz é rouca, a porcentagem de contato fonatório (i.e., perturbações) diminui. Valores abaixo de 90% são considerados anormais.

▶ Espaço de vogal

A qualidade da vogal é afetada pela frequência fundamental e pela sonoridade. Portanto, dificuldades substanciais em manter as vogais no alvo são encontradas quando os cantores devem cantar em voz alta. Esses níveis elevados contribuem para a inteligibilidade insatisfatória do texto cantado. Portanto, a produção de vogal deve ser examinada quando se estuda pacientes que cantam profissionalmente.

▶ Tempo de fonação máximo

O tempo de fonação máximo corresponde ao tempo que um indivíduo pode produzir sons vocais por cada inalação. Os valores de tempo de fonação máxima normais são entre 17 e 35 segundos para homens adultos e entre 12 e 26 segundos para mulheres adultas. Uma redução do tempo de fonação máximo é esperado em uma glote hipofuncional, ao passo que o prolongamento desse tempo é característico de uma glote superaproximada. Embora o tempo de fonação máximo não tenha capacidades diagnósticas, ele é útil nas avaliações pré-operatórias e pós-operatórias de paralisia e arqueamento de prega vocal unilateral, na monitorização da medialização (p. ex., tireoplastia ou várias injeções intracordais) e em procedimentos de lateralização (p. ex., injeções de Botox, bem como ressecções, bloqueios ou estimulação de nervos).

> Baken RJ. *Clinical Measurements of Speech and Voice*. San Diego: College Hill Press, 1997.
>
> Hirano M. *Clinical Examination of Voice*. New York: Springer-Verlag, 1981.

▼ AVALIAÇÃO DE VOZ FISIOLÓGICA

A avaliação de voz fisiológica compreende visualização estroboscópica rígida ou flexível, aerodinâmica, glotografia, eletromiografia e exames especiais.

FONOSCOPIA

Fonoscopia refere-se à visualização estroboscópica (ou laringovideoestroboscópica) das pregas vocais durante a vibração (Figura 29-6). Ela é considerada um procedimento principal entre estudos EFFs. Muitos médicos relatam fazer mais de 20% de decisões de plano de tratamento e diagnósticas por causa da avaliação estroboscópica.

A técnica se baseia no princípio de iluminar um objeto vibrante com *flashes* de luz abaixo ou acima da frequência na qual ele vibra, fazendo, portanto, o objeto vibrante aparecer imóvel ou como se estivesse vibrando em câmera lenta. A laringovideoestroboscopia ou estroboscopia digital fornece uma imagem das vibrações das pregas vocais produzidas em média durante muitos ciclos vibratórios, e a estroboscopia de alta velocidade recentemente introduzida mostra ciclos consecutivos e não as médias, porque ela só pode mostrar sinal de curta duração. As imagens mais detalhadas são obtidas por meio de um escópio transoral rígido de 90° ou de 70°. As imagens são capturadas em vídeo ou em formato digital e são mostradas em um monitor para visualização e análise imediata ou subsequente.

A fonoscopia fornece ao médico uma profusão de informações. Entre a grande quantidade de informações que ela fornece, a fonoscopia (1) mapeia a localização da lesão fonatória em relação aos achados acústicos, (2) fornece valores de frequência fundamental, (3) mostra a simetria das vibrações das pregas vo-

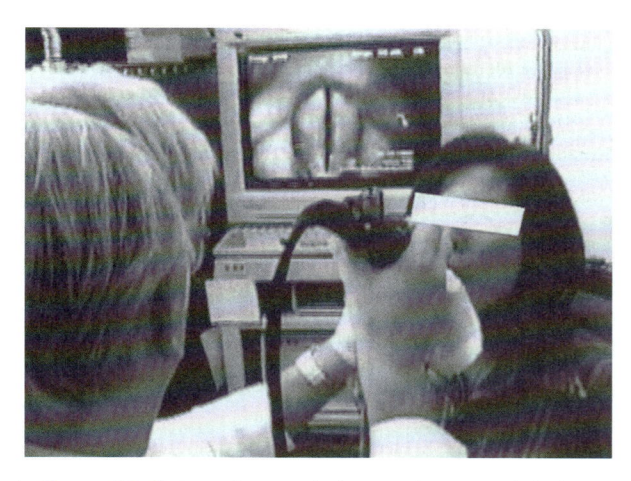

Figura 29-6 Procedimento de fonoscopia transoral rígida mostrando a visualização online do processo vibratório das pregas vocais. A imagem obtida é mostrada imediatamente em um monitor. Os valores de intensidade e de tom vocal na eletroglotografia são mostrados para análise.

Colton R, Casper JK. *Understanding Voice Problems: A Physiological Perspective for Diagnosis and Treatment*. Baltimore: Williams & Wilkins, 1996.

Dworkin JP, Meleca RJ. *Vocal Pathologies: Diagnosis, Treatment and Case Studies*. San Diego: Singular Publishing Group, 1997.

Hertegard S, Larsson H, Wittenberg T. High-speed imaging: applications and development. *Logoped Phoniatr Vocol* 2003;28:3,133–139.

Hirano M. *Clinical Examination of Voice*. New York: Springer-Verlag, 1981.

Izdebski K, Yan Y, Kunduk M. Acoustic and high-speed digital imaging based analysis of pathological voice contributes to better understanding and differential diagnosis of neurological dysphonias and of mimicking phonatory disorders. *Interspeech Proceedings*. Brighton, GB, 2009.

Izdebski K, Ross JC, Klein JC. Rigid transoral laryngovideostroboscopy (phonoscopy). *Semin Speech Lang* 1990;1:16.

Remacle M. The contribution of videostroboscopy in daily ENT practice. *Acta Oto Rhino Laryngologica Belg* 1996;50:265 [PMID: 9001636].

Yan Y, Ahmad K, Kunduk M, Bless D. Analysis of vocal-fold vibrations from high-speed laryngeal images using Hilbert transform based methodology. *J Voice* 2005;19(2):161–175.

Yan Y, Chen X, Bless D. Automatic tracing of the vocal-fold motion from high-speed laryngeal image sequence. *IEEE Trans Biomedical Engineering* (2006);53(7):1394–1400.

Yan Y, Izdebski K, Damrose E, Bless D. Quantitative analysis of diplophonic vocal fold vibratory pattern from high-speed digital imaging of the glottis. In: Manfredi C (ed.): *Proceedings of the 6th International Workshop: Models & Analysis of Vocal Emissions for Biomedical Applications (MAVEBA 09)*. Firenze, Italy, 2009

cais, (4) revela a configuração do fechamento glótico, (5) mostra a excursão horizontal das pregas vocais (i.e., sua amplitude), (6) revela a aparência e os trabalhos dos lábios fonatórios superior e inferior, (7) mostra o tipo e a natureza do fechamento glótico e (8) demonstra a natureza da onda vibratória mucosal (incluindo a presença ou ausência de segmentos dinâmicos). Comparado com exames tradicionais, um exame fonoscópico aumenta significativamente a acurácia do diagnóstico e portanto fornece mais opções efetivas de tratamento.

A frequência de captura fonoscópica de imagens relaciona-se à capacidade da instrumentação de gravação. Com estroboscopia regular capturada digitalmente ou no vídeo, essa frequência normalmente não excede 30 quadros por segundo. Portanto, as imagens glóticas que foram avaliadas e a partir das quais foram tomadas decisões clínicas formam essencialmente um composto de múltiplos quadros de ciclos vibratórios com o passar do tempo. Mesmo com uma grande melhora em relação ao espelho, ou visualização por fibra óptica, a estroboscopia convencional é submissa em relação aos chamados registros digitais de alta velocidade (HSD), que estão entrando no mercado, embora principalmente como uma ferramenta de pesquisa acadêmica. Os registros HSD podem capturar quadros de até 50.000 por segundo, um exagero clínico, mas alguns sistemas clínicos comercialmente disponíveis podem hoje operar na adjacência de 2.000 a 4.000 quadros por segundo. Para processar essa vasta quantidade de informação e fazer algum sentido fora desses quadros consecutivos, programas de processamento de sinal especiais com base na tecnologia de rastreamento estão sendo desenvolvidos. Embora os sistemas HSD na forma atual ainda não estejam estabelecidos aqui, argumenta-se que o HSD será o método de escolha. Neste momento, o estroboscópio convencional regular fará isso, mas o futuro para o HSD parece promissor.

VIDEOQUIMOGRAFIA

A videoquimografia (VQG) é um sistema recentemente desenvolvido usado para observações diretas de vibrações das pregas vocais acoplando uma câmera de vídeo modificada a um endoscópio rígido padrão e iluminação com luz constante, com a imagem obtida registrada em um sistema de vídeo padrão. A tecnologia videoquimográfica mais moderna combina duas visões glóticas diferentes que são apresentadas de forma simultânea em um monitor de vídeo. A metade esquerda da tela fornece uma visão rígida padrão (colorida), e a metade direita da tela mostra uma imagem de quimograma de alta velocidade em preto e branco do ciclo vibratório das pregas vocais em uma porção selecionada da glote (ver a linha horizontal branca). O modo de alta velocidade opera em 7.200 imagens por segundo e mostra fases abertas e fechadas, movimentos de abrir e fechar, assimetrias esquerda e direita, deslocamentos dos lábios das pregas vocais superior e inferior e ondas mucosais. No modo de alta velocidade, as linhas são mostradas em sucessão e o operador pode focalizar na porção da glote (p. ex., anterior, média e posterior), conforme mostrado na Figura 29-7.

A VQG está entrando no mundo clínico, mas principalmente nos EUA. Embora não seja tão intuitiva quanto a estroboscopia, ela aumenta a compreensão das vibrações das pregas vocais que não são facilmente capturadas por estroboscopia-padrão;

por esta razão, ela pode ser especificamente útil quando são analisados casos com sinais altamente irregulares. A nova técnica que mostra simultaneamente as duas imagens pode promover adaptação clínica de VQG.

> Qiu Q, Schutte, HK. A new generation videokymography for routine clinical vocal-fold examination. *Laryngoscope* 2006;116:1824–1828 [PMID: 17003719]. (Description of simultaneous image display.)
>
> Svec JG, Schutte HK. Videokymography: high-speed line scanning of vocal fold vibration. *J Voice* 1996;10:201–205 [PMID: 8734395]. (Principles of technique.)
>
> Svec JG., Sram F, Schutte HK. Videokymography in voice disorders: what to look for? *Ann Otol Rhinol Laryngol* 2007;116:172–180 [PMID: 17419520]. (Discussion of clinical applications.)
>
> Svec JG, Sram F, Schutte HK. Videokymography. In: MP Fried, A Ferlito (eds.): *The Larynx*, 3rd ed. Vol. I., pp. 253–274. San Diego, CA: Plural Publishing, 2009. (Updated information on VKG.)

ELETROGLOTOGRAFIA

A eletroglotografia é outro método de avaliar a vibração das pregas vocais. Essa tecnologia utiliza o princípio da impedância elétrica através do tecido e de espaço aberto. Os eletrodos são colocados no pescoço sobre a lâmina das cartilagens tireóideas; uma corrente fraca passa entre os eletrodos, que geram uma curva de impedância que corresponde à forma e à natureza do ciclo vibratório.

Outras formas de tecnologia glotográfica incluem glotografia fotoelétrica e por ultrassom. Uma nova técnica de avaliar os ciclos das pregas vocais baseada no princípio da quimografia foi recentemente introduzida; contudo, seu valor clínico permanece questionável nesse momento.

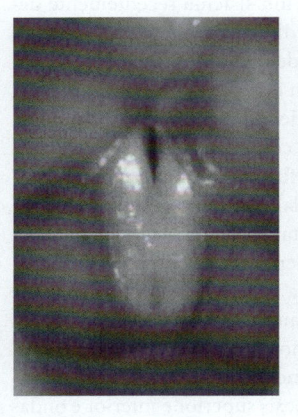

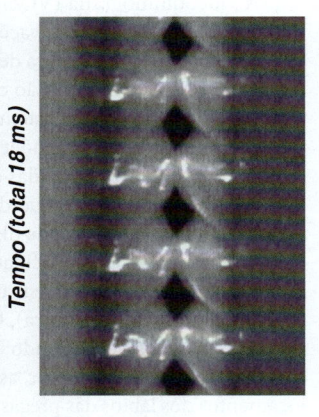

▲ **Figura 29-7** Imagens de videoquimografia (VQG) representando voz saudável normal. A imagem videoquimográfica PeB (direita) é obtida da posição marcada pela linha branca horizontal na imagem esquerda e cobre o tempo total de 40 milissegundos na frequência de 7.200 imagens por segundo. Essas imagens são cortesia do Dr. Jan Švec (2010) e foram obtidas usando uma câmera de VQG, que mostra as duas imagens simultaneamente em tempo real.

> Guimaraes I, Abberton E. Fundamental frequency in speakers of Portuguese for different voice samples. *J Voice* 2005;19(4):592 [PMID: 16301105]. (This article shows usage of electroglottography to assess voice qualities across gender and age.)
>
> Larsson H, Hertegard S, Lindestad PA, Hammarberg B. Vocal fold vibrations: high-speed imaging, kymography, and acoustic analysis: a preliminary report. *Laryngoscope* 2000;110(12): 2117 [PMID: 11129033]. (This article suggests that combined high-speed acoustic-kymographic analysis package can be helpful for specification of the terminology of voice qualities.)
>
> Yan Y, Ahmad K, Kunduk M, Bless D. Analysis of vocal-fold vibrations from high-speed laryngeal images using a Hilbert transform-based methodology. *J Voice* 2005;19(2):161 [PMID: 15907431]. (This article assesses potential use of this tool for voice pathology analysis.)
>
> Zagolski O, Carlson E. Electroglottographic measurements of glottal function in vocal fold paralysis in women. *Clin Otolaryngol Allied Sci* 2002;27(4):246 [PMID: 12169125]. (This article suggests that electroglottography is a suitable noninvasive tool for tracking the patients' long-term progress.)

TESTES AERODINÂMICOS

O objetivo dos testes aerodinâmicos é avaliar como o ar – "o combustível da voz" – se comporta durante a fonação. A aerodinâmica mede as pressões de ar subglótica e supraglótica (i.e., intraoral), bem como a impedância de ar glótica e o tipo de fluxo de ar na glote, incluindo a velocidade de volume.

A aerodinâmica é importante quando se avalia paralisia de prega vocal, estenose, redes ou pacientes que utilizam suas vozes profissionalmente (i.e., cantores). Os testes aerodinâmicos são importantes quando se examina uma voz que pode ter sido afetada pela inalação de gases nocivos ou fumaça de gelo seco. Eles também são úteis quando o volume de gás expirado durante o primeiro segundo (o volume expiratório forçado no primeiro segundo [VEF_1]) a partir do início da capacidade vital forçada (CVF) mostra déficits (p. ex., provocação com metacolina).

As medidas do fluxo de ar fonatório são realizadas por meio de pneumotacografia nos segmentos vocálicos; elas diferem dos estudos de função pulmonar, em que o fluxo de ar é mensurado como uma função de fonação. Os valores individuais podem ser ajustados contra os valores de idade e de gênero esperados, com valores cruciais para uma população normal variando de 40 a 200 mL/s. A interpretação de testes aerodinâmicos deve ser conduzida com cuidado, porque esses testes estão sujeitos a respostas motoras voluntárias e são afetados por variações na intensidade vocal e no registro vocal.

> Granqvist S, Hertegard S, Larsson H, Sundberg J. Simultaneous analysis of vocal fold vibration and transglottal airflow: exploring a new experimental setup. *J Voice* 2003;17(3):319 [PMID: 14513955]. (This article critically reviews airflow across the glottis. The article points that relationships between these two entities is complex specifically with respect to phonation modes.)

ELETROMIOGRAFIA

Um eletromiograma (EMG) examina a integridade neuromuscular de um músculo estriado registrando em uma forma visual, uma forma auditiva ou ambas, as propriedades eletrofisiológicas (i.e., descargas) do músculo. Essas descargas fornecem informação sobre as características de potencial de unidade motora simples, bem como sobre o padrão de interferência representando descargas musculares seriais durante o tempo (Figura 29-8).

É necessário equipamento especializado para conduzir um EMG. Normalmente, eletrodos de agulha ou em gancho são usados. Os eletrodos de superfície só podem ser usados para testar músculos que estão próximos à superfície da pele (i.e., o músculo cricotireóideo ou os músculos laríngeos extrínsecos). Quando examinar o potencial da unidade motora, os eletrodos de agulha, preferivelmente bipolares, devem ser usados.

A utilidade do EMG laríngeo no diagnóstico de disfonia não foi bem estabelecida, incluindo a avaliação de paralisia de prega vocal unilateral ou bilateral. É difícil às vezes concluir se o músculo está sofrendo desnervação ou reinervação; nessa circunstância, a experiência clínica do examinador desempenha um papel importante.

> Blitzer A. Laryngeal electromyography. In: Rubin JS, Sataloff RT, Korovin GS, Gould WJ, eds. *Diagnosis and Treatment of Voice Disorders*. New York, Tokyo: Ikagu-Shoin, 1995.
>
> Dedo HH, Hall WN. Electrodes in laryngeal electromyography: reliability comparison. *Ann Otol Rhinol Laryngol* 1969;78:172 [PMID: 5763185]. (Article discusses that using unipolar electrodes will provide word information.)
>
> Jacobs IN, Finkel RS. Laryngeal electromyography in the management of vocal cord mobility problems in children. *Laryngoscope* 2002;112:1243 [PMID: 12169907]. (Evaluates the efficacy and usefulness of electromyography, with a specific focus on the pediatric patient as well as in determining the differential diagnosis of vocal cord paralysis versus vocal cord fixation.)
>
> Shipp T, Izdebski K, Reed C, Morrisey P. Intrinsic laryngeal muscle activity in a spastic dysphonia patient. *J Speech Hearing Dis* 1985;50:54 [PMID: 3974213]. (Description of electromyography activity from intrinsic laryngeal muscles in adductor spasmodic dysphoria demonstrated normal morphology of recurrent laryngeal nerves and intrinsic laryngeal muscles and suggested a neurologic cause for this disorder.)
>
> Sittel C, Stennert E, Thrumfart WF, Dapunt U, Eckel HE. Prognostic value of laryngeal electromyography in vocal fold paralysis. *Arch Otolaryngol Head Neck Surg* 2001;127:155 [PMID: 11177032]. (This article analyzes the value of electromyography in predicting vocal function recovery from acute neurogenic injuries [ie, paralysis] of the vocal cords.)
>
> Woo P. Laryngeal electromyography is a cost-effective clinically useful tool in the evaluation of vocal fold function. *Arch Otolaryngol Head Neck Surg* 1998;124:471 [PMID: 9559701]. (Outlines the clinical usefulness of electromyography in evaluating various vocal cord dysfunctions in the absence of visible organic mucosal lesions.)
>
> Yin SS, Quu WW, Stucker FJ. Major patterns of laryngeal electromyography and their clinical applications. *Laryngoscope* 1997;107:126 [PMID: 9001277]. (Presents detailed electromyographic [EMG] techniques and describes physiologic tasks needed to study the actions of the ILM by EMG in various groups of dysphonic patterns.)

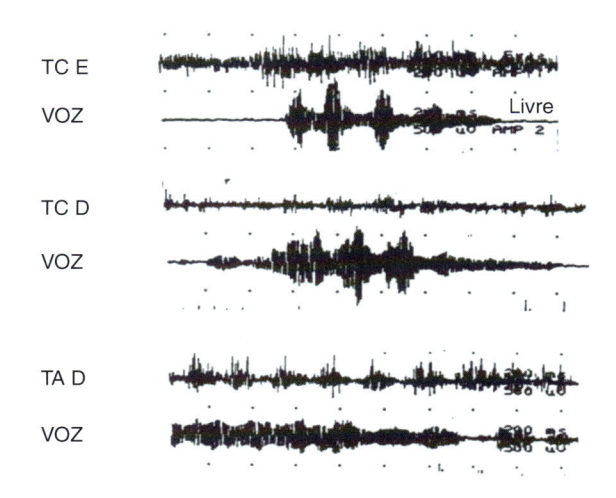

▲ **Figura 29-8** Traçado eletromiográfico (EMG). Esta figura mostra o padrão de interferência representando o músculo cricotireóideo esquerdo, o músculo cricotireóideo direito e o músculo tireoaritenóideo direito. Esses músculos são ativados com o passar do tempo durante a fonação. Os sinais de EMG são mostrados simultaneamente com o sinal acústico (voz) mostrando um tremor vocal de 5,5 Hz.

ESTUDOS ESPECIAIS

Durante o estudo de problemas de voz complexos, testes de voz especialmente adaptados precisam ser projetados ou conduzidos. Esses testes especiais incluem estudos acústicos, fisiológicos e radiográficos.

TESTES ACÚSTICOS

Os testes acústicos especiais incluem teste de carga de voz, mascaramento auditivo, testes de desempenho de voz, testes foneticamente equilibrados, *feedback* auditivo retardado e uso de uma eletrolaringe. Eles são úteis para determinar o diagnóstico diferencial de disfonias psicogênicas.

> Izdebski K. The voice load test: an objective acoustic test to assess voice quality as a factor of voice usage over time. In: *Proceedings of the 2nd World Voice Congress and 5th International Symposium on Phonosurgery*. Sao Paulo, Brazil, 1999.

TESTES FISIOLÓGICOS

Os testes fisiológicos especiais incluem testes aerodinâmicos, testes de pressão manual e procedimentos de desnervação temporária. Um teste de insuflação esofágica superior é usado para testar falhas na aquisição da voz após procedimentos de punção traqueal. Como a mudança súbita na aerodinâmica afeta a biomecânica glótica, como fazem os gases inalantes de outra densidade que não o ar (p. ex., hélio), tais testes são úteis para examinar um distúrbio de voz psicogênico suspeito.

O teste de pressão manual, também conhecido como o teste de pressão de circunferência laríngea, é útil para testar disfonia por tensão muscular, bem como disfonia psicogênica. Ele também é útil para avaliar a viabilidade dos procedimentos de medialização. Similarmente, o teste de posicionamento da cabeça, que pode causar mudanças na aproximação das pregas vocais, pode ser usado como um preditor do potencial de correção (terapêutica, cirúrgica ou ambas) de disfonia soprosa. Um teste de pressão do pescoço também pode ser usado para testar falhas na aquisição de voz após injeção esofágica (p. ex., após laringectomia total).

Uma série de bloqueios de nervos, bem como o chamado banho de lidocaína oral, podem ser muito úteis no diagnóstico diferencial de disfonia psicogênica. Além disso, um bloqueio de NLR muitas vezes é crucial no teste para disfonia espasmódica adutora e tremor vocal. Um bloqueio temporário dos NLSs pode ser usado no teste para disfonia espasmódica abdutora e na disfonia infantil pós-puberal persistente. O teste de bloqueio neural também pode ser usado para testar problemas com insuflação de ar em pacientes após uma laringectomia total.

EFFs radiológicos incluem um exame videofluoroscópico de um segmento fonatório não funcional após laringectomia total. Parece também que os estudos neurorradiográficos que utilizam visualização intensificada para revelar depósitos de gordura nas pregas vocais podem ser úteis para estudar pregas vocais imóveis. Com teste adicional, essa técnica pode ser excelente no diagnóstico diferencial de distúrbios de voz devido à paralisia das pregas vocais ou devido a problemas mecânicos (p. ex., luxação da articulação aritenoide ou fixação de prega vocal, ou ancilose).

Izdebski K, Dedo HH. Selecting the side of the RLN section for spastic dysphonia. *Otolaryngol Head Neck Surg* 1981;89:423.

Izdebski K, Manace ED, Skiljo-Haris J. The challenge of determining work-related voice and speech disabilities in California. In: Dejonkere PH, ed. *Occupational Voice: Care and Cure*. Hague, Netherlands: Kugler Publishers, 2001.

Izdebski K, Ward R. Differential diagnosis of ADD-ABDuctor spasmodic dysphonia, vocal tremor and ventricular dysphonia by auditory and phonoscopic observations. In: Clemente M, ed. *Voice Update, International Congress Series*. The Hague, Netherlands: Elsevier, 1997.

Shipp T, Izdebski K, Morrisey P. Physiologic stages of vocal reaction times. *J Speech Hear Res* 1984;27:14 [PMID: 6330455]. (Describes the cortical and mechanical muscular speeds with which humans process and execute sensory motor processes to initiate phonation.)

Lesões laríngeas benignas

30

Michael J. Wareing, MBBS, BSc, FRCS (ORL-HNS)
Richard Millard, MBBS, MA, DLO
Seema Yalamanchili, MA

A laringe humana desempenha um papel fundamental na proteção das vias aéreas, na respiração e na fonação. A maioria dos pacientes com distúrbios laríngeos benignos se apresenta com disfonia. Esses distúrbios são particularmente predominantes em indivíduos que usam suas vozes profissionalmente. A doença neoplásica maligna deve ser excluída como uma causa subjacente dos problemas de voz: todo paciente que se apresenta com disfonia deve ser submetido a um exame completo da cabeça e do pescoço. Uma vez estabelecido que não há evidência de malignidade, os pacientes podem ser tratados de forma apropriada, idealmente em uma clínica de voz. Uma clínica para a voz apropriadamente equipada deve ter acesso à videolaringoestroboscopia e pode ser conduzida com um terapeuta da fala adequadamente qualificado.

O diagnóstico deve incluir um reconhecimento completo do estilo de vida do paciente e de hábitos ocupacionais, bem como um exame detalhado das pregas vocais, incluindo estroboscopia. A maioria das lesões laríngeas benignas é tratável com uma combinação de cirurgia e terapia da fala, mas as medidas para prevenir a recorrência da doença por meio de estímulo e manutenção de mudanças no estilo de vida também são necessárias.

ANATOMIA E FISIOLOGIA

A laringe consiste em uma estrutura cartilaginosa que compreende as cartilagens tireoide simples, cricoide e epiglótica e as cartilagens aritenoide pareada, corniculada e cuneiforme. A laringe é suspensa do osso hioide pela membrana tireo-hióidea. As pregas vocais correm a partir de um ângulo formado pela lâmina tireoide anteriormente ao processo vocal das cartilagens aritenoides posteriormente. A alteração na posição e no comprimento das pregas vocais é primariamente o resultado do movimento das articulações cricoaritenóideas sinoviais, com uma contribuição do movimento das articulações cricotireóideas. Acima das pregas vocais correm as pregas falsas, formadas pela borda medial das pregas ariepiglóticas. Estas são separadas das pregas vocais pelo seio horizontal conhecido como ventrículo laríngeo, que contém numerosas glândulas secretoras de mucina.

As pregas vocais são cobertas com epitélio escamoso estratificado que tem até 20 camadas; esse epitélio cobre a lâmina própria, que possui três camadas, debaixo das quais se situa o ligamento vocal e o músculo vocal. Elos cruzados de colágeno soltos entre o epitélio e a camada superior da lâmina própria (i.e., espaço de Reinke) permitem a oscilação da onda da mucosa durante a fonação à medida que o epitélio é capaz de deslizar sobre o espaço de Reinke.

O som é produzido após a criação de uma pressão subglótica à medida que a expiração ocorre contra uma glote fechada. À medida que o ar passa entre as pregas vocais aduzidas, o efeito de Bernoulli causa vibração da mucosa das pregas vocais, produzindo som. As anormalidades que impedem a adução completa das pregas vocais ou interferem diretamente na vibração da mucosa produzem disfonia.

> Rosen AC, Murray T. Nomenclature of voice disorders and vocal pathology. *Otolaryngol Clin North Am* 2000;33:1035 [PMID: 10986070]. (Classification of the pathology of vocal cord lesions and voice disorders.)

AVALIAÇÃO CLÍNICA

HISTÓRIA DO PACIENTE

O início, a duração e a progressão de qualquer mudança na voz devem ser investigados. Quaisquer infecções precedentes no trato respiratório superior, trauma direto ou vocal ou intubação endotelial devem ser observadas. A disfonia persistente, progressiva, em um fumante deve sempre sugerir a possibilidade de doença maligna, em particular se associada à disfagia ou à odinofagia.

Uma consideração principal é a idade do paciente. Os adultos têm uma incidência maior de doença maligna, ao passo que nas crianças que são roucas o diagnóstico diferencial principal é entre os nódulos vocais e papilomatose juvenil. Uma história ocupacional é de particular relevância, porque o distúrbio de voz pode ser secundário ao padrão de uso de voz ou a condições de

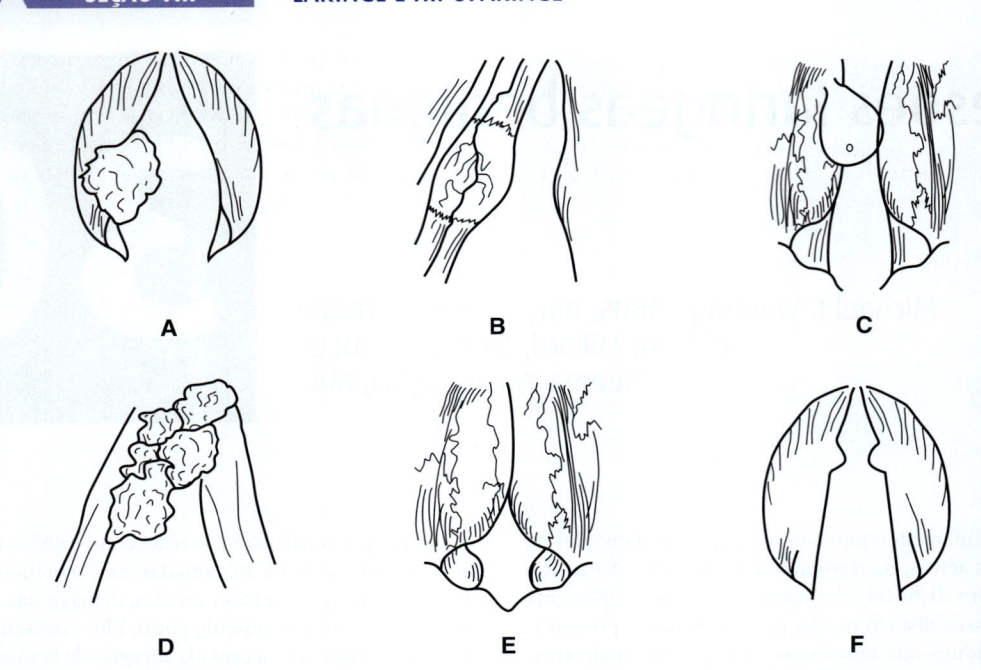

▲ **Figura 30-1** Lesões laríngeas benignas. (**A**) Granuloma de prega vocal, (**B**) cisto intracordal, (**C**), pólipo de prega vocal pedunculado, (**D**) papilomatose laríngea, (**E**) edema de Reinke e (**F**) nódulos da prega vocal.

trabalho. Uma história de cirurgia prévia é essencial, assim como é a documentação de qualquer tratamento laríngeo ou terapia de fala prévios. Questões adicionais da história do paciente incluem (1) hábitos de tabagismo; (2) ingestão de líquido, incluindo cafeína e ingestão de álcool, e (3) sintomas de alergia nasal ou sinusite. O questionamento direto deve avaliar a presença de sintomas sugestivos de refluxo gastresofágico (ou laringofaríngeo) e hipotireoidismo.

EXAME DO PACIENTE

O exame do paciente deve incluir um exame completo da orelha, do nariz e da garganta (ONG), incluindo uma inspeção convencional da laringe seguida por uma avaliação mais detalhada do movimento da prega vocal usando videoestroboscopia.

Um exame completo de ONG é executado, incluindo laringoscopia indireta com espelho. Isto orienta as chances de executar com sucesso a laringoscopia rígida e muitas vezes faz o diagnóstico. Os dois métodos alternativos, que permitem a fotodocumentação e uma visão mais vagarosa, são nasolaringoscopia flexível ou endoscopia rígida, usando um endoscópio a 70º ou 90º. Nas duas técnicas, a luz estroboscópica pode ser usada para identificar defeitos na onda da mucosa.

A nasolaringoscopia permite a inspeção completa do nariz, do espaço pós-nasal, da faringe e da laringe em uma posição fisiológica. A endoscopia rígida, conduzida através da orofaringe, oferece a visão mais detalhada da laringe no paciente obediente. Os dois métodos podem usar sistemas de vídeo para fotodocumentação. A visualização da laringe pelos pacientes melhora significativamente a compreensão e a complacência com a terapia da fala.

A Figura 30-1 ilustra as aparências características de algumas lesões laríngeas benignas comuns.

VIDEOESTROBOSCOPIA

A videoestroboscopia é uma importante ferramenta para monitorar a reabilitação e fornecer *feedback* durante a terapia da fala. Ela também é útil no diagnóstico de lesões, como os cistos intracordais, e na diferenciação destas lesões dos nódulos das pregas vocais.

O exame estroboscópico permite a visualização da onda da mucosa que ocorre na borda medial da prega vocal, a aparência sendo aquela de um filme em "câmera lenta". Esta aparência é criada pela luz estroboscópica oscilante que ilumina as ondas mucosais consecutivas em um ponto similar na forma de onda. A frequência da iluminação estroboscópica difere levemente da frequência da onda da mucosa, criando a percepção de uma onda de mucosa de movimentação lenta. Este efeito é perdido se a patologia resultar em uma onda de mucosa que não tem uma periodicidade consistente. O registro em vídeo de alta velocidade permite agora a visualização direta da onda da mucosa, ao invés da percepção da visualização da onda criada por estroboscopia. Esta técnica possui algumas vantagens; contudo, ela requer a execução em grande parte desacelerada e portanto não permite imagens "ao vivo", que são particularmente úteis para os pacientes compreenderem sua patologia.

Hertegård-Stellan. What have we learned about laryngeal physiology from high-speed digital videoendoscopy? *Curr Opin Otolaryngol Head Neck Surg* 2005;13:152 [PMID: 15908812].

Sataloff RT. Evaluation of professional singers. *Otolaryngol Clin North Am* 2000;33:923 [PMID: 10984762]. (Summary article of ENT history and examination in singers.)

Simpson CB, Fleming DJ. Medical and vocal history in the evaluation of dysphonia. *Otolaryngol Clin North Am* 2000;33:719 [PMID: 10918656]. (Review of history taking in voice disorders.)

LESÕES LARÍNGEAS COMUNS

FONOTRAUMA

▶ Patogênese

A maioria dos nódulos das pregas vocais, pólipos e a condição conhecida como edema de Reinke surge como resultado do trauma repetitivo às pregas vocais, que é conhecido como *fonotrauma* e está associado a uma resposta inflamatória local. As forças de cisalhamento ocorrem durante a fonação na área de amplitude de onda máxima, que é o limite dos terços anterior e médio da prega vocal. Em virtude disso, a patologia vocal secundária ao fonotrauma tende a ocorrer neste local.

Dikkers FG, Nikkels PG. Lamina propria of the mucosa of benign lesions of the vocal cords. *Laryngoscope* 1999;109:1684 [PMID: 10522943]. (Study demonstrating correlation between duration and pattern of phonotrauma and the histopathology of benign vocal cord lesions.)

Verdolini K, Rosen CA, Branski RC, Hebda PA. Shifts in biochemical markers associated with wound healing in laryngeal secretions following phonotrauma: a preliminary study. *Ann Otol Rhinol Laryngol* 2003;112(12):1021 [PMID: 14703104]. (Study demonstrating elevation of markers of acute inflammation in the vocal folds following prolonged voice use.)

NÓDULOS DAS PREGAS VOCAIS

FUNDAMENTOS DO DIAGNÓSTICO

▶ Geralmente afeta crianças ou indivíduos que usam suas vozes profissionalmente.
▶ História comum de abuso da voz, como gritar com frequência em uma criança jovem.
▶ Lesões pálidas, bilaterais na junção do terço anterior e dois terços posteriores das pregas vocais.

▶ Considerações gerais

Os nódulos das pregas vocais são a causa mais comum de disfonia persistente em crianças. Eles também são uma causa frequente de deterioração na qualidade de voz dos indivíduos que usam suas vozes profissionalmente, em particular cantores; esses nódulos são comumente referidos como "nódulos dos cantores". As estratégias de tratamento devem ser conservadoras; a terapia da fala é o tratamento primário. O paciente é ensinado a como usar de forma apropriada a voz, o que muitas vezes promove a regressão dos nódulos das pregas vocais.

▶ Achados clínicos

A laringoscopia nitidamente mostra a presença de lesões pequenas, bem definidas, nas pregas vocais. Essas lesões são distinguíveis da prega vocal normal por seu tom esbranquiçado e são mais comumente encontradas na junção do terço anterior e dos dois terços posteriores da prega vocal. Elas são bilaterais, embora muitas vezes assimétricas.

▶ Tratamento

A. Terapia da fala

A terapia da fala deve ser usada como um tratamento de primeira linha. Ela é a base do tratamento em crianças e em adultos. A fotodocumentação dos nódulos nas clínicas de voz indica o avanço do tratamento e ajuda na complacência do paciente durante a terapia da fala.

B. Microlaringoscopia

A microlaringoscopia deve ser executada sob as seguintes circunstâncias: (1) suspeita de nódulos das pregas vocais em uma criança, mas a idade ou a não complacência do paciente dificulta o exame; e (2) nos adultos, quando a excisão microcirúrgica dos nódulos é considerada ou quando o diagnóstico não é claro. Os nódulos podem ser excisados usando instrumentos microcirúrgicos apropriados, ou vaporizados usando *laser* de CO_2 pulsado.

Benninger MS. Microdissection or microspot CO_2 laser for limited vocal fold benign lesions: a prospective randomized trial. *Laryngoscope* 2000;110:1 [PMID: 10678578]. (Study establishing the efficacy of the CO_2 laser in the treatment of superficial benign vocal fold lesions.)

Kunduk M, Mcwhorter AJ. True vocal fold nodules: the role of differential diagnosis. *Curr Opin Otolaryngol Head Neck Surg* 2009;17:449–452. (A current update of diagnosis and treatment of nodules.)

PÓLIPOS DAS PREGAS VOCAIS

FUNDAMENTOS DO DIAGNÓSTICO

▶ Geralmente lesões unilaterais, pedunculadas.
▶ Associado ao tabagismo e ao abuso da voz.
▶ Localizados por toda a glote, particularmente entre os terços anterior e médio das pregas vocais.

Considerações gerais

Os pólipos das pregas vocais são mais comumente encontrados em homens com uma história de abuso da voz e consumo exagerado de cigarros. O tratamento é muitas vezes cirúrgico para confirmar o diagnóstico, excluir quaisquer neoplasias malignas coexistentes e fornecer resolução. A terapia de voz conservadora muitas vezes não é bem-sucedida.

Achados clínicos

Os pólipos são lesões pedunculadas, unilaterais, que muitas vezes são morfologicamente similares ao epitélio laríngeo. Eles ocorrem nas pregas vocais verdadeiras e podem ter marcas vasculares visíveis. Eles geralmente ocorrem no ponto de vibração máxima, o meio da junção verdadeira dos terços anterior e médio da prega vocal, em contraste com os granulomas do processo vocal.

Tratamento

O tratamento envolve um exame microlaringoscópico da laringe mais excisão do pólipo para confirmar o diagnóstico e excluir qualquer patologia coexistente. Um pólipo grande pode esconder um carcinoma de célula escamosa (CCE) laríngeo oculto e precoce. A excisão é realizada usando instrumentos microcirúrgicos apropriados ou *laser*. O fumo e o abuso vocal também devem ser tratados.

GRANULOMAS DO PROCESSO VOCAL (GRANULOMA DE INTUBAÇÃO)

FUNDAMENTOS DO DIAGNÓSTICO

- Surgem posteriormente, adjacentes ao processo vocal.
- História frequente de trauma de intubação.

Considerações gerais

Os granulomas do processo vocal estão muitas vezes associados com intubação endotraqueal. Há uma associação com o refluxo gastresofágico.

Achados clínicos

Os pacientes se apresentam com disfonia e uma combinação de outros sintomas, incluindo odinofagia, tosse e sintomas do globus. Os granulomas do processo vocal geralmente são unilaterais e estão relacionados com os processos vocais da cartilagem aritenoide com uma pericondrite subjacente. O fechamento glótico forçado traumatiza mais a lesão e provavelmente é um fator em sua falha de cura.

Tratamento

O foco inicial do tratamento deve ser na terapia de voz conservadora, combinada com uma terapia antirrefluxo agressiva. Os antibióticos e esteroides sistêmicos podem ser úteis. A microlaringoscopia raramente é requerida para excluir a malignidade. A recorrência após a excisão cirúrgica é comum; a incidência pode ser reduzida pelo uso concomitante de toxina botulínica para paralisar a hemilaringe afetada e consequentemente prevenir o trauma adicional ao processo vocal.

EDEMA DE REINKE

FUNDAMENTOS DO DIAGNÓSTICO

- Forte associação com consumo de cigarros e uso vocal excessivo.
- Mudanças edematosas difusas das pregas vocais.
- Geralmente bilateral.

Considerações gerais

Embora um mecanismo definitivo de lesão não tenha sido identificado, há uma forte associação do consumo de cigarros com o desenvolvimento do edema de Reinke. O aspecto de distinção desta condição é a natureza difusa do edema, que é um acúmulo de líquido na camada superficial da lâmina própria da prega vocal.

Achados clínicos

Os pacientes se apresentam com edema difuso das pregas vocais, que é geralmente bilateral. As pregas parecem úmidas quando manipuladas durante a microlaringoscopia, e o edema pode ser rolado debaixo dos instrumentos.

Tratamento

Parar de fumar é a chave para curar o edema de Reinke. Nos casos brandos, a terapia da fala também pode prevenir a necessidade de tratamento cirúrgico. Contudo, o edema de Reinke grave, que é intratável à terapia da fala, pode precisar ser tratado cirurgicamente. As medidas cirúrgicas envolvem realizar uma incisão lateral no aspecto superior da prega vocal e extravasar o líquido antes de repor cuidadosamente a mucosa. Extirpar o excesso de mucosa pode ser necessário, mas deve-se tomar cuidado para não lesionar o ligamento vocal subjacente.

CISTOS LARÍNGEOS

As glândulas mucosas são encontradas por toda a laringe, com exceção da borda medial da prega vocal, e cistos associados podem, portanto, também ocorrer por toda a laringe. Sua apresentação e tratamento são ditados primariamente por seu local; por isso, eles são abordados aqui neste ponto.

1. Cistos intracordais

FUNDAMENTOS DO DIAGNÓSTICO

▶ Muitas vezes encontrados no terço médio das pregas vocais.
▶ Unilaterais, pequena área associada de hiperceratose na prega oposta.
▶ Não respondem à terapia da fala.

▶ Considerações gerais

Os cistos intracordais podem ser cistos simples de retenção mucosos ou cistos epidermoides contendo ceratina.

▶ Achados clínicos

A laringoscopia revela um cisto unilateral, geralmente do terço médio da prega vocal com uma área correspondente de hiperceratose na prega oposta. A estroboscopia revela perda da onda de mucosa no local da lesão.

▶ Tratamento

Os cistos intracordais não respondem à terapia de voz e devem ser excisados com instrumentos fonocirúrgicos, usando uma técnica de retalho local.

2. Cistos saculares

FUNDAMENTOS DO DIAGNÓSTICO

▶ Podem ser congênitos ou adquiridos.
▶ Os adultos geralmente se apresentam com mudança de voz.
▶ As crianças comumente se apresentam com comprometimento das vias aéreas.
▶ Massa supraglótica unilateral, mucosa sobreposta pouco notável.

▶ Considerações gerais

O sáculo laríngeo surge como um divertículo a partir da extremidade anterior do ventrículo laríngeo. Ele se estende para cima entre a falsa prega vocal e a superfície interna da cartilagem tireoide e contém glândulas secretoras de muco. Um cisto sacular ocorre como resultado da obstrução destas glândulas, que pode ser secundária à anomalia congênita ou adquirida.

▶ Achados clínicos

O exame revela expansão da prega ariepiglótica pelo cisto dentro dela, que pode se estender para o pescoço através da membrana tireo-hióidea. A imagem de TC demonstra um cisto expandindo a supraglote; a ausência de ar dentro da lesão a distingue de uma laringocele. O tecido mesodérmico pode ser aparente na parede dos cistos saculares congênitos e pode influenciar a abordagem cirúrgica.

▶ Tratamento

A maioria dos cistos saculares pode ser manejada de modo endoscópico, por marsupialização ou por excisão, geralmente com o auxílio de um *laser* de CO_2. As lesões que se estendem além da laringe e os cistos congênitos contendo elementos mesodérmicos são idealmente manejados por uma abordagem transcervical. O cisto excisado deve ser submetido ao exame histológico. Os cistos demonstrando metaplasia oncocítica (cistos oncocíticos) são muitas vezes múltiplos e mais propensos à recorrência.

PAPILOMATOSE

FUNDAMENTOS DO DIAGNÓSTICO

▶ A idade do paciente no início é geralmente entre 2 e 4 anos.
▶ Rara após os 40 anos.
▶ Lesões em verruga múltiplas das pregas vocais "verdadeiras" e "falsas".

▶ Considerações gerais

A papilomatose respiratória recorrente (PRR) é caracterizada pelo desenvolvimento de lesões em verrugas exofíticas, primariamente dentro da laringe, mas que podem ser encontradas no nariz, na faringe e na traqueia. A condição é benigna, mas associada à morbidade e à mortalidade significativas.

Há uma distribuição bimodal; a PRR de início juvenil é geralmente diagnosticada entre os 2 e 4 anos de idade e é mais agressiva do que a doença de início na vida adulta, que alcança seu auge na terceira década de vida.

▶ Patogênese

A PRR é causada pelo papilomavírus humano (HPV), subtipos 6 e 11 e raramente pelo subtipo 16. Os HPV 6 e 11 também são as causas mais comuns de papilomatose genital, e a transmissão do trato genital é tida como a causa primária de PRR.

A transmissão vertical do vírus de mãe para filho ocorre como uma infecção uterina ascendente ou por meio do contato direto no canal de parto. Contudo, o risco de uma criança desenvolver PRR após o parto vaginal na presença de um condiloma acuminado é estimado como somente 1 em 400. Os fatores que ditam a susceptibilidade permanecem sob investigação.

▶ Achados clínicos

Os papilomas normalmente aparecem como crescimentos verrugosos múltiplos, friáveis, irregulares na laringe. Estas lesões particularmente afetam as pregas vocais "verdadeiras" e "falsas", mas com frequência são encontradas em áreas de constrição no trato aerodigestivo superior no qual há turbulência aérea aumentada, secura e resfriamento da mucosa e na mudança do epitélio ciliado para escamoso.

A apresentação depende do local da lesão. Os pacientes com lesões glóticas se apresentam com disfonia; aqueles com lesões supraglóticas podem se apresentar com estridor.

▶ Tratamento

O HPV não pode ser erradicado da laringe. Mesmo após a remissão espontânea, o DNA do HPV pode ser detectado em uma mucosa de outro modo normal. O objetivo do tratamento é, portanto, remover as lesões sintomáticas com morbidade mínima. As técnicas adequadas incluem ressecção por *laser* de CO_2, dissecção a frio ou uso do microdebridador laríngeo. A traqueostomia deve ser evitada e está associada com o envolvimento das vias aéreas distais. Os tratamentos adjuvantes incluem injeção intralaríngea de cidofovir (Vistide), que é um uso fora da indicação terapêutica sem nenhuma evidência conclusiva da eficácia, embora uma excelente resposta tenha sido observada em alguns pacientes.

Um recente licenciamento de vacinas profilática para HPV pode ter um papel na prevenção de PRR.

▶ Prognóstico

A remissão espontânea ocorre, mas a recorrência pode surgir muitos anos depois. Há um pequeno risco de mudança maligna.

Derkay CS, Darrow DH. Recurrent respiratory papillomatosis. *Ann Otol Rhinol Laryngol* 2006;115:1 [PMID: 16466093]. (Summary of the current management of respiratory papillomatosis.)

Forte V, Fuoco G, James A. A new classification system for congenital laryngeal cysts. *Laryngoscope* 2004;114:1123 [PMID: 15179225]. (Classification for laryngeal cysts that correlates with management.)

Hogikyan ND, Bastian RW. Endoscopic CO_2 laser excision of large or recurrent laryngeal saccular cysts in adults. *Layngoscope* 1997;107(2):260 [PMID: 9023253]. (Review of laser excision of saccular cysts.)

Orloff LA, Goldman SN. Vocal fold granuloma: successful treatment with botulinum toxin. *Otolaryngol Head Neck Surg* 1999;121(4):410 [PMID: 10504597].

Shehab N, Sweet BV, Hogikyan ND. Cidofovir for the treatment of recurrent respiratory papillomatosis: a review of the literature. *Pharmacotherapy* 2005;25:977 [PMID: 16006276]. (Review of cidofovir in recurrent respiratory papillomatosis.)

Steinbrook R. The potential of human papillomavirus vaccines. *N Engl J Med* 2006;354:1109 [PMID: 16540608]. (Review of human papilloma virus vaccination.)

Freed GL, Derkay CS. Prevention of recurrent respiratory papillomatosis: role of HPV vaccination. *Int J Paediatr Otorhinolaryngol* 2006;70:1799–1803.

▼ LESÕES LARÍNGEAS RARAS

CONDROMAS

Os condromas são tumores benignos das cartilagens laríngeas que afetam predominantemente homens da 4ª a 6ª décadas de vida. Os pacientes se apresentam com disfonia lentamente progressiva, dispneia e disfagia; portanto, estes crescimentos benignos podem imitar as neoplasias malignas em sua apresentação. Os condromas comumente aparecem como lesões lisas, firmes da laringe subglótica ou de qualquer uma das outras cartilagens. Ocasionalmente, eles se apresentam como uma saliência no pescoço.

O exame de TC é útil para delinear a extensão da neoplasia, ao passo que o *laser* de CO_2 é útil na execução de uma biópsia. Contudo, o tratamento definitivo se baseia na excisão cirúrgica total do tumor por meio de uma abordagem aberta. A excisão endoscópica é reservada para tumores pequenos.

NEOPLASIAS NEUROGÊNICAS

As neoplasias neurogênicas são tumores raros e geralmente são schwannomas ou neurofibromas. Foi confirmado que as neoplasias de células granulares também têm origem na bainha nervosa.

Os **schwannomas** se originam das células de Schwann que cobrem as fibras nervosas fora do sistema nervoso central. Estas lesões são neoplasias solitárias, encapsuladas, que são benignas e de crescimento lento, embora possam sofrer mudança sarcomatosa. Os **neurofibromas** são proliferações benignas das fibras nervosas e são muitas vezes múltiplos (p. ex., na doença de Von Recklinghausen). Em contraste com os schwannomas, eles não são encapsulados.

Como as neoplasias neurogênicas são de crescimento lento, os pacientes se apresentam com mudança na voz, pigarro e a sensação de uma saliência na garganta. Tosse e comprometimento respiratório ocorrem depois.

As neoplasias neurogênicas são submucosos e suaves e estão muitas vezes localizados nas pregas ariepiglóticas. Os exames de TC podem definir com precisão a extensão da lesão antes do tratamento. Os tumores pequenos podem ser ressecados endoscopicamente, porém os tumores maiores requerem uma abordagem aberta.

AMILOIDOSE

A laringe é o local mais comum no trato respiratório para depósito amiloide. A apresentação do paciente é caracterizada pela presença de uma massa de submucosa, que pode surgir em qualquer local na laringe e prejudicar a mobilidade das pregas vocais.

O diagnóstico é confirmado pela presença da birrefringência de "maçã verde" observada com um microscópio polarizador após a fixação com corante vermelho Congo. O tratamento envolve ressecção local, geralmente é executada de maneira endoscópica. O amiloide laríngeo geralmente é primário e localizado, mas tem sido associado com envolvimento cardíaco, e uma avaliação sistêmica completa é fundamental.

SARCOIDOSE

Dos pacientes com sarcoidose, 1 a 5% se apresentam com lesões dentro da laringe. A epiglote é o local mais comum de envolvimento. Granulomas pequenos não caseados estão presentes na histologia, mas outras condições granulomatosas, como infecções fúngicas ou micobacterianas, devem ser descartadas. A remissão espontânea ocorre, e o tratamento é, portanto, sintomático, com ressecção endoscópica quando necessária e esteroides sistêmicos em determinados casos.

GRANULOMATOSE DE WEGENER

A granulomatose de Wegener é uma doença autoimune multissistêmica que pode envolver granulomatose necrosante do trato respiratório, vasculite disseminada e glomerulonefrite. A doença focal pode surgir por toda a árvore laringotraqueobrônquica, mas está particularmente associada com a região subglótica imediata. A apresentação geralmente é com sintomas obstrutivos, embora a disfonia possa estar presente. A doença sistêmica é tratada com agentes imunossupressores. A doença local sem envolvimento sistêmico é manejada de forma ideal com tratamento local, incluindo corticosteroides intralesionais.

Dean CM, Sataloff RT, Hawkshaw MJ, Pritikin E. Laryngeal sarcoidosis. *J Voice* 2002;16:283 [PMID: 12150382]. (Etiology, presentation, and management of laryngeal sarcoidosis.)

Franco RAJ, Singh B, Har-El G. Laryngeal chondroma. *J Voice* 2002;16:92 [PMID: 12008653]. (Summary of presentation, investigation, and management of laryngeal chondroma.)

Hoffman GS, Thomas-Golbanov CK, Chan J, Akst LM, Eliachar I. Treatment of subglottic stenosis, due to Wegener's granulomatosis, with intralesional corticosteroids and dilation. *J Rheumatol* 2003;30:1017 [PMID: 12734898]. (Discussion of intralesional corticosteroid in Wegener granulomatosis.)

Erickson VR, Hwang PH. Wegeners granulomtosis: current trends in diagnosis and management. *Curr Opin Otolaryngol Head Neck Surg* 2007;15:170–176.

Pribitkin E, Friedman O, O'Hara B et al. Amyloidosis of the upper aerodigestive tract. *Laryngoscope* 2003;113:2095 [PMID: 14660909]. (Review of laryngeal amyloidosis.)

Agradecimentos a R. Gareth Rowlands FRCS (ORL-HNS) por sua contribuição para este capítulo nas edições anteriores deste livro.

31 Lesões laríngeas malignas

Adriane P. Concus, MD
Theresa N. Tran, MD
Nicholas J. Sanfilippo, MD
Mark D. DeLacure, MD

▸ Considerações gerais

A cada ano, 11.000 novos casos de câncer de laringe serão diagnosticados nos EUA (1% dos diagnósticos de novos cânceres) e aproximadamente um terço destes pacientes morrerá devido à doença. A razão atual de homem para mulher para câncer de laringe é de 4:1, mas a porcentagem relativa de mulheres com esta condição, assim como em outras doenças relacionadas ao tabagismo, vem aumentando. O câncer de laringe é mais predominante nas 6ª e 7ª décadas de vida e é mais prevalente entre os grupos socioeconômicos inferiores, razão pela qual não é diagnosticado até os estágios mais avançados. Mais de 90% dos cânceres de laringe são carcinomas de célula escamosa (CCE) e estão diretamente ligados ao consumo excessivo de tabaco e de álcool. Devido à natureza complexa e multifacetada desta doença, o plano de tratamento é mais bem realizado por meio de um formato de equipe multidisciplinar de tumor.

▸ Anatomia

A laringe funciona não apenas para produzir voz, mas também para dividir e proteger o trato respiratório do trato digestório. Ela age como um esfíncter durante a deglutição, protegendo contra a penetração de comida desviada fechando a traqueia em dois locais: o retalho epiglótico e o fechamento das pregas vocais. A laringe consiste em uma estrutura de cartilagens conectadas por ligamentos, membranas e músculos cobertos por um epitélio respiratório e da mucosa escamoso estratificado (Figura 31-1).

A laringe pode ser dividida em três partes: a supraglote, a glote e a subglote (Figura 31-2). A laringe supraglótica se estende a partir da ponta da epiglote e valécula superiormente para o ventrículo e superfície inferior das pregas "falsas" inferiormente; ela inclui as cartilagens aritenóideas, as pregas ariepiglóticas, as pregas vocais falsas e a epiglote. A laringe glótica abrange as pregas vocais "verdadeiras", estendendo-se do ventrículo entre as pregas verdadeiras e falsas até 0,5 cm inferior a borda livre das pregas verdadeiras, incluindo a comissura anterior e a área interaritenoide. A laringe subglótica estende-se a partir da extensão inferior da glote até a borda inferior da cartilagem cricoide.

A compreensão da origem embriológica destas regiões da laringe ajuda a explicar a diferença no comportamento clínico entre cânceres que surgem a partir desses sublocais laríngeos. A supraglote deriva a partir do primórdio bucofaríngeo na linha média e arcos branquiais 3 e 4 com linfáticos bilaterais importantes. A glote, por outro lado, forma-se a partir da fusão na linha média das estruturas laterais derivadas do primórdio traqueobrônquico e dos arcos 4, 5 e 6. Há uma escassez de linfáticos e, comparados com as neoplasias primárias supraglóticas, os tumores glóticos malignos têm uma tendência menor para disseminação linfática regional bilateral e permanecem confinados à glote por maiores períodos de tempo.

As membranas fibroelásticas e ligamentos dividem a laringe em espaços pré-epiglóticos e paraglóticos. Estas estruturas, incluindo o cone elástico, as membranas quadrangular e tireóidea e o ligamento hioepiglótico, agem como barreiras para a disseminação do tumor (Figura 31-3). As cartilagens tireóidea e cricoide e seu pericôndrio são barreiras adicionais à disseminação do tumor. O tendão da comissura anterior (ligamento de Broyle) e os ligamentos tireoepiglóticos não são barreiras efetivas para a disseminação tumoral, e os tumores que envolvem a comissura anterior possuem maior probabilidade de ter disseminação regional direta.

Os músculos da laringe são divididos em grupos intrínsecos e extrínsecos. Os músculos intrínsecos são aqueles das pregas vocais e das cartilagens contidas dentro da própria laringe. Os músculos extrínsecos, os músculos infra-hióideos e constritores, ajudam na elevação laríngea e na constrição faríngea. A inervação dos músculos intrínsecos é por ramificações laríngeas recorrentes do nervo vago nos dois lados. O suprimento sanguíneo arterial é proveniente da artéria carótida externa e sai do tronco tireocervical via artérias tireóideas superior e inferior. A drenagem venosa é para dentro da veia jugular interna. A drenagem linfática é para os níveis II, III e IV e às vezes para o nível VI do pescoço.

> Kirchner JA. One hundred laryngeal cancers studied by serial section. *Ann Otol*. 1969;78:689 [PMID: 5799397]. (Classic paper studying anatomic and histological cross section of larynx cancers.)

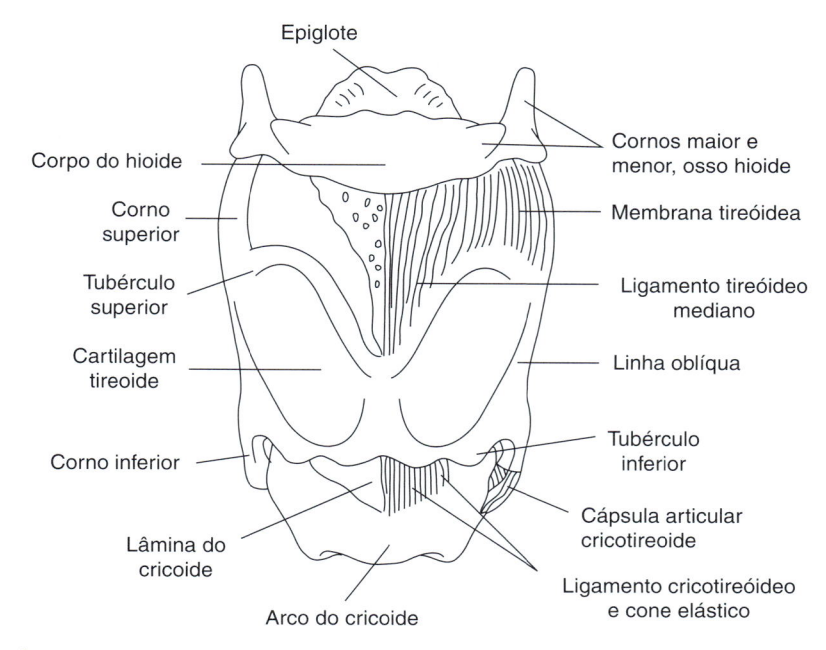

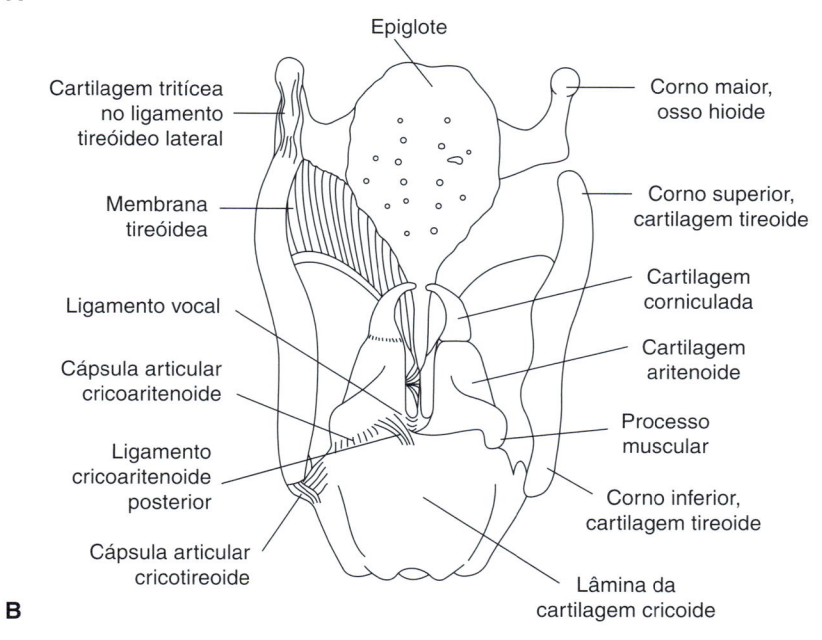

Figura 31-1 Cartilagens e ligamentos da laringe. (**A**) Visão frontal e (**B**) visão posterior. (Adaptada, com permissão, de Hollinshead WH. *Anatomy for Surgeons: The Head and Neck*, 3RD. JB Lippincott, 1982.)

▶ Patogênese

Mais de 90% dos pacientes com câncer de laringe têm uma história de consumo excessivo de tabaco e álcool. O tabagismo, em particular, é um fator de risco para o câncer de laringe. A combinação de tabagismo e uso de álcool tem um efeito carcinogênico mais do que aditivo sobre a laringe.

Outros fatores de risco foram identificados. A infecção laríngea com o papilomavírus humano (HPV) resulta em papilomatose laríngea, que geralmente é benigna, porém os subtipos 16 e 18 são conhecidos como degenerativos no CCE. O refluxo gastresofágico tem sido envolvido; contudo, uma relação causal com o câncer laríngeo ainda é incerta, embora terapias direcionadas à supressão de ácido pareçam diminuir a recorrência de câncer laríngeo. Várias exposições ocupacionais e inalações de tóxicos (como amianto e gás de mostarda), deficiências nutricionais e irradiação prévia no pescoço também estão ligadas ao câncer de laringe.

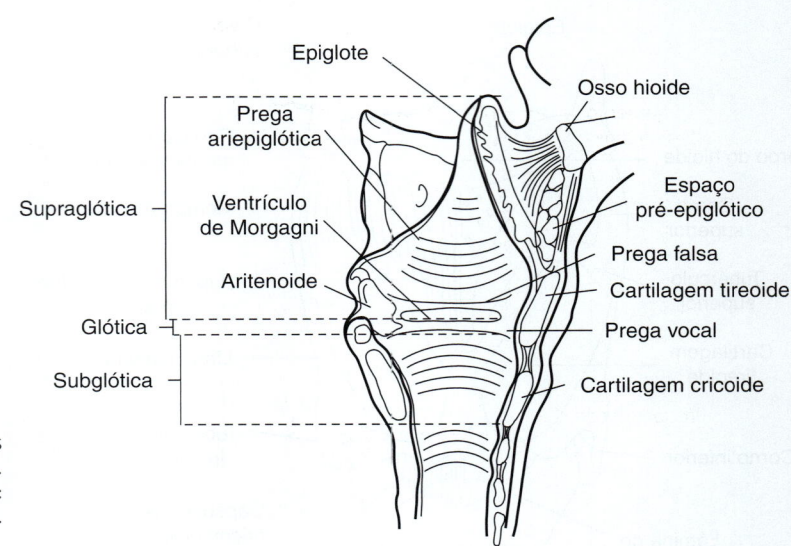

▲ **Figura 31-2** As subdivisões anatômicas supraglóticas, glóticas e subglóticas da laringe. (Adaptada, com permissão, de Bailey BJ (Ed): *Head and Neck Surgery – Otolaryngology*, 3RD ed. Lippincott Williams e Wilkins, 2001.)

De modo crescente, os marcadores moleculares e genéticos de potencial maligno, de degeneração e de metástase estão sendo identificados, desvendando as causas genéticas do câncer de laringe. A atenção tem sido direcionada para fatores de predição do desfecho clínico e da resposta à terapia específica. Uma vez que essas trajetórias sejam completamente entendidas, a terapia genética e outras abordagens terapêuticas novas podem ser desenvolvidas. Os genes e os produtos de genes que estão sendo investigados para sua ligação com o câncer de laringe incluem *p53*, a família de genes *Bcl-2* e outros marcadores de apoptose, antígeno nuclear de proliferação celular (PCNA), Ki67, ciclina D1, o gene *ras* e outros oncogenes, genes supressores de tumor e a perda de heterozigosidase e mudanças no conteúdo de DNA dos tumores.

Bradford CR. Predictive factors in head and neck cancer *Hematol Oncol Clin North Am*. 1999;13(4):777 [PMID: 10494513]. (Review of molecular and genetic predictive factors for head and neck cancer, with a focus on selecting patients for specific or adjuvant therapies.)

Bradford CR, Wolf GT, Carey TE et al. Predictive markers for response to chemotherapy, organ preservation, and survival in patients with advanced laryngeal carcinoma. *Otolaryngol Head Neck Surg*. 1999;121(5):534 [PMID: 10547465]. (The overexpression of p53 and elevated PCNA as well as the T-stage predicted successful organ preservation in the VA Larynx Trial.)

Kreimer AR, et al. Human papillomavirus types in head and neck squamous cell carcinomas worldwide: A systemic review. *Cancer Epidemiol Biomarkers Prev*. 2005;14(2):467 [PMID: 15734974]. (Review of the relationship between the different subtypes of human papillomavirus and head and neck cancers.)

Qadeer MA, Colablanchi N, Strome M et al. Gastroesophageal reflux and laryngeal cancer: Causation or association? A critical review. *Am J Otolaryngol*. 2006;27(2):119 [PMID: 16500476]. (A look at the literature on the relationship between gastroesophageal reflux disease and laryngeal cancer.)

Qadeer MA, Lopez R, Wood BG et al. Does acid suppressive therapy reduce the risk of laryngeal cancer recurrence? *Laryngoscope*. 2005;115(10):1877 [PMID: 16222214]. (Study to determine the effects of gastroesophageal reflux disease and acid-suppressive therapy on recurrence of laryngeal cancers after larynx-preserving therapies.)

Staton J et al. Factors predictive of poor functional outcome after chemoradiation for advanced laryngeal cancer. *Otolaryngol Head Neck Surg*. 2002;127(1):43 [PMID: 12161729]. (Study to determine the pre-treatment parameters that predict poor outcomes related to laryngeal function in patients who survived larynx-preservation therapies for advanced laryngeal cancers.)

Syrjanen S. Human papillomavirus (HPV) in head and neck cancer. *J Clin Virol*. 2005;32(Suppl 1):S59 [PMID: 15753013]. (Review of the data on relationship of human papillomavirus to head and neck cancers.)

Torrente MC et al. Molecular detection and typing of human papillomavirus in laryngeal carcinoma specimens. *Acta Otolaryngol*. 2005;125(8):888 [PMID: 16158538]. (Evidence for human papillomavirus infection as an etiologic factor in some laryngeal carcinomas.)

▶ Epidemiologia

Os distúrbios malignos da laringe glótica excedem aqueles da supraglote (i.e., 1.5:1.0) nos EUA (Quadro 3-1). A razão não se aplica no mundo inteiro. Na Finlândia, por exemplo, os cânceres supraglóticos excedem os cânceres glóticos. A variação mundial na epidemiologia do câncer de laringe pode refletir os hábitos de consumo locais de tabaco e de álcool, outros fatores ambientais ou também a composição genética das populações atingidas.

Os distúrbios malignos que surgem na subglote são universalmente raros. Por esta razão, dados sobre a incidência de metástases linfonodais e sobre o prognóstico são escassos e a discussão do diagnóstico e do manejo dos cânceres de laringe que segue tem seu

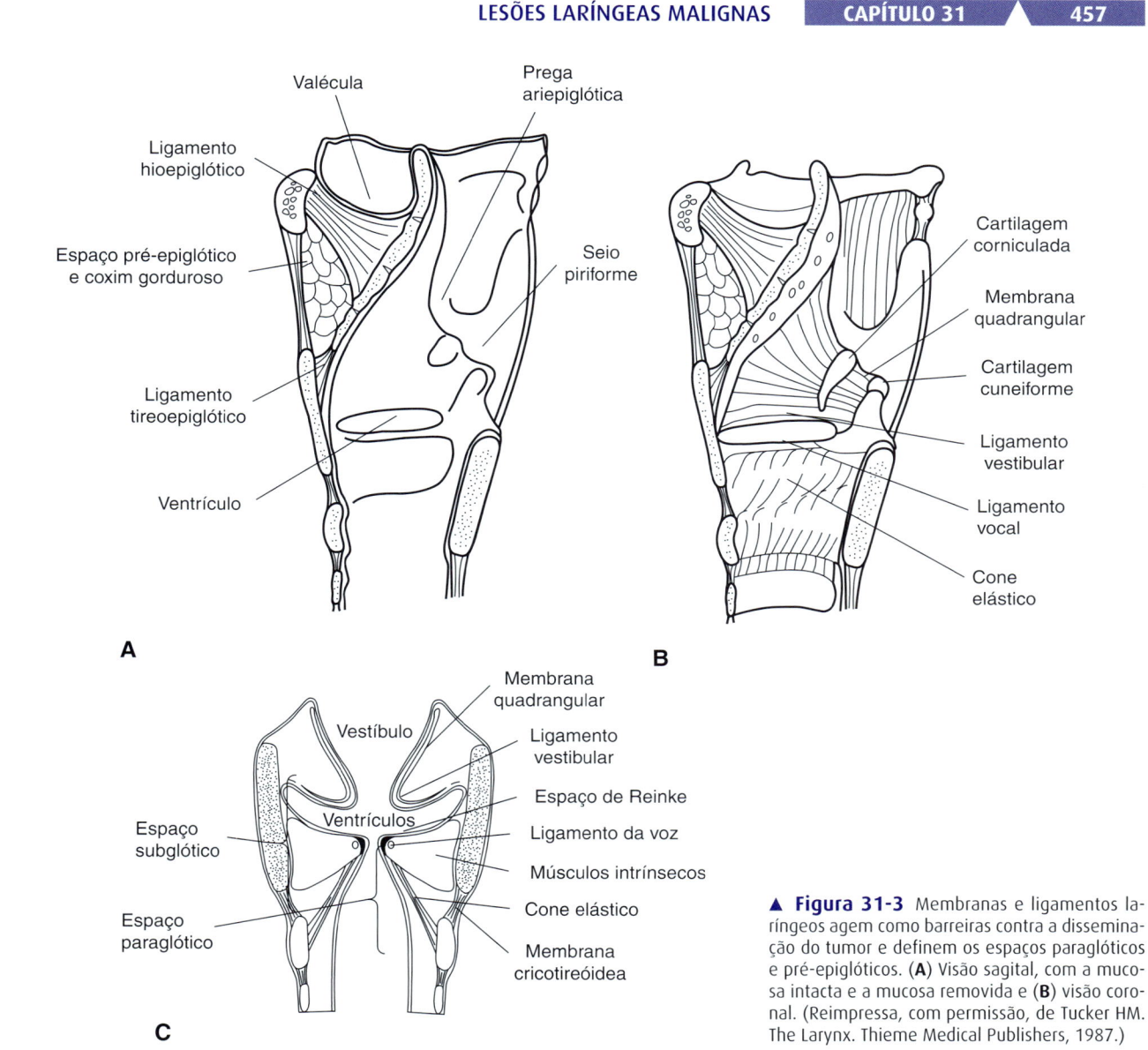

▲ **Figura 31-3** Membranas e ligamentos laríngeos agem como barreiras contra a disseminação do tumor e definem os espaços paraglóticos e pré-epiglóticos. (**A**) Visão sagital, com a mucosa intacta e a mucosa removida e (**B**) visão coronal. (Reimpressa, com permissão, de Tucker HM. The Larynx. Thieme Medical Publishers, 1987.)

foco nos cânceres supraglóticos e glóticos primários. Muitos cânceres de laringe que envolvem a subglote são extensões dos cânceres primários que surgem na glote ou na supraglote.

Como explicado, os cânceres que surgem na laringe supraglótica têm uma drenagem linfática mais rica e com mais frequência são diagnosticados com metástases linfonodais e, portanto, em um estágio clínico mais elevado (Quadro 31-2).

> Jemal A, Thomas A, Murray T et al. Cancer statistics, 2002. *CA Cancer J Clin*. 2002;52(1):23 [PMID: 11814064]. (American Cancer Society statistics.)

▶ **Prevenção**

Muitos estudos tratam do efeito protetor dos retinoides, betacaroteno e outros antioxidantes contra o desenvolvimento de câncer de laringe. Uma reversão da leucoplasia laríngea após o tratamento com retinil palmitato foi demonstrada.

Quadro 31-1 Incidência de câncer de laringe pelo local

Supraglótico – 40%
Glótico – 59%
Subglótico – 1%

Quadro 31-2 Câncer de laringe: incidência de metástases no pescoço por local

	T1	T2	T3	T4	Todos T
Supraglote	15-40%	35-42%	50-65%	> 65%	25-50%
Glote	< 5%	5-10%	10-20%	25-40%	
Subglote					50%

Issing WJ, Struck R, Naumann A. Impact of retinyl palmitate in leukoplakia of the larynx. *Eur Arch Otorhinolaryngol.* 1997;254;S105 [PMID: 9065641]. (Study showing the reversal of laryngeal leukoplakia with this antioxidant therapy.)

▶ Estadiamento

Os cânceres da laringe são estadiados de acordo com o sistema TNM (tumor, linfonodo, metástase) do American Joint Committee on Cancer (AJCC) (Quadro 31-3). Para propósitos de estadiamento, os linfonodos de pescoço positivos são considerados metástases locorregionais; metástases para outras partes do corpo (como pulmão, mediastino, fígado e osso) são consideradas distantes. De acordo com a atualização de 2010, os tumores T4 são agora divididos em T4a ou doença local moderadamente avançada e T4b ou doença local extremamente avançada. Os tumores de estágio IV são ainda subdivididos em Estágios IVA, IVB e IVC (metástases distantes presentes). Os estudos anteriores a esta data, contudo, são baseados nos sistemas de 1998 ou anteriores nos quais havia uma designação de T4 em "guarda-chuva" simples e de Estágio IV. De acordo com isto, a discussão no restante deste capítulo se refere ao sistema mais antigo.

Uma deficiência do sistema de estadiamento TNM, que a subdivisão das categorias de estágio IV e T4 está começando a abordar, é que tumores de tamanhos e prognósticos variados são frequentemente categorizados juntos. Outros indicadores do prognóstico no carcinoma laríngeo foram identificados e existem propostas para incorporar estes em sistemas de estadiamento. Esses indicadores incluem o seguinte: (1) as características histológicas do tumor, como disseminação extracapsular nas metástases linfonodais, invasão angiolinfática, disseminação perineural e um alto grau histológico; (2) vários marcadores cromossômicos e moleculares, como as mutações p53, Ki67 ou expressão excessiva de PCNA, conteúdo de DNA e perda de heterozigosidase e (3) a presença de comorbidades do paciente.

Greene FL, Page DL, Fleming ID et al (eds). American Joint Committee on Cancer. *AJCC Cancer Staging Manual*, 6th ed. Springer Verlag, 2002. (The definitive reference for the currently used American Joint Committee on Cancer staging system.)

Piccirillo JF. Importance of comorbidity in head and neck cancer. *Laryngoscope* 2000;110(4):593 [PMID: 10764003]. (Prospective study, including 341 head and neck cancer patients, demonstrating the prognostic value of comorbidity and providing data in support of incorporating comorbidity into accepted staging systems.)

▶ Achados clínicos

A. Sinais e sintomas

Os sinais e sintomas de lesões laríngeas malignas incluem rouquidão, disfagia, hemoptise, massa no pescoço, dor de garganta, dor de ouvido, comprometimento das vias aéreas e aspiração.

Como apenas a mudança mais leve no contorno, na espessura ou nas características vibratórias das pregas vocais resulta em mudanças percebidas na voz (a saber, rouquidão), os cânceres de laringe glóticos muitas vezes chamam a atenção médica enquanto ainda estão no estágio inicial. Os pacientes com cânceres supraglóticos, contudo, se apresentam normalmente em um estágio mais avançado porque os tumores são mais salientes (i.e., em um estágio T mais alto) antes que as mudanças de voz, a disfagia, o comprometimento das vias aéreas ou a aspiração se tornem aparentes. Além disso, como a supraglote possui um suprimento linfático mais rico, as lesões primárias supraglóticas tendem a sofrer metástase mais cedo e são diagnosticadas com mais frequência no estágio N avançado. A adenopatia cervical clínica no momento do diagnóstico pressupõe um prognóstico ruim e avança o estágio global. A perda de peso significativa muitas vezes acompanha o diagnóstico de um câncer de laringe avançado devido às dificuldades de deglutição. As dores de garganta e de ouvido geralmente são sintomas de tumores de estágio avançado.

B. Exame físico

Quando há suspeita de câncer de laringe, um exame completo da cabeça e do pescoço é realizado, com o foco na laringe e no pescoço. A qualidade da voz é observada. Uma voz soprosa pode indicar uma paralisia de prega vocal e, uma voz abafada, uma lesão supraglótica.

1. Laringoscopia – A laringoscopia (ou visualização da laringe) é feita no consultório usando um espelho laríngeo (laringoscopia indireta) ou um endoscópio de fibra óptica. As irregularidades no contorno, na cor, nas características vibratórias e na mobilidade das pregas vocais são observadas. As lesões laríngeas malignas podem aparecer como de crescimento rápido, como fungos, friáveis, nodulares ou ulcerativas, ou simplesmente como mudanças na coloração da mucosa (Figura 31-4). Uma videolaringoscopia estroboscópica pode realçar irregularidades sutis na vibração da mucosa, periodicidade e fechamento das pregas vocais. Uma atenção cuidadosa deve ser dada para a condição das vias aéreas. Algumas lesões grandes, salientes, requerem intervenção urgente nas vias aéreas com intubação, redução de volume tumoral ou traqueotomia. A laringoscopia direta é executada sob anestesia geral e fornece o exame definitivo da extensão tumoral.

2. Exame do pescoço – O pescoço é examinado pela palpação para linfonodos aumentados e pela observação de sua localização, tamanho, firmeza e mobilidade. A crepitação laríngea restrita (o movimento de "estalido" de um lado para o outro sobre a faringe e a fáscia pré-vertebral) pode revelar invasão pós-cricoide ou até mesmo retrofaríngea.

Quadro 31-3 Estadiamento TNM: distúrbios laríngeos malignos

	Supraglote
T_1	Tumor limitado a um sublocal da supraglote.
T_2	Tumor envolvendo mais de um sublocal adjacente da supraglote, glote ou região fora da supraglote (valécula, base da língua, parede medial do seio piriforme)
T_3	Tumor causa fixação da prega vocal e/ou invade o espaço pré-epiglótico, área pós-cricoide Doença local moderadamente avançada.
T_{4a}	Tumor invade através da cartilagem tireoide e/ou invade os tecidos além da laringe Doença local extremamente avançada
T_{4b}	Tumor invade o espaço pré-vertebral, abrange a artéria carótida ou invade as estruturas do mediastino
	Glote
T_1	Tumor limitado à prega vocal; pode envolver a comissura anterior ou posterior
T_2	Tumor se estende à supraglote, glote e/ou mobilidade da prega vocal prejudicada
T_3	Fixação da prega vocal. Doença local moderadamente avançada
T_{4a}	Tumor invade através da cartilagem tireoide e/ou invade os tecidos além da laringe Doença local extremamente avançada
T_{4b}	Tumor invade o espaço pré-vertebral, abrange a artéria carótida ou invade as estruturas do mediastino
	Subglote
T_1	Tumor limitado à subglote
T_2	Tumor se estende à prega vocal com mobilidade normal ou prejudicada
T_3	Fixação da prega vocal Doença local moderadamente avançada
T_{4a}	Tumor invade através da cartilagem cricoide ou tireóidea e/ou invade os tecidos além da laringe Doença local extremamente avançada
T_{4b}	Tumor invade o espaço pré-vertebral, abrange a artéria carótida ou invade as estruturas do mediastino
N_0	Nenhum linfonodo cervical positivo
N_1	Linfonodo ipsilateral simples ≤ 3 cm
N_{2a}	Linfonodo ipsilateral simples >3 cm e ≤ 6 cm
N_{2b}	Linfonodos ipsilaterais múltiplos, cada um ≤ 6 cm
N_{2c}	Linfonodos bilaterais ou contralaterais, cada um ≤ 6 cm
N_3	Linfonodos simples ou múltiplos > 6 cm
M_0	Nenhuma metástase distante
M_1	Metástases distantes presentes

Estágio	T	N	M
I	T_1	N_0	M_0
II	T_2	N_0	M_0
III	T_3	N_0	M_0
	T_{1-3}	N_1	M_0
IVA	T_{4a}	N_{0-2}	M_0
	T_{1-4a}	N_0	M_0
IVB	T_{4b}	Qualquer N	M_0
	Qualquer T	N_3	M_0
IVC	Qualquer T	Qualquer N	M_1

3. Avaliação do estado nutricional – O estado nutricional também pode ser avaliado e a suplementação discutida, se indicado. Os suplementos alimentares calóricos podem ser suficientes em alguns casos; em outros, pode ser requerida gastrostomia ou a colocação de outro tubo alimentar.

C. Achados laboratoriais e testes especiais

O CCE da cabeça e do pescoço pode se alastrar para praticamente qualquer lugar do corpo, mas ele é raro na ausência de metástases pulmonares, mediastinais ou hepáticas. Portanto, a inspeção metastática de rotina consiste nos seguintes testes.

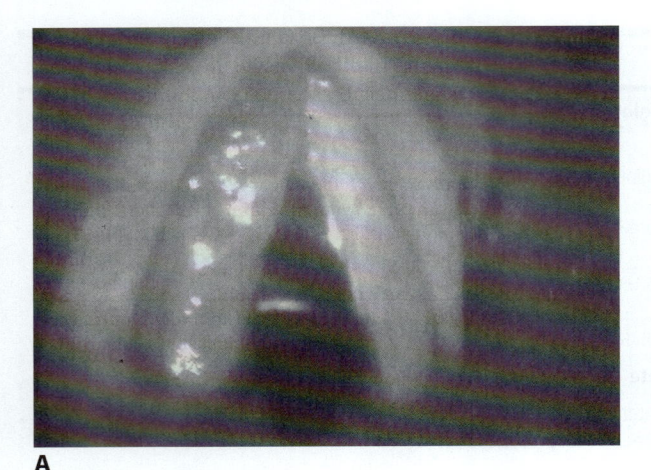

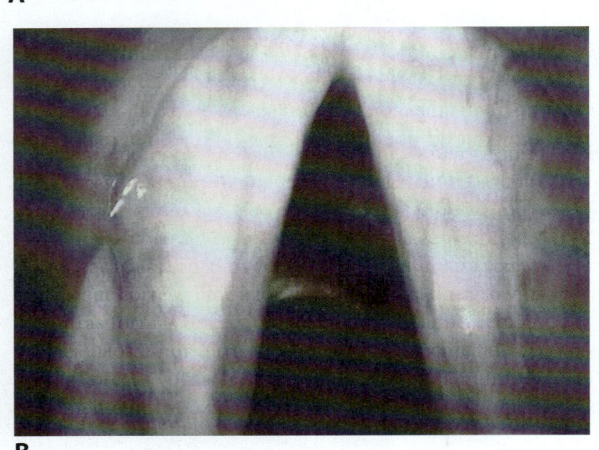

▲ **Figura 31-4** CCE T1 estágio I da prega vocal verdadeira esquerda, visão endoscópica. (**A**) No diagnóstico e (**B**) uma resposta completa, oito meses após o término da radioterapia.

1. Biópsia – A biópsia de uma lesão laríngea é necessária para estabelecer o diagnóstico de malignidade. A biópsia da laringe é mais bem executada na sala de operação com o paciente sob anestesia geral e paralisia neuromuscular. A laringoscopia direta é executada. Uma variedade de laringoscópios estão disponíveis projetados para intensificar a visualização da endolaringe em uma variedade de situações anatômicas e clínicas. A lesão suspeita é mapeada e possivelmente fotografada/gravada em vídeo. A lesão pode ser apalpada para avaliar a profundidade da invasão, e a mobilidade passiva das duas pregas vocais pode ser verificada. As biópsias de locais malignos suspeitos são feitas com a pinça de biópsia em cálice.

Com o paciente anestesiado e paralisado, um exame completo do pescoço é obtido. A esofagoscopia e a broncoscopia também podem ser realizadas neste cenário como parte de um exame de estadiamento do câncer.

Para pacientes que não podem tolerar uma anestesia geral, a biópsia das lesões laríngeas pode ser executada como um procedimento de consultório. Sob a orientação de fibra óptica, com generosa anestesia tópica (normalmente usando lidocaína ou cetacaína), uma pinça de biópsia flexível passada através do escópio da fibra óptica é usada.

2. Imagem torácica – O câncer da laringe se alastra primeiro para os linfonodos cervicais regionais. O próximo local mais comum é a disseminação para os pulmões. Por esta razão, os pacientes com câncer de cabeça e pescoço devem se submeter a um raio X de tórax como parte de uma avaliação metastática de rotina. Este teste deve ser repetido uma ou duas vezes anualmente para avaliar as metástases. Se houver quaisquer anormalidades significativas observadas no raio X torácico, um exame de TC do tórax deve ser feito para confirmar as lesões. A broncoscopia com avaliação citológica dos escovados brônquicos ou biópsia transbronquial deve ser feita se houver lesões suspeitas. De maneira alternativa, toracoscopia, mediastinoscopia e biópsia são feitas se as lesões forem mais receptivas a estas abordagens. As lesões torácicas e pulmonares podem representar metástases da neoplasia primária laríngea ou segundo tumor primário, porque o fator de risco do tabagismo é comum para estes dois tumores.

D. Exames de imagem

A imagem radiológica da laringe e do pescoço não é necessária para um câncer glótico de estágio inicial com um pescoço clinicamente N0. Como o risco de doença nodal oculta é alto mesmo no câncer supraglótico de estágio inicial, às vezes recomenda-se que nestes casos se obtenha uma imagem do pescoço. Se houver qualquer suspeita de dano à mobilidade das pregas vocais, um exame de imagem deve ser obtido. A imagem radiológica geralmente é realizada para cânceres de laringe clinicamente avançados para ajudar no estadiamento e no plano de tratamento. O exame de TC (Figura 31-5) ou RM é útil na identificação

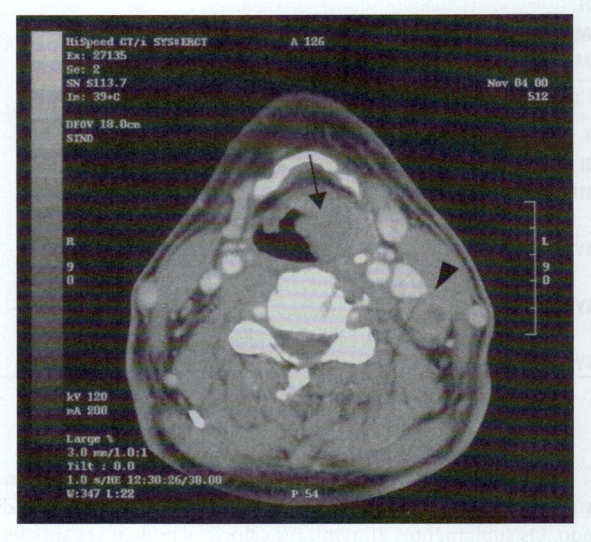

▲ **Figura 31-5** Exame de TC com contraste mostrando tumor supraglótico esquerdo saliente (seta) com metástase de linfonodo ipsilateral (ponta de seta).

da invasão do espaço pré-epiglótico ou paraepiglótico, na erosão da cartilagem laríngea e nas metástases linfonodais cervicais. Os cânceres de laringe são clinicamente ofuscados com frequência de 25 a 40% na base do exame de TC ou de RM. As duas modalidades de imagem são úteis para avaliar essas características. A RM é mais sensível para as anormalidades do tecido mole, ao passo que o exame de TC é melhor para defeitos ósseos e cartilaginosos. A precisão de estadiamento da RM no câncer laríngeo é considerada levemente mais alta devido a maior precisão na avaliação do envolvimento da cartilagem e da extensão paraglótica ou pré-epiglótica do tumor. Contudo, a TC é ainda mais comumente usada para o estadiamento inicial devido às suas vantagens práticas sobre a RM, tal como o custo, a velocidade e a disponibilidade.

O exame de tomografia por emissão de pósitron (PET) usa glicose marcada por fluorescência e taxa metabólica aumentada de tecidos malignos para identificar cânceres. A aplicação de PET na cabeça e no pescoço tem se concentrado em (1) identificar metástases linfonodais ocultas, (2) distinguir a recorrência de crescimento maligno por radionecrose e outras sequelas de um tratamento prévio e (3) identificar a localização de qualquer câncer primário desconhecido. O papel da PET/TC no diagnóstico e estadiamento de pacientes com câncer de cabeça e pescoço tem evoluído. A PET/TC combina a informação anatômica detalhada da TC com a capacidade do exame PET de detectar lesões sutis. A PET/TC pode desempenhar um papel importante no período de pré-tratamento pela detecção de lesões sincrônicas ou metastáticas que podem levar a mudanças nos procedimentos planejados ou nas recomendações de tratamento. No período pós-tratamento, PET/TC possui alta sensibilidade e especificidade na detecção de recorrência e, portanto, inestimável na avaliação do câncer.

Se houver um problema de metástases distantes, então a cintilografia óssea pode ser útil.

A ultrassonografia do pescoço pode ser útil no diagnóstico de câncer de laringe. Na Europa, esta modalidade de imagem não invasiva é usada para identificar metástases cervicais e até mesmo caracterizar anormalidades laríngeas, mas ela não é normalmente usada na América do Norte para estes propósitos.

> Anzai Y, Carroll WR, Qunit DJ et al. Recurrence of head and neck cancer after surgery or irradiation: Prospective comparison of 2-deoxy-2-[F-18]fluoro-D-glucose PET and MR imaging diagnoses. *Radiology* 1996;200(1):135 [PMID: 8657901]. (Study of patients with recurrent head and neck cancer, demonstrating the improved sensitivity and specificity of PET over MRI and CT scans in detecting the recurrence.)
>
> Blitz AM, Aygun N. Radiologic evaluation of larynx cancer. *Otolaryngol Clinic North Am* 2008;41(4):697 [PMID: 18570954]. (Review of radiographic imaging in laryngeal cancer.)
>
> Chu, EA, Kim YJ. Laryngeal cancer: Diagnosis and preoperative work-up. *Otolaryngol Clinic North Am* 2008;41(4):673 [PMID: 18570953]. (Review of diagnosis and workup of laryngeal cancer.)
>
> Gordin A et al. Fluorodeoxyglucose-positron emission tomography/computed tomography imaging in patients with carcinoma of larynx: Diagnostic accuracy and impact on clinical management. *Laryngoscope*. 2006;116(2):273 [PMID: 1646778]. (Study to assess the value of PET/CT on patients with laryngeal cancer compared with PET or CT alone and the impact that PET/CT had on clinical management.)
>
> McGuirt WF, Greven KM, Keyes JW et al. Laryngeal radionecrosis versus recurrent cancer: A clinical approach. *Ann Otol Rhinol Laryngol*. 1998;107:293 [PMID: 9557763]. (Study showing the usefulness of the PET scan to distinguish recurrent laryngeal cancer from laryngeal radionecrosis.)

▶ Diagnóstico diferencial

O diagnóstico definitivo do tecido deve ser obtido antes de iniciar o tratamento para o câncer de laringe porque lesões que parecem malignas podem, na verdade, ser benignas. Estas condições benignas incluem doenças infecciosas, inflamatórias e granulomatosas, como tuberculose, sarcoidose, blastomicose, papilomatose e tumores de células granulares. A próxima seção fornece uma discussão sobre lesões laríngeas malignas.

▶ Tipos histológicos

A. Carcinoma de célula escamosa

O CCE representa mais de 90% dos cânceres de laringe e está ligado ao consumo excessivo de tabaco e álcool. Histologicamente, a carcinogênese do CCE é vista como uma série contínua de mudança do fenótipo normal, para hiperplasia, para displasia, para carcinoma *in situ*, para carcinoma invasivo. O CCE invasivo pode ser bem diferenciado, moderadamente ou muito mal diferenciado e é caracterizado por ninhos de células epiteliais malignas em um estroma inflamatório, desmoplásico, circundante (Figura 31-6). Vários graus de mitoses e necrose são observados. Pérolas de queratina são um aspecto patognomônico observado no CCE bem diferenciado e moderadamente diferenciado. O CCE pode invadir vasos sanguíneos e linfáticos, bem como nervos. A coloração imuno-histoquímica é positiva para proteínas de queratina.

As variantes do CCE incluem carcinoma verrucoso, carcinoma de células fusiformes, CCE basaloide e carcinoma adenoescamoso. O carcinoma verrucoso, que é caracterizado amplamente por um tumor verrucoso, exofítico, que é altamente diferenciado com "cristas interpapilares" bolhosas pressionando para o estro-

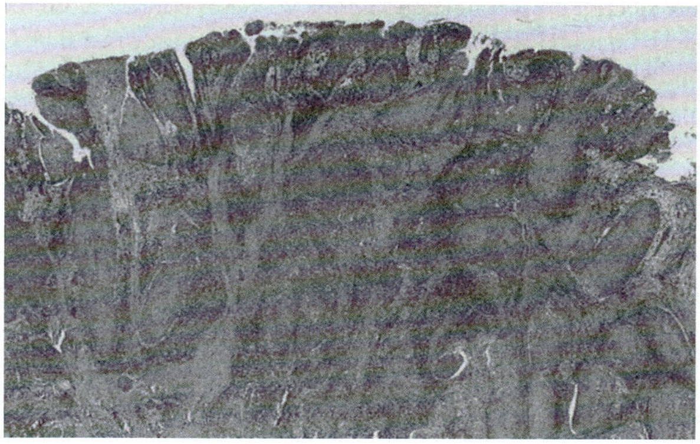

▲ **Figura 31-6** CCE laríngeo moderadamente bem diferenciado. Observe os ninhos de tumor se estendendo profundamente para o estroma.

ma subjacente e baixo potencial metastático, normalmente é tratado de modo cirúrgico, porque muitos médicos veem este tumor como resistente à radiação. O carcinoma de célula fusiforme se apresenta como células fusiformes malignas observadas no estroma geralmente predominando sobre focos de CCE convencionais e é muitas vezes confundido com sarcoma. As células fusiformes normalmente têm coloração positiva para queratina na imuno-histoquímica. O CCE basaloide se apresenta como ninhos compactos de células basaloides subepiteliais associadas com CCE *in situ* ou CCE invasivo. O carcinoma adenoescamoso é uma neoplasia maligna de alto grau com aspectos de CCE com diferenciação epitelial e adenocarcinoma com diferenciação glandular.

B. Cânceres de glândulas salivares

Os distúrbios malignos podem surgir a partir das glândulas salivares menores que revestem a mucosa da laringe. O carcinoma adenoide cístico (CCA) e o carcinoma mucoepidermoide (CME) são os mais comuns, embora outros tipos histológicos também tenham sido registrados. Homens e mulheres são igualmente afetados pelo CCA da laringe. A histologia se assemelha àquela das partes contrárias da glândula salivar maior com padrões de arquiteturas cribriformes, tubulares e sólidos para CME. O comportamento clínico também é similar àquele das neoplasias da glândula salivar maior correspondente. O CCA tem um curso clínico indolente e tendência para disseminação perineural. O CME de baixo grau possui melhor prognóstico do que o CME de alto grau. A cirurgia é o tratamento de escolha para ambos, com orientações para radiação adjuvante similares às dos distúrbios malignos das glândulas salivares maiores.

C. Sarcomas

Os crescimentos malignos de origem mesenquimatosa raramente são observados na laringe. O mais comum é o condrossarcoma. O condrossarcoma da laringe surge com mais frequência a partir da cartilagem cricoide e é caracterizado por uma massa de submucosa da glote posterior com calcificação puntiforme no exame de TC (Figura 31-7). O diagnóstico pode ser difícil, porque uma biópsia adequada pode ser desafiadora e a diferenciação histológica de um condroma benigno pode ser difícil. Os condrossarcomas têm um comportamento clínico não agressivo e, por esta razão, a cirurgia laríngea parcial com preservação de alguma função laríngea muitas vezes é realizada. A radiação geralmente é vista como ineficaz no tratamento do condrossarcoma laríngeo.

Outros tipos de sarcoma laríngeo incluem histiocitoma fibroso maligno, angiossarcoma e sarcoma sinovial.

D. Outras neoplasias

Outros tumores que podem ocorrer na laringe incluem tumores neuroendócrinos, como tumores carcinoides, linfoma e metástases de outros locais primários. Os tumores malignos da tireoide podem invadir a laringe com ou sem paralisia das pregas vocais.

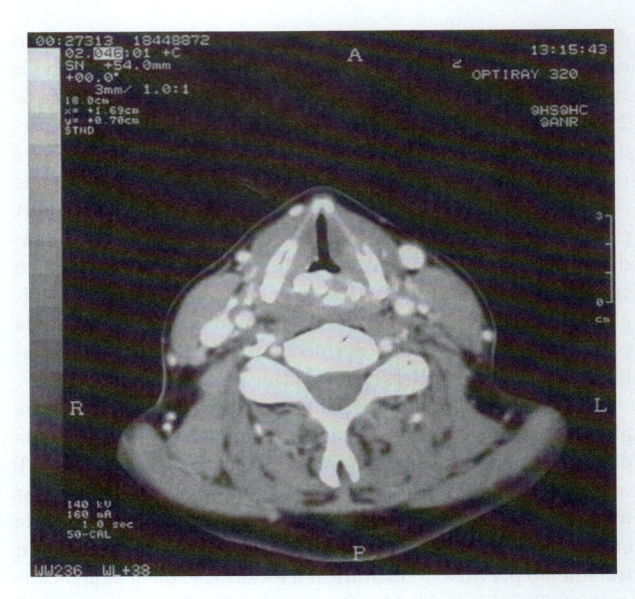

▲ **Figura 31-7** Exame de TC com contraste demonstrando calcificações puntiformes em uma massa que surge a partir da cartilagem cricoide; este achado é característico de condrossarcoma.

> Gripp S, Pape H, Schmitt G. Chondrosarcoma of the larynx: The role of radiotherapy revisited—a case report and review of the literature. *Cancer* 1998:82:108 [PMID: 9428486]. (Review of the literature and existing case reports on larynx chondrosarcoma, revisiting the idea of radiation as a treatment for this type of cancer.)

▶ Tratamento

A. Tratamento do câncer de laringe de estágio inicial

O câncer de laringe de estágio inicial (Estágios I e II) pode ser tratado com cirurgia ou radiação na terapia de modalidade única. As atuais recomendações feitas pela American Society of Clinical Oncology são que todos os pacientes com câncer laríngeo T1 ou T2, com raras exceções, devem ser tratados inicialmente com a intenção de preservar a laringe. As vantagens da cirurgia comparada com a radiação são um período de tratamento menor (comparado com 6 a 7 semanas para a radiação) e a opção de guardar a radiação para a recorrência. Os procedimentos cirúrgicos específicos usados no tratamento de câncer de laringe inicial são abordados na seção seguinte. Além dos riscos inerentes a qualquer procedimento cirúrgico, a cirurgia pode resultar em uma qualidade de voz inferior e, para as abordagens cirúrgicas externas, um desfecho estético pior.

As técnicas de radioterapia específicas para o câncer de laringe são discutidas em "Medidas Não Cirúrgicas". Para lesões de estágio inicial, as complicações de curto prazo da radiação incluem odinofagia e edema laríngeo. As complicações de longo prazo incluem uma possibilidade remota de fibrose laríngea, radionecrose ou hipotireoidismo. O desenvolvimento retardado de sarcoma (induzido por radiação), embora possível, é extremamente raro, com uma incidência de 0,03 a 0,3%.

B. Tratamento do câncer de laringe de estágio avançado

O câncer de laringe de estágio avançado (Estágios III e IV) foi historicamente tratado por terapia de modalidade dupla com cirurgia e radiação. Para a maioria dos tumores T3 e T4, em que a laringectomia total é requerida para a remoção completa do tumor com margens amplamente claras, o tratamento de preservação do órgão com quimioterapia e radioterapia combinadas é preferido porque não há diferença na sobrevida global e uma qualidade de vida superior. Além disso, a cirurgia de extirpação pode ser usada em pacientes selecionados, como aqueles com destruição óssea ou de cartilagem nos quais a função do órgão razoável é improvável após a terapia conservadora. A reabilitação da voz após a laringectomia total é discutida adiante. Para lesões T1, T2 e algumas T3, procedimentos de laringectomia parcial com preservação da voz podem ser considerados (ver "Tratamento Cirúrgico do Câncer de Laringe"). A seleção do paciente é crucial com o objetivo de tornar o paciente livre da doença com a cirurgia isolada porque a radiação pós-operatória após a laringectomia parcial pode resultar em dano funcional significativo. O tipo de dissecção de pescoço escolhido é orientado pela extensão da doença no pescoço, como discutido a seguir.

A radiação adjuvante deve iniciar em seis semanas da cirurgia e, em protocolos de uma vez ao dia, durando 6 a 7 semanas. O local primário é tratado com irradiação de feixe externo com doses de 55 a 66 Gy, ao passo que, em geral, a drenagem das bacias nodais recebe uma dose levemente inferior, dependendo da extensão da doença do pescoço. As complicações da radioterapia incluem aquelas descritas para a radiação administrada como modalidade de tratamento única para o câncer de laringe de estágio inicial; contudo, uma vez que a área tratada é mais extensa, os efeitos colaterais também incluem mucosite durante a terapia e xerostomia crônica após o tratamento. Complicações menos comuns incluem hipotireoidismo, radionecrose e estenose esofágica.

Os protocolos de preservação do órgão evoluíram durante a última década. O estudo de referência do Veterans Administration Larynx Câncer Study Group randomizou 332 pacientes para receber quimioterapia neoadjuvante seguida por radiação, comparado com a laringectomia total tradicional com radiação pós-operatória. O estudo descobriu que dois terços dos pacientes responderam favoravelmente à quimioterapia após apenas um ou dois ciclos. Em dois terços destes casos, as laringes foram preservadas e a sobrevida foi similar à abordagem tradicional de laringectomia com radiação pós-operatória. Como um subgrupo, os pacientes com tumores T4 maiores não se saíram tão bem e, por isto, os protocolos de preservação do órgão às vezes não são oferecidos a pacientes nesta categoria, particularmente se houver invasão cartilaginosa. O estudo VA foi acompanhado por um estudo randomizado de três partes que comparou a quimioterapia por indução (cisplatina mais 5-fluorouracil) seguida por radiação, quimiorradiação simultânea com cisplatina e radiação uma vez ao dia isolada em 547 pacientes. Em dois anos, a preservação do órgão superior foi obtida com o grupo de quimiorradiação simultânea; portanto, esta estratégia de tratamento se tornou o padrão de cuidado na maioria dos centros. Estudos em andamento de tratamento de modalidade combinada incluem radiação com diferentes terapias sistêmicas e terapia sistêmica com esquemas de radiação alterados, incluindo o tratamento duas vezes por dia.

C. Tratamento do pescoço no câncer de laringe

Um pescoço sem metástases linfonodais clinicamente aparentes deve ser tratado no câncer de laringe se o risco de metástase nodal exceder 15% (ver Quadro 31-2). O tratamento das partes ipsilateral e contralateral do pescoço deve ser considerado, portanto, para os cânceres primários, de estágio inicial, da supraglote em geral e para todos os cânceres laríngeos avançados. A doença do pescoço estadiada como N0 ou N1 pode ser tratada com uma modalidade única – cirurgia ou radiação. A escolha da cirurgia ou irradiação para o tratamento eletivo do pescoço clinicamente negativo depende do tratamento escolhido para o câncer primário. Uma dissecção de pescoço eletiva possui a vantagem sobre a irradiação eletiva da capacidade de estadiar patologicamente o pescoço, o que fornece informação prognóstica e ajuda a determinar se a terapia adjuvante é requerida. A doença do pescoço estadiada como N2 ou N3 geralmente requer um tratamento de modalidade combinada.

A dissecção do pescoço é projetada para a extensão da doença do pescoço. A dissecção do pescoço seletiva (preservando o músculo esternocleidomastóideo, a veia jugular interna e o nervo acessório espinal) pode ser executada para pescoços clinicamente N0. Para pescoços N1, a dissecção é geralmente limitada aos níveis II a IV, uma vez que a metástase para os níveis I ou V é rara nesta condição. A dissecção do pescoço radical ou radical estendida, sacrificando o músculo esternocleidomastóideo, a veia jugular interna e o nervo acessório espinal e abordando os níveis I a V ou mais, do pescoço, é realizada para a doença extensa do pescoço com envolvimento de vasos, nervos, músculos ou qualquer combinação destas estruturas. Uma dissecção de pescoço radical modificada preserva algumas dessas estruturas, de acordo com a viabilidade.

D. Tratamento cirúrgico do câncer de laringe

As opções cirúrgicas para o tratamento do câncer de laringe incluem uma variedade de procedimentos de laringectomia parcial além da laringectomia total. A compreensão dos padrões de drenagem linfática dos sublocais da laringe permite ao cirurgião ressecar mais cuidadosamente que as margens de 1 a 2 cm que normalmente são recomendadas em outros locais da cabeça e do pescoço. Isto ajuda a preservar a voz funcional, a respiração e a deglutição nos procedimentos de laringectomia parcial.

Uma consulta pré-operatória com um terapeuta da fala é apropriada se mudanças significativas na voz e na deglutição forem antecipadas. Essas sessões ajudam a educar o paciente sobre as funções de fala e deglutição da laringe e prepará-lo para a reabilitação e terapia pós-operatórias.

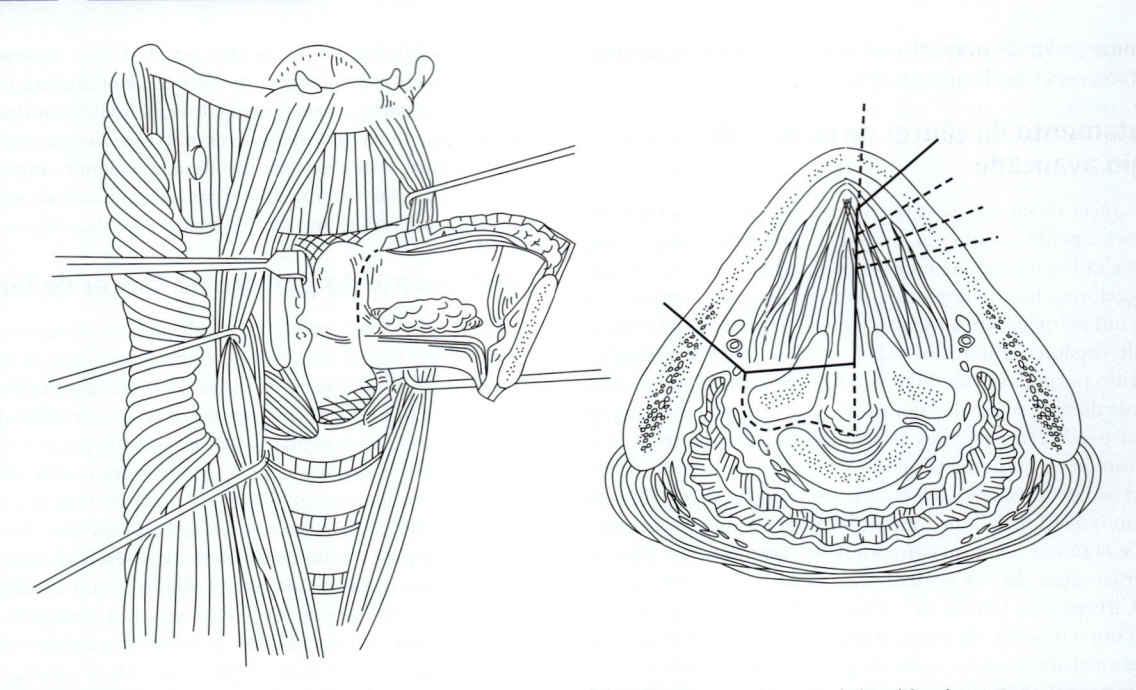

▲ **Figura 31-8** Desenho esquemático da ressecção anatômica para uma hemilaringectomia vertical. (Modificada e reimpressa, com permissão, de Myers EN, Suen JY. *Cancer of the Head and Neck,* 3RD Ed. WB Saunders, 1996.)

1. Cirurgia microlaríngea – A remoção endoscópica dos cânceres de laringe selecionados pode ser obtida com segurança e efetivamente com o uso do microscópio de operação e instrumentos de dissecção microlaríngeos. O *laser* de dióxido de carbono, usado com laringoscopia direta e orientação microscópica, também é uma ferramenta de dissecção útil, especialmente para lesões supraglóticas. A cordectomia a *laser* mostrou fornecer um excelente controle local e preservação laríngea do câncer glótico de estágio inicial; ela oferece baixa morbidade e excelentes opções de novo tratamento no caso de falha local. As contraindicações para a ressecção endoscópica a *laser* incluem casos nos quais todo o tumor não pode ser visualizado, tumores grandes requerem muita excisão da unidade laríngea funcional, diminuindo, assim, a proteção das vias aéreas e levando à aspiração e à invasão da cartilagem. Para o câncer supraglótico, as contraindicações também incluem envolvimento aritenoide bilateral e extensão direta para dentro do pescoço.

2. Hemilaringectomia – A hemilaringectomia é a remoção de uma metade vertical da laringe (ou uma parte dela; Figura 31-8). Os tumores apropriados para esta cirurgia são aqueles com (1) extensão subglótica não maior que 1 cm abaixo das pregas vocais verdadeiras; (2) uma prega afetada móvel; (3) envolvimento unilateral (envolvimento da comissura anterior e da extensão anterior da prega vocal verdadeira contralateral pode, em determinados casos, também ser tratado com uma hemilaringectomia vertical estendida); (4) sem invasão da cartilagem e (5) sem envolvimento do tecido mole extralaríngeo.

A reconstrução das pregas vocais é feita com mais frequência pela transposição de um retalho de músculo do pescoço ou retalho livre microvascular para fornecer um volume contra o qual a prega vocal não afetada restante pode vibrar (Figura 31-9). A hemilaringectomia vertical pode ser feita em candidatos cirúrgicos apropriados nos quais a radioterapia não funcionou.

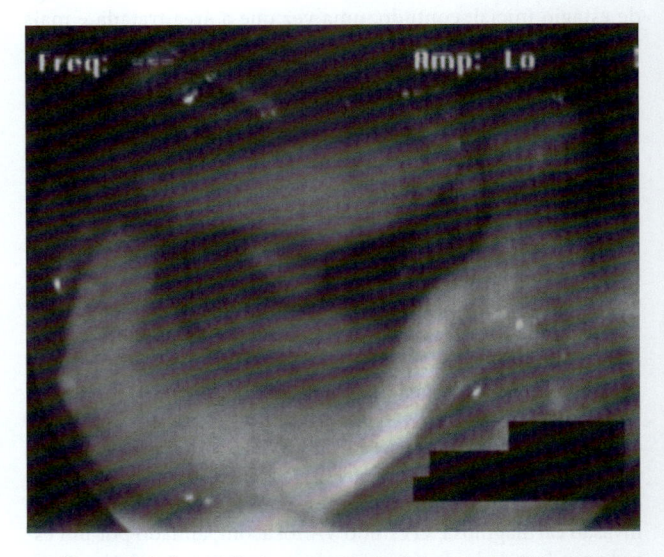

▲ **Figura 31-9** Hemilaringectomia direita vertical, visão endoscópica pós-operatória. Observe a ausência de aritenoide, mas a presença de uma "pseudoprega".

3. Laringectomia supraglótica – Uma laringectomia supraglótica implica a remoção da supraglote ou da parte superior da laringe (ou uma parte dela). Esta cirurgia pode ser considerada quando as seguintes condições são satisfeitas: (1) para tumores com um estágio T de T1, T2 ou T3 por envolvimento do espaço pré-epiglótico isolado; (2) as pregas vocais são móveis; (3) a cartilagem não está envolvida; (4) a comissura anterior não está envolvida; (5) o paciente tem boa condição/reserva pulmonar; (6) a base da língua não está envolvida após as papilas circunvaladas; (7) o ápice do seio piriforme não está envolvido e (8) o volume expiratório forçado no primeiro segundo (VEF_1) é previsto como superior a 50%.

Uma laringectomia supraglótica pode ser realizada endoscopicamente usando o *laser* de dióxido de carbono ou com uma abordagem-padrão aberta, externa. A cirurgia endoscópica remove normalmente somente a porção envolvida da supraglote. A laringectomia supraglótica tradicional remove toda a supraglote desde o ápice do ventrículo laríngeo, incluindo as pregas falsas, a epiglote e o espaço pré-epiglótico; as aritenoides e parte da cartilagem tireoide são preservadas (Figura 31-10). O fechamento em uma laringectomia supraglótica aberta é feito pelo colapso da parte glótica remanescente da laringe até a base da língua (Figura 31-11).

Embora a voz do paciente seja geralmente normal em qualidade, algum grau de aspiração é um efeito colateral esperado dessa operação. Por esta razão, os pacientes com função pulmonar limítrofe (VEF_1 previsto como inferior a 50%) que não podem tolerar aspiração crônica geralmente não são considerados bons candidatos para a laringectomia supraglótica. Os pacientes devem aprender uma técnica de deglutição dupla chamada deglutição supraglótica para minimizar a aspiração com a ingestão oral. As consultas regulares com um terapeuta da fala são cruciais para o entendimento adequado desta técnica.

4. Laringectomia supracricoide – Esta é uma técnica cirúrgica mais nova, que se expande sobre o procedimento de laringectomia supraglótica tradicional para preservar a voz para aqueles indivíduos com cânceres localizados na glote anterior, incluindo a comissura ou aqueles com envolvimento mais extenso do espaço pré-epiglótico. As pregas vocais verdadeiras, a supraglote e a cartilagem tireoide são presas, preservando as cartilagens cricoide e aritenoide (Figura 31-12). Metade dos pacientes permanece dependente de sua traqueotomia. A função pulmonar e os critérios para uma radiação prévia para laringectomia supraglótica se aplicam também para a laringectomia supracricoide. Os resultados de voz são registrados quando adequados. As técnicas de deglutição supraglóticas devem ser usadas.

5. Laringectomia quase total – Uma laringectomia quase total é um procedimento de laringectomia parcial mais extenso no qual apenas uma aritenoide é preservada e um conduto traqueo-

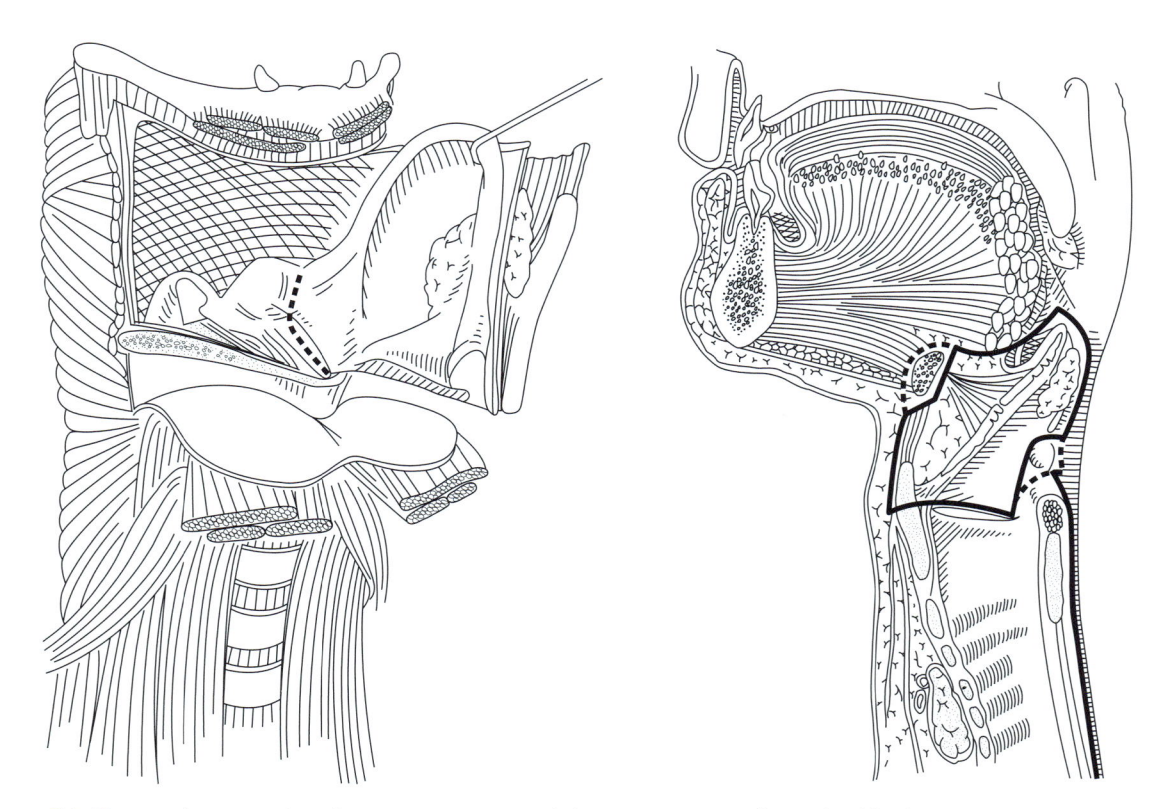

▲ **Figura 31-10** Desenho esquemático da ressecção anatômica da laringectomia supraglótica. (Modificada e reimpressa, com permissão, de Myers EN, Suen JY. *Cancer of the Head and Neck*. 3RD Ed. WB Saunders, 1996.)

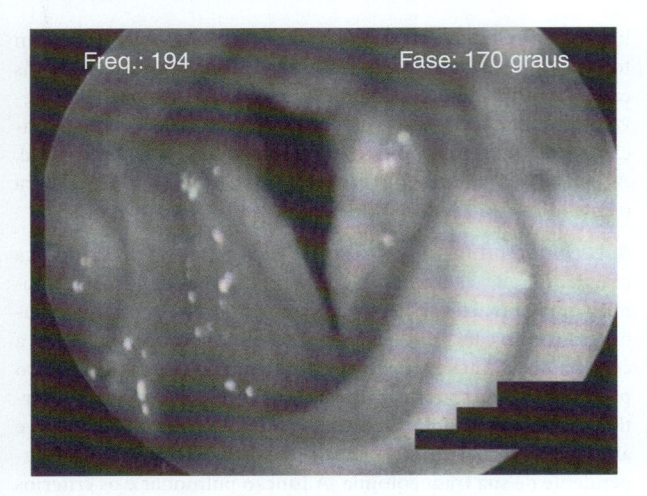

▲ **Figura 31-11** Laringectomia supraglótica, visão endoscópica pós-operatória. Observe a ausência da epiglote.

esofágico é construído para a fala (Figura 31-13). A voz é gerada pelos pulmões, mas possui uma variação de tom mais limitada, com algumas preocupações de aspiração. Os pacientes permanecem dependentes da traqueotomia para a respiração. Este procedimento não é oferecido a pacientes nos quais os tratamentos de radiação não funcionaram, aqueles com reserva pulmonar insatisfatória ou aqueles com envolvimento tumoral abaixo do anel cricoide. Os candidatos são pacientes com grandes lesões T3 e T4 com uma aritenoide não envolvida ou com tumores transglóticos unilaterais com fixação da prega.

6. Laringectomia total – Uma laringectomia total implica na remoção de toda a laringe, incluindo as cartilagens tireoide e cricoide, possivelmente em alguns anéis traqueais superiores e no osso hioide (Figura 31-14). O coto traqueal proximal sofre anastomose para uma abertura na raiz do pescoço anteriormente em um traqueostoma permanente; isto resulta na separação anatômica completa dos tratos respiratório e digestório. As indicações para a laringectomia total são (1) cânceres T3 e T4 que não respondem aos procedimentos de laringectomia parcial acima ou terapia de preservação de órgão com quimiorradiação, (2) envolvimento extenso da cartilagem tireoide ou cricoide, (3) a invasão direta dos tecidos moles circundantes do pescoço, (4) envolvimento da base da língua além das papilas circunvaladas e (5) terapia de salvamento para falhas das estratégias de preservação de órgão. O fechamento é feito pela reaproximação da mucosa faríngea. Se uma faringectomia parcial ou total também é requerida devido ao tamanho do tumor, então o retalho livre ou retalho regional ajuda no fechamento e previne a estenose faringoesofágica. O objetivo final é manter a capacidade de deglutição oral do paciente.

A reabilitação da voz após uma laringectomia total é mais bem executada com a fala traqueoesofágica, usando um dispositivo de traqueostoma que é uma válvula de uma via que direciona o

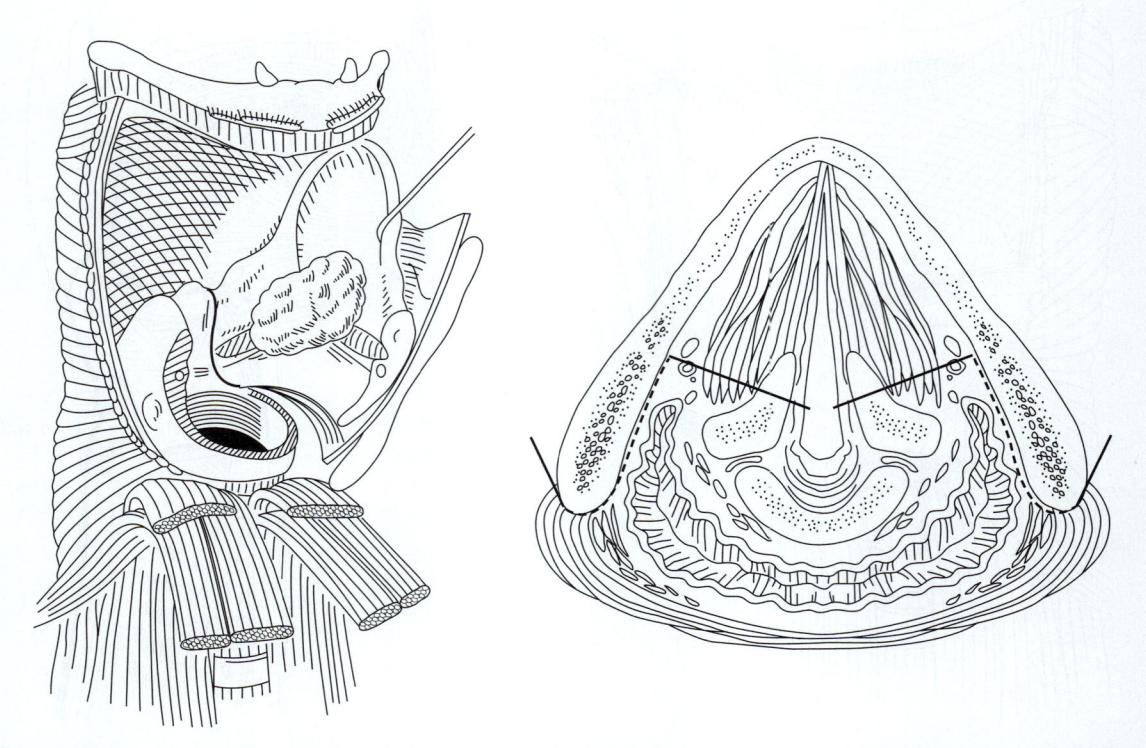

▲ **Figura 31-12** Desenho esquemático da ressecção anatômica para uma laringectomia supracricoide. (Modificada e reimpressa, com permissão, de Myers EN, Suen JY. *Cancer of the Head and Neck,* 3RD Ed. WB Saunders, 1996.)

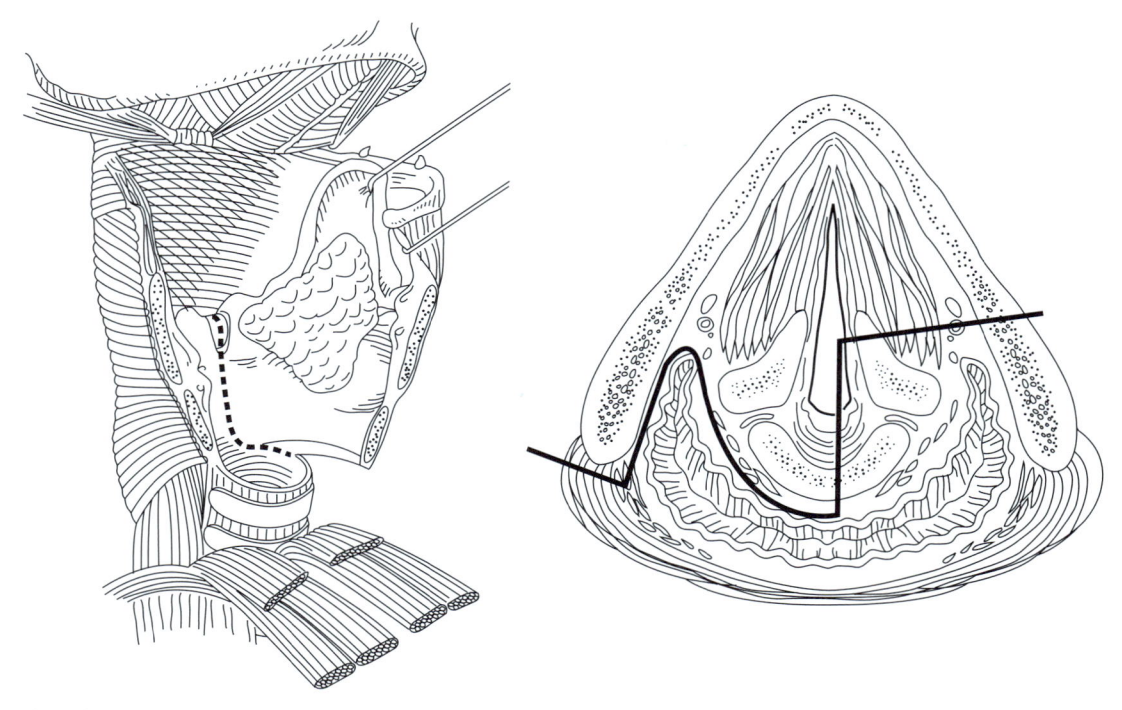

▲ **Figura 31-13** Desenho esquemático da ressecção anatômica para uma laringectomia quase total. (Modificada e reimpressa, com permissão, de Myers EN, Suen JY. *Cancer of the Head and Neck,* 3RD Ed. WB Saunders, 1996.)

ar para a neofaringe durante a exalação quando o traqueostoma é ocluído (Figura 31-15). O indivíduo executa isto com oclusão digital, mas também existem botões de espuma e técnicas sem o uso das mãos. Existem vários modelos de eletrolaringe, a qual atinge seu som pela vibração externa. Aprender a usar o dispositivo para otimizar seu entendimento é um desafio para a maioria dos pacientes; aqueles que ouvem um indivíduo usando uma eletrolaringe também devem estar familiarizados com o som para entender a fala. Alguns pacientes aprendem a fala esofágica pura forçando o ar para o esôfago e liberando o ar enquanto usam a língua, os dentes, a região malar e os lábios para produzir a fala. Um terapeuta de fala familiar com reabilitação de voz pós-laringectomia é um membro essencial da equipe de cuidado do paciente para aqueles que se submetem a uma laringectomia parcial ou total.

7. Cirurgia robótica – Mais recentemente, a cirurgia robótica minimamente invasiva foi introduzida e hoje tem aplicações crescentes no tratamento do câncer laríngeo. De muitas maneiras, ela trata dos defeitos da cirurgia endolaríngea e da abordagem cirúrgica aberta. Em comparação com a cirurgia a *laser* transoral, a abordagem robótica permite uma ressecção tumoral *em bloco* ao contrário da excisão fragmentada com o *laser*. Ela também permite procedimentos que são comumente feitos com uma abordagem aberta, como excisão de lesão supraglótica ou da base da língua através de um endoscópio. Este último pode diminuir a morbidade associada um procedimento aberto, evitando, assim, a necessidade de uma traqueostomia.

E. Medidas não cirúrgicas

1. Terapia fotodinâmica – A terapia fotodinâmica é uma modalidade emergente de tratamento do câncer de laringe inicial, bem como do câncer que surge a partir de outros locais primários da mucosa da cabeça e do pescoço. Um agente fotossensibilizante (um agente químico preferencialmente obtido por um tecido tumoral e sensível a comprimentos de onda de luz específicos) é administrado de modo intravenoso. Um *laser* é então usado para ativar o agente fotossensibilizante e induzir a destruição do tecido tumoral. Este tratamento se mostrou efetivo em cânceres de profundidade de até 5 mm, com controle local e taxas de sobrevida similares às modalidades de tratamento tradicionais. Os efeitos colaterais da terapia fotodinâmica incluem sensibilidade à luz que pode prolongar-se durante várias semanas após a administração do agente fotossensibilizante. Por esta razão, os pacientes devem usar uma roupa protetora solar durante este período de tempo e evitar sair durante as horas de intensidade solar máxima.

2. Técnicas de tratamento por radiação para o câncer de laringe – A radiação administrada como tratamento primário para o câncer de laringe ou como tratamento adjuvante após a cirurgia é feita muitas vezes com o uso de uma técnica de feixe externo; uma dose de 6.000 a 7.000 cGy é administrada ao local primário. Quando o risco de metástase nodal locorregional em um pescoço clinicamente negativo exceder 15 a 20%, 5.000 cGy são administrados de modo profilático também ao pescoço. As indicações para a radiação adjuvante pós-operatória incluem

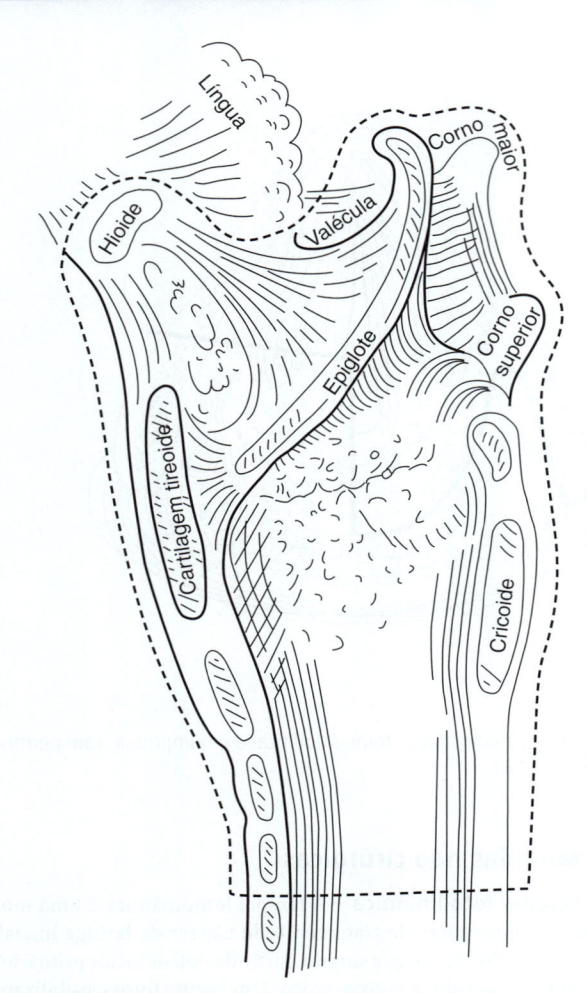

Figura 31-14 Desenho esquemático da ressecção anatômica para uma laringectomia total. (Modificada e reimpressa, com permissão, de Cummings CW, Sessions DG, Weymuller EA, Wood P. *Atlas of Laryngeal Surgery.* CV Mosby, 1984.)

doença de estágio avançado, margens próximas ou positivas, disseminação extracapsular do tumor no linfonodo, disseminação perineural ou angiolinfática, extensão subglótica e o envolvimento de linfonodos em níveis múltiplos do pescoço (em particular, os níveis IV ou V, ou o mediastino). Embora o tratamento por radiação adjuvante convencional consistisse em radiação isolada, dois ensaios randomizados recentes têm mostrado melhora no controle local com radiação e cisplatina simultânea para determinados fatores de risco. A seleção de paciente para esse tratamento continua sendo debatida, mas os pacientes com uma boa condição de desempenho e características tumorais adversas devem ser seriamente considerados para a quimiorradiação simultânea adjuvante pós-operatória. Como observado, protocolos recentes estão usando várias combinações de radiação com terapias sistêmicas para sensibilização tumoral e erradicação da doença micrometastática. Esquemas de radiação alterados também estão sendo estudados – com e sem agentes sistêmicos. Os avanços na administração do tratamento com radioterapia modulada pela intensidade têm permitido uma administração mais precisa da dose para o tumor com uma maior preservação do tecido normal, incluindo preservação da glândula salivar com xerostomia reduzida. Antes de se submeterem à radiação, os pacientes devem passar por um exame dentário completo. Quando o campo for abranger a cavidade oral, os dentes careados são extraídos antes do início da radiação devido à queda dentária induzida pela radiação e ao risco aumentado de osteorradionecrose.

Os efeitos colaterais de curto prazo da radiação, durando até seis semanas após a conclusão da terapia, incluem mucosite, odinofagia, disfagia, eritema de pele, alteração no paladar e edema. Os efeitos colaterais comuns de longo prazo incluem graus variados de xerostomia, fibrose e edema. Efeitos colaterais incomuns incluem hipotireoidismo, condrorradionecrose e osteorradionecrose. Como observado, uma complicação extremamente rara é o sarcoma induzido por radiação.

3. Quimioterapia para o câncer de laringe – A quimioterapia tradicionalmente não fazia parte dos protocolos de tratamento primários para o câncer de laringe. Iniciados na década de 1980, os protocolos de preservação de órgão usando a quimioterapia em conjunto com a radiação para o câncer laríngeo de estado avançado foram comparados com a cirurgia padrão e o tratamento com radiação. As taxas de sobrevida comparáveis foram mostradas com morbidades de tratamento diferentes. Em geral, taxas menores de metástase distante são observadas, embora taxas questionavelmente mais altas de recorrência local também são citadas em comparação à cirurgia e aos protocolos de radiação locorregional.

A cisplatina e o 5-fluorouracil são os dois agentes considerados mais efetivos contra o câncer de laringe. Recentemente, o paclitaxel (Taxol) e docetaxel (Taxotere) demonstraram atividade sem os efeitos colaterais da cisplatina, que incluem neurotoxicidade, ototoxicidade e toxicidade renal. A quimioterapia foi administrada no cenário neoadjuvante (indução) simultânea com a radiação e também no cenário adjuvante. Mesmo que sucessos tenham sido registrados para todas as três abordagens, a quimiorradiação simultânea é geralmente considerada a mais bem-sucedida. Ensaios com quimioterapia neoadjuvante e intra-arterial simultânea têm mostrado excelente resposta tumoral local em casos selecionados, mas com toxicidade local intensificada. A cisplatina é o agente mais comumente usado nos protocolos simultâneos. Agentes, como a amifostina, estão sendo usados para aliviar os efeitos colaterais e preservar a função salivar no cenário da radiação. A quimioterapia também pode ser usada como um paliativo do câncer de laringe avançado. Novamente, a cisplatina é o agente de preferência, mas o metotrexato foi historicamente usado com algum benefício. A quimioterapia não é considerada um tratamento de primeira linha ou padrão de cuidado para o câncer de laringe de estágio inicial (Estágios I e II).

4. Terapia molecular direcionada – Recentes descobertas na biologia molecular do câncer laríngeo têm fornecido uma observação sobre o entendimento da base molecular desses cânceres, o que levou ao desenvolvimento de estratégias tera-

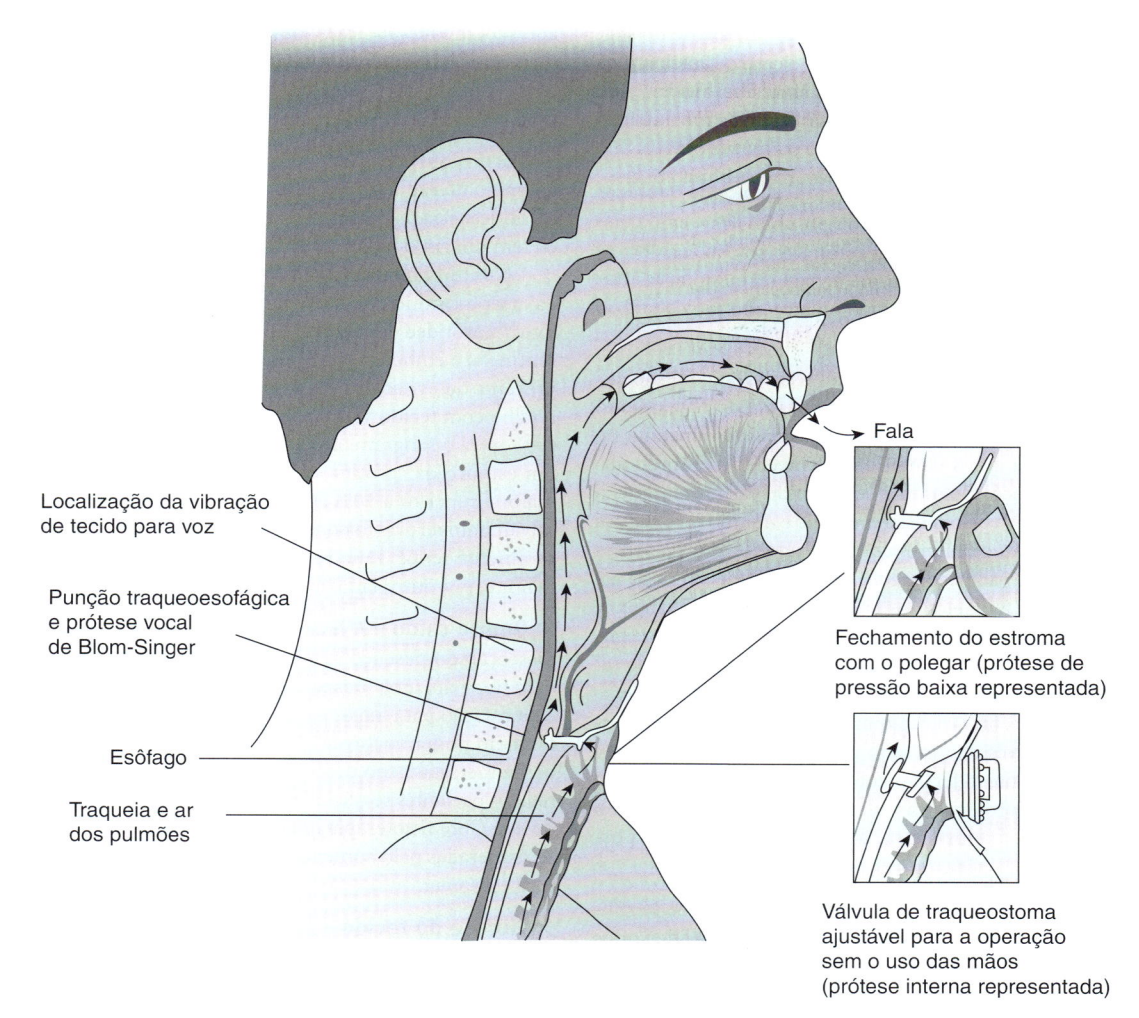

Figura 31-15 A fala traqueoesofágica requer uma prótese e oclusão de traqueostoma. (Reimpressa, com permissão, de InHealth Technologies, Carpinteria, CA.)

pêuticas direcionadas que visam à melhora dos desfechos clínicos e possivelmente a sobrevida destes pacientes. Os ensaios clínicos estão explorando o uso de adenovírus *p53* recombinante para restaurar a função do gene "tipo selvagem" e o uso dos antagonistas da trajetória do receptor do fator de crescimento epidérmico. Outras terapias moleculares direcionadas, como os fármacos antiangiogênicos e as terapias com base na vacina, também estão sendo desenvolvidas e avaliadas para o tratamento do câncer laríngeo.

F. Complicações de tratamento

As complicações de tratamento do câncer de laringe refletem a modalidade (ou modalidades) de tratamento usada.

1. Problemas vocais – A rouquidão pode complicar qualquer tratamento de câncer de laringe, até mesmo o menor câncer de laringe. As mudanças na voz podem ser tão sutis quanto a perda de amplitude vocal, fadiga vocal e limiar diminuído para surtos de laringite. O aprofundamento da voz ou uma qualidade de voz áspera, estridente, são comuns. A falha em atingir a fala traqueoesofágica após uma laringectomia total pode ser devido à hipertonicidade ou estenose do segmento neofaríngeo, uma prótese de voz inadequadamente posicionada, problemas com a oclusão digital do estoma ou outro dano neurológico.

2. Problemas de deglutição – Após os procedimentos de laringectomia parcial, o risco de aspiração é significativo. Isto pode ser devido à remoção cirúrgica ou à desnervação, no todo ou em parte, dos mecanismos de proteção da laringe. Os efeitos colaterais agudos da radiação incluem mucosite, secreções espessas, odinofagia e edema, que contribuem para as dificuldades de deglutição no período de perirradiação imediato. A xerostomia é um efeito colateral de longo prazo da radiação que também contribui para a disfagia. Estreitamento, estenose ou fibrose do segmento faringoesofágico como resultado da cicatrização cirúrgica ou como efeito residual da radiação pode levar à intolerância de alimentos sólidos ou a uma incapacidade de ingerir a nutrição adequada via oral.

3. Perda de paladar e de olfato – A radiação pode danificar permanentemente as papilas gustatórias, embora este efeito colateral seja muitas vezes transitório. Após a laringectomia total, as mudanças anatômicas resultam em uma falta de fluxo de ar através do nariz e da boca. Isto muda gravemente o sentido olfatório do paciente e, portanto, o sentido de paladar.

4. Desenvolvimento de fístula – Uma fístula, ou conexão entre a faringe e a pele do pescoço, reflete a falha do fechamento cirúrgico faríngeo em selar após a laringectomia. Isto resulta no vazamento da saliva e dos conteúdos faríngeos (incluindo alimento) para o pescoço. Quando esse acúmulo de líquido inicial se rompe, o vazamento de material mucoide e líquido ocorre para a pele. As fístulas são mais propensas de ocorrer em pacientes que se submeteram à radiação prévia (probabilidade maior de até 35%) ou à cirurgia e naqueles nos quais o fechamento faríngeo é firme. Uma fístula tem maior probabilidade de ocorrer se a condição nutricional do paciente é insatisfatória (comum) e pode refletir um câncer subjacente residual. A maior parte das fístulas se fecha por intenção secundária com manejo conservador, incluindo alimentação através de um tubo nasogástrico ou de gastrostomia. Ocasionalmente, o fechamento cirúrgico com um retalho é aconselhável para proteção vascular, para controle da infecção ou para facilitação da administração da terapia adjuvante pós-operatória indicada.

5. Problemas das vias aéreas – Alguns pacientes que se submetem a procedimentos de laringectomia parcial são deixados com vias aéreas laríngeas inadequadas ou aspiração significativa; por isso, eles permanecem dependentes de tubos de traqueostomia. O edema laríngeo excessivo também pode ocorrer como uma sequela do tratamento por radiação isolado. Para pacientes que se submetem à laringectomia total, secreções excessivas e crosta de muco podem obstruir o traqueostoma. Os pacientes que se submetem à laringectomia total muitas vezes têm uma sensibilidade aumentada à temperatura do ar, que se manifesta pela tosse; a falta de proteção às vias aéreas também pode resultar em risco aumentado de aspiração e afogamento.

6. Lesão de nervo craniano – Durante a dissecção cirúrgica para uma laringectomia parcial ou total com dissecção do pescoço, os nervos cranianos VII (o ramo mandibular marginal), IX, X, XI e XII são encontrados e estão, portanto, em risco de lesão potencial. Essa lesão pode ser temporária ou permanente. No período pré-operatório, os pacientes precisam ser aconselhados sobre as seguintes complicações pós-operatórias potenciais: sorriso e fechamento da boca assimétricos, dificuldades de deglutição, rouquidão e aspiração, queda do ombro e limitação da amplitude de movimento e o dano da mobilidade da língua. De maneira similar, os pacientes com tumores de laringe agressivos com extensão para o pescoço ou metástases locorregionais podem se apresentar com, ou desenvolver, déficits de nervo craniano devido ao envolvimento tumoral do nervo.

7. Lesões e eventos vasculares – O acidente vascular encefálico (AVE) é um risco da laringectomia e da dissecção do pescoço, mas ocorre surpreendentemente raras vezes. Uma sequela de longo prazo da radiação no pescoço é a aceleração da aterosclerose carotídea, e os pacientes que se submeteram à radiação no pescoço têm um risco maior de AVE devido a isso.

Nos tumores avançados com necrose e a exposição resultante da artéria carótida ou da veia jugular interna, a ruptura (um "estouro" carotídeo ou jugular) é um risco. Em casos de sangramento sentinela, a embolização angiográfica ou colocação de *stent* pode prevenir ou evitar um sangramento adicional. A cobertura com retalho com tecido vascularizado, quando acessível, pode proteger contra o sangramento adicional. Para pacientes que sentiram um estouro da carótida, a incidência de um AVE incapacitante maior é superior a 50% em tentativas de salvamento cirúrgico. O salvamento cirúrgico consiste em ligar a artéria carótida ou mais raramente tentar uma revascularização. A ruptura de um vaso maior é, por outro lado, um evento comumente fatal.

8. Ombro caído – A lesão ao nervo acessório espinal durante a dissecção do pescoço resulta em uma perda da função do músculo trapézio, uma incapacidade de abduzir o braço acima de 90° e da rotação para baixo e para dentro do ombro. Estas limitações também podem ocorrer como um resultado do tumor primário ou de metástases no pescoço envolvendo o nervo acessório espinal. Os pacientes se queixam de uma perda da função do ombro e de dor. Com fisioterapia intensa, essas deficiências e a dor podem ser superadas pelo aumento da força dos outros músculos da cintura escapular.

9. Fibrose do tecido – Devido à radiação e à cirurgia, que são aumentadas pela perda da função do nervo craniano XI (quando ela ocorre), os pacientes com câncer laríngeo muitas vezes apresentam uma fibrose significativa dos tecidos do pescoço. Isto se manifesta por enrijecimento, perda de amplitude de movimento e dor. A fibrose da laringe e anquilose da articulação cricoaritenoide também foram observadas como um resultado do tratamento por radiação, levando à imobilidade de prega vocal bilateral muitos anos após o tratamento.

10. Hipotireoidismo – Uma perda da função tireoidiana pode ocorrer como resultado da radiação para a parte anterior-inferior do pescoço proveniente da tireoidectomia executada como parte de laringectomia, desvascularização ou um resultado combinado das duas. O hipotireoidismo pode não se tornar clinicamente aparente ou por testes séricos até 6 a 12 meses (ou mais) após a conclusão do tratamento para o câncer de laringe. A hipofunção grave pode ser responsável pela cicatrização insatisfatória de retalhos e fístulas. Por esta razão, os testes da função tireoidiana devem ser realizados periodicamente. A reposição do hormônio da tireoide com doses adequadamente tituladas de tiroxina enteral é curativa, mas requer o monitoramento periódico.

11. Outras complicações – Outros riscos de laringectomia incluem hematoma e infecção.

G. Acompanhamento clínico de longo prazo

Os pacientes com câncer de laringe devem ser acompanhados clinicamente da mesma maneira pela qual os pacientes com câncer de cabeça e pescoço geralmente são acompanhados. Após o tratamento ser concluído, as consultas de rotina são programadas em intervalos de 4 a 6 semanas. Durante estas visitas, um exame completo de cabeça e pescoço é executado, com foco no local primário para sinais de recorrência, mas também o exame das lesões malignas primárias metacrônicas. As chamadas "segundas" lesões primárias têm uma incidência anual de 4 a 7%. Após o primeiro ano, as consultas podem se estender para a cada 2 meses durante o segundo ano, a cada 3 meses durante o terceiro e quarto anos e depois disso a cada 6 a 12 meses. A maioria das recorrências de câncer de cabeça e pescoço ocorre dentro dos primeiros dois anos após o tratamento. Os indivíduos são considerados curados de seu índice primário após 5 anos de condição livre de doença. Os sinais e sintomas de recorrência são os mesmos que os da apresentação inicial, incluindo rouquidão, disfagia, otalgia, hemorragia, adenopatia cervical e dor. Os achados do exame físico, a avaliação para metástases e os testes diagnósticos são os mesmos para recorrências que os da ocorrência original.

Agrawal N, Goldenberg D. Primary and salvage total laryngectomy. *Otolaryngol Clin North Am*. 2008;41(4):771 [PMID: 18570958]. (Review of the indications for total laryngectomy.)

Ambrosch P, Kron M, Steiner W. Carbon dioxide laser microsurgery for early supraglottic carcinoma. *Ann Otol Rhinol Laryngol*. 1998;107(8):680 [PMID: 9716871]. (Results of patients treated with laser microsurgery for early-stage supraglottic carcinoma showing comparable results to open supraglottic laryngectomy and superior functional results.)

Back G, Sood S. The management of early laryngeal cancer: Options for patients and therapists. *Curr Opin Otolaryngol Head Neck Surg*. 2005;13(2):85 [PMID: 15761281]. (Study to evaluate the different treatment modalities for early laryngeal cancer.)

Bernier J, Domenge C et al. Postoperative irradiation with or without concomitant chemotherapy for locally advanced head and neck cancer. *N Engl J Med*. 2004;350:1945 [PMID: 15128894]. (Study showing that the addition of concurrent chemotherapy to adjuvant radiation improves local control in selected patients with high-risk squamous cell carcinoma who have primary surgical treatment.)

Burns JA et al. Endoscopic laser resection of laryngeal cancer: Is it oncologically safe? Position statement from the American Broncho-Esophagological Association. *Ann Otol Rhinol Laryngol* 2009;118(6):399.

Chao KS, Majhail N, Huang CJ et al. Intensity modulated radiation therapy reduces late salivary toxicity without compromising tumor control in patients with oropharyngeal carcinoma: A comparison with conventional techniques. *Radiother Oncol*. 2001;61(3):275 [PMID: 11730977]. (Series illustrating the efficacy of intensity-modulated radiation therapy in sparing salivary flow in patients with head and neck cancer without compromising tumor control.)

Cooper JS, Pajak TF et al. Postoperative concurrent radiotherapy and chemotherapy for high risk squamous cell carcinoma of the head and neck. *N Engl J Med*. 2004;350:1937 [PMID: 15128593]. (Study showing that the addition of concurrent chemotherapy to adjuvant radiation improves local control in selected patients with high-risk squamous cell carcinoma who have primary surgical treatment.)

Dilkes MG et al. Treatment of primary mucosal head and neck squamous cell cancer using photodynamic therapy: Results after 25 treated cases. *J Laryngol Otol* 2003;117(9):713 [PMID: 14561360]. (Study demonstrating the efficacy of Foscan, a photosensitizer, in the treatment of a variety of primary mucosal head and neck cancers.)

Ferlito A et al. Neck dissection for laryngeal cancer. *J Am Coll Surg*. 2008;207(4):587 [PMID: 18926464]. (Review of the indications for and types of neck dissection in larynx cancer.)

Forastiere A, Goepfert H, Maor M et al. Concurrent chemotherapy and radiotherapy for organ preservation in laryngeal cancer. *N Engl J Med*. 2003;349(22):2091 [PMID: 14645636]. (Trial establishing concurrent chemoradiation as the superior to sequential chemoradiation for locally advanced larynx cancer. Concurrent therapy is now the mainstay of treatment.)

Galli J, De Corso E, Volante M et al. Postlaryngectomy pharyngocutaneous fistula: Incidence, predisposing factors, and therapy. *Otolaryng Head Neck Surg*. 2005;133(5):689 [PMID: 16274794]. (Study evaluating the predisposing factors, incidence, and management of pharyngocutaneous fistula.)

Gallo A, Manciocco V, Simonelli M et al. Supracricoid partial laryngectomy in the treatment of laryngeal cancer: Univariate and multivariate analysis of prognostic factors. *Arch Otolaryngol Head Neck Surg*. 2005;131(7):620 [PMID: 16027286]. (Study evaluating the results of supracricoid laryngectomy in the treatment of glottic and supraglottic cancers, showing that it is effective in maintaining laryngeal functions while achieving a high rate of local control.)

Hillel AT et al. Applications of robotics for laryngeal surgery. *Otolaryngol Clin North Am*. 2008;41(4):781 [PMID: 18580959]. (Review of the use of robotic surgery for laryngeal cancer.)

Krengli M, Policarpio, Manfredda I et al. Voice quality after T1a glottic carcinoma. *Acta Oncologica*. 2004;33(3):284 [PMID: 15244235]. (Study examining the functional outcome of patients treated with radiation or CO_2 laser excision and shows that radiation results in superior voice quality.)

Laccourreye O, Hans S, Borzog-Grayeli A, Maulard-Durdux C, Brasnu D, Housset M. Complications of postoperative radiation therapy after partial laryngectomy in supraglottic cancer: A long term evaluation. *Otolaryngol Head Neck Surg*. 2000;122(5):752 [PMID: 10793360]. (Series examining complications and functional status of patients treated with partial laryngectomy and postoperative radiation therapy.)

Loyo M, Pai S. The molecular genetics of laryngeal cancer. *Otolaryngol Clin North Am* 2008;41(4):657 [PMID: 18570952]. (Review of the molecular genetics of laryngeal cancer and implications for its treatment.)

Mortuaire G, Francois J, Wiel E, Chevalier D. Local recurrence after CO_2 laser cordectomy for early glottic carcinoma. *Laryngoscope* 2006;116(1):101 [PMID: 16481819]. (Study evaluating the prognostic factors of local recurrence after endoscopic cordectomies.)

Patel S, See A, Williamson P et al. Radiation induced sarcoma of the head and neck. *Head Neck* 1999;21(4):346 [PMID: 10376755]. (Series illustrating the incidence of delayed sarcoma development in patients treated with definitive radiation therapy for cancer of the head and neck.)

Paydarfar JA, Birkmeyer NJ. Complications in head and neck surgery: A meta-analysis of postlaryngectomy pharyngocutaneous fistula. *Arch Otolaryngol Head Neck Surg*. 2006;132(1):67 [PMID: 16415432]. (Paper summarizing the risk factors for postlaryngectomy pharyngocutaneous fistula.)

Peretti G, Piazza C, Bolzoni A. Endoscopic management for early glottic cancer: Indications and oncologic outcome. *Otolaryngol Clin North Am.* 2006;39(1):173 [PMID: 16469662]. (Review of the indications and outcome for endoscopic management of early glottic cancer.)

Pfister DG, Laurie SA, Weinstein GS et al. American Society of Clinical Oncology Clinical Practice Guideline for the use of larynx-preservation strategies in the treatment of laryngeal cancer. *J Clin Oncol* 2006 Aug 1;24(22):3693–704. [PMID: 16832122]. (American Society of Clinical Oncology guidelines for treatment of laryngeal cancer.)

Prepageran N, Raman R. Delayed complication of radiotherapy: Laryngeal fibrosis and bilateral vocal cord immobility. *Med J Malaysia.* 2005;60(3):377 [PMID: 16379198]. (Case report of bilateral vocal cord immobility many years after treatment with radiation.)

Schweitzer VG. Photofrin-mediated photodynamic therapy for treatment of early stage oral cavity and laryngeal malignancies. *Lasers Surg Med.* 2001;29(4):305 [PMID: 11746107]. (Review of larynx and oral cavity carcinomas either not amenable to or failing conventional treatment in which photodynamic therapy demonstrated high rates of complete response and cure with minimal side effects.)

Sessions DG, Lenox J, Spector GJ. Supraglottic laryngeal cancer: Analysis of treatment results. *Laryngoscope.* 2005;115(8):1402 [PMID: 16094113]. (Study analyzing the results of different management strategies for supraglottic laryngeal cancer.)

Sigston E, de Mones E, Babin E et al. Early stage glottic cancer: Oncological results and margins in laser cordectomy. *Arch Otolaryngol Head Neck Surg.* 2006;132(2):147 [PMID: 16490871]. (Study assessing the local control of laser cordectomies compared with external partial laryngectomy procedures in the treatment of early-stage glottic cancers.)

Strome SE, Weinman EC. Advanced larynx cancer. *Curr Treat Options Oncol* 2002;3(1):11 [PMID: 12057083]. (Review of treatment philosophy and options for advanced larynx cancer.)

Terrell J, Fisher S, Wolf G. Long term quality of life after treatment of laryngeal cancer. *Arch Otolaryngol Head Neck Surg.* 1998;124:964 [PMID: 9738814]. (Study examining the quality of life in patients who enrolled in the VA larynx study with findings of superior results in those who had preserved larynges.)

Urba S, Wolf G, Eisbruch A et al. Single-cycle induction chemotherapy selects patients with advanced laryngeal cancer for combined chemoradiation: A new treatment paradigm. *J Clin Oncol.* 2006;24(4):593 [PMID: 16380415]. (Study comparing primary chemoradiation with radiation alone or conventional laryngectomy in the treatment of advanced laryngeal cancer.)

Wolf GT. Induction chemotherapy plus radiation compared with surgery plus radiation in patients with advanced laryngeal cancer: The Department of Veterans Affairs Laryngeal Cancer Study Group. *N Engl J Med.* 1991;324:1685 [PMID: 2034244]. (Study showing that survival with chemotherapy and radiation was equivalent to surgery in locally advanced larynx cancer, thus establishing the organ preservation as the mainstay of treatment.)

Zacharek MA, Pasha R, Meleca RJ et al. Functional outcomes after supracricoid laryngectomy. *Laryngoscope.* 2001;111(9):1558 [PMID: 11568604]. (Report of adequate voice and swallowing at 5-year follow-up on 10 patients who underwent supracricoid laryngectomy.)

Zhang B, Xu ZG, Tang PZ. Elective neck dissection for laryngeal cancer in the clinically negative neck. *J Surg Oncol.* 2006;93(6):464 [PMID: 16615158]. (Study evaluating the efficacy of a lateral neck dissection in the elective treatment of the clinically negative necks in patients with laryngeal cancer.)

Quadro 31-4 Câncer de laringe: taxas de sobrevida de cinco anos por estágio

Estágio I > 95%
Estágio II 85-90%
Estágio III 70-80%
Estágio IV 50-60%
Todos os estágios 68%

▶ Prognóstico

A cura do câncer de laringe, definida como a sobrevida em cinco anos livre da doença, é geralmente melhor do que para outros tumores de local primário do trato aerodigestivo superior (Quadros 31-4 e 31-5). Isto reflete a predominância dos tumores glóticos primários sobre os tumores supraglóticos primários e o estágio inicial nos quais os tumores glóticos são diagnosticados. A rouquidão persistente é uma indicação para a qual o indivíduo deve procurar cuidado clínico geralmente antes da emergência de uma metástase nodal. Todavia, as taxas de sobrevida em cinco anos não melhoraram nas últimas três décadas, apesar dos avanços na técnica cirúrgica, da expansão das opções de tratamento e na diminuição na morbidade.

Ganly I, Patel SG, Matsuo J et al. Results of surgical salvage after failure of definitive radiation therapy for early-stage squamous cell carcinoma of the glottic larynx. *Arch Otolaryngol Head Neck Surg.* 2006;132(1):59 [PMID: 16415431]. (Study reporting the results of partial or total laryngectomy for recurrent or persistent laryngeal cancer after definitive radiotherapeutic treatment.)

Quadro 31-5 Câncer de laringe: taxas de sobrevida de cinco anos por local e estágio

Supraglote	Glote	Subglote
Estágio I 53-82%	Estágio I 74-100%	Todos os estágios 36-42%
Estágio II 50-64%	Estágio II 64-76%	
Estágio III 50-60%	Estágio III 50-60%	
Estágio IV < 50%	Estágio IV 30-57%	

Paralisia de prega vocal

Michael J. Wareing, MBBS, BSc, FRCS (ORL-HNS)
Richard Millard, MBBS, MA, DLO
Juveria Siddiqui, MA

A paralisia de prega vocal verdadeira significa perda de movimento ativo da prega vocal secundária à ruptura da inervação motora da laringe. A ruptura de inervação pode ocorrer ao longo do comprimento dos nervos laríngeos recorrentes e dos nervos vagos e pode incluir dano aos núcleos motores do vago. Ela deve ser diferenciada da fixação da prega vocal secundária à infiltração direta da prega vocal, da laringe ou dos músculos laríngeos. Ela também deve ser distinguida da fixação na articulação cricoaritenoide, encontrada na artrite reumatoide ou após intubação traumática.

O local de ruptura do suprimento nervoso leva a um padrão característico na posição das pregas vocais. Contudo, distinguir entre paralisia do nervo laríngeo recorrente e paralisia de prega vocal secundária à ruptura do nervo vago pode ser difícil.

O Quadro 32-1 resume as principais causas de paralisia de prega vocal em adultos. Uma vez que a causa da paralisia de prega vocal é determinada, o próximo estágio é considerar a reabilitação e o tratamento do paciente, dependendo de seus sintomas.

ANATOMIA

A anatomia relevante da laringe é melhor compreendida em relação aos músculos que produzem abdução e adução das pregas vocais e de seu suprimento nervoso. Todos os músculos laríngeos intrínsecos, exceto o músculo cricotireóideo, que é suprido pelo ramo externo do nervo laríngeo superior, são supridos pelo nervo laríngeo recorrente. O único abdutor das pregas vocais é o músculo cricoaritenóideo posterior. O Quadro 32-2 fornece um resumo da musculatura laríngea relevante e de sua inervação.

Para compreender as causas de paralisia da prega vocal, é importante entender os trajetos dos nervos vago e laríngeo recorrentes. Os cursos dos vagos nos dois lados da cabeça e do pescoço são idênticos, mas os nervos laríngeos recorrentes diferem significativamente no seu curso, uma vez que eles deixam o vago.

Os núcleos situam-se na medula superior e dão origem às radículas 8 a 10 que ficam entre o nervo glossofaríngeo superiormente e a raiz espinal do nervo acessório inferiormente. Os músculos da faringe, do esôfago superior, da laringe e do palato são supridos por fibras motoras que se originam no núcleo ambíguo. A maioria dessas fibras se une ao vago no gânglio cervical inferior abaixo do forame jugular, a partir da raiz craniana do nervo acessório.

O nervo vago deixa a cavidade craniana através do forame jugular com os nervos glossofaríngeo e hipoglosso. Ele então desce verticalmente no pescoço dentro da bainha carótida, aderente à artéria carótida interna, repousando profundamente entre a veia jugular interna e a própria artéria.

O vago direito entra no tórax atravessando superficialmente a artéria subclávia direita. Então, o nervo laríngeo recorrente direito deixa o vago, enrolando-se sob a artéria para correr superiormente no sulco traqueoesofágico e passar sob o constritor inferior da faringe, dentro da laringe.

O vago esquerdo entra no tórax profundamente à veia braquiocefálica esquerda, entre as artérias carótida e subclávia. O nervo laríngeo recorrente esquerdo deixa o vago à medida que ele cruza o arco aórtico e depois passa sob o ligamento arterial antes de fazer um curso similar para o nervo laríngeo recorrente direito.

AVALIAÇÃO DO PACIENTE

A avaliação inicial de qualquer paciente que se apresenta com disfonia deve incluir uma avaliação de voz sistêmica (ver Capítulo 29). Uma história completa deve ser obtida, observando o início e a duração da disfonia. Uma história médica e cirúrgica detalhada é particularmente importante. O exame deve incluir um exame completo de orelha, nariz e garganta, bem como uma inspeção detalhada das pregas vocais e da laringe (ver Capítulo 29), para descartar uma lesão infiltrante associada. Essa lesão pode produzir fixação da prega vocal, que pode ser perdida com um exame de espelho. Embora difícil de distinguir clinicamente, se a paralisia de prega vocal unilateral ou bilateral secundária à ruptura alta do nervo vago puder ser determinada após inspecionar as pregas vocais, um exame completo dos outros nervos cranianos deve ser instituído.

Quadro 32-1 Etiologia de paralisia das pregas vocais em adultos

Tipo de paralisia	Etiologia
Recorrente unilateral	Neoplasia
Laríngea	Causas iatrogênicas
	Trauma
	Aneurismas
	Causas idiopáticas
Recorrente bilateral	Pós-cirurgia da tireoide
Laríngea	Neoplasia da tireoide
Vagal unilateral	Causas iatrogênicas
	Neoplasia
	Causas neurológicas
	Infarto do tronco cerebral
	Base do crânio
	Osteomielite
	Causas idiopáticas
Vagal bilateral	Causas neurológicas

A eletromiografia laríngea pode ser útil na distinção entre desnervação dos músculos intrínsecos e fixação de prega vocal. Ela também pode estimar o prognóstico relativo à reinervação.

Koufman JA, Postma GW, Whang CS et al. Diagnostic laryngeal electromyography: The Wake Forest experience 1995–1999. *Otolaryngol Head Neck Surg.* 2001;124:603 [PMID: 11391248]. (Evaluation of laryngeal electromyography in the management of vocal cord paralysis.)

Simpson CB, Fleming DJ. Medical and vocal history in the evaluation of dysphonia. *Otolaryngol Clin North Am* 2000;33:719. [PMID: 10918656]. (Review of history-taking in voice disorders.)

Sulica L, Blitzer A. Electromyography and the immobile vocal fold. *Otolaryngol Clin North Am.* 2004;3759. ISSN: 0030-6665.

Quadro 32-2 Resumo de inervação da prega vocal

Músculo	Nervo
Adutores (cricoaritenóideo lateral, tireoaritenóideo, interaritenóideos)	Laríngeo recorrente (ramo adutor)
Cricoaritenóideo posterior	Laríngeo recorrente (ramo abdutor)
Cricotireóideo	Laríngeo externo

PARALISIA DE PREGA VOCAL UNILATERAL

PARALISIA LARÍNGEA RECORRENTE UNILATERAL

FUNDAMENTOS DO DIAGNÓSTICO

▶ Disfonia.
▶ Tosse "bovina".
▶ Paralisia de prega vocal paramediana unilateral.
▶ A voz pode fatigar com o uso.

Considerações gerais

O estágio inicial na avaliação de uma paralisia de prega vocal unilateral é estabelecer se a paralisia é secundária a uma lesão de nervo laríngeo recorrente ou à ruptura do nervo vago. As lesões que produzem a paralisia de prega vocal paramediana característica são encontradas abaixo da origem do nervo laríngeo superior. A prega vocal paralisada é encontrada na posição paramediana devido à ação sem resistência do músculo cricotireóideo (Figura 32-1). A paralisia da prega vocal esquerda é mais comum que a paralisia da prega vocal direita por causa do curso mais longo e mais convoluto do nervo laríngeo recorrente esquerdo. A prega vocal direita é envolvida em 3 a 30% dos casos.

Muitas paralisias de prega vocal unilateral são secundárias à cirurgia; portanto, o momento relativo do início da disfonia para qualquer cirurgia relevante é crucial.

Etiologia

As causas de paralisia laríngea recorrente unilateral podem ser iatrogênicas (p. ex., após cirurgia da tireoide, do esôfago, da coluna cervical e do tórax). Ela também pode ser causada por um carcinoma de pulmão primário e secundário ou por um tumor maligno do esôfago ou da tireoide. Os aneurismas da aorta ou dilatação atrial esquerda (syndrome de Ortner) e trauma também podem contribuir para o desenvolvimento dessa paralisia. A etiologia também pode ser idiopática.

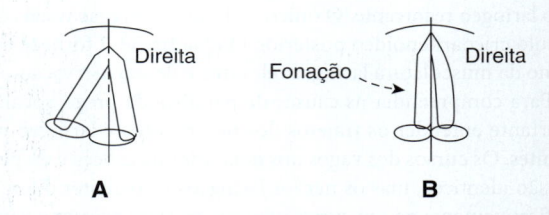

▲ **Figura 32-1** Paralisia de nervo laríngeo recorrente direito (linha pontilhada = linha média). (**A**) Em repouso, a prega paralisada adota uma posição paramediana. (**B**) Na fonação.

▶ Achados clínicos

A. Sinais e sintomas

Os sintomas presentes associados à disfonia, bem como a posição das pregas vocais são a chave para o diagnóstico subjacente. Os pacientes se apresentam com disfonia, suas vozes podem se tornar fracas com o uso. É importante questionar os pacientes quanto aos sintomas respiratórios, como tosse, hemoptise e dispneia, particularmente em pacientes que fumam, visto que esses sintomas podem indicar uma neoplasia maligna subjacente de tórax. Sinais sugestivos de malignidade torácica subjacente incluem evidência de baqueteamento, que é visto em pacientes com carcinoma broncogênico, síndrome de Horner e uma efusão pleural.

A paralisia de prega vocal secundária à paralisia de nervo laríngeo recorrente classicamente produz uma prega vocal imóvel na posição paramediana. Dependendo do tempo de apresentação do paciente após o desenvolvimento de disfonia, a outra prega vocal pode compensar a prega imóvel, limitando, assim, o grau de rouquidão experimentado.

B. Exames de imagem

Para pacientes com paralisia de nervo laríngeo recorrente, a imagem acurada do pescoço e do tórax deve ser realizada; o primeiro sinal de uma neoplasia maligna de tórax pode ser paralisia do nervo laríngeo recorrente. Uma TC do tórax deve identificar uma causa intratorácica. Se negativa, uma RM do pescoço e da fossa posterior deve ser realizada (visto que na prática é muitas vezes difícil de distinguir entre paralisia de nervo vagal e laríngeo recorrente). Se ainda for negativa, uma endoscopia incluindo broncoscopia deve ser considerada.

▶ Tratamento

A. Medidas não cirúrgicas

O tratamento expectante é recomendado quando não há crescimento maligno subjacente. Muitas paralisias de prega unilateral compensam dentro de 6 a 18 meses. A idade do paciente, a ocupação e a preferência quanto ao grau de agressividade que a paralisia de prega vocal necessita ser tratada devem influenciar o plano de tratamento.

B. Medidas cirúrgicas

Uma variação de medidas cirúrgicas está disponível cujo objetivo é permitir contato com a prega oposta durante a fonação e a deglutição e melhorar a capacidade de tossir do paciente. Os procedimentos podem ser estáticos ou dinâmicos. Os procedimentos dinâmicos consistem em reinervação ou em estimulação laríngea com um dispositivo implantável; eles são realizados em relativamente poucos centros no mundo inteiro e não serão discutidos mais adiante. As duas medidas estáticas principais são laringoplastia por injeção e cirurgia de estrutura laríngea.

1. Laringoplastia por injeção – Ela envolve injetar um material lateralmente na prega vocal para deslocá-la medialmente. Um material injetável ideal não teria uma resposta antigênica, possui propriedades viscoelásticas similares à prega vocal, é resistente à reabsorção ou à migração e é fácil de preparar e injetar com controle preciso. As substâncias comumente usadas incluem colágeno, Vox, hidroxiapatita de cálcio, gel de poliacrilamida e gordura.

> Hamilton DW et al. Bioplastique injection laryngoplasty: Voice performance outcome. *J Laryngol Otol*, 2007;121(5):427–435.
>
> Rosen CA et al., Vocal fold augmentation with calcium hydroxyapatite: Twelve month report. *Laryngoscope* 2009;119(5):1033–1041.

2. Cirurgia da estrutura da laringe – A cirurgia da estrutura da laringe (na forma de tireoplastia por medialização) envolve a colocação de um implante Silastic ou Gore-tex lateral à prega vocal através de um corte em janela na cartilagem tireoide. O Silastic desloca a prega vocal medialmente, assegurando fechamento glótico adequado.

PARALISIA VAGAL COMPLETA UNILATERAL

FUNDAMENTOS DO DIAGNÓSTICO

- ▶ Rouquidão fraca, soprosa.
- ▶ Possível história de aspiração.
- ▶ Local de lesão acima da origem do nervo laríngeo superior.
- ▶ Prega vocal em posição intermediária lateralizada.

▶ Considerações gerais

Durante a avaliação de uma paralisia vagal alta unilateral, é importante estabelecer se o local de dano ao nervo está na base do crânio, no tronco cerebral ou no cérebro. Em razão da perda inevitável de função do nervo laríngeo superior, há uma sensação diminuída da laringe acima das pregas vocais no lado afetado e uma perda de função do músculo cricotireóideo. Essa perda de função do nervo vagal faz com que a prega paralisada fique mais lateralmente na posição intermediária ou cadavérica (Figura 32-2).

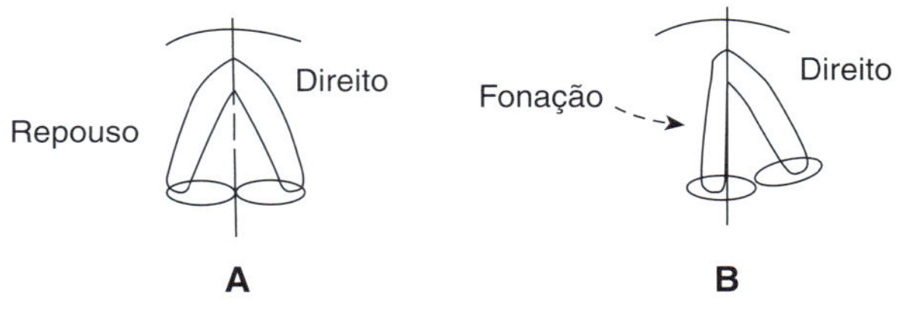

▲ **Figura 32-2** Paralisia do nervo vagal direito. (**A**) Em repouso, a prega paralisada adota uma posição intermediária. (**B**) Na fonação.

▶ Etiologia

As origens da paralisia vagal completa unilateral incluem (1) causas iatrogênicas (p. ex., cirurgia na base do crânio); (2) causas neurológicas (p. ex., esclerose múltipla, siringomielia e encefalite); (3) infarto do tronco cerebral (p. ex., sindrome de Wallenberg); (4) crescimento maligno (primário ou secundário); e (5) inflamação (p. ex., osteomielite na base do crânio).

▶ Achados clínicos

A. Sinais e sintomas

Ruptura do nervo vago na base do crânio ou no núcleo motor do vago inevitavelmente resulta na perda de sensação supraglótica unilateral; uma história de aspiração pode, portanto, ser obtida. A compensação da prega vocal contralateral é muitas vezes inadequada e consequentemente a voz do paciente permanence fraca e soprosa.

As lesões da base do crânio ou do tronco cerebral podem envolver outros nervos cranianos (p. ex., os nervos hipoglosso ou glossofaríngeo). Envolvimento unilateral do tronco cerebral é incomum.

B. Achados laboratoriais

Dependendo da história e do padrão de envolvimento do nervo craniano, pode ser vantajoso obter marcadores inflamatórios como uma proteína C-reativa ou velocidade de hemossedimentação (VHS), particularmente se o paciente não tem história de cirurgia.

C. Exames de imagem

Os exames de imagem devem identificar adequadamente lesões da base do crânio. A RM é a modalidade de imagem de escolha para a base do crânio porque mudanças inflamatórias na TC tendem a se apresentar tardiamente e o exame de TC não apresenta a imagem do tronco cerebral satisfatoriamente.

Cintilografias ósseas de isótopo podem ser úteis em pacientes que apresentam síndrome do forame jugular secundária à osteomielite da base do crânio.

▶ Tratamento

A laringoplastia por injeção muitas vezes não é bem-sucedida em casos de paralisia de nervo vagal completa, porque a posição relativamente abduzida da prega vocal leva à falha dos materiais injetados em deslocar de forma adequada a prega medialmente.

A laringoplastia de medialização, usando implantes de silicone, é o método de tratamento favorável. A laringoplastia pode ser combinada com adução aritenoide quando a abertura glótica posterior ainda não está satisfatoriamente aproximada. Muitos procedimentos são realizados para prevenir aspiração e melhorar a qualidade da voz.

Anderson TD, Mirza N. Immediate percutaneous medialization for acute vocal fold immobility with aspiration. *Laryngoscope*. 2001;111:1318 [PMID: 11568562]. (Efficacy of Gelfoam injection laryngoplasty.)

Carrau RL. Laryngeal framework surgery for the management of aspiration. *Head Neck*. 1999;21:139 [PMID: 10091982]. (Medialization laryngoplasty with silicone, with or without arytenoid adduction.)

Hughes CA. Unilateral true vocal cord paralysis: Cause of right-sided lesions. *Otolaryngol Head Neck Surg*. 2000;122:678 [PMID: 10793345]. (Etiology of right vocal cord palsy.)

Kriskovich MD. Vocal fold paralysis after anterior cervical spine surgery: Incidence, mechanism, and prevention of injury. *Laryngoscope*. 2000;110:1467 [PMID: 10983944]. (Incidence of 2–6%; mechanism due to compression of the nerve during retraction.)

Lo CY. A prospective evaluation of recurrent laryngeal nerve paralysis during thyroidectomy. *Arch Surg* 2000;135:204 [PMID: 10668882]. (0.9% of patients developed permanent unilateral vocal cord palsy.)

Ramadan HH. Outcome and changing cause of unilateral vocal cord paralysis. *Otolaryngol Head Neck Surg*. 1998;118:199 [PMID: 9482553]. (Surgical and neoplastic causes underlying the majority of vocal cord paralyses.)

Zeitels SM. New procedures for paralytic dysphonia: Adduction arytenopexy, Gortex medialization laryngoplasty, and cricothyroid subluxation. *Otolaryngol Clin North Am* 2000;33(4):841–854.

▼ PARALISIA DE PREGA VOCAL BILATERAL

PARALISIA DE NERVO LARÍNGEO RECORRENTE BILATERAL

FUNDAMENTOS DO DIAGNÓSTICO

▶ Muitas vezes apresenta-se com estridor.
▶ A voz pode ser normal.
▶ Geralmente uma história de cirurgia da tireoide.
▶ Pregas vocais fixas em posição mediana à paramediana.

▶ Considerações gerais

O paciente pode ter uma história recente de cirurgia da tireoide, geralmente, tireoidectomia total. Raramente, um tumor maligno avançado da tireoide pode ser a causa subjacente. Se não reconhecida, a apresentação pode ser tardia, visto que a produção de voz normal é possível por causa da aproximação das pregas vocais (Figura 32-3).

▶ Achados clínicos

Um paciente que se apresenta com uma paralisia de nervo laríngeo recorrente bilateral, em geral faz isto em uma situação de emergência, após o desenvolvimento de estridor. O paciente pode ter estado bem previamente, com uma voz aparentemente normal, mas desenvolveu descompensação das vias aéreas após uma infecção do trato respiratório superior. Como as pregas vocais são aduzidas, edema mínimo pode precipitar estridor.

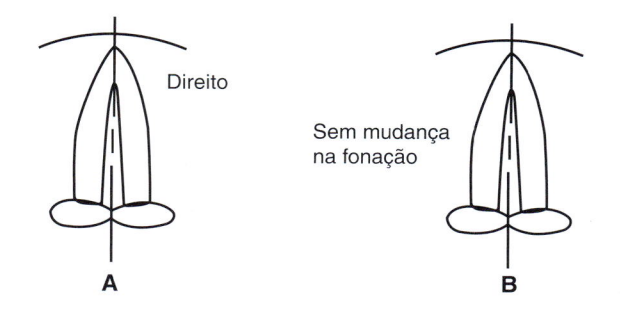

▲ **Figura 32-3** Paralisia de nervo laríngeo recorrente bilateral (linha pontilhada = linha média). (**A**) Em repouso e (**B**) na fonação.

▶ Tratamento

Em uma situação de emergência, a traqueostomia muitas vezes é a única opção viável. É importante discutir com o paciente as opções possíveis para tratamento a longo prazo se a descanulação for considerada, já que qualquer operação para melhorar as vias aéreas pode tornar a voz pior e aumentar o risco de aspiração. Alguns pacientes vivem bem mantendo seu tubo de traqueostomia durante um longo período, e um tubo fenestrado, sem balonete, é adequado em muitos casos.

A lateralização da sutura da prega vocal é uma opção efetiva durante a recuperação da função do nervo porque ela previne a necessidade de uma traqueostomia de longo prazo. A recuperação parcial ou completa pode ocorrer em mais de 50% dos pacientes. O principal procedimento operatório atualmente em prática é a aritenoidectomia a *laser* ou a cordectomia unilateral ou bilateral.

Existem outros procedimentos de lateralização; contudo, embora melhorem as vias aéreas, eles possuem o risco de aumentar o dano vocal e de aspiração.

PARALISIA DE NERVO VAGAL COMPLETA BILATERAL

FUNDAMENTOS DO DIAGNÓSTICO

▶ Voz fraca.
▶ História de aspiração e asfixia.
▶ Pregas vocais na posição intermediária.
▶ Abertura glótica satisfatória em repouso.

▶ Considerações gerais

Envolvimento vagal alto, bilateral ou do tronco cerebral é incomum e muitas vezes secundário a uma causa neurológica. A perda completa de sensação supraglótica resulta em um risco significativo de aspiração. A paralisia vagal muitas vezes é acompanhada pelo envolvimento de outros nervos cranianos, normalmente os nervos glossofaríngeo e hipoglosso.

▶ Etiologia

As causas neurológicas da paralisia de nervo vagal completa bilateral incluem infarto do tronco cerebral, esclerose múltipla e doença do neurônio motor (p. ex., esclerose lateral amiotrófica [ELA]).

▶ Achados clínicos

A. Sinais e sintomas

Os pacientes se apresentam com um início agudo ou progressivo de uma voz fraca, soprosa, associada a uma história de asfixia e disfagia. Pode haver uma história de regurgitação nasofaríngea. Os pacientes têm respiração curta ao esforço e podem desenvolver estridor na presença de infecção do trato respiratório. O paciente pode ser disártrico e ter sinais de outro envolvimento de nervo craniano, como paralisia lingual e perda de um reflexo de vômito. A paralisia do nervo vagal bilateral produz pregas vocais imóveis localizadas em uma posição intermediária com uma abertura glótica ampliada (Figura 32-4). Pode haver fechamento glótico passivo na inspiração forçada; portanto, é importante correlacionar o movimento da prega vocal com a fase de respiração.

B. Exames de imagem

A doença do tronco cerebral é melhor visualizada com a ajuda de exames de RM.

▶ Tratamento

O tratamento é direcionado para prevenir aspiração e assegurar nutrição adequada. Se o estridor se desenvolver, o que ocorre muitas vezes na presença de pneumonia subjacente ou de infecção do trato respiratório superior, então uma traqueostomia geralmente é requerida. Um tubo de traqueostomia com manguito também ajuda a diminuir a aspiração. A nutrição enteral a

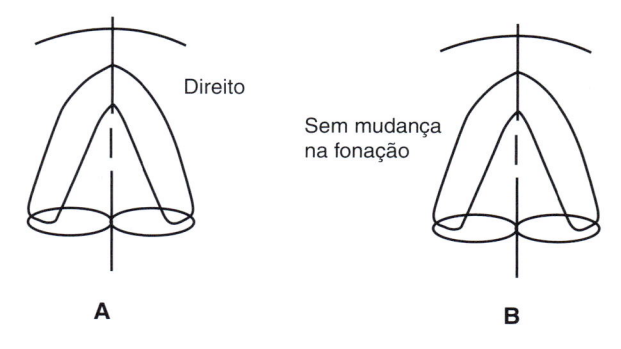

▲ **Figura 32-4** Paralisia de nervo vagal bilateral. (**A**) Em repouso e (**B**) na fonação.

longo prazo via tubo de traqueostomia percutâneo é muitas vezes necessária. Se a paralisia da prega vocal é estável, então as técnicas de medialização podem ser usadas.

Miyamoto RC, Parikh SR, Gellad W, Licameli GR. Bilateral congenital vocal cord paralysis: A 16-year institutional review. *Otolaryngol Head Neck Surg.* 2005;133:241. ISSN: 0194-5998.

Misiolek M, Ziora D, Namylowski G. Long term results in patients after combined laser total arytenoidectomy with posterior cordectomy for bilateral vocal cord paralysis. *Eur Arch Otolaryngol.* 2007;264:895–900.

Rovo L, Jori J, Brzozha M, Caigner J. Airway complications after thyroid surgery: Minimally invasive management of bilateral recurrent nerve injury. *Laryngoscope.* 2000;110:140 [PMID: 10646730]. (Stitch lateralization as an alternative treatment for bilateral recurrent laryngeal nerve palsy.)

Worley G, Bajaj Y, Hartley B. Laser arytenoidectomy in children with bilateral vocal fold immobility. *Journal of Laryngology and Otology.* 2007;121:25–27.

Agradecimentos a Rupert Obholzer, MRCS e R Gareth Rowlands FRCS(ORL-HNS) por suas contribuições para este capítulo nas edições anteriores deste livro.

Estridor em crianças

Philip D. Yates, MB ChB, FRCS

O **estridor** é um ruído áspero produzido pelo fluxo de ar turbulento através de vias aéreas parcialmente obstruídas. Ele pode ser inspiratório, expiratório ou ambos (bifásico). O termo **estertor** é usado para descrever o ruído nas vias aéreas que se origina no nariz, na nasofaringe e na orofaringe; portanto, o estridor é geralmente de origem laríngea ou traqueal. Como regra geral, o **estridor inspiratório** se origina da supraglote e da glote; o **estridor expiratório**, da traqueia; e o **estridor bifásico**, da subglote. Há uma ampla variedade de causas de obstrução das vias aéreas em crianças (Quadro 33-1). Este capítulo descreve as anormalidades laríngeas mais comuns que podem causar estridor.

LARINGOMALÁCIA

FUNDAMENTOS DO DIAGNÓSTICO

▶ Estridor inspiratório posicional, intermitente (geralmente brando).
▶ Piora gradual do estridor seguida por resolução espontânea.
▶ Colapso supraglótico na inspiração.

▶ Considerações gerais

A laringomalácia é a causa mais comum de estridor em bebês e também é a anormalidade laríngea congênita mais comum, sendo responsável por aproximadamente 60% dos casos. O estridor ocorre como resultado do prolapso das estruturas supraglóticas dentro da cavidade laríngea na inspiração. A epiglote é tradicionalmente descrita como em formato de ômega e dobrada em si própria, de modo que as margens laterais se situem próximas uma da outra (Figura 33-1). As pregas ariepiglóticas são altas, encurtadas e finas, e as aritenoides são grandes, com mucosa redundante. O edema na mucosa resultante do trauma vibratório repetido para a supraglote exacerba os sintomas.

Embora a maioria dos casos de laringomalácia tenha um curso benigno sem quaisquer sequelas de longo prazo, os casos mais graves, nos quais ocorre dessaturação significativa, podem resultar em morbidade significativa, como hipertensão pulmonar e *cor pulmonale*.

A incidência de lesões das vias aéreas simultâneas associadas com a laringomalácia tem sido registrada em 12 a 45% dos casos, embora menos de 5% desses casos requeiram intervenção.

▶ Achados clínicos

A. Sinais e sintomas

Os bebês com laringomalácia em geral não têm sinais de anormalidade respiratória no nascimento. O estridor inspiratório se desenvolve normalmente após alguns dias ou semanas e é, no início, brando, mas nos meses subsequentes se torna gradualmente mais acentuado, em geral atingindo o pico dos 6 aos 9 meses de idade. A melhora espontânea ocorre, e os sintomas comumente se resolvem por completo por volta de 18 meses a 2 anos de idade. O estridor não está constantemente presente; ao contrário, ele é intermitente e variável em intensidade. Os sintomas costumam ser piores durante o sono, o estridor sendo pior quando o paciente está na posição supina e apresentando melhora quando o paciente está em prono. A alimentação e o esforço tendem a resultar em estridor mais acentuado. Embora um bebê com laringomalácia geralmente tenha um choro normal, o estridor pode ser exacerbado pelo choro devido a um esforço inspiratório mais forçado. Na maioria dos casos, os sintomas são brandos e autolimitados, mas uma pequena proporção dos casos tem estridor grave, episódios de apneia, dificuldades de alimentação e crescimento insuficiente.

O exame clínico do paciente pode revelar um quadro sem anormalidades. Se o bebê estiver dormindo ou chorando, o estridor tem maior probabilidade de ser observado, e seus sinais associados, como taquipneia e retrações intercostais e subcostais, devem ser procurados. A cianose é extremamente incomum na laringomalácia e deve levantar a suspeita de alguma outra patologia.

Quadro 33-1 Causas de obstrução das vias aéreas em bebês e crianças

	Congênita	Adquirida
Supralaríngea	Atresia das coanas Anormalidades craniofaciais Retrognatismo Macroglossia	Hipertrofia adenotonsilar Corpo estranho Abscesso retrofaríngeo Angina de Ludwig

Laríngea	Laringomalácia
	Cistos laríngeos
	Membranas laríngeas
	Fendas laríngeas posteriores
	Paralisia das pregas vocais
	Fixação da articulação cricoaritenoide
	Hemangioma subglótico
		Iatrogênica (cirúrgica e intubação)
		   Membranas laríngeas
		   Estenose subglótica
		Paralisia das pregas vocais
		Inflamatória
		   Epiglote
		   Laringotraqueobronquite
		   Angioedema hereditário
		Neoplasias
		   Papilomatose respiratória
		   Rabdomiossarcoma
		Compressão externa
		   Tireoide
		   Higroma cístico
		Corpos estranhos
		Queimaduras (cáustica e térmica)
		Trauma externo
		Laringotraqueobronquite

Traqueal	Traqueobroncomalácia
	Estenose
	Compressão vascular
	Artéria inominada aberrante
	Arco aórtico duplo
	Alça da artéria pulmonar
	Cistos traqueais
		Traqueíte bacteriana
		Corpos estranhos
		Compressão externa
		   Tireoide
		   Higromas císticos
		   Tumores do mediastino

B. Avaliação

1. Endoscopia – O uso de um endoscópio de fibra óptica flexível com anestesia local é seguro e permite uma avaliação dinâmica da glote e da supraglote e evita os riscos associados com a anestesia geral.

2. Laringotraqueobroncoscopia – A laringotraqueobroncoscopia é muitas vezes considerada um estudo essencial antes que um diagnóstico definitivo possa ser feito, de modo a eliminar qualquer patologia das vias aéreas simultânea.

3. Polissonografia – Nos casos graves, a polissonografia pode ser realizada para detectar episódios de hipoxia ou hipercapnia. Os resultados deste estudo podem influenciar a decisão de realizar o manejo cirúrgico da condição.

▶ Tratamento

Na maioria dos pacientes, a laringomalácia é uma condição autolimitada que não resulta em qualquer ameaça ao paciente; portanto, tudo que é necessário é a observação. Nos casos mais graves de laringomalácia, que é encontrada em uma pequena percentagem dos pacientes, uma traqueotomia temporária pode ser inevitável.

A intervenção cirúrgica é indicada para aproximadamente 10% dos pacientes. As principais indicações para cirurgia são estridor grave, apneia, crescimento insuficiente, hipertensão pulmonar e *cor pulmonale*. Foi descrita uma grande variedade de procedimentos para o tratamento da laringomalácia (referida como supraglotoplastia), que em sua maioria visam à redução da mucosa laríngea redundante. Estes procedimentos incluem (1) divisão das pregas ariepiglóticas, (2) excisão de uma cunha da prega ariepiglótica com ou sem a excisão das aritenoides ou da

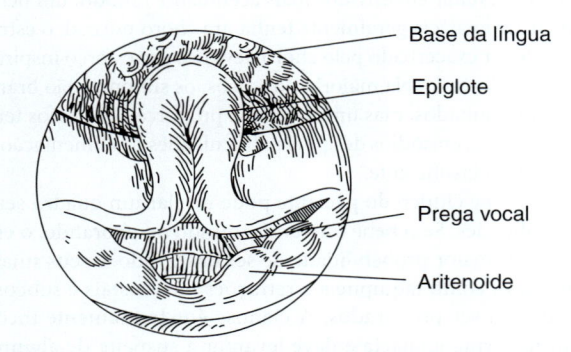

▲ **Figura 33-1** Aparência da laringe infantil na laringomalácia.

borda lateral da epiglote e (3) sutura da epiglote para a base da língua. Há uma discordância a respeito de a microdissecção ou cirurgia a *laser* ser ou não a modalidade de tratamento ideal. Os médicos que defendem a cirurgia a *laser* argumentam que o sangramento não é um problema comparado com a microdissecção; os médicos a favor da microdissecção sustentam que o risco de alterações cicatriciais é maior com o uso do *laser*.

As complicações da supraglotoplastia incluem sangramento, aspiração e cicatrização supraglótica. O risco de estenose supraglótica é diminuído pela excisão da menor quantidade de mucosa supraglótica para produzir uma melhora nos sintomas. A cicatrização é particularmente problemática na região interaritenoide; portanto, uma ilha de mucosa deve ser deixada nesta área.

Altas taxas de refluxo têm sido demonstradas em pacientes com laringomalácia e estão, portanto, implicadas como um fator causador. Contudo, a relação permanece não comprovada; por consequência, há controvérsia na medicação antirrefluxo para a laringomalácia.

Richter GT, Thompson DM. The surgical management of laryngomalacia. *Otolaryngol Clin North Am.* 2008;41(5):837–64. [PMID: 18775337] (Review article of surgical management.)

CISTOS LARÍNGEOS

Os cistos laríngeos são uma rara causa de estridor nos bebês. Os dois principais tipos de cistos laríngeos são cistos ductais e saculares. Os **cistos ductais** são mais comuns e se originam de obstrução das glândulas de submucosa. Eles podem surgir em qualquer lugar na laringe, mas são mais comumente encontrados na supraglote. Os **cistos saculares** surgem no ventrículo laríngeo e são geralmente congênitos em bebês. Diferentes das laringoceles, que se apresentam nos adultos, os cistos saculares não se comunicam com o lúmen laríngeo.

Os sintomas mais comuns que surgem dos cistos laríngeos são estridor, dificuldades de alimentação e episódios cianóticos. Os cistos laríngeos com frequência podem ser manejados pela raspagem endoscópica ou excisão.

PARALISIA DAS PREGAS VOCAIS

FUNDAMENTOS DO DIAGNÓSTICO

(1) Paralisia das pregas vocais unilateral
- Voz/choro rouco ou soproso.
- Dispneia ± branda, estridor ou ambos.
- ± Aspiração.
- Melhora ou resolução espontânea.

(2) Paralisa das pregas vocais bilateral
- Estridor grave.
- ± Aspiração.
- Geralmente requer traqueotomia.

▶ Considerações gerais

A paralisia das pregas vocais em bebês e em crianças pode ser congênita ou adquirida e unilateral ou bilateral. Ela é a segunda anormalidade congênita mais comum da laringe, sendo responsável por aproximadamente 10% dos casos. A paralisia das pregas vocais congênita é mais comum nos homens e com mais frequência bilateral.

Existem várias causas de paralisia das pregas vocais adquirida (Quadro 33-2), embora com mais frequência a paralisia seja idiopática. As anormalidades do sistema nervoso central (SNC) geralmente resultam em paralisia das pregas vocais bilateral. A anormalidade do SNC congênita mais comum que resulta em paralisia das pregas vocais é a malformação de Arnold-Chiari. As causas de paralisia das pregas vocais provenientes do SNC adquiridas são raras nos bebês e nas crianças, assim como são as neuropatias periféricas adquiridas. As anormalidades congênitas do coração e dos grandes vasos podem levar à paralisia das pregas vocais, ou a paralisia pode ser o resultado da cirurgia para a correção destas anormalidades. Nesta situação, o lado esquerdo é mais comumente afetado devido ao curso mais longo do nervo laríngeo recorrente esquerdo através do mediastino. Raramente, a cirurgia esofágica, como o reparo de uma fístula traqueoesofágica, pode resultar em paralisia bilateral. Outras causas traumáticas de paralisia das pregas vocais incluem trauma no nascimento, intubação e lesão na cabeça. Condições inflamatórias como encefalopatias e doença de Guillain-Barré geralmente produzem paralisia das pregas vocais bilateral. As causas neoplásicas da paralisia das pregas vocais são raras em bebês e crianças. A paralisia das pregas vocais ligada ao cromossomo X familiar tem sido registrada, mas é extremamente rara.

▶ Achados clínicos

A. Sinais e sintomas

Os sintomas que surgem da paralisia das pregas vocais variam desde o paciente assintomático até apresentação de uma obstrução aguda das vias aéreas que requer uma intervenção de emergência. Os pacientes com paralisia das pregas vocais unilateral não apresentam, em geral, sinais de obstrução das vias aéreas. Os aspectos presentes comuns são choro ou voz rouca, soprosa e tosse fraca. Problemas alimentares e aspiração são mais prováveis de ocorrer se a lesão for próxima do nervo laríngeo superior, uma vez que este nervo supre sensação à supraglote. A paralisia das pregas vocais bilateral tende a ter sintomas mais acentuados, como estridor, apneia e cianose; contudo, se as pregas vocais se situam na posição intermediária, então a obstrução das vias aéreas não ocorre e a aspiração é o problema primário.

B. Avaliação

Se existir qualquer dúvida sobre a estabilidade das vias áreas, então o paciente deve ser avaliado na sala de operação e as vias aéreas asseguradas antes que uma investigação posterior seja considerada.

Embora a endoscopia com fibra óptica possa demonstrar com segurança a paralisia das pregas vocais, as vias aéreas pre-

Quadro 33-2 Etiologia da paralisia das pregas vocais adquirida

Idiopática
Sistema nervoso central
  Malformação de Arnold-Chiari
  Hidrocefalia
  Encefalocele
  Siringomielia ou siringobulbia
Sistema nervoso periférico
  Miastenia grave
  Distrofia miotônica
  Doença de Charcot-Marie-Tooth
Trauma
  Cirúrgico
  Lesão na cabeça
  Intubação endotraqueal
  Trauma no nascimento
Neoplasia
  Carcinoma da tireoide
Inflamatória
  Viral
  Bacteriana
  Granulomatosa
Anomalias cardiovasculares
  Tetralogia de Fallot
  Cardiomegalia
  Ducto arterioso permeável
  Anéis vasculares

cisam ser avaliadas por meio de laringotraqueobroncoscopia devido a duas razões: (1) a cartilagem aritenoide deve ser apalpada para excluir o raro achado de uma articulação cricoaritenoide fixa; (2) a possibilidade de uma patologia simultânea nas vias aéreas deve ser excluída.

Se uma causa não estiver aparente, então um exame de RM, incluindo cérebro, tronco cerebral, pescoço e tórax (o curso dos nervos laríngeo recorrente e vago) deve ser realizado. Em pacientes nos quais há suspeita de aspiração, um exame de deglutição com contraste ou videofluoroscopia pode fornecer informação sobre a deglutição e a penetração laríngea. A avaliação da deglutição por endoscopia funcional também é usada no grupo pediátrico.

▶ **Tratamento**

A função da glote é proteger os pulmões da aspiração de alimento enquanto fornece uma passagem de ar adequada. Uma função secundária, embora importante, é fornecer a voz. As decisões de manejo são influenciadas pela causa subjacente, pela gravidade dos sintomas e pela probabilidade de recuperação espontânea. A recuperação espontânea ocorre com mais frequência na paralisia das pregas vocais adquirida do que na congênita e ela também é mais provável na paralisia das pregas vocais unilateral do que na bilateral.

A. Paralisia das pregas vocais unilateral

A maioria das crianças com paralisia das pregas vocais unilateral tem sintomas mínimos, porque as pregas vocais normais adotam uma posição mais medial para compensar a prega vocal paralisada. Se a qualidade ruim da voz for persistente, então a terapia da fala é o tratamento de escolha. Na rara ocasião na qual as vias aéreas estão significativamente comprometidas, a traqueotomia é indicada. A decanulação bem-sucedida sem a necessidade de cirurgia laríngea adicional é geralmente possível à medida que a laringe se desenvolve.

B. Paralisia das pregas vocais bilateral

Nas crianças com paralisia das pregas vocais bilateral, as pregas vocais geralmente se situam na posição aduzida, o que resulta em vias aéreas comprometidas. Esta circunstância indica que a maioria dos casos de paralisia das pregas vocais bilateral irá requerer uma traqueotomia para manter as vias aéreas. Uma vez que a traqueotomia tenha sido executada, a endoscopia seriada deve ser planejada para monitorar qualquer recuperação espontânea da função das pregas vocais. Recomenda-se que os procedimentos cirúrgicos irreversíveis na laringe não sejam considerados por pelo menos 1 ano após a traqueotomia. Alguns otorrinolaringologistas preferem esperar até que a criança tenha idade suficiente para tomar a decisão por conta própria sobre uma futura cirurgia. O objetivo da cirurgia para a paralisia das pregas vocais bilateral permanente é produzir uma via aérea de tamanho suficiente para permitir a decanulação sem comprometer a função de proteção da laringe ou produzir uma qualidade de voz inaceitável. Várias técnicas cirúrgicas têm sido descritas para realizar esse objetivo.

Miyamoto RC, Parikh SR, Gellad W, et al. Bilateral congenital vocal cord paralysis: a 16 year institutional review. *Otolaryngol Head Neck Surg*. 2005;133(2):241–245. [PMID: 16087022] (Outcome review of 22 patients treated for bilateral vocal cord palsy.)

Parikh SR. Pediatric unilateral vocal fold immobility. *Otolaryngol Clin North Am*. 2004;37(1):203. [PMID: 15062694] (General review of unilateral vocal cord palsy including the diagnosis and the management.)

MEMBRANAS LARÍNGEAS CONGÊNITAS

As membranas laríngeas surgem a partir de uma falha da recanalização completa da laringe no embrião. Embora as membranas possam aparecer em qualquer nível da laringe, elas são mais comumente observadas na glote anterior. Quando a formação de membrana é grave, ela muitas vezes está associada com estenose subglótica. A atresia completa da laringe é extremamente rara e requer traqueotomia imediata no nascimento.

Os sintomas presentes mais comuns são choro anormal e estridor. O diagnóstico é feito na endoscopia, e outras anormali-

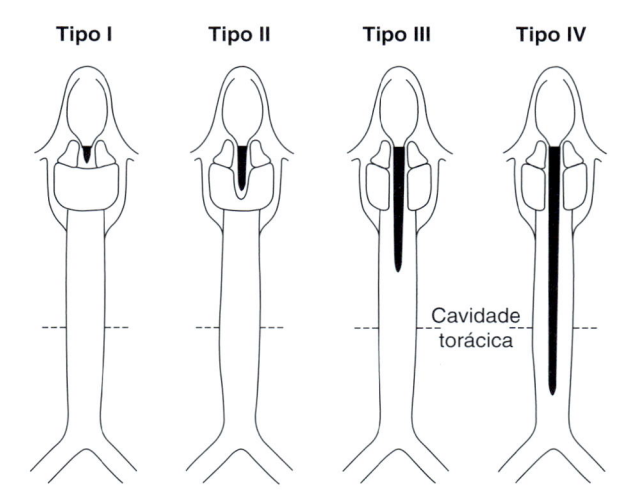

Figura 33-2 Classificação das fendas laríngeas posteriores. **Tipo I:** fenda interaritenoide; superior à glote. **Tipo II:** fenda cricoide parcial; estende-se inferiormente à glote e parcialmente através da lâmina posterior do cricoide. **Tipo III:** fenda cricoide total, com ou sem extensão para a parede traqueoesofágica cervical. **Tipo IV:** fenda laringotraqueoesofágica se estendendo além da cavidade torácica.

dades das vias aéreas devem ser excluídas. Membranas pequenas e finas geralmente respondem à incisão simples. A formação de membrana mais grave pode requerer uma excisão por meio de uma abordagem de laringofissura com inserção de um *stent*.

FENDAS LARÍNGEAS POSTERIORES

Uma fenda laríngea posterior é uma anormalidade congênita rara que ocorre como resultado da falha de fusão da laringe posterior e, em alguns casos, da traqueia. A anormalidade é classificada de acordo com a extensão da fenda (Figura 33-2). Os sintomas predominantes são rouquidão e aspiração; o estridor é uma característica rara. A gravidade dos sintomas varia e depende da extensão da anormalidade. As fendas tipo I muitas vezes têm sintomas mínimos, ao passo que as fendas tipo IV produzem pneumonia por aspiração grave e possuem um prognóstico ruim mesmo se o fechamento cirúrgico for realizado.

O diagnóstico de fendas laríngeas posteriores é feito por meio da demonstração da penetração da laringe na deglutição por contraste, e a presença de uma fenda é confirmada na endoscopia. Fendas brandas podem não precisar de tratamento, apenas um espessamento dos alimentos; contudo, se a aspiração persistir, o fechamento endoscópico deve ser considerado. Fendas mais extensas requerem fechamento cirúrgico.

CORPOS ESTRANHOS LARÍNGEOS

A maioria dos corpos estranhos inalados passa através da laringe e da traqueia e fica distalmente alojado. Há, muitas vezes, uma história de a criança ter alguma coisa na boca antes do início dos sintomas. Se um corpo estranho ficar alojado na laringe e causar obstrução completa, ele irá causar morte súbita, a menos que seja removido imediatamente. Se as vias aéreas estiverem apenas parcialmente obstruídas, estridor, rouquidão e tosse são os sintomas predominantes. Se o objeto for radiopaco, o seu local de impacto pode ser confirmado pelo raio X. A remoção sob anestesia geral é geralmente requerida.

ESTENOSE SUBGLÓTICA

FUNDAMENTOS DO DIAGNÓSTICO

(1) Estenose subglótica congênita
▶ Estridor no nascimento, se a estenose for moderada à grave.
▶ Estridor intermitente, associado com infecções do trato respiratório, se a estenose for branda.

(2) Estenose subglótica adquirida
▶ Comumente como uma consequência da intubação endotraqueal prolongada.
▶ Apresenta-se com falha repetida da tentativa de extubação ou com início gradual de estridor após a extubação.

▶ Considerações gerais

A subglote é a porção mais estreita das vias aéreas nas crianças, e a cartilagem cricoide é o único anel cartilaginoso completo nas vias aéreas. Como o fluxo de ar em um cilindro é diretamente proporcional à quarta potência do raio, uma leve redução na área da subglote pode levar à obstrução significativa.

O sistema de classificação de Myer-Cotton descreve a gravidade da estenose de acordo com a porcentagem de estenose subglótica presente (Figura 33-3). A porcentagem é calculada pela medição do tubo endotraqueal de maior tamanho que pode ser passado através da subglote e pela comparação disto com o tubo de tamanho apropriado para a idade da criança. Um diâmetro subglótico superior ou igual a 4 mm em um recém-nascido a termo é considerado anormal.

▶ Classificação da estenose subglótica

A estenose subglótica pode ser congênita ou adquirida. Um diagnóstico de estenose congênita é feito quando há ausência de quaisquer fatores que sejam conhecidos por levar à estenose adquirida e não existe documentação prévia de vias aéreas normais.

A. Estenose subglótica congênita

A estenose subglótica congênita é considerada a terceira anormalidade congênita mais comum da laringe. A sua verdadeira incidência não é conhecida, já que alguns pacientes diagnosticados com estenose adquirida após a intubação endotraqueal podem ter uma estenose congênita preexistente branda.

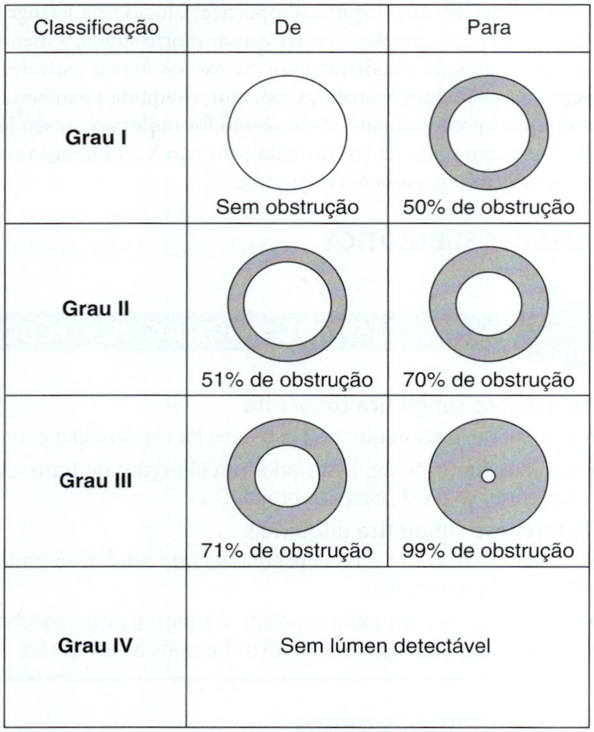

Classificação	De	Para
Grau I	Sem obstrução	50% de obstrução
Grau II	51% de obstrução	70% de obstrução
Grau III	71% de obstrução	99% de obstrução
Grau IV	Sem lúmen detectável	

▲ **Figura 33-3** Sistema de classificação de Myer-Cotton para a estenose subglótica.

B. Estenose subglótica adquirida

A estenose subglótica adquirida é muito mais comum do que a estenose subglótica congênita e é geralmente mais grave e difícil de manejar. A causa mais comum de estenose subglótica adquirida nas crianças é trauma na intubação endotraqueal, sendo responsável por cerca de 90% dos casos.

▶ **Patogênese**

A estenose subglótica secundária à intubação endotraqueal é resultado da necrose de pressão da mucosa subglótica. A duração da intubação é o fator mais importante no desenvolvimento da estenose subglótica. O edema e a ulceração ocorrem seguidos por infecção secundária e pericondrite. O tecido de granulação se forma então sobre as áreas de pericondrite e a deposição de tecido fibroso resulta em estenose. O papel do refluxo gastresofágico na patogênese da estenose subglótica não está claro.

▶ **Prevenção**

A incidência registrada de estenose subglótica em crianças após a intubação endotraqueal varia de 1 a 9%. Esta taxa tem caído devido à introdução de medidas preventivas pelas unidades de cuidado intensivo pediátricas, embora a redução na incidência seja um tanto compensada pelo aumento na sobrevida de bebês com baixo peso no nascimento que requerem intubação prolongada. Os fatores que têm reduzido a incidência de estenose subglótica incluem (1) o uso de tubos de cloreto de polivinil, sem balonete; (2) o uso de tubos menores para reduzir a pressão sobre a mucosa subglótica; e (3) a intubação nasotraqueal, que produz melhor fixação do tubo e menor trauma por fricção.

▶ **Achados clínicos**

A. Sinais e sintomas

O grau de estenose dita a gravidade do estridor. A estenose subglótica congênita grave se apresenta no nascimento com estridor e angústia respiratória. A estenose menos grave provavelmente está presente nos primeiros meses de vida quando a atividade aumentada requer esforços respiratórios aumentados. O edema subglótico produzido pelas infecções do trato respiratório superior muitas vezes precipita o estridor, o que leva a um diagnóstico errado de laringotraqueobronquite recorrente. No caso da estenose subglótica adquirida nos recém-nascidos, a primeira indicação pode ser a falha em uma tentativa de extubação. Crianças maiores que sustentam trauma subglótico podem ser extubadas com sucesso, mas desenvolvem gradualmente sintomas de angústia respiratória durante um período de semanas, à medida que a fibrose avança.

B. Avaliação

Raios X torácicos e da parte lateral do pescoço podem mostrar uma estenose das vias aéreas na região subglótica; contudo, a confirmação do diagnóstico requer laringotraqueobroncoscopia sob anestesia geral. Neste ponto, o estadiamento da estenose pode ser realizado.

▶ **Tratamento**

O manejo da estenose subglótica é ditado pelo tipo de estenose, pelo grau da estenose e pela idade e condição geral do paciente. A reconstrução cirúrgica é indicada quando esforços conservadores para estabelecer vias aéreas satisfatórias são inadequados ou falharam.

A. Observação

Em pacientes com sintomas mínimos (graus I ou II), pode ser possível evitar a intervenção cirúrgica com observação intensiva e endoscopias repetidas. Essa abordagem conservadora assegura que as vias aéreas estejam aumentando em dimensão com o crescimento da criança.

B. Traqueotomia

Uma traqueotomia é frequentemente executada em pacientes com estenose subglótica sintomática para garantir que as vias aéreas estejam seguras até que a reconstrução laríngea seja planejada. Ela fornece tempo para o ganho de peso e recuperação dos distúrbios pulmonares em recém-nascidos pré-termo.

C. Tratamento endoscópico

O uso endoscópico acoplado ao *laser* é útil no tratamento das lesões por intubação precoce, em particular para a remoção do tecido de granulação e estenose branda. A desvantagem do uso do *laser* é que o dano térmico pode resultar em formação de cicatriz e possível piora da estenose a longo prazo.

D. Divisão cricoide anterior

Esse procedimento é usado primariamente como uma alternativa à traqueotomia em bebês prematuros com uma estenose subglótica adquirida cujas tentativas de extubação múltiplas falharam. Por meio da divisão da cartilagem cricoide e dos dois primeiros anéis traqueais anteriormente, a cricoide está apta a se expandir, melhorando desse modo as vias aéreas.

E. Reconstrução laringotraqueal

Uma variedade de técnicas cirúrgicas que visam obter vias aéreas adequadas foi descrita. Após a laringofissura, um enxerto de cartilagem pode ser inserido anteriormente, ou anterior e posteriormente. De maneira convencional, um *stent* é deixado na laringe por um período prolongado de tempo até que ocorra a cicatrização; uma traqueotomia também é requerida para manter a permeabilidade das vias aéreas. Uma vez que uma via aérea laríngea satisfatória é atingida, a decanulação pode ser considerada. Na reconstrução laringotraqueal de estágio único, os enxertos de cartilagem são inseridos, mas a intubação endotraqueal é mantida por 7 a 10 dias para desobstruir a laringe, e a traqueotomia não é requerida. Esta técnica evita a complicação da colocação de sonda a longo prazo, mas há um risco potencial aumentado para as vias aéreas no período perioperatório.

F. Ressecção cricotraqueal

Em contrapartida à reconstrução laringotraqueal, que é projetada para aumentar a porção estenosada da laringe, a ressecção cricotraqueal excisa a região estenótica. Este procedimento carrega uma taxa mais alta de sucesso, mas um possível desfecho favorável deve ser ponderado contra as potenciais complicações de dano ao nervo laríngeo recorrente e deiscência da anastomose.

Eze NN, Wyatt ME, Hartley BEJ. The role of anterior cricoid split in facilitating extubation in infants. *Int J Pediatr Otorhinolaryngol*. 2005;69(6):843–846. [PMID: 15885339] (Retrospective study of outcomes from 33 patients.)

Sandhu K, Monnier P. Cricotracheal resection. *Otolaryngol Clin North Am*. 2008;41(5):981–998. [PMID: 18775346] (Review article.)

White DR, Bravo M, Vijayasekaran S, et al. Laryngotracheoplasty as an alternative to tracheotomy in infants younger than 6 months. *Archives Otolaryngol Head Neck Surg*. 2009;135(5):445–447. [PMID: 19451463] (Comparison of results of laryngotracheoplasty with anterior cricoid split)

HEMANGIOMAS SUBGLÓTICOS

FUNDAMENTOS DO DIAGNÓSTICO

► Estridor nos primeiros 6 meses de vida.
► Comumente associados com hemangioma cutâneo.
► Progressão dos sintomas de intermitentes a persistentes.
► Massa vascular na subglote.
► Resolução espontânea ao longo de vários anos.

▶ Considerações gerais

Os hemangiomas podem ocorrer em qualquer parte da laringe, mas a subglote é o local mais comum. Os hemangiomas subglóticos são geralmente unilaterais, mas também podem ser circunferenciais ou surgir de locais múltiplos. Eles são hamartomas vasculares mais comumente capilares em natureza no exame histológico; contudo, tipos cavernosos ou mistos também podem ocorrer. Os hemangiomas subglóticos são raros, sendo responsáveis por aproximadamente 1,5% de todas as anomalias laríngeas congênitas. Os **hemangiomas cutâneos**, uma anormalidade congênita relativamente comum, ocorrem em cerca de metade dos pacientes com um hemangioma subglótico e são frequentemente encontrados na região da cabeça e do pescoço. É duas vezes mais comuns nas mulheres.

A progressão natural dos hemangiomas é de uma fase proliferativa inicial para uma fase de involução. A fase proliferativa começa logo após o nascimento e continua durante 12 meses, após os quais ocorre a involução natural durante um período de anos. A maioria dos hemangiomas terá se resolvido por volta dos 5 anos de idade.

▶ Achados clínicos

A. Sinais e sintomas

Como os hemangiomas não iniciam a sua proliferação até após o nascimento, eles raramente se apresentam nas primeiras semanas de vida, mas 80 a 90% terão se apresentado por volta dos 6 meses de vida. Inicialmente, quando a lesão é pequena, o estridor inspiratório está intermitentemente presente. Neste estágio, os sintomas podem ser exacerbados por infecções do trato respiratório superior, que podem levar ao diagnóstico inicial de laringotraqueobronquite recorrente. À medida que a lesão aumenta, o estridor se torna bifásico, e dispneia e cianose podem ocorrer. O choro geralmente é normal, a menos que o hemangioma se estenda para as pregas vocais.

▶ B. Avaliação

Pode-se suspeitar de diagnóstico de hemangioma subglótico a partir da apresentação clínica e ele pode ser reforçado pelo achado de um estreitamento assimétrico da subglote nos raios X da parte lateral do pescoço e do tórax. Contudo, a confirmação do diagnóstico requer laringotraqueobroncoscopia sob anestesia geral. O achado típico na endoscopia é uma lesão vascular unilateral, séssil de submucosa compressível na subglote. O papel da biópsia para a confirmação histopatológica do diagnóstico é controverso, uma vez que ela carrega o risco de hemorragia significativa, embora a biópsia sem sangramento associado seja amplamente registrada. Este procedimento é em geral reservado para aqueles pacientes nos quais o diagnóstico é incerto.

Em casos de um grande hemangioma cutâneo no pescoço associado com um hemangioma das vias aéreas, uma investigação adicional com RM é indicada, uma vez que as lesões podem ser contíguas.

► **Tratamento**

A observação pode ser apropriada se a lesão for pequena e os sintomas forem mínimos. A maioria dos pacientes requer um tratamento multimodal. Os objetivos do tratamento são superar a obstrução das vias aéreas enquanto se evitam complicações e sequelas de longo prazo, em particular a estenose subglótica. Uma variedade de modalidades de tratamento está atualmente em uso.

A. Traqueotomia

Quando a traqueotomia é usada como tratamento isolado, a decanulação é o objetivo final. A decanulação pode ser tentada somente quando as vias aéreas não estão mais comprometidas (como resultado das dimensões aumentadas da laringe crescente e da involução espontânea do hemangioma). A traqueotomia, contudo, não está livre de complicações. A estenose subglótica, em particular, é uma complicação reconhecida da traqueotomia e pode requerer intervenção cirúrgica antes que a decanulação possa ser atingida. Se o hemangioma for grande, há um risco de obstrução completa das vias aéreas se o tubo de traqueotomia ficar desalojado; portanto, o cuidado domiciliar especializado é requerido. Há também um efeito significativo sobre o desenvolvimento da fala e da linguagem e endoscopias múltiplas são requeridas para avaliar o estágio das vias aéreas. Em razão desses problemas, as modalidades de tratamento foram desenvolvidas para acelerar a possibilidade de decanulação ou para evitar por completo a traqueotomia.

B. Esteroides

Para o tratamento dos hemangiomas subglóticos, os esteroides podem ser administrados sistemicamente ou por injeção intralesional. Não se sabe como os esteroides aceleram a involução dos hemangiomas, mas ela pode ocorrer como um resultado do bloqueio ao receptor de estrogênio. Os esteroides sistêmicos precisam ser usados durante um período prolongado, o que pode resultar em retardo do crescimento, hipertensão e simulação do fenótipo da síndrome de Cushing. O uso de injeção de esteroides intralesional visa evitar estes efeitos colaterais sistêmicos. Contudo, o edema local muitas vezes resulta em uma piora inicial das vias aéreas e se a traqueotomia tiver de ser evitada, então a intubação prolongada pode ser requerida até que a resolução do edema tenha ocorrido. Injeções repetidas podem ser necessárias antes de um resultado satisfatório ser obtido.

C. Terapia a *laser*

O *laser* de dióxido de carbono (CO_2) e o *laser* de potássio titanil fosfato (*laser* KTP) têm sido usados para o tratamento do hemangioma subglótico. As vantagens de usar o *laser* são suas propriedades hemostáticas. Pode ser possível evitar a traqueotomia com o tratamento a *laser* repetido, mas o tratamento igualmente repetido aumenta o risco de formação de cicatriz e subsequente estenose subglótica.

D. Excisão cirúrgica

A excisão cirúrgica dos hemangiomas subglóticos foi reservada para os casos mais graves ou casos que não respondem à terapia mais convencional. Contudo, com o desenvolvimento da laringotraqueoplastia de estágio único no manejo da estenose subglótica, a excisão primária provavelmente se tornará um lugar comum, à medida que se evita a necessidade de uma traqueotomia.

E. Interferon

O α-2a-interferon possui atividade antiangiogênica e é, portanto, efetivo como tratamento para hemangiomas em sua fase proliferativa. O seu uso é geralmente reservado para pacientes em múltiplas regiões das vias aéreas ou doença cervical extensa com compressão externa das vias aéreas. A retirada inicial do tratamento durante a fase de proliferação pode resultar na rápida retomada de crescimento; portanto, o tratamento deve ser prolongado. Devido aos efeitos colaterais desconhecidos do tratamento de longo prazo em crianças, o interferon permanece uma opção somente nos casos mais graves em que não há resposta.

Bajaj Y, Hartley BEJ, Wyatt ME et al. Subglottic haemangioma in children: experience with open surgical excision. *J Laryngol Otol.* 2007;120(12):1033–1037. [PMID: 17052378] (A review of surgical outcomes in 18 patients.)

O-Lee TJ, Messner A. Subglottic hemangioma. *Otolaryngol Clin North Am.* 2008;41(5):903–911. [PMID: 15510009] (Review article.)

PAPILOMATOSE RESPIRATÓRIA

FUNDAMENTOS DO DIAGNÓSTICO

► Voz rouca.
► Início gradual de estridor.
► Doença recorrente requerendo vários procedimentos cirúrgicos.
► Etiologia viral.

► Considerações gerais

Embora a papilomatose respiratória recorrente de início juvenil seja uma doença rara, ela é a neoplasia mais comum da laringe em crianças. O diagnóstico é mais comumente feito aos 2 a 5 anos, mas os papilomas podem se apresentar em qualquer faixa etária. Não há diferença na incidência entre homens e mulheres. O primogênito nascido de parto vaginal de uma mãe adolescente está associado tem probabilidades aumentadas de desenvolver papilomatose respiratória.

A papilomatose é causada por infecção com o papilomavírus humano (HPV), os subtipos mais comumente identificados sendo HPV-6 e HPV-11 (o HPV-11 é mais agressivo e mais propenso a mudanças malignas). Os mesmos subtipos de HPV são responsáveis por verrugas genitais e há uma associação reconhecida entre verrugas genitais maternas e papilomatose respiratória. A laringe é o local mais comumente afetado na papilomatose respiratória, em particular a glote, mas a boca, a faringe, a árvore traqueobrônquica e o esôfago podem, todos, ser afetados. A papilomatose pulmonar é rara, mas carrega alta morbidade e mortalidade. A transformação maligna dos papilomas escamosos não queratinizados benignos para o carcinoma de células escamosas pode ocorrer em crianças, mas raramente é observada. A transformação maligna ocorre com maior frequência na árvore broncopulmonar distal, e o prognóstico é universalmente ruim.

A papilomatose respiratória de início juvenil possui um curso clínico mais grave do que aquele da papilomatose de início adulto. Caracteristicamente, múltiplos focos de papiloma recorrem com frequência após o tratamento e, em geral, requerem múltiplas intervenções cirúrgicas. A remissão espontânea ocorre, mas é imprevisível, e a recorrência foi registrada após períodos prolongados livres da doença.

► Achados clínicos

A. Sinais e sintomas

Rouquidão, choro anormal, ou ambos, são os sintomas presentes mais comuns da papilomatose respiratória. Se a doença não for tratada, uma progressão gradual para dispneia, estridor e, por fim, obstrução completa das vias aéreas pode ocorrer. O estridor e a obstrução das vias aéreas raramente são os primeiros sintomas. O exame pode revelar um papiloma na boca ou na faringe, embora este achado seja incomum. Em uma criança cooperativa, o diagnóstico pode ser feito pela inspeção da laringe com um espelho laríngeo ou um endoscópio de fibra ótica flexível.

B. Avaliação

Se houver suspeita de diagnóstico de papilomatose respiratória, então a confirmação histopatológica é necessária. O exame deve incluir traqueobroncoscopia para determinar se ocorreu ou não a disseminação distal.

► Tratamento

A modalidade de tratamento primária para a papilomatose respiratória é a cirurgia. Os objetivos do tratamento são manter vias aéreas adequadas enquanto evita a traqueotomia, preservando a voz e controlando o papiloma. A maneira de ablação cirúrgica mais amplamente aceita do papiloma respiratório é com *laser* de CO_2. Como a papilomatose respiratória geralmente requer procedimentos múltiplos para manter as vias aéreas, há um risco significativo de formação de cicatriz e de formação de membranas devido ao dano térmico repetido causado pelo *laser*. Por esta razão, é aconselhável deixar pequenas quantidades de papiloma em locais onde a cicatrização provavelmente ocorrerá, como a comissura anterior. Outra desvantagem do uso do *laser* é a destruição do papiloma, o que impossibilita o exame histológico e expõe os profissionais na sala de operação a partículas de vírus no escape do *laser*. A remoção do papiloma laríngeo pode ser executada usando uma lâmina elétrica desenvolvida para o uso na laringe. Embora este sistema reduza os riscos associados com o *laser*, ele possui a desvantagem potencial do controle hemostático ruim. Este achado não parece ser problemático nos registros preliminares.

Até 20% dos casos registrados de papilomatose respiratória são graves o suficiente para requerer traqueotomia, embora, se possível, uma traqueotomia deva ser evitada devido ao risco aumentado de disseminação distal.

Várias terapias adjuvantes estão disponíveis, como a injeção intralesional de cidofovir. Este tratamento pode ser um efetivo método de tratamento, mas o risco de indução de transformação maligna foi recentemente levantado. O desenvolvimento da vacina para HPV fornece o potencial de prevenção de uma futura transmissão da doença, mas sua efetividade não será conhecida por alguns anos.

> Donne AJ, Hampson L, He XT et al. Potential risk factors associated with the use of cidofovir to treat benign human papillomavirus-related disease. *Antivir Ther*. 2009;14(7):939–952. [PMID: 19918098] (Reports the possibility that cidofovir has the potential to induce malignant transformation.)
>
> Gallagher T, Derkay CS. Pharmacotherapy of recurrent respiratory papillomatosis: an expert opinion. *Expert Opin Pharmacother*. 2009;10(4):645–655. [PMID: 19284366] (Review of pharmacotherapies for the treatment of recurrent respiratory papillomatosis.)

▼ CAUSAS INFLAMATÓRIAS DO ESTRIDOR

As principais causas de estridor inflamatório nas crianças são laringotraqueobronquite, epiglotite e traqueíte bacteriana. As principais características de laringotraqueobronquite e epiglotite são comparadas no Quadro 33-3.

LARINGOTRAQUEOBRONQUITE (CRUPE)

FUNDAMENTOS DO DIAGNÓSTICO

- ► Início gradual dos sintomas.
- ► Tosse forte.
- ► Estridor.

▶ Considerações gerais

A laringotraqueobronquite é a causa infecciosa mais comum de obstrução das vias aéreas em crianças, geralmente ocorrendo entre as idades de 6 meses e 3 anos. Ela é uma infecção viral mais comumente causada pelo vírus da parainfluenza, embora vários outros organismos tenham sido registrados. Os sintomas ocorrem como resultado do edema na mucosa na laringe, na traqueia e nos brônquios.

Os episódios recorrentes de laringotraqueobronquite devem levantar a suspeita de anormalidades subjacentes; portanto, uma investigação adicional é indicada.

▶ Achados clínicos

A. Sinais e sintomas

Caracteristicamente, os sintomas de laringotraqueobronquite são graduais no início e são muitas vezes precedidos por uma infecção do trato respiratório superior. Uma tosse forte está invariavelmente presente, junto com rouquidão e estridor. Se o estridor estiver presente, ele geralmente é de natureza inspiratória, e o início do estridor bifásico e outros sinais de angústia respiratória são indicativos de grave obstrução das vias aéreas. Os sintomas costumam durar entre 3 e 5 dias, embora a criança possa ficar infectada por 2 semanas.

B. Avaliação

Embora o diagnóstico de laringotraqueobronquite se baseie principalmente nos achados clínicos, raios X simples do pescoço e do tórax podem ser úteis. A parte posterior da traqueia e a subglote podem ficar estreitadas (sinal de "campânula") na laringotraqueobronquite, e outros diagnósticos, como um corpo estranho, podem ser excluídos. Um filme sanguíneo revela uma leucocitose em alguns casos. Se a criança tiver sintomas significativos de obstrução das vias aéreas, o manejo deve ser descrito para epiglotite.

▶ Tratamento

Mais de 85% dos casos de laringotraqueobronquite são brandos e podem ser manejados na comunidade. Os pais dos pacientes são normalmente aconselhados a cuidar de seus filhos em um ambiente umidificado empiricamente, o que parece ajudar na resolução do problema.

Em pacientes com sintomas mais graves, a adrenalina racêmica com nebulização produz uma rápida melhora nos sintomas pela vasoconstrição e redução no edema da mucosa. O Heliox também se provou benéfico na fase aguda. Os esteroides nebulizados e sistêmicos foram demonstrados, produzindo uma melhora nos sintomas e na duração do tempo gasto no hospital, bem como uma diminuição na necessidade de outras intervenções, como a intubação. Como os efeitos benéficos dos esteroides precisam de várias horas antes de fazerem efeito, a administração simultânea de adrenalina racêmica e esteroides resulta em um alívio dos sintomas imediato e duradouro. Um pequeno número de casos de laringotraqueobronquite (1,5%) não responde à terapia médica, e a obstrução das vias aéreas piora. Nesta situação, a intubação endotraqueal e a ventilação são indicadas até que o edema se resolva.

SUPRAGLOTITE (EPIGLOTITE)

FUNDAMENTOS DO DIAGNÓSTICO

▶ Progressão rápida dos sintomas.
▶ Odinofagia grave com sialorreia.
▶ Irritabilidade, febre, toxicidade ou qualquer combinação destes sintomas.
▶ Estridor (sinal tardio).

▶ Considerações gerais

Na *epiglotite*, ou mais corretamente, *supraglotite*, a celulite envolve múltiplas áreas da supraglote. Normalmente, a supraglotite aguda se apresenta em crianças entre as idades de 2 e 6 anos, embora qualquer faixa etária, incluindo os adultos, possa ser afetada. O *Haemophilus influenzae* tipo B (HIB) é o patógeno responsável na maioria dos casos e, como resultado da introdução da vacina contra HIB, a incidência de supraglotite tem sido reduzida em mais de 90%. Embora a supraglotite seja uma infecção rara, o conhecimento da doença é importante devido a sua alta taxa de mortalidade (se não prontamente diagnosticada e tratada).

▶ Achados clínicos

A. Sinais e sintomas

Os sintomas de supraglotite aguda avançam rapidamente em uma questão de horas. As características típicas são febre, dificuldade em respirar e odinofagia grave, o que resulta em sialorreia. A criança se sente geralmente irritada, fica sentada ou inclinada para a frente e, se puder falar, a voz é normalmente abafada. O es-

Quadro 33-3 Uma comparação das principais características de epiglotite e de laringotraqueobronquite

	Epiglotite	Laringotraqueobronquite
Microbiologia	*Haemophilus influenzae* tipo B	Vírus da *parainfluenza*
Faixa etária	2 a 6 anos	< 3 anos
Início	Rápido (horas)	Lento (geralmente dias)
Tosse	Ausente	Tosse forte
Disfagia	Grave	Nenhuma
Estridor	Inspiratório	Bifásico
Temperatura	Elevada	Elevada
Postura	Sentar para frente	Deitado de costas
Sialorreia	Acentuada	Nenhuma
Voz	Abafada	Rouquidão
Raio X	Sinal da impressão do polegar	Sinal de "campânula"

tridor inspiratório é uma característica tardia que ocorre quando as vias aéreas estão quase completamente obstruídas.

B. Avaliação

Quando houver suspeita de diagnóstico de supraglotite, investigações adicionais não devem ser realizadas, visto que quaisquer procedimentos que induzam ansiedade no paciente, incluindo exame intraoral e punção venosa, podem precipitar a obstrução completa das vias aéreas. Nos casos brandos sem angústia respiratória, a ferramenta diagnóstica mais útil é um raio X da parte lateral do pescoço, que classicamente demonstra uma epiglote com edema (o sinal da "impressão do polegar") e pode ajudar a excluir outros diagnósticos, como um corpo estranho ou um abscesso retrofaríngeo. Além disso, a laringoscopia com fibra óptica flexível transnasal pode ser criteriosamente usada na avaliação de pacientes com estridor sem angústia respiratória, com base na idade, na condição e na cooperação do paciente.

▶ Tratamento

O manejo de uma criança com suspeita de supraglotite requer cooperação próxima entre o otorrinolaringologista, o anestesiologista e o pediatra. A criança deve ser diretamente transferida para a sala de operação, onde o equipamento para traqueotomia de emergência deve estar disponível. Após a inalação de anestesia, a supraglote pode ser inspecionada, e a presença de eritema e edema confirma o diagnóstico. As vias aéreas são então asseguradas por intubação endotraqueal. Uma vez que as vias aéreas estão seguras, culturas sanguíneas e esfregaços da supraglote podem ser obtidos e uma cânula intravenosa inserida. A terapia com antibióticos parenteral (p. ex., ceftriaxona ou cefotaxima) deve então ser iniciada. A supraglote em geral responde rapidamente ao tratamento, e a extubação é muitas vezes possível depois de 48 a 72 horas.

TRAQUEÍTE BACTERIANA

A traqueíte bacteriana é uma infecção rara; contudo, a introdução da vacina contra HIB e o uso amplamente difundido de corticosteroides no tratamento de laringotraqueobronquite têm resultado nesta infecção, sendo responsável por uma proporção maior de infecções das vias aéreas potencialmente fatais do que anteriormente. Acredita-se que ela ocorra como uma colonização bacteriana secundária após uma infecção viral do trato respiratório. O envolvimento da subglote e dos brônquios principais não é incomum. A idade na apresentação é muito mais diversa do que aquela observada no crupe, e ela tem sido registrada da infância até a idade adulta, embora a variação sazonal na incidência espelhe àquela das infecções virais do trato respiratório. O patógeno bacteriano mais comumente isolado é o *Staphylococcus aureus*.

O curso clínico inicial da traqueíte bacteriana é muitas vezes similar àquele observado no crupe e é seguido por uma exacerbação aguda da obstrução das vias aéreas com febre alta e toxicidade associadas. O início rápido dos sintomas é similar ao da supraglotite, mas sialorreia e disfagia estão ausentes.

Os raios X simples do pescoço podem demonstrar estreitamento do lúmen traqueal, mas a endoscopia é requerida para confirmar o diagnóstico. A aparência típica é uma mucosa traqueal difusamente ulcerada com secreções purulentas copiosas obstruindo parcialmente o lúmen da traqueia. As amostras devem ser enviadas para cultura no momento da endoscopia e deve-se fazer sucção das secreções traqueais e brônquicas. A maioria dos pacientes requer intubação endotraqueal e ventilação, que assegura as vias aéreas e permite sucção traqueal repetida. Os antibióticos parenterais de amplo espectro devem ser iniciados e ajustados de acordo quando o organismo causador é identificado.

Hopkins A, Lahiri T, Salerno, R et al. Changing epidemiology of life threatening upper airway infections: the reemergence of bacterial tracheitis. *Pediatrics*. 2006;118(4):1418–1421. [PMID: 17015531] (Retrospective analysis of pediatric admissions with potentially life threatening upper airway infections.)

Sobol SE, Zapata, S. Epiglottitis and Croup. *Otolaryngol Clin North Am*. 2008;41(3):551–566. [PMID: 18435998] (Review article.)

Agradecimentos a Shahram Anari, MD, MRCS por sua contribuição para este capítulo nas edições anteriores deste livro.

34

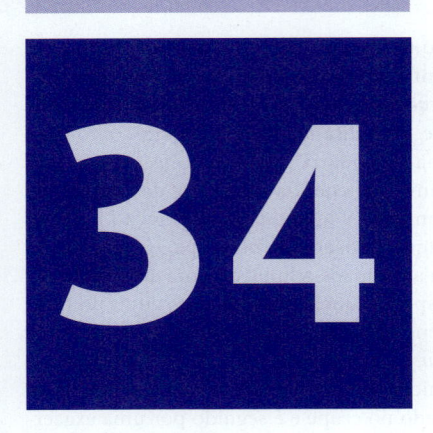

Trauma laríngeo

Andrew H. Murr, MD, FACS
Milan R. Amin, MD

FUNDAMENTOS DO DIAGNÓSTICO

▶ Rouquidão, dor no pescoço, crepitação, perda de pontos de referência no pescoço em linha média normais.
▶ Exame com fibra óptica é a chave do diagnóstico; exames de tomografia computadorizada são extremamente úteis.
▶ Considerar lesões concomitantes com trauma penetrante.

▶ Considerações gerais

A laringe possui três importantes funções: proteção das vias aéreas, regulação da respiração e fonação. A lesão na laringe resultante do trauma pode, portanto, ser devastadora. Felizmente, o trauma laríngeo é raro e ocorre em somente uma pequena porcentagem das vítimas de trauma. Os protocolos padronizados foram desenvolvidos para ajudar a orientar a avaliação precisa e a identificação das lesões que requerem intervenção cirúrgica. O diagnóstico e o tratamento iniciais são essenciais para prevenir más consequências, incluindo a morte.

▶ Patogênese

A. Trauma laríngeo externo

A incidência relativamente baixa das lesões laríngeas resulta das defesas naturais que o corpo tem para proteger as estruturas vitais que permitem respirar. A posição relativamente alta do esterno e a posição baixa da mandíbula junto com a musculatura espessa da parte lateral do pescoço permitem apenas que um segmento relativamente curto das vias aéreas fique exposto.

Além disso, há um reflexo naturalmente protetor que leva a cabeça a ser flexionada para baixo quando assustada, permitindo uma proteção adicional desta região. A lesão normalmente ocorre quando o corpo não pode proteger esta área. Isso ocorre em geral em acidentes automobilísticos, agressões (incluindo violência doméstica), lesões em esportes ou estrangulamentos. Nos acidentes automobilísticos, o esqueleto laríngeo e/ou a cartilagem cricoide podem ser prensados entre o volante e a coluna cervical. As lesões com cordas de varal de roupas, embora raras, podem resultar classicamente em separação cricotraqueal e lesões dos nervos laríngeos recorrentes bilaterais.

A faixa etária pediátrica merece uma menção especial, porque as crianças possuem diferenças anatômicas que tornam o manejo das lesões laríngeas uma entidade distinta quando comparado com o manejo de lesões similares nos adultos. Embora as crianças sejam menos propensas à fratura laríngea devido à posição elevada da laringe no pescoço e à flexibilidade da cartilagem laríngea, a sua anatomia diminuta as torna mais vulneráveis às complicações fatais da lesão.

B. Trauma penetrante no pescoço

O trauma penetrante ao pescoço é desafiador, porque até 30% dos pacientes têm estruturas múltiplas lesionadas. O trauma penetrante no pescoço geralmente resulta de punhaladas ou feridas por arma de fogo. A gravidade da lesão penetrante é determinada pela massa e pela velocidade do projétil. Portanto, em geral, projéteis de alta velocidade, de grande calibre, produzirão mais dano. Contudo, está disponível uma variedade de tipos de projéteis que podem aumentar o dano ao tecido local, por ruptura ou explosão no contato ou pelo movimento em espiral nos tecidos.

C. Lesão por intubação

Devido às unidades de cuidado intensivo sofisticadas, pacientes com doença terminal estão sendo mantidos por mais tempo no suporte ventilatório com as potenciais consequências a longo prazo de fala e permeabilidade das vias aéreas afetadas. Tais complicações podem incluir formação de cicatriz das estruturas laríngeas, estenose subglótica ou traqueal, formação de tecido de granulação e paralisia das pregas vocais. Embora a incidência verdadeira seja desconhecida, taxas de complicação de 4 a 19% foram registradas após a intubação prolongada; portanto, a conversão de um paciente intubado para uma traqueotomia é muitas vezes contemplada após 5 a 7 dias. Os benefícios de uma traqueotomia como estratégia de manejo para o paciente em intubação prolongada incluem a capacidade de (1) diminuir o espaço morto, (2) melhorar a limpeza pulmonar, (3) aumentar o conforto e diminuir a necessidade de sedação, (4) facilitar o processo de desmame e (5) diminuir o risco de complicações a longo prazo.

Muitos fatores determinam a gravidade da lesão por intubação. As variações anatômicas predispõem alguns pacientes à intubação difícil ou traumática. Doença subjacente, infecção e laringite por refluxo podem exacerbar a lesão. Embora o edema glótico e a ulceração superficial possam ser observados com algumas horas de intubação, o uso de tubos endotraqueais de diâmetro grande, o movimento excessivo do paciente, a autoextubação repetida, os balonetes de tubos endotraqueais superinflados e a intubação prolongada aumentam o risco de dano a longo prazo.

As lesões relacionadas à intubação podem ser reduzidas pela eliminação ou controle dos fatores listados. Assegura-se rotineiramente que os pacientes sejam mantidos com medicações antirrefluxo enquanto intubados. Além disso, deve-se tentar garantir que as pressões do balonete sejam mantidas baixas. Contudo, como demonstrado em uma recente publicação, a medida em série das pressões do balonete não garante a manutenção apropriada da pressão.

O deslocamento da aritenoide é uma consideração especial que tem sido registrada como resultado dos problemas de intubação. A causa é provavelmente a força extrema aplicada diretamente às aritenoides por um laringoscópio ou tubo endotraqueal ou a extubação descuidada com um balonete inflado. O diagnóstico é controverso. Alguns médicos propõem que isto é muitas vezes mal diagnosticado e pode representar a aparência de um novo início de paralisia das pregas vocais.

> Benjamin B. Prolonged intubation injuries of the larynx: endoscopic diagnosis, classification, and treatment. *Ann Otol Rhinol Laryngol Suppl* 1993;160:1 [PMID: 8470867]. (Management and preservation of the common intubation injury are based on the sequential progression of superficial ulcerations and granulation tissue to various degrees of stenosis.)
>
> Kuttenberger JJ, Hardt N, Schlegel C. Diagnosis and initial management of laryngotracheal injuries associated with facial fractures. *J Cranio-Maxillofac Surg.* 2004;32:80. (The key to proper management of laryngotracheal trauma associated with other injuries is early recognition and evaluation.)
>
> Merritt RM, Bent JP, Porubsky ES. Acute laryngeal trauma in the pediatric patient. *Ann Otol Rhinol Laryngol.* 1998;107(2):104. (Children with laryngeal trauma usually are managed conservatively but also require increased vigilance for airway complications.)
>
> Morris LG, Zoumalan RA, Roccaforte JD, Amin MR. Monitoring tracheal tube cuff pressures in the intensive care unit: A comparison of digital palpation and manometry. *Ann Otol Rhinol Laryngol.* 2007;116(9):639–642 (Despite awareness, the incidence of tracheal tube overinflation remains high. The use of manometry to assess cuff pressures did not reduce the incidence of overinflation.)
>
> Sataloff RT, Bough DB Jr, Spiegel JR. Arytenoids dislocation: Diagnosis and treatment. *Laryngoscope.* 1994;104:1353 [PMID: 7968164]. (Arytenoid dislocation is diagnosed by history and findings on ancillary testing; best results are obtained when reduced early.)

▶ Achados clínicos

A. Sinais e sintomas

1. História do paciente – A avaliação de um paciente com suspeita de lesão laríngea começa com uma história detalhada (quando possível) que aborda especificamente os seguintes itens: (1) o desenvolvimento dos sintomas, (2) o mecanismo de lesão e (3) a trajetória de quaisquer armas envolvidas. Esta informação é muitas vezes difícil de ser obtida em um paciente com traumas múltiplos, porque a capacidade de extrair informações fica comprometida pela gravidade das lesões. Essas lesões podem incluir problemas na comunicação causados por lesões concomitantes na cabeça ou abuso de substâncias ilícitas. Os sintomas comuns incluem rouquidão, dor, disfagia, odinofagia e dispneia. A falha em evocar esses sintomas, contudo, não garante a integridade das vias aéreas. Portanto, uma alta taxa de suspeita é imperiosa em qualquer paciente com trauma no pescoço.

2. Exame físico – O exame físico começa com atenção cuidadosa com a voz e a respiração. A presença de hemoptise, estridor ou crepitação deve alertar o médico para uma alta probabilidade de lesão nas vias aéreas. A sensibilidade pontual ou achatamento da proeminência na cartilagem tireoide é sugestiva de uma fratura laríngea aguda. O trauma penetrante pode envolver múltiplas estruturas vitais, como o esôfago ou o feixe neurovascular carotídeo. Um hematoma em expansão, um déficit de pulsação ou a presença de ruído ou frêmito são todos sinais de lesão vascular. O pronto diagnóstico dessas lesões fatais requer uma investigação metódica. A avaliação adicional é direcionada pela atenção cuidadosa aos sinais e sintomas sutis (Figura 34-1).

Um dos instrumentos mais importantes no diagnóstico do trauma laríngeo é o nasofaringoscópio de fibra óptica. Ao usar este dispositivo, a laringe deve ser cuidadosamente avaliada para mobilidade das pregas vocais e simetria aritenoide. A anotação também deve ser feita quanto aos achados de edema, hematoma, rupturas de tecido mole e cartilagem exposta. Uma tentativa também deve ser feita para avaliar a traqueia superior pelo exame direto se o paciente tolerar.

B. Exames de imagem

1. Raios X convencionais e imagens de tecido mole – Os raios X simples do tórax e as imagens das partes moles continuam sendo componentes essenciais na avaliação do paciente. Qualquer ar anormal circundando a traqueia, o mediastino ou o tórax pode ser o primeiro sinal de pneumotórax por tensão iminente e dificuldades das vias aéreas.

2. Tomografia computadorizada (TC) – A TC de corte fino de alta resolução da laringe é a melhor ferramenta radiográfica disponível para avaliar o trauma da laringe. Ela é especialmente útil quando o exame é normal, mas há uma alta taxa de suspeita para lesão laríngea oculta. Um exame de TC não é obrigatório em pacientes com lesões que obviamente requerem intervenção operatória ou em pacientes assintomáticos com um exame físico impecável. Contudo, o exame de TC, especialmente com recons-

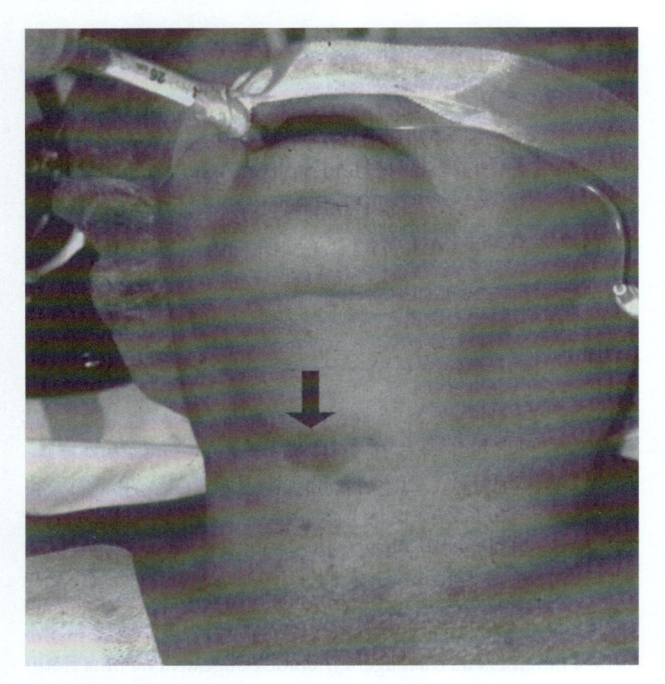

▲ **Figura 34-1** Contusão na parte anterior do pescoço (ver seta) em uma mulher de meia-idade envolvida em um acidente automobilístico. (Foto cortesia de Andrew N. Goldberg, MD. University of California, San Francisco.)

trução tridimensional (Figura 34-2), pode ser valioso para ajudar no planejamento do procedimento operatório em um paciente com vias aéreas controladas e estáveis.

3. Esofagoscopia rígida e estudos de deglutição com contraste – A esofagoscopia rígida ou os estudos de deglutição com contraste são muitas vezes usados para descartar perfuração esofágica concomitante no trauma penetrante. Quando usados juntos, a sensibilidade destes testes é de aproximadamente 90%. Um contraste solúvel em água pode ser preferível ao bário, porque ele é menos inflamatório para os tecidos moles, sobretudo se uma lesão estiver presente ou for suspeita. Um estudo negativo pode então ser repetido com bário, que fornece mais detalhes da mucosa. Um adjunto útil, quando não se estiver lidando com perfuração esofágica, é a esofagoscopia flexível, na sala de operação ou ao lado da cama usando um esofagoscópio transnasal. Estes instrumentos podem oferecer mais detalhes sobre o que há disponível com uma deglutição de bário ou esofagoscopia rígida.

4. Angiografia – A angiografia é muitas vezes usada na avaliação diagnóstica do trauma penetrante no pescoço, especialmente quando a lesão envolve as Zonas I e III. (Ver definições de zonas na seção Tratamento Definitivo.) A angiografia é o padrão-ouro para a avaliação da lesão vascular e é terapêutica quando usada com a embolização por neurorradiologia intervencionista. Em alguns centros, a ultrassonografia com Doppler ou a angiografia não invasiva (TC ou angiografia por ressonância magnética [ARM]) tem substituído a angiografia convencional para a avaliação das lesões vasculares devido ao seu custo e risco mais baixos.

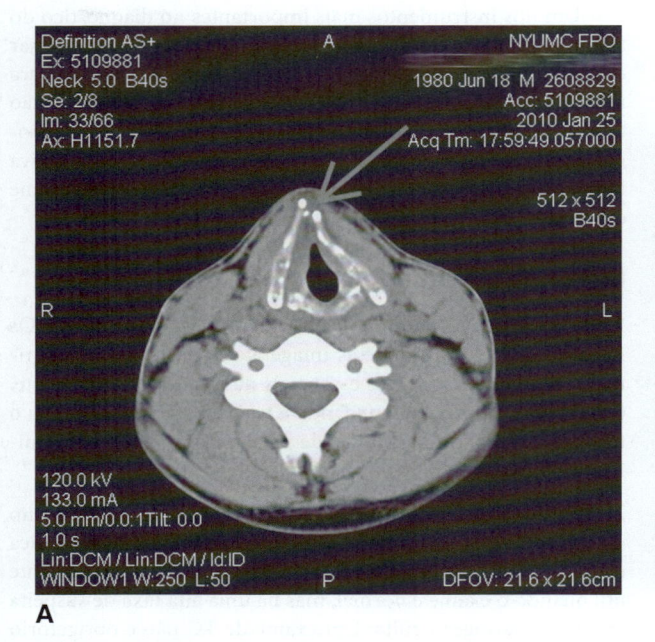

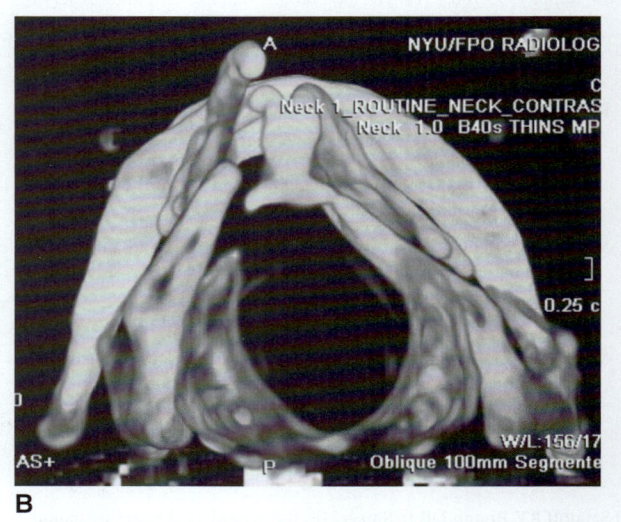

▲ **Figura 34-2** Exame de TC (**A**) revelando uma fratura paramediana (ver seta) proveniente de um trauma laríngeo cego agudo. Este homem se apresentou uma semana após ter sido atingido no lado esquerdo do pescoço com um taco de hóquei. Observe que a reconstrução tridimensional (**B**) fornece a valiosa informação quanto à forma da fratura e demonstra que a comissura anterior foi deslocada.

Kennedy TL, Gilroy PA, Millman B, Greene JS, Pellitteri PK, Harlor M. Strobovideolaryngoscopy in the management of acute laryngeal trauma. *J Voice* 2004;18(1):130. (Videostroboscopy may improve clinical assessment of patients with laryngotracheal injury.)

Miller PR, Fabian TC, Croce MA et al. Prospective screening for blunt cerebrovascular injuries: analysis of diagnostic modalities and outcomes. *Ann Surg.* 2002;236(3):386. (Conventional angiography remains more sensitive than less invasive techniques and is an important part of the diagnostic workup in patients with neck trauma.)

Mokhashi MS, Wildi SM, Glenn TF et al. A prospective, blinded study of diagnostic esophagoscopy with a superthin, standalone, battery-powered esophagoscope. *Am J Gastroenterol.* 2003;98(11):2383. (Ultrathin endoscopy is accurate in detecting esophageal pathologies when compared to traditional esophagoscopy.)

▶ Tratamento

A. Manejo de emergência (para pacientes instáveis)

A ressuscitação inicial começa com os seguintes três procedimentos: (1) estabilizar as vias aéreas, (2) obter estabilidade hemodinâmica enquanto controla o sangramento e (3) imobilizar a coluna cervical. A escolha ideal de controle das vias aéreas é muitas vezes debatida. A intubação pode ser executada com segurança se as pregas vocais forem facilmente visualizadas, não houver lesões visíveis e o menor tubo possível for usado. Contudo, a intubação endotraqueal pode causar lesão adicional a vias aéreas já frágeis, resultando em uma necessidade emergente para controle das vias aéreas. Além disso, a extensão da lesão pode não ser conhecida antes de tentar a laringoscopia direta. O controle cirúrgico das vias aéreas, como uma traqueotomia acordada (realizada sob anestesia local) ou uma cricotireoidostomia, pode ser muitas vezes mais prudente nessas situações. Se uma cricotireoidostomia for executada, ela deve ser convertida para uma traqueotomia formal tão logo seja possível, a fim de prevenir as sequelas de longo prazo (p. ex., estenose subglótica).

Em contrapartida aos adultos, os pacientes pediátricos provavelmente não irão cooperar com a traqueotomia enquanto estiverem acordados. Além disso, a sua anatomia do pescoço é muitas vezes mais desafiadora devido a uma posição laríngea elevada e à cartilagem macia. Portanto, vias aéreas pediátricas são preferivelmente asseguradas com um broncoscópio rígido enquanto mantém a respiração espontânea antes que uma traqueotomia seja realizada.

Após a estabilização das vias aéreas, o paciente deve ser examinado e a lesão estadiada para ajudar a orientar o manejo adicional.

B. Tratamento definitivo

1. Trauma laríngeo externo – As lesões laríngeas são agrupadas de acordo com a gravidade crescente (Quadro 34-1; Figura 34-3). Os pacientes com lesões do Grupo I têm hematomas ou lacerações endolaríngeas menores. Estes pacientes são normalmente tratados de forma bem-sucedida com manejo médico isolado. As lesões do Grupo II demonstram comprometimento das vias aéreas, lesão mais grave ao tecido mole ou fraturas laríngeas não deslocadas simples. Estes pacientes são geralmente tratados com traqueotomia seguida por laringoscopia direta e esofagoscopia. Se for descoberto um deslocamento da aritenoide, então a redução fechada deve ser realizada. As lesões do Grupo III incluem pacientes com edema maciço, rompimentos da mucosa com cartilagem exposta, fraturas deslocadas ou imobilidade das pregas vocais. O Grupo IV descreve a laringe instável com fraturas cominuxivas. Uma classificação do Grupo V é o tipo mais grave de lesão; estes pacientes se apresentam com separação laringotraqueal completa. As lesões dentro dos Grupos III a V requerem reparo operatório imediato e podem envolver o uso de um *stent*. A capacidade de restaurar a integridade da laringe causa impacto no desfecho de longo prazo de um paciente com relação à voz, às vias aéreas e à qualidade de vida. Deve ser observado que este sistema de classificação não leva em conta pacientes com lesões significativas (fraturas deslocadas com qualidade vocal alterada) que têm comprometimento brando ou comprometimento algum nas vias aéreas. Esses pacientes irão muitas vezes se apresentar mais tarde com queixas de rouquidão isolada. Se a lesão for relativamente recente, o reparo deve ser tentado para melhorar o desfecho funcional a longo prazo.

A. Medidas não cirúrgicas – As lesões dos Grupos I e II muitas vezes curam de modo espontâneo e têm excelentes resultados. Essas lesões são geralmente manejadas de modo não cirúrgico com ar umidificado, elevação da cabeceira da cama e repouso da voz. Para prevenir complicações provenientes de uma lesão não detectada ou progressiva, o paciente deve ser observado de perto com exames de fibra óptica em série e oximetria de pulso contínua por 24 a 48 horas. Os antibióticos são muitas vezes prescritos quando há lesão na mucosa observável. O uso de esteroides é controverso. Os esteroides provavelmente diminuem o edema

Quadro 34-1 Classificação de lesão laríngea

Grupo	Características
I	Hematoma endolaríngeo menor; comprometimento mínimo das vias aéreas, se houver; sem fraturas detectáveis
II	Hematoma endolaríngeo ou edema associado com comprometimento das vias aéreas; lacerações menores da mucosa sem cartilagem exposta; fratura não deslocada mostrada em um exame de TC
III	Edema endolaríngeo maciço com obstrução das vias aéreas; rompimentos da mucosa com cartilagem exposta; prega(s) vocal(ais) imóvel(eis)
IV	Igual ao grupo III com mais de duas linhas de fratura nos exames de imagem; distúrbio maciço da endolaringe
V	Separação laringotraqueal

Dados de Furhman GM, Stieg FH, Buerk CA. Blunt laryngeal trama: classification and management protocol. *J Trauma.* 1990;30: 87-92 and Schaefer SD, Brown OE. Selective application of CT in the management of laryngeal trauma. *Laryngoscope.* 1983;93: 1473-1475.

```
                    ┌─────────────────────────────┐
                    │ Preocupação com trauma laríngeo │
                    └──────────────┬──────────────┘
                                   │
                    ┌──────────────┴──────────────┐
                    │     História e exame físico     │
                    └──────────────┬──────────────┘
                                   │
              ┌────────────────────┴────────────────────┐
              │                                         │
   ┌──────────┴──────────┐                   ┌──────────┴──────────┐
   │ Comprometimento das │                   │ Vias aéreas estáveis │
   │    vias aéreas      │                   │                     │
   └──────────┬──────────┘                   └──────────┬──────────┘
              │                                         │
   ┌──────────┴──────────┐                   ┌──────────┴──────────┐
   │ Traqueotomia ou     │                   │ Exame com fibra óptica │
   │    intubação        │                   └──────────┬──────────┘
   └──────────┬──────────┘                              │
              │ +/- exame de TC                         │ +/- exame de TC
   ┌──────────┴──────────┐                   ┌──────────┴──────────┐
   │ Laringoscopia direta e │                │ Lesão de tecido mole │
   │ esofagoscopia rígida   │                │   moderada a grave   │
   └──────────┬──────────┘                   └──────────┬──────────┘
              │                                         │
   ┌──────────┼──────────┐                   ┌──────────┴──────────┐
   │          │          │                   │ Lesão branda de tecido mole│
   │          │          │                   │ ou fratura não deslocada simples │
   ...
```

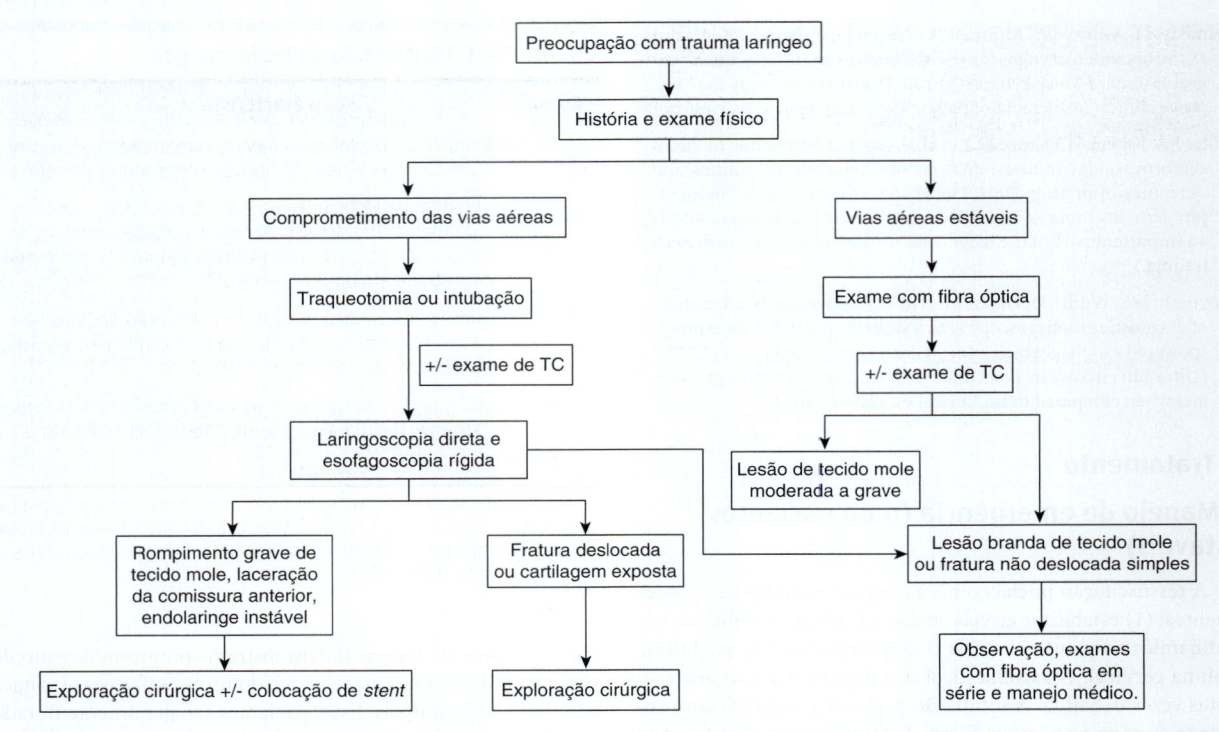

▲ **Figura 34-3** Algoritmo do tratamento para o manejo agudo do trauma laríngeo externo. (Dados de Schaefer SD: The acute management of external laryngeal trauma: a 27-year experience. Adaptada, com permissão, de Schaefer SD. *Arch Otolaryngol Head Neck Surg.* 1992;118: 598.)

se administrados dentro das primeiras horas após a lesão. O tratamento profilático do refluxo laringofaríngeo também é recomendado para prevenir a exposição de uma laringe lesionada aos conteúdos gástricos ácidos.

B. Medidas cirúrgicas – Nas lesões mais graves, a aproximação cuidadosa das lacerações da mucosa e a redução dos segmentos de fratura são requeridos para prevenir o distúrbio de voz de longo prazo ou o comprometimento das vias aéreas. Os achados que tendem a levar à recomendação de cirurgia incluem: (1) lacerações envolvendo a comissura anterior, lesão na borda livre da prega vocal verdadeira ou o achado de cartilagem exposta; (2) fraturas deslocadas ou cominutivas; (3) imobilidade da prega vocal e (4) deslocamento da aritenoide.

Alguns dados indicam que os pacientes com retardos de 48 horas no tratamento têm resultados inferiores quando comparados com pacientes cujas lesões são reparadas logo após o trauma inicial. A intervenção precoce é geralmente preferível, uma vez que ela permite uma identificação precisa da lesão, menos formação de cicatriz e resultados de longo prazo superiores.

As fraturas podem afetar a voz pela mudança da geometria da laringe e da configuração da glote. Portanto, a redução e a fixação precisas de fraturas até mesmo minimamente deslocadas ou anguladas é muitas vezes defendida. As fraturas tradicionalmente têm sido reparadas com fios de aço inoxidável ou suturas absorvíveis. As miniplacas (titânio ou absorvíveis) fornecem estabilidade imediata e bons resultados (Figura 34-4), embora elas sejam muitas vezes difíceis de fixar na estrutura cartilaginosa.

Quando há um rompimento significativo do tecido mole endolaríngeo, uma tireotomia de linha média ao nível da membrana cricotireóidea é executada por meio de uma incisão horizontal na parte anterior do pescoço. As aritenoides são apalpadas e reduzidas se sofrerem luxação ou avulsão. Apenas tecido desvitalizado evidente é debridado. As lacerações da mucosa são reparadas com fechamento primário ou retalhos locais para cobrir qualquer cartilagem exposta, com o objetivo de prevenir a pericondrite, a formação de tecido de granulação e a formação de cicatriz. Os enxertos raramente são necessários.

O uso de *stents* é controverso devido ao aumento no risco de infecção e formação de tecido de granulação. Os *stents* fornecem estabilidade estrutural e são indicados em pacientes com instabilidade laríngea após fixação de fratura inadequada. Na presença de rompimento grave de tecido mole ou de lacerações envolvendo a comissura anterior, os *stents* podem ajudar a prevenir as sinéquias. Após 1 ou 2 semanas, eles são normalmente removidos de modo endoscópico.

2. Trauma penetrante no pescoço – O trauma penetrante no pescoço é classificado pelo nível de lesão com base nas características clínicas e na facilidade de acesso cirúrgico: (1) A zona I se estende a partir da incisura do esterno até a cricoide; (2) a zona II se estende a partir da cricoide até o ângulo da mandíbula e (3) a zona III se estende cranialmente a partir da mandíbula até a

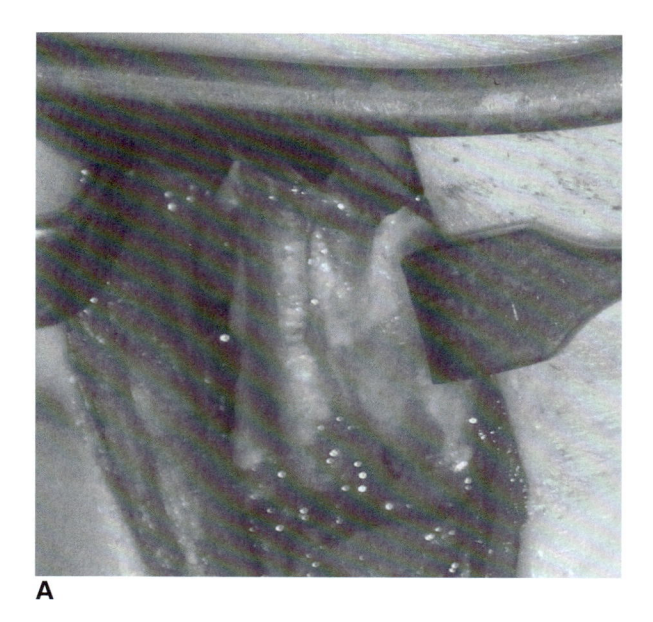

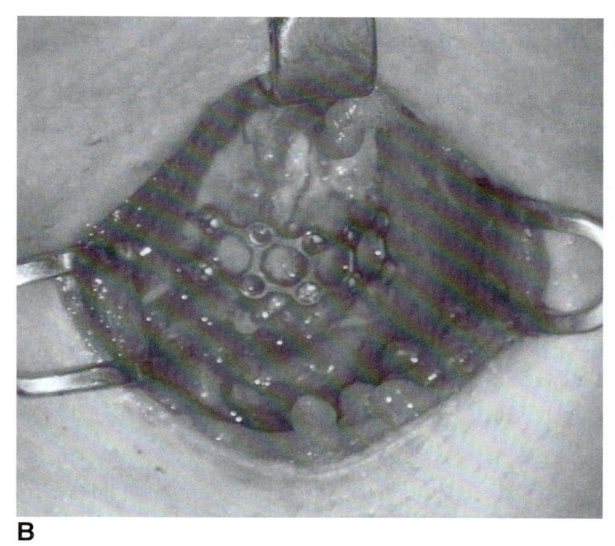

▲ **Figura 34-4** Fotografias intraoperatórias do paciente da Figura 34-2. A primeira fotografia (**A**) foi tirada antes da fixação rígida usando um sistema de colocação de placa; a segunda fotografia (**B**) foi obtida após a placa ser inserida. Observe que a placa é cuidadosamente inclinada para restaurar o ângulo e a localização da comissura anterior apropriados.

base do crânio. Esse sistema de classificação direciona a avaliação diagnóstica e o tratamento.

Com os testes ancilares sofisticados e a identificação precisa de localizar sinais e sintomas, a exploração cirúrgica do trauma penetrante no pescoço está sendo usada cada vez mais em uma base seletiva. A exploração operatória imediata, incluindo endoscopia tripla (laringoscopia direta, broncoscopia e esofagocospia), é usada para todos os pacientes com instabilidade hemodinâmica ou comprometimento das vias aéreas. A hipofaringe deve ser inspecionada de perto em busca de lesão. As lesões acima do nível das aritenoides muitas vezes curam espontaneamente e podem ser manejadas de modo expectante. As lesões esofágicas cervicais e hipofaríngeas inferiores requerem exploração aberta, fechamento primário e drenagem devido à incidência mais alta de vazamento salivar, infecção e fístula subsequente.

O paciente estável é estratificado dependendo da presença de outros sinais ou sintomas, como hematoma em expansão, disfonia, hemoptise, hematêmese ou disfagia. Esse grupo de sintomas é explorado mais seletivamente.

As lesões que cruzam as zonas I e III do pescoço são mais difíceis de examinar clinicamente e de abordar cirurgicamente; portanto, exame de imagem – incluindo angiografia – é muitas vezes executado. As lesões da zona I são estudadas com arteriografia pré-operatória e muitas vezes com estudos de deglutição com gastrografina devido ao risco de lesões ocultas registrado por alguns médicos. Devido à dificuldade de acesso cirúrgico à vasculatura na base do crânio, os pacientes com lesões na Zona III também são estudados com arteriografia, com a opção terapêutica de embolização se uma lesão for encontrada. Os pacientes com lesões da zona II isoladas, contudo, são em geral explorados cirurgicamente, muitas vezes sem imagem.

O manejo dos pacientes assintomáticos é controverso. Com estes pacientes, alguma evidência sustenta a observação isolada, porque o exame físico é extremamente sensível na detecção de lesões que requerem intervenção operatória. Nesses pacientes, a imagem e o teste adjunto são muito úteis na orientação do manejo adicional.

3. Lesão por intubação – A lesão por intubação pode causar uma ampla variedade de condições agudas e crônicas. As altas pressões de manguito do tubo endotraqueal podem causar rouquidão progressiva ou obstrução das vias aéreas por edema glótico ou subglótico. As neuropatias compressivas causadas pela pressão direta do manguito podem levar à paralisia de prega vocal. A lesão na mucosa é comumente observada, em particular na laringe posterior e na subglote, e geralmente resulta de necrose por pressão devido à presença do tubo e/ou manguito ou de intubação traumática. Essas lesões podem avançar e levar à formação de granuloma, fixação da articulação cricoaritenoide, formação de membrana ou estenose. A incidência de estenose glótica posterior aumenta com a duração da intubação e pode ocorrer em até 14% dos pacientes intubados por mais de 10 dias. A diferenciação da estenose glótica da paralisia da prega vocal pode muitas vezes ser difícil, uma vez que ambas resultam em imobilidade parcial ou completa da prega vocal. Normalmente, a causa da imobilidade pode ser elucidada por avaliação manual da mobilidade da aritenoide ou pelo uso de eletromiografia laríngea.

A maioria dos casos de formação de tecido de granulação observada após o trauma por intubação se resolve espontaneamente após algum tempo. Contudo, um tratamento adicional pode ser necessário em determinados casos. Esse tratamento normalmente envolve uma combinação de terapia para voz e medicação antirrefluxo. Esta combinação reduz o impacto dos fatores comportamentais e inflamatórios locais que supostamente causam irritação laríngea simultânea. Em determinados casos refratários, injeções de toxina botulínica podem ser usadas para reduzir forçosamente o impacto do fonotrauma simultâneo. O tratamento com *laser* KPT também foi bem-sucedido. A remoção operatória do granuloma raramente é necessária, com exceção dos casos de obstrução parcial das vias aéreas. Deve ser observado que a remoção cirúrgica não previne a necessidade de terapia para voz e de medicações antirrefluxo. Sem o controle desses fatores, os granulomas podem recorrer após a excisão cirúrgica isolada.

O manejo da estenose depende de sua localização e de sua gravidade. Ela pode ser detectada semanas ou meses após extubação quando um paciente se apresenta para a avaliação de intolerância ao exercício ou estridor recente. Membranas finas que estendem a glote anterior podem ser cirurgicamente divididas. Uma quilha pode então ser colocada para impedir a recorrência da membrana entre a mucosa desnudada justaposta. A estenose laríngea posterior e a fixação da articulação cricoaritenoide são normalmente tratadas com dilatação repetida por meio de uma abordagem endoscópica. Contudo, ocasionalmente, uma abordagem aberta através de uma laringofissura ou o uso de um *stent* é requerido. Outras técnicas utilizadas para tratar das falhas ou dos casos mais graves incluem aritenoidectomia ou cordotomia posterior parcial.

As estenoses subglóticas ou traqueais podem inicialmente ser abordadas com incisão a *laser* endoscópica e dilatação. As estenoses mais graves podem requerer reconstrução laringotraqueal ou ressecção segmentar com anastomose primária. Os segmentos traqueais de 4 a 5 cm de comprimento podem ser removidos se isto for feito com manobras de liberação.

Na paralisia de prega vocal unilateral, os pacientes com disfonia persistente ou aspiração significativa – apesar da terapia – podem se beneficiar do aumento da prega vocal com um material de injeção temporário enquanto esperam o retorno espontâneo da função. Uma laringoplastia de medialização com ou sem adução aritenoide ou aumento da injeção com uma substância mais permanente é normalmente recomendada se a probabilidade de paralisia for permanente.

Os pacientes com imobilidade de prega vocal bilateral muitas vezes se apresentam com estridor. O alívio da obstrução das vias aéreas pode requerer uma cordectomia posterior parcial, aritenoidectomia ou procedimento de lateralização da aritenoide. Nos casos mais urgentes, a liberação das vias aéreas é muitas vezes fornecida com uma traqueotomia.

O achado de deslocamento aritenoide é sugerido por um nível de prega vocal desigual na laringoscopia. Contudo, esta aparência também pode ser observada com a paralisia da prega vocal, que ocorre com muito mais frequência. A EMG laríngea e os exames de TC podem ser usados para esclarecer o diagnóstico.

Benninger MS, Gillen JB, Altman JS. Changing etiology of vocal fold immobility. *Laryngoscope*. 1998;108:1346 [PMID: 9738754]. (Vocal fold immobility is most commonly a result of a malignant disorder and surgical trauma, while intubation injuries still account for a significant number of cases.)

Butler AP, Wood BP, O'Rourke AK, Porubsky ES. Acute external laryngeal trauma: experience with 112 patients. *Ann Otol Rhinol Laryngol*. 2005;114:5. (Outcome may be predicted by the initial severity of injury and is improved with earlier intervention.)

Clyne SB, Halum SL, Koufman JA, Postma GN. Pulsed dye laser treatment of laryngeal granulomas. *Ann Otol Rhinol Laryngol*. 2005;114(3):198. (In-office use of the pulsed dye laser is a relatively safe and effective method for treating laryngeal granulomas that do not respond to antireflux therapy and speech therapy.)

De Mello-Filho FV, Carrau RL. Management of laryngeal fractures using internal fixation. *Laryngoscope* 2000;110:2143 [PMID: 11129037]. (Adaptation plating systems are well tolerated and effective, and provide immediate stabilization of laryngeal fractures.)

Gold SM, Gerber ME, Shott SR, Myer CM. Blunt laryngotracheal trauma in children. *Arch Otolaryngol Head Neck Surg* 1997;123(1):83 (Review of pediatric laryngotracheal injuries, which combines the classification systems proposed by Fuhrman et al and Schaefer and Brown for laryngotracheal injuries.)

Schweinfurth JM. Endoscopic treatment of severe tracheal stenosis. *Ann Otol Rhinol Laryngol*. 2006;115(1):30 (Severe and complete tracheal stenoses may be successfully treated endoscopically, which is associated with few complications, low morbidity, a short operative time, and a short length of hospitalization when compared with tracheal resection.)

Sekharan J, Dennis JS, Veldenz HC, Miranda F, Frykberg ER. Continued experience with physical examination alone for evaluation and management of penetrating Zone II neck injuries: Results of 145 cases. *J Vasc Surg* 2000;32:483 [PMID: 10957654]. (Penetrating neck trauma of Zone II may be safely and accurately managed based on the findings of the physical examination of vascular injury.)

Stanley RB Jr, Armstrong WB, Fetterman BL, Shindo ML. Management of external penetrating injuries into the hypopharyngeal-cervical esophageal funnel. *J Trauma*. 1997;42:675 [PMID: 9137257]. (The severity of injuries increases as they descend from the upper hypopharynx to the cervical esophagus, with the former being amenable to expectant treatment.)

Thompson EC, Porter JM, Fernandez LG. Penetrating neck trauma: An overview of management. *J Oral Maxillofac Surg*. 2002;60(8):918. (Review of management of penetrating trauma to the neck.)

Yin SS, Qiu WW, Stucker FJ. Value of electromyography in differential diagnosis of laryngeal joint injuries after intubation. *Ann Otol Rhinol Laryngol*. 1996;105(6):446. (Laryngeal electromyography can help in the diagnosis of cricoarytenoid joint fixation.)

▶ Complicações

O objetivo inicial do manejo do trauma laríngeo é preservar a vida; o objetivo secundário é prevenir as sequelas de longo prazo para a voz e as vias aéreas. Embora as lesões à laringe e à traqueia possam alterar a vida, deve ser lembrado que a intervenção agressiva precoce também pode levar a complicações de longo prazo. Na maioria das vezes na presença de lesões menores, a observação vigilante é a melhor conduta, em particular com a estenose das vias aéreas assintomática. As complicações dos tratamentos mais agressivos, como laringofissura, reconstrução laringotraqueal e ressecção traqueal, podem incluir a piora da voz, reestenose, perda de via aérea, pneumotórax, infecção, paralisia de prega vocal e formação de fístula.

▶ Prevenção

Cintos de segurança, dispositivos de segurança, controladores de velocidade, avanços tecnológicos na segurança automobilística (p. ex., *airbags*) e dispositivos de proteção do pescoço usados nos esportes continuam sendo a base da prevenção de acidentes. Estas medidas de segurança têm resultado em uma diminuição na incidência de trauma abrupto. A adesão às técnicas de intubação cuidadosas, a identificação precoce de pacientes que requerem traqueotomia para intubação prolongada e o desenvolvimento de tubos endotraqueais mais macios e relativamente neutros também têm contribuído para uma diminuição na incidência de lesões relacionadas à intubação iatrogênica.

▶ Prognóstico

A lesão pós-intubação ocorre com mais frequência do que é clinicamente observado. A maioria das lesões cura espontaneamente e nunca requer intervenções adicionais. À medida que mais fatores que podem contribuir para essas lesões são elucidados, a gravidade e a incidência de complicações podem ser minimizadas.

O trauma penetrante no pescoço está associado com uma taxa de fatalidade de 3 a 6%. As estratégias de manejo evoluíram em direção à exploração seletiva destas lesões.

Os resultados do trauma laríngeo em pacientes manejados de acordo com os protocolos abordados antes têm sido consistentemente satisfatórios. As lesões dos Grupos I ou II curam quase que uniformemente com excelentes resultados. Contudo, algumas lesões selecionadas (p. ex., cartilagem cricoide deslocada, subluxação da aritenoide ou lesão de nervo laríngeo recorrente) carregam um prognóstico mais desfavorável. Estudos indicam que os resultados desfavoráveis são encontrados em pacientes com lesões mais graves.

Biffl WL, Moore EE, Rehse DH, Offner PJ, Franciose RJ, Burch JM. Selective management of penetrating neck trauma based on cervical level of injury. *Am J Surg.* 1997;174:678 [PMID: 9409596]. (Selective management with selective utilization of adjunctive testing in penetrating neck trauma of Zones II and III may be performed safely in asymptomatic patients.)

Schaefer SD. The acute management of external laryngeal trauma: A 27-year experience. *Arch Otolaryngol Head Neck Surg.* 1992;118:598 [PMID: 1637537]. (Lessons learned from the largest series of patients with external laryngeal trauma managed by a consistent protocol.)

Agradecimentos a Dov C. Bloch por sua contribuição para este capítulo nas edições anteriores deste livro.

Seção IX Traqueia e esôfago

Distúrbios congênitos da traqueia e do esôfago

35

Kelly D. Gonzales, MD
Hanmin Lee, MD

ATRESIA ESOFÁGICA E FÍSTULA TRAQUEOESOFÁGICA

FUNDAMENTOS DO DIAGNÓSTICO

- ► Tosse, cianose ou vômitos com o início da alimentação.
- ► Associação VACTERL.
- ► Incapacidade de colocar uma sonda alimentar.
- ► Radiografia de tórax mostra o tubo orogástrico enrolado no tórax superior ou pescoço.
- ► Gás no intestino indica atresia esofágica com fístula traqueoesofágica; a ausência de gás representa atresia esofágica isolada.

► Considerações gerais

A prevalência de atresia esofágica e fístula traqueoesofágica (FTE) é de 1 em 3.000 nascidos-vivos. Não há diferença entre os sexos. Os recém-nascidos com essas patologias frequentemente são prematuros, sendo comum o diagnóstico pré-natal de poli-hidrâmnio.

► Classificação

A classificação de atresia esofágica e FTE baseia-se na presença de atresia e na sua relação com o local da fístula. Métodos mais antigos de classificação foram substituídos por descrições anatômicas (Figura 35-1). O Quadro 35-1 apresenta a incidência desses dois agravos.

Os tipos de atresia esofágica e FTE são: (**A**) tipo 1, atresia esofágica com FTE distal; (**B**) tipo 2, atresia esofágica sem FTE; (**C**) tipo 3, FTE sem atresia esofágica; (**D**) tipo 4, atresia esofágica com FTE proximal e distal; (**E**) tipo 5, atresia esofágica com FTE proximal.

A. Tipo 1

A atresia esofágica com uma FTE distal é a anomalia mais comum, englobando 85,4% dos casos. O segmento esofágico inferior começa como uma fístula que nasce da traqueia distal, próximo à carina. A bolsa esofágica proximal é um segmento de fundo cego próximo à abertura torácica. O suprimento sanguíneo do segmento esofágico superior vem do tronco tireocervical, ao passo que ramos das artérias gástricas alimentam o segmento esofágico distal.

B. Tipo 2

A atresia esofágica isolada engloba 7,3% dos casos. A bolsa inferior em geral está apenas 1 a 2 cm acima do diafragma, e a bolsa superior termina próximo à abertura torácica, criando um longo intervalo entre as duas extremidades, o que pode complicar a correção. Essa anomalia não permite a passagem do líquido amniótico para o restante do tubo digestivo em desenvolvimento, explicando o achado pré-natal de poli-hidrâmnio. Entretanto, a atresia esofágica com uma FTE distal relativamente estreita pode produzir achados similares.

C. Tipo 3

A FTE isolada é a terceira anomalia mais comum com 2,8% dos casos. A localização da fístula é variável, ocorrendo entre a cartilagem cricoide e a carina. Pode haver mais de uma fístula. A fístula faz um ângulo descendente da traqueia para o esôfago.

D. Tipo 4

A atresia esofágica com FTE proximal e distal é menos comum com 2,1% dos casos.

E. Tipo 5

A atresia esofágica com FTE proximal é a anomalia menos comum que engloba menos de 1% dos casos. A fístula faz um

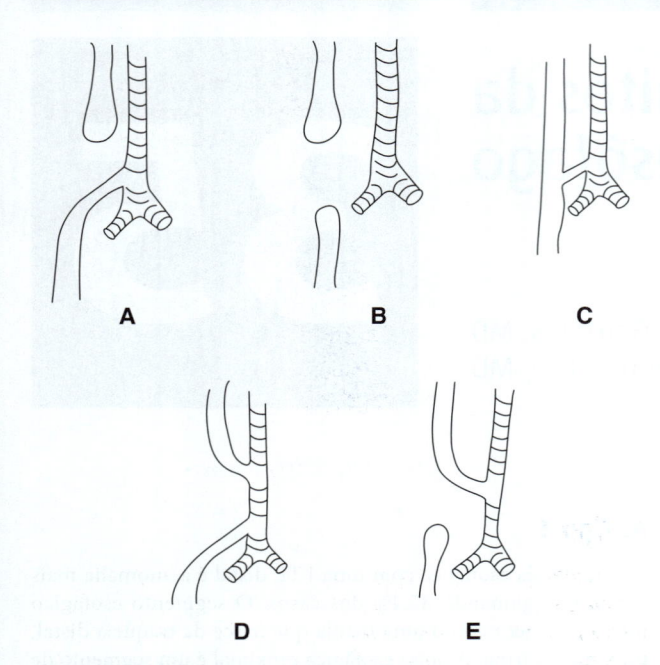

▲ **Figura 35-1** Tipos de atresia esofágica e FTE. (**A**) Tipo 1, atresia esofágica com FTE distal; (**B**) tipo 2, atresia esofágica sem FTE; (**C**) tipo 3, FTE sem atresia esofágica; (**D**) tipo 4, atresia esofágica com FTE proximal e distal; e (**E**) tipo 5, atresia esofágica com FTE proximal.

ângulo descendente da traqueia para o esôfago. Há um espaço pronunciado entre as duas extremidades.

▶ Patogênese

Ao 26º dia de desenvolvimento embriológico, a parte dorsal do tubo digestivo cefálico está separada da traqueia ventral. Um mecanismo primário de atresia esofágica desenvolve-se por ume etiologia desconhecida. Modelos animais demonstram um ramo de uma trifurcação da traqueia crescendo caudalmente e conectando-se ao estômago e criando a fístula. A atresia esofágica e a FTE, vistas em associação com outras anormalidades embriológicas, são conhecidas pela sigla VACTERL (anormalidades **v**ertebral, **a**nal, **c**ardíaca, **t**raqueo**e**sofágica, **r**enal e de membros [*limb*]). Pacientes com atresia esofágica e FTE têm uma chance de aproximadamente 50% de apresentar uma dessas anomalias associadas, exigindo que o médico afaste esses outros processos. A associação mais comum é com anomalias cardíacas.

O esôfago de pacientes com atresia esofágica e FTE possui um menor número de plexos de Auerbach, explicando o elemento neuronal da alteração da função motora esofágica e explicando parcialmente a natureza crônica da dismotilidade encontrada nesses pacientes.

Pode haver obstrução ao desenvolvimento pulmonar por meio de duas vias. Primeiro, a pressão direta sobre a traqueia por um esôfago proximal distendido pode contribuir para uma traqueomalácia. Em segundo lugar, uma fístula drena o líquido amniótico para fora da árvore pulmonar. Essa pressão do líquido foi implicada como exercendo um papel no desenvolvimento do parênquima pulmonar.

> Cisera CA, Connelly PR, Marmureanu AR, et al. Esophageal atresia with thracheoesophageal fistula: suggested mechanism in faulty organogenesis. *J Pediatr Surg*. 1999;34:204. [PMID: 10022173] (Animal model demonstrating a primary atresia of the esophagus with a secondary phenomenon of tracheoesophageal fistula development.)

▶ Achados clínicos

A. Sinais e sintomas

1. Sintomas respiratórios – Os pacientes frequentemente são assintomáticos ao nascer. Podem se apresentar com excesso de saliva, devido à incapacidade de deglutição. Ao se alimentar, o bebê pode tossir, se engasgar, regurgitar, ou ficar cianótico. Como a saliva não chega ao estômago, há aspiração, que pode se apresentar como sofrimento respiratório, atelectasia e pneumonia.

Pacientes com a rara FTE sem atresia esofágica são frequentemente diagnosticados em um estágio posterior, devido a um complexo de sintomas menos pronunciado. A apresentação pode ser sutil, com sintomas crônicos das vias aéreas superiores e asfixia, pneumonias de repetição, ou sintomas asmáticos.

2. Sintomas gastrintestinais – Pacientes com uma FTE distal podem ter distensão gástrica resultante da passagem de ar da traqueia ao esôfago distal. Essa situação pode resultar em refluxo gástrico para a traqueia, causando traqueobronquite química, ou em um comprometimento do estado respiratório pela distensão abdominal e compressão pulmonar.

B. Exames de imagem

1. Cateter esofágico e esofagograma – A colocação suave de um cateter no esôfago sem conseguir chegar ao estômago é frequentemente o primeiro estudo sugestivo de atresia esofágica. A posição do cateter deve ser notada em uma radiografia simples. Não se recomenda um esofagograma baritado padrão, devido ao possível derramamento do contraste para a árvore pulmonar. Um esofagograma pode ser útil para diagnosticar uma FTE isolada em uma criança mais velha.

Quadro 35-1 Incidência de atresia esofágica e FTE

Atresia com FTE distal	85,4%
Atresia sem FTE	7,3%
FTE sem atresia	2,8%
Atresia com FTE distal e proximal	2,1%
Atresia com FTE proximal	< 1%

2. Raio X abdominal – Uma radiografia abdominal pode sugerir qual o tipo de anomalia presente. Em pacientes com uma fístula ligando o esôfago distal, o raio X mostra ar no estômago e no intestino delgado. Um abdome sem ar sugere uma atresia esofágica sem FTE ou uma fístula proximal.

C. Exames especiais

1. Broncoscopia e esofagoscopia – Com alto grau de suspeita clínica e um exame baritado negativo, podem-se demonstrar FTEs isoladas por broncoscopia e esofagoscopia simultâneas. A FTE isolada em geral se apresenta em uma criança mais velha.

2. Ecocardiograma – Deve-se realizar um ecocardiograma por duas razões: (1) afastar a presença de anomalias cardíacas e (2) determinar o lado do arco aórtico. Pode-se considerar uma toracotomia esquerda com um arco aórtico para a direita, embora alguns cirurgiões pediátricos ainda prefiram uma toracotomia direita, mesmo na presença de um arco aórtico à direita.

3. Ultrassonografia (US) abdominal – Realiza-se uma US abdominal para visualizar os rins, a fim de afastar anomalias renais como parte da associação VACTERL.

D. Exames especiais

A US pré-natal pode sugerir atresia esofágica, com os achados de poli-hidrâmnio e ausência de visualização do estômago. Devido à associação VACTERL, quaisquer achados sugestivos dessas anomalias devem promover uma avaliação de atresia esofágica e FTE. A RM pré-natal pode ser útil para delinear melhor outras anomalias.

Langer JC, Hussain H, Khan A, et al. Prenatal diagnosis of esophageal atresia using sonography and magnetic resonance imaging. *J Pediatr Surg*. 2001;36:804. [PMID: 11329594] (MRI increases the accuracy of diagnosis of patients suspected of having esophageal atresia on prenatal ultrasound.)

▶ Diagnóstico diferencial

A. Fenda laringotraqueoesofágica

A fenda laringotraqueoesofágica é um defeito raro relacionado à atresia esofágica e à FTE. Ocorre na linha média, entre a traqueia e o esôfago. O defeito pode ser mínimo, ou estender-se caudalmente além da carina. Os sintomas variam de tosse crônica a sofrimento respiratório. O diagnóstico é feito por broncoscopia rígida. Casos graves exigem correção cirúrgica, envolvendo uma abordagem cervical anterolateral direita com faringotomia lateral, a fim de expor o defeito.

B. Estenose esofágica

A estenose esofágica é uma anomalia congênita rara. Anatomicamente, podem existir elementos traqueais na parede do esôfago ou uma membrana mucosa. Os pacientes se apresentam mais tardiamente, com dificuldade para deglutir sólidos. O diagnóstico é feito por esofagograma baritado e esofagoscopia. Em pacientes com restos cartilaginosos, a dilatação é efetiva.

C. Estenose traqueal

A estenose traqueal congênita é uma doença rara, que varia de um defeito isolado à agenesia pulmonar. É frequentemente fatal. O diagnóstico é feito por broncoscopia. Há relatos individuais de ressecção segmental ou enxertos alternativos bem-sucedidos.

▶ Tratamento

A. Avaliação de risco pré-tratamento

Tem-se usado a **classificação de Waterson** como uma avaliação de risco para prever o desfecho e determinar o momento da cirurgia. Historicamente, pacientes na **Categoria A**, definida como peso de nascimento superior a 2,5 kg, recebem correção cirúrgica imediata. Um paciente na **Categoria B**, com um peso de nascimento de 1,8 a 2,5 kg ou um bebê que se apresenta com pneumonia e anomalia congênita, geralmente tem um breve atraso da intervenção cirúrgica; eles recebem uma gastrostomia e são estabilizados antes da correção cirúrgica. Crianças muito doentes com comprometimento respiratório significativo devido a uma fístula amplamente aberta podem exigir ligação da fístula, estabilização e reconstrução esofágica subsequente. Uma classificação de **Categoria C**, caracterizada por um peso de nascimento inferior a 1,8 kg ou uma criança que se apresenta com pneumonia grave e anomalia congênita, classicamente recebe uma correção em estágios. Tradicionalmente, os desfechos dos bebês são melhores com um procedimento em estágios. Entretanto, a adição da nutrição parenteral total para manter o estado nutricional do bebê, e o fato da mortalidade neonatal ser atribuída principalmente às anomalias congênitas associadas, permitiram que pacientes na Categoria C sejam tratados por um fechamento primário tardio. Além disso, o baixo peso ao nascer pode não ser uma contraindicação absoluta à correção precoce. Atualmente, a maioria das crianças, exceto aquelas mais doentes, faz uma correção completa, embora cada vez mais pacientes menores e mais doentes façam correção completa em um único estágio.

B. Cuidados pré-operatórios

Antes da cirurgia, os pacientes são mantidos em uma posição verticalizada com um tubo orotraqueal para sucção contínua e aspiração faríngea frequente. Instituem-se antibióticos de amplo espectro, como ampicilina e gentamicina. Inicia-se a nutrição parenteral, caso a correção seja retardada. Afastam-se anomalias VACTERL associadas. Em pacientes com uma fístula distal, pode ser necessário um tubo de gastrostomia para descompressão, se os pacientes se apresentam com distensão abdominal grave e comprometimento respiratório.

C. Medidas cirúrgicas

A correção cirúrgica pode ser realizada por duas abordagens: toracotomia ou abordagem toracoscópica. Em uma correção a céu aberto, faz-se uma toracotomia lateral posterior direita no quarto espaço intercostal. Uma abordagem esquerda, que é uma exceção, é frequentemente usada para um arco aórtico anômalo para a direita. Em geral, o procedimento é realizado de modo extrapleural. A dissecção avança posteriormente, com o pulmão refletido anteriormente. A veia ázigo cobre a fístula e é dividida ou refletida superiormente. Identifica-se o vago sobre os dois segmentos esofágicos. A fístula é dividida e a traqueia é fechada com suturas não absorvíveis interrompidas, seguidas por cobertura com o tecido adjacente. O esôfago proximal é dissecado livremente até a abertura torácica, a fim de fornecer um comprimento adequado.

Deve-se ter cuidado ao dissecar o esôfago da porção membranosa da traqueia, pois as duas estruturas estão geralmente aderidas. Suturas interrompidas em uma única camada em toda a espessura do órgão criam a anastomose. Coloca-se um cateter de drenagem no espaço retropleural. Correções difíceis devido a um grande hiato entre as extremidades proximal e distal do esôfago foram abordadas pela distensão seriada do segmento proximal por meio de dilatações com cateter tipo *bougie* duas vezes ao dia. Intraoperatoriamente, esofagomiotomias proximais, em circunferência ou em espiral, podem fornecer o comprimento suplementar necessário. Caso se encontre um comprimento insuficiente para realizar a anastomose, pode-se realizar uma correção em estágios com esofagotomia cervical com distensões seriadas, seguidas de reconstrução anastomótica. Outro método para a correção de uma atresia esofágica com um longo hiato é encomprimir as extremidades esofágicas colocando suturas nas duas extremidades do esôfago, exteriorizando-as e aplicando tensão, completando-se a anastomose dez dias depois.

Alternativamente, pode-se fazer uma substituição de esôfago interpondo um enxerto de colo ou tubo gástrico. Caso se espere uma atresia de hiato longo, particularmente com atresia esofágica isolada, deve-se executar antes uma gastrostomia, com a reconstrução ou substituição esofágica posteriormente.

Cada vez mais, a atresia esofágica e a FTE são corrigidas usando uma técnica toracoscópica. A toracotomia apresenta complicações significativas, como escoliose, deformidade da parede torácica, fusão de costelas e lesão do nervo torácico. A toracotomia usa três pequenas incisões de 3 a 5 mm, dessa forma diminuindo ou eliminando essas complicações significativas do procedimento a céu aberto.

Uma correção toracoscópica em geral utiliza uma abordagem transpleural, embora a extrapleural tenha sido também usada. O anestesista intuba o brônquio principal esquerdo. O paciente é posicionado com o lado direito para cima e em leve pronação. Três portas de 3 ou 5 mm são colocadas. Com intubação e ventilação do lado esquerdo, o pulmão direito é colabado por meio da insuflação de dióxido de carbono. Identifica-se a veia ázigo, que serve como marcador da bolsa inferior (Figura 35-2). Subsequentemente, em geral, divide-se a veia ázigo. Com a ajuda do anestesista, identifica-se a bolsa superior, movendo suavemente um cateter de sucção. Com o mesmo cuidado da abordagem a céu aberto, identificam-se a fístula e o segmento esofágico distal, dissecando-se livremente suas circunferências. Fecha-se a fístula usando um clipe ou uma técnica de ligação. A bolsa superior é então dissecada cuidadosamente, até que a bolsa inferior e a bolsa superior possam ser aproximadas sem tensão indevida. Faz-se uma anastomose manual em camada única. Antes do fechamento da anastomose anterior, passa-se uma sonda nasogástrica de pequeno calibre, sob visualização, desde o nariz até o esôfago distal, passando pelo local da anastomose. A sonda nasogástrica pode ser deixada para possível alimentação por sonda. Finalmente, coloca-se um tubo torácico por uma das portas, sob visualização. Permite-se a reinflação do pulmão. Removem-se as portas e as duas incisões restantes são aproximadas e fechadas por suturas.

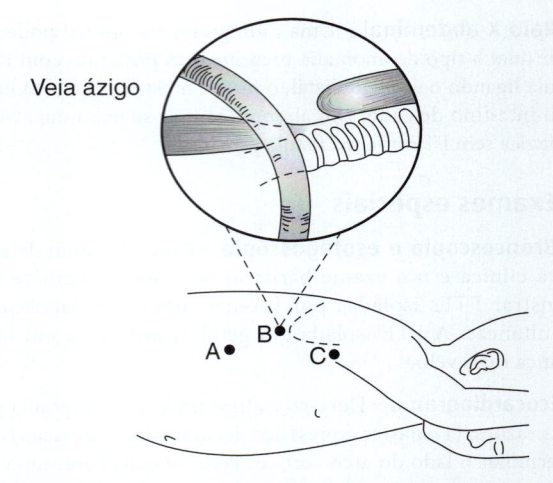

▲ **Figura 35-2** Fazem-se três pequenas incisões para as três portas (3 a 5 mm), conforme indicado pelos pontos A, B e C. Identifica-se a veia ázigo, que marca o local da bolsa inferior da atresia esofágica.

Bax KM, van Der Zee DC. Feasibility of thoracoscopic repair of esophageal atresia with distal fistula. *J Pediatr Surg*. 2002;37:192. [PMID: 11819197] (Case series report on thoracoscopic repair examining outcomes in addition to complications of anastomotic leak and stenosis.)

Foker JE, Linden BC, Boyle EM Jr, Marquardt C. Development of a true primary repair for the full spectrum of esophageal atresia. *Ann Surg*. 1997;226:533. [PMID: 9351721] (Case series report on elongation of esophageal ends using traction with sutures.)

Holcomb GW III, Rothenberg SS, Bax KMA, et al. Thoracoscopic repair of esophageal atresia and tracheoesophageal fistula: a multi-institutional analysis. *Ann Surg*. 2005;242:422–428.

Kimura K, Nishijima E, Tsugawa C, et al. Multistaged extrathoracic esophageal elongation procedure for long-gap esophageal atresia: experience with 12 patients. *J Pediatr Surg*. 2001;36:1725. [PMID: 11685713] (Case series with follow-up of a multistaged procedure for repair of long-gap esophageal atresia.)

Lugo B, Malhotra A, Guner Y, Nguyen T, Ford H, Nguyen NX. Thoracoscopic versus open repair of tracheoesophageal fistula and esophageal atresia. *J Laparoendosc Adv Surg Tech A*. 2008;18(5):753–756. [PMID 18803521]

MacKinlay GA. Esophageal atresia surgery in the 21st century. *Semin Pediatr Surg*. 2009;18(1):20–22. [PMID 19103417]

Tsao K, Lee H. Extrapleural thoracoscopic repair of esophageal atresia with tracheoesophageal fistula. *Pediatr Surg Int*. 2005;21(4):308–310. [PMID 15789240]

▶ Complicações

A. Fístula anastomótica

A fístula anastomótica ocorre em 10 a 20% dos pacientes. Em um estudo multi-institucional, houve vazamento anastomótico em 10 a 20% dos pacientes que tiveram uma correção a céu aberto, comparados a 7,6% dos pacientes que fizeram correção por via toracoscópica. A maioria dos relatos implica a tensão na anastomose e esofagomiotomia como fatores que aumentam a probabilidade de vazamento. Essa patologia pode ser diagnosticada pela presença de saliva no aspirado do tubo torácico pós-operatório. Uma radiografia baritada diagnostica a localização e a extensão do vazamento. A maioria dos vazamentos pequenos fecha-se espontaneamente com o manejo não cirúrgico.

B. Estenose anastomótica

A estenose anastomótica ocorre em aproximadamente 25% das correções a céu aberto, comparada a 4% na correção toracoscópica. Os pacientes podem se apresentar com aspiração, desnutrição e obstrução alimentar. As estenoses são diagnosticadas por exames baritados e em geral tratadas com sucesso por uma ou mais dilatações esofágicas. Ocasionalmente, uma ressecção esofágica segmentar é necessária para estenoses refratárias.

C. Doença do refluxo gastresofágico

A doença do refluxo gastresofágico (DRGE) pode contribuir para a estenose anastomótica. Ocorre em cerca de 50% dos pacientes. A motilidade esofágica intrinsicamente fraca permite o refluxo de ácidos gástricos, levando à aspiração, à esofagite e à formação de cicatrizes. Faz-se o diagnóstico por um monitoramento do pH esofágico por 24 horas. O tratamento é uma terapia clínica agressiva; entretanto, cerca de 30% dos pacientes requerem fundoplicatura antirrefluxo.

D. Traqueomalácia

Faz-se o diagnóstico de traqueomalácia por broncoscopia, realizada devido à intervenção cirúrgica. Alguns estudos relatam uma incidência de 25%. Esse distúrbio pode resultar de um mau desenvolvimento dos anéis cartilaginosos na altura da fístula. Deve ser suspeita em qualquer paciente com sintomas respiratórios. De maneira geral, casos leves melhoram por volta de um ou dois anos de idade; entretanto, casos graves podem ser tratados por aortopexia.

Dutta HK, Gover VP, Dwivedi SN, Bhatnagar V. Manometric evaluation of postoperative patients of esophageal atresia and tracheoesophageal fistula. *Eur J Pediatr Surg*. 2001;11:371. [PMID: 11807665] (Manometry of patients who receive repair for the esophageal atresia and tracheoesophageal fistula demonstrating altered pressure and contractility profile of the esophagus.)

▶ Prognóstico

Se não for corrigida, a atresia esofágica é fatal. Pacientes com a associação VACTERL têm um pior prognóstico, devido à presença de outras anomalias. Na verdade, o risco de mortalidade é maior para as anomalias associadas do que para a atrofia esofágica e a FTE. Relatos colocam a atual taxa de sobrevida da correção pós-cirúrgica acima de 90%.

Driver CP, Shankar KR, Jones MO, et al. Phenotypic presentation and outcome of esophageal atresia in the era of the Spitz classification. *J Pediatr Surg*. 2001;36:1419. [PMID: 11528619] (Cohort study over a 12-year period. Patients with increasing incidence of cardiac anomalies.)

36 Distúrbios benignos e malignos do esôfago

Alexander Langerman, MD
Marco G. Patti, MD

ANATOMIA

O esôfago é um tubo muscular que se estende da altura da sexta vértebra cervical à 11ª vértebra torácica, abrangendo três regiões anatômicas. O esôfago cervical está à esquerda da linha média, posterior à laringe e à traqueia. Esta porção recebe seu suprimento sanguíneo de ramos das artérias tireoidianas inferiores, drenando para as veias tireoideanas inferiores. A porção superior do esôfago torácico passa por trás da bifurcação traqueal e do brônquio principal esquerdo. A porção inferior do esôfago torácico passa por trás do átrio esquerdo, entrando no abdome pelo hiato esofágico do diafragma.

O esôfago torácico recebe seu suprimento sanguíneo pelas artérias brônquicas (parte superior) e ramos da aorta torácica (parte média), drenando nas veias ázigo e hemiázigo. O esôfago abdominal termina na sua junção com o estômago. A parte mais baixa do esôfago torácico e o esôfago abdominal são alimentados por ramos das artérias gástrica esquerda e frênica inferior, drenando nas veias gástricas esquerdas. Abundantes vasos linfáticos formam um denso plexo submucoso. A linfa do esôfago superior drena principalmente para os linfonodos cervicais e paratraqueais, e o esôfago torácico inferior e o esôfago abdominal drenam preferencialmente para os linfonodos retrocardíacos e celíacos.

A arquitetura da parede esofágica consiste em três camadas. A mucosa é formada por epitélio escamoso sobre uma lâmina própria e uma muscular da mucosa. A submucosa é formada por tecido elástico e fibroso, sendo a camada mais forte da parede esofágica. O músculo esofágico é composto por uma camada circular interna e uma camada longitudinal externa. O terço superior da musculatura esofágica consiste em músculo esquelético e nos dois terços inferiores de músculo liso. O esfincter esofágico superior (EES) é formado pelo músculo cricofaríngeo, juntamente com os constritores inferiores da faringe e fibras da parede esofágica. O esfincter esofágico inferior (EEI) não é uma estrutura anatômica distinta. Ao contrário do restante do trato gastrintestinal, o esôfago não possui uma camada serosa.

FISIOLOGIA

A atividade coordenada do EES, do corpo do esôfago e do EEI é responsável pela função motora do esôfago.

ESFINCTER ESOFÁGICO SUPERIOR

O EES recebe sua inervação motora diretamente do cérebro (i.e., núcleo ambíguo). Aportes do constritor faríngeo inferior, cricofaríngeo e esofágico cervical formam esse esfincter muscular, com a contribuição primária do cricofaríngeo. O esfincter está continuamente em um estado de contração tônica, com uma pressão de repouso de aproximadamente 60 a 100 mmHg. O esfincter impede tanto a passagem de ar da faringe para o esôfago quanto o refluxo de conteúdo esofágico para a faringe. Durante a deglutição, um bolo de alimento é empurrado pela língua para a faringe, que se contrai enquanto o EES se relaxa. A musculatura supra e infra-hióidea contribui para tracionar o aparato laringotraqueal para longe da coluna vertebral, dilatando ainda mais o EES. Depois que o bolo alimentar chega ao esôfago, o EES retoma seu tônus de repouso (Figura 36-1).

CORPO ESOFÁGICO

Quando o alimento passa pelo EES, inicia-se uma contração no esôfago superior, que progride distalmente em direção ao estômago. A onda iniciada pela deglutição é chamada de *peristalse primária*. Viaja a uma velocidade de 3 a 4 cm/s e alcança picos de amplitude de 60 a 140 mmHg no esôfago distal.

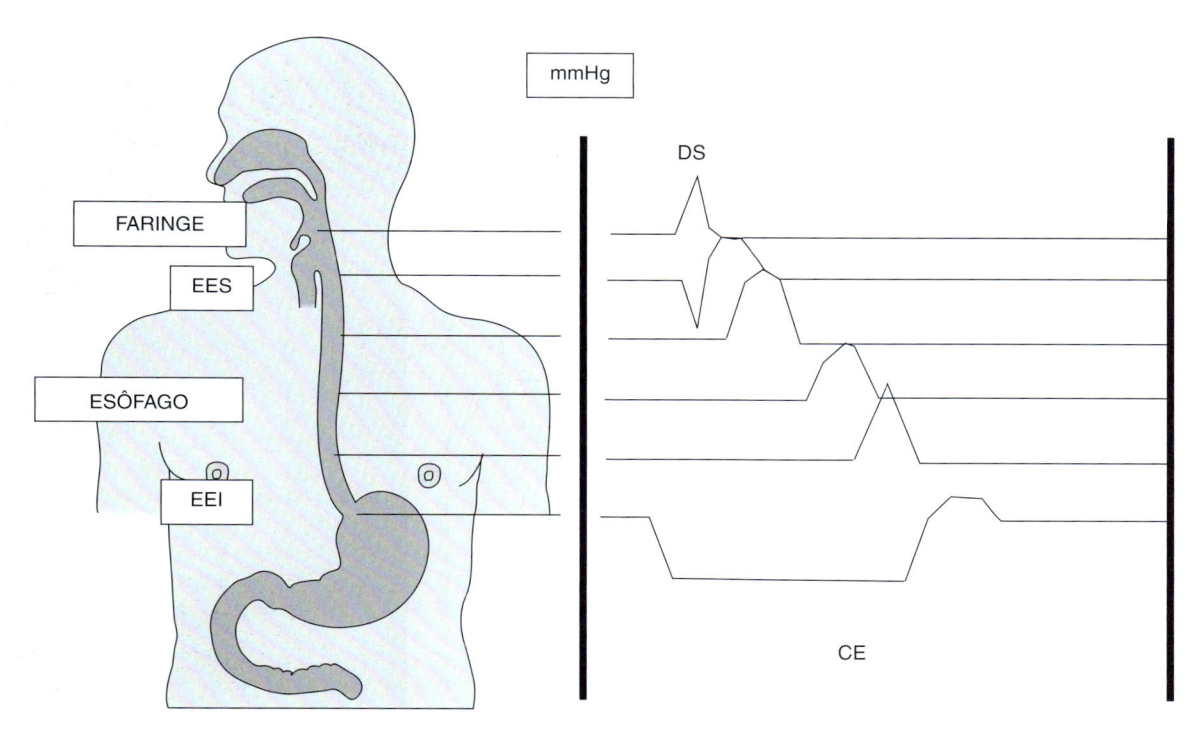

Figura 36-1 O processo de deglutição. EEI, esfíncter esofágico inferior; CE, carcinoma epidermoide; EES, esfíncter esofágico superior; DS, deglutição de saliva.

ESFINCTER ESOFÁGICO INFERIOR

O EEI mede 3 a 4 cm em comprimento e é tônico, com pressões de repouso variando entre 15 e 24 mmHg. No momento da deglutição, o EEI relaxa por 5 a 10 segundos, para permitir a entrada do bolo alimentar no estômago, voltando depois a seu tônus de repouso (ver Figura 36-1). O relaxamento do EEI é mediado pelo polipeptídeo intestinal vasoativo e pelo óxido nítrico, ambos neurotransmissores não adrenérgicos e não colinérgicos. O tônus de repouso depende principalmente da atividade miogênica intrínseca. O EEI tem uma tendência a relaxar periódica e esporadicamente, independentemente da deglutição. Esses relaxamentos periódicos são chamados de *relaxamentos transitórios do EEI*, para distingui-los dos relaxamentos desencadeados pela deglutição. A causa desses relaxamentos transitórios é desconhecida, mas a distensão gástrica provavelmente tem um papel.

Relaxamentos transitórios do EEI são responsáveis pelo pequeno volume de refluxo gastresofágico fisiológico presente em qualquer indivíduo, sendo também a causa mais comum de refluxo em pacientes com doença do refluxo gastresofágico (DRGE). Uma diminuição no comprimento e/ou na pressão do EEI é responsável pelo refluxo anormal no restante dos pacientes. Globalmente, acredita-se que, embora relaxamentos transitórios do EEI sejam o mecanismo mais comum de refluxo em pacientes sem esofagite ou com esofagite leve, a prevalência de um esfíncter mecanicamente defectivo (i. e, hipotenso e/ou curto) aumenta em pacientes com esofagite mais grave. O pilar do hiato diafragmático contribui para a pressão de repouso do EEI. A ação de braçadeira do diafragma é particularmente importante, porque protege contra o refluxo causado por aumentos súbitos de pressão intra-abdominal, como ao tossir ou ao se inclinar. Na presença de uma hérnia hiatal deslizante, há perda dessa ação sinergística do diafragma, uma vez que a junção gastresofágica está deslocada acima do diafragma (Figura 36-2).

> Lang IM, Shaker R. An overview of the upper esophageal sphincter. *Curr Gastroenterol Rep*. 2000;2:185–190. [PMID:10957928] (Review of the anatomy and physiology of the upper esophageal sphincter.)
>
> Mittal RK, Balaban DH. The esophagogastric junction. *N Engl J Med*. 1997;336:924. [PMID: 9070474] (Review of the anatomy and physiology of the esophagogastric junction.)
>
> Paterson WG, Zhang Y. The lower esophageal sphincter. *Clin Invest Med*. 2002;25:47–53. [PMID:12030254] (Review of the anatomy and physiology of the lower esophageal sphincter.)
>
> Patti MG, Gantert W, Way LW. Surgery of the esophagus: anatomy and physiology. *Surg Clin North Am*. 1997;77:959. [PMID: 9347826] (Review of the esophageal anatomy and physiology.)

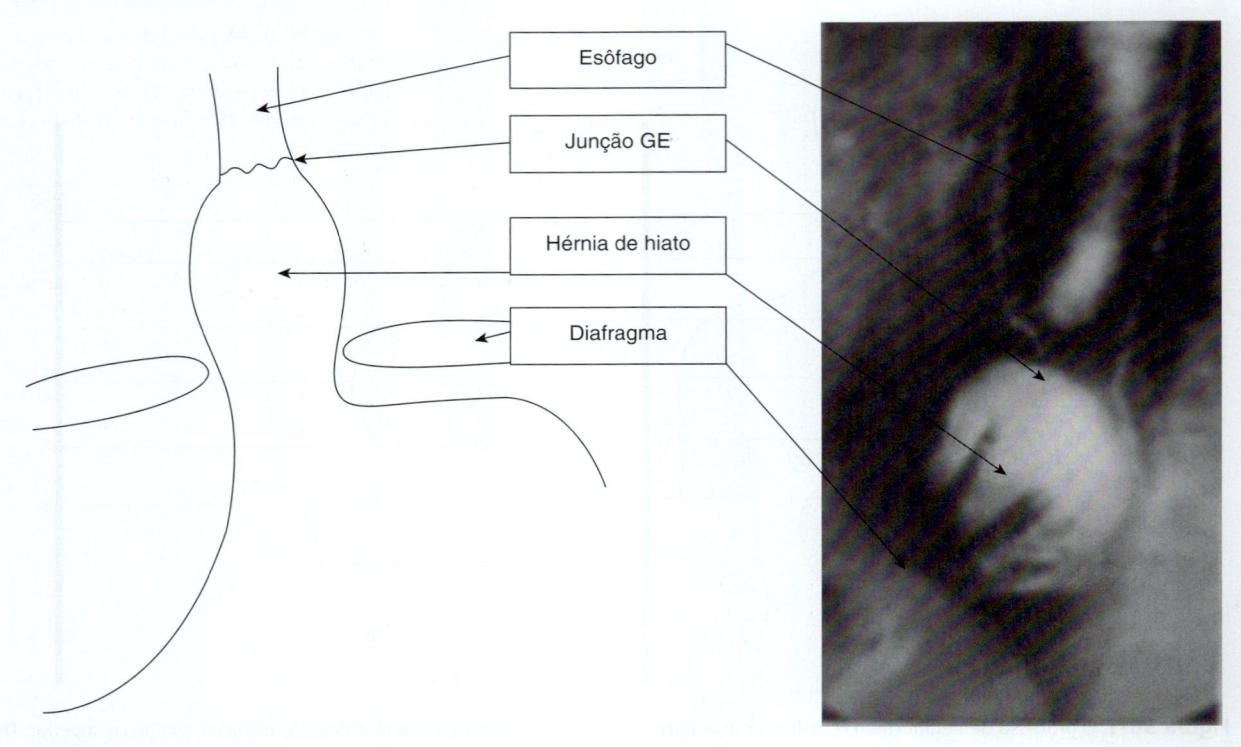

Figura 36-2 Hérnia de hiato.

DISTÚRBIOS BENIGNOS DO ESÔFAGO

ACALÁSIA

FUNDAMENTOS DO DIAGNÓSTICO

▶ Disfagia.
▶ Regurgitação.
▶ Evidência radiológica de estreitamento esofágico distal.
▶ Ausência de peristalse esofágica à manometria.

▶ Considerações gerais

A acalásia esofágica é um distúrbio primário de motilidade esofágica, caracterizado pela ausência de peristalse esofágica e aumento da pressão no EEI, que não relaxa completamente em resposta à deglutição. A doença é rara, com uma incidência de cerca de 1 em 100.000 indivíduos. Afeta mais homens do que mulheres e pode ocorrer em qualquer idade.

▶ Patogênese

Desconhece-se a causa da acalásia esofágica. Documentou-se uma degeneração do plexo mioentérico de Auerbach, com perda dos neurônios inibidores pós-ganglionares. Esses neurônios contêm óxido nítrico e polipeptídeo intestinal vasoativo, mediadores do relaxamento do EEI. Como os neurônios colinérgicos pós-ganglionares estão poupados, existe uma estimulação colinérgica sem oposição, que pode resultar em um aumento da pressão de repouso e relaxamento insuficiente do EEI. Entretanto, o que caracteriza a acalásia é primariamente a diminuição da motilidade esofágica e o relaxamento incompleto, uma vez que nem todos os pacientes apresentam um EEI hipertenso.

▶ Achados clínicos

A. Sinais e sintomas

A disfagia, para sólidos e líquidos, é o sintoma mais comum, ocorrendo em mais de 90% dos pacientes. A maioria dos pacientes adapta-se a esse sintoma mudando sua dieta, sendo capaz de manter um peso estável, ao passo que outros sofrem um aumento progressivo na disfagia, levando eventualmente à perda de peso. A regurgitação é o segundo sintoma mais comum, presente em cerca de 75% dos pacientes. Ocorre mais frequentemente em supinação e pode levar à aspiração de alimentos não digeridos. A azia está presente em cerca de 50% dos pacientes, sendo causada pela estase e fermentação de alimentos não digeridos no esôfago distal. Dor torácica também ocorre em 40% dos pacientes. Os sintomas de azia e dor torácica podem ser erroneamente atribuídos à DRGE, caso não sejam realizados estudos apropriados.

B. Exames de imagem

Ao avaliar um paciente com disfagia, o primeiro teste deve ser um esofagograma baritado. Geralmente, mostra um estreitamento na altura da junção gastresofágica (Figura 36-3A). Pacientes com acalásia de longa duração podem apresentar um esôfago dilatado sigmoide (Figura 36-3B). Deve-se realizar uma endoscopia para afastar um tumor da junção gastresofágica e patologia gastroduodenal.

C. Exames especiais

1. Manometria esofágica – A manometria esofágica é o principal teste para estabelecer o diagnóstico de acalásia esofágica. Os achados manométricos clássicos são: (1) ausência de peristalse esofágica e (2) um EEI hipertenso que só relaxa parcialmente em resposta à deglutição.

2. Monitoramento ambulatorial do pH – Em pacientes que fizeram dilatação pneumática ou miotomia, deve-se sempre fazer monitoramento ambulatorial do pH para afastar um refluxo gastresofágico anormal; caso presente, este deve ser tratado com medicamentos redutores de ácido.

▶ Diagnóstico diferencial

Estenoses benignas causadas por refluxo gastresofágico, esofagite eosinofílica e carcinoma esofágico podem mimetizar a apresentação clínica da acalásia. Às vezes, um tumor infiltrante da cárdia pode mimetizar não apenas a apresentação clínica e radiológica, como também o perfil manométrico da acalásia. Esse quadro é conhecido como **acalásia secundária** ou **pseudoacalásia** e deve ser suspeito em pacientes acima dos 60 anos que apresentam início recente de disfagia e perda ponderal excessiva. Uma ultrassonografia (US) endoscópica ou TC pode contribuir para estabelecer o diagnóstico.

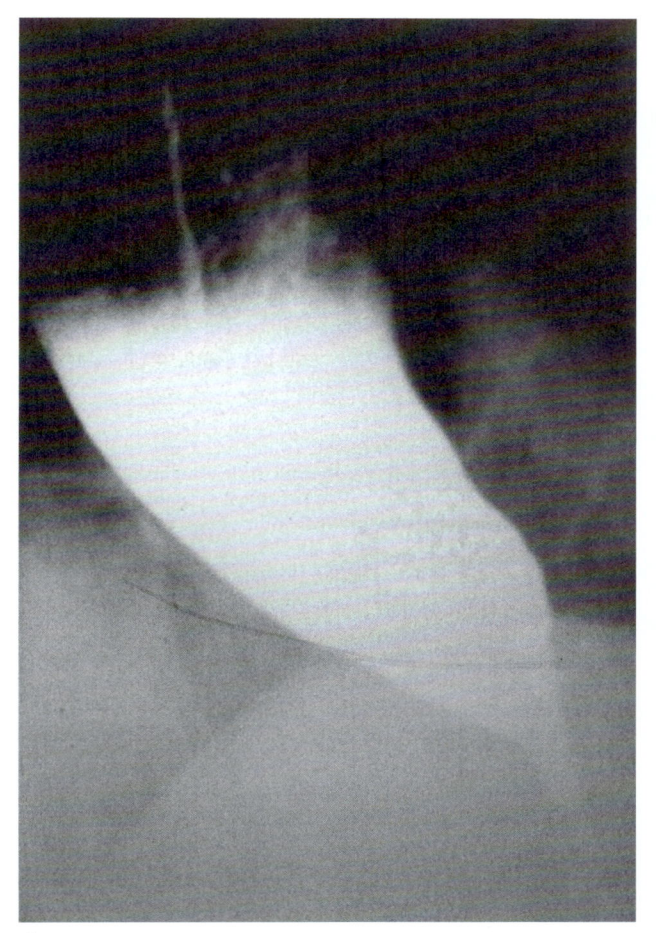

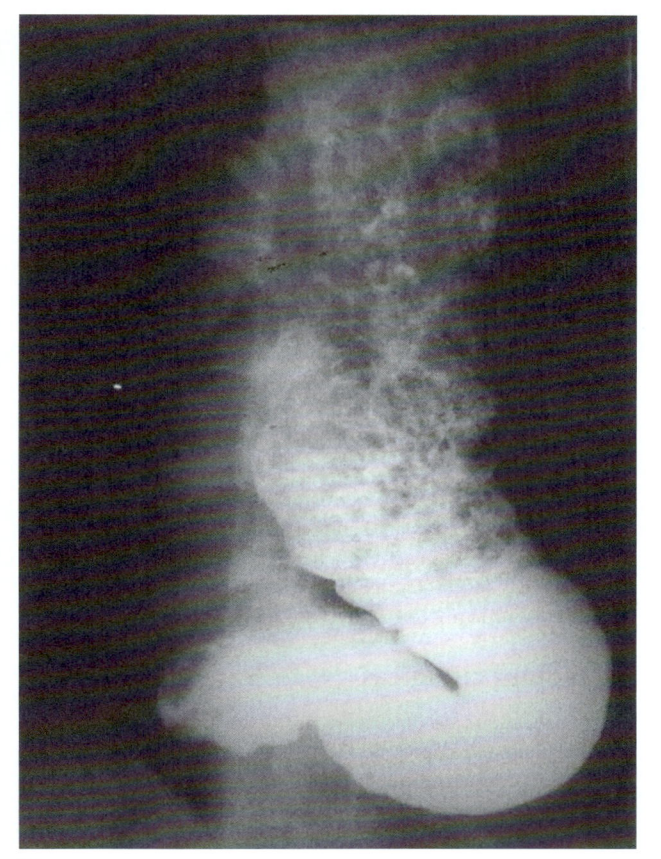

▲ **Figura 36-3** Acalásia. (**A**) "Bico de pássaro". (**B**) Esôfago dilatado e sigmoide.

▶ Complicações

A aspiração de alimentos retidos e não digeridos pode causar episódios repetidos de pneumonia. A acalásia também é um fator de risco para o câncer esofágico. O carcinoma epidermoide é provavelmente devido à irritação contínua da mucosa pelos alimentos retidos e fermentados. Entretanto, pode ocorrer adenocarcinoma em pacientes que desenvolvem refluxo gastresofágico depois de dilatação pneumática ou miotomia.

▶ Tratamento

A terapia é paliativa e direcionada para o alívio dos sintomas, por meio da diminuição da resistência ao escoamento causada pela disfunção do EEI. Como não há peristalse, a gravidade torna-se o principal fator, permitindo o esvaziamento de alimentos do esôfago para o estômago. Várias modalidades de tratamento estão disponíveis para alcançar essa meta.

A. Medidas não cirúrgicas

1. Bloqueadores de canais de cálcio – Bloqueadores de canais de cálcio são usados para diminuir a pressão do EEI. Entretanto, somente 10% dos pacientes se beneficiam desse tratamento. Deve ser usado primariamente em pacientes idosos que possuam contraindicações para dilatação pneumática ou cirurgia.

2. Endoscopia – Usa-se uma injeção intraesfincteriana de toxina botulínica para bloquear a liberação de acetilcolina no EEI, restaurando, dessa forma, o equilíbrio entre neurotransmissores excitadores e inibidores. Entretanto, o valor desse tratamento é limitado, pois somente 30% dos pacientes tratados ainda apresentam alívio da disfagia dois anos e meio mais tarde. Deve ser usado primariamente em pacientes idosos que são maus candidatos para dilatação ou cirurgia.

3. Dilatação pneumática – A dilatação pneumática é, há muitos anos, a principal forma de tratamento. A taxa de sucesso inicial está entre 70 e 80%, mas diminui para 50% dez anos mais tarde, mesmo com dilatações múltiplas. A taxa de perfuração é de aproximadamente 5%. Caso ocorra uma perfuração, os pacientes são levados de emergência ao bloco cirúrgico, realizando-se uma toracotomia esquerda para seu fechamento e uma miotomia. A incidência de refluxo gastresofágico anormal é de cerca de 25%. Pacientes sem sucesso com a dilatação pneumática são em geral tratados por uma miotomia de Heller.

B. Medidas cirúrgicas

O procedimento de escolha para a acalásia esofágica é uma **miotomia laparoscópica de Heller** com fundoplicatura parcial. A operação consiste em uma divisão controlada das fibras musculares (i.e., uma miotomia) do esôfago inferior (5 cm) e do estômago proximal (2 cm), seguida por uma fundoplicatura parcial, para prevenção do refluxo (Figura 36-4). Os pacientes permanecem hospitalizados por 24 a 48 horas, retornando as suas atividades normais em cerca de duas semanas. A operação produz alívio efetivo dos sintomas em 85 a 95% dos pacientes, e a incidência de refluxo pós-operatório está entre 10 e 15%. Devido aos excelentes resultados, curta hospitalização e rápido tempo de recuperação, uma miotomia laparoscópica de Heller com fundoplicatura parcial é considerada, atualmente, a modalidade primária de tratamento para a acalásia esofágica.

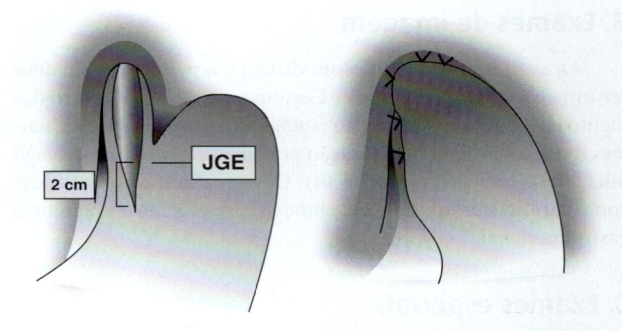

▲ **Figura 36-4** Miotomia de Heller (**esquerda**) e fundoplicatura de DOR (**direita**). JGE, junção gastresofágica.

▶ Prognóstico

Uma miotomia laparoscópica de Heller permite um excelente alívio sintomático na maioria dos pacientes, devendo ser preferida à dilatação pneumática sempre que houver experiência cirúrgica disponível. Deve-se usar toxina botulínica e medicamentos apenas em pacientes que não são candidatos à dilatação pneumática ou à miotomia laparoscópica de Heller. Recomenda-se o seguimento periódico por endoscopia, a fim de afastar o desenvolvimento de câncer esofágico.

Campos GM, Vittinghoff E, Rabl C et al. Endoscopic and surgical treatments for achalasia: A systematic review and meta-analysis. *Ann Surg*. 2009;249:45–57. [PMID:19106675] (Pneumatic dilatation is superior to botulinum toxin for the treatment of achalasia. Laparoscopic myotomy with fundoplication is most effective and the procedure of choice.)

Fisichella PM, Raz D, Palazzo F et al. Clinical, radiological, and manometric profile in 145 patients with untreated achalasia. *World J Surg*. 2008;32:1974–1979. [PMID:18575930] (Large series demonstrating a high frequency of heartburn in achalasic patients unrelated to reflux status. Additionally, hypertensive LES was found to be less significant in the pathogenesis of the disease.)

Khajanchee YS, Kanneganti S, Leatherwood A et al. Laparoscopic Heller myotomy with Toupet fundoplication: Outcomes predictors in 121 consecutive patients. *Arch Surg*. 2005;140:827. (Heller myotomy relieves symptoms in more than 90% of patients.)

Moonka R, Patti MG, Feo CV et al. Clinical presentation and evaluation of malignant pseudoachalasia. *J Gastrointest Surg*. 1999;3:456. [PMID: 10482700] (Esophageal tumors can mimic the clinical and manometric picture of achalasia.)

Patti MG, Fisichella PM. Laparoscopic Heller myotomy and Dor fundoplication for esophageal achalasia. How I do it. *J Gastrointest Surg.* 2008;12:764–766 [PMID:17957436]. (Provides description of the operative procedure and perioperative management.)

Patti MG, Gorodner MV, Galvani C et al. Spectrum of esophageal motility disorders: Implications for diagnosis and treatment. *Arch Surg.* 2005;140:442. (Largest published series of diagnosis and treatment of esophageal motility disorders.)

Patti MG, Molena D, Fisichella PM et al. Laparoscopic Heller myotomy and Dor fundoplication for achalasia. *Arch Surg.* 2001;136:870. [PMID: 11485521] (Heller myotomy relieves symptoms in more than 90% of patients.)

West RL, Hirsch DP, Bartelsman JF et al. Long-term results of pneumatic dilatation in achalasia followed more than 5 years. *Am J Gastroenterol.* 2002;97:1346. [PMID: 12094848] (Long-term follow-up of patients after pneumatic dilatation.)

DIVERTÍCULOS ESOFÁGICOS

Divertículos esofágicos localizam-se principalmente acima do EEI (divertículo epifrênico) ou do EES (divertículo faringoesofágico, ou de Zenker). Ambos são causados por anormalidades envolvendo o EEI ou o EES, resultando na protrusão da mucosa e submucosa por meio das camadas musculares.

DIVERTÍCULO FARINGOESOFÁGICO (DIVERTÍCULO DE ZENKER)

FUNDAMENTOS DO DIAGNÓSTICO

▶ Disfagia.
▶ Regurgitação de alimentos não digeridos (com risco de aspiração).
▶ Ruídos de gorgolejo no pescoço.
▶ Halitose.

▶ Considerações gerais

O divertículo de Zenker surge da parede posterior do esôfago, em uma área triangular de fraqueza, tendo como limite inferior o músculo cricofaríngeo, e como limite superior, os músculos constritores inferiores (i.e., o triângulo de Killian). À medida que o divertículo aumenta, tende a se desviar da linha média, principalmente para a esquerda (Figura 36-5).

▶ Patogênese

O divertículo de Zenker resulta de uma falta de coordenação entre a contração faríngea e a abertura do EES ou de um EES hipertenso (incluindo espasmo cricofaríngeo). Devido ao aumento da pressão intraluminal, há uma herniação progressiva da mucosa e da submucosa por meio do triângulo de Killian.

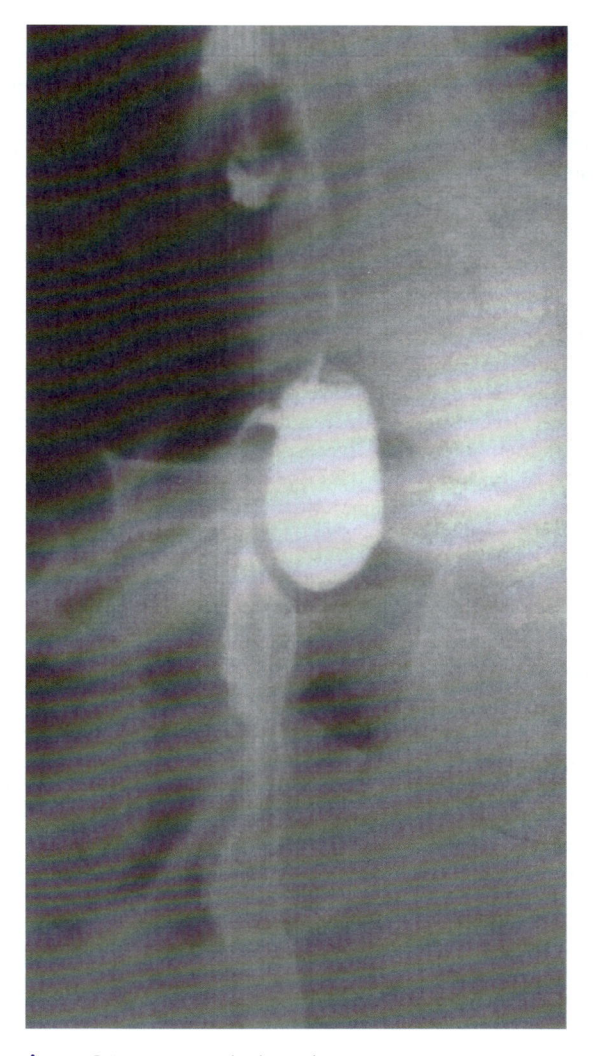

▲ **Figura 36-5** Divertículo de Zenker.

▶ Achados clínicos

A. Sinais e sintomas

A disfagia é o sintoma mais comum. A regurgitação de alimentos não digeridos do divertículo ocorre com frequência e pode levar tanto à aspiração na árvore traqueobrônquica quanto à pneumonia. Os pacientes frequentemente apresentam halitose e podem ouvir um gorgolejo no pescoço. Cerca de 30 a 50% dos pacientes apresenta DRGE associada.

B. Exames de imagem

Um exame baritado do esôfago pode mostrar claramente a posição e o tamanho do divertículo, assim como uma hérnia de hiato.

C. Exames especiais

A manometria esofágica pode demonstrar uma falta de coordenação entre a faringe e o músculo cricofaríngeo, bem como um EES hipertenso. Além disso, pode mostrar um EEI hipotenso e peristalse esofágica anormal. O monitoramento ambulatorial do pH pode determinar se existe exposição esofágica anormal a ácidos.

▶ Diagnóstico diferencial

O diagnóstico diferencial do divertículo de Zenker inclui estenose esofágica, acalásia, carcinoma esofágico e pneumonia. Um aumento súbito nos sintomas de dor e disfagia ou uma hematêmese em um paciente sabidamente com um divertículo de Zenker deve levantar suspeitas de um carcinoma epidermoide surgindo no interior do divertículo, um evento raro, mas que já foi relatado. Outros divertículos podem ocorrer na faringe (bolsa faríngea) e no esôfago superior (divertículo de Killian-Jamieson), devendo ser distinguidos, pois seu tratamento é diferente.

▶ Tratamento

O tratamento clássico consiste na excisão do divertículo e miotomia do músculo cricofaríngeo, incluindo os 3 cm superiores da parede esofágica posterior, por uma incisão cervical. Para divertículos pequenos (i.e., inferiores a 2 cm), a miotomia isolada é suficiente.

Mais recentemente, o manejo endoscópico transoral ganhou popularidade, usando endoscopia rígida ou flexível. A parede do divertículo e o músculo cricofaríngeo são divididos com um dispositivo de grampeamento, eletrocautério, ou *laser*. Prefere-se o uso do dispositivo de grampeamento para divertículos entre 3 e 6 cm, porque ele sela efetivamente os bordos de corte da incisão ao dividir o saco. O dispositivo está mecanicamente limitado em divertículos de segmento pequeno (inferior a 3 cm), devido a sua incapacidade de avançar a linha de grampos até o fundo do saco, com resultante divisão incompleta da parede, o que também pode resultar em recidiva em pacientes com sacos mais longos. A divisão de divertículos de segmento longo e curto pode ser realizada com *laser* de CO_2 ou eletrocautério, com alguns autores advogando o fechamento da mucosa com um dispositivo de sutura endoscópica após a divisão. A injeção endoscópica de toxina botulínica no músculo cricofaríngeo também foi usada com algum sucesso para divertículos pequenos.

Se houver DRGE concomitante, deve ser tratada agressivamente, com inibidor da bomba de prótons ou fundoplicatura, a fim de evitar aspiração na árvore traqueobrônquica.

▶ Prognóstico

O prognóstico é excelente em cerca de 90% dos casos.

Aly A, Devitt PG, Jamieson GG. Evolution of surgical treatment for pharyngeal pouch. *Br J Surg*. 2004;91:657. [PMID: 15164432] (Review article describing the evolution of treatment of Zenker's diverticulum.)

Ferreira LEVVC, Simmons DT, Baron TH. Zenker's diverticula: pathophysiology, clinical presentation, and flexible endoscopic management. *Dis Esophagus*. 2008;21:1–8 [PMID:18197932] (Review of literature on flexible endoscopic management of Zenker diverticula.)

Mortensen M, Schaberg MR, Genden EM, Woo P. Transoral resection of short segment Zenker's diverticulum and cricopharyngeal myotomy: an alternative minimally invasive approach. *Laryngoscope*. 2010;120:17–22. [PMID: 19877194] (Description of methods for transoral cricopharyngeal myotomy and sac division.)

Counter PR, Hilton ML, Baldwin DL. Long-term follow-up of endoscopic stapled diverticulotomy. *Ann R Coll Surg Engl*. 2002;84:89. [PMID: 11995771] (Endoscopic, stapled diverticulotomy.)

Smith SR, Gendene M, Urken ML. Endoscopic stapling technique for the treatment of Zenker diverticulum vs standard open-neck technique: a direct comparison and charge analysis. *Arch Otolaryngol Head Neck Surg*.. 2002;128:141. [PMID: 11843721] (Endoscopic stapled diverticulotomy is more cost effective than open surgery.)

DIVERTÍCULO EPIFRÊNICO

FUNDAMENTOS DO DIAGNÓSTICO

- ▶ Disfagia.
- ▶ Regurgitação.
- ▶ Divertículo evidente no exame baritado.
- ▶ Distúrbio de motilidade esofágica mostrado por manometria esofágica.

▶ Considerações gerais

Divertículos epifrênicos estão localizados imediatamente acima do diafragma (Figura 36-6). O divertículo não é uma anormalidade anatômica primária, mas sim a consequência de um distúrbio de motilidade esofágica subjacente: acalásia é o mais comum, seguida de espasmo esofágico difuso. O distúrbio causa uma obstrução ao esvaziamento na altura da junção gastresofágica, com o consequente aumento da pressão intraluminal, bem como herniação progressiva da mucosa e submucosa pela parede muscular do esôfago.

▶ Achados clínicos

A. Sinais e sintomas

Os sintomas experimentados por pacientes com divertículos epifrênicos são em parte devidos ao distúrbio de motilidade subjacente (p. ex., disfagia ou dor torácica), e em parte ao divertículo em si (i.e., regurgitação com risco de aspiração). Entretanto, alguns divertículos podem ser assintomáticos.

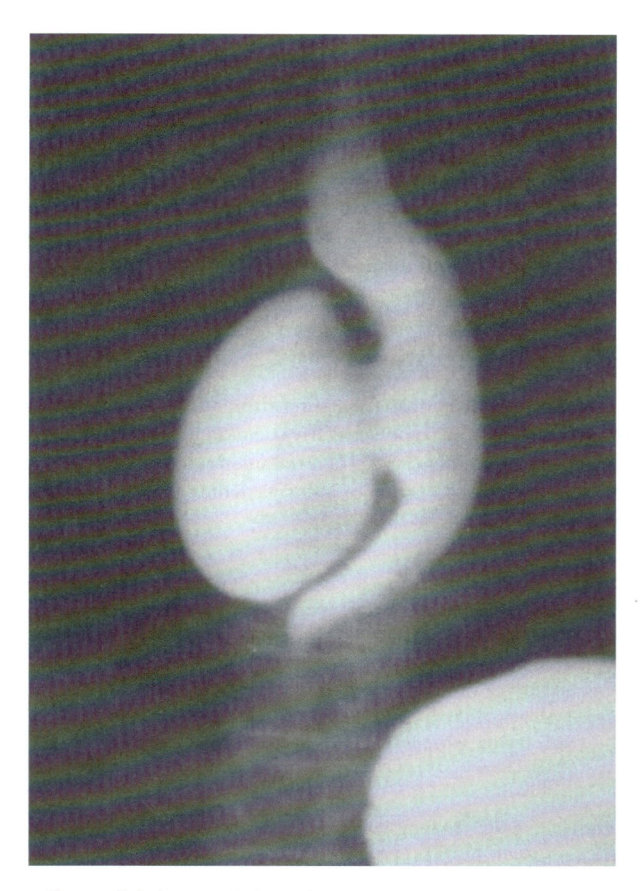

▲ **Figura 36-6** Divertículo epifrênico.

B. Exames de imagem

Uma radiografia de tórax pode mostrar um nível hidroaéreo no mediastino posterior. Um exame baritado mostra claramente a posição e o tamanho do divertículo (ver Figura 36-6).

C. Exames especiais

Na maioria dos casos, a manometria identifica o distúrbio de motilidade subjacente.

▶ Diagnóstico diferencial

Uma hérnia paraesofágica pode ser confundida com um divertículo epifrênico. O exame baritado e a endoscopia ajudam a estabelecer o diagnóstico.

▶ Tratamento

O tratamento é cirúrgico, preferindo-se atualmente a abordagem laparoscópica. Esse procedimento consiste em (1) ressecção do divertículo, (2) miotomia longa e (3) fundoplicatura parcial para prevenir o refluxo gastresofágico. A miotomia é realizada no lado do esôfago oposto ao divertículo, e deve ser estendida proximalmente até a borda superior do colo do divertículo e distalmente por 2 cm no interior da parede gástrica, fazendo-se então uma fundoplicatura parcial.

▶ Prognóstico

Uma diverticulectomia laparoscópica, com miotomia e fundoplicatura, é bem-sucedida em 80 a 90% dos casos.

Kilic A, Schuchert MJ, Awais O et al. Surgical management of epiphrenic diverticula in the minimally invasive era. *JLS*. 2009;13:160–164. [PMID:19660209] (Laparoscopic treatment of epiphrenic diverticula results in reduced morbidity compared to open treatment with similar symptom relief.)

Klaus A, Hinder RA, Swain J, Achem SR. Management of epiphrenic diverticula. *J Gastrointest Surg*. 2003;7:906. [PMID: 14592666] (Laparoscopic treatment of epiphrenic diverticula.)

Nehra D, Fumagulli W, Bona S et al. Physiologic basis for the treatment of epiphrenic diverticulum. *Ann Surg*. 2002;235:346. [PMID: 11882756] (A physiologic approach to the treatment of epiphrenic diverticulum.)

Tedesco P, Fisichella PM, Way LW et al. Cause and treatment of epiphrenic diverticula. *Am J Surg*. 2005;190(6):891.

ESOFAGITE EOSINOFÍLICA

FUNDAMENTOS DO DIAGNÓSTICO

▶ Disfagia.
▶ Impactação recorrente de alimentos.
▶ Azia.
▶ Esofagite na endoscopia, sem refluxo no monitoramento do pH.
▶ Infiltração eosinofílica na biópsia.

▶ Considerações gerais

A esofagite eosinofílica (EE) é uma doença incomum, mas crescentemente reconhecida e notificada, envolvendo a esofagite em um contexto de refluxo ausente ou controlado. Esses pacientes tendem a ter uma história de atopia e podem se apresentar com disfagia e impactações alimentares recorrentes. No momento, é um diagnóstico de exclusão, mas critérios diagnósticos estão sendo elaborados.

▶ Patogênese

A doença ainda não é bem compreendida. Entretanto, foi encontrada uma forte associação com reações de hipersensibilidade a aloantígenos aéreos e particularmente a alimentos, sugerindo um papel para uma infiltração eosinofílica do esôfago impulsionada por antígenos. Isso é apoiado por relatos de sucesso na redução de sintomas usando estratégias de eliminação de alimentos. Acredita-se que a infiltração eosinofílica leve à disfunção da musculatura lisa e aos distúrbios motores resultantes.

▶ Achados clínicos

A. Sinais e sintomas

Disfagia é o sinal de apresentação mais comum, ocorrendo em mais de 90% dos pacientes com EE. Os pacientes também podem se apresentar com impactação alimentar recorrente, e em um paciente com uma endoscopia inexpressiva, isso deve levantar suspeitas de EE. A azia está presente em aproximadamente um quarto dos pacientes. Devido a sua associação com atopia, deve-se obter uma história pessoal e familiar de doenças e reações atópicas.

B. Estudos de imagem

1. Endoscopia – Achados consistentes, mas não patognomônicos de EE, incluem: (1) anéis concêntricos ou "traquealização" do esôfago; (2) sulcos longitudinais; (3) friabilidade e inflamação esofágica; (4) manchas brancas multicêntricas; (5) estreitamento ou estenoses; (6) ausência de hérnia de hiato ou outros achados mais fortemente sugestivos de DRGE. Devem-se fazer biópsias de qualquer área suspeita, mas também em qualquer paciente com sintomas e história sugestivos de EE, mesmo com achados endoscópicos normais.

C. Exames especiais

1. Biópsia de mucosa – Um nível elevado de eosinófilos (mais que 15 por campo de grande aumento) foi proposto como um critério diagnóstico para EE. Esse achado também pode ser visto na DRGE, embora em menor grau. Isso é particularmente verdadeiro para pacientes atualmente em terapia antirrefluxo, nos quais altos níveis de eosinófilos em um quadro de esofagite refratária devem levantar suspeita de EE. Pacientes com EE também tendem a ter eosinofilia em todas as áreas do esôfago, em comparação com a localização distal em geral encontrada na DRGE.

2. Testes de aloantígenos – Testes cutâneos têm sido usados para identificar desencadeantes alimentares em pacientes com suspeita de EE, com algum sucesso. Entretanto, nem todas as sensibilidades podem ser identificadas dessa maneira. Testes de eliminação de alimentos permanecem o esteio dos testes de sensibilidade alimentar, mas exigem uma boa parceria entre o paciente e o médico e monitoramento cuidadoso do conteúdo alimentar e dos sintomas. A consulta com um nutricionista pode ser útil para o desenvolvimento de estratégias de eliminação de alimentos.

▶ Diagnóstico diferencial

É importante afastar DRGE e acalásia, usando manometria esofágica e monitoramento do pH. Outros distúrbios de motilidade esofágica e estenoses benignas e malignas podem se apresentar de forma similar.

▶ Tratamento

A terapia atual para a EE consiste na identificação de desencadeantes alimentares, evitando-os. Isso pode ser difícil, porque muitos pacientes estão sensibilizados a múltiplos alergênios alimentares. Os glicocorticoides tópicos tiveram sucesso no controle de sintomas e na redução da inflamação em alguns pacientes. Deve-se considerar a terapia de redução de ácido em caso de refluxo, a fim de diminuir a irritação do revestimento esofágico inflamado.

▶ Prognóstico

Embora a abstenção de alguns alimentos e a farmacoterapia tenham demonstrado ser efetivas em alguns pacientes, a EE permanece uma doença de difícil tratamento, com recidivas sintomáticas ocorrendo na maioria dos pacientes, mesmo após uma terapia bem-sucedida.

Dellon ES, Gibbs WB, Fritchie KJ et al. Clinical, endoscopic, and histologic findings distinguish eosinophilic esophagitis from gastroesophageal reflux disease. *Clinical Gastroenterol Hepatol.* 2009;7:1305–1313. [PMID: 19733260] (Proposed criteria for distinguishing between EE and GERD.)

Hong S, Vogel NM. Food allergy and eosinophilic esophagitis: learning what to avoid. *Cleve Clin J Med.* 2010;77:51–59. [PMID:200048030] (Overview of food allergy testing and treatment of EE.)

Rothenberg ME. Biology and treatment of eosinophilic esophagitis. *Gastroenterol.* 2009;137:1238–1249. [PMID:19596009] (Current scientific understanding of the pathogenesis of EE and treatment strategies.)

Schopfer AM, Gonsalves N, Bussmann C et al. Esophageal dilation in eosinophilic esophagitis: effectiveness, safety, and impact on underlying inflammation. *Am J Gastroenterol.* advance online publication 24 November 2009. [PMID: 19935783] (Dilation in patients with EE can be carried out safely.)

DOENÇA DO REFLUXO GASTRESOFÁGICO

FUNDAMENTOS DO DIAGNÓSTICO

▶ Azia.
▶ Regurgitação.
▶ Hérnia deslizante vista no exame baritado.
▶ Esofagite na endoscopia.
▶ Exposição esofágica anormal ao monitoramento ambulatorial de pH.

▶ Considerações gerais

A DRGE é o distúrbio do trato gastrintestinal superior mais comum nos países ocidentais, sendo responsável por aproximadamente 75% das doenças esofágicas. Azia, geralmente considerada sinônimo da presença de refluxo gastresofágico anormal, é sentida por 20 a 40% da população adulta de países ocidentais. A incidência de sintomas de refluxo aumenta com a idade, e ambos os sexos parecem ser igualmente afetados. Os sintomas são mais comuns durante a gravidez, possivelmente devido a efeitos hormonais sobre o EEI e ao aumento da pressão intra-abdominal pelo útero em expansão.

▶ Patogênese

A DRGE é causada pelo fluxo retrógrado anormal de conteúdos gástricos para o esôfago, resultando em sintomas e/ou lesão mucosa. Um EEI defeituoso é a causa mais comum da DRGE. Relaxamentos transitórios do EEI são responsáveis pela maioria dos episódios de refluxo em pacientes sem lesão da mucosa ou com esofagite leve, e um EEI curto e hipotenso é mais frequentemente encontrado em pacientes com esofagite mais grave. Em 40 a 60% dos pacientes com DRGE, também há anormalidades da peristalse esofágica. Como a peristalse esofágica é o principal determinante de depuração ácida esofágica (i.e., capacidade do esôfago de depurar conteúdos gástricos refluídos por meio do EEI), pacientes com peristalse esofágica anormal têm refluxo mais grave e depuração mais lenta. Portanto, esses pacientes frequentemente apresentam lesão mucosa mais grave e sintomas atípicos mais frequentes, como tosse e rouquidão. Uma hérnia de hiato também contribui para a incompetência da junção gastresofágica, pela alteração da relação anatômica entre o EEI e o pilar esofágico. Em pacientes com grandes hérnias de hiato, o EES é geralmente mais curto e mais fraco, e o volume de refluxo é maior.

▶ Achados clínicos

A. Sinais e sintomas

Azia, regurgitação e disfagia são considerados sintomas típicos de DRGE. Entretanto, um diagnóstico clínico de DRGE com base em sintomas típicos como azia e regurgitação só está correto em 70% dos pacientes, comparado aos resultados do monitoramento do pH. Em seu lugar, uma boa resposta à terapia com inibidores da bomba de prótons é um melhor previsor da presença de refluxo anormal. Além dos sintomas típicos, pacientes com DRGE podem apresentar sintomas atípicos, como tosse, sibilos, dor torácica, rouquidão e erosões dentárias. Esses sintomas representam apresentações extraesofágicas da doença, incluindo distúrbios respiratórios, como asma, bem como anormalidades de orelha, nariz e garganta, como laringite (Quadro 36-1). Foram postulados dois mecanismos para os sintomas respiratórios induzidos pela DRGE: (1) um arco reflexo vagal resultando em bronquioconstrição e (2) microaspiração na árvore traqueobrônquica.

Acredita-se que sintomas de orelha, nariz e garganta, como rouquidão, sensação de globo, ou erosões dentárias, sejam secundários à extensão cranial do ácido, com lesão direta. Esse fenômeno foi chamado de refluxo laringofaríngeo.

Quadro 36-1 Sintomas típicos e atípicos da DRGE

Sintomas típicos
Azia
Regurgitação
Disfagia

Sintomas atípicos
Rouquidão
Dor de garganta e laringite crônicas
Sensação de globo
Otite média
Erosões dentárias
Dor torácica não cardíaca
Tosse crônica
Pneumonia de aspiração
Asma

B. Estudos de imagem

1. Esofagografia baritada – Um exame baritado fornece informações sobre a presença e o tamanho de uma hérnia de hiato, a presença e o comprimento de uma estenose e o comprimento do esôfago. Esse teste, entretanto, não é diagnóstico de DRGE, pois uma hérnia hiatal ou um refluxo de bário podem estar presentes em pacientes sem DRGE.

2. Endoscopia – O valor da endoscopia é principalmente limitado à detecção de complicações da DRGE (p. ex., esofagite, esôfago de Barrett e estenose) e à exclusão de outras patologias (esofágicas, gástricas, ou duodenais). O valor da endoscopia para o diagnóstico de DRGE é limitado, porque apenas 50% dos pacientes com DRGE apresentam esofagite. Além disso, existe importante variação entre endoscopistas no que se refere aos graus mais baixos de esofagite.

C. Exames especiais

1. Manometria esofágica – A manometria esofágica fornece informações sobre o EEI, incluindo pressão de repouso, comprimento e relaxamento, bem como sobre a qualidade da peristalse esofágica. Em cerca de 40% dos pacientes com DRGE, a pressão do EEI e a peristalse são normais. Além disso, a manometria é essencial para a colocação adequada da sonda de pH para o monitoramento ambulatorial de pH (5 cm acima do bordo superior do EEI).

2. Monitoramento ambulatorial do pH – O monitoramento ambulatorial do pH é o exame mais confiável no diagnóstico de DRGE, com sensibilidade e especificidade de cerca de 92%. Medicações supressoras de ácido devem ser suspensas por três dias (p. ex., agentes bloqueadores de H_2) a 14 dias (p. ex., inibidores da bomba de prótons) antes do estudo. Não há restrições de dieta e exercício durante o teste, a fim de mimetizar um dia típico da vida do paciente. Esse teste deve ser sempre realizado (1) em pacientes que não respondem ao tratamento clínico; (2) em pacientes que apresentam recidiva após a suspensão do tratamento

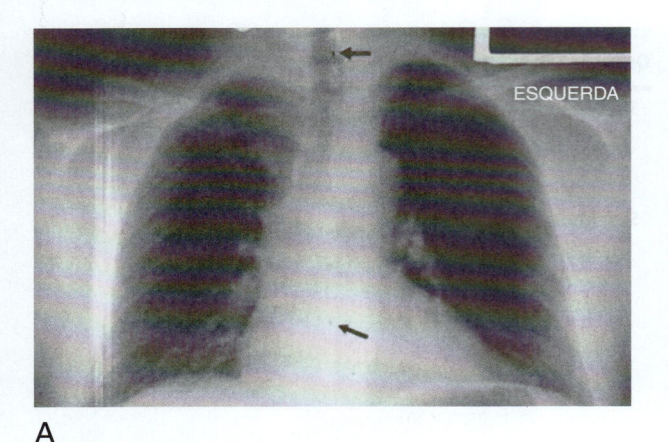

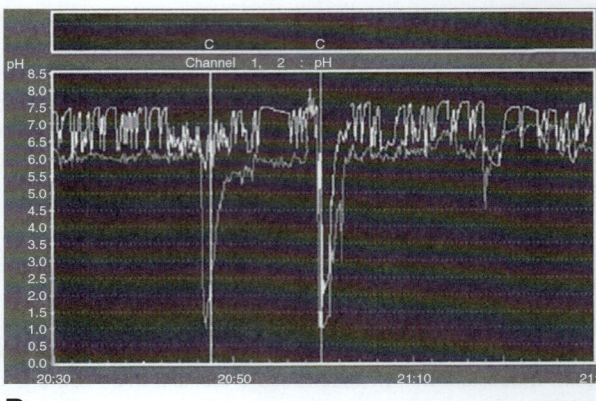

Figura 36-7 Monitoramento ambulatorial de pH. (**A**) Dois sensores localizados a 5 e 20 cm acima do esfíncter esofágico inferior. (**B**) Correlação entre episódios de refluxo e tosse.

clínico; (3) antes de cirurgia antirrefluxo; (4) na presença de sintomas atípicos. Em pacientes com sintomas atípicos, usa-se uma sonda de pH com dois sensores (5 e 20 cm acima do EEI), a fim de determinar a extensão cranial do refluxo. O traçado deve ser analisado buscando-se uma correlação temporal entre sintomas e episódios de refluxo (Figura 36-7).

▶ Diagnóstico diferencial

Síndrome do intestino irritável, acalásia, esofagite eosinofílica, colelitíase e doença arterial coronariana podem se apresentar com azia. A manometria esofágica e o monitoramento do pH são essenciais para determinar com certeza a presença da DRGE.

▶ Complicações

Esofagite é a complicação mais comum. O esôfago de Barrett (i.e., alterações metaplásicas de epitélio escamoso para colunar) é encontrado em cerca de 12% dos pacientes com refluxo, documentado por monitoramento de pH. Essa complicação pode levar ao desenvolvimento de adenocarcinoma. Também podem ocorrer asma, pneumonia de aspiração, laringite, sinusite crônica e erosões dentárias.

▶ Tratamento

A. Medidas não cirúrgicas

1. Modificação de estilo de vida – Os pacientes devem fazer refeições pequenas e frequentes durante o dia, a fim de evitar distensão gástrica. Também devem evitar alimentos gordurosos, muito temperados, e chocolate, porque diminuem a pressão do EEI. A última refeição do dia deve ser pelo menos duas horas antes de deitar. Para aumentar o efeito da gravidade, a cabeceira da cama deve ser elevada com calços de 10 a 15 cm. Caso forem obesos, os pacientes também devem ser aconselhados a perder peso.

2. Outras medidas não cirúrgicas – Antiácidos são úteis para pacientes com azia leve intermitente. Medicações supressoras de ácido são o esteio da terapia clínica. Agentes bloqueadores de H_2 são geralmente prescritos para pacientes com sintomas leves ou esofagite leve. Inibidores da bomba de prótons são superiores aos agentes bloqueadores de H_2 porque exercem um controle mais profundo da secreção ácida – em 80 a 90% desses pacientes há cura das lesões esofágicas. Entretanto, tanto os sintomas quanto a esofagite tendem a recorrer na maioria dos pacientes após a suspensão da terapia, de modo que a maioria dos pacientes necessita de terapia de manutenção crônica. Além disso, cerca de 50% dos pacientes em terapia de manutenção com inibidores da bomba de prótons exigem aumento da dose para manter a cura da esofagite. A terapia clínica é amplamente inefetiva para o tratamento das manifestações extraesofágicas da DRGE, devido à extensão cranial dos conteúdos gástricos. Nesses pacientes, medicações supressoras de ácido só alteram o pH do refluxo gástrico, mas ainda há refluxo e aspiração, devido a um EEI incompetente e uma peristalse esofágica inefetiva.

Recentemente, surgiu uma preocupação sobre os efeitos adversos em potencial da terapia a longo prazo com inibidores da bomba de prótons, em particular a má-absorção de cálcio, levando à osteoporose, maior risco de infecções gastrintestinais e pneumonia. Globalmente, o perfil de segurança de inibidores da bomba de prótons é excelente, mas recomenda-se que os pacientes sejam tratados com a menor dose efetiva para o controle dos sintomas.

B. Medidas cirúrgicas

1. Fundoplicatura laparoscópica – A meta da terapia cirúrgica é restaurar a competência do EEI. Uma fundoplicatura laparoscópica total (360°) é considerada o procedimento de escolha, porque aumenta a pressão de repouso e o comprimento

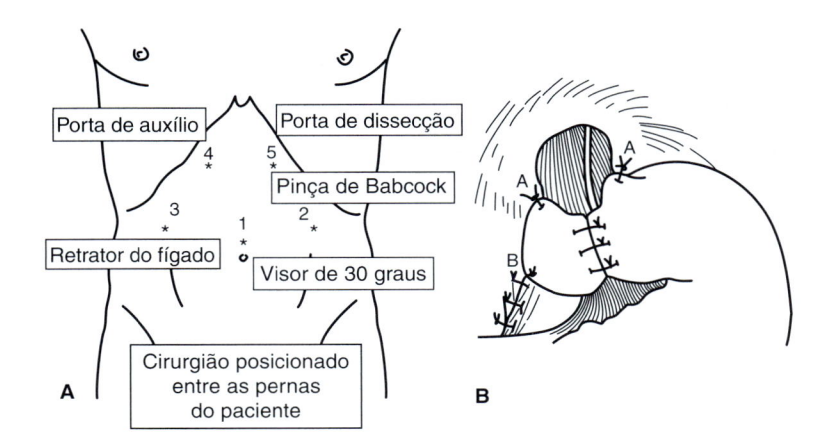

▲ **Figura 36-8** Fundoplicatura laparoscópica de Nissen. (**A**) Posição dos trocartes. (**B**) Fundoplicatura completada.

do EEI e diminui o número de relaxamentos transitórios do EEI (Figura 36-8).

2. Indicações para a cirurgia – Uma fundoplicatura laparoscópica fornece os mesmos excelentes resultados da cirurgia a céu aberto, com resolução dos sintomas em mais de 90% dos pacientes. Atualmente, requer uma hospitalização de um a dois dias e resulta em mínimo desconforto pós-operatório e em um rápido retorno à atividade normal.

O paciente ideal é o que tem boa resposta a inibidores da bomba de prótons. Um paciente que não responde à terapia clínica requer uma investigação completa, a fim de elucidar a causa dos sintomas do trato gastrintestinal superior; frequentemente, encontra-se um diagnóstico alternativo, variando de síndrome do intestino irritável a doenças vesiculares. Pacientes jovens também podem escolher uma cirurgia precocemente no curso de sua doença, a fim de evitar o comprometimento com mudanças de estilo de vida e medicamentos para o resto da vida. O seguimento a longo prazo de pacientes tratados com fundoplicatura ou inibidores da bomba de prótons demonstra que a cirurgia é superior ao manejo clínico, no que se refere ao controle de sintomas.

Pacientes que apresentam regurgitação com sintomas respiratórios e rouquidão também são candidatos ideais para uma fundoplicatura. Mesmo a eliminação completa da secreção ácida gástrica por inibidores da bomba de prótons frequentemente não controla esses sintomas, uma vez que só altera o pH do refluxo gástrico, mas não impede a sua regurgitação e extensão cranial. A análise do traçado do pH buscando uma correlação entre sintomas e episódios de refluxo ajuda a predizer o desfecho cirúrgico (ver Figura 36-7).

Muitos cirurgiões também consideram a presença do esôfago de Barrett como uma indicação para cirurgia e não tratamento clínico, com base nas seguintes considerações: (1) Inibidores da bomba de prótons, embora sejam efetivos para controlar o componente ácido do refluxato, não eliminam o refluxo de bile, que é uma importante contribuição à patogênese do epitélio de Barrett. (2) Pacientes com esôfago de Barrett têm uma pressão menor no EEI e defeitos de peristalse mais frequentemente do que pacientes sem esôfago de Barrett. Em consequência, sua mucosa é exposta a volumes maiores de refluxo gástrico. (3) Evidências sugerem que uma operação antirrefluxo efetiva pode prevenir a progressão de metaplasia para displasia. Entretanto, a resposta definitiva aguarda os resultados de outros estudos controlados randomizados; portanto, recomenda-se a vigilância endoscópica após a fundoplicatura laparoscópica.

▶ **Prognóstico**

Depois de uma fundoplicatura, obtém-se controle dos sintomas típicos em cerca de 90% dos pacientes. A taxa de sucesso está na faixa de 70 a 90% para pacientes com sintomas atípicos, uma vez que é frequentemente mais difícil de determinar, antes da cirurgia, uma forte correlação entre refluxo gastresofágico e sintomas.

Cote GA, Howden CW. Potential adverse effects of proton pump inhibitors. *Curr Gastroenterol Rep*. 2008;10:208–214. [PMID:18625128] (Review of emerging data on adverse effects of proton pump inhibitor therapy.)

Campos GM, Peters JH, DeMeester TR et al. Multivariate analysis of factors predicting outcome after laparoscopic Nissen fundoplication. *J Gastrointest Surg*. 1999;3:292. [PMID: 10481122] (Preoperative factors that predict a good outcome after laparoscopic fundoplication.)

Diener U, Patti MG, Molena D, et al. Esophageal dysmotility and gastroesophageal reflux disease. *J Gastrointest Surg*. 2001;5:260. [PMID: 11360049] (Patients with abnormal esophageal peristalsis have more acid reflux, slower clearance, and worse mucosal injury.)

Garrett CG, Cohen SM. Otolaryngological perspective on patients with throat symptoms and laryngeal irritation. *Curr Gastroenterol Rep*. 2008;10:195–199. [PMID:18625126] (Ear, nose, and throat manefestations of GERD/LPR.)

Jailwala JA, Shaker R. Oral and pharyngeal complications of gastroesophageal reflux disease: globus, dental erosions, chronic sinusitis. *J Clin Gastroenterol*. 2000;30:35. [PMID: 10777170] (Ear, nose, and throat manifestations of gastroesophageal reflux disease.)

Kahrilas PJ. Clinica practice: gastroesophageal reflux disease. *NEJM.* 2008;359:1700–1707. [PMID:18923172] (Review of current diagnosis and treatment strategies for GERD.)

Lundell L, Miettinen P, Myrvold HE et al. Comparison of outcomes twelve years after antireflux surgery or omeprazole maintenance therapy for reflux esophagitis. *Clin Gastroenterol Hepatol.* 2009;7:1264–1265. [PMID:19490952] (Surgery is superior to omeprazole for control of reflux symptoms.)

Patti MG, Arecerito M, Tamburini A et al. Effect of laparoscopic fundoplication on gastroesophageal reflux disease-induced respiratory symptoms. *J Gastrointest Surg.* 2000;4:143. [PMID: 10675237] (Laparoscopic fundoplication is an effective treatment for GERD-induced respiratory symptoms.)

Patti MG, Diener U, Tamburini A et al. Role of esophageal function tests in the diagnosis of gastroesophageal reflux disease. *Dig Dis Sci.* 2001;46:597. [PMID: 11318538] (Esophageal manometry and pH monitoring are necessary to establish the diagnosis of gastroesophageal reflux disease.)

Patti MG, Robinson T, Galvani C et al. Total fundoplication is superior to partial fundoplication even when esophageal peristalsis is weak. *J Am Coll Surg.* 2004;198:863. [PMID: 15194064] (Study comparing total and partial fundoplication for gastroesophageal reflux disease.)

Patti MG, Tedesco P, Golden J et al. Idiopathic pulmonary fibrosis. How often is it really idiopathic? *J Gastrointest Surg.* 2005;9:1053. [PMID: 16269375] (Gastroesophageal reflux disease has probably a cause-and-effect relationship with idiopathic pulmonary fibrosis.)

Richter JE. Extraesophageal presentations of gastroesophageal reflux disease: an overview. *Am J Gastroenterol.* 2000;95:1. [PMID: 10950098] (Atypical symptoms of gastroesophageal reflux disease.)

DISTÚRBIOS MALIGNOS DO ESÔFAGO

ESÔFAGO DE BARRETT

FUNDAMENTOS DO DIAGNÓSTICO

▶ Sintomas de DRGE (típicos e atípicos).
▶ Evidências endoscópicas de epitélio "rosa-salmão" acima da junção gastresofágica.
▶ Biópsia esofágica mostra epitélio colunar especializado.

▶ Considerações gerais

O esôfago de Barrett é uma metaplasia da mucosa esofágica, causada pela substituição do epitélio escamoso por epitélio colunar. É encontrado em cerca de 10 a 12% dos pacientes que fazem endoscopia por sintomas de DRGE. Ocorre mais frequentemente em homens brancos acima dos 50 anos de idade. Essa metaplasia pode progredir para displasia de alto grau e eventualmente para adenocarcinoma. Assim, o adenocarcinoma representa o último passo de uma sequência de eventos em que uma doença benigna (DRGE) evolui para uma doença pré-neoplásica e, eventualmente, para um câncer (Figura 36-9).

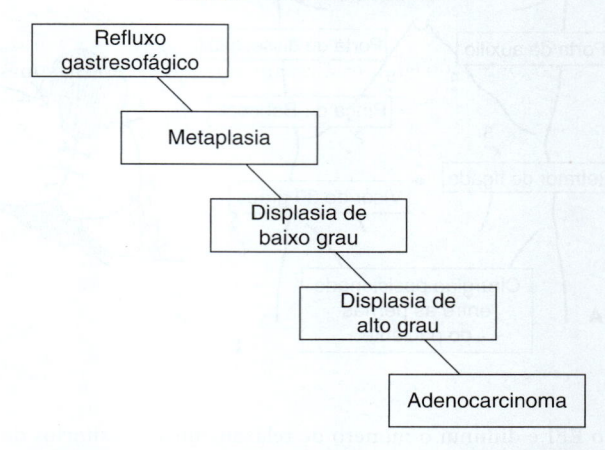

▲ **Figura 36-9** Sequência da doença do refluxo gastresofágico, esôfago de Barrett e adenocarcinoma.

▶ Patogênese

O esôfago de Barrett é devido ao refluxo de ácido gástrico e suco duodenal para o esôfago. Considera-se a metaplasia de Barrett um estágio avançado de DRGE, caracterizado por um distúrbio motor pan-esofágico. Comparados a pacientes com DRGE sem lesão mucosa ou com esofagite menos grave, pacientes com esôfago de Barrett têm um EEI mais curto e mais fraco e menor amplitude da peristalse esofágica. Em consequência, o volume de refluxo é maior e a depuração esofágica é mais lenta. Além disso, hérnias de hiato são mais comuns em pacientes com metaplasia de Barrett.

▶ Achados clínicos

A. Sinais e sintomas

Pacientes com esôfago de Barrett em geral têm uma longa história de DRGE. Embora a maioria dos pacientes tenham tanto os sintomas típicos quanto os atípicos da DRGE, outros pacientes podem se tornar assintomáticos com o tempo, devido à menor sensibilidade do epitélio metaplásico.

B. Exames de imagem

Um exame baritado pode mostrar ulcerações, hérnia de hiato, ou estreitamento. A endoscopia mostra um epitélio "rosa-salmão" acima da junção gastresofágica, que substitui o epitélio escamoso esbranquiçado. O diagnóstico é confirmado pelo exame patológico da mucosa esofágica e requer a identificação de epitélio de tipo intestinal, caracterizado pela presença de células caliciformes.

C. Exames especiais

A manometria esofágica com frequência mostra um EEI curto e hipotenso e peristalse esofágica anormal. O monitoramento ambulatorial do pH geralmente mostra um volume grave de refluxo ácido. A exposição esofágica ao suco duodenal pode ser quantificada por uma sonda de fibra óptica que mede a bilirrubina intraluminal (como marcador do suco duodenal). Em pacientes com DRGE, há um paralelo entre a prevalência de exposição esofágica à bilirrubina e o grau de lesão mucosa; a exposição à bilirrubina é mais alta em pacientes com esôfago de Barrett.

▶ Tratamento

A. Esôfago de Barrett: metaplasia

As opções de tratamento para pacientes com esôfago de Barrett são similares àquelas de pacientes com DRGE sem metaplasia: consistem em inibidores de bomba de prótons ou de fundoplicatura. Outros agentes quimiopreventivos estão sendo investigados, mas ainda são experimentais. Uma abordagem cirúrgica pode ser mais vantajosa do que a terapia clínica, pelas seguintes razões: (1) o sucesso na eliminação de sintomas de refluxo pelos inibidores da bomba de prótons não garante o controle do refluxo ácido. Quando se faz monitoramento de pH em pacientes assintomáticos com esôfago de Barrett tratados com essas medicações, mais de 80% deles ainda têm refluxo anormal. (2) Inibidores da bomba de prótons não eliminam o refluxo de bile, que contribui de forma importante para a patogênese do epitélio de Barrett. Uma cirurgia antirrefluxo impede o refluxo tanto ácido quanto biliar, ao restaurar a competência da junção gastroesofágica. (3) Estudos recentes mostraram regressão do epitélio de Barrett de segmento curto (inferior a 3 cm) em 15 a 50% dos pacientes. Entretanto, como não há nenhuma evidência definitiva de que o tratamento (clínico ou cirúrgico) previne a progressão da doença para câncer, deve-se fazer o acompanhamento regular, com exame endoscópico e biópsia.

Demonstrou-se que a vigilância endoscópica com biópsia em quatro quadrantes resulta na detecção mais precoce de displasia de alto grau e câncer esofágico, bem como em melhor sobrevida, em pacientes com esôfago de Barrett. Modalidades mais novas de triagem usando imagens de banda estreita e biópsias direcionadas, e não aleatórias, demonstraram taxas de detecção similares, com menos biópsias por sessão.

B. Esôfago de Barrett: displasia de alto grau

Quando se encontra displasia de alto grau (e confirmada por dois patologistas experientes), existem duas opções de tratamento, vigilância rigorosa ou cirurgia. Pacientes sem condições cirúrgicas ou que desejam retardá-la podem matricular-se em um programa de vigilância endoscópica rigorosa, com endoscopias trimestrais e a obtenção de biópsias nos quatro quadrantes para cada centímetro de esôfago de Barrett. O objetivo é detectar o câncer antes que ele se torne invasivo e se dissemine para os linfonodos. Essa opção é mais adequada para pacientes com lesões planas, doença de segmento curto e/ou doença unifocal e que estejam dispostos a se comprometer com o acompanhamento rigoroso.

Para pacientes jovens e em boas condições clínicas, a recomendação tradicional era de esofagectomia, que ainda pode ser apropriada para muitos pacientes. O objetivo cardinal da terapia cirúrgica é remover o câncer antes da disseminação nodal, que tem um grave efeito sobre o prognóstico. Estudos iniciais de esofagectomia para o esôfago de Barrett demonstraram câncer invasivo em 30% ou mais dos pacientes considerados como tendo displasia de alto grau no momento da operação, levando a recomendações mais fortes de terapia cirúrgica precoce. Entretanto, esse número pode ser muito menor, segundo revisões mais recentes, apoiando meios menos invasivos de tratamento.

A ressecção endoscópica da mucosa (REM) e a ablação por radiofrequência (ARF) têm sido usadas como métodos menos invasivos de erradicar o epitélio displásico e impedir a progressão para o câncer. Essas técnicas também podem ser usadas para tratar um adenocarcinoma limitado à mucosa sem invasão da submucosa (T1a, N0, M0). Entretanto, o desfecho a longo prazo desse tratamento ainda está em investigação. O argumento para essa modalidade de tratamento é fazer a ablação do epitélio colunar, permitindo a regeneração da mucosa escamosa. A terapia fotodinâmica também foi usada, porém, devido a associações com estenoses esofágicas de difícil tratamento e ilhas de epitélio de Barrett enterradas sob o epitélio escamoso regenerado, prefere-se atualmente a ARF. Recomenda-se vigilância endoscópica para pacientes tratados com REM ou ARF.

Bowers SP, Mattar SG, Smith CD et al. Clinical and histologic follow--up after antireflux surgery for Barrett's esophagus. *J Gastrointest Surg*. 2002;6:532. [PMID: 12127118] (Effect of antireflux surgery on Barrett's epithelium.)

Castell DO. Medical, surgical, and endoscopic treatment of gastroesophageal reflux disease and Barrett esophagus. *J Clin Gastroenterol*. 2001;33:262. [PMID: 11588538] (Review of medical and surgical therapy for Barrett esophagus.)

Chennat J, Konda VJ, Ross AS et al. Complete Barrett's eradication endoscopic mucosal resection: an effective treatment modality for high-grade dysplasia and intramucosal carcinoma—an American single-center experience. *Am J Gastroenterol*. 2009;104:2684–2692. [PMID: 19690526] (EMR with close endoscopic surveillance is an effective treatment modality for Barrett esophagus with high-grade dysplasia and intramucosal carcinoma.)

Ganz RA, Overholt BF, Sharma VK et al. Circumferential ablation of Barrett's esophagus that contains high-grade dysplasia: A U.S. multicenter registry. *Gastrointest Endosc*. 2008;68:35–40. [PMID: 18355819] (Multicenter trial of EMR for Barrett esophagus with high-grade dysplasia demonstrating a 90% histologic complete response of high-grade dysplasia at 1 year of follow-up.)

Gerson LB, Shetler K, Triadafilopoulos G. Prevalence of Barrett esophagus in asymptomatic individuals. *Gastroenterology.* 2002;123:461. [PMID: 12145799] (Barrett esophagus can be found in patients without symptoms of gastroesophageal reflux disease.)

Gilbert S, Jobe BA. Surgical therapy for Barrett esophagus with high-grade dysplasia and early esophageal carcinoma. *Surg Clin NA.* 2009;18:523–531. [PMID:19500741] (Review of surgical therapy for Barrett esophagus.)

Konda VJ, Ross AS, Ferguson MK et al. Is the risk of concomitant invasive esophageal cancer in high-grade dysplasia in Barrett's esophagus overestimated? *Clin Gastroenterol Hepatol.* 2008;6:159–164. [PMID:18096439] (The prevalence of invasive esophageal carcinoma in patients with Barrett esophagus is lower than previously estimated and intramucosal carcinoma is more common than invasive carcinoma.)

Oelschlager BK, Barreca M, Chang L et al. Clinical and pathologic response of Barrett's esophagus to laparoscopic antireflux surgery. *Ann Surg.* 2003;238:458. [PMID: 14530718] (Antireflux surgery determines regression of short segment columnar epithelium in up to 56% of patients.)

Pouw RE, Gondrie JJ, Sondermeijer CM et al. Eradication of Barrett esophagus with early neoplasia by radiofrequency ablation, with or without endoscopic resection. *J Gastrointest Surg.* 2008;12:1627–1636. [PMID:18704598] (RFA is effective in eradicating Barrett esophagus with early carcinoma.)

Sharma P. Clinical practice: Barrett's esophagus. *NEJM.* 2009;361:2548–2556. [PMID:20032324]. (Review of data on current screening and treatment guidelines for Barrett esophagus.)

CÂNCER ESOFÁGICO

FUNDAMENTOS DO DIAGNÓSTICO

▶ Disfagia progressiva, inicialmente a sólidos e posteriormente a líquidos.
▶ Perda ponderal progressiva.
▶ Diagnóstico confirmado por endoscopia e biópsias.

▶ Considerações gerais

Nos EUA, o carcinoma esofágico causa entre 10.000 a 11.000 mortes por ano. Os últimos trinta anos testemunharam uma grande mudança na epidemiologia do câncer esofágico nos EUA. Até a década de 1970, o carcinoma epidermoide era o tipo mais comum de câncer esofágico, correspondendo a aproximadamente 90% da incidência total. Ocorria comumente no esôfago torácico e afetava principalmente homens negros. Nas últimas três décadas, a incidência de adenocarcinoma do esôfago distal e da junção gastresofágica aumentou progressivamente; atualmente, corresponde a mais de 50% de todos os casos novos de câncer esofágico. O carcinoma epidermoide ainda é o tipo mais comum em todo o mundo. O câncer esofágico ocorre principalmente na sexta e sétima décadas de vida, sendo mais comum em homens do que em mulheres.

▶ Patogênese

Os fatores contribuintes mais comuns para o carcinoma epidermoide são tabagismo e exposição crônica ao álcool. A ingestão crônica de líquidos ou alimentos quentes, má higiene oral e deficiências nutricionais podem ter um papel. Algumas patologias, como acalásia, lesões cáusticas do esôfago e síndrome de Plummer-Vinson, estão associadas a uma maior incidência de carcinoma epidermoide. A DRGE é o fator predisponente mais comum para o adenocarcinoma do esôfago. Nesses casos, o adenocarcinoma representa o último evento de uma sequência que começa com DRGE e progride para metaplasia, displasia de alto grau e adenocarcinoma (ver Figura 36-9). A obesidade também foi identificada como um fator de risco importante.

O câncer esofágico surge na mucosa e subsequentemente tende a invadir as camadas submucosa e muscular. Eventualmente, estruturas localizadas junto ao esôfago podem ser infiltradas (p. ex., árvore traqueobrônquica, aorta e nervo laríngeo recorrente). Ao mesmo tempo, o tumor tende a fazer metástase para os linfonodos periesofágicos (mediastinais, celíacos e cervicais) e eventualmente ao fígado e pulmões.

▶ Achados clínicos

A. Sinais e sintomas

A disfagia é o sinal de apresentação mais comum. A disfagia manifesta-se inicialmente com a ingestão de sólidos, mas eventualmente aparece com o consumo de líquidos. Como resultado disso, mais de 50% dos pacientes têm perda ponderal. Os pacientes podem ter dor à deglutição. A dor sobre estruturas ósseas pode ser devida a metástases. A rouquidão é em geral devido à invasão do nervo laríngeo recorrente direito ou esquerdo, com paralisia da prega vocal ipsilateral. Sintomas respiratórios podem ser devidos à regurgitação e aspiração de alimentos não digeridos ou à invasão da árvore traqueobrônquica, com o desenvolvimento de uma fístula traqueoesofágica (FTE).

B. Exames de imagem

1. Exame baritado – O exame baritado pode mostrar tanto a localização quanto a extensão do tumor. O câncer esofágico em geral se apresenta como uma massa irregular intraluminal ou uma estenose (Figura 36-10).

2. Endoscopia – A endoscopia permite a visualização direta e a biópsia do tumor. Em caso de tumores do esôfago superior e médio, indica-se a broncoscopia para afastar invasão da árvore traqueobrônquica.

C. Exames especiais

Após o estabelecimento do diagnóstico, é importante determinar o estadiamento do câncer. Em 2010, a AJCC atualizou o sistema de estadiamento do câncer esofágico, a fim de incluir o grau histológico, tanto para o adenocarcinoma quanto para o carcinoma epidermoide, e a localização (esôfago superior, médio,

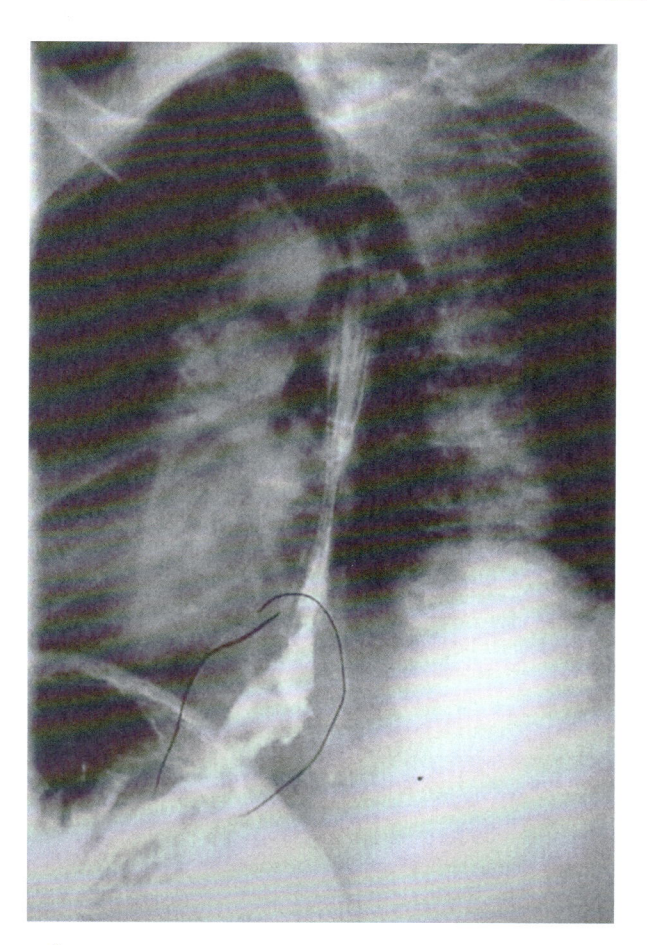

▲ **Figura 36-10** Adenocarcinoma do esôfago distal.

Quadro 36-2 Classificação TNMG para o câncer esofágico

Tumor
Tis – Carcinoma *in situ* (epidermoide) ou displasia de alto grau (adenocarcinoma)
T1a – Tumor invade a lâmina própria ou a muscular da mucosa
T1b – Tumor invade a submucosa
T2 – Tumor invade a camada muscular própria
T3 – Tumor invade a adventícia
T4a – Tumor ressecável invadindo pleura, pericárdio ou diafragma
T4b – Tumor irressecável invadindo outras estruturas adjacentes (aorta, vértebras, traqueia)

Linfonodos
N0 – Ausência de metástase a nódulos regionais
N1 – Metástases a 1-2 nódulos regionais
N2 – Metástases a 3-6 nódulos regionais
N3 – Metástases a sete ou mais nódulos regionais

Metástases
M0 – Ausência de metástase a distância
M1 – Metástases a distância

Grau
G1 – Bem diferenciado
G2 – Moderadamente diferenciado
G3 – Mal diferenciado

ou inferior), no caso de carcinoma epidermoide (Quadro 36-2). Obtêm-se TCs de tórax e abdome para afastar a existência de metástases e invasão de estruturas próximas ao esôfago. Alternativamente, pode-se usar a tomografia por emissão de pósitron (PET). A US endoscópica é o teste mais sensível para determinar a penetração do tumor, a presença de linfonodos periesofágicos aumentados e a invasão de estruturas próximas ao esôfago. Indica-se uma cintilografia óssea em pacientes com início recente de dor óssea.

▶ **Diagnóstico diferencial**

O diagnóstico diferencial inclui estenoses pépticas devido ao refluxo, à acalásia e a tumores esofágicos benignos.

▶ **Tratamento**

A. Medidas cirúrgicas

Pacientes com câncer esofágico são considerados candidatos para ressecção esofágica caso satisfaçam os seguintes critérios: (1) ausência de evidências de disseminação do tumor a estruturas próximas ao esôfago, como árvore traqueobrônquica, aorta, ou nervo laríngeo recorrente; (2) ausência de evidências de metástases a distância; (3) boas condições cardíacas e respiratórias.

Pode-se realizar uma esofagectomia usando (1) uma incisão abdominal e uma incisão cervical, com a dissecção cega do esôfago torácico por meio do hiato esofágico (**esofagectomia trans-hiatal**) ou (2) uma incisão no abdome e no tórax direito (**esofagectomia transtorácica**). Depois de remover o esôfago, restabelece-se a continuidade do trato gastrintestinal com o uso do estômago ou do colo. Muitos estudos randomizados retrospectivos e prospectivos não mostraram nenhuma diferença na taxa de sobrevida entre as duas cirurgias, sugerindo que não é o *tipo* de cirurgia que influencia a sobrevida, e sim o *estágio da doença* no momento em que se realiza a operação. A taxa de morbidade da operação é de aproximadamente 30%, principalmente devido a complicações cardíacas (p. ex., arritmias), respiratórias (p. ex., atelectasia ou derrame pleural) e sépticas (p. ex., vazamento anastomótico ou pneumonia). A taxa de mortalidade em centros especializados está abaixo de 5%. Como em outras cirurgias complexas (cirurgia cardíaca, bem como ressecções hepáticas e pancreáticas), obtém-se uma taxa de mortalidade menor em "centros de alto volume" devido à presença de uma equipe experiente composta por cirurgiões, anestesistas, cardiologistas, radiologistas e enfermeiros.

B. Medidas não cirúrgicas

A terapia neoadjuvante com base em uma combinação de radioterapia e quimioterapia foi tentada, a fim de melhorar tanto o controle local, via radioterapia, e o controle à distância da doença, via quimioterapia. Infelizmente, com exceção de um, os demais estudos randomizados não mostraram um benefício de sobrevida em pacientes tratados por terapia neoadjuvante seguida de cirurgia, comparados a pacientes que fizeram apenas cirurgia. A terapia não cirúrgica está reservada a pacientes que não são candidatos à cirurgia, devido à invasão local do tumor, a metástase, ou ao mau estado funcional. O objetivo da terapia nesses pacientes é a paliação da disfagia, o que lhes permitirá comer. As seguintes modalidades de tratamento estão disponíveis para atingir esse objetivo: (1) *stents* metálicos revestidos expansíveis podem ser colocados por endoscopia, sob orientação fluoroscópica, a fim de manter o lúmen esofágico aberto. São particularmente úteis quando existe uma FTE. (2) A terapia com *laser* (*laser* Nd:YAG) alivia a disfagia em até 70% dos pacientes. Entretanto, em geral, são necessárias múltiplas sessões, a fim de manter o lúmen esofágico aberto. (3) A radioterapia obtém sucesso no alívio da disfagia em cerca de 50% dos pacientes.

▶ Prognóstico

O estágio da doença é o fator prognóstico mais importante. A taxa global de sobrevida em cinco anos para o câncer esofágico permanece aproximadamente 25 a 30%. Pacientes sem metástases linfonodais têm uma taxa de sobrevida em cinco anos significativamente melhor do que a de pacientes com envolvimento linfonodal.

Abrams JA, Buono DL, Strauss J et al. Esophagectomy compared with chemoradiation for early stage esophageal cancer in the elderly. *Cancer.* 2009;115:4924–4933. [PMID: 19637343] (SEER review of patients age 65 or older demonstrating superior results of surgery compared with chemoradiation.)

Burmeister BH, Smithers BM, Gebski V et al. Surgery alone versus chemoradiotherapy followed by surgery for resectable cancer of the oesophagus: a randomised controlled phase III trial. *Lancet Oncol.* 2005;6:659. [PMID: 16129366] (Neoadjuvant therapy does not improve survival.)

Devesa SS, Blot WJ, Fraumeni JF. Changing patterns in incidence of esophageal and gastric carcinoma in the United States. *Cancer.* 1998;83:2049. [PMID: 9827707] (Increased incidence of adenocarcinoma over the last three decades.)

Dimick JB, Wainess RM, Upchurch GR Jr et al. National trends in outcomes for esophageal resection. *Ann Thorac Surg.* 2005;79:212. [PMID: 15620945] (Lower mortality rate for esophageal resection is obtained in high-volume centers.)

Falk GW. Risk factors for esophageal cancer development. *Surg Onc Clin NA.* 2009;18:469–485. [PMID:19500737] (Rates of esophageal adenocarcimoa continue to increase; Barrett esophagus is the most important risk factor for development though obesity is identified as increasingly important as well.)

Ferguson MK, Durkin A. Long-term survival after esophagectomy for Barrett adenocarcinoma in endoscopically surveyed and nonsurveyed patients. *J Gastrointest Surg.* 2002;6:29. [PMID: 11986015] (Surveillance endoscopy allows early diagnosis of cancer in patients with Barrett esophagus.)

Gasper WJ, Glidden DV, Jin C, Way LW, Patti MG. Has recognition of the relationship between mortality rates and hospital volume for major cancer surgery in California made a difference? *Ann Surg.* 2009;250:472–483. [PMID:19730178] (Hospital volume continues to be an important predictor of perioperative mortality for esophagectomy and other major cancer surgeries.)

Law S, Wong J. Current management of esophageal cancer. *J Gastrointest Surg.* 2005;9:291. [PMID: 15694827] (Experience from the University of Hong Kong.)

Visser BC, Venook AP, Patti MG. Adjuvant and neoadjuvant therapy for esophageal cancer: a critical reappraisal. *Surg Oncol.* 2003;12:1. [PMID: 12689665] (Review article on the value of adjuvant and neoadjuvant therapy for esophageal cancer.)

Agradecimentos a Carlos Galvani, MD, Fernando A. Herbella, MD, e Michael Korn, MD, por suas contribuições a este capítulo nas edições anteriores deste livro.

Distúrbios benignos e malignos da traqueia

37

Michael D. Zervos, MD
Heather Melville, MS
Emmanuel P. Prokopakis, MD, PhD
Costas Bizekis, MD

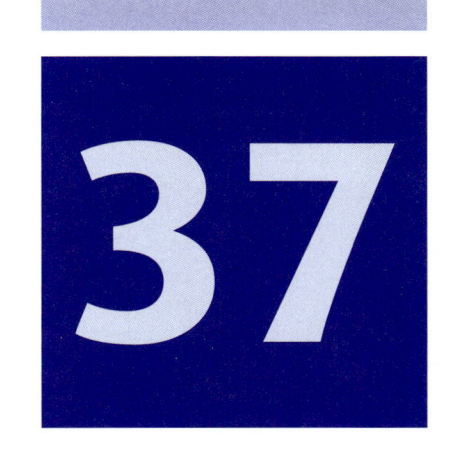

ANATOMIA DA TRAQUEIA

ESTRUTURA ANATÔMICA

A traqueia adulta mede aproximadamente 12 cm, mas varia entre 10 a 13 cm, dependendo da altura e do sexo. Como existe alguma variabilidade no comprimento, a parte anterior da traqueia não é sujeita a grandes mudanças, sendo em grande parte composta por cartilagem, tendo forma de C. Os anéis podem ser completos ou bífidos. A parte posterior da traqueia também é chamada porção membranosa, sendo a parte das vias aéreas que se movimenta com a respiração (Figura 37-1A).

O diâmetro da traqueia varia entre os sexos Na maioria das vezes, o diâmetro da traqueia masculina adulta é de 1,8 a 2,3 cm, comparado ao da via aérea feminina, que é de 1,4 a 2,0 cm. Cada anel traqueal mede cerca de 4 mm de altura, e existem aproximadamente dois anéis por centímetro de traqueia.

A secção transversal da traqueia pode variar de acordo com a idade ou ser afetada por uma patologia subjacente. Por exemplo, a traqueia juvenil é mais circular; em pacientes com doença pulmonar obstrutiva crônica, é mais triangular.

RELAÇÕES ANATÔMICAS

A traqueia está posicionada na linha média no mediastino e é cercada por muitas estruturas vitais. No pescoço, o *esôfago* está logo à esquerda da via aérea; na altura das clavículas, está diretamente posterior, aderindo à traqueia até a altura da carina (Figura 37-1B). Isso nos dá uma melhor compreensão da razão para a ocorrência de fístula traqueoesofágica (FTE).

Anterior e lateralmente, a *tireoide* está situada na frente da traqueia desde o osso cricoide até o nível do segundo e terceiro anéis. O istmo está na linha média, e os lobos se estendem lateralmente sobre a traqueia. Esses dois órgãos têm um suprimento sanguíneo comum pela artéria tireóidea inferior.

O percurso dos *nervos recorrentes* é muito importante para o cirurgião de traqueia. À direita, ele sai do nervo vago, contorna a artéria subclávia e segue cranialmente para entrar na laringe entre as cartilagens tireoide e cricoide, a fim de enervar a musculatura intrínseca da laringe. À esquerda, sai do vago abaixo do arco aórtico e corre pelo sulco traqueoesofágico.

No espaço compacto do mediastino, a traqueia também está envolvida pelas artérias e veias que saem do coração e do arco aórtico. A *artéria inominada* ou *braquiocefálica* sai do arco aórtico e cruza a linha média da traqueia na altura e um pouco abaixo da incisura esternal. Frequentemente, é o primeiro vaso encontrado na dissecção pré-traqueal durante a mobilização da via aérea; devido à sua proximidade, também é muito importante para a compreensão de como surgem certas complicações, como a fístula traqueoinominada. As carótidas passam lateralmente à traqueia e à tireoide, no pescoço. A veia braquiocefálica passa pela frente da artéria inominada e bem anterior ao plano pré-traqueal.

SUPRIMENTO SANGUÍNEO

O suprimento sanguíneo da traqueia entra por seus pedículos laterais. Esse é um ponto importante em relação à ressecção traqueal, pois a dissecção lateral à traqueia só pode ser limitada a 1 a 2 cm, a fim de impedir a devascularização e a deiscência anastomótica (Figura 37-1C).

A *metade superior* recebe seu suprimento sanguíneo da artéria tireóidea inferior, que possui três ramos (o primeiro ramo, supre a traqueia cervical inferior, o segundo ramo, a porção média, e o terceiro ramo, a porção superior).

A *metade inferior e carina* são vascularizadas pelas artérias brônquicas (superior, média e inferior).

A *artéria brônquica superior* sai do lado direito da aorta.

A *artéria brônquica média* conecta-se com a brônquica superior para suprir a carina.

A *artéria brônquica inferior* supre a árvore brônquica esquerda.

As artérias brônquicas superior e média conectam-se à artéria tireóidea inferior por meio da anastomose longitudinal lateral.

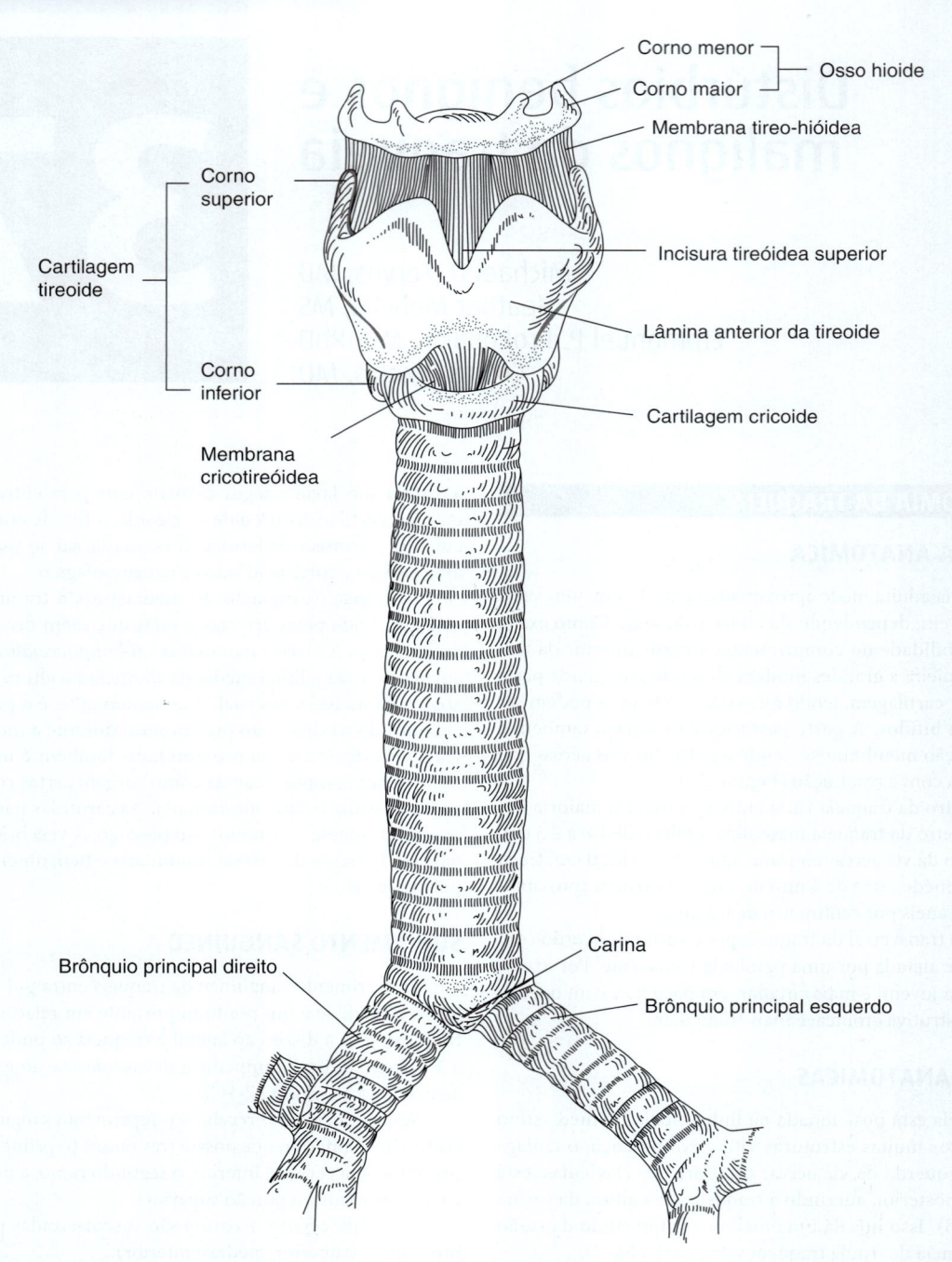

▲ **Figura 37-1** Vista anterior da traqueia e estruturas adjacentes. (**A**) Estrutura anatômica da traqueia. (*continua*)

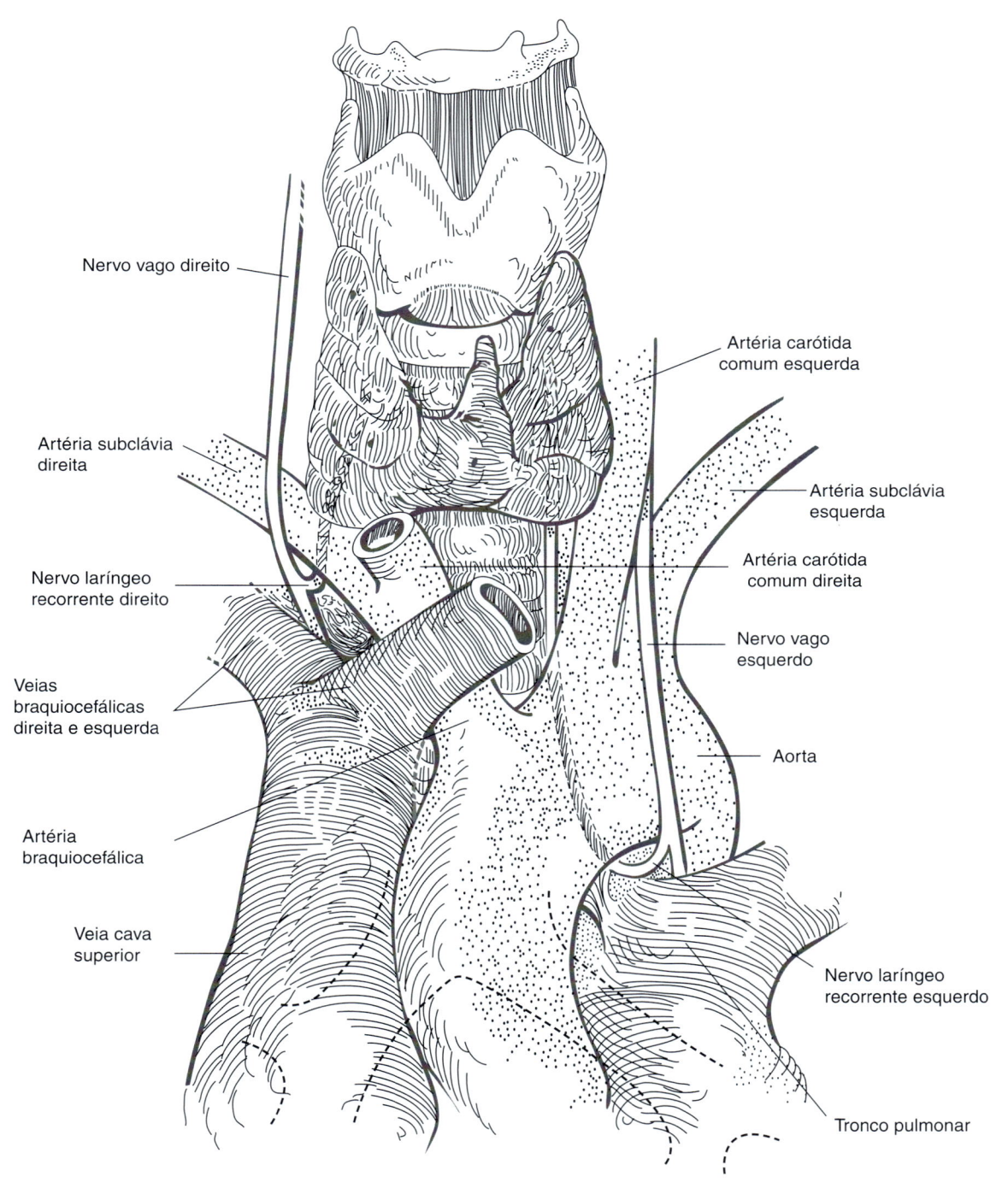

DISTÚRBIOS BENIGNOS E MALIGNOS DA TRAQUEIA — CAPÍTULO 37

▲ **Figura 37-1** (*continuação*) (**B**) Relações anatômicas. (*continua*)

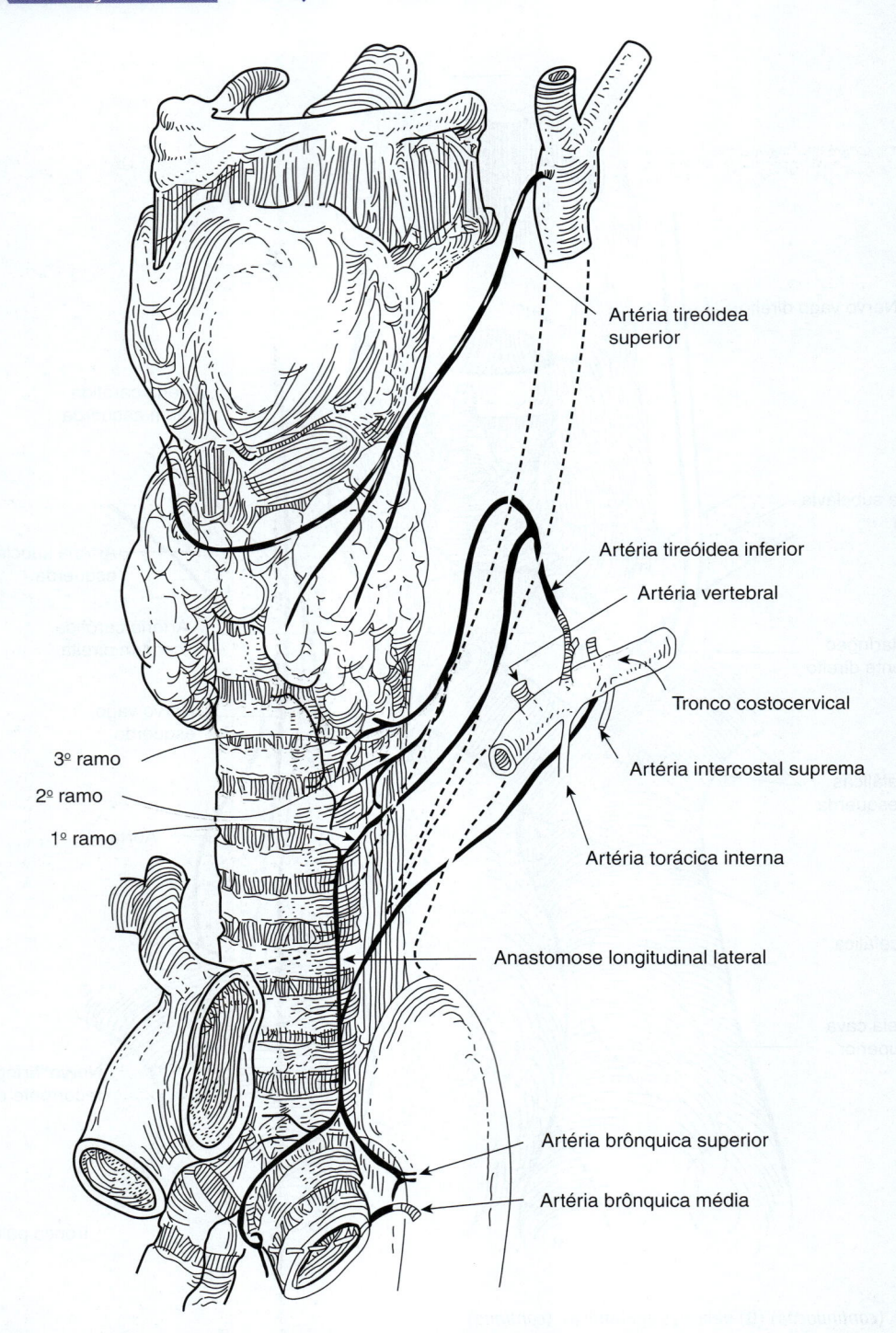

▲ **Figura 37-1** (*continuação*) (**C**) Suprimento sanguíneo da traqueia, uma visão anterior esquerda.

Grillo HC. *Surgery of the Trachea and Bronchi*. BC Decker, 2004, pp. 39–49.

LESÕES DA TRAQUEIA

TRAUMA

FUNDAMENTOS DO DIAGNÓSTICO

► História de trauma na cabeça, no pescoço ou no tórax.
► Enfisema subcutâneo, dor, dispneia, hemoptise, tosse, estridor.
► Pneumomediastino, pneumotórax, apesar de drenagem pleural.

► Considerações gerais

Embora relativamente raras, as lesões da traqueia podem surgir em pacientes com trauma cervical contuso ou perfurante.

Trauma contuso. É comumente causado por lesões de desaceleração na junção laringotraqueal ou em um ponto de ramificação da árvore traqueobrônquica – os dois principais pontos de fixação traqueal. Pode ocorrer laceração ou separação da traqueia. Também pode ocorrer em resultado de hiperextensão do pescoço ou de golpe direto, frequentemente no caso de acidentes de automóvel. Além das lesões por desaceleração, a traqueia também pode sofrer rupturas ou lacerações da parede membranosa devido a aumento da pressão intratraqueal, causada por compressão da parede torácica.

Trauma penetrante. A extensão das lesões penetrantes na traqueia é determinada pelo calibre e tamanho da arma ou projétil; embora os casos sejam específicos, projéteis balísticos tendem a causar mais lesões a tecidos adjacentes, como vasos sanguíneos e/ou esôfago, em relação a golpes de arma branca.

► Identificação e localização da lesão

Em primeiro lugar, estabelecer uma via aérea estável pela intubação com um broncoscópio de fibra óptica. A broncoscopia é o método de escolha para a detecção e avaliação de qualquer trauma à via aérea. A TC pode ajudar a identificar manifestações de trauma traqueal, como pneumomediastino, pneumotórax e ar nos planos teciduais do pescoço. A angiografia também pode ser utilizada para avaliar a vasculatura adjacente no paciente estável. Embora atualmente existam diferentes opiniões sobre a exploração intraoperatória de lesões traqueais, pode-se tomar a decisão de explorar o pescoço ou o tórax, particularmente para a inspeção da traqueia intratorácica, esôfago e vasculatura correlata, com base na penetração do platisma, no caso de uma ferida de pescoço, e em achados individuais no tórax (i.e., fístula broncopleural com pneumotórax, hemotórax ou evidências de sangramento contínuo no tórax).

► Tratamento

A. Medidas não cirúrgicas

Em pacientes estáveis com lesões leves, intubação, tratamento com antibióticos e observação rigorosa podem bastar. O manguito endotraqueal deve ser colocado abaixo da lesão, para evitar ar mediastinal ou subcutâneo.

B. Correção cirúrgica de lesões de traqueia

Isso dependerá da localização e gravidade da ferida e lesões associadas: entretanto, os princípios básicos da cirurgia traqueal ainda se aplicam. Uma incisão cervical baixa, em colar, fornece uma exposição quase completa. A melhor abordagem à traqueia distal é por meio de uma toracotomia direita. Isso permite acesso à traqueia, carina, grandes brônquios, direito e esquerdo, e esôfago intratorácico. Lacerações simples podem ser reparadas por debridamento e sutura. Lesões mais complexas podem exigir ressecção da circunferência da traqueia e/ou reconstrução, bem como anastomose ponta a ponta.

► Prognóstico

O prognóstico dependerá da condição global do paciente e de outras lesões coexistentes.

Shrager JB. Tracheal trauma. *Chest Surg Clin North Am.* 2003; 13:291–304.

Bagheri SC, Khan HA, Bell RB. Penetrating neck injuries. *Oral Maxillofac Surg Clin North Am.* 2008;20(3):393–414.

Tisherman SA, Bokhari F, Collier B et al. Clinical practice guideline: Penetrating zone II neck trauma. *J Trauma* 2008;64(5): 1392–1405.

LESÕES TRAQUEAIS IATROGÊNICAS E OUTRAS

Embora relativamente raras, lesões traqueais iatrogênicas podem ocorrer com a intubação endotraqueal prolongada. Complicações incluem fístula traqueoinominada, FTE, traqueomalácia e várias lesões menores, que, embora infrequentes, podem ser potencialmente fatais e exigir diagnóstico e intervenção imediatos.

LESÕES POR INTUBAÇÃO

FÍSTULA TRAQUEOINOMINADA

FUNDAMENTOS DO DIAGNÓSTICO

► Intubação prolongada com erosão do manguito para a artéria inominada.
► Hemorragia e hemoptise maciça.
► Sangramento premonitório ou "sentinela".

Considerações gerais

A fístula traqueoinominada (FTI) é uma complicação rara, porém frequentemente fatal, da intubação traqueal. Em geral, resulta de superinflação do manguito ou de um mau posicionamento do tubo de traqueostomia.

Identificação e diagnóstico

A broncoscopia direta é a ferramenta diagnóstica mais efetiva disponível, embora o sangramento excessivo seja indicativo de uma provável lesão arterial.

Tratamento

A. Prevenção

Deve-se usar a técnica adequada para realizar traqueostomias, bem como limitar o tempo de intubação (superior a 2 semanas), a fim de evitar uma FTI. A colocação da traqueostomia entre o segundo e o terceiro anéis traqueais diminuirá muito a probabilidade de FTI. Evitar tubos de traqueostomia rígidos com ângulos afiados e um alinhamento adequado do tubo também são fatores cruciais.

B. Intervenção cirúrgica

A manobra inicial no manejo dessa complicação potencialmente fatal é superinflar o manguito da traqueostomia. Na maioria dos casos, isso controlará o sangramento, e o paciente pode ser removido para o bloco cirúrgico. No caso de fracasso dessa superinflação do manguito, a compressão manual da artéria contra o esterno também pode controlar o sangramento depois da remoção da traqueostomia e intubação naso ou orotraqueal do paciente. No bloco cirúrgico, broncoscopia rígida e flexível, bem como uma serra de esterno devem estar disponíveis. Os autores recomendam a esternotomia para exposição e ligação da artéria acima e abaixo da fístula. Excisa-se o segmento afetado da traqueia juntamente com o vaso danificado e faz-se a reconstrução com anastomose primária ponta-a-ponta. Deve-se então interpor o músculo infra-hióideo entre a via aérea e a artéria (Figura 37-2).

Prognóstico e acompanhamento

A baixa ocorrência de FTI infelizmente é acompanhada por uma alta taxa de mortalidade (sobrevida de 25 a 50%)(Allan e Wright, 2003). Reconhecimento e intervenção imediatos são essenciais para o sucesso da intervenção cirúrgica em pacientes que se apresentam com FTI.

> Allan JS, Wright CD. Tracheoinnominate fistula: Diagnosis and management. *Chest Surg Clin North Am.* 2003;13:331–341.
>
> Ailawadi G. Technique for managing tracheo-innominate artery fistula. *Op Tech Thorac Cardiovasc Surg.* 2009;14(1):66–72.
>
> Grillo HC Surgery of the Trachea and Bronchi. BC Decker, 2004, pp 585.

FÍSTULA TRAQUEOESOFÁGICA

FUNDAMENTOS DO DIAGNÓSTICO

- ▶ Intubação endotraqueal prolongada.
- ▶ Aumento de secreções traqueais, conteúdos gástricos nas vias aéreas, distensão gástrica.
- ▶ Pneumonia recorrente, discrepância entre volumes correntes inalados e exalados.

Considerações gerais e patogênese

A. FTE adquirida não maligna

A FTE não maligna é mais comumente causada por superinflação do manguito, que faz uma pressão indevida sobre os tecidos entre o esôfago e a via aérea. Em geral, isso ocorre em de-

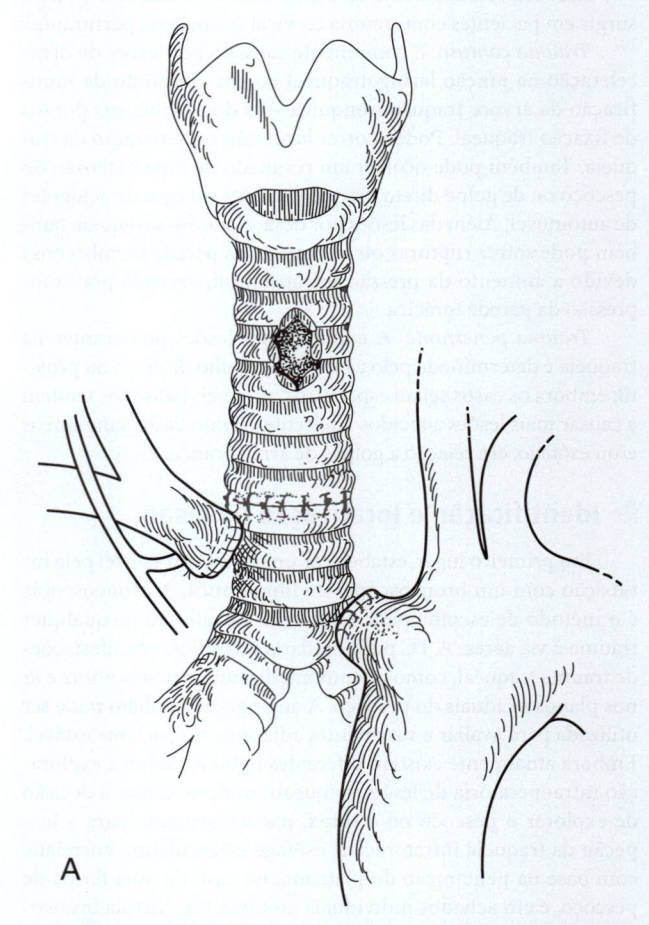

▲ **Figura 37-2** Correção cirúrgica da FTI. (**A**) Ressecção da traqueia e artéria envolvidas. (*continua*)

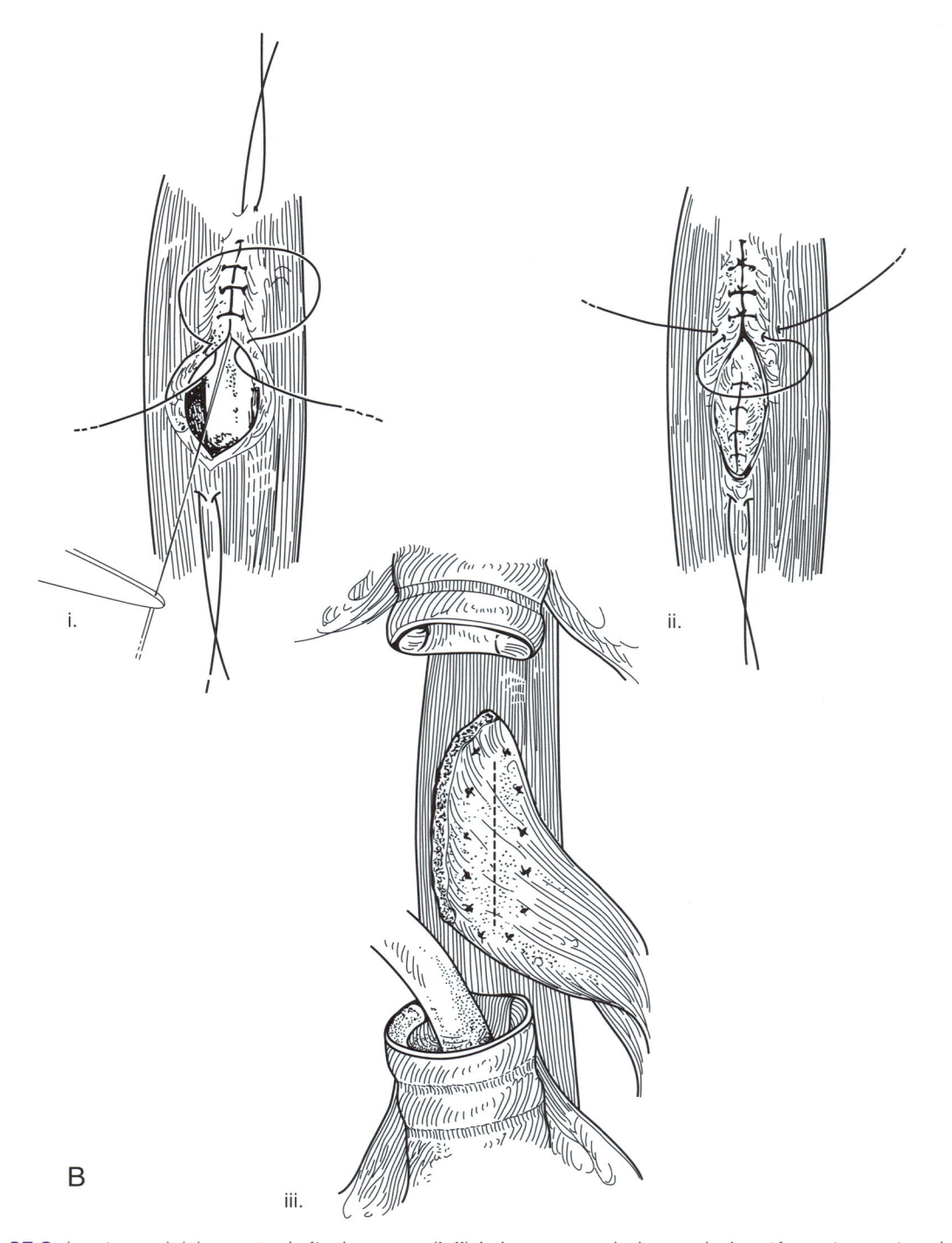

DISTÚRBIOS BENIGNOS E MALIGNOS DA TRAQUEIA   CAPÍTULO 37   527

▲ **Figura 37-2** (*continuação*) (**B**) Correção de fístula FTE com (**i, ii**) fechamento em dupla camada do esôfago e interposição de músculo infra-hióideo com reparo primário da traqueia.

corrência de um tudo endotraqueal ou de traqueostomia e uma sonda nasogástrica por um período prolongado. Outras etiologias desse tipo são trauma contuso ou penetrante, processos granulomatosos mediastinais, cirurgia anterior de traqueia ou esôfago, lesões iatrogênicas, *stents* e Aids.

B. FTE adquirida maligna

Corresponde à maioria das FTE adquiridas e origina-se geralmente de um câncer esofágico, mas também pode ser decorrente de câncer de pulmão, traqueia, laringe, tireoide ou linfonodos. Esse tipo de fístula apresenta mau prognóstico e, devido a isso, todas as tentativas de correção devem ser paliativas.

▶ Achados clínicos

Frequentemente, o primeiro sinal é o aumento de secreções traqueais em um paciente que está sendo ventilado ou tem uma traqueostomia. Também se pode notar que secreções gástricas estão sendo succionadas das vias aéreas. A dilatação maciça do estômago por insuflação de ar e as pneumonias de repetição são achados frequentes nos dois tipos, embora no tipo maligno isso ocorra em um quadro de câncer ou cirurgia prévia para câncer esofágico ou pulmonar.

▶ Tratamento

A. FTE não maligna

O tratamento é diferente do tipo maligno. Esse é um processo benigno, devendo-se fazer todos os esforços para uma correção cirúrgica. Em geral, a cirurgia necessária para esse quadro requer debridamento e fechamento do esôfago em duas camadas, seguida pela ressecção do segmento afetado da traqueia e colocação do músculo infra-hióideo entre o esôfago e a traqueia. É realizada por uma incisão em colar.

B. Fístula maligna

Deve ser tratada do modo menos invasivo possível. Em geral, os autores acreditam que esse tipo de fístula deve ser tratado com um *stent* esofágico. Isso pode ser feito em geral com um mínimo de morbidade para os pacientes, sendo bem tolerado. Outras opções menos invasivas incluem a exclusão esofágica, o *bypass* esofágico, a ressecção e a correção da fístula, a quimioterapia e a radioterapia. A sobrevida é de cerca de um ano e raramente mais do que isso.

> Reed MF, Mathisen DJ. Tracheoesophageal fistula. *Chest Surg Clin NA* 2003;13(2):271.
>
> Sharma P, Kozarek R. Role of esophageal stents in benign and malignant diseases. *Am J Gastroenterol*. 2010 Feb;105(2):258–273; quiz 274. Epub 2009 Dec 22.

ESTENOSE TRAQUEAL PÓS-INTUBAÇÃO

FUNDAMENTOS DO DIAGNÓSTICO

- ▶ História de intubação prolongada, lesão traqueal, traqueostomia.
- ▶ Falta de ar progressiva.
- ▶ Sibilância e estridor.
- ▶ Retenção de secreções.
- ▶ Pneumonia uni ou bilateral.

▶ Classificação (estenose do estoma, estenose de manguito e estenose subglótica) (Figura 37-3)

A. Estenose do estoma

Resulta de uma traqueostomia anterior e é a causa mais comum de estenose traqueal benigna. Depois da remoção da traqueostomia, há formação de tecido de granulação na altura da abertura da traqueia e formação de cicatrizes na via aérea, criando uma luz em forma de A (retração com estreitamento anterior). É preciso ocorrer uma diminuição significativa do diâmetro luminal (70 a 75%) para que os pacientes se tornem sintomáticos, embora possam permanecer assintomáticos em repouso. Tentativas de dilatação podem funcionar transitoriamente, mas em geral esse processo requer cirurgia.

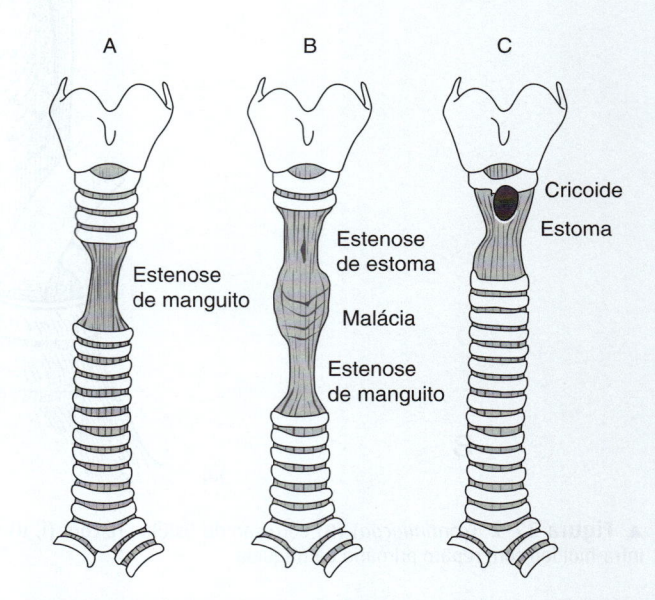

▲ **Figura 37-3** Apresentação clássica dos tipos de estenose traqueal pós-intubação. (**A**) Estenose de manguito. (**B**) Estenose de estoma. (**C**) Estenose cricoide.

B. Estenose de manguito

Resulta de uma isquemia transmural levando à formação de cicatrizes cerca de 3 a 4 cm abaixo da cricoide. Essa lesão pode responder transitoriamente à dilatação, mas também exigirá cirurgia.

C. Estenose subglótica

Causada por trauma às estruturas endolaríngeas distais às pregas vocais, em geral por um tubo de cricotireoidostomia inadequadamente colocado ou por um tubo endotraqueal muito grande.

▶ Manejo

A. Medidas conservadoras

Inicialmente, o paciente com estenose deve ser tratado em um ambiente de monitoramento, de preferência em uma unidade de tratamento intensivo com ar umidificado, heliox (mistura de hélio e oxigênio) e broncodilatadores. Se possível, deve-se diminuir gradualmente os esteroides e suspendê-los.

B. Manejo cirúrgico

A broncoscopia deve ser feita no bloco cirúrgico, com broncoscópicos rígido e flexível disponíveis. O cirurgião deve ter um leque completo de broncoscópios rígidos, de diâmetro pediátrico até os maiores. O paciente deve ser anestesiado sem paralisia ou receber relaxantes musculares na profundidade adequada, fazendo-se então a laringoscopia direta após a inserção de um broncoscópio rígido pequeno. O tamanho do broncoscópio a ser usado pode ser escolhido com base em uma TC pré-operatória. Uma estenose estreita deve ser dilatada, seguindo-se a colocação de um tubo endotraqueal de tamanho adequado. Os autores usam um broncoscópio flexível por meio do rígido, para avaliar o grau e o comprimento da estenose. O broncoscópio flexível também pode ser usado durante a cirurgia, para transiluminar a traqueia e marcar a extensão proximal e distal do estreitamento.

A maioria dos casos de estenose pós-intubação pode ser feita por meio de uma incisão de colar e raramente requer uma esternotomia superior parcial. Faz-se a ressecção completa do segmento envolvido, com anastomoses ponta-a-ponta utilizando vicril 3-0 ou 4-0. Deve-se sempre lembrar a mobilização pré-traqueal e evitar lesões aos nervos laríngeos recorrentes.

Outras alternativas de tratamento incluem traqueostomia; se for realizada, deve ser feita pelo segmento estenótico, com colocação de um tubo T. Tratamentos endoluminais, ou seja, *laser*, são temporários, e *stents* metálicos não devem ser usados para lesões benignas.

▶ Prognóstico

Desde que se mantenham os princípios da cirurgia traqueal, o prognóstico é muito bom e a cirurgia é bem-sucedida, com baixa mortalidade, na faixa de 2 a 4%.

Dooms C, De Keukeleire T, Janssens A et al. Performance of fully covered self-expanding metallic stents in benign airway strictures. *Respiration* 2009;77(4):420–426.

Wain JC, Jr. Postintubation tracheal stenosis. *Semin Thorac Cardiovasc Surg*. 2009l;21(3):284–289.

Wain JC. Post intubation stenosis. *Chest Surg Clin N Am*. 2003;13(2): 231–245.

TRAQUEOMALÁCIA

FUNDAMENTOS DO DIAGNÓSTICO

- ▶ Dispneia, tosse, produção de escarro, hemoptise, estridor expiratório.
- ▶ História de intubação prolongada.
- ▶ Infecções pulmonares de repetição.
- ▶ Diminuição do fluxo expiratório.

▶ Considerações gerais

A traqueomalácia refere-se a uma fraqueza da traqueia que pode levar ao colabamento traqueal, adquirida mais comumente via traqueostomia ou intubação endotraqueal. Outras causas incluem compressão externa crônica, enfisema ou doença pulmonar obstrutiva crônica e policondrite recidivante.

▶ Diagnóstico

Recomenda-se a visualização endoscópica via broncoscopia rígida ou flexível, a fim de visualizar a localização e a extensão do colabamento dos segmentos malácicos. Recomenda-se o uso de anestesia local ou tópica sem relaxantes musculares, uma vez que o paciente pode manter respirações espontâneas, podendo-se visualizar o colabamento da via aérea durante a expiração. Pode-se confirmar o diagnóstico com uma TC dinâmica da via aérea, obtendo-se imagens durante o ciclo respiratório. A TC demonstra uma diminuição de 44% na área transversal da via aérea, comparada aos 14% normais.

▶ Tratamento

As indicações iniciais são de controlar broncoespasmos, a fim de reduzir oscilações de pressão no tórax e minimizar o grau de colapso dos segmentos traqueais malácicos. Dependendo da extensão da malácia, a ventilação não invasiva com pressão positiva, também chamada Bi-PAP ou CPAP, pode ser efetiva.

A cirurgia para traqueomalácia foi modificada ao longo dos anos, com o uso de músculo, tala e politetrafluoretileno (PTFE). Mais recentemente, a traqueoplastia com rede parece ser a operação de escolha, após seleção cuidadosa dos pacientes e um breve período de *stenting* traqueal com um *stent* de silicone em Y. É feita por uma toracotomia direita no quarto espaço intercostal. Os resultados desta cirurgia parecem ser bons em centros nos quais há maior casuística, mais experiência e uma abordagem multidisciplinar desses pacientes.

Wright CD. Tracheomalacia. *Chest Surg Clin N Am* 2003;13: 349–357.

Carden KA, Boiselle PM, Waltz DA, Ernst A. Tracheomalacia and tracheobronchomalacia in children and adults: an in-depth review. *Chest* 2005;12(3):984–1005.

Wagnetz U, Roberts HC, Chung T et al.. Dynamic airway evaluation with volume CT: Initial experience. *Can Assoc Radiol J.* 2010 Jan 7;(13:2).

Kandaswamy C, Balasubramanian V. Review of adult tracheomalacia and its relationship with chronic obstructive pulmonary disease. *Curr Opin Pulm Med.* 2009;15(2):113–119. [Review].

NEOPLASIAS DE TRAQUEIA

NEOPLASIAS PRIMÁRIAS DE TRAQUEIA

FUNDAMENTOS DO DIAGNÓSTICO

- Razão masculino:feminino de 7:1.
- Sem fatores de risco conhecidos.
- Asma de início adulto.
- Dispneia, hemoptise, tosse, sibilância, disfagia, rouquidão, estridor.
- Pneumonite obstrutiva.

Considerações gerais

Tumores traqueais primários são muito raros e correspondem a menos de 0,2% de todas as neoplasias respiratórias. São mais comuns em homens, com uma razão de 7:3. O carcinoma adenoide cístico e o carcinoma epidermoide são os tumores malignos primários mais comuns. A idade média de apresentação é de 60 anos para o carcinoma epidermoide e 50 anos para carcinomas adenoides císticos. Tumores traqueais podem ser primários ou secundários. Os tumores traqueais primários podem ser benignos ou malignos, mas os secundários são metastáticos ou o resultado de invasão direta (Quadro 37-1).

Achados clínicos

Os pacientes com tumores traqueais podem não se apresentar de imediato com sintomas discretos e o início da doença pode ser insidioso. Qualquer paciente que se apresente com asma de início adulto deve ser investigado para neoplasia. Hemoptise de um tumor sangrante, disfagia por compressão de esôfago e rouquidão por envolvimento do nervo recorrente são sinais definidos de doença localmente invasiva.

Quadro 37-1 Neoplasias traqueais: histologias de tumores traqueais primários

Neoplasias benignas	Neoplasias malignas
Pseudotumor inflamatório	Carcinoma epidermoide
Hamartoma	Carcinoma adenoide cístico
Papiloma epidermoide – Papilomatose	Carcinoma mucoepidermoide
	Carcinoma de pequenas células
Condroma	Condrossarcoma
Condroblastoma	Sarcoma de células fusiformes
Hemangioma	Adenocarcinoma
Hemangioendotelioma	Carcinoma adenoepidermoide
Carcinoide	Carcinoide
Leiomioma	Leiomiossarcoma
Células granulares	Rabdomiossarcoma
Histiocitoma fibroso	Histiocitoma maligno
Glômus	Melanoma
Fibroma	Linfoma
Neurofibroma	*Neoplasias traqueais secundárias*
Schwannoma	Invasão direta
Lipoma	Envolvimento metastático
Adenoma pleomórfico	
Pseudossarcoma	

Diagnóstico

A broncoscopia rígida ou flexível é o modo mais definitivo de obter um diagnóstico tecidual. Também pode ser usada para determinar a localização do tumor e o grau de envolvimento da via aérea. A broncoscopia rígida também pode ser útil para diminuir o volume do tumor e drenar uma pneumonia pós-obstrutiva. O tratamento prévio da infecção ajuda a diminuir a inflamação na via aérea e aumenta as chances de uma boa cicatrização da anastomose após a cirurgia. A TC também pode fornecer informações anatômicas e determinar áreas de invasão. Tumores benignos tendem a ter bordas lisas e podem conter gordura, no caso do hamartoma. Carcinoides têm bordos lisos e captam intensamente o contraste, porque são tumores vasculares. Em geral, tumores malignos invadem mais o tecido circunjacente. A reconstrução tridimensional de alta qualidade pode fornecer uma broncoscopia virtual, com imagens que potencializam a detecção de patologias localizadas ou difusas (Figura 37-4). A ultrassonografia endobronquial pode fornecer informações sobre a espessura da parede traqueal e a extensão do tumor extrínseco.

Histologia

As duas histologias mais comuns da variedade maligna são carcinoma adenoide cístico e carcinoma epidermoide primário não broncogênico. Outras incluem adenocarcinoma de grandes células, neuroendócrino, de pequenas células, carcinoide atípico, melanoma maligno, histiocitoma fibroso e outros listados no Quadro 37-1.

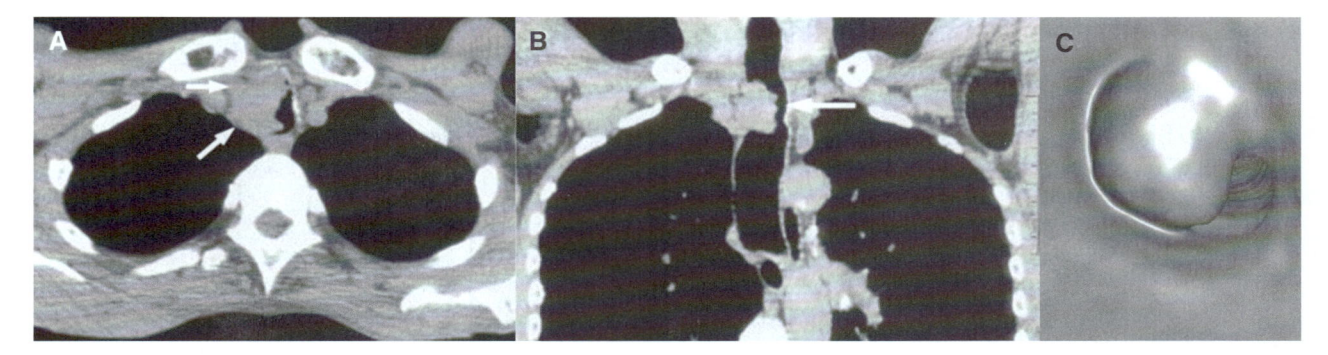

Figura 37-4 Neoplasias traqueais. (**A**, **B**) Imagens de carcinoma traqueal por TC. (**C**) Reconstrução broncoscópica virtual do tumor. (Modificada e reproduzida, com permissão, de Ferretti GR, Bithigoffer C, Righini CA, Arbib F, Lantuejoul S, Jankowski A. Imaging of tumors of the trachea and central bronchi. Radiologic Clinics of North America. 2009 March;47(2):227-241.[Review].)

▶ Tumores malignos

A. Carcinoma epidermoide

É o tumor traqueal primário mais comum, no entanto menos comum que suas contrapartes laríngea e brônquica. É mais comum em homens fumantes, com um pico de incidência na sexta e sétima décadas de vida. Acredita-se que a menor incidência em relação ao carcinoma epidermoide brônquico esteja relacionada ao maior fluxo laminar, com melhor depuração mucociliar na traqueia em relação aos brônquios. A maioria dos casos de carcinoma epidermoide é solitária, mas foram relatadas lesões sincrônicas e metacrônicas com carcinoma epidermoide broncogênico, laríngeo e esofágico.

B. Carcinoma adenoide cístico

Também é chamado cilindroma e, juntamente com o carcinoma epidermoide, é responsável por dois terços de todos os tumores traqueais. O pico de sua incidência é na quinta década de vida, distribuindo-se igualmente entre homens e mulheres. Esse tumor não está associado ao tabagismo e cresce lentamente, produzindo sintomas tardiamente. Aceita-se a ressecção cirúrgica desse tumor com margens positivas, porque o controle local com radiação é excelente.

▶ Tumores de malignidade intermediária (lista completa no Quadro 37-1)

A. Tumor carcinoide

São separados em tipos típicos e atípicos. Os carcinoides típicos têm uma natureza menos agressiva e, quando ressecados com margens negativas, um prognóstico muito bom. A variante atípica tende a ser muito agressiva e altamente maligna. O comportamento desse tumor como tumor traqueal primário parece ser igual ao de sua contraparte brônquica. Em geral, esse tumor não responde bem à radiação, mas, ao menos no que se refere à variante atípica, pode apresentar alguma resposta à quimioterapia, similar àquela para o câncer pulmonar neuroendócrino. Devido à má resposta a outros tratamentos, geralmente devem ser ressecados, se possível.

B. Tumor mucoepidermoide

É um raro tumor das glândulas salivares menores das vias aéreas, geralmente surgindo em pessoas jovens, abaixo de 40 anos. Pode se apresentar na traqueia e nos brônquios, com variantes de baixo e alto graus. A variante de alto grau, se deixada sem tratamento, tem mau prognóstico, e a variante de baixo grau tem um bom prognóstico com cirurgia. Se possível, deve-se fazer cirurgia, devido à má resposta à quimioterapia. A doença irressecável pode ser tratada com radiação até 60 Gy em pacientes com bom nível de desempenho. Como alternativa, podem-se usar técnicas paliativas, utilizando a retirada broncoscópica do centro do tumor, criocirurgia a *laser*, braquiterapia, terapia fotodinâmica ou coagulação por raio de argônio. O prognóstico parece ser melhor em crianças pequenas com ressecção completa e margens negativas.

▶ Tumores benignos (lista completa no Quadro 37-1)

A. Adenoma pleomórfico

É um tumor misto de glândulas salivares e em geral surge da glândula parótida ou submandibular, sendo raro nas vias aéreas. A cirurgia é o tratamento de escolha, e o prognóstico é bom. Embora listado entre os tumores benignos, o que geralmente é o caso, existem relatos de variantes malignas que se apresentaram com metástases onze anos após a ressecção.

B. Papiloma epidermoide

São tumores solitários da traqueia, de tamanho moderado, que podem causar sintomas obstrutivos. O tratamento é cirúrgico, com ressecção traqueal.

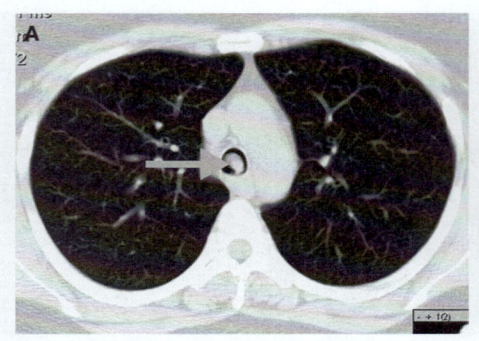

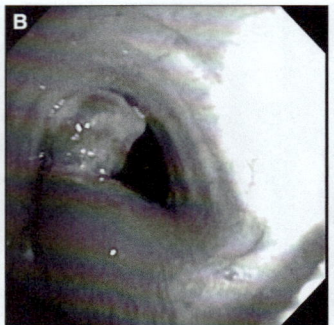

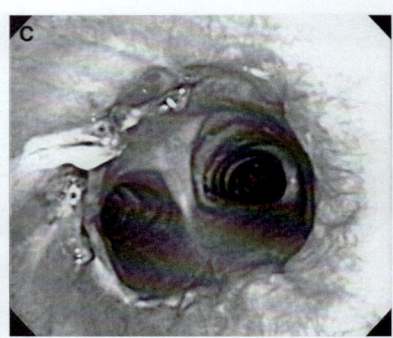

▲ **Figura 37-5** Diagnóstico e tratamento cirúrgico do tumor glômico. **(A)** TC do tumor glômico. **(B)** Broncoscopia do tumor glômico. **(C)** Broncoscopia pós-ressecção.

C. Papilomatose múltipla

A papilomatose múltipla ocorre na adolescência e está associada à infecção pelo papilomavírus humano (HPV). O tratamento é não cirúrgico, e a ablação por *laser* parece ser a modalidade de escolha, podendo requerer sessões repetidas.

D. Tumor glômico

É uma neoplasia benigna raramente encontrada na traqueia. A idade média é de 43 anos (variando de 10 a 73 anos), com predominância masculina de 2:1. Em geral são assintomáticos, mas podem produzir dor torácica. São encontrados principalmente na traqueia distal, e a ressecção da traqueia é o tratamento de escolha (imagem antes e depois, Figura 37-5).

▶ Tratamento

Como em qualquer outro tumor, o passo inicial deve ser a determinação de benignidade ou malignidade, feita por broncoscopia, seguida da avaliação da extensão da doença. Pode-se determinar se uma doença é limitada, confinada à via aérea, ou se é metastática, com PET/TC e RM de cérebro, similar à avaliação de um câncer pulmonar.

Existem três opções básicas em relação ao tratamento: ressecção traqueal, ressecção endoscópica e radioterapia. Tornou-se muito claro que a ressecção, quando possível, fornece o melhor desfecho e prognóstico em longo prazo. A terapia neoadjuvante (radiação ou quimioterapia) antes da cirurgia não possui realmente nenhum papel, uma vez que pode apenas criar problemas potenciais de cicatrização para a anastomose traqueal. Caso se julgue que a patologia é ressecável, não se devem usar *stents* traqueais, devido à lesão adicional que produzem na via aérea, aumentando o comprimento da ressecção. Se a lesão não for ressecável, podem-se colocar *stents* metálicos, por meio de broncoscopia flexível. Caso um *stent* for necessário antes da cirurgia, prefere-se um *stent* de silicone ou um tubo-T. Considera-se que um paciente é irressecável caso tiver doença metastática ou se o tumor estiver crescendo para uma estrutura irressecável, que não o esôfago. Esses pacientes podem receber tratamentos endobrônquicos, como *stents*, mas também com radiação e quimioterapia, com fins paliativos.

A radiação pós-operatória pode ser necessária em caso de margens positivas, e em algumas instituições é usada de rotina, mesmo com margens negativas. Não existem dados reais em favor de radiação pós-operatória em caso de ressecção completa.

A cirurgia para tumores traqueais depende da localização do tumor, mas pode incluir incisão em colar com ou sem esternotomia superior para um tumor cervical, incisão em colar com esternotomia para um tumor da traqueia média, toracotomia direita para tumores da traqueia distal e toracotomia direita ou esternotomia para ressecção da carina e toracotomia direita ou esquerda para pneumonectomia da carina. (Figura 37-6).

NEOPLASIAS TRAQUEAIS SECUNDÁRIAS

Refere-se à invasão da traqueia por qualquer neoplasia maligna que estiver próxima às vias aéreas. Os exemplos mais comuns desses tipos de tumores incluem câncer esofágico, de tireoide e de pulmão. O câncer de laringe também pode ter esse comportamento, seja por disseminação direta ou em resultado de doença recidivante após a laringectomia. Também pode ocorrer disseminação hematógena de outros órgãos. Metástases de câncer de mama, melanoma, de células renais, de ovário, sarcoma e linfoma podem envolver a via aérea na traqueia, no entanto são mais comuns nos brônquios. O tratamento desses pacientes é estritamente paliativo, a não ser que haja uma metástase isolada na via aérea, sem outras patologias. Pode-se usar uma combinação de técnicas endobrônquicas com efetividade, incluindo broncoscopia rígida e flexível com retirada do tumor, colocação de *stent*, *laser*, braquiterapia, terapia fotodinâmica, em combinação com quimioterapia e radiação. O prognóstico desses pacientes é ruim, com sobrevida limitada, e por essa razão o tratamento destina-se à paliação e não é, de nenhum modo, curativo.

Ferretti GR, Bithigoffer C, RighiniCA, Arbib F, Lantuejoul S, Jankowski A. Imaging of tumors of the trachea and central bronchi. *Radiol Clin North Am.* 2009;47(2):227–241. [Review].

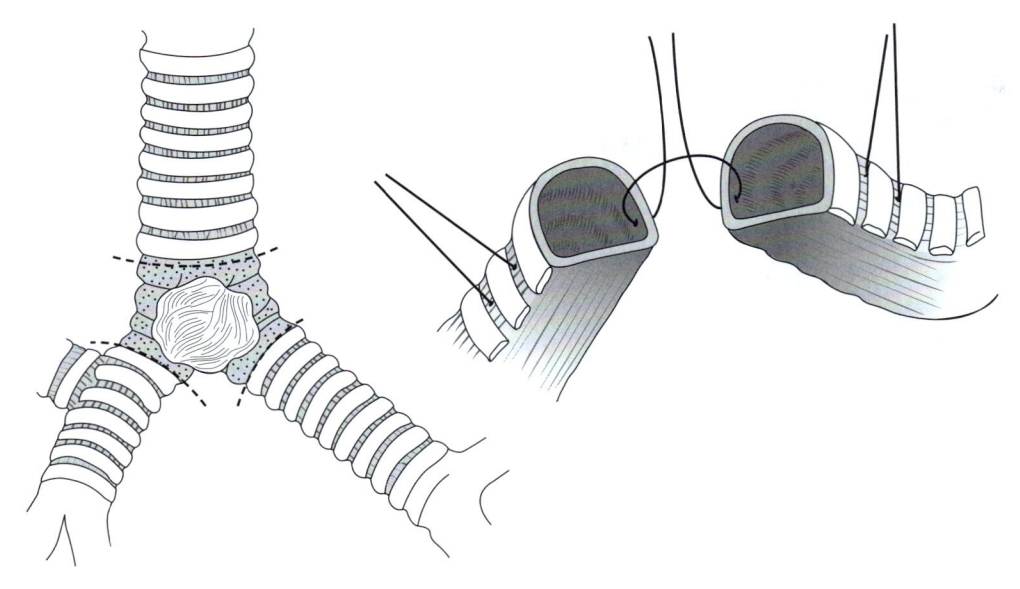

▲ **Figura 37-6** neoplasias traqueais. **(A, B)** Ressecção de neoplasia da carina com reconstrução das vias aéreas.

Gaissert HA. Primary tracheal tumors. *Chest Surg Clin N Am.* 2003;13:247–256.

Gaissert HA, Grillo HC, Shadmehr MB, Wright CD, Gokhale M, Wain JC, Mathisen DJ. *Ann Thorac Surg* 2006;82(1):268–272. [Discussion 272–273].

Gaissert HA, Honings J, Gokhale M. Treatment of tracheal tumors. *Semin Thorac Cardiovasc Surg.*. 2009;21(3):290–295.

Gaissert HA, Mark EJ. Tracheobronchial gland tumors. *Cancer Control*. 2006;13(4):286–294. [Review].

Gaissert HA et al. Long term survival after resection of primary adenoid cystic and squamous cell carcinoma of the trachea and carina. *Ann Thor Surg.* 2004;78:1889–1897.

Hermes G. *Surgery of the Trachea and Bronchi.* BC Decker, 2004, 208–247, 249–250.

Parker KL, Zervos MD, Donington JS, Shukla PS, Bizekis CS. Tracheal glomangioma in a patient with asthma and chest pain. *J Clin Oncol.* 2010;28(2):e9–e10. [Epub 2009 Oct 26].

Urdaneta AI, Yu JB, Wilson LD. Population based cancer registry analysis of primary tracheal carcinoma. *Am J Clin Oncol.* 2011 Feb;34(1):32–37. [Epub ahead of print].

Agradecimentos a Andrew J. Schreffler, MD, e David M. Jablons, MD, por suas contribuições a este capítulo nas edições anteriores deste livro.

38 Manejo da via aérea e traqueotomia

Kenneth C. Y. Yu, MD

Em caso de obstrução, trauma ou cirurgia eletiva das vias aéreas, o controle da via aérea é a primeira prioridade que deve ser atingida antes que qualquer outra intervenção possa avançar. Em casos de uma descompensação rápida da via aérea, particularmente em pacientes pediátricos ou em pacientes com vias aéreas de difícil manejo, o otorrinolaringologista é frequentemente consultado para auxiliar no manejo da via aérea do paciente.

▶ Avaliação do paciente

O sucesso do manejo da via aérea deve iniciar por uma avaliação cuidadosa, completa e rápida da via aérea. Pacientes saudáveis que apresentam-se com anatomia normal de cabeça e pescoço para cirurgias eletivas representam casos relativamente diretos, nos quais a intubação endotraqueal padrão pode fornecer uma via aérea fácil e segura. Os pacientes que se apresentam com obstrução da via aérea superior devem ser avaliados de forma rápida, eficiente e acurada.

O exame físico é um elemento-chave para diagnosticar obstrução das vias aéreas superiores. Estridor, ou respiração ruidosa, é um sintoma principal da obstrução das vias aéreas superiores. O momento do estridor no ciclo respiratório pode frequentemente indicar o local da obstrução. O **estridor inspiratório** normalmente resulta de uma obstrução na altura ou acima da laringe. O **estridor expiratório** geralmente indica uma obstrução mais distal (p. ex., uma obstrução traqueal). **Estridor bifásico** (i.e., ruído tanto na inspiração quanto na expiração) pode indicar uma obstrução subglótica. A qualidade da voz também é importante. Uma voz abafada pode refletir obstrução supraglótica, como por epiglotite. Uma voz rouca pode indicar envolvimento laríngeo (p. ex., papilomas ou tumores). Uma voz ou choro soprado ou fraco pode sugerir paralisia de pregas vocais. Outros sinais de obstrução das vias aéreas superiores incluem retrações supra ou subesternais, taquipneia e cianose.

Uma história acurada também é essencial para avaliar a via aérea e formular o melhor plano para seu manejo. O médico deve determinar se a obstrução é aguda ou crônica. A idade do paciente também ajuda a distinguir a causa da obstrução. Anomalias congênitas da via aérea (p. ex., laringomalácia, atresia de coanas, hemangioma e traqueomalácia) e causas inflamatórias agudas (p. ex., crupe e epiglotite) são mais comuns em crianças. Em adultos, tumores são uma causa mais comum de obstrução. Trauma pode causar obstrução da via aérea, e em geral essa circunstância é fácil de diagnosticar; entretanto, é importante determinar cuidadosamente o mecanismo e o tipo da lesão. A suspeita de trauma laríngeo pode tornar a intubação endotraqueal convencional perigosa, pois potencialmente pode levar a uma via aérea mais comprometida, devido à separação laringotraqueal. Nessas circunstâncias, o médico deve considerar realizar uma traqueotomia com o paciente acordado. Similarmente, um trauma maxilofacial maciço pode impedir a intubação translaríngea normal; nessas situações, devem-se considerar uma intubação flexível por fibra ótica ou uma traqueotomia com o paciente acordado.

▶ Tratamento
A. Medidas não cirúrgicas

Pacientes com vias aéreas difíceis devem ser identificados antes da indução anestésica e da intubação, para que possa haver planejamento e coordenação adequados entre o anestesista e o cirurgião. Define-se via aérea difícil como uma situação em que um anestesista com formação convencional sente dificuldade com ventilação por máscara e/ou intubação endotraqueal. Além disso, o médico deve estar preparado para uma via aérea potencialmente difícil ou possível perda da via aérea caso tanto a indução anestésica quanto a intubação forem difíceis. Ambas as situações podem ser controladas com várias técnicas não cirúrgicas de manejo da via aérea.

1. Administração de oxigênio – A primeira e mais importante tarefa no manejo não cirúrgico da via aérea é a administração de oxigênio para aliviar a hipoxia. À medida que a obstrução da via aérea piora, o médico pode ter de usar máscara, ventilar e fazer um levantamento do queixo e impulso da mandíbula para manter a via aérea pérvia até que seja possível estabelecer uma via aérea mais definitiva. Uma mistura hélio-oxigênio com 80% de hélio e 20% de oxigênio pode ser usada em alguns casos para melhorar a ventilação temporariamente até que se possa obter o controle definitivo da via aérea. Essa mistura, conhecida como heliox, depende da menor densidade do hélio para aportar o oxigênio além das lesões obstrutivas da via aérea.

2. Descongestionantes e esteroides tópicos – A terapia medicamentosa adjuvante pode ser usada para diminuir a obstrução das vias aéreas superiores, se houver um componente de edema de tecidos moles. Adrenalina racêmica e adrenalina aerossol agem como descongestionantes tópicos e podem ser administradas para tentar diminuir o edema. Entretanto, seu efeito é de curta duração, e podem causar um efeito rebote se forem usadas repetidamente. Consequentemente, seu uso é limitado ao ambiente hospitalar. O uso de esteroides para aliviar a obstrução da via aérea superior também pode ser útil, especialmente quando houver edema ou inflamação (p. ex., angioedema, crupe e supraglotite adulta). Uma sugestão de tratamento é administrar succinato sódico de metilprednisolona (125 mg, IV) como primeira dose, continuando então com dexametasona (8 mg, IV, 8/h) por várias doses; o succinato de metilprednisolona tem um início de ação mais rápido do que a dexametasona.

3. Vias aéreas orofaríngeas e nasofaríngeas – Vias aéreas orofaríngeas e nasofaríngeas são acessórios de apoio à via aérea que podem ser úteis em certos casos. Por exemplo, pacientes emergindo de anestesia ou com um estado mental alterado podem ter esse tipo de suporte à via aérea até uma melhora de seu estado mental. Vias aéreas orofaríngeas impedem a obstrução causada por uma língua relaxada e em prolapso. Entretanto, uma via aérea orofaríngea incorretamente colocada pode, por si só, causar uma obstrução da via aérea empurrando a língua posteriormente para a hipofaringe. Se colocada em um paciente que ainda está sob leve anestesia, pode haver tosse e laringoespasmo. A inserção traumática de vias aéreas nasais ou nasofaríngeas pode causar sangramento.

4. Intubação translaríngea – Obtém-se o controle não cirúrgico definitivo da via aérea pela intubação translaríngea. Esse procedimento deve ser considerado o modo preferido de estabelecer o controle da via aérea na maioria dos casos, desde que a condição do paciente não seja tão funesta que uma via aérea imediata seja necessária, ou em situações em que a intubação está contraindicada (p. ex., trauma laríngeo ou uma obstrução tumoral que dificulte a intubação). É extremamente importante obter uma boa anamnese da via aérea e fazer um exame completo sempre que possível antes de induzir a anestesia e fazer uma intubação.

5. Laringoscópio deslizante de Jackson – Um instrumento único familiar aos cirurgiões otolaringológicos é o laringoscópio deslizante de Jackson (Figura 38-1). Esse laringoscópio tem melhor alavancagem e iluminação, comparado às lâminas de anes-

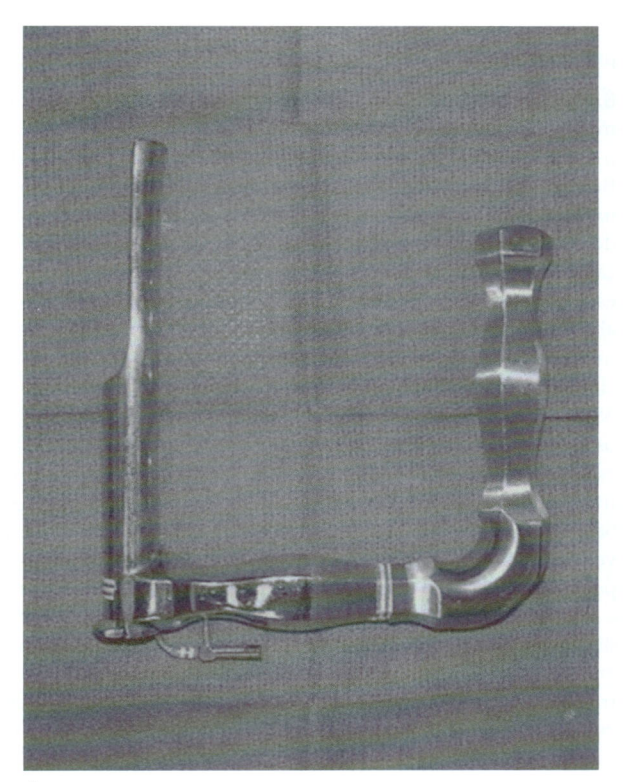

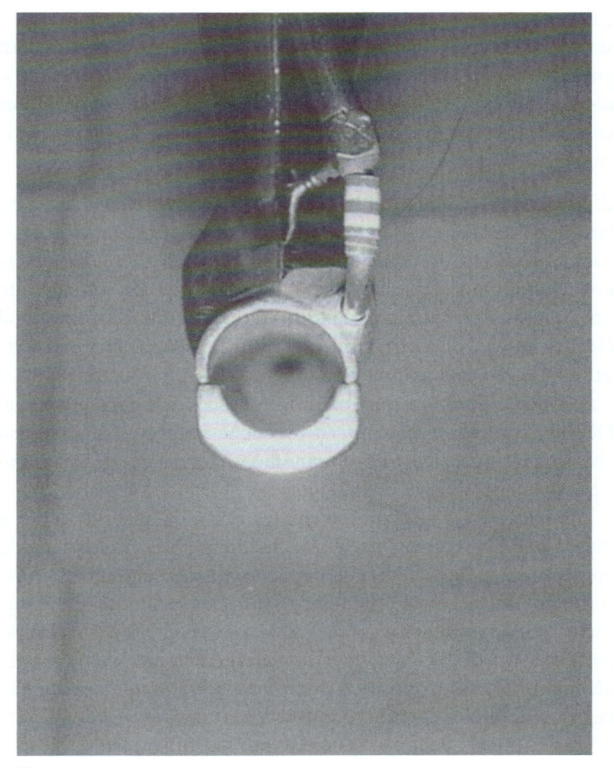

▲ **Figura 38-1** (**A**) Vista lateral de um laringoscópio deslizante de Jackson. (**B**) Visão pela abertura. O soalho pode ser retirado deslizando-o para fora após a inserção de um tubo endotraqueal.

tesistas; a concepção do laringoscópio facilita sua manipulação além de lesões obstrutivas ou tecidos moles edemaciados, podendo-se aplicar sucção simultânea. Depois de identificar a glote, introduz-se um tubo endotraqueal na traqueia, e pode-se retirar o soalho do laringoscópio por deslizamento, a fim de facilitar a remoção do laringoscópio. Frequentemente, é possível manejar uma via aérea difícil por meio dessa técnica.

6. Intubação endotraqueal guiada – A intubação endotraqueal guiada usando um fibroscópio flexível é uma técnica excelente tanto para vias aéreas de rotina quanto para vias aéreas difíceis. A colocação de um tubo endotraqueal com um tubo de fibroscópio é particularmente útil para a intubação em um paciente desperto, respirando espontaneamente, com uma via aérea suspeita ou sabidamente difícil. Intubações endotraqueais por fibra óptica podem ser realizadas por via nasal ou oral. Depois de escolher a via e fazer a anestesia (tópica ou geral) do paciente, introduz-se o endoscópio pelo tubo endotraqueal, pela boca ou nariz, e por meio da laringe para a traqueia. O tubo endotraqueal é então introduzido sobre o endoscópio e para o interior da traqueia, usando o endoscópio como "fio guia". Depois de confirmado o posicionamento correto do tubo endotraqueal, o endoscópio é retirado. A intubação com fibroscópio flexível também tem suas limitações. Um trauma mínimo a esses endoscópios pode danificar seus delicados sistemas ópticos e distorcer o campo visual. Sangramento e secreções podem obscurecer a visão e dificultar muito a visualização da glote. Essa técnica também pode ser difícil em um paciente não cooperativo ou em pacientes com anestesia tópica inadequada. Finalmente, a introdução do endoscópio pode causar obstrução completa da via aérea em pacientes com compressão intrínseca ou extrínseca grave da via aérea laríngea ou traqueal.

7. Via aérea por máscara laríngea – A via aérea por máscara laríngea (VAML) é útil para estabelecer a via aérea tanto em casos eletivos de rotina quanto em muitas situações de emergência envolvendo vias aéreas difíceis. A VAML pode ser considerada um híbrido entre um tubo endotraqueal e uma máscara facial (Figura 38-2). Pode ser facilmente inserida às cegas na hipofaringe; a inserção está completada quando se sente resistência. Não é necessário nenhum movimento de pescoço ou laringoscopia. Depois de inflada a máscara, ela preenche a hipofaringe e cobre a abertura laríngea. Devido ao tamanho e à forma da máscara, não é possível introduzi-la no esôfago.

Várias séries relatam excelentes taxas de sucesso de 95 a 99%. Outras vantagens da VAML incluem sua simplicidade de aprendizado e de uso, menos irritações de garganta e tosse pós-operatórias, e menos potencial para lesões laríngeas. Essas características também tornam a VAML um excelente instrumento para uso em muitas situações de emergência envolvendo a via aérea. Como esse dispositivo pode ser inserido rapidamente e às cegas, pode potencialmente fornecer ventilação salvadora até o estabelecimento de uma via aérea mais definitiva. Um endoscópio de fibra óptica flexível também pode ser passado pela fenda aberta da máscara até a traqueia, introduzindo-se um tudo endotraqueal sobre o endoscópio. Como a VAML não separa

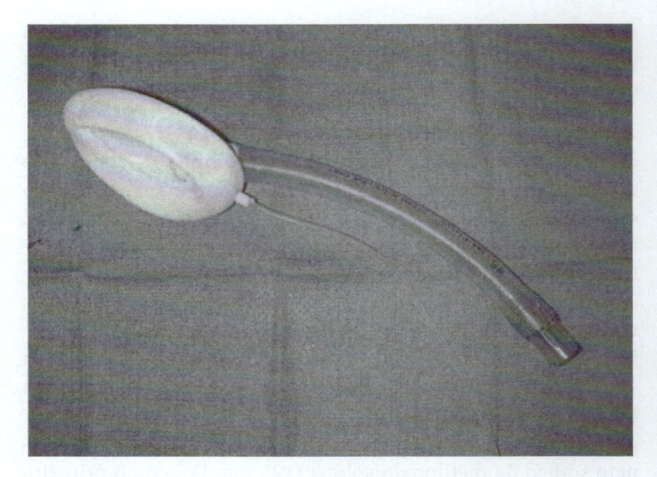

▲ **Figura 38-2** Via aérea por máscara laríngea.

completamente a via aérea do esôfago, o maior risco do seu uso é a aspiração pulmonar de conteúdo estomacal regurgitado. Contraindicações ao uso incluem pacientes com estômago cheio ou hérnias de hiato, obesidade e cirurgias abdominais ou de emergência. A necessidade de uma ventilação controlada e posições em pronação ou lateral são fortes contraindicações relativas ao uso eletivo desse dispositivo. Compreensivelmente, se a boca não puder ser aberta, a VAML não é útil.

8. Outras medidas não cirúrgicas – Instrumentos e técnicas menos comuns usados em situações de via aérea difícil incluem o Combitube esofágico, a varinha de luz e o laringoscópio de Bullard. O Combitube esofagotraqueal é um dispositivo de manejo emergencial da via aérea para pacientes que requerem um rápido controle da via aérea. Em muitos casos, pode fornecer ventilação e oxigenação salvadoras, de emergência, até que seja possível estabelecer uma via aérea cirúrgica. O Combitube esofagotraqueal é um tubo de luz duplo com uma cânula "traqueal" aberta e uma extremidade "esofágica" distal bloqueada, que possui orifícios laterais de ventilação localizados na porção proximal (Figura 38-3). Esse dispositivo também é inserido às cegas, inflando-se os balões superior e inferior. Devido a seu desenho, o Combitube esofagotraqueal pode ventilar efetivamente a via aérea superior, independentemente de estar colocado na traqueia ou no esôfago. Se a extremidade do Combitube estiver no estômago, obtém-se a ventilação por meio dos furos de ventilação do lado proximal da porta esofágica. Se o dispositivo for inserido na traqueia durante a intubação às cegas, obtém-se a ventilação convencionalmente, por meio da porta traqueal. Devido a seu tamanho relativamente grande, esse Combitube está contraindicado em pacientes pediátricos e em adultos muito pequenos. Deve ser usado com cautela em casos de esofagopatias superiores, em tumores das vias aéreas superiores, ou em outras lesões compressivas da hipofaringe, da laringe ou da traqueia. Finalmente, laringoespasmo e corpos estranhos laringotraqueais podem prejudicar a ventilação, caso esse dispositivo seja inserido no esôfago.

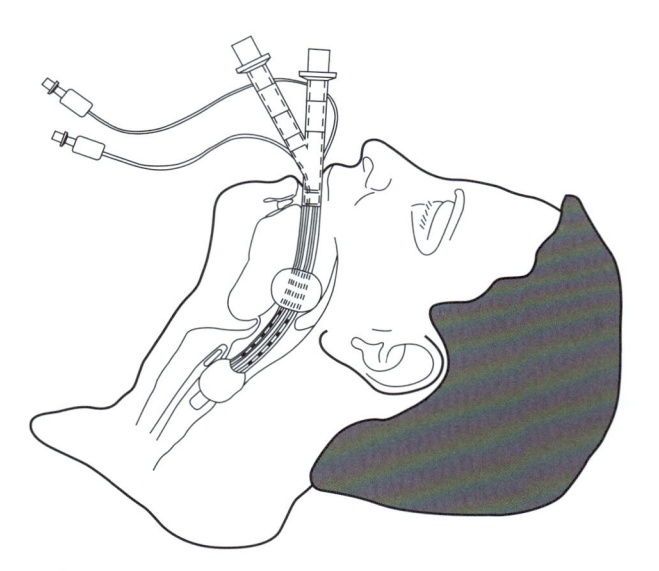

▲ **Figura 38-3** Combitube esofagotraqueal. O diagrama ilustra o Combitube esofagotraqueal no esôfago. Obtém-se a ventilação pelas portas laterais proximais. (Imagem usada com permissão de Nellcor Puritan Bennett LLC, Boulder CO.)

B. Medidas cirúrgicas

Quando a intubação endotraqueal não for viável, deve-se obter uma via aérea cirúrgica. As duas técnicas cirúrgicas básicas para obter uma via aérea são a cricotireoidotomia e a traqueotomia. Os termos *traqueotomia* e *traqueostomia* são, com frequência, usados erroneamente como sinônimos. Descreve-se geralmente uma **traqueotomia** como um procedimento que envolve a abertura da traqueia. Uma **traqueostomia** é um procedimento que exterioriza a traqueia na pele cervical, resultando em uma fístula cutaneotraqueal mais permanente; portanto, o termo traqueostomia deve ser reservado para esses procedimentos específicos.

As indicações para o estabelecimento urgente de uma via aérea cirúrgica incluem: (1) trauma maxilofacial grave em que as lesões tornam a via aérea inacessível para intubação translaríngea, (2) trauma laríngeo significativo, no qual a intubação pode agravar potencialmente as lesões, (3) hemorragia ou vômitos excessivos obscurecendo pontos de orientação necessários para o sucesso da intubação, (4) lesão da coluna cervical com dificuldade de visualizar as pregas vocais, e (5) fracasso da intubação translaríngea. Em situações de emergência, a cricotireoidotomia é geralmente considerada o procedimento de escolha, porque é rápida e simples de realizar e requer poucos instrumentos. Entretanto, a traqueotomia também pode ser realizada de urgência. É tecnicamente mais difícil, cruenta e perigosa, comparada a uma traqueotomia ou cricotireoidotomia eletiva. Existem raras circunstâncias nas quais se prefere uma traqueotomia de emergência a uma cricotireoidotomia, como uma obstrução subglótica verdadeira (p. ex., carcinoma subglótico ou grandes tumores tireóideos). A cricotireoidotomia também deve ser evitada em crianças, porque a cartilagem cricoide é a porção mais estreita de sua via aérea.

1. Traqueotomia – O objetivo primário de uma traqueotomia é oferecer uma via aérea segura. As indicações para a realização de uma traqueotomia incluem: (1) vencer uma obstrução da via aérea superior, (2) fornecer um meio para ventilação mecânica assistida (i.e., dependência crônica do ventilador), (3) permitir uma higiene pulmonar mais eficiente, (4) securizar temporariamente uma via aérea em pacientes passando por cirurgia de cabeça e pescoço de grande porte, (5) aliviar a apneia obstrutiva de sono e (6) eliminar o "espaço morto" pulmonar. Idealmente, deve-se realizar a traqueotomia em um ambiente controlado – de preferência no bloco cirúrgico – onde existe iluminação, instrumentos, equipamento especializado de intubação e assistência.

A Figura 38-4 ilustra a anatomia da superfície do pescoço e a localização da incisão para a traqueotomia. A membrana

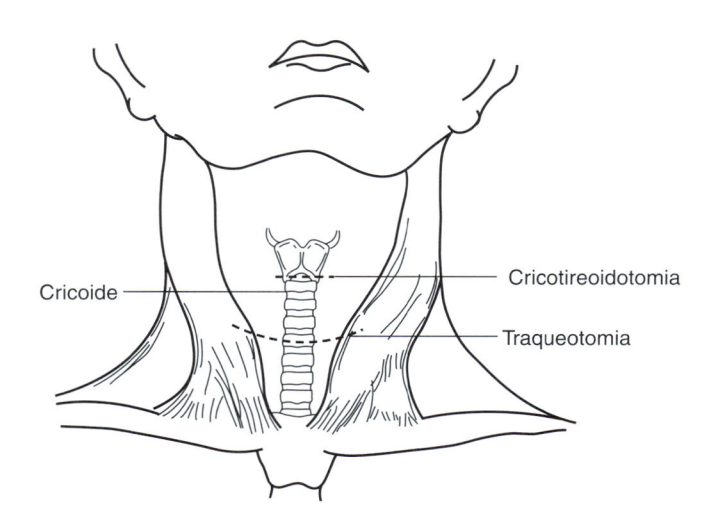

▲ **Figura 38-4** Diagrama do pescoço indicando locais de criocotireoidotomia e incisões de traqueotomia.

cricotireóidea tem uma localização relativamente superficial, sendo, portanto, de acesso bastante fácil em uma situação de emergência. A traqueotomia é mais fácil se o paciente já estiver intubado e estiver sob anestesia geral. Entretanto, se o paciente tiver uma via aérea tênue com alteração da situação ventilatória, a traqueotomia deve ser realizada sob anestesia local e sedação, a fim de evitar paralisia. Se o paciente for anestesiado, é colocado em supinação, com um rolo sob o ombro para extensão do pescoço. O paciente com uma via aérea tênue que faz uma traqueotomia acordado deve ser colocado em uma posição semiereta. Marcam-se pontos de referência, como a incisura tireóidea, a cricoide, a incisura esternal e as incisões planejadas; marca-se uma incisão transversa aproximadamente dois dedos acima da incisura esternal. Alternativamente, pode-se usar uma incisão vertical. Infiltra-se a incisão com um anestésico local contendo adrenalina, a fim de diminuir o sangramento. O pescoço e tórax superior são então preparados, colocando-se os campos cirúrgicos de forma estéril padrão.

Faz-se a incisão cutânea com uma lâmina 15, dividindo-se o platisma. Os músculos infra-hióideos são então separados na linha média, na rafe mediana. Os músculos infra-hióideos podem então ser retraídos lateralmente com afastadores adequados. As veias jugulares anteriores também podem ser retraídas lateralmente, ou ligadas e divididas, conforme o necessário. Depois que os músculos infra-hióideos estiverem retraídos lateralmente, o istmo da tireoide deve estar visível no centro do campo. O cirurgião pode então retrair o istmo superior ou inferiormente, conforme necessário, para ganhar exposição à traqueotomia planejada. Frequentemente, a fim de facilitar a exposição, o clínico pode dividir e ligar o istmo. Usa-se um capuz de cricoide para fazer a retração da cricoide superiormente e puxar a traqueia para frente. Usa-se então um dissecador de esponja de Kittner para empurrar a fáscia fina para longe da parede anterior da traqueia e identificar claramente os anéis individuais. Faz-se uma incisão entre o segundo e o terceiro anéis traqueais. Pode-se fazer um **retalho de Björk**, criando um retalho de anel traqueal de base inferior e suturando esse retalho à margem cutânea inferior (Figura

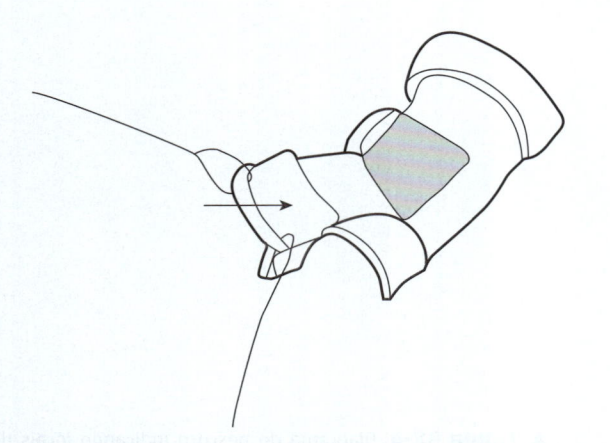

▲ **Figura 38-5** Retalho de Björk. O anel traqueal excisado (ver seta) é então suturado na pele do pescoço inferior.

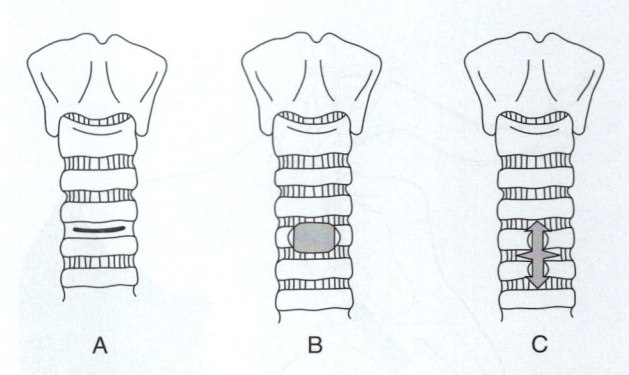

▲ **Figura 38-6** Várias incisões usadas para entrar na traqueia. (**A**) incisão intercartilaginosa horizontal simples; (**B**) ressecção de um anel cartilaginoso, criando uma janela traqueal anterior; (**C**) incisão cruciforme.

38-5). Essa técnica reduz grandemente a incidência de retirada acidental da cânula e facilita a reinserção do tubo de traqueotomia, caso haja retirada não intencional da cânula. Alternativamente, o cirurgião também pode ressecar um único anel traqueal ou fazer uma incisão cruciforme (Figura 38-6). O retalho de Björk está contraindicado em crianças, porque apresenta um alto risco de estenose traqueal e fístula traqueocutânea persistente. Também pode ser menos desejável em pacientes que precisam da traqueotomia por apenas alguns dias (p. ex., depois de trauma maxilofacial ou cirurgia extensa da cavidade oral). Antes de fazer a incisão de traqueotomia desejada, o cirurgião deve palpar a incisão inferiormente, a fim de garantir que não há uma artéria inominada mais alta que prevista; pode ser necessário fazer uma incisão de traqueotomia mais acima. Depois de entrar na traqueia, retira-se o tubo endotraqueal até um ponto imediatamente proximal à traqueotomia. Insere-se um tubo de traqueotomia com manguito previamente testado e do tamanho adequado pela traqueotomia. Transfere-se então o circuito do ventilador para o tubo de traqueotomia, e a ventilação e a oxigenação satisfatórias são confirmadas pelo anestesista antes da remoção do gancho traqueal e dos afastadores. A placa de traqueotomia é presa ao pescoço com laços de traqueotomia e/ou suturas na pele. O tubo endotraqueal pode então ser removido.

2. Traqueotomia de emergência – A melhor forma de fazer uma traqueotomia de emergência é por meio de incisão vertical, começando na altura da cartilagem cricoide e estendendo-se aproximadamente 2,5 a 3,5 cm. Se o cirurgião for destro, a mão esquerda estabiliza a laringe e a mão direita segura o bisturi. Faz-se a incisão pela pele, platisma e tecidos subcutâneos em um movimento rápido. Durante a manobra, os músculos infra-hióideos e o istmo da tireoide raramente são identificados. Usa-se o indicador esquerdo para palpar a traqueia. Usa-se então a lâmina para fazer a incisão na traqueia no local onde se acredita que estejam o segundo ou terceiro anel traqueal. Depois de entrar na via aérea, insere-se o tubo endotraqueal no interior da traqueia. Um dilatador traqueal é útil, mas não necessário. Um gancho traqueal frequentemente ajuda a tracionar a traqueia para frente e a estabilizá-la enquanto se introduz o tubo endotraqueal. Essa técnica é particularmente útil no paciente com um pescoço obeso. Durante o procedimento, ignoram-se sangramentos significativos até o estabelecimento da via aérea; depois, controla-se o sangramento na incisão. Se a situação permitir, a traqueotomia deve ser cuidadosamente avaliada, fazendo-se as revisões apropriadas. A incisão cutânea vertical é essencial para a rapidez desse procedimento e pode impedir danos a estruturas cervicais adjacentes.

3. Traqueotomia pediátrica – A traqueotomia na criança é realizada de forma similar à do adulto; entretanto, usa-se uma incisão vertical simples na traqueia. Deve-se evitar um retalho de Björk ou excisão de anéis traqueais no paciente pediátrico. Além disso, deve-se fazer a traqueotomia na criança com um tubo endotraqueal ou broncoscópio colocado, a fim de garantir a via aérea. Se possível, deve-se evitar uma traqueotomia de emergência. No momento da traqueotomia, é bom colocar suturas guia 4,0 ou 5,0 monofilamentares não absorvíveis (uma de cada lado da incisão vertical na traqueia) para servirem de guias, caso o tubo de traqueotomia saia acidentalmente. Tracionando-se suavemente as suturas, pode-se elevar a traqueia até o nível da incisão e aumentar levemente a incisão da traqueia, para auxiliar a reinserção do tubo.

4. Traqueotomia percutânea – Desde o lançamento de *kits* comerciais em 1985, a popularidade da traqueotomia percutânea aumentou, particularmente na população de pacientes criticamente enfermos. Existem vários *kits* e técnicas diferentes, com as características comuns de entrada transcutânea com uma agulha na traqueia, introdução de um fio guia no lúmen, e dilatação seriada. Passa-se então um tubo de traqueotomia no lúmen. Depois de mais de duas décadas, o debate sobre sua segurança e eficácia e sobre se deveria representar o padrão de tratamento continua. Os proponentes argumentam que a traqueotomia transcutânea é fácil de realizar, tem um tempo de procedimento mais curto, pode ser feita à beira do leito, é mais barata, não é preciso transportar o paciente ao bloco cirúrgico com os perigos inerentes associados ao transporte (i.e., paciente instável, deslocamento de acessos venosos) e pode até ter uma taxa menor de complicações. Os opositores à traqueotomia transcutânea levantam as complicações potencialmente maiores associadas à entrada às cegas na traqueia. Nessa técnica, sacrifica-se o princípio antigo e honrado da exposição. Pacientes com obesidade de pescoço também são candidatos difíceis. O risco de entrada às cegas, com os subsequentes resultados catastróficos, fica significativamente diminuído se for adicionada ao procedimento a orientação broncoscópica flexível, para confirmar a entrada na traqueia. Cada cirurgião deve pesar os custos e benefícios dos dois procedimentos e tomar sua própria decisão. A seleção adequada de pacientes e a orientação endoscópica devem tornar a técnica percutânea tão segura quanto traqueotomias abertas em mãos experientes. Com a tendência atual em direção a procedimentos menos invasivos, bem como pressões para o controle de custos, a capacidade de oferecer esse serviço só pode potencializar a produtividade de um cirurgião. Independentemente do procedimento usado, o médico deve ser habilitado para realizar traqueotomias abertas, de modo que uma traqueotomia percutânea possa ser convertida em um procedimento aberto, se surgir necessidade.

C. Cuidados pós-operatórios

Os cuidados pós-operatórios adequados são importantes para o sucesso de traqueotomias. A umidificação do ar inspirado é necessária para prevenir a formação de crostas e traqueíte. A sucção frequente do tubo e da traqueia no pós-operatório imediato é necessária para limpar secreções e impedir a formação de tampões. A frequência da sucção pode ser diminuída à medida que o pós-operatório avança e o paciente se recupera. Suturas de fixação e suturas de retalho de Björk podem ser removidas em aproximadamente 3 a 5 dias. Em geral, nessa ocasião, também é possível trocar o tubo de traqueotomia, depois da formação de um pertuito adequado.

D. Descanulização

Antes que se possa retirar a cânula, é preciso que haja a resolução do processo patológico que causou a necessidade de uma traqueotomia. Uma boa perviedade da via aérea permite o sucesso da retirada da cânula, e pode ser avaliada tanto por um exame da laringe com um espelho, como por endoscopia direta com fibra ótica. Outra abordagem prática é trocar o tubo para um tubo menor sem manguito. Esse tubo pode então ser ocluído, observando-se a respiração do paciente. O paciente com uma via aérea adequada após a oclusão do tubo deve tolerar a retirada da cânula; a remoção do tubo geralmente é feita 24 horas após sua oclusão.

▶ Complicações

O Quadro 38-1 lista as complicações de traqueotomias. Deve-se obter uma hemostase rigorosa antes de sair da sala cirúrgica. Ocasionalmente há **enfisema subcutâneo**, quando o ar fica preso nos tecidos subcutâneos ao se fazer a sutura da incisão

Quadro 38-1 Complicações de traqueotomias

Precoces
- Infecção
- Hemorragia
- Enfisema subcutâneo
- Pneumomediastino
- Pneumotórax
- Fístula traqueoesofágica
- Lesão ao nervo laríngeo recorrente
- Deslocamento de tubo

Tardias
- Fístula traqueia-artéria inominada
- Estenose traqueal
- Fístula traqueoesofágica tardia
- Fístula traqueocutânea

cirúrgica. O tratamento envolve remoção das suturas cutâneas e inflação do manguito. Se o quadro progredir, o médico deve monitorar o desenvolvimento potencial de pneumomediastino ou de pneumotórax. Há **pneumomediastino** quando o ar é sugado pela incisão ou quando a tosse força ar para o interior dos planos teciduais profundos do pescoço e para o mediastino. O **pneumotórax** pode resultar de um pneumomediastino progressivo ou de lesão direta à pleura durante a traqueotomia. Pode ocorrer uma **fístula traqueoesofágica** se a incisão traqueal for muito profunda, causando lesão involuntária ao esôfago subjacente. A **lesão ao nervo laríngeo recorrente** é possível caso a dissecção for lateral à traqueia. O **deslocamento de tubo** é um risco cirúrgico e pode ser minimizado pelo uso de suturas de fixação ou pelo retalho de Björk.

Uma das complicações mais funestas da traqueotomia é a **fístula traqueia-artéria inominada**, que ocorre quando o grande vaso sofre uma erosão por necrose de pressão pelo manguito da traqueotomia ou diretamente pela própria extremidade do tubo. Apresenta-se em geral nas primeiras duas semanas após a traqueotomia e possui uma taxa de mortalidade de 73%. Pode ser indicada por um sangramento sentinela leve. O tratamento consiste no controle da hemorragia, superinflando o manguito do tubo de traqueotomia ou inserindo um tubo endotraqueal abaixo do nível do sangramento e ao mesmo tempo comprimindo a artéria inominada anteriormente contra o esterno, com o dedo indicador inserido por meio da incisão da traqueotomia. O paciente deve então ser levado às pressas ao bloco cirúrgico para o reparo definitivo.

A **estenose traqueal** é outra complicação tardia e pode ocorrer no nível do estoma, do manguito do tubo de traqueotomia, ou na extremidade do tubo. Uma **fístula traqueosofágica** também pode ocorrer tardiamente, e é considerada secundária à necrose por pressão do manguito do tubo de traqueotomia ou extremidade de um tubo mal posicionado. Uma sonda nasogástrica de permanência pode predispor o paciente a complicações pós-operatórias. Uma **fístula traqueocutânea** persistente às vezes pode ocorrer após a retirada da cânula de uma traqueotomia de longa duração. O fechamento cirúrgico está indicado se o estoma permanecer pérvio por mais de dois meses. O fechamento envolve a excisão do pertuito da fístula e o fechamento, em camadas, da traqueia, músculos infra-hióideos, platisma e pele.

Altman KW, Waltonen JD, Kern RC. Urgent surgical airway intervention: A 3-year county hospital experience. *Laryngoscope* 2005;115:2101 [PMID: 16369150]. (Discusses how to manage an urgent surgical airway situation in a controlled manner and provides some excellent pearls for one of the most stressful situations that otolaryngologists can encounter.)

Delaney A, Bagshaw SM, Nalos M. Percutaneous dilatational tracheostomy versus surgical tracheostomy in critically ill patients: A systemic review and meta-analysis. *Crit Care* 2006;10(2):R55 [PMID: 16606435]. (A meta-analysis looking at percutaneous tracheotomy vs. open surgical tracheotomy in critically ill patients showing significant reduced infection rate in percutaneous tracheotomy vs. open and equivalent bleeding, major peri-procedural and long term complications in the two groups. Argues percutaneous tracheotomies should be procedure of choice when possible.)

Dupanovic M, Fox H, Kovac A. Management of the airway in multitrauma. *Curr Opin Anaesthesiol.* 2010;23:276 [PMID: 20042974]. (Succinct article highlighting airway management in multitrauma scenario, as well as introductory comments regarding role new video laryngoscopes for intubation.)

Hendersen JJ, Popat MT, Latto IP, Pearce AC. Difficult Airway Society guidelines for management of the unanticipated difficult intubation. *Anaesthesia* 2004;59:675 [PMID: 152000543]. (Thorough discussion of the management of the unexpected difficult airway intubation with an algorithm on managing this situation before a surgical airway must be considered.)

Corpos estranhos

39

Kristina W. Rosbe, MD
Kevin Burke, MD

> **FUNDAMENTOS DO DIAGNÓSTICO**

- História do paciente.
- Ingestão testemunhada e história de sufocamento.
- Alto nível de suspeita clínica.
- Sintomas respiratórios e de deglutição.
- Diagnóstico feito por radiografias anteroposteriores e laterais do tórax e pescoço.

▶ Considerações gerais

A ingestão e a aspiração de corpos estranhos são uma causa importante de morbidade e mortalidade na população pediátrica. Corpos estranhos das vias aerodigestórias causam aproximadamente 150 óbitos pediátricos nos EUA por ano, e asfixia por engasgamento causa 40% das mortes acidentais em crianças menores de um ano. Os corpos estranhos permanecem um desafio diagnóstico, pois sua apresentação pode variar de comprometimento potencialmente letal a sintomas respiratórios sutis, que muitas vezes são erroneamente diagnosticados. Um alto nível de suspeita clínica pode prevenir atrasos no diagnóstico, com as complicações decorrentes.

▶ Patogênese

A maioria dos corpos estranhos nas vias aerodigestórias ocorre em crianças abaixo de quatro anos. A alta incidência de corpos estranhos aerodigestivos em crianças dessa idade está relacionada à sua maior mobilidade, à introdução de uma alimentação de tipo adulto, a uma alta propensão para colocar objetos na boca, à dentição incompleta e à coordenação imatura da deglutição. Outras populações de risco para corpos estranhos esofágicos incluem pacientes psiquiátricos, pacientes com patologias esofágicas ou neurológicas subjacentes e adultos sem dentes. Moedas são os corpos estranhos mais comumente ingeridos, e nozes e sementes são os corpos estranhos mais comumente aspi-

rados (Figura 39-1). Embora felizmente rara, a aspiração de balões de látex está associada a taxas de mortalidade especialmente altas. Em crianças mais velhas e em adultos, ossos de peixe ou galinha podem se alojar na orofaringe.

Danos à mucosa das vias aerogástricas circundantes estão relacionados ao tipo de corpo estranho e ao tempo de presença do corpo estranho. Com o tempo, podem haver formação de tecido de granulação, lesões erosivas e infecções, que podem ser minimizadas com diagnóstico e intervenção cirúrgica precoces.

▶ Prevenção

A prevenção da ingestão é a intervenção mais importante para possíveis ingestões de corpos estranhos nas vias aerodigestivas. Aprovado em 1979, o Consumer Products Safety Act inclui critérios sobre o tamanho mínimo de objetos (diâmetro superior a 3,17 cm e comprimento superior a 5,71 cm) com que crianças podem brincar, mas esses regulamentos não são aplicados de forma uniforme. Crianças pequenas devem estar sob supervisão adulta constante e só brincar com brinquedos apropriados para a idade. Objetos pequenos e perigosos devem ser cuidadosamente guardados, de forma a não estarem acessíveis a uma criança mais ativa e curiosa. Os alimentos devem ser apropriados para a idade e apresentados somente sob observação.

Crianças com distúrbios de motilidade esofágica ou distúrbios neurológicos devem ser estimuladas a mastigar lenta e completamente os alimentos, a fim de evitar impactação esofágica ou aspiração.

▶ Achados clínicos

A. Sinais e sintomas

Um episódio testemunhado de ingestão ou aspiração deve ser relatado a um médico. É importante extrair dos pais informações sobre o tempo aproximado da ingestão, qualquer história de disfunção esofágica e tanto a gravidade quanto a duração dos sintomas respiratórios e de deglutição desde o momento da

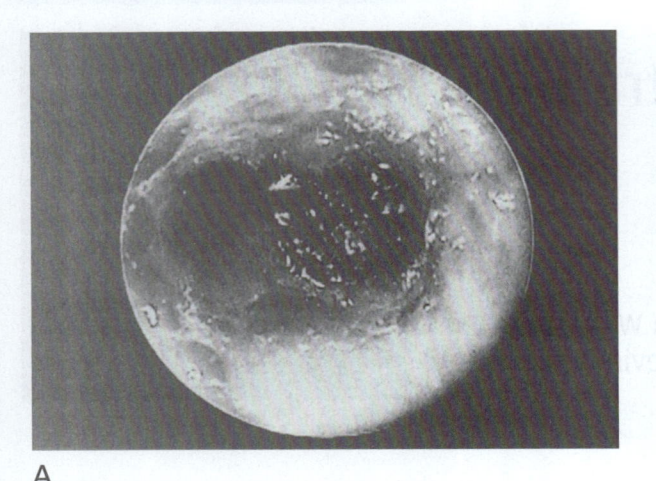

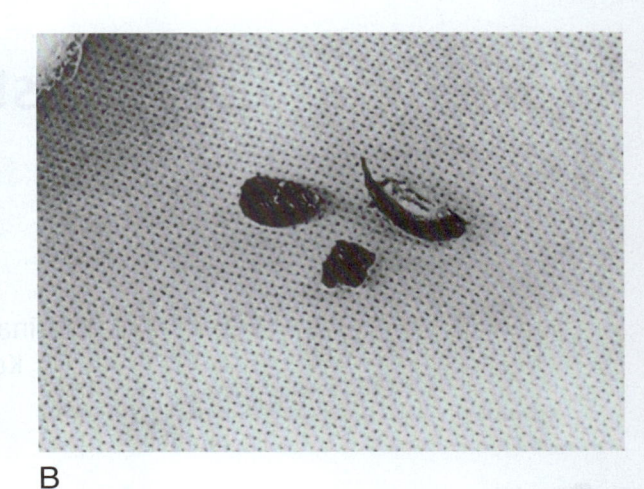

▲ **Figura 39-1** (**A**) Coágulo e tecido de granulação circundante do brônquio principal direito. (**B**) Casca de semente de girassol removidas do brônquio principal direito após a remoção do coágulo.

ingestão. Quando um corpo estranho incomum for aspirado ou ingerido, pode ser útil levar ao médico um objeto similar presente em casa.

Os sinais e os sintomas típicos de ingestão de um corpo estranho no esôfago incluem saliva, disfagia, vômitos, recusa alimentar e dor torácica. Corpos estranhos esofágicos também podem causar sintomas respiratórios em uma criança pequena. Corpos estranhos nas vias aéreas podem apresentar-se inicialmente com um episódio de engasgamento, ânsia de vômito ou cianose, seguido de tosse, sibilância e/ou estridor. O exame físico pode revelar murmúrio vesicular assimétrico ou sibilância unilateral. Entretanto, o paciente pode se tornar assintomático quando o corpo estranho se aloja em um ponto mais distal da via aérea. Isso pode dificultar o diagnóstico, especialmente quando o evento inicial não tiver sido testemunhado. Deve-se manter um alto índice de suspeita ao avaliar crianças que se apresentam com início súbito de sintomas respiratórios ou com crupe, asma ou pneumonia recorrentes, sem a resposta esperada ao tratamento.

B. Exames de imagem

As radiografias anteroposteriores e laterais simples do pescoço e tórax são os exames de imagem de escolha. O diagnóstico de corpos estranhos radio-opacos é bastante evidente, e o de outros corpos estranhos pode ser mais difícil. Hiperinflação unilateral, atelectasia ou infiltrados localizados, desvio do mediastino e presença de ar preso no esôfago podem ser pistas da presença de um corpo estranho, mesmo quando não se visualiza nenhum (Figura 39-2). Devem-se obter as incidências anteroposterior e lateral, pois podem ajudar a diferenciar corpos estranhos no esôfago ou na traqueia e fornecer pistas sobre o tipo de corpo estranho. Por exemplo, baterias tipo botão têm um duplo contorno característico na incidência lateral, mas podem ser confundidas com moedas na incidência anteroposterior.

Exames de imagem não devem ser usados para afastar a presença de um corpo estranho. Uma grande suspeita clínica ou evidências na história (i.e., ingestão ou aspiração testemunhada) justificam uma endoscopia rígida, mesmo se os exames de imagem forem normais. Se as radiografias simples não forem diagnósticas, ou se o paciente não puder cooperar com o exame, às vezes usa-se a fluoroscopia das vias aéreas. Esse estudo apresenta a vantagem adicional de apresentar uma visão dinâmica da via aérea; entretanto, depende da experiência do radiologista que o

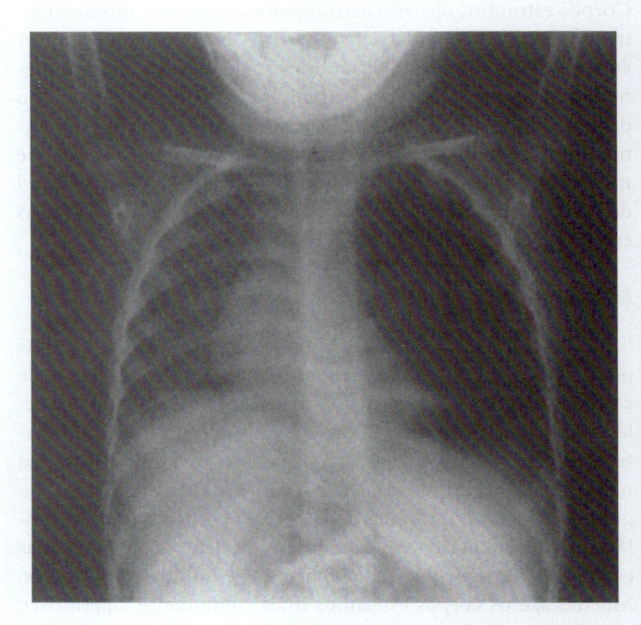

▲ **Figura 39-2** Campo pulmonar esquerdo hiperinflado secundário à obstrução do brônquio principal esquerdo por um amendoim.

realiza. Em geral, o exame baritado do esôfago não está indicado, e a presença de bário pode dificultar mais a extração do corpo estranho esofágico.

▶ Diagnóstico diferencial

O diagnóstico diferencial de um corpo estranho nas vias aerodigestivas é gerado parcialmente pelos sintomas de apresentação, mas depende mais da história obtida dos pais ou outros cuidadores. Como já mencionado, crianças com um corpo estranho esofágico podem se apresentar com sintomas de vias aéreas ou sintomas que imitam uma doença gastrintestinal inespecífica. Essas crianças podem receber um diagnóstico errôneo de faringite ou gastroenterite.

Um corpo estranho brônquico pode se apresentar com tosse ou sibilância crônica. Erros comuns de diagnóstico incluem asma, crupe e pneumonia. Deve-se considerar a presença de um corpo estranho nas vias aéreas em crianças com esses diagnósticos que continuam a buscar assistência médica e que não parecem responder aos tratamentos apropriados.

▶ Complicações

As complicações de corpos estranhos das vias aerodigestivas resultam tanto do tipo de corpo estranho quanto da duração do episódio. Objetos como baterias tipo botão podem causar erosão da mucosa em um espaço curto de até 6 horas após o momento da ingestão. O risco de complicações aumenta com a duração da permanência do corpo estranho. As complicações iniciais de um corpo estranho na laringe ou brônquio podem ser graves, incluindo cianose, sofrimento respiratório e mesmo parada respiratória e morte. Pode ocorrer um efeito de válvula êmbolo com um corpo estranho, causando obstrução parcial de um brônquio, que leva à hiperexpansão do pulmão afetado. Se houver obstrução completa do brônquio, pode ocorrer colabamento pulmonar parcial ou total. Complicações tardias de corpos estranhos brônquicos incluem formação de tecido de granulação, pneumonia, empiema, fístula brônquica e pneumotórax. No caso de corpos estranhos esofágicos, complicações tardias incluem a formação de tecido de granulação, erosões da mucosa, perfuração esofágica, fístula traqueoesofágica, fístula esofagicoaórtica e mediastinite.

▶ Tratamento

O tratamento de escolha para corpos estranhos das vias aerodigestivas é a remoção endoscópica rígida, sob anestesia geral. Isso é feito no bloco cirúrgico, com equipamento endoscópico pediátrico adequado e anestesistas pediátricos. Raramente, pode-se extrair com sucesso um corpo estranho na orofaringe em uma criança mais velha cooperativa, como um osso de peixe empalado na tonsila, com a criança acordada.

Métodos alternativos de remoção (p. ex., cateteres de Fogarty ou endoscópios flexíveis) foram usados anteriormente, mas em geral não são recomendados devido à dificuldade de proteger a via aérea ou de controlar adequadamente o corpo estranho com esses métodos. Amaciadores de carne, relaxantes musculares e agentes pró-motilidade foram usados anteriormente para corpos estranhos esofágicos em adultos, mas não existem evidências que apoiem seu uso em pacientes pediátricos.

A maioria dos cirurgiões concorda que um corpo estranho nas vias aéreas deve ser tratado no momento da apresentação. Podem-se preferir técnicas sequenciais rápidas, caso haja uma preocupação com a aspiração do conteúdo gástrico. Pode-se discutir qual é o melhor momento para a remoção de um corpo estranho esofágico, com base no tipo e na localização do corpo estranho, o tempo decorrido desde a ingestão e a idade do paciente. Uma criança mais velha assintomática com uma moeda distal ou central no esôfago presente por menos de 24 horas e sem história de distúrbios esofágicos pode ser observada por um período de 8 a 16 horas para ver se a moeda será eliminada. A eliminação espontânea de moedas tem uma ampla variação – de 9 a 77% – nessa população de pacientes. Em crianças menores, corpos estranhos por mais de 24 horas, corpos estranhos metálicos afiados ou cáusticos (baterias tipo botão) e pacientes sintomáticos (sintomas respiratórios, desconforto, coleção de secreções ou intolerância de secreções orais) não devem ser observados até a eliminação espontânea. Uma criança com suspeita de ingestão de bateria circular requer remoção urgente no bloco cirúrgico, a fim de evitar erosão e perfuração da mucosa.

Todos os equipamentos devem ser reunidos e conectados a fontes de luz e equipamento de vídeo apropriados antes que o paciente entre na sala de cirurgia. O cirurgião deve estar com luvas e em posição antes da indução, e o plano para a indução deve já ter sido discutido entre o cirurgião e o anestesista. Durante a remoção endoscópica no bloco cirúrgico, a comunicação com o anestesista pediátrico é primordial. Durante a manipulação, um corpo estranho esofágico estável pode se tornar um corpo estranho traqueobrônquico instável, ou um corpo estranho brônquico parcialmente obstrutivo pode se tornar um corpo estranho obstruindo a laringe. O otorrinolaringologista e o anestesista devem estar em comunicação constante, a fim de antecipar a situação respiratória evolutiva do paciente.

Os corpos estranhos esofágicos devem ser removidos por esofagoscopia rígida com o paciente intubado para proteção da via aérea. O esofagoscópio pode ser introduzido com auxílio de um laringoscópio ou sob visualização direta. O esofagoscópio nunca deve ser forçado, e, sim, introduzido suavemente, tomando cuidado para manter a luz no centro do campo visual. Depois da identificação do corpo estranho, a extração pode exigir a remoção de todo o complexo da pinça telescópica e do complexo esofagoscópio. Deve-se tomar cuidado para evitar a extubação acidental, pedindo ao anestesista que segure o tubo endotraqueal manualmente durante a remoção do esofagoscópio. Deve-se realizar pelo menos mais uma passagem do esofagoscópio, a fim de verificar se há múltiplos corpos estranhos ou dano à mucosa. Deve-se anotar a distância da abertura esofágica de qualquer sinal de lesão mucosa.

Se o corpo estranho for removido com facilidade, sem trauma à mucosa, a criança pode ser extubada e ter alta da sala de recuperação se for capaz de uma ingestão oral adequada. Se o

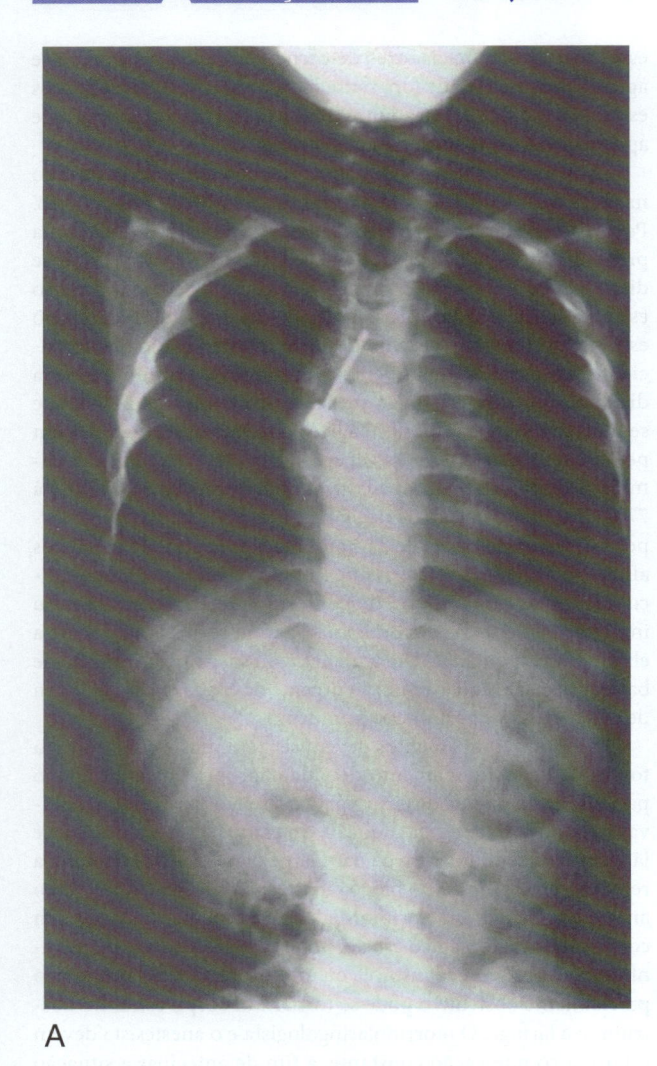

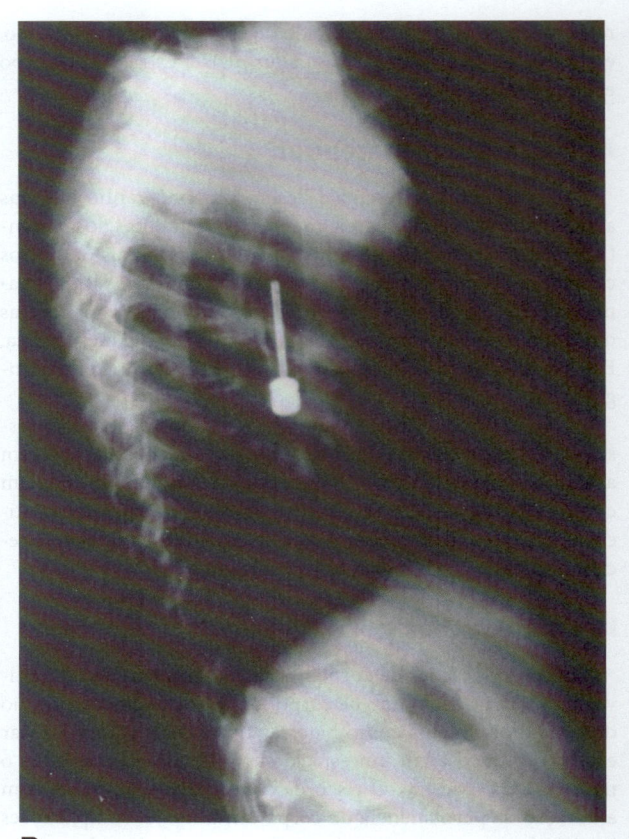

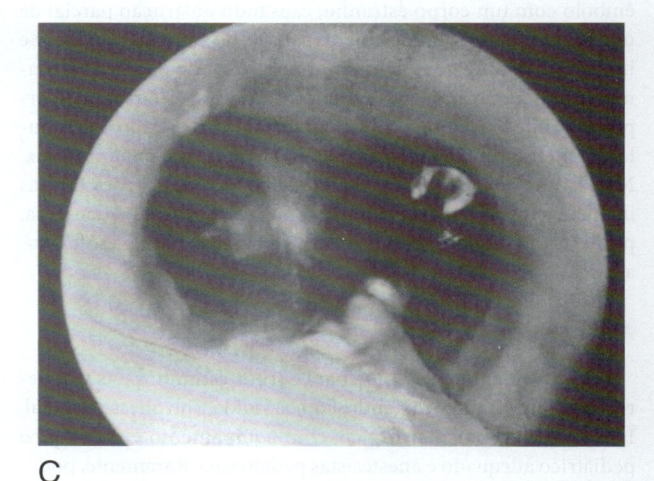

▲ **Figura 39-3** (**A**) Raio X de tórax anteroposterior revelando um corpo estranho no brônquio principal direito. (**B**) Incidência lateral de um corpo estranho no brônquio principal direito. (**C**) Remoção telescópica do corpo estranho por meio de um broncoscópio rígido.

corpo estranho estiver presente por um tempo desconhecido e houver sinais de lesão da mucosa, o paciente pode necessitar de um período mais longo de observação pós-operatória. Pode-se administrar dexametasona em uma dose de 0,5 a 1,0 mg/kg, IV, caso houver edema significativo. Deve-se realizar um raio X de tórax se houver evidências de uma extração traumática e qualquer preocupação referente a uma lesão mucosa significativa, a fim de afastar perfuração e pneumomediastino.

1. Via aérea – Corpos estranhos na via aérea devem ser recuperados com o paciente respirando espontaneamente. Isso facilita a passagem de um broncoscópio, impede a migração distal do corpo estranho durante a ventilação com pressão positiva e aproveita o aumento natural na área transversal de brônquios e traqueia durante a inspiração. Devem-se evitar agentes paralíticos. Após a indução com máscara com um agente inalante, deve-se usar lidocaína tópica para anestesiar as pregas vocais. Realiza-se a laringoscopia direta, introduzindo-se um broncoscópio rígido sob visualização direta. Depois da introdução do broncoscópio, o anestesista pode conectar a porta de ventilação. O corpo estranho é identificado, pego e removido. A remoção pode exigir a retirada da pinça telescópica e do broncoscópio como um bloco único (Figura 39-3). Deve-se tomar cuidado para evitar a liberação prematura do corpo estranho, pois isso pode causar um corpo estranho obstruindo a laringotraqueia. O cirurgião também deve se comunicar com o anestesista para confirmar a profundidade da anestesia, de forma a evitar laringoespasmo com a remoção do broncoscópio. Nozes e outros alimentos podem exigir várias tentativas. Deve-se tomar cuidado para minimizar o trauma da mucosa. Antes de terminar, deve-se fazer mais uma passagem, a fim de avaliar múltiplos corpos estranhos e dano da mucosa. Dependendo da facilidade de extração, a criança pode necessitar uma radiografia pós-operatória de tórax e acompanhamento constante para afastar o desenvolvimento de pneumonia.

▶ Prognóstico

A maioria das crianças recupera-se completamente, sem sequelas permanentes da ingestão de corpos estranhos nas vias aerodigestivas. Atrasos no diagnóstico causam morbidade mais grave. Crianças que têm uma extração tardia ou tecnicamente difícil devem ser observadas pós-operatoriamente no hospital, até que não precisem mais de suporte para a via aérea ou possam tolerar uma dieta apropriada à sua idade.

Betalli P, Rossi A, Bini M et al. Update on management of caustic and foreign body ingestion in children. *Diag Therap Endoscop*. 2009 (on-line publication). [PMCID PMC2774485] (Recommendations for management of caustic and foreign body ingestion developed during a consensus conference of the Endoscopic Section of the Italian Society of Paediatric Gastroenterology Hepatology and Nutrition.)

Crysdale WS, Sendi KS, Yoo J. Esophageal foreign bodies in children: 15-year review of 484 cases. *Ann Otol Rhinol Laryngol*. 1991;100:320. [PMID 2018291] (Analysis of esophageal foreign bodies in 426 children revealing that coins are the most commonly ingested foreign body.)

Digoy, GP. Diagnosis and management of upper aerodigestive tract foreign bodies. *Otolaryngol Clin N Am*. 2008;41:485. [PMID 18435994] (A review of the workup and management of patients with suspected foreign bodies.)

Donnelly LF, Frush DP, Bissett GS. The multiple presentations of foreign bodies in children. *AJR*. 1998;170(2):471. [PMID: 9456967] (Multiple interesting radiographs stressing the variety of pediatric foreign body presentation.)

Lin V, Daniel SJ, Papsin BC. Button batteries in the ear, nose and upper aerodigestive tract. *Int J Pediat Otorhinolaryngol*. 2004;68:473. [PMID:15013616]

Reilly JS. Prevention of aspiration in infants and young children: Federal regulations. *Ann Otol Rhinol Laryngol*. 1990;99:273. [PMID: 2327696] (Analysis of the Consumer Product Safety Commission's current standards for toys and its relation to prevention of aerodigestive tract foreign body aspirations in young children.)

Reilly JS, Walter MD, Beste D et al. Size/shape analysis of aerodigestive foreign bodies in children: A multi-institutional study. *Am J Otolarngol*. 1995;16:190. [PMID 7661316] (A multicenter, retrospective review of the size and shape of foreign bodies requiring surgical removal.)

Waltzman ML, Baskin M, Wypij D, Mooney D, Jones D, Fleisher G. A randomized clinical trial of the management of esophageal coins in children. *Pediatrics*. 2005;116(3):614. [PMID: 16140701] (Randomized, prospective study of 80 children with coin ingestion demonstrating that the spontaneous passage rate is associated with older age, male gender, and coins in the distal third of the esophagus.)

Zaytoun GM, Rouadi PW, Baki DHA. Endoscopic management of foreign bodies in the tracheobronchial tree: Predictive factors for complications. *Otolaryngol Head Neck Surg*. 2000;123:311. [PMID: 10964313] (Review of 504 bronchoscopic procedures for airway foreign bodies revealing type of foreign body, duration of procedure, and history of previous bronchoscopy as most useful predictors of complications.)

40 Reconstrução das vias aéreas

Kristina W. Rosbe, MD
Kevin C. Huoh, MD

FUNDAMENTOS DO DIAGNÓSTICO

▶ História do paciente, incluindo prematuridade, história de intubação, história alimentar, cirurgia anterior das vias aéreas e outras patologias clínicas.
▶ Exame físico, incluindo peso, estridor, qualidade da voz e do choro, anormalidades craniofaciais, situação pulmonar e situação cardíaca.

Os seguintes testes são diagnósticos:

- Radiografias anteroposterior e lateral do pescoço e tórax.
- Fluoroscopia.
- Tomografia computadorizada e imagem por ressonância magnética.
- Laringoscopia flexível.
- Endoscopia rígida e microlaringoscopia.

Considerações gerais

Os avanços no cuidado de prematuros nas últimas décadas resultaram em taxas da sobrevida mais altas e em uma nova população de pacientes com história de intubação prolongada. Uma proporção desses pacientes – até 8%, segundo alguns relatos – desenvolve estenose subglótica. Outros avanços no manejo de ventilação e tubos endotraqueais nos últimos 30 anos diminuíram a incidência de estenose subglótica na população neonatal para menos de 1%. Esses pacientes fornecem alguns dos maiores desafios diagnósticos e de manejo para o otolaringologista.

Outras anormalidades da via aérea – tanto congênitas quanto iatrogênicas –, incluindo laringomalácia, paralisia de pregas vocais e estenose supraglótica e glótica, incitaram otolaringologistas a continuar a refinar técnicas cirúrgicas de reconstrução das vias aéreas. Essas técnicas estão se tornando ainda mais avançadas com o advento de procedimentos cirúrgicos endoscópicos minimamente invasivos, incluindo a reconstrução endoscópica das vias aéreas assistida por robótica.

> *Cotton RT.* The problem of pediatric laryngotracheal stenosis: a clinical and experimental study on the efficacy of autogenous cartilaginous grafts placed between the vertically divided halves of the posterior lamina of the cricoid cartilage. *Laryngoscope.* 1991;101:1. [PMID: 1766310] (Comprehensive review of the history of subglottic stenosis diagnosis and management.)
>
> Faust R, Rahbar R. Robotic surgical technique for pediatric laryngotracheal reconstruction. *Otolaryngol Clin N Am.* 2008;41:1045. (Description of applications of robotic surgery for airway reconstruction.)
>
> Walner DL, Loewen MS, Kimura RE. Neonatal subglottic stenosis: incidence and trends. *Laryngoscope.* 2001;111:48. [PMID: 11192899] (Review of the incidence trends of neonatal subglottic stenosis revealing improvement over the last three decades.)

▶ Patogênese

A. Estenose subglótica

A cartilagem cricoide tem um desenvolvimento anormal e pode ter uma forma elíptica ou achatada, causando estenose cartilaginosa. O restante da estenose subglótica é considerado iatrogênico – com papéis exercidos tanto pela intubação da via aérea com um tubo grande em relação ao diâmetro da via aérea quanto pela duração de intubação. Entretanto, fatores do hospedeiro também têm um papel significativo, porque algumas crianças intubadas por um período muito curto desenvolvem estenose subglótica, ao contrário de outras com uma história de intubação prolongada e sem patologia.

A estenose subglótica adquirida envolve mais frequentemente estenose de tecidos moles, ao contrário da forma congênita, com estenose cartilaginosa. Considera-se que a pressão tenha um papel, causando edema mucoso inicial e inflamação, com ulceração subsequente e finalmente fibrose (Figura 40-1). Outros fatores podem exacerbar o desenvolvimento de estenose,

RECONSTRUÇÃO DAS VIAS AÉREAS — CAPÍTULO 40 — 547

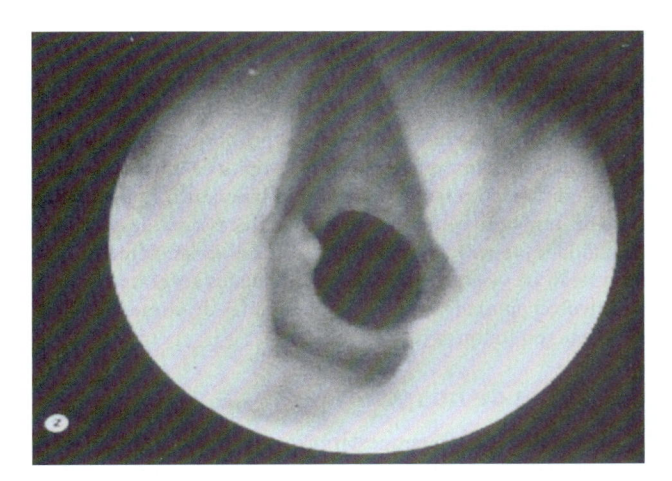

▲ **Figura 40-1** Estenose subglótica adquirida circular.

como a DRGE e a infecção. A caracterização de estenose durante a endoscopia diagnóstica, incluindo localização, gravidade e comprimento da estenose, é extremamente importante e ajuda a direcionar opções de manejo e a prever desfechos.

B. Laringomalácia

A laringomalácia é a causa mais comum de estridor neonatal (54 a 75%). O distúrbio caracteriza-se por uma redução do tônus laríngeo, encurtamento das dobras ariepiglóticas e colapso supraglótico, causando prolapso das estruturas para a via aérea na inspiração. A laringomalácia é classificada em três tipos principais, com base na porção anatômica das estruturas supraglóticas que está em prolapso, embora possam existir todos os tipos de combinação.

Existem duas principais teorias etiológicas. A primeira propõe que a cartilagem imatura não possui a estrutura rígida da cartilagem mais madura. A segunda teoria sugere inervação neural imatura, que é uma forma de hipotonia. A laringomalácia pode ser exacerbada por outras patologias, como DRGE, com uma coincidência de até 80%.

C. Paralisia das pregas vocais

Paralisia das pregas vocais é a segunda causa mais comum de estridor em recém-nascidos, depois da laringomalácia, sendo responsável por 10% das lesões congênitas da laringe. Essa patologia pode ser congênita ou secundária a uma anormalidade ao longo do percurso do nervo laríngeo recorrente. Em até 30 a 62% dos casos, a paralisia das pregas vocais é bilateral. A etiologia mais comum é secundária à hidrocefalia de uma má-formação, como Arnold-Chiari. A protrusão de conteúdos intracerebrais por meio do forame jugular causa estiramento do nervo vago. Intubação e trauma de parto podem levar à compressão ou estiramento dos dois nervos laríngeos recorrentes no neonato. Causas iatrogênicas de paralisia das pregas vocais incluem cirurgia cardiovascular e correção de fístula traqueoesofágica (FTE). Depois de abordada a causa primária, a paralisia deve se resolver. Em caso de paralisia idiopática das pregas vocais, pode ser necessária intervenção cirúrgica.

D. Estenose glótica e estenose supraglótica

A estenose glótica é geralmente iatrogênica, resultando de intubação traumática envolvendo uma patologia similar, como estenose subglótica, ou de procedimentos anteriores com *laser* na via aérea, como excisão de um papiloma com um *laser* de CO_2. A etiologia da estenose supraglótica também pode envolver cirurgia anterior das vias aéreas com *laser* ou procedimentos anteriores a céu aberto das vias aéreas, envolvendo *stents* de permanência prolongada, com formação subsequente de tecido de granulação e fibrose. A DRGE também pode ter um papel nesses dois diagnósticos.

E. Membrana laríngea

As membranas laríngeas podem ser congênitas ou adquiridas, secundárias a procedimentos, intubação ou infecção anterior das vias aéreas (Figura 40-2). Membranas laríngeas congênitas são malformações raras nas quais há formação anormal de tecido fibroso entre duas estruturas intrínsecas da laringe. Membranas congênitas são consideradas uma forma de estenose ou atresia laríngea e merecem avaliação mais extensa, buscando outras anomalias congênitas. A patogênese da membrana laríngea adquirida geralmente envolve o desenvolvimento de um processo inflamatório em reação à lesão inicial, com subsequente maturação e formação de cicatriz.

F. Fenda laríngea

As fendas laríngeas são defeitos na laringe que surgem do fracasso da fusão e/ou desenvolvimento incompleto do septo

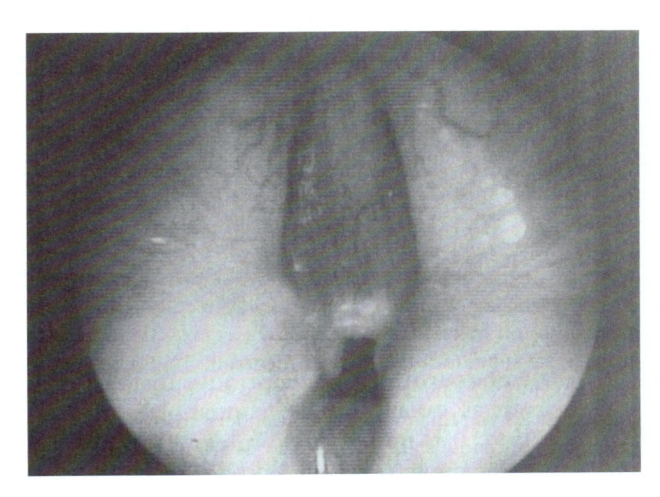

▲ **Figura 40-2** Membrana laríngea congênita.

traqueoesofágico. Podem ser classificadas com base na extensão. Fendas tipo I são defeitos na região interaritenoide supraglótica que não se estendem além do nível das pregas vocais verdadeiras. Fendas tipo II estendem-se abaixo do nível das pregas vocais verdadeiras. Fendas tipo III envolvem um defeito completo na cartilagem cricoide, e fendas tipo IV estendem-se até a parede posterior da traqueia torácica.

> Chen EY, Inglis AF. Bilateral vocal cord paralysis in children. *Otolaryngol Clin N Am*. 2008;41:889. (Review of pediatric vocal cord paralysis—diagnosis and management.)
>
> Holinger LD. Histopathology of congenital subglottic stenosis. *Ann Otol Rhinol Laryngol*. 1999;108:101. [PMID: 10030225] (Summary of classifications of congenital subglottic stenosis found in 29 specimens.)
>
> Matthews BL, Little JP, McGuirt WF et al. Reflux in infants with laryngomalacia: results of 24-h double-probe pH monitoring. *Otolaryngol Head Neck Surg*. 1999;120:860. [PMID: 10352440] (Comparison of proximal and distal probe results in 24 patients presenting with laryngomalacia. Hundred percent demonstrated pharyngeal acid exposure.)
>
> Nicolas R, Triglia JM. The anterior laryngeal webs. *Otolaryngol Clin N Am*. 2008;41:877. (Review of laryngeal web diagnosis and management.)
>
> Perkins JA, Inglis AF, Richardson MA. Iatrogenic airway stenosis with recurrent respiratory papillomatosis. *Arch Otolaryngol Head Neck Surg*. 1998;124:281. [PMID: 9525512] (Seven of 50 patients treated for recurrent respiratory papillomatosis over a 6-y period were found to have iatrogenic airway stenosis.)
>
> Rahbar R, Chen, JL, Rosen RL et al. Endoscopic repair of laryngeal cleft type I and type II: when and why? *Laryngoscope*. 2009;119:1797. (Discussion of management of laryngeal clefts.)
>
> Richter GT, Thompson DM. The surgical management of laryngomalacia. *Otolaryngol Clin N Am*. 2008;41:837. (Excellent review of laryngomalacia diagnosis and management.)
>
> Walner DL, Holinger LD. Supraglottic stenosis in infants and children. *Arch Otolaryngol Head Neck Surg*. 1997;123:337. [PMID: 9076242] (Of 17 patients with supraglottic stenosis, 59% had undergone laryngotracheal reconstruction, and 53% had a history of GERD.)
>
> Walner DL, Stern Y, Gerber ME et al. Gastroesophageal reflux in patients with subglottic stenosis. *Arch Otolaryngol Head Neck Surg*. 1998;124:551. [PMID: 9604982] (A review of esophageal pH probes results in 74 patients with subglottic stenosis, revealing a high incidence of gastroesophageal reflux disease)

▶ Prevenção

Os avanços no manejo da via aérea do recém-nascido prematuro nos últimos 30 anos diminuíram as taxas de incidência de estenose subglótica de 8% para menos de 1%. Tubos endotraqueais pouco irritantes, intubação nasoendotraqueal e tubos endotraqueais de tamanho adequado podem reduzir o risco de desenvolver estenose subsequente das vias aéreas. A consciência dos perigos do uso agressivo do *laser* nas vias aéreas também contribuiu para diminuir as taxas de lesões iatrogênicas nessa região, como estenose glótica e formação de membrana laríngea.

▶ Achados clínicos

A. Sinais e sintomas

Estridor é uma das características primordiais de patologias das vias aéreas. Uma apresentação mais típica da estenose subglótica adquirida, entretanto, pode ser um prematuro com uma história de intubação com várias tentativas fracassadas de extubação na unidade de terapia intensiva. Para uma criança maior com uma lesão de vias aéreas inicialmente menos severa, podem-se desenvolver mudanças de voz, dificuldades de alimentação, ou sintomas respiratórios progressivos.

B. Exames de imagem

As radiografias anteroposteriores de pescoço e tórax podem ser úteis para diagnosticar algumas lesões de vias aéreas. A fluoroscopia das vias aéreas pode demonstrar patologias coexistentes, como traqueomalácia, mas o diagnóstico depende da experiência do radiologista. Recomenda-se um exame baritado pré-operatório, caso uma criança tenha história de dificuldades alimentares. A TC e a RM podem fornecer informações tanto sobre a gravidade quanto sobre o comprimento das estenoses, mas nunca devem substituir a avaliação endoscópica. Os exames de imagem também podem ser úteis para diagnosticar compressão traqueal secundária a uma lesão vascular.

C. Exames especiais

A associação entre patologias da via aérea e DRGE foi documentada. A maioria dos cirurgiões das vias aéreas atualmente recomenda uma avaliação pré-operatória de DRGE para pacientes submetidos a procedimentos da via aérea. O exame de escolha para o diagnóstico é uma **sonda de pH de canal duplo**. Esse teste envolve uma sonda na faringe (acima do esfíncter esofágico superior) e no esôfago (acima do esfíncter esofágico inferior) para a detecção de ácido ao longo de 24 horas. Caso se encontre DRGE, recomenda-se terapia médica por três meses antes de considerar a cirurgia das vias aéreas. Se uma sonda de pH ainda for positiva, recomenda-se a cirurgia antirrefluxo antes de considerar a cirurgia das vias aéreas.

D. Exames especiais

1. Avaliação da deglutição por endoscopia flexível – Recomenda-se a avaliação da deglutição por endoscopia flexível para pacientes que farão reconstrução laringotraqueal. O teste pode determinar se há evidências de penetração laríngea, derramamento prematuro, aspiração, depuração hipofaríngea, coleção de secreções na hipofaringe ou sensação da laringe e hipofaringe. Em um estudo de 255 pacientes fazendo avaliação da deglutição por endoscopia flexível, alteraram-se os planos de reconstrução das vias aéreas em 15% dos pacientes, depois de identificar mecanismos inadequados de proteção da via aérea. Essa alteração planejada resultou na colocação de tubos de gastrostomia para alguns pacientes; para outros, modificou-se a reconstrução cirúrgica planejada, com o objetivo de prevenir tanto a recuperação pós-operatória comprometida secundária à aspiração e à inabilidade de manter uma nutrição adequada.

2. Endoscopia flexível – A visão dinâmica pré-operatória das vias aéreas é essencial quando se contempla sua reconstrução. É importante afastar possíveis lesões sincrônicas, como paralisia das pregas vocais ou laringomalácia, ambos difíceis de diagnosticar quando a criança está anestesiada, mesmo se permitida a sua respiração espontânea.

3. Broncoscopia rígida e microlaringoscopia – A endoscopia pré-operatória é obrigatória para avaliar as características da patologia das vias aéreas de um paciente. Criou-se uma escala-padrão de graduação com base na estenose do lúmen da via aérea: (1) **Grau I**: estenose inferior a 50%; (2) **Grau II**: 51 a 70%; (3) **Grau III**: 71 a 99%; e (4) **Grau IV**: 100%. Essa escala, embora ainda um tanto subjetiva, é uma tentativa de fornecer um parâmetro objetivo da gravidade da estenose. Outras características importantes a serem consideradas no exame endoscópico pré-operatório incluem comprimento da estenose, proximidade da extensão às pregas vocais e localização exata do envolvimento, se anterior, posterior ou circular. Todos esses fatores são importantes para planejar a cirurgia e prever seu desfecho.

4. Provas de função pulmonar – A situação pulmonar pré-operatória de um paciente é um indicador importante da técnica de reconstrução das vias aéreas que deve ser usada. Pacientes com má reserva pulmonar não são candidatos para certos procedimentos de reconstrução das vias aéreas. Muitos desses pacientes são antigos prematuros e podem ter algum grau de pneumopatia crônica, cuja gravidade deve ser identificada antes de avançar na via de uma reconstrução aberta das vias aéreas.

5. Avaliação da voz – Embora muitos estudos anteriores tenham avaliado apenas a qualidade pós-operatória da voz após a cirurgia de reconstrução, um exame pré-operatório adicionaria valor para a comparação. A avaliação inicial incluiria a determinação da capacidade global de comunicação da criança, o potencial de uso da voz e o uso de qualquer forma de comunicação alternativa. Medidas padronizadas de parâmetros vocais infantis, incluindo o índice pediátrico de incapacidade vocal, podem auxiliar a avaliação de mudanças vocais pré e pós-operatórias.

Halstead LA. Gastroesophageal reflux: a critical factor in pediatric subglottic stenosis. *Otolaryngol Head Neck Surg.* 1999;120:683. [PMID: 10229593] (Of 25 patients presenting with subglottic stenosis empirically treated for GERD, 9 resolved with medical therapy alone, 16 patients underwent endoscopic repair, and only 1 eventually required tracheotomy.)

Myer CM III, O'Connor DM, Cotton RT. Proposed grading system for subglottic stenosis based on endotracheal tube sizes. *Ann Otol Rhinol Laryngol.* 1994;103:319. [PMID: 8154776] (Revised grading system of subglottic stenosis.)

Smith ME, Marsh JH, Cotton RT et al. Voice problems after pediatric laryngotracheal reconstruction: videolaryngostroboscopic, acoustic, and perceptual assessment. *Int J Pediatr Otorhinolaryngol.* 1993;25:173. [PMID: 8436462] (Summary of voice evaluations in eight patients who had undergone laryngotracheal reconstructions revealing patient cooperation as a critical factor both in evaluation quality and in abnormalities in all patients postoperatively.)

Willging JP. Benefit of feeding assessment before pediatric airway reconstruction. *Laryngoscope.* 2000;110:825. [PMID: 10807361] (Results of feeding assessments of 255 patients with structural abnormalities of the aerodigestive tract; 15% had results that altered further management plans.)

Zur KB, Cotton S, Kelchner L et al. Pediatric voice handicap index (pVHI): a new tool for evaluating pediatric dysphonia. *Int J Pediatr Otoryhinolaryngol.* 2007;71:77.

▶ Diagnóstico diferencial

O diagnóstico diferencial de estenose subglótica é extenso e reforça a importância da endoscopia pré-operatória. Também é importante considerar a possibilidade de lesões sincrônicas. Os diagnósticos a considerar incluem laringomalácia, paralisia de pregas vocais, membrana, cisto ou fenda laríngea, laringocele, hemangioma subglótico, fístula traqueoesofágica, estenose traqueal, compressão traqueal secundária a uma anomalia vascular, e traqueomalácia primária.

▶ Tratamento

A. Estenose subglótica

Historicamente, o tratamento da estenose subglótica sintomática envolveu três opções: (1) traqueotomia, (2) manejo endoscópico com *laser* e dilatação, para lesões leves a moderadas, e (3) cirurgia de expansão da via aérea para lesões graves. A observação com terapia médica está reservada para lesões leves com sintomas intermitentes, não progressivos.

1. Traqueotomia – A traqueotomia continua a ser um pilar do tratamento, embora a maioria dos cirurgiões veja essa opção de tratamento como temporária, com o objetivo eventual de retirada da cânula com ou sem cirurgia de expansão das vias aéreas. A traqueotomia tem suas complicações, entretanto, requerendo um volume significativo de educação sobre isso, bem como recursos para cuidados pós-operatórios, que às vezes podem ser superiores à capacidade dos pais. Efeitos psicossociais sobre o desenvolvimento infantil também tornam a traqueotomia um tratamento permanente além do ideal.

2. Abertura cricoide anterior – A abertura cricoide anterior foi desenvolvida como um esforço para evitar a traqueotomia em uma população específica de pacientes: prematuros pesando no mínimo 1.500 g sem comprometimento cardíaco ou pulmonar significativo e com evidências de estenose subglótica anterior à broncoscopia. Nesse procedimento, a cartilagem cricoide anterior é dividida na linha média, estendendo-se a incisão superiormente por meio do terço inferior da cartilagem tireoide e inferiormente pelo primeiro e segundo anéis traqueais. O tubo endotraqueal existente é removido e substituído por um tubo de maior diâmetro, que é usado como um *stent* por 7 a 10 dias. Administram-se esteroides 1 mg/kg/dia, por 24 horas, antes da extubação, e por cinco dias no pós-operatório. O desfecho desejado é a formação de uma banda fibrosa no local da incisão, fazendo com que a via aérea permaneça expandida mesmo depois da remoção do *stent*. Relata-se que a taxa de sucesso do procedimento está entre 70 e 80%. Há preocupação que o procedimento possa interromper o futuro crescimento da cartilagem, mas essa preocupação ainda não foi demonstrada.

3. Cirurgia de expansão das vias aéreas – Em crianças maiores, o pilar da cirurgia de expansão das vias aéreas foi dividir a área estenótica, com a colocação de um enxerto cartilaginoso. Embora princípios gerais se apliquem a todos os procedimentos de reconstrução laringotraqueal, as características únicas da lesão e da saúde global de cada paciente determinam o procedimento específico apropriado a cada paciente.

A. Cirurgia em estágio único – A tendência tem sido para a reconstrução em estágio único, ou seja, que a traqueotomia é removida no momento da cirurgia de expansão com colocação de *stent* por curto prazo (7 a 14 dias) no pós-operatório, usando um tubo endotraqueal. Entretanto, a reconstrução em estágio único não é apropriada para todos os pacientes, especialmente aqueles com estenoses mais graves (Graus III e IV) ou com má reserva pulmonar. A reconstrução em estágio único também requer hospitalização prolongada em uma unidade de terapia intensiva e a imobilização do tubo endotraqueal por todo o período de cura pós-operatória. No caso de crianças menores, essa imobilização prolongada pode necessitar sedação pesada ou paralisia, o que pode criar complicações, como atelectasia ou abstinência de narcóticos. O escape aéreo do tubo endotraqueal tem sido usado como indicador prognóstico para o sucesso da extubação. Pressões de escape inferiores a 20 cm H_2O estão associadas ao sucesso da extubação.

B. Cirurgia em múltiplos estágios – Procedimentos de expansão da via aérea em múltiplos estágios estão geralmente reservados a crianças com lesões mais graves e com comprometimento cardíaco, pulmonar ou neurológico. Esses procedimentos envolvem enxerto cartilaginoso e *stents* de longa duração, mas a traqueotomia é conservada, apenas sendo removida depois da remoção do *stent*. A divisão das paredes laterais da cricoide sem colocação de enxerto pode permitir uma expansão ainda maior do lúmen subglótico. Estudos de sono usando uma traqueotomia fechada também podem ser úteis para determinar o sucesso da retirada da cânula.

4. Enxertos de cartilagem – O enxerto de cartilagem clássico utilizado é o da cartilagem costal, mas também foram tentadas as cartilagens hioide, tireoide e auricular. A preocupação inicial sobre o uso de enxertos de cartilagem era que pudessem não sobreviver, mas estudos histológicos demonstraram excelente sobrevida e crescimento ao longo do tempo. As propriedades importantes do enxerto são: (1) profundidade correta, para não projetar-se para o interior da via aérea, (2) conservação do pericôndrio intacto voltado para o lúmen, e (3) enxerto adequadamente ancorado. Tradicionalmente, os enxertos são suturados na posição, embora novas técnicas, como cola de fibrina e fixação com miniplaca, também tenham sido usadas. O enxerto clássico de cartilagem costal anterior tem a forma de um barco com abas que, quando o enxerto é inserido na incisão cricoide anterior, fica rente ao anel cricoide lateral nativo. Deve-se tomar cuidado para que o enxerto não protrua para o lúmen, comprometendo, assim, seu diâmetro. Atualmente, foram descritas técnicas mais novas para a colocação endoscópica de enxertos de cartilagem, a fim de abordar o componente posterior da estenose subglótica circular ou como um tratamento para a imobilidade bilateral de pregas vocais.

5. Colocação de *stent* – Pacientes que fazem enxerto cartilaginoso posterior para estenose posterior geralmente requerem um *stent* por um período mais prolongado do que pacientes somente com enxertos anteriores. *Stents* de longa duração podem estar associados a complicações significativas. Muitos tipos de *stents* foram usados, levando os cirurgiões a concluir que nenhum deles necessariamente garante uma recuperação e cura sem complicações. Os *stents* mais comumente usados incluem rolos de silicone (o "pãozinho suíço"), tubos de politef (p. ex., Aboulker ou Cotton-Lorenz) e tubos de silicone ocos pré-formados (p. ex., tubo T Montgomery).

Há controvérsias sobre a duração ótima do *stent* para maximizar a cura e evitar complicações. Para a reconstrução de aberturas cricoides anteriores ou reconstrução laríngea em estágio único com um enxerto cartilaginoso anterior, considera-se uma duração de 7 a 10 dias adequada. Para enxertos de cartilagem posterior, recomendou-se uma duração de *stent* de 2 a 8 semanas. Para procedimentos em múltiplos estágios, *stents* foram mantidos de várias semanas até mais de um ano. Devido às muitas possíveis complicações de *stents* de longa permanência, a abordagem mais racional envolve limitar a duração do *stent*; idealmente, a cirurgia de expansão tecnicamente adequada não deve requerer *stenting* em longo prazo. Outras patologias clínicas, como diabetes e dependência crônica de esteroides, que possam impactar a cura, também devem ser consideradas durante o planejamento cirúrgico.

6. Retirada da cânula – As taxas de retirada de cânula de todos os procedimentos abertos de expansão das vias aéreas que incluem os Graus I a IV variam de 37 a 100%. Técnicas mais novas para prevenir a reestenose, que é a razão mais comum de fracasso de retirada, estão sendo desenvolvidas. Usaram-se inibidores de fibroblastos, incluindo mitomicina-C e 5-fluoruracil (5-FU), com resultados iniciais mistos. Também foram desenvolvidos outros procedimentos, mais extensos, concebidos para remover o segmento estenótico, em vez de expandi-lo, incluindo ressecção cricotraqueal, traqueoplastia em bisel e mesmo transplante traqueal com homoenxerto.

7. Ressecção cricotraqueal – A ressecção cricotraqueal foi originalmente reservada para pacientes sem sucesso da reconstrução laringotraqueal inicial com enxerto, mas atualmente está sendo implementada como tratamento de primeira linha para alguns pacientes com estenoses graves (mais de 70% de obstrução luminal) e mesmo moderadas. O procedimento envolve a ressecção de todo o arco anterior da cricoide, com preservação de um retalho mucoso posterior ao longo da placa cricoide posterior. A traqueia normal é então seccionada e aclopada ao anel posterior da cricoide e presa com suturas ao retalho mucoso e à cartilagem tireoide. O envolvimento das pregas vocais é uma contraindicação, e geralmente se recomenda uma margem superior de 3 mm para o sucesso. As margens inferiores da ressecção podem se estender até o segundo anel traqueal; a mais longa ressecção relatada foi de 3,0 cm. Uma anastomose sem tensão é essencial para o sucesso, e usou-se uma liberação supra-hióidea para obtê-la. Deve-se ter cuidado para evitar lesão aos nervos laríngeos recorrentes. Recomenda-se uma dissecção traqueal subpericondrial para evitar lesões nervosas. A colocação de *stents* pode envolver um único ou múltiplos estágios, com duração que varia de uma semana a três meses. Taxas de retirada de cânula superiores a 90% foram relatadas em pacientes com história de fracasso na descanulização depois de reconstrução laringotraqueal anterior. Relataram-se taxas de descanulização de 95% após a ressecção cricotraqueal primária em estenoses de Graus III e IV.

8. Traqueoplastia em bisel – A traqueoplastia em bisel tem sido usada para estenose traqueal congênita de segmento longo, frequentemente associada a uma tipoia da artéria pulmonar. Os princípios da traqueoplastia em bisel envolvem a transecção da traqueia no ponto médio da estenose, com uma incisão anterior na linha média do segmento traqueal distal e uma incisão na linha média posterior do segmento traqueal proximal. Faz-se então telescopia e sutura dos segmentos, idealmente dobrando a circunferência da traqueia e quadruplicando a secção transversal do lúmen traqueal.

9. Laringoplastia por balão – Historicamente, fazia-se a dilatação das vias aéreas com instrumentos rígidos tipo bougies que exercem forças perpendiculares consideráveis por meio das áreas de estenose. Essas técnicas foram evitadas devido ao trauma criado por esses procedimentos. Mais recentemente, foram disponibilizados dilatadores laríngeos em balão que aplicam uma pressão radial controlada sobre a área estenótica. Podem-se usar tamanhos variáveis de balão, para corresponder ao tamanho da via aérea, e podem-se aplicar pressões de até 20 atmosferas. Relatórios, embora preliminares, mostraram a efetividade da laringoplastia por balão tanto no tratamento primário da estenosa subglótica como na dilatação da reestenose após a cirurgia primária de reconstrução das vias aéreas. A laringoplastia por balão pode servir para estabilizar uma estenose da via aérea antes da intervenção cirúrgica definitiva, ou mesmo evitar a necessidade de tratamentos mais invasivos.

> Bent JP, Shah MB, Nord R, Parikh SR. Balloon dilation for recurrent stenosis after pediatric laryngotracheoplasty. *Ann Otol Rhinol Laryngol.* Sep 2010;119(9):619–627. (Report of 10 patients with stenosis treated with balloon dilation after primary laryngotracheoplasty)
>
> Durden F, Sobol SE. Balloon laryngoplasty as a primary treatment for subglottic stenosis. *Arch Otolaryngol Head Neck Surg.* Aug 2007;133(8):772–775. (Series of 10 patients who underwent balloon dilation, 7 of the patients did not require further airway procedures.)

B. Laringomalácia

A maioria das crianças com laringomalácia pode ter um tratamento conservador. Raramente, uma criança com comprometimento cardíaco e pulmonar, ou retardo no crescimento e no desenvolvimento, pode necessitar tratamento cirúrgico. A supraglotoplastia é a operação primária para o tratamento da laringomalácia. Considera-se a traqueotomia para crianças que não obtêm sucesso na supraglotoplastia, ou para lactentes com múltiplas patologias clínicas que justificam a traqueotomia por outras razões, além do comprometimento das vias aéreas. Os pacientes devem sempre ser avaliados para DRGE antes de fazer a supraglotoplastia, uma vez que se demonstraram taxas de comorbidade de até 80%, e a DRGE compromete a cura pós-cirúrgica.

A supraglotoplastia pode ser realizada com o *laser* de CO_2, instrumentos microlaríngeos, ou um microdebridador laríngeo. A técnica é individualizada ao tipo de laringomalácia existente naquele paciente em particular. Um laringoscópio de boca larga (p. ex., laringoscópio de Lindholm) pode ser útil para fornecer a melhor visão da supraglote. O procedimento geralmente é realizado sob anestesia geral, com ventilação espontânea. As três técnicas mais comuns incluem (1) aparar as margens laterais da epiglote, (2) liberar dobras ariepiglóticas encurtadas, ou (3) excisar a mucosa aritenoide redundante. Deve-se ter cuidado para evitar retirar com o *laser* ou fazer a excisão de superfícies adjacentes, a fim de prevenir a formação de cicatrizes; uma cirurgia agressiva demais também pode aumentar o risco de aspiração pós-operatória. Muitos pacientes podem ser extubados ao final do procedimento, e frequentemente se administra um curso curto de esteroides pós-operatórios.

C. Estenose glótica posterior e paralisia da prega vocal

Frequentemente, pode ser difícil distinguir a estenose glótica posterior e a paralisia bilateral das pregas vocais, que podem ter sintomas de apresentação similares. Testes de eletromiografia podem ser incluídos como parte da avaliação endoscópica, para confirmar a inervação das pregas vocais. A traqueotomia é uma opção para os dois diagnósticos, mas geralmente não é considerada uma solução ótima em longo prazo. Usaram-se procedimentos endoscópicos, como aritenoidectomia completa ou parcial, cordotomia e cordotomia parcial em séries pequenas de pacientes pediátricos, com taxas de sucesso variáveis. As outras funções da laringe, incluindo proteção das vias aéreas, podem piorar com qualquer um desses procedimentos, aumentando, assim, o risco de aspiração. Também é possível usar procedimentos abertos ou endoscópicos com colocação posterior de enxerto cartilaginoso.

D. Membrana laríngea

A abordagem cirúrgica de membranas laríngeas pode ser um desafio. As membranas finas sintomáticas podem ser tratadas endoscopicamente com excisão por *laser* e aplicação de mitomicina C tópica. A correção definitiva de membranas mais espessas geralmente requer laringofissura com colocação de uma quilha e traqueotomia por curto prazo.

> Bean JA, Rutter MJ. Pediatric cricotracheal resection: surgical outcomes and risk factor analysis. *Arch Otolaryngol Head Neck Surg.* 2005;131(10):896. [PMID: 16230593] (Review of outcomes of 100 children undergoing cricotracheal resection with a 71% overall decannulation rate and identification of vocal cord paresis as main risk factor for decannulation failure.)

E. Fenda laríngea

As fendas laríngeas tipo I podem ser tratadas inicialmente de forma conservadora, com espessamento de alimentos e às vezes com a colocação de um tubo de gastrostomia. Administram-se inibidores da bomba de prótons para tratar uma suposta doença de refluxo coexistente. Para os pacientes sem sucesso com essa terapia conservadora, com piora dos sintomas de aspiração ou deterioração respiratória, alguns advogam o fechamento cirúrgico da fenda. Atualmente, favorecem-se técnicas endoscópicas menos invasivas, em vez de abordagens de abertura do pescoço. Colocam-se suturas estrategicamente, a fim de reaproximar os bordos do defeito mucoso, e frequentemente se emprega *laser* de CO_2 para desnudar os bordos mucosos, a fim de estimular a cicatrização secundária da fenda.

> Boardman SJ, Albert DM. Single-stage and multistage pediatric laryngotracheal reconstruction. *Otolaryngol Clin N Am.* 2008;41:947. (Review of laryngotracheal reconstruction.)
>
> Carr MM, Poje CP, Kingston L et al. Complications in pediatric tracheotomies. *Laryngoscope.* 2001;111:1925. [PMID: 11801971] (Review of 142 pediatric tracheotomies reveals a 43% incidence of serious complications.)
>
> Cotton RT, Seid AB. Management of the extubation problem in the premature child: anterior cricoid split as an alternative to tracheotomy. *Ann Otol Rhinol Laryngol.* 1980;89:508. [PMID: 7458136] (Introduction of a new technique, the anterior cricoid split, as an alternative to tracheotomy in the management of premature infants who have failed extubation attempts.)
>
> Hartnick CJ, Hartley BEJ, Lacy PD et al. Surgery for pediatric subglottic stenosis: disease-specific outcomes. *Ann Otol Rhinol Laryngol.* 2001;110:1109. [PMID: 11768698] (A valiant attempt to characterize outcomes of airway reconstruction surgery in 199 children with varied lesions and surgical procedures.)
>
> Hartnick CJ, Hartley BEJ, Lacy PD et al. Topical mitomycin application after laryngotracheal reconstruction. *Arch Otolaryngol Head Neck Surg.* 2001;127:1260. [PMID: 11587609] (Randomized, double-blind, placebo-controlled trial of mitomycin application in laryngotracheal reconstruction revealing no difference in restenosis rates.)
>
> Inglis AF, Perkins JA, Manning SC et al. Endoscopic posterior cricoid split and rib grafting in 10 children. *Laryngoscope.* 2003;113(11):2004. [PMID: 14603064] (Review of outcomes of patients undergoing endoscopic management of posterior glottic stenosis.)
>
> Mankarious LA, Goetinck PF. Growth and development of the human cricoid cartilage: an immunohistochemical analysis of the maturation sequence of the chondrocytes and surrounding cartilage matrix. *Otolaryngol Head Neck Surg.* 2000;123:174. [PMID: 10964286] (Immunohistochemical study of cricoid cartilage from various developmental stages revealing a chondrocyte proliferation rate decreasing from ages 1–4.)
>
> Preciado D, Zalzal G. Laryngeal and tracheal stents in children. *Curr Opin Otolaryngol Head Neck Surg.* 2008;16:83. (Review of the use of airway stents.)
>
> Rutter MJ, Hartley BEJ, Cotton RT. Cricotracheal resection in children. *Arch Otolaryngol Head Neck Surg.* 2001;127:289. [PMID: 11255473] (Review of 44 children undergoing cricotracheal resection with a decannulation rate of 86%.)
>
> Sandu K, Monnier P. Cricotracheal resection. *Otolaryngol Clin N Am.* 2008;41:981. (Review of cricotracheal resection including surgical technique.)

▶ Complicações

As complicações podem ser agrupadas em três categorias gerais: intraoperatórias, pós-operatórias precoces e pós-operatórias tardias. As complicações são mais prováveis em pacientes que têm lesões iniciais graves, que requerem procedimentos mais extensos.

A. Complicações intraoperatórias

As complicações intraoperatórias podem incluir pneumotórax (em geral secundário à coleta de enxerto da cartilagem costal com violação da pleura) ou paralisia das pregas vocais (geralmente secundária à dissecção em torno da traqueia). Deve-se tomar extremo cuidado ao dissecar em volta da pleura ou do nervo laríngeo recorrente, a fim de evitar lesões.

B. Complicações pós-operatórias precoces

1. Deslocamento do tubo endotraqueal e do *stent* – Complicações pós-operatórias precoces podem estar relacionadas ao deslocamento do tubo endotraqueal ou do *stent*, como enfisema subcutâneo, pneumotórax ou pneumomediastino. Deve-se tomar cuidado ao prender tubos endotraqueais ou outros *stents*, a fim de evitar essas complicações. Também pode ocorrer seroma ou infecção da incisão. Alguns cirurgiões recomendam antibioticoterapia empírica ou direcionada pelas culturas durante o período pós-operatório.

2. Atelectasia – Atelectasia (com o potencial de desenvolver pneumonia) secundária à intubação prolongada, sedação prolongada e paralisia, bem como a abstinência de narcóticos também são preocupações pós-operatórias significativas. O cirurgião e a equipe da unidade de terapia intensiva devem pesar o risco de deslocamento de *stent* e os riscos de sedação e paralisia. Atualmente, não há padronização de cuidados pós-operatórios. Após experiências com extubação acidental, alguns médicos encontraram métodos alternativos de manejo das vias aéreas, a fim de evitar a reinstrumentação das vias aéreas (p. ex., o uso de pressão positiva bilateral na via aérea). Outros médicos recomendaram um regime interrompido de paralisia e narcóticos ou o uso sem restrições de fármacos, para evitar efeitos colaterais. A intubação nasotraqueal prolongada também pode causar necrose alar, caso não se faça uma inspeção vigilante diária dos esparadrapos nasais e do tubo endotraqueal.

3. Outras complicações – Os pacientes também podem sofrer disfagia, aspiração e mesmo retardo de crescimento e desenvolvimento no pós-operatório, secundárias a *stents* de longa permanência. Ajustar a posição do *stent* às vezes pode resolver os sintomas. Algumas crianças podem exigir colocação de tubo para alimentação até a remoção do *stent*, a fim de permitir um suporte nutricional adequado.

C. Complicações pós-operatórias tardias

1. Formação de tecido de granulação e estenose – Complicações tardias podem incluir a formação de tecido de granulação na extremidade do *stent* e estenose glótica ou supraglótica. Enxertos de cartilagem também podem fazer prolapso para o interior das vias aéreas, causando reestenose. Essas complicações podem ser evitadas por meio de endoscopia pós-operatória de rotina a intervalos regulares. Alguns médicos defendem a terapia pós-operatória empírica para DRGE, a fim de eliminar o refluxo gastresofágico como possível causa de formação de tecido de granulação ou de estenose pós-operatória. A estenose glótica posterior pode exigir cirurgia de expansão com um enxerto cartilaginoso posterior.

2. Problemas com a qualidade da voz – A qualidade da voz no pós-operatório pode piorar, o que pode ser secundário à assimetria da comissura anterior, à formação de uma membrana glótica, ou a cicatrizes na prega vocal. Deve-se tomar cuidado durante a operação para evitar a incisão da comissura anterior. Pode-se considerar a reconstrução com a colocação de uma quilha, caso não haja nenhuma melhora com medidas conservadoras. A fonoterapia pós-operatória pode estar indicada, pois retardos em habilidades linguísticas e de comunicação podem ser uma fonte de significativa morbidade para pacientes e suas famílias.

3. Fístula traqueocutânea – Uma fístula traqueocutânea persistente é outra complicação potencial após uma traqueotomia de longa duração, e pode requerer reparo com excisão do pertuito epitelizado.

4. Colabamento supraestomal – O colabamento supraestomal pode ocorrer em pacientes com traqueotomias de longa duração e requerer suporte rígido com cartilagem.

5. Prolapso aritenoide e colabamento supraglótico – Pode ocorrer prolapso aritenoide, mais comumente após procedimentos de ressecção cricotraqueal ou expansão laringotraqueal extensa. Uma aritenoidectomia parcial pode ser necessária, embora se deva considerar o maior risco potencial de aspiração. O colabamento supraglótico pós-operatório pode ser um problema extremamente desafiador.

6. Incapacidade de retirar a cânula – Uma incapacidade de retirar a cânula secundária à reestenose é a complicação tardia mais devastadora, sendo mais comum em estenoses de Graus III e IV. A cirurgia de revisão das vias aéreas pode aumentar as taxas de retirada da cânula.

Bauman NM, Oyos TL, Murray DJ et al. Postoperative care following single-stage laryngotracheoplasty. *Ann Otol Rhinol Laryngol.* 1996;105:317. [PMID: 8604897] (Comparison of two protocols for postoperative neuromuscular blockade.)

Cotton RT. Management of subglottic stenosis. *Otolaryngol Clin North Am.* 2000;33(1):111. [PMID: 10637347] (Excellent comprehensive review of diagnosis and management of subglottic stenosis.)

Hertzog JH, Siegel LB, Hauser GJ et al. Noninvasive positive-pressure ventilation facilitates tracheal extubation after laryngotracheal reconstruction in children. *Chest.* 1999;116(1):260. [PMID: 10424540] (Two case reports demonstrating success with bilateral positive airway pressure in maintaining adequate airway parameters as an alternative to reintubation after accidental extubation.)

Ludemann JP, Hughes CA, Noah Z et al. Complications of pediatric laryngotracheal reconstruction: prevention strategies. *Ann Otol Laryngol Rhinol.* 1999;108:1019. [PMID: 10579227] (Review of 82 patients revealing bronchiolitis, wound abscess, ossified cricoid cartilage, Grade IV stenosis, and untreated GERD as indicators of restenosis.)

▶ Prognóstico

O sucesso das técnicas de reconstrução das vias aéreas é determinado por muitos fatores, como gravidade inicial da lesão, outras comorbidades do paciente e experiência e perícia técnica, tanto do cirurgião quanto dos funcionários da unidade de tratamento intensivo; entretanto, deve ser possível obter taxas de retirada de cânula de 80 a 90%. Uma abordagem em equipe é primordial para o sucesso. Ao manejar tais casos, os pacientes devem ser aconselhados a não esperar um "milagre" de uma só vez, uma vez que é mais provável que múltiplos procedimentos, incluindo endoscopia nos intervalos, venham a ser necessários.

41 Distúrbios do sono

Kevin C. Welch, MD
Andrew N. Goldberg, MD, MSCE, FACS

DISTÚRBIOS DO SONO EM ADULTOS

Os distúrbios do sono são prevalentes na sociedade americana. A National Commission on Sleep Disorders Research estima que quase 20% dos adultos sofrem de distúrbios crônicos do sono, e que outros 10% sofrem de distúrbios intermitentes do sono. Os distúrbios do sono foram vinculados a mais de 100.000 acidentes de trânsito por ano, com quase 1.500 óbitos e 75.000 vítimas. Também podem ser responsáveis por até 30% dos acidentes de caminhões comerciais. Estimou-se que a privação crônica de sono tenha um custo anual de 15 bilhões de dólares em despesas médicas diretas e de 70 bilhões em perda de produtividade.

CLASSIFICAÇÃO DO SONO E DISTÚRBIOS DO SONO

▶ Sono

O sono é um estado fisiológico e comportamental reversível que se manifesta como diminuição de consciência e reação a estímulos externos. A arquitetura normal do sono compreende duas fases distintas: **sono não REM (sem movimentos oculares rápidos)**, que compreende 75 a 80% do sono e ocorre em quatro estágios (Estágios I a IV), e **sono REM (movimentos oculares rápidos)**, que compreende 20 a 25% do sono e ocorre em dois estágios. Em um adulto normal, essas duas fases do sono ocorrem em ciclos semirregulares, com duração aproximada de 90 a 120 minutos e ocorrem 3 a 4 vezes por noite.

A. Sono não REM

No homem adulto normal, o **sono estágio I (N1)**, considerado a transição para o sono, ocupa 2 a 5% do sono e caracteriza-se por um aumento em ondas teta e uma diminuição em ondas alfa no eletroencefalograma (EEG). O estágio I do sono também é marcado por uma diminuição na consciência e no tônus muscular. O **estágio II (N2) do sono** ocupa 45 a 55% do sono e caracteriza-se por complexos K e fusos no EEG, bem como diminuições no tônus muscular e na consciência. O estágio II do sono é considerado pela maioria das autoridades como o "verdadeiro" início do sono. Os **estágios III e IV (N3) do sono** compreendem o sono profundo e ocorrem no primeiro terço da noite. A marca distintiva do sono profundo é a abundância de ondas delta no EEG. O estágio III do sono ocupa 3 a 8%, e o estágio IV ocupa 10 a 15% do sono. Os estágios III e IV são amplamente considerados os estágios mais repousantes do sono. Com o avançar da idade, o sono profundo ocupa progressivamente cada vez menos tempo total de sono.

B. Sono REM

O restante do sono é composto pelo sono REM, que é dividido em estágios tônico e fásico. Durante o **estágio tônico**, o EEG torna-se assincrônico e os músculos perdem o tônus. O **estágio fásico** do sono REM caracteriza-se por movimentos oculares rápidos, bem como padrões cardíacos e respiratórios erráticos.

▶ Distúrbios do sono

Os distúrbios do sono são categorizados pela American Sleep Disorders Association na Classificação Internacional de Distúrbios do Sono (ICSD), que organizou os distúrbios do sono em quatro categorias: dissonias, parassonias, distúrbios do sono associados a distúrbios médico-psiquiátricos e distúrbios do sono propostos (Quadro 41-1).

O termo **apneia** refere-se a um período de pelo menos 10 segundos durante os quais há ausência de fluxo aéreo pelo nariz ou pela boca. A apneia pode ter origem obstrutiva ou central. A **hipopneia** é uma diminuição do fluxo aéreo a 10 a 70% do nível basal por mais de 10 segundos, associada a despertares ou dessaturação de pelo menos 3%. O índice apneia hipopneia (IAH) é o número de apneias e hipopneias por hora de tempo de sono e baseia-se em um mínimo de 2 horas de sono. Muitos debateram a importância desse índice, porque não reflete o número absoluto de apneias e/ou hipopneias, a duração desses eventos, ou sua distribuição durante o sono. Alguns autores usam o índice de dis-

Quadro 41-1 Classificação de distúrbios do sono

Categoria	Subtipo	Exemplos
Dissonia	Intrínseca Extrínseca Distúrbio de ritmo circadiano	Insônia, narcolepsia, AOS Má higiene do sono Distúrbio de avanço ou retardo de fase do sono
Parassonia	Distúrbio de despertar Distúrbio da transição sono-vigília Associado a REM Outros	Sonambulismo, terror do sono Falar durante o sono, cãimbras das pernas durante o sono Pesadelos Bruxismo, apneia do sono infantil
Distúrbios médico-psiquiátricos	Distúrbios mentais Distúrbios neurológicos Outros	Psicose, transtornos de ansiedade Demência, insônia familiar fatal DPOC, DRGE associada ao sono
Proposta		Hiperidrose do sono, laringoespasmo relacionado ao sono

DPOC, doença pulmonar obstrutiva crônica; DRGE, doença do refluxo gastresofágico; REM, movimentos oculares rápidos; AOS, apneia obstrutiva do sono.

túrbios respiratórios (IDR), que é o IAH + índice de despertares, para ajudar a correlação com a sintomatologia do paciente.

Há **apneia obstrutiva do sono** (AOS) quando o IAH é de 5 eventos/hora ou mais. Classifica-se mais ainda em leve (5 a 15 eventos/hora), moderada (15 a 30 eventos/hora) e grave (mais de 30 eventos/h). Diagnostica-se a **síndrome de apneia obstrutiva do sono** (SAOS) quando o IAH é superior a 15, e o paciente apresenta sintomas noturnos e diurnos.

A **síndrome de hipoventilação por obesidade** é a forma mais clinicamente grave de distúrbio respiratório sono-dependentes, sendo caracterizada por hipoventilação alveolar crônica, obesidade, hipercapnia diurna ($PaCO_2$ superior a 45 mmHg). Frequentemente se manifesta com hipertensão pulmonar e insuficiência cardíaca direita.

American Sleep Disorders Association. *The International Classification of Sleep Disorders Diagnosis & Coding Manual.* American Academy of Sleep Medicine, 2001. (Lists and explains the various sleep disorders.)

National Commission on Sleep Disorders Research. *Wake up America: A National Sleep Alert.* Government Printing Office, 1993. (Offers facts and findings regarding sleep deprivation and its effects on citizens.)

APNEIA DO SONO

FUNDAMENTOS DO DIAGNÓSTICO

▶ História de ronco habitual, sonolência diurna excessiva, ou apneias testemunhadas.
▶ Pescoço acima de 43 cm em homens ou 38 cm em mulheres e/ou índice de massa corporal (IMC) acima de 27 kg/m².
▶ Evidência definitiva de AOS por polissonografia.

▶ Considerações gerais

A AOS é um distúrbio caracterizado por roncos altos habituais e pela obstrução repetitiva das vias aéreas superiores durante o sono, resultando em intervalos prolongados de hipoxia e sono fragmentado; como resultado, pacientes com AOS sofrem de sonolência diurna excessiva, enurese, mau desempenho no trabalho e disfunção erétil. As sequelas em longo prazo são graves e podem incluir acidentes, hipertensão, cardiopatia isquêmica, arritmias cardíacas e acidente vascular encefálico (AVE).

Estudos de coorte de grande porte demonstraram que a AOS é comum; quase 25% dos homens adultos entre 20 a 60 anos e 9% das mulheres adultas da mesma idade têm um IAH superior a 5 eventos/h. Verificou-se também que 4% dos homens adultos e 2% das mulheres adultas tinham síndrome de AOS com um IAH superior a 15 e sintomas diurnos e noturnos. Apesar de sua prevalência, estima-se que quase 86% das pessoas com AOS permanecerão sem diagnóstico.

▶ Patogênese

A patogênese da AOS é multifatorial, sendo amplamente aceito que a AOS está em algum ponto de um *continuum* de distúrbios respiratórios sono-dependentes (Figura 41-1), que se inicia com o ronco e termina na síndrome de hipoventilação por obesidade. Determinar o que leva uma pessoa a ser suscetível às patologias desse *continuum* é um das metas do tratamento.

O ar que se move pelas vias aéreas superiores encontra resistência no trânsito aos pulmões; na pessoa apneica, essa resistência está aumentada. Essa nova resistência aumenta a carga sobre a musculatura respiratória, que é necessária para superar a resistência das vias aéreas superiores com pressões inspiratórias negativas mais altas. A pressão inspiratória negativa estreita incrementalmente as vias aéreas superiores até que, teoricamente, elas colabam. Acredita-se que a complacência dos tecidos moles, a redundância da mucosa das vias aéreas superiores e o tônus do

```
Ronco ⇄ SRVAS ⇄ Hipopneia ⇄ Apneia obstrutiva do sono ⇄ Síndrome de hipoventilação por obesidade
```

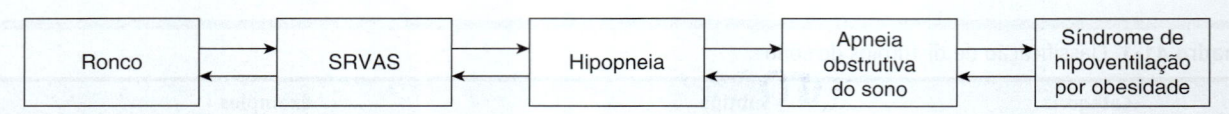

▲ **Figura 41-1** O *continuum* de distúrbios respiratórios sono-dependentes. O conceito de distúrbios respiratórios sono-dependentes é que a resistência crescente das vias aéreas superiores (SRVAS) pode causar um quadro progressivamente pior, que pode se manifestar tanto com sintomas similares quanto novos.

músculo dilatador da faringe exerçam um papel importante. Clinicamente, isso se traduz em vibração e colapso progressivos das estruturas dos tecidos moles das vias aerodigestórias altas, causando o ronco e a obstrução ao fluxo aéreo.

O nariz e a cavidade nasal parecem ter papéis menos cruciais na patogênese da AOS. Mais de metade da resistência normal nas vias aéreas superiores é gerada na valva nasal interna, e uma obstrução nesse ponto estreita essa abertura e aumenta a resistência. Desvio de septo e outras causas de obstrução nasal podem ter um papel na patogênese dos distúrbios respiratórios sono-dependentes, e pacientes com rinite alérgica têm um risco aumentado de desenvolver esses distúrbios devido ao edema significativo dos cornetos ou da mucosa. Entretanto, acredita-se que essas características não tenham papéis significativos no paciente médio com AOS.

▶ **Prevenção**

Vários fatores de risco de AOS foram identificados. A obesidade é um deles: com um aumento de um desvio-padrão no IMC acima do normal, a prevalência de AOS triplica. Resultados de um estudo demonstram uma correlação positiva entre a gravidade do IAH e tanto o IMC quanto a circunferência do pescoço do paciente. Embora homens representassem 47,2% da coorte do estudo, 71% dos participantes com um IAH superior a 30 eram homens, indicando uma representação desproporcional do sexo masculino em pacientes com AOS.

Embora brancos e negros pareçam estar igualmente representados à medida que aumenta a gravidade do IAH, nativos americanos parecem estar desproporcionalmente representados em grupos de maior IAH. Além de peso, circunferência de pescoço, sexo e raça, outros fatores, como síndromes genéticas (discutidas posteriormente) e fatores endócrinos, também foram implicados na AOS. Os pacientes com anormalidades de hormônio de crescimento, especificamente acromegalia, podem desenvolver AOS em consequência de alterações na estrutura craniofacial e colapsibilidade das vias aéreas superiores.

▶ **Achados clínicos**

A. Sinais e Sintomas

Os sintomas noturnos mais comuns da AOS incluem ronco alto e habitual, apneia, sons de sufocamento ou engasgo e noctúria ou enurese. As vibrações nos tecidos moles das vias aéreas superiores produzem o ronco alto e crescente, e o aumento significativo da resistência das vias aéreas superiores. Apneias, que frequentemente acabam de forma abrupta com ruídos altos de retomada da respiração, representam a obstrução completa das vias aéreas superiores. A pressão inspiratória negativa gerada durante eventos apneicos é transmitida por via transmural ao coração em contração e estira o átrio direito. Em consequência, há liberação do peptídeo natriurético atrial, levando à noctúria e à enurese em alguns pacientes. Os despertares repetidos e frequentes acordar para urinar levam à fragmentação do sono, que pode levar a sintomas diurnos.

Quase 30% de homens adultos e 40% das mulheres adultas com um IAH superior a 5 eventos/h relatam não se sentirem repousados ao acordar pela manhã. Além disso, 25% dos homens adultos e 35% das mulheres com um IAH superior a 5 eventos/h queixam-se de excessiva sonolência diurna, que pode causar sestas ou cochilos frequentes, mau desempenho laboral e acidentes automobilísticos.

▶ **B. Exame físico**

1. Avaliação sistêmica – Todos os pacientes devem ser avaliados quanto à hipertensão, pois ela está correlacionada à gravidade da AOS. Como estudos mostraram uma correlação positiva entre AOS e IMC superior a 27,8 kg/m^2 em homens e IMC superior a 27,3 kg/m^2 em mulheres, bem como da circunferência do pescoço – medida no nível da membrana cricotireoide – acima de 43 cm em homens ou 38 cm em mulheres, deve-se registrar o peso e a circunferência de pescoço.

A aparência externa da tireomegalia ou sinais de pele seca, cabelo áspero, ou mixedema podem levar a um diagnóstico de hipotireoidismo, e um paciente desatento ou mal cuidado que parece perder o contato ou que se expressa com melancolia pode ter depressão não diagnosticada. Essas duas patologias podem causar sonolência ou fadiga excessiva e devem ser consideradas antes do diagnóstico de AOS.

2. Cabeça e pescoço – O paciente é sempre examinado no plano de Frankfurt – uma linha que bissecta o bordo orbital inferior e o bordo superior do meato auditivo externo, que é sempre paralela ao chão. Para avaliar uma retrusão maxilar, uma linha traçada do násio ao subnásio deve ser perpendicular ao plano de Frankfurt. Para avaliar uma retrognatia, uma linha bissecando a borda do vermelhão inferior (borda vermelha do lábio) com o pogônio também deve ser perpendicular ao plano de Frankfurt. Se o pogônio tiver uma retroposição maior que 2 mm, suspeita-se de retrognatia. Uma radiografia cefalométrica lateral ajuda a avaliar essa área com precisão.

3. Nariz – Deve-se examinar o nariz procurando sinais de deformidade franca, alterações na ponta nasal, assimetria das narinas e obstrução da valva interna. O examinador pode realizar a manobra de Cottle modificada para dilatar a valva nasal e avaliar se há melhora na respiração. A cavidade nasal deve ser cuidadosamente examinada, verificando-se tamanho dos cornetos, sinais de pólipos, massas, rinite e secreção purulenta. Examina-se o septo, em busca de sinais de defeitos ou desvio. A nasofaringoscopia permite avaliar as coanas posteriores (para descobrir os raros casos de estenose ou atresia), os orifícios da tuba auditiva, a valva velofaríngea e as adenoides, permitindo a observação direta da velofaringe durante a manobra de Müller, que alguns acreditam ser útil na identificação do local da obstrução na AOS.

Quadro 41-2 O sistema de estadiamento de Friedman

Estágio	Posição do palato de Friedman	Tamanho tonsilar	Índice de massa corporal
I	1	3,4	< 40
	2	3,4	< 40
II	1, 2	1,2	< 40
	3,4	3,4	< 40
III	3	0,1,2	< 40
	4	0,1,2	< 40
IV	1,2,3,4	0,1,2,3,4	> 40

4. Cavidade oral – A língua deve ser examinada quanto ao tamanho e aos estigmas de AOS. Uma língua normal repousa abaixo do plano oclusal, e uma língua que se estende acima desse plano é classificada como leve, moderada ou gravemente aumentada. Crenações ou cristas linguais, se encontradas, podem indicar macroglossia. A relação entre a língua e o véu palatino também deve ser observada, especificamente para determinar se uma língua aumentada esconde a visão do palato, se o palato em si está baixo ou desviado, ou se a parede posterior da faringe está escondida por ambos. Nota-se também a morfologia do véu palatino (i.e., espesso, coberto por teia, posteriorizado, baixo, etc). A úvula também é descrita como normal, longa (maior de 1 cm), grossa (maior de 1 cm) ou encravada no véu palatino. As tonsilas devem ser descritas como cirurgicamente ausentes (0) ou por seu tamanho (1, 2, 3 ou 4+, respectivamente, indicando um estreitamento lateral da orofaringe de 0 a 25%, 25 a 50%, 50 a 75%, ou mais de 75%). Elas também devem ser examinadas para qualquer assimetria ou qualquer outra patologia. Uma orofaringe estreita, independentemente do tamanho das tonsilas, também deve ser notada. Descreveu-se um sistema de exame e estadiamento da cavidade oral, chamado Escore da Síndrome de Apneia/Hipopneia Obstrutiva do Sono (Escore ASHOS), descrito a seguir.

5. Hipofaringe – A hipofaringe pode ser avaliada com o uso de um nasofaringoscópio flexível, a fim de avaliar a base da língua e as tonsilas linguais e procurar massas obstruindo a laringe supraglótica, glótica ou subglótica. A obliteração da valécula, o retrodeslocamento da epiglote escondendo a laringe, o estreitamento faringeo lateral e a obstrução geral pela base da língua podem indicar colabamento hipofaríngeo durante o sono. Deve-se notar qualquer anormalidade na aparência, na simetria e no movimento das pregas vocais. Muitos realizam a manobra de Müller, a fim de determinar o colapso das áreas retropalatal e retroglossal durante a inspiração contra nariz e boca fechados, com um escore correspondendo a uma porcentagem do fechamento durante a manobra. As opiniões sobre a utilidade clínica dessa manobra são mistas.

6. Escore da síndrome de apneia/hipopneia obstrutiva do sono (escore ASHOS) – Embora a descrição das estruturas, conforme indicado, pareça útil para determinar o local da obstrução na AOS, criou-se um sistema de estadiamento mais formalizado (Quadro 41-2). Esse sistema inclui três seções, cobrindo (a) a descrição-padrão das tonsilas, de 0 a 4, (b) a cavidade oral/língua

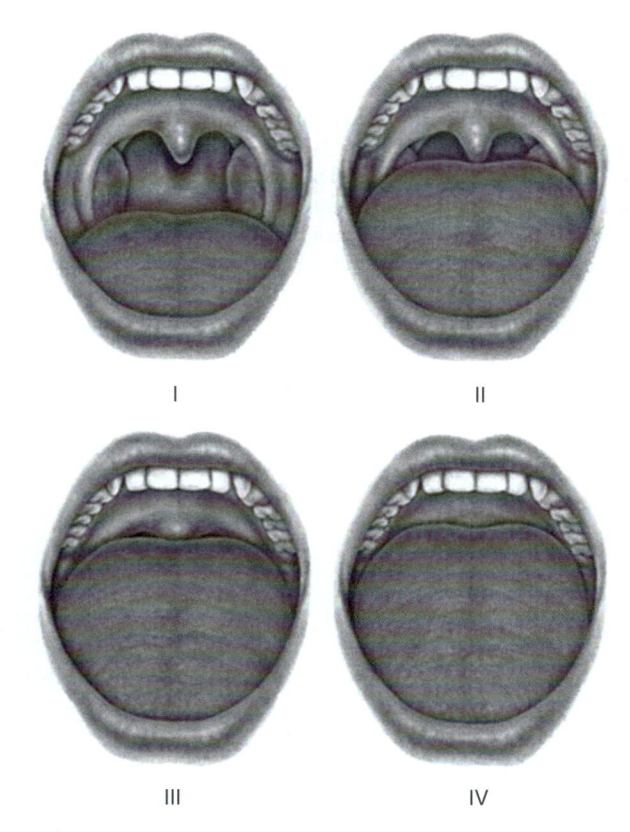

▲ **Figura 41-2** Posição do palato de Friedman. A posição do palato de Friedman baseia-se na visualização de estruturas da boca com a boca amplamente aberta sem protrusão da língua. O grau I permite ao observador visualizar toda a úvula e as tonsilas. O grau II permite a visualização da úvula, mas não a das tonsilas. O grau III permite a visualização do véu palatino, mas não a da úvula. O grau IV permite a visualização apenas do palato duro.

(Figura 41-2) e (c) o IMC. Mostrou-se útil para prever a probabilidade de sucesso na uvulopalatofaringoplastia para apneia do sono e pode servir como um escore único para descrever pacientes com AOS.

C. Exames de imagem

As várias modalidades de imagem podem ter um papel na identificação do paciente com AOS; entretanto, a maioria tem uma aplicação clínica limitada, e algumas permanecem no campo da pesquisa.

1. Cefalometria e radiografias – Estudos cefalométricos laterais e radiografias simples são úteis para avaliar o paciente com anormalidades craniofaciais observáveis, como hipoplasia do meio da face ou retrusão mandibular. Esses estudos são necessários para a avaliação precisa da retrusão maxilar, retrognatia, e micrognatia, ajudando a planejar procedimentos cirúrgicos de Fase I e de Fase II (discutidos posteriormente neste capítulo). Os estudos são baratos e o equipamento está amplamente disponível. Entretanto, como uma ferramenta diagnóstica para AOS em geral, apresentam graves limitações, incluindo exposição à radiação, ausência de imagem em supinação e falta de resolução de tecidos moles.

2. Tomografia computadorizada e ressonância magnética – A TC e a RM também estão comumente disponíveis e facilitam para uma maior compreensão das diferenças entre as vias aéreas normais e apneicas (Figura 41-3). As imagens obtidas com as duas modalidades podem ser usadas para recriar modelos tridimensionais das vias aéreas superiores e foram usadas para avaliar a dinâmica da via aérea apneica durante a respiração. Entretanto, ambas as modalidades são signficativamente mais caras do que as previamente mencionadas e possuem várias contraindicações. Além disso, ainda não foi comprovada a efetividade da TC e da RM na identificação de pacientes com AOS ou na caracterização confiável da gravidade da AOS.

D. Testes especiais

1. Testes subjetivos – Testes subjetivos permitem que o paciente avalie seu impulso de sono. Incluem a **Escala de Sonolência de Epworth (ESS)**, o **Questionário de Resultados Funcionais do Sono (FOSQ)** e a **Escala de Sonolência de Stanford (SSS)**. Para a ESS, pede-se que o paciente classifique a probabilidade de cair no sono durante determinados eventos; no FOSQ, pede-se ao paciente que avalie o impacto da sonolência sobre sua capacidade de realizar atividades diárias; e na SSS, pede-se ao paciente que classifique seu grau de sono naquele momento. A ESS oferece a vantagem de correlacionar-se com o teste múltplo de latência do sono e com o IAH.

2. Teste múltiplo de latência de sono – O teste múltiplo de latência de sono é um teste objetivo que avalia o impulso de sono, consistindo em uma série de cochilos ocorrendo em intervalos de duas horas, repetido a cada 2 horas. Estimula-se os pacientes a dormirem enquanto seus parâmetros fisiológicos são monitorados. A latência normal do sono é de 10 a 20 minutos; entretanto, pacientes com sonolência diurna excessiva frequentemente apresentam latências de sono de 5 minutos ou menos.

3. Polissonografia – O estudo definitivo para avaliar a AOS é a polissonografia (PSG) durante a noite, porque permite o monitoramento direto da atividade cerebral, dos padrões respiratórios e da atividade muscular do paciente durante o sono. A PSG registra a duração do sono e eventos (ronco, hipopneias, apneias, excursão toracoabdominal, movimento de membros e assim por diante) que ocorrem durante o sono. Sua utilidade clínica repousa em sua capacidade de diagnosticar e caracterizar a gravidade da AOS. Além disso, a PSG pode diferencias entre AOS, apneia central do sono e outras causas de sonolência excessiva.

4. Endoscopia durante o sono induzido por medicamentos – Esse exame consiste em examinar o paciente durante o sono induzido por medicamentos em um ambiente bem controlado, em

▲ **Figura 41-3** Anatomia axial comparativa. Imagens axiais por ressonância magnética adquiridas no nível retropalatal em um paciente normal (esquerda) e em um paciente apneico (direita), demonstrando (1) maiores dimensões da parede lateral da faringe, (2) diminuição da área da via aérea retropalatal e (3) aumento dos coxins gordurosos laterais da faringe em um paciente apneico representativo. (Imagem fornecida por Richard J. Schwab, MD, University of Pennsylvania Health System, Philadelphia, PA.)

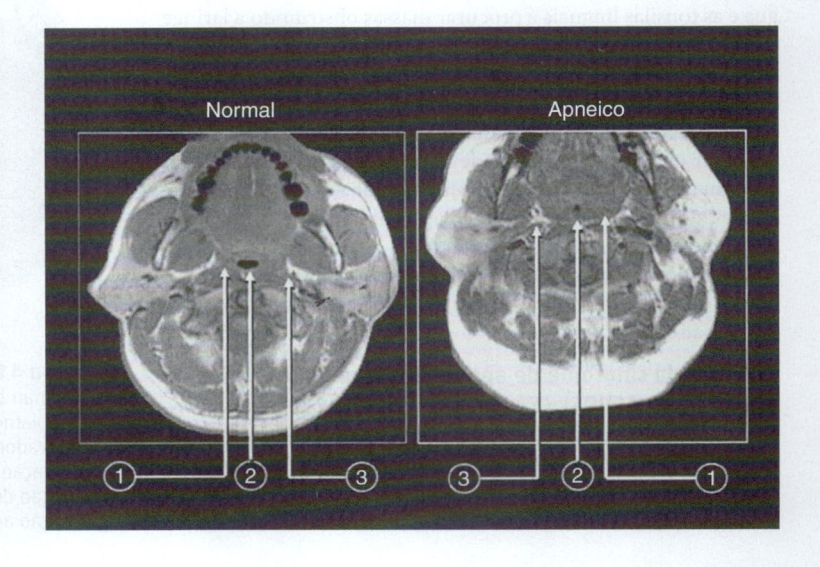

geral com a administração de propofol como agente sedativo. Esse exame fornece a representação mais próxima até hoje da obstrução dinâmica de um paciente durante o sono. Comprovou-se uma avaliação segura, factível e válida das vias aéreas superiores, embora não tenha sido feita uma correlação com intervenções cirúrgicas específicas em locais identificados.

▶ Complicações

Quase 20% de todos os motoristas relatam cair no sono ao volante pelo menos uma vez na vida, e pacientes com AOS têm um risco aumentado. Pacientes com um IAH superior a 40 eventos/h têm uma probabilidade três vezes maior de provocar um acidente do que pacientes-controle, e pacientes com sonolência diurna excessiva podem estar tão incapacitados quanto voluntários intoxicados (alcoolemia superior a 0,1%) com referência a sequências cronometradas de reação. Entretanto, é difícil prever quem está em risco aumentado. Padrões legais e obrigações do médico com relação à notificação de pacientes em risco ou com uma história de acidentes relacionados ao sono variam de estado para estado nos EUA.

Múltiplas variáveis clínicas confundem o estabelecimento de uma relação entre AOS e hipertensão; entretanto, um estudo demonstrou que homens e mulheres com um IAH superior a 30 eventos/h têm um risco relativo de desenvolver hipertensão de 1,5 e de 1,17, respectivamente. Quando os estudos controlam para hipertensão, pacientes com AOS têm um risco aumentado de mortalidade cardiovascular secundária à isquemia do miocárdio; pacientes estudados durante toda a noite com monitores Holter demonstram isquemia miocárdica, que diminui com a terapia de pressão positiva contínua nas vias aéreas (CPAP). Há fortes evidências em favor da maior incidência de desfechos cardiovasculares fatais e não fatais em pacientes com AOS grave que não foram tratados, quando comparados a voluntários normais em estudos recentes. Encontrou-se uma maior prevalência de distúrbios respiratórios sono-dependentes em pacientes com um primeiro AVE, tão precocemente quanto um IAH superior a 5 eventos/h, e pacientes com IAH superior a 11 eventos/h têm um risco de AVE ajustado para chance 1,5 vezes maior.

▶ Tratamento

A. Medidas não cirúrgicas

1. Terapia CPAP – O tratamento mais amplamente usado para AOS é CPAP, que é a primeira terapia recomendada para pacientes com AOS. CPAP diminui roncos e apneias e melhora os sintomas de sonolência diurna excessiva. Além disso, um estudo de três anos demonstrou que pacientes com sonolência diurna excessiva tratados com CPAP diminuíam significativamente suas taxas de acidentes a níveis comparáveis aos de controles normais. O American College of Chest Physicians recomenda iniciar a terapia com CPAP em todos os pacientes com um IAH superior a 30 eventos/h e para todos os pacientes sintomáticos com um IAH de 5 a 30 eventos/h. Embora a efetividade de CPAP na eliminação da AOS seja 90 a 95%, sua eficácia continuada baseia-se na adesão do paciente, com um uso médio de 4 a 5 horas/noite e adesão de 85% em seis meses, nas melhores circunstâncias. Apesar de melhoras objetivas e subjetivas imediatas, nenhum estudo definitivo estabeleceu a duração de uso regular necessário para reduzir ou eliminar sequelas em longo prazo. Os pacientes muitas vezes se queixam de claustrofobia, cefaleia, rinite, irritação facial ou nasal, aerofagia e inconveniência ou embaraço social durante o uso do CPAP, aspectos que limitam seu uso.

2. Dispositivos orais – Podem-se usar dispositivos orais em pacientes com ronco primário, aqueles com AOS leve a moderada e em pacientes que recusam CPAP. Os dispositivos orais mais completamente testados são os **dispositivos tituláveis de reposicionamento mandibular**. Na AOS leve a regular, demonstrou-se que esses dispositivos diminuem o IAH a níveis comparáveis aos da terapia CPAP, melhoram os sintomas de sonolência diurna excessiva e diminuem a IAH em alguns pacientes em que a uvulopalatofaringoplastia não foi bem-sucedida. O uso noturno de dispositivos orais em geral é melhor tolerado que CPAP. Os pacientes que usam dispositivos orais podem se queixar de dor mandibular ou temporomandibular (ambas parecem diminuir com os dispositivos orais tituláveis), cefaleias e salivação excessiva. Os efeitos e desfechos em longo prazo de pacientes com AOS que usam dispositivos orais não foram completamente estudados.

3. Perda de peso – Pacientes com sobrepeso devem ser estimulados a perder peso, porque foi demonstrado que reduções moderadas de peso aumentam o tamanho e melhoram a função das vias aéreas superiores. A coordenação da perda ponderal com um nutricionista pode melhorar o desfecho e, em muitos casos, é necessária (p. ex., em pacientes diabéticos e em obesos mórbidos). Como muitos pacientes com AOS são obesos mórbidos, avaliou-se a cirurgia bariátrica como tratamento para a perda ponderal nessa população, mas ela não é recomendada para a perda rotineira de peso em pacientes com AOS.

4. Modificações de estilo de vida – Os pacientes também devem ser aconselhados a evitar sedativos, álcool, nicotina e cafeína à noite, porque essas substâncias podem influenciar o tônus muscular das vias aéreas superiores, bem como mecanismos centrais.

5. Terapia posicional – A terapia posicional foi sugerida como uma terapia adjuvante para pacientes que têm primariamente eventos obstrutivos supino-dependentes, facilmente identificados com a PSG. Os pacientes são instruídos a dormir na posição de decúbito lateral, e não supina, e um grande número de técnicas foram usadas para impedir a reversão à posição supina, como costurar bolas de tênis no dorso de camisas e rearranjar os travesseiros.

6. Outros tratamentos – Dilatadores nasais externos e produtos com base em éfedra ou efedrina também são tratamentos populares para ronco e AOS. Embora se tenha demonstrado que alguns reduzem o ronco em pacientes com rinite crônica ou obstrução nasal, a maioria desses produtos não mostrou nenhum benefício consistente no tratamento do ronco primário ou AOS. Produtos à base de éfedra não foram avaliados pela FDA e, portanto, seu uso como tratamento é desestimulado.

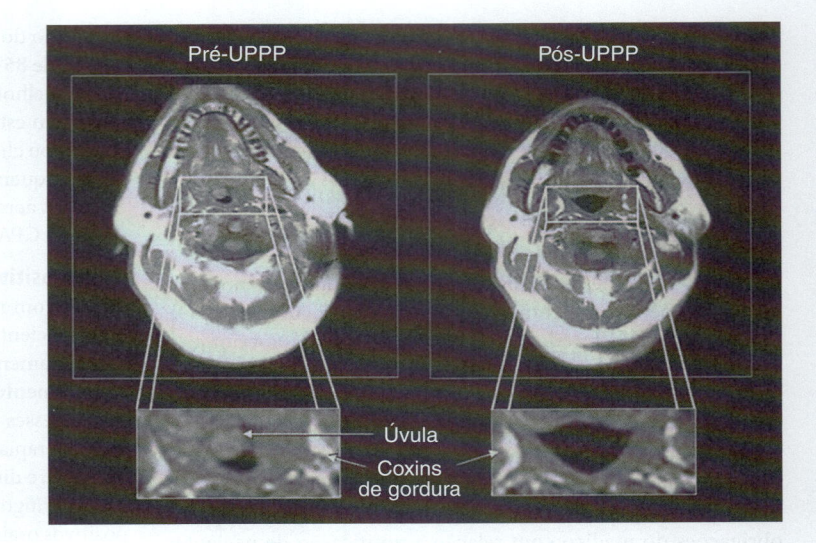

▲ **Figura 41-4** Anatomia axial pré e pós UPPP. Imagens axiais por ressonância magnética adquiridas no mesmo nível retropalatal em um paciente antes e depois de UPPP. UPPP, uvulopalatofaringoplastia. (Imagem fornecida por Schwab RJ et al, MD, University of Pennsylvania Health System, Philadelphia, PA.)

B. Medidas cirúrgicas

1. Considerações pré-operatórias – O tratamento cirúrgico de pacientes com AOS é complexo e deve ser individualizado. O tratamento cirúrgico é direcionado a locais identificados no exame físico e nos outros exames descritos, a fim de maximizar a efetividade e minimizar a morbidade cirúrgica. Geralmente, utiliza-se uma abordagem por etapas, tendo por alvo os locais mais prováveis de obstrução, planejando-se a retestagem e o reexame de pacientes 4 a 6 meses após a cirurgia, a fim de determinar o efeito do tratamento cirúrgico nos pacientes com AOS.

Um dos protocolos mais amplamente aceitos para abordar a apneia do sono baseia-se em uma série de 306 pacientes consecutivos com AOS tratados cirurgicamente, por Nelson Powell e Robert Riley. No protocolo Powell-Riley, a seleção de pacientes para cirurgia começa por um exame físico minucioso, endoscopia das vias aéreas superiores com a manobra de Müller, estudos cefalométricos e PSG noturna. Isto é descrito a seguir como fases cirúrgicas I e II.

2. Cirurgia fase I – Inicia-se o tratamento do paciente com cirurgia fase I: (1) pacientes com anatomia das vias aéreas superiores **Tipo I** (i.e., obstrução orofaríngea) fazem uvulopalatofaringoplastia (UPPP); (2) pacientes com anatomia das vias aéreas superiores **Tipo II** (i.e., obstrução orofaríngea e hipofaríngea) fazem UPPP e avanço do genioglosso com ou sem miotomia hióidea; e (3) pacientes com anatomia das vias aéreas superiores **Tipo III** (obstrução hipofaríngea) fazem avanço do genioglosso sem cirurgia de palato. É importante notar que pacientes com um IAH superior a 30 eventos/h têm um risco aumentado de complicações perioperatórias das vias aéreas e necessitam de observação noturna; também têm um menor limiar para intubação ou uma traqueotomia temporária.

Todos os pacientes fazendo cirurgia de Fase I requerem anestesia geral e devem ser informados dos riscos potenciais relacionados à anestesia, dor pós-operatória, infecção, sangramento e insuficiência velofaríngea em curto e em longo prazo em pacientes que fazem UPPP.

A. Uvulopalatofaringoplastia – O procedimento UPPP envolve a excisão conservadora da margem inferior do véu palatino, incluindo a úvula, bem como excisão da mucosa redundante com fixação da faringe e do palato por meio de suturas. Se as tonsilas estiverem presentes, são excisionadas. A metanálise demonstra que a UPPP reduz significativamente o IAH, os índices de apneia e a dessaturação de oxigênio, bem como aumenta o sono REM nos pacientes pós-operatórios. A UPPP é efetiva na eliminação do ronco em 90% de pacientes selecionados. Quando se define "sucesso" como uma redução de 50% no IAH, a UPPP tem 53% de sucesso, e demonstrou-se que aumenta a área transversal das vias aéreas superiores e o volume das vias aéreas no nível retropalatal (Figura 41-4). Em pacientes com anatomia das vias aéreas Tipo II ou III, à medida que aumentam a idade, o IMC e o IAH, a UPPP torna-se menos efetiva.

B. Avanço do genioglosso – A realização de avanços do genioglosso tem como objetivo corrigir a obstrução retroglossal que ocorre em pacientes com anatomia das vias aéreas superiores Tipo II e III, colocando os músculos genio-hióideo e genioglosso sob tensão aumentada via osteotomia mandibular. Pode-se fazer o avanço do genioglosso realizando uma osteotomia limitada (Figura 41-5A) ou criando uma janela retangular e *deslizando* o complexo genio-hióideo anteriormente (Figura 41-5B). O último procedimento pode ser realizado usando vários dispositivos de osteotomia sagital ou com sistemas de placas individualizadas ou pré-fabricadas. A suspensão do osso hioide da mandíbula foi grandemente suplantada pela aproximação do osso hioide e da cartilagem tireoide (Figura 41-6). Portanto, o avanço do genioglosso aumenta o espaço retroglossal em virtude de tracionar anteriormente o tubérculo genial e o complexo genioglosso. De modo geral, pacientes com um IAH superior a 30 eventos/h

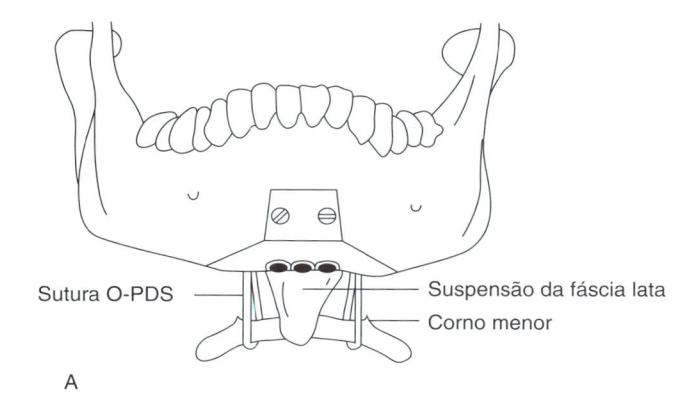

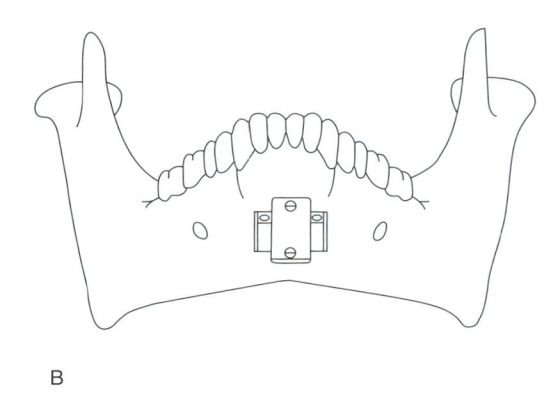

▲ **Figura 41-5** Avanço genioglossal. (**A**) Genioplastia de Mortise. (**B**) Genioplastia de Block.

requerem tratamento por avanço do genioglosso, devido à obstrução da base da língua. A cirurgia de Fase I em pacientes com anatomia de vias aéreas superiores Tipo II tem sucesso em aproximadamente 60 a 65% (definido como uma redução de 50% no IAH ou um IAH pós-operatório equivalente ao IAH pré-operatório durante o uso de CPAP). A cirurgia de Fase I em pacientes com anatomia de vias aéreas superiores Tipo III que fazem somente avanço genioglosso tem sucesso em aproximadamente 66 a 85%. Nesses dois grupos (UPPP com avanço do genioglosso e avanço do genioglosso isolado), há melhora significativa da dessaturação noturna de oxigênio.

3. Cirurgia de fase II – Pacientes que não melhoram (conforme as evidências de PSG) em seis meses após a cirurgia de Fase I são estimulados a fazer a cirurgia de Fase II.

A. Osteotomia maxilar-mandibular – A osteotomia maxilar-mandibular, ou avanço da maxila e mandíbula, é realizada como cirurgia de Fase II. A cirurgia de Fase II (após a cirurgia de Fase I) tem um sucesso de 97 a 100% na redução de IAH e na melhora da dessaturação de oxigênio do sangue, bem como no aumento dos Estágios III, IV e REM do sono. Para pacientes que aderem ao protocolo de Fase I e Fase II, a taxa global de sucesso é aproximadamente 95% (observada ao longo de um período de 1 a 4 anos de acompanhamento). Entretanto, a taxa global de sucesso, que inclui aqueles que abandonam o protocolo, é de 77% (observada ao longo de uma média de nove meses de acompanhamento).

4. Uvuloplastia assistida a *laser* (UPAL) – A UPAL é similar à UPPP, pois excisa a margem inferior do véu palatino e da úvula. Entretanto, a UPAL difere da UPPP, pois usa um *laser* (CO_2, argônio, KTP), em vez de lâmina, é realizada com anestesia tópica e local, não é concebida para abordar o estreitamento de tonsilas ou faringe, e é realizada em 1 a 3 sessões no consultório. Caso existam evidências de tonsilas obstrutivas ou de mucosa faríngea redundante, não se deve oferecer UPAL. Além disso, a UPAL em geral não é usada em pacientes com um IAH superior a 30 eventos/h. Os resultados da UPAL em populações selecionadas são variáveis, e o procedimento tem uma efetividade de aproximadamente 5% para AOS e 80 a 90% para ronco, com menos complicações e menos morbidade para os pacientes do que a UPPP. Os efeitos colaterais da UPAL incluem dor moderada, sangramento, risco de insuficiência velofaríngea e infecção.

5. Ablação por radiofrequência (ARF) – A ablação do palato por radiofrequência também é um procedimento relativamente novo que pode ser usado para tratar pacientes com ronco primário ou um IAH inferior a 15 eventos/h que tenham predominantemente obstrução palatal. A ablação por radiofrequência conduz

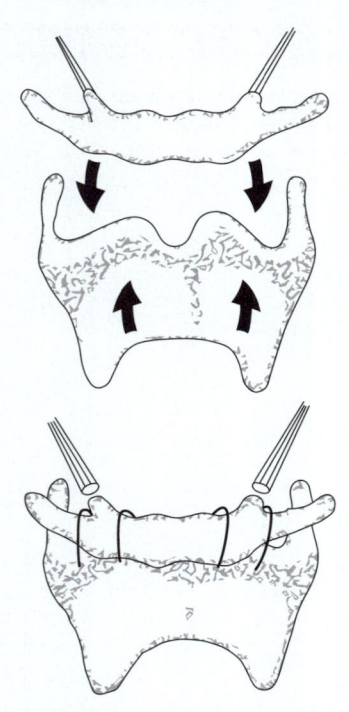

▲ **Figura 41-6** Miotomia hióidea. Miotomia modificada em que o osso hioide é avançado anterior e inferiormente e aproximado à cartilagem tireoide.

aproximadamente 500 J aos tecidos-alvo, causando necrose coagulativa, cicatrizes e, eventualmente, contração tecidual. Relatos iniciais sugerem que a ablação por radiofrequência tem uma efetividade de aproximadamente 75% na eliminação do ronco e, apesar de melhoras nos escores ESS, não altera o IAH. Também se pode usar ablação por radiofrequência da língua e base da língua. Os riscos da ablação por radiofrequência incluem dor, sangramento, insuficiência velofaríngea, fístula palatal e infecção.

6. Cirurgia da base da língua

– O tratamento de obstrução pela base da língua é uma área desafiadora da cirurgia de apneia do sono. Os procedimentos inicialmente usados para redução da língua incluíam o uso de traqueotomia e demonstraram morbidade e dor significativas. Devido a isso, nunca ganharam ampla aceitação entre médicos ou pacientes. Mais recentemente, desenvolveram-se procedimentos menos invasivos para tratar a obstrução pela base da língua, os quais reduziram significativamente a morbidade e ganharam alguma aceitação no algoritmo de tratamento.

A. Redução da língua – A redução da base da língua foi realizada por terapia de crioablação, reduzindo, assim, a necrose tecidual, o edema e a dor. Também foram usadas a glossectomia a *laser* na linha média, bem como a glossectomia submucosa aberta, com redução de morbidade. Estudos que avaliam a eficácia da ressecção robótica transoral da base da língua atualmente estão em andamento.

B. Procedimentos de suspensão – Procedimentos que suspendem o osso hioide ou a base da língua com estabilização por suturas foram usados no tratamento de obstrução hipofaríngea. O avanço do osso hioide e sua fixação por suturas à cartilagem tireoide parecem abrir a via aérea hipofaríngea, embora a literatura publicada tenha dificuldade em demonstrar sua efetividade. De forma similar, a suspensão da base da língua e do osso hioide por suturas foi usada com algum grau de efetividade, embora permaneçam desafios técnicos para que seja um método consistente e confiável que ganhará aceitação de profissionais e de pacientes.

7. Traqueostomia

– O tratamento cirúrgico definitivo – e padrão-ouro para AOS – é a traqueostomia, que contorna totalmente a obstrução das vias aéreas superiores. A traqueostomia está indicada para pacientes com *cor pulmonale*, síndrome de hipoventilação por obesidade, arritmias noturnas, ou sonolência diurna excessiva e incapacitante, que recusam CPAP e intervenções cirúrgicas, e naqueles sem sucesso em intervenções cirúrgicas anteriores. A traqueostomia tem um alto grau de sucesso na eliminação da sonolência diurna excessiva, na melhora do IAH a níveis normais e na normalização da arquitetura do sono. Entretanto, não é 100% efetiva para eliminar sintomas e sequelas em todos os pacientes, e está associada a complicações, como disfagia, formação de tampões de secreção, estenose traqueal e formação de granuloma. A descanulização e a reversão da traqueostomia em geral não apresentam complicações e resultam no retorno dos sintomas.

8. Implantes palatais

– A colocação de implantes no véu palatino foi aprovada para uso em pacientes com ronco e AOS leve a moderada. Quando os pacientes satisfazem os critérios para esse procedimento, aproximadamente 63,9% experimentam uma redução do IAH para menos de 10 eventos/h, embora o efeito do tratamento seja pequeno. Foram relatadas complicações, como extrusão do implante e piora dos sintomas. De modo geral, os profissionais usam esse método para roncos simples, nos quais a seleção adequada de pacientes pode obter resultados aceitáveis.

9. Considerações pós-operatórias

– Todos os pacientes devem ser reexaminados por nova PSG 4 a 6 meses após a cirurgia. O acompanhamento pós-operatório continuado permite avaliar as melhoras subjetivas e objetivas, sendo uma oportunidade para abordar outros locais de obstrução, conforme necessário.

Freedman N. Treatment of obstructive sleep apnea syndrome. *Clin Chest Med* 2010;31(2):187–201 [PMID: 20488281]. (Discussion of treatment of sleep apnea with emphasis on the latest techniques in positive airway pressure.)

Friedman M, Ibrahim H, Joseph NJ. Staging of obstructive sleep apnea/hypopnea syndrome: A guide to appropriate treatment. *Laryngoscope* 2004;114(3):454–459 [PMID: 15091218] (Description of the staging system with clinical outcomes.)

George CF. Reduction in motor vehicle collisions following treatment of sleep apnoea with nasal CPAP. *Thorax* 2001;56:508 [PMID: 11413347.] (A 3-year study evaluating patients with OSA before and after use of CPAP related to incidence of auto mobile accidents.)

Holty JE, Guilleminault C. Surgical options for the treatment of obstructive sleep apnea. *Med Clin North Am* 2010;94(3):479–515 [PMID: 20451028]. (Review of surgical options for obstructive sleep apnea.)

Kezirian EJ, Goldberg AN. Hypopharyngeal surgery in obstructive sleep apnea: an evidence-based medicine review. *Arch Otolaryngol Head Neck Surg* 2006;132(2):206–213 [PMID: 16490881]. (Reviews surgery for the hypopharynx for sleep apnea.)

Loube DI et al. Indications for positive airway pressure treatment of adult obstructive sleep apnea patients: A consensus statement. *Chest* 1999;115:863 [PMID: 10084504]. (Reviews the indications for use of CPAP in adult patients with obstructive sleep apnea.)

Lowe AA et al. Treatment, airway and compliance effects of a titratable oral appliance. *Sleep* 2000;23:S172 [PMID: 10973562]. (Evaluates the effect of a titratable oral appliance on airway size and obstructive sleep apnea as well as compliance.)

Nieto FJ et al. Association of sleep-disordered breathing, sleep apnea, and hypertension in a large community-based study. Sleep Heart Health Study. *JAMA* 2000;283:1829 [PMID: 10770144]. (Multicenter, large community study evaluating the association of sleep-disordered breathing and hypertension.)

Peker Y et al. Respiratory disturbance index: An independent predictor of mortality in coronary artery disease. *Am J Respir Crit Care Med* 2000;162:81 [PMID: 10903224]. (Study assessing for increased cardiovascular mortality in patients with ob structive sleep apnea and coronary artery disease.)

Riley RW et al. Obstructive sleep apnea syndrome: A review of 306 consecutively treated surgical patients. *Otolaryngol Head Neck Surg* 1993;108:117 [PMID: 8441535]. (A review of 306 patients with obstructive sleep apnea undergoing Phase I and Phase II surgery protocol.)

Schwab RJ et al. Upper airway assessment: Radiographic and other imaging techniques. *Otolaryngol Clin North Am* 1998;31:931 [PMID: 9838010]. (A review of imaging modalities useful in diagnosis and research of obstructive sleep apnea.)

Sher AE et al. The efficacy of surgical modifications of the upper airway in adults with obstructive sleep apnea syndrome. *Sleep* 1996;19:156 [PMID: 8855039]. (Comprehensive review of Phase I and Phase II surgeries, alternative surgeries, and out comes.)

Wright J et al. The efficacy of nasal continuous positive airway pressure in the treatment of obstructive sleep apnea syndrome is not proven. *Am J Respir Crit Care Med* 2000;161:1776 [PMID: 10852740]. (An editorial reviewing the associations of OSA and daytime symptoms reminds clinicians of the need to continue studying the long-term consequences of CPAP therapy.)

Yaggi HK et al. Obstructive sleep apnea as a risk factor for stroke and death. *N Engl J Med* 2005;353(19):2034 [PMID: 16282178]. (Review of the risk of severe obstructive sleep apnea and fatal and nonfatal cardiovascular events.)

Young T et al. The occurrence of sleep-disordered breathing among middle-aged adults. *N Engl J Med* 1993;328:1230 [PMID: 8464434]. (Cohort study of middle-aged adults determining prevalence, risk factors, and symptoms of sleep-disordered breathing.)

DISTÚRBIOS DO SONO NA INFÂNCIA

Os distúrbios do sono são comuns na infância, e sua prevalência varia com a idade de desenvolvimento da criança. O distúrbio de sono é a queixa mais frequente dos pais em consultas de rotina de lactentes e crianças pequenas. Desses pais, 30 a 50% requerem assistência especializada para abordar o que percebem como distúrbios de sono de seu filho. Distúrbios do sono também afetam adolescentes. Mais de 50 a 75% dos adolescentes relatam desejar mais sono do que o que têm atualmente. Embora a emergência dos diferentes distúrbios de sono ocorra em diferentes estágios ontogênicos, distúrbios de sono na infância são classificados junto com os distúrbios de sono em adultos, de acordo com a Classificação Internacional de Distúrbios do Sono da American Association of Sleep Disorders.

CLASSIFICAÇÃO DO SONO E DISTÚRBIOS DO SONO

▶ Sono

Na criança, estágios reconhecíveis do sono não surgem até aproximadamente os 6 meses de idade. Antes de 6 meses, podemos confiavelmente usar a PSG para distinguir apenas sono não REM e sono REM. No recém-nascido, o sono NREM ocupa aproximadamente 50% do tempo total de sono, e ciclos REM-NREM ocorrem de forma bastante regular ao longo da noite – aproximadamente a cada 50 minutos. Os lactentes em geral passam metade do dia dormindo e frequentemente dormem sem interrupções por 3 a 4 horas, pontuadas por acordares para mamar; esse ciclo tende a diminuir de frequência com a progressão da idade. No segundo ano de vida, as crianças começam a desenvolver ansiedades de separação, que podem inibir o início do sono.

O desenvolvimento de pré-escolares frequentemente apresenta um desafio para os pais, porque essa faixa etária deseja ficar acordada até mais tarde do que os pais permitem. Encorajar crianças pré-escolares a dormir pode ser difícil e pode se tornar manifesta com demandas de atenção parental continuada (p. ex., ler uma história mais uma vez). Pode-se observar sonhos concretos em pré-escolares, e a aparência de dissonias (p. ex., hipersonolência ou AOS) também é frequentemente observada nesse grupo.

▶ Distúrbios do sono

Parassonias aparecem principalmente em escolares. As parassonias mais frequentes parecem ser pesadelos, terror noturno, sonambulismo e enurese, todas elas ocorrendo no estágio IV do sono. Escolares também podem se agarrar a comportamentos da faixa pré-escolar que interferem no sono, como querer ficar acordado até mais tarde, dormir com os pais ou dormir com luz acesa ou com a porta aberta.

O desenvolvimento da arquitetura adulta normal do sono ocorre durante a adolescência. Adolescentes geralmente requerem aproximadamente 9 horas de sono por noite, mais do que as 7 a 8 horas requeridas por adultos. Frequentemente, o déficit de sono em adolescentes manifesta-se por sonolência excessiva e mau desempenho escolar, que pode ser confundido com outros transtornos psiquiátricos, clínicos ou de sono, quando é meramente devido a uma quantidade de sono insuficiente. Distúrbios como narcolepsia e síndromes de atraso/avanço das fases do sono também começam a surgir nessa faixa etária.

Como em adultos, o otolaringologista trata primariamente do diagnóstico e tratamento de distúrbios do sono relacionados a distúrbios respiratórios sono-dependentes, principalmente AOS. Conforme dito, essa dissonia geralmente emerge em pré-escolares (mas pode surgir em qualquer idade) e com frequência é bastante diferente em crianças, em relação aos adultos.

APNEIA DO SONO

FUNDAMENTOS DO DIAGNÓSTICO

▶ História de ronco, apneias testemunhadas, sono agitado, ou enurese.
▶ Evidência de tonsilas e/ou adenoides obstrutivas ao exame físico.
▶ Evidência de AOS por polissonografia durante a noite.

▶ Considerações gerais

Vários estudos epidemiológicos determinaram que a AOS é comum na infância. Como em adultos, a AOS em crianças é caracterizada por roncos e obstrução transitória das vias aéreas superiores durante o sono, resultando em intervalos prolongados de hipoxia e em um grande número de sintomas diurnos e noturnos. Os sintomas noturnos de crianças são comparáveis aos de adultos; entretanto, os sintomas diurnos e as sequelas frequentemente não são comparáveis, com as crianças desenvolvendo agitação ou déficits de atenção (e não sonolência excessiva) e complicações de saúde em longo prazo únicas, como retardo do crescimento e desenvolvimento e mau crescimento, além dos problemas cardiopulmonares usuais. Estudos mostram que uma porcentagem significativa de crianças diagnosticadas com distúrbio de déficit de atenção sofrem de AOS concomitante. Demonstrou-se que a adenotonsilectomia diminui a desatenção e a impulsividade em crianças normais após a cirurgia. A relação entre essas patologias continua a ser um tema de estudo.

Estudos demonstraram que roncos primários, que devem ser distinguidos da AOS, são encontrados em aproximadamente 3 a 12% de pré-escolares, e que a AOS ocorre em aproximadamente 2 a 3% de crianças entre 6 meses e 18 anos, com picos de prevalência em pré-escolares. Nessa população de crianças, vários fatores de risco são altamente preditivos de distúrbios respiratórios sono-dependentes.

▶ Patogênese

A causa mais comum de obstrução das vias aéreas superiores em crianças é a hipertrofia de adenoides e tonsilas. Especificamente, a patologia subjacente à hipertrofia adenotonsilar e obstrução das vias aéreas superiores está relacionada ao crescimento desproporcional do tecido adenotonsilar e da própria faringe durante o desenvolvimento. Muitos estudos, mas não todos, demonstraram a hipertrofia adenotonsilar como a etiologia primária de distúrbios respiratórios sono-dependentes na infância; outros, não encontrando uma relação entre hipertrofia adenotonsilar e obstrução das vias aéreas, implicam tônus muscular, estreitamento das vias aéreas superiores e hipertrofia adenotonsilar como os fatores críticos. A hipertrofia tonsilar foi bem descrita com causa de obstrução de vias aéreas superiores, e estudos demonstraram que crianças com AOS têm maior probabilidade de ter tonsilas 3+ e 4+ (75% das crianças com AOS estudadas) que crianças sem AOS. Entretanto, estudos também demonstram que a adenotonsilectomia não elimina a AOS em todas as crianças.

Outras causas menos comuns de AOS em crianças são atribuídas a distúrbios genéticos que causam obstrução nasofaríngea ou orofaríngea precocemente, como síndrome de Down, síndrome de Crouzon, síndrome de Apert e estenose ou atresia bilateral de coanas. Síndromes com micrognatia ou retrognatia, como sequência de Pierre Robin, distosia mandibulofacial, síndrome de Weaver, síndrome cerebrocostomandibular e síndrome de Treacher-Collins, apresentam-se com glossoptose dos músculos genio-hióideo e genioglosso. A glossoptose resulta em obstrução hipofaríngea, devido às relações alteradas entre a mandíbula e o osso hioide, e parece ser piorada por anomalias de fenda palatina. Defeitos como epiglote bífida, laringomalácia, membranas e estenoses, e fenda laríngea também contribuem para a AOS.

▶ Prevenção

Como em adultos, a obesidade em crianças está associada a distúrbios respiratórios sono-dependentes. Em um estudo com quase 400 crianças entre 2 e 18 anos, crianças obesas tinham uma probabilidade 4 a 5 vezes maior de apresentar distúrbios respiratórios sono-dependentes do que crianças não obesas. Embora a obesidade em crianças tenha sido fortemente associada a distúrbios respiratórios sono-dependentes, é importante lembrar que nem todas as crianças com AOS são obesas. Além disso, embora negros representassem 27% dos investigados, representavam 50% das crianças com um IAH superior a 10 eventos/h, indicando uma representação desproporcional de crianças com distúrbios respiratórios sono-dependentes. As crianças negras têm uma probabilidade 3 a 4 vezes maior de ter distúrbios respiratórios sono-dependentes que crianças brancas. Não se comprovou que fatores como idade, sexo e exposição à fumaça de cigarros tivessem uma correlação significativa com a presença de distúrbios respiratórios sono-dependentes.

Um aumento da prevalência de distúrbios respiratórios sono-dependentes também foi observado em crianças com tosse crônica, sibilância ocasional, sibilância persistente, asma e distúrbios sinusais. A tosse crônica era o previsor mais forte de distúrbios respiratórios sono-dependentes (com uma razão de chance [odds ratio] de 8,83) e, embora ambas tivessem uma correlação significativa com distúrbios respiratórios sono-dependentes, verificou-se que a sibilância *persistente* era um preditor mais forte de distúrbios respiratórios sono-dependentes que a sibilância *ocasional* (razões de chance de 7,45 e 3,29, respectivamente). As patologias sinusais estavam relacionadas a distúrbios respiratórios sono-dependentes, com uma razão de chance de 5,10, e a asma com uma razão de chance de 3,83.

▶ Achados clínicos

A. Sinais e sintomas

Como os adultos, as crianças exibem os sintomas noturnos estereotípicos, como ronco (quieto ou alto), sufocamento ou engasgos, sono agitado, apneias testemunhadas e enurese. É importante lembrar que a qualidade ou o volume do ronco não se correlacionam bem com a gravidade da AOS em crianças. As crianças apresentam vários sintomas diurnos inespecíficos, como respiração oral crônica, hiponasalidade, disfagia e halitose, bem como outros sintomas não expressos em geral por adultos, como agressividade, hiperatividade e transtornos de aprendizagem. O médico pode obter informações subjetivas dos pais, pedindo-lhes que preencham o levantamento Distúrbios Obstrutivos de Sono-6 (DOS-6), que foi validada e aborda sofrimento físico do paciente, distúrbio de sono, distúrbio de fala ou deglutição, sofrimento emocional, limitação de atividade e preocupações do cuidador. A corroboração de professores pode ser útil para atestar o nível de participação na escola, progresso de aprendizado e desempenho escolar no nível de seus pares. A sonolência diurna em crianças não é uma manifestação típica, ao contrário da população adulta.

B. Exame físico

Deve-se avaliar o ganho de peso e a altura de todas as crianças, segundo as recomendações da AAP, porque crianças com AOS têm uma probabilidade 4 a 5 vezes maior de sobrepeso do que crianças sem AOS. Pode ser necessário um tratamento de controle de peso, como parte do plano global de tratamento.

Um exame cuidadoso da cabeça e pescoço, incluindo nervos cranianos, começa por identificar estigmas associados a síndromes genéticas. Embora todas as porções das vias aéreas superiores devam ser examinadas, deve-se direcionar atenção especial à nasofaringe e à orofaringe. A inspeção da cavidade nasal, buscando massas ou rinite, da cavidade nasal posterior, buscando estenose ou atresia de coanas, e da nasofaringe, para adenoides, com um nasofaringoscópio, é realizada quando possível.

A inspeção cuidadosa da cavidade oral para macroglossia e da orofaringe para tonsilas obstrutivas pode ser realizada por observação direta. Como nos adultos, descreve-se o tamanho das tonsilas como 1, 2, 3 ou 4+, respectivamente, indicando um estreitamento lateral da orofaringe de 0 a 25%, 25 a 50%, 50 a 75% ou mais de 75%. A palpação do palato duro e mole é essencial para diagnosticar fendas submucosas. A hipofaringe e a laringe podem ser inspecionadas por endoscopia por fibra óptica, buscando-se também a presença de anormalidades.

Quadro 41-3 Amostra das indicações da American Thoracic Society para a realização de polissonografia em crianças

1. Diferenciar ronco primário de ronco relacionado à AOS.
2. Avaliar SDE, *cor pulmonale*, retardo de crescimento e desenvolvimento infantil, ou policitemia na criança que ronca.
3. Incerteza sobre se os resultados de exames são suficientes para justificar cirurgia.
4. Crianças com laringomalácia com piora de sintomas durante o sono.
5. Obesidade em crianças associada à hipercapnia inexplicada, ronco, ou sono perturbado.
6. Criança com anemia falciforme e sintomas de AOS ou crises vaso-oclusivas ligadas ao sono.
7. Se a perda de peso ou CPAP forem escolhidos como terapia primária (para fazer titulação).

CPAP, pressão positiva contínua na via aérea; SDE, sonolência diurna excessiva; AOS, apneia obstrutiva do sono.

C. Testes especiais

1. Polissonografia – Embora a polissonografia (PSG) durante a noite tenha sido padronizada e seja frequentemente usada para diagnosticar AOS em adultos, ela não está padronizada e nem é prática, nesse momento, para o diagnóstico de rotina de todas as crianças com AOS. Entretanto, a American Thoracic Society (ATS) recomenda a realização da PSG em crianças segundo critérios específicos, alguns deles resumidos no Quadro 41-3. A declaração de consenso da ATS sobre laudos de PSG em crianças define apneia obstrutiva como a cessação de fluxo aéreo durante a excursão toracoabdominal; entretanto, não estabelece um intervalo máximo de tempo aceitável, como em adultos. Alguns autores declararam que um índice normal de apneia em crianças é de 0,1 ± 0,5 eventos/h; assim, pareceria que *qualquer* duração de cessação do fluxo aéreo é anormal em crianças. A declaração de consenso da ATS define hipopneia como uma redução de 50% no fluxo aéreo, entretanto, outros definiram hipopneia como uma redução de 50% no esforço respiratório, reduções de 50% no fluxo aéreo com quedas na saturação sanguínea de oxigênio, ou combinações desses. Como pode ser difícil determinar os pontos finais de hipocapneias, também foi usado CO_2 no término do ciclo respiratório superior a 45 mmHg por mais de 60% do tempo de sono para classificar uma hipopneia. Por critérios estritos, considera-se que crianças com um IAH superior a 5 eventos/h têm AOS, embora, conforme notado, alguns acreditem que qualquer apneia é anormal. O uso de rotina de PSG no diagnóstico de AOS em crianças não é recomendado. Além disso, crianças com resistência das vias aéreas superiores e fragmentação significativa do sono frequentemente têm resultados de estudo de sono normais.

2. Outros testes – Outros estudos, como questionários de sono, PSG abreviado, que demonstraram ter um valor preditivo positivo de 97% e um valor preditivo negativo de 47%, registro noturno em vídeo e áudio e sonografia do sono, também foram avaliados, mas geralmente não são usados para diagnóstico de rotina.

▶ Complicações

Crianças com AOS apresentam as mesmas complicações de saúde de adultos com AOS, que incluem um grande número de complicações cardiopulmonares, bem como consequências únicas em crianças, como retardo de crescimento e desenvolvimento infantil, mau crescimento, baixa estatura, distúrbios de aprendizado, problemas de comportamento e distúrbio de déficit de atenção/hiperatividade. Estudos comparando dados de peso e altura pré e pós-adenotonsilectomia demonstram ganhos significativos em peso e altura após a cirurgia; também se pode demonstrar um aumento do desempenho escolar.

▶ Tratamento

A. Medidas não cirúrgicas

1. Terapia CPAP – Como a causa da AOS está mais claramente definida em crianças, e o tratamento cirúrgico mais bem-sucedido em crianças do que em adultos, a terapia CPAP está reservada para pacientes com contraindicações específicas à cirurgia, pacientes com AOS persistente, apesar do tratamento cirúrgico, e pacientes que recusam a cirurgia. A taxa de efetividade do CPAP é de aproximadamente 85% na eliminação da AOS em crianças; o procedimento melhora o nadir da SaO_2, bem como o sono REM. Crianças acima de 2 anos de idade sabidamente aceitam mal a terapia CPAP e, com frequência, queixam-se dos mesmos efeitos colaterais experimentados por adultos. Como no caso de adultos, não existem dados conclusivos que o CPAP em crianças é benéfico para eliminar as sequelas em longo prazo da AOS.

2. Perda de peso – Medidas gerais usadas para tratar crianças com AOS incluem perda de peso e tratamento de outras patologias clínicas preexistentes consideradas como influentes no desenvolvimento de distúrbios respiratórios sono-dependentes. Crianças com sobrepeso devem ser estimuladas a perder peso; entretanto, isso pode não ser prático em crianças com síndromes de Down ou Prader-Willi. A ATS recomenda que aqueles que escolhem a perda de peso como terapia primária façam uma PSG para avaliar a gravidade e o progresso da apneia.

3. Outras medidas de tratamento – Doenças das vias aéreas, como rinite, sinusites, sibilância e asma, também foram ligadas à AOS; deve-se procurar tratar essas patologias paralelamente ao tratamento da AOS. Além disso, crianças com refluxo gastresofágico também devem ser tratadas com as medidas apropriadas para a idade em conjunto com um gastrenterologista ou um pneumologista.

B. Medidas cirúrgicas

1. Adenotonsilectomia – A adenotonsilectomia tem sido um grande sucesso na eliminação da AOS em crianças e deve ser recomendada como terapia de primeira linha, se a família estiver disposta e não existirem contraindicações específicas. A adenotonsilectomia está indicada em crianças com respiração oral obrigatória, ronco e AOS. Deve-se ter cuidado em pacientes com fendas palatinas ou submucosas secundárias, pois a adenotonsilectomia pode aumentar o risco de insuficiência velofaríngea. Aconselha-se cuidado adicional em crianças menores de 3 anos, devido à maior frequência de complicações. Por medidas objetivas, a adenotonsilectomia melhora a qualidade de vida e tem uma efetividade de aproximadamente 85 a 95% em *eliminar* a AOS em crianças. Um estudo mais recente usando o levantamento DOS-6 para avaliar a qualidade de vida de pacientes pré e pós-adenotonsilectomia demonstrou uma melhora de 87,7% na qualidade de vida em curto prazo, com 74,5% relatando uma grande melhora na qualidade de vida. Somente 5,1% relataram piora na qualidade de vida.

2. Outras medidas cirúrgicas – Embora sejam menos comumente realizadas devido à alta taxa de sucesso da adenotonsilectomia, os procedimentos realizados em adultos (UPPP, osteotomias e avanços, e traqueostomia) também são realizados em crianças. Como tais procedimentos são realizados menos comumente, e com mais frequência em pacientes com distúrbios craniofaciais, seu uso e avaliação devem ser individualizados.

PROGNÓSTICO

O prognóstico da AOS não tratada em crianças pode ser grave, com consequências a longo prazo, como hipertensão, isquemia do miocárdio, insuficiência cardíaca congestiva e AVE. Clínicos devem estar cientes que a AOS não tratada em crianças apresenta complicações adicionais, como deficiência de crescimento e desenvolvimento infantil, baixa estatura, deficiência mental e transtornos de aprendizagem. Em contraste com adultos, o manejo da AOS em crianças frequentemente é gratificante. Em crianças, estudos comparando dados de peso e altura pré e pós-adenotonsilectomia demonstram ganhos significativos em peso e altura após a cirurgia; também se pode demonstrar um aumento do desempenho escolar.

American Academy of Pediatrics, Section on Pediatric Pulmonology, Subcommittee on Obstructive Sleep Apnea Syndrome. Clinical practice guideline: Diagnosis and management of childhood obstructive sleep apnea syndrome. *Pediatrics*. 2002;109:704 [PMID: 11927742]. (Published guidelines regarding the AAP's position on the diagnosis and treatment of obstructive sleep apnea in children.)

American Thoracic Society. Standards and indications for cardiopulmonary sleep studies in children. *Am J Respir Crit Care Med* 1996;153:866 [PMID: 8564147]. (Reviews the evidence for PSG in children and establishes guidelines for its use in children.)

Arens R, McDonough JM, Costarino AT, et al. Magnetic resonance imaging of the upper airway structure of children with obstructive sleep apnea syndrome. *Am J Respir Crit Care Med* 2001;164:698 [PMID: 11520739]. (Use of MRI as a tool to identify structural risk factors in children with obstructive sleep disorders.)

Brietzke SE, Gallagher D. The effectiveness of tonsillectomy and adenoidectomy in the treatment of pediatric obstructive sleep apnea/hypopnea syndrome: A meta-analysis. *Otolaryngol Head Neck Surg* 2006;134:979–984 [PMID: 16730542]. (Article addresses effectiveness of tonsillectomy and adenoidectomy.)

de Serres LM, Derkay C, Sie K, et al. Impact of adenotonsillectomy on quality of life in children with obstructive sleep disorders. *Arch Otolaryngol Head Neck Surg* 2002;128:589 [PMID: 12003578]. (Unique study using the OSD-6 survey to assess quality of life in children undergoing tonsillectomy and adenoidectomy.)

Mitchell RB, Kelly J, Call E, Yao N. Long-term changes in quality of life after surgery for pediatric obstructive sleep apnea. *Arch Otolaryngol Head Neck Surg* 2004;130:409–412 [PMID: 15096422]. (Follow up of children who have had surgery for OSA.)

Nieminen P. Snoring children: Factors predicting sleep apnea. *Acta Otolaryngol* 1997;529(Suppl):190 [PMID: 9288307]. (Addresses risk factors for obstructive sleep apnea in a population of children.)

Redline S, Tishler PV, Schluchter M, Aylor J, Clark K, Graham G. Risk factors for sleep-disordered breathing in children. Associations with obesity, race, and respiratory problems. *Am J Respir Crit Care Med* 1999;159:1527 [PMID: 10228121]. (De tails risk factors for obstructive sleep apnea and associated upper and lower respiratory conditions in children.)

Seção X Tireoide e paratireoide

Distúrbios da glândula tireoide

42

Grace A. Lee, MD
Umesh Masharani, MRCP (UK)

ANATOMIA E HISTOLOGIA

A glândula tireoide normal está localizada anterior à traqueia, entre o ápice da cartilagem tireoide e a chanfradura supraesternal (Figura 42-1). Estruturas vizinhas importantes, posteriormente, incluem as quatro glândulas paratireoides, situadas atrás dos lobos superior e médio da tireoide, e os nervos laríngeos recorrentes, que correm ao longo da traqueia. A tireoide consiste em dois lobos em forma de pera conectados por um istmo. As dimensões típicas dos lobos são 2,5 a 4,0 cm de comprimento, 1,5 a 2,0 cm de largura, e 1,0 a 1,5 cm de espessura. Além disso, cerca de 50% dos pacientes possuem um pequeno lobo piramidal no istmo ou porção adjacente dos lobos. A unidade funcional da tireoide é o folículo, consistindo em uma coleção central de material coloidal (tireoglobulina) circundada por uma camada única de células epiteliais polarizadas.

Uma glândula tireoide normal pesa aproximadamente 10 a 20 g, dependendo da ingestão alimentar de iodo, da idade e do peso. A glândula tireoide, em geral, cresce posterior e inferiormente, pois sua extensão superior está limitada pelo músculo esternotireóideo. Em bócios multinodulares grandes, não é incomum a extensão subesternal.

A glândula tireoide possui um rico suprimento sanguíneo, derivado das artérias tireoidianas superior, inferior e da pequena artéria ima inferior (Figura 42-2). O fluxo venoso retorna por meio de múltiplas veias de superfície, as quais drenam nas veias tireoidianas superior, lateral e inferior.

HORMÔNIOS DA TIREOIDE

SÍNTESE DOS HORMÔNIOS DA TIREOIDE

Os passos essenciais da produção do hormônio da tireoide são os seguintes (Figura 42-3).

1. Captação ativa de Iodo (I⁻) para o interior da célula tireoidiana (captura) – O iodo é transportado ativamente pela membrana basal da célula tireoidiana por simportadores sódio-iodo (SNI) ligados à membrana. A concentração de iodo no interior da célula é de cerca de 30 a 40 vezes maior do que no plasma. A ação dos SNIs é estimulada pelo hormônio estimulante da tireoide (TSH).

2. Oxidação do iodo e iodização de resíduos tirosila na tireoglobulina (organificação) – O iodo que entra na célula tireoidiana é oxidado por peróxido de hidrogênio produzido localmente a um intermediário de iodo ativo, que se liga por covalência aos resíduos tirosila na tireoglobulina, no bordo apical-coloide. A molécula de tireoglobulina é um dímero de duas cadeias idênticas, e cerca de um terço dos resíduos tirosila da molécula sofre iodização. A tireoperoxidase (TPO) catalisa tanto a oxidação do iodo quanto a iodização dos resíduos tirosila.

3. União de pares de moléculas de iodotirosina no interior da tireoglobulina para formar tiroxina (T_4) e tri-iodotironina (T_3) – (acoplamento) – O acoplamento de resíduos iodotirosina na tireoglobulina também é catalisado pela TPO. Duas moléculas de di-iodotirosina (DIT) se acoplam para formar o T_4; e uma molécula de monoiodotirosina (MIT) e uma de DIT se acoplam para formar o T_3. Na molécula de tireoglobulina, contendo 0,5% de iodo por peso, existem aproximadamente três moléculas de T_4 e uma molécula de T_3.

4. Proteólise da tireoglobulina e liberação de iodotironinas e iodotirosinas livres – Depois de um período variável de armazenamento nos folículos da tireoide, a tireoglobulina entra no interior da célula tireoidiana por pinocitose. As vesículas de coloide se fundem com lisossomas contendo enzimas proteolíticas, liberando T_4, T_3, iodotirosinas inativas, peptídeos e aminoácidos. O T_4 e o T_3 entram na circulação, ao passo que MIT e DIT são deiodizados e seu iodo conservado.

Um pequeno volume de tireoglobulina intacta é normalmente liberado na circulação. O volume está acentuadamente aumentado na tireoidite, no bócio nodular e na doença de Graves. É um marcador tumoral muito útil em pacientes que fizeram tireoidectomia e ablação total por câncer de tireoide folicular ou papilífero diferenciado. Nessas circunstâncias, a

▲ **Figura 42-1** Anatomia macroscópica da glândula tireoide. (Reproduzida, com permissão, de Greenspan FS: *Basic and Clinical Endocrinology*. Publicada originalmente por Appleton e Lange. New York: The McGraw-Hill Companies, 1983.)

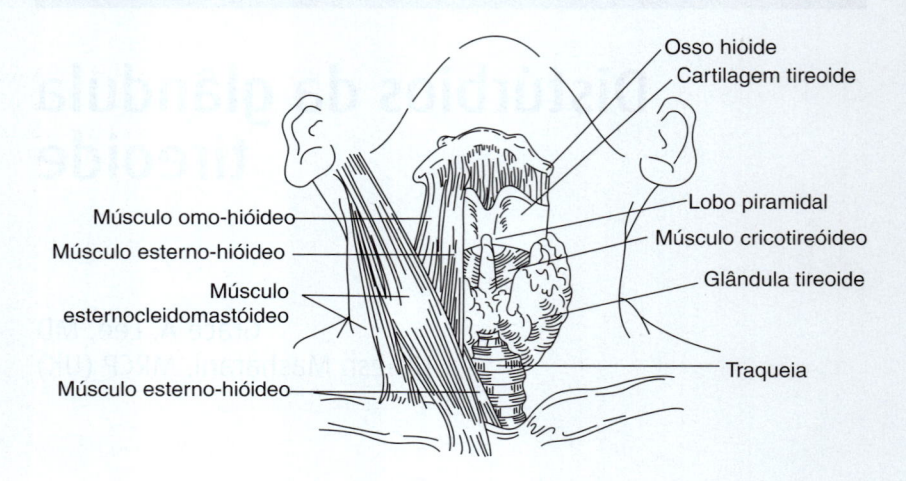

▲ **Figura 42-2** Suprimento arterial e venoso da glândula tireoide. (Reproduzida, com permissão, de Lindner HH: *Clinical Anatomy*. Publicada originalmente por Appleton e Lange. New York: The McGraw-Hill Companies, 1989.)

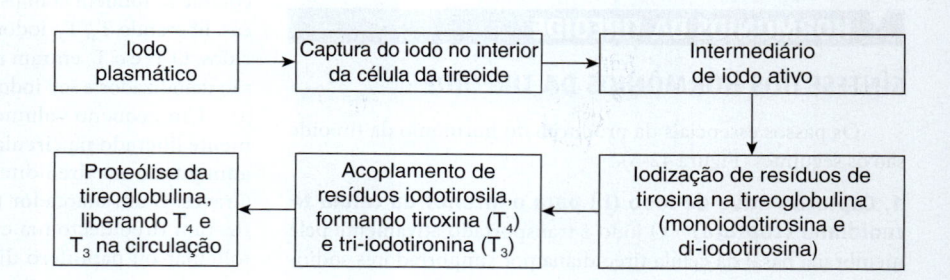

▲ **Figura 42-3** Síntese do hormônio da tireoide.

Iodo plasmático → Captura do iodo no interior da célula da tireoide → Intermediário de iodo ativo → Iodização de resíduos de tirosina na tireoglobulina (monoiodotirosina e di-iodotirosina) → Acoplamento de resíduos iodotirosila, formando tiroxina (T_4) e tri-iodotironina (T_3) → Proteólise da tireoglobulina, liberando T_4 e T_3 na circulação

DISTÚRBIOS DA GLÂNDULA TIREOIDE — CAPÍTULO 42

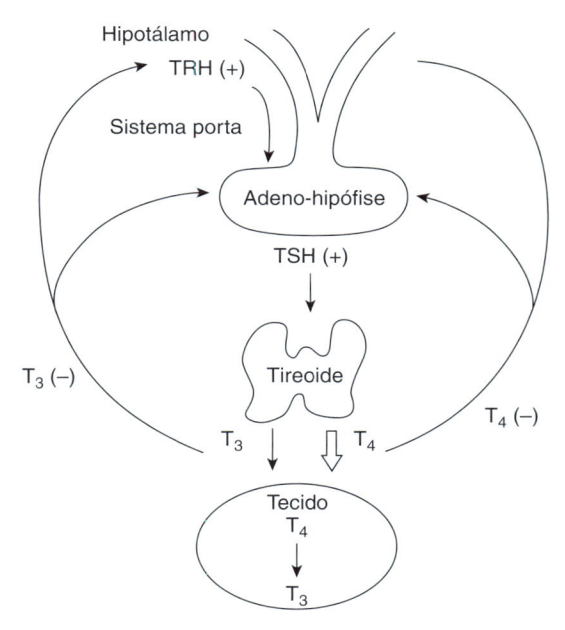

▲ Figura 42-4 O eixo hipotálamo-hipófise-tireoide. O hipotálamo secreta hormônio liberador da tireoide (TRH), que faz a hipófise liberar hormônio estimulante da tireoide (TSH). Por sua vez, o TSH estimula a maior parte da formação do hormônio da tireoide T_4 e parte da formação de T_3. T_4 e T_3 fazem *feedback* negativo sobre o hipotálamo e a hipófise, completando o ciclo regulador.

tireoglobulina detectável indica a presença de células cancerosas de tireoide.

A síntese do hormônio tireoidiano é controlada principalmente pelo eixo hipotálamo-hipófise-tireoide, ilustrado na Figura 42-4.

TRANSPORTE DOS HORMÔNIOS DA TIREOIDE

Os hormônios da tireoide estão na maior parte ligados a proteínas carreadoras; 99,96% do T_4 e 99,60% do T_3 séricos estão ligados (Figura 42-5). A pequena fração de hormônios T_4 e T_3 livres é responsável pela atividade biológica. Os hormônios da tireoide são transportados por todo o corpo ligados a três proteínas carreadoras no soro: (1) globulina ligadora de tiroxina (TBG), que tem um único local de ligação para T_4 ou T_3. Em pacientes com deficiência de TBG, os níveis totais de T_4 e T_3 estão baixos, mas os níveis de hormônio livre são normais, e assim os pacientes são clinicamente eutireóideos. Os níveis de TBG estão aumentados durante a gestação e durante a terapia com estrogênios. (2) pré-albumina ligadora de tiroxina (TBPA), também conhecida como transtiretina, que liga cerca de 10% do T_4 circulante; e (3) albumina, que liga cerca de 15% dos hormônios da tireoide circulantes.

METABOLISMO DE HORMÔNIOS DA TIREOIDE

A atividade biológica depende do grau e do local da iodização (ver Figura 42-5). O T_3 é 3 a 8 vezes mais potente do que o T_4. O T_4 é o hormônio predominante na circulação, e o T_3 é o principal hormônio ativo perifericamente. A tireoide normalmente secreta cerca de 100 nmol de T_4 e 5 nmol de T_3. Portanto, a maior parte do T_3 periférico deriva do T_4 circulante, pela ação das 5'-deiodinases periféricas. Certos fármacos podem inibir a conversão de T_4 em T_3: propiltiouracil, amiodarona, ipodato, glicocorticoides e propranolol. O T_4 tem uma meia-vida de aproximadamente sete dias, e o T_3 tem uma meia-vida de um dia.

AVALIAÇÃO DA FUNÇÃO DA TIREOIDE

TESTES DE FUNÇÃO TIREOIDIANA

Os testes de função tireoidiana mais comumente usados na prática clínica são os imunoensaios séricos de TSH (ou tirotrofina) e tiroxina livre (ou T_4 livre, também conhecido como T_4L). O TSH pode ser usado isoladamente na triagem de tireoidopatia franca, mas tanto TSH quanto T_4L são necessários para o diagnóstico, especialmente em caso de suspeita de patologia de hipófise ou hipotálamo. Em caso de hipófise e hipotálamo normais,

	Atividade biológica	Hormônio ligado a proteínas	Hormônio livre (biologicamente ativo)
Tiroxina ou T_4 (3,5, 3', 5'-tetraiodotironina)	100	99,96%	0,04%
T_3 (3,5, 3'-tri-iodotironina)	300–800	99,60%	0,40%

▲ Figura 42-5 Estrutura e atividade biológica dos hormônios da tireoide.

TIREOIDE E PARATIREOIDE

```
                    Suspeita de hipotireoidismo
                              │
                              ▼
                    Obter TSH e T₄ livre
    ┌──────────────┬──────────────┬──────────────┐
    ▼              ▼              ▼              ▼
TSH normal     TSH alto    TSH normal ou baixo  TSH alto
T₄ livre       T₄ livre    T₄ livre baixo       T₄ livre
normal         baixo                            alto
    │              │              │              │
    ▼              ▼              ▼              ▼
Eutireóideo  Hipotireoidismo  Hipotireoidismo  Resistência
             primário         secundário       ao hormônio
                              *afastar efeitos da tireoide
                              medicamentosos   (rara)
                              ou síndrome
                              eutireóidea doente
```

```
                    Suspeita de hipertireoidismo
                              │
                              ▼
                    Obter TSH e T₄ livre
    ┌──────────────────┬──────────────────┐
    ▼                  ▼                  ▼
TSH baixo         TSH baixo         TSH normal ou alto
T₄ livre alto     T₄ livre normal   T₄ livre alto
    │                  │                  │
    ▼                  ▼                  ▼
Hipertireoidismo   Obter T₃         Resistência ao
                  ┌────┴────┐        TSH ou ao adenoma
                  ▼         ▼        de hipófise
                T₃ alto  T₃ normal   secretor de
                  │         │        TSH (raro)
                  ▼         ▼
             Toxicose  Hipertireoidismo
             por T₃    subclínico
```

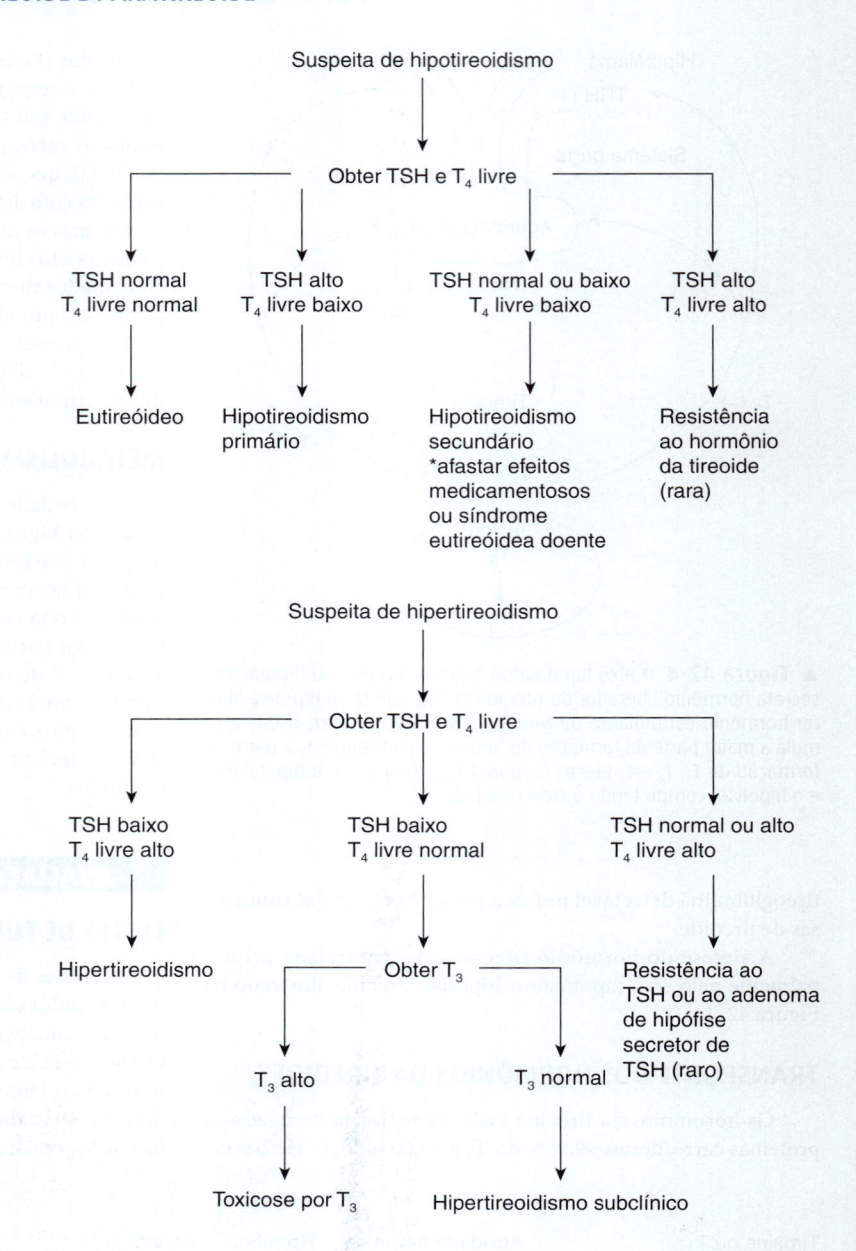

▲ **Figura 42-6** Abordagem diagnóstica para testes de função tireoidiana. TSH, hormônio estimulante da tireoide.

o TSH mantém uma reação inversa com o T₄L. A Figura 42-6 apresenta um algoritmo para a avaliação de testes de função da tireoide. O Quadro 42-1 indica os perfis comuns de testes de função da tireoide em diferentes patologias. O TSH é um indicador hipofisário de tireoidopatia extremamente sensível, mas requer 4 a 6 semanas para refletir mudanças em níveis de hormônio da tireoide. O T₄L é um indicador menos sensível de produção do hormônio tireoidiano, mas pode ser útil para monitorar mudanças mais significativas na atividade da tireoide. Ao avaliar o hipertireoidismo, também pode ser útil obter um T₃ total ou T₃L, a fim de afastar tireotoxicose.

▶ Imunoensaio do hormônio estimulante da tireoide

Os ensaios de TSH atualmente usados são imunoensaios baseados em dois anticorpos monoclonais, detectando diferentes epítopos do TSH. A maioria dos laboratórios usa um ensaio de segunda ou de terceira geração, que detecta níveis de até 0,10 e 0,01 mU/L, respectivamente. O TSH é uma medida sensível da resposta da hipófise a níveis circulantes de T₄L.

A faixa de referência para a maioria dos ensaios de TSH é de 0,4 a 4,0 mUI/L. Entretanto, é provável que alguns indivíduos

Quadro 42-1 Padrões da testes da função tireoidiana

TSH	T₄ livre	T₃	Diagnóstico
Normal	Normal	Normal	Eutireóideo
Normal	Normal baixo ou baixo	Baixo ou normal	Hipotireoidismo central ou eutireóideo doente ou medicamentos
Alto	Baixo	Normal ou baixo	Hipotireoidismo primário
Alto	Normal	Normal	Hipotireoidismo subclínico
Alto	Alto	Alto	Síndrome de resistência ao TSH[a]
Baixo	Alto ou normal	Alto	Hipertireoidismo
Baixo	Normal	Normal	Hipertireoidismo subclínico ou medicamentos
Baixo	Normal	Alto	Toxicose por T₃[a]
Baixo	Baixo	Baixo	Hipotireoidismo central ou eutireóideo doente ou medicamentos

[a] Denota patologias raras

com disfunção da tireoide, especialmente hipotireoidismo subclínico, tenham sido incluídos quando se determinou essa faixa de referência. O nível de TSH para indivíduos realmente eutireóideos está entre 1,0 e 1,5 mUI/L, com uma faixa normal de 0,4 a 2,5 mUI/L.

Os níveis de TSH estão elevados principalmente no hipotireoidismo primário, sendo acompanhados por um baixo nível de T_4L. O Quadro 42-2 lista situações em que o TSH está elevado (além de hipotireoidismo), incluindo uso de medicamentos, recuperação de uma doença grave, hospitalização psiquiátrica grave e o raríssimo tumor hipofisário secretor de TSH.

Um nível diminuído de TSH deve ser interpretado em conjunto com o nível de T_4L. Um TSH diminuído com um T_4L elevado sugere hipertireoidismo primário. Um nível baixo de T_4L com um nível de TSH normal a diminuído pode indicar hipotireoidismo secundário ou central (menos de 5% de todos os casos de hipotireoidismo), que é devido a um tumor de hipófise ou de hipotálamo. Várias situações, incluindo medicamentos e doenças não tireoidianas, também podem causar baixos níveis tanto de TSH quanto de T_4L (ver Quadro 42-1).

▶ Imunoensaio da tiroxina livre (T_4L)

A determinação direta de T_4L por imunoensaio substituiu em grande parte as medidas indiretas de concentrações de T_4L, como o índice de T_4 livre (T_4LI), que é o produto de captação em resina de T_3 (ou T_4) e T_4 total. A maioria dos laboratórios usa um imunoensaio de quimioluminescência para medir os níveis de T_4L, o que é válido na maioria dos casos, exceto em pacientes com níveis muito altos ou muito baixos de proteínas ligadoras de tireoide ou doença grave. Nessas circunstâncias, a medida de níveis de T_4L por diálise de equilíbrio é mais confiável. O T_4L está elevado no hipertireoidismo e diminuído no hipotireoidismo. O Quadro 42-2 lista as condições que afetam os níveis de T_4L. Vale observar que os fármacos antiepilépticos fenotoína, carbamazepina e rifampina podem causar um aumento significativo do metabolismo hepático do T_4. Medicamentos e doenças raramente suprimem o TSH a níveis indetectáveis. A medição de níveis de T_4L por diálise é espuriamente elevada pela heparina, que ativa a lipoproteína lipase, que por sua vez gera ácidos graxos que deslocam T_4 da TBG.

Quadro 42-2 Medicamentos e seus efeitos em testes de função tireoidiana

Hipertireoidismo verdadeiro	Iodo e medicamentos contendo iodo (amiodarona, contraste IV), lítio, interferon-α, interleucina-2
Hipotireoidismo verdadeiro	Iodo e medicamentos contendo iodo (amiodarona, contraste IV), lítio, interferon-α, interleucina-2
Supressão da secreção de TSH	Glicocorticoides, dopamina, dobutamina, octreotida, anfetaminas, opioides, nifedipina, verapamil, antagonistas da dopamina, antipsicóticos atípicos, fenotiazinas
Baixo T_4 por absorção de T_4 diminuída	Colestiramina, alimentos à base de soja, colestipol, hidróxido de alumínio, carbonato de cálcio, sulfato de ferro, sucralfato
Baixo T_4 por depuração aumentada de T_4	Fenitoína, carbamazepina, fenobarbital, rifampina
Alto T_4 por inibição da conversão de T_4 em T_3	Amiodarona, iodo e substâncias contendo iodo, glicocorticoides, propiltiouracil, propranolol

Tri-iodotironina total (T_3)

A T_3 total mede tanto a T_3 livre quanto a ligada em circulação. A T_3 total é útil para diagnosticar o hipertireoidismo com níveis elevados de T_3, mas T_4 normal (i.e., toxicose T_3). A secreção preferencial de T_3 pode ser vista na doença de Graves inicial ou no bócio multinodular tóxico.

T_3 livre

A T_3 livre (T_3L) é um teste mais moderno, que permite a medição direta de níveis de T_3L por meio de um ensaio de quimioluminescência ou de um radioensaio.

Anticorpo antiperoxidase tireoidiana

A TPO é a enzima-chave que catalisa a iodização da tireoglobulina e o acoplamento de resíduos tirosila iodados para a formação de T_3 e T_4. Ela está localizada nos microvilos da interface tireoide-coloide. Quase todos os pacientes com tireoidite de Hashimoto apresentam anticorpos antitireoperoxidase (anti-TPO) – em geral, medem-se tais anticorpos para o diagnóstico de tireoidite de Hashimoto. Um grande número de pacientes com doença de Graves também tem anticorpos anti-TPO.

A prevalência de positividade de anticorpos anti-TPO na população está na faixa de 5 a 12%. Essa prevalência está aumentada em pacientes com outras doenças autoimunes, como diabetes tipo 1 e anemia perniciosa. Anticorpos anti-TPO detectáveis na ausência de patologia tireoidiana franca é um fator de risco para o desenvolvimento futuro de hipotireoidismo. A positividade de anticorpos anti-TPO também é um fator de risco para o desenvolvimento de disfunção tireoidiana em pacientes que fazem uso de amiodarona, interferon-α, interleucina-2 e lítio.

Anticorpos antitireoglobulina

Os autoanticorpos contra a tireoglobulina estão presentes em pacientes com doença autoimune da tireoide. A maioria desses pacientes também é positiva para os anticorpos para a TPO. Os anticorpos para a tireoglobulina são primariamente medidos em conjunção com a estimativa do nível de tireoglobulina, sua presença pode levar a resultados alterados (ver a seguir).

Anticorpos ao receptor de TSH (TRab)

Duas classes de anticorpos ao receptor do TSH estão associadas a doenças autoimunes da tireoide: (a) anticorpos que ativam o receptor de TSH (anticorpos estimuladores da tireoide [TSAb]), resultando no hipertireoidismo de Graves; e (b) anticorpos que bloqueiam a ligação do TSH a seu receptor (anticorpo bloqueador da estimulação da tireoide [TBAb]). Tanto o TSAb quanto o TBAb podem ser detectados de forma isolada ou em combinação com a doença de Graves e a tireoidite de Hashimoto. A contribuição relativa das duas classes de anticorpos pode modular a gravidade do hipertireoidismo de Graves e mudar em resposta ao tratamento. O TSAb, também chamado de imunoglobulina estimuladora da tireoide (TSI), é um teste indireto que confirma o diagnóstico de doença de Graves. A TSI é positiva em aproximadamente 90% dos pacientes com doença de Graves, e negativa tanto em pacientes normais quanto naqueles com tireoidite de Hashimoto. O soro do paciente é incubado ou com cultura de células de tireoide humana ou com células ovarianas de *hamster* que expressam o receptor de TSH humano recombinante; mede-se a atividade do monofosfato cíclico de adenosina (AMPc). A TSI também tem valor diagnóstico em pacientes com função tireoidiana normal que apresentam exoftalmia. A medida da TSI é útil durante a gestação – altos títulos aumentam o risco de tireotoxicose neonatal.

Tireoglobulina sérica

A tireoglobulina sérica é a proteína precursora necessária para a síntese de T_3 e de T_4. A medida normal é inferior a 40 ng/mL em indivíduos com função tireoidiana normal e inferior a 5 ng/mL em pacientes pós-tireoidectomia. A tireoglobulina está elevada quando a tireoide está superativa, como na doença de Graves ou no bócio multinodular. Em bócios muito grandes, os níveis elevados de tireoglobulina refletem o tamanho da glândula. Na tireoidite subaguda ou crônica, há liberação de tireoglobulina, em consequência do dano tecidual.

A tireoglobulina é um marcador muito útil de câncer de tireoide, tanto na avaliação da eficácia do tratamento quanto no monitoramento de recorrência após tireoidectomia total e terapia com ^{131}I. Como a tireoglobulina só é produzida pela glândula tireoide, seu nível serve como um indicador da presença de tecido tireoidiano, como no câncer bem diferenciado. É necessário medir anticorpos endógenos à tireoglobulina como parte da interpretação do nível de tireoglobulina. Esses anticorpos podem interferir com o ensaio e apresentar níveis espuriamente altos ou baixos, dependendo do método de mensuração utilizado.

Captação e cintilografia com iodo radioativo

A cintilografia da tireoide com ^{123}I ou ^{99m}Tc é útil para avaliar a *atividade funcional* da tireoide. Os dois testes que usam a radioatividade para avaliar a tireoide são a captação e a cintilografia nucleares. A captação avalia a função tireoidiana pela porcentagem de captação de iodo, e a cintilografia produz uma imagem da distribuição de iodo na tireoide. A cintilografia nuclear fornece informações sobre a morfologia e o tamanho da tireoide, bem como sobre nódulos funcionantes (nódulos "quentes") ou não funcionantes (nódulos "frios"). O ^{123}I pode ser usado tanto na captação quanto na cintilografia, mas o ^{99m}Tc só pode ser usado na cintilografia. Um estudo com ^{99m}Tc dá resultados em 30 minutos, ao passo que as imagens com ^{123}I são obtidas em 4 a 6 horas e em 24 horas. O ^{123}I aporta menos radiação do que o ^{131}I, devido à sua meia-vida curta de 13 horas e ausência de radiação beta. Sua fotoenergia gama de 159 keV é idealmente adequada à cintilografia de tireoide. Tanto o ^{123}I como o ^{99m}Tc estão contraindicados na gestação.

O ^{123}I permite determinar o *turnover* de iodo pela glândula tireoide. Depois de 100 a 200 µCi de ^{123}I, mede-se a radioatividade na região da tireoide por cintilografia em 4 ou 6 e em 24 horas. As faixas normais de captação variam com a ingestão de iodo. Em áreas de baixa ingestão de iodo e ocorrências bócio endêmico, a captação pode ser de até 60 a 90%. Nos EUA, com uma ingestão relativamente alta, a captação normal é de 5 a 15% em 6 horas, e de 8 a 30% em 24 horas.

Tanto a captação quanto a cintilografia com ^{123}I podem ser úteis para delinear a causa do hipertireoidismo. A captação está elevada na tireotoxicose devida à doença de Graves e no bócio multinodular tóxico. A captação é baixa na tireoidite subaguda, na fase ativa da tireoidite de Hashimoto com a liberação de hormônio pré-formado, ingestão de hormônio tireoidiano exógeno, excesso de ingestão de iodo (por amiodarona, contrastes iodados ou pílulas de algas) e hipopituitarismo. Causas mais raras incluem produção ectópica de hormônio tireoidiano a partir de HCG (gonadotrofina coriônica humana), teratoma ovariano do tipo *struma ovarii* e carcinoma tireoidiano folicular metastático. A captação e a cintilografia com ^{131}I são muito úteis para monitorar a recidiva de câncer de tireoide bem diferenciado. De modo geral, o paciente recebe 2 a 3 mCi de ^{131}I, tomando-se imagens da tireoide e de todo o corpo, a fim de procurar recidivas ou metástases. Se o paciente for tratado com altas doses de ^{131}I para ablação de câncer tireoidiano remanescente, uma cintilografia pós-tratamento da tireoide e de todo o organismo é frequentemente útil para procurar tecido tumoral que capta o iodo fracamente.

▶ Doenças não tireoidianas e testes de função tireoidiana

Os pacientes gravemente doentes exibem testes de função tireoidiana alterados. A maioria dos pacientes hospitalizados tem baixas concentrações séricas de T_3 devido à inibição da conversão periférica de T_4 em T_3 pela 5'-deiodinase. Pacientes gravemente doentes (50% dos pacientes em UTI e 15 a 20% dos pacientes hospitalizados) podem ter um baixo nível sérico de T_4. Esse baixo nível é principalmente devido a níveis muito baixos de proteínas ligadoras da tireoide, mas o mecanismo exato ainda está por ser elucidado. O grau de depressão de T_4 foi diretamente correlacionado ao resultado global do paciente. A maioria dos pacientes hospitalizados também tem níveis levemente deprimidos, mas detectáveis, de TSH. Sugeriu-se que pacientes hospitalizados possam ter uma forma sutil de hipotireoidismo central como um mecanismo protetor contra seu estado patológico e o aumento do catabolismo. Estudos mostraram que a administração de tiroxina a pacientes doentes não tem nenhum benefício e pode, na verdade, ser nocivo. Na fase de recuperação de doenças não tireoidianas, o nível de TSH tende a subir transitoriamente antes de voltar a níveis normais.

A avaliação da função tireoidiana no contexto da doença não tireoidiana é difícil, e somente deve ser feita quando houver uma forte suspeita de patologia tireoidiana. Uma abordagem direta aos testes de função tireoidiana em um paciente hospitalizado é medir tanto TSH e T_4L. Um TSH elevado, especialmente superior a 20 μU/mL, é sugestivo de hipotireoidismo primário. Em 75% dos casos, pacientes com TSH indetectável usando um ensaio de TSH de terceira geração provavelmente têm hipertireoidismo primário. Um TSH deprimido, porém detectável, geralmente acompanhado de um baixo nível de T_4, poderia indicar doença não tireoidiana, efeito medicamentoso, hipertireoidismo subclínico ou hipotireoidismo central. Nessas situações, outros aspectos da história e exame do paciente podem ser úteis para fazer o diagnóstico. A presença de bócio, patologia hipofisária conhecida e resultados de testes de tireoide obtidos *antes da doença* podem direcionar o diagnóstico e o tratamento. Em caso de alta suspeita de doença não tireoidiana ou efeito medicamentoso, o monitoramento intermitente de testes da função tireoidiana pode estar justificado.

> Dayan CM. Interpretation of thyroid function tests. *Lancet* 2001;357(9256):619 [PMID: 11558500]. (A practical approach to thyroid function tests with a focus on common test pattern interpretation and the avoidance of pitfalls.)
>
> Klee GG, Hay ID. Biochemical testing of thyroid function. *Endocrinol Metab Clin North Am* 1997;26(4):763 [PMID: 9429859]. (A more comprehensive analysis of thyroid function tests.)

EXAME FÍSICO

Existem três manobras básicas ao examinar a tireoide. O paciente deve estar sentado com o pescoço levemente fletido, a fim de relaxar os músculos esternocleidomastóideos. Observa-se primeiro a tireoide enquanto o paciente engole um pouco d'água. Pode-se observar um aumento ou nódulos da glândula à medida que ela sobe e desce. Deve-se então palpar a glândula, posicionando-se atrás do paciente, com os três dedos médios sobre cada um de seus lobos. Enquanto o paciente engole, nódulos ou um aumento da tireoide podem ser notados quando a glândula passa sob os dedos do examinador. Uma tireoide normal em geral tem 2 cm de comprimento e 1 cm de largura. Um aumento generalizado da tireoide é chamado **bócio difuso** (em latim *gutta*, garganta), e um aumento irregular é chamado **bócio nodular**.

MASSAS TIREOIDIANAS

NÓDULOS DA TIREOIDE

▶ Considerações gerais

A prevalência de nódulos tireoidianos palpáveis é de aproximadamente 5% em mulheres e 1% em homens. A ultrassonografia (US) de alta resolução pode detectar nódulos de tireoide em 19 a 67% de indivíduos selecionados aleatoriamente. Os nódulos não palpáveis descobertos por US ou por outros exames de imagem são chamados de nódulos descobertos incidentalmente ou "incidentalomas". A importância clínica de apresentar um nódulo de tireoide baseia-se na necessidade de excluir câncer de tireoide. Cerca de 5 a 15% dos nódulos são malignos, dependendo da idade, do sexo, da exposição à radiação e da história familiar.

▶ Achados clínicos

A avaliação inicial de um nódulo de tireoide envolve uma anamnese e um exame físico cuidadosos (Quadro 42-3). Em geral, nódulos incidentais acima de 1 cm descobertos em estudos

Quadro 42-3 Avaliação clínica de nódulos da tireoide

	Baixo risco	Alto risco
Anamnese	História familiar de bócio	História familiar de câncer de tireoide ou de síndrome de câncer de tireoide, como síndrome de Cowden, polipose familiar, complexo de Carney, síndrome de neoplasias endócrinas múltiplas 2 (NEM). Nódulo incidental descoberto durante 18FDG-PET.
		História de radiação de cabeça e pescoço; irradiação total do corpo para transplante de medula óssea
		Crescimento recente do nódulo
		Rouquidão, disfagia
Epidemiologia	Mulheres mais velhas	Adulto jovem, homem ou criança
Exame físico	Nódulo macio	Nódulo firme, solitário
	Bócio multinodular	Paralisia das pregas vocais
		Linfonodos firmes
Fatores séricos	Alto título de anticorpos à tireoide, hiper ou hipotireoidismo	
Cintilografia com ^{123}I	"Nódulo quente"	"Nódulo frio"
Ultrassonografia de tireoide	Lesão puramente cística	Lesão sólida ou semicística
Terapia com tiroxina	Regressão	Aumento de tamanho da massa

de imagem devem ser avaliados, pois têm maior potencial de apresentar neoplasias clinicamente significativas. Nódulos não palpáveis apresentam o mesmo risco de malignidade que nódulos palpáveis do mesmo tamanho. Entretanto, nódulos abaixo de 1 cm devem ser avaliados, se houver achados sonográficos suspeitos ou existirem fatores de risco adicionais para câncer de tireoide. Os fatores de risco incluem idade, com adultos abaixo de 30 ou acima de 60 anos tendo maior risco de câncer de tireoide; história de radiação de cabeça ou pescoço na infância ou irradiação total do corpo para transplante de medula óssea; e história familiar de câncer de tireoide ou de síndromes de câncer de tireoide, como síndrome de Cowden, polipose familiar, complexo de Carney, síndrome de neoplasias endócrinas múltiplas (NEM) 2 em um familiar de primeiro grau. Crescimento recente, ou evidências de rouquidão, disfagia, ou obstrução, também devem levantar suspeitas. Nódulos incidentais de tireoide são encontrados em aproximadamente 1 a 2% das pessoas que fazem exames de tomografia por emissão de pósitrons usando 2-desoxi--2[18F]fluoro-d-glicose (18FDG-PET). O risco de malignidade nesses nódulos positivos à 18FDG é de aproximadamente 33%, e os cânceres podem ser mais agressivos, devendo ser avaliados prontamente.

Um estudo ecográfico é particularmente útil para distinguir um cisto de um nódulo sólido, bem como para identificar outros nódulos não palpáveis. A US também pode identificar nódulos mais preocupantes em termos de malignidade, ou seja, aqueles que apresentam microcalcificações, bordos irregulares e aumento de fluxo sanguíneo.

Depois de se afastar a patologia primária de tireoide por meio de testes de função tireoidiana normais, o procedimento diagnóstico de escolha é uma biópsia por aspiração com agulha fina (PAAF) do nódulo de tireoide. As indicações para uma biópsia incluem nódulos solitários, nódulos múltiplos, ou nódulos dominantes ou em crescimento existentes no interior de um bócio multinodular. Embora no passado se pensasse que bócios multinodulares e nódulos múltiplos tivessem uma menor incidência de câncer de tireoide, dados recentes sugeriram que essa incidência pode ser maior. Quando mais de dois nódulos forem maiores de 1 cm, aqueles com aparência ecográfica suspeita devem ser biopsiados. Caso nenhum dos nódulos tiver características suspeitas, então é razoável aspirar o(s) nódulo(s) dominante(s).

Os pacientes com hipertireoidismo subclínico ou franco (TSH baixo ou suprimido) e nódulos de tireoide (único ou múltiplos) devem fazer uma cintilografia usando ou pertecnetato de ^{99m}Tc ou ^{123}I antes da PAAF. Se o nódulo em questão for hiperfuncionante ("quente"), então a PAAF não é necessária, uma vez que tais nódulos raramente são malignos. Se, entretanto, o nódulo for não funcionante ("frio") ou isofuncionante ("morno"), a PAAF está indicada. Faz-se a PAAF com uma agulha de 23 ou 25G, com ou sem anestesia local, e geralmente sob orientação ecográfica. Fazem-se várias passagens no interior no nódulo tireoidiano, e o material aspirado é usado em esfregaços finos secos naturalmente e preservados em álcool.

O laudo dos exames citopatológicos em geral é benigno, suspeito ou indeterminado (p. ex., neoplasias foliculares), malignos, ou não diagnósticos. Uma revisão de biópsia de tireoide relatou que 70% das PAAFs eram benignas, 10% eram suspeitas ou neoplasias foliculares, 5% eram malignas e 15% não diagnósticas. As biópsias de lesões císticas produzem um líquido seroso, com imediata involução do nódulo. Embora a ocorrência de um crescimento maligno seja menos provável em uma lesão puramente cística, mesmo assim o líquido deve ser enviado para exame cito-

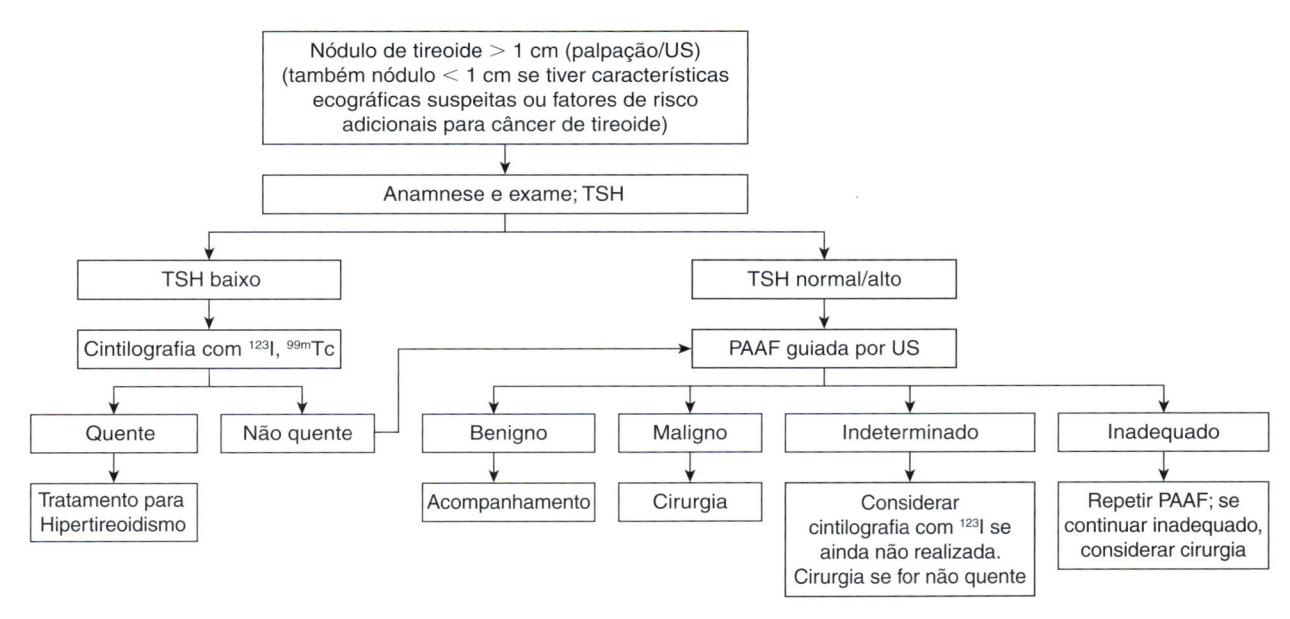

```
┌─────────────────────────────────────┐
│ Nódulo de tireoide > 1 cm (palpação/US) │
│ (também nódulo < 1 cm se tiver características │
│ ecográficas suspeitas ou fatores de risco │
│ adicionais para câncer de tireoide) │
└─────────────────────────────────────┘
                    ↓
         ┌──────────────────────┐
         │ Anamnese e exame; TSH │
         └──────────────────────┘
              ↓                ↓
      ┌────────────┐    ┌──────────────┐
      │ TSH baixo  │    │ TSH normal/alto │
      └────────────┘    └──────────────┘
            ↓                   ↓
   ┌──────────────────┐   ┌──────────────┐
   │ Cintilografia com │──→│ PAAF guiada por US │
   │   ¹²³I, ⁹⁹ᵐTc    │   └──────────────┘
   └──────────────────┘
       ↓         ↓         ↓       ↓        ↓            ↓
   ┌──────┐ ┌─────────┐ ┌────────┐ ┌───────┐ ┌──────────────┐ ┌──────────────┐
   │Quente│ │Não quente│ │Benigno│ │Maligno│ │ Indeterminado│ │  Inadequado  │
   └──────┘ └─────────┘ └────────┘ └───────┘ └──────────────┘ └──────────────┘
      ↓                    ↓        ↓              ↓                  ↓
 ┌──────────┐        ┌───────────┐ ┌────────┐ ┌────────────┐ ┌────────────────┐
 │Tratamento│        │Acompanha- │ │Cirurgia│ │ Considerar │ │Repetir PAAF; se│
 │  para    │        │  mento    │ │        │ │cintilografia│ │continuar inade-│
 │Hipertireoi│       └───────────┘ └────────┘ │ com ¹²³I se│ │quado, conside- │
 │  dismo   │                                 │ainda não   │ │rar cirurgia    │
 └──────────┘                                 │realizada.  │ └────────────────┘
                                              │Cirurgia se │
                                              │for não qu. │
                                              └────────────┘
```

▲ **Figura 42-7** Algoritmo para o manejo de nódulos da tireoide. US, ultrassonografia.

lógico. Caso o cisto tiver tecido em sua parede, deve-se fazer uma PAAF dessa região, sob orientação ecográfica. A PAAF é considerada não diagnóstica se as amostras mostrarem uma ausência de epitélio folicular ou a presença de uma diluição sanguinolenta excessiva. Uma revisão recente de mais de 5 mil procedimentos de PAAF revelou uma precisão acima de 95%, com uma taxa de falso-negativos de 2,3% e uma taxa de falso-positivos de 1,1%. Os marcadores genéticos (BRAF, RAS, RET/PTC, Pax8-PPARγ) ou os marcadores proteicos (expressão da galectina-3) podem ser úteis no direcionamento do tratamento de nódulos indeterminados da tireoide.

▶ Tratamento

A Figura 42-7 apresenta um algoritmo para o manejo de nódulos de tireoide. O manejo de um nódulo maligno, conforme indicado pela PAAF, requer tireoidectomia total, com cuidadosa atenção a linfonodos locais palpáveis que podem exigir uma dissecção do pescoço no momento da cirurgia. Adenomas foliculares são frequentemente considerados "indeterminados", porque são difíceis de distinguir de carcinomas foliculares à PAAF. O diagnóstico de carcinoma folicular requer evidências de invasão capsular ou vascular. Aproximadamente, 10 a 20% de todas as lesões suspeitas serão comprovadas como carcinoma folicular após a excisão.

Em geral, nódulos benignos de tireoide são acompanhados clinicamente; podem crescer, permanecer do mesmo tamanho ou involuir. Ultrassonografias seriadas são particularmente úteis em medições de acompanhamento. A terapia supressiva de nódulos benignos de tireoide é controversa. A maioria dos estudos não mostrou regressão de nódulos solitários com o uso de tiroxina exógena, e alguns estudos mostraram uma redução de 20 a 30%. Atualmente, a maioria das autoridades não recomenda a terapia com L-tiroxina no tratamento de nódulos solitários. Os nódulos que aumentam de tamanho geram preocupação sobre um crescimento maligno e exigem reexame com PAAF repetida ou remoção cirúrgica. Lesões císticas involuem rapidamente com a aspiração, mas apresentam maior tendência de recorrer. Além disso, a PAAF de lesões císticas pode produzir uma citologia não diagnóstica, devido à dificuldade de fazer uma biópsia da fina parede cística. Frequentemente, são necessárias PAAFs repetidas, e no final pode ser necessária a remoção cirúrgica. Um estudo randomizado de pequeno porte mostrou que a terapia supressiva para nódulos císticos não era útil.

A avaliação de um nódulo de tireoide descoberto em uma gestante é igual à de uma mulher não grávida, exceto que cintilografias nucleares estão contraindicadas. Para muitas gestantes cujas PAAFs mostram câncer diferenciado de tireoide, a cirurgia pode ser adiada até após o parto. Estudos retrospectivos mostram que não há diferença em taxas de recidiva ou sobrevida em mulheres fazendo a cirurgia durante ou após a gestação. Pode-se considerar a cirurgia no segundo trimestre, caso houver evidências ecográficas de crescimento da lesão ou se a doença for avançada.

BÓCIO MULTINODULAR

▶ Considerações gerais

No bócio multinodular, em geral a glândula tireoide é grande, pesando de 60 a 1.000 g. Ao exame patológico, contém nódulos que variam em tamanho, número e aparência. Alguns nódulos contêm coloide e outros são císticos, contendo líquido acastanhado que indica hemorragia prévia. Alguns dos nódulos têm funcionamento autônomo. O espectro de função desses bócios varia do eutiroidismo, com algum grau de função autônoma, à tireotoxicose (p. ex., bócio multinodular tóxico).

► Achados clínicos

As principais características clínicas de um bócio não tóxico são iguais às de um aumento da tireoide. Grandes bócios podem causar disfagia, uma sensação de asfixia e estridor inspiratório. Uma hemorragia no interior de um nódulo pode se apresentar como aumento doloroso agudo e induzir ou potencializar sintomas obstrutivos.

► Tratamento

A terapia supressiva com hormônio tireoidiano pode ser efetiva na supressão do crescimento do bócio multinodular e na prevenção do desenvolvimento de novos nódulos. Até 60% desses bócios respondem a esse tratamento. É necessário o tratamento em longo prazo, porque a interrupção da supressão resulta na retomada do crescimento glandular. É importante iniciar com uma dose baixa de L-tiroxina e monitorar cuidadosamente os níveis de T_4L e TSH, visando a um T_4L na faixa normal e a um TSH na faixa normal baixa. O acompanhamento cuidadoso é necessário tanto para o desenvolvimento de função glandular autônoma quanto de tireotoxicose. O tratamento com iodo radioativo é cada vez mais usado e pode resultar em uma redução do volume da tireoide, sendo seguro no tratamento do bócio multinodular não tóxico. O hipotireoidismo pode ocorrer em 22 a 40% dos pacientes nos cinco anos após o tratamento com ^{131}I. Deve-se considerar a cirurgia em pacientes que apresentam crescimento glandular em vigência de tratamento supressivo ou sintomas obstrutivos. Complicações cirúrgicas, como lesão ao nervo laríngeo recorrente e hipoparatireoidismo, podem ocorrer em até 7 a 10%.

Para um bócio multinodular tóxico, o controle do hipertireoidismo com fármacos antitireoidianos seguidos pelo tratamento com ^{131}I é o tratamento de escolha. A tireoidectomia subtotal é uma opção alternativa. Pacientes que possuem algum grau de função autônoma em seu bócio multinodular podem desenvolver tireotoxicose franca quando expostos a uma carga de iodo (p. ex., tratamento com amiodarona ou contraste IV). Essa tireotoxicose induzida por iodo pode ser tratada com metimazol e bloqueio beta-adrenérgico. O tratamento com ^{131}I pode não ser possível, devido ao grande *pool* de iodeto. A tireoidectomia total é curativa, mas somente viável quando o paciente pode tolerar o estresse cirúrgico.

Cooper DS et al. American Thyroid Association (ATA) Guidelines Taskforce on Thyroid Nodules and Differentiated Thyroid Cancer. Revised American Thyroid Association management guidelines for patients with thyroid nodules and differentiated thyroid cancer. Thyroid. 2009;19(11):1167–214 [PMID: 19860577]. (Review of currently recommended approach to thyroid nodules.)

Hermus AR, Huysmans DA. Treatment of benign nodular thyroid disease. *N Engl J Med* 1998;338(20):1438 [PMID: 9580652]. (Practical review of the management and treatment of nontoxic and toxic multinodular goiter.)

Siegel RD, Lee SL. Toxic nodular goiter. Toxic adenoma and toxic multinodular goiter. *Endocrinol Metab Clin North Am*. 1998;27(1):151 [PMID: 9534034]. (Practical review of current theories of the pathogenesis and treatment of solitary toxic adenoma and toxic multinodular goiter.)

▼ CÂNCER DE TIREOIDE

O câncer de tireoide representa cerca de 3% de todos os cânceres em mulheres e 1% dos cânceres em homens, com uma incidência estimada de 37.000 casos novos em 2008. Nas últimas três décadas, a incidência de câncer de tireoide aumentou em quase 50%; entretanto, as taxas de mortalidade diminuíram em 20%. Isso pode ser devido à detecção mais precoce por PAAF e ao tratamento subsequente. Existem quatro grandes patologias encontradas no câncer de tireoide: carcinomas papilífero, folicular, medular e anaplásico (Quadro 42-4).

CARCINOMA PAPILÍFERO

► Considerações gerais

O carcinoma papilífero é o câncer de tireoide mais comum, representando 75% do total desses cânceres. Apresenta o melhor prognóstico, com uma taxa de mortalidade de 5% em 20 anos para pacientes sem nenhuma evidência de invasão local no momento do diagnóstico. Além de uma história de exposição à radiação durante a infância, os fatores de risco para carcinoma papilífero incluem carcinoma papilífero familiar, síndrome de Cowden (p. ex., hamartomas múltiplos de pele e mucosas) e polipose adenomatosa familiar do colo.

► Achados clínicos

Microscopicamente, o carcinoma papilífero consiste em camadas únicas de células tireoidianas arranjadas em projeções avasculares ou papilas, que se manifestam como núcleos pálidos grandes, corpos de inclusão intranucleares e características anaplásicas. "Corpos de Psammoma" são esferas calcificadas laminadas, em geral diagnósticas de carcinoma papilífero. O carcinoma papilífero pode ser ou puramente papilífero ou misto com carcinoma folicu-

Quadro 42-4 Frequência de câncer de tireoide

Câncer	Porcentagem (%)
Carcinoma papilífero	75
Carcinoma folicular	16
Carcinoma medular	5
Indiferenciado	3
Outros (linfoma, fibrossarcoma, carcinoma epidermoide, teratomas, hemangioendotelioma e carcinomas metastáticos)	1

lar. Os dois são tratados com terapias similares. Certas variantes histopatológicas, como tipos de células altas, células colunares e esclerose difusa, estão associadas a um risco mais alto de recidiva.

O carcinoma papilífero tem uma história natural indolente. Em geral, não encapsuladas, essas lesões crescem de forma lenta, com metástases intraglandulares e extensão a linfonodos locais. Aproximadamente, 25 a 50% dos pacientes têm envolvimento de linfonodos cervicais no momento da apresentação. Em estágios mais tardios, pode-se disseminar aos pulmões. Em pacientes mais velhos, o carcinoma papilífero crônico de baixo grau pode raramente se converter em um carcinoma anaplásico agressivo.

▶ Tratamento

Como o carcinoma papilífero conserva a capacidade de sintetizar tireoglobulina e de concentrar iodo nos estágios iniciais, a radioterapia é frequentemente efetiva. O tratamento inicial envolve a tireoidectomia parcial ou total, com possível dissecção modificada do pescoço (Figura 42-8).

A. Medidas cirúrgicas

A US pré-operatória pode identificar lesões no lobo contralateral e nos linfonodos cervicais, assistindo no estadiamento preciso da doença. O prognóstico depende da idade, do tamanho da lesão e das evidências de disseminação extratireoidiana. Pacientes com menos de 45 anos com lesões inferiores a 1 cm sem nenhuma evidência de envolvimento intra ou extratireoidiano são considerados como de baixo risco para futuras recidivas. Todos os outros pacientes devem ser considerados de alto risco. A tireoidectomia total geralmente é recomendada tanto para pacientes de alto e de baixo risco, embora uma tireoidectomia parcial possa ser adequada para o primeiro grupo. Se o envolvimento de linfonodos estiver presente na avaliação inicial, o paciente deve fazer também uma dissecção modificada de pescoço; entretanto, a dissecção de pescoço não está indicada na ausência de envolvimento linfonodal. Caso o diagnóstico de malignidade for feito após a lobectomia de uma lesão indeterminada, a tireoidectomia completa está indicada.

Nas mãos de um cirurgião experiente, a cirurgia de tireoide apresenta uma taxa de complicações menor que 1%; as complicações primárias são hipoparatireoidismo e lesão do nervo laríngeo recorrente. Imediatamente após a cirurgia, o paciente deve ser colocado em terapia supressiva com T_4.

B. Medidas pós-cirúrgicas

Após uma tireoidectomia total, os pacientes devem receber radioiodo, a fim de fazer a ablação da tireoide normal remanescente ou doença residual microscópica. A radioablação diminui a probabilidade de doença recidivante e também permite ao médico acompanhar subsequentemente os níveis de tireoglobulina como marcador da atividade do câncer de tireoide.

A ablação de restos pode ser realizada após a retirada de tiroxina ou a estimulação por TSH recombinante. **O protocolo de retirada da tiroxina** requer que a terapia com tiroxina seja suspensa por seis semanas, iniciando-se L-tri-iodotironina (25 a 50 μg) por quatro semanas. A seguir, suspende-se toda a terapia com hormônio tireoidiano, e o paciente recebe uma dieta pobre em iodo por duas semanas. Esse protocolo permite um aumento no nível de TSH do paciente, que estimula a captação de iodo pelo tumor residual. No ponto de estimulação máxima por TSH (em geral um TSH superior a 50 μU/mL), obtém-se tireoglobulina e administra-se 1 a 3 mCi de ^{131}I ao paciente. Faz-se uma cintilografia 24 a 72 horas depois, para verificar a captação residual do iodo radioativo. Administra-se então uma dose terapêutica de ^{131}I. A dose anterior de tiroxina e a dieta regular podem ser reiniciadas dois dias após essa dose terapêutica de ^{131}I. Os pacientes também podem receber uma semana de L-tri-iodotironina para reverter rapidamente o hipotireoidismo. Realiza-se uma cintilografia corporal total uma semana após a dose terapêutica. Essa cintilografia pós-tratamento permite a identificação de metástases não visualizadas na cintilografia diagnóstica. Focos metastáticos adicionais são notados em 10 a 26% dos pacientes na cintilografia pós-terapia, em comparação à cintilografia diagnóstica. Usam-se aproximadamente 30 a 50 mCi de ^{131}I para a ablação dos remanescentes tireoidianos em um paciente pós-cirúrgico sem metástases; a captação está limitada ao leito tireoidiano. No caso de doença metastática ou recidivante, os pacientes são geralmente tratados com uma dose de 100 a 200 mCi de ^{131}I. Os efeitos colaterais de doses acima de 100 mCi incluem sialadenite, xerostomia e oligo-

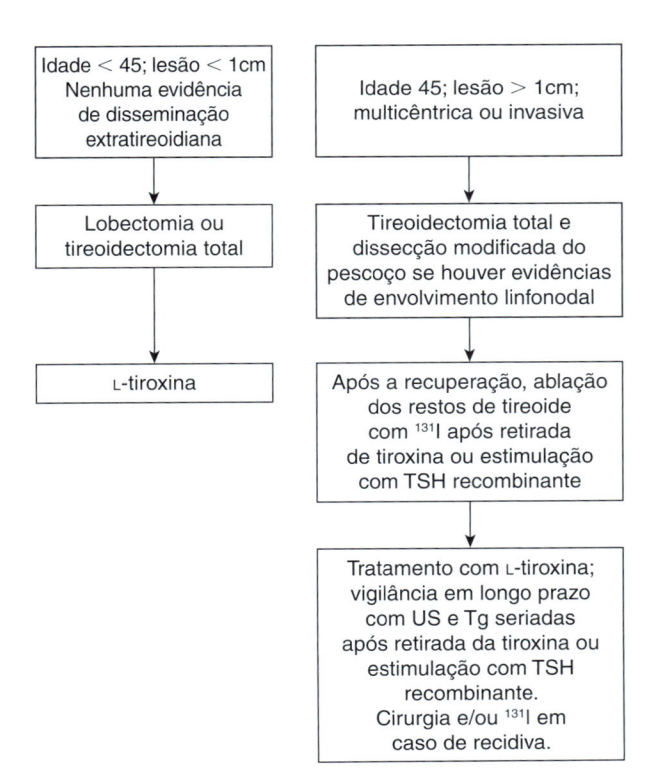

▲ **Figura 42-8** Algoritmo para manejo de câncer papilífero ou folicular. Tg, tireoglobulina; TSH, hormônio estimulante da tireoide; US, ultrassonografia.

espermia temporária. **O protocolo de TSH recombinante** permite ao paciente evitar o desconforto do hipotireoidismo grave e a interrupção da terapia supressiva com T_4. O paciente recebe uma dieta pobre em iodo por pelo menos duas semanas antes do estudo, mas a L-tiroxina só é suspensa dois dias antes dos procedimentos. Os pacientes recebem injeções intramusculares de TSH recombinante nos dias 1 e 2. Obtêm-se níveis de tireoglobulina e TSH e administra-se a dose terapêutica de ^{131}I no dia 3. A dose de L-tiroxina e a dieta regular são reiniciadas três dias mais tarde, e realiza-se uma cintilografia corporal total uma semana após a dose terapêutica. Após a terapia ablativa com ^{131}I, o paciente é colocado em terapia supressiva com L-tiroxina. Recomenda-se a supressão até menos de 0,1 mU/mL para pacientes de alto risco e abaixo do normal (0,1 a 0,5 mU/mL) no paciente de baixo risco.

O manejo em longo prazo é direcionado à detecção e ao tratamento precoces de doença recidivante. Os pacientes podem ser considerados de baixo risco se o tumor não tinha uma histologia agressiva e estava localizado no interior da tireoide, sem evidências de metástases locais ou a distância, e se a captação diagnóstica e/ou pós-tratamento com ^{131}I foi restrita ao leito da tireoide. Pacientes de risco intermediário têm doença microscópica nos tecidos moles peritireoidianos ou têm histologia agressiva ou invasão vascular. Pacientes de alto risco têm invasão tumoral macroscópica, ressecção tumoral incompleta ou metástase à distância, ou captação do ^{131}I fora do leito tumoral em uma cintilografia pós-tratamento.

Os pacientes devem ser monitorados em intervalos regulares com US de pescoço e exame clínico, procurando novas massas ou linfadenopatia e com medidas séricas de tireoglobulina, T_4L e TSH. A frequência da US depende do risco de recidiva do paciente e situação de tireoglobulina. É útil obter um estudo basal entre 2 a 3 meses após a cirurgia, depois aos seis e doze meses, e então anualmente por pelo menos 3 a 5 anos. Linfonodos suspeitos e/ou tecidos moles suspeitos no pescoço devem ser biopsiados por PAAF sob orientação ecográfica; se confirmada a doença, pode estar indicada cirurgia adicional.

Os níveis séricos de tireoglobulina têm alto grau de sensibilidade e especificidade para detectar câncer de tireoide persistente ou recidivante após tireoidectomia total e ablação de restos. Devem-se medir níveis séricos de tireoglobulina, usando o mesmo ensaio imunométrico, a cada 6 a 12 meses. Os anticorpos para a tireoglobulina no soro do paciente podem interferir no ensaio, tornando o resultado não confiável; portanto, devem ser quantificados a cada medição da tireoglobulina sérica. Um aumento de tireoglobulina acima de 2 ng/mL (usando um ensaio de tireoglobulina com uma sensibilidade funcional inferior a 1,0 ng/mL) após a retirada da tiroxina ou tratamento com TSH recombinante indica persistência da patologia. Esse teste deve ser realizado aproximadamente 12 meses após a ablação. Ensaios imunométricos mais recentes apresentam sensibilidades funcionais de até 0,1 ng/mL e podem detectar persistência da doença mesmo na vigência de terapia supressiva. Portanto, no paciente de baixo risco com uma avaliação negativa aos 12 meses, uma tireoglobulina inferior a 0,1 ng/mL na vigência de terapia supressiva, combinada com uma US de pescoço normal, é tranquilizadora e pode evitar a necessidade de medições repetidas de tireoglobulina estimulada.

O seguimento com cintilografias de captação de ^{131}I não é necessário rotineiramente no paciente de baixo risco com tireoglobulina estimulada pelo TSH e US de pescoço negativas. Devem-se realizar cintilografias de captação para fins diagnósticos em pacientes de risco alto ou moderado, a intervalos de 12 meses, com tratamentos radioativos concomitantes, se necessário (Figura 42-8). Depois de se obter uma cintilografia e tireoglobulina negativas, o paciente provavelmente estará livre da doença e pode ser acompanhado subsequentemente com o uso de ecografias de pescoço e medidas de tireoglobulina estimulada.

A quantidade de ^{131}I administrada para o tratamento de câncer de tireoide depende do grau da doença, da resposta a tratamentos prévios e da quantidade de ^{131}I administrada anteriormente. Com doses cumulativas de até 300 mCi, não foi relatado nenhum caso de esterilidade permanente em mulheres; menos de 10% dos homens apresentam esterilidade permanente. Doses cumulativas acima de 500 mCi foram associadas à infertilidade, à pancitopenia (menos de 4,0% dos casos) e à leucemia (0,3% dos casos). Entretanto, doses cumulativas acima de 800 mCi foram associadas à esterilidade permanente em até 60% das mulheres e 90% dos homens. Em pacientes com metástases pulmonares significativas, tratamentos repetidos com ^{131}I podem raramente resultar em pneumonite pulmonar e fibrose pulmonar. A lesão das glândulas salivares, a obstrução do ducto nasolacrimal e as neoplasias secundárias são fatores de risco da terapia com ^{131}I. Deve-se considerar a correção cirúrgica da obstrução ao fluxo lacrimal. Estudos de acompanhamento em longo prazo sugerem um risco levemente aumentado do ^{131}I, relacionado à dose, de neoplasias secundárias (como óssea, colorretal, de glândulas salivares e leucemia). Entretanto, não existem evidências de que esses pacientes necessitam de uma triagem mais intensiva para essas neoplasias que a população em geral. A terapia com radioiodo está contraindicada na gestação e durante o aleitamento. Mulheres que recebem terapia com ^{131}I devem evitar a gravidez por 6 a 12 meses.

Administra-se o tratamento com ^{131}I antes da retirada da L-tiroxina ou após a terapia com TSH recombinante. É importante notar, entretanto, que ainda não existem estudos disponíveis de desfechos em longo prazo do uso de TSH recombinante para o tratamento com ^{131}I de doença metastática.

O câncer de tireoide com cintilografia negativa, mas um nível positivo de tireoglobulina tireoidiana, cria um dilema diagnóstico. Na medida em que o câncer de tireoide se desdiferencia, pode potencialmente perder a capacidade de concentrar iodo e, assim, perder a capacidade de resposta ao tratamento com iodo radioativo. Depois de se afastar a ingestão excessiva de iodo, os pacientes em geral fazem mais exames de imagem, como ecografia, RM, TC, 18 FDG-PET/TC ou cintilografias MIBI de tálio ou tecnécio, a fim de localizar metástases. A remoção cirúrgica completa de metástases sintomáticas isoladas foi associada a uma melhor sobrevida, especialmente em pacientes abaixo de 45 anos. Pode-se usar radiação de feixe externo para o manejo de doença cervical residual macroscópica irressecável, metástase óssea dolorosa e lesões do SNC não passíveis de ressecção. O benefício da quimioterapia em pacientes com tireopatia avançada por radioiodo é modesto. Devem-se considerar pacientes para estudos

Quadro 42-5 Estadiamento TNM e taxas de sobrevida para adultos com carcinoma de tireoide diferenciado adequadamente tratado

Estágio	Descrição	Sobrevida em 5 anos	Sobrevida em 10 anos
1	Abaixo de 45 anos: qualquer T, qualquer N, sem M Acima de 45 anos: T < 1 cm, sem N, sem M	99%	98
2	Abaixo de 45 anos: qualquer T, qualquer N, qualquer M Acima de 45 anos: T > 1 cm, sem N, sem M	99%	85%
3	Acima de 45 anos: T além da cápsula, sem N, sem M Ou: qualquer T, N regional, sem M	95%	70%
4	Acima de 45 anos: qualquer T, qualquer N, qualquer M	80%	61%

clínicos como aqueles usando inibidores da tirosina-quinase direcionados ao oncogene REC/PTC ativado. Se o paciente não se qualificar ou não desejar participar em estudos clínicos, então se pode considerar o tratamento com doxorrubicina, isolada ou combinada a outros agentes.

▶ Prognóstico

Avalia-se o prognóstico global do câncer de tireoide bem diferenciado por meio do estadiamento inicial e da adequação do tratamento. O Quadro 42-5 descreve o sistema de estadiamento TNM, bem como as taxas de sobrevida em cinco e 10 anos. Nesse sistema, o estadiamento está relacionado à idade do paciente, reconhecendo que, em pacientes abaixo de 45 anos no momento do diagnóstico, tumores papilíferos são relativamente indolentes. Pacientes no estágio 1 têm uma excelente taxa de sobrevida em cinco anos, de 99%, e uma taxa de sobrevida em 10 anos de 98%.

A modalidade de tratamento, incluindo o tipo de cirurgia, o tratamento radioativo e a terapia supressiva com L-tiroxina adequada, também afeta o prognóstico. Pacientes com tumores maiores de 1 cm que recebem tireoidectomias parciais apresentam uma taxa de mortalidade 2,2 vezes maior do que a de pacientes com tireoidectomias totais. Os pacientes que nunca fizeram radioablação têm uma taxa de mortalidade em 10 anos duas vezes maior, comparados a pacientes que fizeram radioablação. A terapia supressiva adequada diminui a taxa de mortalidade, mas deve ser ponderada em relação aos possíveis paraefeitos, como taquicardia, arritmias, angina e osteoporose.

CARCINOMA FOLICULAR

▶ Considerações gerais

O carcinoma folicular é o segundo câncer de tireoide mais comum, representando 16% do total desses cânceres.

▶ Achados clínicos

Microscopicamente, o câncer folicular forma pequenos folículos que contêm células cuboides pequenas, com má formação de coloide. A distinção entre carcinoma e adenoma requer a presença de invasão capsular ou vascular. Muitas vezes, é difícil distinguir um carcinoma folicular de um adenoma folicular à PAAF; portanto, é necessário realizar uma biópsia de congelação durante a cirurgia. Como o carcinoma papilífero, o carcinoma folicular conserva a capacidade de sintetizar tireoglobulina e concentrar iodo, respondendo, portanto, ao tratamento com iodo radioativo. Raramente, o carcinoma folicular sintetiza T_3 e T_4 e se apresenta com hipertireoidismo e metástases a distância. O carcinoma folicular tende a ser levemente mais agressivo do que o carcinoma papilífero; pode-se disseminar aos linfonodos locais ou, por via hematógena, aos ossos ou ao pulmão. Variantes histológicas, como carcinoma de células de Hürthle e carcinoma mal diferenciado, raramente captam o radioiodo e têm maior risco de metástases e recidiva.

▶ Tratamento e prognóstico

O tratamento e o prognóstico de carcinoma folicular são iguais aos do carcinoma papilífero (ver seção anterior).

CÂNCER MEDULAR DA TIREOIDE

▶ Considerações gerais

O câncer medular de tireoide (CMT) representa somente 5% do total de cânceres de tireoide. Os carcinomas papilíferos e folicular envolvem células epiteliais da tireoide; o carcinoma medular é um distúrbio das células parafoliculares ou células C.

▶ Achados clínicos

As células neuroendócrinas do CMT têm uma aparência de folhas de células com abundante amiloide intercalado entre elas, que se cora de vermelho Congo. Além de secretar calcitonina, o carcinoma medular pode secretar histaminase, prostaglandinas, serotonina e outros peptídeos. Frequentemente, ocorre extensão local para os linfonodos, músculo circundante e traqueia. Além disso, o carcinoma medular pode se disseminar por via hematógena para os pulmões e para as vísceras. O tratamento envolve ressecção cirúrgica, uma vez que a radioterapia não produz nenhum efeito.

O CMT tem uma história natural mais agressiva que a do carcinoma papilífero ou que a do carcinoma folicular de tireoide. Pacientes com neoplasias endócrinas múltiplas (NEM) tipo 2b têm a forma mais agressiva, e os cânceres encontrados em pacientes com NEM 2a e carcinoma medular de tireoide familiar (CMTF) são os menos agressivos. Esse câncer também tem uma forte associação familiar; um terço dos casos é esporádico, um outro terço está associado a NEM 2, e o terço restante são casos familiares, sem outras endocrinopatias associadas. A NEM 2a compõe-se de carcinoma medular, feocromocitoma e hiperparatireoidismo, e a NEM 2b consiste em carcinoma medular, feocromocitoma e múltiplos neuromas de mucosas. Todos os pacientes com CMT devem fazer uma triagem para as outras endocrinopatias encontradas na NEM 2. O CMT familiar é uma variante clínica da NEM 2a, na qual o CMT é a única manifestação. Para provar que familiares possuem CMTF, é necessário demonstrar que não há feocromocitoma ou hiperparatireoidismo primário em duas ou mais gerações.

Mutações RET na linha germinativa estão presentes na NEM 2 e no CMTF. Mutações RET somáticas que ocorrem mais tardiamente na vida e estão limitadas a células C estão presentes em 40 a 50% dos CMTs esporádicos. Deve-se oferecer triagem de RET na linha germinativa a todos os pacientes com CMT, NEM 2 ou hiperplasia primária de células C. Deve-se oferecer testagem de RET a todas as pessoas com história familiar de NEM 2 ou CMTF. No caso de NEM 2b, isso deve ser feito logo após o nascimento; no caso de NEM 2a e CMTF, antes dos 5 anos de vida.

▶ **Tratamento**

A avaliação pré-operatória de pacientes que supostamente têm CMT deve incluir medidas séricas de calcitonina, antígeno CE, cálcio e albumina. Também deve-se considerar a triagem de feocromocitoma, usando metanefrinas ou normetanefrinas plasmáticas ou na urina de 24 horas. Se as medidas de catecolaminas forem consistentes com um diagnóstico de feocromocitoma, está indicada uma TC ou RM da suprarrenal. A ressecção cirúrgica do feocromocitoma deve ser feita antes da cirurgia para o CMT. Os pacientes com evidências ecográficas de envolvimento linfonodal também devem fazer tomografias de tórax, pescoço e fígado, ou RM com contraste.

Os pacientes com CMT sem evidências de envolvimento linfonodal ou metástases à distância devem fazer tireoidectomia total com dissecção profilática do compartimento central do pescoço (nível VI). Os pacientes com metástases locais nos linfonodos regionais também devem fazer dissecção lateral do pescoço. Como tumores de células C não são dependentes de TSH, o alvo da substituição de L-tiroxina é níveis de TSH entre 0,5 e 2,5 mUI/L. O ^{131}I ou quimioterapia não têm nenhum papel no tratamento do carcinoma medular. Os pacientes devem ser monitorados para recidiva da doença com calcitonina sérica e ACE (Figura 42-9). As modalidades de imagem incluem RM do pescoço e do tórax, PET, cintilografia com somatostatina marcada com índio, ou cintilografia com sestamibi. Além disso, os familiares devem ser triados para carcinoma medular de tireoide familiar e para o proto-oncogene *RET* associado a NEM 2a e 2b.

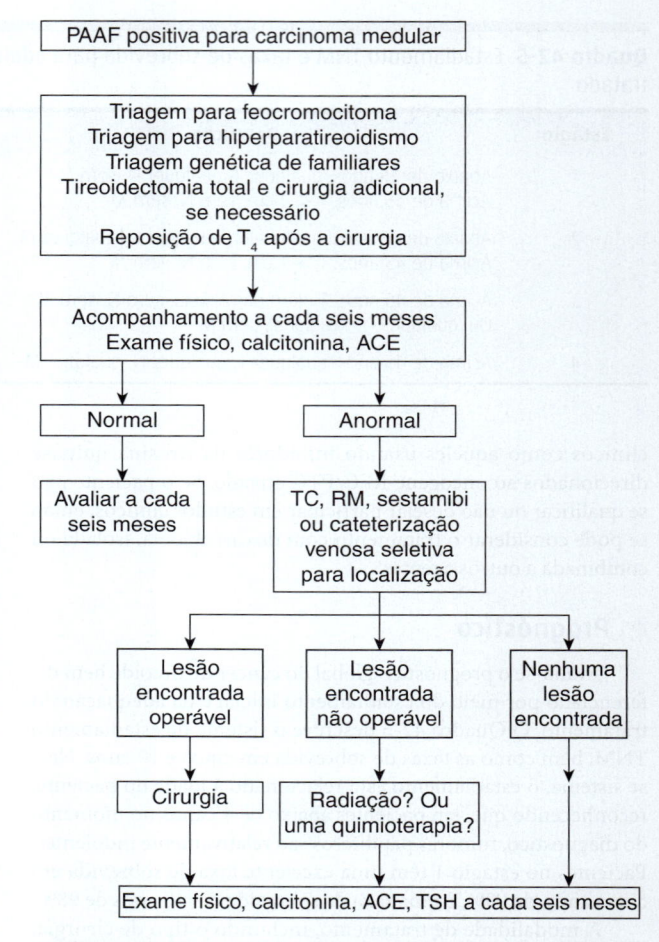

▲ **Figura 42-9** Manejo de câncer medular. ACE, antígeno carcinoembriogênico; TSH, hormônio estimulante da tireoide.

Os pacientes com NEM 2 que se apresentam com CMT palpável têm uma baixa taxa de cura cirúrgica. Portanto, a tireoidectomia profilática está indicada em familiares com mutações RET na linha germinativa. Usa-se o códon da mutação para orientar o momento da cirurgia. Mutações nos códons RET 883 e 918 estão associadas a menor idade de apresentação e a maior risco de metástase e mortalidade específica pela doença. Portanto, pacientes com essas mutações devem fazer cirurgia profilática de tireoide o mais precocemente possível no primeiro ano de vida. Pacientes com mutações no códon RET 634 devem fazer cirurgia de tireoide antes dos 5 anos de idade. Para pacientes com mutação nos códons RET 609, 611, 618, 620 e 630, a cirurgia antes dos 5 anos é preferível, mas pode ser adiada se houver calcitonina basal ou estimulada anual normal, US anual de pescoço normal, história familiar de CMT menos agressiva, e preferência familiar. Pacientes com mutações nos códons RET 768, 790, 791, 804 e 891 têm o menor risco, e a cirurgia pode ser adiada além dos cinco anos, desde que haja calcitonina basal ou estimulada anual normal, US de pescoço anual normal, e história familiar de CMT menos agressiva e preferência familiar. Testes pré-implantação e pré-natais devem estar disponíveis a portadores de mutações RET.

CARCINOMA ANAPLÁSICO

▶ Considerações gerais

O carcinoma indiferenciado (anaplásico) representa 1% de todos os cânceres de tireoide. Tipos histopatológicos incluem carcinomas de células pequenas, células gigantes e células fusiformes. O carcinoma anaplásico é a forma mais agressiva de câncer de tireoide, expandindo-se rapidamente por extensão local às estruturas circundantes. Leva à morte em 6 a 36 meses.

▶ Achados clínicos

A apresentação típica do carcinoma anaplásico de tireoide é um paciente mais velho com uma longa história de bócio com expansão rápida e súbita da glândula, seguida de sintomas compressivos ou paralisia de pregas vocais.

▶ Tratamento e prognóstico

O carcinoma anaplásico de tireoide resiste a todas as modalidades de tratamento. O tratamento é paliativo e inclui istmectomia, para prevenir compressão traqueal, e terapia por raio externo mais terapia supressiva com L-tiroxina. Embora a quimioterapia em geral não seja efetiva no carcinoma anaplásico, a doxorrubicina pode ser útil em pacientes que não podem receber outras formas de terapia. O carcinoma anaplásico tem um prognóstico mau, devido à agressividade da doença e à falta de resposta ao tratamento.

OUTROS CÂNCERES DE TIREOIDE

Outros tipos de distúrbios malignos de tireoide representam aproximadamente 3% de todos os cânceres de tireoide e incluem linfomas, carcinomas metastáticos, fibrossarcomas, carcinomas epidermoides, hemangioendoteliomas malignos e teratomas. O linfoma pode se apresentar rapidamente em pacientes com tireoidite de Hashimoto de longa duração, ou pode estar associado a um linfoma generalizado. Pode ser difícil distinguir um linfoma de tireoide associado à tireoidite de Hashimoto e tireoidite crônica. Na ausência de disseminação sistêmica, o linfoma de tireoide responde à radioterapia. As metástases comuns na tireoide incluem cânceres de mama, células renais e broncogênico, bem como melanoma.

Cooper DS et al. American Thyroid Association (ATA) Guidelines Taskforce on thyroid nodules and differentiated thyroid cancer. Revised American Thyroid Association management guidelines for patients with thyroid nodules and differentiated thyroid cancer. *Thyroid* 2009;19(11):1167–214 [PMID: 19860577]. (Review of currently recommended approach to thyroid nodules.)

Handkiewicz-Junak D et al. Molecular prognostic markers in papillary and follicular thyroid cancer: Current status and future directions. *Mol Cell Endocrinol.* 2010 Jun 30;322(1-2):8–28. [PMID: 20138116]. (Summary of the present status of knowledge on prognosis-related gene expression changes in papillary and follicular cancer.)

Iervasi A et al. Clinical relevance of highly sensitive Tg assay in monitoring patients treated for differentiated thyroid cancer. *Clin Endocrinol* (Oxf) 2007;67(3):434–441 [PMID: 17555505]. (Study evaluates the use of new thyroglobulin immunometric assays which may detect persistent disease even while on suppressive therapy.)

Kloos RT et al. American Thyroid Association Guidelines Task Force. Medullary thyroid cancer: Management guidelines of the American Thyroid Association. *Thyroid* 2009;19(6):565–612. Erratum in: Thyroid. 2009;19(11):1295 [PMID: 19469690]. (Review of the management of medullary thyroid cancer.)

Mazzaferri EL, Kloos RT. Clinical review 128: Current approaches to primary therapy for papillary and follicular thyroid cancer. *J Clin Endocrinol Metab.* 2001;86(4):1447 [PMID: 1297567]. (Comprehensive review of the management of well-differentiated thyroid cancer.)

Pacini F, Castagna MG. Diagnostic and therapeutic use of recombinant human TSH (rhTSH) in differentiated thyroid cancer. *Best Pract Res Clin Endocrinol Metab.* 2008;22(6):1009–1021. [PMID: 19041828]. (Review of the clinical trials on the use of recombinant human thyroid-stimulating hormone in well-differentiated thyroid cancer.)

St. Louis JD, Leight GS, Tyler DS. Follicular neoplasms: The role for observation, FNA biopsy, thyroid suppression, and surgery. *Semin Surg Oncol* 1999;16:5 [PMID: 9890733]. (Practical review of the diagnosis, management, and treatment of follicular neoplasms.)

▼ DISTÚRBIOS NÃO MALIGNOS DA TIREOIDE

HIPERTIREOIDISMO E TIREOTOXICOSE

A tireotoxicose é uma síndrome clínica que resulta de níveis excessivos de hormônio tireoidiano circulante. As causas mais comuns de tireotoxicose são devidas à superprodução de hormônio tireoidiano pela tireoide, mas podem existir outras fontes de hormônio tireoideano, incluindo ingestão exógena ou secreção ectópica de hormônio tireoideano (Quadro 42-6).

Pacientes com tireotoxicose classicamente se apresentam com um grande número de sintomas relacionados ao hipermetabolismo; esses sintomas, listados no Quadro 42-7, incluem ansiedade, insônia, pulso acelerado, palpitações, tremores de mão, maior frequência de evacuações, perda de peso, intolerância ao calor e aumento da perspiração. Pacientes mais velhos podem exibir "hipertireoidismo apatético", caracterizado por perda de peso, depressão grave e potencial de fibrilação atrial lenta.

Ao exame físico, os pacientes podem ser hipercinéticos com incapacidade de sentarem quietos; também podem se apresentar com tremor fino e hiper-reflexia. A retração palpebral é responsável pelo "olhar" característico, e o atraso pode ser evidente quando se pede ao paciente que olhe lentamente para baixo; a esclera pode ser vista acima da íris. A retração e o atraso palpebrais são devidos ao estado hiperadrenérgico e não devem ser confundidos com exoftalmia, que é exclusiva da doença

Quadro 42-6 Causas de hipertireoidismo (em ordem de frequência)

Doença de graves
Bócio multinodular tóxico
Adenoma solitário hiperfuncionante
Tireoidite subaguda (transitória)
Hormônio tireoidiano exógeno
Hipertireoidismo induzido por iodo
Teratoma ovariano (*Struma ovarii*)
Carcinoma folicular de tireoide metastático
Tumores trofoblásticos
Adenoma hipofisário secretor de TSH
Resistência hipofisária ao hormônio tireoidiano

DOENÇA DE GRAVES

▶ Considerações gerais

A doença de Graves é um distúrbio autoimune caracterizado pela produção de imunoglobulinas que se ligam e ativam o receptor de TSH, que estimula o crescimento da tireoide e a secreção hormonal. Tende a ocorrer em mulheres entre 20 e 40 anos, com uma incidência de 1,9% em mulheres, que têm uma chance cinco vezes maior que os homens de serem afetadas. Há uma forte predisposição familiar, pois 15% dos pacientes têm um familiar próximo com a doença.

▶ Achados clínicos

Além dos sinais e sintomas de hipertireoidismo, vários sinais e sintomas são únicos da doença de Graves, incluindo oftalmopatia, dermatopatia e osteopatia. A oftalmopatia infiltrativa é de longe o sinal mais comum. Por razões não claras, o aumento de inflamação e o acúmulo de glicosaminoglicanos causam edema de músculos extraoculares e retro-orbitais, bem como deslocam o olho anteriormente (também conhecido como proptose ou exoftalmia). Os pacientes podem experimentar irritação ocular; lacrimejamento excessivo, piorado por ar frio, luzes brilhantes, ou vento; diplopia; visão borrada; e, raramente, perda de visão.

Outros achados físicos da doença de Graves incluem dermatopatia e osteopatia. Glicosaminoglicanos podem se acumular na derme, causando espessamento da pele, especialmente sobre a tíbia anterior (mixedema pré-tibial). Pode ocorrer osteopatia, com formação de osso subperiostal e edema. As manifestações extratireoidianas frequentemente têm um curso independente da patologia de tireoide em si e podem persistir, apesar da volta ao eutireoidismo.

▶ Testes de laboratório

Pode-se fazer o diagnóstico de doença de Graves pelas evidências de oftalmopatia ao exame físico, bem como de TSH diminuído e T_4L ou T_3L aumentados. Caso não haja oftalmopatia, pode-ser útil obter uma medida de TSI. A TSI é específica da doença de Graves, mas a ausência de TSI elevada não exclui o diagnóstico. A presença de autoanticorpos fornece evidências em favor da doença de Graves. Mais de 95% têm anticorpos anti-TPO e cerca de 50% anticorpos antitireoglobulina. Na ausência de sinais oculares ou de uma TSI elevada, pode-se realizar uma cintilografia e captação nucleares para confirmar o diagnóstico de doença de Graves.

▶ Tratamento

O tratamento da doença de Graves possui três aspectos: (1) controle dos sintomas hiperadrenérgicos, (2) restauração em longo prazo do eutireoidismo e (3) controle em longo prazo da produção excessiva de hormônio tireoidiano.

de Graves. A pele do paciente pode ter uma textura úmida e aveludada, e o cabelo é fino e ralo. Sinais cardiovasculares incluem taquicardia, ampliação da pressão de pulso com aumento da pressão sistólica e diminuição da diastólica e um precórdio hiperdinâmico. A fibrilação atrial ocorre em aproximadamente 10% dos pacientes com tireotoxicose. O exame do pescoço pode revelar um bócio multinodular ou difusamente aumentado, um nódulo único, ou uma tireoide dolorosa e sensível. Pode haver um sopro, ouvido mais frequentemente sobre a glândula na doença de Graves.

O diagnóstico é confirmado por análises laboratoriais. A tireotoxicose franca tem um TSH suprimido e concentrações elevadas de T_4L e T_3L. Um T_4 normal com T_3 elevado é consistente com toxicose por T_3, em geral vista na fase inicial do bócio multinodular tóxico e da doença de Graves. O exame físico pode auxiliar no diagnóstico da etiologia da tireotoxicose – a presença de oftalmopatia, de bócio difuso e de mixedema pré-tibial é sugestiva de doença de Graves. Testes laboratoriais adicionais, como TSI (imunoglobulina estimulante da tireoide), anti-TPO e velocidade de hemossedimentação (VHS), podem ser úteis no diagnóstico de doença de Graves, fase hipertireoidiana da doença de Hashimoto e tireoidite viral. Às vezes, é necessário fazer uma captação e uma cintilografia de tireoide para confirmar a causa da tirotoxicose.

Quadro 42-5 Sinais e sintomas de hipertireoidismo

Sintomas	Sinais
Irritabilidade	Taquicardia, fibrilação atrial
Insônia	Hipertensão sistólica
Intolerância ao calor	Tremor de extremidades
Diaforese	Pele quente e úmida
Pulso acelerado e palpitações	Cabelo fino ou ralo
Perda de peso com aumento de apetite	Atraso e retração palpebrais
Diarreia	Bócio com sopro
Oligomenorreia, perda de libido	

A. Controle do excesso adrenérgico

Para controlar os sintomas do excesso adrenérgico, usam-se beta-bloqueadores – propanolol ou atenolol. Esses agentes devem ser instituídos antes mesmo de se determinar a causa do hipertireoidismo. O propanolol tem a vantagem de inibir a conversão periférica de T_4 em T_3, e o atenolol é mais conveniente, com uma única dose diária. Uma dose inicial típica é 10 a 20 mg de propanolol, 3 a 4 vezes ao dia, ou uma dose única de 25 mg de atenolol/dia. Titulam-se então os fármacos por alguns dias, aumentando a dose e monitorando o pulso e a pressão arterial. Suspendem-se os beta-bloqueadores quando os níveis séricos de T_4L e T_3 voltarem ao normal.

B. Restauração do estado eutireóideo

As tionamidas (metimazol ou propiltiouracil) agem inibindo a iodização mediada pela TPO da tireoglobulina para formar T_4 e T_3 na glândula tireoide, sendo geralmente usadas para restaurar o eutireoidismo do paciente antes de tomar decisões sobre o manejo em longo prazo. O metimazol é o fármaco preferido na maioria das circunstâncias, porque o propiltiouracil foi associado a um maior risco de hepatite fulminante, resultando em óbito ou em necessidade de transplante de fígado. O metimazol também é preferível em pacientes com tratamento planejado com ^{131}I, porque o propiltiouracil pode inibir a captação de iodo radioativo por semanas ou meses após sua suspensão. Em geral, inicia-se o paciente em uma dose diária de 20 a 40 mg de metimazol por 1 a 2 meses, titulando-se então o fármaco até uma dose de manutenção de 5 a 10 mg. A titulação do fármaco se baseia nas medidas de TSH e T_4L, bem como nos sinais e sintomas de hiper ou hipotireoidismo.

O propiltiouracil só deve ser usado se o paciente for alérgico ao metimazol. A dose inicial típica do propiltiouracil é de 100 a 150 mg três vezes ao dia; depois de 1 a 2 meses, ela é titulada a 50 a 100 mg duas vezes ao dia. O fármaco também se liga mais a proteínas e, portanto, é preferido no momento da concepção e no primeiro trimestre da gestação. Devido às questões de hepatotoxicidade, considere a troca para metimazol no segundo e terceiro trimestres. Embora a excreção no propiltiouracil no leite seja menor que à do metimazol, o uso dos dois fármacos é considerado seguro durante a amamentação, desde que as doses sejam baixas. Na gestação, se a dose inicial de propiltiouracil de 300 mg ou menos e a dose de manutenção for de 50 a 150 mg por dia, o risco de hipotireoidismo fetal é extremamente baixo. As doses de tionamida são tituladas para manter o T_4 total nos limites superiores da normalidade.

Tanto o metimazol quanto o propiltiouracil causam erupção cutânea em aproximadamente 5% dos pacientes. A agranulocitose, que ocorre em cerca de 0,5% dos pacientes, é em geral precedida por faringite grave e febre. Os pacientes devem ser aconselhados a suspender o fármaco e consultar seu médico em caso de faringite ou dor de garganta. Se a contagem de leucócitos for normal, pode-se recomeçar o fármaco antitireoidiano. Outros efeitos colaterais graves que exigem a interrupção do fármaco incluem artrite, com ambos os fármacos; icterícia colestática, com o metimazol; edema angioneurótico, toxicidade hepatocelular e vasculite com o propiltiouracil.

C. Terapia em longo prazo

A escolha da terapia em longo prazo baseia-se na idade do paciente, na gravidade e na duração do hipertireoidismo, no tamanho da glândula e no potencial de gravidez futura. No único estudo randomizado que avaliou a eficácia do tratamento medicamentoso, da radioablação e da cirurgia, verificou-se que as três modalidades eram igualmente efetivas. Entretanto, existem várias diretrizes para a escolha de uma modalidade de tratamento.

1. Metimazol – O tratamento com metimazol é o escolhido para a terapia em longo prazo, particularmente em adolescentes e pacientes jovens com glândulas pequenas e doença menos grave. O fármaco é em geral administrado por até 18 meses, a fim de permitir a remissão espontânea da doença, o que ocorre em 30 a 40% dos pacientes tratados por 18 meses. Se houver recidiva após a suspensão do metimazol, o paciente tem a opção de voltar a usar o fármaco ou considerar a terapia com iodo radioativo ou a cirurgia.

2. Iodo radioativo – A ablação por iodo radioativo é o tratamento de escolha em pacientes de 21 anos ou mais. Segundo um levantamento realizado pela American Thyroid Association, 69% dos especialistas americanos em tireoide recomendavam a radioablação como terapia de escolha. Em contrapartida, somente 22 e 11% de tireoidologistas europeus e japoneses recomendavam a radioablação como terapia de primeira linha.

Nessa modalidade de tratamento, os pacientes recebem uma dose de iodo radioativo baseada em sua cintilografia de captação. Pacientes com hipertireoidismo grave, aumento sérico da tireoide ou história de cardiopatia devem ser adequadamente retornados ao estado eutireóideo com o uso de metimazol antes da radioablação, suspendendo-se o metimazol cerca de cinco dias antes da radioablação. Muitos pacientes tornam-se hipotireóideos subsequentemente, exigindo reposição com hormônio tireoidiano. Em aproximadamente 10% dos pacientes, a radioablação não é bem-sucedida, podendo ser necessária uma segunda dose. O tratamento com iodo radioativo está contraindicado na gestação, e é importante aconselhar mulheres que possam engravidar em um futuro próximo a esperar pelo menos seis meses após o tratamento com ^{131}I, a fim de permitir a resolução de quaisquer efeitos transitórios da radiação sobre os ovários. Devem-se oferecer opções alternativas a mulheres que não podem esperar tanto. A terapia com radioiodo pode exacerbar a oftalmopatia de Graves, especialmente se o quadro for grave e o paciente for fumante. O uso concomitante de glicocorticoides pode prevenir a exacerbação. A cirurgia pode ser uma opção melhor para esses pacientes.

3. Tireoidectomia – Deve-se considerar a tireoidectomia total ou subtotal em pacientes com glândulas muito grandes (i.e., > 150 g), com oftalmopatia de Graves severa, pessoas alérgicas a fármacos antitireoidianos e pacientes que desejam engravidar logo. Os pacientes devem receber tionamidas até alcançarem o eutireoidismo (aproximadamente seis semanas), e uma solução saturada de iodeto de potássio – 5 gotas duas vezes ao dia nas duas semanas que antecedem a cirurgia. O uso pré-operatório de iodeto diminui a vascularidade da glândula e reduz a perda sanguínea intraoperatória. O grau da tireoidectomia é variável entre os cirurgiões, mas em geral deixam-se 2 a 3 g de tecido tireoidiano intacto. Se um cirurgião experiente estiver disponível, então a tireoidectomia total é preferível, porque deixar muito tecido pode resultar em recidiva da doença. A tireoidectomia total também é preferida em pacientes com exoftalmia progressiva.

As complicações cirúrgicas incluem hematoma de pescoço, lesão ao nervo laríngeo recorrente e hipoparatireoidismo. Um hematoma de pescoço pode causar comprometimento da via aérea, devendo ser retirado imediatamente. Nas mãos de cirurgiões experientes, a taxa de hipoparatireoidismo está abaixo de 1%. Aproximadamente, 10% dos pacientes desenvolvem hipocalcemia pós-operatória transitória. A suplementação oral e intravenosa de cálcio é suficiente para controlar os sintomas. A taxa de lesão ao nervo laríngeo recorrente levando à paralisia da prega vocal ipsilateral também é de cerca de 1%. A lesão bilateral do nervo laríngeo recorrente pode causar dano respiratório grave, podendo exigir traqueostomia. Após a tireoidectomia subtotal, hoje em dia é extremamente rara.

A maioria dos pacientes requer substituição hormonal de hormônio tireoidiano pós-operatório.

▶ Complicações

A. Crise tiroidiana (tempestade tireoideana)

A crise tireoidiana é uma exacerbação aguda de todos os sintomas da tireotoxicose. Ocorre em pacientes com tireotoxicose inadequadamente controlada que passam por cirurgia, tratamento com iodo radioativo, parto e doenças altamente estressantes, como infecções, diabetes não controlado e infarto do miocárdio. Esse distúrbio resulta de hipermetabolismo e resposta adrenérgica excessiva. Está geralmente associada à doença de Graves, mas também pode ocorrer em pacientes com bócio nodular tóxico.

Os sintomas sistêmicos incluem febre (38 a 41°C), rubor e sudorese. Sinais e sintomas cardíacos incluem taquicardia, fibrilação atrial e insuficiência cardíaca congestiva. Sintomas e sinais neurológicos incluem agitação, inquietação, delírio e coma. Sintomas gastrintestinais incluem dor abdominal, náusea, vômitos, diarreia e icterícia.

A crise tireoidiana é uma emergência médica, devendo ser tratada prontamente. Para controle das taquiarritmias, administra-se propanolol, em uma dose ou de 1 a 2 mg em injeção IV lenta, ou de 40 a 80 mg VO. A dose de metilmazol é 20 mg a cada 6 a 8 horas. Tradicionalmente, preferia-se o propiltiouracil (250 mg 6/6 horas), porque bloqueia parcialmente a conversão periférica de T_4 em T_3; entretanto, não é mais considerado uma terapia de primeira linha, devido à sua associação com a lesão hepatocelular. Se o paciente não puder ingerir medicações por via oral, pode-se administrar 60 mg de metimazol a cada 24 horas, ou 400 mg de propiltiouracil, por via retal. Uma hora *após* a administração de uma dose de metimazol ou propiltiouracil, pode-se retardar a liberação hormonal administrando-se uma solução saturada de iodeto de potássio oral (10 gotas, duas vezes ao dia). De forma similar, os agentes colecistográficos orais (ipodato de sódio ou ácido iopanoico) retardam a liberação hormonal e também podem, potencialmente, bloquear a conversão de T_4 em T_3, porém não estão disponíveis atualmente nos EUA. Pode-se administrar iodeto de sódio (1 g) IV em 24 horas. Além disso, administra-se 50 g de hidrocortisona IV 6/6 horas, retirando a dose progressivamente à medida que ocorre melhora clínica. Medidas de suporte incluem líquidos IV e manejo eletrolítico e nutricional. Deve-se evitar o ácido acetilsalicílico, porque pode deslocar o T_3 da TBG.

B. Oftalmopatia de Graves

A American Thyroid Association classificou a oftalmopatia de Graves em seis classes: (1) Classe 1, espasmo das pálpebras superiores; (2) Classe 2, envolvimento de tecidos moles com edema periorbital e quemose conjuntival; (3) Classe 3, proptose; (4) Classe 4, envolvimento muscular que limita o olhar; (5) Classe 5, envolvimento corneano (p. ex., ceratite); e (6) Classe 6, perda visual devido ao envolvimento do nervo óptico.

O tratamento da oftalmopatia de Graves envolve (1) reversão do estado hipertireóideo; (2) tratamento sintomático com lubrificação ocular e/ou glicocorticoides; e (3) em caso de sintomas graves, descompressão cirúrgica da órbita. A maioria dos pacientes tem um quadro leve; um estudo verificou que aproximadamente 65% dos pacientes tratados somente com tionamida não tinham progressão da oftalmopatia, e somente 8% demonstraram deterioração.

Pode-se obter a restauração do eutireoidismo por meio de terapia com tionamida, radioablação e cirurgia. A radioablação pode agravar a oftalmopatia, especialmente em fumantes. O tratamento com um curso curto de prednisona (40 a 60 mg/dia), diminuindo ao longo de 4 a 6 semanas, simultâneo ao tratamento com ^{131}I, pode prevenir essa exacerbação.

Na maioria dos pacientes, o tratamento sintomático envolve o alívio da irritação corneana e o uso de óculos escuros. A terapia com glicocorticoides está indicada para piora da quemose, diplopia ou proptose. A descompressão cirúrgica está justificada em caso de oculopatia progressiva, apesar dos glicocorticoides, alterações no nervo óptico, ulceração ou infecção corneana, e reconstrução estética. Uma perda de visão, precedida por uma perda da visão em cores, é considerada uma emergência médica; o paciente deve ser tratado com glicocorticoides em altas doses e descompressão cirúrgica. Pode-se usar radioterapia orbital caso os glicocorticoides sejam inefetivos ou se houver recidiva após a diminuição da dose.

Bartalena L et al. Consensus statement of the European group on Graves' orbitopathy (EUGOGO) on management of Graves' orbitopathy. Thyroid. 2008;18(3):333–346 [PMID: 18341379]. (Evidence based recommendations on the treatment of thyroid orbitopathy.)

Kaplan MM, Meier DA, Dworking HJ. Treatment of hyperthyroidism with radioactive iodine. *Endocrinol Metab Clin North Am*. 1998;27(1):205 [PMID: 9534037]. (Review of the role of radioactive iodine in treating various hyperthyroid states.)

Weetman AP. Graves' disease. *N Engl J Med.* 2000;343(17):1236 [PMID: 11071676]. (Comprehensive review of the pathogenesis, clinical signs and symptoms, diagnosis, and treatment of Graves' disease.)

OUTRAS FORMAS DE TIREOTOXICOSE

1. Hipertireoidismo induzido por amiodarona

▶ **Considerações gerais**

O fármaco antiarrítmico amiodarona contém 37,3% de iodo e possui uma meia-vida de cerca de 50 dias. Embora o hipotireoidismo induzido pela amiodarona seja muito mais comum do que o hipertireoidismo, 2% de pacientes que recebem amiodarona desenvolverão hipertireoidismo. Os sintomas do hipertireoidismo induzido pela amiodarona podem ser embotados pelos efeitos antiadrenérgicos da própria amiodarona, e muitas vezes ocorre o desenvolvimento de hipertireoidismo anos após o início do fármaco.

▶ **Etiologia e achados clínicos**

Existem duas etiologias responsáveis pelo hipertireoidismo que se manifesta no contexto da amiodarona: (1) excesso de iodo em uma glândula com anormalidade subjacente causa produção hormonal excessiva e (2) tireoidite causada pela própria amiodarona. A US de tireoide pode ser útil para diferenciar as duas causas, com um fluxo Doppler aumentado em caso de excesso de produção hormonal e uma diminuição do fluxo Doppler na tireoidite. Entretanto, muitos pacientes podem ter uma etiologia mista e, com frequência, é difícil diferenciar as duas formas.

▶ **Tratamento**

Os pacientes podem ser tratados com doses mais altas de tionamidas, como 40 a 60 mg de metimazol, e bloqueio beta-adrenérgico. Se o controle for inadequado, uma dose diária de 40 mg de prednisona é útil, especialmente em casos de tireoidite induzida por amiodarona. Deve-se considerar a tireoidectomia total, pois é curativa, porém os pacientes frequentemente têm má situação cirúrgica.

Eskes SA, Wiersinga WM. Amiodarone and thyroid. *Best Pract Res Clin Endocrinol Metab.* 2009;23(6):735–751 [PMID: 19942150]. (Comprehensive review of amiodarone-induced hypothyroidism and hyperthyroidism.)

2. Tireoidite subaguda

▶ **Considerações gerais**

A tireoidite granulomatosa subaguda é um distúrbio inflamatório agudo da tireoide, supostamente devido a uma infecção viral. A tireoidite granulomatosa subaguda também pode ser chamada de tireoidite de Quervain, tireoidite subaguda e tireoidite não supurativa subaguda.

▶ **Achados clínicos**

Os sinais e sintomas clássicos são febre, mal-estar e dor no pescoço; a glândula tireoide está extremamente sensível ao exame. Os pacientes necessitam de diferentes padrões de testes da função de tireoide durante o curso da doença. Inicialmente, com a lesão de folículos tireoidianos e a liberação de hormônios tireoidianos pré-formados, há diminuição do TSH e aumento de T_3 e T_4 e uma baixa captação de iodo radioativo. Depois de 2 a 6 semanas, os pacientes entram em uma fase de eutireoidismo, com a volta ao normal dos níveis de T_4, T_3 e TSH. Segue-se uma fase transitória de hipotireoidismo de 2 a 8 semanas, com a exaustão das reservas de hormônio da tireoide e regeneração dos folículos tireoidianos. A maioria dos pacientes volta ao eutireoidismo depois da resolução da tireoidite; entretanto, 10% dos pacientes podem ter um estado hipotireoidiano permanente.

▶ **Diagnóstico**

O diagnóstico de tireoidite subaguda é clínico. Uma VHS acentuadamente elevada, de até 100 mm/h, é fortemente sugestiva do diagnóstico. Achados laboratoriais adicionais úteis incluem autoanticorpos tireoidianos negativos.

▶ **Tratamento**

Os pacientes geralmente são tratados sintomaticamente com beta-bloqueadores e anti-inflamatórios não esteroidais (AINEs); em geral, a prednisona está reservada para casos mais graves. Pacientes que desenvolvem hipotireoidismo devem receber L-tiroxina.

3. Formas raras de tireotoxicose

A. Tireotoxicose factícia

A tireotoxicose factícia é um distúrbio psiconeurótico no qual os pacientes propositadamente ingerem hormônio tireóideo, em geral para controle de peso. Além disso, psiquiatras podem receitar hormônio tireóideo, a fim de facilitar o tratamento da depressão. Achados clínicos incluem a ausência de bócio, um nível de TSH suprimido, leve elevação de T_3 e T_4, um nível negativo de captação de iodo radioativo e um baixo nível de tireoglobulina.

B. *Struma Ovarii*

Os teratomas ovarianos podem conter tecido tireoidiano funcionante, que resulta em hipertireoidismo. Há ausência de captação do iodo radioativo no pescoço, mas uma cintilografia corporal total mostra aumento de captação na pelve. O tratamento curativo envolve a ressecção do teratoma.

C. Carcinoma folicular metastático

O carcinoma folicular de tireoide em geral não conserva a capacidade de produzir hormônios ativos, mas em raras circunstâncias, como na presença de metástases, o carcinoma folicular pode produzir um estado de hipertireoidismo. Uma cintilografia nuclear corporal geralmente mostra um aumento de captação nos pulmões ou nos ossos.

D. Mola hidatidiforme

As molas hidatidiformes não produzem hormônio tireoidiano, mas sim gonadotrofina coriônica, que possui atividade semelhante à do TSH. Em geral, não há evidências clínicas de hipertireoidismo, mas uma investigação diagnóstica laboratorial pode revelar supressão de TSH e uma leve elevação de T_3 e T_4 séricos. A ressecção da mola é curativa.

HIPOTIREOIDISMO

▶ Considerações gerais

A falta de produção do hormônio tireoidiano resulta em um estado hipometabólico generalizado e prejudica seriamente o crescimento e o desenvolvimento normais, se ocorrer no início da vida. O hipotireoidismo pode ser devido a uma patologia primária da glândula tireoide, ou ser secundário a uma insuficiência hipofisária. A disfunção hipotalâmica, resultando em uma deficiência de TSH ou resistência periférica à ação do hormônio tireoidiano, é uma causa rara (Quadro 42-8).

▶ Achados clínicos

Em adultos, o início de sintomas de hipotireoidismo frequentemente é insidioso. Esses sintomas incluem fadiga, ganho ponderal, intolerância ao frio e retardo da fase de relaxamento nos reflexos tendinosos profundos (Quadro 42-9).

Quadro 42-8 Causas de hipotireoidismo (em ordem de frequência)

Hipotireoidismo primário
1. Tireoidite de Hashimoto
2. Iatrogênico:
   a. terapia com iodo radioativo para doença de Graves
   b. tireoidectomia subtotal para doença de Graves ou bócio nodular
3. Ingestão excessiva de iodo (algas, corantes de radiocontraste)
4. Hipotireoidismo transitório
   a. Tireoidite linfocítica subaguda
   b. Tireoidite granulomatosa subaguda
   c. Tireoidite pós-parto
5. Lítio, fármacos antitireoidianos (metimazol, propiltiouracil); (raro)
6. Deficiência de iodo (rara)
7. Erros congênitos da síntese do hormônio tireoidiano (raros)

Hipotireoidismo secundário
1. Hipopituitarismo devido a um adenoma de hipófise
2. Terapia ablativa da hipófise

Hipotireoidismo terciário
1. Disfunção hipotalâmica (rara)

Quadro 42-9 Sinais e sintomas de hipertireoidismo

Sintomas	Sinais
Fadiga, fraqueza	Bradicardia
Intolerância ao frio	Diminuição dos reflexos tendinosos
Dispneia ao esforço	Lentidão de fala e movimentos
Ganho de peso	Pele seca e áspera, perda de sobrancelhas
Constipação	Edema sem cacifo, edema periorbital
Rouquidão	Rigidez muscular, fraqueza proximal
Menorragia	Carotenemia
Raro: demência	Raro: derrames pleural e pericárdico
	Diminuição do impulso respiratório
	Hipertensão diastólica

A tireoidite de Hashimoto é a causa mais comum de hipotireoidismo. É uma doença autoimune caracterizada por infiltração linfocítica, destruição dos folículos tireoidianos e fibrose. Vários autoanticorpos estão presentes, incluindo anti--TPO, antitireoglobulina e anticorpo bloqueador do receptor de TSH. Anticorpos à tireoperoxidade permanecem positivos por muitos anos e são úteis para o diagnóstico. Pode ou não haver um bócio. O bócio na tireoidite de Hashimoto geralmente é de tamanho moderado e de consistência firme. Em pacientes mais velhos, a tireoide pode estar totalmente destruída pelo processo imune, encontrando-se durante o exame uma glândula pequena.

▶ Diagnóstico

O diagnóstico de suspeita de hipotireoidismo está indicado em um algoritmo listado na Figura 42-6. No hipotireoidismo primário, o TSH está elevado com um baixo nível de T_4L. No hipotireoidismo secundário, o nível de TSH é baixo ou inapropriadamente normal com um nível baixo de T_4L. O hipotireoidismo secundário também pode se apresentar com outros sinais de insuficiência hipofisária, incluindo hipogonadismo e insuficiência suprarrenal.

▶ Tratamento

O tratamento envolve reposição hormonal com L-tiroxina; a dose média de reposição em adultos é de 1,6 μg/kg/dia. Em adultos jovens saudáveis, pode-se usar uma dose inicial de 75 a 100 μg, seguida de um ajuste de dose a cada 4 a 6 semanas. Pacientes idosos ou com coronariopatia devem iniciar com doses muito menores, de 12,5 a 25,0 μg/dia, aumentadas em 12,5 a 25,0 μg a cada 4 a 6 semanas até a normalização do nível de TSH entre 0,5 e 2 mU/L. Depois de estabilizados, os pacientes devem ser monitorados uma ou duas vezes por ano com TSH e T_4L. O T_4 tem uma meia-vida de cerca de sete dias e portanto só precisa ser administrado uma vez ao dia.

A tireoide dessecada é insatisfatória, devido à variabilidade de seu conteúdo hormonal, e não deve ser usada. O uso de T_3 é controverso. A preparação atual é rapidamente absorvida, tem uma meia-vida curta e um efeito biológico rápido. Os pacientes que têm má absorção ou que usam medicamentos como cálcio e ferro, que prejudicam a absorção de T_4, podem exigir um aumento na dose de T_4. Como a meia-vida do T_4 é longa, não há problema em omitir o fármaco por alguns dias caso o paciente não puder tomar medicações orais. Alternativamente, o paciente pode receber 75% da dose oral usual de L-tiroxina por via parenteral.

COMA MIXEDÊMICO

▶ Considerações gerais

O hipotireoidismo grave não tratado pode levar a coma hipotérmico. Tende a ocorrer em pacientes idosos e com frequência é fatal (mais de 20% da incidência).

▶ Achados clínicos

O coma mixedêmico caracteriza-se por hipotermia, bradicardia, hipoventilação alveolar com retenção de CO_2, hiponatremia, hipoglicemia e estupor ou coma. O diagnóstico é frequentemente difícil, porque o coma e a hipotermia podem ser devidas a outras causas, como acidente vascular encefálico (AVE). Insuficiência cardíaca, pneumonia, administração excessiva de líquidos e uso de sedativos ou narcóticos podem precipitar o coma mixedêmico.

▶ Tratamento

O tratamento consiste em L-tiroxina administrada por via intravenosa, na dose inicial de ataque de 300 a 400 µg, seguida de 80% da dose total de reposição calculada IV por dia. Pode ser necessário apoio ventilatório para a hipoventilação e a hipercapnia. A hiponatremia é tratada com restrição de líquidos. O reaquecimento ativo está contraindicado, porque pode induzir vasodilatação e colapso vascular. Deve-se procurar uma insuficiência suprarrenal concomitante, usando um teste de estimulação de cosintropina. Até que os resultados do cortisol estejam disponíveis, o paciente deve ser tratado com hidrocortisona (100 mg em bolo IV seguidos de 50 mg IV 6/6 horas).

Biondi B, Cooper DS. The clinical significance of subclinical thyroid dysfunction. *Endocr Rev*. 2008;29(1):76–131 [PMID: 17991805]. (Review focusing on the prevalence, natural history, and potential consequence of subclinical hypothyroidism and subclinical thyrotoxicosis.)

Jordan RM. Myxedema coma: Pathophysiology, therapy, and factors affecting prognosis. *Med Clin North Am*. 1995;79(1):185 [PMID: 7808091]. (General review of the diagnosis and treatment of myxedema coma.)

Lindsay RS, Toft AD. Hypothyroidism. *Lancet*. 1997;349(9049):413 [PMID: 9033482]. (Practical, concise review of hypothyroidism, including the causes of hyperthyroidism and its diagnosis and treatment.)

43

Distúrbios da paratireoide

Michael C. Singer, MD
David J. Terris, FACS

A glândula paratireoide é um regulador-chave da homeostasia do cálcio. Embora, hoje, o hiperparatireoidismo seja diagnosticado com mais frequência em pacientes assintomáticos, caso não seja tratado, pode ter efeitos devastadores em múltiplos sistemas. O hiperparatireoidismo primário, a causa mais comum de hipercalcemia em pacientes não hospitalizados, é tratado cirurgicamente na maioria dos casos.

▼ EMBRIOLOGIA E ANATOMIA

Durante a quinta semana de gestação, as glândulas paratireoides se formam a partir das terceira e quarta bolsas branquiais. As glândulas derivadas das terceiras bolsas descem caudalmente no pescoço, junto com o timo (formado do terceiro arco branquial), ao passo que as glândulas das quartas bolsas permanecem estacionárias. O conhecimento dessa migração embrionária, que faz as glândulas derivadas das quartas bolsas serem superiores, e as derivadas das terceiras bolsas, inferiores, é crucial quando se procuram glândulas ectópicas.

Em geral, as glândulas paratireoides superiores estão intimamente associadas ao aspecto posterolateral dos polos superiores da glândula tireoide. As glândulas inferiores, cujo posicionamento é mais variável, são mais comumente encontradas próximo aos polos inferiores da glândula tireoide. Às vezes, estão encravadas no interior do aspecto superior do timo ou no interior do ligamento tireotímico.

O desvio do padrão migratório durante a embriogênese pode levar à localização aberrante das glândulas em aproximadamente 15 a 20% dos pacientes, embora existam relatos de porcentagens mais altas em indivíduos com hiperparatireoidismo renal. Glândulas aberrantes podem ocorrer em qualquer localização ao longo do seu percurso migratório e foram identificadas desde a bifurcação da carótida até a altura do arco aórtico.

Enquanto a maioria das pessoas possui quatro glândulas paratireoides, aproximadamente 2 a 5% possuem cinco ou mais glândulas. Uma porcentagem similar possui menos de quatro glândulas.

O suprimento sanguíneo das glândulas paratireoides é bastante constante. Tanto as glândulas superiores quanto as inferiores são alimentadas por ramos da artéria tireóidea inferior. Ocasionalmente, glândulas superiores são alimentadas por um ramo anastomótico da artéria tireóidea inferior para a superior ou são alimentadas pelas duas artérias. Essas artérias entram nas glândulas pelos seus hilos, uma característica anatômica que as distingue da gordura circundante. Os ramos arteriais que suprem as glândulas podem ter posições variáveis em relação ao nervo laríngeo recorrente.

As glândulas paratireoides normais, frequentemente em forma de feijão, têm uma coloração distinta castanho-amarelada, frequentemente descrita como cor de caramelo. A manipulação das glândulas e de seu suprimento sanguíneo durante a cirurgia causa uma alteração para um castanho-café mais escuro. Glândulas saudáveis pesam em média 30 a 40 mg.

▶ Fisiologia

O hormônio da paratireoide (PTH) impacta a homeostase do cálcio, tendo por alvo os rins, o sistema esquelético e o trato gastrintestinal. As células principais paratireoidianas são responsáveis pela produção e armazenamento do PTH. A liberação do hormônio pelas glândulas paratireoides é diretamente controlada por inibição de *feedback* das glândulas pelo cálcio sérico.

O PTH age aumentando o cálcio sérico por vários mecanismos. Influencia os rins a aumentar a reabsorção de cálcio, promove a reabsorção e a liberação de cálcio pelos ossos e potencializa a absorção de cálcio no intestino, por meio do aumento da ativação renal da vitamina D.

▼ HIPERPARATIREOIDISMO

O hiperparatireoidismo é o distúrbio mais comum da função da glândula paratireoide. Dependendo da etiologia, o hiperparatireoidismo é classificado como primário, secundário ou terciário. Hiperparatireoidismos primário e terciário são tratados cirurgicamente, e o hiperparatireoidismo secundário é normalmente de manejo clínico.

HIPERPARATIREOIDISMO PRIMÁRIO

FUNDAMENTOS DO DIAGNÓSTICO

- ▶ Elevação da calcemia.
- ▶ Elevação do PTH sérico.
- ▶ É preciso diferenciar hiperparatireoidismo primário, secundário e terciário.

O hiperparatireoidismo primário é devido a um defeito primário na glândula paratireoide, de forma que uma calcemia elevada não inibe a maior liberação de PTH. Aproximadamente, 0,3 a 1% da população em geral desenvolve hiperparatireoidismo primário. É raro antes da puberdade, e seu pico de incidência ocorre em mulheres da 4^a a 7ª décadas de vida.

▶ Patogênese

Em uma maioria de pacientes com hiperparatireoidismo primário, a causa é a disfunção de receptores sensores de cálcio na superfície das células principais. Adenomas únicos estão presentes em 80 a 85% dos casos, adenomas duplos, em 2 a 3%, e hiperplasia das glândulas, em 12 a 15%. Carcinoma de paratireoide é uma causa rara de hiperparatireoidismo primário.

▶ Achados clínicos

A introdução de testes laboratoriais precisos e mecanizados para calcemia há mais de 30 anos permitiu uma detecção mais precoce e mais frequente do hiperparatireoidismo primário. Historicamente, pacientes apresentavam-se com a constelação clássica de gemidos, ossos, cálculos e queixas psiquiátricas (*groans, bones, stones and psychiatric overtones*). Atualmente, a vasta maioria dos pacientes é diagnosticada por exames laboratoriais de rotina e é assintomática. O hiperparatireoidismo primário de longa duração não tratado pode levar a uma morte precoce, frequentemente por disfunção cardíaca.

Além da fadiga e fraqueza generalizadas, múltiplos sistemas podem ser impactados:

- Gastrintestinal: dor abdominal, constipação, náusea, vômitos, úlcera péptica e pancreatite.
- Reumatológico: dor óssea, osteoporose, artralgia, mialgia e gota.
- Renal: nefrolitíase, poliúria, polidipsia e insuficiência renal.
- Psiquiátrico: depressão, demência e confusão.
- Cardiovascular: hipertensão e arritmias cardíacas.

▶ Diagnóstico

A. Laboratorial

Embora existam numerosos distúrbios fisiológicos que podem ocorrer no hiperparatireoidismo primário, níveis elevados de cálcio e PTH são fundamentais para o diagnóstico. Vários exames laboratoriais adicionais podem contribuir para um diagnóstico acurado.

- Hipercalcemia: um nível elevado de cálcio é a marca distintiva do diagnóstico. Embora um elevado nível sérico de cálcio esteja quase sempre presente e seja adequado para o diagnóstico, em algumas situações somente há elevação do cálcio ionizado fisiologicamente ativo. No sangue, aproximadamente 50% do cálcio está ligado a proteínas, em geral albumina, 5% faz complexos com fosfato ou citrato, e o restante é ionizado. Em um quadro de hipoalbunimemia, a calcemia pode ser normal, ao passo que a fração ionizada está aumentada.
- Hiperparatireoidismo: A introdução de novos ensaios permitiu medições acuradas de níveis de PTH intacto. No hiperparatireoidismo primário, os níveis de PTH podem variar do extremo superior da normalidade a um nível acentuadamente elevado. Em caso de hipercalcemia, um nível de PTH no extremo superior da faixa da normalidade deve ser considerado inapropriado, necessitando de uma investigação diagnóstica mais profunda.
- Hipofostatemia: Níveis aumentados de PTH promovem a excreção renal de fosfato. Aproximadamente, 50% dos pacientes com hiperparatireoidismo primário têm níveis de fosfatemia abaixo do normal.
- Cálcio urinário normal a elevado. Um nível de cálcio urinário total em 24 horas e depuração de cálcio podem contribuir para diferenciar a hipercalcemia hipocalciúrica familiar (HHF) do hiperparatireoidismo primário, no qual os níveis urinários de cálcio são normais a elevados. Uma excreção urinária de cálcio anormalmente baixa sugere HHF.

B. Radiológico

O desenvolvimento de modalidades efetivas de imagem para identificar glândulas paratireoides hiperfuncionantes promoveu a realização de paratireoidectomias dirigidas ou minimamente invasivas.

- Cintilografia nuclear: A capacidade de localização da cintilografia com ^{99m}Tecnécio-sestamibi baseia-se em sua captação preferencial por células da paratireoide, devido à sua alta atividade mitocondrial (Figura 43-1). Imagens tardias obtidas 2 a 3 horas após a injeção são sensíveis em até 90% dos casos de adenoma único, com uma especificidade acima de 90%. A imagem com sestamibi também é efetiva em casos de adenoma duplo. Entretanto, sua precisão está significativamente reduzida em casos de hiperplasia das quatro

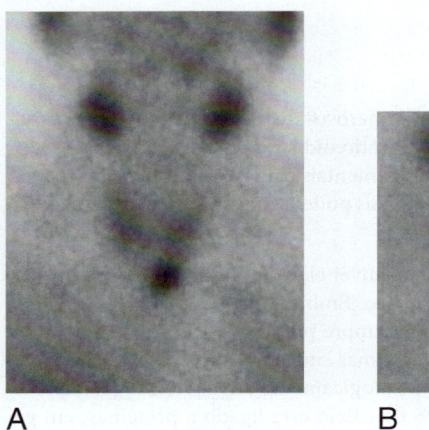

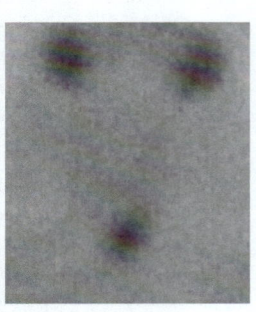

▲ **Figura 43-1** Imagens de uma cintilografia com ^{99m}Tecnécio-sestamibi 15 minutos após a injeção: (**A**) em um paciente com hiperparatireoidismo primário mostrando captação nas glândulas salivares, na tireoide e um adenoma paratireoidiano inferior esquerdo. Uma imagem tardia obtida 2 horas após a injeção (**B**) mostra *washout* da tireoide, mas retenção no adenoma paratireoidiano rico em mitocôndrias.

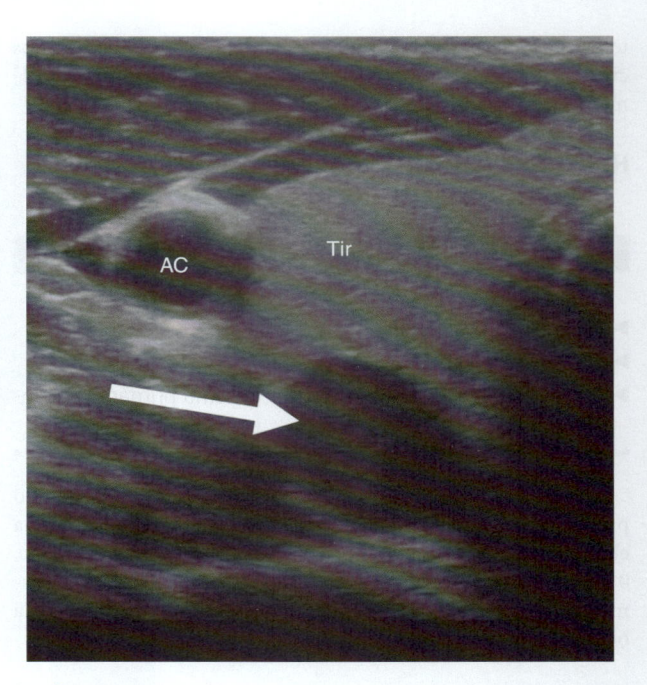

▲ **Figura 43-2** Imagem transversa de uma imagem ecográfica em modo B do leito da tireoide, demonstrando uma lesão hipoecoica ovoide grande, consistente com um adenoma de paratireoide (seta branca). Também se pode ver a artéria carótida (AC) e a glândula tireoide (Tir).

glândulas. Sua base fisiológica ajuda a identificar glândulas ectópicas. Mais recentemente, alguns indivíduos usaram essa técnica em combinação com tomografia computadorizada com emissão de fótons únicos e relataram uma melhor localização tridimensional.

- Ultrassonografia (US): A US de alta resolução pode ser usada para a localização de adenomas da paratireoide (Figura 42.2). A US é uma modalidade não invasiva, fácil de realizar e barata para avaliar pacientes com hiperparatireoidismo primário. Em mãos especializadas, possui alta sensibilidade e especificidade. Sua utilidade é limitada em casos de glândulas ectópicas profundas.
- Ressonância magnética (RM): A RM é em geral utilizada como uma modalidade adjuvante em casos de glândulas ectópicas ou reexploração de um hiperparatireoidismo persistente.

C. Tratamento

A intervenção cirúrgica é o tratamento de escolha para o hiperparatireoidismo primário. Antes da triagem de rotina da calcemia, com frequência os pacientes chegavam com complicações significativas da doença. Entretanto, hoje, a maioria dos pacientes é assintomática no momento da identificação. Alguns argumentam que o hipertireoidismo primário não progride em muitos pacientes assintomáticos, e que esses podem ser observados para a progressão da doença. A maioria dos especialistas, entretanto, apoia a paratireoidectomia para todos os pacientes, independentemente de seus sintomas. A paratireoidectomia é efetiva para aliviar os sintomas e prevenir sequelas adicionais.

Para pacientes que não são candidatos à cirurgia, pode-se utilizar terapia clínica de apoio. Recentemente, usou-se angiografia seletiva com embolização de adenomas de paratireoide com sucesso, em alguns casos.

D. Cirurgia

O padrão-ouro para o manejo do hiperparatireoidismo primário tem sido a exploração bilateral do pescoço com exame das quatro glândulas. Essa abordagem é efetiva em casos de adenomas únicos, adenomas duplos e hiperplasia das quatro glândulas. Faz-se uma incisão cervical horizontal pela pele e do músculo platisma. Elevam-se retalhos subplastismais e dividem-se os músculos infra-hióideos na linha média, retraindo-nos. A glândula tireoide é retraída medialmente para permitir a identificação e exame seriados de todas as quatro glândulas paratireoides. Pode ser necessária uma dissecção adicional, caso uma das glândulas tiver localização ectópica. Dependendo da aparência das glândulas, existem várias opções excisionais. Se uma ou duas glândulas tiverem aparência anormal, como em um adenoma único ou duplo, elas podem ser removidas. Se houver suspeita de hiperplasia de quatro glândulas, pode-se realizar uma paratireoidectomia total ou subtotal.

A paratireoidectomia total requer a excisão das quatro glândulas paratireoides. Após a remoção, a fim de prevenir o hipoparatireoidismo para o resto da vida, reimplanta-se par-

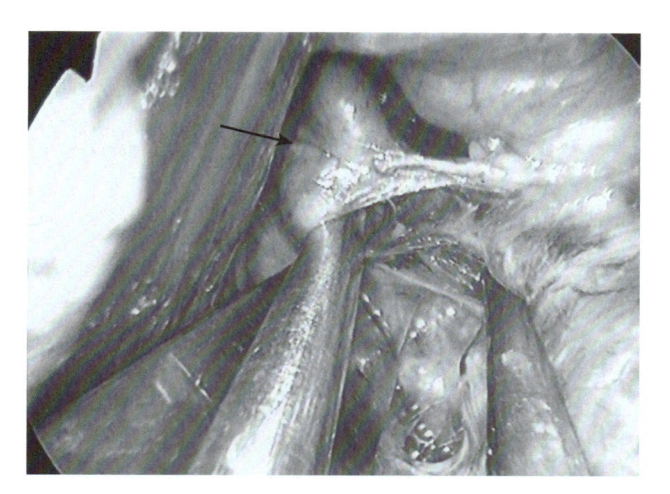

▲ **Figura 43-3** Aparência endoscópica de um adenoma da paratireoide superior direita (seta preta).

te de uma glândula. Corta-se o tecido a ser reimplantado em pedaços de 1 a 2 mm, colocando-os em uma bolsa criada no músculo esternocleidomastóideo ou em uma bolsa subcutânea pré-esternal. Coloca-se um clipe ou sutura para marcar o local da reimplantação no músculo para fácil identificação, caso uma revisão cirúrgica vier a ser necessária.

Alternativamente, pode-se realizar uma paratireodectomia subtotal, removendo-se três glândulas e meia, deixando-se a metade da glândula de aparência mais normal no lugar, com o suprimento sanguíneo intacto. Dá-se preferência a deixar uma glândula inferior, uma vez que a reexploração (se necessária) acarretará menor risco ao nervo laríngeo recorrente.

Hoje, pratica-se amplamente a paratireoidectomia dirigida, incluindo abordagens minimamente invasivas (Figura 43-3). Essas técnicas focalizadas tornaram-se viáveis com a introdução de exames de imagem que forneceram a localização pré-operatória acurada de glândulas aumentadas ou hiperfuncionais. Em vez de explorar e examinar todas as glândulas paratireoides, a localização permite a dissecção e excisão somente da glândula patológica. Esses procedimentos, que exigem tempo e dissecção mínimos, podem ser realizados sob anestesia local, caso ditado pela preferência do paciente.

Várias outras inovações aumentaram o desempenho da paratireoidectomia dirigida. Ensaios que medem rapidamente o nível de PTH, que tem uma meia-vida de 2 a 5 minutos, permitem a avaliação intraoperatória da eficácia da cirurgia. Foram descritos numerosos protocolos para o uso de PTH intraoperatório. Geralmente, considera-se desfecho positivo uma redução de 50% no nível de PTH 5 a 10 minutos após a remoção da glândula, caindo até a faixa normal. Alguns cirurgiões utilizam uma injeção pré-operatória de azul de metileno ou sestamibi, a fim de ajudar a focalizar sua dissecção. As glândulas paratireoides anormais coloram-se fortemente com azul de metileno, embora deva ser usado com cautela, devido à possibilidade de reações neurológicas, particularmente em pacientes que utilizam inibidores seletivos de recaptação da serotonina (ISRS). No caso de procedimentos radioguiados, usa-se uma radiossonda para detectar a glândula com captação do sestamini radiomarcado acima da média, direcionando-se então a dissecção para sua remoção. Com base nas preferências do cirurgião, podem-se usar diversas combinações dessas diferentes modalidades, com vistas a realizar a cirurgia mais eficiente e bem-sucedida.

Antigamente, os pacientes permaneciam hospitalizados após a cirurgia, a fim de monitorar seus níveis de cálcio até a estabilização. Hoje, a maioria dos pacientes que faz paratireoidectomia, particularmente procedimentos direcionados, tem alta no mesmo dia. Esses pacientes começam a tomar suplementação oral de cálcio rotineiramente, a fim de mitigar a hipocalcemia pós-operatória transitória.

Independentemente da técnica utilizada, a taxa de sucesso para a cirurgia primária é superior a 90%. O restante tem hiperparatireoidismo recorrente ou persistente, e o fracasso das cirurgias deve-se frequentemente a adenomas duplos não reconhecidos, a hiperplasia das quatro glândulas ou a glândulas ectópicas. A cirurgia de revisão atinge a cura em cerca de 85 a 90% dos casos.

E. Patologia

Em geral, os adenomas são compostos por grandes números de células principais poligonais, relativamente uniformes. O adenoma é confirmado pela presença de tecido paratireoidiano de aparência normal, que frequentemente pode ser detectado como um bordo fino, comprimido na periferia da glândula. Um grande número de células oxifílicas está frequentemente presente, e adenomas às vezes podem consistir somente nessas células.

A hiperplasia afeta as quatro glândulas, causando um grande aumento em todas. Ao contrário de lesões adenomatosas, na hiperplasia todos os tecidos estão envolvidos, não se encontrando glândula normal.

F. Complicações

O risco de complicações da paratireoidectomia é baixo. As complicações potenciais incluem:

- Hipocalcemia e hipoparatireoidismo temporários: em muitos pacientes, o tecido hiperfuncional suprimiu a atividade das glândulas normais. Por isso, os pacientes podem se tornar temporariamente hipoparatireóideos e hipocalcêmicos, até que suas glândulas normais recuperem sua função. De modo geral, a calcemia atinge no mínimo 48 a 72 horas após a cirurgia. Caso se realize uma paratireoidectomia total com autotransplante, os pacientes podem permanecer com hipoparatireoidismo até que o tecido glandular implantado se revascularize e comece a funcionar, o que pode levar de 3 a 6 meses.

- Síndrome de ossos famintos (*hungry bone syndrome*): Certos pacientes com hiperparatireoidismo de longa duração podem se tornar gravemente hipocalcêmicos à medida que o osso reponha seus depósitos de cálcio após a cirurgia. Os pacientes podem desenvolver parestesias, tetania e convulsões, caso não recebam uma suplementação agressiva de cálcio.

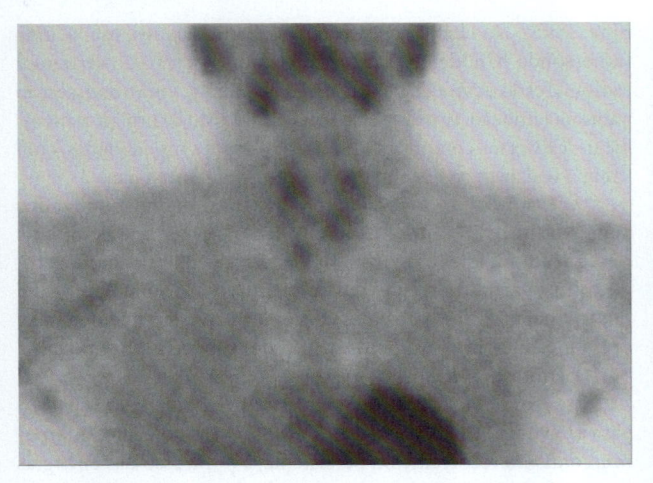

▲ **Figura 43-4** Imagens de uma cintilografia ^{99m}Tecnécio-sestamibi 2 horas após a injeção em um paciente com hiperparatireoidismo renal, mostrando captação em cada uma das quatro glândulas paratireoides hiperplásicas. Note que a glândula paratireoide inferior direita desceu para um local ectópico no mediastino anterior.

Além da hipocalcemia, esses pacientes também têm hipofosfatemia e hipomagnesemia, que requerem suplementação. Pacientes mais velhos, pacientes com níveis pré-operatórios elevados de fosfatase alcalina e pacientes com adenomas grandes têm maior risco de desenvolver essa complicação.

- Hipoparatireoidismo permanente: em raras ocasiões, em pacientes que tiveram paratireoidectomia total e autotransplante, o tecido implantado nunca se torna funcional, e os pacientes desenvolvem hipoparatireoidismo permanente.
- Lesão ao nervo laríngeo recorrente: a taxa de disfunção temporária ou permanente após paratireoidectomia é de aproximadamente 1%.
- Hematoma ou infecção pós-operatórios: essas complicações raramente ocorrem.

HIPERPARATIREOIDISMO SECUNDÁRIO

No hiperparatireoidismo secundário, os níveis de PTH estão elevados em resposta à hipocalcemia crônica. Embora qualquer distúrbio que resulte em hipocalcemia possa levar ao hiperparatireoidismo secundário, as causas mais comuns são insuficiência renal crônica e deficiência de vitamina D. A estimulação das glândulas paratireoides pela hipocalcemia crônica resulta em hiperplasia de todas as glândulas. Em contraste com o hiperparatireoidismo primário, o tratamento é clínico. Os elementos críticos são correção da hipocalcemia, repleção com análogos da vitamina D e abordagem da causa subjacente (Figuras 43-4 e 43-5).

HIPERPARATIREOIDISMO TERCIÁRIO

As glândulas paratireoides são estimuladas cronicamente no hiperparatireoidismo secundário. O hiperparatireoidismo terciário ocorre quando a causa do estímulo é corrigida e as glândulas permanecem autonomamente hiperfuncionais. Esse distúrbio com frequência requer paratireoidectomia total ou subtotal, embora a paratireoidectomia seletiva possa ser apropriada.

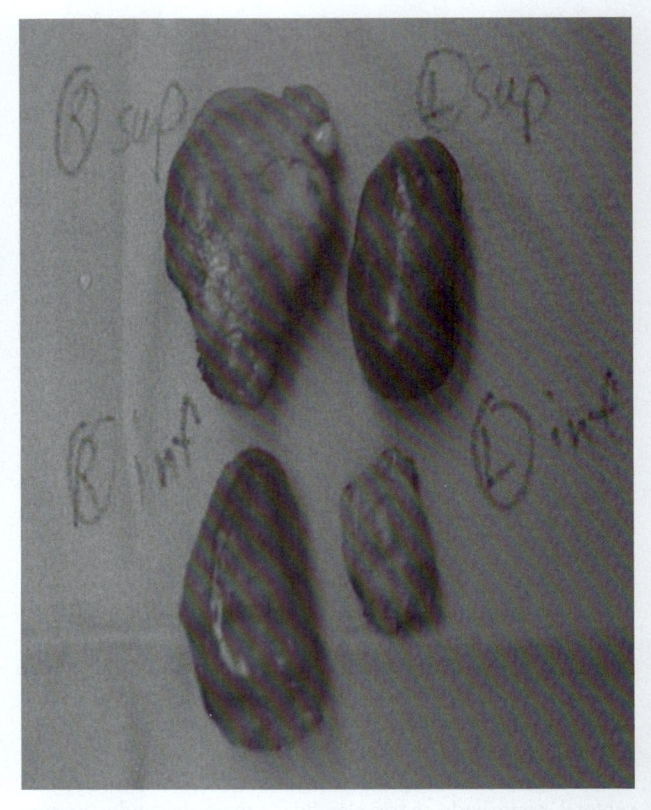

▲ **Figura 43-5** As glândulas paratireoides em pacientes com hiperparatireoidismo renal frequentemente têm uma hiperplasia assimétrica e uma aparência não homogênea.

▶ Hipercalcemia hipocalciúrica familiar

Uma doença autossômica dominante – a HHF – pode apresentar um desafio diagnóstico. Devido a uma mutação inativadora do gene para o receptor sensor de cálcio, as glândulas paratireoides e os rins são menos sensíveis ao cálcio, o que leva a uma produção inapropriada de PTH e reabsorção renal de cálcio. Nesses pacientes, os níveis de PTH e cálcio em geral estão na extremidade superior da normalidade ou apenas levemente elevados. O curso dessa doença é mais frequentemente benigno, devido ao hiperparatireoidismo relativamente leve, e esses pacientes devem ser apenas observados. Diagnosticamente, uma baixa depuração urinária de cálcio diferenciará o HHF e o hiperparatireoidismo primário.

▶ Carcinoma

O carcinoma de paratireoide causa menos de 1% do hiperparatireoidismo primário, sendo frequentemente difícil de diagnosticar antes da cirurgia. Deve-se manter um alto índice de suspeita em pacientes com níveis de cálcio e PTH extremamente elevados. Até metade dos pacientes com carcinoma apresentariam uma massa palpável.

Histologicamente, é difícil diferenciar um carcinoma de paratireoide de alterações adenomatosas. O diagnóstico requer invasão capsular ou local, metástases linfonodais ou a distância, ou recorrência local após a excisão.

Se houver um diagnóstico pré-operatório, ou se achados intraoperatórios – como invasão tecidual local ou aderência – sugerirem carcinoma, indica-se a excisão local ampla da glândula com tecido circundante. Deve-se fazer uma hemitireoidectomia ipsilateral, com remoção de tecidos do sulco traqueoesofágico e compartimento central. Se houver qualquer adenopatia cervical palpável, a ressecção deve incluir uma dissecção radical modificada ou seletiva de pescoço. A recidiva ou persistência da doença é comum, mesmo após muitos anos, sendo tratada com a reexcisão de qualquer tumor ressecável. Intervenções clínicas não tiveram sucesso no controle do carcinoma da paratireoide.

NEOPLASIAS ENDÓCRINAS MÚLTIPLAS

As síndromes hereditárias de neoplasias endócrinas múltiplas (NEM) frequentemente envolvem as glândulas paratireoides. Sua transmissão segue um padrão autossômico dominante, com expressão variável, e devem ser consideradas em qualquer paciente que se apresente com neoplasias em múltiplos órgãos endócrinos ou tenha uma história familiar de neoplasias de órgãos endócrinos.

Hiperparatireoidismo por hiperplasia da paratireoide ocorre em:

- NEM 1 (síndrome de Werner): inclui hiperplasia de paratireoide, adenomas de hipófise e tumores de ilhotas pancreáticas.
- NEM 2A (síndrome de Sipple): inclui carcinoma medular de tireoide, feocromocitomas e hiperplasia de paratireoide.

HIPOPARATIREOIDISMO

O hipoparatireoidismo é uma condição rara que resulta em hipocalcemia crônica. Fontes iatrogênicas, quase sempre cirurgias de tireoide ou paratireoide, são a causa mais frequente. Menos frequentemente, anormalidades congênitas da terceira e quarta bolsas faríngeas, como a síndrome de DiGeorge, podem ser responsáveis pelo hipoparatireoidismo. É necessária a suplementação com cálcio e vitamina D durante toda a vida.

Akerström G, Malmaeus J, Bergström R. Surgical anatomy of human parathyroid glands. *Surgery.* 1984;95(1):14–21.

Gagner M. Endoscopic subtotal parathyroidectomy in patients with primary hyperparathyroidism. *Br J Surg.* 1996;83:875.

Hundahl SA. Two hundred eighty-six cases of parathyroid carcinoma treated in the U.S. between 1985–1995: A national cancer data base report. *Cancer.* 1999;86:538–544.

Kartha SS, Chacko CE, Bumpous JM et al. Toxic metabolic encephalopathy after parathyroidectomy with methylene blue localization. *Otolaryngol Head Neck Surg.* 2006;135(5):765–768.

Loftus KA, Anderson S, Mulloy AL, Terris DJ et al. Value of sestamibi scans in tertiary hyperparathyroidism. *Laryngoscope.* 2007;117(12):2135–2138.

Mariani G, Gulec SA, Rubello D et al. Preoperative localization and radioguided parathyroid surgery. *J Nucl Med.* 2003;44(9):1443–1458.

Miccoli P, Berti P, Conte M et al. Minimally invasive video-assisted parathyroidectomy: lesson learned from 137 cases. *J Am Coll Surg.* 2000;191(6):613–618.

Moalem J, Guerrero M, Kebebew E. Bilateral neck exploration in primary hyperparathyroidism—when is it selected and how is it performed? *World J Surg.* 2009;33(11):2282–2291.

Norman J, Chheda H, Farrell C. Minimally invasive parathyroidectomy for primary hyperparathyroidism: decreasing operative time and potential complications while improving cosmetic results. *Am Surg.* 1998;64:391–395.

Pelliteri PK. Directed parathyroid exploration: evolution and evaluation of this approach in a single-institution review of 346 patients. *Laryngoscope.* 2003;113(11):1857–1869.

Seybt MW, Loftus KA, Mulloy AL, Terris DJ et al. Optimal use of intraoperative PTH levels in parathyroidectomy. *Laryngoscope.* 2009;119(7):1331–1333.

Shaha AR, Patel SG, Singh B. Minimally invasive parathyroidectomy: The role of radio-guided surgery. *Laryngoscope.* 2002;112:2166–2169.

Triponez F, Clark O, Vanrenthergem Y et al. Surgical treatment of persistent hyperparathyroidism after renal transplantation. *Ann Surg.* 2008; 248:18–30.

Wuthrich R, Martin D, Bilizikian J. The role of calcimimetics in the treatment of hyperparathyroidism. *Eur J Clin Invest.* 2007;37:915–922.

Agradecimentos a Karsten Munck, MD, e David W. Eisele, MD, por suas contribuições a este capítulo nas edições anteriores deste livro.

Anatomia e fisiologia da orelha

44

John S. Oghalai, MD
William E. Brownell, PhD

Eventos mecânicos resultantes do som, forças gravitacionais e aceleração rotacional são detectados pela cóclea e órgãos vestibulares no interior da orelha interna. O som é uma vibração mecânica (como a produzida pela vibração da corda de um piano). Essa vibração dá início a pequenas oscilações de moléculas de ar que, por sua vez, fazem com que moléculas adjacentes oscilem, à medida que o som se propaga para longe de sua fonte. O som é chamado de uma onda de pressão, porque quando as moléculas de ar se aproximam, a pressão aumenta (**compressão**); à medida que se afastam, a pressão diminui (**rarefação**).

Um som caracteriza-se por sua frequência e intensidade. A **frequência** de um som é seu tom. O Dó central em um piano tem uma frequência de 256 ciclos por segundo, e o Dó maior (sete teclas brancas à direita) tem uma frequência de 512 ciclos por segundo (Figura 44-1). As pessoas com audição normal podem perceber a diferença entre dois sons com diferença de frequência abaixo de 0,5%. Para perceber como isso é pouco, basta perceber que a diferença entre o Dó central e o Dó sustenido é maior que 5%. A audição humana limita-se a ondas sonoras entre 20 e 20.000 Hz. Muitos outros mamíferos podem ouvir ultrassom (acima de 20.000 Hz) e alguns, como as baleias, chegam a quase 100.000 Hz.

A **intensidade** de um som determina sua força e reflete a proximidade das moléculas aéreas umas das outras durante a fase de compressão de uma onda sonora. A orelha pode detectar sons em que a vibração do ar na membrana timpânica é menor que o diâmetro de uma molécula de hidrogênio (inferior a 0,24 nm). A orelha de mamíferos tem a capacidade de descriminar uma ampla gama de intensidades – uma diferença maior de 100 mil vezes em energia (120 dB).

Para maximizar a transferência de energia sonora do meio ambiente cheio de ar à orelha interna cheio de líquido, os animais terrestres desenvolveram orelhas externas como coletores de som e orelhas médias como amplificadores de força mecânica (Figura 44-2).

A tarefa da cóclea é analisar sons ambientais e transmitir os resultados dessa análise ao cérebro. A orelha interna determina primeiro quanta energia está presente nas diferentes frequências que formam um som específico. A cóclea pode fazê-lo devido à sua **organização tonotópica**, pela qual tons de diferentes frequências estimulam diferentes áreas da cóclea. Esse mapeamento das informações de frequência é apenas uma de várias estratégias que a orelha utiliza para codificar as informações entrantes. A análise de frequência dos sons ambientais começa na orelha externa.

ORELHA EXTERNA

1. Orelha ou pavilhão auditivo

A orelha externa consiste em orelha e canal auditivo externo. A orelha (Figura 44-3) é uma estrutura em três camadas. O molde central consiste em cartilagem elástica revestida por uma camada de pele. Há uma quantidade mínima de tecido subcutâneo entre a pele e o pericôndrio. Fisiologicamente, a orelha age para afunilar as ondas sonoras para o interior do canal auditivo. A forma intrincada da orelha afeta diferentemente a resposta de frequência aos sons entrantes, dependendo da posição vertical da origem do som. Essa informação é usada pelo cérebro para localizar a fonte sonora no espaço tridimensional. Globalmente, a forma da orelha externa fornece um ganho de aproximadamente 20 dB a sons na faixa média de frequência.

2. Canal ou meato auditivo externo

O canal auditivo externo consiste em uma porção lateral cartilaginosa e em uma porção medial óssea. Cada porção do canal ocupa cerca de metade de seu comprimento. O trago forma o canal cartilaginoso anterior. Diretamente anterior a ele está a glândula parótida. O nervo facial sai pelo forame estilomastoide a 1 cm de profundidade da ponta do trago (o indicador tragal). No interior das porções anterior e inferior do canal auditivo cartilaginoso, existem pequenas fenestrações por meio da cartilagem, chamadas **fissuras de Santorini**. A infecção do canal auditivo (otite externa) pode-se disseminar à glândula parótida por meio dessas fissuras, podendo levar

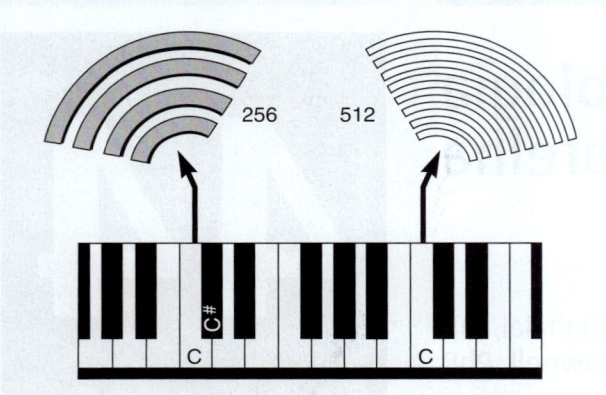

▲ **Figura 44-1** As linhas concêntricas que se irradiam da fonte de vibração representam as ondas de pressão do som. O Dó central tem uma frequência de 256 ciclos por segundo, e o Dó maior (uma oitava mais alto) tem uma frequência de 512 ciclos por segundo.

à osteomielite da base craniana. A porção timpânica do osso temporal forma quase todo o canal auditivo ósseo. A articulação temporomandibular é anterior ao canal ósseo. A pele do canal auditivo é mais espessa no canal cartilaginoso e contém glândulas que secretam cerume (cera da orelha). A pele do canal ósseo é muito fina e fixa ao periósteo. Não há secreção de cerume no canal auditivo ósseo.

O nervo auricular grande (das raízes nervosas C2 e C3) fornece inervação sensorial à pele sobre o processo mastoide, bem como à maior parte da orelha. Os nervos cranianos V (trigêmeo), VII (facial) e X (vago) inervam o canal auditivo externo.

ORELHA MÉDIA

1. Membrana timpânica

A membrana timpânica consiste em três camadas: externa, média e interna. A camada externa surge do ectoderma e consiste em epitélio escamoso. A camada interna origina-se do endoderma e consiste em epitélio mucoso cuboide. A camada média origina-se do mesênquima e é chamada de camada fibrosa média. A camada fibrosa média da membrana timpânica consiste em fibras tanto radiais quanto circulares. Essas fibras são importantes para manter a força da membrana timpânica, bem como para auxiliar sua vibração adequada com sons de frequências diferentes.

A membrana timpânica tem uma forma ovalada, com aproximadamente 8 mm de largura e 10 mm de altura (Figura 44-4). A membrana timpânica é inclinada, de modo que o aspecto superior é lateral ao aspecto inferior. Além disso, a membrana timpânica é levantada medialmente pelo processo longo do martelo (manúbrio). Em volta da circunferência da membrana timpânica, tem-se o ânulus ou anel fibroso, que se assenta no sulco timpânico, um sulco ósseo na extremidade medial do canal auditivo externo. O anel é incompleto na parte superior, acima das pregas maleares anterior e posterior. A parte flácida fica acima das pregas maleares anterior e posterior do martelo, e a parte tensa fica abaixo delas. A parte flácida também é conhecida como **membrana de Shrapnell**. A camada fibrosa média da parte flácida é mais fraca que a da parte tensa. Essa área da membrana timpânica pode facilmente retrair-se internamente quando a pressão da orelha média for mais baixa que a pressão atmosférica ambiental, sendo frequentemente o ponto de partida de um colesteatoma de ático. Os vasos sanguíneos entram na membrana timpânica pela pele do canal auditivo externo superior (estria vascular), bem como circularmente, em volta do anel fibroso.

2. Cavidade da orelha média

A cavidade da orelha média (Figura 44-5) origina-se embriologicamente da primeira bolsa branquial. Conecta-se à nasofaringe via tuba auditiva. Posteriormente à cavidade da orelha média estão as células aéreas da mastoide, que se conectam com o ático por meio da abertura do antro (*aditus ad antrum*). A cavidade da orelha média e as células aéreas da mastoide são revestidas por epitélio mucoso ciliado. Anatomicamente, a ca-

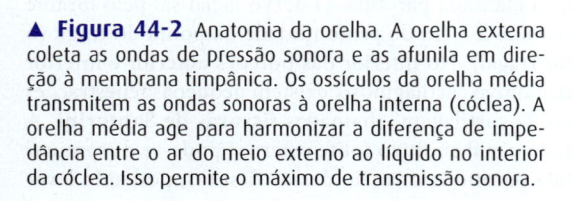

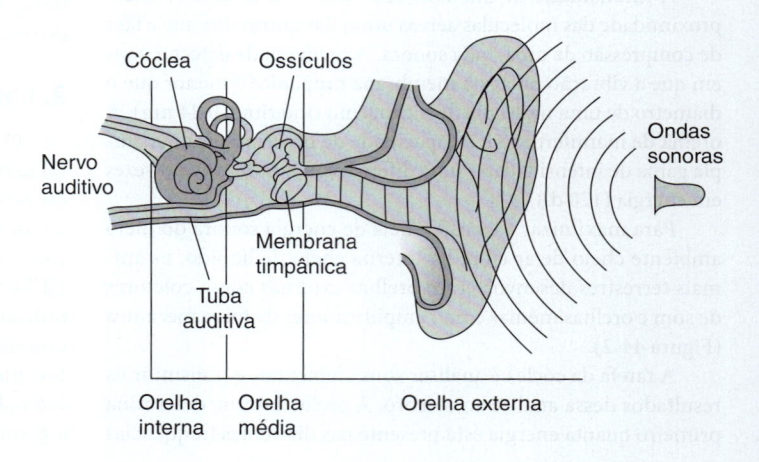

▲ **Figura 44-2** Anatomia da orelha. A orelha externa coleta as ondas de pressão sonora e as afunila em direção à membrana timpânica. Os ossículos da orelha média transmitem as ondas sonoras à orelha interna (cóclea). A orelha média age para harmonizar a diferença de impedância entre o ar do meio externo ao líquido no interior da cóclea. Isso permite o máximo de transmissão sonora.

ANATOMIA E FISIOLOGIA DA ORELHA — CAPÍTULO 44

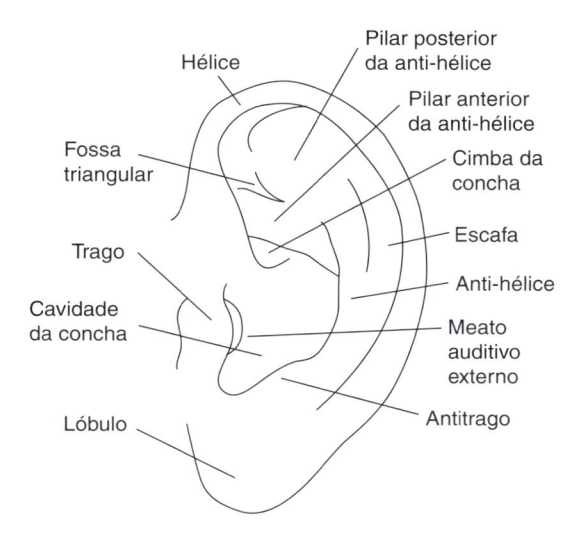

▲ **Figura 44-3** Anatomia da orelha. A orelha consiste em um molde cartilaginoso coberto por pele.

vidade da orelha média pode ser dividida em cinco porções, com base em sua relação com o ânulo do tímpano: mesotímpano, hipotímpano, ático, pró-tímpano e retrotímpano (ver Figura 44-5). O retrotímpano inclui o seio timpânico e o recesso facial.

O suprimento sanguíneo da orelha média e da mastoide origina-se das artérias carótidas interna e externa. Os vasos que saem da artéria carótida externa incluem a artéria timpânica anterior e a artéria auricular profunda (ramos da artéria maxilar interna), as artérias petrosa superior e timpânica superior (ramos da artéria meníngea média) e a artéria estilomastóidea (um ramo da artéria occipital que sobe pelo foramen estilomastoide). Além disso, a artéria caroticotimpânica, um ramo da artéria carótida interna, forma um plexo sobre o promontório da orelha média.

3. Cadeia ossicular

Existem três ossículos (Figura 44-6): martelo, bigorna e estribo. O martelo tem um processo longo, um processo curto e uma cabeça. O martelo está ligado à membrana timpânica desde a ponta do processo longo (umbigo) até o processo curto. A cabeça do martelo articula-se com o corpo da bigorna no ático.

O processo curto da bigorna está preso à parede posterior da cavidade da orelha média por apoio estrutural, e o processo longo é conectado à cabeça do estribo. A porção distal do processo longo é conhecida como processo lenticular. O suprimento sanguíneo da cadeia ossicular é bastante tentativo no processo lenticular, que é a primeira porção da cadeia ossicular a ser reabsorvida em pacientes com otite média crônica, produzindo interrupção ossicular.

O estribo consiste em uma base e em uma superestrutura. A superestrutura inclui os pilares anterior e posterior, que estão unidos na cabeça do estribo. A base entra na janela oval.

O músculo estapédio (Figuras 44-7 e 44-8) origina-se na saliência piramidal. O músculo tensor do tímpano está ancorado ao processo cocleariforme, onde gira 90° e se torna tendão, que se conecta ao martelo. O pontículo é uma crista óssea entre a janela redonda e a janela oval. O subículo é uma crista óssea imediatamente anterior à janela redonda. O promontório é a parede medial da cavidade da orelha média. A cóclea é medial ao promontório.

O desenvolvimento embriológico dos ossículos é complexo. As porções ossiculares encontradas no ático são formadas a

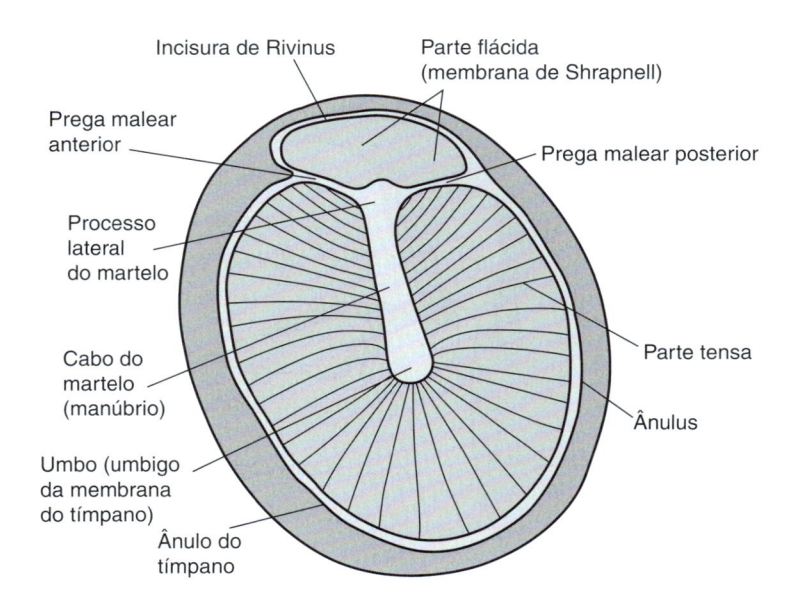

▲ **Figura 44-4** Anatomia da membrana timpânica (orelha esquerda).

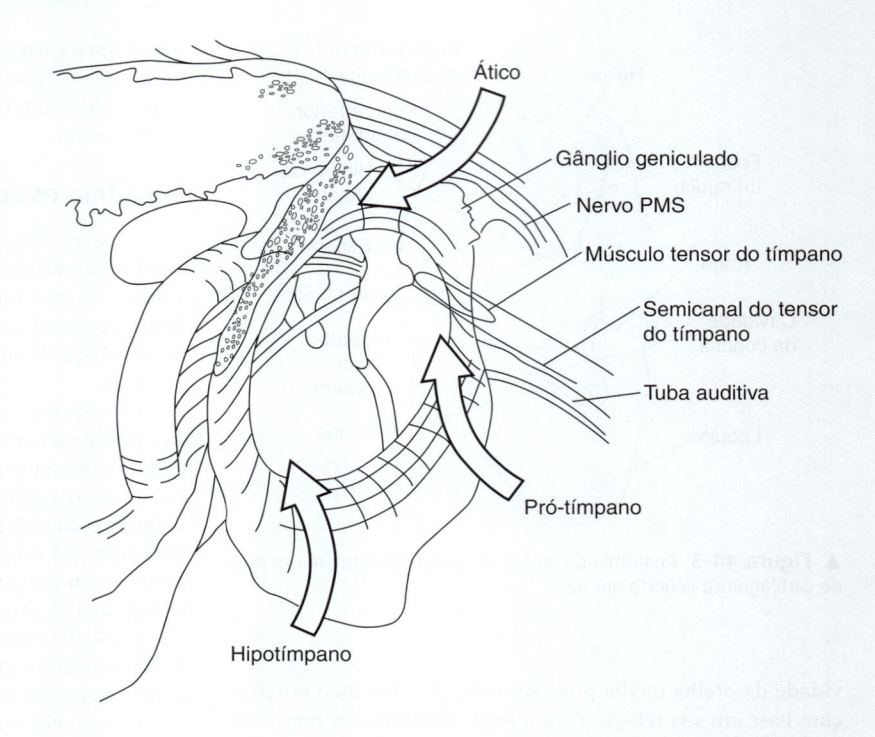

▲ **Figura 44-5** Espaços da orelha média (orelha direita). O mesotímpano é a porção da orelha média imediatamente atrás da membrana timpânica. Ático, pró-tímpano e hipotímpano são respectivamente superior, anterior e inferior ao mesotímpano. O recesso facial e o seio timpânico são posteriores ao mesotímpano (ver também Figura 44-8). PMS, petroso maior superficial.

partir do primeiro arco branquial e incluem a cabeça do martelo e o corpo e o processo curto da bigorna. As porções ossiculares encontradas no mesotímpano originam-se do segundo arco branquial e incluem o processo longo do martelo, o processo longo da bigorna e a superestrutura do estribo. A platina do estribo origina-se da cápsula ótica (otocisto primordial), e não de um arco branquial. Com 15 semanas de gestação, os ossículos são modelos cartilaginosos em tamanho integral, e a ossificação endocondral está completa com 25 semanas. Ao nascer, a orelha média já possui seu tamanho adulto.

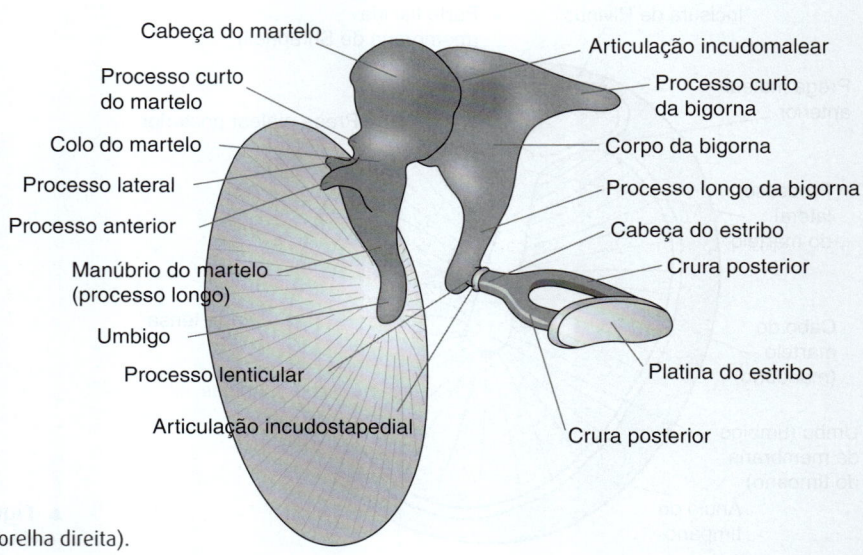

▲ **Figura 44-6** Ossículos da orelha média (orelha direita).

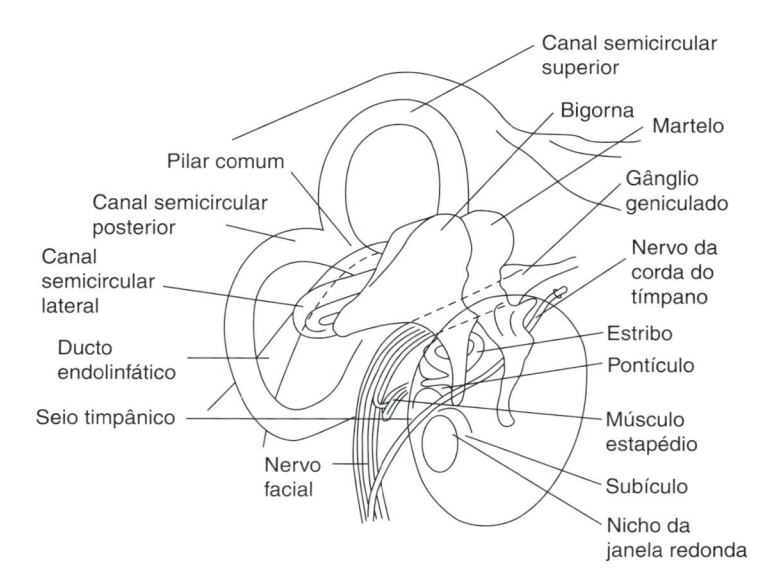

Figura 44-7 Relação das estruturas da orelha média com a orelha interna (orelha direita).

4. Estruturas nervosas

O nervo facial é o principal nervo que atravessa a cavidade da orelha média (Figura 44-7). Após entrar no osso temporal pelo canal auditivo interno (CAI), o segmento labiríntico vai ao gânglio geniculado, imediatamente superior à cóclea. O nervo facial então gira (primeiro joelho) e corre horizontalmente pela cavidade da orelha média (segmento timpânico). O nervo é superior à janela oval, e o osso muitas vezes está ausente nesse ponto (deiscência do nervo facial). O nervo gira então novamente (segundo joelho) e corre verticalmente (segmento vertical). O nervo sai do osso temporal pelo forame estilomastoide, medial ao músculo digástrico e lateral ao processo estiloide.

Existem três ramos do nervo facial no interior do osso temporal. O nervo petroso maior superficial (Figura 44-5) sai do gânglio geniculado, levando inervação parassimpática à glândula lacrimal e às glândulas salivares menores do nariz. Outro ramo do nervo facial inerva o músculo estapédio. Finalmente, o nervo da corda do tímpano sai da porção vertical do nervo facial e corre por baixo da membrana timpânica, medial ao martelo, antes de sair da cavidade da orelha média pela fissura petrotimpânica. Une-se ao nervo craniano V3 e supre tanto o paladar para os dois terços anteriores da língua quanto a inervação parassimpática para as glândulas sublinguais e submandibulares. Os corpos celulares desses nervos encontram-se no gânglio geniculado.

O nervo craniano IX (glossofaríngeo) possui um ramo que corre por meio do promontório timpânico, chamado nervo timpânico ou nervo de Jacobson. Inerva a mucosa da cavidade da orelha média e a tuba auditiva e também leva inervação parassimpática à glândula parótida. Também há um ramo do nervo vago na cavidade da orelha média, chamado nervo de Arnold, que inerva o canal auditivo externo. Os pacientes frequentemente tossem quando o canal auditivo é limpo, devido à sensação referida na garganta.

5. Recesso facial e seio timpânico

Compreender a área em volta do segundo joelho do nervo facial é crucial para realizar cirurgias da orelha média com segurança (Figura 44-8). O canal auditivo ósseo termina na altura do ânulus. O espaço medial ao término do canal auditivo e lateral ao nervo facial é o recesso facial. Medialmente ao nervo facial, há outro espaço chamado de seio timpânico. É impossível visualizar o seio timpânico olhando pelo canal auditivo ou por uma abertura feita por meio da mastoide. Frequentemente encontra nele um colesteatoma residual, devido a restos deixados para trás (e não vistos) durante a cirurgia primária.

▶ Fisiologia da orelha média

A orelha média fornece uma harmonização de impedância acústica entre o ar ambiente e a orelha interna cheio de lí-

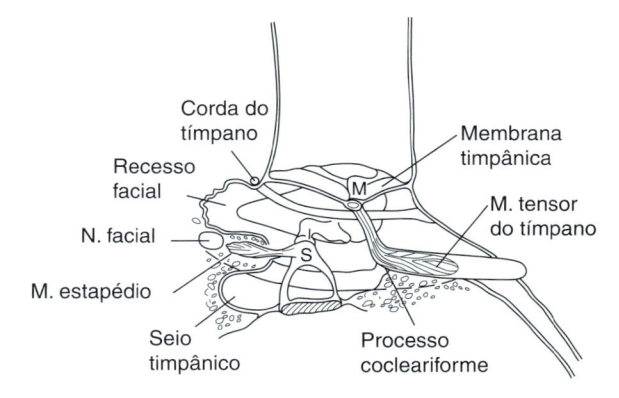

Figura 44-8 O recesso facial e o seio timpânico (orelha direita vista por baixo). Martelo (m); estribo (s).

quido. A orelha média amplifica a vibração sonora transmitida pelo ar de duas formas. Em primeiro lugar, a grande superfície da membrana timpânica, comparada à pequena área do estribo (14:1), confere um aumento na amplitude vibracional. Em segundo lugar, o efeito de braço de alavanca do martelo e da bigorna aumenta ainda mais a amplitude vibracional (1,3:1,0). Assim, o ganho total na orelha média está entre 20 e 35 dB. Além disso, a massa e a rigidez da cadeia ossicular afetam sua resposta de frequência. Globalmente, a orelha média age como um filtro passa-faixa, com uma transferência de energia máxima na faixa de 1 a 10 kHz.

A mudança de massa e rigidez da orelha média modula sua resposta de frequência, o que pode ser observada clinicamente. Por exemplo, os músculos estapédio e tensor do tímpano contraem-se por meio de um arco reflexo neural mediado por sons altos (mais de 80 dB), o que enrijece a cadeia ossicular e protege a orelha interna de dano sonoro, particularmente em frequências baixas. Em contraste, a formação de colesteatoma na orelha média pode contatar a cadeia ossicular, aumentando a massa total, causando uma perda auditiva condutiva predominantemente em altas frequências.

A orelha média é aerada por meio da tuba auditiva, para mantê-la na mesma pressão do canal auditivo. Se a tuba auditiva estiver bloqueada (p. ex., por edema da nasofaringe secundário à alergia, hipertrofia de adenoides, tumor nasofaríngeo, etc.), a pressão da orelha média torna-se mais baixa que a pressão atmosférica, tracionando a membrana timpânica para dentro. Como a membrana timpânica é ricamente inervada, isso pode causar dor. A abertura ocasional da tuba auditiva, com a resultante mudança na pressão da orelha média, pode fazer um paciente sentir uma sensação de estouro, dor, e uma leve flutuação na sensação auditiva. Se a tuba ficar cronicamente bloqueada, pode-se desenvolver um derrame seroso da orelha média, com perda auditiva condutiva.

ORELHA INTERNA

▶ Desenvolvimento

A orelha interna começa com três semanas de gestação, como um espessamento do ectoderma no lado do embrião. Esse placoide ótico se invagina, formando a depressão ótica, que se separa por pinçamento e começa a aumentar, formando o otocisto. A partir das semanas 5 a 6, o otocisto se alonga e se divide no que serão seis diferentes estruturas sensoriais (três canais semicirculares, dois órgãos otolíticos e uma cóclea) e o ducto e saco endolinfáticos. (Figura 44-9). Com 12 semanas, a formação do labirinto membranoso está completa, e as células sensoriais estão diferenciadas. Com 16 semanas, há formação de cartilagem em volta do labirinto membranoso, e com 23 semanas, essa estrutura está completamente ossificada (endocondralmente), formando a cápsula ótica, do tamanho adulto. Com 26 semanas, a orelha interna humana está enviando informações auditivas ao cérebro.

1. Compartimentos de líquidos

A orelha interna é dividida em duas câmaras cheias de líquido, uma no interior da outra (Figura 44-10). Os líquidos nas duas câmaras diferem com base no sal contido em cada um. O líquido da câmara exterior, ou óssea, é uma solução salina de sódio chamada **perilinfa**, parecida com o liquor. A câmara interna ou membranosa está cheia de uma solução altamente salina de potássio, chamada **endolinfa**, que lembra o líquido intracelular. Células marginais na estria vascular (ver Figura 44-21) bombeiam potássio ativamente para a câmara membranosa, a fim de manter a diferença de concentrações de sódio e potássio. A diferença na composição química entre perilinfa e endolinfa fornece a energia eletroquímica para as atividades das células sensoriais. A orelha interna é única, porque as células sensoriais usam energia fornecida por outras células. Em praticamente todos os outros sistemas, seja o músculo cardíaco, o cérebro, ou a retina ocular, as células principais devem combinar nutrientes e oxigênio para produzir a energia que usam para realizar suas funções.

2. Função das células ciliadas

As células ciliadas (Figura 44-11) são as células sensoriais receptoras da audição e do equilíbrio e são as mais importantes células na orelha interna. Seu nome deriva do fato de terem cerca de 100 estereocílios em sua extremidade apical. Os estereocílios individuais são preenchidos com um citoesqueleto de filamentos de actina. As células ciliadas são receptores mecânicos especializados, que convertem os estímulos mecânicos associados à audição e ao equilíbrio em informações neurais, para serem transmitidos ao cérebro. A conversão de um tipo de energia em outro é chamada de **transdução**.

Os estereocílios de cada célula ciliada estão dispostos em uma geometria precisa. Essa disposição é assimétrica e polarizada, porque os cílios estão dispostos em filas de estereocílios curtos, intermediários e altos. Adjacente à fila mais alta, encontra-se um único quinocílio, que possui uma organização 9/2 de microtúbulos similar à de cílios móveis encontrados em outros locais do organismo. Acredita-se que o quinocílio estabeleça a polarização morfológica do feixe de estereocílios, não sendo necessário para a transdução mecânico-elétrica. Está presente em células ciliadas cocleares embrionárias, mas é reabsorvido quando elas amadurecem.

Há uma progressão escalonada da fila mais curta à fila mais alta. A organização do feixe de filas baixas a altas está relacionada às consequências funcionais da deflexão do feixe sobre o potencial de membrana da célula. Os canais de transdução mecânico-elétrica localizados nos estereocílios estão presos aos estereocílios adjacentes por conexões apicais (*tip links*) (ver Figura 44-11). A deflexão dos estereocílios em direção à fila mais alta causa estiramento entre os estereocílios, fazendo com que os *tip links* tracionem os canais de transdução, abrindo-os. A deflexão na outra direção libera a tensão do *tip link*, causando o fechamento dos canais de transdução. A deflexão do feixe na direção das filas

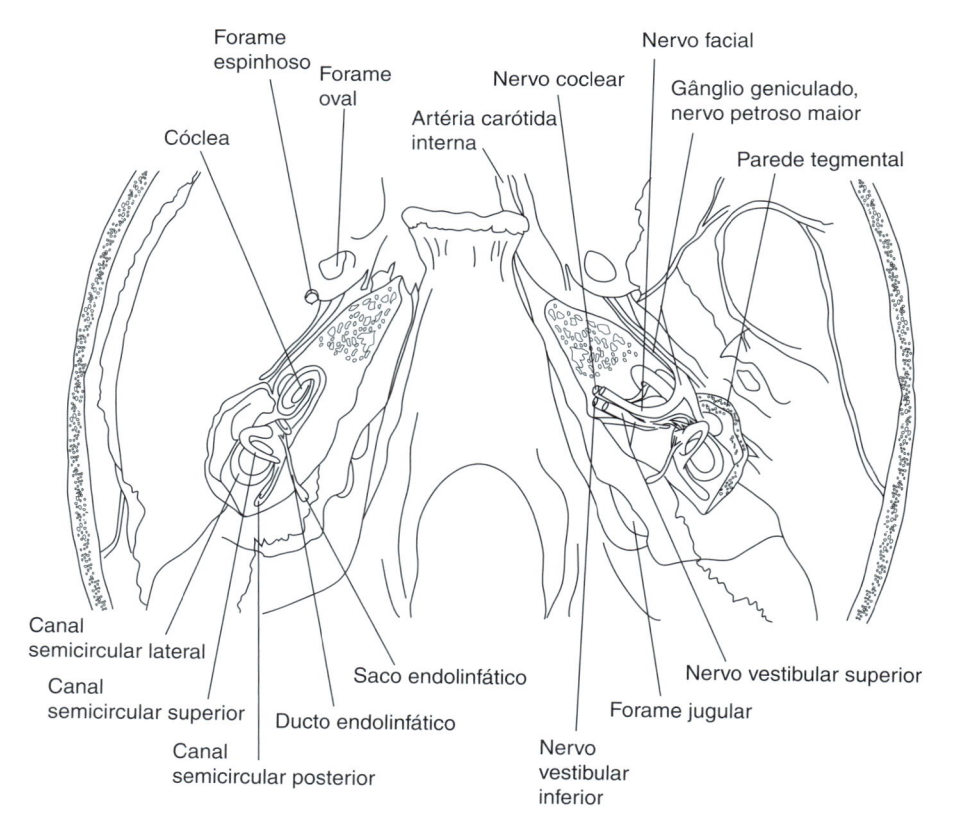

ANATOMIA E FISIOLOGIA DA ORELHA — CAPÍTULO 44 — 603

Figura 44-9 A localização das orelhas internas dentro da base do crânio.

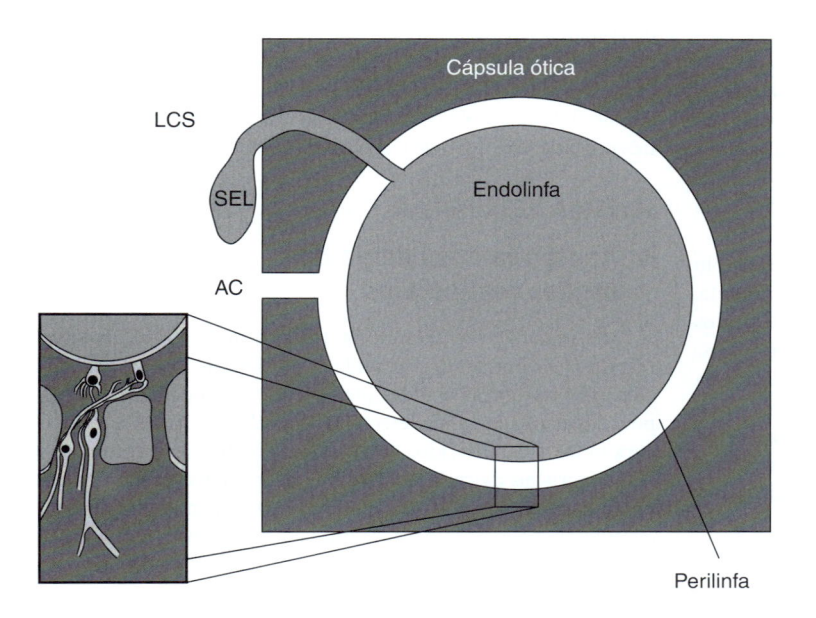

Figura 44-10 Diagrama esquemático mostrando a organização dos órgãos de audição e de equilíbrio da orelha interna. A orelha interna contém duas câmaras de líquido, uma câmara membranosa e uma óssea. A câmara membranosa é preenchida com endolinfa, e a câmara óssea, com perilinfa. AC, aqueduto coclear; LCS, líquido cerebrospinal; SEL, saco endolinfático.

▲ **Figura 44-11** Uma célula ciliada estereotípica. As células sensoriais são chamadas de células ciliadas devido a seus estereocílios. Cada célula ciliada possui um tufo de estereocílios dispostos em filas de tamanho crescente em direção a um lado da célula. Um único quinocílio fica em frente dos estereocílios mais longos. A neurotransmissão das células ciliadas aos neurônios aferentes ocorre em seu polo basal. Algumas células ciliadas também recebem *input* eferente que regula sua sensibilidade. Canais iônicos abertos por tensão e por cálcio na membrana basocelular das células ciliadas moldam a resposta elétrica da célula ciliada a estímulos mecânicos.

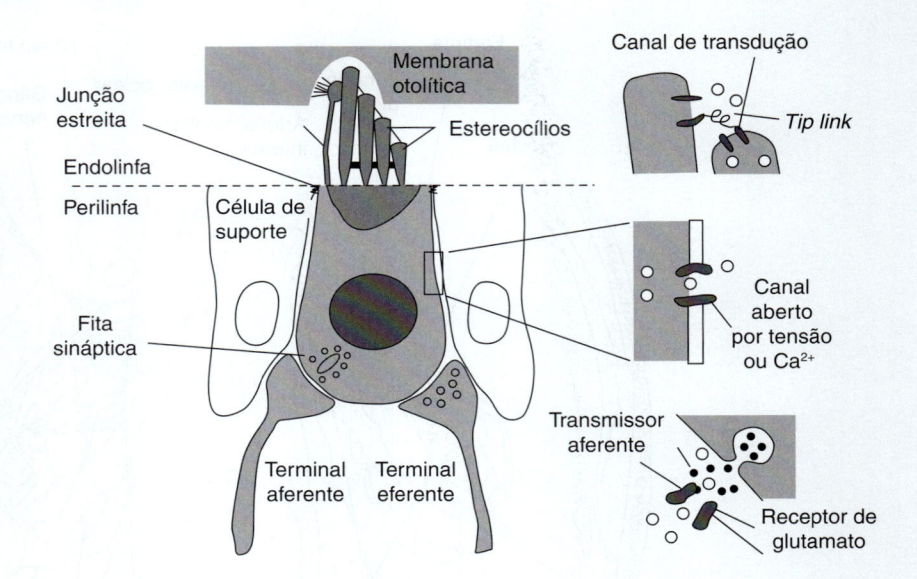

mais altas leva à entrada de íons K^+ e Ca^{2+} nas células ciliadas, por meio de canais que se abrem nas pontas dos estereocílios. Isso faz as células ciliadas se despolarizarem. A deflexão do feixe na direção oposta promove o fechamento do canal e resulta na hiperpolarização das células ciliadas.

Dentro do feixe de estereocílios, há um movimento anteroposterior do feixe, paralelamente ao eixo de simetria por meio do quinocílio. O movimento nessa direção produz um potencial receptor máximo (mudança na voltagem intracelular). À medida que o feixe é movimentado em ângulos maiores para longe desse eixo, reduz-se o potencial receptor. Na Figura 44-12, note que o potencial receptor é assimétrico, com grandes oscilações despolarizadoras comparadas às oscilações hiperpolarizadoras. Isso ocorre porque as características de corrente-tensão da célula ciliada são não lineares e moldadas pelos diversos canais iônicos dependentes de cálcio e tensão em sua membrana plasmática basolateral. O traçado mais baixo (ver Figura 44-12) demonstra que a deflexão do feixe estereociliado perpendicular ao eixo de simetria do feixe não produz nenhum potencial receptor.

As células ciliadas possuem sinapses localizadas em seu polo basal. Quando uma célula ciliada é estimulada mecanicamente, libera um produto químico que modula a atividade elétrica dos neurônios aferentes (Figura 44-13). Essa liberação de neurotransmissores é regulada por alterações no potencial de membrana da célula ciliada em resposta à deflexão de seu feixe de estereocílios. Também há sinapses eferentes nas extremidades das fibras, originárias do tronco cerebral. Os sinais neurais do cérebro, transmitidos por essas fibras eferentes, modulam o ganho (amplificação) das células ciliadas que inervam.

3. Órgãos de audição e equilíbrio

Os epitélios sensoriais da orelha interna estão entre os menores órgãos do organismo, contendo menos de 20.000 células sensoriais. (Em comparação, o olho possui cerca de 1 milhão de fotorreceptores.) Os órgãos da orelha interna precisam ser pequenos, porque qualquer aumento em seu tamanho aumentaria sua massa. Um aumento de massa aumentaria a força mecânica necessária para estimulá-los. Qualquer aumento na força impulsionadora representaria uma diminuição na sensibilidade do sistema (uma perda auditiva). O pequeno número de células no órgão auditivo significa que a perda de até mesmo poucas delas afeta a audição.

Os órgãos da orelha interna diferem no modo como os feixes de estereocílios das células ciliadas são mecanicamente fletidos. As células ciliadas em cada órgão estão agrupadas em três tipos de epitélios sensoriais. As máculas (Figuras 44-14 e 44-15) e as cristas (Figura 44-16) são o epitélio sensorial do sistema vestibular (equilíbrio), e o órgão de Corti (Figura 44-17) é o epitélio sensorial da cóclea. Existem duas máculas (o sáculo e o utrículo), três cristas e um órgão de Corti em cada lado da cabeça.

SISTEMA VESTIBULAR

▶ **Anatomia e fisiologia dos órgãos vestibulares**

As máculas (ver Figura 44-15) dos órgãos otolíticos são responsáveis por sentir a gravidade (aceleração linear). As máculas são estruturas ovoides planas com sua superfície coberta por células ciliadas. Os estereocílios das células ciliadas protruem para fora e estão inseridos na membrana otolítica gelatinosa, que contém cristais de carbonato de cálcio, chamadas **otocônias**. As otocônias têm uma densidade maior que a água, de modo que, quando se inclina a cabeça de um lado para outro, a gravidade causa uma força de estiramento entre a membrana otolítica e a superfície da mácula. Isso resulta em uma deflexão dos estereocílios. A deflexão em direção aos estereocílios longos causa a abertura dos canais de transdução e a despolarização das células

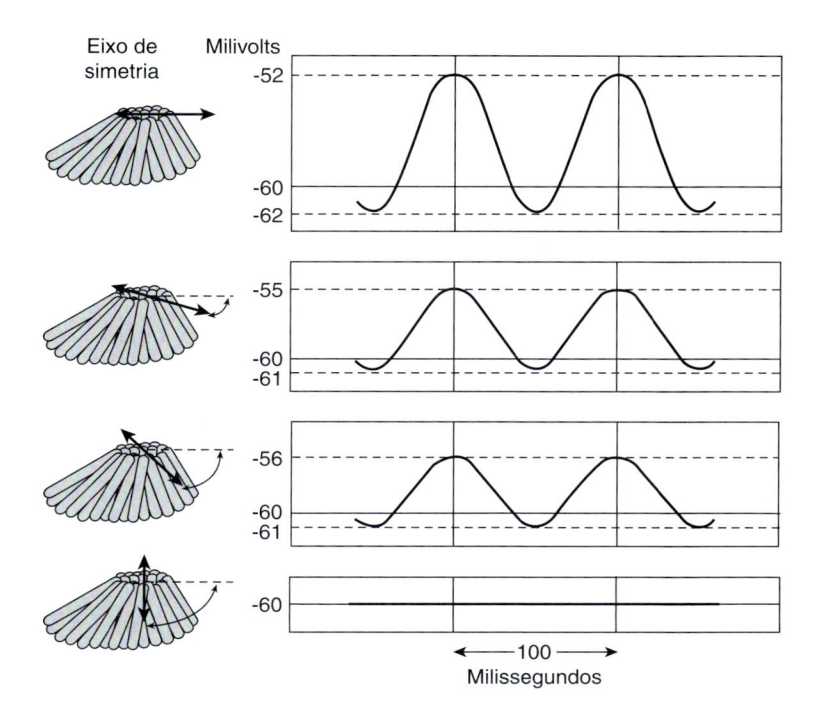

▲ **Figura 44-12** Transdução mecânico-elétrica nos estereocílios da célula ciliada. (Utilizada, com permissão, de Bunji Tagawa.)

ciliadas. A deflexão em direção dos estereocílios mais curtos causa o fechamento dos canais de transdução e a hiperpolarização da célula.

O utrículo e o sáculo tiram proveito dessa codificação bidirecional, porque existem células ciliadas orientadas nas duas direções em sua superfície. Desse modo, uma única mácula pode produzir sinais tanto excitatórios quanto inibitórios com uma mudança na posição da cabeça. Define-se a estríola como um afinamento no centro da membrana otolítica no utrículo e um espessamento na do sáculo (ver Figura 44-15). Grosseiramente, isso separa a área no epitélio sensorial dividindo células ciliadas orientadas em uma direção das orientadas na direção oposta. Tanto o utrículo quanto o sáculo possuem uma forma em leve curvatura. As informações bidimensionais podem ser detectadas por um único órgão otolítico, devido à orientação distribuída dos feixes estereociliares de células ciliadas em todas as direções.

As células ciliadas possuem um mecanismo para ajustar seus pontos fixos, o que é particularmente importante para os órgãos otolíticos. Quando há uma inclinação estável da cabeça, os estereocílios da célula ciliada são defletidos e ocorre um potencial receptor no interior da célula. Entretanto, nos próximos segundos, o potencial intracelular retorna parcialmente aos níveis normais, o que se chama *adaptação*. Isso permite que a célula ciliada responda a maiores mudanças na posição cefálica, em vez de ficar sem resposta em uma posição de deflexão total. Acredita-se que motores moleculares no interior dos estereocílios sejam ativados de uma maneira que mantenha uma tensão ótima nos *tip links* entre estereocílios adjacentes.

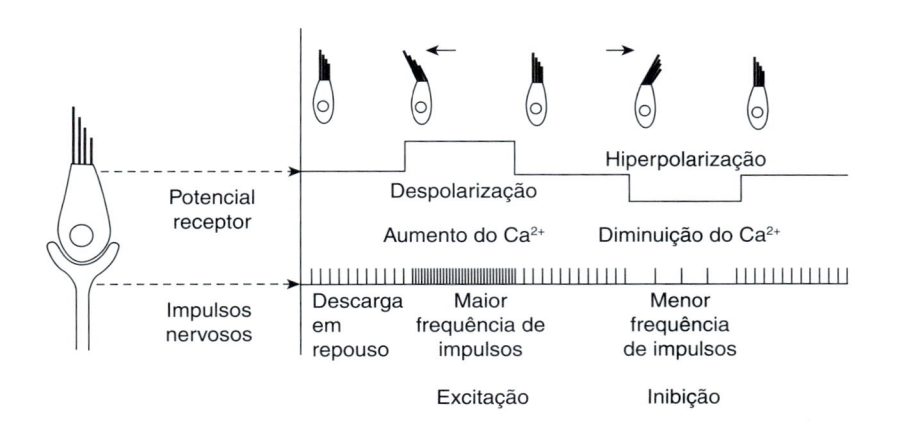

▲ **Figura 44-13** Modulação da atividade da fibra nervosa aferente pela deflexão do feixe de estereocílios. O oitavo nervo aferente normal possui uma taxa de descarga espontânea em repouso. A despolarização da célula ciliada leva a um aumento dessa taxa e, a hiperpolarização, a uma queda).

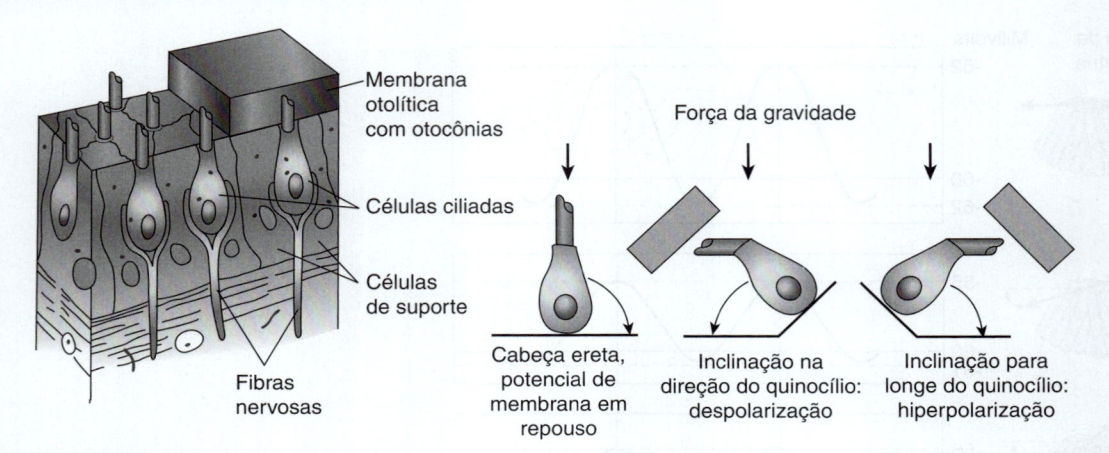

▲ **Figura 44-14** Organização e fisiologia das máculas.

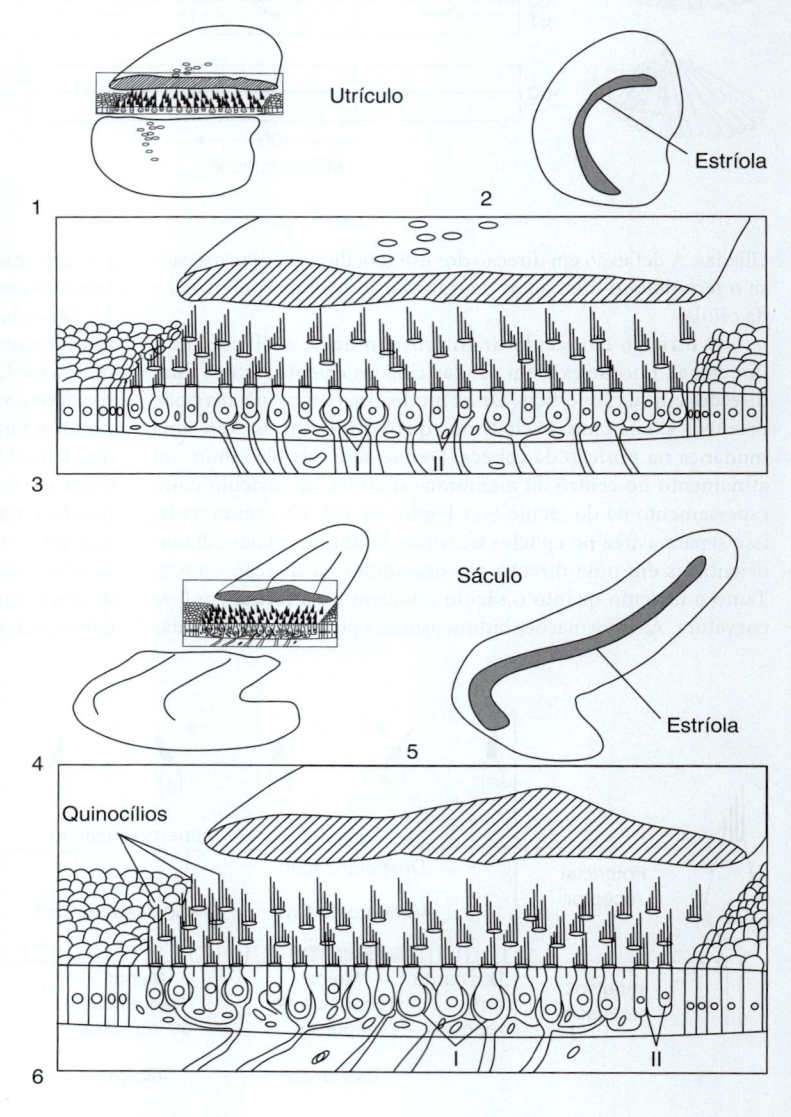

▲ **Figura 44-15** Organização do utrículo e do sáculo.

ANATOMIA E FISIOLOGIA DA ORELHA — CAPÍTULO 44

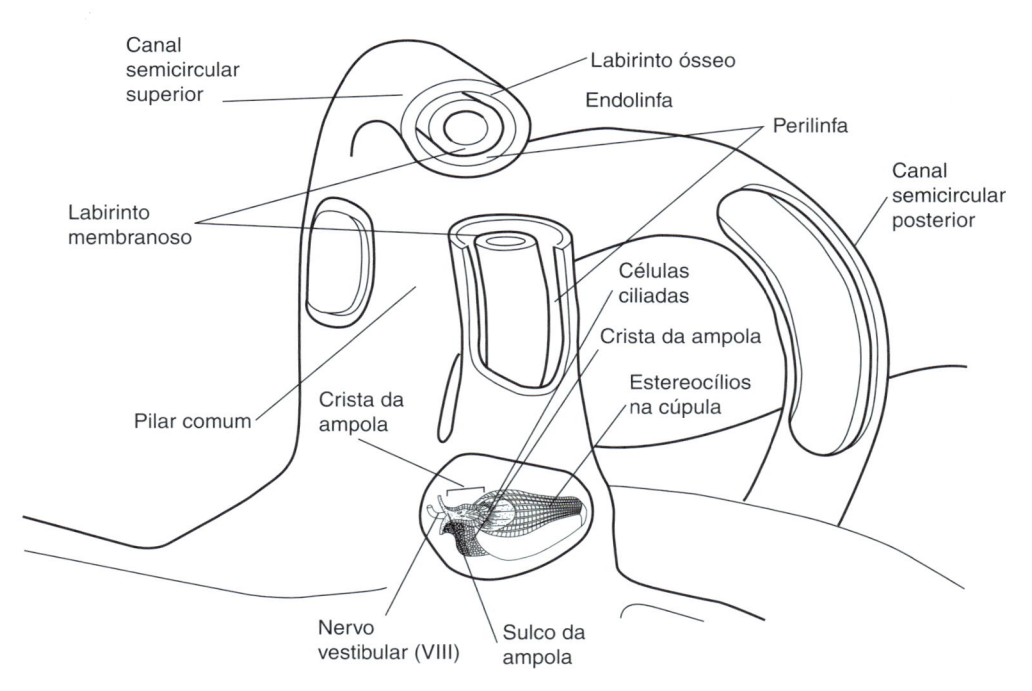

▲ **Figura 44-16** Os canais semicirculares e as ampolas. As células ciliadas estão sobre a crista, e seus estereocílios estão inseridos na cúpula gelatinosa. A aceleração angular (rotação da cabeça) faz a endolinfa dentro do canal semicircular inclinar a cúpula, resultando em deflexão dos estereocílios. Os três canais semicirculares (lateral, superior e posterior) são perpendiculares uns aos outros, permitindo a detecção da rotação da cabeça em qualquer direção.

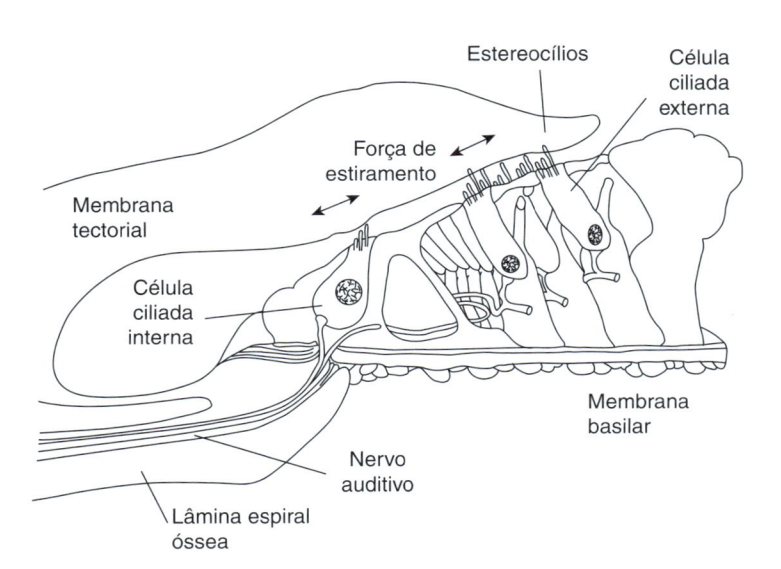

▲ **Figura 44-17** O órgão de Corti. O eixo central da cóclea espiralada está à esquerda do desenho. Fibras do oitavo nervo passam por uma prateleira óssea (a lâmina espiral óssea) em seu caminho para as células ciliadas.

As ampolas (ver Figura 44-16) dos canais semicirculares são responsáveis por sentir os giros da cabeça (aceleração angular). A ampola do canal semicircular contém a crista, de forma semelhante a uma sela, com células ciliadas em sua superfície. Os estereocílios se projetam acima da superfície da crista e para dentro de um material gelatinoso chamado **cúpula**. Com um giro da cabeça, a inércia da endolinfa no interior do canal semicircular faz a cúpula se mover, defletindo os estereocílios das células ciliadas e estimulando a transdução. Os três canais semicirculares (lateral, superior e posterior) são perpendiculares entre si e, portanto, fornecem sinais sensoriais a partir de qualquer tipo de rotação da cabeça.

Cada canal semicircular é pareado com outro em um plano paralelo do lado oposto da cabeça (ver Figura 44-9). Por exemplo, os dois canais laterais estão no mesmo plano, o canal posterior esquerdo está no mesmo plano do canal superior direito, e o canal posterior direito está no mesmo plano do canal superior esquerdo. Um órgão vestibular dá uma resposta excitatória, e o outro órgão vestibular dá uma resposta inibitória à rotação em um dado plano. Essas informações pareadas são integradas no tronco cerebral para controlar o equilíbrio. Os quinocílios das células ciliadas nos canais semicirculares laterais são orientados para o lado do utrículo; portanto, o deslocamento da cúpula em direção ao ventrículo causa uma resposta excitatória (**fluxo ampulópeto de endolinfa**). Em contraste, os quinocílios dos canais semicirculares superior e posterior estão orientados para o lado do canal; portanto, o deslocamento da cúpula em direção ao canal causa uma resposta excitatória (**fluxo ampulófugo da endolinfa**).

No interior dos órgãos otolíticos e dos canais semicirculares existem dois tipos de células ciliadas, Tipo I e Tipo II (Figura 44-18). Fisiologicamente, essas células agem de forma diferente, embora ambas sejam células mecanorreceptoras que transduzem a posição da cabeça e enviam essas informações ao cérebro.

▶ Neurofisiologia

As fibras do VIII nervo craniano projetam-se para os núcleos vestibulares ipsilaterais. Os sinais neurais vindos dos canais semicirculares iniciam o reflexo oculovestibular (Figura 44-19). O **reflexo oculovestibular** é crucial para a capacidade de fixar visualmente um objeto enquanto a cabeça está girando. Em contraste, manter a cabeça fixa enquanto se tenta seguir um alvo móvel com os olhos está predominante sob controle cortical e cerebelar. Essa é uma resposta multissináptica muito mais lenta comparada ao arco reflexo de três neurônios do reflexo oculovestibular.

Uma resposta excitatória de um canal semicircular resulta em um sinal excitatório que cruza a linha média do tronco cerebral por um segundo neurônio ao núcleo abducente contralateral. O núcleo abducente envia então *inputs* pelo VI nervo craniano (abducente) ao músculo reto lateral do olho contralateral, fazendo com que o olho se desvie para longe do lado da excitação vestibular. Além disso, o núcleo abducente envia um *input* excitatório por meio do fascículo longitudinal medial ao núcleo motor ocular ipsilateral, que controla o músculo reto medial ipsilateral, fazendo com que o olho ipsilateral se desvie para longe do lado de excitação vestibular. Como esse *input* é pareado, sinais inibitórios da outra orelha causam precisamente a resposta oposta.

O equilíbrio é um jogo complexo entre informações da orelha interna, dos olhos e da musculatura corporal e da espinha cervical. Esses sinais são integrados no tronco cerebral, no cerebelo e no córtex (Figura 44-20). O utrículo e o sáculo enviam informações sobre a posição da cabeça ao cérebro e à medula vertebral, transmitindo alterações em orientação à musculatura antigravitacional. Esses reflexos vestibulospinais são importantes para a manutenção postural, o equilíbrio e o tônus muscular de repouso. O cerebelo também modula esses efeitos. Os músculos responsáveis pelo controle postural incluem os músculos abdominais e paraespinais em volta dos quadris, os jarretes e quadríceps na coxa, e o gastrocnêmio e tibial anterior na perna. Os reflexos vestibulospinais são transportados por muitos tratos vestibulospinais distintos. O mais importante é o trato vestibulospinal lateral. As fibras no interior desse trato causam uma excitação monossináptica dos extensores ipsilaterais e inibição dissináptica dos extensores contralaterais. Assim, uma lesão labiríntica unilateral causa aumento da ativação extensora contralateral. Por exemplo, os pacientes que têm um neuroma acústico e menor *input* vestibular de um lado tendem a cair para o lado da lesão, devido à ativação extensora contralateral.

SISTEMA AUDITIVO

1. Cóclea

A cóclea atinge uma sensibilidade mecânica maior que os órgãos vestibulares. A energia necessária para esse processo é fornecida pela estria vascular (Figura 44-21). Essa estrutura forma a parede externa da escala média e repousa no interior

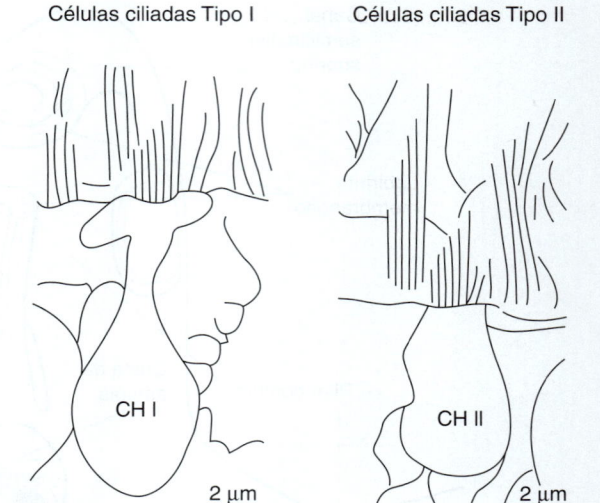

▲ **Figura 44-18** Células ciliadas vestibulares. As células ciliadas Tipo I (esquerda) são caliciformes com um pescoço estreito, e as células ciliadas Tipo II (direita) são mais cilíndricas.

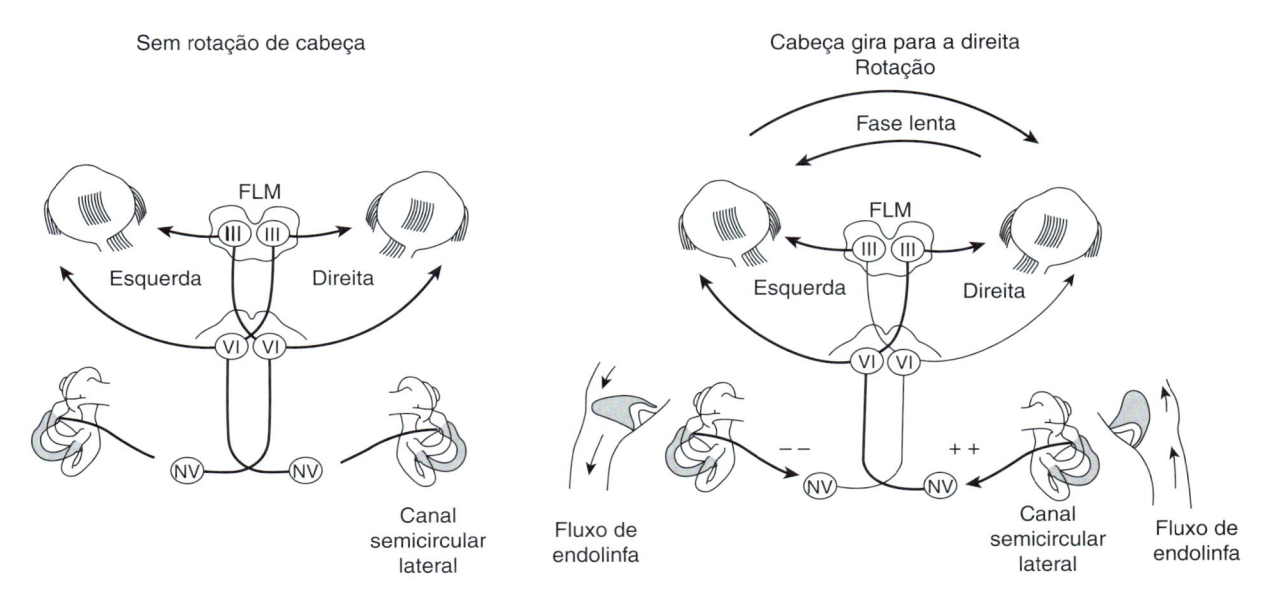

Figura 44-19 O reflexo oculovestibular. A rotação horizontal da cabeça estimula o canal semicircular ipsilateral e inibe o canal contralateral. Um arco reflexo de três neurônios envolvendo os núcleos dos nervos cranianos abducente (VI) e oculomotor (III) no tronco cerebral leva ao estímulo do músculo reto lateral contralateral e ao estímulo do músculo reto medial ipsilateral. Os músculos antagonistas correspondentes (o reto medial contralateral e o reto lateral ipsilateral) são inibidos. FLM, fascículo longitudinal medial; NV, núcleo vestibular.

do ligamento espiral. É altamente vascular e metabolicamente ativa, a fim de manter a alta concentração de potássio dentro da escala média. Existem junções estreitas entre o ápice das células ciliadas e as células de suporte circundantes, que formam a barreira (lâmina reticular) entre a endolinfa e a perilinfa. A estria vascular age como uma bateria, cuja corrente elétrica supre a audição. Além de elevadas concentrações de potássio, cria um potencial positivo na endolinfa em relação à perilinfa. Isso aumenta o gradiente eletroquímico que impulsiona um fluxo constante de íons K^+ da endolinfa para as células ciliadas. Essa "corrente silenciosa" é modulada pela deflexão dos estereocílios. Íons potássio são reciclados de volta para a estria vascular por

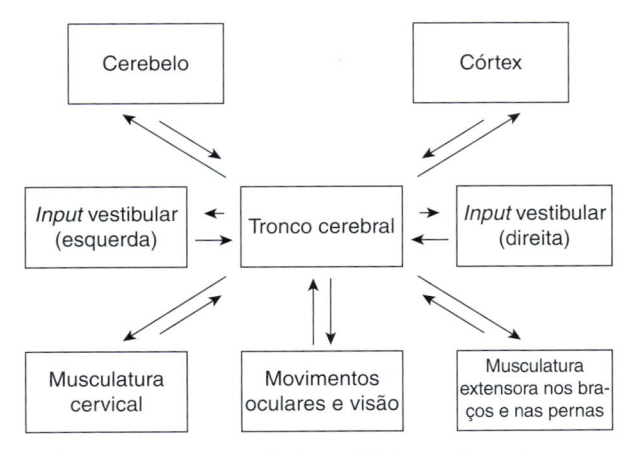

Figura 44-20 O controle do equilíbrio envolve o sistema vestibular, a musculatura cervical, o sistema visual e a musculatura extensora. O cerebelo e o córtex controlam o processo de integração sensorial e de controle motor, que ocorre predominantemente no tronco cerebral. Os processos normais do equilíbrio agem para manter a cabeça ereta. Ao adormecer (p. ex., durante uma conferência), a perda de *input* cortical reduz o *output* tônico das vias vestibulospinais, fazendo com que sua cabeça caia para frente.

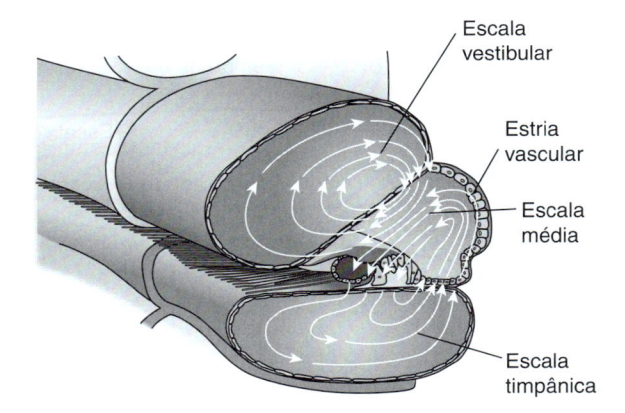

Figura 44-21 Secção transversal da cóclea. Existem três câmaras cheias de líquido: a escala vestibular e a escala timpânica estão conectadas no ápice da cóclea e contêm perilinfa; a escala média contém endolinfa. A estria vascular mantém o potencial endolinfático e impulsiona a corrente silenciosa (setas) que fornece energia para a audição.

difusão por meio da perilinfa e por meio das células de suporte, via junções comunicantes (*gap junctions*). As proteínas da junção comunicante são chamadas conexinas, e mutações em seus genes resultam em perda auditiva neurossensorial (PANS). As mutações de conexinas são o mecanismo mais comum de perda auditiva genética.

▶ Mecânica passiva no interior da cóclea

As células ciliadas no órgão de Corti vibram em resposta ao som. Movimentos diferenciais entre a membrana basilar e a membrana tectorial curvam o feixe de estereocílios (ver Figura 44-17). Nessa figura, a membrana basilar flexível está ancorada à prateleira óssea à esquerda e a um ligamento (não mostrado) à direita. Uma única célula ciliada interna em forma de frasco é mostrada à esquerda, e três filas de células ciliadas externas cilíndricas são vistas à direita. As extremidades dos estereocílios das células ciliadas externas estão inseridas em uma massa gelatinosa chamada **membrana tectorial**, que fica sobre o órgão de Corti. Quando o som é transmitido à orelha interna, o órgão de Corti vibra verticalmente para cima e para baixo. Como as duas extremidades da membrana basilar estão ligadas a osso e a ligamento, a área de vibração máxima está próxima à terceira fila de células ciliadas externas (extrema direita). A membrana basilar está fixa à lâmina espiral óssea, e a membrana tentorial está fixa em outra posição. O movimento vertical da membrana basilar, induzido por ondas sonoras no interior dos líquidos cocleares, faz com que uma força de estiramento cause a deflexão dos estereocílios das células ciliadas.

A cóclea age como um filtro, tanto ativo como passivo. A filtragem passiva produz uma onda viajante em resposta às vibrações sonoras (Figura 44-22). A localização do pico da onda viajante muda com a frequência do som apresentado à orelha. A mudança de localização resulta da organização tonotópica do órgão de Corti. A massa e a rigidez desse órgão apresentam diferenças sistemáticas ao longo de seu comprimento, que determinam a resposta de frequência em qualquer localização específica. Na base da cóclea (região de altas frequências), há menor massa e maior rigidez. Em contraste, no ápice da cóclea (região de baixas frequências), o órgão de Corti tem mais massa e menos rigidez. As vibrações sonoras que entram na cóclea na altura da platina do estribo propagam-se ao longo do comprimento do ducto coclear e são máximas quando se harmonizam com a frequência característica em uma localização específica.

▶ Processos ativos no interior da cóclea

As análises da cóclea baseadas somente em propriedades mecânicas passivas, como massa e rigidez, não podem explicar a requintada seletividade de frequências da audição humana ou a seletividade de frequências medida em fibras individuais do nervo auditivo. A seletividade de frequências da cóclea é potencializada por um mecanismo de amplificação em seu interior. O processo de amplificação gera sons chamados emissões otoacústicas, que podem ser medidas com um microfone sensível no meato auditivo externo. São rotineiramente determinadas no consultório para avaliar a audição. A célula ciliada externa é o amplificador. Alonga-se e se encurta em resposta ao potencial receptor gerado pelos estereocílios. Isso é chamado **eletromotilidade**. A função da célula ciliada externa na audição é refinar a sensibilidade e a seletividade de frequência das vibrações mecânicas da cóclea.

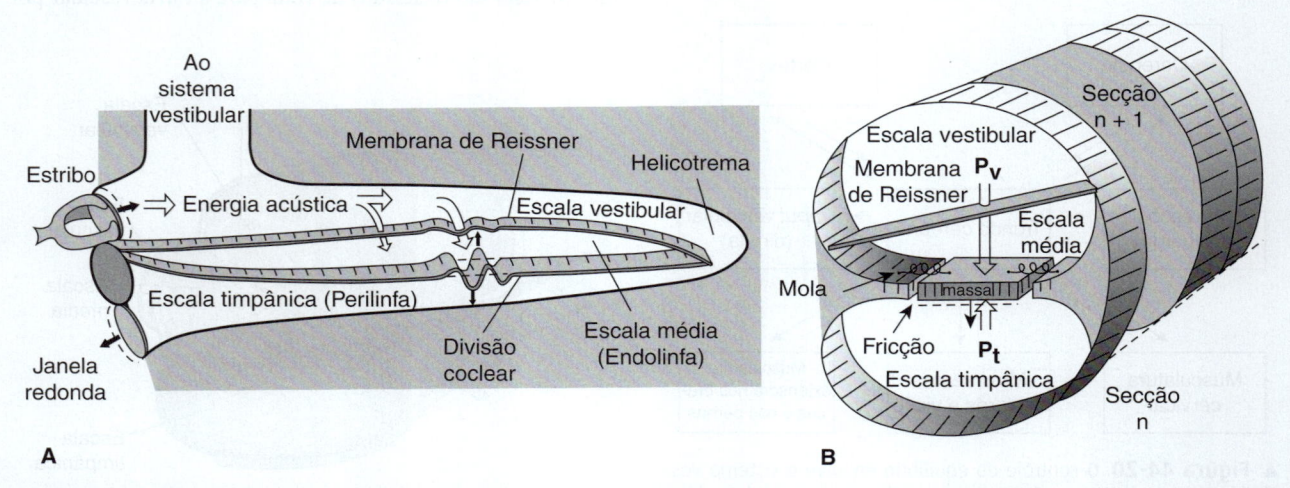

▲ **Figura 44-22** A onda viajante. A massa e a rigidez da membrana basilar variam ao longo da cóclea (aqui vista desenrolada). Isso cria uma organização tonotópica, na qual diferentes segmentos da membrana basilar são mais sensíveis a diferentes frequências. A onda de pressão introduzida a partir do movimento do estribo se propaga cóclea acima e se dissipa em seu local de frequência característica. Pode-se modelar a cóclea como possuindo muitas secções, cada uma com distintas massa e rigidez da membrana basilar. (Adaptada, com permissão, de Geisler CD. *From Sound to Synapse: Physiology of the Mammalian Ear*. New York: Oxford University Press, 1998.)

2. Células ciliadas internas

▶ Pressurização das células ciliadas externas

A maioria das células tem um citoesqueleto para manter a forma celular. Como um esqueleto interno desse tipo impediria a eletromotilidade, a porção cilíndrica das células ciliadas externas não tem um citoesqueleto central, o que aumenta sua flexibilidade. A célula ciliada externa deve ser mais que flexível; deve também ser suficientemente forte para transmitir força ao resto do órgão de Corti. Como resultado, as células ciliadas externas são pressurizadas.

A maioria das células não tolera pressão interna, porque sua membrana é fraca. A membrana plasmática da célula ciliada externa é reforçada por um citoesqueleto de actina-espectrina altamente organizado, imediatamente abaixo da membrana plasmática (Figura 44-23). A forma da célula ciliada externa é mantida por um centro líquido pressurizado que faz pressão contra uma parede elástica. A parede lateral da célula ciliada externa tem cerca de 100 nm de espessura e contém a membrana plasmática, o citoesqueleto, e uma organela intracelular chamada de cisterna laminar, abaixo da superfície. Existem partículas no interior da membrana plasmática que podem estar relacionadas à eletromotilidade. O citoesqueleto consiste em filamentos de actina orientados circularmente em volta da célula, com ligações cruzadas com moléculas de espectrina. Moléculas pilares fixam a rede actina-espectrina à membrana plasmática. A membrana plasmática pode estar enrugada entre moléculas pilares adjacentes.

▶ Eletromotilidade das células ciliadas externas

As células ciliadas externas têm uma forma cilíndrica (Figura 44-24). Seu comprimento varia de aproximadamente 12 µm na extremidade basal ou de alta frequência da cóclea a mais de 90 µm na extremidade de baixa frequência. Seu diâmetro em todos os locais é de aproximadamente 9 µm. Sua extremidade apical é coberta com uma placa cuticular rígida na qual se inserem os estereocílios, e sua extremidade sináptica é hemisférica (comparada com as células ciliadas típicas mostradas na Figura 44-11).

Cada uma dessas três regiões (ápice plano, cilindro médio e base hemisférica) possui uma função específica. Os estereocílios no ápice da célula são responsáveis por converter a energia sonora mecânica em energia elétrica. Na base da célula ciliada encontram-se estruturas sinápticas, responsáveis por converter a energia elétrica em energia química, por meio da modulação da liberação de neurotransmissores. O ápice e a base da célula ciliada externa desempenham funções que são comuns a todas as células ciliadas. A parte cilíndrica alongada da célula ciliada externa é onde a energia elétrica é convertida em energia mecânica. Essa função é única da célula ciliada externa. Nenhuma outra

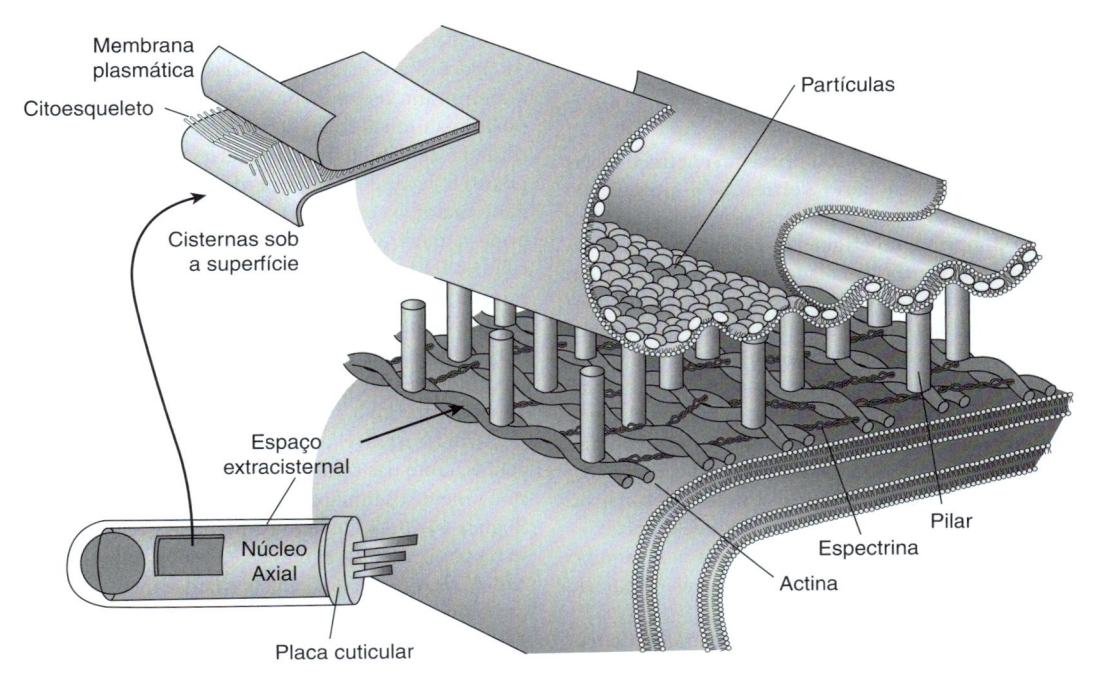

▲ **Figura 44-23** Anatomia da célula ciliada externa. A célula ciliada externa é cilíndrica e dividida em três partes. A parte superior é coberta por uma placa cuticular na qual estão inseridos os estereocílios. A base da célula é hemisférica. Contém o núcleo celular e as estruturas sinápticas (não mostradas). A parte central da célula é cilíndrica.

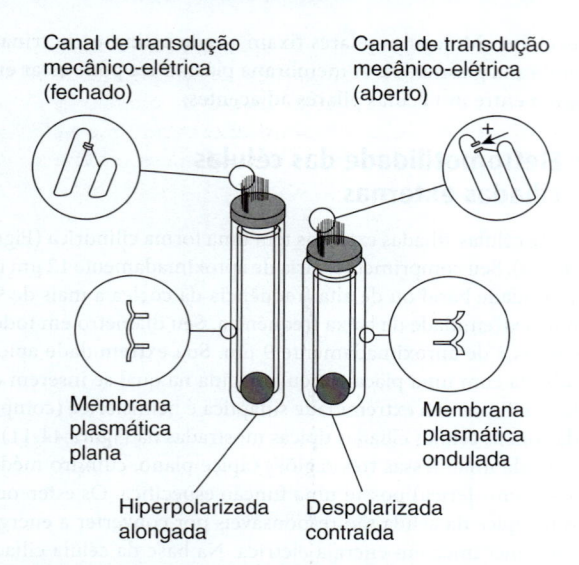

Figura 44-24 Eletromotilidade da célula ciliada externa. Quando os canais de transdução mecânico-elétrica estão fechados (célula à esquerda), a célula ciliada externa está hiperpolarizada e alongada. Quando os canais estão abertos (célula à direita), a célula ciliada externa está despolarizada e encurtada. A membrana plasmática pode achatar-se ou ondular-se durante esse processo, embora esse conceito seja hipotético. Essas mudanças de comprimento ocorrem em velocidades de até 100 kHz, e funcionam para amplificar as ondas de pressão sonora (amplificador coclear). (Adaptada, com permissão, de Synder KV, Sachs F, Brownell WE. The outer hair cell: A mechanoelectrical and electromechanical sensor/actuator. In: Barth FG, Humphrey JAC, Secomb TW, eds. *Sensors and Sensing in Biology and Engineering*. Wien: Springer-Verlag, 2003.)

célula ciliada é capaz de alterar seu comprimento em frequências acústicas em resposta à estimulação elétrica. Se a estimulação elétrica for grande, essas mudanças de comprimento podem ser maiores de 1% do comprimento original da célula.

A eletromotilidade das células ciliadas externas baseia-se em um mecanismo motor inovador com base na membrana plasmática das paredes laterais da célula. Para o funcionamento do mecanismo, são necessários proteína da membrana *prestina* e íons cloreto intracelulares. A força mecânica gerada pela membrana é comunicada às extremidades da célula por meio de uma elegante estrutura citoesquelética imediatamente adjacente à membrana plasmática (ver Figura 44-23). Esse mecanismo motor é uma forma biológica de piezoeletricidade, similar à usada no sonar ou em imagens ecográficas. As células ciliadas, tanto cocleares quanto vestibulares de seres humanos, possuem propriedades similares às de roedores, os modelos animais com os quais a maioria das pesquisas foi feita.

Os seres humanos são capazes de discriminar sons de frequências muito próximas porque as células ciliadas externas agem como o amplificador da cóclea. O papel das células ciliadas externas na audição tanto é sensorial como mecânico. Quando o órgão de Corti começa a vibrar em resposta ao som que entra, cada célula ciliada sente a vibração por meio da deflexão de seus estereocílios. A deflexão resulta em uma mudança na voltagem no interior da célula ciliada externa, causando eletromotilidade. Se a força mecânica resultante está na frequência natural daquela parte da cóclea, então a magnitude da vibração aumenta. Se a força eletromotriz está em uma frequência diferente, as vibrações diminuem. A sensibilidade e a seletividade de frequência são maiores quando o sistema está intacto do que quando há ausência ou lesão das células ciliadas externas.

Uma consequência de se ter um sistema ativo é que podem ocorrer oscilações mesmo quando nenhuma energia entra no sistema vinda do exterior. Isso ocorre na cóclea, e as vibrações sonoras resultantes podem ser medidas no canal auditivo. São chamadas emissões otoacústicas espontâneas, observadas apenas em orelhas vivas. Outros tipos de emissões otoacústicas também podem ser medidos, incluindo produto de distorções, emissões otoacústicas e emissões otoacústicas transitórias evocadas. Essas podem ser desencadeadas, conforme necessário, aplicando certos tipos de estímulos sonoros à orelha, sendo portanto, mais úteis clinicamente que a medição de emissões otoacústicas espontâneas. Medir emissões otoacústicas tornou-se uma ferramenta diagnóstica importante para determinar se as células ciliadas externas estão funcionando, particularmente na triagem auditiva do recém-nascido (ver Capítulo 45, Testes Audiológicos).

A perda auditiva neurossensorial é um problema clínico comum que tem muitas causas possíveis, incluindo exposição ao ruído, ototoxicidade e perda auditiva ligada à idade (presbiacusia). O local patológico comum a todos esses problemas na orelha interna é a célula ciliada externa (ver Figura 44-24). As ligações dos estereocílios das células ciliadas externas com a membrana tectorial podem ser rompidas, mesmo com exposição a um ruído leve. Isso reduz a capacidade da eletromotilidade da célula ciliada externa para fornecer um *feedback* positivo, levando a uma perda auditiva temporária. Com um dano maior, o centro actínico dos estereocílios da célula ciliada pode se quebrar. Se o trauma for suficiente, ocorre a morte da célula ciliada, resultando em uma perda auditiva permanente, porque as células ciliadas cocleares de mamíferos não se regeneram. Depois que a célula ciliada externa começa a se degenerar, outras estruturas no interior da cóclea também morrem, incluindo células ciliadas internas, células de suporte e células do nervo auditivo.

Um baixo nível de trauma que produz distúrbios dos estereocílios, tanto das células internas quanto externas, eleva proporcionalmente os limiares de curvas de sintonização do VIII nervo (Figura 44-25A). Quando há perda das células ciliadas externas, só há perda do pico agudo da curva de sintonização (Figura 44-25B e D). A perda das células ciliadas internas produz uma elevação dramática nos limiares das curvas de sintonização (Figura 44-25C). A lesão das células ciliadas externas bloqueia o amplificador coclear, mas as propriedades passivas de sintonização da cóclea são mantidas. Em contraste, a lesão das células ciliadas internas reduz globalmente a função coclear. Em resumo, as células ciliadas externas são responsáveis pelo amplificador coclear, e células ciliadas internas fornecem *input* aferente.

AS VIAS CENTRAIS: NÚCLEOS DO TRONCO CEREBRAL E CÓRTEX AUDITIVO

As informações das duas cócleas são integradas, e o ambiente acústico é reconstruído no tronco cerebral e no córtex auditivo. Isso se inicia com a conversão das vibrações mecânicas do órgão de Corti em mudanças nos potenciais de membrana das células ciliadas internas. A transmissão sináptica às fibras aferentes do VIII nervo (auditivo) modula a descarga contínua do potencial de ação da fibra. Como resultado do vínculo fiel entre mecânica da membrana basilar e fibra aferente, cada fibra do nervo auditivo está sintonizada para uma dada frequência característica (ver Figura 44-25). Desse modo, o sistema nervoso central sabe que há energia naquela frequência específica entrando na orelha.

A **resposta auditiva do tronco cerebral** (BERA) é um teste clínico para verificar se a via da cóclea ao mesencéfalo está intacta. Eletrodos colocados sobre o couro cabeludo (similares aos usados em um eletroencefalograma) podem medir os sinais elétricos sendo transmitidos da cóclea ao córtex auditivo. Tocando-se um *click* na orelha, um grande número de fibras do nervo auditivo é excitado simultaneamente. Isso é chamado potencial de ação composto, correspondendo à Onda 1 da BERA (ver Capítulo 45, Testes Audiológicos). As Ondas 2, 3, 4 e 5 da BERA representam a ativação sequencial de neurônios, à medida que o sinal sobe pelo tronco cerebral (nervo auditivo distal, núcleo coclear, complexo olivar superior e lemnisco lateral). Cada onda deve ocorrer dentro de certo período depois da onda anterior. Se houver atraso, pode-se diagnosticar um bloqueio de condução, que pode representar uma patologia do tronco cerebral. Os atrasos de condução mais comuns são medidos entre as Ondas 1 e 3 e as Ondas 1 e 5, o que pode sugerir a presença de um neuroma acústico retardando a condução ao longo do oitavo nervo craniano. Muitos outros tipos de patologia, incluindo tumores do ângulo pontocerebelar (APC), esclerose múltipla, meningite crônica e malformações do tronco

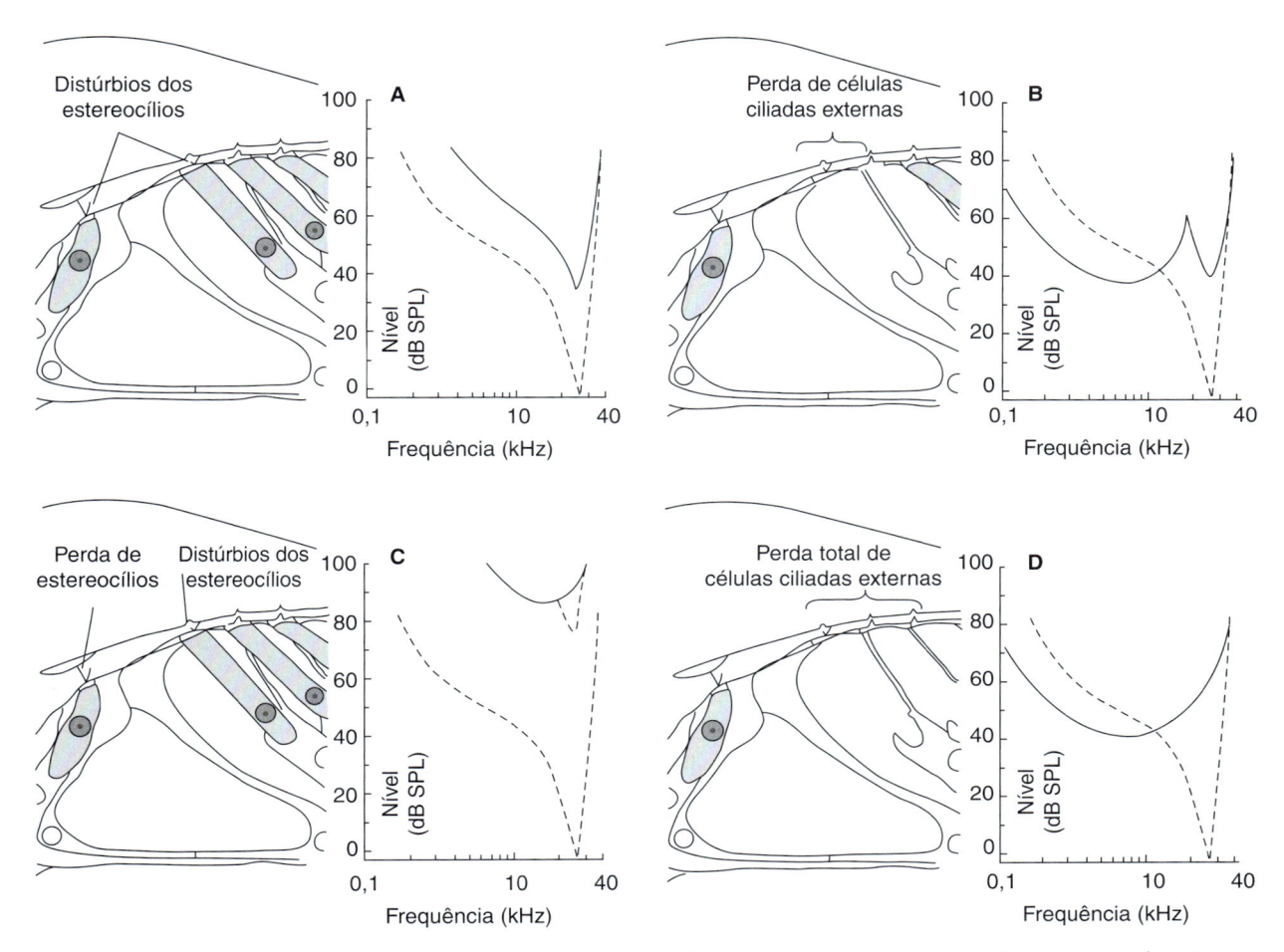

▲ **Figura 44-25** Diversas formas de lesão das células ciliadas encontradas com trauma sonoro e seus efeitos nas curvas de sintonização do VIII nervo craniano. As linhas pontilhadas representam curvas de sintonização normais, e as linhas cheias são patológicas. (Adaptada, com permissão, de Kiang NY, Liberman MC, Sewell WF, Guinan JJ. Single unit clues to cochlear mechanism. *Hear Res.* 1986; 171.)

cerebral, precisam ser incluídos no diagnóstico diferencial. Na maioria dos casos, uma RAT anormal indica a necessidade de solicitar uma RM com e sem gadolínio, a fim de avaliar uma possível patologia retrococlear.

Em todos os sistemas sensoriais, uma parte importante do código neural é determinada por qual local do órgão sensorial é estimulado. No caso do olho, um ponto de luz cai sobre alguns fotorreceptores, que excitam nervos que mapeiam uma representação do mundo visual no cérebro. Na orelha, o mundo acústico é codificado por uma representação unidimensional de frequência. Esse mapa de frequências é então projetado ao cérebro, que reconstrói o "mundo" acústico tridimensional. Partes do córtex auditivo contêm uma representação verdadeiramente tridimensional do mundo externo, de modo que o som de um graveto se quebrando atrás de um indivíduo excita células nervosas em um local, e um graveto quebrando à direita de um indivíduo excita células nervosas em outro local espacialmente preciso. A análise da fala parece ocorrer em partes do cérebro que são altamente desenvolvidas somente em seres humanos. O mecanismo surpreendente que reconstrói o mundo acústico se baseia nas delicadas estruturas da orelha interno que desconstroem os sons originais.

Brownell WE, Spector AA, Raphael RM, Popel AS. Micro- and nanomechanics of the cochlear outer hair cell. *Annu Rev Biomed Engl.* 2001;3:169. [PMID: 11447061] (Review of the mechanical properties of the outer hair cell.)

Dallos P, Fakler B. Prestin, a new type of motor protein. *Nat Rev Mol Cell Biol.* 2002;3:104. [PMID: 11836512] (Review of the prestin protein found in outer hair cells, which is involved with electromotility force generation.)

Fettiplace R, Hackney CM. The sensory and motor roles of auditory hair cells. *Nat Rev Neurosci.* 2006;7:19. [PMID: 16371947] (Recent review.)

Geisler CD. *From Sound to Synapse: Physiology of the Mammalian Ear.* New York: Oxford University Press, 1998.

Kiang NY, Liberman MC, Sewell WF, Guinan JJ. Single unit clues to cochlear mechanism. *Hear Res.* 1986;171. (A classic in the field.)

Oghalai JS. The cochlear amplifier: augmentation of the traveling wave within the inner ear. *Curr Opin Otolaryngol.* 2004;12:431. [PMID: 15377957] (Review of the cochlear amplifier.)

Weitzel EK, Tasker R, Brownell WE. Outer hair cell piezoelectricity: Frequency response enhancement and resonance behavior. *J Acoust Soc Am.* 2003;114:1462. [PMID:14514199] (Describes how outer hair cell piezoelectric behavior benefits high--frequency mammalian hearing.)

Testes audiológicos

45

Robert W. Sweetow, PhD
Jennifer Henderson Sabes, MS

Otorrinolaringologistas frequentemente confiam em resultados de testes audiológicos para determinar o curso de tratamento para determinado paciente. Muitos dos testes que constituíam a bateria diagnóstica audiológica há 20 anos foram substituídos por procedimentos mais novos, com maior especificidade, sensibilidade e precisão quanto ao local da lesão. Um exemplo é que agora frequentemente pode-se substituir o termo "neurossensorial" pelos termos "sensorial" ou "neural". Além disso, testes audiológicos foram além da identificação de anomalias na estrutura para identificarem anomalias funcionais. A extensão lógica desse avanço é fornecer ao audiologista e ao otorrinolaringologista informações referentes ao prognóstico e à reabilitação.

Os testes audiológicos podem ser classificados de acordo com medidas de limiar auditivo, reconhecimento da fala acima do limiar, avaliação da função da orelha média, avaliação da função coclear, determinação da sincronia neural e avaliação da função vestibular. Os testes correlacionados a essas medidas são audiometria de tom puro, reconhecimento da fala, bateria de imitância, emissões otoacústicas, eletrofisiologia, videonistagmografia e avaliação na cadeira giratória. Os últimos dois procedimentos são discutidos em outra parte deste livro.

Os resultados de testes audiológicos devem ser sempre interpretados no contexto de uma bateria de testes, porque nenhum teste isolado pode fornecer um retrato claro de um paciente específico. Além disso, a combinação de testes objetivos e subjetivos (comportamentais) fornece uma verificação cruzada dos resultados. Não há restrições etárias para testes audiológicos; atualmente, é possível e recomendado testar recém-nascidos nos primeiros dias de vida.

AUDIOMETRIA

O **audiograma** é um gráfico que ilustra o limiar como uma função de frequência. Define-se **limiar** como o menor nível de intensidade em que um tom puro (frequência única) pode ser detectado 50% das vezes. A intensidade está designada em uma escala normalizada de nível de audição (NA) em decibéis, que considera as diferenças em sensibilidade humana como função da frequência. A faixa típica de frequências testadas não abrange toda a gama da audição humana (20 a 20.000 Hz). Em vez disso, a faixa inclui as frequências consideradas essenciais para compreender a fala (250 a 8.000 Hz). Na maioria das vezes, o teste é administrado em frequências de oitava discretas. Entretanto, quando diferenças de limiar entre oitavas adjacentes excederem 15 dB, devem-se testar frequências interoitavas. Isso é particularmente verdadeiro a 3.000 e 6.000 Hz, em que "entalhes" na configuração audiométrica frequentemente tipificam perda auditiva induzida pelo ruído. Os limiares são medidos clinicamente em degraus de 5 dB. Existe uma variabilidade teste-reteste de ± 5 dB. Portanto, uma alteração de 10 dB pode não representar necessariamente uma mudança de limiar verdadeira.

Podem-se obter limiares usando **condução aérea** (CA) ou **condução óssea** (CO). A transmissão sonora por fones de ouvido, protetores de espuma ou autofalante requer o movimento de moléculas de ar; portanto, é chamada de condução aérea. Esse teste avalia todo o sistema auditivo, da orelha ao córtex auditivo. O teste por meio de autofalantes (campo sonoro) não pode isolar diferenças entre as orelhas. As vantagens de fones de ouvido inseridos em relação a fones de ouvido sobre as orelhas (supra-aurais) incluem a prevenção de colabamento dos canais auditivos, maior atenuação do ruído ambiente e maior atenuação interaural (a perda de energia sonora que ocorre à medida que o sinal viaja de uma orelha à outra, seja em volta da cabeça, seja por meio dos ossos do crânio. A atenuação interaural também é chamada "cruzamento". O volume de atenuação interaural varia em função do tipo e frequência do transdutor; em geral, é de 0 dB para a condução óssea, 40 a 60 dB, para fones supra-aurais, e 55 a 70 dB, para fones inseridos. Limiares de CA são marcados no audiograma com um "O" para a orelha direita e um "X" para a orelha esquerda. Obtém-se os limiares de CO usando um pequeno vibrador colocado na fronte ou sobre o osso mastoide. Geralmente os limiares são indicados no audiograma com os símbolos "<" e ">" (não mascarados) ou "[" e "]" (mascarados). Como o crânio vibra como um todo, limiares de CO refletem primariamente a contribuição da orelha interna, principalmente contornando a função das orelhas externa e média. A comparação de limiares CA e limiares CO fornece uma diferenciação inicial entre envolvimento condutivo, misto ou neurossensorial. A perda auditiva neurossensorial caracteriza-se por conduções aérea e óssea equivalentes (i.e., hiatos aéreo-ósseos menores de 10 dB). A perda auditiva condutiva caracteriza-se por limiares de CO dentro do normal, com um hiato simultâneo entre o pior limiar de CA e o melhor limiar de CO de 10 dB ou mais. Um perda auditiva mista contém hiatos aéreo-ósseos com os limiares de condução óssea fora da faixa normal. A Figura 45-1 (A-D) mostra audiogramas ilustrando a audição normal e esses três tipos de perda auditiva.

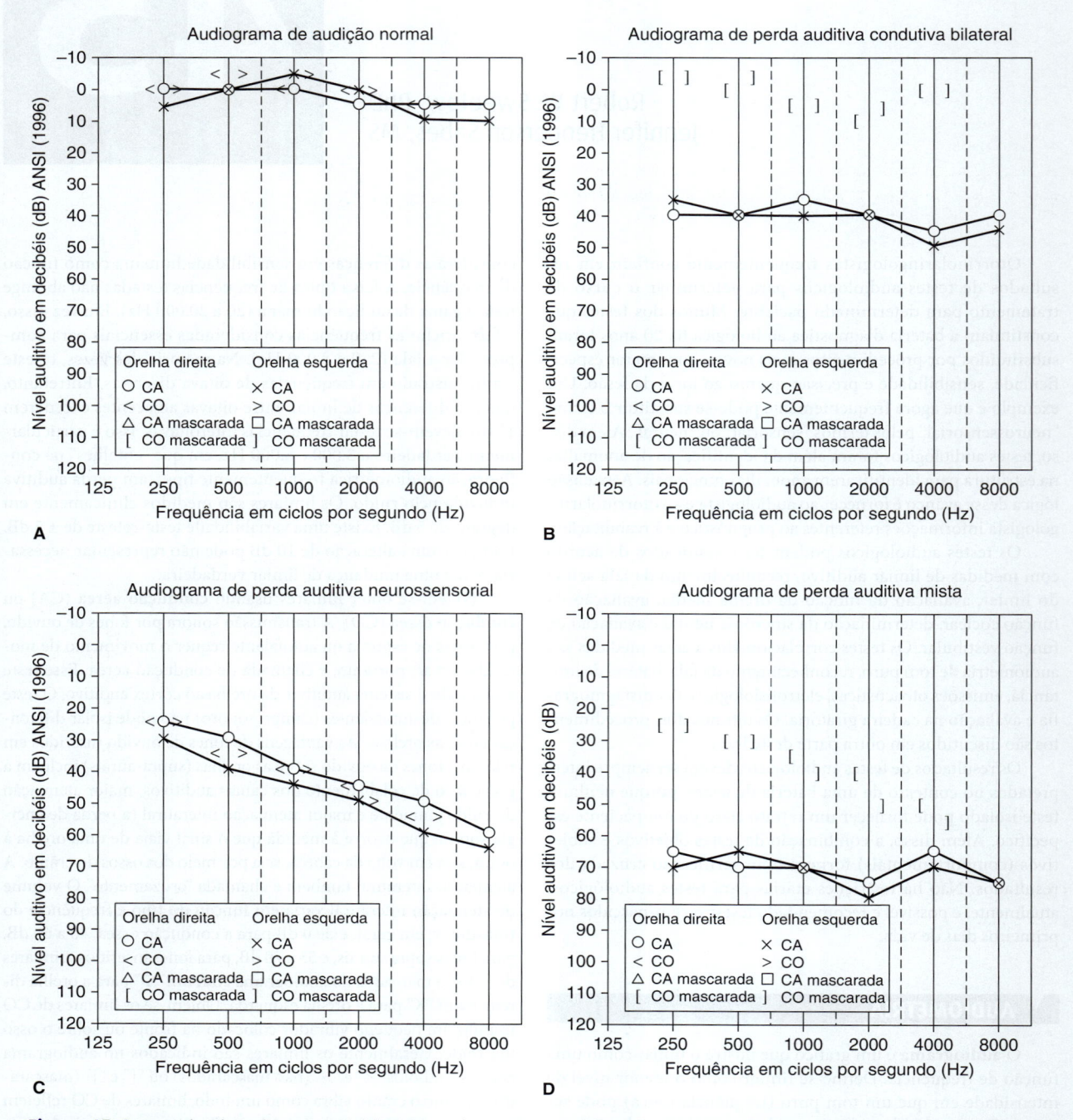

▲ **Figura 45-1** Exemplos de audiogramas: (**A**) limiares auditivos normais, (**B**) perda auditiva condutiva, (**C**) perda auditiva neurossensorial e (**D**) perda auditiva mista.

Podem-se obter os limiares de condução tanto aérea quanto óssea usando uma abordagem de intensidade ascendente ou descendente, mas são comumente determinados usando uma técnica de *bracketing*. Se os tons estão apresentados em níveis de alta intensidade, tanto estímulos conduzidos pelos ossos ou pelo ar podem evocar sensações vibrotáteis. No caso da CA, os limiares vibrotáteis podem ocorrer a 90 dB LA a 250 Hz, e a 110 dB LA a 500 e a 1.000 Hz. No caso da CO, os limiares vibrotáteis podem ocorrer a 30 a 35 dB LA a 250 Hz, 55 dB LA a 500 Hz, e 65 a 70 dB a 1.000 Hz. Portanto, pacientes com perda auditiva grave podem parecer responder a níveis mais suaves que seus limiares auditivos reais. Por essa razão, o testador deve perguntar ao paciente se o estímulo foi ouvido ou sentido ao se aproximar dos níveis de intensidade mencionados. Além disso, a CO acima de aproximadamente 45 a 60 dB LA em frequências mais baixas e 70 a 75 dB LA em frequências médias e mais altas não pode ser medida, devido a limites de *output* do equipamento para estímulos conduzidos por via óssea. Assim, ouvintes com perdas graves ou profundas podem ter hiatos aéreo-ósseos reais, porém não mensuráveis, e não se deve automaticamente pressupor que uma perda auditiva profunda é exclusivamente neurossensorial. Essa é uma das diversas razões pelas quais se deve sempre considerar uma bateria de resultados de testes diagnósticos, ao invés de uma única medida.

MASCARAMENTO

Um dos aspectos mais importantes, embora confuso, dos testes de audição é assegurar a medição independentemente da função auditiva de cada orelha. Em algumas situações, apresenta-se um ruído à orelha que não está sendo testada para impedi-la de responder a um sinal apresentado a orelha testada. Isso é chamado de mascaramento. O mascaramento é necessário para a CA sempre que a diferença entre o nível de apresentação da condução aérea e os limiares de CO da orelha não testada ultrapassar aproximadamente 40 dB para as frequências mais baixas e 60 dB para as frequências mais altas. Para o teste de CO, deve-se usar mascaramento sempre que houver qualquer diferença nos limiares de CA e de CO, porque essencialmente não há nenhuma atenuação interaural por condução óssea. Quando o mascaramento apresentado à orelha não testada cruza para a orelha testada, há um dilema de mascaramento. Em geral, isso ocorre quando um paciente tem uma grande perda auditiva condutiva bilateral. O uso de fones inseridos na orelha minimiza muito essas ocorrências, devido à maior atenuação interaural que fornecem. A falha em mascarar de forma apropriada pode ter consequências clínicas e audiológicas potencialmente sérias.

CATEGORIAS DE PERDA AUDITIVA

O Quadro 45-1 fornece uma diretriz geral para interpretar graus de perda auditiva com base em achados audiométricos. Os níveis devem ser categorizados de forma um pouco mais rigorosa em crianças.

Quadro 45-1 Diretrizes para interpretar a perda auditiva

LImiar de audição	Interpretação
0-25 dB	Audição dentro de limites normais
25-50 dB – perda auditiva leve	Dificuldade com sons suaves, ruído de fundo e quando distante da fonte do som
51-70 dB – perda auditiva moderada	Dificuldades significativas com o nível normal da fala em conversa e confia em pistas visuais
71-90 dB – perda auditiva grave	Não pode ouvir fala em conversas e perde todos os sons da fala. Pode ouvir sons ambientais, como cachorros latindo e música alta
91+ dB – perda auditiva profunda	Ouve somente sons ambientais altos, como martelo mecânico, motores de avião e fogos de artifício.

TESTE DE FALA

Uma medida de fala comumente utilizada é o limiar de recepção da fala (LRF). O LRF é o menor nível de intensidade no qual um paciente pode repetir de modo correto 50% de dissílabos comuns, como "bola". Esses resultados devem corresponder aos limiares de tons puros. Entretanto, deve-se ter cuidado ao usar o LRF como única indicação de sensibilidade auditiva. A Figura 45-2 mostra um exemplo de como o LRF pode fornecer informações enganadoras. Note que, nesse paciente, o LRF é 5 dB, dentro da faixa de audição normal. Esse valor reflete a sensibilidade auditiva normal a 500 e 1.000 Hz. Maior inspeção do audiograma ilustra que esse paciente tem uma perda auditiva moderada acima de 1.000 Hz e terá considerável dificuldade em ouvir em muitos ambientes acústicos. O único propósito real do LRF é validar os achados de tons puros. Uma variação do LRF é o **limiar de detecção de fala (LDF)** ou o **limiar de consciência da fala (LCF)**, que é o nível mais suave em que uma pessoa detecta (ao contrário de compreende) a presença de sons de fala. Testes de tons puros e LRF, LDF e LCF produzem informações sobre a sensibilidade da audição. A maior parte da escuta ocorre em níveis supralimiares. Portanto, para definir a real capacidade auditiva de uma pessoa, devem-se incluir medidas refletindo escuta supralimiar e clareza. Os **testes de reconhecimento de palavras** (antes chamados de *teste de discriminação da fala*) avaliam a capacidade de um paciente de identificar monossílabos. De modo geral, apresenta-se uma lista de palavras ao paciente a 40 dB acima do LRF, ou em um nível confortável de escuta, se 40 dB for muito alto para o paciente ou incompatível com a configuração audiométrica.

O tipo e grau de perda auditiva podem frequentemente afetar escores de reconhecimento de palavras. Devido relativamente à baixa validade de face dos testes de monossílabos (porque geralmente não se ouve monossílabos o dia inteiro), o audiologista pode definir ainda mais a audição, avaliando o reconhecimento

Audiograma de perda auditiva neurossensorial

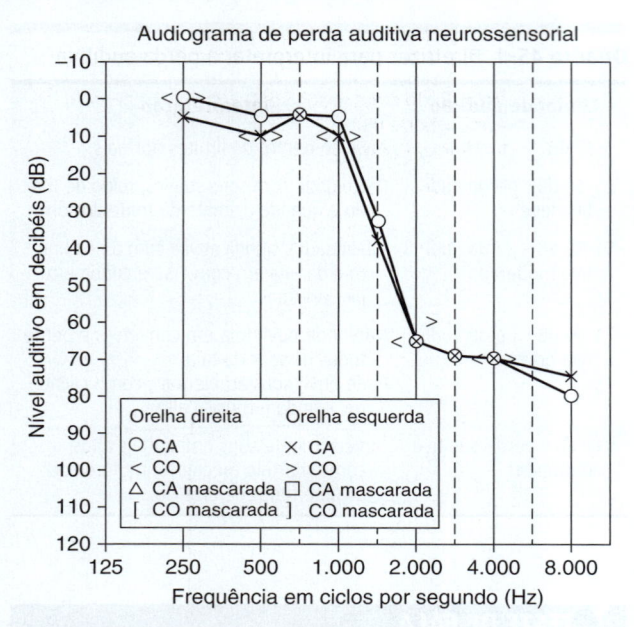

▲ **Figura 45-2** Um exemplo de audiograma em que o LRF poderia dar informações enganosas sobre a audição de um paciente. Observe que o paciente tem audição normal até 1.000 Hz, que então cai para perda auditiva moderada nas altas frequências.

de fala em conversa ou de sentenças, tanto em ambientes silenciosos quanto ruidosos. Essas informações podem fornecer os dados prognósticos mais úteis para o plano de reabilitação.

PERDA AUDITIVA NÃO ORGÂNICA (FUNCIONAL)

Define-se **pseudo-hipoacusia** como perda auditiva funcional. Às vezes, pacientes, deliberada ou subconscientemente, exageram sua perda auditiva. Os sinais no comportamento de teste que sugerem um componente funcional incluem (1) respostas inconsistentes, (2) diferenças significativas entre os limiares obtidos usando a administração ascendente e descendente de estímulos de teste, (3) uma discrepância de mais de 8 dB entre o LRF e a média de tom puro de 500 a 2.000 Hz e/ou (4) um teste de Stenger positivo. O **teste de Stenger** pode ser usado para identificar perda auditiva funcional assimétrica ou unilateral. Baseia-se no conceito de que, quando as duas orelhas são estimuladas simultaneamente por um tom de frequência e fase iguais, o percepto auditivo é lateralizado para a orelha com melhor audição. A manipulação sistemática das intensidades relativas aportadas a cada orelha dá ao audiologista uma estimativa do limiar real na orelha com uma perda auditiva mais significativa. Quando se usam estímulos de fala, o teste é chamado **teste de fala de Stenger** ou **teste de Stenger modificado**. Outras medidas objetivas que podem revelar envolvimento funcional incluem reflexos acústicos, respostas auditivas do tronco cerebral e emissões otoacústicas. Esses testes são discutidos mais adiante neste capítulo.

Martin, FN. Pseudohypacusis. In Katz J, Burkard RF, Medwetsky L (editors): *Handbook of Clinical Audiology*. Lippincott Williams and Wilkins. Philadelphia, PA, 2002. (A review of diagnostic procedures for possible functional hearing loss.)

▼ TESTE DE IMITÂNCIA ACÚSTICA

Os testes de imitância acústica consistem em timpanometria, reflexos acústicos e complacência estática. Esses testes medem a função da membrana timpânica, da orelha média e da via do arco reflexo acústico. Não são medidas diretas da sensibilidade auditiva.

TIMPANOMETRIA

A timpanometria baseia-se no volume de som refletido de volta da membrana timpânica quando se introduz um tom de sonda de baixa frequência (226 Hz) em um nível de pressão sonora de 85 dB no canal auditivo selado e se varia a pressão no canal. Quando a pressão no canal auditivo corresponder à pressão na cavidade da orelha média, a membrana timpânica está em seu ponto mais complacente e portanto absorve, em vez de refletir, a maior parte do som. O **pico timpanométrico**, ou fluxo máximo de energia acústica na orelha média, ocorre quando a pressão no canal auditivo e na orelha média forem iguais. Se a função da tuba auditiva for normal, o pico de pressão ocorre próximo de 0 daPa. Se a orelha média não estiver adequadamente aerado, a pressão na orelha média será negativa (superior a 100 daPa). Portanto, a pressão no canal auditivo correspondendo ao pico timpanométrico fornece uma estimativa da pressão da orelha média. No caso de recém-nascidos e lactentes, devem-se obter timpanogramas usando um tom de sonda de frequência mais alta (660 ou 1.000 Hz), devido a diferenças de ressonância nos pequenos meatos auditivos.

▶ Classificação

Tradicionalmente, os timpanogramas foram classificados como Tipo A, B, ou C (Figura 45-3). Alguns clínicos preferem descrever o timpanograma de forma narrativa mais específica.

A. Tipo A

Os timpanogramas tipo A têm uma altura de pico (refletindo complacência) e pressão normais. Variações do timpanograma tipo A podem ter pressão normal, mas serem rasos (A_R), refletindo otoesclerose ou efusão da orelha média, ou podem ter um pico muito alto (A_A), refletindo interrupção ossicular ou um tímpano monomérico.

B. Tipo B

O timpanograma tipo B tem uma aparência plana, indicando falta de complacência. A medida de volume que é realizada simultaneamente à timpanometria ajuda a diferenciar entre um

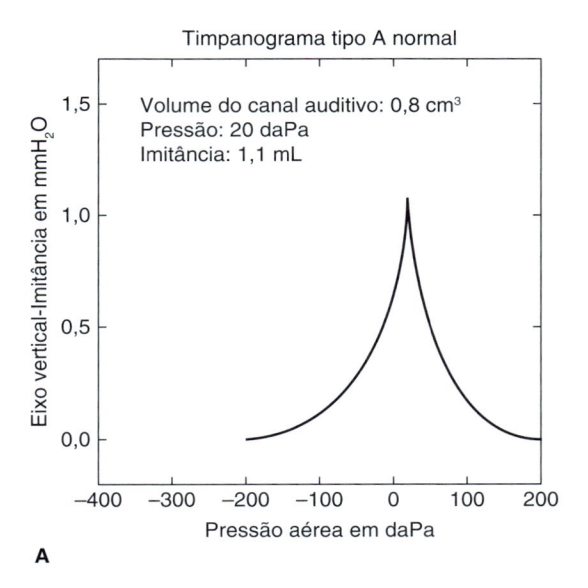

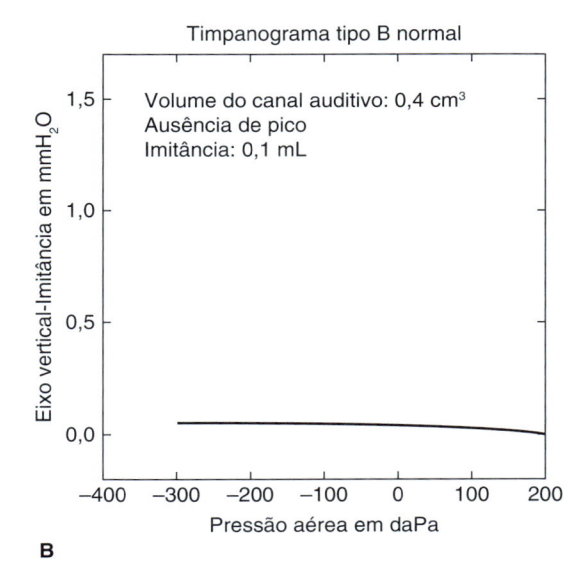

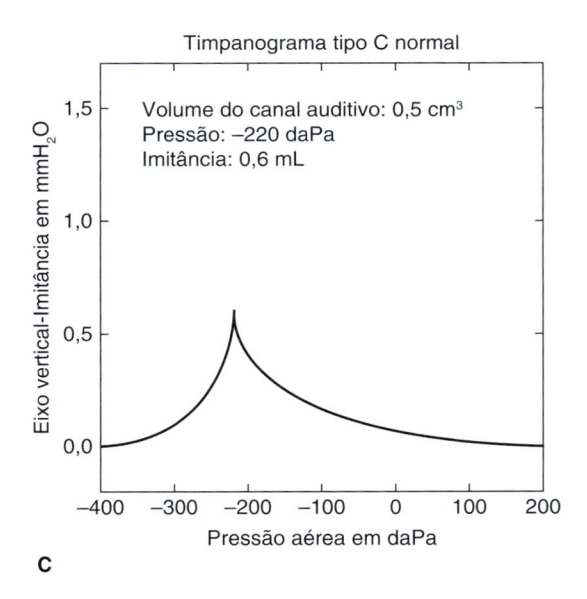

Figura 45-3 Tipos de timpanograma. (**A**) Tipo A, timpanograma normal; (**B**) Tipo B, timpanograma plano; e (**C**) Tipo C, com pressão negativa.

timpanograma plano, sugerindo um tímpano intacto com derrame da orelha média, *versus* um tímpano perfurado, ou orelha com um tubo de ventilação pérvio.

C. Tipo C

O timpanograma tipo C tem pico de pressão negativo, sugerindo aeração inadequada da cavidade da orelha média.

REFLEXO ACÚSTICO

Ocorre reflexo acústico quando o músculo estapédio se contrai em reação a um som alto. Limiares de reflexo acústico referem-se aos níveis de som mais suaves que podem desencadear uma resposta. Em geral, ocorrem 70 a 90 dB *acima* do limiar de audição do paciente. Quando o músculo estapédio se contrai, a cadeia ossicular se enrijece, diminuindo, assim, a complacência. A mudança em complacência coincidente com a apresentação de um sinal acústico intenso é medida com o mesmo instrumento usado para a timpanometria. Como a estimulação monoaural resulta na contração dos músculos das duas orelhas, o reflexo pode ser medido ipsi ou contralateralmente. Quando o reflexo é registrado na orelha estimulada, chama-se reflexo ipsilateral; se for medido na orelha oposta, chama-se reflexo contralateral. Podem-se medir as seguintes quatro configurações estímulo-sonda: (1)

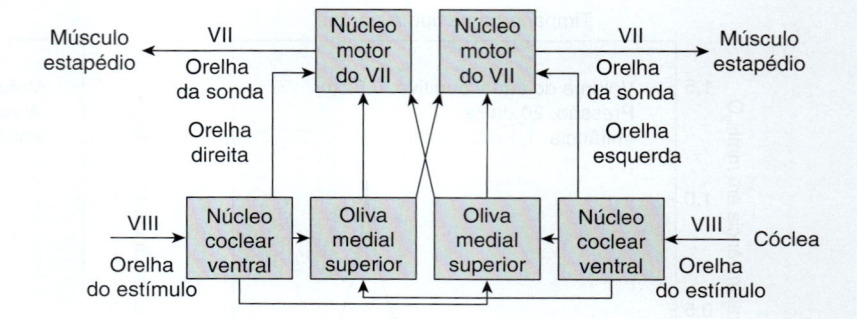

Figura 45-4 O arco reflexo acústico.

ipsilateral direita (estímulo na orelha direita, sonda à direita); (2) contralateral direita (estímulo na orelha direita, sonda à esquerda); (3) ipsilateral esquerda (estímulo na orelha esquerda, sonda à esquerda); e (4) contralateral esquerda (estímulo na orelha esquerdo, sonda à direita). A Figura 45-4 ilustra o arco reflexo acústico. O conhecimento dessa via permite ao clínico comparar os resultados das várias configurações de teste, a fim de interpretar os achados.

Os pacientes com perda auditiva coclear (sensorial) leve ou moderada têm limiares de reflexo acústico contralateral e ipsilateral a aproximadamente nos mesmos níveis de intensidade de pessoas com audição normal. Os reflexos acústicos estão ausentes na presença de uma perda auditiva grave ou profunda. Uma perda auditiva condutiva significativa em geral elimina a resposta nas duas orelhas sempre que o lado afetado for estimulado, porque o som estimulante não é suficientemente alto para desencadear o reflexo quando a orelha afetada for estimulada, e a anormalidade da orelha média (p. ex., otoesclerose ou efusão da orelha média) impede a contração do músculo estapédio, mesmo quando a orelha oposta (normal) for estimulado. Portanto, qualquer distúrbio do músculo estapédio também pode causar ausência de reflexos acústicos. Assim, o único reflexo que ocorrerá em uma perda unilateral de condução será o reflexo ipsilateral na orelha normal. Uma perda condutiva bilateral elimina o reflexo em todas as quatro situações. Uma lesão no VIII nervo craniano pode eliminar tanto os reflexos acústicos ipsilaterais quanto contralaterais, sempre que o lado afetado for estimulado (efeito da orelha). Entretanto, os reflexos contralateral e ipsilateral costumam estar presentes quando a orelha normal for estimulada. No caso de patologias que afetam as vias centrais cruzadas, os reflexos estão presentes nas duas condições ipsilaterais, mas podem estar ausentes nas duas condições contralaterais. Uma lesão do VII nervo (p. ex., paralisia de Bell) pode eliminar o reflexo acústico sempre que o lado afetado for medido (efeito da sonda), independentemente da orelha estimulada. Esse padrão pode ser distinguido do padrão condutivo porque, em uma perda condutiva, tanto a orelha medida quanto a orelha estimulada em geral apresentam ausência de reflexos contralaterais. Em patologias do VII nervo, o reflexo acústico também pode auxiliar a determinar se a lesão é proximal ou distal à ramificação do músculo estapédio. Se a lesão for proximal ao músculo estapédio, há ausência de reflexos acústicos; se a lesão for distal ao músculo, os reflexos estão presentes. Qualquer depressor do sistema nervoso central, incluindo álcool, pode deprimir a amplitude da resposta. Pode-se suspeitar de uma perda auditiva funcional se os reflexos ocorrem abaixo ou nos limiares de tom puro informados voluntariamente. Quando a perda auditiva ultrapassar 70 dB LA, torna-se difícil determinar se a ausência de reflexos é devida a uma perda auditiva coclear ou retrococlear.

DECLÍNIO DO REFLEXO ACÚSTICO

A medida do declínio do reflexo acústico pode ser útil quando houver suspeita de lesão retrococlear. Para esse procedimento, apresenta-se um sinal de 500 ou 1.000 Hz a orelha contralateral à orelha da sonda, a 10 dB acima do limiar de reflexo acústico do paciente, por 10 segundos. Se a amplitude da resposta diminuir mais de 50%, é considerada anormal (positiva) e sugestiva de uma lesão no VIII nervo craniano. De modo geral, o declínio do reflexo acústico só é medido contralateralmente a 500 ou 1.000 Hz, porque frequências mais altas e estimulação ipsilateral podem mostrar declínio, mesmo em pessoas normais. A sensibilidade e especificidade de declínio do reflexo não são tão altas quanto as da resposta auditiva do tronco cerebral (BERA) para a identificação de schwannomas vestibulares. Também se deve ter cautela ao decidir administrar ou não o teste de declínio, em especial em pacientes com zumbido ou hiperacusia, devido aos intensos níveis de estímulo frequentemente requeridos.

> Harris PK, Hutchison KM, Moravec J. The use of tympanometry and pneumatic otoscopy for predicting middle ear disease. *Am J Audiol* 2005;14(1):3 [PMID: 16180966]. (Article describes tympanometry and multi-frequency tympanometry. Assesses the predictive potential of tympanometry for otitus media.)

ELETROFISIOLOGIA

RESPOSTA AUDITIVA DO TRONCO CEREBRAL

O teste da resposta auditiva do tronco cerebral (BERA) avalia objetivamente a sincronia neural do sistema auditivo, do nível do VIII nervo até o mesencéfalo. Os resultados obtidos podem ser extrapolados, a fim de fornecer informações sobre a sensibilidade auditiva, podendo ser usados também para propósitos **neu-**

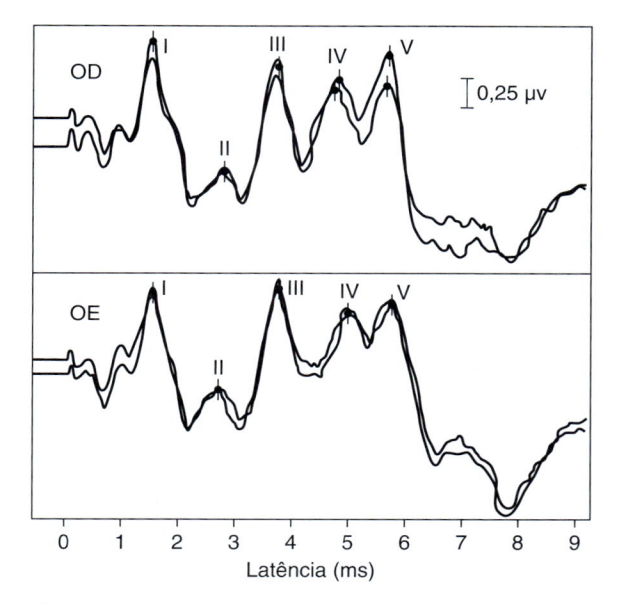

Figura 45-5 Um exemplo de resposta auditiva do tronco cerebral normal.

rodiagnósticos. Para administrar a BERA, colocam-se eletrodos sobre a cabeça do paciente, apresentando uma série de sons. O paciente deve permanecer imóvel; em crianças, pode ser necessário usar sedação para obter resultados válidos. O procedimento de teste diagnóstico (não de triagem) em geral requer 30 a 60 minutos. A BERA consiste em uma série de 5 a 7 ondas que ocorrem nos primeiros 10 a 15 ms após o estímulo. A Figura 45-5 mostra esses potenciais. Acredita-se que as Ondas I e II sejam geradas no VIII nervo da orelha estimulada; acredita-se que as Ondas III a V sejam geradas no tronco cerebral e mesencéfalo. Para fins neurológicos, analisam-se as latências (**absoluta**, **interonda** e **interaural**) e as amplitudes (absoluta e relativa) das Ondas I, III e V. Os estímulos mais comumente usados são cliques, porque seu tempo de subida abrupto e amplo espectro potencializam a **sincronia neural**; entretanto, os resultados são dominados pela região de alta frequência.

O outro uso primário de medidas eletrofisiológicas é estimar os limiares auditivos de CA e CO em pacientes que não querem ou são incapazes de fornecer limiares audiométricos comportamentais acurados. Para esses pacientes, considera-se que o limiar é o menor nível de intensidade em que se pode visualizar e repetir a Onda V. A BERA é frequentemente usada para a triagem auditiva de recém-nascidos, porque fornece informações acuradas em um espaço de tempo relativamente curto. Para melhor definição pela faixa de frequência, usam-se estímulos **específicos para a frequência**, como pips de tom. Como os sinais tonais têm um tempo de subida-queda mais lento que cliques, a morfologia da onda pode estar degradada, dificultando a identificação do limiar. Existem valores normativos para gênero e idade disponíveis, obtidos por centros de pesquisa; entretanto, para precisão, cada clínica deveria estabelecer seus próprios valores normativos

específicos do equipamento. Adições mais recentes à bateria eletrofisiológica incluem **ASSR** (Auditory Steady State Response), que leva em conta um meio potencialmente mais rápido de estabelecer limiares específicos por frequência, BERA *stacked* (um método mais sensível e específico para a detecção de pequenos tumores) e **CHAMP** (procedimento de mascaramento da análise de hidropsia coclear) para a detecção da doença de Ménière.

▶ Interpretação da BERA

A interpretação da BERA depende do conhecimento das variáveis relevantes do registro e do indivíduo. Idade e gênero, bem como o tipo, o grau e a configuração da perda auditiva podem afetar substancialmente as latências e as amplitudes da BERA. As declarações a seguir resumem os desfechos esperados:

A. Audição normal

As latências das Ondas I, III e V estão dentro da faixa normal, e as latências interaurais (entre as duas orelhas) são iguais (dentro de 0,2 a 0,3 ms).

B. Perda auditiva condutiva

As latências absolutas de todas as ondas estão prolongadas, mas as latências interondas não estão substancialmente afetadas. Esse padrão ocorre independentemente da intensidade do estímulo. A configuração da perda auditiva também pode contribuir para a variabilidade das latências.

C. Perda auditiva coclear

O grau e a configuração da perda auditiva pode afetar as latências das Ondas I, III e V. Uma perda auditiva relativamente plana de menos de 60 dB LA não deve impactar as latências da BERA, mas a perda auditiva de alta frequência pode reduzir as amplitudes e prolongar as latências absolutas das ondas, sem aumentar zx diferenças de latência interondas I a V quando os estímulos são apresentados em altas intensidades.

D. Perda auditiva retrococlear

Pode ocorrer uma série de efeitos sobre as latências e morfologia da BERA, que podem incluir a ausência de ondas, latências absolutas ou relativas prolongadas (2 ou 3 desvios-padrão além da média), ou latências interaurais prolongadas. A Onda I pode estar dentro dos limites normais, mas a latência absoluta da Onda V, e consequentemente a latência interondas I a V, está prolongada além dos limites normais.

ELETROCOCLEOGRAFIA

A eletrococleografia (ECOG ou ECochG) avalia a atividade elétrica gerada pela cóclea e pelo VIII nervo craniano, ocorrendo durante os primeiros 2 a 3 ms após um estímulo. O eletrodo ativo é colocado no canal auditivo, sobre a membrana timpânica, ou pela membrana timpânica no promontório; o eletrodo de refe-

OTOLOGIA

Estímulo	Analisador IL008 0AE U4.20B©	X P 1 7 6 F / 0	Resposta SNR	Nível de ruído 41,6% Rejeição a 54,6% Equivalente p 10,8M%
0,3 Pa -0,3 Pa 5 ms	Paciente: Orelha Direita Caso: Data ΣModo 7 estímulos ganho dB MX Dble NL rápido −3,0		0 kHz 5	ΣN em silêncio 110 = 36% XN em ruído 195 Média A&B 23,3% Diferença A−B = 12,2%

Forma de onda da resposta — Quickscreen

+0,5 mPa (25 dB) A B −ve 0 ms 12 ms

Análise de poder Estímulo, Eco, Ruído

Resposta 23,2%
Reprod. Onda 92%
Reprod. Faixa/SNR
0,8 1,6 2,4 3,2 4,0 Xb
00 75 99 99 99 %
XX   5 21 21 23

Estímulo 80 dB pk
Estabilidade 91%

Tempo de teste em 18 segundos

SAVE DIRECTORY
C:\IL04.2\ECHODATA
FILLED = 21/99
REVIEW DIRECTORY
C:\IL04.2\ECHODATA
SCREEN DATA SOURCE
ECHODATA\95061703

A

F1 = 818 Hz	F1 = 63,4 dB sp1	2F1−F2 = 0,5 dB sp1	S/N = 11,4 dB (86%), = 8,9 dB (97%)
F2 = 1001 Hz	F2 = 64,1 dB sp 1	2F2−F1 = −1,3 dB sp 1	S/N = 8,8 dB (86%), = 6,5 dB (97%)
F2/F1 = 1,22	No. Soma = 40	Tempo de teste = 31 s	Fase DP (ϕ) = 6,3°

Produtograma da distorção

kHZ (FZ) — Escolha o ponto

2F1−F2 0,635 kHz
2F2−F1 1,184 kHz

F 1 2
F1 = 0,818
F2 = 1,001

B

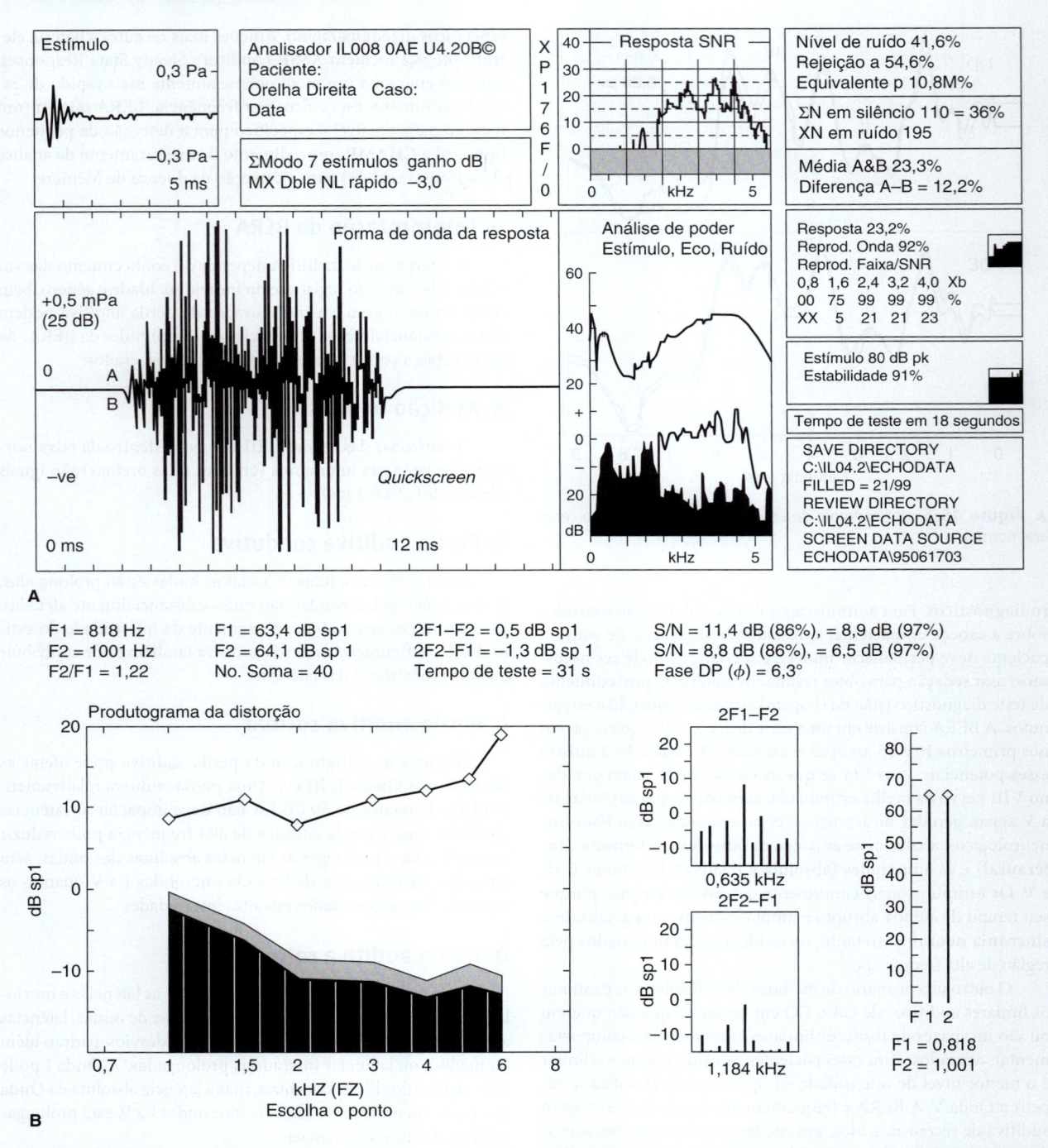

▲ **Figura 45-6** Exemplos de emissões otoacústicas. (**A**) Em emissões otoacústicas evocadas transitórias, o paciente apresenta audição normal até 4.000 Hz; e (**B**) em emissões otoacústicas resultantes de distorção, o paciente apresenta audição normal.

rência é colocado no vértex, no lóbulo contralateral, ou na mastoide. Quanto mais perto o eletrodo ativo estiver da cóclea, maior a resposta. Os principais potenciais que são evocados por meio da ECOG são o microfônico coclear, o potencial de somação e o potencial de ação composto. Mais comumente, só há interesse no potencial de somação e no potencial de ação composto. A principal aplicação do ECOG é ajudar a determinar se um paciente apresenta a doença de Ménière. Compara-se a amplitude do potencial de somação (refletindo a atividade das células ciliadas) à do potencial de ação composto (refletindo a atividade total do nervo). Se a razão for maior que o normal (0,3 a 0,5), é considerada indicativa de doença de Ménière. O procedimento só é considerado válido se o paciente for sintomático.

> Don M, Kwong B, Tanaka C, Brackmann D, Nelson R. The stacked ABR: a sensitive and specific screening tool for detecting small acoustic tumors. *Audiol Neurootol* 2005;10(5):274 [PMID: 15925862]. (Introduction and basic explanation of the stacked auditory brainstem response test.)
>
> Picton TW, John MS, Dimitrijevic A, Purcell D. Human auditory steady-state responses. *Int J Audiol* 2003;42(4):177 [PMID: 12790346]. (Review of the Auditory Steady State Response test protocol.)

▼ EMISSÕES OTOACÚSTICAS

As emissões otoacústicas (EOAs) são medidas objetivas, não invasivas e rápidas (geralmente menos de 2 minutos) usadas para determinar a função das células ciliadas externas da cóclea. Acredita-se que as EOAs sejam um subproduto da **motilidade biomecânica** das células ciliadas externas. Registram-se as emissões com um pequeno microfone colocado no meato auditivo por meio de uma sonda flexível. Um bom ajuste da sonda e baixo nível de ruídos ambientais e do paciente são essenciais para registrar EOAs, porque a resposta de EOA é muito pequena (geralmente menor que 20 dB SPL).

As EOAs são comumente detectadas em presença de audição normal ou quase normal. Usando protocolos correntes de medição, em geral as emissões não são detectadas se houver uma perda auditiva condutiva ou neurossensorial acima de 25 a 30 dB NA. Embora produzidas na cóclea, uma patologia na orelha externa ou média pode obliterar as EOAs, devido à redução na intensidade do sinal de estimulação, e também porque o sinal deve viajar distalmente por meio da orelha média e externa para ser medido pelo microfone registrador.

Os três tipos principais de EOA são espontâneas, transitórias evocadas e produtos de distorção.

EMISSÕES OTOACÚSTICAS ESPONTÂNEAS

As emissões otoacústicas espontâneas (EOAEs) ocorrem mesmo na ausência de um estímulo. As EOAEs são o produto de uma cóclea sadia; entretanto, são encontradas em menos da metade da população com audição normal e, portanto, não podem ser usadas na triagem auditiva. No momento, seu uso clínico é limitado.

EMISSÕES OTOACÚSTICAS TRANSITÓRIAS EVOCADAS

As emissões otoacústicas transitórias evocadas (EOATEs) ocorrem quando a orelha estimulada por sinais transitórios ou breves, como cliques. Mesmo se o estímulo tiver banda larga, as EOATEs podem fornecer dados específicos para a frequência. À medida que a onda viajante progride por meio da cóclea, a volta basal (de alta frequência) da cóclea é a primeira a ser estimulada pelo clique e responde em primeiro lugar, seguida pelas partes de frequência mais média e baixa (apical), permitindo, assim, a análise da resposta tanto quanto à frequência quanto ao tempo.

EMISSÕES OTOACÚSTICAS PRODUTOS DE DISTORÇÕES

As emissões otoacústicas produtos de distorções (EOAPDs) são produzidas quando dois tons de frequências diferentes, porém relacionadas (F1 e F2), são apresentados simultaneamente à cóclea. Em geral, F2 tem 1,21 vezes a frequência de F1 e geralmente é apresentada em uma intensidade de 10 dB maior. Em resposta a esses dois tons, a cóclea normal gera tons insólitos, chamados produtos de distorção, em frequências relacionadas a F1 e a F2. Isso é devido à **não linearidade** da cóclea sadia. A informação obtida de EOAPDs é específica por frequência, porque se usam estímulos tonais para gerar a resposta. Embora os resultados se correlacionem com a configuração audiométrica, a relação não é precisa. As Figuras 45-6A e 45-6B mostram exemplos de EOATEs e EOAPDs registradas em um paciente com audição normal.

As aplicações clínicas das EOAs são significativas. Como as EOAs são específicas da função coclear, podem ser muito úteis para diferenciar lesões cocleares ou retrocócleares na perda auditiva neurossensorial. Embora as EOAs avaliem a função das células ciliadas cocleares externas, os resultados frequentemente são usados para prever a probabilidade de deficiência auditiva. Como tal, o teste de EOAs é comumente usado na triagem auditiva de recém-nascidos, devido à sua velocidade e natureza não invasiva. Também é usado para confirmar resultados de teste de tom puro obtidos de crianças pequenas, em pacientes com suspeita de perda auditiva funcional, para confirmação da configuração audiométrica, para monitoramento de fármacos ototóxicos e em candidatos a aparelhos auditivos. Mais recentemente, EOAs, junto com a BERA, podem ser usadas para identificar indivíduos com **neuropatia auditiva**, também chamada dissincronia auditiva.

> Ellison JC, Keefe DH. Audiometric predictions using stimulus-frequency otoacoustic emissions and middle ear measurements. *Ear Hear* 2005;26(5):487 [PMID: 16230898]. (Estimating hearing loss from otoacoustic emission data.)
>
> Lonsbury-Martin BL, Martin GK. Otoacoustic emissions. *Curr Opin Otolaryngol Head Neck Surg* 2003;11(5):361 [PMID: 14502067]. (Review of otoacoustic emissions.)

46

Testes vestibulares

Bulent Satar, MD

HISTÓRIA DO PACIENTE

Antes de realizar qualquer teste vestibular, os primeiros passos no cuidado de um paciente com um distúrbio vestibular são uma anamnese cuidadosa e determinação dos sintomas do paciente. Às vezes, apenas a história pode sugerir um diagnóstico.

▶ Sintomas

A anamnese do paciente deve incluir determinar os seus sintomas, incluindo equilíbrio, audição, visão, somatossensibilidade e função motora. A primeira tarefa de um neuro-otologista é permitir que o paciente descreva o que sente. O clínico pode ajudar o paciente a escolher os termos corretos para descrever suas queixas.

A. Vertigem

A vertigem pode ser descrita como uma sensação irreal de movimento giratório. Deve ser distinguida de tontura, que descreve qualquer tipo de alteração no sentido de orientação. Uma história de vertigem tem grande valor em identificar a presença de patologias vestibulares, mas não em localizar sua origem. A vertigem resulta de uma alteração da simetria tônica nos *inputs* dos núcleos vestibulares. Portanto, uma lesão vestibular pode ocorrer em qualquer lugar nos órgãos finais vestibulares, núcleos vestibulares, cerebelo, vias conectando essas estruturas no tronco cerebral e raramente no interior do córtex.

A diferenciação entre lesões do sistema nervoso central (SNC) e lesões periféricas pode basear-se em características detalhadas da vertigem, mesmo se essas características não se apliquem a todos os pacientes. O clínico deve determinar se a vertigem é episódica ou contínua. Se for episódica, deve-se determinar a frequência e a duração dos episódios. Em causas periféricas, a vertigem ocorre em episódios com início abrupto. Ela desaparece depois de um tempo variável, de segundos a dias, dependendo da patologia subjacente. Se for provocada por determinadas posições, a origem da vertigem episódica intensiva que dura até um minuto é mais provavelmente **vertigem posicional paroxística benigna** (VPPB). Outra causa de vertigem ou tontura breve, mas recorrente, especialmente se precipitada por força corporal, é **fístula de perilinfa**. A vertigem que dura 2 a 20 minutos é consistente com um **ataque isquêmico transitório** afetando a circulação posterior, se for associado a déficits visuais, ataxia e achados neurológicos localizados. A **doença de Ménière** causa ataques recorrentes de vertigem que podem durar entre 20 minutos e 24 horas. Um ataque isolado de vertigem que dure mais de 24 horas é sugestivo de **neuronite vestibular**. Sintomas autossômicos, como náusea, vômitos e sudorese, são sintomas de apresentação comum. Geralmente, quanto mais intensos os sintomas de um paciente, maior a probabilidade que a vertigem seja causada por uma lesão periférica.

B. Tontura

A tontura descreve a sensação de instabilidade e queda ou os sintomas similares aos que precedem uma síncope, como visão borrada e palidez facial. Deve ser distinguida tanto da vertigem quanto da desorientação visual. Mais frequentemente, a tontura ocorre por causas não vestibulares, como cardíaca ou por reflexo vasovagal.

C. Desequilíbrio

O desequilíbrio é descrito como a incapacidade de manter o centro de gravidade. Faz o paciente sentir-se instável ou como se fosse cair. As causas podem ser sensoriais ou motoras.

D. Outros sintomas

O clínico também deve determinar a presença de outros sintomas associados, como perda auditiva, zumbido e fraqueza facial. Uma história positiva de fatores precipitantes (p. ex., movimentos rápidos de cabeça) pode levar o clínico a variantes de VPPB. Entretanto, identificar os fatores que induzem a vertigem pode não ser útil para distinguir lesões periféricas de lesões do

SNC, porque a vertigem precipitada por movimentos rápidos de cabeça pode resultar de lesões vestibulares periféricas descompensadas ou lesões do SNC. O médico deve determinar se o paciente tem uma história de quedas sem perda de consciência; esse sintoma pode estar associado à síndrome de Ménière. Determinar se o ruído é um fator precipitante pode ser útil para identificar o **fenômeno de Túlio**. Uma história de episódios breves de vertigem induzidos por manobras de tipo Valsalva, que aumentam a pressão da orelha média, pode ser indicativa de uma fístula de perilinfa, malformação de Chiari ou deiscência do canal semicircular (CSC) superior. A Figura 46-1 mostra nistagmo batendo para baixo induzido por hiperventilação em um paciente com síndrome de deiscência do canal superior.

▶ Uso de medicamentos

Determinar a história medicamentosa do paciente e seu uso atual de medicamentos (prescritos ou não) é crucial para avaliar a tontura. A ingestão de medicações vestibulotóxicas pode causar dano bilateral aos órgãos finais vestibulares, o que resulta em oscilopsia.

▶ Fatores psicológicos

O clínico também deve questionar os pacientes sobre fatores psicológicos. Deve-se identificar o local específico onde ocorre a tontura. Pode-se suspeitar de ataques de pânico ou de agorafobia caso a tontura ocorra em áreas de multidão ou lugares públicos.

▶ História familiar

Uma história familiar positiva de um distúrbio de equilíbrio pode contribuir para o diagnóstico, especialmente na síndrome de Ménière, na neurofibromatose, na enxaqueca e em um estreitamento de ducto endolinfático.

AVALIAÇÃO DO PACIENTE

▶ Exame físico

O exame físico de um paciente com um distúrbio de equilíbrio deve começar com exame completo de orelha, de nariz e de garganta. Um exame neuro-otológico detalhado também deve

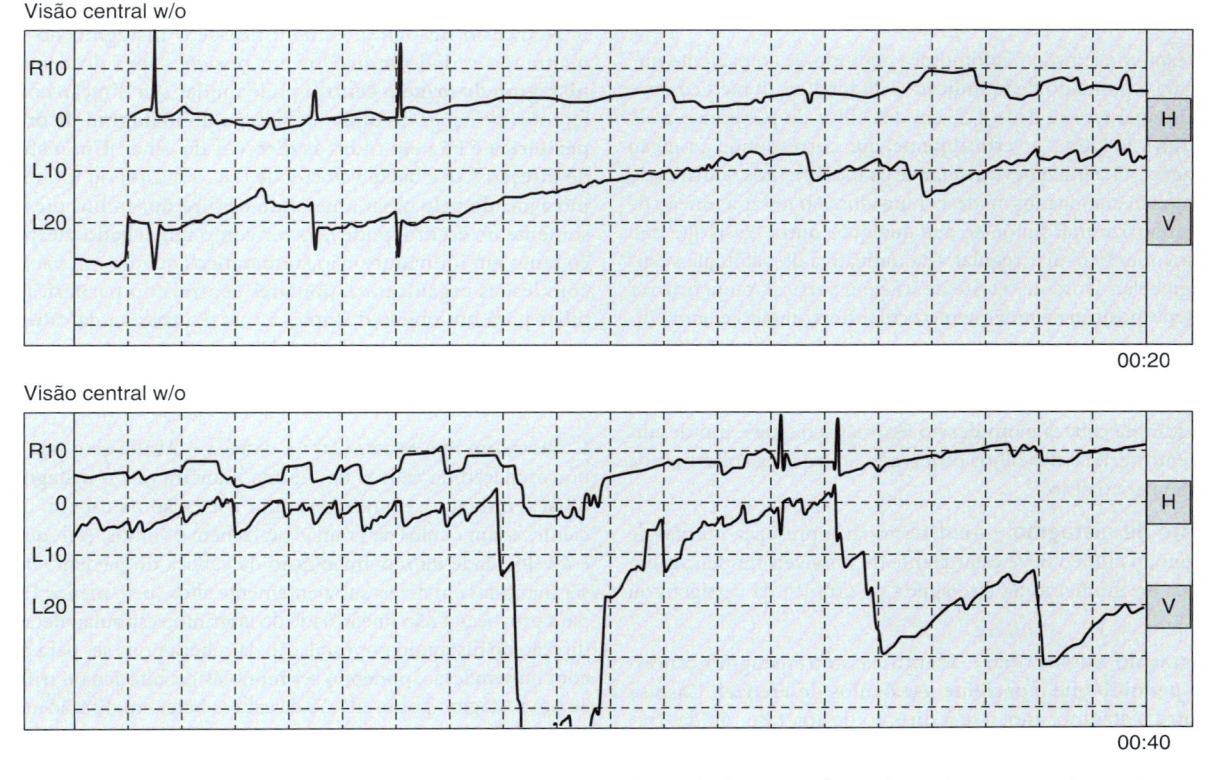

▲ **Figura 46-1** Nistagmo batendo para baixo em um paciente com síndrome de deiscência de canal superior comprovada por TC coronal do osso temporal. O traçado superior (H) indica o movimento ocular horizontal, e o traçado inferior (V), o movimento ocular vertical. Não há nistagmo no registro horizontal. No início, não se observa nistagmo no traçado vertical. Entretanto, a partir de 22 segundos, o traçado mostra um nistagmo batendo para baixo, com velocidade da fase lenta gradualmente crescente (até 10°/s) à medida que a hiperventilação se aprofunda.

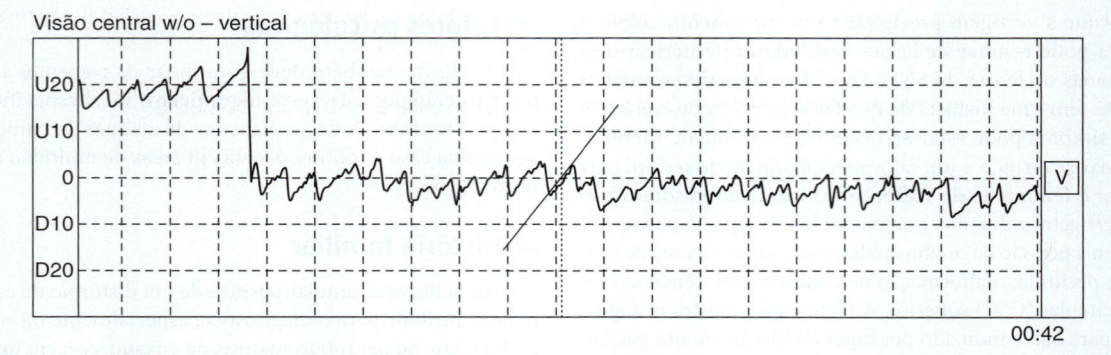

▲ **Figura 46-2** Nistagmo batendo para baixo espontâneo em um paciente com atrofia cerebelar difusa. O diagrama mostra apenas movimentos oculares verticais (V). Não se nota nistagmo no registro horizontal (não mostrado). O traçado mostra claramente um nistagmo batendo para baixo (velocidade da fase lenta 13°/s).

ser realizado. Ele deve incluir uma avaliação de nistagmo e função oculomotora, bem como testes posicionais, testes de controle postural e exame de nervos cranianos.

▶ **Testes e avaliação**

A. Testes de função oculomotora

Testa-se a função oculomotora pedindo-se ao paciente que olhe para a ponta do dedo indicador do médico. O médico deve primeiro manter seu dedo a 25 cm dos olhos do paciente e, a seguir, movê-lo lateral e verticalmente, que corresponde à função de triagem. O clínico deve avaliar se os movimentos oculares do paciente são conjugados ou desconjugados. Ao testar a função de triagem horizontal, supõe-se que qualquer outra coisa que não um movimento ocular regular seja indicativa de patologia vestibulocerebelar. Durante o teste de triagem vertical, pode ocorrer uma superposição de movimento ocular horizontal (i.e., uma intrusão sacádica) em pacientes com uma lesão oculomotora central. Um desequilíbrio nos níveis tônicos de atividade subjacentes aos reflexos otolito-oculares leva a uma torsão ocular estática, inclinação da cabeça e um desvio assimétrico, que é um desalinhamento vertical dos olhos observado ao trocar a cobertura de um olho para o outro.

1. Teste de nistagmo – Ao determinar a presença ou não de nistagmo, o clínico deve estar ciente de possíveis mudanças em achados no momento da fase aguda ou crônica da vertigem ou tontura.

A. Nistagmo espontâneo – Identifica-se o nistagmo espontâneo pedindo que o paciente use óculos de Frenzel. Caso se encontre nistagmo, anota-se a direção de sua fase rápida, frequência e amplitude. Determinar as características do nistagmo daria ao médico uma indicação geral, antes da realização de um teste eletronistagmográfico, da existência de uma assimetria óbvia no sistema vestibular. Se o nistagmo posicional primário for puramente vertical ou torsional, é provável que haja um distúrbio do SNC, em geral no vestibulocerebelo, núcleos vestibulares e suas conexões dentro do núcleo intersticial de Cajal no mesencéfalo. A Figura 46-2 mostra o nistagmo batendo para baixo em um paciente com atrofia cerebelar difusa. O nistagmo espontâneo de origem periférica é caracteristicamente diminuído pela fixação visual, aumentando somente quando a fixação é cancelada.

B. Nistagmo do olhar – Identifica-se o nistagmo do olhar mantendo o dedo indicador em posições fora do centro. O **nistagmo de origem central** pode mudar sua direção com diferentes posições do olhar. A direção do **nistagmo de origem periférica** é fixa em todas as direções do olhar. Um nistagmo de direção fixa e baixa velocidade (i.e., 1 a 2°/s) ou um nistagmo evocado pelo olhar, mudando de direção, ambos presentes somente no escuro, pode ocorrer como um achado inespecífico tanto em indivíduos não sintomáticos quanto em pacientes com lesões orgânicas vestibulares centrais ou periféricas. Ao olhar para um objeto distante, a rotação passiva da cabeça de um paciente na frequência de 1 Hz por 20 segundos faz um paciente com oscilopsia fazer correções sacádicas e ver o objeto como não mais estando estacionário.

C. Nistagmo por oscilação da cabeça – Avalia-se o nistagmo por oscilação da cabeça da mesma maneira que o nistagmo de olhar; entretanto, no nistagmo por oscilação da cabeça, os pacientes usam óculos de Frankel ou fecham os olhos. A frequência e a velocidade da movimentação da cabeça do paciente devem ser mantidas em níveis suficientemente altos (pelo menos 160°/s) para provocar a não linearidade do labirinto vestibular afetado. A direção do nistagmo por oscilação da cabeça pode ser para o lado com ou sem lesão, podendo ser monofásico, bifásico ou trifásico. Se um nistagmo por oscilação da cabeça bater em direção ao lado sem lesão em um paciente sem nistagmo espontâneo, deve-se considerar a presença de uma lesão periférica estaticamente compensada.

2. Teste de não linearidade – A não linearidade dinâmica nos CSCs pode ser testada junto ao leito, observando o efeito das rotações de cabeça sobre os movimentos oculares. Com esse teste, examina-se o mau funcionamento de canais individuais aplicando impulsos de cabeça de alta aceleração, com os olhos começando a cerca de 15° para longe da posição primária na órbita, e com uma amplitude do movimento de cabeça tal que os olhos terminam próximo à posição primária de olhar. Pede-se ao paciente que fixe seu olhar no nariz do examinador. Qualquer sacada corretiva pouco após o término dos impulsos é um sinal de uma fase lenta do movimento ocular inapropriada e compensatória. Cada canal pode ser testado em seu plano.

3. Teste de fístula – Suspeita-se da presença de uma fístula se ocorrer nistagmo ou se o paciente perceber movimento de um alvo visual que está fixo, depois de aplicada pressão positiva ao canal auditivo externo. Um resultado de teste positivo (i.e., **sinal de Hennebert**) sugere uma fístula de perilinfa ou doença de Ménière. O fenômeno de Túlio ocorre nas mesmas entidades clínicas, quando se aplica um ruído alto. A hiperventilação pode induzir sintomas em pacientes com ansiedade e distúrbios fóbicos, mas raramente produz nistagmo.

B. Testes posicionais

Os testes posicionais podem ser descritos como dinâmicos ou estáticos. Os testes posicionais estáticos estão descritos adiante na seção sobre Eletronistagmografia.

O teste posicional dinâmico é chamado **manobra Dix-Hallpike**. Realiza-se esse teste para provocar o nistagmo típico da VPPB dos CSCs verticais. Pode-se pedir que o paciente use óculos de Frenzel. No teste, o paciente senta sobre a mesa de exame com sua cabeça em rotação de 45° do plano sagital para um lado. O paciente se move rapidamente a uma posição em que sua cabeça penda sobre a borda da mesa. Depois de uma espera de 20 segundos, se não se observar nistagmo, o paciente retorna à sua posição sentada inicial. O paciente então gira a cabeça a 45° do plano sagital para o outro lado. Mais uma vez, é levado rapidamente a uma posição em que sua cabeça penda sobre a borda da mesa. Procura-se nistagmo mais uma vez. Caso se observe nistagmo rotacional ou torcional em qualquer uma das posições com a cabeça pendente, então se espera a reversão típica do nistagmo quando o paciente volta à posição sentada inicial. Investiga-se a variante horizontal da VPPB de forma diferente; o clínico coloca o paciente em supinação com a cabeça elevada em 30°. Identifica-se nistagmo horizontal geotrópico ou ageotrópico quando o clínico gira a cabeça do paciente para os dois lados, com intervalo para observação do nistagmo. Determina-se o lado da lesão com base na intensidade do nistagmo horizontal produzido pelo movimento de cabeça para cada lado. O lado da lesão é aquele que produz nistagmo mais intenso ao movimento da cabeça para o mesmo lado.

C. Testes de acuidade visual

A acuidade visual é a capacidade de o paciente ler uma carta ocular enquanto sua cabeça se move. A cabeça é girada passivamente em uma frequência de 1 a 2 Hz/s. Uma queda de acuidade de duas linhas ou mais em relação ao nível basal sugere um ganho anormal no reflexo oculovestibular.

D. Testes de controle postural

O exame de controle postural inclui os seguintes testes: (1) teste de Romberg, (2) teste indicador-indicador, (3) teste de marcha às cegas e (4) teste de marcha de Fukuda. Considera-se que testes de controle postural têm sensibilidade e especificidade leves para identificar lesões. Dependendo da natureza e da fase da patologia, esses testes não identificam confiavelmente o lado da lesão. Oscilação excessiva para um lado no teste de Romberg, desvio para um lado no teste indicador-indicador, ou rotação para um lado no teste de marcha de Fukuda podem, todos, indicar uma lesão parética do labirinto ipsilateral ou uma lesão irritativa do lado oposto. Se a lesão periférica estiver em sua fase compensada, o paciente pode mostrar oscilação, rotação ou desvio para o lado não afetado.

1. Teste de Romberg – Durante o teste de Romberg, que é usado para identificar alterações vestibulares, pede-se ao paciente que fique em pé com olhos fechados e pés juntos. Um aumento de oscilação ou queda para qualquer lado é considerado anormal. Pode-se aumentar a sensibilidade do teste de Romberg, pedindo-se ao paciente que fique em pé com os pés um na frente do outro, dedão no calcanhar e com os braços dobrados sobre o peito.

2. Teste indicador-indicador – O médico e o paciente ficam em pé um em frente ao outro; estendem seus braços à frente com os indicadores estendidos e em contato um com outro. Pede-se ao paciente que levante seus braços e traga seus indicadores novamente em contato com os indicadores do médico, que permanecem fixos. O paciente faz esse movimento 2 a 3 vezes com seus olhos abertos; depois, o paciente repete a mesma manobra com os olhos fechados. Desvio para um lado é considerado anormal.

3. Teste de marcha às cegas – Pede-se ao paciente que caminhe de olhos fechados. Indivíduos sadios podem dar pelo menos 10 passos sem desvio. Pacientes com distúrbios vestibulares não passam nesse teste.

4. Teste de marcha de Fukuda – Pede-se ao paciente que caminhe sem sair do lugar, de olhos fechados. Depois de 50 passos, uma rotação superior a 30° para um lado é considerada anormal.

E. Avaliação de nervos cranianos

Uma avaliação da função de nervos cranianos pode revelar hipoestesia do canal auditivo externo e uma ausência do reflexo corneano, como encontrado em neuromas acústicos. A paralisia do nervo facial pode estar associada ao herpes-zóster ótico. Restrições dos músculos oculares podem ser provocadas avaliando-se o funcionamento dos nervos cranianos III (oculomotor), IV (troclear) e VI (abducente) antes do eletronistagmograma.

Fetter M. Assessing vestibular function: which tests, when? *J Neurol* 2000;247:335 [PMID: 10896264]. (Relevant points of examining and testing patients with balance disorders.)

Katsarkas A, Smith H, Galiana H. Head-shaking nystagmus (HSN): the theoretical explanation and the experimental proof. *Acta Otolaryngol* 2000;120:177 [PMID: 11603767]. (Investigating the consistency of the head-shaking nystagmus as a bedside examination with rotary chair testing.)

Rosenberg ML, Gizza M. Neuro-otologic history. *Otolaryngol Clin North Am* 2000;33:471 [PMID: 10815031]. (Definitions of the terms vertigo, visual disorientation, lightheadedness, and imbalance, as well as the precipitating factors and symptoms associated with vertigo and dizziness.)

Walker MF, Zee DS. Bedside vestibular examination. *Otolaryngol Clin North Am* 2000;33:495 [PMID: 10815033]. (Detailed neurotologic examination and findings.)

ELETRONISTAGMOGRAFIA

A eletronistagmografia (ENG) é o teste fundamental e o primeiro passo em uma bateria de testes vestibulares para avaliar o reflexo oculovestibular em pacientes com um distúrbio de equilíbrio. Ele se baseia no registro e na mensuração de movimentos ou posições oculares em resposta a estímulos visuais ou vestibulares.

A. Equipamento

O equipamento-padrão de ENG consiste nos seguintes componentes: (1) um amplificador para amplificação do potencial córneo-retiniano que ocorre após o movimento ocular, (2) filtros passa-faixa e *notch*, (3) um registrador de sinais, (4) um conjunto de luzes e (5) estimuladores calóricos aéreos e aquosos. As técnicas disponíveis para registrar movimentos oculares são a eletro-oculografia (EOG), o registro infravermelho, a bobina de busca magnética e os sistemas de gravação de vídeo.

Uma análise de ENG consiste principalmente em três testes: (1) testes oculomotores, (2) testes posicionais e (3) testes calóricos. Antes de cada teste, o sistema precisa ser calibrado, a fim de manter a precisão. A calibração é feita por um teste de sacada, discutido na seção sobre testes oculomotores.

B. Utilidade da eletronistagmografia

A ENG é muito útil para diagnosticar patologias vestibulares. Nenhum outro teste dá informações sobre o local da lesão. Os dados obtidos com uma bateria de testes ENG apoiam o diagnóstico de VPPB, neuronite vestibular, doença de Ménière, labirintite e ototoxicidade. Em casos de neuromas acústicos, pode ser útil para prever o nervo de origem do tumor; a fraqueza calórica pode estar associada a um tumor originário do nervo vestibular superior. A ENG também pode prever se o paciente sentirá vertigem após a remoção de um tumor acústico. Entretanto, não seria apropriado confiar somente na ENG para identificar lesões do SNC.

Achados anormais na ENG não indicam necessariamente uma lesão definitiva do SNC. Um estudo investigou a razão de pacientes com resultados anormais conforme informado por imagens por RM em pacientes com achados anormais de ENG, em diferentes faixas etárias, e verificou uma melhor correlação entre achados de RM e de ENG em um grupo de pacientes idosos. Globalmente, a RM confirmou uma lesão central em 52% dos pacientes com achados anormais à ENG. Em contraste, os achados da ENG foram anormais em 15 de 21 pacientes (71%) com uma RM anormal. Em dois estudos recentes, somente 30 a 37% dos pacientes com achados anormais à ENG tinham RMs anormais.

1. Testes oculomotores

Os testes oculomotores medem a precisão, a latência e a velocidade de movimentos oculares para um dado estímulo. A bateria-padrão de testes oculomotores inclui testes de sacada, teste de rastreio pendular, testes de nistagmo optocinético, testes de olhar e testes de supressão da fixação. Todos os testes oculomotores são realizados com o paciente sentado em posição ereta, com a cabeça estabilizada. Para testes oculomotores, o dispositivo ENG deveria ter um conjunto de luzes administrando estímulos de LED (diodos emissores de luz). O conjunto de luzes pode ter uma rotação vertical para fins de calibração, bem como para testar sacadas verticais. O centro do conjunto de luzes deve estar no mesmo nível dos olhos do paciente.

▶ Teste de sacadas

As sacadas são movimentos oculares rápidos que trazem objetos na periferia do campo visual para a fóvea. A latência das sacadas é muito breve. Como o pico da velocidade pode ser de até 700°/s, a visão não é clara durante o movimento sacádico. As sacadas são controladas pelo córtex ocipitoparietal, lobo frontal, gânglios da base, colículo superior, cerebelo e tronco cerebral.

Para testar movimentos sacádicos, pede-se ao paciente que siga o LED com a maior precisão possível. O LED mostra *flashes* sequencialmente em duas posições: no centro do conjunto e depois a 15 s 20° à esquerda ou à direita do centro. O intervalo entre os flashes em geral é de alguns segundos. O teste é repetido verticalmente.

Três parâmetros são clinicamente significativos para avaliar sacadas: latência, pico da velocidade e precisão das sacadas.

A **latência** é a diferença de tempo entre a apresentação de um alvo e o início da sacada. A latência média é de 192 ± 32 ms em pessoas normais. Anormalidades na latência incluem latência prolongada, latência encurtada e diferenças na latência entre os olhos direito e esquerdo. Essas anormalidades são observadas na presença de doenças neurodegenerativas.

O **pico da velocidade** é a velocidade máxima alcançada pelos olhos durante um movimento sacádico. Varia de 283°/s a 581°/s para 20° de amplitude em indivíduos normais. As anormalidades na velocidade sacádica são sacadas lentas, sacadas rápidas, ou uma diferença na velocidade entre os olhos direito e esquerdo. As razões para a diminuição da velocidade da sacada incluem uso de sedativos, sonolência, distúrbios cerebelares, distúrbios dos gânglios basais e lesões do tronco cerebral. Sacadas rápidas podem ser observadas com erros de calibração e restrições dos movimentos oculares. A assimetria de velocidade é observada em oftalmoplegia internuclear, restrições da musculatura ocular paralisias da musculatura ocular, e paralisias dos nervos cranianos III e VI (oculomotor e abducente, respectivamente).

A **precisão** é o parâmetro final na avaliação de sacadas. A precisão sacádica é determinada pelo movimento sacádico, comparando a posição do olho do paciente em relação à posição do alvo. A Figura 46-3 mostra um registro de movimento sacádico normal com um traçado quadrado preciso. Se o movimento ocular sacádico for além da posição-alvo, é chamado **sacada hipermétrica** (ou **dissimetria para mais**). Se o movimento sacádico for mais curto que a posição-alvo, é chamado **sacada hipométrica** (ou **dissimetria para menos**). Pode-se observar uma dissimetria para menos de até 10% da amplitude da sacada em indivíduos normais, ao passo que sacadas hipométricas raramente ocorrem em pessoas sadias. As sacadas imprecisas sugerem a presença de uma patologia no cerebelo, no tronco cerebral ou nos gânglios da base.

▶ **Teste de rastreio pendular**

Rastreio pendular é o termo usado para descrever o movimento ocular criado quando os olhos rastreiam objetos em movimento. Vias centrais similares às dos movimentos sacádicos produzem o movimento de rastreio pendular. As vias neurais servindo o "sistema de rastreio" estão distribuídas nas áreas corticais e subcorticais do cérebro. A função de rastreio pendular também envolve a fóvea.

Em um paradigma de estímulo comumente usado no teste de rastreio pendular, o LED se movimenta de um lado para outro entre dois pontos em uma reta de luz, em uma frequência e velocidade constantes. Pede-se ao paciente que siga esse alvo móvel. A frequência do estímulo de teste deve estar entre 0,2 e 0,8 Hz/s. Uma velocidade típica de rastreio está entre 20°/s e 40°/s. O desempenho declina com velocidades mais altas e maior idade do paciente.

Os parâmetros primários para avaliação são ganho, fase e morfologia do traçado. O **ganho** é a razão do pico de velocidade ocular e da velocidade do alvo. Para um estímulo de 0,5 Hz com uma amplitude de varredura de 40°, um ganho superior a 0,8 é considerado normal. Um baixo ganho é sugestivo de distúrbio do SNC. A **fase** é a diferença de tempo entre o movimento ocular e o movimento do alvo. Em condições ótimas, indivíduos sadios podem rastrear um alvo com um ângulo de fase de 0°. O nível de atenção e drogas afetando o SNC podem destruir o desempenho do rastreio.

Uma avaliação morfológica do traçado também é importante. A Figura 46-4 mostra um registro de traçado normal de movimentos de rastreio ocular. Uma anormalidade morfológica é chamada de uma escada de sacadas, na qual o traçado mostra movimentos oculares parecidos com escada enquanto o alvo é

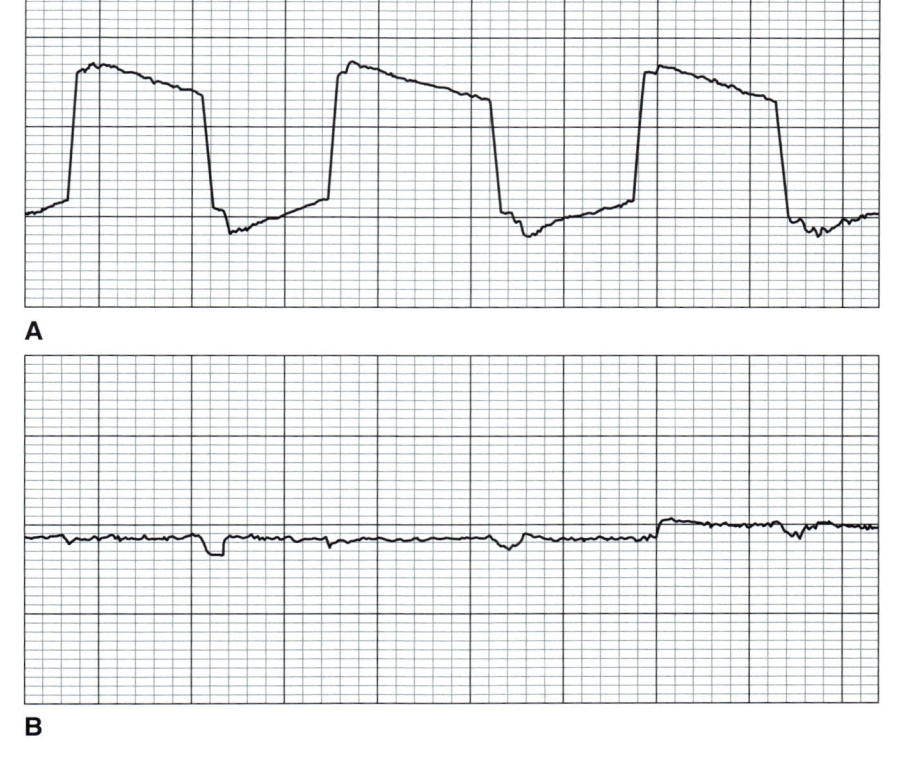

▲ **Figura 46-3** Registro EOG de um movimento sacádico ocular normal. (**A**) Registro horizontal. (**B**) Registro vertical.

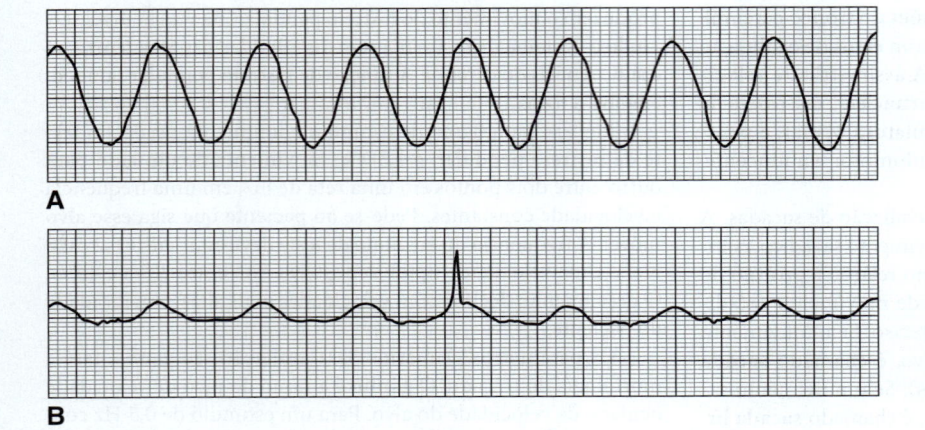

Figura 46-4 Registro EOG de um movimento de triagem ocular normal. (**A**) e (**B**) são registros horizontais e verticais, respectivamente, dos movimentos de triagem.

acompanhado. Traçados de rastreio podem estar alterados simétrica ou assimetricamente. Um rastreio alterado assimetricamente é mais sugestivo de uma lesão do SNC que um rastreio simetricamente alterado. As lesões vestibulares periféricas agudas também podem alterar o rastreio pendular contralateral ao lado afetado quando os olhos estão se movendo contra o componente lento de um nistagmo espontâneo.

▶ Nistagmos optocinético e pós-optocinético

O nistagmo optocinético (NOC) é uma resposta oculomotora involuntária a um alvo móvel que ocupa pelo menos 90% do campo visual.

A. Equipamento

O melhor estimulador optocinético é um cilindro de tecido com listras brancas e pretas e 360° de rotação. Como esse cilindro pode ser difícil de manejar, é preferível usar um projetor optocinético.

B. Administração do teste

A resposta normal a um estimulador optocinético é um movimento ocular regular que segue a direção do estímulo visual, tanto no sentido horário quanto no anti-horário. O NOC visa a estabilizar o campo visual sobre a retina. O NOC é produzido por estruturas corticais e do tronco cerebral, as mesmas do rastreio. O nistagmo pós-optocinético (NPOC) é uma forma de nistagmo produzida pelo tronco cerebral depois de um estímulo optocinético em velocidade constante por 10 segundos. Dura aproximadamente 30 segundos.

Pode-se estimular o NOC por uma velocidade de alvo constante entre 20°/s e 60°/s ou uma velocidade sinusoidal de alvo de até 100°/s. Cada velocidade de alvo deve ser repetida nas duas direções, horária e anti-horária. Pede-se ao paciente que olhe direto para a frente enquanto o alvo é movimentado na frente de seu campo de visão. O tipo de estímulo escolhido é apresentado por um minuto. Quando se usa um estímulo optocinético de velocidade constante, os olhos do paciente alcançam uma velocidade constante após 10 segundos de estimulação em uma direção. Depois que esse estímulo é interrompido, desliga-se a luz da sala e continua-se o registro para NPOC, até a diminuição do NPOC. A seguir, aplica-se o mesmo estímulo na direção oposta. Deve-se notar que é impossível usar um estímulo sinusoidal para testar o NPOC.

C. Parâmetros do nistagmo optocinético

Ao testar o NOC, os parâmetros mais úteis são ganho e fase.

1. Ganho – O valor normal do ganho é de 0,5 ou mais, bem como simetria dos dois lados (i.e., os dois olhos) para um estímulo de 60°/s. Um ganho em NOC pode estar reduzido simétrica ou assimetricamente. Observa-se um ganho simetricamente reduzido em distúrbios visuais, distúrbios de fase rápida e nistagmo congênito. As lesões parieto-occipitais unilaterais causam um ganho reduzido assimetricamente.

2. Fase – Como um parâmetro de teste, aplica-se a fase somente para o estímulo sinusoidal do NOC. O teste de NOC é menos sensível que um teste de rastreio. A sensibilidade e a especificidade de NOC provocado pela estimulação de todo o campo visual são de 46 e 92%, respectivamente, superiores à sensibilidade e à especificidade de NOC provocado pela estimulação do campo visual parcial.

D. Parâmetros do nistagmo pós-optocinético

O teste do NPOC é avaliado por três parâmetros: velocidade inicial, constante de tempo e posição ocular lenta acumulada. Calcula-se a **velocidade inicial** do NPOC no 2º segundo. Essa velocidade inicial é de aproximadamente 10°/s para um estímulo de 60°/s. A **constante de tempo** é a duração de tempo necessária para que a velocidade da fase lenta decline a 37% da velocidade inicial. A **posição ocular lenta acumulada** é uma função tanto da velocidade inicial quanto da constante de tempo. É o parâmetro mais útil, pois apresenta menos intervariabilidade entre indivíduos, comparado aos outros dois. O valor normativo da posição ocular lenta acumulada varia entre os laboratórios vestibulares. Anormalidades no NPOC apresentam-se como um NPOC reduzido simetricamente, o qual é bilateral; NPOC reduzido assimetricamente; e NPOC hiperativo. Observa-se uma perda bilateral completa do NPOC em uma perda vestibular bilateral, que pode ser periférica ou central. Assimetria no NPOC é indicativa de uma perda vestibular unilateral. Pode-se ver o NPOC hiperativo na síndrome do mal de desembarque.

▶ Teste do olhar

Realiza-se o teste do olhar registrando movimentos oculares enquanto o paciente fixa sua visão no centro de um alvo; a seguir, o paciente fixa seu olhar 30 a 40° para a direita, para a esquerda e então acima e abaixo do centro do alvo. O olhar do paciente é mantido por pelo menos 30 segundos, sendo registrado todo o tempo. Um teste de olhar pode revelar lesões periféricas ou do SNC de origem tanto vestibular quanto não vestibular. Também pode revelar nistagmo congênito ou espontâneo. Pacientes com nistagmo do olhar não podem manter um desvio ocular conjugado estável fora da posição primária. Portanto, o foco da visão do paciente é trazido de volta ao centro reajustando as sacadas corretivas. Observa-se nistagmo vestibular espontâneo durante e após disfunção vestibular unilateral, que bate para longe do lado afetado. É visto como um nistagmo horizontal no registro da ENG, mas na verdade tem uma natureza tanto horizontal quanto torsional. A intensidade do nistagmo vestibular espontâneo aumenta quando o olhar do paciente está voltado para a direção do nistagmo.

Um nistagmo evocado pelo olhar típico, de origem periférica, é unidirecional em um plano horizontal; é tanto horizontal quanto torsional. Sua intensidade aumenta quando o olhar está dirigido para a direção do nistagmo. Um nistagmo evocado pelo olhar, de origem central, pode mudar a direção com o olhar do paciente. Um nistagmo que resulte de um olhar vertical é sempre sugestivo de lesões do SNC.

O nistagmo de olhar pode ser classificado como simétrico, assimétrico, de rebote ou dissociado. No **nistagmo simétrico do olhar**, os olhos se movem em igual amplitude em ambas as direções. A ingestão de medicamentos que afetam o SNC, bem como esclerose múltipla, miastenia grave e atrofia cerebelar podem causar nistagmo simétrico do olhar. O **nistagmo assimétrico do olhar** é indicativo de uma lesão no tronco cerebral ou no cerebelo. O **nistagmo de rebote** começa em posições laterais do olhar e inverte sua direção para a posição primária, mesmo se não houver nenhuma evidência de nistagmo na posição primária no início do teste; também é um forte indicador de lesões cerebelares ou tronco cerebral. O **nistagmo dissociado (desconjugado)** é a diferença em movimentos oculares durante o olhar e resulta de lesões do fascículo longitudinal medial.

▶ Teste de supressão da fixação

O nistagmo espontâneo é determinado colocando-se o paciente, de olhos fechados, em uma sala totalmente escura, sem nenhum estímulo visual ou posicional. Caso se encontre nistagmo espontâneo, registra-se sua velocidade do componente lento. A seguir, pede-se ao paciente que fixe o centro de um alvo visual (olhar central). Calcula-se então a razão da velocidade do componente lento com fixação e da velocidade do componente lento sem fixação; esse cálculo fornece um **índice de supressão da fixação**, que deveria ser menor que 50%. O nistagmo de origem periférica cai a mais de 50% com a fixação. A Figura 46-5 mostra o efeito da fixação sobre um nistagmo espontâneo de origem periférica.

2. Testes posicionais

O propósito dos testes posicionais é determinar o efeito de diferentes posições estacionárias (e não movimentos) da cabeça sobre os movimentos oculares. O pressuposto desses testes é que o nistagmo do paciente é gerado como resultado da orientação da sua cabeça em relação à gravidade. Pede-se ao paciente que use óculos de Frenzel (ou o teste pode ser realizado com o paciente de olhos fechados), e o paciente é lentamente levado às seguintes posições: a cabeça do paciente (1) é voltada para a direita e depois para a esquerda, sentado, (2) é voltada para a direita e depois para a esquerda, em supinação, (3) é voltada para a direita e depois para a esquerda, em decúbito, e (2) é deixada pendendo para

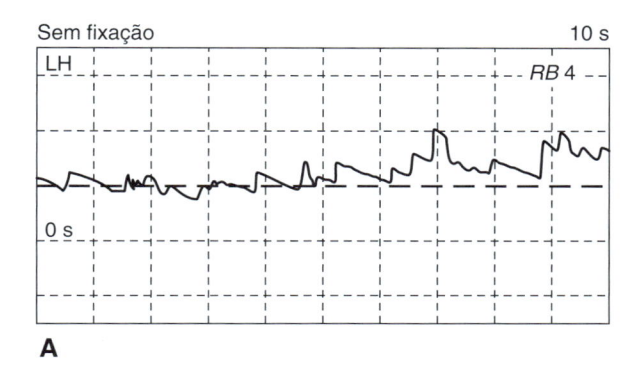

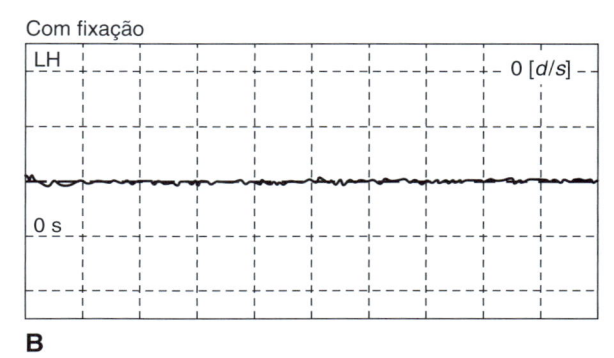

▲ **Figura 46-5** (**A**) Nistagmo espontâneo batendo à direita com uma velocidade do componente lento de 4°/s. (**B**) Observe que o nistagmo desaparece com a fixação. (Reproduzida, com permissão, de Hussam K. El-Kashlan, MD; University of Michigan, Ann Arbor, Department of Otolaryngology-Head e Neck Surgery.)

baixo. Mantém-se cada posição por pelo menos 20 segundos. O nistagmo posicional pode ser intermitente ou persistente, e a direção pode ser fixa ou cambiável.

A identificação de nistagmo posicional não é um achado de localização, pois pode ser observado tanto em pacientes com lesões periféricas quanto do SNC. Duas características podem ajudar a distinguir o nistagmo posicional decorrente de lesões periféricas do decorrente de lesão central: (1) o nistagmo posicional causado por uma lesão periférica é suprimido pela fixação; (2) o nistagmo que muda de posição pode ser indicativo de uma lesão do SNC. O clínico deve ter cuidado com a contaminação do nistagmo espontâneo por mudanças posicionais. Caso se note um nistagmo persistente, ele deve ser observado por pelo menos 2 minutos. Essa observação é especialmente importante no nistagmo de alteração periódica, em que o nistagmo inverte sua direção a cada 2 minutos. Verifica-se que esse tipo de nistagmo é causado por lesão do SNC.

3. Testes calóricos

Os testes calóricos baseiam-se na comparação da magnitude no nistagmo induzido dos lados direito e esquerdo. Como o canal auditivo externo está próximo do CSC horizontal, a maior parte da resposta origina-se do CSC horizontal; portanto, o nistagmo é horizontal. O gradiente de temperatura produzido por um estímulo frio faz a cúpula se afastar do utrículo, criando assim um nistagmo que bate para o lado oposto. Um estímulo quente faz a endolinfa subir, resultando em um nistagmo que bate para o lado do estímulo.

O teste calórico é um instrumento importante para avaliar o sistema vestibular. Permite a estimulação separada de cada orelha; portanto, fornece dados sobre o local da lesão. Entretanto, o teste apresenta algumas desvantagens. A transferência de calor do canal auditivo ao CSC horizontal pode variar entre indivíduos, dependendo de diferenças de pneumatização do osso temporal entre os pacientes. Outra desvantagem é o fato que um estímulo calórico pode fornecer um meio de avaliar a resposta vestibular, mas somente em uma frequência. A última desvantagem é que o teste calórico permite apenas a avaliação do CSC horizontal.

A. Equipamento

O teste calórico usa um estimulador calórico, um irrigador tanto de água como de ar, além do equipamento de registro do EOG. Existem dois tipos de estimuladores de água: de alça aberta ou fechada. A diferença entre os dois estimuladores é o local de circulação da água. Um **estimulador de alça aberta** leva a água diretamente ao canal auditivo externo. Em sistemas de alça fechada, a água circula em um meio de borracha expansível, a fim de preservar sua temperatura. Acredita-se que sistemas de alça aberta forneçam resultados mais confiáveis e reprodutíveis que **sistemas de alça fechada**. Testes calóricos com estímulos de ar ou de água em alça fechada devem ser reservados a pacientes com perfuração da membrana timpânica.

B. Administração do teste

O paciente deve estar em posição supina, com cabeça inclinada 30° para cima, a fim de trazer o CSC horizontal para a posição vertical na terra – essa posição deixa o CSC horizontal mais sensível. O teste pode ser realizado com um estímulo calórico bitérmico ou monotérmico. O **teste calórico bitérmico** fornece os dados mais úteis sobre o sistema vestibular, que é estimulado por ar ou água quente e fria. Para potencializar a resposta de nistagmo, o paciente realiza tarefas mentais durante o teste. Pode-se realizar o registro com o paciente de olhos abertos em total escuridão, de olhos abertos e usando óculos de Frenzel, ou de olhos fechados.

Ao fazer o teste calórico, usam-se temperaturas 7°C acima e abaixo da temperatura corporal (30°C e 44°C) como estímulos frio e quente. Administra-se um total de 250 mL de água ao canal auditivo externo por um período de 30 a 40 segundos. Como alternativa ao estimulo d'água, usam-se dois estímulos aéreos a 24°C e a 50°C, em uma taxa de fluxo de 8 L/min por 60 segundos. Administram-se quatro estímulos calóricos com intervalos de pelo menos cinco minutos, a fim de impedir superposição ou respostas conflitantes. Prefere-se a seguinte ordem de estímulos: (1) direita-quente, (2) esquerda-quente, (3) direita-frio e (4) esquerda-frio. Em resposta ao estímulo calórico, o nistagmo tem início imediatamente antes do final do estímulo calórico e atinge seu pico com aproximadamente 60 segundos de estimulação; a seguir, declina lentamente ao longo de um minuto. Quando atinge seu pico, pede-se aos pacientes que fixem seus olhos em um ponto central para verificar o teste de supressão da fixação.

C. Parâmetros do teste

O parâmetro mais confiável e consistente é o pico de velocidade do componente lento do nistagmo induzido. Faz-se a média do pico de velocidade do componente lento por um período de 10 segundos, sendo calculado para cada lado.

Os valores obtidos para cada estímulo calórico são colocados em equações, que são usadas para condições específicas que definem a função vestibular. A fraqueza unilateral (i.e., paresia do canal) indica uma resposta significativamente fraca em um lado em relação ao outro. É formulada da seguinte maneira:

$$(D\,30°C + D\,44°C) - (E\,30°C + E\,44°C) \times 100\% \div (D\,30°C + D\,44°C + E\,30°C + E\,44°C)$$

Uma diferença de 20 a 25% ou mais entre os lados indica a presença de uma **fraqueza unilateral**. Entretanto, cada laboratório deve determinar seus dados normativos para essa porcentagem crítica. A fraqueza unilateral não é um achado localizador e pode ser causada por lesões desde o labirinto até a zona de entrada da raiz do VIII nervo craniano (vestibulococlear) no tronco cerebral, como na doença de Ménière, labirintite, neuronite vestibular, neuromas acústicos (e outros tumores pressionando o VIII nervo) e esclerose múltipla.

A **preponderância direcional** (i.e., fraqueza unidirecional) refere-se a uma situação na qual a velocidade média do pico do componente lento do nistagmo batendo para um lado é significativamente maior do que a velocidade média do pico do componente lento do nistagmo batendo para o lado oposto. É determinada pela seguinte equação:

$$(D\,30°C + E\,44°C) - (D\,44°C + E\,30°C) \times 100\% \div (D\,30°C + D\,44°C + E\,30°C + E\,44°C)$$

Uma diferença de 20 a 30% pressupõe a existência de uma preponderância direcional. Essa porcentagem crítica deve ser determinada por um laboratório de teste. A preponderância direcional é frequentemente associada a um nistagmo espontâneo, porque um nistagmo espontâneo potencializa o nistagmo batendo em sua direção e elimina o nistagmo batendo na direção oposta. A preponderância direcional simplesmente mostra a existência de viés na atividade tônica do sistema vestibular. Entretanto, considera-se que a preponderância direcional reflete uma assimetria na sensibilidade dinâmica entre os neurônios vestibulares mediais direito e esquerdo, ao contrário da razão por trás do nistagmo espontâneo, que se reflete em assimetria na atividade de repouso. A preponderância direcional é um mau achado de localização. Pode ser observado em lesões desde o labirinto até o córtex. A preponderância direcional é para o lado da lesão em lesões do labirinto e do VIII nervo, e para o lado não envolvido no caso de lesões do tronco cerebral e do córtex. Há controvérsias se uma preponderância direcional sem um nistagmo espontâneo é sugestiva de um distúrbio do SNC. Um estudo retrospectivo mostrou que 5% de pacientes com uma preponderância direcional isolada têm uma lesão do SNC. Outros grupos de pacientes tinham lesões periféricas ou nenhum diagnóstico definido. A preponderância direcional e a fraqueza unilateral podem ser observadas em conjunto, o que é sugestivo de lesões periféricas unilaterais agudas.

A fraqueza calórica pode ser encontrada nos dois lados, o que é chamado de **fraqueza bilateral**. O nível de resposta que se considera uma fraqueza bilateral varia conforme os dados normativos. Entretanto, vários médicos dão suas próprias medidas normativas. Para os dois lados, a resposta total a estímulos quentes (menos de 11°/s) e a resposta total a estímulos quentes (menos de 6°/s) são consideradas fraquezas bilaterais. Pacientes com fraqueza bilateral frequentemente se apresentam com oscilopsia. Uma fraqueza bilateral está, em geral, associada à antibioticoterapia vestibulotóxica ou à doença de Ménière bilateral. Entretanto, também é observada em pacientes com lesões dos núcleos vestibulares, doença de Lyme, síndrome de Cogan, pseudotumor cerebral e doenças neurodegenerativas do tronco cerebral e cerebelo.

Respostas calóricas hiperativas também podem ser observadas. Os critérios numéricos para essas respostas variam entre laboratórios, de 40°/s a 80°/s. As respostas calóricas hiperativas estão associadas à lesão ou à atrofia cerebelar, devido à remoção do efeito inibitório cerebelar sobre os núcleos vestibulares.

O **fracasso** (i.e., um achado anormal) do teste de supressão da fixação pode ser encontrado no teste calórico. Pede-se ao paciente que fixe o olhar em um ponto central durante o pico da resposta calórica. O nistagmo vestibular é normalmente suprimido pela fixação visual. O índice de fixação expressa essa atenuação quantitativamente, que é a diferença entre a velocidade do componente lento no escuro e na luz dividida pela velocidade do componente lento no escuro. O valor normal para a supressão visual da resposta calórica é superior a 50%. Se houver fracasso – ou seja, se for menor que 50% – o resultado é uma deficiência da supressão da fixação. As lesões cerebelares que afetam o flóculo causam deficiência da supressão da fixação.

Observa-se **inversão do nistagmo calórico** em pacientes com uma perfuração da membrana timpânica. Ocorre devido ao efeito resfriador da evaporação de umidade na mucosa da orelha média quando se usa ar quente como estímulo calórico.

A **inversão calórica prematura** é o achado que pode ser observado em pacientes com **ataxia de Friedreich** e lesões do tronco cerebelar. A resposta calórica normal começa a decair 90 segundos após a estimulação e desaparece após 200 segundos, com um nistagmo batendo para o lado oposto. Na inversão calórica prematura, a inversão do nistagmo ocorre antes de 140 a 150 segundos. Vale a pena observar que não se deve referir um nistagmo espontâneo preexistente como resposta calórica prematura.

Bhansali SA, Honrubia V. Current status of electronystagmography testing. *Otolaryngol Head Neck Surg* 1999;120:419 [PMID: 10064649]. (Brief description including the methodology and interpretation of oculomotor tests, the positional test, and the caloric test.)

Henry DF. Test-retest reliability of open-loop bithermal caloric irrigation responses from healthy young adults. *Am J Otol* 1999;20:220 [PMID: 1010026]. (Presents normal caloric response with standard deviations and seeks correlation between measurements obtained from repeated open-loop caloric irrigations.)

Maire R, Duvoisin B. Localization of static positional nystagmus with the ocular fixation test. *Laryngoscope* 1999;109:606 [PMID: 10201749]. (Describes the features of positional nystagmus that result from peripheral and central origins.)

Steering Committee of the Balance Interest Group. Recommended procedure. *Br J Audiol* 1998;33:179 [PMID: 10439144]. (The article gives a recommended caloric test protocol.)

Stoddart RL, Baguley DM, Beynon GJ, Chang P, Moffat DA. Magnetic resonance imaging results in patients with central electronystagmography findings. *Clin Otolaryngol* 2000;25:293 [PMID: 10971536]. (Abnormal electronystagmographic findings and their reliability in diagnosing central lesions.)

van der Stappen A, Wuyts FL, van de Heyning PH. Computerized electronystagmography: normative data revisited. *Acta Otolaryngol* 2000;120:724 [PMID: 11099148]. (Presentation of methodology and normative values of computerized oculomotor tests, positional tests, and caloric tests.)

van der Torn M, van Dijk JE. Testing the central vestibular functions: a clinical survey. *Clin Otolaryngol* 2000;25:298 [PMID: 10971537]. (Assesses the reliability of abnormal findings in saccade, smooth pursuit, fixation suppression, and sinusoidal acceleration tests.)

TESTE DA CADEIRA GIRATÓRIA

Usa-se o teste da cadeira giratória, também chamado **teste rotacional**, para avaliar a via entre o CSC horizontal e os músculos oculares. Essa via é conhecida como **reflexo oculovestibular horizontal**, porque o paciente é posicionado de forma a só estimular o CSC horizontal. O teste rotacional possui três funções principais: (1) confirmar a deficiência bilateral da função horizontal do CSC, (2) fornecer evidências de uma disfunção vestibular central e (3) quantificar o progresso de uma vestibulopatia conhecida.

A. Equipamento

Um típico teste de cadeira giratória consiste em um dispositivo estimulador, um registro da resposta e sua análise, uma cabine à prova de luz, uma câmara de vídeo e um sistema de comunicação bidirecional. O dispositivo estimulador é uma cadeira, cuja velocidade rotacional é controlada com precisão por um computador dentro de certos limites de velocidade e frequência. Registra-se a resposta por meio de eletrodos, colocados para registrar movimentos oculares horizontais.

B. Tipos de estímulos

O teste da cadeira giratória inclui basicamente dois tipos de estímulos. Diferentes laboratórios usam diferentes protocolos para cada tipo de estímulo. Um tipo de estímulo é chamado **aceleração harmônica sinusoidal**; usa-se uma série de estímulos rotacionais nas oitavas de frequências de 0,01 a 1,28 Hz, para a direita e para a esquerda. A velocidade da cadeira é fixada em 50 a 60°/s. O estímulo rotacional em uma dada frequência é usado por múltiplos ciclos. O segundo tipo de estímulo é um **teste do degrau de velocidade,** que aplica uma série de velocidades. Começa-se o teste com um impulso de aceleração de $100°/s^2$ até que se alcance um estímulo rotacional fixo desejável de 60 a 180°/s. Depois que a velocidade fixa foi atingida e aplicada por 40 a 60 segundos, a cadeira é desacelerada a 0°/s, com a mesma magnitude da aceleração. Repete-se então o teste na direção oposta.

Depois de cada protocolo de estímulo, o computador detecta o componente lento da velocidade ocular, omitindo o componente rápido do nistagmo induzido. Durante os testes, monitoram-se a posição ocular, a velocidade ocular e a velocidade da cadeira (i.e., velocidade cefálica).

C. Administração do teste

O paciente senta na cadeira com sua cabeça presa ao suporte. O cinto de segurança deve estar colocado. Registram-se os movimentos oculares por uma câmera infravermelha ou por eletrodos colocados lateralmente aos dois cantos externos. O paciente deve ser informado sobre o tipo de estímulo a ser administrado e instruído a não se mexer durante o teste, a não ser se ordenado a fazê-lo. Durante todo o teste, o paciente deve ser mantido mentalmente alerta com testes aritméticos (p. ex., contar cidades ou Estados em ordem alfabética). Antes do teste rotacional, o sistema deve ser calibrado. O teste é feito em escuridão total, com os olhos do paciente abertos. Durante todo o teste, os olhos do paciente devem ser monitorados com uma câmera de vídeo. Usa-se um sistema de comunicação bidirecional para dar instruções e tarefas aritméticas ao paciente.

D. Parâmetros do teste

Em um teste de aceleração harmônica sinusoidal, existem três parâmetros a avaliar: fase, ganho e dados de simetria.

1. Fase – A fase demonstra a relação temporal entre a velocidade da cabeça e o componente lento da velocidade ocular nas frequências testadas. Define-se a diferença entre as duas como o ângulo da fase, expresso em graus. O fato de a velocidade ocular ser maior que a velocidade cefálica é conhecido como **avanço de fase**. O contrário é conhecido como **atraso de fase**. Para manter a posição dos objetos na retina, a velocidade ocular precisa ser igual à velocidade cefálica. Nessa circunstância, o ângulo da fase seria de 180°. Uma medida alternativa do ângulo da fase é a constante temporal da resposta, inversamente correlacionada.

2. Ganho – O ganho é a razão do componente lento da velocidade ocular para a velocidade cefálica, que representa a capacidade de resposta do sistema vestibular, nas frequências testadas. Os valores fora da faixa normal, com base em dados normativos, são considerados anormais, desde que o sistema esteja calibrado e o paciente esteja alerta.

3. Dados de simetria – Os dados de simetria demonstram se o componente lento da velocidade ocular é igual dos dois lados.

O principal parâmetro de teste no teste de degrau de velocidade é a constante de tempo, que é o tempo necessário para que o componente lento da velocidade ocular decline a 37% do valor inicial. O segundo parâmetro do teste de degrau de velocidade é o ganho, cuja definição é a mesma de sua contraparte no teste de aceleração harmônica sinusoidal.

Em um teste de aceleração harmônica sinusoidal, um aumento no ângulo de fase pode implicar uma agressão ao sistema periférico ou, menos comumente, envolvimento do núcleo vestibular. Uma diminuição do ângulo de fase pode implicar em uma lesão no cerebelo. Um baixo ganho é consistente com lesão periférica bilateral; um ganho alto pode ser visto em lesões cerebelares. A assimetria pode ser sugestiva do envolvimento de um sistema vestibular periférico descompensado ou central. Se o sistema central estiver intacto, é provável que haja uma lesão parética com assimetria ou uma lesão irritativa no lado oposto. Isso é análogo à preponderância direcional no teste calórico. No teste de degrau de velocidade, uma lesão periférica aguda resulta em baixo ganho e encurtamento da constante de tempo da resposta ao estímulo rotacional para o lado da lesão. A Figura 46-6 apresenta uma análise comparativa dos testes calórico e de cadeira giratória.

A relação entre o reflexo oculovestibular gerado pelo estímulo rotacional e o estímulo calórico é significativa. Não há uma

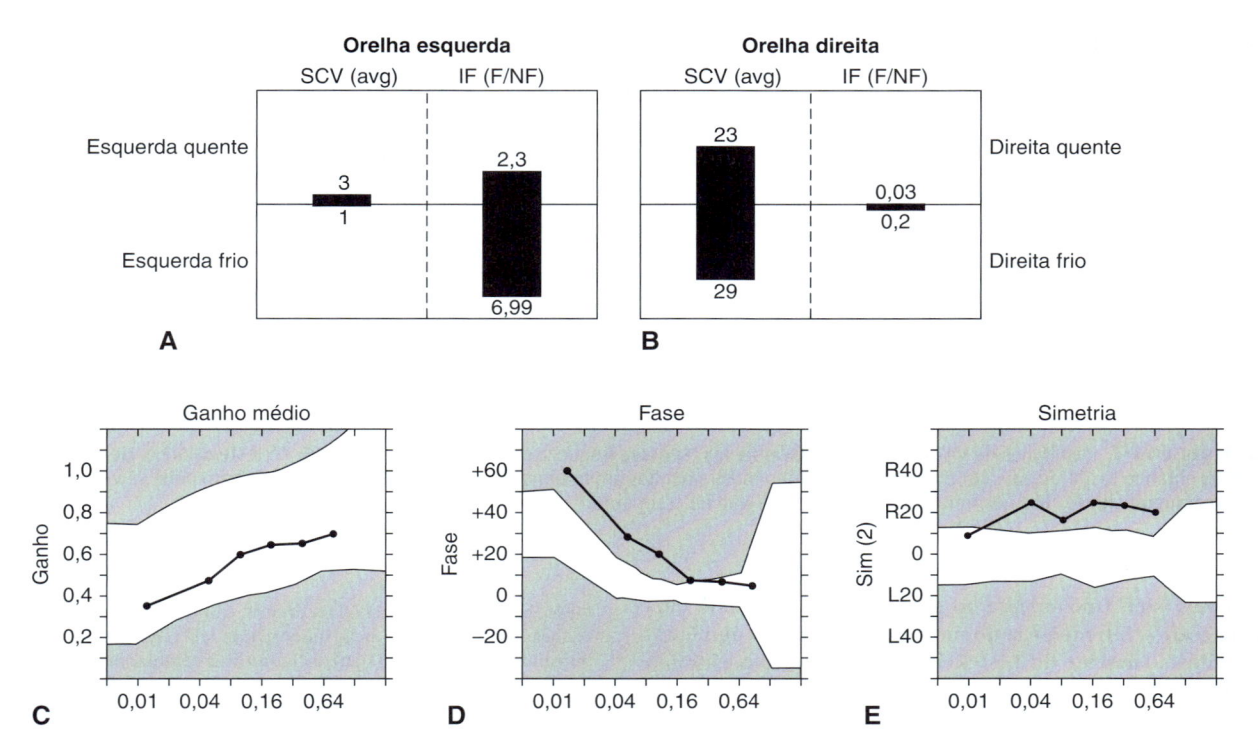

▲ **Figura 46-6** (**A**) Este painel demonstra fraqueza unilateral esquerda (88%) em um paciente com uma lesão vestibular periférica aguda. Irrigações do lado esquerdo produzem respostas muito fracas (3°/s e 1°/s) comparadas com (**B**) irrigações à direita (23/s e 29°/s). Não há preponderância direcional (13%). Os índices de fixação (IF) nos dois lados estão na faixa normal. O paciente tem nistagmo espontâneo batendo à direita (6°/s). O teste de aceleração harmônica sinusoidal no mesmo paciente mostra (**C**) ganho normal ao longo das frequências de teste, (**D**) um ângulo de fase aumentado em frequências mais baixas e (**E**) assimetria direita em frequências acima de 0,01 Hz. Observe que não há assimetria a 0,01 Hz, o que corresponde a uma ausência de preponderância direcional no teste calórico. As áreas sombreadas representam os valores do percentil 95. (Reproduzida, com permissão, de Hussam K. El-Kashlan, MD; University of Michigan, Ann Arbor, Department of Otolaryngology-Head & Neck Surgery.)

relação linear entre o ganho e a paresia de canal porque, à medida que aumenta a paresia de canal, o ganho diminui um pouco e depois se estabiliza. Entretanto, a constante de tempo diminui proporcionalmente à crescente paresia do canal.

TESTES ROTACIONAIS DE ALTA FREQUÊNCIA

Os testes rotacionais de alta frequência são instrumentos para testar reflexos oculovestibulares horizontais e verticais gerados pelo paciente fazendo movimentos cefálicos ativos ou passivos, como os encontrados na vida diária. Espera-se que estímulos rotacionais de alta frequência e alta aceleração desmascarem a assimetria inerente no sistema vestibular. Os testes apresentam algumas vantagens sobre o teste da cadeira giratória. Por exemplo, o equipamento é mais barato. O tempo de teste é muito curto (quase 20 segundos). O equipamento, em contraste com a cadeira giratória, não é composto por uma máquina pesada. Os testes investigam o reflexo oculovestibular por meio de movimentos cefálicos rotacionais ativos ou passivos tanto no plano horizontal quanto vertical.

A. Equipamento

Os dois tipos de testes rotacionais de alta frequência são o teste de impulso da cabeça e o teste de autorrotação cefálica (vestibular) (VAT). O equipamento é quase igual e consiste principalmente em eletrodos cutâneos ou um dos outros sistemas de registro de movimentos oculares, um *software* para calcular dados de ganho e fase e uma faixa de cabeça com um sensor de movimento, a fim de detectar movimentos da cabeça.

B. Administração do teste

O paciente senta-se ereto, com um alvo à sua frente, e mantém seus olhos no alvo durante o teste. A principal diferença entre os dois testes é o modo de aplicar o estímulo. Os estímulos no teste de impulso da cabeça são passivos (aplicados pelo examinador). Os estímulos no VAT são gerados ativamente pelo paciente, mas com base em estímulos tonais impulsionados pelo computador. Para o VAT, o paciente sacode a cabeça fazendo "não" (movimento no plano horizontal)

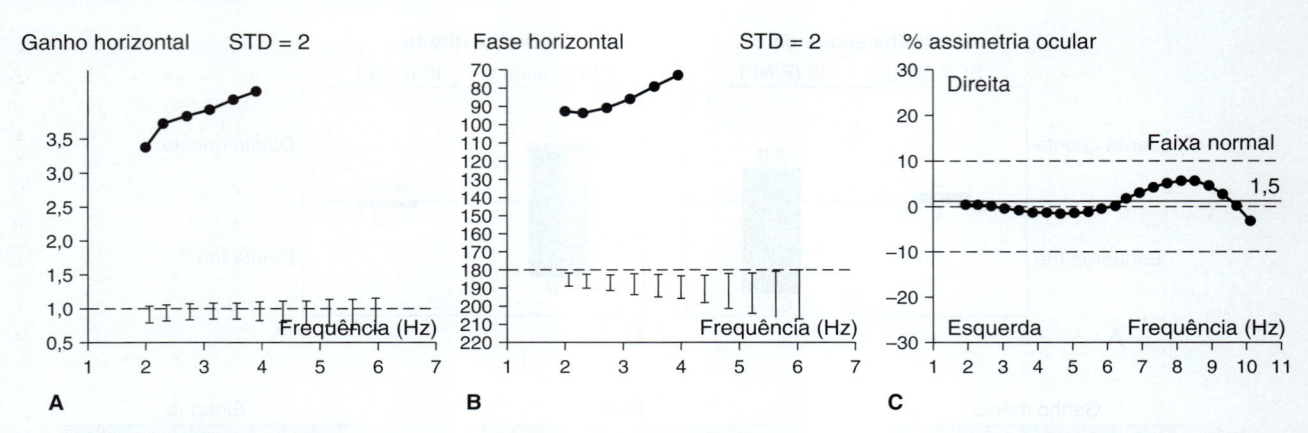

▲ **Figura 46-7** Resultados de VAT horizontal. O paciente apresentava fraqueza unilateral de mais de 30% no teste calórico. Nenhum nistagmo espontâneo foi detectado. (**A**) O diagrama do ganho mostra ganhos anormalmente altos em 2 a 4 kHz. (**B**) Também pode se ver um avanço anormalmente alto da fase nas frequências testadas. (**C**) Não há assimetria.

e depois "sim" (movimento no plano vertical) enquanto olha para o alvo. A frequência do movimento cefálico é aumentada sinusoidalmente de 2 a 6 kHz, de acordo com o estímulo auditivo. Para o teste de impulso da cabeça, administram-se manualmente estímulos rotacionais, com um tempo de início imprevisível e direções aleatoriamente variadas; analisam-se 20 a 40 impulsos de cabeça.

C. Parâmetros do teste

Há dois parâmetros para cada teste: (1) ganho, fase e dados de simetria para o VAT e (2) ganho e atraso na resposta para o teste de impulso da cabeça. A descrição do ganho e da fase é igual à do teste de aceleração harmônica sinusoidal (teste da cadeira giratória). O atraso da resposta é o tempo entre o início dos movimentos cefálicos e oculares.

Para indivíduos sadios, o ganho é quase 1 em baixas frequências e diminui um pouco em frequências mais altas. A fase é quase zero (i.e., 180°) nas baixas frequências e apresenta um pouco de defasagem nas frequências mais altas. Em caso de lesão vestibular, o padrão mais comum é a diminuição do ganho (abaixo de 0,7 quando se faz especialmente movimento cefálico ipsilesional) e/ou aumento do ângulo de fase. O atraso na resposta não tende a ser maior. Demonstrou-se que a sensibilidade para identificar uma anormalidade no reflexo oculovestibular é mais alto para o teste de impulso da cabeça que para o VAT, devido ao aumento do reflexo em um paradigma de estímulo previsível usado no segundo. Um estudo comparativo mostrou que o VAT fornece informações adicionais, que podem não ser vistas no teste calórico, para o diagnóstico de uma anormalidade no reflexo oculovestibular causada por uma lesão labiríntica e schwannoma vestibular. A Figura 46-7 denota resultados de VAT horizontal de um paciente que tinha fraqueza unilateral no teste calórico.

Della Santina CC, Cremer PD, Carey JP, Minor LB. Comparison of head thrust test with head autorotation test reveals that the vestibulo-ocular reflex is enhanced during voluntary head movements. *Arch Otolaryngol Head Neck Surg* 2002;128:1044 [PMID: 12220209]. (Presents a comparison among the head autorotation test, active and passive head thrust tests in healthy subjects and patients with unilateral labyrinthectomy.)

Halmagyi GM, Yavor RA, McGarvie LA. Testing the vestibulo-ocular reflex. *Adv Otorhinolaryngol* 1997;53:132 [PMID: 9226050]. (Practical evaluation of nystagmus, including the methodology and the interpretation of caloric and rotational testing.)

Hirvonen TP, Aalto H, Pyykko I, Juhola M. Comparison of two head autorotation tests. *J Vestib Res* 1999;9:119 [PMID: 10378183]. (Compares and presents differences in normative data of gain and phase values of vestibuloocular reflex obtained by two equipments of high-frequency rotational test available in the market.)

Hirvonen TP, Aalto H, Pyykko I. Decreased vestibulo-ocular reflex gain of vestibular schwannoma patients. *Auris Nasus Larynx* 2000;27:23 [PMID: 10648064]. (Presents abnormally low gain of vestibuloocular reflex obtained with the head autorotation test in patients with vestibular schwannoma.)

Ng M, Davis LL, O'Leary DP. Autorotation test of the horizontal vestibulo-ocular reflex in Meniere's disease. *Otolaryngol Head Neck Surg* 1993;109(3 Pt 1):399 [PMID: 8414555]. (Presents the most common abnormality pattern of vestibular autorotation test in Meniere patients.)

Ruckenstein MJ, Shepard NT. Balance function testing: a rational approach. *Otolaryngol Clin North Am* 2000;33:507 [PMID: 10815034]. (Pertinent descriptions and interpretations of the results of balance function tests.)

Saadat D, O'Leary DP, Pulec JL, Kitano H. Comparison of vestibular autorotation and caloric testing. *Otolaryngol Head Neck Surg* 1995;113:215 [PMID: 767548]. (Investigates the advantages of the high frequency of vestibular autorotation test over the caloric test in detecting abnormality of vestibuloocular reflex.)

Wade SW, Halmagyi GM, Black FO, McGarvie LA. Time constant of nystagmus slow-phase velocity to yaw-axis rotation as a function of the severity of unilateral caloric paresis. *Am J Otol* 1999;20:471 [PMID: 10431889]. (Comparison of the parameters of rotary chair testing with canal paresis of caloric testing.)

TESTES VISUAIS VERTICAIS E HORIZONTAIS SUBJETIVOS

Os testes visuais horizontais e verticais subjetivos são medidas de otolitos e especialmente da função utricular. A informação gravitacional bilateral dos otolitos domina a percepção de posições horizontais e verticais dos pacientes. Para o teste visual vertical subjetivo ou o teste visual horizontal subjetivo, o indivíduo senta-se com a cabeça fixa em uma posição ereta e olha para uma linha iluminada (em um monitor de computador ou projetada por um sistema de galvanômetro a *laser*) em um ambiente totalmente escuro. Pede-se ao indivíduo que ajuste a linha várias vezes das posições iniciais em diferentes ângulos ao seu visual vertical subjetivo ou visual horizontal subjetivo. Em lesões vestibulares periféricas agudas, incluindo os utrículos, há um desvio típico do visual subjetivo vertical ou visual subjetivo horizontal de cerca de vários graus para o lado afetado. Com compensação central, há uma melhora gradual na percepção de inclinação do paciente.

Tribukait A, Bergenius J, Brantberg K. Subjective visual horizontal during follow-up after unilateral vestibular deafferentation with gentamicin. *Acta Otolaryngol* 1998;118:479 [PMID: 9726670]. (Results of subjective visual horizontal test during the early and late stages of unilateral vestibular deafferentation with gentamicin and the effects of vestibular compensation on subjective visual horizontal.)

Vibert D, Hausler R, Safran AB. Subjective visual vertical in peripheral unilateral vestibular diseases. *J Vestib Res* 1999;9:144 [PMID: 10378186]. (Methodology of subjective visual vertical and the results in peripheral vestibular lesions.)

POSTUROGRAFIA DINÂMICA COMPUTADORIZADA

A posturografia dinâmica computadorizada é um teste estabelecido de estabilidade postural. É uma importante ferramenta para avaliar quantitativamente padrões individuais e integrais de processamento de sinais visuais, proprioceptivos e vestibulares, bem como a função global de equilíbrio, em resposta a tarefas simuladas similares às encontradas na vida diária.

A. Equipamento

O teste de posturografia dinâmica computadorizada descrito aqui é a plataforma EquiTest (Neurocom International, Inc.).

A posturografia dinâmica computadorizada mede a força aplicada pelo corpo sobre uma plataforma equipada com medidores de tensão. Esse dispositivo, controlado por um computador, mede a oscilação postural em várias condições de teste e permite a manipulação do *feedback* visual e somatossensorial. As informações obtidas com esse teste incluem as forças verticais e horizontais de estiramento geradas pelo paciente durante a oscilação postural. Usam-se as forças de reação do solo para inferir tipos particulares de oscilação postural.

O teste inclui alguns pré-requisitos para o pessoal e para o paciente. O paciente deve ser capaz de permanecer em pé, imóvel, sem assistência e com os olhos abertos, por pelo menos 1 minuto. O equipamento de segurança deve ser apropriadamente preso, de modo que o paciente possa mover-se livremente sem nenhum apoio externo. Os pés e o maléolo medial do paciente devem ser colocados em pontos designados sobre a placa de força.

O teste consiste em três protocolos: (1) o teste de organização sensorial, (2) a resposta evocada pela postura e (3) os testes de controle motor. Desses três, o teste de organização sensorial é o mais útil na avaliação de pacientes com distúrbios vestibulares.

▶ Teste de organização sensorial

O teste de organização sensorial avalia se um paciente com um distúrbio de equilíbrio usa de forma apropriada pistas visuais, vestibulares e somatossensoriais, e escolhe a pista apropriada, em condições conflitantes, para manter o equilíbrio.

A. Condições sensoriais

O teste de organização sensorial inclui seis condições sensoriais de dificuldade gradualmente crescente que dificultam as pistas somatossensoriais e/ou visuais. Na **condição sensorial 1**, pede-se ao paciente que fique em pé com os olhos abertos. A superfície de apoio e o ambiente visual estão fixos. A **condição sensorial 2** é parecida com a primeira, exceto que os olhos do paciente estão fechados. Na **condição sensorial 3**, a superfície de apoio está fixa. O ambiente visual inclina-se para a frente, o que se chama oscilação referenciada. O paciente mantém os olhos abertos. A **condição sensorial 4** pede que o paciente fique em pé na superfície de apoio inclinada, com os olhos abertos e o ambiente visual fixo. A **condição sensorial 5** é parecida com a condição 4, porém o paciente fica de olhos fechados. Na **condição sensorial 6**, a superfície de apoio está inclinada e o ambiente visual inclinado para a frente, significando que as condições visual e de apoio estão em oscilação referenciada.

B. Administração do teste

Esse protocolo consiste em três repetições de cada condição sensorial. Antes de cada tentativa, pede-se que o paciente fique em pé o mais imóvel possível e ignore o ambiente visual e os movimentos da superfície de apoio. Durante cada condição do teste de organização sensorial, placas de força monitoram a oscilação do centro de gravidade do paciente por períodos de 20 segundos. Quantifica-se a estabilidade por um escore de equilíbrio que é a expressão percentual da razão entre a amplitude da oscilação anteroposterior pico a pico durante as tentativas e os limites anteroposteriores teóricos da estabilidade. Escores de equilíbrio próximos a 100% mostram pouca oscilação, e escores próximos a zero estão associados a uma oscilação próxima dos limites da estabilidade. Calculam-se os limites teóricos da estabilidade com base nos ângulos máximos de oscilação do centro de estabilidade para frente e para trás nos quais indivíduos normais podem mover-se sem perder o equilíbrio.

C. Parâmetros do teste

Os parâmetros primários do teste são o escore composto de equilíbrio e a análise sensorial.

1. Escore composto de equilíbrio – O escore composto de equilíbrio, que é uma média ponderada de todas as tentativas, dá uma ideia global do desempenho de equilíbrio do paciente. Os escores anormalmente baixos podem estar associados com uma circunstância de simulação ou com disfunção visual, somatossensorial ou vestibular.

2. Análise sensorial – A análise sensorial quantifica as diferenças nos escores de equilíbrio entre duas condições. O escore de equilíbrio da análise sensorial é a média de cada uma das três tentativas das condições 1 a 6. Procuram-se as diferenças em quatro razões: (1) razão somatossensorial, (2) razão visual, (3) razão vestibular e (4) razão de preferência visual. O padrão de disfunção vestibular também deve ser considerado na análise sensorial.

A. Razão somatossensorial – Na razão somatossensorial, comparam-se os escores de equilíbrio das condições 1 e 2. As razões anormalmente baixas estão associadas à disfunção do sistema somatossensorial.

B. Razão visual – A razão visual é a razão dos escores de equilíbrio das condições 1 e 4. As razões baixas estão associadas a um mau processamento de pistas visuais.

C. Razão vestibular – A razão vestibular compara os escores de equilíbrio das condições 1 e 5. Os escores baixos são considerados indicativos de uma disfunção do sistema vestibular (Figura 46-8B).

D. Razão de preferência visual – A razão de preferência visual compara a soma dos escores de equilíbrio das condições 3 e 6 com a soma dos escores de equilíbrio das condições 2 e 5. Testa se o paciente usa pistas visuais inapropriadas e imprecisas. As razões baixas são consideradas uma preferência anormal de informações visuais. Os indivíduos normais suprimem informações visuais imprecisas, ao passo que um paciente com uma preferência visual mostra instabilidade quando muitos estímulos se movem simultaneamente. Uma queda livre geralmente basta para afastar um caso de exagero ou simulação, porque é difícil para um paciente ter uma queda livre na ausência de um distúrbio causador.

O padrão de disfunção vestibular na análise sensorial é visto na perda vestibular bilateral ou na perda vestibular unilateral descompensada. Nesses casos, espera-se que os escores de equilíbrio estejam na faixa normal para as condições 1 a 4, mas abaixo do limite inferior para as condições 5 e/ou 6 (Figura 46-8A). Entretanto, isoladamente o padrão de disfunção vestibular não basta para fazer uma distinção entre lesões vestibulares periféricas ou centrais. Uma preferência visual anormal geralmente

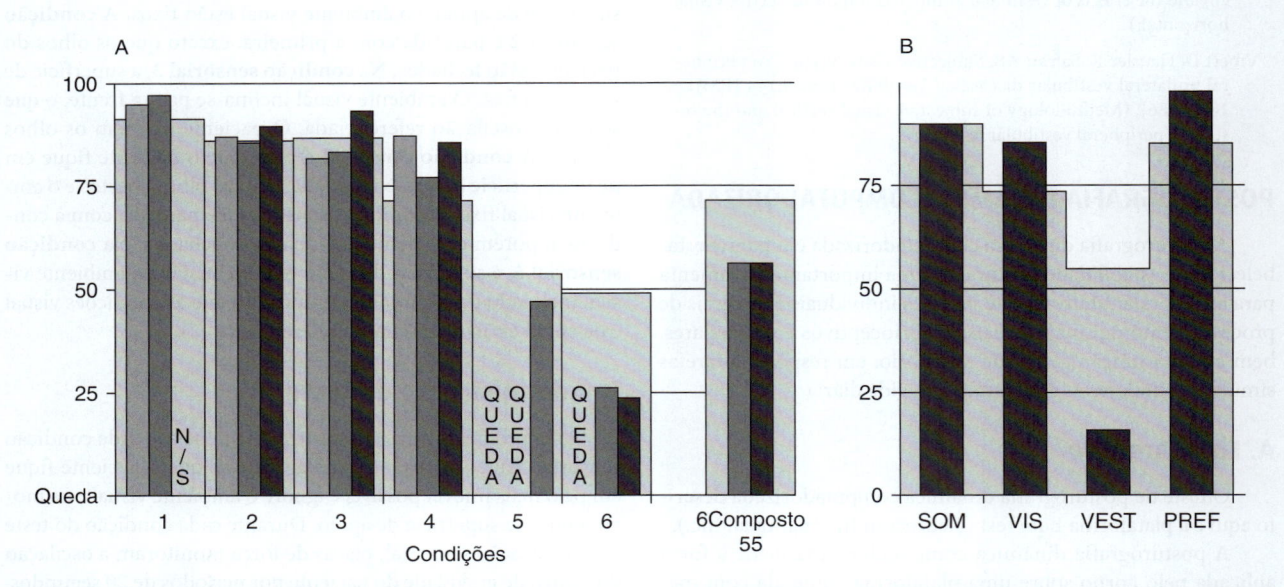

▲ **Figura 46-8** Um padrão vestibular no teste de organização sensorial. (**A**) Encontram-se escores de equilíbrio normais ou quase normais nas condições 1 a 4, com quedas e baixos escores demonstrados nas condições 5 e 6. O escore composto também é baixo. (**B**) A análise sensorial revela uma baixa razão vestibular. Áreas sombreadas refletem o intervalo de confiança do 95° percentil. SOM, razão somatossensorial; VIS, razão visual; VEST, razão vestibular; PREF, preferência visual. (Reproduzida, com permissão, de Hussam K. El-Kashlan, MD; University of Michigan, Ann Arbor, Department of Otolaryngology-Head & Neck Surgery.)

ocorre em pacientes após trauma craniano. Pode estar associada a um padrão de disfunção vestibular, dependendo se houver o desenvolvimento de compensação vestibular. Padrões de disfunção multissensoriais, incluindo combinações dos sistemas vestibular e visual, ou vestibular e somatossensorial, sugerem lesões do SNC.

▶ Utilidade da posturografia dinâmica computadorizada

Determinou-se na literatura a utilidade clínica da posturografia dinâmica computadorizada na prática neuro-otológica. Há concordância que esse teste é bastante útil nas seguintes patologias e situações: (1) desequilíbrio crônico, (2) tontura ou vertigem persistente apesar do tratamento, (3) pacientes com resultados normais em outros testes vestibulares, (4) medir o controle postural basal antes do tratamento, (5) monitorar os resultados de tratamentos ablativos vestibulares e (6) selecionar a estratégia de reabilitação mais útil. Esse teste permite a identificação de indivíduos simuladores. Fortes indicadores de uma resposta fraca são (1) um desempenho sub-padrão no teste de organização sensorial nas patologias 1 e/ou 2, com grandes diferenças entre os testes; (2) um desempenho relativamente melhor nas situações 5 e 6, comparadas à 1 e 2; (3) oscilação circular sem queda; (4) respostas motoras exageradas a pequenas translações da plataforma; e (5) respostas motoras inconsistentes a mudanças da plataforma pequenas e grandes, para a frente e para trás. Entretanto, a posturografia dinâmica computadorizada isoladamente não localiza e lateraliza o local da lesão, não podendo auxiliar a fazer um diagnóstico. Mais ainda, os resultados desse teste podem se opor aos resultados da ENG e do teste da cadeira giratória, porque a posturografia dinâmica computadorizada avalia os sistemas de controle vestibulospinal e postural, e os outros dois usam o reflexo oculovestibular.

Black FO, Paloski WH. Computerized dynamic posturography: what have we learned from space? *Otolaryngol Head Neck Surg* 1998;118:S45 [PMID: 9525491]. (Describes the method of sensory organization test, its results in astronauts and usefulness of computerized dynamic posturography.)

Furman JM. Role of the posturography in the management of vestibular patients. *Otolaryngol Head Neck Surg* 1995;112:8 [PMID: 7816461]. (Summarizes computerized dynamic posturography [CDP] protocols, and addresses the evaluation of patients with vestibular disorders, as well as the usefulness of CDP.)

Gianoli G, McWilliams S, Soileau J, Belafsky P. Posturographic performance in patients with the potential for secondary gain. *Otolaryngol Head Neck Surg* 2000;122;11 [PMID: 10629476]. (Describes the Sensory Organization Test analysis of malingering individuals as well as their clinical impression, audiometric and electronystagmographic evaluations.)

Monsell EM, Furman JM, Herdman SJ, Konrad HR, Shepard NT. Computerized dynamic platform posturography. *Otolaryngol Head Neck Surg* 1997;117:394 [PMID: 9339802]. (Addresses the technological aspects of posturography, and reviews the indications and clinical validity of the information.)

POTENCIAIS MIOGÊNICOS VESTIBULARES EVOCADOS

Os potenciais miogênicos vestibulares evocados (VEMP) são eletromiogramas de latência breve que são evocados por estímulos acústicos em alta intensidade e registrados por eletrodos de superfície colocados sobre o músculo esternocleidomastóideo contraído tonicamente. Mostrou-se que os VEMP se originam no sáculo. A via de resposta consiste no sáculo, nervo vestibular inferior, núcleo vestibular lateral, trato vestibulospinal lateral e músculo esternocleidomastóideo. O teste fornece informações diagnósticas sobre a função sacular e/ou sobre o nervo vestibular inferior. A qualidade da resposta exige a integridade da orelha média.

A. Equipamento e registro

Pode-se usar uma unidade de potenciais evocados disponível comercialmente para registrar os VEMP. Testa-se o paciente sentado, ereto, com a cabeça virada para o lado oposto à orelha testada, a fim de aumentar a tensão do músculo. Coloca-se um eletrodo de superfície não inversor no terço médio do músculo esternocleidomastóideo, um eletrodo inversor na junção esternoclavicular e um eletrodo terra na fronte. Aplica-se um estímulo com cliques de rarefação (a 100 dB nível auditivo normalizado [NAn]) ou *tone-bursts* (2-0-2 ms a 500 ou 750 Hz e pico do nível de pressão sonora [NPS]) de 120 dB monoaural na velocidade de 5/s. A atividade eletromiogênica do músculo é amplificada ($\times$ 5.000) e filtrada em passa-faixas de 10 a 2.000 Hz. Ajusta-se a janela de análise para 100 ms. Faz-se a média das respostas em uma série de 128 ou mais, com base na estabilidade da resposta.

B. Morfologia da onda de resposta

A morfologia da onda de VEMP caracteriza-se por um pico positivo (P13 ou onda I) a 13 (13 a 15) ms, e um pico negativo (N23 ou onda II) a 23 (21 a 24) ms. Mede-se a amplitude pico a pico de P13-23. A Figura 46-9 apresenta exemplos de traçados.

A intensidade do estímulo, a frequência do estímulo e a atividade eletromiogênica tônica podem afetar a amplitude da resposta, mas não sua latência. O limiar de VEMP evocados por cliques variam de 80 a 100 dB NAn, em indivíduos com função audiovestibular normal. Em registros de VEMPs evocados por tone *bursts*, obtêm-se respostas intensas com tone *bursts* de 500, 750 e 1.000 Hz, e os limiares variam de 100 a 120 dB no pico do NPS por meio da frequência.

C. Parâmetros e avaliação

Para fins clínicos, o principal interesse é amplitude e assimetrias de limiares entre os lados direito e esquerdo. Entretanto, o controle do estado tônico do músculo esternocleidomastóideo é importante para a interpretação acurada da diferença de amplitude interaural. A razão de assimetria (RA) entre as orelhas direita e esquerda obedece à fórmula:

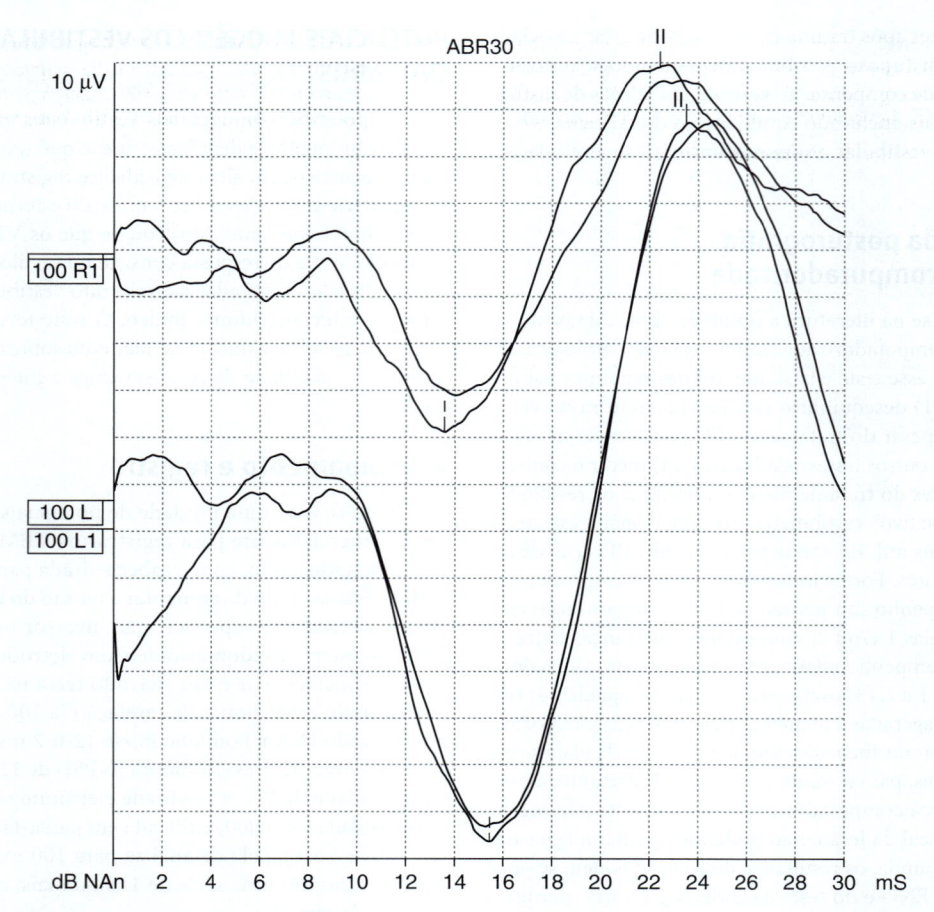

▲ **Figura 46-9** Traçados de VEMPs em resposta a *tone-bursts* de 100 dB NAn em 500 Hz. Observe o bom acordo entre os traçados nos dois lados. É de observar-se diferença da amplitude pico a pico entre os lados. (Reproduzida, com permissão, de Lent Ozluoglu, MD; Baskent University, Ankara, Department of Otolaryngology-Head e Neck Surgery.)

$$RA = 100\,(A_E - A_D)/(A_E + A_D),$$

onde A_E e A_D indicam a amplitude pico a pico de P13 e 23, respectivamente. Quando a razão for acima de 36%, é interpretada como um indicador de hidropsia sacular e chamada "VEMP aumentada", o que foi relatado em quase 33% das orelhas afetadas. Verificou-se que esse achado se correlacionava com a perda auditiva achatada e de alta frequência. VEMPs também podem estar ausentes em até 54% dos pacientes com Ménière. A ausência de VEMP correlaciona-se com baixos escores na condição sensorial 5 da posturografia, e também com perda auditiva de baixa frequência, que é um indicador de hidropsia apical. O teste também é útil para detectar um schwannoma vestibular originando-se do nervo vestibular inferior. Nessa circunstância, espera-se um limiar elevado de VEMP ou ausência de VEMP. Na neuronite vestibular, o VEMP pode estar ausente. A síndrome de deiscência do canal superior causa diminuição dos limiares de VEMP ou aumento de amplitudes. Na otosclerose, espera-se ausência de VEMP. Entretanto, apesar da perda auditiva condutiva, se o VEMP ainda for normal, suspeita-se de síndrome de deiscência do canal superior e não de otosclerose. A latência do pico de VEMP recebeu menos enfoque que os parâmetros mencionados. Entretanto, relatou-se que a latência prolongada de P13 estava correlacionada a lesões retrolabirínticas, como um grande schwannoma vestibular e esclerose múltipla.

Akin FW, Murnane OD, Proffitt TM. The effects of click and toneburst stimulus parameters on the vestibular evoked myogenic potential (VEMP). *J Am Acad Audiol* 2003;14:500 [PMID: 14708838]. (Examines the effects of click and tone-burst level and stimulus frequency on the latency, amplitude, and threshold of vestibular evoked myogenic potentials in healthy subjects.)

de Waele C, Huy PT, Diard JP, Freyss G, Vidal PP. Saccular dysfunction in Meniere's disease. *Am J Otol* 1999;20:223 [PMID: 10100527]. (Investigates VEMP characteristics in Meniere disease and correlation of these findings with degree and type of hearing loss, caloric test, and posturography results.)

Murofushi T, Shimizu K, Takegoshi H, Cheng PW. Diagnostic value of prolonged latencies in the vestibular evoked myogenic potential. *Arch Otolaryngol Head Neck Surg* 2001;127:1069 [PMID: 11556854]. (Describes conditions in p13 latency prolongation.)

Ochi K, Ohashi T, Nishino H. Variance of vestibular-evoked myogenic potentials. *Laryngoscope* 2001;111:522 [PMID: 11224786]. (Investigation of variations in VEMP and its diagnostic parameters and presentation of VEMP characteristics in vestibular schwannoma and neurolabyrinthitis.)

Ochi K, Ohashi T, Watanabe S. Vestibular-evoked myogenic potential in patients with unilateral vestibular neuritis: abnormal VEMP and its recovery. *J Laryngol Otol* 2003;117:104 [PMID: 12625881]. (Incidence of inferior vestibular nerve disorders in patients suffering from unilateral vestibular neuritis and the recovery of these disorders.)

Streubel SO, Cremer PD, Carey JP, Weg N, Minor LB. Vestibular-evoked myogenic potentials in the diagnosis of superior canal dehiscence syndrome. *Acta Otolaryngol Suppl* 2001;545:41 [PMID: 11677740]. (Presents VEMP characteristics in superior canal dehiscence syndrome.)

Welgampola MS, Colebatch JG. Characteristics and clinical applications of vestibular-evoked myogenic potentials. *Neurology* 2005;64:1682 [PMID: 15911791]. (Reviews VEMP evoked by clicks, tones, and alternative stimuli, and describes its usefulness in diagnosis of peripheral and central vestibular lesions.)

Young YH, Wu CC, Wu CH. Augmentation of vestibular evoked myogenic potentials: an indication for distended saccular hydrops. *Laryngoscope* 2002;112:509 [PMID: 12148863]. (Describes differentiating features of VEMP in Meniere disease and sudden deafness.)

Seção XII Orelha externa e média

Doenças da orelha externa

47

Kevin D. Brown, MD, PhD
Victoria Banuchi, MD
Samuel H. Selesnick, MD, FACS

ANATOMIA

Morfologia

Os pavilhões auriculares da orelha externa são moldes cartilaginosos que auxiliam a focalizar e a localizar o som. Cada orelha está ancorada ao crânio por pele, cartilagem, músculos auriculares e ligamentos extrínsecos. A Figura 47-1 ilustra essa anatomia.

De modo geral, o canal auditivo externo (CAE) possui 24 mm de comprimento, com um volume de 1 a 2 mL. O terço lateral do canal é feito de fibrocartilagem, e os dois terços mediais são ósseos. Nos primeiros anos de vida, o canal é reto, assumindo uma forma de "S" por volta dos 9 anos. O CAE tem uma importante relação com o segmento mastóideo do nervo facial, que está posterior ao CAE na sua descida para o forame estilomastóideo. A articulação temporomandibular é anterior ao CAE, sendo que processos patológicos afetando essa articulação podem causar otalgia.

Pele

O CAE é revestido por epitélio escamoso estratificado, contínuo à pele da orelha e à cobertura epitelial da membrana timpânica. A camada subcutânea da porção cartilaginosa do canal contém folículos capilares, glândulas sebáceas e glândulas ceruminosas, possuindo até 1 mm de espessura. A pele do canal ósseo não possui elementos subcutâneos e tem uma espessura de apenas 0,2 mm (Figura 47-2). O epitélio do CAE migra lateralmente, permitindo que o canal permaneça desobstruído por restos. A velocidade de migração epitelial é de 0,07 mm/dia e acredita-se que ocorra na camada de células basais.

As glândulas ceruminosas são glândulas sudoríparas apócrinas modificadas circundadas por células mioepiteliais; organizam-se em umidades apopilossebáceas (Figura 47-3). O cerume impede a maceração do canal, possui propriedades antibacterianas e tem um pH normalmente acídico; todos esses aspectos contribuem para seu efeito antibacteriano.

Inervação

A orelha é inervada lateral, inferior e posteriormente pelo nervo auricular magno (plexo cervical). O nervo de Arnold (um ramo do nervo vago) inerva o canal ósseo inferior, o canal cartilaginoso posterossuperior e segmentos correspondentes da membrana timpânica e da cimba da concha. O CAE ósseo posterossuperior é inervado por ramos do nervo facial. O ramo auriculotemporal do V3 supre a porção anterior do pavilhão auricular. A contribuição do nervo glossofaríngeo à orelha externa não está bem delineada.

Drenagem linfática

As paredes anterior e superior do CAE e o trago são drenados por linfonodos pré-auriculares. Os linfonodos infra-auriculares drenam a hélice e a parede inferior do CAE, e a concha e a anti-hélice são drenadas pelos linfonodos mastóideos.

Suprimento vascular

A artéria auricular posterior e a artéria temporal superficial saem da artéria carótida externa e suprem a aurícula e o CAE lateral. O ramo auricular profundo da artéria maxilar supre aspectos mais mediais do canal e a superfície externa da membrana timpânica. As veias auriculares posterior e temporal superficial drenam a orelha externa.

FISIOLOGIA

A orelha externa auxilia a transmissão eficiente do som à membrana timpânica, servindo como um ressonador funcional e, em particular, incrementando a transmissão nas frequências da fala.

Os pelos no canal lateral, bem como a profundidade e tortuosidade do CAE, protegem a membrana timpânica e as estruturas da orelha média.

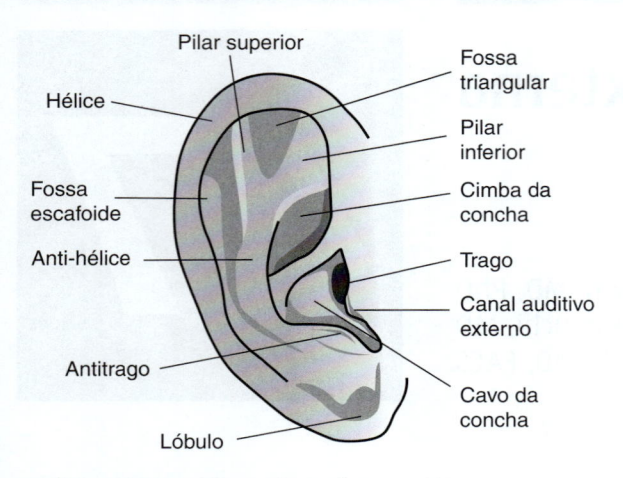

▲ **Figura 47-1** Anatomia do pavilhão auricular.

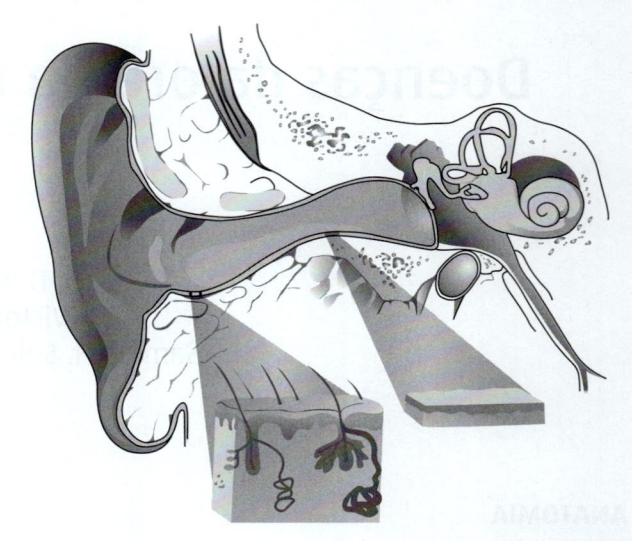

▲ **Figura 47-2** Secção coronal do canal auditivo. A pele dos canais cartilaginosa e óssea está aumentada. (Reproduzida, com permissão, de Lucente F, ed. *The External Ear.* Copyright Elsevier, 1995.)

EMBRIOLOGIA

A orelha dos mamíferos está dividida em componentes externo, médio e interno, com origens embrionárias distintas (Figura 47-4). A orelha externa consiste em orelha ou pavilhão auditivo, no CAE, e na membrana timpânica, e deriva embriologicamente do primeiro e segundo arcos branquiais, incluindo componentes ectodérmicos e mesodérmicos. O tecido mesenquimal dos arcos é composto de mesoderma para-axial e células da crista neural. A orelha é formada por mudança gradual de forma e fusão dos componentes das seis proeminências auriculares, que derivam do primeiro e segundo arcos branquiais (Figura 47-5). A formação do meato auditivo externo resulta de um crescimento para dentro de uma placa epitelial sólida de células epiteliais, o tampão meatal, que eventualmente é reabsorvido, permanecendo apenas o revestimento do canal. O canal é revestido por células epiteliais de origem ectodérmica. A membrana timpânica começa a se desenvolver durante a 28ª semana de gestação e surge do aspecto mais medial do tampão meatal, que eventualmente se torna a camada externa da membrana timpânica.

ANOMALIAS CONGÊNITAS DA ORELHA EXTERNA

▶ **Considerações gerais**

As anomalias congênitas da orelha externa incluem um espectro de malformações do pavilhão auditivo, bem como graus variados de atresia e estenose do CAE. As causas desses distúrbios podem ser genéticas ou secundárias a exposições ambientais. Esses distúrbios incluem variantes de microtia, orelha caída, orelha de abano, orelha de Stahl, criptotia e orelha proeminente. A avaliação do paciente requer um exame minucioso de cabeça e pescoço, a fim de excluir outras anomalias congênitas. A lista de síndromes associadas é extensa e inclui as síndromes de Goldenhar (microssomia hemifacial), brânquio-oto-renal, Treacher-Collins e Robinow.

▶ **Patogênese**

Múltiplos genes podem ter papéis redundantes na formação da orelha externa, o que pode explicar malformações fenotipicamente similares. É apenas o início do entendimento da sequência dessa desregulação, com o auxílio de modelos murinos *knock-out* e *knock-in*. As proeminências auriculares que dão origem à orelha surgem na sexta semana de embriogênese, e a formação dos dois terços internos do CAE ocorre apenas na 26ª semana. Eventos adversos ao longo desse período poderiam originar anomalias estruturais da orelha externa.

MICROTIA

▶ **Achados clínicos**

Os pacientes em geral se apresentam ao nascer com malformações auriculares evidentes. Vários sistemas de classificação são usados para subcategorizar ainda mais essa entidade; um deles é detalhado a seguir.

A. Grau I

A orelha exibe deformidade leve, em geral com hélice e anti-hélice levemente dismórficas. Esse grupo inclui orelhas de implantação baixa, orelhas caídas, orelhas de abano e orelhas levemente apertadas. Todas as principais estruturas da orelha externa estão presentes em algum grau. Uma orelha caída caracteriza-se pelo posicionamento da cartilagem auricular com uma angula-

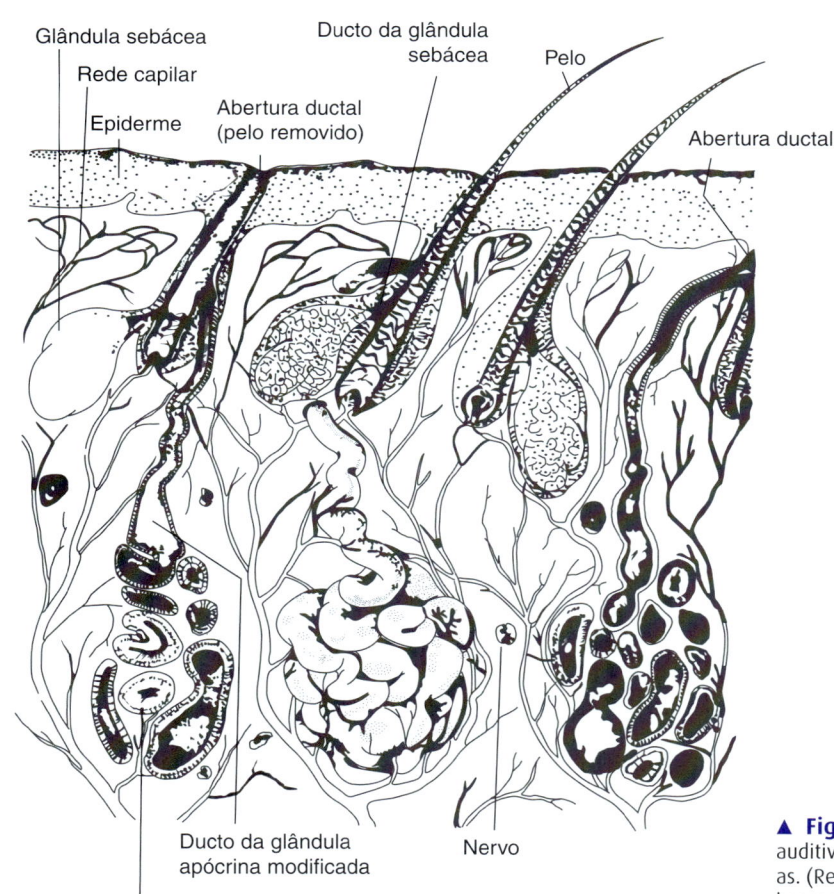

Figura 47-3 Pele da porção cartilaginosa do canal auditivo externo, mostrando unidades apopilossebáceas. (Reproduzida, com permissão, de Main T, Lim D. The human external auditory canal: An ultrastructural study. *Laryngoscope.* 1976;86:1164. Copyright LWW.)

ção para baixo e mau desenvolvimento da prega da anti-hélice, e a orelha de abano é proeminente e tem uma profunda concavidade da concha.

B. Grau II

Todas as estruturas da orelha estão presentes, mas há deficiência tecidual e deformidade significativa.

C. Grau III

Também conhecido como microtia clássica ou orelha de amendoim, a microtia tipo III tem poucos ou nenhum marco reconhecível do pavilhão auricular. O lóbulo em geral está presente e posicionado anteriormente. Esse subgrupo inclui a anotia, que é a ausência completa da orelha externa.

▶ Tratamento

Classicamente, a microtia foi tratada por uma reconstrução auricular em múltiplos estágios. Os pacientes são observados até os 5 anos de idade, a fim de permitir o crescimento da cartilagem costal, que é coletada para a reconstrução e para o desenvolvimento da orelha contralateral. Essa abordagem oferece o benefício da reconstrução com material autógeno, que requer pouca ou nenhuma manutenção. Entretanto, é difícil conseguir um resultado estético perfeito. Em geral, a reconstrução ocorre em quatro estágios.

A. Estágio I: Implantação da cartilagem

De modo geral, coleta-se o enxerto costal da condrose da sexta, sétima e oitava costelas. Os objetivos desse estágio incluem simetria na posição do marco cartilaginoso da orelha reconstruída e a orelha normal. Pós-operatoriamente, o paciente deve ser avaliado para um possível pneumotórax, que pode surgir com a coleta costal.

B. Estágio II: Transferência do lóbulo

Esse procedimento deve ser realizado 2 a 3 meses após o Estágio I, alinhando o lóbulo com o marco cartilaginoso reconstruído.

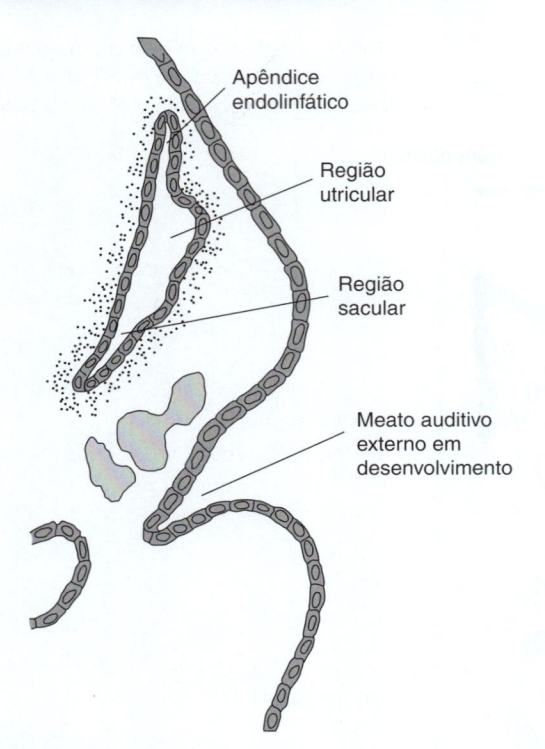

▲ **Figura 47-4** Desenvolvimento da orelha com 29 dias de gestação. (Reproduzida, com permissão, de Larsen WJ, ed. *Human Embriology*. 13rd ed. Churchill Livingstone, 2001. Copyright Elsevier.)

C. Estágio III: Enxerto de pele retroauricular

Cria-se um sulco retroauricular, a fim de permitir que a orelha se projete para fora da mastoide. Esse passo deve ser realizado três meses depois do Estágio II. A pele para a criação do sulco pode ser coletada da virilha, do abdome inferior, das nádegas, do sulco retroauricular contralateral ou dorso.

D. Estágio IV: Reconstrução do trago e diminuição do volume de tecidos moles

Deve ser realizado vários meses após a reconstrução do Estágio III.

E. Outras opções de tratamento

Outra opção de tratamento inclui a colocação de uma prótese, que pode ser colada ou ancorada no osso. Se o paciente escolher uma prótese ancorada no osso, em vez de reconstrução auricular, deve estar ciente que é necessária manutenção diária e que a âncora pode comprometer a vascularidade do local cirúrgico, complicando uma cirurgia reconstrutiva futura, caso o paciente fique insatisfeito com a prótese. Uma prótese oferece a vantagem de um procedimento cirúrgico pequeno e permite a substituição da orelha mais precocemente que a reconstrução cirúrgica. Complicações de todos os tipos de reconstruções auriculares incluem

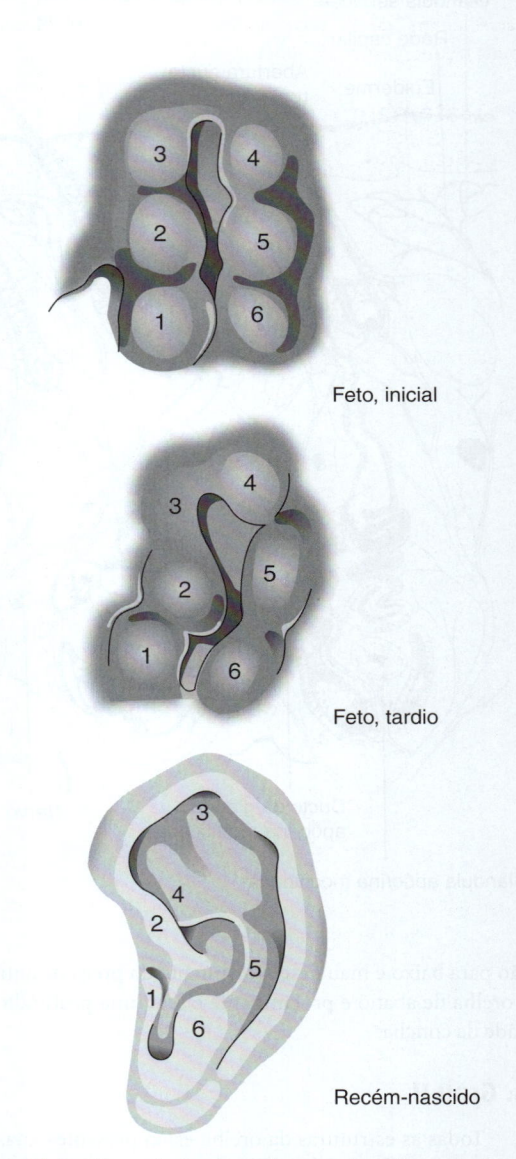

▲ **Figura 47-5** Diferenciação das seis proeminências auriculares. (Reproduzida, com permissão, de Larsen WJ, ed. *Human Embriology*. 13rd ed. Churchill Livingstone, 2001. Copyright Elsevier.)

infecção, formação de hematoma, necrose do retalho cutâneo, contratura cicatricial e mau contorno.

ORELHAS PROEMINENTES

▶ **Achados clínicos**

Acredita-se que um aumento na distância da borda da hélice à mastoide seja devido a uma falta da prega da anti-hélice e proeminência da profundidade da concha. A distância ideal foi descrita como 15 a 20 mm, com um ângulo ideal de 30°. Angulações acima de 45° são consideradas anormais. Essa entidade é mais frequentemente bilateral.

▶ Tratamento

A otoplastia é o pilar do tratamento de orelhas proeminentes. As técnicas frequentemente usadas incluem recriar a prega da anti-hélice usando 2 a 4 suturas de colchoeiro por meio da cartilagem e pericôndrio anterior (técnica de Mustarde). Uma cartilagem rígida pode requerer procedimentos adicionais de contorno. O excesso de concha pode ser tratado pela remoção de tecidos moles e pele do sulco retroauricular, seguida de suturas da concha à mastoide na fossa triangular, cavo da concha e cimba da concha.

▶ Complicações

Deve-se evitar a supercorreção excessiva no terço médio da orelha, a fim de prevenir o desenvolvimento da deformidade "orelha em telefone". A complicação mais comum após a otoplastia é o hematoma, ocorrendo em aproximadamente 3% dos casos. A insatisfação do paciente, embora não seja uma verdadeira complicação, não é incomum, uma vez que há relatos de perda de até 40% da correção.

ATRESIA E ESTENOSE DO CANAL AUDITIVO EXTERNO

▶ Achados clínicos

As anomalias congênitas do CAE variam de estenose leve à atresia completa. São frequentemente vistas em associação com malformações da orelha e das estruturas da orelha média. Um colesteatoma de canal pode se desenvolver em face de uma estenose grave do CAE, também podendo ocorrer a partir de restos epiteliais deixados atrás da placa de atresia.

Deve-se realizar uma avaliação audiológica por meio de medidas comportamentais ou eletrofisiológicas, a fim de confirmar a audição normal na orelha contralateral, em caso de doença unilateral, e para determinar a presença de perda auditiva neurossensorial ipsilateral. O padrão típico de perda auditiva nas orelhas acometidas é uma perda auditiva condutiva de 50 a 70 dB. TCs axiais e coronais são essenciais na avaliação de pacientes com atresia ou estenose de canal. A TC determina anormalidades de ossículos, nervo facial e cápsula ótica, bem como o grau de pneumatização do osso temporal. Além disso, a TC pode ser usada para identificar um colesteatoma que exigiria uma intervenção cirúrgica mais precoce.

▶ Tratamento

Pode-se encontrar uma discussão sobre a reconstrução da atresia aural no Capítulo 48, Distúrbios Congênitos da Orelha Média.

▼ TRAUMA À ORELHA EXTERNA

A orelha externa está sujeita a uma ampla variedade de lesões. Todos os pacientes de trauma requerem estabilização apropriada e triagem de lesões associadas com base em sua gravidade. A adesão aos princípios básicos de cirurgia e cuidados de ferida previne complicações e aumenta a probabilidade de um desfecho bem-sucedido.

HEMATOMA AURICULAR

FUNDAMENTOS DO DIAGNÓSTICO

▶ História de trauma auricular.
▶ Pavilhão auricular edematoso, flutuante e equimótico, com perda dos marcos cartilaginosos normais.
▶ Diagnóstico e tratamento precoces necessários para minimizar a deformidade estética.

▶ Considerações gerais

O hematoma auricular refere-se ao acúmulo de sangue no espaço subpericondral, em geral secundário a trauma cego.

▶ Patogênese

A cartilagem não possui seu próprio suprimento sanguíneo, utilizando a vascularidade do pericôndrio, por meio de difusão. Forças de estiramento secundárias a um trauma cego à orelha provocam um acúmulo de sangue no espaço subpericondral. Isso cria uma barreira à difusão entre a cartilagem e a vascularidade pericondral, levando à necrose da cartilagem e predispondo-a à infecção e mais lesão.

▶ Achados clínicos

Um paciente com um hematoma auricular em geral se apresenta com um pavilhão auricular edematoso, flutuante e equimótico, com perda dos marcos cartilaginosos normais. A não retirada do hematoma pode levar à infecção e/ou à necrose da cartilagem e ao desfiguramento persistente conhecido como "orelha em couve-flor".

▶ Tratamento

Pode-se retirar o hematoma usando uma incisão cutânea paralela às dobras cutâneas auriculares normais. A irrigação de hematomas retirados com antibióticos tópicos reduz a probabilidade de infecção. Um suporte após a drenagem impede o reacúmulo de hematomas, e as opções incluem chumaços de algodão, moldes de gesso, massa de silicone e talas termoplásticas resistentes à água. Também foi descrito o uso de suturas de colchoeiro de tipo chicote, por toda a espessura da orelha, sem um suporte.

LACERAÇÕES AURICULARES

Um trauma abrupto ou cego grave pode levar à laceração ou avulsão da aurícula. O reparo rápido e a prevenção da infecção são essenciais. As lacerações auriculares devem ser limpas e debridadas antes da correção. Lacerações simples podem ter um fechamento primário, e lacerações extensas com perda tecidual podem requerer solapamento, reconstrução com retalho ou enxertos de tecido. No caso de uma avulsão quase total ainda ligada à raiz da hélice, a orelha pode ser fixada novamente com sucesso, uma vez que o suprimento da artéria auricular superior da hélice parece ser suficiente para toda a orelha. O uso de sanguessugas pode ser necessário para auxiliar o fluxo venoso até que ocorra neovascularização. Os reparos devem ser cobertos por curativos de pressão, a fim de evitar a formação de edema e hematoma, devendo-se prescrever antibióticos que penetrem na cartilagem, como quinolonas. Podem-se obter resultados estéticos excelentes, mesmo com lacerações extensas.

Pham TV, Early SV, Park SS. Surgery of the auricle. *Facial Plast Surg.* 2003;19(1):53. [PMID: 12739182] (A thorough review of external ear anatomy and embryology, as well as the surgical management of auricular deformities and trauma.)

OTITE EXTERNA

▶ FUNDAMENTOS DO DIAGNÓSTICO

▶ Otalgia, otorreia, prurido, perda auditiva, história de exposição à água.
▶ Em casos graves, nos quais o edema oclui o canal auditivo, uma mecha é crucial para manter o CAE aberto e permitir que gotas antibióticas atinjam os tecidos infectados.
▶ Casos em que o eritema e a dor se estendem além do CAE requerem antibióticos orais com atividade contra pseudomonas.

▶ Considerações gerais

A otite externa é um processo inflamatório e infeccioso do CAE. *Pseudomonas aeruginosa* e *Staphylococcus aureus* são os organismos mais comumente isolados. Organismos menos comumente isolados incluem *Proteus* sp., *Staphylococcus epidermidis*, difteroides e *Escherichia coli*. A otite externa fúngica é discutida na próxima seção.

▶ Patogênese

No estágio pré-inflamatório, a orelha está exposta a fatores predisponentes, incluindo calor, umidade, maceração, ausência de cerume e pH alcalino. Demonstrou-se que a perda de acidez é proporcional ao grau de infecção. Isso pode causar edema do extrato córneo e oclusão das unidades apopilossebáceas. No estágio inflamatório, há supercrescimento bacteriano, com edema progressivo e intensificação da dor. A resolução incompleta ou a inflamação persistente por mais de três meses referem-se ao estágio inflamatório crônico.

▶ Achados clínicos

Os sintomas da otite externa podem variar, dependendo do estágio e da extensão da doença. O diagnóstico clínico é sugerido pela presença de otalgia, otorreia, pressão aural, prurido, dor à palpação e graus variados de oclusão do CAE. O paciente também pode apresentar perda auditiva, resultante da oclusão do CAE por edema e resíduos. Os sinais de otite externa incluem dor à tração da orelha, eritema do CAE, edema, otorreia, crostas e, em casos mais avançados, linfadenopatia dos linfonodos periauriculares e cervicais anteriores. Também podem haver alterações cutâneas de celulite. No estágio crônico, a pele do CAE pode estar espessada. Uma cultura pode ser útil para infecções refratárias ao tratamento.

▶ Tratamento

O tratamento da otite externa envolve o debridamento atraumático meticuloso do CAE com auxílio de um microscópio. Pode-se obter a analgesia com fármacos anti-inflamatórios não esteroides (AINEs), opioides ou preparações de esteroides tópicos. Após a limpeza completa, devem-se usar preparações de gotas otológicas antissépticas, acidificantes ou antibióticas (ou qualquer combinação delas). Uma recente revisão Cochrane demonstrou que são igualmente efetivas no manejo da otite externa não complicada. Se o grau de estenose do canal for grave, deve-se colocar uma mecha, em um esforço de abrir e manter o CAE aberto e permitir o aporte de gotas à porção medial do canal.

As preparações antissépticas disponíveis incluem ácidos acético e bórico, *ichthammol*, fenol, acetato de alumínio, violeta de genciana, timol, timerosal (p. ex., Mertiolate), cresilato e álcool. As preparações antibióticas disponíveis incluem ofloxacino, ciprofloxacino, colistina, polimixina B, neomicina, cloranfenicol, gentamicina e tobramicina. As preparações de polimixina B e neomicina são frequentemente usadas em combinação para o tratamento de infecções por *S. aureus* e *P. aeruginosa*. O ofloxacino e o ciprofloxacino são antibióticos com um excelente espectro de cobertura contra os agentes patogênicos encontrados na otite externa. As preparações esteroidais ajudam a reduzir o edema e a otalgia. Antibióticos sistêmicos estão indicados para infecções que se disseminam além do CAE. Em caso de otite externa crônica, uma canalplastia pode estar indicada para o espessamento cutâneo que causou obstrução do canal. Se tiverem uma história de otite externa recorrente, os pacientes devem ser instruídos a evitar manipulação do CAE e exposição à água (Figura 47-6).

OTOMICOSE

▶ FUNDAMENTOS DO DIAGNÓSTICO

▶ Prurido, otalgia, otorreia, pressão aural, perda auditiva, ausência de resposta a antibióticos tópicos.
▶ Elementos fúngicos ao exame físico.
▶ Preparação de KOH ou cultura fúngica positiva.

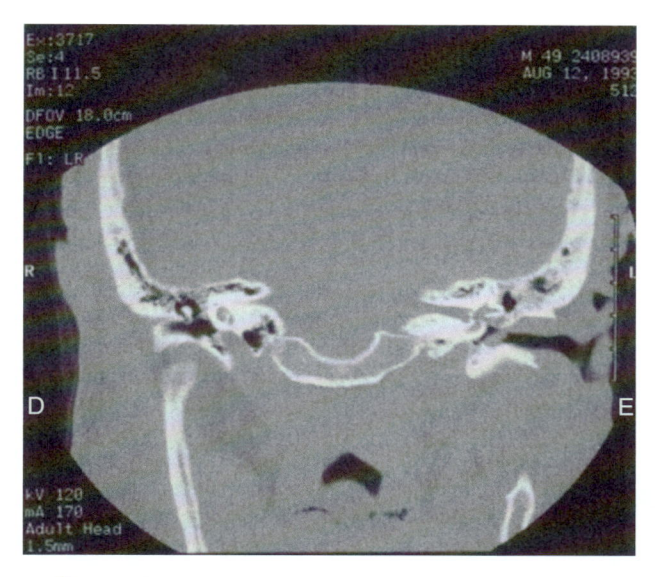

Figura 47-6 TC coronal de alta resolução demonstrando edema de tecidos moles no canal auditivo externo esquerdo consistente com otite externa. D, direita; E, esquerda.

▶ Considerações gerais

A otomicose é um processo inflamatório do canal auditivo externo devido à infecção por fungos, sendo responsável por mais de 9% dos diagnósticos de otite externa. Em 80% dos casos, o agente etiológico é o *Aspergillus*, ao passo que a *Candida* é o segundo fungo mais isolado. Outros fungos patogênicos mais raros incluem *Phycomycetes, Rhizopus, Actonomyces* e *Penicillium*.

▶ Patogênese

A otomicose possui fatores predisponentes similares aos da otite externa bacteriana. Pacientes com diabetes melito ou imunocomprometimento são particularmente suscetíveis à otomicose. Pacientes com uma cavidade mastóidea após um procedimento de retirada da parede do canal também estão predispostos ao desenvolvimento de otomicose.

▶ Achados clínicos

Os pacientes com otomicose apresentam-se mais frequentemente com prurido, pressão aural e otorreia, podendo também queixar-se de otalgia e perda auditiva. A perda auditiva associada à otomicose em geral resulta do acúmulo de resíduos micóticos.

A otoscopia frequentemente revela micélios, estabelecendo o diagnóstico. O CAE pode estar eritematoso, e os resíduos fúngicos podem ter uma coloração branca, acinzentada ou preta. Os pacientes costumam ser tratados com antibióticos tópicos, sem resposta significativa. O diagnóstico pode ser confirmado pela identificação de elementos fúngicos em uma preparação de KOH ou por uma cultura positiva para fungos.

▶ Tratamento

O tratamento da otomicose inclui a limpeza e o debridamento do CAE, a acidificação do canal e a administração de agentes antifúngicos. Os agentes antifúngicos inespecíficos incluem timerosal (p. ex., Mertiolate) e violeta de genciana. Os agentes antifúngicos específicos comumente usados incluem cotrimazol, nistatina (gotas otológicas ou pó) e cetoconazol. O cetoconazol tópico, gotas otológicas de cresilato e gotas óticas de acetato de alumínio foram todos relativamente efetivos, com uma taxa de resolução superior a 80% na aplicação inicial. O pó CSF (cloranfenicol, sulfametoxazol e fungizona) também é uma excelente opção.

OSTEOMIELITE DA BASE DO CRÂNIO

FUNDAMENTOS DO DIAGNÓSTICO

▶ Pacientes imunossuprimidos com intensa otalgia, otorreia, perda auditiva, pressão e prurido.
▶ Edema e eritema do CAE, tecido de granulação na junção ósseo-cartilaginosa, neuropatias cranianas em estágios avançados.
▶ Velocidade de hemossedimentação (VHS) ou proteína C--reativa elevadas. Cultura do CAE. TC e/ou cintilografia com tecnécio são diagnósticas; cintilografia com gálio para acompanhar a resolução da doença.
▶ É necessária biópsia para afastar carcinoma.

▶ Considerações gerais

A osteomielite da base do crânio, também conhecida como otite externa maligna ou otite externa necrosante (OEN), é uma infecção bacteriana do CAE e da base do crânio. O processo patológico é mais frequentemente encontrado em diabéticos idosos e em pacientes imunocomprometidos. Começa mais comumente como uma otite externa que progride para o envolvimento do osso temporal, e, caso não for reconhecida ou tratada, pode progredir para meningite fatal, sepse e óbito.

▶ Patogênese

A osteomielite da base do crânio comumente começa como uma otite externa que progride para celulite, condrite, osteíte e, finalmente, osteomielite. Ao contrário da otite média, que se dissemina pela porção pneumatizada do osso temporal, a OEN se dissemina pelos canais de Havers e por espaços vascularizados da base do crânio. À medida que progride pela base do crânio, pode envolver o nervo facial (forame estilomastóideo), nervo hipoglosso (canal hipoglosso), nervos abducente e trigêmeo (ápice petroso) e nervos glossofaríngeo, vago e acessórios espinais (forame jugular). A neuropatia craniana foi classicamente considerada como um presságio de mau prognóstico, embora dados recentes não tenham mostrado uma diferença de mortalidade.

O organismo causador mais frequentemente isolado é a *P. aeruginosa*, que pode exibir altos níveis de resistência a antibióticos. O *Aspergillus* também pode ser um organismo etiológico, e acredita-se que se origine na orelha média ou mastoide. Acredita-se que pacientes idosos sejam particularmente suscectíveis, devido às alterações microangiopáticas que embotam uma resposta imune já atenuada. O cerume de pacientes diabéticos também foi descrito como de natureza mais acídica, contribuindo ainda mais para sua susceptibilidade.

▶ Achados clínicos

A. Sinais e sintomas

Os pacientes podem se apresentar com intensa otalgia, otorreia, pressão aural, prurido e perda auditiva. À medida que a doença avança envolvendo o osso temporal, vê-se tecido de granulação no soalho do CAE na junção ósseo-cartilaginosa. Sequestros ósseos também podem ser encontrados no CAE. Edema, linfadenopatia periaural e trismo podem estar presentes. As neuropatias cranianas ocorrem em quadros mais avançados da doença, e o nervo facial é o nervo craniano mais frequentemente afetado. A maior progressão pode levar à trombose do seio sigmoide, meningite, sepse e óbito.

B. Testes diagnósticos

Os marcadores inflamatórios, como VHS e proteína C-reativa, podem estar elevados. Devem-se obter culturas e antibiogramas, a fim de auxiliar a escolha dos antibióticos apropriados.

A TC e a RM são úteis na avaliação inicial, para determinar a extensão da doença. Cintilografias ósseas são sensíveis para determinar o envolvimento ósseo, mas não são específicas (Figuras 47-7, 47-8 e 47-9). Usa-se a cintilografia com gálio para acompanhar a resolução da infecção, pois cintilografias ósseas frequentemente continuam positivas muito tempo depois da resolução da infecção (Figura 47-10).

▶ Diagnóstico diferencial

Os carcinomas do CAE, doenças granulomatosas crônicas, doença de Paget, displasia fibrosa e carcinomas nasofaríngeos devem ser considerados no diagnóstico diferencial. Como o carcinoma do CAE mimetiza muitas características da OEN, é necessário uma biópsia para afastar essa possibilidade.

▶ Tratamento

Os antibióticos parenterais por longo prazo são o tratamento de escolha. Pode-se usar aminoglicosídeos (p. ex., tobramicina) e antibióticos β-lactâmicos contra pseudomonas, incluindo piperacilina, ticarcilina ou ceftazidima. Alguns médicos recomendam o uso ambulatorial de fluoroquinolonas, como ciprofloxacino ou ofloxacino; entretanto, isso somente é apropriado para pacientes com apresentações precoces que podem ser acompanhados muito estreitamente. O controle da hiperglicemia e imunossupressão é necessário para maximizar o tratamento. O debridamento cirúrgico pode ser necessário para remover tecido necrótico. Descreveu-se a petrosectomia circular como um método de debridamento cirúrgico com preservação da audição e função do nervo facial. Descreveu-se o uso de oxigênio hiperbárico em casos refratários a antibióticos, com resultados variáveis. Em um esforço para prevenir a osteomielite da base do crânio, todos os diabéticos e pacientes imunocomprometidos devem ser acompanhados de perto e tratados agressivamente caso apresentem sintomas sugestivos de otite externa.

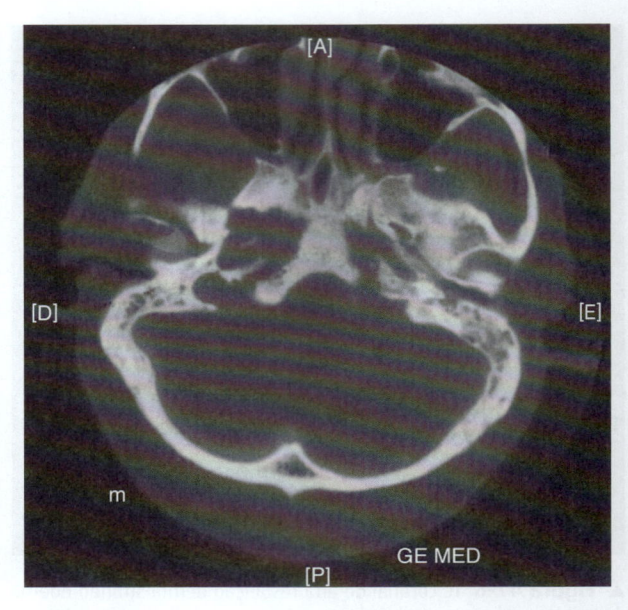

▲ **Figura 47-7** TC coronal de alta resolução demonstrando osteomielite da base do crânio com evidências de erosão óssea petroclival. A, anterior; P, posterior; D, direita; E, esquerda.

Rubin Grandis J, Branstetter BF IV, Yu VL. The changing face of malignant (necrotizing) external otitis: Clinical, radiological, and anatomic correlations. *Lancet Infect Dis*. 2004;4(1):34. [PMID: 14720566] (An overview of the diagnosis and management of skull base osteomyelitis.)

▼ DOENÇAS DERMATOLÓGICAS DA ORELHA EXTERNA

FUNDAMENTOS DO DIAGNÓSTICO

▶ Dermatite atópica – manchas eritematosas pruriginosas ou placas exsudativas.

▶ Psoríase – placas ovais rosa-salmão com escamas prateadas nos cotovelos, joelhos, couro cabeludo e nádegas.

▶ Dermatite de contato – lesões pruriginosas, induradas e eritematosas após exposição a um alérgeno ou irritante.

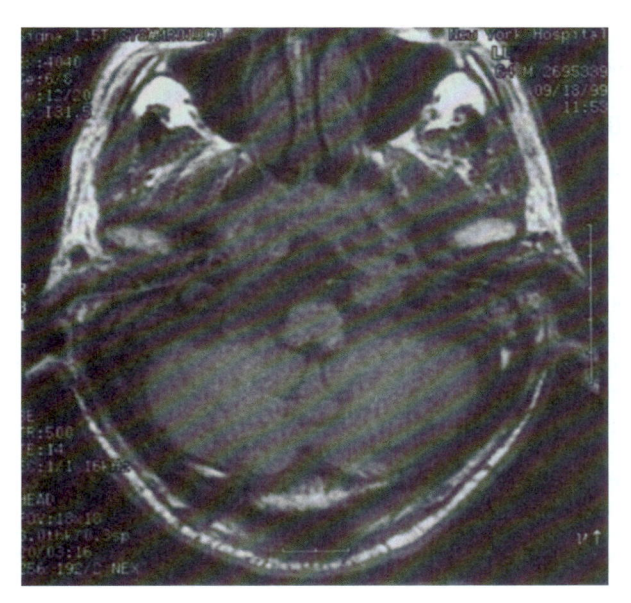

▲ **Figura 47-8** RM axial ponderada em T1 mostrando a substituição da medula óssea no clivo por tecido inflamatório.

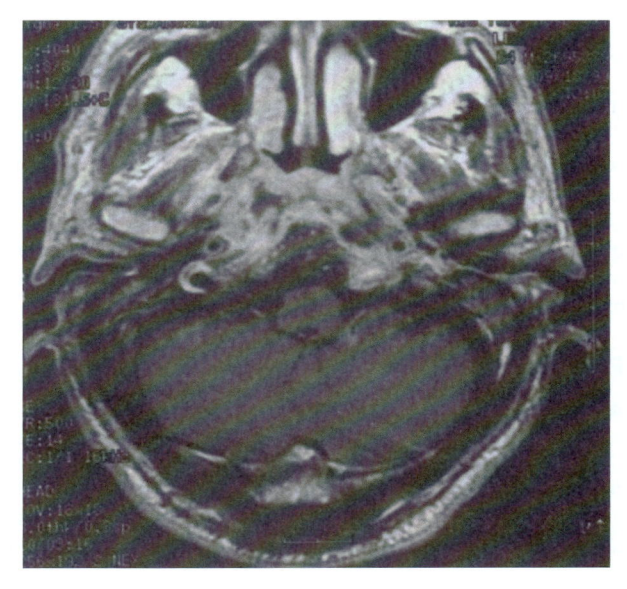

▲ **Figura 47-9** RM axial ponderada em T1 com contraste de gadolínio, com evidências de erosão óssea petroclival e potencialização do tecido inflamatório secundário à osteomielite da base do crânio.

DERMATITE ATÓPICA

▶ Considerações gerais

A dermatite atópica é uma doença cutânea crônica de origem imunomediada. Pode entrar espontaneamente em remissão ou perdurar como um quadro crônico. As lesões na orelha podem ser pruriginosas e eritematosas. Os pacientes frequentemente têm uma história pessoal ou familiar de atopia e alergia.

A dermatite atópica frequentemente se manifesta no lactente nas superfícies extensoras e na face. As crianças podem se apresentar com lesões cutâneas nas áreas flexoras e nas mãos.

▶ Patogênese

Embora não completamente entendida, acredita-se que a apresentação clínica da dermatite atópica seja secundária a uma disfunção imune. Demonstrou-se que lesões cutâneas atópicas possuem níveis mais altos de linfócitos T Th2, que produzem mediadores inflamatórios, como interleucina 4, 5 e 10.

▶ Achados clínicos

O diagnóstico da dermatite atópica é clínico. Há variabilidade nas lesões cutâneas, variando de manchas eritematosas a placas exsudativas. Lesões na orelha frequentemente são pruriginosas e eritematosas. As lesões em geral persistem por mais de um mês. Podem ocorrer infecções secundárias com *S. aureus*, herpes-vírus simples, vacínia e molusco contagioso.

A dermatite atópica caracteriza-se pela ausência de marcadores histológicos e laboratoriais específicos. Elevação da IgE e eosinofilia podem estar presentes, mas não são específicas para o diagnóstico.

▶ Diagnóstico diferencial

O diagnóstico diferencial inclui dermatite seborreica e dermatite psorítica.

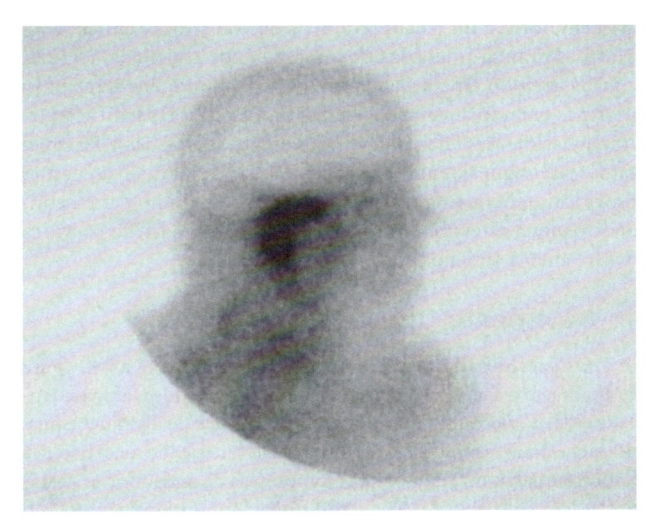

▲ **Figura 47-10** Imagem sagital de uma cintilografia óssea em um paciente com osteomielite da base do crânio, revelando potencialização focal na base do crânio.

▶ Tratamento

Os corticosteroides tópicos são o esteio do tratamento. Anti-histamínicos e lubrificantes podem ser usados para o tratamento do prurido associado. Prefere-se o uso de hidratantes e sabonetes suaves, a fim de minimizar a exposição a alérgenos em potencial encontrados em muitos produtos estéticos. Não se recomenda a eliminação de alimentos e a dessensibilização. Embora seja frequentemente autolimitada, a doença pode recidivar espontaneamente e cronificar. A superinfecção bacteriana pode exigir antibióticos tópicos e sistêmicos.

PSORÍASE

▶ Considerações gerais

A psoríase é um distúrbio inflamatório crônico da pele. Dezoito por cento dos pacientes com psoríase têm algum envolvimento da orelha externa, que pode ser secundário a uma extensão do couro cabeludo. Pode haver placas na concha e no meato do CAE, com graus variáveis de prurido.

A incidência de psoríase nos EUA varia de 2 a 5%. Não há diferença entre os sexos, e o início da doença, de modo geral, ocorre na adolescência.

▶ Patogênese

A causa da psoríase é desconhecida, mas há um forte componente genético. Crises de psoríase podem ser desencadeadas por certos fármacos, como AINEs, beta-bloqueadores, carbonato de lítio e agentes antimaláricos, bem como por infecção, trauma e estresse.

▶ Achados clínicos

A psoríase caracteriza-se por pápulas eritematosas que coalescem, formando placas redondas ou ovais rosa-salmão, com escamas branco-prateadas encontradas nos cotovelos, joelhos, couro cabeludo e nádegas. Essas lesões sangram em áreas puntiformes quando arranhadas (sinal de Auspitz). Opacificação ou "manchas oleosas" nas unhas, bem como depressões e hiperceratose subungueal, também são sugestivas dessa doença. Lesões psoríticas podem se apresentar sobre áreas de trauma, uma entidade conhecida como fenômeno de Koebner. A artrite psorítica ocorre em 5 a 10% dos portadores de psoríase.

▶ Tratamento

Os pacientes devem evitar secar excessivamente a pele. Para as orelhas e a face, o tratamento inclui baixas doses de corticoesteroides tópicos não fluorados, como cremes de alclometasona, mometasona, desonida, clocortolona, valerato de hidrocortisona e butirato e calcipotrieno tópico. Compressas de água morna, tratamento com alcatrão 1 a 5%, e antralina C tópica também podem ser úteis. Psoralenos orais e fototerapia UVA podem ser necessários para pacientes com doença disseminada. Anti-histamínicos são usadas para tratar o prurido associado. O metotrexato pode ser necessário para casos graves e para a artrite psorítica. A resposta ao tratamento é variável, e a condição pode se tornar crônica.

DERMATITE DE CONTATO

▶ Considerações gerais

A dermatite de contato pode ser um distúrbio inflamatório agudo ou crônico da pele, causado pelo contato com um alérgeno ou irritante. Esse processo pode ocorrer em qualquer lugar da orelha ou do CAE. A erupção pode ser secundária à instrumentação, objetos estranhos – incluindo jóias, tampões de orelha aparelhos auditivos – e outros objetos usados para coçar lesões pruriginosas. Além disso, cosméticos e produtos capilares frequentemente são culpados.

▶ Patogênese

A dermatite de contato alérgica é uma reação de hipersensibilidade tipo IV, e as manifestações cutâneas frequentemente ocorrem com 1 a 3 dias de atraso, em contraste com a dermatite de contato mediada por irritantes, que geralmente se manifesta mais cedo.

▶ Achados clínicos

A dermatite de contato alérgica caracteriza-se por um processo indurado, eritematoso, pruriginoso e mal demarcado, em contraste com a dermatite irritativa, que frequentemente se apresenta com áreas de exposição bem definidas.

Testes cutâneos para identificar alérgenos de contato podem ser úteis.

▶ Tratamento

Os pilares da terapia são evitar a exposição a irritantes e alérgenos e glicocorticoides tópicos em altas doses.

ANOMALIAS DE PRIMEIRA FENDA BRANQUIAL

FUNDAMENTOS DO DIAGNÓSTICO

▶ Cisto ou pertuito ao longo da borda anterior do músculo esternocleidomastóideo, em geral próximo ao ângulo da mandíbula.
▶ Drenagem e infecção recorrentes do pescoço ou orelha.
▶ A TC pode ser útil para identificar o pertuito.
▶ Sistema de classificação Work descreve a anomalia e a relação com o nervo facial.

▶ Patogênese

As anomalias de primeira fenda branquial ocorrem em resultado da fusão anômala do primeiro e segundo arcos branquiais, com obliteração incompleta da primeira fenda branquial.

Achados clínicos

Os pacientes podem se apresentar com um cisto ou pertuito ao longo da borda anterior do músculo esternocleidomastóideo, próximo ao ângulo da mandíbula. Uma banda membranosa entre o aspecto medial do soalho do canal externo e a membrana timpânica no manúbrio do martelo também é altamente associada a anomalias da primeira fenda branquial. O paciente pode ter uma história de infecção e drenagem recorrentes da orelha ou do pescoço.

O sistema de classificação de Work tem sido usado para descrever cistos da primeira fenda branquial. Uma anomalia Work tipo 1 duplica apenas o CAE membranoso. É revestida por epitélio escamoso e abre-se para a pele externa; está localizada superficialmente ao nervo facial. Uma anomalia Work tipo 2 duplica o CAE tanto membranoso quanto cartilaginoso; sua relação com o nervo facial é variável.

Tratamento

O tratamento de anomalias da primeira fenda branquial é a excisão completa. A excisão incompleta predispõe o paciente à recidiva e à reinfecção. O pertuito pode estar intimamente envolvido com o nervo facial, que está em risco durante a excisão. Isso necessita a identificação precoce do nervo facial, ao sair pelo forame estilomastóideo e correr distalmente por meio da lesão. Uma abordagem tipo parotidectomia superficial pode ser necessária para a excisão completa.

GELADURA AURICULAR

FUNDAMENTOS DO DIAGNÓSTICO

- Exposição ao frio.
- Orelha inicialmente anestesiada, a seguir dolorosa.
- Orelha inicialmente pálida, cianótica e hiperestética, a seguir eritematosa com bolhas.

Patogênese

As temperaturas de congelamento levam tanto à lesão celular direta quanto ao comprometimento vascular. A exposição prolongada a temperaturas frias pode levar à vasoconstrição, desidratação mediada pelo frio, lesão endotelial, trombose e isquemia do tecido auricular. No estágio inicial, esse processo pode ser reversível, mas, com o tempo, leva à necrose tecidual.

Achados clínicos

As temperaturas abaixo de 10°C podem levar à hipestesia, e a pessoa frequentemente não está ciente da geladura iminente. A orelha inicialmente está pálida e, a seguir, cianótica. Ao final, à medida que a orelha descongela, pode haver dor, eritema e bolhas subcutâneas, secundárias ao extravasamento de sangue ou líquido extracelular.

Tratamento

O tratamento inicial para geladura auricular consiste no reaquecimento rápido da orelha a 40 a 42°C. As vesículas não hemorrágicas podem ser debridadas, e os pacientes devem receber analgésicos e antibióticos. A babosa (aloe vera) possui propriedades antitromboxano e, juntamente com o ibuprofeno, pode ajudar a restabelecer a circulação. Um debridamento mais agressivo deve ser retardado por várias semanas, até que a demarcação esteja completa.

Petrone P, Kuncir EJ, Asensio JA. Surgical management and strategies in the treatment of hypothermia and cold injury. *Emerg Med Clin North Am.* 2003;21(4):1165. [PMID: 14708823] (An overview of the current recommendations for the management of frostbite, including frostbite of the external ear.)

QUEIMADURAS AURICULARES

FUNDAMENTOS DO DIAGNÓSTICO

- Queimadura superficial – eritema e dor.
- Queimadura de espessura parcial – bolhas dolorosas.
- Queimaduras de toda a espessura dérmica e subdérmicas – indolores, escara cinza/negra.

Considerações gerais

As lesões térmicas podem ser classificadas pelo grau da queimadura. As queimaduras superficiais envolvem a camada superficial da epiderme. Queimaduras de espessura parcial estendem-se para o interior da derme, mas não a ultrapassam. Queimaduras de toda a espessura estendem-se por toda a espessura da derme. Queimaduras subdérmicas estendem-se ao tecido subcutâneo, incluindo gordura, músculo, tendão, cartilagem e osso.

Achados clínicos

As queimaduras auriculares superficiais apresentam-se com eritema secundário à dilatação capilar dérmica e congestão dos vasos. Essas queimaduras são vermelhas e moderadamente dolorosas. Os pacientes com queimaduras de espessura parcial em geral apresentam-se com bolhas que descoram com a pressão direta e são muito dolorosas. Queimaduras de espessura parcial mais profundas estão associadas a menos dor, e pode haver uma escara. Queimaduras de toda a espessura e subdérmicas são indolores, porque as terminações nervosas da derme foram destruídas. A superfície da ferida tem cor variada, mas pode ser cinza ou negra e carbonizada.

Tratamento

As queimaduras superficiais não fazem cicatriz e podem ser tratadas com cremes hidratantes. As bolhas de queimaduras de espessura parcial devem ser debridadas, aplicando-se pomada antibiótica. Quando não são profundas, essas queimaduras também curam sem deixar cicatriz. Queimaduras de toda a espessura, subdérmicas e queimaduras de espessura parcial profundas da aurícula curam com cicatrizes e contraturas e podem ser complicadas por uma condrite supurativa. Essas queimaduras devem ser tratadas com antibióticos, tanto tópicos (geralmente à base de prata) quanto sistêmicos com penetração em cartilagem. Deve-se considerar o debridamento precoce e o fechamento com enxertos de pele. A reconstrução secundária em geral é realizada aproximadamente um ano após a lesão.

DeSanti L. Pathophysiology and current management of burn injury. *Adv Skin Wound Care.* 2005;18(6):323. [PMID: 16096398] (An overview of the current recommendations for the management of burns, including those of the external ear.)

CORPOS ESTRANHOS DA ORELHA EXTERNA

► Considerações gerais

Corpos estranhos no interior da orelha externa podem estar presentes tanto em adultos quanto em crianças. Objetos comuns incluem borrachas de lápis, comprimidos, pilhas e insetos.

► Achados clínicos

Os pacientes podem se apresentar com dor, prurido, perda auditiva condutiva e sangramento. Um corpo estranho persistente pode levar à infecção e à formação de tecido de granulação. Pilhas alojadas no CAE, quando em contato com a umidade, podem causar necrose de liquefação, lesão por baixa voltagem, ou necrose de pressão da pele do CAE ou membrana timpânica.

► Tratamento

Deve-se fazer a remoção de objetos estranhos de forma atraumática. Minimiza-se a lesão ao CAE com visualização direta usando um microscópio cirúrgico e instrumentação adequada (p. ex., haste de ângulo reto, cureta, pinça e sucção), bem como minimizando os movimentos do paciente. Em crianças, frequentemente é necessária anestesia geral. A irrigação pode ajudar a desalojar cerume ou objetos menores. A impactação de cerume pode requerer amolecimento prévio com preparações óticas. Pode-se usar lidocaína a 2% para a remoção de insetos, tanto para obter anestesia tópica quanto para matar o inseto. A oclusão completa do CAE com adesivos de cianoacrilato (i.e, "superglue") pode requerer a remoção cirúrgica com uma abordagem retroauricular.

NEOPLASIAS DA ORELHA EXTERNA E CANAL AUDITIVO

FUNDAMENTOS DO DIAGNÓSTICO

► A maioria dos carcinomas da orelha externa pode ter reconstrução primária.
► O sistema AJCC pode ser usado para classificar carcinoma da orelha, e o sistema de estadiamento de Pittsburgh deve ser usado para o carcinoma do canal auditivo.
► A ressecção lateral do osso temporal está indicada para o carcinoma do canal auditivo T2 ou mais.
► A parotidectomia e dissecção do pescoço devem ser reservadas a lesões avançadas e/ou doença palpável.
► A sobrevivência com carcinoma do canal auditivo está altamente correlacionada ao estágio T no momento da apresentação.

CARCINOMA BASOCELULAR DA ORELHA

► Considerações gerais

Os carcinomas basocelulares são a neoplasia maligna mais comum da orelha, representando 45% dos carcinomas auriculares.

► Patogênese

A exposição solar crônica em longo prazo é a causa predominante do carcinoma basocelular. Especificamente, a radiação UVB foi identificada como um importante carcinogênico. A incidência do câncer aumenta com a idade. Outros fatores de risco incluem pele clara, ocupações ao ar livre e história de carcinoma de pele.

► Achados clínicos

Os pacientes podem se apresentar com uma lesão cutânea nodular, ulcerada e/ou sangrante. Os carcinomas basocelulares da aurícula ocorrem geralmente na superfície posterior da orelha e na área pré-auricular. O diagnóstico de qualquer lesão suspeita deve ser confirmado por biópsia. TCs e RMs podem ser usadas para avaliar doença avançada com extensão do tumor ao osso temporal adjacente e estruturas de tecidos moles da cabeça e do pescoço. A taxa global de metástase é de 0,003 a 0,1%.

► Estadiamento

Os carcinomas basocelulares do CAE podem ser estadiados usando o sistema geral de estadiamento do American Joint Committee on Cancer (AJCC) para câncer de pele não melanoma. Esse sistema de estadiamento é limitado pelo fato de não considerar subtipos histológicos ou a variabilidade anatômica da pele da orelha externa, comparado à de outros locais.

▶ Diagnóstico diferencial

Dada a variabilidade de subtipos, o diagnóstico diferencial inclui nevos benignos, melanomas amelanóticos, carcinomas epidermoides cutâneos, eczema e escleroderma.

▶ Tratamento

A. Medidas não cirúrgicas

1. 5-Fluoracil tópico.

2. Radioterapia – Indicada para maus candidatos cirúrgicos ou lesões irressecáveis.

B. Medidas cirúrgicas

1. Curetagem com eletrodissecção – Dependente do operador e costuma ser usada para excisar lesões nodulares e dessecar a base.

2. Criocirurgia – Indicada para carcinomas basocelulares pequenos (menos de 1 cm) com bordos bem definidos.

3. Excisão local – Noventa e cinco por cento dos carcinomas basocelulares com menos de 2 cm de tamanho podem ser tratados com sucesso por excisão local com uma margem cirúrgica de pelo menos 4 mm. Pode ser necessária a reconstrução auricular para grandes defeitos.

4. Técnica cirúrgica de Mohs – Refere-se à excisão micrográfica completa do tumor usando a histopatologia intraoperatória para avaliar margens positivas. Essa técnica é particularmente útil para carcinomas basocelulares recorrentes, aqueles com mais de 2 cm e aqueles com histologia agressiva. As taxas de cura em cinco anos usando a técnica de Mohs devem ser próximas a 97,1%.

CARCINOMA EPIDERMOIDE CUTÂNEO

▶ Considerações gerais

Os carcinomas epidermoides correspondem a 20% de todas as neoplasias malignas cutâneas e comumente ocorrem em homens idosos.

▶ Patogênese

Os fatores de risco para o carcinoma epidermoide incluem imunossupressão, idade avançada, úlcera que não fecha e exposição a produtos químicos, como arsênico, fuligem, carvão, alcatrão, parafina e óleo de petróleo. O fator de risco mais importante é a exposição à radiação UV.

▶ Achados clínicos

A aparência desses tumores é variável e inclui placas, nódulos e ulcerações; podem ser friáveis e com tendência a sangramento. As lesões auriculares frequentemente ocorrem na hélice e na região pré-auricular, mas podem ocorrer em qualquer área exposta ao sol.

A TC e a RM podem ser usadas para avaliar doença avançada com metástases tumorais ao osso temporal adjacente e as estruturas de tecidos moles da cabeça e pescoço. O diagnóstico adequado deve ser feito por biópsia. O risco global da metástase para carcinoma epidermoide cutâneo da orelha externa é de aproximadamente 6 a 18%.

▶ Estadiamento

O sistema AJCC pode ser utilizado para o carcinoma da orelha. Sistemas de estadiamento AJCC para câncer não melanótico do canal auditivo externo também podem ser utilizados, mas o sistema da Universidade de Pittsburgh (Figura 47-11) é mais frequentemente usado para o estadiamento do carcinoma epidermoide do osso temporal, uma vez que o AJCC não considera a natureza singular de tumores originados do canal auditivo.

▶ Diagnóstico diferencial

O diagnóstico diferencial inclui carcinoma basocelular, ceratose actínica, ceratose seborreica, ceratoacantomas, cicatrizes, lesões psoríticas, melanomas e sarcomas.

▶ Tratamento

A. Medidas não cirúrgicas

A radioterapia pode estar indicada para lesões irressecáveis ou aquelas que podem levar a um desfiguramento estético significativo pela cirurgia.

B. Medidas cirúrgicas

1. Excisão local – Noventa e cinco por cento dos carcinomas epidermoides menores de 2 cm limitados à orelha externa podem ser tratados com sucesso por excisão local com uma margem cirúrgi-

T1	Tumor limitado ao CAE sem erosão óssea ou extensão a tecidos moles
T2	Tumor com erosão óssea limitada do CAE (além da espessura total) ou envolvimento limitado de tecidos moles (< 0,5 cm)
T3	Tumor fazendo erosão do CAE ósseo (espessura total) com envolvimento limitado de tecidos moles (< 0,5 cm), ou tumor envolvendo a orelha média e/ou mastoide, ou pacientes se apresentando com paralisia facial
T4	Tumor fazendo erosão da cóclea, ápice petroso, parede medial da orelha média, canal carotídeo, forame jugular, dura, ou envolvimento extensivo de tecidos moles

▲ **Figura 47-11** Sistema de estadiamento da Universidade de Pittsburgh para carcinoma epidermoide.

ca de pelo menos 6 mm. Pode ser necessária a reconstrução auricular para grandes defeitos. Lesões T1 do CAE podem ser tratadas por excisão em manga com atenção cuidadosa às margens profundas. Lesões T2 ou mais necessitam a ressecção do osso temporal lateral. A ressecção subtotal do osso temporal envolve a remoção em pedaços de estruturas mediais à membrana timpânica, e pode ser necessária para lesões T3 e T4. O envolvimento do nervo facial pode requerer sua ressecção e um enxerto com um enxerto de nervo distante do local do tumor (i.e., nervo sural).

2. Técnica cirúrgica de Mohs – Essa técnica é particularmente útil para lesões recorrentes, lesões acima de 2 cm e lesões com histologia agressiva.

3. Dissecção do pescoço e parotidectomia – Em todos os casos de doença palpável na parótida e no pescoço, e no caso de carcinomas epidermoides T3 e T4, deve-se considerar fortemente parotidectomia, dissecção do pescoço e radiação adjuvante.

▶ Prognóstico

Além da idade do paciente e de seu estado imune geral, o prognóstico do carcinoma epidermoide depende do subtipo histológico, do tamanho e da localização do tumor. Uma histologia bem diferenciada está associada a um melhor prognóstico. A taxa de cura em cinco anos para o carcinoma epidermoide da orelha externa varia de 75 a 92%.

O carcinoma epidermoide do CAE tem pior prognóstico, com estudos recentes sugerindo uma faixa de sobrevida em cinco anos de 83% para tumores T1 e de 25% para tumores T4. O envolvimento do nervo facial e doença nodal são maus achados prognósticos.

MELANOMA DA ORELHA EXTERNA

▶ Considerações gerais

A incidência de melanoma nos EUA é de 11,1 casos por 100.000 indivíduos. O melanoma auricular corresponde a 1% de todos os melanomas. Melanomas da orelha têm uma taxa de sobrevida de 70% em 10 anos.

▶ Achados clínicos

A maioria dos melanomas envolvendo a orelha apresenta-se na hélice. Embora inicialmente indolores, essas lesões podem aumentar de tamanho, ulcerar e sangrar. Um exame completo de cabeça e pescoço requer atenção a linfonodos aumentados que possam ocorrer com a disseminação regional da doença.

O diagnóstico de melanoma depende da avaliação histológica de um material de biópsia. No mínimo, a avaliação metastática deve incluir uma radiografia de tórax para afastar metástases pulmonares e testes de função hepática, para afastar metástases hepáticas. A TC e a RM aumentaram a sensibilidade de detecção de doença metastática. Cintilografias nucleares ósseas podem ser usadas para diagnosticar metástases ósseas.

▶ Estadiamento

O estadiamento dos melanomas pode usar o sistema de estadiamento do AJCC. Esse sistema incorpora a profundidade da invasão, medida em milímetros. Lesões mais profundas e lesões ulceradas estão associadas a estágios mais altos e maiores taxas de mortalidade.

▶ Diagnóstico diferencial

O diagnóstico diferencial é diverso e inclui lesões benignas, bem como carcinomas basocelular e epidermoide.

▶ Tratamento

A. Medidas não cirúrgicas

A radioterapia adjuvante pode ter um papel paliativo.

B. Medidas cirúrgicas

A extensão da excisão, incluindo margens cirúrgicas, depende do tipo histológico e estágio da doença. O manejo dos linfáticos regionais é controverso e pode incluir a dissecção eletiva de linfonodos regionais e parotidectomia. Recentemente, a biópsia de linfonodos sentinela tornou-se uma abordagem bem aceita no manejo de um pescoço N0 para lesões com mais de 1 mm de profundidade.

▶ Prevenção

Evitar a exposição solar e proteger-se dela são fatores importantes para a prevenção da doença, assim como a detecção precoce. A detecção precoce também é extremamente importante para melhorar o prognóstico.

TUMORES GLANDULARES DO CANAL AUDITIVO EXTERNO

FUNDAMENTOS DO DIAGNÓSTICO

▶ Otorreia, pressão aural, otalgia e perda auditiva condutiva.
▶ Perda auditiva neurossensorial (PANS) indica extensão à orelha interna.
▶ TC e RM para definir o tumor e a anatomia circundante.
▶ A biópsia é essencial.

▶ Classificação

Tumores glandulares do CAE são raros e incluem quatro tipos: (1) carcinomas adenoides císticos, (2) adenomas ceruminosos, (3) adenocarcinomas ceruminosos e (4) adenomas pleomórficos.

A. Carcinomas adenoides císticos

São tumores capsulares encontrados mais frequentemente em tecido de glândulas salivares. Têm uma predileção por infiltração gordurosa, perineural e perivascular. Pacientes com invasão perineural frequentemente se apresentam com otalgia. Histologicamente, esses tumores podem mostrar padrões de disposição celular cribiforme, tubular ou sólido. Metástases linfonodais são raras, mas metástases tardias a distância, em particular ao pulmão, não são características incomuns.

B. Adenoma ceruminoso

O adenoma ceruminoso consiste em massas benignas indolores que podem crescer sem ser detectadas por um longo período. Os pacientes podem se apresentar com uma perda auditiva condutiva ou otite externa. Caracterizam-se histologicamente por uma camada dupla de células cuboides ou colunares, e o epitélio pode mostrar "focinhos" apicais de secreção apócrina.

C. Adenocarcinoma ceruminoso

Esses tumores compartilham características histológicas com adenomas ceruminosos, mas têm taxas mais altas de mitoses e atipia celular. Pode haver invasão para estruturas adjacentes, e metástases linfonodais são raras.

D. Adenoma pleomórfico

Esses tumores variam histologicamente, mas são caracterizados por elementos epiteliais e mesenquimais. Esses tumores benignos não apresentam características invasivas.

► Achados clínicos

Os pacientes com tumores glandulares do CAE podem se apresentar com otorreia, pressão aural, otalgia e perda auditiva condutiva. A perda auditiva neurossensorial significa extensão do tumor para a orelha interna. A TC é útil para determinar o volume de erosão óssea e o tamanho do tumor. Amostras generosas de tecido são importantes para o diagnóstico histológico.

► Tratamento

Os tumores glandulares benignos são tratados por excisão local ampla. Tumores malignos são tratados com uma variante da ressecção do osso temporal, devendo-se também considerar radiação adjuvante. Em caso de carcinoma adenoide cístico, deve-se considerar parotidectomia, pois essa foi associada a um aumento da sobrevida.

> Devaney KO, Boschman CR, Willard SC, Ferlito A, Rinaldo A. Tumours of the external ear and temporal bone. *Lancet Oncol.* 2005;6(6):411. [PMID: 15925819] (Overview of the diagnosis and management of malignancies that affect the external and middle ear.)

OSTEOMAS E EXOSTOSES DO CANAL AUDITIVO EXTERNO

FUNDAMENTOS DO DIAGNÓSTICO

► Comumente assintomáticos; podem se apresentar com impactação de cerume, otite externa ou perda auditiva condutiva.
► Osteoma – lesão óssea pedunculada no CAE.
► Exostoses – lesões múltiplas no CAE.

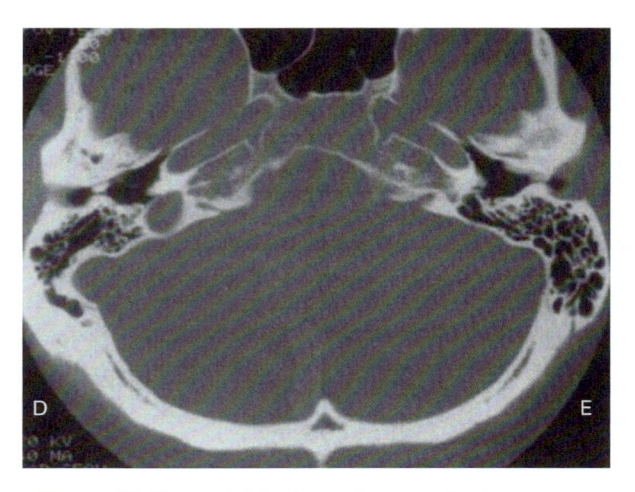

▲ **Figura 47-12** TC axial de alta resolução revelando exostoses anteriores e posteriores no canal auditivo externo direito.

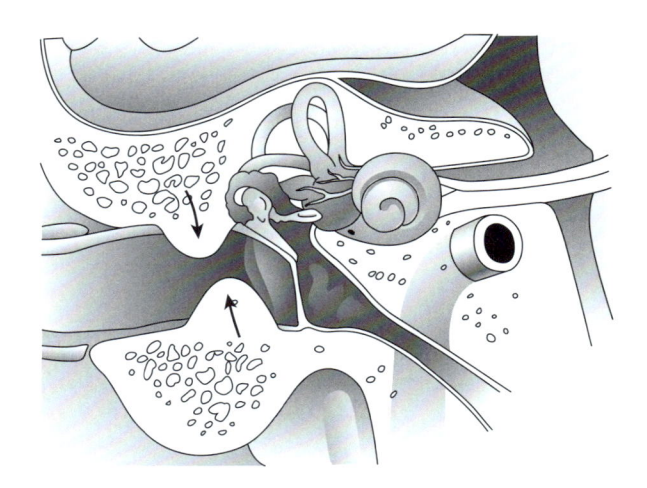

▲ **Figura 47-13** Visão coronal de exostoses superior e inferior do canal auditivo externo. (Reproduzida com permissão, de Jackler RK.)

► Considerações gerais

Os osteomas são neoplasias ósseas benignas. Exostoses são lesões ósseas firmes, de base ampla, compostas de osso trabecular (Figura 47-12). As exostoses são formadas por formação óssea reativa e foram associadas à exposição à água fria. Tanto osteomas quanto exostoses surgem da porção óssea do CAE (Figura 47-13).

► Achados clínicos

Os osteomas são em geral pedunculados e frequentemente possuem um centro vascular (Figura 47-14). Exostoses comumente se apresentam como lesões múltiplas. Embora a maioria dos osteomas e exostoses seja assintomática, a oclusão do CAE por uma lesão aumentada pode levar à impactação de cerume, à otite externa e a uma perda auditiva condutiva no audiograma.

► Tratamento

A maioria das exostoses e osteomas não requer nenhuma intervenção. Se houver necessidade de cirurgia, pode-se usar uma abordagem transcanal ou retroauricular, dependendo do tamanho das lesões. A preservação de retalhos cutâneos acelera a cura.

Demonstrou-se que o uso prolongado de tampões de orelha protege contra exostoses em pacientes com exposição frequente à água fria.

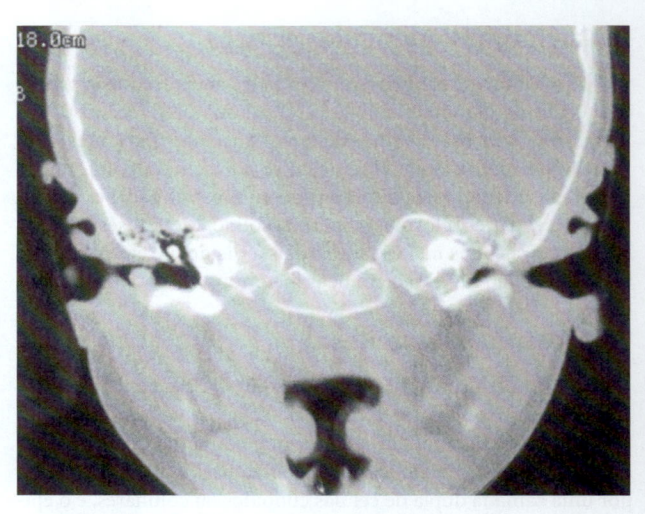

▲ **Figura 47-14** TC coronal de alta resolução demonstrando um osteoma inferior no canal auditivo externo direito.

Agradecimentos a Eli Grunstein, MD, e Felipe Santos, MD, por suas contribuições para este capítulo nas edições anteriores deste livro.

Distúrbios congênitos da orelha média

48

Kevin D. Brown, MD, PhD
Samuel H. Selesnick, MD, FACS

EMBRIOLOGIA E DESENVOLVIMENTO

ESTÁGIOS INICIAIS DO DESENVOLVIMENTO

A partir da quarta semana, o sulco tubotimpânico desenvolve-se como uma extensão do epitélio endodérmico da primeira bolsa faríngea (branquial) e eventualmente forma o canal da orelha média e a tuba auditiva. Na oitava semana, o recesso tubotimpânico já se alongou e se contraiu para formar a cavidade timpânica primordial e a tuba auditiva. Simultaneamente, a extremidade em expansão do sulco tubotimpânico aproxima-se do aspecto medial da primeira fenda faríngea ectodérmica, o canal auditivo externo primordial. Embora intimamente relacionados, os dois revestimentos permanecem separados por uma camada de mesênquima conhecida como membrana faríngea. Essa relação trilaminar desenvolve-se na membrana timpânica adulta, que compreende as camadas cutânea externa, fibrosa média e mucosa interna. À medida que a cavidade da orelha média se expande, cria-se o seio timpânico, pela pneumatização do osso temporal já ossificado. Aos nove meses, a pneumatização do tímpano e epitímpano está praticamente completa. Ao mesmo tempo, há a formação do antro da mastoide, pelo crescimento da cavidade timpânica para a porção mastóidea do osso temporal. A inserção do esternocleidomastóideo no osso temporal promove a formação do processo mastoide. Embora o desenvolvimento das células aéreas da mastoide comece na vida fetal, a maturação completa só ocorre aos dois anos.

Cedo no desenvolvimento, a cavidade da orelha média está preenchida por um mesênquima frouxo que abarca o espaço entre a membrana timpânica primordial e a janela oval. Entretanto, nos dois últimos meses de gravidez, esse mesênquima é sistematicamente reabsorvido, deixando os ossículos quase maduros suspensos na cavidade da orelha média. Com início em algum momento entre a 1ª a 4ª e a 7ª semanas, uma condensação do ectoderma da crista neural inserido no interior do mesênquima começa a formar os ossículos. A cartilagem de Meckel, derivada do primeiro arco faríngeo (branquial), origina a cabeça do martelo e o corpo da bigorna (porções dos ossículos acima da membrana timpânica). O restante da cartilagem de Meckel desenvolve-se em mandíbula e ligamento esfenomandibular (ligamento de Meckel). O primeiro arco faríngeo também está associado à divisão mandibular do nervo trigêmeo, músculos da mastigação, músculo tensor do tímpano e músculo tensor do véu palatino. O segundo arco faríngeo dá origem à cartilagem de Reichert, que eventualmente forma o manúbrio do martelo, o processo longo da bigorna, a superestrutura do estribo e a porção timpânica da platina do estribo (porções ossiculares abaixo do limite superior da membrana timpânica). A porção vestibular da platina do estribo deriva da cápsula ótica. O nervo facial, os músculos da expressão facial, o músculo estapédico, a porção superior do osso hioide e o ligamento estilo-hióideo também derivam do mesoderma do segundo arco faríngeo. É importante notar que, embora os arcos faríngeos sejam mesenquimais, os ossículos derivam do neuroectoderma que está encravado no interior do mesênquima. Isso explica parcialmente a associação entre malformações ossiculares e distúrbios do neuroectoderma.

ESTRIBO

O estribo requer o maior período de desenvolvimento e, portanto, apresenta malformações com maior frequência. O primeiro estágio de desenvolvimento começa com quatro semanas, e a ossificação só ocorre com 26 semanas. O desenvolvimento da platina do estribo é induzido por uma depressão na cápsula ótica, a *lamina stapedialis*, o que ocorre entre a sexta e nona semanas. Ao final, a lâmina estapédica torna-se o ligamento anular e a porção vestibular da platina do estribo. A falha dessa associação precisa entre a platina do estribo e a lâmina estapédica pode resultar em uma janela oval malformada ou atrética.

O estribo primordial caracteriza-se como um anel condral. Reabsorção, erosão periostal e ossificação dão forma a esse precursor cartilaginoso no estribo ossificado adulto. Como resultado desse processo de desenvolvimento, o estribo adulto é frágil; uma "placa" de osso endosteal cobrindo a camada cartilaginosa original forma a cabeça e a base, e um osso periosteal fino forma os pilares. Isso contrasta com o martelo e a bigorna, relativamente densos, que se formam pela deposição repetida de osso endosteal sobre um molde cartilaginoso. Além disso, em contraste com o estribo, o martelo e a bigorna não sofrem alterações morfológicas, o que minimiza a complexidade do processo de formação e o potencial para erros.

MARTELO E BIGORNA

O processo de desenvolvimento do martelo e da bigorna é rápido. Os elementos condrais atingem o tamanho adulto na 15ª semana e são estruturas esqueléticas totalmente ossificadas na 25ª semana. Antes do desenvolvimento completo dos ligamentos ossiculares, projeções do revestimento endodérmico da cavidade da orelha média ajudam a dar suporte à posição dos ossículos. Invaginações do revestimento endodérmico entre os ossículos também servem para separar os ossículos em desenvolvimento entre si e das paredes da cavidade timpânica. Qualquer falha resulta em fusão ossicular. As articulações entre os ossículos desenvolvem-se precocemente, com a formação da articulação incudomaleolar com sete semanas. O tamanho e as relações adultos estão totalmente estabelecidos aos 9 meses. A mobilidade ossicular total, entretanto, só ocorre aos 2 meses de vida extrauterina, quando o mesênquima da cavidade da orelha média é totalmente reabsorvido.

ARTÉRIA ESTAPÉDICA

A vasculatura intracraniana em desenvolvimento origina-se de seis arcos aórticos pareados e artérias associadas. Durante a quarta semana de desenvolvimento, a artéria estapédica surge da artéria hióidea (segundo arco aórtico) próximo à origem da artéria carótida interna (ACI) proximal (terceiro arco aórtico). Entra no quadrante anteroinferior da orelha média e corre sobre o promontório e por meio do estribo primordial, a fim de formar o forame obturador. A seguir, continua anteriormente para perfurar o canal facial horizontal e entrar na cavidade craniana. A artéria subsequentemente se divide em uma divisão superior (supraorbital) e uma divisão inferior (maxilomandibular). A divisão supraorbital fornece a vasculatura da órbita e áreas supraorbitais precocemente durante o desenvolvimento fetal. Entretanto, à medida que a artéria oftálmica amadurece para assumir essas distribuições, a divisão supraorbital involui muito e persiste como artéria meníngea média. A divisão maxilomandibular sai da cavidade craniana por meio do forame espinhoso e contribui para a vasculatura fetal da face inferior, bem como das áreas alveolar inferior e infraorbital. Por volta do terceiro mês, essa divisão é grandemente substituída por ramos da artéria carótida externa. O tronco proximal da artéria estapédica normalmente se atrofia, e a porção distal, a artéria meníngea média, persiste e é suprida pela artéria carótida externa.

ANOMALIAS VASCULARES

ANOMALIAS DA VEIA JUGULAR

FUNDAMENTOS DO DIAGNÓSTICO

▶ A deiscência do bulbo jugular pode levar a uma posição aberrante no interior da orelha média.
▶ Pode ser assintomática ou levar a zumbido ou a perda auditiva condutiva.
▶ Visível à TC e à RM/ARM (Angiorressonância magnética).
▶ Evitá-las é o manejo mais prudente.

Entre a terceira e quarta semanas de desenvolvimento, veias cardinais pareadas aparecem pela primeira vez no pescoço primordial. A porção cranial da veia cardinal anterior finalmente originará a veia jugular interna, ao passo que a porção em direção à cabeça forma o bulbo jugular. O seio sigmoide e o seio petroso inferior convergem no seio jugular, que drena para a veia jugular no pescoço. Normalmente envolvido por uma camada de osso dentro da fossa jugular, o bulbo está sujeito à deiscência congênita e a uma posição aberrante na orelha média. Um bulbo "alto" pode ser definido como um bulbo que está acima do aspecto inferior do anel ósseo ou do giro basal da cóclea. Está presente em 5% das amostras de osso temporal e pode estar relacionado à má pneumatização das células aéreas da mastoide e da orelha média. A cobertura óssea do bulbo pode estar ausente ou ser fina, resultando em deiscência e protrusão para o interior da orelha média. Descreveram-se zumbido, sintomas vestibulares e perda auditiva condutiva devido à compressão ossicular da membrana timpânica ou da janela redonda. Entretanto, bulbos jugulares deiscentes muito frequentemente são descobertas incidentais em exames otoscópicos. Em geral, vê-se uma massa azulada no quadrante posteroinferior da membrana timpânica.

A TC com contraste, a RM e a ARM ajudam a delinear uma massa vascular na orelha média, ao passo que uma TC de alta definição no osso temporal revelará um defeito ósseo no soalho do hipotímpano. Em casos difíceis, a venografia pode diferenciar essa lesão de outras massas vasculares. A falta de uma cobertura óssea sobre o bulbo jugular predispõe-no a uma laceração involuntária durante a miringotomia. Portanto, evitá-las durante a cirurgia de orelha média representa o manejo mais judicioso dessas lesões.

ANOMALIAS DA ARTÉRIA CARÓTIDA INTERNA

FUNDAMENTOS DO DIAGNÓSTICO

- Descreveram-se agenesia, aneurisma e aberrações da artéria carótida intratemporal.
- Os sintomas incluem perda auditiva, zumbido pulsátil, pressão aural, otalgia e vertigem.
- Massa vermelha pulsátil vista na orelha média.
- Exames de imagem diferenciam-nas de outras lesões vasculares.

► Considerações gerais

As anomalias da ACI intratemporal são extremamente raras. Geralmente, há preponderância feminina, e essas anomalias apresentam-se pela primeira vez na terceira década de vida, com perda auditiva condutiva, otorreia sanguinolenta, cefaleia, zumbido pulsátil ou paralisias do nervo facial. A perda auditiva condutiva é devida à pressão do aneurisma sobre os ossículos ou sobre a membrana timpânica. O exame otoscópico pode revelar uma massa vermelha e pulsátil na orelha média ou sangue no canal auditivo externo. Entretanto, presume-se que a maioria dos aneurismas intratemporais da ACI seja assintomática e não reconhecida.

► Patogênese

A ACI normalmente entra no canal carotídeo na porção petrosa do osso temporal medial ao processo estiloide. O segmento vertical inicial é anterior à cóclea, separado da veia jugular interna pela crista carotídea e da cavidade timpânica por uma fina parede óssea com 0,5 mm de espessura. Quando deslocada lateralmente, essa porção da ACI é encontrada no hipotímpano, com possível extensão sobre a janela oval. Também pode ocorrer deslocamento da membrana timpânica e dos ossículos, bem como erosão do promontório coclear. Embora estudos do osso temporal tenham revelado uma incidência de menos de 1% de artéria carótida aberrante, as incidências relatadas de macro e micro deiscências do canal carotídeo são 7 e 15%, respectivamente.

Foram propostas múltiplas etiologias para uma ACI aberrante, incluindo (1) agenesia do canal carotídeo ósseo; (2) tração lateral da ACI por vasos embrionários persistentes (p. ex., artéria estapédica); e (3) agenesia da ACI vertical com comunicações vasculares compensatórias de ramos do sistema da artéria carótida externa (ACE) em desenvolvimento. A última teoria também explica a associação de ACI aberrante com outras anomalias vasculares, como persistência da artéria estapédica (PAE).

► Achados clínicos

A. Sinais e sintomas

Os sinais e sintomas de apresentação de uma ACI aberrante incluem zumbido pulsátil, otalgia, pressão aural, vertigem, perda auditiva (61% condutivas, 6% neurossensoriais e 33% normais) e uma massa vermelha pulsátil no quadrante anteroinferior da orelha média. Talvez haja uma predominância do lado direito nessa anomalia, e foi descrito envolvimento bilateral.

Embora tenham sido relatadas hipoplasia, agenesia, aneurisma e aberrância da ACI, a baixa incidência dessas lesões exige um alto grau de suspeita clínica, para que se possam afastar complicações desastrosas. A agenesia e a hipoplasia são mais frequentemente achados incidentais em exames de imagem, podendo ser unilaterais ou bilaterais. Essas lesões podem permanecer clinicamente silenciosas, uma vez que podem ser bem compensadas pelos sistemas vertebrobasilar, carótida externa, ou carótida interna contralateral. Alternativamente, podem-se apresentar com sintomas neurológicos secundários à insuficiência cerebral ou à formação de aneurisma, este ocorrendo em 24 a 34% dos casos.

B. Exames de imagem

As imagens radiográficas são essenciais e devem incluir TCs de alta resolução do osso temporal (Figura 48-1), ARM e angiografia. A TC e a ARM são não invasivas e podem delinear a vasculatura e a anatomia óssea. Uma TC do osso temporal em pacientes com agenesia carotídea mostra a ausência completa do canal carotídeo petroso. Os achados angiográficos incluem persistência dos ramos fetais da ACE, como as artérias hióidea, caroticotimpânicas, timpânica inferior e estapédica, bem como outras anomalias vasculares intracranianas. Os achados sugestivos de ACI aberrante incluem: (1) massa vascular no hipotímpano, (2) aumento do canalículo timpânico inferior e (3) falta da parede óssea do canal sobre a ACI vertical. Essa última característica ajuda a distinguir uma aberração de um tumor glômico.

Vários clínicos advogam a angiografia como padrão-ouro no diagnóstico de lesões vasculares da orelha média. O achado angiográfico clássico de uma ACI aberrante é a identificação lateral a uma linha vertical traçada por meio do bordo lateral do vestíbulo. A angiografia também permite o teste de oclusão, a fim de definir a adequação da circulação carotídea contralateral, caso se considerar a ligação.

► Diagnóstico diferencial

A raridade de anomalias da ACI dita a consideração de um extenso diagnóstico diferencial para massas vasculares da orelha média. Essa lista também inclui glômus timpânico, glômus jugular, tumores vasculares do osso temporal, deiscência do bulbo jugular, malformações arteriovenosas e fístulas arteriais.

▶ Tratamento

O tratamento de aneurismas e ACIs aberrantes deve ser determinado caso a caso. A maioria dos autores concorda que, se o único sintoma do paciente for zumbido pulsátil ou se o paciente é assintomático, as lesões podem ter um acompanhamento expectante. As indicações para terapia definitiva incluem sintomas debilitantes ou progressivos, prevenção da formação de aneurisma, fenômenos embólicos devidos a um aneurisma e destruição de estruturas da orelha média. Os aneurismas podem ser embolizados durante a angiografia. Foi descrita a cobertura de um vaso aberrante com fáscia, enxerto ósseo ou uma folha de Silastic (i.e., silicone polimerizado), mas isso apresenta um risco significativo de isquemia distal por compressão. Uma lesão involuntária a uma ACI aberrante ou com aneurisma durante miringotomia ou cirurgia da orelha média pode causar hemorragia grave. Nessas situações, a orelha média deve ser bem tamponada. Se isso falhar, pode ser necessária a ligadura cirúrgica da artéria carótida comum ou interna, a fim de prevenir a exsanguinação.

> Botma M, Kell RA, Bhattacharya J, Crowther JA. Aberrant internal carotid artery in the middle ear space. *J Laryngol Otol* 2000;114:784 [PMID: 11127152]. (Highlights radiographic findings and clinical presentation of aberrant internal carotid artery.)
>
> Windfuhr JP. Aberrant internal carotid artery in the middle ear. *Ann Otol Rhinol Laryngol Suppl* 2004;192:1 [PMID: 15053213]. (Case series and literature review evaluating the incidence, signs, and management of patients with an aberrant internal carotid artery.)

ARTÉRIA ESTAPÉDICA PERSISTENTE

FUNDAMENTOS DO DIAGNÓSTICO

▶ Geralmente assintomática, mas pode causar zumbido pulsátil e perda auditiva.
▶ Pode estar associada a outras anomalias e complicar a cirurgia da orelha média.
▶ Retração ou evitação pode ser o manejo mais prudente.

Uma artéria estapédica persistente (AEP) é uma anomalia vascular rara da orelha média. A prevalência relatada de 0,48% em estudos cadavéricos de ossos temporais é significativamente menor que os 0,02 a 0,05% encontrados em séries cirúrgicas.

Normalmente atrofiada aos 3 meses de desenvolvimento fetal, a artéria estapédica pode persistir como um ramo de 1,5 a 2,0 mm da ACI petrosa. Como resultado dessa anomalia, a artéria meníngea média surge da artéria estapédica, e o forame espinhoso está ausente. Embora tenham sido descritos zumbido pulsátil, perda auditiva condutiva e perda auditiva neurossensorial, a maioria dos casos é clinicamente assintomática e encontrada incidentalmente durante uma cirurgia da orelha média. Séries de casos também notaram anomalias congênitas múltiplas associadas à AEP, incluindo ACI aberrante, doença de Paget, anencefalia, anomalias do estribo, anomalias do nervo facial, deformidades por talidomida e trissomias 13 e 15.

Embora a fisiopatologia dessas associações seja mal compreendida, uma consciência de sua possível existência no momento da cirurgia permanece o aspecto mais importante do tratamento da AEP. A transecção involuntária durante a exploração da orelha média pode resultar em hemorragia profusa, o que foi descrito como um fator complicador para as cirurgias de colesteatoma, de estribo e implantações cocleares. Alguns clínicos descreveram a ligadura cirúrgica no momento da exploração, mas isso coloca um risco teórico de acidente vascular encefálico (AVE) isquêmico. Em geral, defende-se evitar ou retrair uma AEP.

> Silbergleit R, Quint DJ, Mehta BA et al. The persistent stapedial artery. *Am J Neuroradiol* 2000;21:572 [PMID: 10730654]. (Case series and review of persistent stapedial artery, with a detailed discussion of embryology and developmental anatomy.)

▼ COLESTEATOMA

COLESTEATOMA CONGÊNITO

FUNDAMENTOS DO DIAGNÓSTICO

▶ Comumente presente como uma pequena pérola no quadrante anterossuperior do mesotímpano.
▶ Pode resultar da persistência de resíduos epidermoides fetais.
▶ Frequentemente assintomático e não associado a uma história de otite média, perfuração da membrana timpânica, ou disfunção da tuba auditiva (massa branca por trás do tímpano normal).
▶ Indicada a remoção cirúrgica oportuna, a fim de evitar complicações.

▶ Considerações gerais

Historicamente, definiu-se colesteatoma congênito como um colesteatoma da orelha média na presença de uma membrana timpânica intacta, sem história de perfuração, otite média, otorreia ou cirurgia otológica. Entretanto, outros médicos posteriormente argumentaram que esses achados não deveriam representar critérios de exclusão para o colesteatoma congênito, dada a alta incidência de infecções ou derrames da orelha média na população em geral.

Algumas características ajudam a distinguir o colesteatoma adquirido do congênito. Os pacientes com lesões adquiridas apresentam-se em um contexto de episódios frequentes de otite média, patologia estrutural da membrana timpânica, disfunção da tuba auditiva e patologia das cavidades mastoides. A massa em desenvolvimento frequentemente é sintomática, causando otorreia, otalgia e perda auditiva, e durante exame verifica-se que se

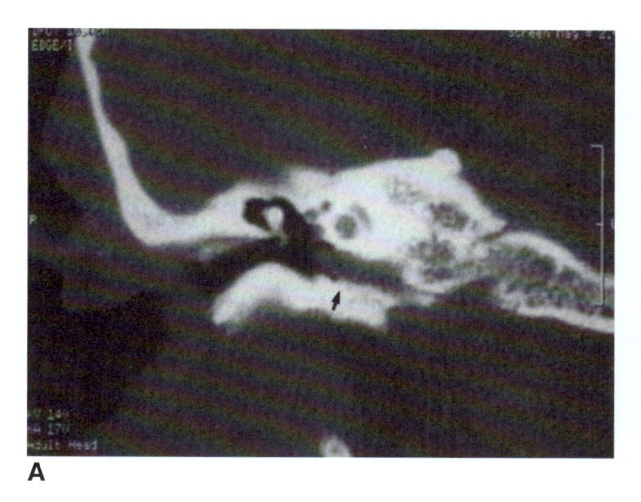

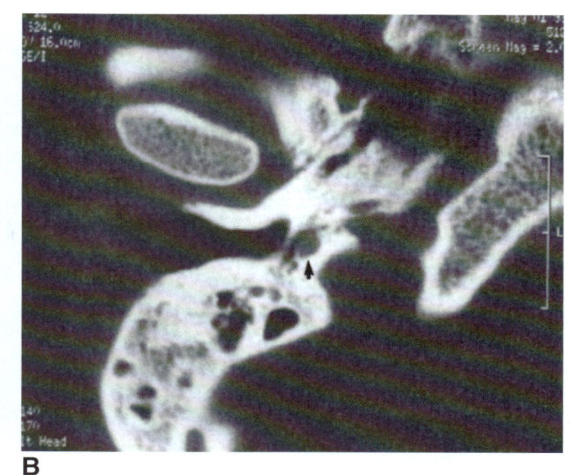

Figura 48-1 (**A**) Posição aberrante da artéria carótida interna. (**B**) TC coronal demonstra extensão da artéria carótida interna no hipotímpano (seta).

expande em continuidade direta com uma perfuração ou bolsa de retração da membrana timpânica.

Em contraste, colesteatomas congênitos não estão associados a uma história de otite média recorrente e se desenvolvem em um contexto de uma membrana timpânica normal, uma tuba auditiva funcional e uma cavidade mastoide bem aerada. Mais ainda, com frequência, são clinicamente silenciosas e descobertas durante exame de rotina.

▶ Patogênese

Múltiplas teorias foram propostas para descrever a fisiopatologia do colesteatoma congênito. Descreveu-se a presença da formação epidermoide no epitímpano anterior do osso temporal fetal em desenvolvimento entre a 10ª e a 33ª semanas de gestação. Isso implica que o colesteatoma congênito do quadrante anterossuperior pode resultar de uma falha da involução normal desse tecido epidermoide. Essa teoria, entretanto, não explica lesões posteriores. As etiologias propostas para o colesteatoma congênito posterior incluem a migração posterior do tecido epidermoide anterior, a presença de material celular amniótico na orelha média, ou crescimento para dentro do epitélio do canal externo, por meio de um defeito no ânulo do tímpano. Até agora, nenhuma teoria única foi capaz de explicar adequadamente o espectro clínico do colesteatoma congênito.

▶ Achados clínicos

A. Sinais e sintomas

As lesões ocorrendo "classicamente" no quadrante anterossuperior do mesotímpano são responsáveis por algo entre 27 e 67% de todos os casos. Geralmente, apresentam-se como pequenas pérolas adjacentes ao processo longo do martelo, com mínimo envolvimento ossicular ou perda auditiva. As lesões no mesotímpano posterossuperior, consideradas uma variante menor em séries mais antigas, desenvolvem-se próximo à articulação incudoestapédica; recentemente foram relatadas como correspondendo a 33 a 78% de todos os colesteatomas congênitos. Tendem a ser maiores, com envolvimento ossicular e perda auditiva mais frequente. Foram descritos colesteatomas congênitos bilaterais (3% dos casos), assim como extensão ao epitímpano, seio timpânico e recesso facial.

Com frequência, o colesteatoma congênito em qualquer local é clinicamente silencioso por anos, mas pode eventualmente se apresentar com uma combinação de zumbido, vertigem, perda auditiva condutiva de 30 a 40 dB ou perda auditiva neurossensorial. Embora classicamente descrito como ocorrendo em uma orelha sem patologia estrutural, um colesteatoma congênito apresentando-se em um estágio avançado pode perfurar a membrana timpânica ou obstruir a tuba auditiva e predispor à otite média, dificultando a distinção entre lesões congênitas e adquiridas. Nenhum único complexo de sintomas é diagnóstico de colesteatoma congênito, embora a presença de uma lesão branca redonda discreta vista no quadrante anterossuperior de uma membrana timpânica normal em outros aspectos seja sugestiva. Há uma predominância masculina, com uma razão M:F de aproximadamente 2 a 3:1. A idade média na apresentação é de 2 a 4 anos para lesões anteriores e 12 anos para lesões posteriores.

B. Testes especiais

O diagnóstico de colesteatoma congênito é clínico e baseia-se inicialmente na história e no exame otoscópico. Faz-se a audiometria para avaliar e documentar a audição pré-operatória, e a TC do osso temporal ajuda a determinar a extensão da doença (Figura 48-2). Um achado comum nesses estudos é uma cavidade mastoide bem aerada, distinta de pacientes com colesteatoma adquirido.

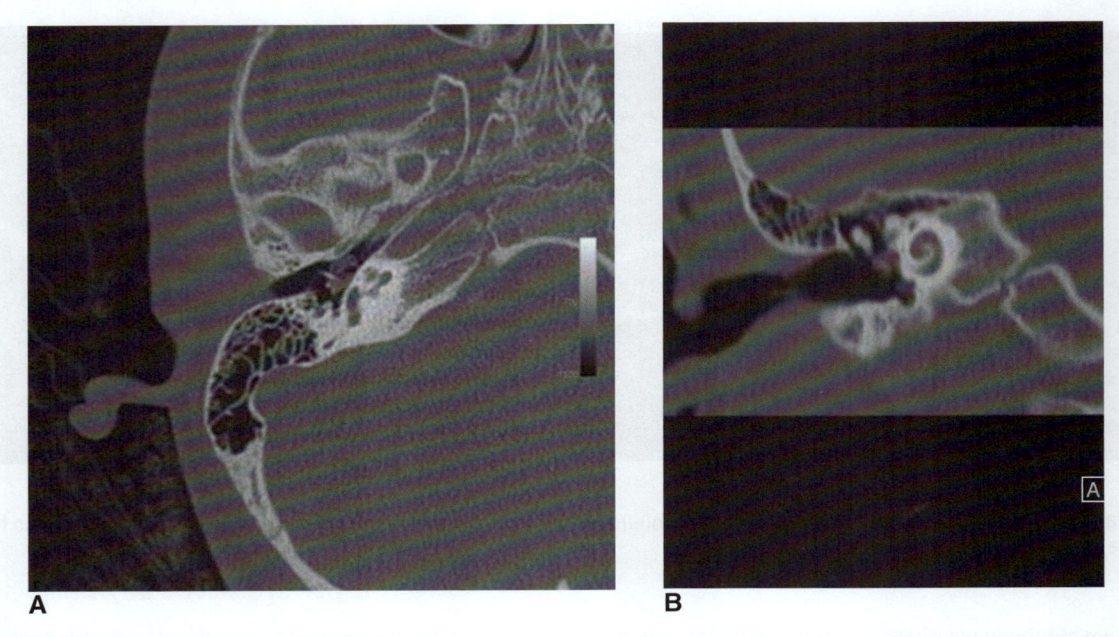

▲ **Figura 48-2** (**A**) TC axial de paciente com colesteatoma congênito. Observe a posição anterior com referência ao martelo. (**B**) TC coronal da mesma lesão. Observe o *scutum* intacto, em posição relativamente anterior.

▶ Tratamento

O manejo do colesteatoma congênito é a remoção cirúrgica oportuna. A intervenção não operatória ou observação podem resultar em crescimento progressivo da lesão, com erosão progressiva dos ossículos. Embora múltiplas abordagens cirúrgicas tenham sido defendidas, o objetivo de extirpação completa permanece universal. A maioria das lesões localizadas no mesotímpano anterior podem ser removidas com sucesso por meio de um acesso retroauricular clássico. Lesões posteriores ou extensas podem requerer uma aticotomia ou mastoidectomia, a fim de potencializar a exposição. Em contraste com o colesteatoma adquirido, lesões congênitas levam a reações inflamatórias ou a adesões mínimas entre a matriz e a mucosa da orelha média. Pode-se facilmente desenvolver um plano nítido entre o colesteatoma e a mucosa circundante da orelha média ou ossículos, especialmente na ausência de cirurgia anterior. Casos em que não se pode desenvolver um plano nítido entre a membrana timpânica e o colesteatoma podem necessitar a remoção da membrana timpânica e a realização de uma timpanoplastia.

As células aéreas da mastoide em pacientes com colesteatoma congênito tendem a ser bem pneumatizadas, e a ressecção óssea até os limites da lesão em casos que envolvem a cavidade mastoide frequentemente pode não envolver uma mastoisectomia completa. Portanto, a maioria dos clínicos recomenda procedimentos de parede do canal intacta em pacientes com colesteatomas congênitos, em um esforço de impedir a criação de uma grande cavidade aberta, com os cuidados associados para o resto da vida. O colesteatoma congênito pode estar associado à erosão ossicular (mais comumente à bigorna). A reconstrução ossicular pode ser feita em estágios, com um procedimento de revisão (*second look*) e reconstrução ossicular seis meses depois.

▶ Prognóstico

Aproximadamente, 30 a 55% dos casos de colesteatomas congênitos recidivam após a remoção cirúrgica. A incidência de recidiva é notadamente mais alta em pacientes com envolvimento do quadrante posterossuperior, ático ou mastoide. O tempo médio para a recidiva varia de 8 a 14 meses em pacientes com doença limitada à orelha média, e 30 meses para pacientes com doença mais extensa. A alta taxa de recidiva em pacientes com uma história de cirurgia de colesteatoma congênito requer que esses pacientes sejam acompanhados clinicamente por um período significativo.

Nelson M, Roger G, Koltai PJ et al. Congenital cholesteatoma. *Arch Otolaryngol Head Neck Surg* 2002;128:810 [PMID: 12117341]. (Retrospective review to derive a classification system for congenital cholesteatoma and assess whether it is a reliable guide for surgical intervention, reexploration, and hearing outcome.)

Potsic WP, Korman SB, Samadi DS et al. Congenital cholesteatoma: 20 years' experience at the Children's Hospital of Philadelphia. *Otolaryngol Head Neck Surg* 2002;126:409 [PMID: 11997782].

Yeo SW, Sung-Won K, Ki-Hong C, Byung-Do S. The clinical evaluations of pathophysiology for congenital middle ear cholesteatoma. *Am J Otolaryngol* 2001;22:184 [PMID: 11351288]. (Case series with review of the literature and thorough discussion of congenital cholesteatoma.)

ANOMALIAS OSSICULARES

FUNDAMENTOS DO DIAGNÓSTICO

▶ Podem ocorrer isoladamente ou como parte de uma síndrome.
▶ Vários graus de perda auditiva condutiva estável podem estar presentes.
▶ O tratamento é individualizado, com base na lesão ossicular, na saúde geral do paciente e no grau de perda auditiva.

▶ **Considerações gerais**

As anomalias ossiculares podem ser unilaterais ou bilaterais e estar associadas a anomalias da orelha externa (atresia) ou da orelha média (nervo facial, músculo estapédico, tendão ou eminência piramidal), ou com uma síndrome multiorgânica (síndromes de Treacher-Collins ou Goldenhar) (Quadro 48-1).

▶ **Classificação**

Historicamente, malformações congênitas da orelha foram divididas em maiores e menores, sendo que as últimas eram limitadas somente à orelha média. O sistema de classificação de Teunissen baseia-se no local de envolvimento e auxilia a determinar se o caso é apropriado para cirurgia (Quadro 48-2).

A experiência cirúrgica em pacientes com anquilose do estribo (Classe I) e anquilose do estribo combinada com anomalia ossicular (Classe II) tem sido favorável, com uma taxa de 73% de hiato aéreo-ósseo pós-operatório inferior a 20 dB. Em contraste, pacientes com platinas do estribo móveis, solução de continuidade ossicular, fixação epitimpânica (Classe III) ou displasia das janelas redonda ou oval (Classe IV) são maus candidatos cirúrgicos. Finalmente, foram descritas múltiplas anomalias ossiculares com variações sutis, porém significativas (Figura 48-3 e Quadro 48-3).

▶ **Achados clínicos**

A. Sinais e sintomas

Anomalias ossiculares isoladas são raras, como fica evidente por grandes revisões retrospectivas de práticas otológicas documentando apenas dúzias de casos. Aproximadamente a 1,2% dos pacientes com perda auditiva condutiva congênita têm anomalias isoladas da orelha média. Além dessa baixa incidência, outros fatores dificultam o diagnóstico pré-operatório acurado. Com exceção da fusão martelo-bigorna, hipoplasia do martelo e aplasia da orelha média, o exame otoscópico não chama a atenção. Além disso, a avaliação audiométrica demonstra uma perda auditiva condutiva similarmente moderada a grave, que na maioria das anomalias é fixa ao longo do tempo. Esses fatores obrigam o médico a ter um alto índice de suspeita, a fim de garantir tanto um diagnóstico acurado quanto um manejo apropriado.

Realiza-se um exame geral do paciente para avaliar sua saúde global e procurar quaisquer achados sugestivos de uma síndrome. O exame otoscópico de pacientes com anomalias do martelo ou anomalias combinadas dos ossículos pode demonstrar perda dos marcos da membrana timpânica. Além disso, a orelha não envolvida deve ser avaliada para possível doença bilateral (25 a 40%).

B. Testes especiais e exames de imagem

A audiometria demonstra uma perda auditiva estável moderada a grave, determina a gravidade do hiato aéreo-ósseo, exclui doença bilateral ou neurossensorial e pode diferenciar entre solução de continuidade e fixação ossicular. Definiu-se um limiar de recepção da fala pior que 30 dB como indicação para cirurgia. Uma TC de alta resolução dos ossos temporais pode definir a anomalia ossicular, bem como a anatomia do nervo facial e estruturas da orelha interna.

▶ **Tratamento**

Múltiplos fatores são importantes para determinar a candidatura de um paciente para intervenção cirúrgica. Crianças com síndromes multissistêmicas podem ter um risco anestésico consideravelmente maior, se houver envolvimento das vias aéreas superiores, coração, pulmões ou rins. Para crianças em boa saúde geral, as indicações, o momento e o método ideal de correção cirúrgica continuam a ser uma fonte de controvérsias. O paciente deve ser avaliado para um atraso na aquisição da fala e a presença de atrasos cognitivos e de aprendizado. O retardo da cirurgia até pelo menos os cinco anos de idade está associado a uma menor incidência de otite média, melhor cooperação do paciente e testes audiométricos mais sofisticados.

A cirurgia para a doença unilateral com orelha contralateral normal pode ser realizada aos cinco anos de idade ou atrasada até que o paciente possa participar totalmente no processo de decisão. Retardar a cirurgia permanece uma fonte de controvérsia, pois constantemente são descobertos os efeitos benéficos da audição binaural sobre a fala e o desenvolvimento. Finalmente, a amplificação com aparelhos auditivos, como uma transição ou uma alternativa para a cirurgia, deve ser oferecida ao paciente e sua família.

ANOMALIAS DO MARTELO

Embora tenham sido descritas múltiplas anomalias do martelo, sua incidência é menor que anomalias da bigorna ou do estribo. A hipoplasia ou aplasia do martelo resultam de uma falha na embriogênese entre a 7ª a 25ª semanas. Dada a origem comum no arco faríngeo, a hipoplasia do martelo está frequentemente associada à hipoplasia da bigorna. Uma prótese de substituição ossicular pode ser colocada no momento da exploração da orelha média nesses casos. A fixação da cabeça do martelo representa 80% de todas as anomalias congênitas isoladas do martelo (Figura 48-4). A exploração do osso temporal nesses pacientes revela pontes ósseas entre a cabeça do martelo e o epitímpano lateral em

Quadro 48-1 Síndromes com conhecidas anomalias da orelha média

Síndrome	Características cardinais	Anomalias da orelha média
Apert	Aqueduto coclear pérvio, CAE aumentado, disostose craniofacial, braquiocefalia, espinha bífida, hipertelorismo, sindactilia, fenda palatina	Estribo fixo
Beckwith-Wiedemann	Exoftalmia, macroglossia, gigantismo, deformidades auriculares, nevo flâmeo facial, hipoplasia mesofacial, organomegalia de vísceras, anomalias geniturinárias, idade óssea avançada, hipoglicemia neonatal	Estribo fixo
Branquio-otorrenal (BRO)	Fendas branquiais, depressões ou cistos pré-auriculares, atresia de canal, orelha média anormal, aqueduto vestibular dilatado, displasia de Mondini/hipoplasia coclear, anormalidades renais, incluindo cistos ou agenesia	Ossículos hipoplásicos ou fundidos, fixação do estribo, ausência da janela oval, malformação da bigorna
CHARGE	Coloboma, anomalias cardíacas, atresia de coanas, deficiência mental, anomalias genitais, anomalias da orelha externa e interna	Aplasia ou malformação do estribo e da bigorna, aplasia das janelas oval e redonda
Crouzon	Craniossinostoses prematuras, hipoplasia mesofacial, deformidades oculares e auriculares, subdesenvolvimento da porção perióstea do labirinto, remoção da camada perióstea do osso petroso, fenda do palato duro, fenda palatina	Martelo fixo, estribo malformado ou fixo, hipoplasia da orelha média
DiGeorge	Deformidades auriculares, hipoplasia de timo, anomalias do arco aórtico, persistência do ducto arterial, agenesia de tireoide, acrania, microcefalia, micrognatia, filtro pequeno, fenda palatina ou úvula bífida	Atresia do CAE, aplasia dos ossículos, aplasia da janela oval, nervo facial hipoplásico, ausência do músculo estapédico, hipoplasia da cavidade timpânica
Goldenhar	Hipoplasia facial unilateral, dermoides, lipodermoides, lipomas dos olhos, anomalias vertebrais, malformação do pavilhão auricular, micrognatia, fenda labiopalatina, anomalias laríngeas	Atresia do CAE, malformação ou aplasia dos ossículos, hipoplasia da janela oval, corda do tímpano, nervo facial
Hurler	Nanismo, deformidades auriculares, hepatoesplenomegalia, deficiência mental, hipertelorismo, deformidades faciais, deformidades esqueléticas, dedos largos e curtos, aumento de pelos corporais, anomalias cardíacas	Aplasia da articulação incudomaleal, malformação do estribo, substituição da cápsula ótica por tecido fibroso, persistência do mesênquima sobre as janelas oval e redonda, subdesenvolvimento das células aéreas da mastoide, hipertrofia da mucosa
Klippel-Feil	Fusão de vértebras cervicais, deformidades de cintura peitoral, deformidades auriculares, deformidades da orelha interna, espinha bífida, fenda palatina	Atresia do CAE, aplasia de ossículos, malformação da articulação incudomaleal, fusão do processo curto da bigorna, aplasia do processo lenticular, fusão do processo longo da bigorna, estribo fixo, fístula da platina do estribo, percurso aberrante do nervo facial
Osteogênese imperfeita	Escleras azuladas, múltiplas fraturas ósseas, deformidades esqueléticas, dentina dentária anormal, articulações frouxas, anomalias cardiovasculares e plaquetárias, macrocefalia	Malformação da cabeça e pilares do estribo, estribo frágil, otoesclerose
Otopalatodigital	Bossas frontais e occipitais, anomalias da orelha interna, hipertelorismo, raiz nasal larga, mandíbula pequena, fenda palatina, nanismo, anormalidades esqueléticas, deficiência mental	Ossículos de morfologia fetal, estribo fixo, aplasia da janela redonda
Rubéola congênita	Anomalias da orelha interna, deficiência mental, microcefalia, anormalidades oculares, trombocitopenia, deformidades cardiovasculares, deformidades dos membros inferiores	Fixação da cabeça do martelo fixa, hipoplasia do ligamento da bigorna, malformação do estribo, fixação do estribo, persistência do mesênquima
Sífilis congênita	Malformação do osso temporal, anomalias da orelha interna, perfuração do septo nasal, ceratite intersticial, dentes de Hutchinson	Martelo fixo e hiperplásico, processo longo da bigorna esponjoso, malformação do estribo
Treacher-Collins	Fissura palpebral antimongoloide, coloboma, micrognatia, hipoplasia de ossos malares e bordo infraorbitário, palato curto, fenda labiopalatina, deformidades auriculares, clinodactilia e deformidades esternais, deficiência mental leve	Atresia ou estenose do CAE, aplasia do músculo tensor do tímpano, músculo e tendão estapédico, malformação de ossículos, percurso aberrante do nervo facial, hipoplasia do epitímpano e mesotímpano

(Continua)

Quadro 48-1 Síndromes com sabidas anomalias da orelha média *(continuação)*

Síndrome	Características cardinais	Anomalias da orelha média
Trissomia 21 (síndrome de Down)	Deformidades auriculares, hipertelorismo, prega epicântica, protrusão da língua, palato alto e ogival, anomalias da orelha interna, defeitos cardiovasculares, deficiência mental	Estenose de CAE, persistência do mesênquima, ângulo do joelho facial amplo, malformação de ossículos, bulbo jugular alto, má pneumatização da mastoide, estenose da tuba auditiva
Turner	Cromossomo XO, deformidades auriculares, baixa estatura, displasia as gônadas sexuais, pescoço curto e grosso, fissura palpebral antimongoloide, anomalias cardiovasculares, malformações renais, hipoplasia mandibular	Subdesenvolvimento das células aéreas da mastoide, malformação de ossículos
VATER	Defeitos vertebrais, atresia anal, fístula traqueoesofágica com atresia esofágica, defeitos renais, deformidades esqueléticas, defeitos cardíacos	Hipoplasia do nervo facial e corda do tímpano, malformação do estribo

75 a 80% das vezes. O termo "barra do martelo" tem sido usado quando essa ponte se conecta à parede timpânica posterior. Em geral, presume-se que a fixação do martelo resulte de falha na absorção do mesênquima, sendo corrigida por divisão a *laser* da ponte conectante ou pela ressecção da cabeça e colocação de uma prótese de ossiculoplastia estribo ao manúbrio.

ANOMALIAS DA BIGORNA

A hipoplasia ou aplasia da bigorna em geral ocorre em conjunto com a hipoplasia do martelo, mas pode ocorrer isoladamente. As técnicas de substituição ossicular usadas para pacientes com erosão adquirida da bigorna, secundária à otite média crônica, são, de forma similar, efetivas para pacientes com essas lesões congênitas. A bigorna também é passível de fixação ao epitímpano. O tratamento envolve seccionar a ponte óssea com um *laser*.

ANOMALIAS DO ESTRIBO

Anomalias congênitas isoladas do estribo representam aproximadamente 40% de todas as lesões congênitas dos ossículos. O estribo exige o maior período de desenvolvimento embriológico e, portanto, tem o maior potencial de malformação. Além disso, o estribo deriva de precursores tanto do arco branquial quanto da cápsula ótica, aumentando a complexidade do desenvolvimento desse ossículo.

Existem numerosas anomalias com morfologias variáveis. A fixação congênita da platina do estribo é a anomalia ossicular isolada mais comum, e acredita-se que resulte da ossificação de uma porção de cartilagem no anel da janela oval. A fixação da platina do estribo também ocorre frequentemente nas síndromes BOR e de Apert. A terapia cirúrgica envolve estapedotomia ou estapedectomia total. Entretanto, cirurgiões de estribo devem estar alertas sobre uma síndrome rara ligada ao X, conhecida como *gusher* (jorro) do estribo. A cirurgia nesses pacientes pode levar a um vazamento de LCS, bem como a uma perda auditiva total, e como tal deve ser evitada. Os pacientes são identificados por um canal auditivo interno (CAI), bulboso na TC, bem como por uma separação incompleta do giro basal da cóclea do fundo do canal auditivo interno.

Embora a aplasia do estribo seja rara, múltiplas formas de hipoplasia foram descritas, incluindo cruras pequenas ou ausentes e estribos pequenos, em forma de glóbulos. As opções cirúrgicas incluem estapedectomia total ou estapedotomia. Em contraste, a hiperplasia isolada do estribo é frequentemente um achado incidental, que não exige terapia. Acredita-se que essa anomalia resulte de uma falha da reabsorção e remodelamento que ocorrem durante os estágios finais do desenvolvimento do estribo; corresponde a 20% de todas as anomalias ossiculares.

Várias anomalias das cruras foram descritas, incluindo finas, ausentes, fundidas e anguladas. As cruras também podem ser substituídas por uma estrutura similar à columela. A ressecção a *laser* seguida por uma prótese de substituição do estribo é efetiva em lesões sintomáticas das cruras e no estribo em columela. A reabsorção incompleta de mesênquima pode resultar em pontes ósseas entre o canal facial e a cabeça ou o pilar do estribo, resultando em uma perda auditiva condutiva sintomática. A divisão a *laser* dessas ligações ósseas é efetiva. Igualmente efetiva é a remoção a *laser* de uma barra óssea que vai da eminência piramidal ao colo do estribo, em casos de ossificação do tendão do estapédio.

Quadro 48-2 Classificação das anomalias ossiculares de Teunissen

Classe	Anomalia
I	Anquilose congênita do estribo
II	Anquilose do estribo com anomalia ossicular
III	Anomalia ossicular com platina do estribo móvel Solução de continuidade ossicular Fixação epitimpânica
IV	Aplasia ou displasia da janela redonda ou oval Aplasia ou displasia com cruzamento do nervo facial Aplasia ou displasia com persistência da artéria estapédica

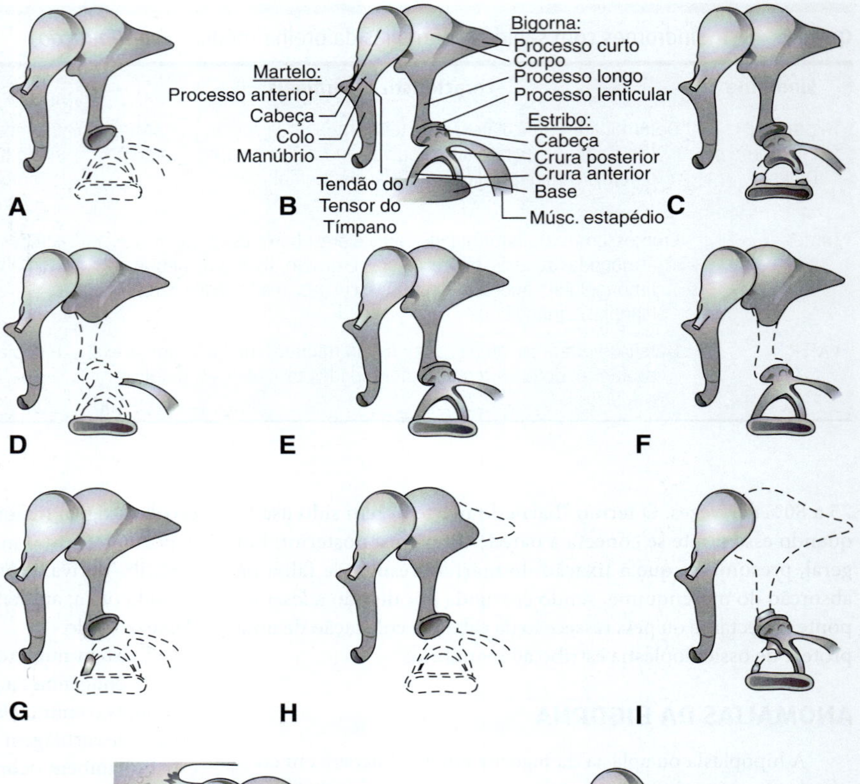

▲ **Figura 48-3** Anomalias ossiculares congênitas. (**A**) Ausência de estribo e músculo estapédio. (**B**) Fixação anterior do estribo e hipoplasia da janela oval. (**C**) Estribo com pilares anterior e posterior incompletos. (**D**) Ausência da crura longa da bigorna e arco crural do estribo. (**E**) Cordão de tecido conectivo substituindo o pilar longo da bigorna. (**F**) Ausência do pilar longo da bigorna. (**G**) Ausência do estribo e do músculo estapédio, exceto um pequeno resto do pilar anterior. (**H**) Ausência do estribo, músculo estapédio e processo curto da bigorna. (**I**) Ausência do pilar anterior do estribo e ausência da bigorna, exceto o processo lenticular. (**J**) Fixação óssea da parede lateral do ático e cabeça do martelo. (**K**) Estribo sólido e hipoplasia da bigorna, com presença apenas da crura longa. (**L**) Massa conglomerada do martelo e da bigorna. (**M**) Ausência de estribo e massa conglomerada do martelo e da bigorna, com fusão à parede lateral do ático. (Reproduzida, com permissão, de Paparella MM, Shumrick DA, Gluckman JL, Moeyerhoff WL. *Otolaryngology*, 3rd ed. Philadelphia: WB Saunders, 1991.)

DISTÚRBIOS CONGÊNITOS DA ORELHA MÉDIA — CAPÍTULO 48

Quadro 48-3 Anomalias ossiculares congênitas

Local	Anomalia
Martelo	Hipoplasia ou aplasia Fixação da cabeça Fixação do manúbrio Aplasia do manúbrio Separação do manúbrio e da cabeça Cabo em fuso
Bigorna	Hipoplasia ou aplasia Hipoplasia do processo longo Hipoplasia do processo lenticular Fixação
Estribo	Hipoplasia ou aplasia Aplasia da cabeça ou pilar Hiperplasia Estribo columelar Fixação da superestrutura Fixação da cabeça Obliteração do forame obturador Ossificação do tendão do estapédio Fixação, ausência ou duplicação da platina do estribo Otoesclerose juvenil
Combinados	Agenesia ossicular Fusão incudomalear Desarticulação, ausência ou fixação da articulação incudoestapédica Massa ossicular

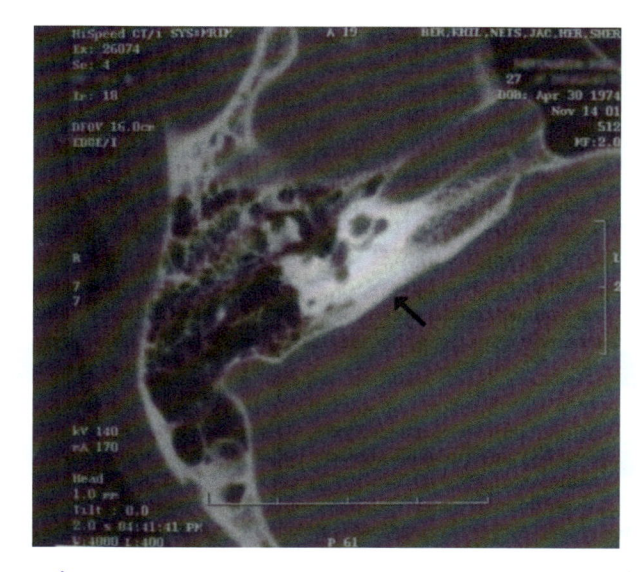

▲ **Figura 48-4** TC coronal em um paciente com atresia do canal externo e fixação lateral da cabeça do martelo (seta).

MÚLTIPLAS ANOMALIAS OSSICULARES

As anomalias ossiculares envolvendo mais de um ossículo ocorrem tão frequentemente quanto anomalias isoladas. A agenesia completa dos ossículos ocorre junto com síndromes multissistêmicas (p. ex., síndrome de DiGeorge) e não é passível de reconstrução. A fusão da cabeça do martelo e da bigorna resulta de uma falha de formação da articulação incudomaleolar com sete semanas, sendo um achado comum na atresia aural (Figura 48-5). Além disso, o cabo do martelo geralmente está fixado à placa atrética e à parede do canal posterior. Essa colocação, em combinação com atresia do canal auditivo externo, resulta em perda condutiva máxima.

Muitas estratégias de manejo foram propostas para candidatos cirúrgicos adequados. O complexo bigorna-martelo pode ser removido e substituído por uma prótese de substituição ossicular parcial (PORP). Alternativamente, pode-se usar uma combinação de *laser* e broca para ampliar o canal e liberar a massa ossicular da placa atrética e da parede do canal. Finalmente, a massa ossicular pode ser desarticulada do estribo, remodelada e usada para a reconstrução. Todos os três ossículos podem estar fundidos, seja como uma única massa ou em pontos de articulação específicos (cabo do martelo, processo longo da bigorna ou cabeça do estribo). Embora o tratamento da fusão ossicular completa esteja limitado secundariamente à fusão com a janela oval, as lesões envolvendo fusão em pontos únicos de articulação são passíveis de reconstrução com uma prótese.

Um terço de todas as anomalias do estribo está associado a anomalias do processo longo da bigorna. A articulação incudoestapédica se forma durante a oitava semana do desenvolvimento fetal, quando o precursor da bigorna migra para se articular com o futuro anel estapédico. A união fibrosa dessa articulação resulta em uma perda auditiva condutiva de aproximadamente 30 dB e pode ser transmitida de forma autossômica dominante. Opções de tratamento incluem a remoção da bigorna e a substituição por prótese, estapedectomia ou interposição cartilaginosa. Outras lesões congênitas da bigorna e do estribo incluem fusão óssea e aplasia articular. As duas lesões são passíveis de remodelagem por *laser*, seguida de enxertos de interposição.

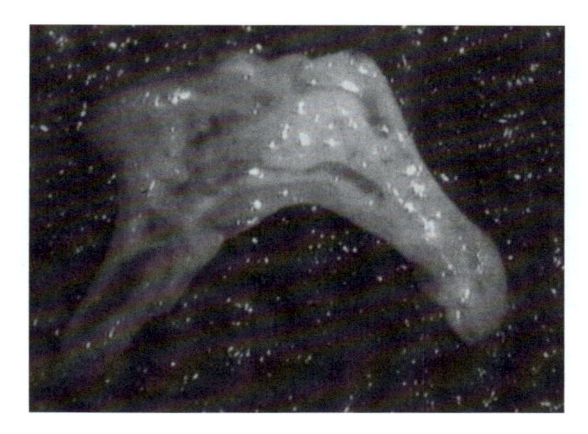

▲ **Figura 48-5** Fusão da bigorna com a cabeça do martelo.

Raveh E, Hu W, Papsin BC et al. Congenital conductive hearing loss. *J Laryngol Otol* 2002;116:92 [PMID: 11827579]. (Results of 67 patients undergoing exploratory tympanotomy for nonserous congenital conductive hearing loss suggest exploring the ear, but in a more realistic, informed way.)

Teunissen EB, Cremers CWRJ. Classification of congenital middle ear anomalies. Report on 144 ears. *Ann Otol Rhinol Laryngol* 1993;102:606 [PMID: 8352484]. (Classic description of congenital ossicular anomalies, including their classification scheme and surgical interventions.)

ANOMALIAS DAS JANELAS OVAL E REDONDA

FUNDAMENTOS DO DIAGNÓSTICO

▶ O desenvolvimento anormal da janela oval pode estar associado à não inserção do estribo, à máxima perda auditiva condutiva e à posição anormal do nervo facial.

▶ A aplasia da janela oval está comumente associada à anquilose do estribo e resulta em fracasso da estapedectomia.

ANOMALIAS DA JANELA OVAL

A hipoplasia ou aplasia da janela oval é uma anomalia rara, podendo ocorrer isoladamente ou em conjunto com outras anomalias. O fracasso da associação normal entre o nicho primordial da janela oval (a cápsula ótica) e a platina do estribo em desenvolvimento entre a 5ª e a 6ª semanas de desenvolvimento resulta em aplasia da janela oval, mais comumente associado ao deslocamento anterior do segmento timpânico do nervo facial. Outras anomalias do estribo, da janela redonda e da orelha interna podem estar presentes. Uma perda auditiva condutiva máxima (60 dB) é comumente detectada precocemente na infância, e a ausência da janela oval pode ser visualizada em uma TC de alta resolução (Figura 48-6). As imagens radiográficas também podem ser usadas para confirmar a presença de estruturas normais da orelha interna, determinar a anatomia do nervo facial e detectar qualquer anomalia ossicular associada.

O manejo da aplasia da janela oval permanece controverso. As opções incluem aparelhos auditivos, vestibulotomia com inserção de prótese, fenestração e inserção de um pistão acima do nervo facial aberrante ou fenestração do canal semicircular horizontal. O sucesso de todas essas diferentes abordagens tem sido variado. Além disso, o nervo facial e a orelha interna possuem considerável risco de lesão durante essas abordagens cirúrgicas.

ANOMALIAS DA JANELA REDONDA

A aplasia ou hipoplasia da janela redonda pode estar associada a cretinismo endêmico e disostose mandibulofacial. Casos não sindrômicos de anomalias da janela redonda são raros, com menos de 10 relatos descritos na literatura. Mais comumente, a posição e o tamanho da janela redonda podem variar sem consequências funcionais. O significado e o manejo da aplasia da janela redonda permanecem pouco claros. Durante a 11ª semana

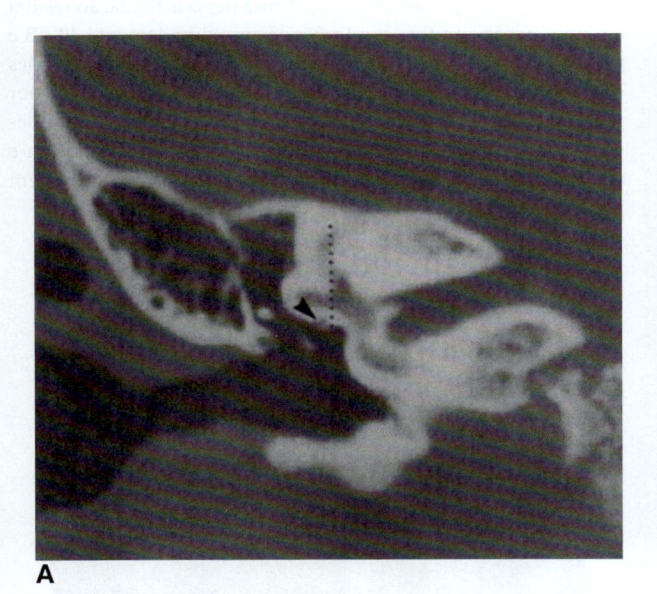

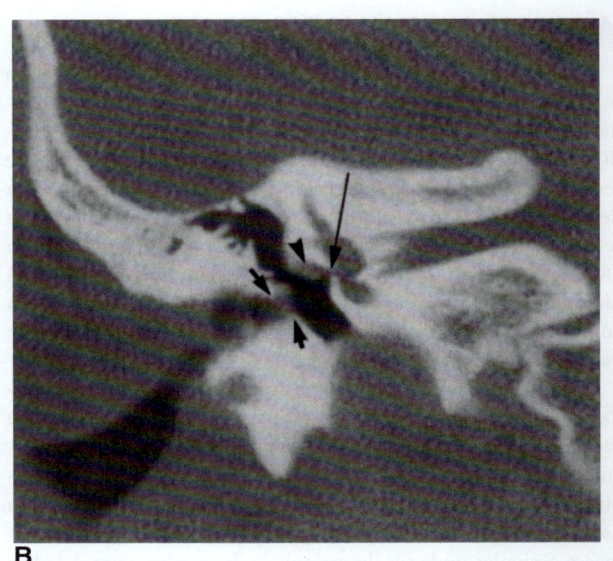

▲ **Figura 48-6** Aplasia congênita da janela oval. (**A**) TC coronal demonstrando obliteração da janela oval por uma placa óssea e um canal normal do nervo facial (seta) lateral à junção anterior dos canais semicirculares anterior e superior (linha vertical). (**B**) Ausência parcial da janela oval (seta longa) em um paciente com estenose do canal externo (setas curtas) e um nervo facial horizontal grande (ponta de seta). (Reproduzida, com permissão, de Zeifer B, Sabini P, Sonne J. Congenital absence of the oval window: radiologic diagnosis and associated anomalies. *Am J. Neuroradiol* 2000;21:322.)

de desenvolvimento fetal, forma-se uma condensação de tecido conectivo no futuro local da janela redonda, desenvolvendo-se em um anel de cartilagem que impede a ossificação do nicho da janela redonda. O não desenvolvimento desse anel resulta na obliteração óssea do nicho primordial.

A aplasia da janela redonda frequentemente está associada à anquilose do estribo e a uma perda auditiva condutiva de 40 dB. Quando a estapedectomia não consegue reverter essa perda auditiva, pode-se diagnosticar retrospectivamente a ausência da janela redonda. Embora TCs de alta resolução possam detectar aplasia da janela redonda, a maioria dos casos é diagnosticada após uma estapedectomia sem sucesso. Tentativas de fenestração cirúrgica tiveram maus resultados e têm um risco significativo de perda auditiva neurossensorial. Portanto, a amplificação representa a terapia mais prática.

Martin C, Tringali S, Bertholon P et al. Isolated congenital round window absence. *Ann Otol Rhinol Laryngol* 2002;111:799 [PMID: 12296334]. (Case report describing the diagnosis of congenital absence of the round window using a high-resolution computed tomography scan.)

Zeifer B, Sabini P, Sonne J. Congenital absence of the oval window: radiologic diagnosis and associated anomalies. *Am J Neuroradiol* 2000;21:322 [PMID: 10696017]. (Radiographic diagnosis and clinical evaluation of oval window aplasia.)

Agradecimentos a Abtin Tabaee, MD, Michelle Roach, BA, e Vicki Owczarzak, MD, por suas contribuições a este capítulo nas edições anteriores deste livro.

49 Otite média

Seema Pai, MD, MPH
Sanjay R. Parikh, MD, FACS

Introdução

A otite média (OM) é um problema global de assistência à saúde mais comumente visto na população pediátrica. Além de infecções das vias aéreas superiores, OM é o diagnóstico mais comum em cuidados primários pediátricos. A maioria das crianças terá um diagnóstico de pelo menos um episódio de otite média aguda (OMA) com o pico das taxas de incidência aos dois anos. Diversos estudos retrospectivos demonstram um amplo espaço para incidência, sugerindo que 19 a 62% das crianças terão pelo menos um episódio de OMA antes de completarem um ano, e 50 a 84% das crianças até os 3 anos de idade.

Embora considerada principalmente um problema médico pediátrico, a OM apresenta-se nas populações adolescente e adulta, ainda que em uma taxa mais baixa. Aproximadamente, 3 a 15% de todos os clientes com OM consultando otorrinolaringologistas são adultos.

Na última década, em particular, discussões sobre assistência à saúde enfocaram intensamente o custo e as consequências de patologias e intervenções médicas. Enquanto as implicações econômicas da OM são em grande parte obscuras, estimativas de um único episódio de OMA variam de 233 a 1.330 dólares. Ao considerar essas cifras, a OM (incluindo intervenções médicas e cirúrgicas) custa 3 a 18 bilhões de dólares anualmente nos EUA.

> Alsarraf R et al. Measuring the indirect and direct costs of acute otitis media. *Arch Otolaryngol Head Neck Surg.* 1999;125(1). (Description of an economic model using the Otitis Media Diary (OMD) to calculate the indirect and direct costs of a single, medically treated episode of AOM.)
>
> Casselbrant ML, Mandel EM. Epidemiology. In: *Evidence-Based Otitis Media*. BC Decker, 1999. pp. 117–136. (Book chapter summarizing the overall epidemiology and risk factors of otitis media in the United States.)
>
> Gates GA. Cost-effectiveness considerations in otitis media treatment. *Otolaryngol Head Neck Surg.* 1996;114(4):525–530. (A cost-effectiveness analysis of medial and surgical therapies used in the treatment of young children with otitis media.)

Definições

FUNDAMENTOS DO DIAGNÓSTICO

- ▶ A OM é estratificada em duas características distintas: OMA e otite média com efusão (OME).
- ▶ As bactérias causadoras de OMA mais comuns são *Streptococcus pneumoniae, Haemophilus influenzae* e *Branhamella* (moraxela) *catarrrhalis*.
- ▶ Define-se OME como a presença de um derrame na orelha média por três meses ou mais.

A classificação de um processo patológico é primordial para o melhor diagnóstico e tratamento possíveis. Historicamente, fizeram-se esforços extensivos para definir a OM e suas manifestações. Geralmente, OM refere-se a um processo inflamatório localizado na fenda da orelha média. O termo "otite média" pode ser separado em duas categorias distintas: OMA e OME.

A OMA caracteriza-se pelo início rápido de sinais e sintomas, como pirexia e otalgia, levando à inflamação da orelha média. Tradicionalmente, termos como OM supurativa ou purulenta aguda foram usados como sinônimos de OMA. Entretanto, as recomendações atuais dizem que OMA é o termo mais preciso usado para descrever a inflamação da orelha média na ausência de efusão. Define-se OMA recorrente como três ou mais episódios em um período de seis meses, ou quatro ou mais episódios em um período de 12 meses, com resolução completa dos sintomas entre os episódios.

A OME, como o nome sugere, caracteriza-se por uma inflamação do espaço da orelha média com a presença de efusão (derrame). Similarmente à OMA, múltiplos termos, como OM secretora, não supurativa e serosa, foram usados como sinônimos de OME. Como derrames localizados no espaço da orelha média podem ser assintomáticos ou estéreis e/ou conter bactérias ou mesmo purulência, é impróprio descrever todos os derrames como "secretores", "serosos" ou "transudativos".

▶ Patogênese

A fenda da orelha média é um espaço contínuo que começa no óstio da tuba auditiva na nasofaringe e se estende até as células aéreas da mastoide. A fenda compreende três componentes contíguos diferentes: a tuba auditiva, a orelha média e as células aéreas da mastoide (incluindo a petrosa). A fenda da orelha média é revestida por epitélios variáveis – desde o epitélio respiratório ciliado espesso encontrado na tuba auditiva até o epitélio cuboide não glandular fino nas células mastóideas.

A patogênese subjacente a todas as formas de OM (com exceção da OM relacionada ao colesteatoma) é a disfunção da tuba auditiva. A função principal da tuba auditiva é aerar a cavidade da orelha média, fornecendo pressão equivalente à pressão atmosférica. Adicionalmente, a tuba auditiva tem um papel da depuração mucociliar da cavidade da orelha média e, além disso, impede que conteúdos da nasofaringe entrem na orelha média. A obstrução da tuba auditiva, seja funcional (p. ex., falha da contração do músculo tensor do véu palatino durante a deglutição) ou anatômica (p. ex., hipertrofia de adenoides), resulta no desenvolvimento de OM. Também é importante notar que pacientes com OM apresentam um aumento no número de células caliciformes encontradas no epitélio respiratório que reveste a tuba auditiva. Enquanto a maioria dos episódios de OMA é precedida por infecções virais, a maioria das OMAs tem um componente bacteriano. O Quadro 49-1 apresenta uma avaliação comparativa de culturas da orelha média em crianças de diferentes países.

Apesar das diferenças ambientais, os resultados são universais – as bactérias patogênicas mais comuns encontradas na OMA são *Streptococcus pneumoniae*, *Haemophilus influenzae* e *Moraxella catarrhalis*.

A OME tem uma patogênese similar à da OMA, uma vez que a disfunção da tuba auditiva também é quase universal em crianças com OME. A OME desenvolve-se após episódios de OMA não tratada ou não resolvida. Teele e colaboradores. encontraram derrame persistente (mais de 30 dias) em 40% das crianças após seu primeiro episódio de OMA, e derrame continuado (até 3 meses) em 10%. Os fatores de risco para OMA e OME subsequente incluem tabagismo dos pais, ausência de aleitamento materno, frequência à creche, anomalias craniofaciais, hipertrofia de adenoides e rinite alérgica. Todos os fatores predisponentes parecem ter um impacto deletério sobre a função da tuba auditiva.

> Bluestone CD et al. Percentage of bacteria from middle-ear aspirates from children with acute otitis media from the United States, Finland, Denmark and Japan. *Ann Otol Rhinol Laryngol Suppl.* 1990;99:43. (A landmark, retrospective, international study examining the bacterial components of middle ear effusions in children with acute otitis media from the United States, Finland, Denmark, and Japan.)
>
> Teele DW et al. Greater Boston Otitis Media Study Group. Epidemiology of otitis media during the first seven years of life in children in greater Boston: A prospective, cohort study. *J Infect Dis.* 1989;160(1):83–94. (A prospective, cohort study examining the epidemiology of acute otitis media and the duration of middle ear effusion in 877 children in the greater Boston area.)

▶ Apresentação clínica

FUNDAMENTOS DO DIAGNÓSTICO

▶ As manifestações da OMA incluem: otalgia, pirexia, membrana timpânica espessada ou abaulada, perda auditiva e otorreia.

▶ As manifestações da OME incluem: perda auditiva persistente, membrana timpânica opaca ou imóvel e timpanograma plano.

Quadro 49-1 Porcentagem de bactérias em aspirados da orelha média de crianças dos EUA, Finlândia, Dinamarca e Japão

	EUA[a] (n = 1.431 orelhas) 1980-1985	Finlândia[b] (n = 707 orelhas) 1977-1978	Japão[c] (n = 1.277 orelhas) 1984-1986	Dinamarca (n = 147 orelhas) 1973
Streptococcus pneumoniae	29,8	33,8	45,9	19,1
Haemophilus influenzae	20,9	8,5	33,4	27,6
Branhamella catarrhalis	11,7	7,2	2,3	–
Streptococcus pyogenes	3,1	2,1	6,3	8,2
Staphylococcus aureus	1,6	5,0	5,0	17,1
Staphylococcus epidermidis	–	11,5	–	–
Outros	19,1	3,0	3,9	–
Ausência de crescimento	19,6	39,3	7,2	–

Dados de Bluestone CD *et al. Ann Otol Rhinol Laryngol Suppl* 1990;99:43.
[a] De Rohnd D, Wald ER, dados não publicados, 1980-1985.
[b] De Karma P e outros, dados não publicados, 1986.
[c] De Takahara P e outros, dados não publicados, 1986.

O diagnóstico acurado entre OMA e OME está se tornando cada vez mais importante, especialmente com o atual desafio dos organismos resistentes aos antibióticos. O diagnóstico de OMA e OME pode ser feito por visualização direta da membrana timpânica (MT) usando um otoscópio ou otoscópio pneumático. Os sintomas mais frequentemente associados à OMA incluem otalgia, febres, diminuição do apetite, infecção das vias aéreas superiores e fadiga. Em crianças com menos de dois anos, a otalgia é evidenciada por irritabilidade, insônia e irritabilidade generalizada. Como esses sintomas são vagos e podem ser atribuídos a uma série de patologias, a sintomatologia não deve ser usada isoladamente como único critério para fazer um diagnóstico de OMA ou OME.

O exame da MT pode ser um desafio e depende grandemente do clínico. A descrição de achados otoscópicos é variada e subjetiva. É útil considerar o exame físico da MT de forma sistemática – o uso de um auxílio mnemônico, "COMPLETES", foi publicado como um instrumento de ensino e clínico para garantir um exame completo e metódico (Quadro 49-2).

A otoscopia na OMA classicamente demonstra uma MT espessada, hiperêmica e imóvel. Como frequentemente o diagnóstico pode ser feito apenas com a história e exame físico, não estão indicados outros estudos para a OMA. Em contraste, a OME é frequentemente assintomática. A queixa mais comum associada à OME é a diminuição da audição. A otoscopia demonstra classicamente uma MT imóvel, acinzentada ou amarelada e sem brilho. Se a MT estiver transparente, podem-se ver bolhas ou níveis hidroaéreos. A timpanometria e a audiometria são instrumentos diagnósticos complementares usados para avaliar pacientes com OME.

A timpanometria é uma forma objetiva e quantitativa de avaliar a mobilidade da MT e a função da orelha média. É definida como "a medida da imitância acústica da orelha em função da pressão aérea do canal auditivo". O procedimento envolve a colocação de uma sonda no canal auditivo externo e a medição da quantidade de energia sonora que retorna. Os pacientes com OME demonstram traçados planos na timpanometria, indicando líquido na cavidade da orelha média. O Quadro 49-3 apresenta exemplos de diferentes traçados timpanométricos.

Como mencionado, a OME frequentemente se apresenta com graus variáveis de perda auditiva. Portanto, a audiometria seriada é útil para estabelecer um diagnóstico de OME. Os testes audiológicos podem incluir limiares de tons puros, limiares de recepção de fala, testes de consciência de fala, observação comportamental e respostas auditivas do tronco cerebral (BERA). A perda auditiva condutiva é a mais frequentemente documentada em crianças com OME.

> Kaleida PH. The COMPLETES exam for otitis. *Contemp Pediatr.* 1997;4:93–101. (Describes a detailed and systematic method of observing and documenting otoscopic findings.)
>
> Margolis RH, Henter LL, Giebink GS. Tympanometric evaluation of middle-ear function in children with otitis media. *Ann Otol Rhinol Laryngol* 1994;103:34–38. (Review describing the different types of tympanometry used to evaluate middle ear function. Established that multifrequency tympanograms are more sensitive in identifying sequelae of otitis media than conventional audiometry.)
>
> Lalwani AK, Yates PD. Otitis Media. *Current Diagnosis and Treatment in Otolaryngology—Head and Neck Surgery.* McGraw-Hill, 2004, p. 700. (Comprehensive and accessible review of the sciences and clinical practice of otolaryngology-head & neck surgery.)

▶ Manejo

FUNDAMENTOS DO DIAGNÓSTICO

▶ A base do tratamento médico da OMA é a antibioticoterapia.
▶ A amoxacilina permanece o tratamento antibiótico de primeira linha para a OMA.
▶ Observação por 48 horas para febre ou progressão dos sintomas é uma alternativa aceitável ao início de antibióticos.

Tubos de timpanostomia e adenoidectomia são os tratamentos cirúrgicos de escolha para a OME.

A. Manejo clínico

Embora a maioria dos episódios de OMA se resolva espontaneamente, a base do tratamento médico na prática clínica nos EUA é a antibioticoterapia. Realizaram-se vários estudos randomizados controlados (ERCs), comparando a terapia antimicrobiana *versus* placebo ou nenhum fármaco como terapia inicial para OMA. Os antibióticos usados nesses estudos foram penicilina ou aminopenicilina sozinhas ou em combinação com sulfisoxazole ou clavulanato, administrados por 7 a 14 dias. Embora várias metanálises demonstrem apenas um benefício marginal com

Quadro 49-2 COMPLETES: auxílio mnemônico para exames otoscópicos

Cor	Cinza, branco, amarelo, âmbar, rosa, vermelho, azul
Outras patologias	Nível líquido, bolhas, perfuração, bolsa de retração, área atrófica, otorreia, bolhas, timpanoesclerose, colesteatoma
Mobilidade	4+, 3+, 2+, 1+
Posição	Neutra, abaulada, retraída
Iluminação	Bateria carregada, lâmpada halógena ou de xenônio
Superfície completa	Visualize todos os quadrantes
Transparência	Translúcida ou opaca
Canal auditivo externo e orelha	Inflamação, corpo estranho, deslocamento, deformidade
Selo	Espéculo de tamanho apropriado Com sistema pneumático

Quadro 49-3 Tipos de timpanogramas. (*Current Diagnosis and Treatment in Otolaryngology – Head and Neck Surgery*, 2004; p. 700)

Tipo de timpanograma	Pressão na orelha média	Aparência típica do traçado
A	-99 daPa a +200 daPa	
B	Sem pico de complacência	
C	-400 daPa a -100 daPa	

daPa = deca Pascal

o uso de antibióticos e a resolução mais precoce dos sintomas, em alguns casos, a amoxacilina permanece o tratamento antibiótico de primeira linha para a OMA. Especificamente, os estudos não encontraram nenhum benefício nas primeiras 24 horas, e pouco benefício em 2 a 7 dias. Demonstrou-se que a observação por 48 horas para febre ou progressão dos sintomas antes de iniciar a cobertura antibiótica é uma alternativa segura.

Como terapia adjunta, o uso de descongestionantes, de vasoconstritores ou de outras formas de terapia tópica para diminuir os sintomas nasais não teve efeito em encurtar o curso da OMA.

O tratamento da OME varia de observação com acompanhamento próximo em pacientes assintomáticos a cursos extensivos de antibióticos em pacientes sintomáticos. A revisão de vários ERCs demonstra que a terapia antimicrobiana (incluindo, entre outros, ampicilina, amoxacilina, sulfametoxazol/trimetoprima e eritromicina) está indicada na OME. A Agency for Health Care Policy and Research recomendou em 1994 um curso de antibióticos em crianças com OME sintomática, seguido de um período de um mês de observação. Se os sintomas não melhorarem ou os derrames persistirem, a intervenção cirúrgica está indicada. Enquanto esteroides, descongestionantes e anti-histamínicos são todos usados como tratamento adjuvante para OME na prática otorrinolaringológica geral, ERCs não demonstram estatisticamente nenhum benefício. Outro tópico de discussão no manejo da OME é o uso de profilaxia com antibióticos. As doses profiláticas administradas são geralmente metade da dose terapêutica. A revisão da literatura mostrou apenas um estudo que demonstrou benefício do uso de sulfizoxazole como profilaxia antibiótica em uma pequena amostra.

> Del Mar C et al. Are antibiotics indicated as initial treatment for children with acute otitis media? A meta-analysis. *Br Med J.* 1997;314:1526–1529. (Meta-analysis demonstrating that early administration of antibiotics provides only modest benefit for acute otitis media. According to the review, to prevent one child from experiencing pain by 2–7 days after presentation, 17 children must be treated with antibiotics early.)

> Rosenfeld RM et al. Clinical efficacy of antimicrobial drugs for acute otitis media: Meta-analysis of 5400 children from 33 randomized trials. *J Pediatrics* 1994; 124:355–357. (Meta-analysis review of 33 randomized trials examining the clinical application and efficacy of antibiotics for acute otitis media.)

> Spiro DM, Tay K, Arnold DH et al. Wait-and-see prescription for the treatment of acute otitis media: A randomized controlled trial. *JAMA* 2006;296:1235–1241. (A randomized controlled trial conducted in 283 children using the wait-and-see prescription (WASP) method. Using the WASP method substantially reduced unnecessary use of antibiotics in children with acute otitis media in an emergency department setting.)

> Stool SE. Otitis media with effusion in young children. *Clinical Practice Guideline Technical Report No. 12 AHCPR Pub No 94-0622.* Rockville, Maryland: Agency for Health Care Policy and Research, Public Health Services, U.S. Department of Health and Human Services; 1994:192–208 (Clinical practice guidelines recommended by the Agency for Health Care Policy and Research in 1994.)

▶ B. Manejo cirúrgico

O manejo cirúrgico da OMA e OME depende em grande parte do desenvolvimento iminente de complicações em resultado da progressão da doença. A OMA é em grande parte uma doença manejável clinicamente, conforme discutido, com antibioticoterapia e, muitas vezes, resolução espontânea. Entretanto, a timpanocentese e a colocação de tubos de timpanostomia podem ter um papel em casos refratários. A timpanocentese (aspiração transtimpânica direta por agulha do líquido da orelha média) pode potencializar a seleção da antibioticoterapia adequada em pacientes imunocomprometidos e em pacientes sem sucesso com a antibioticoterapia inicial apropriada. De modo geral, a colocação de tubos de timpanostomia está reservada no contexto agudo para aqueles pacientes que desenvolvem complicações da OMA (discutidas adiante).

O pilar do tratamento da OME crônica é a intervenção cirúrgica, embora haja um debate muito amplo sobre as indicações.

O propósito da intervenção cirúrgica é ventilar a cavidade da orelha média e impedir a instalação das sequelas sérias da OME, incluindo perda auditiva condutiva e retardo no desenvolvimento da fala na população pediátrica. Recomenda-se a cirurgia para a OME em pacientes com perda auditiva e derrame persistente na orelha média por 4 a 6 meses. Historicamente, ofereceram-se miringotomia, inserção de tubos de timpanostomia, adenoidectomia e tonsilectomia como possíveis tratamentos cirúrgicos para OME. Demonstrou-se que a tonsilectomia, comumente praticada no passado, tem pouco ou nenhum benefício na resolução de derrames na orelha média. A miringotomia isolada, embora comumente praticada, não exerce um papel significativo no tratamento moderno da OME quando se considera a razão custo-benefício da miringotomia isolada *versus* miringotomia com colocação de tubos e riscos de anestesia.

Os tubos de timpanostomia foram introduzidos em 1954 por Armstrong e têm sido o tratamento terapêutico de escolha para a OME. A meta da colocação de tubos de timpanostomia é aerar a cavidade da orelha média e prevenir o acúmulo de inflamação e derrame na orelha média. A ventilação da orelha média potencializa os limiares auditivos. Depois da extrusão dos tubos de timpanostomia da MT, não há benefícios clínicos residuais.

A adenoidectomia tem importância crescente no tratamento cirúrgico efetivo da OME. O tecido adenoidiano hipertrófico causa obstrução nasal, respiração bucal e, similarmente, obstrução dos óstios das tubas auditivas. A remoção de grandes adenoides potencializa a perviedade da via aérea nasofaríngea, aliviando a pressão global na nasofaringe, o que, por sua vez, permite melhor aeração da fenda da orelha média. A adenoidectomia também reduz a distorção do revestimento mucoso da nasofaringe, tornando-o um ambiente menos propício para colonização bacteriana ou ninhos de inflamação.

OMA e OME possuem diferentes tipos de complicações, como mostra o Quadro 49-4.

1. Complicações da OMA – O espectro de complicações resultantes da OMA varia da perfuração persistente da MT, mais comum, às infrequentes, porém mais graves, complicações intracranianas. As complicações críticas da OMA surgem na era dos antibióticos modernos geralmente devido ao mau acesso a cuidados médicos, ao mau seguimento do tratamento ou diagnóstico e manejo inapropriados.

2. Perfuração da membrana timpânica – A perfuração da MT pode ocorrer no contexto de OMA por acumulação de inflamação e a correspondente isquemia da MT. A vasta maioria das perfurações por OMA tem cura espontânea dentro de 48 a 72 horas. Perfurações que não curam podem levar a sequelas em longo prazo, como perda auditiva condutiva e otorreia.

3. Mastoidite – A mastoidite aguda, complicação intratemporal mais comum da OMA, ocorre devido à extensão direta da doença da fenda da orelha média para as células aéreas da mastoide. Classicamente, o termo mastoidite aguda refere-se ao tipo coalescente, com destruição do osso mastoide e possível formação de abscesso subperiósteo lateral ao córtex mastóideo. O paciente geralmente se apresenta com febre, eritema retroauricular e dor, proptose da orelha e OMA à otoscopia. Imagens por TC demonstram perda das trabeculações das células aéreas da mastoide, destruição óssea local e presença de tecidos moles no interior da cavidade mastoide e da fenda da orelha média.

Se a infecção escapa pela ponta da mastoide e desce pelo pescoço superior ao longo da bainha do músculo esternocleido-

---

Gates GA et al. Effectiveness of adenoidectomy and tympanostomy tubes in the treatment of chronic otitis media with effusion. *N Engl J Med.* 1987;31:1444–1451. (A randomized, controlled study looking at the effectiveness of surgical intervention in 578 children with otitis media with effusion. The authors concluded that adenoidectomy should be considered when surgical therapy is indicated in children 4–8 years old who are severely affected by otitis media with effusion.)

Inglis AF and Gates GA. Acute otitis media and otitis media with effusion. *Cummings: Otolaryngology: Head & Neck Surgery*, 4th ed. Elsevier, 2005. (Comprehensive, reference textbook in otolaryngology-head & neck surgery.)

Maw AR. Chronic otitis media with effusion (glue ear) and adenotonsillectomy: A prospective randomized controlled study. *Br Med J.* 1983;127:1586–1588. (A prospective, randomized controlled study exploring the effects of adenoidectomy and adenotonsillectomy in 103 children with otitis media with effusion unresponsive to medical treatment. The study demonstrated a resolution of 36–46% of chronic effusions as a result of adenoidectomy.)

▶ Complicações

As sequelas e complicações da OM são vastas, com um impacto significativo tanto na população pediátrica quanto adulta.

Quadro 49-4 Complicações da otite média

Otite média aguda (OMA)
1. Perfuração
2. Mastoidite
    a. Coalescente
    b. Mascarada
    c. Crônica
3. Petrosite
4. Paresia do nervo facial
5. Labirintite
6. Complicações intracranianas
    a. Meningite
    b. Hidrocefalia otítica
    c. Abscesso
        i. Epidural
        ii. Subdural
        iii. Cerebral
    d. Tromboflebite do seio sigmoide

Otite média com efusão (OME)
1. Perda auditiva condutiva
2. Retardo na fala
3. Atelectasia
4. Colesteatoma

mastóideo (MEC), forma-se um abscesso profundo, conhecido como abscesso de Bezold, junto ao MEC. O abscesso de Bezold ocorre em crianças mais velhas com pneumatização completa das extremidades mastóideas, e em adultos com mastoidite ou colesteatoma. Similarmente, quando a infecção se estende além da mastoide, penetrando o plano adjacente ao ventre posterior do músculo digástrico, é chamado de abscesso de Citelli.

Usa-se o termo "mastoidite mascarada" para descrever o tecido de granulação e a erosão óssea da mastoide na ausência de otorreia. Para a otoscopia, a MT parece normal, mas há persistência de um foco de infecção (que não responde aos antibióticos) na cavidade mastoide. Os pacientes podem sentir dor retroauricular crônica, só com leve dor à palpação da mastoide. Além disso, a TC demonstra opacificação localizada com uma mastoide de aparência normal em outros aspectos.

Os pacientes com mastoidite crônica classicamente se apresentam com otorreia purulenta, otalgia imprecisa, frequentemente associada a múltiplos episódios de OMA, perfuração da MT ou colesteatoma.

4. Petrosite – Embora excepcionalmente rara, a petrosite é uma complicação conhecida da OMA. Há petrosite quando a infecção se dissemina dentro do osso temporal até o ápice petroso. A tríade clássica, ou síndrome de Gradenigo, é rara e caracteriza-se por dor retro-orbital, OMA e paresia do nervo abducente ipsilateral. Em conjunto com a tríade clássica, o diagnóstico é confirmado pelos achados radiográficos de destruição óssea do ápice petroso.

5. Paresia do nervo facial – A paresia do nervo facial pode ocorrer no contexto de OMA ou OME, por dois mecanismos diferentes: (1) pela liberação de toxinas produzidas localmente, mediadas por bactérias, ou (2) pelo efeito direto de tecidos inflamatórios adjacentes ao nervo facial quando atravessa a cavidade mastoide. Detectar o local da lesão pode ser um desafio, especialmente no contexto de doenças fortemente inflamatórias, como OMA, colesteatoma ou mastoidite. A excitabilidade nervosa, a excitabilidade nervosa máxima, a eletromiografia e a eletroneurografia podem ser benéficas para identificar uma lesão neurodestrutiva. A RM com gadolínio também pode fornecer informações adicionais sobre processos inflamatórios ou mediados por neoplasias. Nesse contexto, a etiologia da paresia facial difere quando comparadas populações adulta e pediátrica. Em adultos, a paresia facial ocorre mais frequentemente no contexto de colesteatoma, ao passo que em crianças a OMA precederá a instalação de paresia facial.

6. Labirintite – Pacientes com labirintite apresentam-se com início súbito de perda auditiva neurossensorial grave, vertigem grave e nistagmo acompanhado de náusea e vômitos. No contexto de infecções da orelha média, infecções bacterianas podem invadir através da janela redonda, causando labirintite supurativa aguda. Do labirinto, as bactérias ganham acesso ao aqueduto coclear, formando um conduto entre a perilinfa e o LCS, resultando em infiltração meníngea. É importante diagnosticar e tratar a labirintite precocemente, a fim de prevenir o desenvolvimento subsequente de meningite.

7. Complicações intracranianas – Complicações intracranianas resultantes de OMA grave ou negligenciada são raras, porém sérias, e incluem meningite, encefalite, hidrocefalia otítica e abscesso (Figura 49-1). Deve-se suspeitar de meningite em crianças que desenvolvem febre, cefaleia, fotofobia, estado mental flutuante e rigidez de nuca em um espaço de algumas horas após OMA. Além disso, se os pacientes também se apresentam com perda auditiva congênita neurossensorial bilateral e com sintomas vestibulares, deve-se suspeitar de uma malformação de Mondini. As malformações de Mondini permitem a comunicação entre o LCS e a cavidade da orelha média, pela platina do estribo ou janela redonda para o vestíbulo ou cóclea. A meningite secundária à OMA deve ser tratada urgentemente com uma miringotomia.

Em geral hidrocefalia otítica apresenta-se com dores de cabeça e letargia, sem evidências de sinais meníngeos ou abscesso intracraniano. Frequentemente associada à papiledema, a hidrocefalia otítica é definida como aumento da pressão intracraniana secundário à OMA ou OME.

Abscessos extradurais, subdurais e cerebrais são complicações graves e incomuns da OMA não tratada. Os organismos mais comumente cultivados desses abscessos incluem estreptococos, *Staphylococus aureus*, *Streptococcus pneumoniae*, *Haemophilus influenzae*, *Pseudomonas aeruginosa*, *Bacteroides fragilis* e *Proteus*. Uma vez diagnosticados, os abscessos tanto cerebrais quanto subdurais requerem intervenção cirúrgica urgente para sua drenagem. Em contraste, abscessos extradurais podem ser abordados por meio de uma mastoidectomia enquanto se aborda também a patologia subjacente da orelha média.

O seio sigmoide (ou lateral) está muito próximo à cavidade mastoide. Se uma OMA ou mastoidite virulentas penetrarem nele, pode ocorrer tromboflebite do seio sigmoide. Os pacientes apresentam-se classicamente com curvas febris diurnas ou "em picos", septicemia e torcicolo. Sinais e sintomas sistêmicos ocorrem devido à grande quantidade de êmbolos infecciosos, tanto proximais quanto distais, ao seio sigmoide. A RM com gadolínio é considerada o padrão-ouro para o diagnóstico de tromboflebite do seio sigmoide.

> Bluestone CD. Definitions, terminology, and classification. In: *Evidence-Based Otitis Media*. BC Decker; 1999. pp. 94–96 (Comprehensive, evidence-based book chapter outlining the historical progression of the definitions, terminology and classification of otitis media.)
>
> Neely JG, Arts HA. Intratemporal and intracranial complications of otitis media. *Bailey & Johnson Head & Neck Surgery—Otolaryngology*, 4th ed. Lippincott, 2006. (Comprehensive, reference textbook in otolaryngology-head & neck surgery.)

8. Complicações da OME – Conforme notado, existe uma superposição substancial em termos de complicações resultantes da OMA e da OME. Em contraste com o processo agudo, a OME exibe cronicidade da patologia, sintomas expressos por um tempo mais longo.

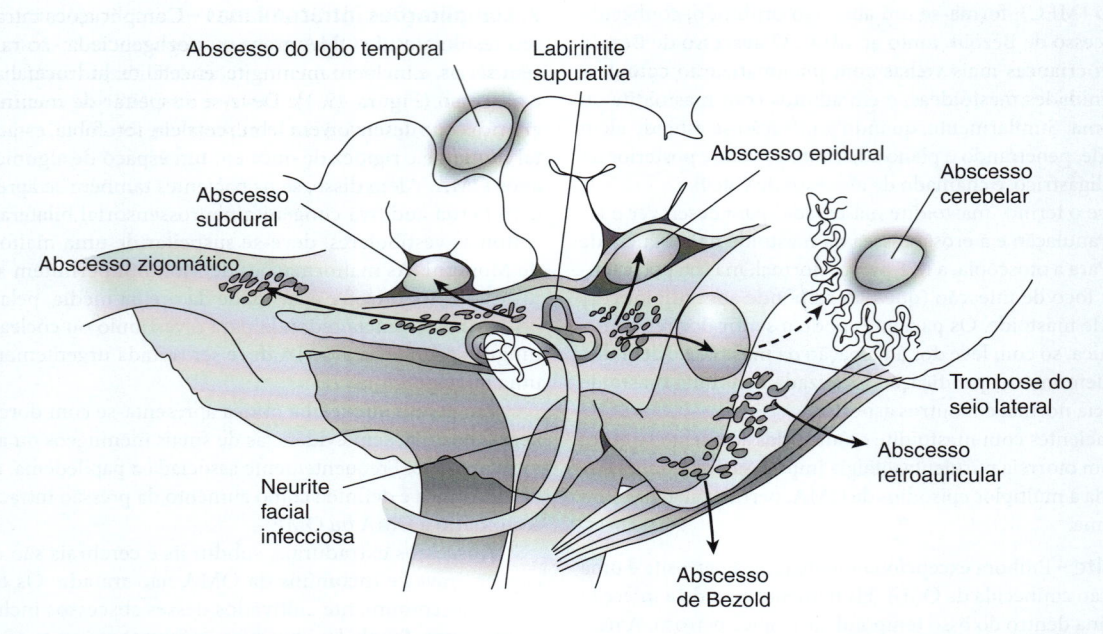

▲ **Figura 49-1** Complicações intracranianas da OMA. (Adaptada, com permissão, de Harris JP, Kim DW, Darrow DH. Complications of chronic otitis media. *Surgery of the ear and temporal bone* [Editors: JB Nadol & MJ McKenna], 2nd edition. Lippincott Williams & Wilkins, 2005. Texto de referência de manejo otológico cirúrgico com base clínica.)

9. Perda auditiva condutiva e retardo de fala – A perda auditiva condutiva é uma complicação bem estudada da OME. (Hsu e colaboradores), relatam que "a duração média do derrame em pacientes com OME crônica é de 5,5 meses" e "a duração da OME antes do encaminhamento é de 9,3 meses". Embora a perda auditiva associada à OME seja temporária, ela não é fugaz e pode ter um impacto significativo sobre o desenvolvimento. Estudos sugerem que a perda auditiva intermitente e flutuante causada pela OME pode influenciar certos aspectos da linguagem, incluindo a articulação, o vocabulário receptivo e a conscientização fonológica.

10. Atelectasia – Atelectasia no contexto da OME refere-se a uma MT flagrantemente retraída ou colabada. A retração da MT ocorre quando há acúmulo de pressão negativa na cavidade da orelha média, mais frequentemente como resultado de disfunção crônica da tuba auditiva. Com o tempo, uma MT retraída pode levar à erosão ossicular e à perda auditiva condutiva, que somente pode ser recuperável por correção cirúrgica. Caso a MT esteja parcialmente atelectásica, pode-se formar uma bolsa de retração localizada levando a uma alteração do padrão de migração do epitélio escamoso. Essa interrupção do padrão de migração predispõe ao acúmulo de resíduos e, finalmente, à formação de colesteatoma.

11. Colesteatoma – Com a retração timpânica de longa duração, pode ocorrer desenvolvimento de um colesteatoma adquirido. O colesteatoma adquirido, uma consequência da OMA e/ou OME, pode ser dividido em duas categorias: primário ou secundário. Os colesteatomas adquiridos primários classicamente surgem no epitímpano adjacente à parte flácida do tímpano. Em comparação, colesteatomas adquiridos secundários migram por uma perfuração da MT para a orelha média. No contexto de uma disfunção crônica da tuba auditiva, o padrão migratório normal do epitélio escamoso no canal auditivo externo está modificado. A ruptura do epitélio escamoso pode levar ao acúmulo de resíduos e à formação de colesteatoma. O colesteatoma se expandirá localmente, destruindo o osso local em seu caminho, incluindo *scutum*, ossículos, cavidade mastoide, tegme ou teto da orelha média, ou cápsula ótica. Essa destruição pode levar a complicações sérias em longo prazo, incluindo paralisia facial, labirintite, meningite e perda auditiva.

Nittrourer S. The relation between speech perception and phonemic awareness: Evidence from low-SES children and children with chronic otitis media. *J Speech Hear Res.* 1996;39:1059–1070. (A retrospective controlled study exploring the development of speech perception and phonemic awareness in low-socioeconomic status children and children with otitis media.)

Vernon-Feagans PhD. Impact of otitis media on speech, language, cognition and behavior. In: *Evidence-Based Otitis Media* BC Decker; 1999. pp. 360–363 (Review of prospective studies examining the effects of otitis media on development of speech, language, cognition and behavior over time.)

Chole RA, Sudhoff HH. Chronic otitis media, mastoiditis, petrositis. *Cummings: Otolaryngology: Head & Neck Surgery*, 4th ed. Elsevier, 2005. (Comprehensive, reference textbook in otolaryngology- head & neck surgery.)

CONCLUSÃO

A otite média é um problema complexo e global de assistência à saúde que impacta tanto a população pediátrica quanto a adulta. As sequelas da OMA e da OME são sérias, funcionalmente incapacitantes e potencialmente fatais, quando mal acompanhadas ou inadequadamente tratadas. O diagnóstico e a terapia apropriada e oportuna da OMA e da OME são essenciais para reduzir as complicações e melhorar a qualidade de vida global do paciente.

Agradecimentos a Philip D. Yates, MB ChB, FRCS, e Shahram Anari, MD, MRCS, por suas contribuições a este capítulo nas edições anteriores deste livro.

50

Colesteatoma

C.Y. Joseph Chang, MD

FUNDAMENTOS DO DIAGNÓSTICO

▶ Epitélio escamoso na orelha média ou mastoide.
▶ Otorreia e perda auditiva condutiva.
▶ Retração da membrana timpânica com uma coleção de resíduos escamosos ou com uma massa esbranquiçada atrás de uma membrana timpânica intacta.
▶ Testes incluem TC, que pode ser útil para delinear a extensão da doença, mas que não é essencial para o diagnóstico, na maioria dos casos.

▶ Considerações gerais

A. Colesteatoma adquirido

O colesteatoma é a presença de epitélio escamoso na orelha média, mastoide ou epitímpano. A forma mais comum do colesteatoma é a adquirida, que é classificada como colesteatoma adquirido primário ou secundário. O **colesteatoma adquirido primário** é o mais comum desses tipos e se forma como uma retração da membrana timpânica. Na maioria dos casos, a retração ocorre na parte flácida, embora retrações na parte tensa também possam ocorrer (Figura 50-1). O **colesteatoma adquirido secundário** forma-se como resultado da migração de epitélio escamoso da membrana timpânica ou da implantação de epitélio escamoso na orelha média, ou durante uma cirurgia, como a colocação de tubos de ventilação ou a timpanoplastia.

B. Colesteatoma congênito

Os colesteatomas que ocorrem sem retração da membrana timpânica ou implantação de material epitelial escamoso são considerados de origem congênita, sendo uma minoria dos casos de colesteatoma. Define-se classicamente como um resíduo embrionário de tecido epitelial na orelha sem perfuração da membrana timpânica e sem história de otite. Essa definição foi modificada nos últimos anos, mas essencialmente é uma patologia geralmente observada em crianças pequenas sem evidências do tipo adquirido de colesteatoma.

Derlacki EL, Clemis JD. Congenital cholesteatoma of the middle ear and mastoid. *Ann Otol Rhinol Laryngol.* 1965;74:706 [PMID: 5834665]. (Classic definition of congenital cholesteatoma.)

▶ Patogênese

A patogênese do colesteatoma adquirido primário permanece desconhecida. Os fatores que parecem estar associados à formação de retrações colesteatômicas da membrana timpânica incluem má função da tuba auditiva e inflamação crônica da orelha média, como na otite média crônica. Em teoria, a pressão negativa crônica na orelha média leva a retrações da área estruturalmente mais fraca da membrana timpânica, a parte flácida. Depois da formação de retrações, há perturbação do padrão migratório normal do epitélio escamoso, resultando no acúmulo de resíduos de queratina no saco do colesteatoma. Seguem-se infecção e inflamação crônicas, levando a alterações bioquímicas no ambiente local que favoreçam maior crescimento e migração do epitélio escamoso e aumento da atividade osteoclástica, resultando em reabsorção óssea. A resposta inflamatória local inibe ainda mais a função da tuba auditiva, aumenta o edema mucoso e a secreção mucosa e interrompe as vias de aeração do osso temporal. Esse ambiente também favorece o crescimento de bactérias, incluindo *Pseudomonas aeruginosa, Streptococcus, Staphylococcus, Proteus, Enterobacter* e anaeróbios, que aumentam a resposta inflamatória do hospedeiro e continuam o ciclo. Não se compreende por que apenas uma pequena porcentagem de pacientes com má função da tuba auditiva desenvolve colesteatoma, e por que alguns pacientes formam retrações na parte tensa, em vez das retrações mais comuns na parte flácida.

A patogênese do colesteatoma congênito é obscura, mas a teoria mais prevalente é a não involução da formação epitelioide na orelha média durante o desenvolvimento fetal. Outras teorias incluem metaplasia da mucosa da orelha média e, mais recentemente, microrretrações diretas da membrana timpânica próximo

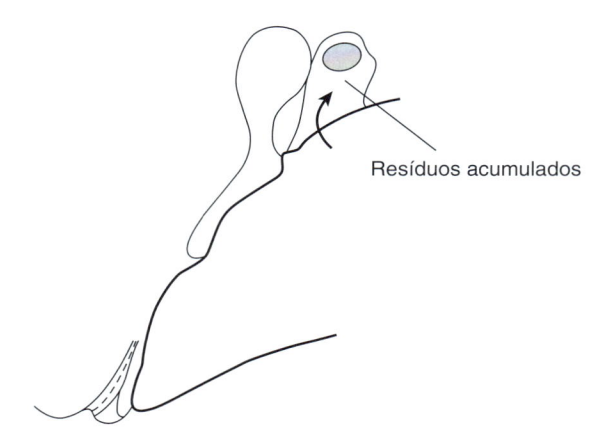

▲ **Figura 50-1** Formação de colesteatoma adquirido primário na parte flácida da membrana timpânica

ao processo longo do martelo, que são autolimitadas, mas que deixam resíduos de epitélio escamoso na orelha média.

> Albino AP, Kimmelman CP, Parisier SC. Cholesteatoma: A molecular and cellular puzzle. *Am J Otol*. 1998;19:7 [PMID: 9455941]. (Review of pathogenesis.)
>
> Sudhoff H, Tos M. Pathogenesis of attic cholesteatoma: Clinical and immunohistochemical support for combination of retraction theory and proliferation theory. *Am J Otol* 2000;21:786. [PMID: 11078064]. (Theory of cholesteatoma pathogenesis.)
>
> Tos M. A new pathogenesis of mesotympanic (congenital) cholesteatoma. *Laryngoscope*. 2000;110:1890 [PMID: 11081605]. (New theory on congenital cholesteatoma origin and review.)

▶ Prevenção

Atualmente, não existe nenhum método conhecido para prevenir o colesteatoma congênito. Os colesteatomas secundários adquiridos muitas vezes são iatrogênicos e, portanto, poderiam teoricamente ser prevenidos se o cirurgião envidasse todos os esforços possíveis para prevenir a implantação de epitélio escamoso na orelha média.

Embora a patogênese do colesteatoma adquirido primário não seja bem compreendida, ao presumir-se que a disfunção da tuba auditiva é necessária para sua formação, restaurar a função tubária deveria contribuir para a prevenção desse tipo de colesteatoma. Infelizmente, não existe nenhum modo de corrigir diretamente a função da tuba auditiva. Entretanto, o fornecimento de ventilação secundária à cavidade da orelha média pode reduzir as complicações relacionadas à má função da tuba auditiva. Pode-se conseguir isso pela inserção de um tubo de ventilação. Caso se detectarem retrações iniciais da membrana timpânica progressivas, essa intervenção poderia potencialmente prevenir maior progressão futura do quadro para um colesteatoma. Além disso, o sucesso no controle da infecção e da inflamação na orelha média, seguido pelo debridamento regular do saco do colesteatoma no consultório, pode prevenir a progressão futura para colesteatoma em alguns casos.

▶ Achados clínicos

A. Sinais e sintomas

Em geral, os pacientes com colesteatomas adquiridos se apresentam com otorreia purulenta persistente ou recorrente e perda auditiva. O zumbido também é comum. Entretanto, alguns pacientes com colesteatoma podem não desenvolver otorreia por um longo período. Em raros casos, vertigem ou desequilíbrio podem resultar do processo inflamatório na orelha média ou, em raros casos, de erosão direta do labirinto pelo colesteatoma. Contrações espasmódicas, paresia ou paralisia do nervo facial também podem resultar do processo inflamatório ou de compressão mecânica do nervo.

Os achados físicos em geral são diagnósticos, no caso do colesteatoma adquirido. No colesteatoma adquirido primário, haverá retração da parte flácida na maioria dos casos, e menos comumente da parte tensa (Figura 50-2). Os dois tipos de retração contêm uma matriz de epitélio escamoso, que pode ou não ser visível, e frequentemente resíduos de queratina. Outros achados típicos incluem otorreia purulenta, pólipos e tecido de granulação, e erosão dos ossículos. No colesteatoma adquirido secundário, os achados dependem da causa. Se o colesteatoma se desenvolveu a partir de uma perfuração da membrana timpânica, a matriz de epitélio escamoso e/ou resíduos de queratina costumam ser visíveis por meio da perfuração. Se o colesteatoma se desenvolveu a partir da implantação de epitélio escamoso durante uma cirurgia ou por uma perfuração que já fechou, a membrana timpânica pode ter uma aparência relativamente normal. Depois que o colesteatoma da orelha média atingir um tamanho suficiente, torna-se visível atrás da membrana timpânica. Em pacientes com membrana timpânica opaca, podem ser necessários outros estudos, como de imagem.

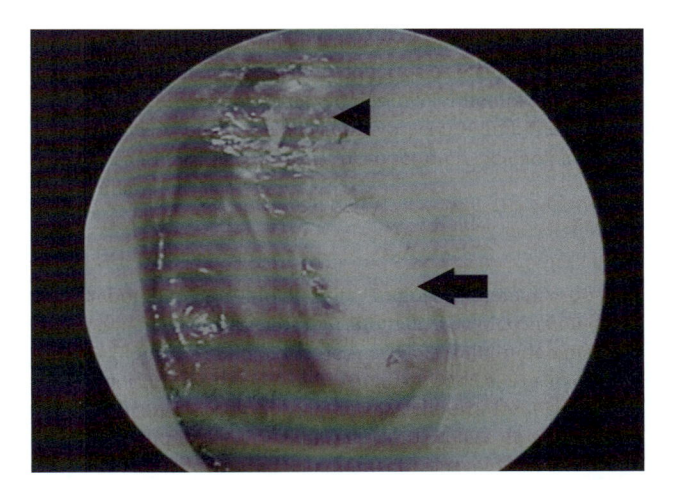

▲ **Figura 50-2** Fotografia de um colesteatoma primário adquirido na parte flácida da membrana timpânica esquerda. A ponta da seta aponta para a retração. A seta aponta para o saco do colesteatoma por trás da membrana timpânica.

Os colesteatomas congênitos são em geral assintomáticos até que a massa cresça a um tamanho suficiente para transtornar a função da cadeia ossicular e o desenvolvimento de perda auditiva. Em muitos casos, o colesteatoma é notado no exame de rotina da orelha de uma criança assintomática.

Em todos os casos, deve-se examinar a função dos nervos cranianos, especialmente do facial (VII par). Além disso, deve-se considerar uma avaliação, no consultório, de nistagmo e função de equilíbrio em pacientes que apresentem qualquer evidência de disfunção vestibular. Pode-se realizar um teste de fístula, mas sua sensibilidade para detectar uma fístula de labirinto é baixa.

B. Exames de imagem e testes especiais

1. Tomografia computadorizada – Pode-se realizar TC para delinear a extensão da doença. Cortes axiais e coronais da janela óssea em fatias de 1,5 mm ou menos são ideais. Deve-se entender que uma TC em geral não pode fazer um diagnóstico definitivo sobre a natureza de qualquer osteopatia temporal existente. Achados de TC sugestivos da presença de colesteatoma incluem a erosão óssea, mais comumente do *scutum* e cadeia ossicular (Figura 50-3). A presença de erosão no labirinto é altamente sugestiva da presença de colesteatoma, embora neoplasias também possam causar esse achado. A TC não pode diferenciar entre líquido e tecido e, em particular, não pode distinguir tipos de tecidos. A presença de líquido ou densidade de tecidos moles na orelha média e mastoide poderia indicar a presença de muco, pus, tecido inflamatório, como granulação ou pólipos, espessamento da mucosa, colesteatoma, neoplasia, encefalocele ou outras patologias.

As TCs são especialmente úteis em pacientes com uma história sugestiva de colesteatoma adquirido secundário em que não se pode visualizar a orelha média por opacidade da membrana timpânica. Nesses casos, o volume de tecido inflamatório pode ser mínimo, e a densidade de tecidos moles do colesteatoma pode ser identificável, contribuindo para o diagnóstico. A TC também é útil para delinear a extensão da doença no colesteatoma congênito. Esse tipo de exame de imagem pode auxiliar o cirurgião a determinar se a timpanoplastia isolada é adequada para o tratamento ou se uma mastoidectomia também será necessária.

Muitos cirurgiões consideram a TC útil para planejar qualquer intervenção cirúrgica. Uma TC pode indicar a presença de um tegme baixo, seio sigmoide anterior, erosão do labirinto, erosão ossicular e envolvimento de ápice petroso, que podem afetar a abordagem cirúrgica à doença. Em alguns casos, pode-se detectar deiscência de nervo facial e erosão do tegme, mas essas patologias são mais acuradamente determinadas no momento da cirurgia. Deve-se notar que a TC não é um pré-requisito para a intervenção cirúrgica, porque a maior parte das informações relevantes fornecidas pela TC se torna aparente no momento da cirurgia. Muitos cirurgiões não obtêm exames de imagem de rotina, a não ser que existam indicações específicas, como revisão da cirurgia, suspeita de fístula do labirinto ou possibilidade de patologia do ápice petroso.

2. Imagens por ressonância magnética – A RM pode, em teoria, diferenciar entre os tipos de tecido, podendo, portanto, auxiliar no diagnóstico de colesteatoma. Na prática, os limites estreitos da orelha e da mastoide e a frequente presença de doença inflamatória fazem com que a determinação de características teciduais seja difícil com o uso da atual tecnologia. Entretanto, a RM é útil caso se suspeite de neoplasia ou encefalocele.

3. Audiometria – Deve-se obter um audiograma em todos os casos. Pacientes com colesteatoma geralmente exibem diferentes graus de perda auditiva condutiva, dependendo da situação do canal auditivo, da membrana timpânica e da cadeia ossicular. A presença de uma perda auditiva neurossensorial sem outra explicação deve alertar o cirurgião quanto à possibilidade de uma fístula de labirinto, embora em muitos casos essa perda auditiva resulte de um processo inflamatório crônico ou recorrente.

▶ Diagnóstico diferencial

Em muitos casos de colesteatoma adquirido primário, o diagnóstico é bastante claro depois de colher a história e realizar um exame físico. Entretanto, considerações diagnósticas em pacientes com otorreia recorrente ou persistente incluem otite média crônica sem colesteatoma, otite externa, otite externa maligna, neoplasias, como carcinoma epidermoide da orelha e outros tumores raros, como adenomas, adenocarcinomas; carcinoma adenoide cístico; e otoliquorreia, como de uma encefalocele. Se houver qualquer dúvida sobre o diagnóstico, deve-se considerar uma investigação mais aprofundada, como biópsia, exames laboratoriais e de imagem.

As considerações diagnósticas para casos em que a membrana timpânica parece intacta ou mesmo normal, como em casos de colesteatoma congênito e em alguns casos de colesteatoma adquirido secundário, podem ser mais problemáticas. Nas crianças que se apresentam com perda auditiva condutiva, considerações diagnósticas incluem malformação congênita da cadeia ossicular, a mais comum sendo fixação do estribo, ou disfunção ossicular resultando de inflamação prévia da orelha ou de trauma.

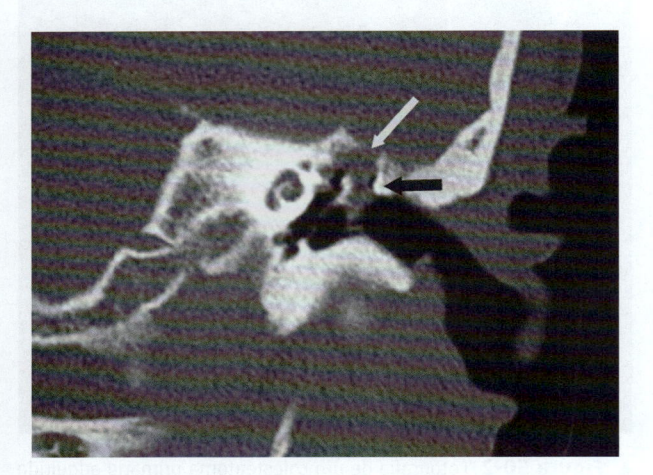

▲ **Figura 50-3** TC coronal do osso temporal esquerdo mostrando colesteatoma da parte flácida. A flecha branca aponta para o colesteatoma. A flecha preta aponta para o *scutum* com erosão.

Em adultos apresentando-se com membrana timpânica normal e perda auditiva condutiva, considerações diagnósticas incluem otoesclerose e disfunção ossicular resultante de inflamação prévia da orelha ou de trauma. Uma TC pode ser útil para obter um diagnóstico nesses casos.

▶ Complicações

Os colesteatomas resultam no crescimento contínuo e lento do saco de queratina, com inflamação e infecção crônicas na maioria dos casos. As principais sequelas são erosão óssea, que resulta em erosão da cadeia ossicular, e otorreia. Em alguns casos, os colesteatomas podem criar complicações ao longo do tempo, resultando em perda auditiva neurossensorial, tontura, lesão de nervo facial e complicações supurativas, como mastoidite aguda, abscesso subperiósteo, trombose de seio sigmoide, meningite e abscesso cerebral.

▶ Tratamento

A. Medidas não cirúrgicas

O objetivo inicial do tratamento de colesteatomas é reduzir o nível de atividade inflamatória e infecciosa na orelha envolvida. O fundamental do tratamento clínico é remover resíduos infectados do canal auditivo e da orelha média, manter a água completamente longe das orelhas para impedir maior contaminação e aplicar agentes ototópicos contra as bactérias usuais, que incluem *P. aeruginosa,* estreptococos, estafilococos, *Proteus, Enterobacter* e anaeróbios. Os agentes comercialmente disponíveis, como ofloxacino ou neomicina/polimixina B, em geral, são adequados. Se houver exposição da orelha média, existe um perigo teórico de causar ototoxicidade com o uso de agentes como aminoglicosídeos. Esse risco não foi adequadamente estudado, mas parece ser relativamente baixo em casos de inflamação crônica; entretanto, pode ser no melhor interesse do paciente evitar agentes ototóxicos, usando, em vez deles, agentes como o ofloxacino.

Alguns médicos preferem o uso adicional de esteroides tópicos para reduzir tanto o nível de inflamação quanto o volume de quaisquer tecidos inflamatórios presentes. A eficácia dessa modalidade terapêutica não foi adequadamente estudada, mas, em teoria, os efeitos anti-inflamatórios poderiam ser benéficos. Entretanto, também é teoricamente possível que os esteroides possam inibir as respostas imunes locais, permitindo a progressão do processo infeccioso.

Em muitos casos, a infecção não regride completamente. Essa situação costuma ocorrer na presença de um saco de colesteatoma com resíduos de queratina infectados que não é efetivamente tratado por nenhum agente local ou sistêmico. Entretanto, após o tratamento cirúrgico, em geral há resolução da otorreia.

B. Medidas cirúrgicas

1. Objetivos do tratamento – O tratamento definitivo do colesteatoma deveria alcançar vários objetivos. O objetivo primário é criar uma orelha "seca e segura". Essencialmente, isso significa que os processos que estão causando erosão óssea, inflamação crônica e infecção tenham reversão permanente. Para atingir esse objetivo, todas as matrizes de colesteatoma devem ser removidas ou exteriorizadas. Não fazê-lo, em geral, resulta em patologia persistente ou recorrente. Se uma matriz de colesteatoma for exteriorizada, como em casos de timpanomastoidectomia (remoção da parede posterior do CAE) ou aticotomia, a cavidade deve ser planejada para ser relativamente autolimpante, de modo a não ser predisposta a desenvolver otorreia crônica. O Quadro 50-1 apresenta um resumo das abordagens cirúrgicas.

2. Considerações anatômicas – O colesteatoma pode envolver qualquer área da orelha média, hipotímpano, prótímpano, epitímpano e mastoide. Como a maioria dos casos de colesteatoma surge de uma retração da membrana timpânica, segue-se que a maioria dos casos envolve de algum modo a cavidade da orelha média. Retrações da parte flácida são as mais comuns. Esses colesteatomas em geral invadem o espaço de Prussak, que é a área entre a parte flácida lateralmente e o colo do martelo e a porção inferior da cabeça, medialmente. Daqui, o colesteatoma pode invadir a orelha média inferiormente, o ático e depois a mastoide superiormente.

A. ORELHA MÉDIA – A localização mais comum do colesteatoma na orelha média é a área em torno da superestrutura do estribo e o processo longo da bigorna. De modo geral, a dissecção dessa área é difícil, devido à presença do nervo facial e da cadeia ossicular. O recesso facial, o seio timpânico e o hipotímpano posterior também são áreas onde o cirurgião pode facilmente deixar um resíduo de colesteatoma, porque o acesso cirúrgico a esses locais é bastante limitado (Figura 50-4), O acesso ao restante do mesotímpano em geral não oferece dificuldades.

B. EPITÍMPANO – Depois do mesotímpano, o epitímpano é a segunda localização mais comum de colesteatomas. A cadeia ossicular geralmente obstrui a visualização adequada dessa área, mas a remoção da bigorna e da cabeça do martelo melhora significativamente a exposição. A área anterior à cabeça do martelo pode acolher um colesteatoma que pode passar despercebido pelo cirurgião, a não ser que a área seja exposta adequadamente. Em alguns casos, o tegme está posicionado tão inferiormente que o acesso ao epitímpano não é adequado sem a remoção das paredes posterior e superior do canal.

C. MASTOIDE – A mastoide pode conter um grande volume de colesteatoma, mas o acesso a ela é relativamente direto usando técnicas otológicas padrão (Figura 50-5). Em alguns casos, um tegme muito baixo e um seio sinusal muito anterior podem tornar a exposição cirúrgica inadequada; nesse caso, será necessário remover a parede do canal. Depois de identificar o canal semicircular horizontal, o cirurgião estará orientado em relação a estruturas importantes, como o nervo facial e o restante do labirinto.

D. ÁPICE PETROSO – Ocasionalmente, o colesteatoma invade o ápice petroso por meio de diversos tratos de células aéreas, incluindo os tratos subarqueado, retrolabiríntico, supralabiríntico, retrofacial e infralabiríntico. Os colesteatomas do ápice petroso em geral não podem ser acessados adequadamente com o uso de técnicas otológicas padrão e podem exigir dissecções neuro-otológicas, como uma craniotomia da fossa média.

Quadro 50-1 Visão geral dos procedimentos cirúrgicos para colesteatoma

Procedimento	Resultado final	Vantagens após a cirurgia	Desvantagens após a cirurgia
Timpanoplastia (conservando a parede do canal) com mastoidectomia	Canal auditivo com membrana timpânica	Baixo risco de otorreia	Risco de colesteatoma recorrente da parte flácida
Aticotomia	Canal auditivo com membrana timpânica e abertura para o epitímpano	Risco intermediário de otorreia	Risco de colesteatoma recorrente da parte flácida
Mastoidectomia radical modificada (retirada da parede do canal)	Cavidade mastoide com membrana timpânica	Baixa probabilidade de colesteatoma recorrente da parte flácida	Risco significativo de otorreia
Mastoidectomia radical (retirada da parede do canal)	Cavidade mastoide sem membrana timpânica	Baixa probabilidade de colesteatoma recorrente da parte flácida e da parte tensa	Risco significativo de otorreia e má audição

3. Técnicas cirúrgicas

A exposição cirúrgica para a cirurgia de colesteatoma geralmente requer uma incisão retroauricular ou endaural.

A. Nervo facial – Deve-se ter cuidado durante a dissecção do mesotímpano posterosuperior, a fim de evitar uma lesão ao percurso horizontal do nervo facial e ao estribo ou platina do estribo. O segmento horizontal do nervo facial apresenta o maior risco de lesão cirúrgica, pois deiscências do canal de Falópio são comuns nesse ponto. Em geral, a identificação do curso horizontal do nervo facial em uma orelha média com patologia grave é mais fácil a partir do antro e do ático, imediatamente anterior e inferior ao canal semicircular horizontal.

B. Recesso facial e epitímpano – A exposição adequada do mesotímpano posterossuperior em geral requer a dissecção do recesso facial. Na maioria dos casos, isso pode ser feito com uma timpanomastoidectomia com manutenção ou com retirada da parede do canal. A técnica com retirada do canal fornece um acesso confiável a essa área. Se a parede do canal for mantida, é preciso estender a exposição do recesso facial até o ático, removendo o suporte da bigorna e a própria bigorna, a fim de fornecer uma exposição adequada.

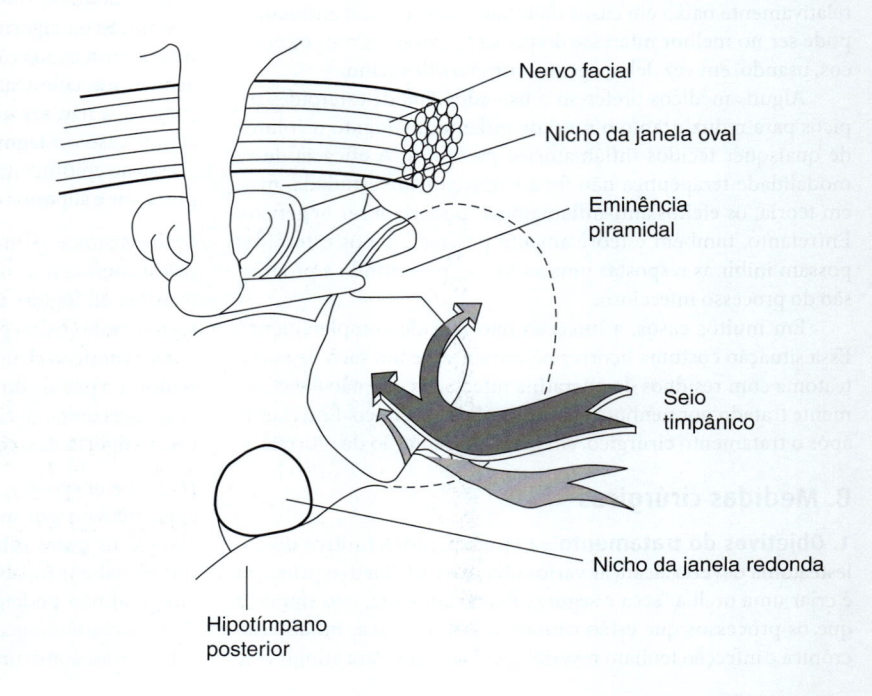

▲ **Figura 50-4** Diagrama mostrando a anatomia do mesotímpano posterior. Observe a localização do nervo facial e da cadeia ossicular.

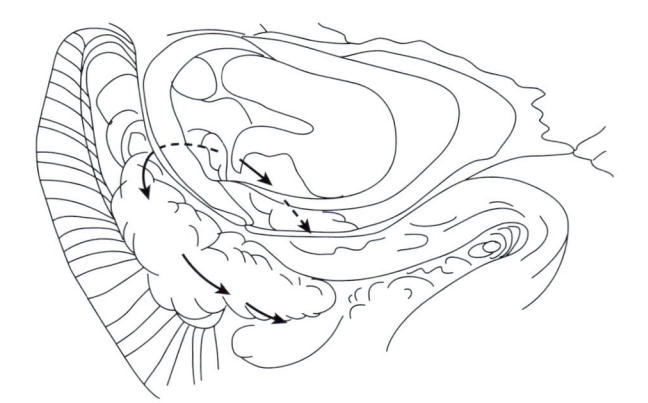

Figura 50-5 Diagrama da exposição obtida durante uma mastoidectomia com manutenção da parede do canal da orelha direita, mostrando um colesteatoma surgindo da parte flácida e estendendo-se para o mesotímpano, o epitímpano e a mastoide.

Em geral, o melhor modo de expor o epitímpano é a técnica com retirada do canal, mas é possível obter uma exposição adequada usando a técnica com manutenção da parede, desde que haja espaço adequado entre o alto do canal auditivo externo e o tegme.

C. Considerações sobre a parede do canal – A questão de realizar uma cirurgia com manutenção ou retirada da parede do canal baseia-se em diversos fatos. A primeira consideração, relacionada ao nível de treinamento e de experiência do cirurgião, frequentemente influencia a escolha. A segunda consideração é a anatomia do osso temporal do paciente. Em alguns casos, pode-se obter uma exposição adequada com qualquer uma das abordagens, e nesse caso o cirurgião pode escolher a abordagem com base em outros fatores. Em outros casos, é necessária a abordagem com retirada da parede do canal, porque características anatômicas, como um tegme baixo ou um seio sigmoide anterior, não permitem uma exposição adequada com nenhuma outra técnica.

A terceira consideração em relação à abordagem cirúrgica é a questão de doença recorrente e de doença recidivante (residual). Existem várias opiniões sobre se o procedimento com manutenção da parede do canal leva a uma incidência mais alta de doença recorrente e/ou recidivante. Em geral, o procedimento com retirada da parede do canal fornece uma exposição cirúrgica superior durante a cirurgia de uma orelha com patologia crônica, porém, em casos selecionados, o procedimento com manutenção da parede do canal e dissecção apropriada do recesso facial e epitímpano fornece um nível de exposição equivalente. Existem relatos conflitantes sobre se a incidência de doença residual é mais alta em casos com manutenção da parede, mas os resultados provavelmente são altamente dependentes das técnicas cirúrgicas individuais e da experiência do cirurgião. Entretanto, há evidências convincentes de que a recorrência de colesteatoma originário da parte flácida após o tratamento cirúrgico inicial (patologia nova) é significativamente mais alto em pacientes nos quais se manteve a parede. Atualmente, esse tipo de recorrência pode ser prevenido apenas pela realização de cirurgia com retirada da parede, o que essencialmente exterioriza áreas potenciais de recorrência, como o ático e a mastoide, ou pela obliteração dessas áreas, caso se use a técnica de manutenção ou de reconstrução da parede do canal.

Uma recorrência de colesteatoma da parte tensa é um problema menos comum, mas essa deve ser uma consideração importante, especialmente se o colesteatoma inicial era desse tipo. As opções preventivas incluem inserção de um tubo de ventilação, colocação de enxertos de cartilagem para enrijecer a membrana timpânica, ou obliteração da cavidade da orelha média, realizando uma mastoidectomia radical. A mastoidectomia radical é a técnica mais efetiva para prevenir retrações da parte flácida, mas essa abordagem não é usada de rotina, pois os resultados auditivos pós-operatórios dos pacientes não são uniformemente bons.

D. Cavidade mastoide – A timpanomastoidectomia/aberta com retirada da parede do canal, seja ela radical ou radical modificada, resulta em uma cavidade mastoide. Um volume substancial de dados aponta para uma incidência relativamente alta de otorreia e coleções de resíduos em cavidades mastoides, mesmo sem a presença de colesteatoma residual ou recorrente. Sugeriram-se muitas causas para esse fato, mas as causas mais comuns, excluindo o colesteatoma, são problemas anatômicos, como muro facial alto e a presença de tecido mucoso na cavidade mastoide. Problemas anatômicos ocorrem como resultado de falhas técnicas do cirurgião ao criar uma cavidade mastoide com a forma apropriada. A cavidade mastoide não deve ter nenhum recesso ósseo residual, o que poderia causar a retenção de resíduos escamosos. Uma meatoplastia que permita a inspeção e limpeza adequadas da cavidade no consultório também é crucial. A formação de tecido mucoso no interior da cavidade mastoide geralmente ocorre quando se faz um procedimento com retirada da parede do canal em uma mastoide bem pneumatizada; portanto, nesses casos, deve-se considerar uma cirurgia com manutenção da parede do canal.

Se a parede do canal tiver de ser retirada, as opções incluem a reconstrução da parede, a obliteração da cavidade mastoide com retalhos locais, como o periósteo da mastoide ou músculo temporal, e a cobertura de todas as áreas expostas da mucosa com enxertos de fáscia. O conceito-chave na prevenção de supercrescimento mucoso no interior da cavidade mastoide é suprimir o crescimento da mucosa, tanto por remoção como por cobertura.

E. Estadiamento – Outra área controversa no tratamento cirúrgico do colesteatoma é se o tratamento deve ser feito em estágios. As razões para planejar um segundo procedimento cirúrgico incluem a remoção de qualquer colesteatoma residual e a reconstrução da cadeia ossicular. Embora a meta do procedimento primário seja a remoção completa do colesteatoma, em alguns casos o cirurgião pode suspeitar que pequenas porções do colesteatoma, não facilmente visíveis, tenham sido deixadas no campo operatório. As áreas de recorrência mais comuns incluem o mesotímpano, na região da cadeia ossicular e, secundariamente, o epitímpano. A doença residual na mastoide é muito menos comum.

A cirurgia de revisão, em geral realizada 8 a 12 meses após a cirurgia inicial, frequentemente é realizada após uma cirurgia com manutenção da parede do canal, e menos comumente após uma cirurgia com retirada dessa parede. Se a mastoide e o epitímpano foram adequadamente exteriorizados durante a cirurgia inicial, é altamente improvável que abriguem um colesteatoma residual.

Uma razão para retardar a reconstrução da cadeia ossicular é prevenir a formação de aderências em volta da reconstrução, que podem afetar adversamente os resultados auditivos. Se tiver havido dano significativo à mucosa na área do nicho da janela oval, o cirurgião pode eleger colocar uma folha de silicone polimerizado (i.e., Silastic) ou outro material, a fim de permitir a cura da mucosa e a formação de uma cavidade da orelha média adequadamente aerada. Depois de atingido esse objetivo, o cirurgião pode eleger realizar uma segunda cirurgia para reconstruir a cadeia ossicular. A escolha de reconstrução ossicular primária ou tardia baseia-se na experiência do cirurgião e nos achados cirúrgicos.

F. Fístula de perilinfa – Em geral, um colesteatoma no nicho da janela oval é removido no final do procedimento, de forma a se poder instituir um manejo de qualquer fístula potencial para o vestíbulo, sem o risco de comprometer o reparo durante a dissecção. O reparo de uma fístula da janela oval ou da janela redonda geralmente consiste em um *patch* do defeito com fáscia ou outros enxertos de tecidos moles.

> Brown JS. A ten-year statistical follow-up of 1142 consecutive cases of cholesteatoma: The closed vs. the open technique. *Laryngoscope.* 1982;92:390 [PMID: 7070181]. (Comparison of results of closed vs. open techniques, showing a difference in recurrence rates.)
>
> Jackler RK. The surgical anatomy of cholesteatoma. *Otolaryngol Clin North Am* 1989;22:883 [PMID: 2694067]. (Review of surgical anatomy.)
>
> Quaranta A, Cassano P, Carbonara G. Cholesteatoma surgery: Open vs. closed tympanoplasty. *Am J Otol.* 1988;9:229 [PMID: 3177606]. (Comparison of results of closed vs. open techniques, showing no difference in recurrence rates.)

▶ Prognóstico

Existe uma alta taxa de colesteatomas recorrentes e residuais após a intervenção cirúrgica primária. Relatou-se que, em um período de cinco anos ou mais, a taxa combinada de doença residual e recidivante foi de até 40%. Muitas séries grandes relatam uma taxa de 15 a 25% com um acompanhamento de até 10 anos. Os problemas parecem ser maiores na população pediátrica.

Os tratamentos clínicos e cirúrgicos atualmente disponíveis não podem reverter todos os elementos fisiológicos subjacentes na orelha responsáveis pela formação inicial do colesteatoma. A infecção crônica em geral pode ser corrigida, mas se a causa subjacente for disfunção significativa da tuba auditiva, não é passível de correção primária. As diversas técnicas cirúrgicas discutidas podem auxiliar a reduzir a incidência de patologia recorrente, mas as técnicas atuais não são totalmente efetivas. Portanto, exames regulares ao longo de 10 anos ou mais após o tratamento definitivo permanecem uma parte crucial do cuidado ao paciente.

Na maioria dos casos, os pacientes são examinados com microscópio, no consultório, uma vez por ano. Os sintomas sugestivos de colesteatoma recorrente são similares aos de um colesteatoma inicial, já descritos. Um colesteatoma recorrente é relativamente fácil de detectar com base no exame físico. Após isso, deve-se instituir prontamente o tratamento, a fim de impedir maior dano ao osso temporal, bem como outras complicações.

> Parisier SC, Hanson MB, Han JC, Cohen AJ, Selkin BA. Pediatric cholesteatoma: An individualized, single-stage approach. *Otolaryngol Head Neck Surg.* 1996;115:107 [PMID: 8758639]. (Rate of recurrence increases over 10-year follow-up.)
>
> Vartiainen E. Factors associated with recurrence of cholesteatoma. *J Laryngol Otol.* 1995;109:590 [PMID: 7561462]. (Pediatric recurrence rates are higher than those of adults.)

Otoesclerose

51

Colin L. W. Driscoll, MD
Matthew L. Carlson, MD

FUNDAMENTOS DO DIAGNÓSTICO

- ▶ Perda auditiva condutiva unilateral ou bilateral, ou lentamente progressiva.
- ▶ Apresenta-se mais comumente na terceira e quarta décadas de vida.
- ▶ História familiar de otoesclerose.
- ▶ Exame otoscópico normal ou sinal de Schwartze positivo.
- ▶ Audiograma com incisura de Carhart e reflexos estapédicos anormais ou ausentes.

▶ Considerações gerais

A otoesclerose é um processo patológico único do osso temporal e sem semelhança com outras discrasias ósseas generalizadas, como a doença de Paget e a osteogênese imperfeita; envolve quase exclusivamente a cápsula ótica. A progressão da doença caracteriza-se pela remoção anormal do osso maduro denso da cápsula ótica por osteoclastos, e substituição pelo osso reticulado de maior espessura, celularidade e vascularidade. Embora a otoesclerose possa potencialmente envolver qualquer parte do labirinto ósseo, tem uma predileção distinta pela região próxima à borda anterior da janela oval (*fissula ante fenestram*). Quando a doença envolve o ligamento anular da janela oval e a platina do estribo, há invariavelmente uma perda auditiva condutiva (PAC). O envolvimento de outras partes da cápsula ótica pode resultar em perda auditiva neurossensorial (PANS) e sintomas vestibulares.

Desconhece-se a verdadeira prevalência da otoesclerose histológica. Estimativas relatadas para a doença clínica (i.e., otoesclerose clínica) variam de 0,5 a 1,0%. Entretanto, a incidência de doença subclínica (i.e., otoesclerose histológica) em séries não selecionadas de autópsias foi relatada como de até 13%. Cerca de 15 milhões de pessoas nos EUA têm o diagnóstico de otoesclerose, considerada uma das causas mais comuns de perda auditiva adquirida. Comparados à população branca, a prevalência em asiáticos é a metade, (0,5%) e em afro-americanos, é um décimo (0,1%). Na prática, a otoesclerose é vista com mais frequência em mulheres do que em homens, em uma razão de aproximadamente 2:1. Entretanto, foi proposto que a incidência possa ser igual entre os sexos, e que influências hormonais durante a gravidez possam causar uma progressão mais rápida em mulheres, trazendo-as à atenção clínica. Os sintomas raramente se tornam aparentes antes do final da adolescência, com a maioria dos pacientes se apresentando entre os 20 e os 45 anos.

> Declau F, Van Spaendonck M, Timmermans JP. Prevalence of otosclerosis in an unselected series of temporal bones. *Otol Neurotol*. 2001;22(5):596. [PMID: 11568664] (The prevalence of otosclerosis correlated well with the rate of clinically significant disease.)
>
> Lippy WH, Berenholz LP, Burkey JM. Otosclerosis in the 1960s, 1970s, 1980s, and 1990s. *Laryngoscope*. 1999;109(8):1307. [PMID: 10443838] (The audiometric patterns at presentation have changed over the past 37 years.)

▶ Patogênese

A capsula ótica e o estribo formam uma base embriológica cartilaginosa; sua ossificação endocontral inicia em torno da 19ª semana de embriogênese e se completa ao final do primeiro ano de vida. A superfície vestibular da platina do estribo permanece cartilaginosa até o fim da vida. O *turnover* ósseo, normalmente encontrado em outras partes do corpo, não ocorre na cápsula ótica "sadia" após o desenvolvimento inicial. Entretanto, na otoesclerose, há um aumento da atividade osteoblástica e osteoclástica e proliferação vascular. Define-se foco otoesclerótico como uma área de *turnover* ósseo e atividade metabólica aumentados: o termo "otoespongiose" é mais descritivo da aparência histológica nesse estágio da doença. À medida que a doença se estabiliza ou "se consome", o osso normal da cápsula ótica é substituído por um foco de osso mineralizado denso e metabolicamente quiescente. A localização mais comum do foco otoesclerótico é a região da cápsula ótica anterior à platina do estribo (a região da *fissula ante fenestram*). A fixação do estribo inicia na medida em que a lesão se espalha, envolvendo o ligamento anular. A extensão à platina do estribo é incomum, mas pode levar à sua obliteração total. Menos frequentemente, as lesões podem se estender à orelha interna, resultando na hialinização do ligamento espiral e PANS. Foram relatados raros casos de PANS pura por otoesclerose isolada da cóclea, sem envolvimento ossicular.

O estímulo incitante para a remodelagem óssea anormal na otoesclerose é desconhecido, foi atribuído tanto a fatores genéticos quanto ambientais. Na maioria dos casos, a doença é herdada como um traço autossômico dominante simples, com penetrância incompleta e expressividade variável. Achados recentes sugerem uma associação entre o vírus do sarampo e a otoesclerose; resta determinar se o vírus é um fator que pode iniciar o processo otoespongiótico.

Thys M, and Van Camp G. Genetics of otosclerosis. *Otol Neurotol.* 2009;30:1021. [PMID: 19546831] (Discussion of the etiopathogenesis of otosclerosis.)

▶ Achados clínicos

A. Sinais e sintomas

O paciente típico com otoesclerose apresenta-se com uma história de perda auditiva lentamente progressiva, em geral bilateral e assimétrica, embora até 30% dos pacientes possam ter doença unilateral. Pacientes com PAC, incluindo aqueles com otoesclerose, também podem relatar uma melhora da audição com ruído de fundo, um fenômeno paradoxal conhecido como paracusia de Willis. Os déficits auditivos em geral tornam-se aparentes quando atingem uma perda de 25 a 30 dB, na qual o paciente tem dificuldade de compreender a fala. O zumbido é uma queixa comum e pode ser uma indicação de degeneração neurossensorial. Flutuações na audição não são características, mas podem ocorrer em momentos de instabilidade hormonal (p. ex., durante a gravidez), e a queixa de vertigem é rara.

B. Exame físico

O exame otoscópico é essencial e melhor realizado com um microscópio cirúrgico. O objetivo do exame é excluir outras causas de PAC, como colesteatoma, timpanoesclerose e derrames ou massas na orelha média. Mesmo com uma otoesclerose avançada, a membrana timpânica é normal, a cavidade da orelha média está pneumatizada e o martelo deve se mover com a otoscopia pneumática. Na doença ativa, o clínico experiente pode visualizar um rubor avermelhado (sinal de Schwartze) tanto sobre o promontório quanto sobre o nicho da janela oval, devido à grande vascularidade associada a um foco espongiótico.

Testes de diapasão (Rinne e Weber) devem ser cuidadosamente realizados a 256, 512 e 1.024 Hz, para confirmar os achados do audiograma. O teste de Weber deve mostrar lateralização para a orelha com o maior déficit condutivo, e um teste de Rinne negativo (condução óssea maior que condução aérea) a 512 Hz costuma indicar um hiato aéreo-ósseo de pelo menos 25 dB (Quadro 51-1).

Quadro 51-1 Achados audiométricos clássicos

PAC de baixa frequência
Entalhe de Carhart
Timpanograma Tipo A ou A_R (raso)
Reflexos bifásicos ou ausentes
Teste de Rinne negativo (CO > CA)

C. Exames de imagem

1. Tomografia computadorizada – Uma TC de alta resolução (fatias de menos de 1 mm) fornece uma excelente visualização da anatomia da orelha média e cápsula ótica e, por isso, é a modalidade de imagem inicial de escolha quando o diagnóstico está em questão. Ela é valiosa para determinar a patologia da janela oval e da platina do estribo, e a extensão de envolvimento da cápsula ótica, bem como pode ser útil para identificar doença subclínica contralateral. A TC pode mostrar áreas sutis de desmineralização, que em geral são localizadas imediatamente anterior à janela oval (Figura 51-1), bem como um espessamento da platina estribo. Em um estudo recente que examinou 209 casos de otoesclerose, 95,8% dos pacientes com otoesclerose confirmada tinham achados pré-operatórios identificáveis à TC. Com envolvimento coclear, há uma desmineralização da cápsula ótica (Figura 51-2), que causa o chamado sinal de duplo halo ou de duplo anel, visto na TC como uma zona de baixa densidade delineando o giro basal da cóclea.

Na fase esclerótica da doença ou após a terapia com fluoreto, pode ocorrer remineralização, e os achados na TC podem ser indistinguíveis da cápsula ótica normal. Uma TC não é necessária na maioria dos casos, mas deve ser considerada quando o paciente tiver vertigem, PANS, mau reconhecimento de palavras ou se houver uma preocupação sobre a síndrome de deiscência do

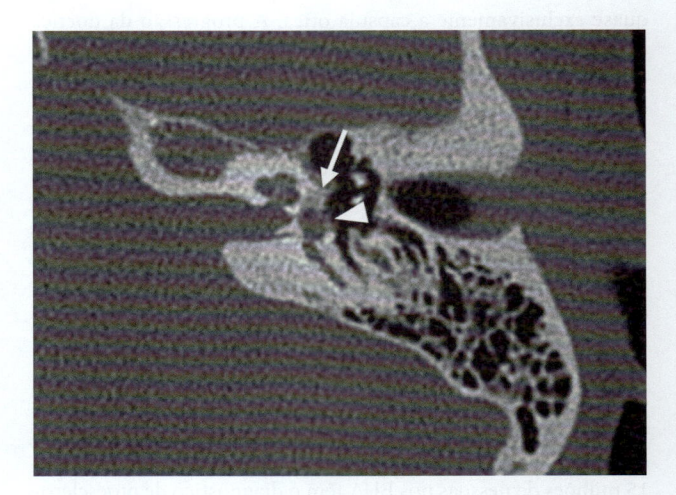

▲ **Figura 51-1** TC axial de alta resolução do osso temporal demonstrando uma área de desmineralização (seta) na região imediatamente anterior à janela oval (ponta ou seta), chamada *fissura ante fenestram*.

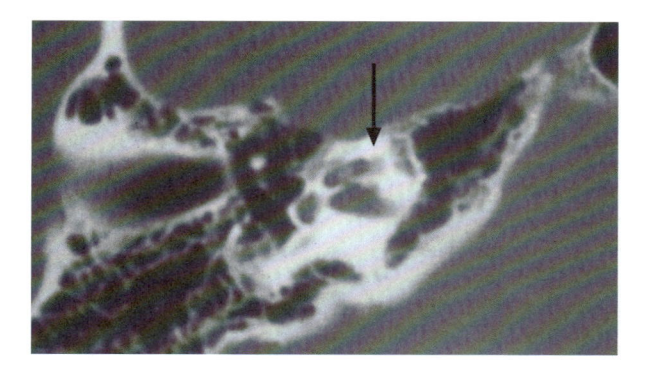

▲ **Figura 51-2** TC axial demonstrando uma área de desmineralização radiotransparente da cápsula ótica (seta).

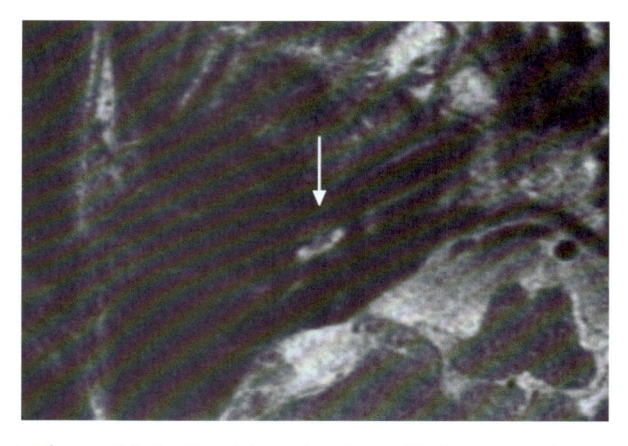

▲ **Figura 51-3** RM axial ponderada em T2 demonstrando a ausência do sinal líquido normal da cóclea, devido à inflamação e/ou obliteração da luz (seta). Essa imagem correlaciona-se bem, íntima e anatomicamente, à TC axial do mesmo paciente, apresentada na Figura 51-2.

canal semicircular superior. Obtém-se uma TC de rotina em pacientes pediátricos, dada a prevalência extremamente baixa nessa faixa etária, e devido ao maior risco de malformações da cápsula ótica e do osso temporal.

2. Ressonância magnética – A RM fornece informações muito limitadas sobre patologias da cápsula ótica e não é obtida em casos de rotina de otoesclerose. Em pacientes com uma apresentação atípica (início pediátrico, vertigem, PANS), a RM pode detectar anomalias congênitas do labirinto, fibrose no interior da cóclea e excluir patologia retrococlear, como um neuroma acústico. Durante a doença ativa, imagens ponderadas em T1 mostram uma perda da ausência normal do sinal da cápsula ótica. Pode-se notar densidade de sinal intermediária ou de tecidos moles no interior ou em volta da cápsula ótica, e imagens ponderadas em T1 com contraste podem mostrar potencialização da cápsula ótica pericoclear. Imagens ponderadas em T2 podem ser benéficas para a avaliação pré-operatória de implantes cocleares; uma redução ou perda do sinal líquido normal do labirinto membranoso ilustra fibrose ou deposição óssea intracoclear, que pode criar um obstáculo para a inserção completa de eletrodos (Figura 51-3).

D. Testes especiais

Devido aos achados de exames relativamente normais, os testes audiométricos são uma das ferramentas mais importantes para avaliar um paciente com suspeita de otoesclerose. A testagem de pacientes com perda auditiva mista ou otoesclerose muito avançada pode ser problemática, devido a dilemas de mascaramento e limites do audiômetro. Um audiologista experiente é inestimável em fornecer informações precisas e completas desse tipo de teste.

1. Audiometria de tom puro – Na audiometria de tom puro, pacientes com otoesclerose inicial apresentam uma perda auditiva condutiva progressiva de baixa frequência. À medida que a otoesclerose se espalha, envolvendo todo o estribo, um aumento de massa soma-se ao aumento progressivo de rigidez, resultando em (1) progressão da perda em altas frequências, (2) alargamento gradual do hiato aéreo-ósseo, e (3) configuração plana do audiograma. Na ausência de PANS, a perda condutiva pura vista com um estribo completamente fixo está limitada a um nível auditivo de 60 a 65 dB, com um hiato aéreo-ósseo máximo ao longo do leque de frequência. À medida que a doença se espalha para envolver a cóclea, os limiares de condução óssea aumentam, resultando em uma perda auditiva mista na qual a maioria dos componentes condutivos está confinada a baixas frequências. A diminuição de níveis de condução óssea em altas frequências em geral representa uma PANS verdadeira.

A marca distintiva dos limiares de condução óssea na otoesclerose é o entalhe de Carhart (Figura 51-4), caracterizado pela elevação de limiares de condução óssea de aproximadamente 5, 10 e 15 dB a 500, 1.000 e 2.000 Hz, respectivamente. Acredita-se que a incisura de Carhart resulte da ruptura da ressonância ossicular normal, que é de aproximadamente 2.000 Hz. Portanto, é um fenômeno mecânico, e não um reflexo real da reserva coclear, pois desaparece após a cirurgia bem-sucedida (ver Quadro 51-1).

2. Timpanometria – O enrijecimento gradual da cadeia ossicular produzido pela fixação progressiva do estribo leva a padrões específicos de alteração na timpanometria. Como a aeração da orelha média não é afetada pela otoesclerose, os pacientes com doença nos estágios inicial e médio caracteristicamente têm um timpanograma Tipo A normal. A fixação progressiva do estribo resulta em um timpanograma Tipo A_R (raso) (Figura 51-4).

3. Reflexo acústico (reflexo estapédico) – Um dos sinais mais precoces de otoesclerose é um padrão anormal de reflexo acústico, frequentemente antecedendo o desenvolvimento de um hiato aéreo-ósseo. Na orelha com audição normal, a configuração do padrão do reflexo acústico é de um declínio continuado da complacência, devido à contração do músculo estapédico que dura enquanto durar o estímulo. Em contraste, na otoesclerose inicial há um fenômeno bifásico "*on-off*" patognomônico, caracterizado por um breve aumento na complacência no início e ao término do estímulo. Com a progressão da doença, vê-se uma

Audiograma

Audiometria da fala

	Fonte do sinal: Computador				
Recepção da fala Limiar:	Direita	Limiar	0	dB	
	Esquerda	Limiar	0	dB	
Reconhecimento de Fonemas e palavras:	Fonte do sinal: Computador				
	Direita	100	%@	40	dB SL
	Esquerda	100	%@	40	dB SL

Imitância/Reflexos acústicos

Tom da sonda: **226 Hz**

	Direita
Tipo de tímpano	A
Pressão OM	0
Volume em mL	1
Unidades de complacência	0,5

		500	1K	2K
CONTRA	Reflexo (HL)	NR	NR	NR
	Queda (seg)			
IPSI	Reflexo (HL)	90	95	95
	Queda (seg)	10	10	

SL = Nível de sensação NR = Sem resposta
CNT = Impossível de testar DNT = Não testado

Materiais

Materiais: Palavra Espondeu
Esquerda Limiar **45** dB
Materiais: Isofonemas
Esquerda 100 %@ 40* dB SL

	Esquerda
Tipo de tímpano	As
Pressão OM	0
Volume em mL	0,8
Unidades de complacência	0,2

		500	1K	2K
CONTRA	Reflexo (HL)	NR	NR	NR
	Queda (seg)			
IPSI	Reflexo (HL)	NR	NR	NR
	Queda (seg)			

Orelha oposto mascarado = *
ARTF= Artefato

Audiograma

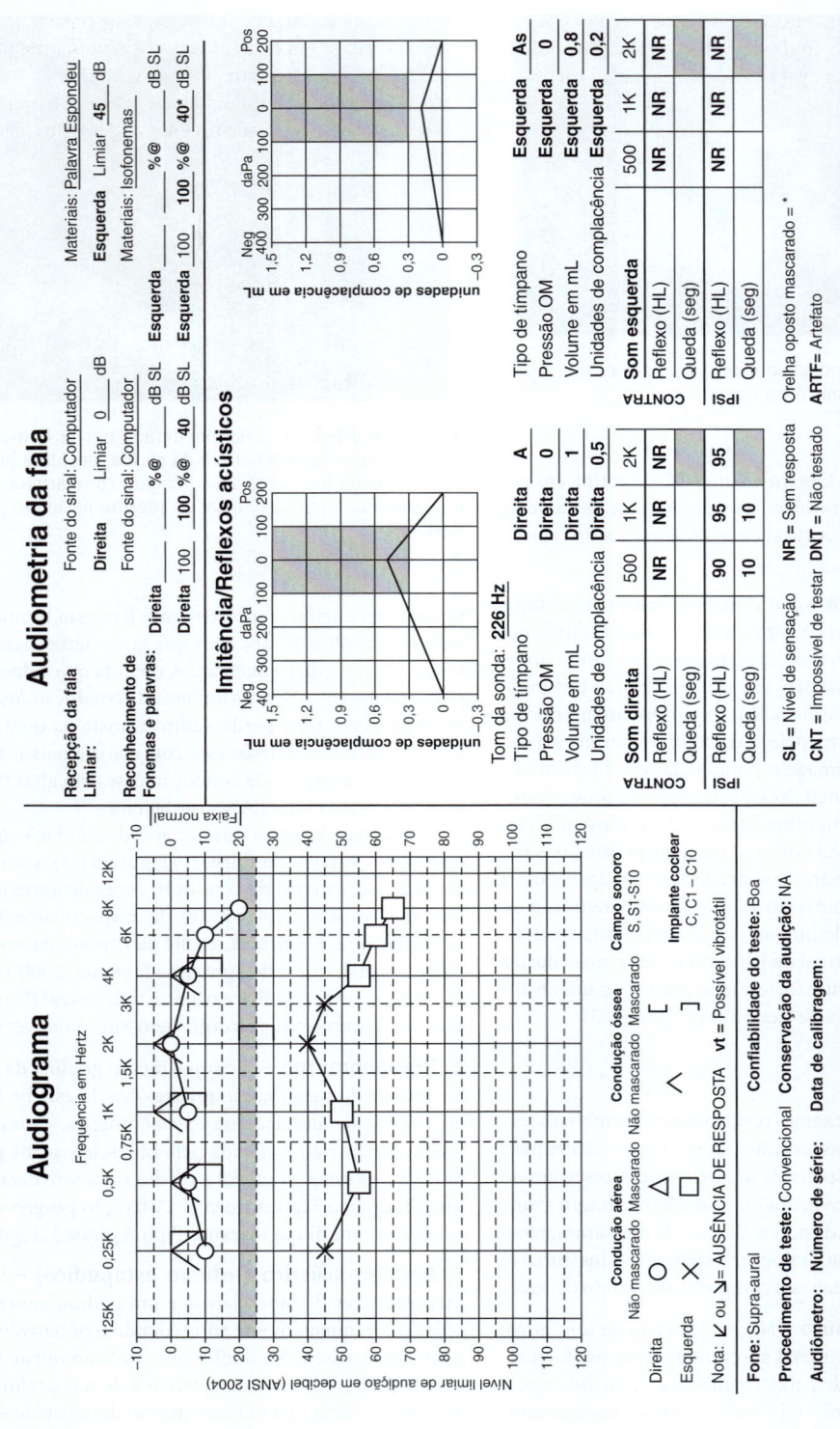

Frequência em Hertz / Nível limiar de audição em decibel (ANSI 2004)

	Condução aérea		Condução óssea		Campo sonoro
	Não mascarado	Mascarado	Não mascarado	Mascarado	S, S1-S10
Direita	O	△	<	[	Implante coclear C, C1 – C10
Esquerda	X	□	>	]	vt = Possível vibrotátil

Nota: ↙ ou ↘ = AUSÊNCIA DE RESPOSTA Confiabilidade do teste: Boa
Fone: Supra-aural
Procedimento de teste: Convencional Conservação da audição: NA
Audiômetro: Número de série: Data de calibragem:

▲ **Figura 51-4** Audiograma demonstrando uma PAC com um limiar de condução óssea caracteristicamente elevado próximo a 2.000 Hz (entalhe de Carhart). Um timpanograma do tipo A_R é causado pela diminuição da complacência da membrana timpânica. Esse padrão é visto frequentemente na otoesclerose, mas outras condições, como uma timpanoesclerose, podem mimetizar esse achado.

redução na amplitude do reflexo, seguida de elevação do limiar ipsilateral; depois, do limiar contralateral; e, finalmente, o desaparecimento da resposta. O achado mais comum na apresentação é a ausência de reflexos.

> Goh JP, Chan LL, Tan TY. MRI of cochlear otosclerosis. *Br J Radiol.* 2002;75(894):502. [PMID: 12124236] (Cochlear otosclerosis can be diagnosed on MRI scans.)
>
> Lagleyre S, Sorrentino T, Calmels MN, Shin YJ, Escudé B, Deguine O, Fraysse B. Reliability of high-resolution CT scan in diagnosis of otosclerosis. *Otol Neurotol.* 2009;30(8):1152. [PMID: 19887979] (HRCT is 95% sensitive for identifying otosclerotic lesions.)
>
> Lopponen H, Laitakari K. Carhart notch effect in otosclerotic ears measured by electric bone conduction audiometry. *Scand Audiol Suppl.* 2001;(52):160. [PMID: 11318454] (Conventional and electric bone conduction testing both demonstrate the Carhart effect.)

▶ Diagnóstico diferencial

Pode haver uma forte suspeita diagnóstica de otosclerose com base na história, no exame físico, nos achados audiométricos e na TC. Entretanto, o diagnóstico é confirmado no momento da cirurgia ou pelo estudo histológico do osso temporal. Existem numerosas outras lesões que podem causar uma PAC (Quadro 51-2).

▶ Tratamento

Os pacientes com otosclerose podem ser manejados por (1) observação, (2) terapia farmacológica, (3) amplificação e (4) cirurgia, ou por uma combinação delas. As vantagens e desvantagens de cada uma devem ser discutidas com o paciente, a fim de orientar o conhecimento informado.

A. Observação

A observação é a opção mais barata e menos arriscada. Com frequência, é a estratégia preferida para pacientes com doença unilateral e naqueles com PAC leve. Se o paciente não está incomodado pelo grau de perda auditiva, nenhuma intervenção está indicada, e geralmente se obtêm audiogramas anuais. A história natural da progressão da doença preveria maior perda auditiva ao longo do tempo, o que finalmente poderia levar à intervenção.

B. Medidas não cirúrgicas

Estratégias terapêuticas para prevenir a progressão da otosclerose têm sido direcionadas para a supressão da remodelagem óssea com fluoretos e bifosfonados. Entretanto, a eficácia desses agentes não foi comprovada definitivamente, e as recomendações de otologistas sobre seu uso variam muito.

1. Terapia com fluoreto de sódio – O fluoreto reduz a reabsorção óssea osteoclástica e aumenta a formação óssea osteoblástica. Juntas, essas ações podem promover a recalcificação e reduzir a remodelagem óssea em lesões osteolíticas em expansão ativa. Acredita-se também que o fluoreto de sódio iniba enzimas proteolíticas que são citotóxicas para a cóclea e que podem levar à PANS.

Muitos otologistas recomendam o uso de fluoreto de sódio com otosclerose de início recente, doença rapidamente progressiva ou sintomas da orelha interna, como PANS e tontura. O tratamento em geral é continuado por 1 a 2 anos. Pacientes com otosclerose coclear podem ser tratados por períodos mais longos ou mesmo indefinidamente.

2. Bifosfonados – Os bifosfonados são agentes antirreabsortivos potentes que são úteis para a prevenção e para o tratamento da osteoporose e outras condições caracterizadas por remodelamento ósseo aumentado. Eles foram amplamente usados no tratamento da osteoporose e são promissores no controle da otosclerose. Após a ingestão oral, bifosfonados são incorporados aos ossos, nos quais inibem a atividade osteoclástica. Os bifosfonados mais promissores em uso clínico incluem alendronato, etidronato, risedronato e zoledronato. Esses bifosfonados inibem potentemente a reabsorção óssea, sem afetar significativamente a deposição óssea.

3. Amplificação – A maioria dos pacientes com otosclerose têm função coclear normal, com excelente discriminação de fala, sendo, portanto, bons candidatos para aparelhos auditivos. Antes de passar à cirurgia, os pacientes devem ser encorajados a tentar um aparelho (ou aparelhos) auditivo. Alguns pacientes têm sucesso, podendo, portanto, evitar a cirurgia e seus riscos. Entretanto, embora o uso de aparelho auditivo traga pouco risco ao paciente, há algumas desvantagens significativas quando comparado ao resultado de uma cirurgia bem-sucedida. As desvantagens incluem pior qualidade de som, estética, custo, necessidade de manutenção, ser capaz de ouvir somente quando usa o aparelho, efeito de oclusão e desconforto potencial. Na prática, a maioria dos pacientes com boa reserva neurossensorial prefere a cirurgia.

Os pacientes com perda auditiva mista grave à profunda podem requerer correção cirúrgica da perda condutiva para que se beneficiem de um aparelho auditivo. Para pacientes que ganham um benefício limitado de aparelhos auditivos convencionais, o implante coclear é uma alternativa efetiva.

Quadro 51-2 Lesões que podem causar PAC

Lesões da membrana timpânica
Perfuração da membrana timpânica
Timpanoesclerose

Lesões da orelha média e interna
Otite média com derrame
Otite média adesiva crônica
Colesteatoma
Solução de continuidade ossicular
Fixação do martelo ou da bigorna
Fixação congênita da platina do estribo
Tumor da orelha média
Deiscência do canal semicircular superior

Doenças sistêmicas conetivas e ósseas
Doença de Paget
Osteogênese imperfeita (síndrome de van der Hoeve)
Artrite reumatoide anquilosante

C. Medidas cirúrgicas

1. Indicações para cirurgia – A maioria dos pacientes com PAC secundária à otoesclerose pode ser tratada cirurgicamente (Quadro 51-3). O paciente médio com otoesclerose, um nível de condução óssea de 0,25 dB na faixa da fala (250-4.000 Hz), e um nível de condução aéreo de 45-65 dB, é um candidato adequado para cirurgia; prefere-se um hiato aéreo-ósseo de pelo menos 15 dB e escores de discriminação de fala de 60% ou mais. Claramente, pacientes com um hiato aéreo-ósseo pré-operatório maior têm mais a ganhar da intervenção cirúrgica. Se houver doença bilateral, geralmente se deve escolher a orelha com pior audição. Se um paciente for candidato à cirurgia bilateral, a orelha com pior audição deve fazer a correção cirúrgica primeiro. Recomenda-se que a cirurgia na orelha contralateral seja retardada por pelo menos seis meses, a fim de permitir que o paciente se ajuste à primeira orelha e garanta a estabilidade do resultado auditivo.

Um subconjunto de pacientes com perda auditiva mista grave a profunda tem sido referido como tendo otoesclerose avançada demais. Nesses casos, o processo otosclerótico progrediu ao ponto em que há um limiar de condução aérea mínima a não detectável, e a condução óssea é difícil de interpretar em altos níveis, devido às sensações vibrotáteis. Muitos desses pacientes foram tratados com sucesso com estapedotomia com amplificação pós-operatória. Os pacientes que não ganham benefício suficiente com amplificação devem ser considerados para implantação coclear.

2. Aconselhamento pré-operatório – A cirurgia para a otoesclerose é um procedimento eletivo e deve ser precedida por uma explicação completa de todas as alternativas de tratamento. Com técnicas refinadas e novas tecnologias, devem-se esperar excelentes resultados (fechamento do hiato aéreo-ósseo de menos de 10 dB) em mais de 90% dos casos. Entretanto, o paciente deve ser informado sobre o potencial de fracasso em curto e longo prazos, a possível necessidade de cirurgia de revisão e complicações potenciais. Em longo prazo, pacientes com otoesclerose perdem a função da orelha interna mais rapidamente que a população em geral e, portanto, têm maior probabilidade de eventualmente necessitar um aparelho auditivo, apesar de uma cirurgia bem-sucedida.

3. Considerações pré-operatórias – A cirurgia pode ser realizada com anestesia local ou geral, dependendo das preferências, tanto do paciente quanto do cirurgião. Existem muitas vantagens da anestesia local. (1) Pode-se testar a audição do paciente depois da colocação da prótese, reposicionando a membrana timpânica e falando com o paciente, fazendo testes de diapasão, ou mesmo uma audiometria intraoperatória abreviada. (2) Se o paciente se queixar de vertigem durante o procedimento, o cirurgião pode alterar sua técnica com vistas a reduzir a irritação vestibular. (3) O paciente pode evitar a náusea pós-operatória que frequentemente acompanha a anestesia geral; portanto, a orelha recém-reconstruída não fica sujeito às pressões potencialmente extremas associadas ao despertar da anestesia. Apesar dessas vantagens potenciais, muitos cirurgiões preferem o uso de um anestésico geral. Os pacientes operados com anestesia local podem sentir dor, ficarem ansiosos e mover-se de forma imprevisível, resultando em uma cirurgia mais difícil e arriscada.

4. Técnica cirúrgica – Ao longo dos anos, muitos avanços levaram à estratégia cirúrgica atualmente usada. Muitas variações sutis de técnica são usadas por cirurgiões, mas o conceito básico e os passos do procedimento são similares.

Depois da limpeza adequada da orelha e da administração, tanto de um anestésico local como de um agente vasoconstritor, eleva-se um retalho timpânico, a fim de expor a cavidade da orelha média. Se o estribo não puder ser bem visualizado, remove-se o *scutum* com uma cureta ou broca. Inspeciona-se e palpa-se a cadeia ossicular para confirmar o diagnóstico de otoesclerose. Feito o diagnóstico, há considerável variação de como um cirurgião pode lidar com a superestrutura e a platina do estribo. De modo geral, separa-se a articulação incudoestapédica, remove-se a superestrutura do estribo e realiza-se uma estapedotomia com micro frenesta ou uma estapedectomia total, colocando-se a prótese da bigorna, por meio da abertura, até o vestíbulo (Figura 51-5). Determina-se a mobilidade da prótese por meio de uma palpação suave do martelo. Usa-se tecido ou sangue para selar a área em torno da prótese e reposiciona-se a membrana timpânica. Se a cirurgia for feita com anestesia local, pode-se fazer a confirmação intraoperatória da melhora auditiva nesse momento, sussurrando na orelha do paciente, usando diapasão ou mesmo fazendo testes audiométricos intraoperatórios abreviados. A maioria dos cirurgiões permite que o paciente volte para casa no dia da cirurgia.

5. Uso de *laser* – *Lasers* são comumente usados na cirurgia de otoesclerose. As vantagens mencionadas sobre o uso de *laser* são maior capacidade de preparar uma janela sem sangue, a ablação precisa da platina do estribo e menor risco de subluxação da platina do estribo. Os *lasers* também são usados para gerar calor, a fim de ativar a memória de forma ou próteses Nitinol *self-crimping*. Vários tipos de *lasers* têm sido usados com segurança, incluindo CO_2, KTP e argônio.

6. Implante coclear – Pacientes com perda auditiva grave à profunda secundária à otoesclerose costumam ter um excelente benefício com a implantação coclear. Entretanto, a implantação pode ser complicada por ossificação ou por fibrose de tecidos moles no interior da cóclea, que podem impedir a inserção total de eletrodos de rotina. Exames de imagem pré-operatórios deve-

---

Quadro 51-3 Contraindicações à cirurgia

1. Otite externa ou otite média ativas
2. Perfuração da membrana timpânica
3. Uma só orelha que ouve, com bons resultados com amplificação
4. Presença de vertigem e evidências clínicas de hidropsia labiríntica
5. Considerações ocupacionais. A cirurgia pode ser desaconselhável para indivíduos cuja ocupação ou atividades exijam considerável esforço físico ou equilíbrio preciso (p. ex., pilotos, mergulhadores autônomos e trabalhadores da construção)
6. Malformação da orelha interna
7. Pacientes com expectativas irrealistas

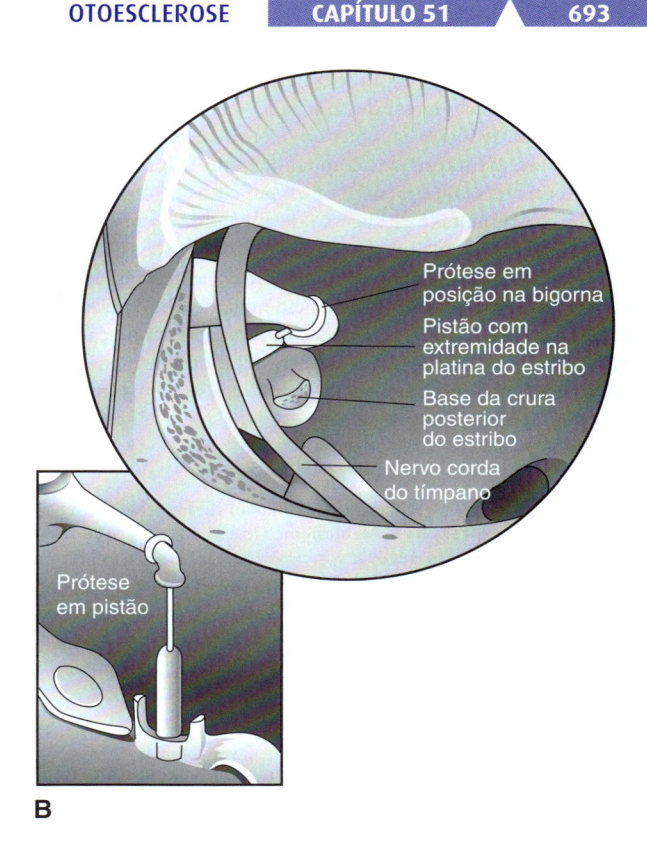

▲ **Figura 51-5** (**A**) Uma visão intraoperatória de uma orelha média direita, após elevação e reflexão do retalho timpânico. Pode ser necessário retirar o osso com curetagem ou broca, a fim de oferecer ao cirurgião uma vista, incluindo o processo longo da bigorna, as cruras anterior e posterior do estribo e a platina do estribo. (**B**) Após remover a superestrutura do estribo, faz-se uma pequena estapedotomia em janela com broca ou *laser* e conecta-se uma prótese ao processo longo do martelo, com o pistão distal posicionado imediatamente no interior do vestíbulo, por meio da estapedotomia.

riam alertar o cirurgião para essa possibilidade e a necessidade de manobras cirúrgicas mais avançadas, como perfurar com broca o giro basal, colocação na escala vestibular ou outra modificação da técnica de inserção padrão.

Após a ativação do dispositivo, relata-se uma incidência mais alta de estimulação do nervo facial por corrente transmitida/*spread* por meio do osso otoesclerótico. A reprogramação do dispositivo e a eliminação dos canais ofensores em geral pode eliminar esse efeito colateral indesejável. Em um estudo mais recente, desfechos com maior percepção da fala foram associados a sinais de otoesclerose menos grave na TC, inserção total de eletrodos, pouca ou nenhuma estimulação do nervo facial e necessidade limitada de inativação de canais.

7. Cirurgia de revisão – A maioria dos pacientes deve ser estimulada a tentar um aparelho auditivo antes de uma revisão, devido ao maior risco de PANS com o segundo procedimento. Somente cirurgiões experientes de estribo deveriam realizar cirurgia de revisão. As razões para o fracasso da cirurgia inicial podem incluir necrose da bigorna, deslocamento da prótese da bigorna ou da janela oval, estapedotomia de tamanho insuficiente e reobliteração da janela oval. Também é importante considerar a possibilidade de um diagnóstico não reconhecido previamente, como fixação do martelo ou bigorna ou síndrome de deiscência do canal semicircular posterior. Como o risco de perda auditiva é maior na cirurgia de revisão, é aconselhável abordar a cirurgia com uma ideia de explorar a orelha e só fazer a cirurgia de revisão se parecer favorável.

Os pacientes com PANS têm menor probabilidade de se beneficiar da cirurgia de revisão. Em uma série grande, até 80% dos pacientes com PANS pós-operatória não tinham uma causa identificável na exploração de revisão. Recomenda-se atualmente que, entre pacientes com PANS pós-operatória, somente aqueles com uma história de trauma ou tontura sejam considerados para revisão. Tais circunstâncias podem ser causadas por uma fístula perilinfática persistente e serem passíveis de correção cirúrgica.

8. Cirurgia do estribo em crianças – Com o maior risco de malformações congênitas e a baixa incidência global de doença pediátrica, a TC é sempre recomendada em pacientes mais jovens com suspeita de otoesclerose. Devido à raridade da otoesclerose juvenil, a efetividade da cirurgia de estapedectomia em crianças tem recebido menos revisões críticas. Os pacientes pediátricos têm maior probabilidade de requerer o uso de uma broca ("estapedotomia *drill-out*") para otoesclerose obliterativa que suas contrapartes adultas. Apesar desse achado, relatos revelaram uma taxa de sucesso de 91,7% em obter um hiato aéreo-ósseo de 10 dB após cinco ou mais anos de acompanhamento. Outros estudos relataram uma taxa de sucesso de 82% em casos de otoesclerose primária, mas uma taxa de sucesso de apenas 44% em casos de fixação congênita da platina do estribo.

O momento ótimo da cirurgia em crianças permanece um ponto controverso. Com a maior incidência de otite média durante a infância, há uma preocupação sobre a disseminação potencial da infecção pela janela oval, resultando em meningite. Além disso, a maioria das crianças beneficia-se com a amplificação, e retardar a cirurgia até que estejam mais velhos é uma opção aceitável.

Quadro 51-4 Complicações pós-operatórias potenciais da cirurgia de estribo

Perda neurossensorial
Zumbido
Disgeusia
Labirintite serosa
Infecção
Deslocamento da prótese ou fio solto
Necrose da bigorna
Perfuração da membrana timpânica
Tontura
Fibrose e formação de aderências
Recrescimento osteoesclerótico
Fístula perilinfática
Granuloma pós-operatório
Hiperacusia e fonofobia
Paralisia do nervo facial

Derks W, de Groot JA, Raymakers JA, Veldman JE. Fluoride therapy for cochlear otosclerosis? An audiometric and computerized tomography evaluation. *Acta Otolaryngol*. 2001;121(2):174. [PMID: 11349772] (Discusses fluoride therapy rest at the progression of sensorineural hearing loss in low and high frequencies.)

Lesinski SG, Palmer A. Lasers for otosclerosis: CO_2 versus argon and KTP-532. *Laryngoscope*. 1989;99:1. [PMID: 2498587] (The optical properties of the CO_2 laser are preferable to those of the argon and KTP-532 lasers.)

Rotteveel LJ, Snik AF, Cooper H, Mawman DJ, van Olphen AF, Mylanus EA. Speech Perception after Cochlear Implantation in 53 Patients with Otosclerosis: Multicentre Results. *Audiol Neurootol*. 2009;15(2):128. [PMID: 19690406] (Patients with otosclerosis receive excellent hearing rehabilitation with cochear implantation.)

▶ Questões intracirúrgicas e complicações pós-operatórias da cirurgia de otoesclerose

O Quadro 51-4 detalha algumas das complicações potenciais que podem resultar da cirurgia de estribo.

A. Perfuração da membrana timpânica

Se houver uma perfuração da membrana timpânica durante a elevação do retalho, ela é corrigida com uma técnica de reforço com tecidos moles usando a fáscia temporal. Ocasionalmente, depois da remoção do osso do *scutum*, o cirurgião verificará que o retalho elevado é muito curto; tais defeitos podem ser corrigidos com fáscia temporal ou pericôndrio tragal.

B. Disgeusia

Devem-se aplicar todos os esforços para preservar o nervo da corda do tímpano e minimizar a manipulação. O nervo é particularmente vulnerável durante a remoção do *scutum*. A lesão do nervo pode resultar em disgeusia, causando um gosto salgado ou metálico. Embora controverso, muitos autores sugerem seccionar vivamente um nervo da corda do tímpano esticado ou rasgado, para reduzir o risco de distúrbios pós-operatório do paladar. De modo geral, as alterações do paladar resolvem gradativamente em algumas semanas ou meses; às vezes, persistem indefinidamente.

C. Anormalidades do nervo facial

A deiscência histológica do nervo facial ocorre em até 40% das amostras de osso temporal e clinicamente pode ser vista na vizinhança da janela oval em aproximadamente 0,5% dos casos. Um percurso do nervo facial deiscente ou aberrante pode restringir o acesso seguro à platina do estribo, e o reconhecimento precoce é crítico para prevenir lesões, particularmente caso se use um *laser*. Um monitor do nervo facial também pode ser benéfico para prevenir a lesão do nervo. Se a visão estiver somente um pouco prejudicada, o cirurgião experimentado pode continuar cautelosamente; entretanto, no caso raro de saliência extrema, o caso pode ser encerrado, dado o risco desfavoravelmente alto de lesão do nervo facial.

Após a cirurgia, um paciente pode sentir uma fraqueza aguda do nervo facial, devido à injeção local de anestésico, seja na área pré-tragal ou por excesso de anestésico entrando na orelha média e banhando uma porção deiscente do nervo facial. Essa fraqueza deve diminuir em 2 a 4 horas, à medida que os efeitos da medicação se dissipam. Ocasionalmente, um paciente desenvolve uma paralisia tardia, 5 a 7 dias após a cirurgia. Essa paralisia provavelmente é devida a uma reativação viral no interior do nervo, análoga à paralisia de Bell, sendo tratada com prednisona e uma medicação antiviral. Nesse cenário, o prognóstico é excelente, e o paciente pode esperar uma recuperação completa.

D. Fixação do martelo e da bigorna

Depois da exposição da orelha média, é importante palpar o processo longo do martelo e determinar a mobilidade do martelo, da bigorna e do estribo. A mobilidade do estribo pode ser avaliada por leve palpação, (1) empurrando a superestrutura de um lado para outro e (2) empurrando suavemente em direção ao vestíbulo pelo processo longo da bigorna. Com experiência, é possível apreciar uma fixação parcial do estribo e anormalidades sutis na mobilidade ossicular. Se o estribo é móvel e o martelo ou bigorna estão fixos, o cirurgião deve decidir se fecha a orelha e recomenda um aparelho auditivo ou se continua para tratar a fixação ossicular utilizando outras técnicas-padrão de ossiculoplastia.

E. *Gusher* perilinfático

O alto fluxo de perilinfa após a realização de uma estapedectomia ou uma estapedotomia é chamado *gusher* (jorro) perilinfático. É o resultado de um aqueduto coclear anormalmente pérvio ou de uma malformação da extremidade lateral do canal auditivo interno (CAI), permitindo uma comunicação de alto fluxo do LCS à orelha interna. É mais comum em pacientes com uma fixação congênita da platina do estribo, com uma síndrome do aumento do aqueduto vestibular ou com malformações de Mondini. Dada a alta prevalência dessas patologias na população pediátrica, uma TC pré-operatória é altamente recomendada em pacientes mais jovens ou em pacientes que apresentam perda auditiva em uma idade precoce. Se houver suspeita dessas patologias no pré-operatório, a cirurgia está contraindicada devido a um alto risco de causar PANS completa. Caso essa complicação ocorrer durante a cirurgia, podem-se usar enxertos de gordura ou músculo para selar o vazamento. Pós-operatoriamente, o paciente deve ser mantido com a cabeça elevada e receber emolientes fecais. Vários vazamentos podem requerer o tamponamento da orelha média e a colocação de um dreno lombar temporário para reduzir a pressão do LCS no pós-operatório.

F. Platina do estribo flutuante ou submersa

Uma platina do estribo flutuante ou submersa apresenta um difícil desafio técnico. A platina do estribo pode tornar-se móvel durante a curetagem, devido ao contato involuntário com a cadeia ossicular, ao tentar fraturar a superestrutura do estribo ou durante a manipulação da base. Se a platina tornar-se móvel antes da separação da articulação incudoestapédica e remoção dos crurares, pode ser melhor terminar o procedimento; o resultado pode ser bastante satisfatório. Se ocorrer refixação, a orelha pode ser reexplorada mais tarde. Se a platina do estribo for mobilizada durante ou após a remoção das cruras, existem várias opções. O procedimento pode ser finalizado, pode-se colocar uma prótese na platina móvel do estribo, ou fazer uma estapedotomia com *laser*, completando a cirurgia. Uma platina do estribo móvel é um desafio cirúrgico, mas é pouco ameaçadora à função da orelha interna. Ao contrário, uma platina do estribo submersa coloca o paciente em maior risco de disfunção vestibular ou coclear. Não se deve fazer nenhum esforço para recuperar do vestíbulo uma platina do estribo submersa. Pode-se fazer um enxerto sobre a janela oval e colocar uma prótese.

G. Otoesclerose obliterativa

A otoesclerose obliterativa descreve a situação em que ocorreu um supercrescimento ósseo excessivo, ao ponto de a janela oval ser quase indistinguível do promontório à sua volta. Em tais casos, a cirurgia é mais difícil, e os resultados frequentemente menos satisfatórios. Caso se tentar a cirurgia, o osso obliterativo deve ser afinado cuidadosamente com emprego de uma broca em volta e sobre a platina do estribo até a criação de uma fina área azul. Nesse ponto, pode se fazer uma estapedotomia com *laser* ou broca, inserindo-se uma prótese.

H. Vertigem

Durante a cirurgia de estribo, a vertigem pode resultar de várias causas, incluindo difusão do agente anestésico para o labirinto, aspiração de perilinfa, manipulações dentro do vestíbulo, deslocamento da platina do estribo ou introdução de uma prótese muito longa. Uma das vantagens da anestesia local é que, em um paciente acordado, pode-se monitorar facilmente a vertigem e evitar manobras que a causem. Uma vertigem de início tardio pode ser o resultado de fístula perilinfática, prótese excessivamente longa ou labirintite.

I. Perda auditiva neurossensorial

A PANS grave a profunda é uma das complicações mais temidas da cirurgia de estribo, ocorrendo em aproximadamente 1% dos pacientes após a cirurgia primária e em até 10% após a cirurgia de revisão. Perdas leves a moderadas são mais comuns, particularmente nas altas frequências, mas sua incidência não é conhecida.

A perda auditiva pode ser precoce ou tardia. As causas possíveis de perda auditiva precoce incluem trauma intraoperatório, labirintite, infecção pós-operatória, formação de granuloma e fístula de perilinfa. Pacientes com PANS pós-operatória devem ser tratados com um curso de prednisona e antibióticos, na tentativa de suspender ou potencialmente reverter as perdas. A causa da perda tardia é desconhecida. Devido a esse risco, a maioria dos cirurgiões prefere esperar pelo menos seis meses e muitas vezes um ano antes de considerar a cirurgia da segunda orelha. Além disso, alguns pacientes com doença clínica bilateral podem descobrir, depois da primeira cirurgia, que sua audição é adequada e desistir da cirurgia na segunda orelha.

J. Zumbido

Muitas vezes, um zumbido presente antes da cirurgia melhora depois dela. Se ocorreu uma PANS devido à cirurgia, então qualquer zumbido existente pode piorar. O preparo pré-operatório para essa possível complicação é extremamente importante; um paciente inadequadamente informado que desenvolva mesmo um caso leve de PANS pós-operatória com frequência fica muito insatisfeito.

K. Deslocamento, fratura e necrose da bigorna

Se a bigorna for moderadamente mobilizada, pode simplesmente ser reposicionada e a integridade da cadeia ossicular será preservada. Se estiver realmente subluxada, o reposicionamento e o término do procedimento podem fazer a bigorna se estabilizar novamente, permitindo um procedimento cirúrgico padrão no futuro. Alternativamente, poderia se usar uma prótese martelo-platina do estribo. Se ao posicionar a prótese, houver fratura do processo longo, existem várias opções. Pode-se usar a broca para fazer um sulco proximal no do processo longo, adaptando a prótese nesse local. Uma prótese *shape-memory* (Nitinol) pode se encaixar bem sem necessidade de fazer o sulco. Alternativamente, pode-se usar uma prótese concebida para se encaixar sob o processo longo da bigorna. Se a bigorna for muito curta, pode-se usar um fio martelo-platina do estribo. Finalmente, os cimentos ósseos continuam a melhorar e podem ser úteis para estabilizar uma prótese nessa situação. A necrose da bigorna é o achado mais comum na cirurgia de revisão, sendo abordado da mesma forma. A causa da necrose da bigorna foi atribuída à desvascularização, à lesão térmica ou a uma prótese muito apertada ou muito frouxa. É importante ter uma série de próteses disponíveis para cada cirurgia e ter conhecimento de diferentes técnicas reconstrutivas.

L. Síndrome do fio solto

A síndrome pode resultar de uma união frouxa entre a prótese e sua conexão à bigorna. Os pacientes frequentemente se queixam de um som "metálico" ou distorcido e em geral têm um audiograma normal. Observação e tranquilização são razoáveis em pacientes com sintomas mínimos, mas, naqueles com sintomas graves e constantes, a cirurgia de revisão com aperto do fio, a substituição da prótese ou a fixação com cimento geralmente corrigem o problema.

Prognóstico

A taxa de sucesso imediato após a cirurgia do estribo declina lentamente ao longo do tempo, devido a PAC tardia e a mais PANS em potencial. Em uma série sobre estapedectomia primária, relatou-se um fechamento de 10 dB ou menor de hiato aéreo-ósseo em 95,1% dos casos após um ano, em 94,7% após 2 a 5 anos, e em 62,5% após 30 anos. Em casos de revisão, as taxas relatadas de fechamento de 10 dB ou menos de hiato aéreo-ósseo são de 71,1% após um ano, 62,4% após 2 a 5 anos e 59,4% após 6 a 36 anos. Em uma revisão similar, relatou-se um hiato aéreo-ósseo residual de 10 dB ou menos em 79% dos casos primários, com um período de acompanhamento variando de 1 a 21 anos, com uma média de sete anos. Estima-se a ocorrência de declínio na audição após a estapedotomia e estapedectomia a uma taxa de 3,2 dB e 9,5 dB por década, respectivamente. Com base nessa taxa de deterioração prevista, estima-se que um paciente típico de estapedectomia atingirá o nível crítico de 40 dB, que irá requerer amplificação, 13 anos após a cirurgia. Em contraste, espera-se que pacientes de estapedotomia não atinjam esse nível por 21 anos.

> Shea JJ Jr. Forty years of stapes surgery. *Am J Otol.* 1998;19(1):52. [PMID: 9455948] (Results of 14,449 stapedectomy operations performed by the author over a 40-year period.)

Agradecimentos a Derek Kofi O. Boahene, MD por sua contribuição a este capítulo nas edições anteriores deste livro.

Seção XIII Orelha interna

Perda auditiva neurossensorial

52

Anil K. Lalwani, MD

FUNDAMENTOS DO DIAGNÓSTICO

- ▶ Pode afetar pacientes de todas as idades.
- ▶ Para pacientes com perda auditiva unilateral, o teste do diapasão de Weber lateraliza para o lado não afetado.
- ▶ Teste do diapasão de Rinne demonstra a condução aérea maior que a condução óssea.
- ▶ Limiares de tons puros resultam em diminuição igual das conduções aérea e óssea.
- ▶ Teste de discriminação da fala com menos de 90% de correção.

▶ Considerações gerais

A perda auditiva é extremamente comum e tem um amplo espectro, variando desde perdas leves até profundas, o que praticamente incapacita o indivíduo para o convívio social. Quase 10% da população adulta possui algum grau de perda auditiva. Muitas vezes, essa incapacidade apresenta-se no início da vida. De cada 1.000 recém-nascidos nos EUA, 1 a 3 é completamente surdo, e mais de três milhões de crianças têm perda auditiva. Entretanto, a perda auditiva pode se apresentar em qualquer idade. Entre 30 e 35% dos indivíduos acima de 65 anos têm uma perda auditiva suficiente para requerer um aparelho auditivo. Das pessoas acima dos 75 anos, 40% têm perda auditiva.

A perda auditiva pode resultar de distúrbios do pavilhão auricular, do canal auditivo externo, da orelha média, da orelha interna, ou vias auditivas centrais. Em geral, lesões na orelha, do canal auditivo externo ou na orelha média causam perda auditiva condutiva. O enfoque do presente capítulo é a perda auditiva neurossensorial (PANS) que tende a resultar de lesões da orelha interna ou do VIII par craniano. Consulte o Quadro 52-1 para uma lista de causas comuns de perda auditiva.

▶ Classificação

A perda auditiva neurossensorial pode resultar de lesão às células ciliadas, causada por ruído intenso, infecções virais, fraturas do nervo temporal, meningite, otosclerose coclear, doença de Ménière e envelhecimento. Os seguintes fármacos também podem produzir perda auditiva neurossensorial: fármacos ototóxicos (p. ex., salicilatos, quinino e análogos sintéticos do quinino), antibióticos aminoglicosídeos, diuréticos de alça (p. ex., furosemida e ácido etacrínico) e agentes quimioterápicos contra o câncer (p. ex., cisplatina).

A. Perda auditiva ligada à idade (presbiacusia)

A presbiacusia, perda auditiva ligada à idade, é a causa mais comum de perda auditiva em adultos. Inicialmente, caracteriza-se por perda auditiva simétrica de alta frequência, progredindo eventualmente para envolver todas as frequências. Mais importante, a perda auditiva está associada a uma perda significativa de habilidades cognitivas.

B. Perda auditiva congênita

As malformações congênitas da orelha interna causam perda auditiva em alguns adultos. A predisposição genética, isolada ou em conjunto com influências ambientais, também pode ser responsável.

C. Perda auditiva neural

A perda auditiva neural deve-se principalmente a tumores do ângulo pontocerebelar (APC), como schwannomas vestibulares (neuromas acústicos) ou meningiomas; também pode resultar de qualquer doença neoplásica, vascular, desmielinizante (p. ex., esclerose múltipla), infecciosa ou degenerativa, ou trauma que afeta as vias auditivas centrais.

Quadro 52-1 Etiologia da perda auditiva neurossensorial

Categoria	Exemplo
Problemas de desenvolvimento e hereditários	
Sindrômicos	Síndrome de Alport, síndrome de Usher
Não sindrômicos	Síndrome do aqueduto vestibular alargado
Infecciosos	Otite média, CMV, sífilis, labirintite
Toxicidade farmacológica	Aminoglicosídeos, diuréticos de alça, antimaláricos, salicilatos
Trauma	Trauma encefálico, induzido por ruído, barotrauma, irradiação
Distúrbios neurológicos	Esclerose múltipla
Distúrbios vasculares e hemorrágicos	Enxaqueca, crioglobinemia, anemia falciforme, discrasias sanguíneas
Distúrbios imunes	Poliarterite nodosa, HIV
Distúrbios ósseos	Otoesclerose, doença de Paget
Neoplasias	Schwannoma vestibular, meningioma
Etiologia desconhecida	Presbiacusia, doença de Ménière

D. Perda auditiva ligada ao HIV

A infecção pelo vírus da imunodeficiência humana (HIV) leva a patologias do sistema auditivo, tanto central quanto periférico, estando associada a alterações auditivas neurossensoriais.

E. Perda auditiva mista

Uma pessoa pode ter perda auditiva tanto condutiva quanto neurossensorial, chamada de perda condutiva mista. As perdas condutivas mistas são devidas a patologias que podem afetar simultaneamente as orelhas média e interna; causas incluem otoesclerose envolvendo os ossículos e a cóclea, fraturas transversais e longitudinais do osso temporal, traumatismo encefálico, otite média crônica, colesteatoma e tumores da orelha média. Algumas malformações da orelha interna também podem estar associadas à perda auditiva mista, incluindo aqueduto vestibular alargado, displasia do canal semicircular lateral, deiscência do canal superior e uma extremidade bulbosa lateral do canal auditivo interno (CAI); a última está associada à ausência da divisão óssea entre o giro basal da cóclea e o CAI (como visto na síndrome de *gusher* do estribo).

▶ Etiologia

A. Causas não genéticas

A etiologia predominante da deficiência auditiva em crianças evoluiu com os progressos do conhecimento e terapêutica médica. Historicamente, as doenças infecciosas, como otite média, rubéola materna, citomegalovírus (CMV) e meningite bacteriana, bem como os fatores ambientais, como exposição intrauterina a agentes teratogênicos ou agressão ototóxica, eram as causas dominantes de perdas auditivas congênitas e adquiridas. A introdução de antibióticos e vacinas, juntamente com melhor conhecimento e maior consciência sobre agentes teratogênicos, causou um declínio da perda auditiva resultante de infecções e agentes ambientais.

B. Causas genéticas

Atualmente, acredita-se que mais de metade das deficiências auditivas na infância sejam hereditárias; a deficiência auditiva hereditária (DAH) também pode se manifestar mais tardiamente na vida. A DAH pode ser classificada como **perda auditiva não sindrômica**, na qual a perda auditiva é a única anormalidade, ou **perda auditiva sindrômica**, na qual a perda auditiva está associada a anomalias em outros sistemas.

▶ Patogênese

A audição ocorre por condução aérea e condução óssea. Na **condução aérea**, as ondas sonoras atingem a orelha propagando-se pelo ar, entrando no canal auditivo externo e colocando a membrana timpânica em movimento; o movimento da membrana timpânica, por sua vez, move o martelo, a bigorna e o estribo da orelha média. As estruturas da orelha média servem como um mecanismo de harmonização da impedância, melhorando a eficiência da transferência de energia do ar para a orelha interna cheia de líquido. A audição por **condução óssea** ocorre quando a fonte do som, em contato com a cabeça, vibra os ossos do crânio; essa vibração produz uma onda viajante na membrana basilar da cóclea.

Os neurônios da cóclea enviam fibras bilateralmente a uma rede de núcleos auditivos no mesencéfalo, e impulsos são transmitidos pelos núcleos talâmicos geniculados mediais ao córtex auditivo nos giros temporais superiores. Em baixas frequências, fibras nervosas auditivas individuais podem responder mais ou menos sincronicamente ao tom estimulador. Em frequências mais altas, ocorre um bloqueio de fase, de modo que os neurônios se alternam em resposta a fases particulares do ciclo da onda sonora. Três fatores codificam a intensidade do som: (1) a quantidade de atividade neural em neurônios individuais, (2) o número de neurônios ativos e (3) os neurônios específicos que estão ativados.

Quase dois terços das deficiências auditivas hereditárias são não sindrômicas, e o terço restante é sindrômica. Cerca de 70 e 80% das DAHs não sindrômicas são herdadas de forma autossômica recessiva; outros 15 a 20% são autossômicos dominantes. Menos de 5% são ligadas ao X ou herdadas da mãe por via mitocondrial.

Houve um extenso progresso na identificação dos genes responsáveis pelas DAHs sindrômicas e não sindrômicas. Mais de 110 *loci* com genes de DAH não sindrômicas foram mapeados, dividindo-se igualmente entre herança recessiva e dominante; 51 desses genes foram clonados. Em geral, a perda auditiva associada a genes dominantes tem seu início na adolescência ou na idade adulta e varia de gravidade (imitando a presbiacusia), e perda auditiva associada à herança recessiva é congênita e profunda. Entre os genes associados à surdez humana, o GJB2, que codifica a conexina 26, é significativo, pois está associado a quase 20% da surdez na infância. Além disso, duas mutações *frame-shift*, 35delG e 167delT, são responsáveis por mais de 50% dos casos, viabilizando a triagem populacional. A mutação 167delT é primariamente encontrada em judeus Ashkenazi, em que se prevê que 1:1.765 indivíduos serão homozigotos e afetados. A perda auditiva associada às mutações GJB2 pode ser variável, mas geralmente é grave e profunda desde o nascimento. Além disso, a perda auditiva pode ser variável entre os membros da mesma família, sugerindo que outros genes provavelmente influenciam o fenótipo auditivo.

A contribuição da genética à presbiacusia ou à perda auditiva associada à idade também é mais bem compreendida. Vários dos genes não sindrômicos estão associados a uma perda auditiva que progride com a idade. Recentemente, estudos de associação em todo o genoma demonstraram que um alelo comum do GRM7 (gene que codifica o receptor metabotrópico do glutamato tipo 7) contribui para o risco de um indivíduo desenvolver perda auditiva relacionada à idade. Portanto, é provável que a presbiacusia tenha componentes tanto ambientais quanto genéticos. A presbiacusia caracteriza-se por uma perda da discriminação para fonemas, recrutamento (crescimento anormal da sonoridade) e dificuldade particular em compreender a fala em ambientes barulhentos. Entre 30 e 35% das pessoas acima dos 65 anos de idade têm uma perda auditiva que é suficientemente grande para precisarem de um aparelho auditivo.

Mais de 200 síndromes estão associadas à perda auditiva. As formas sindrômicas comuns da perda auditiva, entre outras, incluem as seguintes: (1) **síndrome de Usher** (retinite pigmentosa e perda auditiva), (2) **síndrome de Waardenburg** (anormalidade pigmentar e perda auditiva), (3) **síndrome de Pendred** (defeito de organificação da tireoide e perda auditiva), (4) **síndrome de Alport** (nefropatia e perda auditiva) e (5) **síndromes de Jarvell e de Lange-Nielsen** (prolongamento do intervalo QT e perda auditiva). Como resultado direto dos rápidos progressos nos campos da biologia molecular e da genética molecular, todos os genes responsáveis pelas síndromes mencionadas foram identificados. Além disso, o rápido progresso na compreensão da base desses e de outros distúrbios correlatos revelou várias complexidades. Por exemplo, a identificação da miosina 7A como o gene responsável pela surdez, tanto sindrômica quanto não sindrômica, levou ao abandono do dogma "um gene, uma doença". Um único gene também pode causar formas sindrômicas ou não sindrômicas de surdez ou pode estar associado a modos de herança autossômica dominante ou autossômica recessiva.

▶ Prevenção

A. Vacinação

A vacinação de lactentes contra a meningite por *Haemophilus influenzae* tipo B (HIB) previne uma importante causa de surdez adquirida, como ocorreu com as imunizações para sarampo, caxumba e rubéola. Uma vacina contra o *Streptococcus pneumoniae*, o organismo mais comumente associado à otite média, também está disponível, e está tendo um impacto positivo sobre a redução na incidência de infecções de orelha.

B. Evitar ruído

Dez milhões de norte-americanos têm perda auditiva induzida por ruído e 20 milhões estão expostos a ruídos perigosos em seu local de trabalho. A perda auditiva induzida pelo ruído pode ser prevenida evitando-se a exposição a ruídos altos ou pelo uso regular de tampões ou protetores de orelha cheios de líquido, a fim de atenuar o som intenso. A perda auditiva ligada ao ruído resulta de atividades tanto recreativas quanto ocupacionais e frequentemente tem início na adolescência.

1. Atividades de alto risco – Atividades de alto risco para a perda auditiva induzida pelo ruído incluem trabalho com madeira e metal com equipamentos elétricos, bem como caça e tiro ao alvo com armas leves. Todos os motores de combustão interna e elétricos, incluindo motores de popa e serras elétricas, exigem que o usuário use protetores de orelha.

2. Educação – Quase todas as perdas auditivas induzidas pelo ruído são preveníveis por meio da educação, que deve ter início antes da adolescência. Programas industriais de conservação da audição são exigidos quando a exposição ao longo de um período de 8 horas é de em média 85 dB na escala A. Trabalhadores em um ambiente com esse grau de ruído podem ser protegidos por meio de exames audiológicos pré-admissionais, uso obrigatório de protetores auditivos e avaliações audiológicas anuais.

▶ Achados clínicos

A. Metas da avaliação

Em um paciente com queixas auditivas, as metas da avaliação consistem em determinar: (1) a natureza da deficiência auditiva (condutiva ou neurossensorial); (2) a gravidade da deficiência (leve, moderada, grave, profunda); (3) a anatomia da deficiência (patologia da orelha externa, orelha média, orelha interna ou vias auditivas centrais) e (4) a etiologia.

B. Sinais e sintomas

Inicialmente, a história e o exame físico são cruciais para identificar a patologia subjacente que leva ao déficit auditivo. A história deve obter características da perda auditiva, incluindo a duração da surdez, a natureza da apresentação (súbita ou insidiosa), a velocidade de progressão (rápida ou lenta) e o envolvimento da orelha (unilateral ou bilateral). Além disso, deve-se determinar a presença ou ausência das seguintes condições: zumbido, vertigem, desequilíbrio, pressão aural, hiperacusia, otorreia, cefaleia, disfunção do nervo facial e parestesia de cabeça e pescoço. Informações sobre trauma encefálico, exposição ototóxica, exposição recreativa ou ocupacional a ruídos e uma história familiar de deficiência auditiva também podem ser cruciais no diagnóstico diferencial.

1. Início súbito – Um início súbito de perda auditiva unilateral, com ou sem zumbido, pode representar uma infecção viral ou um acidente vascular da orelha interna. Os pacientes com perda auditiva unilateral (sensorial ou de condução) geralmente se queixam de diminuição da audição, má localização do som e dificuldade em ouvir claramente com sons de fundo.

2. Progressão gradual – A progressão gradual de um déficit auditivo é comum na otoesclerose, perda auditiva induzida por ruído, schwannoma vestibular ou doença de Ménière. As pessoas com schwannomas vestibulares pequenos em geral se apresentam com uma ou todas as seguintes condições: deficiência auditiva assimétrica, zumbido e desequilíbrio (embora raramente acompanhado de vertigem). Os tumores maiores podem ser acompanhados de neuropatia craniana, especialmente dos nervos trigêmeo ou facial. Além da perda auditiva, a doença de Ménière ou hidropsia endolinfática pode estar associada à vertigem episódica, a zumbido e à pressão aural. A perda auditiva com otorreia mais provavelmente deve-se à otite média crônica ou ao colesteatoma.

3. História familiar – Em famílias com múltiplos membros afetados em múltiplas gerações, a história familiar pode ser crucial para delinear a base genética da deficiência auditiva. A história também pode ajudar a identificar os fatores de risco ambiental que causam a deficiência auditiva dentro de uma família. A sensibilidade a aminoglicosídeos, transmitida por via materna por meio de uma mutação mitocondrial, pode ser discernida por meio de uma história familiar cuidadosa. A susceptibilidade à perda auditiva induzida por ruído ou por perda auditiva relacionada à idade (presbiacusia) também pode ser geneticamente determinada.

C. Exame físico

1. Exame da orelha – O exame físico deve avaliar o pavilhão auricular, o canal auditivo externo e a membrana timpânica. Ao examinar o tímpano, a topografia da membrana timpânica é mais crucial que a presença ou a ausência do reflexo luminoso. Deve-se examinar a parte tensa (os dois terços inferiores do tímpano) e a parte flácida (o processo curto do martelo), buscando bolsas de retração que podem ser evidências de disfunção crônica da tuba auditiva ou de colesteatomas. A insuflação do canal auditivo é necessária para determinar a mobilidade e a complacência da membrana timpânica.

2. Exame de outras estruturas – Uma inspeção cuidadosa do nariz, da nasofaringe e das vias aéreas superiores está indicada. Um derrame seroso unilateral no adulto deve levar a um exame da nasofaringe com fibroscópio óptico, a fim de excluir neoplasias. Os nervos cranianos devem ser cuidadosamente avaliados, com especial atenção à função dos nervos trigêmeo e facial, pois a disfunção desses dois nervos está muito comumente associada a tumores envolvendo o ângulo pontocerebelar.

3. Avaliação com diapasão – A avaliação da audição com diapasão pode ser uma ferramenta de triagem clínica útil para diferenciar entre perda auditiva condutiva e neurossensorial. Comparando o limiar da audição por condução aérea com o obtido por condução óssea com um diapasão de 256 ou de 512 Hz, pode-se inferir o local da lesão responsável pela perda auditiva. Os testes de diapasão de Rinne e Weber são amplamente usados, tanto para diferenciar perdas auditivas condutivas de neurossensoriais quanto para confirmar os resultados da avaliação audiológica.

A. Teste de rinne – O teste de Rinne é sensível para detectar perdas auditivas condutivas. Um teste de Rinne compara a capacidade de ouvir por condução aérea com a capacidade de ouvir por condução óssea. As hastes de um diapasão vibrando são mantidos perto da abertura do meato auditivo e a seguir a base é colocada sobre o processo mastoide; para contato direto, pode ser colocado sobre os dentes ou dentadura. Pede-se ao paciente que indique se o tom é mais alto pela condução aérea ou pela condução óssea. Em condições normais e na presença de perda auditiva neurossensorial, um tom é orelha mais alta por condução aérea do que por condução óssea. Entretanto, com uma perda auditiva condutiva de 30 dB ou mais, o estímulo da condução óssea é percebido como mais alto que o estímulo da condução aérea.

B. Teste de weber – O teste de Weber pode ser realizado com um diapasão de 256 ou de 512 Hz. Coloca-se a haste do diapasão vibrando na cabeça, na linha média, e pergunta-se ao paciente se o tom é orelha nas duas orelhas ou se uma orelha é melhor que a outra. Com uma perda auditiva condutiva unilateral, o tom é percebido numa orelha afetada; com uma PANS unilateral, o tom é percebido numa orelha não afetada. Como regra geral, é necessária uma diferença de audição de 5 dB entre as duas orelhas para a lateralização.

As informações combinadas dos testes de Rinne e Weber permitem uma conclusão tentativa sobre a presença de uma perda auditiva condutiva ou neurossensorial. Entretanto, esses testes estão associados a um grau significativo de respostas falso-positivas e falso-negativas e, portanto, só devem ser usados como ferramentas de triagem, e não como uma avaliação definitiva da função auditiva.

D. Avaliação audiológica

A avaliação audiológica mínima para a perda auditiva deve incluir as seguintes medidas: (1) limiares de condução aérea e condução óssea de tons puros, (2) limiar de recepção da fala, (3) escore de discriminação, (4) timpanometria, (5) reflexos acústicos e (6) declínio do reflexo acústico. Essa bateria de testes fornece uma triagem abrangente de todo o sistema auditivo. Ela permite ao clínico determinar se há indicação de maior diferenciação de uma perda auditiva sensorial (coclear) ou neural (retrococlear). Consultar o Capítulo 45, Testes Audiológicos, para detalhes adicionais sobre avaliação audiológica.

E. Exames de imagem

Exames radiológicos apropriados podem ser necessários para avaliar tanto o osso temporal quanto as vias auditivas. A avaliação radiológica da orelha é grandemente determinada pelas estruturas sendo avaliadas: a anatomia óssea da orelha externa, média e

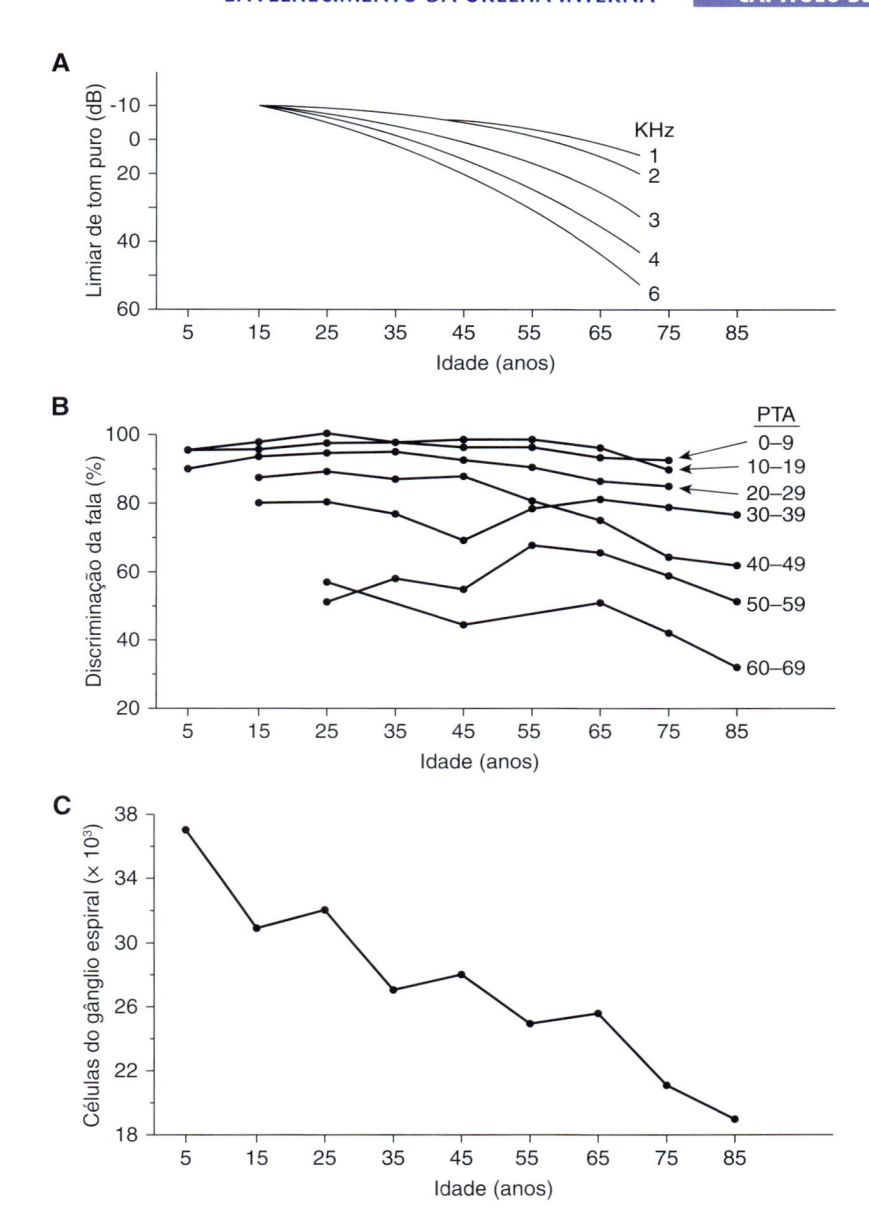

Figura 53-2 (**A**) Nível de audição em função da idade. O nível de audição de tom puro aumenta com a idade, e frequências mais altas são afetadas mais do que frequências mais baixas. (Adaptada de Glorig A. Davis H. Age, noise, and hearing loss. *Ann Otol Rhinol Laryngol* 1961;70:5571.) (**B**) Discriminação da fala em função da idade. Para uma determinada perda auditiva de tom puro (PTA, de *pure tom average*), a discriminação da fala diminui com o envelhecimento. (Adaptada de Jerger J. Audiologic findings in aging. *Adv Otorhinolaryngol* 1973;20:115.) (**C**) População total de células ganglionares *versus* idade. Há perda progressiva de neurônios cocleares em função do envelhecimento. (Adaptada de Otte J, Schuknecht HF, Kerr AG. Ganglion cell populations in normal and pathological human cochleae. Implication for cochlear implantation. *Laryngoscope* 1978;88:1234.)

▶ Achados clínicos

A. Presbiacusia

Classicamente, definiram-se quatro tipos de presbiacusia: sensorial, neural, metabólica ou estrial, e condutiva (Quadro 53-1). Esses tipos podem ocorrer isoladamente ou em combinação.

1. Presbiacusia sensorial – A presbiacusia sensorial caracteriza-se audiometricamente como perda auditiva bilateral simétrica de altos tons com um padrão de limiar de inclinação abrupta que se inicia na meia-idade. A discriminação da fala está diretamente correlacionada com a preservação da audição de alta frequência. Histologicamente, há uma perda tanto das células ciliadas quanto

Quadro 53-1 Características da perda auditiva na presbiacusia

Tipo	Tons puros	Discriminação da fala
Sensorial	Tons altos, inclinação abrupta	Relacionada às frequências perdidas
Neural	Todas as frequências	Perda intensa
Estrial	Todas as frequências	Perda mínima
Condutiva coclear	Tons altos, inclinação gradual	Relacionada à escarpa ou à inclinação da perda de tons altos

das células de suporte isoladas no giro basal da cóclea. O achatamento inicial do órgão de Corti é seguido por degeneração neural secundária. Os giros médio e apical da cóclea, contendo as frequências de fala, geralmente são poupados. Essas alterações patológicas são similares às vistas com trauma por ruído.

2. Presbiacusia neural – A presbiacusia neural caracteriza-se por uma perda de neurônios cocleares que envolvem toda a cóclea e está associada a uma perda significativa de discriminação da fala. A perda de discriminação da fala é mais profunda do que seria previsto com base somente no nível do limiar de tom puro. Embora possa ocorrer em qualquer idade, a dificuldade auditiva não é notada até que a população neuronal caia abaixo de um número crítico. Um audiograma com inclinação para baixo e inclinação variável é característico. Demonstrou-se que a magnitude da perda de discriminação da fala se correlaciona diretamente com a extensão de perda neuronal coclear na região correspondendo às frequências da fala na cóclea.

3. Presbiacusia estrial – A presbiacusia estrial caracteriza-se por um audiograma de tons puros plano com excelente discriminação de fala. A estria vascular é uma região metabolicamente ativa da cóclea responsável pela secreção da endolinfa e pela manutenção de gradientes iônicos por meio do órgão de Corti. Na presbiacusia estrial, uma perda auditiva lentamente progressiva inicia na meia-idade. Patologicamente, há uma atrofia irregular na estria vascular nos giros médio e apical da cóclea, sem perda de neurônios cocleares. A atrofia estrial também pode envolver toda a cóclea. A magnitude das alterações atróficas correlaciona-se diretamente com o nível de perda auditiva. Acredita-se que a qualidade da endolinfa seja afetada pela degeneração estrial, resultando em uma perda de energia disponível ao órgão-alvo.

4. Presbiacusia condutiva – Sugeriu-se que alterações nas características mecânicas da membrana basilar sejam a causa da perda auditiva de alta frequência com inclinação gradual, encontrada na meia-idade. A presbiacusia condutiva coclear não apresenta mudanças patológicas discerníveis na orelha interna. Sem confirmação por mensurações micromecânicas diretas, a presbiacusia coclear condutiva continua a ser uma categoria teórica de presbiacusia. Diz-se que a discriminação de fala está diminuída em relação à magnitude da perda de tom puro.

B. Trauma por ruído

Além da presbiacusia, o trauma por ruído é uma importante causa de perda auditiva neurossensorial (PANS) no idoso. A exposição a sons acima de 85 dB por períodos prolongados é potencialmente lesiva à cóclea e pode resultar em uma perda auditiva com viés de alta frequência, que costuma ser máxima a 4.000 Hz (Figura 53-3). Com a continuação do trauma acústico, a perda auditiva progride para envolver as frequências primárias da fala e, portanto, afeta ainda mais a comunicação oral. Devido às similaridades entre perda auditiva causada por ruído e presbiacusia, muitas vezes é difícil determinar a contribuição relativa de cada um para disfunção auditiva no idoso. Medidas preventivas, incluindo monitorar os níveis de ruído no local de trabalho, usar tampões e protetores de orelha e evitar a exposição a ruídos altos, devem ajudar a diminuir a perda auditiva causada por ruído.

C. Presbiastasia

Vertigem é o sintoma cardeal da patologia vestibular. Embora seja geralmente descrita como uma sensação giratória, pode tomar a forma de qualquer ilusão de movimento, oscilações do chão ou uma sensação de cair para frente ou para trás.

Desequilíbrio é uma sensação de má coordenação com postura ereta ou durante um movimento voluntário. A vertigem geralmente é episódica; o desequilíbrio em geral é contínuo. O termo **falta de equilíbrio** implica um problema ortopédico (p. ex., patologia do quadril) ou neurológico (p. ex., hemiparesia). **Tontura** é um termo guarda-chuva usado pelo paciente, que pode incluir vertigem, desequilíbrio ou falta de equilíbrio. Também pode ser usado para denotar uma sensação de cabeça oca ou leve, como na hipotensão postural ou na hipoglicemia, ou para indicar uma incapacidade de concentração.

Problemas de equilíbrio são comuns nos idosos. Como o sistema auditivo, os sistemas vestibular e de equilíbrio também sofrem mudanças degenerativas, resultando em uma deficiência clínica significativa. Estima-se que 50 a 60% dos pacientes idosos vivendo em casa e 81 a 91% de idosos em clínicas geriátricas ambulatoriais se queixem de tontura. Aos 80 anos, uma em cada três pessoas terá sofrido uma queda, associada a uma morbidade significativa. Mais de metade dos pacientes apresentam sintomas vestibulares antes dessas quedas. A avaliação diagnóstica de pacientes idosos que se queixam de tontura só produz um diagnóstico específico em um terço dos casos.

D. Avaliação do paciente

Uma avaliação vestibular completa inicia com uma história completa, um exame físico geral e um exame neuro-otológico especializado.

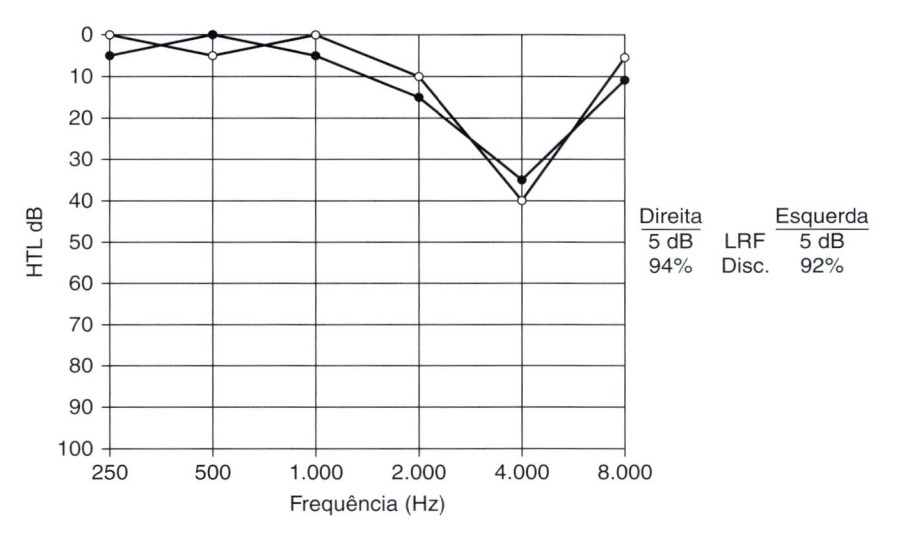

▲ **Figura 53-3** Perda auditiva induzida por ruído. O audiograma mostra uma perda auditiva bilateral neurossensorial de alta frequência típica, mais grave em 4.000 Hz, com um escore normal de discriminação de fala.

E. Exames de imagem

Na presença de uma perda auditiva ou sintomas vestibulares assimétricos ou súbitos com achados neurológicos associados, há indicação de uma RM contrastada, a fim de afastar patologias retrococleares. Quando há suspeita de malformações da orelha interna ou deiscência do canal superior, a TC do osso temporal pode ser reveladora.

F. Testes especiais

Uma avaliação mais ampla pode incluir eletronistagmografia, TC e RM. A **eletronistagmografia** é uma série graduada de avaliações dos sistemas vestibular e oculovestibular que inclui respostas calóricas. Pode ser útil para estabelecer o grau de função vestibular em uma orelha, determinar o lado da patologia e diferenciar doença periférica e central. A **posturografia** determina a capacidade de manter o equilíbrio com mudanças de *inputs* visuais e somatossensoriais.

Os **testes rotacionais** estão disponíveis para avaliar o reflexo oculovestibular. Depois dos 70 anos, os idosos exibem uma diminuição na resposta calórica. A energia relativa necessária para manter o equilíbrio no teste de posturografia aumenta linearmente com a idade até os 70 anos. Estudos do reflexo oculovestibular nos idosos mostraram uma diminuição de sensibilidade e menores constantes de tempo ao longo de um amplo leque de frequências de estímulos rotacionais. Globalmente, o envelhecimento afeta as informações vestibulares, visuais e proprioceptivas disponíveis para o processamento central, bem como a capacidade do sistema nervoso central de processar as informações sensoriais e efetuar a resposta motora.

▶ Diagnóstico diferencial

A. Perda auditiva

1. Ototoxicidade – Nem todas as perdas auditivas em idosos são presbiacusias. Os fármacos ototóxicos, como antibióticos aminoglicosídeos, diuréticos de alça e agentes antineoplásicos (especialmente cisplatina), podem contribuir para a perda auditiva em idosos. Os pacientes especialmente em alto risco de lesão ao sistema auditivo por fármacos ototóxicos incluem aqueles com perda auditiva preexistente, fazendo tratamento concomitante com múltiplos fármacos ototóxicos e aqueles com insuficiência renal. O risco de lesão ototóxica pode ser significativamente reduzido ao monitorar a exposição ototóxica por **audiometria seriada**. Evidentemente, devem-se medir os níveis séricos (pico e de base), a fim de estabelecer a menor dose possível compatível com a eficácia terapêutica. Sempre que possível, a substituição por uma terapia não tóxica é primordial para a prevenção.

2. Perda auditiva sensorial súbita – A perda auditiva súbita em uma orelha é uma ocorrência relativamente comum no idoso. A maioria dos casos resulta de obstrução trombótica ou embólica da artéria auditiva interna. Embora raramente ocorra a recuperação de perdas completas, a maioria das perdas parciais tem algum grau de melhora espontânea dentro de algumas semanas a meses. A terapia empírica com prednisona oral parece ter algum benefício. Embora muitas perdas súbitas sejam idiopáticas, e presumivelmente vasculares, devem-se considerar outras etiologias, como hidropsia endolinfática aguda, fístula de perilinfa, sífilis terciária, isquemia ou infarto do tronco cerebral, doença desmielinizante e schwannoma vestibular.

3. Perda auditiva assimétrica – A maior parte das perdas auditivas nos idosos são bilaterais e simétricas. A perda auditiva neurossensorial unilateral ou assimétrica é atípica e demanda maiores investigações para excluir patologias do sistema auditivo central, como schwannoma vestibular. Os sintomas mais comuns de **schwannoma vestibular** são a perda auditiva neurossensorial, o zumbido e o desequilíbrio.

O teste de triagem inicial para a avaliação de uma perda auditiva assimétrica é a **resposta auditiva do tronco cerebral (BERA)**, que registra as mudanças no eletroencefalograma evocadas pela estimulação sonora. Podem-se observar cinco ondas nos primeiros 10 ms, correspondendo à ativação do VIII nervo craniano (Onda I), núcleo coclear (Onda II), oliva superior (onda III), lemnisco lateral (onda IV) e colículo inferior (Onda V). A ausência de BERA ou as diferenças interaurais de latência da Onda V superiores a 0,3 ms são sugestivas de patologia retrococlear e merecem maior avaliação radiológica. A RM com gadolínio-DTPA é o padrão-ouro para avaliar patologias que envolvam o ângulo pontocerebelar (APC) e o canal auditivo interno (CAI). A RM também pode detectar patologias do tronco cerebral, como esclerose múltipla ou infarto, que podem imitar a apresentação clínica do schwannoma vestibular.

4. Outros tipos de perdas auditivas – Existem numerosas causas menos comuns de perda auditiva neurossensorial nos idosos, incluindo distúrbios metabólicos (p. ex., diabetes, hipotireoidismo, hiperlipidemia e insuficiência renal), infecções (p. ex., sarampo, caxumba e sífilis), distúrbios autoimunes (p. ex., poliarterite e lúpus eritematoso), fatores físicos (p. ex., radioterapia) e síndromes hereditárias (p. ex., síndrome de Usher). A identificação da perda auditiva sensorial metabólica, infecciosa ou autoimune é especialmente importante, porque essas perdas auditivas são ocasionalmente reversíveis com tratamento clínico.

B. Distúrbio de equilíbrio

1. Insuficiência vertebrobasilar – Nos idosos, a insuficiência vertebrobasilar é uma causa importante de vertigem e desequilíbrio. De modo geral, resulta de arterioesclerose com circulação colateral insuficiente, mas também pode ser devida à compressão das artérias vertebrais por espondilose cervical, hipotensão postural ou síndrome do roubo da subclávia. A apresentação clínica completa da isquemia vertebrobasilar inclui vertigem com movimentos cefálicos (especialmente ao olhar para cima), disartria, entorpecimento da face, hemiparesia, cefaleia e diplopia. Menos frequentemente, ocorrem distúrbios visuais, incluindo oscilopsia, defeitos de campo, cegueira transitória, ataxia cerebelar e disfagia; também podem ocorrer ataques de queda, refletindo isquemia do tronco cerebral e do cerebelo. Podem ocorrer vertigem ou desequilíbrio sem nenhum outro sinal ou sintoma neurológico. Pode-se estabelecer um diagnóstico definitivo por uma **angiografia cerebral de quatro vasos**, mas essa é raramente indicada. Atualmente, não há um tratamento clínico ou cirúrgico efetivo para a insuficiência vertebrobasilar, embora medidas de reabilitação possam ser benéficas.

2. Distúrbios sistêmicos – Uma pletora de doenças sistêmicas pode afetar o equilíbrio e o balanço nos idosos, incluindo doenças cardiovasculares, doenças cerebrovasculares, vasculopatias periféricas, distúrbios neurológicos, deficiência visual, doenças metabólicas e problemas musculoesqueléticos. As medicações terapêuticas frequentemente são responsáveis por desequilíbrio e instabilidade postural, especialmente as classes de anti-hipertensivos, antidepressivos e sedativos-hipnóticos.

3. Doenças vestibulares periféricas – Um grande número de distúrbios vestibulares periféricos pode causar vertigem, incluindo vertigem posicional paroxística benigna (VPPB) ou cupulolitíase, labirintite, neuronite vestibular, síndrome de Ménière, concussão labiríntica devida a trauma, deiscência de canal superior e fístulas perilinfáticas, entre outras. Em pacientes jovens, a VPPB é geralmente secundária a trauma, e nos idosos geralmente resulta de processos degenerativos. Os pacientes queixam-se de episódios intermitentes e irregulares de vertigem, precipitados por movimentos rápidos de cabeça. Os medicamentos supressores vestibulares têm utilidade limitada, exceto durante períodos de exacerbação. A gravidade dos sintomas pode diminuir com a repetição, devido ao hábito. Os pacientes em geral respondem a exercícios vestibulares, e há resolução espontânea em até um ano, na maioria dos casos.

4. Síndrome de Ménière – A síndrome de Ménière caracteriza-se por vertigem episódica grave, perda auditiva neurossensorial flutuante, zumbido e sensação de pressão ou de orelha "cheia". Patologicamente, há distensão do sistema endolinfático por toda a orelha interna, presumivelmente devido à disfunção do saco endolinfático. O curso clínico é altamente variável, com agrupamentos de episódios graves intercalados por períodos de remissão de duração variável. O manejo pode incluir uma dieta com restrição de sódio, diuréticos, vasodilatadores, supressores vestibulares e, ocasionalmente, cirurgia para descomprimir o sistema endolinfático.

5. Labirintite aguda – Provavelmente uma infecção viral da orelha interna, a labirintite aguda causa tanto vertigem grave quanto perda auditiva. Geralmente dura 1 a 2 semanas, embora uma perda auditiva residual e a recorrência periódica de vertigem sejam sequelas comuns. A neuronite vestibular também se apresenta com vertigem similar à labirintite, mas não é acompanhada por sintomas auditivos.

▶ Tratamento

A. Reabilitação da perda auditiva

1. Aparelhos auditivos – Quase 30 milhões de pessoas, ou 10% da população dos EUA, têm problemas de audição em uma ou nas duas orelhas. Nos idosos, a redução da capacidade de discriminar sons e de entender a fala em um ambiente barulhento pode ser minimizada por reabilitação auditiva, em geral por meio de amplificação. Os aparelhos auditivos atuais são comparativamente livres de distorção e foram miniaturizados ao ponto em que, com frequência, podem ser contidos inteiramente no canal auditivo. Para otimizar o benefício, um aparelho auditivo deve ser cuidadosamente selecionado, a fim de se conformar com a natureza da perda auditiva. Aparelhos auditivos digitalmente programáveis se tornaram disponíveis recentemente e prometem melhorias substanciais em inteligibilidade da fala, em especial em circunstâncias nas quais a escuta é difícil.

2. Dispositivos de auxílio – Além de aparelhos auditivos, existem muitos dispositivos auxiliares disponíveis para melhorar a compreensão em contextos individuais e de grupo, para ajudar a ouvir programas de rádio e de televisão e auxiliar na comunicação ao telefone.

A. Dispositivos para televisão – Dispositivos para televisão incluem fones de ouvido que se encaixam na entrada da escuta da televisão, alças auditivas para usar em conjunto com a telebobina de um aparelho auditivo e dispositivos infravermelhos sem fio que enviam o sinal da televisão diretamente ao ouvinte por meio de um receptor.

B. Dispositivos e amplificadores para telefone – Amplificadores telefônicos portáteis e não portáteis estão disponíveis para aumentar a sonoridade do sinal de áudio do telefone. Amplificadores no aparelho construídos diretamente na base do telefone ou fones de ouvido estão amplamente disponíveis. Dispositivos telefônicos para surdos usando telas de mensagens ou páginas impressas estão disponíveis para indivíduos com deficiência auditiva grave ou profunda.

C. Implantes cocleares – Os implantes cocleares, dispositivos eletrônicos implantados cirurgicamente para estimular o nervo auditivo, têm um papel cada vez mais importante na reabilitação audiológica de idosos com perda auditiva neurossensorial grave ou profunda.

B. Reabilitação da disfunção vestibular

1. Medidas não cirúrgicas

A. Agentes farmacológicos – Muitos fármacos foram usados para o alívio sintomático da vertigem. Os mais comumente usados são anti-histamínicos, sedativos-hipnóticos e anticolinérgicos. A terapia com uma combinação de agentes farmacológicos pode ser eficaz, quando a terapia com uma única medicação não teve resultado.

(1) Supressores vestibulares – Supressores vestibulares devem ser usados para diminuir a sensação desagradável e aliviar sintomas vegetativos, como náusea e vômitos. Entretanto, devem ser usados somente por um período curto de 1 a 2 semanas, porque afetam adversamente o processo de compensação central após uma vestibulopatia aguda. Na vertigem grave aguda, o diazepam, 2,5 a 5,0 mg IV, pode aliviar uma crise.

(2) Antieméticos – Alívio da náusea e dos vômitos em geral requer um antiemético administrado por via intramuscular ou por supositório retal (p. ex., proclorperazina, 10 mg IM ou 25 mg, via retal a cada 6 horas).

(3) Anti-histamínicos – Anti-histamínicos podem ser usados para vertigem menos grave. Exemplos incluem meclizina ou dimenidrinato, 25 a 50 mg, VO, a cada 6 horas.

(4) Medicações anticolinérgicas – A escopolamina transdérmica, de amplo uso para a supressão da cinetose, também é útil para o manejo da vertigem. Nos idosos, entretanto, a terapia anticolinérgica frequentemente é complicada por confusão mental e obstrução urinária; essa última, especialmente encontrada em homens. O uso de escopolamina transdérmica também pode ser limitado devido aos efeitos colaterais de boca seca e visão borrada e está contraindicado para pacientes com glaucoma. Pode-se obter um efeito terapêutico com menos efeitos colaterais, cortando o adesivo em dois ou até em quatro. É necessário lavar cuidadosamente as mãos depois de manipular os adesivos, a fim de prevenir um contato ocular involuntário, que poderia resultar em dilatação pupilar prolongada e possível glaucoma agudo de ângulo fechado.

B. Exercício e fisioterapia – Depois da resolução da náusea e dos vômitos, deve-se estimular o exercício, para potencializar a compensação central após a disfunção labiríntica periférica. A atividade física é o mais importante elemento individual na recuperação funcional após uma disfunção labiríntica aguda. Os pacientes devem ser instruídos a realizar repetidamente manobras que provoquem a sensação vertiginosa, em um esforço para habituá-los. Muitos pacientes consideram úteis os programas de exercício vestibular (p. ex., exercícios de Cawthorne). Um programa formal de fisioterapia concebido para identificar e corrigir estratégias compensatórias maladaptativas também pode se comprovar benéfico.

2. Medidas cirúrgicas – A intervenção cirúrgica pode ser útil em pacientes selecionados que continuam a ter sintomas incapacitantes apesar de um curso prolongado e variado de terapia médica. A terapia cirúrgica pode incluir a secção do nervo vestibular em uma orelha com boa audição ou uma labirintectomia em uma orelha surda.

▶ Prognóstico

A perda auditiva associada ao envelhecimento é progressiva. Entretanto, a velocidade da progressão é variável. A perda auditiva relacionada à idade em geral progride a uma velocidade de 1-dB/ano. A reabilitação do idoso surdo frequentemente está além do satisfatório. A amplificação, embora útil para tornar os sons audíveis, em geral não aborda de forma adequada o problema de redução da discriminação. Os implantes cocleares oferecem a esperança de restaurar a audição e a clareza para indivíduos profundamente surdos.

O desequilíbrio frequentemente pode ser estabilizado, mas o equilíbrio normal não pode ser restaurado. A atividade física pode exercer um papel crítico na recuperação funcional de pacientes, permitindo-lhes exercer atividades cotidianas com maior confiança.

> Friedman RA, Van Laer L, Huentelman MJ, et al. GRM7 variants confer susceptibility to age-related hearing impairment. *Hum Mol Genet* 2009;18(4):785–796 [PMID: 19047183]. (This study showed that common alleles of GRM7 contribute to an individual's risk of developing age related hearing loss.)

> Sprinzl GM, Riechelmann H. Current trends in treating hearing loss in elderly people: A review of the technology and treatment options—A mini-review. *Gerontology* 2010 Jan 12 [Epub ahead of print] [PMID: 20090297]. (An excellent review of hearing loss and its treatment in the elderly.)

> Vaz Garcia F. Disequilibrium and its management in elderly patients. *Int Tinnitus J* 2009;15(1):83–90 [PMID: 19842350]. (A broad overview of disequilibrium in the elderly.)

Deficiência auditiva hereditária

54

Nicolas Gürtler, MD

FUNDAMENTOS DO DIAGNÓSTICO

- Na maioria dos casos, a perda auditiva neurossensorial (PANS) é de origem desconhecida.
- História familiar positiva frequentemente presente.
- A presença de sintomas vestibulares é possível, mas rara.
- Em casos sindrômicos, associada a outras anomalias clínicas.

▶ Considerações gerais

A perda auditiva é o déficit sensorial mais comum em seres humanos. A prevalência da perda auditiva congênita em recém-nascidos é de aproximadamente 1 a 3 casos por 1.000. Mais de 60% desses casos pré-linguais (i.e., perda auditiva antes da aquisição da fala) são atribuídos a causas genéticas. Outra criança em 1.000 ficará surda antes da idade adulta. Em pacientes acima dos 60 anos de idade, aproximadamente metade mostra uma perda auditiva superior a 25 dB NA. Estima-se que uma grande porcentagem dessas populações provavelmente seja afetada por influências genéticas, embora não existam estudos epidemiológicos relacionados à idade sobre a contribuição genética para a perda auditiva. Finalmente, acredita-se que existam mais de 100 genes da surdez. Esses números ilustram o impacto da perda auditiva sobre o sistema público de saúde e a importância de fatores genéticos.

▶ Classificação

A distinção mais comum e útil em incapacidades auditivas hereditárias é de deficiência auditiva sindrômica ou não sindrômica. Setenta por cento das deficiências auditivas hereditárias são não sindrômicas, e uma minoria de 15 a 30% são sindrômicas (Figura 54-1).

A. Deficiência auditiva hereditária não sindrômica

A deficiência auditiva hereditária não sindrômica é classificada pelo modo de herança. A transmissão autossômica recessiva (designada pelo prefixo DFNB) está implicada em aproximadamente 80% dos casos, a transmissão autossômica dominante (DFNA) está presente em aproximadamente 20% dos casos e a transmissão ligada ao X (DFN) e mitocondrial são responsáveis por menos de 2% dos casos (ver Figura 54-1). Um único gene, *GJB2* (*Gap-Junction Beta 2*, codificando a conexina 26) emergiu como a causa mais comum de surdez recessiva, e até 40% de deficiências auditivas pré-linguais esporádicas, tanto na Europa quanto nos EUA, podem ser atribuídas a defeitos nesse gene. A prevalência é maior na Europa meridional do que no norte do continente, principalmente devido a uma única mutação genética, c.35delG. Em uma fila de seis guaninas da posição 30 à 35, um par de bases está deletado. A alta incidência dessa mutação parece ser devida a um ancestral comum. Outras mutações comuns incluem c.167delT em judeus Ashkenazi e c.235delC na população japonesa. Também se detectou um padrão de herança disgênica comum envolvendo *GJB2* e *GJB6*. Pacientes com uma mutação monoalélica em *GJB2* apresentam, além dela, uma deleção de *GJB6*.

Os genes mitocondriais constituem um grupo pequeno e único. A herança é inteiramente transmitida por via materna, porque o oócito materno é a única fonte contribuidora para as mitocôndrias. Embora a perda auditiva ocorra com frequência em patologias mitocondriais, é muito mais raramente o único sintoma. A mutação c.A1555G no gene *MT-RNR1* é a mais importante entre deficiências auditivas herdadas por transmissão mitocondrial.

B. Deficiência auditiva hereditária sindrômica

A deficiência auditiva sindrômica significa que a perda auditiva é acompanhada por outras anormalidades clínicas. Mais de 400 síndromes que incluem perda auditiva foram descritas em

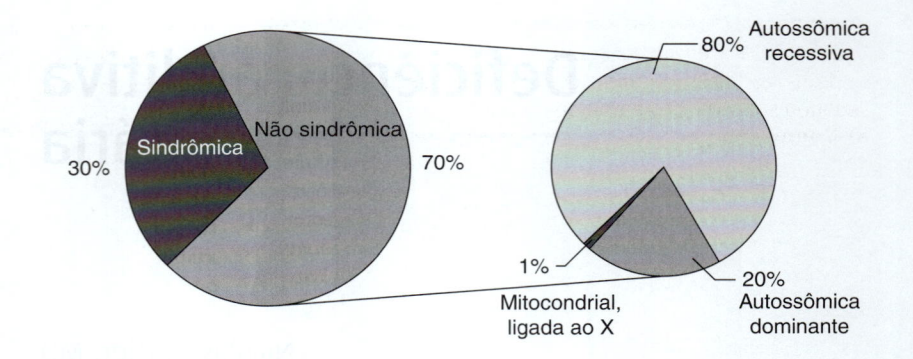

▲ **Figura 54-1** Causas e distribuição da surdez genética.

detalhe. Atualmente, a perda auditiva sindrômica é categorizada da seguinte forma: (1) síndromes devidas a anomalias citogenéticas ou cromossômicas, (2) síndromes transmitidas por uma herança monogênica ou mendeliana clássica ou (3) síndromes devidas a influências multifatoriais, em que o fenótipo resulta de uma combinação de fatores genéticos e ambientais. A quebra do código genético das diversas síndromes certamente levará a uma classificação baseada em achados moleculares-genéticos.

> Hilgert N et al. Forty-six gene causing nonsyndromic hearing impairment: Which ones should be analyzed in DNA diagnostics?. Mut Res. 2009; 681:189–196. (Detailed description of today's understanding of the molecular findings in hereditary hearing loss and clinical application.)
>
> Del Castillo I, Villamar M, Moreno-Pelayo M et al. A deletion involving the connexin 30 gene in nonsyndromic hearing impairment. NEJM. 2002;346(4):243. [PMID: 11807148] (First evidence for a digenic pattern of inheritance in hereditary hearing impairment.)

▶ **Patogênese**

Várias distinções são típicas da deficiência auditiva hereditária. De modo geral, a doença é altamente heterogênea do ponto de vista genético, com muitos genes diferentes responsáveis pela disfunção auditiva. Para complicar ainda mais, diferentes mutações em um gene podem causar fenótipos variáveis (p. ex., genes da conexina na pele ou nas orelhas) ou mesmo perda auditiva sindrômica e não sindrômica, conforme visto nos genes *SLC26A4* (síndrome de Pendred e DFNB4), *MYH9* (síndrome de May-Hegglin/Fechter e DFNA17) e *WFS1* (síndrome de Wolfram e DFNA6/DFNA14). Finalmente, um gene mutado pode causar formas dominante e recessiva de perda auditiva. Exemplos típicos incluem *GJB2* e *TECTA*.

A. Deficiência auditiva hereditária não sindrômica

A maioria dos genes que causam surdez não se restringe à cóclea: a orelha interna parece ser mais sensível à ruptura de algumas funções celulares que outros órgãos. Na maioria dos casos, a função desses genes é mal compreendida. Identificaram-se vários genes envolvidos na homeostase iônica e na estrutura do citoesqueleto (i.e., célula ciliada) que levam à surdez. Outros genes incluem interação célula a célula, fatores de transcrição, matriz extracelular e alguns genes com funções desconhecidas. O Quadro 54-1 lista genes não sindrômicos descobertos até o fim de 2009, incluindo suas funções e modo de herança.

1. Homeostase – No grupo da homeostasia, as proteínas da junção comunicante ou *gap* (conexinas) são as mais bem conhecidas. Foram descobertos três tipos de genes da conexina; o mais prevalente é o *GJB2*. A proteína codificada pelo *GJB2* (conexina 26) está envolvida no transporte intercelular de íons e metabólitos. Com base em sua expressão na cóclea humana na estria vascular, membrana basal, limbo e proeminência espiral, bem como em estudos com animais, o papel do *GJB2* parece ser reciclar íons de potássio de volta à endolinfa do ducto coclear depois da estimulação das células ciliadas sensoriais.

2. O gene – *OTOF* é responsável pela exocitose sináptica de neurotransmissores nas células ciliadas auditivas.

3. Estrutura das células ciliadas – Miosinas convencionais e não convencionais representam o maior grupo de genes envolvidos na estrutura e na motilidade das células ciliadas. As miosinas são motores moleculares dependentes da actina. As miosinas não convencionais são encontradas em diferentes locais da orelha interna, incluindo as células ciliadas. Suas várias funções incluem a endocitose, a regulação de canais iônicos, o movimento de vesículas no citoplasma e o ancoramento dos estereocílios.

4. Fatores de transcrição – Os fatores de transcrição são importantes para regular a expressão de outros genes. A proteína EYA4, por exemplo, regula o desenvolvimento precoce do órgão de Corti e mantém sua função continuada após o período de desenvolvimento.

> Delmaghani S. et al. Mutations in the gene encoding pejvakin, a newly identified protein of the afferent auditory pathway, cause DFNB59 auditory neuropathy. Nat Genet. 2006;38(7): 770–777. (Interesting deafness gene study in mice and men in various regards)

B. Deficiência auditiva hereditária sindrômica

A lista dos genes responsáveis por deficiência auditiva hereditária sindrômica abrange diversas moléculas, como enzimas,

Quadro 54-1 Deficiência auditiva hereditária não sindrômica: genes (identificados até o final de 2009) segundo suas funções e tipo de herança

Gene	Função	Transmissão
KCNQ4		Autossômica dominante
WFS1		
CRYM		
CLDN14		
TRIC	Homeostasia	Autossômica recessiva
SLC26A4		
GJB2 (Conexina 26)		
GJB3 (Conexina 31)		Ambas
GJB6 (Conexina 30)		
TMC1		
OTOF	Exocitose de neurotransmissor	Autossômica recessiva
MYH9		
ACTG1		
DIAPH1		
CCDC50		Autossômica dominante
USH1C		
PCDH15		
MYO15		
TRIBP	Sistema citoesquelético	
MYO3A		
THMS		
SLC26A5		
WHRN		Autossômica recessiva
CDH23		
RDX		
MYO7A		
MYO6		Ambas
ESPN		
EYA4		Autossômica dominante
TFCP2L3		
POU4F3	Fatores de transcrição	
POU3F4		Ligada ao X
ESRRB		Autossômica recessiva
COCH		Autossômica dominante
OTOA		Autossômica recessiva
STRC	Matriz extracelular	
TECTA		Ambas
COLL11A2		
MYO1A		
DFNA5		Autossômica dominante
MYH14	Desconhecida	
TMPRSS3		Autossômica recessiva
TMIE		
PJVK		

fatores de transcrição e componentes do citoesqueleto e da matriz extracelular. Embora a surdez sindrômica seja principalmente herdada da forma autossômica dominante, em alguns casos não há transmissão de pais para filhos. Um exemplo clássico é a neurofibromatose, na qual aproximadamente 50% das mutações genéticas são espontâneas. O Quadro 54-2 lista um resumo de achados genéticos.

1. Síndrome de Pendred – O gene para a síndrome de Pendred é chamado SLC26A4. Achados com base no modelo murino sugerem um papel como um trocador de ânions que provavelmente serve de mediador da secreção de HCO_3 na endolinfa.

2. Síndrome de Waardenburg – Dos seis genes identificados na síndrome de Waardenburg, quatro pertencem à família de fatores de transcrição que ligam o DNA e regulam sua transcrição. Os outros dois genes são membros do grupo de endotelinas e estão envolvidos no desenvolvimento de células derivadas da crista neural, que evoluem em sublinhagens neurogênica ou não neurogênica, como os precursores dos melanócitos.

3. Síndrome de Usher – Entre os 10 *loci* mapeados conectados à síndrome de Usher, nove genes estão identificados. O gene mais bem estudado é o MYO7A, que está implicado no desenvolvimento e no funcionamento de estereocílios.

4. Síndrome de Alport – Genes de colágeno mutados são responsáveis pelo fenótipo na síndrome de Alport. Demonstraram-se anormalidades na membrana basal devidas a colágeno tipo IV defeituoso.

5. Síndrome brânquio-otorrenal – Outro fator de transcrição, o EYA1, tem um papel predominante nos mecanismos patológicos da síndrome brânquio-otorrenal. Sessenta por cento dos casos esporádicos devem-se a mutações nesse gene.

6. Neurofibromatose tipo II – A merlina, o produto do gene da neurofibromatose tipo II, age como um supressor tumoral e é importante para o movimento celular, a morfologia celular e a comunicação.

7. Síndrome de Jervell-Lange-Nielsen – Distúrbios na homeostase da endolinfa por meio das subunidades de canais de potássio (p. ex., KCNE1 e KVLQT1) causam a síndrome de Jervell-Lange-Nielsen.

8. Síndrome de Treacher-Collins – A maioria das mutações na síndrome de Treacher-Collins resulta da introdução de um códon de terminação, causando o término prematuro do produto proteico, que transtorna a biogênese de ribossomos nas células da crista neural, as células progenitoras dos ossos e o tecido conectivo da cabeça.

9. Síndrome de Stickler – Genes mutados de colágeno também são responsáveis pelo fenótipo na síndrome de Stickler. Algumas evidências apontam para o órgão de Corti como órgão-alvo, pelo menos no tipo III.

Kremer H. et al. Usher syndrome: molecular links of pathogenesis, proteins and pathways. *Hum Mol Genet*. 2006; 15:R262–270. (Good summary of the protein network functioning in Usher syndrome.)

Quadro 54-2 Deficiência auditiva hereditária sindrômica: achados clínicos além de perda auditiva e genes sabidamente associados (a maioria das análises moleculares referentes à função e à localização do gene se baseia no modelo murino)

Síndrome	Achados clínicos	Gene Nome	Função	Localização
Síndrome de Pendred	Bócio	PDS FOXI1	Trocador de ânions	Ducto e saco endolinfáticos, utrículo, sáculo, cóclea
Síndrome de Waardenburg	Distopia *canthorum*; anormalidades pigmentares de cabelo, íris e pele	MITF, PAX3, SOX10, SNAI2 EDN3, EDNRB	Fatores de transcrição Desenvolvimento celular	Células derivadas da crista neural Melanoblasto, precursores de neuroblasto
Síndrome de Usher	Retinite pigmentosa	MYO7A USH1C USH1C PCDH15 SANS USH2A VLGR1 WHRN USH3	Redes de proteínas complexas para o desenvolvimento, funcionamento e manutenção de células ciliadas (estereocílios, ligações apicais [*tip links*], sinapses)	Células ciliadas Órgão de Corti, sáculo, utrículo Células ciliadas internas e externas Epitélio sensorial da orelha interna Células ciliadas Membrana basal ? Células ciliadas Células ciliadas, gânglio espiral
Síndrome de Alport	Disfunção renal (hematúria com insuficiência renal progressiva), anormalidades oculares (lenticone e *flecks* retinianos)	COL4A3, COL4A4, COL4A5	Formação de colágeno	Sulco externo, sulco interno, membrana basilar, ligamento espiral da cóclea
Síndrome brânquio-otorrenal	Anomalias derivadas de arcos branquiais (fendas, cistos ou fístulas), malformações renais	EYA1 SIX1 SIX5	Papel no desenvolvimento da orelha interna Fator de transcrição	Órgão vestibular, orelha interna, epitélio sensorial da orelha interna ?
Neurofibromatose tipo II	Schwannomas vestibulares bilaterais, meningioma, schwannoma, glioma, neurofibroma no couro cabeludo, catarata subcapsular juvenil	NF2	Gene supressor tumoral	Células do Schwannoma
Síndrome de Jervell-Lange-Nielsen	Prolongamento do intervalo QT com ataques de síncope	KVLQT1, KCNE1	Canal de potássio	Estria vascular
Síndrome de Treacher-Collins	Perda auditiva devida a malformações da orelha média e interna, anormalidades craniofaciais (disostose mandibulofacial)	TCOF1	Regulador da biogênese de ribossomos	Pregas neurais, arcos branquiais
Síndrome de Stickler	Perda auditiva condutiva, possíveis achados oculares (miopia importante, catarata), artropatia (displasia espondiloepifisial), fenda palatina	COL2A1, COL11A1, COL11A2, COL9A1	Proteína do colágeno	Membrana tectorial

▶ Prevenção

É extremamente importante detectar de forma precoce as crianças nascidas com perda auditiva não sindrômica, a fim de apoiar o desenvolvimento normal da linguagem. O manejo apropriado da função auditiva é grandemente facilitado pelo diagnóstico precoce. As crianças que começam a receber intervenções antes dos 6 meses de idade podem adquirir um desenvolvimento linguístico normal, em contraste com intervenções tardias, com quocientes de desenvolvimento de linguagem de apenas 50 a 60%. Mesmo usando fatores de risco para a identificação apropriada dessas crianças, 50% dos bebês com perda auditiva ao nascer não serão identificados. Portanto, estabeleceram-se programas de triagem auditiva universal com base na medida de emissões otoacústicas e de respostas auditivas do tronco cerebral. Esses métodos comprovaram-se objetivos e altamente sensíveis para identificar crianças com perda auditiva acima de leve. Apenas cerca de 15% das crianças com deficiência auditiva não serão detectadas pela triagem neonatal, porque sua perda auditiva se manifestará no período pós-natal, às vezes até na idade escolar.

▶ Achados clínicos

A. Sinais e sintomas

Deve-se considerar uma anamnese minuciosa, porque permite facilmente ao médico separar a deficiência auditiva hereditária de outras causas. As perguntas devem abranger embriopatias, como rubéola, toxoplasmose ou citomegalovirose, bem como o uso de qualquer fármaco ototóxico. Uma avaliação audiológica é obrigatória e deve incluir os pais e os irmãos. Um audiograma de tons puros em geral é suficiente. Em crianças, pode-se testar a resposta auditiva do tronco cerebral e de emissões otoacústicas. Todas as formas de perda auditiva podem ser encontradas na deficiência auditiva hereditária. A Figura 54-2 apresenta diretrizes para a abordagem de pacientes com deficiência auditiva hereditária.

Recomenda-se um exame físico cuidadoso, especialmente para detectar perda auditiva sindrômica. As orelhas do paciente devem ser examinadas buscando anormalidades, como aurículas acessórias e depressões pré-auriculares; além disso, devem-se procurar alterações pigmentares na pele e no cabelo e um possível bócio. Para completar uma avaliação minuciosa, deve-se considerar um exame oftalmológico e um exame de urina/ultrassonografia renal. Além disso, a avaliação adequada dessas crianças deve incluir consultas a outros especialistas, como pediatras, oftalmologistas, cardiologistas e outros.

1. Deficiência auditiva hereditária não sindrômica – A maioria das perdas auditivas profundas pré-linguais está associada a DFNB e é quase exclusivamente devida a defeitos cocleares. Em casos pós-linguais, há predominância de uma herança autossômica dominante; a perda auditiva é menos grave e, além de defeitos neurossensoriais, encontram-se deficiências condutivas. Em doenças ligadas ao X, a deficiência auditiva em homens apresenta-se mais precocemente e é mais grave que em mulheres, pois a doença é transmitida apenas pelas mulheres de uma família. Ou todas as frequências ou as altas frequências estão afetadas.

Os pacientes com deficiência auditiva hereditária não sindrômica demonstram algumas características em comum. A perda auditiva costuma ser simétrica. A forma em U ou "mordida em biscoito" é classicamente indicativa de deficiência auditiva hereditária. Na maioria dos casos, o limiar auditivo tem uma inclinação nas frequências médias e altas; raramente, só as baixas frequências estão afetadas. A perda auditiva pode variar de moderada à profunda e pode ser estável ou progressiva. Um dos genes mais bem estudados, *GBJ2*, responsável pela maior ponte da surdez herdada, só foi associado a uma apresentação pré-lingual. O fenótipo de pacientes com mutações em *GJB2* varia enormemente, mesmo entre irmãos, de leve à profunda, com curvas audiométricas que são planas ou inclinadas, e mesmo em pacientes com a mesma mutação (c.35delG), indicando a presença de um gene modificador ainda desconhecido. Alguns perfis de áudio são indicativos da possível mutação subjacente. Uma perda auditiva moderada nas frequências médias e na herança autossômica recessiva são vistas em mutações *TECTA*; perda auditiva de baixas frequências, juntamente com um padrão de herança dominante, aponta para mutações em *WFS1*.

A neuropatia auditiva caracteriza-se pela presença de emissões otoacústicas e pela ausência de respostas auditivas do tronco

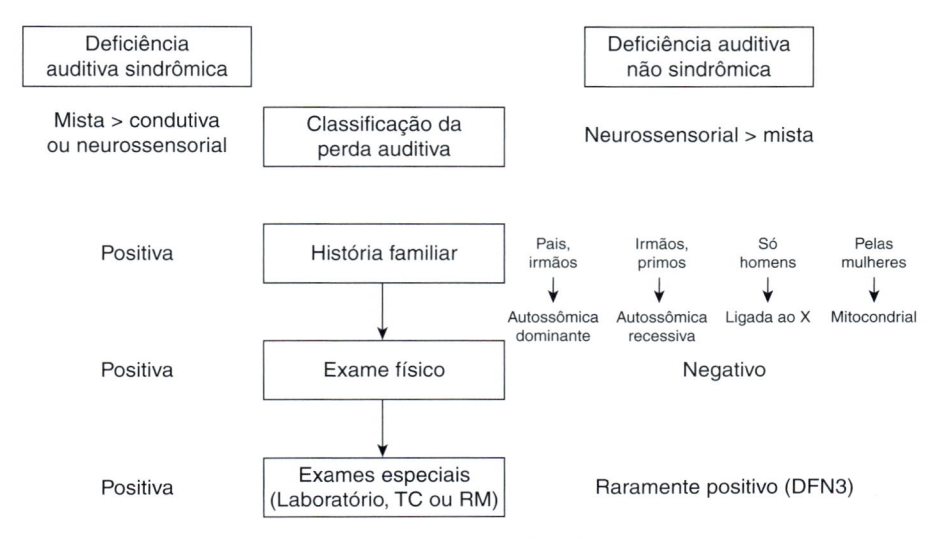

▲ **Figura 54-2** Diretrizes para a avaliação de pacientes com deficiência auditiva hereditária.

Quadro 54-3 Classificação clínica da síndrome de Waardenburg e genes correspondentes

	Déficit auditivo neurossensorial Anormalidade pigmentar da íris Hipopigmentação capilar ▼		
Tipo I + distopia *canthorum* PAX3	**Tipo II** − distopia *canthorum* MITF, SNAI2, 2 desconhecidos	**Tipo III** + distopia *canthorum* + anormalidades de MsSs PAX3	**Tipo IV** − distopia *canthorum* + doença de Hirschprung EDNRB, EDN3, SOX10

cerebral. Mutações *OTOF* parecem ser a principal causa dessa forma de incapacidade auditiva; outro gene importante é o *PJVK*.

2. Deficiência auditiva hereditária sindrômica – A perda auditiva sindrômica pode ser condutiva, neurossensorial ou mista; outras características clínicas devem ser consideradas para permitir o reconhecimento de uma entidade distinta. Descreveram-se mais de 400 síndromes que incluem perda auditiva; a maioria é caracterizada apenas clinicamente, e seus mecanismos moleculares subjacentes permanecem desconhecidos. Até o momento, doenças auditivas-pigmentares são o maior e mais bem caracterizado grupo, incluindo mais de 55 síndromes.

O Quadro 54-2 resume as características clínicas das síndromes a seguir.

A. Síndrome de Pendred – A síndrome de Pendred é a forma sindrômica de surdez mais comum, sendo responsável por aproximadamente 10% dos casos. Apresenta-se com perda auditiva neurossensorial e bócio. De modo geral, o bócio é evidente antes da puberdade, mas notou-se também a apresentação na idade adulta. A função tireoidiana é igualmente dividida, com 50% de pacientes eutireóideos e 50% hipotireóideos. Na maioria dos casos, a perda auditiva é congênita, bilateral, moderada a profunda, com uma inclinação nas frequências mais altas e progressiva. Um aumento no aqueduto vestibular é um achado consistente, e malformações do tipo Mondini também foram associadas. Em diversos estudos, o teste calórico mostrou resultados divergentes, com função vestibular tanto normal quanto deprimida.

B. Síndrome de Waardenburg – Essa síndrome é encontrada em pelo menos 2 a 5% de pacientes com perda auditiva congênita e inclui os seguintes sinais clínicos: distopia *canthorum*, anormalidades pigmentares do cabelo, íris e pele, e surdez neurossensorial em 20 a 50% dos pacientes, dependendo do tipo de classificação. Existem quatro subtipos (Quadro 54-3). O funcionamento anormal do sistema vestibular periférico pode ser encontrado com mais frequência que a perda auditiva.

C. Síndrome de Usher – Existem três tipos diferentes de síndrome de Usher – a síndrome olhos/orelhas é a mais comum – que podem ser distinguidos clinicamente pelo tipo de deficiência auditiva, pela presença ou ausência de respostas vestibulares e pelo início de retinite pigmentosa (Quadro 54-4). A classificação genética é incompleta e inclui 11 genes. A prevalência desse distúrbio entre crianças surdas pode ser de até 8%. A diminuição progressiva da visão tem o maior impacto sobre a qualidade de vida dos pacientes com essa síndrome.

D. Síndrome de Alport – A síndrome de Alport distingue-se pela hematúria, com insuficiência renal progressiva, perda auditiva neurossensorial inicialmente de altos tons e anormalidades oculares, como lenticone e *flecks* retinianos. A síndrome é encontrada em pelo menos 1% dos pacientes com deficiência auditiva congênita.

E. Síndrome brânquio-otorrenal – Os sintomas desta síndrome podem ser derivados de seu nome: (1) anormalidades branquiais (fendas, cistos ou fístulas), (2) anormalidades otológicas (malfor-

Quadro 54-4 Classificação da síndrome de Usher por tipo clínico, com os genes correspondentes

Tipo	IB-F[a]	IIA/IIC[a]	III
Perda auditiva	Profunda, congênita	Inclinação, congênita	Progressiva
Resposta vestibular	Ausente	Normal	Variável
Início de retinite pigmentosa	Primeira década de vida	Primeira ou segunda décadas	Variável
Genes	MYO7A, USH1C, CDH23, PCH15, ASNS, 1 desconhecido	USH2A, VLGR1, WHRN, 1 desconhecido	USH3

[a] USH1A/USH2B: retirados, vínculo original era ilegítimo.

mações do pavilhão auricular, depressões pré-auriculares e perda auditiva) e (3) malformações renais (rins hipoplásicos e refluxo vesicoureteral). Sua prevalência é de 2% em crianças profundamente afetadas. Há perda auditiva neurossensorial, condutiva ou, mais frequentemente, mista. A audição é afetada com uma penetrância de aproximadamente 80%.

F. Neurofibromatose tipo ii – A neurofibromatose tipo II caracteriza-se por tumores bilaterais do VIII par craniano (nervo vestibulococlear) e qualquer um dos seguintes: meningiomas, schwannomas, gliomas ou cataratas subcapsulares juvenis. Os sintomas começam principalmente do final da infância ao início da idade adulta. A perda auditiva, predominantemente unilateral, está presente em cerca de 50% dos pacientes. Um diagnóstico molecular em pacientes esporádicos é menos confiável, devido à alta porcentagem de mosaicismo nas mutações. Deve-se considerar a triagem genética em uma criança assintomática e não diagnosticada que esteja em risco de NF2.

G. Síndrome de jervell-lange-nielsen – A frequência da síndrome de Jervell-Lange-Nielsen entre pacientes com uma perda auditiva congênita profunda é de aproximadamente 0,25%. A perda auditiva neurossensorial é acompanhada por ataques de síncope devido a um prolongamento do intervalo QT. Se não tratada, a morte ocorre na infância.

H. Síndrome de treacher-collins – Na síndrome de Treacher-Collins, o diagnóstico é facilitado por suas anormalidades craniofaciais distintas. A perda auditiva pode estar relacionada a achados radiográficos de malformações cocleares e vestibulares, incluindo os ossículos e o canal auditivo externo.

I. Síndrome de stickler – Três fenótipos, correspondendo a falhas em três genes, foram descritos na síndrome de Stickler. Os sinais clínicos incluem sintomas oculares (p. ex., miopia, astigmatismo e catarata), artropatia, fenda palatina e perda auditiva neurossensorial. A perda auditiva pode ser leve a profunda, progressiva, afetando todas as frequências ou só as altas.

> Hoornaert KP et al. Stickler syndrome caused by COL2A1 mutations: genotype-phentoype correlation in a series of 100 patients. *Eur J Hum Genet.* 2010 Aug;18(8):872–880. (Good illustration of the complexity in genetic hearing impairment).

B. Achados laboratoriais

Os testes laboratoriais são úteis para distinguir deficiências auditivas hereditárias sindrômicas das não sindrômicas. Entretanto, avaliações laboratoriais e radiográficas completas são caras, e a taxa de obtenção de um diagnóstico definitivo é de aproximadamente 40 a 70%, embora não se tenha feito uma análise completa da situação. Portanto, devem-se realizar testes laboratoriais após uma cuidadosa deliberação. O exame de urina é fácil e avalia a presença de proteinúria ou hematúria (síndrome de Alport). Em caso de suspeita de síndrome de Pendred, devem-se solicitar testes da função tireoidiana.

C. Exames de imagem

A TC ou a RM (técnica *eco-spin* rápido ou com gadolínio) são os exames de imagem de escolha. Anormalidades nas estruturas ósseas da orelha interna são detectadas em uma TC. Em geral, recomenda-se a TC na avaliação da perda auditiva neurossensorial em crianças para detectar malformações da orelha interna (p. ex., aqueduto vestibular alargado – que também é a anormalidade mais comum) que estão associadas ao maior risco de vazamento de líquido cerebrospinal, meningite ou perda auditiva traumática.

D. Exames especiais

1. Triagem mutacional – Existem, em uso, diversos métodos para detectar mutações. Os métodos baseiam-se em técnicas com base em conformações, como o polimorfismo conformacional em fita simples (SSCP), ou no reconhecimento de uma combinação inadequada de bases, como a eletroforese em gel com gradiente desnaturante (DGGE). O primeiro é mais comum. Os dois métodos – SSCP, devido à sua simplicidade, e DGGE, devido à sua alta sensibilidade – são as técnicas favoritas. Outro método, DHPLC – cromatografia líquida desnaturante de alto desempenho – é adequado para triagem de mutação automatizada rápida. Entretanto, cada um desses métodos apresenta limitações significativas, incluindo custo, tempo e sensibilidade limitada. O sequenciamento direto do gene é a única técnica disponível para identificar qualquer número e tipo de mutações. No futuro, os métodos de triagem automática com base em conjuntos, os quais permitem a análise simultânea de múltiplos genes e mutações, serão populares.

2. Teste do perclorato – Pode-se fazer o teste do perclorato na síndrome de Pendred, embora não seja específico e sua sensibilidade seja desconhecida.

E. Exames especiais

Recomenda-se um exame oftalmológico (acuidade visual, fundoscopia e eletrorretinograma, para detectar retinite pigmentosa) para detectar características sindrômicas (especialmente síndromes de Alport, Stickler e Usher) e para distinguir perdas auditivas hereditárias sindrômicas e não sindrômicas. Os sintomas vestibulares não são uma característica típica de deficiência auditiva hereditária. Entretanto, se um paciente relata problemas de tontura ou de equilíbrio, deve-se realizar um teste funcional do sistema vestibular periférico. Por exemplo, pode-se ver ausência de respostas vestibulares na síndrome de Usher tipo I e em algumas formas de surdez autossômica recessiva (DFNB4, etc.). Uma ultrassonografia renal pode revelar displasia na síndrome brânquio-otorrenal. Em caso de suspeita da síndrome de Jervell-Lange-Nielsen, deve-se realizar um eletrocardiograma.

> Gorlin RJ, Toriello HV, Cohen MM Jr. Hereditary Hearing Loss and Its Syndromes. Oxford University Press, 1995. (Very comprehensive and detailed description of all syndromes known to be associated with hearing loss.)

Grundfast KM, Siparsky N, Chuong D et al. Genetics and molecular biology of deafness. *Otolaryngol Clin North Am*. 2000;33:1367. [PMID: 11449793] (Very thoughtful proposal for a clinical approach to hereditary hearing disorders.)

▶ Diagnóstico diferencial

Em casos sindrômicos, o desafio está mais em identificar corretamente a síndrome do que em não perceber as formas herdadas. Em casos isolados de perda auditiva neurossensorial, todas as formas de cocleopatias – não apenas aquelas devidas a causas hereditárias – devem ser incluídas no diagnóstico diferencial. Infecções congênitas, como citomegalovírus, podem mimetizar a perda auditiva hereditária. Na perda auditiva crônica induzida por ruído, uma história de exposição a ruídos indica o caminho. Uma característica típica desses casos é uma depressão no limiar de audição entre 3 e 6 kHz. Pode haver zumbido, muito mais comum do que na perda auditiva herdada. Trauma ao labirinto pode ser sugerido pela história do paciente e frequentemente resulta em uma perda auditiva assimétrica. Continuam os debates se distúrbios metabólicos, como hiperlipidemia ou uremia, podem ser causas de perda auditiva neurossensorial.

A otoesclerose coclear é rara como uma entidade isolada, sendo comumente acompanhada por perda auditiva condutiva. Os distúrbios sanguíneos e vasculares foram associados a deficiências auditivas. O uso de fármacos e agentes ototóxicos deve ser determinado ao se fazer a anamnese do paciente.

▶ Tratamento

Dependendo da idade e do início da perda auditiva, é preciso avaliar vários aparelhos auditivos, incluindo implantes cocleares, em pacientes com deficiência auditiva hereditária. A terapia genética para distúrbios auditivos tem aplicações potenciais no futuro. Atualmente, a maioria dos estudos enfoca o aporte de genes. Os problemas a serem superados são a correção dirigida da função genética sem efeitos colaterais sistêmicos e mudanças sustentáveis na orelha interna.

Kanzaki S. et al. Transgene correction maintains normal cochlear structure and function in 6-month-old Myo15a mutant mice. *Hear Res*. 2006;214(1–2):37–44. (One of the few reports of successful hearing restoration through molecular-genetic methods.)

▶ Prognóstico

De modo geral, é difícil fazer uma previsão acurada em quase todos os casos de deficiência auditiva hereditária. Apesar disso, existem algumas informações prognósticas. As chances de recorrência para pais de uma criança com perda auditiva relacionada ao *GJB2* é de 25% para o mesmo genótipo. Se receberem um implante coclear, o desfecho dessas crianças é excelente. Em alguns casos sindrômicos, como a síndrome de Waardenburg tipo II e a síndrome de Usher tipo III, a perda auditiva pode ser progressiva; na síndrome de Alport, a perda auditiva costuma ocorrer só na infância.

WEBSITES

[Centrum Medische Genetica]
http://www.geneticabrussel.be
(Essa página é uma lista muito abrangente de *loci* não sindrômicos e muitos *loci* sindrômicos, incluindo genes, modelos murinos e referências.)
[The Connexin-Deafness Homepage]
http://davinci.crg.es/deafness/
(Esta página é dedicada apenas aos genes da conexina e da surdez.)

Reabilitação aural e aparelhos auditivos

Robert W. Sweetow, PhD
Troy Cascia, AuD

Houve muita controvérsia sobre o valor dos aparelhos auditivos. Entretanto, um estudo publicado pelo *JAMA* confirmou aquilo que os audiologistas reconhecem há décadas: aparelhos auditivos realmente fornecem um benefício substancial e reduzem problemas de comunicação. O estudo do National Council on Aging sobre o impacto da perda auditiva não tratada em mais de 2.000 adultos com deficiência auditiva e seus entes queridos indicou que indivíduos com perda auditiva não tratada tinham maior probabilidade de relatar depressão, ansiedade e paranoia, bem como menor probabilidade de participar de atividades sociais organizadas, comparados àqueles que usavam aparelhos auditivos. Outros estudos indicaram que o uso de aparelhos auditivos está associado a melhoras significativas nos aspectos social, psicológico, emocional e físico da vida de pessoas com deficiência auditiva com todos os graus de perda auditiva.

Apesar desses achados e de dados que indicam melhoras significativas na satisfação relacionada a características tecnológicas avançadas, a porcentagem de indivíduos com deficiência auditiva que possuem aparelhos auditivos só aumentou levemente desde 1984 e permanece abaixo de 25%. Muitos indivíduos continuam a rejeitar o uso de aparelhos auditivos por uma combinação de razões, incluindo negação da necessidade, estigma, custo e falta de benefícios adequados nos ambientes barulhentos, nos quais a audição é mais difícil e a ajuda mais necessária. Além disso, provavelmente, os pacientes não procurarão resolver problemas que não estejam altamente motivados para atacar, sem a recomendação expressa de seu médico; entretanto, menos de 15% dos adultos fazem exames de triagem auditiva com seu clínico.

> Kochkin S. MarkeTrak VIII: twenty-five year trends in the hearing health market. *Hear Rev.* 2009;16(10):20. (A large survey of demographics and satisfaction among hearing aid users.)
>
> National Council on Aging. The consequences of untreated hearing loss in older persons. *ORL Head Neck Nurs.* 2000;18(1):12 [PMID: 11147549]. (Untreated hearing-impaired patients showed a wide range of significant hearing and emotional problems relative to those receiving amplification.)

CANDIDATURAS DE PACIENTES

▶ Tipos de perdas auditivas

Décadas atrás, acreditava-se que o uso de aparelhos auditivos estava limitado a indivíduos com deficiência auditiva condutiva e que não seria útil para indivíduos com uma perda auditiva neurossensorial (PANS). Os pacientes eram informados que os aparelhos auditivos podiam tornar os sons mais altos, mas não os deixariam mais claros. Atualmente, melhorias tecnológicas e melhores estratégias de adaptação permitem o sucesso da adaptação de aparelhos auditivos para a maioria das pessoas com uma deficiência auditiva neurossensorial.

▶ Grau de perda auditiva

A perda auditiva é muito complexa para ser caracterizada por uma única medida. Realmente, um audiograma fornece informações apenas sobre um aspecto da audição: limiar de sensibilidade. A realidade é que os indivíduos raramente ouvem em seu limiar auditivo. A fala ocorre em níveis acima do limiar, e os níveis de intensidade a que uma cóclea danificada está exposta são consideravelmente mais altos que o normal, devido à amplificação. Para alguns pacientes, a estimulação em níveis de alta intensidade potencializa a função auditiva, mas para outros isso pode não acontecer. Assim, o valor prognóstico da amplificação e a determinação de candidatos para aparelhos auditivos, com base no grau de perda auditiva é, no melhor dos casos, uma prática questionável. Se necessário, entretanto, podem-se usar as seguintes diretrizes amplas (para um indivíduo motivado).

A. Perda auditiva leve (20 a 40 dB)

O uso de um aparelho auditivo pode ser útil, dependendo das necessidades de comunicação do paciente. Alguns preferem usar amplificação somente em tempo parcial.

B. Perda auditiva moderada (45 a 65 dB)

A amplificação é necessária e em geral bem-sucedida, se forem usadas estratégias adequadas de adaptação.

C. Perda auditiva grave (70 a 85 dB)

Há necessidade de amplificação convencional e, nos casos de insucesso, de implantes cocleares.

D. Perda auditiva profunda (> 85 dB)

No mínimo, a amplificação é útil como um dispositivo de alerta; no máximo, permite ao paciente um grau de uso auditivo e provavelmente potencializa as capacidades de leitura labial. Sua efetividade pode depender da idade em que se começa a usar a amplificação. Os indivíduos com uma perda auditiva profunda podem ser fortes candidatos a implantes cocleares.

▶ Configuração audiométrica

Com a versatilidade disponível em aparelhos auditivos digitais, a configuração audiométrica não é uma questão significativa para determinar uma candidatura.

▶ Reconhecimento de palavras (discriminação da fala)

Em geral, pacientes com bons escores de reconhecimento de palavras têm maior probabilidade de não ter problemas com aparelhos auditivos. Entretanto, seria um erro concluir que o sucesso ou o fracasso dependeriam apenas desse fator. O reconhecimento determinado de palavras em uma cabine de teste com tratamento sonoro não reflete a variedade de ambientes de difícil escuta que muitos usuários com deficiência auditiva encontram. A capacidade de reconhecimento de palavras diminui devido a quatro fatores principais: (1) audibilidade reduzida, (2) distorções cocleares produzindo frequência, seletividade temporal e resolução reduzidas, (3) processamento auditivo central anormal e (4) diminuição da função cognitiva. A tecnologia moderna de aparelhos auditivos oferece ao audiologista a capacidade de compensar a audibilidade reduzida. Os outros três fatores, entretanto, podem não estar sujeitos à correção por amplificação, podendo piorar o prognóstico de sucesso com a amplificação. Além disso, o teste de reconhecimento de palavras geralmente é realizado em um ambiente silencioso. Sabe-se que indivíduos com perda auditiva neurossensorial têm consideravelmente mais dificuldade em compreender a fala em um ambiente barulhento. Essa dificuldade com frequência é uma função de distúrbios tanto periféricos quanto centrais e pode ser frequentemente encontrada em populações idosas.

Os pacientes que apresentam escores de reconhecimento de palavras bilaterais significativamente assimétricos, com frequência preferem amplificação monoaural apenas para a orelha melhor. Existem muitas exceções; entretanto, a não ser que existam outras contraindicações (p. ex., capacidade de discriminação de fala extremamente má, faixa dinâmica extremamente limitada ou contraindicações clínicas), baixos escores de discriminação não deveriam, por si só, impedir um *teste* com amplificação.

▶ Outros fatores

Não é incomum descobrir que os fatores mais importantes que determinam o sucesso ou o fracasso de aparelhos auditivos são aqueles não relacionados a achados audiométricos. Especificamente, devem-se considerar *todos* os seguintes fatores: (1) a idade e a saúde física e mental geral do paciente, (2) a motivação do paciente, e não a da família, (3) as finanças, (4) as considerações estéticas e (5) as necessidades de comunicação.

Infelizmente, apesar da necessidade, muitos pacientes resistem em experimentar aparelhos auditivos. Existe um inegável estigma social ligado ao uso de aparelhos auditivos. A questão da vaidade estética está quase obsoleta atualmente, devido à tendência continuada para a miniaturização dos aparelhos auditivos e ao uso aumentado de dispositivos *open coupler* descritos e mostrados mais adiante. Entretanto, nem todos os ouvintes com deficiência auditiva são candidatos a esses aparelhos auditivos. É lamentável que aparelhos auditivos sejam frequentemente receitados a pacientes sem motivação para a amplificação. Um paciente pouco motivado é um mau candidato à amplificação, independentemente do grau de perda auditiva, e não deve ter forçado a experimentar aparelhos auditivos. É difícil desfazer o dano que pode ser causado se um candidato experimenta a amplificação prematuramente e desiste. Pode ser aconselhável dar informações a esses pacientes e esperar um pouco, de forma que possam perceber claramente a necessidade. Entretanto, certamente é válido encorajar os pacientes a fazer um esforço para um período de experiência, com o entendimento de que é possível que tenham uma agradável surpresa.

As demandas ocupacionais e sociais variam muito entre os indivíduos. Um juiz com uma perda auditiva leve pode precisar desesperadamente de amplificação, ao contrário de um aposentado idoso que vive sozinho, com o mesmo grau de perda auditiva. Os pacientes devem se perguntar se a capacidade de ouvir, apesar de não entender, é aceitável e adequada para suas necessidades. Devem examinar, sem egoísmo, se estão se tornando um peso para outros, mesmo que eles próprios não reconheçam pessoalmente a dificuldade para ouvir. A crítica variável é se o paciente sente dificuldade de ouvir ou há aumento do estresse e da fadiga em suas funções cotidianas. A amplificação pode simplesmente aliviar a tensão de ouvir, ao invés de melhorar o reconhecimento de palavras ou aumentar os sons. Entretanto, somente isso pode ser um benefício significativo. Assim, a candidatura para a amplificação deveria basear-se nas necessidades subjetivas do paciente e não estritamente no audiograma.

> Cox RM, Alexander GC, Gray GA. Who wants a hearing aid? Personality profiles of hearing aid seekers. *Ear Hear.* 2005;26(1):12 [PMID: 15692301]. (Candidacy issues)

NÚMERO DE DISPOSITIVOS NECESSÁRIOS

Mais de 80% das adaptações de aparelhos auditivos nos EUA são binaurais. Vários fatores provavelmente contribuem para a superioridade binaural. Eliminar ou reduzir o **efeito sombra da** cabeça (a redução de intensidade do sinal do lado da cabeça oposto ao sinal) é importante para ouvintes com perda auditiva de alta frequência. Ouvir sons dos dois lados leva à melhor **localização**. Uma liberação central do mascaramento (*squelch* **binaural**) pode levar à melhor audição em um ambiente com barulho. Com a **somação da sonoridade binaural**, limiares binaurais absolutos são 2 a 3 dB melhores que limiares monoaurais. Esse efeito de somação ocorre próximo ao limiar, mas não para altas intensidades próximas em níveis desconfortáveis. Assim, a faixa dinâmica para ouvir é maior para ouvir binaural que monoauralmente.

Outros fatores a considerar ao escolher amplificação binaural e não monoaural incluem a possibilidade de redução do zumbido, independentemente de uma percepção de lado dominante, devido à maior estimulação de mais substrato neural cortical, e as implicações legais da possível privação de uma orelha sem auxílio.

A regra geral deve ser que, a menos que haja assimetria significativa em sensibilidade, tolerância à sonoridade ou capacidade de reconhecimento de palavras, ou a menos que exista um quadro clínico contraindicando a inserção do que quer que seja no meato auditivo externo, o padrão deveria ser pelo menos tentar a amplificação binaural. Para esses pacientes, pode-se tentar um roteamento contralateral do sinal (CROS) com ou sem fio, ou CROS transcraniano (colocar um aparelho auditivo na orelha pior, produzindo estimulação por condução óssea da orelha "boa"). Deve-se notar que dispositivos CROS só devem ser aplicados se a melhor orelha tiver audição normal ou quase normal, e o CROS transcraniano deve ser usado somente se a pior orelha não tiver audição residual que possa produzir recrutamento ou outros fatores de distorção. Se a orelha "boa" precisar de amplificação, pode-se tentar um roteamento bilateral contralateral do sinal (BICROS), no qual são colocados microfones nas duas orelhas, mas o sinal é encaminhado somente para a orelha "boa". Em casos de deficiência unilateral, a candidatura deve basear-se nas necessidades de comunicação do paciente. Também é possível tentar um aparelho auditivo ancorado no osso (BAHA), caso a orelha acometida não seja passível de ajuda.

> Hol MK, Kunst SJ, Snik AF, Cremers CW. Pilot study on the effectiveness of the conventional CROS, the transcranial CROS and the BAHA transcranial CROS in adults with unilateral inner ear deafness. *Eur Arch Otorhinolaryngol*. 2009 Nov 11 [Epub ahead of print] [PMID: 19904546]. (Study comparing the effectiveness of various treatments for unilateral sensorineural hearing loss.)

ESTILOS DE APARELHOS AUDITIVOS

Como mostra a Figura 55-1, existem aparelhos auditivos de vários estilos. As categorias gerais de aparelhos auditivos são (1) completamente no canal (CIC), (2) sob medida no canal (UTC), sob medida na orelha (ITE), (4) atrás da orelha (BTE) e (5) mini--BTE *open fit*. Infelizmente, muitos pacientes escolhem um estilo de aparelho auditivo com base estritamente em fatores estéticos. Embora as considerações estéticas não possam ser ignoradas, as decisões sobre qual estilo é mais apropriado para um dado paciente devem estar baseadas em fatores físicos, como a forma do pavilhão auditivo, a profundidade da concha, o contorno e o diâmetro do meato, condições físicas, como drenagem e exostoses, produção excessiva de cerume e destreza manual, e fatores audiológicos, como grau de perda (pacientes com perda auditiva profunda não são candidatos para aparelhos auditivos CIC), configuração audiométrica (pacientes com regiões de audição normal, particularmente em baixas frequências, são mais bem servidos por aparelhos que não ocluem o canal auditivo), necessidade de características especiais (discutidas a seguir), idade do paciente, e custo dos dispositivos.

Provavelmente, hoje em dia, a pergunta mais comum dos pacientes é se podem usar um dos aparelhos auditivos pequenos, "invisíveis". Os aparelhos auditivos continuam a ficar cada vez menores, mas menor não quer necessariamente dizer melhor. Um aparelho auditivo de tipo canal implica que nenhuma parte de aparelho se estende à área da concha. Existem dois tipos de aparelhos auditivos de tipo canal: o CIC e o ITC. O CIC é o menor dos aparelhos auditivos, e idealmente é inserido vários milímetros para dentro do canal, estendendo-se à porção óssea do meato e terminando a 5 mm da membrana timpânica. O aparelho auditivo é removido por um monofilamento que fica próximo à incisura tragal. O ITC é levemente maior, preenchendo a porção cartilaginosa (metade externa) do canal auditivo, sendo mais visível que o CIC. Embora dispositivos CIC sejam esteticamente mais atraentes para a maioria das orelhas, são mais difíceis de manter limpos, porque uma pequena quantidade de cera pode bloquear o receptor. Entretanto, desenhos modernos que mantêm a cera longe minimizaram significativamente o problema. Tendem a ser mais susceptíveis ao retorno acústico, devido à proximidade entre microfone e receptor, embora a supressão digital do retorno tenha minimizado essa preocupação. Além disso, a colocação profunda no meato pode produzir uma sensação de pressão e um efeito de oclusão que exerce um impacto adverso sobre a percepção da própria voz, dando a impressão de estar-se falando dentro de um barril. Isso ocorre porque as vibrações laríngeas de baixa frequência ficam presas dentro do canal auditivo fechado. Para evitar esse efeito, frequentemente é necessário abrir o canal auditivo, ventilando a concha, embora isso possa ser problemático para dispositivos pequenos.

Embora esteticamente menos atraentes que os instrumentos menores, os dispositivos maiores podem resolver muitos dos problemas mencionados. O ITE enche toda a concha, e o BTE consiste em duas partes: um aparelho auditivo que se engancha e repousa sobre o pavilhão auditivo e um molde da orelha, feito sob medida, preso por um tubo que prende o aparelho e direciona o som para o interior do canal auditivo. Como os microfones estão mais longe do receptor, esses dispositivos têm menos tendência a apresentar retorno acústico, permitindo, assim, mais ventilação e maior amplificação para perdas graves a profundas. Por outro lado, as baterias maiores tendem a durar mais tempo e são manipuladas com mais facilidade por pacientes com pouca destreza.

Um novo estilo, o mini-BTE *open-fit*, tornou-se atualmente o modelo mais popular. Combina muitos dos benefícios acústicos dos modelos maiores com os benefícios estéticos dos modelos menores. Instrumentos *open-fit* consistem em um dispositi-

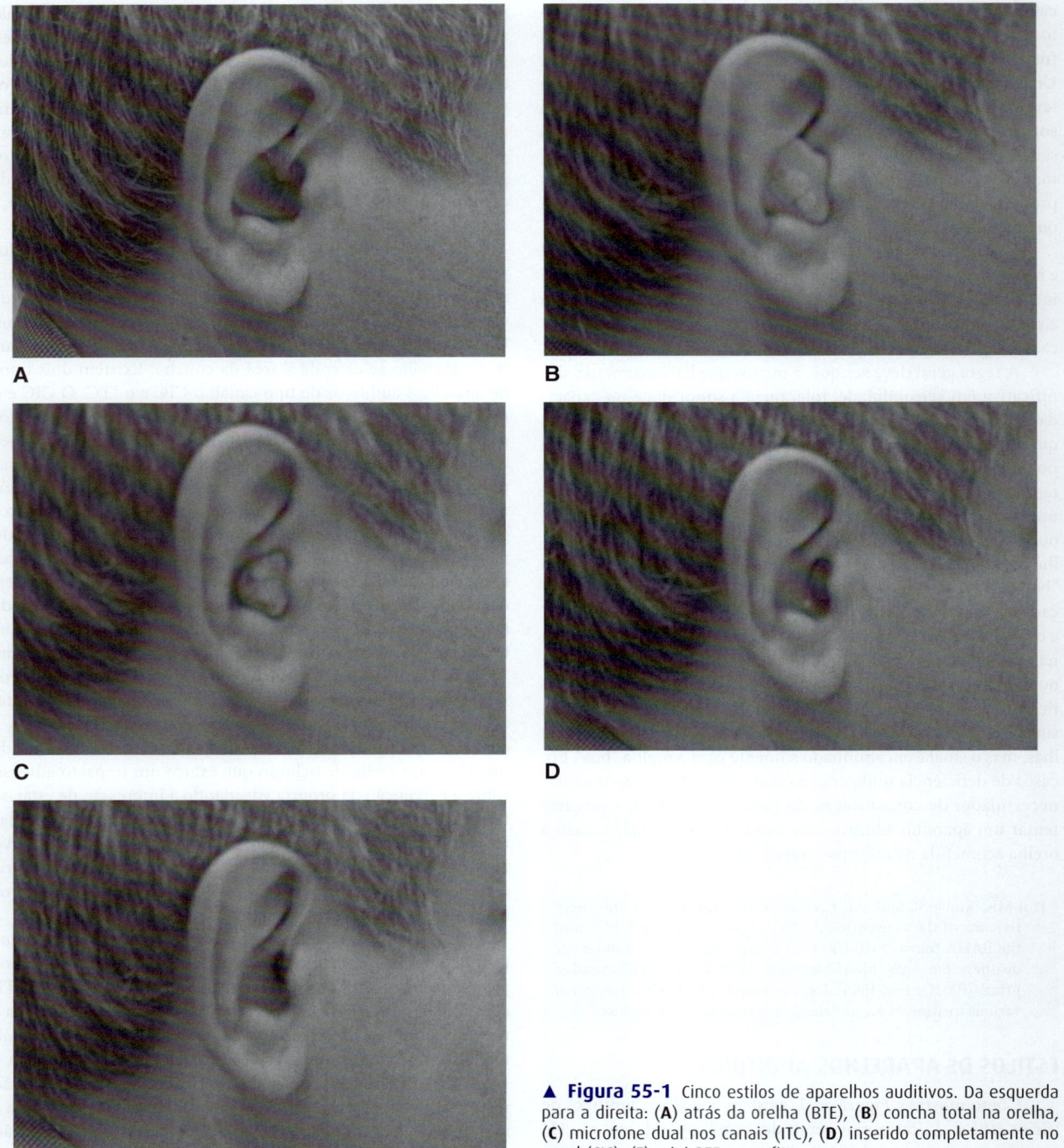

▲ **Figura 55-1** Cinco estilos de aparelhos auditivos. Da esquerda para a direita: (**A**) atrás da orelha (BTE), (**B**) concha total na orelha, (**C**) microfone dual nos canais (ITC), (**D**) inserido completamente no canal (CIC), (**E**) mini-BTE *open-fit*.

vo BTE pequeno, um tubo fino que se engancha e acompanha o contorno anterior do pilar da hélice, e um *coupler* não oclusivo macio que direciona o som para o canal auditivo. Outro tipo de instrumento *open-fit* (RIC – receptor no canal) tem a maioria dos componentes eletrônicos em um pequeno dispositivo BTE atrás da orelha, mas seu receptor está localizado no canal auditivo, e é conectado ao instrumento por um fio fino (0,8 mm) que acompanha o contorno da orelha. Com esses dois estilos, o *open-fit* reduz muito o efeito de oclusão e permite que o som natural entre no canal auditivo dos pacientes com boa audição de baixas frequências. O instrumento é muito discreto e atraente para pessoas com preocupações estéticas e, como não precisa de moldagem individualizada, pode ser programado e adaptado em uma única consulta.

Ainda mais recentemente, um aparelho auditivo descartável de uso prolongado foi introduzido no mercado. Esse dispositivo, praticamente invisível, porque é inserido com o auxílio de um microscópio cirúrgico na parte óssea do meato externo, termina a aproximadamente 4 mm da membrana timpânica. Possui muitas vantagens, incluindo a facilidade de cuidados (o dispositivo fica na orelha 24 horas por dia por até quatro meses), o som natural (porque a localização profunda permite a manutenção da ressonância natural do canal auditivo, que pode ser perdida com aparelhos de colocação convencional) e a minimização do efeito de oclusão, devido à localização. Entretanto, atualmente, o dispositivo só se adapta confortavelmente em 50% das orelhas, e pacientes que utilizam anticoagulantes ou que são imunocomprometidos ainda não são candidatos à colocação do dispositivo.

> Kuk F, Baekgaard L. Hearing aid selection and BTEs: Choosing among various "open-ear" and "receiver-in-canal" options. *Hear Rev.* 2008;15(3):22–36. (Article reviewing open fit options.)

DETERMINAÇÃO DA CARACTERÍSTICA

A última década trouxe vários progressos tecnológicos em relação aos aparelhos auditivos. Quase todos os aparelhos auditivos modernos são controlados por programação computadorizada. Devido à grande flexibilidade disponível, a escolha do instrumento apropriado para cada indivíduo se baseia nas características oferecidas. Algumas características importantes a serem consideradas são (1) tipo de processamento, (2) compressão, (3) microfones direcionais, (4) programas múltiplos, (5) transposição/compressão de frequência, (6) conectividade sem fio e (7) necessidade de telebobinas.

▶ Tipos de processamento

A. Aparelhos auditivos convencionais

Menos de 10% dos aparelhos auditivos vendidos atualmente são convencionais. Esses dispositivos são instrumentos analógicos que amplificam, filtram e limitam o poder máximo por meio de controles com chaves, interruptores ou botões giratórios no instrumento. Não possuem a flexibilidade dos aparelhos auditivos digitais. De modo geral, usam processamento linear ou contêm estratégias de compressão relativamente simples. Muitos, porém não todos, têm potenciômetros de chaves variáveis que podem ser usados para chegar a um equilíbrio entre ganho de alta frequência e baixa frequência. Além disso, a maioria utiliza controles de volume operados pelo usuário.

B. Aparelhos auditivos digitais

Os aparelhos auditivos digitais são instrumentos controlados por computador. A digitalização significa que sons entrantes são convertidos em números, que então são analisados e manipulados por um conjunto de regras (algoritmos) programadas no *chip* que controla o aparelho auditivo. O processamento digital do sinal (PDS) permite que os instrumentos tentem uma diferenciação de ruído e de fala, não apenas com base na composição espectral, mas também com base em características temporais. O ruído e a fala possuem características temporais bastante distintas. Os instrumentos auditivos PDS determinam o padrão de modulação (velocidade e profundidade) do sinal de entrada, a fim de prever se aquele sinal é primariamente fala ou não. Se for, fornece amplificação total; se não, atenua-se o ganho naquela faixa de frequência. Estudos demonstraram consistentemente preferências subjetivas por aparelhos auditivos digitais, mas, da mesma forma que a amplificação binaural, esse benefício percebido pode nem sempre estar refletido em escores de reconhecimento de palavras, particularmente em um ambiente silencioso.

Uma das vantagens mais importantes do PDS é a redução digital do retorno. Essa abordagem ativa é muito diferente das abordagens tradicionais de manejo do retorno, pois, ao invés de simplesmente reduzir o ganho em certas regiões de frequência (geralmente as de alta frequência), o controle digital de retorno busca e minimiza o retorno por meio de tecnologia de mudança de fase. Medições clínicas mostraram que esses sistemas fornecem margens de retorno de mais de 10 a 15 dB. Isso pode ser extremamente importante para pacientes, porque muitos requerem ganho significativo em altas frequências, mas preferem encaixes de orelha aberta, não oclusivos.

▶ Compressão

Como a maioria dos usuários de aparelhos auditivos tem perda auditiva neurossensorial, e como a perda auditiva coclear caracteriza-se por uma perda no processamento linear fornecido pelas células ciliadas externas, a vasta maioria dos aparelhos auditivos atualmente utiliza compressão (amplificação não linear). Os circuitos de compressão fornecem aumento de amplificação para intensidades suaves (para compensar a perda das células ciliadas externas não lineares) e impedem que o sinal amplificado chegue ao nível de desconforto de altura do usuário, diminuindo a amplificação para níveis de alto *input*. A amplificação linear fornece **ganho** constante (a diferença em decibéis entre o som que entra no microfone do aparelho auditivo e o som que sai do receptor), independentemente do nível de *input*, até que o *output* atinja certo teto predeterminado (nível de saturação). Assim, embora ela seja útil em tornar audíveis os sons suaves, sons mais altos frequentemente são desconfortáveis. Os circuitos de compressão automaticamente reduzem o ganho quando se atinge um nível predeterminado, chamado de **kneepoint**.

Uma limitação em potencial dos primeiros circuitos de compressão era que um sinal de entrada de qualquer frequência alcançando o *kneepoint* desencadeava uma redução de ganho em toda a faixa de frequências, seguidamente reduzindo tanto o ganho nas altas frequências que os sons de consoantes ficavam fora da faixa audível do ouvinte. Para combater esse problema, muitos aparelhos auditivos contêm **compressão multicanais** (variando de 2 até 20 faixas). Com a compressão multicanal, quando o sinal ofensor se baseia primariamente em baixa frequência (como é comum para estímulos de ruído), somente o ganho de baixa frequência é reduzido, não afetando o ganho de alta frequência. Isso pode preservar a audibilidade dos importantes sons consonantais de alta frequência. Essa característica também permite maior flexibilidade da morfologia da resposta de frequência (ganho em função da frequência) e compensação para o recrutamento (o crescimento de altura anormalmente rápido característico de lesão neurossensorial). O padrão de recrutamento de qualquer indivíduo não pode ser previsto simplesmente com base em um audiograma de tons puros. Portanto, é benéfico possuir características ajustáveis para os vários parâmetros de compressão, como o *kneepoint* (o nível de ativação), a **razão de compressão** (o quanto gravemente reduz o ganho) e o **tempo de liberação** (o quanto rapidamente o aparelho retorna a um modo de ganho total após cessar o sinal ativador).

▶ Microfones direcionais e duais

Os pacientes com deficiência auditiva frequentemente relatam que sua dificuldade primária de comunicação é compreender a fala em ambientes barulhentos. Para que esses indivíduos funcionem de forma adequada, a razão sinal/ruído (RSR) deve ser significativamente maior que o necessário para indivíduos com audição normal. Embora o único método real de melhorar a RSR seja colocar o microfone muito próximo da boca do orador, usando dispositivos de assistência à escuta, como sistemas de FM ou de infravermelho, uma estratégia adicional é o uso de microfones direcionais ou duais. Aparelhos auditivos com um microfone direcional (um microfone com duas portas de entrada) ou com microfones duais (dois microfones separados) funcionam reconhecendo a diferença no tempo de chegada quando o som atinge o microfone (ou porta) anterior, comparado ao posterior. Por meio de um processamento sofisticado, esse atraso temporal instrui o aparelho auditivo a minimizar o ganho de sons que entram por via posterior em relação à anterior, onde, presumivelmente, estaria localizada a pessoa falando. Embora microfones omnidirecionais únicos frequentemente sejam preferidos para escuta em ambientes mais silenciosos, modos de microfone direcional mostram, consistentemente, uma melhora significativa no ruído. Entretanto, é preciso notar que os benefícios de microfones múltiplos e direcionais podem ser minimizados por ambientes de alta reverberação. Além disso, microfones duais exigem um espaço mínimo de pelo menos 3 mm; portanto, aparelhos auditivos CIC permanecem muito pequenos para a inclusão dessa característica útil.

Bentler RA. Effectiveness of directional microphones and noise reduction schemes in hearing aids: A systematic review of the evidence. *J Am Acad Audiol*. 2005;16(7):473. Review. [PMID: 16295234]. (Evidence-based review of the literature on directional microphones and noise reduction.)

Ricketts TA, Hornsby BW. Sound quality measures for speech in noise through a commercial hearing aid implementing digital noise reduction. *J Am Acad Audiol* 2005;16(5):270 [PMID: 16119254]. (Controlled study of subjective impact of noise reduction.)

Ricketts TA, Hornsby BW. Distance and reverberation effects on directional benefit. *Ear Hear* 2003;24(6):472 [PMID: 14663347]. (How multiple microphone performance changes as a function of distance and reverberation.)

▶ Programas múltiplos

Muitos aparelhos auditivos oferecem programas múltiplos, de forma que, apertando um botão ou acionando um controle remoto, as características eletroacústicas do aparelho podem ser instantaneamente alteradas, a fim de compensar melhor aquele ambiente acústico. Alguns audiologistas também usam múltiplos programas para introduzir de forma gradual ao novo usuário variações no som amplificado. Por exemplo, pacientes com uma perda auditiva de alta frequência podem inicialmente achar que a resposta de alta frequência com acentuada inclinação soa muito "pequena". Não se sabe qual é o número ótimo de múltiplos programas para satisfazer as necessidades de escuta. Os dispositivos atuais com múltiplos programas contêm de 2 a 4 escolhas. Se o dispositivo não tiver nenhum controle de volume, mas o paciente deseja mudanças controláveis em volume, os dispositivos com mais programas podem ser benéficos, de forma que a seleção de programas age como um pseudocontrole de volume. Nos últimos anos, muitos aparelhos auditivos incorporaram uma função de troca automática dependendo de sensores internos medindo o ambiente sonoro. Outro uso é para indivíduos com perda auditiva flutuante, como em pacientes com a doença de Ménière. Ao invés de ter de voltar ao audiologista cada vez que os limiares de audição mudam, podem-se programar diversas memórias, em antecipação aos diferentes ambientes auditivos.

▶ Compressão da frequência

Uma característica que recentemente passou por aperfeiçoamentos tecnológicos e teve um aumento em sua popularidade é a compressão de frequência. Para indivíduos com zonas cocleares mortas (regiões de células ciliadas internas não funcionantes), os aparelhos auditivos tradicionais não podem fornecer uma amplificação útil nessas frequências. Ao passar o sinal amplificado longe da faixa de frequência das zonas mortas cocleares para uma faixa adjacente com células ciliadas internas funcionantes, esses sons podem se tornar audíveis para o ouvinte. Como agora as pistas estão colocadas em um local diferente da membrana basilar, pode ser necessário um período de aclimatização ou um treinamento adicional para a adaptação do córtex auditivo.

> Glista D, Scollie S, Bagatto M, Seewald R, Parsa V, Johnson A. Evaluation of nonlinear frequency compression: clinical outcomes. *Int J Audiol* 2009;48(9):632–44 [PMID: 19504379]. (Study of performance and preference outcomes with use of frequency compression.)
>
> Kuk F, Keenan D, Korhonen P, Lau CC. Efficacy of linear frequency transposition on consonant identification in quiet and in noise. *J Am Acad Audiol.* 2009;20(8):465–4679 [PMID: 19764167]. (Controlled study of efficacy of frequency transposition over time.)

▶ Conectividade sem fio

Os aparelhos auditivos estão se tornando cada vez mais compatíveis com aparelhos eletrônicos usados para comunicação e entretenimento. Com a proliferação recente da tecnologia sem fio *bluetooth*, alguns aparelhos auditivos atualmente têm uma interface, em geral por meio de um dispositivo intermediário usado em volta do pescoço, com telefones celulares, reprodutores de MP3 e outros aparelhos.

▶ Telebobinas

Muitos pacientes se queixam que não podem ouvir bem ao telefone com seus aparelhos auditivos. Frequentemente, há retorno, resultante da proximidade física do receptor telefônico ao microfone do aparelho auditivo. Para combater esse problema, aparelhos auditivos BTE e ITE contêm uma telebobina, uma pequena alça de indutância que capta e amplifica o vazamento eletromagnético produzido deliberadamente por telefones. Quando a telebobina é ativada, o microfone pode ser desligado, embora isso não seja necessário, eliminando, assim, o retorno. As telebobinas também são usadas como interface para diversos dispositivos de assistência à escuta. A capacidade de programar a telebobina separadamente do microfone pode ser de grande benefício. Alguns telefones celulares podem ser incompatíveis com o uso de telebobina; entretanto, o FCC está introduzindo novas regulamentações, exigindo maior respeito à compatibilidade.

PROCEDIMENTOS DE VALIDAÇÃO E VERIFICAÇÃO

A verificação e a validação do sucesso da colocação de um aparelho auditivo devem incluir: (1) a determinação de reconhecimento de palavras e sentenças em ambientes silenciosos e barulhentos, (2) a determinação da qualidade de som, (3) as medições por sondas microfônicas, que verificam a quantidade de som amplificado alcançando o tímpano, ou, quando não disponível, o ganho funcional, e as (4) escalas subjetivas.

▶ Determinação de reconhecimento de palavras e qualidade sonora

O objetivo primário da amplificação é potencializar a comunicação. Para alguns usuários de aparelhos auditivos, isso corresponde a uma melhora no reconhecimento de palavras. Para outros, o objetivo pode ser facilitar o esforço da escuta. Devem-se obter escores de reconhecimento de palavras e/ou de sentenças e uma determinação da qualidade sonora em ambientes silenciosos e ruidosos. O uso de medidas adaptativas de fala (i.e., manter certo nível de inteligibilidade subjetiva, como 50% de discurso conectado em diversas RSRs) pode ser útil para evitar efeitos teto (p. ex., escores de reconhecimento de fala altos demais para mostrar melhoras).

▶ Medidas por tubo sonda

As medidas por tubo sonda permitem uma medição rápida e não invasiva do som recebido em uma distância de aproximadamente 5 mm da membrana timpânica; portanto, levam em conta os efeitos do canal auditivo. O objetivo de todas as colocações de aparelhos auditivos é de colocar a fala amplificada dentro da **faixa dinâmica** do ouvinte (definida como a faixa desde o limiar até o nível de desconforto da altura). Em outras palavras, o sinal amplificado deve ser audível em todas as faixas de frequências, mas não deve ser desconfortavelmente alto para o ouvinte em nenhuma frequência. Existem pacotes refinados de software computacional que prescrevem a quantidade de ganho e *output* desejado para permitir que o espectro da fala fique entre esses limites. Se não houver disponibilidade de medidas por sondas microfônicas, pode-se usar o ganho funcional, a diferença entre limiares com e sem assistência, para essa verificação.

▶ Escala subjetiva

A qualidade e o conforto da escuta podem ser os fatores mais importantes que determinam o sucesso da amplificação para alguns ouvintes. Portanto, é importante validar o benefício da assistência por meio de escalas de autoavaliação. Várias escalas foram desenvolvidas para esse propósito. Algumas fazem perguntas padronizadas, outras permitem que cada paciente identifique as situações mais relevantes para si.

> REF: Johnson JA, Cox RM, Alexander GC. Development of APHAB norms for WDRC hearing aids and comparisons with original norms. *Ear Hear.* 2010;31(1): 47–55 [PMID: 19692903]. (Comparison of norms for various versions of a self-assessment scale of hearing aid benefit.)

DISPOSITIVOS DE ASSISTÊNCIA À AUDIÇÃO

Apesar dos progressos tecnológicos, continua a existir um problema básico que a amplificação portátil não consegue resolver. Esse problema está relacionado à distância física entre o microfone do aparelho auditivo e a fonte do som. A intensidade diminui 6 dB para cada duplicação da distância, segundo a lei do inverso do quadrado. Infelizmente, o ruído de fundo frequentemente envolve o ouvinte, de forma que, embora a intensidade da fala diminua com a distância, a intensidade do ruído pode não fazê-lo. É por isso que aparelhos auditivos transmitem bem o som se a pessoa falar diretamente ao microfone, mas em distâncias maiores, mais realísticas, a recepção diminui. Idealmente, sons produzidos na fonte seriam transferidos diretamente para o ouvinte sem perder nenhuma intensidade. Entretanto, é obviamente pouco prático pedir a uma pessoa que chegue mais perto da orelha do ouvinte.

▶ Input de rádio direto

Uma forma de alcançar esse efeito é com *input* de rádio direto, quando o orador segura um microfone que está conectado ao próprio aparelho auditivo; entretanto, muitos portadores de aparelhos auditivos relutam em pedir isso ao orador. Felizmente, a tecnologia moderna permite várias soluções sem fio.

▶ Transmissão por infravermelho, FM e *loop* de indutância

Atualmente, esses sistemas estão disponíveis em muitos teatros, salas de espetáculo, igrejas e residências. Muitos são compatíveis com telebobinas, e muitos aparelhos auditivos já possuem receptor próprio de FM. Um dos melhores usos é para ouvir televisão. Um microfone e um transmissor portáteis pequenos são colocados próximo ao autofalante da televisão. O som captado pelo microfone é transmitido a um receptor usado pelo ouvinte, sem nenhuma diminuição na intensidade. Outros dispositivos não usáveis que auxiliam o ouvinte com deficiência auditiva incluem amplificadores telefônicos, despertadores vibratórios, decodificadores de *closed-caption* para televisão, amplificadores pessoais baratos segurados na mão ou levados no corpo, sistemas de alarme visual e dispositivos de telecomunicação para surdos (TDDs).

REF: Chisolm TH, Noe CM, McArdle R, Abrams H. Evidence for the use of hearing assistive technology by adults: The role of the FM system. *Trends Amplif.* 2007;11(2):73–89 [PMID: 17494874]. (Study demonstrating efficacy of assistive listening technology, particularly FM technology.)

REABILITAÇÃO AURAL

O objetivo dos autores deste livro, como médicos, é fornecer aos pacientes os melhores instrumentos para ouvir e escutar. Embora aparelhos auditivos geralmente sejam o veículo para esse objetivo, podem ser necessárias outras formas de reabilitação aural, seja substituindo, seja em associação a aparelhos auditivos. Assim como se oferece fisioterapia a pacientes que recebem membros artificiais, a reabilitação aural é importante para pacientes com deficiência auditiva cujas capacidades de processamento foram comprometidas, como o resultado de processos de plasticidade neural, mudanças cognitivas e envelhecimento. Adaptar-se a um aparelho auditivo leva tempo, e não se deve esperar que isso ocorra automaticamente, sem instruções de como manipular o ambiente acústico, suplementar um sistema auditivo deficiente com pistas visuais e potencializar habilidades de escuta por meio de estratégias compensatórias. Essas capacidades podem ser secundadas por sessões de reabilitação aural individuais ou em grupo. Além disso, os pacientes devem esperar receber materiais escritos de seu audiologista, abordando essas questões. Como pode ser difícil para alguns pacientes retornarem para sessões frequentes de reabilitação aural, programas como Listening and Communication Training (LACE), um programa de treinamento adaptativo computadorizado desenhado para auxiliar as habilidades de escuta dos pacientes em ambientes de fala degradados, bem como fortalecer habilidades cognitivas (velocidade de processamento e memória auditiva) e ensinar estratégias de comunicação, estão disponíveis para permitir que os pacientes façam sua reabilitação em casa.

Sweetow R, Palmer C. Efficacy of individual auditory training in adults: A systematic review of the evidence. *J Am Acad Audiol.* 2005;16(7):494 [PMID: 16295236]. (Review of literature on evidence based studies of auditory training.)

Distúrbios vestibulares

56

Jacob Johnson, MD
Anil K. Lalwani, MD

O valor e a função do sistema vestibular podem frequentemente ser subestimados quando considerados os diversos sentidos especiais que o ser humano possui. Entretanto, de todos os sentidos especiais, a perda unilateral do sistema vestibular pode causar o impedimento mais significativo para o funcionamento diário e a sobrevivência. Milhões de pessoas procuram anualmente seu médico se queixando de "tontura". O objetivo deste capítulo é discutir os distúrbios comuns que afetam o sistema vestibular e fornecer um parâmetro para a avaliação, o diagnóstico e o tratamento de pacientes com distúrbios vestibulares.

Uma lesão ao sistema vestibular periférico ou central causa assimetria no *input* basal para os centros vestibulares, o que causa vertigem, nistagmo, vômito e uma sensação de queda para o lado da lesão. Define-se **vertigem** como a ilusão de movimento. Entretanto, a queixa principal de pacientes com lesão no sistema vestibular geralmente não é vertigem e, sim, "tontura". Se, após um esclarecimento, determinar-se que a queixa é uma vertigem, a duração, a periodicidade e as circunstâncias da vertigem e a presença de outros sinais ou sintomas neurológicos permite categorizá-la.

A proximidade do sistema vestibular com o sistema auditivo frequentemente faz a vertigem estar acoplada à perda auditiva. O papel do otorrinolaringologista inclui esclarecer o subconjunto de pacientes que têm vertigem devida a lesões do sistema vestibular, bem como diferenciar distúrbios vestibulares centrais dos periféricos. A avaliação inclui um exame completo vestibular e de cabeça e pescoço (Quadro 56-1). A avaliação diagnóstica inclui exames audiológicos, testes vestibulares e exames de imagem. Conhecer a duração da vertigem ou do desequilíbrio e a presença ou ausência de perda auditiva permite um estreitamento do diagnóstico diferencial (Quadro 56-2). A vertigem pode ser devida a lesões do sistema vestibular central ou periférico. Frequentemente, a presença de outras anormalidades neurológicas leva a uma investigação devido a causa central da vertigem. Entretanto, as lesões vestibulares centrais devidas a uma lesão ou acidente vascular encefálico (AVE) podem mimetizar um distúrbio vestibular periférico.

A maioria dos pacientes com distúrbios vestibulares periféricos apresenta vertigem posicional paroxística benigna (VPPB), doença de Ménière ou neuronite vestibular. Esses pacientes geralmente melhoram com cuidados conservadores ou de apoio (tratamento clínico ou fisioterapia). A pequena porcentagem de pacientes clinicamente recalcitrantes pode então ser auxiliada por meio de intervenções cirúrgicas que, em geral, fazem a ablação do sistema vestibular ou confiam que a compensação central e a reabilitação vestibular melhorarão a condição do paciente.

A compensação central das lesões vestibulares ocorre por meio do cerebelo. O cerebelo responde com um bloqueio (*clamping*) ao sistema vestibular, a fim de reduzir os efeitos do sinal vestibular anormal. Em uma lesão aguda, como a neuronite vestibular, a resposta vertiginosa dura 3 a 5 dias; então, a compensação central é capaz de modular o sinal do sistema vestibular lesado. Em lesões episódicas, como na doença de Ménière, a compensação central não é capaz de ser tão efetiva; portanto, a cada novo episódio, há sintomas vertiginosos agudos. Em um processo de evolução lenta, como um schwannoma vestibular, a compensação central ocorre passo a passo com a disfunção vestibular, e o paciente pode ter sintomas mínimos ou não apresentar sintomas vestibulares. A compensação central é potencializada pela atividade vestibular e retardada pelo uso prolongado de medicações supressivas vestibulares. Essa observação levou ao desenvolvimento de programas de reabilitação vestibular.

Os programas de reabilitação vestibular usam três estratégias: (1) exercícios de habituação, que facilitam a compensação central por meio da extinção de respostas patológicas a movimentos de cabeça, (2) exercícios de controle postural e (3) exercícios de condicionamento geral. A reabilitação vestibular é muito importante nos idosos, porque sua capacidade de ter uma compensação central ótima está diminuída.

Quadro 56-1 Passos em uma avaliação vestibular

1. **Exame de cabeça e pescoço, incluindo pares cranianos**
2. **Nistagmo espontâneo e evocado pelo olhar com óculos de Frenzel**
   Direção: fixo – periférico; com mudanças – central
   Forma: movimento de arranque – periférico; pendular – central
   Fixação: supressão – periférico; potencialização – central
3. **Triagem pendular – "acompanhe meus dedos"**
4. **Sacadas – "Olhe para meu dedo esquerdo ou direito quando eu disser para fazê-lo"**
   Dismétrico: cerebelar
   Lento: tronco cerebral
   Tardio: lobo frontal
   Desconjugado: esclerose múltipla
5. **Impulsão da cabeça**
   Normal: ausência de sacada de refixação
   Anormal: sacada de refixação (periférico)
6. **Sacudir a cabeça – "10 graus, 2 ciclos/segundo, 20 segundos"**
   Normal: ausência de nistagmo
   Anormal: nistagmo horizontal – periférico; nistagmo vertical, central (tronco cerebral)
7. **Atividade visual dinâmica – "Olhe para a carta de Schnell sacudindo a cabeça"**
   Normal: queda de < 3 linhas
   Anormal: queda de 3 linhas ou mais – perda vestibular bilateral
8. **Supressão da fixação – "Olhe para seu polegar durante a rotação"**
   Normal: ausência de nistagmo
   Anormal: nistagmo central (flóculo)
9. **Teste de posicionamento – Dix-Hallpike**
   Normal: ausência de nistagmo
   Anormal: nistagmo de batida inferior, fatigável, rotatório
10. **Cerebelo – dedo no nariz, movimentos rapidamente alternantes, calcanhar na canela**
11. **Postura – Romberg**

Quadro 56-2 Diagnóstico diferencial de vertigem com base no momento da vertigem e na presença ou ausência de perda auditiva

Momento	Sem associação com perda auditiva	Presença de perda auditiva
Segundos	Vertigem posicional paroxística benigna	Fístula perilinfática Colesteatoma
Minutos	Insuficiência vertebrobasilar Enxaqueca	
Horas	Vestibulopatia	Doença de Ménière
Dias	Neuronite vestibular	Labirintite
Semanas	Distúrbios do SNC Doença de Lyme Esclerose múltipla	Neuroma acústico Processos autoimunes Psicogênica

VERTIGEM POSICIONAL PAROXÍSTICA BENIGNA

FUNDAMENTOS DO DIAGNÓSTICO

▶ Vertigem súbita com movimento da cabeça, com duração de segundos a minutos.
▶ Sem associação com perda auditiva.
▶ Nistagmo característico (latente, geotrópico, fatigável) ao teste de Dix-Hallpike.

▶ Considerações gerais

A VPPB é um dos tipos mais comuns de vertigem periférica, surgindo como o resultado de resíduos no canal semicircular posterior. Os pacientes queixam-se de vertigem com duração de segundos, sem associação com perda auditiva, em certas posições. A idade média de apresentação é na quinta década de vida e não há preferência de gênero. A incidência pode variar de 10 a 100 casos por 100.000 indivíduos por ano. Quase 20% dos pacientes vistos em clínicas de vertigem recebem o diagnóstico de VPPB. Dos pacientes, 10 a 15% apresentam uma história anterior de neuronite vestibular, e outros 20% têm uma história de traumatismo encefálico.

▶ Patogênese

A VPPB ocorre pela presença de resíduos no canal semicircular, tanto ligados à cúpula como flutuando livremente na endolinfa. O canal semicircular torna-se estimulado pelo movimento dessas partículas em resposta à gravidade. O estudo dos ossos temporais de pacientes com VPPB mostrou depósitos basofílicos aderentes à cúpula; esse achado foi denominado **cupulolitíase**. Os achados intraoperatórios durante a oclusão do canal posterior em pacientes com VPPB resistente mostraram resíduos flutuando livremente na endolinfa. A microscopia eletrônica dessas partículas mostra que provavelmente são otocônias originárias da mácula do utrículo, órgão sensível à gravidade. Esse processo foi chamado de **canalolitíase**.

A cúpula do canal semicircular possui a mesma gravidade específica da endolinfa e, portanto, não é sensível à gravidade. Entretanto, esses resíduos no canal semicircular movimentam-se em resposta à gravidade e, quando o paciente coloca o canal semicircular em uma posição dependente, as partículas movem-se e carregam endolinfa, causando deflexão da cúpula. A resposta sensível à gravidade inesperada do canal semicircular causa vertigem. A maioria dos casos de VPPB deve-se a resíduos no canal posterior, no entanto resíduos também podem entrar nos canais semicirculares horizontais e superiores.

▶ Achados clínicos

A. Sinais e sintomas

Os pacientes em geral se queixam do início súbito da vertigem durante 10 a 20 segundos com certas posições da cabeça. As posições desencadeantes incluem rolar na cama para uma posição lateral, sair da cama, olhar para cima e para trás (vertigem da prateleira superior) e inclinar-se. A vertigem pode estar associada à náusea. Os pacientes têm audição normal (nenhuma perda nova) ausência de nistagmo espontâneo e avaliação neurológica normal.

B. Exames de imagem

Os exames de imagem estão reservados para pacientes que não apresentam o nistagmo característico, têm achados neurológicos associados ou não respondem ao tratamento. O exame de imagem de escolha é a RM com contraste de gadolínio para avaliar o tronco cerebral, o ângulo pontocerebelar (APC) e a artéria carótida interna (ACI). A RM é o teste mais sensível e específico para identificar tumores da fossa posterior.

C. Exames especiais

Os pacientes não devem ter perda auditiva. O audiograma deve demonstrar audição simétrica com escores de discriminação da fala adequados. O timpanograma deve estar normal. Uma perda auditiva assimétrica coloca em dúvida o diagnóstico de VPPB e requer uma avaliação mais profunda.

D. Análises especiais

Diagnostica-se a VPPB observando-se um nistagmo característico ao realizar o teste de Dix-Hallpike (Figura 56-1). Há uma latência de 1 a 2 segundos antes do início do nistagmo e da vertigem. O nistagmo é misto, com um componente torsional e vertical, e é **geotrópico** (nistagmo giratório batendo para baixo). O nistagmo segue a Lei de Ewald para a excitação do canal semicircular posterior dependente. O nistagmo está no plano do canal, e a fase rápida está voltada para o canal estimulado. A vertigem e o nistagmo aumentam e depois diminuem em um período de 20 segundos; eles diminuem com testes repetidos de Dix-Hallpike e, portanto, o nistagmo é fatigável. Todos esses critérios precisam necessariamente estar presentes para o diagnóstico de um paciente com VPPB devida a resíduos no canal semicircular posterior.

▶ Tratamento

A. Medidas não cirúrgicas

O manejo primário da VPPB inclui manobras, Epley (procedimento de reposicionamento de partículas ou canalitos) e Semont (manobra liberatória) para reposicionar os resíduos no utrículo. A Figura 56-2 ilustra a manobra de reposicionamento de Epley, a mais amplamente usada. A manobra pode ser repetida se o paciente ainda estiver sintomático. Oitenta por cento dos pacientes são curados por uma única manobra de reposicionamento. Caso os sintomas persistirem após uma única manobra ou se os pacientes apresentarem sintomas recorrentes, a manobra de reposicionamento pode ser repetida ou pode-se receitar aos pacientes exercícios para fazer em casa.

B. Medidas cirúrgicas

Existe tratamento cirúrgico para um número muito pequeno de pacientes com VPPB intratável. Esse pacientes não tive-

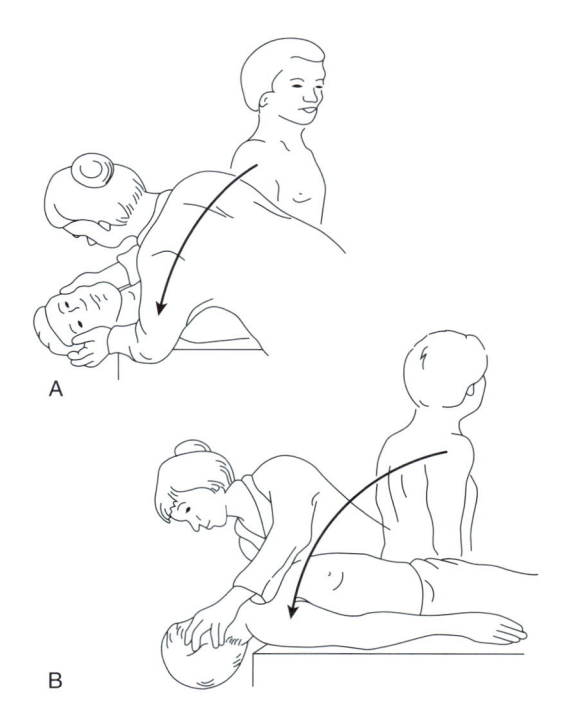

▲ **Figura 56-1** Teste de Dix-Hallpike. (**A**) Para testar o canal semicircular posterior direito, o paciente senta na mesa de exame e gira sua cabeça 45° para a direita. Isso coloca o canal semicircular posterior no plano sagital. O examinador fica em pé olhando para o paciente, à direita ou atrás do paciente. (**B**) Então, o examinador movimenta então o paciente da posição sentada para a supina, com a cabeça levemente caída sobre o bordo da mesa. A orelha direita está para baixo e o queixo aponta levemente para cima. Observam-se os olhos buscando o nistagmo característico.

ram sucesso com manobras de reposicionamento e seus exames de imagem não mostram nenhuma patologia intracraniana. A opção cirúrgica primária é a oclusão do canal semicircular posterior. Faz-se uma mastoidectomia-padrão, seguida de uma fenestração do canal semicircular posterior. O canal membranoso é ocluído usando músculo, fáscia, ou pasta óssea, ou colabado com o uso de *laser*. A oclusão impede que os resíduos, e o movimento subsequente da endolinfa, causem deflexão da cúpula. Pode haver uma perda auditiva mista temporária, que em geral é recuperada. A taxa de sucesso para uma oclusão do canal semicircular posterior é alta. Uma opção cirúrgica mais desafiadora tecnicamente, com um risco aumentado para a audição, envolve a ablação do suprimento nervoso do canal semicircular posterior, por meio de uma neurectomia singular.

▶ Prognóstico

A história natural da VPPB inclui um início agudo e remissão após alguns meses. Entretanto, até 30% dos pacientes podem ter sintomas por mais de um ano. A maioria dos pacientes melhora com uma manobra de reposicionamento. Os pacientes podem ter recidivas e remissões imprevisíveis, e a taxa de recidiva pode

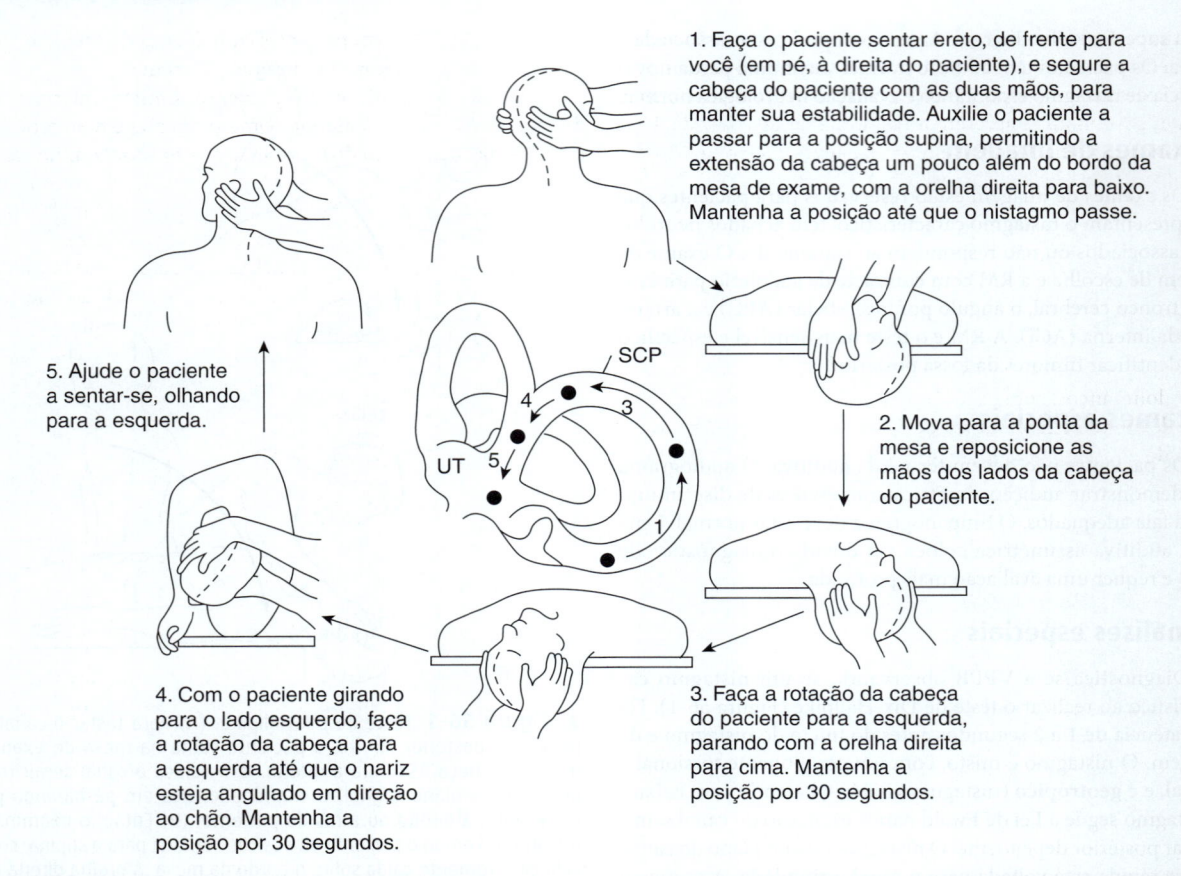

▲ **Figura 56-2** Manobra de Epley. O paciente passa por quatro movimentos, começando na posição sentada com a cabeça voltada em um ângulo de 45° para o lado afetado. (**1**) Coloca-se o paciente na posição de Dix-Hallpike (supina com a orelha afetada para baixo) até que a vertigem e o nistagmo diminuam. (**3**) Gira-se a cabeça do paciente para o lado oposto, fazendo com que a orelha afetada esteja para cima, e a orelha não afetada, para baixo. (**4**) Todo o corpo e a cabeça são voltados para a direção contrária à orelha afetada, na posição de decúbito lateral, com a cabeça em uma posição de face para baixo. (**5**) O último passo é trazer o paciente de volta à posição sentada, com a cabeça voltada para o ombro não afetado.

Passos ilustrados:

1. Faça o paciente sentar ereto, de frente para você (em pé, à direita do paciente), e segure a cabeça do paciente com as duas mãos, para manter sua estabilidade. Auxilie o paciente a passar para a posição supina, permitindo a extensão da cabeça um pouco além do bordo da mesa de exame, com a orelha direita para baixo. Mantenha a posição até que o nistagmo passe.

2. Mova para a ponta da mesa e reposicione as mãos dos lados da cabeça do paciente.

3. Faça a rotação da cabeça do paciente para a esquerda, parando com a orelha direita para cima. Mantenha a posição por 30 segundos.

4. Com o paciente girando para o lado esquerdo, faça a rotação da cabeça para a esquerda até que o nariz esteja angulado em direção ao chão. Mantenha a posição por 30 segundos.

5. Ajude o paciente a sentar-se, olhando para a esquerda.

ser de 10 a 15% ao ano. Esses pacientes podem ser tratados novamente com uma manobra de reposicionamento. Um subconjunto de pacientes que se adaptaram a não usar certas posições, a fim de evitar a vertigem, ou que apresentem outros distúrbios do equilíbrio podem beneficiar-se da terapia de reabilitação do equilíbrio.

> Helminski JO, Zee DS, Janssen I, Hain TC. Effectiveness of particle repositioning maneuvers in the treatment of benign paroxysmal positional vertigo: A systematic review. *Phys Ther*. 2010 Mar 25 [Epub ahead of print] [PMID: 20338918]. (Repositioning maneuvers are highly successful in treating BPPV.)
>
> Kansu L, Avci S, Yilmaz I, Ozluoglu LN. Long-term follow-up of patients with posterior canal benign paroxysmal positional vertigo. *Acta Otolaryngol*. 2010 Mar 18 [Epub ahead of print] [PMID: 20297928]. (Recurrent BPPV is more common in patients with a history of head trauma.)

DOENÇA DE MÉNIÈRE

FUNDAMENTOS DO DIAGNÓSTICO

▶ Vertigem episódica com horas de duração, durando horas.
▶ Perda auditiva flutuante.
▶ Zumbido.
▶ Pressão aural.

▶ Considerações gerais

A doença de Ménière, ou hidropsia endolinfática, é um distúrbio idiopático da orelha interna caracterizado por ataques de vertigem, perda auditiva flutuante, zumbido e pressão aural. A incidência da doença de Ménière varia de 10 a 150 casos por 100.000 pessoas a cada ano. Não há preferência de gênero, e os pacientes costumam se apresentar na quinta década de vida. Um diagnóstico novo de Ménière em um paciente abaixo dos 20 ou acima dos 70 anos de idade não é usual. A doença não tem preferência entre a orelha direita ou esquerda.

▸ **Patogênese**

A causa da doença de Ménière permanece incógnita, tendo sido atribuída a fatores anatômicos, infecciosos, imunológicos e alérgicos. O foco da maioria dos estudos tem sido o ducto e o saco endolinfáticos, com base na premissa básica que há um aumento de líquido endolinfático devido à alteração da reabsorção de líquido endolinfático no ducto e saco endolinfáticos. Estudos histopatológicos mostraram bloqueio no fluxo longitudinal da endolinfa no ducto endolinfático, saco endolinfático, ductos utriculares, ductos saculares e *ductus reuniens*. Estudos relataram que os sacos endolinfáticos em pacientes com doença de Ménière são menores, possuem menos epitélio tubular absortivo e aumento de fibrose perissacular. Resultados de um estudo cego, entretanto, não mostraram nenhuma diferença no tecido conectivo ou fibrose circundando o saco endolinfático em pacientes com doença de Ménière. Também foi mostrado que o ducto vestibular é menor em pacientes com doença de Ménière. Estudos recentes mostraram uma diminuição em células ciliadas vestibulares Tipo II em casos de doença de Ménière. No momento, desconhece-se o papel e a significância da diminuição dessas células ciliadas Tipo II. Mostrou-se que o saco endolinfático é importante na homeostase metabólica da orelha interna. O saco endolinfático secreta conjugados de glicoproteínas em resposta a desafios osmóticos, e estudos preliminares mostraram uma alteração no metabolismo de glicoproteínas na doença de Ménière. Não foi encontrada nenhuma prova conclusiva de um agente infeccioso relacionado a essa doença.

Os papéis da alergia e da imunologia na doença de Ménière estão sendo ativamente investigados. A "sede" da imunidade na orelha interna pode ser o saco endolinfático, que é capaz de processar antígenos e montar uma resposta local de anticorpos. O saco endolinfático pode ser vulnerável a uma lesão imunológica devido à hiperosmolaridade de seus conteúdos e às fenestrações em sua vasculatura. Essas duas propriedades aumentam o risco de deposição de complexos imunes e de lesão. Vê-se deposição de IgG nos sacos endolinfáticos de pacientes que fazem procedimentos de descompressão do saco endolinfático. Os pacientes com doença de Ménière também têm elevados complexos de IgM e do componente C1q do complemento e baixos níveis de complexos de IgA no soro. Esses pacientes também mostraram vulnerabilidade a reações autoimunes (citotóxicas). Trinta por cento dos pacientes com doença de Ménière têm autoanticorpos a um antígeno da orelha interna, por uma análise em Western blot. A resposta de alguns pacientes à terapia com esteroides e a taxa aumentada de expressão de certos antígenos HLA (p. ex., A3, Cw7, B7, e DR2) em pacientes com doença de Ménière apoia a presença de um mecanismo imune subjacente.

Pode-se construir um argumento similar em relação à doença de Ménière e à alergia. Uma porcentagem significativa (50%) de pacientes afetados apresenta alergias concomitantes alimentares ou a inalantes (ou ambas), e o tratamento dessas alergias com imunoterapia e modificações alimentares melhorou as manifestações de suas alergias e da doença de Ménière.

O papel das influências genéticas na patogênese da doença de Ménière também está sendo elucidado. Uma mutação no gene *COCH* está associada à doença de Ménière. A família de canais aquáticos (AQPs) e canais iônicos também foi implicada.

▸ **Achados clínicos**

A. Sinais e sintomas

A doença de Ménière ocorre sob a forma de crises episódicas com horas de duração. Os quatro sinais e sintomas incluem (1) perda auditiva neurossensorial (PANS) unilateral flutuante (frequentemente envolvendo baixas frequências), (2) vertigem, durando minutos a horas, (3) zumbido constante ou intermitente, em geral aumentando de intensidade antes ou depois das crises de vertigem, e (4) pressão aural. A crise aguda também está associada a náusea e a vômito e, após a crise aguda, os pacientes sentem-se exaustos por alguns dias. O Quadro 56-3 mostra a escala diagnóstica para a doença de Ménière criada pelo Committee on Hearing and Equilibrium da American Academy of Otolaryngology – Head and Neck Surgery. Como a escala diagnóstica enfatiza, o diagnóstico da doença de Ménière se baseia no curso longitudinal da doença e não em um único ataque.

Quadro 56-3 Escala diagnóstica da AAO-HNS[a] para a doença de Ménière

Doença de Ménière certa
Doença de Ménière definitiva, mais confirmação histopatológica
Doença de Ménière definitiva
Dois ou mais episódios de vertigem de no mínimo 20 minutos
Perda auditiva documentada audiometricamente pelo menos em uma ocasião
Zumbido e pressão aural
Doença de Ménière provável
Um episódio definido de vertigem
Perda auditiva documentada audiometricamente em pelo menos uma ocasião
Zumbido e pressão aural
Doença de Ménière possível
Vertigem episódica sem perda auditiva documentada
Perda auditiva neurossensorial, flutuante ou fixa, com desequilíbrio, mas sem episódios definitivos

[a]Em todas as escalas, devem-se excluir outras causas usando quaisquer métodos técnicos (p. ex., exames de imagem, laboratoriais, etc.)

B. Achados laboratoriais

A doença de Ménière é um diagnóstico clínico. A avaliação diagnóstica inclui primariamente audiometria e um teste de absorção fluorescente de anticorpos de treponema (FTA-ABS) para excluir sífilis. O teste FTA-ABS é obrigatório em qualquer paciente que receba o diagnóstico de uma doença idiopática, pois a sífilis pode imitar perfeitamente a doença de Ménière. Conforme necessário, obtêm-se estudos eletrofisiológicos, outros estudos serológicos e exames de imagem. O papel dos testes de alergia continua a ser definido. Inicialmente, uma doença otológica autoimune pode ser clinicamente indistinguível da doença de Ménière.

As características distintivas de uma doença otológica autoimune incluem um curso mais agressivo e envolvimento bilateral precoce. Sorologias autoimunes podem ser úteis. Não há nenhum teste diagnóstico para a doença de Ménière.

C. Exames de imagem

Uma RM contrastada com gadolínio permite a exclusão de uma patologia retrococlear, como um neuroma vestibular, e deve ser considerada em todos os pacientes com perda auditiva assimétrica.

D. Testes especiais

1. Audiologia – A avaliação audiológica mostra inicialmente uma perda neurossensorial de baixa frequência ou de baixa e alta frequência (V invertido). À medida que a doença progride, há uma perda auditiva neurossensorial plana. Um teste de desidratação com glicerol envolve medidas seriadas de limiares de tons puros e escores de discriminação durante a diurese. Se houver melhora na audição do paciente, o resultado apoia o diagnóstico de doença de Ménière. O teste é positivo em somente 50% dos pacientes com suspeita da doença e não é realizado de rotina nos EUA.

2. Eletrococleografia – A eletrococleografia (ECOG) mede os potenciais elétricos sonoros evocados da orelha interna. Os três fenômenos medidos a partir do canal externo (membrana timpânica) ou no promontório em resposta a cliques incluem (1) a microfonia coclear, (2) o potencial de somação e (3) o potencial de ação. A hidropsia endolinfática da doença de Ménière causa um potencial de somação maior, e assim a razão do potencial de somação para o potencial de ação (PS/PA) está elevada. A ECOG não possui especificidade ou sensibilidade para usar confiavelmente a razão PS/PA, a fim de diagnosticar consistentemente a doença de Ménière ou prever o curso clínico.

3. Eletronistagmografia (ENG) – A ENG com teste calórico mostra disfunção vestibular periférica. A resposta calórica diminui durante a primeira década da doença e costuma se estabilizar em 50% da função normal.

4. Teste de potencial miogênico vestibular evocado (VEMP) – O VEMP é um reflexo vestibulocólico cujo braço aferente surge das células acusticamente sensíveis no sáculo, com sinais conduzidos pelo nervo vestibular inferior. O VEMP é uma resposta bifásica de latência curta registrada a partir do músculo esternocleidomastóideo, em resposta a cliques ou tons auditivos altos. VEMPs podem estar diminuídos ou ausentes em pacientes com doença de Ménière precoce e tardia, neurite vestibular, VPPB e schwannoma vestibular. Por outro lado, o limiar de VEMPs pode estar mais baixo em casos de deiscência de canal superior e fístula perilinfática.

▶ Diagnóstico diferencial

Além do sistema vestibular, a "tontura" pode ser causada por má visão, diminuição da propriocepção (diabetes melito), insuficiência cardiovascular, AVEs cerebelares ou do tronco cerebral, patologias neurológicas (p. ex., enxaqueca, esclerose múltipla), distúrbios metabólicos e efeitos colaterais de medicamentos (ver Quadro 56-2).

▶ Tratamento

A. Medidas não cirúrgicas

Desde a introdução da terapia com aminoglicosídeos em 1948, não foi feito nenhum progresso conceitual significativo no tratamento da doença de Ménière. O tratamento atual enfoca o alívio da vertigem sem causar maior dano à audição do paciente. Os tratamentos atuais podem melhorar temporariamente ou estabilizar a audição, mas não há estabilidade em longo prazo.

1. Modificações alimentares e supressores vestibulares – O manejo primário da doença de Ménière envolve uma dieta restrita em sódio (2.000 mg/dia ou menos) e diuréticos (p. ex., tiazídicos). Em um estudo cruzado de tiazídicos e placebo, mostrou-se que diuréticos parecem melhorar as queixas vestibulares, mas não ter efeito sobre a audição ou o zumbido. Alguns pacientes se beneficiam de restrições alimentares de cafeína, nicotina, álcool e alimentos contendo teofilina (p. ex., chocolate). As crises agudas são manejadas com supressores vestibulares (p. ex., meclizina e diazepam e medicações antieméticas (p. ex., supositório de proclorperazina. A maioria dos pacientes é controlada pelo manejo conservador.

2. Terapia com aminoglicosídeos – Pacientes medicamente refratários com ou sem audição útil podem beneficiar-se de terapia com gentamicina intratimpânica. A gentamicina intratimpânica é absorvida na orelha interna primariamente pela janela oval e danifica seletivamente as células ciliadas vestibulares em relação às células ciliadas cocleares. A gentamicina também pode diminuir a produção de endolinfa, afetando as células escuras na estria vascular. A gentamicina intratimpânica possui uma taxa de controle de vertigem de quase 90% com um acompanhamento de quase dois anos; a extensão da perda auditiva depende do protocolo para o aporte de gentamicina. Existem vários protocolos de tratamento (injeções diárias, duas vezes por semana, semanais, ou mensais) usando doses fixas ou regimes titulados pelo desfecho. Interrompe-se o tratamento se houver perda auditiva persistente. Se houver ablação da função vestibular, quase sempre

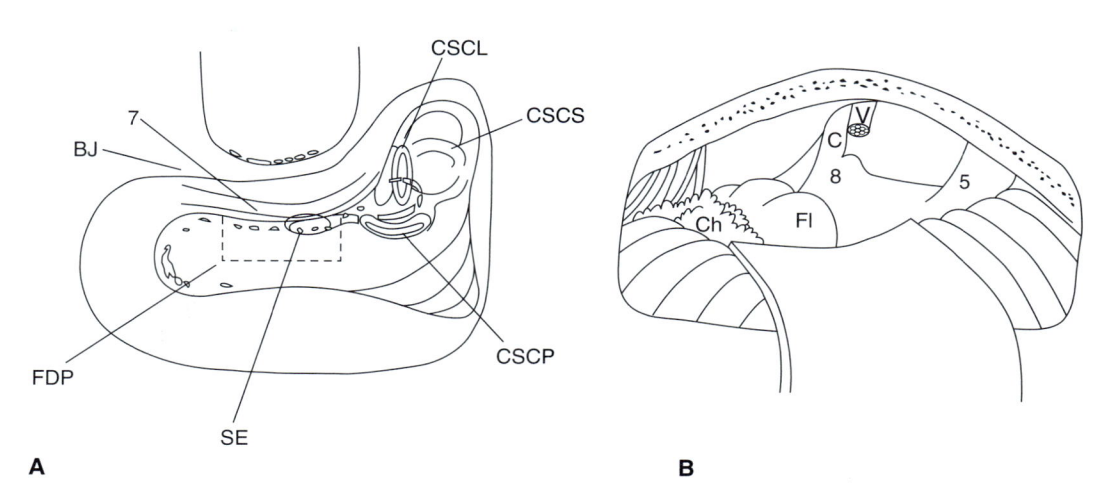

▲ **Figura 56-3** (**A**) Cirurgia do saco endolinfático. A cirurgia do saco envolve uma mastoidectomia e a sua identificação na dura da fossa posterior. (**B**) Secção do nervo vestibular. A ilustração mostra uma neurectomia via craniotomia da fossa posterior. CSCL, canal semicircular lateral; CSCS, canal semicircular superior; CSCP, canal semicircular posterior; SE, saco endolinfático; FDP, dura da fossa posterior; BJ, bulbo jugular, 7, nervo facial ou VII nervo craniano; Fl, flóculo; 8, nervo audiovestibular ou VIII nervo craniano; C, ramo coclear do nervo audiovestibular; V, ramo vestibular do nervo audiovestibular; 5, nervo trigêmeo ou V nervo craniano; Ch, plexo coroide.

haverá controle da vertigem. Entretanto, o risco de perda auditiva aumenta com o aumento da dose total e da frequência das injeções de gentamicina. Os protocolos atuais estão diminuindo a dose e a frequência das injeções, a fim de diminuir a perda auditiva, mas ainda controlar a vertigem. Pode-se obter o controle da vertigem com alguma função vestibular residual, e essa função residual pode ser útil se os pacientes desenvolverem doença de Ménière bilateral. Estudos recentes com injeções mensais mostraram um controle de vertigem de quase 90% com uma perda auditiva de 17% (menos de 10 dB).

3. Terapia com esteroides – Exacerbações agudas da doença de Ménière podem responder a um curso curto de esteroides orais. Esteroides intratimpânicos também foram usados para tratar a doença ativa e evitar as complicações sistêmicas associadas aos esteroides orais.

B. Medidas cirúrgicas

Ocasionalmente, pacientes que não obtêm sucesso com tratamento clínico ou os gentamicina podem requerer intervenção cirúrgica. A cirurgia do saco linfático e as secções do nervo vestibular preservam a audição, ao passo que a labirintectomia extingue a audição.

1. Cirurgia do saco endolinfático – O papel da cirurgia do saco endolinfático no manejo da doença de Ménière permanece controverso. Uma comparação duplo-cega com controle placebo da derivação endolinfática-mastoide *versus* mastoidectomia cortical simples não mostrou nenhum benefício da cirurgia do saco. Um acompanhamento por nove anos mostrou um controle da vertigem de 70% nos dois grupos cirúrgicos. A reanálise do estudo sugeriu um maior benefício no grupo que teve cirurgia do saco endolinfático, e um estudo recente com um acompanhamento de cinco anos mostrou uma resposta de 88% de nível funcional 1 ou 2 após uma cirurgia de derivação endolinfática para a mastoide. A cirurgia de saco endolinfático envolve uma mastoidectomia e a localização do saco endolinfático na dura da fossa posterior (Figura 56-3). O saco é medial ao seio sigmoide e inferior ao canal semicircular posterior. O saco endolinfático também está localizado ao longo de uma linha imaginária (**linha de Donaldson**) no plano do canal semicircular horizontal. Pode-se fazer a descompressão do saco endolinfático ou colocar uma derivação comunicando-se com o espaço subaracnoide ou com a cavidade mastoide. A cirurgia de derivação do saco endolinfático é uma opção não destrutiva para pacientes com boa audição que não têm sucesso com a terapia clínica ou com aminoglicosídeos.

2. Secção do nervo vestibular – A secção do nervo vestibular é um tratamento definitivo da doença de Ménière unilateral em pacientes com audição útil. Noventa e cinco por cento dos pacientes obtêm controle da vertigem, e a audição é preservada em mais de 95% dos pacientes. A neurectomia vestibular pode ser feita por uma abordagem retrossigmoidal ou da fossa média (Figura 56-3). O risco ao nervo facial é menor que 1% na abordagem retrossigmoidal e menor que 5% da abordagem pela fossa média. Os pacientes têm vertigem aguda e nistagmo (fase rápida para longe da orelha operada), por alguns dias, até que a compensação central surta efeito.

3. Labirintectomia – Uma labirintectomia transmastóidea com fenestração dos canais semicirculares ósseos e vestíbulo, e remoção do neuroepitélio membranoso controla a vertigem em quase todos os pacientes com doença de Ménière unilateral e má audição. A taxa de controle pode declinar em 10 anos devido ao desenvolvimento de insuficiência vertebral basilar (envelhecimento), piora da visão e desenvolvimento da doença de Ménière na orelha contralateral. A perda total da função vestibular unilateral secundária à labirintectomia causa insegurança postural em até 30% dos pacientes.

▶ Prognóstico

A doença de Ménière caracteriza-se por remissões e exacerbações, dificultando a previsão do comportamento futuro da doença em qualquer paciente individual com base na história clínica, nas avaliações diagnósticas ou nos perfis epidemiológicos. A manifestação inicial pode ser vertigem ou perda auditiva, mas, no espaço de um ano, a síndrome típica – ataques de vertigem, zumbido, perda auditiva flutuante e pressão aural – está presente. Estudos longitudinais mostraram que, após 10 a 20 anos, os ataques de vertigem diminuem na maioria dos pacientes, e a perda auditiva se estabiliza em um nível de moderado a grave (50 dB). A doença de Ménière geralmente é uma doença unilateral, e o risco de desenvolver a doença na orelha contralateral parece ser linear com o tempo; 25 a 45% dos pacientes podem desenvolver a doença na orelha contralateral.

Coelho DH, Lalwani AK. Medical management of Ménière's disease. *Laryngoscope*. 2008;118(6):1099–1108 [PMID: 18418279]. (A contemporary review of medical management of Meniere disease.)

Silverstein H, Wazen J, Van Ess MJ, Daugherty J, Alameda YA. Intratympanic gentamicin treatment of patients with Ménière's disease with normal hearing. *Otolaryngol Head Neck Surg*. 2010;142(4):570–575 [PMID: 20304280]. (Low dose intratympanic gentamicin is efficacious in controlling vertigo while preserving hearing.)

NEURONITE VESTIBULAR

FUNDAMENTOS DO DIAGNÓSTICO

▶ Vertigem, com dias de duração, após uma infecção das vias aéreas superiores.
▶ Sem associação com perda auditiva.
▶ Sem outros sinais ou sintomas neurológicos.

▶ Considerações gerais

A neuronite vestibular é a terceira causa mais comum de vertigem vestibular periférica, depois da VPPB e da doença de Ménière. A neuronite vestibular não apresenta preferência de gênero e em geral afeta pessoas de meia-idade. Menos da metade dos pacientes apresenta uma virose simultânea ou precedente. A apresentação inclui vertigem aguda. Assim como a doença de Ménière, a patogênese é desconhecida, mas a maioria dos pacientes se recupera sem sequelas. O papel primário do médico é afastar uma causa central da vertigem aguda. O tratamento consiste primariamente em cuidados de apoio.

▶ Patogênese

As etiologias propostas para a neuronite vestibular incluem infecção viral, oclusão vascular e mecanismos imunes. A causa mais provável é a reativação de uma infecção latente pelo vírus herpes simples tipo 1 (HSV-1). O estudo de ossos temporais disponíveis de pacientes com neuronite vestibular mostra um espectro de lesões, variando de normal até alterações degenerativas significativas no nervo vestibular, gânglio de Scarpa e neuroepitélio vestibular, sem evidências de oclusão vascular. A lesão frequentemente é encontrada no nervo vestibular superior.

▶ Achados clínicos

A. Sinais e sintomas

A apresentação da neuronite vestibular inclui o surgimento súbito de vertigem com náusea e vômito. O paciente tem audição normal e um exame neurológico normal. O paciente pode ter instabilidade postural na direção da orelha acometida, mas ainda é capaz de caminhar sem cair. Em geral, não apresenta cefaleia e tem nistagmo espontâneo característico de uma lesão vestibular periférica aguda. O nistagmo costuma ser horizontal, com um componente torsional, sendo suprimido pela fixação visual. A redução do sinal vestibular na orelha acometida leva a uma excitação vestibular relativa na orelha oposta. O resultado é que a fase lenta do nistagmo é em direção à orelha acometida, e a fase rápida para longe dele. O nistagmo é intensificado olhando em direção à fase rápida e diminuído olhando para a fase lenta ou para a orelha acometida. Esse princípio é a Lei de Alexander. A direção do nistagmo não se altera com mudanças na direção do olhar.

B. Exames de imagem

Obtém-se uma RM, com ênfase na identificação tanto de infarto quanto de hemorragia no tronco cerebral e no cerebelo, em todos os pacientes com fatores de risco para AVE, com anormalidades neurológicas adicionais e que não apresentam melhoras em 48 horas. Alternativamente, pode-se obter uma TC com fatias finas, a fim de avaliar o tronco cerebral, o cerebelo e o quarto ventrículo.

C. Exames especiais

Na maioria dos pacientes, os testes vestibulares mostram uma resposta calórica completa ou diminuída na orelha afetada. A resposta calórica eventualmente se normaliza em 42% dos pacientes. As respostas VEMP estão atenuadas ou ausentes.

▶ Diagnóstico diferencial

O diagnóstico de neuronite vestibular baseia-se na constelação de sinais e sintomas descritos; entretanto, eles também podem ser mimetizados por outros distúrbios (ver Quadro 57-2). Só há necessidade de avaliações mais extensas quando houver uma preocupação quanto a uma causa central para a vertigem aguda, ou se a vertigem aguda não melhorar substancialmente em 48 horas. A causa central primária de vertigem aguda que dura dias é um AVE do tronco cerebral ou do cerebelo. Na maioria dos casos, existem outros achados neurológicos: diplopia, dismetria, disartria, déficits motores e sensoriais, reflexos anormais, incapacidade de caminhar sem cair e nistagmo central. O nistagmo central não é afetado pela fixação visual e pode mudar de direção com mudanças no olhar. Um nistagmo puramente vertical ou puramente torsional é altamente sugestivo de distúrbio central. No caso de um AVE cerebelar inferior isolado, a apresentação pode ser indistinguível da neuronite vestibular. Vinte e cinco por cento dos pacientes com fatores de risco para AVE que se apresentam com vertigem, nistagmo e instabilidade postural tiveram um AVE cerebelar inferior. Portanto, pacientes com fatores de risco significativos para AVE que se apresentarem com esses sintomas devem fazer um exame de imagem.

► Tratamento

O manejo primário inclui cuidados sintomáticos e de apoio durante a fase aguda da doença. Os pacientes recebem supressores vestibulares e antieméticos, a fim de controlar a vertigem, a náusea e os vômitos. Essas medicações são retiradas o mais rapidamente possível, a fim de não interferir na compensação vestibular central.

► Prognóstico

A história natural da neuronite vestibular inclui uma crise aguda de vertigem que dura alguns dias, com recuperação completa ou pelo menos parcial em algumas semanas ou meses. Alguns pacientes (15% em um estudo) podem ter sintomas vestibulares significativos mesmo depois de um ano. Ataques recorrentes na mesma orelha ou na orelha contralateral foram relatados, mas são incomuns. Alguns pacientes podem desenvolver VPPB posteriormente. A reabilitação vestibular é benéfica em pacientes com sintomas residuais.

Strupp M, Brandt T. Vestibular neuritis. *Semin Neurol*. 2009;29(5): 509–519 [PMID: 19834862]. (An excellent review of vestibular neuritis.)

DEISCÊNCIA DO CANAL SEMICIRCULAR SUPERIOR

FUNDAMENTOS DO DIAGNÓSTICO

► Vertigem ou oscilopsia induzida por sons altos ou alterações de pressão na orelha média.
► Perda auditiva condutiva ou mista com presença de reflexos acústicos.
► Nistagmo alinhado com o plano do canal semicircular superior deiscente.

► Considerações gerais

Em 1998, Lloyd Minor e colaboradores descreveram vertigem induzida por som e/ou por pressão associada com a deiscência óssea do canal semicircular superior. Os pacientes queixam-se de vertigem quando expostos a ruídos altos (fenômeno de Tulio), manobras de Valsalva, mudanças de pressão na orelha (sinal de Hennebert) ou fatores que elevam a pressão intracraniana. Sintomas auditivos incluem sensibilidade a sons de condução óssea e autofonia. Sintomas similares também foram notados com deiscências de outros canais semicirculares.

► Patogênese

Os sintomas auditivos e vestibulares são devidos à exposição à pressão externa ao longo do canal superior deiscente, que é transmitida à orelha interna. Estudos histológicos e radiológicos sugerem que a deiscência do canal semicircular superior seja congênita ou pelo desenvolvimento. Aproximadamente, 1% das TCs de osso temporal demonstraram um afinamento significativo (0,1 mm ou menos) ou deiscência do canal semicircular superior para o soalho da fossa craniana medial; esse achado geralmente é bilateral. Com o tempo, esse osso fino pode sofrer mais erosão pela pressão transmitida pelo lobo temporal envolto na dura.

► Achados clínicos

A. Sinais e sintomas

Embora a deiscência do canal superior possa ser congênita, sinais e sintomas em geral não estão presentes no início da vida; os pacientes mais jovens eram adolescentes. Os pacientes podem queixar-se apenas de sintomas vestibulares, sintomas auditivos e vestibulares, ou, menos comumente, sintomas auditivos isolados. De modo geral, ruídos altos, pressão no canal auditivo externo e fatores que alteram a pressão intracraniana (manobra de Valsalva, corrida, compressão venosa jugular) levam à vertigem ou à oscilopsia. Muitos pacientes queixam-se de desequilíbrio crônico.

Os pacientes relatam maior sensibilidade a sons de condução óssea, ouvir o som de seu pulso, ouvir seus movimentos oculares e autofonia. A "perda auditiva condutiva da orelha interna" também é comum. A perda auditiva é um artefato e imita a otoesclerose (perda auditiva condutiva de baixa frequência); em contraste com a otoesclerose, os reflexos estapédicos estão presentes. A porção deiscente do canal superior age como uma terceira janela móvel, permitindo a dissipação da energia acústica naquele ponto. A presença do reflexo estapédico com perda auditiva condutiva de baixa frequência deve levar prontamente a exames de imagem da orelha interna, a fim de excluir a possibilidade de deiscência da orelha interna.

► B. Exames de imagem

A presença de sintomas vestibulares com ruídos altos ou mudanças de pressão, audição por condução óssea anormalmente potencializada ou perda auditiva condutiva com reflexo

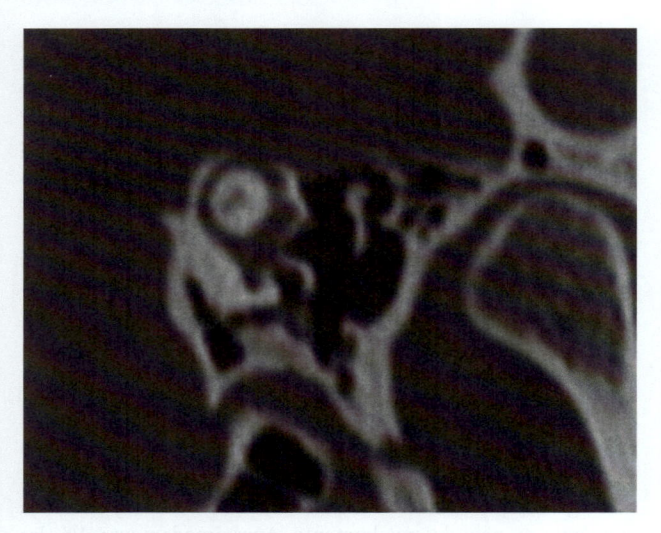

▲ **Figura 56-4** Deiscência do canal semicircular posterior. A TC do osso temporal com formatação de imagens no plano do canal do canal superior, demonstrando a deiscência do canal semicircular superior.

estapédico normal deve levar prontamente a uma TC de alta resolução do osso temporal. A deiscência do canal semicircular superior é mais bem vista com TC helicoidal colimada em 0,5 mm com formatação das imagens no plano do canal superior (ao invés das imagens tradicionais colimadas em 1,0 mm nos planos axial e coronal) (Figura 56-4).

C. Testes audiológicos

Os testes audiológicos demonstram perda auditiva condutiva de baixa frequência com a presença do reflexo estapédio. Na otoesclerose, com fixação da platina do estribo, os reflexos estão ausentes. A apresentação do sinal auditivo alto pode provocar sintomas típicos de vertigem e movimentos oculares.

D. Exames especiais

Os movimentos oculares, examinados com o uso de óculos de Frenzel (para impedir a fixação visual e a abolição do nistagmo), geralmente se alinham com o canal superior afetado e obedecem à Lei de Ewald. O nistagmo está no plano do canal, e a fase rápida é em direção ao canal estimulado. Os ruídos altos, a pressão positiva no canal auditivo e manobra de Valsalva contra um nariz pinçado levam à excitação do canal superior. Os movimentos oculares associados à deflexão ampulífuga da cúpula têm a fase lenta direcionada para cima e a torsão do polo ocular superior para longe da orelha afetada. Com a inibição do canal superior devido à pressão negativa no canal auditivo, à manobra de Valsalva contra uma glote fechada e à compressão da veia jugular, o olho se move para baixo e a torsão é na direção da orelha afetada.

O teste VEMP também é útil na avaliação de pacientes com DCSCS. Os pacientes com deiscência do canal semicircular superior têm limiares abaixo do normal na obtenção da resposta VEMP (81 dB NHL *versus* 99 dB NHL).

▶ Tratamento

A. Medidas não cirúrgicas

Evitar estímulos que provoquem sintomas, como barulhos altos, corridas ou cantar, pode ser uma terapia suficiente para pacientes com sintomas leves. O diagnóstico correto de deiscência de canal semicircular posterior como causa da perda auditiva condutiva de baixa frequência previne cirurgias desnecessárias de otoesclerose.

B. Medidas cirúrgicas

Os pacientes cujos sintomas estão associados à pressão no canal auditivo podem ser tratados com um tubo de ventilação. Os pacientes com sintomas debilitantes podem requerer correção cirúrgica da deiscência do canal superior por uma abordagem pela fossa craniana média ou por uma abordagem transmastoidal. A área descente do canal pode ser corrigida por oclusão total do canal ou por um procedimento de reconstrução da camada sobre o canal. A perda auditiva após a correção cirúrgica é mais comum na cirurgia de revisão. Pode haver recorrência de sintomas após a correção cirúrgica.

▶ Prognóstico

O diagnóstico correto de deiscência do canal semicircular superior é um primeiro passo crítico no manejo de pacientes com essa síndrome clínica. A maioria dos pacientes pode ser ajudada, ao evitar estímulos provocadores. A cirurgia está reservada aos pacientes debilitados e com frequência é curativa.

Minor LB. Clinical manifestation of superior semicircular canal dehiscence. *Laryngoscope*. 2005;115:1717 [PMID: 16222184]. (A comprehensive review of clinical manifestations of SSCD syndrome and therapeutic outcome.)

Pfammatter A, Darrouzet V, Gärtner M et al. A superior semicircular canal dehiscence syndrome multicenter study: Is there an association between size and symptoms? *Otol Neurotol*. 2010 Jan 28. [Epub ahead of print] [PMID: 20118818]. (Patients with larger superior canal dehiscences show significantly more vestibulocochlear symptoms/signs, lower VEMP thresholds, and objective vestibular findings compared with smaller ones.)

Medicina do mergulho

Allen M. Dekelboum, MD

Aumentando constantemente em número, a comunidade de mergulho recreativo e comercial frequentemente apresenta problemas mal compreendidos pela média dos clínicos e otologistas, a não ser que tenham algum treinamento em medicina de mergulho. As consequências de respirar misturas gasosas comprimidas sob pressão barométrica crescente e subsequentemente decrescente são confusas, a não ser que se compreenda a física e a fisiologia do ambiente de pressão. Um otolaringologista bem treinado pode estar mais bem preparado para tratar os quadros encontrados pelos mergulhadores, por compreenderem suas causas.

FÍSICA DO MERGULHO

Vivendo no nível do mar, o corpo está circundado por uma atmosfera de pressão (p. ex., 14,7 psi, 760 mmHg e 1 bar). Toda a atmosfera terrestre exerce essa pressão, e ela é exercida uniformemente contra o corpo. O princípio de Pascal diz que qualquer mudança de pressão sobre um líquido fechado é transmitida igualmente por aquele líquido. O corpo humano, composto em grande parte de líquido, faz uma pressão contra a pressão ambiental com a mesma força que os meios circundantes. Por essa razão, mergulhadores podem descer na água a profundidades extremas com facilidade. Apenas os espaços cheios de ar no corpo são afetados por mudanças em pressão. Para cada 10 metros que se desce na água salgada, adiciona-se mais uma atmosfera de pressão. A pressão dobra a 10 metros abaixo do nível do mar, mas só dobra novamente ao alcançar 30 metros de profundidade (Figura 57-1).

Inversamente, quando alguém sobe das profundezas, a pressão diminui na mesma proporção. A Lei de Boyle diz que, se a temperatura absoluta permanece constante, o volume de um gás varia inversamente à pressão absoluta. Como a temperatura da água permanece dentro de uma faixa absoluta pequena, à medida que um mergulhador desce na água, os espaços cheios de ar diminuem proporcionalmente de volume. À medida que o mergulhador sobe, os espaços cheios de ar aumentam proporcionalmente de volume. Como a pressão da superfície é dobrada a 10 metros de água salgada e só é dobrada novamente aos 30 metros, as maiores alterações em pressão e volume ocorrem mais próximo à superfície. Com exceção da doença de descompressão, a maioria dos problemas dos mergulhadores ocorre em profundidades baixas, às vezes em até 1,2 metros na água salgada.

A Lei de Dalton da pressão parcial diz que, em uma mistura de gases (p. ex., ar), a pressão total exercida por aquela mistura é igual à soma das pressões parciais de cada gás na mistura. Tanto o nitrogênio quanto o oxigênio, que compõem a maior parte do ar respirado, aumentam sua pressão parcial à medida que a pressão ambiental aumenta. A Lei de Henry de solubilidade dos gases diz que, à medida que aumenta a pressão parcial de um gás, uma proporção maior desse gás será dissolvida no líquido circundante até alcançar a saturação. Como o oxigênio é utilizado no metabolismo, o nitrogênio, que é metabolicamente inerte, é levado à solução nos líquidos circulantes do corpo (p. ex., sangue e linfa) em quantidades crescentes com o aumento da pressão ambiente. Inversamente, à medida que diminui a pressão ambiente, o gás dissolvido torna-se supersaturado, sendo liberado como bolhas de gás. As últimas duas leis explicam os efeitos indiretos da pressão e são responsáveis pela doença da descompressão, ou "mal dos caixões", a ser discutida posteriormente.

DISTÚRBIOS DA ORELHA EXTERNA

Como os mergulhadores passam grande parte do tempo na água, estão sujeitos aos mesmos problemas cutâneos da orelha externa que os nadadores.

1. Otite externa

A otite externa é muito comum e deve ser tratada da mesma forma que a otite externa não causada por mergulho. Em casos leves de prurido, que são indicativos de otite externa atópica, o tratamento pode se limitar a gotas de esteroides, tanto profiláticas quanto terapêuticas. Isso é mais um problema crônico, e o tratamento pode ser administrado conforme necessário. As formas mais graves requerem gotas de esteroides-antibióticos, colocando-se uma mecha se o canal auditivo estiver completamente fe-

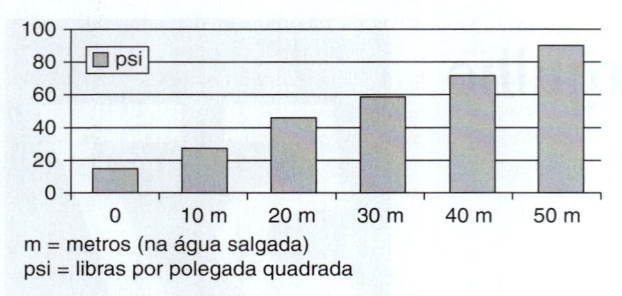

▲ **Figura 57-1** Pressão ambiente em relação à profundidade.

m = metros (na água salgada)
psi = libras por polegada quadrada

chado. Para infecções graves, podem-se acrescentar antibióticos de amplo espectro. O prognóstico é excelente, e a profilaxia pode prevenir infecções futuras. O uso de gotas de álcool-ácido antes de mergulhar e depois de sair da água pode prevenir a infecção. Deve-se esperar a resolução de todos os sintomas, o retorno do canal auditivo a seu diâmetro normal e a restauração da audição. Gotas antibióticas profiláticas podem ser necessárias por várias semanas após o desaparecimento da infecção.

2. Corpos estranhos

Os corpos estranhos no canal auditivo externo, incluindo cerume, podem ser empurrados para dentro do canal pela pressão crescente da água, podendo-se alojar na porção estreita do canal ou ser empurrados contra a membrana timpânica. Se estiverem alojados na porção estreita do canal auditivo e houver um espaço cheio de ar entre o corpo estranho e a membrana timpânica, esse espaço aéreo, conforme dito, está sujeito à Lei de Boyle. O volume do espaço aéreo diminui com a pressão ambiental crescente, produzindo dor e perda auditiva. Pode haver hemorragia no canal e na superfície externa da membrana timpânica e das vesículas, podendo-se encontrar edema após a remoção do corpo estranho. Nunca se deve usar tampões de orelha ao mergulhar, a não ser que tenham um orifício de ventilação. O tratamento é a remoção do corpo estranho e a aplicação de gotas antibióticas tópicas.

Embora possam ocorrer exostoses em mergulhadores que também são surfistas, mergulhadores em águas frias costumam usar um capuz térmico protetor, que pode prevenir a formação de exostoses. Se forem obstrutivas, podem ser removidas cirurgicamente.

> Bove AA. *Bove & Davis' Diving Medicine*, 4th ed. Saunders, 2004. (This text includes a very complete discourse on all aspects of diving medicine. The reader can consult it for much greater detail on the subjects included in this chapter.)
>
> Edmonds C, Lowry C, Pennefather J, Walker R. *Diving and Subaquatic Medicine*, 4th ed. Arnold/Hodder Headline Group, 2002. (The fourth edition of one of the primary references in diving medicine, it includes detailed coverage of every subject and additional references at the end of each chapter.)

DISTÚRBIOS DA ORELHA MÉDIA

▶ Etiologia

À medida que o mergulhador desce na coluna hídrica, o espaço cheio de ar da orelha média está sujeito aos efeitos da Lei de Boyle. Com pressão crescente, o volume de gás na orelha média reduz-se proporcionalmente e deve ser equalizado por alguma técnica (ver técnicas de equalização ao final do capítulo). É necessário fazer equalização frequente próximo à superfície, quando se desce, e um pouco menos quando o mergulhador alcança uma profundidade maior. Se não se fizer a equalização, o volume de gás na orelha média é reduzido a um ponto em que a membrana timpânica sofre uma retração grave, e há secreção de líquido e/ou sangue na orelha média, reduzindo o volume e igualizando a pressão. Alternativamente, a membrana timpânica pode se romper.

Devido à etiologia singular dos distúrbios de mergulho, o clínico verá todo o espectro de patologias da orelha média por obstrução da tuba auditiva, ocorrendo rapidamente, e não ao longo de um período prolongado. Como esse espectro é causado por mudanças de pressão, geralmente na descida, é chamado de barotrauma.

Ocasionalmente, o barotrauma da orelha média pode ocorrer na subida. Nesse caso, a orelha média está equalizada nas profundezas, pelo menos parcialmente, e o mergulhador sobe com uma tuba auditiva obstruída. O ar na cavidade da orelha média aumenta de volume com uma diminuição na pressão ambiental, e se a orelha média não for ventilada pela tuba auditiva, haverá dor e possivelmente ruptura da membrana timpânica para o canal auditivo externo. Descer a uma profundidade maior pode aliviar esses sintomas; entretanto, o mergulhador em geral está subindo, porque seu suprimento de ar respiratório está baixo. Engolir continuamente e subir muito lentamente podem aliviar parcialmente os sintomas, mas, se o suprimento de gás estiver baixo, o retorno à superfície é obrigatório. Os sintomas, os achados e o tratamento são os mesmos do barotrauma de descida.

▶ Prevenção

Pode-se prevenir o barotrauma da orelha média não mergulhando quando houver qualquer condição que possa levar à obstrução da tuba auditiva (incluindo infecções das vias aéreas superiores ou alergia). O mergulhador deve ser capaz de equalizar facilmente a orelha média. Descongestionantes orais profiláticos, cursos curtos de descongestionantes nasais (por não mais de três dias devido à possível rinite medicamentosa) e *sprays* nasais de esteroides podem ajudar a prevenir a obstrução.

▶ Achados clínicos

Os sintomas de barotrauma da orelha média variam de uma sensação de plenitude na orelha à dor e à perda auditiva. Se ocorrer perfuração da membrana timpânica, haverá vertigem, com náuseas e vômitos, causadas pela entrada de água mais fria que a temperatura corporal na orelha média; essa água estimula o canal semicircular lateral (um estímulo calórico).

Achados físicos podem ser simples, como retração, eritema e injeção, ou hemorragia na membrana timpânica. Achados mais graves incluem otite serosa, hemotímpano e perfuração da membrana timpânica. Testes de diapasão e audiogramas revelam uma perda auditiva condutiva.

▶ Tratamento

O tratamento de barotraumas da orelha média consiste em descongestionantes orais, *sprays* de descongestionantes nasais por períodos curtos e antibióticos adequados, se houver infecção secundária. O mergulhador não deve entrar na água até que a orelha média esteja curada e ele possa equalizar facilmente a orelha média. Se houver perfuração, deve-se esperar até que a perfuração cure e a membrana timpânica esteja novamente intacta. Caso for necessária correção cirúrgica para uma perfuração que não cure, deve-se satisfazer os requisitos anteriores, em geral por 3 a 4 meses após a cirurgia.

Os mergulhadores não devem voltar ao mergulho até que todos os sintomas e achados tenham desaparecido. Deve haver facilidade de equalização nas duas orelhas, confirmada pelo exame físico e/ou timpanometria com uma manobra de Valsalva.

Há controvérsias entre otologistas sobre se, ou quando, mergulhadores que fizeram cirurgia da orelha média podem voltar a mergulhar. Os quadros que geralmente requerem miringoplastia ou timpanoplastia são causados por obstrução da tuba auditiva. Os locais de procedimento e cirurgia devem estar completamente curados, sem nenhuma evidência de dificuldade para equalizar a orelha média. Caso condições associadas (p. ex., alergia ou patologia sinusal) tenham contribuído para a necessidade da cirurgia da orelha média, elas devem ter desaparecido completamente, e, se vierem a recorrer, deve-se evitar o mergulho.

> Bove AA. *Bove & Davis' Diving Medicine,* 4th ed. Saunders, 2004. (This text includes a very complete discourse on all aspects of diving medicine. The reader can consult it for much greater detail on the subjects included in this chapter.)
>
> Edmonds C, Lowry C, Pennefather J, Walker R. *Diving and Subaquatic Medicine,* 4th ed. Arnold/Hodder Headline Group, 2002. (The fourth edition of one of the primary references in diving medicine, it includes detailed coverage of every subject and additional references at the end of each chapter.)

DISTÚRBIOS DA ORELHA INTERNA

1. Barotrauma da orelha interna

▶ Etiologia

Postularam-se dois mecanismos como causadores de barotrauma da orelha interna. À medida que o mergulhador desce com dificuldade em equalizar a pressão da cavidade da orelha média e continua a descer, tentando forçar a equalização, pode haver uma abertura súbita de uma tuba auditiva obstruída, com um jato de ar para a cavidade da orelha média. Isso pode romper uma das janelas entre a orelha média e a orelha interna – ou a *fenestra rotundum* (i.e, a janela redonda) ou a *fenestra ovalis* (i.e, a janela oval).

Inversamente, se o mergulhador descer com dificuldade para equalizar a pressão da cavidade da orelha média e continua a descer, tentando equalizar a orelha média à força, e a tuba auditiva não se abrir, esta pressão poderá se transmitir ao líquido cerebrospinal (como em uma manobra de Valsalva) e então via aqueduto coclear, para o espaço perilinfático da orelha interna. A janela redonda ou a oval podem-se romper para a orelha média.

▶ Prevenção

A prevenção consiste em evitar situações que requeiram autoinflação forçada da orelha média e/ou esforço.

▶ Achados clínicos

Os dois mecanismos que causam barotrauma da orelha interna produzem uma fístula perilinfática. A janela redonda é mais comumente afetada que a janela oval, mas às vezes há rompimento das duas.

Os sintomas incluem zumbido, vertigem com náusea e vômitos e perda auditiva, que ocorre em geral ao descer. Pode haver dor devido ao barotrauma simultâneo da orelha média. Em geral, há evidências de barotrauma da orelha média, mas a membrana timpânica pode ter aparência perfeitamente normal. A perda auditiva é neurossensorial, acompanhada de nistagmo e de um teste de fístula positivo.

▶ Tratamento

O tratamento inclui repouso no leito com a cabeceira elevada, medicação antivertigem, esteroides (60 a 80 mg de prednisona ou de fármacos similares inicialmente, reduzindo a dose ao longo de vários dias) e evitar tossir, espirrar ou fazer força. Devem-se fazer audiogramas diariamente; se houver melhora, continua-se o tratamento não cirúrgico. A maioria dos pacientes recupera-se espontaneamente, mas se a perda auditiva e a vertigem persistirem ou piorarem após 4 a 5 dias, recomenda-se a exploração cirúrgica com reparo da fístula.

Muitos otologistas treinados em medicina do mergulho recomendam que o paciente não volte a mergulhar, mas muitos mergulhadores voltam a mergulhar, apesar das recomendações médicas. Além disso, há poucas ou nenhuma recidiva. O mergulhador não deve ter nenhuma perda auditiva residual (especialmente nas frequências da fala), nenhum defeito significativo na função vestibular e nenhuma anormalidade da função da tuba auditiva, com facilidade de equalização; entretanto, não deve mergulhar por pelo menos dois meses após a recuperação completa. Mergulhadores devem abortar qualquer mergulho em que haja dificuldade de equalização da orelha média. Devem ser alertados que podem estar em risco de maiores lesões à orelha se continuarem a mergulhar.

Bove AA. *Bove & Davis' Diving Medicine,* 4th ed. Saunders, 2004.

Edmonds C, Lowry C, Pennefather J, Walker R. *Diving and Subaquatic Medicine,* 4th ed. Arnold/Hodder Headline Group, 2002.

Pullen FW II, Rosenberg GJ, Cabeza CH. Sudden hearing loss in divers and fliers. *Laryngoscope.* 1979;89(9):1373. [PMID: 481042] (One of the original articles defining inner ear barotrauma and its treatment, a less conservative approach to management.)

Roydhouse N. Round window rupture. *South Pacific Underwater Med Soc J.* 1995;23(1):34. (This article supports the recommendations that divers may return to diving after suffering inner ear barotrauma. The late Dr. Roydhouse reported on a large series of divers with this problem.)

2. Doença da descompressão da orelha interna

▶ Etiologia

A doença de descompressão obedece às Leis de Dalton e de Henry. À medida que alguém desce abaixo da superfície, o gás metabolicamente inerte na mistura respiratória se dissolve nos líquidos corporais com a pressão crescente, até que o gás esteja saturado na solução. À medida que alguém sobe, o gás dissolvido sai da solução sob a forma de bolhas, sendo em geral evacuado pelos pulmões. O tempo de subida é muito mais curto que o tempo de submersão; consequentemente, há gás dissolvido que agora se torna supersaturado com a diminuição de pressão, sendo liberado como bolhas. Foram criados protocolos de mergulho para permitir que o mergulhador suba sem as quantidades críticas de bolhas que produzem sintomas de doença de descompressão (ou mal dos caixões).

▶ Achados clínicos

Se o mergulhador violar protocolos para subida, ou mesmo se não o fizer, as bolhas podem produzir sintomas. Os sintomas variam dependendo da localização das bolhas. Podem incluir erupções cutâneas, dor, sintomas neurológicos (incluindo paralisia) e, raramente, morte. Se as bolhas se localizarem nos líquidos da orelha interna, podem ocorrer sintomas similares aos de barotrauma, os quais devem ser diferenciados desse.

A doença de descompressão da orelha interna não é um problema comum com mergulhadores recreacionais amadores, que respiram misturas gasosas contendo principalmente nitrogênio e oxigênio (ar e algumas misturas com um maior conteúdo de oxigênio e menos de nitrogênio). Ocorre mais frequentemente em mergulhadores técnicos, comerciais e militares, que respiram gases contendo hélio como um dos componentes inertes. É causada por bolhas gasosas que se alojam nos líquidos da orelha interna, que ocorrem e aumentam de tamanho na ascensão.

Os sintomas de zumbido, perda auditiva, vertigem grave com náusea e vômito, ataxia e síncope costumam ocorrer 10 minutos ou mais após a ascensão do mergulho. Há ausência de barotrauma na membrana timpânica e na orelha média; entretanto, a perda auditiva é neurossensorial e há presença de nistagmo.

Quadro 57-1 Sinais e sintomas de barotrauma da orelha interna e doença de descompressão da orelha interna[a]

Barotrauma da orelha interna	Doença de descompressão da orelha interna
Pode ocorrer em qualquer mergulho	O mergulho geralmente ultrapassa a profundidade e o tempo recomendados
Geralmente com evidências de barotrauma da orelha média	Membrana timpânica e orelha média normais
Perda auditiva neurossensorial	Perda auditiva neurossensorial
Geralmente ocorre na descida, mas pode ocorrer na subida	Em geral, ocorre pouco depois da ascensão
Pode resultar de qualquer mistura gasosa	Em geral, ocorre com misturas gasosas contendo hélio

[a] Esses sinais e sintomas podem ajudar no diagnóstico diferencial dessas duas condições

▶ Diagnóstico diferencial

Geralmente, pode-se diferenciar barotrauma da orelha interna e doença de descompressão da orelha interna pela história do mergulho (Quadro 57-1). Se houver dúvida quanto ao diagnóstico diferencial, os pacientes devem ser tratados para descompressão da orelha interna, pois é o agravo mais sério, podendo, caso não for tratado, deixar os pacientes com vertigem permanente e ataxia.

▶ Tratamento

O tratamento é a recompressão em uma câmara respirando 100% de oxigênio. A única prevenção é a adesão cuidadosa a cronogramas de descompressão e a velocidades de ascensão, porém, conforme dito, essa condição pode ocorrer mesmo se houver adesão cuidadosa a cronogramas de descompressão.

Bove AA. *Bove & Davis' Diving Medicine,* 4th ed. Saunders, 2004.

Edmonds C, Lowry C, Pennefather J et al. *Diving and Subaquatic Medicine,* 4th ed. Arnold/Hodder Headline Group, 2002.

Farmer JC. Diving injuries to the inner ear. *Ann Otol.* 1977;36:86. [PMID: 402882] (This letter to the editor offers the writer's lengthy experience to support divers returning to diving after suffering inner ear barotrauma. The late Dr. Roydhouse previously reported on a large series of divers with this problem.)

Nachum Z, Shupak A, Spitzer O et al. Inner ear decompression sickness in sport compressed air divers. *Laryngoscope.* 2001;111(5):851. [PMID: 11359165] (One of the original reports of inner ear decompression sickness in sport divers.)

Parrell GJ, Becker GD. Inner ear barotrauma in scuba diving: a long-term follow-up after continuing diving. *Arch Otol.* 1993;119:455. [PMID: 8457309] (The first retrospective report of divers having no further problems returning to diving after suffering inner ear barotrauma.)

Quadro 57-2 Vertigem devida à estimulação vestibular desigual

Calórica
  Obstrução unilateral do canal auditivo externo
    Cerume
    Otite externa
    Exostoses
    Corpo estranho
    Perfuração da membrana timpânica
    Barotrauma da orelha média
    Onda de choque

Barotrauma da orelha média
  Bloqueio inverso na ascensão
  Barotrauma da orelha média na descida
  Vertigem alternobárica – uma condição na qual apenas uma tuba auditiva abre na ascensão. Em geral, autolimitada, pode persistir por vários dias

Barotrauma da orelha interna
Doença de descompressão da orelha interna
Fenômeno de Túlio – causado por sons altos
Enjoo
Síndrome da articulação temporomandibular

CAUSAS DE VERTIGEM COM MERGULHO

A vertigem é um sintoma comum de lesões de mergulho, tendo muitas causas comuns a este ambiente. Incluindo estimulação vestibular desigual (Quadro 57-2), respostas vestibulares desiguais (Quadro 57-3) e causas centrais (Quadro 57-4).

Edmonds C, Lowry C, Pennefather J, Walker R. *Diving and Subaquatic Medicine,* 4th ed. Arnold/Hodder Headline Group, 2002.

Quadro 57-3 Vertigem devida a respostas vestibulares desiguais

Barotrauma
Toxicidade gasosa
  Narcose por gás inerte – causada pelo aumento da pressão parcial de nitrogênio com a descida. Equivalente a um Martini para cada 9-15 metros mergulhados
  Reversão imediata ao subir para profundidades mais rasas
  Síndrome nervosa por alta pressão – causada pelo mergulho em alta profundidade usando misturas de hélio e oxigênio. Pode ser prevenida pela ascensão lenta e pela adição de pequenas quantidades de nitrogênio à mistura gasosa
Toxicidade do SNC por oxigênio
Toxicidade pelo dióxido de carbono
Hipoxia, hipocapnia, intoxicação por monóxido de carbono
Deprivação sensorial – mergulho em situações de baixa visibilidade com significativo movimento aquático

Quadro 57-4 Vertigem devida a causas centrais

Doença de descompressão do SNC – Bolhas produzidas no sistema nervoso central

Embolia gasosa arterial – Bolhas no sistema arterial produzidas por síndromes de superpressão pulmonar

Intoxicação por medicamentos

OUTRAS CAUSAS DE BAROTRAUMA

1. Barodontalgia

A barodontalgia é uma condição que causa dor dentária na descida ou na ascensão. É causada por obturações de má qualidade, bolsões de ar embaixo das obturações, abscessos dentários ou vazamento de líquidos induzido por pressão em volta da dentina. Pode ser implosivo na descida e explosivo na ascensão, ocasionalmente forçando a extrusão de uma obturação, incrustação ou coroa. Essa condição é rara e, se houver dor dental no maxilar superior, deve-se primeiro considerar barotrauma ao seio maxilar.

2. Baroparesia do nervo facial

Pode ocorrer baroparesia do nervo facial. O nervo facial pode estar deiscente do osso em seu trajeto pela cavidade da orelha média. Se houver pressão extrema devido à uma equalização inadequada da orelha média, a isquemia temporária da parte exposta pode levar à paralisia. Em geral é autolimitada, porém pode ser repetitiva.

▶ Sintomas da ATM

Embora não seja um verdadeiro agravo por barotrauma, podem ocorrer sintomas da articulação temporomandibular (ATM). Os mergulhadores noviços têm uma tendência de morder fortemente suas embocaduras, às vezes mordendo-a de lado a lado. A dor produzida pode mimetizar condições otológicas, a não ser que seja reconhecida. O exame da orelha costuma ser normal, e há dolorimento na ATM exatamente em frente ao trago da orelha externa. Podem haver marcas de dente na embocadura.

Becker GD. Recurrent alternobaric facial paralysis resulting from scuba diving. *Laryngoscope.* 1983;93:596. [PMID: 684351] (The first description of recurrent facial palsy after scuba diving.)

Bove AA. *Bove & Davis' Diving Medicine,* 4th ed. Saunders, 2004.

Edmonds C, Lowry C, Pennefather J et al.. *Diving and Subaquatic Medicine,* 4th ed. Arnold/Hodder Headline Group, 2002.

DISTÚRBIOS DOS SEIOS PARANASAIS

Os óstios dos seios paranasais estão normalmente abertos, a não ser que estejam obstruídos por doenças ou deformidades anatômicas. Há trocas aéreas livres entre o nariz e as cavidades sinusais. Enquanto isso ocorrer, não haverá barotrauma dos seios paranasais. Entretanto, o barotrauma sinusal é muito comum, assim como as doenças sinusais agudas e crônicas. Alergias preexistentes, infecções agudas, obstrução por pólipos ou um desvio de septo nasal podem contribuir para a incapacidade de aeração adequada dos seios. Os seios frontais são os mais frequentemente envolvidos, seguidos pelos seios maxilares, seios etmoidais e, raramente, seios esfenoides.

Os sintomas, os achados e o tratamento são os mesmos da sinusite. A dor, que aumenta com a profundidade durante a descida, é o sintoma mais significativo. A barodontalgia é uma condição muito rara. A dor do seio maxilar pode imitar dor dentária e deve-se considerar a possibilidade de barotrauma do seio maxilar se o mergulhador queixar-se de dor nos dentes superiores.

O diagnóstico é confirmado pelo exame radiográfico, devendo-se suspender o mergulho até que haja a depuração completa da patologia sinusal. O tratamento de patologias nasais crônicas é essencial, e a correção de anormalidades anatômicas algumas vezes é necessária.

> **Quadro 57-5** Condições que produzem perda auditiva em mergulhadores
>
> **Perda auditiva condutiva**
> Pressão negativa na orelha média
> Cerume
> Corpo estranho
> Otite externa
> Exostoses
> Hemorragia da membrana timpânica
> Otite média serosa
> Hemotímpano
> Perfuração da membrana timpânica
> Maior densidade gasosa – em profundidades extremas
>
> **Perda auditiva neurossensorial (PANS)**
> Barotrauma da orelha interna
> Doença de descompressão da orelha interna
> Induzida por ruído
> Presbiacusia

> Bartley J. Functional endoscopic sinus surgery in divers with recurrent sinus barotrauma. *South Pacific Underwater Med Soc J.* 1995;25(2):64. (A review of endoscopic sinus surgery and criteria for returning to diving after this surgery.)
>
> Edmonds C, Lowry C, Pennefather J, Walker R. *Diving and Subaquatic Medicine,* 4th ed. Arnold/Hodder Headline Group, 2002

CAUSAS DE PERDA AUDITIVA AO MERGULHAR

A perda auditiva é um sintoma comum no mergulho. Na cena do acidente de mergulho, com frequência o examinador pode determinar, com o uso de diapasões, se a perda auditiva foi devida a alguma interferência com o mecanismo condutivo ou a algum dano às vias sensorial ou neural. O Quadro 57-5 lista algumas das causas de perda auditiva que podem ocorrer em mergulhadores.

CONTRAINDICAÇÕES AO MERGULHO

Deve-se reconhecer qualquer quadro que impeça um mergulhador de equalizar devidamente a cavidade da orelha média e os seios paranasais ou que ponha o mergulhador em risco, caso viesse a ocorrer embaixo d'água. Alguns quadros são controversos, e novas evidências estão ajudando a resolvê-las. Várias patologias otorrinolaringológicas deveriam impedir a volta ao mergulho. Essas incluem: (1) perfuração da membrana timpânica, (2) presença de tubos de ventilação de pressão na membrana timpânica, (3) mastoidectomia radical ou radical modificada (o canal semicircular lateral está exposto à água na cavidade mastoide, produzindo uma resposta calórica), (4) qualquer quadro de vertigem que possa ocorrer embaixo d'água, (5) incapacidade de inflar a orelha média, (6) sinusite refratária crônica, (7) traqueotomia ou traqueostoma e (8) qualquer condição que impossibilite a manutenção de um regulador de mergulho na boca. Conforme já notado, há controvérsias em relação ao barotrauma da orelha interna. Os pacientes que faziam cirurgia do estribo eram aconselhados a não voltar a mergulhar; entretanto, existe um corpo crescente de evidências que permite a esses indivíduos mergulhar com segurança (ver referências).

As contraindicações temporárias incluem (1) qualquer infecção otorrinolaringológica aguda ou crônica, até sua resolução, (2) perfurações da membrana timpânica, até que satisfaçam os critérios já notados, (3) otite externa, até seu desaparecimento, (4) impactação de cerume, (5) barotrauma da orelha média, até sua resolução, (6) obstrução nasal crônica, (7) qualquer trauma sinusal agudo até a cura, sem nenhuma deiscência óssea, (8) dispositivos ortodônticos e (9) tratamento dentário importante em andamento, até que esteja completado.

> Antonelli PJ, Adamcyzk M, Appleton CM et al. Inner ear barotrauma after stapedectomy in the guinea pig. *Laryngoscope.* 1999;109(12):1991. [PMID: 10591361] (A basic research article supporting returning to diving after stapedectomy.)
>
> Bove AA. *Bove & Davis' Diving Medicine,* 4th ed. Saunders, 2004.
>
> Edmonds C, Lowry C, Pennefather J. *Diving and Subaquatic Medicine,* 4th ed. Arnold/Hodder Headline Group, 2002.
>
> House JW, Toh EH, Perez A. Diving after stapedectomy: clinical experience and recommendations. *Otolaryngol Head Neck Surg* 2001;1254:356. [PMID: 1159317] (A large clinical experience justifies allowing divers to return to diving after stapedectomy.)

TÉCNICAS DE EQUALIZAÇÃO

O barotrauma da orelha média e dos seios da face é a lesão mais comum associada à exposição à pressão crescente e decrescente. A descida na água acrescenta aproximadamente meia libra de pressão por cada meio pé (16 cm) na descida, e diminui uma quantidade similar durante a ascensão. Segundo a Lei de Boyle, à medida que a pressão aumenta na descida, diminui proporcionalmente o volume de um gás em um espaço fechado. À medida que a pressão diminui na ascensão, o volume do gás aumenta de forma proporcional. Na descida, é obrigatório que todos os espaços cheios de ar sejam equalizados ativa ou passivamente. Na ascensão, o aumento crescente do volume gasoso em geral se dispersa naturalmente. Conforme observado, as maiores alterações de pressão e de volume ocorrem mais próximo à superfície.

Para que a equalização seja efetiva, o mergulhador não deve ter nenhuma infecção nasal ou sinusal ou reações alérgicas. O revestimento do nariz, da garganta e das tubas auditivas deve ser tão normal quanto possível. Se isso ocorrer, as seguintes técnicas para diminuir os extremos de pressão da orelha média e dos seios são efetivas.

1. Antes da descida e flutuando de forma neutra, sem nenhum ar no compensador de flutuação, as orelhas do mergulhador devem ser suavemente infladas com um dos métodos listados a seguir. Isso dá ao mergulhador um pouco de ar extra na orelha média e nos seios à medida que desce.
2. A descida do mergulhador deve ser feita em posição ortostática, com os pés para baixo, se possível. Isso permite que o ar viaje para cima entrando na tuba auditiva e na orelha média, uma direção mais natural. Deve-se usar uma linha de descida ou de âncora.
3. O mergulhador deve inflar suavemente a cada 65 cm pelos primeiros 3,3 a 4,8 m e menos frequentemente à medida que mergulha mais fundo.
4. Dor é inaceitável. Se houver dor, o mergulhador desceu sem fazer uma equalização adequada.
5. Se o mergulhador não sentir suas orelhas abrindo, deve parar, tentar novamente e talvez subir alguns metros para diminuir a pressão circundante. O mergulhador não deve ficar indo para cima e para baixo, mas *deve tentar inclinar para cima a orelha que não está abrindo*.
6. Se o mergulhador for incapaz de fazer equalização, o mergulho deve ser abortado. As consequências de descer sem equalização podem arruinar toda uma viagem de mergulho e, mais importante, produzir danos e perda auditiva permanentes.
7. Se o médico do mergulhador concordar, podem-se usar descongestionantes e sprays *nasais antes do mergulho*, para diminuir o edema nas passagens nasais e sinusais, bem como na tuba auditiva.

Devem-se tomar descongestionantes 1 a 2 horas antes da descida; geralmente, seu efeito dura 8 a 12 horas. *Sprays* nasais devem ser usados 30 minutos antes da descida e em geral duram cerca de 12 horas. Deve-se ter cuidado ao usar *sprays* nasais que não necessitam de receita médica, pois o uso repetido pode causar uma reação medicamentosa, com piora da congestão e possível bloqueio inverso na ascensão.

8. Se, em qualquer momento durante o mergulho, o mergulhador sentir dor, tiver vertigem ou notar perda auditiva súbita, deve abortar o mergulho. Caso esses sintomas persistam, *o mergulhador não deve mergulhar novamente sem antes ter consultado um médico*.
9. Podem-se usar técnicas de equalização.

As seguintes técnicas podem ser usadas pelos mergulhadores para equalizar o volume de gás na orelha média.

a. Passiva: *Essa técnica não requer nenhum esforço.*
b. Valsalva: *O mergulhador pode aumentar a pressão na nasofaringe apertando o nariz e respirando contra uma glote (garganta) fechada.*
c. Toynbee: *O mergulhador engole com boca e nariz fechados. Essa técnica é especialmente boa para a ascensão.*
d. Frenzel: *Essa técnica envolve o uso da técnica de Valsalva contraindo simultaneamente os músculos da garganta com a glote fechada.*
e. Lowry (Valsalva mais Toynbee): *O mergulhador aperta o nariz, tentando suavemente soprar o ar pelo nariz enquanto engole. Essa técnica é a mais fácil e o melhor método a usar depois de alguma prática.*
f. Edmonds: *O mergulhador coloca a mandíbula para a frente e então realiza a manobra de Valsalva, a manobra de Frenzel, ou ambas. Esse método é muito efetivo.*
g. Miscelâneas: *Técnicas miscelâneas incluem engolir e sacudindo a mandíbula. Essas técnicas são especialmente boas para a ascensão.*

Antonelli PJ, Adamcyzk M, Appleton CM et al. Inner ear barotrauma after stapedectomy in the guinea pig. *Laryngoscope.* 1999;109(12):1991. [PMID: 10591361] (A basic research article supporting returning to diving after stapedectomy.)

Bartley J. Functional endoscopic sinus surgery in divers with recurrent sinus barotrauma. *South Pacific Underwater Med Soc J.* 1995;25(2):64. (A review of endoscopic sinus surgery and criteria for returning to diving after this surgery.)

Becker GD. Recurrent alternobaric facial paralysis resulting from scuba diving. *Laryngoscope.* 1983;93:596. [PMID: 684351] (The first description of recurrent facial palsy after scuba diving.)

Bove AA. *Bove & Davis' Diving Medicine,* 4th ed. Saunders, 2004.

Edmonds C, Lowry C, Pennefather J et al.. *Diving and Subaquatic Medicine,* 4th ed. Arnold/Hodder Headline Group, 2002.

Farmer JC. Diving injuries to the inner ear. *Ann Otol.* 1977;36:86. [PMID: 402882] (This letter to the editor offers the writer's lengthy experience to support divers returning to diving after suffering inner ear barotrauma. The late Dr. Roydhouse previously reported on a large series of divers with this problem.)

House JW, Toh EH, Perez A. Diving after stapedectomy: clinical experience and recommendations. *Otolaryngol Head Neck Surg.* 2001;1254:356. [PMID: 1159317] (A large clinical experience justifies allowing divers to return to diving after stapedectomy.)

Nachum Z, Shupak A, Spitzer O et al. Inner ear decompression sickness in sport compressed air divers. *Laryngoscope.* 2001;111(5):851. [PMID: 11359165] (One of the original reports of inner ear decompression sickness in sport divers.)

Parrell GJ, Becker GD. Inner ear barotrauma in scuba diving: a long--term follow-up after continuing diving. *Arch Otol.* 1993;119:455. [PMID: 8457309] (The first retrospective report of divers having no further problems returning to diving after suffering inner ear barotrauma.)

Pullen FW II, Rosenberg GJ, Cabeza CH. Sudden hearing loss in divers and fliers. *Laryngoscope.* 1979;89(9):1373. [PMID: 481042] (One of the original articles defining inner ear barotrauma and its treatment, with a less conservative approach to management.)

Roydhouse N. Round window rupture. *South Pacific Underwater Med Soc J.* 1995;23(1):34. (This article supports the recommendations that divers may return to diving after suffering inner ear barotrauma. The late Dr. reported on a large series of divers with this problem.)

WEBSITES

[Diving Medicine Online]
http://www.scuba-doc.com/
[DAN Brasil filiada a Divers Alert Network]
http://www.danbrasil.org.br

RECURSOS ADICIONAIS

A DAN Brasil, afiliada a Divers Alert Network, mantida na Duke University, oferece um serviço telefônico de 24 horas com pessoal médico treinado, disponível para lidar com acidentes de mergulho: 0800 684 9111.

Perda auditiva ocupacional

George A. Gates, MD
William W. Clark, PhD

O mecanismo auditivo, sendo tão sensível a estímulos sonoros, também é muito suscetível a lesões. Muitos locais de trabalho são perigosos para a saúde auditiva, devido à exposição a: (1) ruído, (2) trauma físico e/ou (3) materiais tóxicos. Cada um desses elementos compreende um subcapítulo separado na presente revisão. A maior parte da revisão é dedicada ao dano por ruído, uma vez que é, de longe, o tipo mais prevalente de lesão auditiva ocupacional. A seção final discute alguns aspectos médico-legais da perda auditiva ocupacional.

PERDA AUDITIVA DEVIDA A RUÍDO

A perda auditiva ocupacional é a perda auditiva induzida pelo ruído (PAIR) que deve-se à superexposição crônica a níveis perigosos de ruído no local de trabalho. A PAIR também pode ocorrer por superexposição ao ruído fora do local de trabalho (p. ex., recreativa). Como o padrão de perda auditiva é essencialmente o mesmo, alocar uma perda auditiva ao grupo ocupacional ou recreacional permanece um desafio. A PAIR representa cerca de 15% da carga total da perda auditiva sobre a sociedade entre norte-americanos adultos. Pessoas com PAIR ocupacional representam aproximadamente metade desse total, ou cerca de 2,5 milhões de adultos; outros 2 milhões sofrem de PAIR por atividades não ocupacionais ou de lazer, como caça, tiro ao alvo, ouvir música em alto volume ou manter hobbies ou atividades recreativas barulhentas.

Apesar da atenção considerável dirigida a limitar a superexposição ao barulho – por meio do uso de proteção auditiva pessoal, reduções de níveis de ruído por intervenções de engenharia e medidas de higiene industrial –, continua a haver perda auditiva. O efeito adicional do envelhecimento sobre o sistema auditivo complica o processo avaliativo, mesmo se exames seriados estiverem disponíveis. A perda auditiva traumática entre militares – tanto PAIR quanto trauma acústico – é uma fonte crescente de incapacidade e compensação na administração de veteranos.

O objetivo da presente revisão é fornecer orientações para os médicos que avaliam e tratam de pessoas com suspeita de PAIR. Discutem-se primeiro o diagnóstico e a avaliação, com informações atualizadas sobre prevenção e tratamento.

▶ Antecedentes

Pode-se definir ruído como sons indesejados, indesejáveis ou excessivamente altos experimentados por um indivíduo. Os efeitos da exposição crônica ao ruído variam conforme as características do som: o dano está relacionado à intensidade, à duração da exposição e ao padrão da exposição (na mesma duração global e intensidade, exposições contínuas são mais nocivas que exposições interrompidas). A exposição diária a ruídos perigosos durante anos produz a perda característica de sensibilidade em altas frequências na faixa de 4 a 6 mHz (rota acústica – ver Figura 58-1).

Uma forma menos comum de perda auditiva ocupacional, no entanto potencialmente mais devastadora, resulta de trauma acústico, quando ruídos de impulsos de alta intensidade (p. ex., explosões) rompem fisicamente uma ou todas as partes da orelha, resultando em perda auditiva imediata e irreversível. O dano causado pelo deslocamento de ar de explosões geralmente se segue a níveis de energia superiores a 140 dB na escala A (dBA) e aumenta à medida que a intensidade aumenta. Frequentemente, o dano dos dispositivos explosivos improvisados (DEI) usados nos conflitos militares atuais é total, devido ao confinamento da energia explosiva dentro do veículo blindado. O trauma por DEI entre militares com frequência está associado a uma lesão cerebral concomitante.

O músculo estapédio contrai-se de forma reflexa (reflexo acústico) em resposta a ruídos superiores a 90 dB. Embora o reflexo acústico amorteça a transmissão sonora, seu efeito é maior em relação a ruídos de baixa frequência. A demora entre a exposição ao som até o início do reflexo é de 25 a 150 ms, o que o torna menos efetivo em relação a ruídos de impulso em comparação a ruídos contínuos. As pessoas sem um reflexo estapédio (cerca de 1 a 2% da população) são mais vulneráveis ao dano por ruído que portadores do reflexo. Existem poucas, ou nenhuma, forma de usar o reflexo acústico em planos para reduzir a PAIR. Um exemplo em potencial poderia ser desencadear o reflexo fornecendo som de fundo durante um exame de ressonância magnética (RM) em uma tentativa de atenuar a exposição ao ruído secundária à energização dos ímãs.

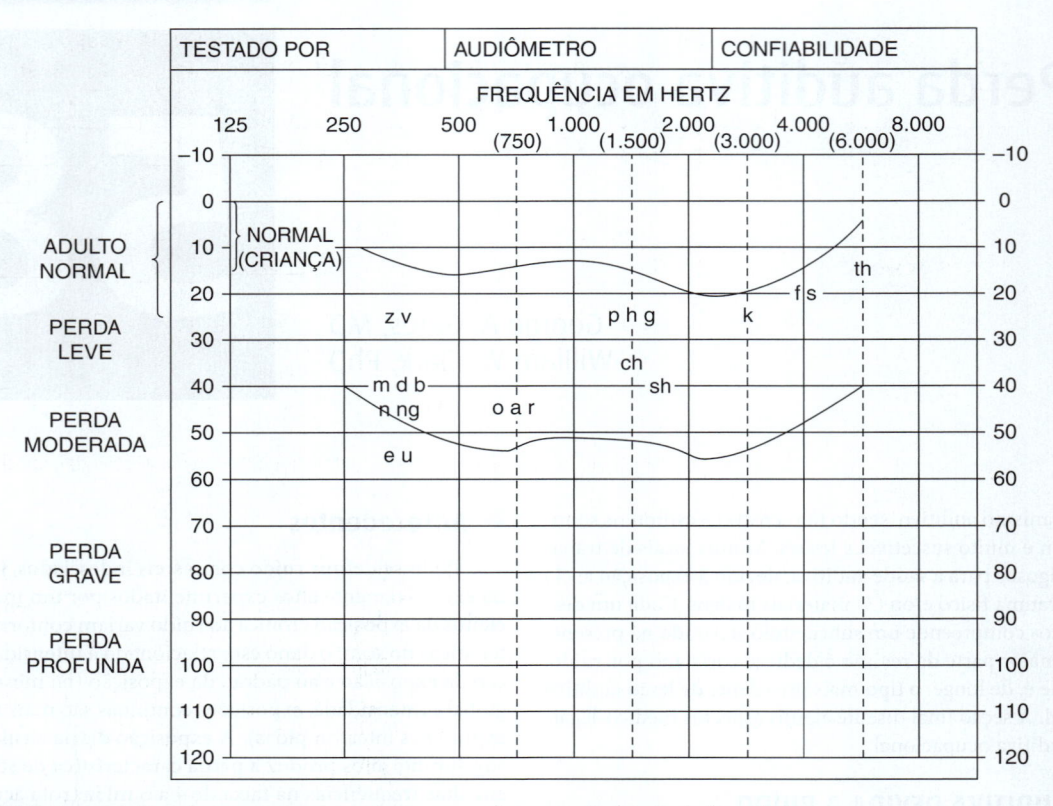

▲ **Figura 58-1** Sons relativos de consoantes e vogais em um audiograma são função da frequência.

▶ Patologia

Acredita-se que a PAIR resulte de depleção metabólica do epitélio sensorial da cóclea, principalmente as células ciliadas externas e os neurônios associados. O dano inicia-se primeiramente na região 4 a 6 kHz da cóclea, dependendo mais das características de ressonância do canal auditivo que da frequência do ruído. A PAIR tem dois aspectos: mudança temporária de limiar (MTL) e mudança permanente de limiar (MPL). A MTL é comumente sentida após exposições intensas de curta duração (como em um concerto de rock), em que há recuperação da perda auditiva em alguns dias. Com o tempo, exposições MTL repetidas podem resultar em MPL.

Estudos iniciais de MTL buscaram determinar se a MTL poderia prever a susceptibilidade à MPL (o que não faz) e o mecanismo do efeito. Pujol e Puel descreveram as alterações nos neurônios do gânglio espiral, em que a face sináptica do neurônio se desliga fisicamente da célula ciliada se religando alguns dias depois. Esse processo coincide com a duração da MTL e acredita-se que resulte da toxicidade por glutamato, secundária à superestimulação.

Na MPL clássica, as alterações tornam-se irreversíveis e incluem perda de células ciliadas externas, degeneração de fibras nervosas cocleares e na formação de cicatrizes (zonas mortas) no órgão de Corti. Entretanto, Kujawa e Liberman mostraram que a degeneração neural irreversível induzida pelo ruído pode ocorrer na ausência de alterações nos limiares auditivos e, além disso, sem perda de células ciliadas externas em alguns casos.

Em contraste com PAIR, o trauma acústico causa danos físicos imediatos à orelha, proporcionais à intensidade da superpressão. Os ruídos de impulso de alta intensidade podem lesar fisicamente a membrana timpânica, os ossículos, as membranas da orelha interna e o órgão de Corti. A ruptura da MT pode absorver parte da energia que de outra forma seria transferida à orelha interna. Esses tipos de lesão por deslocamento de ar são cada vez mais comuns em lesões de guerra secundárias aos DEI amplamente usados nos atuais conflitos no Oriente Médio. Há evidências, provenientes de estudos em animais, que tais lesões desencadeiam a morte celular apoptótica, e que otoprotetores podem teoricamente limitar um pouco tal dano. Estão sendo realizados estudos em seres humanos para avaliar essas possibilidades.

▶ Características clínicas da perda auditiva ocupacional induzida por ruído

Segundo o relatório de 1987 do Hearing Conservation Committee do American College of Occupational Medicine (ACOM), as considerações que um médico deve usar para estabelecer um

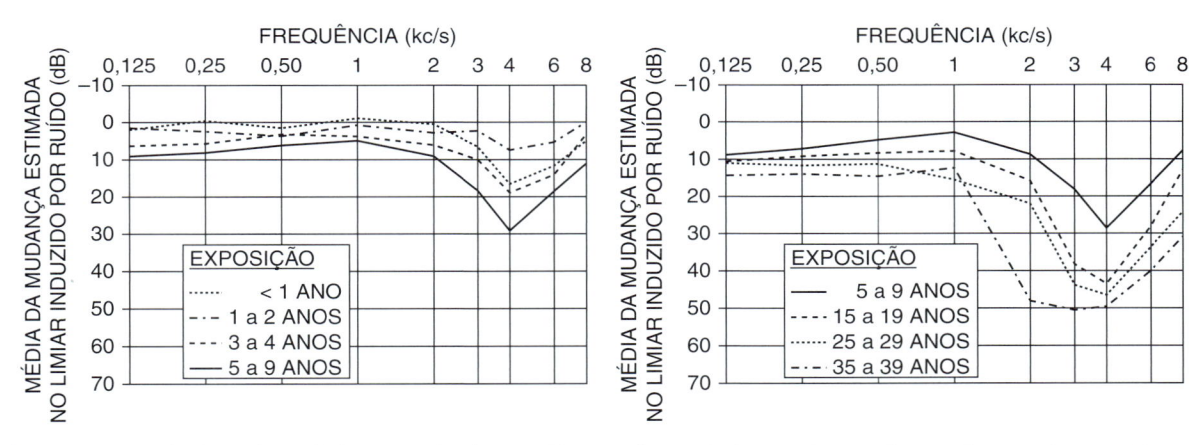

▲ **Figura 58-2** Média da mudança de limiares induzida por ruído como função de frequência, para diversas durações de exposição, comparadas a controles não expostos.

diagnóstico de PAIR ocupacional são: (1) exposição significativa a ruído ocupacional perigoso (média ponderada no tempo de 90 dB na escala A (dBA); (2) início gradual da perda auditiva; (3) perda simétrica, ou quase simétrica, nas duas orelhas; (4) perda auditiva a aproximadamente 4.000 Hz, comumente chamada "gota acústica" da perda auditiva; (5) a perda auditiva ocupacional não é progressiva após atingir uma perda máxima 10 a 12 anos após a exposição inicial; (6) escores de discriminação de fala normais ou quase normais; (7) a quantidade máxima de perda auditiva causada por exposição ocupacional aos ruídos mais altos é de 40 dB nas frequências de fala e 75 dB nas frequências mais altas; (8) a perda auditiva ocupacional não progride depois que o indivíduo é retirado do ambiente barulhento.

A presença desses elementos não leva necessariamente a um diagnóstico conclusivo de perda auditiva ocupacional, uma vez que outras causas podem ter características similares. Por outro lado, a ausência de um ou mais desses fatores geralmente é uma evidência de outra causa que não exposição ocupacional ao ruído. O relatório da ACOM não trata dos seguintes aspectos: (1) a questão confundidora da exposição recreacional ao ruído, que frequentemente coexiste com a exposição ocupacional ao ruído, e (2) a interação das alterações do envelhecimento superimpostas sobre a PAIR.

O perfil das indentações por ruído típicas na audiometria foi compilado por Cooper e Owens (Figura 58-2) como a média dos limiares de tons puros de 450 orelhas de homens com histórias claras de exposição ao ruído. Note que o limiar em 8 kHz é melhor que em 4 a 6 kHz. Com o tempo (idade), a profundidade da gota acústica diminui pela piora do limiar de 8 kHz, mas ainda é discernível na vasta maioria dos casos. A Figura 58-3 mostra a mudança no perfil audiométrico com o tempo para mulheres empregadas na manufatura da juta (comparadas a controles pareados por idade). O estudo epidemiológico clássico de Taylor e colaboradores ainda não foi superado.

Ao avaliar um paciente alegando perda auditiva ocupacional, devem-se considerar as seguintes condições e fatores, seja como diagnóstico alternativo ou com distúrbios coexistentes:

1. presbiacusia (i.e., perda auditiva relacionada à idade);
2. deficiência auditiva hereditária causando degeneração progressiva;
3. distúrbios metabólicos (p. ex., hipertensão, diabetes melito, hipotireoidismo, insuficiência renal, doença autoimune, hiperlipidemia e hipercolesterolemia);
4. tabagismo;
5. perda auditiva resultante de origens infecciosas (p. ex., infecções virais ou bacterianas, incluindo meningite e encefalite);
6. perda auditiva resultante de disfunção do sistema nervoso central;

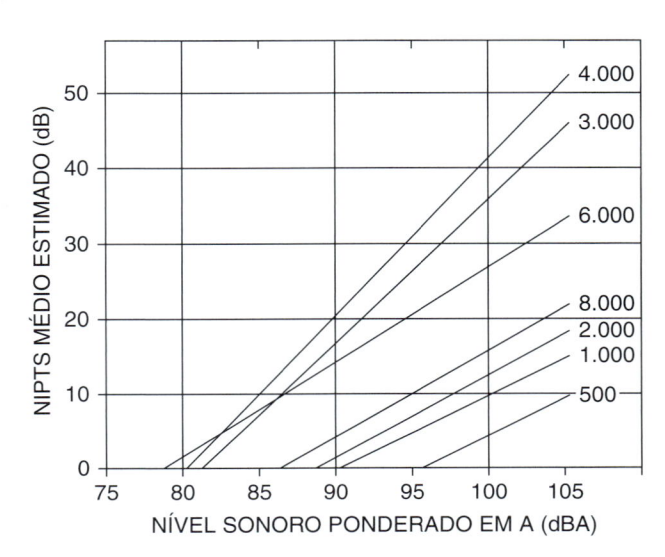

▲ **Figura 58-3** Mudanças permanentes estimadas em limiares em várias frequências produzidas por exposição ao ruído por mais de 10 anos. NIPTS, *noise induced permanent threshold shift*.

7. perda auditiva não orgânica (i.e., perda auditiva funcional);
8. PAIR não ocupacional.

No diagnóstico diferencial de PAIR, embora sejam condições predominantemente unilaterais, devem-se excluir os seguintes problemas otológicos comuns: perda auditiva neurossensorial (PANS) súbita, doença de Ménière e tumor do ângulo pontocerebelar (APC). Em geral, uma anamnese acurada excluirá com razoabilidade a maioria dessas considerações, mas testes especiais podem ser necessários.

AVALIAÇÃO DA AUDIÇÃO

Em todos os casos de suspeita de perda auditiva ocupacional, deve-se fazer um audiograma completo de tons puros, com limiares de recepção da fala (LRF) e escores de reconhecimento de palavras (ERP). O equipamento audiométrico deve ser calibrado anualmente. O teste deve ser feito 48 horas ou mais após o último dia de trabalho.

A perda auditiva funcional deve ser sempre considerada como um elemento na avaliação de pessoas pedindo compensação por PAIR. Embora os seguintes testes possam ser usados para ajudar a diferenciar essa situação de uma genuína perda auditiva ocupacional, no mais das vezes a situação não é a de uma escolha clara entre funcional ou orgânico, mas sim a de elementos funcionais superpondo-se a uma perda orgânica. Como tal, o examinador tem o desafio de separar os componentes.

Se os escores de LRF divergirem mais de 10 dB na média de tons puros (PTA, de *pure tone average*) para a frequência da fala, devem-se fazer testes adicionais, a fim de excluir a possibilidade de um componente não orgânico. A resposta auditiva do tronco cerebral e as emissões otoacústicas serão normais em casos de perda auditiva funcional pura. O teste de Stenger é o teste comportamental clássico para estimar uma perda auditiva funcional unilateral. Ele se baseia no princípio que, se tons da mesma frequência forem apresentados nas duas orelhas, o paciente só pode perceber o tom mais alto.

▶ Considerações diagnósticas

Os pacientes com PAIR frequentemente se queixam de uma deterioração gradual na audição, em particular da fala, na presença de competição pelo ruído de fundo, sendo que quase todos notam a presença de zumbido. O ruído de fundo mascara a parte mais bem preservada do espectro de audição e exacerba ainda mais os problemas de compreensão de linguagem. Como pacientes com PAIR têm perda predominantemente em altas frequências, eles sofrem uma diminuição em sons de fala de alta frequência (primariamente as consoantes) (Figura 58-1) e ao ouvir pessoas com vozes de timbre particularmente alto (p. ex., mulheres e crianças).

A PAIR frequentemente é acompanhada por zumbido. Os pacientes descrevem um som tonal de alta frequência (p. ex., tocar campainha), mas às vezes o som tem um tom mais baixo (p. ex., zumbido, sopro ou assobio). Muitas vezes, a frequência do zumbido corresponde à frequência da perda auditiva vista no audiograma, sendo aproximadamente 5 dB mais alta que esse limiar. É improvável que um zumbido sem elevação do limiar na região de 3 a 6 kHz do audiograma seja relacionado à exposição ao ruído.

Os atributos clínicos da PAIR ocupacional foram resumidos da seguinte forma em uma declaração de política baseada em evidências pelo American College of Occupational and Environmental Medicine (ACOOEM) (2002):

1. É sempre neurossensorial, afetando células ciliadas na orelha interna.
2. Como muitas exposições ao ruído são simétricas, a perda auditiva em geral é bilateral.
3. De modo geral, o primeiro sinal de perda auditiva devida à exposição ao ruído é uma "gota acústica" no audiograma em 3.000, 4.000 ou 6.000 Hz, com recuperação em 8.000 Hz. A localização exata da gota acústica depende de múltiplos fatores, incluindo a frequência do ruído nocivo e o comprimento do canal auditivo. Portanto, na perda auditiva induzida por ruído precoce, a média dos limiares auditivos em 500, 1.000 e 2.000 Hz são melhores que as médias em 3.000, 4.000 e 6.000 Hz, e o nível de audição em 8.000 Hz em geral é melhor que a parte mais profunda da "gota acústica". Essa "gota acústica" difere da perda auditiva relacionada ao envelhecimento, que também produz perda auditiva em alta frequência, mas em um padrão de inclinação para baixo, sem recuperação em 8.000 Hz.
4. A exposição ao ruído por si só não produz uma perda maior que 75 dB em altas frequências e 40 dB em baixas frequências. Entretanto, indivíduos com perdas superimpostas relacionadas ao envelhecimento podem ter limiares de audição além desses valores.
5. A taxa de perda auditiva devida à exposição crônica ao ruído é maior durante os primeiros 10 a 15 anos de exposição, diminuindo à medida que o limiar auditivo aumenta, diferentemente da perda relacionada ao envelhecimento, que se acelera com o tempo.
6. A maioria dos estudos sugere que orelhas previamente expostas ao ruído não são mais sensíveis a uma futura exposição ao ruído, e que perdas auditivas devidas ao ruído não progridem (além do que seria esperado com o acréscimo de mudanças de limiar relacionadas ao envelhecimento), uma vez interrompida a exposição.
7. Ao obter uma história de exposição ao ruído, o clínico deve ter em mente que se considera que o risco de PAIR aumenta significativamente com exposições crônicas acima de 85 dBA por uma média ponderada de tempo (MPT) de 8 horas. Em geral, a exposição contínua ao ruído ao longo dos anos é mais nociva que a exposição interrompida ao ruído, que permite à orelha ter um período de descanso. Entretanto, exposições curtas a níveis muito altos de ruído, em ocupações como construção civil ou bombeiros, podem produzir perdas significativas, e não existem medidas para estimar

os efeitos desse ruído intermitente sobre a saúde. Quando a história de exposição ao ruído indica o uso de dispositivos protetores da audição, o clínico também deve ter em mente que a atenuação no mundo real fornecida por protetores auditivos pode variar amplamente entre indivíduos.

Acredita-se que a "gota acústica dos 4.000 Hz" típica (Figura 58-1) ocorra primariamente como resultado da posição da platina do estribo sobre a extremidade de alta frequência da membrana basilar e a frequência da ressonância do canal auditivo, que amplifica sons de alta frequência. Frequências mais altas e mais baixas ficam afetadas após muitos anos de exposição, e uma diminuição significativa em ERP só começa quando as frequências inferiores a 3.000 estão afetadas (Figura 58-1). Pode existir uma leve assimetria no audiograma, particularmente quando a fonte do ruído é lateralizada (p. ex., tiros de rifle ou espingarda de caça, dirigir com a janela aberta). De modo geral, a orelha esquerda tem limiares piores em pessoas destras.

A declaração da ACOOEM merece ser reexaminada, à medida que novas evidências chamam atenção para a questão da progressão na PAIR depois que cessa a exposição ao ruído. Ainda não está resolvido se a progressão deve ser percebida como "lesão" continuada ou "envelhecimento acelerado". Está claro que a lesão por ruído não se recupera, e que os efeitos do dano são exacerbados ao longo do tempo. Mais ainda, essa declaração não aborda a importância da lesão neuronal primária.

FUNDAMENTOS DO DIAGNÓSTICO DA PAIR OCUPACIONAL

▶ Gota acústica de alta frequência na área de 4 a 6 kHz em uma ou ambas as orelhas.
▶ História plausível de exposição a ruídos nocivos.
▶ Taxa da perda ao longo do tempo se encaixa no padrão de PAIR.
▶ Exclusão de outras causas de perda de alta frequência.

▶ Fatores predisponentes

A. Susceptibilidade

Parece haver uma tolerância variável a altos níveis de ruído. A base genética dessa variabilidade foi estudada em modelos animais, com resultados conflitantes. É provável que o risco seja uma interação entre susceptibilidade genética e duração e intensidade da exposição ao ruído, porém os parâmetros desse risco ainda não foram totalmente determinados.

B. Presbiacusia

A PAIR e a presbiacusia frequentemente coexistem na população idosa. Embora estudos tenham mostrado que o efeito combinado é aditivo ao longo do tempo, parece que o efeito é não linear, e modelos animais sugerem que a variabilidade genética seja um fator importante para determinar se o envelhecimento torna a orelha mais ou menos suscetível à lesão por ruído.

C. Ototoxicidade

A exposição concomitante a ruído e a medicações ototóxicas pode potencializar a perda auditiva. Esses efeitos foram mostrados tanto para cisplatina quanto para aminoglicosídeos. Entretanto, não se demonstrou definitivamente que diuréticos de alça e salicilatos potencializem a perda auditiva induzida por ruído.

D. Vibração

Há evidências recentes que a vibração pode interagir com o ruído para causar tanto MTL quanto MPL. O mecanismo desse efeito não é bem compreendido.

ACOEM Noise and Hearing Conservation Committee Evidence-Based Statement: Noise Induced Hearing Loss. American College of Occupational and Environmental Medicine, 2002. (Lists essential elements in NIHL; widely quoted.)

Kujawa SG, Liberman MC. Adding insult to injury: cochlear nerve degeneration after "temporary" noise-induced hearing loss. *J Neurosci*. 2009;29:14077–14085. (Provides new insights into the relation of hair cell and neuronal loss secondary to noise exposure.)

Pujol R, Puel JL. Excitotoxicity, synaptic repair, and functional recovery in the mammalian cochlea: a review of recent findings. *Ann NY Acad Sci*. 1999;884:249–254. (Demonstrates physiologic basis for TTS.)

Taylor W, Pearson JC, Kell R et al. A pilot study of hearing loss and social handicap in female jute weavers. *Proc R Soc Med*. 1967;60:1117–1121. (Classic study of NIHL in Scottish women that displays the rate of loss over time from constant occupational noise levels.)

▶ Tratamento

Como não existem tratamentos clínicos ou cirúrgicos disponíveis para reverter os efeitos da PAIR, a prevenção é a chave. Isso pode requerer uma abordagem colaborativa envolvendo pessoas com formação em engenharia acústica, higiene industrial, otolaringologia e audiologia para examinarem níveis de ruído ambiental nos diversos ambientes laborais e para desenhar programas educacionais e de monitoramento para a proteção auditiva pessoal. Depois de estabelecido o diagnóstico por exame otológico e administração de uma bateria de exames audiométricos, o médico deve aconselhar o paciente sobre as prováveis consequências da exposição contínua ao ruído.

O uso de amplificação é a recomendação costumeira para pessoas que notam dificuldade de audição. As necessidades individuais e os ambientes acústicos influenciam as decisões para a seleção do tipo específico de aparelho. Em perdas auditivas bilaterais, a amplificação bilateral geralmente oferece uma reabilitação mais satisfatória, a não ser que haja evidências de disfunção auditiva central, quando um aparelho unilateral frequentemente oferece melhores resultados. Um critério razoável para o encaminhamento para avaliação com vistas a um aparelho auditivo é um LRF acima de 25 dB ou um ERP abaixo de 80%, com níveis de apresentação 50 dB acima do limiar. Existem alguns casos nos quais se podem recomendar aparelhos auditivos para auxiliar o paciente a ouvir em circunstâncias especiais, como em conferências ou em situações de grupo. Em pacientes com perdas auditivas em altas frequências e audição em baixas frequências relativamente normal, aparelhos auditivos geralmente são mais úteis para pessoas com perda significativa em 2.000 Hz.

O atual aparelho auditivo básico é um dispositivo digital programável com supressão de ruídos e um molde aberto de orelha. Deve-se fazer uma avaliação com vistas a um aparelho auditivo, a fim de fazer uma seleção entre diversas adaptações possíveis, e recomenda-se uma tentativa de uso, com o paciente usando os aparelhos em diversas circunstâncias. Numerosos dispositivos de assistência auditiva (FM e infravermelho) estão disponíveis para potencializar a compreensão em situações específicas. Tutoriais de reabilitação aural concebidas para potencializar a capacidade do paciente de compreender a fala também podem ser úteis e geralmente estão disponíveis em algumas áreas urbanas.

Não existe cura para o zumbido associado à PAIR, embora existam numerosas medidas de melhoria. Na ausência de mais lesões à orelha interna, em geral o zumbido diminui com o tempo. Com frequência, um grau variável de zumbido persiste, sendo especialmente óbvio em um ambiente mais silencioso. Para os poucos pacientes que o consideram extremamente incômodo, o mascaramento do zumbido com música ou com outro som agradável frequentemente é útil. Nas pessoas com perda auditiva significativa, a amplificação apropriada é útil. Os aparelhos auditivos modificados (mascaradores de zumbido), concebidos para produzir ruídos de mascaramento, geralmente apresentam um sucesso limitado. A terapia de retreinamento (TRT) para o zumbido está amplamente disponível hoje em dia, a fim de auxiliar as pessoas a lidar com seu problema de zumbido. Pode ser necessário um encaminhamento psiquiátrico para o manejo da depressão e ansiedade associadas, comuns nas pessoas "incomodadas" por seu zumbido.

▶ Prognóstico

A trajetória da PAIR mostra a maior alteração na primeira década de exposição, com perda adicional cada vez menor à medida que a exposição continua. Em contraste, a trajetória da perda auditiva ligada ao envelhecimento aumenta com o passar do tempo. A superposição de efeitos do envelhecimento sobre efeitos de dano sonoro anterior permanece um tema controverso em avaliações de compensação. O padrão de perda auditiva nos tecelões de juta da Escócia (ver Figura 58-3) é a demonstração clássica da PAIR ao longo do tempo.

O ensinamento padrão é que a PAIR não progride depois que cessa a exposição perigosa ao ruído. A piora da audição depois, por exemplo, da aposentadoria é em geral atribuída ao envelhecimento (presbiacusia), embora outras condições possam contribuir para a mudança. A presbiacusia pode se somar à PAIR à medida que o paciente envelhece. Entretanto, o efeito é irregular. Como as células perdidas por uma causa (p. ex., ruído) não podem ser "perdidas de novo" (p. ex., envelhecimento), há menos alterações com o tempo nas frequências da "gota acústica", mas uma perda levemente superior com o tempo nas frequências adjacentes, em particular 3 kHz (Gates e Kujawa). No presente momento, discutir se essas perdas devem ser atribuídas às consequências de danos anteriores por ruídos ou por envelhecimento acelerado é um processo sem resultados.

▶ Prevenção da PAIR

A PAIR pode ser prevenida reduzindo-se o ruído na origem por meio de controles de engenharia, limitando a exposição por meio de controles administrativos e empregando práticas efetivas de proteção da audição para exposições que não podem ser ou não são evitadas. O componente chave de todos os esforços de prevenção é a educação. Os trabalhadores expostos a ruídos perigosos no local de trabalho precisam compreender que a audição só pode ser protegida e preservada caso realizem esforços para reduzir todas as exposições perigosas, e não apenas aquelas do local de trabalho.

A. Regulação de exposição ocupacional ao ruído

Há muito se sabe que a exposição ao ruído associada ao local de trabalho produz perda auditiva. Na verdade, "surdez do caldeireiro" foi o termo criado para descrever a agora familiar perda auditiva neurossensorial bilateral associada à exposição excessiva ao ruído ocupacional. Principalmente com base no conhecimento ganho com os estudos de campo de perda auditiva em trabalhadores industriais e em militares, o Departamento de Trabalho dos EUA promulgou regulamentações nas décadas e 1970 e 1980, concebidas para proteger a audição de empregados que trabalham em ambientes barulhentos. A principal regulamentação é o Padrão de Ruído Ocupacional (Occupational Noise Standard), promulgado pela Occupational Health and Safety Administration (OSHA) em 1972, que sofreu emendas em 1983. Essa regulamentação abrange trabalhadores na indústria governados pelo Department of Labor; outras agências federais (Federal Railroad Administration, Mine Safety and Health Administration, etc.) possuem regulamentações que compartilham características--chave com as regras da OSHA.

O Quadro 58-1 mostra os níveis máximos de exposição permitidos pela OSHA por diversas durações. Os níveis declarados no Quadro representam a exposição máxima diária permissível ao ruído, ou o "limite de exposição permissível" (LEP), conforme especificado pela OSHA e outras agências federais. O LEP para uma exposição de 8 horas é chamado de o "critério"; reflete o nível sonoro em dBA (decibéis medidos com o filtro ponderado em A), que atinge o LEP após uma exposição de 8 horas. Observe que, para exposições por períodos diferentes de 8 horas, o nível de exposição diária permissível aumenta ou diminui 5 dB por cada corte pela metade ou pela duplicação da duração da exposição: permitem-se 90 dB por períodos de 8 horas diárias,

Quadro 58-1 Padrões OSHA de exposição permissível ao ruído

Duração (h)	Nível do som (dBA)
32	80
16	85
8	90
4	95
2	100
1	105
0,5	110
0,25 ou menos	115

Fonte: OSHA, 1983

95 dB por 4 horas diárias, etc. Cada uma das exposições listadas no quadro representa uma exposição equivalente à MPT de 90 dB por 8 horas. Por definição, uma MPT de 90 dB por 8 horas representa 100% da "dose" permissível.

Quando a exposição diária ao ruído é composta por dois ou mais períodos de exposição em níveis diferentes, seus efeitos são combinados pela seguinte regra:

$$C_1/T_1 + C_2/T_2 + ... + C_n/T_n$$

em que C é a duração da exposição em um dado nível; e T é a duração permissível daquele nível.

Calcula-se então a "dose permissível percentual", multiplicando o resultado por 100. Ou seja,

$$D = 100\,(C_1/T_1 + C_2/T_2 + ... + C_n/T_n)$$

Atividade	Nível (dBA)	Duração (h)
Esmerilhamento	90	2,0
Polimento	85	1,0
Corte	100	0,5
Empacotamento	75	2,0
Almoço, pausas	79	1,5

Cálculo da dose diária feito do seguinte modo:

Atividade	C/T	Dose (%)
Esmerilhamento	2/8	25
Polimento	1/16	6,25
Corte	0,5/2	25
Empacotamento	2/infinito	0
Almoço, pausas	2/infinito	0
Total	0,74	56,25

Todas as exposições entre 80 e 130 dBA são obrigatoriamente integradas no cálculo da dose. Exposições abaixo do chamado limiar não entram no cálculo da exposição diária; os limiares variam entre 80 a 90 dBA entre as diversas regulamentações. Por exemplo, considere a seguinte exposição diária a ruído de um metalúrgico de chapas planas:

Portanto, a exposição desse funcionário não excederia o LEP da OSHA. A dose também poderia ser expressa como um nível de MPT em decibéis, calculando-se o nível de exposição em 8 horas que resultaria na mesma dose:

$$\text{MPT} = 16{,}61\,\log_{10}(\text{dose}/100) + 90$$
$$= 16{,}61\,\text{Xlog}\,(56{,}25/100) + 90 = 85{,}9\text{ dBA}$$

É importante lembrar que "dose" e "MPT" na realidade se referem à mesma medida: o equivalente à exposição de 8 horas para qualquer duração medida ou combinação de níveis e durações, expressa como porcentagens ou decibéis.

Conforme as emendas de 1983, o atual padrão de exposição ocupacional ao ruído dos EUA identifica uma MPT de 85 dBA, ou uma dose de 50%, como "nível de ação". Trabalhadores abrangidos pelo padrão que estiverem expostos acima do nível de ação devem receber um programa efetivo de conservação da audição, incluindo avaliações audiométricas anuais, proteção auditiva pessoal, se desejado, e programas educativos. Com uma exposição diária a ruído de 56,25% ou uma MPT acima de 85 dBA, o metalúrgico descrito deve estar em um programa corporativo de conservação da audição.

Os limites de exposição estabelecidos pela OSHA foram determinados empiricamente a partir de dados epidemiológicos e laboratoriais referentes a dano auditivo por ruído, e foram concebidos para proteger trabalhadores contra o desenvolvimento de dano material na sua audição ao longo de sua vida laboral. Foram derivados subtraindo-se a porcentagem de trabalhadores que sofriam dano material na audição em função do nível de exposição de uma população-controle sem exposição ocupacional. A porcentagem resultante é o "risco percentual" ou "risco adicional percentual" de um dano material na audição depois de, por exemplo, 40 anos de exposição, acima do esperado apenas pela presbiacusia. Estimativas do risco percentual variam dependendo dos critérios e das bases de dados usados; as estimativas fornecidas no padrão original foram revisadas para baixo com base em métodos estatísticos de ajuste mais modernos pelo National Institute for Occupational Safety and Health (NIOSH) e apoiam a conclusão que o LEP de 90 dBA, com o nível de ação de 85 dBA, se cumprido, protegeria 93 a 96% da população trabalhadora de sofrer uma perda auditiva ocupacional induzida pelo ruído.

Em 1998, o NIOSH revisou sua recomendação original de 1972 para que o limite de exposição permissível ao ruído ocupacional fosse estabelecido em uma exposição ponderada por tempo de 85 dBA, adicionando, além disso, que a exposição deveria ser calculada com uma taxa de câmbio de 3 dB. Em outras palavras, a exposição diária a 85 dBA representa uma dose de 100%, e a dose é dobrada ou cortada pela metade a cada aumento ou diminuição de 3 dBA (i.e., 88 dBA = 200%, 82 dBA = 50%, etc.).

Quadro 58-2 Exposição permissível ao ruído no local de trabalho

Duração (h)	Níveis do som dBA (resposta lenta)
16	85
8	90
6	92
4	95
2	100
1	105
0,5	110
0,25	115

O limite de exposição recomendado (LER) pelo NIOSH é muito mais conservador que o padrão da OSHA, particularmente para trabalhadores expostos a altos níveis por durações relativamente curtas. Por exemplo, a exposição LEP da OSHA de 56% do metalúrgico (MPT = 85,8 dBA) descrita seria 292% do LER (MPT = 89,7 dBA) usando os limites do NIOSH. Embora diversos grupos tenham, por muitos anos, recomendado o LER do NIOSH como o padrão federal apropriado, ele não foi adotado por nenhuma agência federal como um padrão nacional.

A American Conference of Governmental Industrial Hygienists também listou diretrizes para exposições ocupacionais ao ruído. Esses limites são especificados como "valores limites de limiar" (VLL) e usam as mesmas métricas do LER do NIOSH (critério de 85 dBA; taxa de câmbio de 3 dB). Entretanto, o VLL é especificado pela ACGIH como a exposição *mínima* na qual deveria ser *considerada* a implementação de um programa de conservação da audição; não implica um valor máximo de exposição tolerável, como o LEP da OSHA. Visto nessa perspectiva, não há conflito entre o VLL da ACGIH e o LEP da OSHA; programas de conservação da audição devem ser implementados se a exposição ultrapassar o VLL da ACGIH, e os trabalhadores não devem sofrer uma exposição acima do LEP da OSHA.

Os padrões de ruído da OSHA são úteis para que o médico chegue a um diagnóstico e para determinar se é necessário fazer uma recomendação sobre proteção auditiva. Em primeiro lugar, como os trabalhadores expostos a ruído ocupacional excessivo deveriam estar em um programa de conservação da audição, podem existir evidências de uma história de exposição e audiogramas obtidos anteriormente pela empresa para consideração (Quadro 58-2). Se o trabalhador não está inscrito em um programa de conservação da audição, pode não trabalhar com ruído ocupacional significativo. Infelizmente, como nem todos os trabalhadores estão abrangidos pelos padrões da OSHA, e porque o respeito fica aquém do desejado, a falta de participação de um trabalhador em um programa de conservação da audição não garante que não está exposto a ruídos ocupacionais significativos. Entretanto, ao avaliar um paciente, se for determinado que a exposição ao ruído ocupacional não ultrapassa um MPT de 85 dBA, ou uma dose de 50%, então deve-se afastar a exposição a ruído ocupacional como etiologia.

B. Programa de conservação da audição

A OSHA requer que os trabalhadores expostos acima do nível de ação (8 horas de MPT de 85 dBA, ou dose de 50%) sejam inscritos em um programa de conservação da audição efetivo e continuado. Os principais componentes do programa são resumidos a seguir.

Quadro 58-3 Exemplo de ruído industrial e ruído ambiental

Empresa aérea voando com jatos – operação	
Motor FA-18E a 80% (ré) < 6 m	130 dBA
Motor FA-18 E em ponto morto (ré) < 6 m	105 dBA
Motor FA-18E após teste de turbina reversora) < 6 m	139 dBA
Motor F104 em ponto morto a 60 m	91 dBA
Máquina fiadeira hidráulica a diesel	107 dBA
Equipamento pesado móvel	
Raspadeira-Carregadora	117 dBA
Graduador para estradas	95 dBA
Operação de ferramentas (metal)	
Retificadora pneumática, alumínio	100-102 dBA
Soldar aparas em uma grande estrutura de alumínio	120 dBA
Retificador de fresas cortando tubos de alumínio	100 dBA
Retificador de fresas cortando tubos galvanizados	96-98 dBA
Espingarda de agulha em chapa de aço de 1/4 de polegada	108 dBA
Prensa para puncionar barras de aço plano de 3/8 de polegada	118 dBA
Operação de ferramentas (madeira)	
Serra de decepar	112 dBA
Serra de braço radial	98 dBA
Máquina de desbastar	93 dBA
Plaina mecânica	106 dBA
Socioacusia	
Conversa normal	50-60 dBA
Barcos a motor	74-114 dBA
Motocicletas	Até 110 dBA
Cortador de grama	Até 96 dBA
Armas de caça	143-173 dBA

1. Monitoramento de ruído – Dois tipos gerais de determinação de exposição são comumente usados pela indústria: levantamentos de ruído na área e dosimetria individual do ruído. Os levantamentos de área são usados para identificar postos de trabalho nos quais a exposição MPT possa ultrapassar 85 dBA; são realizados colocando um medidor de nível sonoro em um local específico e fazendo amostragens do campo sonoro. Calculam-se a seguir as exposições com base na quantidade de tempo que um funcionário trabalha naquele local específico. Os levantamentos de área também são úteis para determinar as fontes de exposição em um ambiente industrial e para planejar estratégias de engenharia para o controle do ruído, com vistas a reduzir a exposição (Quadro 58-3).

Exposições ocupacionais também podem ser medidas diretamente usando-se dosímetros individuais de ruído. Esses dispositivos são medidores pequenos computadorizados integrando níveis sonoros, que podem registrar a exposição sonora minuto a minuto ao longo do dia de trabalho. São usados no cinto ou no bolso, e o microfone é colocado no ombro, aproximadamente 12 cm lateral à orelha. Os avanços tecnológicos no desenho do microprocessador, incorporando baixo consumo de energia e miniaturização dos componentes, levaram a dosímetros sofisticados, pequenos e leves, que podem ser usados discretamente. Uma vantagem distinta de se usar a dosimetria, ao invés dos outros métodos, é que o instrumento de medição vai com o trabalhador e pode, portanto, fornecer uma determinação mais acurada da exposição à medida que ele passa pelos diferentes ambientes sonoros durante o dia de trabalho. A determinação da exposição usando a dosimetria apresenta algumas desvantagens. Como o instrumento é colocado no ombro, a reflexão do som corporal acrescenta cerca de 2 dB à determinação da exposição. Além disso, é quase impossível prevenir toques ou choques na superfície do microfone durante um dia de trabalho normal. O contato com o microfone, mesmo com o uso de um paravento, sempre aumentará a medida da dose e, no caso de contatos de curta duração e alto nível, a exposição pode ser drasticamente aumentada. Finalmente, como o dosímetro acompanha o trabalhador, ao invés de ficar sob o controle do profissional determinando a exposição, podem ocorrer erros de comissão e de omissão. Por exemplo, um dosímetro colocado em um casaco, que é guardado em um armário antes de começar o turno, registrará a exposição do casaco, não do trabalhador.

2. Controles de engenharia – Podem ser implementados, a fim de reduzir a exposição dos empregados, em muitos casos. Os designers conceitualizam possíveis soluções de engenharia em termos de (1) fonte (o que está gerando o ruído), (2) caminho (as vias por onde o ruído gerado pode passar), (3) receptores (os trabalhadores expostos ao ruído). Para reduzir exposições ao ruído, esses controles podem envolver: (1) cercamentos para isolar as fontes ou os receptores, (2) barreiras para reduzir a transmissão de energia ao longo do caminho e (3) distância para aumentar o caminho e, ao final, reduzir a energia acústica na altura do receptor. Outros controles de engenharia importantes incluem o desenho de processos mais silenciosos de manufatura (lâminas de serra de baixa emissão acústica).

3. Controles administrativos – Incluem (1) reduzir a quantidade de tempo a que um dado trabalhador possa estar exposto a uma fonte de ruído, a fim de impedir que uma exposição de ruído MPT chegue a 85 dBA e (2) estabelecendo diretrizes de aquisições para impedir a introdução de equipamentos que aumentaria a dose sonora a que os trabalhadores estão sujeitos. Embora simples em princípio, a implementação de controles administrativos requer compromisso gerencial e supervisão constante, em particular na ausência de controles de engenharia ou de proteção pessoal. Em geral, controles administrativos são usados como adjuvantes a estratégias de controle de ruído existentes no quadro de um programa de conservação de audição, e não como uma abordagem exclusiva para controlar a exposição ao ruído.

4. Educação de trabalhadores – Os trabalhadores e a gerência devem compreender os efeitos potencialmente nocivos do ruído, a fim de satisfazer as exigências da OSHA e – mais importante – garantir que o programa de conservação da audição seja bem-sucedido na prevenção da PAIR. Um bom programa de educação de trabalhadores descreve: (1) os objetivos do programa, (2) os riscos sonoros existentes, (3) como ocorre a perda auditiva, (4) o propósito de testes audiométricos e (5) como os trabalhadores podem se proteger. Além disso, os papéis e responsabilidades do empregador e dos trabalhadores devem estar claramente declarados. É necessário que a formação seja oferecida anualmente a todos os trabalhadores incluídos no programa de conservação da audição. Oportunidades para manter a conscientização ocorrem durante reuniões periódicas sobre segurança, bem como durante consultas para testes audiométricos, quando os resultados dos testes são explicados.

5. Proteção da audição – Trabalhadores em ambientes que ultrapassam o LEP da OSHA devem usar protetores auditivos que reduzirão exposições abaixo de nível de ação (85 dBA MPT). Protetores auditivos devem ser oferecidos a empregados expostos ao nível de ação ou mais, porém abaixo do LEP, e o uso de protetores é obrigatório se o funcionário exibir uma mudança do limiar-padrão (definido a seguir). É importante que trabalhadores não sejam forçados a usar protetores auditivos com valores de atenuação excedendo significativamente a exposição a níveis seguros (i.e., abaixo do nível de ação). Não há nenhuma necessidade de reduzir exposições abaixo do limite seguro; fazer isso diminui a obediência dos funcionários à regra e diminui a capacidade de comunicação dos trabalhadores, assim como a de ouvir sons de alerta, o que aumenta a probabilidade de lesões por causas acidentais.

Por muitos anos, a OSHA exigiu que empregadores usassem a "classificação de redução de ruído" (CRR) – um método para classificar protetores auditivos aprovado pela Environmental Protection Agency em 1979. Como o CRR foi desenvolvido como um padrão laboratorial para fornecer um valor de referência para comparação entre tampões de orelha, há muito tempo é reconhecido como um método inadequado para determinar os valores de atenuação no mundo real que podem ser esperados para um trabalhador em um ambiente real. Reconhecendo os problemas com os CRR originais, a OSHA fornece, em um apêndice complicado ao padrão de ruído, três métodos para reduzir os valores CRR, a fim de chegar a uma expectativa mais "realista" da verdadeira atenuação que pode ser esperada para um trabalhador que usa o tampão de orelha. Há uma discussão em andamento sobre uma possível nova regra, e, parece, até o momento de escrever este capítulo, que em breve haverá uma nova regra.

A nova regra, *EPA Noise Labeling Standards for Hearing Protection Devices* (40CFR 211 subparte B), foi publicada no início de 2010. A regra apresenta um novo método que fornece CRRs determinados por indivíduos que os escolhem sozinhos, sem assistência. Além disso, fornece uma faixa de CRR, em vez de um único número. A faixa é concebida para considerar as diferenças no ajuste individual pelas pessoas e também abordará diferenças inerentes em tipos de protetor auditivo, bem como protetores auditivos modernos que incluem circuitos de redução ativa de ruídos. O limite inferior da faixa é a atenuação obtida por 80% dos indivíduos; o limite superior reflete a atenuação alcançada por 20% dos indivíduos. (Nota de edição: há um sentimento considerável que o número mais alto deveria ser 10%.) A nova regra formará a base para os métodos da OSHA para a colocação de protetores auditivos.

6. Avaliação audiométrica – Fornece o único meio quantitativo de determinar a efetividade global de um programa de conservação de audição. Um programa de testes audiométricos administrado de forma adequada, supervisionado por um audiologista graduado, por um médico ou por outros profissionais treinados e experientes em conservação audiológica ocupacional pode detectar alterações na audição ao longo do tempo que de outra forma poderiam passar despercebidas. Os resultados dos testes audiométricos devem ser compartilhados com os funcionários, a fim de assegurar a efetividade. Os resultados ou as tendências globais notados em um programa de testagem audiométrica podem ser usados para ajustar o programa de conservação da audição, inclusive determinar que tipo de dispositivos de proteção auditiva oferecer a funcionários e os locais onde é necessário realizar mais atividades de treinamento de funcionários.

Os empregadores têm o dever de obter um audiograma inicial, em geral nos primeiros seis meses de emprego, para ser usado como linha basal para comparação a audiogramas subsequentes. Se uma "mudança de limiar-padrão", definida como uma alteração em audição de em média 10 dB ou mais nas frequências audiométricas de teste de 2, 3 e 4 kHz ocorrer em qualquer orelha, aquele empregado é notificado, sendo indispensáveis maiores ações que podem necessitar tanto da modificação do programa de conservação da audição quanto da notificação das autoridades apropriadas (p. ex., o empregador ou a agência governamental apropriada). Em alguns casos, está indicado um encaminhamento a um otologista, a fim de determinar se essa mudança está ou não relacionada ao trabalho e avaliar outras possíveis causas clínicas.

American Conference of Governmental Industrial Hygienists (2006). *Threshold Limit Values (TLVs) for Chemical Substances and Physical Agents and Biological Exposure Indices (BEIs)*. Cincinnati, OH. (Reference source for toxic exposures.)

American National Standards Institute, Inc. [ANSI]. (1996). *American National Standard: Determination of occupational noise exposure and estimation of noise-induced hearing impairment* (ANSI S3.44-1996). New York: American National Standards Institute, Inc.

National Aeronautics and Space Administration. National Auditory Demonstration Laboratory TWA Calculator. Website: http://adl.grc.nasa.gov/340/twa-calculator. Accessed March 31, 2010. (Resource for determination of noise exposure parameters.)

National Institute for Occupational Safety and Health [NIOSH]. (1998). *Criteria for a recommended standard. Occupational exposure to noise. Revised criteria*. U. S. (DHHS Publication No. 98–126). Cincinnati, OH: NIOSH. (Proposal for new standard for noise exposure.)

Occupational Safety and Health Administration [OSHA]. (1983). *Occupational noise exposure: Hearing conservation amendment; final rule*. Occupational Safety and Health Administration, 29 C.F.R. 1910.95; 48 Fed. Reg. 9738–9785. (Federal rule for occupational noise exposure.)

PERDA AUDITIVA DEVIDA A TRAUMA FÍSICO

O traumatismo encefálico fechado é, de longe, a causa mais comum de perda auditiva traumática; acidentes veiculares são responsáveis por aproximadamente 50% das lesões do osso temporal. A lesão coclear observada após um trauma cego é muito parecida, tanto do ponto de vista histológico quanto otológico, com a lesão induzida por trauma acústico de alta intensidade. Essa lesão pode ser melhorada caso as estruturas da orelha média absorvam parte da energia e se rompam.

As lesões penetrantes do osso temporal são relativamente raras. Outras causas ocupacionais de lesão à orelha incluem quedas, explosões, queimaduras por produtos químicos cáusticos, chamas e lesões por faíscas de solda.

▶ Exame e tratamento

No paciente consciente, pode-se suspeitar do tipo de lesão auditiva usando um diapasão de 512 Hz. O som será lateralizado para o lado lesado com perda auditiva condutiva e para longe de uma orelha com perda auditiva neurossensorial. Em muitos casos, a lesão é mista e bilateral, de modo que os resultados do diapasão podem ser ambíguos. Devem-se também verificar sinais de lesão vestibular (p. ex., nistagmo) e trauma ao nervo facial (p. ex., paralisia). Exames audiométricos completos podem ser realizados depois que o paciente estiver estabilizado.

A. Lesões causando perda auditiva condutiva

O traumatismo encefálico fechado com ou sem fratura do osso temporal pode causar hemotímpano – uma coleção sanguínea na orelha média. Se essa for a única lesão, a audição se recupera ao longo de várias semanas. Queimaduras recebidas por um pedaço de faísca de solda podem penetrar o tímpano; em geral, a cicatrização não é completa e frequentemente o resultado é uma infecção crônica. Uma explosão forte com níveis de pressão sonora acima de 180 dB pode causar ruptura da membrana timpânica. Perfurações traumáticas da membrana em geral curam espontaneamente, se não houver infecção secundária, embora a perda auditiva possa persistir. Também se devem observar precauções quanto à água, a fim de evitar infecção secundária.

Uma perda auditiva condutiva que persista por mais de três meses após a lesão pode ser devida à perfuração da membrana timpânica ou à ruptura da cadeia ossicular. Essas lesões geralmente são passíveis de correção cirúrgica, discutida em detalhes em outro capítulo deste livro.

B. Lesões causadas por perda auditiva neurossensorial ou mista

O trauma à orelha interna resulta mais comumente de traumatismo craniano fechado. Com frequência, há concussão labiríntica, com vertigem transitória, potencialmente com perda auditiva permanente e zumbido. Esses pacientes podem ser tratados com supressores vestibulares para o alívio sintomático da vertigem em curto prazo. Entretanto, uma instabilidade grave justifica uma reabilitação vestibular.

PERDA AUDITIVA POR OTOTOXICIDADE

Produtos químicos no local de trabalho podem ser absorvidos pela pele ou inalados e chegar aos líquidos da orelha interna secundariamente, por meio da corrente sanguínea. Acredita-se que os produtos químicos industriais lesem tanto a cóclea quanto as estruturas auditivas centrais por meio da produção de radicais livres.

Segundo Morata, o Human Field Studies Working Group identificou os seguintes produtos químicos como tendo a mais alta prioridade para intervenção no local de trabalho:

- Solventes – tolueno, estireno, xileno, *n*-hexano, etilbenzeno, incolores/solvente de Stoddard, dissulfeto de carbono, combustíveis e percloroetileno.
- Asfixiantes – monóxido de carbono e cianeto de hidrogênio.
- Metais – chumbo e mercúrio.
- Pesticidas/herbicidas – paraquat e organofosforados.

Fora do ambiente ocupacional, entretanto, a maioria da perda auditiva por ototoxicidade é secundária a medicações, incluindo aminoglicosídeos, diuréticos de alça, agentes antineoplásicos e salicilatos.

Devem-se implementar controles no local de trabalho, a fim de limitar a exposição a ototoxinas químicas. Devem-se identificar trabalhadores de alto risco, com base em exposição ototóxica, perda auditiva sensorial preexistente e comprometimento da função renal ou hepática. A avaliação audiométrica é apropriada para identificar e monitorar a exposição ototóxica, e propôs-se o acréscimo de emissões otoacústicas, potenciais auditivos evocados do tronco cerebral e audiometria comportamental para examinar os efeitos centrais de produtos químicos industriais.

Os trabalhadores que utilizam medicações potencialmente ototóxicas estão em risco aumentado de perda auditiva quando colocados em ambientes barulhentos, uma vez que a combinação de alguns tratamentos com fármacos ototóxicos e trauma por ruído pode levar a um grau maior de perda auditiva que qualquer um deles produziria sozinho. Inversamente, pacientes com qualquer tipo de perda neurossensorial preexistente, incluindo PAIR, podem ser mais susceptíveis aos efeitos ototóxicos de medicações. Entretanto, o ácido acetilsalicílico, embora cause perda auditiva neurossensorial reversível, provavelmente não está associada a uma maior probabilidade de PAIR.

As ototoxinas medicamentosas devem ser administradas na dose mais baixa possível compatível com a eficácia terapêutica. Devem-se monitorar os níveis séricos de pico e de vale, a fim de reduzir o risco de dosagens excessivas. Quando possível, deve-se evitar a administração simultânea de múltiplas medicações ototóxicas (p. ex., furosemida e um antibiótico aminoglicosídeo), a fim de minimizar os efeitos sinergísticos.

> Morata TC. Chemical exposure as a risk factor for hearing loss. *J Occup Environ Med*. 2003;45:676–682. (Source data for chemical exposures in the workplace.)

QUESTÕES MÉDICO-LEGAIS

1. Compensação ao trabalhador

Todos os Estados dos EUA possuem programas de compensação ao trabalhador por lesões decorrentes do trabalho. Cada Estado desenvolveu seu próprio método para lidar com a questão do trabalhador prejudicado, e as leis estaduais não são uniformes nos EUA. Antes de avaliar um caso de compensação ao trabalhador, o perito médico deve compreender os estatutos apropriados do Estado onde a ação foi impetrada.

Para complicar mais as coisas, casos que estão no âmbito do governo federal, como servidores públicos federais civis regidos pelo Federal Employee Compensation Act (FECA), são tratados de forma diferente de casos envolvendo estivadores, regidos pelo Longshoreman and Harbor Workers' Compensation Act (LHWCA), apesar de ambas as leis serem adjudicadas pelo U.S. Department of Labor.

Os casos envolvendo trabalhadores marítimos são regidos na esfera do Jones Act, que abrange trabalhadores da marinha mercante (marítimos e tripulantes), alguns mergulhadores e motoristas de empilhadeiras. Embora casos no âmbito dessa lei estejam sob os auspícios do governo federal, são adjudicados de forma diferente dos casos do Department of Labor.

Os casos que tratam de ferroviários envolvidos em comércio interestadual são regidos pela Federal Employers Liability Act (FELA). Embora o Jones Act e a FELA sejam diferentes, de um ponto de vista prático, para o médico avaliador, são similares e são tratados por meio de exame médico e possível depoimento no tribunal, em vez de um valor tabelado (por uma diretriz que determina a porcentagem da perda auditiva).

2. Cálculo da porcentagem da perda auditiva

Existem vários métodos em amplo uso para calcular a porcentagem da perda auditiva. O método mais aceito e frequente-

Quadro 58-4 Cálculo do *handicap* auditivo

Limiares (dB)	Orelha esquerda	Orelha direita
500 Hz	dB	dB
1.000 Hz	dB	dB
2.000 Hz	dB	dB
3.000 Hz	dB	dB
Média de tons puros (PTA)	$\frac{\Sigma \text{limiares (esquerda)}}{4}$	$\frac{\Sigma \text{limiares (direita)}}{4}$
Deficiência monoaural	$= 1{,}5 \, (PTA_E - 25)$	$= 1{,}5 \, (PTA_D - 25)$
Handicap auditiva	\multicolumn{2}{c}{$5(MIb) + MIw \, / 4$}	

PTA_D, média de tons puros da orelha direita; PTA_E, média de tons puros da orelha esquerda; MIb, deficiência monoaural da orelha melhor; MIw, deficiência monoaural da orelha pior.

---

mente usado e recomendado pela American Academy of Otolaryngology (AAO; 1979) é o seguinte (Quadro 58-4).

1. **Limiares.** Calcula-se o nível do limiar auditivo médio em 500, 1.000, 2.000 e 3.000 Hz para cada orelha.
2. **Deficiência monoaural.** Calcula-se a porcentagem de deficiência em cada orelha, tomando a PTA (500 a 3.000 Hz), subtraindo 25 dB e multiplicando o resultado por 1,5. A perda monoaural máxima de 100% é alcançada em 92 dB (limiar superior), com base no pressuposto que a perda auditiva só se torna um *handicap* acima de 25 dB, e que a partir daí o *handicap* aumenta a uma taxa de 1,5% por decibel.
3. ***Handicap* auditiva.** É calculada multiplicando-se a porcentagem menor (orelha melhor) por cinco, somando esse número à porcentagem maior (orelha pior) e dividindo o total por seis. Como a surdez unilateral só é considerada um *handicap* leve, usa-se uma ponderação de 5:1 para a melhor orelha.

O método da AAO para calcular a perda auditiva percentual, descrito, é idêntico às diretrizes de deficiência auditiva elaboradas pela American Medical Association (AMA Guidelines on Evaluation of Permanent Impairment). O método da AAO atualmente é usado pela maioria dos Estados em programas locais de compensação ao trabalhador e pelo US Department of Labor (p. ex., FECA e LHWCA).

Alguns Estados usam a regra de 1959 da American Academy of Ophtalmology and Otolaryngology. Esse método para calcular a porcentagem de perda auditiva é similar ao método AAO, exceto que o limiar dos 3.000 Hz não está incluído na média de tons puros.

Geralmente, existe um estatuto de limitações que determina quando um empregado é elegível para entrar com um pedido de compensação. Esse estatuto varia de Estado para Estado e com o governo federal. Ao fazer uma anamnese, o perito médico deve incluir uma declaração de quando ocorreu a perda auditiva e quando o empregado possa ter percebido que a perda auditiva estava relacionada ao ruído.

A maioria dos Estados fará um rateio referente a uma perda auditiva preexistente; o U.S. Department of Labor não deduz a perda auditiva pré-contratação. O U.S. Department of Labor, FECA e LHWCA só perguntam se a perda auditiva foi precipitada, acelerada, agravada ou proximamente causada pelas condições de emprego aceitas.

3. Avaliação da deficiência

A faixa normal do LRF varia entre 0 e 20 dB, com as perdas auditivas designadas de acordo com as seguintes medidas: (1) leve (25 a 40 dB), (2) moderada (40 a 55 dB), (3) moderadamente grave (55 a 70 dB), (4) grave (70 a 90 dB) e (5) profunda (mais de 90 dB). Evidentemente, a extensão da incapacidade sofrida pelo paciente depende de muitos fatores psicológicos, sociais e laborais. Incapacidade é um termo relativo. A avaliação da capacidade de um indivíduo para realizar seu trabalho requer conhecimentos sobre as diferentes tarefas realizadas por aquele indivíduo. Algumas questões típicas relacionadas incluem a quantidade necessária de comunicação com colegas e outras pessoas, o tipo de comunicação (p. ex., pessoalmente ou por telefone) e a necessidade de ouvir sinais de alerta ou alarmes anunciando uma emergência.

A polícia, os bombeiros e outros funcionários da lei e de emergência geralmente devem satisfazer certas exigências auditivas para contratação. As diretrizes para essas ocupações diferem regionalmente; entretanto, as diretrizes para policiais e bombeiros iniciantes em geral requererem uma PTA de 25 a 30 dB em 500, 1.000, 2.000 e 3.000 Hz. Requerimentos pós-contratação variam grandemente. Há um esforço em alguns Estados para quantificar a audição em um ambiente barulhento, e a Califórnia atualmente realiza testes de "audição do ruído" (HINT).

Para satisfazer as diretrizes da Social Security Administration para incapacidade total devida à deficiência auditiva, um indivíduo deve ter (1) um limiar auditivo médio de 90 dB ou mais na orelha que ouve melhor com base em condução tanto aérea quanto óssea em 500, 1.000 e 2.000 Hz, ou (2) um escore de discriminação de fala de 40% ou menos na orelha melhor. Em ambos os casos, a audição não deve ser restaurável por dispositivos de amplificação auditiva.

Ao avaliar casos de zumbido, o otologista e o audiologista podem tentar harmonizar o zumbido com a intensidade do zumbido em decibéis e a frequência do tinido em Hertz. O zumbido é um achado puramente subjetivo. Alguns Estados alocam um valor para o zumbido, outros não.

O médico examinador deve incluir uma declaração sobre a capacidade do requerente de desempenhar suas ocupações usuais e costumeiras.

4. Compensação por perda auditiva ocupacional

As estatísticas do US Department of Labor (FECA) fornecem um exemplo da forma de compensação da perda auditiva ocupacional. No ano fiscal de 1999 a 2000, houve 6.745 pedidos. O custo para o governo federal foi de US$ 8.982.139 em custos médicos e US$ 30.925.247 em compensações, em um custo total de US$ 39.907.386. O custo médio por pedido era de US$ 5.917. O aumento geral em custos por pedido ao longo dos anos reflete os custos crescentes dos aparelhos auditivos. Muitos requerentes estão solicitando aparelhos auditivos digitais mais novos que custam US$ 2.500 ou mais cada um.

A relação entre PAIR e presbiacusia permanece não totalmente compreendida. Muitos estudos tentaram abordar a questão de trabalhadores expostos a ruídos perigosos por um longo período de tempo e suas "supostas" perdas auditivas baseadas em sua idade (i.e., presbiacusia). A International Organization Standards (ISO) publicou um relatório que tenta quantificar essa relação. Como todas as grandes séries, tentativas de estimar a audição de indivíduos em certas idades também se baseiam em determinar a mediana ou as médias de grandes populações em uma determinada idade. Debate-se muito se dados epidemiológicos de perda auditiva podem ser aplicados a indivíduos.

Dobie RA. *Medical-Legal Evaluation of Hearing Loss*. 2nd ed. Singular/Thomson Learning, 2001. (Widely respected authority on NIHL.)

International Organization for Standardization: ISO-1999. Acoustics—Determination of Occupational Noise Exposure and Estimation of Noise Induced Hearing Impairment. International Organization for Standardization, 1990. (Comprehensive attempt to understand the interaction of noise and aging in groups).

Agradecimentos a Sumit K. Agrawal, MD, David N. Schindler, MD, Robert K. Jackler, MD, e Scott Robinson, MPH, CIH, CSP, por suas contribuições a este capítulo nas edições deste livro.

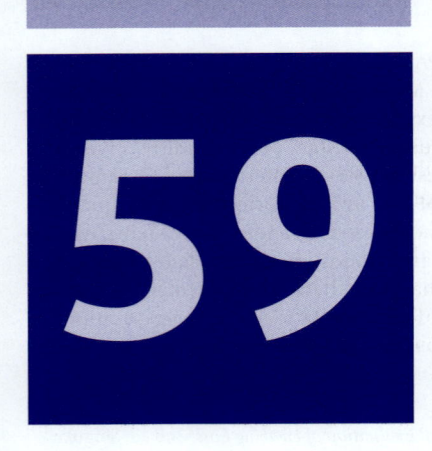

59 Trauma do osso temporal

John S. Oghalai, MD

TRAUMA DA ORELHA EXTERNA E MÉDIA

FUNDAMENTOS DO DIAGNÓSTICO

- História de trauma ou inserção de corpo estranho na orelha.
- Sintomas de dor e perda auditiva.
- Otorreia sanguinolenta.

Considerações gerais

As lesões localizadas nas orelhas externa e média incluem hematoma auricular, abrasão ou laceração do canal auditivo externo, perfuração da membrana timpânica e deslocamento da cadeia ossicular. Trauma local à membrana timpânica e aos ossículos pode ocorrer por lesão penetrante com objetos como cotonete, grampo, lápis ou faísca metálica quente durante soldagem. Além disso, barotrauma, como um tapa na orelha ou uma lesão por deslocamento explosivo de ar, pode causar uma perfuração da membrana timpânica ou deslocamento da cadeia ossicular.

1. Hematoma auricular

Um hematoma auricular pode se apresentar após um potente golpe a orelha externa. Pode ser reconhecido pelo edema doloroso do pavilhão auricular, flutuante à palpação. O hematoma surge depois que o pericôndrio é arrancado da cartilagem da aurícula. Essa acumulação de líquido precisa ser drenada para prevenir condronecrose e levar a uma orelha deformada, comumente conhecida como "orelha em couve-flor" ou "orelha de boxeador". Após incisão e drenagem, sutura-se um curativo compressivo através do pavilhão auricular para acolchoar a pele e o pericôndrio contra a cartilagem auricular, impedindo o reacúmulo de líquido.

2. Abrasão do canal auditivo externo

As lesões ao canal auditivo externo ocorrem mais comumente quando um paciente está tentando remover sua própria cera de orelha com um cotonete ou comum grampo. Geralmente a lesão é uma simples abrasão ou laceração. O tratamento consiste no uso de gotas otológicas antimicrobianas, a fim de impedir a sobreinfecção bacteriana ou fúngica da área. Alternativamente, pode haver uma área localizada de coleção sanguínea sob a pele do canal auditivo externo, chamada *bolha*. A perfuração dessa bolha tensa com uma agulha fina muitas vezes ajuda a reduzir o desconforto do paciente. Os pacientes com diabetes têm um alto risco de desenvolver otite externa por esse tipo de lesão, devido à sua má microcirculação. Esses pacientes devem ser acompanhados de perto para verificar a cura da ferida.

3. Perfuração da membrana timpânica

Pode ocorrer uma perfuração da membrana timpânica após o uso de um cotonete, grampo, lápis ou da entrada de faísca metálica quente no canal auditivo durante uma soldagem. Finalmente, o barotrauma, como um tapa na orelha ou uma lesão explosiva, pode causar uma perfuração. Em todos os casos, em geral os pacientes se queixam de dor e perda auditiva, e a perfuração pode ser diagnosticada por otoscopia. É importante notar quanto da membrana timpânica foi perfurada. Uma perfuração central não envolve o ânulo do tímpano, e uma perfuração marginal, sim. Além disso, deve-se realizar o teste de Weber com o diapasão, para verificar se há ativação para a orelha afetada, devendo-se verificar a presença ou não de nistagmo. Se o teste de Weber não irradia para a orelha afetada e o paciente apresentar nistagmo, é provável que tenha ocorrido subluxação do estribo com perda auditiva neurossensorial (PANS). Isso é chamado de fístula perilinfática e requer tratamento urgente (ver Fístula Perilinfática, Tratamento).

Se não forem encontradas evidências de perda auditiva neurossensorial, não é necessário nenhum tratamento específico, porque perfurações traumáticas da membrana timpânica, em especial perfurações centrais, em geral curam de modo espontâneo. Entretanto, devem-se seguir precauções estritas da orelha seca, a fim de evitar a entrada de água na orelha. Instruções ao paciente incluem abstenção total de natação e uso de uma bola de algodão totalmente coberta com petrolato (p. ex., vaselina) na orelha afetada durante o banho. Deve-se realizar um audiograma após aproximadamente três meses para verificar se a audição voltou ao normal e se não há solução de continuidade da cadeia ossicular. Se a perfuração não curar em três meses, provavelmente será necessário realizar uma timpanoplastia.

4. Deslocamento da cadeia ossicular

Um trauma penetrante com objetos, como cotonete, grampo ou lápis, pode lesar a cadeia ossicular (depois de perfurar a membrana timpânica). Barotrauma, como um tapa na orelha, uma lesão explosiva ou a descida rápida em um avião, pode causar deslocamento da cadeia ossicular sem perfuração da membrana timpânica. O deslocamento da cadeia ossicular com tímpano intacto manifesta-se como perda auditiva condutiva máxima (60 dB). O deslocamento da cadeia ossicular com tímpano perfurado resulta em graus menores de perda auditiva. Em qualquer um dos casos, o tratamento é a exploração da orelha média e a reconstrução da cadeia ossicular, se necessário, com timpanoplastia.

FRATURAS DO OSSO TEMPORAL

FUNDAMENTOS DO DIAGNÓSTICO

- ► História de trauma encefálico fechado.
- ► Sintomas de perda auditiva e possivelmente vertigem e paralisia do nervo facial.
- ► Sinais incluem sinal de Battle, hemotímpano e otorreia sanguinolenta.

► Considerações gerais

A base do crânio inclui os ossos frontal, esfenoide, temporal e occipital. Uma fratura na base do crânio (também conhecida como fratura craniana basilar) deve envolver pelo menos um desses ossos, podendo envolver todos. Fraturas do osso temporal representam grosseiramente 20% de todas as fraturas cranianas. Fatores de risco incluem sexo masculino e idade abaixo de 21 anos. As causas mais comuns incluem acidentes com veículos automotores, quedas, acidentes de bicicleta, convulsões e lesões corporais graves. Um trauma fechado à superfície lateral do crânio (a parte escamosa do osso temporal) frequentemente resulta em uma fratura longitudinal. Um golpe ao crânio occipital pode passar pelo forame magno e resultar em uma fratura transversal do osso temporal (Figura 59-1).

► Patogênese

As fraturas longitudinais envolvem a porção escamosa do osso temporal, acompanham o eixo do canal auditivo externo até a cavidade da orelha média e depois seguem anteriormente ao longo do gânglio geniculado e da tuba auditiva, terminando próximo ao forame lacerado. Em uma fratura longitudinal do osso temporal, a cápsula ótica é poupada. Em contraste, fraturas transversais correm diretamente por meio da pirâmide petrosa, fraturando a cápsula ótica, e depois se estendem anteriormente ao longo da tuba auditiva e do gânglio geniculado. As fraturas longitudinais e as fraturas transversais representam 80 e 20%, respectivamente, das fraturas do osso temporal.

► Achados clínicos

A. Sinais e sintomas

Os sintomas incluem perda auditiva, náusea e vômitos, e vertigem. Os sinais incluem o sinal de Battle, que é a uma equimose retroauricular resultante do sangue extravasado da artéria retroauricular ou veia emissária da mastoide. O sinal do "guaxinim" (equimose periorbital) está associado a fraturas cranianas basilares que envolvem a fossa craniana média ou anterior. O exame físico pode demonstrar uma laceração do canal auditivo externo com restos ósseos no interior do canal. Quase sempre se identifica um hemotímpano. Pode-se encontrar otorreia ou rinorreia com líquido cerebrospinal (LCS). Testes com diapasão devem sempre ser realizados em pacientes com uma fratura do osso temporal. O teste de Weber irradia-se para a orelha fraturada se houver perda auditiva condutiva e para o lado contralateral se houver uma perda auditiva neurossensorial. A presença ou a ausência de paralisia do nervo facial deve ser documentada em todos os pacientes com fraturas do osso temporal.

B. Exames de imagem

Após a ressuscitação inicial na emergência, uma TC do crânio em geral é o primeiro exame realizado em pacientes com traumatismo encefálico. É crucial afastar uma hemorragia intracraniana, que pode requerer um tratamento neurocirúrgico imediato. É nesse ponto que uma fratura do osso temporal é comumente identificada. Uma TC de alta resolução do osso temporal é valiosa para delinear a extensão da fratura, porém não é necessária, a não ser que haja suspeita de uma complicação (p. ex., fratura da cápsula ótica, lesão do nervo facial ou vazamento de LCS). Os pacientes com uma fratura longitudinal associada a hemotímpano, sem nistagmo, sem evidências de vazamento de LCS, com um teste de Weber que irradia para a orelha afetada e com função normal do nervo facial, em geral não precisam de uma TC do osso temporal. Pode-se fazer uma angiografia se houver hemorragia significativa da base do crânio, a fim de afastar lesão vascular, no entanto isso é incomum.

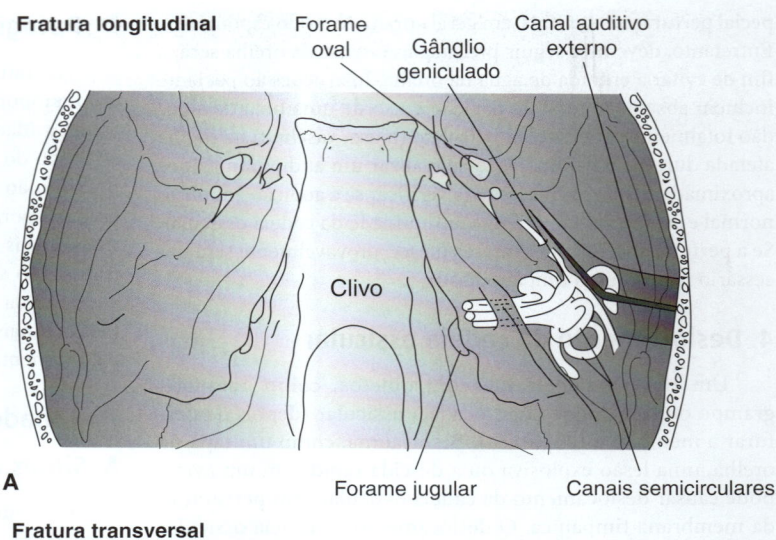

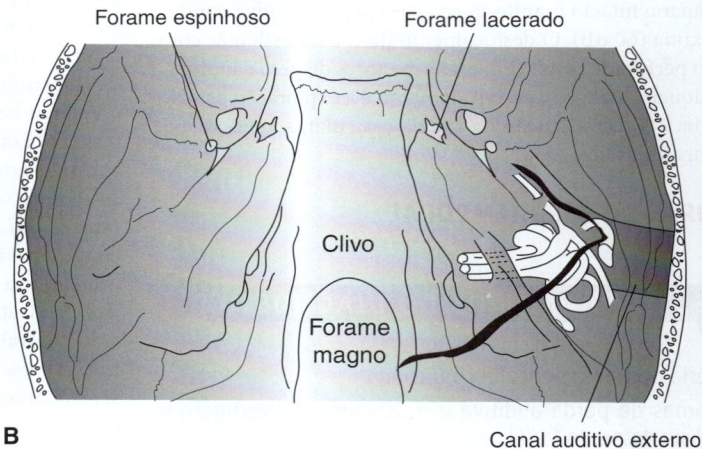

▲ **Figura 59-1** Tipos de fraturas do osso temporal. (**A**) Fraturas longitudinais começam na porção escamosa do osso temporal, correm pelo canal auditivo externo e então viram anteriormente em direção ao forame lacerado. (**B**) Fraturas transversais começam no forame magno, correm por meio do osso da cápsula ótica que envolve a orelha interna e então viram anteriormente em direção ao forame lacerado.

C. Exames especiais

1. Audiometria – Deve-se fazer audiometria em todos os pacientes com fratura do osso temporal. Entretanto, na maioria dos casos, não é necessário fazê-la na fase aguda. Se o exame clínico for consistente com perda auditiva condutiva e não houver evidências de fratura da cápsula ótica, a avaliação audiométrica pode ser realizada várias semanas após a lesão, dando tempo para a resolução do hemotímpano. Se a cápsula ótica estiver fraturada, há alta probabilidade de perda auditiva neurossensorial completa permanente, e não há nenhum tratamento disponível que altere esse prognóstico. Pode-se considerar uma audiometria de urgência se ocorreu subluxação do estribo para o vestíbulo e se planeja uma cirurgia para reparar uma fístula perilinfática.

2. Testes do nervo facial – Caso ocorra uma paralisia facial tardia completa, devem-se realizar testes do nervo facial. A razão para isso é identificar pacientes com degeneração do nervo facial superior a 90%, porque esses pacientes têm pior recuperação da função e podem se beneficiar da descompressão cirúrgica. Faz-se o **teste de excitabilidade nervosa** colocando-se as duas sondas de um estimulador neural de Hilger próximo do forame estilomastoide, aumentando lentamente a corrente até que uma contração facial se torne apenas visível. Esse é o limiar de estimulação no nervo facial. Uma diferença de 3,5 mA entre os lados lesado e não lesado correlaciona-se a uma perda de integridade neural superior a 90%.

Alternativamente, pode-se realizar uma **eletroneuronografia** por um neurofisiologista, que envolve estimular os dois nervos faciais com correntes iguais e simultaneamente medir o potencial miogênico vestibular evocado nos músculos da expressão facial. Se a amplitude do potencial evocado ipsilateral for inferior a 10% daquela do lado contralateral, ocorreu uma perda de integridade neural superior a 90%. Nenhum desses testes é acurado nos primeiros três dias após a lesão, pois é preciso aproximadamente 72 horas para que haja degeneração das fibras nervosas distais ao local da lesão. Mesmo assim, a descompressão cirúrgica da paralisia facial tardia permanece controversa.

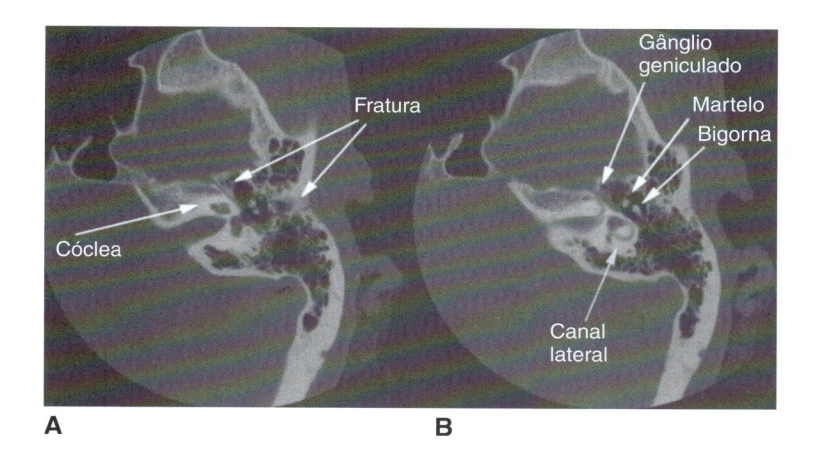

▲ **Figura 59-2** Tomografia computadorizada axial de um paciente que sofreu uma fratura longitudinal do osso temporal há vários meses. Esse paciente tinha uma perda auditiva condutiva de 60 dB com membrana timpânica normal ao exame físico. (**A**) O corte inferior demonstra a linha da fratura. (**B**) O corte superior mostra deslocamento da articulação incudomalear. Observe que a fratura corre diretamente ao longo do gânglio geniculado, porém o paciente não apresenta disfunção do nervo facial.

▶ Complicações

A. Perda auditiva condutiva

A perda auditiva condutiva deve-se mais comumente ao hemotímpano, mas também pode representar uma perfuração timpânica ou solução de continuidade ossicular. A forma mais comum de solução de continuidade ossicular após trauma do osso temporal é o deslocamento da articulação incudoestapédica. A segunda causa mais comum é o deslocamento da articulação incudomalear (Figura 59-2). Além disso, pode ocorrer fixação ossicular vários meses após o trauma, caso a formação de osso novo na linha da fratura se fundir à cadeia ossicular.

B. Perda auditiva neurossensorial e vertigem

Essas complicações são encontradas em pacientes que sofrem uma fratura transversal do osso temporal com envolvimento da cápsula ótica (Figura 59-3). A TC frequentemente mostra um pneumolabirinto (ar na orelha interna). Um audiograma em geral demonstra uma perda auditiva neurossensorial completa na orelha afetada. Agudamente, o exame clínico também revela nistagmo, consistente com um déficit vestibular unilateral. A perda auditiva neurossensorial também pode ser sofrida sem fratura da cápsula ótica, caso ocorra uma concussão do labirinto, exposição traumática a ruído ou lesão decorrente de explosão. Acredita-se que isso ocorra por dilaceramento das membranas cocleares e/ou trauma ao epitélio de células ciliadas devido às rápidas forças de aceleração e desaceleração no interior da orelha interna. Essas lesões podem se manifestar como uma perda auditiva de alta frequência, uma mudança temporária de limiar auditivo, que se recupera, ou uma perda auditiva neurossensorial permanente e completa.

C. Lesão do nervo facial

A paralisia do nervo facial ocorre em 20% das fraturas longitudinais do osso temporal e em 50% das fraturas transversais do osso temporal. A característica clínica mais importante a identificar é se a paralisia do nervo facial teve início imediato ou tardio. Os pacientes com paralisia de início tardio chegam ao serviço de emergência com função normal do nervo facial, a qual piora lentamente nas próximas horas ou dias. Acredita-se que isso represente edema no nervo facial sem ruptura da integridade neural. Em contraste, a lesão imediata ao nervo facial é altamente sugestiva de transecção do nervo facial. Infelizmente, é comum ter um início indeterminado da paralisia do nervo facial, porque os pacientes com fraturas do osso temporal e paralisia do nervo facial em geral têm muitos outros problemas potencialmente fatais tratados no momento da avaliação inicial. Esses pacientes frequentemente estão em coma, sendo, portanto, difíceis de examinar.

D. Vazamento de líquido cerebrospinal

Há uma incidência de 2% de vazamento de LCS em todas as fraturas cranianas, e uma incidência de 20% nas fraturas do osso temporal. Em geral, os vazamentos do LCS começam nas primeiras 48 horas após o trauma e são notados como líquido

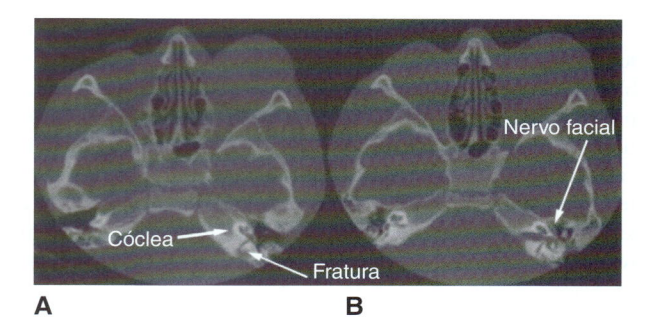

▲ **Figura 59-3** Tomografia computadorizada axial de uma criança de 8 anos que sofreu uma fratura transversal do osso temporal. Esse paciente apresenta nistagmo e perda auditiva neurossensorial completa. A função do nervo facial era normal. (**A**) O corte inferior demonstra a linha da fratura que se estende pelo osso branco denso da cápsula ótica. (**B**) O corte superior mostra que a fratura se estende ao canal do nervo facial.

transparente que sai pela orelha ou pelo nariz. Fazer força, levantar-se ou curvar-se piora o vazamento de LCS. Se o líquido transparente saindo pelo nariz ou orelha for sugestivo de um vazamento de LCS, o líquido pode ser coletado e enviado para testes de β_2-transferrina. A β_2-transferrina é uma proteína encontrada apenas no LCS.

E. Encefalocele pós-traumática

Pode haver encefalocele pós-traumática se ocorrer um grande defeito no soalho da fossa craniana medial. Pode haver herniação da dura e do lobo temporal para baixo, para o interior da orelha média e da mastoide. Às vezes, isso pode ser visto no exame otoscópico como uma massa branca com vasos sanguíneos por trás da membrana timpânica. Pode ocorrer um vazamento de LCS em combinação com uma encefalocele.

F. Fístula perilinfática

Pode ocorrer uma fístula perilinfática após uma fratura da cápsula ótica ou uma subluxação do estribo na janela oval. Manifesta-se como vertigem e perda auditiva neurossensorial flutuantes. Isso é descrito adiante neste capítulo.

▶ Tratamento

A. Perda auditiva condutiva

Um hemotímpano tem resolução espontânea dentro de 34 semanas, sem sequelas. As perfurações traumáticas da membrana timpânica têm uma excelente chance de cura espontânea. Dentro de um mês, 68% estão curadas; em três meses, 94%. Se a perfuração não curou em três meses, pode-se tentar uma miringotomia com *patch* no consultório. Isso deve ser realizado somente se a perfuração for bastante pequena (menos de 25%) e não envolver as margens do tímpano e se a mucosa da orelha média parecer não infectada e seca. As bordas da perfuração são reavivadas com uma agulha de Rosen, e coloca-se um *patch* sobre a perfuração.

Se a perfuração for grande ou uma tentativa de miringotomia com *patch* tiver fracassado, o paciente deve ser levado ao bloco cirúrgico para uma timpanoplastia-padrão. Durante esse procedimento, deve-se explorar a cadeia ossicular, a fim de verificar sua integridade. Um paciente com uma membrana timpânica normal e perda auditiva condutiva persistente provavelmente tem solução de continuidade da cadeia ossicular. Deve-se fazer a exploração da orelha média por meio do canal, levantando um retalho timpanomeatal e fazendo a inspeção e a palpação cuidadosa dos ossículos. A reconstrução da cadeia ossicular baseia-se no local da lesão.

B. Paralisia do nervo facial

O tratamento da paralisia de início tardio baseia-se no manejo conservador não cirúrgico. Espera-se que 94 a 100% desses pacientes tenham recuperação total e completa de sua função nervosa facial. Entretanto, demonstrou-se que os pacientes com degeneração da integridade neural superior a 90% têm má recuperação. Presumivelmente, o nervo está com edema no interior do canal facial (ou de Falópio) ósseo, comprimindo-se no interior desse espaço confinado e, portanto, causando lesão permanente às fibras nervosas.

O manejo dos pacientes com degeneração superior a 90% é controverso. Embora alguns neuro-otologistas recomendem exploração e descompressão do nervo facial, outros recomendam uma conduta expectante. Em contraste, não há controvérsias sobre pacientes com paralisia facial de início imediato. Nesses casos, deve-se fazer a exploração do nervo facial assim que o paciente estiver clinicamente estabilizado. Estudos em seres humanos não provaram que a cirurgia precoce melhora o desfecho em longo prazo do nervo facial, mas estudos em animais sugerem um benefício da intervenção dentro de 21 dias da transecção do nervo facial.

A exploração da paralisia pós-traumática do nervo facial baseia-se em duas rotas. Se o paciente tiver audição normal, realiza-se a exploração do nervo facial combinando as vias fossa média-transmastoide (Figura 59-4). Isso inclui uma craniotomia subtemporal com delineamento do nervo facial no interior de canal auditivo interno, desde o *porus acousticus internus* até o gânglio geniculado. Também se realiza uma mastoidectomia, a fim de explorar o nervo facial desde a orelha média até o forame estilomastoide. Se o paciente tiver uma perda auditiva neurossensorial completa, pode-se fazer uma exploração e reparo translabiríntico do nervo facial (Figura 59-5). Essa abordagem permite a exposição completa do nervo facial desde o poro acústico até o forame estilomastóideo, completamente por meio da mastoide.

As lesões estão mais comumente localizadas na área do gânglio geniculado. Caso se identifique um hematoma intraneural, o epineuro deve ser cuidadosamente aberto, retirando-se o hematoma. Caso fragmentos ósseos estejam fazendo pressão sobre o nervo, também podem ser removidos cuidadosamente. Se houver uma secção óbvia do nervo facial, as duas extremidades do nervo facial devem ser reavivadas e anastomosadas. Se o segmento nervoso faltante for muito longo para poder ser facilmente anastomosado sem tensão, deve-se usar uma interposição com um enxerto nervoso do nervo auricular grande ou do nervo sural. Caso não se visualize nenhuma patologia, o ato de abrir o canal ósseo do nervo facial deve permitir a descompressão adequada e permitir que o nervo inche sem sofrer compressão. Não é necessário fazer a incisão do epineuro.

C. Vazamento de líquido cerebrospinal e encefalocele

Oitenta por cento dos vazamentos pós-traumáticos de LCS fecham espontaneamente após sete dias, e o risco de meningite é bastante baixo (3%) dentro desse período. Portanto, deve-se tentar inicialmente o tratamento clínico, que inclui elevação da cabeça, emolientes fecais, acetazolamida (para diminuir a produção de LCS) e colocação de um dreno lombar. Os pacientes com hemorragia endocraniana que fizeram craniotomia frequentemente já têm um dreno intraventricular; nesse caso, não é necessário

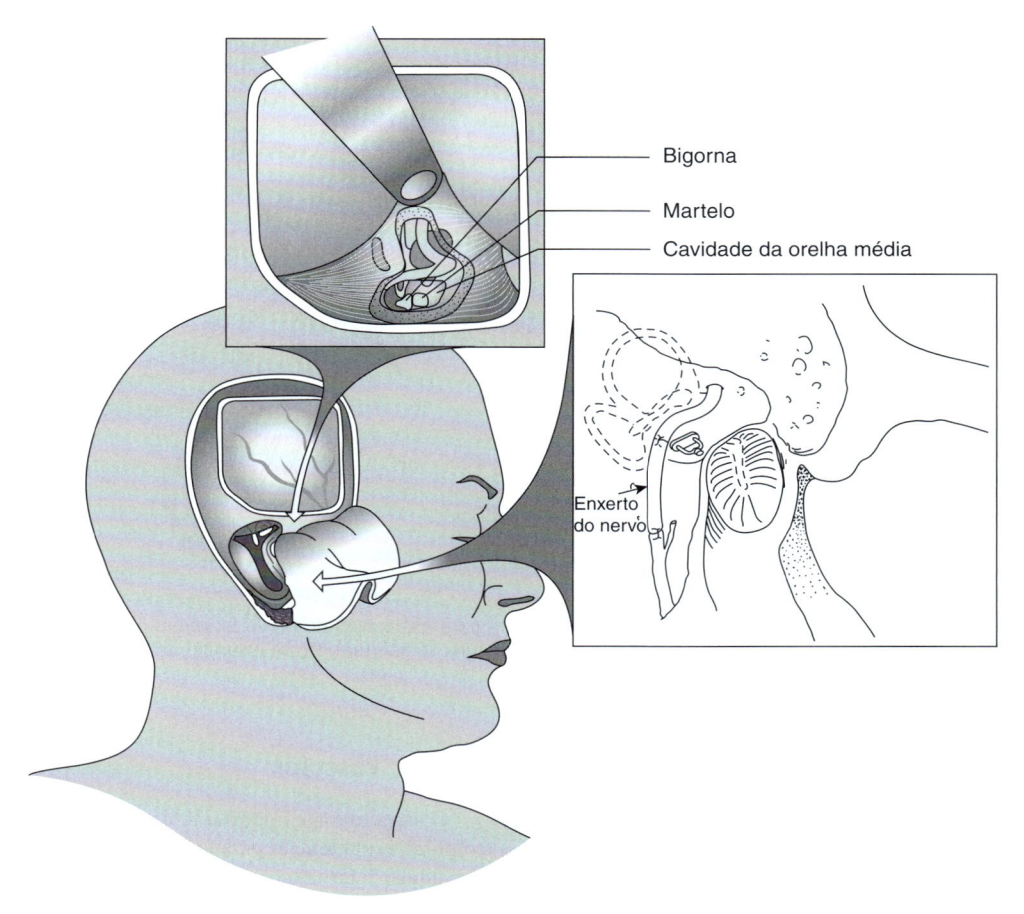

▲ **Figura 59-4** A abordagem combinada fossa média-transmastóidea. Usa-se essa abordagem para a exploração do nervo facial em pacientes com audição normal. A exposição da fossa média permite a visualização do nervo desde o tronco cerebral até o gânglio geniculado, ao passo que a via transmastóidea expõe o nervo desde o gânglio geniculado ao forame estilomastóideo. Neste exemplo realiza-se enxertia entre os cotos do nervo.

um dreno lombar. Demonstrou-se que antibióticos em curto prazo são úteis para prevenir a meningite. Os organismos causadores de meningite mais comuns nessa situação são *Pneumococcus, Staphylococcus, Streptococcus* e *Haemophilus influenzae*. Se o vazamento de LCS persistir por mais de 7 a 10 dias, o risco de meningite aumenta drasticamente (mais de 20%), devendo-se fazer a correção cirúrgica do vazamento do LCS. Essa situação é mais comum em pacientes que sofrem uma fratura transversal do osso temporal com vazamento do LCS por meio da cápsula ótica. O osso da cápsula ótica não cura por formação de osso novo, mas sim por união fibrosa, e, com frequência, isso não é suficientemente forte para conter o LCS.

Uma encefalocele deve sempre ser corrigida cirurgicamente. Se o paciente tiver audição normal, a correção, seja de um vazamento persistente de LCS ou de uma encefalocele, é feita por uma abordagem combinada de craniotomia da fossa média-transmastoide, com reparo da dura e reconstrução da base do crânio. Em um paciente sem audição útil, a obliteração da orelha com um enxerto de gordura abdominal, a obstrução da tuba auditiva e o fechamento do canal auditivo podem ser realizados pela mastoide.

Fatterpekar GM, Doshi AH, Dugar M et al. Role of 3D CT in the evaluation of the temporal bone. *Radiographics*. 2006;26(1):S117–S132. [PMID: 17050510] (Modern use of CT imaging.)

Johnson F, Semaan MT, Megerian CA. Temporal bone fracture: evaluation and management in the modern era. *Otolaryngol Clin North Am*. 2008;41(3):597–618.[PMID: 18436001] (Review of temporal bone fractures.)

Little SC, Kesser BW. Radiographic classification of temporal bone fractures: clinical predictability using a new system. *Arch Otolaryngol Head Neck Surg*. 2006;132(12):1300–1304. [PMID: 17178939] (Discussion of classification schemes for temporal bone fractures.)

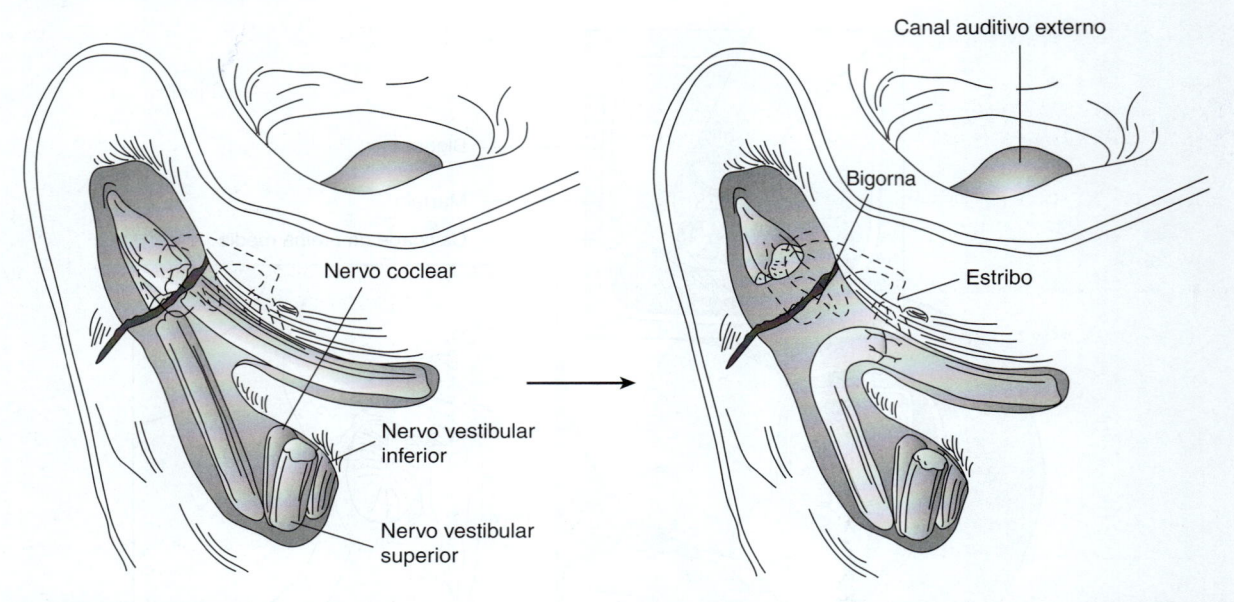

▲ **Figura 59-5** A abordagem translabiríntica. Usa-se essa abordagem para exploração do nervo facial em pacientes com perda auditiva neurossensorial total; permite exposição completa do nervo por meio de uma só abertura. Neste exemplo, fez-se uma anastomose primária do nervo facial.

TRAUMA PENETRANTE DO OSSO TEMPORAL

FUNDAMENTOS DO DIAGNÓSTICO

▶ Geralmente causado por ferimento com arma de fogo.
▶ Significativo déficit de tecidos moles.
▶ Alta probabilidade de paralisia de nervo facial e lesão vascular.

▶ Considerações gerais

O trauma penetrante, predominantemente por ferimento com arma de fogo, causa muito mais danos ao osso temporal que o trauma fechado. Frequentemente, há lesão significativa ao canal auditivo externo, exigindo debridamento local de fragmentos ósseos e tecidos moles, bem como a colocação de um *stent* com mechas de Merocel (um tipo de gaze não absorvível expansível), a fim de prevenir a estenose. Se ocorrer estenose após vários meses, pode ser necessário fazer uma canaloplastia. A perda de tecidos moles pode requerer reconstrução regional ou retalhos livres. A perfuração da membrana timpânica, a solução de continuidade ossicular e a fratura do labirinto também são quadros comuns em um ferimento por arma de fogo no osso temporal. Os elementos epiteliais podem ser introduzidos nas cavidades da mastoide ou da orelha média e apenas serem detectados como um colesteatoma anos mais tarde.

1. Lesão vascular

O aspecto mais importante do trauma penetrante no osso temporal é o potencial para lesionar a artéria carótida interna, veia jugular interna ou seios durais. As lesões vasculares são encontradas em 32% dos pacientes com trauma penetrante do osso temporal; portanto, essas lesões devem ser consideradas como trauma penetrante à Zona III do pescoço e tratadas de acordo. Deve-se fazer angiografia em todos os pacientes, usando-se embolização ou oclusão por balão para controlar sangramentos da base do crânio. Caso a hemorragia continue ou se o angiograma mostrar evidências de lesão a um vaso importante, pode ser necessária exploração cirúrgica. Em caso de laceração da artéria carótida interna, podem-se usar cateteres de Fogarty temporariamente para controlar o sangramento.

2. Lesão do nervo facial

A taxa de paralisia do nervo facial com trauma penetrante do osso temporal é de 36%. A lesão ao nervo facial ocorre mais comumente nos segmentos timpânico e mastóideo. Essencialmente, todas essas lesões são de início imediato e ocorrem devido à transecção do nervo. Podem-se usar testes eletrofisiológicos do nervo facial com um estimulador de Hilger para identificar trauma ao nervo facial em um paciente comatoso. O reparo do nervo facial precisa ser feito assim que o paciente estiver clinicamente estável.

FÍSTULA PERILINFÁTICA

> **FUNDAMENTOS DO DIAGNÓSTICO**
>
> ▶ História de trauma encefálico ou estapedectomia prévia.
> ▶ Perda auditiva flutuante e vertigem episódica agravada ao fazer força.

▶ Considerações gerais

A causa mais comum de uma fístula de perilinfa é quando um objeto fino e comprido (p. ex., lápis, grampo, cotonete) é colocado com força no canal auditivo, empurrando o estribo para o interior do vestíbulo. O barotrauma durante mergulho com cilindro, uma descida rápida de avião, uma explosão ou o esforço durante um parto difícil também podem causar uma fístula perilinfática. Uma fístula perilinfática pós-cirúrgica também é uma entidade bem reconhecida. Pode ocorrer após a estapedectomia, caso a janela oval não sele de forma apropriada. A má técnica cirúrgica na realização de uma mastoidectomia pode levar a uma fístula iatrogênica do canal lateral. Além disso, um colesteatoma em expansão pode erosar para o canal semicircular lateral ou para a cóclea, causando uma fístula. Finalmente, os pacientes podem ter uma fístula perilinfática congênita. Em geral, esses pacientes apresentam anomalias da platina do estribo ou outras anomalias do osso temporal identificadas pela TC. A síndrome de deiscência do canal semicircular superior pode ser identificada pela TC, com uma fístula do canal superior para o espaço intracraniano.

▶ Achados clínicos

A. Sinais e sintomas

Embora muito tenha sido escrito sobre a fístula perilinfática crônica como causa de vertigem crônica episódica, a maior parte dessa literatura foi escrita antes das técnicas de imagem modernas. Mais comumente, os pacientes com uma fístula perilinfática apresentam-se com início agudo de perda auditiva, desequilíbrio e vertigem após um trauma ou evento incitante. Os sintomas podem piorar com uma manobra de Valsalva, como tosse, espirro, ou força. Às vezes, uma mudança de altitude, como decolagem ou aterrisagem, ou subir e descer em um elevador, pode precipitar os sintomas. Os pacientes podem se queixar do fenômeno de Túlio, quando ruídos altos podem precipitar um ataque de vertigem. Clinicamente, pode-se realizar o teste da fístula insuflando ar no canal auditivo externo e observando o paciente buscando evidências de nistagmo. Esse teste é muito insensível, sendo positivo em aproximadamente 50% de pacientes com uma fístula. Ele também não é específico, porque muitos pacientes sem fístula sentem desequilíbrio com esse teste temporal.

B. Achados laboratoriais

Nenhum.

C. Exames de imagem

As técnicas modernas de TC são ótimas em detectar a subluxação do estribo para dentro ou para fora do vestíbulo. Da mesma forma, o vazamento de perilinfa para fora do vestíbulo pode ser notado como um material com densidade de tecidos moles em volta do nicho da janela oval.

D. Exames especiais

A audiometria geralmente demonstrará uma perda auditiva mista. Os testes vestibulares podem demonstrar um déficit unilateral. Pode-se documentar o nistagmo provocado para forçar usando o monitoramento com eletronistagmografia, avaliado a seguir. Um VEMP (potencial miogênico vestibular evocado) anormalmente baixo está, com frequência, associado à síndrome de deiscência do canal semicircular superior.

A única maneira definitiva de fazer o diagnóstico de uma fístula perilinfática é a exploração cirúrgica com visualização do vazamento. Mesmo essa avaliação não é necessariamente definitiva, uma vez que é difícil verificar que pequenas quantidades de líquido transparente dentro da cavidade da orelha média representam uma fístula de perilinfa, e não um transudato seroso da mucosa da orelha média. Pode-se obter uma amostra de líquido sugestivo de perilinfa com uma esponja de gelatina absorvível (p. ex., compressa de Gelfoam) e enviá-lo para teste de β_2-transferrina. A β_2-transferrina é uma proteína encontrada somente no LCS e na perilinfa; não é encontrada em outros líquidos corporais. Embora o resultado do teste não esteja imediatamente disponível, pode ser útil no acompanhamento pós-cirúrgico desses pacientes.

▶ Diagnóstico diferencial

O diagnóstico diferencial inclui todas as causas de perda auditiva e de desequilíbrio, mais notavelmente doença de Ménière e labirintite bacteriana.

▶ Complicações

Pode ocorrer perda auditiva neurossensorial completa e déficit vestibular unilateral, se houver inflamação da orelha interna (labirintite). Como há uma fístula da cavidade da orelha média para a orelha interna, um episódio de otite média aguda é preocupante, porque as bactérias na orelha média podem facilmente penetrar na orelha interna e no LCS. Isso pode levar a uma meningite.

▶ Tratamento

Quando a suspeita de fístula perilinfática for alta, costuma fazer-se uma exploração urgente da orelha média, por uma timpanotomia exploratória transcanal com elevação de um retalho timpanomeatal e de exame cuidadoso das janelas oval e redonda. Se houver subluxação do estribo, ele pode ser recolocado no local correto e mantido no lugar com compressas de Gelfoam, até a cura adequada. Caso se note uma falha, um enxerto de fáscia, pericôndrio ou veia deve ser colocado sobre ela. Se necessário, pode-se realizar simultaneamente a reconstrução da cadeia ossicular, desde que a prótese seja apoiada lateralmente (i.e., fixada à bigorna), de modo a não mover-se medialmente para o vestíbulo com o passar do tempo.

Quando a suspeita de fístula perilinfática for baixa, o tratamento é conservador. O paciente deve fazer repouso no leito com a cabeça elevada. Os pacientes recebem emolientes fecais, obtendo-se audiogramas seriados para acompanhar evidências de progressão da doença. Se houver persistência dos sintomas ou piora da perda auditiva neurossensorial, pode-se considerar o tratamento cirúrgico. Uma opção é simplesmente retirar sangue do braço do paciente e injetá-lo por meio do tímpano na cavidade da orelha média. Esse selo sanguíneo pode ajudar uma fístula a fechar.

> Garg R, Djalilian HR. Intratympanic injection of autologous blood for traumatic perilymphatic fistulas. *Otolaryngol Head Neck Surg*. 2009;141(2):294–295. [PMID: 19643271] (Discussion of conservative management of perilymphatic fistulas.)
>
> Tsubota M, Shojaku H, Watanabe Y. Prognosis of inner ear function in pneumolabyrinth: case report and literature review. *Am J Otolaryngol*. 2009;30(6):423–426. Epub 2009 Mar 9. Review. [PMID: 19880033] (Review of obvious cases of perilymph fistula.)

Seção XIV — Base do crânio

Lesões da base anterior do crânio

60

Luc G. T. Morris, MD, MS

▶ Considerações gerais

As neoplasias da base anterior do crânio (BAC) continuam a desafiar cirurgiões especializados em base do crânio, apesar dos grandes avanços no manejo multidisciplinar. Essas lesões representam um grupo diverso de tipos tumorais localizados em uma região cirurgicamente traiçoeira. Historicamente, esses tumores eram considerados irressecáveis. Caso se tentasse uma cirurgia, em geral consistia em uma rinotomia lateral que inevitavelmente resultava em ressecção tumoral incompleta e em desfechos de sobrevida sombrios. As primeiras ressecções neurocirúrgicas e transfaciais combinadas foram relatadas na metade da década de 1950, e a ressecção craniofacial foi popularizada por Ketcham e colaboradores em 1963. Desde então, progressos na tecnologia diagnóstica, radiologia intervencionista, cirurgia endonasal endoscópica e neurocirurgia minimamente invasiva facilitaram a emergência da jovem subespecialidade de cirurgia da base do crânio. As técnicas cirúrgicas contemporâneas da BAC expandiram significativamente os limites de ressecabilidade técnica, ao mesmo tempo que consolidaram os ganhos obtidos na redução de morbidade e mortalidade.

A BAC está localizada na interface do sistema nervoso central e trato aerodigestivo superior. Portanto, as lesões da BAC podem se originar dos ossos da base do crânio, "por cima" (intracranialmente) ou "por baixo" (cavidade nasossinusal e órbitas).

▶ Anatomia

A anatomia da base do crânio é abordada com detalhes no Capítulo 1 e apenas será tratada brevemente nesta seção. A BAC está separada da base craniana central ou média por uma linha que passa pelo sulco quiasmático, os processos clinoides anteriores, ao longo da margem posterior das pequenas asas do esfenoide, e as bordas superiores das grandes asas do esfenoide. Os limites da BAC são a parede posterior do seio frontal, anteriormente, os ossos frontais, lateralmente, e o *planum sphenoidale*, ou teto do seio esfenoide, posteriormente. Os principais componentes da BAC são as placas orbitais do osso frontal, a fóvea etmoidal e a placa cribiforme. A placa cribiforme, situada mais abaixo do teto etmoidal, é composta por um osso fino, que é atravessado por fibras do nervo olfatório, sendo facilmente envolvida por tumores. A dura-máter liga-se anteriormente na crista frontal e crista etmoidal, formando a foice cerebral. A fossa craniana anterior contém os lobos frontais, o bulbo olfatório e o trato olfatório.

É importante esclarecer que a BAC é distinta das estruturas vizinhas que frequentemente são abordadas com técnicas similares. A sela túrcica e a hipófise são constituintes da base craniana central ou média, e o clivo é um componente da base craniana posterior, não da BAC. A BAC superpõe-se parcialmente à base craniana anterolateral, que é a região entre o meio da órbita e a artéria carótida interna petrosa, e inclui a órbita lateral, a fossa infratemporal e as porções dos ossos frontal, esfenoide e temporal. O presente capítulo enfoca as lesões da BAC.

> Borges A. Skull base tumours: Part I. Imaging technique, anatomy and anterior skull base tumours. *Eur J Radiol*. 2008;66(3): 338–347.
>
> Vrionis FD, Kienstra MA, Rivera M et al. Malignant tumors of the anterior skull base. *Cancer Control* 2004;11(3):144–151.

▶ Patogênese e diagnóstico diferencial

A. Tumores de baixo

As lesões mais comuns da BAC originam-se da cavidade nasossinusal. Mais detalhes de neoplasias nasossinusais podem ser encontrados no Capítulo 17. Os cânceres nasais e dos seios paranasais são raros, compreendendo 3% dos cânceres de cabeça e pescoço. Nos EUA, a histologia mais comum é o carcinoma epidermoide, seguido pelo adenocarcinoma e pelas neoplasias das glândulas salivares menores. O restante dos tumores nasossinusais são aqueles originários do neuroepitélio olfatório (estesioneuroblastoma), linfoma, melanoma, sarcomas e carcinomas indiferenciados.

Os carcinomas epidermoides compreendem 50% dos cânceres nasossinusais, tendo como epicentro mais comum o antro maxilar. A exposição ao tabaco é um importante fator de risco. As metástases são incomuns, com menos de 10% dos pacientes apresentando metástases cervicais, e aproximadamente 5% dos pacientes desenvolvendo metástases à distância. Entretanto, a taxa de recidiva cervical é de até 20 a 30% quando o pescoço não é tratado eletivamente com dissecção ou radiação do pescoço. O estadiamento desses tumores é feito com o sistema AJCC (ver Capítulo 17). Os tumores que envolvem a placa cribiforme, os seios esfenoide ou frontal são considerados estágio 4a. Os tumores que envolvem a dura, o cérebro, o ápice orbital e o clivo são considerados estágio 4b.

Os adenocarcinomas compreendem 30% dos cânceres nasossinusais nos EUA, embora sejam o subtipo histológico mais comum na maioria das séries europeias. Os fatores de risco para o adenocarcinoma nasossinusal são exposição à poeira de couro, ao pó de madeira, ao níquel e ao amianto. Os desfechos de sobrevida são levemente melhores do que para o carcinoma epidermoide.

O carcinoma adenoide cístico originário de glândulas salivares menores é responsável por aproximadamente 10% dos cânceres nasossinusais. Esses tumores geralmente são de crescimento lento, com baixa taxa de metástases cervicais, porém exibem uma alta taxa de invasão perineural, que contribui para uma taxa de 30% de recidiva local. As metástases são raras no momento da apresentação, mas, no final, a incidência de metástases a distância é de cerca de 40%, mais comumente para pulmões e ossos.

Os estesioneuroblastomas, também chamados neuroblastomas olfatórios, compreendem 3 a 6% dos tumores nasossinusais. Acredita-se que esses tumores se originem das células basais do neuroepitélio olfatório, localizado primariamente sobre a placa cribiforme. Histologicamente, esses tumores são definidos por células azuis, redondas, pequenas e um fundo fibroso. As pseudorrosetas de Homer-Wright estão comumente presentes, e rosetas de Flexner-Wintersteiner estão raramente presentes em tumores de alto grau. Radiograficamente, imagens de TC demonstrarão uma massa sólida que capta o contraste com erosão óssea. Calcificações intralesionais são patognomônicas de estesioneuroblastoma. Na RM, os tumores captam o contraste homogeneamente com intensidade intermediária em T1 e são hiperintensos em T2. No limite da invasão cerebral, o tumor será hipotenso em relação ao cérebro em T1 e hiperintenso em relação ao cérebro em T2. Esses tumores podem ser estadiados usando o sistema tradicional Kadish, às vezes modificado com o acréscimo do Estágio D para a doença a distância (Quadro 60-1). Demonstrou-se que o sistema Kadish modificado estratifica efetivamente os tumores por desfecho de sobrevida. Um sistema de estadiamento TNM também foi desenvolvido (Quadro 60-2).

Quadro 60-1 O sistema de estadiamento Kadish modificado para o estesioneuroblastoma

Estágio	Descrição
A	Tumor limitado à cavidade nasal
B	Tumor envolvendo as cavidades nasal e paranasais
C	Tumor estende-se além das cavidades nasal e paranasais
D	Metástases à distância

Quadro 60-2 O sistema de estadiamento TNM (tumor-linfonodo-metástase) para o estesioneuroblastoma

Estágio	Descrição
Tumor	
T1	Tumor envolvendo a cavidade nasal e/ou seios paranasais, mas não as células esfenoidais ou etmoidais superiores
T2	Tumor envolvendo a cavidade nasal e/ou seios paranasais, incluindo esfenoide ou placa cribiforme
T3	Tumor estendendo-se para a órbita ou para fossa cranial anterior, sem invasão dural
T4	Tumor envolvendo o cérebro
Linfonodo	
N0	Sem metástases cervicais
N1	Qualquer forma de metástases cervicais
Metástase	
M0	Sem metástases a distância
M1	Metástases a distância

Os tumores menos comuns incluem melanoma, carcinoma indiferenciado, sarcoma e linfoma. Melanomas mucosos são raros, compreendendo 1 a 3% de todos os melanomas, mas ocorrem mais comumente na cavidade nasal. Os carcinomas indiferenciados nasossinusais (CINS) são tumores nasossinusais altamente agressivos que comumente envolvem os compartimentos orbital ou intracraniano. Os sarcomas nasossinusais comuns incluem rabdomiossarcoma e condrossarcoma. A cavidade nasal é um local de linfomas extranodais, mais comumente linfoma de células T. Previamente chamado granuloma letal da linha média, percebe-se atualmente que esse tumor é um linfoma de células T angiocêntrico, associado ao vírus Epstein-Barr, e que se apresenta como uma lesão destrutiva da linha média.

Menos comumente, os tumores orbitais podem envolver a BAC. As histologias mais comuns são neoplasias das glândulas lacrimais, tumores neurogênicos, linfomas, rabdomiossarcomas e cloromas (mieloblastomas extramedulares). O espesso teto orbital é uma barreira mais efetiva à extensão intracraniana que a placa cribiforme.

As neoplasias benignas mais comuns envolvendo a BAC são papilomas invertidos e angiofibromas juvenis. Os papilomas invertidos originam-se mais comumente da parede nasal lateral e apresentam uma taxa de conversão de 5 a 15% para carcinoma epidermoide invasivo. As angiofibromas juvenis ocorrem em adolescentes do sexo masculino e surgem da junção da nasofaringe e da parede lateroposterior nasal. Ambos os tumores geralmente se apresentam com sintomas de obstrução nasal ou epistaxe e em geral permanecem extracranianos.

B. Tumores de cima

Os tumores de sistema nervoso central envolvendo a BAC são quase sempre meningiomas, que são lesões intradurais, extra-

-axiais. É raro que tumores cerebrais primários envolvam a BAC, a não ser que haja um defeito cirúrgico preexistente. Os meningiomas do sulco olfatório podem envolver a placa cribiforme, e às vezes se estendem por meio dela para os seios etmoidais. Menos comumente, o jugo esfenoidal, o tubérculo da sela ou os processos clinoides anteriores podem estar envolvidos. Superiormente, os lobos frontais podem sofrer invasão subpial e ingurgitamento venoso, e meningiomas da BAC podem tornar o aparato óptico vulnerável à compressão e à isquemia. Na RM, esses tumores são isointensos em relação ao cérebro, tanto em T1 quanto em T2, e captam intensamente o contraste. Uma cauda dural é comum. O osso adjacente da BAC pode mostrar evidências de remodelamento ou de esclerose. Bem menos comuns são os schwannomas subfrontais – neoplasias raras que se acredita serem originárias do nervo olfatório. Embora sejam de crescimento lento, a extensão pela placa cribiforme é comum.

Os cordomas são tumores raros originários de resíduos da notocorda. Ao longo da base do crânio, a maioria dos cordomas se origina no interior do osso do clivo, mas foram descritos em locais extra-axiais, como a nasofaringe ou o seio esfenoide. Embora o clivo tecnicamente seja parte da base posterior do crânio, esses tumores podem-se estender envolvendo a BAC.

C. Invasão neural

Um desafio particular em lesões malignas da BAC (particularmente cânceres nasossinusais) é a presença de invasão neural, seja perineural ou intraneural. Globalmente, 20% dos cânceres nasossinusais não neurogênicos demonstram evidências de invasão neural, que é mais comum em carcinomas nasossinusais indiferenciados (60%) e carcinomas adenoides císticos (55%). A invasão intraneural está presente em uma porcentagem menor de carcinomas epidermoides e adenocarcinomas dos seios paranasais (15 a 20%), sendo rara em sarcomas e melanomas. A presença de invasão neural aumenta significativamente a probabilidade de margens positivas e recidiva local na cirurgia da base do crânio.

> Gardner PA, Kassam AB, Thomas A et al. Endoscopic endonasal resection of anterior cranial base meningiomas. *Neurosurgery*. 2008;63(1):36–52.
>
> Gil Z, Carlson DL, Gupta A et al. Patterns and incidence of neural invasion in patients with cancers of the paranasal sinuses. *Arch Otolaryngol Head Neck Surg*. 2009;135(2):173–179.
>
> Hentschel SJ, Vora Y, Suki D et al. Malignant tumors of the anterolateral skull base. *Neurosurgery* 2010;66(1):102–112.
>
> Jethanamest D, Morris LG, Sikora AG. Esthesioneuroblastoma: A population-based analysis of survival and prognostic factors. *Arch Otolaryngol Head Neck Surg*. 2007;133(3):276–280.
>
> Kaplan MJ, Fischbein NJ, Harsh GR. Anterior skull base surgery. *Otolaryngol Clin North Am* 2005;38(1):107–131.
>
> Lupinetti AD, Roberts DB, Williams MD et al. Sinonasal adenoid cystic carcinoma: The M. D. Anderson Cancer Center experience. *Cancer* 2007;110(12):2726–2731.

▶ Achados clínicos

A. Sintomas

Os sintomas comuns de apresentação incluem obstrução nasal, epistaxe, rinorreia, anosmia, dor facial e edema facial. Muitos desses sintomas são inespecíficos e mimetizam patologias sinusais crônicas. Certos sintomas, entretanto, são mais sugestivos de neoplasia, como obstrução nasal unilateral, sangramento significativo, diplopia, epífora e insensibilidade (especialmente do nervo craniano V2).

B. Imagem

A avaliação radiológica de um tumor da base do crânio geralmente requer tanto TC quanto RM. A TC é crucial para avaliar a anatomia da base do crânio e dos seios paranasais, além dos forames cranianos. As técnicas modernas de multidetectores permitem secções finas para a avaliação de marcos posicionais pequenos, reconstrução em 3D e angiografia por TC para avaliar as estruturas vasculares. A RM é crucial para avaliar o envolvimento de tecidos moles, invasão da dura, extensão intracraniana e disseminação perineural. Nos seios paranasais, a RM pode ser particularmente útil para diferenciar um tumor de secreções pós-obstrutivas, que não captam contraste e em geral mostram intensidade distinta do tumor em T1 e T2. A RM pode ser útil para estreitar o diagnóstico diferencial de lesões intracranianas não facilmente passíveis de biópsia. Como as imagens, tanto de TC quanto de RM, oferecem informações anatômicas cruciais, vários centros desenvolveram tecnologias de fusão TC/RM.

As imagens de medicina nuclear podem ser úteis em um subconjunto de pacientes. A tomografia com emissão de pósitrons, geralmente combinada à TC (PET/TC), não é o suficiente sensível, para afastar definitivamente metástases regionais, mas pode ser útil para identificar metástases a distância e para identificar recidiva da doença após o tratamento. A cisternografia por TC (com contrastes intratecais, como Omnipaque ou metrizinamida), e a cisternografia por RM (que não requer contraste intratecal), podem ser úteis em uma situação de suspeita de vazamento de LCS.

As técnicas de radiologia intervencionista podem ser indispensáveis em certos casos desafiadores. Quando há suspeita de envolvimento tumoral da artéria carótida interna ou de outras estruturas vasculares, a angiografia carotídea e cerebral é essencial, podendo-se considerar a colocação endovascular de *stents* em certos casos. Um teste de oclusão por balão é obrigatório, caso o sacrifício da artéria carótida interna seja fortemente considerado. A embolização endovascular de tumores altamente vasculares, como angiofibromas juvenis, pode ser útil antes da cirurgia.

Caso se considere uma abordagem cirúrgica endoscópica ou assistida por endoscopia para o paciente, o cirurgião pode eleger obter imagens por TC e RM no quadro de um protocolo para um sistema navegacional intraoperatório, alguns dos quais utilizam marcadores *headframe* ou fiduciais. Além disso, progressos de imagem atualmente possibilitam imagens intraoperatórias. Aparelhos de TC de raio em cone em um braço C móvel podem fornecer informações anatômicas em tempo real durante a cirurgia.

Ao avaliar uma massa da BAC, é crucial afastar lesões que não requerem ressecção cirúrgica, como linfoma ou metástases para a base do crânio. Portanto, na maioria dos casos, deve-se realizar uma biópsia endoscópica ou guiada por imagem. Alguns tumores podem ser diagnosticados com base na história, nos achados clínicos e radiológicos, como o angiofibroma juvenil, tornando a biópsia desnecessária.

> Mehta RP, Cueva RA, Brown JD et al. What's new in skull base medicine and surgery? Skull base committee report. *Otolaryngol Head Neck Surg.* 2006;135(4):620–630.

▶ Tratamento

A. Indicações para cirurgia

A cirurgia é o tratamento preferido para a maioria das lesões da BAC, com exceção da maioria dos casos de linfoma e de metástases. Entretanto, em casos selecionados de linfomas ou metástases, o desejo de paliar sintomas locais, como sangramento, tumor fungoide ou vazamento de LCS pode exigir cirurgia para esses tumores. Patologias não neoplásicas, como trauma da base do crânio, encefalocele, mucocele e vazamentos de LCS não serão tratadas neste capítulo, embora as abordagens cirúrgicas sejam similares. Na maioria dos casos de patologias malignas da BAC, a cirurgia é o tratamento índice, seguida por radioterapia adjuvante ou quimiorradioterapia, dependendo do tipo de tumor e achados patológicos (ver "Terapia não cirúrgica", a seguir). As contraindicações à ressecção cirúrgica de patologias da BAC podem ser divididas em fatores tumorais e do paciente. Os pacientes com comorbidades clínicas significativas podem não ser apropriados para os riscos da ressecção craniofacial (ver "Desfechos", adiante). Similarmente, as preferências pessoais e a disposição do paciente em aceitar as potenciais morbidades neurológicas, funcionais e estéticas da cirurgia também devem ser discutidas com franqueza antes da cirurgia.

Os limites técnicos da ressecabilidade do tumor evoluíram ao longo do tempo e continuam mudando. Inicialmente, Ketcham argumentou que os tumores eram irressecáveis se erodissem as placas pterigoides, invadissem extensivamente a dura, estendessem-se para o parênquima cerebral ou demonstrassem disseminação perineural macroscópica significativa. Muitas dessas características permanecem parte do estágio 4b, tradicionalmente um indicador de não ressecabilidade. Hoje, entretanto, os limites da ressecabilidade não são definidos de modo tão estrito. Alguns tumores devem ser considerados inoperáveis se invadem o tronco cerebral, ambas as artérias carótidas internas ou ambos os seios cavernosos. Em muitos casos, a invasão do seio sagital superior ou das veias-ponte vitais é irressecável, pois a interrupção do fluxo venoso cerebral seria fatal. A maioria dos cirurgiões considera que o envolvimento dos dois nervos ópticos ou dos dois ápices orbitais é irressecável. Muitos cirurgiões consideram também o envolvimento de uma única artéria carótida como irressecável, e muitos cirurgiões consideram o envolvimento do córtex cerebral irressecável, embora haja divergência de opiniões em relação à extensão intracraniana da doença. Alguns centros aceitam invasão cerebral mínima em pacientes selecionados, quando a área envolvida é não dominante. Muitos desses locais podem ser tecnicamente ressecáveis, mas frequentemente representam doença incurável.

Equipes de base do crânio na UC Davis e no MD Anderson Cancer Center relataram resultados com cirurgia da base do crânio em tumores com invasão transdural. Em pacientes selecionados, relataram-se taxas aceitáveis de sobrevida em cinco anos de 28 a 58%. A sobrevida é maior, mesmo em casos de invasão macroscópica do parênquima cerebral, quando se obtém a ressecção macroscópica total com margens negativas. Por isso, em alguns casos de invasão transdural de câncer da base do crânio, se houver uma alta probabilidade de ressecção macroscópica total com margens negativas e se houver disponibilidade de terapias adjuvantes biologicamente efetivas, pode ser razoável fazer a cirurgia.

Em todos os casos de ressecabilidade questionável, uma discussão franca com o paciente é um requisito para a decisão de operar. Alguns pacientes – mas não todos – aceitarão a morbidade potencial que acompanha o sacrifício do nervo óptico ou a ressecção do córtex cerebral dominante. A extensão do comprometimento do paciente e do apoio familiar não é uma questão trivial. A apresentação e discussão em um grupo multidisciplinar é obrigatória, e o encaminhamento a centros cirúrgicos com experiência em base do crânio pode ser útil em casos difíceis.

> Donald PJ. Skull base surgery for malignancy: When not to operate. *Eur Arch Otorhinolaryngol.* 2007;264(7):713–717.
>
> Feiz-Erfan I, Suki D, Hanna E, DeMonte F. Prognostic significance of transdural invasion of cranial base malignancies in patients undergoing craniofacial resection. *Neurosurgery* 2007;61(6):1178–1185.
>
> Kaplan MJ, Fischbein NJ, Harsh GR. Anterior skull base surgery. *Otolaryngol Clin North Am.* 2005;38(1):107–131.
>
> Levine PA. Would Dr. Ogura approve of endoscopic resection of esthesioneuroblastomas? An analysis of endoscopic resection data versus that of craniofacial resection. *Laryngoscope* 2009;119(1):3–7.

B. Terapia não cirúrgica

Em casos de doença avançada na qual não se considera cirurgia, uma opção não cirúrgica é a quimiorradioterapia simultânea primária. Geralmente, utilizam-se esquemas com base em platina ou taxano, com radioterapia de fracionamento padrão e intensidade modulada (IMRT). Centros experientes relataram taxas de controle locorregional que variaram de 30 a 94%, embora esses estudos tenham sido, obrigatoriamente, pequenos. Os desafios ao radioterapeuta oncológico são a toxicidade associada às estruturas vitais vizinhas, como o olho, o cérebro e os nervos cranianos. A toxicidade ocular tardia induzida pela radiação, como retinopatia ou neuropatia óptica, não são incomuns, resultando em cegueira unilateral em até 27% dos pacientes e em cegueira bilateral em até 5% dos pacientes tratados na University of Florida.

Recentemente, a terapia de radiação de prótons ganhou popularidade na terapia de tumores da base do crânio, porque a profundidade da penetração de prótons pode ser precisamente calibrada, permitindo o aporte de uma dose maior ao tumor enquanto poupa estruturas locais. Foram relatadas altas taxas de controle local em carcinomas adenoides císticos com baixa incidência de toxicidade ocular. Altas taxas de controle similares foram relatadas para o cordoma e o condrossarcoma da BAC. Atualmente, existem apenas cinco centros operacionais de radiação de prótons nos EUA, e mais cinco estão em desenvolvimento. Portanto, dados clínicos que estabelecem a superioridade da terapia de prótons sobre a IMRT em tumores de base do crânio permanecem limitados.

O papel da terapia neoadjuvante permanece forte no campo da pesquisa, embora tenha sido usada por décadas na Universidade da Virgínia para o estesioneuroblastoma. No quadro desse protocolo, todos os estesioneuroblastomas são tratados com terapia neoadjuvante, e tumores avançados com invasão orbital ou intracraniana, ou metástases cervicais, também são tratados com quimioterapia neoadjuvante (ciclofosfamida e vincristina). Os atuais protocolos do MD Anderson Cancer Center fazem a triagem de carcinoma nasossinusal indiferenciado para quimioterapia neoadjuvante, seguida de uma tentativa de ressecção cirúrgica.

> Brada M, Pijls-Johannesma M, De Ruysscher D. Current clinical evidence for proton therapy. *Cancer J* 2009;15(4):319–24.
>
> Chan AW, Liebsch NJ. Proton radiation therapy for head and neck cancer. *J Surg Oncol* 2008;97(8):697–700.
>
> Oskouian RJ, Jr., Jane JA, Sr., Dumont AS, Sheehan JM, Laurent JJ, Levine PA. Esthesioneuroblastoma: Clinical presentation, radiological, and pathological features, treatment, review of the literature, and the University of Virginia experience. *Neurosurg Focus* 2002;12(5):e4.
>
> Zender CA, Petruzzelli GJ. The skull base, paranasal sinuses, and related malignancies. *Curr Oncol Rep* 2003;5(2):147–51.

C. Princípios do tratamento cirúrgico

A cirurgia da base do crânio é uma cirurgia de equipe, que requer a cooperação próxima do cirurgião de cabeça e pescoço e do neurocirurgião. Mesmo em tumores da BAC tecnicamente ressecáveis por um só cirurgião, é preferível que todos os pacientes BAC sejam cuidados por uma equipe multidisciplinar, a fim de mobilizar habilidades complementares e construir uma experiência colaborativa.

A popularidade emergente de abordagens endoscópicas a tumores BAC levou vários especialistas a argumentar que cirurgiões da base do crânio que realizam uma operação endoscópica deveriam ter capacidade em abordagens abertas à base do crânio, sendo capazes de "converter para aberta", caso necessário, para uma cirurgia adequada ou segura. No mínimo, parece razoável que todos os pacientes que fazem cirurgia de BAC devam estar preparados para a possibilidade de cirurgia aberta, e que existam membros da equipe de base do crânio imediatamente disponíveis para auxiliar na cirurgia, se necessário. Não parece apropriado tentar uma operação endoscópica da base do crânio apenas para descobrir que o tumor é endoscopicamente irressecável, e é incapaz de realizar o procedimento aberto necessário naquele contexto cirúrgico.

Independentemente da abordagem específica escolhida, há consenso entre os cirurgiões de base do crânio que é preciso aderir aos princípios críticos da cirurgia oncológica, a fim de alcançar desfechos aceitáveis para pacientes com tumores da BAC. O objetivo primário é obter margens negativas adequadas. Acredita-se que a ressecção em bloco ofereça as melhores chances possíveis de excisão com margens adequadas, sendo, portanto, preferida. Entretanto, a ressecção completa em monobloco frequentemente não é possível, e abordagens endoscópicas muitas vezes não são capazes disso. Mesmo assim, a ressecção em bloco *da área de invasão tumoral* permanece viável e necessária em qualquer abordagem cirúrgica.

Princípios cirúrgicos importantes específicos da base do crânio incluem a necessidade de excelente visualização, a capacidade de lidar com complicações vasculares potencialmente catastróficas e a necessidade de reconstrução durável depois da ressecção da base do crânio. Em muitos casos, a cirurgia da BAC necessariamente cria uma comunicação entre a cavidade nasossinusal e o compartimento intracraniano. Como resultado, existem três classes potenciais de complicações que devem ser antecipadas, independentemente da abordagem cirúrgica: infecção, pneumocéfalo e vazamento de LCS.

Uma sequela inevitável da cirurgia craniofacial é a contaminação bacteriana da cavidade nasossinusal, tornando a cirurgia BAC um procedimento limpo-contaminado. O espectro de infecção varia de complicações locais da ferida à meningite ou a abscesso. Em ressecções maiores, os pacientes que desenvolvem vazamentos de LCS e pacientes com história de radiação, acredita-se que o risco de infecção pós-operatória seja maior. A taxa de infecção pós-operatória após a cirurgia da base do crânio varia de 0 a 23%, e a taxa de complicações pós-operatórias da ferida após a ressecção craniofacial no Estudo Colaborativo Internacional foi 19,8%. Verificou-se que um esquema antibiótico de amplo espectro desenvolvido no Memorial Sloan-Kettering Cancer Center (ceftazidima, metronidazol e vancomicina) reduz significativamente o risco de complicações infecciosas pós-operatórias. Minimamente, uma cobertura de amplo espectro contra as bactérias nasossinusais comuns (*Staphylococcus aureus*, *Staphylococcus epidermidis*, coliformes, *Haemophilus influenzae* e anaeróbios) parece prudente durante o período de tempo em que pode persistir uma comunicação nasossinusal-intracraniana transitória ou enquanto se usar o tamponamento nasal.

Uma segunda complicação preocupante da cirurgia da BAC é um pneumoencéfalo de tensão. Pós-operatoriamente, um aumento da pressão nas vias aéreas superiores, resultante de tossir, espirrar, assoar o nariz, ou de uma manobra de Valsalva, pode introduzir ar por meio da base do crânio, que funciona como uma válvula unidirecional. À medida que o ar é coletado no espaço epidural ou subdural, ocorre compressão cerebral, que finalmente resultará em um pneumocéfalo de tensão, uma complicação potencialmente fatal. A "superdrenagem" de LCS por meio do dreno lombar também pode gerar um pneumocéfalo. No passado, realizava-se de rotina uma traqueotomia profilática durante a ressecção craniofacial, a fim de fornecer um desvio da via aérea. Mais recentemente, entretanto, a maioria dos especialistas realiza a traqueotomia de forma seletiva. O pneumocéfalo é incomum, e a traqueotomia em geral somente é realizada profilaticamente em casos de grandes defeitos da base do crânio. Evitar o tamponamento nasal ou colocar um tampão nasal ao término da cirurgia podem teoricamente ser úteis para prevenir essa complicação, embora não existam evidências que apoiem essas manobras.

Os vazamentos de LCS são uma complicação bem conhecida de qualquer procedimento cirúrgico da BAC. O principal avanço da ressecção craniofacial aberta foi o reconhecimento de que tecido vascularizado, usando o retalho pericraniano ou galeal-pericraniano, poderia diminuir a incidência de vazamento de LCS de 25 para 6,5%. Os retalhos livres microvascularizados também diminuíram significativamente as taxas de vazamento de LCS em grandes defeitos. O reconhecimento moderno desse fato limitou o uso de reconstrução avascular a pequenos defeitos. Esses princípios não mudaram com a cirurgia endoscópica da base do crânio, onde a taxa de vazamento de LCS em grandes ressecções era alta até o advento do retalho mucoso septal vascularizado.

> Ducic Y, Zuzukin V. A rational approach to the use of tracheotomy in surgery of the anterior skull base. *Laryngoscope* 2008;118(2):204–209.
>
> Ganly I, Patel SG, Singh B et al. Complications of craniofacial resection for malignant tumors of the skull base: Report of an International Collaborative Study. *Head Neck* 2005;27(6): 445–451.
>
> Gil Z, Patel SG, Bilsky M, Shah JP, Kraus DH. Complications after craniofacial resection for malignant tumors: Are complication trends changing? *Otolaryngol Head Neck Surg.* 2009;140(2): 218–223.
>
> Kraus DH, Gonen M, Mener D, Brown AE, Bilsky MH, Shah JP. A standardized regimen of antibiotics prevents infectious complications in skull base surgery. *Laryngoscope* 2005;115(8): 1347–1357.

D. Escolha da técnica cirúrgica

Serão discutidas aqui as principais abordagens cirúrgicas para a ressecção de tumores benignos e malignos da BAC. A escolha da abordagem depende de múltiplos fatores, incluindo experiência local, necessidade de evitar ou trabalhar em torno de estruturas neurovasculares críticas, grau de retração do lobo frontal exigido, exigências previstas de reconstrução do defeito cirúrgico e imutáveis princípios oncológicos de ressecção com margens negativas e com dissecção em bloco da área de invasão tumoral.

E. Técnica cirúrgica: ressecção craniofacial

A ressecção craniofacial aberta tradicional combina uma abordagem transcraniana e uma transfacial (Figura 60-1). No início do caso, coloca-se um dreno na coluna lombar. Pode-se usar uma braçadeira de crânio de Mayfield. As pálpebras são seguras com suturas de tarsorrafia, e o abdome e extremidades inferiores são preparados, caso possa haver necessidade de gordura abdominal ou de fáscia lata. Administram-se antibióticos profi-

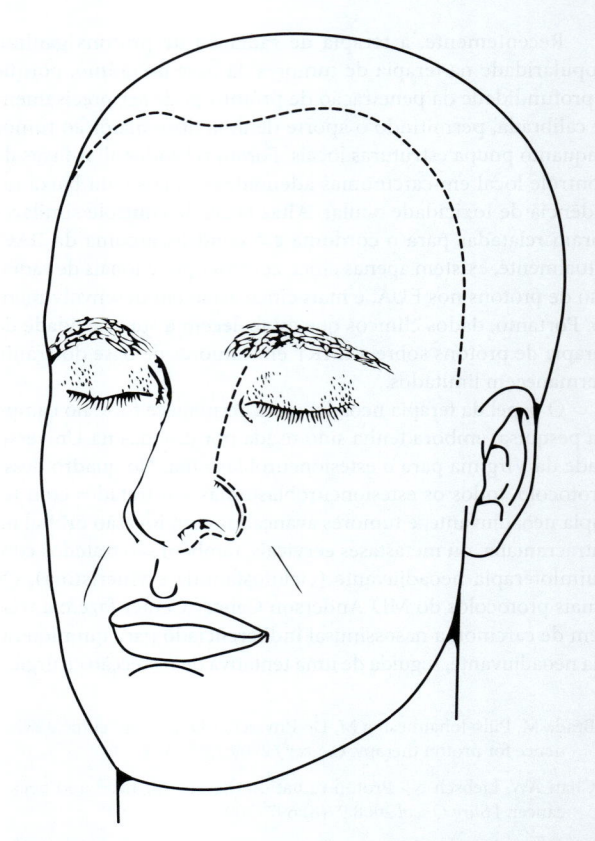

▲ **Figura 60-1** Incisões usadas para ressecção craniofacial aberta.

láticos antes da incisão e usa-se manitol ou drenagem medular, conforme necessário, para relaxamento cerebral durante o caso.

A cirurgia tem início com uma incisão coronal, refletindo o couro cabeludo para a frente em um plano subgaleal. A incisão não deve ser curvada muito anteriormente no couro cabeludo, a fim de assegurar a obtenção de um retalho pericranial de tamanho adequado. Levanta-se um grande retalho pericranial, iniciando posteriormente à incisão, e estendendo-se anteriormente até os bordos orbitais. A seguir, realiza-se uma craniotomia bifrontal com remoção do retalho ósseo bifrontal livre. O seio frontal é completamente obliterado e cranializado. Realiza-se a seguir uma dissecção extradural, se não for impossibilitada pelo envolvimento tumoral, ao longo da fossa cranial anterior, com um movimento de lateral para medial e anterior para posterior. As lacerações da dura são reparadas primariamente. Nesse ponto, define-se a ressecção da base do crânio. Em casos de estesioneuroblastoma unilateral, o bulbo olfatório contralateral pode ser preservado, embora esse nem sempre seja o caso. Nesse ponto, a equipe de cirurgia de cabeça e pescoço realizará a abordagem transfacial. A rinotomia lateral é a incisão mais comum, realizada ao longo de subunidades nasais, para um ótimo resultado estético. Uma incisão de Lynch ou de Weber-Ferguson também pode ser feita em seu lugar, dependendo da extensão tumoral. O acesso transfacial facilita uma etmoidectomia externa, um *swing* maxi-

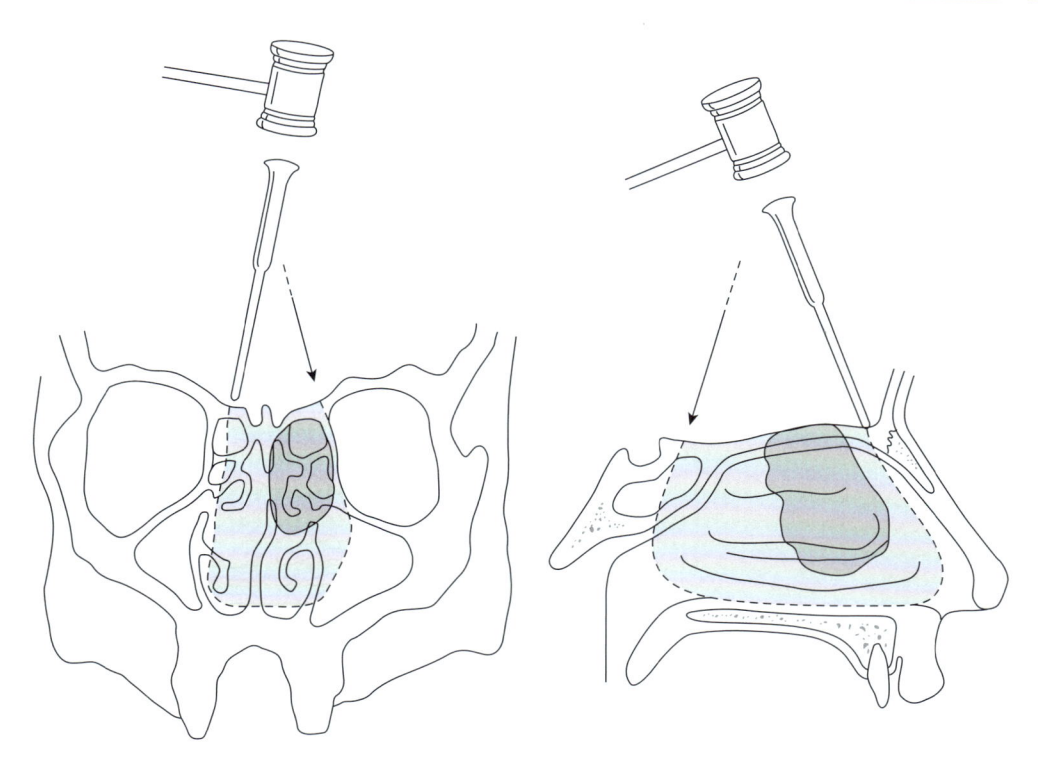

▲ **Figura 60-2** Colocação das osteotomias da base do crânio, idealmente retirando o espécime em monobloco.

lar ou uma abordagem de maxilectomia à ressecção por baixo. Quando a dissecção estiver quase completa, realizam-se osteotomias da BAC, e o espécime idealmente é retirado em monobloco (Figura 60-2). Devido à fragilidade do complexo etmoidal e à dificuldade de trabalhar em volta do tumor, nem sempre é possível realizar a ressecção em bloco. Pode ser necessário diminuir o volume do tumor na cavidade nasal, bem como pode ser necessária a realização da ressecção separada do tumor intradural; o objetivo é a retirada em bloco da base do crânio onde ocorreu invasão tumoral. Verificam-se as margens na secção de congelamento.

A reconstrução do defeito da base do crânio se baseia na colocação do retalho pericraniano para separar as cavidades cranianas e nasossinusais. O pericrânio é refletido sobre o defeito da base do crânio e trazido de volta ao jugo esfenoidal, posteriormente (Figura 60-3). Grandes defeitos durais podem requerer um aloenxerto de dura, pericárdio bovino, fáscia lata ou retalhos livres microvasculares. Pode ser necessário usar cola de fibrina e gordura abdominal para apoiar a reconstrução e preencher o espaço morto. Em caso de grandes defeitos, ou de ressecção do teto da órbita, uma rede de titânio ou um enxerto ósseo da tábua interna do retalho ósseo às vezes podem ser necessários, para dar apoio ao cérebro e evitar uma encefalocele. O manejo do sistema lacrimal pode requerer a colocação de *stent* ou uma dacriocistorrinostomia. O tamponamento nasal e um dreno subgaleal são colocados antes do fechamento.

Uma alternativa à incisão transfacial é a abordagem de desenluvamento mesofacial, que pode oferecer exposição às duas cavidades nasais, complexo etmoidal, placa cribiforme, seio esfenoide e nasofaringe. Outra opção é uma osteotomia LeFort I, oferecendo acesso à cavidade nasal e ao complexo etmoidal via cavidade oral.

1. Técnica cirúrgica: craniotomia isolada – Em casos selecionados, tumores limitados à abóbada nasal superior podem ser abordados inteiramente por cima. Exemplos de tumores da BAC adequados seriam estesioneuroblastoma limitado à área cribiforme e aos meatos superior e médio, ou meningiomas do sulco olfatório com mínima extensão ao interior dos seios etmoidais. Nesses casos, realiza-se uma craniotomia bifrontal e usa-se um retalho pericranial para a reconstrução da base do crânio.

2. Técnica cirúrgica: abordagem subcraniana – O pioneiro da abordagem subcraniana para a BAC foi Raveh, na década de 1980, para o tratamento de trauma, anomalias congênitas e tumores da BAC. Foi uma modificação de várias operações orbitofrontais que abordavam a BAC combinando a craniotomia bifrontal com osteotomias orbitais. A abordagem subcraniana inclui uma osteotomia orbitonasal, compreendendo o aspecto médio dos dois bordos orbitais, a glabela e a maior parte dos ossos nasais. As vantagens dessa abordagem incluem evitar incisões faciais e retração do lobo frontal.

Essa operação começa com uma incisão bicoronal padrão, com dissecção de um retalho pericraniano posterior até a incisão, a fim de maximizar o comprimento. Com a elevação do retalho do couro cabeludo, continua-se a dissecção até a fáscia temporal, a fim de proteger o ramo frontal do nervo facial. A dissecção é levada anteriormente até os ossos nasais e bordas orbitais, e in-

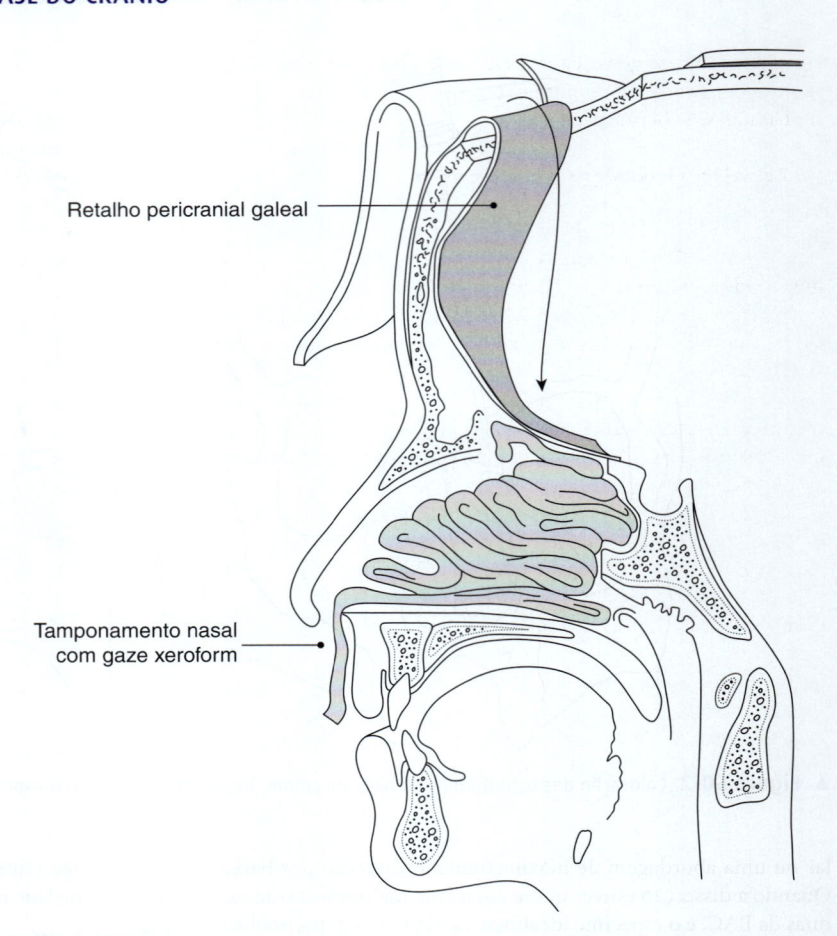

Figura 60-3 Reconstrução do defeito da base do crânio com um retalho pericranial ou galeal-pericranial.

feriormente até as linhas de sutura frontozigomáticas, tomando cuidado para preservar os feixes neurovasculares supraorbitais, dissecando-os livres da incisura ou do canal supraorbital. Disseca-se a periórbita das paredes orbitais mediais e cauterizam-se ou ligam-se as artérias etmoidais anteriores. Nesse ponto, realiza-se uma craniotomia baixa, parando imediatamente antes do ponto médio de cada órbita, em cada lado. Libera-se a dura do teto orbital bilateralmente e cranializa-se o seio frontal. A seguir, fazem-se osteotomias orbitonasais: cortes verticais para baixo até as bordas orbitais, a seguir anteromedialmente até o processo nasal do maxilar, e então horizontalmente pelo aspecto inferior dos ossos nasais. A osteotomia orbitonasal é separada do septo nasal e removida como uma peça única. Isso permite a dissecção extradural ao longo da BAC sem retração do lobo frontal. Se necessário, realiza-se a ressecção dural e sua reconstrução. Após a remoção completa do tumor, o retalho pericraniano é fixado em seu lugar, e os retalhos ósseos substituídos por miniplacas.

E. Técnica cirúrgica: craniotomia orbitozigomática

Não estritamente uma abordagem BAC, a craniotomia orbitozigomática é comumente usada para abordar a base anterolateral do crânio (regiões do ápice orbital, paraclinoide e parasselar), bem como as porções das bases anterior e média do crânio. Essencialmente, é uma extensão da craniotomia pterional clássica. Resumidamente, faz-se uma incisão pterional curva ao longo da implantação capilar desde a fronte contralateral até o trago. O retalho de escalpo é dissecado para a frente, cuidando-se para fazer a incisão e permanecer na profundidade em relação à fáscia temporal, a fim de proteger o nervo facial. O arco zigomático e o bordo orbital superolateral são expostos. Realiza-se uma craniotomia frontotemporal, e a osteotomia orbitozigomática é feita separadamente. Alcança-se um amplo ângulo de exposição ao teto orbital e às porções das bases cranianas anterior e média, com mínima retração cerebral e nenhuma incisão facial.

F. Técnica cirúrgica: ressecção craniofacial assistida endoscopicamente

Har-El observou que o termo "assistida endoscopicamente" provavelmente é mais bem adequado à cirurgia da BAC realizada inteiramente via craniotomia, na qual se usam endoscópios apenas para guiar as margens da ressecção. Nenhuma remoção tumoral significativa é realizada endoscopicamente. Essa técnica é particularmente valiosa para orientar a entrada no complexo etmoidal com margens seguras em volta do tumor. Essa técnica pode ser usada em conjunto com uma craniotomia bifrontal subfrontal ou subcranial.

G. Técnica cirúrgica: abordagem cranioendoscópica

O termo "abordagem cranioendoscópica" (ACE) foi popularizado por Hanna, no MD Anderson Cancer Center, e por Castelnuovo, na Itália, referindo-se a uma abordagem combinada de craniotomia frontal com ressecção endonasal. Dessa forma, evitam-se incisões faciais e o desmonte do esqueleto facial. Aproveitam-se as vantagens da visualização endoscópica por baixo, incluindo magnificação e endoscópios angulados. Similarmente, conservam-se as vantagens da craniotomia aberta, permitindo a ampla ressecção da dura, se necessário para limpar as margens, e facilitando o fechamento estanque com técnicas duráveis, como o retalho pericranial. No MD Anderson e nas universidades italianas de Brescia e Insubria, a equipe de base do crânio extirpa a maioria dos cânceres nasossinusais usando uma abordagem exclusivamente endonasal, mas guarda um baixo limiar para adicionar uma craniotomia e realizar a abordagem ACE, sempre que houver um envolvimento significativo da fóvea etmoidal, invasão transdural, ou um envolvimento dural maior que focal. Ao fazer isso, esse grupo relatou que, em 120 ressecções endoscópicas de câncer nasossinusal, foram obtidas margens negativas em 85%, e vazamentos de LCS ocorreram em apenas 3% dos casos,

H. Técnica cirúrgica: cirurgia endoscópica da base do crânio

Os avanços atuais em tecnologias de apoio permitem a cirurgia totalmente endoscópica da base do crânio via corredores endonasais, que foi chamada "endoneurocirurgia" e "abordagem endonasal expandida" pela equipe de base do crânio da Universidade de Pittsburgh. Avanços importantes em instrumentação endoscópica, como coaguladores, aspiradores de sucção e aplicadores de U-clipes endoscópicos, bem como na tecnologia de orientação por imagens permitiram que equipes experientes de base do crânio alcançassem quase toda a base craniana ventral por meio do nariz. O alcance da cirurgia endoscópica da base do crânio atualmente abrange a base do crânio muito além da BAC: do seio frontal a C2 no plano sagital, e da sela túrcica ao bulbo jugular no plano coronal.

Os pioneiros da cirurgia endoscópica da base do crânio defenderam seu uso quando um corredor endonasal fornece a via de acesso mais direta à lesão da base do crânio, sem ter de mobilizar as estruturas vasculares ou neurais. Dessa forma, argumenta-se que a melhor abordagem a uma lesão da BAC medial à artéria carótida cavernosa seria a endonasal, e a melhor abordagem para uma lesão da BAC superolateral ao nervo óptico seria a transcraniana. É evidente que muitas lesões da BAC são bem adequadas a uma ressecção endonasal que evita a necessidade de mobilizar e retrair o cérebro. Outras vantagens citadas em favor da cirurgia endoscópica da base do crânio são a visualização potencializada pela magnificação e visões angulares em volta de cantos. Os centros experientes são capazes de realizar ressecções craniofaciais essencialmente endoscópicas, com margens idênticas às de um procedimento aberto. Por exemplo, uma ressecção endoscópica de um estesioneuroblastoma é realizada com excisão da placa cribiforme, dura suprajacente, bulbos olfatórios e tratos olfatórios. A invasão intracraniana está incluída, incluindo a dissecção intradural, conforme necessário.

É importante individualizar a cirurgia endoscópica à anatomia e histologia do tumor da BAC, conservando os princípios cirúrgicos básicos. Portanto, para neoplasias nasossinusais, o local da invasão deve ser ressecado em bloco, com margens adequadas, e não em partes. O fechamento estanque do defeito da base do crânio é primordial. Para tumores primários de cérebro, como meningiomas, adere-se aos princípios microcirúrgicos da neurocirurgia: diminuição interna do volume do tumor, mobilização capsular, dissecção extracapsular de estruturas neurovasculares cruciais, coagulação focal e remoção completa da cápsula.

O advento do retalho da mucosa nasosseptal pediculado, também conhecido como retalho de Hadad-Bassagasteguy, foi relatado pelo grupo de Pittsburgh como responsável por diminuir de 30 para 5% a incidência de vazamento de LCS da cirurgia endoscópica da base do crânio. Esse retalho composto mucoso-periósteo-pericondral é coletado no início do procedimento. Depois da ressecção de um corneto médio para fornecer espaço de trabalho, levanta-se o retalho nasosseptal, mantendo intacto o pedículo vascular posterolateral (artéria septal nasal posterior). O retalho é então empurrado para a nasofaringe até que seja necessário para o fechamento.

Como exemplo, no caso de um estesioneuroblastoma, a cirurgia se inicia com a diminuição endonasal do volume do tumor, a fim de visualizar suas margens e o local de envolvimento da base do crânio. Identificam-se os marcos anatômicos da cavidade nasal, bem como os canais ópticos e os canais carotídeos, realizando uma esfenoetmoidectomia e antrostomia do seio maxilar completas. Se necessário, realiza-se uma septostomia posterior, a fim de facilitar a instrumentação por meio das duas narinas. As margens adequadas podem requerer a ressecção da parede posterior do seio frontal, das paredes mediais das duas órbitas, do teto do esfenoide e do septo nasal. Realizam-se sinusotomias frontais bilaterais, e o soalho do seio frontal é removido do modo de um procedimento de Lothrop endoscópico modificado ou Draf tipo III. Faz-se a transecção do septo nasal abaixo do tumor, indo posteriormente até o rostro esfenoide. As artérias etmoidais anterior e posterior são cauterizadas ou ligadas na base do crânio. Com a broca, diminui-se a espessura óssea da BAC, e a seguir é elevado e removido da crista esfenoidal ao jugo esfenoidal, e da parede orbital medial à parede orbital medial. A dura é então aberta e cauterizada em volta do tumor. Os vasos sanguíneos corticais são elevados, afastando-os do caminho, e a foice cerebral é cauterizada e transeccionada. Um ou os dois bulbos olfatórios são dissecados livres do cérebro e incluídos no espécime. Os nervos olfatórios são transectados e, o espécime, removido. As margens são confirmadas na secção de congelamento.

Idealmente, o defeito na BAC é fechado com tecido vascularizado, como o retalho mucoso nasosseptal. Fecha-se inicialmente o defeito dural, em multicamadas, com um enxerto da matriz de enxerto dural no espaço subdural, um enxerto de fáscia e finalmente o retalho nasosseptal. O retalho é fixado por cola de fibrina e apoiado por gordura ou Gelfoam. Finalmente, usa-se um cateter de Foley ou tamponamento nasal como suporte da reconstrução. A reconstrução avascular em multicamadas foi relatada por outros grupos, como o da Cleveland Clinic, onde se usou mucosa septal livre, aloenxerto dérmico acelular, cartilagem septal ou auricular, ou fáscia temporal, com uma taxa de vazamento de LCS de 6,5%.

Essa abordagem endonasal expandida foi descrita para uso além da BAC. O corredor transplano oferece acesso às regiões suprasselar e supraquiasmática; abordagens abertas tradicionais via craniotomia pterional ou subfrontal limitam o acesso a essas regiões devido ao quiasma óptico. Uma abordagem transclival pode alcançar o clinoide posterior, o clivo e o forame magno. Com uma angulação inferior, pode-se alcançar a medula cervical superior em abordagens transfaríngea e transodontoide.

I. Técnica cirúrgica: cirurgia endoscópica robótica da base do crânio

O uso em expansão do robô cirúrgico na cirurgia transoral da orofaringe, da laringe e da hipofaringe inevitavelmente será modificado para um acesso minimamente invasivo à BAC. Embora não esteja em uso clínico atualmente, uma abordagem robótica à BAC foi desenvolvida em um modelo cadavérico no Centro MD Anderson. Essa abordagem envolve procedimentos bilaterais de Caldwell-Luc para entrada nos seios maxilares, seguidos de antrostomias meatais médias amplas para acesso à cavidade nasal e à base do crânio. Além da ampla exposição à BAC, essa técnica traz as vantagens da cirurgia robótica, como a capacidade de trabalhar em volta de ângulos, eliminar o tremor e suturar endoscopicamente.

Hanna E, DeMonte F, Ibrahim S et al. Endoscopic resection of sinonasal cancers with and without craniotomy: Oncologic results. *Arch Otolaryngol Head Neck Surg.* 2009;135(12): 1219–1224.

Hanna EY, Holsinger C, DeMonte F et al. Robotic endoscopic surgery of the skull base: A novel surgical approach. *Arch Otolaryngol Head Neck Surg.* 2007;133(12):1209–1214.

Har-El G. Anterior craniofacial resection without facial skin incisions—A review. *Otolaryngol Head Neck Surg.* 2004;130(6): 780–787.

Ketcham AS, Wilkins RH, Vanburen JM et al. A combined intracranial facial approach to the paranasal sinuses. *Am J Surg.* 1963;106:698–703.

Raveh J, Vuillemin T. Subcranial-supraorbital and temporal approach for tumor resection. *J Craniofac Surg.* 1990;1(1): 53–59.

Seckin H, Avci E, Uluc K, Niemann D, Baskaya MK. The work horse of skull base surgery: Orbitozygomatic approach. Technique, modifications, and applications. *Neurosurg Focus.* 2008;25(6):E4.

Shah JP. The skull base. In: Shah JP. *Head and Neck Surgery and Oncology.* 3rd ed. Mosby. 2002; pp 93–148.

Snyderman CH, Carrau RL, Prevedello DM et al. Technologic innovations in neuroendoscopic surgery. *Otolaryngol Clin North Am.* 2009;42(5):883–890.

Zanation AM, Carrau RL, Snyderman CH et al. Nasoseptal flap reconstruction of high flow intraoperative cerebral spinal fluid leaks during endoscopic skull base surgery. *Am J Rhinol Allergy* 2009;23(5):518–521.

▶ Desfechos

Devido à raridade da doença da BAC, a maioria dos dados de desfecho foi relatada em pequenas séries de uma só instituição. Para lidar com essa limitação, formou-se o grupo Estudo Colaborativo Internacional (ECI), reunindo dados de 17 instituições. Analisou-se um total de 1.307 pacientes com tumores malignos da BAC que sofreram ressecção craniofacial. Uma série de artigos desse grupo recentemente definiu desfechos para a ressecção craniofacial, formando os dados aos quais será comparada a cirurgia endoscópica.

Dos 1.307 pacientes, os tipos mais comuns de tumor eram carcinoma epidermoide (28,8%) adenocarcinoma (16,1%) e estesioneuroblastoma (11,6%). A invasão dural ocorreu em 21,6% dos casos e, a invasão cerebral, em 6,4%; A invasão da parede orbital ocorreu em 24,6%, periorbital, em 10,5%, e dos conteúdos da órbita, em 22,5%.

Entre pacientes do ECI, 41,7% tiveram recidiva, com um tempo médio de 19 meses até a recidiva. Em cinco anos, a sobrevida livre de doença era de 53%, sobrevida específica da doença, 60%, e sobrevida global, 54%. Na análise multivariada, quatro fatores apresentavam uma associação independente com a sobrevida: histologia, envolvimento endocranial, margens cirúrgicas e radioterapia prévia. O Quadro 60-3 resume esses dados. Conforme esperado, o risco de recidiva ou morte aumentava progressivamente à medida que os tumores invadiam o osso da base do crânio, a dura e, a seguir, o cérebro. Margens positivas estavam associadas a um pior desfecho. Uma história prévia de radiação, em vez de cirurgia definitiva, estava associada a um pior desfecho, provavelmente porque esses eram pacientes com doença avançada ou de alto risco. A histologia separou os tumores em três grupos de risco. Os melhores desfechos de recidiva e sobrevida foram obtidos com o estesioneuroblastoma, neoplasia cutânea, cânceres salivares e sarcoma de baixo grau. Os desfechos intermediários foram encontrados no carcinoma epidermoide, adenocarcinoma e sarcoma de alto grau. Os piores desfechos foram vistos no melanoma e no carcinoma indiferenciado. O Quadro 60-4 resume a sobrevida em cinco anos específica para a doença por histologia tumoral.

A cirurgia craniofacial aberta não é isenta de morbidade e mortalidade. O ECI analisou detalhadamente as complicações da ressecção craniofacial. A taxa global de mortalidade pós-operatória era 4,5%, e o único fator preditivo na análise multivariada era comorbidade clínica. A incidência de complicações pós-operatórias era de 36,3%. As complicações da ferida (infecção, deiscência, necrose do retalho) ocorreram em 19,8%. As complicações do sistema nervoso central (vazamento de LCS, meningite,

Quadro 60-3 Preditores de sobrevida livre de doença na análise multivariada do estudo colaborativo internacional de ressecção craniofacial

Variável	RR	IC 95%
Envolvimento intracraniano		
Nenhum	1,0	Referência
Osso	1,0	(0,8-1,4)
Dura	1,4	(1,0-1,9)
Cérebro	2,1	(1,4-3,1)
Histologia		
Estesioneuroblastoma	1,0	Referência
Câncer de pele	1,5	(0,8-2,7)
Sarcoma de baixo grau	2,6	(1,3-5,5)
Sarcoma de alto grau	2,6	(1,5-4,5)
Adenocarcinoma	3,0	(1,9-4,8)
Neoplasia salivar	2,0	(1,1-3,4)
Carcinoma epidermoide	2,7	(1,7-4,2)
Carcinoma indiferenciado	2,8	(1,4-5,5)
Melanoma mucoso	11,1	(6,4-19,5)
Margens cirúrgicas		
Negativas	1,0	Referência
Positivas	2,3	(1,8-2,9)
Radioterapia prévia		
Não	1,0	Referência
Sim	1,8	(1,4-2,2)

RR, risco relativo de óbito específico para a doença; IC, intervalo de confiança.
(Dados da Tabela 8 de Patel SG, Singh B, Polluri A et al.; Craniofacial surgery for malignant skull base tumors: Report of an international collaborative study. *Cancer* 2003;98(6):1179-1187.)

Quadro 60-4 Desfechos de sobrevida dos pacientes no estudo colaborativo internacional de ressecção craniofacial por histologia tumoral

Histologia	SLR 5 anos	SES 5 anos	SG 5 anos
Estesioneuroblastoma	64,3	82,6	77,8
Câncer de pele	60,1	74,9	71,0
Sarcoma de baixo grau	62,6	74,0	68,9
Sarcoma de alto grau	52,2	68.7	57,4
Adenocarcinoma	53,1	58,7	51,5
Neoplasia salivar	44,3	53,0	45,5
Carcinoma epidermoide	49,9	53.0	44,4
Carcinoma indiferenciado	45,5	41,9	37,3
Melanoma mucoso	19,2	19,2	18,3

SLR, sobrevida livre de recidiva; SES, sobrevida específica para a doença; SG, sobrevida global.
(Dados das Tabelas 7, 8 e 9 em Patel SG, Singh B, Polluri A et al.; Craniofacial surgery for malignant skull base tumors: Report of an international collaborative study. *Cancer* 2003;98(6):1179-1187.)

pneumocéfalo) ocorreram em 16,2%. As complicações sistêmicas (cardíacas, pulmonares, renais, metabólicas) ocorreram em 4,8%, e complicações orbitais (epífora, diplopia, perda visual), em 1,7%. Na análise multivariada, comorbidade clínica, radiação prévia, invasão dural e invasão cerebral estavam, todas, associadas ao desenvolvimento de complicações pós-operatórias.

O Memorial Sloan-Kettering Cancer Center relatou dados longitudinais de complicações em uma única instituição. Em um relato recente, compararam-se dois períodos: antes e depois da introdução universal de um esquema antibiótico perioperatório de amplo espectro com três agentes (ceftazidima, metronidazol, vancomicina) em 1996. A introdução desse esquema diminuiu a taxa de complicações pós-operatórias de 60 para 40%, e a taxa de mortalidade pós-operatória, de 4,4 para 3,3%. A diminuição na taxa de complicação foi atribuída a uma diminuição substancial na incidência de infecções pós-operatórias da ferida, de 28 para 7,5%. Na análise multivariada, somente o esquema antibiótico foi um preditor significativo de complicações pós-operatórias.

Esses dados de desfecho, com base no Estudo Colaborativo Internacional e em grandes coortes de centros de grande volume de patologias da base do crânio, estabeleceram dados basais para a ressecção craniofacial aberta, que podem ser comparados a dados endoscópicos, à medida que estes emergirem.

Até o momento, foram relatadas duas grandes séries de cirurgia endoscópica para cânceres nasossinusais: uma do MD Anderson e outra das Universidades de Bréscia e Insubria na Itália. Nas duas séries, os pacientes passaram ou por uma abordagem exclusivamente endoscópica (AEE), ou uma abordagem cranioendoscópica (ACE), quando houvesse envolvimento dural significativo. Na série do MD Anderson, a sobrevida em cinco anos específica para a doença era de 76%, sem diferenças significativas entre os grupos AEE e ACE. Na série italiana, a sobrevida em cinco anos específica para a doença era 82%; 91% no grupo AEE e 59% no grupo ACE. As taxas de vazamento de LCS eram de 3 a 5% nas duas séries. É importante esclarecer que ambas essas séries continham uma composição de pacientes mais favorável que a série de ressecção craniofacial aberta do ECI. Ambas as séries incluíam todos os cânceres nasossinusais, a maioria deles limitada à cavidade nasossinusal, sem envolver a base do crânio. As duas histologias tumorais também eram mais favoráveis. Na série endoscópica do MD Anderson, a histologia tumoral mais comum era estesioneuroblastoma; na série italiana, adenocarcinoma. Embora essas duas séries nos forneçam evidências iniciais de que a cirurgia endoscópica pode oferecer desfechos oncológicos aceitáveis, ela foi demonstrada apenas em um grupo altamente selecionado de pacientes. Portanto, esses números não podem ser comparados significativamente a dados de desfecho da ressecção craniofacial aberta.

Existem séries menores de cirurgia endoscópica limitada a tumores envolvendo a base do crânio. Recentemente, relataram-se uma série de 31 pacientes tratados na Cleveland Clinic, e uma série de 23 estesioneuroblastomas tratados na Universidade de Pittsburgh e em Miami. Na série da Cleveland Clinic, a sobrevida em cinco anos livre de recidivas era de 51,7%. Na série de estesioneuroblastomas de Pittsburgh/Miami, todos os pacientes estavam livres de doença em um período médio de 45 meses. Como recidivas tardias são mais comuns no estesioneuroblastoma, um acompanhamento mais prolongado será instrutivo. As complicações mais comuns na série de Pittsburgh/Miami foram crostas na cavidade nasal (34,8%), vazamento de LCS (17,4%) e dacriocistite (8,7%).

Essas evidências muito iniciais podem ser interpretadas como apoio à viabilidade da cirurgia endoscópica da base do crânio. A maioria dos centros com experiência relatou a obtenção usual de margens negativas. No MD Anderson, 85% dos casos tinham margens negativas; na Cleveland Clinic, 74%, e na Universidade da Pennsylvania, 83%. Esses resultados parecem apoiar a investigação continuada de desfechos da ressecção endoscópica em pacientes apropriadamente selecionados. À medida que mais pacientes forem tratados endoscopicamente, podem-se antecipar dados mais definitivos sobre a efetividade oncológica.

> Batra PS, Luong A, Kanowitz SJ et al. Outcomes of minimally invasive endoscopic resection of anterior skull base neoplasms. *Laryngoscope.* 2010;120(1):9–16.
>
> Cohen MA, Liang J, Cohen IJ et al. Endoscopic resection of advanced anterior skull base lesions: Oncologically safe? *ORL J Otorhinolaryngol Relat Spec.* 2009;71(3):123–128.
>
> Ganly I, Patel SG, Singh B et al. Complications of craniofacial resection for malignant tumors of the skull base: Report of an International Collaborative Study. *Head Neck.* 2005;27(6): 445–451.
>
> Ganly I, Patel SG, Singh B et al. Craniofacial resection for malignant paranasal sinus tumors: Report of an International Collaborative Study. *Head Neck* 2005;27(7):575–584.
>
> Hanna E, DeMonte F, Ibrahim S, et al. Endoscopic resection of sinonasal cancers with and without craniotomy: Oncologic results. *Arch Otolaryngol Head Neck Surg.* 2009;135(12): 1219–1224.
>
> Nicolai P, Battaglia P, Bignami M et al. Endoscopic surgery for malignant tumors of the sinonasal tract and adjacent skull base: A 10-year experience. *Am J Rhinol.* 2008;22(3):308–316.
>
> Patel SG, Singh B, Polluri A et al. Craniofacial surgery for malignant skull base tumors: Report of an international collaborative study. *Cancer* 2003;98(6):1179–1187.

Agradecimentos a Michael J. Kaplan, MD, por sua contribuição a este capítulo nas edições anteriores deste livro.

Schwannoma vestibular (neuroma acústico)

Jacob Johnson, MD
Anil K. Lalwani, MD

FUNDAMENTOS DO DIAGNÓSTICO

- Perda auditiva neurossensorial (PANS) assimétrica (unilateral), zumbido e desequilíbrio.
- Escore de discriminação de fala desproporcionalmente diminuído em relação à deterioração da média de tons puros.
- Sintomas dos nervos facial e trigêmeo, em caso de tumores maiores.

Considerações gerais

Os schwannomas vestibulares (SV) (neuromas acústicos) são tumores da bainha nervosa dos nervos vestibulares superiores e inferiores (VIII nervo craniano). Surgem no canal auditivo interno (CAI) medial ou ângulo pontocerebelar (APC) lateral e causam sintomas clínicos por deslocar, distorcer ou comprimir estruturas adjacentes no APC.

Os SVs são, de longe, os tumores mais comuns envolvendo o APC. Os SVs correspondem a 80% dos tumores do APC e a 8% de todos os tumores intracranianos. Vários estudos epidemiológicos demonstraram uma incidência de 10 por 1 milhão de indivíduos a cada ano. Esse número correlaciona-se a 2.000 a 3.000 indivíduos diagnosticados com SV a cada ano nos EUA. Não há um viés de gênero, e a idade de apresentação é entre 40 e 60 anos de idade. Noventa e cinco por cento dos SV ocorrem de modo esporádico. Os 5% restantes têm neurofibromatose tipo 2 (NF2), ou SV familiar. A idade de apresentação é mais baixa no SV esporádico, em geral em torno da segunda ou terceira décadas de vida.

Anatomia

O APC consiste em um espaço potencial, preenchido com líquido cerebrospinal (LCS), na fossa cranial posterior, limitado pelo osso temporal, pelo cerebelo e pelo tronco cerebral. O APC é uma estrutura mais ou menos triangular no plano axial e é cheio de LCS (Figura 61-1). O limite superior é o tentório, e, o limite inferior, a amígdala cerebelar e as olivas bulbares. O limite anterior é a superfície dural posterior do osso petroso e do clivo, e o limite posterior é a superfície ventral da ponte e do cerebelo. O limite medial são as cisternas da ponte e do bulbo, e o ápice é a região do recesso lateral do quarto ventrículo. A abertura lateral do quarto ventrículo, o forame de Luschka, abre para o APC. Os pares cranianos V a XI atravessam a extensão cefálica e caudal do APC. As estruturas centrais que atravessam o APC nas duas direções do CAI são respectivamente os nervos facial (NC VII) e vestibulococlear (NC VIII).

Os nervos cranianos VII e VIII são revestidos por mielina central fornecida por células neurogliais à medida que atravessam o APC e levam uma bainha de dura da fossa posterior para o CAI. A transição para a mielina periférica fabricada pelas células de Schwann ocorre na abertura medial do CAI. O nervo vestibulococlear divide-se em três: (1) o nervo coclear e (2 e 3) os nervos vestibulares superior e inferior, na extensão lateral do APC ou do CAI medial. O CAI é dividido em quatro quadrantes por uma crista vertical, chamada barra de Bill, e uma crista transversa. O NC VII repousa no quadrante anterossuperior, sendo anterior ao nervo vestibular superior e superior ao nervo coclear, e o nervo vestibular inferior repousa no quadrante posteroinferior, sendo inferior ao nervo vestibular superior e posterior ao nervo coclear (ver Figura 61-1). A artéria cerebelar anteroinferior (ACAI) é a principal artéria no APC, sendo a fonte da artéria labiríntica. A artéria labiríntica, pelo CAI, é uma artéria final para os órgãos de audição e equilíbrio. A ACAI apresenta uma relação variável com os nervos cranianos VII e VIII e com o CAI.

Patogênese

Os SVs originam-se nas células de Schwann dos nervos vestibulares superior ou inferior na zona de transição (zona de Obersteiner-Redlich) da mielina periférica e central. Essa zona de transição ocorre no APC lateral ou CAI medial. Portanto, SV surgem mais frequentemente no CAI e às vezes no APC. Esses schwannomas raramente surgem do nervo coclear e é raro serem malignos. A propensão para se desenvolver nos nervos vestibulares pode ser devida ao fato de as células do gânglio vestibular no CAI apresentarem a maior concentração de células de Schwann.

Figura 61-1 Anatomia do APC e sua relação com o osso temporal dentro do crânio. No quadro, é vista a localização dos nervos cranianos dentro do CAI: o nervo facial (7) e o nervo coclear (C) estão no compartimento anterior, e os nervos vestibular superior e inferior (VS e VI, respectivamente) estão na metade posterior do CAI. 5, nervo trigêmeo; 7, nervo facial; 8, nervo coclear; CAI, canal auditivo interno; CO, cóclea; GG, gânglio geniculado; OM, orelha média; CAE, canal auditivo externo; M, mastoide; CSC, canal semicircular; APC, ângulo pontocerebelar; SS, seio sigmoide; 4V, quarto ventrículo; Cb, cerebelo; P, ponte.

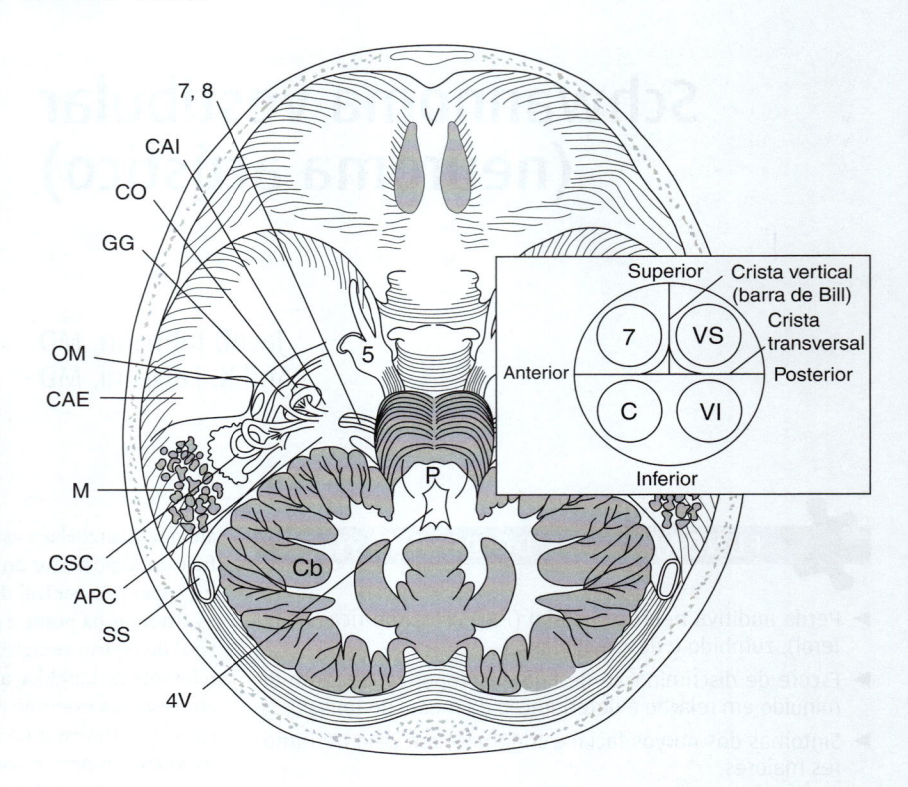

Os estudos recentes melhoraram a compreensão molecular do SV. O SV ocorre como o resultado de mutações em uma proteína supressora tumoral – a merlina – localizada no cromossomo 22q12. A merlina é uma proteína citoesquelética, codificada pelo gene *NF2*, que é necessária para a manutenção da inibição de contato do crescimento celular. A formação do SV requer mutações em ambas as cópias do gene *NF2*. Uma molécula funcionante de merlina previne a formação do SV. Mutações somáticas nas duas cópias do gene *NF2* resultam em SV esporádicos. A probabilidade de duas mutações espontâneas independentes em um lócus predizem um SV unilateral apresentando-se na 4ª a 6ª décadas de vida.

Em contraste, o SV familiar que ocorre na NF2 só requer uma ocorrência de mutação somática. Os indivíduos com NF2 herdam uma proteína merlina alterada e uma proteína merlina normal. Uma mutação no alelo normal leva a SVs bilaterais antes dos 20 anos. Portanto, a NF2 é uma mutação autossômica recessiva no nível gênico, uma vez que a expressão da doença requer mutações nos dois alelos do gene, mas a herança é autossômica dominante (pseudodominante), uma vez que a herança de um alelo mutado frequentemente leva a um estado patológico. A NF2 é uma forma central de neurofibromatose, na qual os pacientes afetados apresentam tumores do sistema nervoso central, incluindo schwannomas, meningiomas e gliomas. A maioria desses pacientes desenvolve SV bilateral. Em comparação, os pacientes com NF tipo 1 (doença de von Recklinghausen) têm tumores intra e extracranianos, e menos de 5% desses pacientes desenvolvem SV unilateral. Desenvolveram-se testes de triagem genética para a mutação NF2, que proporcionam aconselhamento genético a familiares de pacientes com NF2. A gravidade da mutação envolvendo o gene da merlina na NF2 pode prever a gravidade da manifestação patológica.

▶ Achados clínicos

A. Sinais e sintomas

1. Perda auditiva – A perda auditiva está presente em 95% dos pacientes com SV. Inversamente, 5% dos pacientes têm audição normal; portanto, queixas vestibulares ou faciais unilaterais sem perda auditiva não afastam doença retrococlear. Entre os pacientes com perda auditiva, a maioria tem perda auditiva lentamente progressiva, com distorção sonora. Vinte por cento têm um episódio de perda auditiva súbita. A melhora da perda auditiva com ou sem tratamento não afasta doença retrococlear. O nível de perda auditiva não é um preditor claro do tamanho do tumor.

2. Zumbido e desequilíbrio – O zumbido está presente em 65% dos pacientes, sendo mais frequentemente constante com um tom de som de alta frequência. Esse sintoma em geral não é relatado por pacientes, devido ao foco na perda auditiva que o acompanha. Similarmente, devido à compensação central para a lesão vestibular de evolução lenta, os pacientes toleram e se adaptam bem ao desequilíbrio que sofrem. A maioria dos pacientes tem episódios autolimitados de vertigem. O desequilíbrio é inicialmente leve e constante e, com frequência, não leva a uma consulta médica. O desequilíbrio está presente em 60% dos pacientes.

3. Disfunção dos nervos facial e trigêmeo – A disfunção dos nervos facial e trigêmeo ocorre depois dos distúrbios vestibulares e auditivos. Os pacientes geralmente apresentam insensibilidade mediofacial (V2) e apresentam, muitas vezes, ausência de reflexo corneano. O suprimento motor do nervo trigêmeo aos músculos da mastigação raramente está afetado. O componente sensorial do nervo facial é afetado primeiro e causa insensibilidade do canal auditivo externo posterior, sendo chamado de sinal de Hitselberger. Fraqueza ou espasmo facial ocorrem em 17% dos pacientes e geralmente levam a um diagnóstico de SV dentro de seis meses.

4. Outros sintomas – Pacientes com tumores SV grandes ou tumores com expansão rápida apresentam queixas de diminuição da acuidade visual e diplopia, devido ao comprometimento dos NC (nervos cranianos) II, IV ou VI. A hidrocefalia leva a queixas de cefaleia, alteração do estado mental, náusea e vômito e, ao exame, aumento da pressão intracraniana e papiledema. A compressão dos nervos cranianos baixos IX e X causa disfagia, aspiração e rouquidão, e o exame revela um mau reflexo de vômito e paralisia de cordas vocais.

B. Exames de imagem

1. Imagem por ressonância magnética – As imagens por ressonância magnética (RM) com contraste de gadolínio são o padrão-ouro para o diagnóstico ou para a exclusão do SV. Uma RM permite também o planejamento cirúrgico. As diversas lesões no APC podem ser diferenciadas com base em suas características de imagem e realce com contraste variadas. As características da RM de um SV incluem uma massa globular hipointensa centrada sobre o CAI em T1 com realce pós-adição do gadolínio. O SV é iso a hipointenso em T2 (Figura 62-2).

2. Tomografia computadorizada – Quando não se pode usar ou não há RM disponível, uma tomografia computadorizada (TC) com contraste iodado ou uma resposta auditiva do tronco cerebral (BERA) oferecem modalidades alternativas razoáveis de triagem. A TC com contraste fornece identificação consistente de tumores do APC acima de 1,5 cm ou que tenham pelo menos um componente de 5 mm no APC. SVs aparecem como massas ovoides centradas sobre o CAI com realce não homogêneo. TCs

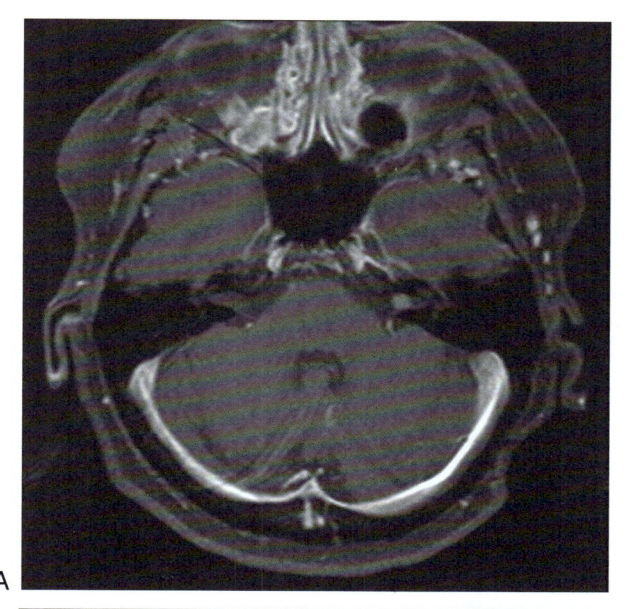

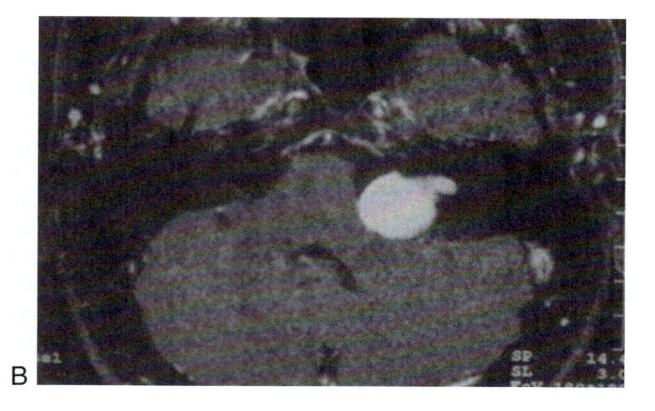

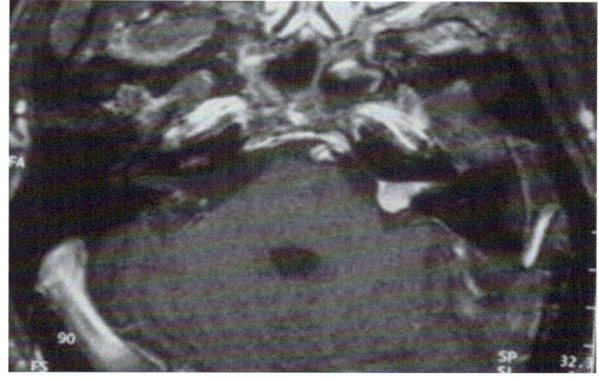

▲ **Figura 61-2** RM com gadolínio demonstrando **(A)** um SV intracanalicular, **(B)** um SV grande e **(C)** um SV pequeno. Enquanto o tumor menor preenche o ângulo pontocerebelar, o tumor grande desloca o tronco cerebelar e o cerebelo e comprime o quarto ventrículo.

com contraste podem não identificar tumores intracanaliculares, a não ser que haja expansão óssea para o CAI.

C. Testes especiais

1. Audiologia – O paciente médio leva quatro anos desde o início dos sintomas ao diagnóstico de SV. O dilema diagnóstico está em escolher o paciente apropriado para exames audiométricos e de imagem. A maioria dos pacientes apresenta-se com queixas de perda auditiva unilateral ou distorção da audição, zumbido, vertigem ou desequilíbrio unilaterais e insensibilidade, fraqueza ou espasmo facial. Os pacientes com queixas auditivas, vestibulares e faciais unilaterais precisam passar por uma avaliação cuidadosa, a fim de afastar doença retrococlear. O passo inicial da avaliação inclui um exame audiológico. Se o exame audiológico sugerir uma lesão retrococlear, então é feito um exame de imagem do APC para afastar uma lesão retrococlear. Os testes vestibulares não têm especificidade no diagnóstico do SV.

A avaliação auditiva padrão deve incluir audiometria de tom puro, escore de reconhecimento de palavras (ERP), limiares de reflexo acústico e declínio do reflexo acústico. A audiometria de tom puro de pacientes com SV mostra perda auditiva neurossensorial assimétrica em altas frequências, com inclinação para baixo, em quase 70% dos pacientes. A audição também pode ser normal, envolver apenas baixas frequências, ou ser uma perda auditiva plana ou uma perda auditiva de pico ou vale. Uma perda auditiva de base retrococlear faz com que os escores de ERP sejam mais baixos do que o previsto pelos limiares de tom puro. Essa depressão desproporcional da inteligibilidade da fala é ainda mais acentuada quando testada novamente em uma intensidade de fala mais alta. Esse fenômeno é chamado *rollover*. Aproximadamente, 50% dos pacientes com SV têm um mau ERP. Um ERP anormal deveria desencadear uma avaliação por imagem, mas um ERP normal não afasta um SV. Uma perda de reflexos acústicos ou a presença de declínio do reflexo acústico está presente na maioria dos casos de SV, mas reflexos acústicos normais não excluem a presença de um SV.

2. Testes vestibulares – Testes vestibulares não fornecem um modo sensível ou específico de diagnóstico de SV. O teste mais comum solicitado para avaliar queixas vestibulares inclui um eletronistagmograma (ENG). Um ENG em um paciente com SV mostrará uma resposta calórica reduzida na orelha acometida. A extensão da função vestibular prevê a intensidade de vertigem pós-operatória. A localização do SV no nervo vestibular superior ou inferior também pode ser prevista pelo ENG, porque o ENG avalia primariamente o canal semicircular lateral inervado pelo nervo vestibular superior.

3. Resposta auditiva do tronco cerebral – A BERA é a resposta elétrica medida da cóclea, bem como a sua via ao tronco cerebral a cliques de faixa larga de curta duração. É a resposta evocada medida da cóclea e da via do tronco cerebral a cliques de banda larga de curta duração. Essa resposta evocada é uma forma de onda característica com cinco picos identificados (I a V). Registram-se a latência absoluta ou o momento de cada onda. Em pacientes com SV, a BERA está total ou parcialmente ausente, ou há um atraso na latência da onda V na orelha afetada. O atraso pode ser absoluto com base em dados normativos ou um atraso comparado com a latência da Onda V na orelha oposta. Um atraso interaural na latência da Onda V superior a 0,2 ms é considerado anormal. Globalmente, a BERA tem uma sensibilidade maior que 90% e uma especificidade de 90% na detecção do SV. Entretanto, considerando apenas tumores intracanaliculares pequenos, 18 a 33% não são detectados. À medida que melhoraram os limites de detecção e os custos dos exames de imagem, o papel da BERA no diagnóstico da SV diminuiu drasticamente.

▶ Diagnóstico diferencial

Os três tumores mais comuns do APC incluem schwannomas, meningiomas e epidermoides (Quadro 61-1). Cada um desses tumores tem uma apresentação clínica similar, diferenciando-se primariamente por suas características de imagem. Outras lesões do APC incluem lesões de restos congênitos (epidermoides, cisto aracnoide e lipoma), schwannomas de outros nervos cranianos, tumores intra-axiais, metástases, lesões vasculares (paraganglioma e hemangioma) e lesões, estendendo-se da base do crânio (granulomas de colesterol e cordomas).

▶ Complicações

A história natural do SV inclui uma velocidade de crescimento lento no CAI e depois na cisterna do APC. Estudos mos-

---

Quadro 61-1 Lesões do ângulo pontocerebelar (APC)

Lesões comuns do APC
Schwannomas (especialmente envolvendo V, VII e VIII)
Meningiomas
Epidermoides

Lesões de restos congênitos
Epidermoides
Cistos aracnoides
Lipomas

Lesões vasculares
Hemangiomas
Paragangliomas (glômus jugular)
Aneurismas
Hemangioblastoma

Tumores intra-axiais
Meduloblastomas
Astrocitomas
Gliomas
Tumores do quarto ventrículo
Hemangioblastomas

Lesões estendendo-se da base do crânio
Granulomas de colesterol
Tumores glômus
Cordomas
Condrossarcomas

Outros distúrbios malignos
Metástases

tram que períodos de crescimento estão intercalados com períodos de inatividade. A taxa média de crescimento é de 1,8 mm/ano. Esse crescimento lento causa sinais e sintomas progressivos e muitas vezes insidiosos, uma vez que há deslocamento, distorção e compressão das estruturas, primeiro no CAI e depois no APC. Esse crescimento lento por meio de proliferação celular fornece uma progressão previsível de sinais e sintomas. Às vezes, o tumor pode sofrer expansão rápida devida à degeneração cística ou à hemorragia para o interior do tumor. Uma expansão rápida causa rápido movimento ao longo das fases subsequentes de sintomas do SV e pode causar degeneração neurológica rápida.

O crescimento intracanalicular inicial afeta o nervo vestibulococlear no CAI rígido e causa perda auditiva, zumbido e vertigem, ou desequilíbrio unilateral. Esses três sintomas são a queixa de apresentação típica não apenas de pacientes com SV, mas também de pacientes com outras lesões do APC. É interessante que o componente motor do nervo facial seja resistente à lesão nessa fase de crescimento e pacientes tenham função facial normal. O tumor então passa à cisterna do APC e cresce livremente, sem causar novos sintomas significativos, porque as estruturas no APC são inicialmente deslocadas sem lesão (ver Figura 61-2A). À medida que o tumor se aproxima de 3 cm, ele entra em contato com os limites do AC, levando a um novo conjunto de sinais e sintomas. A compressão do NC V causa hipossensibilidade ou dor corneana e mesofacial. Uma maior distorção do NC VIII e agora do NC VII causa maior perda auditiva e desequilíbrio, bem como fraqueza ou espasmo faciais. A distorção do tronco cerebral leva a um estreitamento do quarto ventrículo (ver Figura 61-2B).

Um crescimento ainda maior leva ao espectro clínico final da síndrome do APC. O paciente desenvolve sinais cerebelares, devido à compressão do flóculo e do pedúnculo cerebelar. O paciente também desenvolve hidrocefalia obstrutiva, devido ao fechamento do quarto ventrículo. A crescente pressão intraventricular manifesta-se como alterações oculares, cefaleia, mudanças no estado mental, náusea e vômitos. Se o SV continuar a crescer sem intervenção, o comprometimento respiratório levará à morte.

▶ Tratamento

O tratamento de pacientes com tumores do APC inclui remoção cirúrgica, observação e radiação. Historicamente, a remoção cirúrgica foi a modalidade primária de tratamento do SV. Recentemente, aumentou a popularidade de observação com RM seriadas e com radioterapia. Alguns dos fatores importantes para determinar qual é a melhor intervenção possível são o tamanho do tumor, a idade do paciente, a função auditiva residual, a disfunção vestibular e as neuropatias cranianas. A observação é uma opção razoável em pacientes mais velhos e naqueles em quem o tumor não está crescendo. A *gamma knife* é usada preferencialmente em pacientes mais velhos, naqueles que não podem tolerar um procedimento cirúrgico ou nos que têm uma esperança de vida limitada.

A. Medidas cirúrgicas

As abordagens cirúrgicas ao APC incluem craniotomias translabirínticas, retrossigmoidais e da fossa média (Figura 61-3A). A abordagem apropriada para um dado paciente baseia-se na situação auditiva, no tamanho do tumor, na extensão do envolvimento do CAI e na experiência do cirurgião (Quadro 61-2). Essas abordagens são dicotômicas: ou fazem a preservação ou a ablação da audição. As abordagens retrossigmoidal e da fossa média preservam a audição; entretanto, apresentam limitações referentes à exposição a todos os aspectos do APC e CAI. A abordagem pela fossa média é bem adequada para pacientes com boa audição e um tumor maior que 1,5 cm no APC; a abordagem retrossigmoidal é bem adaptada a pacientes com boa audição e um tumor menor de 4 cm não envolvendo o CAI lateral. Na abordagem retrossigmoidal, em geral, o CAI lateral só é acessível diretamente após a remoção do canal semicircular posterior; a violação deste canal leva à perda auditiva. A abordagem translabiríntica causa perda auditiva total, sendo, portanto, bem adaptada a pacientes com má audição (média de tons puros superior a 50) ou pacientes com boa audição e tumores inacessíveis pelas abordagens que preservam a audição. Geralmente, a preservação da audição não é boa com tumores de 2 cm e tumores que envolvem o CAI lateral.

Três questões cruciais inerentes a todas as três técnicas são a extensão da exposição do CAI e do APC, a identificação e a preservação no nervo facial, e a magnitude da retração cerebral. Essas operações usam o monitoramento eletrofisiológico do NC VII e o BERA em abordagens preservadoras da audição.

1. Abordagem translabiríntica – A abordagem primária para a remoção de SV é a translabiríntica. Os limites dessa abordagem incluem o nervo facial mastóideo e o aqueduto coclear anteriormente, a dura da fossa media superiormente, a dura da fossa posterior posteriormente, e o forame jugular inferiormente (ver Figura 61-3A). Esses limites são abordados por meio da incisão retroauricular tradicional. Realiza-se uma mastoidectomia fechada completa, com identificação da bigorna, tegme, seio sigmoide e nervo facial. A seguir, realiza-se uma labirintectomia completa com esqueletonização medial da dura das fossas medial e posterior e descompressão do seio sigmoide até o forame jugular. Depois da esqueletonização óssea do CAI, abre-se a dura do CAI e identifica-se o nervo facial medialmente à crista vertical (*Barra de Bill*). Depois da identificação do nervo facial, no fundo ou aspecto lateral do CAI, remove-se o tumor em uma direção lateral para medial ao longo do CAI. Em tumores grandes, diminui-se o volume interno do tumor e a seguir remove-se a cápsula tumoral das estruturas circundantes, incluindo o nervo facial. Depois da remoção do tumor, preenche-se o espaço com gordura abdominal.

As três vantagens da abordagem translabiríntica são a capacidade de remover tumores de todos os tamanhos, retração cerebral mínima e capacidade de visualizar diretamente e de preservar o nervo facial. A taxa de preservação no nervo facial é de 97%. A taxa de vazamento de LCS apresentando-se sob a incisão ou drenando nasalmente pela tuba auditiva é de 5 a 8%. A maioria desses vazamentos de LCS se resolve com manejo conservador, que inclui curativo da mastoide e restrição líquida. O vazamento de LCS está associado a um risco mínimo de meningite.

2. Abordagem retrossigmoidal – A abordagem retrossigmoidal é uma modificação da abordagem suboccipital tradi-

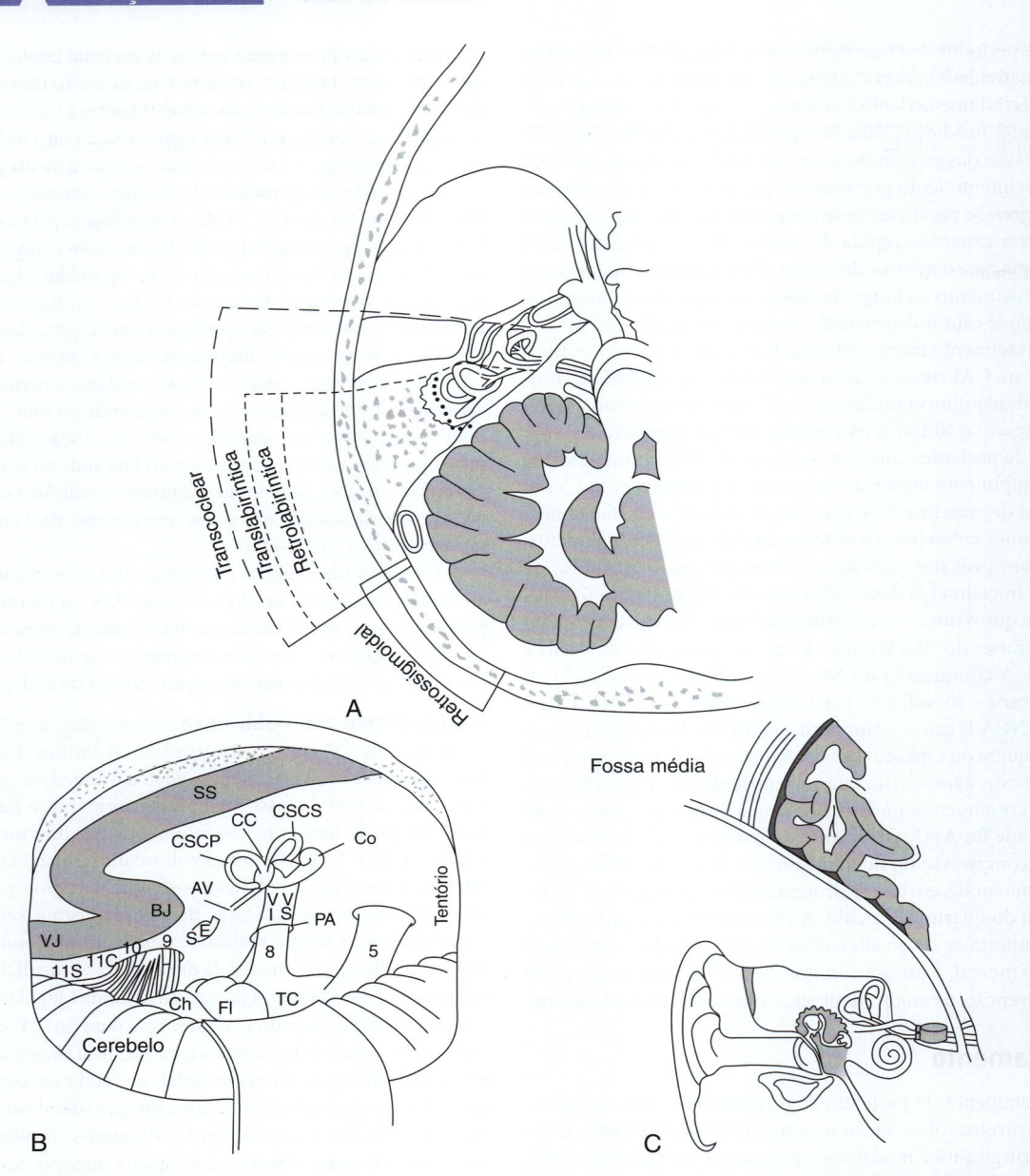

▲ **Figura 61-3** As abordagens cirúrgicas ao ângulo pontocerebelar incluem as craniotomias (**A**) translabiríntica, (**A** e **B**) retrossigmoidal e (**C**) pela fossa média. As abordagens retrossigmoidais e pela fossa média podem preservar a audição, e a abordagem translabiríntica obrigatoriamente envolve sacrifício auditivo uma vez que inclui a destruição do bloco labiríntico. AV, aqueduto vestibular; TC, tronco cerebelar; BJ, bulbo jugular; VJ, veia jugular; PA, poro acústico; CC, crus comum; SS, seio sigmoide; FI, flóculo; Ch, plexo coroide; CSCP, canal semicircular posterior; CSCS, canal semicircular superior; SE, saco endolinfático; VI, nervo vestibular inferior; VS, nervo vestibular superior; Co, cóclea.

cional usada por neurocirurgiões para abordar a maioria das lesões da fossa posterior. A abordagem retrossigmoidal é uma abordagem versátil, com uma visão panorâmica do APC desde o forame magno inferiormente até o tentório superiormente (Figura 61-3B). Os dois terços mediais do CAI também são acessíveis sem violação da orelha interna, tentando preservar, dessa forma, a audição.

A técnica cirúrgica inicia-se com uma incisão curvilínea 6 cm atrás da orelha, sobre a região retromastóidea. Os tecidos moles e a musculatura posterior da nuca são elevados, com exposição da mastoide e do osso retromastóideo. Realiza-se uma craniotomia 5 × 5 cm tendo o sigmoide como limite anterior e o seio transverso como limite superior. Uma elevação de placa óssea é tecnicamente difícil, de modo que o osso pode ser removido por broca.

> **Quadro 61-2** Abordagens cirúrgicas ao ângulo pontocerebelar e suas indicações
>
> **Preservação da audição**
> Abordagem retrossigmoidal: paciente tem boa audição, e o tumor não envolve o canal auditivo interno (CAI)
> Abordagem pela fossa média: paciente tem boa audição, e o tumor ≤ 1,5 cm no CAI ou APC
>
> **Ablação da audição**
> Abordagem translabiríntica: paciente com má audição ou tumores maiores, inacessíveis por outras abordagens.

Os fragmentos ósseos são coletados e recolocados durante o fechamento. Esses fragmentos reformarão uma placa óssea e impedirão a aderência da musculatura à dura. Se a descompressão do seio sigmoide for necessária para a exposição, também se pode fazer uma mastoidectomia. A seguir, abre-se a dura ao longo do seio sigmoide, visualizando-se o cerebelo. É preciso liberar o LCS da cisterna magna antes de retrair o cerebelo. A retração medial do cerebelo permite a visualização do APC. Para abordar o componente intracanalicular do tumor, é preciso remover o osso posterior do CAI. A poeira óssea criada é cuidadosamente confinada e removida, a fim de prevenir a irritação meníngea. A extensão da esqueletonização do CAI é limitada, devido à proximidade da orelha interna. O ducto e o saco endolinfáticos servem como marcos da proximidade do canal semicircular posterior e permitem a preservação da orelha interna e da audição. Normalmente, o nervo facial é anterior ao tumor, ou sua posição é determinada por monitoramento do nervo facial. A remoção do tumor é feita conforme a descrição anterior. Depois da remoção do tumor e da hemostasia, as células aéreas ao longo do CAI e da mastoide são seladas com cera óssea ou cimento ósseo, a fim de eliminar vias para o vazamento de LCS. Um enxerto de gordura ou músculo também pode ser colocado no defeito petroso, a fim de prevenir o vazamento de LCS. Fecha-se a dura e recoloca-se a placa óssea ou pasta óssea. A musculatura e os tecidos moles são meticulosamente fechados.

A vantagem primária da abordagem retrossigmoidal em relação à abordagem translabiríntica é a capacidade de preservação da audição em tumores adequadamente selecionados. Se a preservação da audição não for uma questão importante, a abordagem retrossigmoidal permite uma abordagem versátil ao APC e ao CAI. As desvantagens relativas em comparação com a abordagem translabiríntica incluem cefaleia pós-operatória persistente, maior dificuldade para resolver fístulas de LCS, necessidade de retração cerebelar e incapacidade de acesso direto ao nervo facial. A combinação do uso intradural de broca levando à irritação meníngea por poeira óssea e dissecção da musculatura suboccipital faz quase 10% dos pacientes apresentarem uma cefaleia pós-operatória grave e persistente. No caso de extensa pneumatização do CAI e da mastoide, pode ser difícil selar totalmente as células aéreas, e a incapacidade de abordar o ádito ao antro ou a tuba auditiva faz as fístulas de LCS serem persistentes, apesar do tratamento conservador. A extensão da retração cerebelar é mínima em tumores pequenos, porém aumenta com tumores maiores. A abordagem retrossigmoidal oferece um controle cirúrgico adequado do nervo facial, mas a abordagem translabiríntica proporciona uma exposição superior desse nervo.

3. Abordagem pela fossa média – A abordagem pela fossa média fornece uma abordagem a tumores intracanaliculares com um componente cisternal inferior a 1,5 cm, que preserva a audição. A técnica cirúrgica envolve uma incisão em forma de U invertido centralizada sobre a orelha. O músculo temporal é refletido inferiormente, expondo a porção escamosa do osso temporal. Realiza-se uma craniotomia temporal de 5 × 5 cm, centrada sobre a raiz zigomática. Faz-se a elevação extradural do lobo temporal, revelando o soalho do osso temporal. O nervo petroso superficial maior, levando ao gânglio geniculado, marca o limite anterolateral do CAI, e, a eminência arqueada, seu limite posterior (Figura 61-3C). Pode ser difícil identificar esses marcos, podendo ser necessário identificar medialmente a dura do CAI fazendo um orifício com broca em direção ao poro acústico. Depois que o CAI foi identificado e bem esqueletonizado medialmente, continua a remoção óssea lateralmente. Entretanto, a extensão da esqueletonização lateral do CAI é limitada anteriormente pelo giro basal da cóclea e posteriormente pelo canal semicircular superior. Abre-se a dura do PAI posteriormente, a fim de evitar lesão ao nervo facial. Disseca-se o tumor livre do nervo facial e removido em uma direção medial para lateral. Quaisquer células aéreas são seladas, e o defeito dural é coberto com um tampão de gordura ou músculo. Recoloca-se o retalho ósseo da craniotomia e fecha-se a incisão.

A abordagem pela fossa média é única comparada às craniotomias pela fossa posterior, porque toda a pressão medial de CAI está acessível sem violar a orelha interna; a visualização direta do CAI médio é difícil mesmo na abordagem pela fossa média. Essa exposição permite a remoção de tumores intracanaliculares e ao mesmo tempo a preservação da audição. As limitações da abordagem pela fossa média incluem tumores com um componente cisternal superior a 1,5 cm. Em situações de preservação da audição, uma abordagem estendida da fossa média com remoção mais ampla de osso em volta do CAI, bem como a elevação da divisão do seio petroso superior e do tentório permitem uma melhor exposição para o interior do APC. Os méritos relativos do procedimento com maior retração do lobo temporal e acesso limitado à fossa posterior em caso de sangramento, em relação a uma abordagem retrossigmoidal, continuam a ser definidos. As desvantagens da abordagem pela fossa média incluem retração do lobo temporal e má posição cirúrgica do nervo facial em relação ao tumor. A retração do lobo temporal pode causar distúrbios transitórios da fala e da memória e alucinações auditivas. Principalmente se o tumor se originar do nervo vestibular inferior, o nervo facial estará entre o cirurgião e o tumor. A maior manipulação do nervo facial durante a remoção do tumor aumenta risco de paresia facial transitória.

B. Medidas não cirúrgicas

1. Observação – A correlação previsível entre tamanho do SV e sintomas neurológicos significativos e o crescimento relativamente lento do SV permitem que a observação seja uma opção de manejo do SV. Se a expectativa de vida de um paciente for menor que o tempo de crescimento necessário para que o SV cause sintomas neurológicos significativos, os pacientes podem ser observados. Deve-se determinar o padrão de crescimento do SV nesses pacientes, com uma segunda avaliação radiológica em seis meses, seguida de avaliações anuais. Estudos mostraram que 15 a 24% dos pacientes em manejo conservador requerem cirurgia ou radiação estereotática. Se a taxa de crescimento no primeiro ultrapassar 2 a 3 mm, o paciente provavelmente necessitará de tratamento para o SV. O paciente deve entender que o tratamento conservador inicial, em vez de uma intervenção cirúrgica imediata, pode vir a necessitar uma ressecção de um tumor maior, que será menos passível de preservação da audição e/ou radiação estereotática, caso a intervenção venha a se tornar necessária no futuro.

2. Radiação estereotática – O objetivo da radiação estereotática é impedir o maior crescimento do SV e ao mesmo tempo preservar a audição e a função do nervo facial. Esse objetivo difere diretamente do objetivo de remoção completa do tumor na terapia microcirúrgica. O mecanismo da radiação estereotática baseia-se no aporte de radiação a um alvo intracraniano específico, usando vários feixes precisamente colimados de radiação ionizante. Os raios usam diversas vias até o tecido-alvo, criando portanto um gradiente de dose nítido entre o tecido-alvo e o tecido circundante. A radiação ionizante causa necrose e fibrose vascular, e a duração temporal do efeito é superior a 1 a 2 anos. Espera-se um edema transitório do tumor em curto prazo, com um encolhimento modesto com o tempo. O aporte da radiação ionizante é mais comumente feito por um sistema de *gamma knife* de cobalto-60 com 201 fontes. O acelerador linear padrão também pode ser adaptado para aportar radiação estereotática. Os aspectos práticos incluem o uso de um capacete estereotático pelos pacientes, planejamento da radiação assistido por computador usando uma RM e um único tratamento para aporte da radiação (Figura 61-4).

O sucesso da radiação estereotática em interromper o crescimento tumoral depende da dose de radiação aportada. Entretanto, a taxa de neuropatias dos nervos cranianos, incluindo perda auditiva, diminui quando se baixa a dose de radiação. A tendência atual tem sido diminuir a dose marginal de radiação, e o controle tumoral em longo prazo com esses atuais planos de dosagem está sendo investigado. Como o SV tem uma velocidade de crescimento lenta, esses estudos requerem períodos de acompanhamento de 5 a 10 anos para fornecerem dados confiáveis sobre o controle tumoral. Estudos mostraram taxas de controle de 85% a mais de 95%. A taxa de preservação da audição diminui anualmente após a radiação e se estabiliza após três anos em 50% dos pacientes. A taxa de disfunção do nervo facial varia de 5 a 20%, com base na dose de radiação na margem do tumor e no comprimento do nervo facial no campo de irradiação. Aproximadamente, 25% dos pacientes apresentam neuropatia do nervo trigêmeo. A persistência e a extensão dessas neuropatias com os protocolos de menor dose continuam a ser estudadas. A hidrocefalia também é uma complicação da radiação.

À medida que as sequelas e a efetividade em longo prazo da radiação estereotática sejam mais definidas, as indicações para radioterapia serão mais refinadas. A radioterapia é útil em pacientes para quem a parada do crescimento tumoral é aceitável. Esses pacientes têm expectativa curta de vida ou alto risco cirúrgico. Comparada à microcirurgia, a radiação estereotática pode permitir melhor preservação da audição em pacientes com SV de 2 a 3 cm. A radioterapia em tumores maiores (maiores de 3 cm) ou que causam compressão cerebral exacerbará os sintomas devido ao edema tumoral inicial.

▶ Prognóstico e complicações relacionadas à cirurgia

A. Complicações operatórias

As complicações intraoperatórias de todas as três abordagens incluem lesão vascular, embolias aéreas, lesão ao parênquima cerebral e lesão a nervos cranianos. A artéria cerebelar anteroinferior origina-se da artéria basilar e supre a artéria labiríntica, bem

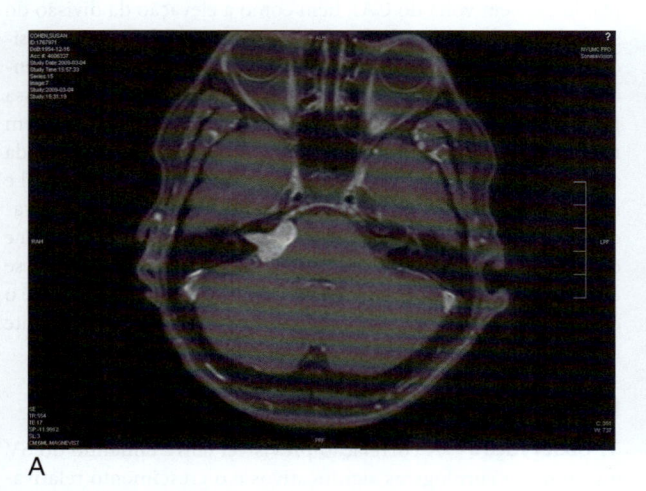

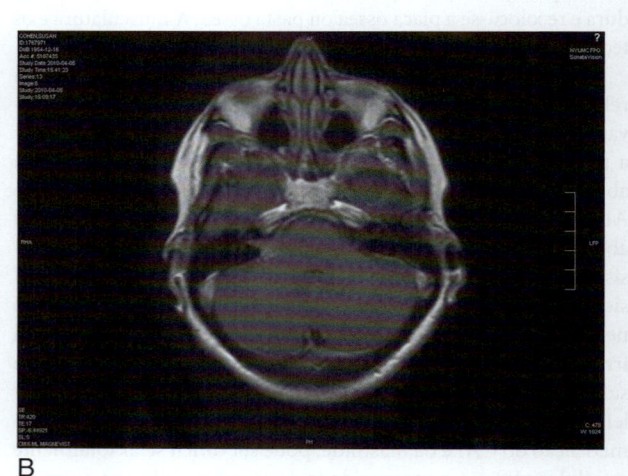

▲ **Figura 61-4** RM com contraste de gadolínio demonstrando a aparência típica antes (**A**) e um ano depois (**B**) do tratamento do SV por *gamma knife*. O tumor está levemente diminuído e há realce menos intenso com o contraste após a terapia com faca gama. A baixa intensidade do sinal no interior do tumor após o tratamento pode representar áreas de necrose tumoral.

como a porção inferior do cerebelo e a veia de Labbé, que pode ser a única drenagem venosa do lobo temporal. A artéria cerebelar anteroinferior e a veia de Labbé são vulneráveis a lesões durante a cirurgia de SV. Em caso de embolia aérea por uma veia aberta, o paciente deve ser colocado em uma posição lateral esquerda e Trendelemburg, para aprisionar o ar no ventrículo direito; a seguir, o ar pode ser aspirado por um cateter venoso central. O cerebelo durante uma craniotomia retrossigmoidal e o lobo temporal durante uma craniotomia pela fossa média estão em risco de lesão por retração.

B. Complicações pós-operatórias

As complicações pós-operatórias incluem hemorragia, acidente vascular encefálico, AVE, tromboembolia venosa, síndrome de secreção inapropriada de hormônio antidiurético, vazamento de LCS, e meningite. A hemorragia pós-operatória manifesta-se como deterioração neurológica ou cardiológica e requer evacuação. Estudos mostraram que, no pós-operatório, heparina de baixo peso molecular, além de meias de compressão e dispositivos de compressão pneumática intermitente podem reduzir ainda mais o risco de tromboembolia em pacientes de alto risco (p. ex., pacientes idosos e obesos), sem aumentar o risco de sangramento intracraniano. A complicação mais comum é o vazamento, ou fístula, de LCS, que ocorre em 5 a 10% dos casos, seja pela incisão ou por uma via pneumática até a tuba auditiva. A maioria dessas fístulas se resolve com cuidados conservadores, que incluem colocar suturas no local, trocar o curativo mastóideo e diminuir a pressão intracraniana com acetazolamida (Diamox), restrição de líquidos e repouso ao leito. Alguns pacientes também requerem um dreno subaracnóideo lombar, e alguns poucos pacientes requerem reexploração cirúrgica.

Uma complicação associada é a meningite, que ocorre em 2 a 10% dos pacientes, podendo ser asséptica, bacteriana ou devida a uma fístula de LCS e a irritação aracnóidea pelo enxerto gorduroso (lipoide). É necessário distinguir meningite asséptica da bacteriana, pois o tratamento para a meningite asséptica inclui esteroides, e, para a bacteriana, antibióticos. Uma meningite tardia deve ser considerada bacteriana e provavelmente devida a uma fístula de LCS.

C. Prognóstico operatório e reabilitação

As questões mais preocupantes para os pacientes são surdez, falta de equilíbrio e fraqueza do nervo facial. Os fatores mais importantes para a preservação da audição são o tamanho do tumor e o nível auditivo pré-operatório. A preservação da audição varia de 20 a 70%. Os pacientes com audição contralateral toleram a perda unilateral, mas podem se beneficiar de aparelhos auditivos ancorados ao osso (BAHA). Os pacientes com má audição contralateral podem ser reabilitados com um aparelho auditivo CROS (roteamento contralateral do sinal) ou um implante coclear, se as fibras nervosas cocleares estiverem preservadas. Quase metade dos pacientes terá vertigem ou falta de equilíbrio além do período pós-operatório, mas esses sintomas têm um impacto mínimo sobre as atividades diárias.

A rapidez da compensação vestibular após a perda vestibular unilateral é determinada pelos esforços do paciente em exercitar e desafiar o sistema vestibular. Pacientes que continuam a ter desequilíbrio no período pós-operatório a longo prazo são encaminhados para terapia de reabilitação vestibular. A função do nervo facial também é mais bem prevista pelo tamanho tumoral. Em tumores menores, verifica-se que mais de 90% dos pacientes têm função graus 1 ou 2 de House-Brackmann (grau 1 é normal e grau 6 é paralisia completa). Se forem considerados todos os tamanho de tumor, aproximadamente 80% dos pacientes têm função graus 1 ou 2.

A reabilitação da lesão ao nervo facial baseia-se nos princípios gerais de dano, de recuperação e de reabilitação do nervo. Se o nervo for transeccionado durante a cirurgia, deve ser reparado primariamente, se possível, ou com um enxerto de interposição do grande auricular. Pode-se prever a função pós-operatória em um nervo anatomicamente intacto por meio de sua estimulabilidade intraoperatória. Se há estimulação com menos de 0,2 V, então há uma chance superior a 85% de função grau 1 ou 2 em um ano. A ausência de função facial (grau 6) em um ano e nenhum potencial de reinervação na eletromiografia devem levar a uma transposição hipoglosso-facial, a um enxerto de interposição nervoso, ou um enxerto a *cross-face*. Se a reabilitação facial foi retardada e houver "silêncio" elétrico do músculo facial à eletromiografia, transposições musculares com o músculo temporal ou masseter ao lábio dão melhor tônus e simetria à face inferior. A face superior pode ser reabilitada por um *lift* frontal e peso de ouro para o olho. O olho deve ser protegido com lubrificação, pomada, e uma bolha ocular se houver fechamento ocular incompleto ou falta de sensação na córnea, devido a envolvimento do nervo trigêmeo. A falta de cuidados oculares causa lesão corneana e cegueira.

Arts HA, Telian SA, El-Kashlan H et al. Hearing preservation and facial nerve outcomes in vestibular schwannoma surgery: results using the middle cranial fossa approach. *Otol Neurotol*. 2006;27(2):234. [PMID: 1643699] (Middle cranial fossa approach for the resection of small tumors is associated with excellent hearing preservation and facial nerve outcome.)

Bassim MK, Berliner KI, Fisher LM et al. Radiation therapy for the treatment of vestibular schwannoma: a critical evaluation of the state of the literature. *Otol Neurotol*. 2010. [Epub ahead of print; PMID: 20300044] (A critical review of the literature suggests that the lack of uniform reporting guidelines is a big impediment to assess postradiation therapy outcome for VS.)

Cheng S, Naidoo Y, da Cruz M et al. Quality of life in postoperative vestibular schwannoma patients. *Laryngoscope*. 2009;119(11):2252. [PMID: 19753619] (Patients quality of life following surgical excision was nearly the same as healthy population.)

Hillman TA, Chen DA, Quigley M. Acoustic tumor observation and failure to follow-up. *Otolaryngol Head Neck Surg*. 2010;142(3):400. [PMID: 20172388] (This study found that nearly half of the patients failed to follow-up as recommended.)

Nikolopoulos TP, Fortnum H, O'Donoghue G et al. Acoustic neuroma growth: a systematic review of the evidence. *Otol Neurotol*. 2010. [Epub ahead of print; PMID: 20147867] (While VS usually grow at 1–2 mm/y, there are no reliable predictors of no growth, normal growth, or fast growth.)

Meyer TA, Canty PA, Wilkinson EP et al. Small acoustic neuromas: surgical outcomes versus observation or radiation. *Otol Neurotol*. 2006;27(3):380. [PMID: 16639278] (Small tumors are best treated by surgery for hearing and facial nerve preservation.)

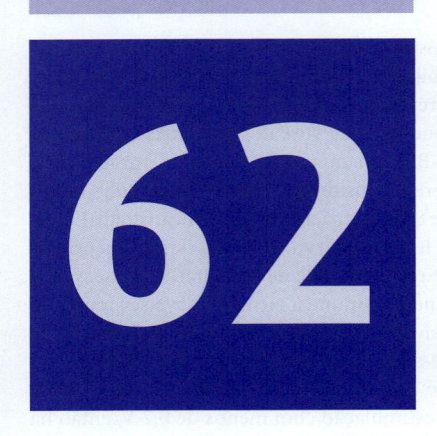

62 Lesões não acústicas do ângulo pontocerebelar

Jacob Johnson, MD
Anil K. Lalwani, MD

Os schwannomas vestibulares (neuromas acústicos) são responsáveis por 80% de todas as lesões do ângulo pontocerebelar (APC). Este capítulo discute algumas das outras neoplasias comuns (meningiomas e cistos epidermoides), bem como tumores incomuns que comumente se apresentam com lesão ao sistema cocleovestibular. Cada um desses tumores tem uma apresentação clínica similar; diferenciam-se primariamente por suas características de imagem.

O APC consiste em um espaço potencial preenchido com LCS na fossa cranial posterior, limitado pelo osso temporal, cerebelo e tronco cerebral. O APC é atravessado pelos nervos cranianos V a XI e, de forma mais proeminente, pelos nervos facial (VII) e vestibulococlear (VIII). Os tumores do APC correspondem a 10% de todos os tumores intracranianos (Quadro 62-1). Quase 90% de todos os tumores do APC incluem schwannomas vestibulares (neuromas acústicos) e meningiomas. Outras lesões do APC incluem lesões de restos congênitos (p. ex., cistos epidermoides, cistos aracnoides e lipomas), schwannomas de outros nervos cranianos, tumores intra-axiais, metástases, lesões vasculares (p. ex., paragangliomas e hemangiomas) e lesões estendendo-se da base do crânio (granulomas de colesterol e cordomas). As lesões do APC tornam-se clinicamente sintomáticas ao causar compressão nas estruturas vasculares dentro e em volta do APC. A descrição clássica desses sintomas inclui perda auditiva unilateral, vertigem, alteração na sensação facial, dor facial, que posteriormente progride para nistagmo, paralisia facial, paralisia da prega vocal, disfagia, diplopia, comprometimento respiratório e morte (Quadro 62-2).

> Lalwani AK. Meningiomas, epidermoids, and other nonacoustic tumors of the cerebellopontine angle. *Otolaryngol Clin North Am.* 1992;25(3):707. [PMID: 1635871] (A thorough review of nonacoustic lesions of the cerebellopontine angle.)

MENINGIOMAS

FUNDAMENTOS DO DIAGNÓSTICO

► Perda auditiva neurossensorial assimétrica (unilateral) e/ou zumbido.
► Maior probabilidade de apresentar achados de nervos facial e/ou trigêmeo do que schwannomas vestibulares.
► Cauda dural e calcificação distintivas ao exame de imagem.

► Considerações gerais

Os meningiomas são o segundo tumor mais comum do APC e correspondem a 3 a 10% das neoplasias nesse local. Comparados aos schwannomas, os meningiomas são um grupo mais heterogêneo de tumores em termos de patologia, localização anatômica e desfecho de tratamento. A maioria desses tumores é benigno e de crescimento lento; 1% se tornará sintomático. Os meningiomas diferem em patogênese, localização anatômica e características de imagem dos schwannomas vestibulares, mas são quase indistinguíveis em termos de apresentação clínica e testes audiovestibulares. O manejo primário dos meningiomas é a excisão cirúrgica.

► Patogênese

Os meningiomas surgem de células meningoendoteliais da aracnoide aglomeradas às cápsulas de vilosidades aracnóideas e localizam-se ao longo da dura, dos seios venosos e dos forâmes neurovasculares. Os meningiomas são mais comumente esporádicos, mas podem ocorrer em síndromes familiares, como NF2, síndrome de Werner e síndrome de Gorlin. Mais de um terço dos pacientes com NF2 têm meningiomas. Estudos moleculares mostraram deleções no cromossomo 22 em quase 75% dos meningio-

Quadro 62-1 Lesões do ângulo pontocerebelar

Lesões comuns do APC
Schwannomas (nervos cranianos V, VII e VIII)
Meningiomas
Epidermoides

Lesões de resíduos congênitos
Cistos epidermoides
Cistos aracnoides
Lipomas

Lesões vasculares
Hemangiomas
Paragangliomas (glômus jugular)
Aneurismas
Hemangioblastomas

Tumores intra-axiais
Meduloblastomas
Astrocitomas
Gliomas
Tumores do quarto ventrículo
Hemangioblastomas

Lesões estendendo-se da base do crânio
Granulomas de colesterol
Tumores glômus
Cordomas
Condrossarcomas

Metástases
Câncer de mama
Câncer pulmonar
Melanoma
Câncer de próstata

Quadro 62-2 Síndrome do ângulo pontocerebelar

Perda auditiva unilateral
Zumbido
Vertigem
Hipoestesia e neuralgia
Nistagmo
Paralisia facial
Paralisia de pregas vocais
Disfagia
Diplopia
Comprometimento respiratório
Óbito

---

mas. Especificamente, demonstraram-se mutações no gene *NF2* codificando a proteína merlina em 30 a 35% dos meningiomas. Embora a maioria dos meningiomas seja benigna, 5% são malignos. Anormalidades cromossômicas em 1p, 6q, 9p, 10q e 14q são encontradas em meningiomas mais agressivos ou mais malignos.

▶ **Achados clínicos**

A. Sinais e sintomas

A partir do início dos sintomas, os meningiomas levam em média cinco anos para serem diagnosticados. O paciente típico é mulher na quarta ou na quinta décadas de vida, Ao contrário do schwannoma vestibular, há uma razão de sexo de 2:1, com predominância de mulheres. Os meningiomas que surgem em pacientes mais jovens ou meningiomas múltiplos no mesmo paciente devem levar a uma avaliação de NF2. As queixas mais comuns são as mesmas de schwannoma vestibular e incluem perda auditiva unilateral (80%), vertigem ou desequilíbrio (75%), e zumbido (60%). Os sinais e sintomas mais comuns de meningiomas em relação aos schwannomas vestibulares incluem neuralgia do trigêmeo (7 a 22%), paresia facial (11 a 36%), déficits de nervos cranianos inferiores (5 a 10%) e distúrbios visuais (8%).

B. Exames de imagem

Os exames de imagem fazem o diagnóstico de meningioma e permitem a diferenciação entre meningioma e schwannoma vestibular (Quadro 62-3).

1. Tomografia computadorizada – A TC sem contraste mostra uma massa iso ou hiperdensa com áreas de calcificação em 10 a 26% dos casos e fornece informações sobre hiperostose ou invasão óssea. Os meningiomas têm realce homogêneo com o contraste da TC, e 90% dessas neoplasias podem ser detectadas por TC contrastada.

2. Ressonância magnética – A RM é o exame de escolha para o diagnóstico de meningiomas. Os meningiomas são hipo ou isodensos em T1 e apresentam uma intensidade variável em T2. As áreas de calcificação aparecem escuras, tanto em T1 quanto em T2 (Figura 62-1A e B). Ao contrário de schwannomas vestibulares, os meningiomas têm uma base larga (séssil), em geral não

Quadro 62-3 Diagnósticos diferenciais de meningioma e schwannoma vestibular

	Meningioma	Schwannoma vestibular
Forma	Séssil	Globular
Canal auditivo interno	Excêntrico, extrínseco e sem erosão	Centrado, penetrante e com erosão
Calcificação	Presente	Ausente
Hiperostose	Presente	Ausente
Ângulo tumor-osso	Obtuso	Agudo
Sinal meníngeo	Presente	Ausente

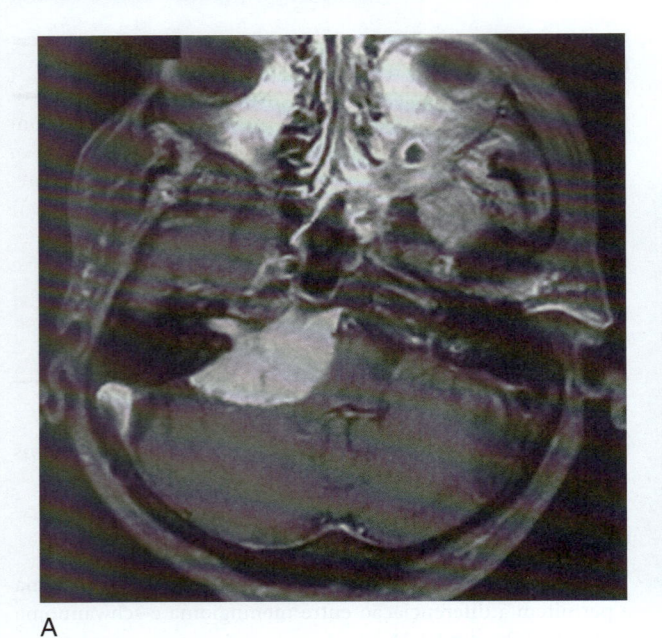

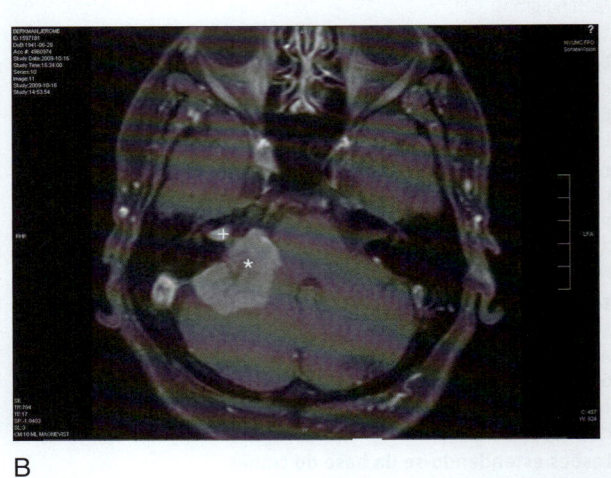

▲ **Figura 62-1** (**A**) Meningioma do ângulo pontocerebelar. Uma RM com contraste de gadolínio em T1 demonstra um meningioma no ângulo pontocerebelar direito. A lesão realçada tem uma ampla base dural e não expande o canal auditivo interno. (**B**) Schwannoma vestibular do canal auditivo interno (CAI) e meningioma do forame jugular. Uma RM com contraste de gadolínio em T1 demonstrando um caso raro de um schwannoma vestibular pequeno envolvendo o CAI medial (+) e um meningioma envolvendo o CAI lateral, ângulo pontocerebelar e forame jugular (*).

centrada sobre o poro acústico. A ligação de larga base com a parede petrosa leva a um ângulo osso-tumor obtuso. Não há alargamento do canal auditivo interno (CAI). Também ao contrário de schwannomas vestibulares, os meningiomas mais comumente fazem herniação para a fossa média. Imagens contrastadas em T1 podem mostrar uma cauda dural realçada (sinal meníngeo) adjacente à massa tumoral em 50 a 70% dos meningiomas.

C. Exames especiais

A perda auditiva não apresenta nenhum padrão característico no audiograma. Os escores de discriminação de fala sugerem uma patologia retrococlear em 50% dos casos. A resposta auditiva do tronco cerebral pode estar normal em 25% dos casos.

▶ Tratamento

As opções de manejo incluem cirurgia, radioterapia estereotática e observação. As duas últimas estão indicadas em pacientes com esperança de vida limitada, ou que não justificam a morbidade esperada da excisão cirúrgica

A. Medidas cirúrgicas

Idealmente, o tratamento cirúrgico consiste na remoção total do meningioma, excisão de um manguito da dura circundante e perfuração com broca do osso subjacente. A abordagem cirúrgica baseia-se na localização do tumor e na situação auditiva do paciente.

Em contraste com schwannomas vestibulares, a localização anatômica de meningiomas da fossa posterior é variada. O local do meningioma é um importante determinante dos tipos de morbidade pelo tumor e do sucesso do tratamento. Uma classificação simples define se o tumor é medial ou lateral ao CAI. Os meningiomas mediais ao CAI são os mais comuns. Esses meningiomas originam-se comumente ao longo do seio petroso inferior e podem envolver o ápice petroso, o clivo lateral e o cavo de Meckel. Os meningiomas laterais ao CAI envolvem o seio sigmoide, o bulbo jugular e o seio petroso superior. Em um padrão incomum, o meningioma pode estar centrado sobre o CAI e mimetizar muito de perto um schwannoma vestibular. Os meningiomas do CAI podem invadir a orelha interna ou média. Os meningiomas também podem ser superiores ao CAI e considerados um meningioma petroso médio.

Os meningiomas laterais ao CAI são abordados por uma via retrossigmoidal. Em meningiomas laterais, o nervo facial está, com mais frequência, deslocado anteriormente, e assim não está entre o cirurgião e o tumor; portanto, há menos traumatismo ao nervo facial durante a remoção do tumor. A abordagem retrossigmoidal também permite a preservação auditiva. Os meningiomas intracanaliculares limitados podem ser manejados pela abordagem da **fossa craniana média**, especialmente se for possível preservar a audição. Os meningiomas envolvendo o CAI em pacientes com má audição são abordados pela via translabiríntica. Se o tumor invadir a cóclea e tiver uma extensão anteromedial ao clivo ou ao cavo de Meckel, deve-se considerar uma **abordagem**

transcoclear. A abordagem transcoclear sacrifica a audição e requer o redirecionamento do nervo facial. Sessenta por cento dos meningiomas do APC envolvem a fossa média e podem requerer uma **craniotomia combinada das fossas média e posterior**. O tipo de craniotomia da fossa posterior na abordagem combinada depende da necessidade de preservação da audição e da extensão da exposição cirúrgica requerida.

B. Terapias adjuvantes

As terapias adjuvantes incluem radiação por feixe externo e radioterapia estereotática. A radioterapia deve ser considerada em casos de tumores inoperáveis, ressecção subtotal, tumores recidivantes e tumores malignos.

▶ Prognóstico

Obtém-se a remoção total do tumor em 70 a 65% dos casos de meningioma. A remoção incompleta do tumor frequentemente está associada à aderência do meningioma ao tronco cerebral ou ao envolvimento do seio cavernoso. A recidiva em longo prazo após a remoção total do tumor está entre 10 e 30%, e em casos de a remoção subtotal está acima de 50%. Em contraste com o schwannoma vestibular, há maior probabilidade (próxima de 70%) de preservação da audição. A função do nervo facial apresenta uma taxa de deterioração de 17% em relação a níveis pré-operatórios. Menos frequentemente, podem ocorrer alterações de marcha e vazamento de LCS (8%). A taxa de mortalidade varia entre 1 e 9%.

> Devèze A, Franco-Vidal V, Liguoro D et al. Transpetrosal approaches for meningiomas of the posterior aspect of the petrous bone. Results in 43 consecutive patients. *Clin Neurol Neurosurg.* 2007;109(7):578. [PMID: 17604904] (Surgical excision is associated with minimal morbidity and the outcome are better for posteriorly attached meningiomas than medially inserted ones.)
>
> Lalwani AK, Jackler RK. Preoperative differentiation between meningioma of the cerebellopontine angle and acoustic neuroma using MRI. *Otolaryngol Head Neck Surg.* 1993;109(1):88. [PMID: 8336973] (This paper defines the radiological features that can be used to preoperatively differentiate a vestibular schwannoma from a meningioma.)

CISTOS EPIDERMOIDES

FUNDAMENTOS DO DIAGNÓSTICO

▶ Perda auditiva neurossensorial assimétrica (unilateral) e/ou zumbido.
▶ Maior probabilidade de apresentar achados de nervos facial e/ou trigêmeo do que schwannomas vestibulares.
▶ Uma característica distintiva em relação a schwannomas vestibulares e meningiomas é que cistos epidermoides não mostram realce com contraste intravenoso.

▶ Considerações gerais

Os cistos epidermoides são muito menos comuns que os schwannomas vestibulares ou que meningiomas, correspondendo a aproximadamente 5% das lesões do APC. As lesões epidermoides crescem lentamente e muitas vezes chegam a um tamanho significativo antes de causar sintomas do APC, porque inicialmente crescem em volta de estruturas por vias de menor resistência, em vez de causar compressão. Os cistos epidermoides são tratados por excisão cirúrgica, mas a remoção total é mais difícil que a de schwannomas vestibulares, pois eles aderem a estruturas normais.

▶ Patogênese

Os cistos epidermoides provavelmente se desenvolvem a partir de inclusões ectodérmicas que ficam presas durante a embriogênese. Essas inclusões ectodérmicas levam a um epitélio escamoso queratinizado no APC, que produz um cisto cheio com os resíduos queratináceos descamados. A aparência macroscópica é a de um cisto nodular, revestido de epitélio escamoso e cheio de lamelas de resíduos queratináceos descamados. A maioria dos cistos epidermoides é benigna, com raros relatos de surgimento de carcinoma epidermoide originário de lesões epidermoides.

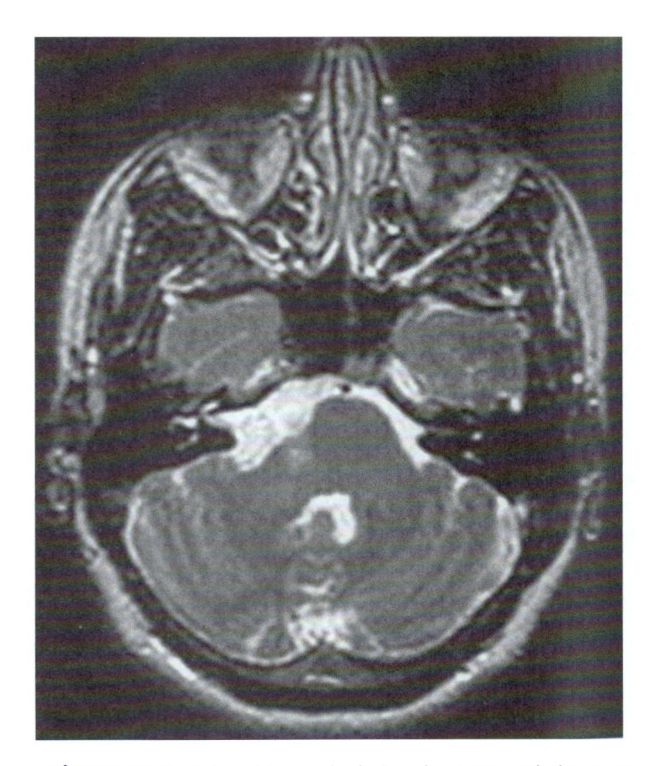

▲ **Figura 62-2** Cisto epidermoide do ângulo pontocerebelar. A RM em T2 demonstra uma lesão realçada no ângulo pontocerebelar com o mesmo sinal do LCS. O cisto epidermoide tem as bordas irregulares características e não está centrado no canal auditivo interno.

▶ Achados clínicos

A. Sinais e sintomas

A apresentação de cistos epidermoides é similar à de outras lesões do APC, principalmente com perda auditiva unilateral. Os cistos epidermoides têm uma taxa mais alta de envolvimento pré-operatório dos nervos facial (40%) e trigêmeo (50%) em relação aos schwannomas vestibulares. Os pacientes podem se apresentar com espasmo hemifacial, hipoestesia facial, neuralgia ou emaciação dos músculos da mastigação.

B. Exames de imagem

Na TC, os cistos epidermoides são hipodensos em relação ao cérebro. Uma característica distintiva em relação a schwannomas vestibulares e a meningiomas é que lesões epidermoides não apresentam realce com o contraste intravenoso. Os cistos epidermoides têm bordos irregulares, não são centrados no CAI e geralmente não alargam o CAI (Figura 62-2). Na RM, os cistos epidermoides têm características de imagem similares às do LCS (hipointensos em T1 e hiperintensos em T2) e não apresentam realce com gadolínio.

C. Exames especiais

Os testes audiovestibulares não apresentam nenhum padrão característico para cistos epidermoides.

▶ Tratamento

O tratamento primário dos cistos epidermoides é cirúrgico. As abordagens incluem uma **abordagem retrossigmoidal** para preservação da audição e uma **abordagem translabiríntica** em pacientes com perda auditiva significativa. Qualquer extensão para a fossa média em geral pode se removida por uma **craniotomia pela fossa posterior**. A capacidade de remover completamente o tumor está limitada pela propensão de cistos epidermoides de aderir a estruturas neurovasculares. Tentativas de remoção completa do tumor podem aumentar a taxa pós-operatória de paralisias transitórias ou permanentes de nervos cranianos.

▶ Prognóstico

A remoção total do tumor é obtida em menos de 50% dos casos, e a taxa de recidiva pode ser de até 50%. Independentemente disso, a maioria dos pacientes tem função pós-operatória boa ou excelente.

Liu P, Saida Y, Yoshioka H et al. MR imaging of epidermoids at the cerebellopontine angle. *Magn Reson Med Sci*. 2003;2(3):109. [PMID: 16322102] (Hyperintense lesion on diffusion-weighted imaging is specific for cerebellopontine angle epidermoid cyst.)

Schiefer TK, Link MJ. Epidermoids of the cerebellopontine angle: a 20-year experience. *Surg Neurol*. 2008;70(6):584. [PMID: 18423548] (A series of 24 cases showing that the recurrence rate following surgery was similar for "total tumor removal" and near/subtotal resection.)

SCHWANNOMAS NÃO VESTIBULARES

Os schwannomas não vestibulares representam mais de 95% de todos os schwannomas do APC. Além do NC VIII (vestibulococlear), os schwannomas dos NC V (trigêmeo), VII (facial), IX (glossofaríngeo), X (vago), XI (acessório) e XII (hipoglosso) podem envolver o APC. Os schwannomas do APC compartilham características clínicas, patológicas e de imagem. O tratamento primário, similar ao de schwannomas vestibulares, é a ressecção cirúrgica. A abordagem cirúrgica baseia-se na localização do schwannoma e na condição auditiva do paciente. A ressecção de schwannomas de nervos cranianos pode levar a disfunções significativas; portanto, a função pré-operatória do nervo craniano e a reabilitação pós-operatória são questões importantes a serem consideradas.

1. Schwannomas do nervo facial

Os schwannomas do nervo facial ocorrem mais comumente no gânglio geniculado, mas podem envolver qualquer porção do nervo facial. Similarmente a um schwannoma vestibular, um schwannoma do nervo facial apresenta-se com perda auditiva, zumbido e desequilíbrio (sintomas APC). Em geral, tumores maiores podem apresentar sintomas do nervo facial, como espasmo ou fraqueza facial. Os testes audiovestibulares mostram uma anormalidade no teste do reflexo acústico, devido à diminuição do aporte motor do NC VII ao músculo estapédico. Os schwannomas do nervo facial estão associados à redução dos potenciais da eletroneuronografia (EMOG) no lado ipsilateral, mesmo quando não há paralisia clinicamente evidente. Os exames de imagem frequentemente não permitem a diferenciação entre schwannomas faciais e vestibulares.

As características distintivas em exames de imagem de schwannomas do nervo facial incluem a expansão do canal de Falópio, a extensão do gânglio geniculado para a fossa média e a localização do schwannoma na porção anterossuperior do CAI (uma posição excêntrica ao eixo do CAI). Esses schwannomas podem ser observados até que haja deterioração da função do nervo facial ou iminência de uma complicação neurológica, uma vez que a ressecção requer divisão e enxerto do nervo facial. Após um enxerto de interposição, a função mimética não é boa, com funcionamento, na melhor das hipóteses, limitado ao grau 3 de House-Brackmann.

2. Schwannomas do nervo trigêmeo

Os schwannomas do nervo trigêmeo inicialmente se apresentam com hipoestesia facial ipsilateral, parestesias, neuralgia e dificuldades de mastigação. Eles originam-se do gânglio de Gasser na fossa média e crescem posteriormente, envolvendo o APC, ou da raiz do nervo, envolvendo diretamente o APC anterior e o cavo de Meckel. Com frequência, esses tumores envolvem tanto a fossa média quanto a posterior, e uma abordagem combinada pode ser necessária para a ressecção.

3. Schwannomas de nervos cranianos inferiores

Os schwannomas dos nervos cranianos IX, X e XI causam aumento regular do forame jugular e podem crescer superiormente para o interior do APC, ou inferiormente para o espaço parafaríngeo. Os schwannomas desses nervos cranianos produzem sintomas com base em suas funções nervosas, portanto causando hipoestesia e fraqueza do palato, pregas vocais e ombros, respectivamente. Os pacientes chegam com disfagia, rouquidão e fraqueza dos ombros. O envolvimento do APC também leva a sintomas do APC. Os schwannomas do nervo craniano XII causam hemiatrofia da língua e expansão do canal hipoglosso. O tratamento é a remoção cirúrgica e reabilitação do déficit funcional do paciente.

> Semaan MT, Slattery WH, Brackmann DE. Geniculate ganglion hemangiomas: Clinical results and long-term follow-up. *Otol Neurotol.* 2010. [Epub ahead of print; PMID: 20351611] (Facial nerve hemangiomas involving the geniculate ganglion often are associated with facial paralysis despite their small size. During surgery, the facial nerve was preserved in 73% of cases.)
>
> Wiggins RH 3rd, Harnsberger HR, Salzman KL et al, The many faces of facial nerve schwannoma. *AJNR Am J Neuroradiol.* 2006;27(3):694. [PMID: 16552018] (MR imaging appearance of facial nerve schwannoma depends on the segment that is involved.)

LESÕES DE RESÍDUOS CONGÊNITOS

As lesões de resíduos congênitos envolvendo o APC incluem cistos epidermoides, cistos aracnoides e lipomas. Essas lesões ocorrem devido a erros na embriogênese que permitem que estruturas vestigiais permaneçam e cresçam durante a vida adulta. Essas lesões não são agressivas e crescem lentamente, com tendência a envolver as estruturas neurovasculares no APC. Os sintomas de apresentação são muito similares, se não indistinguíveis, dos sintomas do schwannoma vestibular, e somente a imagem permite sua diferenciação. As características de imagem na TC são muito similares e incluem uma massa hipodensa bem encapsulada que não apresenta realce com o contraste. A RM permite a diferenciação com base nas características do sinal do epitélio descamado, LCS ou gordura. O tratamento é cirúrgico, mas a remoção total é mais difícil que no schwannoma vestibular e nem sempre é necessária.

1. Cistos aracnoides

Os cistos aracnoides são cistos cheios de LCS envolvidos por um revestimento epitelial, que se origina de uma duplicação da membrana aracnoide e possui capacidades secretoras. A velocidade de crescimento é imprevisível, e os pacientes podem se apresentar com cistos aracnoides no APC ou CAI em qualquer idade. O ponto-chave dos exames de imagem é que esses cistos têm a mesma intensidade do sinal do LCS em cada sequência da RM e não apresentam realce com gadolínio. O tratamento envolve diuréticos, procedimentos de derivação e marsupialização do cisto para o espaço subaracnoide.

2. Lipomas

Os lipomas são lesões raras do APC e do CAI. Devem-se a malformações congênitas que levam à proliferação de adipócitos em cisternas subaracnoides ou em ventrículos. A RM apresenta intensidades paralelas às da gordura e, assim, os lipomas são hiperintensos em T1, não mostram realce com gadolínio, são hipointensos em T2 e tornam-se hipointensos em T1 com supressão de gordura. As estruturas neurovasculares do APC passam por meio do lipoma. Portanto, o tratamento cirúrgico dessas lesões, se vierem a ser sintomáticas, é uma diminuição conservadora do volume.

> Alaani A, Hogg R, Siddiq MA, Chavda SV, Irving RM. Cerebellopontine angle arachnoid cysts in adult patients: what is the appropriate management? *J Laryngol Otol.* 2005;119(5):337. [PMID: 15949094] (A small series suggesting that the observation alone is often sufficient as management of arachnoid cyst.)

LESÕES VASCULARES

Diversas lesões vasculares podem envolver o APC diretamente ou por extensão, incluindo paragangliomas (tumores glômus jugulares), hemangiomas e aneurismas.

1. Paragangliomas (tumores glômicos jugulares)

O tumor glômico jugular surge de tecidos paragangliônicos (células principais) e tem extensão intracraniana em 15% dos casos. Essas neoplasias crescem lentamente e se apresentam inicialmente com zumbido pulsátil e perda auditiva condutiva. Um crescimento maior no forame jugular causa neuropatias de nervos cranianos inferiores, e a extensão intracraniana para a fossa posterior pode causar perda auditiva neurossensorial e tontura. Os paragangliomas têm uma aparência variável na TC, mas algoritmos ósseos mostram a extensão do envolvimento ósseo temporal (Figura 62-3). Os paragangliomas causam expansão irregular do forame jugular, e schwannomas de nervos cranianos inferiores causam aumento liso do forame jugular. Os paragangliomas têm uma aparência "sal e pimenta" na RM em T2, e a RM mostra a extensão do envolvimento intracraniano. Há vazios de fluxo e um realce marcado com gadolínio. A angiografia por ressonância magnética (ARM) e a angiografia fornecem informações sobre o envolvimento dos grandes vasos e permitem a embolização pré-operatória de tumores maiores. O tratamento requer a excisão cirúrgica. O envolvimento do bulbo jugular pode ser abordado via transmastoide-pescoço. A extensão para a artéria carótida ou extensão intracraniana requer uma abordagem pela fossa infratemporal.

2. Hemangiomas

Os hemangiomas do osso temporal frequentemente envolvem o gânglio geniculado e o meato auditivo interno. Os heman-

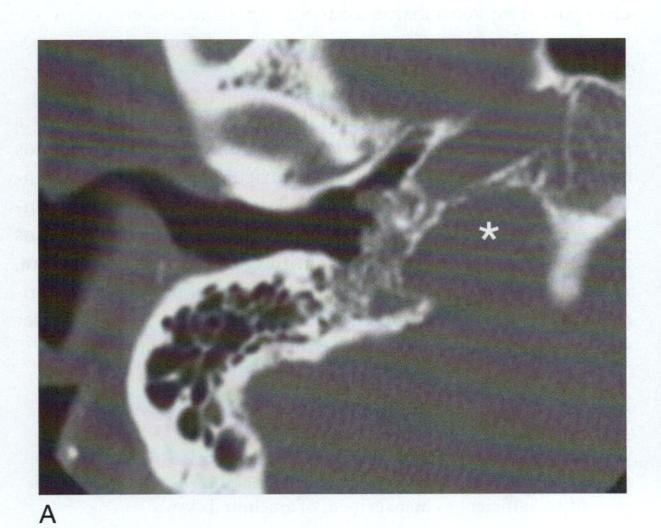

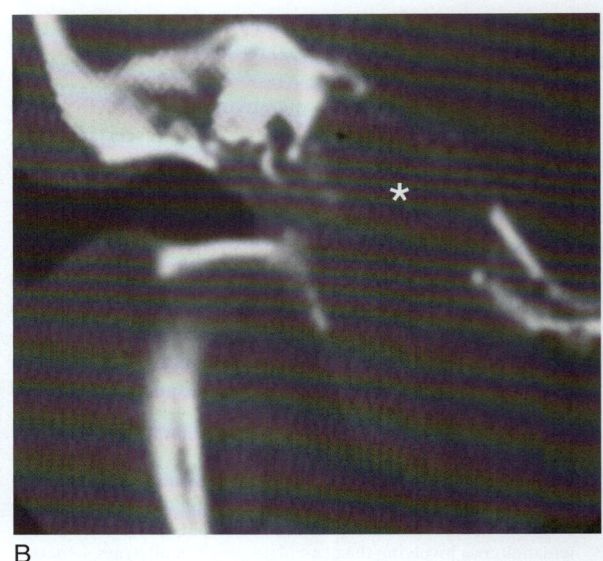

▲ **Figura 62-3** Paraganglioma do forame jugular. A TC axial (**A**) e coronal (**B**) demonstra um grande tumor do forame jugular, com extensão para a orelha interna, mastoide e pescoço (**B**). Há expansão para a região do bulbo jugular (*).

giomas são hamartomas vasculares benignos de crescimento lento. Os hemangiomas envolvendo o gânglio geniculado causam paresia facial progressiva. Os pacientes também se queixam de contrações faciais, zumbido e dor facial. Se presente, a perda auditiva é condutiva, devido ao envolvimento da orelha média. A paresia facial ocorre mais cedo com hemangiomas do que com schwannomas do nervo facial.

A TC mostra uma massa pequena de tecidos moles no gânglio geniculado, circundada por aumento ósseo liso ou irregular do canal de Falópio. O pequeno tamanho da massa de tecidos moles, a erosão óssea irregular e a presença de cálcio no tumor são sugestivas de um hemangioma do gânglio geniculado, e não de um schwannoma do nervo facial. A RM mostra imagens isointensas em T1, realce intenso e imagens hiperintensas em T2.

Os hemangiomas no CAI têm uma apresentação similar à de schwannomas vestibulares, e uma diferenciação pré-operatória pode ser muito difícil. O tratamento envolve a remoção cirúrgica quando houver uma disfunção significativa do nervo facial. Como frequentemente a audição está intacta, a abordagem pela fossa média oferece uma boa exposição cirúrgica e permite preservar a audição. A chance de um nervo facial intacto após a remoção de um hemangioma é mais alta do que com um schwannoma do nervo facial. Independentemente disso, a anastomose ou enxerto do nervo facial ainda são frequentemente necessários.

3. Aneurismas

Aneurismas e anomalias vasculares da circulação posterior (artéria cerebelar anterior e posterior, artéria carótida, artéria vertebral e artéria basilar) são raros, mas produzem sintomas de APC, pois comprimem estruturas neurovasculares. Os aneurismas são vistos como lesões com realce em TCs. Além da RM, ARM e angiografia permitem a caracterização dessas lesões vasculares.

> Fayad JN, Keles B, Brackmann DE. Jugular foramen tumors: clinical characteristics and treatment outcomes. *Otol Neurotol.* 2010;31(2):299. [PMID: 19779386] (The most common presenting symptoms of jugular foramen tumors were pulsatile tinnitus and conductive hearing loss.)
>
> Poznanovic SA, Cass SP, Kavanagh BD. Short-term tumor control and acute toxicity after stereotactic radiosurgery for glomus jugulare tumors. *Otolaryngol Head Neck Surg.* 2006;134(3):437. [PMID: 16500441] (A small series suggesting that stereotactic radiosurgery is effective in controlling symptoms and stabilizing tumor growth.)

NEOPLASIAS INTRA-AXIAIS

Os tumores intra-axiais do tronco cerebral (gliomas), cerebelo (meduloblastomas, astrocitomas e hemangioblastomas) e quarto ventrículo (ependimomas e papilomas do plexo coroide) podem se estender ao APC e apresentar-se com sintomas de APC. A extensão ao APC ocorre em resultado de crescimento exofítico, crescimento para o APC via forame de Lushka e, raramente, origem extra-axial diretamente no APC a partir de um resíduo embrionário.

Para aconselhar e tratar pacientes apropriadamente, tumores intra-axiais envolvendo o APC devem ser diferenciados de massas APC extra-axiais. A diferenciação baseia-se primariamente nas características de imagem. As características de imagem sugestivas de uma neoplasia extra-axial incluem alterações ósseas, alargamento da cisterna subaracnóidea, deslocamento do cérebro e dos vasos sanguíneos para longe do crânio ou da dura, e definição nítida da margem tumoral. As características sugestivas de tumores intra-axiais incluem margens tumorais irregulares e mal definidas, alargamento do forame de Lushka, edema cerebral fora de proporção com o componente APC do tumor e hidrocefalia. O manejo das lesões intra-axiais inclui angiografia, ressecção cirúrgica conservadora e terapia adjuvante.

> Bonneville F, Sarrazin JL, Marsot-Dupuch K et al. Unusual lesions of the cerebellopontine angle: a segmental approach. *Radiographics.* 2001;21(2):419. [PMID: 11259705] (Reviews the critical role of CT and MRI findings in establishing the preoperative diagnosis for unusual lesions of the cerebellopontine angle.)

LESÕES ESTENDENDO-SE DA BASE DO CRÂNIO

As lesões envolvendo a base do crânio – especificamente o ápice petroso (granulomas de colesterol), o clivo (cordomas) e a fissura petro-occipital (condrossarcomas) – podem crescer posterior e lateralmente, envolvendo o APC. Cada uma dessas lesões tem apresentações e critérios de imagem característicos, mas às vezes podem apresentar-se apenas com sintomas de APC. O tratamento é primariamente cirúrgico.

1. Granulomas de colesterol

O ápice petroso do osso temporal é anterior e medial à orelha interna e posterior e lateral ao clivo e contém células aéreas pneumatizadas em um terço dos ossos temporais. A obstrução dessas células aéreas causa a inflamação e hemorragia para o interior das células aéreas. A fagocitose das hemácias leva à deposição de cristais de colesterol e a uma reação de corpo estranho no ápice petroso. Esse processo leva a um granuloma de colesterol, que pode estender-se além do ápice petroso, envolvendo o APC. Os pacientes podem ter sintomas de APC além dos sintomas de dor de cabeça e disfunção do sexto nervo craniano (nervo abducente).

O principal diagnóstico diferencial de um granuloma de colesterol no ápice petroso e no APC é um cisto epidermoide. O fator principal é que o granuloma de colesterol é hiperintenso na RM em T1 e T2, e os cistos epidermoides são hipointensos em T1. Quando sintomáticos, o tratamento é a drenagem cirúrgica, em vez de excisão completa. Pode-se acessar o ápice petroso por uma abordagem transmastoide ou transcanal.

2. Cordomas

Os cordomas surgem de resíduos da notocorda, e cordomas da base craniana ocorrem no clivo (sincondrose esfeno-occipital). Os pacientes em geral se apresentam com dor de cabeça e diplopia, mas a extensão posterolateral ao APC pode levar a sintomas do APC. A TC mostra uma massa isodensa com destruição óssea, calcificações intratumorais e marcado realce com o contraste. A RM mostra imagens hipointensas em T1, acentuado realce com gadolínio, e imagens hiperintensas em T2. A localização na linha média e a destruição óssea sem esclerose são características de cordomas. O tratamento é a excisão cirúrgica completa e a radiação para remoções subtotais e recidivas.

3. Condrossarcomas

O principal diagnóstico diferencial de cordomas é o condrossarcoma. Esses tumores surgem ao longo da sincondrose esfeno-occipital e têm uma localização lateral em relação aos cordomas. Os condrossarcomas podem se originar de resíduos embrionários de cartilagem localizados na sincondrose da base do crânio. O crescimento lateral do tumor causa envolvimento do CAI e do APC. A perda auditiva pode ser a queixa de apresentação. O diagnóstico diferencial do cordoma pode exigir colorações imuno-histoquímicas, pois os condrossarcomas, ao contrário dos cordomas, não apresentam coloração positiva com marcadores de tecido epitelial.

> Hoch BL, Nielsen GP, Liebsch NJ et al. Base of skull chordomas in children and adolescents: a clinicopathologic study of 73 cases. *Am J Surg Pathol.* 2006;30(7):811. [PMID: 16819322] (Base of skull chordomas in children and adolescents treated with proton-beam radiation have better survival than chordomas in adults.)

METÁSTASES

As metástases de pulmões, mama, pele, próstata, nasofaringe e rins são as neoplasias malignas extra-axiais mais comuns no APC. Em contraste com as lesões benignas do APC, as lesões malignas do APC causam rápida progressão dos sintomas. Em exames de imagem, as lesões são pequenas, isointensas em relação ao cérebro em T1 e T2, realçadas com gadolínio. Há alta probabilidade de metástases ao parênquima cerebral e lesões bilaterais no APC. A extensão do tratamento baseia-se na extensão da patologia primária e das metástases e inclui tratamento multimodal com biópsia ou ressecção cirúrgica, radiação e quimioterapia. O outro aspecto do tratamento inclui alívio de sintomas de hidrocefalia ou compressão do tronco cerebral. As neoplasias malignas extra-axiais primárias do APC são extremamente raras e incluem linfomas, carcinomas epidermoides, neuromas acústicos malignos e meningiomas malignos.

> Eisen MD, Smith PG, Judy KD et al. Cerebrospinal fluid cytology to aid the diagnosis of cerebellopontine angle tumors. *Otol Neurotol.* 2006;27(4):553. [PMID: 16791049] (Patients with cerebellopontine angle tumors and progressive facial palsy should undergo cytological examination of the cerebrospinal fluid before undergoing surgical intervention to evaluate for a malignant process.)

63 Neurofibromatose tipo 2

Anil K. Lalwani, MD

FUNDAMENTOS DO DIAGNÓSTICO

▶ Schwannomas vestibulares bilaterais.
▶ Opacidades lenticulares subcapsulares posteriores.
▶ Tumores medulares.
▶ Tumores ou lesões cutâneas.

▶ Considerações gerais

A neurofibromatose tipo 2 (NF2) é o nome oficial da síndrome cuja marca distintiva são os schwannomas vestibulares (SV) bilaterais (Figura 63-1). O termo NF2 substitui uma série de sinônimos que foram associados a essa entidade: neurofibromatose central, neurofibromatose acústica bilateral, neuromatose craniana, schwannomatose central, neurofibromatose universal, síndrome de neuroma acústico bilateral familiar, neurofibromas acústicos bilaterais familiares, síndrome de Wishart-Gardner-Eldridge, neurinomatose e neurofibrossarcomatose. A primeira descrição conhecida da história clínica e achados de autópsia da NF2, há quase dois séculos, foi de um paciente que desenvolveu surdez bilateral, tinha cefaleia e vômitos intratáveis e morreu aos 21 anos.

A NF2 foi confundida por muito tempo com a síndrome de von Recklinghausen clássica e só recentemente foi reconhecida como uma entidade diagnóstica distinta. Em 1987, um painel de consenso do National Institutes of Health diferenciou oficialmente as manifestações clínicas associadas com a síndrome de von Recklinghausen clássica ou neurofibromatose periférica daquelas de um subtipo predominantemente intracraniano, ou neurofibromatose central. As duas síndromes foral denominadas NF1 e NF2, respectivamente. Investigações de genética molecular confirmaram essa diferenciação clínica: o gene responsável pela NF1 estava localizado junto ao braço longo proximal do cromossomo 17, e o gene responsável pela NF2 estava localizado no cromossomo 22.

A NF2 é muito mais rara que a NF1, com uma incidência estimada entre 1:33.00 e 1:50.000. A herança da NF2 é autossômica dominante, e a penetrância do gene é maior que 95%. A NF2 apresenta-se mais frequentemente na segunda e terceira décadas de vida. Os SVs representam aproximadamente 8% dos tumores intracranianos e correspondem a aproximadamente 80% dos tumores encontrados no ângulo pontocerebelar (APC). A maioria dos casos de SV ocorre esporadicamente, é unilateral, e apresenta-se na quinta década. Os pacientes com NF2 têm SV bilaterais e representam 2 a 4% dos pacientes com SV.

A recente identificação do gene responsável pela NF2 avançou de forma significativa a compreensão da patologia molecular, bem como dos fatores responsáveis pela heterogeneidade clínica entre pacientes com NF2. O gene *NF2* codifica a proteína merlina ou schwannomina; demonstrou-se que tem homologia com a família de genes ezrina-radixina-moesina, que funciona como proteínas organizadoras de membrana. Essas proteínas têm uma função básica em todas as células; postula-se que liguem as proteínas citoesqueléticas à membrana plasmática. Propôs-se que representem um supressor tumoral recessivo, cuja deleção ou inativação altere a abundância, a localização e o *turnover* de receptores na superfície celular, iniciando assim a tumorigênese. Compreender a função da merlina na formação tumoral levará ao desenvolvimento de novas terapias, que poderão eventualmente aliviar o sofrimento associado à NF2.

▶ Patogênese

A NF2 resulta da herança de uma mutação na proteína da merlina (ou schwannomina) no cromossomo 22. O gene *NF2* está espalhado ao longo de aproximadamente 100 kb no cromossomo 22q12.2 e contém 17 éxons. A sequência de codificação do RNA mensageiro tem 1.785 pares de base (pb) de comprimento e codifica uma proteína de 595 aminoácidos. O produto do gene tem uma sequência similar à de uma família de proteínas, que inclui moesina, ezrina, radixina, talina e membros da superfamília de proteínas 4.1. Essas proteínas estão envolvidas em ligar componentes citoesqueléticos à membrana plasmática, localizadas em projeções de superfície ricas em actina, como microvilosidades. Acredita-se que a região N-terminal da proteína merlina interaja com componentes da membrana plasmática, e o C-terminal com o citoesqueleto. Embora ainda não se conheça a função exata da

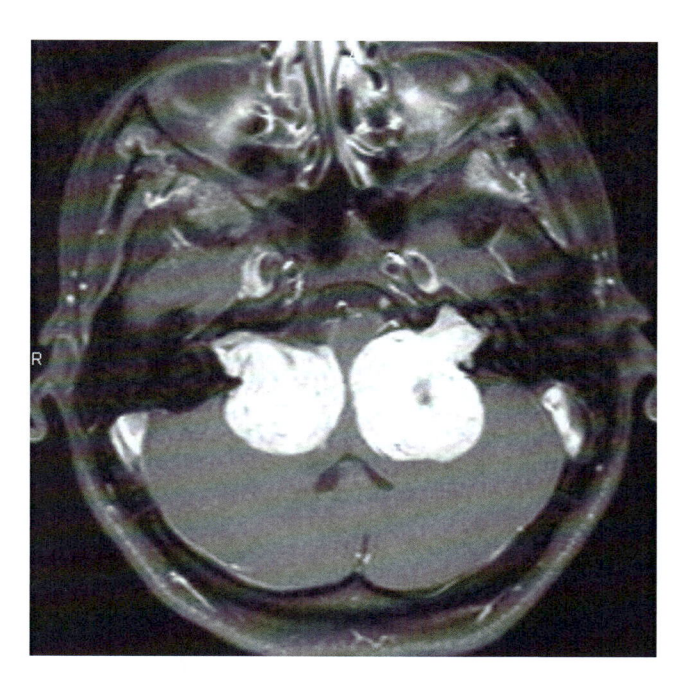

▲ **Figura 63-1** Ressonância magnética com gadolínio, demonstrando SV bilaterais.

proteína NF2, as evidências disponíveis até agora sugerem que está envolvida em interações célula-célula ou célula-matriz, e que é importante para o movimento celular, a morfologia celular e a comunicação. A perda de função da proteína merlina, portanto, poderia resultar em uma perda de inibição por contato e, consequentemente, levar à tumorigênese. Detectaram-se defeitos no gene *NF2* em outras doenças malignas, incluindo meningiomas, mesoteliomas malignos, melanomas e carcinomas de mama.

Aproximadamente, 50% dos pacientes afetados não têm história familiar de NF2. Portanto, esses pacientes representam novas mutações do gene *NF2* na linha germinativa. Até agora, foram identificadas mais de 200 mutações do gene *NF2*, incluindo substituições, inserções e deleções de bases únicas. Estudos de correlação genótipo-fenótipo sugerem que mutações no gene *NF2*, as quais resultam em truncamento de proteínas, estão associadas a uma apresentação clínica mais grave da NF2 (tipo Wishart), ao passo que mutações *missense* e no sítio de corte estão associadas a uma forma mais branda (tipo Gardner) da doença. As anormalidades de retina foram associadas às mutações mais perturbadoras de truncamento proteico do gene *NF2*. Embora mutações no gene *NF2* tenham um papel dominante na biologia de SV, também é possível que outros *loci* genéticos contribuam para o desenvolvimento de SVs.

Rouleau GA, Merel P, Lutchman M et al. Alteration in a new gene encoding a putative membrane-organizing protein causes neurofibromatosis type 2. *Nature*. 1993;364:515. [PMID: 8379998]. (Neurofibromatosis 2 is due to mutations in the merlin gene.)

Trofatter JA, MacCollin MM, Rutter JL et al. A novel moesin-, ezrin-, radixin-like gene is a candidate for the neurofibromatosis 2 tumor suppressor. *Cell*. 1993;72:791. [PMID: 8242753]. (Neurofibromatosis 2 is due to mutations in the merlin gene.)

▶ **Achados clínicos**

A. Sinais e sintomas

Os pacientes com NF2 geralmente se apresentam na segunda e terceira décadas de vida, raramente após os 60 anos. Os sintomas dos pacientes são atribuíveis aos SV, aos meningiomas cranianos e aos tumores medulares. A apresentação do NF2 pode variar consideravelmente, mas foi dividida em dois grandes subtipos, com base na gravidade da doença: subtipos Gardner e Wishart da NF2 (Quadro 63-1). O tipo Wishart da NF2, mais grave, caracteriza-se por um surgimento mais precoce de tumores, um curso mais rápido de progressão da doença e a presença de múltiplos outros tumores além de SVs bilaterais. Em contraste, o subtipo Gardner, mais leve, caracteriza-se pelo início mais tardio de sintomas, um curso mais benigno e uma carga tumoral em geral limitada a SVs bilaterais. Entretanto, muitos pacientes com NF2 não podem ser facilmente categorizados nesses subtipos e apresentam muita superposição de características.

A alteração auditiva é o sintoma de apresentação em quase 50% dos pacientes. A perda auditiva é progressiva e está associada à má discriminação de fala. Em 10% dos pacientes, a disfunção auditiva é acompanhada de zumbido. Embora os tumores surjam no nervo vestibular, a vertigem aguda é incomum, porque o padrão de crescimento lento desses tumores permite que o sistema nervoso central compense a situação. O tamanho do tumor no momento da apresentação é variável. Em geral, pacientes mais jovens têm tumores menores e, pacientes mais velhos, tumores maiores. Os SVs são maiores em pacientes com o tipo mais grave de NF2, associada a tumores medulares ou a meningiomas.

Os tumores cutâneos estão presentes em quase dois terços dos pacientes com NF2. Manchas cor de café com leite, que são a marca distintiva da NF1, também são frequentemente encontradas em pacientes com NF2. Em contraste com a NF1, os pacientes com NF2 invariavelmente têm menos de seis dessas lesões

Quadro 63-1 Características dos subtipos Gardner e Wishart da NF2

Gardner	Wishart
Início precoce	Início mais tardio
Tumores menores	Tumores maiores
Poucos tumores	Tumores múltiplos
Tumores de crescimento mais lento	Tumores de crescimento mais rápido
Perda auditiva relacionada ao tamanho do tumor	Perda auditiva não relacionada ao tamanho do tumor
Mutações *missenses*	Mutações de truncamento

hiperpigmentadas. Opacidades lenticulares subcapsulares posteriores juvenis são comuns e têm sido relatadas em até 51% dos pacientes com NF2. Acredita-se que uma parte dessas opacidades seja congênita e possa ser útil no diagnóstico precoce de NF2 em familiares. As anormalidades retinianas foram associadas às mutações mais perturbadoras de truncamento proteico do gene NF2. Fraqueza ou emaciação muscular é a característica inicial de apresentação em até 12% dos pacientes com NF2. A neuropatia sensórimotora simétrica, distal, embora incomum, pode complicar a NF2. Devido à conscientização aumentada de riscos familiares em indivíduos diagnosticados com NF2, quase 10 a 15% dos pacientes diagnosticados com NF2 são assintomáticos e diagnosticados em resultado de exames de triagem.

B. Exames de imagem

A ressonância magnética (RM) com contraste de gadolínio-ácido dietilenotriamina pentacético é o atual padrão-ouro da investigação radiológica de SVs e tumores espinais. Em geral, os SVs são isointensos ou levemente hipointensos em relação ao cérebro em T1, mas têm acentuado realce com o gadolínio. Como grupo, os SV têm um realce muito maior que qualquer outro tumor intracraniano, mas existe suficiente superposição entre tumores de diferentes tipos, de forma que o grau de realce isoladamente não é patognomônico. O realce pode ou não ser homogêneo, devido a componentes císticos nos schwannomas. A hemorragia intratumoral pode causar áreas de hipo ou hiperdensidade, grandemente dependente da idade da hemorragia. Em T2, os SVs têm uma intensidade entre a do cérebro e a do LCS.

A resolução da RM com contraste de gadolínio e cortes finos, centrada no meato auditivo interno, é tal que lesões de até 1 mm podem ser detectadas. Acredita-se que imagens falso-negativas sejam muito raras, mas é difícil estabelecer a incidência exata, pois técnicas de estudo mais sensíveis estão atualmente indisponíveis. Relataram-se ocasionais RMs com gadolínio falso-positivas, mais comumente devido à mononeuronite viral do sétimo ou oitavo pares cranianos. A RM tem um importante papel na avaliação pós-operatória de pacientes com NF2. Também possui um importante papel no monitoramento de taxas de crescimento tumoral quando se escolhe uma abordagem não cirúrgica e na triagem de familiares em risco de apresentar NF2. Deve-se realizar RM da coluna cervical em todos os pacientes com NF2, a fim de excluir lesões assintomáticas da medula vertebral, avaliar opções terapêuticas em pacientes sintomáticos e auxiliar no planejamento cirúrgico.

C. Exames especiais

1. Exame audiológico – Os pacientes com NF2, assim como seus familiares, devem fazer testes audiológicos completos, a fim de avaliar o nível auditivo. Embora, isoladamente, a avaliação audiológica não seja suficiente para a triagem de pacientes ou familiares para NF2, pode ter um papel valioso no manejo. A audiometria de tom puro é útil como um meio de monitorar a função em pacientes diagnosticados com NF2, para decidir quando a função está se deteriorando de forma significativa e determinar qual o lado que ouve melhor.

Uma crença comum é que o SV esporádico apresenta um perfil audiológico mais previsível quando comparado ao de tumores vestibulares associados à NF2, o que é incorreto. O fenótipo auditivo de um grande número de pacientes com NF2 matriculados em um estudo clínico e genético em curso nos National Institutes of Health demonstrou que os pacientes com NF2 tinham um perfil audiológico mais previsível para um tumor de um dado tamanho do que tinha sido descrito anteriormente para o SV esporádico. Entretanto, essa associação entre tamanho do tumor e achados auditivos não se comprovou verdadeira para o subgrupo de pacientes com tumores medulares e/ou meningiomas.

A utilidade de exames de resposta auditiva no tronco cerebral para o diagnóstico confiável de SV na NF2 é limitada. As medidas de latência interaural não são úteis nessa população, devido a seus tumores bilaterais. A resposta auditiva do tronco cerebral também não é confiável para detectar pequenos tumores. A apresentação bilateral dos SVs na NF2 significa que existe um potencial de anormalidades simétricas nas investigações audiológicas; portanto, isoladamente, a audiometria não pode ser usada para excluir a NF2. A audiometria de tom puro, a audiometria de fala, os reflexos acústicos e a audiometria de respostas evocadas no tronco cerebral não são boas modalidades de triagem para pacientes com NF2.

2. Testes genéticos – Testes genéticos para a detecção de mutações no gene *NF2* estão disponíveis em alguns centros médicos e em centros privados de testagem genética. Entretanto, são caros e seu exato papel no manejo de um paciente com NF2 e na identificação de familiares em risco não foi claramente esclarecido.

> Lalwani AK, Abaza MM, Makariow EV et al. Audiologic presentation of vestibular schwannomas in neurofibromatosis type 2. *Am J Otol*. 1998;19:352. [PMID: 9596188]. (This paper describes the relationship between the audiological findings, the clinical severity of neurofibromatosis 2, and tumor size.)

▶ Diagnóstico diferencial

O Quadro 63-2 lista os critérios para NF2 confirmada ou definida. Alguns pacientes que não preenchem os critérios diagnósticos para NF2 ainda devem ser considerados em risco para

Quadro 63-2 Critérios diagnósticos para NF2

SV bilaterais ou história familiar de NF2 e

1. Schwannoma vestibular unilateral ou
2. Dois entre os seguintes:
   Meningioma
   Glioma
   Neurofibroma
   Schwannoma
   Opacidade lenticular subcapsular posterior

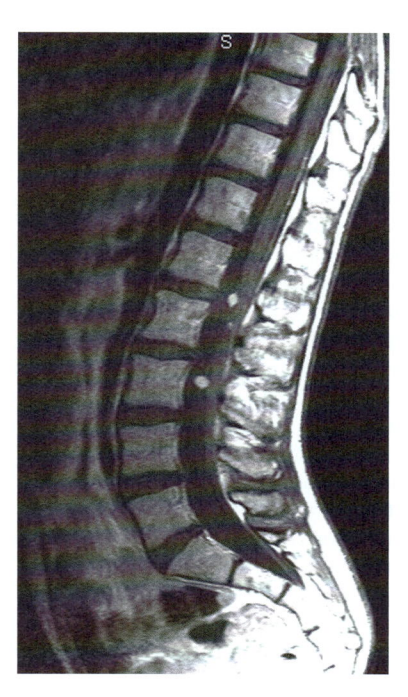

Figura 63-2 Ressonância magnética com gadolínio, demonstrando múltiplos tumores espinais.

essa patologia, incluindo indivíduos com história familiar de NF2, pessoas abaixo dos 30 anos com SV unilateral ou meningioma, e indivíduos com tumores medulares múltiplos (Figura 63-2). Além disso, seria prudente fazer uma avaliação de NF2 nas seguintes pessoas: (1) pacientes com um SV unilateral mais qualquer um dos seguintes: meningioma, glioma, neurofibroma, schwannoma ou opacidade lenticular subcapsular posterior juvenil; (2) pacientes com dois ou mais meningiomas e SV unilateral; e (3) pacientes com dois ou mais meningiomas e um ou mais dos seguintes: glioma, schwannoma ou opacidade lenticular subcapsular posterior.

Deve-se diferenciar NF2 de NF1. Um indivíduo satisfaz os critérios diagnósticos de NF1 se tiver dois ou mais dos seguintes: (1) seis ou mais máculas cor de café com leite com diâmetro maior que 5 mm em indivíduos pré-púberes, e máculas cor de café com leite com diâmetro superior a 15 mm em indivíduos pós-puberdade, (2) dois ou mais neurofibromas de qualquer tipo ou um neurofibroma plexiforme, (3) sardas nas regiões axilar ou inguinal, (4) glioma óptico, (5) cinco ou mais nódulos de Lisch (hamartomas da íris), (6) uma lesão óssea clara (p. ex., displasia do esfenoide ou diminuição da espessura cortical de ossos longos) com ou sem pseudoartrose ou (7) um familiar em primeiro grau com NF1 pelos critérios anteriores.

O diagnóstico diferencial de lesões do ângulo pontocerebelar inclui meningiomas, tumores epidermoides, lipomas e cistos aracnoides. Em casos de SV unilateral, a consideração de NF2 deve surgir claramente quando se encontra um SV unilateral em um paciente com menos de 30 anos. A NF2 está implicada em metade de todos os casos de SV apresentando-se antes dos 20 anos. Nesses pacientes jovens com SV unilateral, cabe ao clínico obter uma consulta oftalmológica para procurar cataratas subcapsulares associadas a NF2. Uma RM da coluna vertebral deve ser realizada para detectar tumores medulares.

▶ Tratamento

O manejo de SVs em pacientes com NF2 é um problema clinicamente desafiador na neuro-otologia contemporânea. A bilateralidade dos tumores vestibulares torna mais significativas as complicações comuns associadas à intervenção cirúrgica. A perda auditiva após a remoção cirúrgica em um paciente com NF2 com um SV grande contralateral ou no que pode ser a única orelha "boa" representa uma morbidade significativa. Em pacientes com NF2 acompanhados clinicamente, as complicações associadas ao crescimento natural, incluindo eventual perda auditiva, paralisias de pares cranianos e compressão do tronco cerebral, também são importantes considerações no manejo. A população de portadores de NF2 frequentemente apresenta um dilema terapêutico difícil, porque nem o manejo cirúrgico nem o não cirúrgico oferecem uma razão risco-benefício aceitável. Características que identificam os tumores mais agressivos ou de crescimento mais rápido seriam úteis em planejar tratamentos, como a escolha entre a observação expectante e a extirpação cirúrgica da doença. Recentemente, houve grande interesse devido a estudos clínicos com o bevacizumab, um anticorpo contra o fator de crescimento endotelial vascular. Essa linha de tratamento baseia-se na presença do fator de crescimento endotelial vascular (VEGF) e de seus receptores no SV. Os resultados iniciais são promissores e demonstraram redução no volume do tumor e preservação da audição.

> Plotkin SR, Stemmer-Rachamimov AO, Barker FG 2nd et al. Hearing improvement after bevacizumab in patients with neurofibromatosis type 2. *N Engl J Med.* 2009;361(4):358. [PMID: 19587327] (VEGF blockade with bevacizumab showed reduction in volume of most growing VS and improved hearing in some patients.)

A. Manejo cirúrgico

As decisões sobre o manejo de pacientes com NF2 são significativamente diferentes daquelas do SV unilateral esporádico, e sendo guiadas pelo fato de pacientes com NF2 eventualmente desenvolverem surdez bilateral profunda. É aconselhável que esses pacientes aprendam a leitura labial em um estágio precoce após o diagnóstico inicial. Os pacientes com NF2 têm uma tendência ao longo de toda a vida para formarem tumores intracranianos e sua doença primária não tem cura. Portanto, a prioridade do manejo deve ser a manutenção funcional, mesmo ao custo de remoção incompleta do tumor, se isso for necessário. Depois que uma orelha está surda, deve-se fazer a ressecção total do tumor. Entretanto, quando as duas orelhas escutam bem, existem divergências de opinião. Alguns cirurgiões defendem uma ressecção da maior parte do tumor por uma abordagem que poupe a audição, e outros favorecem a remoção do tumor menor, argumentando que isso oferece uma melhor chance de preservar a audição. O tumor associado à compressão do tronco cerebral ou à disfunção do sistema nervoso central deve sempre ser ressecado em primeiro lugar, independentemente da situação auditiva. Se a cirurgia inicial tiver sucesso em preservar a audição, pode-se realizar a excisão cirúrgica do segundo tumor. Se a audição não for preservada, acompanha-se o segundo tumor de forma expectante até a perda auditiva, a pressão sobre o tronco cerebral exigir remoção ou o crescimento rápido do tumor. Tem se recomendado a remoção incompleta na única orelha "boa" para preservar a audição, mas, infelizmente, mesmo a remoção incompleta pode prejudicar ou eliminar a audição remanescente.

O tratamento cirúrgico de tumores medulares, meningiomas e SVs requer uma abordagem de equipe, com um neuro-otologista, um neurocirurgião e um neurofisiologista, para o monitoramento dos nervos cranianos. Em geral, em tumores medulares e em meningiomas são observados: sinais de crescimento, comprometimento neurológico ou deterioração clínica que em geral levam à intervenção cirúrgica. Ocasionalmente, pode-se ressecar um meningioma quando outro tumor intracraniano, como um SV, estiver sendo abordado.

B. Terapia de radiação estereotática

A radiocirurgia estereotática é um método de usar radiação ionizante para destruir uma área precisamente definida de tecido intracraniano. A técnica combina um dispositivo de aporte estereotático e radiação ionizante. O aporte da dose de radiação na radiocirurgia estereotática é feito por vários feixes de radiação ionizante precisamente colimados. O gradiente da dose de radiação é extremamente agudo no tecido-alvo, resultando em uma área nitidamente circunscrita de radiação em altas doses. Como resultado, minimiza-se o aporte da radiação a tecidos adjacentes e, portanto, à sua lesão. A radiocirurgia estereotática como opção de tratamento geralmente não é recomendada em pacientes com NF2.

C. Restauração da audição

A preservação da audição, quando tecnicamente possível, é bastante preferível à restauração auditiva. Devido à baixa esperança de vida de pacientes com NF2, a remoção parcial do tumor, em uma tentativa de preservar a audição, é uma estratégia mais aceitável nesses pacientes. Uma maior conscientização em relação à NF2 e sua apresentação e diagnóstico mais precoces significam que há um aumento da probabilidade de preservar a audição. Entretanto, mais cedo ou mais tarde, em todos os casos, a audição será perdida, devido à progressão do tumor ou à intervenção cirúrgica projetada para removê-lo.

1. Implantes cocleares – Um implante coclear pode ser uma opção em pacientes com preservação do nervo coclear. Entretanto, existe a preocupação quanto ao impacto de um implante coclear sobre a capacidade do paciente de obter exames de RM para fins de diagnóstico ou acompanhamento. Esse problema pode ser superado, removendo o ímã do receptor ou desenvolvendo implantes de nova geração sem ímãs.

2. Implante auditivo no tronco cerebral – Um implante auditivo no tronco cerebral é um método para restaurar a audição quando a perda auditiva é devida à destruição do nervo auditivo. É uma opção alternativa de tratamento para indivíduos profundamente surdos, porque implantes cocleares não podem ser usados nessa população. O projeto do implante auditivo Nucleus de 22 canais para o tronco cerebral foi apresentado pela primeira vez no Segundo Simpósio Internacional sobre Implantes Cocleares em Iowa, em 1989. É uma prótese multicanais de tronco cerebral com transmissão transcutânea do sinal. O projeto original foi levemente modificado em 1993 e aprovado pela U. S. Food and Drug Administration (FDA). A implantação de um implante auditivo no tronco cerebral pode ser feita na mesma ocasião que a remoção do tumor. Durante a cirurgia, é necessário visualizar o complexo do núcleo coclear, recomendando-se o monitoramento intraoperatório dos nervos facial e glossofaríngeo. A medida de potenciais auditivos evocados eletricamente no tronco cerebral é importante para determinar a colocação ótima do implante auditivo no tronco cerebral sobre o complexo do núcleo coclear.

Colletti V, Shannon RV. Open set speech perception with auditory brainstem implant? *Laryngoscope*. 2005;115(11):1974. [PMID: 16419608] (Tumor resection may negatively impact speech recognition outcome in patients with neurofibromatosis 2.)

▶ Prognóstico

A gravidade do fenótipo clínico determina o prognóstico de pacientes com NF2. Por sua vez, a gravidade do fenótipo clínico é determinada pelo genótipo subjacente ou pelo tipo de mutação genética. Os pacientes com mutações *nonsense* e *frameshift* no gene *NF2* têm uma doença clinicamente mais grave com início mais precoce que aqueles com mutações *missense*. O início da perda auditiva foi mais precoce (20,2 *vs* 28,4 anos) e mais prevalente (85% *vs* 81,3%) em pacientes com as mutações mais significativas. Portanto, o tipo de mutação no gene *NF2* provavelmente terá um grande efeito sobre a gravidade da doença e a agressividade do SV. Mais ainda, como alguns SV esporádicos também estão associados a mutações no gene *NF2*, a variedade de apresentações clínicas nesses tumores poderia estar relacionada à localização e ao tipo de mutação.

Ruttledge MH, Andermann AA, Phelan CM et al. Type of mutation in the neurofibromatosis type 2 gene (NF2) frequently determines severity of disease. *Am J Hum Genet*. 1996;59:331. [PMID: 8755919]. (Missense mutations in the *NF2* gene are associated with a less severe clinical phenotype than nonsense mutations.)

Displasias ósseas do osso temporal

64

Betty S. Tsai, MD
Steven W. Cheung, MD

Os pacientes com displasias ósseas do osso temporal, notadamente displasia fibrosa, doença de Paget, osteopetroses e osteogênese imperfeita, apresentam-se com perda auditiva e obstrução do canal auditivo externo, que resulta em infecção, neuropatias cranianas baixas e deformação do osso temporal. A diferenciação entre essas patologias é muito ajudada pelo uso da tomografia computadorizada (TC) coronal e axial de alta resolução do osso temporal e da base do crânio. As estruturas da orelha externa, média e interna são detalhadas, identificando-se estenoses foraminais. A aparência da densidade de mineralização óssea é a característica mais importante de imagem para chegar ao diagnóstico.

DISPLASIA FIBROSA

FUNDAMENTOS DO DIAGNÓSTICO

- Estenose do canal auditivo externo.
- Perda auditiva condutiva progressiva.
- Aumento do osso temporal.
- Pigmentação cutânea anormal.
- Aparência radiográfica de "vidro despolido".

▶ Considerações gerais

A displasia fibrosa talvez seja o distúrbio fibro-ósseo benigno mais comum do osso temporal. Essa condição mal compreendida tem três classificações principais: (1) monostótica, (2) poliostótica e (3) síndrome de McCune-Albright.

A **variante monostótica** é a variedade mais comum, correspondendo a cerca de 70% de todos os casos, sendo encontrada mais tardiamente na infância. A doença pode entrar em uma fase inativa na puberdade. A **doença poliostótica** manifesta-se com múltiplas lesões ósseas, frequentemente envolvendo ossos longos. A fase ativa da doença estende-se até a terceira e quarta décadas de vida. A **síndrome de McCune-Albright** afeta principalmente o sexo feminino e caracteriza-se por displasia fibrosa poliostótica, com hiperpigmentação cutânea e endocrinopatia, frequentemente manifestada como puberdade precoce. Na base do crânio, o osso temporal está envolvido em aproximadamente 24% dos casos.

▶ Patogênese

A aparência radiográfica da displasia fibrosa reflete a erosão do osso cortical por tecido fibro-ósseo na cavidade medular. O osso cortical é afinado por um tecido fibroso medular vascular, compressível e fraco. Histologicamente, existem regiões intercaladas com predominância de tecidos moles ou ósseos. As áreas moles têm abundância de colágeno, e ocasionalmente contêm cistos. As áreas de consistência intermediária são povoadas por fibroblastos.

▶ Achados clínicos

A. Sinais e sintomas

As manifestações clínicas comuns da displasia fibrosa do osso temporal incluem estenose do canal auditivo externo e/ou erosão da cadeia ossicular, perda auditiva progressiva, mais comumente condutiva (cerca de 80%), e aumento de tamanho do osso temporal, apresentando-se como um aumento de volume retroauricular indolor. O processo displásico pode aprisionar a pele dentro do canal auditivo externo, resultando na formação de colesteatoma. Incomumente, uma paralisia do nervo facial pode resultar de um colesteatoma infectado ou erosivo.

B. Exames de imagem

A aparência da displasia fibrosa na TC pode ter vários padrões radiográficos: pagetoide, esclerótico e cístico. O **pagetoide (mais de 50%)** caracteriza-se por uma mistura de áreas densas e radiotransparentes de fibrose com expansão óssea. O **esclerótico (- 25%)** é homogeneamente denso com expansão óssea. O **cístico (– 20%)** tem regiões transparentes esféricas ou ovais, com limites densos.

▶ Tratamento e prognóstico

O tratamento da displasia fibrosa direciona-se à manutenção do canal auditivo externo e dos condutos dos nervos cranianos pérvios. Em caso de estenose do canal, realiza-se uma meatoplastia ampla, a fim de restaurar um canal aberto e exteriorizar a pele presa. Embora a degeneração sarcomatosa seja rara em pessoas com displasia fibrosa, as incidências estimadas são de 0,4% da doença monostótica e poliostótica, e 4% na síndrome de McCune-Albright. As características clínicas que sugerem degeneração sarcomatosa incluem dor, aumento de volume e evidências radiológicas de destruição óssea. O prognóstico em caso de transformação maligna é ruim.

OSTEOPETROSES

FUNDAMENTOS DO DIAGNÓSTICO

▶ Perda auditiva neurossensorial ou condutiva.
▶ Neuropatias cranianas.
▶ Disfunção do nervo facial.

▶ Considerações gerais

As osteopetroses são um grupo de doenças metabólicas ósseas herdadas. Resultam em esclerose difusa, densa e em uma remodelagem óssea defeituosa. Existem duas formas: congênita e tardia. A **forma congênita** ou **letal** é autossômica recessiva e manifesta-se durante o primeiro ano de vida com pancitopenia, secundária à obliteração dos espaços da medula óssea. A morte, por hemorragia, anemia ou infecção maciça é comum no primeiro ano de vida ou na infância. A forma tardia ou adulta também é conhecida como doença de Albers-Schönberg, sendo mais comumente autossômica dominante. A forma adulta é benigna, tendo um curso clínico variado. Pacientes sintomáticos apresentam-se com problemas relacionados ao supercrescimento ósseo e à estenose de forames. A perda auditiva pode ser condutiva ou neurossensorial, devido ao envolvimento ossicular ou impacto sobre o nervo coclear. A função do nervo facial pode não ser boa e espástica, como resultado do estreitamento do canal auditivo interno. A estenose progressiva de forames neurais pode levar a outras neuropatias cranianas.

▶ Patogênese

As osteopetroses resultam de disfunção osteoclástica. A remodelagem óssea é defeituosa. Histologicamente, regiões de ossificação endocondral contêm cartilagem calcificada anormal. O osso osteopetrótico é imaturo, espesso, denso e quebradiço. Essa aparência levou aos nomes *doença do giz* ou *doença do mármore*.

▶ Achados clínicos

A. Sinais e sintomas

Na osteopetrose congênita, os bebês se apresentam com anemia grave e problemas visuais precoces, devido à atrofia do nervo óptico. A perda auditiva muitas vezes se desenvolve na infância e tende a ser condutiva como resultado da infiltração dos ossículos por osso osteopetrótico e exostoses. Achados do osso temporal incluem estenose do canal auditivo externo, má pneumatização da mastoide, fixação da cadeia ossicular, estreitamento da tuba auditiva e estenose dos canais auditivo interno e carotídeo do osso petroso. Na osteopetrose de tipo adulto, os pacientes sofrem múltiplas paralisias de nervos cranianos, envolvendo os I, II, III, V e VII nervos cranianos. As paralisias do nervo facial podem ser recorrentes e resultar do estreitamento dos canais auditivo interno, facial vertical e labiríntico. A perda auditiva mista ou condutiva também deve-se ao envolvimento da cadeia ossicular. A perda auditiva neurossensorial pode surgir da infiltração da cápsula ótica e do canal auditivo interno (CAI) por osso osteopetrótico.

B. Exames de imagem

Os achados do osso temporal à TC na **osteopetrose congênita** são notáveis por uma pequena cavidade da orelha média com ossículos normais, obliteração do antro da mastoide e cápsula ótica de aparência normal.

Os achados do osso temporal à TC na **osteoporose tardia** são notáveis por uma abóbada craniana difusamente espessada e branca como giz. Outros achados são a estenose de forames neurais, invasão de espaços pneumáticos, infiltração dos ossículos e envolvimento da cápsula ótica.

▶ Tratamento e prognóstico

Não existe uma terapia clínica efetiva para as osteopetroses, de modo que uma intervenção cirúrgica limitada pode estar indicada para descomprimir canais e forames cranianos. É importante notar que a perda auditiva condutiva resultante das osteopetroses pode ser causada por infiltração óssea ossicular direta ou por fixação epitimpânica. O tratamento da perda auditiva condutiva por ossiculoplastia pode ser tecnicamente difícil, devido à osteopatia densa da orelha média e anormalidades da platina do estribo. A terapia não cirúrgica com reabilitação por aparelhos de amplificação auditiva deve ser considerada antes da intervenção cirúrgica. Pode ser necessário realizar cirurgia para aumentar o canal auditivo externo, a fim de acomodar um aparelho auditivo. A descompressão cirúrgica do nervo acústico para estabilização da perda auditiva neurossensorial não foi comprovada.

A disfunção do nervo facial geralmente se apresenta com episódios agudos e recorrentes de paralisia facial. O planejamento pré-cirúrgico com uma TC de resolução fina do osso temporal pode delinear locais estenóticos para descompressão.

DOENÇA DE PAGET

FUNDAMENTOS DO DIAGNÓSTICO

► Estenose do canal auditivo externo.
► Perda auditiva mista.
► Disfunção do nervo facial.
► Lesões com aparência radiográfica de algodão.

► Considerações gerais

A doença de Paget – ou **osteíte deformante** – é um distúrbio de remodelagem óssea excessiva, primariamente do esqueleto axial. A maioria dos casos é esporádica, mas até 15% são herdados em um padrão autossômico. A doença tende a ocorrer depois da quinta década. O diagnóstico muitas vezes é feito durante a avaliação de dor esquelética ou incidentalmente em radiografias de rotina.

► Patogênese

Acredita-se que o desenvolvimento da doença de Paget seja devido a uma combinação de fatores genéticos e ambientais. Achados de corpos de inclusão em osteoclastos semelhantes a paromixovírus sugeriram uma etiologia viral, embora evidências recentes tenham sido conflitantes. Formas herdadas da doença de Paget foram associadas a mutações no cromossomo 5, bem como no cromossomo 10. O padrão histológico na doença de Paget é de ondas alternantes de atividade osteoclástica e osteoblástica. A atividade de remodelamento ósseo resulta em reabsorção óssea a esmo, seguida pela deposição de osso trabeculado desmineralizado e enfraquecido. A fase inicial da doença é dominada pela reabsorção óssea, vista como lesões líticas. O espaço medular é subsequentemente preenchido com tecido fibrovascular, que posteriormente sofre esclerose. Veem-se áreas multifocais de lise e esclerose no osso temporal e base do crânio.

Achados do osso temporal na doença de Paget são notáveis por um canal auditivo externo tortuoso, estenose da fenda da orelha média, alterações ósseas da cadeia ossicular e desmineralização da cápsula ótica. O estreitamento do canal auditivo interno também pode causar disfunção acústica-vestibular-facial.

► Achados clínicos
A. Sinais e sintomas

Os pacientes com doença de Paget do osso temporal apresentam-se com zumbido, vertigem e deterioração da audição. O padrão de perda auditiva é misto. O componente condutivo é mais pronunciado nas frequências mais baixas, e o componente neurossensorial mais comumente envolve as frequências altas. Outras neuropatias cranianas devidas à estenose de forames são espasmo hemifacial, neuralgia do trigêmeo e atrofia óptica.

B. Exames de imagem

As radiografias simples de crânio podem ser diagnósticas na doença de Paget. A aparência de algodão (coexistência de osteólise e esclerose) é quase patognomônica. A única outra consideração diagnóstica é a variante pagetoide da displasia fibrosa. Em aproximadamente 10% dos casos, a doença de Paget pode se apresentar como uma lesão craniana osteolítica nitidamente delineada, *osteoporosis circumscripta cranii*. A aparência do osso temporal à TC reflete graus variados da atividade de remodelação óssea. Existem dois padrões radiográficos: mosaico e transparente. No **padrão mosaico**, veem-se áreas difusas de radiotransparência adjacentes a focos de estenose irregular. Na **variante transparente**, a aparência é homogênea, "lavada" e borrada. A cápsula ótica pode não ter seu limite usual bem demarcado e estar acompanhada por uma desmineralização difusa global da pirâmide petrosa. Os canais auditivos interno e externo e a fenda da orelha média podem ter aparência estenótica.

► Tratamento e prognóstico
A. Medidas não cirúrgicas

Demonstrou-se que o tratamento da doença de Paget sintomática (dor óssea, neuropatias e estresse cardiovascular) com calcitonina e bisfosfonatos induz a melhora bioquímica e clínica. Junto com a melhora clínica, veem-se níveis decrescentes de fosfatase alcalina e hidroxiprolina urinária. A avaliação radiográfica pode documentar a interrupção das lesões ósseas.

B. Medidas cirúrgicas

Deve-se considerar a terapia cirúrgica para a perda auditiva e a neuropatia craniana na doença de Paget apenas como último recurso. A cirurgia para a perda auditiva condutiva na doença de Paget não foi satisfatória. Os dispositivos auditivos modernos são excelentes alternativas à exploração da orelha média e devem ser estimulados. A estenose persistente e sintomática do canal auditivo interno, com perda auditiva neurossensorial e disfunção do nervo facial após terapia clínica, pode ser uma indicação para a descompressão cirúrgica.

OSTEOGÊNESE IMPERFEITA

FUNDAMENTOS DO DIAGNÓSTICO

► Ossos frágeis.
► Escleróticas azuladas.
► Perda auditiva condutiva e neurossensorial.

► Considerações gerais

A osteogênese imperfeita apresenta a marca distintiva de ossos frágeis facilmente suscetíveis a fraturas. Historicamente, a osteogênese imperfeita foi classificada com duas variantes principais: congênita e tardia, sendo a congênita, letal. Mais recentemente, a doença foi classificada em oito tipos diferentes. A maioria dos casos (85 a 90%) está associada a mutações autossômicas dominantes no colágeno tipo I e foram classificadas em tipos I a IV, com o tipo I sendo a forma mais leve e mais comum. Os pacientes com osteogênese imperfeita tipos V e VI apresentam-se de forma clinicamente similar ao tipo IV, com osteopatia leve e escleróticas de aparência normal; entretanto, não apresentam mutações no colágeno tipo I. Os tipos VII e VIII têm uma herança autossômica recessiva, e tendem a se apresentar de forma similar à dos tipos II e III, respectivamente fatal no período perinatal e com fenótipos graves. Esses pacientes apresentam a tríade clássica de esclerótica azulada, múltiplas fraturas na infância e perda auditiva precoce.

▶ **Patogênese**

A histopatologia da osteogênese imperfeita é marcada pela deposição de tecido ósseo osteopênico imaturo, fraco e frágil. Há um aumento em osteócitos no osso reticulado como no lamelar, e uma redução relativa da substância matricial. A taxa de renovação óssea é alta. Propuseram-se teorias conflitantes para explicar a patogênese dessa doença. Alguns defendem a hipótese de disfunção osteoblástica, responsável pela deposição de osso imaturo; outros defendem a hipótese de aumento da atividade osteoclástica. Outros ainda implicam a sinalização celular anormal, devido a defeitos na matriz extracelular. Clinicamente, o defeito regulatório na renovação óssea resulta em fraturas patológicas e em perda auditiva.

▶ **Achados clínicos**

A. Sinais e sintomas

A apresentação clínica é altamente variável, desde uma forma perinatal grave e letal a formas extremamente leves, com frequência confundidas com osteoporose precoce. A osteogênese imperfeita é uma doença sistêmica e, portanto, afeta múltiplos sistemas orgânicos, produzindo um amplo leque de manifestações clínicas. Algumas dessas patologias são dentinogênese imperfeita, escleróticas azuladas, frouxidão articular, prolapso de válvula mitral, equimoses frequentes e deficiência de crescimento. O padrão de perda auditiva pode ser neurossensorial, condutivo ou misto. O início da perda auditiva ocorre entre a segunda e terceira décadas de vida. A perda auditiva na osteogênese imperfeita pode ser audiometricamente indistinguível da otosclerose. Entretanto, a osteogênese imperfeita tem um início mais precoce de alteração auditiva e uma maior incidência de perda neurossensorial em relação à otosclerose. Pode surgir fixação da platina do estribo na osteogênese imperfeita, seja por um foco similar à otoespongiose, assim como o encontrado na otosclerose inicial, ou por alterações difusas no interior da cápsula ótica.

Vários achados operatórios durante a estapedectomia diferenciam a osteogênese imperfeita da otosclerose. A pele da parede do canal auditivo é fina e frágil, e o *scutum* é quebradiço. As fraturas crurais dos pilares não são incomuns, e o sangramento é excessivo. O componente neurossensorial da perda auditiva na osteogênese imperfeita não é bem compreendido, mas pode envolver microfraturas na cápsula ótica e invasão do labirinto ósseo por osso displásico contíguo. Uma complicação rara da osteogênese imperfeita é a disfunção do nervo facial.

B. Exames de imagem

Os achados da TC do osso temporal na osteogênese imperfeita apresentam superposição substancial com os achados na otosclerose. As duas entidades têm achados fenestrais e retrofenestrais. Na doença fenestral, a TC mostra uma massa excrescente no nível do promontório. Na doença retrofenestral, a cóclea pode estar desmineralizada, com ou sem esclerose. O sinal do "duplo anel" refere-se à banda hipodensa que faz uma espiral ao longo da cóclea. A desmineralização endocondral extensa da cápsula ótica está evidente na otosclerose coclear grave. Entretanto, alterações reabsortivas difusas em vastas áreas da cápsula ótica são vistas com mais frequência na osteogênese imperfeita. Os achados de envolvimento extenso do canal do nervo facial e displasia proliferativa grave da cápsula ótica diferenciam a osteogênese imperfeita tardia da otosclerose coclear.

▶ **Tratamento e prognóstico**

O sintoma otológico primário na osteogênese imperfeita é a perda auditiva condutiva que ocorre entre a segunda e terceira décadas. Os benefícios do tratamento clínico com calcitonina, fluoreto de sódio e vitamina D não são claros. A intervenção cirúrgica, estapedectomia, com o objetivo de melhorar a perda auditiva de condução na osteogênese imperfeita tardia, é tecnicamente mais exigente que na otosclerose. Há maior tendência a sangramento e difícil mobilização da platina do estribo. Apesar desses desafios, a cirurgia de estribo na osteogênese imperfeita tem resultados favoráveis em curto e em longo prazos. Alternativamente, pacientes podem escolher melhorar a audição com um aparelho amplificador. Em pacientes com perda auditiva neurossensorial bilateral grave a profunda, a implantação coclear é uma opção viável, embora as alterações ósseas hipervasculares espongióticas possam levantar outros desafios adicionais.

No raro evento de disfunção do nervo facial, a TC é útil para avaliar o canal facial (canal de falópio). Os locais obstruídos pelo osso displásico podem ser delineados para descompressão cirúrgica.

Albright F, Butler MA, Hampton AO et al. Syndrome characterized by osteitis fibrosa disseminata, areas of pigmentation and endocrine dysfunction with precocious puberty in females. *N Engl J Med.* 1937;216:727.

Antunes ML, Testa JR, Frazatto R et al. Rare osteodysplasia of the temporal bone. *Braz J Otorhinolaryngol.* 2005;71(2):228–232.

Bartynski WS, Barnes PD, Wallman JK. Cranial CT of autosomal-recessive osteopetrosis. *Am J Neuroradiol.* 1989;10:543. [PMID: 2501985] (Radiographic, clinical review of eight patients with autosomal recessive osteopetrosis.)

Basel, D, Steiner RD. Osteogenesis imperfecta: recent findings shed new light on this once well-understood condition. *Genet Med.* 2009;11(6):375–385.

Benecke JE. Facial nerve dysfunction in osteopetrosis. *Laryngoscope.* 1993;103:494.

Bergstrom LV. Osteogenesis imperfecta: otologic and maxillofacial aspects. *Laryngoscope.* 1977;87(6):1.

Bollerslev J, Grontved A, Andersen PE Jr. Autosomal dominant osteopetrosis: an otoneurologic investigation of the two radiological types. *Laryngoscope.* 1988;98:411.

Collins DH, Winn JM. Focal Paget's disease of the skull (osteoporosis circumscripta). *J Pathol.* 1955;69:1.

Cundy T, Bolland M. Paget disease of bone. *Trends Endocrinol Metab.* 2008; 19(7):246–253.

d'Archambeau O, Parizel PM, Koekelkoren E et al. CT diagnosis and differential diagnosis of otodystrophic lesions of the temporal bone. *Europ J Radiol.* 1990;11:22.

Dort JC, Pollak A, Fisch U. The fallopian canal and facial nerve in sclerosteosis of the temporal bone: a histopathologic study. *Am J Otol.* 1990;11(5):320.

Dozier TS, Duncan IM, Klein AJ et al. Otologic manifestations of malignant osteopetrosis. *Otol Neurotol.* 2005;26(4):762–766.

Freeman DA. Southwestern internal medicine conference: Paget's disease of bone. *Am J Med Sci.* 1988;295(2):144.

Garretsen JTM, Cremers WRJ. Ear surgery in osteogenesis imperfecta. *Arch Otolaryngol.* 1990;116:317.

Hamersma H. Osteopetrosis (marble bone disease) of the temporal bone. *Laryngoscope.* 1970;80:1518.

Hullar TE, Lustig LR. Paget's disease and fibrous dysplasia. *Otolaryngol Clin North Am* 2003; 36(4): 707–732.

Khetarpal U, Schuknecht HF. In search of pathologic correlates for hearing loss and vertigo in Paget's disease: a clinical and histopathologic study of 26 temporal bones. *Ann Otol Rhinol Laryngol.* 1990;99(145):1.

Kim YH, Song JJ, Choi HG, et al. Role of surgical management in temporal bone fibrous dysplasia. *Acta Otolaryngol.* 2009;129(12):1374–1379.

Lustig LR, Holliday MJ, McCarthy EF, Nager GT. Fibrous dysplasia involving the skull base and temporal bone. *Arch Otolaryngol.* 2001;127:1239.

McCune DJ, Bruch H. Osteodystrophia fibrosa: report of a case in which the condition was combined with precocious puberty, pathologic pigmentation of the skin, and hyperthyroidism, with review of the literature. *Am J Dis Child.* 1937;54:806.

Milroy CM, Michaels L. Temporal bone pathology of adult-type osteopetrosis. *Arch Otolaryngol.* 1990;116:79.

Pedersen U. Osteogenesis imperfecta: clinical features, hearing loss and stapedectomy. *Acta Oto-Laryngologica Suppl.* 1985;415:1–36.

Ralston SH, Langston AL, Reid IR. Pathogenesis and management of Paget's disease of bone. *Lancet.* 2008;372(9633):155–163.

Reid IR, Miller P, Lyles K et al. Comparison of a single infusion of zoledronic acid with risedronate for Paget's disease. *N Engl J Med.* 2005;353:898.

Streubel SO, Lustig LR. Cochlear implantation in patients with osteogenesis imperfecta. *Otolaryngol Head Neck Surg.* 2005;132(5):735–740.

Zaytoun GM, Dagher WI, Rameh CE. Recurrent facial nerve paralysis: an unusual presentation of fibrous dysplasia of the temporal bone. *Eur Arch Otorhinolaryngol.* 2008;265(2):255–259.

Agradecimentos a Karsten Munck, MD por sua contribuição a este capítulo nas edições anteriores deste livro.

65 Neoplasias do osso temporal e base do crânio

John S. Oghalai, MD

A base do crânio inclui os ossos frontal, esfenoide, temporal e occipital. Tumores do osso temporal e base do crânio tendem a surgir em um entre três locais: (1) a mastoide ou orelha média, (2) o forame jugular, ou (3) a junção petroclival ou ápice petroso. Esse capítulo não trata de tumores do ângulo pontocerebelar (APC) e do cavo de Meckel (ver Capítulo 61, Lesões não acústicas do ângulo pontocerebelar). Os tumores originários da base do crânio são raros e em geral causam poucos sintomas, até que cresçam a um tamanho em que começam a afetar os nervos cranianos. O Quadro 65-1 lista as diversas neoplasias da base do crânio e suas características de imagem.

A maioria dos tumores da base do crânio é benigna e pode ser manejada com sucesso por um otorrinolaringologista especializado em neuro-otologia e em cirurgia da base do crânio. Existem numerosas abordagens cirúrgicas a essas três áreas, e a nomenclatura é confusa. Para remover uma lesão na orelha média ou mastoide, em geral uma mastoidectomia por incisão retroauricular ou uma exploração da orelha média por meio do canal auditivo é comumente adequada. Os tumores do forame jugular requerem uma incisão retroauricular que se estende caudalmente até o pescoço superior. Faz-se uma mastoidectomia juntamente com esqueletonização do nervo facial, seio sigmoide e bulbo jugular. Uma abordagem clássica ao forame jugular é a abordagem Tipo A de Fisch (Figura 65-1), que envolve a dissecção do nervo facial para fora de seu canal ósseo e sua transposição anterior. Pode ocorrer sincinesia ou paresia facial permanente. O fechamento do canal auditivo também faz parte da abordagem Tipo A de Fisch, que deixa o paciente com uma perda auditiva condutiva máxima. Entretanto, existem abordagens mais novas que podem permitir exposição adequada do forame jugular sem exigir o redirecionamento do nervo facial e o fechamento do canal auditivo. Finalmente, tumores da junção petroclival e do ápice petroso requerem ou uma abordagem transpetrosa pela fossa média com remoção do osso do ápice petroso (triângulo de Kawase, Figura 65-2) ou uma abordagem combinada subtemporal-retrolabiríntica (Figura 65-3). As abordagens Tipo B e C de Fisch também podem ser usadas para acessar a junção petroclival e ser estendidas até a nasofaringe, o ápice orbital e o seio cavernoso. O cirurgião de base de crânio escolhe as estratégias cirúrgicas com base em uma abordagem do tumor com exposição suficiente para realizar uma ressecção completa e segura, e ao mesmo tempo minimizar a morbidade neurológica.

Também é importante considerar os papéis da observação conservadora, particularmente em pacientes idosos que têm tumores que costumam ser de crescimento lento. A radiação estereotática também deve ser considerada como uma opção viável de tratamento para retardar ou interromper o crescimento tumoral. Técnicas modernas de aporte da radiação parecem produzir excelentes taxas de controle tumoral e perfis de efeitos colaterais, embora as consequências em longo prazo ainda precisem ser totalmente esclarecidas.

PARAGANGLIOMAS

FUNDAMENTOS DO DIAGNÓSTICO

► Zumbido pulsátil
► Massa vermelho-azulada na orelha média.

► Considerações gerais

Os paragangliomas (ou tumores glômus) são tumores de tecido paraganglionar que derivam originalmente da migração de células da crista neural durante o desenvolvimento fetal. Esses resíduos de tecido distribuem-se predominantemente pela orelha média, forame jugular, nervo vago e corpo carotídeo, mas também são encontrados no mediastino superior e no retroperitônio. Esses agrupamentos de células são inervados pelo sistema nervoso parassimpático e funcionam como quimiorreceptores para a regulação circulatória.

O paraganglioma mais comum é o **tumor do corpo carotídeo**. Um paraganglioma bem conhecido, porém raro, é o **feo-**

NEOPLASIAS DO OSSO TEMPORAL E BASE DO CRÂNIO — CAPÍTULO 65

Quadro 65-1 Aparência radiográfica de neoplasias da base do crânio

Neoplasia	Origem mais comum na base do crânio	TC	RM em T1	RM em T2	Realce com contraste
Paraganglioma	Forame jugular e orelha média	Destruição óssea	Intermediária, com vazios de fluxo	Alta, com vazios de fluxo	Forte
Schwannoma do nervo facial	Gânglio geniculado	Remodelagem lisa e dilatação do osso circundante do canal facial	Intermediária	Intermediária	Forte; segue o percurso do nervo facial
Hemangioma geniculado	Gânglio geniculado	Erosão do osso circundante com espículas ósseas no interior do tumor	Intermediária	Alta	Forte
Leucemia, linfoma e plasmacitoma	Ápice petroso	Lesão lítica	Baixa	Intermediária	Moderado
Histiocitose de células de Langerhans	Mastoide	Destruição óssea irregular; também pode haver outras lesões cranianas	Intermediária	Alta	Moderado
Condrossarcoma	Junção petroclival	Destruição óssea, mas pode produzir matriz de cálcio em 50% dos tumores	Intermediária	Alta	Moderado
Cordoma	Clivo	Destruição óssea, mas pode ter resíduos ósseos no interior	Intermediária, com algumas áreas de baixo sinal representando muco	Alta	Moderado
Meningioma	Face posterior do osso temporal	Hiperostose circundante e calcificação intratumoral	Intermediária	Intermediária	Forte; cauda dural característica
Schwannoma intralabiríntico	Dentro da orelha interna	Massa no interior do labirinto; sem erosão óssea	Baixa	Intermediária	Forte
Schwannoma do forame jugular	Forame jugular e orelha média	Massa de tecidos moles posterior ao bulbo jugular; leve erosão óssea regular	Baixa	Intermediária	Forte
Rabdomiossarcoma	Qualquer local, tumor predominante na infância	Destruição óssea	Intermediária	Alta	Forte
Osteossarcoma	Qualquer local	Osteoblástica lítica ou osteolítica; pode ter anéis concêntricos de cálcio	Intermediária	Alta	Forte
Fibrossarcoma	Qualquer local	Destruição óssea	Intermediária	Alta	Forte
Adenoma	Orelha média	Massa de tecidos moles na orelha média; sem erosão óssea	Baixa	Intermediária	Forte
Tumor do saco endolinfático	Face posterior do osso temporal	Destruição óssea e erosão da cápsula ótica	Mista, devido a áreas localizadas de muco	Mista	Forte
Carcinoma	Orelha média	Destruição óssea	Intermediária	Intermediária	Forte
Doença metastática	Ápice petroso e canal auditivo interno (CAI)	Lesão lítica	Intermediária	Alta	Forte

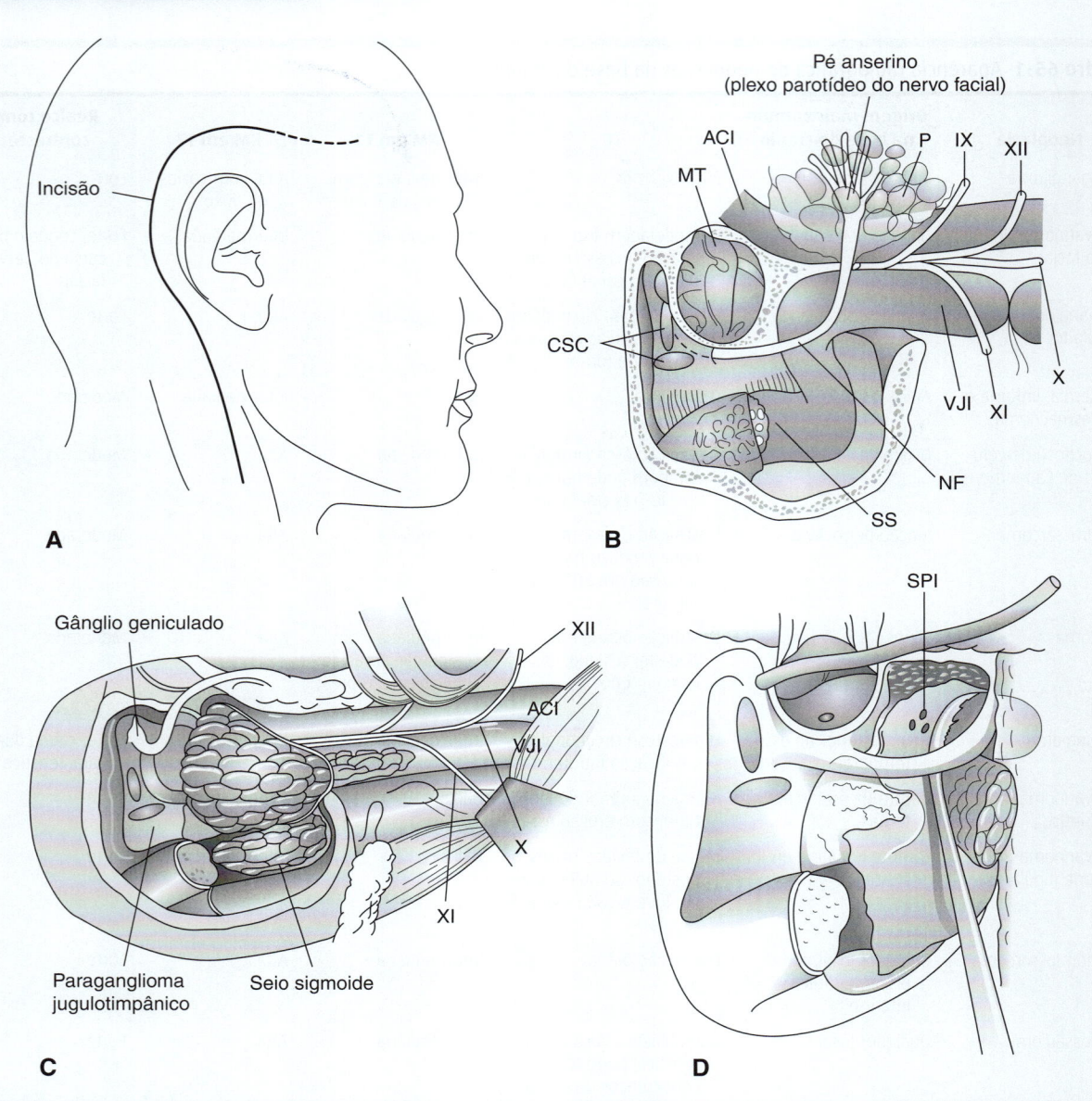

▲ **Figura 65-1** Ressecção cirúrgica de um paraganglioma jugulotimpânico grande (abordagem Tipo A de Fisch). (**A**) A incisão vai desde acima da orelha auditiva até o pescoço. (**B**) Fecha-se o canal auditivo externo com suturas e reflete-se a orelha anteriormente, expondo o nervo facial, a orelha média, a glândula parótida, a artéria carótida interna e a veia jugular interna. (**C**) O nervo facial é redirecionado para fora de seu canal ósseo e transposto anteriormente. (**D**) O seio sinusal é ocluído superiormente e a veia jugular interna é ligada inferiormente; removendo-se então o tumor do forame jugular. Embora a abordagem Tipo A de Fisch clássica envolva o fechamento do canal auditivo externo e o redirecionamento do nervo facial, esses procedimentos não são frequentemente necessários para ressecar tumores grandes do forame jugular, como mostra este exemplo. ACI, artéria carótida interna; MT, membrana timpânica; CSC, canais semicirculares; P, glândula parótida; SS, seio sigmoide; NF, nervo facial; VJI, veia jugular interna. Números romanos indicam os nervos cranianos; SPI, seio petroso inferior. (*Continua*)

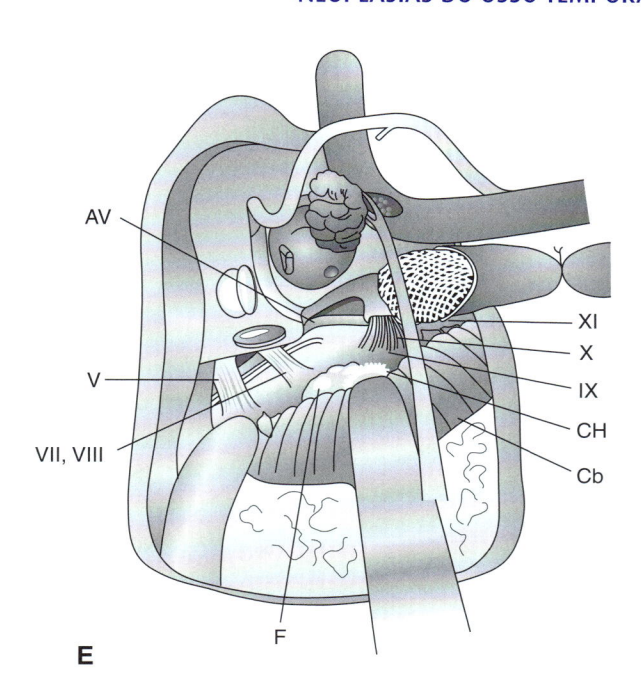

▲ **Figura 65-1** (*Continuação*) (**E**) Se necessário, remove-se qualquer tumor remanescente da artéria carótida interna ou ângulo pontocerebelar. As abordagens tipo B e C de Fisch (não mostradas) não são utilizadas para a abordagem do forame jugular, sendo usadas para abordar tumores da fossa infratemporal, junção petroclival e nasofaringe. AV, artéria vertical. CH, plexo coroide; CB, cerebelo.

cromocitoma. No interior do osso temporal, existem dois tipos principais de paraganglioma: **timpânicos** e **glômus jugulares**. Os tumores glômus timpânicos surgem na orelha média, de resíduos de células paraganglionares associadas a ramos dos nervos cranianos IX e X (nervos glossofaríngeo e vago, respectivamente), que correm sobre o promontório. Juntos, esses nervos são chamados de plexo timpânico, que consiste no nervo de Jacobsen (um ramo do NC IX) e no nervo de Arnold (um ramo do NC X). Os tumores jugulares surgem dentro do forame jugular, de resíduos de células associadas aos nervos cranianos IX, X e XI. Os tumores **vagais** estão imediatamente abaixo do osso temporal no pescoço superior e também podem invadir a base do crânio.

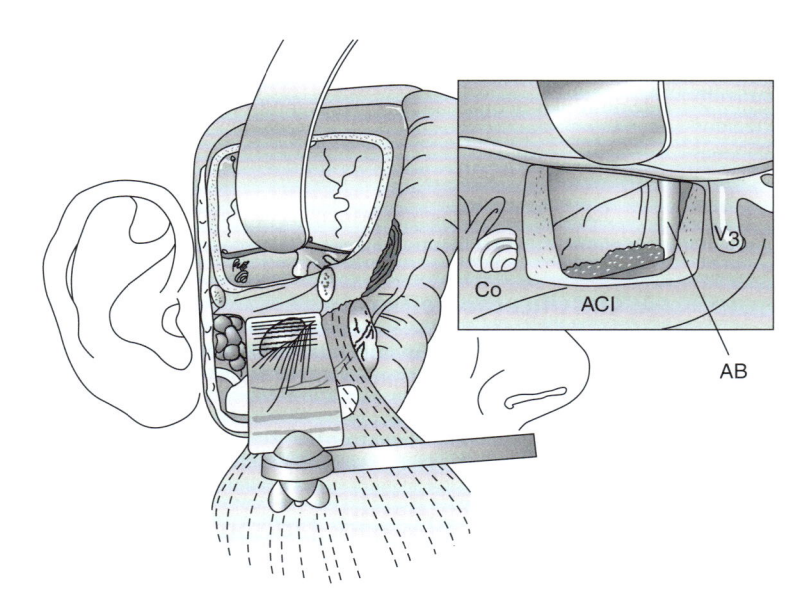

▲ **Figura 65-2** Abordagem transpetrosa da fossa média para a ressecção de tumores do ápice petroso. Esses tumores podem crescer para envolver a junção petroclival, em volta do forame lacerado, e estender-se posteriormente para o tronco cerebral ventral e superiormente para o lobo temporal. Podem ser abordados por uma craniotomia pela fossa média com perfuração com broca do ápice petroso anterior (triângulo de Kawase). Essa abordagem fornece uma boa visualização da junção petroclival, bem como do tronco cerebral anterior. Co, cóclea, AB, artéria basilar, ACI, artéria carótida interna.

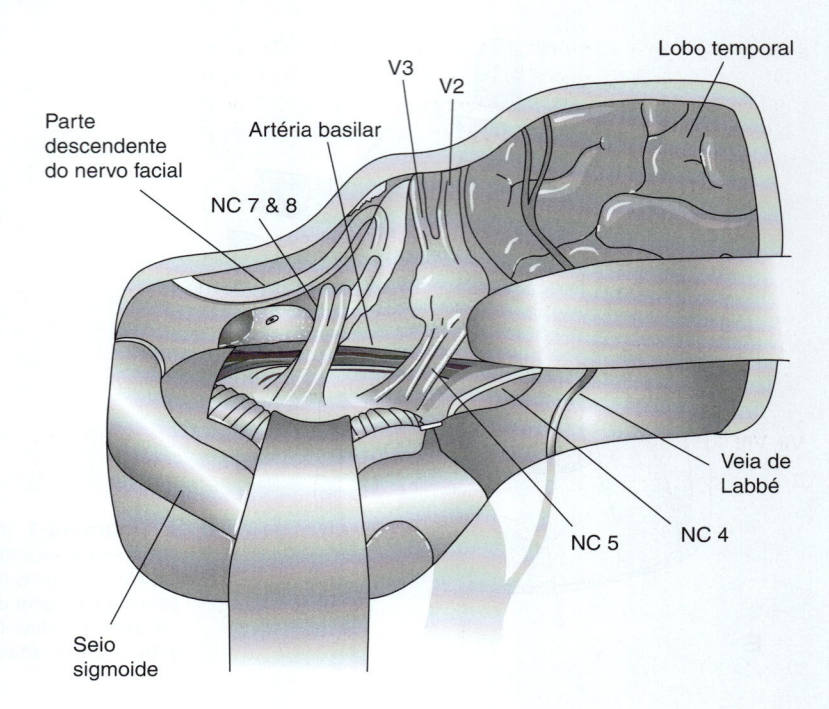

▲ **Figura 65-3** Abordagem combinada subtemporal-retrolabiríntica para a ressecção de tumores da junção petroclival. Envolve a abertura da dura das fossas cranianas média e posterior, com divisão do tentório. Obtém-se excelente exposição de todo o tronco cerebral, da parte posterior do círculo de Willis ao forame jugular.

▶ Patogênese

Os paragangliomas são mais comuns em populações brancas. Em geral ocorrem na quarta ou quinta décadas de vida, embora possam ser identificados em qualquer idade. São tumores de crescimento lento, e metástases são extremamente raras. Crescem disseminando-se ao longo das vias de menor resistência. No interior da base craniana, tendem a estender-se por meio de fissuras e forames, canais vasculares e linhas de tratos de células aéreas. Os paragangliomas também demonstram um comportamento localmente agressivo, com destruição óssea e invasão de tecidos moles. Podem estender-se inferiormente do osso temporal para o pescoço superior.

Em torno de 1% dos paragangliomas demonstram secreção de catecolaminas funcionalmente significativa, similar à do feocromocitoma. Patologicamente, a célula principal é a célula de origem do tumor, contendo acetilcolina, catecolaminas e serotonina. Os achados clássicos dão agrupamentos de células principais, chamados *Zellballen*, com um rico plexo vascular em todo o tumor. De fato, esses tumores são altamente vasculares e podem sangrar substancialmente durante a excisão cirúrgica.

A incidência global de lesões múltiplas é de aproximadamente 10% em tumores esporádicos. Há uma incidência de 1-2% de tumores jugulares bilaterais, e uma incidência de 7% de um tumor do corpo carotídeo associado. Os paragangliomas podem basear-se em mutações das células germinativas e serem hereditários. As mutações nos genes *SDHB*, *SDHC* e *SDHD* do complexo mitocondrial II causam paragangliomas hereditários. Além disso, outra forma da doença tem um modo autossômico dominante de transmissão, e o defeito genético causal foi localizado em dois *loci* separados: 1lq13.1 e 11q22-23. Os pacientes com doença hereditária apresentam uma incidência muito mais alta de paragangliomas sincrônicos, de aproximadamente 25 a 35%.

Os paragangliomas também estão associados a facomatoses (doenças neurológicas com manifestações cutâneas), incluindo neurofibromatose de von Recklinghausen, síndrome de Sturge-Weber, esclerose tuberosa e doença de Von Hippel-Lindau. Além disso, podem estar associados à síndrome de múltiplas neoplasias endócrinas múltiplas Tipo I.

▶ Classificação

Existem dois esquemas principais de classificação de paragangliomas do osso temporal: Fisch e Glasscock-Jackson.

A. Classificação de Fisch

A classificação de Fisch inclui quatro categorias principais: (1) Tipo A (tumores limitados à orelha média), (2) Tipo B (tumores limitados à área timpanomastóidea), (3) Tipo C (tumores que estendem-se ao ápice petroso) e (4) Tipo D (tumores com extensão intracraniana).

B. Classificação Glasscock-Jackson

O esquema de classificação de Glasscock e Jackson diferencia tumores timpânicos e jugulares.

1. Neoplasias glômus timpânicas – Para a neoplasia glômus timpânica, esse sistema de estadiamento inclui (1) Tipo I (massas pequenas limitadas ao promontório da orelha média), (2) Tipo II (tumores preenchendo a cavidade da orelha média), (3) Tipo III (tumores preenchendo a orelha média e a mastoide) e (4) Tipo IV (tumores estendendo-se ao canal auditivo externo ou em volta da artéria carótida interna).

1. Neoplasias glômus jugulares – Para a neoplasia glômus jugular, esse sistema de estadiamento inclui: (1) Tipo I (tumores pequenos envolvendo o bulbo jugular, orelha média, e mastoide), (2) Tipo II (tumores estendendo-se sob o CAI), (3) Tipo III (tumores estendendo-se para o ápice petroso) e (4) Tipo IV (tumores estendendo-se além do ápice petroso para o clivo ou por fossa infratemporal).

▶ Achados clínicos

A. Sinais e sintomas

Os dois sintomas de apresentação mais comuns de um paciente com um paraganglioma do osso temporal são perda auditiva condutiva e zumbido pulsátil. Os pacientes também podem se queixar de dor aural, fraqueza do nervo facial e massa no pescoço. Deve-se questionar o paciente sobre sintomas de descarga simpática, que pode representar um tumor secretor funcionante, como taquicardia, arritmia, rubor ou hipertensão lábil. Além disso, o paciente deve ser questionado sobre qualquer sintoma de disfagia ou rouquidão, os quais podem representar paralisia dos nervos cranianos IX ou X.

O exame físico demonstra uma massa vermelho-azulada por trás do tímpano. Um pólipo aural pode ser notado. Existem dois sinais clínicos associados ao paraganglioma que podem ser identificados durante o exame microscópico da membrana timpânica: (1) o **sinal de Brown** é a cessação da pulsação do tumor e descoramento do tumor com pressão positiva, usando o otoscópico pneumático; e (2) **sinal de Aquino** é o descoramento da massa com a compressão manual da artéria carótida ipsilateral. Um exame completo dos nervos cranianos está indicado, com atenção particular aos nervos cranianos VII (facial), VIII (vestibulococlear), IX (glossofaríngeo), X (vago), XI (acessório) e XII (hipoglosso).

Se o paciente se queixa de zumbido pulsátil, pode-se auscultar a orelha e o pescoço superior com um estetoscópio. O zumbido pulsátil de um tumor vascular torna-se mais alto e mais rápido com o exercício. Portanto, fazer o paciente correr sem sair do lugar ou subir e descer alguns degraus facilita a capacidade do médico para ouvir o sopro.

B. Achados laboratoriais

Os pacientes com suspeita de paraganglioma podem fazer uma triagem de secreção de catecolaminas colhendo a urina por 24 horas para determinar os níveis de ácido vanilmandélico e de metanefrina. Um audiograma revelará perda auditiva condutiva se houver invasão tumoral da cavidade da orelha média. Se houver invasão da orelha interna, há perda auditiva neurossensorial. A audiometria de impedância revelará um timpanograma plano, se houver uma massa na orelha média tocando o tímpano. Ocasionalmente, podem-se notar pulsações vasculares no timpanograma.

C. Exames de imagem

Não se pode subestimar a importância de exames de imagem de paragangliomas da base do crânio (Figura 65-4). As imagens são cruciais para delinear com precisão a extensão desses tumores. O primeiro fator a determinar é se o forame jugular está envolvido no tumor. Um glômus timpânico limita-se ao promontório e à mastoide, embora um glômus jugular se inicie no forame jugular e se estenda superiormente para a orelha média e a mastoide. Além disso, os exames devem ser revisados com cuidadosa atenção à orelha média, forame jugular e bifurcação carotídea, procurando um tumor sincrônico.

1. Tomografia computadorizada – A TC é útil para visualizar as estruturas ósseas do osso temporal. O exame da fina camada óssea que recobre o bulbo da jugular é primordial. Se o tumor for um glômus jugular que se estendeu para a cavidade da orelha média, haverá erosão desse osso. Em contraste, se o tumor for um glômus timpânico, o osso em volta do bulbo jugular geralmente está intacto. Também se pode notar envolvimento da orelha interna ou do nervo facial. Pode haver uma fístula do canal semicircular ou o tumor pode estar muito próximo ao canal de Falópio, particularmente ao longo do segmento vertical. O tumor pode estender-se anteriormente ao CAI ou ao longo da porção petrosa da artéria carótida interna. Esses achados podem afetar a abordagem cirúrgica planejada.

2. Imagens por ressonância magnética – Estudos de RM são úteis para identificar se há extensão intracraniana do tumor. A RM oferece uma excelente resolução contrastada de tecidos moles e permite a delineação de tumor e cerebelo, tronco cerebral e nervos cranianos. O tumor tem uma intensidade de sinal intermediária em T1 e alta em T2. Ambas podem demonstrar um padrão salpicado no interior do tumor, chamado padrão "sal e pimenta", que deve-se a vazios de fluxo do grande número de vasos sanguíneos intratumorais. O tumor tem forte realce com o gadolínio.

3. Angiografia e venografia por ressonância magnética – A angiografia por ressonância magnética (ARM) pode ser usada para avaliar a compressão da artéria carótida interna. A venografia por ressonância magnética é útil para determinar circulação colateral nos seios durais do crânio, uma vez que o tumor frequentemente bloqueia o fluxo sanguíneo no interior do seio sigmoide.

4. Angiografia – A angiografia de tumores glômus jugulares em geral é feita um ou dois dias antes da excisão cirúrgica. Isso permite o diagnóstico definitivo do tumor, pela visualização do rubor tumoral característico de tumores tão altamente vascularizados. Além disso, podem-se identificar e embolizar os vasos alimentadores, a fim de reduzir a perda sanguínea durante a cirurgia. Os vasos alimentadores típicos de um tumor glômico jugular são a artéria faríngea ascendente e o ramo estilomastóideo da artéria occipital. Em geral, os tumores glômicos timpânicos

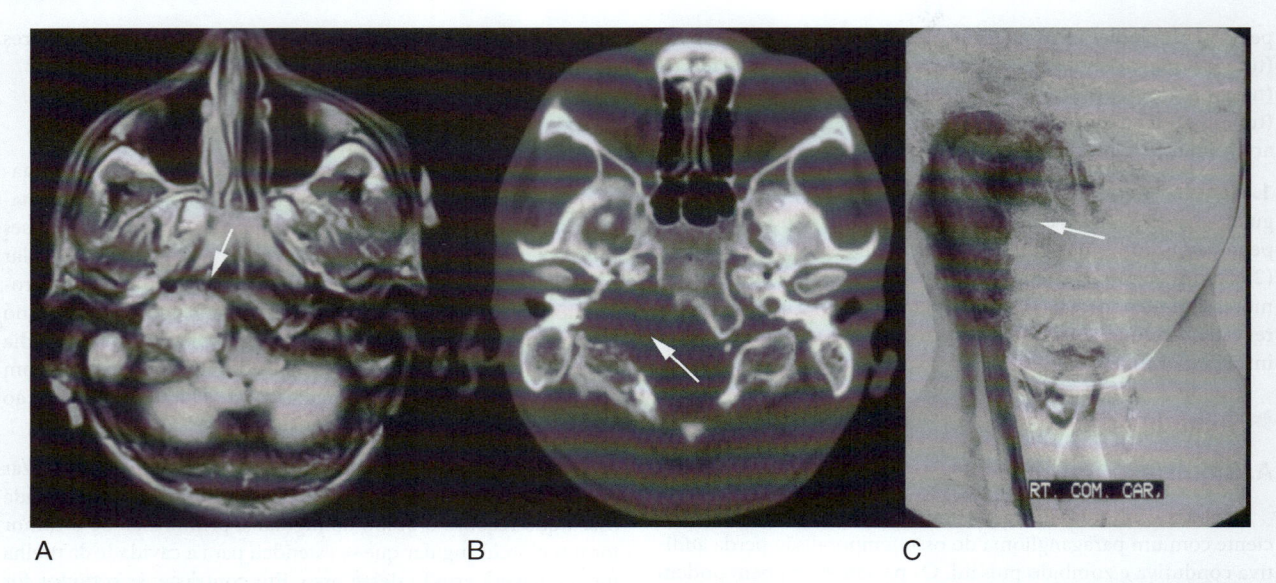

▲ **Figura 65-4** Paraganglioma jugulotimpânico. (**A**) Visão axial, RM em T1 com contraste de gadolínio demonstra o realce de uma grande massa no bulbo jugular direito estendendo-se intracranialmente para o ângulo pontocerebelar (seta). (**B**) A tomografia computadorizada no mesmo nível mostra destruição óssea significativa do osso temporal e clivo (seta). (**C**) Visão coronal de angiograma demonstrando o tumor altamente vascular estendendo-se da base do crânio inferiormente para o interior do pescoço superior. Essa massa foi embolizada antes da excisão cirúrgica.

não necessitam ser embolizados pré-operatoriamente, devido a seu pequeno tamanho e fácil acessibilidade.

▶ Diagnóstico diferencial

O diagnóstico diferencial de um paciente com uma massa na orelha média inclui otite média, granuloma de colesterol, outros tipos de neoplasias da orelha média, incluindo adenoma ou carcinoma, uma anomalia vascular, como um bulbo jugular alto deiscente, uma artéria carótida aberrante ou uma artéria estapédica persistente. Outras neoplasias do osso temporal que podem envolver a cavidade da orelha média incluem meningiomas, schwannomas ou neuromas, adenomas, ou tumores do saco endolinfático.

▶ Complicações

A. Perda auditiva

Geralmente, a perda auditiva condutiva progressiva é o sintoma de apresentação de pacientes com um paraganglioma do osso temporal. Isso pode ocorrer diretamente, se o tumor entrar em contato com a cadeia ossicular ou, indiretamente, se bloquear a tuba auditiva, produzindo um derrame seroso da orelha média. A perda auditiva neurossensorial é incomum, mas pode ocorrer se o tumor causar erosão do osso denso da cápsula ótica, invadindo a orelha interna. Alternativamente, o tumor pode se estender intraduralmente e afetar o VIII nervo craniano no ângulo pontocerebelar e CAI.

B. Paralisia do nervo facial

Os paragangliomas do osso temporal podem causar paralisia do nervo facial (21%), invadindo o nervo no interior do osso temporal. Em geral, isso ocorre ao longo da porção vertical do osso, na mastoide. Mesmo se a função nervosa não for afetada, a maioria dos tumores glômus jugulares cresce de forma a envolver todo o nervo facial e causar erosão de seu canal ósseo nesse local. Uma dissecção microcirúrgica de um nervo deiscente envolvido por tumor é a norma, podendo ser bastante desafiadora. (Nervo deiscente é aquele no qual o canal ósseo envolvendo o nervo sofreu erosão.)

C. Síndrome do forame jugular

Do envolvimento do forame jugular pelo paraganglioma, decorre o surgimento insidioso da neuropatia dos nervos cranianos inferiores (IX, X e XI), uma vez que o tumor avança lentamente sobre eles. Os sintomas incluem disfagia e aspiração, pois há diminuição de sensibilidade na faringe (NC IX) e na laringe (NC X). Também é possível notar rouquidão, devido à paralisia das pregas vocais (NC X). Deve-se observar que, em vez de uma lesão isolada do nervo laríngeo recorrente causando paralisia das pregas vocais (como em um tumor de Pancoast), a síndrome do forame jugular inclui uma lesão alta do nervo vago, o que é mais grave, pois a combinação de falta de sensibilidade na laringe superior e a paralisia das pregas vocais coloca esses pacientes em risco extremamente alto de aspiração. A paralisia do XI nervo craniano pode ser notada como fraqueza e atrofia dos músculos esternocleidomastóideo e trapézio.

D. Paralisia do nervo hipoglosso

O nervo hipoglosso sai da base do crânio por meio do forame hipoglosso no osso occipital, anteroinferior ao forame jugular. Os paragangliomas grandes que se estendem inferiormente podem afetar o nervo hipoglosso. O paciente pode se queixar de piora na articulação, e o exame físico demonstrará atrofia lingual ipsilateral, fasciculações musculares e desvio da língua para o lado afetado, com protrusão.

E. Síndrome de Horner

Os nervos simpáticos para a cabeça correm do gânglio cervical superior ao longo da artéria carótida interna, entrando na base do crânio. Os paragangliomas que envolvem a porção petrosa da artéria carótida interna podem causar síndrome de Horner ipsilateral com ptose, miose e rubor e sudorese faciais ipsilaterais.

F. Outras complicações

Dependendo da extensão do tumor, paragangliomas grandes podem afetar outras funções neurológicas. Os tumores intradurais podem crescer no interior do ângulo pontocerebelar, produzindo disfunção cerebelar e falta de equilíbrio, compressão do tronco cerebral, bem como hidrocefalia obstrutiva. Os tumores que crescem superior ou medialmente podem afetar outros nervos cranianos, causando diplopia (NC IV ou VI), insensibilidade ou dor facial (NC V), ou olho seco (o ramo petroso superficial grande do NC VII).

▶ Tratamento

A. Medidas não cirúrgicas

1. Observação – A observação sem nenhum tratamento é uma escolha razoável em pacientes com sintomas mínimos, particularmente se forem mais velhos. Como os tumores glômus crescem de forma lenta, podem-se obter RMs seriadas, reservando a cirurgia ou a radioterapia para crescimentos tumorais evidentes. Essa abordagem é menos aceitável para os pacientes mais jovens, nos quais se esperaria um crescimento substancial do tumor ao longo da vida.

2. Radiação – O papel da radioterapia no manejo de paragangliomas é controverso. Acredita-se que a radiação reduza a velocidade de crescimento desses tumores; entretanto, ela não elimina células tumorais viáveis no interior da massa. Sabe-se da recidiva de tumores mesmo mais de uma década após a radioterapia. A radioterapia para paragangliomas do osso temporal pode ser útil como um tratamento para pacientes idosos com tumores sintomáticos ou para pacientes que não querem se submeter a uma ressecção cirúrgica. Pode-se usar a radioterapia estereotática pós-operatória em pacientes cujo tumor não pode ser totalmente removido.

B. Medidas cirúrgicas

A remoção microcirúrgica total do tumor é o tratamento de escolha para a maioria dos pacientes. Os pacientes com tumores secretores funcionais precisam de um bloqueio alfa com fentolamina antes e durante a ressecção cirúrgica, a fim de prevenir uma hipertensão potencialmente fatal, pois a manipulação tumoral causa liberação de hormônios alfa-adrenérgicos.

A abordagem cirúrgica para a ressecção de paragangliomas do osso temporal depende da extensão do tumor. Para um tumor glômus timpânico limitado à cavidade da orelha média, uma exploração simples da orelha média por meio do canal auditivo pode ser suficiente. Após elevar a membrana timpânica, o tumor pode ser visualizado sobre o promontório, podendo então ser cauterizado com um cautério bipolar e removido. Se o tumor for maior e se estender para as células aéreas da mastoide, uma abordagem de timpanomastoidectomia com recesso facial estendido pode ser necessária. Essa é uma mastoidectomia-padrão via incisão retroauricular, sacrificando o nervo da corda do tímpano para permitir a exposição da orelha média e do hipotímpano pela mastoide. Um tumor com extensão medial para o nervo facial (as células aéreas retrofaciais) pode ser ressecado após a exposição do nervo facial ao longo de seu segmento vertical para prevenir uma lesão.

No caso de tumores glômus jugulares, é necessária uma abordagem cirúrgica mais ampla. Um aspecto muito importante durante a remoção desses tumores é o delineamento e a preservação do nervo facial. Infelizmente, o segmento vertical do nervo facial fica no meio do campo operatório, e o tumor em geral está diretamente por trás, envolvendo-o. Uma abordagem timpanomastóidea com um recesso facial estendido e esqueletonização completa do nervo facial até o forame estilomastoide costuma fornecer uma exposição adequada. Se possível, a preservação de uma fina camada de osso circundando o nervo facial é ideal para minimizar riscos ao nervo facial (a técnica da ponte de Falópio). Também é importante estender a incisão cutânea para o pescoço e identificar a artéria carótida interna e a veia jugular interna. Os músculos esternocleidomastóideo e digástrico são separados da ponta da mastoide, a fim de poder acompanhar os grandes vasos até a base do crânio. É preciso controlá-los tanto proximal quanto distalmente ao tumor, caso ocorra uma ruptura de grandes vasos.

A parte mais importante da cirurgia é a ressecção do bulbo jugular. Superiormente, o seio sigmoide está ocluído na cavidade mastoide, inferior à junção do seio transverso e do seio sigmoide, porque a veia de Labbé entra nesse local. A oclusão da veia de Labbé pode causar infarto venoso do lobo temporal, uma vez que é a única veia drenando esse território. Inferiormente, a veia jugular interna é dividida e ligada no pescoço. A seguir, disseca-se o bulbo jugular (a parede lateral do seio sigmoide e o tumor preenchendo o seio) da dura da fossa posterior e dos nervos cranianos IX, X e XI. Em geral, durante esse processo, há sangramento substancial do ponto de entrada do seio petroso inferior no bulbo jugular. É importante remover rapidamente esse tumor e tamponar essa área com uma lâmina absorvível (p. ex., Surgicel), a fim de controlar o sangramento. Após a remoção do tumor, a cavidade mastoide frequentemente é preenchida com gordura retirada da cavidade abdominal e fechada em camadas.

Os tumores glômus jugular grandes, que se estendem anteriormente ao longo da artéria carótida interna, em geral requerem uma abordagem cirúrgica maior pela fossa infratemporal (Tipo A de Fisch, ver Figura 65-1). Essa abordagem envolve o acompanhamento do nervo facial desde o gânglio geniculado até o pés anserino (plexo parotídeo do nervo facial), levantando-o para fora do canal ósseo e transpondo-o anteriormente, a fim de retirá-lo do campo cirúrgico. A espinha jugular, o osso entre a artéria carótida interna e a veia jugular interna quando entram na base do crânio, pode então ser totalmente delineada e removida, o que permite a dissecção tumoral desde a artéria carótida interna até o ápice petroso. Se necessário, a dissecção do tumor pode se estender do forame jugular até a nasofaringe. Se o tumor se estender intracranialmente, essa porção do tumor deve ser removida depois que a base vascular do tumor em volta dos grandes vasos tiver sido controlada, o que reduz uma hemorragia intracraniana potencialmente maciça. Os tumores grandes requerem exenteração completa da cavidade da orelha média, tamponamento da tuba auditiva e fechamento do canal auditivo externo, formando uma bolsa cega. Se o tumor for extenso, é possível que algum tipo de retalho reconstrutivo de tecidos moles seja necessário para reconstruir o defeito, como um retalho pediculado do músculo temporal.

▶ Prognóstico

Os paragangliomas apresentam um padrão de crescimento lento, mas implacável. Para a maioria dos pacientes, o tratamento de escolha é uma remoção microcirúrgica completa, a fim de prevenir maior morbidade decorrente da progressão tumoral. Pode-se fazer observação sem nenhum tratamento, caso o paciente seja idoso e tiver somente sintomas mínimos. O uso da radioterapia está limitado a pacientes idosos com tumores sintomáticos, esperando diminuir a velocidade de crescimento de um tumor já lento. Entretanto, a principal questão é se esse tumor causará morbidade grave ou mortalidade nos anos de vida que restam ao paciente. Por fim, o tratamento de paragangliomas precisa ser individualizado, com base no paciente, na patologia e no médico.

As complicações mais comuns da excisão cirúrgica são aquelas relacionadas à neuropatia craniana, que incluem paresia ou paralisia dos nervos do forame jugular (NC IX, X e XI), com rouquidão, disfagia e aspiração resultantes, as quais podem ser temporárias ou permanentes. Nos dois casos, os pacientes podem retomar a capacidade de comer nas primeiras semanas após a cirurgia, com terapia de deglutição. Durante a remoção tumoral, também pode ocorrer paralisia facial, embora se espere um bom retorno funcional, caso o nervo facial esteja anatomicamente intacto ao final da cirurgia. Como em qualquer cirurgia da base do crânio, pode ocorrer meningite ou vazamento de LCS. Pode haver perda sanguínea significativa durante a ressecção desses tumores, devido à sua natureza altamente vascular. A embolização pré-operatória é bastante útil para reduzir o volume de perda sanguínea.

Fayad JN, Keles B, Brackmann DE. Jugular foramen tumors: Clinical characteristics and treatment outcomes.*Otol Neurotol*. 2009;24. [PMID: 19779386] (Good overview of treatment considerations and outcomes.)

Oghalai JS, Leung MK, Jackler RK et al. Transjugular craniotomy for the management of jugular foramen tumors with intracranial extension. *Otol Neurotol*. 2004;25:570; discussion 579. [PMID: 15241237] (Newer approaches for jugular foramen tumors.)

SCHWANNOMAS DO NERVO FACIAL

FUNDAMENTOS DO DIAGNÓSTICO

▶ Espasmo facial.
▶ Paralisia facial lentamente progressiva.
▶ Perda auditiva condutiva.

▶ Considerações gerais

Os tumores primários do nervo facial podem surgir em qualquer ponto desde a junção neurolema-neuróglia no ângulo pontocerebelar até a sua entrada na glândula parótida. São tumores de crescimento muito lento, que tendem a se disseminar longitudinalmente ao longo do percurso do nervo facial no interior do osso temporal (canal de Falópio). Esses tumores são histologicamente similares aos schwannomas vestibulares (neuromas acústicos), exceto pelo fato de surgirem de outro nervo craniano.

O diagnóstico de um schwannoma do nervo facial frequentemente é tardio, devido ao lento crescimento do tumor e do desenvolvimento de sintomas. Os pacientes com paralisia de Bell cujo problema da função nervosa não teve início agudo devem ser avaliados para um schwannoma do nervo facial. Os pacientes com paralisia facial que não demonstram o retorno da função dentro de 6 a 9 meses também devem ser avaliados para um schwannoma do nervo facial.

▶ Achados clínicos

A. Sinais e sintomas

Os achados clínicos dependem da localização precisa do tumor. Para schwannomas do nervo facial que se iniciam no ângulo pontocerebelar ou no CAI, os achados clínicos mais comuns são perda auditiva neurossensorial, zumbido, disfunção vestibular e problemas de equilíbrio. Esses achados correspondem exatamente à sintomatologia de um paciente com neuroma acústico. Os pacientes com schwannomas do nervo facial no canal de Falópio apresentam-se com paralisia do nervo facial e espasmo. Também podem apresentar-se com perda auditiva condutiva, se a massa fizer pressão sobre os ossículos da orelha média. Os schwannomas extratemporais do nervo facial em geral apresentam-se como uma massa firme assintomática na glândula parótida.

Em todos os locais, a história comum aos pacientes é o início lento da paralisia do nervo facial, ao longo de 3 a 6 meses, que não melhorou mesmo depois de vários anos. Em geral, nota-se o espasmo facial antes do início da paralisia facial. Às vezes, um paciente com um schwannoma do nervo facial apresenta-se com uma paralisia facial de instalação rápida (ao longo de 1 a 2 dias). Esses pacientes são diagnosticados com paralisia de Bell idiopática e tratados com corticosteroides. Embora os esteroides possam diminuir o edema tumoral e inicialmente levar a uma melhora na função do nervo facial, a paralisia do nervo facial retornará nas próximas semanas, à medida que o efeito desaparece.

B. Exames de imagem

1. Tomografia computadorizada e RM – A TC é bastante útil para identificar a extensão da erosão óssea e a dilatação do canal de Falópio. Além disso, demonstra a existência ou não de uma compressão da massa tumoral sobre os ossículos. Uma RM com contraste de gadolínio é superior para definir a extensão do tumor no interior do ângulo pontocerebelar e da glândula parótida (Figura 65-5). O tumor possui um sinal de intensidade moderada na RM tanto em T1 quanto em T2.

Pode ser difícil diferenciar um neuroma acústico de um schwannoma do nervo facial dentro do CAI. Entretanto, schwannomas do nervo facial comumente acompanham o curso do nervo facial. Estendem-se para o interior do osso temporal, envolvendo o gânglio geniculado e a porção horizontal do nervo facial no interior da orelha média. Em contraste, neuromas acústicos param no fundo do CAI, sua extremidade distal.

2. Audiometria – A audiometria frequentemente demonstra perda auditiva condutiva. O reflexo acústico ipsilateral pode ter limiares elevados ou apresentar funções de declínio anormais.

▶ Diagnóstico diferencial

O diagnóstico diferencial de um schwannoma do nervo facial no ângulo pontocerebelar e CAI inclui schwannoma vestibular, meningioma e cisto epidermoide. Se o tumor envolver o gânglio geniculado ou o nervo facial intratemporal, o diagnóstico diferencial inclui colesteatoma, paraganglioma e hemangioma geniculado. Se uma massa parótida for palpável, todos os tipos de tumores benignos e malignos da parótida estão incluídos no diagnóstico diferencial. Para qualquer paciente com paralisia facial periférica unilateral, tanto a paralisia de Bell idiopática quanto a síndrome de Ramsey-Hunt devem ser incluídas no diagnóstico diferencial.

▶ Tratamento

A. Medidas não cirúrgicas

Esses tumores têm um crescimento extremamente lento e costumam causar paralisia progressiva do nervo facial. A observação é o tratamento de escolha até que a paralisia do nervo facial seja substancial (grau 4 ou mais de House-Brackman) ou ocorram sintomas de compressão do tronco cerebral.

B. Medidas cirúrgicas

Como a excisão cirúrgica requer a ressecção do segmento envolvido do nervo e do enxerto do nervo facial, é de se esperar um déficit pós-operatório significativo do nervo facial. Depois do enxerto nervoso ou da transferência de nervo facial-hipoglosso, a melhor função do nervo facial que se pode esperar é um grau 3 de House-Brackmann. A abordagem cirúrgica depende da localização precisa do tumor. Se o tumor estiver limitado ao CAI e ao ângulo pontocerebelar, pode-se usar uma abordagem retrossigmoidal ou pela fossa craniana média, tentando preservar a audição. Geralmente, a abordagem pela fossa média permite melhor exposição do nervo facial, que fica no aspecto superior dos nervos no interior do CAI. Se a audição já está perdida, uma abordagem translabiríntica permite a melhor exposição de todo o comprimento do nervo facial. Se o schwannoma do nervo facial estiver limitado à orelha média e à mastoide, pode-se usar uma abordagem de timpanomastoidectomia retroauricular. Embora essa abordagem não permita a exposição do CAI, pode-se obter uma exposição completa desde o gânglio geniculado até a glândula parótida.

A remoção do tumor envolve a transecção do nervo facial dos dois lados do schwannoma. Se o segmento do nervo envolvido for pequeno, pode-se mobilizar o nervo para fora de seu canal e fazer um reparo primário. Se não, pode-se fazer um enxerto entre os dois segmentos, seja com o nervo grande auricular ou com

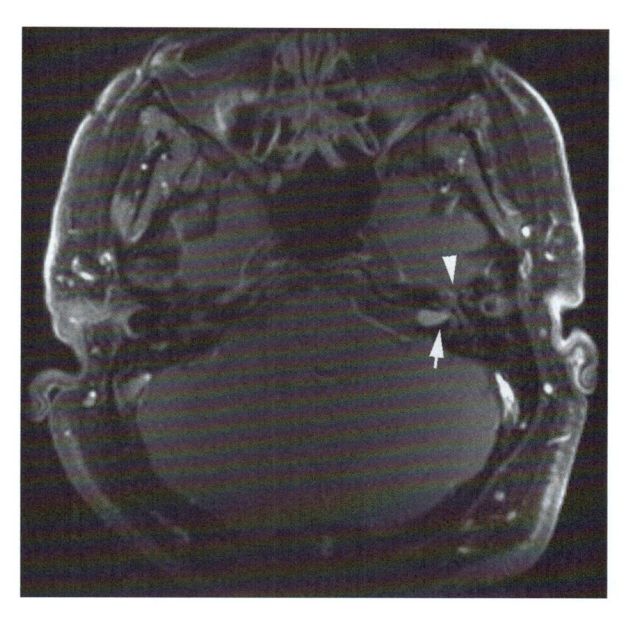

▲ **Figura 65-5** Schwannoma do nervo facial. Visão axial, RM em T1 com contraste de gadolínio demonstra um tumor com realce no CAI esquerdo (seta), que se estende anteriormente para o gânglio geniculado (ponta de seta).

o nervo sural. Se a porção proximal do nervo facial estiver envolvida, no tronco cerebral, o enxerto nervoso pode ser impossível, podendo-se fazer uma transposição do nervo facial-hipoglosso.

▶ Prognóstico

Depois do diagnóstico inicial, deve-se fazer um acompanhamento próximo com RM e/ou TC seriadas, a fim de determinar se há evidências de crescimento tumoral. Enquanto os sintomas estiverem estáveis, esses tumores podem ser acompanhados. Se a excisão cirúrgica for necessária, serão necessários cuidados oculares de rotina até o retorno da função do nervo facial. Isso pode exigir o uso de lágrimas artificiais e um lubrificante ocular noturno, um *scutum* ocular protetor ou a colocação de um peso de ouro na pálpebra superior. Os pacientes também podem ter uma perda auditiva condutiva ou neurossensorial, que deve ser manejada adequadamente.

Marzo SJ, Zender CA, Leonetti JP. Facial nerve schwannoma. *Curr Opin Otolaryngol Head Neck Surg.* 2009;17(5):346–350. [PMID: 19561500] (The management of facial nerve tumors.)

Thompson AL, Aviv RI, Chen JM, et al. Magnetic resonance imaging of facial nerve schwannoma. *Laryngoscope.* 2009;119(12):2428–2436. [PMID: 19780031] (Imaging characteristics of facial nerve tumors.)

HEMANGIOMAS GENICULADOS

▶ Considerações gerais

Os hemangiomas são tumores benignos dos vasos sanguíneos. É o tumor mais comum na infância e em geral resolve espontaneamente antes dos 5 ou 6 anos de idade. Dentro do osso temporal, os hemangiomas apresentam uma predileção pelo gânglio geniculado do nervo facial. Esses tumores diferem dos hemangiomas típicos, pois não estão associados a pacientes pediátricos, sendo comumente identificados em adultos de meia-idade.

▶ Patogênese

Os hemangiomas geniculados surgem diretamente do gânglio geniculado. Há deiscência do soalho ósseo da fossa craniana média sobre o tumor em praticamente todos os casos. O tumor pode estender-se superiormente para a fossa craniana média, mas em geral permanece extradural. Também pode seguir distalmente ao longo da porção distal do nervo facial, mas não ultrapassa o segmento horizontal. Os hemangiomas geniculados em geral não se estendem proximalmente para o CAI; entretanto, pode haver o surgimento primário de hemangiomas no interior do CAI que, similarmente, não se estendem ao gânglio geniculado.

▶ Achados clínicos

A. Sinais e sintomas

O sintoma de apresentação mais comum de hemangiomas geniculares é a paralisia facial lentamente progressiva. Raramente, um paciente pode se apresentar com instalação rápida de paralisia facial. Embora um paciente possa ter um hemangioma geniculado sem paralisia facial, seria incomum diagnosticar essa lesão sem esse sintoma. A paralisia facial pode simular a paralisia de Bell (paralisia facial idiopática), com melhora na função facial com o tratamento com esteroides; entretanto, a paralisia facial reaparece à medida que o efeito dos esteroides diminui.

Em pacientes com tumores que comprimem o nervo facial, podem-se identificar espasmos e tremores faciais, o que foi relatado em pacientes com hemangiomas geniculados. A perda auditiva geralmente é condutiva, devido à pressão do tumor sobre a massa ossicular na orelha média. Esses tumores não costumam causar erosão da cápsula ótica e não afetam o CAI; portanto, a perda auditiva neurossensorial é incomum. Os pacientes podem se queixar de sintomas relacionados à compressão do petroso superficial *maior*, incluindo epífora ou olho seco. Ao exame físico, o paciente pode se apresentar com uma massa vermelha por trás do tímpano, e os testes de Weber e de Rinne sugerem uma perda auditiva condutiva naquela orelha.

B. Exames de imagem

A TC demonstra uma densidade de tecidos moles na área do gânglio geniculado, com deiscência óssea e erosão do soalho da fossa craniana média em torno do gânglio geniculado (Figura 65-6). Classicamente, pode haver calcificações intratumorais ou espículas ósseas no interior do tumor, diagnósticas de hemangioma. Entretanto, a ausência de cálcio no tumor não afasta um hemangioma. A RM é útil para delinear a extensão intracraniana do tumor, que tem um intenso realce com gadolínio. Em T1 sem contraste, o tumor tem a mesma densidade do tecido cerebral; em T2, o tumor brilha.

▶ Diagnóstico diferencial

O diagnóstico diferencial de uma lesão geniculada inclui schwannomas do nervo facial, meningiomas, metástases, colesteatomas, granulomas de colesterol e mucoceles.

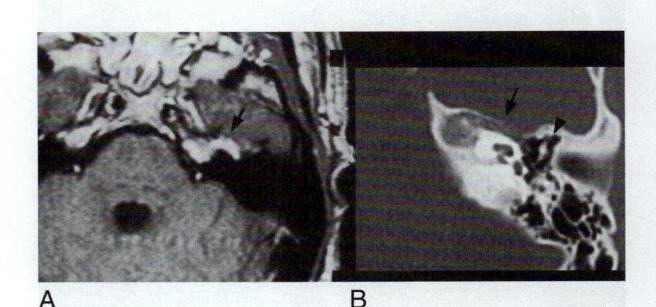

▲ **Figura 65-6** Hemangioma geniculado. (**A**) Visão axial, RM em T1 com contraste de gadolínio demonstrando uma lesão com realce na vizinhança do gânglio geniculado (seta). (**B**) TC do osso temporal demonstra uma lesão expansível com erosão óssea moderada (seta). Existem flocos de cálcio característicos no interior do tumor. O martelo e a bigorna também estão identificados, como um marco (ponta de seta).

▶ Tratamento

A. Medidas não cirúrgicas

Essas lesões demonstram um crescimento lento, mas progressivo. Pode-se considerar a observação em um paciente mais velho ou debilitado, cujos riscos cirúrgicos forem considerados grandes demais.

B. Medidas cirúrgicas

A excisão cirúrgica é o tratamento de escolha para a maioria desses pacientes com esses tumores, pois eles claramente crescem e causam sintomas piores. Embora estejam junto ao nervo facial, geralmente não infiltram o nervo nem se estendem intraduralmente. Com frequência, a cirurgia permite a ressecção completa do tumor, com mínimo impacto sobre a função do nervo facial. Entretanto, tumores grandes podem afetar os desfechos finais do nervo facial. A melhor estratégia cirúrgica é via abordagem pela fossa craniana média, com cuidado em identificar a interface entre o tumor e a dura durante a elevação inicial da dura do soalho da fossa craniana média. Em geral, o tumor pode ser delicadamente microdissecado a partir do gânglio geniculado, com preservação da função do nervo facial.

▶ Prognóstico

A excisão cirúrgica é curativa. Não há relatos de taxas de recidiva.

Isaacson B, Telian SA, McKeever PE et al. Hemangiomas of the geniculate ganglion. *Otol Neurotol.* 2005;26:796–802. [PMID: 16015187] (Hemangiomas infiltrate the facial nerve.)

DISTÚRBIOS HEMATOLÓGICOS MALIGNOS

1. Leucemia

A leucemia é a produção de um número anormalmente alto de leucócitos, que se depositam em diversos órgãos e locais do corpo. O osso temporal ocasionalmente torna-se infiltrado, em geral na medula do ápice petroso. Também pode ocorrer envolvimento da fenda da orelha média e da mastoide; entretanto, o envolvimento da orelha interna ou do nervo facial por infiltrados leucêmicos é incomum. Os pacientes com leucemia têm imunossupressão e consequentemente alta propensão a desenvolver otite média aguda. Também pode haver hemorragia na orelha média. Até 32% dos pacientes com leucemia apresentam sintomas otológicos, em geral devidos à disfunção da tuba auditiva, resultando em derrame na orelha média e a perda auditiva condutiva. A obstrução da tuba auditiva pode ocorrer ao longo de seu comprimento ou em sua abertura na nasofaringe, no leito adenóideo. Ocasionalmente, observa-se um tumor sólido, conhecido como sarcoma granulocítico ou cloroma, na leucemia mielógena; é uma concentração localizada de células granulocíticas neoplásicas que começa na medula do ápice petroso.

A TC demonstra uma lesão lítica, e a RM mostra que a massa apresenta baixa intensidade de sinal em T1 e intensidade intermediária em T2, com moderado realce com o contraste. O tratamento de infiltrados leucêmicos e/ou sarcoma granulocítico baseia-se na quimioterapia sistêmica; não há necessidade de tratamento cirúrgico dessa doença. Por vezes, uma miringotomia é útil para drenar líquidos da fenda da orelha média e para uma cultura do derrame da orelha média, em caso de suspeita de infecção. Muito raramente, uma mastoidectomia é necessária, em caso de mastoidite coalescente ou para fins de biópsia.

2. Linfoma

O linfoma pode infiltrar os espaços medulares do osso temporal, em geral no ápice petroso. Como na leucemia, esses pacientes podem apresentar disfunção da tuba auditiva ou hemorragia na orelha média, resultando em derrame na orelha média e perda auditiva condutiva. É incomum ver destruição da orelha interna ou do nervo facial nesse grupo de pacientes. O tratamento dessa patologia é quimioterapia sistêmica e radioterapia.

3. Plasmacitoma

A cabeça e o pescoço são os locais mais comuns de um plasmacitoma extramedular (i.e., plasmacitoma que surge em qualquer local fora da medula óssea). As lesões costumam envolver o anel de Waldeyer, que inclui tonsilas, adenoides e tecido linfoide ao longo da base da língua. Muito raramente, plasmacitomas extramedulares podem envolver o osso temporal, em geral no interior da orelha média e das células aéreas da mastoide. Os pacientes com essa lesão apresentam-se com disfunção da tuba auditiva, efusão da orelha média e perda auditiva condutiva; ocasionalmente, identifica-se uma massa na orelha média. Uma cirurgia para obter uma biópsia pode ser necessária. Depois de feito o diagnóstico, é importante procurar uma doença disseminada sugestiva de mieloma múltiplo (encontrado em 31% dos pacientes com plasmacitoma extramedular), o que inclui TCs de estadiamento e uma biópsia da medula óssea.

O tratamento para um plasmacitoma extramedular solitário baseia-se unicamente na radioterapia. Em geral, a cirurgia de diminuição do volume não é recomendada; entretanto, uma ressecção limitada com preservação do nervo facial e orelha interna pode ser realizada durante a biópsia. Não é recomendado realizar uma ressecção radical, porque não se acredita que isso melhore os desfechos. A taxa de sobrevida em cinco anos é de 69% em pacientes com plasmacitomas extramedulares isolados de cabeça e pescoço. Caso se identifique um plasmacitoma disseminado ou um mieloma múltiplo, a quimioterapia é geralmente recomendada, em combinação com radioterapia.

HISTIOCITOSE DAS CÉLULAS DE LANGERHANS

FUNDAMENTOS DO DIAGNÓSTICO

▶ Otite média crônica, otorreia e pólipo aural em uma criança.

▶ Considerações gerais

A histiocitose das células de Langerhans é uma proliferação de células que surgem da medula óssea e são encontradas circulando no sangue e nos linfonodos e em áreas juncionais entre o organismo e o meio externo (i.e., ao longo de superfícies epiteliais e endoteliais). O papel da função histiocítica normal é apresentar antígenos às células T e B, a fim de iniciar uma resposta imune.

Outros termos para a histiocitose das células de Langerhans incluem histiocitose X, granuloma eosinofílico, doença de Hand-Schuller-Christian e doença de Letterer-Siwe. Todas essas doenças estão agora caracterizadas como histiocitose de células de Langerhans, e os termos não são mais utilizados.

Em geral, a histiocitose das células de Langerhans é uma doença infantil, embora possa ocorrer em qualquer idade. Existem três apresentações padrão. A histiocitose das células de Langerhans localizada (Grupo 1) ocorre frequentemente em crianças entre 5 e 9 anos e apresenta-se como uma lesão óssea única. A histiocitose das células de Langerhans multifocal (Grupo 2) costuma apresentar-se entre os 2 e 5 anos de idade e se apresenta com duas ou mais lesões ósseas, cutâneas ou de tecidos moles, com ou sem anormalidades endócrinas. A histiocitose das células de Langerhans disseminada (Grupo 3) é encontrada em todo o organismo, em associação com a disfunção de órgãos vitais, em pacientes com menos de 2 anos de idade.

▶ Patogênese

A causa da histiocitose das células de Langerhans não é clara. Teorias atuais sugerem que pode representar uma disfunção imune primária ou secundária a um estímulo externo, como uma infecção. Além disso, pode representar um tipo de linfoma de baixo grau. As células de Langerhans aparecem como células mononucleares à microscopia óptica; à microscopia eletrônica, mostram o grânulo de Birbeck ou corpo-X característico. Este é uma estrutura em forma de bastão que contém uma linha estriada central e frequentemente se expande em uma extremidade, criando uma forma similar à de uma raquete de tênis.

▶ Achados clínicos
A. Sinais e sintomas

Os sintomas de apresentação mais comuns da histiocitose das células de Langerhans incluem um aumento de volume do crânio (45%), adenopatia cervical (25%), erupção cutânea cefálica (20%) e otorreia (20%). No osso temporal, a doença frequentemente está mascarada como otite média, mastoidite e otorreia que não são resolvidas com antibioticoterapia. Em geral, nota-se perda auditiva condutiva e pode-se encontrar um pólipo aural ao exame físico. Na realidade, a histiocitose das células de Langerhans deve ser considerada em todas as crianças com pólipos aurais e otite média crônica. Paralisia do nervo facial, vertigem, desequilíbrio, zumbido e perda auditiva neurossensorial são raras.

Os pacientes com histiocitose das células de Langerhans disseminada estão bastante doentes e se apresentam com retardo de crescimento e desenvolvimento, febre e extenso envolvimento sistêmico. Também pode haver linfadenopatia cervical e manifestações cutâneas. Se o sistema hematopoiético estiver envolvido, esses pacientes podem ter anemia e diáteses hemorrágicas. Um local comum de envolvimento do sistema nervoso central é o pedúnculo da hipófise. Assim, é extremamente comum que os pacientes se apresentem com diabetes insípido (poliúria e polidipsia); também pode se manifestar como deficiência do hormônio de crescimento, hipotireoidismo e diminuição da função dos hormônios sexuais.

B. Exames de imagem

As radiografias simples do crânio frequentemente revelam múltiplas lesões líticas. A TC revela uma massa de tecidos moles com destruição óssea irregular difusa. A RM mostra lesões com intensidade intermediária em T1 e alta intensidade em T2 (Figura 65-7), que apresentam um realce moderado com o gadolínio. Deve-se sempre procurar outras lesões da histiocitose das células de Langerhans no sistema nervoso central, especialmente no pedúnculo da hipófise. Uma cintilografia óssea também pode ser útil na identificação de quaisquer outros locais de envolvimento em todo o organismo.

▶ Diagnóstico diferencial

A histiocitose das células de Langerhans mimetiza muitos outros distúrbios. A otite média crônica, pólipos aurais, colesteatoma, otite externa e mastoidite coalescente são doenças inflamatórias comuns com sintomas de apresentação similares. Outros tumores do osso temporal, incluindo rabdomiossarcoma, condrossarcoma, adenocarcinoma, sarcoma de Ewing, osteossarcoma e metástases, também mimetizam a histiocitose de células de Langerhans. Linfoma, leucemia e plasmocitoma são lesões incomuns do osso temporal que também podem simular esse distúrbio.

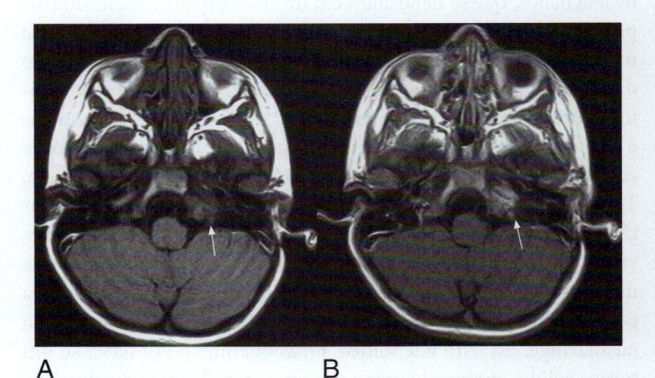

▲ **Figura 65-7** Histiocitose das células de Langerhans. Visão axial, RM em T1 sem (**A**) e com (**B**) contraste de gadolínio demonstra uma lesão sutil com leve realce no ápice petroso do osso temporal e clivo lateral (seta). Não há destruição óssea.

Tratamento

A. Medidas não cirúrgicas

1. Radioterapia – A radioterapia em baixas doses pode ser útil, se não for possível fazer uma curetagem adequada para histiocitose das células de Langerhans localizada ou multifocal, sendo comumente usada em pacientes com histiocitose das células de Langerhans disseminada.

2. Quimioterapia – Pacientes com histiocitose das células de Langerhans disseminada requerem tanto rádio quanto quimioterapia. O esquema quimioterápico mais comum é uma combinação de corticosteroides, vincristina ou vimblastina, e metotrexato. As taxas de resposta mostram ampla variação, dependendo da presença ou ausência da disfunção de órgãos.

B. Medidas cirúrgicas

O manejo cirúrgico da histiocitose das células de Langerhans envolve biópsia diagnóstica e curetagem. A curetagem conservadora está indicada e não há necessidade de ressecção radical da lesão. Em particular, a orelha interna, os ossículos e o nervo facial devem ser cuidadosamente preservados. Em geral, pacientes com doença localizada ou multifocal requerem apenas o tratamento cirúrgico.

Prognóstico

Os pacientes com doença localizada podem ser igualmente bem tratados por curetagem ou radioterapia em baixas doses; sua taxa de sobrevida é de 95 a 100%. Os pacientes com doença multifocal também têm uma boa taxa de sobrevida, variando de 65 a 100%. Os pacientes com doença disseminada são tratados com uma combinação de radioterapia e quimioterapia; sua taxa de sobrevida é bastante baixa, variando de 0 a 75%.

> Cochrane LA, Prince M, Clarke K. Langerhans' cell histiocytosis in the paediatric population: presentation and treatment of head and neck manifestations. *J Otolaryngol*. 2003;32:33. [PMID: 12779259] (review article.)
>
> Imashuku S, Kinugawa N, Matsuzaki A et al. Japan LCH Study Group. Langerhans cell histiocytosis with multifocal bone lesions: Comparative clinical features between single and multi-systems. *Int J Hematol*. 2009 Nov;90(4):506–512. Epub 2009 Sep 25. [PMID: 19779766]

OUTRAS NEOPLASIAS RARAS

1. Condrossarcoma

Considerações gerais

Acredita-se que os condrossarcomas surjam de resíduos de cartilagem que ficaram na base do crânio após a ossificação endocontral durante a embriogênese. Embora teoricamente esses tumores possam ocorrer em qualquer local do osso temporal, em geral são encontrados na junção petroclival em volta do forame lacerado. São tumores de crescimento muito lento. Patologicamente, são bem ou moderadamente diferenciados, embora haja relatos de tumores mal-diferenciados.

Achados clínicos

Clinicamente, os pacientes podem se apresentar com zumbido pulsátil, perda auditiva, cefaleias, diplopia, hipoestesia facial e disfagia, dependendo da localização do tumor. Os achados radiográficos em geral demonstram uma massa expansível na junção petroclival com erosão óssea vista na TC. Pode haver pequenas áreas de calcificação no interior do tumor, chamadas de padrão "em pipoca". O tumor tem intensidade intermediária na RM em T1 e alta intensidade em T2. A lesão também tem realce heterogêneo com gadolínio, embora alguns tumores sejam bastante avasculares e possam demonstrar apenas um mínimo realce em todo o seu volume. O diagnóstico diferencial inclui cordoma, osteossarcoma, fibrossarcoma, meningioma e paraganglioma.

Tratamento e prognóstico

O esteio da terapia é a excisão cirúrgica. Geralmente, pode-se fazer a remoção microcirúrgica total do tumor por uma abordagem transpetrosa pela fossa média, com remoção do osso do ápice petroso medial à cóclea (triângulo de Kawase), a fim de expor a junção petroclival (ver Figura 65-2). Alternativamente, pode-se usar uma abordagem pela fossa infratemporal (Tipo B ou C de Fisch) ou uma abordagem combinada subtemporal-retrossigmoidal (ver Figura 65-3). A radioterapia pós-operatória, frequentemente por feixe de prótons, parece melhorar o prognóstico do paciente. A taxa de sobrevida em cinco anos é de 40 a 90%.

2. Cordoma

Considerações gerais

Os cordomas surgem de células remanescentes da notocorda primitiva, uma estrutura embrionária importante durante o desenvolvimento do sistema nervoso central, medula vertebral e corpos vertebrais. Patologicamente, os cordomas são tumores gelatinosos cheios de células estreladas vacuoladas em uma matriz glicoproteica. Dentro da base do crânio, o local predominante de origem de cordomas é a linha média do clivo. À medida que o tumor cresce e erode o osso circundante, pode-se estender anteriormente para o seio esfenoide e nasofaringe, lateralmente para o seio cavernoso e osso temporal, e, posteriormente, comprimindo o tronco cerebral. É incomum que cordomas se estendam para o interior da dura.

Achados clínicos

Os sintomas de apresentação mais comumente incluem cefaleia e diplopia (paralisia dos NC III, IV ou VI), embora qualquer nervo craniano possa estar afetado, dependendo da extensão do tumor. A TC revela uma lesão expansível do clivo médio com destruição óssea. A RM demonstra que o tumor é multilobular e apresenta um sinal de intensidade intermediária em T1 e alta em T2. Há um forte realce com gadolínio, embora esse possa ser heterogêneo, se o tumor contiver áreas císticas cheias de mucina. O diagnóstico diferencial inclui condrossarcoma, osteossarcoma, fibrossarcoma, meningioma e paraganglioma.

▶ Tratamento

A meta da terapia é a remoção microcirúrgica total do tumor; entretanto, isso é difícil, devido à localização do tumor e proximidade de estruturas vasculares vitais (p. ex., artérias carótidas internas, círculo de Willis e seio cavernoso) e estruturas neurológicas (p. ex., NC II, III, IV, V, VI, tronco cerebral e hipófise). Se o tumor estiver apenas na linha média e for extradural, usa-se uma abordagem anterior, que pode ser realizada por duas vias: (1) atravessando os seios e ressecando o tumor por meio de uma abertura na parede posterior do seio esfenoide ou da nasofaringe, ou (2) por uma abordagem transoral com ressecção do tumor por meio da parede faríngea posterior. Uma complicação séria dessas abordagens anteriores pode ser o vazamento de LCS através de passagens orais ou nasais contaminadas. Se o tumor se estender lateral ou intraduralmente, deve-se usar uma abordagem lateral, a qual inclui uma abordagem pela fossa infratemporal (tipo B ou C de Fisch), uma abordagem transpetrosa-fossa média, com remoção do ápice petroso anterior (triângulo de Kawase) (ver Figura 65-2), ou uma abordagem combinada subtemporal-retrolabiríntica (ver Figura 65-3).

▶ Prognóstico

A radioterapia pós-operatória parece diminuir as taxas de recidiva. Embora metástases sejam distintamente incomuns, pode ocorrer semeadura tumoral da incisão durante a cirurgia de cordomas agressivos. A história natural dessa doença é de recidiva local com eventual mortalidade. As taxas de sobrevida em cinco anos variam amplamente, de 35 a 85%, dependendo do volume de remoção tumoral obtido na cirurgia.

3. Meningioma

▶ Considerações gerais

Os meningiomas surgem das células meningoendoteliais da aracnoide associadas às cápsulas de vilosidades aracnóideas. Na fossa craniana posterior, esses tumores podem ser encontrados ao longo da dura, em qualquer local desde o seio sigmoide (posteriormente) até o seio cavernoso (anteriormente). Como os schwannomas, os meningiomas em geral são esporádicos, mas também estão associados à neurofibromatose tipo II. Embora a maioria dos meningiomas seja benigna, 5% apresentam características celulares de malignidade, assim como uma tendência de recidiva precoce e agressiva. Os meningiomas em geral têm um crescimento lento, expandindo-se para o ângulo pontocerebelar ou ao longo do cavo de Meckel (em volta do gânglio de Gasser ou trigeminal). Entretanto, qualquer meningioma da fossa posterior também tem o potencial de invadir o osso temporal.

▶ Achados clínicos

A. Sinais e sintomas

Os pacientes com meningiomas podem se apresentar com perda auditiva pela expansão do tumor para o CAI ou orelha interna (perda neurossensorial), ou para a orelha média (perda condutiva). Pode haver síndrome do forame jugular, que inclui disfagia, paralisia das pregas vocais e fraqueza dos ombros, caso o tumor infiltre os nervos cranianos IX, X e XI do forame jugular.

B. Exames de imagem

Na TC, os meningiomas demonstram hiperostose do osso adjacente e calcificação intratumoral. Esses tumores têm intensidade intermediária na RM, tanto em T1 quanto em T2. Apresentam forte realce com o contraste e mostram uma "cauda dural" característica com realce da dura junto à massa tumoral, devido à sua infiltração no interior do tumor; esse achado é uma diferença diagnóstica-chave entre meningioma e schwannoma. Podem-se notar vazios de fluxo em tumores maiores, e a angiografia com embolização às vezes é útil como medida pré-operatória, a fim de reduzir a perda sanguínea durante uma cirurgia planejada.

▶ Tratamento

O tratamento de meningiomas inclui observação com RM seriadas, radiação estereotática e cirurgia. Em um paciente mais jovem, com um tumor maior, recomenda-se a cirurgia, e em um paciente mais idoso, com sintomas mínimos, deve-se considerar observação ou radiação. A ressecção cirúrgica depende da localização tumoral, mas frequentemente requer uma abordagem retrossigmoidal ou combinada subtemporal-retrolabiríntica (ver Figura 65-3). Embora a ressecção completa desses tumores infiltrativos seja quase impossível, uma boa ressecção subtotal, poupando estruturas neurovasculares vitais, é adequada. Se houver recidiva tumoral, pode-se fazer uma segunda ressecção ou radioterapia.

4. Schwannoma intralabiríntico

▶ Considerações gerais

Em geral, os schwannomas vestibulares são encontrados no interior do CAI. Entretanto, podem surgir em qualquer lugar onde haja células de Schwann, as quais se estendem da junção oligodendrócitos-células de Schwann (a zona Obersteiner-Redlich) próxima ao poro acústico até as células ciliadas da orelha interna.

▶ Achados clínicos

A. Sinais e sintomas

Os pacientes com um schwannoma vestibular surgindo no labirinto da orelha interna têm sintomatologia similar àqueles com um SV surgindo no CAI. Os sintomas de apresentação comuns são desequilíbrio vago, zumbido unilateral e perda auditiva assimétrica.

B. Exames de imagem

As características de imagem incluem uma massa no interior da orelha interna na RM em T1 que realça com gadolínio e que simula uma labirintite aguda. Entretanto, a ausência de densidade de líquidos no interior da orelha interna em T2 diferencia os dois processos. Observa-se que o tumor não expande o osso da cápsula ótica. Esses tumores continuam a crescer preenchendo lentamente o labirinto, antes de haver erosão óssea. Esses tumores são bastante pequenos e facilmente despercebidos se não forem cuidadosamente procurados.

▶ Tratamento

Se o único sintoma for uma leve perda auditiva neurossensorial, em geral o tratamento é a observação. A ressecção cirúrgica requer labirintectomia e resulta em perda auditiva profunda na orelha acometida. Se um desequilíbrio crônico se desenvolver, justifica-se a excisão cirúrgica por uma abordagem transcoclear (por meio tanto do labirinto vestibular quanto da cóclea).

5. Schwannomas do forame jugular, nervo de Jacobson e nervo de Arnold

▶ Considerações gerais

Além dos schwannomas do VII e VIII nervos cranianos, também podem surgir schwannomas de outros nervos que passam pelo osso temporal. Os nervos cranianos IX, X e XI correm do tronco cerebral por meio do forame jugular e caudalmente para o pescoço. Esses nervos são mediais à veia jugular na base do crânio. O nervo de Jacobson é um ramo do IX nervo craniano que corre ao longo do promontório da orelha média, levando fibras sensoriais e parassimpáticas à glândula parótida. O nervo de Arnold é um ramo do X nervo craniano que fornece inervação sensorial ao canal auditivo.

▶ Achados clínicos

Os pacientes com um schwannoma do forame jugular apresentam-se com disfagia, rouquidão, devido à paralisia das pregas vocais e fraqueza de ombro. Também é possível notar uma massa na orelha média. Os pacientes com um schwannoma dos nervos de Jacobson ou de Arnold apresentam-se com perda auditiva condutiva e têm uma massa branca abaulada à otoscopia. Como todos os schwannomas, esses tumores são lisos e causam uma erosão suave do osso circundante. A RM com gadolínio mostra realce.

▶ Tratamento

O tratamento é a ressecção cirúrgica. Os schwannomas dos nervos cranianos inferiores requerem uma abordagem transtemporal ao forame jugular, como a abordagem tipo A de Fisch (ver Figura 65-2A) ou craniotomia transjugular, embora frequentemente o nervo facial não requeira redirecionamento e o canal auditivo não necessite fechamento, preservando a audição.

6. Rabdomiossarcoma

▶ Considerações gerais

O rabdomiossarcoma é o tumor mais comum de tecidos moles em crianças, correspondendo a 5 a 15% de todos os tumores na infância. A idade média de apresentação é de 4,4 anos.

▶ Achados clínicos

A. Sinais e sintomas

O rabdomiossarcoma envolvendo o osso temporal apresenta-se como uma otite média crônica recalcitrante à antibioticoterapia. Observam-se comumente otorreia, dor de ouvido e pólipo aural. Esse processo patológico é altamente agressivo. A destruição local do osso circundante pode produzir perda auditiva condutiva ou neurossensorial. Pode haver manifestação de paralisia facial, caso a mastoide ou a orelha média estiverem envolvidos com o tumor. Se o ápice petroso estiver envolvido, pode haver insensibilidade facial e/ou diplopia, devido ao envolvimento dos nervos cranianos V e VI. Também pode haver desenvolvimento da doença ao CAI e ao ângulo pontocerebelar.

B. Exames de imagem

A TC demonstra uma massa de tecidos moles com destruição óssea, realçado com contraste. A RM mostra uma massa de intensidade intermediária em T1 e alta em T2 (Figura 65-8) e realce com gadolínio.

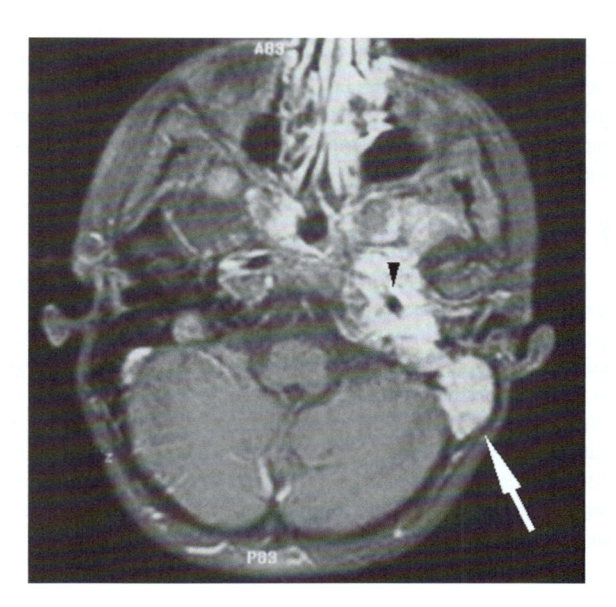

▲ **Figura 65-8** Rabdomiossarcoma visão axial, RM em T1 com contraste de gadolínio demonstra um tumor grande com realce envolvendo todo o osso temporal (seta) e circundando a artéria carótida interna (ponta de seta).

▶ Tratamento e prognóstico

Inicialmente, é preciso fazer uma biópsia do osso temporal, o que pode exigir uma mastoidectomia por meio de uma incisão retroauricular, caso não houver nenhum pólipo aural disponível para biópsia. O tratamento baseia-se na quimioterapia e radioterapia de raio externo. Existem cinco subtipos histológicos de rabdomiossarcoma: (1) pleomórfico (5%), (2) alveolar (20%), (3) embrionário (55%), (4) botrioide (5%) e (5) misto. Os subtipos botrioide e pleomórfico têm um prognóstico favorável, o subtipo embrionário tem um prognóstico intermediário, e os subtipos alveolar e misto têm um prognóstico desfavorável. O prognóstico piora se houver o desenvolvimento de metástases a distância.

7. Osteossarcoma

O osteossarcoma no osso temporal é extremamente raro. Apresenta-se como um edema rápido e doloroso do osso, sendo encontrado mais frequentemente em pacientes entre 10 a 30 anos de idade. As características de imagem dependem da quantidade de atividade osteoblástica e osteoclástica do tumor. Pode haver uma massa de tecidos moles com realce. Se o tumor tiver componentes osteoblásticos, em geral veem-se anéis concêntricos, chamados "casca de cebola". O tratamento é a ressecção cirúrgica, seguida de quimioterapia e radioterapia. Os pacientes têm uma taxa de sobrevida em cinco anos de 9%.

8. Fibrossarcoma

Mais de metade de todos os fibrossarcomas é diagnosticada no primeiro ano de vida, e menos de 2% deles ocorrem na cabeça e no pescoço. Esse tumor pode aparecer como um tumor de tecidos moles no osso temporal, com destruição óssea local. O tratamento é a ressecção cirúrgica. Frequentemente, pode-se tentar a quimioterapia pré-operatória, a fim de reduzir a massa tumoral, permitindo uma ressecção mais conservadora. O prognóstico é bom, com taxas de sobrevida em cinco anos de 84 a 92%.

9. Hemangiopericitoma

O hemangiopericitoma é uma neoplasia vascular maligna surgindo das células contráteis em volta de vasos sanguíneos, os "pericitos de Zimmerman". Esses tumores mesenquimais surgem dentro do sistema musculoesquelético e raramente podem surgir na fenda da orelha média. Patologicamente, nota-se camadas de células tumorais fusiformes com numerosos canais vasculares. O tratamento baseia-se na ressecção cirúrgica completa, com consideração de radioterapia pós-operatória. Cerca de 50% dos casos apresentam metástases, predominantemente pulmonares, ósseas, ou hepáticas.

10. Adenoma

Os adenomas da orelha média são tumores raros que surgem da mucosa da orelha média. Os pacientes com essas neoplasias apresentam-se com perda auditiva condutiva, porque a massa comprime a cadeia ossicular. O exame revela uma massa na orelha média que apresenta realce na RM contrastada com gadolínio. Também se pode notar um pólipo aural. O diagnóstico diferencial inclui tumor glômus timpânico e schwannomas dos nervos facial, de Jacobson ou de Arnold. O tratamento é a exploração da orelha média com ressecção. São tumores benignos com mínima propensão para degeneração maligna.

11. Neoplasias do saco endolinfático (adenocarcinoma papilar)

▶ Considerações gerais

Os tumores do saco endolinfático são muito incomuns, sendo identificados mais frequentemente em pacientes jovens com doença de Von Hippel-Lindau, uma doença dominante autossômica com múltiplos hemangioblastomas do sistema nervoso central e retina, carcinoma de células renais, cistos pancreáticos e tumores das ilhotas pancreáticas. A doença de Von Hippel-Lindau é causada por mutações na linha germinativa do gene supressor tumoral localizado no cromossomo 3p25. Também podem ocorrer tumores isolados do saco endolinfático, que surgem do epitélio cuboide do saco endolinfático e são adenocarcinomas de baixo grau, com áreas tanto papilares quanto císticas. São altamente vascularizados e apresentam a característica de invadirem a orelha interna e infiltrarem o osso, incluindo a cápsula ótica.

▶ Achados clínicos

A. Sinais e sintomas

O comportamento infiltrativo agressivo desses tumores leva aos sintomas primários de perda auditiva neurossensorial, zumbido pulsátil, desequilíbrio e paralisia do nervo facial. O exame físico pode demonstrar uma massa roxo-avermelhada à otoscopia, originária da mastoide.

B. Exames de imagem

A TC e a RM demonstram uma massa com realce baseada na fossa craniana posterior, com erosão da face posterior do osso temporal e da cápsula ótica (Figura 65-9). A intensidade do sinal em imagens em T1 e T2 sem contraste é heterogênea, devido a áreas de coleção de mucina com conteúdo líquido e proteico variável. Os tumores pequenos podem ser detectados apenas como erosão do ducto endolinfático.

▶ Tratamento

O tratamento é a excisão cirúrgica completa, em geral via abordagem transcoclear com obliteração da orelha média e da mastoide e fechamento do canal auditivo externo. Também é necessário ressecar a dura da fossa craniana posterior e possivelmente também da fossa média. Se a doença estender-se intraduralmente, também deve ser removida. Indica-se o seguimento próximo desses pacientes, reservando o uso da radioterapia para a doença recorrente irressecável.

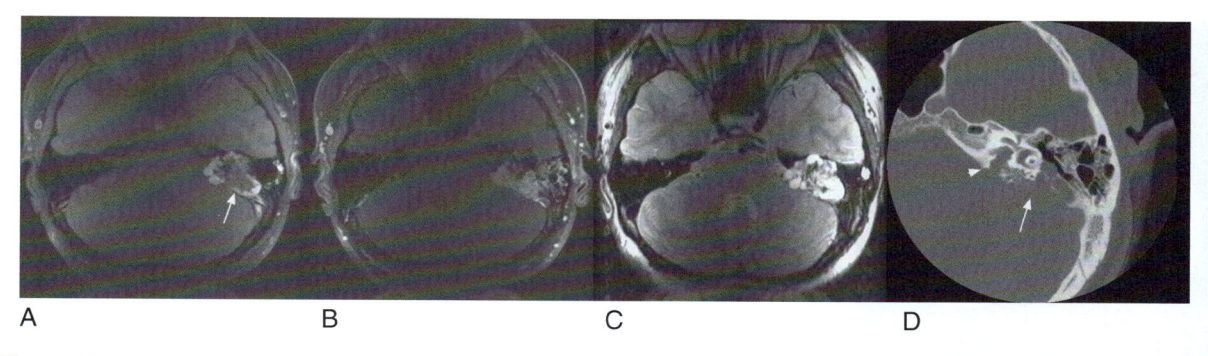

▲ **Figura 65-9** Tumor do saco endolinfático. Visões axiais. (**A**) RM em T1 demonstra um tumor infiltrativo do osso temporal posterior (seta) com algumas áreas de baixa intensidade (representando tumor) e algumas áreas de alta intensidade (representando líquido proteináceo). (**B**) A adição do contraste com gadolínio torna todo o tumor de intensidade de sinal alta. (**C**) A RM em T2 demonstra intensidade de sinal alta. (**D**) TC do osso temporal demonstra destruição óssea significativa das células aéreas da mastoide e do osso da cápsula ótica (seta). O CAI (ponta de seta) está infiltrado pelo tumor.

12. Carcinoma

O carcinoma primário do osso temporal é raro; entretanto, a mucosa da orelha média pode sofrer desdiferenciação em carcinoma, incluindo carcinoma epidermoide e adenocarcinoma. Os pacientes com carcinoma epidermoide originário da orelha média apresentam alta probabilidade de terem tido uma longa história de otite média crônica, sugerindo que a metaplasia escamosa com inflamação crônica subsequente possa estar subjacente à etiologia do tumor. Mais comumente, os pacientes têm um carcinoma epidermoide originário da pele do canal auditivo que cresceu medialmente à membrana timpânica, invadindo o osso temporal. Esses tumores apresentam-se em adultos de meia-idade com uma orelha dolorosa, com secreção crônica. Pode-se notar um pólipo aural ou uma lesão no canal auditivo externo. Esses pacientes geralmente são tratados com uma ressecção do osso temporal, parotidectomia e dissecção do pescoço. Um retalho livre ou um retalho mucocutâneo regional pode ser necessário para o fechamento de um defeito do tecidos moles. Em geral, faz-se radioterapia pós-operatória.

13. Doença metastástica

▶ Considerações gerais

Os locais primários mais comuns dos tumores malignos que se disseminam ao osso temporal são mama (25%), pulmão (11%), rim (9%), estômago (6%), brônquios (6%) e próstata (6%). A via mais comum de metástase ao osso temporal é a disseminação hematógena. O local mais comum de doença metastática ao osso temporal é o ápice petroso (33%), seguido pelo CAI (16%).

▶ Achados clínicos

A. Sinais e sintomas

O crescimento da lesão pode interferir na função da tuba auditiva, produzindo derrame da orelha média e perda auditiva condutiva. O nervo facial e a orelha interna também podem ser infiltrados. Os sintomas mais comuns de metástase ao osso temporal são perda auditiva (60%), paralisia facial (50%) e vertigem (30%). Comumente, esses sistemas são encobertos por outros sintomas sistêmicos, porque as metástases ao osso temporal ocorrem tardiamente no processo patológico. Também pode ocorrer carcinomatose meníngea, produzindo cefaleia, alteração do estado mental e neuropatia craniana. As metástases cerebrais simultâneas podem ser encontradas em 26% dos pacientes.

B. Exames de imagem

A TC costuma revelar uma lesão osteolítica, embora as lesões metastáticas de mama e de próstata possam demonstrar crescimento ósseo novo consistente com a atividade osteoblástica. A RM revela uma intensidade intermediária de sinal em T1 e uma intensidade de sinal alta em T2. A lesão apresenta realce brilhante com gadolínio. Uma cintilografia óssea pode ser bastante útil para realizar o diagnóstico de metástase.

▶ Tratamento e prognóstico

O tratamento de metástases do osso temporal é direcionado a cuidados paliativos. O prognóstico para esses pacientes é universalmente ruim. A radioterapia ou a radioterapia de raio externo podem ser oferecidas ao pacientes com metástases sintomáticas ao osso temporal.

Butman JA, Kim HJ, Baggenstos M, et al. Mechanisms of morbid hearing loss associated with tumors of the endolymphatic sac in von Hippel–Lindau disease. *JAMA*. 2007;;298(1):41–48. [PMID: 17609489]

Oghalai JS, Buxbaum JL, Jackler RK et al. Skull base chondrosarcoma originating from the petroclival junction. *Otol Neurotol*. 2005;26:1052. [PMID: 16151358] (Review of chondrosarcoma.)

Sbeity S, Abella A, Arcand P et al. Temporal bone rhabdomyosarcoma in children. *Int J Pediatr Otorhinolaryngol*. 2007;71(5):807–814. Epub 2007 Mar 8. [PMID: 17346806]

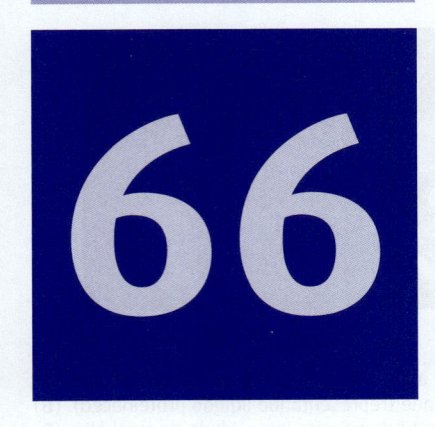

66 Cirurgia neuro-otológica da base do crânio

Robert K. Jackler, MD

Embora usado amplamente, o termo "cirurgia da base do crânio" é um tanto inadequado. Somente uma minoria desses procedimentos é realizada para expor as lesões localizadas primariamente na base do crânio. A maioria dos procedimentos é realizada para expor as lesões intracranianas profundas situadas ou adjacentes ao tronco cerebral (p. ex., mesencéfalo, ponte ou bulbo raquidiano) ou abaixo do córtex cerebral. Previamente, muitos desses tumores eram abordados por aberturas simples no calvário, que requerem graus de retração cerebral vigorosos e frequentemente lesivos.

O princípio fundamental na craniotomia transbasal é a remoção do osso da base do crânio, a fim de minimizar a necessidade de retração cerebral. Embora as técnicas atuais representem um importante avanço na capacidade de controlar tumores inacessíveis ao mesmo tempo em que se minimiza a morbidade, elas não são definitivas. Por exemplo, a experiência demonstrou que esses procedimentos são muito mais adequados para lesões benignas (p. ex., meningiomas, schwannomas e paragangliomas) e mesmo para crescimentos malignos de baixo grau (p. ex., cordomas e condrossarcomas) do que para lesões malignas de alto grau (p. ex., carcinoma epidermoide, carcinoma adenocístico e sarcomas de tecidos moles). Atualmente, enfatiza-se mais a preservação da função, especialmente de nervos cranianos, que a necessidade de ressecção radical em todos os casos. O valor do monitoramento neurofisiológico de nervos motores dentro do campo cirúrgico tornou-se bem estabelecido. Nos anos de desenvolvimento da cirurgia da base do crânio, eram comuns cirurgias em dois estágios. Mais recentemente, a maioria dos centros prefere procedimentos cirúrgicos em um único estágio, mesmo para tumores com componentes intra e extracranianos bastante grandes, bem como para aqueles que envolvem múltiplas fossas cranianas. As modalidades computadorizadas de imagem fornecem informações localizantes que orientam o cirurgião em torno de estruturas vitais e possibilitam a remoção completa do tumor.

Jackler RK. *Atlas of Skull Base Surgery and Neurotology.* Theime, 2009

▼ ABORDAGENS A LESÕES DA BASE DO CRÂNIO

OSSO TEMPORAL

A ressecção do osso temporal é uma operação bastante radical realizada para doenças malignas, particularmente carcinoma epidermoide originário do canal auditivo externo. Algumas outras indicações incluem tumores adenomatosos, como o adenocarcinoma papilar agressivo do saco endolinfático, e aqueles originários de tecido salivar (p. ex., carcinoma adenocístico). Na maioria dos casos, a porção lateral do osso temporal que alberga o canal auditivo é removida em bloco (Figura 66-1). A margem posterior consiste na dura que reveste a pirâmide petrosa, que é exposta via mastoidectomia. A margem anterior frequentemente inclui toda ou parte da glândula parótida e, às vezes, o côndilo mandibular e a articulação temporomandibular (Figura 66-2).

A maioria dos cirurgiões remove regiões mais profundamente envolvidas (p. ex., cóclea, canal semicircular e canal auditivo interno (CAI)) em partes, usando uma broca de alta velocidade, pois a ressecção em bloco coloca em risco a artéria carótida interna. Em lesões avançadas, a ressecção pode ser feita medialmente à artéria carótida interna, porém sua ressecção raramente está justificada. Após a ressecção do côndilo, pode-se realizar a exenteração dos músculos pterigoides, incluindo a terceira divisão do nervo trigêmeo até a altura das placas pterigoides, em lesões profundamente penetrantes. Como regra geral, se o nervo facial funciona pré-operatoriamente, deve-se fazer um esforço diligente para preservá-lo, embora isso nem sempre seja viável e possa ser necessário um enxerto.

A reconstrução do defeito deve prever a necessidade de radioterapia. Deixar uma cavidade aberta aumenta o risco de osteorradionecrose. Por essa razão, o meato auditivo externo costuma ser fechado por sutura. Um retalho rotacional do músculo temporal frequentemente é desejável, para reforçar o fechamento com tecido bem vascularizado. Retalhos regionais (p. ex. peitoral ou trapézio) ou mesmo retalhos livres (reto abdominal) podem ser necessários para o fechamento em casos nos quais foi necessária uma auriculectomia.

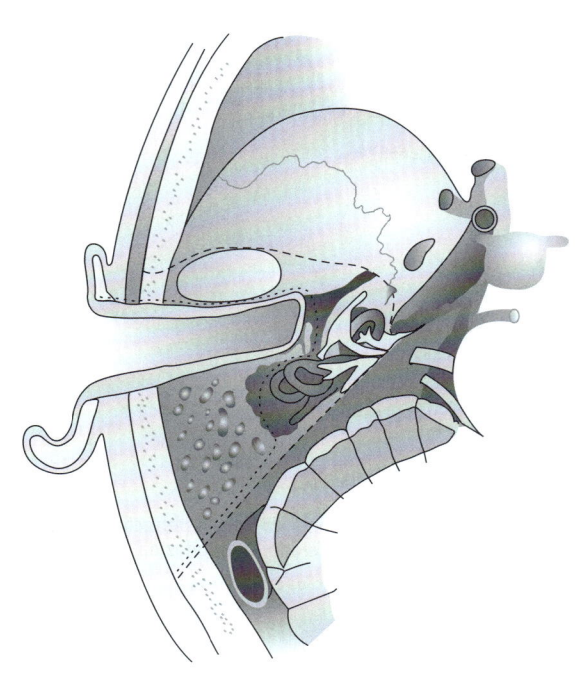

CIRURGIA NEURO-OTOLÓGICA DA BASE DO CRÂNIO   CAPÍTULO 66   825

▲ **Figura 66-1** Os graus de ressecção do osso temporal. As linhas contínuas demarcam a chamada ressecção em manga dos tecidos moles do canal. Essa é uma abordagem insuficiente para os tumores malignos da região. As linhas pontilhadas ilustram a ressecção subtotal do osso temporal. As linhas tracejadas ilustram a ressecção total do osso temporal. (Reproduzida, com permissão, de Jackler RK.)

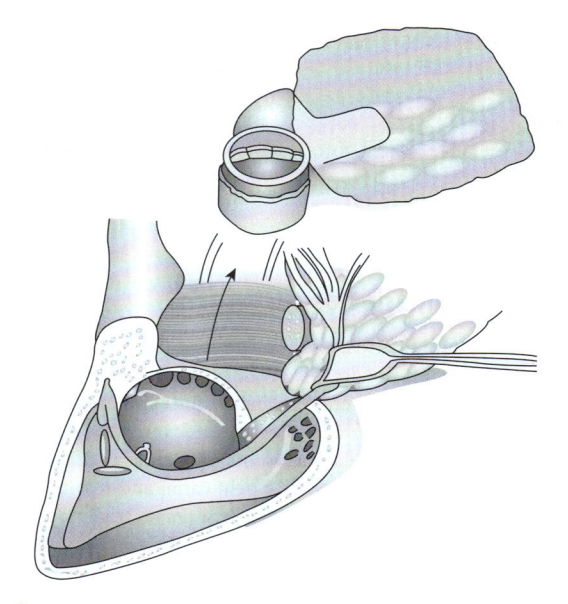

▲ **Figura 66-2** Ressecção do osso temporal com um espécime, em bloco, incluindo o canal auditivo externo, o côndilo mandibular e uma porção da glândula parótida. (Reproduzida, com permissão, de Jackler RK.)

Uma via alternativa é a abordagem infralabiríntica, conduzida entre o canal semicircular posterior e o bulbo jugular, imediatamente atrás da porção descendente do nervo facial. Entretanto, como muitos cistos apicais estão localizados anteriormente, mediais à cóclea, a via infralabiríntica é mais profunda, mais difícil e cria uma porta de drenagem menos adequada. Os cistos apicais que se estendem mediais à artéria carótida às vezes podem ser marsupializados para o nariz, por meio de uma abordagem transesfenoidal endoscópica.

> Dean NR, White HN, Carter DS et al. Outcomes following temporal bone resection. *Laryngoscope.* 2010;120(8):1516–1522. [PMID: 20641083]
>
> Gidley PW, Roberts DB, Sturgis EM. Squamous cell carcinoma of the temporal bone. *Laryngoscope.* 2010;120(6):1144–1151. [PMID: 2051303]
>
> Smith JE, Ducic Y, Adelson RT. Temporalis muscle flap for reconstruction of skull base defects. *Head Neck.* 2010;32(2):199–203. [PMID: 19557763]

ÁPICE PETROSO, JUNÇÃO PETROCLIVAL E FORAME LACERADO

1. Apicotomia petrosa

A maioria dos procedimentos realizados para patologias no ápice petroso envolve a criação de uma estreita via de drenagem que circum-navega a orelha interna. Esses procedimentos, geralmente realizados para a drenagem de petrosite ou granulomas de colesterol, são mais bem denominados apicotomia petrosa (Figura 66-3). Na via subcoclear, escava-se um canal ao longo do soalho do canal auditivo externo e do hipotímpano, que atravessa a janela estreita entre a cóclea, o joelho carotídeo e o domo do bulbo jugular.

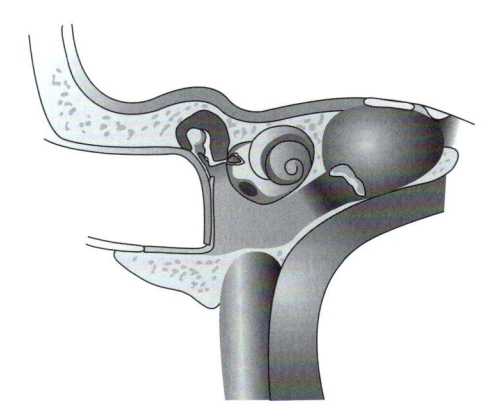

▲ **Figura 66-3** A apicotomia petrosa é uma estreita abertura de drenagem criada rodeando a orelha interna, a fim de drenar uma coleção líquida apical (granuloma de colesterol ou infecção). (Reproduzida com permissão, de Jackler RK.)

Jacob CE, Rupa V. Infralabyrinthine approach to the petrous apex. *Clin Anat.* 2005;18(6):423. [PMID: 1601561]

Leung R, Samy RN, Leach JL et al. Radiographic anatomy of the infracochlear approach to the petrous apex for computer-assisted surgery. *Otol Neurotol.* 2010;31(3):419–423. [PMID: 20084044]

Zanation AM, Snyderman CH, Carrau RL et al. Endoscopic endonasal surgery for petrous apex lesions. *Laryngoscope.* 2009;119(1):19–25. [PMID: 19117306]

2. Apicectomia petrosa

A apicectomia petrosa – a remoção formal do ápice petroso – é feita para neoplasias do ápice e junção petroclival. É realizada por uma craniotomia subtemporal baixa, que expõe a face anterior da pirâmide petrosa (Figura 66-4). Anatomicamente, a ressecção é limitada inferiormente pela porção horizontal da artéria carótida interna, lateralmente pela cóclea e pelo canal auditivo interno, e medialmente pelo cavo de Meckel e pelo nervo trigêmeo. Expor a fossa infratemporal abaixo da artéria carótida interna requer a fratura para baixo e subsequente reparo do arco zigomático. O tumor característico dessa região é o condrossarcoma da junção petroclival, o qual se origina da seção cartilaginosa do forame lacerado. (Figura 66-5). Embora frequentemente não seja necessária, às vezes a apicectomia é utilizada para a ressecção de granulomas de colesterol recalcitrantes a procedimentos de drenagem.

Oghalai JS, Buxbaum JL, Jackler RK et al. Skull base chondrosarcoma originating from the petroclival junction. *Otol Neurotol.* 2005;26(5):1052. [PMID: 16151358]

Sanna M, Dispenza F, Mathur N et al. Otoneurological management of petrous apex cholesterol granuloma. *Am J Otolaryngol.* 2009;30(6):407–414. [PMID: 19880030]

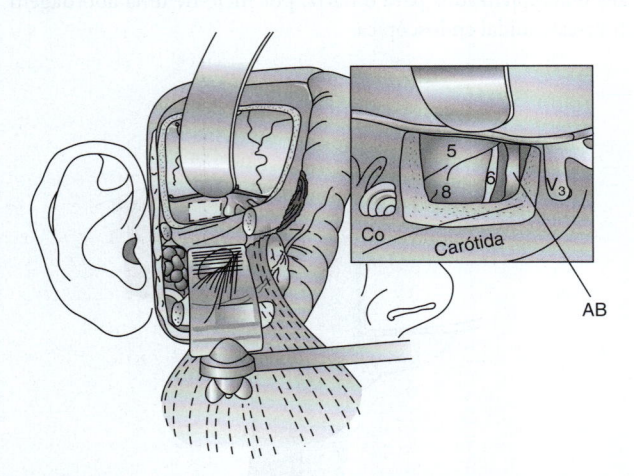

▲ **Figura 66-4** A apicectomia petrosa é a ressecção cirúrgica do ápice petroso, sendo realizada por meio de uma exposição subtemporal da superfície ventral da pirâmide petrosa. Observe a visão transapical do aspecto superior do ângulo pontocerebelar (APC). O deslocamento caudal do arco zigomático é opcional. AB, artéria basilar; Co, coclear. (Reproduzida, com permissão, de Jackler RK.)

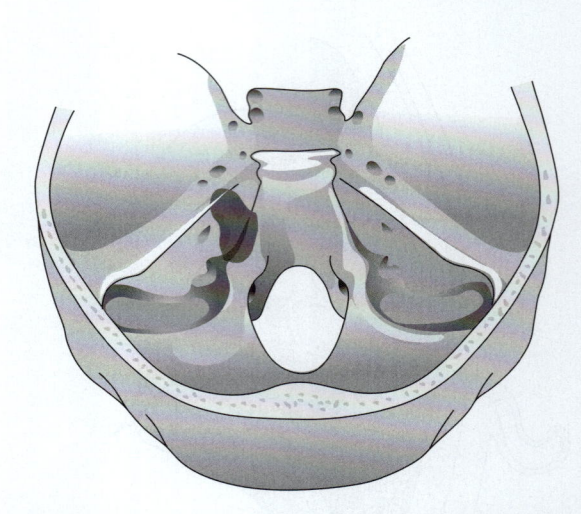

▲ **Figura 66-5** Condrossarcoma da junção petroclival originando-se da cartilagem do forame lacerado. (Reproduzida, com permissão, de Jackler RK.)

CLIVO

O clivo não é um osso em si, mas sim uma região composta pela parte dorsal do osso esfenoide e a porção do osso occipital anterior ao forame magno. O clivo, que em latim significa *inclinação*, abrange desde o clinoide posterior à margem anterior do forame magno. Adjacentes à sua superfície dorsal estão todo o tronco cerebral e o sistema vertebrobasilar. O tema de tumores clivais divide-se em duas categorias: (1) tumores intrínsecos (especialmente cordomas) e (2) meningiomas originários da dura que reveste sua superfície dorsal.

Os cordomas originam-se de restos da notocorda na linha média da base do crânio (Figura 66-6). Inicialmente, crescem preenchendo o compartimento da medula do clivo, porém mais tarde desgastam sua placa cortical, disseminando-se no espaço intradural. Isso os coloca em contato com o tronco cerebral, que pode ser comprimido posteriormente. As lesões clivais intrínsecas, que permanecem extradurais, são abordadas anteriormente via **abordagem transesfenoidal** ou **transoral**. A abordagem transesfenoidal é bem adequada para lesões do clivo médio e superior, a abordagem transoral é preferida quando é necessária a exposição clival inferior e a da junção craniovertebral. Recentemente, técnicas endoscópicas estão sendo cada vez mais usadas na cirurgia de tumores clivais.

Morera VA, Fernandez-Miranda JC, Prevedello DM et al. "Far-medial" expanded endonasal approach to the inferior third of the clivus: the transcondylar and transjugular tubercle approaches. *Neurosurgery.* 2010;66(6):211–219; discussion 219–220. [PMID: 20489508]

Singh H, Harrop J, Schiffmacher P et al. Ventral surgical approaches to craniovertebral junction chordomas. *Neurosurgery.* 2010;66(3):96–103. [PMID: 20173533]

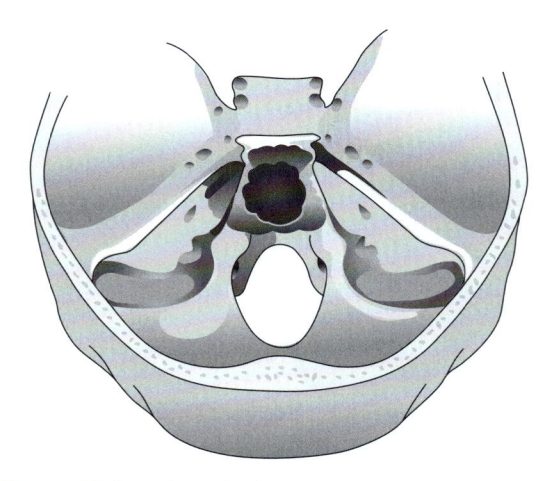

▲ **Figura 66-6** Cordoma do clivo com envolvimento intracraniano devido ao rompimento da superfície clival dorsal. (Reproduzida, com permissão, de Jackler RK.)

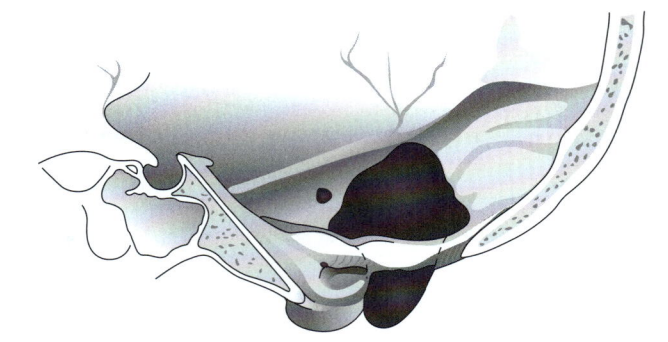

▲ **Figura 66-7** Tumor do forame jugular com componentes intracraniano, foraminal e extracraniano. (Reproduzida, com permissão, de Jackler RK.)

> de Notaris M, Cavallo LM, Prats-Galino A, et al. Endoscopic endonasal transclival approach and retrosigmoid approach to the clival and petroclival regions. *Neurosurgery.* 2009;65(6):42–50; discussion 50–2. [PMID: 19935001]

FORAME JUGULAR

O forame jugular é atravessado pela veia jugular e pelos três nervos cranianos inferiores (NC IX, glossofaríngeo; NC X, vago; NC XI, acessório). O segmento vertical do nervo facial é imediatamente lateral ao forame jugular, apresentando um dos desafios clássicos da cirurgia da base do crânio. O domo do bulbo jugular aproxima-se da porção hipotimpânica da orelha média. Três tipos de tumor predominam nessa região: (1) glômus jugulares; (2) meningiomas e (3) schwannomas dos nervos cranianos inferiores. Podem estar confinados à base do crânio, porém mais frequentemente possuem um componente na região superior do pescoço e/ou na fossa craniana posterior (Figura 66-7).

A abordagem ao forame jugular começa pelo controle dos grandes vasos na parte superior do pescoço (Figura 66-8). A exposição do forame em si começa por uma mastoidectomia e descompressão da cobertura óssea do seio sigmoide. Após a esqueletonização do canal de Falópio descendente, expõe-se o aspecto lateral do forame jugular. A ressecção do tumor começa após a conexão da dissecção da base do crânio com a do pescoço, seguida pela oclusão proximal e distal da veia jugular (Figura 66-9).

Tradicionalmente, muitos cirurgiões redirecionavam o nervo facial anterior, a fim de obter acesso sem obstruções ao forame jugular. Entretanto, com frequência, isso leva a uma paralisia transitória, que nem sempre volta ao normal. Mais recentemente, uma técnica de **ponte de Falópio** tornou-se popular; nesse procedimento, o nervo facial permanece *in situ*, fazendo-se a microdissecção em torno dele (Figura 66-10). Alguns cirurgiões usam o redirecionamento do nervo facial ou de forma seletiva, quando o cercamento da artéria carótida exige a obtenção de uma exposição anterior aumentada.

Tanto meningiomas como tumores glômicos têm uma proclividade para crescer proximalmente para o interior do seio sigmoide e distalmente para a veia jugular. Os meningiomas e os schwannomas também têm maior probabilidade de envolver o plano neural contendo os nervos cranianos IX-XI, embora essas estruturas certamente também possam se envolver com paragangliomas maiores. A fim de reduzir a perda sanguínea e facilitar a microdissecção ordenada, em geral faz-se a embolização pré-operatória. A remoção tumoral é feita por partes, com ressecção dos segmentos afetados do sistema sigmoide-jugular (geralmente oclusos pela patologia), conforme necessário. Embora a preservação dos resistentes nervos cranianos no pescoço em geral seja facilmente realizada, a preservação dos múltiplos ramos neurais finos da região do forame jugular, quando infiltrados pelo tumor, pode ser um desafio. Nesses casos, a microdissecção meticulosa, guiada por monitoramento neurofisiológico, às vezes pode ser recompensada pela preservação de parte ou de todos os ramos dos nervos cranianos inferiores.

A remoção de tumores do forame jugular frequentemente pode ser feita com a preservação do aparato auditivo. A ressecção da orelha média e do canal auditivo com fechamento do meato é necessária em duas circunstâncias: (1) destruição extensa do canal auditivo e (2) envolvimento substancial do joelho carotídeo (Figura 66-11). A penetração intradural de tumores do forame jugular será discutida na seção sobre craniotomia transjugular.

> Borba LA, Araújo JC, de Oliveira JG et al. Surgical management of glomus jugulare tumors: A proposal for approach selection based on tumor relationships with the facial nerve. *J Neurosurg.* 2010;112(1):88–98. [PMID: 19425885].
>
> Fayad JN, Keles B, Brackmann DE. Jugular foramen tumors: Clinical characteristics and treatment outcomes. *Otol Neurotol.* 2010 Feb;31(2):299–305. [PMID: 19779386]
>
> Fukuda M, Oishi M, Saito A et al. Long-term outcomes after surgical treatment of jugular foramen schwannoma. *Skull Base.* 2009;19(6):401–408. [PMID: 20436841]

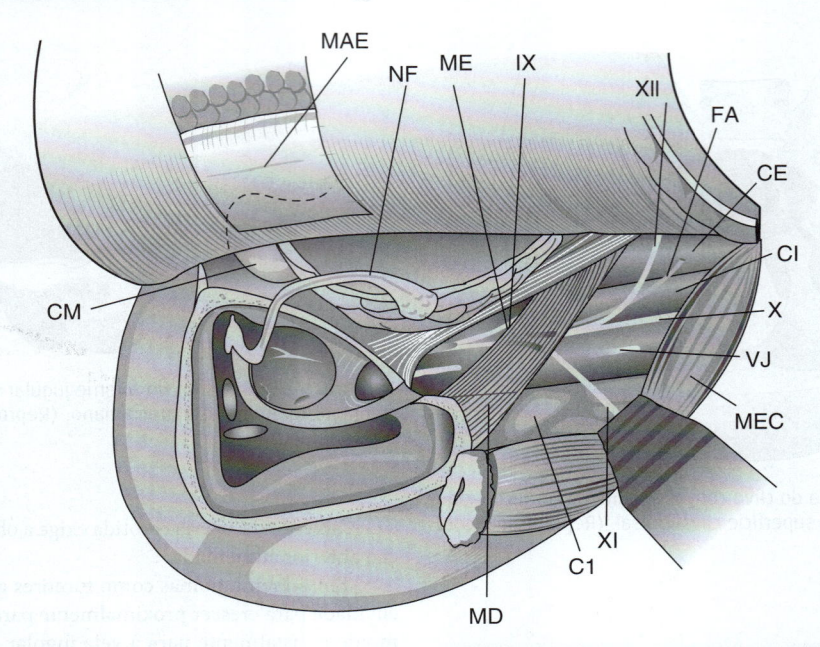

▲ **Figura 66-8** Exposição cirúrgica da região do forame jugular após mastoidectomia, redirecionamento anterior do nervo facial e dissecção do pescoço superior. CM, côndilo mandibular; MAE, meato auditivo externo fechado; NF, nervo facial; ME, músculo estiloide; IX, nervo glossofaríngeo; MD, músculo digástrico; C1, processo transverso de C1; XI, nervo acessório; XII, nervo hipoglosso; FA, artéria faríngea ascendente; CE, artéria carótida externa; CI, artéria carótida interna; X, nervo vago; VJ, veia jugular; MEC, músculo esternocleidomastóideo. (Reproduzida, com permissão, de Jackler RK.)

Roche PH, Mercier P, Sameshima T et al. Surgical anatomy of the jugular formen. *Adv Tech Stand Neurosurg.* 2008;33:233–63. [PMID: 18383816]

Sanna M, Bacciu A, Falcioni M et al. Surgical management of jugular foramen meningiomas: A series of 13 cases and review of the literature. *Laryngoscope.* 2007;117(10):1710–1719.

FOSSA INFRATEMPORAL

A fossa infratemporal não é um compartimento anatômico bem demarcado. mas sim a região do pescoço superior que fica entre o osso temporal e a asa do esfenoide. Dentro dela estão a veia jugular, a artéria carótida, o processo estiloide, a terceira divisão do nervo trigêmeo, a tuba auditiva, os músculos pterigoides

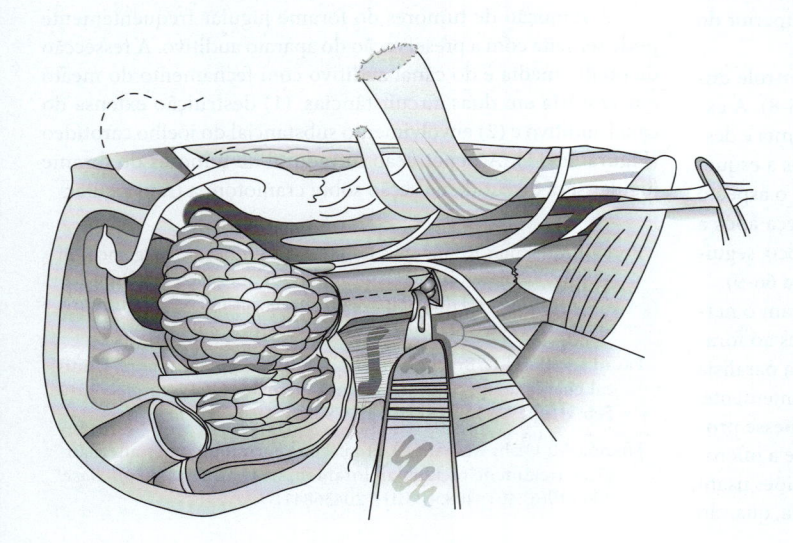

▲ **Figura 66-9** Grande tumor glômico jugular com disseminação retrógrada para o seio sigmoide e envolvimento distal do lúmen da veia jugular. Há erosão extensa do hipotímpano. (Reproduzida, com permissão, de Jackler RK.)

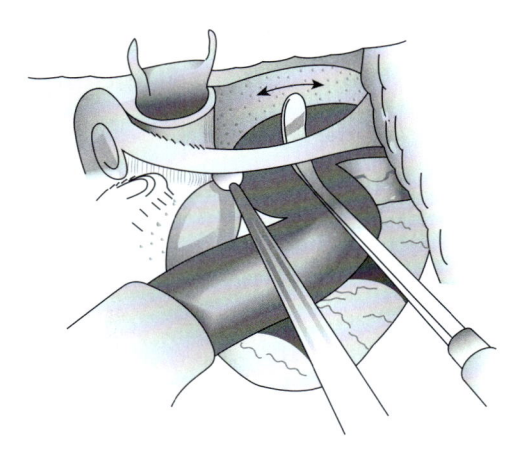

▲ **Figura 66-10** Abordagem do forame jugular por ponte de Falópio, deixando o nervo facial descendente *in situ*. (Reproduzida, com permissão, de Jackler RK.)

e as placas ósseas a eles associadas, e um plexo venoso bastante impressionante. Lateralmente, a fossa infratemporal é limitada pela mandíbula (côndilo e ramos) e pelo arco zigomático. Medialmente, é limitada pela nasofaringe e pela parede lateral do seio esfenoide. Como já foi dito, tumores do forame jugular com frequência envolvem a porção superficial da fossa infratemporal, proximamente aos grandes vasos. Os tumores envolvendo as regiões mais profundas incluem schwannomas trigêmeos na vizinhança do forame oval e neoplasias malignas penetrantes, como aquelas do lobo profundo da glândula parótida e da orelha. O tumor mais comum envolvendo o aspecto profundo da fossa infratemporal é o carcinoma de nasofaringe,

As lesões envolvendo a porção lateral da fossa infratemporal, como glômus jugulares, são abordados por uma incisão retroauricular e incluem algum grau de cirurgia do osso temporal. As lesões situadas mais anteriormente são abordadas por via pré-auricular, em geral obtendo acesso por uma fratura para baixo do arco zigomático e deslocamento para baixo ou ressecção do côndilo. Quando necessário, devido à penetração da base do crânio, a exposição pode ser combinada com uma craniotomia pela fossa média. Nessa perspectiva, são necessárias a ressecção da fossa glenoide e a divisão de V3, a fim de expor o cavo de Meckel e o seio cavernoso. De modo geral, forma-se uma pseudoartrose razoavelmente funcional após a ressecção da glenoide. Em um sistema de nomenclatura comumente usado, as diversas níveis da dissecção da fossa infratemporal são referidas como abordagem A, B e C (Figuras 66-12 e 66-13).

▼ ABORDAGENS TRANSBASAIS A NEOPLASIAS INTRACRANIANAS

CANAL AUDITIVO INTERNO E ÂNGULO PONTOCEREBELAR

A cirurgia de tumores do canal auditivo interno (CAI) e ângulo pontocerebelar (APC) é uma questão central da neuro-otologia. Algumas das questões nesse assunto complexo são consideradas em maior profundidade no capítulo que discute schwannomas vestibulares (ver Capítulo 56, Distúrbios vestibulares). A decisão entre as três abordagens amplamente usadas (translabiríntica, retrossigmoidal e pela fossa média) depende de diversas variáveis, como tamanho, forma, localização anatômica e tipo patológico do tumor, bem como a situação auditiva (Figura 66-14).

1. Abordagem retrossigmoidal

A abordagem retrossigmoidal é um meio clássico de expor o APC (Figuras 66-15, 66-16 e 66-17). Fornece amplo acesso ao APC, desde o tentório até o forame magno. Embora não relevante na cirurgia de schwannoma vestibular, a abordagem retrossigmoidal fornece maior acesso à região inferior do APC, comparada à abordagem translabiríntica. Cria-se a abertura removendo o calvário imediatamente atrás do sigmoide e abaixo do seio transverso. A retração do hemisfério cerebelar permite visualizar o APC. Obtém-se acesso ao CAI retirando com broca seu lábio ósseo posterior. Aproximadamente, os dois terços mediais do CAI podem ser expostos, sem violar nenhuma parte da orelha interna. Assim, quando há envolvimento do fundo do canal, a exposição direta da porção mais profunda do tumor no CAI frustra tentativas de conservar a audição. A desvantagem primária

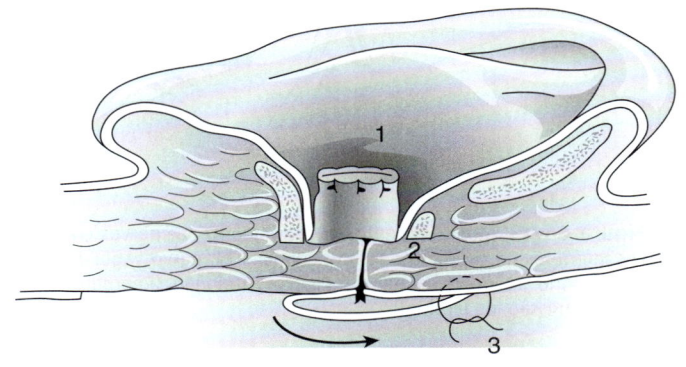

▲ **Figura 66-11** Faz-se o fechamento do canal auditivo por uma meticulosa técnica de três camadas, a fim de suportar a pressão do LCS, se necessário (1) eversão da pele do canal; (2) tecido subcutâneo; (3) periósteo. (Reproduzida, com permissão, de Jackler RK.)

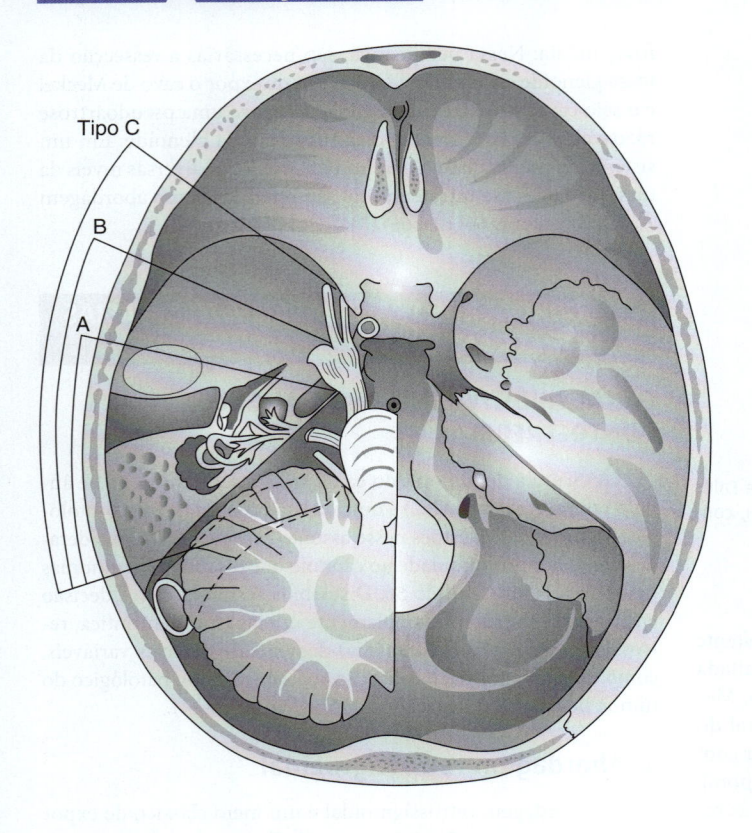

▲ **Figura 66-12** Abordagens pela fossa infratemporal tipos A, B e C (segundo Fisch). (Reproduzida, com permissão, de Jackler RK.)

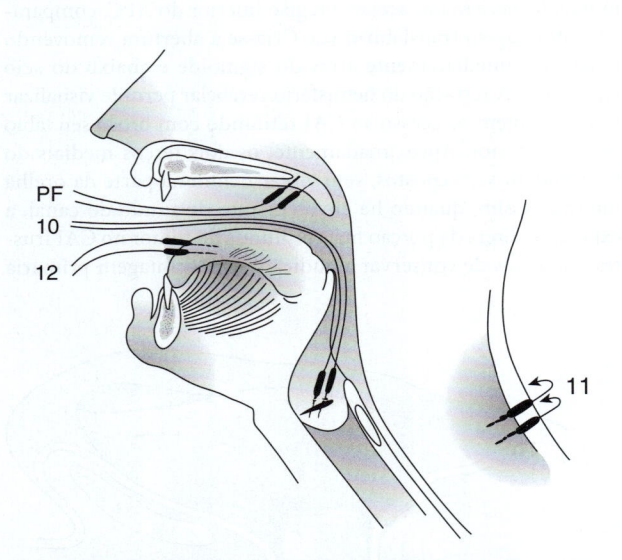

▲ **Figura 66-13** Monitoramento neurofisiológico dos nervos cranianos inferiores na cirurgia do forame jugular. 10, nervo vago; 11, nervo acessório. 12, nervo hipoglosso; PF, plexo faríngeo. (Reproduzida, com permissão, de Jackler RK.)

da abordagem retrossigmoidal é uma incidência mais alta de cefaleia persistente, em comparação com as abordagens translabiríntica e pela fossa posterior. Embora ainda usada rotineiramente como um método de preservação da audição em muitos centros, dados comparativos mostram que a abordagem pela fossa média parece ter mais sucesso nesse aspecto, pelo menos para tumores com componentes de tamanho modesto no interior do APC.

2. Abordagem translabiríntica

A abordagem translabiríntica fornece exposição direta do APC por meio da pirâmide petrosa, a via mais curta a partir da superfície (Figuras 66-18 e 66-19). Quando realizada apropriadamente, oferece excelente exposição do aspecto lateral da ponte e do bulbo superior. A exposição do APC está limitada superiormente pelo tentório cerebral e inferiormente pela limitação imposta pelo seio sigmoide e bulbo jugular. Como a abertura oferecida apenas pela petrossectomia é bastante estreita, aumenta-se a exposição removendo o osso sobre o seio sigmoide e um grau variável da dura da fossa posterior retrossigmoidal (dependendo da quantidade de exposição da fossa posterior necessária). Após mastoidectomia e descompressão do seio sigmoide, a remoção dos canais semicirculares expõe o osso circundando o CAI. Manipulações em volta do CAI colocam-no em alto relevo, de forma a estar totalmente acessível à dissecção microcirúrgica.

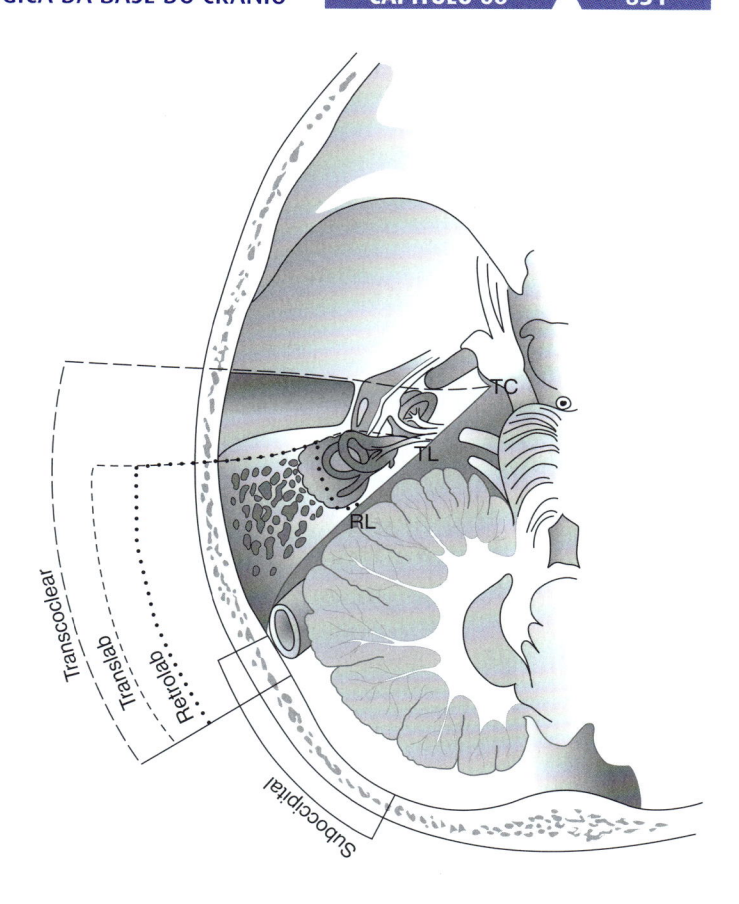

▲ **Figura 66-14** Visão geral das abordagens pela fossa posterior ao ângulo pontocerebelar: retrossigmoidal, retrolabiríntica, translabiríntica e transcoclear. (Reproduzida, com permissão, de Jackler RK.)

A abordagem translabiríntica é usada primariamente para schwannomas vestibulares, embora também tenha um papel na cirurgia de meningiomas da fossa posterior. Como uma porção da orelha interna é removida durante a craniotomia, na maioria dos centros, essa abordagem é usada para tumores associados à má audição ou para pacientes em quem preservar a audição não é uma opção possível.

3. Abordagem pela fossa média

A abordagem pela fossa média fornece exposição ao CAI por cima e acesso limitado ao APC (Figura 66-20). A maioria dos centros não usa essa abordagem para tumores acima de 1,5 cm de diâmetro no APC. Após uma craniotomia de aproximadamente 3,0 cm x 3,0 cm acima da orelha, o lobo temporal é elevado extraduralmente do soalho petroso. Mantendo-se a exposição com um retrator especialmente concebido, remove-se o osso do aspecto superior do CAI. A dissecção ampla do ápice petroso e da região do poro acústico fornece um acesso limitado ao APC por cima. A vantagem primária da abordagem pela fossa média é sua capacidade superior de preservar a audição. A desvantagem primária é a localização inconveniente do nervo facial sobre a superfície superior do tumor, que deve ser manipulado em maior grau e que, portanto, apresenta uma taxa mais alta de disfunção pós-operatória temporária.

> Baumann I, Polligkeit J, Blumenstock G et al. Quality of life after unilateral acoustic neuroma surgery via middle cranial fossa approach. *Acta Otolaryngol.* 2005;125(6):585. [PMID: 16076706]
>
> Ciric I, Zhao JC, Rosenblatt S,et al. Suboccipital retrosigmoid approach for removal of vestibular schwannomas: Facial nerve function and hearing preservation. *Neurosurgery.* 2005;56(3):560; discussion 560. [PMID: 15730582]
>
> Pellet W, Moriyama T, Thomassin JM. Translabyrinthine approach for vestibular schwannomas: Operative technique. *Roche PH, Prog Neurol Surg.* 2008;21:73–78. [PMID: 18810201]
>
> Shiobara R, Ohira T, Inoue Y et al. Extended middle cranial fossa approach for vestibular schwannoma: Technical note and surgical results of 896 operations. *Prog Neurol Surg.* 2008;21:65–72. [PMID: 18810200]

ASPECTOS INTRACRANIANOS DO FORAME JUGULAR

Com frequência, meningiomas, schwannomas e paragangliomas estendem-se intracranianamente. Os meningiomas e os schwannomas originam-se no compartimento intracraniano, e os

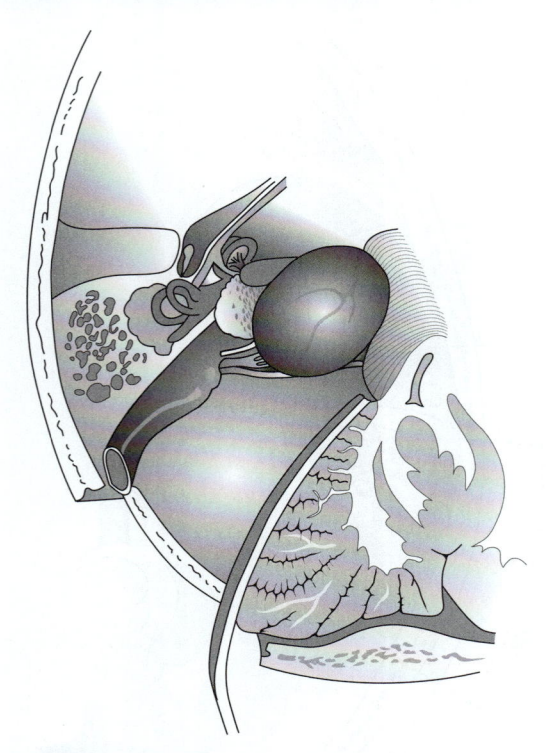

▲ **Figura 66-15** Visão geral da abordagem retrossigmoidal de uma perspectiva axial. Note a remoção do lábio posterior do canal auditivo interno. (Reproduzida, com permissão, de Jackler RK.)

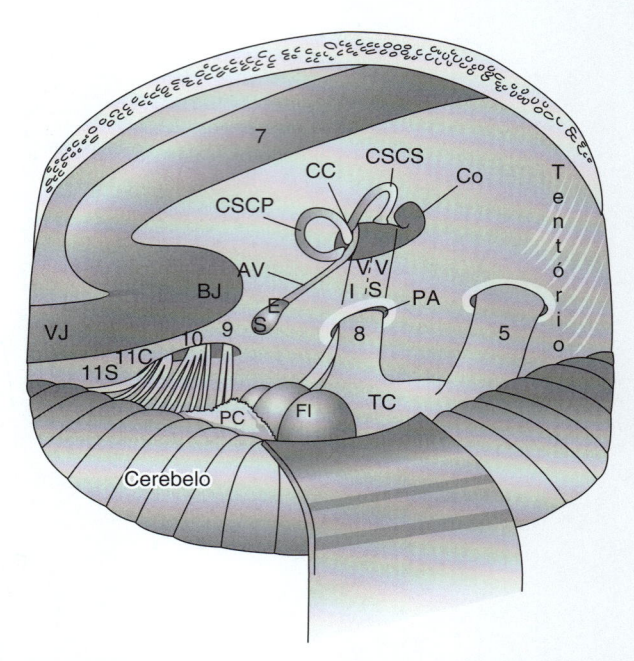

▲ **Figura 66-16** Visão operatória do ângulo pontocerebelar via abordagem retrossigmoidal. VJ, veia jugular; BJ, bulbo jugular; 11S, raiz espinhal do nervo acessório; 11C, raiz craniana do nervo acessório; 10, nervo vago; 9, nervo glossofaríngeo. SE, saco endolinfático; AV, aqueduto vestibular; CSCP, canal semicircular posterior; CC, crus comum; CSCS, canal semicircular superior; Co, cóclea; VI, nervo vestibular inferior; VS, nervo vestibular superior; PA, poro acústico; PC, plexo coroide, Fl, flóculo; TC, tronco cerebral; 7, nervo facial; 8, nervo audiovestibular; 5, nervo trigêmeo. (Reproduzida, com permissão, de Jackler RK.)

tumores se espalham posteriormente a partir de seu componente na base do crânio pela porção neural do forame ou penetrando a superfície posterior do bulbo jugular ou do seio sigmoide. No passado, esses tumores eram abordados comumente por um procedimento em múltiplos estágios em que o componente da base do crânio e do pescoço era removido separadamente da porção intracraniana; a tendência atual é para uma remoção em um único estágio, via **craniotomia transjugular**. Esse procedimento envolve a criação de uma craniotomia da fossa posterior, por meio da ressecção do seio sigmoide e do bulbo jugular, ambos oclusos pelo crescimento tumoral (Figuras 66-21 e 66-22). Essa manobra fornece visualização direta do aspecto intracranial do forame jugular, incluindo as raízes nervosas inferiores emanando do aspecto lateral do bulbo raquidiano.

Alguns tumores, especialmente meningiomas, mas às vezes também schwannomas dos nervos cranianos inferiores, são principalmente intracranianos, com pouco ou nenhum envolvimento foraminal. Nesses casos, uma abordagem retrossigmoidal é apropriada. Dessa perspectiva, é possível abrir por cima, com broca, o introito do aspecto intracraniano do forame jugular.

Oghalai JS, Leung MK, Jackler RK. Transjugular craniotomy for the management of jugular foramen tumors with intracranial extension. *Otol Neurotol.* 2004;25(4):570; discussion 579. [PMID: 15241237]

Sanna M, Bacciu A, Falcioni M et al. Surgical management of jugular foramen meningiomas: A series of 13 cases and review of the literature. *Laryngoscope.* 2007;117(10):1710–1719. [PMID: 17690614]

SUPERFÍCIE VENTRAL DO TRONCO CEREBRAL

1. Abordagem transcoclear

No passado, as lesões anteriores ao tronco cerebral eram consideradas irressecáveis. Os tumores típicos da região incluem meningiomas clivais e cordomas clivais que tivessem rompido a superfície posterior do clivo e se tornado intradurais. A **petrosectomia radical** – também conhecida como abordagem transcoclear – é um método usado para expor essa região inacessível (Figura 66-23). Esse procedimento envolve a transposição completa do nervo facial, resultando em uma paralisia completa que só se recupera parcialmente e com sincinesia; sacrifício de toda a orelha interna; fechamento do canal auditivo externo e tuba auditiva; e esqueletonização da artéria carótida intrapetrosa. Depois da remoção do osso petroso apical, da junção petroclival, e mesmo do aspecto lateral do clivo, obtém-se uma visão excelente da superfície ventral da ponte e do bulbo superior, com mínima retração cerebral. Embora esse método

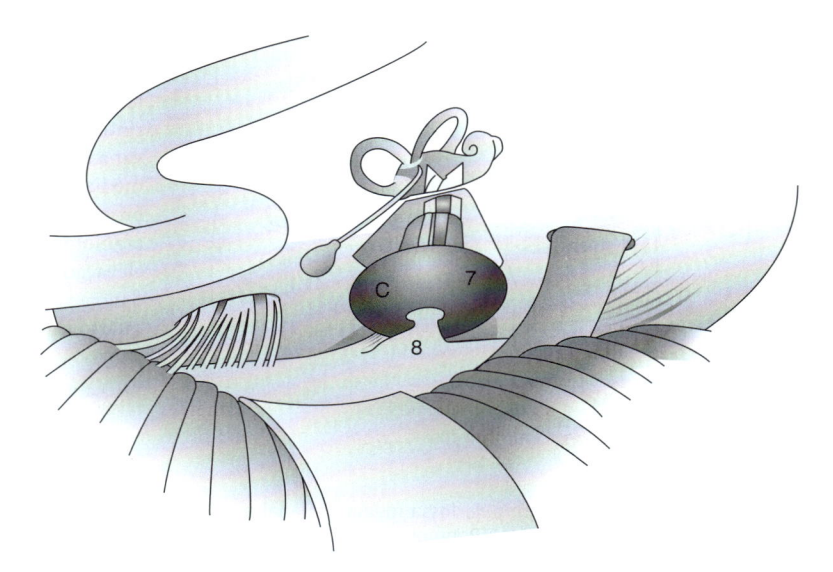

CIRURGIA NEURO-OTOLÓGICA DA BASE DO CRÂNIO   CAPÍTULO 66   833

▲ **Figura 66-17** Abordagem retrossigmoidal a um schwannoma vestibular pequeno que se estende apenas parcialmente pelo canal auditivo interno. Observe que a orelha interna se sobrepõe ao terço lateral do canal auditivo interno. C, nervo coclear; 7, nervo facial; 8, nervo audiovestibular. (Reproduzida, com permissão, de Jackler RK.)

permita excelente exposição, está associado à alta morbidade, incluindo surdez ipsilateral e disfunção permanente do nervo facial. Nos últimos anos, essa técnica agressiva foi crescentemente suplantada pelas craniotomias chamadas de abordagem combinada.

De la Cruz A, Teufert KB. Transcochlear approach to cerebellopontine angle and clivus lesions: Indications, results, and complications. *Otol Neurotol.* 2009;30(3):373–380. [PMID: 19318889]

2. Abordagem retrolabiríntica-subtemporal

Na abordagem combinada retrolabiríntica-subtemporal (também chamada simplesmente **abordagem petrosal**), combi-

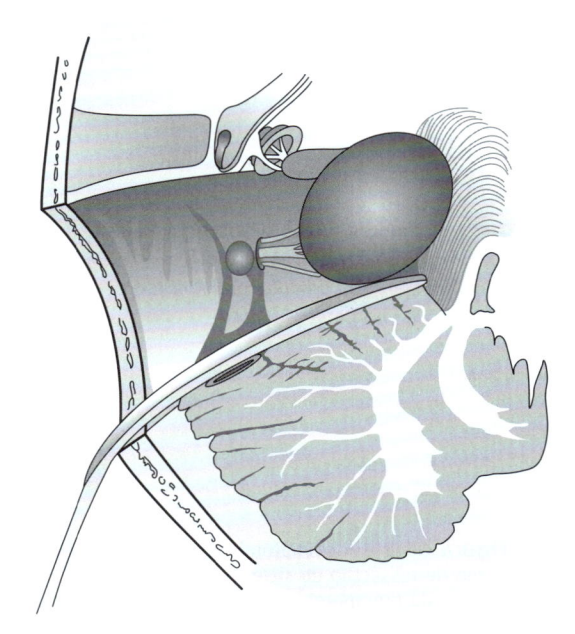

▲ **Figura 66-18** Visão geral da abordagem translabiríntica, de uma perspectiva axial. Observe que a craniotomia se estende desde o bordo posterior do canal auditivo externo até uma distância além do seio sigmoide, que está deslocado posteriormente. (Reproduzida, com permissão, de Jackler RK.)

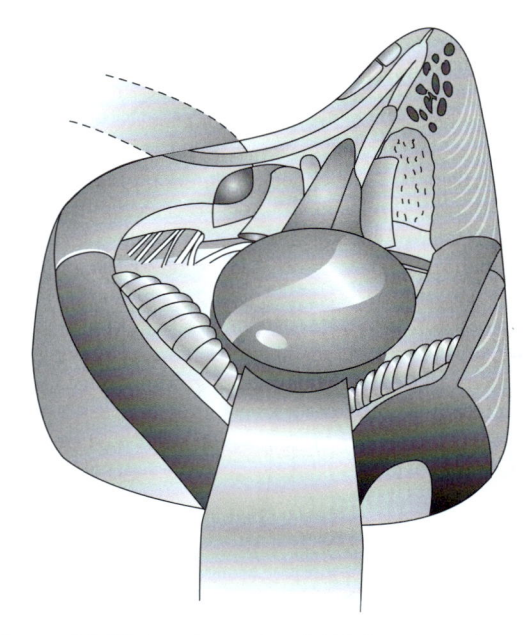

▲ **Figura 66-19** Abordagem translabiríntica a um schwannoma vestibular de tamanho médio. Observe o desvio e alargamento do nervo facial sobre a superfície anterior do tumor. (Reproduzida, com permissão, de Jackler RK.)

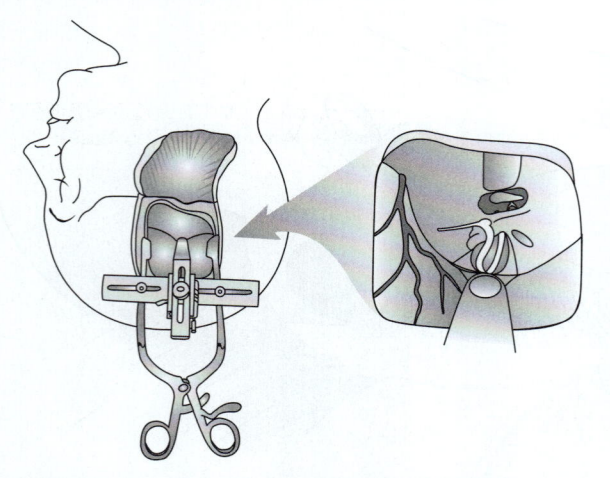

Figura 66-20 Abordagem pela fossa média ao canal auditivo interno e ângulo pontocerebelar. (Reproduzida, com permissão, de Jackler RK.)

ta. Embora a exposição seja limitada nas áreas inferiores do APC pelo seio sigmoide e bulbo jugular, superiormente ela expõe com facilidade o seio cavernoso. Uma petrosectomia parcial (retrolabiríntica) em geral é escolhida, pois essa abordagem permite preservar a audição. Em lesões envolvendo predominantemente a linha média anterior, um grau maior de petrosectomia (p. ex, translabiríntica ou mesmo transcoclear) pode ser necessário. Durante a craniotomia por abordagem combinada, deve-se ter cuidado na elevação e na retração do lobo temporal posterior, a fim de evitar dano à veia de Labbé. Uma lesão a essa veia pode resultar em um infarto venoso do córtex temporal-parietal.

> Behari S, Tyagi I, Banerji D et al. Postauricular, transpetrous, presigmoid approach for extensive skull base tumors in the petroclival region: The successes and the travails. *Acta Neurochir* (*Wien*). 2010 Oct;152(10):1633–1645.
>
> Bambakidis NC, Gonzalez LF et al. Combined skull base approaches to the posterior fossa. *Neurosurg Focus*. 2005;19:1. [PMID: 16122215]
>
> Sincoff EH, McMenomey SO, Delashaw JB Jr. Posterior transpetrosal approach: Less is more. *Neurosurgery*. 2007;60(2 Suppl 1). [PMID: 17297365].

CAVO DE MECKEL

O cavo de Meckel, também conhecida como cavo trigeminal, é suprajacente à junção petroclival. É atravessada pelo gânglio semilunar do V nervo craniano (trigêmeo). Em estreita relação,

na-se uma petrosectomia pré-sigmoide limitada com uma abertura subtemporal (Figuras 66-24 e 66-25). As duas fossas são conectadas pela divisão do tentório, fornecendo uma ampla exposição ao aspecto lateral do mesencéfalo, ponte e bulbo. Essa abordagem versátil tornou-se a opção mais usada na neuro-otologia moderna para uma ampla gama de tumores no tronco cerebral e à sua vol-

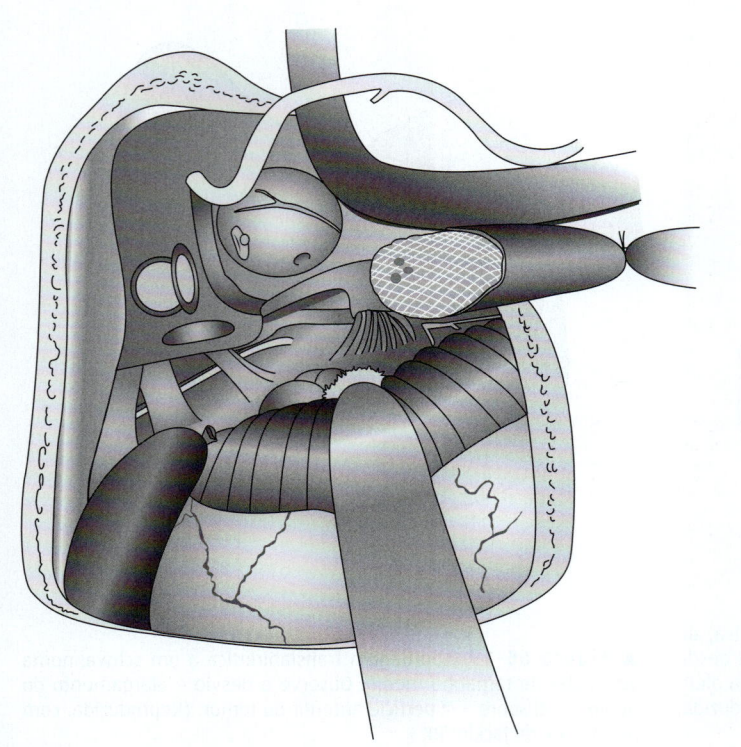

Figura 66-21 A craniotomia transjugular é conduzida por meio de ressecção do sistema sigmoide-jugular (geralmente ocluído pré-operatoriamente pelo crescimento do tumor). Isso oferece uma excelente visão do aspecto intracraniano dos nervos do forame jugular, bem como do aspecto lateral da ponte e do bulbo superior. Observe que, embora o nervo facial esteja redirecionado nessa ilustração, isso não é necessário na maioria dos casos. (Reproduzida, com permissão, de Jackler RK.)

CIRURGIA NEURO-OTOLÓGICA DA BASE DO CRÂNIO   CAPÍTULO 66   835

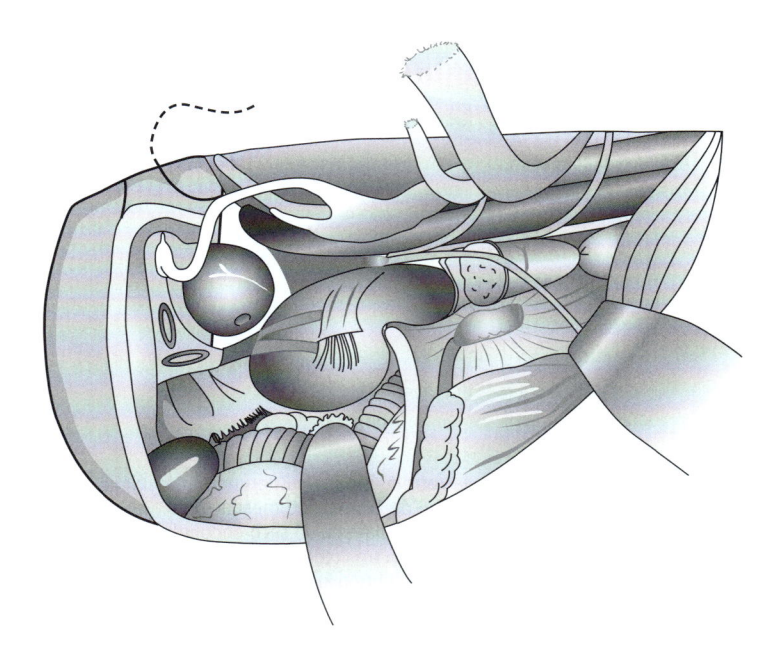

▲ **Figura 66-22** Schwannoma do forame jugular visualizado por meio de uma craniotomia transjugular. (Reproduzida, com permissão, de Jackler RK.)

encontra-se o seio cavernoso anteromedialmente. Posteriormente, sua boca abre no aspecto superior do APC. Os nervos oculomotores IV e VI estão na vizinhança imediata do teto do cavo de Meckel. Devido à rica representação de granulações aracnoides nessa região, os meningiomas são especialmente prevalentes. A segunda lesão mais comum é o schwannoma trigeminal.

A exposição cirúrgica ótima do cavo de Meckel depende se o tumor está dominantemente na fossa média, na fossa posterior ou é bilobado (Figura 66-26 A-C). As lesões da fossa média são abordadas via craniotomia subtemporal. As lesões da fossa posterior são expostas por uma abordagem retrossigmoidal padrão, modificada, quando necessário, pela abertura com broca do aspecto posterior do cavo de Meckel. Na prática corrente, uma lesão bilobada com componentes substanciais tanto nas fossas cranianas medial quanto posterior é abordada por uma única abertura que conecte as duas fossas (retrolabiríntica-subtemporal).

> Danner C, Cueva RA. Extended middle fossa approach to the petroclival junction and anterior cerebellopontine angle. *Otol Neurotol.* 2004;25(5):762. [PMID: 15354008]
>
> Koerbel A, Kirschniak A, Ebner FH et al. The retrosigmoid intradural suprameatal approach to posterior cavernous sinus: Microsurgical anatomy. *Eur J Surg Oncol.* 2009;35(4):368–372. [PMID: 18378110]
>
> Zhang L, Yang Y, Xu S et al. Trigeminal schwannomas: A report of 42 cases and review of the relevant surgical approaches. *Clin Neurol Neurosurg.* 2009;111(3):261–269. [PMID: 19081670]

FORAME MAGNO E JUNÇÃO CRANIOVERTEBRAL

A exposição de lesões posteriores do forame magno apresenta relativamente poucos desafios. As lesões extradurais localizadas ventralmente à junção craniovertebral costumam ser abordadas transoralmente (p. ex., um cordoma clival baixo ou deslocamento do processo odontoide para cima). As lesões intradurais nessa localização ventral, como meningiomas, requerem uma abordagem estéril por uma perspectiva lateral. A abordagem lateral extrema

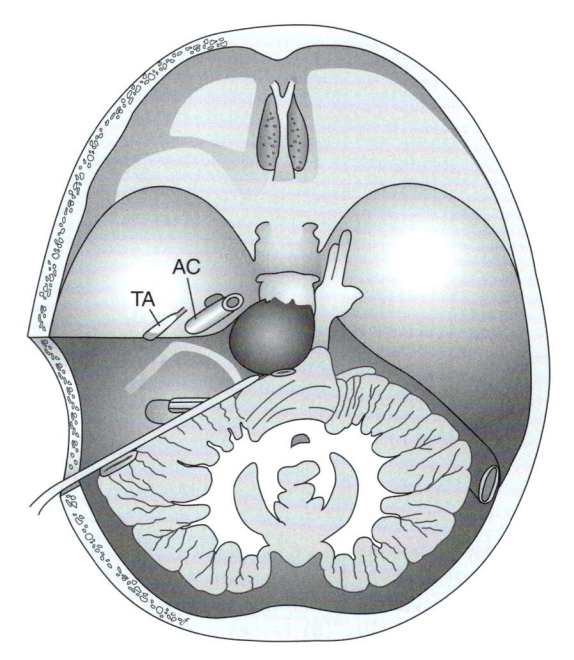

▲ **Figura 66-23** Abordagem transcoclear a um tumor pré-pontino. Os limites anteriores são a tuba auditiva (TA), que foi obliterada com cera óssea, e a artéria carótida (AC). Note que o nervo facial foi redirecionado. (Reproduzida, com permissão, de Jackler RK.)

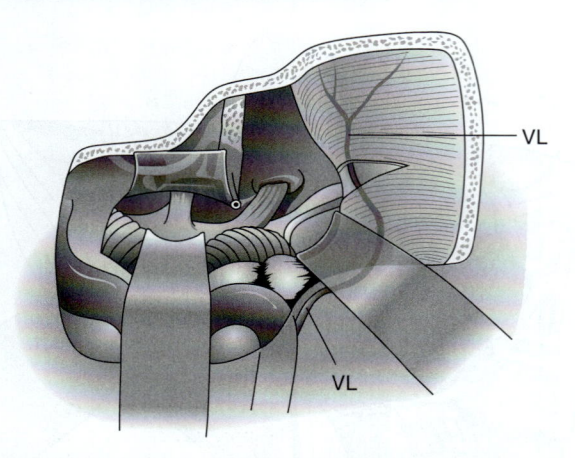

▲ **Figura 66-24** Craniotomia retrolabiríntica-subtemporal combinada, com acesso ao aspecto lateral da ponte e do mesencéfalo. Observe a preservação dos canais semicirculares e do saco endolinfático. As fossas cranianas posterior e média foram confluídas pela divisão do tentório. Nota-se a veia de Labbé (VL) sobre o lobo temporal e juntando-se ao seio transverso. (Reproduzida, com permissão, de Jackler RK.)

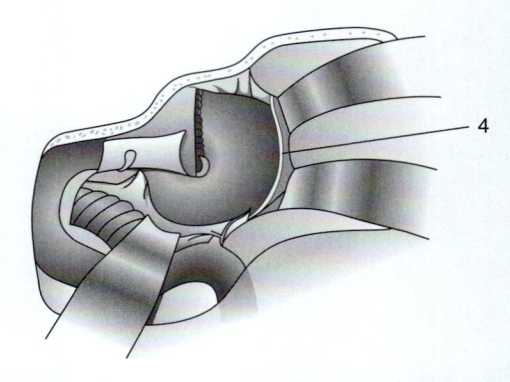

▲ **Figura 66-25** Craniotomia retrolabiríntica-subtemporal combinada para um meningioma com componentes substanciais nas fossas cranianas média e posterior. Observe o nervo troclear (4) na superfície superior do tumor. (Reproduzida, com permissão, de Jackler RK.)

(transcondilar) foi concebida exatamente para esses casos (Figura 66-27; ver também Figura 66-26). Depois de uma craniotomia retrossigmoidal e da remoção do anel posterior do forame magno, faz-se a esqueletonização da margem posterior do forame jugular. Trabalhando por baixo do forame jugular, eleva-se o cerebelo extraduralmente enquanto uma porção variável do côndilo occipital é removida. De modo geral, obtém-se exposição adequada após a remoção de aproximadamente metade do côndilo. A ressecção adicional do côndilo pode levar a uma instabilidade que requer a inserção de material extrínseco para a estabilização. A ressecção do tumor ventral ao bulbo e da medula vertebral superior é feita entre as raízes de nervos cranianos baixos e as raízes espinais altas.

Karam YR, Menezes AH, Traynelis VC. Posterolateral approaches to the craniovertebral junction. *Neurosurgery.* 2010;66(3):135–140. [PMID: 20173516]

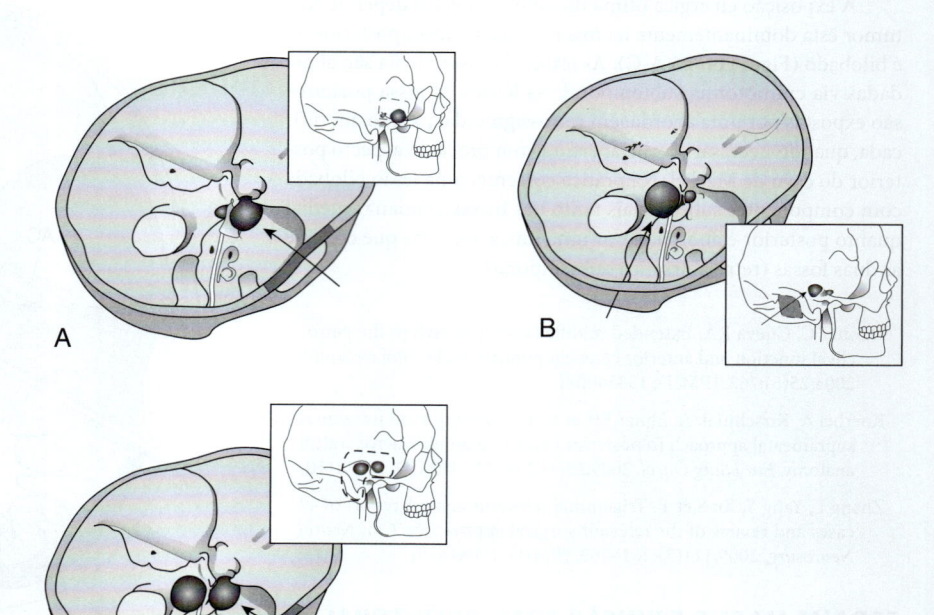

▲ **Figura 66-26** Cirurgia para tumores do cavo de Meckel. (**A**) Lesões predominantemente da fossa média são abordadas subtemporalmente. (**B**) Lesões predominantemente da fossa posterior são abordadas retrossigmoidalmente. (**C**) Lesões bilobadas são expostas via craniotomia combinada. (Reproduzida, com permissão, de Jackler RK.)

Sen C, Shrivastava R, Anwar S et al. Lateral transcondylar approach for tumors at the anterior aspect of the craniovertebral junction. *Neurosurgery.* 2010;66(3):104–112. [PMID: 20173511]

Suhardja A, Agur AM, Cusimano MD. Anatomical basis of approaches to foramen magnum and lower clival meningiomas: Comparison of retrosigmoid and transcondylar approaches. *Neurosurg Focus.* 200315;14(6):9. [PMID: 15669794]

LESÕES VERTEBROBASILARES

Abordagens neuro-otológicas da base do crânio têm um papel na exposição de aneurismas da circulação posterior. A **abordagem transapical subtemporal**, similar à usada para uma petrosectomia apical, foi inicialmente concebida como um meio tanto de expor aneurismas da ponta basilar quanto de estabelecer o controle proximal da carótida intrapetrosa (ver Figura 66-4).

Pela janela criada no ápice petroso, tem-se acesso à artéria basilar superior. A abordagem transcoclear é capaz de fornecer acesso a aneurismas da porção média da artéria basilar. Similarmente, a abordagem transcondilar é útil na abordagem de lesões vasculares na região da junção vertebrobasilar.

Kumar CR, Vannemreddy P, Nanda A. Far-lateral approach for lower basilar artery aneurysms. *Skull Base.* 2009;19(2):141–149. [PMID: 19721770]

MENINGOCELES E ENCEFALOCELES

Os defeitos na dura no teto da pirâmide petrosa podem ocorrer espontaneamente ou após traumatismo, ou podem surgir em consequência de uma elevação prolongada da pressão intracraniana. O osso fino do tegme sobre a mastoide ou orelha média é mais frequentemente rompido. A junção petroclival é um local onde podem ocorrer meningoceles congênitas. Os defeitos cirúrgicos após cirurgia da mastoide comumente envolvem herniação de tecido cerebral (encefaloceles). A abordagem operatória a esses defeitos geralmente é por cima, com reparo do defeito do soalho temporal com fáscia e, quando houver um defeito substancial, reforço com uma lâmina óssea (Figuras 66-28 e 66-29). Em defeitos laterais extensos, o músculo temporal pode ser rotado para aumentar o reparo (Figura 66-30).

Sanna M, Fois P, Russo A et al. Management of meningoencephalic herniation of the temporal bone: Personal experience and literature review. *Laryngoscope.* 2009;119(8):1579–1585. [PMID: 19479744]

▼ RECONSTRUÇÃO DA BASE DO CRÂNIO

FECHAMENTO DE DEFEITOS

O tecido adiposo livre, em geral coletado da parede abdominal anterior ou da região da crista ilíaca, é o pilar da obliteração de defeitos da base do crânio. Os retalhos rotacionais locais, como aqueles feitos usando o músculo temporal ou o pericrânio, são suplementos úteis para déficits menores de tecidos moles. Os déficits mais substanciais requerem o uso de retalhos rotacionais regionais, como retalhos miocutâneos do grande peitoral ou do trapézio, ou retalhos microvasculares livres, como do reto abdominal.

Stow NW, Gordon DH, Eisenberg R. Technique of temporoparietal fascia flap in ear and lateral skull base surgery. *Otol Neurotol.* 2010;31(6):964–967. [PMID: 20517170]

RINORREIA E OTORREIA DO LÍQUIDO CEREBROSPINAL

Deixando de lado a neuropatia dos nervos cranianos, o vazamento do líquido cerebrospinal (LCS) é a morbidade de maior prevalência na cirurgia da base do crânio. Essas cirurgias frequentemente violam tratos pneumáticos que, ao final, conectam-se com a orelha média e, a seguir, via tuba auditiva, com a nasofaringe. Os

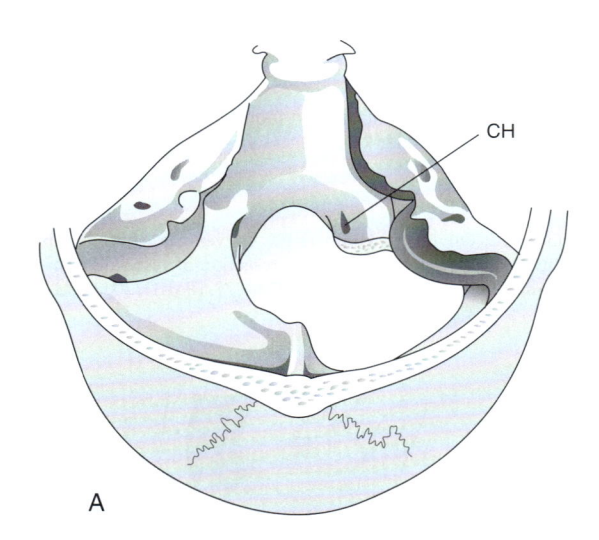

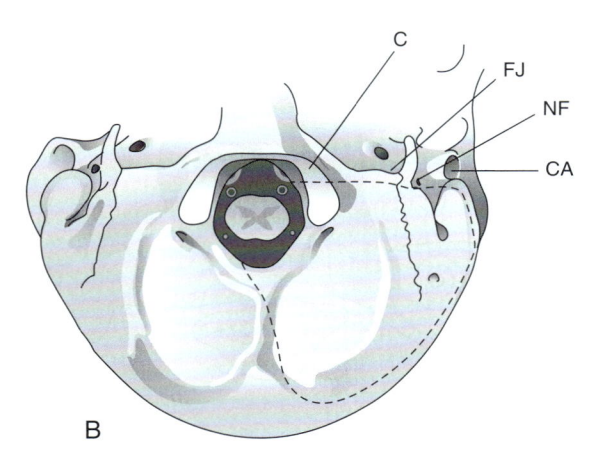

▲ **Figura 66-27** Remoção óssea pela abordagem lateral extrema (transcondilar) ao forame magno, vista por cima (**A**) e por baixo (**B**). CH, canal do hipoglosso, C, côndilo; FJ, forame jugular; NF, nervo facial; CA, canal auditivo. (Reproduzida, com permissão, de Jackler RK.)

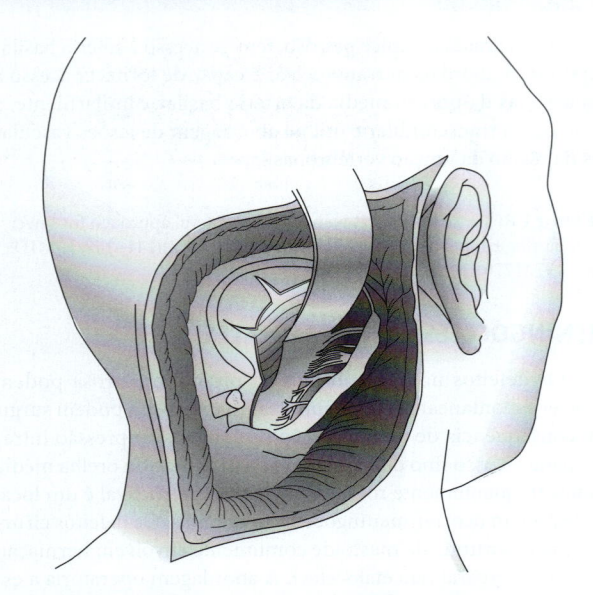

▲ **Figura 66-28** Visualização cirúrgica da abordagem lateral extrema a um meningioma situado ventralmente na região do forame magno. Observe que a ressecção tumoral deve ser conduzida por meio de um véu de nervos cranianos inferiores. (Reproduzida, com permissão, de Jackler RK.)

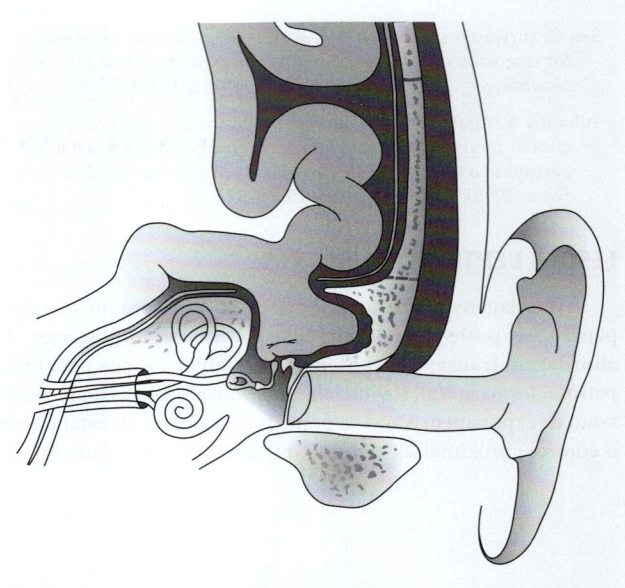

▲ **Figura 66-29** Encefalocele do tegme timpânico. (Reproduzida, com permissão, de Jackler RK.)

Goddard JC, Oliver ER, Lambert PR. Prevention of cerebrospinal fluid leak after translabyrinthine resection of vestibular schwannoma. *Otol Neurotol.* 2010;31(3):473–477. [PMID: 20084041]

métodos comumente usados para desencorajar o vazamento do LCS incluem o tamponamento do defeito da craniotomia com tecido adiposo e o selamento de tratos celulares transeccionados com cera óssea ou outro material obliterante. Apesar dos grandes esforços para prevenir essa complicação, ocorre rinorreia de LCS em cerca de 10% das cirurgias do APC, independentemente da técnica operatória usada; a porcentagem é ainda mas alta nas ressecções mais importantes da base do crânio. Os tumores do forame jugular que possuem componentes intracranianos e do pescoço superior são particularmente propensos à formação de grandes pseudomeningoceles. Esse risco pode ser minimizado evitando a abertura de planos teciduais desnecessários e o fechamento em múltiplas camadas dos tecidos do pescoço. A hemostasia meticulosa é importante para evitar a necessidade de dreno cervical.

Uma razão para essa incidência persistente é a frequência de hipertensão pós-operatória transitória do LCS, causada pelo distúrbio da função reabsortiva das granulações aracnoides. O manejo do vazamento de LCS inclui restrição hídrica, medicação para reduzir a produção do LCS (p. ex,. acetazolamida 250 mg, 4 vezes ao dia) e desvio de LCS via dreno subaracnoide lombar. Embora esse manejo conservador contenha a maioria dos vazamentos de LCS, uma pequena porcentagem de cirurgias da base do crânio requer uma intervenção cirúrgica secundária. O procedimento corretivo mais comum é a obliteração da tuba auditiva.

Becker SS, Jackler RK, Pitts LP. Cerebrospinal fluid leak after acoustic neuroma surgery: A comparison of the translabyrinthine, middle fossa, and retrosigmoidal approaches. *Otol Neurotol.* 2003;24:107. [PMID: 12544038]

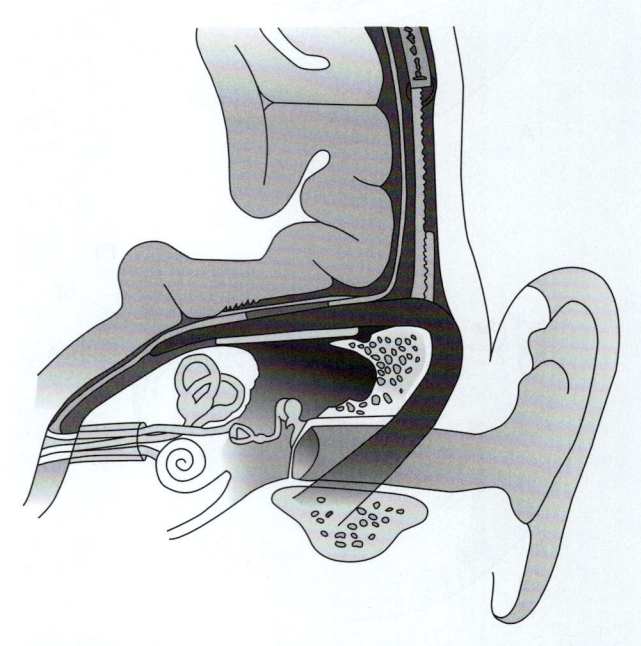

▲ **Figura 66-30** Reparo em múltiplas camadas de um grande defeito do tegme com fáscia (intradural), osso (cobrindo o defeito da base óssea) e rotação interior do músculo temporal. (Reproduzida, com permissão, de Jackler RK.)

Seção XV Orelha média e implantes

Dispositivos auditivos implantáveis da orelha média

67

Betty S. Tsai, MD
Steven W. Cheung, MD

CONSIDERAÇÕES GERAIS SOBRE DISPOSITIVOS AUDITIVOS IMPLANTÁVEIS

FATORES SOCIAIS

A perda auditiva é uma incapacidade comum em adultos. Na população idosa, 25% dos indivíduos entre 65 e 74 anos, e 50% dos indivíduos com 75 anos ou mais têm problemas de audição. Aproximadamente 30 milhões de adultos nos EUA têm perda auditiva neurossensorial moderada a grave. Para esse grupo, a amplificação acústica (aparelho auditivo convencional) é uma estratégia importante de reabilitação que frequentemente restaura a audição a um nível satisfatório.

Apesar dos benefícios potenciais da amplificação acústica, muitos pacientes com deficiência auditiva não aceitam esses aparelhos. Algumas queixas comuns a respeito deles incluem incômodo por retorno acústico, desconforto no canal auditivo, vergonha pelo uso de dispositivo externo e rejeição psicológica. Estima-se que apenas 20% dos indivíduos nos EUA, que necessitam da amplificação acústica, possuam o aparelho. Somente metade dos que possuem um aparelho auditivo usam a longo prazo.

VANTAGENS DOS DISPOSITIVOS AUDITIVOS IMPLANTÁVEIS

A busca por alternativas a aparelhos auditivos convencionais motivou o desenvolvimento dos dispositivos auditivos implantáveis que fornecem a energia sonora mais diretamente às estruturas da orelha média e interna. Esse desenho elimina muitas das desvantagens de aparelhos auditivos convencionais. Os dispositivos auditivos implantáveis procuram fornecer uma qualidade sonora mais natural, aumentar ganhos ao longo do espectro de frequências, reduzir o retorno acústico, melhorar o conforto e o aspecto estético, e eliminar a oclusão do canal auditivo. Embora o capítulo seja voltado principalmente a dispositivos auditivos implantáveis da orelha média (IMEHDs, do inglês *implantable middle ear hearing devices*), será discutido rapidamente o aparelho auditivo ancorado no osso (BAHA, do inglês *bone-anchored hearing aid*), que é uma alternativa implantável comum ao aparelho auditivo convencional.

RISCOS RELACIONADOS AO IMPLANTE

Os riscos associados à cirurgia de implante de dispositivo na orelha média incluem perda auditiva neurossensorial, ruptura da cadeia ossicular, lesão do nervo facial, laceração do canal externo e vazamento de LCS. Além dos riscos cirúrgicos, outras considerações associadas a dispositivos auditivos implantáveis são custos mais altos em comparação a aparelhos auditivos convencionais, incompatibilidade a exames de imagem por RM e incerteza quanto à necessidade de explantação (i.e., remoção do dispositivo) e reimplantação futura. Mesmo assim, tecnologias emergentes na área de IMEHDs são muito animadoras, tanto para pacientes quanto para cuidadores.

Os riscos perioperatórios associados à cirurgia da BAHA incluem vazamento de LCS e problemas de incisão em torno do implante integrado ao osso. A complicação mais comum em longo prazo é o crescimento de pele sobre o suporte, que ocorre muito comumente, em cerca de um em cada cinco pacientes. Isso se demonstrou correlacionado à sobrevivência incompleta do enxerto de pele no período pré-operatório inicial. Entretanto, uma característica distintiva importante do BAHA em relação a todos os implantes de orelha média é sua segurança em aparelhos de RM com forças de até 9,4 T. Devido a seus riscos mínimos, o BAHA tornou-se uma alternativa popular para pessoas com perdas auditivas condutivas e neurossensoriais que não podem tolerar ou usar aparelhos auditivos.

COMPONENTES DE DISPOSITIVOS AUDITIVOS

Um IMEHD é um dispositivo que converte a energia acústica em energia mecânica e a leva a uma estrutura vibratória na orelha média. Os componentes básicos de um IMEHD consistem em um **detector de sinal acústico** (receptor), um **transmissor** e um **efetor**, que vibra a cadeia ossicular. Os dois tipos básicos de transdutores usados para colocar em movimento a cadeia ossicular são sistemas eletromagnético e piezoelétrico. Os **campos eletromagnéticos** gerados por bobinas de indução podem colocar ímãs em movimento oscilatório. Os **transdutores piezoelétricos** são geralmente materiais cerâmicos que vibram em resposta à energia elétrica aplicada. O desenho geral de um IMEHS consiste em braços receptor e efetor separados. No caso de dispositivos semi-implantáveis, o braço receptor é um componente externo removível, no qual estão o microfone, o processador de fala e a bateria. Ele é mantido em uma posição estável em relação ao componente interno fixo por meio da interface do escalpo, pelo uso de um ímã centralizador. A informação acústica é transferida do componente receptor externo ao sistema efetor interno por acoplamento de radiofrequência. No caso de dispositivos totalmente implantáveis, os braços receptor e efetor são completamente internalizados; não há nenhum componente externo. Usam-se tecnologias transcutâneas para fornecer energia e recarregar as baterias internas. O braço efetor dos dispositivos auditivos implantáveis difere na localização da estimulação da cadeia ossicular. Os locais de contato são a cabeça, o corpo e o processo lenticular da bigorna e a superestrutura do estribo.

O BAHA consiste em um implante de titânio que é integrado ao osso, na região retroauricular. Preso ao implante há um processador de som que contém um microfone. O microfone capta o som, e o processador envia vibrações ao implante, que estimula a cóclea via condução óssea.

CONSIDERAÇÕES SOBRE OS DISPOSITIVOS EM TERMOS DE ACÚSTICA, IMAGEM, ETC.

As considerações acústicas de IMEHDs estão relacionadas ao aumento de rigidez e massa na cadeia ossicular, o que pode resultar em um aprofundamento da perda auditiva existente. Como a mecânica da orelha interna pode ser impactada por todos os IMEHDs, a função normal da orelha média é um critério estrito na seleção de pacientes para implante. A rigidez da cadeia ossicular aumenta quando há um acoplamento rígido entre o dispositivo e os ossículos. A carga de massa aumenta quando um componente efetor é fixado à bigorna ou ao estribo.

Atualmente, nenhum IMEHD é compatível com a RM. Problemas clínicos imprevistos no futuro podem justificar a explantação do dispositivo para intervenções diagnósticas e terapêuticas. Depois do implante de um IMEHD, não se pode usar eletrocautério em procedimentos cirúrgicos, pois as descargas elétricas podem danificar o dispositivo. A interferência eletromagnética de outras fontes ambientais pode possivelmente interagir com o IMEHD de formas desconhecidas. Incertezas sobre o dispositivo incluem vida útil dos IMEHDs, salvaguardas de proteção da saída, para prevenir perda auditiva causada por ruído, confiabilidade do selo hermético, para reduzir as taxas de falha do dispositivo, facilidade de progressão de um dispositivo semi-implantável para um totalmente implantável e capacidade de desempenho para acomodar a perda auditiva progressiva.

DISPOSITIVOS AUDITIVOS ESPECÍFICOS IMPLANTÁVEIS NA ORELHA MÉDIA

Os dispositivos apresentados nesta seção – o semi-implantável Vibrant Soundbridge® (Med-El, Innsbruck, Áustria), o totalmente implantável Envoy Esteem™ (Envoy Medical, Minneapolis, MN) e o totalmente implantável Carina™ (Otologics LLC, Boulder, CO) – são exemplos de tecnologias inovadoras de IMEHD. O Vibrant Soundbridge® atualmente é o único dispositivo aprovado pela FDA nos EUA e também está disponível na Europa. O Envoy Esteem, um dispositivo totalmente implantável, foi recentemente recomendado para aprovação por um painel assessor da FDA nos EUA. Está atualmente disponível em muitos países europeus, bem como no Brasil, Irã e Índia. O Carina™ está atualmente passando por estudos de Fase II da FDA.

VIBRANT SOUNDBRIDGE

O Vibrant Soundbridge é um dispositivo semi-implantável que usa um efetor eletromagnético para impulsionar a cadeia ossicular. O componente externo é o processador de áudio, e o componente interno é a prótese ossicular vibratória implantada cirurgicamente. O processador de áudio contém o microfone, o processador de fala e a bateria. A prótese ossicular vibratória (Figura 67-1) contém o elo de radiofrequência, o desmodulador e o estimulador ossicular – transdutor de massa flutuante –, que é fixado ao processo lenticular da bigorna com um clipe de titânio. O transdutor de massa flutuante é um efetor eletromagnético com um ímã no interior de uma bobina de indução.

▶ Implantação e critérios do candidato

O procedimento cirúrgico consiste em uma mastoidectomia com uma abordagem pelo recesso facial para colocar o transdutor de massa flutuante no processo lenticular. Após um período de cicatrização de dois meses, o dispositivo é ativado. O processador de fala fornece correntes controladas eletronicamente para impulsionar o transdutor de massa flutuante em movimento vibratório. Os candidatos ao implante são adultos (18 anos ou mais) com perda auditiva neurossensorial de moderada a grave e escores de discriminação de fala maiores de 50%. Estudos recentes também mostraram que a colocação do transdutor de massa flutuante, tanto diretamente na membrana da janela redonda como no estribo, em caso de ausência da bigorna, apresenta resultados promissores, sugerindo que essa é uma forma alternativa de amplificação auditiva para pacientes com otoesclerose e atresia aural.

▶ Teste

No estudo de Fase III da FDA sobre o Vibrant Soundbridge, relataram-se melhoras estatisticamente significativas no ganho funcional médio, da ordem de 10 a 15 dB ao longo do espectro de frequência. A sobrecarga de massa sobre a bigorna não afetou ad-

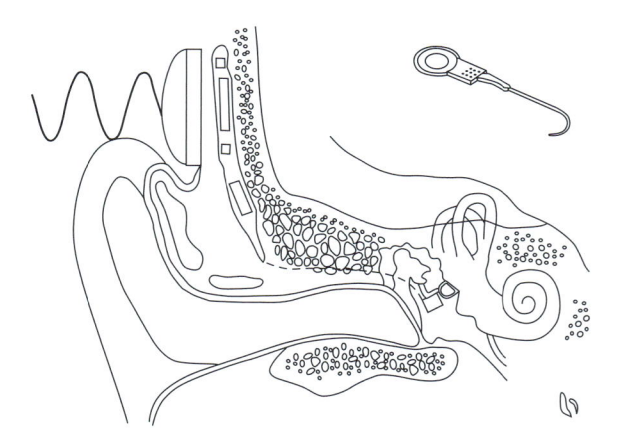

Figura 67-1 O dispositivo semi-implantável Vibrant Soundbridge da Med-El. O processador de áudio externo recebe e processa os sons. Os sinais são transmitidos à prótese ossicular vibratória externa (detalhe, à direita) via acoplamento de radiofrequência. O transdutor de massa flutuante, fixado ao processo lenticular da bigorna com um clipe de titânio, vibra o estribo.

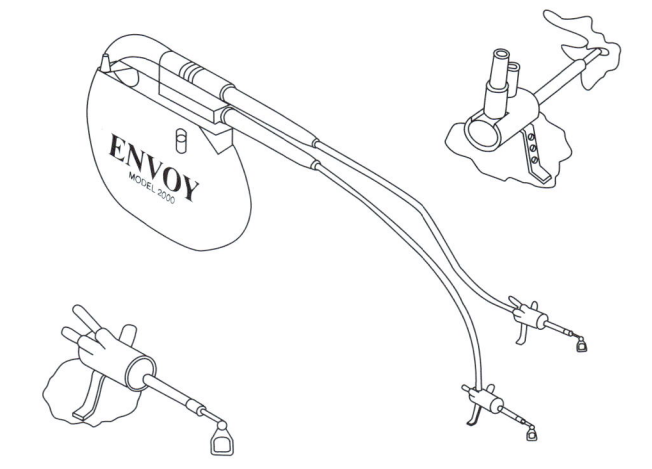

Figura 67-2 O dispositivo totalmente implantável Envoy. Os braços sensor e impulsionador conectam-se ao processador por pinos destacáveis. O sensor é fixado ao corpo da bigorna com cimento ósseo. Observe que o processo lenticular distal da bigorna é encurtado, a fim de segregar as vibrações do sensor e do impulsionador (detalhe, acima, à direita). O impulsionador também é ligado ao capítulo do estribo com cimento ósseo (detalhe, abaixo, à esquerda). (Reproduzida, com permissão, de Envoy Medical Corporation, St. Paul, MN.)

versamente a audição de forma clinicamente significativa. Os pacientes relataram melhora em satisfação e desempenho; prefeririam o Vibrant Soundbridge a um grupo heterogêneo de aparelhos auditivos convencionais. A oclusão e retorno acústico foram praticamente eliminados. Deve-se notar que o reconhecimento da fala com auxílio era comparável entre o Vibrant Soundbridge e os aparelhos auditivos convencionais.

▶ Segurança

O estudo também demonstrou um nível aceitável de segurança. A maioria dos pacientes não tinha uma mudança significativa na audição residual (i.e., mudança na média de tons puros inferior a 10 dB). Entretanto, uma pequena porcentagem de pacientes (4%, ou dois em 53 pacientes) experimentou uma diminuição de 12 a 18 dB na audição residual. Outros eventos adversos foram relatados durante o estudo nos EUA. Houve seis falhas do dispositivo; esses aparelhos foram reimplantados com sucesso após revisão do produto pelo fabricante. Um paciente teve uma desconexão do transdutor flutuante de massa; o dispositivo foi reimplantado com sucesso.

ENVOY ESTEEM™

O Envoy Esteem™ é um dispositivo auditivo totalmente implantável que usa transdutores piezoelétricos. Um importante desafio na concepção de dispositivos auditivos totalmente implantáveis é o manejo do retorno mecânico e acústico. Os braços receptor (sensor) e efetor (impulsionador) do sistema estão, necessariamente, muito próximos. Em níveis muito altos de saída pelo braço efetor, pode ocorrer retorno, porque o sensor detecta o sinal de saída, o que causa oscilação do retorno. O sistema Envoy aborda esse difícil problema segregando os braços receptor e efetor, por meio de ruptura ossicular controlada. Esse dispositivo já foi aprovado pela FDA e está disponível nos EUA.

▶ Implantação e critérios do candidato

O procedimento cirúrgico é uma mastoidectomia com abordagem pelo recesso facial, com vaporização a *laser* dos 2 a 3 mm distais do processo lenticular da bigorna (Figura 67-2). Usa-se cimento ósseo para estabilizar o sensor e o impulsionador na mastoide e afixar as extremidades do dispositivo no corpo da bigorna e da cabeça do estribo. Quando sons entrando pelo canal vibram o tímpano, o corpo da bigorna é posto em movimento. A extremidade do sensor, firmemente fixada ao corpo da bigorna, deflete o transdutor piezoelétrico, gerando sinais elétricos que são transmitidos ao processador de fala. Os sinais elétricos de saída do processador guiam os movimentos da extremidade impulsionadora, que são transmitidos ao estribo. Os candidatos ao implante do dispositivo Envoy são adultos (18 anos ou mais), com perda auditiva neurossensorial leve a grave e escores de discriminação de fala de 60% ou mais.

▶ Dados de teste de fase I e segurança

No estudo de Fase I da FDA sobre o Envoy Esteem™ em sete pacientes, cinco deles perceberam benefício em relação ao seu aparelho auditivo mais bem ajustado no período de ativação de dois meses. Dois dos cinco pacientes que finalmente sentiram benefício tiveram necessidade de cirurgia de revisão após o implante inicial, porque o benefício imediato era insuficiente. Na coorte original de sete pacientes, três foram explantados, por infecção ou solicitação do paciente. O ganho funcional com o Esteem™ foi similar ao de aparelhos auditivos. A reserva coclear nos pacientes do estudo parecia estar preservada após o implante do Esteem™, e os limiares de condução aérea para frequências acima de 1 kHz aumentaram em 10 a 20 dB em 12 meses após o implante. O dispositivo foi modificado antes do estudo de Fase III.

OTOLOGICS CARINA™

Inicialmente desenvolvido como um dispositivo semi-implantável, o Otologics Carina™ hoje é um dispositivo totalmente implantável que incorpora um microfone, processador de fala, bateria e um transdutor em uma prótese. O microfone, localizado sob a pele retroauricular, amplifica o som e converte sinais acústicos em sinais elétricos que são transmitidos ao transdutor. A partir daí, o estimulador ossicular vibra os ossículos. A bateria subcutânea é carregada diariamente com uma bobina de radiofrequência, colocada sobre o local do implante. O implante é programável, e o volume pode ser ajustado com um controle remoto que fica sobre o implante.

▶ Implantação e critérios do candidato

O procedimento cirúrgico é uma abertura modificada do recesso timpânico, expondo o corpo da bigorna e a cabeça do martelo. Afixa-se uma placa com um anel ao córtex da mastoide com parafusos autoenroscáveis que permitem a fixação da cápsula eletrônica. Com um *laser*, cria-se um orifício no centro do corpo da bigorna. Monta-se o transdutor ao anel e avança-se a extremidade da sonda até o interior do orifício da bigorna. O estímulo elétrico do transdutor traduz-se em estimulação mecânica da cadeia ossicular. Após um período de cicatrização de 6 a 8 semanas, o dispositivo pode ser ativado. Os candidatos ao dispositivo Otologics são similares aos do Envoy Esteem.

▶ Testes de fase I e segurança

Um estudo de 20 pacientes implantados demonstrou que, embora seus aparelhos auditivos convencionais tivessem médias de tom puro e escores de reconhecimento monoaural de palavras levemente melhores, os pacientes preferiam ouvir com o Carina™, notando melhor qualidade de som, maior capacidade de ouvir sons suaves, conforto e capacidade de usar o dispositivo em situações barulhentas. As complicações incluíam extrusão do implante em três pacientes, exigindo explantação em dois deles, aumento do tempo de carregamento em sete pacientes, fazendo com que dois não estejam mais usando seus implantes, e perda de comunicação externa com o implante, impossibilitando sua recarga. Também se notou que, seis meses após a cirurgia, havia menor uso do implante, em consequência de uma diminuição da percepção de fala. Acredita-se que isso resulte da migração do microfone e processadores. Desde esse estudo, fizeram-se modificações no dispositivo para abordar essas questões, quando estava iniciando os testes de Fase II.

APARELHOS AUDITIVOS ANCORADOS NO OSSO

Embora não seja um dispositivo implantável na orelha média, o BAHA (Cochlear Corporation, Sydney, Austrália) é um implante aprovado pela FDA para pacientes com perda auditiva condutiva ou mista, ou perda auditiva neurossensorial unilateral, que não toleram ou têm benefícios limitados de aparelhos auditivos de condução aérea convencionais. Os aparelhos auditivos de condução óssea tradicionais requerem o uso de uma faixa para segurar o transdutor junto à cabeça. Com o BAHA, não só essa faixa não é mais necessária, como o acoplamento entre transdutor e microfone é significativamente melhor, em até 10 a 15 dB. As desvantagens do BAHA incluem custo mais elevado e necessidade de procedimento cirúrgico. Entretanto, a melhora na audição e comunicação tornou o BAHA uma opção atraente para certos grupos de pacientes com perda auditiva,

▶ Implantação e critérios do candidato

O procedimento cirúrgico consiste na criação de um retalho fino de pele. Um suporte de titânio é instalado no osso temporal e o retalho fino de pele com um orifício central é colocado cobrindo o implante. Deixa-se que a incisão cicatrize por 3 a 4 meses para que ocorra a integração óssea.

O BAHA foi originalmente indicado para pacientes com uma perda auditiva condutiva ou mista com um componente condutivo superior a 30 dB. Os pacientes com secreção crônica de orelha, apesar de tratamento vigoroso, atresia aural congênita bilateral e perda condutiva na única orelha funcionante foram os beneficiários primários. Mais recentemente, demonstrou-se que pacientes com surdez unilateral se beneficiam com o BAHA.

Backous DD, Duke W. Implantable middle ear hearing devices: Current state of technology and market challenges. *Curr Opin Otolaryngol Head Neck Surg.* 2006;14:314.

Barbara, M, Manni V, Monini S. Totally implantable middle ear device for rehabilitation of sensorineural hearing loss: Preliminary experience with the Esteem, Envoy. *Acta Otolaryngol.* 2009;129:429.

Chen DA, Backous DD, Arriaga MA et al. Phase 1 clinical trial results of the envoy system: A totally implantable middle ear device for sensorineural hearing loss. *Otolaryngol Head Neck Surg.* 2004;131(6):904.

Falcone MT, Kaylie DM, Labadie RF et al. Bone-anchored hearing aid abutment skin overgrowth reduction with clobetasol. *Otolaryngol Head Neck Surg.* 2008;139(6):829.

Fisch U, Cremers CW, Lenarz T et al. Clinical experience with the Vibrant Soundbridge implant device. *Otol Neurotol.* 2001;22(6):962.

Fraysse B, Laveille JP, Schmerber S et al. A multicenter study of the Vibrant Soundbridge middle ear implant: Early clinical results and experience. *Otol Neurotol.* 2001;22(6):952.

Frenzel H, Hanke F, Beltrame M. Application of the Vibrant Soundbridge to unilateral osseous atresia cases. *Laryngoscope.* 2009;119(1):67.

Haynes DS, Young JA, Wanna GB et al. Middle ear implantable hearing devices: An overview. *Trends Amplific.* 2009;13(3):206.

House JW, Kutz JW. Bone-anchored hearing aids: Incidence and management of postoperative complications. *Otol Neurotol.* 2007;28(2):213.

Jenkins HA, Atkins JA, Horlbeck D et al. Otologics fully implantable hearing system: Phase I trial 1-year results. *Otol Neurotol.* 2008;29(4):534.

Ko WH, Zhu WL, Kane M, Maniglia AJ. Engineering principles applied to implantable otologic devices. *Otolaryngol Clin North Am.* 2001;34(2):299.

Luetje CM, Brackman D, Balkany TJ et al. Phase III clinical trial results with the Vibrant Soundbridge implantable middle ear hearing device: A prospective controlled multicenter study. *Otolaryngol Head Neck Surg.* 2002;126(2):97.

Snik AF, Bosman AJ, Mylanus EA et al. Candidacy for the bone-anchored hearing aid. *Audiol Neurootol.* 2004;9(4):190.

Snik AF, Mylanus EAM, Proops DW et al. Consensus statements on the BAHA system: Where do we stand at present? *Annals of Oto, Rhino, Laryngol.* 2005:114(12)Suppl 195:1.

Agradecimentos a Kenneth C.Y. Yu, MD, por sua contribuição para este capítulo nas edições anteriores deste livro.

68

Implantes cocleares

Michael B. Gluth, MD
Colin L.W Driscoll, MD
Anil K. Lalwani, MD

A maioria dos casos de surdez é causada pela ausência ou distúrbio de células ciliadas da cóclea. Esse defeito na função coclear normal, especificamente na transdução de um sinal acústico mecânico em atividade sináptica no nervo auditivo, representa o rompimento de um elo na delicada cadeia que constitui o sentido da audição humana. Os implantes cocleares oferecem um meio artificial para contornar esse vínculo interrompido, por meio da estimulação elétrica direta das fibras nervosas auditivas.

Embora os limites tecnológicos e científicos atuais não permitam a transdução artificial do som usando os padrões cocleares naturais exatos de atividade sináptica no nível de cada fibra nervosa auditiva individual residual, o conhecimento desses padrões naturais ajudou o desenvolvimento de implantes cocleares, permitindo o processamento da fala em novos códigos eletrônicos sintéticos contendo as características-chave do som falado. Ao usar esses códigos para regular sistematicamente a descarga de eletrodos intracocleares, é possível transmitir o ritmo, a frequência e a intensidade do som. Os implantes cocleares evoluíram progressivamente, com complexidade e elegância crescentes, de um conceito experimental para uma ferramenta comprovada usada no manejo de pacientes com perda auditiva neurossensorial (PANS). Em todo o mundo, o número de implantes aumenta rapidamente. Como muitas outras modalidades de tratamento médico movidas pela tecnologia, inovações recentes em microcircuitos e ciência da computação continuam a impulsionar os perfis de desempenho de implantes cocleares a novos patamares.

▼ HARDWARE DE SISTEMAS DE IMPLANTES COCLEARES

Atualmente, três empresas distintas fabricam sistemas de implantes multicanais que estão disponíveis comercialmente e são aprovados pela FDA para uso em adultos e em crianças. Embora seja cara, múltiplos estudos demonstraram que o custo-utilidade da implantação coclear é excelente, e que se compara bem com outras intervenções médicas comuns.

Todos os sistemas de implante modernos funcionam usando os mesmos componentes básicos, incluindo um microfone, um processador de fala e um receptor-estimulador implantado (Figura 68-1).

▶ Microfone e receptor-estimulador

O som é primeiro detectado por um microfone (em geral, usado na orelha) e convertido em sinal elétrico analógico. Esse sinal é então enviado para um processador externo, no qual, de acordo com uma entre diversas estratégias de processamento, é transformado em um código eletrônico. Esse código, já então um sinal digital, é transmitido por radiofrequência, por meio da pele, por uma bobina transmissora que é mantida externamente, por um ímã, sobre o receptor-estimulador. Finalmente, esse código é traduzido pelo receptor-estimulador em impulsos elétricos rápidos distribuídos a eletrodos em um conjunto implantado no interior da cóclea (Figuras 68-2 a 68-5).

▶ Processador de fala

As atuais gerações de processadores de fala são menores e estão constantemente sendo redesenhadas, a fim de melhorar a funcionalidade, o conforto e os aspectos estéticos. A maioria dos adultos e crianças mais velhas usa processadores na orelha (processadores atrás da orelha). Os processadores usados no cinto, presos à roupa, ou incorporados em pequenas mochilas (processadores usados no corpo) continuam a ser preferidos para crianças muito pequenas, bem como para alguns adultos (Figuras 68-6 a 68-8). Dispositivos completamente implantáveis estão sendo desenvolvidos.

PROCESSAMENTO DE FALA

A literatura usa o termo *processamento de fala*, mas esse componente pode ser mais adequadamente chamado **processamento de som**, porque as manipulações não estão limitadas somente à fala. Atualmente, há um foco maior na potencializa-

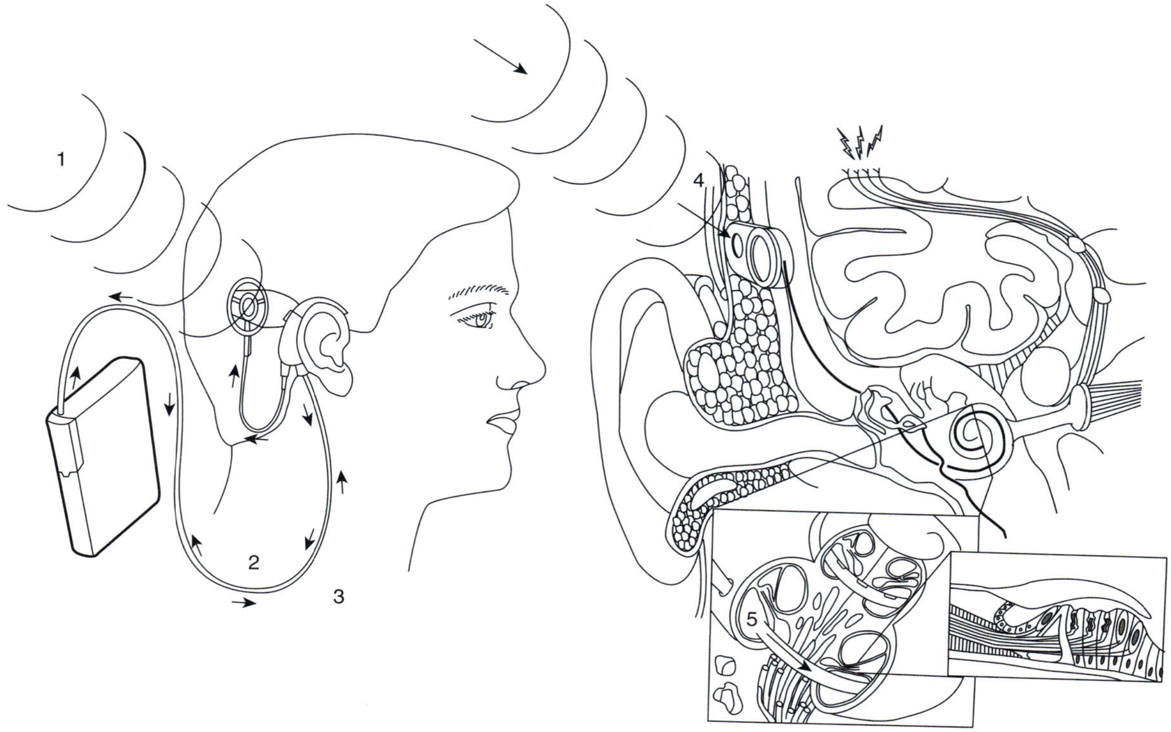

▲ **Figura 68-1** Ilustração esquemática do modo de operação dos implantes cocleares. 1. O som é detectado por um microfone externo. 2. O sinal é dirigido a um processador externo de som. 3. Depois de processado, um código eletrônico digital é enviado por uma bobina transmissora situada sobre o receptor-estimulador via radiofrequência pela pele. 4. O receptor-estimulador aporta impulsos eletrônicos a eletrodos em uma espiral situada no interior da cóclea, de acordo com a estratégia usada pelo processador. 5. Eletrodos estimulam eletricamente células do gânglio espiral e axônios do nervo auditivo.

ção da qualidade de todos os sons e, especificamente, um esforço para melhorar a apreciação da música. Independentemente da estratégia de processamento utilizada, partes desse processo devem incluir tanto amplificação (i.e., controle do ganho) e compressão. Como a orelha surda responde à estimulação elétrica com uma resposta dinâmica na faixa de 10 a 25 dB, o processamento deve comprimir o sinal para que se enquadre dentro dessa estreita faixa. Existem investigações ativas sobre a melhor forma de converter o som em um sinal elétrico.

▶ Estratégias de estimulação elétrica

A. Estratégias multicanais

Algumas das primeiras estratégias multicanais, conhecidas como estratégias de bancos de filtros analógicos (**analógicas contínuas**), canalizam a fala por múltiplos filtros dependentes da frequência e levam *outputs* distintos de sinais analógicos sinusoidais diretamente a eletrodos separados. Outras estratégias, chamadas extração de características (F0, F1 e F0, F1, F2), funcionam extraindo rapidamente detalhes com base em frequência que são considerados como mais essenciais no reconhecimento da fala; incluem tanto a frequência fundamental quanto vogais formadoras. Essas informações-chave são liberadas por meio de sinais pulsáteis com frequências sincrônicas à frequência fundamental e com uma ordem tonotópica que é derivada das formadoras.

B. Estimulação pulsátil

As adaptações modernas das estratégias analógicas diretas procuraram vencer o problema da interação de canais, ou extravasamento, que ocorre facilmente quando eletrodos adjacentes são estimulados simultaneamente com sinais analógicos contínuos. O resultado desses esforços levou ao desenvolvimento de uma estratégia – **amostragem *interleaved* contínua** – que fornece estimulação pulsátil não contínua muito rápida por múltiplos canais filtrados.

C. Análise espectral

Além disso, novas estratégias de análise espectral de alta frequência, **SPEAK** (***spectral peak***) e **ACE** (***advanced combination encoders*** – codificadores combinados avançados), por exemplo, determinam 6 a 10 máximas espectrais para cada sinal de *input*. Outras abordagens mais novas, como estratégias "n-de-m" (n =

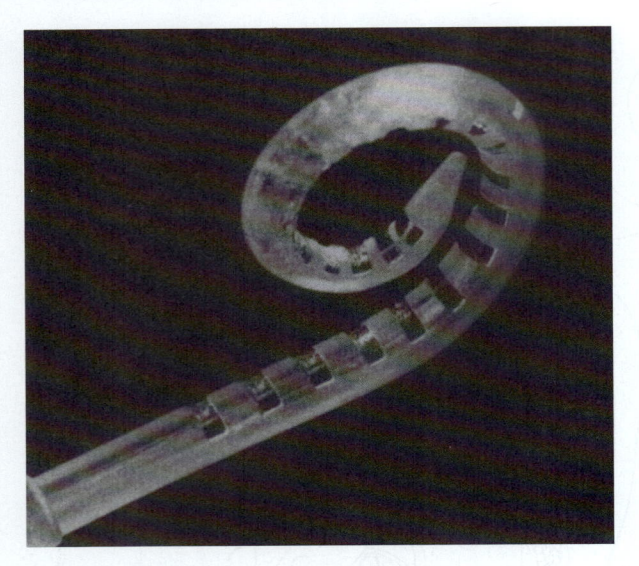

Figura 68-2 O conjunto de eletrodos curvo *nucleus contour advance*. (Imagem por cortesia de Cochlear Corporation, Austrália.)

filtros, m = canais), são constantemente inovadas e refinadas, com o objetivo de combinar as vantagens teóricas de cada tipo de sistema e, ao mesmo tempo, incorporar novas tecnologias sempre evoluindo.

▶ Respostas neurais

No processamento da fala, considera-se o sinal acústico entrante; além disso, as respostas neurais reais (**telemetria de resposta neural**, **imagem da resposta neural** ou **telemetria da resposta do nervo auditivo**) ao estímulo podem ser medidas e levadas em conta na formulação de um esquema de estimulação neural. Medindo potenciais de ação evocados de eletrodos específicos, é possível prever as amplitudes necessárias para cada canal do processador de fala. Alguns audiologistas julgam que essa informação é particularmente útil ao programar crianças muito pequenas.

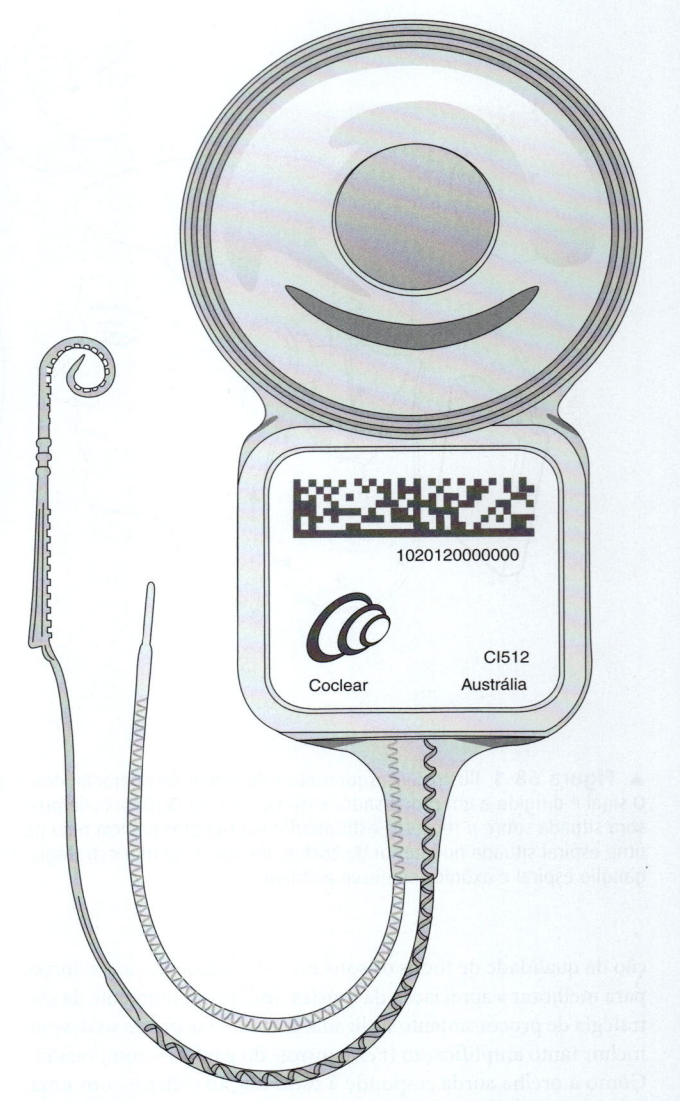

Figura 68-3 O implante coclear núcleo CI512. (Imagem por cortesia de Cochlear Corporation, Australia.)

Cheng AK, Rubin HR, Powe NR et al. Cost-utility analysis of the cochlear implant in children. *JAMA*. 2000;284:850. [PMID: 10938174] (Cost-utility in children is favorable.)

Cheng AK, Niparko JK. Cost-utility of the cochlear implant in adults: a meta-analysis. *Arch Otol Head Neck Surg*. 1999;125:1214. [PMID: 10555692] (Cost-utility of cochlear implantation in adults shown to be in line with many other common medical and surgical modalities.)

▼ SELEÇÃO E AVALIAÇÃO DE PACIENTES

AVALIAÇÃO AUDIOLÓGICA

A candidatura para implantes cocleares baseia-se fortemente na avaliação audiológica. Embora os critérios audiométricos continuem a mudar, o objetivo permanece o mesmo – identificar aqueles pacientes para quem o implante provavelmente fornecerá uma melhor audição. Devido a aperfeiçoamentos, a capacidade de ouvir com um implante melhorou muito ao longo do tempo. Portanto, os critérios audiométricos aceitos para implantação expandiram-se, incluindo pacientes com mais audição residual. Alguns desses pacientes, tendo audição de baixos tons bastante útil em um contexto de déficits de média e alta frequência, podem hoje ser classificados como tendo "**surdez parcial**". Desenvolveram-se dispositivos híbridos ou de eletrodos curtos, para permitir a preservação da audição natural de baixa frequência; assim, o paciente combinaria a audição elétrica (implante coclear) e a acústica (aparelho auditivo) na mesma orelha.

IMPLANTES COCLEARES

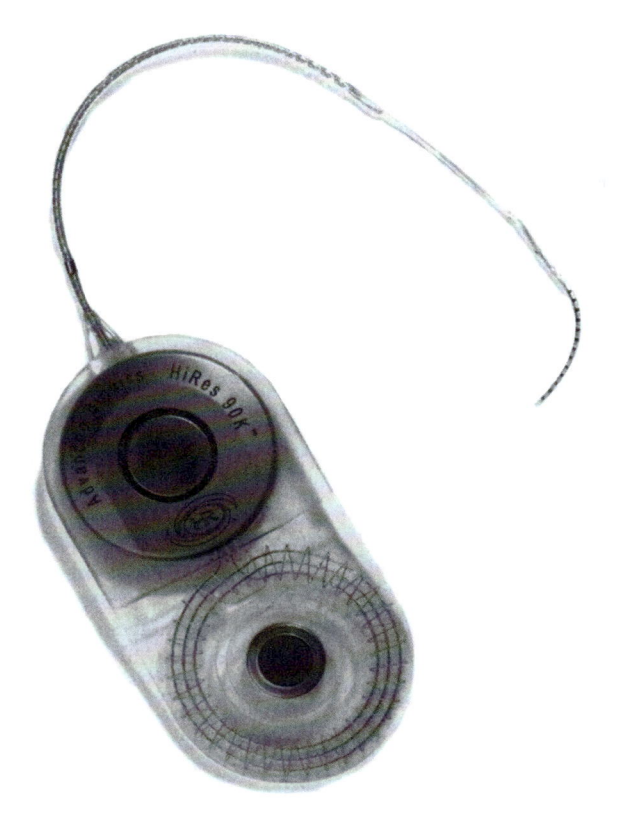

▲ **Figura 68-4** O implante AB HIResolution™ 90K. (Imagem por cortesia de Advanced Bionics Corporation, Sylmar, Califórnia.)

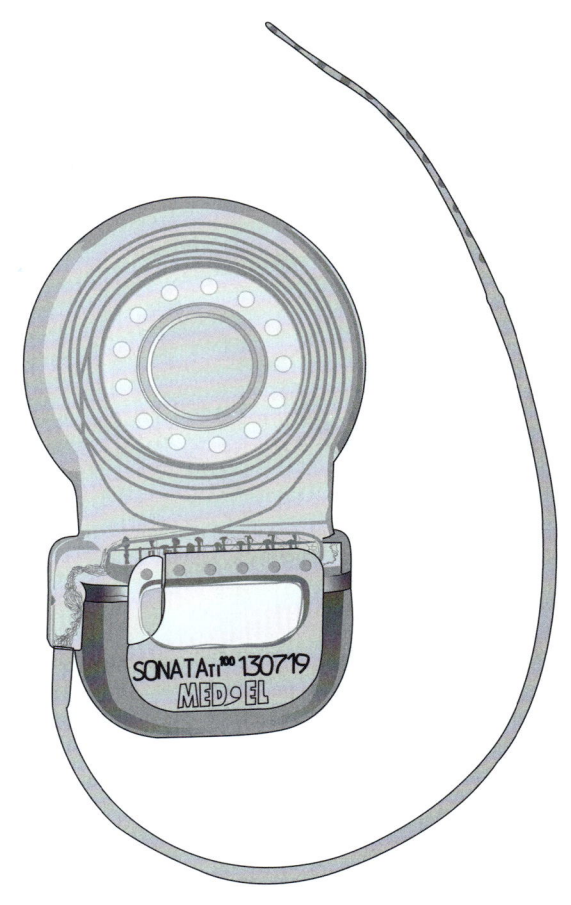

▲ **Figura 68-5** Implante coclear Med El Sonata™ TI100. (Imagem por cortesia de Med-El Corporation, Innsbruck, Áustria.)

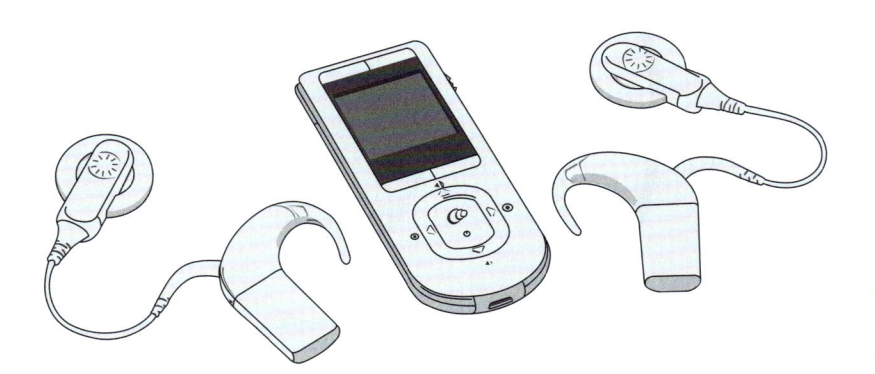

▲ **Figura 68-6** O processador de som núcleos 5 com assistência remota sem fio para programação. (Imagem por cortesia de Cochlear Corporation, Austrália.)

No caso de adultos nos EUA, a candidatura baseia-se em escores de testes de reconhecimento de sentenças (p. ex., **Hearing-in-Noise Test** ou Arizona Biomedical Sentences) com aparelhos auditivos adequadamente ajustados. Em geral, são necessários escores de 60% ou menos para estabelecer a candidatura.

Em crianças avaliadas para um implante coclear, é necessário primeiro estabelecer um limiar de audição. Esse pode incluir emissões otoacústicas, testes de respostas auditivas do tronco cerebral, respostas auditivas *steady-state* e testes comportamentais. Pode-se então iniciar um teste com aparelho auditivo

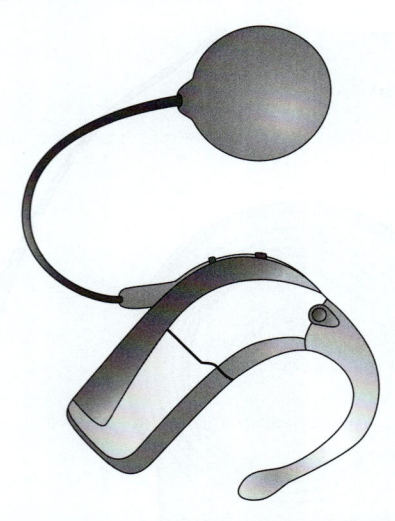

▲ **Figura 68-7** O processador de fala AB Harmony™. (Imagem por cortesia de Advanced Bionics Corporation, Sylmar, Califórnia.)

e avaliar o desenvolvimento da fala e da linguagem. Buscam-se informações de audiologistas, pais, professores e fonoaudiólogos. A equipe de implante coclear assimila as informações e toma uma posição sobre o progresso da criança com a amplificação e sua adequação para implantação.

AVALIAÇÃO OTOLÓGICA

Deve-se obter uma história e um exame otológicos detalhados como parte da avaliação pré-implantação, incluindo uma investigação sobre a etiologia da perda auditiva. (Para uma discussão abrangente da avaliação da PANS em adultos e em crianças, consulte o Capítulo 52, Perda Auditiva Neurossensorial.)

▶ Otite média e disfunção da tuba auditiva

Em pacientes pediátricos, é importante determinar se há uma história de infecções da orelha recorrentes, colocação de tubos para equalização de pressão (EP), ou outras cirurgias otológicas. Os pacientes com otite média aguda devem ser tratados com antibioticoterapia convencional apropriada e demonstrarem estar livres de infecção antes de prosseguir para a cirurgia. Em pacientes com derrame crônico da orelha média ou otite média aguda recorrente, pode-se considerar uma miringotomia com colocação de tubos de ventilação. Implantes cocleares podem coexistir com segurança com tubos de ventilação, embora, idealmente, o paciente devesse ter uma membrana timpânica intacta no momento da cirurgia.

▶ Otite média crônica

Para receptores adultos do implante, prefere-se uma membrana timpânica intacta. Assim, pacientes com perfuração da membrana timpânica, na orelha com secreção crônica, ou um colesteatoma frequentemente requerem outros procedimentos cirúrgicos antes da implantação. Para pacientes com otopatias crônicas inativas há muito tempo e uma cavidade radical modificada, não é incomum combinar implante coclear, fechamento do canal auditivo e obliteração da cavidade da mastoide e da orelha média em um único procedimento cirúrgico. Os pacientes com processos patológicos crônicos em atividade, entretanto, serão melhor atendidos com cirurgia otológica convencional inicial, retardando-se o implante coclear até que a orelha esteja estável.

▶ Perviabilidade coclear

Quando a surdez resulta de meningite ou otoesclerose coclear, é preciso dar atenção especial no pré-operatório à possibilidade de uma obstrução ou ossificação dos tecidos moles cocleares. A melhor forma de avaliar a perviabilidade coclear é a RM. A TC deveria demonstrar ossificação coclear; entretanto, a obliteração devida à fibrose e à presença de tecidos moles é mais bem avaliada com uma RM ponderada em T2. Quando a cóclea parece estar em processo ativo de obliteração, o cirurgião pode desejar fazer o implante rapidamente, pressupondo-se que não há expectativas de recuperar a audição.

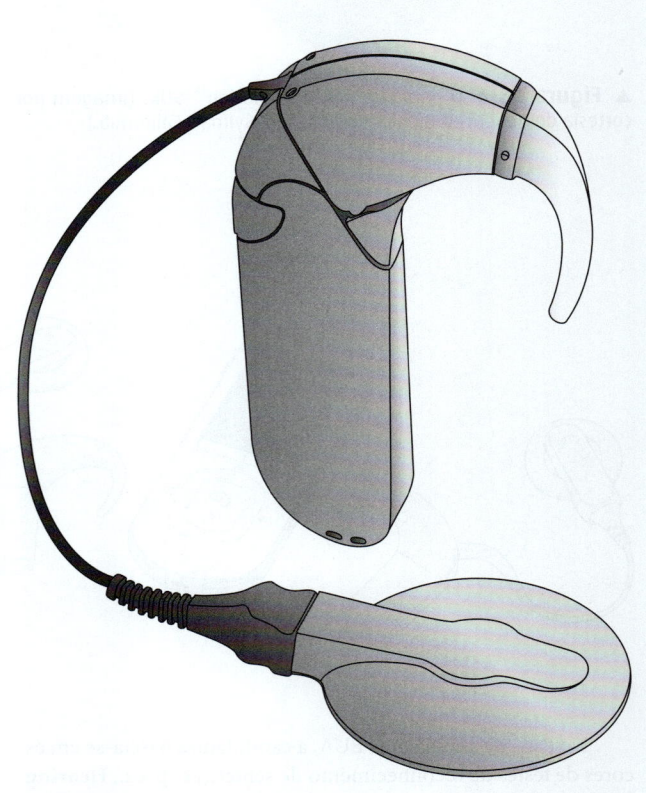

▲ **Figura 68-8** O processador de som Med El Opus 2™ com sintonizador fino sem fio. (Imagem por cortesia de Med-El Corporation, Innsbrick, Áustria.)

Malformações cocleares e vestibulares

O tipo específico e a gravidade da malformação apresenta um conjunto singular de desafios ao cirurgião de implantes. Imagens pré-operatórias são valiosíssimas para planejar a cirurgia, escolher o conjunto de eletrodos mais apropriado e evitar complicações. Desfechos como inserção incompleta do dispositivo, vazamento de LCS, lesão ao nervo facial, vestibulopatia e piora da audição são mais comuns em casos de malformações.

Considerações médicas gerais

É importante estar ciente dos indivíduos em risco particular de infecção ou de complicações locais da cirurgia durante o processo de preparação para o implante. Patologias não otológicas pertinentes para serem consideradas são um campo cirúrgico com irradiação prévia, imunodeficiência, diabetes melito não controlado, tabagismo, desnutrição, história proeminente de reações alérgicas de hipersensibilidade ou dermatopatias disseminadas.

Avaliação vestibular

Embora não seja um pré-requisito operatório, uma avaliação vestibular, incluindo pelo menos uma eletronistagmografia, pode ser útil na escolha da orelha para implante e para avaliar o risco de problemas pós-operatórios de equilíbrio. Embora o risco de perder a função equilíbrio na orelha implantada seja baixo, com as atuais técnicas cirúrgicas de trauma mínimo, se houvesse perda de função e a orelha contralateral já não tivesse função, os problemas de equilíbrio resultantes poderiam ser devastadores, particularmente em idosos. Os pacientes com um problema de equilíbrio já existente ou suspeita de hipofunção vestibular unilateral ou bilateral devem realizar testes pré-operatórios.

AVALIAÇÃO RADIOLÓGICA

A avaliação radiológica para implantação coclear em geral consiste em TC em cortes finos e/ou RM do osso temporal. Prefere-se a TC para delinear a detalhada anatomia óssea do labirinto, que pode incluir evidências de ossificação coclear, percurso anormal do nervo facial ou anormalidades congênitas. Em pacientes aos quais se exigem detalhes de tecidos moles, como em elevada suspeita de patologia central ou quanto a perviabilidade coclear for questionada, a RM com e sem gadolínio mais imagens de alta resolução ponderadas em T2 podem comprovar-se valiosas. A modificação das sequências de pulso da RM, como *fast-spin-eco*, e o desenvolvimento de novas bobinas estão levando a resoluções continuamente aperfeiçoadas da orelha interna e do canal auditivo interno (CAI). Especificamente, a RM pode agora permitir imagens confiáveis dos conteúdos do canal auditivo interno e a confirmação da presença de um nervo auditivo. A deformidade de Michel (i.e., agenesia coclear congênita) e a ausência do nervo auditivo, que pode estar presente com a malformação de estreitamento do canal auditivo interno ou no contexto de neuropatia auditiva, são as duas contraindicações absolutas à implantação coclear que podem ser encontradas na avaliação radiológica.

CANDIDATOS

Considerações gerais

Além de satisfazer critérios audiométricos e clínicos, a avaliação básica de candidatos a implantes cocleares envolve a análise de múltiplos outros fatores (Quadro 68-1). Os objetivos da avaliação são (1) determinar se o paciente tem probabilidade de se beneficiar com o implante, (2) estabelecer expectativas realistas quanto ao desfecho e (3) avaliar as necessidades e expectativas do paciente e/ou de sua família. Nem todos os pacientes que satisfazem critérios clínicos e audiométricos são candidatos apropriados ao implante. É preciso haver expectativas fundamentadas, bem como um firme compromisso com a reabilitação e a programação necessárias após a implantação.

Pacientes com outros distúrbios cognitivos ou de desenvolvimento

Um grupo singular de indivíduos que requerem consideração cuidadosa é o de pessoas com perda auditiva e outros déficits cognitivos e de desenvolvimento. Historicamente, recusava-se o implante para crianças com paralisia cerebral ou outras patologias além da perda auditiva. Atualmente, entretanto, está claro que muitos desses pacientes são bons candidatos. Se uma incapacidade auditiva puder ser melhorada por meio de um implante coclear, outras incapacidades (p. ex., uma deficiência de aprendizado) podem se tornar menos pronunciadas ou mais manejáveis. Em contraste, em uma criança com questões de desenvolvimento muito graves e um mau prognóstico de desenvolvimento cognitivo, um implante coclear pode simplesmente ser mais uma carga e não resultar em melhor qualidade de vida.

Quadro 68-1 Critérios gerais para candidatura a implante coclear

Crianças
- Perda auditiva grave a profunda bilateral
- Falta de desenvolvimento auditivo com um teste de aparelho auditivo binaural apropriado, documentado por testes objetivos ou um questionário parental (para crianças muito pequenas)
- Escores de reconhecimento de palavras *open set* adequadamente assistido < 20-30% em crianças capazes de ser testadas
- Plano de educação auditiva adequado para o desenvolvimento
- Ausência de contraindicação médica, com presença de cóclea e nervo auditivo

Adultos
- Perda auditiva grave a profunda bilateral
- Benefícios limitados dos aparelhos auditivos convencionais
- Escores de reconhecimento de sentenças (Teste Hearing-in-Noise ou Arizona Biomedical Sentences) < 60%
- Ausência de contraindicação médica, com presença de cóclea e nervo auditivo
- Expectativas realistas

Momento da implantação

O momento da implantação é muito importante. A implantação mais precoce em crianças geralmente produz resultados mais favoráveis, e muitos centros fazem implantes de rotina em crianças abaixo de 12 meses de idade. Ao se engajar nessa via, surgem questões complexas em relação a quão cedo as crianças devem receber implantes cocleares, a fim de otimizar eventuais desfechos de desenvolvimento. Embora as respostas a todas essas questões ainda não sejam definitivas, o sucesso em populações de pacientes cada vez mais jovens está diminuindo a idade dos receptores de implantes. A implantação precoce essencialmente limita o atraso da criança no desenvolvimento da linguagem. Da mesma forma, adultos com uma surdez menos prolongada têm melhores resultados. Foi demonstrado que desfechos em adultos acima de 80 anos rivalizam com os de adultos mais jovens. Podem-se obter resultados excelentes em crianças mais velhas e em adultos com surdez de longa duração, mas devem-se modificar as expectativas de desfecho.

SELEÇÃO DO IMPLANTE

Todos os três dispositivos disponíveis hoje são excelentes e raramente existem fortes razões para preferir um ou outro. Os desfechos auditivos parecem ser similares independentemente do dispositivo, indicando, assim, que os fatores do paciente são mais importantes que as variações do dispositivo. Existem algumas situações clínicas que podem influenciar o médico em favor de um dispositivo, ao invés de outro. Por exemplo, um dispositivo com compatibilidade com RM ou um ímã removível pode ser o melhor tipo de implante em um paciente que irá precisar de RMs no futuro. Algumas empresas têm múltiplas configurações de eletrodos que são úteis em uma cóclea obliterada ou malformada. Para evitar a estimulação indesejada do nervo facial, no contexto de otoesclerose coclear, um conjunto perimodiolar de eletrodos pode ser preferível. Finalmente, múltiplos familiares ou amigos podem ter implantes, e, se os dispositivos forem iguais, é mais fácil compartilhar experiências e indicações.

CONSIDERAÇÕES CIRÚRGICAS E TÉCNICAS GERAIS

CIRURGIA

Localização do implante

A cirurgia é realizada sob anestesia geral, sem relaxamento muscular, a fim de permitir o monitoramento do nervo facial. Marca-se a localização do dispositivo com o uso de moldes. É importante colocar o dispositivo interno suficientemente para trás, de forma que o processador colocado atrás da orelha não fique sobre ele, o que colocaria a pele subjacente em risco. Em um esforço para evitar as complicações associadas a uma degradação do retalho cutâneo, é imperativo planejar a incisão da pele, a fim de fornecer uma exposição adequada, ao mesmo tempo em que se preserva a viabilidade do tecido e se evita a colocação de uma sutura diretamente sobre o dispositivo implantado. Deve-se levar em conta a localização de incisões anteriores. A maioria dos cirurgiões usa uma incisão retroauricular que pode ser levemente estendida superiormente que o que se usaria em geral em uma cirurgia otológica de rotina. Os dispositivos atuais podem ser colocados por meio de uma incisão de 3 a 4 cm esteticamente aceitável. Em crianças, há menos probabilidade de alargamento da cicatriz com o crescimento da cabeça se essa for localizada apenas na área retroauricular, sem extensão para o escalpo. Deve-se ter a devida diligência na manipulação dos tecidos do retalho cutâneo, a fim de assegurar um grau mínimo de trauma.

Mastoidectomia e cocleostomia

Após a incisão inicial, eleva-se o periósteo da mastoide e realiza-se uma mastoidectomia. Abre-se o recesso facial, para ganhar acesso à orelha média – especificamente ao promontório, ao nicho da janela redonda e ao estribo (Figura 68-7). O nervo da corda do tímpano é preservado e o *incus buttress* pode ser deixado no lugar. De acordo com a forma e o tamanho do dispositivo escolhido, pode-se perfurar um nicho posterior à cavidade mastoide, no córtex, para abrigar o pacote receptor-estimulador. Em crianças, com frequência, essa dissecção vai até a dura, de forma a permitir que o dispositivo fique em um recesso, o que protege melhor de trauma e é mais aceitável do ponto de vista estético. Em adultos, devido ao osso mais espesso, o dispositivo pode ser colocado adequadamente em um recesso removendo-se o osso até a tábua interna do crânio. O dispositivo pode ser colocado em uma bolsa subperióstea justo ou fixo por diversos métodos, como sutura.

Depois que o dispositivo está assentado, faz-se uma cocleotomia inferior à membrana da janela redonda, com o objetivo de dar acesso à escala timpânica (Figura 68-9). Devem-se empregar os princípios de cirurgia minimamente traumática em todos os casos, em um esforço para preservar estrutura e função. Essas técnicas atraumáticas incluem elementos como um local de cocleostomia mais inferior, a fim de assegurar uma ampla liberação da lâmina espiral óssea, minimizando o acesso de poeira óssea ou sangue à cóclea, evitando a sucção da perilinfa, retardando a inserção metódica do conjunto de eletrodos e utilizando adjuvantes, como corticosteroides e/ou lubrificantes. Após o sucesso da inserção, usam-se pequenos pedaços de fáscia ou periósteo para selar cuidadosamente a região em torno da cocleostomia.

Preservação da audição

Quando se usa uma técnica cirúrgica minimamente traumática, é possível tentar preservar a audição residual com uma inserção total de um conjunto-padrão de eletrodos. A preservação da audição e, portanto, a estimulação eletroacústica são mais bem preservadas pelo implante de um eletrodo encurtado que não se estende até os elementos neurais apicais da cóclea, perturbando-os. Como esses dispositivos são bastante pequenos

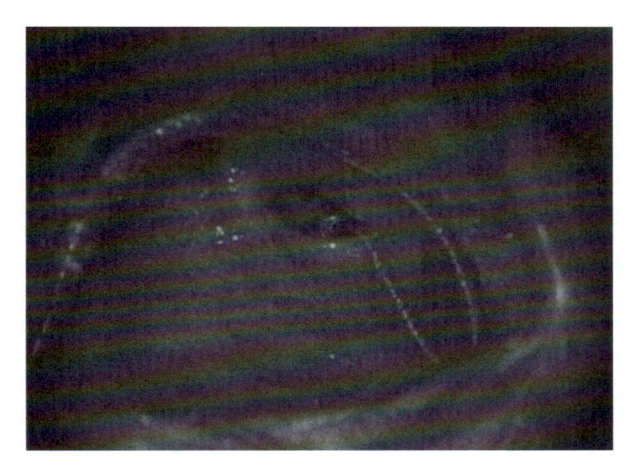

▲ **Figura 68-9** Aborda-se a volta basal da cóclea por perfuração do recesso facial. O conjunto curvo de eletrodos é inserido em uma cocleostomia, feita 1 mm anterior e inferior à janela redonda.

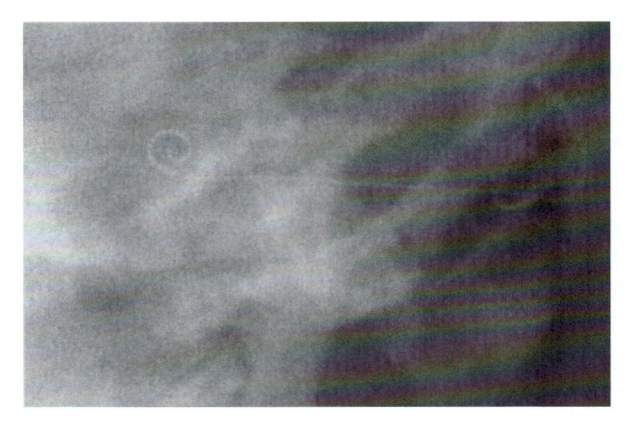

▲ **Figura 68-10** Imagem radiográfica pós-operatória de um implante coclear. Observe a espiral no interior da cóclea.

e flexíveis, pode-se preservar a audição residual em mais de 90% dos pacientes no momento da cirurgia. Infelizmente, existe o potencial de perda auditiva adicional, em geral nos primeiros 3 a 6 meses, cuja etiologia permanece desconhecida e está sendo ativamente pesquisada. Alguns cirurgiões podem preferir uma incisão direta na membrana da janela redonda, em vez da cocleostomia, devido a ser potencialmente menos traumática.

▶ Testes elétricos intraoperatórios

Dependendo do dispositivo e da disponibilidade de apoio audiológico, podem-se realizar testes elétricos intraoperatórios, a fim de confirmar o funcionamento adequado do dispositivo. Podem-se medir potenciais evocados e reflexos estapédicos, que podem ser particularmente úteis na programação em crianças pequenas. Finalmente, se for possível registrar os potenciais de ação do nervo coclear e provocar um reflexo estapédico, o cirurgião pode estar bastante confiante da localização do dispositivo no interior da cóclea. Após o fechamento da incisão, pode-se obter uma radiografia na incidência de Stenver para mais uma confirmação da localização do dispositivo e para referência em caso de futuro trauma ou migração do dispositivo (Figura 68-10). Os pacientes podem ter alta no mesmo dia ou passar uma noite no hospital.

CIRCUNSTÂNCIAS ESPECIAIS

▶ Ossificação coclear

Quando se encontra ossificação coclear, várias abordagens podem ser usadas para obter uma colocação final satisfatória dos eletrodos. Com frequência, a obliteração envolve apenas os primeiros milímetros da volta basal, que podem ser removidos com uma broca ou outros instrumentos pequenos. Nesses casos, o dispositivo pode então ser totalmente inserido. Em geral, uma RM pré-operatória pode prever essa situação. No caso de patologia mais extensa, existem outras opções, como inserção parcial de eletrodos, inserção na escala vestibular ou outras abordagens mais elaboradas com o uso da broca. Eletrodos divididos (i.e., dois eletrodos distintos) foram concebidos, de forma que um deles possa ser parcialmente inserido na escala timpânica e o segundo na escala vestibular ou também na escala timpânica, além do primeiro.

▶ Malformação coclear

As malformações cocleares são outro desafio cirúrgico. Tudo pode ser problemático, desde encontrar a cavidade até inserir e estabilizar o eletrodo. Felizmente, existem eletrodos especificamente concebidos para facilitar a implantação. Deve-se antecipar um vazamento de LCS, que pode requerer tamponamento da tuba auditiva e da orelha média. Adicionalmente, a inserção de eletrodos, sob orientação fluoroscópica, pode ser benéfica.

▶ Implantação bilateral

Estudaram-se os benefícios da implantação coclear bilateral em adultos e em crianças. Especificamente, observaram-se melhoras na localização sonora e na compreensão da fala em ambiente com barulho. A implantação bilateral pode ser realizada sequencialmente e estagiada com meses de diferença, ou simultaneamente, em uma única operação. Para crianças candidatas a implantes, é rotina em muitos grandes centros fazer a implantação simultânea bilateral, mesmo em crianças abaixo dos 12 meses de idade.

Adunka OF, Pillsbury HC Buchman CA. Minimizing intracochlear trauma during cochlear implantation. *Adv Otorhinolaryngol.* 2010:67:96. [PMID: 19955726]. (Highlights the importance or cochleostomy site selection in avoiding intracochlear trauma during cochlear implant surgery.)

ESTIMULAÇÃO INICIAL E PROGRAMAÇÃO DO DISPOSITIVO

Depois da recuperação cirúrgica, em geral em 1 a 4 semanas, o aparelho eletrônico está totalmente ajustado e programado. A programação inicial frequentemente é feita ao longo de 2 a 3 dias. Há uma grande quantidade de variáveis que pode ser ajustada para melhorar a qualidade sonora. Depois do primeiro dia, a maioria dos adultos relatam que os sons da fala soam com estática ou que vozes parecem a do "Pato Donald" ou têm um caráter metálico. Surpreendentemente, sem nenhuma mudança no dispositivo, nas próximas 24 horas, a qualidade do som melhora. De algum modo, o cérebro consegue se adaptar ao sinal. Esse aprendizado cerebral ocorre principalmente nos primeiros 3 a 6 meses; depois disso, a taxa de melhora da qualidade sonora diminui. A maioria dos adultos tem 2 a 4 sessões de programação no primeiro ano, e depois anualmente ou conforme o necessário.

É mais difícil programar crianças (particularmente lactentes), devido à falta de um *feedback* consistente em relação a volume e à clareza. Medidas objetivas intraoperatórias ajudam a estimar limiares de audição e níveis de conforto. Obviamente, é muito importante não fornecer um ganho grande demais. As crianças voltam mais frequentemente para programação. A programação é crucial para o sucesso do dispositivo, e audiologistas experientes podem obter desfechos melhores que audiologistas menos experientes.

COMPLICAÇÕES INTRAOPERATÓRIAS E PÓS-OPERATÓRIAS

A implantação coclear requer um procedimento cirúrgico sob anestesia geral e, portanto, envolve algum risco. Em particular, existem riscos como os encontrados ao remover um colesteatoma ou realizar qualquer cirurgia para patologia otológica crônica, incluindo infecção, lesão ao nervo facial, distúrbio do paladar, zumbido e problemas de equilíbrio. Globalmente, a taxa de complicações da implantação coclear é relatada como 5 a 10%.

▶ Infecção da incisão

A frequência de complicações da incisão no local do implante coclear e de infecções do implante coclear é relatada como variando entre 4,5 a 11,2% e de 1,7 a 4,1%, respectivamente. Coletivamente, formam o maior subconjunto de complicações relacionadas ao implante coclear. Deve-se notar que complicações da incisão no local do implante, como necrose do retalho e deiscência, frequentemente levam ao desenvolvimento de infecção e vice-versa; assim, do ponto de vista de prevenção e tratamento, devem ser consideradas em conjunto.

Em geral, infecções do implante coclear caem em duas grandes categorias. De longe, o tipo mais comum envolve os tecidos moles retroauriculares, incluindo a linha de sutura, retalho e/ou aparelho em si, constituindo celulite e/ou abscesso. Frequentemente se originam de um foco de necrose por pressão no couro cabeludo causada por contato dinâmico com um objeto externo (incluindo um ímã excessivamente forte) ou por disseminação de uma lesão cutânea infectada próxima. O segundo tipo de infecção do implante coclear envolve uma otite média aguda.

No raro evento em que um receptor de implante apresente uma complicação infecciosa sistêmica grave ou potencialmente fatal, como abscesso cerebral ou meningite instável, são necessárias a explantação imediata do dispositivo e o debridamento cirúrgico. Felizmente, complicações extremas são raras, e a maioria dos casos pode ser manejada seguramente com antibióticos intravenosos e cuidados locais da incisão.

A maioria dos casos não complicados de otite média pode ser tratada prontamente no paciente ambulatorial, com antibióticos orais e um seguimento próximo para confirmar uma resposta completa à terapia, reservando-se o tratamento hospitalar mais agressivo para pacientes que não respondam ao tratamento conservador e para pacientes com fatores de risco negativos, como anomalia coclear congênita importante. Os agentes patogênicos que causam otite média grave na população de pacientes implantados são os patógenos usuais encontrados na população não transplantada.

Em caso de infecção que não responde à antibioticoterapia intravenosa direcionada por culturas, pode ser necessária a explantação do aparelho. Lançou-se a hipótese que biofilmes bacterianos possam ter um papel em alguns casos de infecção de implante, e que a presença do biofilme torne praticamente impossível eliminar a infecção com medicamentos antibióticos e com cuidados locais da incisão, na maioria desses casos. Durante a explantação, a maioria dos cirurgiões defende deixar o conjunto de eletrodos no interior da cóclea, para evitar o desenvolvimento de tecidos moles obliterantes e/ou formação de osso novo, facilitando, dessa forma, a reimplantação subsequente.

▶ Lesão do nervo facial

Há relatos de lesão do nervo facial, o que pode não ser surpresa, devido ao amplo leque de anatomia aberrante potencialmente encontrada nessa população única de pacientes. A antecipação de uma localização anormal do nervo e o uso do monitoramento intraoperatório do nervo facial deveria resultar em pouquíssimos casos de lesão nervosa temporária ou permanente.

▶ Distúrbio do paladar

Fazer a perfuração de uma timpanostomia posterior pelo recesso do facial requer manipulação cirúrgica do nervo da corda do tímpano. Às vezes, especialmente quando o recesso facial for mal pneumatizado ou quando a visualização da janela redonda for ruim, pode haver trauma ao nervo da corda do tímpano, com distúrbio de paladar associado. Em geral, esse quadro se resolve em até seis meses, podendo ser permanente em 2 a 3% dos casos.

▶ Zumbido

Os pacientes precisam compreender que a audição residual na orelha com o implante pode estar perdida, e que um aparelho auditivo pode não trazer nenhum benefício. O trauma coclear devido à inserção do dispositivo não apenas resulta em uma perda de audição, como também pode levar a zumbido ou acentuar um quadro já existente. Quando encontrado nesse contexto, o zumbido em geral diminui com o tempo e, com frequência, melhora acentuadamente após a programação do dispositivo.

▶ Disfunção vestibular

Quebrar os limites da orelha interna também pode resultar em disfunção vestibular com dificuldades de equilíbrio temporárias ou, mais raramente, permanentes. Um paciente que sofra uma vestibulopatia grave deve receber terapia de reabilitação vestibular, a fim de maximizar a recuperação. A vertigem posicional paroxística benigna pode ocorrer no pós-operatório e pode ser tratada da forma padrão.

▶ Falha do dispositivo

Embora o dispositivo implantado não tenha partes móveis para desgaste, ainda existem casos de mau funcionamento eletrônico ou falha por trauma. A falha do dispositivo é uma das complicações pós-operatórias mais comuns. A maioria dos dispositivos pode ser explantada, reimplantando-se um novo dispositivo, sem comprometer o desempenho.

▶ Risco de meningite

Examinou-se o risco de meningite em receptores de implante. Os pacientes com malformações da orelha interna têm um risco mais alto de meningite pré e pós-operatório, não relacionado à implantação coclear. O papel da concepção do eletrodo e seu impacto sobre o risco de meningite também foi investigado, e aceita-se que uma dada concepção histórica levou a um risco aumentado. O Centers for Disease Control and Prevention tem recomendações específicas para a vacinação de adultos e crianças candidatos e receptores de implantes.

> Calhoun CD, Slattery WH, Luxford WM. Postoperative infection in cochlear implant patients. *Otol Head Neck Surg.* 2004:131:109.
>
> Hoffman RA, Cohen NL. Complications of cochlear implant surgery. *Ann Otol Rhinol Laryngol.* 1995;166:420–422.
>
> Yu KCY, Hegarty JL, Gantz BJ et al. Conservative management of infections in cochlear implant recipients. *Otol Head Neck Surg.* 2001;125:66.

AVALIAÇÃO DE DESFECHOS

▶ Medidas subjetivas

A implantação coclear, até pouco tempo considerada como experimental, atualmente é um tratamento comprovado para PANS em pacientes adequadamente selecionados. Receptores adultos de implantes com desfechos positivos viram benefícios de amplo alcance, como a restauração da capacidade de se comunicar ao telefone (alcançada por 60% dos receptores adultos, aproximadamente) e a capacidade de conversar sem necessidade de leitura labial. Os desfechos mais modestos incluíram a melhor recepção de sons ambientais e maiores capacidades de leitura labial. Outros benefícios selecionados descritos incluem o tratamento do zumbido, a melhora na depressão pré-implantação e uma melhor percepção global da qualidade de vida (relatada por até 96% de receptores em um relato).

Raramente, na medicina, um procedimento obtém um impacto positivo tão profundo na qualidade de vida. O sucesso da implantação coclear é extremamente gratificante tanto para os membros da equipe de implante quanto para os pacientes. Entretanto, é essencial ressaltar que os desfechos vistos com implantação coclear variam amplamente entre determinadas populações e entre grupos diversos. Demonstrou-se que múltiplos fatores têm um impacto no grau de benefício obtido com a implantação (Quadro 68-2). Embora esses fatores sejam úteis para antecipar níveis de desempenho, existem dinâmicas adicionais não levadas em conta, que são difíceis de estimar e de reconhecer, que respondem por cerca de 50% da variância no desempenho.

▶ Medidas objetivas

A. Escores *open-set* de reconhecimento de palavras e frases

As medidas objetivas mais específicas em adultos que desenvolveram surdez pós-lingual, após a implantação, incluem uma avaliação de escores tanto de reconhecimento de palavras quanto de sentenças *open-set*. Diversos relatos documentaram escores de reconhecimento de sentenças *open-set* de 60 a 70% e escores de reconhecimento de palavras de 30 a 50%. Observe que a variabilidade de pacientes, critérios de inclusão em mudança e inovações tecnológicas sempre mais avançadas tornam a análise objetiva entre vários sistemas de implante e estratégias de processamento bastante difícil. Globalmente, o desempenho médio continua a melhorar.

Quadro 68-2 Fatores geralmente associados a melhores desfechos em implantação coclear (listados aleatoriamente)

Adultos e crianças
- Menor duração da surdez
- Melhor reconhecimento pré-operatório de palavras ou sentenças (ou ambos)
- Capacidade de leitura labial
- Quociente de inteligência mais alto
- Melhor audição residual pré-operatória
- Otimização da tecnologia do implante e da estratégia de processamento
- Causa da surdez (p. ex., a meningite está associada a maus desfechos)
- Cóclea intacta, não ossificada

Fatores adicionais em crianças
- Menor idade de implantação
- Assistência familiar motivada
- Maior situação socioeconômica
- Educação oral pré-operatória
- Programa de reabilitação de *educação oral*, comparado à *comunicação total*

B. Medidas para pacientes pediátricos

Em crianças, os resultados parecem ter maior variabilidade e são mais difíceis de medir.

1. Escolaridade normal – Um objetivo comum (e que é frequentemente alcançado) para receptores de implantes na população pediátrica muito jovem é obter capacidades de comunicação suficientes para permitir a matrícula em uma escola normal, por volta da segunda série fundamental. De fato, sabe-se que um número especialmente alto de crianças que receberam um implante antes dos 3 anos de idade eventualmente conseguiram ter reconhecimento e produção da fala apropriados para a idade, sendo o sucesso mais frequente no subconjunto de pacientes que receberam o implante antes de 18 meses de idade.

2. Compreensão de palavras – Os marcadores objetivos de desfechos pediátricos em crianças que tiveram surdez pós-lingual (a minoria das crianças surdas) incluem escores de testes de compreensão de palavras, três anos após a implantação, que documentadamente atingem até 100%. A criança surda no período pré-lingual, que representa a maioria dos pacientes pediátricos surdos, demonstrou melhorias mais lentas e mais variáveis em um período extenso, incluindo progressos relatados por até oito anos após o implante. Conforme já mencionado, as evidências parecem indicar que crianças têm melhor resultado se a implantação for realizada com a menor idade possível, com os melhores desfechos em geral obtidos em crianças abaixo dos 2 anos de idade.

Chmiel R, Sutton L, Jenkins H. Quality of life in children with cochlear implants. *Ann Otol Rhinol Laryngol*. 2000;185:103. [PMID: 11140975] (Quality of life gauged to be significantly better in children with cochlear implants.)

Franz DC. Pediatric performance with the Med-El Combi 40+ cochlear implant system. *Ann Otol Rhinol Laryngol*. 2002;189:66. [PMID: 12018352] (Good outcomes in children with the Med-El Combi 40+.)

Gantz BJ, Hansen MR, Turner CW et al. Hybrid 10 clinical trial: preliminary results. *Audiol Neurotol*. 2009;14(1):32. [PMID: 19390173]. (Good outcomes and a high rate of hearing preservation with the Iowa Hybrid-S device for "partial deafness" implantation.)

Geers A, Brenner C, Nicholas J et al. Rehabilitation factors contributing to implant benefit in children. *Ann Otol Rhinol Laryngol*. 2002;189:127. [PMID: 12018339] (Children and family nonverbal IQ, implant characteristics, and educational variables each account for variability in the outcomes in pediatric implantation.)

Geers AE, Nicholas J, Tye-Murray N et al. Effects of communication mode on skills of long-term cochlear implant users. *Ann Otol Rhinol Laryngol*. 2000;185:89. [PMID: 11141021] (Results in children using an oral–auditory communication mode are superior to total communication.)

Hammes DM, Novak MA, Rotz LA et al. Early identification and cochlear implantation: critical factors for spoken language development. *Ann Otol Rhinol Laryngol*. 2002;189:74. [PMID: 12018355] (Infants implanted at 18 months and younger shown to develop age-appropriate speech.)

Kirk KI, Miyamoto RT, Lento CL et al. Effects of age at implantation in young children. *Ann Otol Rhinol Laryngol*. 2002;189:69. [PMID: 12018353] (Rate of language development significantly faster in recipients under age 3; also, development with an oral–auditory communication mode is faster than total communication.)

Labadie RF, Carrasco VN, Gilmer CH et al. Cochlear implant performance in senior citizens. *Otol Head Neck Surg*. 2000;123:419. [PMID: 11020178] (Equally good outcomes with cochlear implants seen in both young and older adults with Clarion device.)

Osberger MJ, Kalberer A, Zimmerman-Phillips S et al. Speech perception results in children using the Clarion multistrategy cochlear implant. *Ann Otol Rhinol Laryngol*. 2000;185:75. [PMID: 11892207] (Good outcomes in children with the Clarion device.)

Staller S, Parkinson A, Arcaroli J et al. Pediatric outcomes with the Nucleus 24 Contour: North American clinical trial. *Ann Otol Rhinol Laryngol*. 2002;189:56. [PMID: 12018350] (Good outcomes in children with the Nucleus 24 Contour device.)

Seção XVI Nervo facial

Anatomia, fisiologia e testes do nervo facial

69

Lawrence R. Lustig, MD
John K. Niparko, MD

ANATOMIA DO NERVO FACIAL

O nervo facial está direta e indiretamente envolvido em numerosas condições patológicas que afetam o osso temporal, variando de infecções a neoplasias. Em cada caso, uma compreensão sólida de sua complexa anatomia é crucial para a capacidade do clínico, tanto para diagnosticar quanto para tratar distúrbios do nervo facial.

EMBRIOLOGIA

▶ Desenvolvimento intratemporal

O desenvolvimento do nervo facial (Figura 69-1) inicia-se próximo ao fim do primeiro mês de gestação, quando o primórdio acústico-facial, que dá origem tanto ao nervo facial quanto ao acústico, desenvolve-se adjacente à orelha interna primordial, o placódio ótico. O gânglio geniculado, o qual se origina do segundo arco branquial, desenvolve-se no início do segundo mês de gestação. Adjacente ao gânglio geniculado em desenvolvimento, o primórdio acústico-facial diferencia-se em tronco caudal e tronco rostral. O tronco caudal progride para o interior do mesênquima do segundo arco branquial, tornando-se o tronco principal do nervo facial. O ramo rostral torna-se associado ao primeiro arco, desenvolvendo-se eventualmente em nervo da corda do tímpano, que fornece o paladar aos dois terços anteriores da língua. Esse desenvolvimento explica parcialmente a íntima associação da corda do tímpano com o nervo facial.

Tanto o gânglio geniculado quanto o nervo intermédio, surgindo do segundo arco branquial, formam-se independentemente da divisão motora do sétimo nervo. Durante a sexta semana de gestação, a divisão motora do nervo facial estabelece sua posição na orelha média, entre o labirinto membranoso (uma estrutura do placódio ótico) e o estribo em desenvolvimento (uma estrutura do segundo arco). A seguir, o nervo passa para o interior do mesênquima do segundo arco branquial. Durante esse tempo, o nervo da corda do tímpano torna-se associado ao nervo trigêmeo, que levará a corda do tímpano para a língua, por meio do nervo lingual. O nervo petroso superficial maior, que leva fibras parassimpáticas pré-ganglionares para o gânglio pterigopalatino, também se desenvolve durante esse período.

A maior parte das relações anatômicas do nervo facial está estabelecida até o final do segundo mês de gestação. Embora inicie seu desenvolvimento no quinto mês de gestação, o canal de Falópio, o canal ósseo por onde passa o nervo facial pelo osso temporal, não está completo por vários anos após o nascimento. Acredita-se que o desenvolvimento incompleto desse canal seja responsável pelas deiscências naturais que podem contribuir para paralisias faciais que estão associadas à otite média na infância.

▶ Desenvolvimento extratemporal

Durante a sexta semana gestacional, começa o desenvolvimento da porção extratemporal do nervo facial. Ao término do segundo mês de gestação, todas as cinco divisões do nervo facial – os ramos temporal, zigomático, bucal, mandibular e cervical – estão presentes. Durante o terceiro mês, o nervo torna-se envolvido pela glândula parótida. Os músculos faciais (Figura 69-2), desenvolvendo-se de forma independente, são formados na 7ª a 8ª semanas de gestação e precisam ser inervados pelos ramos distais do nervo facial ou sofrerão degeneração. Ao término do terceiro mês de gestação, a maior parte da musculatura facial é identificável e funcional.

▶ Desenvolvimento pós-natal

Ao nascimento, o nervo facial está localizado imediatamente abaixo da pele próximo à ponta da mastoide, ao emergir do osso temporal. Assim, esse nervo está em risco quando se faz uma incisão retroauricular em uma criança pequena, como é frequente em cirurgias de orelha. À medida que a ponta da mastoide se forma e se alonga durante a infância, o nervo facial assume sua posição mais medial. Os axônios individuais do nervo facial também sofrem mielinização até os 4 anos de idade, uma consideração importante durante testes elétricos do nervo nesse período.

SEÇÃO XVI NERVO FACIAL

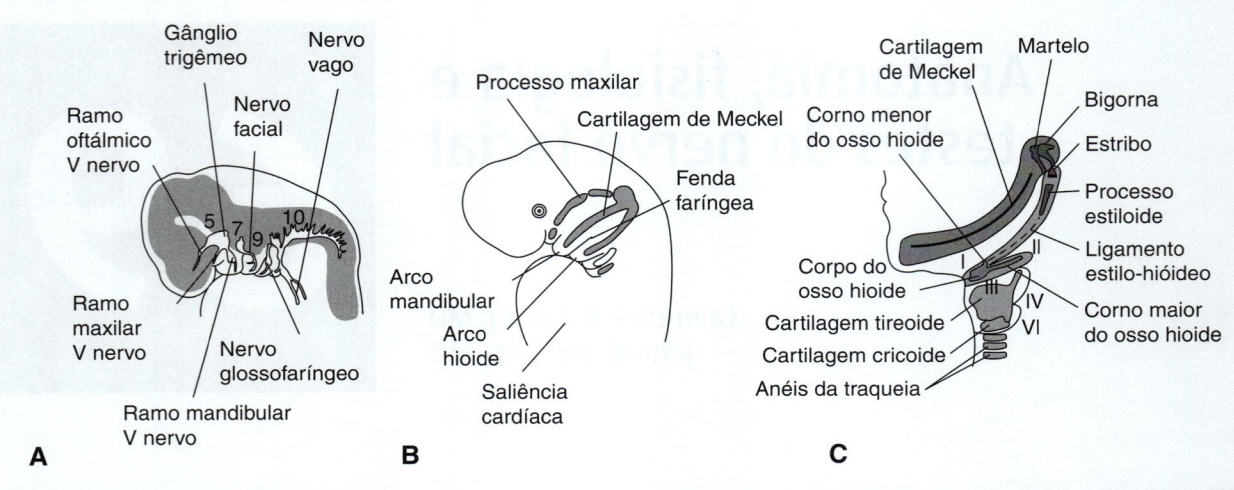

▲ **Figura 69-1** Ilustração esquemática demonstrando a embriologia do nervo facial. (**A**) A localização do nervo facial primitivo no embrião em desenvolvimento em relação a outros nervos importantes da cabeça e do pescoço. (**B**) A localização do segundo arco branquial originando o tronco principal do nervo facial em relação aos outros arcos branquiais. (**C**) Outros derivados do segundo arco branquial ajudam a explicar o complexo-padrão de inervação do nervo facial. (Reproduzida, com permissão, de Langman J & Sadler TW. *Langman's Medical Embryology*, 5th Ed. Williams and Wilkins: Baltimore, MD; 1985.)

VIAS NEURONAIS CENTRAIS

▶ Vias supranucleares

O córtex somatomotor primário do nervo facial está localizado no giro pré-central, correspondendo às áreas 4, 6 e 8 de Brodmann. Essa é a região que controla as complexas funções motoras voluntárias do nervo facial, como a expressão facial (Figura 69-3). As projeções neurais dessa área combinam-se em fascículos do trato corticobulbar durante seu percurso descendente pela cápsula interna. Essas projeções neurais continuam por meio dos tratos piramidais na ponte basal. Na porção caudal da ponte, a maior parte das fibras do nervo facial cruzam o mesencéfalo para chegar ao núcleo facial contralateral. Um pequeno número de fibras do nervo facial inerva o núcleo facial ipsilateral, a maioria delas destinada ao ramo temporal do nervo. Essa distinção torna-se importante quando o clínico tenta determinar se uma paralisia facial deve-se a uma lesão central ou periférica: lesões centrais poupam o músculo da fronte, pois recebem *input* dos dois córtices cerebrais, e lesões periféricas envolverão todos os ramos do nervo facial.

Além dessas projeções nervosas voluntárias ao nervo facial, também existe uma contribuição cortical extrapiramidal ao núcleo facial, do hipotálamo, globo pálido e lobo frontal, todas elas controlando expressões faciais involuntárias associadas à emoção. Outras projeções do sistema ao núcleo facial estão envolvidas no reflexo de piscar. As projeções do nervo e dos núcleos trigêmeos

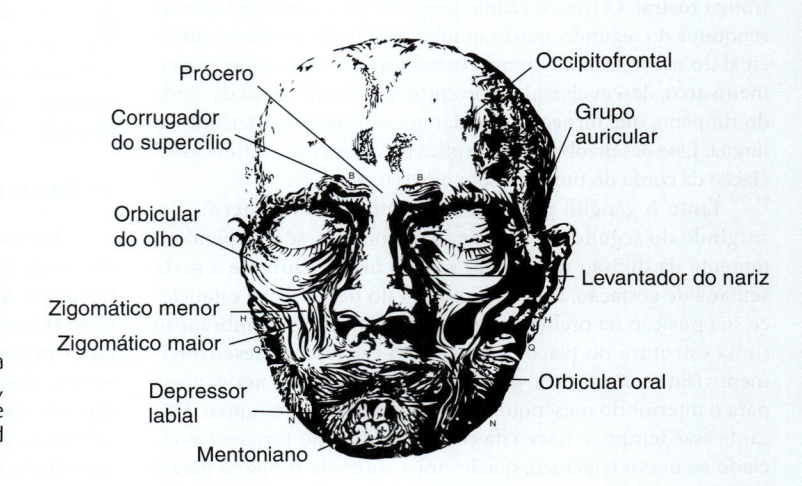

▲ **Figura 69-2** Uma adaptação da ilustração clássica de Sir Charles Bell sobre os músculos da expressão facial, indicando seus nomes. (Reproduzida, com permissão, de Bell C. *Essays on the Anatomy of Facial Expression*, 2nd Ed. Murray; 1824.)

ANATOMIA, FISIOLOGIA E TESTES DO NERVO FACIAL

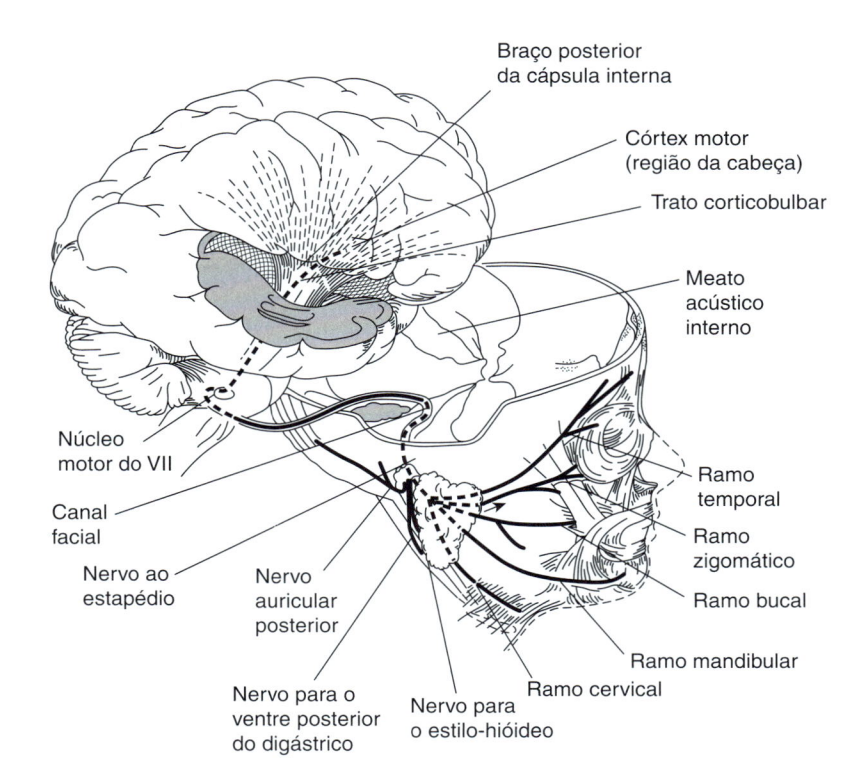

▲ **Figura 69-3** Uma ilustração esquemática das vias completas da divisão motora do nervo facial. (Reproduzida, com permissão, de Wilson-Powels L, Akesson EJ, Stewart PA, *Cranial Nerves: Anatomy and Clinical Comments*. B. C. Decker, 1988.)

contribuem para o reflexo corneano, ao passo que as dos núcleos auditivos ajudam o olho a se fechar involuntariamente em resposta a ruídos altos.

▶ Núcleo facial e tronco cerebral

As projeções eferentes do núcleo motor facial emergem dorsomedialmente para formar um feixe compacto que faz uma alça em redor da extremidade caudal do núcleo abducente embaixo do colículo facial ou joelho (ou giro) interno. A seguir, os neurônios passam entre o núcleo do nervo facial e o núcleo espinal do trigêmeo, emergindo do tronco cerebral na junção pontobulbar (Figura 69-4).

▶ Nervo intermédio

Além de suprir a inervação motora aos músculos da expressão facial, outras projeções neuronais encontradas em associação com o nervo facial são parcialmente responsáveis pelo paladar, sensação cutânea da orelha externa, propriocepção, lacrimejamento e salivação (Quadro 69-1; Figura 69-5). Esse feixe de nervos, chamado *nervo intermédio*, ou nervo de Wrisberg, sai do tronco cerebral adjacente ao ramo motor do nervo facial. As fibras eferentes viscerais gerais do nervo intermédio são neurônios parassimpáticos pré-ganglionares que inervam as glândulas lacrimais, submandibulares, sublinguais e salivares menores. Os corpos celulares desses nervos originam-se do núcleo salivatório superior e juntam-se ao nervo facial depois que este passou pelo núcleo

abducente. Viajam juntos até alcançar o gânglio geniculado no osso temporal. Nesse ponto, sai o nervo petroso superficial maior, contendo os neurônios destinados ao gânglio pterigopalatino. O nervo petroso superficial maior termina inervando as glândulas lacrimais, salivares menores e mucosas do palato e nariz. As fibras restantes, que formam parte do nervo da corda do tímpano, seguem para o gânglio submandibular e eventualmente para as glândulas salivares submandibulares e sublinguais.

As fibras aferentes viscerais especiais, que também formam uma porção do nervo da corda do tímpano, recebem informações de papilas gustatórias dos dois terços anteriores da língua, bem como do palato duro e mole (Figura 69-6). Os corpos ce-

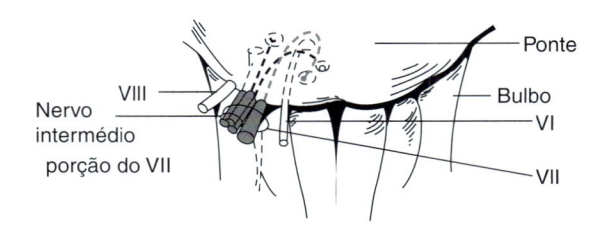

▲ **Figura 69-4** Anatomia do nervo facial (NC VII), nervo coclear e nervo vestibular (NC VIII), na sua saída do tronco cerebral, na altura da junção pontobulbar. (Reproduzida, com permissão, de Wilson-Powels L, Akesson EJ, Stewart PA, *Cranial Nerves: Anatomy and Clinical Comments*. B. C. Decker, 1988.)

Quadro 69-1 Subdivisões e funções do nervo facial

Subdivisão do nervo facial	Função
Motora branquial	Músculos da expressão facial Ventre posterior do músculo digástrico Músculo estilo-hióideo Músculo estapédio
Motora visceral	Salivação – lacrimal, submandibular e sublingual Mucosa nasal ou membrana mucosa
Sensorial geral	Sensação da concha auricular Canal auditivo externo Membrana timpânica
Sensorial especial	Nervo da corda do tímpano – paladar nos dois terços anteriores da língua

Ângulo pontocerebelar (APC)

O nervo facial sai do tronco cerebral na junção pontobulbar (ver Figura 69-4). Nesse local, está em íntima proximidade ao VIII nervo craniano (nervo vestibulococlear). Essa relação íntima assume uma importância crítica quando surge uma patologia, mais comumente um schwannoma vestibular, na região do ângulo pontocerebelar. Nessa localização, o nervo facial está em perigo, tanto durante o crescimento do tumor quando durante a tentativa de ressecção cirúrgica nessa área.

Durante seu percurso lateral pelo ângulo pontocerebelar e canal auditivo interno (CAI), as posições relativas dos nervos facial e cocleovestibular mudam, rodando 90°. No APC, o nervo facial está coberto pela pia-máter, banhado pelo LCS, e não possui epineuro. Como resultado disso, o nervo é muito suscetível a trauma ou à manipulação nessa região, como por ocasião de cirurgia intracraniana.

VIAS NERVOSAS INTRATEMPORAIS

Após atravessar o APC, o nervo facial entra no osso temporal ao longo da face posterior do osso petroso. No interior do osso temporal, o nervo facial passa sucessivamente por quatro regiões antes de sair pelo forame estilomastóideo: (1) o CAI, (2) o segmento labiríntico, (3) o segmento timpânico e (4) o segmento descendente (Figuras 69-7 à 69-9). Da extremidade lateral do CAI até sua saída pelo forame estilomastóideo, o nervo corre aproximadamente 3 cm no interior do canal facial, também conhecido como canal de Falópio.

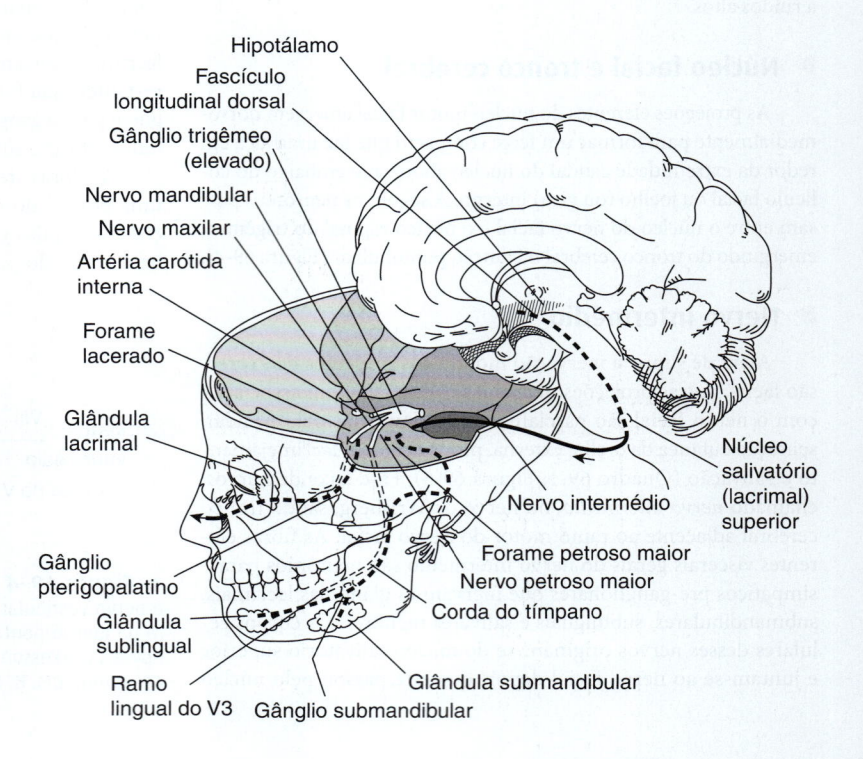

lulares desses aferentes sensoriais do paladar encontram-se no gânglio geniculado e eventualmente farão sinapses no núcleo solitário do bulbo.

Os neurônios aferentes sensoriais gerais do nervo intermédio são responsáveis por informações sensoriais cutâneas do canal auditivo externo e região retroauricular. Essas fibras sensoriais cutâneas entram nos tratos espinais trigêmeos sem fazer sinapses no gânglio geniculado.

▲ **Figura 69-5** Anatomia da porção motora visceral do nervo facial, correspondendo ao nervo intermédio, ou nervo de Wrisberg. Os corpos celulares das porções parassimpáticas pré-ganglionicas desse nervo estão localizados no núcleo abducente. A partir daí, vão ao gânglio geniculado no osso temporal, localizado no primeiro joelho do nervo facial, no soalho da fossa craniana medial. Fibras desse nervo destinam-se a inervar a glândula lacrimal, as glândulas salivares menores e as glândulas mucosas do palato e do nariz. (Reproduzida, com permissão, de Wilson-Powels L, Akesson EJ, Stewart PA, *Cranial Nerves: Anatomy and Clinical Comments.* B. C. Decker Inc.: Toronto; 1988.)

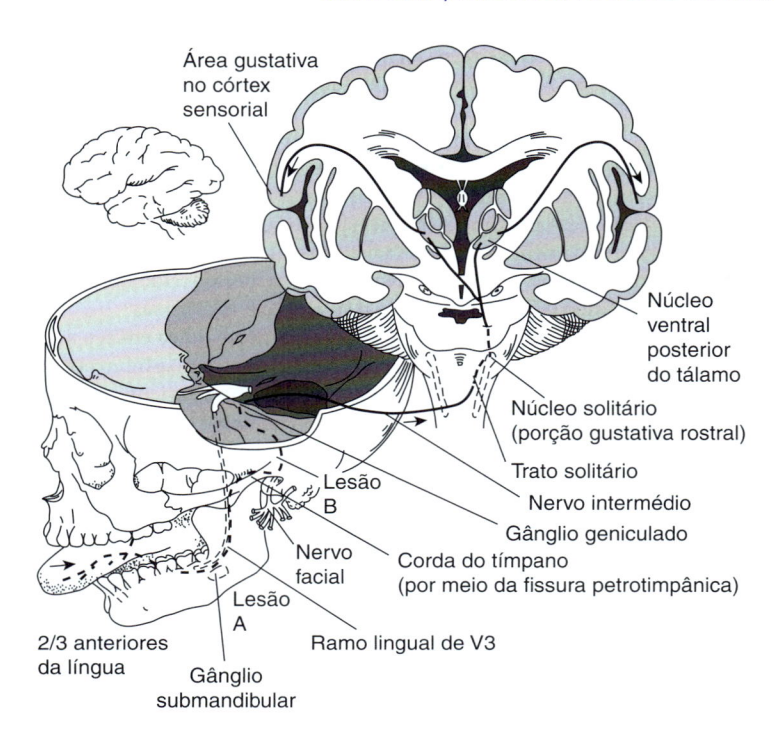

Figura 69-6 Anatomia do componente sensorial especial do nervo facial, compreendendo o nervo da corda do tímpano. (Reproduzida, com permissão, de Wilson-Powels L, Akesson EJ, Stewart PA, *Cranial Nerves: Anatomy and Clinical Comments*. B. C. Decker inc.: Toronto; 1988.)

▶ Canal auditivo interno

Após atravessar o ângulo pontocerebelar, o nervo facial entra no osso temporal ao longo da face posterior do osso petroso, perfurando o meato auditivo interno. Na extremidade lateral do CAI, uma crista óssea, conhecida como crista transversa, divide o CAI em porções superior e inferior. É nessa porção lateral do CAI que a anatomia é mais consistente: a porção superior é ocupada pelo nervo facial anteriormente e pelo nervo vestibular superior posteriormente (ver Figura 69-8). Esses dois nervos são adicionalmente divididos por uma crista óssea, a crista vertical ou "barra de Bill". A porção inferior do CAI, abaixo da crista transversa, contém o nervo coclear (anterior) e o nervo vestibular inferior (posterior). No interior do CAI, a cobertura dural do nervo facial é transformada em epineuro.

▶ Segmento labiríntico

Na porção lateral do CAI, o nervo facial perfura o forame meatal, entrando no segmento labiríntico. O segmento labiríntico destaca-se por ser a porção mais estreita do canal de Falópio, com menos de 0,7 mm de diâmetro em média, a maior ocupação proporcional do canal em toda sua extensão. Por isso, acredita-se que infecções ou inflamações do nervo facial nessa região possam levar à paralisia temporária ou permanente do nervo, como na paralisia de Bell.

A extremidade distal do gânglio geniculado é considerada o final do segmento labiríntico do nervo, estando imediatamente superior ao nervo. Embora seja geralmente coberto por osso até embaixo do soalho da fossa craniana média, em até 15% das vezes o gânglio geniculado é descente para o interior da fossa média. O nervo petroso superficial maior sai do gânglio geniculado.

▶ Segmento timpânico

No gânglio geniculado, o nervo facial faz seu primeiro joelho e torna-se o segmento timpânico do nervo facial, assim chamado porque passa pela cavidade da orelha média. Essa porção do nervo tem aproximadamente 10 mm de comprimento. Quando entra no espaço timpânico, o nervo está posicionado imediatamente superior, medial e anterior ao processo cocleariforme, que serve como um excelente marco anatômico durante a identificação cirúrgica do nervo. Outro marco útil, o "dente de engrenagem", uma pequena proeminência óssea projetando-se do teto do epitímpano, está imediatamente superior ao nervo facial quando esse entra na cavidade timpânica. A seguir, o nervo facial viaja posteriormente ao longo da porção média do epitímpano, passando acima da janela oval e do estribo. O nervo então faz uma curva inferior, seu segundo joelho, imediatamente posterior à janela oval, processo piramidal e tendão do estapédio, e anterior ao canal semicircular horizontal. Essa é a porção do nervo suscetível a lesões durante cirurgias, pois processos como colesteatomas frequentemente causam erosão do osso que cobre o nervo facial nessa região, deixando-o exposto.

Além de deiscências ósseas secundárias a patologias, também foram descritas deiscências naturais do canal de Falópio em espécimes de cadáveres, a maioria delas no segmento timpânico. Em mais de 80% dos casos, as deiscências envolvem as porções do canal adjacentes à janela oval.

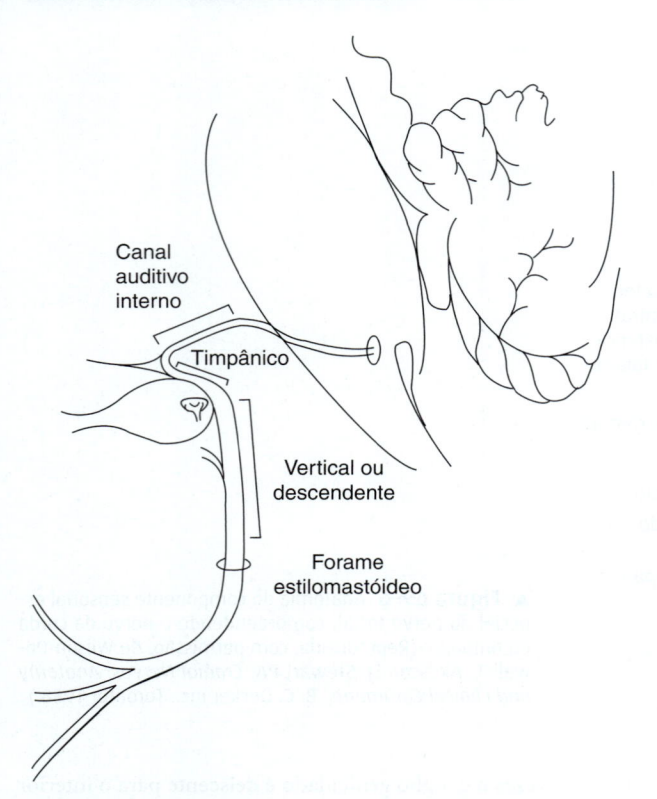

Figura 69-7 As divisões intratemporais do nervo facial. Depois de passar pelo meato auditivo interno na face posterior do osso temporal petroso, o nervo entra em seu segmento canalicular, no interior do CAI, tornando-se a seguir o segmento labiríntico, ao passar entre a cóclea e o labirinto vestibular. Depois de fazer seu primeiro joelho (curva) no gânglio geniculado, torna-se o segmento timpânico, passando pela cavidade da orelha média, imediatamente superior à janela oval. A seguir, faz seu segundo grande joelho, na altura do canal semicircular horizontal, e se torna o segmento descendente ou vertical. Depois de passar pelo forame estilomastóideo, passa a ser extracraniano;

▶ Segmento descendente ou segmento mastóideo

Depois do segundo joelho, o nervo atravessa o segmento chamado sinonimamente de vertical, descendente ou mastóideo, a caminho do forame estilomastóideo. À medida que o nervo facial desce nessa porção, assume gradualmente uma posição mais lateral. O ramo do nervo facial para o músculo estapédio sai nesse segmento, viajando uma curta distância até o músculo estapédio. Mais inferiormente, o nervo da corda do tímpano, que carrega fibras parassimpáticas pré-ganglionares às glândulas submaxilares e sublinguais e fibras do paladar aos dois terços anteriores ipsilaterais da língua, sai do nervo facial e viaja superior, lateral e anteriormente de volta à cavidade da orelha média. O ângulo entre o nervo da corda do tímpano e a porção descendente do nervo facial é de aproximadamente 30°, delineando um espaço triangular conhecido como recesso facial. O recesso facial é uma importante rota de entrada cirúrgica para a cavidade da orelha média, permitindo acesso à superestrutura do estribo, do promontório e do nicho da janela oval.

Em sua parte mais inferior, o nervo facial assume uma íntima proximidade à crista e ao músculo digástricos, sendo consistentemente medial e anterior a essas estruturas. Outro marco anatômico próximo nessa região é o seio sigmoide, que passa profundamente ao nervo facial. Ao sair pelo forame estilomastóideo, o nervo torna-se envolvido pelo espesso tecido fibroso do periósteo da base do crânio e pelo músculo digástrico.

Embora o nervo facial mais comumente desça em seu segmento vertical como um nervo único, encontram-se bifurcações, trifurcações e hipoplasias do nervo facial no segmento mastóideo. Adicionalmente, notou-se a saída do nervo da corda do tímpano em qualquer ponto do nervo facial entre o forame estilomastóideo e o gânglio geniculado.

ANATOMIA DO NERVO FACIAL PERIFÉRICO

O nervo facial sai da base do crânio pelo forame estilomastóideo, entre a ponta da mastoide lateralmente e o processo estiloide medialmente (Figura 69-10). No forame estilomastóideo, o nervo facial entra na glândula parótida, em geral como um único grande tronco. No interior da glândula parótida, o nervo divide-se em seus ramos temporofacial e cervicofacial. Raramente, essa divisão pode ocorrer dentro do osso temporal, e os ramos saem separadamente pelo forame. Um ramo é o nervo auricular posterior, que corre lateral à mastoide e recebe um filamento do ramo auricular do nervo vago.

No interior da glândula parótida, o nervo pode assumir numerosas configurações, com frequentes anastomoses entre os ramos. Entretanto, geralmente se identificam cinco grandes ramos do nervo: (1) temporal, (2) zigomático, (3) bucal, (4) mandibular

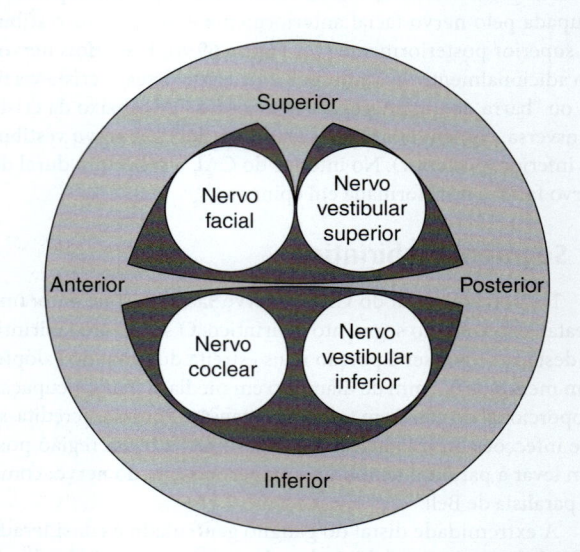

Figura 69-8 Representação estilizada da anatomia do aspecto do aspecto lateral do canal auditivo interno. Nessa altura, o nervo facial está na posição mais anterior e superior.

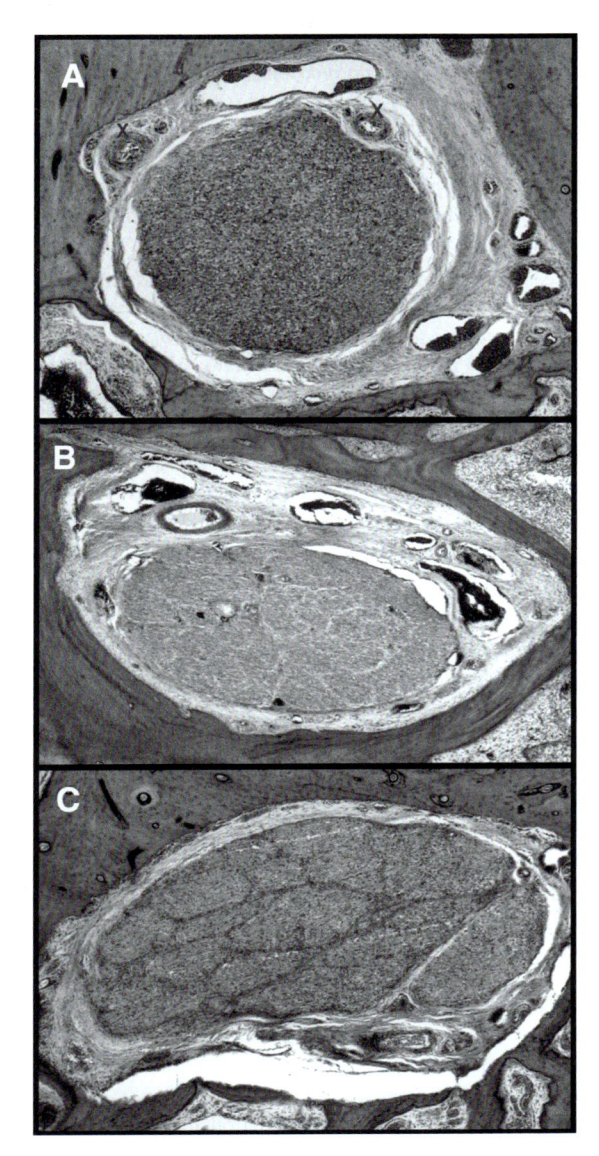

▲ **Figura 66-9** Seções histológicas transversais do nervo facial em três pontos de seu percurso dentro do osso temporal. Proximalmente, dentro do osso temporal, na altura do canal auditivo interno, (**A**) os fascículos nervosos individuais não estão definidos, e os elementos nervosos parecem homogêneos. (**B**) À medida que o nervo segue por meio do segmento timpânico e (**C**) na altura do forame estilomastóideo, os fascículos nervosos individuais tornam-se cada vez mais definidos.

e (5) cervical. O ramo temporal inerva o músculo frontal, que permite a elevação voluntária dos supercílios. O ramo zigomático inerva o músculo orbicular ocular, sendo crucial para o fechamento adequado do olho. O nervo bucal inerva o bucinador e o orbicular oral, permitindo o fechamento adequado da boca e a atividade muscular da região malar. O ramo mandibular inerva o platisma. O nervo auricular posterior, saindo imediatamente após a saída do nervo facial do forame estilomastóideo, envia ramos ao músculo occipital, localizado posteriormente no crânio.

> Courbille J. The nucleus of the facial nerve: the relation between cellular groups and peripheral branches of the nerve. *Brain.* 1966;1:338. [PMID: 5961910] (A classic study of the anatomy of the facial nerve nucleus.)
>
> Fisch U, Esslen E. Total intratemporal exposure of the facial nerve: pathologic findings in Bell's palsy. *Arch Otolaryngol.* 1972;95:335. [PMID: 5018255] (The study shows edema of the facial nerve in Bell's palsy during intratemporal exposure, with the most severe constriction in the region of the geniculate ganglion.)
>
> Gasser RF. The development of the facial nerve in man. *Ann Otol Rhinol Laryngol.* 1967;76:37. [PMID: 6020340] (A classic manuscript on the embryologic development of the facial nerve.)
>
> Gasser RF. The early development of the parotid gland around the facial nerve and its branches in man. *Anat Rec.* 1970;167:63. [PMID: 5447369] (A classic manuscript on the development of the parotid gland in relation to the facial nerve.)
>
> Gasser RF, May M. Embryonic development of the facial nerve. In: May M, ed. *The Facial Nerve.* 1st ed. Thieme, 1987:3.
>
> Hall GM, Pulec JL, Rhoton AL Jr. Geniculate ganglion anatomy for the otologist. *Arch Otolaryngol.* 1969;90:568. [PMID: 5347117] (A classic study of the anatomy of the geniculate ganglion.)
>
> Nager GT, Proctor B. Anatomic variations and anomalies involving the facial canal. *Otolaryngol Clin North Am.* 1991;24:531. [PMID: 1762775] (A classic, comprehensive study of the anatomy of the facial canal.)
>
> Ozbek C, Tuna E, Ciftci O et al. Incidence of fallopian canal dehiscence at surgery for chronic otitis media. *Eur Arch Otorhinolaryngol.* 2009;266(3):357. [Epub 2008 Jun 20. PMID: 18566822] (An anatomic study describing naturally occurring dehiscences of the facial nerve.)
>
> Proctor B, Nager GT The facial canal: normal anatomy, variations and anomalies. II. Anatomical variations and anomalies involving the facial canal. *Ann Otol Rhinol Laryngol Suppl.* 1982;97:45. [PMID: 6814329] (A classic study of the anatomy of the facial canal.)
>
> Rhoton AL Jr, Kobayashi S, Hollinshead WH. Nervus intermedius. *J Neurosurg.* 1968;29:609. [PMID: 5708034] (A classic study of the anatomy of the nervus intermedius.)
>
> Vidic B. The anatomy and development of the facial nerve. *Ear Nose Throat J.* 1978;57:236. [PMID: 4926584] (A review of facial nerve anatomy and embryology.)
>
> Vidic B, Wozniak W. The communicating branch of the facial nerve to the lesser petrosal nerve in human fetuses and newborns. *Arch Anat Histol Embryol.* 1969;52(5):369. [PMID: 4926584] (A classic anatomic study of the communicating branch of the facial nerve.)

▼ FISIOLOGIA DO NERVO FACIAL

CONSIDERAÇÕES ANATÔMICAS

O tronco do nervo facial consiste em aproximadamente 10.000 fibras nervosas, 7.000 delas sendo fibras motoras mielinizadas. A bainha do nervo facial possui várias camadas. O endoneuro, intimamente aderente à camada de células de Schwann dos axônios,

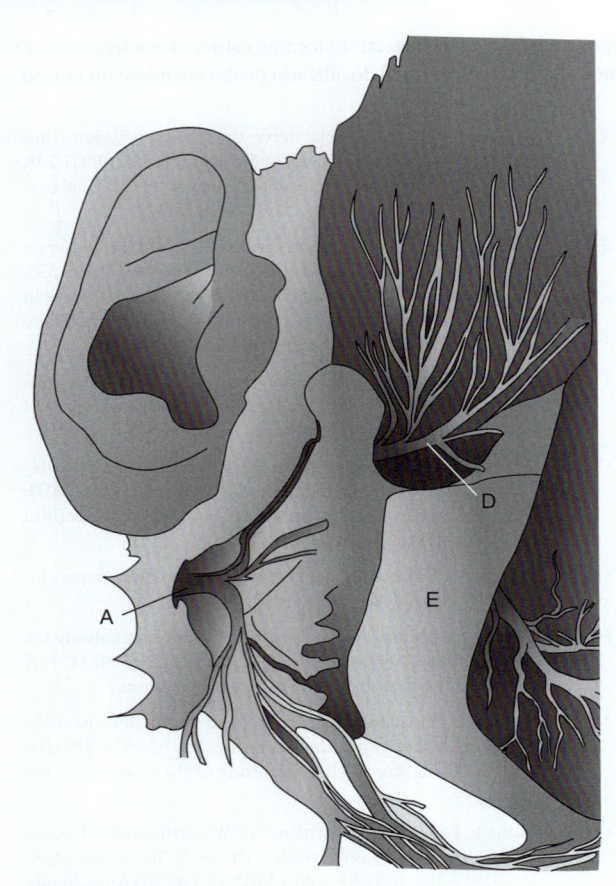

Figura 69-10 Porção de uma ilustração de Sir Charles Bell demonstrando a saída do nervo facial pelo forame estilomastóideo. (Reproduzida, com permissão, de Bell C. *The Nervous System of the Human Body*. Longman; 1830. Ilustração VII.)

1. **Lesões de primeiro grau** caracterizam-se pelo bloqueio do fluxo de axoplasma no interior do axônio. Há pressão suficiente para restringir seu reaprovisionamento quando as necessidades metabólicas assim o ditarem. Esse bloqueio é às vezes chamado ou neuropraxia. Embora um potencial de ação não possa ser propagado pelo local da lesão, um estímulo aplicado distalmente à lesão terá condução normal, produzindo uma resposta evocada.
2. **Lesões de segundo grau** acarretam solução de continuidade axônica e da mielina distalmente ao local da lesão como resultado da progressão de uma lesão de primeiro grau. Essas lesões eliminam a propagação de um estímulo aplicado externamente, uma vez que são seguidas por degeneração walleriana.
3. **Lesões de terceiro grau** envolvem a solução de continuidade completa do axônio, incluindo sua mielina e seu endoneuro.
4. **Lesões de quarto grau** envolvem a solução de continuidade completa do perineuro.
5. **Lesões de quinto grau** acarretam a solução de continuidade do epineuro.
6. **Lesões de sexto grau**, um acréscimo proposto à classificação de Sunderland por autores posteriores, considera os padrões observados de lesões fechadas e lesões penetrantes ao nervo. Essas lesões caracterizam-se por função normal por meio de alguns fascículos e graus variados de lesão (lesões de primeiro grau até lesões de quinto grau), envolvendo diferencialmente fascículos pelo tronco nervoso.

Um ponto central da classificação de Sunderland é o conceito que a recuperação axônica depende da integridade de elementos do tecido conectivo do tronco nervoso. Esse modelo prevê uma alta probabilidade de recuperação completa da inervação periférica quando os túbulos endoneurais permanecem intactos apoiando a reinervação, como é o caso em lesões de primeiro e segundo graus. Em contraste, a solução de continuidade do endoneuro – nesse modelo, uma lesão de terceiro grau ou pior – aumenta a probabilidade de lesão axônica irreversível e padrões aberrantes de regeneração.

Um exemplo de recrescimento neural anormal são as "lágrimas de crocodilo" ou lacrimejamento aumentado com a alimentação. Ocorre quando fibras eferentes normalmente previstas para irem com o nervo da corda do tímpano para as glândulas submandibulares e sublinguais são erroneamente direcionadas pelo nervo petroso superficial maior à glândula lacrimal. Isso resulta em inervação parassimpática da glândula lacrimal, bem como de seu alvo normal, as glândulas salivares. Ao comer, em vez de se obter a resposta salivar normal de aumento da salivação, o sinal neuronal causa a produção de lágrimas pela glândula lacrimal.

Kim J MD PhD, Moon IS MD, Shim DB MD, Lee WS MD PhD. The effect of surgical timing on functional outcomes of traumatic facial nerve paralysis. *J Trauma*. 2009. [PMID: 20032793]

Sunderland S. *Nerve and Nerve Injuries*. 2nd ed. E & S Livingstone Ltd; 1968.

envolve cada fibra nervosa. O perineuro, a camada intermediária envolvendo grupos de fascículos, fornece força tênsil ao nervo, e acredita-se que represente a barreira primária à disseminação de infecções. A camada mais externa do nervo é o epineuro, contendo os *vasa nervorum*, que fornecem o suprimento sanguíneo ao nervo.

CLASSIFICAÇÃO DE DEGENERAÇÃO DO NERVO FACIAL

Se o nervo facial sofrer uma lesão, podem ocorrer vários graus de dano. Vários modelos permitem uma determinação clínica do grau de lesão da fibra nervosa que produz um bloqueio irreversível de condução (i.e., degeneração da fibra). Propôs-se originalmente que as lesões do nervo periférico envolviam graus variados de neuropraxia (bloqueio), axonotmese (divisão de fibras individuais) e neurotmese (divisão de fascículos e epineuro). Uma classificação clínico-patológica de lesões nervosas, a **Classificação de Sunderland** (Figura 69-11), é amplamente aceita e gradua a extensão da lesão da seguinte forma:

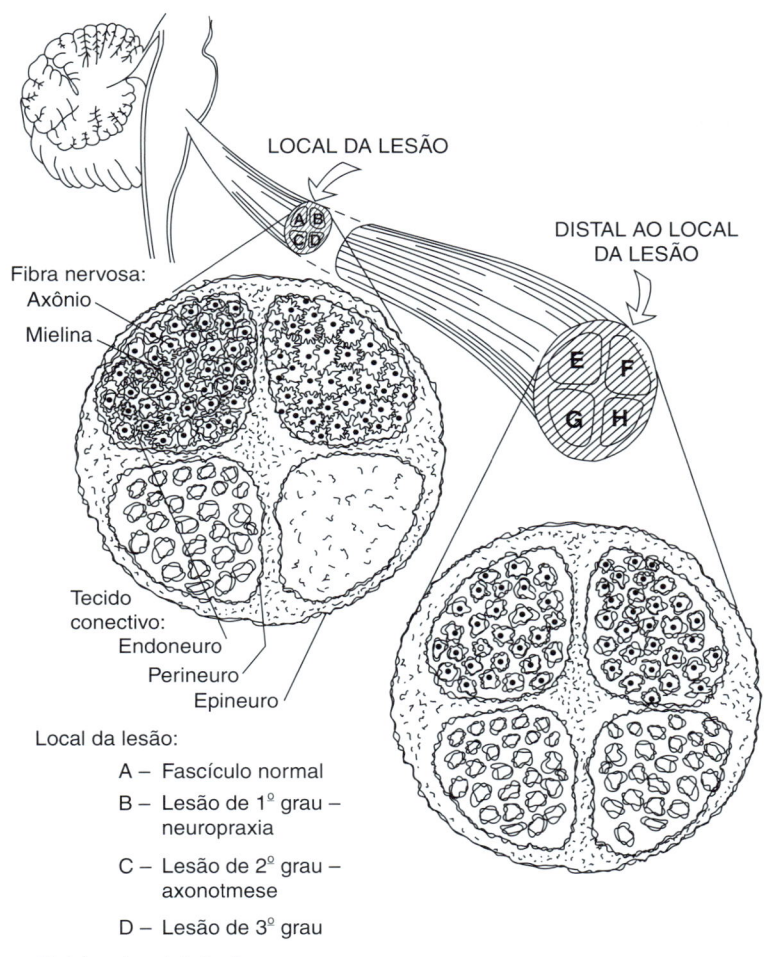

LOCAL DA LESÃO

DISTAL AO LOCAL DA LESÃO

Fibra nervosa:
  Axônio
  Mielina

Tecido conectivo:
  Endoneuro
  Perineuro
  Epineuro

Local da lesão:
  A – Fascículo normal
  B – Lesão de 1º grau – neuropraxia
  C – Lesão de 2º grau – axonotmese
  D – Lesão de 3º grau

Distal ao local da lesão:
  E – Normal
  F – Lesão de 1º grau – fascículo normal distalmente
  G – Lesão de 2º grau – degeneração walleriana produziu perda axônica distal
  H – Lesão de 3º grau

▲ **Figura 69-11** Um modelo de lesão neural gradual que detalha classificações clínico-patológicas. A secção transversal demonstra as alterações microanatômicas na lesão ao nervo facial. O potencial de regeneração axônica apropriada no local da lesão é ditado principalmente pela situação dos elementos do tecido conectivo.

TESTES DO NERVO FACIAL

A alteração da transmissão de impulsos neurais pode resultar de bloqueio fisiológico (na ausência de uma degeneração de fibras nervosas) e de solução de continuidade axônica com degeneração walleriana. Como a apresentação clínica de uma paralisia facial não distingue entre um simples bloqueio de condução e uma solução de continuidade, investigadores exploraram um conjunto de procedimentos de teste concebidos para definir a extensão da lesão nervosa (Quadro 69-2).

Em uma avaliação inicial de pacientes com paralisia facial aguda, o clínico deve ter o objetivo de determinar o prognóstico de recuperação, bem como a causa da paralisia. A determinação precoce do prognóstico de recuperação pode permitir intervenções, tanto para minimizar a lesão nervosa quanto para otimizar a regeneração.

TESTES TOPOGNÓSTICOS

As baterias de testes topognósticos visam determinar o nível de lesão do nervo facial por inferência de que ramo(s) está funcional. Se há diminuição do lacrimejamento, presume-se que a lesão seja proximal ao ponto em que o nervo petroso superficial maior sai do gânglio geniculado. A função anormal do músculo estapédio, revelada por testes de imitância, presumivelmente reflete um dano nervoso acima da saída do ramo motor do estapédio do tronco do nervo facial distal ao joelho posterior. O funcionamento do nervo da corda do tímpano pode ser determinado pela secreção da glândula submandibular e por testes de paladar. A disgeusia e a diminuição do fluxo da glândula salivar presumivelmente refletem dano nervoso acima do ponto de saída do nervo da corda do tímpano do segmento vertical do nervo facial na mastoide.

Observações iniciais sugeriram que níveis mais proximais de disfunção se correlacionavam com um nível mais alto de degeneração e recuperação incompleta. Entretanto, modalidades topognósticas frequentemente forneceram informações inconsistentes sobre a altura da lesão nervosa e estão sujeitas aos caprichos produzidos por lesões *skip* do nervo que afetam diferentemente as porções motoras, sensoriais e autonômicas. Por exemplo, usando estimulação elétrica intraoperatória para especificar o local do bloqueio de condução nervosa na paralisia de Bell, mostrou-se que o teste de produção de lágrimas de Schirmer, um aparente índice de função do nervo proximal estabelecendo uma lesão no nível do gânglio geniculado ou acima dele, tinha uma acurácia de apenas 60%. Entretanto, o teste de Schirmer tem grande valor prático para determinar a necessidade de medidas adjuvantes de cuidados oculares.

Como os testes topognósticos têm incertezas inerentes, os testes eletrofisiológicos (a seguir) emergiram como a abordagem diagnóstica de escolha para avaliar a condutividade nervosa e o risco de degeneração irreversível de fibras nervosas.

TESTES ELETROFISIOLÓGICOS

A interpretação e a validade dos testes eletrofisiológicos de uma paralisia facial aguda repousam em duas construções em relação à função da fibra nervosa:

1. Fibras segmentalmente desmielinizadas mantêm a capacidade de propagar um estímulo, embora em um limiar mais elevado que o de fibras normais. Portanto, fibras anatomicamente intactas continuarão a propagar um estímulo aplicado, ao passo que as que sofreram solução de continuidade e degeneração posterior não o farão.

2. Estimando-se a proporção de fibras motoras degeneradas, um clínico pode distinguir paralisias que não se recuperarão espontaneamente e que produzirão sequelas em longo prazo.

Idealmente, testes eletrofisiológicos fornecerão um índice da gravidade da lesão ao tronco nervoso total, refletindo a proporção de fibras motoras que progrediram além de uma lesão de primeiro grau. A correlação do nível final de recuperação com os achados eletrofisiológicos precoces determina o valor prognóstico de um teste na identificação do subconjunto de pacientes com paralisia facial que não terão uma recuperação espontânea satisfatória.

Os testes eletrofisiológicos clinicamente disponíveis avaliam indiretamente a gravidade da lesão ao nervo facial intratemporal. Devido a seu percurso no interior do canal de Falópio, a estimulação elétrica proximal ao local de bloqueio de condução só é possível quando o nervo é estimulado intracranialmente. Por essa razão, a capacidade de propagação de um impulso por um nervo é avaliada distalmente ao forame estilomastóideo. Mesmo em presença de uma lesão neural grave, a condução distal à lesão continuará, até que seu axoplasma seja consumido e que ocorra degeneração walleriana. Esse processo requer 48 a 72 horas para progredir de segmentos intra para extratemporais, portanto tornando os testes de estimulação elétrica falsamente normais nesse período. Portanto, testes eletrofisiológicos de rotina não detectam a condução nervosa quando ela ocorre, retardando assim a diferenciação de neuropraxia e degeneração.

▶ Teste de excitabilidade nervosa

O teste de excitabilidade mínima com o estimulador nervoso de Hilger forneceu um método facilmente acessível de avaliação do nervo facial. Esse teste é indexado de acordo com os limiares de atividade visualmente detectáveis gerados pela estimulação na superfície de um ramo do nervo facial. O teste reflete limiares elevados de estimulação neuromuscular produzidos por solução de continuidade e degeneração axônica. A menor intensidade de estímulo que consistentemente excita a todos os ramos do lado não envolvido estabelece o limiar normal. Relata-se que uma diferença de 2,0 a 3,5 mA entre os lados envolvido e não envolvido sugere uma desnervação iminente.

Esse teste oferece vantagens técnicas na portabilidade do equipamento necessário e o uso de estimulação mínima, mais confortável para o paciente que testes de estimulação máxima. Entretanto, o teste introduz subjetividade, pois se baseia na detecção visual de uma resposta de um número limitado de músculos faciais. Além disso, os níveis atuais de limiares para ramos periféricos provavelmente ativam seletivamente fibras nervosas grandes com limiares mais baixos e aquelas fibras mais próximas ao eletrodo estimulador, excluindo, assim, dessa avaliação uma proporção desconhecida de fibras motoras.

Fisch U. Prognostic value of electrical tests in acute facial paralysis. *Am J Otol.* 1984;5(6):494. [PMID: 6393772] Review.

Gantz BJ, Gmur A, Fisch U. Intraoperative evoked electromyography in Bell's palsy. *Am J Otolaryngol.* 1982;3(4):273. [PMID: 7149140] (The technique of intraoperative evoked electromyography is described in detail. The limited extent of the blocked motor fibers suggests that segmental, rather than total, intratemporal decompression is needed in Bell's palsy.)

Lewis BI, Adour KK, Kahn JM et al. Hilger facial nerve stimulator: A 25-year update. *Laryngoscope.* 1991;101(1 Pt 1):71–74. [PMID: 1984555]

▶ Teste de estimulação máxima

Pode-se usar um teste de estimulação elétrica máxima para determinar se houve desenvolvimento de degeneração nervosa no curso de uma paralisia nervosa aguda. Envolve um impulso elétrico transcutâneo concebido para saturar o nervo com corrente, ativando todas as suas fibras funcionantes. A resposta do lado envolvido caracteriza-se por ser (1) igual ao lado contralateral, (2) minimamente diminuída (50% do normal), (3) acentuadamente diminuída (menos de 25% do normal) ou (4) ausente.

Quadro 69-2 Testes de função do nervo facial

Teste	Medida	Vantagens	Desvantagens
Teste de excitabilidade mínima	A menor intensidade de estímulo que excita de forma consistente todos os ramos do lado não envolvido	Portabilidade Conforto do paciente Fácil de realizar	Subjetivo Com base em detecção visual
Teste de excitabilidade máxima	Compara as respostas dos lados envolvido e não envolvido da face	Portabilidade Conforto do paciente Fácil de realizar	Subjetivo Com base em detecção visual
Eletroneurografia e eletromiografia evocada (EEMG)	Avalia a resposta motora facial a um estímulo supramáximo Registra o potencial de ação muscular composto Reflete % das fibras do nervo facial que sofreram degeneração < 90% de desnervação é um prognóstico de excelente recuperação Repetida em dias alternados para detectar degeneração continuada além do nível crítico de 90%	Útil no início do curso da paralisia facial Algumas medidas úteis em prever o nível final de recuperação espontânea	Desconforto do paciente
Eletromiografia	Mede potenciais de membrana pós-sinápticos Potenciais de unidades motoras em cinco grupos musculares nos primeiros três dias aos o início da paralisia associados a um bom desfecho em > 90% dos pacientes	Caracterização precisa das unidades motoras	Possíveis ciladas em testes precoces Unidades motoras residuais esparsas que sugerem um desfecho favorável podem estar evidentes, apesar de lesão grave a grandes porções de fibras em risco de degeneração
Condução antidrômica	Onda F representa a atividade em músculos faciais gerada por neurônios motores ativados antidromicamente	Pode fornecer determinação direta e imediata da função do nervo facial	Faixa dinâmica e valor prognóstico limitados Primariamente para testes em animais, pesquisa
Estimulação magnética	Bobina eletromagnética produz ativação neural	Intensidade do estímulo é minimamente atenuada pelo tecido interposto	Utilidade clínica limitada Difícil de interpretar os resultados
Reflexo trigêmeo	Registro EMG do reflexo de piscar Comparar respostas entre os lados afetado e normal Abolição do reflexo R1 associada a pouca chance de recuperação nos primeiros dois meses após o início da paralisia	Fácil de realizar	Pode ser limitado pela pequena amplitude da resposta

Quando a resposta está acentuadamente diminuída ou ausente nas primeiras duas semanas após o início da paralisia, verificou-se que há uma chance de 75% de recuperação incompleta do nervo facial. Quando a resposta desapareceu completamente nos primeiros 10 dias, a recuperação em geral foi incompleta, seguida de sequelas significativas. Inversamente, se as respostas foram simétricas nos primeiros 10 dias de uma paralisia clínica, houve retorno completo em mais de 90% dos pacientes testados. O uso de estimulação supramáxima oferece sensibilidade e consistência nos testes, quando usado precocemente no curso de uma paralisia facial aguda. Entretanto, a interpretação do teste de estimulação máxima baseia-se em uma avaliação subjetiva da resposta evocada graduada visualmente.

> May M. Nerve excitability test in facial palsy: limitations in its use based on a study of 130 case. *Laryngoscope*. 1972;82:2122. [PMID: 5081746] (This study describes the utility and drawbacks of the facial nerve excitability test based upon the author's personal experience.)

May M, Blumenthal F, Klein S. Acute Bell's palsy: Prognostic value of evoked electromyography, max stimulation and other electrical tests. *Am J Otol*. 1983;5:107. [PMID: 6881304] (Evoked electromyography and maximal stimulation tests were the most accurate electrical tests for predicting the course of acute facial paralysis when they were performed serially within the first 10 d after onset.)

Ushio M, Kondo K, Takeuchi N et al. Prediction of the prognosis of Bell's palsy using multivariate analyses. *Otol Neurotol*. 2008;29(1):69. [PMID: 18199959]

▶ Eletromiografia evocada e eletroneuronografia

Como o teste de estimulação máxima, a eletromiografia evocada (EEMG) ou a eletroneuronografia (ENoG) avaliam a resposta motora facial a um estímulo supramáximo. Em contraste com o teste de estimulação máxima, a técnica de EEMG registra o potencial de ação muscular composto (CMAP, do inglês *compound muscle action potential*) com eletrodos de superfície colocados na prega nasolabial. O CMAP pode ser apresentado graficamente para análise quantitativa e impresso para inclusão no prontuário (Figura 69-12). Analisam-se as respostas em forma de onda para comparar amplitudes pico a pico entre lados normal e envolvido.

Os pacientes com paralisias incompletas devido à paralisia de Bell invariavelmente recuperam a função a níveis normais ou quase normais, e não requerem avaliação por EEMG. O reaparecimento de movimentos faciais dentro de 3 a 4 semanas após o início do quadro também prevê um excelente prognóstico para a recuperação funcional. Aconselha-se amostragem por EMG da atividade motora, a fim de detectar a função facial visualmente imperceptível.

Quando avaliadas em uma janela crítica de tempo, considera-se que reduções na amplitude da resposta EEMG do lado afetado reflitam a porcentagem de fibras motoras do nervo facial que sofreram degeneração. A EEMG facial é mais confiável durante a fase inicial de desnervação acelerada, quando se podem obter resultados confiáveis (i.e., nas primeiras 2 a 3 semanas após o início de uma paralisia devida à paralisia de Bell ou ao herpes-zóster ótico). Quando as fibras neuropráxicas se tornam "desbloqueadas", seja na fase de recuperação ou mais tardiamente, à medida que os axônios se regeneram perifericamente, as fibras nervosas estimuladas têm descargas assincrônicas. Como as fibras regeneradas não têm descargas em sincronia, a resposta é desorganizada e, consequentemente, diminuída. Esse fenômeno impõe uma limitação temporal sobre a confiabilidade do teste de EEMG que deve ser considerada ao interpretar os resultados.

A ENoG é mais útil precocemente no curso da paralisia facial. Mais de 50% dos pacientes com paralisia completa que exibem uma redução ou mais de 90% na amplitude do CMAP têm um retorno da função facial além de espontâneo e satisfatório. Quando os resultados mostram desnervação inferior a 90% (mais de 10% da amplitude do CMAP em relação ao lado normal), observou-se uniformemente uma recuperação excelente.

Recomenda-se a repetição da EEMG em dias alternados, a fim de detectar degeneração continuada além do nível crítico de 90%. A duração de tempo de excitabilidade elétrica reduzida (i.e., a velocidade de desnervação, conforme demonstrada por testes repetidos) e o grau de degradação da resposta do CMAP (i.e., o nadir da resposta) são muito úteis para prever o grau final de recuperação espontânea. Quanto mais cedo a resposta EEMG cair para 10% ou menos do normal, pior é o prognóstico.

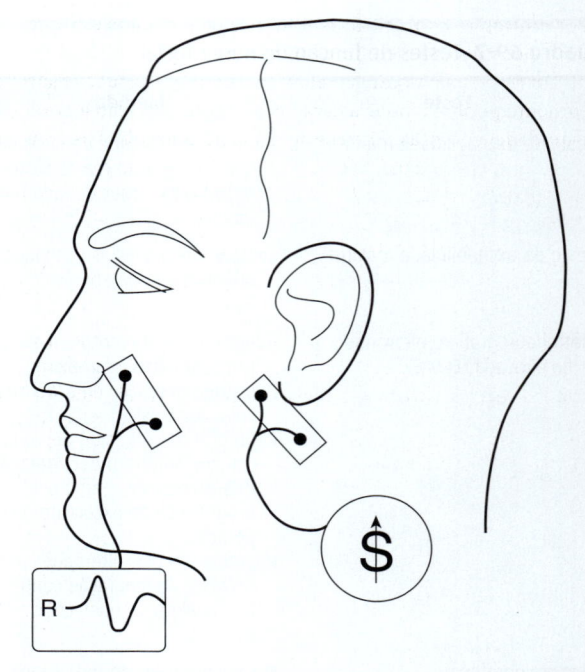

▲ **Figura 69-12** Colocação de eletrodos de registro e de estimulação para os registros EEMG facial. O potencial de ação muscular composto reflete-se na resposta eletromiográfica bifásica.

Chung WH, Lee JC, Cho DY et al. Waveform reliability with different recording electrode placement in facial electroneuronography. *J Laryngol Otol*. 2004;118(6):421. [PMID: 15285858]

Coker NJ. Facial electroneuronography: analysis of techniques and correlation with degenerating motoneurons. *Laryngoscope*. 1992;102:747. [PMID: 9226049] (A comprehensive review of electroneuronography.)

Linder TE, Abdelkafy W, Cavero-Vanek S. The management of peripheral facial nerve palsy: "paresis" versus "paralysis" and sources of ambiguity in study designs. *Otol Neurotol*. 2010;31(2):319. [PMID: 20009779]

Ushio M, Kondo K, Takeuchi N et al. Prediction of the prognosis of Bell's palsy using multivariate analyses. *Otol Neurotol*. 2008;29(1):69. [PMID: 18199959]

▶ Eletromiografia

A resposta eletromiográfica (EMG) reflete potenciais de membrana pós-sinápticos que podem ser iniciados na junção neuromuscular com ativação voluntária ou gerados espontaneamente por meio da membrana muscular.

As respostas motoras faciais voluntárias e geradas espontaneamente podem ajudar a caracterizar com precisão a condição de unidades motoras. Entretanto, os resultados obtidos com testes em qualquer campo isolado devem ser reforçados com testes em campos adjacentes. A presença de potenciais de unidades motoras em quatro de cinco grupos musculares nos primeiros três dias após o início de uma paralisia facial aguda está associada a um desfecho satisfatório em mais de 90% dos pacientes. A presença de unidades motoras em dois de três grupos musculares previu um desfecho satisfatório em 87% dos pacientes. Quando as unidades motoras estavam abolidas ou limitadas a um único grupo, a recuperação satisfatória foi encontrada em apenas 11% dos casos.

Embora esses achados sugiram um papel dos testes EMG precoces para o prognóstico de recuperação funcional, outros notaram possíveis ciladas no teste EMG precoce que podem iludir o examinador. Unidades motoras residuais esparsas que sugerem um desfecho favorável podem estar evidentes, apesar de danos graves a grandes porções de fibras em risco de degeneração. A evidência clínica desse fato foi notada como recuperação insatisfatória, apesar de potenciais motores voluntários em 38% de pacientes com paralisia de Bell. Essas observações sugerem que a avaliação EMG deve ser realizada em pelo menos dois grupos musculares, a fim de avaliar mais acuradamente o grau de desnervação.

Precocemente no curso de uma paralisia facial aguda, a atividade motora facial preservada pode escapar à inspeção clínica, mas, ainda assim, fornecer informações prognósticas, quando combinada a outras modalidades de teste. Por exemplo, a atividade motora subclínica ainda detectável pela EMG pode complementar o uso da EEMG na fase inicial de uma paralisia clínica. O monitoramento por EMG tem uso limitado na detecção de degeneração inicial, pois as evidências elétricas de degeneração nervosa estão ausentes nos primeiros 10 dias da paralisia. Dez a 14 dias após o início de uma paralisia clínica, registros de EMG refletem os potenciais de membrana em repouso dinâmico de elementos pós-sinápticos. Nessa fase, a membrana muscular, privada de substâncias "tróficas" que são normalmente transportadas pelo axônio, sofre alterações que desestabilizam o potencial de repouso. Essas alterações produzem despolarizações espontâneas refletidas no EMG como potenciais de fibrilação. Essas mudanças são interpretadas como indicativas de desnervação persistente.

A perda substancial de axônios e a reinervação danificada produzem potenciais de fibrilação enquanto as membranas pós-sinápticas permanecerem eletricamente ativas. Com a desnervação persistente, os registros de EMG são silenciosos e a curta explosão de descargas normalmente encontrada no momento de inserção das agulhas está ausente. Inversamente, a reinervação bem-sucedida gera potenciais polifásicos de alta frequência que aumentam de amplitude e duração e substituem potenciais de fibrilação. Em raros casos de paralisia protraída devida à paralisia de Bell, avaliações EMG longitudinais detectam degeneração nervosa persistente ou reinervação.

> Granger C. Prognosis in Bell's palsy. *Arch Phys Med Rehab*. 1976;57:33. [PMID: 1247374] (Using clinical and electromyographic methods, it should be possible to forecast recovery within 3 d after onset in order to preselect patients in need of any proposed curative treatment program designed to salvage the facial nerve.)
>
> Grosheva M, Guntinas-Lichius O. Significance of electromyography to predict and evaluate facial function outcome after acute peripheral facial palsy. *Eur Arch Otorhinolaryngol*. 2007;264(12):1491. [Epub 2007 Jul 5. PMID: 17611766]
>
> May M, Blumenthal F, Klein S. Acute Bell's palsy: prognostic value of evoked electromyography, max stimulation and other electrical tests. *Am J Otol*. 1983;5:107. [PMID: 6881304] (Evoked electromyography and maximal stimulation tests were the most accurate electrical tests for predicting the course of acute facial paralysis when they were performed serially within the first 10 days after onset.)
>
> Sillman JS, Niparko JK, Lee SS et al. Prognostic value of evoked and standard electromyography in acute facial paralysis. *Otolaryngol Head Neck Surg*. 1992;107:377. [PMID: 1408222] (The findings from this study support previous reports of the prognostic value of EEMG in idiopathic facial paralysis, but suggest that this test may have less predictive value in the evaluation of facial paralysis as a result of trauma.)

▶ Avaliação do nervo facial com ativação central

Os testes eletrodiagnósticos descritos acessam indiretamente a gravidade da lesão ao segmento intratemporal do nervo facial. Investigadores exploraram procedimentos alternativos de testes, nos quais o nervo facial é ativado centralmente ao suposto local de envolvimento no interior do osso temporal.

A. Condução antidrômica

O teste por condução antidrômica (retrógrada) é uma alternativa a testes eletrodiagnósticos de fibras periféricas que, ao menos teoricamente, pode fornecer uma avaliação direta e imediata da função do nervo facial. A condução antidrômica da atividade elétrica no nervo facial pode ser medida com técnicas de campo próximo ou distante em animais (Figura 69-13), e clinicamente via eletrodos de registro na orelha média. Demonstrou-se que a resposta de campo distante à estimulação antidrômica representava a atividade composta ao longo de toda a via facial e não parece refletir a estimulação do nervo facial em um sítio específico ao longo do segmento intracraniano.

A onda F representa a atividade em músculos faciais gerada por neurônios motores ativador por via antidrômica ativados e não contém componentes reflexos. Para propósitos eletrodiagnósticos, podem-se registrar as ondas F evocadas por estimulação elétrica por meio de eletrodos em agulhas intramusculares. Essa resposta possui uma longa latência e em geral uma pequena amplitude, o que limita sua faixa dinâmica e seu valor prognósti-

SEÇÃO XVI — NERVO FACIL

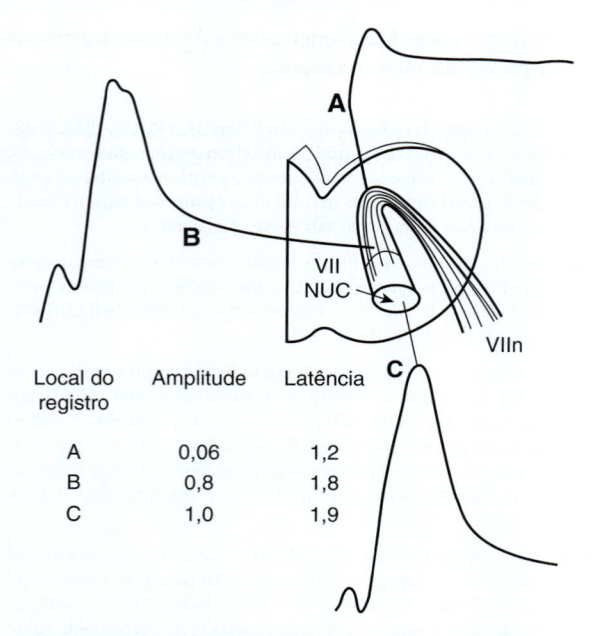

Figura 69-13 Representação topográfica da amplitude e latência médias de potenciais neurais evocados de (**A**) joelho facial, (**B**) região dorsal do núcleo facial e (**C**) núcleo em preparação experimental de roedores. Intensidade do estímulo = 0,4 mA; duração = 100 μs; N = 100 estímulos por cada teste. (Reproduzida, com permissão, de Niparko JK, Kartush JM, Bledsoe SC, Graham MD. Antidromically evoked facial nerve response. *Am J Otolaryngol*. 1985;6:353.)

Local do registro	Amplitude	Latência
A	0,06	1,2
B	0,8	1,8
C	1,0	1,9

co. Em pacientes com paralisia de Bell, a estimulação elétrica do nervo só produz respostas de onda F de forma confiável depois do início da recuperação.

B. Estimulação magnética

A estimulação magnética transcraniana emprega uma bobina eletromagnética para produzir ativação neural. Esse método de ativação neural é único, pois a intensidade do estímulo é minimamente atenuada pelos tecidos interpostos. Essa característica permite a ativação central via uma aplicação transcraniana de corrente induzida. Estudos em animais demonstraram que a estimulação magnética transcraniana pode ser usada para ativar centralmente o nervo facial, embora seja difícil de determinar o local preciso da estimulação. Observações sugerem que a resposta evocada provavelmente é devida à excitação no nervo temporal intratemporal ou intracranialmente, e não por via cortical ou excitação do tronco cerebral.

A experiência clínica com a estimulação eletromagnética em estados patológicos, incluindo a paralisia de Bell, está em harmonia com observações que localizam a lesão intratemporalmente. Em 11 pacientes com um início recente de paralisia de Bell, nenhum demonstrou CMAPs com estimulação magnética. Atribui-se a falta de resposta à elevação dos limiares associada à desmielinização segmental e à incapacidade da corrente gerada pelo campo eletromagnético de atingir o limiar.

Maior refinamento na aplicação e interpretação da estimulação magnética transcraniana para o prognóstico de lesões do nervo facial aguarda um maior entendimento do local real de ativação. O desenvolvimento de bobinas que facilitarão uma corrente mais focalizada oferece a possibilidade de estimulação específica por local do trato motor central do nervo facial e do segmento intracraniano do nervo facial – locais proximais aos locais típicos de lesão nervosa na maioria das paralisias faciais agudas.

C. Reflexo trigemeofacial

O reflexo de piscar pode ser testado clinicamente para determinar o arco eferente que recebe contribuição do VII nervo craniano. O registro EMG do reflexo trigemeofacial oferece uma avaliação quantitativa da condução do nervo facial via ativação central do núcleo facial. Essa técnica registra potenciais de ação gerados reflexamente no músculo orbicular do olho em resposta a um estímulo elétrico aplicado à área supraorbital (ramo do VI). Comparam-se as respostas entre os lados afetado e normal, obtendo-se uma avaliação quantitativa do reflexo, que fornece assim uma medida da integridade funcional do nervo facial. O teste do reflexo trigemeofacial pode estar limitado na paralisia facial aguda, devido à pequena amplitude de resposta.

A abolição da resposta do reflexo trigemeofacial em R1 está associada a pouca chance de recuperação nos primeiros dois meses após o início da paralisia. Respostas preservadas precoces em R1 previram o retorno à função normal do nervo facial no primeiro mês. Ainda é preciso avaliar o desempenho desse teste na seleção daqueles pacientes com ausência de resposta em R1, que têm um mau prognóstico em longo prazo.

Cocito D, Isoardo G, Migliaretti G et al. Intracranial stimulation of the facial nerve: normative values with magnetic coil in 240 nerves. *Neurol Sci*. 2003;23(6):307. [PMID: 12624718]

Nakatani H, Iwai M, Takeda T et al. Waveform changes in antidromic facial nerve responses in patients with Bell's palsy. *Ann Otol Rhinol Laryngol*. 2002;111(2):128. [PMID: 11860064]

Kartush JM, Bouchard KB, Graham MD et al. Magnetic stimulation of the facial nerve. *Am J Otol*. 1989;10:14. [PMID: 2719085] (Normal volunteers and one patient with acute facial paralysis were studied with both magnetic and electric stimulation of the facial nerve.)

Kartush JM, Garcia P, Telian SA. The source of far-field antidromic facial nerve potentials. *Am J Otolaryngol*. 1987;8:199. [PMID: 3631416] (This study attempts to identify the generator sites of the far-field antidromic facial nerve response in dogs and suggests the following for the montage and stimulus protocol employed: (1) the far-field antidromic response is a volume-conducted nerve action potential generated primarily from the mastoid segment, (2) complete transection of the facial nerve at the CPA has little effect on the responses, and (3) there appears to be no significant supranuclear generator site.)

Niparko JK, Kartush JM, Bledsoe SC et al. Antidromically evoked facial nerve response. *Am J Otolaryngol*. 1985;6:353. [PMID: 4073377] (Antidromic conduction testing was tested. Results suggest that the recorded potentials measured represent antidromic activation of the facial nerve, further suggesting that antidromic testing may provide a useful means of assessing proximal facial nerve function in pathological states.)

Sawney BB, Kayan A. A study of the F wave from the facial muscles. *Electromyog.* 1970;3:287. [PMID: 5509973]

Schriefer TN, Mills KR, Murray NMF. Evaluation of proximal facial nerve conduction by transcranial magnetic stimulation. *J Neurol Neurosurg Psych.* 1988;51:60. [PMID: 3351531] (A magnetic stimulator was used for direct transcutaneous stimulation of the intracranial portion of the facial nerve in patients with a variety of facial nerve pathologies.)

von Dincklage F, Koppe P, Kotsch J et al. Investigation of threshold and magnitude criteria of the nociceptive blink reflex. *Clin Neurophysiol.* 2010. [Epub ahead of print. PMID: 20181518]

Zealar D, Kurago Z. Facial nerve recording from the eardrum. *Otolaryngol Head Neck Surg.* 1985;93:474. [PMID: 3931021] (A noninvasive technique is described for recording from the facial nerve within the fallopian canal using electrodes placed on the eardrum.)

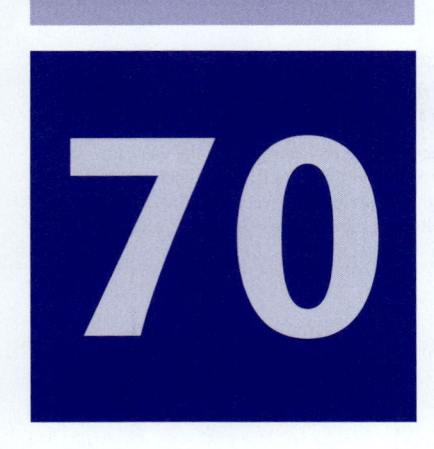

70 Distúrbios do nervo facial

Lawrence R. Lustig, MD
John K. Niparko, MD

A disfunção do nervo facial pode afetar drasticamente a qualidade de vida de um paciente. A face humana é um ponto focal de expressão e comunicação interpessoal, e movimentos motores faciais contribuem para a proteção ocular, articulação da fala, mastigação e deglutição, e expressão emocional. Assim, o paciente com uma paralisia facial sofre não apenas as consequências funcionais de alteração da movimentação facial, mas também o impacto psicológico de uma aparência facial distorcida.

PARALISIAS FACIAIS AGUDAS

FUNDAMENTOS DO DIAGNÓSTICO

Paralisia de Bell
- Instalação aguda, com paresia ou paralisia unilateral da face em um padrão consistente com a disfunção do nervo facial (todos os ramos afetados).
- Instalação e evolução rápidas (menos de 48 horas).
- A paralisia facial pode estar associada a neuropatias agudas afetando outros nervos cranianos (particularmente NCs V-X).

Herpes-zóster ótico (síndrome de Ramsay Hunt)
- Paralisia facial periférica aguda associada à otalgia e a lesões cutâneas variceliformes que envolvem a orelha externa, a pele do canal auditivo, ou ao véu palatino.
- O envolvimento frequentemente se estende aos nervos cranianos V, IX e X, e a ramos cervicais que possuam comunicações anastomóticas com o nervo facial.
- Diferencia-se da paralisia de Bell pelas úlceras cutâneas características e uma maior incidência de perda auditiva ou de disfunção do equilíbrio.

Considerações gerais

Vários distúrbios podem estar associados a paralisias faciais unilaterais (Quadro 70-1). A paralisia facial bilateral é muito menos frequente, ocorrendo em menos de 2% dos pacientes que se apresentam com paralisia facial aguda (Quadro 70-2). De modo geral, o envolvimento bilateral reflete um distúrbio sistêmico com múltiplas manifestações. Devido à superposição de suas apresentações clínicas e paradigmas de tratamento, a paralisia de Bell e o herpes-zóster ótico (também conhecido como síndrome de Ramsay Hunt) serão considerados juntos.

1. Paralisia de Bell

Nenhuma causa identificável está presente em aproximadamente 60 a 70% dos casos de paralisia facial aguda. O diagnóstico clínico da paralisia de Bell aplica-se apropriadamente a esses casos. A paralisia de Bell revela várias características. O início é o de uma paresia ou paralisia unilateral aguda da face em um padrão consistente com disfunção do nervo periférico (Figura 70-1). A instalação e a evolução são rápidas – geralmente, em menos de 48 horas. Também podem haver disfunções associadas sutis, porém frequentes, dos nervos cranianos V, VIII, IX e X juntamente com a paralisia de Bell. São comuns dor ou insensibilidade afetando a orelha, a porção média da face e a língua, bem como distúrbios do paladar. Essas observações sugerem que a fraqueza facial vista na paralisia de Bell seja o componente inflamatório facial-motor de uma polineuropatia craniana mais ampla induzida por agentes virais admitidos por meio das membranas mucosas.

A paralisia facial recorrente consistente com a paralisia de Bell ocorre em 7 a 12% dos pacientes. Recidivas ipsilaterais aproximam-se do envolvimento contralateral. A probabilidade de recidivas é maior em pacientes com história familiar de paralisia de Bell, e a incidência de diabetes melito em pacientes com paralisia de Bell recorrente é 2,5 vezes maior que a encontrada em casos não recorrentes. A imunodeficiência também está associada a recorrências.

2. Herpes-zóster ótico

O herpes-zóster ótico (síndrome de Ramsay Hunt) é uma síndrome de paralisia facial periférica aguda associada à otalgia e a lesões cutâneas variceliformes. É responsável por aproximadamente 10 a 15% dos casos de paralisia facial aguda. As lesões

Quadro 70-1 Diagnóstico diferencial de paralisia facial

Nascimento
- Moldagem
- Uso de fórceps no parto
- Distrofia miotônica
- Síndrome de Möebius (diplegia facial associada a outros déficits de nervos cranianos)

Trauma
- Lesões corticais
- Fraturas basilares do crânio
- Lesões ao tronco cerebral
- Lesões penetrantes à orelha média
- Lesões faciais
- Paralisia da altitude (barotrauma)
- Mergulho autônomo (barotrauma)

Neurológica
- Síndrome opercular (lesão cortical na área motora facial)
- Síndrome de Millard-Gubler (paralisia do nervo abducente com hemiplegia contralateral devida à lesão na base da ponte envolvendo o trato corticospinal)

Infecciosa
- Otite externa maligna
- Otite média aguda ou crônica
- Colesteatoma (adquirido e congênito)
- Mastoidite
- Meningite
- Parotidite
- Varicela
- Herpes-zóster ótico (síndrome de Ramsay Hunt)
- Encefalite
- Poliomielite (tipo I)
- Caxumba
- Mononucleose
- Hanseníase
- HIV e Aids
- *Influenza*
- Vírus Coxsackie
- Malária
- Sífilis
- Escleroma
- Tuberculose
- Botulismo
- Mucormicose
- Doença de Lyme

Genética e Metabólica
- Diabetes melito
- Hipertireoidismo
- Gravidez
- Hipertensão
- Neuropatia alcoólica
- Paralisia pontobulbar
- Distrofia muscular oculofaríngea

Vascular
- Seio sigmoide anômalo
- Hipertensão intracraniana benigna
- Aneurisma intratemporal da artéria carótida interna
- Embolização para epistaxe (ramos da artéria carótida externa)

Neoplásica
- Neuroma acústico
- Tumor glômico jugular
- Leucemia
- Meningioma
- Hemangioblastoma
- Hemangioma
- Glioma pontino
- Sarcoma
- Hidroadenoma (canal externo)
- Neuroma do nervo facial
- Teratoma
- Displasia fibrosa
- Doença de von Recklinghausen
- Encefalite carcinomatosa (síndrome de Bannworth)
- Granuloma de colesterol
- Carcinoma (invasivo ou metastático, de mama, rim, pulmão, estômago, laringe, próstata, tireoide)

Tóxica
- Talidomida (síndrome de Miehlke: nervos cranianos VI e VII com atresia de pavilhões auditivos)
- Tétano
- Difteria
- Monóxido de carbono
- Intoxicação por chumbo

Iatrogênica
- Anestesia para bloqueio mandibular
- Soro antitetânico
- Tratamento vacinal para raiva
- Iontoforese cirúrgica otológica, neurootológica, da base do crânio e da parótida (anestesia local)
- Embolização

Idiopática
- Paralisia de Bell familiar
- Síndrome de Melkersson-Rosenthal (paralisia facial recorrente, língua saburrosa, edema faciolabial)
- Neuropatia hipertrófica hereditária (doença de Charcot-Marie-Tooth, doença de Dejerine-Scottas)
- Síndromes autoimunes de arterite temporal, periarterite nodosa e outras vasculites
- Púrpura trombocitopênica trombótica
- Síndrome de Landry-Guillain-Barré (paralisia ascendente)
- Esclerose múltipla
- Miastenia grave
- Sarcoidose (síndrome de Heerfordt, febre uveoparótida)
- Granulomatose de Wegener
- Granuloma eosinofílico
- Amiloidose
- Hiperostoses (doença de Paget, osteopetrose)
- Doença de Kawasaki (síndrome de linfonodos mucocutâneos febril aguda infantil)

Reproduzido, com permissão, de May M: Differential diagnosis by history, physical findings, and laboratory results. In May M, ed. The Facial Nerve. New York: Thieme-Stratton, 1986.

Quadro 70-2 Etiologias associadas a paralisias faciais bilaterais (podem ser simultâneas ou tardias)

Paralisia de Bell
Diabetes melito
Sarcoidose (síndrome de Heerfordt)
Periarterite nodosa
Síndrome de Guillain-Barré
Miastenia grave
Fratura basilar do crânio
Paralisias bulbares
Porfirias
Leucemia
Distrofia miotônica
Meningite
Síndrome de Möbius
Botulismo
Mononucleose infecciosa
Hanseníase
Malária
Poliomielite
Doença de Lyme
Sífilis
Neuropatia pós-vacinal
Isoniazida
Osteopetrose

podem envolver a orelha externa, particularmente o meato e a pele pré-auricular, a pele do canal auditivo ou o véu palatino. Esses achados estabelecem o diagnóstico (Figura 70-2). A ocorrência de perda auditiva, diacusia e vertigem reflete a extensão da infecção, envolvendo o VIII nervo craniano. O envolvimento frequentemente se estende a outros nervos cranianos (V, IX e X) e ramos cervicais (2, 3 e 4) que possuam comunicações anastomóticas com o nervo facial. Assim, o herpes-zóster ótico diferencia-se da paralisia de Bell pelas alterações cutâneas características e por uma maior incidência de disfunção cocleovestibular.

▶ **Patogênese**

Os estudos do nervo facial intratemporal sugerem que a paralisia de Bell e o herpes-zóster ótico resultam mais comumente de uma alteração da condução nervosa facial no osso temporal. O nervo facial entra no osso temporal pelo forame meatal, formando o segmento labiríntico do nervo facial intratemporal. Com base em várias linhas de evidência, acredita-se que o forame meatal na seção labiríntica do canal de Falópio seja o local da constrição na paralisia de Bell: (1) no segmento labiríntico, o nervo ocupa mais de 80% da área transversal do canal, comparado a menos de 75% no restante (Figura 70-3); (2) o diâmetro do forame meatal (Figura 70-3A) é substancialmente mais estreito que o de segmentos mais periféricos do canal facial, com uma faixa circular de periósteo que praticamente sela o local de entrada e comprime o nervo nesse local (Figura 70-4); e (3) o nervo facial não tem um epineuro substancial no forame meatal, sendo, ao contrário, cercado por esse periósteo. Portanto, o forame meatal parece constituir uma zona transicional de pressão ou "gargalo fisiológico" na presença de edema neural. A razão das áreas transversais do nervo e do forame meatal é significativamente menor em ossos temporais de crianças, se comparados aos de adultos. Essa observação pode explicar a baixa incidência de paralisia de Bell em populações pediátricas.

Em pacientes com degeneração quase total fazendo descompressão do nervo facial para a paralisia de Bell, a estimulação elétrica demonstrou uma transição na capacidade de resposta na região (descomprimida) do forame meatal. A estimulação sequencial na direção distal para proximal do segundo joelho ao forame meatal consistentemente revelou respostas substancialmente diminuídas proximais ao forame meatal. Essas observações implicam fortemente o forame meatal como o local fisiopatológico primário na paralisia de Bell.

Alterações inflamatórias intraneurais, consistentes com uma infecção viral, foram identificadas nos ossos temporais de um paciente com paralisia de Bell que foi a óbito 13 dias após o início do quadro. Uma infiltração leucocítica substancial e desmielinização da porção somática do nervo facial eram evidentes, mais proeminentemente no segmento intratemporal proximal do nervo. Embora houvesse congestão de pequenos vasos, não havia evidências de trombose arterial. Outros estudos demonstraram que a congestão vascular e a hemorragia intraneurais eram mais proeminentes no segmento labiríntico do nervo.

A maioria dos estudos *post mortem* de pacientes com paralisia de Bell demonstram que o envolvimento difuso do nervo facial em seu percurso intratemporal é típico. Frequentemente, existem evidências de uma neurite inflamatória sugerindo uma etiologia viral, mas não são observadas de forma uniforme.

A probabilidade do forame meatal como o local crítico para a lesão nervosa no herpes-zóster ótico é apoiada por achados neuropatológicos que demonstram uma nítida demarcação entre o nervo degenerado distal e o nervo normal proximal ao forame meatal.

Os diversos mecanismos postulados para a lesão nervosa subjacente à paralisia de Bell não são necessariamente mutuamente exclusivos. Vários eventos patológicos podem ser sequenciais e sinergísticos na manifestação de uma paralisia facial clínica, e a doença pode representar um espectro de entidades com patogêneses variadas. Embora a inflamação e a isquemia provavelmente dominem os processos iniciais na paralisia de Bell, o bloqueio e a degeneração neural, bem como a resposta fibroblástica subsequente, é mais provável que se manifestem posteriormente. Devido o confinamento do tronco nervoso no interior do forame meatal, é provável que a compressão nesse sítio seja um evento crítico, se não determinante, na gênese da paralisia de Bell, sendo desencadeado por uma das etiologias anteriores ou por uma combinação delas. Achados histopatológicos sugerem que o componente da paralisia facial do herpes-zóster ótico se manifeste por um processo similar de aprisionamento, em geral com um risco mais alto de degeneração irreversível das fibras nervosas.

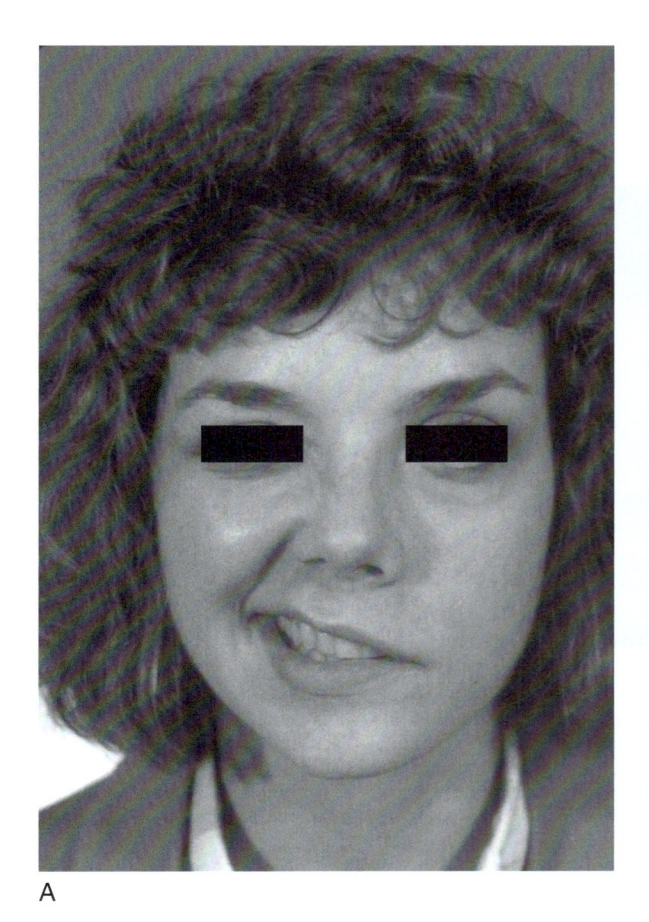

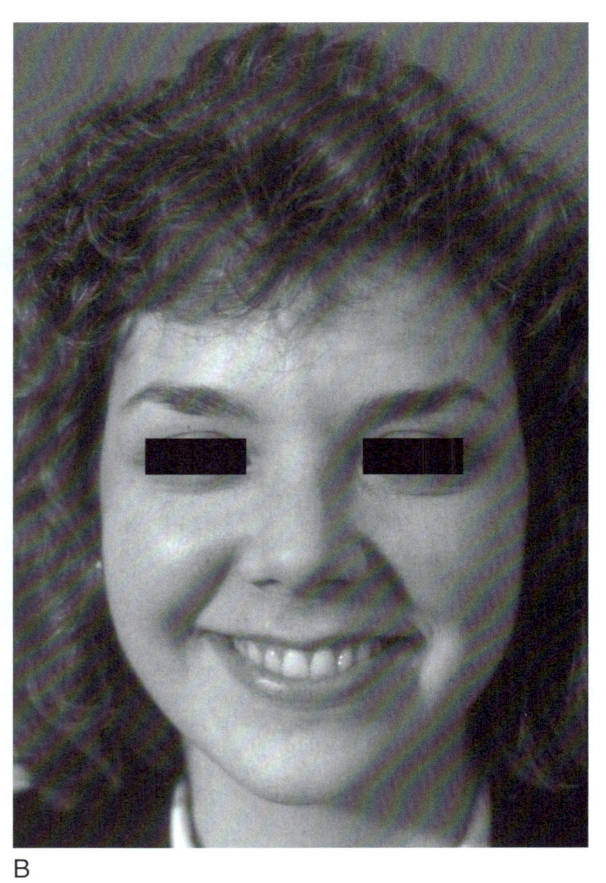

▲ **Figura 70-1** (**A**) Caso prototípico de paralisia de Bell. Essa paciente de 28 anos sofreu o início de uma paralisia aguda do lado esquerdo da face ao longo de 24 horas, em um padrão consistente com disfunção de nervo periférico. O tratamento consistiu em esteroides orais em doses farmacológicas por 10 dias, seguidos de uma diminuição e retirada da dose em duas semanas. (**B**) Recuperação completa da função motora facial dois meses após o início do quadro.

Eicher SA, Coker NJ, Alford BR et al. A comparative study of the fallopian canal at the meatal foramen and labyrinthine segment in young children and adults. *Arch Otolaryngol Head Neck Surg.* 1990;116:1030. [PMID: 2383386] (This report, documenting the differences in facial nerve palsy between children and adults, suggests that the facial nerve is not as tightly contained at the meatal foramen in children and provides a possible explanation for the relative infrequency of Bell's palsy in this age group.)

Gantz B, Gmur A, Fisch U. Intraoperative evoked electromyography in Bell's palsy. *Am J Otolaryngol.* 1982;3:273. [PMID: 7149140] (In this report, the technique of intraoperative evoked electromyography is described in detail.)

Gilchrist JM. Seventh cranial neuropathy. *Semin Neurol.* 2009;29(1):5. [Epub 2009 Feb 12. Review. PMID: 19214928]

Hsieh RL, Wu CW, Wang LY et al. Correlates of degree of nerve involvement in early Bell's palsy. *BMC Neurol.* 2009;9:22. [PMID: 19500424]

Jackson CG, Hyams VJ, Johnson GD et al. Pathologic findings in the labyrinthine segment of the facial nerve in a case of facial paralysis. *Ann Otol Rhinol Laryngol.* 1990;99:327. [PMID: 2337309] (The histopathological findings for a patient with acute facial paralysis caused by herpes zoster oticus who obtained no return of active facial function after 1 year are presented in this manuscript, and are consistent with observations that the lesion producing Bell's palsy and herpes zoster oticus usually is situated at the meatal foramen.)

Lee DH, Chae SY, Park YS et al. Prognostic value of electroneurography in Bell's palsy and Ramsay-Hunt's syndrome. *Clin Otolaryngol.* 2006;31(2):144. [PMID: 16620335]

Liston SL, Kleid MS. Histopathology of Bell's palsy. *Laryngoscope.* 1989;99:23. [PMID: 2642582] (The histopathology of the facial nerve 1 week after the onset of Bell's palsy is reported.)

Proctor B, Corgill DA, Proud G. The pathology of Bell's palsy. *Trans Am Acad Ophthalmol Otolaryngol.* 1976;82:70. [PMID: 969098] (This classic study examines the pathophysiology of Bell's palsy.)

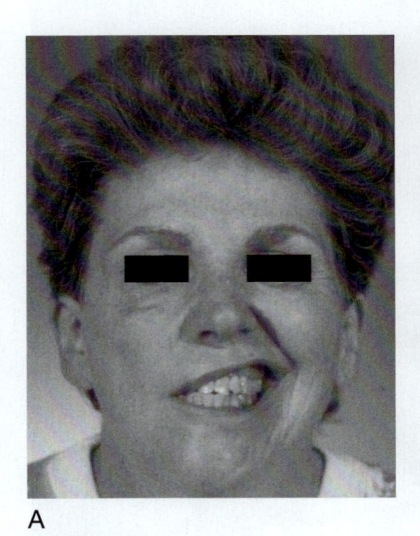

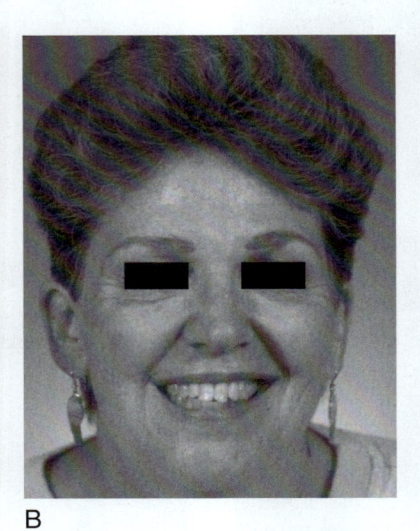

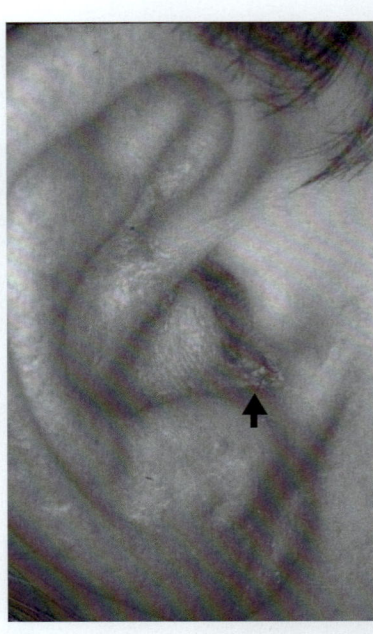

▲ **Figura 70–2** (**A**) Caso prototípico de herpes-zóster ótico. Essa paciente de 53 anos sofreu o início de uma paralisia facial do lado direito, com acentuada otalgia à direita e dor na garganta. Apresentou-se três dias após o início de seus sintomas e demonstrou mínima atividade motora facial na eletromiografia evocada. O tratamento consistiu em esteroides orais em doses farmacológicas por 10 dias, seguidos de uma diminuição e retirada da dose em duas semanas, e de aciclovir por via intravenosa por uma semana. (**B**) Recuperação completa da função motora facial quatro meses após o início do quadro. (**C**) Lesão cutânea no meato externo direito, na fase de crostas, no momento da apresentação da paciente.

Proctor B, Nager GT. The facial canal: normal anatomy variations and anomalies. *Ann Otol Rhinol Laryngol.* 1982;97:33. [PMID: 6814328] (This classic study provides a detailed descriptive anatomy with emphasis on the relations of the facial canal to adjacent structures, including the variations in the course of the facial canal.)

▶ Etiologia

A. Neurite viral

Há uma semelhança significativa entre a paralisia de Bell e outras neuropatias sabidamente de origem viral. Poliomielite, caxumba, infecções pelo vírus de Epstein-Barr e rubéola podem manifestar um componente neurítico, caracterizado por disfunção neural progressiva, muitas vezes com regeneração subtotal, como frequentemente observado na paralisia de Bell e no herpes-zóster ótico. Existem múltiplas linhas de evidência em favor de uma etiologia viral na paralisia de Bell, com base em observações clínicas e em modelos experimentais relatados ao longo dos últimos 20 anos. Troncos de nervo facial de coelhos inoculados com o vírus herpes simples demonstram disfunção motora facial progredindo para paralisia na primeira semana após a inoculação. Identificou-se o vírus herpes simples tipo I em amostras de vírus herpes simples da nasofaringe de pacientes na fase aguda da paralisia de Bell. Em comparação com controles pareados por gênero e idade, identificou-se uma prevalência mais alta de anticorpos ao vírus herpes simples em pacientes com paralisia de Bell. O vírus herpes simples tem uma predileção bem conhecida por neurônios sensoriais, bem como uma predileção por existir, em fase latente, nos corpos de células sensoriais do gânglio. O nervo facial contém neurônios sensoriais cujos corpos celulares estão localizados no gânglio geniculado, e acredita-se que a infecção do nervo facial, como uma ganglionite geniculada, seja o mecanismo subjacente à paralisia de Bell.

Detectou-se a presença do vírus herpes simples em biópsias epineurais de um paciente fazendo descompressão do nervo facial para paralisia de Bell. Embora esse achado ligue ainda mais a paralisia de Bell a uma infecção viral pelo herpes simples, estudos ultraestruturais de materiais de autópsia de pacientes assintomáticos demonstraram partículas virais do herpes simples em gânglios sensoriais de nervos cranianos regionais, notadamente do gânglio trigêmeo. Assim, as evidências de presença viral no nervo facial, embora altamente sugestivas, não provam conclusivamente que o vírus herpes simples tenha um papel causal na paralisia de Bell.

O papel do vírus varicela-zóster como etiológico no herpes-zóster ótico é fortemente apoiado pela erupção variceliforme característica. Essa erupção assume uma distribuição dermatológica em um padrão que mimetiza a distribuição das fibras aferentes do nervo facial. A confirmação sorológica da infecção por varicela-zóster é frequentemente (mas nem sempre)

DISTÚRBIOS DO NERVO FACIAL CAPÍTULO 70

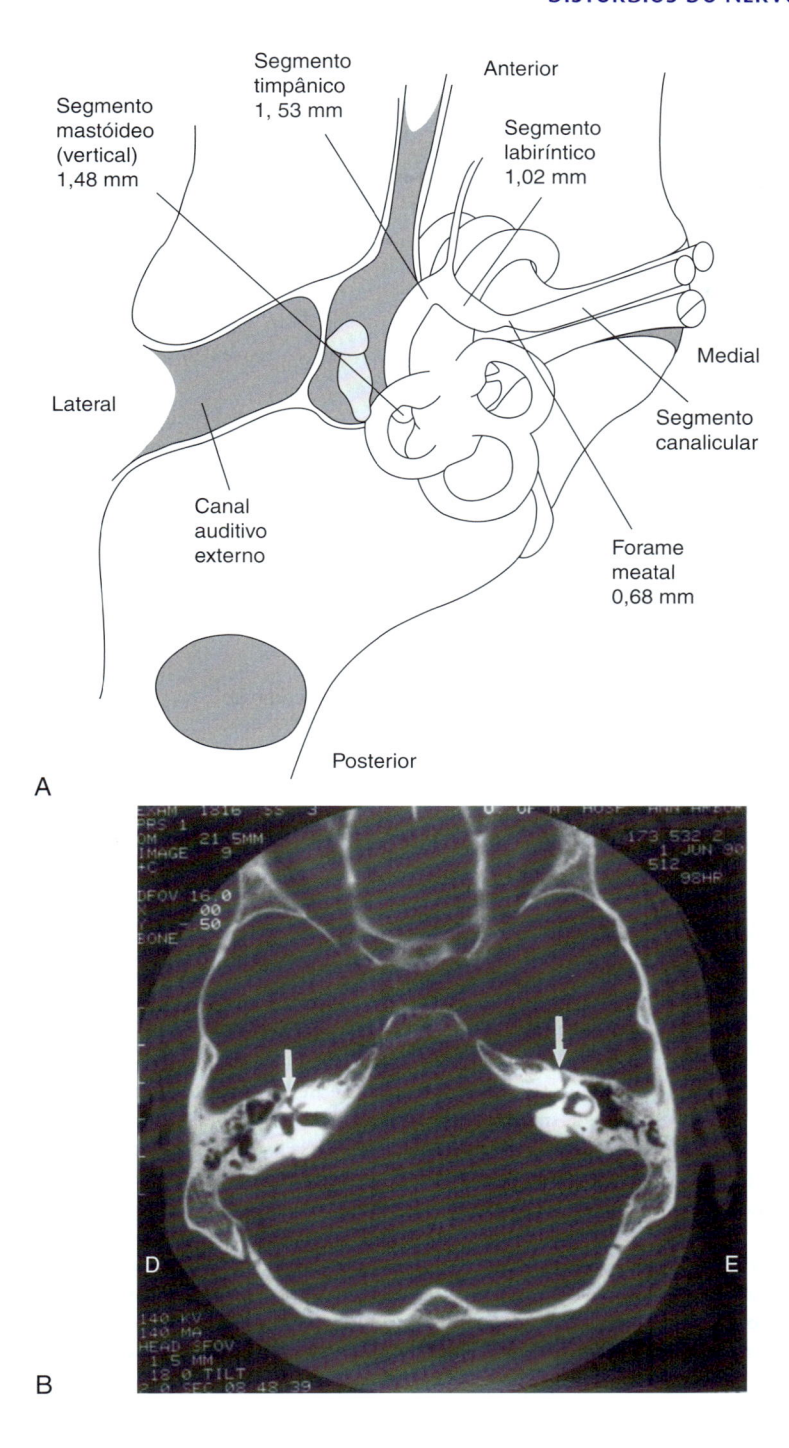

▲ **Figura 70-3** (**A**) Calibre do canal facial (intratemporal) do forame meatal ao segmento mastóideo. (**B**) Tomografia computadorizada dos ossos temporais, revelando o calibre do canal de Falópio no segmento labiríntico proximal ao gânglio geniculado (setas brancas).

possível. Estudos histológicos indicam que a disfunção facial no herpes-zóster ótico resulta de uma neuropatia por aprisionamento, com degeneração de fibras nervosas mais pronunciada que a comumente encontrada em estudos histopatológicos da paralisia de Bell.

Os agentes herpes simples e varicela-zóster são ambos vírus de DNA do grupo herpes-vírus, com diferenças sutis em suas características ultraestruturais. Embora diferenças em comportamento biológico sugiram que neurites resultando desses vírus deveriam manifestar diferenças clinicamente distinguíveis em

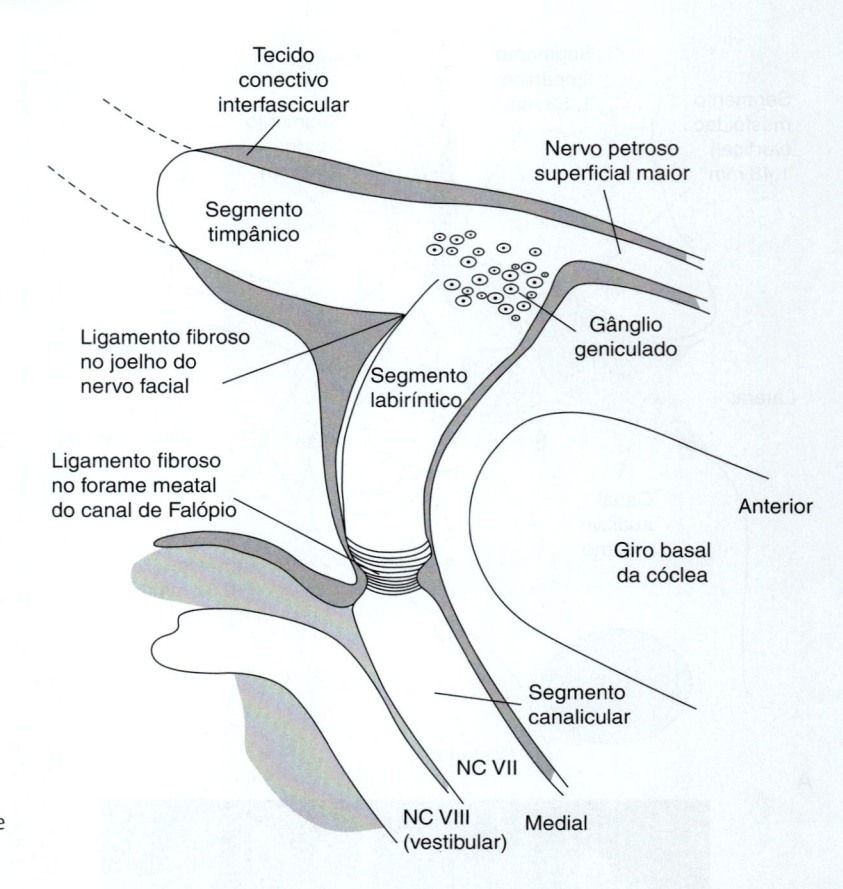

▲ **Figura 70-4** Anatomia cirúrgica do forame meatal, segmento labiríntico e fossa geniculada.

suas apresentações clínicas, as infecções pelos vírus herpes simples e varicela-zóster podem ser miméticas. Além disso, infecções pelos vírus herpes simples, caxumba e citomegalovírus podem produzir um quadro clínico semelhante ao herpes-zóster ótico, e a neurite por varicela-zóster pode ocorrer na ausência de *rash* (i.e., zóster sem erupção).

B. Lesão isquêmica

Um conceito consagrado sobre a gênese da paralisia de Bell sustenta que a alteração da condução neural decorre de uma isquemia de pequenos vasos. O nervo facial deriva seu suprimento sanguíneo de uma rede de vasos circuneurais extrínseca derivada de três fontes principais: (1) a artéria labiríntica (proximamente), (2) a artéria meníngea média (centralmente) e (3) a artéria estilomastóidea (distalmente). O sistema circuneural conecta-se a um suprimento vascular intrínseco de pequenos vasos de pequenos vasos tributários dentro do compartimento perineural. Acredita-se que o processo patológico envolva o sistema intrínseco de vasos. As elevações de pressão no interior de compartimentos intraneurais produzem estase venosa, estagnação do fluxo capilar e um ciclo de mais edema e elevação na pressão intraneural. Seguem-se aumento de sedimentos circulatórios e, finalmente, lesão tecidual por acidose e anoxia. O mecanismo de início da cascata da isquemia primária permanece obscuro.

C. Lesão imune

Várias pesquisas implicaram uma lesão imune como um cofator potencial na paralisia de Bell. Achados neuropatológicos de desmielinização segmental acompanhada por infiltração linfocítica do perineuro apoiam essa etiologia. Também foram sugeridos mecanismos autoimunes de lesão ao nervo; foram relatadas evidências de autoimunidade humoral e celular. Usaram-se métodos de imunoensaio para detectar anticorpos de fase aguda no nervo da corda do tímpano em três entre sete pacientes com paralisia de Bell. Os complexos imunes encontrados em fibras do nervo da corda do tímpano eram característicos de reação imune viral-anticorpo (Tipo III), sugerindo uma lesão imune desencadeada pela presença de antígenos virais.

Brown J. Bell's palsy: A five-year review of 174 consecutive cases. An attempted double-blind study. *Laryngoscope*. 1982;92:1369. [PMID: 6757616] (This paper examines 174 consecutive cases of Bell's palsy that were clinically divided into a group with incomplete facial palsy and a group with complete facial palsy, outlining the prognosis in each group.)

Brown MM, Thompson A, Goh BT et al. Bell's palsy and HIV infection. *J Neurol Neurosurg Psych*. 1988;51:425. [PMID: 3361335] (This report describes unilateral infranuclear facial palsy that developed in three patients who were positive for antibodies to HIV.)

Djupseland G, Berdal P, Johannsen TA et al. Virus infection as a cause of acute peripheral facial palsy. *Acta Otolaryngol*. 1976;102:403. [PMID: 938319] (This study examines the relationship between acute facial palsy and evidence of varicella-zoster infection. The study also demonstrated that an inflammatory reaction preceded or coincided with the facial palsy in all patients.)

Ho DD, Rota TR, Schooley RT et al. Isolation of HTLV-III from cerebrospinal fluid and neural tissues of patients with neurologic syndromes related to the acquired immunodeficiency syndrome. *N Engl J Med*. 1985;313:1493. [PMID: 2999591] (This study suggests that HTLV-III is neurotropic, is capable of causing acute meningitis, is responsible for acquired immunodeficiency syndrome (AIDS)-related chronic meningitis and dementia, and may be the cause of the spinal-cord degeneration and peripheral neuropathy in AIDS and AIDS-related complex.)

Jonsson L, Stiernstedt G, Thomander L. Tick-borne Borrelia infection in patients with Bell's palsy. *Arch Otolaryngol Head Neck Surg*. 1987;113:303. [PMID: 3814376] (This study evaluates 94 patients diagnosed as having Bell's palsy for evidence of Lyme disease infection.)

Kennedy PG. Herpes simplex virus type 1 and Bell's palsy-a current assessment of the controversy. *J Neurovirol*. 2010;16(1):1. [PMID: 20113184]

Khine H, Mayers M, Avner JR et al. Association between herpes simplex virus-1 infection and idiopathic unilateral facial paralysis in children and adolescents. *Pediatr Infect Dis J*. 2008;27(5):468. [PMID: 18360300]

Komolafe MA, Fatusi OA, Alatise OI et al. The role of human immunodeficiency virus infection in infranuclear facial paralysis. *J Natl Med Assoc*. 2009;101(4):361. [PMID: 19397228]

Mair IW, Flugsrud LB. Peripheral facial palsy and herpes zoster infection. *J Laryngol Otol*. 1976;90:373. [PMID: 178812] (This paper evaluates 133 consecutive cases of peripheral facial palsy and provides evidence for simultaneous infection with the varicella-zoster virus in 9 patients [6–8%].)

Njoo FL, Wertheim-van Dillen P, Devriese PP. Serology in facial paralysis caused by clinically presumed herpes zoster infection. *Arch Otorhinolaryngol*. 1988;245:230. [PMID: 2845904] (This retrospective study examined the relationship between facial palsy and varicella zoster virus infection.)

Pitts DB, Adour KK, Hilsinger RL. Recurrent Bell's palsy: analysis of 140 patients. *Laryngoscope*. 1988;535. [PMID: 3362016] (This report documents the clinical presentation, treatment, and outcome in a group of 140 patients with recurrent Bell's palsy. The authors also outline a new classification system for ease of computer analysis and for a simplified discussion of recurrent facial paralysis.)

Robillard PRB, Hilsinger RL, Adour KK. Ramsay Hunt facial paralysis: clinical analysis of 185 patients. *Otolaryngol Head Neck Surg*. 1986;95:292. [PMID: 3108776] (This prospective study evaluates 185 patients with Ramsay Hunt syndrome. The facial palsy of Ramsay Hunt syndrome was found to be more severe, to cause late neural denervation, and to have a less favorable recovery profile than Bell [herpes simplex] facial palsy.)

Musani MA, Farooqui AN, Usman A, et al. Association of herpes simplex virus infection and Bell's palsy. *J Pak Med Assoc*. 2009;59(12):823. [PMID: 20201172]

Vahlne A, Edstrom S, Arstila P et al. Bell's palsy and herpes simplex virus. *Arch Otolaryngol*. 1981;107:79. [PMID: 6258547] (The possible association of some viral infections with the onset of Bell's palsy was examined in a study of 142 patients.)

▶ Incidência e fatores de risco

Um amplo espectro de provedores de saúde trata casos de paralisia facial aguda; portanto, a determinação da real incidência de paralisia de Bell é complicada por essa ampla distribuição de especialistas. Mesmo assim, esse distúrbio é reconhecido como uma das neuropatias mais comuns, e parece ter ocorrência universal. A incidência é de aproximadamente 15 a 40 por 100.000 indivíduos na população em geral.

A idade e o gênero influenciam a probabilidade de desenvolver paralisia de Bell. A paralisia de Bell não é frequente em pacientes com menos de 10 anos; depois disso, sua incidência aumenta com a idade. O distúrbio tem uma predileção por mulheres na segunda e terceira décadas de vida. Entre adultos de meia-idade, há uma distribuição praticamente igual por gênero, com leve predominância masculina nas faixas etárias mais avançadas. Levantamentos epidemiológicos indicam uma variação sazonal em incidência em algumas regiões geográficas.

O risco dos pacientes com diabetes melito desenvolverem paralisia de Bell permanece indeterminado, embora a maioria dos estudos sugira uma suscetibilidade aumentada. Vários autores demonstraram uma correlação entre gravidez e paralisia facial aguda, particularmente no terceiro trimestre e na presença de pré-eclâmpsia.

A imunodeficiência também pode acarretar um maior risco de paralisia facial aguda. Observam-se neuropatias cranianas, incluindo paralisia facial, na infecção pelo vírus da imunodeficiência humana (HIV), frequentemente em associação com uma polineuropatia simétrica. A disfunção facial nesse contexto também pode refletir sensibilidade a outros agentes infecciosos ou o desenvolvimento de linfoma. A paralisia facial em associação com o HIV pode ocorrer com um curso clínico característico de paralisia de Bell ou herpes-zóster ótico. As neuropatias podem ocorrer em qualquer estágio da infecção pelo HIV: precocemente após a infecção inicial, como parte da doença crônica caracterizada como Aids, ou como meningite relacionada à Aids. Séries de casos sugerem que a paralisia facial em um contexto de infecção pelo HIV não associada a neoplasias demonstra padrões de recuperação espontânea não diferentes daqueles da população em geral.

Uma paralisia facial associada às condições citadas não é necessariamente diagnóstica de paralisia de Bell. Os pacientes devem ter uma avaliação tão completa como aqueles que não apresentam esses fatores de risco, tendo o cuidado de considerar o risco e o benefício de exames radiológicos durante a gestação.

Achados clínicos

A. Avaliação do paciente

O diagnóstico da paralisia de Bell deve ser feito por exclusão de outras palotogias. Distúrbios motores faciais só deveriam ser categorizados como paralisia de Bell depois da exclusão de etiologias traumáticas, neoplásicas, infecciosas, metabólicas e congênitas. A atenção rigorosa à avaliação, particularmente à anamnese e aos achados otoscópicos e neurológicos, frequentemente diferenciam uma paralisia facial aguda de outra origem de um caso verdadeiro de paralisia de Bell.

Ao exame clínico, deve-se registrar a gravidade da paralisia por um dos esquemas-padrão de graduação do nervo facial. Em particular, deve-se determinar a capacidade de fechar a pálpebra, uma vez que isso terá o maior significado funcional. A presença de vesículas no interior da aurícula ou do canal auditivo externo pode revelar o diagnóstico de herpes-zóster ótico. Dor ou insensibilidade afetando a orelha, o meio da face e a língua, bem como distúrbios do paladar são comuns.

B. Achados laboratoriais

Estudos sanguíneos e do líquido cerebrospinal raramente diferenciarão uma paralisia facial e, em geral, não se justificam na maioria dos casos de paralisia de Bell. Entretanto, para casos atípicos, devem-se considerar títulos de doença de Lyme e uma procura por uma síndrome paraneoplásica.

C. Exames de imagem

Na maioria dos casos de paralisia facial aguda, não se recomenda a rotina de avaliação radiológica, particularmente quando o curso clínico é consistente com paralisia de Bell ou herpes-zóster ótico. Entretanto, se a recuperação do paciente for incompleta em três meses, a paralisia se tornar recorrente, ou houver o desenvolvimento de déficits associados de nervos cranianos, então esses estudos estão justificados. Imagens por ressonância magnética com contraste devem incluir o cérebro, a base do crânio e o osso temporal, a fim de afastar uma lesão ao longo de todo o percurso do nervo facial. A tomografia computadorizada (TC) de alta resolução pode ser útil para definir os detalhes ósseos do percurso do nervo facial no interior do canal de Falópio (facial).

Tratamento

A. Avaliação pré-tratamento

Os tratamentos, tanto farmacológicos quanto cirúrgicos, são concebidos para reduzir a probabilidade de disfunção facial residual em pacientes suscetíveis com paralisias faciais agudas. Relatos anteriores documentaram as razões subjacentes à dificuldade de determinar a eficácia de esteroides e de outras modalidades terapêuticas na paralisia de Bell. A avaliação da resposta é complicada pelo potencial de remissão espontânea da maioria das paralisias agudas. Impedimentos como a fragmentação da assistência a pacientes com paralisia facial, bem como a dificuldade de obter uma avaliação inicial e manter condições experimentais rígidas frustraram estudos sistemáticos definitivos.

A fim de avaliar a resposta ao tratamento, os pacientes com paralisia facial deveriam inicialmente ser estratificados usando critérios clínicos e eletrofisiológicos (ver Capítulo 69, Anatomia, Fisiologia e Testes do Nervo Facial). A avaliação do desfecho final requer medidas sensíveis e objetivas e um sistema de classificação que seja universalmente aceito. Como em qualquer estudo de efeito de tratamento, resultados inconclusivos ou negativos podem refletir medidas insensíveis de desfecho.

Propuseram-se diversos esquemas de classificação do nervo facial. A dificuldade, evidentemente, está em traduzir o dano facial em uma classificação contínua e que permita comparações precisas de recuperação funcional. Os níveis intermediários de recuperação são particularmente difíceis de classificar de forma consistente entre observadores. Embora a simplicidade na classificação potencialize sua aceitação, diferenças sutis na qualidade do desfecho têm menor probabilidade de serem diferenciadas. Atualmente, o sistema de graduação de House-Brackmann foi adotado pela American Academy of Otolaryngology-Head and Neck Surgery, sendo mais bem aceito entre os otolaringologistas nos EUA (Quadro 70-3).

1. Terapia com esteroides – A maioria dos estudos iniciais sobre o valor dos esteroides no tratamento da paralisia de Bell baseou-se em comparações de pacientes tratados e de controles retrospectivos. Embora estudos clínicos controlados randomizados duplo-cego tenham demonstrado uma taxa significativamente mais alta de recuperação funcional completa em pacientes tratados com glicocorticoides, em comparação ao grupo-controle, na maioria dos estudos, a falta de randomização e controles concomitantes e a dose de glicocorticoide usada ainda não resolveram completamente a questão.

Alguns estudos duplo-cego demonstraram efeitos benéficos da terapia com glicocorticoides, desde que a terapia fosse iniciada precocemente no curso da paralisia.

Revisões metanalíticas de esteroides no tratamento da paralisia de Bell sugerem que possam ter os seguintes efeitos: (1) reduzir o risco de desnervação, se iniciados precocemente, (2) prevenir ou diminuir a sincinesia, (3) prevenir a progressão de uma paralisia incompleta para completa, (4) acelerar a recuperação e (5) prevenir a sincinesia autonômica (lágrimas de crocodilo). Juntos, esses estudos apontam para a efetividade dos esteroides, particularmente se administrados precocemente no curso da doença. De um ponto de vista prático, à luz do baixo risco de efeitos colaterais e dos custos mínimos envolvidos, inicia-se comumente prednisona na consulta inicial – mesmo em pacientes com paralisia parcial –, com base na chance de evolução para uma paralisia completa em alguns dias. O início da terapia com esteroides nas primeiras 24 horas dos sintomas pode conferir uma maior probabilidade de recuperação. Em pacientes com a síndrome de Ramsay Hunt, alguns estudos notaram taxas mais altas de recuperação completa em pacientes que receberam terapia intravenosa.

Quadro 70–3 A Escala de graduação do nervo facial de House-Brackmann

Grau	Função
I	Normal
II	Tônus e simetria normais em repouso Leve fraqueza à inspeção próxima Movimentos da fronte bons a moderados Fechamento ocular completo com mínimo esforço Leve assimetria bucal com movimento
III	Tônus e simetria normais em repouso Assimetria facial óbvia, mas não desfigurante Sincinesia pode ser perceptível, mas não grave, ± espasmo ou contratura hemifacial Movimentos da fronte leves a moderados Fechamento ocular completo com esforço Leve fraqueza da boca com esforço máximo
IV	Tônus e simetria normais em repouso Assimetria desfigurante ou resulta em fraqueza facial óbvia Nenhum movimento perceptível da fronte Fechamento ocular incompleto Movimento assimétrico da boca com esforço máximo
V	Aparência facial assimétrica em repouso Movimento leve, mal podendo ser notado Ausência de movimentos da fronte Fechamento ocular incompleto Leve movimento da boca com esforço
VI	Nenhuma função facial perceptível

Reproduzido, com permissão, de House JW, Brackmann DE. Facial nerve grading system. *Otolaryngol Head Neck Surg*. 1985;93:146.

A. Glicocorticoides – Os glicocorticoides exercem um efeito inibidor em praticamente todas as fases da resposta inflamatória e, dessa forma, assumiram um papel importante no tratamento de uma ampla faixa de distúrbios inflamatórios e imunomediados. O mecanismo preciso pelo qual os esteroides exercem efeitos benéficos não está completamente definido em muitas das patologias para as quais são prescritos. Em muitos casos, as diretrizes e as indicações para o tratamento com esteroides são empíricas. Tais diretrizes aplicam-se ao uso de esteroides no tratamento da paralisia de Bell, herpes-zóster ótico e outras paralisias faciais. Mesmo assim, os efeitos farmacológicos dos esteroides tornam-os agentes atrativos para o alívio de sintomas associados às fases agudas da paralisia de Bell e do herpes-zóster ótico, aumentando a probabilidade de recuperação completa. Além de suas propriedades anti-inflamatórias, os glicocorticoides também exercem um ação facilitadora sobre a junção neuromuscular. Esses efeitos combinados podem contribuir para a recuperação da função neuromuscular em distúrbios como as polirradiculoneuropatias inflamatórias (síndrome de Landry-Guillain-Barré), cuja patologia é marcada por desmielinização segmental inflamatória.

O objetivo desejado da terapia com glicocorticoides para a paralisia facial aguda é induzir um controle anti-inflamatório efetivo. A fim de fornecer esse controle, o processo inflamatório deve ser contraposto com níveis farmacológicos consistentes de um agente anti-inflamatório, iniciando o mais cedo possível. Depois que o processo inflamatório estiver contido e o estímulo para a inflamação for removido, pode-se suspender a terapia. Entretanto, a retirada abrupta pode ser seguida por um rebote da atividade patológica. Para impedir a reaceleração do processo inflamatório, recomenda-se a retirada gradual da dose diária de glicocorticoides ao longo de 10 a 14 dias.

Com base na fase ativa teórica dos vírus herpes simples e varicela-zóster (3 e 14 dias, respectivamente), propôs-se a seguinte estratégia para o tratamento esteroidal da paralisia de Bell e do herpes-zóster ótico: prednisona oral (1 mg/kg/dia) dividida em três doses diárias por 7 a 10 dias. A seguir, a dose diária deve ser reduzida a zero ao longo dos próximos 10 dias. Teoricamente, esse esquema de dosagem maximiza a atividade anti-inflamatória e minimiza os efeitos colaterais, ao mesmo tempo em que é consistente com esquemas anti-inflamatórios efetivos no controle da hipersensibilidade aguda, bem como de outros distúrbios autoimunes a inflamatórios.

Quando a administração é intravenosa, prescreve-se metilprednisolona 1 g/dia IV em dose única ou dividida em três doses, por 3 a 7 dias, seguida por uma redução de dose com prednisona oral.

B. Efeitos colaterais da terapia com esteroides – Os efeitos colaterais que provavelmente se manifestarão durante um tratamento em curto prazo com esteroides incluem a ação hiperglicêmica. Dada a alta incidência de intolerância à glicose em algumas séries de pacientes com paralisia facial aguda, a prescrição inicial de esteroides deve ser feita com cautela. Outros efeitos colaterais agudos incluem alterações do SNC, como episódios psicóticos, distúrbios hidroeletrolíticos, acne, aumento da pressão intraocular e irritação gastrintestinal. Os corticosteroides são fármacos de categoria C na gestação.

Um efeito adverso da administração de glicocorticoides que merece atenção especial é uma maior suscetibilidade à infecção. Os glicocorticoides devem ser usados com cautela em pacientes com infecções gastrintestinais e em casos de tuberculose latente. Os efeitos dos glicocorticoides sobre os componentes celulares e humorais da inflamação podem diminuir a imunidade do hospedeiro a infecções bacterianas, virais e fúngicas. As infecções latentes podem se reativar e disseminar. Além disso, a supressão da resposta inflamatória pode esconder sintomas e sinais de infecção.

Embora tenham se demonstrado efeitos sobre a resistência do hospedeiro em estudos experimentais, as doses diárias típicas de glicocorticoides (1 mg/kg/dia de prednisona ou seu equivalente) administradas por duas semanas ou menos raramente estão associadas a uma maior suscetibilidade à infecção. O risco da disseminação de vírus induzida por esteroides apresenta uma preocupação especial ao tratar paralisias faciais agudas de origem viral. O risco de disseminação viral é significativo em caso de terapia com esteroides por mais de um mês e em pacientes com imunossupressão. Fora isso, a experiência cínica sugere que o risco dessa complicação é mínimo, e que os esteroides podem aliviar a neuralgia pós-herpética.

2. Terapia antiviral – A terapia antiviral representa um novo adjuvante no tratamento de paralisia facial aguda de origem viral. Várias metanálises já examinaram o papel da terapia antiviral em pacientes com paralisia de Bell. Esses estudos examinaram predominantemente o uso de esteroides com ou sem o acréscimo de terapia antiviral, em uma tentativa de discernir se a terapia antiviral oferece um benefício incremental. Enquanto a maioria desses estudos demonstra benefícios claros dos esteroides orais, nenhum mostrou evidências convincentes de benefícios com o acréscimo de tratamento antiviral.

Em contraste, a terapia antiviral é uma parte padrão do tratamento do herpes-zóster ótico. Em culturas celulares, o aciclovir inibe os vírus herpes simples tipos I e II, varicela-zóster e Epstein-Barr e o citomegalovírus.

As indicações para o uso de aciclovir incluem herpes genital, encefalite por herpes simples e infecções por varicela-zóster em pacientes imunocomprometidos. Relatos iniciais sugerem que o aciclovir pode mitigar déficits neurológicos produzidos pelo herpes-zóster ótico.

A. AGENTES ANTIVIRAIS INTRAVENOSOS – O aciclovir intravenoso (10 mg/kg 8/8 hs por sete dias) produziu retorno funcional substancialmente maior em pacientes tratados nas primeiras 72 horas após o início da paralisia. Além disso, relatos preliminares demonstraram uma recuperação precoce da função do nervo facial e reversão da perda auditiva neurossensorial associada ao herpes-zóster ótico em resposta ao fármaco administrado no início do quadro, embora esses sejam estudos não randomizados.

B. AGENTES ANTIVIRAIS ORAIS – Os agentes antivirais orais são significativamente mais baratos e mais convenientes que os agentes intravenosos. Uma exceção à preferência geral por agentes antivirais orais são pacientes imunocomprometidos com herpes-zóster ótico grave ou disseminado. Os fármacos antivirais mais novos, incluindo valaciclovir, fanciclovir e penciclovir, são mais bem absorvidos após a administração oral que o aciclovir e têm sido usados cada vez mais no tratamento da síndrome de Ramsay Hunt. Entretanto, esses fármacos são mais caros que o aciclovir. O valaciclovir pode ser superior ao aciclovir em limitar a dor do zóster.

O aciclovir também tem sido usado para o tratamento da paralisia de Bell. Comparados a pacientes que receberam somente prednisona oral, alguns estudos identificaram uma taxa de recuperação mais alta, bem como taxas menores de sincinesia em pacientes com paralisia de Bell que receberam aciclovir oral mais prednisona, porém esses achados não foram confirmados em metanálises mais amplas, uma vez que estudos conflitantes encontraram pouco benefício da adição de aciclovir oral à prednisona na paralisia de Bell.

Sintetizando a miríade de estudos clínicos sobre esse tópico, pode-se dizer que o aciclovir oral parece razoavelmente indicado em todos os casos de herpes-zóster ótico. Embora as provas de eficácia na paralisia de Bell sejam limitadas, os baixos riscos e custos associados ao aciclovir sugerem que pode ser razoável incluir seu uso em pacientes com paralisia facial completa. Para a paralisia de Bell, prescreve-se aciclovir 400 ou 800 mg cinco vezes por dia VO por 7 a 10 dias; alternativamente, pode-se prescrever aciclovir 300 a 1.000 mg (5 a 10 mg/kg) três vezes ao dia IV. Recomendam-se doses mais altas de aciclovir (i.e., 4.000 mg/dia VO) para pacientes com herpes-zóster ótico. A administração intravenosa está frequentemente indicada para indivíduos imunocomprometidos com infecção grave. Os principais efeitos colaterais de agentes antivirais são náusea, mal-estar, reações no local da injeção e insuficiência renal leve. O aciclovir é um fármaco de categoria B na gestação.

3. Fisioterapia

A. ESTIMULAÇÃO ELÉTRICA – A estimulação elétrica (galvânica) transcutânea dos músculos faciais foi usada em um esforço para manter a condutividade da membrana e reduzir a atrofia muscular. Também foi usada para potencialmente limitar resíduos como paresia persistente em pacientes com paralisia facial de longa duração. Existem poucos estudos comparativos convincentes para apoiar essa prática, embora o interesse nessa medida continue. A estimulação elétrica também pode melhorar a função na paralisia facial crônica. Os pacientes que permanecem com déficits parciais frequentemente se beneficiam de fisioterapia. Eletromiografia e *feedback* com espelho têm sido usados para facilitar a reeducação muscular, a fim de auxiliar a recuperação do tônus e da expressão faciais simétricos.

B. CUIDADOS OCULARES – Na paralisia facial aguda, a córnea é vulnerável à ressecação e à irritação por corpos estranhos, devido à disfunção do orbicular do olho. A ressecação e a abrasão corneanas podem resultar de contatos incidentais, particularmente durante o sono, podendo progredir até a formação de uma catarata. Recomendam-se medidas que confiram proteção corneana. O exame da córnea por biomicroscopia de lâmpada de fenda e coloração com rosa bengala ou fluoresceína é a medida mais sensível para a detecção precoce de comprometimento corneano. Em caso de paresia facial leve, em geral não é necessário terapia, a não ser na presença de disfunção do nervo craniano V, pois a combinação de fraqueza facial e de disestesia aumenta drasticamente o risco de exposição e ulceração corneanas. Em caso de déficits moderados a graves, um esquema de umedecimento corneano deve consistir em uma câmara de umidificação, lágrimas artificiais durante o dia e pomadas oculares à noite. Óculos escuros ou outros protetores devem ser usados para proteger os olhos ao ar livre. A pálpebra inferior pode ser suavemente elevada com fita adesiva correndo obliquamente da pálpebra inferior ao bordo orbital, melhorando temporariamente o fechamento palpebral.

Em casos prolongados de paralisia facial, o uso de lubrificantes e oclusão são insuficientes para proteger a córnea. A implantação de um peso de ouro na pálpebra superior, induzindo uma ptose e reduzindo a área exposta da córnea, pode aumentar o efeito da sutura palpebral. Esse procedimento é frequentemente amplificado pela elevação da pálpebra inferior por meio de uma cantopexia lateral, na qual o ligamento tarsal é suspenso ao periósteo periorbital. Pode-se fazer um procedimento que junte lateralmente as margens das pálpebras superior e inferior (tarsorrafia), com vistas a estreitar a fissura palpebral. O procedimento-padrão pede a sutura de uma margem da pálpebras superior e inferior a partir do canto lateral para dentro. Ajusta-se a largura da tarsorrafia, a fim de otimizar o grau de fechamento palpebral. Caso haja recuperação neural posterior, pode-se reverter a tarsorrafia.

B. Medidas cirúrgicas

As evidências anatômicas e eletrofisiológicas crescentes de um local específico da lesão anatômica na paralisia de Bell guiaram a escolha da procedimentos para intervenção cirúrgica. Essas abordagens atualmente enfocam a descompressão do forame meatal e segmento labiríntico adjacente do nervo para casos tidos como de mau prognóstico de recuperação completa apenas com tratamento clínico.

1. Descompressão nervosa – As abordagens cirúrgicas ao tratamento da paralisia facial aguda baseiam-se na premissa que a isquemia axônica pode ser reduzida pela descompressão de segmentos nervosos supostamente inflamados e aprisionados. A descompressão do nervo facial, visando ao alívio da paralisia de Bell e do herpes-zóster ótico, foi variavelmente adotada por mais de 70 anos. O papel da cirurgia evoluiu em harmonia com o desenvolvimento em testes eletrofisiológicos e em técnicas de maior exposição cirúrgica do nervo facial.

A. Considerações pré-operatórias – A eletromiografia evocada (EEMG) pode ser usada para auxiliar a estratificar pacientes que podem se beneficiar da descompressão do nervo facial. Oferece-se tratamento cirúrgico quando as amplitudes da resposta evocada são ou menos de 10% do lado normal. Esse critério baseia-se na observação de que aproximadamente metade dos pacientes que progridem para um nadir de 95 a 100% de degeneração nas primeiras duas semanas da paralisia demonstrou uma recuperação permanente e insatisfatória da função facial. Além disso, a maioria dos pacientes que alcançou um nível de degeneração de 90% progrediu para uma degeneração de mais de 94% no perfil EEMG. Portanto, a proposta de descompressão cirúrgica imediata assim que se alcance 90% de degeneração acarreta cirurgias desnecessárias em, no máximo, 10% dos pacientes. Todos os pacientes que fizeram descompressão quando a degeneração alcançou 90% demonstraram um retorno satisfatório do movimento facial. A taxa de desfecho satisfatório de 90% com a cirurgia compara-se favoravelmente com a chance de 50% de retorno satisfatório notada em pacientes que não foram operados e que foram pareados pelo perfil EEMG. A cirurgia realizada em oito pacientes na terceira semana após o início da paralisia, quando a degeneração ultrapassou 90%, não melhorou significativamente o retorno da função facial. Entretanto, dois pacientes nesse grupo demonstraram um retorno excepcional de movimento facial após a descompressão. Essas observações sugerem que são necessários estudos com mais pacientes com degeneração tardia antes que o papel da descompressão cirúrgica possa ser avaliado definitivamente nesse subconjunto de pacientes.

B. Abordagem transmastóidea – Foram descritas abordagens tanto transmastóidea quanto da fossa média, embora se acredite que as transmastóideas ofereçam exposição limitada ao forame meatal, devido à interposição do labirinto. A abordagem transmastóidea ao gânglio geniculado e ao segmento labiríntico evita uma craniotomia, mas requer a remoção da bigorna em ossos mal pneumatizados, a fim de facilitar a exposição do nervo facial proximal ao processo cocleariforme. Alguns estudos mostraram que a descompressão do nervo facial usando a abordagem transmastóidea melhorou a recuperação em pacientes com diminuição de 75% ou mais nas respostas à estimulação máxima do nervo. Entretanto, o seguimento a longo prazo desses pacientes não evidenciou benefícios significativos desse procedimento, em comparação com a taxa de recuperação espontânea encontrada em outros estudos.

C. Abordagem pela fossa craniana média – A abordagem pela fossa craniana média aos segmentos meatal, labiríntico e geniculado do nervo facilita a descompressão direta do nervo, com risco pequeno, porém significativo, ao labirinto (Figura 70-5A). A perda auditiva e vestibular ipsilateral permanente, meningite e hemorragia subaracnóidea são complicações potenciais da descompressão do nervo facial via abordagem pela fossa craniana média. Essa abordagem também permite a estimulação direta do nervo facial proximal ao forame meatal, permitindo a verificação do local do dano, caso ainda não tenha ocorrido uma perda total da resposta à estimulação elétrica. Os testes de estímulos intraoperatórios em geral revelam respostas gravemente diminuídas ou ausentes proximalmente ao forame. Entretanto, a estimulação distal ao forame costuma evocar potenciais de amplificação substancialmente maiores (Figura 70-5B).

2. Enxerto nervoso – Pode-se obter a reinervação motora facial pelo enxerto de uma secção de um nervo periférico normal sobre uma área lesada, trazendo fibras do nervo facial intacto por meio da linha média para inervar o lado paralisado, ou por anastomose direta do nervo hipoglosso ipsilateral com o nervo facial periférico. O enxerto nervoso pode ser amplificado por procedimentos de transferência muscular, pois a atrofia dos músculos faciais pode tornar as fibras musculares menos passíveis de reinervação. Uma ampla variedade de procedimentos reconstrutivos, incluindo ritidectomia, blefaroplastia, *lifting* da testa e *slings* de fáscia, podem melhorar o tônus e a simetria de repouso.

A regeneração aberrante pode levar a padrões inadequados de reinervação, quando grupos musculares específicos recebem *inputs* neurais excessivos. Espasmo e sincinesia com a recuperação do nervo facial frequentemente produzem fechamento ocular indesejado (Figura 70-6). Essa forma de regeneração aberrante do nervo facial frequentemente pode ser manejada com injeções subcutâneas ou intramusculares de toxina botulínica. A toxina botulínica, que induz paresia temporária nos músculos-alvo por até seis meses, pode reduzir a incapacidade decorrente de contrações tônicas, espasmo hemifacial e sincinesia. Os efeitos colaterais da toxina botulínica são raros e em geral revelam respostas gravemente diminuídas ou ausentes proximais ao forame. Entre-

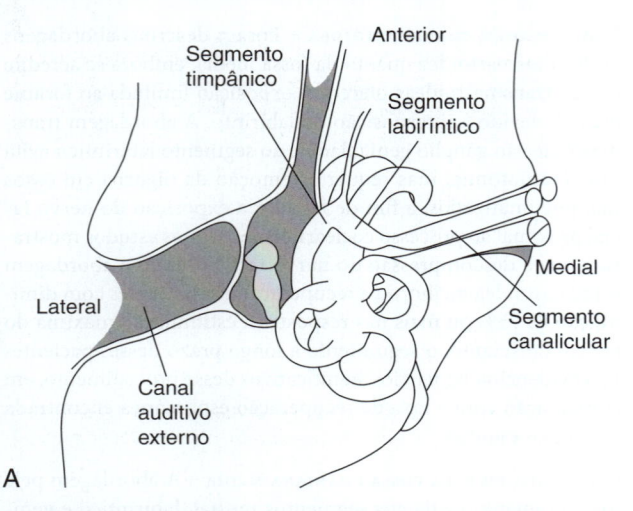

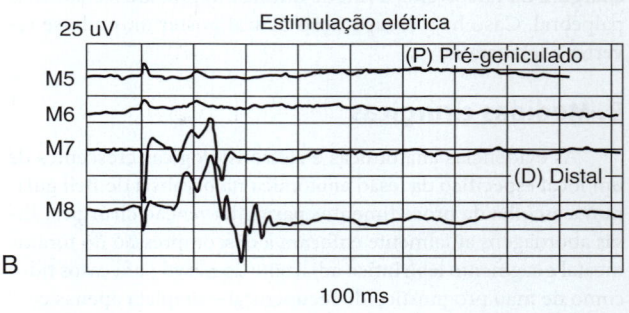

▲ **Figura 70-5** (**A**) Esquema da abordagem aos segmentos intracanalicular e intralabiríntico do nervo facial pela fossa craniana média. (**B**) Respostas eletricamente evocadas obtidas após a descompressão do forame meatal em um paciente com paralisia de Bell e uma redução > 90% no EEMG pré-operatório. P, local de estimulação pré-geniculado (proximal). D, local distal de estimulação, no segmento timpânico do nervo facial. Respostas de amplitude reduzida à estimulação pré-genicular sugerem que a lesão esteja no segmento timpânico do nervo facial, (**A**: Adaptada, com permissão de Fisch U, Esslen E. Total intratemporal exposure of the facial nerve: Pathological findings in Bell's palsy. *Arch Otolaryngol.* 1972;95.:335; **B**: Adaptada, com permissão de Gantz B, Gmur A, Fisch U. Intraoperative electromyography in Bell's palsy. *Am J Otolaryngol.* 1982;3.:273.)

tanto, a estimulação distal ao forame, em geral, evoca potenciais de amplificação substancialmente maiores.

▶ Prognóstico

A maioria das séries que avaliaram a descompressão cirúrgica do nervo facial na paralisia de Bell foi pequena e retrospectiva e tiveram por alvo os indivíduos com maior probabilidade de sofrer déficits residuais (i.e., pacientes com paralisias completas e graves reduções na condutividade neural, demonstradas por testes eletrofisiológicos). Nenhuma série cirúrgica foi randomizada, e vários estudos não mostraram nenhum benefício, embora todos os estudos utilizassem uma abordagem transmastóidea para a descompressão. Resultados que empregaram a abordagem pela fossa média incluíram dados prospectivos multicêntricos, embora os pacientes não fossem randomizados. Nesses estudos, os pacientes recuperaram-se completamente ou com déficits residuais leves em 91% do grupo cirúrgico, mas somente em 42% de um grupo similar tratado clinicamente, sugerindo um benefício da descompressão usando essa abordagem cirúrgica. Devido à difícil natureza do desenho de um estudo controlado desse tipo, atualmente o papel preciso da descompressão do nervo facial no manejo da paralisia de Bell e do herpes-zóster ótico permanece desconhecido.

Adour KK, Diamond C. Decompression of the facial nerve in Bell's palsy: a historical review. *Otolaryngol Head Neck Surg.* 1982;90:453. [PMID: 6817276] (This manuscript reviews, in chronological order, the history and present status of facial nerve decompression in the surgical management of patients with Bell's palsy.)

de Almeida JR, Al Khabori M, Guyatt GH et al. Combined corticosteroid and antiviral treatment for Bell's palsy: a systematic review and meta-analysis. *JAMA.* 2009;302(9):985. Review. [PMID: 19724046]

Bodénez C, Bernat I, Willer JC et al. Facial nerve decompression for idiopathic Bell's palsy: report of 13 cases and literature review. *J Laryngol Otol.* 2010;124(3):272. [Epub 2009 Oct 2. PMID: 19796438]

Claman H. Glucocorticosteroids II: The clinical responses. *Hosp Pract.* 1983;18(7):143. [PMID: 6407967] (This paper reviews the use and treatment responses of the class of glucocorticosteroid medications.)

Fauci A, Dale D, Balow J. Glucocorticosteroid therapy: Mechanisms of action and clinical considerations. *Ann Int Med.* 1976;84:304. [PMID: 769625] (This review outlines the mechanisms of action of steroids and their use in various clinical scenarios.)

Fisch U, Esslen E. Total intratemporal exposure of the facial nerve: Pathologic findings in Bell's palsy. *Arch Otolaryngol.* 1972;95:335. [PMID: 5018255] (This report highlights the intraoperative and pathological findings of the facial nerve during intratemporal decompression of the nerve.)

Fisch U. Surgery for Bell's palsy. *Arch Otolaryngol.* 1981;107:1. [PMID: 7469872] (This electroneuronographic study of the spontaneous course of Bell's palsy shows that the chance of a satisfactory spontaneous return of facial function is reduced by 50% when 95% or more maximal degeneration is reached within 2 week of onset.)

Gantz B, Rubinstein J, Gidley P et al. Surgical management of Bell's palsy. *Laryngoscope.* 1999;109(8):1177. [PMID: 10443817] (This prospective study examines surgical decompression of the facial nerve in a population of patients with Bell's palsy who exhibit the electrophysiological features associated with poor outcomes.)

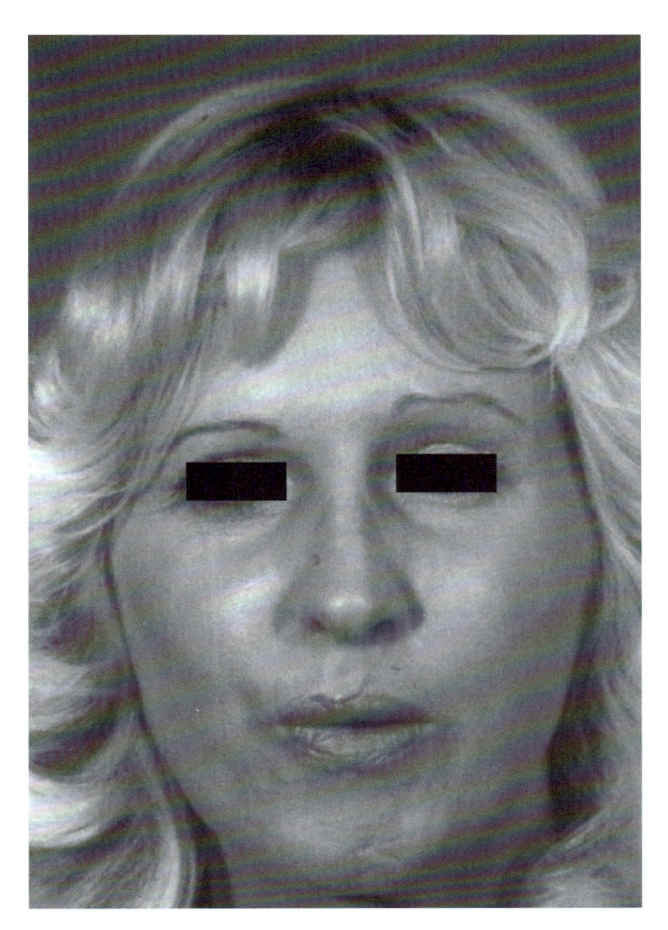

▲ **Figura 70-6** Paciente de 38 anos um ano depois da recuperação de uma paralisia de Bell, com fechamento sincinético do olho esquerdo com o movimento labial.

Hazin R, Azizzadeh B, Bhatti MT. Medical and surgical management of facial nerve palsy. *Curr Opin Ophthalmol.* 2009;20(6):4400. Review. [PMID: 19696671]

House JW, Brackmann DE. Facial nerve grading system. *Otolaryngol Head Neck Surg.* 1985;93:146. [PMID: 3921901] (This classic study outlines the basis of the House-Brackmann facial nerve grading scale, the most widely used facial grading scale employed.)

Keczkes K, Basheer AM. Do corticosteroids prevent postherpetic neuralgia? *Br J Dermatol.* 1980;102:551. [PMID: 7387900] (This study evaluates 20 patients who received prednisolone for the treatment of post-herpetic neuralgia, compared with 20 patients who received carbamazepine.)

Linder TE, Abdelkafy W, Cavero-Vanek S, The management of peripheral facial nerve palsy: "paresis" versus "paralysis" and sources of ambiguity in study designs. *Otol Neurotol.* 2010;31(2):319. [PMID: 20009779]

Lockhart P, Daly F, Pitkethly M et al. Antiviral treatment for Bell's palsy (idiopathic facial paralysis). *Cochrane Database Syst Rev.* 2009;(4):CD001869. Review. [PMID: 19821283]

May M. Total facial nerve exploration: transmastoid, extralabyrinthine, and subtemporal. *Laryngoscope.* 1979;89:906. [PMID: 312987] (This paper describes a transmastoid operation that provides exposure of the labyrinthine segment of the facial nerve without performing a craniotomy.)

O'Brien JJ, Campoli-Richards DM. Acyclovir: an updated review of its antiviral activity, pharmacokinetic properties, and therapeutic efficacy. *Drugs.* 1989;37:233. [PMID: 2653790] (This review documents the indications, pharmacokinetics, and dosages of acyclovir, a nucleoside antiviral drug with antiviral activity in vitro against members of the herpes group of DNA viruses.)

Paternostro-Sluga T, Herceg M, Frey M. Conservative treatment and rehabilitation in peripheral facial palsy. *Handchir Mikrochir Plast Chir.* 2010. [PMID: 20200817]

Rofagha S, Seiff SR. Long-term results for the use of gold eyelid load weights in the management of facial paralysis. *Plast Reconstr Surg.* 2010;125(1):142. [PMID: 20048607]

Stankiewicz J. Steroids and idiopathic facial paralysis. *Otolaryngol Head Neck Surg.* 1983;91:672. [PMID: 6320082] (This article reviews 92 papers that study steroids that are used for facial paralysis.)

Targan R, Alon G, Kay S. Effect of long-term electrical stimulation on motor recovery and improvement of clinical residuals in patients with unresolved facial nerve palsy. *Otolaryngol Head Neck Surg.* 2000;122(2):246. [PMID: 10652399] (This study investigated the efficacy of a pulsatile electrical current to shorten neuromuscular conduction latencies and minimize clinical residuals in patients with chronic facial nerve damage caused by Bell's palsy or acoustic neuroma excision.)

Toffola ED, Furini F, Redaelli C et al. Evaluation and treatment of synkinesis with botulinum toxin following facial nerve palsy. *Disabil Rehabil.* 2010. [Epub ahead of print, PMID: 20156046]

Thaera GM, Wellik KE, Barrs DM, Dunckley ED, Wingerchuk DM, Demaerschalk BM. Are corticosteroid and antiviral treatments effective for bell palsy?: a critically appraised topic. *Neurologist.* 2010;16(2):138. [PMID: 20220455]

Tang IP, Lee SC, Shashinder S, Raman R. Outcome of patients presenting with idiopathic facial nerve paralysis (Bell's palsy) in a tertiary centre: a five year experience. *Med J Malaysia.* 2009;64(2):155. [PMID: 20058577]

Quant EC, Jeste SS, Muni RH, Cape AV, Bhussar MK, Peleg AY. The benefits of steroids versus steroids plus antivirals for treatment of Bell's palsy: a meta-analysis. *BMJ.* 2009;339:b3354. doi: 10.1136/bmj.b3354. Review. [PMID: 19736282]

Uscategui T, Dorée C, Chamberlain IJ et al. Antiviral therapy for Ramsay Hunt syndrome (herpes zoster oticus with facial palsy) in adults. *Cochrane Database Syst Rev.* 2008;(4):CD006851. Review. [PMID: 18843734]

Uscategui T, Doree C, Chamberlain IJ et al.. Corticosteroids as adjuvant to antiviral treatment in Ramsay Hunt syndrome (herpes zoster oticus with facial palsy) in adults. *Cochrane Database Syst Rev.* 2008;(3):CD006852. Review. [PMID: 18646170]

OUTROS DISTÚRBIOS DO NERVO FACIAL

Depois da paralisia de Bell, as causas mais comuns de paralisia facial periférica aguda são trauma, herpes-zóster ótico, infecção bacteriana, fatores perinatais e envolvimento neoplásico do nervo. Uma paralisia facial aguda devido a trauma ou à infecção frequentemente se apresenta com achados característicos que rapidamente apontam para um diagnóstico. Em contraste, diferenciar o envolvimento neoplásico do nervo facial e da paralisia de Bell frequentemente cria um dilema. Vários outros distúrbios (descritos a seguir) devem ser considerados na avaliação clínica de uma paralisia facial aguda. Deve-se sempre lembrar que a paralisia de Bell é um diagnóstico de exclusão e que, portanto, devem-se considerar os distúrbios a seguir no contexto dos sinais e sintomas apresentados pelo paciente.

1. Neoplasias do nervo facial

Várias neoplasias podem induzir uma paralisia facial, ocasionalmente de instalação aguda (ver Quadro 70-1 e Figura 70-7). Estima-se que haja uma incidência de paralisia facial súbita em 27% dos pacientes com envolvimento neoplásico do nervo – uma incidência surpreendentemente alta, dado o crescimento lento e encapsulamento da maioria dos tumores responsáveis pela paralisia.

Enquanto a paralisia de Bell pode se apresentar com uma variedade de sintomas associados, apresentações atípicas justificam a consideração de outras etiologias, particularmente neoplasias. Uma paralisia facial produzida por uma neoplasia pode apresentar somente diferenças sutis em relação a uma paralisia de Bell. Existem aspectos históricos e clínicos característicos que sugerem que uma neoplasia seja responsável por uma paralisia facial e necessita de maior avaliação (Quadro 70-4).

Embora a paralisia de Bell possa recorrer, uma paralisia recorrente indica a necessidade da busca exaustiva por um tumor com avaliação radiológica da cirurgia exploratória, o que raramente é feito. Identificou-se uma neoplasia, mais frequentemente um neuroma facial, em 9% dos pacientes que fizeram cirurgia por paralisia facial recorrente. Quando o diagnóstico não é percebido ou é feito tardiamente, a neoplasia apresenta as consequências

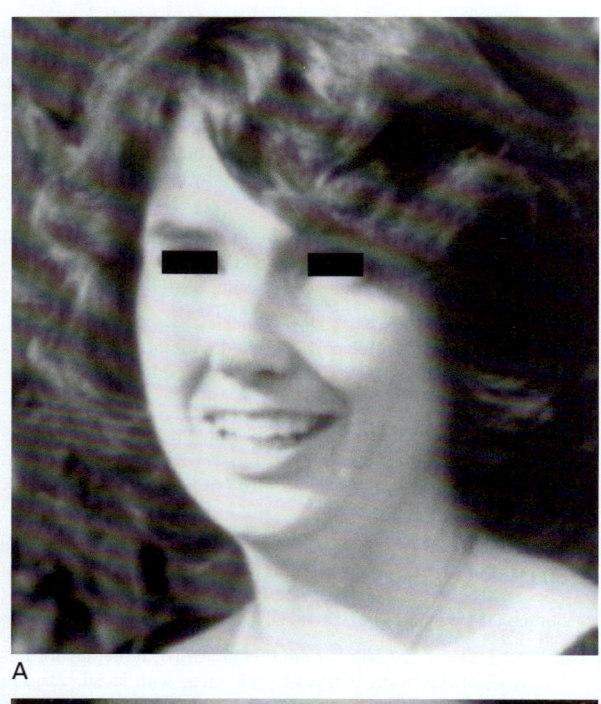

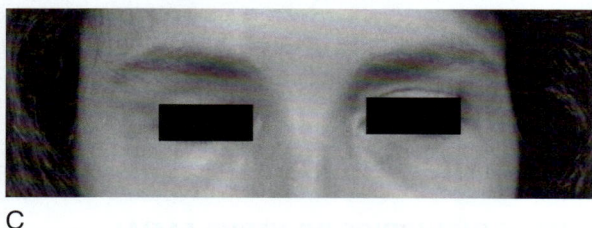

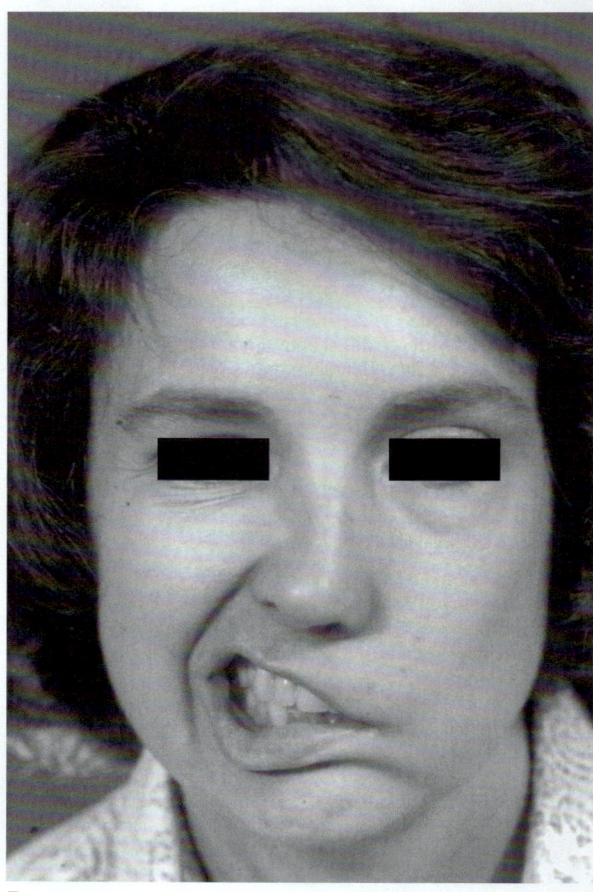

▲ **Figura 70-7** (**A**) Paciente de 42 anos antes da instalação de uma disfunção facial. (**B**) Paralisia facial esquerda de um ano de duração erroneamente atribuída a uma paralisia de Bell. A distorção facial grave devida à perda completa do tônus facial é evidente. (**C**) A gravidade da disfunção do nervo facial da paciente permite apenas o fechamento passivo do olho esquerdo. *(Continua)*

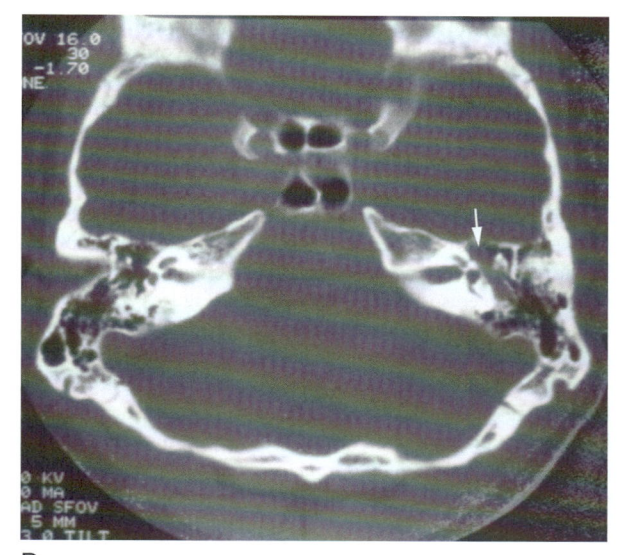

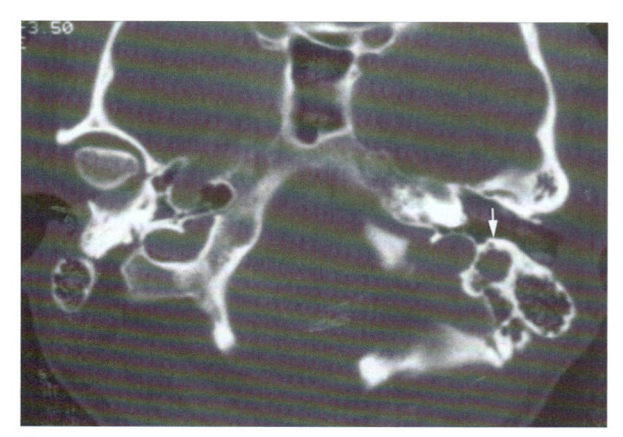

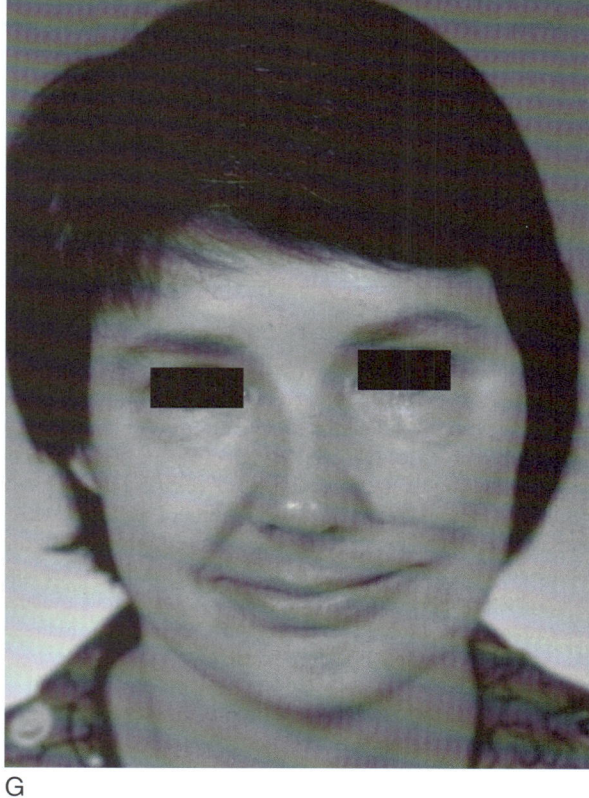

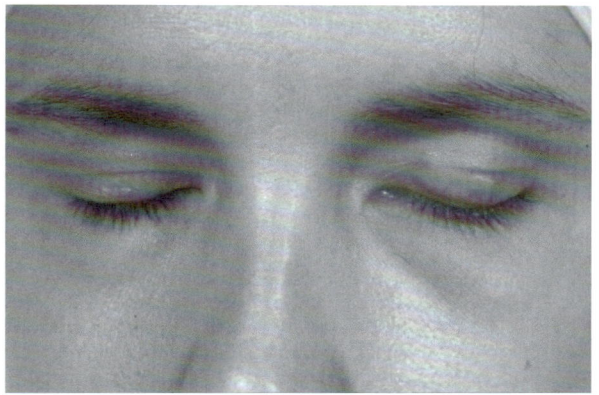

▲ **Figura 70-7** *(Continuação)* (**D**) Tomografia computadorizada dos ossos temporais demonstrando um neuroma do nervo facial envolvendo o segmento timpânico (seta). (**E**) Tomografia computadorizada dos ossos temporais revelando expansão do canal de Falópio no segmento mastóideo, preenchido por uma densidade de tecidos moles. (**F**) Após a ressecção do schwannoma facial do forame meatal ao forame estilomastoide, colocou-se um enxerto de nervo sural. Não houve reinervação, exigindo cantopexia da pálpebra inferior e peso (ouro) da pálpebra superior, a fim de obter fechamento ocular. (**G**) Visão pós-operatória precoce após transposição do temporal esquerdo para obter apoio dos tecidos moles faciais inferiores.

Quadro 70-4 Aspectos clínicos que sugerem uma paralisia facial na neoplasia

- Progressão de uma paralisia facial por três semanas ou mais
- Nenhum retorno de função facial em 3 a 6 meses
- Não resolução de uma paresia incompleta em dois meses
- Hipercinesia facial, particularmente espasmo hemifacial, antecedendo a paralisia
- Disfunção associada de nervos cranianos regionais
- Otalgia ou dor facial prolongadas
- Massa na orelha média, canal auditivo externo, região digástrica, ou glândula parótida
- Paralisia ipsilateral recorrente

potenciais de extensão para o labirinto e para as fossas cranianas. A extensão para o ângulo pontocerebelar (APC) diminui a oportunidade de reanimação efetiva por anastomose neural direta, acentuando tanto a necessidade de vigilância em casos atípicos de paralisia facial quanto a importância do diagnóstico precoce.

Os hemangiomas do nervo facial também podem se apresentar com paralisia facial. Uma apresentação clássica de um paciente com hemangioma do nervo facial são episódios recorrentes e progressivamente mais graves de paralisia facial unilateral. O tratamento envolve a excisão cirúrgica, frequentemente às custas da função residual do nervo facial.

> Grover M. Facial nerve sheath tumors. *Am J Otolaryngol.* 2010;31(1):72; author reply 72. [Epub 2009 Mar 26. No abstract available. PMID: 19944908]
>
> Marzo SJ, Zender CA, Leonetti JP. Facial nerve schwannoma. *Curr Opin Otolaryngol Head Neck Surg.* 2009;17(5):346. [PMID: 19561500]
>
> Raghavan P, Mukherjee S, Phillips CD. Imaging of the facial nerve. *Neuroimaging Clin N Am.* 2009;19(3):407. Review. [PMID: 19733315]
>
> Shashinder S, Tang IP, Velayutham P et al. A review of parotid tumours and their management: a ten-year-experience. *Med J Malaysia.* 2009;64(1):31. [PMID: 19852317]

2. Síndrome de Melkersson-Rosenthal

▶ Considerações gerais

A síndrome de Melkersson-Rosenthal representa uma constelação de anomalias faciais que incluem paralisia facial unilateral, edema facial episódico ou progressivo e língua plicata (língua escrotal). A síndrome em geral tem ocorrência esporádica, embora a ocorrência familiar tenha sido descrita.

▶ Patogênese

Embora a base fisiopatológica da síndrome de Melkersson-Rosenthal seja incerta, alterações granulomatosas foram evidentes em biópsias de tecidos edematosos, em casos de edema crônico. Portanto, uma base puramente inflamatória para a síndrome é duvidosa. Assim, a síndrome pode refletir uma disfunção autonômica mais generalizada que se manifesta como instabilidade vasomotora. Essa asserção também é apoiada pela associação da síndrome de Melkersson-Rosenthal com enxaqueca e megacólon.

▶ Achados clínicos

Os pacientes podem mostrar formas oligossintomáticas (dois ou três sintomas) da doença. A língua plicata tem maior probabilidade de ocorrer mais precocemente, e o edema facial geralmente ocorre após o episódio de fraqueza facial (Figuras 70-8 e 70-9). A disfunção facial pode ser precedida pelo início de edema facial, porém costuma anteceder o edema por meses ou anos.

Episódios de paresia ou paralisia facial em geral têm início na infância ou adolescência. O edema dos lábios e da mucosa palatal produz uma aparência rubicunda. O edema frequentemente se estende ao nariz, queixo, região malar e pálpebras, podendo ser dramático. O edema facial recorrente pode levar ao desfiguramento progressivo. A fraqueza facial assume uma distribuição periférica e só pode ser diferenciada da paralisia de Bell quando outras manifestações da síndrome forem aparentes ou notadas na anamnese. Embora um curso recidivante seja usual, uma recuperação boa a excelente é típica. Entretanto, foram descritos casos de disfunção progressiva.

▶ Tratamento

O tratamento da paralisia facial associada à síndrome de Melkersson-Rosenthal é empírico. Foi usada terapia anti-inflamatória (esteroidal). Relatos de descompressão cirúrgica dos segmentos meatal e labiríntico sugerem um benefício na prevenção de outras recidivas da paralisia.

> Dutt SN, Mirza S, Irving RM, Donaldson I. Total decompression of facial nerve for Melkersson-Rosenthal syndrome. *J Laryngol Otol.* 2000;114(11):870. [PMID: 11144840] (This study describes a successful case of a surgical decompression of the facial nerve in a 27-year-old woman with Melkersson-Rosenthal syndrome and reviews the literature pertaining to facial nerve decompression for this syndrome.)
>
> Ozgursoy OB, Karatayli Ozgursoy S, Tulunay O, Kemal O, Akyol A, Dursun G. Melkersson-Rosenthal syndrome revisited as a misdiagnosed disease. *Am J Otolaryngol.* 2009;30(1):33. [Epub 2008 Jul 22. PMID: 19027510]
>
> Dutt SN, Mirza S, Irving RM et al. Total decompression of facial nerve for Melkersson-Rosenthal syndrome. *J Laryngol Otol.* 2000;114(11):870. Review. [PMID: 11144840]
>
> Glickman LT, Gruss JS, Birt BD et al. The surgical management of Melkersson-Rosenthal syndrome. *Plast Reconstr Surg.* 1992;89(5):815. [PMID: 1561252] (This manuscript reports on 14 patients with Melkersson-Rosenthal syndrome and provides an algorithm that guides the surgeon with regard to both the medical and surgical treatment of the patient with this syndrome.)
>
> Grundfast KM, Guarisco JL, Thomsen JR. Diverse etiologies of facial paralysis in children. *Int J Pediatr Otorhinolaryngol.* 1990;19(3):223. [PMID: 2170282] (This report reviews 25 cases of children with facial paralysis that results from a number of etiologies.)

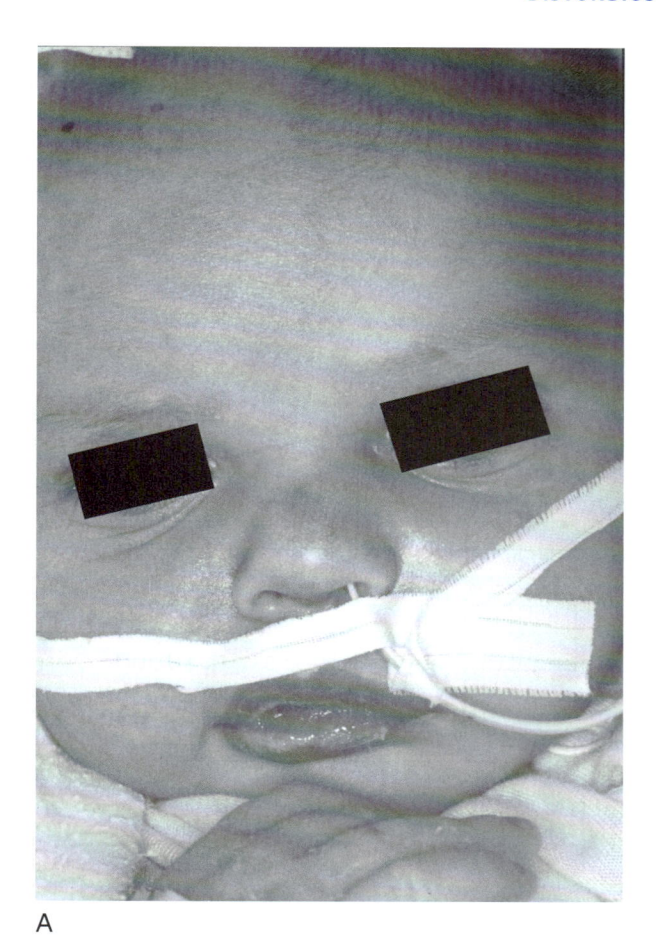

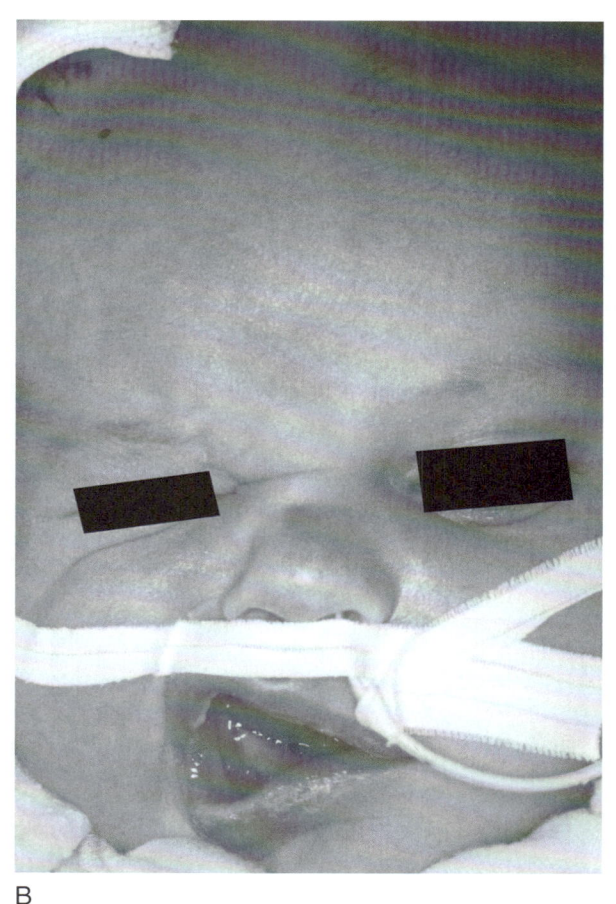

▲ Figura 70-8 Pode ser difícil detectar a paralisia facial em recém-nascidos e em lactentes pequenos em repouso, devido ao alto tônus facial nessas faixas etárias. Paralisia facial direita em um recém-nascido com meduloblastoma do tronco cerebral caudal. Mostra-se uma leve esotropia direita, indicando uma paralisia do abducente direito, combinada com paralisia do nervo facial direito. (**A**) Face em repouso. (**B**) Fácies de choro assimétrico.

3. Doença de Lyme

▶ Considerações gerais

A doença de Lyme é uma infecção multissistêmica induzida pela cepa do espiroqueta *Borrelia burgdorferi* veiculada pelo carrapato. A ocorrência de paralisia facial aguda em associação à doença de Lyme é bem reconhecida. A paralisia facial unilateral ou bilateral pode ocorrer em até 11% dos pacientes com doença de Lyme. A razão de envolvimento unilateral para bilateral é de 3:1.

▶ Achados clínicos

A. Sinais e sintomas

Embora a maioria dos pacientes com paralisia facial associada à doença de Lyme notem um *rash* antecedente adjacente ao local de uma picada de carrapato, outros podem não fazê-lo; a paralisia pode ser o sinal de apresentação da doença. O intervalo entre o início da erupção e a paralisia facial é de menos de dois meses. A paralisia facial pode ocorrer em associação com outros déficits neurológicos produzidos por meningoencefalite e radiculoneurite.

Após uma mordida de carrapato e um período de incubação de 1 a 4 semanas, aproximadamente 50% dos indivíduos infectados desenvolvem lesões de pele, associadas a sintomas de tipo gripal. Menos de metade dos pacientes com suspeita de doença de Lyme lembra uma picada prévia de carrapato. Semanas a meses após a infecção original, podem aparecer manifestações constitucionais, neurológicas e cardíacas, incluindo paralisia facial ipsilateral ou bilateral, em geral seguidos por sintomas artríticos.

B. Achados laboratoriais

Em caso de suspeita de doença de Lyme, os testes diagnósticos devem incluir sorologia por enzimaimunoensaio (Elisa) buscando anticorpos IgG e IgM. Segundo alguns relatos, encontraram-se evidências sorológicas de doença de Lyme em até 20% de pacientes diagnosticados com paralisia de Bell.

▶ Tratamento

Acredita-se que o tratamento precoce com antibióticos potencialize a melhora sintomática e previna sequelas em longo prazo. Recomenda-se um curso de três semanas de tetraciclina (para adultos) ou penicilina (para crianças); a eritromicina é uma escolha alternativa. A antibiose adequada oferece altas taxas de recuperação da função facial geralmente com um bom prognóstico de recuperação do nervo facial. Os pacientes com envolvimento bilateral apresentavam maior probabilidade de disfunção residual.

Bagger-Sjöbäck D, Remahl S, Ericsson M. Long-term outcome of facial palsy in neuroborreliosis. *Otol Neurotol*. 2005;26(4):790. [PMID: 16015186]

Hagemann G, Aroyo IM. Bilateral facial palsy in neuroborreliosis. *Arch Neurol*. 2009;66(4):534. No abstract available. [PMID: 19364942]

Nigrovic LE, Thompson AD, Fine AM et al. Clinical predictors of Lyme disease among children with a peripheral facial palsy at an emergency department in a Lyme disease-endemic area. *Pediatrics*. 2008;122(5):e1080. [Epub 2008 Oct 17.PMID: 18931349]

Skogman BH, Croner S, Nordwall M, et al. Lyme neuroborreliosis in children: A prospective study of clinical features, prognosis, and outcome. *Pediatr Infect Dis J*. 2008;27(12):1089. [PMID: 19008771]

Tveitnes D, Øymar K, Natås O. Acute facial nerve palsy in children: how often is it lyme borreliosis? *Scand J Infect Dis*. 2007;39(5):425. [PMID: 17464865]

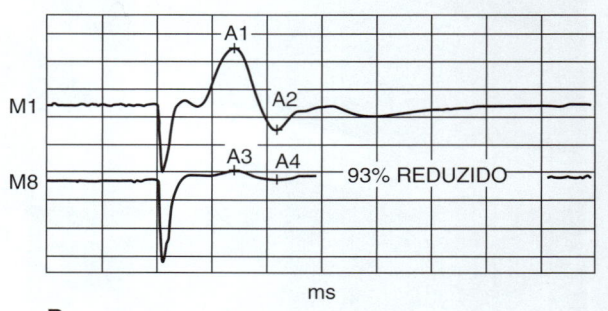

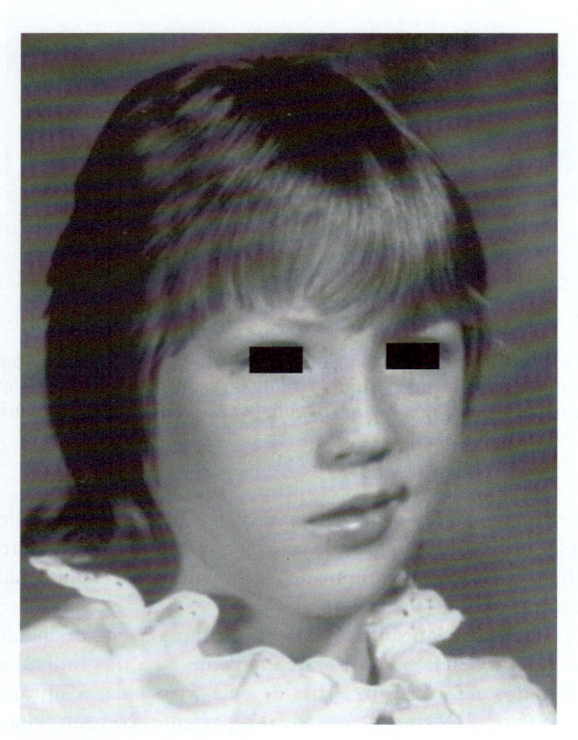

▲ **Figura 70-9** (**A**) Paciente de 8 anos durante o episódio inicial de paralisia facial direita associada a edema labial e facial baixo. Essa paciente sofreu três episódios subsequentes de paralisia facial direita com edema, ocorrendo anualmente. (**B**) Aos 12 anos, a eletromiografia evocada demonstrou má capacidade de resposta no lado direito, em associação com um episódio de paralisia. Fez-se uma descompressão do nervo facial com abordagem pela fossa craniana média. Não se notou nenhum episódio subsequente de paralisia facial nos cinco anos seguintes. (**C**) Paciente aos 13 anos. *(Continua)*

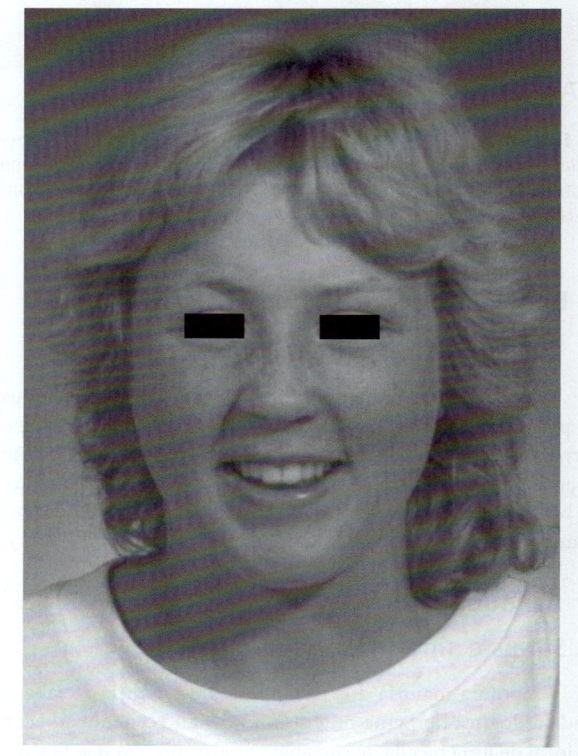

D

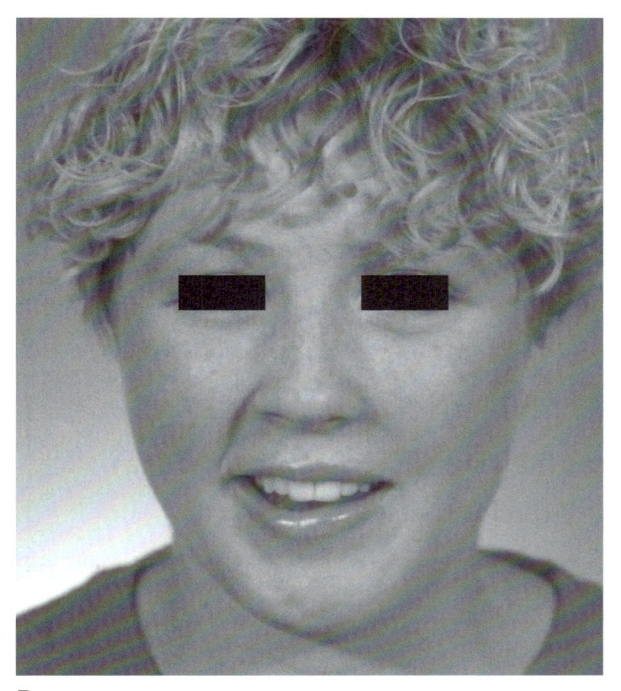

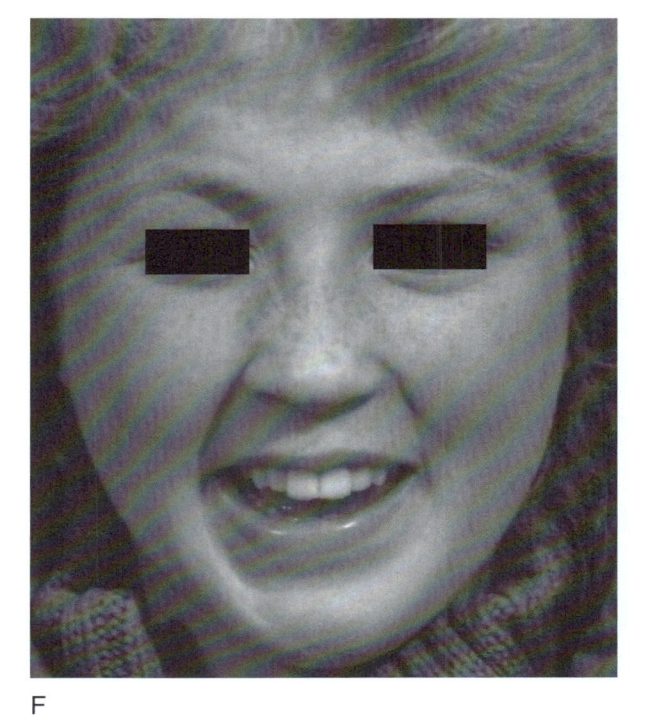

F

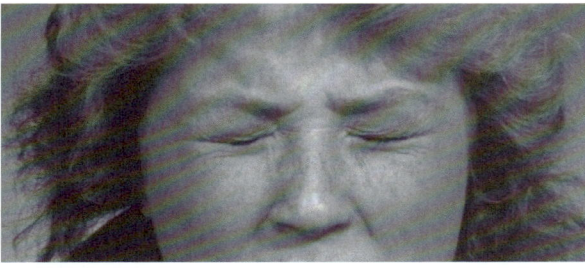

E

▲ **Figura 70-9** *(Continuação)* (**D**) Paciente aos 15 anos. (**E** e **F**) Paciente aos 17 anos, revelando movimentos faciais completos, com algum grau de fechamento ocular sincinético com o movimento labial.

4. Otite média aguda e mastoidite

▶ **Achados clínicos**

Se a história ou o exame físico sugerir evidências de otite média anterior ou atual, ou se houver uma história de cirurgia otológica anterior, deve-se suspeitar de uma etiologia otogênica (Figura 70-10). Sintomas concomitantes de perda auditiva, otorreia e sintomas vestibulares são altamente sugestivos de uma etiologia otogênica. A paralisia facial devida a uma otite média supurativa aguda costuma ser encontrada em crianças com aparência tóxica e com achados otoscópicos manifestos de empiema da orelha média. A paralisia frequentemente é progressiva ao longo de 2 a 3 dias. Nesses casos, muitas vezes há uma história de episódios recentes de otite média parcialmente tratados. Em casos de paralisia prolongada, a avaliação radiográfica do osso temporal pode raramente revelar coalescência da infecção na mastoide. A paralisia facial associada à otite média supurativa grave geralmente resulta de uma neurite tóxica e pode ser adequadamente tratada com uma miringotomia ampla e com antibióticos sistêmicos.

▶ **Tratamento**

A mastoidectomia cortical é necessária quando os antibióticos e a miringotomia não deixarem o paciente afebril em 24 horas, ou quando a paralisia facial persistir por mais de uma semana. O objetivo cirúrgico é drenar o empiema; a descompressão estendida do nervo é desnecessária, exceto em casos de disfunção prolongada.

Dubey SP, Larawin V. Complications of chronic suppurative otitis media and their management. *Laryngoscope*. 2007;117(2):264. [PMID: 17277619] cirúrgica de uma patologia irreversível na orelha média e na mastoide, bem como a descompressão do segmento envolvido do nervo sem incisão da bainha. A paralisia de longa duração (mas com menos de dois anos) requer a secção de segmentos timpânicos ou mastóideos atenuados do nervo, seguida de enxerto.

> Dubey SP, Larawin V. Complications of chronic suppurative otitis media and their management. *Laryngoscope*. 2007;117(2):264. [PMID: 17277619]
>
> Makeham TP, Croxson GR, Coulson S. Infective causes of facial nerve paralysis. *Otol Neurotol*. 2007;28(1):100. [PMID: 17031324]
>
> Quaranta N, Cassano M, Quaranta A. Facial paralysis associated with cholesteatoma: a review of 13 cases. *Otol Neurotol*. 2007;28(3):405. [PMID: 17414046]

6. Otite externa necrosante (maligna)

▶ Achados clínicos

A infecção por *Pseudomonas aeruginosa* é o agente primário da infecção necrosante do canal auditivo externo e do osso temporal. Essas infecções são observadas em pacientes com diabetes melito ou em indivíduos imunocomprometidos. Os

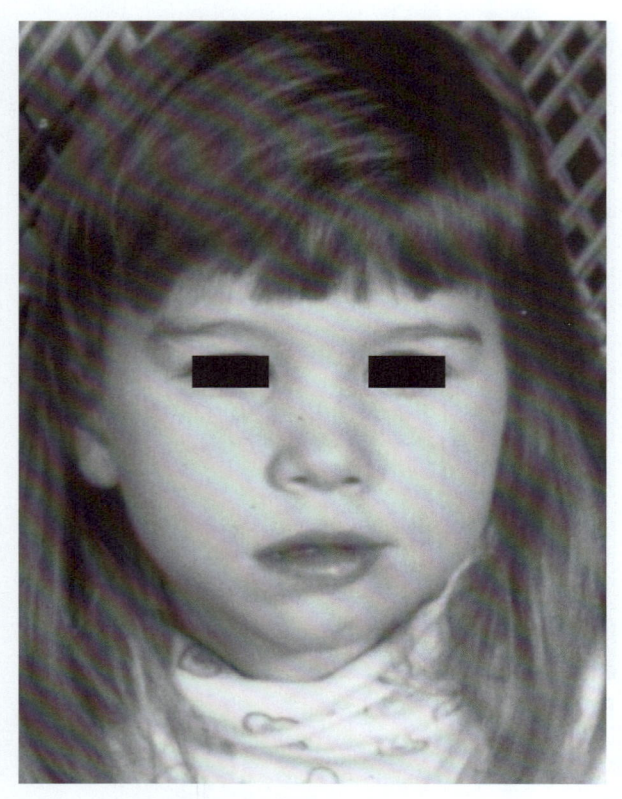

▲ **Figura 70-10** Paralisia facial direita não suspeitada em uma criança que duas semanas depois apresentou paralisia facial completa associada a uma otite média direita, destacando a natureza sutil da paralisia facial em crianças pequenas.

> Leskinen K, Jero J. Acute complications of otitis media in adults. *Clin Otolaryngol*. 2005;30(6):511. [PMID: 16402975]
>
> Makeham TP, Croxson GR, Coulson S. Infective causes of facial nerve paralysis. *Otol Neurotol*. 2007;28(1):100. [PMID: 17031324]
>
> Wang CH, Chang YC, Shih HM et al. Facial palsy in children: emergency department management and outcome. *Pediatr Emerg Care*. 2010;26(2):121. [PMID: 20093994]
>
> Yonamine FK, Tuma J, Silva RF et al. Facial paralysis associated with acute otitis media. *Braz J Otorhinolaryngol*. 2009;75(2):228. [PMID: 19575108]

5. Otite média crônica

A otite média supurativa crônica, manifestando-se como inflamação mucosa ou colesteatoma, pode produzir uma paralisia facial associada (Figura 70-11; ver também Figura 70-10). A disfunção do nervo facial associada à otite média supurativa crônica reflete uma neurite tóxica, compressão externa ou compressão intraneural por edema ou abscesso.

A paralisia facial associada a esse distúrbio deve ser abordada cirurgicamente, assim que possível. Recomenda-se a remoção

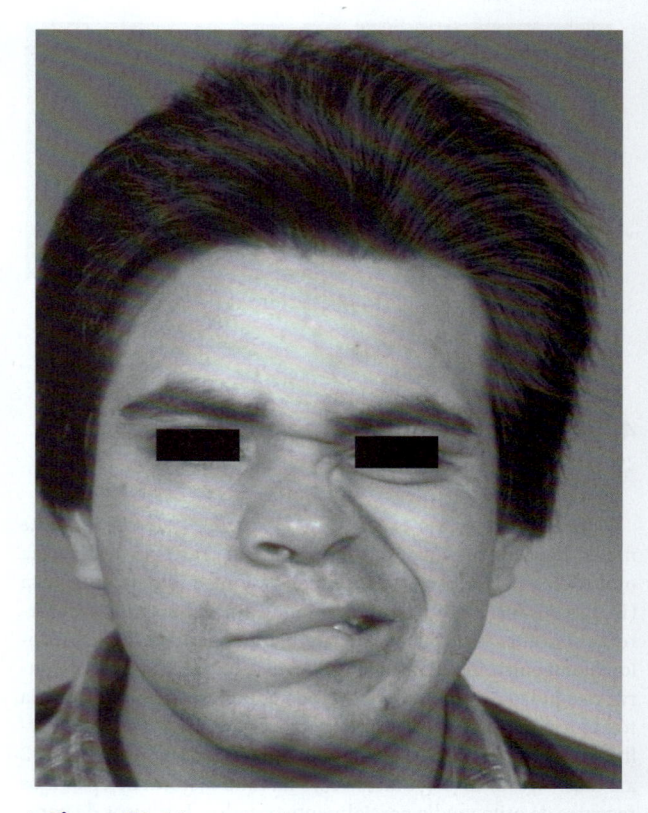

▲ **Figura 70-11** Otite média supurativa crônica manifestando-se como uma paralisia facial associada.

pacientes em geral se apresentam com sintomas de otorreia e otalgia progressiva e incapacitante. Os sinais patognomônicos são evidências otoscópicas de inflamação do canal auditivo ou uma quebra da pele do canal auditivo externo na junção ósseo-cartilaginosa; preenchida por tecido de granulação. A presença de paralisia facial é ruim e reflete a extensão do processo osteomielítico para a base do crânio, ao longo de canais vasculares. O diagnóstico se baseia na apresentação clínica em associação a cintilografias com gálio e com tecnécio demonstrando osteomielite do osso temporal.

▶ Tratamento

O tratamento da otite externa necrosante requer um manejo agressivo com antibióticos intravenosos contra a pseudomonas, que devem ser mantidos por 8 a 12 semanas para facilitar a sequestração da infecção. O debridamento agressivo do tecido de granulação no canal auditivo é primodial para promover a substituição do osso necrótico por tecido viável. Como a otite externa necrosante está associada à isquemia extensa da base do crânio, o debridamento operatório do osso timpânico, da mastoide e da base do crânio está indicado somente quando o tratamento clínico não obtém melhora. A cintilografia nuclear pode ser útil no acompanhamento do progresso da infecção e ajuda a determinar a duração necessária para a terapia intravenosa.

> Carfrae MJ, Kesser BW. Malignant otitis externa. *Otolaryngol Clin North Am*. 2008;41(3):537, viii–ix. Review. [PMID: 18435997]
>
> Clark MP, Pretorius PM, Byren I et al. Central or atypical skull base osteomyelitis: diagnosis and treatment. *Skull Base*. 2009;19(4):247. [PMID: 20046592]
>
> Joshua BZ, Sulkes J, Raveh E et al. Predicting outcome of malignant external otitis. *Otol Neurotol*. 2008;29(3):339. [PMID: 18317396]
>
> Mani N, Sudhoff H, Rajagopal S et al. Cranial nerve involvement in malignant external otitis: implications for clinical outcome. *Laryngoscope*. 2007;117(5):907. [PMID: 17473694]
>
> Soudry E, Joshua BZ, Sulkes J et al. Characteristics and prognosis of malignant external otitis with facial paralysis. *Arch Otolaryngol Head Neck Surg*. 2007;133(10):1002. [PMID: 17938323]

7. Paralisia facial na infância
▶ Considerações gerais

A avaliação de uma paralisia facial na infância deve ser guiada pelo fato de que, embora a paralisia de Bell seja a etiologia mais comum das paralisias faciais na infância, ela é responsável por uma proporção substancialmente menor de paralisias em relação ao adulto. Por exemplo, uma etiologia identificada clínica ou radiograficamente pode ser encontrada em 20% dos adultos inicialmente diagnosticados como paralisia de Bell; essa incidência pode ser de até 72% em crianças. Os pacientes abaixo de 18 anos com paralisia facial provavelmente terão como etiologia a paralisia de Bell (42%), o trauma (21%), a infecção (13%), as causas congênitas (8%) e as neoplasias (2%).

▶ Achados clínicos

O início da paralisia facial na infância frequentemente é ocultado pelo excelente tônus da pele e tecidos aponeuróticos e, portanto, pela excelente suspensão estática das porções central e inferior da face. Consequentemente, os distúrbios do nervo facial na infância são muitas vezes chamados de "fácies de choro assimétrico" (ver Figura 70-8).

▶ Tratamento

O tratamento de paralisias faciais na infância geralmente acompanha o tratamento adulto.

> Cha HE, Baek MK, Yoon JH et al. Clinical features and management of facial nerve paralysis in children: Analysis of 24 cases. *J Laryngol Otol*. 2009:1. [Epub ahead of print. PMID: 20025809]
>
> Shargorodsky J, Lin HW, Gopen Q. Facial nerve palsy in the pediatric population. *Clin Pediatr (Phila)*. 2010. [Epub ahead of print. PMID: 20139107]
>
> Shih WH, Tseng FY, Yeh TH et al. Outcomes of facial palsy in children. *Acta Otolaryngol*. 2008:1. [Epub ahead of print. PMID: 18923943]
>
> Wang CH, Chang YC, Shih HM et al. Facial palsy in children: emergency department management and outcome. *Pediatr Emerg Care*. 2010;26(2):121. [PMID: 20093994]
>
> Woollard AC, Harrison DH, Grobbelaar AO. An approach to bilateral facial paralysis. *J Plast Reconstr Aesthet Surg*. 2010. [Epub ahead of print. PMID: 20206590]

8. Paralisia facial perinatal
▶ Paralisia facial perinatal traumática

O trauma intrauterino ao nervo facial pode ocorrer como consequência de compressão do sacro materno. O trabalho de parto prolongado e o uso de fórceps podem produzir trauma ao nervo facial. O nervo facial extratemporal está em risco, porque a ausência de uma ponta mastóidea suprajacente coloca o segmento vertical do nervo facial em risco de lesão. O hemotímpano, equimose periauricular e declínio progressivo da resposta do nervo facial a um estímulo aplicado sugerem uma causa traumática de disfunção do nervo facial.

A avaliação da disfunção perinatal do nervo facial está fortemente baseada no eletrodiagnóstico. As evidências eletromiográficas de atividade neuromuscular preservada ou em declínio são muito diagnósticas. Na ausência desse tipo de atividade, pode ser necessária uma biópsia muscular para determinar se há uma paralisia congênita.

Uma revisão da base etiológica da paralisia facial em 95 recém-nascidos indicou suspeita de etiologia traumática em 74 casos (78%), sugerida por sinais de lesão periauricular ou por testes elétricos (eletromiografia espontânea e evocada). Houve excelente recuperação em 41 de 45 crianças com trauma perinatal. Os casos ocasionais de má recuperação, entretanto, sugerem a necessidade de uma avaliação radiográfica e eletrodiagnóstica, a fim de detectar um prognóstico desfavorável de recuperação espontânea. Nesses casos, a exploração cirúrgica e a descompressão nervosa podem ser cruciais para a reanimação efetiva.

> May M, Fria RJ, Blumenthal F et al. Facial paralysis in children: differential diagnosis. *Otolaryngol Head Neck Surg.* 1981;89:841. [PMID: 6799919] (The differential diagnosis in 170 patients with facial paralysis between birth and 18 years of age is reviewed in this manuscript, and symptoms and signs associated with each diagnosis are presented.)
>
> Saito H, Takeda T, Kishimoto S. Neonatal facial nerve defect. *Acta Otolaryngol Suppl.* 1994;510:77. [PMID: 8128879]

▶ Paralisia facial perinatal congênita

A paralisia facial neonatal não relacionada a trauma corresponde a uma proporção menor de casos e pode ocorrer tanto de forma sindrômica quanto não sindrômica. A paralisia pode ser completa ou incompleta, unilateral ou bilateral, e isolada a ramos específicos. Malformações craniofaciais associadas são comuns, muitas vezes aquelas envolvendo derivados do primeiro e segundo arcos branquiais; a microtia e as fendas faciais são as mais frequentes. As paralisias isoladas a um único ramo, particularmente o mandibular marginal, indicam a necessidade de uma avaliação cardíaca à luz da alta taxa de anomalias cardíacas anatômicas e condutivas concomitantes.

Realizam-se avaliações otológicas, eletrodiagnósticas e radiológicas, conforme necessário, a fim de determinar a etiologia. Um ou mais defeitos concomitantes envolvendo outros nervos cranianos e a ausência de evidências de respostas elétricas na avaliação eletromiográfica espontânea e evocada sugerem uma etiologia neuromuscular.

A síndrome de Möbius abrange um largo espectro de anomalias devidas a disgenesias no tronco cerebral, com os déficits motores periféricos resultantes. Pode ocorrer ausência bilateral da função dos nervos facial e abducente, bem como outras neuropatias cranianas. A resposta auditiva do tronco cerebral é frequentemente anormal, sendo um adjuvante útil para o diagnóstico.

O prognóstico para animação facial efetiva em caso de paralisia facial congênita não é bom. Entretanto, o tônus de repouso pode fornecer cobertura ocular e competência oral adequadas mesmo na idade adulta. Os procedimentos de reabilitação motora facial e procedimentos reconstrutivos para simular melhor simetria podem estar indicados mais tarde.

> Bianchi B, Copelli C, Ferrari S, Ferri A, Sesenna E. Facial animation in children with Moebius and Moebius-like syndromes. *J Pediatr Surg.* 2009;44(11):2236. [PMID: 19944241]
>
> Bogart KR, Matsumoto D. Living with moebius syndrome: adjustment, social competence, and satisfaction with life. *Cleft Palate Craniofac J.* 2010;47(2):134. [PMID: 20210634]
>
> Cattaneo L, Chierici E, Bianchi B, Sesenna E, Pavesi G. The localization of facial motor impairment in sporadic Möbius syndrome. *Neurology.* 2006;66(12):1907. [PMID: 16801658]
>
> Harris JP, Davidson TM, May M et al. Evaluation and treatment of congenital facial paralysis. *Arch Otolaryngol.* 1983;109:145. [PMID: 6824481] (In this paper, the authors recommend that the auditory brain-stem response test be included in the initial evaluation of patients with congenital facial paralysis.)
>
> Sudarshan A, Goldie WD. The spectrum of congenital facial diplegia (Möbius syndrome). *Pediatr Neurol.* 1985;1(3):180. [PMID: 3880403] (This manuscript reviews Möebius syndrome, congenital facial diplegia with associated anomalies, and includes six cases that manifest a very broad spectrum of associated neurological anomalies.)

Seção XVII Cirurgia plástica e reconstrutiva

Reanimação da face paralisada

71

Ritvik P. Mehta, MD

▶ Considerações gerais

A paralisia facial pode resultar de uma ampla variedade de etiologias, incluindo causas infecciosas, neurológicas, congênitas, neoplásicas, traumáticas, sistêmicas e iatrogênicas. Independentemente da causa, o tratamento da paralisia facial é complexo e requer intervenção multidisciplinar. A avaliação e o tratamento da paralisia facial são particularmente intrincados em razão da grande variabilidade no potencial de regeneração e da falta de indicadores prognósticos confiáveis para recuperação espontânea. O tratamento atual da paralisia facial consiste na combinação de terapia farmacológica, fisioterapia para retreinamento da musculatura facial e intervenção cirúrgica por meio de técnicas estáticas e dinâmicas de reanimação da mímica facial. Este capítulo dará atenção especial à grande variedade de terapias cirúrgicas disponíveis para reanimação facial.

TRATAMENTO

FUNDAMENTOS DO DIAGNÓSTICO

▶ A causa e a duração da paralisia facial determinam o tratamento apropriado.
▶ A escolha do procedimento cirúrgico de reanimação é limitada principalmente pela duração da paralisia facial.

▶ Tratamento cirúrgico da paralisia facial aguda (menor de 3 semanas)

Qualquer intervenção cirúrgica para tratamento de paralisia facial deve levar em conta idade, história médica, audição residual, segmento do nervo lesionado e expectativas do paciente além do grau de risco que admite correr. O tratamento da paralisia facial pode envolver descompressão do nervo facial nos casos de causa viral (paralisia de Bell, síndrome de Ramsay-Hunt) ou traumática. Procede-se a enxerto/reparo primário do nervo facial nos casos de ressecção ou transecção do nervo.

A. Descompressão do nervo facial

1. Abordagem transmastóidea – A abordagem transmastóidea para descompressão do nervo facial (Figura 71-1) pode ser utilizada quando o trauma está claramente localizado nos segmentos timpânico ou mastóideo do nervo facial. O nervo deve ser descomprimido em 180° da sua circunferência. Dentre as referências importantes para essa abordagem estão canal semicircular lateral, fossa incudis e incisura do digástrico. A bigorna pode ser removida e substituída por enxerto de interposição para obter descompressão do segmento timpânico do nervo facial em todo o trajeto até o gânglio geniculado.

2. Abordagem pela fossa média – A abordagem pela fossa média permite a descompressão do nervo facial quando a lesão se estende até o segmento labiríntico. Algumas vezes é utilizada em combinação com a abordagem transmastóidea em casos com trauma do osso temporal. As referências mais importantes para essa abordagem são canal semicircular superior, nervo petroso maior superficial e crista falciforme (ou "barra de Bill") – a estrutura vertical que separa o nervo facial do nervo vestibular superior.

3. Abordagem translabiríntica – A abordagem translabiríntica pode ser utilizada para descompressão do todo o curso intratemporal do nervo facial nos casos em que a função cocleovestibular esteja ausente ou tenha sido destruída pelo trauma.

B. Reparo do nervo facial

1. Reparo primário do nervo – Com a neurorrafia primária obtém-se a melhor recuperação da função do nervo facial. Contudo, o reparo primário deve ser livre de tensão. Para isso, às vezes, é necessário modificar o trajeto ou mobilizar os segmentos adjacentes do nervo facial para permitir uma anastomose sem tensão. É importante observar que os segmentos distais do nervo só podem ser identificados durante a cirurgia por meio de esti-

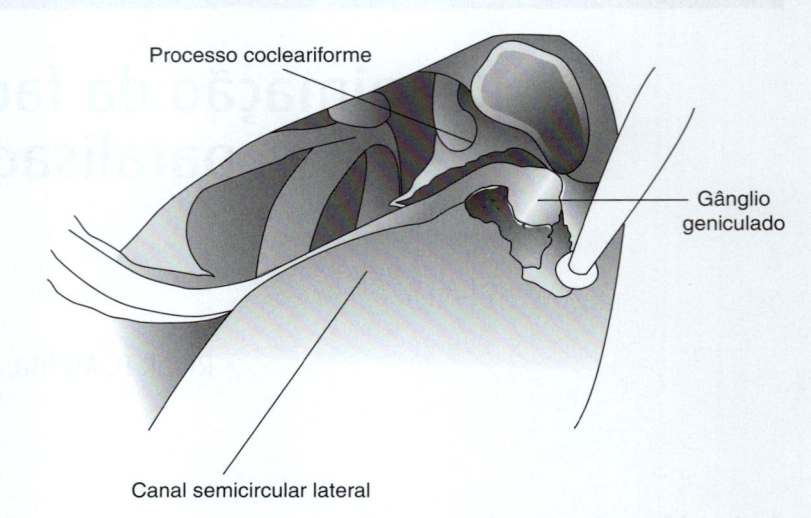

Figura 71-1 Descompressão do nervo facial via transmastoide, orelha esquerda, com descompressão do gânglio geniculado. (Reproduzida, com permissão, de Sofferman RA. Ch. 36 Facial Nerve Injury and Decompression. *Surgery of the Ear and Temporal Bone*, Lippincott Williams and Wilkins, 2005).

mulação elétrica até 72 horas após a transecção ou a lesão, o que torna essencial o reparo precoce. Atualmente, a maioria dos autores recomenda reparo epineural do nervo facial, considerando a dificuldade para proceder à sutura do nervo facial com reparo fascicular ou perineural com possibilidade de lesar os axônios.

2. Enxerto de nervo – Utiliza-se enxerto de nervo quando não há possibilidade de reparo primário livre de tensão. As opções mais populares para nervo doador incluem: nervo auricular magno, nervo sural e nervos cutâneos laterais do antebraço. A alça cervical tem sido usada como doadora de nervo, uma vez que há evidências de que os enxertos de nervos motores são melhores do que os de nervos sensórios. Com reparo primário do nervo ou com enxerto de nervo, em geral concorda-se que o melhor resultado possível é a recuperação da função facial até grau III de House–Brackmann.

> Chu TH, Du Y, Wu W. Motor nerve graft is better than sensory nerve graft for survival and regeneration of motoneurons after spinal root avulsion in adult rats. *Exp. Neurol.* 2008;212(2):52–55
>
> Hadlock TA et al. Multimodality approach to management of the paralyzed face. *Laryngoscope*. 2006;116:1385–1389
>
> Humphrey CD, Kriet JD. Nerve repair and cable grafting for facial paralysis. *Facial Plastic Surg*. 2008;24(2):170–176
>
> Melvin TA, Limb CJ. Overview of facial paralysis: Current concepts. *Facial Plast Surg*. 2008;24(2): 155–163
>
> Sofferman RA. Ch. 36 Facial nerve injury and decompression. *Surgery of the Ear and Temporal Bone*. Lippincott Williams and Wilkins, 2005.

C. Tratamento cirúrgico da paralisia facial com duração intermediária (três semanas a dois anos)

O tratamento da paralisia facial de duração intermediária ocorre caracteristicamente em um cenário de nervo facial anatomicamente íntegro que não se recuperou de modo satisfatório. Por exemplo, a paralisia facial após cirurgia para tratamento de neuroma do acústico na qual o nervo geralmente se mantém íntegro, porém não se recupera bem em razão de lesão por estiramento. Os tratamentos preferenciais nesse período de evolução normalmente são transferência de nervo e procedimentos para enxerto cruzado de nervo, uma vez que a musculatura facial nativa ainda é viável.

1. Enxerto cruzado de nervo facial e anastomose de nervo – Pode-se utilizar enxerto cruzado de nervo facial caso o nervo contralateral esteja íntegro e funcional. Terzis e colaboradores acreditam que os melhores resultados são obtidos quando o período de desnervação for inferior a seis meses. A técnica cirúrgica implica procedimento em duas etapas. Na primeira etapa, procede-se à incisão pré-auricular de ritidectomia modificada sobre o lado normal e funcional da face. Após o levantamento do retalho cutâneo em plano anterior ao nível do ângulo lateral, penetra-se na camada muscular superficial do sistema aponeurótico anteriormente à glândula parótida e identificam-se os ramos do nervo facial utilizando um estimulador de nervos. Os ramos do nervo são cuidadosamente selecionados para serem sacrificados dependendo das funções que se deseja manter inervadas e do mapeamento dos alvos de inervação de cada ramo. Procede-se à tunelização de um longo enxerto de nervo sural até a face contralateral, e os ramos do nervo facial doador são sacrificados. Sob visão ampliada, a extremidade proximal do enxerto do nervo sural é ligada aos ramos do nervo facial doador (Figura 71-2). Após um período de 9 a 12 meses, pode-se proceder à segunda etapa. Nesta segunda etapa, são realizadas neurorrafias secundárias entre ramos selecionados do nervo facial e o enxerto facial cruzado. Contudo, historicamente, o enxerto de nervo facial cruzado tem tido resultados pouco confiáveis. Se o período de desnervação for superior a dois anos, esse procedimento pode ser utilizado em conjunto com a transferência muscular livre para reanimação do sorriso como procedimento mais confiável (discutido adiante).

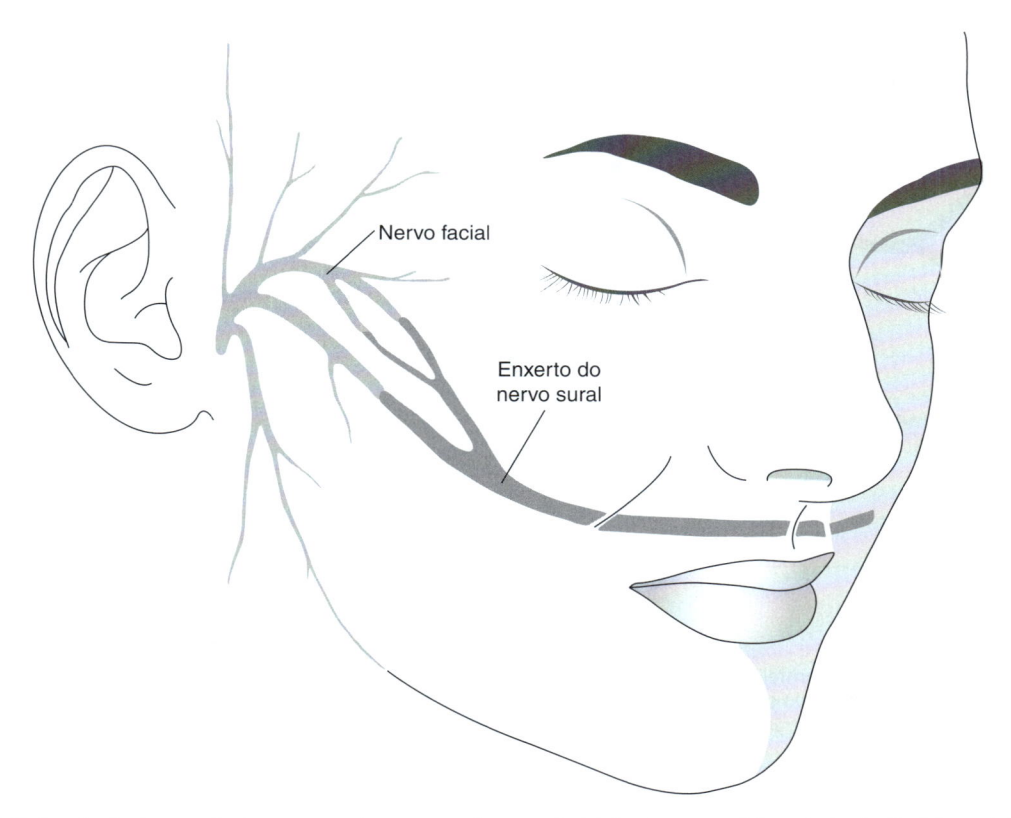

▲ **Figura 71-2** Coaptação do enxerto de nervo sural aos ramos do nervo facial doador em posição anterior à glândula parótida seguida por tunelização do enxerto de nervo sural para a face contralateral paralisada (Reproduzida, com permissão, de Hadlock TA, Cheney ML. McKenna MJ. Cap. 38 Facial Reanimation Surgery. *Surgery of the Ear and Temporal Bone*, Lippincott Williams and Wilkins, 2005).

Há descrições de procedimentos de transferência de nervo utilizando diversos nervos doadores: hipoglosso, espinal acessório, ramo mandibular do nervo trigêmeo e ramos motores do plexo cervical. O procedimento mais utilizado é a anastomose hipoglosso-facial. A clássica anastomose XII a VII envolve a transecção de todo o nervo hipoglosso distal à alça cervical e à coaptação ao tronco principal do nervo facial. Diversas modificações foram descritas (Figura 71-3).

- *Anastomose "parcial" XII-VII*: aproximadamente 30 a 40% do nervo hipoglosso são divididos longitudinalmente ao longo de vários centímetros e aproximados da secção inferior do nervo facial.
- *Enxerto ponte (jump graft) XII-VII*: neurorrafia términolateral entre o nervo hipoglosso e o tronco de um nervo doador (p. ex., nervo auricular magno) que serve como enxerto ponte até o tronco do nervo facial.
- *Mobilização do segmento mastóideo do nervo facial*: o nervo facial pode ser mobilizado no seu segmento mastóideo distalmente a partir do segundo joelho com rotação inferior para permitir coaptação direta do nervo hipoglosso. Este procedimento normalmente requer a remoção da ponta da mastoide.

Hadlock TA, Cheney ML, McKenna MJ. Chapter 38 Facial reanimation surgery. *Surgery of the Ear and Temporal Bone*. Lippincott Williams and Wilkins, 2005.

Tai CY, Mackinnon S. Surgical options for facial reanimation. *Missouri Medicine*. 2006;103(3): 270–274

Terzis JK, Konofaos P. Nerve transfers in facial palsy. *Facial Plast Surg*. 2008;24(2): 177–193

TRATAMENTO CIRÚRGICO DA PARALISIA FACIAL CRÔNICA (ACIMA DE DOIS ANOS)

FUNDAMENTOS DO DIAGNÓSTICO

▶ Para a paralisia facial crônica, há necessidade de transposição de músculo (regional ou livre) para reanimação do sorriso.

▶ Com enxerto cruzado e transposição livre de músculo, obtém-se reanimação do sorriso involuntário.

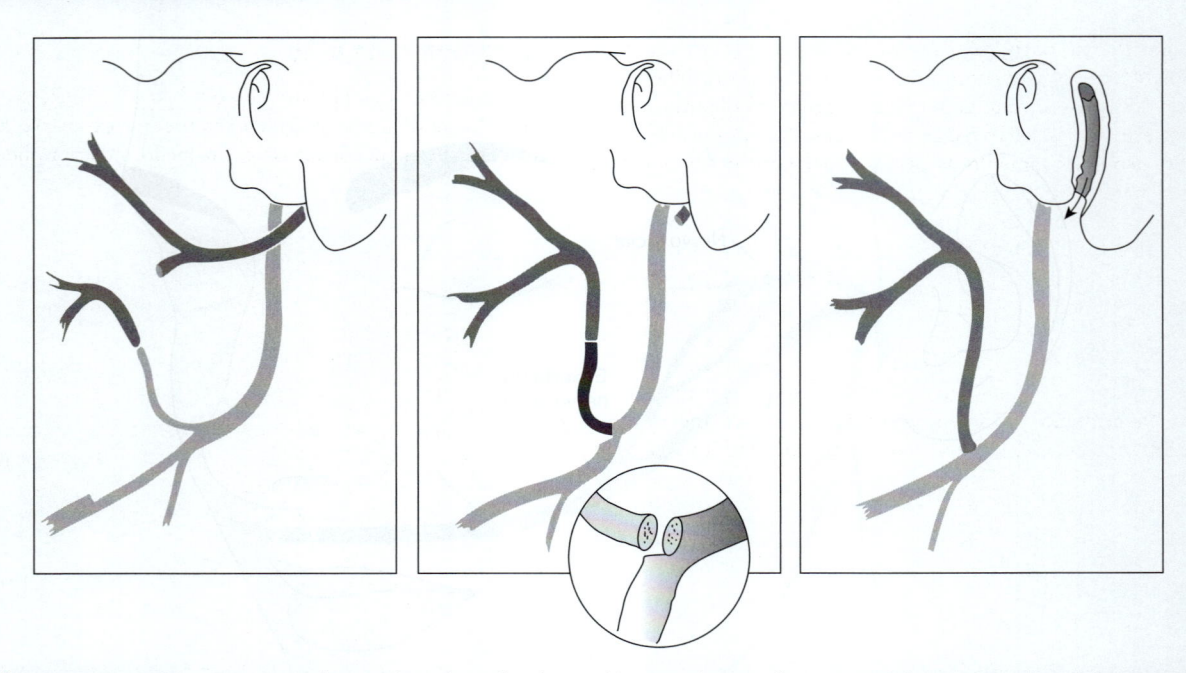

▲ **Figura 71-3** Modificações na transferência hipoglosso-facial. Painel à esquerda – transferência parcial XII-VII; painel central: enxerto ponte XII-VII; painel à direita – mobilização do segmento mastóideo do VII. (Reproduzida, com permissão, de Hadlock TA, Cheney ML, McKenna MJ. Capítulo 38 Facial Reanimation Surgery. *Surgery of the Ear and Temporal Bone*, Lippincott Williams and Wilkins, 2005).

Em sua maioria, os casos de paralisia facial crônica com mais de dois anos de evolução se apresentam com atrofia da musculatura facial nativa e requerem o uso de músculos alternativos para reanimação dos movimentos da face. As técnicas de transferência de músculo, incluindo transferência regional e de músculo livre, representam a base da reanimação dinâmica da face nos casos com paralisia crônica.

As técnicas de reanimação estática (como oculoplastia, implante de peso na pálpebra, suspensão estática, etc.) podem ser utilizadas nas paralisias com qualquer duração e serão discutidas adiante.

▶ **Transferência regional de músculo**

A transferência do músculo temporal é a mais utilizada para reanimação dinâmica da face. Antes da cirurgia, é importante assegurar que o paciente tenha nervo trigêmeo com função normal e que o músculo não esteja atrofiado. Na transposição clássica do músculo temporal, eleva-se uma tira com 1,5 a 2,0 cm de largura do músculo temporal, que é girada no sentido inferior sobre o zigomático para alcançar a comissura oral. O vetor dessa rotação é favorável, porque é normalmente o vetor do sorriso. Diversas técnicas foram descritas para preenchimento da depressão temporal criada pela transferência do músculo, incluindo implante de material aloplástico, enxerto de tecido adiposo e utilização de retalho de fáscia temporoparietal para reparo da falha. Foram descritas várias modificações para a técnica de transferência do músculo temporal.

- *Extensão fascial para os lábios superior e inferior:* Sherris e colaboradores descreveram o uso de extensão de enxerto parcial de fáscia para os lábios superior e inferior com o objetivo de permitir que a transferência do músculo temporal tracione o filtro e o lábio inferior de volta à linha média.
- *Transferência do tendão temporal:* nesta técnica, o tendão temporal no processo coronoide é desarticulado e tracionado para baixo até a comissura oral. Com essa técnica, evita-se excesso de volume no terço médio da face sobre o zigomático, assim como a eliminação da depressão na fossa temporal observada com a transferência clássica do músculo temporal. A técnica pode ser realizada com abordagem pré-auricular transzigomática ou com abordagem transoral minimamente invasiva por meio de incisão no sulco nasolabial.

Foram descritas outras transferências regionais de músculo, incluindo transferência de masseter para reanimação do sorriso e transferência do músculo digástrico para lesão marginal do nervo mandibular. A transferência do músculo masseter é considerada inferior à do músculo temporal em razão do seu vetor de tração mais lateral.

▶ **Transferência muscular livre**

Com o advento das técnicas de cirurgia microvascular permitindo transferência de tecido livre, houve grande evolução no campo da reanimação cirúrgica da face. A transferência de tecido muscular livre pode ser utilizada quando a musculatura facial nativa tiver sido ressecada, nos casos em que houver disfunção concomitante do nervo trigêmeo, impedindo o uso de transferência regional de músculo, e como único meio viável de reabilitar a mímica do sorriso involuntário quando usada em conjunto com enxerto cruzado de nervo facial. Foram descritos vários músculos para uso no tratamento da paralisia facial, incluindo grácil, peitoral menor, serrátil anterior, latíssimo do dorso, entre outros. O mais usado continua sendo o grácil. O grácil é um músculo longo e fino localizado na face medial da coxa (Figura 71-4A). É facilmente colhido e possui excelente pedículo neurovascular. Sua localização na face medial da coxa permite abordagem com duas equipes, sendo uma para colheita do retalho e outra para preparo do local receptor. Nos casos de paralisia facial unilateral, a transferência do músculo grácil normalmente é feita em duas etapas. Na primeira, procede-se a enxerto cruzado de nervo da face utilizando enxerto de nervo sural conforme descrito. Após 6 a 12 meses, realiza-se a segunda etapa, na qual o músculo grácil é levantado e transferido para a face paralisada. São realizadas anastomoses vasculares com artéria e veia faciais ou com vasos temporais superficiais. O nervo obturatório do músculo grácil é ligado à extremidade distal do nervo sural instalado na primeira fase (Figura 71-4B). Normalmente, é possível detectar movimento do músculo em seis meses, podendo chegar a 1 ano ou mais.

Nos casos com paralisia bilateral do nervo facial (p. ex., síndrome de Mobius), a transferência de retalho livre do músculo grácil pode ser feita em uma única etapa. Nesses casos, nos quais não é possível o enxerto facial cruzado, o ramo massetérico do nervo trigêmeo é usado como nervo doador para inervar o músculo grácil. Nos casos de paralisa bilateral, é possível transferir o músculo grácil sequencial ou simultaneamente para ambos os lados.

> Boahene KDO. Dynamic muscle transfer in facial reanimation. *Facial Plastic Surg.* 2008;24(2):204–210
>
> Chuang DC. Free tissue transfer for the treatment of facial paralysis. *Facial Plastic Surg.* 2008;24(2):194–203

▶ Técnicas estáticas de reanimação facial (podem ser usadas em paralisia de qualquer duração)

As técnicas de reanimação facial estática proporcionam benefícios significativos e representam uma alternativa às técnicas dinâmicas ou a possibilidade de melhorar seus resultados. Essas técnicas podem ser usadas nos casos de paralisia facial crônica, ou naqueles em que se espera que haja recuperação do nervo. Serão descritas as técnicas para as regiões superior e inferior da face.

A. Correção da ptose de supercílio

A correção da ptose de supercílio é parte importante do tratamento do paciente com paralisia facial. Foram descritos diversas abordagens ao tratamento: elevação direta do supercílio (incisão coronal, mesofrontal ou no supercílio), elevação endoscópica de supercílio ou elevação minimamente invasiva de supercílio usando dispositivo biodegradável de estabilização (ENDOTINE; Coapt System Inc., Palo Alto, CA).

B. Tratamento do olho

O tratamento oculoplástico do olho paralisado é extremamente importante, uma vez que a ceratite por exposição pode levar à perda permanente de visão. A pálpebra superior pode ser tratada com os seguintes procedimentos de acordo com a necessidade.

- *Implante de peso na pálpebra:* o implante de peso de ouro ou de platina na pálpebra é uma técnica muito efetiva de correção de lagoftalmia. Pesos finos de platina têm-se tornado crescentemente populares, uma vez que proporcionam melhor resultado estético e com menor incidência de alergia em comparação aos implantes de ouro.
- *Mola metálica:* trata-se de um procedimento tecnicamente difícil, que pode ser empregado, em vez de implante de peso, para correção de lagoftalmia. A mola fica localizada entre o periósteo do rebordo superior da órbita e uma bolsa no aspecto superior do tarso.
- *Blefaroplastia superior:* em pacientes com dermatocalasia significativa, pode-se proceder a blefaroplastia superior para remover o excesso de pele.
- *Tarsorrafia lateral:* pode-se proceder a tarsorrafia lateral "reversível" permanente utilizando sutura de colchoeiro para coaptação do aspecto lateral da lâmina tarsal das pálpebras superior e inferior. A tarsorrafia normalmente é usada em casos de ceratite por exposição ou em casos em que há perda da sensibilidade da córnea associada à lagoftalmia.

A pálpebra inferior é tratada com os seguintes procedimentos de acordo com a necessidade:

- *Retalho tarsal lateral:* o retalho tarsal lateral é uma técnica poderosa que pode ser usada para abordar ectrópio paralítico de pálpebra inferior. Nessa técnica, procede-se à cantotomia lateral seguida por cantólise inferior em cruz. O tarso inferior é aparado e suturado diretamente ao periósteo do rebordo orbital lateral.
- *Cantopexia medial:* o ectrópio medial paralítico de pálpebra inferior é tratado com técnica de cantopexia medial pré-caruncular na qual o tarso medial é suturado ao periósteo da lâmina papirácea.

C. Modificação do sulco nasolabial

Os pacientes com apagamento ou com aprofundamento excessivo do sulco nasolabial podem ser tratados com técnica simples de sutura para criar ou atenuar o sulco.

D. Suspensão facial estática

O suporte facial estático geralmente é instalado entre arco zigomático/fáscia temporal e comissura oral e sulco nasolabial. Foram descritos diversos materiais para serem usados como suporte, incluindo fáscia lata, Gore-Tex e AlloDerm. Além disso, foram descritas técnicas de sutura com multivetores para suspensão de face.

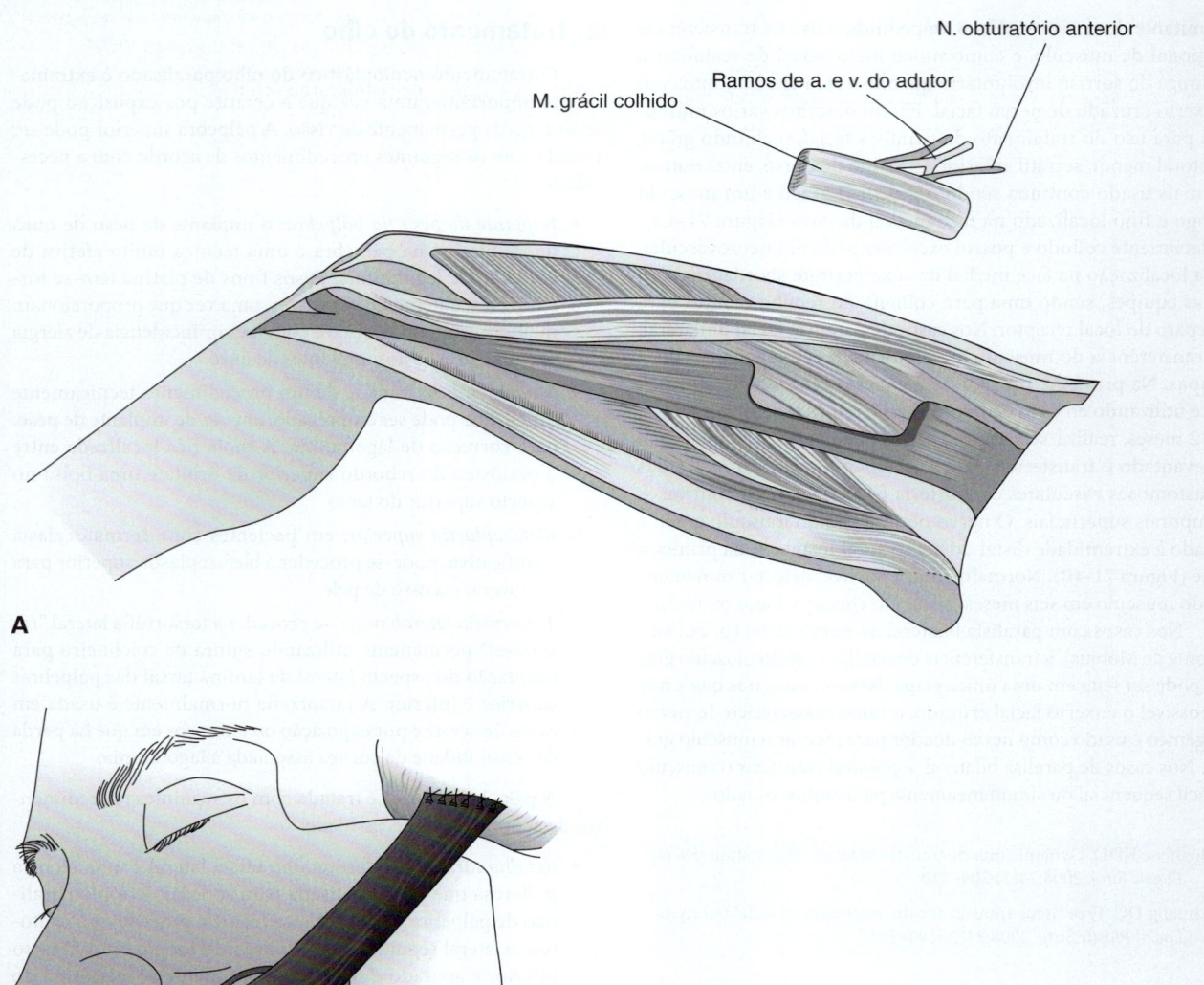

▲ **Figura 71-4** (**A**) Levantamento do músculo grácil na face medial da coxa. (**B**) Inserção do músculo grácil na face paralisada com anastomose vascular de artéria e veia faciais e neurorrafia do nervo obturatório ao enxerto cruzado de nervo facial. (Reproduzida, com permissão, de Hadlock TA, Cheney ML, McKenna MJ. Capítulo 38 Facial Reanimation Surgery. *Surgery of the Ear and Temporal Bone*, Lippincott Williams and Wilkins, 2005.)

E. Reparo de válvula nasal externa

Um aspecto frequentemente negligenciado do paciente com paralisia facial é o colapso da válvula nasal externa, que pode ser tratado com suporte de fáscia lata desde a base alar até o zigomático/fáscia temporal para derivação e liberação da válvula nasal externa.

Bergeron CM, Moe KS. The evaluation and treatment of upper eyelid paralysis. *Facial Plastic Surg.* 2008;24(2):220-230

Bergeron CM, Moe KS. The evaluation and treatment of lower eyelid paralysis. *Facial Plastic Surg.* 2008;24(2):231-241

Fay A, Rubin PA. Chapter 39 Oculoplastic considerations and management of facial paralysis. *Surgery of the Ear and Temporal Bone.* Lippincott Williams and Wilkins, 2005.

Liu YM, Sherris DA. Static procedures for the management of the midface and lower face. *Facial Plastic Surg.* 2008; 24(2): 211-215

Meltzer NE, Byrne PJ. Management of the brow in facial paralysis. *Facial Plastic Surg.* 2008;24(2):216-219

Quadro 71-2 Técnicas estáticas de reanimação facial[a]

Técnicas estáticas de reanimação facial

Correção de ptose de supercílio

Tratamento da pálpebra superior
- Implante de peso na pálpebra
- Tarsorrafia lateral
- Mola metálica em pálpebra
- Blefaroplastia superior

Tratamento da pálpebra inferior
- Retalho tarsal lateral
- Cantopexia medial

Modificação do sulco nasolabial

Suspensão estática da face

Reparo de válvula nasal externa

[a]Podem ser realizadas para paralisia facial aguda, intermediária ou crônica, de acordo com a necessidade.

Quadro 71-1 Opções de tratamento cirúrgico para paralisia facial aguda, intermediária e crônica

Paralisia facial aguda (< 3 semanas)	Paralisia facial com duração intermediária (3 semanas a 2 anos)	Paralisia facial crônica (> 2 anos)
Descompressão do nervo facial Transmastóidea Fossa média Translabiríntica Reparo do nervo facial Primário Enxerto de tronco	Enxerto cruzado de nervo facial Transferência de nervo Hipoglosso Massetérico Espinal acessório	Transferência regional de músculo Temporal Masseter Digástrico Transferência de retalho muscular livre Grácil Serrátil anterior Latíssimo do dorso Peitoral menor

▶ Discussão

O cirurgião especialista em plástica reconstrutiva tem uma ampla variedade de opções terapêuticas cirúrgicas para a condução de pacientes com paralisia facial (Quadro 71-1). Há necessidade de abordagem organizada e abrangente ao avaliar pacientes com paralisia facial, para assegurar que nenhuma opção óbvia de tratamento seja negligenciada. Para os casos de paralisia facial aguda, os principais tratamentos cirúrgicos são descompressão e reparo do nervo facial. Para a paralisia facial de duração intermediária, os procedimentos de transferência de nervo são apropriados. Para a paralisia facial crônica, o tratamento normalmente requer transferência regional ou livre de retalho muscular. É importante lembrar que as técnicas estáticas de reanimação facial podem ser usadas nas paralisias faciais agudas, intermediárias ou crônicas e que essas técnicas são adjuntos importantes para a estratégia global de tratamento (Quadro 71-2).

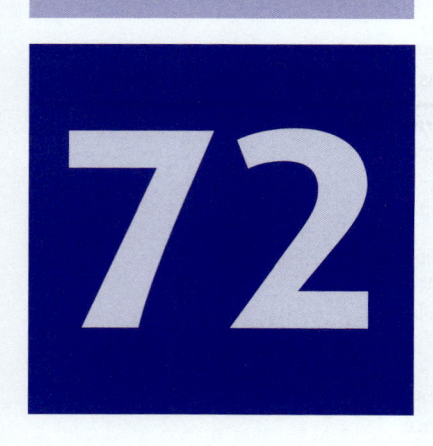

72 Revisão de cicatriz

Nathan Monhian, MD, FACS
Anil R. Shah, MD, FACS

▶ Considerações gerais

Com a evolução no conhecimento sobre a cicatrização das incisões, assim como com o desenvolvimento de novas técnicas e melhores materiais, surgiram muitas opções para o tratamento de pacientes com cicatrizes inestéticas. Ainda assim, não se vislumbra uma técnica capaz de eliminar total e permanentemente as cicatrizes. Os pacientes devem ser informados e compreender que o objetivo da revisão de uma cicatriz é sua substituição por outra de melhor aparência e maior aceitabilidade.

O processo de cicatrização é dividido em três fases. Na **fase inflamatória**, a liberação de mediadores inflamatórios resulta em migração de fibroblastos na incisão. Durante a **fase proliferativa**, forma-se a matriz extracelular composta por proteoglicanos, fibronectina, ácido hialurônico e colágeno secretados pelos fibroblastos. A angiogênese e a reepitelização da incisão também ocorrem na fase proliferativa. O colágeno e a matriz extracelular amadurecem na **fase de remodelamento**, e a incisão sofre contração. Ela atinge 20% de sua tensão pré-lesão em três semanas. A força de tensão final da incisão cicatrizada alcança 70 a 80% da pele normal.

▶ Patogênese

A. Fatores genéticos

É provável que haja fatores genéticos contribuindo para a má formação de cicatrizes nos indivíduos com pele classificada nos tipo III e superiores de Fitzpatrick. As peles mais escuras tendem a evoluir com hiperpigmentação pós-inflamatória e maior probabilidade de formar queloide ou cicatrizes hipertróficas. As peles mais jovens têm maior força tênsil, o que pode levar a alargamento da cicatriz, ao passo que peles menos jovens tendem a cicatrizar melhor em razão de menor tensão sobre a incisão.

B. Causas iatrogênicas

Dentre as causas iatrogênicas para a formação de cicatrizes insatisfatórias estão trauma excessivo nos tecidos moles ao lidar com a pele ferida, reaproximação e eversão insuficientes das bordas das incisões e fechamento sob tensão excessiva. A não eversão das bordas da incisão no momento do seu fechamento leva à formação de cicatriz deprimida. A falta de apoio profundo da ferida pode levar à tensão excessiva sobre as bordas, resultando em cicatriz larga. Os pontos de sutura na face devem ser removidos em 5 a 7 dias. A remoção precoce ou tardia dos pontos pode levar, respectivamente, ao alargamento da cicatriz ou a um traço inestético. O tratamento precoce com esteroides ou isotretinoína pode afetar negativamente a cicatrização. Recomenda-se que procedimentos de *resurfacing* a *laser* ou cirurgia eletiva, especialmente na face, seja postergados no mínimo por 12 a 18 meses após ter-se completado um curso de tratamento com isotretinoína.

C. Cicatrizes hipertróficas, alargadas e queloides

Define-se como hipertrófica a cicatriz com hipertrofia autolimitada restrita aos limites da incisão, mas acima do nível da pele. As cicatrizes hipertróficas são mais comuns que os queloides e ocorrem sem predileção de raça e em qualquer faixa etária. Tais cicatrizes inicialmente são de cor vermelha, elevadas, pruriginosas e, ocasionalmente, dolorosas, mas tendem a se achatar com o passar do tempo. Sua aparência é pior entre duas semanas e dois meses do seu fechamento. Em geral, as cicatrizes hipertróficas respondem melhor às injeções de esteroides do que os queloides.

Os queloides são diferenciados das cicatrizes hipertróficas por avançarem além dos limites da incisão original. Os queloides têm predileção evidente por peles mais escuras e ocorrem com maior frequência em pacientes entre os 10 e 30 anos de idade. Diferentemente do que ocorre com as cicatrizes hipertróficas, os queloides se mantêm elevados, vermelhos, pruriginosos e, às vezes, dolorosos, em vez de regredirem em alguns meses.

As cicatrizes alargadas são caracteristicamente planas e deprimidas e não apresentam fase eritematosa ou pruriginosa. Ocorrem sem predileção por raça ou faixa etária e mais frequentemente no tronco. Com o passar do tempo, a coloração normalmente evolui para combinar com a da pele normal.

Histologicamente, tanto no queloide quanto na cicatriz hipertrófica, o colágeno se organiza em nódulos individualizados que frequentemente obstruem as criptas epiteliais na derme papilar das lesões. Na derme normal, o colágeno se organiza em fascículos individualizados separados por bastante espaço intersticial, ao passo que nos queloides e nas cicatrizes hipertróficas, os nódulos de colágeno parecem ser avasculares e unidirecionais e alinhados em uma configuração sob alta tensão. A síntese de colágeno é maior nos queloides do que nas cicatrizes hipertróficas. A síntese de colágeno é 3 vezes maior nos queloides em comparação com as cicatrizes hipertróficas e 20 vezes maior que nas cicatrizes normais. Em comparação com as cicatrizes hipertróficas e com a pele normal, o exame imuno-histoquímico dos queloides demonstra maior concentração tecidual de imunoglobulina G (IgG). Há discordância sobre a possibilidade de diferenciar entre cicatriz hipertrófica e queloide usando microscopia de luz. Blackburn e Cosman descreveram fibras de colágeno hialino-eosinofílico retráteis, aumento na substância mucinosa basal e ausência de fibroblastos em queloides. À microscopia eletrônica, demonstra-se claramente as camadas de colágeno aleatoriamente organizadas sem qualquer relação evidente com a superfície cutânea na formação da cicatriz queloide.

▶ Achados clínicos

A pele é anisotrópica e não linear e possui propriedades que variam no tempo. O termo **anisotrópico** indica que as propriedades mecânicas da pele variam com a direção. As **linhas de tensão da pele relaxada** (LTPR) são as linhas da pele com tensão mínima; as incisões paralelas a essas linhas são aquelas submetidas à menor tensão possível durante a cicatrização. Perpendiculares às LTPRs estão as linhas de extensibilidade máxima. Uma incisão fusiforme paralela às LTPRs e próxima na direção das linhas de extensibilidade máxima cicatriza sob tensão de fechamento mínima e resulta na melhor cicatriz.

▶ Complicações

As complicações da revisão de cicatriz variam de acordo com o método utilizado. São elas: infecção local, necrose de enxerto ou de retalho e piora da cicatriz após a revisão. A reativação do vírus herpes-zóster é uma possível complicação de dermoabrasão ou *resurfacing* a *laser*. O *resurfacing* a *laser* também pode causar hiperpigmentação pós-inflamatória ou hipopigmentação difíceis de serem tratadas. Os métodos de *resurfacing* que atingem além da derme reticular profunda podem piorar a cicatriz, em vez de melhorá-la.

▶ Tratamento
A. Medidas não cirúrgicas

1. Agentes intralesionais – Ao longo de muitos anos, a infiltração de corticosteroide consolidou-se como meio para redução de cicatrizes hipertróficas e queloides. Dentre as formulações mais comumente usadas estão acetonido de triancinolona e diacetato de triancinolona. Os esteroides reduzem a proliferação de fibroblastos, a formação de vasos sanguíneos e interferem no processo de fibrose, inibindo a expressão do gene da matriz proteica extracelular (infrarregulação do gene colágeno pró-α_1). Reduzindo-se a produção de colágeno, cria-se uma cicatriz menor. Doses que variam de 5 mg/mL a 40 mg/mL são injetadas com intervalos de 3 a 6 semanas. Normalmente, são necessárias diversas infiltrações para que se obtenha o benefício desejado. Dentre as complicações das injeções de esteroide estão atrofia da camada subcutânea, formação de granuloma, alterações na pigmentação e desenvolvimento de telangiectasias.

Foram propostos novos tratamentos intralesionais, incluindo o uso de agentes antimitóticos, como bleomicina e 5-fluoruracila (5-FU). Esses fármacos podem ser injetados no tecido cicatricial hipertrófico em pequenas doses com bons resultados. Com injeção intralesional de 5-FU combinada com acetonido de triancinolona e aplicações de *laser* de corante pulsado foram obtidos bons resultados. As infiltrações podem ser feitas até três vezes por semana. As injeções de bleomicina em queloide com técnica de multipunção é uma modalidade que se mostrou promissora para aplainamento de cicatriz e prevenção de recorrência. Os medicamentos antimitóticos não devem ser usados em gestantes.

2. Preenchedores de tecidos moles – As cicatrizes atróficas e profundas também podem ser tratadas com preenchedores injetáveis na tentativa de obter volume em regiões com deficiência de tecido. Os agentes mais usados são ácido hialurônico estabilizado não animal, ácido hialurônico de base animal, hidroxiapatita, colágeno bovino, colágeno humano, derme autóloga e tecido adiposo. Esses materiais de origem biológica proporcionam correção temporária (2 a 12 meses). Os materiais sintéticos, como o politetrafluoroetileno expandido, também podem ser usados para obter efeito de preenchimento em regiões aprofundadas. O Fibrel* e o silicone injetável não são mais utilizados.

3. Cobertura de silicone, hidratação e compressão – O silicone tem sido usado com sucesso relativo no tratamento de cicatrizes hipertróficas, embora seu mecanismo de ação não tenha sido claramente compreendido. Embora a hipótese inicial tivesse sido favorável à ação por compressão sobre o tecido cicatricial, a eficácia do silicone foi demonstrada mesmo quando utilizado sem pressão. Parece que a hidratação ou, melhor dizendo, a capacidade do silicone de evitar a dessecação da incisão seja um mecanismo contribuinte. *In vitro*, a hidratação previne a formação de colágeno e de glicosaminoglicanos pelos fibroblastos. A cobertura de silicone pode ser usada diariamente por até 12 a 24 horas seguidas, embora seu uso seja um tanto inconveniente. Como alternativa, pode-se aplicar gel de silicone sobre a cicatriz. Tanto a cobertura quanto o gel de silicone apresentaram resultados positivos na redução do tamanho e do eritema da cicatriz.

Demonstrou-se que a aplicação de pressão contínua de 80 mmHg obtida por curativos compressivos é capaz de prevenir

---

* N. de T. Espuma de fibrina.

e modificar a formação da cicatriz. Os possíveis mecanismos de ação envolvidos são hipoxia tecidual local e redução na população intralesional de mastócitos, o que pode afetar o crescimento de fibroblastos.

4. *Laser* de corante pulsado – O *laser* de corante pulsado com comprimento de onda de 585 nm pode ser efetivo para redução do eritema na cicatriz ao reduzir a neovascularização. Normalmente, são necessárias várias sessões utilizando fluência baixa à moderada (5,0 a 7,0 J/cm^2) sem sobreposição. É possível que as cicatrizes hipertróficas sofram retração com o tratamento como resultado da redução no número e na atividade dos fibroblastos.

5. Dermoabrasão – Os pacientes com cicatrizes elevadas, aprofundadas ou hiperpigmentadas podem ser beneficiados com a abrasão superficial da pele – modalidade que promove a aparente fusão da cicatriz com os tecidos circundantes, modificando sua textura, sua cor e sua profundidade. A técnica de *resurfacing* depende da natureza da deformidade. O objetivo desta técnica é igualar superfícies desiguais. A profundidade da dermoabrasão depende da profundidade da cicatriz. Contudo, a dermoabrasão não deve ir além da derme reticular, sob pensa de causar uma cicatriz maior ou hipopigmentação.

6. *Resurfacing* a *laser* – O *resurfacing* a *laser* substituiu a dermoabrasão mecânica em muitas situações práticas. Uma de suas vantagens sobre a dermoabrasão mecânica é a maior facilidade de controle da profundidade de penetração. Outra vantagem é não haver aerossolização de pele e sangue, o que reduz o risco de transmissão viral. A lesão térmica produzida pelo procedimento de *resurfacing* a *laser* é vantajoso na medida em que produz contratura de 20 a 60% do colágeno. Entretanto, o período pós-procedimento do *resurfacing* a *laser* é marcado por eritema prolongado. Os *lasers* mais comumente usados são o *laser* pulsado de CO_2 de alta energia, que produz lesão fototérmica, e o *laser* de érbio: YAG, que produz lesão fotomecânica na pele. A combinação de diferentes modalidades de *laser*, como de corante pulsado e de CO_2, pode agregar vantagens na melhora da cicatriz.

O *resurfacing* com *laser* fracionado tem sido usado no tratamento de cicatrizes, assim como no de discromia e no da pele com problemas de textura. Esta abordagem é baseada da fototermólise fracionada. Diferentemente do *resurfacing* com *laser* de CO_2, o método fracionado cria um padrão de colunas microscópicas de atuação do *laser* com 70 a 100 μm de diâmetro, denominadas zonas microtérmicas. Cada coluna *laser* é circundada por tecido saudável, o que permite poupar a maioria dos melanócitos e células-tronco na derme papilar. Com esse método, evitam-se muitos dos efeitos colaterais associados ao *resurfacing* a *laser* tradicional e obtém-se reepitelização rápida da derme e o remodelamento do colágeno. Em uma pesquisa recente realizada entre pacientes submetidos a *resurfacing* fracionado, observou-se grande satisfação entre aqueles cujo procedimento foi realizado para tratamento de cicatrizes profundas de acne.

7. Camuflagem – Muitos pacientes que solicitam revisão de cicatrizes talvez não estejam capacitados a camuflar suas cicatrizes ou tenham pouco conhecimento sobre as técnicas disponíveis. Maquiagem, cabelo e acessórios algumas vezes podem oferecer excelente cobertura de cicatrizes. Novos materiais e técnicas de maquiagem permitem cobertura melhor e mais completa de falhas inestéticas. Cosméticos opacos, com tonalidade ligeiramente baixa, são capazes de disfarçar o eritema das cicatrizes e geralmente produzem resultados melhores.

B. Considerações pré-operatórias

1. Expectativas do paciente – Assim como ocorre com muitos procedimentos de natureza estética, as motivações e expectativas do paciente ao buscar por cirurgia corretiva devem ser cuidadosamente avaliadas. Em geral, pacientes bem informados e com expectativas realistas ficam mais satisfeitos com o resultado geral. O paciente deve compreender que essa revisão é um processo que visa a melhorar a aparência da cicatriz, ajustando-a, reposicionando-a ou estreitando-a, e que a eliminação total é algo impossível com a tecnologia disponível. Contudo, o médico deve estar sensível à possibilidade de que a cicatriz represente uma experiência traumática para o paciente. Se a revisão realizada não atender a suas expectativas, o paciente poderá sofrer um trauma adicional. Ocasionalmente, deve-se sugerir consulta com psicólogo junto à revisão da cicatriz.

2. Melhor momento da revisão – Na fase inflamatória, a cicatriz tende à hipertrofia. Pode-se esperar que a cicatriz inicial seja modificada em razão de remodelamento do colágeno e reorientação de suas fibras. Embora o remodelamento prossiga por 1 a 3 anos, as principais modificações ocorrem nos primeiros 4 a 6 meses e considera-se razoável aguardar seis meses antes de propor a revisão. De qualquer forma, em situações práticas, nas quais as bordas estejam grosseiramente desalinhadas ou nas quais a cicatriz tenha direção insatisfatória, a revisão pode trazer benefícios já com dois meses de evolução.

3. Análise da cicatriz – Antes de iniciar o procedimento, a cicatriz inicial e sua localização desejada após a revisão devem ser cuidadosamente analisadas. As cicatrizes podem ser classificadas de acordo com localização, a etiologia, o tamanho, a forma, o contorno e a cor. As cicatrizes esteticamente favoráveis são aquelas com cor semelhante à do tecido circundante. Elas também devem ser estreitas e planas e estar bem posicionadas. As cicatrizes localizadas na periferia da face, em uma linha de transição entre duas subunidades estéticas, ou diretamente sobre a linha média, são menos visíveis. A falta de uma ou mais dessas qualidades resulta em cicatriz inestética. As cicatrizes mais evidentes são aquelas largas, elevadas ou profundas e, frequentemente, hiperpigmentadas ou hipopigmentadas em comparação com a pele adjacente. Podem atravessar diferentes subunidades ou estar posicionadas em direção desfavorável. A contratura de uma cicatriz em área sensível – por exemplo, lábios ou pálpebra – pode produzir distorção nas estruturas adjacentes e criar uma deformidade funcional ou estética.

C. Medidas cirúrgicas

O manejo adequado da cicatrização se inicia no momento da lesão. Uma boa técnica cirúrgica é essencial para uma boa cicatrização. Esmagamento das bordas da incisão, pontos excessivamente apertados e cauterização em excesso podem resultar em inflamação local, necrose e cicatrização inadequada. Hidratação e cobertura adequadas também são importantes para reduzir a fibrose. Há trabalhos que sugerem que as células epiteliais migrariam mais rapidamente quando se mantém a umidade adequada na superfície da lesão. Se a incisão é mantida úmida, particularmente usando curativo oclusivo, a migração parece ocorrer de forma mais direta e de maneira eficiente. A isquemia local causada por infecção, hematoma, corpo estranho, anemia ou técnica cirúrgica inadequada pode retardar o processo de cicatrização. Além disso, a infecção da incisão retarda a cicatrização. As bactérias retardam as fases da cicatrização lesando diretamente as células responsáveis pelo reparo da incisão ao prolongar a fase inflamatória e competindo por oxigênio e nutrientes dentro do tecido. Na excisão cirúrgica de cicatrizes hipertróficas e queloides, a taxa de recorrência varia de a 45 a 100%.

1. Excisão primária e fechamento linear – A técnica mais comumente empregada para revisão de cicatrizes de comprimento igual ou inferior a 2 cm é a excisão primária com fechamento linear. Normalmente, com esse procedimento, uma pequena margem de pele normal na periferia da cicatriz é removida junto com a cicatriz em formato fusiforme, e a falha é fechada de forma linear. A relação ideal entre comprimento e largura para evitar deformidade em cone e manter a nova cicatriz com comprimento mínimo é de 3:1. As bordas da incisão devem ser desbastadas para reduzir a tensão na linha de fechamento. A falha é, então, fechada em duas camadas; a primeira, subdérmica usando fio absorvível para reduzir a tensão, e, para a camada superficial, sutura com fio monofilamento fino, como náilon ou polipropileno 5.0 ou 6.0. A eversão das bordas deve ser meticulosa.

Nas cicatrizes mais largas, para as quais a excisão total não é prática, podem-se utilizar excisões sequenciais da porção central da cicatriz com sobreposição do tecido periférico. Deve-se respeitar um período mínimo de seis semanas entre duas excisões sucessivas.

As cicatrizes pequenas e profundas, como as cicatrizes profundas de acne, podem ser revisadas com excisão pontual e fechamento primário com eversão da incisão. Como alternativa, é possível aplicar retalhos cutâneos de espessura total nas falhas e mantê-los em posição com sutura ou com técnicas de escoramento.

2. W-Plastia – Trata-se de uma sequência de retalhos triangulares de avanço conectados espelhados ao longo da cicatriz. Diferentemente da Z-plastia, na W-plastia, incorporam-se os segmentos menores e não se altera o comprimento da cicatriz. Consideram-se boas indicações para W-plastia as cicatrizes desfavoráveis curtas e localizadas em locais difíceis, como fronte ou região malar, cicatrizes com direção perpendicular às LTPRs, cicatrizes em posição pré-capilar e cicatrizes sobre superfícies curvas, como a borda inferior da mandíbula. Com esse procedimento pode-se tornar a cicatriz menos evidente, tornando-a irregular e, consequentemente, mais difícil de ser acompanhada visualmente. O padrão irregular também impede que haja contratura da incisão.

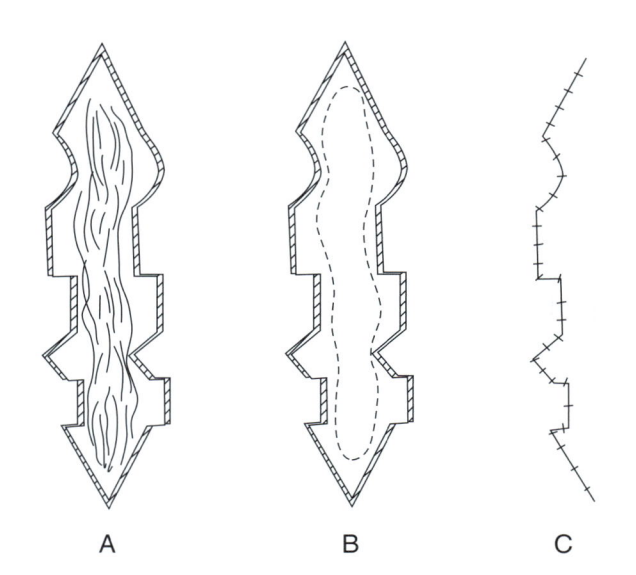

▲ **Figura 72-1** Fechamento geométrico com quebra do alinhamento. (**A**) Marcação com padrão geométrico aleatório espelhado ao redor da cicatriz. (**B**) A cicatriz é removida. (**C**) As bordas da incisão são aproximadas e fechadas com sutura apropriada.

No planejamento da W-plastia, desenham-se pontos que representam os vértices dos triângulos posicionados 3 a 5 mm da borda da cicatriz. Esses pontos devem manter uma distância de 5 a 6 mm entre si e cada lado do triângulo deve ter 3 a 5 mm de extensão. O ângulo do vértice de cada triângulo é determinado por sua relação com as LTPRs, sendo que um dos lados do triângulo deve ser paralelo a essas linhas. As extremidades da W-plastia devem formar um ângulo inferior a 30° para evitar que haja deformidade cônica vertical. Alternativamente, pode-se utilizar M-plastia nas extremidades para evitar estender a excisão. A cicatriz é excisada, o tecido adjacente é desbastado e a incisão fechada em duas camadas. Pode-se usar sutura de colchoeiro horizontal para melhorar a eversão da incisão.

3. Fechamento geométrico com quebra do alinhamento – O fechamento geométrico com quebra do alinhamento (FGQA) difere da W-plastia na medida em que, em vez de usar somente uma sequências de triângulos, a técnica inclui outras formas geométricas alternativas, como quadrado e semicírculo, além dos triângulos (Figura 72-1). As cicatrizes com melhor resposta ao FGQC são aquelas relativamente longas e com ângulo igual ou superior a 45° em relação às LTPRs. O FGQA é um pouco mais difícil que a W-plastia, mas os princípios e as técnicas envolvidas são praticamente idênticos.

4. Z-Plastia – A Z-plastia consiste em dois retalhos de transposição-avanço desenhados para que se alcancem três objetivos: (1) alterar a direção da cicatriz, (2) romper a linearidade e (3) liberar a contratura da cicatriz (Figura 72-2). A Z-plastia é particularmente benéfica quando é capaz de redirecionar a cicatriz em relação às LTPRs ou em uma junção natural entre unidades esté-

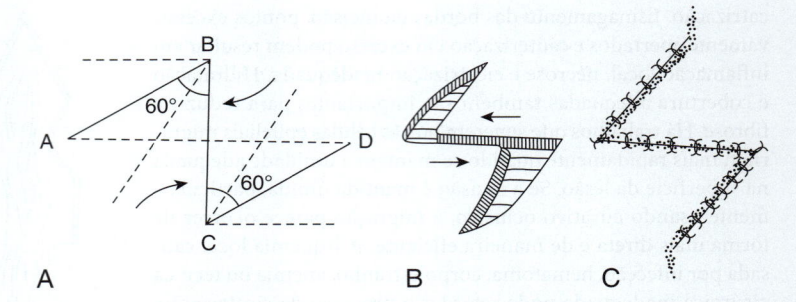

▲ **Figura 72-2** Z-plastia com ângulo de 60 graus.

ticas. Com esta técnica, é possível decompor uma cicatriz longa em diversos componentes menores de forma a permitir melhor camuflagem (Figura 72-3). Finalmente, as cicatrizes que causam distorção de elementos faciais em razão de contratura são candidatas naturais à revisão utilizando Z-plastia.

A principal vantagem da Z-plastia sobre outras técnicas, como a W-plastia, é a não necessidade de remover pele normal. Uma Z-plastia bem planejada resulta em distorção mínima das estruturas circundantes. Além disso, é capaz de contrabalançar os vetores da contratura cicatricial, corrigindo, assim, possíveis distorções nas referências anatômicas.

O planejamento pré-operatório é essencial para o sucesso da técnica. Na sua descrição clássica, a Z-plastia consiste em uma perna central e em duas periféricas em formato de Z, de forma que sejam criados dois retalhos triangulares de tamanhos iguais. Todas as três pernas devem ter o mesmo comprimento, e a perna central é formada pela cicatriz a ser alongada e realinhada. A orientação da cicatriz final é determinada pela direção em que se posicionam as pernas laterais variando-se os ângulos que formam com a perna central. Os mais usados são 30°, 45° e 60°, os quais produzem alongamento da cicatriz original, respectivamente, de 25, 50 e 75%. Para os casos de cicatrizes longas nos quais uma única Z-plastia poderia produzir cicatriz longa e linear, podem ser empregadas múltiplas Z-plastias ao longo da cicatriz.

Com essa técnica, a cicatriz é removida ao longo da perna central e procede-se à incisão sobre as marcações das pernas periféricas. Os dois retalhos triangulares e o tecido circundante são mobilizados, e, os retalhos, transpostos e avançados. Após hemostasia meticulosa, os retalhos são suturados com técnicas para alívio de tensão e eversão. Talvez haja necessidade de drenagem passiva com curativo compressivo para reduzir o espaço morto e a chance de haver acúmulo de líquido sob os retalhos.

5. Enxertos cutâneos – Enxertos cutâneos de espessura total podem ser usados de diversas formas nos procedimentos para revisão de cicatriz. A cicatriz pode ser simplesmente removida e substituída por enxerto de espessura total. Também é possível utilizar enxerto cutâneo para preenchimento de defeitos cutâneos após excisão pontual de cicatrizes profundas ou deprimidas. As cicatrizes contraídas na pálpebra inferior levando a ectrópio frequentemente requerem substituição do defeito na lamela anterior por enxerto de espessura total. Os defeitos em pálpebra superior que causam lagoftalmia podem ser reparados de forma semelhante com enxerto cutâneo.

6. Retalhos – Os retalhos podem ser benéficos de várias maneiras. Em geral, podem ser usados nos casos em que a melhor opção para revisão da cicatriz é sua total excisão e reconstrução do defeito com retalho local. Por exemplo, uma pequena cicatriz na ponta do nariz pode ser removida e reparada com retalho bilobado, da mesma forma como se pode reparar um defeito após ablação de crescimento maligno na mesma região. (Para uma discussão mais abrangente acerca de retalhos locais, ver Capítulo 77, Retalhos Locais e Regionais nas Reconstruções em Cabeça e Pescoço.)

▶ **Prognóstico**

Em sua maioria, o aspecto das cicatrizes pode ser melhorado por meio de diversas técnicas de revisão. Os fundamentos dos cuidados para uma boa cicatrização são importantes após a revisão para que se obtenham os melhores resultados. Contudo, é possível que haja necessidade de diversos procedimentos de revisão antes que se obtenha um resultado satisfatório para o paciente. Esta possibilidade deve ser claramente exposta ao paciente.

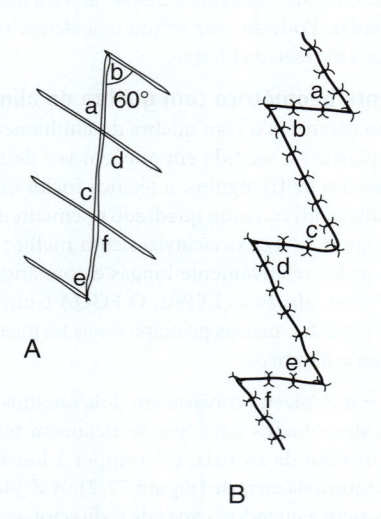

▲ **Figura 72-3** Z-plastias múltiplas com ângulo de 45 graus.

Blackburn WR, Cosman B. Histologic basis of keloid and hypertrophic scar differentiation. Clinicopathologic correlation. *Arch Pathol.* 1966;82(1):65. [PMID: 5938452] (An early comparative study of hypertrophic scars and keloids.)

Brown SA, Coimbra M, Coberly D et al. Oral nutritional supplementation accelerates skin wound healing: a randomized, placebo-controlled, double-arm, crossover study. *Plast Reconstr Surg* 2004;114:237. [PMID: 15220599] (This clinical trial suggests that InflammEnz, an oral nutritional supplement, modulates the wound-healing process and suggests that many patients with minor soft-tissue wounds may benefit from treatment.)

Capon A, Iarmarcovai G, Gonnelli D et al. Scar prevention using laser-assisted skin healing (LASH) in plastic surgery. *Aesthetic Plast Surg.* 2010. [PMID: 20108089].

Chen MA, Davidson TM. Scar management: prevention and treatment strategies. *Curr Opin Otolaryngol Head Neck Surg.* 2005;13(4):242. ((Discussion of the basic science mechanism underlying aberrant wound healing, as well as the strategies for prevention and management of keloids and hypertrophic scars.)

Clark JM, Wang TD. Local flaps in scar revision. *Facial Plast Surg.* 2001;17(4):295. [PMID: 11735064] (Reviews common techniques used in reconstruction of facial defects and scars and provides several cases in which these techniques were successfully used.)

Cohen IK, McCoy BJ, Mohanakumar T et al. Immunoglobulin, complement, and histocompatibility antigen studies in keloid patients. *Plast Reconstr Surg.* 1979;63(5):689. [PMID: 432336] (This study suggests that a localized immune response is involved in keloid pathogenesis, one that is not related to either the HLA-A or B histocompatibility loci.)

Cohen SR, Henssler C, Horton K et al. Clinical experience with the Fraxel SR laser: 202 treatments in 59 consecutive patients. *Plast Reconstr Surg.* 2008; 121:297e–304e. [PMID: 18453942] (Patients reported high satisfaction rates for improvements in scars, as well as skin texture and dyschromia, after Fraxel laser treatments.)

Cohen IK, McCoy BJ, Mohanakumar T et al. Immunoglobulin, complement, and histocompatibility antigen studies in keloid patients. *Plast Reconstr Surg.* 1979;63(5):689. [PMID: 432336] (This study suggests that a localized immune response is involved in keloid pathogenesis, one that is not related to either the HLA-A or B histocompatibility loci.)

Ehrlich HP, Desmouliere A, Diegelmann RF et al. Morphological and immunochemical differences between keloid and hypertrophic scar. *Am J Pathol.* 1994;145(1):105. [PMID: 8030742] (An extensive, comparative study of hypertrophic scars and keloids, suggesting that several morphologic and immunohistochemical differences exist between hypertrophic scar and keloid that are useful for the biological and pathologic characterization of the two lesions.)

Lee KK, Mehrany K, Swanson NA. Surgical revision. *Dermatol Clin.* 2005;23:141. (Provides an excellent summary of surgical techniques for scar prevention and updates on scar revision strategies including dermabrasion, laser resurfacing, intralesional steroids, excision, and geometric closures.)

Liu W, Wang DR, Cao YL. TGF-β: A fibrotic factor in wound scarring and a potential target for anti-scarring gene therapy. *Curr Gene Ther.* 2004;4:123. (Provides an update on the role of TGF-β in scar formation and basic science gene therapy study.)

Panin G, Strumia R, Ursini F. Topical α-tocopherol acetate in the bulk phase: eight years of experience in skin treatment. *Ann N Y Acad Sci.* 2004;1031:443. (Provides a useful review of topical vitamin E usefulness in wound healing.)

Rodgers BJ, Williams EF, Hove CR. W-plasty and geometric broken line closure. *Facial Plast Surg.* 2001;17(4):239. [PMID: 11735056] (W-plasty provides a regularly irregular scar, and geometric broken-line closure provides an irregularly irregular scar. Both methods divert the attention of the eye by producing a nonlinear scar pattern.)

Schulz KK, Walling HW. Fractional photothermolysis improves a depressed alar scar following Mohs micrographic surgery. *J Drugs Dermatol.* 2010;9(1):66–67. [PMID: 20120428]

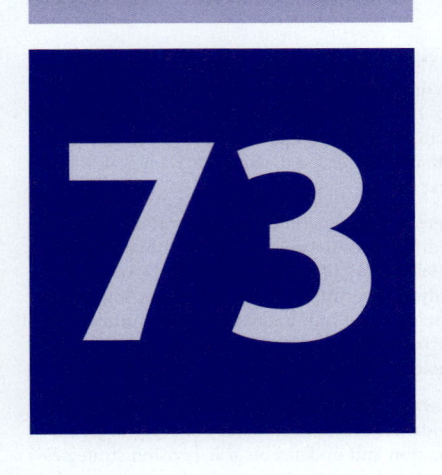

73 Rejuvenescimento facial: ritidectomia, frontoplastia, suspensão do terço médio da face

Richard Zoumalan, MD
Douglas Leventhal, MD
W. Matthew White, MD

PATOGÊNESE DO ENVELHECIMENTO FACIAL

A cirurgia para suspensão de face ou ritidectomia, frontoplastia e suspensão do terço médio da face são procedimentos realizados na tentativa de recompor e suspender os tecidos moles da face para obter uma aparência mais jovem. Tradicionalmente, o envelhecimento da face era atribuído à força da gravidade provocando ptose dos tecidos moles da região à medida que o paciente envelhecesse. As verdadeiras causas do envelhecimento facial não foram totalmente esclarecidas, porém sua patogênese continua a ser um tópico fascinante bastante debatido pelos médicos. Em geral, o envelhecimento facial tende a ocorrer nas três dimensões envolvendo todos os tecidos da face: pele, músculos e tecidos moles, coxim adiposo facial e arcabouço ósseo.

O envelhecimento facial ocorre das camadas superficiais para as profundas e tende a se iniciar pela pele no final da terceira e quarta décadas de vida. Define-se fotodano como o dano funcional e estrutural que ocorre na pele após exposição crônica à radiação ultravioleta do sol. As alterações estruturais envolvem adelgaçamento gradual da epiderme, achatamento da margem epiderme-derme, perda de colágeno e espessamento da derme, redução na relação entre os tipos I e III do colágeno e redução nos componentes celulares e proteicos da pele. A pele flácida com redução do colágeno manifesta-se na forma de bolsas e maior propensão a rugas e marcas de expressão.

No plano mais profundo dos tecidos moles da face, a flacidez e a atrofia musculares, assim como o remodelamento e a reabsorção ósseos potencializam a perda de definição facial, mandibular e cervical. Essas alterações anatômicas manifestam-se clinicamente na forma de ptose de supercílio, aprofundamento do sulco nasolabial, papada, apagamento do ângulo cervicomento e bandas platismais (Figura 73-1). Essas características da face envelhecida são particularmente corrigíveis com ritidectomia, plastismaplastia, suspensão de terço médio da face e/ou frontoplastia.

Contudo, há limitações para esses procedimentos cirúrgicos. O cirurgião deve conhecer as opções disponíveis para lidar com os aspectos do envelhecimento facial para os quais a ritidectomia ou a frontoplastia não são efetivas. Embora o fotodano causado pelo sol ou por câmaras de bronzeamento possa amplificar o processo de afinamento da pele, ele produz rugas finas mais facilmente tratadas com procedimentos cutâneos como *resurfacing* a *laser* ou *peeling* químico. Além disso, há perda gradual de volume na face que ocorre ao longo do tempo em razão de alterações nos coxins adiposos do rosto e de remodelamento dos ossos da face. Os coxins adiposos nas regiões temporais e malares perdem volume, e o coxim adiposo malar tende a cair. Embora com o procedimento de suspensão da face seja possível elevar o coxim malar, talvez haja necessidade de aumento adicional do volume facial utilizando infiltração de gordura autóloga, preenchedores ou, até mesmo, implantes.

ANATOMIA

A chave para compreender a cirurgia para suspensão facial é conhecer a anatomia do sistema músculo-aponeurótico superficial (SMAS) (Figura 73-2). O SMAS é uma camada de fáscia fibromuscular que recobre e interliga os músculos da expressão facial. O sistema mantém relação consistente com vasos e nervos. O SMAS é contíguo ao platisma inferiormente e à fáscia temporoparietal, superiormente. Na região temporal, o ramo frontal e a artéria temporal superficial perfuram esta camada e se tornam superficiais. Abaixo, os nervos e os vasos correm todos em plano profundo ao SMAS, com inervação motora vinda de planos inferiores. Ao redor dos olhos, o SMAS se intercomunica com o músculo orbicular do olho. Medialmente, liga-se aos músculos zigomáticos maior e menor, assim como à derme do lábio superior. O SMAS também apresenta condensações de fáscia aderentes à derme sobrejacente e aos músculos e ossos subjacentes. Embora não sejam ligamentos verdadeiros, são denominados como tal e atuam como suporte para os tecidos moles da região geniana. Dentre os principais ligamentos osseocutâneos estão o ligamento zigomático (*patch* de McGregor) e o ligamento mandibular, e, dentre os ligamentos de retenção fáscia-fáscia, estão os da parótida e do masseter.

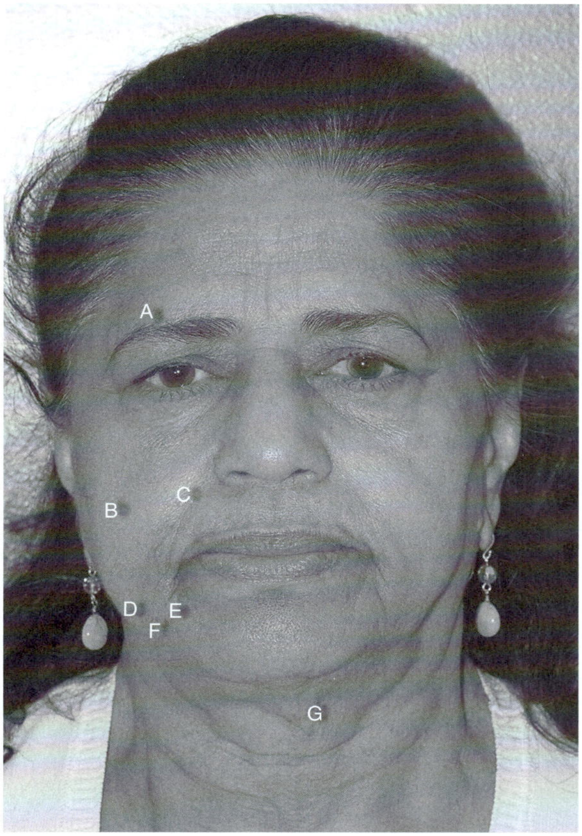

REJUVENESCIMENTO FACIAL: RITIDECTOMIA, FRONTOPLASTIA, SUSPENSÃO...

▲ **Figura 73-1** Elementos característicos do envelhecimento facial: **(A)** ptose de supercílio, **(B)** descenso de terço médio da face, **(C)** sulco nasolabial, **(D)** papada em excesso, **(E)** linhas de marionete, **(F)** sulco pré-mandibular e **(G)** bandas platismais.

▶ Platisma

O platisma é inervado pelo ramo cervical do nervo facial, que cursa em plano profundo ao platisma e auxilia o músculo abaixador do ângulo da boca a abaixar o lábio inferior. Como mencionado, o SMAS e o platisma são contíguos; entretanto, a localização da extensão superior do platisma é variável, podendo ser encontrada até 4 cm acima da linha mandibular e 3 cm abaixo da eminência malar.

Medialmente, na altura da cartilagem tireoide, fibras do platisma se mesclam formando um "V" invertido. O vértice pode estar na altura do mento ou, ligeiramente abaixo, na altura da cartilagem tireoide. Por esse motivo, a região submentoniana pode ou não estar coberta por fibras musculares. Se houver flacidez ou deiscência das bordas anteriores do músculo, cria-se uma banda na linha média, o que tende a ocorrer com a idade. Os pacientes também podem apresentar queda do mento, já que a região submentoniana perde tecido. A flacidez do platisma pode causar a deformidade em "papada de peru", além de atenuação do ângulo cervicomento. A flacidez das fibras superolaterais do músculo platisma pode ser um fator contribuinte para a queda do mento e para a flacidez submentoniana.

▶ Nervo facial

O nervo facial emerge pelo forame estilomastóideo e atravessa a glândula parótida. Divide-se em cinco ramos: temporal (ou frontal), zigomático, bucal, marginal da mandíbula e cervical (Figura 73-3). Dentro da glândula parótida, o tronco principal geralmente se divide nos ramos superior (temporofacial) e inferior (cervicofacial). A partir de então, o padrão de ramificação é variável. Há anastomoses frequentes entre os ramos zigomático e bucal. Após deixar a glândula parótida na face, os ramos do nervo cursam em plano imediatamente profundo à fáscia parotideomassetérica, uma camada de fáscia delgada de difícil visualização imediatamente abaixo do SMAS.

O conhecimento acerca da anatomia do nervo facial é essencial para que se evitem lesões do nervo. Os ramos temporal e marginal da mandíbula são os mais comumente lesados nos procedimentos para suspensão de face. O ramo temporal cursa dentro da fáscia temporoparietal e superficialmente à camada superficial da fáscia temporal profunda. Ele cruza o zigomático a meio caminho entre o trago e o ângulo lateral do olho. O ramo marginal da mandíbula cursa em plano imediatamente profundo ao platisma e pode ser encontrado até ao nível do osso hióideo, geralmente dois dedos abaixo da linha mandibular.

▶ Nervo auricular magno

Derivado do segundo e terceiro nervos cervicais (C2 e C3), o nervo auricular magno confere sensibilidade à região lateral superior do pescoço e ao lóbulo da orelha. Emerge na borda posterior do músculo esternocleidomastóideo em posição 6 cm inferior ao canal auditivo externo, envolve esta borda e sobe no pescoço sobre a superfície do músculo esternocleidomastóideo (MEC). Finalmente, dá origem a um pequeno ramo retroauricular que penetra a glândula parótida para sua inervação sensitiva.

HISTÓRIA DAS TÉCNICAS DE RITIDECTOMIA

Antes dos anos 1970, a ritidectomia envolvia principalmente dissecção cutânea superficial com excisão do excesso de pele. Embora esta técnica fosse popular naquele tempo, a excisão de pele não proporcionava benefícios em longo prazo e nem produzia qualquer efeito no terço médio da face. Além disso, a técnica tendia a dar aos pacientes uma aparência "super esticada" e pouco natural. Nos anos 1970, houve uma mudança drástica nas técnicas de ritidectomia com a descrição do SMAS por Mitz e Peyronie. Skoog recebeu o crédito pelo desenvolvimento da manipulação do SMAS. Essa evolução deu início a uma era de desenvolvimento de diferentes estratégias para obter vetores ideais para tração de tecidos flácidos e reposicionamento da camada adiposa. O campo está em evolução constante como mostra o impulso dado às técnicas minimamente invasivas utilizando incisões menores e instrumentação endoscópica. O arsenal do cirurgião é vasto, e a escolha da técnica a ser usada depende de diversos fatores.

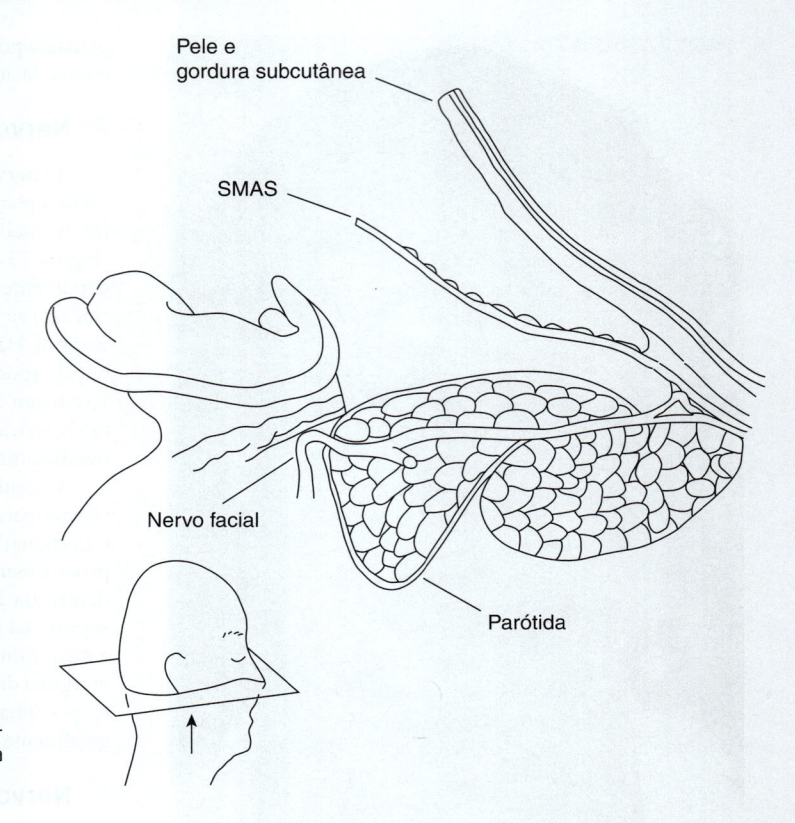

▲ **Figura 73-2** O sistema músculo-aponeurótico superficial (SMAS) é uma camada individualizada entre a glândula parótida, a pele e a gordura subcutânea.

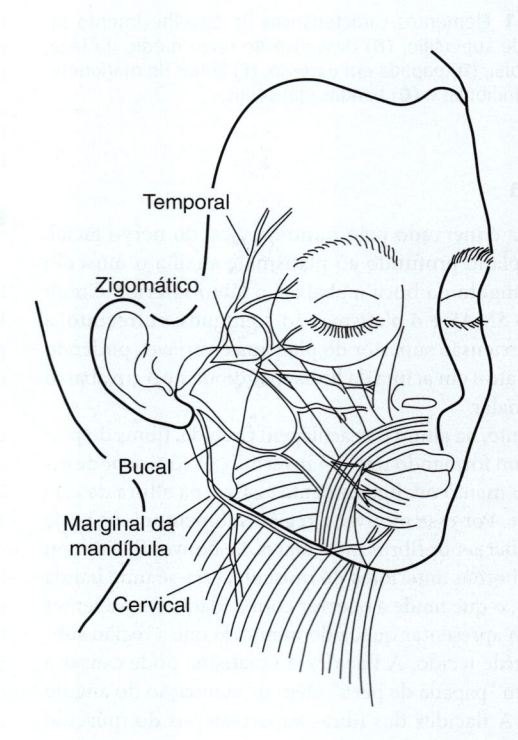

▲ **Figura 73-3** Anatomia do nervo facial.

▶ Avaliação do paciente

Cada caso é especial e requer uma abordagem específica individualizada. O cirurgião deve discutir de forma pormenorizada as expectativas e preocupações do paciente. Além disso, deve-se proceder a anamnese e exame físico completos. A história de sangramentos deve ser pesquisada para afastar a necessidade de consulta a um hematologista. Deve-se obter também um relato completo dos medicamentos utilizados, incluindo os de venda livre e fitoterápicos, uma vez que muitos fármacos aumentam o risco de sangramento relacionado com a cirurgia.

Todos os pacientes devem ser fotografados antes da cirurgia. As incidências padronizadas são: frontal, oblíqua direita e esquerda e perfil direito e esquerdo. A competência e a consistência do fotógrafo são essenciais para a consulta pré-operatória. Durante a consulta inicial, os pacientes devem ser avaliados quanto aos sinais de envelhecimento facial, assim como sobre desarmonias anatômicas intrínsecas. O cirurgião deve proceder a uma análise completa da face e estar preparado para diagnosticar fotoenvelhecimento da pele, perda de volume, anormalidades ósseas e deformidades de tecidos moles. Especificamente, os sinais de envelhecimento facial identificados em pacientes submetidos à ritidectomia são papadas, flacidez de pescoço (com ou sem diátese de platisma) e queda do terço médio da face. Os pacientes devem ser informados sobre as opções de tratamento e orientados sobre os resultados esperados. O cirurgião deve certificar-se de que o paciente tem expectativas realistas. Todo o planejamento cirúrgico deve ser informado, incluindo regiões a sofrerem incisão e os motivos que levaram a escolher esses locais. Os pacientes também devem ser informados sobre os riscos da cirurgia, que serão discutidos adiante.

▶ Preparo pré-operatório

Procedem-se às marcações sobre o rosto do paciente em posição sentada. Assim, o cirurgião pode demarcar referências anatômicas necessárias para identificar locais da face durante a cirurgia (Figura 73-4). O momento das marcações também dá ao cirurgião uma última oportunidade de se comunicar com o paciente acerca do planejamento cirúrgico.

Com o paciente na sala de cirurgia, seu cabelo é penteado de forma a liberar as linhas de incisão e são usados elásticos ou gel oleoso para mantê-lo longe da área de incisão. Demonstrou-se que a lavagem pré-operatória do cabelo com betadine ou clorexidina reduz a taxa de infecção no local da cirurgia, assim como uma dose intravenosa de antibiótico administrada antes da cirurgia e no prazo de uma hora após a incisão.

ANESTESIA

A ritidectomia pode ser realizada com anestesia local e sedação; contudo, muitos cirurgiões preferem anestesia geral em razão da duração do procedimento e da dissecção meticulosa necessária para evitar que haja lesão do nervo facial. As vias aéreas devem estar asseguradas com máscara laríngea ou tubo endotraqueal. Deve-se evitar o uso de paralisantes musculares durante qualquer procedimento que requeira identificação intraoperatória do nervo facial.

Seja com sedação ou com anestesia geral, faz-se uma infiltração local necessária dos tecidos para hemostasia, anestesia e facilitação da definição dos planos de dissecção. É fundamental conhecer a dose máxima do anestésico local, com e sem adrenalina, em função do peso do paciente, sendo que a quantidade utilizada deve ser comunicada ao anestesiologista.

TÉCNICAS CIRÚRGICAS

▶ Excisão de pele

A ritidectomia subcutânea é a que tem a menor taxa de lesão do nervo facial. O retalho é levantado no plano subcutâneo superficial ao SMAS e ao platisma. Não há risco de lesão do nervo facial no plano subcutâneo; contudo, o nervo auricular magno deve ser preservado inferiormente. A extensão da dissecção depende do conforto do cirurgião. Deve-se optar por retalho mais curto em pacientes portadores de comorbidade com propensão à isquemia de retalho. Assim como ocorre com outros tipos de ritidectomia, procede-se à hemostasia meticulosa com eletrocautério bipolar, excisão da pele em excesso e fechamento da pele sob tensão mínima.

▶ Ritidectomia sub-SMAS

As técnicas com abordagem ao complexo SMAS-platisma tendem a ter resultados mais favoráveis e duradouros do que a simples excisão de pele. O SMAS pode ser abordado por plicatura ou imbricação. A plicatura do SMAS permite ao cirurgião mobilizar o SMAS sem expor o nervo facial a uma possível lesão. Nessa técnica, o SMAS é suturado em si mesmo, sem que seja realizada qualquer dissecção sub-SMAS. A técnica de imbricação envolve a incisão do SMAS e dissecção no plano sub-SMAS. Um segmento do SMAS é, então, retirado, e as margens suturadas entre si em

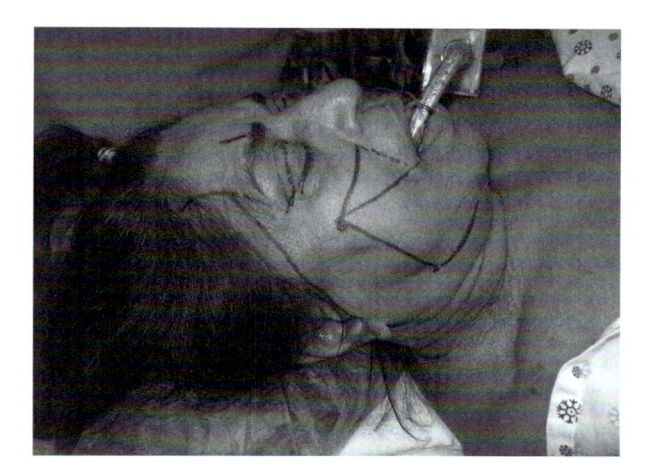

▲ **Figura 73-4** Marcações no pré-operatório.

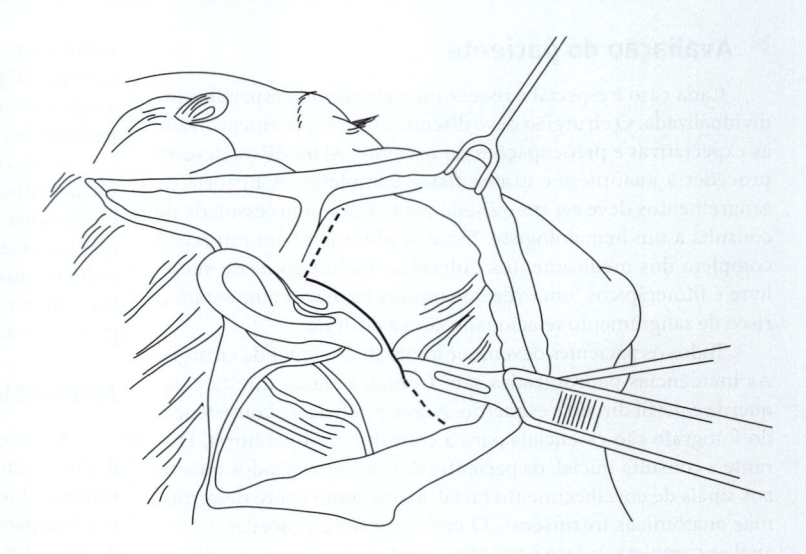

▲ **Figura 73-5** Incisão do SMAS.

direção superior e posterior. Como há penetração do SMAS, o risco de lesão do nervo facial teoricamente é maior com a técnica de imbricação do que com a de plicatura. Entretanto, diferentemente da técnica com levantamento de retalho sub-SMAS, com a plicatura, não há liberação do SMAS ou do platisma para que seja possível sua mobilização. No retalho de imbricação, a incisão é feita no SMAS em um ponto imediatamente anterior à orelha e estendida anteriormente no plano imediatamente profundo ao SMAS (Figura 73-5). Essa dissecção deve ser interrompida no ponto imediatamente inferior ao arco zigomático e, embora possa ser estendida anteriormente à glândula parótida e inferiormente ao ângulo da mandíbula, os ramos do nervo facial cursam nessa localização. O tecido em excesso é retirado, e os retalhos, suturados no sentido posterossuperior. A parte inferior do retalho é suturada ao periósteo da mastoide. A porção superior do retalho é suturada à fáscia temporal. Na fáscia temporal, a sutura posicionada horizontalmente é um ponto mais forte de fixação do que a sutura vertical, considerando que as fibras da fáscia são verticais.

▶ Ritidectomia em plano profundo

Na ritidectomia em plano profundo, o cirurgião procede à dissecção sob a fáscia temporoparietal na região temporal, nos planos subcutâneo e sub-SMAS na região do terço médio da face e no plano subcutâneo no pescoço. No terço médio da face, o retalho é inicialmente levantado na camada subcutânea, mas, ao nível da eminência malar, o SMAS sofre incisão, e a dissecção prossegue sob o SMAS e acima dos músculos masseter, zigomático maior e zigomático menor. São mantidas intactas pontes de tecido entre as regiões temporal e do terço médio da face, para prevenir lesão do ramo temporal, e entre o terço médio da face e o pescoço, para prevenir lesão do ramo marginal da mandíbula. No pescoço e no terço médio da face, o conjunto platisma/SMAS é suturado no sentido posterossuperior ao periósteo e tecidos moles da mastoide. Na região temporal, a fáscia temporoparietal é suturada no sentido posterossuperior à fáscia temporal profunda. A pele em excesso é, então, retirada, certificando-se de que a pele remanescente possa ser fechada sem tensão. A ritidectomia composta é uma variação da técnica em plano profundo. A dissecção é a mesma daquela descrita para a ritidectomia em plano profundo, mas há uma dissecção adicional supraperiosteal abaixo do músculo orbicular do olho (Figura 73-6). Como tais dissecções são estendidas até o terço médio da face, acredita-se que esta técnica eleve a camada gordurosa malar e atenue o sulco nasolabial. Esta técnica é a que implica maior risco de lesão de ramos do nervo facial, mas em alguns estudos demonstrou-se que seus resultados são melhores e mais duradouros.

MINILIFTING

O *minilifting* descreve diversos tipos de *lifting* facial que utilizam incisões menores do que as técnicas padronizadas mencionadas. Normalmente, os pacientes considerados candidatos ideais para *minilifting* são os mais jovens com pouca flacidez cutânea e aqueles que requerem apenas um "retoque". Suas vantagens são: incisões pequenas, menor duração da cirurgia, anestesia locorregional, menor risco de lesão do nervo facial e recuperação mais rápida. Suas desvantagens são: acesso limitado à região cervical, acesso limitado e pouco resultado no terço médio da face e dificuldade de visualização para posicionamento da sutura e hemostasia. Atualmente, as duas técnicas mais usadas e descritas são *lifting* com cicatriz reduzida e *lifting* de suspensão craniana com acesso mínimo (MACS-*lift*).

▶ *Lifting* com cicatriz reduzida

O *lifting* facial com cicatriz reduzida utiliza uma incisão curta que não se estende atrás da orelha além de 2 a 3 cm do lóbulo. Não são feitas incisões na região temporal ou na região capilar retroauricular. O SMAS é abordado com ressecção, plicatura ou imbricação anterior. Como ocorre com outros *miniliftings*, a utilização da técnica com cicatriz reduzida implica risco potencial

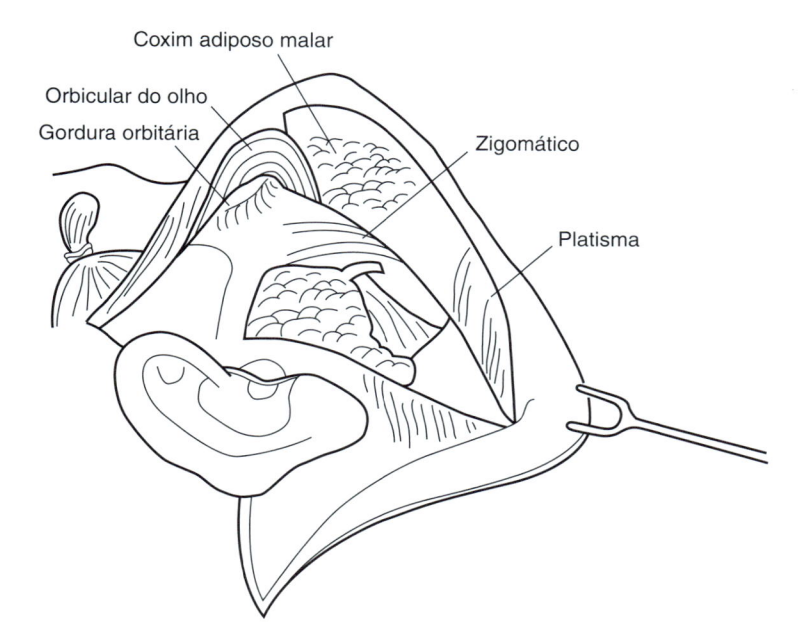

Figura 73-6 Ritidectomia composta com dissecção dos músculos orbicular do olho e zigomático.

de acúmulo de pele nas regiões temporal e retroauricular. Com esta técnica, é possível acesso mínimo em direção superior para a região temporal e inferiormente para o pescoço.

▶ Lifting de suspensão craniana com acesso mínimo (MACS-lifting)

O MACS-*lifting* descrito por Tonnard é indicado para pacientes mais jovens, na faixa etária entre 40 e 60 anos, que necessitem de suspensão mais vertical em detrimento da posterossuperior realizada na maioria das ritidectomias. Nessa técnica, utiliza-se incisão pequena e retalho cutâneo para realizar sutura em bolsa de tabaco na região pré-trago com fixação na fáscia temporal profunda. A sutura prossegue no sentido inferior em forma de U estreito, incorporando o SMAS sobrejacente à glândula parótida e terminando no platisma, no ângulo da mandíbula, antes de retornar ao ponto inicial em posição 1 cm anterior à primeira perna da sutura. A segunda sutura em bolsa de tabaco, em forma de O, é aplicada a partir do mesmo ponto inicial, sendo utilizada para elevar a região malar e o sulco nasolabial. A pele é, então, levantada superiormente e, o excesso, removido.

LIFTING CERVICAL

Em conjunto com o *lifting* facial, o *lifting* cervical, ou platismaplastia, restaura a aparência jovem do pescoço e na linha mandibular. O colo jovem é formado por queixo forte, borda mandibular suave e definida, ptose mínima da glândula submandibular e ângulo cervicomento de 90º com "gota acústica" suave da incisura tireoidiana.

Para que se obtenham as qualidades de um colo jovem, há diversas abordagens disponíveis. Com a lipectomia submentoniana remove-se a gordura em excesso, permitindo que um retalho delgado seja recolocado sobre a estrutura óssea subjacente. A lipoaspiração também pode auxiliar a dissecção dos planos superficiais ao platisma antes de *lifting* cervical, abreviando a dissecção. A submentoplastia, ou platismaplastia, é a sutura central das bordas mediais do platisma para eliminar as bandas platismais. A dissecção lateral do platisma com suturas posterossuperiores promove drapejamento de pele e platisma sobre as estruturas cervicais para melhorar o ângulo cervicomento. Há quem proceda à excisão da glândula submandibular e do músculo digástrico para melhores resultados na região submentoniana e na linha mandibular.

COMPLICAÇÕES

▶ Lesão do nervo facial

A lesão de nervo mais frequentemente observada durante cirurgia de *lifting* facial é a do nervo auricular magno, que ocorre em até 7% dos pacientes. Essa lesão causa anestesia do lobo da orelha. Para alguns pacientes, o problema é permanente e desagradável, porque passam a ter problemas com brincos e ao usar o telefone. O nervo deve estar protegido ao se levantar o retalho retroauricular sobre o músculo esternocleidomastóideo, uma vez que o plano cirúrgico na região não é bem definido.

A lesão de um ramo do nervo facial é menos frequente. As dissecções abaixo do SMAS têm maior chance de produzir lesão em comparação à dissecção apenas de pele ou às técnicas de plicatura do SMAS. Os ramos mais frequentemente atingidos são o temporal e o marginal da mandíbula. O ramo bucal também é comumente lesado, mas em razão do grande número de ramos anastomóticos, a lesão talvez não seja clinicamente evidente. A probabilidade de um ramo ser atingido varia em função da técnica cirúrgica e da região de dissecção. O ramo temporal tem curso superficial ao nível do arco zigomático e, com o objetivo de evitar lesão, a dissecção deve ser subcutânea ou subperiosteal. Os ramos cervical e marginal da mandíbula frequentemente são formados por múltiplos ramos que sofrem anastomose antes de alcançar seus músculos de destino. A fim de evitar lesão a esses ramos, a dissecção deve ser mantida em plano superficial ao platisma em direção à região cervical anterior. A localização mais importante para evitar lesão é a área de 2 cm posterior ao ângulo da mandíbula e a área imediatamente adjacente à comissura lateral da boca. Essa área deve ser dissecada cuidadosamente e, com frequência, é possível identificar um ramo no nervo facial cursando superficialmente ao plano de dissecção.

Na avaliação dos pacientes na sala de recuperação, é importante saber que é possível haver paralisia temporária causada pelo anestésico. Além disso, a maioria dos casos de paralisia que ultrapassa o período pós-operatório imediato é temporária e geralmente causada por trauma local em razão de retração, e não necessariamente de transecção do nervo.

▶ Hematoma

A formação de hematoma é uma complicação importante e a mais comum após *lifting* facial, ocorrendo em 0,2 a 8,1% dos pacientes. Dentre os fatores associados ao aumento no risco de hematoma estão sexo masculino, hipertensão arterial, tabagismo e uso de ácido acetilsalicílico ou de AINEs. Os hematomas podem levar à isquemia tecidual, a edema facial prolongado, à hiperpigmentação e, se não forem tratados, à necrose de pele. Se a dissecção tiver se estendido à região cervical, é possível haver obstrução das vias aéreas com potencial letal. Os hematomas volumosos e em expansão devem ser evacuados imediatamente. A incidência de hematoma vaia entre 0,2 e 8,1%, sendo maior no sexo masculino. Os hematomas menores ou seromas são mais comuns e facilmente tratáveis com aspiração por agulha em ambiente ambulatorial. A melhor forma de prevenção é por meio da hemostasia meticulosa. Curativo compressivo, drenos e cola de fibrina são medidas que podem ser usadas para reduzir o risco de hematoma. No período pós-operatório inicial, é imperativo evitar hipertensão arterial e vômitos.

▶ Infecção

Nos *liftings* faciais, a infecção no local da cirurgia ocorre em menos de 1% dos casos e normalmente atinge as incisões. É importante colher material para cultura e tratar precocemente, e há incidência crescente de *Staphylococcus aureus* resistentes à meticilina. Se houver coleção de pus sob o retalho, a incisão deve ser parcial ou totalmente aberta, irrigada e deixada aberta para a drenagem. As infecções mais graves requerem admissão hospitalar e administração de antibióticos por via intravenosa.

▶ Cicatrizes

Assim como ocorre com qualquer cirurgia, espera-se que haja cicatrização ao longo das linhas de incisão. As cicatrizes serão mais visíveis se forem hiper ou hipopigmentadas, ou hipertróficas. É essencial que as incisões sejam fechadas de forma meticulosa e livres de tensão. Se o paciente evoluir com cicatriz hipertrófica, pode-se utilizar infiltração intralesional de esteroide. Nos casos persistentes, talvez haja indicação de excisão e fechamento primário.

▶ Alopecia

A perda capilar é uma complicação temporária ou permanente da ritidectomia. Pode ser secundária ao comprometimento de folículos pilosos ou ao levantamento da linha capilar em razão de incisões mal planejadas. Além disso, se houver uma cicatriz alargada no couro cabeludo, não haverá crescimento capilar nesta região. Os seguintes cuidados devem ser tomados para que se evite alopecia: planejamento cuidadoso das incisões cirúrgicas, levando em consideração a formação capilar temporal do paciente, levantamento de retalho profundo nas regiões que contenham cabelo, evitar a cauterização de folículos pilosos no retalho cutâneo e reduzir a tensão ao suturar as incisões.

▶ Lesão de parótida

O desbastamento agressivo do SMAS e a lipoaspiração podem causar lesão da glândula parótida e levar à sialocele. O líquido pode drenar externamente pelas incisões, por fístula ou, internamente, pela mucosa da boca.

1. Necrose do retalho – Suprimento sanguíneo insuficiente e tensão no tecido podem levar à necrose do retalho. Na ritidectomia, a região mais suscetível à necrose é o aspecto superior do retalho cutâneo retroauricular. Algumas doenças sistêmicas, como diabetes melito, doença vascular periférica e colagenoses, aumentam a probabilidade desta complicação. Outros fatores que aumentam a chance de necrose de retalho são infecção, tensão excessiva na pele e desenho do retalho mal planejado. A nicotina aumenta o risco de necrose do retalho em mais de 10 vezes. O tabagismo é uma contraindicação relativa para ritidectomia e recomenda-se que os pacientes se abstenham do fumo por no mínimo quatro semanas antes e após a cirurgia.

2. Deformidade no lobo da orelha – A orelha de duende ou de sátiro (orelha do diabo) pode ocorrer em razão de tensão excessiva na pele na parte inferior do lóbulo. Se houver excisão excessiva de pele do retalho e o fechamento da parte inferior do lóbulo for feito sob tensão, com o passar do tempo, o lobo da orelha tenderá a ser tracionado para baixo. Trata-se de sinal revelador de cirurgia de *lifting* facial e seu reparo pode ser difícil. Uma plastia em V-Y pode melhorar a aparência, mas o reparo deve ser feito somente 6 a 8 meses após a cirurgia.

REJUVENESCIMENTO DAS REGIÕES FRONTAL E MESOFACIAL

Embora muitos pensem em rejuvenescimento da face envelhecida como sinônimo de ritidectomia, outras regiões da face sofrem envelhecimento, o qual não pode ser abordado apenas com o *lifting* facial. Com o tempo, há descida dos supercílios e da região mesofacial que requer a combinação de frontoplastia e *lifting* do terço medial da face. Essas operações também podem ser realizadas isoladamente, caso o paciente necessite de rejuvenescimento apenas de uma região. Atualmente, a frontoplastia e o *lifting* do terço medial da face com frequência são realizados por via endoscópica.

▶ Frontoplastia

Com frontoplastia conjugada à blefaroplastia podem-se melhorar problemas estéticos, assim como déficits visuais funcionais apresentados pelo paciente. O supercílio "clássico" tem sua origem medial ao longo de uma linha imaginária vertical que passa pela asa do nariz e pelo ângulo medial do olho. A face lateral deve estar em uma linha imaginária passando pelo sulco nasolabial e pelo ângulo lateral do olho. No sexo feminino, o ponto mais alto do arco deve estar no ângulo lateral ou no limbo lateral (Figura 73-7). No sexo masculino, o ponto mais alto do arco deve estar no limbo lateral, no entanto o formato geral deve ser mais horizontal do que nas mulheres.

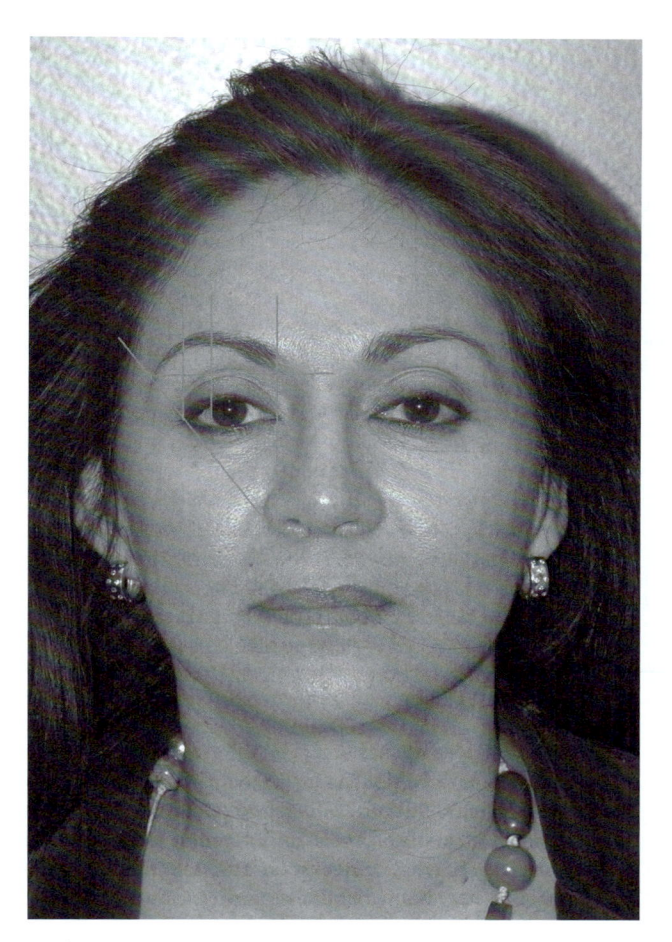

▲ **Figura 73-7** Anatomia estética do supercílio.

▶ Anatomia

O músculo frontal se origina na gálea aponeurótica e insere-se na pele da fronte. O músculo é o principal elevador do supercílio, e sua inervação motora é feita pelo ramo temporal do nervo facial. Os músculos abaixadores do supercílio são os corrugadores do supercílio, orbiculares dos olhos e prócero. Os corrugadores criam as rítides verticais da glabela. O prócero, que se origina nos ossos nasais, produz as rítides transversais da glabela.

A inervação sensória do supercílio é feita pelo nervo trigêmeo. Os ramos supratroclear e supraorbital emergem do crânio em plano profundo ao supercílio. Eles deixam a incisura ou o forame supraorbital. Em 10% dos casos, um ou ambos os nervos emergem de um forame verdadeiro encontrado 1 a 2 cm acima do rebordo orbital.

▶ Abordagens

Há diversos procedimentos, cirúrgicos e não cirúrgicos, que podem ser usados para elevação do supercílio (Quadro 73-1). A coronal é a abordagem clássica para frontoplastia. Envolve uma grande incisão aproximadamente 4 a 6 cm posterior à linha capilar com levantamento subgaleal até o supercílio. Uma vez que todos os tecidos tenham sido liberados, o supercílio é suspendido em direção mais superior. A frontoplastia pré-capilar é feita de forma semelhante, mas a incisão é localizada a frente da linha capilar. A vantagem é a manutenção da linha capilar no mesmo lugar após a elevação do supercílio. O *lifting* mesofrontal é realizado posicionando-se a incisão superior em uma ruga profunda e horizontal. As incisões devem ser posicionadas em alturas diferentes de cada lado, de forma que não haja uma única longa cicatriz horizontal. A frontoplastia direta é uma técnica de excisão de pele que atua para tracionar o supercílio verticalmente para cima. A incisão não pode ser levada profundamente até o músculo orbicular em razão do risco de haver lesão dos nervos sensórios. A incisão inferior é posicionada imediatamente acima do aspecto superior da sobrancelha, e a incisão superior mais acima, dependendo de qual seja a extensão da elevação desejada. A transblefaroplastia ou pexia de supercílio, também denominada frontoplastia supratarsal, é uma ótima técnica que pode ser usada em combinação com blefaroplastia superior. Ela permite melhor elevação do completo superciliar, assim como acesso aos músculos abaixadores do supercílio.

Com o advento de equipamento endoscópico e a tendência geral favorável aos procedimentos minimamente invasivos, a frontoplastia endoscópica atualmente é a técnica mais utilizada. Durante o procedimento, são realizadas pequenas incisões no couro cabeludo, dando acesso à liberação ampla do complexo superciliar, assim como visualização adequada dos músculos abaixadores do supercílio. Na região central da fronte, o plano de dissecção é subperiosteal. A partir da linha temporal, o plano de dissecção passa a ser profundo à fáscia temporoparietal ou à fáscia temporal superficial. Com isso, evita-se lesão do ramo temporal do nervo facial, uma vez que a dissecção ocorre profundamente ao nervo. Durante a dissecção lateral, identificam-se

Quadro 73-1 Variações nas técnicas e frontoplastia

Tipo	Incisão	Plano de dissecção	Indicações	Vantagens	Desvantagens
Coronal	Acima da linha capilar	Subgaleal	Linha capilar baixa	Incisão oculta pela linha capilar, boa exposição dos abaixadores do supercílio	Elevação da linha capilar, anestesia do couro cabeludo, dificuldade de corrigir assimetrias entre os supercílios
Pré-capilar	Na linha capilar anterior	Subgaleal	Linha capilar anterior alta com grande altura vertical da fronte	Não eleva a linha capilar, boa exposição dos abaixadores do supercílio, cicatriz melhor se o fechamento for meticuloso	Anestesia do couro cabeludo (maior que na coronal), cicatriz provavelmente visível
Mesofrontal	Nas linhas de expressão da fronte	Subcutâneo	Calvície com padrão masculino com linhas e expressão frontais proeminentes/rugas profundas	Elevação precisa do supercílio sem distorção da linha capilar	Cicatriz provavelmente visível, elevação mínima da parte lateral do supercílio
Direta	Em uma linha de expressão frontal imediatamente acima do supercílio	Subcutâneo	Ptose unilateral do supercílio, paralisia facial, sobrancelhas cerradas	Elevação precisa do supercílio, sem distorção da linha capilar, efeitos potencialmente duradouros	Cicatriz provavelmente visível, sem melhora nas rítides de fronte ou de glabela, possível distorção das rítides existentes
Transblefaroplastia	Blefaroplastia superior	Suborbicular	Pacientes mais jovens com ptose leve à moderada de supercílio	Incisão oculta, sem distorção da linha capilar, menos dissecção do que nas outras técnicas	Difícil de usar em pacientes com ptose grave do supercílio, possibilidade de anestesia de supercílio
Endoscópica	4 a 5 pequenas incisões acima da linha capilar	Subperiosteal no centro, abaixo da fáscia temporoparietal, lateralmente	Linha capilar normal à baixa	Incisões menores, menos anestesia do couro cabeludo, permite correção de rítides de fronte e de glabela, recuperação mais rápida	Requer treinamento específico, elevação da linha capilar
Química (toxina botulínica)	Nenhuma	Nenhum	Pacientes que preferem opção não cirúrgica	Fácil, rápida, morbidade mínima em comparação com a cirurgia	Efeitos por curto prazo em função da duração do efeito da toxina botulínica (3 a 4 meses)

diversos vasos-ponte, incluindo a veia sentinela, que representa a proximidade do nervo facial. O supercílio é amplamente liberado, e o periósteo e a gálea aponeurótica são fixados ao crânio por meio de diversas técnicas e dispositivos. Em comparação com o frontoplastia coronal, a abordagem endoscópica não requer excisão da pele contendo folículos capilares e permite ao cirurgião a liberação ampla de tecidos necessária para que se obtenha elevação duradoura do supercílio.

Também se pode utilizar toxina botulínica para elevação do supercílio, o que torna desnecessários procedimentos cirúrgicos extensos. A toxina botulínica pode ser injetada nos músculos abaixadores do supercílio (prócero, corrugadores e orbiculares do olho), a fim de paralisá-los temporariamente e permitir que o músculo frontal eleve o supercílio sem oposição. Trata-se de uma boa técnica para aqueles pacientes que não desejam ser submetidos à cirurgia; contudo, o efeito é temporário.

LIFTING MESOFACIAL

▶ Anatomia do terço médio da face

A proeminência malar é a elevação existente no limite lateral superior da região geniana. É composta pelo coxim adiposo subcutâneo malar e pelo músculo orbicular do olho sobrejacente. Em plano profundo ao orbicular do olho está a gordura ocular suborbicular (SOOF). A inervação motora é feita pelos ramos zigomático e bucal do facial, e a sensória, pelo nervo infraorbital e pelo ramo zigomaticotemporal do trigêmeo. Com o envelhecimento, a região geniana tende a descender no sentido ínfero-medial o que, consequentemente, aprofunda o sulco nasolabial. O objetivo do *lifting* mesofacial é suspender a proeminência malar e, com isso, reduzir a profundidade do sulco nasolabial.

Há dois planos básicos a partir dos quais é possível obter levantamento do terço médio da face. A abordagem pode ser superficial à fáscia que recobre o músculo zigomático maior, ou profunda ao periósteo. A escolha do plano de dissecção depende da anatomia do paciente. As incisões de acesso ao terço médio da face incluem a incisão padrão de ritidectomia, a incisão para blefaroplastia, a incisão transoral e as incisões temporais para abordagem endoscópica.

No *lifting* endoscópico mesofacial, a região é abordada a partir da têmpora ou da fronte. A abordagem endoscópica frontal para *lifting* mesofacial pode ser realizada com ou sem frontoplastia. Em geral, procede-se na blefaroplastia inferior em conjunto com *lifting* mesofacial, uma vez que a elevação do tecido malar produz acúmulo de pele sob o olho. A dissecção é levada ao plano subperiosteal desde a linha temporal até o rebordo orbital superior. A dissecção na região temporal é feita sobre a fáscia temporal profunda até o osso do arco zigomático. O tecido sobre o arco é liberado e a dissecção é mantida no sentido inferomedial no plano subperiosteal. O limite medial da dissecção são os ossos nasais e a abertura piriforme. Assim como ocorre com a frontoplastia, o terço médio da face/SOOF é elevado por meio de suturas ou sistemas absorvíveis de suspensão.

Normalmente os pacientes apresentam edema da região mesofacial com duração de até 6 semanas. Além disso, podem-se queixar de sensibilidade mastigatória no pós-operatório em razão da dissecção ao redor dos músculos masseter e temporal.

▶ Conclusão

Os cirurgiões plásticos têm à sua disposição muitas ferramentas para combater o processo natural de envelhecimento. Os procedimentos e as abordagens devem ser adaptados a cada paciente. A avaliação completa com diagnóstico apropriado das áreas de interesse deve ser complementada por uma discussão clara sobre o plano de tratamento. Para que se obtenham resultados de excelência na cirurgia de rejuvenescimento facial, é extremamente importante um diálogo aberto com o paciente para que se compreendam seus objetivos e desejos.

Adamson PA, Cormier R, Tropper GJ et al. Cervicofacial liposuction: Results and controversies. *J Otolaryngol.* 1990;19(4):267–273.

Baker DC, Conley J. Avoiding facial nerve injuries in rhytidectomy. Anatomical variations and pitfalls. *Plast Reconstr Surg.* 1979;64(6):781

Brennan HG, Toft KM, Dunham BP et al. Prevention and correction of temporal hair loss in rhytidectomy. *Plast Reconstr Surg.* 1999;104(7):2219–25; discussion 2226–2228.

Furnas DW. The retaining ligaments of the cheek. *Plast Reconstr Surg.* 1989;83(1):11–16.

Gonzales-Ulloa, M. Facial wrinkles: Integral elimination. *Plast Reconstr Surg.* 1962;29:658

Hamra ST. Composite rhytidectomy. *Plast Reconstr Surg.* 1992;90(1):1

Hamra, ST. The deep-plane rhytidectomy. *Plast Reconstr Surg.* 1990;86:53

Hunt, H. *Plastic Surgery of the Head, Face and Neck*, Lea & Febiger, 1926

Kamer FM, Frankel AS. SMAS rhytidectomy versus deep plane rhytidectomy: An objective comparison. *Plast Reconstr Surg.* 1998;102(3):878

Mitz V, Peyronie M. The superficial musculo-aponeurotic system (SMAS) in the parotid and cheek area. *Plast Reconstr Surg.* 1976;58(1):80

Salinas NL, Jackson O, Dunham B et al. Anatomical dissection and modified Sihler stain of the lower branches of the facial nerve. *Plast Reconstr Surg.* 2009;124(6):1905–1915

Shah AR, Rosenberg D. Defining the facial extent of the platysma muscle: A review of 71 consecutive face-lifts. *Arch Facial Plast Surg.* 2009;11(6):405–408.

Sherris DA, Larrabee WF, Jr. Anatomic considerations in rhytidectomy. *Facial Plastic Surg* 1996;12(3):215

Tonnard P, Verpaele A, Monstrey S et al. Minimal access cranial suspension lift: A modified S-lift. *Plast Reconstr Surg.* 2002;109(6):2074–2086.

Zoumalan RA, Rosenberg DB. Methicillin-resistant staphylococcus aureus-positive surgical site infections in face-lift surgery. *Arch Facial Plast Surg.* 2008;10(2):116–123.

74 Blefaroplastia

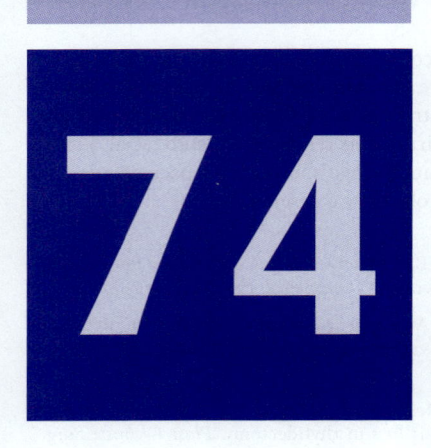

Eugene J. Kim, MD
Corey S. Maas, MD

ANATOMIA

▶ Superfície palpebral

A pele da pálpebra é a mais fina do corpo humano, com relativamente pouca gordura subcutânea. Essas características permitem sua movimentação livre ao fechar e piscar os olhos. A pele da pálpebra superior é mais fina que a da inferior. A própria pele possui muitos pelos finos, assim como glândulas sebáceas e sudoríparas. Nessa região, a cicatrização é rápida, e o processo de fibrose geralmente é insignificante.

O sulco palpebral superior é formado pela inserção de fibras da aponeurose do músculo levantador na pálpebra e no músculo orbicular do olho. Ele se encontra a aproximadamente 8 a 12 mm da linha ciliar e exatamente sobre a borda superior da lâmina tarsal. Medial e lateralmente, o sulco é mais próximo da margem palpebral e descreve um arco ao longo da pálpebra. O olho asiático geralmente não possui esse sulco em razão da inserção mais baixa da aponeurose do levantador sobre o tarso.

A prega palpebral descreve o tecido acima do sulco palpebral e pode se estender por toda a pálpebra superior ou ser mais localizada. Na face envelhecida, é possível haver excesso de tecido produzindo o arqueamento da prega palpebral, chegando a atrapalhar a visão. A combinação de excesso de pele, hipertrofia do músculo orbicular do olho e herniação da gordura pode ser a responsável por esse processo.

▶ Músculo orbicular do olho

O músculo orbicular do olho é responsável pela principal função mimética da pálpebra. Ele é inervado pelos ramos temporal e zigomático do nervo facial. O músculo tem formato elíptico e é dividido em três bandas (pré-tarsal, pré-septal e pré-orbital) que se ligam à estrutura óssea da órbita por meio dos tendões cantais medial e lateral. Com o tempo, o músculo pode hipertrofiar, o que resulta na modificação da aparência das pálpebras.

▶ Gordura orbital

A gordura orbital amortece o bulbo ocular e as estruturas associadas, e seu limite anterior é o septo orbital. Na pálpebra superior, a gordura separa a aponeurose do levantador posteriormente do septo orbital anteriormente. Neste ponto, divide-se em dois compartimentos de gordura: central e medial. Na pálpebra inferior, há três compartimentos de gordura: lateral, central e medial (Figura 74-1).

MÚSCULO LEVANTADOR DA PÁLPEBRA SUPERIOR

O músculo levantador atua elevando a pálpebra superior e se origina posteriormente na periórbita. O músculo localiza-se acima do reto superior e abre-se em leque anteriormente para formar a aponeurose do levantador. A inserção ocorre ao nível do tarso, conforme descrito, formando o sulco palpebral (Figura 74-2). Sua inervação é feita pelo III nervo craniano (nervo oculomotor).

▶ Placa tarsal

O tarso é composto por tecido fibroso moldando a forma das pálpebras e conferindo-lhes firmeza. Os tarsos superior e inferior medem, respectiva e aproximadamente, 10 e 5 mm de altura. Há muitas glândulas de Meibomius (tarsais) em ambos os tarsos que secretam na margem ciliar.

▶ Conjuntiva

A membrana mucosa fixa à placa tarsal e que dá cobertura ao tarso e ao músculo de Muller. Em razão da firmeza de sua ligação, não há necessidade de suturar a conjuntiva após a incisão. A linha cinzenta assinala o limite entre pele e conjuntiva. Histologicamente, observa-se epitélio colunar posteriormente e escamoso estratificado anteriormente. Essa referência é utilizada com frequência nas cirurgias de pálpebra.

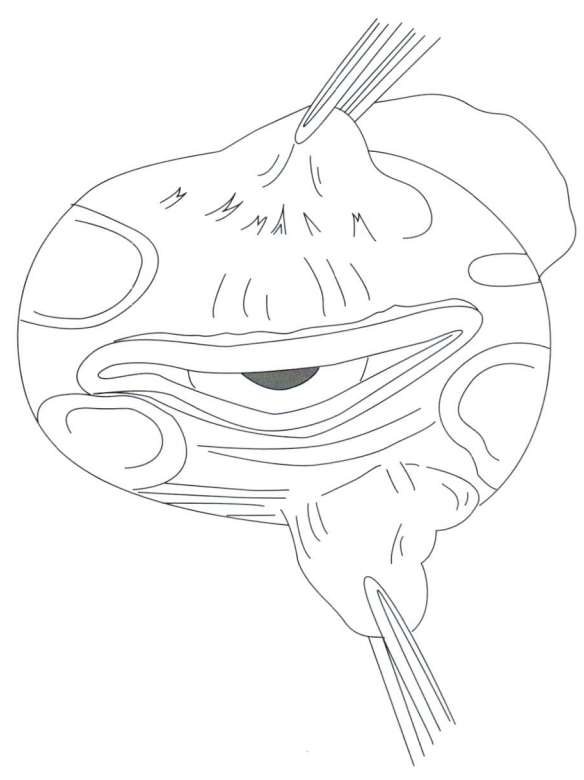

▲ **Figura 74-1** A gordura orbital é dividida nos compartimentos medial e central superiores e nos compartimentos medial, central e lateral inferiores.

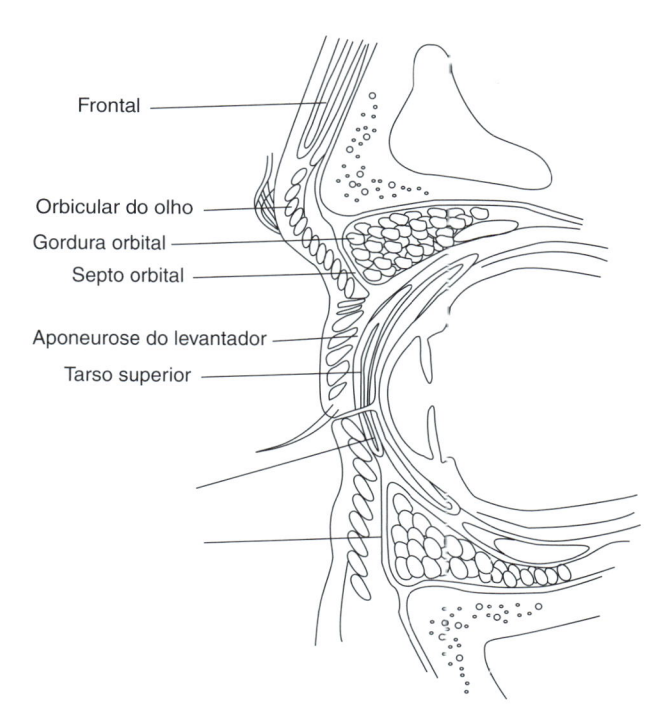

▲ **Figura 74-2** Corte coronal da órbita e suas estruturas.

AVALIAÇÃO PRÉ-OPERATÓRIA

Todos os pacientes devem ser inteiramente examinados e ter sua história clínica conhecida, especialmente os aspectos oftalmológicos. O teste de Schirmer ajuda a triar os pacientes com tendência a evoluir com olhos secos no pós-operatório. Deve-se avaliar a elasticidade da pele da pálpebra inferior afastando-a do bulbo ocular e soltando-a bruscamente para que retorne à posição normal (*snap test*). Se a volta for lenta, a flacidez da pálpebra inferior é preocupante, e o paciente corre risco de ectrópio pós-operatório. O encurtamento horizontal da pálpebra com retalho de espessura total no momento da blefaroplastia ajuda a prevenir esta complicação.

Deve-se ter atenção para detectar qualquer grau de esclera aparente; a esclera é aparente quando a margem palpebral não alcança a córnea. Além disso, qualquer assimetria deve ser documentada e discutida com o paciente. Os pacientes com proptose não são bons candidatos à blefaroplastia em razão do risco de lagoftalmia e ectrópio. Além disso, nos pacientes com olhos secos, a blefaroplastia deve ser muito conservadora.

O uso de ácido acetilsalicílico deve ser suspenso por no mínimo duas semanas antes e assim mantido por mais duas semanas após a cirurgia, para reduzir o risco de sangramento. É extremamente importante tirar fotografias antes da cirurgia, incluindo visão frontal com olhos abertos, fechados e olhando para cima; também devem ser feitas fotos em perfil. As fotografias devem ser revistas com o paciente e discutidas metas realísticas e limitações.

ANESTESIA

Em geral, a anestesia local com ou sem sedação intravenosa é perfeitamente adequada à blefaroplastia. O campo cirúrgico é infiltrado com lidocaína a 1% contendo adrenalina 1:100.000, imediatamente abaixo da superfície cutânea e em plano superficial ao septo orbital.

BLEFAROPLASTIA SUPERIOR

A incisão na pele deve acompanhar o sulco palpebral natural localizando-se aproximadamente 8 a 12 mm acima da margem ciliar ao longo da borda superior da placa tarsal. Lateralmente, a incisão prossegue na direção do rebordo orbital com ligeira curva para cima. A extensão exata é determinada pela quantidade de tecido em excesso na região. Medialmente, a incisão se estende à região acima do ângulo medial do olho e nunca até a pele sobre o nariz.

A incisão cutânea superior é determinada pela quantidade de pele a ser retirada. Um dos métodos para determinar esta quantidade é pinçar a pele em excesso. Outro método é fazer a

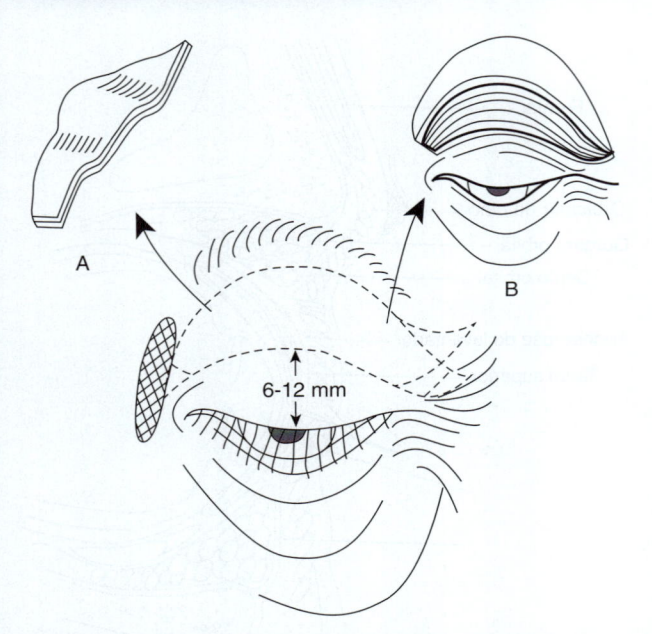

▲ **Figura 74-3** A extensão da excisão na blefaroplastia superior é demonstrada pela linha tracejada. (**A**) Pele e músculo são retirados em bloco e (**B**) a pele é levantada primeiro seguindo-se a excisão do músculo.

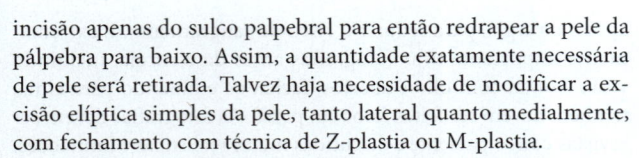

incisão apenas do sulco palpebral para então redrapear a pele da pálpebra para baixo. Assim, a quantidade exatamente necessária de pele será retirada. Talvez haja necessidade de modificar a excisão elíptica simples da pele, tanto lateral quanto medialmente, com fechamento com técnica de Z-plastia ou M-plastia.

O músculo orbicular do olho pode ser abordado após a excisão da pele ou junto com o retalho cutâneo (Figura 74-3). Alguns cirurgiões defendem a excisão do músculo variando entre 2 mm de largura e exatamente 2 mm menor que a incisão cutânea. De qualquer forma, deve-se ter cuidado ao manipular o músculo, uma vez que o septo e o levantador podem ser acidentalmente seccionados. Obtém-se hemostasia com eletrocautério bipolar.

Com a excisão de gordura aborda-se o processo de herniação. O septo orbital é cuidadosamente aberto acima da inserção da aponeurose do levantador. A pressão suave sobre o bulbo ocular ajuda a localizar os compartimentos de gordura relevantes antes da incisão. Os coxins adiposos central e medial sofrem herniação com a pressão sobre o bulbo ocular. Procede-se à excisão da gordura anterior ao septo com hemostasia meticulosa (Figura 74-4). O compartimento central talvez tenha coloração mais escura que o medial. Deve-se ter cuidado para não se exceder na retirada de gordura, uma vez que sua falta pode determinar um aspecto de olhar vazio.

A incisão é então fechada inicialmente respeitando-se o princípio das "metades" com fio de náilon 6-0. A sutura é completada com pontos contínuos usando fio absorvível 6-0.

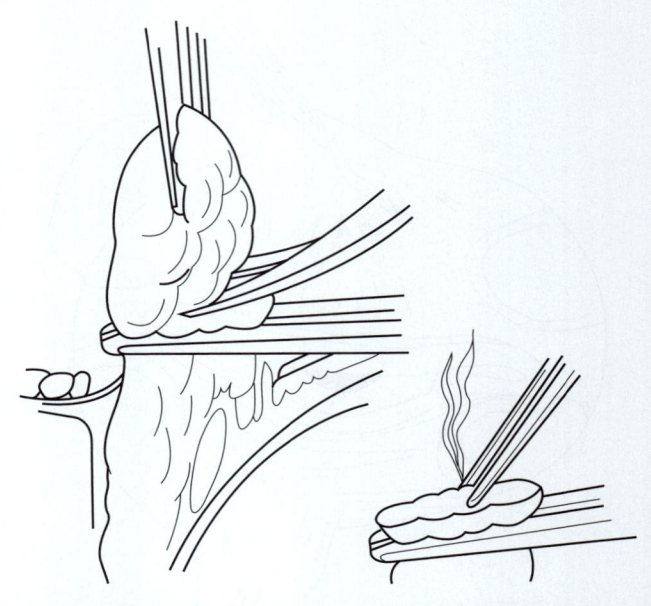

▲ **Figura 74-4** A gordura orbital é exposta e cuidadosamente retirada com cautério.

BLEFAROPLASTIA INFERIOR

A blefaroplastia pode ser abordada com diversas técnicas, incluindo retalho cutâneo, retalho musculocutâneo e técnica transconjuntival.

▶ Retalho cutâneo

A técnica de retalho cutâneo é mais adequada aos pacientes que apresentem excesso significativo de pele flácida, mas também evidências de tônus adequado do músculo orbicular do olho. Procede-se à incisão subciliar imediatamente abaixo da linha de implantação dos cílios. Medialmente, a incisão se estende ao ponto lacrimal e lateralmente até o ângulo com uma pequena curvatura inferior (Figura 74-5). A dissecção é manti-

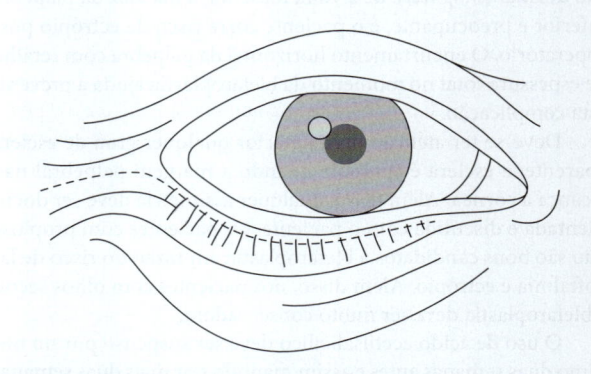

▲ **Figura 74-5** Incisão para blefaroplastia inferior.

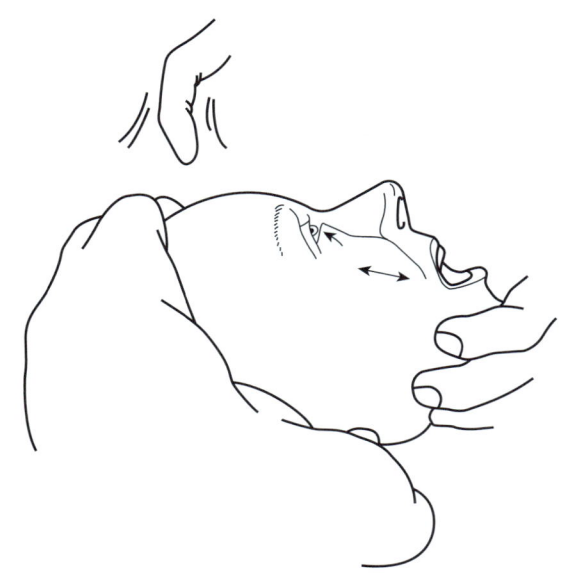

▲ **Figura 74-6** Abrir a boca e olhar para cima são manobras que permitem avaliar com precisão a quantidade de pele a ser retirada da pálpebra inferior.

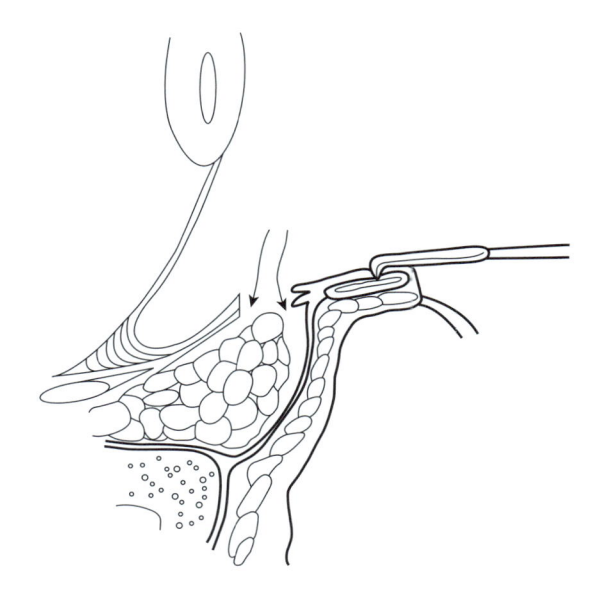

▲ **Figura 74-7** Incisão transconjuntival abaixo do tarso inferior.

da no plano entre a pele e o músculo orbicular até a altura do rebordo orbital. Com pressão leve sobre o bulbo ocular localizam-se as áreas de herniação de gordura. Procede-se à incisão de músculo e septo, e a gordura exposta sofre excisão em todos os três compartimentos. A hemostasia deve ser meticulosa. O retalho cutâneo é tracionado no sentido superior e lateral. Talvez haja necessidade de retirar uma tira fina do músculo orbicular hipertrofiado, seguindo-se o fechamento das bordas musculares. Finalmente, o retalho cutâneo é aparado sob a margem palpebral, tomando muito cuidado para evitar tensão na região. O paciente deve abrir a boca e olhar para cima para assegurar que não se tenha removido pele em excesso (Figura 74-6). Para o fechamento da incisão, utiliza-se uma combinação de pontos interrompidos e contínuos.

▶ Retalho musculocutâneo

O retalho musculocutâneo é realizado em um plano entre o septo orbital e o músculo orbicular do olho, sendo um procedimento mais fácil do que o retalho cutâneo. A incisão é igual à descrita para o retalho cutâneo, e a dissecção se estende passando pelo músculo orbicular no sentido inferior em direção ao rebordo orbital. A partir de então, procede-se à excisão de gordura da mesma forma descrita para o retalho cutâneo. Pele e músculo em excesso são aparados da mesma maneira.

▶ Blefaroplastia transconjuntival

Com a blefaroplastia transconjuntival não se aborda diretamente a pele da pálpebra, mas sim apenas a gordura orbital.

Contudo, aqueles que defendem essa abordagem argumentam que o principal problema é a herniação de gordura, e não o excesso de pele. Mantendo-se na área pós-septal, o septo orbital e a musculatura são deixados intactos, o que reduz a chance de haver retração da pálpebra. Além disso, evitam-se cicatrizes externas. Entretanto, alguns cirurgiões acreditam que tal abordagem tem maior probabilidade de resultar em remoção insuficiente de gordura em razão de exposição limitada.

Na blefaroplastia transconjuntival, a conjuntiva é anestesiada com tetracaína tópica, seguindo-se injeção direta de lidocaína com adrenalina. O bulbo ocular deve estar protegido durante o procedimento. A técnica implica incisão no sulco inferior da conjuntiva próximo ao rebordo orbital (Figura 74-7). A incisão pode ser feita com eletrocautério e a gordura deve ser imediatamente visualizada logo abaixo da superfície. A pressão suave revela a gordura que deve ser removida e cauterizada na forma usual (Figura 74-8). Conforme afirmado, a incisão não precisa ser suturada em razão da aderência firme da conjuntiva à placa tarsal. Se houver pele redundante, alguns cirurgiões preconizam o uso de *laser* de CO_2 para esticar a pele associado à blefaroplastia transconjuntival. Outra excelente opção é o *resurfacing* químico (*peeling* de fenol) realizado com facilidade ao mesmo tempo e com excelente resultado para esticar a pele da pálpebra inferior. A técnica de "pinçamento", na qual o excesso de pele é levantado com uma pinça e submetido à excisão com instrumento de corte, também é efetiva.

CUIDADOS PÓS-OPERATÓRIOS

As incisões são tratadas com pomada contendo antibiótico. Aplicam-se compressas frias ou de gelo para redução do edema e da equimose. Não há necessidade de curativo com-

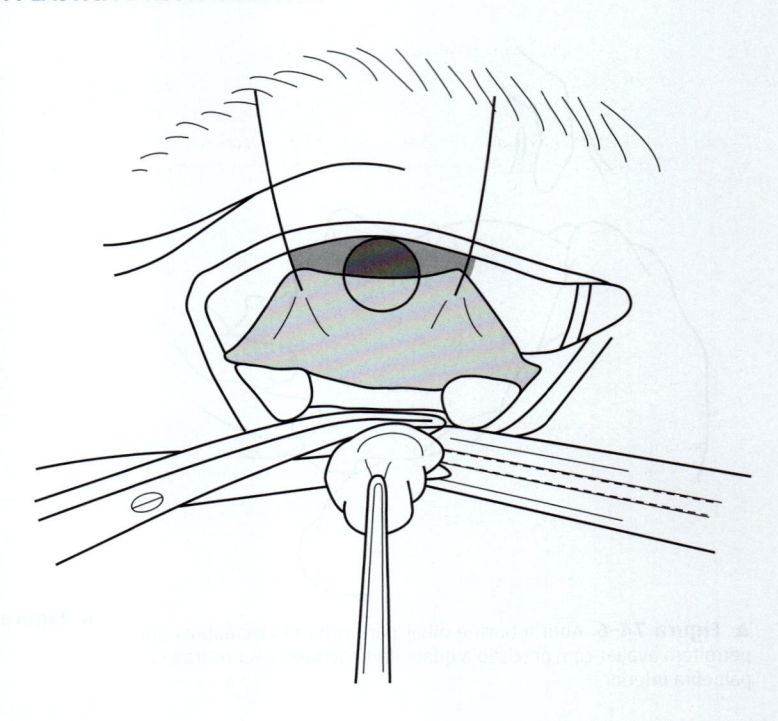

▲ **Figura 74-8** A excisão da gordura orbital na abordagem transconjuntival.

pressivo considerando que impedem que se identifique a ocorrência de sangramento ou de alterações na visão. A dor geralmente é mínima e muitos pacientes prescindem de qualquer medicação. Os pacientes devem ser orientados a retornar imediatamente em caso de dor, sangramento ou distúrbios da visão. O médico deve lembrar o paciente sobre a necessidade de evitar ácido acetilsalicílico e AINEs. Os pontos são retirados em três ou quatro dias.

COMPLICAÇÕES

▶ Perda de visão

A perda de visão é a complicação mais grave da blefaroplastia e felizmente é uma ocorrência rara, com taxa publicada de 0,04%. Na ausência de hemorragia intraorbital, o mecanismo exato não foi esclarecido.

A hemorragia retrobulbar é uma emergência cirúrgica. Ela aumenta a pressão intraocular causando neuropatia isquêmica do nervo óptico, obstrução da artéria central da retina ou ambas. O início da hemorragia frequentemente está relacionado com vômitos ou tosse no pós-operatório. Clinicamente, o paciente manifestará dor e proptose de início súbito associados à equimose palpebral. O retorno ao centro cirúrgico deve ser imediato para evacuação do coágulo e controle dos pontos de sangramento. Talvez haja necessidade de cantotomia lateral para descompressão imediata. Havendo perda visual, há indicação de administração intravenosa de manitol e esteroides para reduzir a pressão intraocular. Também há indicação para solicitar parecer de oftalmologista.

▶ Ectrópio

O ectrópio é a complicação mais comum da blefaroplastia inferior. Ocorre quando há remoção excessiva de pele em razão da rotação da margem palpebral para baixo com seu afastamento do bulbo ocular. Em geral, requer correção cirúrgica, seja com encurtamento horizontal da pálpebra, suspensão do músculo ou enxerto cutâneo de espessura total.

▶ Hordéolo

O surgimento de hordéolos é a complicação mais comum da blefaroplastia superior. O problema é facilmente resolvido com remoção das lesões com uma agulha no consultório.

▶ Lagoftalmia

No período inicial do pós-operatório, é comum haver lagoftalmia secundária ao edema palpebral. Pode ser permanente nos pacientes que tenham sofrido ressecção excessiva de pele ou com fibrose. Se lubrificação, massagem e fixação da pálpebra com fita não resolverem o problema, há indicação para correção cirúrgica com enxerto cutâneo de espessura total.

▶ Outras complicações

A blefaroplastia pode causar esclera aparente, assimetria palpebral, ptose, lesão da córnea e olho seco. A incidência dessas complicações pode ser reduzida com maior atenção durante a cirurgia, triagem pré-operatória e conhecimento dos detalhes anatômicos.

Becker DG, Kim S, Kallman JE. Aesthetic implications of surgical anatomy in blepharoplasty. *Facial Plast Surg.* 1999;15(3):165. [PMID: 11816079] (Review of orbital anatomy with attention to pathologic changes.)

Castanares S. Anatomy for a blepharoplasty. *Plast Reconstr Surg.* 1974;53(5):587. [PMID: 4821211] (Classic anatomic description of orbital anatomy.)

Castro E, Foster JA. Upper lid blepharoplasty. *Facial Plast Surg.* 1999;15(3):173. [PMID: 11816080] (A comprehensive review of indications and techniques in upper-lid blepharoplasty.)

Garcia RE, McCollough EG. Transcutaneous lower eyelid blepharoplasty with fat excision: a shift-resisting paradigm. *Arch Facial Plast Surg.* 2006;8:374. [PMID: 17116784] (Recent article supporting transcutaneous approaches to lower blepharoplasty.)

Halvorson EG, Husni NR, Pandya SN. Optimal parameters for marking upper blepharoplasty incisions: a 10-year experience. *Annals Plast Surg.* 2006;56(5):569. [PMID: 16641639] (Nice article detailing one reproducible upper blepharoplasty incision marking system, which can be helpful for young surgeons.)

Jelks GW, Jelks EB. Preoperative evaluation of the blepharoplasty patient. Bypassing the pitfalls. *Clin Plast Surg.* 1993;20(2):213. [PMID: 8485931] (Classic article by one of the masters of preoperative assessment.)

Lelli GJ, Lisman RD. Blepharoplasty complications. *Plast Reconstr Surg.* 2010;125(3):1007. [PMID: 20195127] (Thorough contemporary review article of blepharoplasty complications and their management)

McCurdy JA. Upper blepharoplasty in the Asian patient: the "double eyelid" operation. *Facial Plast Surg Clin N Am.* 2005;13(1):47. [PMID: 15519927] (An excellent article detailing anatomy, evaluation, and technique unique to the Asian eyelid.)

Patipa M. The evaluation and management of lower eyelid retraction following cosmetic surgery. *Plast Reconstr Surg.* 2000;106(2):438. [PMID: 10946945] (Excellent detailed article focusing on the evaluation and management of specific lower eyelid complication following blepharoplasty.)

Perkins SW, Dyer WK 2nd, Simo F. Transconjunctival approach to lower eyelid blepharoplasty. Experience, indications, and technique in 300 patients. *Arch Otolaryngol Head Neck Surg.* 1994;120(2):172. [PMID: 8297575] (A substantial retrospective review of this approach with attention to technique.)

Zarem HA, Resnick JI. Operative technique for transconjunctival lower blepharoplasty. *Clin Plast Surg.* 1992;19(2):351–356. [PMID: 1576780] (A classic paper describing the modern technique for transconjunctival blepharoplasty.)

75 Rinoplastia

Douglas D. Leventhal, MD
Minas Constantinides, MD, FACS

HISTÓRIA

O termo rinoplastia tem origem nas palavras gregas "*rhinos*", nariz, e "*plastikos*", que significa "moldar". A rinoplastia é a cirurgia que altera a aparência do nariz. Recentemente, tem sido usada a expressão "rinoplastia funcional" para descrever a cirurgia que, além de mudar a aparência, também melhora a função do nariz. A reconstrução nasal foi descrita pela primeira vez na Índia antiga por Sushruta em seu texto *Sushruta Samhita*, cerca de 500 a.C. Sushruta, considerado o pai da cirurgia plástica, utilizou diversas técnicas para reconstrução em indivíduos submetidos à amputação nasal, uma forma comum de pena capital naquela época. Entre essas técnicas utilizadas estão retalhos rotacionais pediculados de região malar e de fronte. No final dos anos 1500, o professor Gaspare Tagliacozzi publicou em Bologna um livro-texto de cirurgia no qual mostrava a possibilidade de reconstrução nasal usando retalho do braço. Em meados dos anos 1800, Johann Freiderich Dieffenbach aperfeiçoou os procedimentos de cirurgia plástica no seu tempo em seu livro-texto intitulado *Operative surgery*. Este autor descreveu técnicas para reduzir o tamanho do nariz, como excisão de um segmento de asa do nariz excessivamente aumentada e a realização de excisões em cruz na pele e na cartilagem. A rinoplastia estética com abordagem intranasal foi inicialmente descrita em 1887 pelo otorrinolaringologista norte-americano John Orlando Roe, em seu artigo referencial "The deformity termed 'pug nose' and its correction by a simple operation". No final dos anos 1800, Jacques Joseph surgiu como uma das figuras mais importantes da cirurgia plástica facial e é considerado o pioneiro da rinoplastia moderna. Joseph ministrou palestras e cursos práticos de rinoplastia frequentados por cirurgiões como Hustave Aufricht, Joseph Safian, Jacques Maliniac, John Maurice Converse e Samuel Fomon. Fomon iniciou, então, um curso de rinoplastia com base nas técnicas de Joseph. Dois notórios otorrinolaringologistas que frequentaram os cursos foram Maurice Cottle e Irving Goldman. A rinoplastia moderna desenvolveu-se à medida que esses cirurgiões treinaram colegas e as técnicas cirúrgicas foram sendo aprimoradas.

ANATOMIA

FUNDAMENTOS DO DIAGNÓSTICO

- O nariz é composto por nove subunidades estéticas: dorso, ponta, columela, faces laterais pareadas, asas e triângulos moles.
- Os três principais mecanismos de suporte para a ponta do nariz são força e integridade das cartilagens laterais inferiores e suas ligações ao septo e as cartilagens laterais superiores.
- As válvulas nasais interna e externa são responsáveis por boa parte da resistência nasal ao fluxo de ar, devendo ser abordadas de forma adequada quando se realiza rinoplastia.

▶ Anatomia superficial

A superfície externa do nariz é dividida em nove subunidades estéticas: dorso, ponta, columela, faces laterais pareadas, asas e triângulos moles. O princípio das subunidades, descrito por Burget e Menick, baseia-se na noção de que o olho humano detecta as depressões sombreados e as bordas iluminadas da superfície nasal. Tal princípio aplica-se igualmente à cirurgia estética e à cirurgia reconstrutiva do nariz. Nos casos de câncer ou de trauma, se mais de 50% de uma subunidade nasal tiver sido perdida, o restante da subunidade deve ser removido. Assim, toda subunidade deve ser substituída com cicatrizes planejadas para ocupar as bordas sombreadas entre as subunidades.

Há diversas referências anatômicas faciais e nasais que devem ser conhecidas antes de se realizar uma análise apropriada (Figura 75-1). De acordo com proporções consideradas ideais, a altura da face deve ser dividida em três partes iguais entre tríquio e glabela, glabela e região subnasal, região subnasal e mentoniana. Na largura ideal, a face é dividida em cinco partes iguais. Assim, a largura de um olho deve representar um

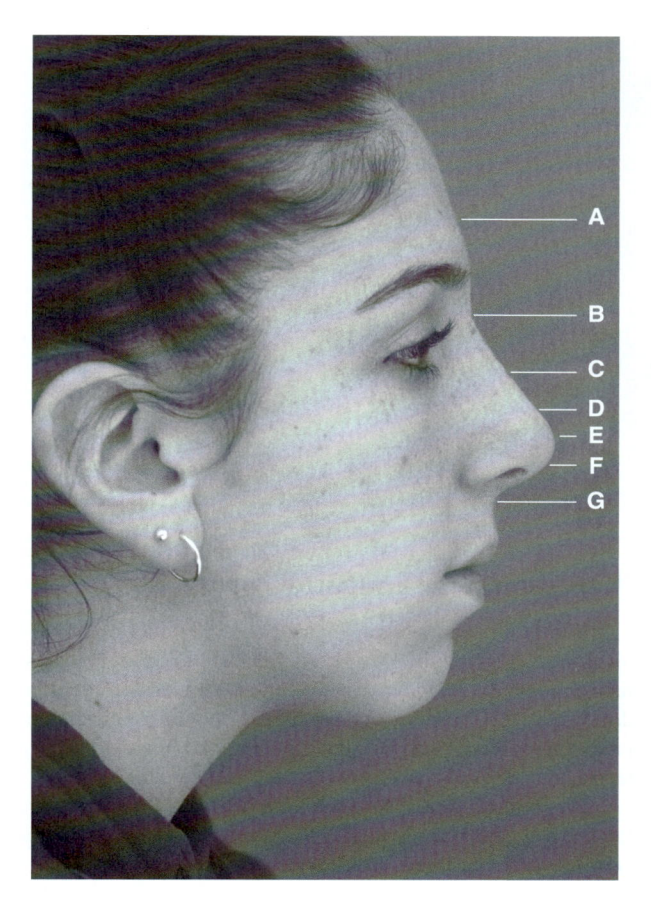

▲ **Figura 75-1** Topografia do perfil nasal. Glabela (**A**), násio (**B**), *rhiniom* (**C**), *supratip* (**D**), ponta (**E**), *infratip* (**F**) e subnasal (**G**).

quinto da largura total da face e ser igual a distância entre os ângulos dos olhos e à largura da base do nariz. É comum haver desvios nessas proporções ideais causados por diferenças raciais e étnicas.

▶ Envoltório formado por pele e tecidos moles

O nariz é composto por um esqueleto ósseo-cartilaginoso que é recoberto por pele e tecidos moles. Esta cobertura é mais espessa no násio e na ponta e delgada sobre o *rhinion*. Este detalhe é importante quando se reduz as partes óssea e cartilaginosa do dorso nasal, uma vez que a variação na espessura da pele terá influência sobre o contorno final do dorso. Profundamente à derme, há cinco componentes de tecidos moles: panículo adiposo superficial, camada fibromuscular, camada adiposa profunda, cobertura fibrosa longitudinal e ligamento interdomus. A camada fibromuscular é formada pelos músculos da mímica facial que são envolvidos e interconectados pelo sistema musculoaponeurótico superficial (SMAS) nasal. Este SMAS nasal mantém continuidade com o SMAS da face. O plano adequado ao levantar o tecido nasal, seja para rinoplastia ou reconstrução nasal, é o plano sub-SMAS.

▶ Estrutura óssea/cartilaginosa

O terço superior do nariz é formado por ossos nasais pareados. Esses ossos se articulam superiormente com o osso frontal na sutura frontonasal, superolateralmente com o osso lacrimal, inferolateralmente com o processo frontal maxilar e inferoposteriormente com a lâmina perpendicular do etmoidal. O termo násio refere-se à sutura frontonasal, ao passo que *sellium* se refere ao tecido mole que recobre esta região. Denomina-se *radix* a base do nariz que engloba násio e *sellium*. A glabela é a proeminência do osso frontal entre as sobrancelhas e que se encontra acima do *radix*.

O septo cartilaginoso forma o terço médio do dorso nasal. Tem formato quadrangular e se articula posteriormente com o septo ósseo (lâmina perpendicular do etmoidal e vômer) e inferiormente com o rebordo maxilar. A face caudal do septo cartilaginoso apresenta ângulos septais anterior e posterior definidos e com papel significativo na posição da ponta nasal.

O arco cartilaginoso superior é composto pelo par de cartilagens laterais superiores (CLSs). Essas estruturas têm formato triangular ou trapezoide e fundem-se na linha média ao dorso cartilaginoso. As CLSs também são apoiadas em posição cefálica por sua ligação com os ossos nasais. A região em que as CLSs se fixam à superfície interna dos ossos nasais é denominada *keystone area*. A face cefálica das CLSs podem se sobrepor à região caudal dos ossos nasais por até 11 mm. É essencial manter essa relação, a fim de evitar que haja colapso das CLSs e subsequente obstrução nasal. No plano caudal, as CLSs se articulam com as cartilagens laterais inferiores (CLIs).

A estrutura cartilaginosa inferior é formada principalmente pelo par de CLIs ou de cartilagens alares. As CLIs, extremamente variáveis entre indivíduos, determinam a forma e a configuração da ponta do nariz. Diz-se que a ponta do nariz é delicada quando se observa a dupla interrupção, formada por quebras na *supratip* e na *infratip*. A *supratip* é definida pela junção do dorso nasal com a ponta do nariz, e a *infratip*, pela junção da ponta do nariz com a columela.

As CLIs tem formato em C e podem ser divididas em três partes: crus medial, crus intermediária e crus lateral (Figura 75-2). As cruras mediais representam o segmento mais estreito da CLI. Cada uma delas é formada por um segmento basal que se alarga no segmento posterolateral e um segmento anterior que define o contorno da columela. As cruras mediais estão fixadas ao septo caudal por tecido fibroso e são separadas por tecido conectivo frouxo.

As cruras intermediárias unem as cruras mediais às cruras laterais. As cruras intermediárias alargam-se no sentido posterolateral afastando-se uma da outra e formando um ângulo de divergência. O ângulo de divergência contribui para o lóbulo *infratip* e normalmente mede aproximadamente 50 a 60°. Ângulos acima de 60° caracteristicamente causam ponta larga ou de pu-

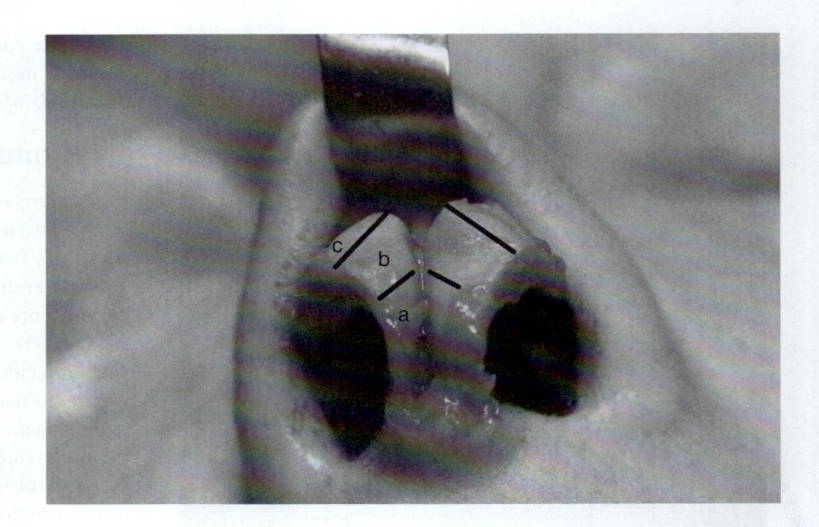

▲ **Figura 75-2** Cartilagem lateral inferior – Crus medial (**a**), crus intermediária (**b**) e crus lateral (**c**). O domus é a junção entre a cruz intermediária e lateral.

gilista. O domus é o ponto em que a crus intermediária se une à crus lateral e é o ponto mais alto e mais anterior da ponta do nariz. Os domus são unidos medialmente pelo ligamento interdomus e correspondem topograficamente aos pontos que definem a ponta do nariz. Assim, as manobras cirúrgicas para modificar os domus são usadas para aprimorar a ponta do nariz.

As cruras laterais caracteristicamente têm forma convexa e se estendem posteriormente a partir das cruras intermediárias. As cruras laterais inicialmente correm em paralelo à margem alar, mas então sofrem rotação posterior, superior e lateral na direção da abertura piriforme. Na região de transição, há diversas relações anatômicas entre a margem cefálica das cruras laterais e a margem caudal das CLSs. Variações na largura, no formato e na força das cruras laterais influenciam tanto a aparência quanto a força da ponta nasal.

▶ Mecanismos de suporte à ponta

Muitos cirurgiões argumentam que a chave da rinoplastia é o controle da ponta do nariz. É essencial conhecer os mecanismos de apoio e a dinâmica da ponta nasal, a fim de obter resultados previsíveis. Dois modelos relacionados foram desenvolvidos para explicar a complexidade das cartilagens da ponta do nariz: a teoria do tripé e os mecanismos de suporte da ponta.

No conceito de tripé, a anatomia das CLIs é comparada a um tripé, no qual o conjunto das cruras mediais formaria um dos apoios e cada crura lateral representaria os outros dois. (Figura 75-3). Assim, em teoria, alterações na altura dos apoios desse tripé levariam a mudanças previsíveis na posição da ponta do nariz. A redução idêntica no comprimento de todos os três apoios resultaria em redução na projeção, e o aumento no comprimento

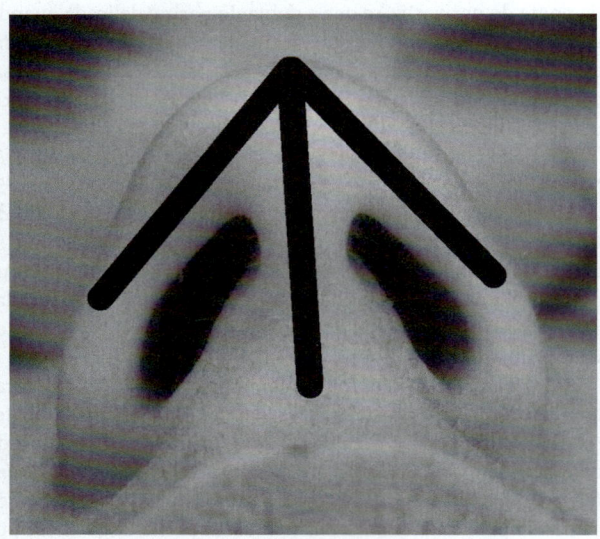

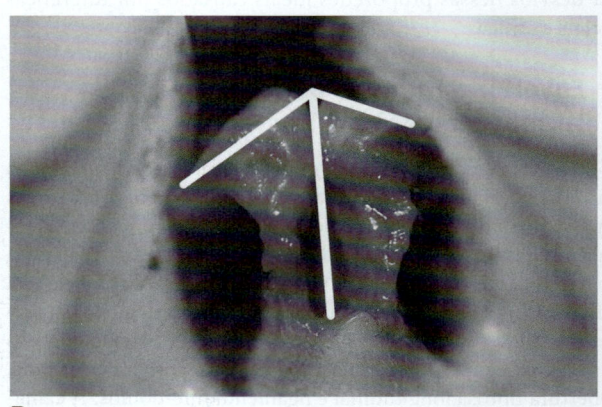

▲ **Figura 75-3** Tripé nasal revelado topograficamente a partir da base (**A**) e com visualização intraoperatória durante rinoplastia aberta (**B**).

aumentaria a projeção. O encurtamento do comprimento da crura medial e/ou o alongamento da crura lateral resultariam em rotação caudal da ponta, ao passo que as manobras opostas levariam à rotação cefálica da ponta do nariz.

A ponta do nariz classicamente apresenta nove mecanismos de apoio: três maiores e seis menores. Os mecanismos maiores são: (1) tamanho, formato e resiliência da CLI; (2) ligação das CLIs ao septo caudal; (3) ligação das CLIs às CLSs na região de transição. Os mecanismos menores de suporte são: (1) ligamento interdomus; (2) septo cartilaginoso dorsal (3) complexo sesamoide; (4) ligação da CLI à CLS sobrejante e à pele; (5) espinha nasal; (6) septo membranoso. Ao realizar uma cirurgia nasal, os mecanismos de suporte da ponta devem ser respeitados e, se estiverem debilitados, devem ser reconstituídos para assegurar resultados estética e funcionalmente satisfatórios.

▶ Válvulas nasais

O nariz é responsável por cerca de 66% da resistência corporal total ao fluxo de ar durante a respiração. Há duas válvulas principais no aspecto anterior do nariz responsáveis pela maior parte dessa resistência: a válvula nasal interna (VNI) e a válvula nasal externa (VNE).

A VNI é o segmento mais estreito da cavidade nasal e onde se localiza a maior resistência ao fluxo de ar pelo nariz. A VNI é limitada por septo, cabeça da concha nasal inferior, limite caudal da CLS e abertura piriforme. Nos brancos, a ligação da CLS ao septo normalmente ocorre com um ângulo de 10 a 15°. A ligação com ângulo mais agudo pode levar à obstrução nasal. O estreitamento estático ou o colapso dinâmico da VNI com subsequente obstrução nasal podem ser causados por cirurgia prévia, trauma, desvio de septo, hipertrofia da concha nasal inferior, fibrose, sinéquias ou malformações congênitas. A VNE é formada pelo soalho do nariz, columela e limite caudal da CLI. O estreitamento estático ou o colapso dinâmico da VNE podem ser causados por cirurgia prévia, fraqueza das CLIs, alargamento de columela, maior espessura do envoltório de pele e de tecidos moles, desvio do septo em posição caudal ou estenose nasal causada por trauma ou queimadura.

American Board of Facial Plastic & Reconstructive Surgery: The Father of Modern Plastic Surgery. Available at: http://www.abfprs.org/about/h_father.cfm (last accessed January 31, 2010).

Anderson JR. A reasoned approach to nasal base surgery. *Arch Otolaryngol.* 1984;110(6):349–358.

Behrbohm, H., Briedigkoit, W., Kaschke, O. Jacques Joseph: Father of Modern Facial Plastic Surgery. *Arch Fac Plast Surg.* 2008; 10(5):300–303.

Burget GC, Menick FJ. The subunit principle in nasal reconstruction. *Plast Reconstr Surg.* 1985;76(2):239–247.

Crumley RL. Some pioneers in plastic surgery of the facial region. *Arch Facial Plast Surg.* 2003;5(1):9–15.

Daniel RK. Dorsum. In: Daniel RK, editor. *Rhinoplasty: An Atalas of Surgical Techniques.* Springer, 2005, 23–58.

Letourneau A, Daniel RK. The superficial musculoaponeurotic system of the nose. *Plast Reconstr Surg.* 1988;82(1):48–57.

Roe JO. The deformity termed "pug nose" and its correction by a simple operation. *Med Rec.* 1887;31:621.

Sushruta. *Sushruta Samhita (English translation by K.L. Bhishagratna).* Kaviraj Kunjalal Publishing, 1998,1907–1917.

Tardy ME, Brown RJ. *Surgical Anatomy of the Nose.* Raven Press, 1990.

Walsh WE, Kern RC. Sinonasal anatomy, function, and evaluation. In: Bailey B, ed. *Head and Neck Surgery: Otolaryngology.* 4th ed. Lippincott-Raven, 2006, 311.

▼ PLANEJAMENTO PRÉ-OPERATÓRIO

FUNDAMENTOS DO DIAGNÓSTICO

▶ Há diversas proporções ideais utilizadas na avaliação pré-operatória.

▶ As incidências-padrão para o pré-operatório de rinoplastia são: frontal, diagonal, perfil e a partir da base.

▶ Análise do nariz

Embora a beleza esteja nos olhos do observador, há diversas fórmulas e cálculos desenvolvidos para determinar as proporções estéticas ideais para o nariz. A base da rinoplastia é a análise pré-operatória do nariz e sua relação com as demais unidades faciais. O Quadro 75-1 mostra os parâmetros avaliados e analisados nas visões frontal, lateral e basal.

Na visão frontal, a linha estética entre o supercílio e a ponta do nariz é um traçado suavemente curvo desde o ponto medial da sobrancelha acompanhando o dorso do nariz até o reflexo de luz ipsilateral. Em um nariz refinado e simétrico, as duas linhas devem formar uma figura de ampulheta. Na visão frontal, a columela deve estar em posição ligeiramente inferior às margens alares e seu contorno lembrar a silhueta de uma "gaivota em voo". É na visão frontal que se encontra maior dificuldade para atingir uma simetria perfeita. Assim, sua avaliação é a mais útil para encontrar assimetrias pré-operatórias e comparar os resultados pós-operatórios. Um suplemento útil à visão frontal é o sorriso frontal. Nesta visão, as alterações dinâmicas determinadas pelo sorriso com frequência assinalam assimetrias que se mantinham ocultas na visão frontal padrão.

A visão lateral é analisada tendo em vista a horizontal de Frankfurt – uma linha imaginária desde a parte superior do trago até a eminência malar. Essa linha deve ser horizontal na incidência lateral para melhor uso na interpretação dos diversos ângulos estéticos. Na incidência lateral, há quatro ângulos estéticos determinados com base na geometria do dorso nasal: ângulo frontonasal (Figura 75-4), ângulo nasofacial, ângulo nasolabial (Figura 75-4) e ângulo nasomental. O ângulo frontonasal é definido pela interseção de uma linha que liga a glabela ao násio e uma linha que tangencia o dorso nasal. O ângulo ideal mede 115° a 130°.

O ângulo nasolabial é determinado pela intersecção de uma linha tangencial à columela e outra traçada entre a região subna-

Quadro 75-1 Análise do nariz nas diversas incidências

Visão frontal	Visão lateral	Visão inferior
Comprimento do nariz	Comprimento do nariz	Relação columela/lóbulo
Desvio a partir da linha média	Giba dorsal	Ângulo de divergência
Pontos de definição da ponta/reflexos de luz (5 a 10 mm distantes)	Posição da raiz	Forma da ponta nasal
Formato/contorno da ponta	Ângulo frontonasal	Formato nas narinas
Linha estética supercílio-ponta	Rotação da ponta	Posição do septo caudal
Configuração em "voo de gaivota"	Projeção da ponta	Largura das asas
Posicionamento da crura lateral ("deformidade em parênteses")	Ângulo nasolabial	
Extensão do lábio superior	Relação asa/columela	
	Ângulo de divergência (quebra dupla)	
	Visão da columela (2 a 4 mm)	
	Projeção mento/malar	

sal e a mucosa do lábio superior. A medida ideal está entre 90º e 95º nos homens e entre 95º e 110º nas mulheres. A rotação caudal da ponta do nariz frequentemente está associada à angulação mais aguda e à rotação cefálica, ao ângulo mais obtuso. Contudo, a rotação absoluta da ponta é determinada pelo ângulo de rotação do domus, divergindo da horizontal de Frankfurt e, portanto, *não* mantém equivalência com o ângulo nasolabial.

O ângulo nasofacial é determinado pela intersecção de uma linha que tangencia o dorso nasal com uma linha traçada entre a glabela e os tecidos moles do pogônio. O ângulo ideal é 36º a 40º. O ângulo nasomental é definido pela intersecção de uma linha entre o ponto definidor da ponta nasal e os tecidos moles do pogônio e uma linha tangencial ao dorso do nariz. A medida ideal é entre 120º e 132º.

A projeção nasal é mais bem quantificada na visão lateral. Há diversos métodos descritos para calcular a projeção nasal, mas os três mais usados são os métodos de Goode, Crumley e Simon. O método de Goode estabelece que uma linha traçada entre o sulco nasogeniano e a ponta nasal deve corresponder de 0,55 a 0,6 do comprimento do dorso nasal. Crumley relaciona o perfil nasal a um triângulo retângulo com vértices localizados em násio, prega alar e ponto definidor da ponta nasal. Os lados do triângulo devem manter uma relação de 3:4:5 com ângulo nasofacial resultante de 36º. O método de Simon relaciona a projeção da ponta nasal com o comprimento do lábio superior. O autor determinou que a distância entre o ponto subnasal e a mucosa do lábio superior deve ser igual à distância entre o ponto subnasal e o ponto definidor da ponta nasal.

A partir da incidência inferior, o cirurgião pode avaliar a largura da asa que idealmente equivaleria à distância intercantal. Também é possível avaliar a maior distância entre as asas do nariz. A relação entre columela e lóbulo nasal *infratip*, idealmente 2:1, é facilmente verificável. Essa visão também é a melhor para avaliar qualquer deflexão do septo caudal e o efeito produzido sobre a columela e a ponta nasal.

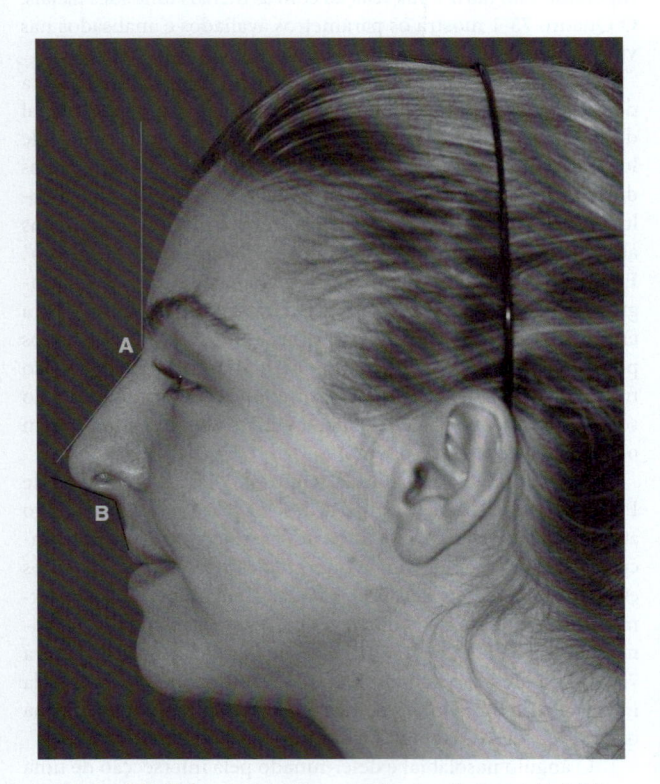

▲ **Figura 75-4** Ângulo frontonasal (**A**) e ângulo nasolabial (**B**).

Com a visão oblíqua (ou ¾) é possível melhorar a avaliação geral investigando as relações entre dorso, ponta e paredes laterais e acrescentando a visão tridimensional do nariz. Nessa visão, se o dorso estiver desviado na linha média, parecerá mais alto quando fotografado a partir do lado oposto. Em outras palavras, o dorso desviado à direita parecerá mais alto quando visto em incidência oblíqua a partir do lado esquerdo e mais baixo a partir do lado direito.

▶ Primeira consulta

É muito importante tomar a história clínica completa de todos os pacientes candidatos à cirurgia. Além da história clínica/cirúrgica convencional, o paciente deve ser inquirido acerca de obstrução nasal, rinite alérgica e sinusite aguda. Se o paciente apresentar sinais e sintomas de sinusite aguda indicam que cirurgia, esta deve ser realizada em conjunto com a rinoplastia. Além da história clínica, os pacientes de cirurgia estética devem ser perguntados sobre suas motivações, metas e expectativas com a cirurgia. O conhecimento sobre as motivações do paciente dá ao cirurgião melhor chance de assegurar resultados satisfatórios. Em especial, os pacientes que estejam excessivamente preocupados com aspectos triviais de sua aparência e que superestimem o que a cirurgia é capaz de fazer por sua vida devem ser investigados para transtorno dismórfico corporal por um psiquiatra.

O exame físico inicia-se com a avaliação sobre a qualidade e a textura da pele. Embora a pele grossa torne mais difícil definir melhor a ponta nasal, ela ajuda a dissimular irregularidades cartilaginosas da ponta. Além disso, os pacientes com pele grossa tendem a apresentar mais edema pós-operatório. Pode-se obter muitas informações sobre a anatomia nasal com a palpação. Os ossos nasais devem ser palpados tanto na busca por irregularidades quanto para avaliar o comprimento ósseo em relação ao comprimento da CLS. Deve-se ter muito cuidado com os pacientes com ossos nasais curtos e CLSs longas, uma vez que tais pacientes são predispostos a colapso da válvula nasal. As CLIs devem ser palpadas para avaliação de tamanho, formato e força. O teste do ricochete é feito pressionando e soltando a ponta do nariz com o dedo, a fim de determinar o grau de resiliência. Se a ponta do nariz resistir ao deslocamento para trás ou voltar à sua posição original, as CLIs provavelmente são capazes de manter apoio satisfatório após manipulação cirúrgica. O septo caudal também deve ser palpado para avaliar a deflexão, assim como para confirmar a presença da cartilagem septal em qualquer rinoplastia secundária.

Além do exame estático da anatomia nasal, é extremamente importante proceder ao exame dinâmico do nariz. Classicamente, utiliza-se a manobra de Cottle para avaliar incompetência da válvula nasal. A manobra clássica de Cottle é realizada desviando a região malar lateralmente; na manobra de Cottle modificada, as válvulas nasais externa e interna são sustentadas por uma cureta de cerume durante a inspiração. O teste pode ser quantificado solicitando-se ao paciente que pontue a patência nasal de cada lado independentemente em uma escala de 10 pontos, na linha de base, com apoio da válvula nasal interna e com apoio da válvula nasal externa.

O exame intranasal é realizado com a ajuda de espéculo, foco frontal e endoscópio, quando indicado. O exame é necessário para investigar desvio ou perfuração de septo, hipertrofia de meato inferior, sinéquias e fibrose, ou estenose de válvula nasal. Essas anormalidades devem ser identificadas antes da cirurgia e abordadas em combinação com a rinoplastia.

Todos os pacientes devem ser fotografados para direcionar o planejamento pré-operatório, como ferramenta de ensino e com objetivos médico-legais. Normalmente, as fotografias são tiradas com fundo azul, que proporciona um belo contraste com a face humana. As incidências-padrão no pré-operatório de rinoplastia são: frontal, oblíqua, perfil e inferior. As fotografias frontais e laterais com sorriso ajudam a avaliar os movimentos dinâmicos e eventuais assimetrias na ponta nasal. A incidência sobre a cabeça para visualização de dorso e ponta ajuda a ressaltar desvios do dorso. Há diversos programas de computador disponíveis capazes de manipular essas imagens para mostrar aos pacientes os resultados realistas esperados para a cirurgia.

Constantinides M, Galli SK, Miller PJ. A simple and reliable method of patient evaluation in the surgical treatment of nasal obstruction. *Ear Nose Throat J*. 2002;81(10):734–737.

Crumley RL, Lanser M. Quantitative analysis of nasal tip projection. *Laryngoscope*. 1988;98(2):202–208.

Simons R. Nasal tip projection, ptosis, and supratip thickening. *Ear Nose Throat J* 1982;61:44.

▼ TÉCNICA CIRÚRGICA

FUNDAMENTOS DO DIAGNÓSTICO

- ▶ As incisões utilizadas para rinoplastia são: intercartilaginosa, intracartilaginosa, marginal e transcolumelar.
- ▶ A rinoplastia pode ser realizada com abordagem aberta ou externa, fechada ou endonasal.
- ▶ A rinoplastia aborda dorso ósseo e cartilaginoso, válvulas nasais, ponta nasal e base do nariz.
- ▶ Os enxertos cartilaginosos podem ser retirados do septo, orelha ou costela.

▶ Considerações intraoperatórias

A rinoplastia pode ser realizada sob sedação ou anestesia geral. Uma vez que o paciente esteja desacordado, aplicam-se compressas embebidas em codeína dentro do nariz sob os ossos nasais e de encontro ao septo e ao vestíbulo. Para bloqueio infraorbital, supratroclear e piriforme, infiltra-se a região com solução de lidocaína a 1% e adrenalina 1:100.000 utilizando agulha de 1,5 polegadas e calibre 27. A seguir, procede-se à infiltração do septo, da columela, da ponta e das paredes laterais. As infiltrações são feitas em paralelo ao dorso do nariz para evitar que haja distorção de sua linha média. Durante a cirurgia, as superfícies medial e lateral dos processos frontais da maxila são infiltradas antes de realizar as osteotomias.

▶ Incisões

Há diversas incisões que variam com a abordagem escolhida e que permitem ao cirurgião ter acesso a septo, CLIs, CLSs e ossos nasais.

Incisões nas abordagens endonasais (fechadas): para expor os septos cartilaginoso e ósseo, podem ser usadas incisão com hemitransfixação (localizada no septo caudal) ou incisão Killian (localizada mais posteriormente). A incisão intercartilaginosa é aquela localizada entre a CLI e a CLS (Figura 75-5). As incisões são iniciadas em posição posterolateral entre as duas cartilagens e estendidas no sentido anteromedial sobre o ângulo septal anterior. Quando há necessidade de exposição da ponta nasal, a incisão é associada à incisão de transfixação. Uma incisão transcartilaginosa ou intracartilaginosa é localizada em posição mais caudal em comparação com a incisão intercartilaginosa e divide longitudinalmente a cartilagem da cruz lateral. A incisão marginal acompanha a margem caudal da CLI (Figura 75-5). A incisão marginal difere da incisão do rebordo que é posicionada ao longo da pele do rebordo alar. As incisões do rebordo raramente são realizadas, já que podem causar cicatrizes visíveis e retração alar.

Incisões para abordagem externa (aberta): a incisão transcolumelar atravessa a pele e a columela média (Figura 75-5). Normalmente, a incisão é feita na parte mais estreita da columela, uma vez que a pele é mais delgada e próxima da cartilagem da crura medial. Utiliza-se incisão em V, em degrau ou em qualquer outra forma com linha interrompida para reduzir a visibilidade da cicatriz e a possibilidade de contratura. A incisão é mantida como incisão marginal dentro do nariz. Alguns cirurgiões optam por uma incisão de hemitransfixação independente para acessar o septo, e outros realizam o acesso com dissecção entre a crura medial passando pela columela membranosa, ou separando as CLSs do septo dorsal e obtendo acesso por via superior.

▶ Abordagens

Há duas abordagens padronizadas para realização de rinoplastia – endonasal/fechada ou externa/aberta. Cada uma tem vantagens e desvantagens. A abordagem com a qual cada cirurgião obtém os melhores resultados é a que deve ser escolhida.

A rinoplastia endonasal pode ser dividida em com e sem exposição alar total (*delivery* e *nondelivery*). Há duas abordagens sem exposição: com secção da cartilagem e retrógrada. A abordagem com secção de cartilagem utiliza uma incisão intracartilaginosa, e a retrógrada utiliza incisão intercartilaginosa. Qualquer uma dessas abordagens pode ser usada quando há pouca necessidade de refinamento da ponta nasal, uma vez que a exposição da CLI é limitada. A abordagem com exposição emprega incisão intercartilaginosa e marginal e permite a liberação da CLI como retalho condrocutâneo pediculado bilateral. Com essa abordagem obtém-se boa visualização de toda a CLI sem produção de cicatriz externa. Os enxertos normalmente são posicionados em bolsos perfeitos, em vez de serem suturados na posição. Entretanto, essa abordagem compromete o suporte da ponta nasal, uma vez que rompe a ligação da CLI com a CLS e entre a CLI e o septo (quando se procede à transfixação total).

A abordagem externa ou aberta para rinoplastia proporciona ao cirurgião exposição máxima do esqueleto nasal e permite posicionamento e sutura acurados dos enxertos. Além disso, as cartilagens nasais são abordadas em sua posição anatômica natural, proporcionando maior acurácia no estabelecimento das relações entre as diversas partes do nariz. A exposição da anatomia nasal subjacente é inestimável no processo de ensino dos residentes. As desvantagens da rinoplastia aberta são maior duração e maior edema pós-operatório. A cicatriz externa na columela, muito denegrida no passado, não é visível quando executada e suturada de forma apropriada.

▶ Dorso ósseo

Em sua maioria, os cirurgiões preferem ajustar primeiro o dorso do nariz para então proceder aos refinamentos necessários na ponta nasal; entretanto, a ordem pode ser invertida. Em geral, há quatro manobras realizadas no dorso nasal: redução, aumento, estreitamento e fortalecimento.

A sobreprojeção do dorso nasal pode ser causada por crescimento excessivo do septo cartilaginoso dorsal e/ou dos ossos

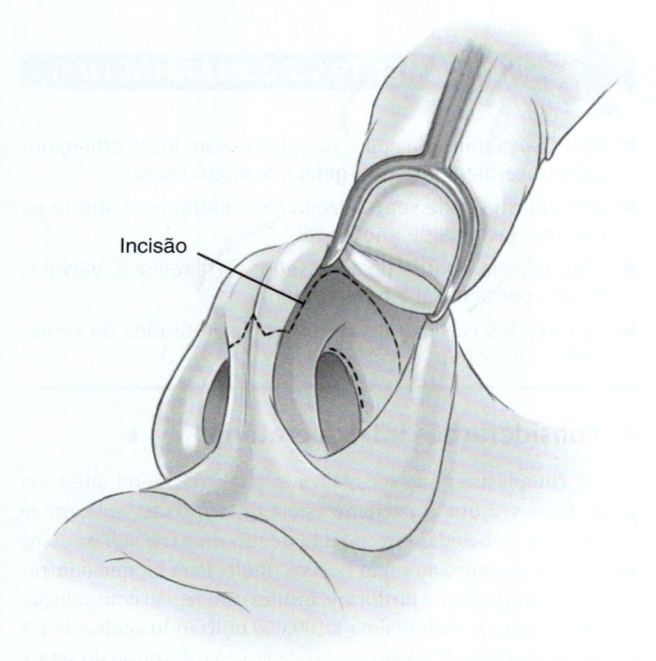

▲ **Figura 75-5** Incisões usadas para rinoplastia – transcolumelar, marginal e intercartilaginosa.

nasais. O dorso cartilaginoso geralmente é abordado primeiro e submetido à ressecção com lâminas de bisturi #11 ou #15 ou tesoura. É essencial que o cirurgião poupe a CLS enquanto procede à ressecção do dorso cartilaginoso para evitar colapso do arco médio. Uma vez que o dorso cartilaginoso tenha sido reduzido ao nível desejado, os ossos nasais são reduzidos na altura adequada. A redução de uma giba óssea pode ser feita com osteótomo e/ou por raspagem.

Alguns pacientes apresentam dorso nasal com altura insuficiente requerendo aumento. Com esse propósito foram desenvolvidos materiais autólogos e não autólogos para enxerto. Dentre os materiais não autólogos estão polietileno poroso de alta densidade, silicone sólido, politetrafluoroetileno expansível e derme acelular humana. Esses materiais podem produzir bons resultados, porém o cirurgião deve estar ciente da possibilidade de infecção e de extrusão.

Normalmente, o septo é a primeira opção para coleta de retalho cartilaginoso. O levantamento de retalho septal tem pouca morbidade, não requer incisão externa e fornece quantidade suficiente de cartilagem. Ao remover porções de cartilagem quadrangular, é importante deixar no mínimo 1 cm de cartilagem nos segmentos caudal e dorsal ("suporte em L") para evitar que ocorra nariz em sela. Além disso, o levantamento dos retalhos mucopericondriais deve ser feito com muito cuidado para evitar perfuração. Após coleta de cartilagem septal procede-se à sutura em colchoeiro para unir as duas abas e reduzir o risco de hematoma septal.

Nos pacientes que não tenham cartilagem septal suficiente para coleta de retalho, a orelha, em geral, é a próxima opção de local doador. A cartilagem da concha é removida, preferencialmente a partir de abordagem retroauricular, deixando intacta a estrutura da orelha. A cartilagem auricular possui uma curva natural e é mais maleável e fraca do que a septal. Assim, com frequência, deve ser dobrada sobre si mesma para produzir um enxerto reto capaz de prover suporte. Aplicam-se pontos de sutura em colchoeiro com fio absorvível por meio da orelha para evitar hematoma auricular.

A cartilagem costal normalmente é usada quando há necessidade de maior quantidade de cartilagem ou quando o apoio a ser restaurado é significativo. A cartilagem costal pode ser autóloga ou homóloga (cartilagem costal de cadáver tratada com radiação). A maioria dos autores prefere cartilagem autóloga, embora haja subsídio na literatura para usar cartilagem homóloga em alguns casos. A incisão é feita no sulco inframamário e geralmente a sexta costela é o local doador. Ao colher cartilagem costal deve-se ter muito cuidado para evitar violação da pleura, o que poderia resultar em pneumotórax. Muitos cirurgiões defendem a necessidade de radiografia de tórax pós-operatória em todos os pacientes submetidos à coleta de cartilagem costal. A cartilagem costal é extremamente dura e mais difícil de esculpir do que as outras opções. Além disso, tende a sofrer distorções ao longo do tempo. Todo o pericôndrio deve ser removido na tentativa de reduzir o problema.

Qualquer que seja a cartilagem utilizada para aumento do dorso nasal ela deve ser esculpida com precisão ajustando seu formato e espessura, e chanfrando as bordas. Com o tempo, especialmente nos pacientes com pele fina, o enxerto de cartilagem pode-se tornar visível sob a pele. Para contornar o problema, alguns cirurgiões aplicam fáscia temporal ou outro tecido sobre o enxerto para camuflagem. Foram desenvolvidas novas técnicas, como dividir a cartilagem e envolvê-la com fáscia temporal, para reduzir o risco de visualização do enxerto.

▶ Osteotomias

Muitos pacientes se apresentam com pirâmide nasal alargada, o que requer estreitamento para que se obtenha uma aparência mais refinada. O estreitamento do terço superior do nariz é feito com osteotomias ao longo das faces lateral e medial dos ossos nasais. Existem osteótomos de tamanho variáveis e que podem ser curvos ou retos. Alguns são mais adequados por possuírem bordas não cortantes para auxiliar o cirurgião no exame do local ao longo do nariz e, teoricamente, por levantarem automaticamente um túnel periosteal. Alguns cirurgiões levantam o periósteo dos ossos nasais laterais antes das osteotomias, a fim de criar um túnel para o osteótomo. Outros procedem a osteotomias intranasais curvilíneas nas quais o osteótomo é introduzido por meio de uma incisão em ponto imediatamente anterior e superior à cabeça da concha nasal inferior. Outros, ainda, realizam osteotomias percutâneas nas quais um osteótomo pequeno (geralmente 2 mm) é aplicado por meio de uma incisão com bisturi na porção média da junção nasomaxilar. Nessa técnica, o osteótomo é usado para perfurar ou "selar" o osso no trajeto proposto para a osteotomia, a fim de permitir uma fratura precisa. Alguns cirurgiões adotaram a perfuração de osteotomias via abordagem intranasal.

O trajeto mais amplamente aceito para osteotomias laterais é o alto (anterior), baixo (posterior), alto (anterior) (Figura 75-6). O osteótomo é posicionado ligeiramente acima da abertura piriforme para deixar um pequeno triângulo de osso intacto, para manter a fixação dos ligamentos suspensores laterais da asa do nariz. O osteótomo cursa no sentido posterolateral, cortando o osso da abertura piriforme até a face da maxila. A seguir, o osteótomo é direcionado no sentido superior ao longo da junção do processo frontal da maxila e face da maxila. Nos ossos nasais, o osteótomo é dirigido no sentido anteromedial. Em alguns pacientes, a osteotomia lateral isolada é suficiente para produzir uma fratura regular dos ossos nasais produzindo o afinamento desejado. Outros necessitam osteotomias mediais para obter maior controle da fratura. Estas osteotomias são realizadas posicionando-se o osteótomo na face paramediana do osso nasal caudal, adjacente ao septo superior. O osteótomo deve então ser direcionado no sentido superolateral, de encontro à região medial da sobrancelha para que se conecte a porção superior da osteotomia lateral. Podem-se utilizar osteotomias intermediárias quando um dos ossos é significativamente maior ou mais convexo do que o outro para torná-los mais simétricos. A osteotomia transversa na raiz é uma osteotomia horizontal percutânea realizada na raiz do osso nasal no násio, utilizando osteótomo de 2 ou 3 mm. É empregada quando o desvio do osso nasal ocorre na região superior, na raiz do nariz.

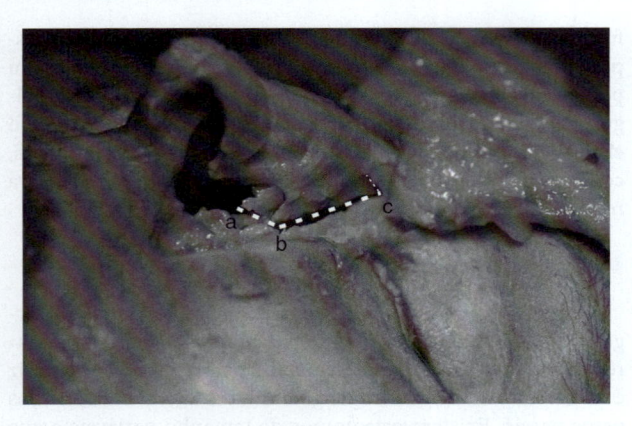

▲ **Figura 75-6** Osteotomia lateral alta (**a**) baixa (**b**) alta (**c**) (linha espessa tracejada) mostrada em dissecção de cadáver. A fratura do osso nasal é assinalada com linha fina tracejada.

▶ Terço médio e válvulas nasais

O terço médio do nariz é composto por CLS e septo dorsal. Como mencionado, a CLS é o principal componente da VNI e o enfraquecimento da cartilagem pode levar a colapso e obstrução nasal. Foram descritas diversas técnicas para tratar o colapso da válvula nasal dependendo da etiologia. Duas das mais populares são enxertos espaçadores e suturas de expansão. Sheen descreveu o uso de enxertos espaçadores posicionados entre septo e CLS para lateralizar a CLS e aumentar a área transversal da VNI. Park descreveu o uso de suturas de expansão, suturas de colchoeiro horizontais posicionadas nos aspectos caudal/posterior de ambas as CLSs e cruzando o septo nasal. Ao apertar essa sutura sobre o dorso nasal, as CLSs se expandem lateralmente aumentando o ângulo da VNI. O "enxerto borboleta" de cartilagem da concha também tem sido usado com sucesso para tratamento de colapso da VNI após rinoplastia.

Os enxertos alares em ripa (*alar batten graft*) têm sido usados para tratar colapso da VNI e da VNE. São enxertos de revestimento posicionados sobre a crura lateral posterior estendendo-se até a abertura piriforme. Os enxertos de suporte na crura lateral são enxertos de sustentação fixados à superfície interna da crura lateral entre a cartilagem e a mucosa do vestíbulo.

Os enxertos de rebordo alar são usados quando se observa que a asa do nariz está enfraquecida com colapso dinâmico durante a inspiração. Esses enxertos não são anatômicos, considerando que posicionados ao longo do rebordo alar onde normalmente só há tecido fibroadiposo. Tais enxertos também podem ser usados para corrigir assimetrias causadas por retração alar.

Ocorre assimetria do terço médio quando um lado é côncavo, e o outro, convexo. Essa deformidade pode ser corrigida aplicando-se enxerto espaçador ou enxerto de revestimento sobre o lado côncavo para obter simetria. Também foi descrito o uso de suturas tipo *clocking* e de suturas de expansão das paredes laterais para alinhamento de CLSs e de septo dorsal desviado.

▶ Ponta nasal

A ponta é provavelmente a região mais complexa e variável do nariz. Como tal, foram descritas muitas técnicas para alterar a projeção e a rotação da ponta. O Quadro 75-2 mostra as diversas técnicas e sua relação com projeção ou rotação. O detalhamento dessas técnicas foge ao escopo deste capítulo, mas o leitor pode buscar mais informações nas referências bibliográficas.

Quadro 75-2 Técnicas para alterar a ponta nasal

Aumento da projeção	Redução da projeção	Aumento da rotação	Redução da rotação
Sutura transdomal/interdomal	Transfixação total	Aparagem cefálica	Encurtamento da crura medial (procedimento de Lipsett)
Suporte columelar	Redução do ângulo septal posterior	Redução do dorso	Aumento do dorso nasal
Sutura septocolumelar	Revestimento da crura lateral	Redução do ângulo septal anterior	Enxerto de ponta em posição caudal
Roubo de crura lateral	Divisão vertical do lóbulo com cobertura da crura medial (procedimento de Lipsett)	Alongamento da crura medial	
Avanço da crura medial	Aumento de mento, região malar e lábio (relativo)	Roubo da crura lateral	
Enxerto de ponta		Cobertura da crura lateral	
Ponta de Goldman		Divisão vertical do domo com cobertura	
		Enxerto arredondado/pré-maxila	

Base nasal

A base ou a largura do nariz é formada por columela, limiar nasal e asas do nariz. Essa região geralmente é abordada no final do procedimento, uma vez que alterações na ponta do nariz podem afetar a largura alar. Em algumas etnias, como nos afrodescendentes, há grande prevalência de base alar ampla, e os cirurgiões não devem insistir em criar um nariz "branco" em pacientes que desejem manter suas características étnicas.

A base nasal ampla pode ser causada por alargamento do limiar nasal ou por aumento na amplitude da abertura alar. Indica-se excisão no limiar nasal quando as narinas estiverem alargadas no eixo horizontal, e a excisão de Weir é realizada nos casos com amplitude excessiva na abertura alar. Dependendo da etiologia, pode-se retirar tecido de ambas as regiões para reduzir a largura da base nasal. Os pacientes devem ser advertidos sobre a necessidade de excisão externa na pele, e o fechamento deve ser meticuloso para evitar que a cicatriz seja perceptível.

Cuidados pós-operatórios

Ao final do procedimento, o nariz é fixado com fita e imobilizado com aparelho gessado para estabilizar os ossos nasais seccionados e reduzir o edema pós-operatório. Se houver laceração nos retalhos septais, podem ser usadas talas septais para reduzir o risco de sinéquias.

Os pacientes são orientados a aplicar compressas frias por 48 horas, evitar levantar peso e assoar o nariz por uma semana e usar ácido acetilsalicílico e ibuprofeno por duas semanas. O uso de antibioticoterapia pós-operatória é controverso; há poucas evidências na literatura de que os antibióticos tenham papel importante no pós-operatório. A aplicação de pomada contendo antibiótico nas narinas ajuda a acelerar o fechamento dos cortes e evita a formação de crosta. Os *sprays* nasais de solução salina podem ser usados de acordo com a necessidade. Os pacientes devem ser revistos nos primeiros dias após a cirurgia para assegurar que não haja complicações, como hematoma septal.

O aparelho gessado, as talas septais e todos os pontos de sutura externos são retirados após uma semana. Os pacientes são orientados a realizar exercícios de pressão nasal para assegurar que os ossos se consolidem da forma mais reta e estreita possível. Os pacientes devem ser revistos com a frequência necessária para assegurar resultados ideais e dar respostas às suas dúvidas e preocupações.

Complicações

A rinoplastia é um dos procedimentos de cirurgia estética mais difíceis da atualidade, o que justifica a elevada taxa de revisões, chegando a 20% nos casos primários e 50% nos procedimentos de revisão. Consequentemente, há diversas complicações possíveis após a rinoplastia. As complicações gerais são sangramento, fibrose, infecção, perfuração do septo e necessidade de cirurgia de revisão.

Podem ocorrer irregularidades no dorso nasal se seu segmento ósseo ou cartilaginoso não tiver tido seu contorno desenhado com precisão. Ocorre deformidade em curva quando a osteotomia lateral é estendida excessivamente para dentro do osso frontal espesso. Quando os ossos nasais são medializados, o segmento ósseo submetido à osteotomia sofre protrusão lateral além da radix. O problema pode ser corrigido com osteotomia percutânea no ponto em que se observa a irregularidade óssea. A deformidade em "céu aberto" ocorre quando uma giba dorsal é reduzida até o ponto em que há uma brecha entre os ossos nasais na linha média. A deformidade é palpável e visível e tratada com osteotomias ou com preenchimento da brecha usando enxerto de cartilagem flexível. O nariz em sela ocorre quando não há apoio suficiente ao septo cartilaginoso no terço médio do nariz, manifestando-se na forma de concavidade ao longo do dorso (Figura 75-7A). Também pode ocorrer quando há ressecção excessiva do septo cartilaginoso ou perda de cartilagem septal, como complicação de infecção não tratada, hematoma, uso abusivo de cocaína ou outro distúrbio inflamatório ou autoimune. A gravidade desta deformidade varia, mas a base do tratamento é obter apoio septal e aumento do dorso nasal usando enxerto de cartilagem. Denomina-se deformidade em "bico de papagaio" à convexidade da região composta por *supratip* dorso cartilaginoso, que pode ser classificada em função da etiologia cartilaginosa ou de tecidos moles (Figura 75-7B). O bico de papagaio cartilaginoso surge em casos nos quais o dorso cartilaginoso tenha sido relativamente pouco ressecado em comparação ao dorso ósseo. O tratamento é feito reduzindo-se o dorso cartilaginoso. O bico de papagaio de tecidos moles ocorre quando há fibrose em excesso na região *supratip*, frequentemente como resultado de ressecção excessiva do dorso ou da ponta em paciente de pele fina, podendo ser tratado com injeção de esteroide. A deformidade em V invertido ocorre ao longo do dorso nasal quando as CLSs perdem seus pontos de ligação com os ossos nasais e/ou com o septo e sofre colapso interno. O colapso expõe o contorno do limite caudal dos ossos nasais, com formato de V invertido. A instalação de enxertos espaçadores ajuda a suspender a CLS até o septo e a abrir a região da válvula nasal.

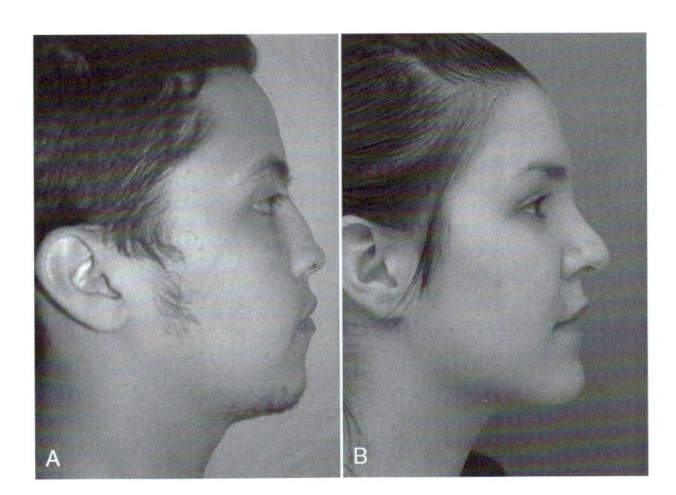

▲ **Figura 75-7** (**A**) Nariz em sela e (**B**) deformidade em bico de papagaio.

Como a ponta nasal é a região mais complexa do nariz, ela está sujeita a complicações nas mãos de cirurgiões inexperientes. As bossas nasais são protuberâncias irregulares das CLSs causando assimetria na ponta nasal. Essas bossas podem ocorrer em razão de irregularidades existentes nas próprias cartilagens ou de vetores de contração fibrótica atuando sobre cartilagens enfraquecidas. É possível haver retração da ponta quando os domos são excessivamente estreitados em função de sua divisão ou de técnica agressiva de sutura interdomal/transdomal. A retração alar pode ocorrer secundariamente à fibrose ou à excisão agressiva em posição cefálica, e o tratamento requer apoio das CLSs com enxerto. A retração alar intensa pode requerer enxerto auricular composto formado por pele e cartilagem para substituir a mucosa do vestíbulo.

▶ Conclusão

A rinoplastia é um dos procedimentos mais desafiadores e recompensadores realizados pelo cirurgião plástico. Para se tornar um mestre em rinoplastia, deve-se possuir conhecimento profundo da anatomia nasal e ser capaz de executar diversas técnicas cirúrgicas. Além disso, o cirurgião deve saber qual a técnica a ser executada em cada situação específica para obter resultados consistentes e de excelência. Esse processo de aprendizagem sobre o que funciona e o que não funciona na rinoplastia é a razão que faz até mesmo com que os grandes mestres reconheçam tratar-se de uma cirurgia que requer toda uma vida para ser completamente dominada.

Burke AJ, Wang TD, Cook TA. Irradiated homograft rib cartilage in facial reconstruction. *Arch Facial Plast Surg.* 2004;6(5):334–341.

Christophel JJ, Park SS. Complications in rhinoplasty. *Facial Plast Surg Clin North Am.* 2009;17(1):145–156.

Clark JM, Cook TA. The 'butterfly' graft in functional secondary rhinoplasty. *Laryngoscope.* 2002;112(11):1917–1925.

Constantinides M, Liu ES, Miller PJ. Vertical lobule division in open rhinoplasty: Maintaining an intact strip. *Arch Facial Plast Surg.* 2001;3(4):258–263.

Foda HM, Kridel RW. Lateral crural steal and lateral crural overlay: an objective evaluation. *Arch Otolaryngol Head Neck Surg.* 1999;125(12):1365–1370.

Park SS. The flaring suture to augment the repair of the dysfunctional nasal valve. *Plast Reconstr Surg.* 1998;101(4):1120–1122.

Sheen JH. Spreader graft: A method of reconstructing the roof of the middle nasal vault following rhinoplasty. *Plast Reconstr Surg.* 1984;73:230–237.

Sheen JH. Tip graft: A 20-year retrospective. *Plast Reconstr Surg.* 1993;91(1):48–63.

Simons RL. Vertical dome division in rhinoplasty. *Otolaryngol Clin North Am.* 1987;20(4):785–796.

Tardy ME. Rhinoplasty tip ptosis: Etiology and prevention. *Laryngoscope.* 1973;83(6):923–929.

Toriumi DM, Checcone MA. New concepts in nasal tip contouring. *Facial Plast Surg Clin North Am.* 2009;17(1):55–90.

Toriumi DM, Josen J, Weinberger M et al. Use of alar batten grafts for correction of nasal valve collapse. *Arch Otolaryngol Head Neck Surg.* 1997;123:802–808.

Agradecimentos a Alexander L. Ramirez, MD e Corey S Maas, MD por suas contribuições a este capítulo nas edições anteriores deste livro.

Transplante capilar

Marc R. Avram, MD
Nicole E. Rogers, MD

▶ Introdução

O cabelo é uma das poucas características físicas sobre a qual se tem controle voluntário. Comprimento, cor e estilo refletem a personalidade e a forma como a pessoa projeta sua imagem no mundo. Para muitos homens e mulheres, a queda *involuntária* do cabelo se torna fonte de estresse emocional e psicológico.

Felizmente, com as técnicas modernas de transplante capilar, é possível restaurar de forma consistente a estrutura natural do cabelo (Figuras 76-1 e 76-2). A era de transplantes de cabelo com padrão defeituoso e pouco natural característicos do período entre os anos 1960 e 1990 ficou no passado. Atualmente, o padrão estético para transplante capilar é obter uma aparência natural para o cabelo transplantado em homens e mulheres. Este capítulo será dedicado a uma visão geral sobre o estado da arte nas técnicas de transplante capilar.

▶ A consulta

Como ocorre com qualquer procedimento cirúrgico, a consulta é fundamental para o sucesso do procedimento. Além do exame físico, deve-se obter uma história completa da queda de cabelo e dos antecedentes médicos. As questões-chave são: há quanto tempo o cabelo vem caindo? Que medicamentos foram utilizados até o momento e com que resultados? O que o paciente pretende alcançar com o procedimento?

Ao exame físico, o calibre dos folículos pilosos e a densidade do local doador disponível são as duas principais características a determinar. Nos pacientes com cabelo calibroso e espesso; e alta densidade no local doador será possível criar a percepção de transplante capilar denso, e naqueles que receberem número igual de folículos pilosos de pequeno calibre, com densidade no local doador de baixa à média, a aparência final será de transplante com densidade muito menor.

O médico deve revisar o padrão atual de perda capilar feminino ou masculino. Os pacientes devem ser informados de que a percepção final sobre a densidade do procedimento é igual ao número de folículos transplantados menos a perda capilar atual. Para todos os pacientes, o papel do minoxidil e da finasterida nos homens, e do minoxidil para as mulheres deve ser revisto. Ambos os medicamentos foram aprovados pela FDA e são altamente efetivos para a manutenção dos folículos existentes.

Se o paciente utiliza um medicamento e é submetido a transplante capilar, é possível haver aumento substancial da densidade percebida, em curto e longo prazos. Independentemente do seu sucesso, deve-se enfatizar que os medicamentos são eletivos e podem ser suspensos a qualquer momento. É obrigação do cirurgião planejar o transplante antecipando futuras perdas. Se o paciente, a qualquer momento, suspender a medicação e perder mais do seu cabelo original, o transplante deve manter a aparência natural, tanto em curto quanto a longo prazo.

O paciente deve ser informado sobre todo o procedimento e receber instruções pré e pós-operatórias.

A chave do sucesso é criar expectativas realistas com base no exame físico de cada paciente, na perda capilar em curso e nos objetivos individuais.

> Olsen EA, Whiting D, Bergfeld W et al. A multicenter, randomized, placebo-controlled, double-blind clinical trial of a novel formulation of 5% minoxidil topical foam versus placebo in the treatment of androgenetic alopecia in men. *J Am Acad Dermatol*. 2007;57(5):767–774.
>
> Price VH, Menefee E, Sanchez M. Changes in hair weight in men with androgenetic alopecia after treatment with finasteride (1mg daily): 3- and 4- year results. *J Am Acad Dermatol*. 2006; 55(1):71–74.
>
> Rogers NE, Avram MR. Medical treatments for male and female pattern hair loss. *J Am Acad Dermatol*. 2008;59(4):547–566.
>
> Stough DB, Rao NA, Kaufman KD et al. Finasteride improves male pattern hair loss in a randomized study in identical twins. *Eur J Dermatol*. 2002;12(1):32–37.

▶ Coleta no local doador

O transplante capilar se baseia na teoria da dominância do doador, que estabelece que o cabelo transportado da região posterior do couro cabeludo tende a manter seu destino genético natural e *não* ser afetado pelo padrão masculino ou feminino de

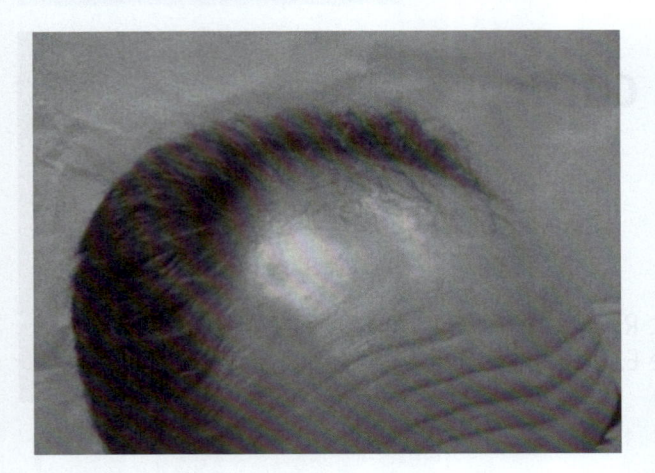

▲ **Figura 76-1** Antes do transplante capilar.

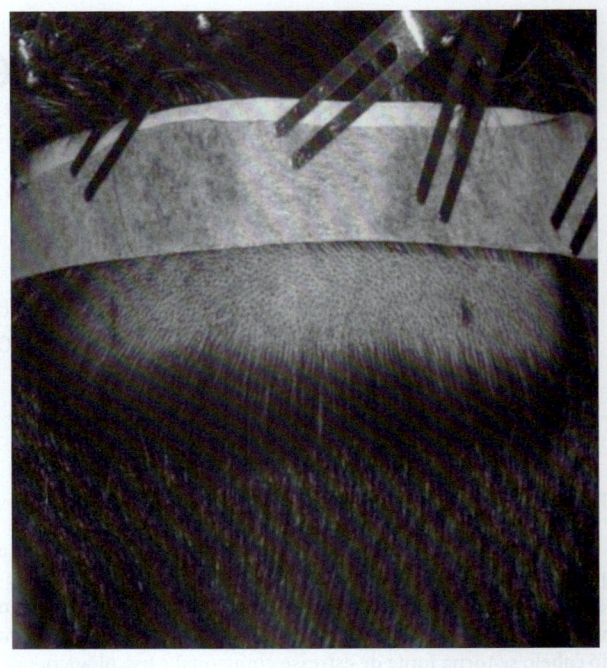

▲ **Figura 76-3** Região doadora com o cabelo aparado.

perda capilar. As duas técnicas para extração de folículos pilosos são elipse na área doadora e extração de unidade folicular (EUF).

> Limmer BL. Elliptical donor stereoscopically assisted micrografting as an approach to further refinement in hair transplantation. *J Dermatol Surg Oncol.* 1994;20 (12):789–793.
>
> Norwood O, Limmer BL. Advances in hair transplantation. *Adv Dermatol.* 1999;14:89–113.
>
> Orentreich N. Autografts in alopecia and other selected dermatological conditions. *Ann NY Acad Sci.* 1959 20;83: 463–479.

▶ Elipse

A coleta em elipse na área doadora é realizada na grande maioria dos casos. Compara-se com qualquer outra excisão cutânea, como a remoção de câncer de pele. O cabelo a ser doado é aparado para que fique com comprimento entre 1 e 2 mm (Figura 76-3). O paciente é colocado em pronação para maior ergonomia com a ajuda de apoio especial. A pele é infiltrada com anestésico local. Para que se obtenha hemostasia ideal, a infiltração deve ser feita na derme, e não na região subcutânea. O retalho em elipse é removido com bisturi de lâmina única ou com bisturi de lâmina dupla #10. A largura da elipse não deve ultrapassar 1 cm para reduzir a tensão da cicatriz no local doador cuja largura varia entre 1 e 3 mm (Figura 76-4). Há várias técnicas para melhorar a aparência da cicatriz no local doador, de forma que o cabelo em torno cresça cobrindo a cicatriz. O comprimento da elipse doadora depende do número de folículos desejados para o procedimento.

Uma vez retirada a elipse, a região doadora é fechada em uma única camada com pontos ou grampos cirúrgicos. Normal-

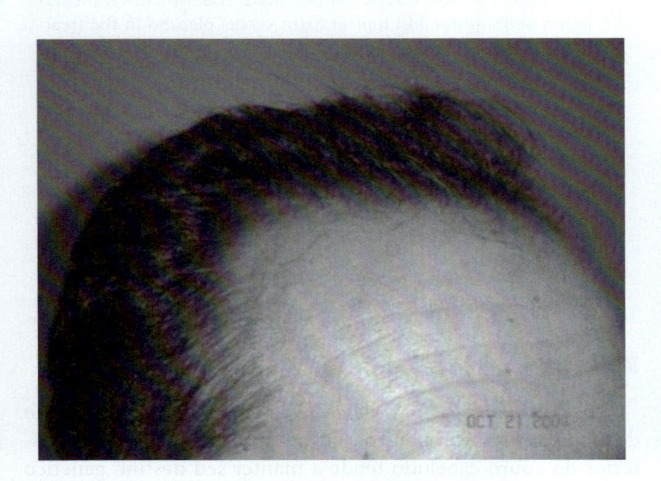

▲ **Figura 76-2** Após 900 enxertos de 1 a 3 folículos.

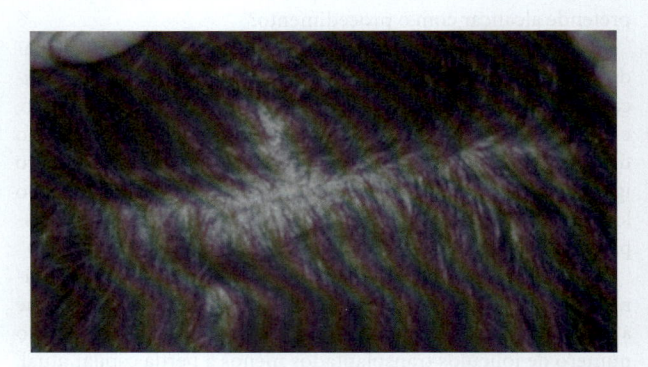

▲ **Figura 76-4** Cicatriz doadora com sete dias de pós-operatório.

mente não há necessidade de desbastamento ou de suturas em plano profundo. Os pontos ou grampos são removidos após 7 a 10 dias.

A principal vantagem da coleta de retalho elíptico é sua natureza direta e a possibilidade de obter centenas a milhares de folículos agrupados com transecção mínima de folículos.

A principal desvantagem é a cicatriz permanente produzida com a excisão. Para a maioria dos pacientes, não há de fato um problema, uma vez que o cabelo no couro cabeludo posterior facilmente cobre qualquer cicatriz.

▶ Extração de unidade folicular

Para os pacientes que gostam de aparar seu cabelo ou de usar um corte rente na região posterior do couro cabeludo, a EUF é uma alternativa ao método de coleta de retalho. A principal vantagem da EUF é a ausência de cicatriz perceptível no local doador. A EUF é realizada com perfuradores de aço de 1 a 1,2 mm, semelhantes aos utilizados em dermatologia para biópsia de pele, para coletar grupos individuais de folículos no couro cabeludo do local doador (Figura 76-5).

Como seria esperado, o procedimento é muito mais demorado, o que não representa um problema a longo prazo. A principal desvantagem da EUF é a maior transecção de folículos quando de sua retirada do local doador. Até o momento, não há estudos definitivos demonstrando se este fato tem ou não consequências sobre os resultados.

Atualmente, a imensa maioria dos pacientes opta pelo processo de coleta elíptica em razão da menor duração do procedimento e da menor taxa de transecção de folículos, levando a crescimento previsível e excelente. Para a maioria dos pacientes, a cicatriz no local doador não é um grande problema, considerando que seu cabelo é suficientemente grande para cobri-la.

De qualquer forma, a EUF é uma excelente opção para os pacientes que desejem manter o cabelo aparado no futuro ou que prefiram manter o cabelo rente na nuca.

▶ Anestesia

Na maioria dos casos, o transplante capilar é feito sob anestesia local. O maior desafio é manter o couro cabeludo anestesiado por várias horas para que o local receptor seja preparado e os enxertos transplantados. Utiliza-se várias concentrações de lidocaína com adrenalina para manter o paciente confortável e hemostasia nas regiões de enxerto. Além disso, combinam-se técnicas, como bloqueio dos nervos supraorbital e supratroclear e bloqueio de campo e em anel do couro cabeludo, assim como uso de anestésicos com ação prolongada, como a bupivacaína.

Para a minoria que requer sedação ou monitoramento cardíaco durante o procedimento, a sedação IV é uma excelente alternativa. Assim como ocorre com qualquer sedação IV, o procedimento só deve ser realizado em ambiente cirúrgico certificado com a presença de anestesiologista experiente.

▶ Criação do enxerto

No período entre os anos de 1960 e 1990, eram utilizados 10 a 20 nacos de cabelo de 3 a 5 mm. O procedimento infelizmente resultava em aspecto de "cabelo de boneca", um legado público infeliz do transplante capilar. Atualmente, o procedimento cirúrgico preserva a anatomia natural no qual grupos de 1 a 3 folículos crescem sobre o couro cabeludo. Após sua retirada, o retalho em forma de elipse é colocado em solução salina resfriada e meticulosamente dissecado para formar essas unidades de 1 a 3 folículos pilosos. A maioria das equipes utiliza lente de aumento para ajudar nesta dissecção feita na elipse doada (Figura 76-6).

A chave para o sucesso é trabalhar em excelentes condições ergonômicas, o que inclui muita iluminação, temperatura agradável na sala e posição confortável de assento com espaço adequado para a separação dos enxertos.

Avram MR. Polarized light emitting diode magnification for optimal and recipient site creation during hair transplantation. *Derm Surg*. 2005;31(9):1124–1127.

Bernstein RM, Rassman WR. Follicular unit transplantation. *Dermatol Clin*. 2005;23(3):393–414.

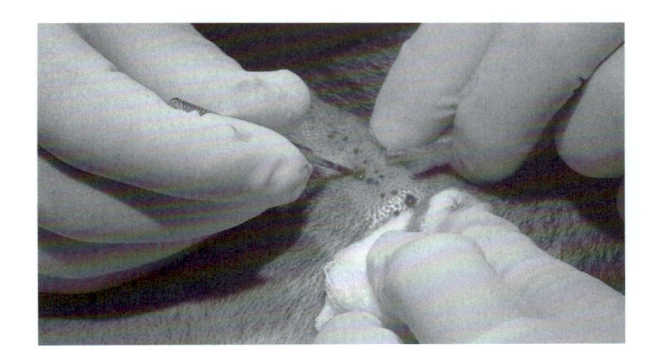

▲ **Figura 76-5** EUF no couro cabeludo posterior.

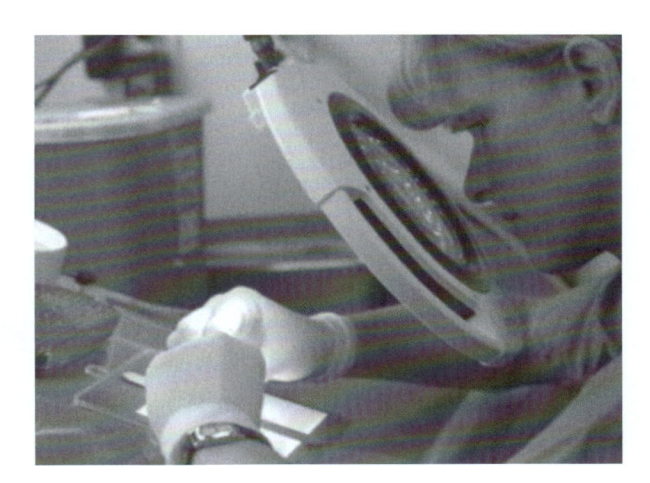

▲ **Figura 76-6** Criação do enxerto com lente de aumento.

Bernstein RM, Rassman WR, Stough D. In support of follicular unit transplantation. *Dermatol Surg*. 2000;26(2):160-162.

▶ Desenho da linha capilar

Por décadas, os cirurgiões responsáveis pelos transplantes capilares infelizmente interpretaram literalmente a expressão *linha capilar*. Além de terem utilizado tufos artificialmente grandes, eles posicionavam o cabelo em linhas demasiadamente retas semelhantes a "cercas vivas" atravessando a região frontal do couro cabeludo. De fato, as linhas capilares são regiões de transição entre o couro cabeludo glabro e contendo pelos. Atualmente, os transplantes capilares tentam reproduzir a irregularidade das linhas capilares nas regiões frontal e temporal dos homens (Figura 76-7). A linha capilar frontal deve ser posicionada no mínimo 7 a 9 cm acima da glabela, respeitando-se as entradas temporais naturais. Além disso, o cirurgião deve evitar posicionar enxertos no vértice de pacientes muito jovens do sexo masculino (terceira ou quarta décadas de vida), considerando a dificuldade de predizer a futura perda de cabelo. Podem-se utilizar folículos pilosos doados para preencher a calva em "coroa" em expansão, ou enxertos posicionados no centro podem parecer muito artificiais quando circundados por áreas com perda de cabelo.

Stough DB, Bondar GL. The Knudson nomenclature. Standardizing terminology of graft sizes. *Dermatol Surg*. 1997;23(9):763-765.

▶ Preparo do local receptor e transferência dos enxertos

O local receptor é preparado com diversos instrumentos, desde agulhas #18 a #21 até lancetas e cinzéis. Ao realizar as incisões, é importante acompanhar o ângulo natural de crescimento do cabelo e evitar a transecção dos folículos existentes. A profundidade deve ser mantida entre 4 e 5 mm, para reproduzir o que ocorre naturalmente com os folículos pilosos na pele. Dependendo da densidade dos folículos existentes, são preparados 10 a 30 locais receptores por cm^2 para que se obtenha a densidade ideal.

Os enxertos são posicionados no local receptor usando pinças microvasculares. Os enxertos devem ser mantidos resfriados e não se deve permitir que desidratem ao serem transferidos da placa de Petri com solução salina resfriada para o local doador.

▶ Cuidados pós-operatórios

Uma equipe experiente é capaz de transplantar 500 a 1.500 enxertos em um período que varia entre 3 e 6 horas. Após o transplante, aplica-se curativo para proteção dos enxertos enquanto cicatrizam ao longo da noite. Os pacientes recebem alta e podem retomar suas atividades normais, exceto exercícios pesados por 3 a 4 dias. Pode-se utilizar um curso curto de prednisona para evitar edema frontal e paracetamol extra forte de acordo com a necessidade se houver qualquer desconforto ou cefaleia. No dia seguinte ao procedimento, o curativo é removido em casa pelo próprio paciente. O paciente deve estar se sentindo bem e a orientação é que tome banho, o que irá auxiliar na remoção de crostas de sangue perifoliculares. A maioria dos pacientes opta por realizar o procedimento ao final da semana de trabalho, para que tenham o final de semana para convalescer. Os pontos de sutura ou os grampos são retirados em 7 a 10 dias. O cabelo transplantado começa a crescer em 3 a 6 meses, e o resultado estético final pode ser avaliado aproximadamente 1 ano após a cirurgia (Figuras 76-8 à 76-13).

▶ Transplante capilar corretivo

Os pacientes com linhas capilares não naturais e/ou enxertos capilares inadequadamente localizados podem obter melhora substancial com diversas técnicas. Os pacientes que tenham sido tratados com as técnicas inadequadas no passado podem melhorar com a adição de 1 a 3 grupos foliculares entre os tufos existentes. O procedimento pode ser comparado ao preenchimento

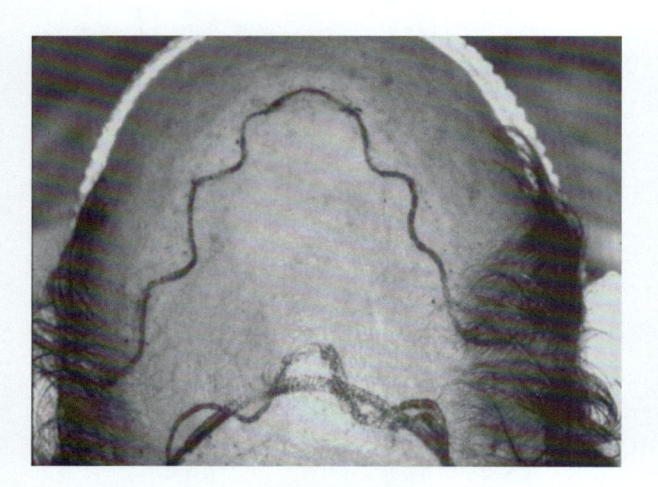

▲ **Figura 76-7** Linha capilar desenhada no couro cabeludo.

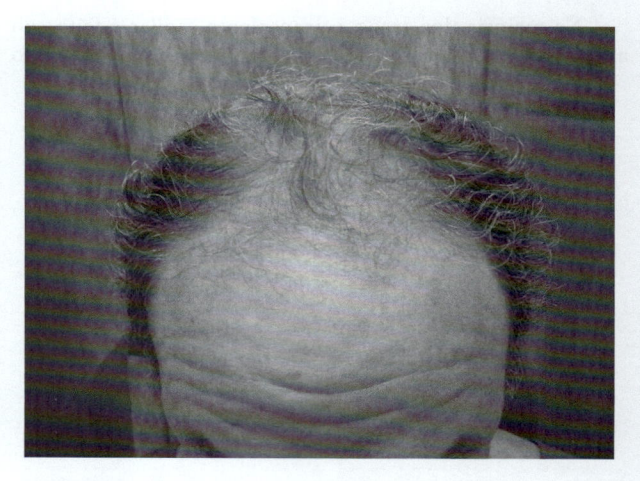

▲ **Figura 76-8** Antes do transplante capilar.

TRANSPLANTE CAPILAR CAPÍTULO 76

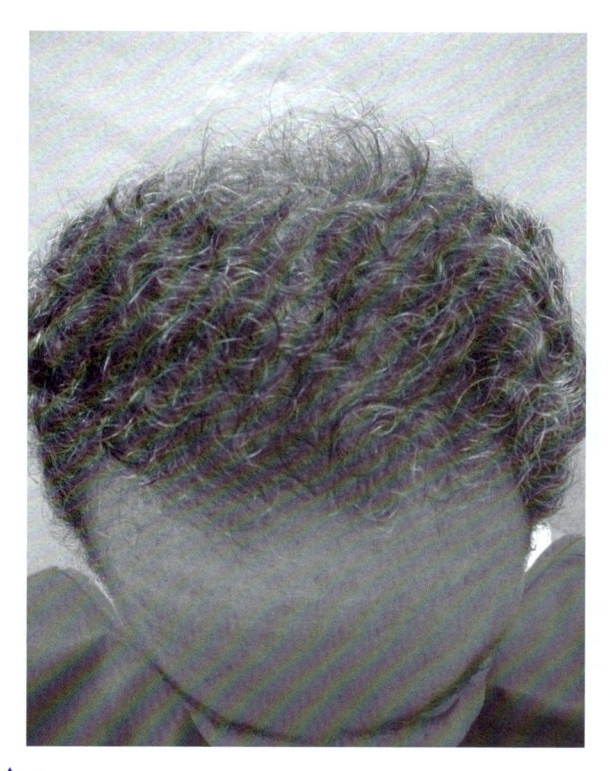

▲ **Figura 76-9** Após 850 enxertos de 1 a 3 folículos.

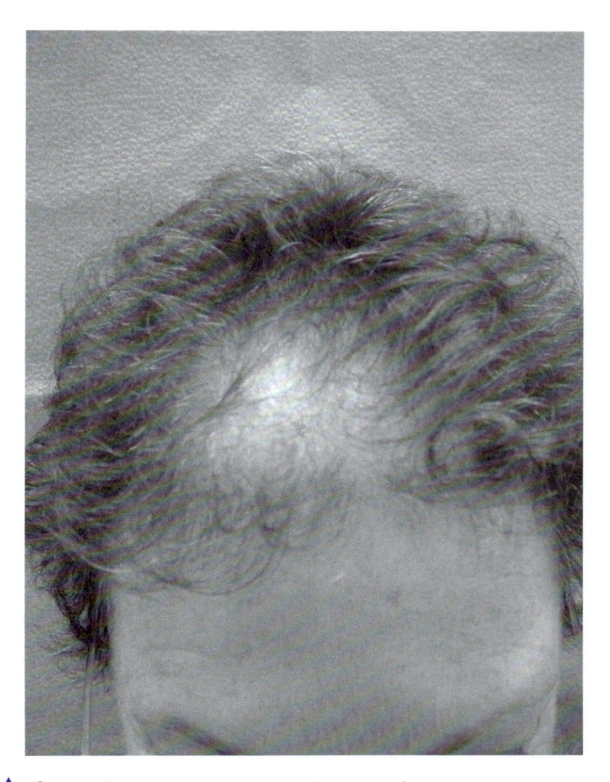

▲ **Figura 76-10** Antes do transplante capilar.

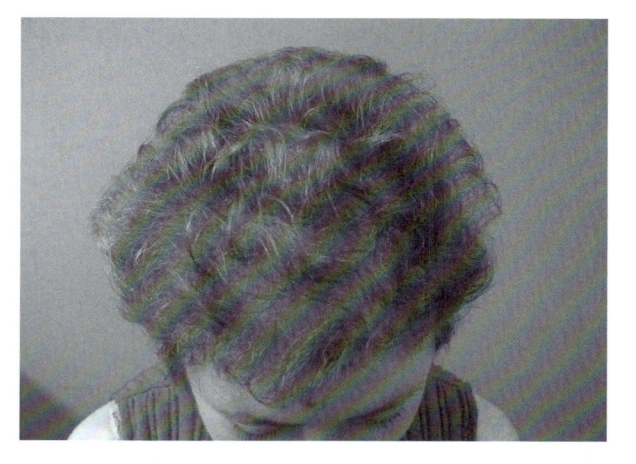

▲ **Figura 76-11** Após 650 enxertos de 1 a 3 folículos.

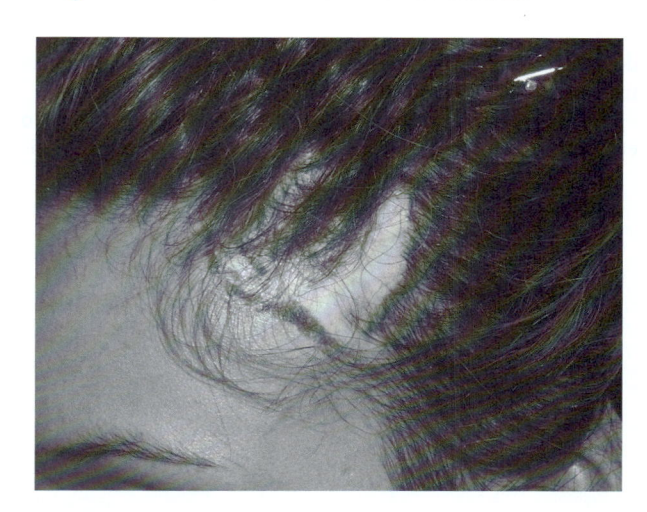

▲ **Figura 76-12** Antes do transplante capilar para cicatriz secundária a trauma.

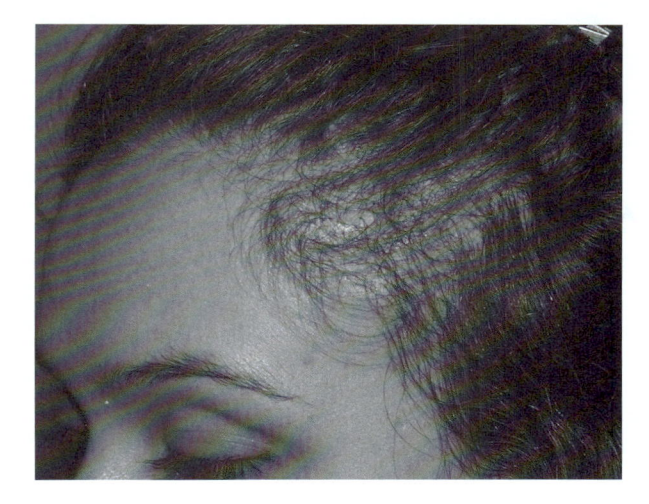

▲ **Figura 76-13** Após 350 enxertos de 1 a 3 folículos.

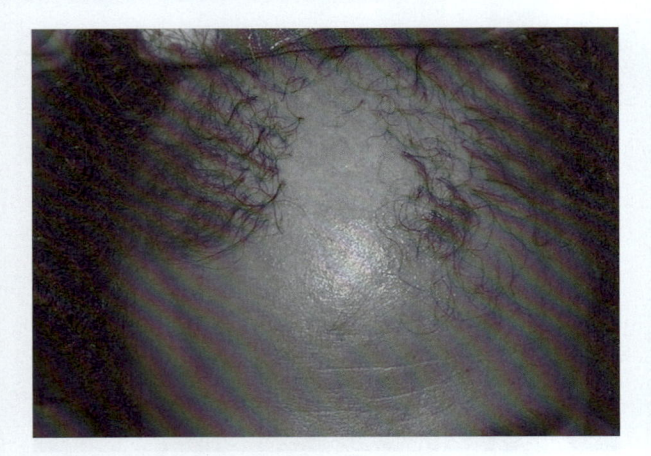

▲ **Figura 76-14** Enxertos inestéticos.

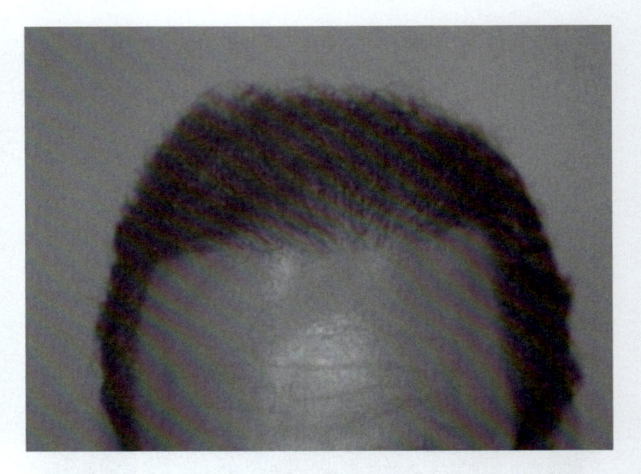

▲ **Figura 76-16** Observa-se melhora estética após três procedimentos de transplante capilar

do espaço entre árvores com arbustos para obter uma aparência mais natural e estética (Figuras 76-14 à 76-16).

Se os enxertos tiverem sido posicionados no couro cabeludo em locais onde nunca deveriam estar, podem ser removidos utilizando ponta de biópsia de 3 a 4 mm. Após sua remoção, os tufos são redivididos e reposicionados no couro cabeludo em grupos de folículos. Pode-se evitar grande sofrimento emocional e psicológico com técnicas corretivas simples.

Unger W et al. The surgical treatment of cicatrical alopecia. *Dermatol Therapy*. 2008;21(4):295–311.

▶ Futuro

Com as técnicas contemporâneas de transplante obtém-se aparência natural para homens e mulheres. Equipes bem treinadas utilizando um grande número de agrupamentos de 1 a 3 folículos pilosos são capazes de produzir resultados naturais a curto e a longo prazos quando o procedimento é realizado de forma apropriada. No futuro, talvez haja possibilidade de clonagem. A clonagem de folículos não afetará o resultado estético, mas proporcionará densidade ilimitada de doação e tornará desnecessária a coleta de retalho do couro cabeludo. Atualmente, há pesquisas com financiamento privado em curso, mas serão necessários muitos anos antes que seja possível oferecer esta opção aos pacientes.

Agradecimentos a Min S. Ahn, MD por sua contribuição a este capítulo nas edições anteriores deste livro.

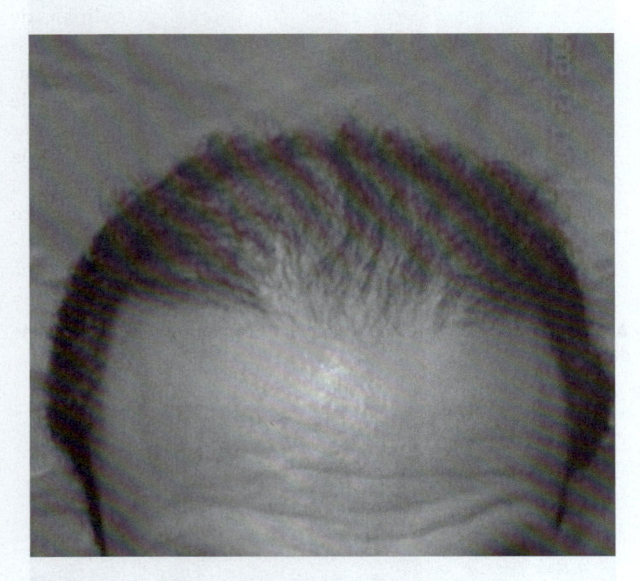

▲ **Figura 76-15** Após um procedimento.

Retalhos cutâneos locais e reconstrução facial

77

Judy Lee, MD
W. Matthew White, MD

Neste capítulo, é apresentada uma visão geral básica da abordagem para reconstrução de defeitos cutâneos na face usando retalhos cutâneos locais, com ênfase no conhecimento da anatomia, da avaliação do defeito e do desenho do retalho cutâneo local apropriado.

FUNDAMENTOS DO DIAGNÓSTICO

Para ter sucesso na reconstrução dos defeitos faciais usando retalhos locais, o cirurgião deve ter conhecimento amplo dos seguintes fatores:
- Biomecânica dos tecidos moles.
- Suprimento vascular da face e dos retalhos cutâneos.
- Subunidades estéticas e linhas de tensão da pele relaxada (RSTL) da face.
- Dimensões e profundidade do defeito.
- Características estruturais inerentes à pele nativa na região do defeito (i.e., espessura e caráter sebáceo).

Introdução

Para obter sucesso na reconstrução dos defeitos faciais, há necessidade de conhecimento completo de anatomia e fisiologia cutâneas, análise cuidadosa do defeito e experiência nas técnicas de manipulação de tecidos moles. Em geral, as opções para reconstrução vão de técnicas menos invasivas para as mais invasivas em termos de morbidade. Essa abordagem foi denominada "escala reconstrutiva". A maior parte dos defeitos faciais grandes demais para o fechamento primário pode ser tratada com retalhos locais. Quando planejados e executados de forma apropriada, os retalhos locais permitem reconstrução rápida com suprimento sanguíneo confiável, morbidade mínima e excelente resultado estético. Neste capítulo, será revisada a classificação dos retalhos cutâneos locais mais comumente usados e seu uso para reconstrução facial será discutido. Ao considerar a abordagem cirúrgica apropriada para um determinado defeito, o cirurgião não deve esquecer que a cicatrização por segunda intenção é uma opção viável para as regiões côncavas da face.

Princípios no desenho do retalho

Quando possível, os retalhos locais devem ser desenhados na mesma unidade estética do defeito a ser corrigido. As linhas de excisão, em geral, devem ser feitas em paralelo às linhas de tensão da pele relaxada (RSTL), ou acompanhando as bordas estéticas para otimizar a camuflagem das cicatrizes. Se o defeito envolver diversas subunidades estéticas, talvez haja necessidade de utilizar um retalho específico para cada subunidade. Se houver envolvimento de mais de 50% de uma subunidade, talvez haja necessidade de ampliar o defeito para reconstrução de toda a subunidade com um retalho. O posicionamento das incisões em paralelo às RSTL reduz a tensão na linha de sutura com distribuição da tensão máxima sobre as linhas de extensibilidade máxima (LEM). A tensão cutânea e sua distribuição são importantes para evitar a distorção das principais referências da face, como pálpebras, lábios e asa do nariz.

> Burget GC, Menick FJ. The subunit principle in nasal reconstruction. *Plast Reconstr Surg.* 1985;76:329–347. (Classic article describing the subunits of the nose.)
>
> Zitelli JA. Secondary intention healing: an alternative to surgical repair. *Clin Dermatol.* 1984;2:92–106. (This paper describes secondary intention healing and the areas of the face that are most amenable to this technique.)

Classificação

Os retalhos cutâneos locais podem ser classificados segundo o suprimento de sangue ou de acordo com o método de transferência (Quadro 77-1).

A. Suprimento sanguíneo do retalho

Os cirurgiões devem estar familiarizados com o suprimento vascular do retalho local, seja ele randômico (suprimento pelos plexos vasculares dérmico e subdérmico) ou axial (suprimento

Quadro 77-1 Classificação dos retalhos locais em função do movimento do tecido

Retalho sobre pivô
  Rotação
  Transposição
  Interpolação
Retalhos de avanço
  Pedículo único
  Bipediculado
  Y-V
Retalho em dobradiça

---

por veia e artéria específica). A maioria dos retalhos axiais apresenta suprimento randômico nas suas extremidades distais.

O suprimento sanguíneo de um retalho cutâneo randômico é feito por artérias perfurantes musculocutâneas próximas à base do retalho. O segmento distal do retalho é nutrido por plexos subdérmicos interconectados na junção entre a derme reticular profunda e o tecido adiposo subcutâneo. Esses vasos comunicam-se com o plexo dérmico mais superficial localizado na crista papilar na junção entre derme e epiderme. Os retalhos rômbico e bilobado são exemplos de retalhos com padrão e suprimento randômico.

Os retalhos cutâneos de padrão axial (arterial) são nutridos por uma artéria cutânea direta no eixo longitudinal do retalho. Os retalhos axiais normalmente têm maior extensão de viabilidade em comparação aos retalhos de padrão randômico em razão do suprimento vascular. A extensão de viabilidade dos retalhos axiais está relacionada com o comprimento da artéria cutânea. É possível haver necrose secundária à isquemia na porção distal do retalho caso sua extensão exceda o comprimento da artéria nas situações em que o retalho dependa de suprimento sanguíneo de padrão randômico. Um exemplo comum de retalho axial é o médio-frontal, nutrido pela artéria supratroclear.

▶ **Método de transferência de retalho**

Neste capítulo, os retalhos locais são classificados de acordo com os métodos clássicos de transferência. Na realidade, muitos retalhos locais representam combinações dessas classificações.

A. Retalhos de avanço

Os retalhos de avanço apresentam configuração linear na qual um tecido adjacente é avançado de forma linear para cobrir um defeito cutâneo primário. Os retalhos de avanço são subclassificados como simples, unipediculado, bipediculado e em V-Y. Esses retalhos são particularmente úteis para a reconstrução de região frontal, lábio e pálpebra.

1. Retalhos de avanço com pedículo único – Esses retalhos retangulares são criados por meio de duas incisões em paralelo estendendo-se desde a borda do defeito, idealmente ao longo das RSTLs (Figura 77-1). O ideal é manter a relação comprimento/largura em 1:1 ou 2:1, mas sem ultrapassar 3:1. O retalho e o pedículo são então avançados para o defeito. A tensão nesses retalhos ocorre na direção do avanço. O desbaste ao redor do defeito reduz tensão e promove melhor cicatrização ao longo das incisões. Triângulos de Burow são usados para remover deformidades em cone vertical, que podem ser removidas em qualquer local ao longo do lado maior.

2. Retalhos de avanço bipediculados – Esses retalhos são desenhados para permitir avanço para o defeito adjacente sobre um vetor perpendicular ao eixo do retalho (Figura 77-2). Em geral, são usados para fechar uma falha em uma área de grande visibilidade movendo o defeito para outra região de menor visibilidade (p. ex., da região frontal para o couro cabeludo).

3. Retalho de avanço em V-Y – Esse retalho é singular entre os retalhos de avanço na medida em que é empurrado e não tracionado para o defeito. O retalho doador, geralmente triangular, é avançado, e o defeito resultante no local doador é uma linha reta. Essa abordagem resulta em uma linha de sutura configurada em Y. O retalho cutâneo em ilha é um exemplo de retalho de avanço em V-Y.

B. Retalho sobre pivô

Esses retalhos são transferidos sobre um ponto pivô desde o local doador até o defeito. Estão incluídos os retalhos de rotação, a transposição e a interpolação.

1. Retalhos de rotação – Nos retalhos rotacionais, o tecido é girado em movimento curvilíneo sobre um ponto pivô para cobrir o defeito adjacente. Esses retalhos são desenhados, de forma que a margem principal do retalho seja também a borda do defeito. Dessa forma, um defeito facial é preenchido com a criação de um novo defeito que poderá ser fechado com menos tensão ou distorção. Pode-se excisar um triângulo de Burow para facilitar na rotação e no fechamento. Os retalhos de rotação geralmente têm base inferior para facilitar a drenagem linfática. Em geral, são usados para tratar de defeitos médios a grandes envolvendo região malar, pescoço e couro cabeludo.

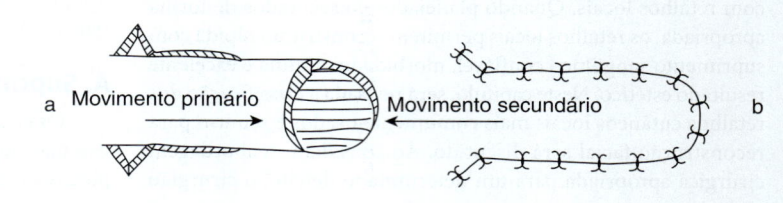

▲ **Figura 77-1** Retalho de avanço com pedículo único.

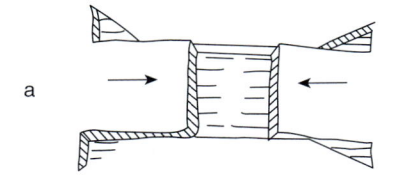

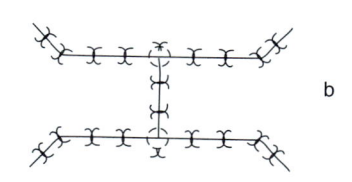

Figura 77-2 Retalho de avanço bilateral.

2. Retalhos de interpolação – O retalho de interpolação é semelhante ao de transposição na medida em que é girado sobre o pedículo e transposto cruzando o tecido interveniente; entretanto, com o retalho de interpolação, o pedículo é apoiado sobre o tecido interveniente. O pedículo deve ser dividido e inserido em um segundo estágio após ter havido neovascularização. Um retalho de interpolação comum é o médio-frontal.

3. Retalhos de transposição – No retalho de transposição, o local doador é distante do defeito, ao passo que a base do retalho é imediatamente adjacente a ele. O retalho é girado sobre o pedículo e transposto sobre o tecido interveniente para o defeito. Assim como nos retalhos de rotação, os retalhos de transposição exploram a flacidez da pele em um local distante ao defeito cirúrgico, redirecionando a tensão do fechamento. São exemplos de retalho de transposição o retalho bilobado, a Z-plastia e o retalho rômbico.

4. Retalho bilobado – O retalho bilobado é um retalho de transposição formado por dois lobos com base em pedículo único. É desenhado para recrutamento de pele mais flácida de regiões adjacentes ao defeito. O lobo primário é adjacente ao defeito e concebido para que tenha um diâmetro igual ao dele. O retalho secundário é usado para reparar o local doador do retalho primário e deve ter aproximadamente metade do diâmetro do lobo primário. O local doador secundário é fechado primariamente.

O desenho tradicional do retalho bilobado foi descrito com ângulo de transferência de 90° entre cada lobo, perfazendo um total de 180°. Zitelli modificou os arcos de rotação para um ângulo de 45° entre cada lobo, limitando a transposição a 90°, com o objetivo de reduzir a deformidade em "orelha de cachorro" ou em "alçapão" que podem ocorrer com ângulos maiores (Figura 77-3). O retalho bilobado é ideal para a reconstrução de defeitos cutâneos inferiores a 1,5 cm. Esses retalhos são particularmente úteis nas reconstruções de ponta de nariz. Os defeitos na asa nasal geralmente são abordados com retalhos bilobados de base medial, e os defeitos de ponta nasal são fechados com retalhos de base lateral.

As desvantagens do retalho bilobado incluem linhas de incisão curvas e complexas, rompimento das subunidades nasais e limitação a defeitos relativamente pequenos.

5. Z-plastia – A Z-plastia é um retalho duplo de transposição formado por dois triângulos, cada um deles com pontos de pivô independentes. Um retalho triangular é transposto sobre seu ponto de pivô no sentido horário enquanto o outro retalho é girado no sentido anti-horário até o local receptor triangular. Há necessidade de desbastamento amplo da base de cada retalho para obter movimentação adequada. Para revisão de cicatriz, a cicatriz deve ser posicionada e orientada ao longo do segmento central longo do Z (Quadro 77-2).

A Z-plastia é utilizada para alterar a direção da cicatriz, a fim de reduzir a contratura às custas de aumentar seu comprimento final. Quanto maior for o ângulo dos retalhos triangulares, maior será o comprimento final da cicatriz, mas com maiores deformidades cutâneas verticais. Os retalhos com ângulos de 30°,

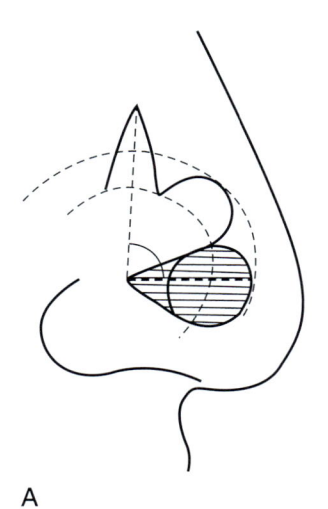

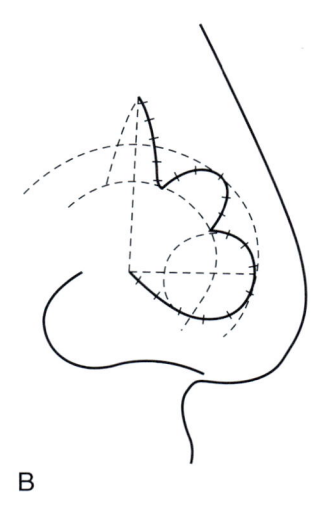

Figura 77-3 A modificação de Zitelli para retalho bilobado, resultando em rotação de 90°, reduz as deformidades cutâneas verticais e deformidades em "alçapão". (**A**) Defeito cutâneo e desenho do retalho. (**B**) Rotação do retalho e fechamento do defeito.

Quadro 77-2 O ângulo desenhado para a Z-plastia influencia o comprimento da cicatriz

Ângulo	Aumento no comprimento
30º	25%
45º	50%
60º	75%
75º	100%
90º	120%

45º e 60º resultam em alongamento final da cicatriz de aproximadamente 25, 50 e 75%, respectivamente.

Enquanto Z-plastias maiores podem ser usadas na região cervical, aquelas realizadas na face idealmente devem ser desenhadas de forma que os segmentos tenham 0,5 cm ou menos. Se a cicatriz sendo revisada tiver mais 0,5 cm de comprimento, devem ser usadas múltiplas Z-plastia. A Z-plastia pode ajudar a reorientar cicatrizes para que fiquem mais paralelas às RSTLs.

6. Retalho rômbico – O retalho rômbico clássico originalmente descrito por Limberg é um retalho de transposição usado para reparar defeitos cirúrgicos de forma romboide com lados iguais, dois ângulos opostos de 60º e dois de 120º (Figura 77-4). Essa configuração cria uma diagonal curta (bissetriz dos ângulos de 120º) com extensão igual aos lados da figura romboide.

O retalho é desenhado estendendo-se a linha da diagonal curta por extensão igual a da diagonal, cujo comprimento é igual ao da lateral do defeito. Uma segunda linha de comprimento idêntico é desenhada paralela aos lados adjacentes do defeito. Todo defeito rômbico possui quatro retalhos potenciais em razão da existência de duas linhas potenciais em cada direção. O ponto de maior tensão no fechamento da incisão é o fechamento do defeito doador. O fechamento do local doador deve ser feito em paralelo à LEM e perpendicular às RSTLs.

O retalho de Dufourmentel é uma variação do retalho rômbico clássico de Limberg. Esse retalho é desenhado para fechamento de defeitos rômbicos com quaisquer ângulos opostos deferentes de 60º e 120º. É útil especialmente para reparo de defeitos rômbicos de ângulos agudos de 60º e 90º quando se deseja excisar pele em excesso.

Uma desvantagem do retalho rômbico é a produção de cicatriz mais visível em comparação com outros retalhos, porque aproximadamente metade das incisões não são paralelas às RSTLs. Os retalhos rômbicos são particularmente úteis para reparar defeitos na região malar e na têmpora nas regiões onde os sulcos cutâneos são menos evidentes.

> Borges AF. The rhombic flap. *Plast Reconstr Surg*. 1981;67:458–466. (Design and technique of a rhombic flap.)
>
> Larrabee WF. Design of local skin flaps. *Otolaryngol Clin North Am*. 1990;899–923. (Excellent review of the design of local skin flaps.)
>
> Zitelli JA. The bilobe flap for nasal reconstruction. *Arch Dermatol*. 1989;125:957–959. (Classic paper describing the bilobe flap as described and modified by Zitelli.)

▶ **Reconstrução de subunidades faciais específicas**

A. Nariz

Para os defeitos de espessura total, a reconstrução em três camadas geralmente preserva a função e reduz a contração. O efeito da contratura da cicatriz é mais evidente na subunidade da asa nasal podendo causar maior deformidade e obstrução nasal. As subunidades nasais devem ser consideradas ao se planejar a reconstrução. A regra da subunidade estabelece que se houver necessidade de retirar mais de 50% da subunidade é melhor removê-la inteiramente para melhor camuflagem da incisão.

De forma geral, os defeitos nos dois terços superiores do nariz que envolvam as subunidades dorsal e/ou das paredes laterais são reconstruídas com pele mais fina e menos sebácea do que a usada no terço inferior do nariz. O retalho médio-frontal, um retalho de interposição suprido pela artéria supratroclear, proporciona tecido abundante, com excelente compatibilidade de cor e textura que pode ser usado com resultados confiáveis para cobertura de toda a superfície nasal. As desvantagens do retalho são a cicatriz vertical na região frontal e a extensão limitada da pele glabra na região frontal, além da necessidade de um segundo estágio para divisão do pedículo.

Os defeitos envolvendo o terço inferior do nariz podem ser mais complicados de reconstruir em razão da complexidade dos seus contornos e da pele mais espessa e mais sebácea. O retalho bilobado é excelente para defeitos com menos de 1,5 cm. É possível haver entalhe e retração alar se o defeito tiver menos de 10 mm a partir da margem alar. Se toda a subunidade da ponta nasal estiver envolvida, deve-se considerar a possibilidade de usar o retalho médio-frontal. Para os defeitos subtotais de ponta nasal, outra opção seria o retalho cutâneo de espessura total ou o retalho composto de cartilagem auricular, embora com algum prejuízo quanto à compatibilidade de cor e textura.

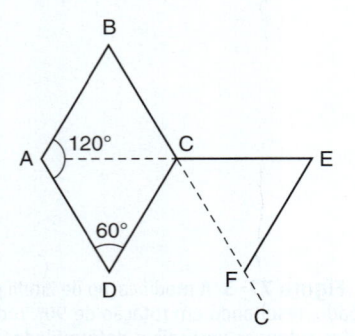

▲ **Figura 77-4** Retalho rômbico clássico.

B. Região malar

Os defeitos da região malar variam em profundidade e pode haver dificuldade para compatibilização com o contorno dos tecidos circundantes. A pele da região malar é relativamente espessa e possui elasticidade razoável. O fechamento primário ao longo das RSTLs é a melhor e mais simples opção para os defeitos menores. Contudo, para defeitos médios ou grandes, há necessidade de cobertura com retalho local.

Podem ser usados retalhos simples de transposição, incluindo o rômbico, na região malar, mas as incisões perpendiculares às RSTLs devem ser evitadas. Em geral, esses retalhos ficam restritos à face lateral da região malar.

O retalho local mais comumente usado para reconstrução da região malar é o retalho de avanço rotacional cervicofacial. Podem ser recrutadas grandes quantidades de tecido da região malar e região cervical para cobertura de grandes defeitos, sem produzir grande deformidade secundária. A região medial inferior da região malar próxima à junção alar-facial com frequência é acessível a reparo com retalhos pediculados em ilha.

C. Região frontal

O retalho de avanço bilateral, ou H-plastia, é utilizado comumente para fechamento de defeitos na região frontal. Nesse procedimento, os retalhos bilaterais são avançados no sentido lateral-medial para fechamento de defeitos em forma de quadrado ou circulares, e as incisões são posicionadas em sulcos frontais já existentes. Há uma variação de retalho de avanço bilateral em O-T que pode ser usado com sucesso na região frontal.

Burget GC. Aesthetic reconstruction of the nose. *Clin Plast Surg*. 1985;12:463–480. (Burget describes his technique and approach for reconstructing large nasal defects.)

Cook TA, Davis RE. Cheek reconstruction. *Operative Tech Otolaryngol Head Neck Surg*. 1993:4:31–36.(Excellent review article describing the various methods of cheek reconstruction.)

Quatela VC, Sherris DA. Aesthetic refinements in forehead flap nasal reconstruction. *Arch Otol HNS*. 1995 Oct;121(10):1106–1113.(Tips and methods for excellent results in nasal reconstruction with the paramedian forehead flap.).

Siegle RJ. Forehead reconstruction. *J Dermatol Surg Oncol*. 1991;17:199–204. (Overview of method of reconstructing forehead defects.)

Agradecimentos a Nathan Monhian, MD, Shan R. Baker, MD e Jeffrey Wise, MD por suas contribuições a este capítulo nas edições anteriores deste livro.

78 Reconstrução microvascular

Vasu Divi, MD
Daniel G. Deschler, MD, FACS

O objetivo básico da cirurgia reconstrutiva de cabeça e pescoço é a substituição de tecidos moles e ossos por tecido semelhante, a fim de restaurar a função e melhorar a aparência estética. As opções de cirurgia reconstrutiva são consideradas em uma escala hierárquica denominada escala de procedimentos reconstrutivos (Quadro 78-1). A cada patamar desta escala, aumentam a invasividade e a complexidade do procedimento reconstrutivo. A escolha do procedimento apropriado depende do defeito a ser tratado e dos objetivos da reconstrução.

A transferência microvascular de tecido livre é uma técnica de reconstrução na qual unidades de tecido são separadas de seu suprimento sanguíneo original e movidas livremente de uma região do corpo para outra. O tecido doado possui artéria e veia identificadas que são religadas a vasos receptores, restabelecendo assim, o fluxo de sangue. Também há possibilidade de reinervação sensorial por meio da anastomose de nervos cutâneos.

A evolução das técnicas de transferência de tecido livre ao longo das últimas duas décadas revolucionou a cirurgia reconstrutiva de cabeça e pescoço nos casos de defeitos produzidos por traumatismo, anomalias congênitas e procedimentos de ablação em razão de processos neoplásicos. As unidades de tecido livre são desenhadas especificamente para o defeito a ser corrigido, a fim de proporcionar características semelhantes às do tecido original. Essa versatilidade permite que os retalhos livres sirvam a múltiplos propósitos, como revestimento de defeitos em orofaringe e provimento de suporte de tecido mole para defeitos maxilares. Os retalhos livres oferecem outras vantagens, uma vez que não apresentam as restrições anatômicas dos retalhos regionais pediculados. Eles podem ser aplicados em estágio único, com possibilidade de abordagem por duas equipes simultâneas, permitindo que os cirurgiões ablativos expandam seus limites de ressecção.

CONSIDERAÇÕES E PLANEJAMENTO PRÉ-OPERATÓRIO

Os fatores mais importantes a serem considerados na seleção dos pacientes para reconstrução com retalho livre são idade, comorbidades e necessidades funcionais. Os pacientes com mais idade têm maior chance de apresentarem comorbidades, que aumentam o risco de exposição à anestesia prolongada, afetam a cicatrização e reduzem a tolerância à morbidade no local doador. Alguns pacientes talvez não necessitem das vantagens funcionais obtidas com a reconstrução feita com retalhos livres. Seus riscos e benefícios devem ser ponderados para cada caso.

O planejamento pré-operatório e a comunicação com as equipes de anestesia, enfermagem e todas as demais envolvidas contribuem para um procedimento cirúrgico eficiente e bem executado. Devem-se antecipar os defeitos teciduais e as necessidades funcionais do paciente de forma a selecionar o retalho livre ideal para a situação. Dentre os fatores a serem considerados estão características e composição do tecido doador, extensão do pedículo, adequação da cor, volume do tecido mole e incapacidade funcional a ser produzida no local doador. Também há necessidade de comunicação com as equipes responsáveis acerca da posição intraoperatória do paciente e da necessidade de preservação de vasos receptores adequados na região de cabeça e pescoço para anastomose.

▶ Considerações técnicas

Embora planejamento pré-operatório cuidadoso, seleção do paciente e do desenho do retalho sejam fatores importantes para o sucesso das transferências de tecido livre, a técnica microvascular é essencial para inserção e revascularização bem-sucedidas das unidades teciduais. Para a execução das técnicas microvasculares, é essencial haver instrumentos apropriados, microscópio cirúrgico e experiência dos cirurgiões microvasculares com treinamento nas técnicas para seleção, manuseio e preparação dos vasos.

A. Preparação dos vasos

Como regra, o manuseio do vaso deve ser mínimo, para reduzir o risco de trauma ou lesão. Os vasos devem ser manuseados pela adventícia, uma vez que o contato direto com a íntima pode causar espasmo, lesão endotelial e trombose, todos com poten-

Quadro 78-1 Escala de procedimentos reconstrutivos

Fechamento por segunda intenção
Fechamento primário
Enxerto cutâneo de espessura parcial
Enxerto cutâneo de espessura total
Expansão de tecido
Retalho local
Retalho regional pediculado
Transferência microvascular de tecido livre

cial de comprometimento do fluxo sanguíneo de e para o tecido transferido. Os vasos do pedículo vascular doador são esqueletonizados, liberando artérias e veias dentro do pedículo vascular. Aplicam-se, então, pinças vasculares atraumáticas. As extremidades dos vasos são seccionadas e irrigadas intermitentemente com solução salina heparinizada com o objetivo de prevenir trombose. Finalmente, remove-se o excesso de adventícia dos vasos para exposição da camada média; a eventual retenção de adventícia no lúmen do vaso na linha de sutura poderia desencadear a formação de coágulo.

B. Anastomose microvascular

Após o preparo dos vasos doadores e receptores, à anastomose arterial segue-se a anastomose venosa. A técnica mais utilizada é a anastomose término-terminal, utilizando fio monofilamentar de tamanho adequado (8-0, 9-0 ou 10-0). A técnica términolateral é utilizada quando há inadequação significativa no tamanho dos vasos (mais de 3:1) ou quando a veia jugular interna for o vaso receptor. Não deve haver tensão significativa na linha de sutura, e os vasos devem ser suturados para que não haja dobra ou torção.

CLASSIFICAÇÃO DOS RETALHOS

Em geral, os retalhos de tecido livre são classificados de acordo com o tipo de tecido incluído na transferência. Os retalhos, na maioria das vezes, contêm pele (cutâneo), músculo (mio), osso (osteo) ou fáscia (fascio). Por exemplo, um retalho contendo principalmente osso e pele seria descrito como retalho osteocutâneo. Os retalhos entéricos contêm estruturas viscerais e são classificados em categoria própria.

A parte cutânea de cada retalho de tecido livre é, em última análise, nutrida pelo pedículo principal por meio de vasos perfurantes. Esses vasos perfurantes de pequeno calibre são ramificações do pedículo que ocorrem em locais de certa forma previsíveis, embora possam existir variações anatômicas. Os vasos perfurantes cursam a partir do pedículo para a pele e se ramificam no plexo subcutâneo para, então, fornecer o suprimento sanguíneo para a pele. Cada perfurante nutre uma região limitada da pele e, sendo assim, para a sobrevida do coxim cutâneo, é essencial incluir um número suficiente desses vasos no desenho do retalho. Quando isto não é feito, o resultado é necrose total ou parcial da parte cutânea do retalho. O curso desses vasos perfurantes a partir do pedículo principal até a pele deve ser preservado durante o levantamento do retalho. Eles podem cursar por meio do septo fascial entre os músculos (perfurantes septocutâneos) ou pelos próprios músculos (perfurantes musculocutâneos). Há vasos semelhantes ramificando-se a partir do pedículo principal para nutrição do periósteo nos retalhos ósseos.

> Taylor GI, Palmer JH. The vascular territories (angiosomes) of the body: experimental study and clinical applications. *Br Plast Surg.* 1987;40:113–141.

RETALHOS LIVRES FASCIAIS E FASCIOCUTÂNEOS

Os retalhos livres fasciais e fasciocutâneos são usados frequentemente nas reconstruções de cabeça e pescoço. Caracterizam-se por fáscia ou pele delgada e maleável sem o volume dos retalhos miocutâneos pediculados. Além disso, possuem potencial para recuperação sensorial por meio de anastomose dos nervos cutâneos que acompanham o retalho aos nervos do local receptor. São utilizados principalmente na reconstrução de defeitos complexos intraorais, faríngeos e cutâneos em região de cabeça e pescoço.

1. Retalho livre radial do antebraço

O retalho livre radial do antebraço se baseia na artéria radial, em suas veias comitantes associadas e na veia cefálica. A pele é suprida por vasos fasciocutâneos no septo entre os músculos braquiorradial e flexor radial do carpo.

As principais vantagens desse retalho são as características de seus tecidos delgados e maleáveis. Trata-se de uma excelente opção para reconstrução da cavidade oral e em casos de defeito orofaríngeo sem limitação de mobilidade da língua ou de estru-

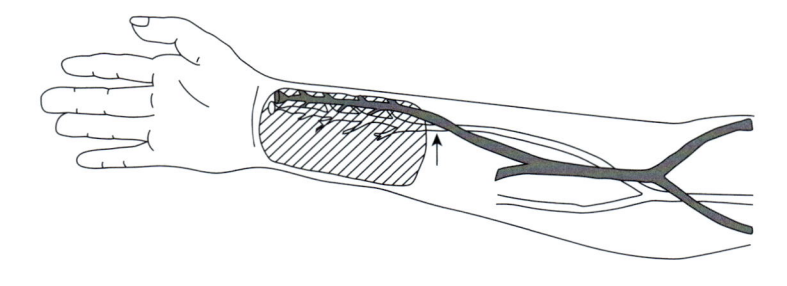

▲ **Figura 78-1** Retalho livre radial do antebraço (região tracejada) com base em artéria radial (seta) e veia cefálica.

turas remanescentes. Além disso, o tecido pode ser moldado em forma de tubo para uso em reconstrução da faringe, da laringe ou do esôfago. Pode-se recuperar sensibilidade com reanastomose dos nervos cutâneos laterais e mediais do antebraço aos nervos do local receptor.

A possibilidade de lesão isquêmica da mão é a principal desvantagem desse retalho. Antes do procedimento, é realizado o teste de Allen para confirmar a existência de fluxo colateral para a mão com origem na artéria ulnar por meio do arco palmar. Outros problemas possíveis são exposição de tendão, disestesia, disfunção motora da mão e resultados estéticos insatisfatórios no local doador devido à cobertura com enxerto cutâneo de espessura parcial (Figura 78-1).

2. Retalhos livres da região lateral do braço

O retalho fasciocutâneo da região lateral do braço é nutrido pelos ramos posteriores dos vasos radiais colaterais da artéria radial profunda. Esse retalho possui sistema venoso superficial e profundo, respectivamente, veia cefálica e veias comitantes. As perfurantes cursam até a pele passando pelo septo intermuscular lateral.

As vantagens desse retalho incluem espessura cutânea maleável, potencial de inervação sensória pelo nervo cutâneo posterior e local doador com possibilidade de fechamento primário com distúrbio funcional mínimo. As desvantagens desse retalho são vasos de menor calibre e variabilidade da camada gordurosa subcutânea, que depende da compleição do paciente.

3. Retalhos fasciocutâneos da região lateral da coxa

O retalho fasciocutâneo da região lateral posterior da coxa recebe suprimento sanguíneo de perfurantes cutâneos com origem na artéria femoral profunda, sendo dominante a terceira perfurante. A drenagem venosa é feita pelas veias comitantes de ramos da terceira perfurante. O nervo cutâneo femoral lateral também pode prover alguma sensibilidade ao coxim cutâneo.

A vantagem desse retalho é a disponibilidade de uma boa quantidade de pele flexível. O eixo longitudinal do coxim de pele é desenhado sobre o septo intermuscular entre a cabeça longa do bíceps femoral e o músculo vasto lateral. Esse retalho tem sido usado após laringofaringectomia, e a grande quantidade de tecido subcutâneo é útil nos casos de glossectomia total e de defeitos na base do crânio. A morbidade no local doador é mínima, mas pode incluir deiscência da incisão e síndrome do compartimento. Outra desvantagem é a possibilidade de haver variação anatômica no feixe vascular.

O retalho lateral anterior da coxa foi descrito inicialmente junto com o retalho lateral da coxa, mas não ganhou aceitação ampla e popularidade até recentemente. Esse retalho é semelhante ao lateral da coxa no que se refere às características teciduais, mas com posicionamento mais favorável para coleta simultânea, uma vez que a abordagem é feita pela região anterior da coxa. O retalho lateral anterior da coxa se baseia em perfurantes septocutâneas ou septomiocutâneas com origem em artéria e veia circunflexa femoral. O pedículo vascular cursa entre os músculos reto femoral e vasto lateral até dar origem a ramos perfurantes que suprem o segmento cutâneo. Essa perfurante está situada dentro de um círculo de 3 cm localizado a meio caminho entre a crista ilíaca anterior e a parte lateral da patela.

Suas vantagens são morbidade mínima no sítio doador, considerando que normalmente é possível o fechamento primário com perda muscular mínima. As desvantagens são pedículo vascular um tanto curto, necessidade de dissecção delicada na perfurante e diâmetro relativamente pequeno do vaso. As utilidades clínicas desse retalho são semelhantes àquelas do retalho livre lateral da coxa.

4. Retalhos fasciocutâneos da escápula

O retalho fasciocutâneo escapular se baseia na artéria e na veia circunflexa da escápula e pode ser levantado como retalho fasciocutâneo ou osteocutâneo (ver a próxima seção "Retalhos Osteomiocutâneos Livres".) A artéria circunflexa da escápula origina-se na artéria subescapular e termina nos ramos transverso e descendente – formando, respectivamente, os retalhos escapular e paraescapular. A possibilidade de dois retalhos cutâneos supridos por um mesmo pedículo vascular oferece uma excelente opção quando há necessidade de cobertura intraoral e externa. A região escapular proporciona uma grande quantidade de tecido (14 a 21 cm) para cobertura de grandes defeitos, vasos de grande calibre e boa adequabilidade de cor em comparação com a pele da face.

O principal problema é a necessidade de posicionar o paciente em decúbito lateral para levantamento do retalho, o que limita a abordagem simultânea por duas equipes. Além disso, não há possibilidade de reinervação sensória. Embora o local doador possa ser fechado primariamente com morbidade mínima, os pacientes podem necessitar de apoio para o braço e fisioterapia por período curto no pós-operatório.

5. Retalhos de fáscia temporoparietal

O retalho da fáscia temporoparietal tem seu suprimento sanguíneo originado em artéria e nas veia temporais superficiais. A fáscia temporoparietal é delgada, maleável e bem vascularizada, permitindo que seja moldada a defeitos faciais complexos e drapeada sobre estruturas esqueléticas, como a orelha. Esse retalho também possui a propriedade singular de prover uma superfície viscosa deslizante excelente para o movimento dos tendões. O retalho de fáscia temporoparietal na maioria das vezes é usado como retalho pediculado para reconstrução de osso temporal, órbita, pequenos defeitos de orofaringe e região intracraniana. Como retalho livre, pode ser usado para reconstrução de órbita e de revestimento nasal em cenário de reconstrução total do nariz; recentemente foi descrita sua utilização para reconstrução de laringe após laringectomia parcial.

As desvantagens desse retalho são cicatriz no local doador, possível alopecia na região de levantamento do retalho e vaso de pequeno calibre (Quadro 78-2).

Quadro 78-2 Anatomia, vantagens e desvantagens dos diversos retalhos fasciocutâneos

Tipo de retalho	Pedículo neurovascular	Vantagens	Desvantagens
Radial do antebraço	Artéria radial Veia cefálica Nervos lateral e medial do antebraço	Delgado e maleável Potencial para sensibilidade	Possibilidade de isquemia, exposição de tendão, disfunção motora e problemas estéticos no local doador
Lateral do braço	Vasos colaterais radiais originados na artéria braquial profunda Veia cefálica e veias comitantes Nervo cutâneo posterior	Delgado e maleável Potencial para sensibilidade Sítio doador pode ser fechado primariamente	Vasos de menor calibre Variabilidade do tecido adiposo subcutâneo
Lateral da coxa	Perfurantes originados na artéria femoral profunda (com dominância da terceira perfurante) Veias comitantes pareadas Nervo cutâneo femoral lateral	Grande quantidade de pele maleável Tecido subcutâneo em excesso útil para grandes defeitos	Possibilidade de deiscência da incisão e síndrome do compartimento Variabilidade anatômica do feixe vascular
Escápula	Artéria e veia circunflexa da escápula	Grande quantidade de tecido Possibilidade de duas ilhas cutâneas Vasos de maior calibre Boa adequabilidade de cor com a pele da face	Necessidade de posicionar o paciente em decúbito lateral Sem possibilidade de inervação sensória
Fáscia temporoparietal	Artéria e veia temporal superficial	Delgado e maleável Rede capilar vascular rica Superfície deslizante	Cicatriz no local doador Possível alopecia

Azizzadeh B, Yafai S, Rawnsley JD et al. Radial forearm free flap pharyngoesophageal reconstruction. *Laryngoscope*. 2001;111(5):807. [PMID: 11359159] (Evaluates wound healing, speech, and swallowing outcomes.)

Cheney ML, Varvares MA, Nadol JB Jr. The temporoparietal fascial flap in head and neck reconstruction. *Arch Otolaryngol Head Neck Surg*. 1993;119(6):618. [PMID: 8388696] (Techniques, advantages, and applications are described.)

Hayden RE, Deschler DG. Lateral thigh free flap for head and neck reconstruction. *Laryngoscope*. 1999;109(9):1490. [PMID: 10499060] (Describes favorable outcomes in the largest case series.)

Lueg EA. The anterolateral thigh flap: radial forearm's "big brother" for extensive soft tissue head and neck defects. *Arch Otolaryngol Head Neck Surg*. 2004;130(7):813.

Ninkovic M, Harpf C, Schwabegger AH et al. The lateral arm flap. *Clin Plast Surg*. 2001; 28(2):367. [PMID: 11400830] (Describes the anatomy, surgical approach, advantages, and disadvantages of the lateral arm flap.)

Urken ML, Bridger AG, Zur KB et al. The scapular osteofasciocutaneous flap: A 12-year experience. *Arch Otolaryngol Head Neck Surg*. 2001;127(7):862. [PMID: 11448364] (Describes favorable outcomes for patients with large surface area defects, those with preexisting gait disturbances, and older patients.)

Wei FC, Jain V, Celik N et al. Have we found an ideal soft-tissue flap? An experience with 672 anterolateral thigh flaps. *Plast Reconstr Surg*. 2002;109(7):2219; discussion 2227. (An outstanding review by the author with the single greatest experience with this flap.)

RETALHOS OSTEOCUTÂNEOS LIVRES

Há diversos retalhos compostos formados por tecidos moles e osso disponíveis para reconstrução mandibular, maxilar e do palato. Considerando que cada retalho tem vantagens e limitações, o cirurgião deve considerar características do tecido mole, extensão do estoque ósseo e do pedículo vascular e compatibilidade para integração óssea (p. ex., implante dentário) de cada um para decidir qual utilizar.

Os componentes ósseos dos retalhos compostos são vascularizados pelo periósteo que, por sua vez, recebe perfurantes do pedículo principal. O osso é implantado no osso original viável remanescente, o que permite ossificação primária. Essas técnicas utilizando tecido livre, incluindo segmento ósseo, oferecem vantagens sobre as técnicas tradicionais que usam placas de reconstrução e retalhos miocutâneos pediculados. As técnicas de transferência de tecido livre têm a vantagem de excluir a possibilidade de fratura e extrusão da placa com colapso da incisão associada às técnicas tradicionais.

1. Retalhos osteocutâneos escapulares

Como descrito, a artéria circunflexa escapular se divide formando os ramos transverso e descendente. O ramo transverso da artéria circunflexa da escápula cursa aproximadamente 2 cm abaixo e em paralelo à espinha escapular, e o ramo descendente corre em paralelo à borda lateral da escápula. É possível colher 10 a 14 cm de tecido ósseo da borda lateral da escápula, com possi-

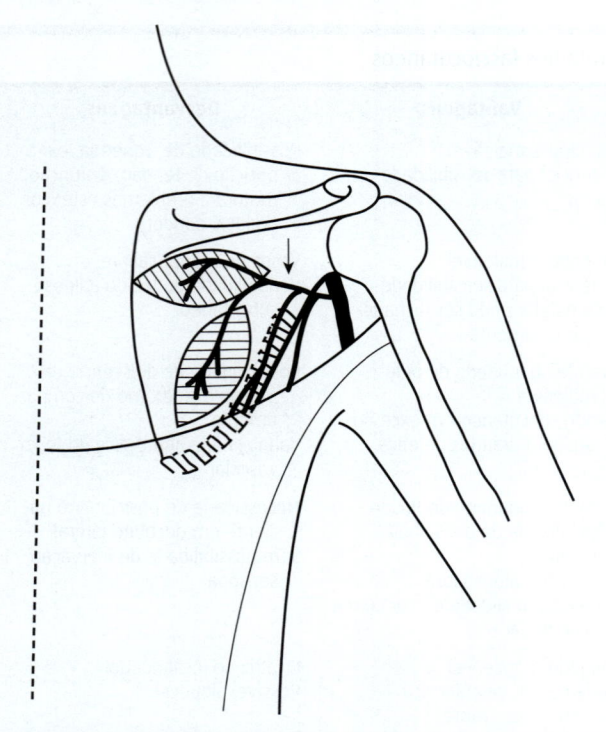

Figura 78-2 Retalho fasciocutâneo escapular com base na artéria circunflexa da escápula (seta), que pode incluir tecido ósseo da borda lateral da escápula (região sombreada).

bilidade de integração óssea. As vantagens e desvantagens são semelhantes às descritas para o retalho fasciocutâneo da escápula. O pedículo vascular permite mobilidade significativa da porção óssea do retalho em relação à porção cutânea (Figura 78-2).

2. Retalhos osteomiocutâneos da crista ilíaca

O retalho composto da crista ilíaca é levantado sobre artéria e veia circunflexas ilíacas profundas, com origem no sistema da ilíaca externa. Perfurantes originadas na artéria circunflexa ilíaca profunda nutrem a pele sobrejacente à crista ilíaca e o ramo ascendente dessa artéria forma um arco sobre a superfície interna do músculo oblíquo interno.

Embora mais de 16 cm do estoque ósseo possa ser colhido da crista ilíaca, esse retalho é limitado pela pouca maleabilidade do tecido mole que o compõe. O retalho da crista ilíaca foi modificado para incluir o músculo oblíquo interno. O retalho osteomiocutâneo formado por crista ilíaca e músculo oblíquo interno oferece maior flexibilidade dos tecidos moles componentes, assim como menor volume, o que o torna um retalho mais versátil para reconstrução oromandibular. A crista ilíaca também proporciona estoque ósseo adequado para implantes osseointegrados.

Os problemas desse retalho são pedículo vascular curto, ilha cutânea volumosa e morbidade no local doador. No sítio doador, há risco aumentado de hérnia abdominal, mesmo com o uso de tela, e de alteração na marcha.

3. Retalhos osteomiocutâneos de fíbula

O retalho fibular composto é levantado com base na artéria e veia fibulares. Perfurantes do septo intermuscular posterior nutrem a pele delgada sobrejacente; é possível restaurar a sensibilidade do retalho utilizando o nervo cutâneo sural lateral. Esse retalho oferece a maior extensão de tecido ósseo vascularizado (24 cm), permitindo reconstrução quase total da mandíbula. Embora a altura do estoque ósseo fibular seja menor do que a da crista ilíaca, ainda assim ela é capaz de suportar implantes osseointegrados.

Recomenda-se angiografia ou angiorressonância magnética pré-operatória para confirmar suprimento vascular colateral para o pé. Aproximadamente, 6 a 8 cm da fíbula devem ser mantidos no segmento proximal para prevenir lesão ao nervo fibular comum, e no distal, para evitar instabilidade do tornozelo.

Embora a ilha de pele seja delgada e maleável, há certa limitação em função da orientação linear do osso. Contudo, modificações técnicas tornaram a coleta de pele confiável. O local doador geralmente pode ser fechado primariamente, mas talvez haja necessidade de enxerto cutâneo. Espera-se mobilidade funcional da perna após a cirurgia.

4. Retalhos osteocutâneos de rádio

O retalho fasciocutâneo do antebraço, descrito, também pode ser levantado como retalho composto. A extensão de rádio que pode ser coletada é limitada a 10 ou 12 cm e em 40% do diâmetro para prevenir complicações no local doador. O uso desse retalho tem sido limitado pelo risco de fratura patológica e do estoque ósseo relativamente reduzido disponível (Quadro 78-3).

Cordeiro PG, Disa JJ, Hidalgo DA et al. Reconstruction of the mandible with osseous free flaps: a 10-year experience with 150 consecutive patients. *Plastic Recon Surg*. 1999;104(5):1314–1320. [PMID: 10513911]

Genden EM, Wallace D, Buchbinder D et al. Iliac crest internal oblique osteomusculocutaneous free flap reconstruction of the postablative palatomaxillary defect. *Arch Otolaryngol Head Neck Surg*. 2001;127(7):854. [PMID: 11448363] (Describes favorable results for competent oral rehabilitation without the need for a prosthetic obturator.)

Urken ML, Bridger AG, Zur KB et al. The scapular osteofasciocutaneous flap: A 12-year experience. *Arch Otolaryngol Head Neck Surg*. 2001;127(7):862. [PMID: 11448364] (Describes favorable outcomes for patients with large surface area defects, with preexisting gait disturbances, and older patients.)

Werle AH, Tsue TT, Toby EB et al. Osteocutaneous radial forearm free flap: its use without significant donor site morbidity. *Otolaryngol Head Neck Surg*. 2000;123(6):711. [PMID: 11112963] (Internal fixation reduces the incidence of donor radius fractures while preserving excellent function.)

Quadro 78-3 Anatomia, vantagens e desvantagens dos diversos retalhos osteocutâneos

Tipo de retalho	Pedículo neurovascular	Extensão do estoque ósseo	Vantagens	Desvantagens
Escápula	Artéria e veia circunflexas da escápula	Até 10 a 14 cm	Grande quantidade de tecido Possibilidade de duas ilhas de pele Vasos de grande calibre Compatibilidade de cor com a pele da face Adequado para osseointegração	Necessidade de posicionar o paciente em decúbito lateral Impossibilidade de reinervação sensória
Crista ilíaca	Artéria e veia circunflexa ilíaca profunda	Até 16 cm	Componente de tecido mole flexível Adequado para osseointegração	Pedículo vascular curto Ilha cutânea volumosa Risco de hérnia abdominal
Fíbula	Artéria e veia fibulares	Até 24 cm	Maior extensão de osso para reconstrução quase total de mandíbula	Pouca maleabilidade dos tecidos moles ao redor do osso Talvez haja necessidade de enxerto de pele para cobrir o local doador
Rádio	Artéria radial Veia cefálica Nervos lateral e medial do antebraço	Até 10 a 12 cm	Delgado, maleável Potencial para sensibilidade	Possibilidade de fratura patológica Estoque ósseo reduzido

RETALHOS LIVRES MUSCULARES E MIOCUTÂNEOS

Antes da evolução nas técnicas microvasculares, os retalhos miocutâneos pediculados, como os dos músculos peitoral maior e latíssimo do dorso, eram considerados padrão de atenção para cirurgia reconstrutiva em região de cabeça e pescoço. Os retalhos pediculados ainda podem ter papel importante, mas os retalhos livres musculares e miocutâneos oferecem maior versatilidade com menos limitações. Os seguintes retalhos podem ser levantados apenas com músculo ou adicionando pele e tecido adiposo.

1. Retalhos miocutâneos do músculo reto do abdome

Embora o músculo reto do abdome possua suprimento sanguíneo duplo a partir das artérias epigástricas inferior e superior, o retalho livre é levantado sobre o sistema da epigástrica inferior de maior calibre. Esses vasos emergem da ilíaca externa e enviam perfurantes para a pele por meio do músculo reto do abdome.

Esse retalho é utilizado principalmente em função de seus volumes muscular e de tecidos moles significativos, longo pedículo vascular e confiabilidade. Trata-se de excelente opção para cobertura de grandes defeitos maxilares e na base do crânio.

A principal morbidade no local doador é a possibilidade de hérnia ventral, sendo que a região mais suscetível é a linha arqueada. Para reduzir o risco de herniação de tecido e vísceras, a bainha do reto anterior abaixo da linha arqueada deve ser meticulosamente fechada; pode-se usar tela como meio adjunto de fortalecer a parede do abdome (Figura 78-3).

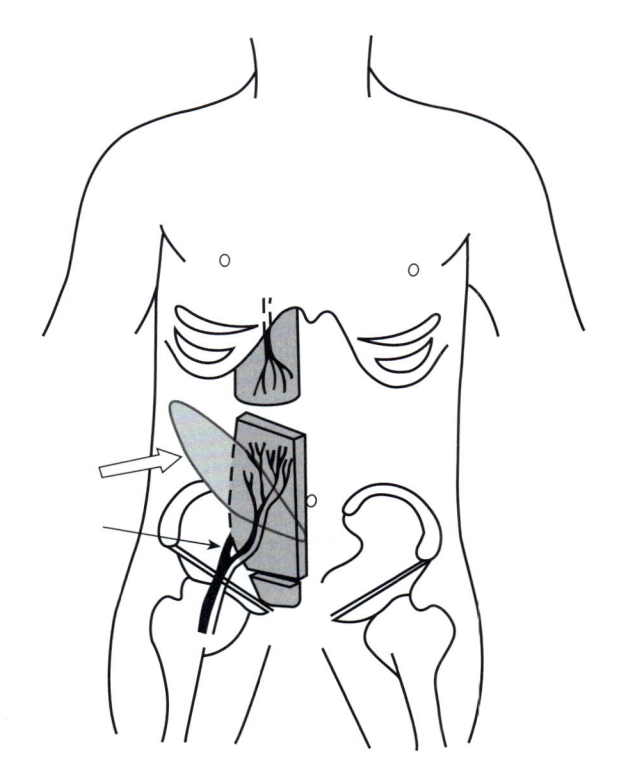

▲ **Figura 78-3** Músculo reto do abdome e espessura de pele sobrejacente (seta escura) supridos pelo pedículo vascular da epigástrica inferior (seta clara).

2. Retalhos muscular e miocutâneo do músculo latíssimo do dorso

O músculo latíssimo do dorso recebe suprimento sanguíneo de artéria e veia toracodorsal, ramo e tributária do sistema subescapular, com inervação do nervo toracodorsal. Possivelmente, trata-se do maior retalho utilizado em cirurgia reconstrutiva de cabeça e pescoço.

Uma vantagem do retalho é sua versatilidade na quantidade de músculo a ser levantado, variando desde um pequeno volume sob a camada de pele até todo o músculo. Outras vantagens são pedículo longo (9 cm), vasos de grande calibre e capacidade de criar uma base bilobada sobre os ramos medial e lateral da artéria toracodorsal. Esse retalho é utilizado em casos de glossectomia, defeitos na base do crânio e cutâneo-cervicais de grande porte. Para coleta apenas de músculo, deve-se utilizar enxerto cutâneo para cobertura de grandes defeitos no couro cabeludo.

As desvantagens desse retalho são possibilidade de formação de seroma e deiscência da incisão no local doador. A necessidade de posicionar o paciente em decúbito lateral para levantamento do retalho limita a abordagem simultânea por duas equipes (Figura 78-4).

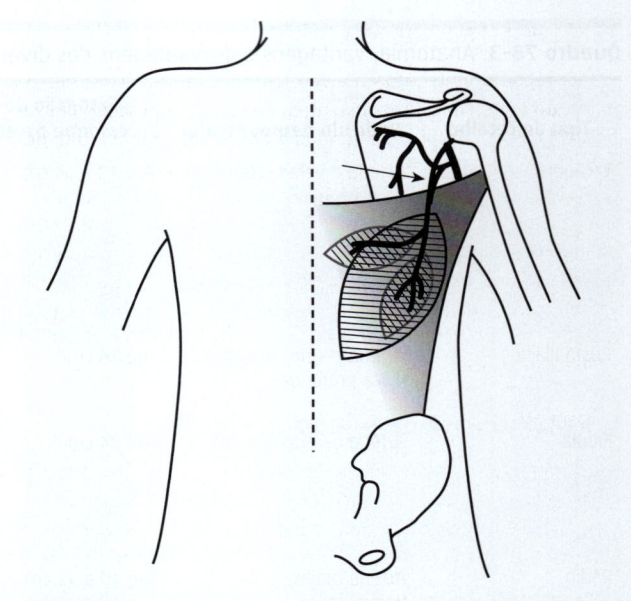

▲ **Figura 78-4** Retalho do latíssimo do dorso sobre a artéria toracodorsal (seta); a figura representa o retalho levantado com um grande coxim cutâneo único (linhas horizontais) ou com dois coxins separados (linhas verticais).

3. Retalho muscular do grácil

O suprimento vascular dominante do músculo grácil é a artéria do adutor, que se origina da femoral profunda. A drenagem venosa ocorre pelas veias comitantes. A inervação motora do grácil é feita pelo nervo obturador, que se divide em fascículos aos diferentes segmentos do músculo.

As ações do músculo grácil são rotação medial e adução superficial do terço médio da coxa, e seu principal papel na cirurgia reconstrutiva de cabeça e pescoço é a reanimação facial. Suas principais vantagens para reanimação de face são natureza fascicular da anatomia do nervo obturador, pedículo vascular longo (até 6 cm) e possibilidade de utilizar abordagem por duas equipes. A morbidade no local doador é mínima (Quadro 78-4).

> Browne JD, Burke AJ. Benefits of routine maxillectomy and orbital reconstruction with the rectus abdominis free flap. *Otolaryngol Head Neck Surg*. 1999;121(3):203. [PMID: 10471858] (Describes the functional benefits and acceptable cosmesis.)
>
> Papadopoulos ON, Gamatsi IE. Use of the latissimus dorsi flap in head and neck reconstructive microsurgery. *Microsurgery*. 1994;15(7):492. [PMID: 7968480] (Describes the benefits for wide defects of the head and neck.)
>
> Shindo M. Facial reanimation with microneurovascular free flaps. *Facial Plast Surg*. 2000;16(4):357. [PMID: 11460302] (Describes the excellent functional and aesthetic results of free-flap reconstruction for facial reanimation.)

Quadro 78-4 Anatomia, vantagens e desvantagens dos retalhos musculares e miocutâneos

Tipo de retalho	Pedículo neuromuscular	Vantagens	Desvantagens
Reto do abdome	Artéria e veia epigástricas inferiores	Grande volume de tecidos moles Pedículo vascular longo	Possibilidade de hérnia ventral, especialmente abaixo da linha arqueada
Latíssimo do dorso	Artéria e veia toracodorsais Nervo toracodorsal	Grande disponibilidade de músculo Pedículo vascular longo Vasos de grande calibre Possibilidade de duas ilhas de tecido mole	Possibilidade de deiscência da incisão operatória e de formação de seroma Necessidade de decúbito lateral para levantamento do retalho
Grácil	Artéria do adutor Veias comitantes Nervo obturador	Neuroanatomia em fascículos adequada para reanimação de face Morbidade mínima no local doador	Mínimas

RETALHOS ENTÉRICOS LIVRES

O retalho de tecido entérico jejunal livre foi o primeiro a ser usado em cirurgia reconstrutiva de cabeça e pescoço em humanos (1959). O aspecto diferencial do tecido jejunal e omento/gastromental para cirurgia reconstrutiva em cabeça e pescoço é a disponibilidade de superfície mucosa a ser usada para reconstrução no trato aerodigestivo. Os retalhos jejunal e gastromental podem ser usados em forma de tubo ou como segmento de mucosa. Na reconstrução de casos com defeito faríngeo que se estenda até o mediastino, dá-se preferência ao procedimento com *pull-up* gástrico para evitar aplicar a anastomose distal dentro da cavidade torácica.

1. Retalho livre de jejuno

O retalho de tecido entérico jejunal livre é levantado sobre a estrutura em árvore de artéria e veia mesentéricas superiores. A borda antimesentérica do retalho pode ser filetada expondo a superfície mucosa e proporcionando retalho maleável e secretor para reconstrução da faringe e da cavidade oral. Esse retalho tubular tem sido muito usado em casos de defeito faringoesofágico, uma vez que o diâmetro do jejuno o torna adequado a esse propósito.

As desvantagens do retalho são fragilidade dos vasos, facilidade de isquemia e risco associado à laparotomia necessária para sua obtenção: aderência intestinal, obstrução intestinal e deiscência da incisão operatória (Figura 78-5). Além disso, os resultados vocais obtidos com punção traqueoesofágica são considerados inferiores quando comparados àqueles observados com retalho radial do antebraço para reconstrução em casos de defeito total da faringe.

2. Retalhos livres de omento e gastromental

O retalho de omento é levantado com base no suprimento vascular dos vasos gastromentais direito e esquerdo. Esse retalho inclui a dupla camada de peritônio pendente da grande curvatura do estômago. Um segmento da grande curvatura do estômago é incluído no retalho gastromental.

Devido ao excelente suprimento sanguíneo, o omento possui uma ampla variedade de indicações nos procedimentos de cabeça e pescoço, incluindo reconstrução da base do crânio e de grandes defeitos no couro cabeludo, cobertura de carótida e tratamento de incisões com osteomielite e osteorradionecrose, e contorno facial. O tecido gastromental inclui mucosa gástrica, com potencial secretor útil para reconstrução de defeitos em orofaringe.

A morbidade do local doador inclui complicações intra-abdominais, como vazamento gástrico e síndrome do trato de saída gástrico.

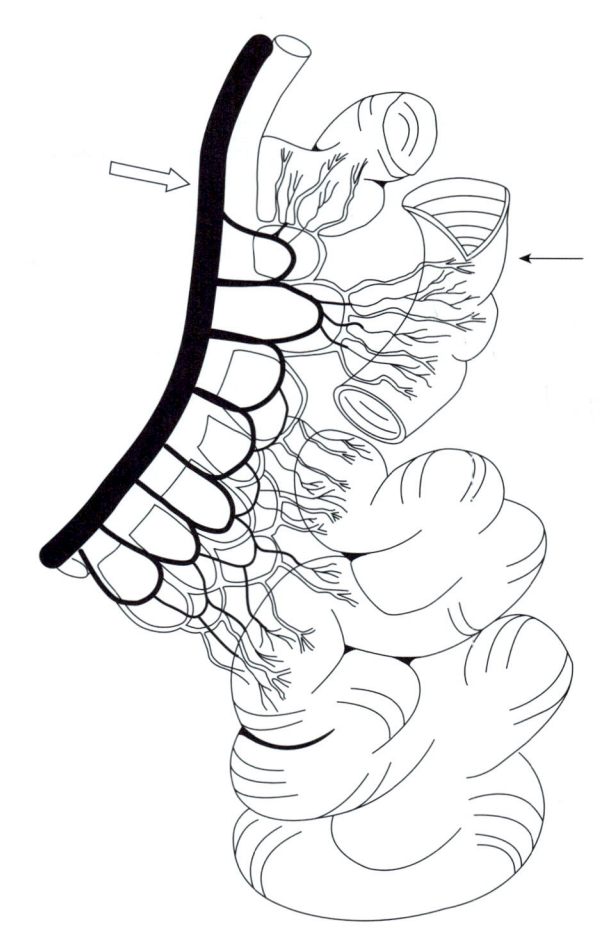

▲ **Figura 78-5** Retalho de jejuno mostrando um segmento do intestino (seta escura) levantado com base em ramos mesentéricos de artéria e em veia mesentéricas superiores (seta clara).

> Genden EM, Kaufman MR, Katz B et al. Tubed gastroomental free flap for pharyngoesophageal reconstruction. *Arch Otolaryngol Head Neck Surg.* 2001;127(7):847. [PMID: 11448362] (Describes the benefits for patients previously treated with multimodality therapy.)

> Theile DR, Robinson DW, Theile DE et al. Free jejunal interposition reconstruction after pharyngolaryngectomy: 201 consecutive cases. *Head Neck.* 1995;17(2):83. [PMID: 7558817] (Describes a large series with excellent swallowing outcome and low morbidity.)

CUIDADOS PÓS-OPERATÓRIOS

Uma vez que a unidade microvascular tenha sido transplantada com sucesso e que os vasos tenham sido reanastomosados, a viabilidade do retalho passa a depender da manutenção do fluxo arterial e venoso. Fatores que podem reduzir o fluxo vascular, como compressão externa por hematoma e edema, hipotensão, vasopressores e espasmo de vaso, devem ser minimizados (Quadro 78-5).

▶ Monitoramento pós-operatório

A complicação temida nas reconstruções microvasculares é a perda do retalho causada por comprometimento vascular. A

Quadro 78-5 Aplicações clínicas para diversos retalhos livres microvasculares

Tipo de retalho	Aplicação clínica
Fasciocutâneos	
Radial do antebraço	Defeitos na cavidade oral
	Defeitos na orofaringe e no esôfago
Lateral do braço	Defeitos na cavidade oral e na orofaringe
Lateral da coxa	Laringofaringectomia, defeitos na base do crânio e glossectomia total
Escápula	Defeitos dentro e fora da boca
Fáscia temporoparietal	Defeitos em dorso de mão e de pé
	Defeitos auriculares, defeitos nasais
	Reconstrução de laringe
	Defeitos faciais complexos
Osteomiocutâneos	
Escápula	Defeitos maxilares e mandibulares
Crista ilíaca	Defeitos maxilares e mandibulares
Fíbula	Defeitos maxilares e mandibulares
	Defeitos quase totais de mandíbula
Radial do antebraço	Mandíbula, órbita
Musculares/Miocutâneos	
Reto do abdome	Grandes defeitos maxilares e defeitos na base do crânio
Latíssimo do dorso	Defeitos na base do crânio, glossectomia e grandes defeitos cutâneo-cervicais
Grácil	Reanimação de face
Entéricos	
Jejuno	Defeitos na faringe e esôfago
	Pode ser filetado para uso em cavidade oral; defeitos na faringe
Omento	Defeitos na base do crânio e grandes defeitos no couro cabeludo
	Cobertura de incisões com osteomielite e osteorradionecrose
Gastromento	Defeitos na orofaringe
	Defeitos cervicais e esofágicos

detecção precoce pode significar a diferença entre salvamento e colapso do retalho, sendo que a maioria dos cirurgiões preconiza monitoramento frequente da viabilidade do retalho nas primeiras 48 a 72 horas. A imensa maioria dos casos de falência do retalho ocorre nesse período. Em geral, a congestão venosa precede a insuficiência arterial devido ao sistema de baixo fluxo com maior risco de formação de trombo. As técnicas de monitoramento mais usadas são avaliação clínica no coxim cutâneo e medição do fluxo com Doppler.

As evidências clínicas de congestão venosa incluem retalho púrpura, túrgido, com enchimento capilar acelerado (menos de 1 segundo). A insuficiência arterial manifesta-se com retalho pálido e frio e enchimento capilar retardado (mais de 3 a 4 segundos), ou inexistente. A perfuração do segmento cutâneo do retalho com uma agulha calibre 18 também é um excelente meio de avaliação da qualidade do fluxo sanguíneo para e do retalho. O retalho congestionado sangra rapidamente com sangue escuro, e o retalho com insuficiência arterial pode não sangrar ou sangrar sangue vivo após retardo significativo (mais de 4 segundos).

O fluxômetro com ultrassonografia com Doppler também é uma ferramenta conveniente para avaliação do fluxo vascular. A qualidade do sinal Doppler fornece evidências sobre a velocidade do fluxo sanguíneo. Outros métodos de monitoramento, como sondas de temperatura, medida da tensão de oxigênio, Doppler implantável e Doppler com fluxo colorido também têm sido usados.

▶ Prevenção de trombo

O uso de tratamento farmacológico adjunto para prevenção de trombose é controverso. Entretanto, há diversos agentes, e sua indicação é deixada para o julgamento do cirurgião. O ácido acetilsalicílico é um agente antiplaquetário que tem sido usado no período pós-operatório para prevenção de trombo. A heparina pode ser administrada em dose baixa na forma de bolo intraoperatório, seguido por 5 a 7 dias de infusão intravenosa, ou em regime perioperatório com injeções subcutâneas de 5.000 unidades, três vezes ao dia. O dextrano tem sido utilizado por seus efeitos antitrombina e antifibrina. A dose intraoperatória em bolo é seguida por cinco dias de infusão intravenosa de 25 mL/h. Diversos outros agentes foram investigados com efeitos variáveis.

Moore MG, Deschler DG. Clopidogrel (Plavix) reduces the rate of thrombosis in the rat tuck model for microvenous anastomosis. *Otolaryngol Head Neck Surg.* 2007;136(4):573-576.

▶ Salvamento do retalho

Se houver evidência de comprometimento do retalho causado por insuficiência arterial ou venosa, o paciente deve ser levado de volta ao centro cirúrgico para exploração. A causa do problema varia, incluindo hematoma, coágulo dentro do pedículo vascular ou geometria inapropriada dos vasos. Nos casos em que não for possível confirmar efluxo venoso apropriado do retalho, o tratamento com sanguessugas pode ser uma solução temporária.

As sanguessugas medicinais (*Hirudo medicinalis*) são úteis nos casos com retalho congestionado e áreas de salvamento de viabilidade marginal. A sanguessuga libera hirudina, um agente que inibe a conversão de fibrinogênio em fibrina no local da picada. As feridas produzidas pela sanguessuga liberam sangue lentamente nas 6 horas seguintes, reduzindo a congestão venosa. O hematócrito deve ser monitorado para evitar perda significativa de sangue, e o paciente é tratado com cefalosporina de terceira geração visando à profilaxia de infecção por bactérias gram-negativas associadas ao uso da sanguessuga. A sanguessuga é retirada do local, após ter retirado aproximadamente 5 a 10 mL de sangue, por meio de compressa de álcool. Cada sanguessuga é usada apenas uma vez e eliminada com as precauções universais. A frequência e a duração da exposição às sanguessugas variam e devem ser determinadas com base na avaliação clínica do retalho. O procedimento geralmente é mantido até que a drenagem venosa do retalho tenha sido estabelecida com sua incorporação ao leito receptor.

> Chepeha DB, Nussenbaum B, Bradford CR et al. Leech therapy for patients with surgically unsalvageable venous obstruction after revascularized free tissue transfer. *Arch Otolaryngol Head Neck Surg.* 2002;128:960–965. [PMID: 12162779] (Description of a leech protocol and outcomes from use.)

TENDÊNCIAS FUTURAS

▶ Retalhos sobre perfurantes

Os retalhos sobre perfurantes representam uma opção em desenvolvimento para maior aprimoramento das unidades de tecido doador. São retalhos cutâneos criados acompanhando-se uma ou múltiplas perfurantes nutrindo retrogradamente uma região de pele no sentido do pedículo vascular principal do qual se originam. Durante a dissecção, o músculo pelo qual as perfurantes cursam é separado e não incluído no levantamento do retalho. A versatilidade desses retalhos reside na capacidade de colher quantidades moderadas de pele e tecido subcutâneo a partir de uma enorme variedade de vasos perfurantes ao longo do corpo. Isso evita o volume tecidual e a morbidade no local doador associados ao levantamento do músculo subjacente. Esses retalhos tendem a ser tecnicamente mais exigentes e suas indicações em cirurgias de cabeça e pescoço estão em desenvolvimento.

▶ ENGENHARIA BIOMÉDICA E TECIDUAL

A engenharia biomédica tem se desenvolvido rapidamente, proporcionando novas ferramentas aos cirurgiões reconstrutivos. O projeto e a manufatura computadorizados de modelos usando estereolitografia com base em imageamento pré-operatório proporcionaram aos cirurgiões uma estrutura sobre a qual é possível planejar e projetar reconstruções ósseas. Há descrições de utilização de cirurgia robótica para auxiliar na inserção de retalhos em pacientes submetidos à ressecção transoral de câncer. A engenharia de tecidos utiliza células, moldes e fatores de crescimento para criar tecidos para substituição. Embora essa modalidade ainda seja incipiente, elementos estruturais de bioengenharia, como ossos e cartilagens, podem ser usados para pré-fabricação de retalhos em locais distantes, para que mais tarde sejam transferidos à região de cabeça e pescoço utilizando técnicas microcirúrgicas.

▶ ALOTRANSPLANTE

À medida que se acumula experiência e aumenta o conhecimento sobre imunossupressão, a capacidade de transplantar estruturas não vitais também aumenta. Em 2005, um grupo francês relatou o primeiro transplante alogênico de face em uma mulher que sofria com déficit de tecidos moles de origem traumática. Desde então, o interesse nesse tipo de procedimento tem aumentado de forma contínua, tendo sido realizados dois transplantes nos EUA e um na China. Há muitos desafios a serem enfrentados para os transplantes de face, sendo o mais importante a necessidade de imunossupressão por toda a vida para evitar a rejeição do enxerto. A ponderação dos riscos relacionados à imunossupressão por toda a vida contra os resultados das técnicas tradicionais de cirurgia reconstrutiva tem sido tema de debate. Foram descritos transplantes de língua, laringe e traqueia, mas tais procedimentos continuam no nível experimental. A descoberta de novos agentes imunossupressores mais seletivos e com menos efeitos colaterais ou menor indução de tolerância talvez altere a utilidade clínica dos transplantes alogênicos para a região de cabeça e pescoço.

> Geddes CR, Morris SF, Neligan PC. Perforator flaps: evolution, classification, and applications. *Ann Plast Surg.* 2003;50(1):90–99. [PMID: 12545116]
>
> Nussenbaum B, Teknos TN, Chepeha DB. Tissue engineering: the current status of this futuristic modality in head neck reconstruction. *Curr Opin Otolaryngol Head Neck Surg.* 2004;12(4):311–315. [PMID: 15252252]
>
> Garfein ES, Orgill DP, Pribaz JJ. Clinical applications of tissue engineered constructs. *Clin Plast Surg.* 2003;30(4):485–498. [PMID: 14621297]

Agradecimentos a Jeannie Hye-Joon Chung, MD, por sua contribuição a este capítulo nas edições anteriores deste livro.

79 Otoplastia e microtia

Jeffrey B. Wise, MD
Sarmela Sunder, MD
Vito Quatela, MD
Minas Constantinides, MD, FACS

OTOPLASTIA

FUNDAMENTOS DO DIAGNÓSTICO

- *Prominauris* ("orelha de abano") ocorre em aproximadamente 5% da população.
- Concha proeminente e ausência de dobra da anti-hélice são as causas mais comuns da "orelha de abano".
- Embora haja centenas de técnicas para correção da projeção auricular, as mais comuns são sutura da concha da orelha (técnica de Furnas) e criação de dobra da anti-hélice (técnica de Mustarde).
- Há técnicas de otoplastia para deformidades como lobos de orelha muito grandes e proeminência excessiva da hélix.
- As taxas de complicação de otoplastia variam de 7 a 12% e podem ser subdivididas em precoces, tardias e de etiologia estética/anatômica.
- O hematoma auricular ocorre em 1% das otoplastias. Queixas de dor ou sensação de aperto unilateral nas primeiras 48 horas de pós-operatório determinam a remoção imediata do curativo para examinar o local da incisão operatória buscando por hematoma.

AVALIAÇÃO PRÉ-OPERATÓRIA/OPORTUNIDADE DE CORREÇÃO CIRÚRGICA

A incidência de "orelha de abano" é de cerca de 5%. O traço é transmitido como herança autossômica dominante com 25% de penetrância parcial; na maioria das vezes, resulta de duas irregularidades anatômicas, ou seja, ausência de dobra da anti-hélice e profundidade excessiva ou projeção da concha.

A análise precisa das deformidades auriculares é essencial para que se obtenham bons resultados. Os cirurgiões devem identificar a causa específica da projeção auricular para formulação de um plano cirúrgico adequado. Embora frequentemente seja bilateral, devem-se observar eventuais assimetrias na projeção das orelhas. Para tanto, há indicação de serem feitas fotografias pré-operatórias nas incidências frontal, oblíqua direita e esquerda em plano aberto, perfil direito e esquerdo em plano aberto e perfil direito e esquerdo em plano aproximado.

Embora haja defensores de correção cirúrgica precoce, a maioria dos autores concorda que a idade ideal para otoplastia é entre 5 e 6 anos. Fisiologicamente, o pavilhão auricular já atingiu, grosso modo, 90% do tamanho na vida adulta. Do ponto de vista psicossocial, a correção deve ser feita antes ou logo após a entrada da criança na escola, sob risco de serem ridicularizadas. Além disso, com 5 ou 6 anos, as crianças são capazes de participar dos cuidados pós-operatórios (ou seja, não retirar curativos nem mexer na incisão operatória).

> Gosain AK, Kumar A, Huang G. Prominent ears in children younger than 4 years of age: what is the appropriate timing for otoplasty? *Plast Reconstr Surg* 2004;114:1042. [PMID: 15457011] (This article provides a retrospective analysis of the efficacy of otoplasty in patients younger than 4 years of age.)

TÉCNICAS DE CORREÇÃO CIRÚRGICA

Foram descritas mais de 200 técnicas para correção da "orelha de abano". Conceitualmente, essas técnicas podem ser subdivididas em procedimentos que abordam a ausência de dobra da anti-hélice, procedimentos que reduzem o excesso de concha da orelha e procedimentos que reduzem lóbulos projetados ou aumentados. Em grande parte, as técnicas mencionadas envolvem o remodelamento da cartilagem auricular, o que pode ser obtido por meio de diversas técnicas de manipulação de cartilagem, como sutura, cortes e excisão/reposicionamento, apenas para citar algumas. Nesta seção, discute-se com detalhes a técnica mais comumente utilizada para correção de ausência de dobra da anti-hélice, originalmente descrita por Mustarde. Além disso, é descrita a técnica de Furnas para redução do excesso de concha da orelha.

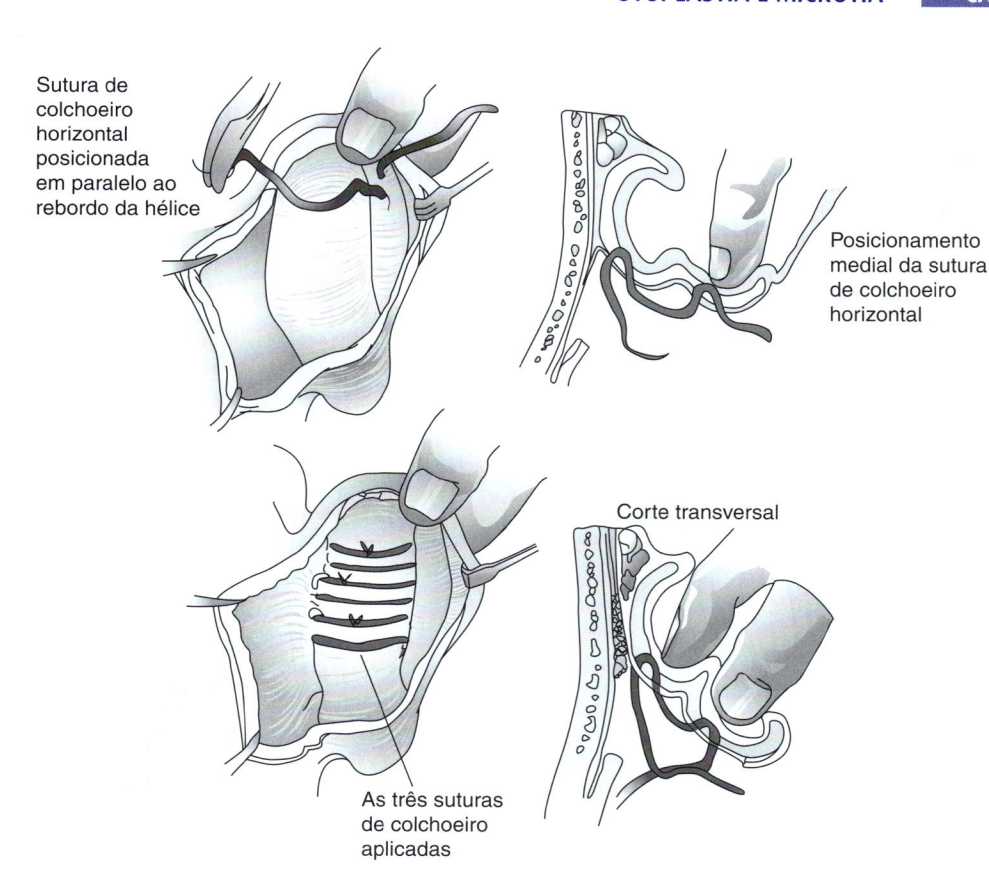

Figura 79-1 Técnica de Mustarde para criação de dobra da anti-hélice – três suturas de colchoeiro horizontais permanentes posicionadas em paralelo com o rebordo da hélix. Deve-se ter o cuidados de posicionar os pontos atravessando o pericôndrio anterior sem violar a pele anterior. (Reproduzida, com permissão, a partir de Adamson PA, Constatinides MS. Otoplasty. *In*: Bailey BJ, Calhoum KH, Coffey AR, Neely JG, Eds. *Atlas of Head & Neck Surgery – Otolaryngology*. Philadelphia: Lippincott-Raven, 1996:429.)

▶ Técnica de Mustarde

Em 1963, Mustarde descreveu a técnica para criação de dobra da anti-hélice utilizando suturas de colchoeiro entre a escafa e a concha da orelha. Desde então, foram descritos diversos aprimoramentos sutis da técnica, mas os fundamentos do procedimento se mantêm inalterados.

Os pacientes pediátricos, na maioria das vezes, são operados com anestesia geral e administração perioperatória de antibioticoterapia de amplo espectro. A face é preparada com campo esterilizado de forma que ambas as orelhas possam ser visualizadas simultaneamente. Após infiltração de lidocaína com adrenalina 1:100.000, procede-se à incisão fusiforme na superfície posterior da orelha. Normalmente, a excisão de pele é maior na superfície posterior da orelha do que da mastoide, na tentativa de ocultar a cicatriz resultante no sulco posterior da orelha após o reposicionamento.

Uma vez que a pele em formato fusiforme é retirada, a pele remanescente da face posterior de hélice, da anti-hélice e da concha é descolada com tesoura, deixando o pericôndrio fixo à cartilagem da orelha. A extensão da dobra da anti-hélice criada é definida pinçando-se a região anterior da orelha com o polegar e o indicador. Alternativamente, alguns cirurgiões marcam referências na cartilagem com diversas agulhas finas embebidas em tinta. Aplicam-se suturas de colchoeiro (p. ex., com fio Mersilene 4-0 [Ethicon Inc., Somerville, NJ]) na cartilagem da hélice, paralelas ao rebordo da hélice na extensão lateral da prega da anti-hélice desejada (Figura 79-1). É essencial que as suturas sejam posicionadas atravessando a cartilagem e o pericôndrio lateral, mas não a pele lateral da hélice. A primeira sutura é posicionada na altura da raiz da hélice para criar o ramo superior. A segunda sutura normalmente é posicionada imediatamente inferior à junção dos ramos superior e inferior. A terceira e quarta suturas são posicionadas onde for necessário. Há necessidade de algum grau de sobrecorreção durante o posicionamento da sutura superior, uma vez que foi demonstrada perda de até 40% da correção nesse ponto ao longo do primeiro ano de pós-operatório.

A incisão é irrigada com solução de antibiótico e fechada com fio absorvível. Aplicam-se pomada contendo antibiótico e algodão impregnado em óleo mineral sobre a nova anti-hélice e no sulco posterior da orelha, finalizando-se com aplicação de curativo na mastoide.

O curativo é removido no primeiro dia de pós-operatório para verificar se há hematoma e refeito por mais 3 a 4 dias. Subsequentemente, mantém-se bandagem na cabeça continuamente por duas semanas e somente à noite por mais 4 a 6 semanas.

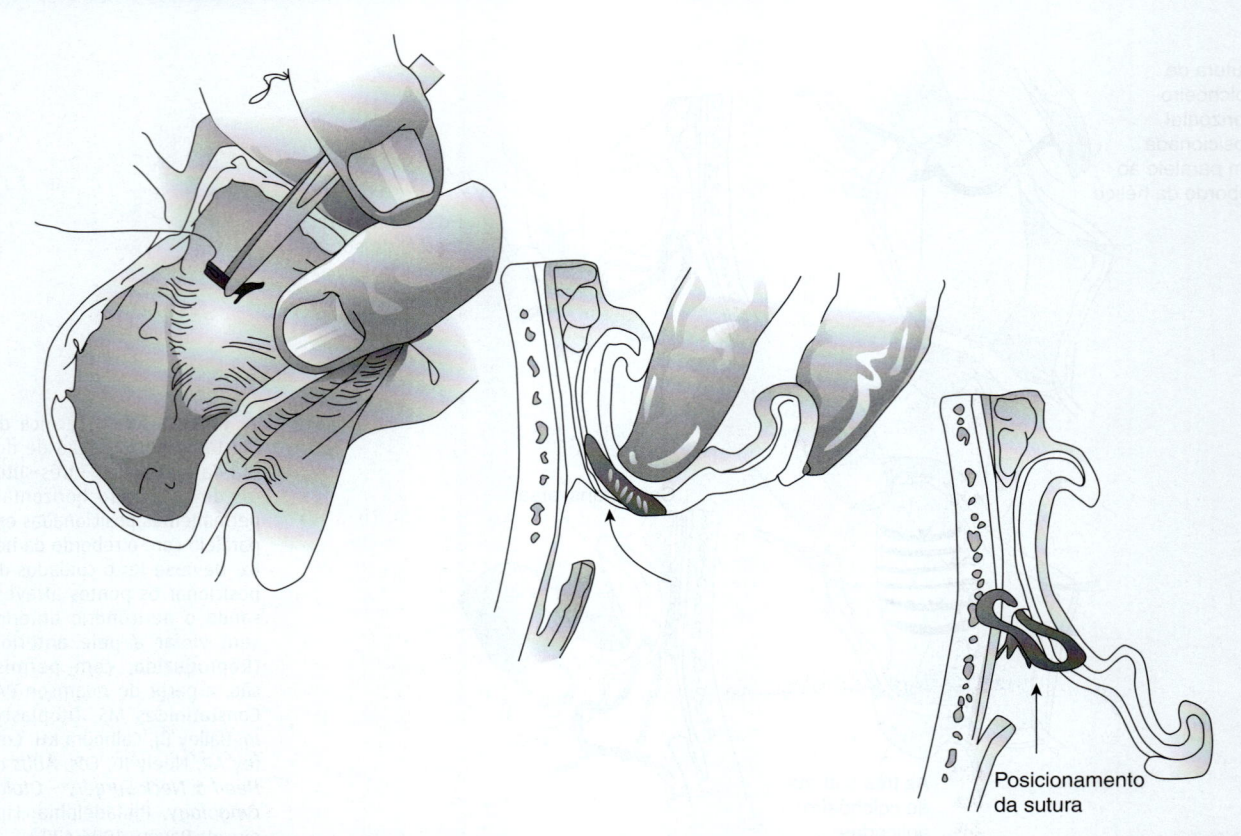

▲ **Figura 79–2** Técnica de Furnas para correção do excesso de concha. Aplicam-se suturas de colchoeiro horizontais permanentes entre o terço lateral da concha e a mastóide. Os pontos devem atravessar toda a espessura de cartilagem e pericôndrio, com cuidado para não atravessar a pele anterior. Além disso, os pontos de sutura devem tracionar a orelha posteriormente, assim como medialmente, para prevenir estenose do meato acústico externo. (Reproduzida, com permissão, a partir de Adamson PA, Constatinides MS. Otoplasty. *In*: Bailey BJ, Calhoun KH, Coffey AR, Neely JG, Eds. *Atlas of Head & Neck Surgery – Otolaryngology.* Philadelphia: Lippincott-Raven, 1996:429.)

▶ **Técnica de Furnas**

Em 1968, Furnas popularizou uma técnica de retração da concha usando sutura permanente entre concha e mastoide. Esse procedimento é realizado com frequência em conjunto com técnicas para correção da ausência da dobra da anti-hélice, conforme descrição anterior.

O paciente é preparado, e o campo, posicionado de forma semelhante à descrita para a correção da dobra da anti-hélice. Após infiltração com lidocaína a 1% e adrenalina 1/100.000, aplica-se incisão fusiforme na região posterior da orelha. Estima-se a largura da incisão tracionando-se manualmente a concha na direção da mastoide. Deve-se ter o cuidado de evitar excisão excessiva de pele, uma vez que a tensão sobre a incisão predispõe a formação de cicatriz hipertrófica. Abaixo do antitrago, há necessidade de pouca ou nenhuma excisão de pele. Após a excisão da pele, procede-se à retirada de tecido mole e músculo no sulco posterior da orelha. A remoção de tecido mole deve ser suficiente para produzir um bolso que servirá para receber a concha durante a sutura.

A pele sobre a hélice, a anti-hélice e a concha é descolada com tesoura, aplicando-se suturas de colchoeiro horizontais permanentes (p. ex., Mersilene 4-0 [Ethicon, Inc., Somerville, NJ]) no terço lateral da cavidade da concha e da cimba da concha paralelas à curva natural da cartilagem da orelha (Figura 79-2). As suturas atravessam cartilagem e pericôndrio lateral, mas não a pele lateral da orelha. No mínimo, são aplicadas três suturas para posicionamento adequado. As suturas são posicionadas sobre o que era a parede ascendente da concha e, quando ajustadas, convertem a parede em um soalho mais longo da concha. Para o sucesso em longo prazo da redução da concha, devem ser dados pontos de sutura no periósteo da mastoide. Nos casos com cartilagem muito grossa, como encontrado com frequência nos idosos, pode-se obter enfraquecimento da estrutura com a excisão de pequenas elipses verticais de cartilagem. É importante que as suturas condromastóideas permitam que a concha seja ajustada medial e posteriormente. Caso contrário, é possível que haja estenose do meato acústico externo.

A incisão é irrigada e fechada como descrito para a técnica de Mustarde. Aplica-se curativo na mastoide, e a condução pós-operatória é a mesma da cirurgia para dobra da anti-hélice.

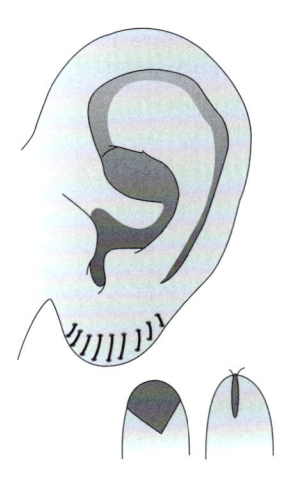

▲ **Figura 79-3** Excisão fusiforme em cunha para redução do lóbulo da orelha. (Reproduzida, com permissão, a partir de Adamson PA, Constatinides MS. Otoplasty. *In*: Bailey BJ, Calhoun KH, Coffey AR, Neely JG, Eds. *Atlas of Head & Neck Surgery – Otolaryngology.* Philadelphia: Lippincott-Raven, 1996:435.)

▶ Técnicas otoplásticas de refinamento

As pequenas deformidades da orelha podem ser corrigidas com refinamentos cirúrgicos sutis. Essas técnicas são aplicáveis a irregularidades congênitas e a deformidades detectadas após procedimento otoplástico de maior porte (p. ex., reposicionamento da concha e correção de ausência de dobra da anti-hélice). Tais refinamentos incluem correção de lóbulo projetado e redução de proeminências na hélice.

A redução de lóbulo aumentado raramente requer anestesia geral na população adulta. O novo lóbulo é desenhado com uma caneta marcadora. Após infiltração com anestésico local, procede-se à incisão fusiforme em posição anterior e posterior em formato curvilíneo com excisão em cunha do excesso de lóbulo (Figura 79-3). A pele é fechada com sutura permanente (p. ex., náilon 6-0), com retirada dos pontos no sexto dia de pós-operatório.

A proeminência de hélice, como no excesso de cartilagem na borda superior externa da hélice ("orelha de duende", orelha de Spock) e no excesso de dobra cartilaginosa superior ("orelha caída"), pode ser corrigida por diversas técnicas de correção. Após infiltração de anestésico local, realiza-se incisão fusiforme no rebordo externo da hélice, nos casos de excesso de hélice, e sob a dobra da hélice, nos casos com excesso de dobra superior (Figura 79-4). Após levantamento da pele, o excesso de cartilagem é desbastado com bisturi. A pele é aparada na quantidade necessária para assegurar drapeamento apropriado sobre o rebordo cartilaginoso. A incisão é fechada com sutura permanente (p. ex., náilon 6-0), com retirada dos pontos no sexto dia de pós-operatório. Não há necessidade de curativo compressivo.

Adamson PA, Constantinides MS. Otoplasty. In: Bailey BJ, Calhoun KH, Coffey AR, Neely JG, eds. *Atlas of Head & Neck Surgery—Otohryngohgy*. Philadelphia: Lippincott-Raven, 1996:429.

Furnas DW. Correction of prominent ears with multiple sutures. *Clin Plast Surg* 1978;5:491. [PMID: 359225] (This article describes the author's suture technique for conchal setback using permanent conchomastoidalsuturing.)

Mustarde JC. The treatment of prominent ears by buried mattress sutures: a ten-year survey. *Plast Reconstr Surg*. 1967;39:382. [PMID: 5336910] (This article reviews the author's otoplasty suture technique for correcting a deficient antihelical fold.)

COMPLICAÇÕES DE OTOPLASTIA

Em geral, a taxa de satisfação entre pacientes submetidos à otoplastia é alta (85%). As taxas de complicações variam de 7 a 12%, sendo que resultados esteticamente insatisfatórios respondem pela maioria. As complicações de otoplastia podem ser divididas em precoces, tardias e de etiologia estética/anatômica (Quadro 79-1).

Há formação de hematoma em aproximadamente 1% das otoplastias realizadas. As pesquisas sugerem maior incidência de hematoma nos procedimentos com corte de cartilagem em comparação com operações com sutura de cartilagem. Os sintomas são dor uni ou bilateral na orelha, geralmente nas primeiras 48 horas após a cirurgia. A formação de hematoma pode levar à pericondrite e à necrose da cartilagem, sequela devastadora que causa deformação da orelha. Sendo assim, qualquer queixa de dor ou sensação de aperto na orelha deve ser levada a sério com a remoção imediata do curativo e a inspeção da incisão operatória. As infecções pós-cirúrgicas normalmente se manifestam no terceiro ou quarto dias de pós-operatório. O tratamento é feito com antibióticos sistêmicos, com cobertura particularmente para estafilococos, estreptococos e *Pseudomonas aeruginosa*.

Dentre as complicações estão parestesias da orelha, particularmente para temperaturas baixas, que normalmente melhoram em torno de 4 a 6 meses. Além disso, as técnicas de sutura na otoplastia podem resultar em complicações relacionadas a pontos permanentes, como extrusão dos pontos e formação de granuloma. Esses riscos são reduzidos com o posicionamento meticuloso das suturas. É possível haver formação de cicatrizes hipertróficas ou de queloide à medida que a incisão operatória evolui, havendo indicação de tratamento conservador com infiltrações seriadas de triancinolona acetonida.

As complicações estéticas resultam de anormalidades na relação entre orelha e couro cabeludo ou de distorção na própria orelha. Essas complicações quase sempre têm origem em sobrecorreção ou em subcorreção da deformidade inicial. Frequentemente, observa-se um resultado insatisfatório devido à assimetria entre as duas orelhas (normalmente diferenças entre as distâncias mastoide-hélice nas duas orelhas inferiores a 3 mm são consideradas satisfatórias). As deformidades clássicas incluem "orelha em telefone", que resulta de sobrecorreção do terço médio em casos de "orelha de abano". A deformidade conhecida como "orelha em telefone reverso" ocorre quando o terço médio da orelha sofre protrusão após sobrecorreção do polo superior e do lóbulo. Alternativamente, o posicionamento inadequado da concha pode produzir uma deformidade estética semelhante. A sobrecorreção apenas da hélice, "hélice escondida", produz uma aparência não ideal com a

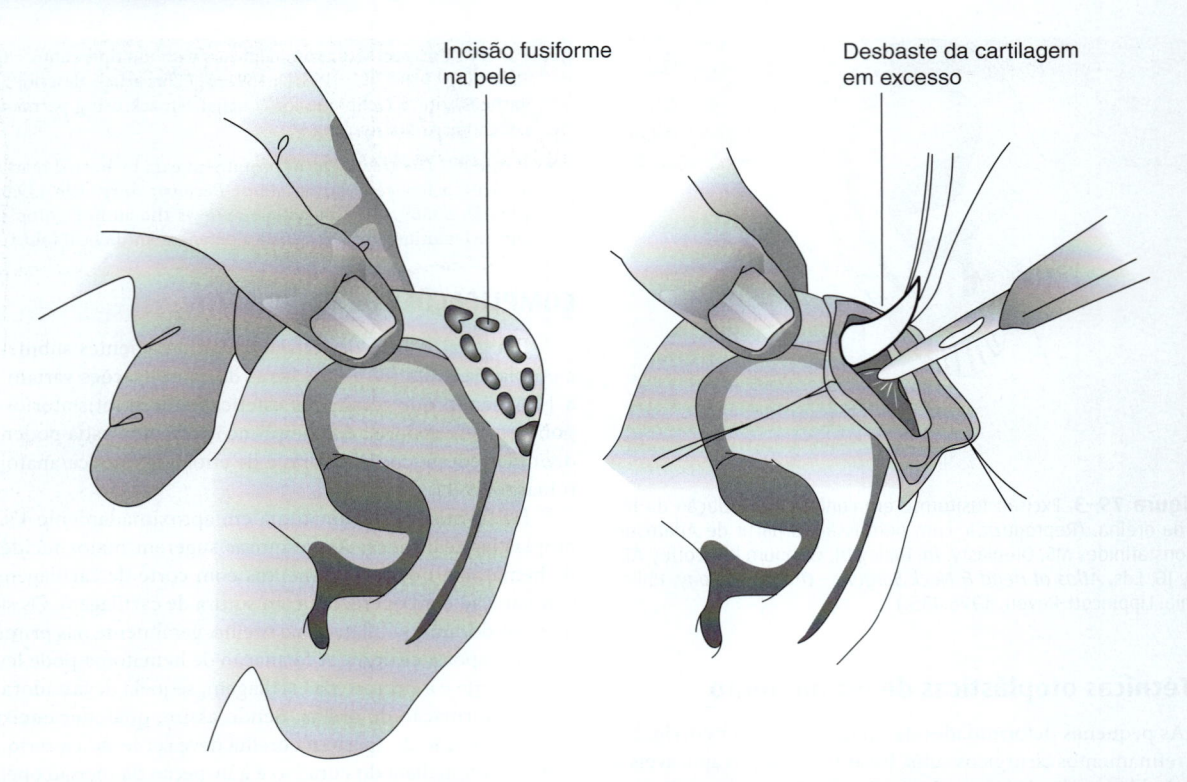

▲ **Figura 79-4** Redução de projeção da hélice. (Reproduzida, com permissão, a partir de Adamson PA, Constatinides MS. Otoplasty. *In*: Bailey BJ, Calhoun KH, Coffey AR, Neely JG, Eds. *Atlas of Head & Neck Surgery – Otolaryngology*. Philadelphia: Lippincott-Raven, 1996:435.)

hélice posicionada medialmente à anti-hélice na visão frontal. Todas as complicações estéticas mencionadas podem ser abordadas em cirurgia de revisão, caso haja concordância do paciente.

Becker DG, Lai SS, Wise JB, Steiger JD. Analysis in otoplasty. *Facial Plast Surg Clin North Am*. 2006;14:63. [PMID: 16750764] (This article reviews otoplasty evaluation and provides a thorough description of potential otoplasty complications.

RESUMO

A protrusão das orelhas é uma deformidade relativamente comum. A cirurgia de correção pode representar a liberação de crianças e adultos do desconforto psicossocial associado a essas deformidades. O conhecimento da anatomia da orelha e dos padrões estéticos associado à análise acurada e à técnica cirúrgica meticulosa produzem resultados gratificantes, tanto para o paciente quanto para o cirurgião (Figura 79-5).

Quadro 79-1 Complicações de otoplastia

Complicações precoces	Complicações tardias	Complicações estéticas/anatômicas
Hematoma	Parestesia/hipersensibilidade	Correção inadequada
Infecção	Extrusão da sutura	Sobrecorreção da anti-hélice (p. ex., "hélice escondida")
Condrite	Formação de granuloma na sutura	"Orelha em telefone"
Prurido	Necrose de pele	"Orelha em telefone reverso"
	Cicatriz hipertrófica	Mau posicionamento do lóbulo
	Queloide	Bordas cartilaginosas pontiagudas
		Estenose no meato acústico externo (no reposicionamento da concha)

De Becker DG, Lai SS, Wise JB, Steiger JD. Analysis in otoplasty. *Facial Plast Surg Clin North Am*. 2006;14:63–71.

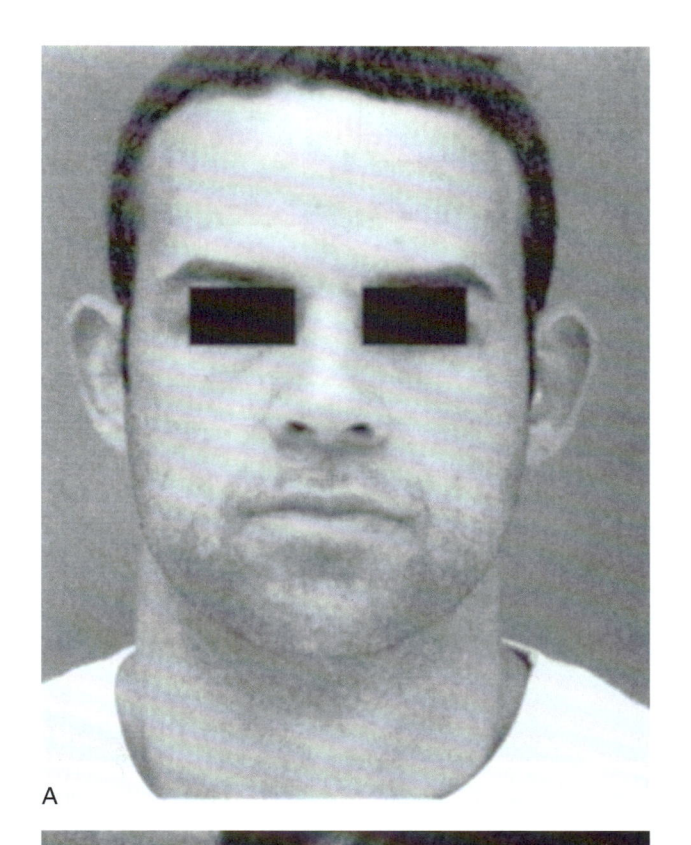

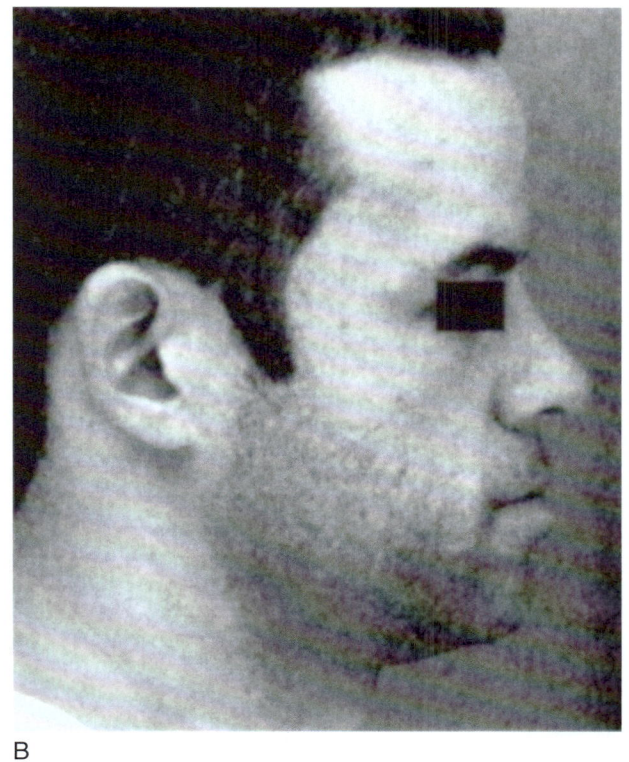

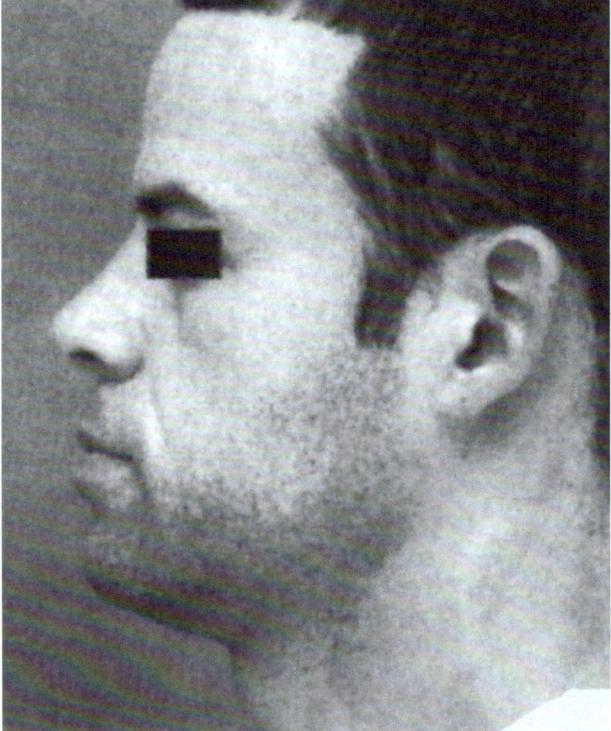

▲ **Figura 79-5** (**A-C**) Jovem portador de "orelha de abano", especificamente, excesso de concha e ausência de dobra da anti-hélice. (*continua*)

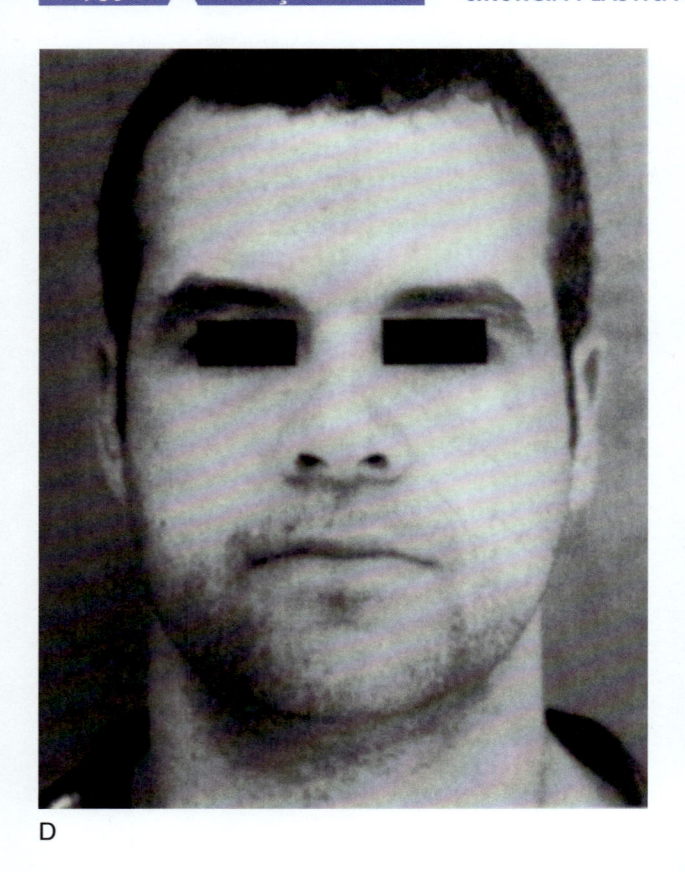

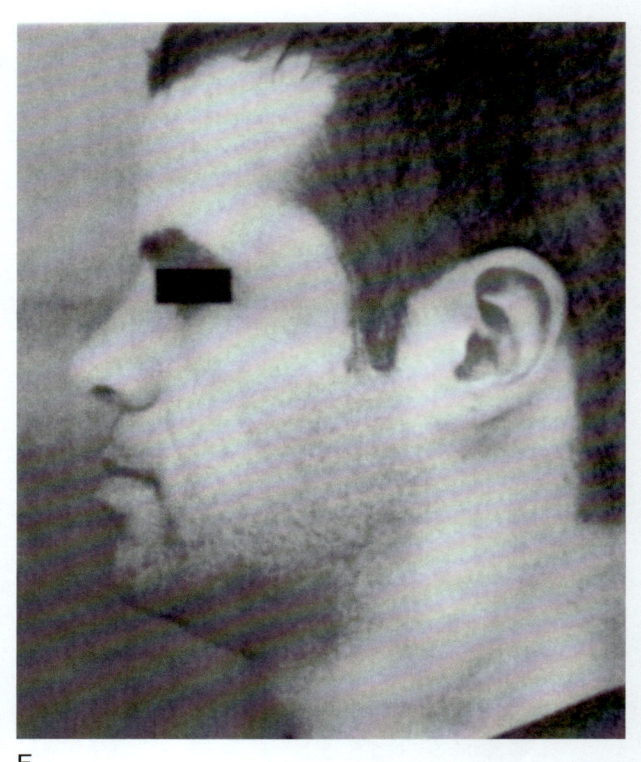

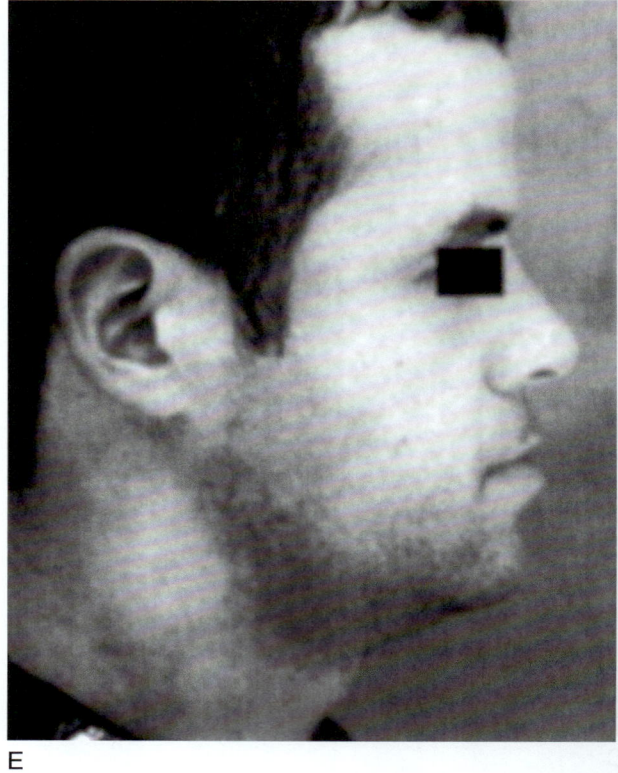

▲ **Figura 79-5** (*continuação*) (**D-F**) Paciente quatro meses após o procedimento de criação de dobra de anti-hélice e reposicionamento da concha com técnica de sutura.

MICROTIA

FUNDAMENTOS DO DIAGNÓSTICO

▶ A microtia ocorre em razão de desenvolvimento anormal no período entre a 4ª e a 12ª semanas de gestação
▶ A microtia é mais prevalente em determinadas etnias, incluindo algumas de países da América Latina e a população dos Navajos nos EUA.
▶ A microtia foi associada a alguns fármacos teratogênicos, como isotretinoína e talidomida, mas, na maioria dos casos, a causa é desconhecida.
▶ A microtia consiste em resíduos de cartilagem desorganizada ligados a uma quantidade variável de tecido mole do lóbulo.
▶ A microtia é tratada com reconstrução em múltiplos estágios com início após os 5 anos de idade utilizando preferencialmente cartilagem costal, embora alguns cirurgiões adotem enxerto aloplástico.

INTRODUÇÃO

As malformações da orelha variam desde anotia a alterações leves na sua forma externa. A microtia é uma malformação congênita de grau variável da orelha externa. A microtia consiste em resíduos de cartilagem desorganizada ligados a quantidades variáveis de tecidos moles do lóbulo, frequentemente em posição assimétrica em relação à orelha oposta normal.

A microtia ocorre com frequência de 1 a cada 5.000 a 20.000 nascimentos. Afeta predominantemente o sexo masculino na razão de 2,5:1. Os casos unilaterais são muito mais comuns na proporção de 4:1. A orelha direita é a mais afetada na razão de 3:2. A razão dessa diferença não foi esclarecida.

A microtia ocorre com maior frequência em determinadas populações, como em alguns países da América Latina e entre os índios Navajos nos EUA. A incidência de microtia entre o povo Navajo é de 1 a cada 900 a 1.200 nascimentos, e na população japonesa, 1 a cada 4.000 nascidos.

EMBRIOLOGIA

A microtia resulta do desenvolvimento embriológico anormal de qualquer um dos seis brotos auriculares. Os seis brotos auriculares formam o pavilhão durante a sexta semana de gestação. O desenvolvimento anormal dos brotos durante o período entre a 4ª e a 12ª semanas de gestação leva à formação de defeitos na orelha. Os brotos 1, 2 e 3, derivados do primeiro arco branquial, dão origem, respectivamente, ao trago, ao ramo da hélice e à hélice. Os brotos 4 e 5 formam a anti-hélice, e o broto 6, o antitrago (Figura 79-6).

Embora alguns teratogênicos, como isotretinoína e talidomida, sejam capazes de produzir microtia, a causa, na imensa maioria dos casos, é desconhecida.

ANATOMIA NORMAL

A estrutura do pavilhão auricular pode ser decomposta nos seus elementos formadores, todos responsáveis pela aparência normal da orelha. Os principais componentes são hélice, anti-hélice, escafa, fossa triangular, cimba da concha, cavidade da concha, meato acústico externo, trago, antitrago e lóbulo. Todas essas estruturas da orelha devem estar presentes, a fim de que se tenha a percepção de normalidade.

O comprimento médio da orelha varia entre 55 e 65 mm, e sua largura média é 33,4 mm no sexo feminino e 35,5 no masculino. A largura deve representar aproximadamente 55% do compri-

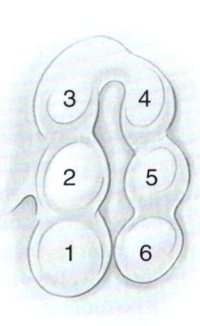

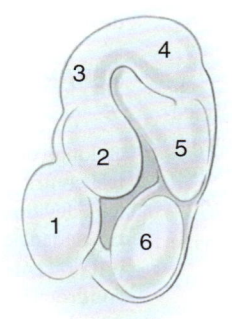

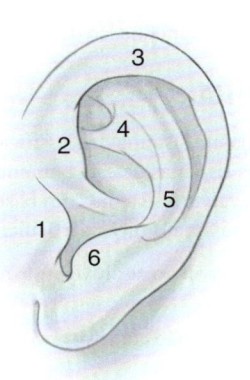

▲ **Figura 79-6** A, B, C: Embriologia da orelha externa.

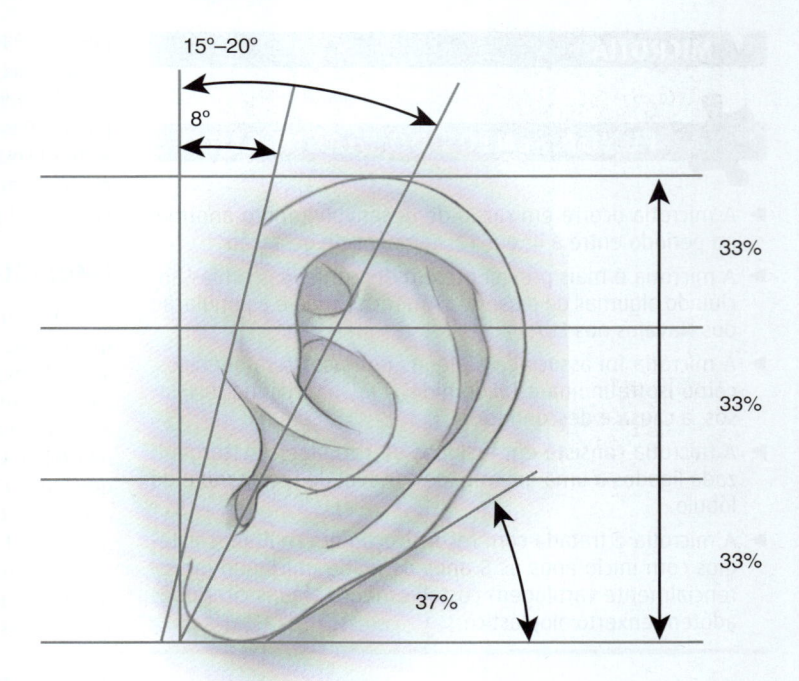

Figura 79-7 Diagrama representando a relação entre os componentes da orelha normal.

mento. Conceitualmente, a orelha pode ser dividida em três terços horizontais. O primeiro terço se estende desde o rebordo superior da hélice até a borda superior da cimba da concha. O terço médio se estende desde a borda superior da cimba da concha até a face superior do antitrago. O terço inferior se estende desde o aspecto superior do antitrago até o final do lóbulo (Figura 79-7).

Na população geral, o ângulo de projeção da orelha a partir da mastoide até a superfície auricular posterior, ou ângulo aurículo-cefálico, fica entre 15 e 20°. A inclinação da orelha geralmente é de 20° a partir do plano Frankfurt. Muitos cirurgiões utilizam a inclinação do dorso do nariz como referência. Entretanto, tal referência não é precisa, uma vez que o dorso nasal médio geralmente se encontra com inclinação de 30° do plano Frankfurt.

TIPOS DE MICROTIA

Embora não haja um sistema de classificação universalmente aceito, há diversos sistemas de estadiamento amplamente utilizados. Marx descreveu um sistema com base no grau de deformidade e das estruturas anatômicas particularmente envolvidas:

- Microtia grau 1: pavilhão auditivo anormal com todas as referências presentes.
- Microtia grau 2: pavilhão auditivo anormal sem algumas das referências presentes.
- Microtia grau 3: pavilhão auditivo com estruturas muito pequenas.
- Microtia grau 4: orelha externa ausente ou anotia.

Weerda descreveu um sistema semelhante composto por três graus.

A microtia grau 1 é caracterizada por deformidade leve com hélice e anti-hélice ligeiramente dismórficas, como mostra a primeira imagem adiante. As principais estruturas estão presentes e não há necessidade de cartilagem adicional para o reparo cirúrgico. A "orelha caída" (ou dobrada no polo superior) e a "orelha em xícara" são anormalidades classificadas nesse grupo.

Na microtia grau 2, todas as estruturas principais estão presentes em algum grau, mas o reparo requer a adição de cartilagem ou de pele. Na anormalidade grau 3, as estruturas são escassas ou ausentes. O lóbulo, se presente, em geral está posicionado anteriormente. A anotia e a "orelha em amendoim" são exemplos de malformações grau 3 (Figura 79-8).

REPARO CIRÚRGICO

Os diversos métodos de reconstrução foram preconizados ao longo dos anos, incluindo o uso de cartilagem autóloga de costela contra o uso de prótese. Dá-se preferência à cartilagem autóloga devido a menor taxa de reabsorção, menor taxa de extrusão, capacidade de crescimento e maior resistência a traumatismo. Há uma recente área de pesquisa envolvendo o uso de culturas de condrócitos para criar uma estrutura cartilaginosa. Embora essa área de pesquisa continue despertando interesse, está além do escopo deste capítulo e não será discutida.

Uma criança com microtia deve ser avaliada precocemente com encaminhamento para testes audiométricos e para especialistas em otologia, se houver evidências de disacusia e/ou

OTOPLASTIA E MICROTIA | **CAPÍTULO 79** | **963**

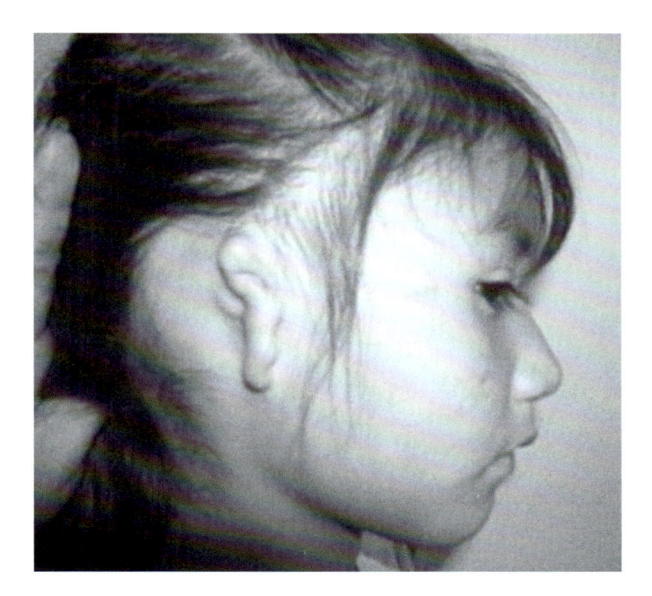

▲ **Figura 79-8** Microtia tipo 3.

deformidades de orelha média. A oportunidade para indicação de reparo de microtia é definida com base em maturidade física, desenvolvimento psicológico e meio social do paciente. Em torno dos 6 anos de idade, a cavidade torácica aumenta de tamanho e ganha resistência, e o paciente passa a ter cartilagem doadora disponível. À medida que a criança cresce, mais cartilagem se torna disponível, facilitando a reconstrução. Entretanto, o benefício de maior disponibilidade de cartilagem deve ser pesado contra a situação social do paciente, de forma que o procedimento reconstrutivo seja realizado oportunamente para limitar os efeitos psicológicos relacionados a provocações e ridicularizações. Os efeitos psicológicos desse tipo de provocação geralmente não se manifestam antes dos 7 a 10 anos. Se a criança não tiver desenvolvido maturidade suficiente para lidar com o período crítico do pós-operatório, o reparo cirúrgico deve ser adiado.

O reparo da atresia deve ser postergado até que toda a reconstrução auricular tenha sido realizada. Com isso, é possível estabelecer a posição do pavilhão auditivo antes da criação do canal externo, assegurando uma simetria apropriada. Além do mais, isso permite que a reconstrução auricular ocorra com suprimento sanguíneo não adulterado.

▶ Arquitetura

A arquitetura auricular é composta por diversas estruturas-chave que precisam ser conhecidas, a fim de que se realize um reparo satisfatório. O primeiro traço definidor é a forma geral do pavilhão auditivo, que essencialmente tem formato oval com uma região posterior ligeiramente achatada. A segunda característica definidora é uma linha que define o rebordo da hélice a partir de sua raiz passando pelo ramo da hélice. Uma terceira linha define concha, trago e antitrago (Figura 79-9). Finalmente, a fossa triangular deve ser destacada para obter uma aparência realista à estrutura.

A orelha reconstruída deve ser simétrica à contralateral, especialmente quanto à posição vertical, ao comprimento e à projeção, considerando que são essas as características avaliadas a partir da visão frontal. Em até 88% dos pacientes com microtia notam-se assimetrias entre os dois lados da face devido a anormalidades no desenvolvimento dos arcos branquiais. Consequentemente, as medidas do terço inferior da face podem ser enganosas.

▶ Reconstrução

A cirurgia reconstrutiva tradicional nos casos de microtia geralmente é realizada em quatro estágios, cada um deles ocorrendo com um intervalo de 3 a 4 meses entre si. O primeiro está-

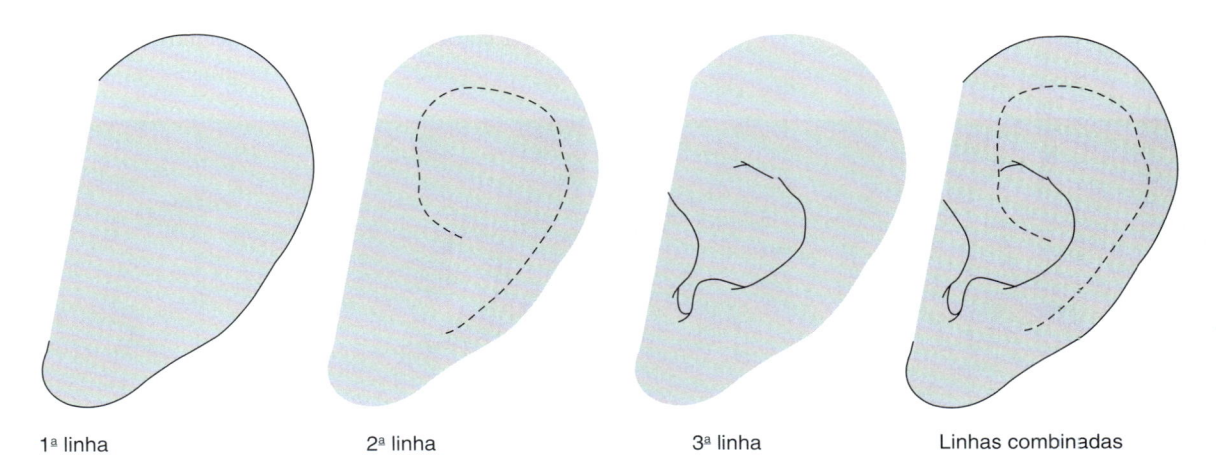

1ª linha | 2ª linha | 3ª linha | Linhas combinadas

▲ **Figura 79-9** Componentes estruturais básicos da orelha normal. Cada linha enfatiza a percepção de uma orelha normal e pode ser usada pelo cirurgião para criar a estrutura.

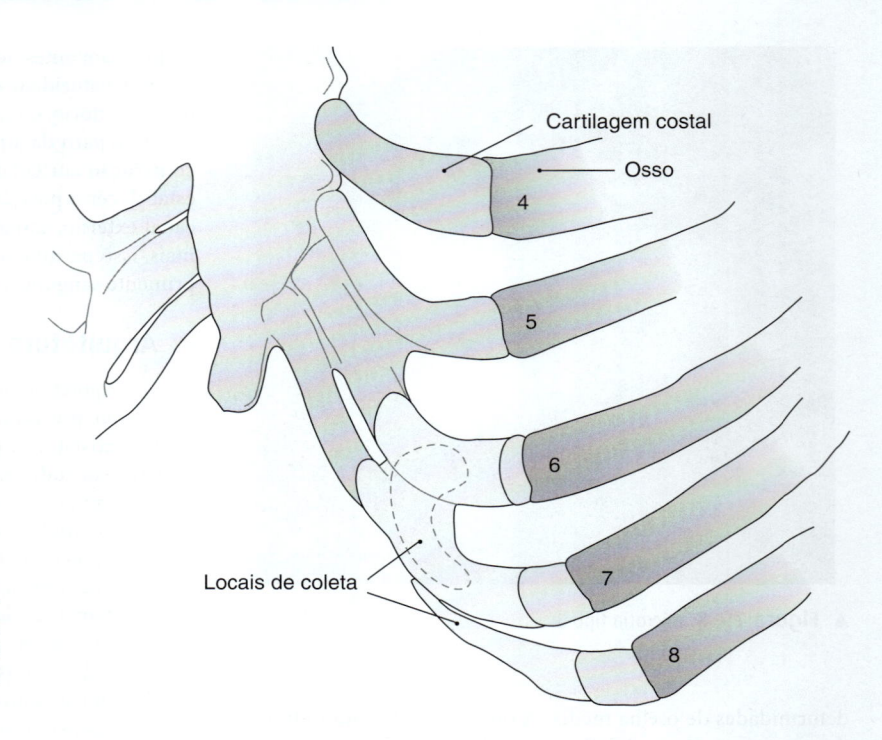

▲ **Figura 79-10** Coleta nas 6ª, 7ª e 8ª costelas contralaterais para criação da estrutura cartilaginosa. Com a sexta e a sétima costelas cria-se a base, e com a oitava costela flutuante se cria o rebordo da hélice.

gio envolve coleta e entalhe de cartilagem da costela para criar a estrutura auricular e sua instalação em um bolso subcutâneo. O segundo estágio envolve a rotação do lóbulo remanescente da microtia e seu posicionamento na parte inferior do rebordo da hélice. O terceiro estágio engloba a criação do ângulo aurículo-cefálico, afastando do crânio a estrutura criada e aplicando enxerto cutâneo sob ela. O quarto e último estágio envolve a formação do trago e, possivelmente, da cavidade da concha. É extremamente importante que não se proceda a qualquer incisão antes do planejamento completo de todos os estágios. As incisões de todos os estágios subsequentes devem estar planejadas antes de iniciar a primeira fase, a fim de maximizar o suprimento de sangue para todas as reconstruções a serem realizadas.

A. Estágio I

No primeiro e mais importante dos quatro estágios, a cartilagem da costela é colhida, esculpida e colocada em um bolso cutâneo. A orelha normal é usada para traçar um molde em papel de raio X e são tomadas as medidas apropriadas no lado com microtia. A seguir, são realizadas as coletas entre a sexta e a oitava costelas (Figura 79-10). A curvatura é semelhante à da orelha contralateral. A cartilagem é então esculpida para corresponder ao molde (Figura 79-11). Ao final do procedimento de coleta na costela, a incisão deve ser irrigada ao mesmo tempo em que o paciente é tratado com ventilação com pressão positiva, a fim de avaliar se houve escape de ar e pneumotórax.

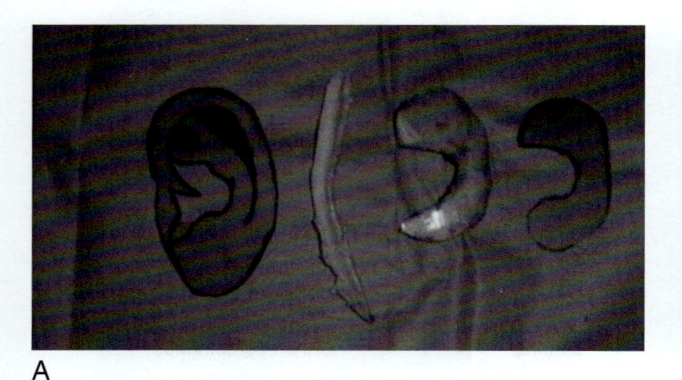

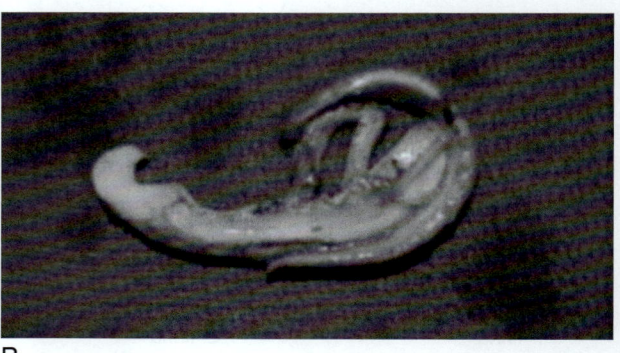

▲ **Figura 79-11** (**A**) Molde com os componentes da costela a serem esculpidos. (**B**) Estrutura cartilaginosa completa.

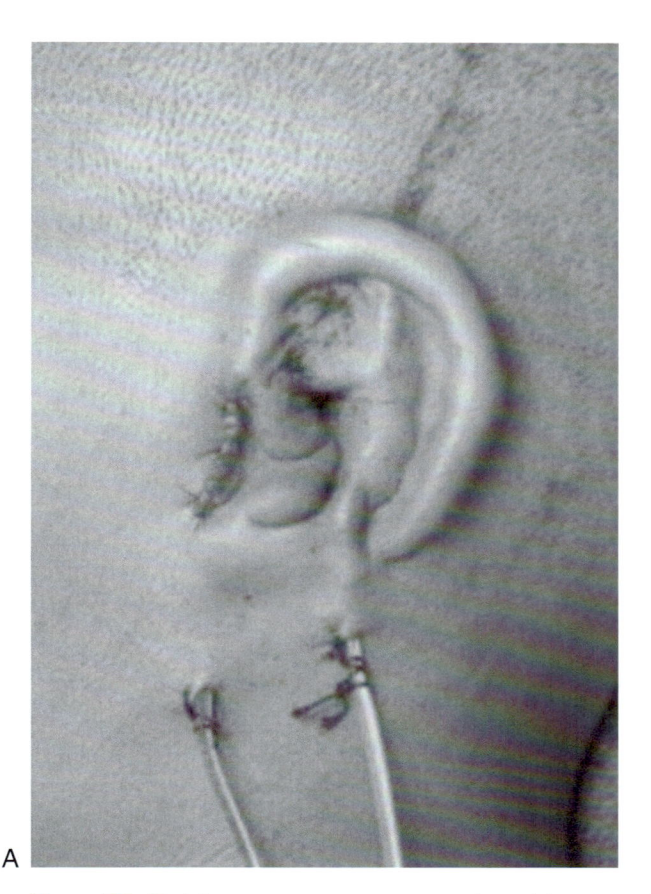

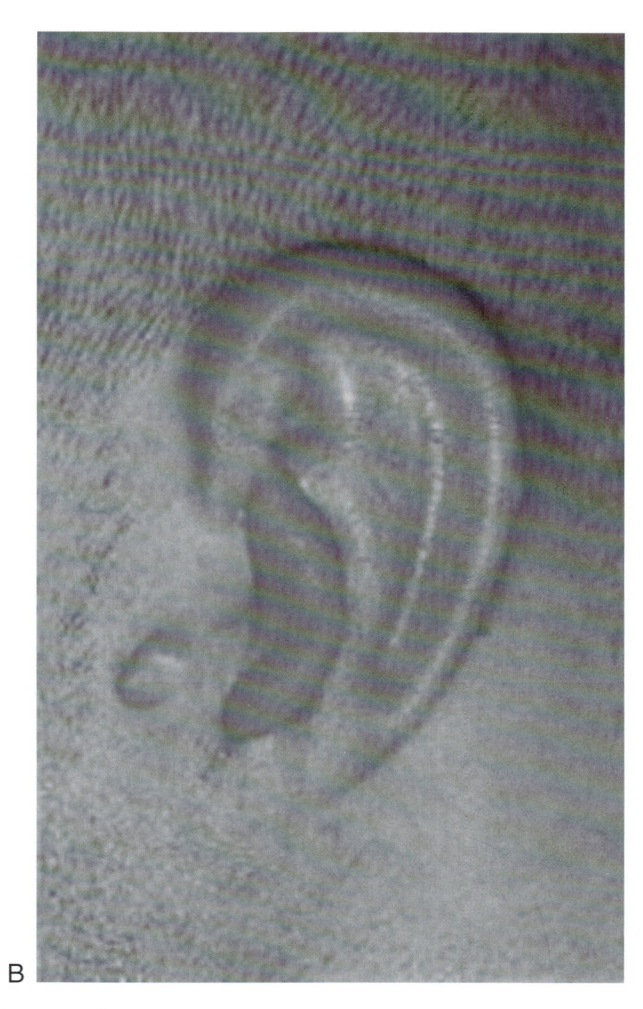

▲ **Figura 79-12** (**A**) Estágio I, pós-operatório imediato. (**B**) Estágio I, dois meses de pós-operatório.

A incisão para extração da microtia deve ser posicionada em local que não comprometa o fluxo sanguíneo e que possa ser incorporado na futura incisão. O remanescente que forma a microtia deve ser cuidadosamente dissecado e liberado da pele. Disseca-se um bolso 1 a 2 cm maior que a estrutura moldada para sua inserção. O posicionamento dessa estrutura se baseia na localização da orelha normal, e não na linha capilar ou na posição desejada para o meato acústico externo. A estrutura moldada é colocada no bolso criado e mantida na posição por meio do efeito de sucção de dois pequenos drenos. As convoluções da orelha são comprimidas suavemente com Xeroform para manter seu formato (Figura 79-12).

B. Estágio II

O segundo estágio, conhecido como transposição do lóbulo, pode ser realizado 6 a 8 semanas depois do primeiro. A cirurgia é realizada com transposição do vestígio de lóbulo junto com pedículo de base inferior. O rebordo da hélice da estrutura criada

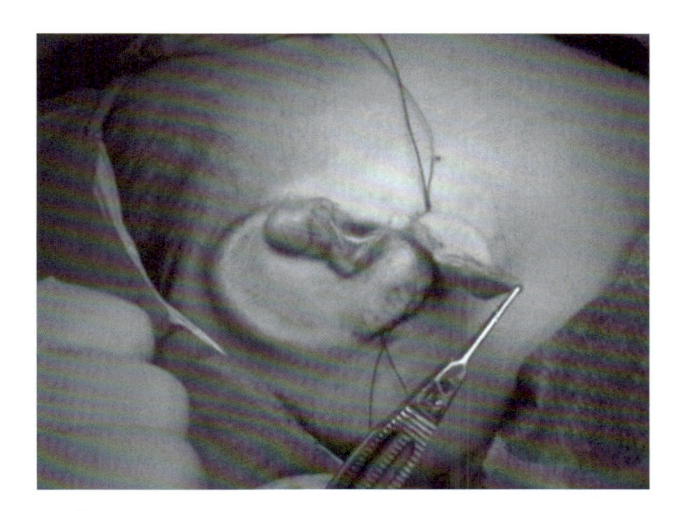

▲ **Figura 79-13** Estágio II, transferência do lóbulo.

durante o primeiro estágio precisa sofrer incisão e modelagem para permitir a ligação do lóbulo igualmente em cada lado da estrutura (Figura 79-13). Esse estágio pode ser realizado sob anestesia local nos pacientes cooperativos.

C. Estágio III

O terceiro estágio envolve a criação do ângulo entre a orelha e o crânio. Após tricotomia e preparo da região posterior da orelha, procede-se à incisão, estendendo-se desde o ramo da hélice em posição anterossuperior até o antitrago inferiormente. Se houver necessidade de reposicionamento do lóbulo, a incisão deve prosseguir ao redor de todo o lóbulo. A estrutura é então liberada dos tecidos moles subjacentes da região da mastoide. Disseca-se um bolso no lóbulo para permitir a instalação no aspecto inferior da estrutura.

A pele posterior à incisão é amplamente desbastada nas direções superior, posterior e inferior. O retalho é então avançado para preencher o defeito na nova região posterior da orelha. Um retalho cutâneo de espessura parcial é levantado no quadril do paciente e cortado no tamanho do defeito ao longo do aspecto posterior da orelha elevada. O enxerto cutâneo é suturado com Xeroform na superfície posterior da orelha. Pode-se aumentar a projeção da orelha aplicando-se um pedaço de cartilagem costal atrás da orelha elevada em um bolso subcutâneo (Figura 79-14).

D. Estágio IV

O quarto estágio envolve a criação do trago. Levanta-se um retalho composto contendo cartilagem da concha contralateral. Nos casos com microtia bilateral, pode-se utilizar um pedaço de cartilagem e pele dos remanescentes que formam a microtia para

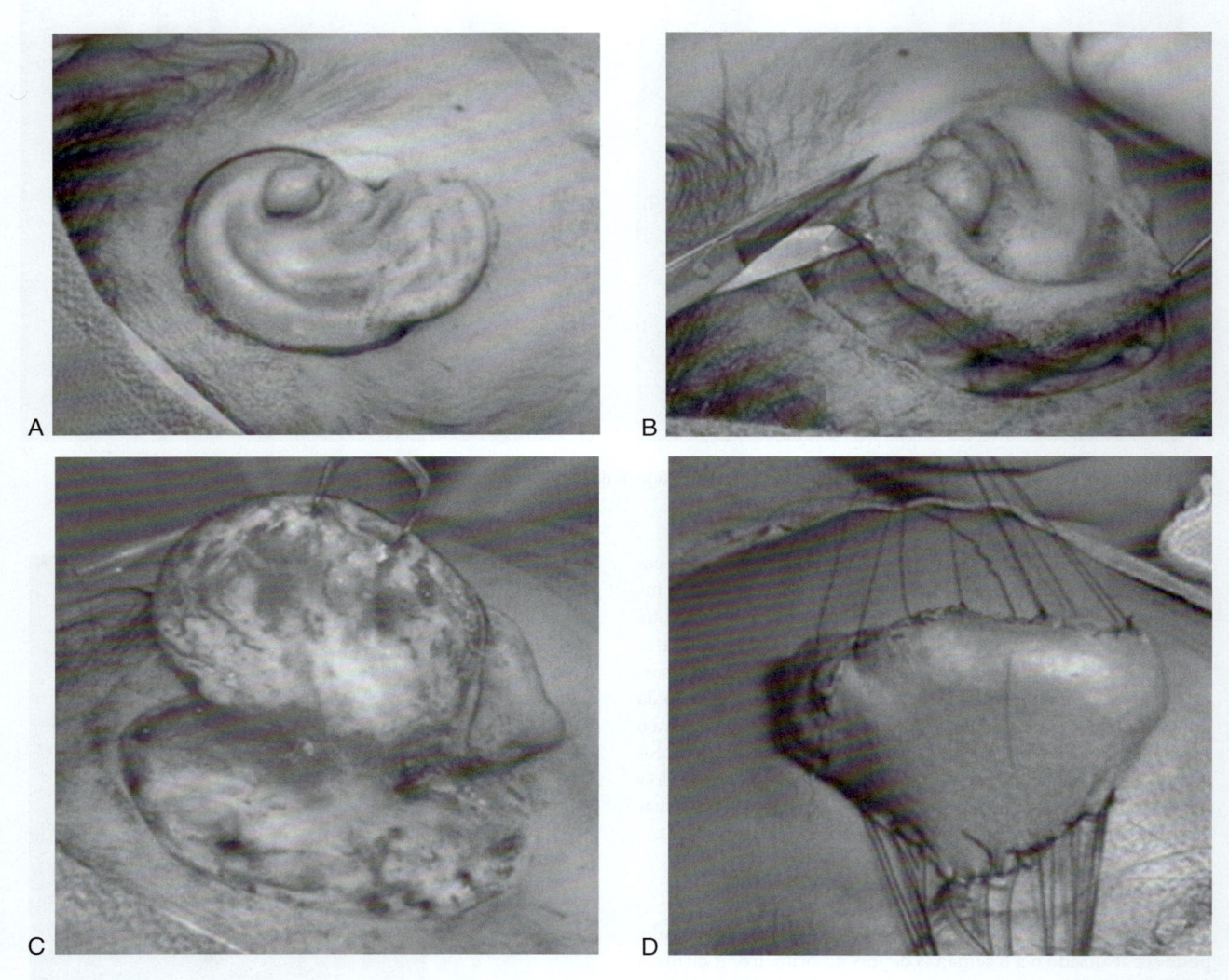

▲ **Figura 79-14** Estágio III, criação do ângulo entre orelha e crânio. (**A**) Marcação da incisão; (**B**) incisão posterior à estrutura; (**C**) elevação da estrutura; e (**D**) posicionamento e sutura de retalho cutâneo de espessura parcial ao longo da região posterior da orelha.

ser usado na criação do trago. Procede-se a uma incisão em "J" na margem posterior do trago. O segmento principal do "J" é posicionado na margem posterior do trago enquanto sua curva é feita na incisura intertrágica (Figura 79-15). Uma vez que se tenha criado o retalho adequado em posição anterior para receber o enxerto composto, é possível realizar sua transferência. Calços de algodão são suturados nos aspectos anterior e posterior do trago recém-criado, a fim de fixar o enxerto e criar o sulco pré-trágico.

▶ Uso de implante sintético

Uma alternativa à cartilagem costal é o uso de estruturas auriculares sintéticas pré-fabricadas. A mais popular é a feita de polietileno poroso de alta densidade. Trata-se de um produto inerte, não maleável, flexível quando aquecido, com possibilidade de ser moldado. Também possui boa compatibilidade tecidual e capacidade de aceitar crescimento de tecido para dentro de sua estrutura. Dentre suas vantagens estão a eliminação da incisão no tórax e das morbidades associadas. Os críticos alegam incidentes com exposição do implante e com taxas de infecção como os motivos para não utilizá-lo. Os problemas com implantes e próteses sintéticos incluem o fato de serem mais rígidos que os enxertos autólogos, relativamente imóveis, mais grosseiros e com maior tendência a lesão por traumatismo.

COMPLICAÇÕES

Na série inicialmente publicada por Brent, a taxa de complicações foi de 1,6%, mas em uma série mais recente contendo 1.200 casos, não houve relato de complicações. É raro haver complicações em casos de reconstrução com tecido autólogo, mas podem ocorrer perda de pele, exposição da cartilagem, infecção, hematoma, mau posicionamento, reabsorção do enxerto levando a problemas no contorno, contratura de cicatriz, pneumotórax e atelectasia. Perda de pele e exposição de cartilagem podem ser evitadas com o exame cuidadoso do reparo na conclusão do caso. Se houver qualquer evidência de palidez cutânea ou de tensão indevida, o bolso de pele deve ser alargado ou a projeção da estrutura moldada deve ser reduzida. Antibioticoterapia pré-operatória, preparo meticuloso da pele, procedimento com técnica de esterilização e higiene pós-operatória são os principais componentes para prevenir a infecção. A hemostasia cuidadosa e o uso de dreno de sucção se mostraram úteis na prevenção de hematoma.

O pneumotórax intraoperatório é uma possível complicação facilmente tratável. Aplica-se um cateter na abertura pleural e qualquer ar residual é removido com o auxílio de uma seringa. Devem-se obter raios X de tórax imediatamente após o fechamento da incisão. Se não houver pneumotórax, o cateter poderá ser retirado após o fechamento. O paciente deve ser acompanhado com radiografias seriadas.

RESUMO

A microtia é uma malformação congênita com repercussões psicológica e socialmente importantes para a criança afetada. A seleção cuidadosa dos pacientes com informações completas e planejamento cirúrgico detalhado e técnica de execução apurada facilitam resultados satisfatórios. As complicações podem ser evitadas com preparo cuidadoso e alguma presciência. A decisão entre uso de cartilagem autóloga e implante sintético deve ser tomada não apenas a partir da experiência do cirurgião, mas também considerando as especificidades do paciente.

Brent B: The correction of microtia with autogenous cartilage grafts: The classic deformity. *Plast Reconstr Surg.* 1980;66(1): 1–12 (This is a classic paper describing the Brent microtia repair technique using rib cartilage.)

Klockars T, Rautio J. Embryology and epidemiology of microtia. *Facial Plast Surg.* 2009;25(3):145–148 (This is a review of the embryological development of the ear and epidemiology of microtia from an international perspective.)

Quatela VC, Thompson SK, Goldman NG. Microtia reconstruction. *Facial Plast Surg Clin N Am* 2006;14:117–127 (This is paper reviews the basics of normal ear architecture, the anatomy of a microtic ear, and a review of the Quatela technique for microtia repair.)

Siegert R, Weerda H, Magritz R. Basic techniques in autogenous microtia repair. *Facial Plast Surg.* 2009;25(3):149–157 (This paper reviews the Weerda classification and thoughts on reconstruction.)

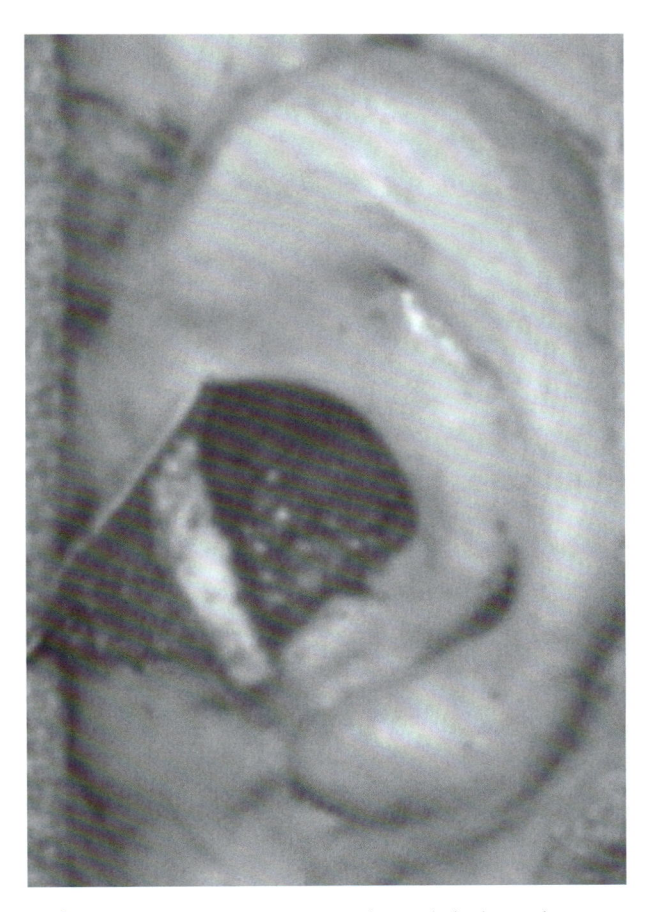

▲ **Figura 79-15** Estágio IV, criação da cavidade da concha.

Zhang QG, Zhang J, Yu P et al. Environmental and genetic factors associated with congenital microtia: a case-control study in Jiangsu, China, 2004 to 2007. *Plast Reconstr Surg.* 2009;124 (4):1157–1164. (This paper outlines possible etiologies for microtia, including environmental causes, teratogens and genetic aspects.)

Agradecimentos a Anil R. Shah, MD por suas contribuições a este capítulo nas edições anteriores deste livro.

Preenchedores e implantes faciais

80

Anil R. Shah, MD, FACS
Jeffrey B. Wise, MD
Minas Constantinides, MD, FACS

FUNDAMENTOS DO DIAGNÓSTICO

▶ Análise do tipo de rítide, incluindo localização anatômica, profundidade e se é estática ou dinâmica.
▶ Conhecimento sobre a durabilidade de cada produto injetável na face.
▶ Análise de proporção esquelética, oclusão e simetria pré-operatória da face.

▶ Considerações gerais

O contorno facial é uma tendência recente na cirurgia estética facial. Os implantes faciais servem para agregar volume, proporcionando um formato mais atraente à face do indivíduo. Os produtos injetáveis faciais obtiveram enorme popularidade, porque proporcionam segurança, sendo um procedimento sem necessidade de afastamento das atividades e econômico. Ambos serão discutidos neste capítulo.

PREENCHEDORES E INJETÁVEIS FACIAIS

Há uma grande variedade de produtos injetáveis faciais, cada um deles servindo a distintos propósitos. Será apresentado um breve resumo dos produtos mais utilizados, suas vantagens e desvantagens.

▶ Toxina botulínica

A toxina botulínica A reduz sulcos e rugas faciais em locais de pregas faciais causadas por hiperfunção dos músculos da mímica. A toxina botulínica A é aprovada pela FDA para tratamento da glabela. O uso sem aprovação inclui rugas periorbitais ("pé de galinha"), bandas platismais, região frontal e sulcos nasolabial e rugas em marionete. A toxina botulínica A também é utilizada para o tratamento de hiperidrose de palmas e axilas.

A toxina botulínica A produz paralisia, inibindo a liberação de acetilcolina na junção neuromuscular. O efeito é obtido em três etapas. Na primeira, a toxina se liga ao nervo. Na segunda, a toxina penetra no nervo. Na terceira, a toxina é clivada por enzimas proteolíticas internas e os produtos de sua degradação interferem no processo normal de fusão das vesículas na membrana plasmática. Assim, há inibição da exocitose da acetilcolina.

O efeito da toxina demora 24 a 72 horas para ocorrer, refletindo o tempo necessário para interrupção do processo sinaptossomal. Muito raramente há necessidade de até cinco dias para que se observe efeito pleno. Os efeitos perduram por 2 a 6 meses.

A dose de toxina é medida em unidades-padrão, que representam a quantidade necessária para matar 50% dos camundongos Swiss-Webster injetados com a dose. Extrapolando os dados obtidos com as experiências feitas com camundongos, Meyer e Eddie estimaram que a dose letal de toxina botulínica para um adulto de 104 kg seria superior a 3.500 unidades, dose que ultrapassa em muito qualquer esquema utilizado em tratamento estético para envelhecimento facial.

A toxina botulínica está contraindicada para pacientes com doença neuropática motora periférica ou disfunção neuromuscular do tipo síndrome Eaton-Lambert e miastenia grave. A toxina botulínica A também está contraindicada em gestantes e lactantes, embora a administração inadvertida não tenha resultado em malformações ou problemas na gravidez. Finalmente, deve-se ter cautela ao injetar a toxina botulínica A em pacientes que estejam fazendo uso de antibióticos aminoglicosídeos ou outros agentes que interfiram na transmissão neuromuscular, considerando que tais agentes podem potencializar seus efeitos, tanto local quanto regionalmente.

▶ Derivados do ácido hialurônico

Os derivados do ácido hialurônico são biopolímeros de glicosaminoglicanos, semelhantes à substância encontrada nas camadas intercelulares da derme, com excelente biocompatibilidade. São utilizados principalmente para preenchimento de lábio e de sulco nasolabial e para rugas finas. Recentemente, foram usados em rinoplastia não cirúrgica e em preenchimento volumétrico no reparo do lóbulo da orelha senil. Foram relatados casos raros de hipersensibilidade, mas em geral não se preconiza teste cutâneo prévio. O ganho de volume com derivados do ácido hialurônico permanece por 4 a 6 meses, havendo relatos de duração por até 16 meses. Novas formulações de ácido hialurônico contendo lidocaína a 3% pré-incorporada demonstraram longevidade equivalente do produto.

As complicações são relativamente raras. Nos casos de aumento excessivo, pode-se utilizar a hialuronidase para reduzir o preenchimento dérmico. Deve-se ter cautela ao injetar acima da linha horizontal de Frankfurt. Peter descreveu um caso de obstrução da artéria da retina por fluxo retrógrado por meio de um ramo periférico da artéria oftálmica. A necrose de pele é rara (dois casos relatados em 400.000 procedimentos).

Ácido poli-L-láctico

O ácido poli-L-láctico é um preenchedor volumétrico aprovado pela FDA para tratamento de lipoatrofia em pacientes com HIV. A lipoatrofia nos pacientes com HIV é causada por vários fatores, incluindo efeitos dos inibidores da transcriptase reversa e a própria doença. Recentemente, o ácido poli-L-láctico passou a ser usado sem aprovação formal para preenchimento facial em pacientes não portadores de HIV. A principal complicação é a formação de nódulos, que pode ser evitada com injeção profunda além do tecido subcutâneo e não em áreas com movimento muscular significativo, como os lábios. A duração do efeito de aumento obtido com o ácido poli-L-láctico é de até três anos.

Hidroxiapatita de cálcio

A hidroxiapatita de cálcio é um dos principais minerais constituintes dos ossos. Sua aplicação sem aprovação formal é para redução dos sulcos nasolabiais. A hidroxiapatita de cálcio deve ser injetada no plano subdérmico para evitar a formação de nódulos. Além disso, não se deve injetar nos lábios. A duração do efeito da hidroxiapatita de cálcio não foi determinada.

Colágeno bovino

O colágeno bovino tem em sua composição 95% de colágeno tipo I e é usado para preenchimento de lábios e sulco nasolabial. O colágeno bovino é produzido com ligação cruzada com glutaraldeído (o que aumenta a duração do efeito), mas deve ser injetado na derme profunda. O colágeno bovino é injetado na derme superficial. Observa-se reação de hipersensibilidade em cerca de 3% dos pacientes; portanto, preconiza-se a realização de teste cutâneo e, até mesmo, de teste cutâneo secundário. O preenchimento produzido por colágeno bovino perdura por 2 a 4 meses.

Colágeno humano

O colágeno humano é utilizado para tratamento de rítides faciais e para aumento dos lábios. Diferentemente do bovino, o colágeno humano não implica risco de hipersensibilidade, evitando, assim, a necessidade de testes cutâneos antes do tratamento. Normalmente, o efeito obtido com as injeções é semelhante ao do colágeno bovino. Podem ocorrer reações adversas nos pacientes com alergia diagnosticada ao colágeno bovino.

Gordura autóloga

No transplante de gordura, a vantagem é o uso de substância autóloga. O transplante de gordura é usado para preenchimento de volume. O conceito de perda de volume facial é recente, e os cirurgiões passaram a remodelar o contorno da face, dos sulcos nasolabiais, da fossa temporal, do sulco mentolabial e das regiões perioral e periorbital.

Na maioria dos casos, a gordura é retirada da região lateral da coxa ou da região abdominal. A gordura é então pressionada ou centrifugada e injetada nas regiões que necessitem aumento de volume. A técnica de manuseio da gordura é essencial para manter a viabilidade dos adipócitos. O transplante de gordura frequentemente requer várias sessões de tratamento e apresenta graus variáveis de reabsorção. A gordura pode ser congelada, com perda mínima na sua viabilidade, e reinjetada em data futura.

As desvantagens da coleta de gordura incluem morbidade no local doador, possibilidade de edema facial prolongado e reabsorção imprevisível. Além disso, o tecido gorduroso pode provocar granulomas a serem tratados com injeções de triancinolona ou por excisão direta. As vantagens do transplante de gordura incluem preenchimento facial natural potencialmente permanente que pode ser usado como adjunto ou como procedimento único.

Butterwick KJ, Bevin AA, Iyer S. Fat transplantation using fresh versus frozen fat: a side-by-side two-hand comparison pilot study. *Dermatol Surg.* 2006;32(5):640. [PMID: 16706758] (This pilot study supports the use of autologous frozen fat or equivalent to improve results regarding longevity and aesthetic appearance versus fresh fat at 1, 3, and 5 months for fat augmentation of aging hands.)

Carruthers J, Fagien S, Matarasso, and the Botox Consensus Group. Consensus recommendations on the use of botulinum toxin type A in facial aesthetics. *Plast Reconstr Surg.* 2004;114:1. [PMID: 15507786] (The review of each area encompasses the relevant anatomy, specifics on injection locations and techniques, starting doses (total and per injection point), the influence of other variables, such as gender, and assessment and retreatment issues by a consensus panel on botulinum toxin.)

Castor SA, To WC, Papay FA. Lip augmentation with AlloDerm acellular allogenic dermal graft and fat autograft: a comparison with autologous fat injection alone. *Aesthetic Plast Surg.* 1999;23(3):218. [PMID: 10384022] (Authors concluded that AlloDerm in conjunction with autologous fat injection constitutes a safe, reliable, and lasting method of lip augmentation, providing increased vermilion show compared with that with autologous fat injection alone.)

Coleman SR. Facial recontouring with lipostructure. *Clin Plast Surg.* 1997;24:347. [PMID: 9142473] (Landmark article describing the use of fat transplantation.)

Elson ML. The role of skin testing in the use of collagen injectable materials. *J Dermatol Surg Oncol.* 1989;15(3):301. [PMID: 2783212] (Skin testing can identify those patients with an allergic reaction, compromising approximately 2–3% of all patients.)

Friedman PM, Mafong EA, Kauvar ANB et al. Safety data of injectable nonanimal stabilized hyaluronic acid gel for soft tissue augmentation. *Dermatol Surg.* 2002;28:491. [PMID: 12081677] (According to the reported worldwide adverse events data, hypersensitivity to nonanimal hyaluronic acid gel is the major adverse event and is most likely secondary to impurities of bacterial fermentation.)

Han SK, Shin SH, Kang HJ et al. Augmentation rhinoplasty using injectable tissue-engineered soft tissue: a pilot study. *Ann Plast Surg.* 2006;56(3):251. [PMID: 16508353] (Description of a novel use of Restylane as a material for augmentation in rhinoplasty.)

Matarasso SL, Herwick R. Hypersensitivity reaction to nonanimal stabilized hyaluronic acid. *J Am Acad Dermatol.* 2006;55(1):128. [PMID: 16781306] (First report of a reaction to NASHA [nonanimal stabilized hyaluronic acid].)

Peter S, Mennel S. Retinal branch artery occlusion following injection of hyaluronic acid (Restylane). *Clin Exp Ophthalmol.* 2006;34(4):363. [PMID: 16764658] (Report of a retinal branch artery occlusion after facial injection of dermal filler. The superior temporal artery showed occlusion due to a clearly visible long and fragmented embolus suggestive of gel and clearly distinguishable from calcific or cholesterol emboli.)

Raspaldo H, De Boulle K, Levy PM. Longevity of effects of hyaluronic acid plus lidocaine facial filler. *J Cosmet Dermatol.* 2010;9(1):11–15. [PMID: 20367667] (Comparison of hyaluronic acid fillers versus those with lidocaine to determine longevity of effects)

Sattler G. Long-lasting results with polylactic acid. *J Drugs Dermatol.* 2003;9:422. [PMID: 15303782] (Review article demonstrating benefits of polylactic acid as a facial filler.)

Shoshani O, Ullmann Y, Shupak A, et al. The role of frozen storage in preserving adipose tissue obtained by suction-assisted lipectomy for repeated fat injection procedures. *Dermatologic Surgery,* 27(7): 645–647, 2001.

Sklar JA, White SM. Radiance FN. A new soft tissue filler. *Dermatol Surg.* 2004;30:764. [PMID: 15099322] (Retrospective review demonstrating favorable results with Radiance FN.)

Tzikas TL. A 52-month summary of results using calcium hydroxylapatie for facial soft tissue augmentation. *Dermatol Surg.* 2008;34 (1):s9–15. [PMID: 18547188] (A clinical review of the results of 1000 patients injected over a 52-month span, with recommendation to avoid injection into the lips)

Vartanian AJ, Frankel AS, Rubin MG. Injected hyaluronidase reduces Restylane-mediated cutaneous augmentation. *Arch Facial Plast Surg.* 2005;7(4):231. [PMID: 16027343] (Intradermal hyaluronidase injections can be used to reduce dermal augmentation from previously injected Restylane. A small dose of hyaluronidase equivalent to 5–10 U may be injected initially.)

IMPLANTES FACIAIS

▶ Avaliação pré-operatória

A hipoplasia do mento é a indicação mais comum para procedimento de aumento. Na visão frontal, a face pode ser dividida em três terços, sendo que o inferior vai da região subnasal até o mento. O processo de envelhecimento resulta em perda da altura vertical da mandíbula. Na visão lateral, uma linha vertical pode ser traçada a partir do lábio inferior. No sexo feminino, o mento pode estar 1 a 2 mm posterior a essa linha. No sexo masculino, o mento deve estar na mesma altura dessa linha. Há diversas técnicas para analisar o tamanho e a projeção do mento (Quadro 80-1).

A oclusão do paciente deve ser avaliada antes do procedimento para assegurar a não necessidade de tratamento ortodôntico. A oclusão é dita tipo 1 quando a cúspide mesiobucal do primeiro molar superior faz contato com o sulco entre as cúspides mesial e distal do primeiro molar inferior. A oclusão tipo II ocorre quando o primeiro molar superior é anterior ao sulco bucal (sobremordida), e a tipo III é quando o molar superior é posterior (submordida).

A análise das regiões malar e submalar é muito mais complexa e requer planos em três dimensões. O triângulo submalar é a região abaixo da eminência malar e representa o local de muitas deficiências faciais. Binder classificou os padrões de deformidade mesofacial e o aumento necessário para sua correção. Há diversos métodos para análise da região mesofacial e suas projeções (Quadro 80-2).

Quadro 80-1 Análise do mento

Técnica de Rish	Uma linha perpendicular ao plano horizontal de Frankfurt é projetada tangenciando o limite de projeção anterior da mucosa do lábio inferior. Esta linha perpendicular é o meridiano que marca a projeção desejada para o mento.
Ângulo de Legan	Uma linha é projetada passando pela glabela e pela região subnasal, e uma segunda linha é traçada passando pela região subnasal e pogônio. O ângulo ideal formado por essas duas linhas é 12° ± 4°.
Ângulo Z de Merrifield	Uma linha é projetada passando pelo pogônio e pelo ponto máximo de projeção anterior da mucosa do lábio superior. O ângulo formado com o plano horizontal de Frankfurt deve ser de 80° ± 5°.
Meridiano zero de Gonzales-Ulloa	Uma linha perpendicular ao plano horizontal de Frankfurt é traçada passando pelo násio. Supõe-se que o pogônio esteja no máximo a 5 mm desta linha. Uma retração do mento ≤1 cm é dita de primeiro grau, entre 1 e 2 cm, retração de segundo grau, e > 2 cm é classificada como de terceiro grau. O importante é que as retrações de primeiro e segundo graus podem ser tratadas com implantes, mas a de terceiro grau deve ser abordada com cirurgia maxilofacial.

Quadro 80–2 Análise da região mesofacial

Hiderer	Na visão frontal, trace uma linha entre a comissura lateral do lábio e o ângulo lateral do olho ipsolateral. Outra linha é traçada entre o trago e o limite inferior da asa do nariz. A região posterior e superior à junção dessas duas linhas deve ser a área mais projetada da eminência malar.
Powell	Traça-se uma linha vertical passando pelo meio da face; o segmento entre o násio e a ponta do nariz é dividido ao meio por uma linha que sofre uma curva suave para cima na direção do trago de ambos os lados. Traça-se uma linha entre a asa inferior e o ângulo lateral do olho e outra linha, paralela à primeira, é traçada entre a interseção lateral da linha horizontal curvilínea, e a linha que parte da comissura oral assinala o ponto em que a região malar deve ser mais proeminente.

▶ Procedimento

O implante de mento pode ser feito por via externa ou intraoral. A abordagem externa tem a vantagem de não permitir contaminação do implante pela cavidade oral. A abordagem intraoral evita a cicatriz externa. Os implantes realizados por via intraoral tendem a "subir" no pós-operatório, em parte porque há dificuldade com sua fixação. O cirurgião deve conhecer a posição do nervo mentual, que emerge do osso a aproximadamente 2,5 a 3,5 cm da linha média, cursando no plano vertical entre o primeiro e o segundo pré-molares.

Normalmente, os implantes malar e submalar são instalados por via intraoral. Procede-se à incisão ao longo do sulco gengivobucal e utiliza-se um afastador para levantar o periósteo da face do maxilar. As fibras do masseter são liberadas da face do maxilar.

O nervo infraorbital deve ser identificado e protegido em sua saída pelo forame infraorbital 4 a 7 mm abaixo do rebordo orbital inferior sobre uma linha vertical que desce do limbo medial da íris. Cria-se um bolso periosteal ajustado, suficientemente pequeno para conter o implante com firmeza. O implante pode ser suplementarmente fixado com parafuso de titânio, sutura com fio absorvível ou sutura externa temporária e suporte.

▶ Complicações

As complicações dos implantes faciais são raras e incluem hematoma, infecção, parestesia (transitória ou permanente) e lesão de nervo motor. Nenhum trabalho demonstrou diferenças nas taxas de infecção comparando as abordagens extraoral e intraoral.

O PTFEe é um polímero em fibras, altamente hidrofóbico e expansível que pode ser produzido na forma de lâminas, cordões tridimensionais e material de sutura. O PTFEe foi associado a infecção, extrusão e fibrose. Foi utilizado com sucesso em um estudo recente no qual apenas 0,62% dos implantes tiveram de ser removidos devido à infecção. O PTFEe tem a vantagem de ser maleável e produzir encapsulamento e reabsorção óssea mínimos. No momento, o material não está disponível como implante facial pré-moldado.

O silicone é um material relativamente inerte, que sofre mais encapsulamento do que o PTFEe. A reabsorção óssea aumenta com a ação dos músculos sobrejacentes transferida com mobilização do implante. Portanto, o implante deve ser fixado em um bolso justo com suturas ou parafusos de titânio. Além disso, o posicionamento no plano subperiosteal aumenta a reabsorção óssea. Implantes bem localizados que apresentem erosão óssea não devem ser substituídos. Os implantes de silicone são mais fáceis de serem posicionados do que os de PTFEe devido à sua menor flexibilidade da porção periférica do implante e maior resistência à pressão.

Os implantes malar e submalar podem causar lesão de nervo sensório (V2) ou motor (ramos bucal ou temporal), embora tais eventos sejam raros. É mais comum que os implantes mesofaciais resultem em assimetria devido a desequilíbrios esqueléticos preexistentes.

Godin M, Costa L, Romo T et al. Gore-Tex chin implants: a review of 324 cases. *Arch Facial Plast Surg.* 2003;50:224. [PMID: 12756115] (Description of results with Gore-Tex chin implants: two [0.62%] of the 324 implants became infected and were ultimately removed. No other complications occurred.)

Gonzalez-Ulloa M. Building out the malar prominences as an addition to rhytidectomy. *Plast Reconstr Surg.* 1974;53(3):293. [PMID: 4813762] (Technical article describing use of malar and submalar implants to improve rhytidectomy.)

Hinderer UT. Malar implants to improve facial proportions and aging. In: Stark RB, ed. *Plastic Surgery of the Head and Neck.* Churchill Livingstone, 1987.

Matarasso A, Elias AC, Elias RL. Labial incompetence: A marker for progressive bone resorption in Silastic chin augmentation. *Plast Reconstr Surg.* 1997;98:1007. [PMID: 8911470] (A study of six patients with aesthetically positioned and appropriately sized Silastic implants revealed a correlation between preoperative baseline labial incompetence and mentalis muscle hyperactivity and progressive bony erosion.)

Tobias GW, Binder WJ. The submalar triangle: its anatomy and clinical significance. *Fac Plast Surg Clin North Am.* 1994;2:255. (Describes the submalar triangle and classifies the region to help with selection of appropriate implant.)

ÍNDICE

Observação: o número da página seguido por *q* indica Quadro; seguido por *f* indica Figura.

A

AAO. *Ver* American Academy of Otolaryngology (AAO)
AAP. *Ver* American Association of Pediatricians (AAP)
Abbe, retalho de, 355
Abdominal, ultrassonografia
    na investigação de atresia de esôfago, 501
    na investigação de fístula traqueoesofágica (FTE), 501
    para investigar hemangiomas viscerais, 212
    raios X
Abducente, nervo, 36-38*f*, 37
Ablação por radiofrequência (ARF), 517
    para avaliação da apneia do sono, 561-562
Ablativo, cirurgia de *resurfacing* com *laser*, 208-209
Abordagem da fossa craniana média, 736, 790-791, 815, 881, 887-888*f*
Abordagem da fossa média, 733, 782-783, 784*f*, 783-786, 793-794, 830-832
    descompressão do nervo facial, 832-834
    para o canal auditivo interno, 832-834*f*
    vantagem de, 831-832
Abordagem retrossigmoidal, 783-785
    APC, 829-831
    nervo facial, risco ao, 733
    para preservação de audição, 790-791
    vantagem de, 783-785
    visão operatória de geral de, 831-832*f*
Abordagem subtemporal-retrolabiríntica combinada para ressecção, 810*f*
Abordagem transpetrosa da fossa média para ressecção, 809*f*
Abscesso
    cerebral, 47-48, 302, 682-683, 851-852
    cervical profundo, 368
    de Bezold, 677-678*f*
    dentário, 741
    desenvolvimento no osso temporal, 145
    e formação franca de abscesso, 65
    epidural, 121, 298, 677-678*f*
    formação de, 88-90, 92-93, 101*f*, 107*f*, 108*f*, 260, 362, 676-677
    intracraniano, 298*f*
    levando a deslocamento medial do, 362
    orbital, 121
    peritonsilar, 60-63
    retroauricular, 677-678*f*
    retrofaríngeo, 362, 368, 369, 480*q*, 488-489
    submandibular, 317
    subperiosteal, 146, 298
    tonsilar, 364
    zigomático, 677-678*f*
Abscesso retrofaríngeo, 362
Acalásia, 506-509, 507*f*
    complicações de, 508
    considerações gerais, 506
    diagnóstico de, 506-509
    diagnóstico diferencial de, 507-508
    exames de imagem da, 507
    manifestações clínicas de, 506-507
    patogênese da, 506
    prognóstico da, 508-509
    pseudoacalasia, 508
    secundária, 508
    sinais e sintomas de, 506-507
    tratamento da, 508
Aceleração harmônica sinusoidal, 633-634
Aciclovir, 42*q*, 49-50, 874*f*, 880
    para infecção em região de cabeça e pescoço, 49-50
Ácido vanililmandélico (AVM), 370
Ácidos
    antiácidos, 514
    formulações antissépticas a partir de, 647-648
    gástricos, 503
Acinares, carcinoma de células, 92-93*q*, 332, 335-337, 335-338*f*, 338-340, 340-341*q*, 372*q*
APC. *Ver* pontocerebelar, ângulo (APC)
Actina-espectrina, rede, 610-611
Actínica, queilite, 208-210
    cirurgia a *laser* para, 209-210
Acústica, avaliação a. da voz, 437-438
Adaptação, 608
    de VKG, 443-444
    nos hábitos de vida, 178
    nos músculos da expressão facial, 856*f*
Adenocarcinoma(s), 140*f*, 153*q*, 308, 311, 332*q*, 334-335*q*, 530*t*, 776-777*q*
    com diferenciação glandular, 462-463
    da parótida, 164*f*
    das glândulas salivares principais, 335-338
    de alto grau, 341-342
    de baixo grau, 66
    de células acinares, 328-329
    de células basais, 328-329
    de células etmoidais, 311
    de glândula ceruminosa, 656-657
    do esôfago distal, 518, 518-519*f*
    e carcinoma espinocelular, 518-519
    e carcinomas císticos, 331
    fatores predisponentes ao, 518
    nos EUA, 768
    papilar, 821-822
    polimorfo de baixo grau, 327-328, 337-338*f*
    RGE – sequência Barrett-adenocarcinoma de esôfago, 516*f*
Adenoidectomia, 192, 364, 674-676
    indicações para, 364*q*, 365*q*
Adenoides/tonsilas faríngeas, 360
Adenoma(s), 316*q*
    canalicular, 328-329
    da hipófise, 583*q*, 588-589*q*
    da tireoide, 104, 106
    de células basais, 328-329
    de glândula ceruminosa, 656-657
    de orelha média, 821-822
    de paratireoide, 108, 592, 592*f*, 593-594*f*
    monomórfico, 327-328*f*, 328-329, 372*q*
    neoplasia mais comum, 326-327
    pleomórfico, 61-63, 65, 66, 69, 73*f*, 83*f*, 85-86*f*, 86-87, 92-93*q*, 95-97*f*, 326-328, 337-338, 530, 656-657

ÍNDICE

sebáceo, 326-327
simples/duplo, 592
siringocistadenoma papilífero benigno, 233
Adenotonsilar, tratamento da doença, 360-366
  anatomia, 360
  em crianças, 564
  faringotonsilite aguda, 361
    faringite estreptocócica não grupo A, 362-363
    infecção estreptocócica aguda, 361-362
    infecção fúngica, 363
    infecções virais, 361
  fisiologia da, 360
  hipertrofia, 364, 365
    crônica, 363
  infecciosa, 361
  tonsilite
    aguda recorrente, 363
    crônica, 363
Adenotonsilectomia, 364
  na apneia do sono em crianças, 566
  para alívio de obstrução das vias aéreas superiores, 364
  taxa de sucesso da, 566
Aderência do lábio, 347
AJCC. *Ver* American Joint Committee on Cancer (AJCC)
Alça fechada, sistemas de, 631-632
Alérgenos inalantes, controle do ambiente para, 285-287*q*
Alergia(s)
  alérgenos alimentares, 284
  controle da, no tratamento de sinusite, 297
  definição, 280
  e doença de Ménière, 729-730
  olheiras, 285-286
  sazonal, 284
  sintomas, 287-288
Alérgicos, sintomas, 287-288
Alexandrite, *laser* de, 210
Aloantígenos, testes para, no tratamento de esofagite eosinofílica, 511-512
Alopecia, 912
Aloplástico, plataformas para implante, 387
Alport, síndrome de, 713
Alveolares, cistos. *Ver* Gengivais, cistos
Alveolares, moldes, 349
American Academy of Otolaryngology (AAO), 289, 731, 755-756, 877-878
American Association of Pediatricians (AAP), 565-566
American Joint Committee on Cancer (AJCC), 375, 427-428, 654-655
  lábios e cavidade oral, 376*t*
  nasofaringe, 383*t*
  orofaringe, 377*t*
American Thoracic Society (ATS), 565-566, 565-566*q*
American Thyroid Association, classificação da oftalmopatia de Graves da, 586

Aminoglicosídeos, 47-49, 649-650, 682-683, 698*q*
  como medicamento ototóxico, 749, 755-756
  disfunção olfatória, 251
  para infecção de cabeça e pescoço, 47-48
Aminopenicilinas, 40, 44-45
Amiodarona, 571
Amiodarona, hipertireoidismo induzido por, 587-589
Amoxicilina, 40, 41*q*, 44-48, 362
Amoxicilina/clavulanato, 224-225, 363
Ampulífiga, fluxo endolinfático com corrente, 608
Análise
  acústica, 438-439
  das deformidades auriculares, 954
  de imagens transversais de cabeça e pescoço, 81-82
  espectral, 440-442
  espectro médio de longo prazo, 440-441
  espectrografia, 440-441
  metanálises de ensaios, 177, 297, 379, 560
  multivariada, 776-777*q*
Anaplásico, carcinoma, 583
Anastomose, vazamento em, 503
  estenose de, 503
Andy Gump, rótulo de charutos com o personagem, 386*f*
Anel de Waldeyer, 360
Anestesia/Anestésicos
  agentes anticolinérgicos, 184
  agentes bloqueadores neuromusculares, 183
  analgésicos, 179
  anestésicos inalatórios, 182
  antieméticos, 182-183
  benzodiazepínicos, 180
  cetorolaco, 184
  equipamentos para, 184
    lâminas de laringoscópio, 184, 184*f*
    tubos endotraqueais, 184, 184*f*, 185-186*q*
    tubos traqueais blindados, 185-186
  hipnóticos, 179
  indutores anestésicos, 181-182
  sedativos, 179
Aneurismas, 254-255, 474, 789*q*, 793-794, 835-836
Anexiais, tumores, 233, 235, 236, 239, 242, 243
Anfotericina B, 42*q*, 49-50, 180, 292, 420
  para infecção de cabeça e pescoço, 49-50
Angiofibromas juvenis, 309-310
  imagem de, 123, 133*f*
Angiografia, 492-493
  avaliação de traumatismo de traqueia, 492
Angiografia por ressonância magnética (ARM), 414*f*, 422, 660, 661, 793-794
  avaliação de trauma laríngeo, 492 (*Ver também* angiografia)
  para paragangliomas e fístulas durais, 52
  para visualizar a extensão da lesão, 217-218
Angiomas em tufo, 212
Angiotensina, enzima conversora de (ECA), 420

Ângulo pontocerebelar (APC), 165, 169, 612-613, 701, 781*f*, 790*f*, 799, 814, 832-834*f*, 858-859
  anatomia do, 165
  imageamento de algumas anormalidades do, 165*q*, 165-169*f*, 170*q*
  imagens características dos tumores do, 170*q*
Anomalias de janela oval, 670-671
Anomalias de janela redonda, 670-671
  aplasia/hipoplasia, 670-671
Anomalias ossiculares, 664-670, 668*f*, 669*q*
  achados clínicos em, 664-665
  anomalias da bigorna, 665, 667, 669*f*
  anomalias do estribo, 665, 667-669
  anomalias do martelo, 665, 667
  classificação de, 664-665
  classificação de Teunissen de, 665, 667*q*
  considerações gerais em, 664-665
  diagnóstico, fundamentos do, 664-665
  múltiplas, 669-670
  sinais e sintomas em, 664-665
  testes especiais e exames de imagem para, 664-665
  tratamento de, 664-665, 667
Anquilose, 231-232, 409-410*q*, 410
  do estribo, 664-665, 667*q*, 670-671
  fibrosa, 410
  óssea, 410
Antibióticos orais, 214-215, 268-269, 295, 298, 851-852
Anticorpo anticitoplasma de neutrófilo (c-ANCA), 319
Anticorpos de tireoglobulina, 580
Antiestreptolisina O (ASO), 361
Antifúngicos, agentes
  para infecções de cabeça e pescoço, 49-50
  para otomicose, 648-649
Anti-histamínicos, 51, 282, 283, 285-288, 674-675, 708-709
Anti-inflamatórios não esteroides (AINEs), 406
Antivirais, 49-50, 880
Antoni A, tecido, 424-425
AOS. *Ver* Apneia obstrutiva do sono (AOS)
Aparelhos auditivos
  auxílios auditivos ancorados por osso, 842
  implantável específico, 840
    critérios de implantação e de candidatos, 840
    teste, 840-841
    vibrant soundbridge, 840
  segurança, 841
Aparelhos auditivos, implantáveis, 839
  acústico, imagem e outras considerações de aparelhos, 840
  componentes do aparelho auditivo, 839-840
  fatores sociais, 839
  riscos relacionados à implantação, 839
  vantagens, 839

ÍNDICE

Aparelhos auditivos na orelha média implantáveis (IMEDS)
Ápice petroso
  anormalidades do, 169f, 170, 171q
  imagem de
    granuloma de colesterol, 172f
    patologia de, 170-171
  lesões, características de imagem, 174q
  tumores, 809
Apicectomia petrosa, 825-826, 826f
Apneia, definição de, 554
Apneia do sono, 555-563
  exame físico, 556-558
  nas crianças, 563-566
    achados clínicos na, 565-566
    classificação da, 563-564
    complicações da, 565-566
    considerações gerais, 564
    exame físico, 565-566
    patogênese da, 564
    prevenção da, 564
    sinais e sintomas, 565-566
    testes especiais para, 565-566
    tratamento da, 566
  nos adultos, 554-563
    classificação da, 554-555, 555q
    complicações da, 559
    considerações gerais, 555
    definição da, 554
    exames de imagem, 558-559
  patogênese da, 555-556
  prevenção da, 556
  sinais e sintomas, 556
  tratamento da, 559-54
Apneia obstrutiva do sono (AOS), 192, 555, 556, 558-560, 564-566
Argônio, laser de, 198
Arnold, nervo de, 601-602
Artéria carótida interna
  anomalias da, 661-663
    achados clínicos na, 661
    considerações gerais, 661
    diagnóstico, fundamentos, 661
    diagnóstico diferencial, 661
    exames de imagem, 661
    patogênese, 661
    sinais e sintomas, 661
    tratamento, 662-663
Artéria estapédica persistente, 662-663
  diagnóstico, fundamentos do, 662-663
Artéria(s)
  cervicais e faciais, 3f
  da língua, 8-9
  do palato, 7-8
Arteriovenosas, malformações, 217-218
  faciais, 217-219
Articulação temporomandibular (ATM), 295, 392, 405, 408-410
  com tecido conectivo fibroso, 408
  neoplasias malignas, 410
  secção sagital através da articulação temporomandibular, 408f

Artrocentese, 408, 409-410q
ATM. Ver Articulação temporomandibular (ATM)
Atópica, dermatite, 650-652
  considerações gerais, 650-652
  diagnóstico diferencial, 651-652
  manifestações clínicas, 651-652
  patogênese, 651-652
  tratamento, 651-652
Atraso de fase, 633-634
Atresia do esôfago, 499-503
  avaliação pré-operatória do risco, 501
  classificação, 499-500, 500f
  complicações, 503
  considerações gerais, 499
  cuidados pré-operatórios, 501-502
  diagnóstico diferencial, 501
  exames de imagem, 500
  exames específicos, 501
  incidência, 500q
  manifestações clínicas, 500-501
  patogênese, 500
  prognóstico, 503
  sinais e sintomas, 500
  testes específicos, 501
  tratamento, 501-503
  tratamento cirúrgico, 502
Atropina, 184, 195
ATS. Ver American Thoracic Society (ATS)
Audição
  avaliação da, 748
    considerações diagnósticas, 748-749
Audiograma, 615, 616f
Audiológicos, exames, 615-623
  classificação das perdas auditivas, 617
  disacusia funcional (não orgânica), 618
  eletrofisiológicos, 620-623, 620f
  interpretação dos, 621
  mascaramento dos, 617
  teste da fala, 617-618
Audiometria, 615-617
  avaliação de colesteatoma, na, 681-682
Auditiva, dissincronia a, 623
Auditivo, sistema, 608-613
  cóclea, 608-610, 608-611f
    mecânica passiva dentro da, 608-610
    processos ativos dentro da, 608-611
Auge timpanométrico, 619-620
Aumentado, síndrome do aqueduto vestibular alargado,
  exames de imagem para, 161f
Auxílios auditivos, 623, 651-652, 691-692, 702, 719
  ancorados por osso, 842
  aparelhos de escuta assistida e, 708-709, 725-726
  avanços tecnológicos em, 723
  benefício de, 703
  BTE e, 725-726
  candidatura do paciente para, 719
  conectividade sem fio com, 725-726

configuração audiométrica e, 704
convencionais, 723
custos de, 757
desvantagens de, 839
digital, 723
estilos, 721-723, 722f
input de áudio direto e, 725-726
ITE e, 725-726
monitoração de fármaco ototóxico para, 623
para supressão de tinidc, 702
reabilitação, 802
reabilitação aural e, 719-726
telebobinas, 725-726
Avaliação da voz, 433-446
  acústica, 408
Avaliação fisiológica da voz, 441-442
Avanço de fase, 633-634
Azelastina, spray de, 282
Ázigo, veia, 502, 502f

B

Barbitúricos, 181
Bário, exame com
  na investigação da doença do refluxo gastresofágico (DRGE), 513
  na investigação de acalasia, 507
  na investigação de câncer de esôfago, 518
  na investigação de esôfago de Barrett, 516-517
Barotrauma
  ATM, sintomas na, 741
  baroparesia de nervo facial, 741
  causas de, 741
  causas de barodontalgia, 741
Barrett, esôfago de, 514-518, 516f
  considerações gerais, 516
  displasia de alto grau, 517
  exames de imagem, 516-517
  exames específicos para, 517
  manifestações clínicas, 516-517
  metaplasia, 517
  patogênese, 517
  sinais e sintomas de, 516
  tratamento do, 517
Base do crânio, 806
  aberturas principais, 136q
  abordagens cirúrgicas às lesões na, 824-829
  anatomia da, 121f, 129
  anterior, 129-130
  anterior, lesões do, 74
  aparência radiográfica da, 807q
  câncer, aparência radiográfica da, 52f
  central
    condrossarcomas, 133-134, 134f
    cordomas, 133
    displasia fibrosa, 136
    distúrbios de desenvolvimento e congênitas, 136
    infecção, 134, 136
    lesões intrínsecas à base craniana central, 130, 132-133

doença de Paget, 136
doença metastática, 134
lesões envolvendo a base craniana central a partir de baixo, 130, 132
lesões vasculares, 136
neoplasias, 130, 132-133
osteorradionecrose, 136
posterolateral, 138
cintilografia, 138
RM, 138-139
cirurgia, neurotológica, 824
imagem da,
neoplasias da, 806
nervos cranianos no interior da, 382
reconstrução da, 837-838
fechamento de defeitos na, 837-838
Base do crânio anterior
lesões da, 767
achados clínicos, 769-770
anatomia das, 767
considerações gerais, 767
diagnóstico diferencial, 767-769
evoluções, 775-778
patogênese, 767-769
tratamento, 770
abordagem cranioendoscópica (CEA), 774-775
cirurgia endoscópica da base do crânio, 774-776
cirurgia robótica da base do crânio, 775-776
craniotomia orbitozigomática, 773-775
escolha da técnica cirúrgica, 772
indicações cirúrgicas, 770
princípios do tratamento cirúrgico, 771-772
ressecção craniofacial, 772-774
ressecção craniofacial por via endoscópica, 774-775
tratamento não cirúrgico, 770-771
Basocelular, carcinoma, 130, 132, 233, 236, 238, 239
basoescamoso/metatípico, 239
da orelha, 654-655
esclerosante, 239
nodular, ulcerativo, 239
síndrome do carcinoma basocelular nevoide, 234
subtipos, 238
superficial, 238-239
Bebê(s)
hemangioma em, facial, 211-215, 212f (Ver também Hemangioma(s))
obstrução das vias aéreas em, causas de, 479, 480q
Bell, paralisia de, 870, 874f, 883f
etiologia, 874
isquêmica, 876
lesão imune, 876-877
neurite viral, 874-876, 875f, 876f

fatores de risco, 876-878
manifestações clínicas, 877-878
medidas cirúrgicas, 881-882
prognóstico, 882
tratamento, 877-880
Benignas, lesões da laringe, 447-453
amiloidose, 452-453
anatomia/fisiologia da, 447
avaliação clínica, 447
exame do paciente, 448
história do paciente, 447-448
videoestroboscopia, 448
cistos laríngeos, 450
cisto intracordal, 451, 448f
cisto sacular, 451
condromas, 452
edema de Reinke, 448f
considerações gerais, 450
fundamentos do diagnóstico, 450
manifestações clínicas, 450
tratamento, 450
fonotrauma
patogênese, 449
granuloma de pregas vocais, 448f
granuloma secundário à intubação
considerações gerais, 450
fundamentos do diagnóstico, 450
manifestações clínicas, 450
tratamento, 450
granulomatose de Wegener, 453
neoplasia neurogênica, 452
nódulo de pregas vocais, 448f
considerações gerais, 449
fundamentos do diagnóstico, 449
manifestações clínicas, 449
tratamento, 449
papilomatose
fundamentos do diagnóstico, 451
manifestações clínicas, 452
patogênese, 451-452
prognóstico, 452
tratamento, 452
papilomatose laríngea, 448f
pólipo pedunculado de prega vocal, 448f
pólipos de pregas vocais
considerações gerais, 450
fundamentos do diagnóstico, 449
manifestações clínicas, 450
tratamento, 450
sarcoidose, 453
Benignas, neoplasias no espaço parafaríngeo, 372q
Benignas e malignas, lesões
cirurgia a laser para, 206-207
complicações
cirúrgicas, 381
relacionadas à radioterapia, 381
considerações gerais, 375
de cavidade oral e orofaringe, 375
diagnóstico diferencial, 378
estadiamento, 375

fundamentos do diagnóstico, 375
manifestações clínicas, 378
achados laboratoriais, 378
exames de imagem, 378
exames físicos e complementares, 378
sinais e sintomas, 378
patogênese, 375–377
prevenção, 378
prognóstico, 381
tratamento, 378-379
lábio, 379
língua, 380
base da, 380
mucosa bucal, 380
palato duro, 380
ramo alveolar e trígono retromolar, 380
soalho da boca, 380
tonsila, véu palatino e parede da faringe, 380-381
Benigno, cisto linfoepitelial, 323f
Benigno, nevo adquirido, 234
Benignos, tumores mistos, 325-326
Benzodiazepínicos, 180
Bigorna
anomalias da, 665, 667
fratura, cirurgia de ostsclerose e, 695-696
fusão de, 669f
luxação, cirurgia de otosclerose e, 695-696
necrose, cirurgia de otosclerose e, 695-696
processo de desenvolvimento da, 660
Biópsia da mucosa, manejo da esofagite eosinofílica, 511-512
Biópsia excisional, 424-425
Biópsia incisional, 424-425
na avaliação dos cistos da mandíbula, 394
nas neoplasias de pescoço e na avaliação da dissecção do pescoço, 425-426
Biópsia por aspiração com agulha fina (PAAF), 334-335, 368, 371, 415
na investigação de nódulo tireoidiano, 575-576
Biópsia por punção, 236
Biópsia shaving, 236
Björk, retalho de, 538f
Blandin-Nuhn, glândulas de, 316
Blefaroplastia, 916-917
anatomia, 916-917
gordura orbital, 916-917
músculo orbicular do olho, 916-917
superfície palpebral, 916-917
anestesia, 917
avaliação pré-operatória, 916-917
inferior, 918-919, 918f
superior, 917-918, 918f
transconjuntival, 919, 919f, 920f
complicações, 920
acne, 920
ectrópio, 920
lagoftalmia, 920
perda de visão, 920
cuidados pós-operatórios, 919-920

músculo levantador da pálpebra superior, 916-917
  conjuntiva, 916-917
  lâmina do tarso, 916-917
retalho músculo-cutâneo, 919
Bleomicina, 901
Bloqueadores do canal de cálcio
  no tratamento da acalasia, 508
Boca
  anatomia da, 8-12, 9-10*f*
  inervação
    motora, 10-12
    sensorial, 9-11
    anatomia da, 8-12, 11-12*f*
Bócio multinodular, 577-578
  achados clínicos no, 578
  considerações gerais, 577-578
  tratamento de, 578
Botulínica A, toxina, 970
Branquiais, anomalias das fendas, 324-325
Branquial, cisto, 416*f*
  imageamento de, 114*f*
  TC axial, 416*f*
Brânquio-otorrenal, síndrome, 713
Braquiterapia, 175
Breschet, forame de, 302
Broncoscopia, 346
  para investigação de atresia de esôfago, 501
  para investigação de estenose pós-intubação traqueal, 529
  para investigação de fístula traqueoesofágica (FTE), 501
  para investigação de neoplasia traqueal, 530
  para investigação de traqueomalácia, 529
  para investigação de tumor glômico, 532*f*
Broncoscopia direta
  avaliação de fístula traqueoinominada, 526
Broncoscopia pós-ressecção
  avaliação do tumor do glômus, 532*f*
Brucella, 419
Brucelose
  sorologia e cultura, 419
  sulfametoxazol-trimetoprima/ tetraciclina, 419
Budenosida, 296

C

CA. *Ver* Condução aérea (CA)
Cabeça e pescoço
  cuidado pós-operatório, 936
  doenças mucosas, 56-82
  doenças não mucosas, 81, 174
  enxerto, 937*f*, 938*f*
    criação, 935-936, 935*f*
    criação de local receptor e colocação, 936
  exames de imagem, 55-56
  inervação simpática, 38-39
  linfáticos, 21-22*f*
  linha capilar, 936*f*
    delineamento, 936
    desenhada no escalpo, 936*f*
  região supra-hióidea, 81-82

Cabeça e pescoço supra-hióideos, 130, 132
  fáscia cervical profunda, 55, 81-82
Cadeia ossicular, 598-599, 601-602, 683-684*f*
  anormalidades, 151
  deslocamento, 759
  enrijecimento gradual da, 689
  estimulação, 840, 842
  exames de imagem, 681-682
  função torna-se rompida, 681-682
  malformação congênita da, 682-683
  perda auditiva mista devido a, 802
  reconstrução, 685-686
  reposicionada e a integridade da, 695-696
Cálculos submandibulares, 319
Canais iônicos dependentes de cálcio, 604
Canal auditivo interno (CAI)
  abordagens transbasais para, 828-832, 828-832*f*
  anormalidades do, 165*q*
    de cabeça e pescoço, schwannomas do nervo facial, 165*q*, 165-166, 170*q*
    imagem de, 165-174, 165*q*, 165-169*f*, 170*q*
      cisto aracnoide, 165*q*, 165-166*f*, 170*q*
      epidermoide, 165*q*, 167*f*
      meningiomas, 169*f*
      patologia no, 165-170, 165*q*, 165-169*f*, 170*q*
      pseudotumor inflamatório, 169*f*
      schwannomas vestibulares, 165*q*, 165-166, 168*f*, 170*q*
  anormalidades selecionadas do, 165*q*
Canal semicircular superior, deiscência, 72
Câncer, 518-520
  adenocarcinoma, 518-519*f*
  classificação TNM para, 518-519*q*
  considerações gerais, 518
  diagnóstico diferencial, 518-519
  exames de imagem, 518
  exames específicos, 518-519
  manifestações clínicas, 518-519
  patogênese, 518
  prognóstico, 519-520
  sinais e sintomas, 518
  tratamento, 518-520
Câncer de lábio
  exposição solar crônica, 375
  tabaco, usos, 375
Câncer de laringe
  estágio, taxas de sobrevida, 472*q*
  incidência de, 457-459*q*
  quimioterapia para, 468-469
  técnicas de tratamento por radiação para, 467-468
  tratamento cirúrgico do, 463-464
Câncer de pele
  glândula parótida do, 338-340
  não melanoma, 236-237, 232-244
    lesões cutâneas malignas, 236
    técnicas cirúrgicas para, 237
    tratamento de, 236

Câncer de tireoide medular, 581-583
  achados clínicos no, 581-582
  considerações gerais, 581
  manejo de, 582*f*
  tratamento de, 582
Câncer oral da língua
  braquiterapia, filme de estimulação de, 379*f*
Candida albicans, 363
Candinas, 49-50
  para infecção de cabeça e pescoço, 49-50
Capacidade de identificação olfatória, 255
Capilar, perda
  alopecia, 912 (*Ver também* Alopecia)
  como complicação de ritidectomia, 912
  consulta para, 933
  depilação a *laser*, 210
Capilar, transplante, 933
  anestesia para, 935
  coleta no local doador, 933-934
  cuidados pós-operatórios, 936
  elipse, 934-935
  enxerto, 937*f*, 938*f*
    criação do, 935-936, 935*f*
    preparo do local e receptor e implante, 936
  extração de unidade folicular (EUF), 935
    no couro cabeludo posterior, 935*f*
  linha capilar, 936*f*
    desenho, 936
    desenho no couro cabeludo, 936*f*
  transplante capilar corretivo, 938, 938*f*
Carcinoide, tumor, 531
Carcinoma adenoide cístico, 335-337, 335-337*f*, 531
Carcinoma anexial microcístico, 243
  lesão tamponada de, 243*f*
  radioterapia, papel da, 243
Carcinoma da célula de Merkel, 244
Carcinoma de célula escamosa (CCE), 240, 338-340, 338-340*f*, 375, 454, 531
  estágio I, T1, 460*f*
  laríngeo bem diferenciado, 461*f*
Carcinoma de célula escamosa primário desconhecido, do pescoço
Carcinoma epitelial-mioepitelial, 337-338, 337-338*f*
Carcinoma espinocelular cutâneo, 654-656
  considerações gerais, 654-655
  diagnóstico diferencial, 654-656
  estadiamento, 654-655
  manifestações clínicas, 654-655
  patogênese, 654-655
  tratamento, 655-656
Carcinoma ex-ademoma pleomórfico, 335-338
Carcinoma folicular, 581
Carcinoma medular da tireoide familiar (CMTF), 581
Carcinoma papilar, 578-581
  achados clínicos em, 578-579
  algoritmo para manejo, 579*f*
  considerações gerais, 578

prognóstico de, 581
tratamento de, 579-581
Carcinomas mucoepidermoides, 334-336, 334-336*f*
Carina, ressecção de neoplasia da, 533*f*
Carney, complexo de, 575-576
Carótida, artéria
  ruptura da, 369
  visualização radiográfica do deslocamento da, 371
Carotídeo, triângulo superior, 413
Carotídeo, tumor do corpo. *Ver também* Paraganglioma(s)
  angiografia do, 426-427*f*
Cartilagens
  aritenoides, 26-27
  corniculada e cuneiforme, 26-27
  tireóidea, 26-27
  nasais, 266
Castleman, doença de, 421
Cavernoso, trombose do seio, 298, 369
Cavidade nasal, 3, 290
  anatomia da, 3-5
  artérias da, 6-7*f*
  nervos da, 5-6*f*
Cavidade oral
  anatomia da, 6-12, 7-12*f*
  artérias, 7-8
  cânceres da, 375
  músculos do véu palatino, 6-7
    da úvula, 7-8
    elevador do véu palatino, 6-8
    palatofaríngeo, 7-8
    palatoglosso, 7-8
    tensor do véu palatino, 6-7
  palato duro e véu palatino, 6-7
  tumores, 429-430
  ulcerações, 272
Cavo de Meckel, 833-836
  cirurgia para tumores de, 835-836*f*
Cefalometria na avaliação de apneia do sono, 558
Cefalosporinas, 44-46, 48-49, 362
  para infecção de cabeça e pescoço
    primeira geração, 44-45
    quarta geração, 45-46
    quinta geração, 45-46
    segunda geração, 44-46
    terceira geração, 45-46
Cefepima, 45-46
Cefixima, 42*q*, 45-46
Ceftriaxona, 41, 42, 45-46, 488-489
Cefuroxima, 42*q*, 44-46, 279
Células aéreas mastoides, 598-599
Células ciliares
  externas
    anatomia, 611-612*f*
    eletromotilidade, 610-613, 612-613*f*
    pressurização, 610-611
  formas de, 613-614*f*
  função, 601-604, 604*f*
  transdução mecanoelétrica nas, 604-605*f*

Células claras, carcinoma de, 337-338
Células do soro, 331
Centrais, vias neuronais, 856
  ângulo pontocerebelar, 858
  nervo intermediário, 857
  núcleo facial, 857
  tronco encefálico, 857
  vias supranucleares, 856-857
Ceratoacantoma, 241
  lesão, com tampão de ceratina, 241*f*
Ceratocisto odontogênico (CCO), 394
  com síndrome do carcinoma de célula basal nevoide, 398*f*
  diagnóstico diferencial, 403
  raio X panorâmico de, 396*f*
Ceratose seborreica, 235
  lesão da, 235*f*
Cerebral, abscesso, 47-48, 129*f*, 302, 676-677, 851-852
Cerebrospinal, líquido, 838
  vazamento de, 260, 760-763
Cervical, metástase
  RM coronal ponderada em T1, 427-428*f*
  zonas cervicais, 428-429*f*
Cervical, schwannoma de cadeia simpática, 373*f*
Cetamina, 181
Cetolídeos
  para infecção de cabeça e pescoço, 46-48
Cetolídeos, para infecção de cabeça e pescoço, 46-48
Churg-Strauss, síndrome de, 274, 295
Cicatriz(es)
  análise da, 902
  com hipertrófica, 208-209
  das estruturas laríngeas, 490
  doador, 934
  fissura palatina, 355
  gânglio, 704, 734
  hipertrófica, 900-901, 956
  surfacing a *laser*, 208-209
Ciclofosfamida, 274
Cilindroma, 531
Cimento de hidroxiapatita, 305
Cintilografia com tecnécio^{99m}-sestamibi, 592*f*
Cintilografia por radionuclídeo
  avaliação do hiperparatireoidismo primário, 591
Cirurgia, da cavidade oral e das vias aéreas
  adenoidectomia, 192
  complicações pós-operatórias, 193
  considerações intraoperatórias, 193
  considerações pré-operatórias, 192-193
  tonsilectomia, 192
Cirurgia da base do crânio endoscópica robótica, 775-776
Cirurgia da estrutura laríngea, 475
Cirurgia do pescoço, 195
  considerações especiais, 195
  considerações pós-operatórias, 195
Cirurgia micrográfica de Mohs, 237, 239, 244

Cirurgia na base da língua
  para a avaliação da apneia do sono, 562
Cirurgia nasal, 194
  considerações intraoperatórias, pós-operatórias, 194
Cirurgia ortognática, 357
Cirurgia plástica, 922
Cirurgia reconstrutora, 256, 266, 645-646
Cistadenoma papilar linfomatoso, 327-328
Cisto branquial, anomalias do primeiro, 652-653
  fundamentos do diagnóstico, 652-653
  manifestações clínicas, 652-653
  patogênese, 652-653
  tratamento, 652-653
Cisto de retenção mucoso, 324-325
Cisto de Tornwaldt, 382
Cisto maxilar, 393
Cisto nasolabial
  exposição cirúrgica de, 401*f*
  nasopalatinos, 401
  raio X oclusal de, 401*f*
Cisto ósseo, 392, 399-400
  aneurismático, 402
  estático, 403
  latente, 403
  traumático, 402, 403
Cisto ósseo de Stafne, 403
Cisto ósseo estático
  mandíbula cadavérica com, 403*f*
Cisto ósseo traumático mandibular
  raio X panorâmico de, 403*f*
Cistos da mandíbula, 392
  achados clínicos
    exames de imagem, 393-394
    sinais e sintomas, 393
    testes especiais, 394
  canal mandibular, 394
  ceratocistos odontogênicos
    achados clínicos, 397
    exames de imagem, 397
    sinais e sintomas, 397
    testes especiais, 397
  complicações de, 397
  considerações gerais, 396-397
  diagnóstico, fundamentos do, 396
  diagnóstico diferencial, 397
  patogênese de, 397
  prevenção de, 397
  prognóstico de, 398
  tratamento de, 397-398
  cistos de erupção
    diagnóstico, fundamentos do, 396
  cistos ganglionicos, 404
    considerações gerais, 392
  cistos inflamatórios odontogênicos
    achados clínicos
      exames de imagem, 399-400
      exames especiais, 399-400
      sinais e sintomas, 399-400
  cistos radiculares, tratamento de, 399-400
  complicações de, 399-400

considerações gerais, 399-400
diagnóstico, fundamentos do, 399
diagnóstico diferencial, 399-400
patogênese, 399-400
prevenção de, 399-400
prognóstico de, 399-400
cistos não odontogênicos, 401
cistos nasolabiais (cistos nasoalveolares), 401
diagnóstico, fundamentos do, 401
cistos nasopalatinos (cistos do canal incisivo)
diagnóstico, fundamentos do, 401-402
cistos ósseos aneurismais
diagnóstico, fundamentos do, 402
cistos ósseos estáticos, 403-404
diagnóstico, fundamentos do, 403
cistos periodontais laterais, 398-399
diagnóstico, fundamentos do, 404
classificação de, 392
complicações de, 394
patogênese de, 392
prevenção de, 392-393
pseudocistos, 402
tipos de, 394
Cistos dentígeros (foliculares), 394-396
complicações, 395
considerações gerais, 394
diagnóstico diferencial, 395
fundamentos do diagnóstico, 394
manifestações clínicas
exames de imagem, 395
exames específicos, 395
sinais e sintomas, 395
patogênese, 394-395
prevenção, 395
prognóstico, 396
tratamento, 395-396
Cistos do canal incisivo. *Ver* Cistos nasopalatinos
Cistos do ducto tireoglosso, 110, 417
cintilografia axial, 417*f*
imagem dos, 114*f*
Cistos foliculares. *Ver* Cistos dentígeros
Cistos gengivais, 398
gengivais (alveolares) do recém-nascido, fundamentos do diagnóstico, 398
glandulares odontogênicos, diagnóstico, fundamentos do, 399
Cistos laríngeos
cistos ductais, 480-481
cistos intracordais, 451
achados clínicos, 451
considerações gerais, 451
diagnóstico, fundamentos do, 451
tratamento, 451
cistos saculares, 451, 480-481
achados clínicos, 451
considerações gerais, 451
diagnóstico, fundamentos do, 451
tratamento, 451

Cistos odontogênicos, 392
calcificante, 399
desenvolvimento, 394
diagnóstico de, 396, 397
glandular, 399
Cistos odontogênicos calcificados, 399
Cistos ósseos traumáticos
achados clínicos
estudos por imagem, 402-403
exame histopatológico, 403
sinais e sintomas, 402-403
complicações dos, 403
considerações gerais, 402
diagnóstico diferencial, 403
diagnósticos, fundamentos do, 402
patogênese dos, 402
prevenção dos, 402
prognóstico dos, 403
tratamento dos, 403
Cistos periapicais, 399. *Ver também* Cistos radiculares de Cistos inflamatórios odontogênicos
Cistos radiculares (cistos periapicais) de cistos inflamatórios odontogênicos
achados clínicos
exames de imagem, 399-400
exames especiais, 399-400
sinais e sintomas, 399-400
desenvolvimento de, 393*f*
raio X oclusal demonstrando, 399-400*f*
Citomegalovírus (CMV), 698
Claritromicina, 46-47
Classificação de Le Fort, 266-267
Classificação de redução de ruído, 753-754
Classificação de Teunissen, 665, 667
Classificação de Waterson, 501
Classificação internacional de distúrbios do sono (CIDS), 554
Cleocina, 47-48
Clindamicina, 47-48
para infecção de cabeça e pescoço, 47-48
Clivo, 826
cordoma do, 827
CMV. *Ver* Citomegalovírus (CMV)
CO_2 *laser*, 198
Coana, atresia de, 258
TC, 258f
Coclear, malformação, 850-851
Cocleares, implantes, 701, 844
análise espectral, 845-846
avaliação de resultados, 852-854
avaliação audiológica, 845-848
avaliação otológica, 847-848
avaliação radiológica, 848-849
eletrodo com matriz de avanço e contorno nuclear, 845-846*f*
estimulação pulsátil, 845
estratégias com multicanais, 845
pacientes com outros distúrbios cognitivos ou de desenvolvimento, 849-850
cirurgia, 849-850, 850-851*f*

complicações intra e pós-operatórias, 851-853
critérios gerais para indicação, 848-849*q*
escolha do implante, 849-850
estimulação elétrica, estratégias com, 845
estimulação inicial e programação do dispositivo, 851-852
circunstâncias específicas, 850-852
cirurgia, 849-850
cocleostomia,
mastoidectomia
processamento da fala, 844
sistemas de *hardware*, 844
implante coclear núcleo CI512, 845-846*f*
ocasião oportuna para implante, 849-850
respostas neuronais, 845-846
sistemas de *hardware*, 844, 845*f*
testes elétricos intraoperatórios, 850-851
Colesteatoma, 680-686
adquirido, 154-155*f*
primário, 680, 681*f*
secundário, 680
anatomia do mesotímpano posterior, 683-684*f*
avaliação de complicações de OMS
complicações, 682-683
considerações gerais, 680
exames de imagem e exames específicos, 681-682
fundamentos do diagnóstico, 681-683
manifestações clínicas, 681-682
patogênese, 680-681
prevenção, 681
prognóstico, 685-686
sinais e sintomas, 681-682
tratamento, 682-686, 683-684*f*
Colesteatoma congênito, 662-665
considerações gerais, 662-663
exames específicos, 663-564
fundamentos do diagnóstico, 662-663
manifestações clínicas, 662-663
patogênese, 662-663
prognóstico, 663-665
tratamento, 663-664
Colesterol, imagem característica de granuloma de, 172*f*
Coloração em vinho-do-porto, 209-210*f*
Coma mixedematoso
achados clínicos no, 589
considerações gerais, 588-589
tratamento de, 589
Compartimento pós-estiloide
nervos cranianos, 369
Complexo osteomeatal, 294
Compressão, 104, 106, 130, 132, 159, 217-218, 231-232, 307, 434, 485-486, 597, 723, 769, 813, 951
Condição sensorial, 636-638
Condições que produzem perda auditiva em mergulhadores, 742*q*
Côndilo, deslocamento de, 410
fratura de, 410

Condrossarcoma
  características, 462-463f
  da junção petroclival, 826f
Condução aérea (CA), 615, 617, 691-692, 698, 700, 842
Condução óssea (CO), 615
Congênitas, lesões residuais, 781-782q, 788, 789, 792-793
Constante de tempo, 630-631
Contraste, exames com deglutição de
  para avaliação de traumatismo laríngeo, 492
Contratura muscular, 411
Cordomas, 130, 132, 133, 781-782q 794-795, 819-820, 826, 832-835
Corpo estranho
  traqueal e esofágico, 541-545
    complicações, 543
    considerações gerais, 541
    diagnóstico diferencial, 543
    exames de imagem, 542-543, 542f
    manifestações clínicas, 541-543, 542f
    patogênese, 541
    prevenção, 541
    prognóstico, 545
    sinais e sintomas, 541-542
    tratamento, 543-545, 544f
Corpos estranhos laríngeos, 482-483
Corpos hialinos, 395
Corticosteroides, 262
Corynebacterium diphtheriae, 362
Cotransportador de sódio/iodeto (NIS), 569
Cowden, síndrome de, 575-576
Cranioendoscópica, abordagem (ACE), 774-775
Craniofacial, ressecção, 772-774
Craniotomia orbitozigomática, 773-775
Craniovertebral, junção, 835-836
Crianças
  cefaleia, fotofobia, estado mental flutuante, 676-677
  com distúrbios do sono, 563-564
  com laringomalácia, 565-566q
  com OME, 674
  com síndrome velocardiofacial, 345
  faringite em, 92-93
  hipertrofia adenotonsilar em, 364
  implante, 849-850
    implante coclear, 853-854
  melanoma nodular, 246
  neoplasia de glândula salivar, 338-340
  paralisia facial em, 889
  problemas do desenvolvimento, 283
  supraglotite aguda em, 488-489
  tumores cutâneos malignos em, 234
Criocirurgia
  para carcinoma basocelular de orelha, 654-655
Crista ilíaca
  versus mandíbula, 388f
Critérios diagnósticos para NH2, 798q
Culturas orofaríngeas, 361
Cúpula, 608

D

DAH. *Ver* Deficiência auditiva hereditária (DAH)
Daptomicina, 48-49
  para infecção de cabeça e pescoço, 48-49
Defeito de Mohs
  aparência intraoperatória de, 243f
Defeito de teto grande com fáscia (intradural), osso e rotação interna do músculo temporal, 838f
Deficiência auditiva hereditária (DAH), 711-718
  achados clínicos, 715-717
  achados laboratoriais, 717
  classificação, 711-712
  considerações gerais, 711
  diagnóstico de, 711
  diagnóstico diferencial, 718
  exames de imagem, 717
  exames especiais, 717
  orientações para avaliar os pacientes, 715
  patogênese, 712
    hereditário
      não sindrômico, 712
      sindrômico, 713, 714q
  prevenção, 714-715
  prognóstico, 718
  surdez genética, 712
  teste de provocação com perclorato, 717
  testes especiais, 717
Deformidade de Michel, 155
Deiscência do canal semicircular superior, 735-736
  exames especiais, 736
  teste audiológico, 736
Depilação a *laser*, 210
Depressões do lábio, 345
Derivados do ácido hialurônico, 970-971
Dermatite de contato, 651-653
  considerações gerais, 651-652
  manifestações clínicas, 652-653
  patogênese, 651-653
  tratamento, 652-653
Dermatofibrossarcoma protuberante, 242
  lesão pré-operatória do, 242f
Dermoabrasão, 902
Dermoide, cisto, 324-325, 418
  em crianças, 233
  lesões, exames de imagem de, 111, 114, 116f
  nasal, 260f
    manifestações clínicas, 261-262
Descompressões de nervo
  abordagem da fossa craniana média, 881
  abordagem transmastoide, 881
  considerações pré-operatórias, 881
  facial, 893, 897, 899
  papel de, 882
  para paralisia de Bell, 872, 874
  via abordagem da fossa craniana média, 887-888f

Deslocamento anterior do disco temporomandibular
  após infecção prolongada, 411
  RM, 406f
  sem redução, 408
  sinovite e limitação da abertura causados por, 408
Deslocamento ossicular, exames de imagem de, 158-159f
Dexametasona, 535
Dexmedetomidina, agonista α_2, 181
Diazepam, 180
Difusas, 219-220f, 220-221
Di-iodotirosina (DIT), 569
Dilatação pneumática
  no manejo da acalasia, 508
Direcional, preponderância, 632-633
Disacusia condutiva, 761-762
Disacusia congênita, 697-698
Disco, deslocamento de, 406
  agudo, 409-410
  crônico, 409-410
  distúrbios, 409-410
Disfagia, 506, 509, 518
Disfagia crônica e quimiorradioterapia em alta dose, 178
Disfonia, 421, 433, 437-439, 445-446
  sintomas associados, 475
Disfunção olfatória, 251-255
  achados clínicos
    achados físicos, 253-254
    achados laboratoriais, 253-254
    avaliação sensorial, 253-255
    imagem, 253-254
    sinais/sintomas, 253-254
  anormalidades de, 251
  causas de, 252-253q
  classificação de
    de transporte, 251
    perda olfatória neural, 251
    sensorial, 251
  diagnóstico diferencial
    anosmias congênitas, 254-255
    infecções virais, 254-255
    meningioma, adenoma e aneurisma, 254-255
    trauma craniano, 254-255
  etiologia de, 252-254
    anosmia congênita, 252-253
    envelhecimento, 252-253
    infecção respiratória superior, 252-253
    obstrução nasal, 252-253
    toxinas, 252-254
    trauma craniano, 252-253
  patogênese de, 251-253
  prognóstico de, 255
  tratamento de
    perda olfatória relacionada com envelhecimento, 254-255
      de transporte, 254-255
      neurossensorial, 254-255

Disosmia, 254-255
Displasia, 130, 132, 136, 138, 147, 376, 395, 515, 516f, 717, 802
Displasia fibrosa
   considerações gerais, 801
   diagnóstico, 801
   manifestações clínicas, 801-802
   patogênese, 801
   prognóstico, 802
   tratamento, 802
Dispositivo de levantamento palatino, 353-355
Dispositivos de reposicionamento mandibular titulável
   para a avaliação da apneia do sono, 559
Dissecção do pescoço, 418-431, 428-429
   complicações de
     intraoperatórias, 430-431
     pós-operatórias, 431
       exposição e ruptura da artéria carótida, 431
       fístulas quilosas, 431
       hematomas, 431
       infecções da incisão, 431
   considerações gerais, 428-429
   margens cirúrgicas de, 429-431f
   para carcinoma de célula escamosa cutâneo, 655-656
   tratamento de
     compartimento anterior, 430-431
     compartimento lateral, 430-431
     posterolateral, 430-431
     radical, 429-430
     radical estendido, 430-431
     radical modificado, 429-430
     seletivo, 429-430
     supraomo-hióidea, 429-431
   veia jugular interna, 429-430
   zonas do pescoço, classificação de
     compartimento anterior, 429-430
     região jugular inferior, 429-430
     região jugular média, 429-430
     região jugular superior, 428-430
     triângulo posterior, 429-430
     triângulos submandibular e submentoniano, 428-429
Distração mandibular, 347
Distúrbio linfoproliferativo
   pós-transplante, 364
Distúrbio neuropsiquiátrico autoimune pediátrico associado com infecção estreptocócica do grupo A (PANDAS), 362
Distúrbios, 738
   achados clínicos, 738-739
   etiologia de, 738
   prevenção, 738
   tratamento, 739
Distúrbios da orelha interna, 739
   barotraumas, 739
     achados clínicos, 739
     etiologia, 739
     prevenção, 739
     tratamento, 739

Distúrbios da paratireoide, 590-595
   Hiperparatireoidismo, 590-595
Distúrbios do sono
   apneia, 564-567 (*Ver também* Apneia do sono, nos adultos)
   classificação da, 554-555, 555q
   nas crianças, 563-566
     apneia, 563-567 (*Ver também* Apneia do sono, nas crianças)
     classificação da, 563-564
     respiração desordenada no sono, 556f
   nos adultos, 554-563
Distúrbios hematológicos malignos, 817
   leucemia, 817
   linfoma, 817
   plasmacitoma, 817-818
Distúrbios malignos das glândulas salivares
   curva de sobrevida de Kaplan-Meier para, 342f
Distúrbios musculares
   indicações de tratamento para, 411q
Distúrbios neoplásicos, 421-422
Distúrbios nervosos
   nervo facial, 870
Distúrbios poliartríticos sistêmicos, 409-410
Distúrbios temporomandibulares (DTMs), 405
   achados clínicos
     exames de imagem, 406
     sinais e sintomas, 406
   ancilose fibrosa, 410
   ancilose óssea, 410
   articulares, 408
     indicações de tratamento para, 409-410q
   causa dos, 405
   causas controversas
     bruxismo, 405
     deslocamento do disco, 406
     em chicote, 406
   considerações gerais, 405
   desenvolvimento dos, 406
   deslocamento do disco
     agudo, 409-410
     com redução, 409-410
     crônico, 409-410
     distúrbios, 409-410
   diagnóstico diferencial, 406
   distúrbios musculares, 411
     contratura muscular, 411-412
     dor miofascial, 411
     fibromialgia, 412
     miosite, 411
   distúrbios poliartríticos, 409-410
   etiologia dos, 405
   fratura condilar, 410
   luxação condilar, 410
   mioespasmo (trismo), 411
   músculos da mastigação
     neoplasias dos, 411
   neoplasias benignas, 410
   neoplasias malignas, 410
   neoplasias metastáticas, 410

   osteoartrite, 409-410
   sinovite da ATM, 408-410
   tratamento dos
     acupuntura, 407
     anestesia local, injeção de, 408
     artrocentese, 408
     artroscopia, 408
     autocuidado, 406-407
     cirurgia, 408-410
     medicação, 407
     terapia com imobilização, 408
     ultrassonografia, 407
Distúrbios vestibulares, 727
   passos na avaliação vestibular, 728q
Divertículo esofágico, 509-510, 509f
Divertículo de Killiam-Jamieson, 509-510
Divertículo de Zenker, 509-510, 509f
   achados clínicos do, 509-510
   considerações gerais, 509
   diagnóstico diferencial do, 509-510
   diagnóstico do, 509
   exames de imagem, 509-510
   partogênese, 509
   prognóstico da, 509-510
   sinais e sintomas, 509-510
   testes especiais, 509-510
   tratamento do, 46-47
Divertículo faringoesofágico. *Ver* Divertículo de Zenker
Dix-Hallpike, exame com manobra de, 627
Doença cardíaca
   congênita, anomalias conhecidas da orelha média associadas com, 666q
   testes para pacientes com, 190-192, 190-191q
Doença da descompressão da orelha interna, 740
   achados clínicos, 740
   diagnóstico diferencial, 740
   etiologia, 740
   tratamento, 740
Doença da mucosa, de cabeça e pescoço, imagem
Doença de Kawasaki, 420
Doença de Kimura, 323-324
Doença de Ménière, 729-730
   achados clínicos, 731
   achados laboratoriais, 732
   considerações gerais, 731
   diagnóstico de, 729-730
   diagnóstico diferencial, 732
   exames de imagem, 732
   patogênese, 731
   prognóstico, 734
   sinais e sintomas, 731-732
   testes especiais, 732
   tratamento, 732-734
Doença de Paget, 136, 802, 803
   diagnóstico, fundamentos do, 803
   discrasias ósseas, 687
   displasia fibrosa, 803

espessamento e esclerose óssea, 136
neuropatia craniana, 803
padrão histológico, 803
Doença de Rosai-Dorfman, 323, 420
Doença de Von Recklinghausen, 424-425
Doença de Wegener
  tratamento da, 319
Doença microcística cervicofacial difusa, 219-220
Doença não mucosa, de cabeça e pescoço, 81-82
  cabeça e pescoço supra-hióide, 81-99
  imagem de, 81-82
  massas císticas no pescoço, 109-114, 116
  massas transespaciais, 99-102
  o pescoço pediátrico, 114, 116
    massas, diagnóstico diferencial, 115q
  pescoço infra-hióideo, 98-100
  tireoide e paratireoide, 102-110
Doença sistêmica, manifestações nasais da
  achados clínicos, 274
  considerações gerais, 271-272
  considerações gerais, 274
  diagnóstico, fundamentos do, 274
  doenças granulomatosas/autoimunes, 271-272
  granulomatose de Wegener
    achados clínicos, 271-272
    considerações gerais, 271-272
    diagnóstico, fundamentos do, 271-272
    tratamento da, 272
  linfoma de célula T
    achados clínicos, 275-276
    considerações gerais, 275
    diagnóstico, fundamentos do, 275
    patogênese, 275
    tratamento do, 276
  rinoescleroma
    achados clínicos, 277
    considerações gerais, 276-279
    diagnóstico, fundamentos do, 276
    patogênese, 277
    tratamento do, 277
  rinosporidiose
    achados clínicos, 277-278
    considerações gerais, 277
    diagnóstico, fundamentos do, 277
  sarcoidose
    achados clínicos, 273
    considerações gerais, 273
    diagnóstico, fundamentos do, 273
    patogênese, 273
    tratamento da, 273-274
  síndrome de Churg-Strauss
    tratamento, 277-278
    tratamento da, 274
  vírus da imunodeficiência humana (HIV), 277-278
    achados clínicos, 277-278
    considerações gerais, 277-278
    diagnóstico, fundamentos do, 277-278

patogênese, 277-278
tratamento, 277-279
Doenças infecciosas
  adenoidectomia, indicações cirúrgicas para, 364q, 365q
  epiglote, na cirurgia de cabeça e pescoço, 194
  manifestações nasais de, 276q
  nas massas de pescoço, teste sorológico para, 415
  rinoscleroma, 276-277
  rinosporidiose, 277-278
  tonsilectomia, indicações cirúrgicas para, 364q
  vírus da imunodeficiência humana (HIV), 277-279
Doenças inflamatórias
  da cavidade nasal, imagem de, 119-120, 123-124f
  infecciosas, da glândula salivar, 316-317, 316q
  virais, agudas, da glândula salivar, 316-317
Doenças metastáticas, 95-96, 134, 382, 399-400
  considerações gerais, 822-823
  de pulmões, mamas, pele, próstata, nasofaringe e rim, 795
  em tumores, 244
  linfonodos, 582
  política de esperar e observar, 341-342
  tratamento de, 341-342
Doppler, sonda, 388
Dor miofascial, 411
Dose de radiação, 373
Down, síndrome de, 566
Doxiciclina, 47-48
Drenagem linfática, 360
DRGE. *Ver* Gastresofágico, doença do refluxo (DRGE)
Ducto de Stensen, 315
Ducto de Wharton, 315
Ducto salivar
  adenocarcinoma, 337-338
  carcinoma, 338-340f
Dural, laceração, 305

E

EBR. *Ver* Eficácia biológica reativa (EBR)
EBV. *Ver* Epstein-Barr, vírus de
ECA. *Ver* Angiotensina, enzima conversora da (ECA)
Ecocardiograma
  na investigação de atresia de esôfago, 501
  na investigação de fístula traqueoesofágica (FTE), 501
ECOG. *Ver* Eletrococleografia (ECOG)
Edema, 85-86, 92-93, 130f, 180, 184
  das vias aéreas, 184, 229-230
  de córnea, 298
  de mucosa, 296, 487-488, 546
  endolaríngeo, 493
  facial, 263, 266-267, 912

laríngeo, 195, 462-463
neural, 872
pulmonar, 190-191, 193, 365
retrofaríngeo, 92-93
Edema de Reinke
  achados clínicos, 450
  considerações gerais, 450
  diagnóstico, fundamentos do, 450
  tratamento de, 450
EE. *Ver* Esofagite eosinofílica (EE)
Eficácia biológica relativa (EBR), 176
Eletrococleografia (ECOG), 621-623
Eletromiografia evocada (EEMG), 881
Eletromiografia laríngea, 474
Eletromotilidade, 610-611
Eletronistagmografia (ENG), 627, 628, 706-707, 732, 781-782
  interpretação dos testes de avaliação vestibular, 628-634
  para teste vestibular
    equipamento, 628
    teste da perseguição suave, 629-630
    teste dos movimentos sacádicos, 628-629, 629f
    testes oculomotores, 628
    utilidade, 628
Embriologia
  diagrama dos seis meses de desenvolvimento, 344f
Emissões otoacústicas (EOAs), 622f, 623
  aplicações clínicas de, 623
  otoacústicas espontâneas (EOAEs), 623
  otoacústicas evocadas – produto de distorção (EOAEPD), 623
  otoacústicas evocadas transitórias (EAOETs), 623
Encefalocele, 260f, 681-682, 762-763, 770, 837-838
  da membrana timpânica, 838f
  nasal, 260f, 261, 261f
  pós-traumática, 761-762
Encefalopatias, 480-481
Endolinfático, exames de imagem para tumor de saco, 163f
Endoscopia, 294, 480
  na investigação da esofagite eosinofílica, 511-512
  na investigação de câncer de esôfago, 518
  na investigação de doença do refluxo gastresofágico (DRGE), 513
  no tratamento da acalásia, 508
Endoscopia com sono induzido para avaliação de apneia do sono, 558-559
Endoscópica, ressecção craniofacial, 774-775
  cirurgia endoscópica da base do crânio, 774-776
  na investigação de acalasia, 508
  para determinar a penetração de tumor, 518-519
  ressecção de mucosa por via, (RME), 517
  técnicas, 303-305

Endotraqueal, tubo, 184, 185-186q, 199-200, 491, 536, 538, 540, 550-553
ENG. *Ver* Eletronistagmografia (ENG)
Envelhecimento
　facial
　　patogênese do, 906-907
　　traços característicos, 907f
　orelha média, 703
　　considerações gerais, 703
　　diagnóstico de, 703
　　diagnóstico diferencial, 706-708
　　manifestações clínicas, 705-707
　　nível de audição em função da idade, 705f
　　patogênese, 703-706
　　　distúrbios do equilíbrio relacionados à idade, 704
　　　perda auditiva relacionada à idade, 705f
　　prognóstico, 708-710
Enxerto de nervo, 881
Enxertos cutâneos, 201, 215-216, 904
　de espessura total, 942
　defeitos do escalpo, 950-951
　espessura partida, 225-226, 378
　retroauricular, 645-646, 842
Epidermoides, cistos, 790-791
　considerações gerais, 790-791
　exames de imagem, 167f-168f
　lesão, exames de imagem, 111, 114, 116f
　manifestações clínicas, 790-792
　patogênese, 790-791
　tratamento, 791-792
Epifrênico, divertículo, 509-511, 510-511f
　considerações gerais, 509-511
　diagnóstico diferencial, 510-511
　exames de imagem, 510-511
　exames específicos, 510-511
　manifestações clínicas, 510-511
　prognóstico, 510-511
　sinais e sintomas, 510-511
　tratamento, 510-511
Epiglotite, 194, 480q, 487-489
　aguda
　　considerações intraoperatórias, 194
　　pós-operatórias, 194
　　pré-operatórias, 194
　　sinais e sintomas característicos, 194
　laringotraqueobronquite, comparação com, 487-488q
Epstein-Barr, vírus de (EBV), 361, 382
Epworth, escala de sonolência de (ESE), para investigação da apneia do sono, 558
Equalização, técnicas de, 742-743
Érbio:YAG, *laser* de, 199
Eritromicina (macrolídeos), 46-47
Escala de nível de audição (HL), 615
Escala de sonolência de Stanford (ESS)
　para a avaliação da apneia do sono, 558
Esclerose, tratamentos da, 220-221
Escleroterapia, tratamento para lesões craniofaciais, 216-217

Escopolamina, 184
Escore da síndrome de apneia obstrutiva do sono/hipopneia (Escore SAOSH), 557
Escore SAOSH. *Ver* Escore da síndrome da apneia obstrutiva do sono/hipopneia (Escore SAOSH)
Esfíncter esofágico inferior (EEI), fisiologia do, 505, 505f
Esfíncter esofágico superior (EES), fisiologia do, 504, 505f
Esofagectomia
　trans-hiatal, 518-519
　transtorácica, 518-519
Esofágico, fisiologia do corpo, 504-505
　avaliação de atresia de esôfago com cateter, 500-501
　divertículos, 509-510, 509f
Esofagite, 503, 505, 507, 510-511, 513, 514, 516
Esofagite eosinofílica (EE), 510-512
　considerações gerais, 510-512
　diagnóstico diferencial, 511-512
　exames de imagem, 511-512
　exames específicos, 511-512
　manifestações clínicas, 511-512
　patogênese, 511-512
　prognóstico, 511-512
　sinais e sintomas, 511-512
　tratamento, 511-512
Esôfago, 499-501
　anatomia, 504
　atresia de, 499-503
　câncer de, 518-520
　　adenocarcinoma, 518-519f
　　classificação TNM, 518-519q
　　considerações gerais, 518
　　diagnóstico diferencial, 518-519
　　exames de imagem, 518
　　exames específicos, 518-519
　　manifestações clínicas, 518-519
　　prognóstico, 519-520
　　sinais e sintomas, 518
　　tratamento, 518-520
　cirurgia a *laser*, 207-209
　doenças benignas do, 506-516
　doenças congênitas do, 499-503
　doenças malignas, 516-520
　fisiologia do, 504-506
Esôfago, manometria do
　estenose de, 501
　na investigação de acalasia, 507
　de divertículo de Zenker, 509-510
　de divertículo epifrênico, 510-511
　de doença do refluxo gastresofágico, (DRGE), 513
　de esôfago de Barrett, 517
Esofagograma na investigação de atresia de esôfago, 500-501
Esofagoscopia, 492
　na investigação de atresia de esôfago, 501
　na investigação de fístula traqueoesofágica (FTE), 501

Esofagoscopia rígida
　avaliação de trauma laríngeo, 492
Esofagotraqueal, tubo combinando, 537f
Espaço carotídeo infra-hióideo, imagem de, 98-99
Espaço cervical posterior, imagem de, 95-96, 108f
Espaço cervical posterior infra-hióideo, imagem de, 98-99
Espaço da parótida, 55, 82-87, 89-90f
　diagnóstico diferencial de, 83
　lesões de, 92-93q
Espaço parafaríngeo
　abscesso, 362
　anatomia de, 369-370
　　nervo glossofaríngeo, 369
　cirurgia, complicações de, 373-374q
　malformação venosa de, 371f
　tumores, 370
Espaço parafaríngeo pré-estiloide, 373
Espaço perivertebral, imagem de, 93, 108f
Espaço retrofaríngeo, 25-26, 55
　de adulto, 369
　fáscia cervical profunda, 92-93
　infecções, 368
　infra-hióideo, 99-100
　linfonodos no, 362
Espaço visceral, imagem do, 98-99
Estenose congênita da abertura piriforme, 257
Estenose laríngea, com *lasers*, 206-207
Estenose subglótica
　achados clínicos, 483-484
　classificação da, 483-484
　considerações gerais, 482-484
　diagnóstico, fundamentos do, 482-485
　patogênese, 483-484
　prevenção, 483-484
　sistema de classificação de Myer-Cotton, 483-484f
　tratamento, 483-485
Estenose traqueal, 540
Estenose traqueal pós-intubação, 528-529
　classificação de, 528-529, 528f
　estenose do manguito, 529
　estenose estomal, 528
　estenose subglótica, 529
　manejo de, 529
　prognóstico de, 529
Esteroide(s)
　para hemangiomas da infância, 213
Estesioneuroblastomas olfatórios, 311
Estimulação com frequência específica, 621
Estimulação elétrica, 611-612, 842, 844, 845, 867-868, 880, 894
Estimulador de malha aberta, 631-632
Estreptococo beta-hemolítico do grupo A, infecção por, 362
Estreptograminas, 48-49
Estribo, 659-660
　cadeia ossicular, 598-601
　embriologia e desenvolvimento de, 659-660

estruturas nervosas, 601-602
exames de imagem, 141, 143
fisiologia de, 601-602
membrana timpânica, 598-599, 598-599f
ossículos, 599-600f
recesso facial e seio do tímpano, 601f, 601-602
relação da estrutura da orelha interna com, 601f
Estridor, nas crianças
  bebês e crianças, obstrução das vias aéreas, causas da, 480q
  cistos laríngeos, 480-481
  corpos estranhos laríngeos, 482-483
  estenose subglótica, 482-485
  estridor bifásico, 479
  estridor expiratório, 479
  estridor inflamatório, causas de, 487-488
  estridor inspiratório, 479
  fissura laríngea posterior, 482-483
  hemangiomas subglóticos, 484-487
  laringomalácia, 479-481
  laringotraqueobronquite (inflamação na garganta), 487-488
  papilomatose respiratória, 486-488
  paralisia das pregas vocais, 480-483
  redes laríngeas congênitas, 482-483
  supraglote (epiglote), 488-489
Estudos controlados randomizados (ECRs), 674-675
Estudos da função fonatória, 433-446
Excisão cirúrgica
  para hemangiomas da infância, 214-215
Exostose ("orelha de surfista"), TC axial, 153f
Extensões de modelagem nasal, 349

F
Face
  anatomia, 1-3, 2f
  artérias, 1
  inervação, 2
    motora, 3
    sensória, 2-3
  lesões após três sessões de tratamento com *laser* KTP, 209-210f
  músculos, 1, 2f
  reanimação de face paralisada, 883
    casos agudos, conduta cirúrgica, 893-895, 894f, 895f
    casos crônicos, conduta cirúrgica, 895-897, 899, 896f, 898f, 897, 899q
    considerações gerais, 893
    diagnóstico, 893
    reconstrução de subunidades faciais específicas, 942
      fronte, 943
      nariz, 942
      região malar, 943
  veias, 1
Face, cirurgia cutânea da
  cirurgia a *laser*, 208-209

Faciais, preenchedores, 970
  ácido poli-L-láctico, 970
  análise do mento, 971q
  análise do terço médio da face, 972q
  avaliação pré-operatória, 971
  colágeno bovino, 970
  colágeno humano, 970
  complicações, 972
  derivados do ácido hialurônico, 969-970
  hidroxiapatita de cálcio, 970
  procedimentos, 972
Fala traqueoesofágica
  prótese e oclusão de traqueostoma, 468-469f
Fanciclovir, 49-50
  para infecção de cabeça e pescoço, 49-50
Faringe
  anatomia da, 11-18, 11-15f
  inervação, 13-15
    motora, 13-18
    sensorial, 13-18
  laringofaringe, 13-18
  nasofaringe, 13-18
  orofaringe, 13-18
  secção mediana, 16-18f
  visão lateral, 13-15
  visão posterior, 17-18f
Faringotonsilite, 362
  aguda, 361
    faringite estreptocócica, não grupo, 362-363
    infecções bacterianas
      faringotonsilite estreptocócica aguda, 361-362
    infecções fúngicas, 363 virais, 361
Fármacos. *Ver* pelo nome específico
Fármacos β-lactâmicos, 44-45
Fáscias cervicais
Febre reumática, aguda, 362
Fechamento geométrico com sutura interrompida (GLBC) para revisão de cicatriz, 903, 903f
Fenda bilateral
  ultrassonografia da criança, 344f
Fenda labial, 343
  anatomia, 343
  avanço de maxilar Le Fort I, 359f
  bilateral, 347f
    marcações para, 350f
  cirurgia
    deformidade com fenda nasal, 349-352
    fenda bilateral, 349
    momento oportuno do reparo labial, 348
    objetivos do reparo labial, 348
    reparo labial com retalho rotacional de avanço, 348
    reparo triangular do lábio, 348-349
  classificação, 343–344
  correção nasal primária, 351-352f
  e palatina, 346, 347, 349, 665q-667q
  embriologia, 343
  faringoplastia do esfíncter, 355f

fenda palatina submucosa, 347
insuficiência velofaríngea
  avaliação pré-operatória, 353-355
  medidas não cirúrgicas, 353-355
  tratamento cirúrgico, 353-355
palatoplastia com dois retalhos, 353-354f
procedimentos cirúrgicos secundários
  cirurgia ortognática, 357-359
  enxerto ósseo, 355-357
  revisão do lábio, 355
  rinoplastia, 357
prótese em bulbo para fala, 356f
reconstrução, 358f
reconstrução nasal, 358f
reparo triangular, 349f
retalho em V-Y para reparo do palato, 352-353f
  cirurgia para
    deformidade com fenda nasal, 349-352
    fenda bilateral, 349
    momento oportuno para reparo labial, 348
    objetivos do reparo labial, 348
    reparo labial com retalho rotacional de avanço, 348
    retalho labial triangular, 348-349
retalho faríngeo, 353-355f
síndrome de Pierre Robin, 346-347
Stickler, síndrome de, 345-346
tratamento
  considerações pré-operatórias, 347
unilateral, 345f
  retalho rotacional de avanço, 348f
  revisão da, 357f
Van der Woude, síndrome de, 345
velocardiofacial, síndrome, 344 a 345
Z-plastia com reversão dupla de Furlow, 353-354f
Fenda labial total, 343
Fenda laríngea posterior, 482-483
  classificação de, 482-483f
Fenda laringotraqueoesofágica, 501
Fenda palatina
  anatomia, 345f
  cirurgia
    momento oportuno para reparo de palato, 351-353
    técnicas para reparo de palato, 352-355
      palatoplastia com dois retalhos, 352-354
      reparo de Von langenbeck, 352-353
      reparo do músculo levantador, 353-355
      retração em V-Y, 352-353
      Z-plastia, 353-354
  reparo, 351-352
Fenda palatina total, 344
Fenda palpebral frustra, 343
Fentanil, 179-180
Feocromocitoma, 806
  manejo do câncer de tireoide medular, 582

Fibromialgia, 412
  diagrama da distribuição típica da dor, 412f
Fibrossarcoma, 410, 821-822
Fíbula, coleta de, 389f
  reconstrução de, 390f
Fissuras de Santorini, 597
Fístula da artéria inominada traqueal, 541
Fístula perilinfática, 761-762, 764-766
Fístula traqueoesofágica (FTE), 499-503, 526, 540
Fístula traqueocutânea, 540
  achados clínicos, 500-501
  avaliação do risco pré-tratamento, 501
  classificação da, 499-500
  complicações da, 503
  considerações gerais, 499, 526-528
  cuidado pré-operatório, 501-502
  diagnóstico diferencial, 501
  estudos por imagem, 500
  exames especiais, 501
  maligna adquirida, 528
  medidas cirúrgicas, 502
  não maligna adquirida, 526-528
  patogênese da, 500, 526-528
  prognóstico da, 503
  reparo cirúrgico da, 526f
  reparo com, 527f
  sinais e sintomas, 500
  testes especiais, 501
  tratamento da, 501-503
Fístula traquoinominada, 525-526
  considerações gerais, 526
  identificação e diagnóstico da, 526
  intervenção cirúrgica da, 526
  prevenção da, 526
  prognóstico e acompanhamento da, 526
  tratamento da, 526
Fixação da bigorna, cirurgia de otosclerose e, 694-695
Fixação do olhar, teste de, na avaliação vestibular, 630-631
5–Fluoruracila (5-FU), 901
Folículos pilosos, 111, 210, 243, 259, 643, 912, 933, 934, 936
Forame jugular, 827, 827f
  abordagem da ponte de falópio para, 828-829f
  aspectos intracranianos do, 831-834
  exposição cirúrgica após mastoidectomia, 828f
  schwannoma, 832-835f
  tumor intracraniano, foraminal e, 827f
Forame magno, 835-836
  abordagem lateral remota para meningioma em localização ventral, 837-838f
  remoção de osso via abordagem lateral remota (transcondilar), 837-838
Formas de abscesso peritonsilar, 362
Fossa infratemporal, 33-34, 828-829
  abordagens dos tipos A, B e C, 829-830f

  anatomia da, 33-34
  artéria maxilar, 35-36
  articulação temporomandibular, 33-35
  músculos da, 33-34
  plexo venoso pterigoide, 35-36
  ramos do nervo mandibular, 35-36
Fossa pterigopalatina, 31-32
  anatomia da, 31-33
  nervos autônomos, 31-33
    petroso profundo, 31-32
    petroso superficial maior, 31-33
  ramos do nervo maxilar, 31-32
    alveolar superior posterior, 31-32
    infraorbitário, 31-32
    nasopalatino, 31-32
    palatino maior, 31-32
    palatino menor, 31-32
    zigomático, 31-32
Fracionamento, 176
Fracionamento acelerado, 176
Francisella tularensis, 419
Fraqueza bilateral, 632-633
Fraqueza unilateral, 632-633, 634-635f
Fratura
  da parte petrosa do osso temporal, imageamento da, 162
  fratura transversa, imageamento da, 165f
Fratura de placa, risco de, 386
Fratura em galho verde, 231-232
Fratura nasal, 268-269f
Fratura zigomaticomaxilar, 266-267
Fraturas de Le Fort
  da parte média da face, 268-269
Fraturas dos seios, frontais
  achados clínicos
    exames de imagem, 301
    sinais e sintomas, 300-301
  complicações das, 302-304
    intracranianas, 302
    mucoceles e mucopioceles, 302
  considerações pediátricas, 306
  diagnóstico, fundamentos do
    considerações gerais, 300
    patogênese, 300
    prevenção do, 300
  diagnóstico diferencial, 302
  medidas cirúrgicas
    enxerto de tecido autólogos, 304-305
    enxertos de gordura autólogos, 304-305
    materiais sintéticos, enxertos dos, 304-305
    medidas relacionadas à localização, 305
    procedimento de cranialização, 304-305
    redução aberta/fixação interna, 303-304
    reparo endoscópico, 304-305
    retalho osteoplástico, 304-305
  prognóstico
    de curto prazo, 306
    de longo prazo, 306
  tratamento das, 303-304
    medidas cirúrgicas, 303-305

Fraturas maxilares, 226-227f, 228-229, 266-267
  diagnóstico, fundamentos do, 228-229
  fraturas de Le Fort I, 228-229
  fraturas de Le Fort II, 229-230, 229-230f
  fraturas de Le Fort III, 229-231, 230-231f
  por René Le Fort, 228-229
  reparando, 228-229
Friedman, posicionamento do palato segundo, 557f
  sistema de estadiamento de, 557q
Friedreich, ataxia de, 632-633
Frontal, fraturas do seio
  complicações, 302
FTE. *Ver* Fístula traqueoesofágica (FTE)
Fukuda, teste da marcha segundo
  para avaliação do sistema vestibular, 627
Fundoplicação laparoscópica
  no manejo da doença do refluxo gastresofágico (DRGE), 514-515, 515f
Fusobacterium necrophorum, 369

G

Gálio, cintilografia com, na investigação de osteomielite da base do crânio, 649-650, 650-651f
Ganglionares, cistos, tipos de, 404
Gânglios
  ciliares, 30f, 38-39
  óticos, 5-6, 8-9f, 35-36, 39
  pterigopalatino, 33f, 38-39, 855, 858f
  submandibular, 5-6, 9-10f, 39, 858, 858f
  viscerais, 39
Ganho, 630, 633-634, 635-636f
  definido, 723
Gardner e Wishart, subtipos NF2 de, características dos, 797q
Gastresofágica, junção (JGE), 508f
GBLC. *Ver* Fechamento geométrico com suturas interrompidas (GBLC)
Gene NF2, 796
Gene supressor do tumor PATCHED, 397
Gênero
  como fator para câncer de laringe, 454
  como fator para traumatismo nasal, 263
Genética, obstrução nasofaringe/orofaringe de origem, 564
  doença de Ménière, 700
Gengivoperiosteoplastia, 355
  no reparo de fenda labial e palatina, 355
Genioglosso, avanço do músculo, na avaliação da apneia do sono, 560, 561f
  músculo, 7-9, 10-11f, 560, 564
Glabela, toxina botulínica para a, 970
Glândula paratireoide
  imagem de, 106, 108
Glândula parótida
  cirurgia, 194
    considerações especiais, 194
  imagem de, 106, 108

Glândula sublingual, 5-6
  anatomia da, 5-7
  inervação, 5-6
    secretomotora, 5-6
    simpática, 5-7
Glândula submandibular, 5-6
  tumores, 422
Glândula tireoide
  anatomia da, 569, 570f
  câncer da, 578-583
    câncer de tireoide medular, 581-583
    carcinoma anaplásico, 583
      folicular, 581
    carcinoma papilar, 578-581
    estadiamento TNM e, 581q
    exames de imagem no, 102, 104, 106, 108, 110f, 111f
    frequência do, 578q
    taxas de sobrevida para, 581q
  distúrbios da, 569-589
    eixo hipotálamo-hipófise-tireoide, 571f
  distúrbios da tireoide não malignos, 583-589
  função tireoidiana, avaliação da
    exame físico, 571
    testes da função tireoidiana, 571-575
  histologia da, 569
  massas da tireoide, 575-578
  suprimento sanguíneo para, 570f
Glândula(s) salivares, 315, 331
  adenocarcinomas das, 335-338
  anatomia das, 4-7, 5-7f
  classificação da OMS dos, 332q
  classificação do grau dos, 334-335q
  frequência dos, 332q
  linfoma, 338-340
  neoplasias malignas, 340-341q
Glândulas. Ver Salivares, glandular; Tireoide, glândula
Glicilciclinas, para infecção de cabeça e pescoço, 47-48
Glicocorticoides, esteroides 571
  para herpes-zóster ótico, 879-880
  para paralisia de Bell, 879-880
  para paralisia do nervo facial, 879-880
Glicopeptídeos, 48-49
  para infecção de cabeça e pescoço
GlideScope®, 189
Glioma, 260f
  extranasal, 262
  intranasal, 262
  nasal, 261-262
Globulina ligadora de tireoxina (TBG), 571
Glomangioma, 216-217
Glomerulonefrite, 362
Glômico, tumor, 532, 532f, 806, 813, 827. Ver também Paraganglioma
  diagnóstico e tratamento cirúrgico, 532f
  do tímpano, 806, 809
  do vago, 809
Glossofaríngeo, nervo, 36-38f, 37-39, 360, 369, 601

Glossopexia, 346
Glote posterior
  no exame de TC, 462-463f
Godwin, tumor de, 322
Goldenhar, síndrome de, com anomalia dos ossículos, 664-665
Gonadotrofina coriônica humana (HCG), 575
Gorlin, cistos de. Ver Cistos odontogênicos calcificados
Gorlin-Goltz, síndrome de, 396, 397
Grácil, retalhos miocutâneos e musculares do músculo
  coleta, 898f
  suprimento vascular dos, 950-951
  transferência de músculo livre para reanimação facial, 897
Granuloma
  de colesterol
    em APC, 794-795
    imageamento, 175f, 825f, 826f
  piogênico, 205-206, 212, 378
Granulomatosas, doenças
  crônicas, 273
  de Wegener, 121, 125, 129f, 281, 295, 318-319, 453. Ver também Granulomatose de Wegener
  e rinite não alérgica, 281-282
  manifestações nasais, 273, 276
Granulomatose de Wegener, 121, 125, 129f, 271-272, 281, 292, 295, 318-319, 453
  vasculite ativa com necrose fibrinoide, 272f
Granulomatoso não necrosante
  com histiócitos epitelioides, 273f
Graves, doença de, 584-586
  complicações, 586
  considerações gerais, 584
  controle do excesso adrenérgico, 585
  crise tireotóxica (Ver Tireotoxicose)
  exames laboratoriais, 584
  manifestações clínicas, 584
  oftalmopatia, 586
  restauração do estado eutireóideo, 585
  tratamento, 584-586
Gravidez
  defeitos de nascimento, 969
  e paralisia facial aguda, 876-877
  e terapia com estrogênio, 571
  em mulheres que estão amamentando, 580
  exames radiológicos em, 877-878
  instabilidade hormonal, 688
  rinite durante, 281
Grisel, síndrome de, 365

H

Haemophilus influenzae, 292
Hashimoto, tireoidite de, 574, 575, 583, 584, 588-589
Hemangioendotelioma kaposiforme (HEK), 212
Hemangioma da ponta nasal, 262f

Hemangioma(s), 262, 417, 418, 793-794
  considerações gerais, 211, 212f
    patogênese, 211
    tratamento, 213-215
  de infância, 211, 212f
    achados clínicos, 212
    diagnóstico, 211
  diagnóstico diferencial, 212-213
    angiomas em tufo, 212-213
    congênito, 212
    hemangioendotelioma kaposiforme (HEK), 212
  geniculado, exames de imagem de, 163f
  osso temporal, 163f
Hemangiomas cutâneos, 233-249
Hemangiomas geniculados, 816, 816f
  considerações gerais, 816
  diagnóstico diferencial, 817
  manifestações clínicas, 816-817, 816f
  patogênese, 816
  prognóstico, 817
  tratamento, 817
Hemangiomas subglóticos
  achados clínicos, 484-486
  diagnóstico, fundamentos do, 484-487
  tratamento, 485-486
Hematoma(s)
  auricular, 646-648
    trauma no osso temporal e, 758
  complicações de, 972
  otoplastia, complicações de, 957, 958q
  plástica facial e cirurgia reparadora, 912
  septal, trauma nasal e, 266-267
Hemilaringectomia, vertical
  ressecção anatômica, diagrama esquemático de, 464-465f
  visão endoscópica pós-operatória, 464-465f
Herpes-zóster oftálmico, 872, 872f
  achados clínicos, 877-878
  etiologia, 874
    lesão imune, 876-877
    lesão isquêmica, 876
    neurite viral, 874-876, 875f, 876f
  fatores de risco, 876-878
  medidas cirúrgicas, 881-882
  patogênese, 872-873
  prognóstico, 882
  tratamento, 875f, 876f, 877-880
Hipercalcemia, 591
Hipercalcemia hipocalciúrica familiar (HHF), 591
Hiperparatireoidismos, 590-595
  neoplasias endócrinas múltiplas, 595
  primário, 591-594
    achados clínicos no, 591
    aparência endoscópica de, 593-594f
    cirurgia para, 592-594
    complicações de, 593-594
    diagnóstico de, 591
    diagnóstico laboratorial, 591
    diagnóstico radiológico, 591-592

patogênese de, 591
    patologia de, 593-594
    tratamento de, 592
  secundário, 594
  terciário, 594
    carcinoma, 594-595
    hipercalcemia hipocalciúrica familiar, 594
Hiperplasia, adenomatoide, 323-324
Hipertireoidismo, 583-584
  apatético, 584
  causas de, 583q
  sinais e sintomas de, 584q
Hipertrofia linfoide nasofaríngea, 277-278
Hipertrofia tonsilar, assimétrica, 364
Hipofaringe
  anatomia da, 68, 70-71
  patologia da, 70-71
  pontos de imagem principais, 70-71
Hipofosfatemia, 591
Hipotireoidismo
  achados clínicos no, 588-589
  causas de, 588-589q
  considerações gerais, 588-589
  diagnóstico de, 588-589
  sinais e sintomas de, 588-589q
  tratamento de, 588-589
Histiocitoma fibroso maligno, 242
Histiocitose das células de Langerhans, 817-818
  achados clínicos, 817-819, 817-818f
  considerações gerais, 817-818
  diagnóstico de, 817-818
  diagnóstico diferencial, 818-819
  patogênese, 817-818
  prognóstico, 818-819
  tratamento, 818-819
Histiocitose dos seios da face. Ver Doença de Rosai-Dorfman
Ho:YAG laser, 203-205
Hormônio da paratireoide (PTH)
  anatomia de, 590
  embriologia de, 590
  fisiologia de, 590
Hormônio estimulador da tireoide (TSH), 569
  imunoensaios do soro para, 571
Hormônios da tireoide, 569-571
  estrutura e atividade biológica, 571f
  metabolismo dos, 571
  produção excessiva dos, 583
  síntese dos, 569-571, 570f
  terapia supressiva
    para o tratamento do bócio multinodular, 578
  transporte dos, 571

I

Idade
  como fator para carcinoma de células basais, 234
  como fator para disacusia, 742
  como fator para rinite alérgica, 283

IDR. Ver Índice de distúrbio respiratório (IDR)
IHA. Ver Índice apneia/hipopneia
Ilustração clássica de Sir Charles Bell dos músculos da expressão facial, 856f
Imagem por ressonância magnética (RM), 368
  avaliação de apneia do sono, 558, 558f
  avaliação de hiperparatireoidismo primário, 592
  avaliação de osteomielite da base do crânio, 649-650, 650-651f
  da aurícula, carcinoma de célula basal, 654-655
  na avaliação de colesteatoma, 681-682
Imagem radiológica
  da laringe e do pescoço, 460
Imitância acústica, teste de, 618-620
  classificação dos, 618-619, 619f
  reflexo acústico, 619-620
    declínio do, 620
  timpanometria, 618
Impedimento auditivo hereditário sindrômico, 714q
Implante(s)
  aloplástico, na reconstrução mandibular, 386f, 387
  auditivo no tronco cerebral
    no tratamento da neurofibromatose tipo 2, 800
    no tratamento da perda auditiva sensórioneural, 702
  coclear, 708-709, 800
  facial, 972
  IMEHDs, 839-840
Implantes de silicone, 972
Implantes malares e submalares, 972
Imunoterapia, 288
Imunoterapia sublingual (SLIT), 288
Índice apneia hipopneia (IAH), 554
Índice de distúrbio respiratório (IDR), 555
Inervação
  das glândulas submandibular e sublingual pelo nervo facial, 9-10f
  glândula parótida pelo nervo glossofaríngeo, 8-9f
  secretomotora, 5-6
  simpática, 5-7
Inervação motora, 3, 10-12, 29, 38-39
  da laringe, 473
  esfíncter esofágico superior, 504
  expressão facial, músculos de, 857
  faringe, músculos da, 13-18
  glândulas submandibulares e sublinguais, 5-6
  inervação secretomotora, 5-6
  musculatura pré-vertebral e músculos escalenos, 22, 24
  músculos infra-hióideos, 21-22
  nervo laríngeo externo, 22, 24
  nervo laríngeo recorrente (inferior), 24-25

nervo vago (X), 27
  ramos faríngeos, 24-25
Inervação sensorial da cabeça, 4-5f
Infecção cervical profunda, 367
  anatomia de planos e espaços da fáscia cervical, 367
  complicações
    mediastino, no, 369
    ruptura de carótida, 369
    veia jugular interna tromboflebite, 369
  considerações gerais, 367
  diagnóstico diferencial, 367
  fundamentos do diagnóstico, 367
  manifestações clínicas, 367
    achados laboratoriais, 368
    exames de imagem, 368
    sinais e sintomas, 367-368
  micro-organismos comuns, 368q
  tratamento, 368
  tratamento das, 368-369
Infecção de cabeça e pescoço, terapia antimicrobiana para, 42q-43q
  aciclovir, 49-50
  aminoglicosídeos, 47-48
  aminopenicilinas, 40
  anfotericina B, 49-50
  candinas, 49-50
  cefalosporinas, 44-46
  cetolídeos, 46-48
  clindamicina, 47-48
  daptomicina, 48-49
  eritromicina (macrolídeos), 46-47
  fanciclovir, 49-50
  fármacos β-lactâmicos, 44-45
  glicilciclinas, 47-48
  glicopeptídeos, 48-49
  metronidazol, 47-49
  oxazolidinonas, 48-49
  penicilinas, 40
    combinadas com inibidores de β-lactamase, 44-45
  penicilinas antipseudomônicas, 44-45
  penicilinas resistentes à penicilinase, 40
  quinolonas, 45-47
  sulfonamidas e fármacos antifolato, 46-47
  tetraciclinas, 47-48
  triazóis, 49-50
  valaciclovir, 49-50
Infecção(ões), 134-136, 145-146, 361-363, 871q
  bacteriana
    faringotonsilite, aguda, 361-363
    traqueíte, 488-489
  cabeça e pescoço, terapia antimicrobiana para, 40-50 (Ver também Infecção de cabeça e pescoço, terapia antimicrobiana para)
  espaço profundo do pescoço, e neoplasias do espaço parafaríngeo, 367-374
    organismos e, 368q
  estreptococo beta-hemolítico do grupo A (GABHS), complicações de, 361-362

faringotonsilite, aguda, 361
fúngica
faringotonsilite, aguda, 363
na sinusite, aguda e crônica, 292
HIV, 318-319, 419, 876-877
incisão
nos implantes de orelha média e cocleares, 851-853
na plástica facial e na cirurgia reconstrutora, 912
odontogênica, 891-892, 101f
orbitária, na sinusite, 297-298
papilomatose causada por, 486-487
petrosite, 676-677
piogênica, de espaço retrofaríngeo, imagem de, 92-93, 107f
rubéola, 874
tonsilite
aguda, recorrente, 363
crônica, 363
viral
disfunção olfatória em, 254-255
faringotonsilite aguda, 361
labirintite, aguda, 707-708
perda auditiva neurossensorial, 697-698
Infecções tonsilares, 361
Injetáveis, 970
Inserção de retalho ósseo da crista ilíaca, 388f
Insuficiência velofaríngea
avaliação pré-operatória, 353-355
medidas cirúrgicas, 353-355
medidas não cirúrgicas, 353-355
Interferon(s)
alfa, 249
alfa-2a, 213, 485-486
para hemangiomas de infância, 213
para laringe e hipofaringe, 485-486
Intubações, 186
acordado, 186
preparação do paciente, 181-187
granulomas do processo vocal, 450
guia endotraqueal, no manejo das vias aéreas, 536
translaríngea, no manejo das vias aéreas, 535
Iodo radioativo para tratamento da doença de Graves, 585
Ipodato, 571
Irrigação salina nasal, 296
Itraconazol
efeitos adversos do, 49-50
para candidíase, 49-50
para infecção de cabeça e pescoço, terapia antimicrobiana para, 42q
IVF. *Ver* Insuficiência velofaríngea (IVF)

J

JGE. *Ver* Gastresofágica, junção (JGE)
Jugulotimpânica grande, ressecção cirúrgica de, 808f-809f
Junção do palato duro e véu palatino, 375

K

Klebsiella rhinoscleromatis, 276

L

Lábio leporino da submucosa, 344
Lábio(s)
câncer de, estadiamento de câncer de 2010 de, 375, 376q
forma frustra, 343, 345f
lesões benignas e malignas de, tratamento de, 379
Labirintite induzida por radiação, 165f
Labirintite meningogênica, 161
Labirintite ossificante, exames de imagem, 164f
Lâminas do laringoscópio, 184-186, 184f
Laringe, 367
anatomia da, 26-27
câncer de (*Ver também* Lesões laríngeas benignas)
estágio, taxas de sobrevida, 472q
incidência de, 457-459q
quimioterapia para, 468-469
técnicas de tratamento por radiação para, 467-468
cartilagens de, 26-27, 26-27f
de orofaringe, imagem, 63q
funções, 490
inervação e suprimento sanguíneo, 27
laser, cirurgia de, 206-208
lesões benignas
amiloidose, 452-453
anatomia e fisiologia em, 447
avaliação clínica em, 447-449
cistos, 450-451
condromas, 452
edema de Reinke, 450
exame do paciente em, 448, 448f
fonotrauma, 449
granulomas de processo vocal, 450
granulomatose de Wegener, 453
história do paciente, 447-448
neoplasias neurogênicas, 452
nódulos nas pregas vocais, 449
papilomatose, 451-452
pólipos nas pregas vocais, 449-450
raras, 452-453
videoestroboscopia em, 448
ligamentos da, 26-27
músculos da, 27
trauma para
classificação de, 493q
complicações, 496
considerações gerais, 490
diagnóstico, fundamentos do, 490
patogênese
achados clínicos, 491
angiografia, 492-493
esofagoscopia rígida e estudos de deglutição com contraste, 492
exame físico, 491
história do paciente, 491
lesão por intubação, 490
raios X convencionais e radiografias de tecidos moles, 491
tomografia computadorizada (TC), 491
trauma laríngeo externo, 490
trauma penetrante no pescoço, 490
prevenção, 497
prognóstico, 497
tratamento, 493-496
algoritmo para, 494f
Laringectomia quase-total
ressecção anatômica, esquema de, 467f, 468f
Laringectomia supraglótica
ressecção anatômica, esquematização da, 465-466f
visão endoscópica pós-operatória, 465-466f
Laringocele, 415, 417
imagem de, 81-82f, 85-86f, 114, 116
Laringomalácia
achados clínicos, 479-480
considerações gerais, 479
diagnóstico, fundamentos do, 479-481
estridor devido a, 479-481, 480f, 480q
laringe infantil, aparência de, 480f
reconstrução de via aérea para, 547
Laringopiocele, 417
Laringoplastia, 476
Laringoplastia de medialização, 476
Laringoplastia por injeção, 475
Laringoscopia, 427-428
Laringoscopia direta
manejo de trauma laríngeo, 493
Laringoscópio de Jackson, 535, 535f
Laringotraqueobroncoscopia, 480
Laringotraqueobronquite (crupe)
achados clínicos, 487-488
considerações gerais, 487-488
diagnóstico, fundamentos do, 487-488
tratamento, 487-488
Laser de corante pulsado, 901-902
Laser KTP-530, 199
Laser no sistema traqueobrônquico, cirurgia do, 207-208
Laser(s)
componentes, 198-199
comumente usado, 198
érbio:YAG *laser*, 199
laser de argônio, 198
laser de CO_2, 198
laser KTP-530, 199
Nd: YAG *laser*, 199
em lesões cutâneas vasculares, 209-210
em lesões malignas, 210
em rinofima, 208-210
espectro eletromagnético e profundidade de penetração, 199-200q
interação tecidual, 199, 199f
modelo de emissão estimulada, 197

na cavidade oral e orofaringe, 204-205
  esôfago, 207-209
  laringe, 206-208
  lesões benignas, 205-206
  lesões malignas, 205-206
    pré-malignas, 205-206
  sistema traqueobrônquico, 207-208
  tonsilectomia a *laser*, 204-206
  tonsilectomia lingual, 205-206
  tonsilotomia a *laser*, 204-205
  uvulopalatoplastia assistida por *laser*, 204-205
na cirurgia de cabeça e pescoço, 197-202, 198f
na cirurgia de pele facial, 208-209
na otologia-neurotologia, 199-202
  lesões do canal auditivo, 199-201
  membrana timpânica, 201
  neurotologia, 202
  orelha interna, 202
  orelha média, 201-202
na quilite actínica, 209-210
na remoção de pelos, 210
no *resurfacing* de pele ablativo, 208-209
no *resurfacing* de pele não ablativo, 208-209
nos seios paranasais e no nariz, 203-205
perigos da coluna de fumaça, 199-200
perigos de fogo, 199-200
perigos do feixe, 199-200
precauções nos procedimentos anestésicos, 199-200
regras de segurança, 199-200
resurfacing, 902
  em malformações linfáticas localizadas, 220-221
uvulopalatoplastia assistida por *laser*, 204-205f
Latência, 628
Lesão laríngea
  classificação de, 493q
Lesão por intubação, 490, 495, 525-530
  tratamento de, 495-496
  trauma laríngeo e, 490-491
Lesão(ões)
  abordagem cranioendoscópica (ACE), 774-775
  achados clínicos, 769-770
  base do crânio anterior, 767
  benigna
    pele, *laser*, cirurgia de, 209-210
    tireoide, exames de imagem, 104, 106, 111f
  características de imagem do ápice petroso e pseudolesões, 174q
  cirurgia endoscópica da base do crânio, 774-776
  cirurgia endoscópica robótica da base do crânio, 775-776
  considerações gerais, 767
  craniofacial, tratamento de escleroterapia para, 216-217
  craniotomia orbitozigomática, 773-775

da cavidade oral, 69q
diagnóstico diferencial, 767-769
do pontocerebelar, 781-782q
do espaço carotídeo, 102q
envolvendo a base do crânio central a partir da região inferior, 130, 132
escolha de técnica cirúrgica, 772
estendendo-se a partir da base do crânio, 794-795
indicações para cirurgia, 770
laser de CO_2, para tratamentos, 220-221
maligna
  pele, *laser*, cirurgia de, 210
patogênese, 767-769
princípios do tratamento cirúrgico, 771-772
ressecção craniofacial, 772-774
ressecção craniofacial assistida por endoscópio, 774-775
resultados, 775-778
terapia cirúrgica de, 217-218
terapia não cirúrgica, 770-771
vertebrobasilar, 835-836
  condrossarcomas, 794-795
  cordomas, 794-795
  granulomas de colesterol, 794-795
  metástases, 795
Lesões cutâneas
  crianças, 643
  do meato externo direito, 874f
  nevos/granulomatosas, 239
  sarcoma de Kaposi, 277-278
Lesões cutâneas vasculares, 199
  laser, cirurgia de, 209-210
Lesões laríngeas malignas, 454-472
  achados clínicos
    biópsia de, 459-460
    estado nutricional, avaliação de, 458-460
    exame de TC, 460-461
    exame de tomografia por emissão de pósitron (PET), 461
    exame do pescoço, 458-459
    imagem do tórax, 460
    imagem radiológica de, 460
    laringoscopia, 458-459
    sinais e sintomas, 458-459
  acompanhamento clínico, longo prazo, 471
  anatomia de, 454-455
  câncer de laringe, tratamento cirúrgico de, 463-464
    cirurgia microlaríngea, 463-465
    cirurgia robótica, 467
    hemilaringectomia, 464-465
    laringectomia quase-total, 465-466
    supracricoide, 465-466
    supraglótica, 464-466
    total, 465-467
  cartilagens e ligamentos de, 455f
  considerações gerais, 454
  diagnóstico diferencial, 461
  epidemiologia de, 456-457
  estadiamento de, 458-459

estadiamento TNM para, 459-460q
medidas não cirúrgicas
  câncer de laringe, quimioterapia para, 468-469
  fotodinâmica, 457
  técnicas de tratamento por radiação para, 467-468
  terapia molecular direcionada, 468-469
patogênese de, 455-456
prevenção de, 457-459
prognóstico, 472
supraglótica, glótica e subglótica, 456f
tipos histológicos
  cânceres de glândulas salivares, 462-463
  carcinoma de célula escamosa (CCE), 461-463
  neoplasias, 462-463
  sarcomas, 462-463
tratamento, complicações de
  desenvolvimento de fístula, 469-470
  fibrose de tecido, 469-470
  hipotireoidismo, 469-470
  lesão de nervo craniano, 469-470
  lesões e eventos vasculares, 469-470
  ombro caído, 469-470
  paladar/olfato, perda de, 469-470
  problemas de deglutição, 469-470
  problemas nas vias aéreas, 469-470
  problemas vocais, 468-469
tratamento de
  estágio avançado, 462-464
  estágio inicial, 462-463
  no pescoço, 463-464
visão coronal, 457f
visão sagital, 457f
Lesões malignas
  laser, cirurgia de, 207-208
Lesões nasais destrutivas, 276q
Lesões tonsilares, 381
Lesões vasculares, 764-765
  avaliação das, 492
  complicações intraoperatórias para, 786-787
  e eventos, 469-470
  suspeita clínica de, 165f
Lesões vasculares, 792-794
Lesões vertebrobasilares, 835-836
Leucocitose, 368
Ligamento de Meckel, 659
Ligamento quadrangular, 26-27
Ligamentos
  cricotireoide, 26-27
  tireo-hióideo, 26-27
Limiar, definido, 615
Limiar de consciência da fala (SAT), 617
Limiar de recepção da fala (LRF), 617, 618f
Limitar de detecção da fala (SDT), 617
Linezolida, 48-49
Linfadenopatia, 65, 368
  aguda, 219-220
  bacteriana, 419
  bilateral, 76-77

ÍNDICE

cervical, 57, 61-63, 123-124, 361, 382, 420, 817-818
metastática, 54f, 79, 83
necrótica, 112-113
reativa viral, 419
regional, 323
supurativa, 77, 115
Linfangioma(s), 110, 114f, 218-221, 325-326, 417, 425-426q
Linfoma de não Hodgkin (LNH), 57, 63q
Linfoma extranodal nasal de células T natural *killer* (NK), 275f
Linfoma(s)
célula T, manifestações nasais de, 275-276, 275f
da base do crânio, 770
da tireoide, 583
de Burkitt, 361
de glândulas salivares, 338-340
de massas no pescoço, 422
envolvimento de osso temporal em, 817
Linfonodos faringomaxilares, 360
Língua, 7-8
anatomia da, 7-9, 8-9f
artérias, 8-9
músculos da
estiloglosso, 8-9
hioglosso, 8-9
músculo genioglosso, 7-9
palatoglosso, 8-9
Língua, malformação linfática, 220-221
Lipoma(s), 422
ângulo pontocerebelar, lesões não acústicas de, 792-793
neoplasias malignas, 426-428
nos distúrbios neoplásicos, 422
nos tumores de células nervosas periféricas, 426-428
Lobo temporal
doenças do, imagem do, 140
canal auditivo externo, 140
orelha interna, 151
orelha média, 140-151
Locais de rede
cavidade oral, orofaringe e nasofaringe, 381, 384
laser na cirurgia de cabeça e pescoço, 199-200
orelha interna, 718, 744
Lorazepam, 180

M

M. tuberculosis, 420
Macrolídeo(s)
para infecção de cabeça e pescoço, 46-48
MAE. *Ver* Meato acústico externo
Malformação de Mondini, 155
Malformações, 215-216
arteriovenosas, 217-218, 217-218f
achados clínicos, 217-218
complicações, 218-219
considerações gerais, 217-218

diagnóstico, 217-218
diferencial, 217-218
sistema de estadiamento clínico de Schobinger para, 217-218q
tratamento, 218-219
auriculares, 961
linfáticas, 218-219, 219-221f
achados clínicos, 218-220
classificação de De Serres de, 217-218f
complicações, 219-220
considerações gerais, 218-219
diagnóstico, 218-219
diferencial, 219-220
patogênese, 218-219
tratamento, 219-221
malformações
difusas, 220-221
localizadas, 220-221
vasculares, 215-216
achados clínicos, 215-216
complicações, 215-216
considerações gerais, 215-216
diagnóstico, 215-216
diferencial, 215-216
patogênese, 215-216
tratamento, 215-216
venosas, 216-217, 216-217f
achados clínicos, 216-217
complicações, 216-217
diagnóstico, 216-217
diferencial, 216-217
patogênese, 216-217
tratamento de, 216-218
Malformações congênitas, 119, 155, 480-481, 595, 848-849
da traqueia, 499-503
do esôfago, 499-503
do labirinto ósseo, 155
Malformações linfáticas, 218-219
achados clínicos em, 218-220
classificação de De Serres de, 218-219q
complicações em, 219-220
diagnóstico diferencial de, 219-220
imagem de, 110, 114f
Malformações nasais congênitas, 256
arrinia, 256
atresia de coana, 258-259
fundamentos do diagnóstico, 258
TC, 258f
cisto dermoide nasal, 259–260
fundamentos do diagnóstico, 259
embriologia do nariz, 256
encefalocele nasal
fundamentos do diagnóstico, 261
estenose da abertura piriforme
diagnóstico, 257
fendas, 259
glioma nasal, 261-262
fundamentos do diagnóstico, 261
hemangiomas, 262
fundamentos do diagnóstico, 262

heminariz, 256–257
narinas supernumerárias, 259
polirrinia, 259
probóscide lateral, 259
Malformações vasculares, 215-216
facial, 215-216
Malformações venosas, 216-217
facial, 216-218
Mandíbula
fratura de, 230-232, 230-232f
Mandibulectomia, com implante aloplástico (titânio), 386f
Manifestação de rinoscleroma, 277
Manifestações nasossinusais, 272
Martelo
anomalias, 665, 667
anomalias ossiculares congênitas, 669q
cabeça do, 158-159
cadeia ossicular consiste em, 151
cavidade da orelha média, 140
cirurgia de orelha crônica, 202
colo do, 141
e bigorna, 660, 816f, 856f
e fixação da bigorna, 694-695
ossículos, 598-599
Máscara laríngea, 536, 536f
Massas inflamatórias no pescoço, 419. *Ver também* Massas no pescoço
Massas no pescoço, 413-422. *Ver também* Pescoço
anatomia do, 413
biópsia por aspiração com agulha fina (PAAF), 415
carcinomas de células escamosas metastáticos, 421-422
cistos da fenda branquial
classificação de, 416
tratamento de, 416-417
cistos dermoides, 418
cistos do ducto tireoglosso, 417
cistos tímicos, 418
diagnóstico de, 413
distúrbios inflamatórios associados ao HIV, 419
adenopatia cervical, 419
linfadenopatia generalizada persistente, 419
distúrbios inflamatórios infecciosos, 419
doença de Castleman, 420-421
doença de Kawasaki, 420
doença de Rosai-Dorfman, 420
doenças granulomatosas
actinomicose, 420
doença da arranhadura do gato, 420
infecção fúngica, 420
micobactéria atípica, 420
sarcoidose, 420
tuberculose, 420
exame físico, 415
exames de imagem, 415
hemangiomas, 417-418

história do paciente, 413-415
infância, tumores esternocleidomastóideos da, 418
laringocele, 417
linfadenopatia bacteriana
   brucelose, 419
      linfadenopatia supurativa, 419
      toxoplasmose, 419
      tularemia, 419
linfadenopatia viral reativa, 419
linfangiomas, 417
linfomas, 422
lipomas, 422
massas congênitas no pescoço, 416
massas da tireoide, 422
neoplasias salivares, 422
paragangliomas, 422
pescoço anterior, 413
pescoço lateral, 413
rânulas mergulhantes, 417
teratomas de, 418
teste sorológico, 415
tumores fibrosos solitários, 422
Massas pré-estiloides
   versus pós-estiloides, características de imagem de, 371*q*
Massas transespaciais, imagem da, 93*f*, 99-101, 100-101*f*
Mastoidectomia, 195
   considerações especiais, 195
   considerações pós-operatórias, 195
Mastoidite
   coalescente, 156*f*
   e trombose do seio sigmoide, 156*f*
Meato acústico
   evidências à otoscopia, 890-891
   fechamento do, 828-829*f*
   hipoestesia, 627
   massa e drenagem da região da parótida, 97*f*
   neoplasias, 653-654
   pólipos ou outras lesões suspeitas em tecidos moles, 201
Meato acústico externo (MAE), 657-658*f*
   anatomia do, 140
   anormalidades do, 151*q*
   atresia e estenose do, 646-647
      manifestações clínicas, 646-647
      tratamento, 646-647
   exames de imagem, 152*f*
   neoplasias, 653-658
      carcinoma basocelular da orelha, 654-655
      espinocelular cutâneo, 654-656
      fundamentos do diagnóstico, 653-654
      osteomas e exostoses, 656-658
         considerações gerais, 656-658
         fundamentos do diagnóstico, 656-657
         manifestações clínicas, 657-658
         tratamento, 657-658
      tumores glandulares, 656-657
         adenocarcinoma ceruminoso, 656-657
         adenoma ceruminoso, 656-657

         carcinoma adenoide cístico, 656-657
         pleomórfico, 656-657
Mecanismo motor com base na membrana, 611-612
Medicina do mergulho, 737
   distúrbios da orelha externa, 737
   distúrbios da orelha média, 738
   física do mergulho, 737
Melanoma cutâneo maligno, 234-235
Melanoma maligno
   de pele, 245
Melanoma(s)
   agrupamentos de estágio para, 249*q*
   taxas de sobrevida dos pacientes, 247*q*
   gráfico de, 248*f*
Membrana de Shrapnell, 598
Membrana tectorial, 608-610
Membranas laríngeas
   reconstrução das vias aéreas para, 547
   tratamento para, 551-552
Membranas laríngeas congênitas, 482-483
Membranas timpânicas, 201
   anatomia da, 598-599*f*
   bolsa de retração posterossuperior das, 145
   exame microscópico das, 811
   hemorragia nas, 739
   lei de Boyle, 738
   orelha média, 140, 598-599
   perfuração, 676-677, 758-759
   retração das, 680
Meningioma(s), 788
   achados clínicos, 789
   considerações gerais, 788
   diagnóstico de, 788
   exames de imagem, 169*f*, 789-790
   patogênese, 788-789
   prognóstico, 790-791
   sinais e sintomas, 789
   terapias adjuntas, 790-791
   testes especiais, 790
   tratamento, 790-791
Meningite, 369
Meningoceles, 837-838
Meperidina, 180
Metástase de linfonodo regional
   estadiamento de, 427-428*q*
Metástase no pescoço
   exame de TC axial, 421*f*
Metil metacrilato, 305
Metimazol
   para tratamento da doença de Graves, 585
Metronidazol, 47-49
   para infecção de cabeça e pescoço, 47-49
Microtia, 644-646
   achados clínicos em, 644-645
   anatomia normal, 961-962
   arquitetura da aurícula, 963
   complicações, 967
   diagnóstico de, 961
   embriologia, 961

   histórico, 961
   implantes sintéticos, uso de, 967
   reconstrução, 963-964
      estágio I, 964-965, 964*f*, 965*f*
      estágio II, 965, 965*f*
      estágio III, 963*f*, 966-967, 966*f*
   reparo cirúrgico, 962-963
   tipos de, 962, 963*f*
   tratamento de, 644-647
Midazolam, 180
Mieloperoxidase (MPO-ANCA), 274
Minifacelift, 910
   minimal access cranial suspension lift (MACS-*lift*), 911
   short scar lift, 910-911
Miofibromatose infantil, 233-234
Miotomia de Heller, laparoscópica, no manejo da acalasia, 508*f*
Miotomia do hioide, 562*f*
Miringotomia, 195
   considerações especiais, 195
Modo Q-switched, 198, 210
Monoiodotirosina (MIT), 569
Mononucleose, 419
Morfina, 179
Motilidade biomecânica, 623
Movimento ocular não rápido (NREM), 554
Movimento ocular rápido (REM), 554, 628
Mucocele(s), 120, 127*f*, 128*f*, 302
   achados clínicos, 325-326
   complicações de, 325-326
   considerações gerais, 324-325
   diagnóstico, fundamentos do, 324-325
   diagnóstico diferencial, 325-326
   e mucopioceles, 302
   na doença maligna, 307
   patogênese de, 324-326
   prognóstico de, 325-326
   tratamento de, 325-326
Músculo esternocleidomastóideo, 413
Músculos
   da face, 2*f*
      bucinador, 1
      occipitofrontal, 1
      orbicular da boca, 1
      orbicular do olho, 1
      platisma, 1
   do véu palatino, 6-7
      da úvula, 7-8
      elevador do véu palatino, 6-8
      palatofaríngeo, 7-8
      palatoglosso, 7-8
      tensor do véu palatino, 6-7
Mycobacterium tuberculosis, 419

N

Não linearidade, 623
Nariz
   anatomia do, 3-5, 3-5*f*
   desenvolvimento embriológico, diagrama de, 257*f*
   drenagem venosa de, 265

Nasofaringe, lesões benignas/malignas da
  achados clínicos, 382
    achados laboratoriais, 382
    exames de imagem, 382
    sinais e sintomas, 382
    testes e exames especiais, 382
  considerações gerais, 381-382
  diagnóstico, fundamentos do, 381
  diagnóstico diferencial, 382
  estadiamento para, 382
  patogênese de, 382
  prevenção de, 382
  prognóstico de, 384
  radioterapia, complicações de, 384
  tratamento de, 382-383
Nd:YAG *laser*, 199
Necklift, 911
Necrose(s)
  bigorna, 692-693
  cartilagem, 957
  e destruição da linha média, 125
  fossa craniana anterior, 130*f*
  liquefação, 633-634
  nodal, 79
  osso, 384
  parede traqueobrônquica, 207-208
  pele, 912, 970
  pressão do escalpo, 851-852
  radiação de, 57
  retalho, 940
  retalho cutâneo, 646-647
  tumores com, 469-470
Neisseria gonorrhoeae, 363
Neoplasias
  achados clínicos
    achados laboratoriais, 334-335
    adenocarcinoma de baixo grau polimorfo, 337-338
    adenocarcinomas, 335-338
    adenomas monomórficos, 327-328
    adenomas pleomórficos, 326-328
    adquiridos, 324-325
    anatomia da, 331-332
    canalicular, 328-329
    carcinoma adenoide cístico, 335-337
    carcinoma de célula acinar, 335-338
    carcinoma de célula epitelial-mioepitelial, 337-338
    carcinoma de célula escamosa (CCE), 338-340
    carcinoma mucoepidermoide, 334-336
    carcinomas de célula clara, 337-340
    cistos da parótida
      complicações do, 341-342
      congênitos, 324-325
      considerações gerais, 331
      de célula basal, 328-329
      de recorrência e doença metastática, 341-342
      diagnóstico, fundamentos do, 324-325
      do ducto salivar, 337-338

  doença da arranhadura do gato, 318-319
    achados clínicos, 318-319
    diagnóstico, fundamentos do, 318-319
    diagnóstico diferencial, 318-319
  doença de Kimura, 323
    achados clínicos, 323
    achados laboratoriais, 323
    considerações gerais, 323
    diagnóstico, fundamentos da, 323
    diagnóstico diferencial da, 323
    tratamento da, 323-324
  doença inflamatória aguda viral
    achados clínicos, 316
    complicações das, 316
    considerações gerais, 316
    diagnóstico, fundamentos da, 316
    diagnóstico diferencial da, 316
    prognóstico da, 316
    tratamento da, 316
  doenças inflamatórias infecciosas, 316
  doenças não neoplásicas, 316
  doenças neoplásicas benignas
    achados clínicos, 326-327
    classificação das, 315
    complicações das, 326-327
    considerações gerais, 326-327
    diagnóstico, fundamentos do, 325-326
    diagnóstico diferencial, 326-327
    prognóstico, 326-327
    tratamento das, 326-327
  estadiamento para, 334-335*q*
  exames de imagem, 334-335
  glândula parótida, 4-5
  glândula sublingual, submandibular, 5-6
  glândula submandibular, fístulas salivares congênitas da, 324-325
  glândulas salivares menores, 316
    actinomicose, 319
    considerações gerais, 315
    parótida, 315
    sialadenite granulomatosa, crônica
    sublinguais, 315-316
    submandibulares, 315
    tumores da célula granular, 328-329
  granulomatose de Wegener, 319
  hemangiomas
    achados clínicos, 330
    considerações gerais, 328-330
    tratamento dos, 330
  hiperplasia adenomatoide, 323-324
  infecção por HIV
    achados clínicos, 318-319
    considerações gerais, 318-319
    diagnóstico, fundamentos do, 318-319
    prognóstico da, 318-319
    tratamento da, 318-319
  lesões linfoepiteliais benignas
    achados clínicos, 322-323
    complicações das, 323
    considerações gerais, 322
    diagnóstico, fundamentos do, 322

  patogênese das, 322
  prognóstico das, 323
  tratamento das, 323
linfoma, 338-340
medidas cirúrgicas, 340-341
medidas não cirúrgicas, 340-342
metástases para, 338-340
mioepiteliomas, 328-329
mucoceles
  achados clínicos, 325-326
  complicações das, 325-326
  considerações gerais, 324-325
  diagnóstico, fundamentos do, 324-325
  diagnóstico diferencial, 325-326
  patogênese das, 324-326
  prognóstico das, 325-326
  tratamento das, 325-326
nas crianças, 338-340
neoplasias, 372
oncocitomas, 328-329
patogênese das, 332-333
prognóstico das, 341-342
ptialismo, 325-326
quimioterapia, 341-342
radioterapia, 340-342
sarcoidose, 319
sialadenite, crônica
  achados clínicos, 321
  complicações, 321
  considerações gerais, 320
  diagnóstico diferencial, 321
  patogênese, 320-321
  prevenção, 321
  prognóstico da, 321
  tratamento da, 321
sialadenite supurativa, aguda
  achados clínicos, 317
  complicações da, 317
  considerações gerais, 317
  diagnóstico, fundamentos do, 317
  patogênese, 317
  prognóstico da, 317
  tratamento da, 317
sialadenose
  achados clínicos, 323-324
  considerações gerais, 323-324
  diagnóstico, fundamentos do, 323-324
  prevenção da, 323-324
  prognóstico da, 323-325
  tratamento da, 323-325
sialolitíase
  achados clínicos, 320
  complicações da, 320
  considerações gerais, 319
  diagnóstico, fundamentos do, 319
  excisão cirúrgica, 320
  extração intraoral, 320
  patogênese da, 319-320
  prognóstico da, 320
  técnicas endoscópicas, 320

sialometaplasia necrosante, 323-324
sinais e sintomas, 333-335
síndrome de Sjögren
    achados clínicos, 322
    complicações da, 322
    considerações gerais, 321-322
    diagnóstico, fundamentos do, 321
    diagnóstico diferencial, 322
    prognóstico para, 322
    tratamento da, 322
teoria multicelular da, 332
terapia molecular direcionada, 341-342
tipos histológicos, 334-335
tumor de Warthin, 327-328
tumores do espaço parafaríngeo, 328-329
tumores malignos mistos, 335-338
unidade, 333q
xerostomia, 325-326
Neoplasia(s), 806. Ver também Tumor(es)
adenoma, 821-822
carcinoma, 822-823
condrossarcoma, 818-819
cordoma, 818-820
da base do crânio central, imagem de
doença metastática, 822-823
fibrossarcoma, 821-822
forame jugular, nervo de Jacobson e nervo de Arnold, 820-821
hemangiopericitoma, 821-822
intralabiríntico, 820-821
meningioma, 819-820
neoplasias do saco endolinfático, 821-822, 822-823f
osteossarcoma, 821-822
rabdomiossarcoma, 820-821, 821-822f
schwannoma, 820-821
Neoplasias cutâneas malignas, 233-249
cânceres cutâneos raros não melanoma
    classificação
        carcinoma das células de Merkel, 244
        carcinoma microcístico de anexos, 243
        carcinoma sebáceo, 244
        cisto triquilemal proliferante, 243
        dermatofibrossarcoma protuberante, 242
        histiocitoma fibroso maligno, 242–243
    fibroxantoma atípico, 241-242
    tumores de anexos, 243
carcinoma basocelular
    basoescamoso/metatípico, 239
    esclerosante, 239
    nodular ulcerativo, 239
    superficial, 238-239
carcinoma espinocelular
    bem diferenciado, 241
    ceratoacantoma, 240-241
    doença de Bowen, 240
    indiferenciado, 241
melanoma cutâneo
    considerações gerais, 245
        critérios de estadiamento, 246-248

melanoma com disseminação superficial, 246
melanoma in situ, 245-246
melanoma nodular, 246
tratamento
    cirúrgico, 248
    radioterapia, 248-249
    terapias adjuvantes, 249
diagnóstico, 246
neoplasias em adultos
câncer cutâneo não melanoma
    categorias, 236
    diagnóstico diferencial, 236
    tratamento, 236-237
ceratose seborreica, 235
condrodermatite nodular da hélice, 236
neoplasias em pediatria
carcinoma basocelular nevoide, síndrome do, 234
cisto dermoide, 233
miofibromatose infantil, 233-234
neurofibroma, 233
nevo atípico, 234
nevo benigno adquirido, 234
nevo melanocítico congênito, 234
nevo sebáceo, 233
pilomatrixoma, 233
rabdomiossarcoma subcutâneo, 234-235
xeroderma pigmentoso, síndrome do, 234
Neoplasias do espaço parafaríngeo, 367, 370
achados clínicos
    achados laboratoriais, 370
    biópsia por aspiração com agulha fina (PAAF), 371-372
    exames de imagem, 370-371
    sinais e sintomas, 370
complicações de, 373-374
considerações gerais, 370
diagnóstico, fundamentos do, 370
diagnóstico diferencial
    neoplasias de glândulas salivares, 372
    neoplasias neurogênicas, 372-373
        paragangliomas, 372-373
        schwannomas, 372
sintomas de, 370q
tratamento cirúrgico
    transcervical-submandibular, 373-374
    transparótida-submandibular, 373-374
Neoplasias dos seios da face, 295
Neoplasias intra-axiais, 794-795
abordagem da fossa média, 830-832, 832-834f
abordagem retrossigmoidal, 829-831, 833f
abordagem transbasal para, 828-829
abordagem translabiríntica, 830-831, 833f
craniotomia transjugular, 832-834, 832-834f
    ângulo pontocerebelar, 828-829
    canal auditivo interno, 828-829
intracranianos

Neoplasias malignas do pescoço
diagnóstico diferencial de, 425-426q
do espaço parafaríngeo, 372q
Neoplasias no pescoço, 424-431
achados clínicos, 424-425
    biópsia por aspiração com agulha fina (PAAF), 424-425
    biópsias abertas, 424-426
    exames de imagem, 424-425
    sinais e sintomas, 424-425
carcinoma de célula escamosa primário desconhecido
    RM, 427-428
    testes diagnósticos, 427-428
considerações gerais, 424-425
diagnóstico, fundamentos do, 424-425
lipomas
    neoplasias malignas, 426-428
paragangliomas
    achados clínicos, 425-426
    tratamento de, 425-427
        medidas cirúrgicas, 425-426
        paragangliomas intravagais, 425-427
        radioterapia, 425-426
    tumores do corpo carotídeo, 425-426
tomografia por emissão de pósitron (PET), 427-428
    estadiamento de, 427-428
    tratamento de, 427-429
tumores de célula nervosa periférica
    neurofibromas, 426-427
    schwannomas, 426-427
Neoplasias tonsilares, 364
Nervo facial 36-38f, 37, 907
anatomia, 855, 908f
anatomia do nervo facial periférico, 860-861
anatomia do segmento motor visceral, 858f
componente sensório, 858-859f
considerações gerais, 814
diagnóstico, 814
diagnóstico diferencial, 815
divisões e funções, 358q
embriologia, 855, 856f
exames de imagem, 170
exames de imagem para detecção de curso anômalo, 162
fisiologia, 861-864
lesão, 761-762
manifestações clínicas, 814-815
paralisia, 761-762, 812, 882f
prognóstico, 816
raiz motora, 37
schwannomas de, 791-793, 814
testes, 862-869
testes para, 760-761
tratamento, 815-816
via completa do segmento motor do, 857f
Nervo intermediário, 36-38f, 37

ÍNDICE

Nervo laríngeo
  paralisia do, 474f, 475f
    recorrente, bilateral, 476-477, 477f
    recorrente, unilateral, 474-475, 474f
    recorrente, dano ao, traqueostomia e, 449, 449q
Nervo oculomotor, 35-36, 36-38f
Nervo óptico, 35-36, 36-38f
Nervo trigêmeo, 36-38, 36-38f
  divisões do, 37
  mandibular, 3
  maxilar, 2-3
  oftálmica, 2
Nervo troclear, 36-38, 36-38f
Nervo vagal, paralisia, 475f
  completa
    vago, 36-38f, 38-39
Nervo vestibulocócleo, 36-38f, 37
Nervo(s). *Ver* tipos específicos, p. ex., Nervos cranianos
Nervos cranianos
  anatomia, 35-39, 36-38f
  inervação, 38-39
    autonômica, 38-39
      parassimpática, 38-39
      simpática, 38-39
    motora, 38-39
    sensória, 38-39
  IX (*ver* Glossofaríngeo, nervo)
  teste de avaliação do sistema vestibular, 627-628
Nervos olfatórios, 3, 5-6f, 35-36, 36-38f, 136q, 265, 308, 767, 769, 775-776
Neurofibroma(s), 100-101, 233
  nervos em, 426-427
  tipo II, 713, 717, 819-820
Neurofibromatose
  tipo I, 100-101
  tipo 2 (NF2), 713, 714, 717, 779, 796-800, 819-820
Neuronite vestiblar, 734-735
Neuropatia auditiva. *Ver* Auditiva, dissincronia
Nevo(s), em crianças, 212
Nevos adquiridos típicos. *Ver* nevos adquiridos benignos
Nistagmo
  com atrofia cerebelar difusa, 626f
  com fixação, 630-631f
  de batimento descendente, 625f
  nistagmo do olhar, 626, 630-631
  nistagmo espontâneo, 626
  nistagmo por movimentação da cabeça, 626-627
  teste optocinético, 628, 630
Nistagmo calórico
  inversão do, 632-633
Nistagmo de rebote, 630-631
Nistagmo dissociado (não conjugado), 630-631

Nistagmo optocinético (NOC), teste de, no teste vestibular, 630
Nistagmo semiespontâneo
  assimétrico, 630-631
  simétrico, 630-631
Nódulos da tireoide, 575-577
  achados clínicos nos, 575-577, 575-576q
  considerações gerais, 575
  tratamento dos, 577
Nódulos das pregas vocais, 448f
  achados clínicos, 449
  considerações gerais, 449
  diagnóstico, fundamentos do, 449
  tratamento dos, 449
    microlaringoscopia, 449
    terapia da fala, 449

O

Oclusão, 408
  brônquica, 543
  carótida, 371
  da artéria central da retina, 920
  da veia, 813
  da veia jugular, 828f
  digital, 468-469
  e *feedback*, 840
  oclusão completa do CAE, 653-654
  para avaliar pré-operatoriamente, 971
  pré-mórbida, 230-232
  protrusa, 186q
  teste de oclusão do balão, 764, 769
  vascular, 734
Olho(s), 1, 28-29, 53
  cirurgia palpebral, 916-917
  córnea, 29
  cuidado do olho, 880
  inervação motora, 29
  lesão da córnea e cegueira, 786-787
  movimentos oculares associados a desvio fugindo da ampola, 736
  movimentos oculares horizontais, 625f
  movimentos rápidos dos olhos, 554
    sacádicos dos olhos, 628, 629
    verticais dos olhos, 625f
  proteção dos olhos, 238
  protetores metálicos, 199-200
  ptose palpebral, 296
Olopatadina, 282
OME. *Ver* Otite média com efusão (OME)
OMSC. *Ver* Otite média supurativa crônica (OMSC)
Oncocitomas, 328-329
Oncologia de radiação, 175
Operação de Sistrunk, 417
Opioides, 179
  farmacologia de, 179
Órbita
  anatomia da, 28-32, 28-30f
  inervação
    motora, 29
    nervo óptico, 29

nervos autônomos, 30-32
nervos simpáticos, 31-32
sensorial, 29
músculos da, 28-29, 28-29f
Orelha
  anatomia e fisiologia, 597-614
  externa, 597-598
  interna, 601-605
  média, 598-602
  sistema auditivo, 608-613
  sistema vestibular, 604-610
  vias centrais da, 612-614
Orelha, geladura da, 652-653
  considerações gerais, 646-647
  fundamentos do diagnóstico, 646-647
  fundamentos do diagnóstico, 652-653
  hematoma na, 646-648
  lacerações na, 647-648
  manifestações clínicas, 646-648
  manifestações clínicas, 652-653
  patogênese, 646-647
  patogênese, 652-653
  tratamento, 647-648
  tratamento, 652-653
Orelha externa, 597-658
  anatomia, 598f, 643, 644f
  corpo estranho, 653-654
  desenvolvimento da, 645-646f
  distúrbios, 737, 738
  doenças da, 643-658
    anomalias congênitas da, 644-647
      atresia e estenose do meato acústico externo, 646-647
      considerações gerais, 644
      microtia, 644-646
      "orelhas de abano", 646-647
      patogênese, 644
    dermatológicas, 650-654
      dermatite atópica, 650-652
      dermatite de contato, 651-653
      geladura da orelha, 652-653
      psoríase, 651-652
      queimadura da orelha, 653-654
    relacionadas à traumatismo, 646-651
      hematoma auricular, 646-648
      lacerações auriculares, 647-648
      osteomielite da base do crânio (*Ver* Osteomielite da base do crânio)
      otite externa, 647-649
      otomicose, 648-649
  drenagem linfática, 643
  embriologia, 644
  fisiologia, 643-644
  inervação, 643
  meato acústico externo, 597-598
  melanoma, 655-657
  morfologia, 643
  neoplasias, 653-658
    carcinoma
      basocelular da orelha, 654-655

espinocelular cutâneo, 654-656
fundamentos do diagnóstico, 653-654
pele da, 643, 644-645f
pina, 597, 598-599f, 643, 644f
suprimento vascular, 643
traumatismo, 758
Orelha interna
anatomia da, 151, 153-155
anormalidades da, 160q
audição e equilíbrio, órgãos de, 604-605
compartimentos de líquido da, 601-602
desenvolvimento da, 601-605
distúrbios, 739
barotraumas da orelha interna, 739
achados clínicos, 739
etiologia, 739
prevenção, 739
tratamento, 739
endolinfa, 601-602
estreitamento do canal auditivo interno (CAI), 160f
exames de imagem da, 155
função das células ciliadas da, 601-604, 604-605f
localização da, 603f
organização da, 603f
órgãos sensoriais, 604-605
perilinfa, 601-602
relação da estrutura da orelha média com, 601f
Orelha média, 598-602, 599-600f
anatomia de, 140-141
anormalidades de, 153q
cavidade, 598-599
desenvolvimento
artéria estapédica, 660
estágios iniciais de, 659
martelo e bigorna, 660
distúrbios congênitos de, 659-671
anomalias ossiculares, 664-670
anomalias vasculares, 660-663
colesteatomas, 662-665
janelas ovais e redondas, anomalias de, 670-671
síndromes com, 666q-667q
mastoidectomia por técnica fechada, 677f
Orelhas protrusas, 646-647
achados clínicos em, 646-647
complicações de, 646-647
tratamento de, 646-647
Organização Mundial de Saúde (OMS), 331, 332, 397, 703
Organização tonotópica, 597
Órgão de Corti, 604-605, 608-613, 705-706, 713, 714q, 746
Órgãos vestibulares, anatomia e fisiologia dos, 604-608, 606f-607f
Orofaringe, 361, 375. Ver também Lesões benignas e malignas
cânceres
ingestão de álcool, 378

lesões malignas de, 378
tabagismo, 378
Óssea, formação, 390
anquilose, 410
Ósseas, cavidades, 396
Ósseo, exame
imagem sagital, 650-651f
investigação de osteomielite na base do crânio, 650-651f
isótopo para cintilografia óssea, 476
para detecção de metástases a distância, 382
radionuclídeo, 655-656
sensibilidade para, 649-650
Osso temporal, 764-765, 806
considerações gerais, 764
diagnóstico do, 764
fraturas, 759-761
neoplasias do, 806
trauma penetrante ao, 764
Osteoartrite
artrítica não inflamatória, 409-410
indicações de tratamento, 409-410q
Osteogênese imperfeita, 803, 804
Osteomielite da base do crânio, 134, 136, 648-650
achados clínicos, 649-650
considerações gerais na, 649-650
diagnóstico, fundamentos do, 648-649
diagnóstico diferencial, 649-650
fundamentos do diagnóstico, 648-649
patogênese, 649-650
sinais e sintomas na, 649-650
testes diagnósticos para, 649-650
tratamento, 649-651
Osteopetroses, 801, 802
Otite externa, 647-649
achados clínicos na, 647-648
aguda, 673q
apresentação clínica de, 674
atelectasia, 677-678
colesteatoma, 677-678
complicações de, 675-679, 675-676q
complicações intracranianas, 676-678
considerações gerais na, 647-648
definições, 672-673
diagnóstico, fundamentos do, 647-648
labirintite, 676-677
manejo de, 674-676
cirúrgico, 675-676
médico, 674-675
mastoidite, 676-677
média, 672-679
mnemônico para, 674q
otite média aguda (OMA)
complicações de, 675-676, 677-678f
paresia do nervo facial, 676-677
patogênese da, 647-648
perda auditiva condutiva e atraso na fala, 677-678
perfuração da membrana timpânica, 676-677

petrosite, 676-677
tratamento de, 647-649
Otite externa necrosante (OEN), 649-650
Otite média com efusão (OME), 201, 283, 284, 675-676q, 689, 691q
complicações de, 677-678
diagnóstico de, 672
patogênese de, 673
perfuração da membrana timpânica, 676-677
petrosite, 676-677
Otite média supurativa aguda (OMSC), 889
Otoesclerose, 687
achados clínicos, 688-689, 691, 688-690f
considerações gerais, 687
diagnóstico de, 687
diagnóstico diferencial, 689, 691
fenestral, 158-159, 161f
patogênese, 687-688
prognóstico, 695-696
testes especiais, 689, 691
tratamento, 689, 691-694, 692-693f
Otólitos, 606f, 608, 704, 728
Otologia, 199-200, 202
Otomicose, 648-649
achados clínicos em, 648-649
considerações gerais em, 648-649
diagnóstico, fundamentos do, 648-649
patogênese de, 648-649
tratamento de, 648-649
Otoplastia, 954, 957f, 958f
avaliação pré-operatória, 954
complicações de, 957-958q
diagnóstico de, 954
técnicas de refinamento, 957
de correção cirúrgica, 954-956
de Furnas, 955-956, 956f
de Mustarde, 955-956, 955-956f
Otorreia, 647-649, 656-657, 680, 683-684, 700, 820-821, 838, 888, 890-891
Otosclerose retrofenestral
exames de imagem de, 162f
imagem de, 158-159
Otospongiose, 160q, 637, 804
Ototoxicidade, 46-48, 468, 612-613, 628, 682-683, 706-707, 749
Oxazolidinonas, 48-49
para infecção de cabeça e pescoço, 48-49
Oxigênio, no manejo das vias aéreas, 534
Oximetazolina
para rinite, 282, 287-288, 296

P

PAIR. Ver Perda auditiva induzida por ruído (PAIR)
Palato duro, 56f, 118f, 380
anatomia, 61-63
fenda palatina submucosa, 347
inervação sensória, 9-10
na fossa pterigopalatina, 31-32
reparo de von Langenback, 352-353
reparo do palato, técnicas de, 352-353

Palato
  anatomia do, 6-8
  artérias do, 7-8
  músculos do, 6-8
  véu palatino, 6-7
Papiloma escamoso, 531
Papiloma vírus humano (HPV), 309, 415
  infecção, 532
Papiloma(s)
  de paragânglios, 425-426
  do nervo vago, 370
  invertido, 122-123, 904-905
  neoplasias, 422
  prega vocal, tratamento de, 185-186, 193
Papilomatose
  achados clínicos, 452
  considerações gerais, 451
  diagnóstico, fundamentos do, 451
  patogênese, 451-452
  prognóstico, 452
  tratamento de, 452
Papilomatose múltipla, 532
Papilomatose respiratória
  achados clínicos, 486-487
  considerações gerais, 486-487
  diagnóstico, fundamentos do, 486-488
  tratamento, 486-488
Paraganglioma(s), 89-92, 157-158f, 422, 806
  classificação de Fisch, 810
  classificação de Glasscock-Jackson, 810-811
  complicações, 812
  jugulotimpânico grande, ressecção cirúrgica de, 808f-809f, 810-812, 812f, 813-814
  orelha, tumor de, 146
  paralisia do nervo facial, 812
  paralisia do nervo hipoglosso, 813
  síndrome de Horner, 813
  síndrome do forame jugular, 812-813
Paralisia bilateral das pregas vocais
  cirurgia a laser, 206-207
  paralisia bilateral recorrente do nervo laríngeo, 477f
    considerações gerais, 476
    fundamentos do diagnóstico, 476-477
    manifestações clínicas, 476
    tratamento, 477
  paralisia total bilateral do nervo vago, 477f
    considerações gerais, 477
    etiologia, 477
    fundamentos do diagnóstico, 477-478
    manifestações clínicas, 477
    tratamento, 478
Paralisia facial, 870
  aguda, diagnóstico de, 870
    bilateral, etiologias relacionadas, 872q
    diagnóstico diferencial, 871q
    escala de House-Brackmann para graduação de, 879q
    paralisia de Bell, 870, 874f, 883f

Paralisia das pregas vocais
  achados clínicos, 480-483
  adquirida, etiologia das, 482-483q
  anatomia da, 473
  avaliação do paciente, 473-474
  bilateral, tratamento a laser da, 206-207
  causas da, 474
  considerações gerais, 480-481
  diagnóstico, fundamentos do, 480-481
  nos adultos, etiologia das, 474q
Paralisia de nervo craniano (NC), 382
Paralisia do nervo hipoglosso, 813
Paralisia do nervo laríngeo, 474f, 475
Paralisia unilateral das pregas vocais
  paralisia laríngea recorrente unilateral
    achados clínicos, 475
    considerações gerais, 474
    diagnóstico, fundamentos do, 474-475
    etiologia, 474
    tratamento, 475
  paralisia vagal completa unilateral
    achados clínicos, 476
    considerações gerais, 475
    diagnóstico, fundamentos do, 475-476
    etiologia, 476
    tratamento, 476
Paralisia(s)
  facial crônica, 895
  facial periférica, 883-884
  nervo craniano, facial, 820-821, 382
  nervo vagal, 477
  paralisia de Bell, 867-868, 874
  prega vocal, 74, 82-84f, 440-441, 443-444, 480-481
    bilateral, 206-207
    causas de, 473
  prega vocal, causas iatrogênicas de, 547
  prega vocal unilateral, 496
  trauma de nervo facial, 754-755
  vagal completa unilateral, 475
Paratireoidectomia
  avaliação de hiperparatireoidismo primário, 593-594
Parotidectomia
  para carcinoma de célula escamosa cutâneo, 655-656
Partículas olfatórias aerotransportadas, 290
Patanase, 282
Pavilhão auricular, 3, 19-22, 416, 652-653, 674q, 697-698, 954, 957, 961, 963
  carcinoma basocelular, 654-655
Pele
  enxertos, 904
  lesões benignas, cirurgia a laser da, 209-210
  malignas, lesões, cirurgia a laser, 210
Pelos, protrusão de, 260f
Penicilina(s), 40
  combinada com inibidores da β-lactamase, 44-45
Penicilinas antipseudomonas, 44-45

Penicilinas resistentes à penicilinase, 40
Perda auditiva, 711
  aspectos médico-legais, 755-756
  avaliação de dano, 756-757
  categorias de, 617
  coclear, 621
  compensação para perda auditiva ocupacional, 756-757
    cálculo da porcentagem de perda auditiva, 755-757
    causas de, 742
    compensação do trabalhador, 755-756
    contraindicações ao mergulho, 742
  condutiva, 621
  devido a trauma físico, 754-755
    exame e tratamento, 754-755
    lesões que causam perda auditiva condutiva, 754-755
    lesões que causam perda auditiva sensorineural ou mista, 754-755
  devido ao barulho, 745
    características clínicas, 746-748
    histórico, 745
    patologia, 745
  na presbiacusia, 705-706q
  não orgânica (funcional), 618
  no mergulho, 742
  orientações para, 617q
  retrococlear, 621
Perda auditiva induzida por ruído (PAIR), 706-707f, 745-755
Perda auditiva neural, 697-698
Perda auditiva neurossensorial, 697-698, 761
  achados clínicos, 699-701
  causas genéticas, não genéticas, 698
  classificação, 697-698
  considerações gerais, 697-698
  diagnóstico da, 697-698
  etiologia da, 698q
  patogênese, 698-699
  perda auditiva mista, 698
  prevenção, 699
  prognóstico, 702
  tratamento, 701-702
Perda auditiva ocupacional e perda auditiva induzida por ruído (PAIR), 745-755
Perda auditiva ototóxica, 754-756
Perda auditiva relacionada à idade, 697-698
Perda olfatória
  achados clínicos, 253-254
  classificação, 251
  considerações gerais, 251
  diagnóstico diferencial, 254-255
  etiologia, 252-254
  patogênese, 251-253
  prognóstico, 255
  transporte, 251
  tratamento, 254-255
Perda olfatória neural, 251
Perilinfa em jato durante cirurgia para otosclerose, 694-695

Peristaltismo, primário, 504
Pescoço, 537f
   anatomia de, 13-27, 18-19f, 21-22f, 22, 24-25f
   artérias, 19-22
   compartimentos anatômicos do, 414f
   doença da arranhadura do gato, 420
   inervação, 22, 24
   massa, avaliação de, 414f
   metástase de linfonodo em, 426-427
   músculos do, 18-20, 18-19f
   nervo frênico, 24-25
   nervo vago, 22, 24-25
   planos faciais, 25-27, 25-26f
   quimiodectomas/paragangliomas, 472
   trauma, 490, 492f
   triângulos do, 13-19
   tronco simpático, 25-26
   veias, 20-22
Pescoço infra-hióideo, imagem de, 98-99, 109-110f
Pesquisa do rastreio pendular
   eletronistagmografia (ENG), no teste vestibular, 629-630
pH, monitoramento ambulatorial do
   na investigação da doença do refluxo gastresofágico (DRGE), 513-514, 514f
   na investigação de acalasia, 507
   na investigação de esôfago de Barrett, 517
Placa de Ágar sangue, 361
Platisma, 906-907
Plicatura língua-lábio, 346
Pneumocystis carinii, 419
Pneumomediastino, 540
Pneumotórax, 540
Poli-L-ácido láctico, 971
Polimorfismo conformacional em fita simples (SSCP), 717
Pólipos nas pregas vocais
   achados clínicos, 450
   considerações gerais, 450
   diagnóstico, fundamentos do, 449
   tratamento dos, 450
Polipose familiar, 575-576
Polirrinia, 259
Polissonografia, 364, 480
   avaliação da apneia do sono, em crianças, 565-566q
   para avaliação da apneia do sono, 558
Politetrafluoroetileno (PTFE), 529
Posição ocular cumulativa lenta, 630-631
Pós-nistagmo optocinético (PNOC), teste de, no teste vestibular, 630-631
Posturografia dinâmica computadorizada
   para teste diagnóstico de lesão vestibular, 636-639
      equipamento, 636-637
      teste de organização sensorial, 636-639, 637-638f
      utilidade da, 638-639
Pós-urografia, 706-707

Potenciais miogênicos vestibulares evocados (VEMP), 638-641
   no teste vestibular
      equipamento e registro, 638-639
      parâmetros e avaliação, 639-641
      resposta, forma de onda de, 638-640, 639-640f
Potencial de ação composto, 612-613
Pré-albumina ligadora de tireoxina (TBPA), 571. *Ver também* Transtiretina
Preenchedores de tecido mole, 901
Prega(s) vocal(is)
   inervação, resumo da, 474q
   lateralização da sutura das, 477
   reconstrução, 464-465f
Preparação do paciente, para anestesia e cirurgia, 190-191
   angiografia coronariana, 190-191
   avaliação do paciente com doença cardíaca, 190-191
   avaliação pulmonar pré-operatória, 192
   doenças pulmonares obstrutivas, 192
   doenças pulmonares restritivas, 192
   ECG ambulatorial, 190-191
   ecocardiografia, 190-191
   imagem com tálio, 190-191
   pacientes com marca-passos e DCIAs, 190-191
   pacientes com *stents* com eluição de fármaco (SED), 190-191
   pacientes com *stents* com eluição de fármaco, 190-192
   teste de esforço, 190-191
   teste de exercício com tálio, 190-191
Presbiacusia, 704f
   estriada, 705-706
   PAIR, 749, 757
   perda auditiva, características de, 705-706q
   perda auditiva relacionada à idade, 612-613, 697-700
   sensorial, 705-706
   socioacusia, 704
   tipos de, 705-706
Presbiacusia condutiva, 705-706
Presbiacusia neural, 704f, 705-706
Presbiastasia, 705-706
Preservação da audição, 850-851. *Ver também* Implantes cocleares
Pressão positiva contínua nas vias aéreas (CPAP)
   na avaliação de apneia do sono, em crianças, 566, 559
Procedimento de Lothrop, 305
Processo de deglutição, 504, 505f
Processo neoplásico, 385
Produção de anticorpo para IgE, 283
Produção de voz
   condições laringológicas, 436-438
   controle motor/sensorial, 435
   fonação, propriedades aerodinâmicas da, 436-437
   pregas vocais, 435-436

   processo vibratório, 436
   ressonância, 436-437
Programas de conservação da audição, 751-755
Proliferação mesenquimal, 256
Propagação perineural de adenocarcinoma da parótida, 164f
Propanolol, 571
   para hemangiomas de infância, 213
Propiltiouracil, 571
Propofol, 181
Proteína C-reativa, 476
Proteínas receptoras olfatórias, 252-253
Prótese de obturador faríngeo, 353-355
Protocolo de retirada de tireoxina
   avaliação do carcinoma papilar, 579
Protocolo de TSH recombinante
   avaliação de carcinoma papilar, 579
Pseudoacalasia, 508
Pseudo-hipacusia, definida, 618
Pseudomonas aeruginosa, 293
Pseudotumor inflamatório, exames de imagem de, 169f
Psoríase, 651-652
PTH. *Ver* Hormônio da paratireoide (PTH)

Q

Queimadura da orelha, 653-654
   considerações gerais, 653-654
   fundamentos do diagnóstico, 653-654
   manifestações clínicas, 653-654
   tratamento, 653-654
Queimaduras, 194, 225-226, 365, 653-654, 687, 754-755
   classificação, 225-226
   orelha, 653-654
   profundidade, 653-654
   vias aéreas, 199-200
Queixo hipoplásico, 971
Questionário para avaliação dos resultados funcionais do sono (Functional Outcomes of Sleep Questionnaire – FOSQ)
   para avaliação de apneia do sono, 558
Quimiorradioterapia, 380
Quimioterapia
   avaliação da, na fístula traqueoesofágica maligna (FTE), 528
   na cavidade oral, 378
Quinolonas
   para infecção de cabeça e pescoço, 45-47

R

Radiação por feixe de nêutron, 340-341
Radiobiologia, 176
Radiografias convencionais
   para avaliação de traumatismo laríngeo, 491
Radiologia
   como técnicas de imagem diagnóstica, 51
      imagem por ressonância magnética, 51-53, 52f, 53f

ÍNDICE

tomografia computadorizada, 51
tomografia por emissão de pósitron, 53, 54f, 55f
doença não mucosa da cabeça e do pescoço, 81-82
   cabeça e pescoço supra-hióideo, 81-99
   massas císticas no pescoço, 109-114, 116
   massas transespaciais, 99-102
   o pescoço pediátrico, 114, 116
   pescoço infra-hióideo, 98-100
   tireoide e paratireoide, 102-110
imagem de cabeça e pescoço
   anatomia especial, 55
   cavidade oral, 61-63
      anatomia da, 61-63
      lesões, benignas ou malignas, 63, 65
      pontos de imagem principais, 65, 68, 70
   doença da mucosa, 56
   hipofaringe
      anatomia de, 68, 70-71
      lesões, incidência alta de, 70-71
      pontos de imagem principais, 70-71
   laringe, 71-72
      anatomia da, 71-72
      lesões encontradas nos exames de imagem, 71-72, 74
      pontos de imagem principais, 75
   linfonodos, 76-82
   nasofaringe
      anatomia da, 56-57, 56f
      lesões, 57, 57f-61f, 57q
      pontos de imagem principais, 57
   orofaringe
      anatomia da, 60-61
      lesões, encontradas nos exames de imagem, 60-61, 63f, 63q, 64f
      pontos de imagem principais, 60-63, 65f, 66f
Radioterapia, 176, 248-249
   avaliação do paciente e prevenção de complicações, 176-177
      cuidado dentário, 176
      oftalmológica/outra, 177
      suporte nutricional, 176-177
   definitiva, 177
   para aurícula, carcinoma de célula basal, 654-655
   pós-operatória, 177
   pré-operatória, 177
   sequelas de, 177
      agudas, 177-178
      tardias, 178
Radioterapia conformacional 3D (3DCRT), 379
Radioterapia de feixe externo (RTFE), 175, 379, 380
Radioterapia modulada por intensidade (RTMI), 311, 379, 428-429
Radioterapia para xerostomia crônica, 178
Radioterapia pós-operatória (RTPO), 378-380

RAEE. *Ver* Auditiva, resposta no estado estável (RAEE)
Raios X, 491
   apneia do sono, 558
   avaliação de corpos estranhos, 544f
Rânula(s), 65, 69f, 324-326
   cisto de retenção de muco, 112-113
   cisto unilocular, 114
   definição de, 324-325
   mergulhante, 325-326
   simples, 325-326
Rarefação, 597
Razão de preferência da visão
   no teste de organização sensorial, 637-639
Razão somatossensorial
   no teste de organização sensorial, 637-638
Razão vestibular
   no teste de organização sensorial, 637-638
Razão visual
   no teste de organização sensorial, 637-638
Reabilitação aural, 719, 726
   avaliação de características, 723
      compressão, 723, 724
      compressão de frequência, 724
      conectividade sem fio, 725-726
      microfones direcional e dual, 724
      modo telecoil, 725-726
      múltiplos programas, 724
      próteses auditivas convencionais, 723
      tipos de processamento, 723
   configuração audiométrica, 720
   dispositivos necessários, 720, 721
   dispositivos que auxiliam a audição, 725-726
      input direto, 725-726
      transmissão em infravermelho, FM e curva de indutância, 726
   graus de disacusia, 719-720
   medição por tubo sonda, 725-726
   outros fatores, 720
   pacientes com indicação, 719
   procedimentos de validação e confirmação, 725-726
   reconhecimento de palavras, 720
   tipos de processamento, 723
   tipos de prótese auditiva, 721-723
Reabilitações
   auditiva, 708-709
   aural, 719-726
   de paraganglioma vagal, 373-374
   de perda auditiva, 708-709
   dentária, 387
   e prognóstico operatório, 786-787
   estética, 222-223
   não cirúrgica, 408
   pós-operatória, 791-792
   vestibular, 727
   voz, 463-464, 467
Reação em cadeia da polimerase (PCR), 415
Receptor do fator de crescimento epidérmico (RFCE), 341-342

Reconstrução das vias aéreas, 546-553
   avaliação com deglutição de endoscópio flexível, 548-549
   avaliação da voz, 549
   complicações da
      intraoperatórias, 552-553
      pós-operatórias precoces, 552-553
      pós-operatórias tardias, 552-553
   considerações gerais, 546
   diagnóstico diferencial, 549
   endoscópio flexível, 548-549
   exames de imagem, 548-549
   exames específicos para, 548-549
   laringoscópio rígido e microlaringoscopia, 549
   manifestações clínicas na, 548-549
   no tratamento de
      estenose posterior à glote e paralisia das pregas vocais, 551-552
      estenose subglótica, 549-552
      fissura laríngea, 551-552
      laringomalácia, 551-552
      membrana laríngea, 551-552
   patogênese da
      estenose de glote/supraglote, 547
      estenose subglótica, 546-547, 547f
      fissura laríngea, 547-549
      laringomalácia, 547
      membrana laríngea, 547, 547f
      paralisia das pregas vocais, 547
   prevenção de, 548-549
   prognóstico da, 553
   provas de função respiratória, 549
   sinais e sintomas, 548-549
Reconstrução facial
   retalhos cutâneos locais para, 939
      classificação, 939, 940q
         suprimento sanguíneo do retalho, 939-940
      diagnóstico, 939
      métodos de transferência de retalho, 940
      retalhos
         de avanço, 940
         sobre pivô, 940-942, 940f, 941f
      princípios para desenho do retalho, 939
Reconstrução mandibular
   complicações da, 390
   considerações gerais, 385
   diagnóstico, fundamentos do, 385
   patogênese de, 385
   tratamento de, 385
      bandejas aloplásticas, 387
      fechamentos de tecido mole, 386
      geração de osso, 390
      implantes aloplásticos, 386-387
      opções de reconstrução, 385-386
      osso vascularizado, 387
      osteogênese por distração, 389-390
      transferência de tecido livre, 387-389
Reconstrução microvascular, 944-953
   complicação de, 951

ÍNDICE

Recorrência nasolaríngea
    radiação, tratamento para, 383
Rede de titânio, 305
Reflexo, contralateral, 619
Reflexo acústico, 619-620
    arco, 620*f*
    declínio do, 620
Reflexo vestíbulo-ocular, 608, 608-609*f*
Reflexo vestíbulo-ocular horizontal, 633-634
Reflexo(s)
    bradicardia, 184
    estapédico, 850-851
    luz ipsilateral, 925
    vestibulospinal, 608-610
    via aérea, 181
Refluxo gastresofágico, doença do (DRGE), 503, 505, 511-516, 516*f*
    complicações, 514
    considerações gerais, 513
    diagnóstico diferencial, 514
    esôfago de Barrett e, 513, 516
    exames de imagem, 513
    exames específicos, 513-514
    manifestações clínicas, 513-514
    patogênese, 513
    prognóstico, 515
    sinais e sintomas, 513, 513*q*
    tratamento
        cirúrgico, 514-515
        medidas não cirúrgicas, 514
Região jugular
    inferior, 428-429*f*, 429-430
    média, 428-429*f*, 429-430
    superior, 428-430, 428-429*f*
Regurgitação nasofaríngea
    história de, 477
Reparo de Veau-Wardill-Kilner, 352-353
Reparo do lábio leporino de Tennison-Randall, 347
Resposta auditiva do tronco cerebral (BERA)
    absoluta, 621
    das vias centrais, 612-613, 620
    eletrofisiologia, 620-623, 620*f*
    interaural, 621
    interondas, 621
    neurodiagnóstico, 620
    no estado estável (RAEE), 621
Respostas calóricas hiperativas, 632-633
Ressecção do osso temporal, 824
    com um espécime, en bloc, 825*f*
    graus da, 825*f*
Restauração da audição
    implante de tronco cerebral auditivo, 800
    implantes cocleares, 800
Resurfacing cutâneo não ablativo
    laser, cirurgia de, 208-209
Resurfacing da pele
    ablativo, 208-209
    não ablativo, 208-209
    para rítides e cicatrização de acne, 198
Retalho cruzado de lábio. *Ver* Abbe, retalho de

Retalho de pedículo muscular, 386
Retalhos
    bilobados, 941
    classificação, 945-946, 945-946*f*, 948-951*f*
    retalho omental/gastro-omental livre, 951
        retalhos entéricos de tecido livre, 951
    cutâneos, 223-224, 303-304*f*, 918
    de Björk, 538, 540
    de mucosa, 305*f*
    de rotação, 940
    de tecido, 206-207
    faríngeos, 353-355*f*
    língua, 386
    mucopericondrial, 204-205, 431, 945-946
    osteoplásticos, 304-305*f*
    para reconstrução, 379
    para revisão de cicatriz, 904
    pericraniais, 304-305*f*, 774-775
    retalho livre muscular/miocutâneo, 949, 950-951*q*
        retalhos miocutâneos do músculo latíssimo do dorso, 950-951
        retalhos miocutâneos do músculo reto do abdome, 949
    retalhos de fáscia temporoparietal, 946-947
    retalhos fasciocutâneos, 946-947, 947*q*
        da região lateral da coxa, 946-947
    retalhos fasciocutâneos da escápula, 946-947
    retalhos livres da região lateral do braço, 946-947
    retalhos livres radiais do antebraço, 945-946
    retalhos osteocutâneos livres, 947, 949*q*
        osteocutâneo escapular, 947-948
        osteocutâneo radial do antebraço, 948
        osteomiocutâneo da crista ilíaca, 948
        osteomiocutâneo fibular, 948
    rômbicos, 942
    timpanomeatal, 761-762
Retalhos de avanço V-Y, 349
Retalhos de tecido livre osteomiocutâneos, 946-947
Retalhos de transposição
Reversão calórica prematura, 632-633
Revisão de cicatriz
    achados clínicos, 901
    complicações, 901
    considerações gerais, 900
    patogênese, 900
        causas iatrogênicas, 900-901
        cicatriz hipertrófica, 900-901
        cicatrizes ampliadas, 900-901
        fatores genéticos, 900
        queloides, 900-901
    prognóstico, 904
    tratamento, 901
        considerações pré-operatórias, 902
        medidas cirúrgicas, 902-904
        medidas não cirúrgicas, 901-902
RFA. *Ver* Rinossinusite fúngica alérgica (RFA)

RFCE. *Ver* Receptor do fator de crescimento epidérmico (RFEC)
Rhinosporidium seebri, 277
Rinite (resfriado comum), 41*q*
    agentes adrenérgicos, 282
    alérgica, 283
        achados clínicos, 284-287
        causas de, 284
        classificação de, 284
        considerações gerais, 283
        diagnóstico, fundamentos de, 283
        diagnóstico diferencial, 285-287
        patogênese, 283
        perene, 284
        prevalência de, 283*f*
        sazonal, 284
        teste cutâneo, 285-286
        teste de alergia, 285-286
        teste *in vitro*, 285-287
        tratamento de, 285-288
    bacteriana, 254-255
    definição de, 280
    doenças do trato respiratório, 566
    durante a gravidez, 281
    e sinusite; alérgica, 251
    infecciosa, 285-287
    medicamentosa, 281
    não alérgica, 280-283
        com eosinofilia, 281
        tratamento de
            agentes adrenérgicos, 282
            agentes anticolinérgicos, 282
            anulação de irritantes, 282
            cirurgia do corneto, 282
            esteroides intranasais tópicos, 282
            irrigação salina, 282
            procedimentos septais, 282
    ocupacional, 281
    tipos de, 281*q*
    vasculite, doenças autoimunes e granulomatosas, 281-282
    vasomotora, 281
    viral, 281
Rinite alérgica, 280
    agentes farmacológicos para, 288*q*
    prevalência da, 283*f*
    processo de investigação *in vitro*, 285-286*f*
    TC coronal, 295*f*
    tratamento, 285-288
        anticolinérgicos intranasais, 287-288
        anti-histamínicos, 285-288
        controle do ambiente, 285-287
        corticosteroides intranasais, 287-288
        corticosteroides sistêmicos, 287-288
        descongestionantes, 287-288
        imunoterapia 287-288
        inibidores dos leucotrienos, 287-288
        medidas farmacoterapêuticas, 285-287
Rinite não alérgica, 280
Rinofima
    laser, cirurgia de, 208-210

Rinoplastia, 922
Rinorreia, 838
Rinossinusite
  bola fúngica, 293
  cavidade nasal/seios paranasais, fisiologia de, 290
  classificação e diagnóstico, 289-290
  complicações de
    complicações intracranianas, 298
    infecção orbitária, 297-298
    tumor de Pott, 298
  considerações gerais, 289
  diagnóstico, fundamentos do, 289
  diagnóstico de, 290q
  diagnóstico diferencial, 295
  modalidades diagnósticas
    avaliação endoscópica, 294
    exame físico, 294
    exames de imagem, 294
    testes laboratoriais, 295
  patogênese de, 291f
  rinossinusite fúngica alérgica (SFA), 293
  sinusite fúngica invasiva, 293
Rinossinusite, aguda
  patogênese/aspectos clínicos de, 290-291
Rinossinusite, crônica, 289
  alergia, 292
  biofilmes, 292
  deficiência imune, 292
  exame de TC coronal, 295f
  fatores genéticos, 292
  fungos, 292
  infecções, 293
  osteíte, 292
  patogênese/aspectos clínicos de, 291-292
  sistemas de estadiamento
    escores endoscópicos de Lund-Kennedy, 294
    Lund-Mackay, 294
  superantígenos bacterianos, 292
  tratamento de
    antibióticos, 295-296
    cirurgia sinusal
      cirurgia sinusal endoscópica funcional (CSEF), 297
      complicações de, 297
    descongestionantes e antagonistas do leucotrieno, 296
    esteroides orais, 296
    irrigação salina nasal, 296
    manejo de alergia, 297
    sprays nasais esteroidais, 296
Rinossinusite fúngica alérgica (RFA), 289, 293
Ritidoplastia (*Facelift*), 906-907
  anamnese, 907
  anestesia, 909
  avaliação do paciente, 909
  complicações
    alopecia, 912
    cicatrizes, 912
    hematoma, 912
    infecção, 912
    lesão de nervo facial, 911-912
    lesão de parótida, 912
  minilifting facial, 910-911
  nervo auricular magno, 907
  preparo pré-operatório, 909
  SMAS, para compreender o, 909
    incisão do, 910f
  suspensão (*lifting*) cervical, 911
  suspensão de supercílio, 912-913, 912-913f
    abordagens, 912-913
    anatomia do supercílio, 912-913
      inervação sensória, 912-915
      músculo frontal, 912-913
    variações na técnica, 914-915q
  suspensão mesofacial, 914-915
    anatomia do terço médio da face, 914-915
  técnicas cirúrgicas, 909-910
    excisão cutânea, 909
    ritidectomia em plano profundo, 910
    ritidectomia sub-SMAS, 909-910
RM com ácido dietilenotriamina pentacético (DPTA) de gadolínio
  na investigação
    da glândula tireoide, 102
    da orelha interna, 707-708, 717
    de neurofibromatose tipo 2, 798, 799f
RSC. *Ver* Rinossinusite crônica (RSC)
  tratamento antifúngico para, 295
RTFE. *Ver* Radioterapia de feixe externo (RTFE)
RTMI. *Ver* Radioterapia modulada por intensidade (RTMI)
Ruído
  anulação, 699
  crônico, 718
  e medicações ototóxicas, 749
  espectrografia, 440-441
  estridor, 479, 534
  exposição, 750
  orelha interna, 601-602
  OSHA, 751q
  perda auditiva, 706-707f, 745-748
  presbiacusia, 742q
  sintomas vestibulares, 735
  teste de audição no ruído (*hearing-in-noise*) (HINT), 702, 847-848
  trauma, 705-706
Ruptura das células de Mikulicz, 277

S

Saliva, 315
SAOS. *Ver* Síndrome da apneia obstrutiva do sono (SAOS)
Sarcoidose
  achados clínicos, 273
  considerações gerais, 273
  diagnóstico, fundamentos do, 273
  patogênese, 273
  tratamento da, 273-274
Sarcoma de Kaposi, 420
Schwannomas do nervo craniano inferior, 792-793
Schwannomas do nervo trigêmeo, 792-793
Schwannomas não vestibulares, 791-792
Schwannomas vestibulares, 779-787
  abordagem da fossa média, 783-786
  abordagem retrossigmoidal, 783-785
  abordagem translabirintina, 782-784
  estudos por imagem dos, 165-166, 167f, 168f
  medidas não cirúrgicas, 785-787
Seio(s) paranasal(ais)
  anatomia de, 3-5, 3-5f
  artérias, 3-5
  distúrbios de, 742
  inervação sensorial, 3-4, 4-5f
  neoplasias
    achados clínicos
      sinais e sintomas, 307
    adenocarcinomas
      achados clínicos, 311
      considerações gerais, 311
      tratamento para, 311
    angiofibromas juvenis
      achados clínicos, 309
      tratamento de, 309
    carcinomas adenoides císticos
      achados clínicos, 311
      considerações gerais, 311
      tratamento para, 311
    carcinomas de células escamosas
      achados clínicos, 310
      considerações gerais, 310
      sistema de estadiamento, 310
      tratamento de, 310-311
    carcinomas nasossinusais indiferenciados, 313
    considerações gerais, 307
    diagnóstico, fundamentos do, 307
    diagnóstico diferencial de, 308
    estesioneuroblastomas olfatórios
      achados clínicos, 312
      classificação, 311-312
      considerações gerais, 311
      prognóstico de, 312
      tratamento de, 312
    exame físico
      cavidade oral, 307
      face e órbita, 307
      nariz e seio paranasal, 307
      nervo craniano (NC), 308
    exames de imagem, 308
    melanomas mucosos malignos
      achados clínicos, 312
      considerações gerais, 312
      prognóstico de, 312
      sistema de estadiamento, 312
      tratamento de, 312
    papilomas invertidos
      achados clínicos, 309
      considerações gerais, 308-309

prognóstico de, 309
sistemas de estadiamento, 309
tratamento de, 309
radiologia, 116, 118f-119f
processos patológicos, 119-129, 122f-129f
relações anatômicas, 118-119, 119f-121f
unidade ostiomeatal, 116, 118f
variações anatômicas, 116, 119f
Seios paranasais (da face)
abscessos intracranianos
cintilografia axial, 298f, 301f
cintilografia por RM ponderada em T1 coronal, 310f
critérios de estadiamento dos, 310q
demonstrando fraturas por luxação, 303-304f
depressão da testa, 304-305f
diagnóstico diferencial da, 308q
fotografia intraoperatória
obstrução do recesso frontonasal
RM ponderada em T1 axial, 308f, 312f
tabela anterior, fratura
tumores dos seios maxilar e etmoidal malignos
Septo nasal, 264
presença de deformidade, deslocamento, edema, laceração e hematoma, 266f
Septoplastia, 355
Septoplastia/reconstrução nasosseptal, 282
Sequência de Pierre Robin, 346, 347f
Sialadenite, aguda, 316
achados clínicos, 317
achados clínicos, 321
complicações, 321
complicações da, 317
considerações gerais, 317
considerações gerais, 320
crônica
diagnóstico, fundamentos do, 317
diagnóstico diferencial, 321
patogênese, 317
patogênese, 320-321
prevenção, 317
prevenção, 321
prognóstico da, 317
prognóstico da, 321
tratamento da, 317
tratamento da, 321
Sialadenose/sialose, 323-324
Sialometaplasia necrosante, 323-324
Sinal de Hennebert, 627, 735
Sincronia neural, 621
Síndrome da apneia obstrutiva do sono (SAOS), 363, 555
Síndrome da neoplasia endócrina múltipla (NEM), 575-576, 581
Síndrome de Heerfordt, 273, 319
Síndrome de hipoventilação da obesidade, 555
Síndrome de Horner, 813
Síndrome de Jervell-Lange-Nielsen, 713
Síndrome de Kallmann, 252-253

Síndrome de Kartagener, 280
síndrome de Lemierre, 369
Síndrome de Mikulicz, 322
Síndrome de Pendred, 713
Síndrome de Prader-Willi, 566
Síndrome de Shprintzen, 344
Síndrome de Sjögren, 321, 322
Síndrome de Stickler, 713
Síndrome de Treacher-Collins, 713
Síndrome de Usher, 716q
Síndrome de Van der Woude, 346f
Síndrome de Waardenburg, 716q
Síndrome do forame jugular, 812-813
Síndrome nefrítica, aguda, 362
Sinusite
aguda/crônica, 289-298
Sinusite fúngica alérgica, 120, 131f, 292, 293, 297
TC coronal, 293f
Sistema aponeurótico muscular superficial (SAMS), 906-907
Sistema de colocação de placa, 495f
Sistema de estadiamento de Lund-Mackay, 294
Sistema de estadiamento de Pittsburgh, 655-656f
Sistema de estadiamento de tumor, linfonodo, metástase (TNM), 375
Sistema de graduação de Myer-Cotton, 483-484f
Sistema vestibular, 604-610
envolvimento do controle do equilíbrio, 608-609f
neurofisiologia do, 608-610
Sistemas sensoriais, 612-613
Som
frequência, 597
intensidade do, 597
onda de pressão do, 598f
Sono
nas crianças, 563-566
nos adultos, 554-563
NREM, 554
REM, 554
Sprays anti-histamínicos intranasais, 282
Sprays descongestionantes nasais
hidrocloreto de oximetazolina, 296
Sprays esteroides nasais, 296
Streptococcus pneumoniae, 277-278
Succinato de metilprednisolona, 535
Succinato de metilprednisolona sódica, 535
Sulfonamidas e fármacos antifolato, 46-47
para a infecção na cabeça e pescoço, 46-47
Supraglote (epiglote)
achados clínicos, 488-489
considerações gerais, 488-489
diagnóstico, fundamentos do, 488-489
tratamento, 488-489
Supressão da fixação, índice de, 630-631
fixação, teste de
na avaliação do sistema vestibular, 630-631
positivo, 632-633

Supressores vestibulares, 707-709
modificações alimentares, 732
para o alívio sintomático de curto prazo, 754-755
para o controle de vertigem, náusea e vômito, 735
Surveillance, epidemiology and end results (SEER), 381

T

Tabaco, usos, 375
TBG. *Ver também* Globulina ligadora de tiroxina (TBG)
TDI. *Ver* Teste de diluição intradérmico (TDI)
Tecido linfoide associado à mucosa (TLAM), 338-340
Tecido livre, técnica para transferência de, 387
Técnica cirúrgica de Mohs
para aurícula, carcinoma de célula basal, 654-655
para CCE cutâneo, 655-656
Técnica de transferência de tecido livre microvascular, 944
considerações pré-operatórias, 944
considerações técnicas, 944
anastomose microvascular, 945-946
escada reconstrutora, 945-946q
preparação de vaso, 944
retalhos (*Ver* Retalhos)
planejamento, 944
Técnicas de sutura interna, 349
Telavancina, 48-49
Telitromicina, 46-47
Tempestade tireoidiana, 586
Teoria de célula de reserva, 332
Terapia a *laser*
na avaliação do câncer esofágico, 519-520
para hemangiomas de infância, 214-215
para malformações vasculares, 217-218
Terapia antimicrobiana
aciclovir, 49-50
agentes β-lactâmicos, 44-45
aminoglicosídeos, 47-48
aminopenicilinas, 40
anfotericina B, 49-50
candinas, 49-50
cefalosporinas, 44-46
cetolídeos, 46-48
clindamicina, 47-48
daptomicina, 47-48
eritromicina (macrolídeos), 46-47
fanciclovir, 49-50
glicilciclinas, 47-48
glicopeptídeos, 48-49
metronidazol, 47-49
oxazolidinonas, 48-49
penicilinas, 40
associadas a inibidores da β-lactamase, 44-45
penicilinas antipseudomonas, 44-45
penicilinas resistentes à penicilinase, 40

ÍNDICE

quinolonas, 45-47
sulfonamidas e fármacos antifolato, 46-47
tetraciclinas, 47-48
triazóis, 49-50
valaciclovir, 49-50
Terapia antiviral, 880
Terapia de placa, 408
Terapia fotodinâmica
    na avaliação do esôfago de Barrett, 517
Terapia fotodinâmica (TFD), 236
Terapia ortótica, 408
Terapia posicional
    para avaliação da apneia do sono, 559
Teste da cadeira rotatória, no teste vestibular, 633-635
    alta frequência, 634-637
    rotacional, 633-634
Teste da fala de Stenger, 617, 618
Teste da marcha *tandem*
    avaliação do teste vestibular, 627
Teste de acuidade visual
    avaliação do teste vestibular, 627
Teste de audição no ruído (HINT), 702
Teste de autorrotação vestibular (TAV), 635-636, 635-636f
Teste de diluição intradérmico (TDI), 285-286
Teste de discriminação da fala, 617
Teste de latência de sono múltiplo
    para avaliação da apneia do sono, 558
Teste de organização sensorial
    padrão vestibular no, 637-638f
Teste de reconhecimento de palavra. *Ver* Teste de discriminação da fala
Teste de Romberg
    avaliação de teste vestibular, 627
Teste de Stenger, 618
Teste do degrau em velocidade, 633-634
Teste *past pointing*
    avaliação do teste vestibular, 627
Teste quantitativo modificado (TQM), 285-286
    de Stenger modificado, 618
Teste sacádico
Teste sanguíneo específico de IgE, 285-286
Teste sorológico, 415
Teste vestibular, 624-641
    avaliação do nervo craniano, 627-628
    avaliação do paciente no, 626-628, 626f
    de controle postural, 625
    eletronistagmografia (ENG) no, 628-634
    exame físico, 626
    fármaco usado para, 625
    história do paciente e, 624-626, 625f
    história familiar de, 625
    posturografia dinâmica computadorizada, 636-639
    sintomas no, 624-625
    teste de acuidade visual, 627
    testes da função oculomotora, 626
    testes de posição, 627
    verticais e horizontais visuais subjetivos, 636-637

Testes calóricos
    na investigação vestibular, 631-634
Testes da função da tireoide, 571-575
    abordagem diagnóstica aos, 572f
    anticorpos antiperoxidase tireoidiana, 574
    anticorpos de tireoglobulina, 574
    anticorpos receptores de TSH (TRab), 574
    captação e exame de iodo radioativo, 574-575
    doença não tireoidiana, 575
    fármacos e efeitos sobre, 573-574q
    imunoensaio de tiroxina livre (FT_4), 573-574
    imunoensaio do hormônio estimulador da tireoide, 572-574
    padrões dos, 573-574q
    T_3 livre, 574
    tireoglobulina do soro, 574
    tri-iodotironina (T_3), 573-574
Testes de controle postural
    avaliação de teste vestibular, 627
Testes de detecção de antígeno rápidos (TDAR), 361
Testes de estabilidade do nervo (TEN)
Testes de função oculomotora
    avaliação do teste vestibular, 626-627
Testes oculomotores
    eletronistagmografia (ENG), no teste vestibular, 628
Testes posicionais
    avaliação de teste vestibular, 627
    no teste vestibular, 631-632
Tetraciclinas, para a injeção na cabeça e no pescoço, 47-48
Tigeciclina (Tygacil), 47-48
Timpanogramas
    tipos de, 674-675q
Timpanoplastia, 195
    considerações pós-operatórias, especiais, 195
Tinido
    com pulsátil, 52, 154-155
    tratamento com *laser* de baixa potência, 202
Tireoidectomia, 476
    na avaliação da doença de Graves, 585
Tireoidite de Hashimoto, 574, 575, 583, 584, 588-589
Tireotoxicose, 583-584
    carcinoma folicular metastático, 587-588
    estruma do ovário, 587-588
    formas de, 587-589
    hipertireoidismo induzido por amiodarona, 587-588
    mola hidatidiforme, 587-589
    tireoidite subaguda, 587-588
    tireotoxicose factícia, 587-588
Tireotropina, 571
Tiroxina-L, 580
Tomografia com emissão de pósitrons de 18-fluorodesoxiglicose (18FDG PET), 575-576

Tomografia computadorizada (TC), 476, 491, 492
    de atresia coanal, 258
    em carcinoma basocelular da orelha, 654-655
    na identificação e na localização de traumatismo e lesão, 525
    na investigação de acalasia, 508
    na investigação de anomalias na carótida interna, 661, 662-663f
    na investigação de anomalias na janela oval, 670-671
    na investigação de anormalidades nos ossículos, 669f
    na investigação de apneia do sono, 558, 558f
    na investigação de câncer esofágico, 518-519
    na investigação de colesteatoma, 681-682, 681-682f
    na investigação de colesteatoma congênito, 663-664, 663-664f
    na investigação de neoplasias da traqueia, 530
    na investigação de osteomielite na base do crânio, 649-650, 649-650f
    na investigação de traqueomalácia, 529
    na investigação de traumatismo laríngeo, 491, 492f
    na investigação de tumor glômico, 532f
    osteomas e exostoses do meato acústico externo, 657-658f
Tomografia por emissão de pósitron (PET), 244, 378, 424-425
Tonsila(s)
    deslocamento medial da, 362
    faríngea, 7-8
    faucial, 60-61
    infecção por HIV, 381
    laser, 204-206
    lingual, 7-8, 60-61, 205-206
    mucosa adjacente a, 365
    palatina, 7-8, 61-63, 360
    processos inflamatórios, 60-61
    tumores benignos da, 364
Tonsilectomia
    e adenoidectomia
        complicações da, 365-366
        indicação para, 364-365
        técnicas cirúrgicas, 365
    indicações cirúrgicas para, 364q
    técnicas, 365
Tonsilectomia de Quincy, 362
Tonsilite, crônica, 363
    antibióticos, 363
Tonsilólitos, 363
Toxoplasma gondii, 419
Transdução, 604
Transferência de energia linear (TEL), 176
Transplante de gordura, 970
Transtiretina, 571

Traqueia, 499-503, 538f
  anatomia da, 521-525, 522f
  atresia da, 499-503
  distúrbios congênitos da, 499-503
  distúrbios malignos e benignos da, 521-533
  estenose da, 501
  lesões na, 525
    estenose traqueal pós-intubação, 528-529
    fístula traqueoesofágica, 526-528
    iatrogênica, 525-526
    lesões por intubação, 525
    traqueomalácia, 529-530
  neoplasias da, 530-533, 531f
    achados clínicos nos, 530
    considerações gerais, 530
    diagnóstico dos, 530
    histologia dos, 530-531, 530q
    malignidade intermediária, tumores, dos, 531
    primários, 530-532
    secundários, 532
    tratamento dos, 532
    tumores benignos, 531-532
    tumores malignos, 531
  relações anatômicas, 521, 523f
  suprimento sanguíneo para, 521, 524f
Traqueíte bacteriana, 488-489
Traqueomalácia
  atresia esofágica e fístula traqueoesofágica e, 503
  considerações gerais, 529
  diagnóstico da, 529
  tratamento da, 529-530
Traqueotomia, 477, 478
  administração de oxigênio na, 534-535
  anomalias congênitas das vias aéreas, 534
  avaliação da estenose traqueal na pós-intubação, 529
  avaliação para a apneia do sono, 562
  benefícios da, 491
  descongestionantes tópicos e, 535
  emergência no manejo das vias aéreas, 538-539
  intubação endotraqueal orientada, 536
  intubação translaríngea, 535
  laringoscópio deslizante de Jackson, 535-536
  máscara laríngea (LMA), 536, 536f
  no manejo das vias aéreas, 534-540
    avaliação do paciente no, 534
    complicações no, 539-540, 539q
    cuidado pós-operatório no, 539
    descanulação no, 539
    medidas cirúrgicas no, 537-539
    medidas não cirúrgicas na, 534-537
  orofaríngea versus nasofaríngea, 535
  pediátrica no manejo das vias aéreas, 539
  percutânea no manejo das vias aéreas, 539
Tratamento por radiação
  complicações de, 428-429

Trauma, 758
  abrasão do canal auditivo externo, 758
  considerações gerais, 525
  considerações gerais, 758
  contuso, 525
  deslocamento da cadeia ossicular, 759
  diagnóstico de, 758
  hematoma auricular, 758
  lesão, identificação e localização do, 525
  penetrante, 525
  perfuração da membrana timpânica, 758-759
  prognóstico do, 525
  tratamento do, 525
Trauma ao tecido mole, 222-223
  diagnóstico, 222-223
  fechamento da incisão, 223-225
  irrigação, 223-224
  medidas de tratamento profilático, 223-224
  tratamento, 222-225
Trauma esquelético, 225-227f
  do complexo nasoetmoidal, 227-228
  do complexo zigomático, 227-228, 228-229f
  fraturas da mandíbula, 230-232, 230-232f
  maxilares, 226-227f, 228-229
    de Le Fort I, 228-229
    de Le Fort II, 229-230, 229-230f
    de Le Fort III, 229-231, 230-231f
  orbitais, 275-276
Trauma laríngeo
  algoritmo de tratamento para, 494f
  classificação de, 493q
  complicações, 496
  considerações gerais, 490
  diagnóstico, fundamentos do, 490
  patogênese
    achados clínicos, 491
    angiografia, 492-493
    esofagoscopia rígida e estudos de deglutição com contraste, 492
    exame físico, 491
    história do paciente, 491
    lesão por intubação, 490
    raios X convencionais e radiografias de tecidos moles, 491
    tomografia computadorizada (TC), 491
    trauma laríngeo externo, 490
    trauma penetrante no pescoço, 490
  prevenção, 497
  prognóstico, 497
  tratamento, 493-496
Trauma maxilofacial
  ABCs do, 222-223
  do complexo nasoetmoidal, 227-228
  do complexo zigomático, 227-229
  fraturas de mandíbula, 230-232
  lesões por queimadura, tratamento de, 224-226
  maxilares, 228-231
  orbitárias, 225-227

  trauma ao tecido mole, 222-225 (Ver também Trauma ao tecido mole)
  trauma esquelético, 225-226
Trauma nasal, 263-270
  achados clínicos
    exame físico, 266
    exames de imagem, 266
    história de, 265
    sinais e sintomas, 265-266
  anatomia de
    abóbada nasal, 264-265
    cornetos nasais, 265
    drenagem venosa, 265
    pirâmide nasal, 264
    suprimento nervoso, 265
    suprimento sanguíneo externo, 265
  classificação de
    lesão lateral, 264
    lesões frontais, 264
  complicações, 266-267
    deformidade do nariz em sela, 266-267
    deformidade estética, 266-267
    epistaxe e vazamento de LCS, 266-267
    hematoma septal, 266-267
    obstrução de via aérea, 266-268
  considerações gerais, 263
  diagnóstico, fundamentos do, 263
  diagnóstico diferencial, 266-267
  patogênese, 263-264
  prognóstico de, 269-270
  tratamento de
    anestesia, 267-268
    considerações pediátricas, 268-270
    redução aberta, 268-269
    redução fechada, 267-269
    reparo, momento certo de, 267-268
Trauma no osso temporal, 758
Traumatismo externo da laringe
  condução do quadro agudo, algoritmo para tratamento, 494f
Treponema pallidum, 363
Triângulo muscular, inferior, 413
Triângulo posterior, 413
Triângulo subclávio, inferior, 413
Triângulo submuscular, 429-430
Triazóis, 49-50
  para a infecção da cabeça e pescoço, 49-50
Tromboflebite da veia jugular interna, Ver Síndrome de Lemierre
Tronco cerebral, 476
  implante auditivo, 702
  resposta auditiva do tronco cerebral (BERA), 61-63, 621, 781-782
  resposta evocada com o envelhecimento, 704
  sinais integrados no, 608-609
  superfície ventral do, 832-835
    abordagem à, 832-838f
    abordagem subtemporal retrolabiríntica, 833-836, 833-836f
    abordagem transcoclear, 832-835, 832-835f

ÍNDICE

.C, 675-676
vias centrais, 612-613
Tumor de Pott, 298
Tumor de Warthin, 327-328f
Tumor mucoepidermoide, 531
Tumor na língua
  distribuição da dose de RTMI para a base T2N2, 379f
Tumor supraglótico
  cintilografia, 460f
Tumor vascular
  angiografia, 371
Tumor(es)
  cirurgia para tumores do cavo de Meckel, 835-836f
  classificação dos, 248q
  do ápice petroso, 809
  do glômus jugular grandes, 828f
  do glômus vago, 809
  do saco endolinfático, estudos por imagem, 163f
  intracraniano, forames e, 827f
Tumores císticos do pescoço, 109-110, 422
  imageamento de lesões císticas do pescoço, 112-113q
Tumores do esternocleidomastóideo, 418
Tumores fibrosos solitários, 422
Tumores glandulares, 656-657
  adenocarcinoma ceruminoso, 656-657
  adenoma ceruminoso, pleomórfico, 656-657
  carcinoma adenoide cístico, 656-657
Tumores malignos mistos, 335-338, 335-338f
Tumores orofaríngeos, 54f, 377, 378, 381

U

Ulceração
  tratamento da, 214-215
Ultrassonografia, 343
  avaliação
    do carcinoma papilar, 579
Ultrassonografia de alta resolução (US)
  avaliação de hiperparatireoidismo primário, 592
Uvulopalatofaringoplastia
  para a avaliação da apneia do sono, 560, 560f
Uvuloplastia assistida por *laser* (LAUP)
  para avaliação da apneia do sono, 561

V

VACTERL, 501
Valaciclovir, 49-50
  para a infecção da cabeça e pescoço, 49-50
Vancomicina, 48-49
Variante de célula plasmática, 421
Variante hialina-vascular, 421
Veias, da face, 3-4f
Veias jugulares
  anomalias de, 660
    diagnóstico, fundamentos do, 660
    anomalias de, diagnóstico, fundamentos do, 660
    externa, 20-22
    interna, 20-22
Velocidade de hemossedimentação (VHS), 476
Venografia por ressonância magnética, 811
Vertebrobasilar, 835-836
  condrossarcomas, 794-795
  cordomas, 794-795
  granulomas de colesterol, 794-795
  metástases, 795
Vertigem, 761
  com o mergulho, causas da, 741
  devido a respostas vestibulares desiguais, 741q
  devido ao estímulo vestibular desigual, 741q
Vertigem posicional paroxística benigna (VPPB), 727
  diagnóstico, 728
  diagnóstico diferencial, 728q
  manifestações clínicas, 728-729
  patogênese, 728
  prognóstico, 729-730
  tratamento, 729
    cirúrgico, 729
    não cirúrgico, 729
Véu palatino, 560, 561
  colocação do, 562
  das glândulas salivares menores, 316
  músculos do, 6-9
  palpação do, 565-566
  para a epiglote, 13-18
  pilares tonsilares anteriores, 60-61
  porção posterior, 344
Véu palatino e palato duro, junção de, 375
Vias aéreas
  cirurgia a *laser* das, 193
    considerações intraoperatórias, 193
    considerações pós-operatórias, 194
    considerações pré-operatórias, 193
  difíceis, 185-186
  exame físico das, 185-186
    exame da boca, 186q
    exame de cabeça e pescoço, 185-186
Vias aéreas, controle das, 185-186
  ferramentas úteis para pacientes com vias aéreas de difícil controle, 187-189
    ventilação com máscara laríngea (VML), 187, 188f
    videolaringoscópio, 189, 189f
  identificação de pacientes possivelmente com vias aéreas difíceis, 185-186
Vias centrais, 612-614
  da orelha, 612-614, 613-614f
Vias do nervo intratemporal, 858-861, 859-861f
Videolaringoscopia estroboscópica, 458-459
Vincristina
  para hemangiomas da infância, 214-215

Vírus da imunodeficiência humana (HIV), 419
  infecção, 254-255
Vírus sincicial respiratório (RSV), 361
Voz, avaliação clínica da, 433
  análise acústica, 438-439
  análise espectral
    análise de taxas, 441-442
    análise multifatorial de sinais acústicos, 440-441
    área de contato das pregas vocais, 441-442
    espaço vogal, 441-442
    espectrografia, 440-441
    perfil vocal multidimensional, 440-442
    técnica utilizando espectro médio de longa duração, 440-441
    tempo máximo de fonação, 441-442
  avaliação acústica da voz, 437-438
  avaliação de agudos, 438-440
  avaliação de graves, 439-440
  avaliação subjetiva, 437-439
  eletroglotografia, 443-444
  eletromiográfico (EMG), traçado, 444-445f
  emissão da voz, 434
    condições laringológicas, 436-438
    controle sensoriomotor, 435
    fonação, propriedades aerodinâmicas, 436-437
    pregas vocais, 435-436
    processo vibratório, 436
    ressonância, 436-437
  espectrografia sonora, 440-441f
  fonetografia, 439-441, 439-440f
  fonoscopia transoral rígida, 442-443f
  fonoscópio, 441-443
  função de fonação, exames da (EFF), papel dos, 433-434
  padrão de entonação, 439-440f
  perfil vocal multidimensional, 441-442f
  pregas vocais, espaço em forma de V, 436f
  testes acústicos, 444-445
  testes aerodinâmicos, 443-445
  testes fisiológicos, 445-446
  videoquimografia (VQG), 442-444
  videoquimografia (VQG), 443-444f
VPPB. *Ver* Vertigem posicional paroxística benigna (VPPB)

W

W-plastia, 903

X

Xerostomia, 325-326, 383

Z

Zithromax, 46-47
Z-plastia, 904f, 942
Z-plastia de inversão dupla de Furlow, 347